清宫医案集成

（下册）

主编 陈可冀

副主编 江幼李 周文泉 徐艺圃

编委（按姓氏汉语拼音排序）

陈可冀 江幼李 李春生 谢元华

徐艺圃 张京春 周文泉

科学出版社

北京

内 容 简 介

本书系对我国现存之唯一宫廷医学载体——清代宫廷原始医药档案，上自顺、康，下迄光、宣，作出的全面系统整理研究。包罗历朝帝、后、妃、嫔、王公大臣之病情医事，涉及内、外、儿、妇各科诸疾，分门别类，有案、有方、有评、有论。本书第一次将先期出版之相关专著悉数汇集，以成全璧，勒为300余万字之巨著。本书全面展现了清一代宫廷医学的医疗特征以及高峰水平，从中不仅可窥见有关长寿、种子、美容、养生等大内秘方，尤可学习到当年御医辨证论治的精髓，可供今日临床工作者之借镜。此外，禁苑秘辛、皇家医事并有与政治风云相关者，也可供今日史学之研究，或可澄清某些历史疑云。

本书适合医学院校师生，中医、中西医结合工作者，史学研究者以及一切对中医学和清代宫廷史感兴趣者阅读参考。

图书在版编目（CIP）数据

清宫医案集成. 下册 / 陈可冀主编—北京：科学出版社，2009
ISBN 978-7-03-025431-3

I. 清… II. 陈… III. 医案－汇编－中国－清代 IV. R249.49

中国版本图书馆CIP数据核字(2009)第153150号

策划编辑：曹丽英 / 责任编辑：曹丽英 杨 扬 / 责任校对：李亦萱
责任印制：徐晓晨 / 封面设计：黄华斌

科学出版社出版
北京东黄城根北街16号
邮政编码：100717
http://www.sciencep.com
北京厚诚则铭印刷科技有限公司 印刷
科学出版社发行 各地新华书店经销
*
2009年9月第 一 版 开本：787×1092 1/16
2023年12月第九次印刷 印张：121 插页：19
字数：3 030 000

定价：598.00 元(上、下册)

目　录

上　册

下 册

慈禧光绪医方选议

清代宫廷医话

清宫代茶饮精华

清宫药引精华

清宫外治医方精华

附　录

宣统朝医案

清王朝自一六四四年入关起，至一九一一年辛亥革命，推翻满清政府，建立民主共和国止，共达二百六十八年之久。宣统帝是末代皇帝，在位三年，从史学角度而论，宣统三年为清王朝之终结。但溥仪逊位以后，仍居紫禁城，宫中仍称为帝，沿用宣统纪年，直至一九二四年(宣统十六年)出宫始止。本书因以研究宫中医案为主，故于宣统朝之医案特收录至其出宫前为止，亦暂保留其原始纪年记录，故与历史学之断代不同，读者需予注意。

一　宣统皇帝

医案辑录

光绪三十四年十二月二十六(日)戌刻，忠勋请得皇上脉息左部稍浮，右部滑数。经纹微紫。症系内有停滞，外受风凉。以致头额手心作烧，鼻流清涕。谨拟和解化滞之法调理。

建曲二钱　焦三仙六钱

引用一捻金三分，冲服

十二月十七日申刻，张仲元、忠勋请得皇上脉息左部浮数，右部滑数。经纹青紫。表感未解，蓄滞未清。以致恶心发烧，腹中微痛，不思饮食，时作躁急。谨拟清解和胃之法调理。

南薄荷五分　牛蒡子一钱五分，研　葛根一钱　广皮一钱　东楂肉二钱　焦麦芽三钱　青皮五分，炒

引用芦根五钱，鲜

十二月十八日未刻，张仲元、忠勋请得皇上脉息左部稍浮，右滑数。经纹青而微紫。表感渐解，蓄滞未净。以致腹中有时作痛，发烧见退，时或恶心。谨拟和解平胃之法调理。

苏叶八分　白芷八分　玉竹一钱五分　广皮一钱五分　扁豆二钱　厚朴六分　焦麦芽三钱　南楂二钱

引用鲜青果三个，去尖研

【参考】 小儿手心发烧，中医认为属于食积，由脾胃不和而致，故虽有外感，仍重用消导和胃之品，此山楂肉、麦芽、建曲之不可少也。

宣统元年四月初一日亥刻，臣周鸣凤请得皇上脉息左关数大，右部浮洪。缘血分蓄热，循肝肺之经脉上炎，以致鼻血如流。谨拟犀角地黄汤使血自归经。

犀角八分　小生地三钱　桑叶一钱五分　菊花一钱五分　丹皮二钱　山栀仁二钱　归尾一钱五分　赤芍一钱，炒　元参二钱　大麦冬三钱

引用鲜藕五片

四月初二日，臣周鸣凤请得皇上脉息已渐和平，惟左关右寸较大，系肝肺之余热尚留余波，谨拟地黄汤加减调理。

小生地三钱　羚羊一钱五分　黄芩一钱五分　菊花一钱五分　霜桑叶一钱五分　麦冬三钱　元参一钱五分

引用竹叶十片

六月初五日亥刻，臣张仲元请得皇上脉息左部平和，右关微滑。胃气欠调，有时作呕，谨拟和胃代茶饮调理。

橘红一钱，老树　伏糖姜一片

水煎代茶。

七月二十二日未刻，臣周鸣凤请得皇上脉息左关浮数，右关滑大，寸部尤数。系肺经火盛，湿不化而生痰，风邪乘表虚而内系，以致痰重咳嗽，便少神烦，复兼头目时疼，自汗作热等势甚繁。谨拟开通风热则湿自清耳。

羚羊一钱五分　甘菊花三钱　杏仁二钱，研　赤苓一钱五分，研　麦冬三钱　南薄荷六分　广橘红一钱五分　泽泻一钱五分　黄芩一钱五分　半夏曲一钱五分，包煎　桑叶一钱五分　生甘草三分

引用嫩竹叶十片

七月二十三日，臣周鸣凤请得皇上脉息左部已见缓象，惟右关滑大而实。系寒稍解而胃阳湿热未降，以致咳嗽痰重，以及鼻嚏作热等症尚难顿减。谨拟昨方加疏导之品调理。

酒军片一钱　瓜蒌仁二钱　杏仁二钱，研　苏叶五分　地骨皮二钱　橘红一钱五分　泽泻一钱五分　东楂一钱五分　半夏曲一钱五分，包煎　黄芩一钱五分　菊花二钱　前胡一钱五分

引用竹茹一钱　生姜三小片

七月二十四日，臣周鸣凤请得皇上脉息渐和。里滞痰热已行，诸证均减。第风寒肺热相系，以致咳嗽鼻塞，咽有痰鸣，仍拟辛凉之剂缓缓解之。

麻黄炭三分　杏仁二钱　黄芩一钱五分　煅石膏一钱五分，研　赤芍一钱　生甘草三分

引用红枣三个

【参考】 此麻杏石甘之轻剂，专治肺热咳嗽，故曰缓缓调理。

宣统三年正月初一日福得传皇上用大角子三两。

三月二十六日亥刻，臣李崇光请得皇上脉息右寸关微浮而数。系内蓄滞热，微感风凉。以致胸满烦急，两手有汗，大便不调。今拟用和表清热代茶饮调理。

菊花一钱　桑叶一钱　麦冬二钱　竹茹二钱

水煎代茶。

三月二十七日，皇上照原方。

三月二十八日，皇上照原方。

三月二十九日，皇上照原方。

四月初二日，皇上照原方。

四月初四日申刻，皇上照原方。

七月初七日酉刻，臣张仲元请得皇上脉息左关弦数，右寸关沉滑。肝胃蓄热，以致有时发急，小水短赤，谨拟清热调胃之法调理。

生杭芍一钱五分　菊花一钱　栀仁八分，炒　中生地二钱　青竹茹一钱　广皮八分　生粉草五分

引用一捻金六分，煎

七月二十六日酉刻，臣张仲元请得皇上脉息左关弦滑，右关紧而微滑。系胃气欠畅，寒湿凝结，以致中脘隐隐作疼。谨拟调气化寒之法调理。

炙川厚朴一钱　广皮一钱五分　壳砂五分，研　杭芍一钱，炒　焦楂炭二钱　谷芽二钱，炒　木香五分，研　生粉草六分

引用鲜姜二片

七月二十八日巳刻，臣张仲元请得皇上脉息左关沉弦，右寸关滑数。里滞下行，腹中觉畅。惟手心及皮肤发热，口黏而渴，身肢懒倦，良由郁寒化热，结滞未净使然。谨拟和胃清热之法调理。

竹茹一钱五分　谷芽二钱，炒　菊花二钱　南薄荷六分　中生地三钱　朱麦冬二钱　桑叶二钱　生粉草八分

引用焦神曲二钱

七月二十八日酉刻，臣张仲元请得皇上脉息左关弦而近数，右寸关滑数。里滞未净，郁寒化热。以致胃阳燥结，蒸熥手心，以及周身皮肤发热，口黏而渴，有时躁汗，腹中闷胀，身肢懒倦。谨拟古方调胃承气汤调理。

酒军一钱　甘草六分　元明粉八分，煎

水煎四分温服。

宣统三年八月初四日臣张仲元、佟文斌请得皇上脉息左关弦缓，右寸关滑缓。精神清爽，夜寐安适，谷食亦香。惟肝热稍有未净，谨拟清热代茶饮调理。

焦三仙六钱　小生地三钱　麦冬三钱　竹茹二钱　白菊花二钱　甘草梢一钱

水煎代茶。

八月初五日酉刻皇上照原方。

八月初六日皇上照原方。

八月二十日，臣佟文斌请得皇上脉息左关弦而少数，右关沉滑。系肝经有热，胃气不清，以致偶有烦急。谨拟清肝平胃之法调理。

次生地三钱　栀子二钱，炒　杭芍三钱　青皮二钱　金石斛三钱　胡连一钱五分，研　焦三仙六钱　生甘草一钱

引用鸡内金三钱

八月二十一日，臣张仲元、佟文斌请得皇上脉息左关弦而渐缓，右关滑缓。夜寐安适，饮食如常。惟肝热有时蕴结，谨拟和肝调中膏晚服一匙调理。

次生地八钱　生杭芍六钱　甘菊五钱　金石斛五钱　栀子五钱，炒　青竹茹四钱　生于术五钱　云茯苓八钱　薏苡仁八钱，炒　焦楂炭六钱　神曲六钱，炒焦　焦谷芽六钱　鸡内金六钱　广陈皮五钱　甘草三钱

共以水熬透，去渣再熬浓汁，兑炼蜜八两收膏，每服一匙，白开水冲服。

九月初七日，臣张仲元、佟文斌谨拟皇上加味三仙饮。

焦三仙九钱　黑糖三钱

水煎温服代茶。

九月初八日，皇上照原方。

九月初九日，皇上照原方。

九月初十日，皇上照原方。

十月初五日，谦和传皇上麦冬三钱鲜青果五个研，水煎代茶。

十月初六日，皇上照原方。

十月初七日，皇上照原方。

十月初八日，皇上照原方。

十月初九日，皇上照原方。

十月初十日，皇上照原方。

十二月十六日戌刻，忠勋请得皇上脉息左部稍浮，右部滑数。经纹微紫。症系内有停滞，外受风凉。以致头额手心作烧，鼻流清涕。谨拟和解化滞之法调理。

建曲二钱　焦三仙六钱

引用一捻金三分，冲服

十二月十七日申刻，张仲元、忠勋请得皇上脉息左部浮数，右部滑数。经纹青紫。表

感未解，蓄滞未清，以致恶心发烧，腹中微痛，不思饮食，时作躁急。谨拟清解和胃之法调理。

南薄荷五分　牛蒡子一钱五分，研　葛根一钱　广皮一钱　东楂肉二钱　焦麦芽三钱　青皮五分，炒

引用鲜芦根五钱

宣统六年十月初六日，老师请得皇上。

苦桔梗一钱五分　麦冬三钱，去心　元参四钱　丹皮二钱　金银花三钱　连翘三钱　甘菊花一钱五分　桑叶一钱五分　粉甘草一钱五分　薄荷五分

引用鲜竹叶三十片　干苇根二十寸

未刻张得安、谦和煎药，未刻进药。

十月初六日，赵文魁请得皇上脉息左寸关弦数，右寸关滑数有力。系肝肺郁热过盛，微感风凉。以致两颧色红，舌苔微黄，两目气轮红晕，时或烦急。今拟清热调中兼和解之品调理。

龙胆草二钱　胡连二钱　牛蒡子二钱　生知母二钱　川贝母二钱，研　条芩二钱　枳壳一钱五分，炒　酒军一钱

引用薄荷八分，未煎

十月初七日，李崇光、赵文魁请得皇上脉息左寸关弦缓，右寸关滑而近数。表凉已解，里热化而未净。以致肺气欠和，咳嗽有痰，舌苔微黄，初醒时似觉咽粘。今议用和中清热之法调理。

甘菊花二钱　霜桑叶一钱五分　橘红一钱，老树　生知母二钱　竹茹一钱　金石斛一钱五分　谷芽二钱，炒　生甘草八分

引用鲜青果二个，打碎未煎

十月初七日，老师请得皇上。

甘菊花二钱　霜桑叶一钱五分　橘红一钱　杏仁一钱五分，去皮尖及双仁者　鲜竹叶三十片　苦桔梗二钱　谷芽二钱，炒　甘草一钱五分

引用鲜青果二枚，捣碎

未刻张得安、谦和煎药，未刻进药。

十月初八日，李崇光、赵文魁请得皇上脉息左寸关和缓，右寸关缓滑。诸症俱好。惟肺胃之气稍有未和，以致咽嗌微粘，声音欠爽。今议用清热和胃之法调理。

炙桑皮二钱　橘红一钱五分，老树　麦冬二钱，去心　苦桔梗二钱　鲜竹叶三十片　莲心六分　谷芽二钱，炒　生甘草一钱

引用鲜青果二枚，捣碎未煎

十月初八日，老师请得皇上。

霜桑叶二钱　橘红一钱　杏仁钱半　苦桔梗二钱　鲜竹叶三十片　莲心六分　谷芽二钱，炒　生甘草一钱

引用鲜青果二枚

酉刻张得安、谦和煎药，酉刻进药。

十月初九日，李崇光、赵文魁请得皇上脉息六部和缓。诸证悉愈，精神起居均各如常。敬报圣躬大安。

十月初九日李崇光、赵文魁谨拟皇上清热舒化代茶饮。

焦三仙各二钱　莲子心六分　寸门冬二钱，去心朱拌　鸡内金二钱，焙焦存性　鲜竹叶十五片　鲜青果二枚，捣碎

水煎随意代茶。

宣统七年六月二十日，赵文魁请得皇上脉息左关弦数，右关滑数。肺胃有热，外受暑邪，以致胸满作呕，身肢疲倦。今拟清暑调中化饮之法调理。

藿香叶二钱　粉葛二钱　条芩二钱　姜连一钱，研　枳壳二钱，炒　槟榔二钱，焦　木通二钱　滑石三钱，煎

引用焦三仙六钱

张得安、谦和巳刻煎药，巳刻进药。

六月二十日申刻，赵文魁请得皇上脉息左关弦数，右关滑数。暑邪未清，蓄饮尚盛，以致身肢仍倦，时作呕吐。今拟清暑止呕化饮之法调理。

藿香叶二钱　薄荷一钱五分　粉葛二钱　条芩二钱　腹皮子三钱　枳壳二钱，炒　酒军一钱五分　木通一钱

引用益元散三钱，煎

张得安、谦和、张源禄酉刻煎药，戌刻进药。

六月二十一日，赵文魁请得皇上脉息左关弦缓，右关滑数。暑热已清，湿饮亦减，惟中州尚欠协和，以致微作恶心，身肢微倦。今拟和胃止呕化饮之法调理。

藿香梗一钱五分　粉葛二钱　橘红一钱五分，老树　竹茹二钱　焦三仙六钱　胡连二钱　条芩三钱　酒军八分

引用益元散三钱，煎

张得安、谦和、张源禄酉刻煎药，酉刻进药。

六月二十二日，赵文魁请得皇上脉息两部平缓。诸证均愈。惟胃气稍欠调畅，今拟和胃代茶饮调理。

焦槟榔二钱　橘红一钱，老树　竹茹一钱　石斛一钱　焦山楂二钱　甘草五分

水煎随时代茶。

十二月十八日皇上。

鲜竹叶四十片　鲜芦根十寸　苦杏仁三十枚，去皮尖捣　鲜青果五枚，捣　鲜橘皮半枚　白菊花三钱　青竹茹三钱　霜桑叶三钱　天花粉三钱

水煎代茶。进二次。

十二月十九日，皇上照原方进二次。

十二月二十日，皇上照原方进二次。

十二月二十一日，皇上照原方进二次。

十二月二十二日，皇上照原方进二次。

十二月二十三日，皇上照原方进二次。

十二月二十四日，皇上照原方进二次。

十二月二十五日，皇上照原方进一次。

【参考】 宣统七年此案虽由暑邪而起，但饮滞于中亦是病本，故用橘皮、竹茹治呕逆，焦三仙化食滞，酒军芩连清热，藿香化湿而解暑，用药颇为精当。善后之代茶饮，亦轻灵可喜，平时无病服之，有助于清心养胃，止咳化痰，与溥仪病情禀赋恰相适宜。

宣统八年七月初九日，石国庆、赵文魁请得皇上脉息两寸浮数，右关滑数。系心肺有热，停蓄暑饮，兼受风凉。以致头晕肢倦，有时作呕，腹满口干，舌苔微黑。今议用清暑疏解化饮之法调理。

藿梗叶二钱　薄荷一钱　姜连一钱五分，研　槟榔炭二钱　粉葛根二钱　陈皮三钱　竹茹一钱　益元散三钱，煎　姜厚朴一钱五分　香薷一钱五分　枳壳二钱，炒　泽泻二钱

引用焦三仙六钱　条芩二钱

七月初十日，石国庆、赵文魁请得皇上脉息右寸关数象微缓，左关和缓。表感已解，暑热亦轻。惟肺胃伏热未净，尚有停滞。今议用清热和中化滞之法调理。

藿香梗一钱五分　薄荷八分　姜连一钱，研　槟榔炭三钱　姜厚朴一钱　枳壳二钱，炒　条芩三钱　陈皮二钱　益元散三钱，煎　竹茹一钱　军炭一钱　栀子二钱，炒

引用瓜蒌皮二钱　三仙炭六钱

七月十一日，石国庆、赵文魁请得皇上脉息六部和缓。诸证均愈。惟胃气尚欠调畅，今议用清热和胃代茶饮调理。

陈皮一钱　竹茹六分　瓜蒌皮二钱　麦冬二钱，去心　石斛二钱　条芩一钱　元参二钱

水煎随意代茶。

【参考】 舌苔微黑为热之盛也，津之伤也，故拟方以泻热养阴为主，芩连之用，麦冬石斛之设，实不可少。若斤斤于疏散解表，则顾此而失彼矣。

宣统九年正月十三日酉刻，赵文魁请得皇上脉息左寸关浮数，右寸关洪数。胃蓄饮热，微感风凉。以致头晕肢倦，胸满作呕，手心发热，舌苔黄白。今拟清解止呕化饮之法调理。

粉葛根二钱　薄荷一钱　连翘二钱　竹茹一钱　焦三仙各二钱　橘红八分，老树　枳壳二钱，炒

引用清麟丸一钱，煎

正月十四日，石国庆、赵文魁请得皇上脉息左寸关浮缓，右寸关滑数。外感渐解。惟肺胃湿热尚盛，以致身肢疲倦，胸满干呕，皮肤微热，饮食欠香。今议用和解清肺化滞之法调理。

粉葛根一钱五分　薄荷八分　栀子二钱，炒　蒌皮三钱　焦三仙各二钱　枳壳二钱，炒　酒军一钱五分　竹茹一钱

引用法半夏一钱　酒芩三钱

正月十四日，朱益藩请得皇上脉息左寸关浮数，右寸关滑数而带浮。湿热客于肺胃，以致发热身倦口渴，微有白苔，饮食不香，二便亦少。宜清热生津，兼用消导以清内，辛凉解散以清外。

粉葛根一钱五分　连翘一钱五分　鲜竹茹二钱　枯芩一钱五分　薄荷叶八分　麦芽二钱　山楂二钱，炒　生地三钱　枳壳一钱　花粉三钱　猪苓一钱五分　甘草梢七分

引用灯草二十根

正月十五日，石国庆、赵文魁请得皇上脉息左寸关和缓，右寸关滑而近数。诸证均减。惟胃阳蓄热未清，今议用清热和中之法调理。

干麦冬二钱　银花二钱　竹茹一钱　陈皮一钱五分　焦三仙各二钱　酒芩三钱

引用鲜青果五个，打碎

正月十五日，朱益藩请得皇上脉息左寸尺和缓，关略数，右寸关滑数。表邪已解。惟肺胃余热未清，宜清热和胃。

细生地三钱　石斛一钱五分　花粉三钱　鲜竹茹二钱　甘菊花二钱　麦冬二钱　生白芍二钱　茯苓三钱　枳壳一钱　麦芽一钱五分，炒　甘草五分

引用鲜青果五个，打碎　竹叶二十片

正月十六日，石国庆、赵文魁请得皇上脉息左关和缓，右寸关滑缓。诸证均愈。惟肺胃浮热未清，今议用清肺导热之法调理。

干麦冬三钱　陈皮一钱五分　瓜蒌皮三钱　木通一钱　细生地三钱　甘草梢六分

引用鲜竹叶十片

【参考】 本案为外感风凉，内兼食饮之症。从初诊脉息浮数，舌苔黄白知是风热表证。

胸满作呕，手心发热知是饮热里证。表里俱实，故治以表里双解，药用汤丸并进。葛根、薄荷、连翘辛凉解表；竹茹、枳壳、三仙和胃清里。清麟丸出自《银海指南》，宫中又有秘制之法，现又名清宁丸，内有大黄、桑叶、黑豆、绿豆等味滋阴降火，清利头目，通肠利便。药后外感渐减，继本上法，酌加宣肺化滞之品击鼓而进，盖肺与大肠相表里，清肠实亦清肺。十六日复诊则脉缓病愈，遂仿麦冬汤、导赤散之意立方善后，深符中医热病后养阴之旨。纵观全案先解表，继清里，终养阴，次序井然，颇合章法。

八月初一日，皇上代茶饮。

冬桑叶一钱五分　杏仁泥二钱，去皮尖　知母一钱五分　小生地三钱　丹皮二钱，去骨　白芍二钱　麦冬二钱，去心　山栀子一钱，炒　浙贝母二钱　瓜蒌壳一钱五分　甘草梢一钱

引用直僵蚕一钱

九月初二日，皇上右寸关及左关均浮数。咽喉不利，舌根左边赤色，内热焦郁于上焦，宜清解。

小生地四钱　银花一钱五分　丹皮二钱，去骨　连翘二钱　薄荷叶八分　知母二钱，去毛　酒芍二钱　木通一钱五分　川黄连五分　酒芩一钱五分　甘草五分

引用灯草二十根

九月初三日，皇上左右脉数象已减。咽喉渐利，舌根赤色亦退。宜用前方加减以清余热。

银花一钱五分　丹皮二钱，去骨　薄荷叶七分　连翘一钱五分　酒芩一钱　山栀子一钱五分，炒　小生地三钱　麦冬二钱，去心　白芍二钱

引用淡竹叶十五片

九月初四日，皇上右寸关脉微数。肺胃余热未净，仍宜清解。

细生地四钱　白芍二钱　瓜蒌壳一钱五分　丹皮二钱，去骨　杏仁泥二钱，去皮尖　麦冬三钱，去心　山栀子一钱五分，炒　连翘一钱五分　浙贝母二钱，碎　木通一钱五分　薄荷叶八分　甘草五分

引用生青果五个，碎

九月初五日，李崇光、赵文魁请得皇上脉息和缓，惟右关稍数。系胃阳稍有浮热，以致晚间偶或咽干作渴。今议用清热平胃代茶饮调理。

生地三钱　丹皮二钱　寸门冬三钱，去心　杭芍一钱五分　竹茹二钱　青皮二钱　金石斛一钱　生甘草六分

水煎代茶。

九月初六日，皇上代茶饮。

麦冬三钱　竹菇二钱　淡竹叶十六片　青果七枚，捣　灯草十根　菊花二钱　元参二钱　甘草五分

引用鸭梨半枚

九月初十日，皇上照初六日原方。

九月十六日，皇上代茶饮。

小生地三钱　生青果五个　元参三钱　麦冬三钱　鸭梨半个　竹叶八分　白芍二钱　荸荠七个　菊花二钱　甘草五分

九月十八日，皇上代茶饮照原方。

九月二十八日，皇上代茶饮。

小生地四钱　麦冬三钱　知母一钱五分　白芍二钱　瓜蒌根三钱　酒芩一钱五分　甘草五分　梨半个，去皮切片

十月初十日，皇上□□□。

川贝母三钱，去心打碎　云茯苓三钱　薄荷叶七分

同煎。

十月十三日，皇上代茶饮。

小生地三钱　蔓荆子二钱，炒　薄荷叶八分　生白芍二钱　甘菊花三钱　连翘一钱五分　酒芩一钱五分　柴胡七分　甘草五分

引用鲜竹茹一钱五分

十月十四日，皇上代茶饮。

粉葛一钱五分　甘菊花二钱　枳壳一钱　小生地三钱　茯苓三钱　薄荷叶八分　赤芍一钱五分　浙贝母二钱，碎　连翘一钱五分　建神曲二钱　甘草五分　枯黄芩一钱

引用淡竹叶十五片

十月十五日，皇上代茶饮。

小生地三钱　薄荷八分　直僵蚕一钱　浙贝母二钱五分　枯芩一钱　甘草五分　茯苓三钱　苦杏仁二钱，去皮尖研

引用瓜蒌壳一钱五分

十月十六日，皇上代茶饮。

小生地三钱　枳壳一钱五分　瓜蒌壳一钱五分　麦冬二钱　薄荷叶八分　甘草五分　浙贝母二钱，研　茯苓三钱　僵蚕一钱

引用加竹沥水二钱，冲服

十月十七日，皇上照原方。

十月二十七日，皇上增液汤加味。

小生地三钱　麦冬二钱　黑元参二钱　瓜蒌根二钱　粉葛一钱　甘草五分

十一月十四日，皇上代茶饮。

小生地四钱　麦冬二钱，去心　木通一钱五分　甘草五分　黑芥穗六分　瓜蒌根三钱　浙贝母二钱　蜜薄荷一钱　粉丹皮二钱，去骨　连翘一钱五分

引用地榆炭五分　淡竹叶十五片

十一月二十三日，皇上代茶饮。

小生地三钱　浙贝母二钱　泽泻一钱五分　薄荷叶八分　连翘一钱五分　甘草五分　直僵蚕一钱　冬桑叶一钱五分　枯芩一钱五分　麦冬二钱

竹沥半杯兑服。

十一月二十九日，皇上照原方。

十二月初三日，皇上代茶饮。

小生地四钱　茯苓三钱　浙贝母二钱　麦冬二钱，去心　花粉三钱　丹皮一钱五分　薄荷八分　甘草五分

引用生青果五个，捣碎

十二月初四日，皇上脉象两寸浮数，左关尤甚，右关两尺亦均见数象。厥阴风木之气上升，故头目眩晕。肺胃积热，故痰多便难。宜清热平肝为主。

小生地四钱　酒芩二钱　薄荷叶八分　六神曲二钱　羚羊角一钱五分，切薄片先煎　浙贝母二钱，碎　蔓荆子一钱五分，炒　花粉三钱　生白芍三钱　知母二钱　甘草五分

引用荷叶边一圈　淡竹叶二十片

十二月初五日，皇上脉息寸尺均和平，惟两关带数象。余热未净，宜祛热生津为治。

小生地三钱　花粉三钱　酒芩一钱五分　麦冬二钱，去心　生白芍三钱　枳壳一钱　山栀子一钱，炒

甘草五分 浙贝母二钱，碎

引用荷叶边一圈

十二月初六日，皇上脉象与昨日大致相同。仍宜清热平肝为治。

银花二钱 连翘二钱 白芍二钱 酒芩一钱五分 浙贝母二钱，碎 小生地三钱 丹皮二钱，去骨 麦冬二钱，去心 泽泻二钱 甘草五分

引用生青果五枚，碎

十二月初九日，皇上代茶饮。

粉葛一钱五分 浙贝母二钱 木通一钱五分 银花二钱 甘草五分，薄 荷叶八分 连翘二钱 白芍二钱 寸冬二钱，去心 小生地三钱

引用生青果五枚，碎

十二月二十二日，皇上代茶饮。

银柴胡二钱 广陈皮一钱 白芍二钱 麦芽一钱五分，炒 建神曲二钱 砂仁壳一钱 枳壳一钱 甘草五分

引用竹茹一钱

宣统十一年正月初二日，皇上右寸脉浮紧而数，两关稍数。身体微倦，忽寒忽热，咽喉不利。系外感风寒，内有积热。宜表里两解法治之。

荆芥穗一钱二分 枳壳一钱 粉葛一钱五分 浙贝母二钱，碎 薄荷叶八分 白芍二钱 茯苓三钱 小生地三钱 鲜竹茹一钱五分 陈皮一钱 连翘一钱五分 甘草五分

引用甘菊花二钱

忌鱼腥。

正月初三日，皇上脉象和平，惟右寸稍数。余热未净，宜清解。

冬桑叶一钱五分 鲜竹茹一钱五分 山栀子一钱，炒 小生地三钱 麦冬二钱，去心 甘草五分 丹皮一钱五分，去骨 薄荷叶八分 浙贝母二钱，碎 白芍二钱

引用甘菊花一钱五分

正月初六日，皇上左寸脉稍数，右关亦数，而不甚流利。心胃有热，故神倦恶心，宜祛热化滞之法。

小生地三钱 麦芽二钱，炒 川连三分 白芍二钱 陈皮一钱 砂仁壳一钱 建神曲二钱 枳壳一钱 甘草五分 石斛一钱五分

引用鲜竹茹一钱五分

四月初四日，皇上代茶饮。

银花二钱 小生地三钱 粉葛一钱 薄荷叶八分 鲜竹茹一钱 甘草五分 浙贝母二钱 丹皮一钱，去骨 连翘一钱五分 麦冬二钱，去心

引用荷叶一片

四月初五日，皇上代茶饮。

银花二钱 小生地三钱 粉葛一钱 薄荷叶八分 鲜竹茹一钱 甘草五分 浙贝母二钱 丹皮一钱，去骨 连翘一钱五分 麦冬二钱，去心

引用荷叶一片

五月初四日，皇上脉象左右两关右寸均略数，右关并见弦长。内有积热，加以饮食停滞，中枢不运，宜消导分利为治。

藿香枝一钱五分 山楂二钱，炒 砂仁壳一钱 建神曲二钱 陈枳壳一钱五分 鲜竹茹一钱五分 谷芽二钱，炒 车前二钱，炒 炙甘草七分

引用大枣三枚

六月十六日，皇上代茶饮。

小生地三钱 白芍二钱 麦冬二钱 连翘二钱 山栀子二钱，炒 甘草五分 扁豆皮三钱 浙贝母二钱 酒芩一钱五分 丹皮一钱五分

引用淡竹叶一钱 薄荷叶七分

六月十七日，皇上代茶饮。

白扁豆三钱 山栀子一钱，炒 酒芩一钱五分 杭白芍二钱 腹皮一钱五分 生地三钱 枳壳一钱五分 丹皮一钱五分 甘草五分

引用荷叶边一片

七月十六日，皇上右关脉洪数，左寸关右寸亦略数。咽喉不利，肺胃有热，宜清解。

银花二钱 白芍二钱 猪苓二钱 连翘一钱五分 薄荷叶八分 麦冬二钱，去心 粉葛一钱五分 浙贝母二钱 甘草五分 小生地三钱 枯芩一钱五分

引用鲜荷叶一片

七月十七日，皇上代茶饮。

小生地三钱 白芍二钱 甘菊花二钱 连翘一钱五分 麦冬二钱 薄荷七分 浙贝母二钱 茯苓三钱 甘草五分 杏仁泥二钱

引用鲜竹茹一钱五分

八月二十四日，皇上代茶饮。

麦冬三钱 薄荷叶八分 浙贝母二钱 生石膏二钱

引用生青果五枚，碎

九月十八日，皇上代茶饮。

小生地三钱 白芍二钱 白芷一钱五分 薄荷八分 知母一钱五分 甘草五分

引用鲜竹茹二钱

十一月初三日，皇上脉象两寸浮数，左关带弦，右关洪数。头昏作吐，唇红咽痛。入冬以后，天气亢燥，内有风热，复感外寒，法宜辛凉解散。

甘菊花三钱 浙贝母三钱 薢竹茹一钱五分 连翘二钱 芥穗一钱 赤芍一钱五分 粉葛一钱五分 蔓荆子二钱，炒 甘草五分 薄荷叶七分 小生地三钱

引用生青果三枚

十一月初四日，皇上脉象渐平，惟尚带滑数。表邪已解，内热未清。宜用甘凉平济(剂)调理。

甘菊花二钱 连翘一钱五分 枳壳一钱 小生地三钱 白芍二钱 茯苓二钱 浙贝母二钱 竹茹一钱五分 甘草五分

引用生青果三枚

宣统十二年正月十六日，皇上代茶饮。

小生地三钱 麦冬二钱 浙贝母二钱 薄荷叶七分 甘草五分

引用生青果五枚

正月十八日，皇上代茶饮。

小生地三钱 知母二钱 浙贝母二钱 薄荷叶七分 丹皮一钱五分 枳壳一钱五分 甘草五分 生青果五枚

十一月初六日酉刻，张仲元请得皇上脉息左关弦数，右寸关沉数。血脉郁热，肝气流注。以致左手小指起有疮疡，微肿作疼，牵引胸际不适。谨拟通气清热活血之法调理。

赤芍药二钱　木通二钱　青皮二钱，研　红花一钱五分　蒲公英三钱　连翘三钱　银花三钱　胆草二钱　瓜蒌根三钱　甘草一钱五分

引用细生地三钱

十一月初七日，请得皇上脉象两关弦数，左寸数，右寸浮数。中有积热宜清。若小指微肿，则由寒凝血滞，得暖即解，不必大段用药。

银花二钱　白芍二钱　丹皮一钱五分　连翘二钱　酒芩一钱五分　泽泻二钱　小生地三钱　栀仁一钱五分，炒　蒲公英二钱

引用淡竹叶二十片　甘草五分

十一月初八日，皇上代茶饮照初七日原方。

十一月初九日，皇上代茶饮。

枳壳一钱　陈皮一钱　麦芽一钱

十一月初十日，皇上代茶饮。

橘核三钱　荔枝核二十一个，盐水炒　灯草一团

十一月十一日，皇上代茶饮。

菊花二钱　银花二钱　杏仁泥二钱　橘红一钱五分

十一月十一日酉刻，杨世芬谨拟皇上洗药方。

酒归尾二钱　香附一钱　宣木瓜二钱　防风二钱　生甘草梢一钱　桂枝尖二钱　香白芷二钱　红花二钱

水煎薰洗。

十一月十五日，皇上代茶饮。

白菊花三钱　桑叶三钱　灯心三钱

十一月十五日酉刻照原方。戌刻照原方。

十一月十七日申刻，皇上代茶饮照原方加黄芩二钱。

十一月十七日申刻，皇上薰洗药方。

甘菊一钱　桑皮一钱　赤芍二钱　蕤仁八分　僵蚕一钱，炒　薄荷六分

水煎薰洗。

十一月十七日，赵文魁谨拟皇上代茶饮即刻照原方。酉刻照原方。

十一月十七日酉刻，皇上薰洗药方照原方。

十一月十八日，皇上代茶饮照原方。

十一月十八日，皇上薰洗药方照原方。

十一月十八日午刻，皇上代茶饮。

防风一钱五分　桑叶一钱五分　菊花二钱　枯芩一钱　连翘一钱五分　薄荷叶七分　白蒺藜一钱五分　山栀子一钱，炒　赤芍一钱五分　甘草五分

引用灯草一团

申刻照原方。

十一月十九日，皇上代茶饮照十八日原方。酉刻照原方。

十一月二十一日酉刻，皇上代茶饮照十八日原方。

十一月二十三日申刻，皇上代茶饮照十八日原方。

十一月二十四日，皇上代茶饮。

小生地三钱　知母一钱　薄荷叶七分　枳壳一钱　浙贝母二钱

引用竹茹一钱

十一月二十五日，照原方。

十一月二十五日申刻，佟成海谨拟皇上代茶饮。

薄荷叶一钱 小生地四钱 元参三钱 麦冬四钱 青竹茹二钱 鲜青果三个，打碎 花粉三钱 连翘三钱

水煎代茶。

十一月二十八日申刻，范一梅请得皇上脉息左寸关沉弦，右寸关浮滑。系肝热停饮，稍感风邪，以致头晕，稍有胸闷。今用祛风清热代茶饮调理。

薄荷八分 白芷一钱 青皮一钱五分，炒 郁金一钱五分，研 扁豆二钱，炒 建曲一钱五分，炒 焦楂三钱 青果五个，研

水煎温服。

十一月三十日，皇上代茶饮。

小生地三钱 白芍二钱 白茯苓三钱 泽泻二钱 金银花二钱 浙贝一钱五分 薄荷叶七分 甘草五分

引用菊花二钱

十二月初一日，皇上代茶饮。

小生地三钱 薄荷叶八钱 丹皮一钱五分 白芍三钱 菊花二钱 甘草五分 酒芩一钱五分 胆草八分 知母一钱五分 防风一钱五

引用荷叶边一圈

酉刻照原方。

十二月初二日，皇上代茶饮。

麻仁三钱 花粉三钱 枳壳一钱二分，炒

宣统十三年正月初一日，皇上薰洗方。

菊花三钱 桑叶二钱 薄荷八分 防风一钱五分 龙胆草八分

正月初二日酉刻，杨世芬谨拟皇上代茶饮。

杭芍二钱，炒 甘菊二钱 石斛二钱 薄荷八分 花粉二钱 焦曲一钱

正月初十日，何廷俊、王常明请得皇上脉息两关沉滑而数。系属肝胃湿热上蒸，以致证见咽痛。谨拟清热化湿饮调理。

细生地二钱 润元参二钱 大麦冬二钱 莲子心三分 肥知母一钱 天花粉二钱 白通草一钱 鲜芦根三钱

引用鲜青果五个

正月十一日，徐起霖、胡溥源请得皇上脉息两关滑数。由于肝胃有热，以致痰多咽痛。谨拟清咽化痰之法。

元参一钱 黄芩一钱 牡丹皮二钱 霜桑叶二钱 麦冬二钱 橘络一钱 生栀子八分 生白芍一钱

引用鲜芦根三钱

水煎代茶饮。

正月十四日，杨缙、陆宝善请得皇上脉息左关数中有力，右关滑数。系肝热湿饮，以致咽痛。谨拟清肝利咽化湿饮之法调理。

粉丹皮一钱五分 焦栀仁五分 生地二钱 泽泻一钱五分 黄芩一钱 麦冬二钱 知母一钱 大腹皮一钱五分

引用鲜青果三个

二月二十三日戌刻，佟成海谨拟皇上代茶饮。

甘菊花二钱 白芍二钱 元参三钱 生地三钱 浙贝母二钱 青果四个，打碎

水煎代茶。

二月二十四日亥刻，照原方加竹沥水四钱。

二月二十五日照二十三日原方。

三月初一日戌刻，杨世芬谨拟皇上代茶饮。

石斛一钱五分　花粉二钱　甘菊花二钱　通草一钱五分　浙贝二钱，研　青果五个，捣

水煎代茶。

三月初二日申刻，佟成海谨拟皇上代茶饮。

小生地三钱　元参三钱　白芍二钱　黄芩一钱五分　法半夏二钱　陈皮二钱　竹茹二钱　浙贝二钱，研

水煎代茶。

三月初三日，皇上脉象左右两关弦长，右寸微数。发热作呕，肢体倦怠。证属阳明经，宜辛凉解散。

粉葛一钱五分　枳壳一钱　浙贝母二钱　赤芍一钱五分　建神曲一钱五分　连翘一钱五分　枯芩一钱五分　甘草五分　薄荷叶八分　猪苓二钱　苏梗五分

引用鲜竹茹一钱五分

三月初三日酉刻，赵文魁请得皇上脉息左关稍弦，右寸关滑而近数。肺胃有热，微薄风凉。以致咽疼肢倦，有时作呕。今拟疏风清肺化饮之法调理。

粉葛根六分　薄荷八分　赤芍一钱五分　元参三钱　赤苓皮三钱　猪苓二钱　泽泻二钱

引用鲜橘皮三钱

三月初四日，皇上代茶饮。

粉葛一钱　连翘一钱五分　泽泻一钱五分　小生地三钱　丹皮一钱　甘草五分　浙贝母二钱　枯芩一钱　薄荷叶八分　白芍二钱　菊花一钱五分

引用鲜竹茹 钱五分

三月初四日戌刻，范一梅请得皇上脉息左关沉弦，右寸关滑而有力。风邪已解，肺胃饮热不清。以致颃颡干燥，咽嗌作痛。今用养阴清肺利咽之法调理。

小生地二钱　元参二钱　苏梗一钱　姜栀仁二钱　酒芩二钱　枳壳二钱，炒

水煎代茶。

三月初五日，皇上代茶饮。

粉葛一钱五分　小生地三钱　浙贝母二钱　连翘一钱五分　薄荷叶八分　僵蚕一钱　枯芩一钱　丹皮一钱五分　泽泻一钱五分　知母一钱五分　甘草五分

引用竹茹一钱五分

三月初六日，皇上代茶饮。

白芍二钱　酒芩一钱五分　生地三钱　连翘一钱五分　浙贝母二钱　薄荷梗七分　茯苓三钱　丹皮一钱五分　甘草五分

引用荷叶边一片

四月十五日酉刻，皇上代茶饮照原方减鲜芦根加干青果五个。

四月十六日，皇上脉象两寸关均数，右关尤甚。肺胃积热，咽喉作痛。宜清热散风为治。

粉葛一钱五分　小生地四钱　木通一钱五分　连翘二钱　薄荷叶八分　元参二钱　白芍二钱　僵蚕一钱　甘草五分　浙贝母二钱　丹皮一钱五分

引用生石膏三钱

四月十六日，赵文魁请得皇上脉息左寸关微弦，右寸关滑而近数。肝肺结热，熏蒸上

焦。以致身肢酸倦，咽嗌作疼。今拟清肝理肺少佐和解之法调理。

大元参三钱　薄荷八分　忍冬二钱　连翘二钱　细生地三钱　赤芍一钱五分　寸冬二钱　浙贝二钱　锦灯龙一个　甘草三分

引用胖大海三个

本方加竹沥水半杯兑。

四月十七日，皇上脉象左三部均和平，右关微数，寸部稍滞。肺气不利，胃热未清，宜清降平剂调理。

小生地三钱　浙贝母二钱　枳壳一钱　连翘一钱五分　橘络一钱五分　知母二钱　酒芍二钱　丹皮一钱五分　甘草五分　杏仁泥二钱，去皮尖　麦冬二钱，去心

引用灯草一团

四月二十日照正月初八日原方。

四月二十日，皇上代茶饮。

银花三钱　菊花三钱　甘草一钱五分　乳香二钱　紫花地丁二钱

四月二十二日，皇上代茶饮。

小生地三钱　白芍二钱　川贝母二钱，去心　知母二钱　炙香附一钱五分　当归一钱五分　陈皮一钱　茯苓三钱　甘草五分

引用鲜竹茹二钱

六月初六日戌刻，范一梅谨拟皇上洗药方。

宣木瓜三钱　秦艽二钱　防风二钱　防己二钱　伸筋草二钱　白芷二钱

用水熬透洗之。

六月十一日，皇上右关脉浮而滞，余均平和。胃有积食，复伤生冷。以致泄泻，法宜温中导滞，佐以分利之品。

藿枝一钱五分　焦三仙三钱　炮姜五分　扁豆三钱，炒　车前二钱，炒　甘草五分　西砂仁一钱，碎去膜　于术二钱，土炒　茯苓三钱

引用大枣三枚

六月十二日，皇上代茶饮。

藿枝一钱　枳壳一钱　麦芽一钱五分，炒　粉葛一钱五分　宣石斛二钱　生淮山二钱　扁豆皮二钱　麦冬二钱　甘草五分

引用鲜竹茹一钱五分

六月十三日，佟成海谨拟皇上代茶饮。

薏苡仁二钱，炒　麦芽一钱五分，炒　砂仁一钱，研　石斛二钱　淡竹叶一钱　寸冬三钱　银花二钱　枳壳二钱　青皮二钱

水煎代茶。

六月十五日，赵文魁谨拟皇上脉息两关滑而近数，右寸较缓。肺经有热，外薄浮风。以致皮肤晕红，有时作痒。今拟疏风清肺代茶饮调理。

粉葛根二钱　防风一钱五分　薄荷一钱五分　忍冬二钱　白藓皮一钱五分　赤芍二钱　丹皮二钱　连翘二钱

水煎代茶。

六月十五日赵文魁谨拟皇上化风止痒擦药方。

川羌活二钱　僵蚕二钱，炒　细辛一钱　薄荷一钱五分　元明粉三钱　红花一钱

共为细面，用绢包好，随时擦之。

八月十一日，皇上代茶饮。

小生地四钱　连翘二钱五分　浙贝母三钱　麦冬三钱，去心　薄荷叶一钱　知母二钱五分　粉葛二钱　丹皮二钱　泽泻二钱　甘草五分

引用桑叶一钱五分

八月十一日申刻，皇上洗目方。

龙胆草一两　荆芥穗一钱　青皮二钱　菊花三钱　川芎三钱　桑叶三钱　苦参一钱　甘草二钱　赤芍三钱　羌活一钱　薄荷三分　直僵蚕二钱　黄柏三钱　黄芩三钱　归尾一钱　菖蒲三钱　谷精草三钱　夏枯草三钱　防风五钱　栀仁一钱

八月十二日寅刻，赵文魁请得皇上脉息左寸关弦数，右寸关滑而近数。胃蓄饮滞，过服寒凉。以致头闷肢倦，呕吐恶心，寒饮下注，泄泻腹疼。今拟调中和胃化饮之法调理。

藿香梗二钱　姜连一钱五分，研　竹茹一钱　泽泻三钱　赤苓块四钱　木通一钱五分　新会二钱　猪苓二钱　宣木瓜二钱　鲜姜三片

引用太乙紫金锭一粒，另服

八月十二日，皇上脉象两关弦数，右寸略数，余平。肺胃先有蓄热，过食生冷，激而为呕吐、腹痛、肢倦、泄泻。治法宜调和冷热，使脾胃安，诸证自已。

藿梗一钱五分　茯苓三钱　宣木瓜二钱，酒炒　川黄连七分　吴茱萸水浸炒　车前子二钱，炒　莱菔子一钱，抖炒　枳壳一钱五分，炒　扁豆三钱，炒　甘草五分，炒　陈皮一钱五分

引用灯草一团

本方减去甘草五分炒。

八月十二日戌刻，赵文魁谨拟皇上代茶饮。

焦三仙各二钱　新会二钱　壳砂六分　甘菊花二钱　清夏片二钱　槟榔二钱

水煎代茶。

八月十三日，皇上脉象两关尚弦数，右寸稍数，余平和。余热犹在，胃气不调，宜解热调中。

扁豆二钱，炒　茯苓三钱　川连三分　吴茱萸水炒　白芍二钱　竹茹一钱五分　炙甘草七分　砂仁壳一钱　陈皮一钱五分　枳壳一钱，炒　生山药三钱

引用白檀香一钱

八月十三日戌刻，赵文魁谨拟皇上代茶饮。

煨木香一钱五分　焦槟榔二钱　腹皮一钱　新会一钱五分　焦白术二钱　丁香三个，研　甘草一钱

水煎代茶。

本方加宣木瓜一钱。

八月十四日，皇上脉象两关尚弦数，右寸稍数，余平和。余热犹在，胃气不调，宜解热调中。

扁豆二钱，炒　茯苓三钱　川连三分　吴茱萸水炒　白芍二钱　竹茹一钱五分　炙甘草七分　砂仁壳一钱　陈皮一钱五分　枳壳一钱，炒　生山药三钱

引用白檀香一钱

本方加建神曲二钱。

八月十四日戌刻，佟成海谨拟皇上代茶饮。

广陈皮二钱　枳壳二钱　壳砂一钱五分，研　竹茹二钱　赤茯苓二钱　焦楂二钱　甘草八分

水煎代茶。

本方加宣木瓜二钱。

八月十六日戌刻，赵文魁谨拟皇上代茶饮。

橄榄果二钱，研　寸冬二钱　浙贝二钱　胆草一钱五分　嫩竹茹一钱　橘红一钱　姜连一钱五分，研

水煎代茶。

八月十八日丑刻，范一梅请得皇上脉息左关沉弦，右关浮滑。系胃停饮滞，过食生冷，稍感寒凉，大便作泻之时腹痛，身肢倦怠无力。今用正气调中化湿热之法调理。

藿梗二钱　萸连各五分，研　郁金二钱，研　青皮二钱，炒　宣木瓜二钱　扁豆三钱，炒　建曲三钱，炒　泽泻二钱

引用腹皮二钱　姜朴一钱

八月十八日，皇上代茶饮。

生地三钱　油当归二钱　白芍二钱　枳壳一钱二分　花粉三钱　建神曲二钱　青皮一钱　酒芩一钱五分　甘草七分

引用莱菔子七分，炒

八月十八日戌刻，赵文魁谨拟皇上代茶饮。

大元参三钱　知母二钱　川柏二钱　牛膝二钱　赤苓块三钱　泽泻二钱　木通一钱　沉香四分，研

水煎代茶。

八月二十一日，皇上代茶饮。

菊花一钱五分　小生地三钱　连翘一钱　白芍二钱　麦冬二钱　牛蒡子一钱五分　薄荷叶八分　浙贝母二钱　桑叶一钱五分　甘草五分

引用鲜荷叶一片

宣统十四年闰五月二十日，全顺请得皇上脉息右关沉滑稍数。热多实少，湿不易化，致腹痛作泻。用清热化湿分利之法调理。

粉葛根一钱五分　猪苓二钱　广皮一钱　杭芍三钱　福泽泻二钱　茯苓三钱　木香一钱　藿梗二钱

引用红枣五枚　萸连一钱五分

闰五月二十日，郭泮芹请得皇上脉息左寸关弦滑，右寸关缓而兼数，两尺缓而少力。病系肝热湿盛，以致四肢倦怠，大便作泻。拟用化湿平肝之法调理。

云苓二钱　木猪苓二钱　石莲肉二钱　泽泻二钱　生白术一钱五　广陈皮一钱五分

引用荷叶丝一钱　竹茹一钱

闰五月二十一日，袁具铭请得皇上脉息左关弦数，右寸关微滑。系属肝胃湿热，以致咽喉作痛。湿滞则气道不畅，故肢体酸倦。谨拟清热化湿之法调理。

银花三钱　青竹茹二钱　桑叶二钱　枳壳一钱五分，炒　苦桔梗二钱　宣木瓜一钱　云苓一钱五分　广陈皮一钱　甘草六分

闰五月二十一日，白永祥请得皇上脉息左寸关弦数，右寸关微数。系因清热上攻，气化不行，以致咽喉微痛。谨拟清咽止痛化湿理气之法调理。

葛根一钱五分　黄芩一钱五分　杭芍二钱　麦冬二钱　瓜蒌二钱　生地二钱　丹皮一钱五分　元参一钱五分　甘草一钱

闰五月二十二日，何继德请得皇上脉息左寸关稍弦，右寸关微大。此肝胃饮热，以致腹痛作泻。今腹不痛，拟用清胃和肝代茶饮。

黄芩一钱　知母一钱　元参一钱五分　麦冬二钱　扁豆二钱，土炒　杭芍一钱五分

水煎代茶。

闰五月二十二日，王泽溥请得皇上脉息左寸关滑数，右关微滑。系因湿热不净，以致身倦发烧。今用清热利湿之法调理。

天花粉二钱　寸冬二钱　黄芩一钱　知母二钱　元参二钱　滑石三钱　薏苡仁二钱　生甘草一钱

引用竹叶一钱

六月二十三日，全顺请得皇上脉息右关沉滑稍数。脾热偶触微寒，是以腹中觉痛，咽间不爽。用和胃调中饮调理。

厚朴一钱，制　陈皮一钱　云苓三钱　广木香一钱五分　花粉二钱　杭芍二钱，炒　制甘草七分

引用川贝二钱

八月初五日，请得皇上脉息左关弦稍数，右寸关沉滑数。脾湿肝热，头闷身倦发热，时或胸间悸动。用清热调中饮调理。

云茯神三钱　寸冬三钱　金石斛三钱　川贝三钱　霜桑叶三钱　栀仁三钱，炒　杭白芍三钱，炒　广皮一钱五分

引用荷蒂五个

全顺谨拟。

宣统十五年正月初一日未刻，佟文斌、赵文魁请得皇上脉息左寸关平缓，右寸关略滑。诸证均愈。惟肺热尚欠清和，今议用益阴清肺代茶饮调理。

细生地四钱　元参四钱　杭芍四钱　丹皮三钱　黑山栀子二钱　黄芩二钱　瓜蒌三钱　浙贝二钱　青连翘二钱　橘红一钱五分

清肺抑火化痰丸一钱五分包煎。

正月初一日戌刻，皇上代茶饮。

细生地三钱　元参三钱　杭芍三钱　丹皮二钱　甘菊花二钱　连翘二钱　黑栀子二钱　黄芩二钱　冬桑叶一钱　浙贝二钱　橘红一钱

清肺抑火化痰丸一钱包煎。

正月初一日，赵文魁谨拟皇上清热消胀明目方。

木贼草二钱　秦皮二钱　赤芍一钱　蕤仁二钱　酒归尾二钱　元明粉一钱

水煎熏洗。

正月初二日，皇上代茶饮。

西洋参一钱五分　大生地二钱　白芍二钱　川尖贝一钱　酒芩一钱五分　丹皮一钱五分　鲜石斛四钱　泽泻一钱五分　柏子仁二钱，去油　山栀子一钱，炒　甘草五分　莲须二钱

正月初二日午刻佟文斌、赵文魁谨拟皇上代茶饮。

细生地三钱　元参二钱　杭芍二钱　丹皮二钱　黑山栀子二钱　黄芩二钱　川尖贝一钱五分　瓜蒌三钱　炙桑皮二钱　橘红一钱　竺黄二钱

水煎代茶。

正月初三日卯刻，赵文魁请得皇上脉息左寸关沉弦近数，右寸关沉滑。心肝蕴热未净，肺气亦欠清和。以致痰中见红，时作咳嗽。拟用加味犀角地黄汤调理。

生地炭各三钱　杭芍三钱　元参四钱　丹皮三钱　犀角尖四分，先煎　黑栀子三钱　黄芩二钱　浙贝二钱，研　侧柏炭一钱　茅根一钱五分　瓜蒌四钱

引用鲜藕节三个

正月初三日，皇上代茶饮。

鲜生地四钱　子芩一钱五分　鲜石斛三钱　白芍二钱　山栀子一钱五分，炒　地榆炭一钱　川尖贝三钱，去心　麦冬三钱，去心　甘草五分　丹皮二钱，去骨　杏仁泥二钱，去皮尖

引用鲜竹茹三钱

正月初三日酉刻，皇上代茶饮照原方。

正月初三日酉刻，赵文魁谨拟皇上代茶饮。

干鲜地黄各三钱　杭芍三钱　元参三钱　黑栀子二钱　牡丹皮三钱　小蓟一钱五分　瓜蒌三钱　浙贝二钱　白茅根一钱五分　黄芩二钱　橘红一钱

栀子金花丸一钱五分包煎。

正月初三日，赵文魁谨拟皇上清胃消肿漱口方。

生石膏三钱　赤芍二钱　红花二钱　大青盐二钱　生蒲黄五分，包　僵蚕二钱，炒

水煎漱口。

正月初六日戌刻任锡庚谨拟皇上代茶饮。

盐柏二钱　知母二钱，炒　花粉一钱五分　麦冬三钱　广皮三钱　枳壳一钱五分，炒　连翘二钱　浙贝二钱　栀仁一钱五分，炒　鲜竹叶十片

水煎代茶。

正月初七日亥刻，范一梅谨拟皇上代茶饮。

独活二钱　秦艽二钱　防己二钱　牛膝二钱　木瓜二钱　橘络二钱　赤芍二钱，炒　桑枝三钱　丝瓜络二钱　青枫藤二钱　香青木二钱　酒柏二钱

水煎代茶。

正月初七日戌刻，范一梅谨拟皇上代茶饮。

杭赤芍三钱　丹皮二钱　昆布二钱　海藻二钱　夏枯草二钱　郁金二钱　瓜蒌三钱　酒芩二钱　焦枳壳二钱　橘红一钱　桔梗二钱　木香三分，煨研

水煎代茶。

正月初七日，赵文魁谨拟皇上代茶饮照戌刻原方。

正月初八日未刻，皇上代茶饮。

夏枯草一钱　醋柴胡一钱　赤芍二钱　青皮子一钱五分，研　怀牛膝二钱　橘络一钱五分　胆草一钱　宣木瓜二钱　南薄荷一钱　粉葛一钱五分　酒芩二钱　甘菊花一钱

水煎代茶。

【参考】 宣统帝脉案表明，所患疾病以外感和伤食为多，体质虚弱，元气不足。辛酉(一九八一)初夏，陈可冀、周文泉、江幼李三医师曾造访溥仪先生夫人李淑贤女士于其寓所，李批阅脉案颇有感触，谓：“溥仪一生常患感冒和消化不良，我与他共同生活年月里，几乎隔不数日即感冒或伤食一次。溥仪本人由于常年有病，平日颇留心医药，每日三餐后都须进服大山楂丸，日日如此，从不间断。”李淑贤女士之回忆与现存之清宫脉案对溥仪身体素质之描述，两相印证，足证当年御医见病之真与用药之细，称为国手，名不虚也。

二　皇后(即婉容)

医案辑录

宣统十四年十一月十六日，范一梅请得皇后脉息左寸关沉弦，右寸关浮滑。系肝热胃经不和，以致颃颡干燥，项下微痛。今用和血舒肝清热之法调理。

酒当归三钱　生地三钱　抚芎二钱　坤草三钱　夏枯草二钱　姜栀二钱　条芩二钱　桔梗二钱　天花粉三钱　枳壳二钱，炒　丹皮一钱五分

引用鲜青果五个，打碎

十一月十六日，皇后项下脖间，两傍结核，皮色如常，坚硬不化，胸膈满闷。良由肝胃饮热，气道欠舒所致使然。宜用和血舒肝化坚丸，缓缓调理。

酒当归六钱 赤芍四钱，炒 丹皮四钱 小生地四钱 夏枯草四钱 炙香附三钱 昆布四钱 海藻四钱 川郁金四钱 青皮四钱，炒 栀子三钱，炒 条芩三钱 草红花二钱 木香二钱 抚芎三钱 皂角一钱，子

共研极细面，炼蜜丸如梧桐子大，每服三钱，用白开水送服。范一梅谨拟。

十一月十七日，赵文魁请得皇后脉息右寸关浮滑，左寸关弦而稍数。肝经有热，外薄风凉。以致头闷肢倦，有时腹胀。今拟清解调肝舒化之法调理。

苏薄荷一钱五分 连翘三钱 银花二钱 淡豉二钱 苏梗叶二钱 陈皮二钱 丹皮二钱 黑栀子二钱 炒枳壳二钱 酒芩一钱五分 腹皮二钱

引用鲜青果五个，打

本方减去苏梗叶五分。

十一月十七日戌刻，赵文魁请得皇后脉息右寸关浮缓，左寸关弦而近数。外感渐解。惟肝热尚欠清和，今拟和解滋阴清肝之法调理。

薄荷叶一钱 苏梗八分 连翘二钱 双花二钱 淡豆豉二钱 生地三钱 归身二钱 丹皮二钱 黑栀仁二钱 酒芩一钱五分 青皮一钱

引用鲜青果五个，打

十一月十八日，赵文魁请得皇后脉息右寸关缓滑，左寸关弦缓。表邪已解，肝热亦轻。祗阴分较亏，气道尚滞。所以头闷肢倦，中气欠调。今拟清上和肝滋阴之法调理。

甘菊花二钱 桑叶二钱 薄荷八分 连翘二钱 牡丹皮二钱 抚芎一钱 全当归三钱 酒芍二钱 中生地三钱 青皮一钱 炙香附八分

引用泽兰叶一钱五分 鲜青果五个，打

十一月二十日，赵文魁请得皇后脉息右寸关沉滑，左寸关沉弦。诸证均愈。惟浮热尚欠清和，今拟清热调中之法调理。

杭白芍二钱 归身二钱 丹皮二钱 瓜蒌三钱 新会白一钱五分 壳砂五分 炙香附一钱五分 枳壳 钱 鲜竹叶十片 甘草三分

引用鲜青果五个，打

十二月十七日酉刻，佟成海谨拟皇后代茶饮。

白芍二钱，炒 归身一钱 青皮一钱五分 炙香附一钱 广陈皮一钱五分 茅术一钱，炒 花粉二钱 生地三钱 金石斛二钱 条芩八分

水煎代茶。

十二月十七日亥刻，赵文魁谨拟皇后代茶饮。

杭白芍二钱 归身二钱 丹皮二钱 青皮一钱五分 黑山栀子二钱 条芩二钱 萸连一钱 泽泻一钱五分 夏枯草一钱 炙香附一钱 木通一钱

水煎代茶。

十二月十七日，赵文魁谨拟皇后清胃消肿漱口方。

生石膏四钱 赤芍一钱 枯芩一钱 食盐二钱 生蒲黄五分，包 花粉二钱

水煎漱口。

十二月十八日，赵文魁谨拟皇后代茶饮。

杭白芍二钱　归身一钱五分　丹皮二钱　醋柴胡三分　黑山栀子二钱　萸连一钱，研　青皮一钱　炙香附一钱　甘菊花一钱　子芩二钱　泽泻一钱

水煎代茶。

十二月二十日亥刻，赵文魁请得皇后脉息右寸关浮滑近数，左寸关弦数。肝经有热，胃蓄湿饮，加以外薄浮风，今拟清解和肝化饮之法调理。

南薄荷一钱　连翘二钱　粉葛一钱五分　杭芍二钱　黑山栀子二钱　丹皮二钱　木通一钱五分　泽泻二钱　大腹皮一钱　萸连一钱，研　赤苓二钱

引用大瓜蒌三钱

十二月二十一日，皇后脉息两寸浮数，左关微弦，右关亦带数象。肝热血滞，外感冬燥之气，宜内外清解兼调血分为治。

粉葛一钱五分　丹皮一钱五分　丹参二钱　白芍二钱　薄荷叶八分　麦冬二钱　酒芩一钱五分　山栀一钱五分，炒　甘草五分　小生地三钱　连翘一钱五分

引用冬桑叶一钱五分

十二月二十二日戌刻，佟成海请得皇后脉息左关弦数，右寸微浮。表感渐解。惟肝热未清，气道尚滞。今拟清解和肝之法调理。

薄荷叶八分　粉葛一钱　生白芍三钱　丹参二钱　大生地二钱　全当归一钱　青皮子一钱五分　炙香附二钱　泽兰叶一钱五分　栀子一钱，炒　郁金一钱，研

引用楂炭二钱

宣统十五年正月初五日，赵文魁请得皇后脉息左寸关微弦，右寸关浮滑。肝肺结热，外感风凉。以致头闷肢倦，咽痛作嗽。今拟清热和肝理肺之法调理。

板蓝根一钱五分　连翘二钱　薄荷一钱五分　双花二钱　苏梗子各一钱　杏仁二钱，研　赤芍二钱　元参三钱　黑山栀子二钱　酒芩二钱　瓜蒌四钱　陈皮一钱

引用鲜青果五个，打　干寸冬三钱

正月初六日子刻，赵文魁请得皇后脉息右寸关浮滑，左寸关弦而近缓。蕴热较减，风凉未净，以致头闷肢倦，咽堵作疼。今拟和解清热利咽之法调理。

大青叶二钱　薄荷一钱　连翘二钱　双花二钱　大元参二钱　赤芍一钱五分　射干三分　黄芩二钱　干寸冬二钱　生栀子二钱　前胡二钱

引用鲜青果五个，打

正月初六日，赵文魁谨拟皇后代茶饮。

大青叶一钱五分　元参二钱　连翘二钱　薄荷一钱　干寸冬二钱　黄芩二钱　栀子二钱，炒　花粉一钱五分　鲜青果五个，打　杏仁八分，炒　赤芍一钱五分

水煎代茶。

正月二十八日申刻，赵文魁谨拟皇后代茶饮。

南薄荷一钱　粉葛一钱　姜朴一钱五分　陈皮一钱五分　淡豆豉二钱　木通一钱　泽泻二钱　赤苓三钱　鲜竹叶二十片　槟榔一钱　条芩二钱

水煎代茶。

二月初八日，赵文魁谨拟皇后代茶饮。

杭白芍二钱　胆草八分　青皮一钱五分　炙香附一钱五分　赤茯苓二钱　木通一钱五分　泽泻二钱　瓜蒌三钱　甘菊花二钱　桑叶一钱　黄芩一钱五分

水煎代茶。

二月十三日酉刻赵文魁谨拟皇后代茶饮。

大瓜蒌二钱　青皮一钱五分　姜朴一钱　川连八分，研　赤茯苓三钱　木通一钱五分　泽泻二钱　新会一钱五分　鲜竹叶二十片　煅赭石二钱　甘草三分

水煎代茶。

二月十四日照原方。

五月二十日，皇后代茶饮。

大生地三钱　黑芥穗七分　川芎一钱五分，酒炒　杭白芍二钱　酒芩一钱五分　丹参二钱　新当归二钱，酒洗　柏子仁二钱，去油　丹皮一钱五分　甘菊花二钱　白茯神三钱，抱木　炙甘草五分　扁豆皮二钱

忌海物鱼腥。

亥刻照原方。

五月二十一日，皇后代茶饮。

清阿胶二钱，水蒸兑服　酒黄芩一钱五分　生山药二钱　酒白芍二钱　甘菊花二钱　白茯神三钱　大生地四钱　川牛膝二钱，酒炒　丹皮一钱五分　新当归二钱，酒洗　柏子仁二钱，去油　炙甘草五分　山栀子一钱五分，炒

五月二十一日亥刻，皇后代茶饮。

藿香枝一钱二分　扁豆皮三钱　当归二钱　白芍二钱　甘菊花二钱　香薷五分　薄荷梗七分　麦冬二钱　小生地三钱　酒芩一钱五分

引用益元散三钱

五月二十二日，皇后代茶饮。

生地三钱　知母一钱五分　香薷五分　白芍三钱　枳壳一钱五分　蔓荆子一钱五分，炒　酒芩一钱五分　当归二钱，酒洗　连翘一钱五分　扁豆三钱，炒

引用益元散二钱

五月二十二日申刻，佟文斌、范一梅谨拟皇后代茶饮。

大生地四钱　生杭芍四钱　归身四钱，酒　丹参四钱　生栀仁三钱，研　萸连二钱，研　丹皮三钱　骨皮三钱　酒黄芩三钱　盐柏三钱　生知母三钱　陈皮三钱

水煎代茶。

五月二十三日酉刻，皇后代茶饮。

大生地三钱　丹参三钱　白芍三钱　归身二钱　粉丹皮二钱　栀子一钱五分，炒　条芩一钱五分　青皮二钱　炙香附一钱五分　槟榔一钱　竹叶二十片

水煎代茶。

六月十三日未刻，佟文斌谨拟皇后代茶饮。

沙参四钱　大生地六钱　生杭芍四钱　归身四钱　萸连二钱，研　川黄柏四钱　知母四钱　丹皮四钱　骨皮三钱　青蒿三钱　炙鳖甲三钱　醋柴胡一钱五分

水煎代茶。

六月十五日，皇后代茶饮。

全当归二钱，酒洗　软柴胡七分　薏苡仁三钱，炒　杭白芍二钱　蒲黄炭一钱　白茯神三钱　极(九)熟地四钱　酒黄芩一钱五分　川芎一钱五分　大生地三钱　明天麻二钱　炙甘草五分

引用甘菊花二钱

六月十六日，佟文斌请得皇后脉息左关沉弦，右关滑数。肝热气滞，中州蓄饮。以致头觉晕痛，胸堵呕恶，谷食欠香，身肢酸倦。今拟和肝调中化饮之法调理。

次生地六钱 杭芍四钱 全当归四钱 陈皮三钱 炙香附四钱 青皮三钱，研 木香二钱，研 瓜蒌四钱 青竹茹三钱 赤苓四钱 茅术三钱，炒 薏苡仁六钱，炒

引用谷芽四钱，炒 胡连二钱，研

六月十七日，佟文斌谨拟皇后代茶饮。

次生地六钱 瓜蒌四钱 沙参四钱 归身四钱 炙香附四钱 云苓四钱，研 青皮三钱，研 木香二钱，研 冬术三钱，炒 生杭芍四钱 生薏苡仁六钱 陈皮三钱

水煎代茶。

六月二十一日午刻，佟文斌谨拟皇后代茶饮。

甘菊花三钱 薄荷二钱 桑叶三钱 川芎二钱 次生地六钱 生杭芍四钱 全当归四钱 竹茹三钱 姜川连二钱，研 法半夏三钱，研 姜朴三钱 陈皮二钱

水煎代茶。

六月二十一日亥刻，皇后代茶饮照午刻原方。

六月二十四日亥刻，范一梅、佟成海谨拟皇后代茶饮。

大生地四钱 知母三钱 骨皮四钱 生白芍四钱 栀子炭四钱 丹皮四钱 条芩三钱 川柏三钱 菟丝子四钱 青皮子三钱，研 槟榔三钱 黑荆三钱

引用鲜荷梗二尺，切

六月二十六日亥刻，佟成海谨拟皇后代茶饮。

炙香附四钱 青皮子三钱，研 木香一钱五分，研 壳砂八分，研 枳壳三钱，炒 白芍四钱 归身四钱 生地四钱 粉丹皮三钱 黑栀子三钱 骨皮三钱 条芩三钱

水煎代茶。

六月二十八日，范一梅请得皇后脉息左关沉弦，右关缓滑。系肝热停饮，阴分不足。以致头目眩晕恶心，腰腿酸沉倦怠。今用养阴清热化饮之法调理。

全当归六钱，酒 生芍四钱 抚芎三钱 坤草四钱 延胡索炭四钱 杜仲四钱，炒 炙香附三钱 青皮三钱，炒 鸡血藤三钱，研 条芩三钱 菊花三钱，炭 壳砂一钱五分，研

引用鸡冠花五钱

七月初二日戌刻佟文斌谨拟皇后和肝宽中清热代茶饮。

大生地六钱 生杭芍四钱 归身四钱， 丹参四钱 酒胆草三钱 瓜蒌四钱 枳壳三钱 萸连二钱，研 生栀仁三钱，研 青皮三钱，研 炙香附四钱 姜朴三钱

水煎代茶。

七月初四日，佟文斌谨拟皇后益阴舒肝清热代茶饮。

大生地六钱 生杭芍四钱 归身四钱 丹参四钱 炙香附四钱 青皮三钱，研 瓜蒌四钱 木香二钱，研 川黄柏四钱 胆草三钱 萸连二钱，研 生栀仁四钱，研

水煎代茶

七月初四日戌刻，皇后代茶饮照原方。

七月初五日酉刻，范一梅请得皇后脉息左关沉弦，右关缓滑。两尺微有力软。以致头痛，此由阴分不足，肝经湿热上蒸所致。今用养阴缓肝止痛之法调理。

酒归身四钱 杭芍三钱 生地三钱 川芎二钱 炙香附三钱 乌药二钱 青皮二钱，炒 丹皮三钱 蔓荆子二钱 白芷二钱 藁本二钱 冬桑叶二钱

引用苍耳子三钱

七月初五日，范一梅谨拟皇后安眠散。

茯神面、焦枣仁面、真朱砂面各一钱，每晚用少许白开水冲服。

七月初五日亥刻，皇后代茶饮照初四日原方。

七月初六日亥刻，皇后代茶饮照初四日原方。

七月初七日亥刻，皇后代茶饮照初四日原方。

七月初八日亥刻，皇后代茶饮照初四日原方。

【参考】 宣统帝之皇后郭博罗氏，为内务府大臣荣源之女，名婉容，闺名鸿秋，英文名伊利沙白。其脉案所示，多为肝经郁热血滞之疾，患有项间瘰疬结核，四肢抽痛，头痛少寐等症。而其治法亦多本养肝清热，解郁软坚为治。大约当其时，清王朝终结，末代皇后亦有种种之压抑，情志不舒，故见症如斯，此亦宫中妇女常有之疾。

三　淑妃(即文绣)

1　治鼻衄案

宣统十四年十一月二十四日申刻，赵文魁请得淑妃脉息右寸关滑数，左寸关弦而近数。肝经有热，气道欠调。以致腹胀作痛，腰酸腿疼。今拟和肝养荣拈痛之法调理。

炙香附二钱　青皮二钱　赤芍二钱　全当归三钱　泽兰叶二钱　川续断二钱　牛膝二钱　丹参一钱五分　煨木香一钱五分　艾炭三分　抚芎一钱五分

引用阿胶六分，炒

十一月二十五日，赵文魁请得淑妃脉息右寸关滑而近数，左寸关弦而稍数。气道较畅，只肝热未清，以致热升上焦，鼻衄肢烧。今拟清热和肝止衄之法调理。

青皮子二钱，研　炙香附一钱五分　生地三钱　赤芍二钱　牡丹皮三钱　黑栀子三钱　归尾二钱　川续断二钱　怀牛膝一钱五分　酒芩三钱　丹参一钱　泽兰一钱

引用茜草二钱　木香三分

十一月二十六日，赵文魁请得淑妃脉息右寸关滑而近缓，左寸关沉弦。气道和畅。惟上焦浮热未净，今拟清热和肝舒化之法调理。

青皮子二钱，研　生地二钱　赤芍三钱　归尾三钱　牡丹皮二钱　黑栀子三钱　川续断二钱　泽兰一钱　怀牛膝一钱五分　茜草二钱　苏木一钱五分，打

引用煨木香三分

十一月二十八日，赵文魁请得淑妃脉息右关沉滑，左关沉弦。诸证均愈。惟肝热尚欠调畅，今拟清热和肝调中之法调理。

青皮子二钱，研　赤芍二钱　归尾二钱　泽兰二钱　牡丹皮二钱　黑栀子二钱　胆草一钱　牛膝二钱　枳壳二钱，炒　腹皮一钱　木香三分

引用焦楂三钱

2　治目赤案

十一月三十日酉刻，赵文魁请得淑妃脉息右寸关滑而近数，左寸关弦数。肝经有热，气分不调。以致目赤胸闷，时作烦急。今拟清肝调中明目之法调理。

酒全当归四钱　赤芍三钱　丹皮三钱　青皮一钱五分　生栀仁三钱　茜草三钱　酒芩三钱　枳壳一钱五分　茺蔚子二钱　苏木二钱　秦皮二钱

引用丹参二钱　萸连一钱五分，研

【参考】 肝开窍于目，肝经有热，气分不调，风热上攻，故而有目赤等症。用清肝活络之药治之，冀其肝热下行，则赤可消，目可明。

十二月初一日酉刻，赵文魁请得淑妃脉息右寸关滑而稍数，左寸关弦数。气分较畅。惟肝热未清，以致胸闷目赤，午后身烧。今拟清肝养荣退赤之法调理。

酒全归四钱 赤芍三钱 桃仁三钱，研 泽兰三钱 生栀仁三钱 丹皮三钱 茺蔚子三钱 茜草三钱 青皮子二钱，研 苏木二钱 红花一钱五分

引用地骨皮二钱

十二月初二日，赵文魁请得淑妃脉息右寸关滑而近缓，左寸关沉弦。肝气轻减。惟蕴热尚欠清和，所以两目尚赤，胸膈较闷。今拟调经养荣抑火之法调理。

生赤芍三钱 归尾三钱， 桃仁三钱，研 丹皮三钱 青皮子三钱，研 茜草三钱 生栀子三钱 胆草三钱 枳壳三钱，炒 酒军二钱 酒芩三钱

引用茺蔚子三钱 蕤仁三钱

十二月初三日，赵文魁请得淑妃脉息右寸关沉滑，左关沉弦。诸证轻减。惟肝热尚欠清和，仍拟调经养荣清肝之法调理。

生赤芍三钱 归尾三钱 红花二钱 茜草三钱 生栀仁三钱 丹皮四钱 苏木三钱 酒芩三钱 青皮子三钱，研 枳壳三钱 熟军一钱五分

引用炙泽兰三钱 香附一钱五分

十二月初六日，赵文魁请得淑妃脉息右寸关滑而近数，左寸关弦数。肝经有热，气道欠调。今拟清肝调经养荣之法调理。

泽兰叶三钱 赤芍三钱 归尾三钱 桃仁三钱，研 青皮子三钱，研 炙香附二钱 知母三钱 川柏三钱 酒胆草三钱 酒芩三钱 生栀子三钱

引用枳壳三钱，炒 大腹皮一钱

十二月二十一日，赵文魁请得淑妃脉息右寸关浮滑而数，左寸关稍弦。肝肺结热，外感风凉。以致头闷肢倦，胸满口渴。今拟和解清肝理肺之法调理。

南薄荷一钱五分 防风一钱五分 苏梗一钱 青皮一钱五分 生栀仁三钱 酒芩二钱 瓜蒌三钱 陈皮二钱 生石膏三钱 知母二钱 枳壳一钱五分

引用淡豆豉一钱五分

【参考】 血以养肝，肝以明目，淑妃荣血枯耗，故肝热络淤，月经不调。始终以通经养血，清肝泻热图治，是标本兼顾，用方立意都很周到。

3 代茶饮方

宣统十五年正月二十六日酉刻，任锡庚谨拟淑妃代茶饮。

酒芩一钱五分 连翘二钱 天花粉二钱 广皮一钱 川贝二钱，研 栀仁八分，炒 清夏片一钱 茅术一钱五分 云苓一钱五分 鲜竹叶十片

水煎代茶。

二月初八日，赵文魁谨拟淑妃代茶饮。

粉葛根一钱五分 薄荷一钱五分 白芷二钱 防风一钱五分 大瓜蒌三钱 橘络二钱 黄芩三钱 栀子三钱，炒 腹皮子各二钱 钩藤三钱 胆草二钱 连翘三钱

水煎代茶。

三月初九日，赵文魁谨拟淑妃代茶饮。

南薄荷一钱五分　粉葛一钱　连翘三钱　竺黄三钱　大瓜蒌四钱　胆草一钱五分　黄芩三钱　生栀子三钱　枳壳三钱，炒　大黄二钱　姜连一钱五分，研　钩藤三钱

水煎代茶。

三月十九日戌刻杨世芬谨拟淑妃代茶饮。

生地二钱　白芍二钱　菊花一钱　花粉二钱　蒲黄一钱五分，炒　竹叶十片　知母二钱　地榆二钱

水煎代茶。

四月十三日申刻，佟成海请得淑妃脉息左关弦数，右寸略浮。肝经蓄热，表感浮风。今拟疏解调肝代茶饮调理。

南薄荷一钱　菊花一钱五分　防风一钱五分　桑叶一钱　小生地三钱　胆草一钱　连翘一钱五分　花粉二钱　青皮子一钱　枯芩一钱五分　丹皮二钱

水煎代茶。

四月十四日，佟成海谨拟淑妃代茶饮。

南薄荷一钱　桑叶一钱五分　防风一钱五分　连翘二钱　金银花一钱五分　元参三钱　枯芩一钱五分　黑栀二钱　小生地三钱　丹皮二钱　楂炭二钱　瓜蒌三钱

水煎代茶。

五月初七日，赵文魁谨拟淑妃代茶饮。

大元参三钱　黑栀子三钱　酒芩三钱　知母二钱　酒胆草三钱　青皮二钱　枳壳二钱　瓜蒌四钱　侧柏炭一钱　大黄二钱　郁李仁三钱　丹皮二钱

水煎代茶。

五月二十七日戌刻，赵文魁谨拟淑妃代茶饮。

粉葛根一钱五分　薄荷一钱　连翘三钱　双花二钱　黑栀仁三钱　赤芍二钱　豆根三钱　黄芩三钱　枳壳二钱，炒　大黄二钱　木香八分

水煎代茶。

【参考】 淑妃，额尔德特氏，闺名文绣，又名惠心，与皇后鸿秋同日册封。据《我的前半生》所载，一九三一年以后，与溥仪离婚。

现存脉案表明淑妃当年曾患鼻衄、目赤、月经不调等症，依脉案推测文绣大约属肝肾阴虚、荣血不足体质。

四　老太太

1　清热益阴法治目疾案

宣统六年二月初九日，李崇光诊得老太太脉息左关弦缓，右寸关滑缓。肝阴有热，上焦浮火。以致左目有时发胀，胸膈时觉堵满。今用清热益阴之法调治。

细生地三钱　生杭芍二钱　竹茹二钱　寸冬三钱　薄荷叶八分　甘菊花二钱　蒌仁三钱，研　生甘草八分

引用金石斛二钱　谷芽炭三钱

二月初十日，李崇光诊得老太太脉息左关微弦，右寸滑缓。肝热已清，浮火未净。以致目眶微疼，胸膈有时胀满。今用清热调中之法调治。

全当归六钱　抚芎四钱　杜仲四钱　牛膝四钱　生赤芍三钱　秦艽三钱　炙香附三钱　青皮三钱，炒　腹皮子各三钱　萸连各一钱，研　草蔻一钱五分，研　沉香八分

引用南楂炭四钱　姜皮一钱五分

【参考】 养肝肾之阴，清上焦浮火，是治目赤之正法。

2　痰饮治案

七月初六日，赵文魁诊得老太太脉息左关沉缓，右部滑缓。诸证俱好。惟胃气悸动，痰饮犹盛。今用益脾清热化痰之法调治。

朱茯神三钱　焦术三钱　酒芍四钱　川芎三钱　莱菔子三钱，炒　法半夏三钱，研　炙桑皮四钱　川贝三钱，研　煅礞石四钱　蒌仁四钱，研　煅赭石三钱

引用炙枇杷叶四钱

七月初七日，赵文魁诊得老太太脉息左关沉缓，右部平缓。诸证俱好。惟肝胃湿热，微有未清。今用清肝和胃化痰之法调治。

朱茯神四钱　焦术三钱　酒芍四钱　川芎二钱　蒌仁泥三钱　法半夏二钱，研　炙桑皮三钱　川贝三钱，研

引用炙枇杷叶四钱

九月二十四日，赵文魁看得老太太脉息右关滑数，左关沉弦。肺经郁热，蓄滞痰饮。以致鼻干口燥，咳嗽有痰。今用清肺止嗽化痰之法调治。

杏仁泥三钱　前胡三钱　莱菔子二钱，炒　苏子二钱，研　炙桑皮三钱　夏曲三钱　广皮二钱　条芩三钱　瓜蒌仁四钱，研　川柏三钱　煅礞石四钱

引用炙麻黄二分

九月二十五日，赵文魁看得老太太脉息右关滑数，右关沉缓。肺热轻减，痰滞亦清。惟有时咳嗽，痰饮犹盛。今用清肺止嗽化痰之法调治。

杏仁泥三钱　苏子二钱，研　广红三钱　法半夏三钱　炙桑皮三钱　条芩三钱　川柏三钱　苦桔梗二钱　炙枇杷叶三钱　寸冬三钱　川贝三钱，研

引用煅礞石四钱

九月二十六日，赵文魁诊得老太太脉息左关沉缓，右关滑缓。肺热已减，惟痰饮犹有，今用清金止嗽化痰之法调治。

杏仁泥三钱，研　苏子二钱，研　前胡二钱　麦冬三钱　炙桑皮三钱　广红二钱　栀子三钱　生知母三钱

引用煅礞石三钱

【参考】 老太太即瑾妃、珍妃之母，侍郎长叙之妻，因二女入选宫中，溥仪继位，兼祧德宗，尊瑾妃为端康皇贵妃，以皇额娘之礼待之，于是宫中咸尊称其母为老太太。从现存脉案看来，无甚大病，而享高寿，宫中尚有志老太太膏方流传，补益肝肾，利于养生。

3　膏药方及药酒方

志老太太膏方：壬寅葭月议年尊之体，气营两亏，肝脾不和，督带统摄维银(难)八脉拥护失司，见病都属肝胃，以厥阴为风脏，阳明为盛阳耳。恰逢冬令天气温暖，阳气不潜，阴不下吸，脉络不为流利。所以骨节时有酸楚，幸调治以来，尚称合机，当此阳生节后，拟滋养肝木，调和营气，以冀回春泰和耳。

大熟地四两　沉香末二钱，拌炒　全当归一两五钱，陈酒同炒　云茯苓三两，辰砂拌煎　潞党参三两，元米同炒　东白芍一两　杭白菊一钱，炮汤炒　川续断一两五钱，盐水炒　九制首乌三两　蛤粉三钱，拌炒　黑橹豆皮一两五钱　猪脊筋二条，去渣同捣　桑寄生一两五钱，炒　野于术二两，净土同炒　女贞子一两五钱，蒸透　金毛脊一两五钱，去毛炒　□□□□一两五钱　肥玉竹二两　厚杜仲一两五钱□□□一两，去□　淮山药二钱，土炒　远志肉一两五钱，盐水炒　炙香附一两五钱，杵碎　□□□一两五钱　□□□一两五钱　□□□各六钱

上药如法修制，先用嫩桑枝一两、九孔石决明二两打、建莲子一两去衣心、丝瓜络四味先煎代水，然后入药，煎三次去渣，用文火收膏时，溶入陈阿胶一两五钱、鹿角胶一两，收至滴水成珠不化为度。

每日或早晚开水酌调四五钱可耳。

药酒方

川桂枝八钱 怀牛膝一两五钱 虎胫骨三两 片红花六钱 川萆薢一两五钱 制鳖甲二两 台白术二两 厚朴仲二两 左秦艽一两 全当归一两五钱 油松节一两 夜交藤一两五钱

上十二味，或用无灰陈酒，或高粱酒约六斤，用绢袋盛，浸磁坛内，隔水炖一周时，七日后开服之。

五 总管春恒(即小德张)

医案辑录

宣统元年十月十七日，张仲元看得总管脉息左关稍弦，右寸关滑而近数。气道欠畅，惟上焦余热不净，口鼻觉干，今用益阴清热之法调治。

中生地四钱 麦冬三钱 生杭芍三钱 元参三钱 溏瓜蒌四钱 羚羊一钱 焦三仙六钱 苦桔梗三钱 生桑皮三钱 菊花三钱 青竹茹二钱 橘红二钱，老树

引用鲜青果七个，研

十月十八日，张仲元看得总管脉息左关稍弦，右寸关沉滑。心气素弱，肝阴欠虚，热每易上浮。今用潜阳益阴育神之法调治。

中生地六钱 朱茯神六钱 朱麦冬四钱 藿石斛四钱 西洋参三钱 生杭芍五钱 淡苁蓉四钱 青竹茹三钱 淡竹叶三钱 老树橘红三钱 肥知母三钱 生粉草二钱

共以水煎透，去渣，再熬浓汁，兑蜜五两收膏，每晚服一匙，白开水冲服。

十月十九日，总管照原方。

十月二十五日，总管洗药方。

盔沉四钱 胆矾八钱 枯矾六钱 青盐八钱 乌梅十二个 归尾一两二钱 川椒八钱

将药用新白布包好，用长流水漫透洗之。

十月二十七日，张仲元看得总管脉息左关稍弦，右寸关沉滑。心气素弱，肝热上浮，夜寐有时欠实。今用育神养阴之法调治。

中生地六钱 生杭芍五钱 朱麦冬五钱 焦枣仁四钱 西洋参三钱 朱茯神六钱 藿石斛四钱 柏子仁四钱 老树橘红四钱 淡苁蓉五钱 淡竹叶三钱 生粉草二钱

共以水煎透，去渣，再熬浓汁，兑蜜五两收膏，每晚服一匙，白开水冲服。

十一月初八日戌刻，张仲元看得总管脉息左寸关弦软，右关沉缓。神虚肝旺，阴热上浮。以致前夜不眠，今拟育神养阴安眠膏调治。

西洋参三钱 朱茯神八钱 焦枣仁四钱，研 竹茹四钱 中生地六钱 生杭芍五钱 朱麦冬六钱 羚羊二钱 远志肉一钱 五味子二钱 淡苁蓉五钱 甘草二钱 橘红三钱，老树 鲜青果十二个，研

共以水煎透，去渣，再熬浓汁，兑炼蜜五两收膏，每服一匙，白开水冲服。

十一月十三日戌刻，张仲元看得总管脉息左关弦而鼓指，右寸关滑而近数。肝胃蓄热，以致口中干燥，前夜不能安寐。今用育阴清热之法调治。

中生地四钱 生杭芍三钱 竹茹三钱 菊花三钱 朱麦冬三钱 栀仁二钱，炒 羚羊一钱 木通二钱

酒黄芩三钱　枳壳二钱，炒　甘草一钱

引用鲜青果七个，研

十一月十四日，张仲元看得总管脉息左关见弦，右寸关滑而近数。蓄热渐清，惟心虚肝旺，热易上浮。是以夜寐欠实，有时口干。今用养阴清热育神调治。

中生地六钱　生杭芍六钱　肉苁蓉四钱　朱茯神八钱　朱麦冬五钱　青竹茹四钱　木通三钱　栀仁三钱，炒　金石斛四钱　橘红三钱，老树　羚羊二钱　生粉草二钱　鲜青果十个，研　菊花四钱

共以水煎透，去渣，再熬浓汁，兑蜜五两收膏，每服一匙，白开水冲服。

十一月十八日戌刻，张仲元看得总管脉息左关稍弦，右寸关沉滑。胃气欠和，蓄有水饮。以致有时懊憹，微觉恶心。今用和胃化饮之法调治。

云茯神三钱　竹茹二钱　广皮三钱　泽泻二钱　半夏曲一钱五分　猪苓二钱　槟榔二钱　甘草八分

引用鲜青果七个，研

十一月十九日，张仲元看得总管脉息左寸关弦而近数，右寸关沉滑。肝阳热浮，蓄饮未净。以致有时慌(恍)惚，微觉恶心。今用平肝和胃化饮之法调治。

生杭芍三钱　竹茹三钱　麦冬三钱　半夏曲一钱五分　云茯神四钱　橘红二钱，老树　远志一钱五分　建泽泻三钱

引用鲜青果七个，研

十一月二十日，张仲元看得总管脉息左寸关弦而稍缓，右寸关沉滑。肝阴欠实，蓄饮未净，有时虚热上浮，即觉心中不适。今用平肝和胃化饮之法调治。

生杭芍三钱　竹茹三钱　麦冬三钱　泽泻三钱　云茯神四钱　橘红二钱，老树　远志一钱　金石斛三钱　半夏曲一钱五分　槟榔二钱

引用鲜青果七个，研

十一月二十一日，张仲元看得总管脉息左关稍弦，右寸关沉滑。蓄饮渐化，惟肝热易浮，每致不适。今拟益阴和肝之法调治。

细生地三钱　生杭芍三钱　麦冬三钱　金石斛三钱　云茯神四钱　青竹茹三钱　槟榔二钱　橘红一钱五分，老树　元参三钱　生粉草一钱

引用鲜青果七个，研

十二月十八日，全顺看得总管脉息左关弦而稍数，右寸关沉滑。肝阳热盛，气络不和，胸膈欠爽。今用调肝清热饮调理。

杭芍二钱，炒　陈皮一钱五分　焦栀仁二钱　茯神三钱　粉丹皮二钱　寸冬三钱，去心　川郁金一钱，研　甘草七分

引用青皮七分，炒

十二月十九日酉刻，李崇光看得总管脉息左关弦数，右寸关沉滑。系肝阳有热，脾蓄湿饮，以致胸膈不爽，时或腻闷。今用和肝清热化湿之法调治。

杭芍三钱，炒　青皮二钱　朱寸冬四钱　茯神三钱，朱　酒胆草二钱　莲心一钱五分　粉丹皮二钱　蒌皮三钱　焦栀仁二钱　木通二钱　大腹皮三钱　甘草七分

引用灯心一指

十二月二十三日，全顺看得总管脉息左关见弦，右寸关滑而稍数。肝肺之火，熏蒸上焦，胸膈不爽，面微觉热。今用清热调中饮调治。

酒芩一钱五分　桑叶三钱　菊花二钱　广红一钱五分　栀仁二钱，炒　赤苓三钱　花粉二钱　甘草七分

引用金石斛二钱

十二月二十四日，全顺看得总管脉息左关沉弦，右寸关沉滑。肝阳有热，肝阴欠实。以致上焦之火易生，胸膈有时不畅。今用清热和中饮调治。

杭芍二钱，炒　酒芩一钱五分　桑叶三钱　菊花二钱　金石斛二钱　焦栀子二钱　赤苓三钱　甘草七分

引用广红一钱五分　枳壳八分，炒

宣统二年五月二十三日，全顺看得总管清热化暑湿调中饮。

川郁金二钱，研　茯苓三钱　泽泻二钱　广红二钱　扁豆衣三钱　猪苓二钱　藿梗一钱五分　枳壳一钱，炒　车前子四钱，包煎　槟榔三钱　煨木香一钱五分　六一散二钱，煎

引用大腹皮三钱

五月二十四日，佟文斌看得总管清解调胃化饮之法。

羌活二钱　防风二钱　荆穗三钱　薄荷一钱五分　菊花三钱　姜朴三钱　茅术三钱，炒　槟榔三钱　陈皮三钱　焦曲六钱　炙半夏三钱　军炭三钱

引用竹茹二钱

五月二十四日申刻，佟文斌看得总管疏解调胃化湿之法。

羌活三钱　防风三钱　葛根三钱　荆芥三钱　薄荷一钱五分　姜朴三钱　槟榔三钱　小枳实三钱，研　焦三仙六钱　酒军二钱　陈皮三钱　生甘草一钱五分

引用鸡内金三钱

五月二十四日戌刻，佟文斌看得总管脉息浮滑近数。系胃蓄湿滞，兼受风凉，致成时痢。服药后湿滞较化，惟表邪欠解。今用疏解调胃之法调治。

羌活三钱　防风三钱　荆芥三钱　葛根三钱　薄荷一钱五分　花粉三钱　酒芩三钱　姜朴三钱　槟榔三钱　小枳实三钱，研　酒军三钱　生甘草一钱五分

引用鸡内金三钱

五月二十五日，佟文斌看得总管脉息浮象渐退，右关尚滑。外感较解，湿滞化之不净，以致下痢未止，腹痛后重。今用和解调中兼化之法调治。

羌活二钱　荆芥三钱　防风三钱　葛根二钱　赤芍三钱　丹皮三钱　青皮三钱　炙香附三钱　姜朴三钱　槟榔三钱　小枳实三钱，研　酒军三钱

引用益元散四钱，煎

五月二十五日午刻，佟文斌看得总管脉息左关弦而少浮，右部尚滑。表邪解之未净，下痢不畅，以致里急后重。拟用和解调胃化痢之法调治。

羌活三钱　防风二钱　葛根三钱　荆穗三钱　姜朴三钱　槟榔三钱　小枳实三钱，研　酒军三钱　炙香附三钱　青皮三钱　地榆炭四钱　黑栀子三钱

引用郁李仁四钱，研

五月二十五日戌刻，佟文斌看得总管脉息左关弦数，右部沉滑少减。外感颇解，里滞渐化。惟大便前后尚有腹痛，拟用调胃化滞止痛之法调治。

醋柴胡二钱　粉葛三钱　荆芥二钱　姜朴三钱　小枳实三钱，研　槟榔三钱　青皮三钱　赤芍三钱　炙香附三钱　木香一钱五分，研　酒军三钱　益元散四钱，煎

引用郁李仁四钱，研　没药三钱

五月二十六日，佟文斌看得春恒脉息左关略弦，右部滑缓。里滞颇化，下痢已止。惟胃气欠和，肝木未畅。今用舒肝和胃之法调治。

醋柴胡二钱　杭芍四钱　青皮二钱　炙香附三钱　炙半夏三钱　陈皮三钱　姜连二钱，研　云苓四钱，研　焦曲六钱　姜朴三钱　谷芽四钱，炒　泽泻三钱

引用益元散四钱，煎

五月二十六日酉刻，总管照原方。

五月二十七日，佟文斌看得总管脉息左关略弦，右部缓而微滑。下痢已止。胃气未和，余湿欠利，今用和胃利湿之法调治。

于术二钱，炒　云苓三钱，研　薏苡仁三钱，炒　泽泻三钱　姜朴三钱　陈皮三钱　炙半夏三钱　姜连二钱，研　木香一钱五分，研　焦曲四钱　谷芽四钱，炒　益元散四钱，煎

引用金石斛三钱

五月二十八日，佟文斌看得总管脉息左关弦象颇退，右部渐缓。病后胃气未清，浮热欠退。今用清热平胃利湿之法调治。

次生地四钱　元参四钱　麦冬三钱　姜连二钱，研　金石斛三钱　于术二钱，炒　赤苓三钱　泽泻三钱　焦三仙六钱　陈皮三钱　木香一钱五分，研　军炭三钱

引用益元散四钱，煎

【参考】 此增液汤、五苓散之化裁，增入平胃健脾之品，于养胃清热利湿甚宜。

五月二十八日酉刻，总管照原方。

五月二十九日，佟文斌看得春恒脉息左部略弦，右关滑缓。精神如常，饮食渐佳。今拟用和肝理脾化湿膏调治。

沙参八钱　杭芍八钱　川芎四钱　大生地八钱　青皮六钱　萸连四钱　木香四钱　炙香附八钱　栀子六钱，炒　羚羊三钱　川柏六钱　于术八钱，炒　云苓八钱　炙半夏六钱　陈皮六钱　焦三仙一两五钱

共以水煎透去渣，再熬浓汁，兑炼蜜六两为膏，每用一匙，白开水冲服。

六月初三日总管金衣祛暑丸一盒计七丸。

六月初六日，李崇光诊得总管脉息左关弦数，右寸关滑而近数。肝胃湿热蒸灼上焦而成，以致身肢酸倦，胸胁不爽，头目迷闷。今用平肝清热化湿之法调治。

蔓荆子三钱，炒　甘菊花三钱　桑叶三钱　薄荷一钱五分　酒胆草二钱　青皮二钱　槟榔三钱，炒　枳壳一钱五分，炒　焦茅术一钱五分　赤苓三钱　木通二钱　瓜蒌皮三钱

引用益元散三钱，煎

总管六合定中丸一盒计七丸。

六月初六日酉刻，总管照原方。

六月初七日，李崇光诊得总管脉息左关弦数，右寸关滑而微数。上焦浮热较轻，肝胃湿滞未化。以致头目仍闷，胸膈气道欠爽，大便结秘。今用清热平肝降滞之法调治。

甘菊花三钱　桑叶三钱　酒胆草二钱　青皮二钱　槟榔三钱，炒　枳壳二钱，炒　炙香附一钱　姜连一钱五分，研　木香一钱五分，研　熟军三钱　瓜蒌皮三钱　木通二钱

引用益元散三钱，煎

六月初八日，李崇光诊得总管脉息左关弦缓，右寸关滑而微数。肝热渐轻，中焦湿热化而未净。以致胸胁胀闷，中焦气道欠畅。今用利湿清热之法，今明各服一帖调治。

酒胆草二钱　青皮二钱　槟榔三钱，炒　枳壳二钱，炒　瓜蒌皮三钱　赤苓三钱　姜连一钱五分，研　木通二钱　栀仁一钱五分，炒　猪苓三钱　泽泻二钱　炙香附八分

引用益元散三钱，煎

六月初十日，李崇光诊得总管脉息左关弦缓，右寸关滑数微浮。肝胃湿热未清，复受风凉。以致头闷鼻塞，时流清涕，胸堵肢倦，谷食欠香。今用疏风清热化湿之法调治。

薄荷一钱五分　白芷二钱　紫苏二钱　荆穗二钱，炒　胆草二钱，酒　青皮二钱　酒芩二钱　槟榔三钱，炒

辛夷二钱　枳壳二钱，炒　栀仁一钱五分，炒　郁金二钱，研

引用蔓荆子三钱　甘菊花三钱

六月十一日，总管金衣祛暑丸一盒计七丸。

六月十一日，李崇光看得总管清解化湿宣滞之法。

紫苏二钱　藿香二钱　荆穗二钱，炒　薄荷八分　胆草二钱，酒　苦桔梗三钱　杭芍二钱　郁金二钱，研　瓜蒌皮三钱　辛夷二钱　甘菊花三钱　陈皮二钱

引用益元散三钱　蔓荆子三钱，煎

六月十一日，总管照原方。

六月十二日，佟文斌看得总管疏解清肺化痰之法。

荆穗三钱　防风三钱　葛根三钱　薄荷二钱　甘菊花三钱　杏仁三钱，研　瓜蒌四钱　苏子三钱，研　葶苈一钱五分　枯芩四钱　羚羊一钱五分　竺黄三钱

引用一捻金一钱五分，冲

六月十二日酉刻，佟文斌看得总管照原方加减。

荆穗三钱　防风三钱　葛根三钱　薄荷二钱　甘菊三钱　羚羊三钱　生栀子四钱，研　苏子四钱，研　葶苈一钱五分　杏仁四钱，研　瓜蒌四钱　竺黄四钱

引用一捻金二钱，冲

六月十三日，佟文斌看得总管和解清肺化痰之法。

荆穗二钱　防风二钱　薄荷二钱　菊花三钱　羚羊三钱　竺黄四钱　生栀子四钱，研　浙贝四钱，研　杏仁四钱，研　瓜蒌四钱　苏子四钱，研　广红四钱

引用一捻金一钱五分，冲

六月十三日酉刻，总管照原方。

【参考】 春恒即有名之小德张，光绪末年升任总管太监，为隆裕皇后之心腹。宣统继位，隆裕效慈禧故事，独揽宫中大权，于是小德张声势显赫，炙手可热，时人喻之为李莲英第二。观其脉案，亦多为脾不健运，湿热为患，故方中屡用五苓散意健脾利湿图治。

六　秀格格

风热倒经治案

光绪三十四年十二月初二日，忠勋诊得秀格格脉息两寸浮缓，两关稍数。症系风热入于血分，上参阳位。以致额面常生风粟，有时经血逆行等症。宜以疏风清血丸常服调理。

犀角一钱　侧柏三钱　白芷三钱　次生地四钱　黄柏三钱　元参五钱　黑栀子三钱　僵蚕二钱　川郁金三钱　知母三钱，炒　丹皮四钱　升麻炭一钱五分

共为细面，蜜为丸，每丸重二钱，早晚各服一丸，清茶送服。

十二月初二日，忠勋拟秀格格外敷药方。

白芷一钱五分　盐柏一钱五分　僵蚕一钱　白附子七分　生香附一钱五分

共为细面，用红碗胭脂调敷。

【参考】 经血逆行俗称倒经，可由冲脉之气上扰，或阴虚血热而起。此案由血热妄行，不循常经所致，故以凉血为要。外敷药面，在于消风，以治风粟。

七 书格

治头痛食滞案

宣统十四年正月二十二日，杨世芬诊得书格脉息左脉平和，右寸关稍见滑数。头部微痛，饮食不香。今拟清热化滞之法调治。

甘菊花二钱 粉葛一钱五分 枳壳二钱 花粉二钱 焦曲一钱五分 石斛二钱 知母三钱 楂炭三钱 炙桑皮三钱 陈皮二钱 前胡三钱 清夏片二钱 酒军一钱五分

引用酒芩三钱

八 春格

风热郁肺治案

宣统十四年正月二十二日，赵文魁诊得春格脉息左部微弦，右部滑而近缓。浮风渐解，只肺热尚欠清和。今用化风清肺止嗽之法调治。

木笔花一钱 薄何一钱五分 白芷二钱 杏仁三钱 炙桑皮三钱 枯芩三钱 陈皮三钱 法半夏三钱 大瓜蒌六钱 前胡三钱 苏子二钱，炒

引用栀仁三钱，炒

【参考】 木笔花即辛夷之别名，清热利肺为治鼻渊要药，此处用之取其宣肺，清散上焦风热。

九 平格

治肺热案

宣统十四年十月二十一日酉刻，赵文魁诊得平格脉息右部浮滑，左关弦数。肺经有热，外受浮风。今用化风清肺之法调治。

白藓皮二钱 连翘二钱 赤芍三钱 薄荷二钱 牡丹皮二钱 浮萍一钱 黑栀子二钱 枳壳二钱 新会皮一钱 防风二钱 酒军一钱五分

引用全归三钱

十月二十二日，赵文魁诊得平格脉息左关沉弦，右部滑缓。风邪轻减。只蕴热未清，今以清热调中之法调治。

白藓皮二钱 赤芍三钱 防风二钱 僵蚕二钱，炒 茅术二钱，炒 川柏二钱 木通一钱 枳壳二钱 金银花二钱 连翘三钱 熟军一钱五分

引用牡丹皮二钱

【参考】 加全当归、牡丹皮为引者，取其入血分以治疹耳。

十 二格格

代茶饮方

宣统十五年二月十三日酉刻赵文魁拟二格格代茶饮。

酒胆草一钱五分 炙香附一钱五分 黄芩三钱 栀子三钱，炒 天花粉三钱 枳壳二钱 丹皮二钱 浙贝二钱 青连翘二钱 陈皮二钱 青果五个，打

水煎代茶。

十一　三格格

外感治案

宣统十四年十月十二日，赵文魁诊得三格格脉息左关微弦，右部浮滑。肺胃有热，稍感风凉。今用清解调中之法调治。

南薄荷八分　连翘二钱　双花二钱　防风一钱五分　焦三仙各二钱　酒芩一钱五分　栀子二钱，炒　姜连八分，研

引用淡豆豉二钱　槟榔一钱五分

十月十三日，赵文魁诊得三格格脉息左关微弦，右部滑而近数。表感已解。惟蕴热尚欠清除，今以清胃调中之法调治。

焦槟榔二钱　连翘二钱　薄荷六分　枯芩二钱　三仙炭各二钱　陈皮二钱　枳壳二钱　熟军一钱五分

引用竹叶一钱　青皮二钱

十月十八日，赵文魁诊得三格格脉息左关沉弦，右部滑而稍数。蕴热炽盛，风感未清。以致头疼作嗽，气道欠调。今以疏风清热调中之法调治。

杏仁泥三钱　苏子三钱，炒　白芷三钱　粉葛二钱　溏瓜蒌六钱　栀子三钱，炒　枯芩三钱　陈皮三钱　枳壳三钱，炒　法半夏三钱　薄荷二钱

引用浙贝母三钱　胆草三钱

十月十九日，赵文魁诊得三格格脉息左关沉弦，右关沉滑。蕴热轻减。惟肺经痰饮欠清，今用清肺止嗽化痰之法调治。

苏叶子各二钱　杏仁三钱，炒　前胡三钱　炙桑皮三钱　黑栀仁三钱　酒芩三钱　法半夏三钱　陈皮三钱　溏瓜蒌六钱　浙贝三钱

引用炙枇杷叶四钱

十二　四格格

痰饮咳嗽治案

宣统十五年二月十四日照原方。

八月二十一日，张仲元诊得四格格脉息左关沉弦，右寸关沉滑。胃气欠和，蓄有痰饮。以致心悸跳动，夜寐欠实。今用育神和胃化饮之法调治。

朱茯神四钱　酸枣仁三钱　中生地三钱　龙齿三钱　法半夏三钱　化橘红三钱　生杭芍三钱　菊花三钱　青竹茹三钱　生粉草一钱五分

八月二十三日，张仲元诊得四格格脉息左关弦数，右寸关滑而近数。胃蓄湿热，熏蒸上焦，以致咳嗽。今用清热化湿之法调治。

冬桑叶三钱　杏仁三钱　黄芩三钱　枳壳三钱，炒　溏瓜蒌五钱　前胡三钱　浙贝三钱　竹茹三钱　焦楂炭三钱　甘草一钱

引用一捻金一钱，煎

八月二十四日，张仲元诊得四格格脉息左关沉弦，右寸关滑数。湿热未净，肺气欠和，时作咳嗽。今用清热化湿之法调治。

冬桑叶四钱　杏仁三钱，研　前胡三钱　黄芩三钱　法半夏三钱　橘红三钱　苏叶三钱　酒军二钱　枳壳三钱，炒　瓜蒌四钱

引用枳椇子三钱

十三 九格格

治眼角赤痒案

宣统十五年八月二十三日，张仲元诊得九格格脉息左关弦数，右寸关沉滑。肺胃蓄有湿热，稍受风邪，以致眼角发赤作痒。今用清热散风之法调治。

南薄荷三钱 菊花三钱 荆穗三钱 黄芩三钱 中生地四钱 赤苓一钱五分 蕤仁三钱，研 连翘三钱

引用木贼三钱

八月二十四日，张仲元诊得九格格脉息左关沉弦，右寸关滑数。上焦浮热未净，眼角仍觉不适。今用清热袪风之法调治。

南薄荷三钱 甘菊花三钱 荆穗二钱 黄芩三钱 中生地三钱 赤芍三钱 连翘三钱 蕤仁三钱，研

引用酒军一钱五分

十四 十格格

咽痛治案

宣统十四年正月二十一日，赵文魁诊得十格脉息左关弦而近数，右关沉滑。肺胃有热，以致头闷咽疼。今用清肺利咽舒化之法调治。

板蓝根二钱 连翘二钱 银花二钱 薄荷一钱五分 小生地三钱 元参三钱 寸冬三钱 生知母三钱 郁李仁三钱，研 枯芩三钱 熟军二钱

引用溏瓜蒌四钱

正月二十二日，赵文魁诊得十格脉息左关沉弦，右关沉滑。肺热轻减。惟咽嗌微疼，今用清肺调中利咽之法调治。

大元参三钱 赤芍二钱 寸冬三钱 豆根一钱五分 溏瓜蒌六钱 知母三钱 川柏三钱 枳壳三钱 郁李仁三钱，研 熟军二钱 甘草一钱

引用鲜青果五个，打

正月二十二日，赵文魁诊得。

白芷一钱五分 苦桔梗一钱五分

引用青果二个，捣

十五 五奶奶

治呕逆案

宣统十四年闰五月初七日，任锡庚诊得五奶奶脉息右寸关滑数，左寸关弦数。蓄饮为热，膈间气道不舒，曾作呕吐，腹下作胀。允宜调中清热兼于利水调治。

南苍术二钱 法半夏四钱，研 云茯苓三钱 广陈皮二钱 生槟榔三钱 青皮子三钱 煨木香一钱五分 建泽泻三钱 广缩砂一钱五分 瓜蒌根三钱 生杭芍二钱 宣木瓜一钱五分

引用白通草一钱

闰五月初八日，赵文魁诊得五奶奶脉息右关沉滑，左寸关弦而近数。呕逆已愈，只气道尚欠协和。今以清胃调肝之法调治。

赤苓块四钱　法半夏三钱　陈皮三钱　壳砂一钱　杭白芍三钱　槟榔三钱　青皮三钱　川连一钱五分，研　酒胆草二钱　木通二钱　泽泻三钱

引用益元散三钱，包

十六　六太太

牙痛治案

宣统十四年九月初六日，赵文魁诊得六太太脉息左关弦数，右寸关滑而近数。肝胃有热，以致牙龈肿痛。今以清肝调胃泄热之法调治。

大元参六钱　赤芍三钱　胆草三钱　枯芩三钱　生石膏六钱　栀子三钱，炒　薄荷二钱　连翘三钱　枳壳三钱，炒　大黄三钱　木通二钱

引用焦楂六钱　丹皮三钱

九月初七日，赵文魁诊得六太太脉息左关弦数，右部滑数。肝胃蕴热未清，所以牙龈仍痛。今以清肝抑火舒化之法调治。

香白芷三钱　防风二钱　薄荷二钱　赤芍三钱　生石膏六钱　连翘四钱　丹皮三钱　枯芩三钱　郁李仁三钱，研　大黄三钱　枳壳三钱

引用僵蚕三钱，炒　生栀子三钱

九月初八日，赵文魁诊得六太太脉息左关沉弦，右部滑而近数。蕴热较轻，只牙痛尚未清除。今用清肝调中之法调治。

大元参四钱　生地四钱　丹皮三钱　胆草三钱　杭白芍四钱　连翘三钱　枳壳三钱　栀子三钱，炒　生石膏四钱　酒军一钱五分

引用大瓜蒌六钱

清代宫廷医学论文选编

清宫医案简叙

陈可冀

一六四四年五月，清军占领北京。九月，清世祖顺治皇帝将国都自沈阳迁至北京。由是，揭开了以清宫为中心之清王朝对中国长达二百六十八年之封建君主专制统治序幕。清王朝虽则是我国历史上最后一代之王朝，但其封建政治、经济及文化，在一定时期中皆曾发展达某种高峰水平，医学自不例外。

清代，历经顺治、康熙、雍正、乾隆、嘉庆、道光、咸丰、同治、光绪、宣统，计共十朝。为维护封建统治，宫中对帝王之健康起居极为关注，先后多次征诏所谓“品学兼粹”而“名动九重”之医师入宫为帝后诊治疾病。其严肃认真，细审病原，辨证施治之情形，可以想见。且上下 200 余年，王室宫闱之病状真情，医方本草之如何遣用，不同于一般闾里医事，究不易为人们所征稽毕见。

1980 年仲夏，卫生部中医研究院与中国第一历史档案馆合作，欲穷见全部珍藏至今之明清医药档案，以挖掘整理中医中药遗产，为人民大众服务。惜沧桑变迁，明朝之医药档案已无复得见。所幸者，清宫之医案仍被留心珍存，约有四万件之多，率皆手抄秘录，字迹工整，为不可多得之当年诊治疾病之档案原件。此等脉案原件，或书于杏黄册内，或书于大红笺中，间亦有书于杂色宣纸笺上者，可谓琳琅满目。保留迄今，洵非易事。其中年代久远者，竟已有字迹模糊，纸张破损，不堪张而读之，动则成为碎片或碎粉者，足见抢救整理，实属十分必要。

本次整理研究之清宫医案，主要以下列若干种医药档案为依据：

(一) 历朝帝王后妃等之“进药底簿”或“用药底簿”

此类进药或用药底簿，实则为御医诊治帝王后妃等病患之原始病历记录，翔实完整。一般均逐日记载，一年订成一册。如同治帝患天花病，自发病之初至病死，长达 36 天，成册而无任何遗漏。其中以“老佛爷(慈禧)用药底簿”，“光绪用药底簿”，“宣统用药底簿”，及“总管(李莲英)用药底簿”等最为系统，间有数年连续，无一日或缺者，实为不可多得之医案资料。所遗憾者，清代早期皇帝如顺治、康熙、雍正、乾隆等仅有若干医案或处方原件，而如是完整之簿册则付阙如。

(二) 诊治帝王后妃等病患之脉案笺或医方笺

此类诊笺多为一日一笺或一次一笺，详简不一，有脉因证治、理法方药相当完整者，亦或仅有病证名与医方之记载者，此类医药档案数量颇多，其中虽间有纪年不可考者，但均为可供采撷之确实资料。

(三) 皇帝有关医药之“朱批”及“谕旨”

康熙、雍正、乾隆及光绪等皇帝有关医药之“朱批”或“谕旨”，在清宫医药档案中可以散见。其中尤以康熙及光绪因对医药颇感兴趣，在一定程度上可谓“知医”，故“御笔”较多，可以了解其重视宫中医事之程度，对于医方，间亦有发挥其自己见解之“朱批”或“谕旨”。

(四) 皇帝或皇太后起居注及内务府抄件等

起居注及内务府抄件中，也时有关于皇帝及宫中重要人物之疾病及诊治记载，为本次研究引用资料之一个侧面。

(五) 御药房各项记录、配方簿等

由于此类医药档案中多有姓名归属，故亦为本项研究之重要资料。

(六) 实录及其他等

清代历朝各年之实录，系重要珍贵之档案，亦有关于医事之记载，其中内容，本次研究间有所采。

其他如恭亲王之护侍疾病记载(相当于今日之“特别护理记录”)，翁同龢之亲笔日记等等，对于研究印证核实清宫医案均颇具价值。

此次整理之清宫医案，涉及清代十朝宫中之重要人物，历代帝后妃嫔，皇子皇女，亲王郡王，贝子贝勒，格格福晋，本书撷取其最富代表之百余人之医案辑编成册。至于蜚声卓著之大臣如张廷玉、董邦达、傅恒、侯陈泰；妇孺皆知之太监如李莲英、小德张；以及各宫之宫女、嬷嬷又百余人之医案亦皆收录，颇为宏富。从医案中，不仅可见清代宫中之医事情况，中医学术之进展，而且可见西洋医学传入之影响，以及宫中应用中西医药之情况。如康熙、光绪均曾服用西药；宫中供职之西洋人如法国传教士张诚，意大利画家郎士宁等亦曾服用中药，此等内容，实为中西医学交流之珍贵史料。此外，清宫医案准确翔实，对宫廷史之研究，以及清史之研究亦具重要之意义。

他如清宫医案书写之格式，墨书医案防蛀之原理，对今日之医疗，文物之保存均有一定之参考价值。对此精美浩瀚之案卷，一笺一方，一案一药，亦觉珍奇。

清宫医案均系当年原始记录，使我们可以冲破神秘之藩篱，洞悉清宫医疗之经验。批阅此等原件，耳目为之一新，此自与野史、遗闻或托言者迥异。至于其医疗水准，本书已略述管见，其作为清代医学水平之反映，想必当有定评。

清代宫廷医疗经验之特色

陈可冀　周文泉　江幼李

中国传统医学延续到清代，有较大的发展，除对医学经典著作及金元时期形成的种种医学理论有进一步的探讨分析、融会贯通，作出由博返约的论述，如编纂《医宗金鉴》等书外，医学流派之间的学术争鸣也颇昌盛，尤为引人注目者有经方时方之争，伤寒温病之

争，以及温补与反温补之争等等；这些，都深深地影响了清代医学界；使清朝医学形成了有自己的学术特色，达到了新的科学水平。这些特色，自然也反映到宫廷内部医疗活动中来。溯源寻流，在我们整理研究清宫医案工作中，也深感这些医疗特色很有实用价值，值得我们认真研究，加以发扬，以为今天的现实服务。

清代宫廷医疗经验之特色，约可归纳为以下八大方面。

（一）维护宫廷利益，崇尚实效，辨证论治

清代宫廷医学之形成与清代医学之发展密切相关，然其直接因素则又与宫中御医之医学水平、医疗对象以及御医的职责相关。太医院御医大多系各地应诏荐入宫中的名医；部分由太医院培养，因多师于高手，亦具相当水平。故御医多数精通医理，疗效卓著。御医主要为宫中诊病，医疗对象为皇家，故御医们除医术上应精益求精之外，其临证时亦多认真谨慎，这是提高疗效的重要环节。由于御医的职责在于维护宫廷利益，服务于皇家，而皇家对御医的要求亦首重疗效，这也是御医升迁的重要标准。因此，便形成了清代宫廷医学的首要特点——崇尚实效。御医治病，如其疗效满意，常常受到褒奖；反之，若疗效欠佳，则每每受到皇帝的申斥，甚至惩处。这在清代历朝皇帝的有关医药之朱批及谕示中均有具体反映。

从皇帝朱批中看出，宫中对于疗效十分强调。倘疗效不佳或疗程过长，皇帝则亲自敦促，甚至严词申斥。如康熙皇帝于康熙四十九年五月二十七日，对太医院右院判刘声芳、御医李德聪治疗镶黄旗食阿哈尼哈番俸硕色病中风昏迷之奏折朱批："用心治。""用心"二字，已流露其对疗效不满之意。对于治疗效果缓慢者，皇帝亦常严词敦促。乾隆二十年(?)三月一日，太医院院使刘裕铎(《医宗金鉴》主编人之一)呈奉旨治疗兵部侍郎雅尔图"肝胃气痛"奏折及治疗大学士来保"外感风凉"之奏折，乾隆皇帝均朱批："快快的治，钦此。"意在强调疗效。尤甚者，皇帝对于疗效不著尚有诸多指责，动辄并以恶语相加，如康熙四十五年十一月二十四日，太医院院使孙之鼎、外科大夫段世臣等奏："看正黄旗旗内大臣颇尔盆病，原系痔漏复发，窜至左右臀，内通大肠，透破秽臭，稀脓日流碗许"，"其人年已六十八岁，大脓之后，复添泄泻，不思饮食，病势重大"。康熙皇帝则朱批："庸医误人，往往如此。"对治疗效果十分不满，严加申斥。光绪皇帝由于身体孱弱，诸病沓至，治疗十分棘手。因其求愈心切，每每大发雷霆，谕示中尤多指责，如光绪三十四年之《起居注》中有："日来耳堵鸣响，日甚一日，几不闻声，屡服汤剂，寸效毫无。汤剂之外，如丸散膏丹及外治诸法俱不用耶？夫汤剂仅可用之外感浮疾，若脏腑内伤，汤剂一过，焉能见效？不过徒延时日，非但无益，而且有损。名医伎俩，仅止如此，亦可叹矣！"此类恶语，比比皆是。当然，若疗效满意，皇帝则亦褒奖有加，以资鼓励。雍正七年二月二十三日，光禄寺正卿冀栋、御医刘裕铎治内大臣侯陈泰的"伤寒"病，效如桴鼓，雍正大悦，降旨："陈泰病症，难为冀栋、刘裕铎医治，著各赏记录一次，钦此。""记录"即记功之意，自然有助于日后的晋升。显然，从皇帝的朱谕中，可窥得清代宫廷医学崇尚疗效之一斑。

崇尚实效的案例，在宫中脉案里更是俯拾即是，不胜枚举。御医治病，非执滋补一途，每以中病为准。倘有瘀滞，纵至尊之体，硝黄之属亦重用而不忌；如遇顽疾，虽金枝玉叶，蛇蝎诸品也用之以求痊。其中惟以疗效之良否，作为诊治之关键。以光绪三十二年慈禧太后脉案为例，是年慈禧主要患有脾胃病，经治疗脾气健运，腹泻渐止，气道较畅，神力较好，药效可见。然纵观本年的脉案记录，均是因证施治，重在取效，其治疗法则，前后变

易颇大。例如："闰四月十四日，庄守和(院使)张仲元(左院判)姚宝生(右院判)请得皇太后脉息左关弦而稍数，右寸关滑数，沉按有力。诸证渐轻，惟肠胃宿滞未清，肝热尚盛，中气欠畅，有时头晕口渴，谷食不香，大关防(大便)郁滞未畅，小关防(小便)色赤而短，今谨拟益阴清热化滞之法调理"。

细生地四钱　元参三钱　知母二钱　枳实二钱，炒　莱菔子一钱五分，炒研　山楂三钱，炒　麦芽三钱，炒　酒军二钱　元明粉一钱　酒芩二钱　泽泻一钱五分　甘草一钱

引用竹叶一钱

彼时，慈禧已年逾古稀，且居至尊之位，而御医据其脉证分析属"肠胃宿滞未清"，而取"益阴清热化滞之法"，方宗增液承气汤化裁，虽然芒硝、大黄之属病家多惧，而御医则因其证之所需，投用不忌。次日脉案有"诸证见好"等语，足征有效。至闰四月二十日，辨证仍有"胃热饮滞未清"之记载，遂用调中化饮之法，投用大承气汤。

紫厚朴一钱五分　广皮一钱五分　枳实一钱五分，炒　蔻仁一钱，研　炙香附二钱　山楂三钱，炒　神曲三钱　栀子二钱，炒　元明粉一钱，后煎　酒军二钱，后煎　泽泻一钱五分　甘草一钱

引用合欢花五朵

后于闰四月二十三日中又称"欲升清阳，先用降浊之法"，继投大承气汤服用，病情渐次改善。可见治疗实以取效为上，故即使如《本草经疏》所称之"大苦大寒，性禀直遂，长于下通"力猛有"将军"之誉的大黄，以及由大黄、芒硝为主，具破结除满，荡涤肠胃之大承气汤，亦无所顾忌。同年五月下旬，慈禧"脉右关滑缓，中气仍滞"，用温通之品治疗后，六月一日其"脉息右关缓而有神，中气稍振"。御医张仲元等击鼓再进，投以附子理中汤。

人参五分　党参四钱　干姜一钱　生于术二钱　茅山术二钱　桂枝八分　制附片六分　甘草五分

引用广砂一钱，研

次日仍投此剂，遂中气渐调，血脉渐充，乃继宗此方意化裁收功。附子性热有毒，《本草汇言》告诫："若病阴虚内热或阳极似阴之证，误用之，祸不旋踵。"御医认证准确，力求速效，故亦投用。八月上旬，有阴液不充之兆，旋易六味地黄汤为主之养阴方剂，终操胜券。此例于一年之中，治疗变化颇大，随其证候不同，相继易用通下、温中、养阴诸法，均获显效，可为宫中崇尚疗效之最好说明。又，慈禧晚年患面风(面神经痉挛)之疾，御医辄用牵正散(白附子、僵蚕、全蝎)外贴其面颊。光绪帝耳鸣不愈，御医亦常用塞耳药(全蝎、麝香、薄荷)塞耳治疗，可见虫类有毒之品，亦常用之。如此种种，也均说明清代宫廷医学特点之一——崇尚疗效。

尝有"翰林院文章，太医院药方"之传闻，谓宫中御医用药平平，补益者多，应景而已。由以上事例可知，并非如是。

宫中之大量医案表明，御医临证至为强调辨证论治，崇尚实效；其疗效之取得，乃在于辨证之准确及治疗之贴切。

辨证论治是中医学术的精华，清代宫廷医学之辨证论治，既师承于先贤，又有所发挥，颇值得借鉴。

1　注重五脏相关，强调生制变化

疾病乃是人体脏腑组织，在致病因子影响下，功能失调的病理反映。临床辨证论治则以脏腑功能失调或虚实为主要依据，认证施药。人体各脏腑密切相关，互相影响，互相制

约。清代宫廷医学在辨证论治方面，对于五脏的相互关系尤为重视，特别强调其间的生制变化。例如，道光元年八月十六日，和嫔医案载："脉息弦滑。原系肝郁夹饮，荣分不足之症。昨服枳芎疏肝汤，喘热稍减。惟气滞湿饮尚盛，今议用缓肝化饮汤，午服一贴调理"。

当归四钱　抚芎一钱五分　茯苓块三钱，研　炙香附三钱　青皮二钱，炒　柴胡八分　枳壳二钱，炒　焦楂四钱　焦麦三钱　熟军二钱　萸连八分，研　丹皮二钱

引用荷梗一尺

此方进退用药数剂，痰喘之证锐减。治痰喘之证，何以用疏肝之法而解？在于其喘之由为痰壅于肺，而蕴痰之因乃是肝郁。肝郁气滞，克及脾土，脾失健运，湿浊内停，蕴痰犯肺，痰壅气道，喘咳遂作。显见其病本在肝。故治以疏肝为主，俾肝得疏而不郁，脾不受其制而健运，湿浊得行，遂无生痰之由；且因气滞得疏，肝无郁火刑金之弊，因之其喘当平。再如，道光二十年八月初十日，定贵人脉案。定贵人患腹泻之证，曾迭用健脾除湿之法治疗不效，改于方中加温肾之品而腹泻得止。这则是重视了脾肾之关系，温肾阳以补命火，命火旺则可温煦脾土，脾土得温煦则健运得司，腹泻遂止。脏腑之间本密切相关，治疗之时，应予重视。宫中御医，辨证论治对此十分强调，故治疗每多收效。唐容川谓："业医不知脏腑，则病源莫辨，用药无方。"诚属可信。

2　注重中州畅达，强调气机升降

脾胃居于中州，脾主运化，胃主受纳，两者互为表里，具有运化输布精微，升清降浊之功能。宫中患病，以脾胃病居多，此或由于素体孱弱，脾胃不健；或由于高粱厚味饮食，易于生湿困脾之故。因此，御医治疗之时，对于中州畅达与否，至为注重，特别强调脾胃气机升降的和调。脾胃两者，密切相关，脾为阴土，其性湿而主升；胃为阳土，其性燥而主降。脾湿胃燥，两者相合，则可运化食物。脾性主升，津液水谷赖之以上输；胃性主降，水谷随之以下行，两者相辅相成。宫中辨证，十分注重中州之畅达，强调治疗以调理气机之升降为要务。其升清降浊的运用，又视病情之不同，而其各有侧重。如光绪三十二年二月十三日，慈禧脉案载："庄守和、张仲元请得皇太后脉息左关稍弦，右寸关沉滑。胃气壅滞，头目不爽，谨拟升清降浊之法调理。

枳壳一钱五分　厚朴一钱五分　元明粉一钱　甘草五分

引用一捻金八分，水煎服

斯时，慈禧主要有头目不爽之患，当因中州阻滞，气机不得升降所致。故用此方理气宽中，煎汤送服一捻金清热通滞，共达通下除积之目的，俾胃气得降，而脾气自升，诸症遂愈。这是以降浊为主的案例。另治慈禧头目不爽尚有以升清法者，其组方为：

桑叶二钱　菊花二钱　丹皮一钱　天花粉二钱　枳壳一钱

引用一捻金八分，水煎服

方中除枳壳理气调中，引一捻金清热通滞外，余药多属升清之范畴。而同年二月初四的医案，则属升降并施者："皇太后脉息左关稍弦，右寸关滑缓，阳气郁遏，头目不爽。"此时头目不爽在于阳气之郁遏，故以：

蔓荆子八分　菊花一钱　桑叶一钱　蒙花一钱五分　杭芍一钱　石决明二钱　枳实八分

引用厚朴八分

方中以枳实、厚朴理气宽中，以降胃气；余药为轻宣辛散之品，主升清阳。可见同一人，同一病，因其中州气机病变不同，而治疗之调和升降气机亦各有侧重，不尽相同。宫

中医案此类情况颇多，均说明了治取中州，强调气机升降之特点。

3 注重气血调和，强调益气为先

气血两者，密不可分，两者相互生化，相互依存。《难经》谓："气主煦之，血主濡之。"既说明了两者之作用，又引申了两者之关系。《直指方》亦称："气为血帅，气行则血行，气止则血止。"强调了二者的相互依存。气血之和调，乃是生命活动的基础。其一方有病，必影响于另一方，故《慎齐遗书》有"气病必伤血，血病必伤气"的认识。正因为气血两者相辅相成，维持人体正常生理活动，故凡各种原因影响气血的正常功能，便可发生病变。宫中对气血之病变十分重视，据医案载，御医凡治气血，强调气为血帅之理论，侧重治气者多。其治气之法，主要为补气与调气两端。调气之法，着重气机的畅达，多用于气实者。按涉及脏腑的不同，分别采用理气、行气、降气诸法，前之所述，已见端倪。而气血虚亏者，则强调益气为先。清代皇帝，自乾隆始，服用人参者多。乾隆皇帝之服用人参，尤以晚年为甚。大抵除每日噙化人参一钱外，尚于汤剂参莲饮中加量服用。此系年迈气血不足，故以参补气之来复，助血之化生，而达气血和调之目的。慈禧晚年，服用人参之记载更屡见不鲜。据光绪二十七年九月用药记录"自二十六年十一月二十三日起，至二十七年九月二十八日止，计三百三十一天，共同噙化人参二斤一两一钱。"约每日服用人参一钱。其大旨在于补气以益血，俾气和调，身体自健。年老者从气调补，病后气血不足者，亦从补气入手。如道光十六年四月初一日，和妃脉案："原系肿胀病，愈后元气未复。""脾虚阴亏"而用益气六均汤(即补中益气汤)连服数剂，以益气血。同样道光七年闰五月二十四日，大阿哥福晋因"气血两亏"月经不行，御医仍以补中益气汤治之，亦取补气益血之意。至于病后施用六君子汤之类方剂治疗或作善后调理者，更属多见。显见宫中治疗气血虚亏者，是以益气为先。

4 注重祛邪扶正，强调邪去正安

疾病表现之过程，实乃正邪相争之过程。正与邪两者共存于病体，其消长盛衰，对于疾病的进退有决定性作用。祖国医学认为，正气在发病过程中起关键性作用，《素问·刺法论》有"正气存内，邪不可干"的论述，强调"内外调和，邪不能害"(《素问·生气通天论》)，并认为疾病的发生，在于正气之内虚，提出了"邪之所凑，其气必虚"(《素问·评热病论》)等正气内虚发病的理论。这一学说一直指导着中医辨证论治的理论与实践。清宫中辨证论治，十分重视正气在发病中的作用，《内经》中正虚发病的学说和仲景关于"五脏元真通畅，人即安和"(《金匮要略·脏腑经络先后病脉证第一》)、"血弱气尽，腠理开，邪气因入……"(《伤寒论》)的论点，以及温病学派"存津液，保胃气"的治疗原则，均指导着清代宫廷的医疗实践，并充分体现于清宫医案的辨证论治之中。在辨证中明显认识到了"邪能伤正"和"正气胜邪"这两者的内在关系；论治中既体现了"扶正有助祛邪"，又重视了"祛邪有助于安正"的祛邪除病的积极意义。大量的脉案资料表明，宫中在维护正气(扶正)的治疗中，十分重视祛邪以扶正的论治原则。其具体表现在：一、通下法的应用，此法为祛邪之法，宫中至为多用，即使年高体弱者，亦辄用之，如承气汤之应用便十分广泛，起到了荡涤肠胃，通里攻下，驱邪除滞的作用。其中如大承气汤之峻下，调胃承气汤之缓下，小承气汤之轻下以及凉膈散、当归龙荟丸之寒下等通腑之剂。此外尚有控涎丹之逐饮，礞石滚痰丸之祛痰等，立意均在驱邪。如光绪三十四年三月二十四日慈禧脉案，皇太后“肝胃气道欠畅，蓄有积热，是以眼目不爽，食后嘈杂，谨拟古方调胃承气汤。酒军八钱，元明粉二钱，甘草五分，水煎数沸，空心温服”。斯时慈禧年逾古稀，御医张仲元等在考虑年高体弱之同时，更注意驱邪通滞，亦是取祛邪扶正之意。二、逐痰法的应用，泻肺逐饮之法，宫中亦常用之，纵病势险重者亦在所不忌。如光绪三十年，佛佑夫人患：“肺胀作喘”现“摇头汗出”、“唇赤目直”等症，御医张仲元仍以驱邪为主，选用：

葶苈三钱　生桑皮二钱　地骨皮三钱　茯苓五钱　泽泻三钱　青皮三钱　瓜蒌五钱　槟榔三钱　枳实三钱　甘草一钱　生石膏五钱

引用细辛七分　大枣肉十个

本方即葶苈大枣泻肺汤、泻白散同理气除湿之品而成，主方大旨在于驱邪。此方加减连进三剂，喘咳均好，病势见轻，改以养肺化饮之法而收功，足见宫中用驱邪以扶正法之妙用。三、胎产期间宣散法的应用。胎前产后治疗多有顾忌，但宫中治疗此类病人，凡有外感表症者，仍多用辛温或辛凉解表之法，予以解表散寒，逐其外邪，亦驱邪以顾正之意。总之，宫中治疗疾病对于祛邪十分重视，大量脉案中体现了邪去元气自复的认识，即张从政所谓“若先论攻其邪，邪去则元气自复也”。但宫中并非只重视祛邪，而是祛邪与扶正兼顾，既重视邪能伤正，祛邪则可扶正；又重视正气胜邪，养正可以祛邪，两者之辨证关系。

5　注重四时变化，强调天人相应

自然界的变化，直接或间接地影响人体的生理活动或病理变化。故《灵枢·邪客篇》有“人与天地相应”的认识。四时气候之变化，即春温、夏热、长夏湿、秋燥、冬寒，与人体密切相关。这些变化对于人体的生理活动、疾病发生以及治疗都有一定的关系。宫中在辨证论治时，对于节令变化至为重视，常常以之指导临床实践。如光绪三十四年五月初二日，陈秉钧所书皇上脉案中有“皇上脉左右皆静而和，关部不弦，寸尺平调。所见诸证无非虚发，耳缠发堵，实者风与火，若虚，脑筋不及充盈也。腰酸足痛，实者湿与风，若虚主血管不得流贯也。补脑、补血似乎相宜。惟现当长夏气候，脾胃司天，着重在升降，所以滋腻重浊诸品，在所不和，仍须调胃和脾”等语。斯时光绪患耳堵腰痛诸疾为主，病属于虚，然以时在长夏，故而调理脾胃，以使升降和调，而于诸症宜。而且在认识发病方面亦多有重视，如：“近日暑湿相蒸，虚体最易感受”，“天时暑热流行，朝暮之间，寒热异候，气虚之体，更易不调”，“当此夏秋交接之令，未病未减，容感易侵”，“盖大暑初退，新凉乍出，虚弱之体，最易感受，脾属土，寄旺于四季，炎夏乃独立其权”。对于病机亦多有解释：“现将秋金，肺金不肃，故发咳”，“近因褥暑郁闷，机关益为不利”，“惟炎夏郁蒸，湿土受困，胆火亦因之不静”，“现近白露秋分之令，寒气较甚，而腰痛转剧”，对节令变化与病机关系十分重视。同时亦常以日夜之阴阳变化来分析病情：“子午之交，阴阳赓续，气机不利，必慎重于其时”，“酉刻属肾，系阴枢。亦阳明旺时痛重，不能安睡，心肾不交，至子刻略减，子属胆，为阳枢。自阴枢时重，至阳枢时轻，病有从阴出阳之象”。此外对于四时六气之变化，亦常用以分析病机：“纯虚则痛无减时，倘湿遇阴雨，逢节令多故重”，“时值燥金司天，燥为次寒，本气既虚，不胜天气，故干咳时见”等等。以上记载，充分表明了清宫辨证论治中对于四时六气的重视，体现了“天人相应”的学术思想。

在治疗方法中，宫中更是多种多样，不仅有内治法，而且有外治法，针灸疗法，饮食疗法，酒药疗法等等。这些方法又根据病情之需要，有时单独使用，有时联合使用，收到了一定的治疗效果，大大丰富了清代宫廷医学的内容，很多宝贵的经验，值得我们借鉴。

内治法系宫中常用之方法。在剂型方面，除了口服汤剂之外，尚有丸剂、丹剂、散剂等不同。这些方药，不仅有一般常用者，亦有宫中自配者，如苏合香丸、参苏理肺丸、二冬膏、六一散、人马平安散、女金丹等均属市面常有者，宫中亦常用之。所不同者，其用药讲求，制法精细。宫中特有者如金衣祛暑丸、长春广嗣丹、沤子方、玉容散等，皆宫中秘制，一般效果颇佳，皇家亦十分珍重，常以之赏赐大臣。除剂型不同之外，在治疗法则运用上也十分灵活，其中下法应用十分广泛，如承气汤、凉膈散、大柴胡汤等；汗法如麻杏汤、桂枝汤、参苏饮等；补法如补中益气汤、四物汤、肾气丸等；温法如理中汤、真武汤等；清法如龙胆泻肝汤、白虎汤等；惟吐法应用较少。对于八法之运用，有单独使用，亦有配合使用者，如清补兼施："光绪六年四月二十六日张仲元、戴家瑜请得皇太后脉息左关稍弦，右寸关沉滑。肝胃欠和，消化较慢，食后嘈杂，眼目不爽，谨以益气和肝之法调理。

人参八分　麦冬二钱，炒　五味五分　羚羊六分　谷芽三钱，炒

引用鲜银花一钱

本方即以生脉散益气，用羚羊、银花等清肝泻火，方从清补兼施立意。又如汗补兼施："光绪六年四月初七日御医李万清，请得丽皇贵妃脉息浮弦而滑，昨服疏解正气汤，风凉微解，表症稍减，夜间得寐。惟寒热如疟，胸胁胀闷，痰壅气逆，频频作嗽，此由心肝气郁，挟饮乘风，上舍于肺所致，今用顺气化痰汤佐以宣风理肺之品，午服一贴调理。

麻黄六分　杏仁三钱　桂枝六分　甘草八分　生地五钱　当归三钱　白芍三钱　川芎二钱

引用木香六分　半夏一钱

此方实则麻黄汤合四物汤为治，有发表宣肺，养血补血之功用。次日脉案则有各症稍轻之记载。温补兼施，此类脉案最多，如慈禧腹泻用附子理中汤、真武汤合补气健脾之品等。其他消下并用，如二陈合承气汤，越鞠合承气汤等；消清并用，如平胃合龙胆泻肝汤等，诸法之配合运用，十分普遍。总之，内服法中治法之运用，大抵不外驱邪与扶正两方面，其中驱邪诸法单独使用者多，而扶正则常几种治法联合使用，这与宫中重视驱邪以扶正的认识是相一致的。

宫中外治法也相当丰富。如治疗光绪腰痛而采用的腰痛外用方，以酒当归尾、赤芍、丹皮、防风、红花、木香等品，用水熬透，洗患处；以及慈禧、光绪的洗头方。外熨法中，如光绪治腰痛以：

生牡蛎五钱　川牛膝三钱　川独活一钱五分

以上三味，共研细末，用盐水连须葱头十个，并炒热，细布包熨后再用。

外敷法，治腰痛以小茴、乳香、没药、川乌、甲珠等药为末，酒炒，摊药棉中，乘热，束腰。外贴法，如治慈禧面风用牵正散贴风府穴。熏洗法，如治珍妃阴痒而用蛇床子等药熬汤熏洗。外寒法，如雍正、光绪治耳鸣用的塞耳方(磁石、麝香等)。又如光绪所用扑汗法，亦属外治范畴。这些外治法，有时单独用，但大多是与内服药并用，甚至多种治法兼用。

针灸法治疗在宫中亦很早采用，如康熙四十三年七月二十二日胤祉奏折中有"正白旗包依护军参领硕色足疾，为大夫尹钰以针灸治疗谢恩"等语，表明当时宫中已采用针灸治疗，且取得一定效果。

再如药酒治疗，宫中尤为喜用。宫中有补益长寿之松龄太平春酒，治疗中风痉挛之夜合枝酒等多种，用药考究，配制精细，颇有效验。

还有饮食疗法亦多使用，如光绪三十四年七月初八日，御医给光绪提的"调摄之品宜多进白木耳，肃肺金以益大肠。多用莲子羹并牛肉汁，培脾土以养胃气。多用□葡萄并鱼

翅，补肾气以利膀胱”，又称多食韭，每膳略带些作小菜等。另外，处方中也有用粳米饭锅巴、陈年火腿等以补脾胃。

茶剂亦是宫中特有之剂型，如午时茶、仙药茶等，其既用于一般的健胃，亦用于病后之调理，以及单纯病情的治疗。有的又可以防止过胖。故茶剂在宫廷医疗中既有治疗，又有预防之作用。

综上所述，宫中的辨证论治是具有一定水平的，辨证在宗经旨的同时，亦有其特点，治疗上既有常法，亦有变法，具体运用上有内治也有外用，而且将食、茶、酒亦赋予了治疗或预防的内容，足见其治疗手段之丰富。而这些都是以提高疗效为目的，即是由清宫医疗特点——崇尚实效所决定的。

（二）师古而不泥古，法度谨严，广用经方

从清宫医案看清代宫廷医学之另一大特色是法度谨严，广用经方，师古而不泥古。所用之经方，包括《内经》之半夏秫米汤与大量张仲景《伤寒论》和《金匮要略》所载之医方。仲景之书，所载之方与治为中医理论与临床实际相结合之经典性文献，有证有法有方，流传迄今而不废，故被誉为经方，《伤寒论》、《金匮要略》亦被誉为“群方之祖”和“方书之祖”。清宫御医，虽亦崇尚时方，但亦多是有真才实学者，故能潜心古训，胸有定见，法古参今，用经方而又合符宫中病人之实际病情，可谓能究文通义，目识心融，化而裁之，推而行之了。

清宫医案中用过之经方，方类甚为齐全，涉及《伤寒论》一百一十三方及《金匮要略》二十五个篇章中之大要者。如桂枝汤类之桂枝汤加味、桂枝加附子汤、小建中汤等；麻黄汤类之麻黄汤、麻杏甘石汤等；葛根汤类之葛根汤加味等；白虎汤类之白虎汤、竹叶石膏汤等；承气汤类之三承气汤、麻子仁丸、桃核承气汤等；柴胡汤类之大、小柴胡汤、柴胡加芒硝汤、柴胡桂枝汤、四逆散等；泻心汤类之大黄黄连泻心汤、半夏泻心汤、生姜泻心汤、小陷胸汤、旋覆代赭石汤等；四逆汤类之理中汤、真武汤、附子汤等；五苓散类之五苓散、猪苓汤、苓桂术甘汤等，以及固涩止利之赤石脂禹余粮汤。又如中风历节篇之防己地黄汤；血痹虚劳篇之黄芪桂枝五物汤、酸枣仁汤、大黄　虫丸；肺痿肺痈咳嗽上气篇之葶苈大枣泻肺汤、桔梗汤；胸痹心痛短气篇之瓜蒌薤白半夏汤、橘皮枳实生姜汤；腹满寒疝宿食篇之厚朴七物汤、附子粳米汤、当归生姜羊肉汤；痰饮咳嗽篇之小半夏加茯苓汤；消渴小便利淋病篇之文蛤散；黄疸篇之茵陈蒿汤加减、茵陈五苓散；呕吐哕下利篇之橘皮竹茹汤；妇人妊娠病篇芎归胶艾汤、当归芍药散；妇人产后病篇枳实芍药散；妇人杂病篇半夏厚朴汤、甘麦大枣汤、温经汤、肾气丸、蛇床子散等等。这些医方分别用于外感热病和内伤杂病，似能知其常而尽其变，虽未必尽善尽美，不越毫末，但多能不拘一经二经，单传双传，目有全豹，斟酌施治，间或亦有一些精辟立论者，似不可以寻常之“寒温补泻”窥伺之。

清初名医徐灵胎(一六九三~一七七一)云：仲景制方，“方之治病有定，病之变迁无定”，治疗当穷法溯源。由于清宫率以实效为上，故在经方之变通应用上，取得较好效果。如嘉庆朝华妃娘娘病“停饮受凉之症”，调治后虽有好转，但以“肝阴素虚，气怯身软，胸胁有时作痛”，继以桂枝汤合当归芍药散加减治疗，名为“益气建中汤”，取得良好效果，后以缓肝养荣丸调理收功。按桂枝汤虽为辛温解表轻剂，实乃调和营卫之和剂，其变方小建中汤及黄芪建中汤尤为治“虚劳”之名方，故有“理阳气当推建中”之称，宫中用之者不少，

如乾隆朝成滚扎布将军年老正虚，“水气凌心”，用黄芪建中汤加减治疗。乾隆朝禄贵人用桂枝汤合二陈汤加减治“内有停饮，外受微寒”。慈禧用苓桂术甘汤(桂枝用肉桂)“以助脾气化水饮”。光绪朝佛佑夫人肺痈之先用葶苈大枣泻肺汤合泻白散治疗，病势稍挫后，以黄芪桂枝五物汤合玉屏风散“益气和表养肺”，不失其调和营卫之大意。光绪皇帝且有以桂枝汤加味治疗其遗精病者，如清宫医案载：“光绪□年三月二十七日李锡璋请得皇上脉息左关微弦，右寸关稍数。厥阴肝客于阴器则梦接，相火鼓之，致肾不闭藏则遗。谨拟滋阴固肾汤调理”。

桂枝一钱　白芍一钱　牡蛎一钱五分，煅　蛤粉一钱五分　芡实二钱　甘草一钱

引用生姜一片　红枣三枚

由此案可见，彼时宫中御医对桂枝汤之应用知识，颇为丰富与精到，已看到此方实乃治杂病之第一方，故能步武前哲张仲景之学，对其学术更无“雾里看山”、“是丹非素，胸中无主”之嫌；在温病学派崛起兴盛之时，仍不弃麻桂柴葛，无清代名医吴鞠通(一七五八~一八三六)所议之“宗张者非刘，宗朱者非李”之弊，而竟用于至尊“皇上”，可谓难得。

麻黄汤为仲景辛温逐邪发汗峻剂，咸丰朝丽皇贵妃服麻黄汤加味治疗“外感风寒”取效。麻杏甘石汤则为仲景所创之清上焦热，解表止咳定喘名方，乾隆朝循嫔“脉息浮大”，“肺胃有热，外受风凉，以致咳嗽有汗，发热声重”，用此方合橘枳姜汤加减，三天后病情即得控制。白虎汤类方之应用方面，如慈禧之用加味白虎汤治“咽喉舌干，口渴引饮，时作咳嗽”等。柴胡剂与葛根剂在清宫中也用得较多，尤其是柴胡类方更是常用，如光绪三十三年七月二十四日，光绪皇帝就曾用柴胡桂枝汤加减，行血和解治疗其虚劳证。慈禧之用四逆散以疏肝和胃；隆裕之用四逆散加味治疗腹胁作痛，食后身倦”，用以调气和胃。又如瑾贵人(尚未晋为瑾妃时)之用大柴胡汤及截疟七宝饮或达原饮方意合方加减治疗疟疾后“痰饮滞热”，“阴亏脾弱”。又如道光三年七月初十日珍贵人病“疟疾之症”，“寒热往来，胁腹胀满”，认为系“湿热乘于荣分所致”，用柴平汤治疗(柴胡、半夏、酒芩、赤苓、苍术、厚朴、陈皮、草果、槟榔、生地、当归，引用生姜、灯心)；实寓小柴胡汤、平胃散及达原饮方意，可谓经方时方合璧，次日即取效。按达原饮为温病学派创始人吴又可《瘟疫论》中之“开达膜原，辟秽化浊”治疟名方，由槟榔、厚朴、知母、芍药、黄芩、草果及甘草组成，清宫御医合经方时方于一炉，甚是可贵。

关于泻心汤类方宫中亦多所化裁应用。如光绪朝总管崔玉贵鼻衄，先后用大黄黄连泻心汤及犀角地黄汤加减治疗后好转。又如宣统朝端康皇贵妃气道郁结，胸次堵满，夜间微疼，时作烦急，以旋覆代赭石汤合瓜蒌薤白半夏汤加减治疗。道光朝顺常在于道光十七年十月二十一日，“脉息弦数，原系肺胃热盛，外受风凉，以致恶寒，胸胁胀痛，牙龈宣肿，牵引咽喉作痛，饮食难下”，以“瘟热过盛”，“外擦玉露霜，内服柴葛陷胸汤”，套用了小陷胸汤全方，次日即取得较好效果，咽喉肿痛渐消。

五苓散类方应用范围也较广，如嘉庆皇帝于某年闰四月十八日曾以五苓散治疗，证候虽未详注，但该方配制颇好，脉案载：“皇上用，五苓散二料：云苓八钱、炒于术四钱、泽泻六钱、猪苓六钱、紫油桂八分去粗皮，共研细面，每服一钱，焦三仙汤送下。”嘉庆朝二阿哥患“红白痢”，以香连胃苓汤治疗，次日即获显效。乾隆朝定郡王之用胃苓汤，道光朝景常在之用胃苓汤均套用了五苓散。慈禧之用苓桂术甘汤治疗“水泄”，“水气作鸣”，也用过猪苓汤、文蛤散加减治疗“口渴水泄”。宣统大便作泻，四肢倦怠，治以“化湿平肝法”，也用五苓散加石莲肉，引用荷叶、竹茹。又如宣统二年五月，总管春恒(即小德张)痢疾后

“胃气未清，浮热欠退”，用增液、五苓合方化裁清热平胃利湿，次日即“精神如常，饮食渐佳”，效果颇好。今人仍常用五苓散以化气利水，合生脉散对心功能不全者亦宜。

关于四逆汤类方及四逆辈之应用亦甚广泛，包括了干姜附子汤、四逆加人参汤、理中汤、附子汤、真武汤等的应用。慈禧生前也较常用此类方剂，如光绪三十四年十月初四日以“中气郁遏，脾不化水，大肠有寒，不能腐熟水谷”，就曾用真武汤加味调理，也用过附子理中汤调治。光绪也曾因“下焦真寒，微晕耳响，步履不实”，用过真武汤加味治疗。此外，如乾隆朝大学士张廷玉心脾虚弱，头晕心跳之用附子理中汤加减等等，不一而足。

其他经方如慈禧之用肾气丸加减治疗“肺不降，肝不调，肾不纳”证候；用芍药甘草汤加减治疗“肝气冲逆”“胸胁窜疼”。光绪之用防己茯苓汤加减治疗湿气下注足痛，用小半夏加茯苓汤治疗“胃气欠和，余湿未清”。光绪朝总管李莲英之用防己茯苓汤合四君子汤加减治疗“脾元欠畅，湿热下注”。宣统之用橘皮竹茹汤加味治疗胃气欠畅“作呕”。嘉庆朝华妃之用当归生姜羊肉汤加减以温中补血。各朝之大量应用甘桔汤或元参甘桔梗治咽喉不利等等。说明清宫对仲景经方是十分推崇的，尽管彼时温病学派理论和实际在宫中脉案里已有所反映，但六经与三焦辨证，一横一纵，深浅上下，各有特点，可以互为补充。朱丹溪在其所著《局方发挥》中谓仲景经方实“万世医门之规矩准绳”，从中医源流言，此说不为过，这些经方为日本汉方学界所重视，值得我们深入整理研究，使之臻于新的科学境界，新的水平。

(三) 借重通腑治法，驱除积滞，推陈致新

通腑治法，是清宫医案中之甚为常用之治法，承气汤类方于各朝医案中多可见到，即使是“至尊之体”如慈禧及“皇上”者，亦不少用，起到了驱除积滞，通里攻下，化瘀清热，推陈致新的作用。按通腑法之理论，如“去菀陈莝”及“中满者，泻之于内”等，虽首见于《内经》，但不论法和方，皆完备于张仲景之《伤寒论》和《金匮要略》；其间方剂，清宫多有应用者，如峻下方大承气汤之泻实热、通积滞；轻下方小承气汤之宣气消滞；缓下方调胃承气汤之泻热和胃；以及清热攻瘀之桃仁承气汤；逐水化结之大陷胸汤和十枣汤；润燥导滞通便之麻子仁丸等多较常用。由于通腑法中之苦寒攻下法也是温病治疗中用之较多者，奏效也颇快，故清代名医柳宝诒谓：“胃为五脏六腑之海，位居中土，最善容纳，邪热入胃，则不复它传，故温热病热结胃府，得攻下而解者，十居六七。”所以，通腑法在清宫中之应用，在当时理论上并无障碍，在实际上也常取效。

宫中通腑治法之应用，除了用承气汤类方剂外，也用凉膈散、当归龙荟丸等方寒下以泻实通腑；有时还用控涎丹以攻逐水饮，用礞石滚痰丸以去实热顽痰，用大黄附子汤和温脾汤意以温通开结等。至于日常应用大黄为茶为饮以清热、通腑、健胃也甚为常见，剂量有大至每日五钱者。其通腑法临床应用之广泛，实出乎我们原先的估计。如乾隆朝十五阿哥福晋于乾隆四十年九月十四日所用之清解和中汤内就用了枳实、酒军、厚朴各一钱五分。又如嘉庆朝二阿哥福晋“原系停饮受凉之症”，治疗后“胸闷疼痛渐减，惟里热未净”，用调中润燥汤(油当归三钱、麻仁三钱、郁李仁二钱、杏仁二钱、酒川军二钱、次生地三钱、生甘草五分、焦楂三钱、枳实一钱五分炒，引蜂蜜一茶匙兑服)，方中寓承气意，次日见好，后再加元明粉一钱五分冲服调理，翌日诸症俱好，最后“用保和丸避风缓缓调理”，说明疗效突出。又如道光朝孝慎成皇后于道光三年六月二十二日以“挟饮受暑之症……昨服藿苓汤，暑气已解，惟饮滞过盛，今用当归润肠汤午服一贴调理”，药后大便遂行。当归润肠汤

为通补兼施治法，方中也寓有大承气汤意，用了酒军、厚朴、枳实、元明粉，这实际上是师古而不泥古的很好案例。此外，运用承气剂治痢，通因通用，也有不少成功的案例，如道光朝和妃于道光六年六月患“白痢”，御医陈昌龄、方惟寅等以小承气汤加甘草等组成调中导滞汤进退治疗，除用承气泻热外，加木香、槟榔以导滞，加平胃以化湿调中，加芍药、甘草以缓急止痛，可谓相当对症，因而也收到成效。

按清宫在通腑方药之应用上，承气剂用得较多，大黄则用得更多，不仅用于内伤杂病及外感时令病，且亦常用于妇科月经病。大黄味苦、气香、性凉，不仅入气分可调气止痛，且入血分可推陈致新，所以既治大便秘结和久泄腹胀，也治经血不通。其化滞或活血，只是用药上生熟之别及剂量上的不同而已。由于大黄可有助于调经，故宫中妃嫔亦多用之，如咸丰朝贞贵妃于咸丰二年六月以“荣分未行”，“冲任之脉闭塞”，配活血通经丸常服，方中用了酒军及元明粉，全方则由益母草、番红花、归尾、川芎、延胡索、元明粉、酒军、川郁金、香附、桃仁、泽兰、丹皮制丸，并以朱砂为衣。

清宫通腑治法亦用于幼科，如宣统三年七月，御医张仲元以宣统“郁寒化热，以致胃阳燥结……周身皮肤发热，口黏而渴，有时躁汗，腹中闷胀，身肢懒倦，谨拟古方调胃承气汤调理”(酒军、甘草、元明粉)；在此之前，也用过酒军及一捻金等化滞通腑。后因有谵语，配合清热化燥治法调理而好转，彼时之宣统，年仅六岁。

除承气剂外，其他通腑方剂也用得很多，如道光朝孝慎成皇后于道光十二年十一月初一日，御医张新、苏钰、赵永年、李松盛以其“膈间痰热，胸胁胀闷，夜间少寐，用药调治，诸病渐减，惟痰热尚盛，今议用控涎丹五丸调理”。处方：“大戟三钱面里煨、白芥子三钱姜汁炒、甘遂三钱醋炒，共研细面姜汁枣肉为丸，如桐子大”，应用次日，诸病渐减。按控涎丹为《三因极一病证方论》方，又称子龙丸或妙应丸，通腑逐水力大，本书作者曾以此方治疗肝硬化腹水有效，但以饭后服用为好，可减少对胃粘膜的刺激等副作用。

凉膈散为《太平惠民和剂局方》中之著名有实效之通腑泻火、清热解毒方剂，清宫中亦甚常用。如咸丰皇帝之璷嫔于同治三年十二月二十日以外感后“胸满头眩，咽嗌肿痛，身肢酸软，时有烦躁”，御医冯铨处方凉膈饮加味治疗，用连翘、酒芩、元参、薄荷、炒栀子、川军、元明粉、山豆根、苦桔梗、枳壳、石膏、甘草、竹叶等药。又如道光朝之顺常在，于道光十七年十月二十三日“肺胃热盛，外受风凉……服过疏解柴葛等汤，牙龈溃破出脓，咽喉肿痛俱减，惟温热未净”，御医回清泰予“内服加减凉膈饮，午晚二贴，外仍吹牛黄散调理”，获得明显效果。

一捻金亦通腑泻热良方，出自《古今医鉴》，亦见于《医宗金鉴·幼科心法要诀》由大黄、槟榔、二丑、朱砂、党参、金箔组成。宫中配方，则由人参、牛黄、二丑、槟榔、生军、朱砂组成，稍有出入，但方义大致相同。此方原治小儿内热积滞，停食停乳，痰涎壅盛，咳嗽气促，胸腹胀满，惊悸不安，二便不利等症，效果甚验，流传至今而不减其声誉，其治小儿肺炎亦验。宫中除幼科用之者外，其妙处在于成人亦可用之，如慈禧常苦于“肝胃郁热”之患，清肝常用羚羊角，清胃则常用熟军和一捻金。在用法上，也有多种不同，如道光皇帝之四阿哥及四公主等之用一捻金，或就汤剂饮服，或用为引，或蜜水调服，均颇合理。

综观清宫医案中通腑法应用之经验，或兼滋阴，或兼助阳，或兼宣肺，或兼清火，或兼活血，或兼开窍，运用上之得心应手，实可为今天所借鉴。有关验方著作中有谓熟大黄可疗百疾，虽曰过誉，但亦有一定之理在焉；试观近二十年来各地中西医结合临床工作之报道，有以通腑法治疗高烧获效者，盖热性病，原发灶虽可不在肠道，但大黄等通腑药可消除发烧时肠内之发酵、腐败产物，吸收经过内感受器作用于中枢之不利影响。有报道通腑法可治疗急、慢性肝炎者，不仅国内有此经验，国外也有以大黄等含蒽醌衍生物植物药浸出液制备之复方保肝制剂的应用。通腑法对尿路感染，肠道感染如痢疾，以及急腹症如肠梗阻等的疗效，也均被国内多数医疗单位所证实。其在消炎、抗菌、解痉、止痛、改善局部血循环方面，均有所裨益。由于大黄含有雌激素样食用大黄素，故可用于妇女闭经，各地以大黄等通腑药物治疗皮肤感染性疾病之经验则更多，对神经性皮炎、脂溢性皮炎、精神性皮炎、药物性皮炎等均有良好之止痒作用；故通腑治法实在值得吾人深入探讨研究，观清代宫中之广泛应用，当更深信其中有至理存焉。

(四) 征用温病时方，不期师古，承先启后

清宫医案中，除了大量运用经方治病以外，也广泛征用温病时方，形成了医疗上的又一特点。“温病”之成为一派学说，渊源于《内经》，孕育于《伤寒》，产生于金、元，成长于明，成熟于清。所谓温病时方，主要是指明清温病学家所创用的方剂，如《温疫论》(吴又可著)、《临症指南医案》(叶天士著)、《温病条辨》(吴鞠通著)、《温热经纬》(王孟英著)等之制方，其中尤以《温病条辨》最为系统，而为突出之代表。此外，明清以前之医家如刘河间所创之寒凉诸方，亦属时方之范畴。观清代宫廷医案，自顺治朝至宣统朝，其间绵亘二百多年，正值医学史上温病学派完全形成，中医学术臻于新的境界的时期，宫中除了运用明清温病学家的代表方剂外，还大量自制时令新方，并在使用有名的温病代表方剂时，自由心杼，加以变化，这些均显示了清代宫廷的医疗水平，和清宫医案中的独特经验，运用时方，而又不期师古，承先启后，丰富和发展了温病学说的内容。

在征用温病时方方面，可举数首方剂为例：

1 杏苏饮之广泛应用

清宫早期对于感受风凉，外有寒邪表症，内有饮热里症者，不少时候使用杏苏饮治疗，并且依据症情之偏热偏寒、偏湿偏饮，而有多种变化，用法十分灵活。其中乾隆年间运用颇多，此时正当叶天士、吴鞠通盛名之际，吴氏曾谓“杏苏饮乃时人统治四时伤风咳嗽通用之方”，宫中此方之运用，足征清宫医药与温病学说之密切关系。

值得注意的是，杏苏散一般均载为《温病条辨》方，该书撰成于一七九八年，即乾隆六十三年，而宫中于乾隆三十三年即已应用本方，较吴氏之书为早。如乾隆三十三年十二月二十三日，御医田丰年、高存谨看八阿哥下长子“肺胃有热”，“咳嗽有痰，鼻塞声重”，“外受风凉，风热之症”，即用杏苏饮治疗(杏仁一钱研、苏叶八分、前胡八分、桔梗八分、枳壳六分、荆穗一钱、防风一钱、桑皮一钱炒、陈皮八分、半夏一钱制、甘草三分，引姜一片、灯心二十寸)，次日复诊，即谓“服过杏苏饮，今鼻塞、咳嗽有痰、眼角红渐退”，外感之症大减，而改予疏风宁嗽汤调理。此案为风热感冒，因时在冬月，内有伏热而外束风寒，故方药宜辛凉辛温同用，处以杏苏饮，十分对症，宜其见效之速。乾隆三十五年十月初五日，十一阿哥次女病外感，御医陈增看后，处以“杏苏饮”：

苏叶一钱　杏仁一钱五分，炒研　枳壳一钱　桔梗一钱　陈皮一钱　柴胡二钱　前胡一钱　防风一钱　葛根一钱五分　麦芽一钱五分，炒研　羌活一钱　生草四分

引用生姜一片　红枣二枚　二贴，午晚服。

次日续用“前方杏苏饮二贴午晚服”，病遂告痊。考本案此方与《温病条辨》杏苏散相较，无茯苓、半夏，而有柴胡、葛根、羌活，解表之力更强。乾隆三十五年，吴氏之书，虽未问世，但其法叶氏早有阐明。据《临症指南医案·幼科要略》载：“秋深初凉，稚年发热咳嗽，证似春月风温症。……但温自上受，燥自上伤，理亦相等。均是肺气受病……若果暴凉外束，身热痰嗽，只宜葱豉汤，或苏梗、前胡、杏仁、枳、桔之属，仅一二剂亦可。……当以辛凉甘润之方，气燥自平而愈。”显而易见，清宫之杏苏饮受有叶氏的影响，用药上亦有宗叶氏的痕迹。又如乾隆朝十五阿哥福晋(即嘉庆皇后)于乾隆四十六年二月二十九日，由御医姜晟处以疏解杏苏饮方(苏叶、杏仁、防风、葛根、前胡、羌活、薄荷、桔梗、黄芩、枳壳、陈皮、甘草，引生姜、灯心)治疗；同年八月初八日又用上方去羌活、薄荷、灯心，而加桑叶治疗；十二月十六日，复因“脉息浮紧”，“系肺胃饮热，外受风寒”，予以“荆防杏苏饮调理”，方中增用荆芥、防风、羌活、白芷等辛温之品以解散风寒。此案虽皆用杏苏饮治疗，但不同月份，感邪不同，而有所变化。偏于热时重用辛凉之药，偏于寒时重用辛温之品，贵在临证化裁。本案由于寒邪偏重，故辛温之药为重，而乾隆朝定郡王之案，则由于热邪偏盛，而辛凉之品为多，兹录其医案如下：“乾隆四十七年十月二十八日，田福请得定郡王，加味杏苏饮。

苏叶七分　杏仁一钱　前胡一钱　枳壳一钱，炒　桔梗二钱　广皮一钱　半夏一钱五分，制　赤苓二钱　甘草五分，生　薄荷五分　葛根八分　瓜蒌二钱　黄芩一钱

引用生姜二片　红枣肉二枚　二贴，午晚服。

本案之方若去薄、葛、蒌、芩即为《温病条辨》杏苏散之全方，可见吴氏之书虽未刊行，而此方于宫中却已盛传，且已有各种不同之变化，显露了清宫运用温病时方既早且精的特点。

2　达原饮之应用

达原饮出自著名温病学家吴又可之《温疫论》，为治疗瘟疫或疟疾邪伏膜原的有名方剂，清代宫廷中，历朝均有应用。如嘉庆朝南府首领禄喜病疟，由御医张自兴于嘉庆十六年六月十六日诊得“脉息弦数，原系停饮受凉之症，病后复受暑热，发疟，间日往来寒热”，认为“由素有湿饮所致”，而“用加味达原饮”治疗，药用“柴胡二钱、赤芍三钱、知母二钱五分、槟榔二钱五分、厚朴一钱五分、半夏曲三钱、赤苓四钱、黄芩三钱、花粉三钱、木通三钱、滑石三钱、草果八分煨，引加乌梅三个”等味，以后续用达原、截疟等法进退，至二十九日“脉息和缓”，“诸症已好”，而“暑疟”之症告痊。又如道光朝琳贵妃病瘟项肿，于道光二十九年十一月二十四日由御医张镇、师国栋诊为“脉息弦数”，“右项下漫肿，形势三寸有余，筋脉坚硬，痛连肩臂，有时头项作痛，寒热往来”，断为“此由胃热肝郁，外感瘟疫所致”，议用“清肝达原饮，午服一贴调理”。拟“柴胡一钱五分、葛根一钱五分、草果一钱、厚朴二钱、黄芩三钱、知母三钱、牛蒡子三钱、青皮二钱、槟榔二钱、赤芍三钱、甘草一钱，引用生姜二片”以进，次日即“症状微减”，以上方加焦三仙继服。二十六日因外感风寒，治以疏解，至二十七日脉案中称“脉息洪数，原系肝郁挟瘟，复受风寒之症，昨服荆防杏苏饮，风寒已解，惟瘟疫自膜原发于肌肤，以致烦躁大热，凝滞腹痛，此由瘟疫流入大肠所致”，改用“清热达原饮”治疗，取柴胡、草果、槟榔、黄芩、知母、赤芍、石膏、炒栀子、花粉、厚朴为方以治。此案运用达原饮，依据患者症状不同，而有清肝、清肠之别，足见清宫御医运用时方尚有自己经验，并不执泥。此外，清宫医案载有光

绪帝因“时疫疟疾之症”，曾用加味达原饮治愈。本方能开达膜原，实为和解之剂，温热瘟疫使用机会甚多，奈后世惧其苦温太过，用之不慎可耗液劫津，遂置又可佳方于窟而少应用，观清宫医案中，下至太监，上至帝妃，皆有选用，而又有变化之法，足征宫中广用时方，而不泥古，或可供今日临床之借鉴。

3 藿香正气散之大量应用

藿香正气散出自《太平惠民和剂局方》(以下简称《局方》)，用治外感风寒，内伤湿滞等症，著名温病学家吴鞠通扩充其用法，而有五个加减正气散之设，成为著名之时方。清宫中运用本方更十分广泛，不仅改散剂为汤剂、丸剂，而且在其基础上尚有多种之化裁。以乾隆朝循嫔为例，乾隆四十五年三月初七日，御医杜朝栋为其立和胃正气汤，药用“藿香一钱、厚朴二钱、半夏一钱五分制、苏梗一钱五分、桔梗一钱、赤苓二钱、大腹皮一钱五分、陈皮一钱、神曲二钱、枳壳一钱五分、甘草一钱，引用生姜二片”，治其外感而又胃气不和。乾隆四十六年三月初五日，御医丁进忠复为循嫔拟正气保和汤，药用“藿香二钱、苏叶二钱、陈皮一钱五分、厚朴一钱五分、半夏一钱五分制、苍术二钱炒、枳壳一钱炒、山楂二钱炒、神曲二钱炒、麦芽二钱炒、赤苓二钱、大腹皮一钱五分、甘草五分、引用生姜二片”，服后应手，至初七日又由御医武世倬、李德宣“请得嫔脉息弦缓，中脘停饮之症，以致呕吐恶心，肚腹微痛”，而改汤为丸，“用藿香正气丸二钱，淡姜汤送调”，丸以缓图，徐徐收功。以后本此法治疗，初九日“表凉已解”，遂清里热，至十三日“脉息和缓，表里之热已清”而愈。乾隆四十七年八月初五日，御医杜朝栋又为其处以疏解正气汤，以“羌活一钱、苏叶一钱、藿香一钱、防风一钱、厚朴一钱五分、赤苓二钱、枳壳一钱、桔梗一钱、半夏一钱五分、陈皮一钱五分、大腹皮一钱、白芷一钱、甘草五分，引用生姜一片”组方，药后次日，复以本方加减，兹后未再用药而愈。从上所述，同一循嫔，不同年月，所用之各种正气汤，名虽不同，实则皆本藿香正气散方变化而来，据各次服药后之脉案记载，疗效确实，故为其经年习用。又如嘉庆十九年闰二月二十四日，三阿哥大格格因“痰热气滞，外受风凉”，症见四肢酸痛，发热膈满，御医吴锦先以清痰正气汤治之，其效不显，次日御医傅仁宁断其“系内有痰饮，外受风凉”，改用正气化饮汤(即藿香正气散原方)以治，药用“藿香一钱五分、苍术一钱五分、焦曲二钱、苏梗一钱五分、厚朴一钱五分、赤苓二钱、大腹皮三钱、陈皮二钱、枳壳一钱五分炒、炙半夏二钱、白芷一钱五分、甘草五分，引用生姜三片”，服药之后，据原脉案载即未再诊，诸症得愈，至九月始再感凉。道光三年十一月三十日，道光皇后因“脉息滑数”，症见“头疼身酸，发热恶寒，胸膈满闷，心悸不安”，御医陈昌龄、王明福、郝进喜等会诊后认为“系内停痰饮，外受风凉之症”，遂用疏解正气汤治疗，其方即系藿香正气散去厚朴、腹皮，加羌活、防风而成，药后次日即“表凉已解”，改用三仙饮调理，可见藿香正气散在清宫医疗中颇具良效。

以上各种正气汤，概本藿香正气散而来，综观各朝医案，大凡暑湿感冒、停饮受凉，或挟湿、挟温、郁热，以及胃脘不适等症，宫中常取本方变换以治，多获效果。医案中，凡以“正气”名方者，大多属于此类。

此外，在《温病条辨》五个加减正气散问世的前后，清宫中使用本方已经融合了温病时方的长处，早已冲破了《局方》的格局，或解表、或利湿、或清里热、或治“湿郁三焦”，“秽湿着里”，以及多种胃肠性疾病，是吴氏方法，宫中早已广泛施行。如道光皇后，于道光五年二月初六日，“脉息浮数”，致有“头疼胸满，发热身酸”等症，经御医郝进喜诊断为“肝胃不和，停饮受凉之症”，而用藿香正气汤治疗。因其伏饮化热，脉带数象，气机不畅，湿浊不化，身酸胸满，故取“羌活二钱、藿香二钱、姜连一钱、防风二钱、苏叶二钱、桔梗二钱、青皮二钱、赤苓三钱、白芷一钱五分、苍术一钱五分炒、半夏曲二钱炒、厚朴一钱五分、六一散三钱，引用生姜二片、灯心一束”等味为方，此方系苦辛寒法，实已寓三加减正气散之意。因有受凉之症，故用羌、防以散之；因有伏饮湿热，故取连、滑以清之；复以藿香、桔梗、青皮、苏叶，宣气机，利肺气，气化则湿热俱化，于患者病情颇相适合，据次日之脉案称“昨服藿香正气汤，表凉已解”，是一药而中，可见宫中御医应用温病时方之精妙。

4 桑菊饮之加减运用

桑菊饮，方出《温病条辨》，以桑、菊为君而名。方中取桑叶善平肝风，用于春令，抑肝木之有余，且桑叶善走肺络而宣肺气；菊花除轻宣上焦风热外，又可补金水二脏，用之以补其不足。二味合用，抑有余而补不足，于风温轻症甚宜。清宫中帝后“至尊之体”，时有温热小恙，御医诊治，既欲愈疾，又忌病轻药重，还欲病者少尝医药之苦，于是温病中辛凉、甘润之轻剂使用甚频，桑菊饮即是其中之一。不过在拟方之时，也常针对病情而增减其制。例如光绪三十三年正月初十日，时值新春，御医庄守和、张仲元、姚宝生为慈禧诊疾，“脉息左关稍弦，右寸关滑而稍数”，仅“肺胃稍有郁热”，于是选用“轻扬宣郁”之方治疗，药用“霜桑叶二钱、甘菊花一钱五分、广橘红八分、连翘一钱、焦三仙各一钱五分，引用鲜芦根二支切碎”；十二日复诊，取“鲜青果二十个研，鲜芦根三支切碎”，清热利湿，轻剂调理；至十三日“脉息右寸关滑而稍数，肺胃稍有风热”，再用轻扬宣郁之法，以“牛蒡子一钱五分炒研、霜桑叶二钱、广橘红一钱五分、连翘一钱、鲜芦根三支切碎，引用鲜青果七个研”等药治疗。据慈禧脉案载，十四日复加苦桔梗八分，经此治疗后，风热之疾，遂即痊愈。脉法：右寸主肺，右关主脾，数脉主热，此案脉息右寸关滑而稍数，正应肺胃有热。《温病条辨》以脉之不缓不紧而动数，或两寸独大为太阴温病，本案前后之处方，实为桑菊饮加减，药用辛凉轻清之品，故称轻扬宣郁之法，亦宗吴氏治上焦如羽之意。庄、张、姚在晚清分别任太医院院使(院长)、院判(副院长)等职，学验俱富，三人职合会诊而拟用《温病条辨》之桑菊饮方加减，亦足证清宫御医对温病时方的重视。

除上面所举以外，时方大量在宫中运用，而且取得很好疗效的案例尚属不少，其中有影响之方剂如凉膈散、香薷饮、人参败毒散、三黄石膏汤、增液汤、五汁饮等更是屡用不鲜。此外，宫廷御医还时常根据患者病情，自己的经验，结合温病学说，自创时剂新方，形成了清宫医药的鲜明特点。兹举二例，用资说明。

二香汤方

二香汤方系清宫自制时方，因症情不同，而有各种不同之变化，取材之古方亦有不同，历朝沿用，施于温病初起，无论挟暑、挟风、挟湿均宜。如乾隆朝之循嫔，于乾隆四十三年六月二十日“脉息浮数”，患“停饮伤暑感冒之症”，由御医陈世官、牛永泰诊得“头疼身热，呕恶胀满”，“用清解二香汤”治疗，其方为：

香薷一钱五分　藿香一钱五分　苏叶一钱五分　羌活一钱五分　厚朴二钱　扁豆三钱　黄连一钱　陈皮一钱　半夏一钱五分，制　赤苓二钱　滑石三钱　生甘草八分

引用生姜二片　灯心五十寸

药后其病即愈。考本案清解二香汤，实系由黄连香薷饮与藿香、苏叶等味变化而来，辛凉与辛微温合法，可解暑清热利湿，为清宫化湿解表之独特经验，治湿重而兼暑热者为宜。又如嘉庆二十四年五月二十九日，御医郝进喜因四阿哥福晋“脉息弦滑，系内停饮滞，外受风凉，暑感之症”，致有“头疼身痛，胸膈满闷，夜间烦躁口渴”，而立二香饮以治，其方为：

藿香一钱五分　香薷一钱五分　苏叶一钱五分　羌活一钱五分　葛根二钱　花粉二钱　腹皮一钱五分　陈皮一钱五分　桔梗二钱　茯苓二钱　酒芩一钱五分　苍术一钱五分，炒

引用生姜二片

次日即“症势渐减”。按此方系以藿香、香薷为君，故名二香，系由藿香正气散加减而成，方中除以香薷治暑外，复用花粉养阴、酒芩泻热，于“暑感”饮滞颇相适宜。嘉庆十四年五月二十三日，二阿哥大福晋病“内停饮热，外感暑湿”，以致出现“头闷胸满，肢体酸软”等暑病症状，先用香薷饮治疗，次日御医陈昌龄、郝进喜等予加减二香饮治疗，方用藿香、苏梗叶、腹皮、香薷、羌活、赤苓、厚朴、陈皮、半夏曲、枳壳，酒芩、益元散、生姜等味，前后方药合参，则知清宫之二香饮，主要为藿香正气散与香薷饮合方化裁而成。此案因湿邪偏重，虽仍用上法，但增加了利湿之品，此亦可见宫中虽同一方治，而辨证用药又有其精细处。除了挟暑、挟湿之外，偏于风热者，用药又有不同。嘉庆二十年六月初五日，五阿哥病“内有暑热，外受风凉之症”，御医刘钟、高文溥诊得“脉息浮数”，“头热微汗，口干作渴”，而用清解二香饮调理，药用：

荆芥一钱　桔梗一钱　香薷八分　苏梗叶一钱　防风八分　前胡一钱　牛蒡子一钱，炒研　藿香一钱　葛根一钱　赤芍一钱　酒芩一钱　益元散一钱五分

引用生姜一片　灯心三十寸

此案因暑热重于暑湿，且挟风邪，故辛凉解表之药偏多，仍以香薷、藿香为要药，故称清解二香饮，可见虽宫中自制时方，依据病情，仍有变化之法，并不泥执。又如道光孝慎成皇后于道光十一年七月初六日，经御医张新、郝进喜、苏钰会诊，“脉息浮数，系肝胃有热，停饮受暑之症，以致感冒头闷，胸满，发热恶寒，周身酸软，夜不得寐”，而用柴胡二香饮治疗，处方以藿香正气散，香薷饮合方化裁，增入柴胡、萸连等味，用意除解表外，又在调和肝胃。此等处皆说明清宫御医运用时方之灵巧。

清咽消毒饮

清咽消毒饮用治咽喉肿痛，系本东垣普济消毒饮加利咽之药而来，与《温病条辨》治大头瘟、虾蟆瘟之普济消毒饮去升麻柴胡黄芩黄连方立意有一致处，以后遂成为清宫治咽喉赤肿之自制时方，亦称清热利咽汤。据清宫医案载，疗效确实，值得今日临床之借鉴。如乾隆朝惇妃于乾隆四十二年七月三十日病“风热结喉之症”，“脉息弦数”，“项外微觉宣肿”，咽内尚有“紫肿”，御医陈世官、刘世基处以清咽消毒散，内吹牛黄散，外敷如意金黄膏调治，药用：

黄芩一钱五分　生黄连一钱　连翘三钱　桔梗二钱　柴胡一钱　僵蚕二钱　薄荷一钱　瓜蒌一钱五分　元参三钱　牛蒡子三钱　陈皮一钱　生甘草八分　大青叶一钱

引用荷叶一钱

据以后之脉案记载，本此法调治，至八月初四日，“咽痛已好”，改用凉膈饮通便泻热而收功。又如乾隆五十一年四月二十五日禄贵人患咽喉病，“脉息浮滑”，“发热咽痛，右项

红肿，头闷身酸”，系“肺胃不清，外受风凉”之症，用荆防消毒饮后表凉已解，但“内热尚盛”，咽喉“红肿未消”，经御医田福诊视，予清热利咽汤治疗，其方为：

荆穗一钱五分　防风一钱五分　薄荷八分　牛蒡子一钱五分，研　桔梗二钱　元参一钱五分　僵蚕一钱五分　赤芍一钱　连翘一钱五分　花粉二钱　前胡一钱　赤苓一钱五分　甘草八分

引用荷叶一钱

以后二日加用柴胡等药续服，而“咽痛大减”，其症渐痊。从上述可知，清咽消毒饮、清热利咽汤均仿普济消毒饮变化而成，其间加瓜蒌、花粉、荷叶等养阴利咽，防止表散太过，已另具特色，尔后各朝亦多袭用此法治咽，成为清宫自制之著名时方。

清宫中大量征用温病时方，已说明御医们治病并非一味师古，只限于经方，不敢越古圣贤雷池一步，而是看到了疾病的不断发生、发展、变化而医学也应不断地向前发展，而这种发展又应是在继承的基础上的发展。清代正是我国温病学说鼎盛的时期，清宫医疗中运用大量温病时方，本身即是中医学在这承先启后，医学飞跃发展的历史时期情况的反映。不仅如此，就在时方的运用上，清宫也是又有继承，又有发展，承先启后，推陈出新。例如前面所举之藿香正气散，本出《局方》，而在清宫医疗中，不但吸收了后来温病学家加减正气散的经验，而且发展其用法而有各种正气汤之变化，以致历朝沿用不衰，成为清宫治疗外感、暑湿、腹泻、凝滞等症之效方。此外，有的温病时方还是清宫中先行使用，如雍正朝之用五汁饮，乾隆朝之用青蒿鳖甲汤等，以后才被温病学家所采用，凡此均可见清宫医药在中医学发展中的承先启后的重要作用。

（五）废除金石丹药，补益增寿，侧重调补

所谓长生不老，寿享遐龄，甚至得道成仙，乃是历朝皇帝梦寐以求的愿望。春秋战国时期，齐威王、齐宣王、齐燕王等对于得道成仙，寿享永世，曾有强烈之追求。至秦始皇，长寿的奢望更高，曾广征方士求仙，并派韩终、徐福耗费巨资率人寻求不死之药。迨东汉以降，方士炼丹者尤盛，晋代葛洪所撰《抱朴子》中，对于炼丹长生之道理及炼丹方法论述颇详。称：“夫金丹之为物，烧之愈久，变化愈妙。黄金入火，百炼不消，埋之毕天不朽。服此二药，炼人身体，故能令人不老不死。”其理论是“此盖假求于外物以自坚固，如有脂以养火而可不火”，认为“不得金丹，但服草木之药，及修小术者，可以延年迟死耳，不得仙也”。葛洪之《抱朴子》内篇，专谈炼丹术，实乃道教之本色。而道家之得道羽化而登仙之妄说，正中皇王追求长生不死之怀。如魏道武帝笃信道教，冀仙人博士，炼石药以求长生。但他和其子魏明元帝均被丹药所毒死。次后，唐代之唐宪宗、穆宗、敬宗、武宗、宣宗等均步其后尘，也有因服食炼丹之药而毙命者。延及明代，宫中炼丹求仙之风仍不见衰。明代嘉靖年间，宫中尚设有丹房。嘉靖皇帝(朱厚熜)于嘉靖二十一年壬寅宫变后，即入西苑(中南、北海)专心奉玄修道，先后遣入之女孩达一千零八十人之多，炼“先天丹铅”(小女孩月经炼制之药)，以求长生。可见，炼丹长生之风，自秦汉以下，历朝宫中，颇为盛行。而丹药之服用，宫中医生亦难以干涉。当然，对于炼丹求生之说，历代医家，反对者多。明代的伟大医药学家李时珍对于炼丹之术，曾予痛斥：“岂血肉之躯，水谷为赖，可能堪此金石重坠之物久在肠胃乎？求生而丧生，可谓愚也矣。”并于《本草纲目》中，一一指出妄服金石药之危害，再三强调此类药物“不可服食”，告诫：“六朝以下，贪生服食，致成废焉，而丧厥躯，不知若干人矣。方士固不足道，本草岂可妄言哉。”严厉地批驳了方士炼丹求仙的谎言，对于梦寐求仙，以皇家为代表的热衷炼丹者，给予当头棒喝。

清代宫廷医案之中，有关炼丹之术以及皇家服用金石炼丹之记载尚未发现。但皇家寻求长寿之心，自不待言，惟其求长生之法，不在于炼丹，而在于养生或服食补益药物。可见，废除金石之品，注重补益，乃是清宫医学中的又一特点。

清宫补益长寿的特点之形成原因，在于宫中御医崇尚实效，反对方术；另一方面清代皇帝(尤其早期)，多喜骑马射猎，习武健身，并且亦多知医理有关。

对于长寿，清宫中除养生之外，主要以补益增寿，侧重于调理。清代历朝皇帝中，除康熙尤其注重锻炼、海水浴等法之外，其余各朝，均十分重视药饵的补益与调理。雍正皇帝亦是深有武功者，然其对于具有补益长寿之效的宫中龟龄集亦十分重视，时常亲自过问，自觉服用无疑。而寿及耄耋之乾隆，对于补益长寿之方更是百般推崇。乾隆帝终年八十九岁，乃历代皇帝寿命最长者，相继刻有“古稀天子之宝”，“八征耄念之宝”，“十全老人之宝”等印章，以志其寿之永。至嘉庆四年(宫中乾隆六十四年)正月初三日辰刻驾崩之时，亦无重大病症，当系因衰老而亡。究其长寿之原因，除养生保健之外，于药物方面长寿补益之品当有一定的作用。据脉案及配方所载可知，乾隆经常服用之补益与长寿之品有散剂如龟龄集，酒剂如龟龄酒、松龄太平春酒、椿龄益寿药酒、健脾滋肾壮元酒，丸剂如健脾滋肾壮元丸、秘授固本仙方等。以上之长寿医方，均多由补益之品组成。龟龄集以龟龄为方名，喻可如龟之长寿。全方共有药物三十三种，多为补肾壮阳之品，并相应有滋阴之品佐之。主治气血阴阳不足，尤以气虚阳虚者为佳。除治老年头昏目花、阳痿遗精之外，长期少量服之，当有益肾固本之作用，故可有补益长寿之功。此方制成酒剂，乃取酒可通血脉，助药势，若老年气血运行不畅者，长期少量用之，更佳。其余如松龄太平春酒，椿龄益寿药酒，因松龄、椿龄亦喻长寿而命名。松龄春酒多养血活血、健脾行气之品；椿龄益寿酒则具养血活血、清热润肠之功，于老年颇益。健脾滋肾壮元方(酒、丸)之作用一如方名，在于补肾阳，健脾胃，老年脾肾虚者服之咸宜。至于秘授固本仙方，药物虽多，然不庞杂，以补益壮肾之品为主，以肾为先天之本，而称固“本”，实则即固肾。总之，以乾隆帝常用之补益长寿医方而论，其药物组成多为补脾肾、益气血、调阴阳之品，大抵多用鹿茸、枸杞子、杜仲、肉苁蓉、锁阳、淫羊藿、补骨脂、熟地、陈皮、茯苓、当归、松仁、何首乌、人参、莲肉、山药、丁香、甲珠等药。清代治疗诸朝皇帝之补益长寿类药物，亦多宗此。结合宫中太医院属补益长寿之医方，可知宫中此类方药可达近百首之谱。就这些药方功用分析，主要是补脾肾、益气血。现分别论述之：

(1) 补脾肾：肾为先天之本，生命正常活动之源泉。中医认为肾脏真阴而寓元阳，为水火之脏，主藏精，为生理发育之源，主五液，亦主骨生髓，为生命之根。宜固藏，忌泄露。倘有泄露，其肾必虚，肾虚则可致精失而诸虚百损缠身。在人之生长、发育、衰老之过程中，肾气之盛衰十分重要。人体之盛衰，机体内部之变化乃随肾气之旺盛而成长，随肾气之虚弱而衰老，肾气之盛衰与人的衰老有密切关系。因之，古人常谓“肾气为宝”。而人之早衰，则肾虚是其主要环节，“以酒为浆，以妄为常，醉以入房，以欲竭其精，以耗散其真，不知持满，不时御神，务快其心，逆于生乐，起居无节，故半百而衰”(《素问·上古天真论》)，指出了耗精伤肾而衰老的道理。而皇帝宫闱恃宠者多，故生活失其规律，肾虚之因自不待言，因之，采用补肾之法，益其虚损，俾肾气得充，精盈神足，而达长寿之目的。脾乃后天之本，主运化与受纳，摄入营养物质，经脾胃而变成精微物质，布于全身。故《素问·经脉别论》谓“饮入于胃，游溢精气，上输于脾，脾气散精，上归于肺，通调水道，下输膀胱，水精四布，五经并行”，指出了脾胃对于营养人体的重要。倘若脾胃有损则运化失司，诸病丛生。《素问·厥论》亦有“胃不食，则精气竭”，精气竭则早衰。皇帝生活多食膏粱厚味，脾胃欠和者多，而补脾则后天得壮，气血得充，自可延其寿命。故从脏腑功能，从帝王生活习惯等方面而言，补益脾肾，与其长寿是有积极意义的。宫中配方补脾肾者甚多，如单补脾之八珍糕，从《乾隆用药底簿》得知，乾隆自四十年左右便开始服食具有健脾强胃功效之八珍糕。宫中配方并谓：“八珍糕不寒不热，平和温补之药，扶养脾胃为主，屡有奇效。”补肾者如五老还童丸、打老儿丸等。亦有补脾肾同用者，此类处方占其多数，其间尚有偏重补脾、补肾之不同。宫中配方属补脾肾者，如鹿茸丸、全鹿丸、补天河车大造丸、神仙苣胜子丸、仙人还少丹、补益资生丸、补益蒺藜丸、长春广嗣丹等多种。这些方剂或者侧重补脾，或者侧重补肾，既有补肾健脾之功，又有补益强壮之效，用于治疗可，用于长寿亦适宜。

(2) 益气血：气与血是人体生命的动力和源泉。机体的生命活动，赖气与血共同相辅，承担其生理作用。《灵枢·本藏篇》：“人之气血精神者，所以奉生而周于性命者也。”刘河间亦谓：“形以气充，气耗形病；神以气立，气全神存。”可见人之形神离不开气血，而气血调和，则精神旺盛，体质健壮，百病不生，故调和气血，在养生长寿中，占重要地位。

气与血两者关系密切，相互生化，互为依存。《慎斋遗书》谓：“夫人之一身，气以血为主，血以气为先。”正因为两者密切相关，相辅相成而维持生命活动。若外界致病因素或脏腑功能失调，则必影响“气血”之异常变化而产生病理变化。故《医林改错》云：“治病主要在明白气血，无论外感、内伤……所伤者无非气血。”清代宫廷补益长寿之法，亦十分重视补益气血。

宫中补益气血之途径有二，一是补气以养血，二是气血同调补。

气既是人体生命活动的物质基础，又是机体功能活动的动力。人体之气，内行于里，外卫于表，升降出入，环行周身，人体之活动，无一不依赖于气之推动。同时，血之生成，亦赖气之作用，即《内经》所谓“阳生则阴长”。只有气的旺盛，血才能生化充足。同样，只有气的充足，血液运行才能通畅。如果气病必及于血，气不行，血亦止。故《直指方》云：“气为血帅，气行则血行，气止则血止”，“气有一息之不能，则血有一息之不行”。显而易见，气在气血功能活动中占重要地位。至于气之病理表现虽有“气虚”、“气滞”、“气逆”、“气结”等不同，但就长寿补益而言，主要是防其气虚，希冀气血充旺，血脉畅通，百病不生，而寿享遐龄。因之宫中补益长寿之法，时常以益气之法为主，调补气血，冀气得补而血得益。宫中补气之法，主要是噙化人参。宫中之人参用量甚大，乾隆晚年噙化人参数量亦不少，且常以人参、莲肉同用，称为参莲饮。而宫中皇帝、后妃之脉案中，鲜有不用人参者，因既可祛病，更可补益长寿。据乾隆朝《上用人参底簿》载“自乾隆六十二年(宫中实嘉庆二年)十二月初一始，至乾隆六十四年正月初三止，皇上共进人参三百五十九次，用四等人参三十七两九钱”，几乎每天进人参一钱。另据光绪二十七年九月，慈禧皇太后《人参底簿》载：“寿康宫药房首领荣八月，陆续领取，约二十六年十一月二十五日起，至二十七年九月二十八日止，计三百三十一天，共用噙化人参二斤一两一钱。今问得荣八月，皇太后每日噙化人参一钱，按日包好，俱交总管郭永清，太监秦尚义伺候。谨此奏闻。”亦是每日一钱之多，至于其他帝后用人参者亦多，慈禧寿逾古稀，或当得助于此。按人参具补血气，健脾胃，宁心安神之功效。《药性本草》谓能“补五脏六腑”，五脏六腑得益，则血亦有生化之源，达到补其气而益其血，达到气血调和之目的。

宫中另外一种补益气血的途径是气血同调补。如前所述，气血两者，密切相关，“气以血为主，血以气为先”（《慎斋遗书》）。若气病亦能影响于血，同样血病亦可影响于气，故《血证论》称：“气病则累血，血病则累气。”气虚则其血必虚，气虚其血多脱，气滞其血易瘀；同样，血病对气亦有影响，血脱则气散，血虚气亦耗。此虽属气血病理之变化，但于长寿之第一步则是维持机体不病，之后则是健康，人体健壮则可言长寿，故气血调补之意义亦在于此。宫中采取气血双调补之法，不外气血双补，如常用当归补血汤、八珍丸、人参养荣丸、百龄丸，琼玉膏、十全大补丸、归脾丸等饮服，以固其气血，益其阴阳，而达长寿之目的。

总之，补气血法于宫中补益长寿的方法中是常用的，亦收到了一定的效果。此外，宫中补益长寿调补之法，尚有饮食调补及药酒调补等方法。

饮食调补法，由来已久，自古食药同源，很多食物不仅可以饱暖，尚可培补体质，防止疾病之发生，达到补益延年之目的。食饵疗法乃是食物与药物之结合，饮食之中，寓以防治。元代医家邹铉称：“老年之人有患，宜先以食，食治不愈，然后命药”，因为“老年之性皆厌于药而喜于食，以食治疾胜于用药”。且宫中帝后，体属“至尊”，更宜于食饵补益。宫中食疗之法，应用十分普通。例如光绪三十三年九月十九日，光绪帝之脉案载，“皇上脉渐舒渐和”，病情好转，“连日勿药有喜”，陈秉钧等则开“人乳炖温，午后三四点服”。次日则开“饮食补养法：牛肉六两、羊肉六两，去皮、膜、油、筋，生姜五钱，用磁罐蒸出原汁，加葡萄酒一小杯，盐、糖、胡椒末随意加少许，早晨服蒸汁一杯；羊肚一个、洗净去边，不去里皮，鸡胗五个、净洗不去内皮，川椒五粒、茴香三粒、紫菜五钱、蒸法同前，加葡萄酒一小杯，盐、糖、胡椒末随意加，午后服蒸汁一小杯。谨案：前方补肝脾，后方补胃”，服用大旨，以食饵代药，补肝、脾、胃，以收补益之效。另有脉案载：乌骨鸡一只，加陈绍酒，用罐隔水熬八点钟，饮汁，亦作补益之用。按鸡肉有温中益气，补精，添髓之功效，既有益于治疗，亦可增强身体之健壮。此外，慈禧之脉案中亦有黄芪熬山药、莲子粥之记载。黄芪可补气固表，山药能补肾固肠，莲子亦可清心醒脾固涩，补于老年人有益。显见，食饵疗法对于补益健壮，宫中十分重视。

药酒疗法宫中亦多，如乾隆帝之太平春酒，慈禧、光绪之葡萄酒等，宫中均常服用，亦在于取其活血通脉、补益健壮之目的。

综上所述，宫中补益长寿之法，主要在于用药饵补脾肾，益气血，以食疗佐其功效，且以药酒通其气血，其方法确有重要的价值，而宫中补益废除金石药饵，是与历朝皇家不同之处，此亦清代宫廷医学之一重要特点。

(六) 重视家常防病，清气化湿，消导通利

在清宫中生活的帝后妃嫔，除了有病时积极医治以外，为了益寿延年，养生防病，也十分注重平日的调养。我们在整理清宫医案时发现其中有不少用于家常防病的小方小药，组成多轻灵活泼，药性多辛润甘淡，适宜于无病或小病使用。由于宫中人等，平素恣食膏粱厚味，停饮积滞者为多，同时娇嫩媚弱之躯，养尊处优之质，平居亦多难受质重之药，因此御医们在进呈家常防病的方药时，多以清气化湿与消导通利为主，既照顾患者体质，又照顾患者习性，形成了医疗上的又一个特点。以下分三个方面，加以说明。

1 平日调理，防病为先

“上工治未病”，这是中医学的一贯思想。《素问·四气调神大论》谓“圣人不治已病

治未病”，《素问·八正神明论》谓“上工救其萌芽，下工救其已成，救其已败”，均强调了未病防治，既病防变，防治工作在医疗中的重要作用。清代宫廷之中，除了患病时请御医开方用药外，对于家常防病的方药亦甚留意，无病、小病、病后之时，常用方药预防和调理。这类调理性方药，一般味少、力专、易行、有效。有的更属于食疗范围，有益而无害，乐为宫中病人接受。例如嘉庆二十年十二月初二日，五阿哥患风瘟瘰疬之症，用药治愈后，御医建议“相应用海粉粥随意食之，可保明春不复”。考海粉，系海产软体动物刺海兔之干燥卵群，其性味咸寒，功能清化痰热，软坚散结，且又富于营养，用之为药，既有疗病之功，又无进食之苦，颇为妥善。以后之脉案表明，五阿哥瘰疬之症，遂未再发，可见此方确有防病治病效用。又如宫中对于新生儿，例用福寿丹开口，福寿丹药用朱砂、黄连、甘草，以蜜水调服，功能清泻胎毒，清洁口腔，使婴儿以后少罹疾患，多福多寿。此外，小儿还常用成药一捻金调理，一捻金中含大黄等药，可清热消导，通便去火，对于防治小儿之温热病脾胃病有效。此种防病方法，以后慈禧皇太后因脾胃违和之疾，亦常采用。另外道光二十七年二月十八日琳贵妃脉案也有载用一捻金五分之记录，可见这种小方小药使用普遍，颇为宫中欢迎。

在大病重病之后，宫中御医也常常结合患者病情，谨拟易行之方药进行调理。这类方剂用于病后，亦大多味少、力专，对于治病防病也起着重要作用，因其简便易行，也可归入家常用方之例。如嘉庆十九年九月二十七日，玉贵人病“血枯筋挛旧症”，御医“用药以来，诸症稍轻，惟胃气微和”，经涂敏、李承缙诊视后，认为“脉息和缓”，“今交立冬节气(该年闰二月)，未添别症，庶可无虞”，而“议仍用原方二神代茶饮，缓缓调理”。据嘉庆朝脉案记载，玉贵人血枯而痰热，频发抽搐自笑神蒙等心神症状，经用益气养荣育神等法救治而渐愈。二神代茶饮方，系用茯神五钱、神曲二钱炒，水煎代茶，可安神和胃化饮。彼时患者大病渐去，胃气疲弱，难胜重药，用此方调摄，诚为良好之辅助善后方药。

对于因四时季节变化而引起人体相应的变化，宫中十分注意，常常自制成方丸药服用，以预防和治疗季节性的疾病。这类方药与民间家常小方相似，但选药地道，制作精致，疗效也自然较高。其中仅防治暑病就有各种不同之成药常服调理。先举清暑益气丸之应用为例：嘉庆朝华妃，“素有气血两亏旧症”，于嘉庆八年五月初七日经御医涂景云、张铎诊治，认为“时届暑令，议用清暑益气丸补气养血，除湿健脾，常服调理”。其方为：

人参六钱　葛根五钱　五味子五钱　炙芪八钱　青皮四钱，炒　泽泻一两　苍术五钱，炒　麦冬一两
焦白术一两　神曲一两，炒　黄柏五钱，酒炒　陈皮五钱　归身一两　炙升麻三钱　炙甘草二钱

共为细末，炼蜜为丸，重三钱，每早服一丸，开水送下。

细观此方，实系生脉散、补中益气汤合方加减而成，因有益气养阴、清热利湿之功，故于暑伤元气之症，颇为适合。御医制成丸药用于华妃，暑日常服，既补气养血，又清暑益气，可以预防暑病，确为妙品。据脉案所载，此方不仅可以防暑，即患暑热之症亦可用之。上述之华妃，于嘉庆八年六月十三日即因“暑热伤气”，而现“伤暑”之症，随用清暑益气丸配以益气化饮汤治疗而愈。又如清宫中之金衣祛暑丸，系由藿香叶、苏叶、丁香、檀香、茯苓、香薷、甘草等药组成，辛温散寒，芳香化湿，清热祛暑，为宫中秘方，用于瘟疫时气，暑湿感冒甚效。宫中妃嫔除在平日取用常服外，每在夏月更以此药作防治之用。如道光十四年六月初八日，时在盛夏，宜贵人用金衣祛暑丸十丸配以他药服用；道光十三年六月初七日，曼常在用金衣祛暑丸十丸佐以其他暑药调治等等，据医案所载，暑天用此，暑病少生，说明此方用于防暑确有功效。

此外，防暑之家常用方在清宫医案中记载颇多，如雍正朝特别推崇香薷丸治暑，并有避暑香珠方。而且宫中旧例凡值暑月，自旧历五月初一日至七月十五日，于乾清宫、寿药房、军机处、景山、颐和园等处，例皆发放暑汤，供妃嫔宫监，王公大臣等服用，预防暑病。暑汤一般用香薷丸、金银花、金衣祛暑丸等药制成，有清暑益气化湿之作用。

综上所述，无论治病、调养，以及本中医学“人与天地相应”的整体观思想而有季节性的用方，均说明宫中家常用药，时时以防病为先。

2 运用小方，清气化湿

如上所述，宫中平日调理之剂，一般都具有方小、药专，而且易于受纳的特点。由于宫中人等，脾胃之疾较多，加之易有肝郁气滞，多数停饮较重，湿邪缠身。在致病因素中，中医学认为六淫为患，当以湿为多为重，故而御医们所拟常用防病之方，以清气化湿之品为多。既有流动气机之长，又无长期服用之害，其中突出的有灯心竹叶方、益元散、藿香正气丸等方。

灯心竹叶方在清宫中运用甚广，且有多种之变化。例如道光朝孝慎成皇后即经年长期服用，作为平日调理之剂，兹摘引其脉案记载，以见其使用情况。”道光三年三月二十九日至五月二十二日，皇后，灯心五钱、竹叶一钱”，“道光四年正月初四日至三月二十一日，皇后，灯心五钱，竹叶一钱”，“道光四年七月二十九至闰七月十七日；闰七月二十四日至九月二十三日，皇后，灯心五钱、竹叶一钱”，据脉案记载，孝慎成皇后尔后亦常年饮服此方，体健而少病。方中灯心草清心通淋，其气轻清；竹叶《重庆堂随笔》称其“内熄肝胆之风，外清温暑之热，故有安神止痉之功”，张元素称其“凉心经，益元气，除热，缓脾”，二药合用，常服可以益气消暑，去火安神。值得注意的是，据道光朝脉案载，道光五年二月初四日至五月初五日三个月间，孝慎成皇后日日服用灯心、竹叶而无他病，时令又不在夏暑，并非以清热解暑为目的，提示我们清心去火安神对于养生保健有一定意义。丹溪翁力倡养阴，后世亦有以“阴宜补，阳勿浮”为医门之大法者，灯心竹叶既可清热利尿，又可安神镇阳，或亦符合敛阳保阴之旨欤。翻阅清宫医案，此方宫中后妃使用甚多，不仅单用，也作药引，考究起来，盖竹叶清心除烦而利小便，清气化湿而不伤阴，故可常用久服；灯草除安神定惊外，其形中空，性味甘淡，亦可渗湿利尿而不伤阴，可预防膀胱尿路感染，二药合用，清气化湿之效尤著。方小而便，故为宫中常用之调理名方。

不仅如此，宫中以灯心竹叶为基础的清气化湿调理方剂还有很多，其中亦有变化。如同治八年正月至五月间，同治帝大公主即常用薄荷五钱、麦冬五钱、菊花五钱、石膏五钱、灯心五钱、竹叶五钱、芦根一两进行调治。其中石膏大清气热菊花薄荷清气祛风，灯心、竹叶清热利尿，芦根清热利湿，诸药合用，清气化湿之力当更强。

此外，益元散也是宫中常用之药，并不仅限于暑月，其他季节亦有用之。益元散本出《河间六书》，由滑石、甘草、辰砂组成，灯心汤调服。其中滑石甘寒，能通窍利水，配甘草能清热生津，佐辰砂则安心神而心气可复，冬月用之对宫监妃嫔停饮等症也有清气化湿逐饮之效。如乾隆朝之禄贵人，嘉庆朝之华妃，道光朝之孝慎成皇后、全贵妃，以及光绪朝之慈禧太后、隆裕皇后都曾频频服用，在医案中有显著之地位。

除以上所述，宫中还常用薄荷、麦冬、金银花、菊花等清热养阴、清气化湿之药，无病之时常用调理，亦属于这一范畴。

另外，藿香正气丸在宫中运用十分广泛，从康雍到光宣，历朝沿用不衰。此方具有清气化湿之功，芳香辟秽，苦温散寒，外治风寒，内治冷湿，健脾除湿而正气可复。如乾隆四十七年五月十九日循嫔脉案载录，用藿香正气丸五服，每服二钱，二十四日即称“脉息安静和平无恙，尺部调匀”；又如嘉庆某年十月初二日，御医为丽皇贵妃处方，“用藿香正气丸三钱一服，四服调理”等等，不胜枚举。由于此方效用显著，以致宫中御医还依此而创立了多种正气汤，用治外感、食滞、冷湿、腹泻等症，其中多有清气化湿之作用。综上所述，可见在清宫家常防病方中，清气化湿之剂是重要的一个方面。

3 选用成方，消导通利

我们在整理研究清宫医案时，发现宫中后妃人等经年累月大多有食滞便秘等症，可能与其平日生活饮食少运动、多肥甘有关，故而前已论及通腑为宫中治病常法。不仅如此，即在平日亦多用消导通利之药以为调理。如道光十二年二三月间，孝慎成皇后即曾屡进越鞠保和丸、木香槟榔丸以舒气解郁、行滞通便，药后食增体健。又如妊娠，本忌通下，但依据症情，运用适当，效亦佳良。道光朝之全贵妃于道光六年正月，正值妊娠七个月时，以及在三月二十八日临产之前，均曾用槟榔末一两，白豆蔻末一两，缩砂末一两为药调理，一来行其积滞，二来调气安胎，允为有胆有识。此即《素问》所谓“妇人重身，能毒乎？……岐伯对曰：有故无殒亦无殒也”之旨。同样，槟榔、蔻仁、砂仁末方也为其他妃嫔胎前产后所习用，如道光朝之祥妃，在道光五年三月、四月生产之后即频频用之，推测其意，在于通利恶露，逐瘀生新。本方特点在于下而不伤，有效而安全，故作为通利消导之方，能为宫中接受。

宫中有时也选用少数峻猛泻下之药，消导通利以为调理，且用药量较重。如道光十一年十月十六日祥妃曾用苍术二两，大黄二两，迨至二十日复用苍术一两，大黄一两，灯心一两，竹叶五钱，从其用药之间隔日期与宫中使用灯心竹叶之习惯推测，当时祥妃每日曾用苍术五钱，大黄五钱，如此用量，虽可消导荡涤，除湿健胃，但不可不谓重矣。同样，在道光二十八年正月十一日佳贵人案中，亦有用苍术一两，大黄五钱，配服平安丹之记载。甚至还有量重者，如道光朝之四阿哥于道光十二年十二月初八日，“用苍术一两，大黄一两配平安丹调理”等。

此外，三仙饮、保和丸、五积散、木香槟榔丸等，也是清宫常用的消导通利方剂，使用遍及各朝。在长期医疗实践中，积累了大量经验，因症又有各种变化。如三仙饮方，由山楂、神曲、谷芽组成。据清宫脉案载，道光二十六年十月十九日，琳贵妃即“用山楂一钱，神曲一钱，谷芽一钱调理”，这是用三仙饮消导和胃。道光朝之珍嫔，于道光三年十一月初五日至二十七日，迭用三仙饮消导调理而治疾。到了光绪年间，慈禧、光绪更是大量使用三仙饮以调理脾胃和治疗疾病，仅《慈禧光绪医方选议》中所收录的加味三仙饮方即有九首之多，至今焦三仙一药还风行全国。

又如保和丸，由山楂、神曲、半夏、茯苓、陈皮、连翘、萝卜子等味组成，功能消食和胃、化滞去积，宫中根据病情需要，常加味变化以用。乾隆四十九年二月初十日，禄贵人用加味保和丸二服，每服三钱调理。道光三年七月初九日，珍贵人“胃气稍有满闷”，御医崔良玉、王明福等即随进加味保和丸，午晚每服二钱调理。加味保和丸，据清太医院配本所载为保和丸加健脾之白术，除湿之厚朴、清热之芩连，和胃之枳实、麦芽，行气之香附而成，能消能补，于食积饮滞等症颇宜。此外，宫中还常以解郁之越郁丸与保和丸同用，如嘉庆朝之丽皇贵妃、道光朝之和嫔均尝喜用越鞠保和丸，其用量多为三钱一服，并可连续服用，据脉案记载均有良好效果。

木香槟榔丸为行气泻下剂，宫中运用也颇为普遍。据清宫医案记载，乾隆四十八年五月二十五日，禄贵人即曾用木香槟榔丸三服，每服三钱；道光五年六月二十日，御医郝进喜为道光皇后拟用“木香槟榔丸四钱，大腹皮四钱，生姜皮三片，煎汤送下”调理治疾；同治元年八月初三日，祺妃患病，也以“木香槟榔丸三钱一服，二服调理”等等，推测其用方之意，亦在荡涤积滞，消导通利。惟在当时，用此峻猛之剂用作常服调理，需要一定之卓识。

此外，尚有以谷芽、槟榔合用者，如光绪某年六月初二日，张仲元为慈禧皇太后拟“炒谷芽二钱，生槟榔二钱”，水煎代茶，治其“胃气欠调、消化迟滞”之症，取其消导通利以化食滞而和胃气。总之，宫中各种消导通利之方药，量病者之病情轻重而用，对于防病治病均起到了一定的作用。古人谓“六腑以通为补”，清宫在平素调理方中，如此大量使用消导通利之剂，值得我们进一步研究。

（七）实践归经理论，应用引药，丰富多彩

所谓归经，就是把药物的作用与五脏六腑、十二经脉的关系密切地结合起来，以说明某药对治疗某些脏腑经络的病变起着重要的作用。药物归经，就是指药物对于机体某部分有选择性作用而言，将各种药物对机体各部分的治疗作用作进一步归纳，便形成了中医的归经理论。掌握药物归经，可以根据脏腑经络主病，选择用药，执简驭繁，对诊疗有很大便利。不仅如此，由于某些药物可以专达某经，从而在制方中以其为向导，则可以起到引经报使的作用，从而更好地发挥方药的效能。

祖国医学的归经理论，最早见于《内经》。《素问·脏气法时论》谓：“肝苦急，急食甘以缓之；心苦缓，急食酸以收之；脾苦湿，急食苦以燥之；肺苦气上逆，急食苦以泄之；肾苦燥，急食辛以润之。”“肝欲散，急食辛以散之，用辛补之，酸泻之；心欲软，急食咸以软之，用咸补之，甘泻之；脾欲缓，急食甘以缓之，用苦泻之，甘补之；肺欲收，急食酸以收之，用酸补之，辛泻之；肾欲坚，急食苦以坚之，用苦补之，咸泻之。”《素问·宣明五气篇》谓“五味所入：酸入肝，辛入肺，苦入心，咸入肾，甘入脾”等等，从原则上揭示了用药和药物归经的规律。后世医家则有用甘草缓肝急，五味子收心缓，白术燥脾湿，黄芩泄肺逆，黄柏、知母润肾燥等用药经验。迨至金元时期，易水学派兴起，张元素本《内经》之学，力倡用药归经，著《珍珠囊药性赋》、《脏腑标本药式》、《医学启源》等书，不仅使《内经》理论得到有力验证，同时对于药物归经有具体之阐明，给后世引经遣药以准绳。其后如张山雷、唐容川等皆有发挥，不过这种归经理论虽为医家所重视，但运用仍欠广泛。清宫医案中对此则特别重视，几乎组剂均注意归经，每方必用药引。药引种类繁多，作用不一，系统地实践了归经理论。就医案所见，清宫中药引取材极广，大凡草木、金石、介类、虫兽，以及茶叶、菜食，率皆可以入药为引。粗略统计已有上百种之多，于方书中极为罕见，具有鲜明的特点

1 实践归经理论

清宫医案中大量运用药引，最有效地实践着自《内经》以来的中医归经理论，这可以从入脏腑和入病位两个方面，粗略地加以论述。

(1) 脏腑归经：药物归经，是依据脏腑经络学说而结合具体实践所产生的中医基本理

论，有其科学性。清宫医案中药引表明，脏腑归经是其重要的一个方面。

1) 入心：入心之药引甚多，兹举数例，稍加说明。如乾隆皇帝于乾隆六十三年十二月十二日酉正初刻，“神气恍惚，少寐不宁，有热”，御医沙惟一、钱景诊断为“心气虚”，予镇阴育神汤加减治疗，其方除用人参、生地、白芍、橘红、龟板、竹茹、远志、枣仁、龙齿、琥珀、归身、半夏、石菖蒲、甘草补心安神外，取用赤金一两为引同煎。盖赤金入心，重能镇惊安神，用之为引，既能引镇阴育神之剂入心，又能起安神宁心之用。据十六日之脉案，即称“心气安宁”，而止汤药。又如光绪皇帝于光绪三十三年九月二十三日，经御医陈秉钧、曹元恒诊断为“舌边起泡”，“脾湿郁热”，而用“蜜炙桑叶一钱、扁豆衣三钱炒、金石斛二钱、粉甘草三分”治疗，并用“朱拌灯心十寸”为引。盖舌为心之苗，舌上起泡，心经有热可知，兼之脾湿困郁，引用灯心者，取其入心，可清心通淋，以朱砂拌用则愈增育阴安神之力。此二例之病情皆与心经有关，故药引亦皆入心，以增药力。

2) 入肝：“入肝之药引亦多，略举二例如下。光绪六年十二月初五日，慈禧太后“脉息两关稍大，右滑左弦”，“神疲力口，谷食不香，脊背生热，运动则热势见轻”，经薛福辰等诊断为“木不条达，复加愤郁，脾受其制”之症，处方“人参一钱五分、炒于术一钱五分、炙香附二钱、茯苓三钱、泽兰二钱、丹皮一钱五分、炙鳖甲三钱、生鹿角二钱研、丹参三钱、砂仁一钱研、炙草八分、炒谷芽三钱”，并用醋柴八分为引药。考柴胡为和解少阳，疏泄肝胆之要药。本案慈禧系因肝气不舒，木不条达，而波及到脾，故除用健脾养荣之药外，取醋柴为引者，意在入肝经解肝郁，以治病本。又如宣统十一年四月初七日，端康皇贵妃(即光绪朝之瑾妃)病，经御医赵文魁、佟成海诊断，“脉息左关沉弦，右关沉缓”，系“肝经气道欠调”之症，拟用和肝清热活络法治疗，药用“杭白芍四钱、全归六钱、抚芎二钱、丹皮四钱、炙香附四钱、青皮四钱、台乌二钱、藤钩四钱、天仙藤三钱、枳壳三钱、瓜蒌八钱、酒军二钱”，以羚羊一钱五分先煎、橘络三钱、胆草二钱三药为引。考羚羊清泄肝胆实火，入厥阴肝经，橘络疏肝和络、调畅气机，胆草苦寒入肝胆经，泻肝胆实火，龙胆泻肝汤即用为主药。三药相将为引，入肝之力更强，则全方和肝清热活络之力更优。

3) 入脾：宫中脾胃之病甚多，治法上亦颇注意调理脾胃，以顾胃气和培补后天。在用方中，药引入脾者甚多。如光绪六年七月二十八日，慈禧因“心脾气馁，中土不和”，以致“脊背忽凉忽热，吭嗓作干，或作酸甜之味”，御医薛福辰等“议用养心归脾汤加减”治疗，方中用龙眼肉五枚为引，盖取龙眼肉功能补益心脾，养血安神，《本草经疏》载：“入足太阴，手少阴经”，《药品化义》称“入肝、心、脾三经”，方中用之，可引群药以入脾经，治慈禧心脾气馁之症。此外，用龙眼肉作脾经引药之例证，医案中甚多。康熙五十四年正月十八日，御医于世美、梁之惠诊治科尔沁公必里滚达赖对口症，因其“脾气大虚”而用加减归脾汤调理。此系本“脾主肌肉”，对口之症不能收口，腐肉不能全去，则当责其脾虚。方中“引加金银花三钱，圆肉七个”，不仅取龙眼肉引药入脾，且加金银花在内，使补中有清，于对口流脓之症，尤为适宜，可见清宫运用引经之药，遣药化裁，均甚贴切。

4) 入肺：清宫医案中，入肺经之药引亦不乏记载。如道光朝之全贵妃，于道光四年十二月十九日患肺病咳嗽，“脉息滑数”，“身热咽干”，“咳嗽”，御医张永清、陈昌龄断为“火烁肺金之症”，除用羌活、防风、苏梗、生地、麦冬、桔梗、知母、黄芪、甘草等组成清金代茶饮外，并取芦根三把为引。盖全贵妃因妊娠而患咳嗽，与胎热有关，故用药十分谨慎，除解表止嗽外，侧重养阴退蒸。芦根性味甘寒，入肺经，功能清热生津，清肺热痰痈，方中以之为引，诚一举而二善。又如同治朝大公主，同治八年正月十四日患咳嗽、夜寐不安、作渴等症，经御医冯国治诊得“脉息弦滑”，系“肺经湿饮未清”所致，予以清肺止嗽汤，而“用秋梨三片”为引。此案方中诸药寓二冬、二母之意，多入手太阴经，另加用秋梨为引者，既取其引药入肺，又取其能润肺消痰，治热嗽止渴，与大公主病情颇相适合。可见宫中御医选择药引，有着多方面的考虑。

5) 入肾：凡肾家之药，例可入肾为引，宫中肾病颇多，此类药引，自亦不少。历朝皇帝中，以光绪之肾病为著，光绪三十四年间因肾虚腰痛，苦痛难言，七月二十九日之脉案载“腰胯酸痛日甚，右部更重，俯仰转侧不利”，其脉象“尺中软弱无力”，御医张彭年拟白芍、续断、独活、当归、木香、桑寄生、秦艽、橘络、川芎等味为方以治，并取金毛狗脊一钱五分为引。按，狗脊专入肾经，功能壮腰健肾，通经活络，方中取少量为引，意在引药入肾，以治光绪帝肾虚腰痛之痼疾。类似病案尚多，兹不赘述。

(2) 病位归经：除了按脏腑经络归经选用引药外，对于不同的病位，根据中药升降浮沉，性味归经的理论，选择引药，直达病所，可收到更好的治疗效果。这与现代医学之载体学说有内在相当之处。

1) 轻扬治上：传统用药经验，以桔梗等药可载药上行，作为治疗上焦疾病之引药。宫中则取药性轻清之品，作为治上之药引。如慈禧在光绪三十四年九月十四日因“头闷目倦，鼻流清涕”，“脾元不畅，阻遏清阳”，御医张仲元等认为属“肺胃之气欠和”，而用轻扬肺胃之法。所开方中以西瓜皮八两，佩兰梗带叶五分为引。按，西瓜皮、佩兰梗叶虽皆清暑利湿之佳品，但用之为引，取其轻清扬上之力，故可治肺胃之湿热。

2) 平和温中：凡调补脾胃之品，大多可以达于中焦，专入脾胃经者，为数亦多。光绪帝某年五月二十九日之脉案曾载“肝阴不足，脾元未壮，湿气尚盛，动作仍觉眩晕，午后化食较慢，时或胸膈不畅，步履力弱”，御医全顺、忠勋为拟四君子汤加疏肝化饮健胃之品以治，而方中“引用黄土六两，百沸汤冲融，澄清煎药”。考脾属土，色黄。黄土，即灶心土，入脾、胃经，功能温中止呕，收敛止血。本案用之配四君子汤则有健脾温中之效。且灶心之土，其性辛微温，用之为引，亦取治中之意。

3) 通利治下：如果病位较低，则可用通利下行之药为引。道光三年六月二十二日，御医郝进喜为孝慎成皇后诊疾，发现“脉息滑数”，“头闷身酸，呕恶胸满，胁腹胀痛，夜间不寐”，认为“系肝胃气滞”，复“挟饮受暑”之症，因“暑气已解”，病变重点在胁腹胀痛，于是用当归润肠汤养血润下，泻热通便。妙在更用元明粉一钱五分为引，考元明粉其性咸寒，质重味厚，能引诸药下行胃肠，并能软肠中之燥结，用为药引，即通利治下之意。

此外，也有直接使用治疗具体病位之药为引，以便使方药直达病所。如咽喉病用青果、山豆根为引药；胃病用竹茹、山楂为引药等等。兹各举一例，略资说明。光绪皇帝于光绪十四年十一月十三日患“咽干作痛，口黏而渴”之症，御医全顺、杨际和曾用清解利咽汤治疗，方中即取鲜青果五个捣碎为引。查青果一名橄榄，功能清肺利咽生津解毒，《本草纲目》谓“治咽喉痛”，《本草汇言》谓“入手太阴、足阳明经”。《素问》云“天气通于鼻，地气通于咽”、“喉主天气，咽主地气”，故中医学认为咽喉为肺胃之门户，青果可入肺胃经，因而历来为治咽喉病之要药。本案以青果为引，俾全方之药力能达于咽部，而可治光绪帝“咽干作痛”之疾。道光朝之恬嫔于道光某年十一月十三日因“胸膈满闷，心悸懒食”，“痰滞未清”之症，御医栾泰认为属胃滞酿痰，病变与胃相关，而立和胃化痰汤(桔梗、半夏、瓜蒌、杏仁、茯苓、熟军、元明粉、焦曲、枳实、陈皮)治疗，并用竹茹二钱为引。查竹茹，

《本草经疏》谓“入足阳明胃经”，本方以二陈汤和胃化痰，再取竹茹入胃为引，则药力更专，次后诸症俱减，至十一月十五日其病遂愈。以上所举，皆不过示例而已，可以看出清宫御医运用引药时，十分注意病位的归经。

2 丰富多彩的药引

清宫医案中除了应用归经理论选用药物组方治疗及选用引经药外，另一个显著特点是药引之丰富多彩，实为方书所罕见。仅择其大要，略述于次，以见一斑。

(1) 单味药引：单味药引，在清宫医案处方中十分普遍，今天仍多应用，其适应范围亦比较广泛。如光绪帝脉案载，光绪□年正月初九日，“脉息浮滑”，“鼻塞声重，身酸发热，胸满微嗽”，系“外感寒凉伤风之症”，御医李德昌拟用疏解清化饮治疗，除以苏梗叶、前胡、陈皮、杏仁、焦三仙、酒芩、薄荷、甘草组方外，并用生姜三片为引。按，本症伤寒感冒，寒邪非温不散，引用生姜一味，走而不守者，取其辛散之力，符合伤寒治以辛温之旨。其余运用单味药引之医案，率皆类此。

(2) 双味药引：使用二味药为引，方书中比较少见，而宫中之医案却多有记录。如乾隆三十八年正月初八日，绵志阿哥病天花，“喜痘三朝”，“颜色红润，痘形渐长”，御医蔡世俊等用活血助长汤调治，方用生地、当归、丹皮、陈皮、牛蒡子、赤芍、川芎、南楂、连翘、僵蚕、白芷、紫草等味，滋阴养血，清热解毒、疏表透疹。另用香蕈三片、冬笋尖三个为药引。考香蕈、冬笋皆具生发之性，“向上”即可用于发表甚当。本方用以为引，既可助喜痘透表，又可用作热病后之营养剂。

(3) 多味药引：清宫医案中药引，多时有三味、四味者，这在一般方书中则十分罕见，值得我们重视研究。宣统五年四月十六日，端康皇贵妃患疾，御医石国庆因其“咳嗽、头闷、中满、口渴、体倦”等症，而予舒肝理肺、清解止嗽之法调理。方中除用前胡、川芎、麦冬、瓜蒌、半夏曲、杏仁、桑皮、枳壳、橘红、苏子、浙贝、甘草外，并“用酒条芩三钱，苦桔梗二钱，鲜姜一片”为药引。推测其意，大约取辛能开、苦能降，三药可入肝肺，使肝气舒达，肺气下行，方治肝肺两途，药引亦顾肝肺二经，用之颇觉合理。光绪二十四年六月二十二日辰刻，御医庄守和、杨际和为光绪帝诊疾，发现其“消化仍慢，中脘有时嘈杂，耳鸣烘烘，面上疙瘩未消，多言劳乏，气促壅闷，有时咳嗽，手仍发胀，睡卧沉实则腰痛较甚，身体软弱懒于行动，腿踝酸痛，筋脉不和”，症状繁杂，而用益气养胃健脾饮调理。方中除用参芪益气，山药粟壳养胃，于术茯苓健脾，以及滋肾养肝宁心等药外，更以“金毛狗脊三钱炒、宣木瓜三钱、炒谷芽三钱、竹茹三钱”为药引。其中狗脊壮腰健肾，木瓜祛湿伸筋，谷芽健脾助食，竹茹清热和胃，四药合用为引，亦为针对光绪帝多种病情而设。多味药为引，可见御医使用引药之灵活。

(4) 贵重药引：在引经药物中，清宫因属皇家，有时也使用贵重药物为引，所谓“贵人食贵药”，其中有的系病情所需，有的也纯属考求。例如嘉庆年十二月初十日，御医苏钰、李浩名、于天成、白凌云、高永茂等为五阿哥诊病，因系“天花七朝”，“议用养血保浆饮”，处方为：

大生地三钱 当归三钱 麦冬三钱 花粉二钱 连翘二钱 木通二钱 栀子二钱，炒 僵蚕一钱 山楂三钱 白芍二钱 甘草六分

引用燕窝三钱

按燕窝为高级滋补药品，价格昂贵，功能养阴润燥，益气补中，一般作为补剂用治虚

损。《本草求真》称其“为药中至平至美之味”，本案用之为引，似取其养阴之力，以冀五阿哥天花收靥，病体易于恢复。不过，终嫌其价格高昂，在皇家可以不计其值，在民众则难于食用。又如乾隆帝于乾隆六十三年十二月十日，因“心气不足，以致神气恍惚，梦寐不宁”，御医沙惟一、钱景“议用镇阴育神汤”治疗，方中“用赤金一两同煎”为引。考赤金功能镇心安神，镇惊止痉宁心等药中往往用之，本案用为引药，不仅为贵重故。

(5) 丸药为引：清宫病种繁多，除上述药引之外，中成丸药亦多用作引药，这就不仅只是报使引经，而更有治疗之作用。如光绪　年十月二十九日戌刻瑾妃病重，“脉息左关弦细，右寸关沉伏，抽搐未止，痰涎壅盛，气息尚闭，神识不清，仍觉筋惕肉颤”，“症势见重”，御医张仲元、聂鸿钧、周鹤龄会诊后，急用调肝化痰止抽之法调治，取香附、郁金、煅赭石、乌药、天竺黄、天南星、秦艽、青皮、薄荷、钩藤、青枫藤、橘红为方，并以“琥珀抱龙丸一丸煎”为引。查琥珀抱龙丸由琥珀、牛黄、赤苓、全蝎、南星、麝香、僵蚕、竺黄、雄黄、朱砂等药组成。主治内热痰盛，惊风抽搐，咳嗽气促、神昏、烦躁不安等症。本案用之为药引，取其化痰止抽之力，与立法相一致，实际上是汤丸并进，增加药力之法。

(6) 矫正药味：清宫药引，除了引经、治疗、配方等多种用途外，还可用来矫正药味。道光二年六月十九日和妃病“暑湿停滞，受风之症”，“脉息沉实”，“大便未行”，御医崔良玉、方惟寅、郝进喜诊视后，认为“由燥滞过盛”所致，以加味承气汤(生军四钱、枳实二钱炒、厚朴三钱、芒硝二钱、油当归四钱、青皮二钱炒、益元散三钱)治疗，并用“红蜜一茶匙”为引。盖本案病之重点在大便不行，故除攻下外，亦辅之以润下。加味承气汤，性味苦寒，加入红蜜为引，既可矫正药味，又可润肠通便。现代药剂，糖衣、胶囊，利于患者，而在清代亦有红蜜之法，足见清宫御医之精思。

(7) 特殊药引：清宫中除了使用上述药引外，有时根据病情需要还广采其他特殊药引，如虫兽、人之排泄物等作引经和治疗之用。光绪帝于光绪　年三月二十三日，因“湿热下行于经络，致作足跟疼痛”，“上蒸湿热则作耳鸣”，“运行滞塞，转疏迟化”，御医郑敏书取“石菖蒲一钱、赤苓三钱、杜仲三钱、菟丝子二钱、宣木瓜三钱、茵陈三钱、牛膝三钱、丝瓜络三钱、石决明三钱研、黑栀仁二钱研”等药组方，舒肝建中利湿活络，并用“蚯蚓一钱土炒”为引。用蚯蚓作为药引，方书中较少，特别用于皇家，不嫌唐突亵渎，看来御医治病，仍以疗效为重，苟于病情有益，虽肮脏龌龊之品，仍当奉进。考蚯蚓，一名地龙，可入肝经，有熄风镇痉之功。又因善钻泥掘穴，故可疏经和络。本案之用，取其入肝和络通窍，以治光绪帝足跟疼痛，耳鸣，运行滞塞诸疾。道光朝全妃于道光三年十二月初二日丑刻，因“半产之症”，“腹胁疼痛，恶露渐行”，“脉息缓涩”，御医张永清等拟生化汤调治，处方：

川芎二钱　桃仁三钱，炒去皮尖　山楂炭三钱　全当归八钱　红花一钱五分　炙香附米二钱　炮姜五分　益母草三钱　泽兰二钱　炙甘草八分

引用老酒、童便各半盅，兑服

生化汤本治产后恶露不尽，加童便者，以为活血化瘀，引药下行，使病邪从下而去。童便止血消瘀，中医于跌扑损伤，内脏出血多服之。本案用之为引，以治半产恶露。惟一般人嫌其龌龊，难以下咽，不过，宫中以疗疾为上，虽宠贵如全妃(即后之孝全成皇后)亦以童便频服。据脉案记载，次日之未刻、酉刻进药也以童便为引，用至初四日以后，恶露得去，遂用五仁丸调理，可见特殊之药引，也有治疗之效验。

（八）运用代茶饮法，调治兼顾，因病制宜

代茶饮系宫中御医在辨证论治原则指导下，处方煎汤为病人当茶类频频饮用的一治疗方法。在清代宫廷医药资料中，应用代茶饮的记载甚伙，尤以道光朝开始日渐普遍。其药物组成多寡不一，治疗作用相异，应用范围广泛，颇受宫中欢迎，有其独特之处。

宫中代茶饮的运用与发展之原因是：①清代温病学独立体系的形成有关。温病学到了清代，无论在理论上或具体治疗上都有了飞跃的发展，形成了具有丰富内容和独立系统的学科。其治疗重在存津保胃，用药多轻灵精巧，御医处方遣药亦多宗之。而煎汤代茶亦颇合其用药之大旨；②治疗对象是皇帝后妃等“至尊至贵”者，其体稍有违和即召医就治；且服药亦多不喜进苦辛味重之品，御医为之采取变通之法，茶剂颇为理想；③以药代茶，饮用方便，易于调整，于御医与病家咸宜；④深受皇帝后妃等欢迎。因之，宫中代茶饮的应用范围十分广泛。

宫中代茶饮的应用，大致包括善后调理，病重者辅佐主方治疗，轻病的对症治疗，以及回乳或小儿病等临时调治措施四方面。

代茶饮系由药物组成，具有治疗之作用，但用药以和解、调和者多，故常通过调和之法而达到使脏腑阴阳气血盛衰趋于正常之目的，因此，用于疾病向愈之善后调理颇为相宜。宫中代茶饮用于调理善后记载颇多，如道光三年四月十二日皇后脉案：“赵永年、王明福、郝进喜请得皇后脉息和缓，原系停滞受凉之症，用药调治，诸症渐好，惟余热不净，胃气欠和，今议用清热和胃代茶饮调理。

竹茹三钱　麦冬三钱，去心　小生地三钱　花粉三钱　赤苓三钱　神曲三钱　焦楂三钱　谷芽三钱　灯心五十寸

水煎代茶。

道光皇后表里俱病，经解暑清里后，诸症好转，则改以清热和胃代茶饮，养阴清热和中，以清余邪。本方药性平和，宜于频频饮用。再如光绪年正月初四日皇上脉案：“皇上脉息和缓，精神寝食均好，诸症俱痊。惟脾胃稍有未和，偶觉口黏，今用和胃代茶饮一贴调理”。

生于术一钱五分　茅术一钱五分　伏苓二钱　陈皮一钱　金石斛一钱　谷芽二钱　建曲一钱，炒焦　广砂四分，研

水煎随便代茶。

按此方实宗平胃、二陈之意化裁，据前日脉案有“余湿未尽”、“胸膈嘈闷”等语，知其当病痰湿内停。经治疗痰湿俱去，自当调中和胃，以收全功。然调补脾胃非一日可成，遂以此方“随便代茶”饮之，旨在缓图。再如道光六年月十八日和嫔脉案：“系肝郁挟饮，暑湿之症。服药以来，诸症俱好。惟胃气未复，宜止汤药，今暂用清热代茶饮，着合除湿缓肝丸，每服三钱，常服调理。

酒芩二钱　洒连一钱　木瓜一钱五分　赤苓三钱　木通一钱五分　焦曲三钱　谷芽三钱　天水散三钱

引用灯心一束

脉案中明确指出宜止汤药，暂用清热代茶饮，自是调理善后之意。显然，对于病后之调理，体力之恢复，采用代茶饮之方法，徐徐服之，当有益处，亦易于为皇家所接受。

有时还有病情复杂之病人，宫中治疗在运用主方治疗主要疾病的同时，亦常用代茶饮辅佐治疗。或用之治其功效，或用于治疗兼证，颇为灵活。如光绪年六月初二日慈禧皇太

后脉案："脉息左关弦滑，右寸关沉滑。胃气欠调，消化迟滞，食后嘈杂，头目不爽。议拟调中畅脾之法调理"。

瓜蒌三钱，研　菊花二钱　银花二钱　麦冬三钱，去心　焦三仙各三钱　槟榔一钱五分　广皮一钱　白蔻五分，研

引用鲜青果七个，去尖研

据此脉案可知西太后所患病症主要有二，一是头目不爽，一是胃气欠调，其治疗以清热明目，理气调中为法。惟其病系脾胃欠调，以致升降失和，湿热上蕴，故另以"炒谷芽二钱、生槟榔二钱，水煎代茶"以助其调理中州气机之力。又如光绪三十四年十月初七日西太后患"大便泻泄，头闷目倦，身肢力软"诸症，御医张仲元等拟"四君子汤加以扶脾化水之法(人参一钱、党参二钱、于术二钱、茯苓六钱、薏苡仁四钱、益智仁六分、甘草一钱，引用保宁半夏曲三钱后煎)"之同时，另拟"人参须五分，老米五钱"水煎代茶，以襄助之。西太后此案之病泻泄，主要在于年迈脾胃不和，失其健运之职而致湿浊之邪，蕴结肠胃所致。方取四君子汤化裁，本有益气固本、健脾利湿作用；但因年高之人，脾胃本弱，治疗难骤收功，故再以人参须益气养阴，并防利湿而有伤阴之虞；老米即陈仓米，可养胃、渗湿、除烦，并能止泄，用之代茶，亦能助健脾益胃之势。显见此二味煎汤代茶对主方有一定的辅助作用，此二例均属于助主方功效者。有时病情复杂，症状迭起，治疗不能一方兼顾者，亦用代茶饮治疗其兼症。如光绪三十四年皇上脉案："五月十四日巳刻，杨际和请得皇上脉息左寸关弦软稍数，右寸关滑软近数，两尺力弱，喉间有时仍痒，即作咳嗽，痰亦不多。睡不解乏，中州较空，不耐凉热，手仍发胀，言语稍多，气壅似喘。腰腿有时酸疼，闻金滑精，以及梦闻金声亦有滑精之候。总缘气虚阴亏，脾弱肝旺，肾气不足，湿而夹郁使然。本应采用大补气血，健脾固涩之剂。奈刻下肺经郁有风邪，不宜纯补。今用滋益安嗽代茶饮调理，秘精汤仍照原方。

西洋参三钱　生地六钱　当归四钱　杭菊花四钱　焦枣仁三钱　川芎一钱五分　川贝四钱　橘红一钱五分　枇杷叶三钱　知母三钱　杜仲三钱　莲蕊三钱　紫苏叶一钱五分　生姜一钱五分　生甘草一钱

水煎代茶。

光绪帝于二十三年起，病情每况愈下，症状每日有加，病机涉及心肝肾脾诸脏，治疗每感棘手。此脉案所载系肺经又兼郁有风邪之候，故御医杨际和治疗仍用原方秘精汤继进，并用代茶饮滋阴益肺止咳以治其咳嗽之症，本症兼证同顾，扶正祛邪，冀收全功。

宫中皇后等人，其位至尊，故身体稍有不适，亦辄召医就治。此类轻病，御医则常拟代茶饮调治。如道光四年正月，皇后时有心烦之证，御医郝进喜则用灯心五钱、竹叶一钱，煎汤代茶，本无大病，其用方大旨，在于清心安神除烦。此方至道光十二年三月末至八月中旬亦常服之。道光十二年八月二十四日，皇后又患下焦湿热之症，御医又开导赤代茶饮(赤苓三钱、生地二钱、木通二钱、石斛二钱、灯心二束，水煎代茶)连服。至于偶有头闷、目赤等，亦常用代茶饮调理。盖病情本不甚重，又多畏方药气味之不适，以茶调理，自当受宫中欢迎。

代茶饮于妇科、儿科亦常用之。例如宫中后妃等，凡产后均不哺乳，其回乳之方，亦常用代茶饮。如道光五年二月，全贵妃生皇三女(端固伦公主)"自二月二十日起到二十六日止，共用过回乳汤十二分、每分用生麦芽二两、炒麦芽二两、煎汤不时饮"，即是用代茶饮进行回乳。再如道光十二年十一月初七日，静妃育喜阿哥，遂于十一月初十日服用回乳代茶饮："静妃脉息弦缓，系产后儿枕作痛之症。服药以来，诸症俱减。惟乳房微胀，今议

用回乳代茶饮午晚二贴调理”。

川芎一钱五分 生地炭四钱 红花二钱 当归五钱 枯芩一钱五分 麦芽五钱 赤芍二钱 牛膝二钱 甘草八分

引用荷梗七寸 菊花二钱

此方乃于养血活血清热之中加麦芽之属兼以回乳，是治疗与回乳并治之代茶饮方。至于用在儿科，乃因儿不易服药，故亦有时以代茶饮治疗其一般常见之病。如乾隆三十七年八阿哥(永璇)长子绵志年方五岁，因有内热，则御医常于五月中旬时开“灯心五钱，竹叶五钱，陆续代茶服用”以清其热。再如宣统三年三月二十六日脉案：“亥刻臣李崇光请得皇上脉息右寸关微浮而数。系内蓄滞热，微感风凉。以致胸满烦急，两手有汗，大便不调。今拟用和表清热代茶饮调理。菊花一钱、桑叶一钱、麦冬二钱、竹茹二钱，水煎代茶。”次日“照原方”。据脉案于亥刻请脉处方当知病急，而其辨证亦是外有表凉，内有里热，病情非轻，但因宣统年小畏药，故则仍以代茶饮治之，次日又“照原方”，测知是方当有效验。治小儿病以代茶饮方式服之，颇符合儿童特点，值得借鉴。

总之，代茶饮具有方便、灵活、有效的特点，是一种治疗方法。其应用范围及运用原则是：调理善后，辅助主方，轻病治疗以及病愈之调治。

宫中代茶饮的组方，大致与临床所用方剂之组合原则相同，用药分君臣佐使，拟方审温凉寒热。药味少则一味，是为力专；组合多而越十，乃求兼顾。药味重浊如硝黄之属，亦用之不忌；药味轻扬如桑菊之类，常化裁更行。但宫中代茶饮与方剂尚有相异之处，其组方特点是：①用药之剂量偏轻，大抵以二三钱者居多，鲜见有每味近两者；②用药之药味偏平，大多属微寒微苦之品，少有其药味过于苦辛者；③用药之功效多偏于清热、利湿、养阴、益气，而温阳峻下者少。至于代茶饮之组方较方剂组合不同之原因，则由代茶饮之服药特点，治疗对象所决定。

宫中之代茶饮应用范围广泛，其方剂之功效亦有多种，归纳起来，大致有以下几种：

1 解表类代茶饮

解表类代茶饮，宫中脉案记载为数不少。其中最常见者为疏风解表及宣肺解表治法。

(1) 疏风解表代茶饮：此类代茶饮多用荆防之属为主组方，如道光十二年二月初六日四公主脉案：“四公主脉息浮数。系内停湿热，外受风温之症。以致右颐浮肿。今用疏解代茶饮：

荆穗二钱 防风一钱五分 牛蒡子二钱 薄荷六分 桔梗二钱 板蓝根一钱五分 川芎五分 甘草五分

引用芦根三把

此方以疏风为主而解其表。

(2) 清热解毒代茶饮：此类代茶饮多以芩连之类与疏解之品共同组方，用于外有表邪内有里热者。如道光十二年二月初七日四公主脉案：“四公主脉息浮数，系肺胃有热，外受风温之症，以致右颐坚硬作肿，今用清温疏解饮，午晚二贴避风调理”。

荆穗一钱五分 防风一钱五分 薄荷五分 花粉二钱 酒连五分 牛蒡子一钱五分 元参二钱 桔梗二钱 黄芩一钱 马勃八分 连翘二钱 人中黄八分

引用芦根三把

此方即由疏解代茶饮化裁而来，于前方疏解之中，合用清热泻火之品，内外并顾。

(3) 宣肺解表代茶饮：此类代茶饮以宣肺之品与解表药合用。如道光三年二月初三日，和嫔服用之“杏苏代茶饮”：

杏仁二钱，炒 苏梗二钱 橘红二钱 半夏三钱 茯苓三钱 枳壳一钱五分 焦曲三钱 焦楂三钱 前胡一钱五分 桑皮二钱 桔梗二钱 浙贝三钱

引用生姜皮三片

方中以杏仁、桑皮、橘红之属宣肺，苏梗、前胡之属疏表，共凑宣肺解表之功。

2 清热类代茶饮

清热代茶饮宫中应用甚多，大抵有养阴清热、利湿清热、和中清热等不同治法。

(1) 养阴清热代茶饮：养阴清热代茶饮宫中运用多以玄参、麦冬之属合以清热之品而成。例如道光二十五年六月二十一日彤贵人脉案：“杨春请得彤贵人脉息和缓，诸证俱好。惟阴分素虚，脾胃气弱，今用益阴代茶饮一贴，另配益阴理脾丸常服，缓缓调理。

次生地三钱 麦冬三钱 知母二钱 甘草五分 赤苓二钱 花粉二钱

煎汤代茶。

本方以养阴之品居多，其中佐以知母、麦冬之属，亦有清热之意。

(2) 利湿清热代茶饮：利湿清热之代茶饮，常以利湿之品为主，佐以清热之品而成。例如道光二十四年八月二十四日道光皇后脉案中有导赤代茶饮：

赤苓三钱 生地二钱 木通二钱 石斛二钱 灯心一束

水煎代茶饮。

方中以赤苓、木通之属利湿，生地、石斛养阴清热，合而为方，具利湿清热之功效。又如道光十一年四月十八日祥妃脉案：“孔毓麟、张新、苏钰请得祥妃脉息安和。妊娠已进七个月，饮食起居如常，相宜慎重调理”，用“代茶饮”：

麦冬三钱 灯心一钱 竹叶五片

煎汤代茶。

本方组合精而简，以灯心、竹叶利湿清热，麦冬育阴清热，合而成利湿清热之方，于妊娠期间服用，颇相宜。

(3) 和中清热代茶饮：和中清热代茶饮之组方，多以和中清热之品并用。如光绪年五月十一日，“皇上代茶饮”：

云苓二钱 茅术一钱 广皮一钱五分 槟榔一钱 酒黄芩二钱 花粉二钱 银花一钱五分 连翘八分 竹叶卷心一片 寸冬一钱

水煎代茶。

本方以茅术、广皮、酒芩、云苓等品和中，银、翘之属清热，组方具和中而清热之功效。道光十一年二月五日祥妃脉案：“祥妃脉息滑缓，原系湿滞挟寒、腹痛泄泻之症。昨服香砂化滞汤，诸症俱好，宜止汤药，今议用三仙代茶饮调理。

焦曲三钱，研 谷芽三钱 石斛三钱

引用灯心一束

此方焦曲、谷芽和中，石斛和中清热，又以灯心清火，故具和中清热之效，与祥嫔中州湿滞者宜。

3 除湿类代茶饮

除湿类代茶饮主要是以各种药物组合构成利湿作用之方剂。

(1) 化浊除湿代茶饮：化浊除湿代茶饮主要以和中之品为主兼以利湿之药组成。例如：光绪　年五月二十三日，皇上代茶饮：

霜苍术一钱五分　川厚朴一钱　广陈皮一钱　飞滑石三钱　粉甘草五分

水煎澄清温服。

本方以平胃散为主方和中，佐滑石共臻除湿之目的。又如光绪　年五月十二日未刻：皇上代茶饮：

藿香六分　粉葛一钱五分　连翘二钱　陈皮一钱　益元散三钱，包煎　姜连一钱五分　木通一钱　泽泻二钱　鲜竹叶三十片　枯芩二钱

水煎代茶。

此方亦先以藿香、陈皮、姜连之属和中；益元散、木通、泽泻等除湿而组方，具和中利湿之作用。

(2) 理脾除湿代茶饮：凡遇有脾湿内困者，宫中亦常用健脾除湿代茶饮。如光绪　年十二月初二日皇上脉案："皇上脉息寸浮已平，风寒亦解，头眩、偏疼俱好，惟脾经稍有余湿未净，今用理脾渗湿代茶饮调理。

金石斛二钱　苏叶五分　陈皮一钱　白茯苓三钱　薏苡仁三钱，炒　茅术一钱五分

水煎随意代茶。

本方重在理脾，并有白茯苓、薏苡仁等亦可除湿利水，故具理脾除湿之功效。再如光绪　年五月二十八日亥刻，赵文魁所拟之皇上代茶饮：

大腹皮一钱五分　木香八分，煨　砂仁一钱，研　陈皮二钱　枳壳二钱，炒　泽泻二钱　木通一钱五分　赤苓三钱　宣木瓜一钱五分　楂炭三钱

此方多以理气健脾之品合以利湿之属而成，亦具理脾除湿之作用。

(3) 利水除湿代茶饮：利水除湿之代茶饮，重在利水，以达除湿之目的。如光绪二十一年闰五月二十四日亥刻，皇上代茶饮：

赤苓块六钱　焦白术二钱　猪苓三钱　泽泻三钱　桂心面一分，煎

水煎代茶。

此方即为五苓散全方，具化气利水之功效，除湿之力甚强。再如光绪　年六月十三日亥刻，皇上代茶饮：

竹叶二十片　青茶叶二钱　茅术一钱五分　云苓三钱　广皮八分　飞滑石二钱　猪苓一钱　泽泻一钱五分

水煎代茶。

此方亦具利水除湿之效。

(4) 祛风除湿代茶饮：此类代茶饮多治疗湿气在表，经络阻滞，或与风邪搏结者。如光绪　年二月十七日皇上代茶饮："桑寄生一钱、橘络一钱、秦艽八分、杭芍二钱、香附一钱五分、钩藤一钱、防风一钱，水煎代茶"，及五月六日皇上代茶饮："汉己防二钱、秦艽二钱、独活一钱五分、橘红二钱、酒芩一钱、钩藤一钱、赭石三钱、桑枝二钱"等，即是以祛风除湿之品组方者。

4　祛暑类代茶饮

祛暑类代茶饮多具祛除暑邪之功效，宫中用时亦多视其兼证之异而小有变化。

(1) 清气祛暑代茶饮：此类代茶饮之药物多辛凉轻清之品，其用药多而精。如光绪年七月初九日皇上代茶饮"六一散三钱、鲜荷叶一张、白苇根三钱、竹叶三钱、灯心一圆，

水煎代茶。”及七月二十七日亥刻皇上代茶饮“六一散四钱、灯心二子、竹叶二钱、水煎代茶”均是清气祛暑类方。此类方多用辛凉之品，可治身热烦躁，汗多口渴，面垢齿燥等症。

(2) 利湿祛暑代茶饮：利湿祛暑代茶饮系宗“治暑之法，清心利小便最好”(《明医杂著》)之大旨而设，用药以甘寒淡渗利水为主。例如光绪年六月十一日戌刻，“皇上代茶饮：天花粉三钱、寸冬二钱、石斛二钱、连翘二钱、生石膏四钱、知母二钱、鲜竹叶二十片、泽泻二钱、寒水石三钱、甘草三分，水煎代茶”。本方即仿三石汤意用药，重在利湿而祛暑。

(3) 清暑益气代茶饮：此类代茶饮主要针对暑热伤气，津液受灼而设。如道光二十七年六月十一日琳贵妃脉案：“琳贵妃脉息和缓，诸症俱好，惟饮滞稍有未净，今用调中化滞汤午服一贴，继用生津代茶饮，缓缓调理”，生津代茶饮由沙参三钱、麦冬三钱、竹茹一钱，益元散三钱组成，具益气生津养阴之功效。即本《温热经纬》所谓“暑伤气阴，以清暑热而益元气，无不应手取效”而立方。

5 温中类代茶饮

此类代茶饮功能温里和中，多为温里药与健脾药合用。例如光绪、年正月初六日皇上代茶饮：“嫩桂枝五分、白芍药三钱、炙甘草一钱、生姜一片、红枣二枚、饴糖二钱，水煎温服。”此方即小建中汤全方，具温中补虚，和里缓急作用，用之旨在建复元气。再如六月十九日皇上代茶饮：“西洋参一钱、漂白术一钱五分、川厚朴一钱、广陈皮一钱、云苓三钱、川贝二钱、藿香三分、嫩竹茹三分、炒枳壳三分、炙甘草八分，水煎温服。”亦具温中健脾之效。

6 补益类代茶饮

此类代茶饮均属补剂范畴，主要为补气、血、阴等虚损。但上述几法难以截然划分，且其中亦相互并用，其原因在于“气为血帅”，“血为气母”，“阴阳互根”之故。

(1) 补气代茶饮：补气类代茶饮亦多具健脾和胃之作用。如道光八年十二月十三日全贵妃脉案：“全贵妃脉息渐缓，原系大病稍愈，元气未复，今届大寒节令，恐伤正气，今议用保元代茶饮，十五、十六日各午服一贴。人参三分去芦、制黄芪三钱、炙甘草五分，水煎代茶。”此代茶饮以参芪草并用，共臻补元气之作用。再如光绪年十二月二十九日午刻皇上代茶饮“西洋参一钱、云茯苓三钱、漂于术一钱五分、炙甘草八分、橘红五分”，此方即五味异功散全方，具补气健脾之功效。宫中代茶饮属补气类甚伙，并与其他方剂多有配伍。例如光绪三十四年十月二十二日，御医便为慈禧皇太后拟了益气生津代茶饮：“人参六分、鲜石斛二钱、麦冬二钱、鲜青果五个、老米一两，水煎温服。”此方即具益气养阴生津和胃之功效。

(2) 补血代茶饮：宫中补血类代茶饮，多加以补气之品，或宗“有形之血不能自生，生于无形之气”之说之故。其代茶饮如光绪　年九月二十四日珍妃脉案：“珍妃脉息和缓有力，诸症皆痊，惟有时胸满，谨拟和胃代茶饮。

归身二钱　川芎二钱　白芍二钱　生地二钱　广木香一钱五分　枳实二钱　苍术二钱　焦三仙各三钱

水煎代茶。

此方即是以补血佐以理脾之品而成。再如宣统朝清逊帝之皇后，亦有以生地、川芎、白芍、当归、丹参、炙甘草等组方为代茶饮者。但宫中养血代茶饮相对不及补气代茶饮多。

(3) 补阴代茶饮：宫中补阴类代茶饮甚多，大抵有养胃阴、补肾阴、补肝阴、补肺阴、补心阴等不同，其间亦有并具者。如光绪三十四年十月二十一日慈禧皇太后代茶饮："滋胃代茶饮："绿豆一两、西瓜皮四两去青皮、香蕉四个去皮，水煎代茶。"此方即属养胃阴者。再如次日之滋胃和中代茶饮"竹茹一钱、鲜青果十个、厚朴花五分、羚羊五分，水煎温服"，亦属此类。补肾阴之代茶饮亦颇多，但多兼有补肝阴之药。如光绪、年十一月二十七日皇上代茶饮，有生地四钱、泽泻二钱、丹皮二钱、山萸肉一钱五分、当归一钱五分、川黄连五分、茺蔚子一钱五分、白芍二钱、五味子十五粒、白菊花一钱、柴胡七分等药，其中便有滋肾平肝之意。再如光绪 年十月初二日"皇上代茶饮干鲜地黄各四钱，杭芍二钱、当归身三钱、知母二钱、云苓三钱、山药二钱、盐柏二钱、酒芩二钱、玄参三钱、寸冬三钱、泽泻二钱，水煎代茶"，此方亦是肾俱顾者。补肺阴者，为数亦多，如道光四年十二月十四日全贵妃之代茶饮：元参二钱，桔梗三钱，麦冬三钱，甘草一钱，道光二十年二月二十七日，琳贵妃亦用此方，均为清肺养阴之剂。尤为典型者，当推光绪、年八月二十肝四日之皇上代茶饮："西洋参一钱、甜杏仁二钱、生石膏三钱、真阿胶二钱、枇杷叶五分、黑芝麻三钱、麦冬二钱、冬桑叶一钱五分、生黄芩一钱五分、白苇根三钱、焦三仙二钱、炙甘草六分。"此方即清燥救肺汤化裁，具养肺阴、生津润燥之作用。补心阴类代茶饮亦为数不少，如同治十三年十一月初二日子初，皇上安神代茶饮"茯神三钱研，枣仁三钱炒。水煎冲朱砂面三分"，此方为同治帝出天花期间服用者。再如光绪三十四年十月二十二日慈禧之安神代茶饮，亦以麦冬、枣仁、茯神之属补益心阴。总之，补阴类之代茶饮宫中应用广泛，其数量约近代茶饮总数之一半，而且用药配伍注意脏腑联系，故实非以上内容所能包括。

至于补阳类代茶饮鲜见，或与补阳之品过于味辛性燥有关。综上所述，宫中代茶饮方剂繁多，应用广泛，以上之归纳仅其大略而已，其详细分析，作者将于另书表述。

以上仅就清宫医案，亦即清代宫廷医疗经验特色之主要方面加以论述，其他如中西医会诊之肇始，中西医会通理论在宫中脉案之体现等等，虽均有所反映，但并非主流，此文只是择要而述，至于次要部分，将留待日后作进一步的整理和论述。

清宫医案与清史研究探微

徐艺圃

在中国历代封建帝王的宫苑中，都设置有专门为皇帝、皇后、妃、嫔、王公大臣等诊治疾病、调养身体的太医院和御药房。在这里，集中了祖国传统医学中的国医高手，备藏了从全国各地搜集到的珍奇名贵药材。由于它有着上千年的历史，积累了许多既稳妥又有一定疗效的处方，以及许多宝贵的临床医疗经验。不言而喻，宫廷太医院是祖国传统医学的精英荟萃之地。然而，宫廷医学却历来被深锁宫禁，秘而不宣；究竟皇帝及其后、妃等怎样看病，御医又如何为他们把脉诊治、施药护理，等等，一向令人神秘莫测。今天，为了继承发扬我国医药学的精华，造福于我中华民族，应当揭开这个盼望已久的秘密。

清代以前的宫廷医案虽已散佚殆尽，但是，保存在中国第一历史档案馆的有清一代的宫廷医案还是较完好的。其中包括皇帝、皇后、妃嫔、皇子、公主、太监、宫女以及部分王公大臣的原始诊病记录、内务府抄件、帝后用药底簿、配方密本、御药房、御膳房和御茶房的各项记录，皇帝以及个别皇后的起居注、皇帝有关医药的朱批、宫中敬事房档案，等等。特别是乾隆以后诸帝及其后、妃等的脉案保存得较为完整，其中尤以慈禧、光绪的脉案为多。有清一代宫廷的医案总数约有三万多件。康熙朝的宫廷医案虽然较少，但是，从康熙帝对各省督抚及内廷大臣等奏折的大量朱批的内容看，有不少是直接或间接地涉及诊治疾病的，特别是关于早期西洋医生和西药的来华，康熙为此写过不少朱谕，这些朱谕是研究早期中西医药交流的第一手史料。

但是，对清代宫廷医案的整理研究，是与对当今保存在故宫博物院的一些实物的考察印证不可分的。这就是说，清宫太医院、御药房不仅给我们遗留下了大量的文字记载，而且还留下了不少珍贵的实物，如这里保存了当年宫廷备用的牛宝、马宝、猴宝、狗宝、蜘蛛宝等罕见的名贵药材，有设计精巧、携带方便的药袋、药柜，有早期西洋传教士恭进的西药和葡萄酒，有当年御药房配制丸散膏丹的器皿和模具，有反映清末由于西医科学的广泛传播，这时西医科学在太医院已经产生了很大的影响，如太医院添置了大型精细的人体解剖模型、化验用的显微镜、消毒用的蒸汽发生器、比较准确的天平，以及近代的一些西洋成药等等。这些东西至今仍保存在故宫博物院中，是十分宝贵的历史文物，也是研究清末宫廷医学逐渐发生变化以至最后完全解体的佐证。

作者根据近年对清宫医案的整理和初步探讨，集中阐述清宫医案和清宫史研究的关系问题，拟分以下五个部分进行论述。

(一) 清宫医案反映了清初以皇帝为首的满族社会以积极的态度继承祖国传统医学科学的过程，对稳定巩固清初的政权有着重要的意义

早期的清宫医案的记载，反映了满族入关初期，由于自然条件和生活环境的变迁，在对当时关内流行的如天花等危及生命的疾病做斗争方面，由消极适应到积极防治的飞跃。即它在一定程度上反映了原来落后且人数较少的满族，为了维护本民族的生存和繁衍，特别是其统治集团为了征服统一战乱的局面，保证进行长期有效的统治权力，在追求学习汉族的文明和科学技术的过程中，为此曾付出了巨大的牺牲和艰苦的过渡。如在清初顺治年间，宫中在诊治疾病中，尚存在着浓厚的求神占卜的落后色彩，甚至到了顺治九年时，对于中药的用途功效，在宫廷中还发生过十分幼稚的争端，当时宫中刚刚设立御药房，由礼部祠祭司郎中郭一鹍职掌药局，但他既不谙医药，且又向顺治帝妄奏曰："臣办事衙门屡奉上谕，取用药品，且见设立御药房制造诸药。臣鳃鳃虑之，我皇上年盛德茂，可为尧舜，政宜究心经史，日与满汉大臣讲用人行政，平治天下之大道。今一旦留意医药，虽无误政事，臣谓金石之味，不可以宜人。盖人有老少虚实，药有温凉泄补，倘用不得当，则养人者反足害人。"出于他对医学科学的无知，而断言曰："区区草木之味，其益有限。"落后保守的郭一鹍，为此落了个"妄揣进奏"而被罚俸一年，"着降一级，调外用"的结果。[①]随着生产的发展，汉族科学文化的影响，特别是由于康熙、雍正帝对科学技术的重视与支持，为宫廷医学的发展进一步奠定了坚实的基础。在这方面，康熙、雍正都是好学不倦、讲求实效的明君，他们一般都很讨厌那些阿谀奉承者的言行。如康熙五十二年广西巡抚陈之龙奏称"桂林山中产有灵芝，时有祥云覆其上，……灵芝可以服饵，益寿延年……"康熙即朱批之曰："史册所载，祥异甚多，无益于国计民生。地方收成好，家给人足，即是莫大之祥瑞，朕不必览。"同样，在康熙五十六年五月，直隶满城有人庭院中长出了一株三秀的灵芝草，总督赵弘燮便要呈献给康熙，说这象征"圣朝祥瑞"。康熙即朱批驳之曰："朕

① 参看顺治皇帝实录，第九二六页至九二七页、九二八页。

自幼龄读书，颇见帝王所好者景星、庆云、天书、芝草之类，朕皆不以为瑞。所谓瑞者，年谷丰登，民有吃的，就是大瑞。真伪不必再言。”他对图财害命的市井庸医也是十分憎恶的。康熙五十二年江南提督地方总兵官师懿德因左眼昏蒙，康熙得知后，便在其奏折上朱笔写道：“知道了。凡目病医生每用寒凉之药，歹为无益，不可不知又一种点眼之药所伤更甚。朕深知市井庸医误人太多，只得晓谕也。”②

雍正继承康熙的遗风，一生自诩“不言祥瑞”，不信巫卜，而在全国广征医术高强的名医，同时，他对骗财害命的江湖妖医，进行十分严厉的镇压和取缔。在雍正《实录》中有如下一个生动的记载：雍正八年庚戌九月辛卯，雍正帝谕令内阁曰：“从前因吾弟怡贤亲王气体清弱，时常抱恙，朕谕令访问精于医理之人，及通晓性宗道教者，以为调摄颐养之助。上年吾弟奏称，京师白云观近有一人，通晓心性之学，朕令诏来一见……朕察其虚诈。……后朕降旨与外省一二督抚，令其便中访问通医学道之人。随经李卫奏称，闻中州有贾士芳者，平素通知数学，臣未曾识面，不能确知其人。朕随降旨与田文镜，将伊送来。初到时，朕令内侍以卜筮之事，伊言语支离，启人疑惑。因自上年曾蒙召见。朕始知即白云观居住之人也。伊乃自言长于疗病之法。朕因令其调治朕躬。伊口诵经咒，并用以手按摩之术。见伊心志奸回，言语妄诞，竟有天地听我主持，鬼神听我驱使等语。朕降旨切责……公然以妖妄之技施于朕前。伊欺世惑众，素行不端……且蛊毒魇魅。律有明条，着拿交三法司会同大学士定拟具奏。”后来，这位“术习妖邪，假托知医之名”的贾士芳，被立斩处死。③

另外，我们把有清一代的宫廷医案进行了各方面的对比，从数量上说，自一八四〇年鸦片战争以后的宫廷医案，约占总数的五分之三以上，从有关太医院、御药房等医药机构的设置和制度看，它经过了一个不断充实和完善的过程。如从太医院的规模上看，清初的太医院御医不过十人，也没有较严密的分科，从顺治十年九月的谕旨中也可看出，初期的太医院只是“原为给济宫眷、近臣”。所以它的职责也是不很明确的，太医院及其御医的活动和影响也是有限的。这说明由于清初统治者对医学科学认识有限，也就不可能充分利用和发挥它的社会作用。因此，在如何对待疾病的问题上，不得不仍沿用了一些消极甚至野蛮的措施。

以痘疹为例，做为当时社会上经常流行的一种烈性传染病来说，对原来地处严寒的关外的满族来说，过去多不流行出疹。但在入关前后，由于素来没有这种免疫力，今因天花经常流行，致使许多满人死去，他们埋怨是汉人传染的结果；有的满人艰于诞育，也硬说是天花流行的结果。因此，从宫廷到民间，经常把人们分为出过花的和未出过花的两类，前者称为“熟身子”，后者称为“生身子”。对出过花而侥幸活下的人说来，犹似逃脱了一生最大的灾难。在宫内这两类人所享受的礼仪待遇也有高低不同，如早在崇德八年九月壬子，在奉移大行皇帝梓宫敬安陵寝时规定：凡已出痘的公主、和硕、福晋、格格等，只许集于城门以北，候梓宫到时跪而举哀，连宫廷也不许他们进去。④如果一旦宫廷内流行了天花，皇帝便迅即出宫，实行所谓“避痘”，如顺治十二年己丑，因为皇后出疹，顺治帝便遽往南海子，⑤有的王等也吓得避往京城西北的巩华城。⑥

② 参看康熙朝宫中奏折。

③ 参看雍正皇帝实录，第一四九四页、一四九七页。

④ 参看顺治皇帝实录，第一五页至一六页。

⑤ 南海子，即南苑。

⑥ 参看谈迁：《北游录》纪邮下第一二三页。

凡遇“民间出豆者，即令驱逐城外四十里”。这即是野蛮残酷的“驱疹”措施。这些被强令赶出京城的“贫苦小民，移居城外，无居无食，遂将弱子稚女抛弃道旁”。[⑦]自摄政王多尔衮死后，这种野蛮的措施虽稍有收敛，但仍规定，家若有出痘之人，要立报兵马司，官家“即引绳度邻右八十步，绳以内，官吏俱不许入署，都民始安”。但是，到了乙未春，由于痘疹流行严重，一些惨无人道的“驱疹”措施又重新施行起来。同年十一月，宫廷中继续发生流行性天花，迫使顺治帝又匆匆去南海子躲避。因为时值隆冬，惜薪司要经常运炭以往，由于害怕传染，到了十二月，便命惜薪司围绕五十丈之内，“居人凡面光者，亡论男女大小，俱逐出”。[⑧]可见，清初对痘疹的恐惧，真是到了谈虎变色的地步。

但是，到了康熙帝时，满族已经普遍认识到“种痘”能增加抵抗力的道理，特别是康熙帝对此认识明确，推行的也很坚决。他曾说：“国初，人多畏出痘。至朕得种痘方，诸子女及尔等子女皆以种痘得无恙。今边外四十九旗及喀尔喀诸藩，俱命种痘，凡种痘皆得善愈。尝记初种，年老人尚以为怪，朕坚意为之，遂全此千万人之生者，岂偶然耶!”[⑨]这不能不说是康熙帝为人民生命幸福做出的一大历史性功绩!是科学真理战胜愚昧野蛮的一大标志。从此，太医院御医在宫中的医疗活动和荣誉得到了加强，为宫廷医学的进一步繁荣发展展现了广阔的前景。

到了雍正、乾隆年间，由于防治天花的医术的进一步提高，由宫廷、上层权贵到社会平民又普遍推行了有效的接种措施，全体国民的免疫力增强了，天花已经不似前期那样肆虐人类社会。这在清宫医案的记载中，得到了十分充分具体的反映。首先，太医院御医在宫中普遍进行接种的同时，在治疗和护理的医术等方面，较前也有了很大的改进和提高。如乾隆十二年十一月初六日，太医院院使刘裕铎及小方脉御医业良玉等曾奉乾隆帝谕旨“详阅《痘疹不求人》一书，所载方法俱系博采群书，集辑简易之卷，以备不能延医之用。惟三种蜡丸之方，诸书未见垂载，本书称其出自异传，屡经功验，臣等合参方中药品，均属妥协有理。仅此仰恳圣恩，赐录三方修合备用，于以推广皇仁，用充幼科之助”。[⑩]这说明至乾隆帝时，已经对前人治疗痘疹的经验有了系统地总结。通过实践证明，这时的痘疹处方已达到了妥贴成熟的程度，并且开始在社会上推广应用。我们看到同年十一月二十六日刘裕铎、左院判花三格及御医李直方在诊治左都御史拉布敦之子根敦出大痘时，根据患者“气虚毒盛，皮薄浆清，根脚无晕”的重险病况，开出的“助浆化毒汤”和“保元助浆汤”的处方，即使今天看来，也是对症下药的良方。今将“保元助浆汤”之原处方公布如下：

保元助浆汤：

人参一钱　黄芪生二钱　当归二钱五分　白芍一钱，酒炒　生地二钱　川芎八分　白芷八分　防风八分　姜蚕三钱，炒研　蝉蜕九只，去头足　炙穿山甲八分　皂刺八分　桔梗一钱五分　麦冬三钱，去心　南山楂一钱　生甘草五分

引用加糯米一钱，临服调桑木虫一对

御医当时将这个处方奏上，乾隆帝阅后同意，并下旨给刘裕铎等曰：“好生看治。”乾

---

⑦ 蒋良骐《东华录》第七一五至七一六页。

⑧ 谈迁《北游录》第四一三页。

⑨ 《庭训格言》第一五页。

⑩ 乾隆朝医案。

隆时刘裕铎在当时是一位诊治痘疹的御医，是当之无愧的太医院院使。我们从不少医案的记载中可以看到，他当时针对痘疹重险、顺逆等不同病情，还用过“养荣消风汤”，以治“肝气上冲，复因外感风寒……周身发出风疹”之用；用“疏风清肌饮”，以治“风疹渐透，但正气尚虚，余热未净，形瘦气弱，软倦心烦”之用等。刘裕铎的医术因此也赢得了乾隆帝的信任。乾隆帝常常给他下达“快快的治”的旨令，如当和硕额驸德勒格出大痘时，乾隆帝便旨派他去诊治，经分别服用“解肌发表汤”、“活血清毒汤”后，到第十天，德勒格的大痘即“浆色干黄，渐渐收靥，神色安宁，饮食甚好”了。

迨乾隆朝，“种痘”做为预防天花的重要措施，也开始由宫廷推广到社会，并形成了太医院的一项制度。综观宫廷医案分析，御医奉旨每年出宫到天花流行较频繁的蒙古等旗地去给少年儿童种痘，最早的是在乾隆十三年二月初三日，太医院九品吏目刘芳远奉旨派往察哈尔镶红、正白二旗去种痘的记载，自此每年都有御医奉旨前往。如果朝廷临时得知某地发生疫情，便随时派御医前往进行紧急诊治。这些御医临行之前，都事先在身体健壮且一切症状表现正常顺利的天花患者身上“选得上好痘痂”，带到这些地区进行布种。布种的程序是十分严谨的，第一步是，御医先选定应种的儿童，然后择吉日种苗，第二步是，御医要在此地一直等到接种者都“发热见点，行浆结痂”，仔细观察其反应，第三步是，接种结束后，即在该地举行“送圣”(即清朝自宫廷至民间所谓的“送痘娘娘”)的庆贺仪式。御医在该地的这些接种程序，一般须花费一个月左右。最后，在接种结束回京后，还要将起程、到达日期、接种人数、反应效果等详奏皇帝。如乾隆十三年三月十三日、四月二十三日御医九品吏目刘芳远奉旨前往察哈尔镶红、正白二旗，及察哈尔正白旗处种痘，前后经过两个多月的时间，“共种得孩童七十五名，俱已全好”。又如乾隆十九年四月十五日，太医院九品吏目加一级王德润奉旨前往察哈尔镶黄旗地方种痘，到达之后，他“即传集幼童看视，除有病未到及有疮疾不可种者十二名外(作者注：据原折称，据该地镶黄旗总管顿都克查卜原报理藩院，本旗管下有未出痘幼童一百三十七名)，一百二十五名臣细心用药调治，悉获和平；始于闰四月初四日布种，俱如期发热，见点起长，行浆结痂”。从王德润的这个奏报进一步具体说明，外藩旗地要将应接种的孩童上报理藩院，理藩院再奏报皇帝，然后由皇帝旨派御医前往；同时，这时接种时要先检查儿童是否有病或生疮疾，这也是当时治疗预防天花上的一个很大的进步。

从以上的事例和论述中，可见从顺治到乾隆，历经百余年，清统治者为了战胜入关后遇到的最可怕的天花传染病，以皇帝为首的满族统治者，曾付出了巨大的牺牲，艰苦的斗争，到乾隆朝时终于由消极被动开始走上积极主动的转折，为整个满族自身的繁盛和进步奠定了基础，也是对一向自诩以“弓矢定天下”的满族的一个严重考验，是满族在文明进步道路上的一个飞跃。可以说，在清代，特别是在前期，由于连皇帝的命运都和可怕的天花联系在一起，所以当时对付天花便成了皇帝的一项迫切的政务。因此，服务于皇帝的太医院的主要任务，就是要首先对天花进行探索和研究。从档案史料中看，无庸置疑的是像对天花这样的“大敌”，清代的皇帝们是勇往直前的，紧抓不放的。而且在实践中也学到了一些医理和医术，因此，措施是坚定有力的。这一点，今天给我们的启示也是十分令人感慨不已的。

(二) 宫廷太医院、御药房是清帝笼络臣僚的有力工具

通过清宫医案，我们可以看到太医院及其御药房是清代皇帝笼络王公重臣的有力工具。

皇帝通过它，推行其所谓“皇恩”，使文武重臣们“感恩戴德”，“以尽犬马之效”。太医院、御药房在维护君臣封建关系中，发挥着有效的纽带作用。在这里，不仅以示皇帝对其臣下生老病死等生活上的直接关怀和体恤，而且也反映了皇帝与周围臣僚的信任、亲疏程度。综观清宫医案，皇帝主要通过以下一些方式，达到维护封建统治的目的。

最使臣僚倍感皇上至仁大德而“夙夜镂心，死生刻骨”的，莫过于皇帝对患病之臣派医赐药的“隆恩”。清宫医案的记载表明，许多与皇帝关系至为亲密的名臣在患病中，皇帝都十分关怀。有时，皇帝亲下谕旨给太医院，饬令“快快的治”、“好生看治”，有时，则亲写谕旨进行劝慰，谕以善身治病之道，或者旨派高明御医前往诊治，或差人送去御赐药物，等等。清初，军政各方用人殷切，顺治帝即注意到了这个笼络臣僚的手段。如自顺治十年二月至十一年十二月，原任内翰林弘文院大学士高尔俨由于“痰炽肺枯，气壅血呕”，在高尔俨奏请谢事折上朱批曰：“据奏，病难供职，须谢事静养。依卿所奏，宜善事药饵……”直至高尔俨死前，顺治帝曾几次遣派御医诊视。又如，顺治二年春正月，大学士谢陞病笃，上疏乞休，顺治帝便命内院大学士率太医院堂上官前去诊视，并允准暂假调治。[11]顺治十六年十月，经略洪承畴以目疾乞休，顺治帝即旨允，曰：“卿久任岩疆，劳绩茂著，今滇黔初辟，正资弹压料理，览奏目昏衰老，深轸朕怀，特准解任，回京调理。”康熙帝在这方面做得尤为突出，为笼络人材，团结重臣给后代皇帝树立了良好的榜样。譬如，他对理学名臣李光地老年患病时的眷念，就是十分突出的事例。如当李光地七十岁，即康熙五十年三月间患疮毒后，“两手硬肿，已著俱废，且脓血多至数升，痒燥经夜不寐。服饵凉剂，元气因以消耗”的情况，[12]康熙得知后，曾先后赐以在灵泉坐汤进行治疗。但因疗效甚微，筋力难以再支，不得已于康熙五十年八月上奏休致回籍。康熙帝对李光地之请的朱批是：“览卿奏折，朕心惨然。想当时旧臣，近来全无；即如卿等者，不过一二人。今朕亦老矣，实不忍言也!早晚回宫，当面再说。”当李光地的疮毒“遍体盛发，上及发际，不能胜任衣冠，不能动移数步”的时候，他再次向康熙帝提出乞赐坐汤二七或三七的请求，康熙帝也及时允准，并谕以：“坐汤好，须日子多些才是。”并从九月至十二月派大臣或内侍数人先后赐海水多次数罐，及赏赍鹿尾、鹿肉、野鸡、野鸭、水果多次，并谕以泡洗、食用之法；经过连续坐汤，即“疮毒已净，恶疾斩除。”十月十九日便由灵泉回京入阁看本、执笔票拟了。当康熙五十二年之际，李光地忽又添加脾胃之病，腹泻经月，康熙闻知之后，即在李光地的奏折上进行朱批“李大学士，朕出门时并未闻脾病，近来何如？若用药，须十分小心”，表示十分惊愕。在李光地的另一个折子上进一步谆谆谕以：“卿年高之人，泻久自然伤元气，亦不可看得轻了。赫素处有一种木瓜膏，最能治泻，卿即传旨要来。每日不过五六钱，不论时吃几次看看。还有止泻膏药，此系外治，可以无妨用得。”[13]为治李光地此病，康熙帝后来又朱批曰：“目前土王，脾病益加小心。调理之宜，不可少忽。况京中水苦土碱，亦该知道。凡中湿热，最难医治。”所以，后来康熙帝派内官每日专门给李光地送玉泉山水饮用。康熙五十三年，李光地之腹泻、疝气旧疾再次举发，特别“交夏之后，腹泻不止。因之下元全虚，疝气易脱”之际，时值康熙帝在“避暑山庄”，接到李光地之奏折后，甚表忧虑，朱批曰：“闻卿旧疾举发，近来何似？今夏溽暑非常，热河山庄从前未经如此，

⑪ 参看顺治皇帝实录，第一四八页。

⑫ 康熙朝宫中朱批奏折。

⑬ 康熙朝宫中朱批奏折。

想京中、南方不可问矣。卿年太高，饮食起居少有不时，难免旧疾。”

我们从康熙五十年三月李光地患疮毒起，继之复患脾胃、腹泻、疝气，至康熙五十四年八月李光地告假回藉休养，前后长达四年的过程中，他虽没有也不可能给李光地看过病，但对李光地的病情却了解得很仔细。康熙帝确像是一个高明的医生，针对病情派医赐药，进行调理指导，并取得了很大的效果。老臣李光地十分钦佩地说：“臣蒙皇上天恩，怜念腹疾，由于水土不佳，谕内官每日给臣玉泉山水二罐，凡茶饭菜羹之属，皆得以资用充足。臣自服用半月来，脾气大清，饭量亦进。臣平日于饮食起居之宜，颇不留意，又不读医书，不喻药性，以至老来难症时发。恭禀圣训，历年见效，然后知皇帝穷理周物，不遗微细，至于如此也。”康熙懂医理、熟药性，其才学渊博精深是此亦足见证矣。而康熙之所以对像李光地这样的大臣如此器重矜惜，当然主要还是由于李光地对康熙始终如一的忠顺、倚毗而赢得的。正像康熙五十四年七月谕旨所说：“卿才品优长，文学素裕，宽弘休容，得大臣之体。自简任机务以来，恪共清慎，益著勤劳。今虽以老疾乞休，朕眷注方殷，何忍允其所请？”而康熙对通过医疗、生活等方面对大臣们尽施恩泽，就愈使臣僚们对他耿耿忠心，即所谓“恩施愈重，报塞愈难。惟有举家相勖，循分读书，处为守法之民，出为奉公之吏。如细草欲酬三春之德，聊存寸心而已”，也反映了康熙与李光地之间“义虽君臣，情同朋友”的亲密关系。

康熙对文臣如此，对武臣亦一视同仁，特别是对于那些久战疆场功勋显赫的大将军，在生活上也是相当体贴入微的。据实录载，康熙三十六年丁丑庚午，当康熙帝接到了抚远大将军伯费扬古擒拿噶尔丹之子的疏奏时，康熙喜出望外，他当即举行一种模拟式的象征性慰问，书曰：“时当灯节，众蒙古及投诚厄鲁特，皆集畅春园西门，其疏一到，众皆大悦。尔独居边塞，不得在朕左右，殊深轸念，故抄阿南报发汝知之，并赐胙肉、鹿尾、关东鱼等物，即如与尔相见。朕躬安，尔无恙否？……”当费扬古在边疆患感冒伤寒时，康熙不远万里“即拨医人、食物给驿遣往”，并谕以“朕此谕到，速将尔病势如何来奏”。这不能不使费扬古感激涕零！

类似事例，有陈廷敬、张玉书、熊赐履、赵弘爕等，莫不如是，不胜枚举，明君荣臣，亦说明康熙一朝的兴盛发达。

雍正、乾隆承康熙帝之遗风，在康熙帝的基础上，对宫廷医学也是相当重视的。为了在全国各地网罗名医，雍正曾亲笔一连写了大小一样、内容相同、一字不差的八道朱谕，要各地方督抚查访内外科医生。这八道朱谕的内容是：

可留心访问有内外科好医生与深达修养性命之人，或道士，或讲道之儒士俗家。倘遇缘访得时，必委曲开导，令其乐从方好，不可迫之以势，厚赠以安其家。一面奏闻，一面着人优待送其京城，朕有用处。竭力代朕访求之，不必预存疑难之怀。便荐送非人，朕亦不怪也，朕自有试用之道。如有闻他省之人，可速将姓名、来历密奏以闻，朕再传谕该督抚访查。不可视为具文从事，可留神博问广访，以副朕意。慎密为之。⑭

雍正对其臣僚的关怀体贴，也是很生动感人的。雍正有一道亲笔朱谕写道：“牙痛药方写来，你这里合的(药)仍合了送来。再，你奏落的牙，如何用凉水洗？如何安于本位？可以如旧之奏。朕忘记了，亦明白写来。”雍正帝也是很懂药物的性理的，如他对宫廷常用之“平安丸”、“紫金锭”等都有较深的研究，认为这两种药神效奇验、药性平和，并将此药

⑭ 雍正六年朱谕。

赐于兵马营中的将士，以鼓励士气。甚至对于艰于诞育而无子嗣的达鼐，雍正还秘谕要他纳妾呢！其旨曰："达鼐未必能即回，他无子，可令他觅妾，成全此好事。倘能生育，则极好矣，必令奏闻，以慰朕眷顾之意。此事并未有人题奏，前因其父来京谢恩问及，今偶而念及。出于朕意，他必然得子。将此旨写与他知，赐他千金觅妾。你不可捐助，但销算本章。不可言明觅妾二字。"皇帝赐臣"千金觅妾"，其关系之密切，是可想而知的了。

雍正之对于大学士朱轼、张廷玉、蒋廷锡等名臣之病，都是眷注有加，亲写谕旨教以治疗之方、颐养之道，经常特遣内大臣前往看视。如当大学士朱轼患咳嗽之症时，雍正亲笔写了近四百字的朱谕给他，其中写道："嗣后宜恪遵朕谕，时加颐养，导引中和，节劳静摄。即受朕恩赉，亦免其拜跪，始终病体为宜……"以上是在清宫医案中，文字最长、最有特色的两道朱谕。

迨至乾隆朝，从宫廷医案中的大量记载可见，太医院御医被旨遣给宫外看病的活动较前更频繁了，范围更扩大了。这时的诊治的主要对象除了名臣重将外，还有相当一部分是较低下的官吏，甚至乾隆熟知的一些喇嘛、工匠、画师等，同时，凡被旨派前去看病的御医，事后都要将其病情、处方等向乾隆详加奏闻，这是较顺、康、雍朝显然不同的地方。乾隆三年五月十五日，因大学士张廷玉患"偶受微凉，心烦作呕，腹痛下坠，头晕身软"病，乾隆旨派了御医陈止敬前去诊治，用过"和中正气汤"后便痊愈了。乾隆二十一年十二月初三日，因原任内阁学士董邦达发于右手掌外侧之脱疽之症，由于其病已久，疽大如豆，且日渐腐黑，木痛不仁，形势虽小，却症属险恶，乾隆即旨派御医花三格前往诊治，上硇砂散，内服"养荣败毒汤"进行治疗。乾隆三十八年二月初八日，御医王凤翔奉旨给刑部尚书阿克敏治疗肝胃痰热上壅类中风之症，因久病不愈，乾隆帝赏给他"高丽清心丸"服用。有时，由于先前旨派去的御医未能将病治好，乾隆另旨派御医的情况也是有的。如乾隆二十二年十月初九日太医院右院判邵正文先被派去给协办大学士陈大受诊治"心阴不足挟湿伤脾之症"，由于治疗效果不大，乾隆又传旨派院使刘裕铎去看治。在乾隆朝宫中医案中，甚至还发现了一个特别的文件，即在梁九功的脉案上，书有乾隆帝的亲笔朱批，这是在乾隆十九年闰五月初九日，当大方脉大夫霍桂芳、外科大夫秦世禄给梁九功诊治"肝肺热毒上攻、兼受风湿"等症时，议用加减真人夺命饮内服，外贴里翡诺膏药调治，其"加减真人夺命饮"的配方是：

川山甲一钱，土炒　皂角刺五分　当归尾一钱　天花粉一钱　连翘一钱，去心　浙贝母一钱，去心　金银花二钱　乳香五分　没药五分　白芷八分　紫花地丁一钱五分　防风一钱　甘草五分，生

不用引。

当乾隆帝审阅了这个脉案和处方后，发现除此病外，其头顶额前还尚生一如黄豆大的疮，因此，他即在配方之后朱批曰："着速用黎洞丸。"这黎洞丸是怎样配制而成的呢？我们根据清宫医案中的"药库丸散膏丹配方"所载，不妨亦抄录如下：

牛黄、麝香、冰片各二钱　旱三七两　阿魏一两　乳香二两　没药二两　血竭二两　儿茶二两　山羊血五钱　炙藤黄二两　雄黄一两　天竺黄二两

共为末，蜜丸蜡皮。

这说明乾隆帝对药理药效也是很熟悉的，还有，乾隆还常常与御医共同商讨处方，如当乾隆十九年十月二十四日户部主事张宗苍患类中风之症时，他曾与太医院院使王炳商量是否可以服用"十香返魂丹"的问题。这些案例说明，乾隆帝对于脉理、药物也是很有造诣的。

最后，清帝对王公大臣生老病死的眷注，还反映在对死者的哀悼仪式是十分庄重的。如康熙三十八年九月戊午，康熙闻大学士阿兰泰病笃时，便遣皇长子禔往视。待知阿兰泰已死，即又遣禔等往视含殓。为了深表哀悼，康熙特谕曰："大臣病故，虽无辍朝之例，朕心不思，可特停办事一日。着马武同内大臣一员、侍卫十员往奠茶酒，赐鞍马四匹，银二千两。至发引时，皇子禔、允祐、乾清门十员，并五班侍卫往送。"[15]自此，凡一些与皇帝关系密切的臣僚，一般都沿袭此例辍朝一日。如乾隆元年九月，当乾隆听到老臣朱轼病重时，也曾亲诣朱家看视，后闻朱轼溘逝，亦特命辍朝一日，深表震悼，亲临祭奠，"以昭礼贤大臣之谊"。清帝对一代名臣老将在生活上如此眷念备至，显然是有利于统治集团内部的团结，为效忠于皇帝为中心的封建统治起到了极大的作用。康熙就曾直言不讳地说："大臣节劳养体，亦可多为朕效力数年。"

（三）清宫医案为研究早期西医科学在中国的传播和发展提供了第一手史料

早期西洋医生与西药的东来，对清宫医学是有一定影响的。西洋医学在我国的传播，自明末至清末，共有三百多年的历史。清宫医案使我们了解在我国封建社会后期和半封建半殖民地的社会条件下，一种不同于中医的医学体系传播和发展的过程。

明末清初，正是十六世纪欧洲科学和文化开始兴盛的时期。当时欧洲新兴的资产阶级无论在哲学、宗教、文化、艺术和科学领域，都出现了一个革新的高潮。特别是当康熙二十二年解除海禁，二十五年成立粤海关，招商经营洋行(十三行)，即由行商办理对外贸易后，且按当时律例，能进入内地的西人，只有贡使和教士。一批欧洲天主教徒作为商业资本的先遣队和教会的开拓者，开始东行到我国传教。这些相继来华的传教士，一般都通晓一些科学和文化知识，有的还带来了欧洲的工艺品，以便在中国和封建统治者取得接近的机会。而其时，由于我国经济和对外交通的发展，一些士大夫和知识分子也非常渴望了解海外文化的情况，他们之中的某些人，对于传教士通晓的西学产生了浓厚的兴趣。像明代的李贽、方以智等学者，都曾成为天主教士交游的对象。《四库全书总目提要》卷一三四"天学初函"条称："西洋人利玛窦入中国，士大夫喜其博辨，翕然趋附，而之藻与徐光启信之尤笃。"可见，当时天主教士和我国一部分上层知识界接触之一斑。与康熙帝有着亲缘关系的李煦，在其父任广东巡抚及李煦本人任畅春苑编管时，就多次与西洋商人及传教士有直接的交往，康熙三十一年他与内务府营造司员外郎董殿邦，曾奉旨特遣南下迎送闵明我等传教士。清帝对于这些来华的传教士，择其专长，相继有不少人留在宫中供职。如明末来华的利类思(1637 年来华)、安文思(1640 年来华)都曾被张献忠俘获过，张献忠败死后，他们被清兵所获，当清将肃亲王豪格询知两神父与汤若望相交甚厚时，遂即委人将他们送至北京。[16]像汤若望、利类思、罗怀中、张诚、冯秉正、乌尔达等，都是因了解生理学及医学等而留在清宫的。如汤若望不仅精通天文、历法等，而且懂得医书、医方。顺治年间的著名史学家谈迁曾说"汤架上书颇富，医方、器具之法具备"；汤若望配制的"延生保命丹"合药二百六十种，种各三斤为丸。[17]

康熙十七年(1678 年)，传教士利类思写了小册子《狮子说》，同年在北京刊行，有自序

---

⑮ 参看康熙皇帝实录，第二六一六页。

⑯ 参看方豪著《中国天主教史人物传》。

⑰ 参看谈迁《北游录》纪闻上第二七八页，纪闻下第三七〇页。

和插图。一开始就说："康熙十七年八月初二日遐邦进活狮子来京，纵古中华罕见之兽。客多有问其像貌、性情如何，岂能尽答？兹略述大概。"书分狮子形体、狮体治病等六篇。次年，他又奉康熙之命，写了一册《进呈鹰说》，这就是曾收入古今图书集成博物汇编禽虫典第十二卷鹰部，改题为鹰论。因为满洲人很喜欢养鹰，利类思便应康熙之命，在该书写了二十余种鹰病的产生和治疗。这在清宫医案中亦有较详细的记载。由利类思和安文思、南怀仁等著的《西方要纪》称：欧洲"医分内外二科，有专以草木为药者，亦有兼用金石锻炼之药者。其看病诊脉之外，以玻璃瓶盛溺水，验其色，识其病根。又知病概由败血而生，则初疾多以开脉，出败血为法也……"

罗怀中是和画家郎世宁于康熙五十四年七月一起来华的外科医生，时年 36 岁。当康熙根据广东巡抚杨琳的奏报得知这一消息时，即朱批曰："知道了。西洋人着速催进京来。"康熙在另一份有西洋人来京效力的报告上又朱批道："知道了。西洋人内若有各样学问或行医者，必着速送至京中。"

这些在宫廷供职的西洋内外科医生，得到了康熙的嘉奖。如康熙五十九、六十两年的新春正月，康熙都在宫廷连续几天宴请西洋传教士。康熙五十九年十二月二十九日的一次宴会中，康熙看见西洋内科医生乌尔达时，与他开玩笑地说："你治死了多少了？想是尔治死的人，比我杀的人还多了。"致使君臣满堂皆大笑不止。[18]

这些西洋传教士不仅以自己的医术在宫廷内赢得尊重，而且他们还带来了西洋药材，可以说，他们在早期的中西药物交流中是有一定贡献的。从清宫医案的记载可以看到，康熙帝中年以后，先后曾患过疟疾、唇瘤、心悸等病，都为传教士治愈。其中特别是康熙三十二年(1693 年)疟疾病的被治愈，法国人樊国梁《燕京开教略》中篇曾称："康熙偶患疟疾，洪若翰(1687 年来华，1710 年卒)、刘应(1687 年来华，1737 年卒)进金鸡纳，……皇上以未达药性，派四大臣亲验，先令患疟者服之，皆愈。四大臣自服少许，亦觉无害，遂请皇上进用，不日疟瘳，……特于皇城西安门赐广厦一所(按：即北堂)。"自此以后，天主教士地位有了提高，康熙并进一步任用治愈心悸症和唇瘤的教士罗德先(1699 年来华)和安泰(1719 年来华，1758 年卒)等作扈从医生，可见相当宠信。

不仅如此，当康熙的疟疾病被治愈后，他曾以金鸡纳作为"圣药"赏赐他的大臣和属下，金鸡纳由此得到传播。《圣祖五幸江南全录》载："这金鸡纳是皇上御制，服了很好。这是十两，着赐提督。"[19]记康熙四十四年(1705 年)事。又，《红楼梦》作者曹雪芹的祖父曹寅任江宁织造，于 1712 年(康熙五十一年)七月患疟疾，病势很重，亦曾向康熙讨求金鸡纳。康熙在派驿马送药的同时，还嘱咐了使用该药的方法："疟疾若未转泄痢还无妨，若转了病，此药用不得，须要认真……"[20]可是曹寅没有等到服药就死去了。这些历史事实都可以说明金鸡纳当康熙用了有效之后，最初还曾作为"御用药物"赏赐大臣，以示恩宠。十八世纪中叶以后，金鸡纳在我国便得到了进一步的广泛应用。还有，据康熙五十年八月，大学士李光地的奏折中称，因"久婴残疾，老而弥剧，坐起甚艰，行步益苦"，康熙即赐他一副"西洋铁带"，从而使他依此支持了数年。这西洋铁带，当是一种医疗支撑器械。

康熙四十七年，两广总督赵弘灿遵照康熙帝的旨令，要他在广州、澳门急速在西洋人

---

⑱ 参阅方豪著《中国天主教史人物传》。

⑲《圣祖五幸江南全录》未著撰人，见《振绮堂丛书》初集。

⑳ 康熙朝宫中朱批奏折，康熙五十一年七月十八日《李煦奏江宁织造曹寅染病代请赐药折》。

中寻觅“格尔墨斯”和“阿尔格尔墨斯”两种西药，因为康熙说此药“着实要紧得了”。赵弘灿只费了三四天的时间，便有“西洋人送到上写格尔墨斯子一包，锡盒，第一盒格尔墨斯药一件，磁碗贮。第二盒格尔墨斯药一件，锡小花盒二盒一件，小磁杯。格尔墨斯制成的药，第一盒样一件。又格尔墨斯子一封，又西洋人书二封”。因赵弘灿不识药性，即将所有药盒、杯碗封固后，填用火牌飞驰送来宫廷。康熙得到此药，十分高兴，即批曰：“……以后有此等事，照此折好。”

直至康熙晚年，在江西巡抚郎廷极向康熙呈进的二十一件物品中，其中就有“西洋避雷石一件”、(康熙朱批：非避雷石，是止血石，不甚佳，不能止血。)“西洋金鸡纳一匣”、“西洋昂的莫牛一匣”、“西洋的莫油一瓶”、“西洋各巴衣巴油一瓶”、“西洋葛尔敏的那油二瓶”、“西洋避风巴尔撒木二盒”等七种西洋药品，从康熙的朱批中可以看出，他对这些药品是很熟悉的。

清帝对这些在宫廷供职的西洋传教士在生活上也给予了极大的关注。皇帝每逢闻知有病者，总是派高明的御医前去诊治，并经常询问他们的病情。康熙二十六年十一月，南怀仁病笃，康熙几次旨派太医院御医去诊脉进行治疗。康熙三十年四月初二日，安多因患病未进内廷供事，康熙闻知后，即派太医孙徽百等去进行治疗，初三日又遣侍卫赵昌到堂宣旨，问：“安多之病与朕在外之病是一样么？”太医孙徽百、王元佐即赴畅春园向康熙帝启奏。之后，康熙又下旨曰：“安多之病，着王元佐医治，须小心调理。”同年四月十一日，毕嘉因病趋朝启奏，请假到南方养病，康熙便传旨曰：“朕念尔年老之人，兼有病在身，况目下河道无水，旱路炎热，不如秋后，俟河路有水才(再)去。”但因毕嘉坚请到南方养病，康熙便同意了他的奏请，并再三进行勉励、谆嘱：毕嘉久住南方清气之区，难受北地风尘之苦，恐水土不服，朕难强留，行止听尔自便。今赐这路费，不必来谢恩。毕嘉临行前，还特地召近御前温谕：今尔系老年人，行止听尔自便，前去路上宜小心保重，身体要紧。

康熙四十七年十一月十四日，著名传教士徐日升逝世时，康熙在一道特谕中表示“深为轸恻”，特赐二百两，大缎十端，“以示优恤远臣之意”。

康熙五十二年阳历五月，意大利德理格(1710 年来华，1747 年 2 月卒)患病，因当时德理格在宫中不但受康熙帝的殊宠，而且皇三子、十五子、十六子与他来往也是很亲密的，经常同桌而食或到私邸拜访。因此，当德理格患病时，先是第三皇子闻知后，即给德理格派去了御医二名进行诊治。当康熙闻知后，又派去了太医院中高明的医生，命其小心医治，结果，德理格的病很快被治好了。在清宫供职的著名的意大利画家郎世宁，在乾隆十五年九月二十三日患病时，乾隆帝旨派太医李永泰前去诊治，看得“郎世宁原系内停暑热，外感风凉之症，服过疏风清暑和中等汤，诸症已好。惟腰腿软些，今用金匮肾气丸，常服调理”。

康熙对西洋酒也是很喜欢的。传教士麦大成曾奉葡萄牙国王之命，向康熙奉献过西班牙酒。康熙亦曾谕各省官吏：如有西洋人进贡洋酒，应由西洋人亲自以火漆封印，立即送往朝廷。康熙帝在四十七年的一场大病中，[21]曾由于服用了西洋酒，甚觉有益，所以他

㉑ 关于康熙帝四十七年至四十八年春的一场大病，有以下档案记载：

1) 康熙四十八年二月，康熙在偏远巡抚赵申乔的请安折上曾有如下的朱批：“皇太后万安。朕大恙已安，但病后还弱些。”

2) 两广总督赵弘灿在康熙四十八年四月二十七日的奏折中写得更清楚：“……臣两次恭请圣安奏折，奉有圣旨，臣恭设香案，叩头启视，得知我皇上自立春以后圣躬大安。臣欣喜欢忭之至，遥望皇上珍摄加膳，气体日增强盛，万寿无疆，四海臣民庆切。”

在四十八年正月、二月先后传旨给福建总督梁鼐、两广总督赵弘灿之弟男子侄和江西巡抚郎廷极之子郎文烋，曰：“以后凡本处西洋人所进皇上用物件，并启奏的书字，即速着妥当家人，雇包程骡子，星夜送来，不可误了时刻。”据此，郎廷极从住在江西饶州的西洋人殷弘绪处得到了“进上西洋葡萄酒六十六瓶，哈尔各斯默一瓶，其瓶口皆有西洋字封识”；三月初一日殷弘绪又送到其瓶口俱有西洋字封固的“进上珠谷腊八锡瓶”，郎廷极皆亲手装贮加封，于三月初二日即星驰送往宫中。四十八年四月初九日，郎廷极又继续向康熙帝送来了建昌府天主堂马若瑟、临江府天主堂傅圣泽、抚州府天主堂沙守信、九江府天主堂冯秉正、赣州府天主堂毕安、南昌府天主堂穆泰来等恭进的洋酒二十八瓶，格尔默斯一瓶，德利亚尔噶一盒。

梁鼐随后亦于三月二十日将福州之西洋人利国安恭进的两箱葡萄酒，差家人雇包程骡子星夜送来宫中。

两广总督赵弘灿曾差专人去澳门向西洋理事官喽嚟及省城各天主堂之西洋人宣述了康熙以上的谕令。之后，便有西洋人穆德我、毕登庸、景明亮等送到酒三箱，洋烟一箱和药一瓶，即星速送京。后来，赵弘灿又先后于四十八年四月二十七日，四十九年二月十八日、闰七月十四日、十月初三日，分别进送了西洋人郭天宠进上的一箱九瓶葡萄酒；何大经进的葡萄酒十五瓶；西洋人“多乐闻皇上利用真葡萄酒，特托人采觅寄来”了加纳列国产的葡萄酒一箱七十小瓶，伯尔西亚国产的葡萄酒二箱共二十大圆瓶，波尔图噶国产的葡萄酒二箱二十四方瓶；以及戈维理送进的嘉纳理亚国产的酒二箱。当南怀仁、徐日升等在朝廷中遭到一部分人的参谪时，康熙于四十八年正月二十五日在一道上谕中为他们进行辩解说：“西洋人自南怀仁、安文思、徐日升、利类思等，在廷效力，俱勉公事，未尝有错。中国人多有不信，朕向深知，真诚可信。即历年以来，朕细访伊等之行实，凡非礼之事，断不去做，岂有过犯可指？前者朕体违和，伊等跪奏西洋上品葡萄酒乃大补之物，高年饮此，如婴童服人乳之力。谆谆泣陈，求朕进此，必然有益。朕鉴其诚，即准所奏。每日进葡萄酒几次，甚觉有益，饮膳亦加。每日竟进数次，朕体已经大安。念伊等爱君之心，不可不晓谕朕意。今传众西洋人，都在养心殿，叫他们知道。钦此。”㉒康熙五十五年五月，赵弘燮病身因跪在雨天中祈雨，致使左腿中有风湿而久治不愈，后来听太医院黄院判说康熙有一种最能祛风湿、疏经络的御酒，于是他便奏请康熙赐此药酒，这种药酒就是一种西洋药酒。为此康熙传旨曰：“……将要赐酒，天气热，路又远，拿去摇坏了，赐西洋药饼一个，并泡酒方法。”其方法即是“将药泡一日一夜取出，用清酒最能化痰，若多了，能吐泻，止可二钱酒则可……”

继金鸡纳传入中国以后，还有一些西洋药品也逐渐在我国得到传播和应用。如我们在宫廷医案中可以看到，雍正对于一些西洋药品也是很感兴趣的。雍正十一年七月初六日罗怀中呈献给雍正帝三张西洋药酒的配方说帖。一张是“罗斯马里诺露”，其配制方法是：“用干葡萄酒五斤，罗斯马里诺花一斤，泡五六日，再蒸一次，净得露三斤。”罗怀中说：罗斯马里诺露性热，治浮肿，擦患处有益，即发散。第二张是“肉桂葡萄药酒”，其配制方法是：“用干烧酒十斤，肉桂二两，泡七八日，得酒八斤；又用白糖五斤，水七斤，熬好得药酒二十斤。”该药酒性微热，用补。第三张是“桃仁葡萄药酒”，其配制方法是：“用干烧酒十斤，桃仁四两，泡七八日，得酒八斤，又用白糖五斤，水七斤，熬好过罗，得药酒二十斤。”

㉒ 参看《正教奉褒》第一二九页。

该药酒也是一种很好的补药。在一份西洋人《进上方物》清单中还开列了诸如“西洋避风巴尔沙吗香大小共七瓶，西洋丁香油共六玻璃瓶(收四大瓶，二小瓶未收)，西洋冰片油共四玻璃瓶，西洋肉豆蔻油四玻璃瓶，西洋桂花油四玻璃瓶”，等等。我们从《本草纲目拾遗》一书中也可以看到当时应用的西洋药物不少。比如药露就多达数十种，像金艮露、薄荷露、玫瑰露、佛手露、香橼露、桂花露、茉莉露、蔷薇露等。此外，还有治疗外伤的日精油、刀创水；开胃的檀香油；治风湿的肉桂油；生津补气的西洋参等，特别是西洋参，在清末太医中的处方中已经广泛应用。《本草纲目拾遗》“日精油”条称：“泰西所制……其药料多非中土所有，旅人九万里携至中邦，决非寻常浅效，勿轻视焉可也。”可见，当时这些外来药物已经受到人们的重视和应用。上述不少西洋药品至今仍珍藏在故宫博物院中。

(四) 清宫医案为研究老年病、慢性病的治疗和调理，提供了有价值的医方和研究课题

在前面我们说过，满族入关初期，对宫廷医疗、疾病防治等，都还是比较落后和不健全的。但是，对于由于长期赖于牧猎及征战多年的结果，使他们在体质和性格上都锻炼得异常健壮和剽悍，他们能够适应于在严寒的冰天雪地、深山老林中驰骋，能够以健壮的体质抵御战胜一些疾病的侵袭。特别是对于上层统治者说来，首先要能身先士卒，在生活上要能吃苦耐劳，忍受冻馁；在征战中，又要弓马娴熟，身先士卒，冲锋陷阵，以争取在本旗中被公认为“好汉子”为无尚光荣。所以少者锻炼骑射，老者注意养身之道，在满族上层统治集团中是十分注意的。这对于入关后的满族来说，也是保持其民族优良精神传统，达到巩固其统治目的的重要措施之一。

入关后的第一个皇帝顺治，基本上是在统一中国的战争中度过了二十九年的战乱生活，勿庸置言，这个时期的八旗子弟是以英勇善战而著称的，这时的八旗兵是朝廷的名副其实的中流砥柱，创造了许多传奇般的战绩。即是顺治帝，在宫中也不忘马上功夫，所以常常谕其臣僚曰：“国朝以弓矢定天下。”有关顺治郊外行猎、苑中网鱼，以及督练兵卒的记载是很多的。顺治十一年，顺治自南苑回宫后，即长期患胃病，他便令御膳房不做肉食。当时病重，且离去盛京谒陵的日子已经很近，因此大学士冯铨奏曰：“今谒陵之举，道路云远，岂若法官之安，寒暑互侵，更非海子之比。臣谓稍展日期，俟圣躬康健，择吉举行。目下所急者，在于慎起居，调饮食，谨医药，颐养元和，式迓鸿祉，乃圣孝之大也。”㉓

至于康熙之所以被立为皇太子，其重要条件之一，即是他已出过天花。孝庄太皇太后生前一直十分关怀他的成长，即使登极称帝后，也三令五申要康熙注意养身之道。如在康熙十八年十二月，当她闻知康熙生病，便即令太监传旨，谕领侍卫内大臣阿曾哈等：“皇帝自入秋以来，未甚爽健，且此数年间，种种忧劳，心怀不畅，顷者抱恙。今虽痊愈，尚未甘饮食。南苑洁净，宜暂住彼颐养。”临行前并召大学士等至懋勤殿说明这次生病的原因。他说：“君臣谊均一体，分势虽悬，而情意不隔。安危欣戚，无不可相告语者。堂陛之义，固宜如是也。迩者朕体初平，忽遇殿廷不戒，被毁于火，㉔尔诸臣因朕偶恙，复睹此灾；爱主心切，必谓朕当过于忧虑。朕披阅经史，颇明大道。朕之一身，上受祖宗之付托，下系臣民之瞻仰，为任匪轻，宁不自爱？惟是今秋有地震之变，又各处饥馑洊臻，寇盗未息，此朕早作夜思，中心惶惧，寝食靡宁者。至于殿廷告灾，乃上天致警，敢不夙夜祗畏？修省厥愆，然其所闻，

㉓ 顺治皇帝实录，第一〇一三页。

㉔ 即指康熙十八年十二月初三日太和殿失火事。

止属朕躬临御之所，……”康熙对教养他成人的祖母，是百依百顺的，(丁卯)第二天便出宫到南苑养疴了。[25]康熙在青壮年时代，身体很是健壮，且也练有一套防身的本领。如在康熙三十六年丁丑八月，这时正是平定噶尔丹不久，他正巡幸塞外，驻跸汗特木尔达巴汉地方，适逢“厄鲁特台吉丹济拉至御营，上命之进见。大学士阿兰泰及郎中阿尔法引丹济拉入。上独座毡帷内，远屏左右，并令阿兰泰、阿尔法出，独留丹济拉语良久。丹济拉出，惊谓诸大臣曰：我乃叛逆罪人，穷困始来归命，皇上略不致疑，尽屏左右，召我入见……。上随召阿兰泰入，谕曰：‘尔等偕丹济拉入者，盖以防不测也。尔等所见虽是……伊尚妄动，数百人朕亦不以为意，况一人乎！’”言虽夸张，但也反映了康熙的防身本领。

康熙经常锻炼，注意养身，不迷信人参等滋补药品，而主张通过积极的锻炼来增加肌体的抵抗力，这在清代宫廷医案中也是可以得到充分证明的。这是康熙对待所谓大补药品一个高明的见解。康熙四十九年四月初四日，他在得知江宁织造曹寅害眼病时，对曹寅谆谆谕之曰：“……尔南方住久，虚胖气弱，今又目疾，万不可用补药；最当用者，六味地黄汤，[26]不必加减，多服自有大效。”曹寅得旨服用六味地黄汤后，“大觉轻健胜常”。当曹寅患疟疾病危，李煦代求赐金鸡纳时，康熙又深刻的指出：“……南方庸医，每每用补剂，而伤人者不计其数，须要小心。曹寅元肯吃人参，今得此病，亦是人参中来的。”之后，在康熙五十年九月，他在李光地奏陈病情并乞再赐坐汤折上的朱批，就更进一步明确指出：“……尔汉人最喜吃人参，人参害人处，就死难觉！”康熙五十四年八月，直隶总督赵弘燮因患类中风症，上折奏报请求给假百日，并请派章文镗给他诊治，康熙不但准假百日调理，令章文镗速去诊治，后来还一再嘱咐他说：“……类风之病，补药无益，而有大损，十分留心。”赵弘燮因此很少吃人参等补药，必需吃时也限制在每日只三钱。宫中以皇帝为首不迷信补药，当然人参等的耗费就少了许多。我们从档案中看到，康熙五十三年就已开始把宫中积下的人参交崇文门关监督售卖的记载。康熙五十六年腊月二十九日，康熙曾因宫中内务府积存了一千零二十四斤十两五钱多人参，旨令曹頫、李煦、孙文成运往南方售卖，售出之银两共二万九千六百六十三两余，着交江南藩库。又时隔三年多，据康熙六十年三月二十五日总管内务府具奏，库存六种人参又达二千二百十六斤二两二钱，有些上等参甚至被虫蛀了。直至雍正时，还因宫中人参积压太多而南运售卖。

汤泉洗浴疗法，在清宫医案中占有相当重要的地位，也是清宫医学的一大特点。有关汤泉疗法的记录，在康熙等历代皇帝的起居注及脉案中，都有不胜枚举的记录。据考，清代皇帝经常洗浴的汤泉不下四五处之多，多是在塞外山区地方，如有“漠虎尔和洛昂阿之汤泉”，有“巴尔喀地方之汤泉”，“去赤城十二里汤泉”，并在这些地方设有行宫，设总管、苑丞、苑副各一人，千总、委署千总、把总等共二十一人，等等。清兵入关后发现的第一个汤泉是遵化县附近有名的南福山汤泉，据文献记载，这里风景优美，“山上残雪遥遥也，又数里桃花寺，寺山半而泉环之。又数里大安口，有堡。己巳，北兵从所入也。其南福泉山，汤泉约半亩，人争浴焉。三十里及遵化县……”[27]其次就是上面提到的赤城附近的汤泉，它在“昌平州西居庸关外三百里，至赤成，……去赤城十二里汤泉，周二亩，沸涌

㉕ 参看康熙皇帝实录，第一一六〇页至一一六一页。

㉖ 据宫中配方底档载，六味地黄汤的配制是：熟地八两，山萸，山药各四两，丹皮，茯苓，泽泻各三两。

㉗ 谈迁《北游录》第一〇二页。

可焊鸡，良久辄糜。常堕大牛，肤溃死”。[28]即今昌平县东小汤山。

汤泉洗浴疗法，也是满族较早提倡的治疗方法之一，清宫医案中称“坐汤”法，后来逐渐得到推广。康熙常常在一年之内要陪孝庄太皇太后去汤泉洗浴几次，这类记载是很多的。康熙五十年李光第生疮时，康熙一面赐他海水泡洗疗法，同时又仍授以坐汤之法。康熙在五十年九月李光第的一个奏折中，对坐汤医疗法给予很高的评价，他说：“坐汤之法，惟满洲、蒙古、朝鲜最兴，所以知之甚详。向来只坐三七、三九，还他三七、三九为早忌。想是坐汤太久，恐耗气之故也。又闻坐汤人说，旱忌时，些须坐坐无妨。”李光第按康熙指授的方法坐满三七后，疮疾即“约去了五六分以上”。所以当他的疮疾复发时，便一再向康熙要假坐汤。按康熙的经验，“春后坐汤，似更有益”，并要注意不使旱忌有所失调，效果更大。所以他一再谆谆嘱授李光第：“旱忌最要，不可少忽。”只要按其规定认真坐汤，“坐汤之后，饮食自然加些。还得肉食培养，羊、牛、鸡、鹅、鱼、虾之外，无可忌。饮食愈多愈好，断不可减吃食。”这就是清宫医案中的所谓“坐汤及饮食起居方法”。雍正、乾隆等帝也是很喜欢汤泉疗法的，雍正还有一首《咏汤泉》诗曰：“凌云兰殿郁崔嵬，绕槛涟漪温液回。养正为能恒净洁，莹心不止荡氛埃。宿含炎德珠光润，只觉阳和涧底来。著绩岂徒堪愈疾，溶溶一脉万年开。”[29]用今天的科学去解释这种清宫坐汤疗法，自然是十分容易明白易懂的。所以直至今天，温泉洗浴疗养也是医治有关疾病的一种有效疗法。至于这种坐汤疗法的功效，这在有关档案中已经有了充分肯定的记载，《康熙朝起居注册》中记载，太皇太后晚年，倘若隔些日子不去汤泉坐汤，就感到筋骨经络不舒服。所以康熙经常亲自挽辔扶辕服侍她去汤泉驻跸多日。前面说到康熙赐七十岁的李光第坐汤后，李光第的疮毒即有好转，他说：“延医服药，总不如坐汤之有效。”特别是坐汤与海水一起“洗濯疮患，比之延医服药大效。今脓血已干，渐可穿着衣服，两手虽未能伸缩，然已免于溃烂。自察病势，十去八九”。从以上的史实也可看出，在清代早期，以皇帝为首的上层统治者，在对老年病的养护与治疗方面，也已经取得了一些进步和有应成就。

（五）清宫医案反映了中国近代医学科学在半封建半殖民地社会下的发展变化

1840 年鸦片战争以后，中国开始逐渐沦为半封建半殖民地。1842 年签订的南京条约规定，开放广州、福州、厦门、宁波、上海为通商口岸。当时有些打着医生或传教上招牌的侵略者更公开地和侵略军一起登上了我国的土地。继南京条约签订不久，美、法等国为了在华同沾利益，相继威胁清政府订立了不平等的中美望厦条约和中法黄埔条约，在这些条约中竟有这样的规定：“合众国人民在五港口均准其租赁民房或租地自行建楼，并设立医馆，礼拜堂……。”黄埔条约第二十二款称：“佛兰西人一体可以建造礼拜堂、医人院……。”把设立医院礼拜堂订立在两国条约内，可见当时帝国主义者对于传教与办医院的作用十分重视。

至清同治元年(1862 年)，洋务派在北京创办了“同文馆”，至 1865 年在同文馆设立了医科，聘请了外籍教习，如 1866 年主讲化学的是法国人毕利干，1871 年主讲解剖、生理学的是英国人德贞。但是成绩甚微，对宫廷医学的作用和影响也不大。但是，总的说来，

[28] 谈迁《北游录》纪闻上。

[29] 中国第一历史档案馆藏：《雍邸诗集》。

西洋医学这时在中国社会的流传已经越来越广，其中一些原来通晓祖国医学的人，开始对西洋医学渐抱探讨态度。1894年中日甲午战争发生，以清政府失败告终。马关条约的签订，再一次加深了国人对于政治改革的要求。当然，医学也包括在这种改革之内。光绪二十三年(1897年)梁启超在上海《时务报》发表了关于医学改良的意见，称："凡世界文明之极轨，惟有医学……。医者，纯乎民事者也，故言保民必自医学始。英人之初变政也，首讲求摄生之道，治病之法，而讲求全体，而讲化学，而讲植物学，而讲道路，而讲居宅，而讲饮食多寡之率，而讲衣服寒热之果，而讲工作久暂之别，而讲产孕，而讲育婴，而讲养生，而讲免疫，而讲割扎……"㉚

由于改良派不断鼓吹改革的重要，光绪二十四年(1898年)清光绪帝在决心变法的同时，在医学方面也下谕称："医学一门关系至重，极应另立医学堂，考求中西医理，归大学堂兼辖，以期医学精进。"戊戌政变后，梁启超曾评述这个上谕说："医者，……泰西大学为一种，今特许增之，实为维新之一政也。"可见，向西方医学学习，已作为变法内容之一，只是后来随着变法的失败，这一革新医学的主张也很快落空。

真正要触动宫廷太医院改革的创举，还是在清王朝行将崩溃的前夕。光绪三十四年，当时原太医院院使庄守和死后，由左院判陞补该缺的张仲元于八月初二日，在奏请开办中医学堂折中称："因经费有限，只得暂办中医，俟中医毕业后，再行奏请添款续办西医。"为此，管理太医院事务署总管内务府大臣继禄在宣统三年的奏折中说："惟西医需用彝器、标本各件，皆须购自外洋，且合格房屋建筑亦需时日，必须先事豫筹，届时乃能开办。因即督饬司员比照学部奏定各项高等实业学堂章程，并参照日本高等专门各医学堂课程，拟订西医高等豫科、本科各章程，并将太医院原奏中医学堂试办章程按照学部奏定中学章程，详加修改，将来中医、西医分途课授，以期专精。"他特别指出，西医班培养的是分科的高等医学人才，而且"无须太医院另为重设。"但它的财务开销，要算在太医院的预算案内。经过长时期的酝酿筹备，以院使张仲元、院判姚宝生等为首，于宣统三年初便拟就了一个"太医院医学堂章程"，并奏请朝廷批准施行。

从"太医院医学堂章程"的制订过程和内容看，它不可能冲破宫廷医学的桎梏，在半封建半殖民地的中国，而硬是抄袭了西洋医学授课的一些内容，企图在医学领域中获得一些改良。这就同一切改良措施的命运一样，是不能够实现的。但是，在当时的条件下，能够提出这样一个直接针对太医院体制、职掌的章程，也是颇有胆略的，同时，说明西洋医学思想及其医术经过长期的传播，在中国已经有了相当的影响和基础。医学科学技术日新月异的发明改进，使得宫廷医学在人们心目中已经不是至高无上的一家了，它已经开始在新的医学思想和技术的冲击下，随同一切不符合时代潮流的旧事物在迅速瓦解，让位于新的事物。奏设太医院学堂和太医院医学堂章程的拟定，是近代中国医学领域新旧事物斗争的反映，也是近代中国医学获得进一步发展的标志。

按照这个章程，除设以学中医为主的中学班外，还要设立以洋文西医为主课的高等预科。高等预科的学习年限为五年，然后升入本科再学三年。因"其西医各科现在多无成书，拟暂令各主教员择要编译，务取简赅"。即使中医中学班，在五年内除要学习经学、脉学、调剂法(历代名方)及选讲各种本草的药物学等以外，也要学习普通理化、英文及摘要讲授西医与中医有关系的"西医大要"课等科目。至于西医高等预科班五年内的课程，章程中

㉚ 梁启超《医学善会序》，见《戊戌变法》(中国近代史资料丛刊)第四册第四四九页。

特作了以下的说明："此班重在西医，既为定章所无(按：指光绪二十九年管学大臣奏定的大学堂医学实业馆定章)，又中国素所不讲课程，甚难编订。本堂参酌学部奏定学堂章程暨日本各医学专门学堂课程，互为损益。"在预科的第一二学年中，要学习西医大要、生理学、理化、中医大要等十一门课程，每周总共讲授三十六小时。从第三学年开始，增加了西医药种、人身解剖学、代数、几何学等；第四学年增加了动物解剖、裁判化学等课程；在第五学年则要学习医药科解剖、医药科化学和三角学。外国文、国文、体操、图书和修身等五门课程，则一律学习五年。章程特别强调说明："本堂虽以医药为主，然必于帝王谟猷、圣贤言训粗具根柢，始足端学术，以正心术，故学部奏定中学堂课程暨高等学堂第三类预备入医科大学者，皆以伦理、经学、国文为通习科，本堂遵之。"

由高等预科升入本科后的三年课程，在预科课程的基础上，第一学年则又新增开了组织学、药物学、皮肤病学、细菌学、诊断学，及人伦道德等课程。第二学年，又开设了儿科学、耳科学、胎生学三门。在最后的一个学年，又增设了内科学、眼科学、精神病学、制药化学、博物学(药用植物分析)、临床讲义；毕业前夕还要进行各科实习。

对于太医院学堂的人员机构设置，章程中也做了比较具体的规定。

(1) 设监督一人，以"总理全堂用人行政一切事宜"，由院使张仲元、右院判佟文斌轮流兼充。

(2) 设提调一人，会同教员审定功课，稽查教员勤惰和学生成绩，以及教学图书、仪器的添置等。

(3) 设教员十人，教员要"按照临督、提调规定课程钟点分科教授"，并要随时与提调商酌施教；特别规定"凡教科用成书者，均须遵照学部奏定学堂章程；若自行编纂，须先期将宗旨报明提调，详细酌商，以期完善"，并负责稽查学生品行之责。

(4) 设监学官(兼文案官)一人。它的主要职务是："学生在授课时间外之管理，统归主持"；核定学生品行分数，并稽查学生请假、旷课等。

(5) 设庶务官一人，负责房舍、卫生、夫役等的管理。

(6) 设文案官一人，负责来往公文处理及簿记表册的登记等。

(7) 设会计官一人，司全堂银钱出纳、预算、经费收支等。

(8) 设掌书官一人，掌管图书、报章、彝器、标本之收发及存储等。

要筹建这样一个医学堂，按照张仲元在奏折中的设想，共需开办费五万九千五百两银子，其中修盖讲堂、斋舍、彝器、标本、储药、藏书等基本建设，即需银四万八千两。此外，管理员、教员、夫役等的工资等，即常年额支，每年共需额支银二万一千二百四十两(遇闰加增)。最后，纸墨印刷、茶烛煤火等常年活支共银五千一百四十两。

但是，即使这样一个医学堂的筹办，也遭到了保守势力的顽固的阻挠和反对。如，在太医院内部，即有以李崇光为首的反对，他于宣统三年亦上折朝廷，一方面说太医院办这样一个医学堂没有基础，另一方面说这将要耗费大量的资金，等等。当这样一个计划还在争执不下的时候，伟大的武昌起义即爆发了。宫廷医学的代表机构——太医院也随之而垮台了。中国医学从此进入了一个新的历史时期。但是，作为有清一代的宫廷医学，却留给我们一笔非常丰富的医学遗产，是今天需要我们进一步挖掘和借鉴的宝贵财富。

清代太医院

单士魁

我国医疗事业，设官任职，由来已久，昔黄帝时之有岐伯，职主方药[①]。在周朝有医师、上士、下士，掌医之政令。秦及两汉有太医令丞，亦主医药[②]，后世多因之。太医一官，历代或分隶于门下、殿中诸省，或属于太常寺、宣徽院等，措置不一。其独为一署，无所隶属，而是始于元代。至于太医院之称，则是起自金代[③]。以下各朝因沿下来，迄于清末。此为历代医事设官置署沿革之大略。

现将清太医院概况，叙述于后：

1 官署及官制

清太医院初设官署于宫阙之东，在礼部后西向，即正阳门内以东东交民巷内。据孙承泽《春明梦余录》说，明太医院即在此处。从而可知清入关后，未建新署，仍沿用明代之旧。由于时势推移，到了光绪庚子年(一九〇〇年)八国联军入侵北京，于是情势为之一变，翌年清廷与之订立不平等条约《辛丑条约》，依照条约条款，将此地划入各国驻华使馆区，即所谓租界。因此，另建新署于地安门外以东南向，然较之旧署已是具体而微了。今其遗址尚存，犹可踪迹，但已面目全非，昔日衙门形式，不可复见。

另设“他坦”(此为满语，《清文汇书》释为“出外住立处”，即休息处所。)于紫禁城东墙里侧，上驷院之北。当一九二五年故宫博物院成立之初，屋宇院落，尚称完好，岁月流逝，几十年过去了，今亦倾毁无存。

清太医院为五品衙门，自清初以迄光绪，全是如此。在宣统时，官阶变通，曾一度改为四品衙门，但时间短暂，不足以概括有清一代。其官制大体沿明之旧，设首长一人，曰院使，秩五品。副职二人，曰左院判、右院判，秩正六品。当时用语，皆称“堂官”，议为堂上之官。属员有御医十三人，秩正八品。吏目二十六人，秩从九品。医士二十人、医生三十人(皆为未入流)。但医士许用从九品冠带。官员升除，院使由左院判升补、左院判由右院判转补、右院判由御医升补、御医由吏目升补、吏目由医士升补。御医、吏目、医士等，老疾不能行走者，呈院验实，奏准告退。病愈仍赴院具呈，准其原额补用。若推诿托故，不具呈补用，在外行医者，交部严加议处。若非老年有疾，该院徇情准退者，一并议处[④]。

2 医术分科

我国医术分科，历史悠久，远在周朝时代，即有食医、疾医、疡医、兽医之说[⑤]，此

① 《历代职官表》卷三十六。

② 《通典》卷二十五。

③ 《历代职官表》卷三十六。

④ 《光绪会典》卷八十一 绪会典事例》卷一千一百五。

⑤ 《周礼》天官冢宰。

或为后世医术分科之权与。唐有医师、针师、按摩师、咒禁师，又有体疗、疮肿、少小、耳目、口齿、角法等名目[⑥]。宋有方脉科、针科、疡科[⑦]。又宋太医局有九科，科目未详。历史发展到了明代已有十三科，《明史》说："凡医术十三科，医官，医生、医士，专科肄业，曰大方脉、曰小方脉、曰妇人、曰疮疡、曰针灸、曰眼、曰口齿、曰接骨、曰伤寒、曰咽喉、曰金镞、曰按摩、曰祝由。"清初太医院医术分科，大体沿明之旧，但有损益，裁去金镞、按摩、祝由三科，增设痘疹一科，余与明同，共为十一科。

按《春明梦余录》说：明代十三科，后二科今无传，也就是说按摩、祝由二科，当明季世已无传。可见后来清代也不设此二科，是有其因由的。清统治者尝自诩以弧矢定天下，是其对此器物颇为重视，并且经常以之训练士卒，历届武闱，列为考试科目之一。但与弧矢有关之金镞科，竟罢而不设，未详何故。其增设痘疹一科，是应客观需要，当清入关后，时值痘疹流行，从深宫贵族到闾巷百姓，都面临有感染此病之忧，尤其世居关外初来中土之满洲人，更是惴惴不安，谈虎色变。因而增设痘疹一科，以应付目前局面，乃为当务之急。除设专科治疗外，还采取一些预防措施，具体情况，容当另文论述。

客观事物，随着时代前进，是在不断地变革，医疗事业方面，也不例外。到了康熙时期，又以痘疹科归入小方脉，咽喉、口齿共为一科[⑧]。即由前十一科，减并为九科。民国时代编写之《太医院志》说"嘉庆二年，以痘疹科并入小方脉，咽喉、口齿共为一科"，时代有误，当以《康熙会典》之说为是。

《太医院志》又说："嘉庆六年奉旨：以正骨科划归上驷院蒙古医生长兼充。"按上驷院设蒙古医生二十名，治癞医生六名，兽医六名[⑨]。蒙古医生长兼充正骨，具体事例不详。另据《啸亭续录》说："定制，选上三旗士卒之明正骨法者，每旗十人，隶上驷院，名蒙古医生。禁廷执事人有跌损者，咸命其医治，限以日期报愈，逾期则惩治焉。齐息园侍郎坠马伤首，脑涔涔然，蒙古医士尝以牛脬蒙其首以治之，其创立愈。故时有秘方，能立奏效，非岐黄家所能及者。"这段记述为官修书所未载，虽系私人著述，亦可供参考。《太医院志》又说："道光二年奉旨：针灸一法，由来已久，然以针刺火灸，究非奉君之所宜，太医院针灸一科，著永远停止。"是嘉、道两朝又先后裁并两科，即为前设之九科，减为七科。及至光绪时期，又减并为五科，即大方脉(伤寒、妇人并入)、小方脉(痘疹并入)、外科(旧疮疡科)、眼科、口齿科(咽喉并入)[⑩]。

以上是清入关后，自顺治迄光绪，历九朝二百余年间，太医院医术设科不断变革之大略。

3 太医入直

太医院院使、院判及其属员，各以所业之科，分班侍直。给事宫中者，曰宫直。给事外廷者，曰六直。宫直于内药房及各宫外班房侍直，六直于外直房侍直。皇帝驻跸园庭，或巡幸他处，太医院官亦随前往，有奉旨点用者，也有按班输派者，情况不一[⑪]。据《太

⑥《新唐书百官志》。

⑦《宋史选举志》。

⑧《康熙会典》卷一百六十一。

⑨《总管内务府现行则例》。

⑩《光绪会典事例》卷一千一百五注。

⑪ 同上书同卷。

医院志》说："内直供奉者，奉派之宫直是也，昼侍外廷，夜直宫内，职专诊视。""外直供奉者，照例输充之六直是也。"又说："所谓六直者，宁寿宫、慈宁宫、乾清宫、钟粹宫、寿康宫、寿安宫，恭备六处召命是也。道光末年，别谓公直者，专供缮写公牍。六直者，专诊总管内宦、御前内宦、嬷嬷、女子、祭神房女官、升平署内宦，六项杂差，为时无久，即已漫废，与旧制之宫直、六直，名同实异。"此说不见于清《会典》，不详所据，而著于篇。或为清季短暂期间现行之事例，也未可知。姑志此，以为参考之一助。

太医赴各宫看病，由御药房太监专司带领御医各宫请脉[12]。诊视皇帝疾病，会同内监就内局合药，将药帖连名封记。具本开载本方药性治症之法，于日月之下，医官内监书名，以进御览。凡进药奏本既具，随即登簿，并于年月下书名，由内监收掌，以凭稽考。煎调御药，太医院官与内监监视，以两服药合为一服，俟熟，分入两器，其一器御医先尝，次院判、次内监，另一器进御[13]。按御药先尝而后进，其制较古，《礼记·曲礼下》："君有疾饮药，臣先尝之。"后世沿为故事。

若是皇帝疾病，医药罔效，以致死亡，即所谓"龙驭上宾"，太医院院使、院判、御医、医士等，有关人员，就要给与处分。如同治帝死后，奉慈安、慈禧皇太后懿旨："上月大行皇帝天花，李德立等未能力图保护，厥咎甚重。太医院左院判李德立、右院判庄守和，均著即行革职，带罪当差。钦此。"[14]后来光绪帝之死，太医院官，也同样给与处分。内阁奉上谕："太医院院使张仲元、御医全顺、医士忠勋、恩粮戴家瑜，均著革职，带罪效力。钦此。"[15]这固然是太医们不幸的遭遇，但究其实际，也不过例行故事，官样文章罢了。

太医在宫内为皇太后、皇后、贵妃、妃、嫔、贵人等，诊治疾病，处方用药，患者名位，医者姓名，都一一登记入册，以备查考。就是宫中使用之人，如内监、嬷嬷(年老妇人)、宫女等，有病诊治，也是如此。不过宫中使用人等，一般不立个人专册，而是以某宫若干人共为一册。如光绪八年二月十七日立"长春宫总管、首领、太监等用药底簿"，即是其例。但是慈禧太后宠信太监李莲英，则有个人专册，其例罕见，而且册衣以明黄绫为之，是为制度所不许，亦属僭越。李莲英在当时群阉中，所谓"大总管"，颇具声势，是一个炙手可热人物。虽达官显宦对之亦不免假以辞色，趋炎附势者流，那就更不消说了。这是清代晚期慈禧太后当政，宫中制度稍弛，尤其在约束宫监方面，已不如乾隆时代严肃。李莲英生逢其时，凭藉其主子宠信，举止嚣张，并非偶然。在三十年代，故宫博物院文献馆曾请老宫监唐冠卿、陈子田二人为顾问，据言：光绪帝之于李莲英，深为厌恶，然碍于慈禧太后，亦莫可如何。

4　太医为王大臣等视疾

太医院官，日常轮班侍直宫中，以备召唤视疾，是其主要职掌。此外还兼备差遣任务，如诸王、公主暨文武大臣等，遇有疾病，请医视疾，或钦派侍卫带同本日直班医官前往，或本院奉旨差官前往视其所患何病及如何治疗之处，均须明晰回奏。外藩公主、额驸暨台

---

⑫《清宫史续编》卷七十三。

⑬《光绪会典》卷八十一注。

⑭《军机处冬季档》同治十三年。

⑮《军机处现月档》光绪三十四年十月。

吉等人，请医视疾，亦奉旨差官前往，事后也须具本回奏[16]。现举视疾回奏两例如左：十一月十六日，院使臣刘裕铎谨奏：奉旨看得大学士张廷玉系心脾虚弱，胃经微受客寒，以致腹胁作胀，夜间少寐，时或头晕，心跳。臣用加味异功汤调治。谨此奏闻。

人参三钱　白术二钱，土炒　陈皮一钱　茯苓二钱　炮姜八分　附子一钱，制　甘草六分

不用引。

此件不著朝年，只有月日。按张廷玉于雍正四年春任大学士，乾隆十四年冬致仕[17]。又参考其他档案文件，太医院院使刘裕铎在乾隆十四年正任此职。据此可知此为乾隆十四年，或稍前一些时间之处方。太医院吏目侯豫谨奏：奉旨看得敖汉策旺多罗济之妻多罗格格病。臣抵敖汉，看得多罗格格病系伤寒，汗后表邪虽退，里气渐虚，以致口渴、目痛、饮食顿少、不寐、心跳。服过升麻葛根养荣滋肝等汤，诸症渐次俱减。惟气体软弱，尚在调理。谨此奏闻。

乾隆十九年正月十六日。

另外军前需医，太医院奉有谕旨，也要差官驰驿前往，并由兵部官送至军前。凡文武会试，遴选通晓医理熟谙大方脉科、外科各一员，入场供事。又诊视刑部狱囚，亦由院选派医生二名应差。[18]

以上一些事例是太医院官在宫外医事活动情况。

5 选补培养医生

太医院医务人员，大都来自地方，于各省民医及举、贡、生、监有职衔人内，择精通医理，情愿效力者，酌量录取。其办法是，无职衔之民医，赴太医院具呈申请，其有职衔者，由该管地方官给与执照，亦赴院具呈申请，遴选补用。如效力年久，实有成效，照例补授实官。雍正初谕良医须得老年经历多者，令各省督、抚，各举灼知之年老医生，该管地方官资以路费，护送到京，交院试用。果能医理精通，疗疾有效，即奏明照例在院授职。又行文各省巡抚，查所属医生详加考试，果有精通类经注释、本草纲目、伤寒论三书者，题请为医学官教习，每省设立一人，准其食俸三年，如果勤慎端方，贡入医院，授为御医。又凡所属州、县、卫习医人，令其访明考试，即将三书教习有精通者呈报巡抚，给咨赴院考试，上者授以吏目、医士等官[19]。

此外，太医院还设有教习厅，培养医务人才，于御医、吏目内择学品兼优者，充当教习。有进院业医暨医官子弟，均送教习厅，课其诵读。同治六年，复设医学馆，派教习厅三人，接春秋二季考试医士、恩粮、肄业等生，列定等第，按名顶补。每届六年，本院会同礼部堂官，除院使、院判暨内廷侍直御医，奏明毋庸考试外，其八九品吏目、医士、恩粮、肄业等员，一律考试。素专何科，预期报明，于卷面上戳记，由本院堂官核其文理医学分别去留。其未经录取及医学荒废食俸食粮之人，仍发教习厅课读，下届考试，仍准入场[20]。

---

⑯《光绪会典》卷八十一注。

⑰《清史稿大学士年表》。

⑱《嘉庆会典事例》卷八百三十一注。

⑲ 同上书同卷。

⑳《光绪会典事例》卷一千一百五。

太医院教习厅和医学馆培养人才方法，大都是陈陈相因，率由旧章，以内经、脉诀、本草等书为基本教材。限于时代条件，采用这种方法，历时较久。但是到了光绪三十四年，办学方法就与过去不同了，太医院使张仲元奏请开办医学堂，有宗旨，有计划，教材中西医学兼备，同时智育、体育、德育并重，与旧日相比，增加不少新内容。宗旨是为培养医学通才，供职内廷。计划先办中学班，学制五年，续办高等班，学制八年。中学班以中医为主课，兼学算学、生理、英文、理化、西医大要等。高等班以西医为主课，兼学中国医学、中医大要等[21]。在当时历史条件下，计划办这样学堂，使中西医学兼筹并顾，培养通才，而为宫廷服务，在太医院来说，这是史无前例，别开生面之创举。但是新生事物才开始萌芽，即拟议会商之时，就遭到左院判李崇光对于办理西医学科一事，提出意见，不赞成此举。随後并上书于朝，申述理由，主要是："现在留学卒业专门医科者概不乏人，国家如以为可用之时，自必赏加太医院官阶，以资内用。……何如奏调学部之卒业医科者来院，以资供奉要差，较之本院开办造就，岂不事半功倍乎。"又说："本院人员，概不通晓西学……则该生造就之深浅，与西药所制之美恶，茫乎莫辨。……西医不可擅用，人才毋庸自储。"[22]这是太医院内部意见龃龉情形。然而从其办学时间来看，已在清代末世宣统年，濒临辛亥革命不远，清代灭亡在即。无论将办五年制之中学班，不可能如期卒业，有何成效，何况待续办八年制之高等班，更是不在话下了。只是在清太医院中留有一段史话而已。

6 宫中药材来源

清宫所用药材，其来源大致可分为三项：

一是由各省出产药材地方征收而来。其征收实物者，谓之"本色药材"；折征银两者，谓之"折色药材"，情况不一。《康熙会典》说："国初，直省钱粮，应解本色物料，款目最繁，後因地方办买起运——供应俱艰，续议酌减。凡系上用及京城无从购办者，仍解本色，若系缓用及易于采买者，俱令折银解部。"现以内阁大库档案康熙十三年浙江布政使陈秉直造报各府额解本折药材数目文册为例，其中既有本色，如杭州府之白芍、白术，台州府之乌药、猪牙皂等，又有折色，如僵蚕、蔓荆子、草决明等。这是出产药材地方征解本折药材情况。

二是由京城地方药商采买。如乐姓药商，即为交纳宫中药材商号之一，且远在乾隆年间，就承担此项任务，当时谓之"当差"。同治时，内延药房，"传用咀片药味，以及纸张大赤金等项，均系博取同仁堂拣选上好纯洁药味，以备供用内廷应用"。同仁堂不仅供应内廷生药，后来它的丸散膏丹配方，也被钞存宫中。此配方共一册，素纸钞录，黄绫册衣，标曰"同仁堂丸散膏丹配方"，内注"光绪十一年六月初四日，同仁堂钞来"。其中列有"硃砂安神丸"等九十二方。各方中之药味、重量、制作方法，都一一分别注写，但不注适应症及服量，外用药亦不注用法。别列有"碧云散"等九方，末附"益寿比天膏"一方，共一百二方。当然，清宫原有"御药房丸散膏丹配方"而仍要钞录同仁堂配方，存入大内备查，可见清宫对它是如何的重视了。同仁堂在北京药商中，以药材质量较优，素有信用，因而赢得人们称赞，有一定社会基础，其影响相当广泛，是又不仅清官对它重视。

㉑《太医院开办医学堂章程》。

㉒《李崇光奏疏》。

三是各省督、抚大吏，各就其地方土产品，例有贡献，谓之“土贡”，如云南省之茯苓，广东省之橘红，四川省之冬虫草等，皆是其例。

虽然如此，但自乾隆以来，宫中用药，主要是传药商交进，《历代职官表》说：“内药房所需药材，均按例给价，令药商赴部领银采办，以生药交进，院官详验，择其佳者，送药房备贮。”传药商交进药材，每三个月按照例价核算一次，一般值银约在六七百两之间，以年计之，亦近三千雨之数。清宫药材来源，大略如此。

又清宫重视人参，奉天、吉林等处山内产参，皆官为控制，不得私挖。凡刨夫入山采参，由户部发给当票，采取所得，以一定额数，解交官府，送入大内，这另是一个来源。

7 清宫脉案

清太医院官，医事活动，无论在官中，或宫外，凡经诊治者，皆存有病历可查，即所谓“脉案”。因而宫中存有不少这类文件，但不完整，有所缺佚。然而从这里犹可反映出祖国医学在宫廷中之作用和太医们医事活动之具体情况，可供令人参考。尤其是从事医务工作者，研究取材，科目较多，如内外妇幼，专科雜病，兼而有之，可称为稀世难得之史料。它不仅可以说明宫中医疗问题，还可澄清以往传说同治帝之死，或云天花，或云梅毒，莫衷一是。今在清宫脉案中考证，他所患者是天花，不是梅毒。从而使若干年来传说历史存疑问题，得到解决。

在这些脉案史料中，其诊治处方大都是出自太医官之手。但也有少数非太医院官处方，如陆润庠为慈禧太后处方，又施焕、吕用宾、陈秉钧等为光绪帝处方，皆是其例。这些人都是知医之大小官员，或在京城，接近宫廷，或在地方，而由督、抚大吏奉诏保荐来京入宫看病，都是在一定历史条件下形成的。其事偶见于光绪中晚期之间，不为常例。

一九一一年，辛亥革命结束了清代王朝，废帝溥仪本应离开宫廷他往。但当时有所谓“优待清室条件”八款，其第三款是：“大清辞位之后，暂居宫禁，日后移居颐和园，侍卫人等，照常留用。”太医院是在留用范围之内的，太医们仍得继续在宫中从事医疗活动。一九二四年，直奉两系军阀进行第二次战争，直系将领冯玉祥发动北京政变，溥仪即在此时被逐出宫。曾为有清一代宫廷医疗机构的太医院，也就随之风流云散，成为历史陈迹了。

清太医院医学教育与中西医交流

陈可冀

明代后期，西洋医学开始逐渐较系统地输入中国。康熙三十二年，即公元一六九三年，康熙皇帝患疟疾，神父洪若翰(一六八七年来华，一七一〇年卒)、刘应(一六八七年来华，一七三七年卒)献金鸡纳治愈。法国人樊国梁在其所著之《燕京开教略》中称：“康熙偶患疟疾，洪若翰，刘应进金鸡纳……皇上以未达药性，派四大臣亲验，先令患疟疾者服之，皆愈。四大臣自服少许，亦觉无害，遂请皇上进用，不日疟瘳……特于皇城西门赐广厦一所。”病愈后，康熙又接受法国人白晋等讲解人体解剖、功能及二十篇各种疾病，甚感兴趣。随后，外国传教士在华传播西洋医学著述和经验逐渐增多。

光绪朝时，朝野多数人士均感十分必要引进西方进步的科学知识。光绪二十四年，即公元一八九八年，下有谕旨："又谕，孙家鼐奏，请设医学堂等语，医学一门，关系至重，亟应另设医学堂，考求中西医理，归大学堂兼辖，以期医学精进，即着孙家鼐详拟办法具奏。"《中国近代史资料丛刊·戊戌变法》第二册引梁启超按："泰西大学医为一科，今特许增之，实为维新之一政也。"光绪皇帝本人患病，也请法国医生会诊，有医案可查。

吾人于故宫中国第一历史档案馆医药档案资料中尚查得清太医院院使张仲元曾于光绪三十四年经内务府大臣奏请举办太医院医学堂，培养医学通才，以供职内庭。学生共分两班，每班六十人，中学班以中医为主课，五年毕业。高等预科以洋文西医为主课，五年升入本科，再三年作为高等毕业，毕业后均照学部奏定给予出身。奏折中并称"智育、体育、德育三者并重"，中医科中学班不仅学"修身，经学，国文，内经，脉经，本草经，难经，伤寒论，金匮，历代名方，理化等课"，"还学英文，西医大要，人身生理，动物生理"等课程。西医高等班除学"修身，经学，国文，外国文，代数，化学，几何，人身解剖，动物解剖，组织学，生理，裁判化学，卫生化学，医药科化学，细菌学，诊断学，皮肤病学，儿科学，耳科学，胎生学，精神病学，植物学，药用植物分析"外，还学"中国医学"及"中医大要"等，经光绪皇帝准旨在案。并先办了中医班，西医班则因经费仪器关系未办成。但从上述奏析及课程设计可见，当时已经注意到必须培养不同程度地沟通中西医学的人才。

当然，当时也有持不同意见的，如太医院左院判李崇光就认为由于当时太医院西医知识办学设备等的不足，不主张兴办者，又当别论。

一九〇一年"辛丑和约"之後，我国各地医院及医学校设立很多，上海等地且有中西医学研究会及函授新医讲习班之举办者，中西医学术交流则又有了进一步的发展。

从皇帝朱批(谕)试析清代御医

周文泉

御医，又称太医，因其主要在宫中为皇家诊治疾病而名。由于宫闱森严和统治者之淫威，以及历史的种种原因，人们对御医所知甚少，从而存有许多揣测。尝有"翰林院文章，太医院药方"之传闻，谓御医处方平平，应景而已，人情练达为主，疗效尚在其次；亦有"太医难当"之说，"伴君如伴虎"，以致历代不少医家均因此不应诏而远遁，尚有认为御医侍奉君王左右，地位至尊至荣者。有清一代，宫廷内部明争暗斗激烈，政治风云诸多变幻，帝后之死因不明者多，因之御医与政治的关连亦引起研究者之兴趣。凡此种种，均表明了人们对于御医的关注。

我们在进行清代宫廷医疗经验的整理研究中，发现不少清代皇帝有关医药的朱批和朱谕。这些珍贵之原始档案资料，对于探讨和研究宫中御医的诸多情况亦提供许多内容。关于涉及御医的朱批(谕)，主要包括皇帝对于御医之医疗要求和有关医事活动之要求两个方面，此二者亦有其内在联系，故一并分析讨论之。

(一) 临床诊治，首重疗效

宫中治病，皇家对于疗效至为强调。倘治疗效果欠佳，皇帝常予以严词申斥，甚至惩处；反之，若疗效满意，亦褒奖有加。如康熙四十九年五月二十七日，康熙皇帝对太医院右院判(副院长)刘声芳、御医李德聪等治疗镶黄旗食阿思哈尼哈番俸硕色患中风昏迷病之奏折，朱批“用心治”三字，“用心”一语已流露出不满之意。再如，乾隆二十(？)年三月十一日，太医院院使(院长)刘裕铎所呈奉旨治疗兵部侍郎雅尔图患“肝胃气痛”奏折，及治疗大学士来保患“外感风凉”之奏折，乾隆皇帝均朱批“快快的治，钦此”等语，“快快的治”自是皇家之要求，但其间已包含不得贻误，极力敦促之意，仍是强调疗效。有时，皇帝对御医治疗之疗程稍长，亦十分不快，此点于朱批中亦有反映，如乾隆十七(？)年五月二十九日，皇帝对太医院院使刘裕铎治疗简亲王泄泻的朱批，便是一例：

“五月二十九日，院使刘裕铎谨奏奉旨看得简亲王，原系湿热伤脾泄泻日久之症，以致口疮糜痛，肚腹泄泻，日夜六、七次，形瘦食少，四肢浮肿，脉息微弱。年老病大，服过保元、异功、理中等汤，泄泻时减时复。自交夏至以来，胃气日衰，饮食益减，其症可畏。今仍用理中汤加减，竭力调治。谨此奏闻。”

加减理中汤

人参五钱　白术五钱，土炒　炮姜二钱　附子二钱，制　茯苓三钱　白豆蔻二钱，煨　甘草三钱，去心

简亲王，原封济尔哈朗，次后爵位相袭，至乾隆朝，袭爵者为济尔哈朗弟费扬武之曾孙德沛(按：德沛乾隆十七年薨，故此奏折或为该年事)。德沛操履厚重，深得乾隆赏识，故对其病情至为关切，在病情奏折上朱批：“知道了。夏至已(以)前就该治好了，钦此。”考若奏折为乾隆十七年，夏至当是五月初十，而朱批时间业已五月二十九日，病情迁延不愈，皇上大为不满，埋怨之心，已有表露。尤甚者，对于疗效不著者，更有诸多申斥，朱批亦辄恶语相加。如康熙四十五年八月十八日，太医院御医刘声芳、李德聪，奏治正黄旗包依、护军参领莫尔洪之暑湿伤气下痢病，病势缠绵，恐成“关格”证，改用升阳益胃汤治疗之奏折，康熙帝朱批：“尔等皆因医学粗浅之故，所以往往不能救人。”同年十一月二十四日，太医院院使孙之鼎、外科大夫段世臣、御医李德聪等，治正黄旗内大臣颇尔盆病，原系痔漏复发，窜至左右臀，内通大肠，透破秽臭，稀脓日流碗许，“其人年已六十八岁。大脓之后，复添泄泻，不思饮食，病势重大”，康熙帝在该奏折上朱批“庸医误人，往往如此”，言词甚重。乾隆皇帝亦常申斥御医，如乾隆二十年，太医院院使刘裕铎治疗侍卫内大臣伯依勒慎“伤寒发疹之症”，“由毒热内盛，以致谵语，舌苔焦黑，六脉细小，病势危险”而急奏皇上。总管王常贵奏过后，乾隆帝朱批：“交给他们一个病就治坏了，你提防着点，着他去守着看，钦此。”极为不满。另于奏太医院御医花三格治疗贝子达而玛都病“内伤久嗽吐血”(肺结核？)不效死亡的奏折上，乾隆帝朱批：“他们说是好些么，到底治死了，钦此。”不谈其病之严重，而指责治死了，显见疗效不佳皇帝是要发怒的。光绪皇帝，身体孱弱，诸病缠身，御医治疗，颇感棘手。光绪本人求愈心切，每每大发雷霆，其谕示病情之时，对御医尤多申斥。如光绪三十三年之光绪病原(病情记录)中有“药饵无效。以上各病究竟能治与否，开方时当明言之，勿得草草仅开数味无关紧要之药，以图塞责”及“须切实想法速治，勿得延误”等语，显系对疗效不著十分不满。又如“所用之药，非但无效，而且转增诸恙，似乎药与病总不相符，每次看病忽忽顷刻之间，岂能将病情详细推敲，不过敷衍了事而已，素号名医，何得如此草率！仍当尽心设法，务俾见愈”，申斥之余，仍要速效。尤甚者，光绪三十四年病原中谕示：“日来耳堵鸣响，日甚一日，几不闻声，屡服汤药，寸效毫无。……名医伎俩，仅止如此，亦可叹矣！”此类恶语，比比皆是。足征光绪求愈心情之迫切，亦说明宫中御医治病疗效不佳时，所受申斥之严厉。显然，宫中对于治病疗效特别强调，御医治疗时不能敷衍从事。

当然，如果疗效满意，皇帝亦褒奖有赏，以资鼓励。雍正七年三月二十三日，治疗内大臣侯陈泰病“伤寒”奏折之朱批可见一斑：

“三月二十三日，光禄寺卿臣冀栋、御医臣刘裕铎谨奏：

雍正七年正月十三日，奉旨，看内大臣侯陈泰，原系伤寒发癍之症，服过益气、化癍、温胆等汤，今已全好。谨此奏闻。

奉旨：陈泰病症难为，冀栋、刘裕铎医治，着各赏记录一次，钦此。”记录一次，即记功一次，自然有助于日後的晋升。

总之，皇帝对御医治病的有关朱批(谕)无论是申斥或褒奖，均表明宫中对于疗效极其重视。

(二) 辨证施方，有旨必遵

有清一代，不少皇帝对医药抱有兴趣。因之亦常指挥御医辨证处方，而御医纵有高明之医术，仍得遵旨行事，倘有异议，皇帝便动以声色，从而给御医治疗增添一定之困难。康熙五十一年，正黄旗四等侍卫布勒苏患病，御医诊为“狂病”，康熙帝否认，便朱批道：“非良医也，恐非疯狂，钦此钦遵。”并派太医院左院判黄运、御医霍桂芳于八月五日再去诊视，后回奏有“向他探问，其口出胡话，言有人持刀砍他，用枪刺他，欲向他索取银两”以及“问其弟护军柴吉木，其言许多日皆言此语”等文，黄运等认为属“肝经积热，痰气结于心包，以致语言错乱，病似疯狂之症”。康熙帝见奏大怒，遂朱批：“此劣等大夫们知道什么！”此例以其症状表现，当属癫狂类病，而康熙帝主观臆断，否定御医诊断，御医虽有异议，亦不敢不遵旨而行。在诊断方面如是，治疗方面，朱批中议论更多。如康熙四十九年七月十三日，康熙帝在胤祉等奏关于太医院御医李德聪等，用上赐之金线重楼治疗御前一等侍卫海清痢疾泄泻病的奏折上朱批：“知道了。此金线重楼专治痢疾，怎么反正痢疾呢？况且此药我们用过多次，非久服之药。因此，朕恐有何关系，着大夫们多观察，不可忽略，钦此钦遵。”对于治病之善后处理，亦时有谕示，如康熙四十二年七月十三日，康熙帝在御医张献、刘声芳治疗武英殿赫世亨病的奏折上朱批：“理气健脾丸药，有补脾助消化之效，着每日早晨将一钱药以小米汤同服下，想必有益。着由御药房取药试服。除此之外，禁止服用其他补药及人参等。”自然，病后调脾及防止滥用人参均有合理之处；但其谕示不合医理，御医又安敢不遵旨照办。更如光绪皇帝，常以知医自诩，每于“上交病原”之中，谕示对其本人病症之治疗办法。光绪三十三年八月初十日谓：“总之，气(身)体素虚不受补剂，补之徒助上热，清之又碍下元，其详细斟酌，务令下元实而上热退，方可愈也。”斯时，光绪之病势已十分沉重，“治疗多有掣肘”(医案中语)，而其本人又常自作主张，致使御医无所适从。有时对方剂中用药多少亦有要求，如同月二十二日，又称：“每遇药方轻少之时，其窜痛(按指腰胯)亦觉轻，屡试不爽。即如近一月来服力钧(按：曾给光绪治病者，或为御医)之药，其方皆系五、六味，服之窜痛甚见轻减。近二日方剂稍重，此症亦复加增。盖因服药日久，脏腑不能胜药力也。嗣后立方宜详斟酌，总须少而专始无流弊。”其说虽有一定道理，但以方中之药味多寡来判定疗效，实欠妥当。然而，御医仍得遵旨，次后所拟处方之药味均少，且其量轻，至于疗效因之而受影响与否，不得而知。尤甚者，对药物选择亦时有朱谕：“若常用热剂一味峻补，恐前所发之恙复见于今。尚宜斟酌立方，如生地、元参、菊花、桑叶、竹茹等清凉养阴之品，每日稍佐二、三味、以防浮热时常上溢”，“须立一妥法，总勿使虚火上炎，始无他患”。据次后脉案载，御医用药即每多施用光绪所示诸品。可见其谕示御医必须恪守。有时其谕示论述特多，御医更茫然不知所措："总论以上诸症，似非峻补不可。然禀赋本系上盛下虚，素有浮热。多服补剂惟上焦虚火更盛，而下部之虚弱并能愈。用药总宜于补益剂中，稍佐以养阴泻火之品，俾虚热渐渐下引，兼实下焦为合宜。"再如："连日服药觉得气力弥弱，药与病迄不相符，故总不能生渐愈之效力。是乃仅于表面上寻常之理想，与浮泛之概念，未能将此病实在之理由切实研究，仅凭切脉时少数之所得，便尔组织药料，岂其方法次第之复杂无序也。尚应随时改良，勿得漫然组合也。若竟漫然组合便欲达其心中之目的，则其责任之义务，当更令其加重负担矣。"据脉案得知光绪帝患有结核、遗精、肠胃病、严重神经官能症等疾患，身体极弱，兼以腰胯疼痛日剧，行动困难。御医治疗，深感棘手。则治疗用药又时常受光绪之牵制。因之，治疗能获小效、延续其生命，实属不易。

(三) 出宫诊治，必先有旨

御医属皇家之私有，服务于宫中，其凡有关医事之活动也必须听皇帝旨意而行。御医倘在宫外为皇族或王公大臣诊病，须经皇帝批准。凡王公大臣等患病欲请御医诊视者，应先奏明，皇帝允许后，御医遵旨往诊。其治疗情况，御医亦得及时禀奏；治疗效果，更当详报；如病家有所赏赐或赠馈，尤应奏明，听候梟上谕示，不得私自受纳。如乾隆十五年六月初三日，太医院御医陈止敬，奉旨为世子成衮扎布诊病的奏折：

"奉旨看得世子成衮扎布病，系咳嗽喘息，不能仰卧，形瘦食少，牙疳腿疼等症。服过滋燥、舒筋、拈痛等汤及二妙丸，诸症俱好，惟腿膝酸软，步履无力，常服虎骨木瓜丸调理。给臣缎四疋。马五匹。臣不敢收。谨此。奏闻。"

乾隆皇帝的朱批是："缎马不必收，钦此。"

再如，乾隆十二年十二月二十四日，太医院吏目、大方脉崔生伟奉旨，前往都尔伯忒看扎萨克贝子丹珠尔病，治愈返归时，曾受赏"银子五十两"，崔"未敢擅收"而奏明皇上，乾隆朱批："银子不必接他的，钦此。"类似朱批颇多。之所以不许御医受纳，主要在于表明御医是属皇家私有，皇帝派出御医为属臣治病，乃是皇帝的恩典，因之，不能谢御医，而当感激圣上的"隆恩"。

有时皇帝亦常指派御医为重要人物治疗疾病。如乾隆十四年十二月初七日，太医院左院判陈止敬、御医徐垣泰治疗扎萨克喇沙隆看布"积气疼痛之症"疗效不著，乾隆帝朱批："添刘裕铎看治，钦此。"刘裕铎为当时太医院院使，添派则是为了提高疗效。又如太医院吏目马秀、霍文彬治疗贝勒达克丹病"温疹伤寒"，六日不愈，乾隆帝朱批："着邵正文(按：院判)看治，钦此。"等等。

以上表明，御医在宫外诊病，必须经皇帝指派或批准。

(四) 应诏入宫，须是名医

御医负有保护皇家健康之重任，故宫中对其水平亦有较高之要求。其应诏入宫者，皆是各省督抚举荐之名医，部分太医院培养者，亦因师于高手而具一定水平。这不仅从皇帝朱谕中有"素号名医"、"名医伎俩"等语可以看出，同样在皇帝征荐名医的谕示中亦可证明。如雍正皇帝为征荐地方名医，曾亲笔谕示各省督抚大员："可留心访问有内外科好医生与深透修养之人……倘遇缘访得时，必委曲开道，令其乐从方好。不可迫之以势，厚赠以安其家。一面奏闻，一面着人伏侍送至京城，朕有用处。竭力代朕访求之，不必存疑难之怀；便荐送非人，朕亦不怪也。朕自有试用之道。如闻有他省之人，可速将姓名来历密奏以闻，朕再传谕该督抚访查。不可视为具文从事，以留神博闻广访，以副朕意，慎密为之。”这个朱谕，雍正皇帝竟亲笔写了八道，可见其心情之急切。

另如光绪三十四年六月，光绪病重，亦曾电谕全国，广征名医：“总管内务府为此送事，六月十三日军机大臣口传奉旨，着将陈秉钧等每日请得脉案抄给军机大臣、御前大臣、各院部衙门，并各省将军都统、督抚等关看。如知有精通医学之人，迅即保荐来京，钦此”。等语，至光绪三十四年十月二十一日，光绪临终之前仍“谕内阁，自去年入秋以来，朕躬不豫。尝经谕令全国各省将军督抚，保荐名医。旋据直隶、两江、湖广、江苏、浙江各省督抚先後保送陈秉钧、曾元恒、吕用宾、周景涛、杜锺骏、施焕、张鹏年等，来京诊视。惟所服方药，迄未见效。近复阴阳两亏，标本兼病，胸满胃逆，腰腿酸痛，饮食减少，转动则气壅咳喘，益以麻冷发热等症。夜不能寐、精神困倦，实难支持，朕心殊焦急。着各省将军、督抚，遴选精通医学之人，无论有无官职，迅速保送来京，以候侍诊。如能奏效，当预以不次之赏。其原保之将军、督抚，并一体加恩，特此通谕知之”，亦是一再敦促各省举荐名医。

同样，从历朝御医所书之脉案及其治疗效果分析，宫中御医实具较高水平。如前所述，宫中治病强调疗效，御医治病又有遵旨施方之苦衷，在此情况下，尚能收较好之治疗效果，足资证明，御医应是医理精深、疗效显著之高手。

乾隆皇帝长寿医方分析

陈可冀

清高宗乾隆皇帝(公元一七一一年至一七九九年)，讳弘历，为清世宗雍正皇帝之第四子，于康熙五十年八月十三日生于雍亲王府邸，嘉庆四年正月初三日崩于善心殿，终年八十九岁，葬于裕陵，位于今之北京东北马兰峪。

乾隆皇帝的寿命，为夏、商、周三代以下历代皇帝中之最长者，在这些皇帝中、寿七十者仅六见，寿八十者仅三见，但均不及乾隆之长寿，故乾隆在这一事上甚为得意，于乾隆四十五年，所谓“七旬万寿”时，特撰《古稀说》，刻“古希天子之宝”印章，又刻“五福五代堂，古稀天子宝”章。及于八旬，又刻“八征耄念之宝，御制《八征耄念之宝记》；认为“仰荷天眷，至为深厚”，“不特云稀，且自古所未有也”。乾隆五十七年，镌“十全老人之宝”，御制《十全记》，甚为自豪。金梁《清帝外纪》转载英国大使《马嘎尔尼(Earl George Macartney 1737—1806)日记》谓于乾隆五十八年七月入觐于避暑山庄时，“观其风神，年虽八十三岁，望之如六十许人，精神矍铄，可以凌驾少年，饮食之际，次序规则，极其严肃，殊堪惊异”云云。足征乾隆寿长而康健。今查乾隆皇帝临终脉案记录，可知系老衰而故，并无痼疾。如乾隆六十三年十二月十五日载：“皇上圣脉安和，心气安宁，今止汤药。议每日早进参麦饮内再加人参五分，共一钱五分，麦冬仍用二钱。”嘉庆四年(乾隆六十四年)正月初一日卯初一刻脉案载：“皇上圣脉安和，惟气弱脾虚，议用参莲饮。人参一钱五分，建莲三钱，老米一钱炒，水煎。”于当年正月初三日辰时驾崩。

乾隆皇帝长寿之因素可能是多方面的，但在清宫医案和医方整理研究中，令我们想到的是似亦不能忽略有关长寿医方之作用。

现摘录乾隆皇帝生前所用长寿医方如次，并试作分析。

(一) 龟龄集方

共三十三种药。将上药为末，制成紫色为度，每服五厘，黄酒送下，浑身燥热，百窍通和，丹田微暖，委阳立兴。乾隆除自己常用外，还常以此药赏赐各大臣。

(二) 龟龄酒

将前三十三味药，共成粗末，用烧酒三十斤，江米窝儿白酒二十斤制取。

(三) 松龄太平春酒方

近二十种药。用玉泉酒二十斤等三种酒。上药入布袋内，煮一炷香。

(四) 椿龄益寿药酒方

连翘二两　侧柏一两　槐花一两　当归一两　地榆一两　陈皮一两　条芩一两　厚朴一两　苍术一两　松仁四两　冰糖一斤

共合一处，盛入布袋内，用烧酒二十五斤，白酒二十五斤，将药入酒内，蒸三炷香，埋入地内，一月后为度出用。

(五) 健脾滋肾壮元方

九香虫一两五钱　杜仲八钱，盐水炒断丝　车前子三钱，微炒　广陈皮四钱　淮山药一两　鹿茸一对，去毛切片

上药盛装，用甜酒五斤，烧酒五斤，煮三炷香时取起，凉水泡一夜，取出，随量酌饮，大有神益。将上药取出晒干，或焙干为末，炼蜜为丸，每服二钱，以淡盐汤送下后，用上酒三杯更妙。

(六) 秘授固本仙方

原档载："此方服至一月即可见效，其妙不得尽述。"近四十种药，如法制度，为末，共和一处，用金樱子去刺及毛、子净一斤，入炒锅，换水，煮至味淡，去渣，将汁滤净，慢火熬成膏，化入真鹿角胶八两，在膏内和前末药，再加炼蜜，于石臼内杵千余下，为丸如梧桐子大，每日早午晚各服三钱，温酒下。若火旺者，加龟版胶四两，黄柏、知母各二两(盐酒炒)，入前方中。

以上六首长寿医方，均多补益之品。龟龄集以龟龄作方名，取龟鹤长寿，喻可增寿之意。龟性迟钝，耐饥渴，可寿至百岁以外，故《抱朴子·论仙》曰："谓生必死，而龟鹤长存焉。"《抱朴子·对俗》亦曰："知龟之遐寿，故效其道，引以增年。"龟龄集一方，虽以龟龄命名，但未用以滋阴为长之龟版及龟版胶，全方虽有少量之养阴药，但率多补肾助阳之物，约占全方之半。全方共有三十三种药，较《集验良方》之龟龄集多四种，较《全国中药成药处方集》所收录者亦多四种。治气血阴阳不足而以偏于气虚阳虚者为更好。治筋骨无力，行步艰难，头昏眼花，盗汗、遗精、阳痿，以及阴寒腹痛，妇女白带症之属于气虚血寒者。但全方温燥药居多，虽已伍有阴药，然证候偏热者服之不免有动火咽干舌燥之患。其中某些稀有药或可删除之。

龟龄酒将龟龄集诸药制成酒剂，为另一剂型。按酒性温，可通血脉，御寒气，行药势，

效果可以更快，但阴虚、失血及湿热证者服之恐有生痰动火之虞，不甚相宜。

松龄太平春酒方与椿龄益寿药酒方也作酒剂，以松龄及椿龄喻此剂之可以增寿。按松为常绿之树，松龄久长，经冬不凋，所谓“松鹤延年”，古人墓地多种松柏，以志历久长存，《论语·子罕》曰：“岁寒，然後知松柏之后凋也。”《诗·小雅·斯干》亦有“如竹苞矣，如松茂矣”的描述。松龄太平春酒方多养血活血、健脾行气安神之品，于关节酸软，纳食少味及睡眠不实者宜。方中亦用松仁，此物治风痹，肠燥便难，并为延年药，所谓“松球内老亦有子”，喻老而康健。古人也有以松叶酿酒者，如北周庾信《庾子山集·五赠周处士诗》云“方欣松叶酒，自和游仙吟”，唐李商隐也有咏松叶酒诗句。至于椿龄益寿药酒方之椿龄，亦为寿征，《庄子·逍遥游》有“上古有大椿者，以八千岁为春，以八千岁为秋”，人们祝寿亦多以“椿龄”及“椿年”作类比，如有“谁谓椿龄多”及“椿年喜渐长”句。故古人以椿庭称父，椿萱称父母，《全唐诗·牟融送徐浩诗》有“知君此去情偏切，堂上椿萱雪满头”句，可以概见。此方养血活血，润肠通便，清热止血，于有痔疾便血者最为相宜，分析乾隆当年似患有此疾。

健脾滋肾壮元方，以九香虫、杜仲、车前子、鹿茸补肾壮元，以怀山药、陈皮健脾，药简力专，于老人脾肾虚者相宜。九香虫为椿科昆虫，见《本草纲目》，认为可治尿频、腰膝酸软及阳痿，伍以鹿茸、淫羊藿、枸杞及补骨脂更好。本品单用亦治脘膈气滞胀闷，与木香、香附、延胡索及白术相伍则疗效更为确实。

秘授固本仙方共由四十一种药组成，丸剂缓调，方中为大队强肾补益之品，故称“固本”，所谓固本，指固肾而言，中医认为肾为先天之本，先天之本既充实，体质自可强健。

当归在本文乾隆长寿医方中凡四见，最常用。此药甘辛温，《日华子本草》称“治一切风，一切血，补一切劳”，为中医著名之养血活血，调经止痛，润肠通便药。《金匮要略》之当归建中汤，当归生姜羊肉汤，当归芍药散及当归苦参丸，《局方》之四物汤，《圣济总录》之当归丸，《儒门事亲》之当归散，《内外伤辨惑论》之当归补血汤，《兰室秘藏》之当归六黄汤等等，当归在其中多起补益作用。当归制剂在防治老年常见病方面也初步证明有良好作用，如当归注射液治疗血栓栓塞性疾病，证明是有效的。其所含之维生素 B 族。及叶酸类物质，有抗恶性贫血作用。实验研究还表明，当归粉口服可对大鼠实验性动脉粥样硬化斑块病理过程有某种保护作用，胆固醇与磷脂此值较对照组亦低。当归煎剂对小鼠四氯化碳中毒性肝炎有保护作用，防止肝糖元降低。日本还证明当归挥发油有镇静大脑及镇痛消炎作用(《医学中央杂志》147；948，1959)。晚近中国医学科学院药物研究所并观察了当归及其有效成份阿魏酸钠对大鼠动脉前列腺环素(PGI？)样物质的生成和对血小板聚集性的影响，注意到其抑制血小板聚集效力与乙酰水杨酸相当，但并无后者抑制血管壁前列腺环素生成的作用，较为理想，在防治老年心脑血管病上有意义(见《中西医结合杂志》1；1981)。

鹿茸在本文长寿医方中凡三见，本药有壮元阳，补气血，益精髓，强筋骨作用，一般用于治疗虚劳羸瘦，精神倦乏，耳鸣，眩晕，目不明，腰膝酸软，阳痿及妇科虚寒型崩漏等。《圣惠方》鹿茸丸及《世医得效方》茸附汤等便是。鹿茸精(Pantocrinum)口服对伴有低血压之慢性循环障碍有使血压上升，脉搏充盈及心音有力之作用，日本学者用苏联制之鹿茸酊对大鼠皮下注射，测定动物前列腺及精囊重量，其作用强度在丙酸睾丸酮与对照组间(《医学中央杂志》219；497；1966)。鹿茸之可增加工作能力，耐疲劳能力，改善食欲及睡眠，更为多数人所知；此药并能促进红细胞、血红蛋白及网织细胞之再生，促进创伤及骨折之愈合，故对老年人尤为适宜。

在本文方剂中，枸杞、杜仲及陈皮亦各三见。枸杞含胡罗卜素，维生素 B_1、维生素 B_2 及维生素 C，以及烟酸、磷、β-谷甾醇及亚油酸，国内研究证明有轻度抗家兔实验性动脉粥样硬化形成作用，轻度降血糖及促进肝细胞再生作用。杜仲也有抗实验性家兔动脉粥样硬化作用及轻度降压作用，杜仲煎剂并有镇静作用。陈皮之应用，在本文方剂中除为减少各补益药之壅滞外，现尚证明其本身所含柠檬烯、橙皮甙及肌醇，对心血管系统也有保护作用，值得探索。

在本文医方凡两见之药物中，如淫羊藿、补骨脂及菊花均已应用于降脂、防治心绞痛及高血压等临床，并有一定效果。古人经验应用，与科学验证大体相符，饶有兴味。

本文长寿医方中，“一见之药物较多，多数均值得分析和深入探究。其中属补肾(补肾阳及补肾阴)药物者最多，尚有附子、紫梢花、雀脑、海马、红蜻蜓、桂心、九香虫、黑驴肾、黄狗肾、抱鸡子、沙苑蒺藜、楮实子、何首乌、车前子、鱼鳔、葱子、韭子、鸽子蛋、覆盆子、桑螵蛸、巴戟肉、益智仁、金樱子、鹿角胶、旱莲草、金钗石斛、巨胜子、山萸肉、龟版胶等各类补肾药物。补气及健脾和中的药物有人参、丁香、砂仁、莲肉、甘草、福圆内、佛手、荔枝、厚朴、苍术、冰糖、山药、沉香等。活血化瘀药有红花、石燕子、凤仙花子、野蔷薇子、穿山甲、郁金及各类酒。安神平肝药有辰砂、羚羊角、远志肉等。舒筋强骨通络药有木瓜、五加皮等。清热祛湿及凉血止血药有椿白皮、地骨皮、槐角子、连翘、侧柏、槐花、地榆、条芩等。此外尚有补肺阴之天冬、通窍之细辛等。以上种种，有的业已证明对老年的若干常见病的预防和治疗有一定实用价值，有的则尚待研究。

论清宫前期脉案中疏肝解郁法之应用

江幼李

郁证是由情志不舒，气机郁滞所引起的一类病证。心肝脾肺肾五脏皆能致郁，故《内经》有五郁之文，方书列六郁之治。宫闱之中，颇多隐曲，妃嫔宫女，情志不遂者颇多，清宫亦然。五郁之中，又以肝郁最为多见。女子以血为主，肝为藏血之官，宫中妇女虽锦衣华食，但日处深宫，寂寞宫花，间有争宠竞妍者，郁愤忧怒，在所难免，故其病以肝郁气滞为多。

肝郁之证表现种种，郁怒不畅，使木失条达，肝失疏泄，而致肝气郁给者，症见精神抑郁，情绪不宁，胸胁胀痛，脘闷嗳气，善太息，女子月经不调等。若气郁化火则兼见肝火证候，如急躁易怒，胸闷胁胀，嘈杂吞酸，口乾而苦，大便秘结，或头痛目赤，舌红苔黄等。若肝郁及脾，则能使脾失健运，生湿聚痰，症见咽中不适，胸闷胁痛，属肝郁兼痰湿之证。肝郁多为实证，亦有病久体虚者，症见精神恍惚，眩晕易怒。清宫之中大约属实证者十居七八，属虚证者不过十之二三。盖肝郁多情志所伤，而宫掖之内，年少气高者罹病尤烈，故实证居多。如乾隆朝之惇妃性情暴躁，曾因小过鞭笞宫女，致令其羞愤而死。乾隆以妃不仁而降封，惇妃竟至因之屡患肝郁气滞停饮气瘿诸疾。《素问·六元正纪大论》谓“木郁达之”，《证治汇补·郁证》谓“郁病虽多，皆因气不周流，法当顺气为先”，对于肝郁一证，提示了以疏通气机为总的治疗原则。至于肝郁日久，影响他脏者，又当分别其证之虚实寒热而有不同治法。而在清宫医案中，应用最广者当推疏肝解郁法，现就早期之医案，予以论述。

(一) 应用疏肝解郁法治疗多种疾病

疏肝解郁法在清宫医案中，不仅用治肝气郁结不舒所致之胸胁痞满疼痛，或脘腹胀痛之症，凡宫中人等易罹之脾胃病、月经病、瘰疬、目疾等病症，亦酌情用之。兹举数案，以观大较。

1 疏肝解郁调理脾胃

《金匮要略》谓“见肝之病，知肝传脾”，《素问·玉机真脏论》谓“五藏相通，移皆有次”，说明肝脏有病可以影响脾胃，实际临床上肝与脾胃之关系至为密切，不少脾胃病可以从肝予以治疗。盖肝水得养，疏泄有司，则木不乘土，不伤脾阳，不损胃阴，则脾胃诸疾易于得痊。清宫妃嫔宫女，肝气郁结之疾固多，食饮伤脾之症变复不少，用疏肝解郁法调理脾胃，也就成为御医们常用的一种方法。例如嘉庆二十一年五月初五日，御医陈嘉善为二阿哥下二格格看病，脉案中称：“系肝木乘脾，肝脾两亏之症，以致午後潮汤，形瘦懒食，今用和肝理脾汤(醋柴胡八分，白芍一钱五分炒，归身三钱，茯苓三钱，白术三钱，橘皮一钱五分，半夏曲二钱炒，缩砂八分研，丹皮三钱，次生地三钱，甘草八分生，引煨姜二片，薄荷四分)调治。”次日“寝寐稍安”，仍用原方加减调理。初九日由御医商景蔚、陈嘉善会诊，诊得“饮食懒思，胸闷胁胀，午后潮热”等症，“服药调治，诸症俱减，胃气尚弱”，合议以缓肝和胃饮(醋柴胡、白芍、当归、丹皮、炒山栀、焦术、茯苓、橘皮、半夏曲、姜连、谷芽、甘草，引用生姜)调治。十二日再诊，则“午后潮热，胁痛懒食”等“诸症俱好，宜止汤药”，遂改用大健脾丸缓缓调理善后。本案先后之处方，皆以逍遥散为主(逍遥散为疏肝解郁之著名方剂)，或加橘皮、半夏曲、缩砂增强健脾醒脾之功，或加姜连、谷芽、半夏曲增加健胃和胃之力。虽然脾主肌肉，胃主受纳，形瘦懒食，午后潮热等症属脾胃疾患，但药后称寝寐安，则必先有睡眠不实等肝魂不潜见症，且“胸满胁胀”亦与肝相关，宫中妇女本自多郁，故陈嘉善等不直接治其脾胃，而投疏肝解郁之逍遥散加味，数剂而安，由此可证疏肝解郁法在脾胃病的治疗中确有一定价值。

2 疏肝解郁法治月经愆期

妇女经带之疾大都与肝、脾、肾三经相关，宫中女子因肝郁气滞而致之月经病尤为不少。肝藏血，人卧血归于肝，《素问. 六节藏象论》谓“肝者，罢极之本……以生血气”，故清宫中用疏肝解郁法治肝以调经者亦甚多见。如嘉庆二十四年七月十一日，御医孙奉廷治二阿哥(即以后之道光帝)福晋月经愆期之症。诊得“脉息沉滑，气郁挟饮，血分凝滞之症，以致胸膈胀满，腰间酸痛”，认为系“气道不宣？湿饮下注所致”，而治以舒肝调荣汤(当归、白芍、川芎、延胡索、制香附、缩砂、木香、杜仲、川续断、茯苓、青皮、泽泻、木通、枳壳、厚朴，引用佛手干)。次日“证势稍减”，药已应手，仍用加减舒肝调荣汤调治。至十三日“诸证俱好，惟经血未行”，孙氏改投和肝养荣汤(何首乌、当归、白芍、制香附、川续断、杜仲、木香、丹皮、厚朴、川芎、延胡索、益母草，引用桂圆肉)滋肝养血中佐以通瘀，经行後，二十五日改处益母丸缓服收功。此案香附、缩砂、木香、佛手、益母草等味理气开郁调经，佐以当归、白芍、续断、首乌养血滋肝，频投而愈。盖肝主疏泄，行气舒肝则肝木条达，养血滋肝则肝气得养，疏泄功能如常，则月信愆期之疾遂愈。

3 疏肝解郁调治瘰疬

瘰疬一症，多发于项颈部，中医认为属肝经疾患，古有瘰疬、结核、鼠瘘等名，多由肝气久郁，停痰留饮或受风火邪毒而致。我们在整理清宫医案时发现，宫中妇女常好发瘰疬结核之症，推究其因，除因传染者外，大多与心情抑郁、情志不悦有关。而在瘟毒症后，感受外部邪毒更易发病。瘰疬虽非致命之疾，但有损形体之美观，而宫中上自后妃下至宫女，无一不尽心修饰，冀希邀宠，故凡罹此症者，均盼速愈，越是心情急迫，肝郁越是不舒，故其中不少病例也可用舒肝解郁法治疗。譬如乾隆四十四年四月二十九日御医罗衡、张肇基、武世颖为惇妃诊治“右项结核破流黄水，右胁作胀，胸闷咳嗽，身倦懒食”之症，认为“系肝阴不足，脾湿肺燥”所致，除外上黄连滲湿膏外，拟舒肝除湿汤(当归、白芍、柴胡、丹皮、茯苓、陈皮、枳壳、栀仁、元参、桔梗、知母、甘草，引用荷叶)着重治肝，方中即寓逍遥、四逆散之意。尔后本此方进退，症情渐减，六月初三日脉案中即有“外恙肿势渐消”等语。十八日复由御医田福拟逍遥和中汤(银柴胡一钱，当归一钱五分、白术一钱五分、薄荷五分、白芍一钱五分、茯苓二钱、陈皮一钱五分、半夏一钱、炒栀子一钱五分、藿香梗一钱、丹皮一钱五分、麦芽二钱，引用生姜二片，红枣一两)善后调理，随即连续服用，而破流黄水之瘰疬症得以痊愈。惇妃急躁易怒，肝阴暗耗，气郁停饮，故而罹患此症。案中逍遥散舒肝解郁，元参、知母、栀子、桔梗清热养阴，二陈汤除湿祛痰皆与症情切合，故收效颇速。本案软坚化瘀之品几未应用，与一般常用海藻、昆布者不同，宫中经验虽有其特殊与局限之处，但对今日之临床治疗或可启人心思。

4 疏肝解郁法治胬肉攀睛

胬肉攀睛，多由心肺二经风热壅盛，经络瘀滞所致，亦可由阴虚火旺发病。症见淡赤胬肉由眦角产生，状如昆虫之翼，横贯白睛，甚者渐浸黑睛，掩及瞳神，损伤视力。临床一般习从心肺二经论治。《素问·阴阳应象大论》云“肝主目”，“酸生肝……在窍为目”，清宫中根据妇女多肝郁的特点，在常法中佐以舒肝解郁，有一定效果。兹举乾隆朝定贵人案，可兹说明。乾隆二十年十月十二日，定贵人患“努(胬)肉攀睛之症，以致左目瘀内侵于黑睛，不时胀痛，身弱头晕”，“脉息沉弦”，御医李肇增认为系“肝郁阴虚，心胃湿热”，除点拨云散外，内用疏风清热饮(蔓荆子、木通、枳壳、生地、丹皮、归尾、川芎、防风、菊花、天花粉、赤芍、云连，引用竹叶)调治。中医学认为“风气通于肝”，风药多入肝经，故方中疏风之药兼有疏肝之用。且方中菊花、赤芍为肝经药，力可疏肝柔肝；枳壳功能行气解郁；生地、花粉效可滋阴养肝；故全方虽以疏风清热为主，但疏肝解郁也居重要方面。据次日之脉案载“昨服疏风清热饮，诸症俱减，努(胬)肉渐消”，可见疏肝解郁法在治胬肉攀睛症时也有相当之作用。其他如乾隆朝循嫔劳嗽之症，治疗中时佐疏肝之品，屡用清肝宁嗽饮、和肝逍遥饮，惇妃结喉痈症，使用清肝导赤汤、四逆散等等，散见于医案之中，兹不复赘。凡此，可见疏肝解郁法在清宫中常用以治疗多种疾病。

(二) 应用疏肝解郁法治疗肝郁体质患者

清宫御医在医疗实践中，对属于肝郁体质之患者，治其今病之时，多兼治其素禀肝郁之痼疾，实乃求本之治，扩大了疏肝解郁治法的范围，具有宫中特点。

譬如前所述及之惇妃，多郁善怒，据《清列朝后妃传》载，曾因“气性不好，痛殴婢女，致令情急轻生“而遭降封，属肝郁体质。翻阅辑录之医案，自乾隆四十二年至五十一年间，大小病症多佐疏肝解郁之方。其中以肝气不舒似妊一案，尤称离奇。乾隆四十二年四月二十二日，惇妃因“过月不育喜”(育喜指怀孕)，荣分(月经)仍行，由乾隆谕旨委派知医之尚书余文仪诊治。据脉案云：“惇妃自旧年八月有喜，至今每月荣分按期而行，外样喜形亦显，至现今三月、四月荣分行后，外形不显，内形觉微小不动。”清代，宫中最喜人丁兴旺，凡妃嫔育喜，辄有晋封。此案，前以育喜治之。余氏接诊后，独具只眼，疑其非妊，脉案中谓“若服补血疏气之剂，而不见其(胎元)大，亦不见动，则是肝气不宁，，血不养肝之故。多服补血及疏肝之剂，则有形者渐消，血气日旺，自能无病”，遂取加味四物汤(熟地、当归、白芍、川芎、阿胶、砂仁、香附、丹参、于术、黄芩、竹茹、益母草)养血安胎疏肝止漏。延至五月二十四日，审其脉息“六脉照前，惟左关动而不静”，“胎象亦无形汤”认为属“肝气不舒”，“此时脉症，不敢报喜，须经一月，有无动静，仍漏与否，才敢定断”。至二十八日诊得惇妃“荣分既应时而至，脉亦不见娠象”，遂断其非孕。余氏主张“拟立以丸方以顺气养血为主，自然大安”，院判罗衡等议用理气清热汤(苏梗、陈皮、枳壳、香附、厚朴、白术、条芩、栀仁、大腹皮、缩砂、神曲、甘草、生姜)调理，皆取疏肝解郁之义。余氏诊断惇妃未孕，实属高明，然对盼生龙子之惇妃而言，则是一场空欢喜，致使其肝郁之疾更加难愈。同年七月，惇妃咽喉疼痛，御医用清热利咽汤治之，内佐柴胡、枳壳、赤芍、甘草、栀子等疏肝解郁之品，治其肝经郁热，调畅气机，“上清下润，使其气行通利自痊”。十二月患“经期淋漓”之症，“脉息沉弦”，“胸膈满闷”，“气道不宣”，御医罗衡断为“肝虚有热”，而拟滋肝和气汤调治。药用当归、白芍、丹皮、柴胡、茯苓、白术、陈皮、枳壳、香附、竹茹、炒栀子、甘草，引用煨姜、荷蒂、实即丹栀逍遥散与柴胡疏肝饮之化裁方，疏肝解郁，清热调经，数剂而愈。乾隆四十七年六月二十九日，惇妃因肝胃湿热下注，以致“下部湿毒已破出脓”虽属皮肤病，而御医武世倬、李德宣从惇妃体质禀性立方，以清肝除湿汤内治。次日改用清肝和荣汤调治，二方皆宗丹栀逍遥散加味。皮肤疮疡而用逍遥散转治肝郁者，意在疏肝养荣，健脾渗湿，以治病本。乾隆四十八年六月二十九日，惇妃“心悸胸闷，肌肤内隐隐发热”，御医田福查其“脉息沉弦”认为“由肝郁气滞不宣”所致，而用舒肝解郁，行气清热之清热和气饮调治，方寓半夏厚朴汤、越鞠丸之意。观现存之惇妃脉案，内中逍遥、越鞠、柴胡疏肝、和肝理脾等方药，使用十分频繁，足证宫中对肝郁素质之病者，疏肝解郁例为常法。

再如循嫔，据《清皇室四谱》记载，乾隆四十一年由贵人进嫔，至五十九年始得晋妃，似属不得宠者。加之膝下无育，又复疾病缠绵，郁郁寡欢，肝郁不舒，自不待言。其脉案方药内，亦多用疏肝解郁之法。乾隆四十八年十一月二十三日，“循嫔脉息沉缓，原系肝胃不和，外受风凉之症，服药表凉已解，惟肝胃气滞有热，以致头闷胁胀，今议用清肝和胃汤调理。银柴胡一钱五分，青皮一钱五分，苏梗一钱五分，枳壳一钱五分，厚朴一钱五分，炒栀二钱，神曲二钱，赤苓二钱，半夏一钱，姜连八分，甘草五分，引姜皮二片，灯心五十寸”。次日脉案称“胃气未和，胸腹胀满”，用调中化饮汤(青皮、苏梗、槟榔、枳壳、香附、赤苓、银柴胡、厚朴、姜连、神曲、大腹皮、甘草，引用姜皮、灯心)以治。此案表凉初解，头闷胁胀，用方即从肝胃病本入手，尤重在行气疏肝，亦为虑及禀赋之治。方用柴胡疏肝饮加减以治肝郁，用平胃散二陈汤加减以治胃湿，佐以黄连、栀子、苏梗、生姜苦辛之味，辛以散肝，苦以降胃，药与症符，服后二十五日，院使陈世官等即称“嫔脉息和缓，表里俱解”。乾隆四十三年二月二十四日循嫔患肺燥之症，“夜间发热，咳嗽无痰，胸膈满闷”，“脉息弦数”，虽以咳嗽为主要见症，但御医罗衡诊为系“肝阴不足之症”，而用滋肝宁嗽饮(当归、白芍、柴胡、丹皮、茯苓、半夏曲、陈皮、枳壳、桔梗、栀仁、麦冬、甘草，引煨姜、荷蒂)调治。方中虽一面治肺止嗽，一面仍以逍遥散舒肝调气，欲肝木条达，木火不至刑金，则其嗽可宁。乾隆五十年十月，循嫔咳嗽之疾大作，初九日御医刘太平从“惟肝脉沉弦有力”，看出“此系肝热气滞上冲作嗽”，而议清肝宁嗽饮(苏梗、薄荷、柴胡、桑皮、枇杷叶、枳壳、桔梗、炒栀子、枯芩、丹皮、木香、白芍、生姜、荷叶蒂)调治，方中柴胡、枳壳、丹皮、木香、白芍等味即具行气解郁，清肝泻热之力。至十六日各症渐减，复以滋肝养肺之宁嗽太平膏调理善后。此案虽病在肺，但从其禀赋知亦关于肝，故肝肺同治，亦为顾及循嫔肝郁之病本。

宫中不仅妃嫔有肝郁之禀质，而且宫女、嬷嬷等执事人员，因久处深宫之中，情志亦有怫郁，肝郁气滞之病亦颇多见。现存之清宫医案对此记录虽略，但亦可窥得其大概。如“乾隆四十八年六月初十日张鼎看得永寿宫女子圣妞，舒肝和胃散。柴胡一钱五分醋炒，制香附二钱，当归身三钱，川芎一钱，白芍二钱炒，玉竹二钱，白术二钱炒，茯苓三钱，花二钱，萸连五分，浙贝母二钱研，厚朴一钱，陈皮一钱，昆布二钱，藿香二钱，益元散五钱，共为细末，早晚每服二钱，灯心汤调服”。据载二十二日又合一料，可知此药与病者症情相合而有效益。此方寓逍遥散、柴胡疏肝散之意，用于疏肝粉和胃，堪称允当。他如乾隆四十八年六月二十九日，宫女八妞之用七制香附丸调理，亦属此类。

(三) 应用疏肝解郁法平素调理

宫中由于肝郁之疾甚多，疏肝解郁之方剂不仅用于治病，也时常用作平日之调理。雍正五年十一月初十日，由养心殿太监王太平传旨修合成药，其中即有越鞠保和丸、理气健俾丸及青皮等数种。据《清太医院配方》载，越鞠保和丸以香附、苍术、抚芎、栀子各四两，共研细末，曲糊为丸。理气健脾丸由二陈、枳术配以香附、木香、广皮、白芍等味组成。青皮功能疏肝破气，消积化滞，以上方药皆为舒肝解郁开胃健脾之剂。雍正帝谕令配此，作为宫中常用成药，并且不时以之赏赐臣僚，平居亦可服之，足见对疏肝解郁法之重视。乾隆朝之禄贵人常有“左胁积气攻痛”之症，肝气不舒，五十年正月迭用调气和胃汤(内寓逍遥散)、建中缓肝汤(内有香附、砂仁、枳壳、白芍等疏肝之品)平居调理。尔后常用之清肝和胃汤，则系逍遥散、越鞠丸合方加减而成，疗效甚可，常自服用。此外，具有舒肝解郁作用之成药，如七制香附丸、越鞠保和丸等亦在宫中大量运用。例如嘉庆朝二阿哥福晋于二十五年七月初一日，因肝胃不和挟湿之症而“脉息沉弦”，“腰酸腹胀，胸胁有时满闷”，御医张自兴予七制香附丸早服，越鞠保和丸晚服，缓缓调治。至十八日，诸症愈后，仍“用越鞠保和丸三钱一服，十服，早晚各服三钱调理”。考香附功能开郁顺气，消滞宽中，为妇科之要药。用黄酒、醋、盐、茴香、龟板、益智仁、萝卜子七物分别炮制，七制之后，不寒不热，疏肝解郁之功更著，于妇女调经种子大有裨益，故尤为宫中习用。至于乾隆之惇妃常年所用之和肝养荣丸、和肝逍遥散，循嫔所用之清荣调气饮，定贵人所用之越鞠保和丸，以及嘉庆二阿哥之福晋所用之舒肝调荣汤、佛手乾药引等等，皆属疏肝解郁范畴。可见疏肝解郁法在清宫平素调理方中之大量运用。

综上所述，清宫前期医案中应用疏肝解郁法之经验，有以下几点：

(1) 常用之方剂为逍遥散、越鞠保和丸、四逆散，其次有柴胡疏肝散、半夏厚朴汤、七制香附丸，均以行气散结，疏肝解郁为主。结合不同之症情，亦佐有和胃、健脾、柔肝、养阴之剂。

(2) 凡素有肝郁之患者，虽治其新病，亦当兼理其肝郁，此为宫中重视病者体质、禀性之特点。

(3) 宫中应用疏肝解郁之方剂时，范围广，病种多，时期长，剂量小。如是则安全而有效，亦并不仅只局限于郁症。

(4) 宫中应用疏肝解郁之方剂时，除有肝郁之体征外，甚注意宫中人等情志因素之影响。

以上之经验，或可供今日临床之借鉴。

西洋人服用中药治病案例数则

陈可冀

我国自秦汉以来，中外医药交流就很频繁，和日本、朝鲜、越南及阿拉伯国家的交流尤为密切。随着中外外交、政治、经济及文化等方面交往的增多，外国派驻使节来华及派员参加传教及文化等活动也不断有所增加，他们在华期间患病时，或服用自带之医药治疗，或服用中药治病，代有所闻。明末清初以后，西洋医学传入中国，中国人服用西药治病者有，西洋人在华工作服用中药者亦有，中西医药交流有了新的发展。

我们在整理研究清代宫廷医药档案工作中，在发现康熙、光绪等皇帝有时也请西医诊病服用西药的脉案记录的同时，注意到来清宫工作的西洋人服用中药治病的脉案数则，现予介绍。

(1) 来华在清宫内廷工作之意大利画家、耶苏会士郎士宁(Giuseppe Castiglione)服用中药治病医案二则。

1) 乾隆某年七月初六日，院使臣刘裕铎、医士臣李永泰谨奏：奉旨看得西洋人郎士宁，脉息浮洪，由内受暑热，外感风凉，以致头疼身痛，发热恶寒，咽喉作痛，胸闷口渴，臣拟用疏风清暑饮调治。谨此奏闻。

疏风清暑饮：

香薷二钱　羌活一钱　防风一钱　荆芥一钱　前胡一钱　薄荷一钱　川芎一钱　牛蒡子二钱，炒研　桔梗二钱　生甘草八分

引用生姜一片

初六日小太监胡世杰奏过，奉旨：知道了。

2) 乾隆某年九月二十三日，医士臣李永泰谨奏：看得西洋人郎士宁，原系内停暑热，外感风凉之症，服过疏风清暑和中等汤，诸症已好，惟腰腿软些，今用金匮肾气丸常服调理。谨此奏闻。

九月二十三日小太监胡世杰奏过，奉旨：知道了。

按，意大利画家郎士宁(一六八八～一七六六)于一七一五年八月来华，系专以绘画供奉内廷，历仕康、雍、乾三朝，绘有“香妃像”等，名噪一时。为其诊病之太医刘裕铎(《医宗金鉴》主编之一)于乾隆十年时任太医院右院判(参见《爵秩全览》)。此处所列医案二则，为治其“暑热外感”之方，此方疏散暑热，清热解毒，具香薷饮及荆防败毒散两方之长，对于夏月外感甚宜。后一则暑热表症已解，体质仍弱，用金匮肾气丸常服补肾培本缓调，亦甚有理，因当时郎士宁大约已年近六十岁左右。

(2) 来华在清宫工作之法国传教士张诚 (Jean—Francois Cerbillon)医案一则。

“乾隆某年十二月初三日，臣陈止敬、臣王凤翔、臣李德晟谨奏：看得张诚，原系脾肺两亏，中气不足之症，饮食懒少，肚腹溏泻，有时咽干咳嗽，形气疲弱，服过益气建中、扶脾、异功等汤，饮食渐增，溏泻已止，惟形气羸瘦，饮食不为肌肤，现今服归芍异功汤及云林润身丸，以补气生肌，缓缓调治。

归芍异功汤：人参三钱，白术一钱五分炒，茯苓一钱，陈皮八分，当归一钱，白芍一钱五分炒，扁豆二钱，麦冬一钱，谷芽八分炒，炙甘草五分，引用建莲肉二钱。

养心殿总管刘沧州奏过，奉旨：知道了。钦此。

按，《爵秩全览》载，乾隆十年为本案张诚诊病之太医陈止敬任太医院左院判，王凤翔为御医，李德晟则为从九品医士。此方归芍异功汤养血补气，资养营卫，调理肺脾，久服可治气血不足，饮食少思，体瘦西黄，皮聚毛落等症。至于案中之云林润身丸方虽阙如，但据明龚廷贤《万病回春》所载，有云林润身丸“治肌瘦却弱，精神短少，饮食不甘，此药服后，饱则即饥，饥则即饱。可以当饥，可以耐饱，久服四肢充实，身体肥健，清火化痰，开郁健脾理胃，养血和气，宜常服。当归酒洗六两，白术去芦六两，白茯苓去皮三两，香附米童便浸炒三两，陈皮三两，枳实麸炒三两，黄连姜汁炒三两，白芍药酒炒二两，山楂肉三两，神曲炒三两，人参二两，山药炒二两，莲肉去心二两，炙甘草五钱，右为细末，荷叶煎汤煮饭为丸，如梧桐子大，每服百余丸，米汤送下，或酒下”可以参考。

由于当前我国国际的交往已绝非当时所可比拟，中医药也已为更多之外籍人士用于防治疾病，录此数则在于帮助大家了解西洋人食用中药治病之一些史实，盖早有先例，原不自今日始也。

清宫濒临死亡者生脉散之应用

陈可冀

生脉散原名生脉饮，方出金李东垣所著之《内外伤辨惑论》，由人参、麦冬、五味子组成。本方具益气养阴、生津止渴、固表止汗功用，后世多用于救治气阴耗伤之脱症，颇有成效。近十年来，我国各地用本方制成之注射液治疗急性心肌梗塞泵衰竭，对于升提血压，减少升压胺之应用，改善末梢循环，使肢体转暖，汗出减少，都有明显效果。在整理研究清宫医案时，我们发现清宫对此方也甚为重视，于帝后王公濒临死亡时，恒用生脉散或其加减方救治，现摘其要者于次，并稍事评论。

(一) 乾隆用生脉散加减方救治脉案

“乾隆六十四年正月初一日卯初一刻：进参麦饮一次，用人参一钱五分。酉初二刻：进参麦饮一次，用人参一钱五分。

初二日卯初：进参麦饮一次，用人参一钱五分。徐景云、沙惟一请得皇上圣脉安和，惟气弱脾虚，议用参莲饮。人参一钱五分，建莲三钱，老米一钱炒，水煎。本日巳初至初三日卯正一刻：陆续进参莲饮四次，用人参六钱。徐景云、沙惟一、钱景请得太上皇圣脉散大，原系年老气虚，屡进参莲饮无效，于本日辰时驾崩。”

按乾隆原无重大痼疾，终年八十九岁。分析病状，当为年老气弱老衰而故。濒临死亡前，先后用参麦饮(人参、麦冬)及参莲饮(人参、建莲、老米)以益气养阴及益气健脾。系仿古方生脉散及《世医得效方》老莲子末陈米汤调服法，《本草经疏》人参、莲肉、黄连浓煎法及《百一选方》石莲米饮法，治衰弱饮食不进。

(二) 乾隆朝容妃用生脉饮调治脉案

“乾隆□□年十月二十六日，张启基、李德宣、张淳请得容妃娘娘脉息虚滑，痰壅气堵，喘促自汗，咽喉不利，仍属病大，今议用生脉饮调治。沙参二钱，麦冬三钱，五味子九粒研，引用白果五枚，打碎，水煎兑米饮服。”

按容妃即香妃，乾隆三十三年进宫，五十三年四月十九日病故。脉案中载有患“坐板疮”(褥疮)之诊治医方。此处则以痰喘自汗欲脱，用生脉散治疗，引用白果，加大敛肺定喘之功效。现代医学研究证明，白果之抗菌谱亦较广。

(三) 嘉庆用生脉散救治脉案

“嘉庆二十五年七月二十五日，商景蔚、李澍名、苏钰、杨庆祥酉正恭请皇上圣脉虚散无神，原系外感后湿热未清，复因劳动伤气，转成痰喘之症，以致喘促不止，汗出如油，似有脱惫之象。今设法急用生脉饮竭力挽治。

七月二十五日，商景蔚、李澍名恭请皇上圣脉虚软，原系暑湿停饮受凉之症，以致烦热口渴，咽喉疼痛，小水频数，气喘声重，又因劳动，复伤正气，肺虚不胜痰热，喘促过盛，今设法用参麦定喘汤调治。”

按嘉庆二十五年七月，嘉庆帝“巡幸木兰”，“驻驿避暑山庄”。据脉案载，七月二十三日因“暑湿受凉之症，以致头疼身热，咽喉疼痛，烦躁口渴，议用清解代茶饮调理”，七月二十四日“用导赤代茶饮调理”。此案良由暑湿外感，又兼出游劳累，致症情急剧恶化，七月二十五日出现“脱惫之象”，用生脉散救治，后用参麦定喘汤，崩于热河行宫，时年六十一岁。生脉散治暑症致脱，原系切合之方，本案惜用法及剂量等均无确切记录。

(四) 道光朝大阿哥福晋用生脉饮救治脉案

“道光七年六月初一日，孔毓麟、叶元德请得大阿哥福晋脉息虚软，原系气血两亏，现因气不胜暑，恐其脱败。今请用生脉饮竭力救治。

本日，孔毓麟、叶元德请得大阿哥福晋六脉俱无，服生脉饮救之不应，于本日酉时逝世了。”

参阅大阿哥福晋脉案记录，知其多年患有“痨瘵“之病，虚损既久，气血两败，救治当更难，可能系晚期肺结核的结果。

(五) 慈禧用加减生脉散救治脉案

“光绪三十四年十月二十二日，张仲元、戴家瑜请得皇太后脉息左部不匀，右部细数，气虚痰生，精神萎顿，舌短口干，胃不纳食，势甚危笃，勉拟益气生津之法调理。人参须五分，麦冬二钱，鲜石斛二钱，老米一两，水煎温服。”

查阅慈禧十月二十二日以前十余天之脉案，可知其临终病重以老年性支气管肺炎之可能性最大，医治无效。临终日(十月二十二日)医方加减生脉散以益气生津，但已难挽回，终年七十三岁。考慈禧平时亦常服人参及生脉散加减方，光绪三十四年四、五、六月用之最多，常以此方加和肝理脾调中之品如羚羊、谷芽、白芍、茯苓及泽泻等味调理。

(六) 同治用生脉散救治脉案

“同治十三年十二月初五日申刻，李德立、庄守和请得皇上六脉散微无根，系病久神气消耗，偶因气不运痰，厥闭脱败，急用生脉饮一贴竭力调理。高丽参五钱，麦冬五钱，五味子一钱炙，水煎温服。

同治十三年十二月初五日酉刻，李德立、庄守和请得皇上六脉已绝，灌生脉饮不能下咽，元气脱败，于酉时崩逝。”

过去民间流传同治系因“梅毒”致死，今分析同治系统脉案，当系天花引起多发性化脓性皮肤感染，毒血症及极度衰弱致死，将有另文专门予以评述，其感染部位包括肩臂、腰背、臀部、长强等处，脓汁秽臭。十二月初五日病势危笃，翁同龢日记载其“精神恍惚”，当时御医李德立在场，日记谓：“余(指翁同龢)叱之曰：何不用回阳汤？彼(指李德立)云不能，只得用参麦散，余曰：即灌可也。”但仍以“六脉俱脱”，病情严重而不治。

(七) 光绪用生脉散救治脉案

“光绪三十四年十月二十一日子刻，张仲元、全顺、忠勋请得皇上脉息如丝欲绝，肢冷气陷，二目上翻，神识已迷，牙关紧闭，势已将脱，谨勉以生脉饮以尽血忱。人参一钱，麦冬三钱，五味子一钱，水煎灌服。”

光绪体质素弱，痼疾缠身，从病案分析，可知其患结核病可能性最大，波及肺与肾，以及其他器官，且有严重之遗精病患，尽管广召名医，但顽疾自幼积成，旷日持久，疗效甚微。光绪三十四年十月二十一日出现脱象时，亦用生脉饮救治，终年仅三十八岁。

(八) 隆裕用生脉散救治脉案

“宣统□□年正月十六日午刻，张仲元、佟文斌请得皇太后脉息左寸关浮散，尺部如丝，症势垂危，痰壅愈盛，再勉拟生脉化痰之法，以冀万一。西洋参三钱研，麦冬三钱，五味子一钱，橘红二钱，竹沥水三钱兑，水煎灌服。”

本方为生脉散加味，方中用西洋参，不用高丽参，取其性凉而补，滋阴降火，生津止渴；劳嗽之人用生脉散以此为好。加竹沥水者，治其痰涎壅盛。按竹沥水清热滑痰，《千金方》用之治“中风口噤不知人”，本案恐其大寒，而加性温之橘红以利气、宽中，配伍精当。

(九) 恭亲王用生脉散救治脉案

“光绪二十四年四月初十日丑刻，庄守和、张仲元、姚宝生诊得恭亲王脉息左寸关数而无力，尺部虚大，右三部软而无根，由戌至丑，汗出不止，喘息抬肩，痰热上壅，精神不固，症势重险，谨防虚脱，今议用保肺固脱之法竭力调治。人参三钱，麦冬三钱，老米五钱，水煎浓汁，频频饮之。”

《清皇室四谱》卷三及《清史稿》卷二百二十一均载军机大臣恭亲王病事，后者谓：“二十四年，授宗令，王疾作，闰三月增剧，上奉太后三临视，四月薨，年六十七，上再临奠，辍朝五日，持服十五日。”四月初十日此方，于生脉散中加老米去五味子，盖一为治虚顾护胃气，一为内部尚有实热之故。

以上案例，均系于濒临死亡之时，为救脱或防脱，急用生脉散或其加减方救治，虽多告死亡，但生脉散之药效仍未可遽加否定，因为这些病例实际当时均已处于无法救治之状态。而生脉散，尤其是生脉注射液对于各种原因所致之休克和心力衰竭均有一定效果，现已为当今各地实践所证明。其组成药人参具强心作用，作用特点类似强心甙；麦冬则有增加冠脉流量作用及耐缺氧能力；人参、五味子单味制剂对心肌细胞膜 ATP 酶活性都有抑制作用，分析是改善心功能之一个途径。临床及实验研究均表明，生脉散有提高抗休克耐力功效，延长失血性休克心脏存活时间，心肌糖元含量增加。北京地区十六个医疗单位曾总结一〇三例急性心肌梗塞并发休克患者，中度休克用生脉注射液者死亡率为 25%，比单用西药升压药死亡率为 52%者为低。中医研究院西苑医院用 Swan—Ganz 漂浮导管测定生脉注射液对急性心肌梗塞病人心脏血液动力学之影响，证明有增加心输出量，调节血压之功效；若加改进，可望改造成防治心血管病之又一类型药物。

中医理论心主脉，百脉皆朝于肺，生脉散补肺益心，则气充而脉复，故有“生脉”之义；而益气祛暑，更是东垣先生制方之初衷。本方加减应用，适应症颇广：加陈皮、炙甘草成五味子汤，蒸饼为丸，称补气丸，治自汗咳嗽，肺虚气少。加黄芪、甘草、桔梗为补气汤，治怔忡自汗；在此基础上另加远志、茯神、木通，名茯神汤，治喉介及肺虚咳嗽心痛。今人以本方加板蓝根、细生地、连翘、石斛、钩藤治疗流行性乙型脑炎循环衰竭也有一定作用。故有人作歌诀谓“生脉散用麦味参，补气保肺又生津，短气多汗口干渴，病危脉弱急煎斟”，确系颇有体会之语。

清宫医案中人参之应用

陈可冀

人参为我国声誉极高之名贵药材，《神农本草经》亦称“鬼盖”，《吴普本草》称为“神草”，《广雅》则称为“地精”。一般均认为人参具有大补元气，固脱生津及安神之功效。清代宫廷中应用也甚广泛。现存之清宫医案中，可以查得者，也复不少。如乾隆朝《人参上用底簿》载“自乾隆六十二年(即嘉庆三年，乾隆为太上皇)十二月初一始，至乾隆六十四年正月初三止，皇上共进人参三百五十九次，四等人参三十七两九钱”，每日约进一钱之谱。乾隆二十五年十二月初三日也有“奏过下存三等人参伍两壹钱叁分，又讨二等人参贰斤”者；同日，更载“皇太后陆续噙化用过人参贰斤贰两肆钱，以上共用过人参贰斤贰两肆钱，下存人参贰两柒钱叁分”等。

按人参之等级划分，传统上将野山人参(吉林省产者)分为九等，一般生长十余年，二、三十年乃至近百年者，以支大、浆足、体灵、芦长、碗密、有圆芦、枣核蒂、皮紧细、纹密深、具珍珠须者为佳，并以其分量轻重标志年代之长短，据以划分等级。一等野山人参每支重一两余至一两半以上，二等野山人参每支重一两至一两余以上，三等野山人参每支重八钱至一两，四等野山人参每支重六、七钱，四等野山人参每支重半两以上，以上四等，目前药材市场多不供应。五等野山人参每支重约四钱余，六等野山人参每支重约二、三钱，即目前市场之中支一等野山人参，七等野山人参每支重不及二钱，八等野山人参每支重一钱，即目前市场之小支一等野山人参，九等野山人参每支重不及一钱。足见乾隆帝及后妃所用之四等人参实为十分高级之人参，药性当较强。

乾隆皇帝寿至八十九岁，诗作甚多，赋人参诗也有两首，其中一首题为《咏人参》，诗云：

性温生处喜偏寒，一穗垂如天竺丹；
五叶三丫云吉拥，玉茎朱实露甘溥。
地灵物产资阴骘，功著医经著大端；
善补补人常受误，名言子产悟宽难。

不仅认识到人参的“功著医经”的“善补”特性，且指出补之不当的受误之可能，是对人参作为补益药应当辨证施用的一种忠告。诗中对人参之初生时为一枚三出复叶，二年生者一枚五出掌状复叶，三年生者二枚五出掌状复叶，四年生为三枚，以后递增至六枚为止，以及人参之“背阳向阴”生长特点，似均已有一定感性认识，故称“五叶三丫”。作者一九八三年曾到清王室发源地东北吉林，见到人参之“五叶三丫”形态，益信乾隆常服人参而对人参有相当知识的可能性。

东汉许慎《说文解字》云“人参出上党”，陶弘景《本草经集注》云“人参生上党山谷及辽东”。宋苏颂《图经本草》谓“……新罗人参俱不及上党者佳。春生苗，多于深山中背阴近椵榛下湿润处，初生者小三、四寸许，一椏五叶……”，《植物名实图考》则载“人参，昔以辽东、新罗所产者皆不及上党，今以辽宁、吉林为贵，新罗次之；三姓，宁古塔亦试采，不甚多。以苗移植者，秧参；种子者，为子参，力皆簿”。可见古时上党所产实为五加科人参，质甚佳。但由于时代变迁，明清时代东北人参以质地优而产量多胜于上党，取代了历史已很久远的上党人参，故乾隆皇帝在《又咏人参》诗中写道：“奥壤灵区产神草，三椏五叶迈常伦；即今上党成凡卉；自惜天公葆异珍。气补那分邪与正，口含可别伪与真；文殊曰能活能杀，冷笑迷而不悟人。”

其他如雍正朝之孝敬宪皇后之噙化人参；乾隆朝之令皇贵妃、颖妃、庆妃及十公主之噙化或服用人参。以及光绪朝慈禧太后《人参底簿》亦载：“自(光绪)二十六年十一月二十三日起，至二十七年九月二十八日止，计三百三十一天，共用噙化人参二斤一两一钱。今问得荣八月，皇太后每日噙化人参一钱，按日包好，俱交总管郭永清、太监秦尚义伺候，谨此奏闻。”可见，人参之作为补虚强壮，在清内廷当甚为普遍。此外，以人参配制成药，或以人参配伍当茶饮者，更是为数甚多，不仅用东北人参，也用山东人参，高丽参以及西洋参种种。如光绪皇帝素体气阴两虚，常以西洋参伍用其他药剂，如其所服之保元代茶饮，益气养胃健脾代茶饮，益气和肝健脾代茶饮等均用西洋参。乾隆、慈禧等喜服食之八仙糕，也均以人参为主要药物。嘉庆朝《御药房人参总档》也载华妃娘娘、董嫔、和孝固伦公主及二阿哥等，均常在成药或汤剂中结合症情加用人参，可查得之资料甚多。

按我国药用人参，已有数千年历史，周秦时代叙及一些中药之著作如《诗经》、《礼记》、《山海经》等文献中虽无文字记载，但汉元帝时黄门令史游所著之《急就章》一书之记二十二中确有若干药名，其中“蓄”即人参，该书成于公元前三十三~前四十八年。西汉前期著作《流沙坠简》中之“治伤寒医方”则有以人参为首药者，《伤寒论》一一三方中用人参者共二十一方，占百分之十七，可见一斑。人参之拉丁名为 Panax ginseng C．A．Meyer，Panax 一字，出自希腊文字，为“万能药”和“总的医疗”之意。我国、日本及朝鲜民间关于人参的神话般的传说为数不少，据传，明季苏辽总督洪承畴兵败，为清军俘获，绝食数日，气息奄奄，因饮了皇太后博尔济吉特一小壶人参汤而顿时精神大振者。效果是肯定的，但也有夸张之辞，要当根据中医传统理论辨证选用。清康熙皇帝对人参则有自己一定的看法，如康熙五十一年(一七一二)夏，江宁织造曹寅(曹雪芹之祖父)患疟疾，卧病扬州，康熙以“驿马星夜赶去”赐以金鸡纳，并谕旨此病与服人参有关，不可再服。

西洋参，又称花旗参，为美洲人参，清赵学敏《本草纲目拾遗》于论述东洋参(日本产)的同时，也详细介绍了西洋参的功用，形态与人参相似，不同者为其总花梗与叶柄长度几相等，具补肺阴，清火生津功效，药性较东北人参缓和，尤适用于阴虚火旺者，清季内延皇帝后妃很快引进使用，说明医学史上中外经验之交流是科学发展之客观规律。

同治帝之死

徐艺圃

清入关后第八代皇帝同治(载淳)是咸丰皇帝(奕詝)的惟一的儿子，一八五六年叶赫那拉氏(慈禧)所生，一八一六年登极称帝，时年六岁，一八七三年亲政。亲政后不到两年，即于同治十三年十二月初五日(一八七五年一月)病逝。关于载淳的死因，有的说是死于天花，有的说是死于梅毒，也有说是死于疥疮的，众说纷纭，莫衷一是。从档案史料记载来看，在当时的医疗条件下，特别是对于满族来说，天花比梅毒更为可怕。如在《清世祖实录》中就有这样的记载：“顺治元年四月戊午，肃亲王(豪格)……曾谓何洛会……曰：‘我未经出痘，此番出征(指入关作战)，令我同往，岂非特欲致我死乎’”特别是一旦民间天花流行，清统治者更惊慌万状，于是便采取一些十分荒唐残忍的避防措施。如顺治二年二月，巡视南城御史赵开心奉勅旨“凡民间出痘者，即令驱逐城外四十里”，以防流行传染。致使当时许多身偶发热及生疥癣等疮的人，都被强令赶出京城，“贫苦小民移居城外，无居无食，遂将弱子稚女，抛弃道旁。”[①]雍正三年四月八日的一道上谕中也提到:看来满洲、蒙古等艰于子息者，大都为出痘所殇；要新满洲、蒙古侍卫官员等有未经出痘之子弟，欲行种痘者，着告太医院派种痘之医生，令其诊视。在宫廷太医院中,为此专门设了在小方脉属下的痘疹科。可见，清宫对天花是十分戒备和重视的。那么，同治帝是否死于天花呢？

同治帝的死因过去一直不明确，论者不一。它涉及了同治朝末期与光绪朝初期的宫廷政治斗争，牵涉到了载淳、叶赫那拉氏、皇后阿鲁特氏，还有李鸿藻等臣僚之间的关系，以及这些人的评价和生平活动等问题，特别是关系到载淳生前有无遗诏的问题。因此，弄清载淳的死因，对澄清以上争论已久的问题，是有一定意义的。

近来，我们在清代档案中发现了《万岁爷进药用药底簿》一份，属于清代皇帝脉案档簿(以下简称“脉案”)。它比较详细地记录了自同治十三年十月三十日下午载淳得病，召御医李德立、庄守和入宫请脉起，直至十二月初五日夜载淳病死，前后三十七天的脉案、所开的处方、共用了一百零六服药的情况。这本脉案是敬事房太监根据当时御医李德立、庄守和每天请脉纪录和所开的方子，誊抄汇辑成册的。它是我们今天得以分析研究载淳究竟死于何病的第一手宝贵史料。

① 参阅蒋良骐《东华录》中华书局一九八〇年四月版第七十五至七十六页。

(一)

据这份脉案的记载，载淳是同治十三年十月三十日得病卧床的。当天下午，太医院院判李德立和御医庄守和诊断的情况是："脉息浮数而细。系风瘟闭束，阴气不足，不能外透之症。以致发热头眩，胸满烦闷，身酸腿软，皮肤发出疹形未透，有时气堵作厥。"第一次请脉，御医就能做出上述明确诊断，这主要是因为载淳的病来势很凶，"疹形"表发得较显著。当然与御医们的高明医术也是有关系的。对此，御医们开出了用生地、元参、牛蒡子、芦根等十二味药配制的"益阳清解饮"，进行避风调理。此药服过一夜，很有疗效。第二天的早上，疹形即透出，且能看出其中夹杂着瘟痘。昨天的烦闷、堵厥等症状俱退。但是，由于疹痘初发，还尚未出透，致使"瘟热熏蒸肺胃，以致咽喉干痛，胸满作呕，头眩身热，气头谵言"。谁都知道，咽痛、恶心、发烧等都是疹痘传染病的一些症状。为此，御医议用"清解利咽汤"调理。巳初三刻服药后，也很有效验。到是日午刻即"脉息浮洪，头面周身疹中夹杂之痘颗粒透出"。

这样，经过御医们不到两天的精心医治护理，痘颗虽然很快开始表发了，有些症状且有减退，但是，由于瘟热毒滞过盛，以致头面、颈项发出的痘粒很稠密。这还不算，令人担心的是痘粒颜色紫滞。内症则咽痛作呕，身颤口干，便秘溺赤。很显然，痘粒透出后过盛的毒滞并没有随之完全表发出来。大家知道，中医认为出痘时分为"逆"和"顺"两种情况：如果痘颗一开始即出得齐，且灌浆饱满凸出，并由嫩红逐渐变为淡黄等，这是属于平顺的出痘，一般也少有生命危险；如果痘颗出得稀疏不齐，灌浆顶平或塌陷，并呈紫色，这就属于逆险的出痘。由载淳头几天的脉案记载看，它很快即转为逆险的一种。因此，御医诊断为："由气血为毒滞錮所致，症界于险！"也就是说，载淳的天花，症状很重，生命危险。据此，只是十一月初一日这一天，就一连服用了"清解活血"、利咽、安神等四次药物，御医们几乎没有离开载淳的病榻。

到初二日，已是天花三朝，稠密连络的痘颗虽然继续表出，但病情也随之恶化，脉息沉数，除头两天的症状外，又加上"腰痛胸堵，懊憹作呕，大便四日未行"。诊断为"此由毒滞熏蒸肺胃，阴分不足所致"。御医们由此下了比昨天还重的肯定的诊断："症势重险！"并在是日午初服了"利咽化滞汤"。服药后只经过一个时辰，到未刻，载淳便"形色渐润，胃口渐开"。由于"利咽化滞汤"效果显著，在原方基础上对个别几味药加减，继续服用。到申初二刻，四天未行的大便有了。可见，载淳的天花症，由于用药对头，护理得当，此时较顺利地闯过了"重险"的大关，有了平顺发展的征兆。

从"脉案"可见，从十一月初二日未刻到初七日，这五天里，许多原来很重的症状，经过调理，多已减轻。如：初三日已是天花四朝，出现了颗粒渐长，紫艳稍化的好现象，此时"胸堵烦呕俱退"；初四日则是颗粒起长，紫滞渐润，"内症俱见稍减"；初五日进而"脉息滑数"。至天花六朝，又出现痘颗顶陷渐起，已有放白的势头，饮食亦有增加。据《翁同龢日记》记载，这天进了两半盅米粥和鸭粥，日有四次大便。根据以上五天的症状，在十一月初七日，御医李德立、庄守和在早晨请脉时，对载淳八天来的病情和治疗等作了一个总结性的诊断记录，不妨将原文抄录如下：

"皇上天花八朝，原系肾虚阴亏，毒盛气滞之重险痘症。以致出发之时，腰疼腿酸，咽痛呛咳，胸堵作呕，蒙头盖面。锁项咽关，板实顶陷，紫艳灰干。用药调治，可喜毒化浆行，阴液尚敷，由险渐化为平之象。惟咽痛音哑，呛咳堵胀，腰疼腿酸，未能骤减。此由咽喉道隘，肺胃毒火未消，肾阴未复所致。浆未苍老，若肾精不动，咽胸渐宽，可保化顺之喜。今议用滋阴清毒饮，早服一贴调理。”

所以，根据“脉案”的记录，我们认为自十月三十日至十一月初七日，是载淳患天花传染病的开始，初期的症状反映是较正常的，并在及时积极的护理下，“由险渐化为平”。

但是，病情的发展，却并非似御医们原先设想的那样乐观。自第九天起，载淳的天花却又开始向逆险的方向发展了。由于载淳本来就体质赢弱，在经过了八天的折磨后，更是衰弱不堪。偏偏在十一月初八日“微感风凉”，以致咳嗽鼻塞，心虚不寐；浸浆皮皱，似有停浆“不靥之势”。自此以后，我们看到“脉案”所记病情，越来越坏。许多并发症这时竞相发生，且日益严重，痘毒日渐侵蚀了载淳的内脏机体。特别是由于体内抵抗力的严重衰退，痘颗出现相对处于“停浆不靥”的态势。从医学理论和临床实践来讲，这种情况的出现，会给天花患者带来麻烦和生命危险。因为这就给痘毒乘机袭入各个职能器官和神经系统创造了条件，其他病菌也容易乘隙而入，造成多种并发症，从而使各种病菌藉以在痘盘溃烂的基底上，竞生竞存，使溃烂迅速蔓延扩大，形成恶性循环，病上加病。这种情况，我们可以从十一月初八日至十一月十八日的脉案中看得很清楚。从“脉案”的记载看，这几天内，除十一月十四日有点好的迹象外，总的看来，此时的载淳，已是向着每况愈下的方向发展了。如在这八天中，载淳又增添了好几种新的病症：浮肿症、失眠多梦症、气串胀痛症等，且有增无减。只是有些个别症状在经过治疗后，间有消长而已。特别是由于气血虚亏，此时出现了“痘痂干燥，抓皮见血”的症状，而上述症状又几乎同时迸发于一身。

病势发展到十一月十六日卯刻，又一个前所未有的严重症状出现了，即“肾虚赤浊，余毒挟湿，袭入筋络。以致腰软重痛、微肿，不易转坐；腿痛筋挛，屈而不伸……”。痘毒至此已“袭入筋络”，真可谓病入膏肓了。接着，又出现了遗精、尿血的症状，且一天比一天加重，身体日益瘦弱不堪，心神日渐恍惚不安。此时的毒火，已经流聚于腰部。为此，御医开出加固肾阴的各种方子，什么“益肾消毒饮”、“益肾清解饮”、“扶元清解饮”等，但奏效甚微，无济于事。

以上是从载淳脉案中分析出的第一阶段的病况。总观以上所述，由于载淳所患天花毒气太盛，致使其虚弱的躯体百病俱发。又要治痘，又要治喘，又要治头，又要治腰……，可说从外到内，此时表里已无一处完好的部位，整个机体已逐渐濒于溃败，无可挽回了。

(二)

果然，从十一月十九日起，载淳病情急转直下。若算至十一月三十日，此间长达十一天之久，是载淳最痛苦难忍的一段。这一阶段的特点是：在前段痘毒潜入各部器官大发作的基础上，形成痘后多处痈毒，致使发生多处溃烂。它的集中暴发点，首先是腰部溃烂成洞，脓血不止，痘痈遍身，肿疼难忍；面颊肿硬，牙浮口黏；口喷臭气，胸满肋胀；大便腥臭，小便赤短。后来，痘毒上亢，有增无减。按照御医李德立、庄守和分析的原因是：上述病症皆由“停浆外剥之时，毒陷经络流聚所致”，因此又相当疲顽。所以，到此地步，载淳已是生机难转，卧以待毙一。

集中暴发的大溃烂之快之烈，从“脉案”看也是十分令人惊异的。如在十一月十八日辰时的脉案还记录着只是“腰软重疼”，而仅隔了一天，到了十九日辰时，则急转直下，“湿毒乘虚流聚，腰间红肿溃破，漫流脓水，腿痛筋挛；头项、胳膊、膝上发出痘痈肿……”。

由此可见，原来遍身的痘颗溃烂，如今已骤变为布满全身的痘痈溃烂。到了二十二日，除了腰部溃处仍流脓血不止外，又有其他部位的痘痈接连溃破流脓。二十三日，又有臀部左右溃孔二处流汁。真是险象横生，难以挽救了。这样，载淳全身已有三处大的痘痈溃烂流脓不止，大量地消耗着他仅有的气血。病势如此急剧恶化，使御医李德立、庄守和万分忧虑。他们在这一天的“脉案”里，忧心忡忡地写下了“莫蔓溃陷透膜为要”一句话，也就是说，如果是烂穿了，皇帝就会立即丧命的。结果到了二十五日，蔓溃却真的发生了，腰部与臀部的溃烂已串连在一起了，并且是溃口外小，而内溃很深很大，即俗称的里烂。到了二十六日，漫肿、串溃越来越大，越来越多，每日流出的脓汁多达一茶碗。由于二十七日“腰肾疮口微大，浆汁未减，气秽如昨”，前去请脉的御医除了原来的李德立、庄守和外，这天又增加了御医李德祥、韩同九。为了集中治疗蔓肿和串溃，四位御医共议用“外用熨洗”的方案进行治疗。这个药方是以下十二味药配制起来的，其效用究竟如何，不妨原方照抄如下，以供读者、专家们研讨：

木香一两　当归一两　肉桂五钱　生附子五钱　川贝五钱　草乌五钱　苍术五钱　煅龙骨五钱　白芷一两　炙山甲五钱　乳香一两　透骨草一两

共研粗末，分两布袋装药。猪蹄二支葱白三支切段，熬汤两大碗，煮药布袋，熨洗疮处。温热易回阳提毒换脓气血通畅。

经过几番熨洗，至二十八日，也没有使腰部等溃处的脓血有所提换。相反，“腰间溃处如碗，其口在边上，揭膏药则汁如箭”[②]。且使脓血“微稠色灰，气秽如昨，嘈杂作呕”。同日申时，发烧又高，寐虚恍惚，胸满嘈杂更甚。

时至二十九日，又出现了牙胀面肿。到此时情况下，御医们可能已经认定载淳是生之无望了，在这天的“脉案”上写下了这样的警语：“正不制毒”、“症势日进，温补则恐阳亢，凉攻则防气败”，真是到了万般无奈的绝境了。而在三十日的“脉案”中，记下了这天载淳有“知觉痛痒”之感，可见在此以前的几天里，由于痘痈使神经系统遭到了大破坏，载淳已是处于麻木不仁、昏厥的状态了。而此时的所谓“知觉痛痒”，大概如世俗所说是死前的“回光返照”吧！

（三）

一进入严寒的腊月，绝望和悲泣便笼罩了整个宫苑。死神已至，只待时辰，这已是宫廷上下心照不宣的事了。好歹熬过了五天，到初五日，载淳便命归黄泉了。这一段的特点是：在痘痈多处溃烂的基础上，又发生了致命的走马牙疳。对于这最后五天的脉案，我们认为有必要向读者作一番较详细的介绍。因为在本文开头提到载淳之死涉及到他的“遗诏”和慈禧、阿鲁特氏等问题，而在有关著述中，论及这些问题时又与载淳临死前几天的情况关系密切。对这五天的脉案进行科学地分析判断，是不难得出实事求是的结论的。

上面说到，十一月三十日前的载淳，已是神志恍惚，失去知觉，奄奄一息了。进入十二月，其病情又是怎样呢？十二月初三日的脉案是这样写的：“皇上脉息弦数。面颊红肿见消，各处溃脓尚可。惟牙龈如昨，上唇连左腮颊紫黑硬肿，势欲作脓；口干食少，口喷臭气；胸满肋胀，溺赤便粘。”初四日，即载淳要死的前一天，其脉案是这样记载的：“皇上脉息弦数无力。上唇肿木，腮紫肿硬处敷药，屡揭伤皮，不能作脓，时流血水，自亥至卯

② 参看《翁同龢日记》。

溃深分许。牙龈黑臭，势恐口疳穿腮；毒热内忧，减食少寐，理必耗伤气血。今议用益气清毒饮，减去茯苓、白芷，加当归三钱、朱茯神三钱、炒枣仁三钱一贴；外敷消毒止血散，竭力调理”。所谓“竭力调理”，说明至此御医们已经悲观绝望，只能权为“死马当作活马”治了。尽管这天从巳初一刻到戌初三刻五分，一连进了四剂药，但都没有起到任何作用。

十二月初五日，是载淳滞留人间的最后一天，这天的第一个脉案是：“皇上脉息弦数无力，毒火凝结，神气日耗；上唇未消，腮颊顽腐紫黑，蔓及口角；虽未流血，亦无正浓；牙龈黑糜，臭气仍然；呛咳口干，少寐减食；精神恍惚，腰间溃脓微稀。此由毒攻肺胃，正气日形消耗所致。诚恐毒热内陷，正气不支生变。今议用益气育神汤，佐解毒之品一贴。若寝食渐佳，结毒渐化，方有转机。”然而，巳初二刻十分进药后，仍是毒未渐化，机未好转。相反，至申刻时，“六脉散微无根”，“偶因气不运痰，厥闭脱败”。因此，赶忙水煎由高丽参五钱、麦冬五钱、五味子一钱炙配制的“生脉饮”。大约待到“生脉饮“煎成，酉刻也就到了，而此时此刻的载淳，却“六脉已绝。灌生脉饮不能下咽。元气脱败，于酉时崩逝”。

从上述对载淳脉案的介绍和分析，可见载淳之死于天花，是确凿无疑的。但由于以往没有将其“脉案”整理公布，致使对于载淳之死说法不一。这份系统而详细的脉案，以铁的事实证明，载淳绝非是因患梅毒而死的。

(四)

有关载淳的天花病史，在《翁同龢日记》中记载得也是很详确的，可以与同治“脉案”互为佐证。从《翁同龢日记》中，我们也可得到进一步的启发，即仅管天花夺去了许多人的生命，引起了人们巨大的恐惧，但是，在当时的条件下，它又是一种常见的流行传染病，似是常人躲不过的“灾份”，非同于“梅毒”等招人物议有碍患者声誉的恶疾。因此，正因为载淳的确生的是天花，所以他也勿须隐讳，或者回避臣僚。他在十一月初八、初九日仍召见了奕䜣及翁同龢等，当然翁同龢等也就亲眼看到了载淳生的确实是天花。翁在其日记中对他看到的病况是这样记述的：“初八日……诸臣上前瞻仰，……伏见天颜温睟，偃卧向外，花极稠密，目光微露。……”初九日辰初一刻，翁与军机御前大臣们就更清楚地看到，载淳的头、面皆是灌浆饱满的痘粒。这天载淳还举起胳膊，以显示其痘颗出的很齐足。翁同龢的这些记述，当是可信无疑的。因为他是亲眼看到的，绝不会把明明是发生在面部、颈项及胳膊上的天花痘识别错的吧！特别是根据翁同龢的记载，淳亲王(奕琮)、恭亲王(䜣)、醇亲王(奕环)、文祥、李鸿藻等一些人，当时都是载淳在病中经常被召见并与慈禧等商定政统的。据我们统计，自载淳发病至死的三十七天中，只翁同龢就见到过卧病中的载淳五次。同时，我们遍查这些人当时的奏折或著述，也没有发现有关载淳患梅毒或疥疮的说法。再查同治十三年的《内起居注》，也并未发现异说。相反，在《翁同龢日记》及《内起居注》中，我们看到载淳在患天花的前些天，还经常巡幸南苑、西苑，并命翁同龢为他作《菊影》七律一首，甚至在慈宁宫演《喜起舞》等。起居相当规律正常，兴致盎然。只是在十月二十一日巡幸西苑时突然着凉，至三十日致使“圣体违和，预备召见者皆撤”，此日即开始“发疹”。这些记载，是合情合理、令人信服的；对于那些认为载淳很早就微服夜行而染患梅毒疮的说法，无异是很有力的批驳。

另外，我们把载淳从发病至死这三十七天的脉案，逐日与《翁同龢日记》的记载进行认真的核对，两者所记之病情诊断、开方用药等情况，也基本上是一致的。且翁同龢还把当时在一些大臣、太监那里的所见所闻记了下来，所以更为具体细微生动。前后始终一致记述的是天花的发生和发展，根本看不出那里有隐讳、影射梅毒或其他难言之病症。可见，以《翁同龢日记》中有以恐“风声过大，且非两宫圣意”的话，便认定载淳是“患淫创”③，这是毫无根据的臆断。

最后，为慎重起见，我们为此还走访、请教了中医研究院和北京医院的一些专家、教授。原中医研究院副院长、内科教授赵锡武同志，生前对同治“脉案”曾进行了分析研究，他断定：载淳死于天花是无庸置疑的。特别是北京医院医务处还专门集中了各方面的一些专家对脉案进行了仔细的审阅研究，同意我们对脉案的分析，并于1979年8月15日写出了以下正式的论断材料：

故宫博物院：

关于鉴定清朝档案《万岁爷进药用药底簿》、同治皇帝患何病故问题，我们请本院中医科主任魏龙骧，副主任李文瑞、吕秉仁，主治医生刘沈秋，皮科副主任周光霁，及外科主治医于学智、李玉山、王在同等同志审阅研究。经大家讨论，一致认为：清同治皇帝系患天花(痘疹)病故。其病程：病之初期为天花(痘疹)；病之中期为痘疹之毒所致“痘后痈毒”；病之后期为痘疹余毒所致“走马牙疳”；最后为毒热内陷而死。

根据：

(一) 天花(痘疹)：据《万岁爷进药用药底簿》记载，清同治皇帝之初期“发热头眩，胸满闷，身酸腿软，皮肤发出疹形。……头面周身疹中挟杂之痘颗透出，系属天花……”符合《痘疹心法全书》有关天花(痘疹)“出痘形症”、“痘出五脏形症”……等论述。

(二) 痘后痈毒：据《万岁爷进药用药底簿》记载，清同治皇帝病之中期，“皇上天花二十朝，……腰间红肿溃破，浸流脓水，……”符合《痘疹心法全书·症中杂症》有关痘后“余毒未尽，痘毒生，轻则疮疥，重为痈……”的论述。

(三) 走马牙疳：据《万岁爷进药用药底簿》记载，病之后期“腮紫肿硬，……时流血水，……溃深分许，牙龈黑臭，势恐口疳穿腮，毒热内扰，……”符合《中国医学大辞典》走马牙疳条“痘疹余毒所致，初则口有臭气，渐至齿黑，热盛则龈烂，热血迸出，血聚成脓，……腮漏见骨而死”的论述。

以上仅供参考。此致

敬礼

北京医院医务处

一九七九年八月十五日

最后，通过各方面对同治“脉案”的分析论证，使我们得出明确结论：载淳生前肯定没有“遗诏”。如《清宫遗闻》或《崇陵传信录》的作者等，绘声绘色地说载淳死前曾与军机大臣侍郎李鸿藻谋以贝勒载澍入承大统，且口授“遗诏”，令李鸿藻于其病榻之侧书写，几千余言。后李因惧怕慈禧而自行告密，慈禧于是旋命尽断医药饮膳。因此，不久载淳即亡矣。或说，载淳曾力疾书写“遗诏”与皇后阿鲁特氏，被慈禧发现，因而载淳须臾即死。种种说法，不胜枚举。这一切，对于早已失去知觉，唇肿颊硬，“脖项、手膝亦成痘痈、筋

③ 参阅肖一山：《清代通史》。

挛”的载淳来说，实在是不可思议的。他怎么能说得话、动得手呢？为这位死于天花的短命小皇帝所记录的“脉案”，留到今天，确实帮助我们解决和澄清了一些历史上存疑的问题。

清宫治疗脾胃病运用《局方》方剂之经验

周文泉

清宫之中，皇家养尊处优，恣食膏粱厚味，兼以饮食习惯关系，患脾胃病者多。在清宫医案中，有关御医治疗皇帝后妃、宫女太监等所患脾胃病之记载甚多，其辨证灵活，用方贴切，经验较丰，足资借鉴。其中选用《太平惠民和剂局方》(简称《局方》)方剂治疗脾胃病者为数不少，颇具特点。兹以最常用之平胃散、二陈汤、四君子汤为代表，略作归纳，以窥一斑。

宫中之患脾胃病者，大抵以湿饮停滞，伤及脾胄，以及素体亏损，脾胃虚弱所致者多。其治疗，凡湿邪外侵，饮浊留滞者，常以平胃散为主方化裁；凡湿邪内蕴，饮浊留滞者，常以二陈汤为主方化裁；凡素体亏损，脾胃虚弱者，则多以四君子汤为主加减。并且，各按其兼证多寡之不同，临床运用每有变化。

湿邪外侵，饮浊留滞——平胃散

湿为阴邪，最易留连。每至夏月，暑湿气盛，受感者多。尤其宫中之人，脾胃多弱，遇湿更易发病。湿邪留滞脾胃则可从寒化、热化，出现泄泻、下利、呕恶、腹胀、尿赤、发热诸症。宫中治疗，每以平胃散为主加减化裁。

平胃散，《局方》谓：“治脾胃不和，不思饮食，心腹胁肋胀满刺痛，口苦无味，胸满短气，呕哕恶心，嗳气吞酸，面色萎黄，肌体瘦弱，怠惰嗜卧，体重节痛，常多自利。或发霍乱及五噎八痞，膈气反胃，并宜服。”该书又称：“常服可调气暖胃，化宿食，消痰饮，辟风寒冷湿四时非常之气。”方药组成：苍术去粗皮，米泔浸二日，焙干，五斤，炒。厚朴去粗皮，姜汁制，炒香。陈皮去白。各三斤二两。甘草炒三十两。上为细末，每服二钱。以水一盏，入生姜二片，干枣两枚，同煎至七分，去姜枣，带热服，空心食前。近代用法：酌减药量，作汤剂，水煎服。方中苍术健脾燥湿，厚朴除湿消满，陈皮理气化滞，甘草、姜、枣调和脾胃。诸药以苍术为君，厚朴、陈皮为佐，炙甘草为使，共臻运脾燥湿之妙。

宫中治疗脾胃病运用此方大旨在于祛湿行滞，多用于外湿引起之饮浊留滞，并据其挟寒、挟暑、挟风等所致证候之不同而有加减变化。

1 寒湿困脾

寒为阴邪，易伤阳气；湿亦阴邪，其性浊腻。寒则属损脾之阳气；湿则易碍脾之运化，故其多现恶寒发热，胸腹满闷，纳呆欲呕，便溏下利诸症。宫中治疗，常以平胃散为主合五苓散，并酌加藿香、香薷、羌活、独活、防风之属。按五苓散方中，茯苓、猪苓淡渗利湿，泽泻佐之，白术健脾燥湿，桂枝化湿利水。本方《伤寒论》用之治疗太阳表证未解，内传足太阳膀胱之腑，致气化不利，水蓄而成之太阳经腑两病。平胃散以此方配之，则非但可增除湿之力，亦能加强健脾之功。另有藿香，和中除湿，用之既能和中，又可化湿，治疗寒湿困脾，当不可少。选用羌活、独活入方者，在于两药辛温祛风通络，用之取风能胜湿之意，俾湿除则脾不受困，自然安和。可见宫中用上述诸药，深合病情，故每多收效。

例如，嘉庆朝三阿哥脉案：“八月二十一日，商景蔚、舒岱、孙奉廷请得三阿哥脉息弦滑。原系寒湿腹痛之症，用药调治，腹痛已止，泄泻渐减。惟余湿未净，今议用香砂胃苓汤晚服一贴调理”。

苍术一钱五分　白术一钱五分，炒　木香八分　缩砂二钱　茯苓四钱　炙半夏三钱　橘皮三钱　焦曲三钱　厚朴二钱　桂枝一钱　泽泻二钱　甘草八分

引用生姜二钱

此案原属内有饮滞，复感寒邪，曾以胃苓汤加羌活、独活为治，症缓改易此方。此方仍以胃苓汤为基础，略有变化。是方之运用，既能健脾除湿，又可温中化湿。凡用治寒湿困脾为患者咸宜。

2　暑湿伤脾

暑为阳邪，主升主散，乃夏天主气，火热之气所化。暑热易于蒸动湿气，故常出现湿浊阻滞气机证候；暑热侵人，腠理开而多汗，常伤津耗气，最易刑金伤肺，亦有肺热证候。凡暑湿相兼，湿浊阻滞，因其所伤部位不同，表现不一。一般多见脘腹胀闷，汗多咳嗽，下利便溏诸症。

宫中治疗暑湿伤脾所致之泄泻下利，多以平胃散为主，或合香连丸，或合小承气汤等为治，选药如木香、黄连、大黄、芒硝、枳实、茯苓、神曲之类。香连丸载于《兵部手集方》，方中黄连苦寒，燥湿清热，可除心脾之火。木香辛温，行滞和脾，且通三焦，可使气行而滞亦去。此方之施，属于热因寒用。小承气汤主治阴明腑证，具峻下热结之攻效。方中枳实、厚朴可去上焦之痞满，大黄清胃中之实热。宫中于暑湿伤脾，湿滞蕴热结于肠胃而致痢疾者，常以此方配于平胃散，亦通因通用之意。据宫中脉案，大凡湿热给于肠胃重者，常以平胃散或香连、小承气汤联合使用，若其病轻者，则平胃散或合香连、或合小承气汤，分别选用。例如，嘉庆朝二哥脉案：“八月初一日，张自兴、王文彬请得二阿哥脉息沉数。系暑滞凝结痢疾之症。以致腹痛重坠，下痢赤白。用药调治，腹痛渐止，下痢稍减。惟身软食少，今用香连胃苓汤午晚二贴调理”。

木香八分，煨　姜连一钱　酒军一钱　枳实一钱　榔片一钱五分　神曲三钱，炒　山楂三钱　苍术二钱，炒　厚朴一钱五分，炒　陈皮二钱　赤苓三钱　猪苓二钱　泽泻二钱　木通三钱　生甘草五分

引用灯芯一子

此案治疗以平胃、香连、小承气合方，并伍五苓散意，共臻健脾燥湿，清热涤肠利水之效。次日脉案有：“腹痛重坠已止，下痢次数亦减”等记载，则原方去五苓继进。终以平胃散合健脾之品收功。另如光绪朝干清宫总管张进忠，亦患暑痢之证，则御医商景蔚以香连平胃散治疗，亦获显效。该案之所以未用小承气汤者，乃在于其痢疾之发，有寒热夹杂之象，故仅用香连燥湿行气兼以清热，而不用小承气汤峻泻实热，涤肠通腑之品。

3　湿滞挟风犯胃

风为阳邪，善行数变，为外感疾病之先导。风湿易于相兼致病。湿浊阻滞中州，则脾气不升，胃气不降，故有恶心呕吐、腹满脘闷之症。挟风邪则有头晕、头痛、身重诸表现。

宫中治疗湿滞挟风犯胃者，亦多以平胃散为主方，合以荆芥、防风、葛根、香薷、藿香之类辛散祛风和胃之品。荆防之属，辛温发散，解表祛风，用之一则可祛在表之风邪，二则因“风能胜湿”而除中州之湿滞；葛根发散升阳，香薷祛暑化湿、发越阳气，两药均

可散湿浊阴邪，以益脾胃；藿香和胃止呕，芳香化湿，对于湿阻中焦，胃气失降者咸有效果。例如光绪十年皇上脉案：

"十月二十六日，李德昌请得皇上脉息左部浮弦，右关滑大，系停蓄饮滞，脾胃不和，外感风凉之症。以致头痛眩晕，身肢疲倦，胸满嘈杂，呕吐水饮，今用疏解化饮汤一贴调理"。

荆芥一钱　薄荷六分　藿香一钱五分　防风一钱五分　橘皮一钱五分　半夏曲二钱　茅术二钱，炒　姜朴一钱　甘菊花一钱五分　建麦二钱　广砂六分

引用生姜三片

此案即以平胃散为主合以辛散祛风之品为治。据次日脉案，已告病势渐好，夜寐安适。遂减祛风之品，以平胃合砂仁、谷芽之属善后。

综观清宫运用平胃散为主方治疗脾胃病的特点是：① 主要用于湿邪外侵、饮浊留滞而引起之呕吐、呃逆、泄泻、痢疾、胃痛、腹痛诸症；② 治疗大旨乃取平胃散祛湿行滞，以之为主，并视寒湿、暑湿、湿邪扶风等不同，配伍各有变化，大抵寒湿多佐温利，暑湿多佐清下，挟风多佐辛散，侧重自不相同；③ 凡治兼证，用药时间颇短，中病即止，而避免因利、下、散之太过，虽湿得去而脾胃亦伤。

(一) 湿邪内蕴，饮浊留滞——二陈汤

皇家位尊体贵，讲究享受，多食肥甘厚味，因而致使湿从内生，加以饮食习惯以炙爆、生冷为多，易于伤及脾胃。且宫中之人或缘邀幸取宠，或因深宫幽怨，以致情志不畅，肝气郁结，克制脾土；忧思过度，更易伤脾，则脾胃因之而病。总之，凡湿浊困脾、生冷伤脾、或肝郁克脾等均可引起脾胃损伤，并因之导致运化失常，津液不得敷布，湿浊内蕴，遂成泄泻、痢疾、胃痛、纳呆诸症。宫中治疗，颇多用二陈汤为主化裁为治。

二陈汤原方组成为：半夏汤洗十次、橘红各五两、白茯苓三两、炙甘草一两半、右为口父咀，每服四钱，用水一盏，生姜七片，乌梅一个，同煎六分，去滓热服，不拘时候。近代用法：酌减用量，去乌梅作汤剂，水煎服。《和剂局方》载："治痰饮为患，或呕吐恶心，或头眩心悸，或中脘不快，或发为寒热，或因食生冷，脾胃不和。"方中半夏辛温，可燥湿化痰，和中止呕，是为主药。橘红理气化痰、俾气机得畅则痰化湿除；茯苓健脾利湿，脾健可复运化之功，湿利自无困脾之虑，二药为佐；甘草和中补脾，冀脾健而湿痰得消。故本方具燥湿化痰，理气和中之功效。

宫中运用此方治疗脾胃病，大抵在于燥湿和中，多用于因脾失健运，湿浊内蕴而为病者。临证又据其湿浊困脾和肝郁克脾之不同，相应配伍用药。

1 湿浊困脾

脾恶湿。宫中之人，喜进膏粱厚味，易于生湿聚浊，困于脾土，则失其健运之职，更致湿邪之留滞。常现有呕吐恶心，脘胀不适，泄泻下利诸见证。凡此，宫中辄投以二陈汤加健脾行气之品，如神曲、麦芽、白术、厚朴、枳壳之属，每多收效。按神曲、麦芽、白术功能健脾和胃，是扶其本元；厚朴、枳壳等药，可理气和中，是求气机通利，升降调和，则湿浊因通利而除，自无困脾之弊，诸药配合二陈，共达燥湿健脾之效，遂诸症可平。例如，乾隆四十七年三月初十日，御医丁进忠治循嫔湿浊内蕴、脾胃失和之病，施用和胃化饮汤：

茯苓二钱　苍术一钱五分　陈皮一钱五分　半夏一钱五分，制　厚朴一钱五分　神曲二钱，炒　麦芽一钱五分，炒　黄连五分，姜炒　枳壳一钱五分　苏梗一钱五分　竹茹一钱五分　甘草五分

引用生姜二片　红枣肉二枚　二贴，每晚服

此方即以二陈汤为主方，合平胃散以助健脾除湿之功，并伍以健脾之品而成。方中既有行气燥湿之品，又有健脾和中之药，仅投两剂，便收功效，旋以加味保和丸善后调理收功。又如乾隆二十年十二月二十七日，定贵人脉案："脉息滑缓，系胃有湿饮之症，"御医庞景云治以加味二陈汤：

陈皮一钱　半夏一钱五分　块苓三钱　白术二钱，土炒　薏苡仁三钱，炒　莲肉三钱　焦曲一钱五分　麦芽一钱五分　炙厚朴一钱　炙甘草八分

引用生姜二片　枣肉三枚

次日脉案有："用药调治，症势渐减"等语，可知此方已初见效果。显然宫中用二陈汤为主治疗湿浊困脾时，合用健脾、行气之药具有一定疗效，亦深合中医之理法。

2　肝郁克脾

肝为刚脏，体阴而用阳，藏血而主疏泄。脾胃之升降具肝气的疏泄关系密切。若因情志抑郁，致肝失疏泄，则可影响脾胃之升降，遂湿浊阻滞中州，出现胁脘疼痛，呕吐呃逆，腹满便溏等症。宫中多以二陈汤为主方，酌加香附、青皮、柴胡、木香之类疏肝行气之品治疗。按香附以疏理肝气郁滞见长，适用于因情志为患而致之肝脾不和，《本草纲目》谓其"利三焦，解六郁"，故用之旨在疏理肝气。青皮辛散苦降温通，能疏肝行气而止痛，与香附等药为伍可治肝气不舒。柴胡功可疏肝解郁；木香则可行气止痛，《本草衍义补遗》亦谓："行肝经气"。总之，以上诸药配佐二陈是为加强疏理肝气之作用，以冀达燥湿和中，疏肝理脾之效，俾肝得疏泄，脾得运化，升降和调，湿浊得除而诸症可愈。例如嘉庆二十四年正月二十日，二阿哥福晋脉案："二十日陈昌龄、郝进喜请得二阿哥福晋脉息虚缓。系肝胃不和，气滞受凉之症。用药以来，诸症渐缓，惟气分尚软，脾胃不和，今议用缓肝理气饮晚服一贴调理：

橘红一钱五分　半夏一钱五分，制　茯苓三钱　香附二钱，醋炙　桔梗一钱五分　枳壳一钱五分，炒　厚朴一钱五分，炒　焦神曲二钱　谷芽二钱，炒　青皮一钱，炒　醋芍一钱五分　生甘草五分

引用竹茹二钱　荷梗六寸

此方乃以二陈汤加疏肝理气之药为主方，另合健脾之品以助其势。次日脉案见有："里滞已行"之记载，当知收效。另如乾隆四十八年二月十七日，惇妃脉案："脉息弦缓，系肝脾欠和，时有胸闷腹胀，两肋不舒，少寐之症。"御医则以逍遥二陈场为治。

柴胡一钱　白芍一钱　茯苓二钱　白术一钱，土炒　归身一钱　栀子一钱五分，炒　丹皮一钱　陈皮一钱五分　半夏曲一钱五分　香附一钱五分　苏梗一钱　神曲一钱五分　甘草五分

引用生姜一片　荷蒂一枚　一贴

并佐进和肝理脾丸(即此方化裁配制为丸)，甫进四剂，诸症缓解，改以保和丸善后。可见宫中治疗脾胃病属肝脾不和者，用二陈汤加用疏肝理气之品亦有效验。

总之，宫中运用二陈汤治疗脾胃病之用方特点是：① 用于因湿浊内停而致的脘腹胀满，腹痛腹泻诸症；② 取二陈汤燥湿和中之作用，调理中州，并据其属湿浊困脾或肝郁克脾之不同病机，分别遣药为治，大抵湿浊困脾者，多配伍健脾行气之品，旨在健脾以顾其本，行气以利其湿；肝郁克脾者，其水湿之停留缘于中州升降失调，故用疏肝理气之品，调理

肝之疏泄功能，俾肝得施疏泄，遂脾胃升降正常，则湿浊可除。

(二) 素体亏损，脾胃虚弱——四君子汤

皇家之人，居于深宫，少于锻炼，体质素弱。先天有其不足，后天更多亏损；生活失其规律，饮食失其节制；兼以明争暗斗，费尽心机，则致脏腑功能失调，尤其脾胃虚弱者多，常出现纳呆身倦，脘胀不适，气短乏力诸症。凡遇此，宫中多侧重治脾，并据脾气虚、脾阴虚之不同，以四君子汤为主化裁为治。

四君子汤，《局方》谓“治荣卫气虚，脏腑怯弱，心腹胀满，全不思食，肠鸣泄泻，呕哕吐逆，大宜服之。”其方组成是：人参去芦甘草炙茯苓去皮白术各等分。服法：为细末，每服二钱，水一盏，煎至七分，通口服，不拘时，入盐少许。现代多作汤剂，水煎服用。方中人参甘温，补中益气，健脾养胃，是为主药；白术苦温，健脾燥湿，助益运化；茯苓淡渗利湿，两药为辅；炙草甘温益气，补中和胃为使。诸药合用，共臻补中益气，健脾养胃之功效。

宫中运用四君子汤，主要在于补脾和胃，常用于体弱或脏腑亏损而出现之脾虚(气、阴)病人。

1 脾气虚

凡素体亏损，或病久耗伤脾胃之气，均可致脾气虚，进而导致升清降浊失权，而出现纳呆、乏力，腹胀腹泻等症。凡此，宫中多用四君子汤加味治疗。四君子汤本为健脾益气之方，但尚嫌力弱，每以六君(加陈皮、半夏)合黄芪、桂枝、大枣，且人参、党参同用以增其效。如光绪三十二年六月十三日慈禧皇太后脉案：“太后脉息右关缓而有神，中气渐复，脾经尚有湿气，谨拟健脾化湿之品调理：

人参八分　党参三钱　生于术二钱　生黄芪一钱五分　生茅术一钱五分　桂枝八分　生甘草五分
引用广陈皮一钱五分

方中以茅术易茯苓是为增其燥湿之功。据脉案得知，慈禧之病在光绪三十二年主要以腹胀腹泻为苦，因其喜食肥甘，兼以政事多乖而不称心，且年逾古稀，脾胃虚弱明显，故服用四君子汤时间较长。至九月十六日，脉案中有：“脾胃渐和”等语，其方为：

人参一钱　党参二钱　于术二钱　茯苓三钱　广皮八分　桂枝一钱　盐广砂八分，研　炙甘草八分
引用生姜二片　枣肉二个

方中加黄芪在于增强补气升阳之效，大枣亦有益气健脾之功。尤妙者用桂枝，是药有温经通脉，化气通阳之作用，脾气不足，湿浊停滞，以桂枝入方，一则可助补益脾气之力；次则亦可增通阳利湿之功。二参合用者，亦在加强益气之作用。

2 脾阴虚

凡脾胃虚弱、纳食不足，不能生化精微，阴液来源告竭；或火邪炽盛，灼伤脾胃之阴，均可出现口干舌燥，不思饮食，大便燥结，舌苔少津，甚则呕逆等阴虚见证。一般治疗，每以养阴和胃之法。而宫中遇此，常以四君子汤为主方合用白芍、石斛、薏苡仁、扁豆、生谷芽等药为治，火甚热炽者加羚羊之类。阴虚甚者，易人参为沙参。如光绪三十四年六月二十三日皇上脉案：“皇上两尺软弱如前，左右部脉象有增无减，关较甚，且兼滑。阴分郁热未平，气分又不调达。胃属阳土，主降；脾属阴土，主升。升降不调，则清浊混淆。

或因停滞郁湿，阻遏气道，所以纳食少化，嗳酸并作，大便溏稀，次数较多。所以诸症未减，耳窍鸣响；且头晕艰寐，腰俞无力；且胯酸体倦。总之脾肾两亏，阴阳造偏，见于阴则关元不固，见于阳则中气不振，用药动多牵制：欲滋清则碍气，欲甘温则碍阴，调理于气阴之间，谨拟益气和阴，参以化湿运滞：

潞党参一钱，元米炒　野于术一钱五分　白茯苓三钱　西砂仁四分　金石斛三钱

引用红枣三枚　桑枝二钱

此案治疗，系以四君为主，加陈皮、砂仁开胃健脾，白芍敛阴，石斛滋养胃阴，余药亦多宗健脾养阴立意。若遇有热盛烁阴而致脾阴不足，亦常于养胃阴之中，伍以羚羊。例如，光绪三十四年三月二十五日之慈禧脉案：“皇太后脉息左关沉弦，右寸关沉滑。肝脾欠和，消化较慢，食后嘈杂，眼目不爽。谨以理脾和肝之法调理：党参八分、焦于术六分、茯苓一钱五分、甘草五分炒、谷芽三钱，引用羚羊五分。”此方即四君子汤加谷芽养胃，用羚羊清肝火以护阴。据宫中脉案载，御医治疗以四君子汤合羚羊合用者颇多，自是宫中特色。

总之，宫中应用四君子汤治疗脾胃虚弱，乃以脾气虚者为多；脾阴虚者用之常合养阴之品，而属脾阳虚者，则多以理中汤为主化裁，虽其有时亦包含四君子汤之意，但其大旨在于理中散寒。理中汤之运用，属经方之范畴，当另行讨论。

略论清宫温病治法

江幼李

温病，是由温热病邪引起的热象偏重，易于化燥伤阴的一类外感疾病。《伤寒论》说：“太阳病，发热而渴，不恶寒者，为温病。”对温病的证候表现作了概略的描述。《素问·六元正纪大论》说：“民乃厉，温病乃作……”，“寒来不杀，温病乃起”则是现存的医籍文献中有关温病名称的最早记载。对于温病的治疗，除了《内经》提出的“热者寒之“的治疗原则外，汉代张仲景的《伤寒论》和《金匮要略》中记载有不少清热、攻下等治法。到了唐代，在《千金方》和《外台秘要》等大型方书中，更载有不少防治温病的方剂，例如萎蕤汤治疗风温，黑膏方用治温毒等等。不过，温病学在理法方药，辨证论治方面形成完整的体系则是在清代。

清代是温病学说的极盛时期，先后出现了叶天士、薛生白、吴鞠通、王孟英等著名的温病学家，他们的代表著作《温热论》、《湿热病篇》、《温病条辨》、《温热经纬》是对温病学理论和经验的总结，是对温病学的伟大贡献。其中尤以《温热论》、《温病条辨》最为卓著。他们的学术思想对于整个祖国医学都产生了极为深刻的影响。

由于历史的原因，清太医院的著名医家和清代宫廷医学对温病学作出的贡献，少为人知。在整理研究清宫遗存医药档案文物中，笔者发现清宫医案与清代温病学说之间有着密切的关系。下面仅从温病治法、典型案例、用药经验等方面，略举一二，加以分析，用资说明。不仅在温病卫气营血辨证、三焦辨证、九种温病的病名归类，以及温病的常用治法方药与清代温病学家一脉相承，如出一辙，而且在某些方面，如一些温病的治法方剂，在宫中的应用大大早于叶、薛、吴、王诸家，一些治疗温病的药物，宫中还有自己的经验。这对于研究清宫医疗经验，研究清代温病学完整体系的形成，以及进一步丰富温病学的治

疗经验和学术内容，都将有所裨益。

(一) 治法举隅

温病的治法主要有解表、清气、和解、化湿、通下、清营、凉血、开窍、熄风、滋阴等法。叶天士说："在卫汗之可也，到气才可清气，入营犹可透热转气……入血就恐耗血动血，直须凉血散血……否则前后不循缓急之法，虑其动手便错，反致慌张矣。"揭示了温病分卫气营血浅深次序辨治的大法。这些在清宫医案中都有充分的反映。

1 解表法

解表法又称"汗法"，主要用于温病初起邪在卫分的表证，又有辛凉解表与辛温(微)解表之异。代表方剂有银翘散、新加香薷饮、藿香正气散、桑杏汤等。清宫御医在具体应用时多有变通而自有特色。如：

"乾隆四十二年六月二十四日陈世官、罗衡请得惇妃脉息微数，原系肝热气滞，复受暑热，以致头痛烦热，恶心干呕，议用清热香薷饮调理"。

香薷一钱五分　厚朴一钱五分　黄连一钱　扁豆二钱　赤苓一钱五分　半夏一钱五分，制　陈皮一钱　枳壳一钱五分　苏梗一钱五分　香附二钱　甘草五分

引用姜皮一片　灯心五十寸　午服

本方系辛温与苦寒合剂，共成辛散之方，因暑必挟湿，过凉易致冰伏。此即薛生白《湿热病篇》有四味香薷饮，黄连香薷饮，五物香薷饮，十味香薷饮之由来。方中用苏梗、姜皮代银花、连翘，即寓新加香薷饮之意，不过一偏于辛温(微)，一偏于辛凉而已。据脉案记载，服药后之次日，"惇妃暑热已解"，可见清宫中治疗暑热表证用药之精当。

又如："光绪三十四年二月十一日庄守和、张仲元、姚宝生请得老佛爷左关稍弦，右关滑而稍数，肝胃欠和，上焦浮热，眼目发䁾，有时鼻流清涕，谨拟导热下行之法调理"。

霜桑叶三钱　通草一钱　瓜蒌三钱，研　白茅根三钱　谷芽三钱，炒　军炭五分　甘草五分

引用灯心一子　竹叶八分

次日去军炭，加连翘一钱继服。本案因有肝胃不和之症，加之慈禧此时已届垂暮之年，辛散表药当慎，故取辛凉轻剂桑菊饮加以变通。以瓜蒌清热降痰用代杏仁，以竹叶轻扬甘辛用代菊薄。配以军炭、连翘之苦，甘草之甘，正属吴鞠通所倡"辛甘化风，辛凉微苦之方"，用治风温表证颇宜。

再如："同治五年七月二十五日冯钰请得瑜嫔脉息浮数，系停饮夹瘟之症，以致头痛，发热恶寒，身肢酸疼，干呕咽痛，胸腹胀痛。此由饮热内蓄，风凉外束所致，今用疏解化饮汤，早服一帖调理"。

柴胡三钱　半夏三钱，姜炙　酒芩三钱　葛根一钱五分　苦桔梗五钱　荆穗二钱　防风二钱　紫苏一钱五分　枳壳三钱，炒　羌活一钱五分　赤苓三钱　甘草一钱

引用生姜三片

此方实从柴葛解肌汤化出，不同的是，辛凉与辛温合用。据脉案所载，瑜嫔旋即痊愈。这种熔辛凉与辛温于一炉的方法，对我们今天治疗某些卫分证或可有所裨助。

2 清气法

清气法清泄气分邪热，具有退热存津，除烦止渴的作用，多用于里热证。叶氏谓："……

到气才可清气，入营犹可透热转气……"，清气法跨气营之间，在温病治法中更显重要。今人研究温病治法者，亦有提倡"把住气分关"作为防治的关键。清宫医案中此法之运用也十分广泛，其中以凉膈散、大桔皮汤、白虎汤等尤为多见。兹举凉膈散为例：

"乾隆四十二年八月初四日陈世官、刘世基请得妃(即惇妃)脉息沉数，系风热结喉之症，用药以来，风凉已解，咽痛已好，惟余热未净，今议用凉膈饮调理。"

连翘二钱　黄芩二钱　生栀子一钱五分　生大黄一钱　元明粉一钱　薄荷五分　生甘草四分

引用加竹叶五十片　午服

本案为卫分之症已罢，气分之邪未去，故用清气之法调治。目前清气多用白虎汤类方，实际凉膈散主治火热之邪入传上中二焦之症，"若烦渴烦热，舌心干，四边色红，中心或黄或白，乃上焦气热烁津"(《温热经纬》)，若便秘溲赤，胃热发斑系热盛伤津，燥热内结，均可用本方施治。叶天士谓："急用凉膈散，散其无形之热"，确为大清气分之良方。据惇妃脉案记载，服药后余热尽消，外感及暑气全退。此外清宫御医用本方加味，还能透营转气。

"乾隆五十四年三月十二日刘太平、牛永泰请得禄贵人脉息弦缓，系肝肺饮热，气道不宣。服清金化饮汤，饮热渐清，气道亦开。惟荣分有热，今用凉膈调荣饮调理。"

当归二钱，酒洗　赤芍一钱五分　丹皮一钱五分　栀子一钱五分，炒　黄芩一钱五分，炒　连翘二钱　酒军二钱　元明粉二钱，冲　枳实二钱，炒　生地二钱　甘草六分

引用荷叶蒂二枚　午服一帖

本方以归、芍、丹、地入营，凉膈入气，功能清热透邪。这与清营汤中用犀、地、玄、丹入营，银、翘、竹、连入气，药虽不同，寓意则一。然而清宫的经验更早于《温病条辨》。据载，禄贵人迭进数剂，至十四日后，脉息已和，诸症悉愈。于此可见，宫中选用凉膈散及其类方清气，透营不仅符合温病学家之立论，且有创新。时至今日，还是可为临床工作的借鉴。至于白虎汤类方在气分证方面的应用，医案中不乏记载，如慈禧晚年(光绪三十四年)，因"脉息左部弦而近躁，右寸关滑数鼓指，咽燥舌干，口渴引饮……胃热不减，口渴愈盛"等症，确有热入气分指征，御医张仲元、戴家瑜即予加味白虎汤(洋参一钱，石膏四钱，知母三钱，甘草八分，白粳米一两后煎)调治等等，因属常法，此处不多赘述。凡此种种，读者可于《清宫医案研究》一书中自行观览。

3　清营法

清营法清泄营分邪热，凡热邪入营而未入血分者，可用本法。热入心营，扰动神明，可见谵语昏狂之症，心主血属营，亦可见斑疹之象。宫中治法与温病学家治法几为一致，但有变化。例如：

"道光元年八月二十八日，钱松、孔毓麟请得瑞亲王福晋脉息沉数，系时温之症。服清热导滞汤温热已轻，惟心胃余热不净，以致口干谵语，急难推荡，今议用养阴清热汤，早服一帖调理。"

元参四钱　川郁金一钱五分　麦冬二钱　橘红一钱　川贝母二钱　石菖蒲一钱五分　生地五钱　建曲三钱　制香附三钱　犀角一钱　茯神三钱

引用竹叶十五片　佛手干五分

此即《温病条辨》清营汤之加减，因温热已轻，故无苦寒清热之黄连、银翘，因有谵语神昏，故有郁金、菖蒲以开心窍，川贝、橘红以化痰涎。病在心营，清营泄热自为正治，

故不劳通下导滞，案中“急难推荡”一语，说明清宫御医对心营之症已有忌用下法的可贵认识。药后次日，“症势较缓”，遂“用原方早服一帖，外加琥珀五分调理”，兹后病渐得痊。

对于斑疹痘疮，一面清营泄热，一面视其兼气兼卫而有不同辨治，又不仅如《温病条辨》所载化斑汤、加减玉女煎之侧重阳明。试看早期脉案。

乾隆年三月十六日，院使臣刘裕铎谨奏。奉旨：

看得大学士史贻直脉息浮洪，由内有滞热，外感风凉，以致头疼身痛，烦热口渴，胸腹间有瘢点发出，形色紫暗，今用清热化瘢汤酌量调治，谨此奏闻。

清热化瘢汤

柴胡二钱　黄芩一钱　牛蒡子一钱五分，炒研　桔梗一钱　元参一钱　枳壳八分，炒　赤芍一钱　生地黄二钱　丹皮一钱　生甘草五分

引用灯心五十寸　竹叶二十片

本案头疼身痛，发瘢中兼有表证，故取小柴胡之意加辛凉之牛蒡以祛表邪。瘢色紫暗，渐欲入血，故用赤芍、生地、丹皮、元参清营血中热，系清营化瘢与疏解透表合用之方。刘裕铎为乾隆时太医院院使(院长)，是编撰《医宗金鉴》的主要人物，其经验值得重视。此外，乾隆四十五年十一月二十二日御医陈世官等因十公主“喜痘隐伏不透，烦躁不寐，扬手掷足，二目上视，似有抽搐之象……此由热盛壅遏所致”，于是一面用芫荽酒薰法(升麻一两、香菜八两，黄酒三斤，共合一处，熬熏)外薰，一面用三黄快瘢汤(川大黄三钱酒洗，黄连一钱酒洗，黄芩二钱酒洗，荆穗一钱五分，防风一钱五分，柴胡一钱，薄荷八分，牛蒡二钱研，连翘一钱五分，东楂三钱，木通一钱五分，犀角一钱磅，紫草二钱酒洗，引香菜根二个，灯心三十寸)连服，经过调治，至三十日痘疮“应期起长，行浆，结痂”，可见瘢疹有营兼卫者，又当清营与透卫合治。这比《温病条辨》用银翘散去豆豉，加细生地、丹皮、大青叶，倍元参的用法更早，也更合理。而犀角、竹叶、元参、生地之用于化瘢凉血，败毒辟瘟与清代温病学如叶天士“营分受热，则血液受劫，心神不安，夜甚无寐，或斑点隐隐，即撤去气药。如从风热陷入者，用犀角、竹叶之属；如从湿热陷入者，犀角、花露之品，参入凉血清热方中”，吴鞠通“发斑者，化斑汤主之”的认识不谋而相通。

4　凉血法

凉血法凉解血分热毒。温病热入血分，症势重险，除“直须凉血散血”外，清热解毒，以及依据病症的兼挟辨治，则是宫中御医治疗血分证的特点。如：

“宣统五年(宫中纪年)四月二十四日申刻，李崇光、石国庆请得端康皇贵妃脉息左关弦数，右寸关滑数而浮，疹热未清，壅结肺气，以致热入血室，气促似喘，堵满烦急，作烧口渴，身肢倦痛，咳嗽无痰，今议用养阴清热理肺和肝之法调理。”

犀角一钱五分　生地八钱　栀子三钱，炒　丹皮四钱　赤芍四钱　青叶三钱　姜连研二钱　花红三钱　桑叶三钱，炙　蝉蜕三钱　柴胡八分　条芩三钱

引用枇杷叶三钱，炙净　金银花三钱　紫雪一钱，冲

本案病由风疹而入血分，引动肺咳，发烧喘满，症势险恶，故急取犀角地黄汤、大青叶凉血解毒，紫雪芩连清心泄热，桑橘杷叶肃肺止嗽，心肺合治而以凉血为主。据以后脉案记载，病症由重转轻，终获痊愈。

又如：“□□年十月十八日子刻庄守和请得皇后脉息左寸关沉弦而数，右寸关滑数，肝肺郁热，血溢上沸，以致咯吐鲜血，有时咳嗽，左肋跳动，心悸发热，四肢倦软，饮食欠

香，今用清肝凉血饮调理。”

生地炭三钱　黑栀子三钱　白茅根三钱　杭芍二钱，炒　侧柏炭三钱　丹皮二钱　酒知母三钱　麦冬三钱，朱拌　朱茯神三钱　陈皮二钱　小蓟二钱　甘草八分

引用老藕节七个

本案之叙述，似为肝肺郁热，内伤动血，但有发热等症，故仍从犀角地黄汤加减。多用炭者，以止咯吐鲜血之故。由于病与肺相关，故兼用藕节、侧柏等入肺之药，符合温病血分证治规律。本件无朝年，从御医庄守和历仕同治、光绪两朝，曾于光绪年间擢升院判推断，当系隆裕皇后之脉案笺。

5　其他

以上就清宫医案中，对温病卫气营血的不同阶段所用的主要治法，作了简要阐述。至于温病的其他治法，清宫医案中亦有体现并具特点。

如和解法，温病中用治热郁少阳，流连三焦，或邪在膜原等症。常用方如蒿芩清胆汤，温胆汤，达原饮等。而清宫中除用温胆汤类方剂外，多侧重开达膜原之法，运用达原饮之变方，更富于温病特色。像道光朝琳贵妃于二十九年十一月因外感瘟疫，右项下漫肿，痛连肩背，寒热往来，延宕数日后，“烦燥大热，凝滞腹痛”，“脉息洪数”，御医张镇等诊断为“肝郁挟瘟……瘟疫自膜原发于肌肤……瘟疫流入大肠”，似此半表半里，波及上下之证，选用清热达原饮(柴胡一钱五分，草果一钱五分，槟榔二钱，黄芩三钱，知母三钱，赤芍三钱，石膏三钱，炒栀子三钱，花粉三钱，厚朴一钱五分)调治而愈，即此亦见用达原饮作和解法之手眼。

又如化湿法，温病中有芳香化湿，淡渗利湿，苦辛燥湿等不同治法，而清宫中多综合应用，并结合皇室贵胄，嗜食肥甘，侧重轻清化湿与清热化湿之法。据脉案记载光绪帝于三十四年六月二十四日因“时值暑湿，稍夹感冒，以致头闷眩晕，鼻流清涕，不时作嚏，腰胯掣疼较重，牵引足跟微疼，食物无味，身肢酸倦”，御医张仲元(任院使)诊断为暑湿，即用“轻清化湿之法调理”，药用藿香、白芷、菊花、桑叶、木瓜、薏苡仁、防己、广皮、益元散等味，取芳化与淡渗合用，以桑菊轻清之品，为上者上之，确显巧思。溥仪于宣统十四年(即 1920 年)闰五月二十二日因“湿热不净”，“身倦发烧”，御医王泽溥拟“用清热利湿之法调理，天花粉二钱，寸冬二钱，黄芩一钱，知母三钱，元参二钱，滑石三钱，薏苡仁二钱，生草一钱，引用竹叶一钱”，即取黄芩滑石汤之意，侧重清热化湿。

又如通下法，尤其苦寒攻下，是温病中运用较多的一个治疗方法，清宫中尤以硝黄及承气汤类方剂应用最多。现存慈禧医案记载有“光绪三十三年十二月十七日酉刻，庄守和、张仲元、姚宝生请得皇太后脉息左寸关弦数，右寸关滑数，肝肺火郁，胃经滞热未行，谨拟清热导滞之法调理。炒枳实一钱，酒军一钱五分后煎，元明粉一钱后煎，羚羊一钱，溏瓜蒌四钱研，花粉三钱，酒芩一钱，引用灯心二寸”，此为导滞通便，清泻滞热之通下法，药后积热即去。再看嘉庆二阿哥(即以后之道光帝)侧福晋脉案：“嘉庆七年十一月初七日鲁维淳、吴荫龄请得二阿哥侧福晋脉息弦数，系饮热受凉之症，服药调治，表凉已解，惟内热不清，今议用清热调中汤晚服一贴调理。柴胡一钱五分，黄芩二钱，赤芍一钱五分，半夏一钱五分，枳壳一钱五分炒，川生军二钱，元明粉一钱五分，炒栀子一钱五分，甘草五分生，引用生姜二片”，此即调胃承气与小柴胡汤之合方，因重在通下清热，故去人参，加用栀子、赤芍、枳壳，仍不失苦寒泻热之旨，吻合温病用下之规。

又如开窍法，多用于邪闭心包所致之神志昏迷的病变，有清心开窍、豁痰开窍等开闭之法。乾隆十四年十月二十八日御医金国柱奏称治疗奉恩辅国公陆庆“痰热客于心经，以致神昏错语，烦热不宁，胸满气逆”，即“用牛黄清心丸(清宫配方)兼清气化痰……诸症已好”，此属热闭开窍之治。嘉庆二十五年七月十二日御医高文溥等治疗五格格“停滞生痰暑瘟之症，以致神昏不语，二目上视，牙关紧急”，“设法用乌梅擦牙……议用三子降痰汤挽治。栝蒌子一钱五分，莱菔子一钱五分，白芥子一钱五分，引用生姜汁一钱兑服。巳正二刻吹通关散虽系无嚏，神色渐清，随用至宝保元丹一丸，姜汤化服”，半夜子时脉案谓：“服三子降痰汤神色渐清，抽搐微止，惟痰涎壅盛，烦躁不宁，随用犀角代茶饮，微得侧卧”，此属痰闭开窍之治。嘉庆二十四年六月十八日二阿哥福晋因“里滞不清，复受暑热，以致搐搦气闭，神识不清”，御医王文彬等“议用清暑六合汤调理”则属浊闭开窍之治。

又如息风法，多用于温病因热盛引动肝风或阴虚生风而见痉厥等症；固脱法，则用于温病后期阴损及阳，而见亡阴、亡阳、阴阳俱亡等虚脱险症；以及上述之开窍法用于温病神昏谵妄症，清宫医案中治例甚多，不胜枚举，拙文《清宫医案中部分危急症治疗经验》已有介绍，兹不复赘。

关于滋阴法，应用最为广泛。热邪最易伤阴，温病学家常以阴精之存亡，决人之死生，故有“留得一分阴液，便有一分生机”之论。而清宫之医案，治疗温热病时，亦都注意及此。如“光绪三十四年十月十三日臣吕用宾请得皇上脉数大缓小，随寒热为进退。昨晨请脉身已发热，脉体弦数。今晨请脉四肢发冷，脉象缓小，欬嗽气喘未减，大便未行，步履维艰，亟宜退寒热，止喘嗽，行大便为主……谨拟青蒿鳖甲汤合清燥润肺汤加减。

青蒿二钱　枇杷叶二钱，刷毛蜜炙　火麻仁三钱　鳖甲三钱　冬桑叶二钱　金石斛三钱　生地三钱　甜杏仁二钱，去皮尖　瓜蒌霜二钱

引用黑芝麻一两，入煎　白蜜八钱　梨汁一酒杯，兑服

据脉案载，光绪帝自幼孱弱，百病缠身，当系患有多系统之结核病，阴虚之体，劳热之躯，治以养阴退热宁嗽之剂，颇为的对。又如“宣统九年(宫中纪年)十月二十七日，皇上，增液汤加味。小生地三钱，麦冬二钱，黑元参二钱，瓜蒌根二钱，粉葛一钱，甘草五分”，更属滋阴清热之用。凡此种种，已可概见清宫温病治法之丰富多彩。

(二) 案例证治举隅

温病病名，分类命名方法很多。有以四时六淫即以气命名者，如吴鞠通谓“温病者：有风温、有温热、有温疫、有温毒、有暑温、有湿温、有秋燥、有冬温、有温疟”九种温病。有以病因属新感伏邪而分者，如春温、伏暑、晚发之命名。有以病命名而重传染者，如疟、痢、瘅、疸。也有以症命名者，如热结旁流等等，不一而足。然而其中浅深之治，亦自有规律。兹举清宫一二案例，稍加剖析，可知与温病学派所倡治有先后之序，缓急之法，多有相合。

1　暑温

“乾隆四十二年六月二十日陈世官、罗衡请得惇妃脉息浮大，系内有郁热，外伤暑湿之症，以致头疼满闷，今议用香苏饮调理。”

香薷一钱五分　扁豆二钱　厚朴二钱　赤苓二钱　苏梗二钱　枳壳一钱五分　陈皮一钱　姜连一钱　滑石二钱　甘草五分

引用生姜一片　灯心五十寸　午晚服

香苏饮即香薷饮与杏苏散之加减方。温病忌用温药，但本案不忌者，以暑必兼湿，湿为阴邪，非温不化，故辛温辛凉合投，俟其暑气一解，即换他方。

"二十二日陈世官、陈继文请得惇妃原系伤暑有热之症，服香苏饮暑气已解，惟上焦郁热，议用清上饮调理。"

苏梗一钱五分　黄芩一钱五分　煅石膏三钱　枳壳一钱五分　柴胡一钱五分　丹皮二钱　栀子一钱五分，炒　小生地三钱　生甘草五分

引用荷蒂三个　午服

暑气已消，故转方侧重凉散。同日次后之脉案谓："惇妃娘娘六脉浮数，受热伤暑，亦不甚重，服凉散之药二剂，即可痊安。黄芩二钱，花粉三钱，黑栀子二钱，香薷一钱，薄荷一钱，生甘草六分，枳壳八分，柴胡八分，清煎二剂。"至二十五日，脉案称"六脉已静，客火渐退，余热尚未全消者，亦系伏暑炎热"，而予"青蒿一钱五分，鳖甲二钱炙"善后。

惇妃此案，初用香苏饮治暑祛湿，重在解表；继用辛凉、苦寒、甘寒之方清热凉散，重在清里；终用青蒿鳖甲育阴除蒸，退其余热，符合暑症治疗规律。值得指出的是，清宫用香薷饮杏苏散合方，辛温复辛凉法治暑，比《温病条辨》使用新加香薷饮治暑温为早。

2　时疟

"光绪□□年九月十九日酉刻范绍相请得皇上脉息左寸关弦数，右寸关浮滑，系肝胃蕴热，感受风凉之症，以致头痛恶心，寒战烧热，自汗，身肢骨节酸疼，此由时疫使然。今用清解化湿饮即服一贴调理。"

葛根二钱　银柴一钱五分　黄连一钱五分　郁金三钱，研　青皮二钱，研　桑叶三钱　甘菊花三钱　薄荷一钱　蔓荆子三钱，炒　藁本一钱五分　草果仁一钱五分　木香一钱，研

引用荷叶一角，撕碎

时疫初起，病在卫分，故予桑、菊、薄、葛等辛凉之品疏解表热，佐用藁本、草果者，为寒战等感凉而设。次日脉案则见：

"皇上脉息左寸关弦数而浮，右寸关沉滑，营卫余邪尚未化净，肝胃饮热未清，心经火郁，以致目睑红赤，唇焦而紫，舌生口疮，胸膈膨闷，谷食不香，肌肤发热，身肢懒倦，有时头闷晕痛。今议暂用清上化湿代茶饮一贴调理。

生蔓荆子三钱　甘菊花三钱　桑叶二钱　羚羊二钱　金沸草三钱，包煎　栀子二钱，炒　葛根二钱　银柴胡一钱五分　天花粉三钱　竹茹二钱

温邪传里，症已深入，里热为甚，故去藁本、草果之温，增入羚羊、竹茹之凉，不仅清肺，亦且清肝清胃。接着，九月二十二日：

"皇上脉息左寸关弦数稍浮，右寸关沉滑，原系劳碌郁闷，饮滞停蓄，感受风凉，夹以时疫疟疾之症。今日烧冷时作，各症俱见轻减，惟头闷眩晕，唇燥口黏，胸膈膨闷，谷纳欠香，皮肤潮热，身肢懒倦，今议用加味达原饮一贴调理。"

葛根二钱　银柴胡一钱五分　槟榔三钱　草果一钱五分，仁研　炙厚朴一钱五分　藿香二钱　生白芍三钱　知母三钱，炒　条芩三钱　茅术一钱五分，炒　花粉三钱　薄荷一钱

引用生蔓荆子三钱　焦三仙九钱

病在膜原，寒热交作，在伤寒则为少阳经地界，在温病则为上下焦之间。故方宗达原

饮加味，亦表里上下一齐俱解之意。此时不惟辛凉，即苦寒亦在可用之例。此后病渐向愈，二十三日谓“寒热渐减，疟发之时较早，此乃欲解之象”，至二十五日“议用养阴清热化湿滞之方一贴调理”，药用生地、玄参，花粉、生鳖甲、地骨皮、青蒿、知母等味，即取增液汤合青蒿鳖甲汤之方意增减，病遂痊愈。

纵观本案，首用辛凉，继进苦寒，终用养阴，可谓尽得温病学派之薪传。

(三) 方药举隅

方药是临床治疗的主要工具之一，清代温病学派的出现，创立和发现了不少治疗温病的方药，有效地指导着医疗实践工作。研究清宫遗存之医案，发现不仅在温病辨证方面，治法方面而且在具体用方遣药方面，清宫御医也和清代温病学家似一脉相承，而同中又有异。

先看宫中应用清代温病学家创制方药的情况。

“嘉庆八年五月初七日涂景云、张铎请得华妃娘娘脉息和缓，系素有气血两亏旧症，今时届暑令，议用清暑益气丸补气养血，除湿健脾，当服调理。

人参六钱　葛根五钱　五味子五钱　炙芪八钱　青皮四钱，炒　泽泻一两　苍术五钱，炒　麦冬一两　焦白术一两　神曲一两，炒　黄柏五钱，酒炒　陈皮五钱　归身一两　炙升麻三钱，　炙甘草二钱

共为细末，炼蜜为丸，重三钱，每早服一丸，开水送下。”

本案所用清暑益气丸，实即《温病条辨》治疗暑温所录之辛甘化阳酸甘化阴复法之清暑益气汤原方。吴鞠通在方后注云：“虚者得宜，实者禁用”，恰为本案用此之要义。考嘉庆八年，正值《温病条辨》成书之前后，今问心堂刻本中汪廷珍(即促吴氏将书付梓，并为之参订者)序即作于嘉庆十七年。宫中民间，恰出一辙，越证二者之学术同一渊源。

又如，嘉庆二十二年三月二十六日二阿哥福晋因“素有痰热，外受风瘟之症，初起肢体酸软，左咽赤肿作痛，渐致左项颐漫肿……右咽宣起”，御医张永清等用普济消毒饮(荆芥、桔梗、银花、元参、连翘、马勃、牛蒡子、板蓝根、酒连、酒芩、甘草、芦根、防风……)调治，服药后次日即称“风瘟宣出，左咽肿渐消”，至三月三十日而“脉息和缓”，“诸症俱好”。此案实为《温病条辨·上焦篇》普济消毒饮治大头瘟(类今腮腺炎)的成功运用。

又如乾隆四十七年七月初八日惇妃因“内有寒饮，外受暑湿，以致腹中疼痛”，而用治之藿苓汤，既系藿香正气散与五苓散之合方，又寓藿朴夏苓汤方意，对中焦湿温症治，颇为适合，尔后吴鞠通、王孟英辈，亦袭用此等规矩。

又如乾隆四十八年六月初二日循嫔因咳嗽痰盛，胸膈满闷，“身热口干”，用柴芍清热饮“烧热不退”，御医张肇基等经过审证，发现夜热为甚，其人又素体阴虚，遂用清肌降火汤(银柴胡、鳖甲、青蒿、知母、地骨皮、生地……)调治，次日即“烧热渐减，夜间得寐，饮食稍增”，继续调服而愈。此方即寓青蒿鳖甲汤方意，宫中予治夜热早凉，热自阴来的用法与《温病条辨》所载几无二致。

此外，如用益元散清泄暑热，一捻金退食积发烧，增液汤润便生津，三黄石膏汤治疗癃闭，医案中皆有记载。至于桑菊饮、杏苏散、达原饮、藿香正气散等温病著名方剂，在清宫中的大量运用，《清宫医案中有关时方之应用》一文已有详细说明，可以参阅。

再看宫中治疗温病自制方药的情况。

如雍正九年，御医曾拟避暑香珠方，取香薷、甘菊、黄柏、黄连、连翘、蔓荆子、香白芷等清热祛暑之品，慢火熬煎，搅汁。再取檀香、花蕊石、梅花、香白芷、玫瑰花瓣、

水安息、寒水石、朱砂，雄黄、白及、川芎等芳香之味为末，辅以苏合油，入前药汁内搅匀，作成扣大之珠，穿以成串，盛夏时佩带于身，功能芳香沁脾，清暑避秽。其剂型十分别致，而又简便实用，在治暑方药中，颇有特色，也足征宫中应用治疗温病药物的广泛。

又如牛黄清心丸，为宫中自制，据《清太医院配方》所载，较《痘疹世医心法》之牛黄清心丸药味为多，治疗范围亦广，可用于温热病热入心营，痰浊蒙蔽心包，神昏谵妄等症，功能清心化痰，通关开闭。乾隆十四年十月二十八日辅国公陆庆因“神昏错语，烦热不宁”，“系痰热客于心经”所致，经用本药调治得以痊愈。大喜之下，给马一匹、二疋赏赐主治之御医。乾隆五十四年闰五月初四日禄贵人因“内有痰热，外受风热，以致神昏，咽喉痰鸣不语”，也“灌牛黄清心丸”救治。以后因疗效确实，历朝沿用不衰。

又如嘉庆八年五月二十一日三阿哥因食厥成痫之症，“内有痰热，复受暑气，以致抽搐身动，烦躁口渴”，御医王诏恩等制犀角煎(犀角、灯心)调治。次日脉案谓“急用犀角煎……抽搐已止”，以后续诊续治，“脉息安和”，终获痊愈。用犀角退热定风，比起吴鞠通之三甲复脉诸法，又别开一生面。

又如雍正九年所录之香薷丸(藿香叶、香薷蕊、紫苏叶、檀香、丁香、白茯苓、木瓜、甘草)，既不同于《局方》之香薷饮(香薷、厚朴、扁豆)，也不同于《温病条辨》之新加香薷饮(香薷、厚朴、扁豆、银花、连翘)，而芳化湿浊治暑之力尤强。大约确有显著疗效，在当时之御医钱斗保等奏折上，雍正曾朱批“此即真正旧方”，可见此方对其印象之深。

此外，如灯心竹叶方用于清气化湿，金衣祛暑丸用于清热祛暑，均为宫中经验。值得一提的是，宫中还喜用羚羊、大黄等单味药作退热剂。笔者曾有幸参观故宫御药房，其中陈列之羚羊角色如白玉，大皆逾尺，洵为珍品。当年宫中之后妃皇子，即有人用之凉肝退热，有时一次用量竟达五钱以上，非有丰富临床经验者，不可能有此等胆识。至今小儿高热不退者，施以羚羊亦常有效验。

综上所述，不难看出无论从辨证论治思想，抑或理法方药方面，清宫中治疗温病经验都是对温病学的丰富和补充，这也正是清宫医案宝贵之所在。

清宫医案中有关活血化瘀法的运用

周文泉

活血化瘀法作为中医治疗上的一种重要治法，已被广泛应用于临床。实践表明，在辨证论治的基础上，运用活血化瘀法治疗各种血瘀证表现的疾病，确有较好的疗效。近年，由于临床及实验研究的逐步深入，其作用原理也日趋明了，从而为活血化瘀法的运用展示了广阔的前景。因之，活血化瘀——这一独特的治疗方法，已引起了国内、外医学工作者的普遍重视。相信，加强对活血化瘀法的研究，扩大其应用范围，提高其应用价值，进一步阐明其作用机理，必将会在临床治疗学上取得新的突破。

在清宫医案中，对活血化瘀法的运用也有许多宝贵的经验，值得我们临床借鉴和深入研究，兹结合有关脉案作一分析讨论。

(一) 清宫医案中活血化瘀法的运用特点

活血化瘀法主要是针对瘀血证进行治疗的一种治法。瘀血证的形成原因甚多，病机较为复杂，凡寒凝、气滞、热结、浊阻、出血，外伤等均可致成血瘀。且瘀血不仅为病理产物，又复可成为导致其他疾病之原因，因其包含内容非常广泛，所以活血化瘀法的临床应用，亦必当有其相应之变化。清宫医案中运用活血化瘀法亦十分灵活，具有一定的特点，它们是：

1 重视瘀血与脏腑病位的关系

瘀血的发生多与脏腑亏损与失调有密切的关系，宫中治疗瘀血证时，十分重视其与脏腑病位的关连，常将活血化瘀法与调理脏腑治法结合运用，体现了在重视瘀血病变的同时，亦重视导致瘀血成因的整体治疗观点。由于宫帏之中颇多隐曲，则忧思悲忿，情志不遂，常致肝脾不和；纵情声色，生活不节，肾元亦多斵伤，故宫中以肝、脾、肾失调或虚损者常见，因之其医案中运用活血化瘀法每多顾及此三脏，或合之以疏肝，或合之以健脾，或合之以益肾诸法。

肝主疏泄，以气为用，司气和之畅达，与气血运行密切相关，唐容川提出："木(肝)气冲和条达，不至遏抑，则血脉得畅"；反之其疏泄失常，气滞不畅，则可导致瘀血的发生，即章璜所谓："肝为凝血之本"。显然，肝郁不达，血瘀不畅者，治疗时以舒肝法与活血化瘀法同用是可以提高疗效的。如，光绪朝垣大奶奶(慈禧亲近女官之一)脉案："光绪三十一年十一月初七日，张仲元、姚宝生看得垣大奶奶脉息左关沉弦，右寸关滑而近数，肝郁未和，气血凝滞，今议用和肝宣郁之法调治。

全当归四钱　酒芍四钱　五灵脂三钱　三棱三钱，醋炒　醋延胡索二钱　川楝肉二钱　青皮二钱五分，炒　陈皮一钱五分　白蔻仁一钱　生甘草一钱　醋川军一钱五分　栀子二钱，炒

引用郁李仁二钱，研

此案记载颇简，但据其脉象及病机推测，知当有瘀血见证。其治疗除活血化瘀外，合用舒肝解郁和胃润下之品，属脏腑与瘀血兼顾之例。此方甫进三剂后，其脉案即载"诸症渐缓"，旋改他法善后。至于脾肾两者与血瘀亦有密切关系：脾病则多生湿浊，湿邪易于留滞，阻于脉络，亦可导致血脉不通而为瘀。中医认为，肾寓水火，凡肾阴阳之不足或偏盛，亦可影响气血失和而致血瘀发生。肾阴不足，阴虚生热，热结于里熬煎血液而成瘀滞；肾阳虚损，则致寒凝，寒客于脉则可致血脉绻缩。血遇寒则凝，"寒则血结"(《诸病源候论》)遂致血瘀。宫中治疗此类血瘀证之病人，亦多兼顾：如宣统十一年正月十二日端康皇贵妃(瑾妃)之脉案："脉息左关沉弦，右寸关沉软。阴分素亏，气道欠调，以致肢体酸痛，胸膈堵闷。今议用益阴调肝活络之法调理"。

炙龟板六钱　全归八钱　抚芎二钱　丹参三钱　桃仁泥三钱　赤芍四钱　延胡索三钱　青皮四钱　炙香附三钱　姜朴三钱　牛膝三钱　川续断三钱

引用台乌三钱　赤茯苓四钱

脉证同前，知属肝郁，兼之素有肾阴不足，故调治肝、肾两脏，合以活血化瘀之品为治。次日脉案载"诸症减轻，惟气道欠畅"，仍宗调补肝肾活血之法，加用腹皮、木香等理气之品收功。至于调补脾肾，温煦肾阳合活血化瘀法之医案亦为数不少，均说明宫中运用活血化瘀法对之同时，对于瘀血与脏腑的关系十分重视，治疗中亦采取了相应的措施。

2 注意邪正虚实之变化

瘀血之证，本有虚实之分。其血实者多由血脉不通，气和失于畅达所致，临床是属多

见；然因血虚所致者，亦为数不少。张璐论血所谓："但证有虚中挟实，治有补中寓泻，从多从少之治法，贵乎临病处裁"，颇有见地。宫中对于瘀血证之治疗，十分重视邪正虚实之情况，其施用活血化瘀法之时，多视血虚致瘀与血实致瘀之不同，用药随之变化。其血虚者侧重于和血化瘀；而血实者则侧重于破血通瘀。如道光朝琳贵妃脉案："道光二十八年九月十一日，栾泰、曹宗岱请得琳贵妃脉息滑缓，诸病俱减，惟血虚经脉未和，稍有余滞，以致腹中不时微痛。今议用和血养荣汤，早晚二贴调理"：

当归五钱　赤芍三钱，炒　生地五钱　楂炭三钱　丹参二钱　香附二钱　川芎一钱　益母草三钱

引用泽兰二钱

此案之处方则属于和血化瘀之方剂，具有和而不破，寓和为通之意。两日后脉案载"滞血渐消，腹痛已减，惟经脉未和，正气尚弱，今议仍照原方和血养荣汤加减"。血虚有滞，治以和血之法，养正以祛邪，缓缓图之收效。倘属血实之瘀血证，则宫中亦辄用破血之品伍于活血之中，以求速效："宣统六年正月初六日申刻，忠勋请得瑾贵妃脉息左关沉弦，右寸关滑数，症系肝郁气滞，湿热停蓄，以致经至腹痛，脉满不适，腰间坠痛，谨拟和肝调荣化湿饮调理"：

青皮二钱　茵陈四钱　胆星二钱　枳壳二钱　赤苓四钱　胡连二钱　郁金二钱　苏木三钱　归尾三钱　赤芍三钱　红花一钱五分　牛膝三钱

引用三棱七分　莪术七分

此案为气滞浊阻导致血瘀，属于邪实，则活血破血药同用，以使血瘀得通，腹痛得止。足征宫中对于血虚与血实之致瘀是详细审辨，予以相应治疗的。

3　详审证候主次轻重

瘀血证之临床表现，颇为复杂，临证如能详审其证候之主次，则对治疗有一定的指导意义。宫中治疗瘀血证采用活血化瘀法时，对此十分重视。例如患者均有身热表现，但按其先后轻重之不同，其活血化瘀法之运用亦有变化："乾隆四十五年八月十一日，刘彬、李世隽、赵正池、吕伦请得十五阿哥福晋脉息沉缓，系产后恶露未畅，以致身热腹痛，今议用生化汤调理：

全当归五钱　川芎一钱五分　桃仁八分　炙甘草五分　炮姜炭八分　生熟麦芽各四两

引用黄酒一小杯　午服一贴，煎汤代茶

此例属产后恶露不下。恶露不下之病机，主要为气血运行不畅，此例治以生化汤，当知为血瘀引起，其原因属恶露为寒所凝，即傅青主所谓："若腹欠温暖，或伤冷物，以致恶露凝块"，其身热腹痛则由血瘀而引起，故治疗亦宗傅青主法活血行瘀，以生化汤为主化裁；至于麦芽之运用，旨在回乳。另如："乾隆四十二年七月二十七日，陈世官、林隽请得惇妃脉息浮大，系荣分有热不净，外受风凉，以致头痛咽痛，发热身酸，议用疏解调荣饮调理"。

川芎一钱　赤芍一钱五分　桃仁一钱五分　紫苏叶一钱　柴胡一钱　黄芩一钱五分　丹皮一钱　连翘二钱　桔梗二钱　枳壳一钱五分　元参二钱　生甘草五分

引用加藕节三个　早晚服

此案亦有瘀血，但其身热乃系因外感风凉，故其治疗则以疏解为主，活血化瘀为辅，联合组方。可见，宫中对于活血化瘀法的运用，亦是详审其证候主次的。

4 注重“治风先活血，血行风自息”的理论

对于风与血的关系，历代医家均有论述。风的概念，有内风外风之分，其中内风之原因，系为血虚引起，或肝火生风所致。治疗中亦以养血为法，俾血得养而阴自充，则风自息。宫中治疗瘀血病，采用活血化瘀法的同时，亦十分注意养血益阴，以达血活风息之目的。例如：光绪皇帝脉案：“光绪三十四年九月初五日，臣施焕请得皇上脉息左部弦长，右关弦滞，寸滑尺软。腰脊两边中间酸跳痛甚。膝上腿胯木痛酸疼，睡熟醒来又觉较重，且周身牵强不灵，小腹两旁亦痛，欬嚏行动均牵震痛，痛重则饮食无味。多属风木。现症病久不能俯腰，肾气怯滞。干咳鼻涕带血，肺气不定，金少制木，肾不涵肝。加之五运轮属，厥阴在泉，风滛内伏，所以，风症偏多。耳响口渴微晕恶风，大便不调。前数日脾肾病多，当调阳以治湿；今见证多从肝肾，贵行血以驱风。经云：治风先治血，血行风自息。应从血管以求法，谨拟上呈：

当归三钱　黄芪三钱，泡酒炒　五灵脂六分，飞过煅烟研　蒲黄四分，炒　桃仁泥八分，去皮尖捣　制乳没六分　川牛膝一钱五分，酒炒　秦艽五分　白芍药二钱，炒　羌活四分　香附子六分，酒炒　甘草八分

引用干地龙五分，酒泡

光绪死时病势沉重，脏腑亏损，气血失调。名医施焕治疗先后有序，从其运气干支司天、在泉之轮属，以及临床表现，认定治当行血以驱风，采用养血活血之法，调补肝血，以防肝风内动，并佐少量驱风之品，以求血行风息。

由此案可知对于“治风先治血”的理论，宫中已经引起了注意，并运用于临床。

（二）清宫医案中活血化瘀法的运用规律

从清宫医案中可以看出，活血化瘀法在宫中运用颇为广泛，并积累了一定经验，自乾隆朝始，历朝之脉案均有所载，其运用之规律大致可有以下五种情况：

1 单独运用活血(或养血)之法

凡病情单纯，或病人体质较强，或瘀滞过盛者，则宫中常单以活血化瘀法治之，目的在于攻逐瘀滞，俾瘀去而新生。如道光朝静嫔脉案：“道光六年十月二十四日，张永清、苏钰、崔良玉、王泽溥、郝进善、叶元德、苏清泰请得静嫔脉息弦涩系产后恶露未畅，以致腹胁胀痛，今议用加减生化汤一贴调理”：

全当归五钱　川穹一钱五分　桃仁一钱五分，炒研　红花一钱五分　蒲黄三钱　灵脂三钱　泽兰叶二钱　炮姜炭五分　楂炭五钱　炙甘草五分

引用煮酒、童便各半，兑服

据脉象弦涩知有瘀滞在里，其症状主要为腹胁胀痛，为产后之恶露不畅引起，故以生化汤为主活血化瘀，温经止痛，但感其力不强，遂加用失笑散，以五灵脂行血，生蒲黄破血，增其推陈致新之功。若病人体质虚弱而有瘀滞，宫中则多宗养血之中寓以活血通瘀之意组方，例如道光朝八年五月十四日，静妃之脉案，其时静妃妊娠四个月，湿热伤荣而致流产，御医郝进喜则施以一味丹参饮：“丹参一两二钱研极细面，引用川芎一钱、当归三钱煎服”。一味丹参饮《妇人明理论》有载，治经水不调，产后恶露不下。丹参，《别录》称可以“养血”日华诸家本草》又谓：“破宿血，生新血”，故向被医家视为调经，产后之要药。此案则因静妃“血虚”有滞，故以丹参饮为主，佐以归、芎，旨在养血而通瘀，活血

而不伤正。

2 活血化瘀法为主其他法为辅同用

凡遇血瘀病人兼有其他证候，如气滞、寒凝、热结等，抑或兼现脏腑虚损失调者，宫中治疗常以活血化瘀法为主，其他法(如理气、温阳、清热以及舒肝、和胃、理脾、温肾、育阴诸法)辅之为治。例如乾隆朝循嫔脉案："乾隆四十三年二月十五日，陈士官、罗衡请得循嫔脉息弦数，外感已解，惟荣分结滞，小腹作痛，议用调荣定痛汤调理"：

归尾一钱五分 赤芍一钱五分 川芎一钱 丹皮一钱 桃仁一钱五分 红花一钱 延胡索一钱五分 香附二钱 酒军一钱 枳壳一钱 泽兰叶一钱五分

引用姜皮二分 二贴午晚服

此案中病人之腹痛为荣分结滞使然，但其脉弦数，知有肝郁气滞之候，则立方以桃红四物汤为主活血化瘀，辅以调气疏肝之品，以求气行血行。据脉案载，此方进退用药，甫进六剂其病得缓。另如道光十三年二月十五日，四公主脉案："脉息洪数。系风湿发颐之症，以致右颐红晕高肿坚硬"，御医王世瑄等处方为：

当归三钱 赤芍二钱 白芷一钱 山甲二钱 皂刺二钱 没药一钱 乳香一钱 僵蚕二钱 连翘三钱 防风二钱 公英二钱 蝉蜕一钱 甘草一钱 酒连八分

引用木瓜酒半盏

此之病发颐，本因于湿，但其时右颐红晕高肿坚硬，当有血瘀，故施方以活血化瘀为主，祛风通经为辅，连进五剂，其病渐愈。

3 活血化瘀法与其他法并重

凡病人血瘀证明显，临床表现中其他证候亦甚突出，或因其病情关系，需两者兼顾；或需标本同治时，则宫中亦常以活血化瘀法与其他法同用。此类方药运用特点是：以暂时服用为多，一俟证候改善，便仍有侧重。例如"乾隆四十四年四月十三日陈世官、罗衡请得循嫔脉息和缓，表里之热已解，惟荣分湿热未净，以致头痛，议用清上调荣汤调理"：

生地三钱 丹皮二钱 赤芍一钱五分 川芎一钱 归尾一钱五分 □□一钱五分 酒军一钱 连翘一钱五分 薄荷一钱 枳壳一钱五分

引用荷叶一钱五分

此案之头痛原因，良由荣分湿热未净，故以清宣与活血之法共用，倘清热而不活血，则血脉不畅其痛难除；若活血而不清热，则热蕴于内，血受熬煎，故须活血与清热同用。此方连进三剂后，循嫔"诸恙渐减，荣分已行"，改用红花桑皮汤(桑皮一钱、红花五分)送观音普济丹调理，返通活血除湿之途。再如循嫔乾隆四十二年三月二十四日脉案：循嫔脉息沉弦，系气滞血热，以致荣分期至肚腹疼痛，议用调营清热饮调理：

归尾二钱 丹皮二钱 赤芍一钱五分 桃仁一钱 黄芩一钱五分 酒军一钱 延胡索一钱五分 枳壳一钱 苏梗二钱

引用藕节二个 午服

此方则是活血、清热、理气并用，俾活血逐瘀以止痛，理气通滞而助血，清热凉血以和营，三者并重，相得益彰。次日加用泽兰叶一钱五分以助活血之力，第三日则"荣分渐和，惟胃停饮滞"，而用和胃化滞汤调理，易健脾通滞为法。

4　其他治法为主，活血化瘀法为辅共用

凡其他病兼有血瘀，或血瘀为本而其他病为标者，宫中亦时以活血化瘀法配合其他法使用。其运用特点是：选用活血药味少或剂量轻，或仅为引经报使。例如光绪皇帝脉案：“光绪□□年六月二十日，庄守和、忠勋请得皇上脉息左寸关弦而稍数，右寸关沉滑。肝肺气道不畅，稍感风凉，以致头痛腰酸，胸络仍觉作痛，今议用和解舒络之法调理”：

荆穗一钱　防风一钱五分　藿香一钱五分　川郁金二钱，研　茅术一钱五分，炒　木香六分　橘红二钱　片姜黄一钱五分　牛膝二钱　延胡索一钱五分　乳香一钱五分　没药一钱五分

引用鲜荷蒂五个

此案主要在于治疗外感风寒，故于大队疏解散寒药之中伍以调气活血之品，其用活血药旨在于通经活络而止痛，但因其表邪未除，故治疗重点仍在解表。再如道光七年九月二十五日，顺贵人脉案：“脉息沉缓，系湿邪流注之症，以致左胁下红肿坚硬，疼痛不安，饮食懒进，块破流血水。今用托里排脓汤晚服一贴调理”：

银花二钱　归尾三钱　连翘三钱　黄柏一钱五分　苍术一钱五分　没药一钱　乳香一钱　花粉二钱　公英二钱　陈皮三钱　赤芍一钱五分　甘草节一节　醋柴胡一钱五分

引用老酒一匙

此案处方重在托里排脓，清热解毒。选用乳香、没药等活血破血之品，在于其能散瘀定痛，推陈致新，并有消肿生肌之妙，即《本草纲目》所谓“乳香活血，没药散血，皆能消肿、止痛、生肌”。其引用老酒者，亦为活血消肿通经而设。

由上可知，宫中运用活血化瘀法十分灵活。乃是以中医辨证为前题，以证候演变为依据，立方遣药。多有变化。这对于进行活血化瘀法的临床治疗或实验研究，具有一定的借鉴和启迪之处。

(三) 清宫医案中活血化瘀法的具体运用

如前所述，宫中对于活血化瘀法之运用已积累了一定的经验，运用活血化瘀法时，不仅重视了致成血瘀的原因，而且注意了病情的标本虚实，症状的主次先后；在用方遣药方面亦有一定的规律。同样，基于致成血瘀原因之不同，病情亦异，则在具体运用上方药亦随之而不同，除单独采用活血化瘀法外，在其具体配伍上，常见有以下八法：

1　祛风活血法

宫中运用祛风活血法有两个涵意，一是病人素有瘀血之疾，复感风寒，则常以祛风与活血法并用；二是病人素有肝阴之不足，以致血虚生风，风淫内伏，则宗“治风先治血，血行风自灭”之大旨，予以行血以祛风。亦视其血瘀并内风、外风之不同，而运用亦有区别。

凡属血瘀并有外感风凉者，常常外感证候明显，症见头痛、身痛、腰酸、恶寒等，其脉浮或弦而数，宫中治疗多选用祛风活血法，其立方遣药则以祛风发散表邪为主，活血化瘀为辅。用药时，祛风多选用荆芥穗、防风、白芷、生姜、苏叶之属；活血药味一般较少，大抵以乳香、没药、桃仁、牛膝为常用。处方从祛风解表活血通络立意。如“乾隆四十三年四月十四日马敬伦请得循嫔脉息浮缓，系外受风凉，以致头痛胸闷，发热恶寒。荣分有热，今拟用疏风调荣汤调理”：

荆芥一钱五分　柴胡一钱五分　白芷一钱五分　防风一钱五分　当归二钱　丹参一钱五分　赤芍一钱五分

抚芎一钱　桃仁一钱五分　青皮一钱三分　延胡索一钱五分　甘草五分　川生姜一片

二贴，午晚服。

此方即是从祛风活血入手，标本兼顾者。

凡属因肝肾阴虚，不能潜阳而致肝风内动者或肝风上扰者，其症多现眩晕、震颤，若兼感风邪，亦可出现关节肢体酸痛。宫中治疗多以养血和血为主，佐以育阴祛风之品，养血和血多用细生地、当归、川芎、泽兰叶、益母草等，育阴祛风则用白芍、龟板、秦艽、羌活之类。如前所述之光绪帝三十四年九月初三日之脉案即属此类，不赘述。

2 除湿活血法

此法宫中多用于妇科疾患。按水湿与血关系密切。血瘀不畅，运行不利则可为湿为水。“血不利则为水”(《金匮要略》)；同样，水湿内蕴，阻滞经脉，以致血脉不通，亦可涩而为瘀。凡有产后恶露不行而致肿，多属先者；而亦有湿蕴日久而致恶露不畅者，此当属于后者。宫中治疗多以除湿法与活血法并用。除湿大抵选以茯苓、薏苡仁、扁豆、通草、灯心之属；活血则常用四物、丹参、益母草之类。例如：“乾隆四十五年八月十四日李世隽、赵正池请得十五阿哥福晋脉息弦细而数，系产后恶露不畅，气味腥秽，身热怯寒，此由素有湿热所致，今用四物利湿汤调理”：

生地炭三钱　归尾二钱　赤芍一钱五分　银柴胡一钱　阿胶一钱　麦冬二钱，去心炒　扁豆三钱，炒　山药三钱　薏苡仁各半，四钱，生炒　赤苓三钱　生熟麦芽各四两

水煎代茶，引用灯心一子

据脉案谓其恶露不畅之原因是“素有湿热”，故治疗用阴湿活血法，以赤苓、薏苡仁、扁豆、灯心等淡渗利湿，合生地、归尾、赤芍、丹参活血，另加阿胶补血，麦冬益阴，银柴胡助清热凉血之功。方中生熟麦芽并用乃为退乳，宫中多用之。

3 清热活血法

血得热除妄行离经之外，亦常因受热之熬煎而成块，致成血瘀之候。故宫中凡遇有血热及血瘀并见证候，或因痘疹血热未清，毒滞不畅；或疮疡肿硬热痛者，常用清热活血之法。其方剂多由清热解毒、凉血活血之品组成，选药如人黄、连翘、黄芩、银花、公英、地丁、黄柏等清热药，与归尾、赤芍、乳香、没药、红花、生地等清血活血药为伍。其中大黄应用最多，其量亦大，每剂用量多则可达一两。按，大黄本属攻下峻药，但亦具泻火凉血，逐瘀通经之效，宫中医生素喜用之。而于本法之重用大黄，乃借此一味，取其兼具活血逐瘀泻火清热之功。如道光朝七公主脉案：“道光二十四年十二月十二日张宗濂、甄景芳、汪镛请得七公主喜痘五朝，两颊渐有口红之色，周身攒聚，颗粒稍分。惟血热未清，毒滞未能畅行，恐收靥时有变。今议用活血化浆饮，午服一贴调理”：

生军一两　次生地五钱　归尾三钱　赤芍一钱　红花六分　紫草一钱五分　山甲一钱五分　紫花地丁二钱　犀角一钱五分　地龙三钱　牛蒡子三钱，研

引用香蕈三大片

此方清热则以生军、地丁、犀角、生地为主，余者多为活血之品，其间加用透疹之药，以助其势。据脉案，七公主斯时年方五岁，生军用量竟达一两，当知医者临床用此药颇有经验。另如乾隆朝十公主脉案载，处方用大黄每剂五钱，连用数日，收功后停方调养。可见宫中御医喜用大黄历朝如是，从而形成了宫中用药特点之一。

4　调气活血法

此为宫中最常用之方法。气血两者，关系密切，气为血帅，血随气行，气机畅达则血脉流通，气机阻塞则血亦凝滞。同样，血瘀则气亦受其影响，因之，人们常视气滞为引起血瘀的重要原因之一。调气活血法的大旨在于，对于气滞血瘀病人能通过此法疏理气机，脾气行血亦行，复与活血化瘀药共用，达到使血脉畅通之目的。宫中凡遇有肝气郁结，气机不畅并有瘀血证者，每辄用之。其见症如胸闷胁满，心腹疼痛，身肢酸倦，呕恶嗳气，心烦不宁，或产后腹痛，经闭不通，脉多见沉弦涩缓者。大抵用药多以疏肝理气之品如香附、青皮、延胡索、木香、台乌为多，另伍以活血化瘀之药，如灵脂、生蒲黄、苏木、丹参、川芎、乳香、没药等，合而为方。其中香附最为常用，以其能理气解郁，通经止痛之故，《本草纲目》中谓之为“气病之总司，妇科之主帅”，用之调气而又具活血之妙。木香为三焦气分之药，故亦多用。其余常用者，亦多具理气开郁，通经止痛之作用。其活血之品，多用血中之气药，如郁金、川芎等，从其证属气滞血瘀立意。例如：“宣统十一年正月十一日佟成海请得端康皇贵妃脉息左关沉弦，右寸关沉滑。肝郁有热，气道不调，以致胸膈堵闷，身肢酸倦，拟用调肝清热宽中之法调理”：

炙香附四钱　青皮三钱　台乌三钱　木香二钱　枳壳三钱，炒　姜朴三钱　归尾四钱　赤芍四钱　桃仁泥三钱　延胡索三钱　苏木二钱

引用丹参三钱　腹皮子四钱

此案处方即从调气活血立意，取其有疏肝理气，和血通经之效。宫中运用此法亦常据病情变化，调气与活血，时有侧重。

5　温阳活血法

阳虚不能温煦，气化失运，则血不得畅；阳虚则外寒，血又得寒则凝，故阳虚而血瘀者，每多见之。宫中遇有阳虚，寒凝并血瘀者，则多用温阳活血法治之。其遇寒凝血瘀者，以温经通阳活血法为治；遇有阳虚血瘀者，以补阳活血法为治。凡证现肢体寒痛，胃脘胀痛，泄痢不止，或恶露不畅，或畏冷神倦等兼并血瘀者，均以温阳活血法治之。例如定贵人脉案：“道光二十年三月初八日，郑汝骧请得定贵人脉息弦细沉伏，系气滞虚寒之症，服药后痢疾稍减，惟有寒滞未解，今用温中化滞汤，午服一贴调理”：

丹参二钱　归身二钱　赤芍二钱　熟附子一钱五分　没药二钱　川郁金二钱五分　艾叶三钱　制香附三钱　远志肉三钱　川芎二钱　杜仲二钱，炒　破故纸三钱，炒

引用肉桂一钱　红枣五枚，去核

此案之痢疾，当属肾阳不足，寒滞于内引起，故治疗以附子、肉桂、故纸、艾叶等温阳之品合以活血逐瘀药物为治。此案之所以用活血理气之药在于“原系气血虚弱”(初七日脉案中语)。至六月十一日脉案载：“服药以来，症已渐减，惟有血分郁滞未尽”，而用“养荣化滞汤调理”，延及七月十三日，“定贵人脉息迟濇，系元阳不足，血不荣经之症。以致左面旁肉，精神减少，今用养血荣经丸调理”：

蔓荆子五钱，炒　川芎五钱　没药五钱　全当归八钱　肉桂五钱　远志五钱　蕲艾叶六钱，炒　制香附五钱　川郁金四钱　补骨脂五钱　赤芍三钱　核桃肉八钱

共研细末，用姜汁打糊为丸，如梧桐子大，每服三钱，姜汤送下。

此方则将温经、补阳、活血、化瘀溶为一炉，较为全面，然其大旨仍在于温阳理血。

据脉案载，九月一日，又配此丸药一料，知其用之见效。

6 育阴活血法

素体阴虚或热盛伤阴，致使阴虚生热，灼血成块为瘀，则见肌体消瘦，四肢酸痛，潮热，心烦，月经不调等症。宫中治疗常用育阴活血法。其育阴常以龟板为主药配以四物、桃仁等活血药，或因龟板入肝肾二经，有滋阴潜阳益肾而通任脉之故。例如端康皇贵妃宣统十年十二月五日脉案：“脉息左关沉弦，右关沉滑，诸症减轻，惟气道尚欠调畅，今议用益阴和肝调气之法调理”：

炙龟板六钱　全归六钱　赤芍四钱　丹参三钱　桃仁三钱　香附三钱　青皮四钱　延胡索二钱　枳壳三钱　酒军一钱五分　台乌一钱五分　焦楂四钱

引用沉香四分　橘红三钱

此方即以育阴活血调气为意立方。重用龟板育阴(素体阴亏)，归芍丹参之属和血活血，香附青皮等理气。据宫中脉案，凡用育阴活血法之时，其育阴之药少而专，其活血之药轻而缓，这恐与用阴药多过于滋腻，且阴虚血亏不宜逐瘀破血，以防伤正之故。

7 通窍活血法

瘀血之成因颇为复杂，凡邪气羁留，由气分入血络，而致血行不畅，瘀血内留，且因其瘀血羁留之部位不同，而其见证又异。宫中凡遇血瘀头痛或痴呆、瞀闷，或肌肉消瘦，妇女干血成痨者，常以通窍活血法为治，组方大抵以《医林改错》之通窍活血汤为主化裁，其重者用汤剂，其缓者配成丸剂服用。药物以麝香、郁金、川芎、桃仁、赤芍等为主，再配伍他药加减变化。如御医张仲元于光绪二十八年八月十四日给顺承郡王福晋所开顺气调经丸便是一例：

麝香二分　鸡血藤膏四钱　藏红花四钱　赤芍四钱　炙香附三钱　川郁金五钱　桃仁四钱　川芎三钱　当归四钱　小生地五钱　泽兰三钱　丹参三钱　酒军炭三钱　百草霜五钱　丹皮三钱　甘草三钱

共为细面，蜜为丸，如绿豆大，每日早晚各服三钱，白开水送服。

此方即以通窍活血汤为主，加以活血调气之品而成。据脉案，此系用于月经后期不至。因病属实证，故以通经为主，寓消瘀于养血之中，缓图功效，允为得当。亦资证明宫中当时已运用时医之方治病。

8 通下活血法

凡血瘀攻逐不下，或滞血积留日久，或月经闭而不行，其体质尚强者，宫中常以通下法结合活血法并用，而防破血药服用日久伤正之弊。其治疗多以元明粉冲服，或以大黄、元明粉合用，伍以其他药中，起荡涤热结，软坚益阴之作用。如咸丰二年六月初二日贞贵妃脉案：“脉息滑缓，诸症俱减，惟荣分闭塞，经脉不通，今用活血调荣饮早服一贴调理”：

益母草三钱　泽兰二钱　归尾二钱，　香附二钱　川郁金二钱　延胡索粉一钱　代赭石一钱　红花一钱　生地炭三钱

引用桃仁一钱

此方用元明粉软坚通便，再与其他活血药并用。上方甫进三剂，至初五日脉案载：“寝饮精神俱好，惟荣分未行，然滞血积留，冲任之脉闭塞，不能即开，破血汤剂不可多服。今照原方活血调荣饮午服一贴调理，另配活血通经丸常服”：

益母草四钱　红花三钱　归尾三钱　川芎三钱　延胡索三钱，炒　元明粉三钱　酒军四钱　川郁金三钱　香附三钱　桃仁三钱　泽兰三钱　丹皮三钱

共为细末，炼蜜为丸，梧桐子大，朱砂为衣，每服二钱，空心白水送下。

组方于活血养血之中加用通下之品，亦取其能通逐积血之意。特别是脉案中告诫："破血汤剂不可多服"，乃恐其伤正之故。此点在用活血化瘀法时须当特别注意。

综上所述，清宫御医在运用活血化瘀法方面，具有其特点与规律，这些则是在继承先贤经验的基础上，给合宫中病人特点所形成的。其具体运用的八种方法，有些目前临床尚在应用，说明宫中运用之八法是临床积累的经验，有其实用价值。

马培之治慈禧病医案选论

江幼李

马培之，名文植，清·孟河人，精内外科，尤擅长于外科，著有马批《外科全生集》，为晚清著名之医家。早年悬壶于家乡孟河，后来至苏州行医，医寓设于护龙街旁之一条小巷内，由于马氏医术精妙，这条小巷竟以"马医科"之名而闻名远外，至今仍沿用不废。其方案戛戛独造，不同凡响。近人秦伯未氏在《清代名医医案精华》中曾有蒐集，素为医林所重。但马氏曾应诏入官，充任御医，为慈禧皇太后诊疾却很少为人知晓，其在宫中之处方，更未为人窥豹，即马氏之门弟子，亦不过偶知一二，且语焉不详。整理清宫医案时发现，马培之在宫中承值甚久，光绪六年(一八八〇年)，全年留侍宫中，朝夕为慈禧治病，为慈禧主要御医之一。其所书医案，不仅可反映马氏之学术思想，而且也部份地展现了清代宫廷精湛的医学水平与宏富的医疗经验，兹选数案，论述如下。

(一) 二阳病

二阳病，源出《内经》。《索问·阴阳别论》谓："二阳之病发心脾，有不得隐曲，女子不月，其传为风消，其传为息贲者，死不治。"历代对其病因病机认识颇不一致，汉唐以前之方书绝少治法，临床上何者为二阳病亦无定论，惟对其见症如"不月"指月经不行，"风消"指肌肉消瘦，"息贲"指肺气上逆、咳嗽喘息则少异议。宫中遗存之马培之所书脉案表明，对此病之病机、症治有独到之见地，其经治慈禧所患之二阳病也收到显著效果。如：光绪六年七月二十六日，马文植请得慈禧皇太后脉息两寸虚细，左关沉而微弦，古关沉小带滑，两尺沉濡。以脉参证，缘积郁积劳，心脾受亏，心为君主之官，脾为后天之本，神思过虑，心脾受病，则五内皆虚。肾虚不能生木，木失畅荣，脾乏生化之源，荣血内亏，以致经脉不调，腰酸肢体倦怠，虚热时作，谷食不香，所谓二阳之病发心脾是也，拟培养心脾兼养血和肝之法。

党参一钱五分　冬白术一钱，藕汁炒　当归二钱　淮山药二钱　白芍一钱五分　茯神二钱　炙生地三钱　生牡蛎三钱　续断一钱五分

引用藕三片　红枣三个

七月二十七日，薛福辰、马文植、汪守正、李德立(太医院右院判，相当于第一副院长)、庄守和(太医院右院判，相当于副院长)、李德昌请得皇太后脉息两寸如昨，两关较为弦大，两尺细弱。厥阴肝气又复上升，便后之血未止，夜寐不安。经云：中焦受气取汁，变化成

赤，是名为血。盖血长于胃，统于脾，藏于肝，布于肺，洩于肾，为心之主，脉之宗，气之辅。曲运神机，劳伤乎心，思谋夺虑，劳伤乎肝，矜持志节，劳伤乎肾。心肾交亏，木气拂郁，肝病必传脾，脾脉络于胸中，肝脉布于两胁，此气升胁痛之所由来也。脾受木贼，则藏统失司，气不摄阴，此便后血之所由来也。络血既已旁流，无以下注冲任，致令血海空虚，经脉不调亦由此。故刻下还宜调养心脾，兼舒木郁，今议用养心归脾汤一帖调理。

党参三钱　冬白术一钱五分，藕汁炒　茯苓三钱，研　归身二钱，土炒　白芍一钱五分，炒　制香附一钱，研　地榆炭二钱　醋柴胡一钱　丹皮二钱　炙甘草八分

引用灶心土三钱

光绪六年，慈禧四十六岁，因病重而遍诏名医诊治。据马培之撰写之《纪恩录》所载，马之入京随侍，即系由江苏巡抚吴元炳之举荐。案中诸症繁杂，心肺肝脾肾“五内皆虚”，甚难措剂。马氏从“积郁积劳”，推出“心脾受亏”，而心为君主之官，脾为后天之本，二脏动摇，影响诸脏皆损，故断为二阳之病。首用党参、白术、山药、茯神益气养心健脾，当归、白芍养血和肝，生地、续断滋水涵木，以生化源，藕片润肺补脾，虽症有多端，治分几途，但全方之重点仍在治心脾二经。二十七日之脉案则本《内经》立论探源，对慈禧便血、月经不调、胁痛等症责之于血之所病，而拟调养心脾兼舒木郁法，用养心归脾汤调治。取四君子汤、归脾汤加减养心健脾，仿柴胡疏肝饮方意兼舒肝郁，引用灶心土者，既可温中健脾，又可固肠止血，理法方药与“二阳之病发心脾”之经旨和慈禧之病情，殊觉合拍。据脉案记载，二十八日续用养心归脾汤调治。另煎人参五分，于二十九日清晨空心服，以增强调养心脾之力。二十九日仍本“惟有调养心脾，滋水潜肝”之法调理，以求“阴平阳秘，精神乃治”。三十日复诊，慈禧之“脉息右三部已和”，“脊热已减，吭嗓五味之气亦轻”，各症渐次轻减，马培之等仍用养心归脾汤加减治疗。至八月初三日，慈禧病况大有好转，“脉息右部已和，心肾二脉亦见起色”，遂改用乙癸同源兼养心脾之法调治。初四日早晨再用人参五分煎服，养心益气健脾。经过马氏之精心调治，慈禧之病体日趋好转，可见马氏从心脾论治二阳病，既能阐发轩岐奥旨，又确有一定之学术水平。

(二) 泄泻

现存之清宫医案表明，慈禧一生，最多脾胃之疾，常患气滞、食积、泄泻等症。光绪六年马培之等治慈禧久泻一案，遣方用药，十分熨贴，颇有可采。

“光绪六年正月初七日，广大人带进汪守正、马文植、李德立、庄守和、李德昌请得慈禧皇太后脉息两寸虚弱，两关弦滑，重按亦无力。久服益气健脾等方，而脾元阳虚陷不见全复，时值春令，木旺脾土尤不能支，以致食少口干，昨日下泻，间有完谷无味，气软形瘦较甚，口气五味，脊背凉热仍然，症势疲缓，用温补固肠饮一帖，俾不致肠滑气陷，消耗难起为要”。

人参一钱五分，蒸兑　于术三钱，炒　茯苓三钱　煅赤石脂三钱　肉蔻一钱，煨去油　诃子一钱五分，煨　肉桂六分，去皮　煅禹余粮三钱　葛根一钱五分　白芍二钱，炒　炙甘草八分　车前子二钱

引用煨姜三片　乌梅二个

药后次日之脉案谓：“昨服温补固肠之药，大便未行，小水微利”，仍用原方加减进退，服至十一日，改用四神丸治疗。十二日之脉案载：“慈禧皇太后脉息两关弦大已平，仍见缓弱，昨服四神丸，大便未泻，小水稍利，嗳气嘈窜微减，惟脾元尚弱，肠胃未能坚固，余症仍在，今议用四君合四神作丸，每早晚各用一钱五分，姜汤送服调理。党参一钱，土炒

于术一钱，茯苓一钱，肉蔻八分煨去油，吴茱萸七分炒，共研细末，红枣泥为丸。”兹后，本此调治而愈。

考泄泻一证，古有“濡泄”、“洞泄”、“飧泄”、“注泄”等名，其病变部位在脾胃与大小肠，其病因主要为湿邪所胜和脾胃功能障碍，影响脾胃功能者，除脾胃本身虚弱外，外邪致病，肝脾不和，情志失调，饮食所伤认及肾阳不足等，均可导致脾胃功能失常而发生泄泻。其治法甚多，《医宗必读》有治泻九法：一、淡渗，使湿从小便而去，如四苓散；二、升提，鼓舞胃气上腾，如升阳除湿汤；三、清凉，以苦寒涤热，如葛根芩连汤；四、疏利，祛除痰凝、气滞、食积、水停，如藿香正气散；五、甘缓，用于泻利不止，如参苓白术散；六、酸收，治久泻气散，如乌梅丸；七、燥脾，脾虚水谷不分，如理中汤；八、温肾，火虚不能生土，如四神丸；九、固涩，大肠滑脱，如赤石脂禹余粮汤。可谓最能提纲挈领，要言不烦。

本案为治慈禧久泻之症，先服益气健脾之方不效，马培之等接诊后看出系脾阳虚陷致泻，以温补固肠饮治疗，方中取四君子加姜、桂温中健脾，用仲景赤石脂禹余粮丸(汤)伍诃子、肉蔻涩肠固脱，略佐乌梅、白芍之酸收，车前之淡渗，补脾温阳与涩肠同进，治标与治本兼顾，处方十分周详，药后即未作泻。继后转方，四君四神合用，取四君益气健脾，直补中宫，四神温补肾阳，济命火以煖脾土，使虚弱之脾元复振，未固之肠胃得坚，俾前之疗效可兹巩固，于慈禧久泄之后，脾失温煦，伤及肾阳，元阳虚陷等症颇相适合。前后之方，药随症转，颇有缓急之法，足见马氏等御医用药选方确有宏富之经验。

(三) 血枯

在清宫医药档案中，遗有马培之奏折一件，十分珍贵，从中可见御医为皇家治病，千方百计，竭忠尽职的真实情况。原件如次。

“臣马文植蒙恩赏假，在寓调理，静心查阅《内经》，见有病机一则，论治似与慈禧皇太后圣躬尚属相符，谨照书摘录恭呈圣览。

经云：病有胸胁支满者，妨于食，病至则先闻腥臊臭，出清液，先唾血，四支清，目眩，时时前后血，何以名之，病名血枯，气竭肝伤，故月事衰少不来也。治之何术？以四乌鲗骨一芦茹二物并合之，丸以雀卵，大如小豆，以五丸为后饭，饮以鲍鱼汁，利肠中及伤肝也。注云：支满者，胸膈饱闷也。肺主气，其臭腥，肝主血，其臭臊，肺气不能平肝，则肝肺俱逆于上，浊气不降，清气不升，故闻腥臊而吐清液也。口中唾血，血不归经也。四肢清冷，气不能周也。头目眩晕，气血虚也。气血既乱，故于前阴后阴血不时见也。气竭肝伤，故月事无期也。

再者，臣于前次请脉时，曾闻七月间见过后血，暨吭嗓五味之气带腥及见血沫，胸膈饱闷食少，九十月间亦如是。”

从奏折中描叙之慈禧病况，与马氏请脉所闻等情推断，此奏折当为光绪六年所书，而其上限则在十月以后。文中将慈禧所患之疾病与《内经》论述气竭肝伤之血枯病对照分析，其病症、病机颇相符合，故马培之毅然建议投用四乌鲗骨一芦茹丸方。该方出自《素问·腹中论》，为《内经》治气竭肝伤血枯病之效方。芦茹即茜草，功能通经活血，雀卵补肾阳，益精血，《本草纲目》谓：“能治女子血枯，盖雀卵益精血耳”。饮以鲍鱼汁者，以血肉有情之品充精血之化源也。属攻补兼施之剂。《内经》一十三方，历代用之者少，此案为《内经》方之临床应用提供了借鉴。同时证明宫中除用伤寒、温病之成法外，对《内经》之奥旨，亦有深刻之研究。

慈禧病案中经方之运用

周文泉

清代宫廷之御医，辨证论治、选方用药，具有说理透彻、认证准确、立法谨严、治病求本，宗经旨而述新意之特色。其治疗注重升降、补泻兼施，经方时方俱用，内治外治并行，对后学颇有启迪。兹选录慈禧病案中应用经方之案例数则，另加按语，略事评论如次：

(一) 经方调胃承气汤之运用

(1) 光绪三十四年三月十四日，张仲元请得皇太后脉息左关沉弦，右关沉滑有力。肝胃气道欠畅，蓄有积热，是以眼目不爽，食后嘈杂，谨拟古方调胃承气汤调治。

酒军八分　元明粉六分　甘草五分

水煎数沸，空心温服。

【评议】　调胃承气汤方，出自《伤寒论》一书，为阳明泄下实热之轻剂。方中酒军泻热通便，元明粉软坚导滞，甘草和中补脾，三药合用，具通便软坚、泄热和胃之功效。主治阳明病邪热结胃，口渴、心烦或腹满、便秘等症。本案用调胃承气汤，旨在治疗目赤不爽、食后嘈杂诸症。按目赤之发生，多由火毒热结、邪热上攻所致。食后嘈杂，则有火、气、痰浊等不同病因。脉案载，脉象左关沉弦，是属肝郁；右关沉滑，当为脾胃痰浊实热，故其辨证为肝胃蕴热。究肝胃两者，亦似以胃经实火积滞为主。因慈嬉平素胃火偏盛，常患积滞不畅之疾，故以肝胃而论，应是胃热内蕴、波及于肝。治以调胃承气汤泄热通滞，冀热去滞通，而目赤、嘈杂诸症可平。据次日脉案载“脉象已缓，诸症渐轻”可知药已收效。

本案主治者张仲元，当时任太医院院判(相当于副院长)，医理颇精深，故虽慈禧斯时年事已高，仍能在所不忌，而治病之根本，用方遣药，重在力专，硝黄之属，亦辄投之。可见宫中治病，实以疗效为上。

(2) 光绪三十三年十二月二十八日酉刻，庄守和、张仲元、姚宝生请得皇太后脉息左寸关弦数，右寸关滑数。肺气欠调，肝胃郁热未清，谨拟清肝化滞热法调理。

溏瓜蒌三钱　研花粉三钱　羚羊一钱　酒芩一钱　橘红八分　酒军一钱，后煎　元明粉八分，后煎　灯心一札

引用淡竹叶一钱

【评议】　此为太医院院使(院长)庄守和、左院判张仲元、右院判姚宝生三人会诊脉案。

其脉象左关弦数是为肝热，右寸关滑数当属肺胃积滞蕴热。故治疗以清肺胃积热为重点。处方中溏瓜蒌上清肺胃之积热而化痰，下润大肠之燥结而通便，天花粉化痰养胃而生津，酒芩清肺热而泻大肠火，橘红润肺化痰，诸药共奏清肺火而祛痰浊之功。本方用调胃承气汤(去甘草)则重在通便并清大肠实热。方中重用羚羊取其力专，清肝经之热邪。至于灯心、竹叶两味，可清利热邪下行。是方配伍堪称严谨，故当收效。据次日脉案“脉象见和”，则减方中清肝、泻下之品，而专克肺胃之痰浊，渐次收功。足证宫中用方并非和平惟补而已，却乃因证施方。

(二) 经方四逆散之运用

“光绪三十二年五月十七日，力钧请得皇太后脉息左关弦急，右关濡滑。肝旺由于胆热，胃实由于脾湿。胃气稍开，拟用疏肝和胃之法调理”。

生杭白芍一钱，杵　生枳壳一钱　南柴胡八分　粉甘草八分

百沸汤煎数沸，公丁香末二分，冲、去渣服。

【评议】　肝之与胆，相为表里，且胆附于肝，故胆热炽盛必致肝旺。脾之与胃，表里相关，脾主运化，胃主受纳；脾气宜升，胃气宜降，两者密切关联。脾阳不升，健运失司，则湿浊内停，中州湿困，升降失调，胃气亦必壅滞。选方四逆散，出自《伤寒论》。主要治疗阳为阴郁在里，不得宣达于四肢之热厥。该方具解表和里疏肝理脾、宣达枢机之功。方中柴胡、枳实(壳)能升能降，能开能泄；芍药、甘草能收能敛、能舒能和，寓升降开合之妙。以本脉案而论，左关弦急，自是肝旺；右关濡滑，应有脾湿，故以四逆散疏肝理脾。而以公丁香冲服者，取其温胃行气之效。

经方之运用在于认证。御医力钧之辨证用方颇有见地，故次日脉案已有“脉息左关弦而不急，右关滑而不濡”之记载。药已见效，遂专调脾胃，以平胃疏肝之品收功。

(三) 经方真武汤之运用

“光绪三十四年十月初日酉刻，张仲元、戴家瑜请得皇太后脉息左关弦而稍劲，右寸关滑，中取鼓指。食后嘈杂，头闷目倦，有时作呕，腹中水响，大便尚泻，身肢力软。总由中气郁遏，脾不化水，大肠有寒，不能熟腐水谷所致。谨拟仍以真武汤加味调理”。

茯苓六钱　于术二钱，濡米汁炙　川附片八分　炙生杭芍三钱　广皮一钱五分　甘草一钱

引用生姜二片

川附片同甘草煮熟，入余药同煎。

【评议】　真武汤原系治疗太阳病误汗，阳虚水泛之主方。方中附子辛热，可温经散寒，白术甘温，功能健脾燥湿，茯苓渗湿利水，生姜温中散寒，芍药和血益阴，故具温阳化水之功。

本脉案载慈禧患腹泄之疾，用真武汤治之。按腹泻之成因虽多，然脾胃乃其关键。而脾阳之旺衰与肾中真阳休戚相关，肾之命火可助脾胃运化；若命火不足，则脾阳不振，无以“腐熟水谷”，则可致泄泻发生。且“肾为胃之关……肾中阳气不足，则命门火衰，而阴寒极盛之时，则令人洞泄不止也”(《景岳全书》)。慈禧斯时年逾古稀，平素脾胃本弱，年暮之时，肾阳自是不足。命火衰微，无以助脾，故泄泻乃作。以脉象分析，肝木较旺，脾受湿困，肝木克及脾土，命火又无助脾阳，故其病之关键当在中州。泄泻已成，应以补肾火、助脾阳为要务，因之，以真武汤加味为治。冀肾阳得复，脾阳得助，运化如常，而泄泻可止。

(四) 经方苓桂术甘汤之运用

“光绪三十四年十月初五日，施焕请得皇太后脉左关弦缓，右关外弦内软，寸尺略带迟象。夜间尚有水泄，胸旁两胁亦尚有水气作鸣。夜本阴胜，凡饮动阳衰，必扶阳以济之。又治饮先取辛甘，欲其动也。后用温和，乃可平复。苓桂术甘汤乃治饮之正方，惟夜泄胁响未愈，胸前微觉现空，但取其方，尤恐不能助阳镇逆，拟用附片、粳米使太阳寒水司令，

得与离照相和煦，庶可望饮邪平服，水不再逆矣。谨拟上呈”。

云苓五钱 炙甘草三钱 肉桂三分，去皮、白蜜煎 川厚附片五分，盐水制 于术三钱 佩兰梗叶二钱，黄糯米炒

先煎附片、炙草，待附片熟后，加药同煎，熟时加白粳米一把，滚二三沸即取汁用。

【评议】 此脉案为受荐入宫名医施焕所书。盖距慈禧驾崩仅半月余。彼时慈禧年迈体弱，脏腑均有虚损之象。前日用真武汤后，脉象改善，左关已有缓象，右关亦较平和。而寸尺略带迟象，自是心肾阳气不足之症。故施焕权衡之后，取苓桂术甘汤(《伤寒论》)温心阳、化饮邪，并仿附子粳米汤(《金匮要略》)意，温肾和胃，去腹中之寒。立方用药均与证候契合。

施焕于光绪三十四年入宫。本案记述清晰，病机分析精当，论治确切，可见造诣至深。

李莲英病案分析

江幼李

李莲英，是晚清最有权势之太监，由于慈禧的宠信，作威作福，声势显赫，当其炙手可热之时，内而妃嫔宫监，外而王公大臣，概多仰承其鼻息，受其辖制，为晚清政治舞台上著名之人物。在整理清宫医药档案时，李莲英脉案保存得还相当完整，从中可以佐证其在宫中之特殊地位与擅权之情况；可以研讨其所患之病症，治疗之方法，以及宫廷之医疗经验。

(一) 极其特殊的太监

在所有清宫医药档案中，只有帝、后及各宫妃嫔主位之用药进药才建有单独专门簿册，其中以帝、后、宠妃之脉案档尤为详备，至于其余宫中人员，以及王公大臣则仅为零星之记录，绝少专册。而李莲英任总管时，则不仅立有专档，逐日诊病，一年有一年之簿册，而且使用黄绫缎面，其规格竟与帝、后同例。清制，明黄只供帝后使用，以总管太监之身份而立黄绫专册，终清一代为仅有之一人，实属僭越。为李莲英诊病者，亦多是太医院之院使、院判，以及地位尊崇医术高超之御医，俨然与帝、后同体，足见其跋扈专横。此外，宫中御医诊病，所书医案，以讨论脉因症治为主，极少颂扬之词，偶有阿谀，也仅只颂圣而已。惟独在这位大总管的脉案中，出现有阿谀逢迎之语。如光绪三十四年六月初四日，御医陈秉钧所书脉案曾谓：“总管脉禀六阴，《太素》云：寿考之征”。查阅李莲英当时之脉案，“脉息左关弦缓，右关滑缓”，所患之症以小便多为主。其脉息虽不洪大，但有滑象，也并非六阴沉细之脉。本来有病求治，据脉论证即可，而素号名医之陈秉钧却假托能断人穷通寿夭之《太素脉诀》，故作诡异奉承之词。陈秉钧系光绪病笃时应诏荐入宫中留侍之名医，领衔为光绪治病，入宫前任实缺知府，尚且如此卑躬，则李莲英在宫中的权势可见一斑。

另外，批阅其脉案，可发现同治五年李莲英当过储秀宫之小太监，同治十三年十月尚作长春宫之小太监，其脉案记录杂合于各宫宫女太监人等领药用药底簿中，甚为简率，可见其作威作福、专擅独行当在光绪朝升任总管之后，旧史传闻同治晏驾时，即已左右朝政之说，应不属实。

(二) 常患之病症及其治法

将李莲英脉案加以分析，发现其常患之疾病是咳嗽、口疮、泄泻便溏、风湿痹证、消渴、脾胃不和等，其中以咳嗽和脾胃病为其一生主要之病症。其治法方药对今日中医之临床工作尚有可资借鉴之处。

1 咳嗽

李莲英患咳嗽病，由来已久，早年即经常服用止咳化痰之剂。如同治十二年正月十一日，隆冬时节，时为长春宫小太监之李莲英，却因感受风寒，经御医庄守和诊治，“用疏风止嗽汤，紫苏二钱，桑白皮二钱，杏仁二钱，川贝三钱，胡连三钱，冬花三钱，陈皮二钱，甘草八分，引用蛤粉四分，青黛三钱兑服”调理。同日又拟清肺止嗽化痰汤一帖调治，药用：

瓜蒌子四钱 浙贝二钱 前胡一钱五分 枳壳三钱，炒 制半夏三钱 桔梗三钱 杏仁三钱，研 橘红二钱 制桑皮三钱 木香一钱五分 酒芩二钱 麦冬三钱

引用泽泻三钱

从所用药方分析，前一方重在宣肺，用紫苏、桑皮、杏仁疏风表散，川贝、冬花、杏仁止咳化痰，蛤粉伍青黛名黛蛤散，能治痰火郁结之肺热咳嗽，方书称可治久嗽稠痰。后一方取前胡、枳壳、半夏、桑皮泻肺降气，瓜蒌、浙贝、杏仁、橘红化痰止嗽，方名清肺，实为泻肺。结合同治十三年十月二十七日，御医李德立之用益气化饮汤，取沙参、陈皮、茯苓、半夏、前胡、冬花、苏叶、杏仁等肺经药益气养阴化痰；十月二十九日庄守和所拟之调气化滞汤，配伍苏梗叶、前胡、桔梗、厚朴等味宽中化痰；以及同治五年六月御医李万清为李莲英所拟之清瘟利咽汤，清热利咽汤等等，皆说明青年时之李莲英已每多感冒咽痛、咳嗽痰饮之疾。分析有关李莲英咳嗽病之脉案，除因外感咳嗽，例用解表止嗽治法而外，大致可归纳为肺胃、肺肝、肺脾同治三类，以理脾化湿祛痰，重点治脾为常法，有一定特点。

举光绪二十九年病案为例。

肺胃同治：“光绪二十九年八月二十五日，李崇光看得总管脉息左关见弦，右寸关滑而近数，肺胃湿瘀，气滞浮火，以致胸膈不爽，有时咳嗽，语言之时，舌似肿疼，右胁之下，气息仍觉未畅，今用调气化湿和胃之法调治”。

茯苓三钱 川贝二钱，研 薏苡仁三钱，炒 莲心五分 神曲三钱，炒 陈皮一钱 谷芽三钱，炒 甘草七分

引用荷梗一尺

本方重用茯苓、陈皮、神曲、谷芽、薏苡仁、荷梗等药和胃化湿，冀湿去而饮除，略加川贝以宁嗽，重点在于治胃止嗽。次日去莲心，加半夏曲续服。九月一日由全顺、李崇光会诊后仍用此法：“总管脉息左关见弦，右寸关滑而近数，湿饮浮热熏蒸于肺，胃气不和，以致胸膈不爽，咳嗽痰粘，身肢软倦，似觉恶寒，今议用和胃化湿饮调治”。

茯苓三钱 橘红一钱，老树 半夏曲一钱五分，炒 竹茹二钱 桑叶二钱 金石斛三钱 薏苡仁三钱，炒 神曲三钱，炒 谷芽三钱，炒 甘草七分

引用枇杷叶三钱，炙包煎

药后九月初四日复诊，则“湿热渐轻”，粘痰已去，症见轻减。至九月初七日，咳嗽之症基本控制，而“肺胃之气欠调”，故予杭芍、茯苓、建曲、陈皮、石斛、薏苡仁、香附、

麻仁、白前、壳砂、荷蒂等味和胃调中，益阴清肺以善后调理。

此案脉见右寸关滑而近数，滑为饮，数为热，正应肺胃蓄有饮热，咳嗽痰粘虽是主症，但脾胃湿滞是其病因，故除用川贝、半夏、白前、枇杷叶清肺止嗽：二陈汤燥湿化痰外，侧重用竹茹、石斛、神曲、谷芽和胃化饮，佐茯苓、薏苡仁等养胃健脾渗湿。前后用方，以治胃为主，清湿痰之源，虽不治咳而正治咳也。其中特异之处在于使用消积化滞，清养胃阴之品以和降胃气。《素问·咳论》云："久咳不已，则三焦受之……此皆聚于胃，关于肺"，胃气得和则聚者不聚，有助于肃肺金而止久咳。

肺肝同治：《素问·五运行大论》谓："气有余，则制已所胜而侮所不胜"，肝脉布于胁肋上注于肺，与肺之关系十分密切。肝气久郁，气有余便是火，肝侮肺，木火即可刑金，薰灼肺脏，炼液为痰，致使咳嗽不宁。李氏之脉案中，也不乏肺肝同治之法。如"光绪三十三年五月十一日申刻，庄守和、戴家瑜看得总管脉息左关稍弦，右寸关滑而稍数，肺气尚滞，痰热未清，今议用舒郁清痰之法调治"。

溏瓜蒌三钱，研　川贝二钱　橘红一钱　酒芩一钱五分　川郁金一钱五分　木香五分，研　竹茹一钱　谷芽三钱，炒

引用佛手橘一钱　延胡索八分，炒

药后次日，因"肺气稍滞，营分尚有郁热未清"，取郁金、丹皮、银柴胡、杭芍等肝经药加入涤痰化饮方中，舒郁退热。五月十三日出现"胸旁有时作痛"之症，又用舒郁止痛法，取香附、丹皮、地骨皮、桑叶、没药等舒肝活血药，配伍橘红、桔梗、知母等宣肺化痰之品调治，延至五月十六日而"诸症已减"，咳止痛消。本案脉息左关稍弦，正应肝气不舒，方中始终用郁金、丹皮、木香、延胡索等厥阴之药，治肝宁嗽。

在光绪朝晚期之医案中，有粉红色八行纸笺所书李莲英咳嗽鼻衄脉案一组，系肝失柔顺，肺失清肃所致。用清肝养肺法而愈，方中迭用虫草、燕窝等名贵平补之药，惟具体年份尚待查考。其案自六月初三日始，谓："诸恙就轻，脉静身凉，鼻血不来，惟欬呛未净……拟甘平和解"。次日谓："身热退后，鼻血亦不见发，惟肝失柔顺，肺失清肃，所以咳嗽未止，随时有痰，纳食虽属见开，神疲肢倦，举动不支，合脉左右皆细软，拟再清降和养。北沙参二钱，西绵芪皮一钱五分去内肉，茜草根一钱五分，甜杏仁二钱勿去皮勿捣，白茯苓三钱，冬虫夏草一钱五分勿蛀，粉蛤壳四钱捣，桑白皮一钱五分蜜炙，川贝母二钱去心，血燕窝根一钱五分有毛包煎，生白芍一钱五分，广橘络五分，冲鲜藕汁一小盅，引用枇杷叶三片去毛，红枣五枚，白茅根三钱去心"，案中茜草根苦寒入肝，既可行血祛瘀，又可凉血止血，配伍茅根、藕汁、白芍可清肝止衄，沙参、燕窝润养肺阴，虫草甘温，补肺益肾，伍以甜杏仁于肺虚咳嗽者最宜。全方清降肝火，润养肺燥，止咳化痰，于李莲英肝肺不和，肝升太过，肺降无权之症颇相适合。以后本此调理，至六月初八日脉案载："欬痰渐平"，"鼻血已除"而予和肝养胃之法善后。此案李氏已近老迈，又在温热鼻衄之后，"属邪去正虚"之症，故除清肝柔肝，降肺润肺外，参入平补之剂而效。仍属肺肝同治之法。

肺脾同治：脾为生痰之源，肺为贮痰之器，宫中御医治疗李莲英之咳嗽病，在平日多侧重于治脾，以清生痰之源。如"光绪三十四年二月二十日，张仲元看得总管脉息左关稍弦，右寸关滑缓，中气欠和，稍有痰饮，今用理脾化湿之法调治。党参二钱，茯苓一钱五分，生于术一钱，炒薏苡仁三钱，橘红六分署内，木通五分，荷梗一尺，甘草五分，引用灯心一子。"此方以四君子汤益气健脾，薏苡仁、木通、橘红去湿化饮，荷梗宽中，虽不直接治痰，但化饮在健脾之中，用治脾虚湿痰咳嗽之症，深有道理。据脉案记载，张仲元守

服上方达二月之久，其时李氏尚有湿热下注之症，说明脾虚湿盛是本证之主因，可见宫中御医讲究辨证，并非见痰治痰者流。

在治李莲英咳嗽病脉案中，除健脾祛湿外，运用最多的是燥湿化痰，以二陈汤及其加减方为代表。如“光绪二十八年四月十八日全顺看得总管脉息左关见弦，右寸关沉滑。湿饮痰热，胃气不和，肝肺之气欠调，以致胸膈不爽，肩背筋脉觉滞，身肢酸倦，唾有痰粘，今用调中清热化湿饮调治。茯苓三钱，陈皮一钱，橘络二钱，竹茹三钱，桑枝三钱，菊花三钱，杭芍二钱炒，焦三仙六钱，金石斛二钱，甘草七分，引用荷梗二尺”，已具二陈汤方意，药后四月二十一日称“痰饮化之较慢，胃气不和，有时溢饮”，全顺复拟调中化湿饮调治，取茯苓、陈皮、橘络、法半夏、桑叶、杭芍、腹皮、薏苡仁、石斛、三仙、甘草为方，实即二陈汤加味，药后咳唾痰粘之症获痊。二陈汤功能燥湿化痰，理脾止嗽，古称“治痰之通剂”，清之医家徐灵胎常用以“治肥盛之人痰湿为患，咳嗽胀满”（《兰台轨范》），李氏案中用之，亦颇有效验。

2 口疮

口疮，多由心胃火热引起，李氏之脉案中则有补土、清胃，并兼用化湿理脾等法，而不仅守清热一途。如“光绪二十九年正月二十五日申刻，张仲元看得总管脉息左关弦而近数，右寸关滑数，肝胃不和，蓄滞湿热，熏蒸上焦，以致膈间不爽，舌底起有口疮，今用和胃清热化湿之法调治。生杭芍三钱，桑叶三钱，菊花二钱，竹茹三钱，炒薏苡仁三钱，金石斛三钱，炒谷芽二钱，甘草八分，引用竹叶六片”，以后本此进退，至二十八日口疮之症遂痊。案中薏苡仁、石斛、竹茹、甘草皆和胃健脾之药，脾健而湿除，古有补土服火之法，取封髓丹治虚火上炎，本案药虽不同，其理则一，故收效较速。

又如“光绪三十年七月初三日，庄守和、张仲元看得总管脉息左关稍弦，右寸关滑而近数，中气欠调，心脾火郁，胃经湿热熏蒸，以致舌疮疼痛，今议用清热化湿饮调治”。

鲜银花二钱　连翘二钱　栀子一钱五分　丹皮一钱　莲子心三分　元参三钱　金石斛三钱　赤苓三钱
引用灯心一束

以清泻心胃之火为主，至初五日午刻，复因“心脾火郁，胃阳湿热熏蒸”，迳投古方清胃散加减(生地、酒连、丹皮、石膏、栀子、霍梗、连翘、生甘草、升麻)调治而愈。考清胃散本为胃火所致之牙宣、口疮而设，本例药与症符，故其病顿消。只是惯于喋喋饶舌之李莲英，口疮之症偏偏经年不断，不知其播弄是非之时，口舌是否会愈增疼痛也。

3 泄痢便溏

由于李莲英素体脾虚湿盛，不仅患有咳嗽痰饮之疾，而且脾失健运，饮从中生，胃失仓廪，还长期患有慢性腹泻之疾，甚则成痢，御医之治疗亦别有心忖。如光绪二十八年四月二十三日案谓：“脉息左寸关弦而稍浮，右寸关见滑”，“里滞痰盛，手心仍热，肠胃不和，夜间大便黏滞，卧不得安，肚腹微疼”，而用清解调中化痰饮调治，取荆芥、防风、橘红、赤苓，厚朴、杭芍，神曲、谷芽、木香、姜连、甘草、荷蒂等味为方，寓有香连丸、二陈汤之意。同日午刻进香连丸、二陈汤加味方，未刻因“腹中作痛，大便勤而不多，兼有粘滞而坠”，属“肝气郁结”，而加入青皮、郁金等疏肝之品。次日参入平胃散法，至二十五日“便痢尚勤”，“肠胃滞热”，方中又增入白头翁、侧柏叶以及酒军炭等味调治，逐渐告痊。此案在用香连、白头翁等治泄痢之同时，仍用二陈、平胃、石斛、竹茹等药调治脾胃，一则因肺与大肠相表里，清肺即可清肠，一则本“湿胜则泻”之旨，化其湿去其饮，即所以治泻。

至于李氏大便溏泻之症，则多用健脾利湿之参苓白术散调治。如光绪三十四年七月初七日御医李德源、戴家瑜对其“脾湿大便稍溏”之症，用于术、党参、扁豆、山药、莲肉、谷芽、红枣肉等益气理脾，即本参苓白术散加减，据脉案载，次日便溏之症即未发生。同年八月二十八日李莲英症见“大便尚泻”，御医张仲元等取参苓白术散原方去砂仁、桔梗，加杭芍以治，九月一日则“肠胃渐和”而泄泻得止。考参苓白术散功能除湿健脾，对多种脾胃病均有效益，近代也有用以治慢性结肠炎之成功经验。李氏泄泻之症用本方治疗，虽属平凡，但疗效确实，值得借鉴。

4 痹证

生性机灵的李莲英，到了老年，筋脉不利患有风湿痹证，宫中之治法也有特色，除祛风除湿，养血祛风外，尚创制了益气通络法，于李氏之病情十分贴切。如“光绪三十四年三月二十三日，张仲元、戴家瑜看得总管脉息左关沉弦，右寸关滑而近数。脾阳郁遏，风湿未解，筋脉痹痛，今议用祛风除湿之法调治”。

防风一钱 羌活五分 威灵仙八分 川芎五分 盐柏一钱五分 防己一钱五分 粉葛一钱五分 甘草五分

引用泽泻一钱五分

案中以防风、羌活、灵仙、粉葛祛风胜湿，防己、泽泻、渗湿利湿，全方风药独重者，取“风胜湿”之旨。以后即本此方加减，四月初二日用独活寄生汤病况日趋好转，但因其脾元素弱，正不敌邪，不能使邪尽出，而改用益气通络之法标本兼治。其四月十二日之脉案谓：“总管脉息左关弦而近数，右寸关滑缓，中气欠和，脾弱风湿筋脉作疼，小水较勤，今议用益气理脾养正除邪之法调治”。

人参须五分 党参二钱 焦于术一钱 焦薏苡仁四钱 谷芽三钱，炒 茅术五分 益智仁八分，研 杭芍一钱五分，炒

引用霜桑叶二钱

痹痛之症取参术益气，并用参须取其横行通络，引以桑叶亦可入络平肝，此即“益正气通脉络之法”。经此调治，延至四月下旬，痹痛之症得以轻减，终以益气和胃之法善后。益气通络法为宫中御医治疗李氏风湿痹痛症之经验，但也应在祛风除湿的前提下运用，单恃此法，则难愈痹痛之疾。

5 消渴

光绪三十四年李莲英患消渴病，小便频数是其一苦。御医迭用补脾补肾、和肝缩泉、益气摄阴以及理脾和胃等法始告痊愈。因李氏脾虚气弱，故益气理脾是诸法中之关键。此证初起，四月二十五日张仲元等曾用益气理脾之剂“稍加附子以辅人参之功，以助命火之力”以治，次后更议“早服益气理脾之法，晚服八味地黄丸一钱调治”，从脾肾入手。五月初二日张仲元、李德源、戴家瑜等议用理脾和肝之法(人参、于术、薏苡仁、谷芽、壳砂、益智仁、台乌药、龙眼肉)和肝缩泉调治。五月初五日拟用益智、建莲、牡蛎、白果增加固涩之力以缩泉摄阴。六月初四日陈秉钧所书脉案则谓：“总管……小溲太多，昼夜频数，且小腹时有迸坠，显属膀胱勿约，肾失封藏，关系者又在口渴引饮，所谓饮一溲二，最宜调摄，拟清上固下。台人参六分另燉冲，抱茯神三钱，生白芍一钱五分，西绵芪三钱，花龙

骨一钱五分煅，寸麦冬一钱五分去心，桑螵蛸一钱五分蜜炙，覆盆子一钱五分，新会络五分，菟丝子二钱，川杜仲一钱炒，炙甘草四分，引用湘莲肉七枚去心，西砂仁四分，丝瓜络二钱”从益气补肾摄阴调治，以后转入益气调中治理脾胃为主，至六月十六日而“小水渐少”，处方“人参五分，生炒于术各三分，广皮八分，炒谷芽三钱，竹茹一钱，菟丝饼一钱，金石斛二钱，覆盆子一钱五分，引用鲜青果七个去尖研”理脾和胃调理，李氏消渴之疾遂得控制。本案以调治脾胃最为紧要，《金匮要略》栝蒌瞿麦丸治消渴小便利，已寓有下消治中温阳益津化气之意，案中有关之方药着重从中焦论治，符合《金匮要略》之论述，对今日治疗消渴病或亦有参考之作用。

6　脾胃病

李莲英一生病案，以脾胃违和之疾为多，宫中御医常用化湿、益气补脾、消补兼施、脾胃同治等法治疗，看似平淡，却寓新奇。

如光绪二十八年二月十四日，李莲英症见“脾胃未和，有时浮热”，“胸膈作嘈，食后较甚，身肢即倦”，御医全顺采用清热化湿法，取酒芩、陈皮、杭芍、薏苡仁、茯苓、麦冬、桑叶、石斛、莲子、谷芽、砂壳、荷便等味为方以治。方中清热以甘寒之麦冬、石斛、莲心为主，少佐苦寒之黄芩，清而不猛，于胃气无伤。渗湿除用薏苡仁、茯苓淡渗外，伍以陈皮、砂壳、荷便等理气宽中之药，取气化湿亦化之旨。全方轻苦微辛，流动化湿，于浮热、嘈杂、身倦等症颇相适宜，足见用方之轻灵。

在益气补脾诸方中，李莲英服用最多的是参苓白术散。光绪三十年四月御医庄守和等为其“脾元欠实”之症，拟用之益气理脾和胃方，即以党参、茯苓、于术、扁豆、陈皮、砂仁、薏苡仁、建莲、藿梗、炙甘草、山药等为基本方化裁，四月二十二日改作膏剂守服。此方即《局方》参苓白术散，功能健脾益气，和胃渗湿，于李莲英脾虚之症情吻合。此外还常用异功散、六君子汤等益气补脾之剂。如光绪三十四年正月初六日所用之调中化湿之方，“党参一钱，生于术一钱，茯苓一钱五分，橘红七分署内，甘草五分，引用鲜芦根二支切碎，鲜青果三个研”，即是异功散加味。据原案记载，以后增入半夏，用六君子汤为主方调治，对李氏脾胃虚弱又兼气滞等症，有所改善。无怪李莲英虽是宵小之人，但也坚持服用此君子之剂。

除了化湿、补脾而外，一有壅滞，也用消补兼施之剂。如光绪三十三年正月十七日张仲元所书之脉案谓：“看得总管脉息左关滑而鼓指，胃气稍有壅滞，今用补中兼消之法调治。党参二钱、生于术二钱、广皮一钱、广砂八分研，厚朴一钱，炒神曲二钱，炒谷芽三钱，引用佛手橘六分”，案中虽有参术之益气健脾，也有厚朴、广皮之行气消壅，砂仁、神曲、谷芽之消积化滞，故称消补之剂。

太阴与阳明为表里，脾与胃以膜相连，治李氏脾胃病之方药，以脾胃同治者多。如光绪三十四年七月十九日张仲元所用之理脾和胃方，八月二十二日所用之理脾开胃方，九月二十四日所拟之理脾和胃方，十月二十八日所拟之理脾开胃方等，一面取参、术、扁豆、薏苡仁健脾除湿，一面用竹茹、壳砂、石斛、谷芽和胃消食，脾胃阴阳，交相燮理。足见御医用药之良苦。

（三）医疗特色

李莲英之脉案，从一个侧面反映了清代宫廷医药的情况，对其进行分析，发现在医疗上有以下几个显著特点。

1 量轻

李氏脉案中所用方药，用量极轻。补益药如人参、参须一般仅用五分至八分，至寒至热药如羚羊、附子绝少过钱。他如治痢之白头翁、萸连、木香、治嗽之杏仁、贝母，多者不过二、三钱，少者仅用数分。不仅药轻，而且全方之份量亦轻，如光绪三十四年五月二十四日，张仲元为其消渴小便多症所拟之益气理脾方，用“人参八分，生于术一钱，莲肉三个，炒山药三钱，壳砂六分，菟线饼一钱五分，五味子五分，广皮六分，引用鲜青果五个”，全方不过一两。此外，药性亦多轻灵。如同年八月九日申刻，张仲元、戴家瑜所拟之和胃清热方，用“桑叶一钱，石斛一钱，竹茹八分，炒谷芽三钱，干青果五个，引用鲜荷叶一角”，全方不足一两，而桑叶、荷叶体轻而升，可清散风热，配合石斛、竹茹、青果轻剂清热和胃治中焦“胃经稍有郁热，食后懊憹”之症，实为允当。盖李莲英脾胃素弱，使用轻剂在于不伤胃气，易于受纳，此药因人施故也。

2 方精

李莲英之病况尽管繁杂，但选用之方药却十分精当。如治咳嗽痰饮多用二陈汤及其变方，治气虚多用四君子汤加味，治脾胃多用参苓白术散化裁，治痢多用香连丸加味等，其间虽杂以平胃、异功等方，无非为李氏脾虚湿盛而设，一般一病皆有一主方，并不群方杂投。李氏所用之方，既治其病，又治其脾虚湿盛之体，故愈觉妥贴。此外，案中不少处方，构思十分精巧。如光绪三十四年三月十五日，李莲英患“脾湿生热，风湿相搏，致经络欠畅”等症，戴家瑜所拟之外用药，“抑叶一钱，杏仁三个、枯矾二钱，共捣成泥，敷于患处”，三味既可除湿祛风，又可和络止痛。四月十三日因“筋脉作疼，脾气尚弱”，张仲元等拟“桂枝八分，杭芍三钱，甘草六分，引用生姜一片、红枣肉二个”，即取芍药甘草汤治拘急筋挛，又用桂枝汤和营卫以止疼痛之方意。他如木通一味汤之治筋脉疼痛，清胃散之治口疮等，皆属精当之用方。

3 治脾

中医治病，主张必求于本，病本相同，则异病也可同治。李莲英脉案表明，其素有脾胃之疾，又兼痰湿之躯，案中诸方在治疗其所患不同病症之同时，处处兼顾其痼疾与体质，而以治脾为扼要。所以案中治嗽多用二陈；治泻用香连丸、四神丸之同时，加用平胃散、四君子汤等方；治口疮亦兼用脾胃之方药，均源于此。

4 平补

李莲英脉案中运用补剂者不少，但多为平补之品，绝少蛮补、呆补之法。如用人参、参须，用量仅数分，且佐以养阴之品防其燥，用西洋参、熟地、麦冬，又略佐陈皮、壳砂以防其腻，使补药平和无偏，易于受纳。其常用之四君子汤、参苓白术散等方，药性和平，看似平淡，缓缓久服，自有补益功效。

5 守方

研究李莲英脉案，守方守法是其用药之要点。如益气健脾之参苓白术散方，光绪三十年四月守服一月，三十四年六月又以其加减方守服达三月之久。其一生脉案以健脾益气除湿为主，终其一生也未罹重大疾患。光绪三十四年十月迭逢光绪、慈禧晏驾，而能于一周之内精神康复，劳累尽除，“起居如常”，虽有其他原因，但医药保健恐亦不无关系。而其守服之方药如人参、四君子汤、参苓白术散等，亦不可因其平常而忽略。

6　辨证

无论使用何法何方，注重辨证论治仍是李莲英脉案中重要特点。如光绪三十四年八月初九日，张仲元等因李氏脉象带“缓”，“湿邪化之较慢”，而用理脾和中之法，取温养之药升举脾阳。至申刻日晡，张仲元等再诊时发现“右关滑而稍数”，“食后懊”，“胃经稍有郁热”，于是更方，用桑叶、金石斛、竹茹、青果等滋养胃阴以和胃清热。一日之间而变化如此，盖药随症转，昔贤所谓朝用桂附，暮用芩连也。

以上仅是粗略之分析，能否为临床之鉴助，望学者采撷焉。

翁同龢日记载目睹同治天花病状及其他

陈可冀

翁同龢(一八三〇~一九〇四)，字叔平，晚自号瓶庐居士，江苏常熟人。咸丰六年(丙辰)状元(一甲一名进士)。同治光绪两朝均值弘德殿为师傅(老师)为清末维新派。一八八二年，充军机大臣，中法战争时主战，反对李鸿章。一八八六年任户部尚书。中日甲午战争时，反对李鸿章求和。一八九五年任总理各国事务大臣。支持康有为维新变法的若干主张，力争实现光绪帝亲政。一八九七年官至户部尚书协办大学士。一八九八年慈禧太后将其免职，令回原籍。戊戌政变后更下令革职永不叙用，交地方官严加管束。所著有《翁文恭公日记》及《瓶庐诗话文稿》。

《翁文恭公日记》共四十册，起自咸丰八年七月(一八五八年八月)，迄于光绪三十年五月(一九〇四年六月)。日记中有大量光绪皇帝的重大史实，也记载了同治皇帝因天花病致死的症情始末。现参照日记所叙目睹所及，结合同治十三年十月至十二月《万岁爷天花喜差进药用药底簿》记录，就同治皇帝的天花病状作一比较分析。

翁同龢六次目睹同治病状的日记纪录，有如下述：

第一次，同治十三年十一月初八日：“入见又三叩首，两宫皇太后俱在御榻上，持烛同诸臣上前瞻仰，上舒臂令观，微语曰：谁来此？伏见天颜温晬，偃卧向北，花极稠密，目光微露，瞻仰毕，略奏数语皆退。旋传再入，皇太后御中间宝座，西向，宣谕数日来圣心焦虑，‘论及奏折之事……’。”这是同治临终前患病的第九天，结合脉案记载：“皇上天花九朝，浆渐苍老，盘晕赤色见退，惟浆后气血空泛，微感风凉，以致咳嗽鼻塞，心虚不寐，浸浆皮皱，似有停浆不靥之势”，可见同治所患乃天花病已至为明确。

第二次，同治十三年十一月初九日：“晴和，……辰初一刻又叫起，与军机御前同入，上起坐，气色皆盛，颜面皆灌浆饱满，声音有力，皇太后亦同在御榻，上首谕恭亲王，言语甚多，天下事不可一日稍懈，拟求太后代阅摺报，一切摺件，俟百日之喜，余即照常好生办事；并谕恭亲王当敬事如一，不可蹈去年故习，语简而厉，……上举臂以示，颗粒极足，不胜喜跃而退。昨日大外(便)仅一次。见昨日脉案言：昨日情形大重，今已灌浆起顶，惟音哑胸堵。诸病尚未痊愈，心肾气通，交颈余毒未清，方用保元补气，炙耆，首乌，党参，白芍，炙草，款冬，枣仁，远志……。”与宫中脉案所载基本符合。

第三次，同治十三年十一月廿二日：“晴，五更风止，仍寒，气为之夺，照常入。……昨日瞻仰，神情兴致皆可，腰间两小穴，一流水一干，起坐略不便也。与荣仲华谈，已初退。”同日，宫中脉案载：“皇上脉息缓滑无力，腰疼稍减，稀汁渐浓，惟红肿未消，溃破流汁，咳嗽口渴，夜寐不沉，其余各处痘痈已溃而毒未净者，有未溃而仍肿者……。”可见在此之前，同治天花病已有多处皮肤继发了其他化脓性感染，即所谓痘痈者。

第四次，同治十三年十一月廿八日：“辰正见于东暖阁，上离座榻上(枕一中居)，两宫太后亦坐，命诸臣一一上前，天颜甚粹(应为悴)，目光炯然，痂犹有一半未落。谕今日何日，并谕及腊月应办事，诸臣奏毋庸虑及，臣奏圣心宜静，上曰胸中觉热也。退至明间，太后立谕群臣以现在流汁过多，精神萎顿，问诸臣可有良法？圣虑焦劳，涕泗交下，臣因进曰：择医为上。臣荣禄曰：有祁仲者，年八十九，治外证甚效，可传来诊视。太后颔之，语甚多，不容记。退坐奏事处，有敕勿即散直(值)，有顷传诸臣，皆入。上侧卧，御医揭膏药挤脓，脓已半盂，色白，比昨稍稠而气腥，漫肿一片，腰以下皆平，色微紫，视之可骇。出至明间，太后又立谕数语，继以流泪，群臣皆莫能仰视。午初祁仲到，命诸臣随入殿，良久，祁仲与李德立等入，半时许视毕，宣召至西暖阁问状，余等未与恭醇两王入，……祁仲言此痈发处尚小，肾俞，在肾俞下，而冀可治，……。”与当日宫中脉案载：“皇上脉息弦数无力，肾俞发浆，汁出多，阴虚水亏生热，心肾不交，以致日晡发热，寐虚恍惚，胸满嘈杂……”一致，当为天花病毒血行播散，腰间肾俞处及他处并发感染，已有败血症之表现。

第五次，同治十三年十二月初二日：“晴，大风……巳初方入，上卧甫醒，近至榻前，细细瞻仰，则两颊肿大，唇鼓色红，虚火满面，目光却好，平卧一二语外，云不思食尚思睡也，适止而退。并遇御医，……云所下(大便)尽是余毒，口糜又虑成走马疳，温补断不可进，只有如昨法，……”同日宫中脉案亦载：“肾俞及各处痘痈俱见正脓红活，颊颐肿势渐消惟唇腮硬肿，牙龈黑糜，舌干口臭，大便黑粘，糟粕肿臭，次数亦减……”。按天花并发症中，严重者尚有角膜混浊失明，脑膜炎，肺炎，中耳炎等，此时同治不仅有口腔齿龈严重感染，恐更有腮腺炎、骨髓炎等症情。

第六次，同治十三年十二月初五日：“晴寒……入城小憩未醒，忽传急召，驰入，尚无一人也。时日方落，有顷醇慕邸室沈英桂、崇治、文锡同入，见于西暖阁，御医李德立方奏事急，余叱之曰：何不用回阳汤，彼云不能，只得用麦参散，余曰即灌可也。太后哭不能饲，仓猝间，御医称牙闭不能下矣。诸臣起立，奔东暖阁，上扶坐瞑目，臣上前……天惊地折，哭号良久，时内廷五大臣有续至者，入哭而退。惨读脉案六脉俱脱，酉刻崩逝。”“戌正，太后召诸臣入谕，云此后垂帘如何？……”此节所记，与宫中脉案一致，十二月初五日申刻脉案载：“皇上六脉微无根，系病久神气消耗，偶因气不运痰，厥闭败脱，急用生脉饮一贴，竭力调理，高丽参五钱，麦冬五钱，五味子炙一钱，水煎温服。”酉刻载：“皇上六脉已绝，灌生脉饮不能下咽，元气脱败，于酉时崩逝。”

按翁同龢作为光绪老师，帘前讲习，每以“忧勤惕厉，启沃圣心”(见《清史稿·卷四百三十六》)，对光绪甚忠坚，日记自完全可信。民间有传说同治死于梅毒者，实不可信，徐艺圃同志著有《同治帝之死》一文，载《故宫博物院院刊》一九八〇年第四期，亦见本书，可以参阅。以后翁同龢被慈禧革职回故里，临终前曾有《疾亟口占》一首，令儿女记录，叙及个人感触：“六十年中事，伤心到盖棺，不将两行泪，轻向汝曹弹”，对维新失败，不无感慨。

翁同龢工书文，亦略了解医药，余于一九八三年四月至常熟，访翁同龢故居，在《题赵石农手摹其尊人卖药图画像》上题称：“卖药亦雅事”者。在常熟图书馆阅《瓶庐文钞·卷六》载所作《江阴柳氏四家医案跋》，甚为得体。四家者，即尤在泾、张仲华、曾仁伯及王旭皋四大家，跋中云：“或问医案古有之乎？曰古有诊籍扁鹊仓公传，所记是也。曰验乎？曰古今不同，其品齐轻重不可得而患也。然则柳先生奚为辑是书也？曰时近而文显，时近则阴阳之诊同，文显，则贸直而易晓，抑且商榷微眇，称量而出，不啻自为之也。先生所辑者八家，今先刊者四种，其门人王君吉臣、柳君颂余、金君芝升、麕资成之，三君守师法，笃风义，良足称述，金君属叙于余，余不知医，勉赘数语，以资世之善于读书者。时光绪甲辰四月，常熟翁同龢。”跋后另有一节论及其母许太夫人腰伤病之症治，此二节文字，少有论及者，爰录此跋以供鉴赏。

清宫医案中有关时方之应用

江幼李

时方，一般指金元以后医学家们自创的方剂，特别是温病学家们所创制的方剂。清宫医案中，除了大量运用经方治病以外，也广泛征用温病时方，形成医疗上的一大特点。兹略举数隅，以见一斑。

(一) 杏苏饮之应用

清宫御医对于感受风寒早期，外有寒邪，内有痰热者，多用杏苏饮治疗，并且依据证情之偏热偏寒，偏湿偏饮加以变化，用法十分灵活。

“乾隆三十五年十月初五日陈增看得十一阿哥次女，杏苏饮：

苏叶一钱　杏仁一钱五分，炒研　枳壳一钱　桔梗一钱　陈皮一钱　柴胡二钱　前胡一钱　防风一钱　葛根一钱五分　麦芽一钱五分，炒研　羌活一钱　甘草四分

引用生姜一片　红枣二枚　二贴，午晚服

初六日，十一阿哥次女，前方杏苏饮二贴午晚服。

杏苏饮作为温病时方载于《温病条辨》，该书撰成于一七九八年，即乾隆六十三年，而乾隆三十五年清宫中即已应用本方，比吴氏之书为早。宫中此方与《温病条辨》杏苏散相比较，无茯苓、半夏，而有柴胡、葛根、羌活，解表之力更强。

又如：“乾隆三十三年十二月二十三日，田丰年、高存谨看得八阿哥下长子系肺胃有热，外受风凉，风热之症，以致咳嗽有痰、鼻塞声重，议用杏苏饮调理”。

杏仁一钱，研　苏叶八分　前胡八分　桔梗八分　枳壳六分　荆穗一钱　防风一钱　桑皮一钱，炒　陈皮八分　半夏一钱，制　甘草三分

引用姜一片　灯心二十寸　晚服

此案为风热感冒，因时在冬月，内有伏热而外束风寒，故方药辛凉辛温同用，处以杏苏散。据次日之脉案载。

谓“服过杏苏饮，今鼻塞，咳嗽有痰，眼角红渐退……”，病情好转。以上两案之杏苏

饮方与《温病条辨》之方比较，十分近似，惟辛温之药偏重。不过，也有侧重辛凉者，如乾隆朝定郡王脉案即是：

“乾隆四十七年十月二十八日，田福请得定郡王，加味杏苏饮”。

苏叶七分　杏仁一钱　前胡一钱　枳壳一钱，炒　桔梗二钱　广皮一钱五分　半夏一钱五分，制　赤苓二钱　生甘草五分　薄荷五分　葛根八分　瓜蒌二钱　黄芩一钱

引用生姜二片　红枣肉二枚　二贴，午晚服

此方若去薄、葛、蒌、芩即为《温病条辨》杏苏散之全方。杏苏饮系辛温辛凉合方，偏于寒者可重用辛温之品，偏于热者可重用辛凉之药。以上案例，说明清宫御医使用杏苏饮方既早而又灵活。

(二) 达原饮之应用

达原饮出自著名温病学家吴又可之《温疫论》，为治疗瘟疫或疟疾邪伏膜原的有名方剂，清代宫廷中，历朝均有应用。如：

“嘉庆十六年六月十六日，张自兴看得南府首领禄喜脉息弦数。原系停饮受凉之症，病后复受暑热发疟，间日往来寒热，此由素有湿饮所致。昨服清脾四苓汤，寒战渐减，今用加味达原饮，晚服一贴调理”。

柴胡二钱　赤芍三钱　知母二钱五分　槟榔二钱五分　厚朴一钱五分　半夏曲三钱　赤苓四钱　黄芩三钱　花粉三钱　木通三钱　滑石三钱　草果八分，煨

引用加乌梅三个

以后续用达原、截疟等法进退，至二十九日“脉息和缓”，“诸症已好”，“暑疟“之症得愈。

又如道光朝琳贵妃使用达原饮之脉案：

“道光二十九年十一月二十四日，张镇、师国栋请得琳贵妃脉息弦数。系素有肝郁，复挟瘟疫，右项下漫肿，形势三寸有余，筋脉坚硬，痛连肩臂，有时头项作痛，寒热往来，此由胃热肝郁，外感瘟疫所致。恐瘟疫散后，筋脉坚硬不能骤消，今议用清肝达原饮，午服一贴调理”。

柴胡一钱五分　葛根一钱五分　果一钱　厚朴二钱　黄芩二钱　知母三钱　牛蒡子二钱　青皮二钱　槟榔二钱　赤芍二钱　甘草一钱

引用生姜三片

服药后次日，症状减轻，原方加焦三仙继服。二十六日，外感风寒，用疏解方荆防杏苏饮治疗，愈后诊治：

“二十七日张镇、师国栋请得琳贵妃脉息洪数。原系肝郁挟瘟，复受风寒之症，昨服荆防杏苏饮风寒已解，惟瘟疫自膜原发于肌肤，以致烦躁大热，凝滞腹痛，此由瘟疫流入大肠所致，今议用清热达原饮，午晚二贴调理”。

柴胡一钱五分　草果一钱五分　槟榔二钱　黄芩三钱　知母三钱　赤芍三钱　石膏三钱　栀子三钱，炒　花粉三钱　厚朴一钱五分

本案运用达原饮，根据患者症状不同，而有清肝、清肠之别，足见清宫御医运用时方有自己经验，并不拘泥。据清宫医案所载，光绪帝因“时疫疟疾之症”也曾用加味达原饮治愈。本方能开达膜原，为和解之剂，温热瘟疫使用机会尚多，奈后世惧其苦温太过，用之不慎可耗液劫津，遂少运用。以上清宫医案中运用本方之经验，或可供今日临床之借鉴。

(三) 藿香正气散之应用

藿香正气散出自宋·《太平惠民和剂局方》，用治外感风寒，内伤湿滞等症，著名温病学家吴鞠通扩充其用法，而有五个加减正气散之设，成为著名时方。清宫中运用本方十分广泛，不仅改散剂为汤剂、丸剂，而且在其基础上尚有多种化裁。例如：

"乾隆四十五年三月初七日，杜朝栋请得循嫔用和胃正气汤"。

藿香一钱　厚朴二钱　半夏一钱五分，制　苏梗一钱五分　桔梗一钱　赤苓二钱　大腹皮一钱五分　陈皮一钱　神曲二钱　枳壳一钱五分　甘草一钱

引用生姜二片　二贴晚服

"乾隆四十六年三月初五日，丁进忠请得循嫔正气保和汤"。

藿香二钱　苏叶二钱　陈皮一钱五分　厚朴一钱五分　半夏一钱五分，制　苍术二钱，炒　枳壳一钱，炒　山楂二钱，炒　神曲二钱，炒　麦芽二钱，炒　赤苓二钱　大腹皮一钱五分　甘草五分

引用生姜二片　晚服

初七日武世倬、李德宣请得循嫔脉息弦缓，中脘停饮之症，以致呕吐恶心，肚腹微痛，议用藿香正气丸三钱，淡姜汤送调。

"乾隆四十七年八月初五日，杜朝栋请得循嫔疏解正气汤"。

羌活一钱　苏叶一钱　霍香一钱　防风一钱　厚朴一钱五分　赤苓二钱　枳壳一钱　桔梗一钱　半夏一钱五分　陈皮一钱五分　大腹皮一钱　白芷一钱　甘草五分

引用生姜一片

同一循嫔，不同年月，所用各种正气汤，实本藿香正气散变化而来，据各次服药后之脉案记载，均有良效，故亦经年习用。清宫对于暑湿感冒，挟温、挟寒、挟饮之风凉外感，以及胃脘不适等症，常取本方变换以治。医案中凡以"正气"名方者，大多属于此类。

另外，在《温病条辨》创立五个加减正气散的前后，清宫中使用本方也已融合了温病时方的长处，冲破了《局方》的格局，或解表，或利湿，或清里热，或主治"湿郁三焦"、"秽湿着里"，以及治疗其他胃肠病证。吴氏方法，清宫中已运用甚广。如：

"道光五年二月初六日，郝进喜请得皇后脉息浮数，系肝胃不和，停饮受凉之症，以致头疼胸满，发热身酸，今用藿香正气汤，晚服一贴调理"。

羌活二钱　藿香二钱　姜连一钱　防风二钱　苏叶三钱　桔梗二钱　青皮二钱　赤苓三钱　白芷一钱五分　苍术一钱五分，炒　半夏曲三钱，炒　厚朴一钱五分　六一散三钱

引用生姜二片　灯心一束

本案此方苦辛寒法，实已寓三加减正气散之意。因有受凉之症，故取羌、防以散之；因有饮热，故用连、滑以清之，于患者病情颇为适合。据次日之脉案称"昨服藿香正气汤，表凉已解"，一药而中，可见宫中御医应用温病时方之精妙。

(四) 桑菊饮之应用

桑菊饮，方出《温病条辨》，因桑、菊为君而名。方中取桑叶善平肝风，用于春令，抑肝木之有余，且桑叶善走肺络而宣肺气；菊花轻宣上焦风热，两味合用，对风温轻症甚宜。宫中帝后，时有温热伤风小恙，御医诊治，既欲愈疾，又忌病轻药重，桑菊饮辛凉甘润，轻清如羽，故多所应用。不过，也针对病情增减其制。例如：

"光绪三十三年正月初十日，庄守和、张仲元、姚宝生请得皇太后脉息左关稍弦，右

寸关滑而稍数，肺胃稍有郁热，谨拟轻扬宣郁之法调理”。

霜桑叶二钱　甘菊花一钱五分　广橘红八分　连翘一钱　焦三仙各一钱五分

引用鲜芦根二支，切碎

正月十二日，皇太后，鲜青果二十个研，鲜芦根三支切碎。

正月十三日，庄守和、张仲元、姚宝生请得皇太后脉息右寸关滑而稍数，肺胃稍有风热，谨拟轻扬宣郁之法调理。

牛蒡子一钱五分，炒研　霜桑叶二钱　广橘红一钱五分　连翘一钱　鲜芦根二支，切碎

引用鲜青果七个，研

据脉案载，十四日复加苦桔梗八分，经此治疗后，风热之症遂即告痊。脉法，右寸主肺，右关主脾，数脉主热，此案脉息右寸关滑而稍数，正应肺胃有热。《温病条辨》以脉之不缓不紧而动数，或两寸独大为太阴温病。本案前后之处方，均用桑菊饮加减，药用辛凉轻清之品，故称轻扬宣郁之法，亦宗吴氏治上焦如羽之意。庄、张、姚在晚清皆历任太医院院使(院长)或院判(副院长)等职，学验俱富，三人联合会诊而拟用《温病条辨》之桑菊饮方加减，亦足证清宫御医对温病时方的重视。

清宫医案中泻下法之运用

周文泉

泻下法是祖国医药治疗疾病的八法之一，具有荡涤积滞，泻热止痛，推陈致新的作用。古人在运用泻下法方面，积累了许多宝贵的经验，凡热积肠胃，宿食燥屎蓄留，实热火邪搏结，水饮内停、蓄血等邪实之证，均可运用下法治疗。近数十年来，各地在继承前人经验的基础上，通过临床和实验研究，对泻下法的理论探讨和实践应用均有新的进展，取得了可喜的成绩。

在清宫医案中，下法较为常用。历朝医案中多有记载，即如“至尊之体”的皇帝、皇后，亦常用之。其使用范围颇为广泛，各科疾病均有用泻下法治疗者。从而形成了清宫医药经验的一大特色。宫中的这些实践经验，对当前下法的进一步研究，或可起到借鉴及参考作用。兹结合有关医案，略事分析，以就正于同道。

(一) 清宫运用泻下法基本特点

泻下法是一种祛邪之治法。早在《黄帝内经》中，便有“中满者泻之于内”(《素问·阴阳应象大论》)及“盛者泻之”、“留者攻之”(《素问·至真要大论》)的理论，至汉·张仲景之《伤寒论》和《金匮要略》中论述较详，对于不同辨证，制订不同泻下之方剂，如峻下、寒下、润下、温下等，运用多有变化。自此以降，历代医家相继发挥，使之渐臻完善。清宫中运用泻下法的特点，亦是在继承先贤经验的同时，结合宫中病人体质及生活习性等因素而形成的。

1　重视脏腑表里相关

泻下法主要用于里热实证，其病位多在六腑，药物直接作用肠胃，泻下以除毒邪，俾邪祛而病愈。即张子和所谓：“陈莝去而肠胃洁，症瘕尽而营卫昌”。但是，因为脏腑是构

成人体之有密切联系的整体，五脏之间有生克乘侮之关系，脏腑之间又有互为表里的联系，因之疾病之演变，病机之转化，极为错综复杂。里热实证之出现，既有其发生之直接因素，又有其内在的病变基础。里实证既是病变的结果，又可成为产生其他病变的原因。其所以如此，则是脏腑之间的内在关连所决定的。因此，宫中在运用泻下法时，既重视针对胃肠本身病变，又重视脏腑之间的表里与相关理论，从而使泻下法的运用范围更为广泛，其治疗理论得以深化。

(1) 泻下治肺：肺与大肠，一脏一腑，互为表里。肺受邪可影响于大肠，大肠受邪亦可影响于肺，两者关系十分密切。倘热结大肠，里热壅实，可致肺气不得宣肃，同样，热邪恋肺日久，亦可传于阳明，以致热结肠胃。因之，宫中常采用泻下法荡涤肠胃积热而治疗肺之邪热。如光绪□□年十一月十八日，慈禧皇太后之脉案："皇太后脉息滑数，原系肺胃滞热，外受风凉之症，服清解利咽汤表凉已解。咽喉宣肿作痛，咯破鲜血，惟肺热上炎，熏蒸咽嗌，滞热过盛所致。今用清热化滞汤午服一贴调理"：

枳实三钱　厚朴二钱　川军二钱　连翘二钱　酒芩二钱　苦桔梗三钱　麦冬三钱　山豆根三钱　元参四钱　甘草梢一钱

引用竹叶一钱

此案缘于外感蕴热，及于肺胃，日久不解致肺火上炎，而现咽嗌宣肿疼痛诸症，御医冯国璋处方以小承气汤宣气除滞、清热通便为主，合以清热解毒育阴之品，俾滞热去而火自清，遂诸症得缓。另尚有肺胃同病，临床症状明显者，则宫中亦常以泻下法与宣肺止咳法并用，肺肠合治。乾隆五十年十月初八日循嫔脉案："嫔脉息弦数，原系肺胃积热，外受风凉之症，服过宣肺甯嗽汤，表凉已解，惟肺积热未清，咳嗽痰盛，胸胁胀闷，今用清肺甯嗽汤调理"：

前胡一钱五分　半夏二钱　橘红一钱五分　橘梗一钱五分　瓜蒌三钱　黄芩一钱五分　柴胡一钱五分　花粉二钱　生甘草八分　川大黄二钱　厚朴二钱　枳壳一钱五分

引用生姜三片　梨五片　一贴午服

此案则是宣肺止咳与通下清热合用者，因其痰热阻肺，腑有积热，故予肺肠同治。据初九日脉案，有"里热已清"等语，知已收效。宫中御医，喜用泻下之法，凡遇肺热痰喘，积热日久者，多以小承气汤(当以枳壳与枳实)合用之。说明对肺与大肠相表里之学说十分重视。

(2) 泻下清肝：肝喜条达、主疏泄，倘因情志抑郁，致肝气不得条达，则可郁而化火。同样，肠胃不和，湿浊内停，久而蕴热，湿热阻滞，气机不畅，亦可令肝失疏泄，造成肝气郁滞。脏腑之间，相互影响，或则原发，或则继发，或则同病，其证候表现多端，临证当须详审。宫中治疗，亦辄用泻下之法，或者单用以泻肠胃滞积，或则清肝泻下并行，乃以辨证论治为前提。例如光绪三十四年三月十四日慈禧太后脉案："张仲元请得皇太后脉息左关沉弦，右关沉滑有力，肝胃气道欠畅，蓄有积热，是以眼目不爽，食后嘈杂，谨拟古方调胃承气汤调理：酒军八分　元明粉六分　甘草五分，水煎数沸，空心温服"。据脉象得知，病在肝胃，内有积热。其原因一则因慈禧素喜肥甘，湿热内蕴似无疑议，再则国事多乖，肝郁气滞，郁而生火亦有可能，或则两者互相影响为病。而太医院院使张仲元，脉证合参，治疗以调胃承气汤原方，平和通下，缓泻清热，俾积热除而肝火清，眼目自爽。至于清肝与泻下并行之医案，更属多见。如宣统十四年(宫中纪年)十一月二十六日端康皇贵妃脉案："赵文魁请得端康皇贵妃脉息左关沉弦，右寸关沉滑。肝经有热、胃蓄湿饮，以致中气欠调，胸膈堵满，今拟用清肝调中化饮之法调理”：

青皮子三钱，研　延胡索三钱　黄连一钱五分　酒胆草三钱　生栀子三钱　酒芩三钱　橘红三钱　焦楂四钱　酒军二钱　姜朴三钱　枳壳三钱

引用鲜竹叶二钱　水煎服

此则是以清肝理气泻下合用的方剂，次日脉案载“诸证减轻”，药已见效。因为深宫之中，幽怨颇多，情志不遂，肝失疏泄，或致气结，或致化火，兼以多食肥甘，易伤肠胃，湿痰浊饮，遂从内生，故宫中以清肝理气合泻下法合用之医案甚多。

(3) 泻下与清肝理肺合用：凡遇有肝肺蕴热、积滞内停者，宫中亦常以泻下法为主与清肝理肺法合用，如慈禧脉案：“光绪三十三年十二月十七日酉刻，庄守和、张仲元、姚宝生请得皇太后脉息左寸关弦数，右寸关滑数。肝肺火郁、胃经滞热未行，谨拟清热导滞之法调理”：

枳实一钱，炒　酒军一钱五分，后煎　元明粉一钱，后煎　羚羊一钱　溏瓜蒌四钱，研　花粉三钱　酒芩一钱

引用灯心二寸

方中仿承气意泻肠胃积热，以羚羊清肝，余者宣肺化痰。据脉案载，此方甫进之剂，而诸症消失。宫中此种治法，多以泻下药为主，再合以其他药物，其大旨在于通下以清上，除积而解郁。

总之，宫中在运用泻下法时，既本着六腑以通为用之理论，注重胃肠之积滞，又考虑到脏腑之表里与相关情况而治疗他脏之病变，体现了重视脏腑间整体联系的观点。

2　重视气机升降变化

由于气机的升降出入，使人体之脏腑经络，气血阴阳得以相互联系，从而维持人体之正常生理功能。升降乃是脏腑的特性，一般地说，五脏主藏精宜升；六腑主运化宜降。就脏而言，心肺宜降、肝肾宜升，而脾胃居中，为升降之枢纽。各脏腑间之气机升降，亦相互配合，相互联系，如肝之升发，肺之肃降；心火之下降，肾水之上济等，然其均以脾胃为枢机。脾胃两者，密切相关，脾为阴土，其性温而主升；胃为阳土，其性燥而主降。脾湿胃燥，两者相合，气机畅达，则气血和调，阴阳平衡，身体健壮。若升降失宜，气机不畅，而脏腑气血壅滞，则百病丛生。宫中运用泻下法之时，十分重视气机之升降变化，侧重于对胃肠之通降，以助脾之升清。对于胃不降浊者，宫中治疗多单用泻下法。如慈禧太后脉案：“光绪三十三年二月十三日，庄守和、张仲元请得皇太后脉息左关稍弦，右寸关沉滑。胃气壅滞，头目不爽，谨拟升清降浊之法调理”：

枳实一钱五分　厚朴一钱五分　元明粉一钱五分　甘草五分

引用一捻金八分　水煎服

此案属胃气壅滞不降，中州阻滞之例，其处方以理气宽中、清热通滞，以达通下除积之目的，俾胃气得降，而肝气自升，则诸症可愈。对于脾气不升者，则视肠胃积滞之程度，或升清与降浊(泻下)并用，或升清为主，通下为辅，区别运用。例如光绪□□年九月二十二日，光绪皇帝脉案：“张仲元、全顺、忠勋请得皇上脉息左部沉弦而细，右寸关沉滑。眩晕时轻时重，口渴耳鸣，左胁微疼，步履无力。总缘阳气郁遏，腑气不通所致。谨拟宣郁化滞之法，早晚仍服丸药调理”：

生杭芍二钱　生桑皮三钱　元参三钱　菊花三钱　瓜蒌仁二钱，研　甘草七分　厚朴二钱

引用元明粉一钱后，煎　酒军一钱五分

脾不升清则出现头晕、耳鸣诸症。治疗以菊花、杭芍等升清，以小承气汤降浊，一升一降，可望气机畅达。总之，宫中运用泻下法的重视气机升降变化之着眼点仍是在降浊，冀浊降而清升。

3 重视邪正虚实轻重

泻下法为祛邪之治法，泻下过度自有耗阴伤气之弊，尤是宫中之人，养尊处优，体质孱弱，且又喜进炙煿肥甘，肠胃饮热蓄积者多，因之属正虚邪实者常见。宫中治疗，崇尚实效，泻下之法动辄用之。但其运用时，祛邪不忘顾正，或则于用泻下法之同时，稍加顾正之品，或则中病即止，而转调理之途。如光绪□□年十二月二十日脉案："庄守和、张仲元、姚宝生请得皇太后脉息左关沉弦，右关沉而有力，肠胃蓄有滞热，谨拟调中化滞之法调理"：

炙厚朴一钱五分　枳实一钱五分，炒焦　三仙各一钱五分　元明粉一钱五分　生甘草六分

引用一捻金八分

此方乃仿承气汤意，泻热除滞。次日脉案："肠胃滞热未清，谨拟补中兼化之法调理"：

人参一钱　枳实一钱五分，炒　广皮一钱　焦三仙各一钱　厚朴一钱

引用一捻金六分　水煎服

方中之减元明粉防其泻下太甚，加人参是为补中扶正，以防虚虚实实之虞。据诊病御医任职情况推测，此脉案当在光绪三十年以后，斯时慈禧年近古稀，体质渐弱，采用补泻兼顾之法，允为得当。同样，对素体亏耗而又有里滞者，宫中亦多补泻同用，以防泻下伤正之弊。如道光朝和妃脉案："道光年□□年六月十九日，张新、刘焕章请得和妃脉息弦数。原系肝胃不和，暑湿伤脾之症。服药以来，诸症俱减，昨服清麟丸，里滞转动未行，此由肝阴素亏血燥所致。今议用益阴润燥汤午晚二贴调理"：

油当归三钱　桃仁三钱　火麻仁三钱　杏仁三钱　大生地八钱　郁李仁三钱　壳砂仁一钱五分　槟榔一钱五分　枳壳三钱　厚朴三钱　生军二钱

引用元明粉二钱　蜂蜜一匙，冲

据和妃脉案得知，其患病数日，湿热内蕴，用药后暑热虽解，但里滞不行，故用清麟丸以通里泻下，然仍不行，御医考虑到阴亏血燥，遂改以润下之法，仿仲景脾约麻仁丸合东垣润肠丸意，育阴润肠通便，而避免其寒下更伤其阴。另外，宫中还有非泻下不可者，亦常中病即止，攻泻有度。如道光朝孝慎成皇后脉案："道光十二年十一月初一日，张新、苏钰、赵永年、李松盛请得皇后脉息滑数。膈闷痰热，胸胁胀闷，夜间少寐。用药调治，诸病渐减，惟痰热尚盛，今用控涎丹五丸调理：大戟三钱，面里煨，白芥子三钱姜汁炒、甘遂三钱醋炒，共研细末，姜汁枣肉为丸，如柏子大"。控涎丸又名子龙丸，功专逐饮，对于孝慎成皇后之痰浊停于胸膈堪称合拍，但因其峻下力猛，仅服三日痰热渐清，药未尽剂，便改以补中健胃之品善后。再如嘉庆二十五年三月二十三日之二阿哥福晋脉案："二阿哥福晋，脉息沉实，系湿热滞不清，今用调中化滞汤午晚二贴调理：制香附三钱、川郁金一钱五分、枳实三钱、酒军三钱、黄芩二钱、焦芍一钱五分、厚朴二钱、缩砂仁一钱五分、楂炭三钱、焦曲三钱、木香一钱、炒栀子三钱、甘草四分，引用干佛手一钱、灯心三寸外加元明粉二钱冲服"。此案属里实之症，故处方以大承气汤合理气之品治之，上方进一剂后，里滞已下。当日晚脉案有："服调中化滞汤一服，现已行动，无需再进二服"，改用"补中安胃汤调理"。以上两案均可看出，宫中运用泻下法之时，注意中病即止，祛邪亦顾正。

(二) 清宫医案中泻下法的具体运用

如前所述，宫中治疗疾病时，泻下法较为常用，诸如寒下之承气类；温下之大黄附子汤类；润下之润肠丸类；峻下之十枣汤、控涎丹类均据不同病情而相应使用。其中尤以寒下法运用更为广泛，临床治疗，常与其他治法合用，多有变化。下面拟以寒下法为重点，将宫中泻下法与其他治法的具体运用归纳如下。

1 清热泻下法

宫中运用下法不仅泻实，亦常用以泻热。热滞胃肠，与糟粕搏结留而不去，遂成实热之证，若燥实不去，则邪热无从以清，更复耗伤津液。故清代名医柳宝诒谓："胃为五脏六腑之海，位居中土，最善容纳，邪热入胃，则不复它传，故温热病热结胃府，得攻下而解者，十居六七"。宫中清热除有时单用泻下法之外，大多以泻下为主合以清热之品为治。其运用清热泻下法的条件是：凡因里滞不清而致发热，抑或其他原因发热并里滞结于肠胃者，均以用之。其立方遣药时，合用之清热之品则据其辨证而施，如因于肝火而热者，多合用羚羊、青黛、柴胡、胆草；肺蕴火邪而致热者，多合用黄芩、瓜蒌、苦桔梗；胃火偏盛者合用生石膏；血分热盛者多合用犀角、生地、丹皮；阴虚发热者，多加用炙鳖甲、知母、盐柏；高热抽搐者，加用赭石、僵蚕、钩藤；若表热未解者，多合用银花、薄荷、牛蒡、荆穗等。代表方剂如：①和解化滞饮(柴胡、葛根、薄荷、藁本、条芩、郁金、槟榔、枳实、酒军、元明粉)用于外感不尽或疟疾发热者。②清肝化滞汤(羚羊、胆草、黄连、钩藤、枳实、厚朴、元明粉、酒军)。此方用于肝热内蕴、抽搐、眩晕、目红、便结者。③清热和胃除滞汤(犀角、生地、炒栀子、青黛、姜连、石膏、陈皮、知母、银花、柴胡、法半夏、酒军、元明粉)用于胃肠结滞火盛壮热者。

清热泻下法，官中最为常用凡有里滞而发热者，每每用之。兹略举几则案例，以见一斑。

(1) 疟疾发热：疟疾发热，本当和解，而兼里热不清者，宫中亦常合以泻下法治之。如光绪□□年六月初一日，光绪皇帝脉案："皇上脉息左寸关沉弦，人迎稍浮，右寸关沉滑而数。疟疾又发，恶寒未作，烧热无汗，头项疼痛，口渴思凉，胸膈闷堵，恶心欲呕，大便未行，身肢酸痛。良由暑湿未解，气逆欠畅，里滞不清使然。今议用和解化滞饮调理"：

柴胡一钱　葛根二钱　南薄荷钱五分　藁本一钱　条芩二钱　生地六钱　知母三钱，炒　川郁金三钱　盐柏三钱　槟榔三钱，炒　枳实三钱　酒军二钱

引用元明粉一钱　焦三仙各三钱，研

疟疾之发，多责之少阳，其治疗大抵以和解为主，而本案因发疟日久，里滞甚盛，则以承气汤类泻下除湿；柴胡、黄芩类和解清热；生地、知母类养阴，可谓祛邪扶正同用，清热泻下并行之治法。

(2) 发热抽搐：发热而致抽搐者颇为多见，宫中遇此先溯病源，如属里热不畅者，每以泻下法合用之。咸丰朝云嫔脉案："七月六日，李德立请得云嫔脉息弦数，系郁闷停滞，肝热作抽之症，以致胸满烦热，身肢抽搐，今用清肝化滞汤调理"：

羚羊二钱　黄连一钱　胆草一钱五分　钩藤三钱　赭石三钱，大段　青皮二钱　木瓜三钱　丹皮三钱　枳实二钱　元明粉一钱　酒军一钱五分

此案病机为肝火上扰，血虚生风，故其处方以羚羊、钩藤、赭石等清热平肝熄风，合小承气类泻火通滞，以达清热泻下而病除之目的。

(3) 发热鼻衄：因里热炽盛而致血热妄行者，宫中常用泻下法配合清热凉血之品合用。光绪朝总管崔玉贵(即投珍妃下井者)脉案：“总管玉贵脉息左寸关弦数，右寸关滑数，伏热在内，肝气上逆，以致午后发热，呛咳胸痛，烦躁口渴，时作鼻衄，拟用泻热降逆之法”：

黄连二钱　黄芩三钱　杏仁四钱　酒军四钱

引用白茅根二两，熬汤煎药

此案之鼻衄，良由伏热炽盛，迫热妄行所致。其立方以泻心汤为治，以之苦寒泻火，化湿泄热，寓泻火于通利之中。

(4) 温热发疹：温热发疹，本当清营透表，但有里热者，亦常配合泻下法使用。宣统三年四月二十五日，李崇光、石国庆请得端康皇贵妃脉息左关弦数，右寸关沉滑有力。结热渐清，疹出渐透。惟胃肠滞火仍盛，燥渴引饮，身倦腹痛，热结旁流，日晡潮热，今议用清热平胃降滞和表之法调理：

犀角一钱五分　生地八钱　栀子二钱，炒　青黛三钱　姜连二钱　石膏六钱　陈皮二钱　银花三钱　条芩三钱　生知母三钱　柴胡八分　酒军三钱

引用法半夏一钱五分　元明粉一钱　紫雪一钱，冲

治疗疟疾，多用宣肺达邪清营透疹之法，此则因其胃肠滞火仍盛，乃予以清瘟败毒饮合泻下之品，俾胃肠积滞除而火自清，诸症得缓。

(5) 瘟疫发热：瘟疫之证，虽感于外，然其若有饮浊内停之时，宫中亦投以泻下之品。如咸丰朝懿嫔(即慈禧)脉案：“咸丰元年闰七月二十四日，李万清请得懿嫔脉息弦数，系气饮郁热，微受瘟邪，以致头痛咽疼，胸胁膨闷，身肢酸软，饮食不思，此由气饮内郁，瘟邪外束所致，今用清解化饮汤午服一贴调理”。

荆穗三钱　羌活三钱　黄芩三钱　苦桔梗三钱　山豆根三钱　元参三钱　酒军二钱　元明粉二钱　牛蒡子二钱，炒　川连一钱　枳实三钱　半夏一钱

引用射干一钱　蔓荆子三钱

此案之瘟疫，当由暑热疫毒外束引起，故其治疗以清解与泻下合用，外清束表之邪，内除气饮之郁。据脉案，次日“诸症渐减，仍照原方继服”。第三天脉案已告“脉息和缓，诸症俱好”，遂停汤剂。

2　发表泻下法

凡调有表邪未尽而里热炽盛者，宫中常用此法。其发表之品重在清上焦之热邪，而泻下之品则在于除中州之积滞，两者具泄热于上，荡热于中之妙。宫中运用此法时，选用发表之品又视其属风寒与风热而有所区别，凡风寒者多用荆芥、防风、羌活、淡豆豉之属，而属风热者则合以连翘、薄荷、桑叶之类。惟其用泻下之品，鲜用大承气汤者，多以小承气或调味承气汤缓下相伍。代表方剂如① 清咽凉膈饮(连翘、薄荷、栀子、桔梗、木通、竹叶、瓜蒌、枳实、大黄、元明粉)用于表未解而热盛者。② 祛风除湿饮(羌活、荆穗、防风、秦艽、当归尾、赤芍、丹皮、银花、枳实、酒军、厚朴、蝉衣)，多用于肺胃蕴热，复感风湿而致肤痒、肢痛者。③ 疏解调胃饮(羌活、防风、荆芥、葛根、薄荷、花粉、酒芩、姜朴、枳实、酒军、槟榔、内金)用于外感风凉，内蕴滞热作痢者。发表泻下法宫中临床常用于治疗：

(1) 咽喉肿痛：咽喉肿痛，多因于外感风热。但遇有胃肠积热者，宫中常以疏风散热法与泻下法同用。乾隆朝十五年阿哥福晋于四十四年正月十二日曾患风热感冒之症，经疏

风解表，清热利咽诸汤治疗，热退而表未尽，咽喉痛甚，里热滞盛。延至正月二十八日，御医杜朝栋则开清咽凉膈散服用：

连翘一钱五分　薄荷一钱　栀仁二钱　桔梗一钱五分　木通二钱　瓜蒌三钱　枳实二钱　大黄二钱　元明粉一钱

引用竹叶二十片　午晚服

此方甫进数剂，则里热去而表热除，咽痛亦止。

(2) 皮肤作痒：皮肤作痒多缘于风热壅盛所致，治疗多以疏风清热为法。宫中遇有里热偏盛者，多于疏风活血清热之中，伍以缓下之品，其大旨在助其清热之功。如端康皇贵妃于宣统十一年(宫中纪年)五月十九日，因肺胃蕴热复外感风凉，出现皮肤作痒等症，经疏风清肺调胃之法治疗三天后，“诸症均愈，惟皮肤作痒”，遂以祛风清热化湿之法调理：

川羌活三钱　荆穗三钱　防风三钱　秦艽三钱　归尾六钱　赤芍四钱　丹皮四钱　银花四钱　生石膏八钱　枳实二钱　酒军四钱　川朴四钱

引用郁李仁四钱　蝉衣三钱

此案中泻下以小承气汤为主，另加生石膏者，在于加强清里热之力。

(3) 外感下痢：外感下痢之病因，多因胃肠之滞热，宫中此类病症颇多，治疗常以疏表与泻下同用。如宣统二年五月二十四日戌刻总管春恒(即小德张)患外感下痢案：“总管脉息浮滑近数，系胃蓄湿滞兼受风凉，致成时痢，服药后湿滞较化，惟表邪欠解，今用疏解调胃之法调治：

羌活三钱　防风三钱　荆芥三钱　葛根三钱五分　薄荷一钱　薄荷一钱五分　花粉三钱　酒芩三钱　姜朴三钱　枳实三钱　酒军三钱　槟榔三钱　生甘草一钱五分

引用鸡内金三钱

此方则是以疏表之品合以三化汤组成，具解表清里之意，上方加减甫进三剂，五月十六日脉案述：“里滞颇化，下痢已止”，治已收效。

3　理气泻下法

宫中之人，肝郁者多。肝失疏泄，则气机不得畅达，可以郁而为热，热蕴于内，滞而不行，交结肠胃，则可致肝胃同病。凡此，倘是热滞盛,宫中治疗多理气与泻下法并用。其运用时，泻下多用小承气汤，而理气则主要在于疏肝，大抵用延胡索、郁金、香附、木香之类，考虑到肝郁化火，故用时亦加入清肝如柴胡、栀子之类，又注意到热盛伤阴，则又常合以养肝阴之品如生地、白芍之属。代表方剂如：①调气化滞饮(枳壳、青皮、香附、台乌、杭芍、三仙、内金、炒栀、郁金、槟榔、羚羊)用于肝瘀气滞、胃肠积热者。②调中舒肝饮(香附、乌药、青皮、茯苓、姜连、厚朴、槟榔、酒军、藿梗、赭石)用于肝郁肺胃蕴热而致呕吐者。其具体运用：

(1) 胁间窜痛：胁间作痛属肝气滞胃而升降失和者，多有大便滞而不行者，宫中常以理气泻下法合用。如宣统三年五月十九日午刻隆裕脉案：“脉息左关弦数鼓指，右寸关沉滑，肝气滞胃，升降之机不能自如，以致郁遏不舒，左臂以及胁间作疼，有时窜响，饮食起居如常。谨拟调气舒化之法调理”：

枳壳三钱，炒　青皮三钱，炒　炙香附三钱，研　生杭芍四钱　焦三仙九钱　鸡内金三钱，炒　栀子三钱　台乌药三钱　元明粉二钱，煎　羚羊一钱五分　川郁金三钱，研　槟榔三钱

引用一捻金二钱，煎

此案辨证属肝气滞胃，故治以理气为主，其间加用羚羊清肝、白芍养肝，另仿承气意泻下。次日“臂胁作痛渐轻”，两日后“臂胁疼痛已好”。

(2) 呕吐：凡遇有肝郁胃蓄饮热之呕吐，宫中亦常以调气泻下法治疗，以期肝木得舒，气不横逆；湿热下行，浊气得降而呕吐自止。如光绪三十二年垣大奶奶脉息左关沉弦、右寸关滑而稍数。肝木未舒、肺胃蓄有饮热，荣分已行，惟胁下尚窜痛,仍不时呕吐，今用调中舒肝之法调治：

酒杭芍三钱　香附三钱　乌药二钱　青皮一钱五分　云茯苓四钱　姜连一钱　厚朴二钱　槟榔三钱，炒焦茅术一钱五分　枳壳二钱，炒　熟军三钱

引用藿梗一钱

此方以理气与通下并行，冀气机得利而呕吐止。据脉案，上方甫进三剂，其呕吐平息。

4　活血泻下法

凡遇有血瘀不行而且胃肠有滞热者，宫中常将活血与泻下两法并用。此类病人以女性居多。临床常见于肝胃蕴热者。因为肝郁气滞，可以导致血瘀发生。同样因热滞于内，可以熬煎阴血成块为瘀。活血泻下法的运用大旨是：泻下以除湿热，活血以通瘀滞，俾热清血活而诸病止。宫中运用活血泻下法时，以活血为主，泻下为辅，其间合以理气疏肝之品，亦属注意气行血行之故。其活血药以丹参、赤芍、桃仁、泽兰为主，泻下剂以小承气汤或元明粉同煎，其理气之品亦药味不多，大抵为延胡索、香附之属。代表方剂如：①凉膈调荣汤(当归、赤芍、丹参、炒栀子、黄芩、连翘、酒军、元明粉、枳实、生地、甘草)用于热滞血瘀、月经愆期或腹痛、头痛者。②清滞调荣饮(当归、赤芍、桃仁、红花、泽兰、元明粉、大黄、厚朴、枳壳)用于血瘀食滞引起之胸腹疼痛者。常用于：

(1) 月经愆期：月经愆期因于热者，多因于热熬阴血，以致血瘀留滞不行。宫中以活血泻下法治疗月经愆期医案甚多，大抵因其多患有肝郁与湿滞有关。用活血泻下法之目的，泻下以清其蕴热之源，活血以通其闭塞之经，两相兼顾，颇为得当。如乾隆五十四年正月十二日，禄贵人脉案：“脉息弦缓，系肝肺饮热、气道不宣，服清金化饮汤饮热渐清，气道亦开，惟荣分有热，今用凉膈调荣汤调治”：

当归二钱，酒　赤芍一钱五分　丹参一钱五分　栀子一钱五分，炒　黄芩一钱，炒　连翘二钱　酒军二钱　元明粉二钱，冲　枳实二钱，炒　生地二钱　甘草六分

引用荷蒂二枚　午服一贴

此方则是以凉膈散为主合以活血之品而成，目的在于泻下以清热、活血以调荣。又如乾隆朝循嫔脉案：“荣分期至，有热未行，今用调荣清热汤调理”：

生地三钱　丹皮一钱五分　枳壳一钱五分　牛膝一钱五分

引用藕节二寸　晚服

此亦属活血泻下者，惟其泻下之力轻，仅具清热而已。此方连进二剂收效。

(2) 胸腹疼痛：胸腹疼痛之原因甚多，凡遇因血瘀不通并食积停滞者，宫中常用活血泻下法合治。活血及泻下均属通法，亦有通则不痛之涵意。如宣统十年(宫中纪年)六月二十七日端康皇贵妃脉案：脉息左寸关弦数，右寸关数而有力。肝阳有热，胃蓄湿饮，以致胸胁满闷，时有腹痛，今议用舒肝调气化饮之法调理：

炙香附二钱　青皮三钱　木香二钱，研　丁香三钱，研　归尾四钱　桃仁三钱，研　泽兰叶三钱　姜朴三钱　枳实三钱　军炭三钱

引用焦楂四钱　腹皮子四钱

此方则以活血理气泻下之类药物组成，其间调气亦即活血，泻下亦即清热，则瘀得通，热得清，疼痛可止，据六月三十日脉案："诸症均愈"，知其有效。

5　导滞泻下法

胃肠属六腑，其性"泻而不藏"，"实而不能满"其以通降下行为顺，滞塞上逆为病。宫中之人恣啖肥甘，喜食厚味，故其中州阻滞者多。中州气机不通，则肠胃滞而不行,积久蓄热，而诸病遂作。宫中医生喜用导滞汤下之法，凡食积不下，胸腹满闷，气逆作痛，而便结不通者，时常用之。其导滞与泻下两者有时难于截然分开，而宫中之应用，除承气类外，每多用槟榔、莱菔子、沉香、青皮、腹皮、苏梗之类。代表方剂如：①加减枳实导滞汤(枳实、厚朴、青皮、香附、延胡索、酒军、木通、元明粉、槟榔、陈皮)用于食积中脘、肠胃停滞引起之腹痛腹胀。②清解化滞汤(霍香、藿梗叶、木香、砂仁、郁金、元明粉、酒军、甘草、生姜)用于伤暑日久而致之腹胀、胸闷便结者。本法多应用于治疗：

(1) 膈闷腹痛：中州阻滞，气机不通，必有胸膈满闷及腹部胀痛之证候。宫中治此，每以枳实导滞汤类化裁。嘉庆二十四年八月二十三日二阿哥福晋(后为道光皇后)脉案："脉息弦滑，原系肝脾不和、湿滞受凉之症，以致胸隔胀闷，肢体酸软，腰腹攻冲作痛。昨服导滞调中汤，气滞微开，惟湿滞过盛，今用枳实导滞汤午服一贴调理"。

枳实二钱，炒　厚朴三钱　青皮二钱　香附二钱　延胡索二钱　酒军三钱　木通二钱　元明粉一钱五分　槟榔一钱五分　陈皮二钱　神曲三钱　南楂三钱，炒

引用荷梗一尺

本方大旨在于消导积滞，清利湿热，俾积滞除而气机通，腹痛可止。另如宣统三年七月二十七日宣统皇帝脉案："皇上脉息左关沉弦，右关滑而微紧，寒湿稍化，惟胃口壅滞，尚未下行，以致腹中作痛，有时恶心，手心发热，口黏无味，谨拟调胃化滞之法调理"：

焦楂炭三钱　鸡内金一钱五分　茯苓三钱　熟军一钱五分

引用一捻金一钱五分　水煎服

此案亦是用导滞泻下法者。斯时宣统年值冲龄，其胃口壅滞自是饮食不节，故以此方为治亦甚合拍。

(2) 痧胀：痧胀之候因于感受寒暑湿浊之气，出现腹胀胸闷，头晕呕吐等症。治痧无补法，以开泄攻邪为要义。宫中遇之，常以导滞泻下之法治之。如道光□□年七月二十三日容常在脉案："脉息浮弦而实。系内停饮滞，气逆郁结，感受痧气之症。以致身肢酸麻，头眩呕吐，胸痛胁胀，烦躁不安，今用清解化滞汤午晚二贴调理"：

藿香三钱　藿梗叶二钱　木香一钱　砂仁一钱五分　厚朴二钱　川郁金三钱，研　枳实二钱，炒　酒军二钱　槟榔二钱，炒　元明粉一钱　甘草六分

引用生姜三片

此案治疗即是导滞与泻下并用之例。

6　祛痰泻下法

凡肺气失宣，或脾失健运，或肝胃蕴热，均可致水湿停滞为痰为饮。宫中治此以祛痰与泻下法合用之目的在于，肺与大肠相表里，肺有痰浊，可通大肠以泻之，则肺气得宣；且清热荡涤湿滞亦可助脾之转输，肺之通调功能。宫中祛痰常用以栝蒌、杏仁、桑皮、莱

菔之类，合承气汤为治。代表方剂如：①清热理肺化饮汤(莱菔子、杏仁、羚羊、炙桑皮、枯芩、黑栀子、法半夏、瓜蒌、薄荷、酒军、枳实、姜朴)用于肺胃蕴热咳喘便秘者。②宽胸化滞汤(瓜蒌、薤白、半夏、青皮、香附、砂仁、枳实、厚朴、酒军、元明粉)用于痰滞胸中、大便结滞而致胸腹满闷咳喘者。

(1) 痰饮咳嗽：肺有痰饮，失其清肃，则作咳嗽。宫中治疗常以宣肺止咳清热泻下诸品同用。如宣统十一年(宫中纪年)正月初六日端康皇贵妃脉案：“脉息左关沉弦，右关滑而有力。肝阳有热，肺蓄痰饮，以致有时咳嗽，中气欠调。今议用清热理肺化饮之法调理”：

莱菔子三钱　杏仁三钱，研　羚羊一钱五分，先煎　炙桑皮四钱　枯芩四钱　黑栀子三钱　法半夏三钱　溏瓜蒌三钱　薄荷三钱　姜朴三钱　酒军二钱

引用枳实三钱　橘红三钱

此案之治疗，以羚羊清肝经之热、小承气汤荡胃肠之积，余则大多属祛痰止咳之品。此方进一剂后，“肺热减轻”，遂宗此方加减用药收功。

(2) 痰饮晕眩：晕眩之发，缘于痰饮上干者亦颇多见，故有“无痰不作眩”之说。而肝胃蕴热亦为生痰原因之一。遇此情况，宫中治疗常以祛痰与泻下并行。如光绪皇帝脉案：“皇上脉息左部沉弦而细，右寸关沉滑，阳气郁遏、痰饮上干，以致时作眩晕，口渴耳鸣，上腭起泡，左胁微疼，大便干燥，步履无力，谨拟清热化痰之法：

生杭芍三钱　瓜蒌仁三钱　莱菔子三钱　生桑皮三钱　甘草一分　枳实一钱五分　熟军一钱

引用元明粉八分，煎服

此案处方即从祛痰泻下立意，以冀痰饮除而不上干，积热下而热不遏，眩晕得止。

(3) 痰饮结胸：结胸之病，原因颇多。凡阳明实热与胸腹内停之水饮互结所致者，宫中则亦用祛痰泻下之法。如嘉庆皇帝脉案：“嘉庆□□年十月十八日张永清、苏钰、崔良玉、郝进喜请得皇上圣脉弦滑。系肝胃气道不宣、脾湿停滞之意。以致两胁攻冲，胸腹胀痛，此由积滞不化所致，今议用宽胸化滞汤早服一贴调理：

香附三钱　壳缩砂一钱五分，研　枳实三钱，炒　厚朴二钱　酒军三钱　瓜蒌四钱　半夏三钱　青皮二钱　炙赤苓三钱　楂肉三钱，炒　赤芍二钱　苏梗二钱

引用元明粉二钱　生姜二片

此病案之症状描述与结胸相类，其治疗之法，乃以祛痰泻下为重点，意在除胸中之痰饮，清胃肠之结热。

7　除湿泻下法

湿为阴邪。有内湿、外湿之分：外湿自肌表入，可流注关节，甚则伤及脏腑；若素有胃热，则湿邪即可从热化；内湿因于饮食不节，伤及脾胃，以致脾失健运，津液失其敷布，致湿从内生。宫中之人，脾胃多弱，湿浊蕴内化热者多，常现脘闷纳呆便溏不爽等症；若外湿入内，从热而化，更致口糜、痢疾诸症。而湿浊流注关节，则有关节疼痛等表现。御医治疗胃肠积热而有外湿者，常用祛湿通络之品如苍术、桑枝、秦艽、防己、木瓜之属合以承气类治疗，但其间亦加入防风、羌活等药，取“风能胜湿”之意。若属内湿，宫中则多以胃苓汤类方除湿利水，合以承气类荡热除滞。宫中运用此法主要治疗属于湿热致病者。代表方剂如：①通气清化汤(独活、秦艽、牛膝、防己、南薄荷、乌药、香附、栀子、甘草、酒军、元明粉)用于湿热结滞中州而致头晕目眩者。②除湿化滞汤(苍术、黄柏、牛膝、木通、胆草、川军、厚朴、陈皮)用于湿热流注经络关节者。③香连仓廪汤(羌活、独活、柴

胡、苍术、赤芍、厚朴、木香、黄连、生军、枳壳、槟榔)用于湿热痢者。临床常用于：

(1) 湿热上蒸头痛：湿蒸于上，蒙闭清窍而致头闷痛者多见。若其湿热结于胃肠者，宫中多用清上除湿之品与泻下法合用。如光绪三十四年十月二十九日(宫中纪年)隆裕皇后脉案："脉息左关弦数，右寸关沉滑，腰疼渐减，惟气滞未畅，湿热熏蒸，以致头闷微痛，咳嗽顿引腰痛，今议用通气清化之法调理"：

川独活一钱五分　秦艽二钱　牛膝三钱　防己三钱　南薄荷一钱五分　乌药三钱　炙香附三钱　栀子二钱，炒　甘草一钱　青皮三钱　甘菊花三钱　酒军三钱，后煎　元明粉一钱五分，后煎

此案以头闷微痛为主，故治以除湿清上法合泻下之法，清下通利，俾湿浊清而头痛止。据次日脉案，已有"头疼见轻"等语，知药有效。

(2) 湿热流注腿痛：湿热之邪流注关节，可致肢体作痛。倘有湿浊积滞于内者，仅除外湿有时难于收效。因在内湿基础上，易受外湿，而且内外湿互相影响，以致湿浊留连难除。宫中凡遇此证，注重内外湿同治。如道光朝容常在脉案："脉息弦数。原系肝郁气滞，湿蕴于下焦，以致腿足疼痛，夜间尤甚，昨服清热除湿汤症势稍轻，惟肝胃湿热过盛，今用除湿化滞汤，晚服二贴调理"：

苍术二钱　黄柏二钱　牛膝三钱　木通二钱　胆草一钱　槟榔三钱　川军二钱　厚朴三钱　枳壳二钱
引用桑枝三钱

此案处方以三妙丸清下注之湿热，以小承气汤除胃肠之积滞，另以木通胆草清肝，桑枝引经，颇为全面。此方连进二剂而病渐除。

(3) 湿滞下痢：湿滞下痢，多因湿浊阻滞中州，结而不行所致。宫中治疗，常除湿顺气泻下并行，亦"通因通用"之意。如乾隆朝循嫔脉案："脉息沉弦，系暑湿留滞凝结，今因外寒所困，以致身热酸软，腹胀满闷，大便下痢，议用香连仓廪汤"：

羌活一钱五分　独活二钱　柴胡一钱五分　苍术一钱五分　赤芍二钱　厚朴一钱五分　木香一钱　黄连一钱　生军一钱五分　槟榔一钱五分　枳壳一钱五分

此方寓除湿清热和胃泻下于一炉，但终属除湿泻下之范畴，宫中治痢喜用此法。

此外，凡湿热在下，宫中亦时以利水与泻下法并用，以增其效。如乾隆四十七年十二月二十三日之循嫔脉案："脉息弦数，系内停饮热，外受风凉，服疏解化饮等汤，表凉已解，饮热渐清，惟胃气未和，今议用清解调中汤调理"：

生地二钱　木通一钱五分　滑石三钱　赤苓二钱　竹茹一钱五分　厚朴一钱五分　黑栀子一钱　酒军三钱　枳实二钱　甘草二分
引用生姜三片　一贴

此方则以八正散加减与小承气同用，共臻清热泻火、利水除湿之目的。

8 育阴泻下法

育阴泻下法属扶正驱邪之治法。宫中治疗年老体弱、素体阴虚之人患胃肠积滞者；或因热盛灼阴日久，津枯便结者，均常用之。惟其运用以缓下法合育阴法者居多。倘阴亏津枯者，则以润下或仅用单味药以缓图其效。育阴多重用龟板，生地为主；而润下之品常用瓜蒌、麻仁、桃仁之类，需寒下之时，或用小承气，或用玄明粉、酒军等品。代表方剂如：①滋阴润燥汤(当归、郁李仁、大生地、火麻仁、桃仁、莱菔、枳壳、元明粉、瓜蒌)用于阴亏而致结者。②滋阴通络润下法(龟板、当归、赤芍、桃仁、延胡索、姜朴、香附、枳壳、酒军、牛膝)用于阴亏湿热积滞而腹胀腹痛者。

(1) 暑热神昏：内有里热，复感暑邪，暑热内结，易于伤阴。宫中治疗则以滋阴润燥合以泻下之法。如嘉庆二十四年六月十九日，二阿哥福晋脉案："脉息沉弦，原系里滞不清，复受暑邪，以致抽搐搦闭，神识不清，自汗腹痛，服清暑定风等汤，诸症微减，惟里滞不行，今议用滋阴润燥汤，午服一贴调理"。

油当归五钱　郁李仁二钱　大生地五钱　火麻仁三钱　桃仁二钱　莱菔子一钱五分　赤芍一钱五分　杏仁二钱，研炒　陈皮一钱五分　焦楂四钱　麦芽三钱　枳壳二钱　元明粉一钱，冲

引用更衣丸散一钱　灯心一束

此案病势较重，系热邪郁内，蒙闭神明而致神识不清。阴分亏损，热结在里，故以育阴泻下法治之。此方甫进三剂后，神识已清，诸证渐缓。

(2) 疟疾：治疗疟疾，多以和解达邪为主，但正虚者则应扶正祛邪，宫中治疟大致如是。倘遇病人阴虚而有滞热者，常以育阴泻下法治之。如瑾贵人脉案："光绪二十一年闰五月初五日，王继曾、杨世葆请得瑾贵人脉息左寸关弦滑，右寸关滑数，沉取力弱。疟疾虽作，已见减轻。惟觉头痛身倦，胸闷懒食，腿膝重酸，大关防下有粘滞。总由痰饮滞热未清，阴亏脾弱所致。今议用滋益化痰健中汤调理：

西洋参三钱　鳖甲八钱　酒芩三钱　赤苓三钱　生于术一钱五分　柴胡二钱　知母二钱，炒　瓜蒌仁三钱，炒　厚朴三钱　槟榔三钱　青皮二钱，炒　常山二钱，炒

引用郁李仁三钱，研　酒军二钱

此案之处方大旨在于病人有阴亏脾弱之情况，故而重用西洋参及龟板，益其气阴，扶正以祛邪。

(3) 胸满腹胀：凡遇素体阴虚湿热积滞于内而致胸满腹胀者，宫中治疗亦两者兼顾，采用育阴泻下之法。如宣统十一年(宫中纪年)正月十二日酉刻端康皇贵妃脉案："脉息沉弦，右关沉软。阴分尚亏，气道欠畅，以致胸满腹胀，肢体酸痛，今议用早方(益阴调肝活络法)加减调理"：

炙龟板六钱　全当归八钱　赤芍四钱　桃仁泥三钱　延胡索三钱　姜朴三钱　青皮四钱　炙香附四钱　枳壳三钱　酒军一钱五分　牛膝三钱

引用川续断三钱　台乌三钱

此案处方具育阴缓下理气之功效，标本兼顾，适用于老年人。

综上所述，宫中常以泻下法用于：

(1) 清热(凡有里热内存，大便不解者，用之)；

(2) 通便(凡肠胃内有积滞，大便不通者，用之)；

(3) 泻火(凡因火邪上攻而出现口舌生疮、咽喉肿痛者，用之)；

(4) 通瘀(凡因热蕴而致血脉瘀阻者，用之)；

(5) 止痛(凡因热结于内、血瘀气滞引起的头痛、咽痛、胁痛、腹痛，以及湿热流注于经络而引起的关节病、腰痛腿痛，用之)；

(6) 止呕(凡因胃肠滞热，中州不通而致之呕逆可用之，使之升降正常而呕止)；

(7) 止晕(凡因胃肠滞热，清阳不升，或痰饮上犯而致眩晕者，用之)；

(8) 止痢(凡因湿热结滞肠胃，或感毒邪而致痢者，用之)；

(9) 宣肺(凡因热滞于下，热犯于上，而致肺气不宣者，用之)；

(10) 祛痰(凡因湿浊痰饮结于胸中而致胸闷胸痛、胁胀不舒者，用之)。

(三) 清宫医案中常用泻下方药简述

清宫医案中，泻下法运用甚多，其中在对一些常用泻下方药运用上，有其特点，兹略述如下。

(1) 承气汤类：承气汤类方剂，为寒下剂之代表用方。宫中历朝均常应用。治疗病种亦甚广泛，各类疾病现有胃肠积滞者，动辄用之，其中尤以小承气汤应用最多，这或因其属轻下之剂，既可宣气又可通滞之故。宫中临床运用承气类，时而原方照服，时而加减变通。其运用承气汤时，常佐润肠通便之品，如桃仁、麻子仁、瓜蒌等，这样既可助承气通便之效，又可防泻下药用之过久、过重伤正之弊，实则已暗寓祛邪扶正之意。另如治痢，用承气汤加木香槟榔等理气导滞，深合"通因通用"之旨。其治脘满多合平胃以调中化湿，取其和胃与泻滞并行。治腹痛合白芍甘草，有缓中通滞之妙。若合并上述诸法运用，亦是以承气汤为主，随辨证变化加减而施之。宫中运用承气汤类病案有数百之多，值得深入分析。

(2) 凉膈散：此方出自《和剂局方》，宫中医生治疗表证未解，而里热实者，常喜用之。其运用时，常不拘其原方，多随其辨证而加减变化。大抵以其通腑泻火，驱毒清热之功用为根本，合以养阴、理气、通络诸品治疗咽喉肿痛，头痛目赤，心下痞满诸症，常收显效。

(3) 一捻金：此方为儿科常用方剂。治小儿内积滞热，痰涎壅盛，停食停乳，腹胀便结诸症。此方宫中多用于成人，取其清肝胃蕴热，除胃肠湿滞，缓而力专，效用确切。其用法，或同汤剂煎服，或用为引，或蜜水调服。临床用量不大，多在一钱以内。

(4) 大黄：大黄苦寒，具攻积导滞，泻火凉血，逐瘀通经之作用。《药品化义》称："大黄气味重浊，直降下行，走而不守，有斩关夺门之力，故号为将军。专攻心腹胀满、积聚虚实、便结瘀血、女人闭经。盖热淫内结，用此开导阳邪，宣通涩滞，奏功独胜"，对大黄之功用之叙述，可谓全面。在清宫医案中，大黄之运用，极为广泛。凡外感时气，内伤杂症，每多用之。妇科月经病、儿科热证等亦常使用。且年龄不论长幼，病症不分重轻，凡有里滞内存者咸用之。如道光二十三年正月七公主脉案，因其有湿滞在里，御医于是年一、二月及十、十一、十二月，均间断投用大黄，每日用量平均在三钱左右。而六公主更是年年间断服用，如道光十二年至十三年之一年中，每月均用大黄数次，每次用量在三至五钱。有时日用量竟达一两。道光二十四年十二月十二日，七公主脉案："喜痘五朝，以血热未清，毒滞未能畅行"，则用清热活血之品，其中大黄用量一两。另如乾隆朝十公主脉案，其用大黄每日五钱，连用数剂，收功后始停方调养。特别值得提出的，宫中至为推崇的用治疗外感内伤、积热诸证之清麟丸，即仅此大黄一味经多方炮制而成。总之，宫中用大黄历朝如是，从而形成了宫中用药特点之一。

(5) 元明粉：元明粉其性味辛咸、苦、寒；具泻热导滞，润燥软坚之作用。宫中用此，除合大黄、枳实、厚朴等同用之外，亦常与健胃消食，导滞理气之品并用，如配保和丸以和胃软坚；配麻仁丸以导滞润下等。亦有时用之处理善后，倘仅有余热未净时，则单用元明粉冲服。但其用量不大，每日多在一钱左右。

(6) 瓜蒌：瓜蒌甘寒，具定中散结，清热导滞之作用。宫中用泻下法时，常伍以瓜蒌。尤其在用承气类方时，用瓜蒌者十有七八。此则取其可宽胸祛痰，治肠通便之作用。

由上可知，宫中运用泻下法确有一定经验，其应用之范围，临症之配伍，用药之剂量，均有其特点，可供当前运用泻下法之借鉴。

清宫医案中部分危急症治疗经验

江幼李

清代宫廷医案中蕴藏着宝贵的医学经验，高度地体现了清代的医学水平，其中对危急症之治疗，亦有特色。不仅积有大量真实的案例，涉及中医内妇儿外各个学科多种疾病，更可贵的是在清以前中医学治疗危急症的基础上又有创新和发展。下面分别就痉、厥、神昏闭脱等部分危急症之宫中治法，以及濒临死亡时之救治作简述，探讨其证治方药特点，以见清宫治疗危急症经验之一斑。

(一) 痉

痉症俗称抽风，是临床上的一种危急症候，许多疾病在危重阶段皆可发生，以四肢抽搐，项背强急，筋脉挛缩，甚则角弓反张为主证，救治不当，往往病情恶化而危及生命。清宫中之“抽风”、“瘛疭多属此类病症，除针对病因施治外，常用涤痰清热、平木止痉、养血滋阴、外贴敷药、补正祛邪等五种方法治疗，其中以涤痰清热法应用最为广泛”。

(1) 涤痰清热法：这类案例为数最多，宫中御医对痉症之认识多责之于痰，无论致痉之病因如何，在治疗上概多坚持使用祛痰之品。至于痰热为患者，更是径直用涤痰清热之法。举嘉庆四阿哥(即嘉庆四皇子)案为例。

“嘉庆十一年□月初八日，吕廷珪请得四阿哥脉息滑数，原系内有痰热，外受风凉之症，用药调治，身热微喘渐减，惟痰热过盛，于巳时痰堵抽搐一次，今用清热镇惊汤调治，外用琥珀散调活蝎一只，研水(碎)午服二次。柴胡六分，羚羊四分，瓜蒌八分，川羌四分，制南星三分，浙贝母一钱研，防风八分，钩藤七分，代赭石八分，覆花七分绢包，全蝎三只，赤苓八分，引用金器一件同煎”，方中瓜蒌、南星、浙贝、旋覆花清化痰热，羚羊、钩藤、全蝎、金器镇肝定风，羌、防透表，代赭、旋覆降逆，设防十分精当，而以化痰清热为扼要。其时四阿哥年方二岁，故量减其制，又恐酿变急惊，复取琥珀、金器镇心定惊。药后初九日复诊，“四阿哥脉息滑缓”，“诸症俱减，惟肝胃热盛有痰”，议用清热化痰汤调治，取赤苓、半夏曲、陈皮、柴胡、酒芩、花粉、黑栀、枳壳、桔梗等味为方，化痰清热为主。次日“四阿哥脉息安和”，“诸症俱好”，御医刘钟、李承绪、吕廷珪等议止汤药，改以冬橘代茶饮，生津和胃调理。药用麦冬一钱五分去心，广橘红一钱，竹茹八分，茯神片一钱，半夏一钱制，灯心二十寸，制成茶剂，时时饮服。此方实本二陈汤加味，意在和胃化痰，以善其后。案中滑数之脉，正是痰热之征，故虽用有定痉祛风之品，但涤痰清热之旨贯彻始终，而抽搐之症遂获痉愈。

(2) 平木止痉清宫之中，痉症还多由肝经热盛，热极生风所致，治疗以平肝镇肝为主，亦兼清其痰热，举咸丰朝云嫔“抽搐”一案为证。

“咸丰□年七月初三日，李德立请得云嫔脉息弦数，系肝热停滞，热炼为痰之症，以致胸满烦渴，身肢筋脉抽搐，今用清肝化痰汤午服一贴调理”。

羚羊一钱五分 柴胡一钱五分 钩藤三钱 黄芩二钱 郁金三钱 赤苓四钱 枳壳二钱 橘皮三钱 煅赭石三钱 白芍三钱，炒 元明粉一钱 半夏二钱，制

引用益元散三钱

据《清皇室四谱》载，云嫔武佳氏初入侍文宗(即咸丰)于皇子邸，咸丰初赐号为云贵人，二年十一月册封云嫔，五年乙卯正月初四日卒，此案应在咸丰三年至四年之间。方中羚羊、钩藤平肝熄风用为主药，柴胡、黄芩、白芍、半夏、枳壳、元明粉等味仿大柴胡汤之意清肝泻热，佐二陈之化痰，赫石之镇肝，冀肝热痰滞得清，筋脉气道得和，其痉可止。果然次日之脉案云："云嫔脉息弦缓，痰热渐轻，惟肝郁痰热，尚有未净"，故再予原方清肝化痰汤去柴胡，午服一贴调理。经此治疗，七月初五日云嫔"抽搐渐止，诸症俱好"，御医李德立复取羚羊、钩藤、酒芩、白芍、茯苓、橘红、当归、丹皮、益元散等味组方，平肝化痰益阴善后。

此外，清宫中平木止痉法还多用于阴虚阳元、肝风鸱张所致之瘛疭抽风，即清叶天士所称"五液劫尽，阳气与内风鸱张，遂变为痉"之症。如："光绪三十四年六月初十日戴家瑜看得垣大奶奶脉息左关弦数，右寸关滑缓，证系血不荣筋，偏头作痛，四肢抽痛，今用平木止抽之法调治"。

柴胡一钱，醋炒　钩藤三钱　羚羊二钱　木瓜三钱　当归三钱　川芎一钱五分　杭芍三钱　桑寄生三钱　生地三钱

引用竹茹二钱　清风藤一钱

案中仿羚羊钩藤汤意取羚羊、钩藤平镇肝风，伍以四物汤养血柔肝，使阴血得复，筋脉得养而抽搐得止。因柴胡、钩藤、羚羊、木瓜等入肝平镇之药为重，故属平木止痉一类。

(3) 养血滋阴：肝主筋，血虚气弱不能涵养肝木，营养筋脉，亦易导致抽搐，此即血虚生风，治当养血滋阴以熄其风。如嘉庆朝玉贵人所患血枯筋挛症一案，即颇为典型。"嘉庆十九年三月初六日，张自兴、栗世雄请得玉贵人脉息沉细无力，原系素有血枯筋挛之症，今又复挟痰，不时抽搐，胃气过虚，不能运化饮食，症势重大，恐其脱变，竭力议用养荣如圣饮，午晚二贴调治"。

当归三钱　抚芎一钱　白芍二钱，炒　熟地三钱，砂仁炒　宣木瓜二钱　柴胡八分，醋炒　苦参一钱　秦艽一钱五分　羌活八分　橘红一钱五分　炙半夏一钱　茯神二钱

引用煅赭石一钱　灯心一子

案中脉细为血虚之征，方以四物养血；二陈、赭石和胃祛痰；佐木瓜、秦艽、羌活除湿舒筋通络，重点仍在养血。药后次日"抽搐微止"，改用归脾汤调理，从心脾两经求治，补益心脾，脾气旺而血生。至十五日"抽搐已止，惟心气不足，少寐懒食，终属消耗"，御医张自兴等改用育神四君汤(当归身、茯神、党参、桔梗、柏子仁、白芍、白术、炙甘草、枣仁、炙芪、橘红)调理。至十九日玉贵人"诸症已好"，遂用益气养荣丸缓缓调治善后。此案血虚是其病因，故以养血为主，但前后之处方均佐有祛痰之品，说明清宫御医在针对病因治疗的同时，仍十分重视痰热在痉症中之致病作用。

(4) 外贴敷药法：清宫中痉症所用之外敷法或用于患者胃气衰惫不能饮服汤药，或用以配合内服药内外合治，以增加祛风定痉之力。如道光朝之二公主，五年七月初五日御医高文溥等即因其患"慢惊风之症，服过清暑益气，理脾安神，镇惊化痰定搐，并至圣保元等剂，症势缠绵，时缓时复，终属可畏"，抽风不止，服药甚多，胃难受纳，而应"暂缓胃气，不必进药"，于是采用"草乌一钱，皂角一钱，二味共研细末，葱一束，合捣一处，摊红棉纸上"，"贴囟门救治"，次日又改用贴法定搐膏(南星一钱，僵蚕一钱，活全蝎二个去毒，共为细末，姜汁捣膏)贴囟门，经用此外贴敷药法，病情迅即好转，初七日二公主"瘛痓稍止"，以后改予调元化痰之法调理，遂得缓解。又如慈禧晚年曾患面风(面神经痉挛)之疾，

左眼面颊时有抽动，爱美如伊深以为苦，御医亦用敷药止痉，以僵蚕全蝎敷治方、活络敷药方等外贴其患处，几经调治，终获治愈，可见外贴敷药以祛风定痉确为宫常法，并不因所谓“金枝玉叶”、“龙凤之体”而不用。

(5) 补正祛邪清宫痉症患者，病久体虚亦用补剂。如前例中道光朝之二公主于五年六月患“二目上视抽搐”之症，至七月初二日脉纹显现紫色，原本气虚，复受暑邪，抽搐之症加重，于亥时复又抽搐，御医高文溥等认为系气不胜暑所致，正气已伤，不能运药，先暂止药品，缓脾胃，节乳食调理。至初四日高文溥、张宗濂诊治后所书脉案谓：“二公主脉纹青紫，原系气虚暑热伤中抽搐之症，昨服益气清暑定抽、保元丹、钩籐等药，抽搐稍止，惟痰热虚火上升，时缓时复，今议用保元涤痰汤，补正除邪，竭力救治。高丽参六分另煎，茯神一钱五分，橘皮一钱，竹茹一钱，半夏一钱炙，胆星三分，石菖蒲七分炒，枳实七分炒，黄连四分研，炙甘草三分，引金器煎”，案中因病情反复，迁延日久，正气已虚，故取高丽参益气补元用作主药，以温胆汤涤痰，菖蒲、金器开窍镇惊，全方补正与祛邪同施，至初七日而“瘛疭稍止”，病情缓解，改予调元化痰法善后调理。以上案例，无论痰热、肝风、血虚、暑热所致之抽搐瘛疭，治疗之时除针对病因外，例皆兼治其痰，系清宫治疗痉症之显著特点。从现代医学看来，痉症多与神经系统的病变有关，而涤痰化痰之品，有利于开窍醒脑，清宫御医在当年就能注意及此，诚属可贵。

(二) 厥

厥证是由阴阳失调，气机逆乱所致，以四肢逆冷，或突然昏倒不省人事为主证，亦属常见之危急症之一。临床上根据病因一般可分为气、血、痰、食、暑五厥，五厥之中又皆依虚实分证论治。清宫中罹此之患者，大多久病体虚，故在治其直接病因之时，又多兼顾其虚，另有特色。先看四肢逆冷者，举咸丰朝云嫔脉案为例。

“咸丰□年正月初四日卯刻，李德立请得云嫔脉息弦软，两寸微细，表凉稍解，湿饮渐化，呕吐已止。惟素禀肝阴不足，病久元气受伤，以致身软气短；神虚眼黑，四肢厥冷、筋脉掣动，症势重险，防其脱变，今用益气和肝饮，即服一贴调理”。

当归三钱　白芍三钱，炒　川芎一钱五分　党参三钱　制芪二钱　伏苓三钱　白术二钱，炒　陈皮二钱　远志一钱五分　枣仁三钱，炒研　甘草一钱

引用生姜三片

本案症见多端，而以元气虚弱，肝阴不足为症结，故虽四肢厥冷，症势重险，而仍用益气和肝之法。方宗归脾汤加减，一取其可保守人身之元气，张璐曰：“补中益气与归脾同出保元，并加归、术，而有升举胃气，滋补脾阴之不同”（《删补名医方论》）；一取其培补心脾之力，与神虚身软等见症相符，且脾为中土，孤藏以灌四旁，苟脾得健运，四肢之厥冷亦可温回。加白芍、川芎取其养肝和肝。全方看似平淡，却颇寓新意，宜乎于肝阴不足，元气素虚所致之厥冷有效”。

再谈昏迷不省人事者，如乾隆朝禄贵人痰厥案，“乾隆四十九年九月初二日，张肇基、李德宣请得禄贵人脉息细涩，系气虚痰厥之症，以致迷晕不省人事，服苏合丸神识渐清，惟气弱身软，时或迷晕，痰热犹盛，议用育神化痰汤调理”。

茯神三钱　远志一钱五分　白术二钱，土炒　橘红一钱五分　半夏二钱，制　白芍一钱五分，炒　扁豆四钱，炒　泽泻一钱五分　枣仁一钱五分，炒黑　炙甘草一钱

引用建莲肉三钱　生姜二片　晚服

本案除用二陈化痰外，重点以建莲、枣仁、远志、茯神养心育神，白术、扁豆、泽泻、甘草温中健脾，育神即可强心，健脾即可益气，均为禄贵人气虚而设，与一般治痰厥常用之行气豁痰法不同。据脉案载，兹后加减守服十一剂，至九月十二日“禄贵人脉息弦缓”，“诸症俱好”，遂用扶脾育神丸补气养血调理善后。

以上案例说明清宫御医在治疗宫中厥证时，其独特之处，是注重益气健脾。缘厥证之病理在于气机突然逆乱，升降乖异，气血运行失常，所谓“厥者为逆”(《素问》)“阴阳气不相顺接便为厥”(《伤寒论》)所致。脾为中土，为气血生化之源，脾又主运化，清宫患者体质柔弱多虚，故用此等法，既使气血充盈，气行血行，又使脾气健运，气机顺接，则厥证可以渐愈。至于无虚之厥，又当另法求之。

此外宫中尚有其他厥证，如小儿食厥，嘉庆八年五月十八日三阿哥曾因食厥，御医准备涂景云等以保和丸加味组成消食定痫丸，消导和中而愈，因属常法，此处概予从略不赘。

(三) 神昏闭脱

神昏是以神志不清为特征，心主神明，脑为元神之府，凡临床上出现神昏均属疾病危及心脑的严重症候。多种疾病如惊厥、时行热病、痰证、痫证、暑病，以及中风、癃闭、疫毒痢、膨胀等，在其病情发展的严重阶段，皆可出现神昏之危候。闭，即指气血闭塞，不能贯通。如邪热痰浊内阻，出现神识昏迷，牙关紧闭，两手握固，面赤气粗，痰声拽锯等即是闭证，又称内闭。脱，即指病情趋于严重，突发衰竭，出现虚脱，如四肢厥冷，汗出，目合，口开，鼾声，手撒，遗尿等即是脱证，又称外脱。闭为实证，脱为虚证，其间虚实挟杂者又属内闭外脱之症。临床上神昏与闭脱关系密切，闭脱兼有神昏，神昏非闭即脱，故可并入闭脱中介绍。清宫御医对于神昏闭脱虽然也用一般常法治疗，闭者开，脱者固，但宫中以痰热交阻之证最多，在应用上也自有特点。

先看闭证，就痰闭、热闭、浊闭举数例观之。

其一，痰闭。

“宣统十二年九月初一日张仲元、佟文斌请得端康皇贵妃(即光绪帝之瑾妃)脉息左部沉伏，右寸关细涩，气道郁结，痰热上壅，以致神昏气闭，知识毫无，证起仓卒，势甚迫急，勉拟一法，以冀神苏，再议汤药，外用通关散取嚏。苏合香丸一丸，姜汁一茶匙兑，化橘红三钱熬汤化服丸药。

申刻张仲元、佟文斌请得端康皇贵妃脉息左寸关弦数，右寸关沉滑而数，早间因事感触，痰热上壅，神昏气闭，服苏合丸后神识已清，痰热下降，惟气体异常软倦，胸堵肋疼，周身不适，口渴烦急，胃不思谷，今议用育神和肝豁胸之法调理”。

朱茯神四钱　酸枣仁四钱，研　生牡蛎五钱　瓜蒌五钱，捣　大生地四钱　生杭芍四钱　归身三钱　黄连二钱，姜炙　法半夏三钱　甘菊花三钱　醋延胡索三钱

引用化橘红三钱

此案之痰闭，先用苏合香丸辛香温开，妙在用姜汁、橘红化其痰诞，化痰开窍，神识清醒后即用涤痰豁胸育神和肝之法治其病本，前后缓急得法，端康皇贵妃痰闭之证得以痊愈。

其二：“乾隆五十四年闰五月初四日张肇基、鲁瑾请得禄贵人脉息虚滑，系内有痰热，外受风热，以致神昏咽喉痰鸣不语，今急用通关散吹治不应，并灌牛黄清心丸，设法用星香化痰汤挽治，谨奏”。

胆星一钱　木香一钱　枳壳一钱五分　橘红二钱　半夏二钱，制　生黄连一钱　石菖蒲一钱　茯神二钱　僵蚕一钱，炒　生甘草八分

引用生姜汁一茶匙

宫中所用之通关散较《丹溪心法附录》所载多麝香一味，取其辛香走窜之性，以增强开关通窍之力。此案用之无嚏，结合禄贵人多年患肺热咳嗽痰盛之疾，属痰闭肺绝之症，故另取牛黄清心丸(宫中配方)及星香化痰汤涤痰化浊，清心开窍，以冀万一。方中除用胆星、二陈涤痰外，取木香、枳壳等芳香调气之品，顺气化痰，此为痰浊交阻之治法。

其三："乾隆□年六月三十日吏目臣李星耀、医士臣林昌谨奏，臣等于二十五日接李德晟奉旨，原看正白旗护军统领哈岱之病，原系小水(即小便)癃闭之症，由内蓄热未清，复因外感寒邪，以致身病发热，口干烦躁，舌上焦胎，神气昏愦，脉息虚浮，病势可畏，今议用三黄石膏汤调治，谨此奏闻。三黄石膏汤：黄连一钱，黄芩二钱，黄柏一钱，生石膏三钱，淡豆豉一钱，淡竹叶一钱，生甘草七分，引加灯心五十寸"，用三黄石膏汤治癃闭，方书少载。本例从发热，口干烦躁，舌上焦胎，神气昏愦知属热闭范畴，故放胆用此苦寒泻热之方，而不施利尿之剂。此方见于《医宗金鉴》幼科瘟疵疹痧及痘疹心法门，可清表里热毒。本案移用，尤妙在用方中之淡豆豉、竹叶等清轻扬上宣肺达表之品，能开其肺气，既解外之表寒，又疏下之水道，实寓"提壶揭盖"之意。

其四："嘉庆二十四年六月十八日未正三刻，王文彬、苏钰、郝进喜请得二阿哥福晋脉息浮虚，原系里滞不清，复受暑热，以致抽搦气闭，神识不清，自汗腹痛，今议用清暑六合汤调理"。

半夏曲三钱　扁豆三钱，炒　杏仁一钱五分　香薷一钱五分　赤苓三钱　木瓜一钱五分　藿香一钱五分　厚朴一钱五分　生甘草一钱五分

此案虽云暑热，暑中挟湿，与里滞相合，而见搐搦气闭，神识不清等症，当兼有浊闭。清暑六合汤系由清宫六合定中丸方化裁而成，方中香薷、扁豆、厚朴即香薷散，伍以藿香、半夏辛温芳香，祛暑化湿，和中辟秽，复用杏、朴、苓苦温淡渗，流畅气机。全方合用，可温化浊阴而利气闭。据以后之脉案载，继用滋阴润燥汤通滞泄浊而病渐愈。

以上案例，除施用通关开窍法急救，针对不同病因有不同之处置外，均注意配以涤痰宣肺，或流畅气机之品，以增强开闭之力，系清宫御医在治疗中的突出特点。此外，在开闭法中宫中尚有独特之方药。

一是秘传通窍仙方。取生半夏、藜芦、细辛、猪牙皂分别煎汁浸泡药棉，并取蟾酥化开入于药棉内，精心泡制后，密贮器内，用时取药棉少许，在病人鼻孔边将棉撕扯数次，使药气入鼻，有喷嚏可治，无则难治。此方为雍正年间制方，不仅比通关散药味多，而且"用诸药之气，而不用其质"，则施于急救，其效更速。方中蟾酥虽辛燥大毒，但一则外用，二则用量不大，当无大碍。

二是牛黄清心丸，为官中秘方，其中取牛黄、麝香、犀角、羚羊、人参等贵重药材为方，具有祛风、化痰、理气、调血等多种功用，与《痘疹世医心法》所传之牛黄清心丸不同。乾隆十四年十月御医金国柱即用此治愈奉恩辅国公陆庆"痰热客于心经，以致神昏错语"等症。

三是十香返魂丹。此丹芳香开窍，益智化痰，系从苏合香丸加化痰祛风之品而成。因方中有十味芳香药物，故名十香返魂。取诸香辛窜，辟秽醒脑，以开窍闭；礞石、瓜蒌、郁金以化痰浊；僵蚕、天麻祛风；朱砂、血珀定神。诸药合用，窍道开，风痰化，凡卒厥

晕死者，多可回苏。前案中乾隆朝之禄贵人，急救时即曾灌用此丹。

四是乌梅擦牙。温病学中对牙关紧闭，欲作痉症者，有用酸物擦之即开的论述，所谓“用酸物擦之即开，木来泄土故也”(《叶香岩外感温热篇》)。清宫中亦有用乌梅开关救闭的经验。如嘉庆朝五格格，于二十五年七月十二日因“暑瘟之症”，“抽搐不止，痰涎胶固，吹通关散无嚏”，用清暑定搐汤亦灌之不下，“即用乌梅擦牙，牙关随开”，得以灌药，随后又出现“神昏不语，二目上视，牙关紧急”等症，仍用乌梅擦牙，以三子降痰汤治疗，终于使患者“神者渐清，抽搐微止”，从险境转入坦途。

再谈脱症。此系疾病之最后关头，有阴脱、阳脱、阴阳俱脱之不同，不过清宫医案中以亡阴者为最多，故治法上亦偏于救阴，是其特异之处，兹举一、二案例，略事说明。

救阴：凡阴竭致脱者当救阴敛阳。如“嘉庆二十五年七月二十五日，商景尉、李澍名、苏钰、杨庆祥酉正恭请皇上圣脉虚散无神，原系外感后湿热未清，复因劳动伤气，转成痰喘之症，以致喘促不止，汗出如油，似有脱惫之象，令设法急用生脉饮竭力挽治”，案中脉虚散，喘促不止，汗出如油，皆脱脉脱症，所拟生脉饮以人参益气生津，麦冬清热养阴，五味子益阴敛液，一滋一敛，旨在挽救垂亡之阴液。

又如“宣统十四年九月十二日戌刻，张仲元、佟文斌请得端康皇贵太妃脉息两寸见细，阳气虚也，两关双弦，肝木乘土之象，两尺洪大无力，系水涸虚火上炎之征，症势如此，恐痰壅汗出，谨防虚脱，谨拟益气生脉化痰之法调理。

西洋参二钱，研　朱麦冬三钱　朱茯神三钱　五味子五分　大生地四钱　生杭芍三钱　川贝母三钱，研　青竹茹二钱

引用法半夏二钱

九月十五日未刻，张仲元、佟文斌请得端康皇贵太妃脉息洪象，双弦未敛，重按无神。神识昏迷，时作郑声，面青唇淡，呼气痰声，胃纳不思，生气日消，病气日进，真危如朝露矣，谨拟生脉化痰之法以冀万一。西洋参二钱，朱麦冬三钱，五味子五分，橘红一钱五分，引用朱拌灯心十根”，端康此案乃病久真阴枯涸，阳无所敛，致逼虚阳外越，故其脉虽洪而无根。方中除化痰之品外，刻意滋阴救液，故其中生脉散之人参亦改用西洋参，加强生津益气固阴之力。”

救阳：宫中虽亦用参附等汤回阳，但应用最广泛的则是保元类方剂。如“乾隆□年九月初七日，左院判臣王炳、左院判臣邵正文，御医臣孙之焕、臣孙埏柱谨奏，看得舅舅公伊通阿病，原系暑湿伤脾，噤口血痢之症，泄泻日久，渐致神昏谵语，自汗烦渴，服过益气调中、参附、异功等汤，谵语已止，神识虽清，惟泻利无度，或血或水，形衰气泄，不思饮食，脉息细小无神，恐其脱变，臣等竭力设法，议用参茸保元汤挽治，谨此奏闻。参茸保元汤”：

人参三钱　鹿茸三钱，酥炙　炙黄芪五钱　白术五钱，土炒　肉豆蔻二钱，煨研　茯苓二钱　炙补骨脂二钱　五味子一钱，研　诃子肉二钱，煨　炙甘草一钱

引建莲肉三钱

本案泄痢日久，脾阳自伤，形衰气怯，肾阳亦损。大汗可以亡阳，大利亦可亡阳，故前用参附等汤治神昏谵语有效。此时泻利无度已现脱象，故治用温补脾肾佐以固脱法。方取保元汤保固元气，四神丸温肾暖脾，重用鹿茸以温肾阳，阳气回自能固阴，而泄痢之症可愈。用参茸回阳，虽不及参附之迅猛，但于阴损及阳者，似可减辛燥之弊。清代为温病学之鼎盛时期，温病最忌伤阴，主张留得一分津液便有一分生机，宫中在救阳中不过用辛

热之剂，似亦为此。

阴阳两救：除了亡阴亡阳而外，还有一种阴阳极度衰竭的症候，凡病见此，阴阳顷刻即将离决，预后大多不良，此即阴阳俱脱，如光绪临终前脉案，“光绪三十四年十月二十一日午刻，臣周景涛请得皇上脉左寸散，左关尺弦鼓，右三部浮如毛，若有若无，目直视，唇反，鼻扇，阳散阴涸之象，勉拟补天丸法以抒血忱”。

紫河车二钱　黄柏三钱　龟板四钱，童便炙　肥知母三钱　杜仲二钱　五味子一钱　广陈皮五分　人参一钱

本案脉左寸散是心气绝，右三部浮如毛是元阳散，目直视是太阳厥，唇反是脾绝，鼻扇是肺绝，此时命在瞬息之间，回阳救阴皆不容缓，但阴涸阳散之时，至寒至热之品皆所不宜，故取紫河车、杜仲温肾填精，人参益气固脱，龟板、五味子、黄柏滋阴敛阴坚阴。虽然终亦无济，但用此阴阳两救勉尽人事之方后，光绪得以殁于子时，亦见宫中急救用方似符合病机。

(四) 危急症中饮食疗法及其他

对于某些危急症，除了药治，清宫中还有食疗之法，看似缓不济急，但用之得当，亦可转危为安。

如康熙之御前近臣武英殿赫世亨，于康熙四十六年六月患痢，久治不愈，经御医刘声芳、张叡诊治为“下痢红白，色如鱼脑，里急后重，腰腹疼痛，年老气虚，又兼病后六脉尚大，脉症不宜，其病甚险，恐变虚脱之症”，迭服医药无效，竟致赫世亨“每讲一、二句话就咳嗽”，“气又有所虚弱”，叩头哭泣，卧于病榻，淹淹待弊。继后经康熙特旨，改用饮食疗治，赏食野味，和养胃气。据七月初八日之奏折称：“遵旨即停止服药，由御药房做点稀饭，麅子肉，就菜能喝一小碗，前曾有过一至二次腹泻，亦停止了，说话声也高了，夜间亦能安睡片刻”，十三日又称：“蒙皇上恩赐野味等食调理，自食之后，胃气渐开，六脉稍起，今仍止药，只用饮食调理”，七月十四日李国平等奏称赫世亨病愈，并谓：“奴才我武英殿众人等均以重病大夫未能治愈，经皇上旨令停药，并赏食麅子肉、鹨，野鸡、米饭后，均已痊愈。皇恩如此神奇，无不为之惊喜”。其实人以胃气为本，年老体弱之人，久病之后，医药交相攻伐，胃气告匮，已难受药，用饮食和养，苏其胃气，深合病机，故虚脱之险症得以挽回。

又如嘉庆二阿哥福晋，于二十五年七月初九日感受暑湿，曾患发热抽搐气闭之险症，御医钱松诊为“内热过盛”，而以“西瓜水暂清内热”治疗，药后诸症悉减。盖西瓜青清暑热，有天生白虎汤之誉，用治因暑邪所致之高热，洵为对症，宜其有效。

另外，慈禧临终前一日，也曾用饮食疗法和养胃气。如御医施焕于光绪三十四年十月二十一日所拟之方为“粳米饭锅巴培焦研极细末，陈年火腿骨煅研极细末，二味等分共研匀，以红白糖和淡橘红水调羹，另用乌梅五钱，甘草一钱煮水徐徐咽之”，此方之效否姑不置论，其在危急大症中尚处处注意顾护胃气的思想，确属难能可贵。

此外，清宫中还用一些特殊方药治疗某些危急症，如康熙四十九年四月二十七日，右院判刘声芳等用御制白丸及酒，治镶黄旗食阿思哈尼哈番俸硕色所患中风神昏目闭，痰涎壅塞之症，药后“神气已明，痰壅已好”。御制白丸之方药虽尚待研考，但《医宗金鉴》所载之青州白丸(生半夏、生南星、白附子)功治风痰可以参考。又如康熙四十九年七月初五日，御医李德聪等用金线重楼末治御前一等侍卫海清红白痢获得良效等等，均属宫中经验，

值得进一步研究。

(五) 濒死救治

研究清宫各朝帝后王公之临终脉案，令人惊奇地注意到在数以万计的中医方剂中，清宫御医最赏用生脉散及其变方，对濒临死亡者进行救治，尤在晚清，更是例为定规。生脉散类方，几被视为宫中之救命仙方，推崇备至。除了治疗，尚有特殊之护理，也是宫中救治濒死者之重要内容，现举数案，用资说明。

1 生脉散方救治案

其一，同治皇帝。“同治十三年十二月初五日申刻，李德立、庄守和请得皇上(同治)六脉散微无根，系病久神气消耗，偶因气不运痰，厥闭脱败，急用生脉饮一贴竭力调治。高丽参五钱，麦冬五钱，五味子一钱炙，水煎温服。十二月初五日酉刻，李德立、庄守和请得皇上六脉已绝，灌生脉饮不能下咽，元气脱败，于酉时崩逝”。

据同治十三年十月宫中所立《万岁爷天花喜进药用药底簿》载，同治患天花，前后凡三十六天，逐日有案，其间迭经发热、见点、起胀、灌浆、收靥等病程，其后热毒漫延，全身多处溃脓，合并感染，热邪久羁，伤阴耗液，至十二月初五日出现元气脱败濒死之危候。案中“六脉散绝无根”，即为阴涸阳竭之征，阴阳离决即在须臾之间。此时李德立等用生脉散原方救治，侧重于益气救阴。《内经》谓：“阳予之正，阴为之主”，阴为阳之基，说明阴阳二者之中，救阴更甚于救阳。本案热病日久，阴分身伤，救阴更是重点。无怪当日病榻之旁，翁同龢咤之曰：何不用回阳汤，而李德立曰：不能，只得用参麦散(《翁文忠公日记》)。可见宫中御医对阴阳俱亡之证，细心揣摩，早有定见，以益气救阴之生脉散为不二法门。

其二，光绪皇帝。“光绪三十四年十月二十一日子刻，张仲元、全顺、忠勋请得皇上(光绪)脉息如丝欲绝，肢冷气陷，二目上翻，神识已迷，牙关紧闭，势已将脱，谨勉以生脉饮以尽血忱。人参一钱，麦冬三钱，五味子一钱，水煎灌服”。

考光绪自幼多病，百疾缠身，从其一生脉案分析，以患多系统结核病之可能最大，并有遗精之痼疾。自光绪二十四年起，病势日渐加剧，五内俱伤，至三十三年已卧床不起。据该年九月之一份《起居注》记载：“今晨早起时，腰胯左边疼痛甚重，稍一动转即牵掣满腰，极痛难忍，夜寐愈多则筋脉愈滞，其疾亦日甚一日”，可见光绪因身患多种慢性消耗性疾病，至其晚期，病势已十分沉重。长年久病耗伤阴精，至其临终之前，已极度衰竭。本案之脉息如丝欲绝，肢冷，目翻，神昏，牙闭，均为阴阳俱亡，闭脱兼见之候，亦取生脉饮救治，方中人参益气强心，麦冬滋阴救液，五味子急敛欲散之元气，诸药合用冀其益气固阴，脉绝复生而留人治病。以上二案皆属濒死时，清宫中用生脉散专方专药之救治。

2 生脉散变方救治案

其一，慈禧太后。“光绪三十四年十月二十二日，张仲元、戴家瑜请得太皇太后(慈禧)脉息左部不匀，右部细数，气虚痰生，精神委顿，舌短口干，胃不纳食，势甚危笃，勉拟益气生津之法调理。人参须五分，麦冬二钱，鲜石斛二钱，老米一两，水煎温服。春喜、永福午初煎药，午初十分进药”。

慈禧此案为临终最后服用之药，距死亡仅只一个时辰。据同日御医施焕所书之脉案知慈禧之症，“肺不宣布，以致痰壅”是其关键，故案中用生脉散减去五味子者，似虑其敛肺壅痰，加石斛、老米养胃生津者，似保其胃气，止其烦热。说明清宫御医对濒死者除用生脉散专方救治外，还依据具体病情而加减变化，在专方专药基础上辨证论治，扩大了生脉散方的应用。据《老佛爷进药底簿》载，兹后张、戴二人因慈禧“势将脱败”，曾“急以生脉饮(人参一钱五分，五味子一钱五分，麦冬三钱)尽力调理，以尽血忱”，但因未正煎药，来不及予服，慈禧即于未正三刻升霞，由此可证生脉散确是清宫临死者必用之剂。

其二，隆裕皇后。“宣统五年正月十六日午刻，张仲元、佟文斌请得皇太后(隆裕)脉息左寸关浮散，尺部如丝，证势垂危，痰壅愈盛，再勉拟生脉化痰之法，以冀万一。西洋参三钱研，麦冬三钱，五味子一钱，橘红二钱，竹沥水三钱兑，水煎灌服”。清宫现有之隆裕脉案表明，其晚年患有劳嗽之疾，阴虚火旺之体，故案中生脉散之人参用西洋参代之，着重养阴，加橘红、竹沥者取意化痰消壅。此亦属生脉散基础上之辨证论治治法。

其三，瑾妃。“宣统十四年九月十七日口刻，张仲元、佟文斌请得端康皇贵太妃(瑾妃)脉息尺部洪象未敛，重按无神，两关仍弦，寸部细而力软，神识时清时迷，舌强语蹇，面青黯淡，胃纳不思，精神萎顿异常，症势愈形危险，勉拟方倣仲景复脉法竭力调理。西洋参二钱，干地黄三钱，炒白芍三钱，朱麦冬三钱，生牡蛎三钱，炙甘草一钱，水煎温服。本日酉刻，照原方加人参一钱，五味子六分”。案中所称仲景之复脉法即炙甘草汤，尚有姜、桂、酒等阳动之药，后世温病学家之复脉汤本炙甘草汤化裁而纯用阴药，本案端康之疾仍属阴竭为主，用方实为生脉散之加减，与《温病条辨》之加减复脉汤相类，故云倣仲景法，而用意以救阴为主，虽称复脉法，实际系生脉散变法。

以上案例，足证清宫御医救治濒临死亡者，着重于益气救阴，方从生脉散化裁，与温病学家主张有一致之处，而人参尤为必用之品。现代医学实验研究表明生脉散有增强冠脉流量，改善心肌供血，调整心肌代谢，降低氧耗量，调节血压，改善微循环等作用，确有益气养阴强心之功能。清宫之经验还为我们提供了在不同的兼夹症中，选用不同药物配伍，组成生脉散变方救治濒死者之案例，对今日之临床或可有所借鉴。

3 特别护理

又清宫医案中，救治危急症的同时，也有特别之护理。光绪二十四年恭亲王奕䜣临终前一月即逐日逐时逐刻进行护病，如临终当日之护病记录载：“四月初十日子初一刻五分，小水(即小便)；子正一刻，小水；子正一刻五分，喝荷叶粥一小盅；丑初诊脉虚散；丑初一刻坐睡；丑正醒；丑正一刻坐睡；寅初醒；寅初一刻坐睡；寅正十分醒，小水；寅正一刻五分吃膏子药；卯初诊脉虚弱；卯初二刻十分按摩；卯正三刻十分，小水；辰初一刻喝鸭子汤粥半盅，兑参麦饮半盅”，护理十分详尽谨慎，无疑对于危急症之救治有着重要之意义。

【结语】

本文介绍了清宫医案中有关痉、厥、神昏闭脱等部分危急症之治疗，以及对濒死者之救治，归纳起来，有以下几点经验。

(1) 对于痉症，宫中主要责之于痰热，而于止痉方中兼用祛痰之品，涤痰清热是其要法。

(2) 对于厥证，除一般之治法外，宫中尚侧重治脾，俾中气运而厥可回。

(3) 对于闭证，宫中以开窍涤痰醒脑为主，并创制有秘传通窍仙方，牛黄清心丸，十香返魂丹等宫中开闭方药。

(4) 对于脱证，宫中着重益气固脱，回阳诸方，尤其参附等大辛大热之品应用较少，而以救阴为第一要义。

(5) 对于濒死者，采用生脉散及其变方救治。见另文。

(6) 此外，清宫在危急症中运用食物疗法之经验，设置特别之护理均值得重视。

慈禧光绪脉案中有关脾胃升降法的运用

江幼李

宫廷生活，养尊处优，多纵情口食，怠于劳作，故脾胃病颇为常见。《素问·平人气象论》云："胃者，平人之常气也，人无胃气曰逆，逆者死"，可见胃气的重要。在清宫医案中，除脾胃病外，不少疾病应用调理脾胃的治法也获得显著效果，其中又以运用脾胃门升降气机法为突出，选方遣药，十分灵巧，兹就慈禧、光绪之有关病案，加以归纳，仅举如下四种常用方法，加以介绍，以供临床工作之鉴镜。

(一) 承气汤通腑降胃，消导药化浊升清

"光绪三十二年闰四月二十一日，庄守和、张仲元、姚宝生请得皇太后脉息左关沉弦，右寸关滑而近数，肝脾欠和，胃热饮滞未清，清阳不升，系浊阴不降所致，今谨拟降浊升清之法调理"。

枳实一钱五分，炒　广皮一钱五分　莱菔子二钱，炒研　神曲三钱，炒　沙东楂三钱　栀子二钱，炒　酒黄芩一钱五分　银花三钱　赤茯苓三钱　泽泻一钱五分　合欢花五朵　甘草一钱

引用一捻金八分，后煎

此症属饮滞，脾胃不能运化所致。《素问·阴阳应象大论》说："浊气在上，则生䐜胀……清阳出上窍，浊阴出下窍，清阳发腠理，浊阴走五藏"，本症饮滞胃热，阻隔于中，清者不升，浊者不降，故用消导合泻下之法，再佐轻清之品以治。不过，一捻金用量尚轻，通下之力尚嫌不足。于是次日御医们议定，"欲升清阳，先用降浊之法，今谨拟清热化滞饮调理"，药用：

枳实二钱，炒　炙紫朴一钱五分　酒黄芩二钱　栀子二钱，炒　东楂肉二钱，炒　神曲三钱，炒　莱菔子二钱，炒研　泽泻二钱　元明粉一钱五分，后煎　酒军二钱，后煎　酒知母二钱　甘草一钱

引用竹叶一钱，空心温服

径选用大承气入方通腑降胃，续用莱菔、东楂、神曲消导和中化浊，取花入药者，以诸花皆散，有助升清，此外苦味降，辛味通，共成降浊升清之方。据以后脉案记载，服用以上处方后胃热得清，饮滞得消。以后遇相同病症，仍用此法。如光绪三十三年二月十三日慈禧患病"胃气壅滞，头目不爽"，庄守和等仍用承气汤(枳实一钱五分，厚朴一钱五分炙，元明粉一钱后煎，甘草五分，一捻金八分)治疗，仍获痊愈。似此，皆降浊可以升清之义，自可启迪后学。

(二) 四君子益气升清，玉屏风固表运脾

"光绪三十四年七月初六日，李德源、戴家瑜请得皇太后脉息左关弦缓，右关滑缓，脾胃欠和，化湿较慢，湿气下行，清阳不升，以致作泻，谨拟益气升清之法调理"。

人参须各四分 于术五分，米蒸 云苓二钱 甘草六分 谷芽三钱，炒 扁豆三钱，炒 薏苡仁三钱，炒 银花一钱五分

引用鲜荷叶一角

腹泻病因甚多，饮食所伤，七情违和，肾阳不足皆可导致本病。其中又以湿邪所胜和脾胃功能障碍为多见。《素问·阴阳应象大论》说："湿胜则濡泄"，脾主湿，本案系脾胃虚弱，以致湿浊不化，下行为泻。拟方用四君子汤益气健脾，佐以扁豆薏苡仁和胃除湿，荷叶轻清，升腾清气，诸药合用使湿气得化，脾气得升而泄泻可止。次日脉案，即无"作泻"之症，可见用四君子汤变通益气升清止泻也是宫中脾胃升降法之一类应用。

再看："光绪三十三年九月初六日臣陈秉钧、曹元恒请得皇上脉大则诸恙皆来，小则诸恙俱减。今日之脉小而不大，且静且和，无如三五日又易反覆，口渴肢麻，头蒙咳嗽，总由中焦升降不和。考胃主机关，脾主四肢，所以神倦力乏，诸骱酸软，腰脊疲困，两足欲行难行，步履苦难支持，惟冀纳谷消运，大便调达，则证可由渐求功，谨拟护表运中"。

防风七分 西绵芪二钱，同捣 半夏曲一钱，炒 川续断二钱，酒炒 天生于术二钱 縠芽五分，同炒 生白芍一钱五分 谷芽三钱，炒

引用生姜二小片 红枣三枚

本案症候虽杂，有轻有重，仍以痿证为主，由中焦脾胃升降失司所致。《素问·太阴阳明论》谓："四支皆禀气于胃，而不得至经，必因于脾，乃得禀也。今脾病不能为胃行其津液，四支不得禀水谷气，气日以衰，脉道不利，筋骨肌肉，皆无气以生，故不用焉"，《素问·痿论》云："阳明为十二经之长，主润宗筋而利机关"，由此可以理解光绪诸骱酸软，步履维艰之病因，不仅关系到肾，且与脾胃之功能失常有关。其头蒙口渴之症，亦属脾之清阳不升。陈秉钧等拟玉屏风加味以治，颇寓深意。考玉屏风散本治虚人外感之症，能固护卫阳。案中加味，则取芪术益气健脾，配以谷芽、姜枣、半夏曲等胃药，更可调畅脾胃升降气机，故称"护表运中"。药量轻，是因光绪病久，胃气削剥难胜重药。初七日复诊，则"诸恙减"，惟"大便干稀不定，干则不能降浊，稀则气陷不和"，说明除脾之清阳不升外，胃之浊阴尚有未降，而增用"饮食消息之"以养胃气，至初八日"脉左右静软，寸关尺三部一律平和"，可见用玉屏风散固表运脾，配以养胃药升降脾胃气机之法，确有一定效验。

(三) 生脉散益气生津，轻扬剂协同升提

"光绪三十四年五月初九日未刻，张仲元、戴家瑜请得皇太后脉息左关稍弦，右寸关沉滑，肝胃欠和，运化迟滞，总由清阳不升所致，谨拟益气升清之法调理"。

人参五分 五味子五分 麦冬二钱，去心 谷芽三钱，炒 甘菊花二钱 霜桑叶二钱 橘红八分 羚羊八分

引用鲜荷叶半张，切碎

此症属食滞，《素问·痹论》谓："饮食自倍，肠胃乃伤"，慈禧平素嗜食肥甘，故脾胃常有欠和之疾。张仲元等针对病情，着意调理脾胃，自五月初九日起至十三日，迭用生脉散益气生津，并另用谷芽，乌梅(十一日方)醒胃，荷叶，菊花升清，收到好的效果。

生脉散原为益气养阴，保肺复脉之方，本案借以升清降浊，调理脾胃，其理安在？盖生脉散中之人参，大补元气，益气即可以健脾升阳。麦冬善养胃阴，柔润生津即所以和降胃气。五味子能止耗散，补中有收。故全方尚兼有升降脾胃之功，佐以余药，升清降浊，于慈禧食滞，口干津少等症，实属允当。亦示人生脉散变法之又一妙用。

(四) 健中土浊降清升，燮阴阳枢机自利

“光绪三十三年八月二十四日臣陈秉钧、曹元恒请得皇上脉左右均沉细，重按少力，体虚不胜寒凉，昨晚微觉腹痛，又欲作恶。脾升胃降失司，中寒气痹，大便欲行不畅……现在冷而不热，或有受凉其间，谨拟升清降浊以中焦为扼要。土炒于术一钱，新会络一钱，白芍一钱五分，淡吴萸三分，二味加水同炒，焦麦芽三钱，红枣二枚。”

本案属感受寒邪为病，谓之中寒。虚人感寒较常人为重，案中见腹痛、恶心、便溏、畏寒等症，虽属中寒气痹，阳气不足所致，但仍以脾胃症状为多，故以调中为治。取于术健脾，新会络通络流畅气机，舒其气痹，麦芽、红枣畅脾，白芍、吴萸苦辛通降，共奏升清降浊，运健脾胃之效。中寒而治以中焦为扼要者，守脾胃为枢机之论，即“中央健，四傍如”(《医学三字经》)，脾胃为人身之天枢之旨的运用。次后其病渐痊。

又如：“光绪三十四年七月二十日臣施焕请得皇太后脉左关较昨略平，右关滞象未减，脾困不舒，胃气不和，食后逾时发燥，夜寐不安。间有伸气带酸，此胃当降而少降也。待气伸后又发饿与眼皮重并泄，此脾当升而少升也。调和之法，宜从升降中兼消益品，分选配方，谨拟药味上呈”。

生沙参二钱　云茯苓三钱　生小于术一钱五分，连皮用　佩兰梗八分　白芍一钱五分，炒　建泽泻八分　半夏曲一钱五分　生甘草八分　茅术炭一钱　葳蕤仁二钱，去尖　薏苡仁五钱　广陈皮五分　麦冬一钱，连心

引用厚朴花四分

本案之食滞，有类现代医学之慢性胃炎。方用六君子汤加味，以沙参代人参者，正欲补阳中兼顾其阴。用佩兰、厚朴化湿醒脾者，使脾当升而升。用麦冬、沙参养胃和胃者，使胃当降而降。佐薏苡仁、泽泻、白芍、甘草兼淡渗通阳，酸甘化阴，与症相符。故次日即称“所喜昨药后，夜寐已较前夜为安，此即胃气有转和之象”，“又泄水渐少，转为痰涎”，而属“脾湿膈痰所致”，除依上法外，另辅解热益气化痰之品疗治而效。究其取效之因，恰如案中御医所说：“操东垣论脾胃之意，而不用其方，正欲脾胃阴阳之适当耳。”盖东垣治脾胃，着重升脾阳而忽视养胃阴，清宫御医不仅补出养胃阴一法，而且脾阳胃阴兼顾，燮理阴阳而得脾胃升降之要妙。

光绪遗精病治法分析

周文泉

清代历朝皇帝中，光绪患病殊多，其中反复发作、缠绵不已、颇以为苦者，遗精滑泄病居其一。据光绪三十三年其自书之起居注称：“遗精之病将二十余年，前数年每月必发十数次，近数年每月不过二、三次，且有无梦不举即自遗泄之时。冬天较甚。”知其十六、七岁始患此证。至十九岁大婚时，病仍如故，已成宿疾。其症状表现：“于昼间一闻锣声即觉心动而自泄，夜间梦寐亦然”。病势沉重，治疗颇为棘手。究遗精病之成因，多由劳心过度，纵欲伤肾，或醇酒厚味，蕴湿生热下注，扰动精室所引起。其病机当责之心、肝、肾三脏之虚损或失调，即丹溪所谓：“主闭藏者肾也，主疏泄者肝也，二者皆有相火，而其系上属于心。心，君火也，为物所感易动，心动则相火亦动，动则精自走。相火翕然而起，虽不交会，亦暗流而疏泄矣。”至于光绪帝遗精之病因，先天不足，肾亏于前；情志不遂，心劳

日拙，心肝两损于后。且自幼脾胃损伤，湿浊蕴热，相杂其间。因之，其遗精之疾，实乃内脏虚损之结果。仅因其阶段不同，各脏腑虚损之程度不同，其辨证略异而已。对于光绪帝之遗泄之疾，御医们精心辨证，多方设法。加以光绪粗知医理，亦辄自行开方、索方、录方。因而其治疗遗精滑泄病之处方甚多。疗法有内服、外治之分，用药存复方、单味之别，治法详备，各具特点。兹就其常用医方按法作一归纳，以供参考。

(一) 养心益气法

光绪帝自幼身体孱弱，脾胃欠和，是为气血不足之由。冲龄登极，国事多变。及亲政之时，慈禧仍有训政之权，精神抑郁，心情不快，劳神过度，心阴暗伤，以致心阳独亢，心肾失交，水亏火旺，扰动精室而为遗泄。迨至戊戌事败，遂成阶下之囚，心劳神瘁，病又复重一层。曲运神机，势伤乎心；心神过用，暗及于肾。《金匮翼》谓："动于心者，神摇于上，则精遗于下"，意即于此。而养心益气法之运用，在于养心阴阳之亏损，补气血之不足。冀心气得复，心神得安而不摇，遗精亦得止。《景岳全书》所述："遗精之始，无不病由乎心。……及其病而求治，则尤当以持心为先，然后随症调理，自无不愈。"可谓中肯之谈。治疗光绪帝遗精病采用养心益气法之方剂，乃以《和剂局方》之妙香散加减方为代表，称之为治遗精验方，配丸药服用。其组成为：东洋参、生口芪、茯苓、远志、杜仲各三两、茯神二两、淮山药八两、芡实二两、广木香二钱、辰砂二钱、当门子三厘共为细末，炼蜜为丸，二钱重。是方以山药益阴清热兼以固精，为君。参、芪补益固气，远志、茯苓、茯神宁心安神，俾气固神宁而精自不泄。木香行气以疏肝，肝疏则脾和，脾和而后天得健。辰砂镇心安神，"养精神、定魂魄"(《本草经》)。麝香通窍解郁，与辰砂相伍可令神安不摇，加芡实一则可以助清心健脾之力，次则可增益肾固精之功。杜仲入肝肾二经，用之在于补益精气。故此方具益气宁神、补益心肾之功效。运用大旨在于安其神、正其气，使精得与气神相依而自固。

养心益气法治遗精病临床医家少用。光绪帝以此方配丸药常服，知其当有效验。此类医方光绪帝于二十五年前后，每多服用。其他方药如归脾汤、生脉散合朱砂安神丸等亦相机用之，然均加用莲子、芡实，以及益肾诸品。此法选用药物诸如参、芪、茯苓、炙甘草、远志、茯神、柏子仁、莲肉、芡实、山药、薏苡仁、石斛、辰砂、琥珀之属，但均加入一定比重之益肾之品，如金樱子、旱莲草、杜仲、川续断、菟丝子等。

(二) 滋阴补肾法

肾虚精关不固乃是遗精滑泄之重要原因。《素问·六节脏象论》载："肾者主蛰，封藏之本，精之处也，若恣情纵欲，肾精不藏，则可导致肾阴之处损，肾阴虚则相火旺，扰于精室则封藏不固，而精自流。光绪帝婚前已有遗泄之病，大婚于弱冠，皇后、宠妃侍于宫帏，肾精亏耗自不待言。且因前论述之慈禧专权，心情拂郁，忧思恚怒于内，以致肝郁化火。肾阴不足精本不得封藏，加以肝火相干，则肾精更耗。故赵献可云："肾之阴虚则精不藏，肝之阳强则火不秘，以不秘之火加临不藏之精，有不梦，梦即泄矣。"光绪帝遗精滑泄之病，有时现肾阴虚见证，则御医治疗多从滋补肾阴入手，俾肾阴得滋，精宫自充。且肝肾同源，肾阴充则肝阴得养，亦可顾肝火之不秘。其治疗方剂大致分为两类，一类是滋阴补肾加固涩肾精之药，以御制益肾固精丸为代表：

大熟地八两　山萸肉四两　淮山药四两　牡丹皮四两　云茯苓四两　龙骨三钱　莲须一两　芡

实二两 线胶四两

治法：用牡蛎熟粉炒线胶，成珠后，去牡蛎，磨纷，再用以上各药共研细末，炼蜜为丸，如绿豆大。每日早晚各服四钱，鹿啣草煎汤送服。此方具滋阴补肾固精之效。方取六味地黄为主，重在滋补肾阴，去泽泻防其淡渗利湿伤阴，合金锁固精丸旨在益肾固精，去蒺藜加线胶为助育阴之力。以鹿啣草煎汤送服，颇具深意，是药能入肝肾二经，可为诸药之引，亦可增本方补肾固精之功。据脉案，此方光绪时常服之，亦常自开此方配用，或当有效。光绪帝用滋阴补肾医方之另一类是滋阴补肾药加少量助阳之品，惟力轻量少，非耑为助肾之阳，实乃固肾之虚，防有补肾抑阳之虞。此类医方，光绪帝服用颇多，其中尤以自书之治遗精方最为常用，并自注“极效”。其组成：

熟地三钱 泽泻三钱 丹皮八分 山药一钱 枣皮一钱 芡实一钱，研 菟丝子一钱 杜仲一钱 巴戟天一钱 猪油一钱

水煎温服。

本方实乃以六味地黄丸为主，旨在滋阴补肾，加杜仲、菟丝子益阴助阳，尤妙者选用巴戟天温肾壮阳，以防滋阴太过，且巴戟与菟丝相伍，壮肾固精之力殊增；巴戟与杜仲相须，补肾益元之功尤强；巴戟配合山萸肉可助肾火以固下元。至于合用猪油者，是为加强补虚润燥之效。本方适于肾阴不足，病情迁延、肾精不固者。

总之，治疗光绪帝遗精病采用滋阴补肾法时，每多随证候之变化，对其处方药物有所增损，其中加入固涩类药及小量助阳之品时较多。所谓：益源不忘节流，助阴复顾益阳，可供临床借鉴。

（三）阴阳双补法

遗精滑泄之病久而不愈，阴精亏耗益甚，阴损及阳，以致下元虚惫，精关无固涩之力，命火生温煦之功，而滑泄阳痿相继出现，则病更沉重。光绪帝罹患遗精滑泄有年，至光绪三十年前后，其病日渐加剧。其自书起居注中，多载：“时有滑泄，下部潮冷”等语，其脉象亦多尺部沉弱乏力，知其肾阴肾阳均有不足。此时辨证多属于肾阴肾阳两虚，故治疗其滑泄之疾，亦多从阴阳两补设法。惟因其时病情多变，脏腑俱有亏损，因之亦常以此法为主。其于双补肾元之中，伍以补肾纳气之品居多。其主要方剂，如益肾固精丸一方之组成：

炙龟板六钱 生牡蛎四钱 鹿角胶三钱 蛤蚧尾一对 大熟地三钱 杭芍二钱，炒 益智子二钱 菟丝饼四钱 云茯苓三钱 山药二钱，炒 山萸肉二钱 牡丹皮三钱 五味子一钱 金樱肉二钱 石莲肉三钱 建泽泻二钱

共研极细面，饴糖为丸，如绿豆大，每晚服二钱，白开水送服。

本方即由七味都气丸、茯菟丹、龟鹿二仙胶等方加减化裁而来，具补阴壮阳，益肾固精之功。其中七味都气丸滋肾纳气，得蛤蚧之助而纳气之功殊增。茯菟丹滋精固脱，合金樱子、牡蛎、益智仁固涩之力益强。龟为介虫之长，得阴气最全；鹿角过夏至即解，禀纯阳之性，两药相伍可阴阳双补。制配以饴糖为丸，颇寓深意，饴糖性味甘平，《千金要方》载，有“补虚冷，益气力”之作用；《食疗本草》称其可“健脾胃，补中”。故用以为丸，可补中健脾，以除本方之滋腻。此外，御医鉴于光绪帝体质娇弱，还专门配制阴阳双补平和之剂，以备久服。滋阴益肾暖精丸即是其一，该方组成为：

原生地一两 山萸肉四钱 淮山药六钱 盐杜仲六钱 沙苑蒺藜六钱 白茯苓六钱 骨碎补四钱 韭菜子四钱 归身六钱 杭白芍四钱 金毛狗脊四钱 益智仁三钱 怀牛膝四钱 石莲蕊五钱 稆豆

皮六钱　广缩砂一钱五分

共研极细末，枣泥糊为丸，小绿豆粒大，每早晚各服二钱，淡盐汤送服。

是方具滋肾阴，益肾气，阴阳双理，养血健脾之效。方以枣泥糊为丸，有健脾益气作用，以淡盐汤送服，乃取盐入足少阴经，且有固肾之作用。因此方组合严谨，其性平和，故为光绪帝喜用。并常依据病情在此方基础上加减用药，配方服用。

总之，光绪帝所用之阴阳双补方剂，大多以滋补肾阴为主，以培补肾阳为辅，其补肾阳之药，每多温和之品，而少用刚燥之药。此当与光绪体质孱弱，素质阴虚有关。且缘遗精滑泄病之阴阳两虚成因，多是由阴及阳引起之故。

(四) 益肾固涩法

遗泄之病，不宜过早用涩，但于病势经久不愈之时，则常以益肾固涩之法为主，以塞其流。光绪帝患此病有年，病势反复，经久不愈，故益肾固涩之法，亦时用之，乃本“涩可固脱”之意。此类方剂，主要以精滑梦遗方为代表，其组成是：金樱子、芡实、白莲花蕊、煅龙骨各五钱，共为细末，米糊为丸，梧桐子大，每服七十丸，盐酒汤送下。本方系《洪氏集验方》之水陆二仙丹加味，金樱子、芡实一生于水，一生于山，故名。是方具固肾涩精之效。白莲花蕊性味甘平，可益肾涩精；煅龙骨能收固涩精。故诸药合用，有益肾固精之功，用之俾肾气得固，精关得闭，而滑泄可止。本方以盐酒汤送服。按盐可引经入肾，酒可助肾兴阳，亦有流通气血之力？以上二味，用作引经，自当有益。此外，御医有时亦用单味药为光绪治疗遗泄之病，如一味秘精汤即是光绪帝时常服用者。是方仅分心木一味，用量五钱，洗净用水一茶盅半，煎至多半茶盅，临睡以前服之。分心本系胡桃科植物，胡桃果内层之木质隔膜，又称胡桃夹、胡桃衣，具固肾涩精之作用，为民间治遗精滑泄之要药。本方称之秘精，实则关键在于固肾。此外另有久患梦遗方等亦为光绪帝所常用，均多从固涩立意，并酌加益肾之品。当然益肾固涩在某种意义上仍为治标之法，一般初患此病者不宜用之。光绪帝之固涩用药，多以芡实、莲须、覆盆子、金樱子诸品为多，或以之为主，或以之为辅，交相使用。综观光绪帝之遗精滑泄病治法，早年多用宁心益气法，次后则以阴阳双补、益肾固涩法交互应用，大抵符合治疗遣精滑泄病先清君相之火为主，次则滋阴补阳同用，久则益肾固涩之原则，足证宫中御医具一定辨证论治之水平。虽然光绪帝之遗泄病时有反复，但实非尽医过之过，亦当咎之于病之深沉。

从清宫医案论光绪帝载湉之死

朱金甫　周文泉

有清一代，在统治集团内部，充满了激烈的政治斗争。父子、母子、兄弟之间，明争暗斗，攻讦猜忌，乃至谋害和残杀，屡屡发生。入关后，所历十朝，竟有五个皇帝之死一直被视为疑案，其中晚清光绪帝载湉之死，尤为人们所关注。本文主要依据中国第一历史档案馆所藏有关清宫医案档案资料，对光绪帝生前患病状况及其死因，略事分析。

(一)

清光绪帝三十四年十月二十一日(一九〇八年十一月十四日)清廷宣布，皇帝载湉已于是日酉刻“崩于瀛台之涵元殿”①。翌日，即十月二十二日未刻，操纵清末政权近半个世纪之久的慈禧皇太后那拉氏(以下简称西太后或那拉氏)亦“崩于中南海之仪鸾殿”②。

三十八岁的皇帝与七十四岁的太后居然于二十四小时内相继死去。消息传出，随即引起种种传闻。鉴于两人生前关系紧张，尤其是光绪帝当时之处境，人们不免怀疑其中或有不可告人之处，认为光绪帝可能是被谋害致死。如《清室外纪》谓：“皇帝宾天之情形及其得病之由，外人无由详知，惟藏于李莲英辈之心中。关于太后、皇帝同时而崩，北京城中，言人人殊，然欲查其原因，则实毫无线索。但日处忧城之中之帝，一旦再操大柄，自为李莲英辈之不利。可以断言，当日颐和园中之事，或有为太后所不及知者。据当时目击者论之，此亦情势之所可有，然欲搜求确据，处处相合，则亦甚为不易云”③。《清稗类钞·迷信类》内记载：“孝钦之崩，较之德宗宾天，但隔一夕，世多疑词。因谓孝钦病革，不愿先帝升遐，授命亲信太监搤毙之者”，等等。

以上系市井传闻，当然不足为信。但当时尚有一些接近宫禁、颇知内情之人，甚至有自称亲见亲闻者，后来亦撰文著书，认为光绪帝之死，值得怀疑。例如曾任十九年御史及起居注官、较为接近光绪帝的恽毓鼎，在所撰《崇陵传信录》中写道，当西太后病重时，“有谮上者，谓帝闻太后病，有喜色。太后怒曰：我不能先尔死”，于是“戊申秋……十九日，禁门增兵卫，讥出入，伺察非常。诸奄出东华门净发，昌言驾崩矣。次日，寂无闻。二十一日皇后始省上于寝宫，不知何时气绝矣”。这就隐约地暗示了对光绪帝之死的怀疑。清末曾在宫中担任过两年女官的德龄女士，在所著《瀛台泣血记》中，更十分肯定是“万恶的李莲英眼看太后命已经不久，自己的靠山快要发生问题了，便暗自着急起来。他想，与其待光绪掌了权来和自己算账，不如还让自己先下手为好。经过了几度的筹思，他的毒计便决定了”。据她的记述，认为光绪帝之死，系李莲英下毒所致。溥仪在《我的前半生》一书中谈到：“我还听见一个叫李长安的老太监说起光绪之死的疑案。照他说，光绪在死的前一天还是好好的，只是因为用了一剂药就坏了，后来才知道这剂药是袁世凯叫人送来的……。据内务府大臣的一位后人告诉我：光绪死前不过是一般的感冒，他看过那些药方，脉象极为平常，加之有人前一天还看到他像好人一样……病重消息传出不过两个时辰。就听说已经晏驾了。……还有一种传说，是西太后自知病将不起，她不甘心死在光绪前面，所以下了毒手。这也是可能的。”溥仪所引的一些传说，均是出自太监或内务府官员之口，已是不容忽视，更有一位自称曾给光绪诊病的医生名叫屈桂庭者，于所撰《诊治光绪皇帝秘记》一文(载《逸经》第二十九期)中称：“余诊视一月有余，药力有效……迨至十月十八日，余复进三海，在瀛台看光绪病。是日，帝忽患肚痛，在床上乱滚，向我大叫肚子痛得了不得。时中医俱去，左右只余内侍一、二人，盖太后亦患重病，宫廷无主，乱如散沙。帝所居地更为孤寂，无人管事。余见帝此时病状：夜不能睡、便结、心急跳、神衰、面黑、舌黄黑，而最可异者则频呼肚痛——此系与前病绝少关系者……此为余进宫视帝病最后一次……未几即闻皇帝驾崩矣！”这更是在字里行间暗示光绪帝系毒发致死。屈桂庭入宫为光绪诊病，未见有档案记载，但现存档案中有屈永秋为光绪诊病的记录，就其所开医方分析，此人当为外科医生，似是西医。不知屈永秋是否即屈桂庭？

---

①② 《德宗实录》卷五十九。

③ 引自陈登原著《国史旧闻》第三分册，六六八。页按此条记载，也见于英人濮兰德、白克好司所著《慈禧外记》，词句基本相同，而后者更为详细。

但也有不少史籍或接近宫禁者对光绪之死持不同议论。如《德宗实录》、《光绪朝东华录》，《清史稿·德宗本纪二》等所谓正史或官修史籍内，均载光绪帝系正常病死；再如：《苌楚斋三笔》卷六则谓“早在光绪三十四年二、三月间，德宗景皇帝久病未愈，早入膏肓，是时肝气大发、以手扭太监顶载，以足踢翻电灯。情势日亟。”又光绪临终前一段时间，一直为其治病的六位名医之一杜钟骏所著《崇德请脉记》一书，封光绪帝之病情、诊病经过以及光绪帝临终前的病状，叙述颇详，证明光猪帝确实是正常病死。然而，这类认为光绪是正常病死的记述，也有含糊不清或有自相矛盾之处。如杜钟骏的《德宗请脉记》中谓，光绪帝临终前一日，宫内并未传医入诊。但事实上，当日有四名医生入宫诊病，其中之一就是杜钟骏本人(见中国第一历史档案馆所藏光绪帝脉案)。又如，无论《德宗实录》、《光绪朝东华录》或《清史稿·德宗本纪》的记载，均说明载湉在光绪三十四年秋，即已病势危重，但仍经常参与政务活动，或陪同西太后接见王公大臣，或接见外国使节等人，或经常陪同西太后看戏。据光绪三十四年《内起居注》记载，直至载湉去逝前两天，即十月十九日，他仍亲诣仪鸾殿向西太后请安，并未记载他患有重病。至十月二十日，方有“上不豫”之记载。而十月二十一日，即记“上遺病大渐，酉刻，龙驭上宾”。如此种种，遂使光绪帝之死蒙上了神秘的色彩。数十年来，传说纷纭，成为清代历史上一大疑案。

(二)

关于光绪帝之死这一疑案，无论当时或在其后，虽有诸种传说，但因事涉清代宫禁秘密，人们无从知其真实内幕，故均缺乏可靠之立论依据。

在中国第一历史档案馆所藏清宫医案中，光绪脉案甚多，尤其是临终前半年左右的诊病记录，保存颇为完整。这些珍贵的诊病原始记录，应是研究光绪帝生前病状及其死因的重要而可靠的依据之一。

笔者认真地分析了这些脉案，并请教了有关专家，认为它至少可说明如下问题：

(1) 从光绪帝早年的脉案及其自述之“病原”得知，他自幼多病，且有长期遗精病史，身体素质甚差，如光绪三十三年载湉自书之“病原”中称：“遗精之病将二十年，前数年每月必发十数次，近数年每月不过二三次，且有无梦不举即自遗泄之时，冬天较甚。近数年遗泄较少者，并非渐愈，乃系肾经亏损太甚，无力发泄之故。……痿弱遗精之故，起初由于昼间一闻锣声即觉心动而自泄，夜间梦寐亦然。……腿膝足踝永远发凉……稍感风凉则必头疼体酸，夜间盖被须极严密。……其耳鸣脑响亦将近十年。……其耳鸣之声，如风雨金鼓杂还之音，有较远之时，有觉近之时。且近年来耳窍不灵，听话总不真切，盖亦出于下元虚弱，以致虚热时常上溢也。腰腿肩背酸沉，每日须令人按捺……此病亦有十二、三年矣。……行路之时，步履欠实，若稍一旁视、或手中持物，觉足下欹侧荡摇。”据此分析，光绪年方弱冠即患遗精，且在大婚之前。至二十七、八岁即患耳鸣脑响，并渐次加重。其腰腿肩背酸沉亦随之而发，可谓多病多灾者。另据光绪十年、十二年之脉案，知其经常患感冒及脾胃病，汤药、丸药鲜有不用之时。斯时载湉年仅十五、六岁，即已弱不禁风，这与外间传闻颇相一致。天嘏著《满清野史》云：“据烈宦寇连材宫中日记曰：‘凡人当幼时，无不有父母以亲爱之，顾复其出入，料理其饮食，髓慰其寒燠，虽在孤儿，亦必有亲友以抚之也。独皇上无人敢亲爱之’。又曰：‘皇上每食三膳，其馔有数十品，罗烈满案，然离御座稍远之馔，半已臭腐，盖连日以原馔供也。近御座之馔，虽不臭腐，然大率久熟干冷，不能可口。皇上每食不能饱，有时欲命御膳房易一馔品，御膳房必奏明西太后，西太后辄以俭德责之，故皇上竟不敢言。然则载湉自十余龄后，虽为天子，曾不及一孤儿，后之患固疾，即由少时衣食不节使然。'”太监寇连材之日记，不知有无其事，目前在中国第一历史档案馆内，尚未发现有关档案，故难成信史。然其内容，与《崇陵传信录》所述："缅维先帝御宇不为不久，幼而提携，长而禁制，终阏损其天年。无母子之亲，无夫妇昆季之爱，无臣下侍从宴游暇豫之乐。平世齐民之福，且有胜于一人之尊者”大致相近。说明光绪帝孱弱多病之原由，实与自幼在西太后淫威之下，先于调养照料有关。

(2) 据载湉脉案所载，自光绪二十四年末、二十五年初以后(亦即载湉二十八岁左右)病情突然加重，髓质每况愈下。脉案记载其病状纷纭，至为复杂。如光绪二十五年正月初二日脉案云：

“正月初二日朱琨、门定鳌、莊守和、张仲元请得：皇上脉息左寸关沉稍数，右寸关沉滑而数，两尺细弱，沉取尤甚。面色青黄而滞，左鼻孔内肿痛渐消，干燥稍减，时或涕见黑丝，鼻下又起小疡。头觉眩晕，坐久则疼。左边颊颐发木，耳后项筋酸痛，腭间偏左粟泡呛破，漱口时或带血丝，咽喉觉搅，左边似欲起泡，右边微痛，咽物痛觉轻减，其味仍见发咸。舌胎(苔)中灰边黄，左牙疼痛较甚，唇焦起皮，口渴思饮，喉痒呛咳，气不舒畅，心烦而悸，不耐事扰，时作太息。目中白睛红丝未净，视物朦胧，左眼尤甚，眼泡时而发胀。耳内觉聋，时作烘声，胸中发堵，呼吸语言丹田气觉不足。腹中窄狭，少腹时见气懑，下部较空，推揉按摩稍觉舒畅。气短懒言，两肩坠痛，夜寐少眠，醒后筋脉觉僵，难以转侧，梦闻金声偶或滑精。坐立稍久则腰膝酸痛，劳累稍多则心神迷惑，心中无因自觉发笑。进膳不香，消化不快，精神欠佳。肢体倦怠，加以劳累，腰酸腿疼愈甚。下部潮湿寒凉，大便燥结，小水频数，时或艰涩不利等症。本由禀赋素弱，心脾久虚，肝阴不足，虚火上浮，炎其肺金，木燥风生而动胃火使然。宜用引火归元之法，惟水亏火旺，不受补剂，是以用药掣肘。今议用养心扶脾，润肺生津，滋养肝肾之剂而寓壮水清火之品，仍宜节劳静养调理”：

朱茯苓神各二钱　柏子仁三钱　金石斛三钱　地骨皮二钱　南桔梗三钱　干地黄三钱　杭白芍三钱　元参四钱　霜桑叶二钱　甘菊花三钱　木瓜二钱　麦冬三钱

引用竹茹二钱　鲜芦根一支，切碎

此日脉案可谓详尽，而自此以后二、三年脉案，大抵与此相近，且病情有所加剧。至光绪二十六年，其脉案记载仍不见起色，斯时之中医辨证，脉案中有记述，知其五脏俱病，气血双亏，病势沉重。从现代医学角度分析，可能患有严重的神经官能症、关节炎或骨结核，以及血液系统疾病。总之均属慢性消耗性疾病之范畴。

当然，载湉病势转重，绝非偶然，乃与其政治处境密切相关。光绪帝载湉，并非慈禧太后亲生，本系皇室近支醇亲王奕譞之子。他之所以能继承大统，一则因西太后亲生儿子同治帝载淳早夭，无子嗣继承皇位；一则是西太后权欲薰心，想立一幼主，以便再次垂廉执政。而后者更属重要。故当同治皇帝临终之际，由她一人作主，压制众论，使其胞妹(醇亲王福晋)的儿子载湉(四岁)即位为帝。载湉幼年、少年之时，西太后醉心弄权，无心顾及幼君。尤其是在东太后慈安暴死之后，载湉更失于照料，以致体弱多病，日后终成为西太后个人横欲的牺牲品。

光绪十五年(一八八九年)，载湉举行大婚典礼，遂按清朝“祖制”临朝亲政。此时西太后年谨五十有三，掌权已逾二十年，权欲之心，与日俱增。表而虽退居颐和园养老，实则权势依然，裁决政事，一如既往。她一方面通过刚毅等在朝亲信大臣，随时直接了解朝廷大事，又通过自己的内侄女——载湉的皇后，及亲信太监李莲英等人暗中监视载湉举动。并规定载湉本人每隔一日需亲往颐和园向她面述政务，听候训示。每日奏疏亦须封送园中(见恽毓鼎《崇陵传信录》)。载湉每次到园，均长跪于西太后寝宫之外候见。其间总管太监李莲英，每多刁难，以致载湉披星而来，戴月始去，饱受奔波。遇有重大事情，更得随时请示“慈命”，遵奉“懿旨”。凡一、二品大员升迁降革，亦须请命而行。故载湉名为皇帝，实则傀儡。据翁同龢日记载，中日甲午战时，一切大计，仍由西太后裁夺。召见群臣时，她与载湉并排而坐，而问答之时，以西太后说话最多。此时光绪帝已亲政七年，仍是傀儡。显然，精神抑郁、情志不畅，是致病的主要原因之一。

光绪二十四年四月至八月的戊戌变法运动，使光绪帝与西太后之间的尖锐矛盾公开化。在以慈禧为首的顽固派的反对及镇压之下，变法最终失败，光绪帝本人亦被囚禁瀛台，失去自由，所患疾病日渐加重。慈禧则以此为借藉，再次以训政名义直接掌握政权。光绪帝此时虽病，尚不致无法理政，而西太后于当年八月初十日用光绪名义征召天下名医，其上谕曰：“朕躬自四月以来，屡有不适，调治日久，尚无大效”(光绪朝《东华录》)。这一着固然出于政治上的需要，然就光绪二十五、六年的脉案而言，光绪帝之病情实无起色。据光绪二十六年三月载之脉案，其所属病状几与二十五年元月相同，且有加重趋势。可见西太后夺光绪帝之权，上台训政，无疑是光绪帝病情更为加重的重要原因之一。

(3) 从光绪帝三十四年自书之病原(即病情记录)及脉案，尤其是临终前一段时间之脉案分析，光绪帝之病确实已入膏肓，危在旦夕。恽毓鼎所谓：“戊申秋，突传圣躬不豫，征京外名医杂治之。请脉时，上以双手仰置御案，默不出一言，别纸书病状陈案间，或有所问，辄大怒；或指为虚损则尤怒”之说(见《崇陵传信录》)确有可信之处。据查，载湉于光绪三十三、四年自书之病状(宫中称“病原”)颇多，除述病及自行辨证用药之外，其间每多申斥指责之语，反映了他内心的焦急。如光绪三十四年五月二十三日自述之“病原”称：“近二日耳响觉重，其远声如风雨人声嘈杂及擂鼓之声，其近声如裂帛蝉声，终是喧聒，搅扰殊甚。复如头闷耳堵，闻声不真。腰胯偏右之筋牵掣酸痛见增，于低头俯腰蹲踞时尤甚，咳嗽时亦然。日日服药，迄今无少效。且因腰胯酸痛，夜寝亦因之不安。虚火上浮，头仍稍晕，喉间亦欠爽利。气体懒软，心烦口渴，大便不调诸症，无一见减者。其详细斟酌病情，妥慎用药，勿得敷衍了事！”这段叙述表明其可能患有较重的神经性耳鸣及椎间盘突出症，其余症状已逾多年，虽日日服药，仍无向愈之势。五月二十六日“病原”中有“近来耳响作堵，屡易方药，仍属加重。腰跨酸痛，亦未稍轻。总系药不对症！”及“治此疾必先明其病之原因，细按先后症情，乃可施治无差。岂可草率立方哉！”的记载，对御医颇不信任。因其病势深沉，故用药“对症”实也颇难。五月二十七日称：“以上诸症似乎系肝水郁滞，若用舒肝之剂可否”，意欲用舒肝之法。至七月初八日又谓：“症势迁延，服何药总皆无效，且一症未平，一症又起！”七月十三日诸症又重一层：“腰胯酸痛更重，甚至举手洗面皆甚费力，不能双手并举”，“所用诸药，俱无效验”。七月十六日：“腰胯筋络酸跳疼痛增重，牵及少腹两旁皆作跳痛。早晨洗面，手不能举，腰不能俯，所有上下阶及行动坐立卧起，咳嗽用力时皆牵震作痛，早间初起时尤重，甚至呼吸皆觉费力。屡用补肾除湿之药，非但无效，且近求每晚间睡时偶有心跳惊醒之候，宜另设法医治。”次日又有：“服药非但无功而且转增，实系药与病两不相合，所以误事！”等语。八月份两耳近聋，初四日谓：“耳聋则妨碍之事甚多，断不可迟延耽误。”至初七日则腹痛、耳堵、腰胯疼痛更剧，其余诸症如故。光绪帝情急怒甚，所交“病原”，申斥有加：“所用诸药非但无效，而且转增诸恙，似乎药与病总不相符。每次看脉，忽忽顷刻之间，启能将病情详细推敲，不过敷衍了事而已。素号名医，何得如此草率”所交“病原”中还有：“名医伎俩，仅止如此，亦可叹矣！”之类严责之语。至八月二十九日症状又增：“大便四次均溏，至酉刻便毕腰痛忽重，初卧时身内麻冷甚重，盖四层棉被犹觉寒傈。后即熟睡，子初方醒，醒时冷解，微热口干。丑正一刻又见溏大便一次。今早腰胯酸痛比每日重，两边皆然，仍牵两腿木痛，脊骨两边酸痛，少腹两旁牵引作痛，不能俯腰。所有干咳嚏喷，鼻涕带血，外感各症，皆时或间作。口渴……等恙如旧。”九月三十日，除前所述之外，又增“夜间醒时冷解发热、口渴、干咳、口舌喉嗓均极干”、“耳响极重”，并“昨午食后舌左边起一紫泡，挑破复起者三次方止”。延及十月十二日，又述“时作干咳，卧下翻身时必咳十数声，近数日昼间亦甚。身内屡作麻冷，亦有发热之时，每稍一行动，则气逆作喘，腿酸难步。因屡咳嗽，以致左边自胁间至肩下之筋皆作顿痛，左臂筋亦作痛，胸间紧窄，食物无味，消化迟滞。夜寝前半夜好，过子正即不能睡，醒时口干。每日口渴殊甚。大便干燥秘结，小便频数。耳响更甚，堵闷难堪。腰胯酸痛仍系上下左右中边互为轻重，行动略松，坐卧稍久复重。手足鼻尖痼冷，温和时甚少。昼间不论何时，但一坐定或暂时卧下，即欲昏睡，遍身皆不舒惬。日日焦闷之至”。显见其病势之沉重已无可挽回。笔者所见最后之“病原”，为十月十七日者，其叙述又增“氧逆、发喘、身颤”等症，且彻夜不眠，“气血日损一日”，医生更是束手无策。可知光绪帝彼刻之病势危笃已极，已濒于死亡之边缘。“病原”为光绪帝自书或自述之病情，当较可靠。从“病原”看，光绪帝病情自三十四年五月以后，日渐加剧，治疗效果极差，尤其是九、十月份更属危重。屈桂庭所谓：“余诊视一月有余，药力有效”等语，显然与事实不符。

究光绪帝病情自二十四年渐次加剧，终致不起之缘由，实与西太后之淫威与凌辱有关。自光绪帝被囚禁后，西太后曾欲废之而另立他人。光绪亦知其用心，故日夕惊忧。后来此举虽未如愿，然光绪帝亦难脱囚禁之牢笼，明知岌岌可危，亦惟坐以待毙，故叹曰：“朕并不如汉献帝也”(见《崇陵传信录》)。因而病势日渐沉重，自不待言。至光绪三十四年春，宫中御医已均无良方起此沉病，始征召江苏名医陈秉钧、曹元恒来京入宫诊视。延及五月份，病情仍无起色。军机处乃于当年五月八日向直隶，两江、湖广、山东、河南、山西等各督抚发出电旨：“入春以来，皇上圣躬时有欠安。在京各医，诊治无效。希尊处精选名医，资送迅速来京，恭候传诊。此系遵旨电达。枢。”(中国第一历史档案馆藏外务部档，五一二一卷，光绪三十四年五月初八日，平字一百八十八号档)。各省接此电旨，很快即保荐吕用宾、周景涛、杜钟骏、施焕、张鹏年等名医来京。此后，主要由以上诸人为光绪帝诊治，另有屈永秋、关景贤等外科医师(似系西医)亦参与诊治。自六月十三日开始，总管内务府根据军机大臣口传谕旨，将上述医生之诊治脉案及处方抄送给军机大臣、御前大臣、各部院衙门，并各省将军、都统、督抚等阅看，并要求继续保荐名医来京(中国第一历史档案馆藏外务部档，一二一卷，光绪三十四年六月十六日，章字四百八十号档)。同年七月十五日，军机处又分别致电直隶、四川、云贵等十省督抚，告知速送川续断、丹皮、苏芡实、北沙参、薏苡仁、广陈皮、桑寄生、杭白菊、茯苓、甘枸杞等御用上品药材(中国第一历史档案馆藏外务部档，五一二一卷，光绪三十四年七月十五日，爱字第四百二十号档)。上述情况，均说明光绪帝疾病缠绵过久，逐渐恶化以致不治，并且突然暴亡。

另据应召入宫为光绪诊病之江苏名医杜钟骏所撰《德宗请脉记》所述，杜于七月十六日初次为光绪诊病之时，光绪曾问：“予病两三年不愈，何故？”杜答：“皇上之病非一朝一夕之故。其所虚者由来渐矣……”。诊毕当日，杜钟骏参见尚书陆润痒时称：“我辈此来，满拟治好皇上之病以博微名，及今看来，徒劳无益。不求有功，先求无过……。”可见早在载湉死前数月，杜已认为救治无望。对于光绪临终前之病情，杜于书中记载亦颇详尽。如其记十月十七日夜，“皇上气促口臭，带哭声而言曰：‘……你有何法救我’？予曰：‘……皇上大便如何？’皇上曰：‘九日不解，痰多气急心空’……复退出至军机处拟方，予案中有实实虚虚，恐有猝脱语。继大臣曰：‘你此案如何这样写法，不怕皇上骇怕么？’予曰：‘此病不出四日，必出危险……此后变出非常，予不负责，不能不预言，……。’”据杜钟骏之记载，光绪病危已早现征兆，无须加害亦必毙命无疑。

倘以为杜钟骏之《德宗请脉记》属事后之个人记述，难以为凭，则光绪之医疗档案内的原始记录更可以为证。

光绪三十四年三月初九日，医官曹元恒治疗的医案称：“皇上脉左细弱带弦，右细软微数。右耳鸣响作堵，左足跟微肿作痛，饮食下行迟缓。良由营虚水亏、肝少滋养，气火未能下潜，脾虚气弱，转输窒滞，湿热遂致停顿。调理之法，寒凉则碍脾，湿燥易扰肝。谨拟潜阳疏利，以复肝脾升降运融之常：鳖甲心三钱、水炙，新会皮七分，云茯苓三钱，飞辰砂三分、拌，石决明四钱、盐水煅，盐半夏一钱五分，粉萆薢三钱，杭菊瓣一钱，炒谷芽四钱。水煎服。”此案说明光绪帝在临死半年前，病势已相当沉重，病情复杂，有肝肾阴虚、脾阳不足、气血亏损的病情，在治疗上寒凉药及温燥药均不能用，医生亦束手无策，只好以平和之品调理。此后虽经多方治疗，病势仍每况愈下，险象日增。

至四月份，病症又加。如四月初四日，陈秉钧、曹元恒会诊之脉案：“皇上脉弦数较减，轻取重按皆虚弱无力。审察病由，耳响作堵，有增无减，足跟作痛，有减无增。现在腰痛不止，上连背部，下及胯间。考腰为肾府，封藏有亏，肝木上升，脾湿下陷。偏于右者，以左属血、右属气，气血不能流贯，风湿两邪，窜经入络。谨拟从上盛下虚调治，可顾诸恙：细生地三钱，川续断三钱、水炙，鳖甲心四钱，金毛脊三钱、炙去毛，桑寄生三钱，九孔石决明四钱，生用。引用钩藤三钱、后下，路路通五个。”其脉虚弱无力，乃是气血两亏，脏腑虚损之象。体质本已虚衰，又兼风湿外侵，腰背等疼痛不止。内外交困，治疗更难入手，驱邪恐伤其正，扶正又虑邪留。五月上旬陈秉钧于脉案中写有：“惟调理多时，全无寸效。必由处方用药未能切当，不胜惶悚之至”等语。知宫中医生对光绪之沉疴已无能为力。

六月十四日，张彭年诊病脉案中也流露出难言苦衷：“皇上脉软数象平而未净，右部关中欠调。病本为气阴两虚、脾肾不足，但眩晕为风，便溏为湿，风湿合代，虚热自生。此皆标病所致。昨今腰胯尤觉跳痛，耳仍响而作堵。补则碍标，泻则碍本。恭拟标本双和法：生白术一钱，云茯苓、神各二钱，生大白芍一钱五分，厚朴花五分，秦艽八分，桑寄生一钱五分，白蒺藜二钱、去刺，扁豆皮一钱五分，炙甘草三分。引用荷叶边一圈，竹叶卷心七个。”补、泻均不可行，医生只有施平和之法而已。因之，六月下旬，病情再度加剧。

张彭年于六月二十二日的脉案中写道：“皇上脉数较甚，关中显弦，两尺较弱。腰胯酸痛，牵及满腰，偏甚在右，因之睡不甚熟，有梦似遗未遗。肝主筋，肾主骨，肝阳强而肾阴虚，则精气易泄，不能布护于腰胯，而牵延反复，阴虚阳冒，则耳鸣头眩。木乘土位而困脾阳，胃虽能纳，运迟便溏，则水谷精华未易灌溉四旁，而肢倦懒步。上火下寒，肾阴脾阳，两两对待。谨拟养营以滋肝肾，运中以健脾胃：大白芍一钱五分，抱茯神三钱，川续断一钱五分，土炒当归身一钱五分，炒丹皮一钱五分，橘皮一钱，生于术一钱五分，制首乌三钱，炙甘草四分。引用石莲肉一钱五分，桑寄生一钱五分。”同日吕用宾脉案中有“遵法进方，毫无成效，时而加重，曷胜惶悚”等语，吕应召进京接手诊治光绪之病未久，已出此语，可知病重难治。

七月，光绪病又加重：“七月十六日臣陈秉钧请得皇上脉息于交秋后更见微弱，关部略有弦滑之象，左右尺细弱如前。近日腰愈酸痛有增无减。昔贤云：凡痛久则为入络，所以走窜无定，行于腹胯之间，入于少腹两旁。手不能举，身不能俯。由于肾不涵肝，肝邪侮脾，皆在肝脾循经之处，大筋小络抽掣欠舒。论脉合证，从中生风郁湿，属虚实参半。仍耳响不平，头晕心悸，诸证纷至沓来。气中仍然不振，食物运迟，大便无调。谨拟补气以代湿，养营以熄风，藉以和经隧而通脉络：西黄氏二钱、盐水炒，宣水瓜一钱五分，潞党参三钱、白粳米炒，广橘络七分，左秦艽一钱五分，杭菊花一钱五分，川续断三钱、酒炒，全当归三钱、土炒，半夏一钱五分、炒，引用十大功劳叶七片、去刺，嫩桑梗四钱、酒炒。”此日脉案与光绪帝七月十六日自书病原相印证，当知属实。

延及八月，病情非但毫无起色，而且败像已露：十二日“皇上脉两尺软弱兼数，关部右弦左滑。腰胯跳痛，偏右更甚，睡时转侧不利，行动牵掣震痛，俯腰至不能忍，病势日增，诸恙自难轻减。连日大便燥结不畅。思经络壅滞，亟须腑气通调，机窍之间庶有宣泻。通则不痛，仍主调和。谨拟方药上呈：炙白芍三钱，溏瓜蒌一钱五分，火麻仁一钱五分，金毛脊一钱五分，宣木瓜一钱，云茯苓三钱，川贝母一钱五分，桑寄生一钱五分，油当归一钱五分。引用丝瓜络一钱五分，橘络一钱”。尺脉现数知其虚火有上炎之势，且腰胯跳痛日甚一日，行动受限，痛不可忍。久病虚弱之躯，复添此症，病情更险。

九月中旬，光绪帝脉象屡有“不调”之记载，即心律不齐，脉有间歇，知其心病亦现重笃之候。九月十二日，张彭年、施焕诊病后记述：“皇上左关弦、尺数，右关尺滞数不调，两寸弱。腰胯酸跳木痛，左右中间均重。……惟痛甚则气屡欲阻。……因久体虚，虚火上浮，温行恐燥，仍当从调气养血以通经络为治……。”此日脉案有关病情记述较简，侧重医理分析，似难看出其病情全貌。但光绪帝当日“病原”则十分详尽：“腰胯酸跳痛……自今年三月后日甚一日，至七月而大发，不能俯腰者已两月余矣。先是胯右及中间觉重，近更窜及胯左钻痛，疼痛难忍，坐卧久愈甚。其中亦有稍轻之时，但虽稍轻，总不能俯腰，勉强俯之则胯筋及两腿并足皆牵扯颇痛，极为难忍，甚至呼吸皆欲阻隔。所有行动咳嚏卧起坐立均牵震痛甚，现在背后中下部之筋几无不疼痛者，两腿亦甚木痛，行动为难。推其病源……诸症纷纷迭起，如左胁脊骨、左右胁肋、肩背胸腰皆作窜疼。又有食少运化，胸腹胀满，大便不调，睡时身颤，火冲发晕，目睛眼皮青赤，咳嗽寒热、足跟着痛，耳堵等症。加以平素本有耳鸣胸响，梦遗滑泄，虚火上冒，下部痿冷。又向来虚不受补，稍有热性之物即不敢食，若食之则舌喉间必发紫泡。即如去年因服牛肉汁、鸡汁、葡萄酒以致梦遗频作，肾气愈伤。气(身)体虚寒，手足鼻尖时常作凉，恶风畏寒，不耐寒暑。总而言之，虚火冒于上，真水亏于下，攻补皆非所宜。……”从此段记述可见，光绪帝之病复杂多变，日趋恶化。其病状表明，光绪帝之心、肝、脾、肺、肾皆有亏损，脏腑功能失调，气血两虚，阴阳俱衰，病人膏肓。所以诊治无从入手，补之不可，泻之不行，寒凉之品不能用，湿热之剂不宜服，医官们无可奈何，仅对症施方，聊以敷衍。因此，他之十月二十一日“驾崩”，当是长期身染重病的必然结果。

(4) 光绪帝临终前的病情，人们更为关注，有无突发异常病症，乃是问题的焦点。兹将光绪帝去世前五天至临终之脉案抄录于后，并略事分析：

“十月十七日，周景涛、吕用宾请得皇上脉左寸关弦数，右细数，两尺略缓。所有腰痛腿酸等症，绵绵日久不愈，以致行步艰难，肢体倦软。现在咳嗽气逆发喘，日甚一日，夜寐每为咳嗽所扰，竟不成寐。饮食不易消化，种种病情，皆虚损见象。先宜止嗽定喘和胃，兼顾脾肾。谨按法拟方上呈”：

霜桑叶一钱　云苓二钱　干芦根二钱　枇杷叶一钱五分，去毛炙　川贝母一钱五分，去心　金石斛二钱　甜杏仁二钱，去皮炙　生谷芽三钱　怀牛膝一钱

引用胡桃肉三枚，去皮衣　荸荠汁半酒杯，兑服

据此案分析，光绪帝之病，除原有症状外，“咳嗽气逆发喘”尤为突出，并影响了睡眠，以致“夜不成寐”，则更导致其他症状的加剧。从现代医学看，光绪当时似已出现了肺部的炎症及心肺功能衰竭的情况。

“十月十八日，杜钟骏请得皇上脉象左部寸尺濡数，右三部沉数带滑，按之无力。咳嗽无痰，动则气逆作喘。胸隔堵截，知饥不能食。大便燥结难解，小溲浑短。卧则咳作，口有热气，舌有水滑苔。腿软而酸，寒热麻痹，耳鸣头昏。种种见症，金水两亏，肺金失降，肝木过升。内经云：肝生于左，肺生于右，左右者阴阳之道路也。今肺失清肃下降之权，肝有横逆上干之势，以致痰浊横亘胸中，上盛下虚，此喘咳之由来也。为今之计，有虚不能补，实不能攻之难。何者，病经日久，实实虚虚，在在棘手。谨暂拟微苦以降肺逆，咸寒以化虚痰，俾肺遂通调，膀胱得以气化，大肠得以传送，以冀痰浊降而咳喘渐平，然后缓商调摄：海浮石三钱，苦杏仁三钱，冬瓜子五钱，海蛤粉三钱、绢包，淡黄芩三钱，炒薏苡仁五钱，飞滑石三钱，薄荷叶三分，真云苓带皮五钱，引用淡海蜇一两、水漂极淡，大荸荠四枚，打碎。另用大荸荠六枚、打碎，淡海蜇一两，煎汤代茶频频饮之。”

同日，吕用宾辨证为“元气大亏，阴阳失养”所致。周景涛辨证为“下元气虚，累及肺位”引起诸症加重。显见三位医官之辨证大致相同，那就是：上盛下虚，元气大亏。说明光绪帝之病势危笃已极。

十月十九日，症状虽无特殊增减，但病的程度则较十八日加剧。太医院院判张仲元及吕用宾、施焕、杜钟骏、周景涛等一同入诊，各具脉案及医方上呈。其中吕用宾之脉案为：“皇上脉今日两手寸关弦大而数，两尺细数无力。咳嗽不止，胸满气促不得卧，麻冷发热，饮食难进，夜不成寐，起坐维难，病势日渐加剧。合按病情，总由中气虚损，不能承领上下，以致上而逆满喘咳，下而大便不行。清气不升，浊气不降，而通体为之困乏矣。于棘手之际，求调摄之方，仍宜降肺胃上逆之气，滋肝肾浮越之火。谨拟地骨皮饮合清燥润肺汤加减上呈”：

地骨皮二钱　甘草水泡　肥知母一钱五分　怀牛膝一钱五分　苦杏仁二钱，去皮尖　霜桑叶一钱五分　枳壳六分，炒　川贝母三钱，去心　枇杷叶一钱五分，去皮炙　云茯苓二钱　桑白皮一钱五分

引用荸荠汁、萝卜汁各半酒杯，兑服

观此案所载，脉数、咳嗽不止，气促不得卧、麻冷发热等症候，仍属病势恶化之兆，故吕用宾深感“棘手”。其余几位亦有同感。内杜钟骏切脉为“左三部轻按弦数而滑，重按无力，寸关滑数鼓指”，已示危象。论治时称：“论痰壅宜导，而正虚宜补，实实虚虚,均有顾忌，殊深棘手。”就光绪帝症状推测，其肺部感染已十分严重，呼吸道因痰贮留而不通畅；同时，心力衰竭亦较前加剧。

十月二十日，院判张仲元、御医忠勋，以及施焕、杜钟骏、吕用宾、周景涛等均来诊视，其记述病情及辨证基本一致。其中施焕写道：“皇上脉象左尺退，右尺不退，关左无力，右濡涩，寸右小，左不小。大便鞕而迭见，气逆应平反觉气粗促堵。阳虚内灼，水不济火，

胃汁胃气均受其亏。津液无滋，所以肺胃不降，气促不平，目睑微而白珠露，嘴有涎而唇角动，肝脾肾阴阳两虚。总当纳肝肾气以顾脾，滋心肺液以顾胃为治。谨拟药味上呈”：

鳖甲四钱，醋炙　酸枣仁二钱，生一半、炒一半　玉竹三钱　海蛤壳三钱　牛膝一钱　桑螵蛸三钱　淮山药三钱，炒　山茱萸一钱五分

引用麦冬三钱　天门冬三钱

吕用宾所书脉案称：“皇上脉两寸濡弱，两关弦数，两尺细数无力。呼吸之气不匀，喘息见粗，咳嗽未平，寒热未退。胸满，饮食减少，肺胃逆于上，肝肾陷于下，升降由是不利，输转因之失权。迭用清燥润肺滋肾养肝之品，而口干舌燥便结咳嗽气喘等症均未见减。……”與施焕两人辨证相同。杜钟骏谓：“今日恙情，火稍平而神益惫，喘不甚而气觉短，痰仍未降，胸仍堵截，火仍未平，口仍作渴。胸腹微响，气有欲通欲降之机，营卫未和，仍作寒热麻痹。头闷耳鸣如旧。上壅未开，痰热未降。肺虚不能纳气归肾，津液不能上承。……”认为光绪帝病情较昨日已加剧。周景涛述：“气粗、神倦、口渴、胸膈仍阻，睡不能安，大便结，小便短，周身时见麻冷发热。以症合脉，系属阳气阴液交见亏损，下元不固，真气上腾。猛攻不能，蛮补不可。”张仲元辨证为：“气血耗伤，热结三阳”忠勋所述：“虚气上逆，热结阳分”，看法亦大同小异。总之，从上述记载可以看出：第一，十月二十日之病情已十分危重，特别是出现“目睑微而白珠露，嘴有涎而唇角动”等症状，属于肝风内动，热扰神明之情况，即现在所谓中枢神经症状，危在旦夕；第二，其症状均是在原来基础上的加重，而无特殊的新症状(特别是中毒症状)出现；第三，从医官们的脉案中已流露出治疗无望，回生乏术。

迨入十月二十一日子刻，光绪帝已进入弥留状态。当即由张仲元、全顺、忠勋等御医诊视，脉案记载如下：“十月二十一日子刻，张仲元、全顺、忠勋请得皇上脉息如丝欲绝。肢冷，气陷，二目上翻，神识已迷，牙齿紧闭，势已将脱。谨勉拟生脉饮，以尽血忱：人参一钱，麦冬三钱，五味子一钱。水煎灌服。”

这表明，光绪已进入昏迷状态。张仲元等开生脉饮灌服，亦仅是“以尽血忱”而已。

其后杜钟骏，周景涛二人亦入宫诊视。杜所书之脉案：“十月二十一日，臣钟骏请得皇上脉左三部细微欲绝，右三部若有若无。喘逆气短，目瞪上视，口不能语，呛逆作恶。肾元不纳，上迫于肺，其势岌岌欲脱。谨拟贞元饮合生脉法以尽愚忱，而冀万一：人参一钱，五味子五分，大麦冬二钱，大熟地一钱五分，炙甘草五分，当归身五分。引用胡桃衣一钱。”杜氏认为其病势已“岌岌欲脱”，回生庶无希望。

午刻，周景涛诊视：“十月二十一日午刻，臣周景涛请得皇上脉左寸散，左关尺弦数，右三部浮如毛，若有若无。目直视，唇反鼻搧，阳散阴涸之象。勉拟补天丸法，以抒血忱：紫河车二钱，黄柏三钱，龟板四钱、童便炙，肥知母三钱，杜仲二钱，五味子一钱，广陈皮五分，人参二钱。”周氏认为病势已呈“阳散阴涸”之象。中医有“阴阳离决，精气乃绝”的理论，故光绪帝之病势在周氏看来亦是必死无疑的。

十月二十一日酉刻，光绪帝载湉终以病势沉重，医治无效，而“龙驭上宾”：“光绪三十四年十月二十一日，回事庆恒奉旨：皇上六脉已绝，于本月酉正二刻三分，龙驭上宾。著派干清宫总管李长喜，敬事房首领王庆寿，太监四名，散众首领四名，太医十二名，在檐前穿孝。所有应行一切事宜，著各该衙门照例敬谨豫备。钦此。差首领张永和传。”在光绪死后第一道谕旨中，详细地记载了光绪帝死亡的准确时刻及应急安排。

光绪帝遗诏中，封病情也有一段记述：“自去年秋间不豫，医治至今而胸满胃逆、腰痛

腿软、气壅咳喘诸症环生迭起，阳阴俱亏，以致弥留不起，岂非天乎”(摘自军机处光绪三十四年十月二十一日现月档)。这段记录虽简，但对了解其病情及死因亦有参考价值。

综上所述，光绪帝自病重至临终之时，其病状演变属进行性加剧，而无特殊或异常病状出现。其临终时的证候表现，乃是病情恶化之结果。因之，笔者认为光绪帝是死于疾病。

(三)

综观光绪帝一生，乃在疾病与政治及生活上的失意中度过，疾病与失意两者互相影响，尤其是失意促使其病情日益加重，以致御医们多方设法，光绪帝频频服药，仍无起色。究其罹病之原因，首责先天之不足，自幼身体孱弱、夙有脾胃虚弱之候。年及弱冠，即有滑精之症，且日甚一日。同时长期咳嗽、盗汗、潮热，似为肺结核病之征象。政治上的失意，使其常期精神抑郁，出现严重的神经官能症，心悸、失寐、食欲不振、身体虚弱，易于感冒、头晕、耳鸣、健忘等病相续出现。迨至戊戌事败，身遭软禁，精神几近崩溃，而病状纷来沓至，斯时精神痛苦更促使病情加剧。其后虽经御医多方调治，病情仍时轻时重，缠绵不已。身体的慢性消耗、精神的长期抑郁、慈禧的淫威、形势的险恶等等，是光绪帝病情日益加重的原因。御医们再有高明的医术，亦难起沉疴痼疾。至于光绪三十三年出现的以腰胯酸痛为主证的病情突变，乃是长期患病的结果。自此以后，症状无好转之时，病情有加剧之势。其间虽广征名医入宫诊治，亦因病重而无良法。晚期，光绪帝之病已属劳瘵范畴，非医者之不能，实病情之过重。

究其死因，乃为虚劳之病日久，脏腑功能过于亏损，心、肝、脾、肺、肾五脏俱病，阴阳两虚，气血双耗，终以阳散阴涸，出现阴阳离决而亡。以现代医学而论，由于长期慢性消耗性疾病，导致抵抗力的下降，出现了多系统的疾病。其直接的死亡原因，可能是心肺功能的慢性衰竭，合并急性感染所致。从光绪亲书病原及其脉案所载之病因、病状来分析，洵非暴亡，并无中毒或其他伤害性的征象。何况据诸文献记载，清廷对于筹办光绪帝丧事的措施，早在太后患重病之前就有所准备，并非因太后自知不起、必欲先制光绪于死命而临时仓猝之所为。此有西太后之脉案可证，不久亦将公诸于世。

当然，以上看法，仅是笔者根据现存之档案记载而作的常规论证，至于在档案记载之外，是否另有难以逆料之奥秘，则非笔者所能断言。但有关光绪帝之死的种种猜测之词虽然可以流布，却决不能取代档案记载而成为信史。好在光绪帝陵寝现已开启，笔者于前年曾往崇陵考察，得见光绪帝之遗骸及头发尚存。倘日后有人将之化验检查，或可为本文提供进一步的论据。

珍妃病案分析

江幼李

珍妃，他他喇氏，侍郎长叙之次女，光绪十五年，年十四，应选入宫，为光绪宠妃。珍妃貌美而有才，对于晚清政治，多有主张，积极支持光绪变法维新，深为慈禧忌恨不容，贬责刑杖，幽囚冷宫，备受凄楚。庚子之乱，两宫西巡之前，被慈禧残酷勒令推入故宫东北角古井中而死，时人哀之。其井至今犹存，名曰珍妃井，可供凭吊。由于她支持变法改良，在晚清政治斗争中有一定进步意义，文史学家对她每多寄于同情，是近代史中颇为著名的人物。有关她的身体疾病，医疗卫生等情况，过去所知不多，此次在整理清宫遗存医案时有所发现。计有作珍嫔、珍贵人、珍妃等不同时期之脉案若干，有明黄笺、有素笺，十分珍贵。结合历史史实及各方面情况分析，我们大致可以推知珍妃曾患有咳嗽(劳嗽)、痰泻，风湿痹痛，以及带下、阴痒，月经不调等多种疾病，而以劳嗽(类今之肺结核)为主要疾患。分析遗存之珍妃脉案，探求其脉因症治，方药特点，对于研究清宫医药经验，历史人物，以及晚清宫廷史，均将有所裨益。

(一) 珍妃之病症及治疗

1 咳嗽(劳嗽)

咳嗽是珍妃所罹之主要病症，因反覆为患，缠绵日久，致成劳嗽痰饮。翻阅其早岁为嫔时之医案，载有：

"光绪□□年四月二十六日酉刻，李德昌请得珍嫔脉息右寸关沉滑，左关稍弦近数，系肝经有热，肺胃痰饮，挟以寒火郁遏，胸闷咳嗽，咯之不爽，今用理嗽清解饮调理"。

前胡三钱　苏叶子三钱　炙桑皮三钱　冬花三钱　橘红二钱　枳壳三钱，炒　木香八分，研　焦三仙六钱
引用竹茹二钱

咳嗽一症，实质在肺。肺为娇脏，职司清肃，气逆则咳，有痰则嗽。引起本病之原因，一为外感，因肺主皮毛，最易感受外邪，以从其合，而生咳嗽。二为内伤，或病起于肺，久咳劳伤，或他脏之病累及于肺，致生咳嗽。如脾虚不能升清益肺，肝火上灼于肺，肺肾功能不相协调等等。因咳嗽多挟痰浊，痰由湿化，而湿系脾胃运化不及所致，所以治疗咳嗽，一般以理肺治胃为主。珍嫔此案，即以前胡、苏叶、桑皮、冬花清泄肺热，宁金止嗽；以苏子、枳壳清降肺气，橘红、冬花化痰止咳；配以木香、三仙、竹茹调气和胃除痰，符合治嗽之常法。故次日脉案即有"脉息右寸关滑缓，余部均调，眠食尚好"等语。改以清肺代茶饮(苏梗子三钱，前胡一钱五分，金沸草一钱五分包煎，枳壳一钱五分炒，广橘红一钱，壳砂八分研)调理而愈。考珍妃为嫔，应在光绪十五年至二十年间，彼时尚在青年，咳嗽之疾尚轻，故能以清降之药短期治愈。到了廷杖夺封，降为贵人之后，病势则有加重。除病在肠肺而有咳嗽外，还病在肠而有痰泻之症。

如光绪□□年七月初二日珍贵人脉息"左寸关沉弦稍数，右寸关沉滑"，症见"胸膈仍满，头疼眩晕，舌强尚不能言，身肢酸沉，谷食不香"，御医王继曾、冯盛化等诊断为"余热停湿未净，气道经络尚滞，痰饮未化"，予调气通络化痰汤治疗，方用橘红、炒栀、酒芩、栝蒌、枳壳、茯苓、浙贝、知母等味，实即《医学统旨》之清金化痰汤加减。至七月初四日，脉案载"大关防(即大便)下有白滞"，七月六日称"仍有白滞"，"恐作痢疾"。但治疗并不治痢，仍用清金化痰汤之法，佐以平胃散燥湿理脾，仍重在治肺。至七月十三日终于"诸症俱好"，而改予养胃之法调理善后。珍贵人此案，"下有白滞"，并非痢疾，用清肺化痰之法治愈，当属痰泻。考痰泻一症，《医学入门》认为本病多因痰积于肺，肺与大肠相表里，因而致泻。本病症见时泻时止，头疼眩晕，胸闷，泻出痰沫样物，脉弦滑，治当化痰祛湿。临床上应重点治肺，御医王继曾等则始终以涤痰清肺为治效，即是明证。珍妃降为贵人时患痰泻一案，表明肺病波及于肠，脏病传腑，咳嗽痰饮积痼已深。兹后，虽每一病作，在治疗时亦多兼治其肺，咳嗽已成痼疾。

此外，据光绪□□年八月二十四日冯盛化所书脉案谓。"珍贵人脉息左寸关沉弦，右寸关滑数，肝经气道不畅，肺胃有热……时作咳嗽"，以后复称"咳嗽时作时止"，"晚间发烧，

时作咳嗽”，“惟晚间作烧，尚有咳嗽，总由肺胃滞热，湿饮不净”，此等阵咳、潮热之症状，实际已系劳嗽。又据光绪之脉案及发掘崇陵时所见，光绪帝当年曾患有多系统结核病，珍妃为其宠妃，形影不离，寝食与共，其劳嗽之疾亦有出自传染之可能。

在珍妃后期脉案中，咳嗽始终是其主要病症。如光绪□□年三月初一日，太医院院判(即院长)杨际和诊治珍妃咽喉疼痛，皮肤风疹，月经不调时，所书脉案还载有：“珍妃脉息左寸关弦数，右寸关沉滑，咽痛渐轻，面上红晕风粟未退，咯吐涎痰喉间不爽”等语，可见珍妃一生，咳嗽确系主要病症。

2　风湿痹证

除了咳嗽而外，风湿痹证(类今之风湿性关节炎)也是珍妃所患疾病之一。如光绪□□年七月二十七日御医白文寿谓：“珍贵人脉息右寸关滑数稍浮，左寸关弦数，肝阴不实，气道欠畅，肺胃饮热，稍受风湿，以致周身筋脉抽掣，牵及腿膝疼痛”，内服调气拈痛汤(醋柴二钱，薄荷一钱五分，炙香附三钱，郁金三钱研，当归身三钱，次生地四钱，粉丹皮三钱，炒栀三钱，秦艽三钱，牛膝三钱，宣木瓜二钱，橘络三钱，引用乳香一钱，没药一钱)，外用熥药熥熨患处。分析其处方，用药特点是养血熄风，祛风除湿，活血通络。以方测证，系为风湿痹痛之疾而设。至八月初四日脉案载：“肺气渐舒，膀疼轻减”，腿膝筋脉还“有时作疼”，仍本上法加减调治。而所拟调中化饮汤，除用木瓜、没药、青风藤等舒筋拈痛外，复取二陈汤加积壳、厚朴、砂仁祛痰调中化饮，其中重用治肺调气化痰之药。推测立方之意，一则因肺主治节，调畅肺气则全身气血通畅，有利于治疗风湿痹痛之疾；二则兼顾珍妃有劳嗽痰饮之痼疾，亦处方因人制宜之举。果然经调治后脉案谓：

“八月十六日白文寿请得珍贵人脉息左关见弦，右寸关缓滑，气道已舒，湿饮已化，膀疼腿痛全愈，足心肿势亦消，谷食见香，夜寐尚可，惟胃阳之热未清，每食厚味恶心，腿膝筋振强硬微痛，不耐劳累，今用清冒活脉止痛汤，熥药照方调理”。

全当归三钱　次生地四钱　抚芎四钱　竹茹二钱　金石斛三钱　焦栀仁三钱　壳砂一钱　橘络二钱　半夏曲二钱　青风藤三钱

引用桑枝三寸

案中所用之熥药方另有素笺：

“珍贵人熥药方”：

透骨草三两　清风藤一两　独活二两　防己二两　宣木瓜二两　赤芍一两五钱　归尾一两五钱　制香附三两

共捣粗末，烧酒醋拌潮润，装布袋上篦蒸热后熥腿膝疼处。

前后经治二十余日，沿用祛风除湿之剂，配以治肺化痰之品，而膀疼腿痛，风湿痹痛之疾得以缓解消除，益证清宫御医遣方用药十分精妙。其中辅以宣肺化痰而治痹的经验，尤其值得重视。

3　带下阴痒

青年妇女经带之疾十分常见，而阴痒一症，其中有与今之滴虫性阴道炎相类者，患者颇多痛苦。珍妃当年即有此种隐疾。现今仅存之少数珍妃脉案中载有：

“光绪□□年二月十七日杨际和请得珍妃脉息左寸关弦数，右寸关滑数，系心肝脾三经有热，蓄有湿饮，肝热下注之症。以致胸隔不畅，有时发热，口渴思凉。今用清热调肝饮，外用熏洗法调理”。

次生地四钱　杭芍二钱，炒　郁金三钱，研　青皮三钱，炒　酒胆草二钱　乌药三钱　羚羊二钱　丹皮三钱　条芩三钱　泽泻三钱　壳三钱，炒

引用薄荷八分

二月十七日所用熏洗法，原案阙如，而后数日有加减熏洗方可资参考，现录如下：

“光绪□□年二月二十二日杨际和谨拟珍妃加减熏洗方”。

蛇床子一两　苦参六钱　公英六钱　狼毒五钱　草节五钱　薄荷三钱　朴硝三钱　雄黄三钱　白菜叶四两

切碎以水煎透，去渣熏洗。

查《爵秩全览》光绪二十至二十七年杨际和任太医院左院判，结合珍妃晋妃年月及杨际和主诊之其他脉案，推断此案大约应在光绪二十四~二十五年间。其时，珍妃二十余岁，方在少艾，据其前后脉案尚载有“荣分不畅”，“疼痛窜及胁肋腰间”等症，再以药测证，所患当为经带阴痒之疾。本案用药内外合治，亦是清宫医案治法特点之一，其外洗之药则是专为阴痒而设。中医认为女子湿热下注多成带下，久病必损伤阴液，且女子阴痒亦可由肝脾气虚，湿热下注而起，伴见胸隔烦闷，尿赤口渴等症，皆与此外脉案所叙符合。案中虽云病在心肝脾三经，但胁肋为肝之分野，前阴为厥阴循行之地，其病重点在肝。杨际和所拟清热调肝饮内服，熏洗方外治，一内一外，清利湿热，杀虫止痒，颇为恰当。按内服之方系龙胆泻肝汤加减，为中医治湿热下注所致之带下阴痒等症要方，熏洗方系本《疡医大全》蛇床子方与塌痒汤加减。方中蛇床子功能燥湿杀虫，外用可治带下阴痒。余药亦多为清热除湿，消炎止痒之品，用作外洗，结合汤药内服，效果当更显著。据脉案记载，熏洗之法持续用至二月二十七日，此后未再使用，系有确切之疗效。

4　月经不调

珍妃在患带下阴痒等症之同时，月经亦有不调。常有后期，量少，经行不畅等症。如与上案同年之二月二十九日脉案，谓：“珍妃脉息左寸关弦数，右寸关沉滑。”咽嗌肿痛，“胁腹时而串疼，荣分下行不畅”。杨际和诊为月经病，在拟用之清热利咽汤中，即重以调经之品治疗，药用丹参、当归尾、赤芍、延胡索、薄荷、苦梗、连翘、栀仁、青皮、红花、酒芩、生甘草，并以茺蔚子为引。此案因荣血不畅，故多取活血通经之品。茺蔚子功能活血调经，疏风清热，《本草经疏》谓：“茺蔚子，为妇人胎产调经之要药”，《本草纲目》谓：“治妇人经脉不调，胎产一切血气诸病，妙品也”，可见珍妃当年确实还患有月经不调等妇科疾病。

(二) 珍妃之体质及宫中等级之森严

舞台上的珍妃，是一个聪慧机敏、健美刚毅的巾帼英雄的形象，人们或许会问，她究竟秉赋如何？体质怎样？研究珍妃脉案，我们大致可知珍妃应属阴虚火旺荣嗽型之体质，并常常肝郁不舒，精神愁苦。

据光绪□□年七月二十九日，御医白文寿治珍贵人腿膝屈伸不利，有时串疼等症时，指出“良由肝阴欠壮，肺气不舒，风湿饮热壅瘀脉络所致”，八月初三复称“肝阴未壮”，可知珍妃肝阴久伤，肝本失养，气道常常郁结不舒。此外，劳嗽、带下，久必伤阴，“有时发热”，“口渴思凉”(见杨际和治珍妃病所书脉案)，亦为阴虚火旺之的证。再者统观珍妃之脉案，养血养阴，清凉甘润之方占其泰半，而姜、桂、附，大辛大热之药，几不致用。可见珍妃确属阴虚劳嗽之体质。由此一个娇弱阴虚，频作阵咳，精神抑郁的宠妃仪态，可

划然于纸上。正因其羸弱，而又反抗暴虐淫威之慈禧，越反视其英勇果敢。

除了对珍妃所患疾病，秉赋体质有所了解外，从珍妃脉案本身还反映出宫中等级制度之森严。从其脉案可知，太医院在宫中看病，随着病人地位高低的变化，而所遣医生之等级也有相应之变化。珍妃在珍嫔时期，因属光绪帝最宠幸之妃嫔，其有病，则由太医院简派学验俱富品级崇高的医官治疗。如珍嫔时之脉案，即由当时之院判李德昌诊疗。光绪二十年十月由慈禧懿旨斥责珍妃“近来习尚浮华，屡有乞请之事，皇帝深虑，渐不可长，据实面陈，若不量予儆戒，恐左右近侍籍以为夤缘蒙蔽之阶，患有不可胜防者”(《清列朝后妃传稿》)，而将其廷杖降为贵人之后，即由资历辈分都较低的医生如冯盛化、白文寿等为之治疗。特别是光绪二十年十一月初一日，珍嫔夺封不久，竟由当时仅充任医士之御医张仲元治疗。后来复封珍妃以后，其病则立由担任院判的杨际和治疗了。一辱一荣，享受医疗之待遇也随之不同，亦可见宫中等级地位之森严。

(三) 珍妃病案中的医疗经验

分析珍妃脉案，对其中医疗经验，笔者认为当注意以下几点：

(1) 宫中医疗首重辨证治病求本。如珍妃痰泻一案，“下有白滞”，易误作痢疾，案中亦有“恐作痢疾”等语，但御医不是见利止利，急于分利止泻。而是细审病源，针对珍妃素有劳嗽，阴虚停饮，确认痰饮是其主因，而按中医辨证论治精神，应属痰泻范畴，于是以清肺化痰之法治疗，选用蒌仁、桔梗、酒芩、陈皮、浙贝等味而愈。

(2) 宫中医疗注重胃气。《素问》说：“人以胃气为本”，中医学认为脾胃是后天之本，胃气不伤，疾病尚有可为。珍妃脉案中，凡治咳嗽，处方常寓二陈汤、平胃散于内，即是顾护胃气。即使外感风凉之症，也根据珍妃体持加入山药、竹茹、焦三仙、壳砂等和胃健胃药于当用方中。每一症愈后，也多以和胃之药代茶频饮。如刘玉璋治珍妃饮滞症一案，在“脉息和缓有力，诸证皆痊”后，即予和胃代茶饮调治。凡此均见宫中治疗十分注重胃气。

(3) 风湿痹证可用宣肺调气化痰之法调冶。《金匮要略》曾经指出治疗痹症，风湿相搏，一身尽疼，使用汗法，风气易去，湿气易存，而病难速愈。应以微汗之法，使风湿俱去。临床应用，较难掌握。珍妃脉案中，应用宣肺调气化痰之法治痹而效，盖肺主气，主治节，为水之上源(即职掌人体水液代谢机能)，宣肺行气化痰即可以去湿祛风，所以珍妃之痹证能迅即得到缓解。这一方法，可为我们今日之临床工作之借鉴。

(4) 值得深入研究的二个处方。

1) 熏洗方：杨际和为珍妃所拟之熏洗药方，系以宫中历朝妇女习用之熏洗方略加变化而制。道光皇后，静贵妃，琳皇贵妃，以及咸丰、同治朝之妃嫔曾多次使用本方有效。其中蛇床子、苦参、狼毒、雄黄、朴硝皆有燥湿清热，杀虫解毒之功。据现代药理实验表明，均有较强抑制皮肤真菌的作用，对于妇女白带过多，阴痒(包括滴虫性阴道炎)，以及宫颈糜烂等妇科病有较好治疗作用。方中白菜叶，《本草纲目》称之为菘，谓捣烂涂之，可治漆毒生疮。本方用之，可能亦取其能治疮毒之力。总之，此种屡经使用之效方，尚有必要作进一步之研究。

2) 清金化痰汤：本系《医学统旨》方，对治疗肝火犯肺等症有良效。御医王继曾等加减化裁，用治珍妃咳嗽兼痰泻之症，亦获显著效果。提示我们在防治某些呼吸系疾病，如慢性支气管炎时，尚可对本方作进一步之验证，以及注意从脏腑之间的相互联系中，去寻求符合中医整体观的正确的治疗方法。

慈禧光绪医方选议

主　编　陈可冀

顾　问　单士魁

编著者　陈可冀　江幼李

　　　　徐艺圃　周文泉

慈禧太后医方选议

一　长寿医方

1　养心延龄益寿丹

光绪元年十一月初九日，庄守和、李德昌拟得养心延龄益寿丹

茯神五钱　柏子仁四钱，炒　丹参四钱　酒白芍四钱　丹皮四钱　全当归五钱，酒炒　川芎二钱　干生地四钱，酒洗　□□□□□　□□四钱　栀子三钱　酒条芩三钱　陈皮三钱　野于术二钱，炒　枳壳四钱，炒　酸枣仁四钱，炒

共研极细面，炼蜜为丸，如绿豆粒大，朱砂为衣，每服三钱，白开水送下。

【评议】　养心延龄益寿丹方为庄守和等清宫御医以明彭用光《体仁汇编》之柏子养心丸，与李杲之朱砂安神丸两方化裁而成。此方功能养心安神，宁心定志，补肾滋阴；故可用以治劳欲过度，营血不足，精神不安，失眠健忘，夜寐多梦，惊悸多梦等证；今时以此等方治神经衰弱仍有卓效。光绪元年(公元一八七五年)，西太后虽年方四十，但寡居多年，又值同治帝新故，且与钮祜禄氏共同垂帘听政，诸多利害关系，必然加重上述有关证情。今据西太后有关脉案记载可知，其长期患有“心脾不足”、“形体仍瘦，有时气怯身软”、“多言气怯”、“神虚未易安眠”，以及“晚间腰热，足心热”、“咽干”和“颃颡时或酸辣”等心肾阴虚见证。此方既为养心良方，又有延年益寿功效。

2　延龄益寿丹

光绪六年正月十八日，李德昌谨拟：廷龄益寿丹。

茯神五钱　远志肉三钱　杭白芍四钱，炒　当归五钱　党参四钱，土炒焦　炙黄芪三钱，焦　野白术四钱，炒焦　茯苓五钱　橘皮四钱　炙香附四钱　广木香三钱　广砂仁三钱　桂圆肉三钱　枣仁四钱，炒　石菖蒲三钱　炙甘草二钱

共研极细面，炼蜜为丸，如绿豆粒大，朱砂为衣，每服二钱五分，白开水送下

【评议】　此方为宋严用和《济生方》归脾丸加减化裁而出。治思虑太过，伤及心脾两脏，食少体倦，大便不调，健忘怔忡，惊悸少寐，脾虚不能统血等证，亦疗妇女月经不调与带下。本方参、芪、术、草、茯苓、茯神甘温益脾，当归、远志、枣仁、桂圆濡润养心，木香之外又加石菖蒲、香附，更可畅利气机，是妇女长寿好方。光绪六年西太后脉案中屡见“饮食运化不利，大便微溏而粘”，“胃口不旺”、“身肢软倦”、“精神不振”与“心脾久弱”等记述，此方自是的方。

3　长春益寿丹

光绪六年二月初五日，进长春益寿丹方。

天冬去心、麦冬去心、大熟地不见铁、山药、牛膝、大生地不见铁、杜仲、山萸、云苓、人参、木香、柏子仁去油、五味子、巴戟以上各二两　川椒炒、泽泻、石菖蒲、远志以上各一两　菟丝子、肉从蓉以上各四两　枸杞子、覆盆子、地骨皮以上各一两五钱

以上共为极细面，蜜丸桐子大，初服五十丸，一月后加至六十丸，百日后可服八十丸便有功效，每早空心以淡盐汤送下。

【评议】　长春益寿丹由古方杨氏还少丹与华陀方打老儿丸进退而成。方名益寿，又称长春，当与慈禧曾住长春宫有关。本方大补心、肾、脾、胃四经虚损不足，壮筋骨，补阴阳；据载久服可以乌发，可以壮神，可以健步；故可治腰酸体倦，神衰力弱。又此方出自打老儿丸，传说因老妇年逾百龄，打其老儿子不肯服此丸而名，又称仙姑打老儿丸。妇女亦可用，所谓服之可暖子宫，泽颜色。

4　益寿膏

光绪七年五月二十四日，广寿进李鸿藻拟得膏药方。

附子三两　肉桂三两　法夏一两　陈皮一两　羊腰三对　虎骨八两　吴萸一两，盐水炒　川椒一两　白附子一两　小茴香一两　白术三两　苍术二两　艾绒一两　当归三两，酒洗　破故纸二两　生香附一两五钱　川芎一两五钱　杜仲四钱，盐水炒　续断二两　巴戟天一两　黄芪一两五钱　党参一两五钱　炙香附一两五钱　酒芍一两　五加皮一两五钱　益智一两　蒺藜一两五钱　川楝一两　桂枝一两　天生磺三两，飞好　干鹿尾三条　胡芦巴一两　川乌一两　鹿角八两　云苓二两　川萆薢一两　肉豆蔻一两五钱　菟丝一两　干姜一两　茵陈一两　胡桃仁二两　公丁香一两　生姜三两　五味一两　枸杞二两　大葱头三两　缩砂仁一两　甘草一两

用麻油十五斤炸枯药，去渣，熬至滴水成珠，入飞净黄丹五斤十两。

光绪十一年三月二十二日，周妈妈传奉旨：将李鸿藻拟得膏药方改名“益寿膏”。

【评议】　此方药味较多，竟达五十，而其中又以温阳补肾药居多，可谓药专力大。《素问·生气通天论》曰：“阳气者若天与日，失其所则折寿而不彰……”，“阴阳之要，阳密乃固”，十分强调阳气在人身的作用。至于肾气，历来为医家所宝，称肾为先天，肾阴肾阳又称元阴元阳，因而培补肾元，可以强身。参阅光绪十三年闰四月二十日清宫御医李德昌据李鸿藻所拟之延年益寿膏用法，知其为“贴腰间”与“贴脐穴”而设。可治腰痛、腹痛与经带病。西太后年青时即有月经病(参见懿嫔调经丸)，中年以后脉案也可见有关记述，如光绪六年九月初一日脉案载：“心脾气血不足，肝郁不畅，以致荣行之际(指行经)，腰胯腿膝酸沉，膳后身倦。”至于腰痛及肠胃不和，更是其久患之证，此方之用较为合拍。

5　益寿膏又方

光绪　年　月　日

益寿膏

附子一两，制　肉桂一两　法夏三钱四分　陈皮三钱四分　白附子三钱四分　羊腰子一对　虎骨二两七钱　吴萸三钱四分，盐水　川椒三钱四分　小茴香三钱四分　白术一两　苍术七钱　艾绒三钱四分　当归一两，酒洗　破故纸七钱　香附五钱　川芎五钱　杜仲一两三钱四分，盐炒　续断七钱　巴戟天三钱四分　黄芪五钱　党参五钱　酒芍三钱四分　天生磺一两，飞好　益智子七钱　干鹿尾一条　川楝三钱四分　桂枝三钱四分　五加皮五钱　云苓七钱　葫芦巴三钱四分　川乌三钱四分　鹿角二两七钱　蒺藜五钱　川萆薢三钱四分　肉蔻五钱　菟丝子三钱四分　干姜三钱四分　茵陈三钱四分　胡桃仁七钱　公丁香三钱四分　生姜一两　五味子三钱四分　枸杞七钱　大葱头一两　缩砂仁三钱四分　甘草三钱四分

用麻油五斤将药炸枯去渣，熬至滴水成珠，再入飞净黄丹，老嫩合宜。

【评议】　本方较前方少炙香附一味，用量为其三分之一，主治功用与前相同。

6 保元益寿丹

光绪八年十一月二十六日，庄守和、李德昌、王应瑞谨拟：保元益寿丹。

人参三钱　于术三钱，炒　茯苓五钱　当归四钱　白芍二钱，炒　干地黄四钱　陈皮一钱五分　砂仁一钱　醋柴一钱　炙香附二钱　桔梗二钱　杜仲四钱，炒　桑枝四钱　谷芽四钱，炒　薏苡仁五钱，炒　炙草一钱

共研极细面子，每用一钱五分，老米汤调服。

【评议】 观光绪八年西太后约八个月之脉案，可知其气血久亏，脾元素弱。脉案中载："饮食半饍不香"，"夜寐欠实，晚膳消化较慢，时有头晕，夜间倒饱，嘈杂作呕"，以及"精神软倦"，"大便带溏"，"腹中作澥"等，此方从八珍丸加减，补养气血中兼舒肝和胃理脾，标本并治，可起保护扶植气血之元之作用。

7 延年益寿膏

光绪十三年闰四月二十日，李德昌拟：延年益寿膏。即前李鸿藻拟：有天生磺膏药方，三顺传，着拟治方。

此膏专治经络寒湿，舒筋活血，益气壮阳，理血荣阴，风吹冷振，寒湿脚气，痿软痹症，腰疼腿痛，百节酸疼，跌扑损伤，高坠落马，伤筋动骨，瘀血不散，及诸虚无力一切等症。善治五劳七伤，先天不足，或后天失养，及脾肾虚寒，精神短少，行步无力，耳鸣蝉声，面黄肌瘦，腹大膨胀，男子诸虚不足，妇人经血不调，崩漏带下等症。用膏药贴腰间，或贴脐穴，大有奇功。戒劳碌气恼，忌寒凉动风之物，慎之！慎之。

【评议】 此方方解中称可治"妇人经血不调，崩漏带下等症"，并可治其他证情，为内病外治之法，可资医疗上借鉴。

8 培元益寿膏

光绪三十年四月初二日

老佛爷培元益寿膏

天生黄六钱　厚附子五钱　川椒一两　熟地一两　蛇床子六钱　韭菜子六钱　远志四钱　当归六钱　黑芝麻一两　菟丝子五钱　牛膝五钱　虎骨五钱　川羌活四钱　茅苍术六钱　续断四钱　桑枝一两　天仙藤五钱　片姜黄五钱　肉桂五钱，研面后入　鹿茸五钱，研面后入　麝香一钱，研面后入

用麻油八斤，浸十日，熬枯去渣，再熬至滴水成珠，兑黄丹二十两，俟温，入肉桂、鹿茸、麝香，用槐柳枝不住搅匀，摊贴。

【评议】 培元益寿膏组成药物多属温肝肾、壮筋骨及通经络之品，剂量颇大，殆为贴腰脊、骨节或脐腹之用，以达到培元疗疾目的。查西太后脉案，光绪三十年四月初二日前后，面风(面神经痉挛)症状突出，外治有祛风润面散，内服有清热养肝活络膏等，当亦贴用此膏。插图为四月初一之拟方，本书未选入，附印于下，以供参考。

9 菊花延龄膏

光绪三十一年十一月初四日，张仲元、姚宝生谨拟：老佛爷菊花延龄膏。

鲜菊花瓣

用水熬透，去渣再熬浓汁，少兑炼蜜收膏，每服三、四钱、白开水冲服。

【评议】 查阅光绪三十一年十一月初二日西太后脉案，载有："老佛爷脉息左关弦数，

右寸关洪大而滑。肝经有火，肺胃蓄有饮热，气道欠舒，目皮艰涩。胸膈有时不畅”等语，前后除用此方外，并有用明目延龄丸等清肝明目方者。此方仅鲜菊花瓣一味，其疏风、清热、明目之功效当更强。菊花入肺、肝二经，《圣济总录》以此药加甘草为末，治“目赤头旋”，《救急方》以此药加蝉蜕为末，治“病后生翳”，此类方药对老年眼疾尤为适宜；现代医学研究亦表明本药有明显扩张冠脉，增加冠脉流量，减少心率，增加心脏收缩力之功效，其具有长寿效益，当属可信。善焕《牧竖闲谈》。称：“真菊延龄，野菊泄火，正如黄精益寿，钩吻杀人之意”，似亦可信。

10　五芝地仙金髓丹

光绪　年 月 日

五芝地仙金髓丹

此药益气生津，调中进食，能生养脑气而通目系，故能上清头目而退虚热，服百日后，五脏充实，肌肤润泽。修合此药，宜旺相日，或甲子日。

人参二两　生于术二两　云苓三两　甘菊二两　枸杞二两　大生地六两　麦冬三两　陈皮二两　葛根二两　蔓荆子二两　神曲三两

共为细面，蜜丸如绿豆大，每服三钱，白开水送服。

【评议】　本方取“四君”、“三才”、“异功”、“增液”诸方化裁，用杞地滋肾水，甘菊清头目，风药通肝气，配以余药，使心肝脾肺肾五脏得养，久久服之，似能益寿延龄。方名五芝地仙者，旨在神奇本方长寿轻身之力。全方药味，虽补五脏，仍侧重在肾，因肾主骨，肾生髓，而脑为髓海，因而补之能生养脑气而通目系，故号曰金髓。

二　补益医方

1　八珍糕

光绪六年九月十三日，李德立拟：八珍糕。

茯苓、莲子去心、芡实、扁豆、薏苡仁、藕粉各二两　□□　□□五两

共研极细面，加白糖，分两酌量，兑之为糕。

【评议】　此方为明陈实功《外科正宗》八珍糕方加减。原治小儿肠胃薄弱，消化不良，食少腹胀，面黄肌瘦，脾虚便溏泄泻等证，有健脾养胃，益气和中功效。查光绪六年九月十三日西太后脉案载：“慈禧皇太后右关滑而微大，左关梢弦，余部平平。木郁土弱，不易运化湿气，以致食少难消，胸胁不畅，颃颡如昨，呕饮便溏。今议用理脾化饮汤调理。”太医李德立于此又拟此儿童用之八珍糕，似甚对证，此药香甜可口，而少药气，饥时可以食用，又可疗疾。用于成人，亦一妙法。

2　保元固本膏

光绪七年五月二十一日，薛福辰、汪守正、庄守和、李德昌、佟文斌谨拟：慈禧皇太后保元固本膏。

党参、白术炒、鹿角、当归、香附各一两五钱　川芎、炙附子、独活、干姜、川椒、杜仲、鳖甲、荜拨、草果仁、白芍各一两　生芪一两五钱

用麻油三斤，将药炸枯，去渣，再熬至滴水成珠，入飞净黄丹一斤二两，再入后药。

肉桂、沉香、丁香各三钱

共研细末，候油冷，加入搅匀成�府，重四、五两，候去火气，三日后方可摊贴。

【评议】 本方脾肾双补，肾阴阳同治，兼顾先后天之本，为西太后摊贴脐部以治脾肾不足肠胃功能失调之用，方中加荜拨、肉桂、沉香及丁香诸香窜药，助药渗入，达到保元固本作用。

3 十全大补丸

光绪十年闰五月十六日，杨得清传，上交《良方集成》成方十全大补丸，合配一料之半。

人参二钱五分 白术五钱，土炒 当归五钱 川芎五钱 白芍五钱 黄芪一两，蜜炙 茯苓一两 肉桂一两 熟地一两 甘草二钱五分

共为细末，水叠为丸，如梧桐子大，每服一、二钱，白开水送下。

【评议】 此方出自宋《太平惠民和剂局方》卷五，原方为汤剂，有木香、沉香；而无黄芪、肉桂；李杲用黄芪代木香以益气，用肉桂代沉香以温血。主治男妇体弱，精神倦怠，腰膝无力，诸虚百损。阴阳气血并补，颇切合慈禧病状。此方实为四君、四物与黄芪建中三方合成，确有保元、大补之功用。

4 扶元和中膏

光绪 年九月十三日

老佛爷扶元和中膏

党参一两五钱 于术一两，炒 茯苓一两，研 砂仁四钱，研 归身一两，土炒 杜仲一两，炒 香附六钱，制 生黄芪一两 谷芽一两，炒 鸡内金一两，焙 半夏八钱，姜炙 佩兰草六钱 生姜六钱 红枣二十枚，肉

共以水熬透，去渣，再熬浓，兑冰糖二两为膏，每服三钱，白水冲服。

【评议】 此方似由古方和中散加减改制成膏剂者。对久病脾虚食少，胸闷干哕，倒饱嘈杂，食物不消有效。扶元者，当系指补脾肾而言。

5 加减扶元和中膏

光绪 年十一月初一日，汪守正、李德立、庄守和谨拟：慈禧皇太后加减扶元和中膏。

党参一两五钱 于术一两，土炒 茯苓一两，研 砂仁四 归身一两，土炒 续断一两，酒炒 炙香附六钱 生芪一两 谷芽一两，炒 鸡内金一两，焙 炙半夏八钱 佩兰草四钱 生姜八钱 大熟地六钱，炒 红枣二十枚

共以水熬透，去渣，再熬浓，兑冰糖为膏，每服三钱，白水冲服。

【评议】 此方较前方增加生姜用量、减佩兰草药量，加大熟地六钱，易杜仲为续断而成。加熟地者，当为增强补益肝肾之意。

6 扶元益阴膏

光绪 年七月十九日，

老佛爷扶元益阴膏

党参一两 于白术一两，炒 茯苓一两，研 白芍八钱，酒炒 归身一两，土炒 地骨皮一两 丹皮六钱，去心 砂仁四钱，研 银柴三钱 苏薄荷二钱 鹿角胶五钱，溶化 香附六钱，制研

共以水熬透，去渣，再熬浓，加鹿角胶溶化，兑炼蜜为膏，服三钱，白水冲服。

【评议】 本方之所谓扶元，主要在于益气健脾，温补肾阳；益阴，则是凉血滋阴，调补肝肾。亦属先天后天兼顾，气血双理之意。其组成暗寓五味异功合逍遥散而小有进退。以异功健脾益气，逍遥理脾调肝，加以鹿角胶温补肾阳，地骨皮滋肾凉血，丹皮清热凉血，易柴胡为银柴胡者，推测应有阴虚发热之症状。本方配伍稳妥，通补并行，可以长期服用。

7 加减扶元益阴膏

光绪 年七月二十九日

老佛爷加减扶元益阴膏

党参二两 于术一两，炒 茯苓一两，研 山药一两 归身一两，土炒 女贞子一两 白芍八钱，醋炒 丹皮六钱 砂仁四钱，研 鹿角胶五钱，熔化 炙香附六钱，研 银柴三钱

共以水熬透，去渣，再熬浓，加鹿角胶溶化，兑炼蜜为膏，每服四钱，白水冲服。

【评议】 本方即上方去薄荷、地骨皮，加山药、女贞子。旨在加强健脾益肾之功。据原处方笔迹分析及日期记载，两方配制时间仅距十天，或因前方有滋腻之嫌，故增损易药，重新制配。

8 噙化人参

光绪二十七年九月奏讨寿康宫药房首领荣八月，陆续领取自二十六年十一月二十三日起，至二十七年九月二十八日止，计三百三十一天，共用噙化人参二斤一两一钱。

今问得荣八月，皇太后每日噙化人参一钱，按日包好，俱交总管郭永清、太监秦尚义伺候。谨此奏闻。

【评议】 噙化少量人参以补益身体，防御疾病，世人仍多用之，国外亦日渐多用。李时珍《本草纲目》载："人参治一切男妇虚症。"《神农本草经》并将人参列为上品，称其有"补五脏，安精神，止惊悸，除邪气，明目，开心益智，久服轻身延年"功效。今人研究证明，人参可提高工作能力，减少疲劳，增加肌体对各种恶劣条件的抵抗能力，调节网状内皮系统功能，增强适应气温变化的能力。日本学者实验表明，人参对雌性动物有促性腺激素样作用，可延长已成熟雌性大鼠之动情期；进而还证明人参皂甙类都有一定强度之促性腺功能活性。西太后久服少量人参以强壮滋补，证之科学，颇有道理。为了保证西太后用药，西太后用药底簿并载有光绪帝向西太后请安时，检查人参是否够用的情况，足证其重视程度。

三 长发香发方

1 令发易长方

光绪 年 月 日，令发易长方二分。

东行枣根三尺 横卧甑上，蒸之，两头汁出，收取涂发即易长。

【评议】 发为血余。枣根见于《本草纲目》和《本草经集注》，性平味甘无毒。有活血清热祛风功效，故可令长发。

2 令发易长又方

桑叶、麻叶，煮水洗发七次，可长数尺。

【评议】 桑叶苦甘寒，能祛风清热，凉血明目。其末代茶饮，云能使人聪明，即《本草图经》所谓“神仙叶”者。麻叶有解毒作用，或以之夹烟草中吸之以治喘息。二药用于长发见于《备急千金要方》，《医方类聚》亦有转引。“洗发七次，可长数尺”，则有言过于实之嫌。

3 令发不落方

光绪　年十月十二日：上交令发不落方二料。

榧子三个　核桃二个　侧柏叶一两

共捣烂，泡在雪水内，梳头。

十七日，发不落方一料，照十二日原方。

十九日，令发不落方二料，照十二日原方。

二十三日，令发不落方一料，照十二日原方。

【评议】 发若易落，或因血热，或因体虚，或因头脂过多或过少。此方榧子甘平，可杀虫、润燥。核桃可以补益发肤。侧柏叶苦涩性寒，凉血散瘀，祛风尤胜。三者并用，有助于令发不落。今人有以鲜侧柏叶泡于百分之六十酒精中数天后，以之涂擦斑秃处，有治疗也有预防作用。

4 香发散

光绪三十一年七月初五日，老佛爷香发散。

发有油腻，勿用水洗，将药掺上一篦即净，久用发落重生，至老不白。

零陵草一两　辛夷五钱　玫瑰花五钱　檀香六钱　川锦纹四钱　甘草四钱　粉丹皮四钱　山柰三钱　公丁香三钱　细辛三钱　苏合油三钱　白芷三两

共为细末，用苏合油拌匀，晾干，再研细面，用时掺匀发上篦去。

【评议】 本方大都为性温气厚之品，殆取通窍、辟秽与温养之义，既可香发，又可防白。其中零陵草即《山海经》中之薰草、《开宝本草》中之香草，《名医别录》云可“去臭恶气”。山柰于《本草纲目》则有：“山柰生山中，人家栽之，根叶皆如生姜，作樟木香气”之说。辛夷于《名医别录》云可“生须发”。檀香、细辛，白芷或是取其香性。之所以加川锦纹与粉丹皮，或用为避免过于温燥？

四　治眼病医方

1 避瘟明目清上散

闻药方

光绪十三年五月十八日，杨际和拟：避瘟明目清上散闻药方。

南薄荷五钱　香白芷五钱　川大黄六钱　贯众一两二钱　大青叶一两二钱　珠兰茶一两二钱　降香四钱　明雄黄三钱，水飞　上朱砂二钱　上梅冰片一钱

先将前九味研极细面后，兑冰片，再研至无声。

【评议】 本方多芳香避瘟、清热解毒之品，闻之以疗风热上壅，目赤肿痛畏光羞明，当为有效医方。此方集八宝光明散之用麝香、朱砂、玛瑙、珊瑚及正梅片；碧云散之用青黛、白芷；明目没竭散之用大黄；保光清凉散及明目散之用玄明粉之意组方，用疗西太后

眼疾，颇具深意。

2　洗药方

光绪二十八年四月二十六日，老佛爷洗药方。

蔓荆子三钱　荆芥二钱　蒺藜二钱　冬桑叶二钱　秦皮一钱

煎汤，乘热洗。

【评议】　此为疏散风热、清肝明目之洗眼医方，用于外感风热、风火目痛，信必有效。本方桑叶苦微寒，尤长疏散风热以明目，其与黑芝麻伍名桑麻丸，则治肝阴不足肝火偏亢之昏花。秦皮苦涩寒，人多识其治泻痢之功效，其疗肝热目赤肿痛亦验。蔓荆子、白蒺藜亦有散风明目作用。荆芥则理血解毒，于血蕴热毒目赤咽痛较好。此方为御医徐本麟所处，同日尚有敷药散方并用，以绿豆、蝉蜕、荆芥穗、泽兰、秦皮、夏枯草、连翘、白芷、蔓荆子共为细末，淡蜜水调敷。

3　明目延龄丸

光绪三十一年七月二十七日，张仲元谨拟：老佛爷明目延龄丸。

霜桑叶二钱　菊花二钱

共研极细面，炼蜜为丸，如绿豆大，　每服二钱，白开水送服。

【评议】　桑叶、菊花，均属清热散风、平肝明目药，为丸久服更好。治风热头痛目赤，可配白蒺藜；治肝阳上亢两目昏花，可配石决明、枸杞子。

4　明目延龄丸又方

光绪三十一年八月初七日，　姚宝生谨拟：老佛爷明目延龄丸。

霜桑叶二钱　甘菊两钱　羚羊尖一钱五分　生地二钱　女贞子二钱，研　蒙花一钱五分　生牡蛎二钱　泽泻一钱　生杭芍一钱五分　枳壳一钱五分，炒

共研细面，炼蜜为小丸，每服二钱，白开水送下。

【评议】　本方亦称明目延龄丸，与前方同，但较前方药味为多。此方且用羚羊尖，其于肝火炽盛之目赤更为适宜。按羚羊角入厥阴肝经，故可平“目暗障翳”（《本草纲目》）。治眼病方有羚羊角者，如《圣济总录》之羚羊角汤，《圣惠方》之羚羊角散等。《神农本草经》云羚羊角“主明目”，咸寒无毒，此方于西太后之素有肝热证情者，颇适宜。

5　霜桑叶洗目方

光绪　年正月十六日

霜桑叶三钱

水煎，每日净面后洗目用。

十七日，加白菊花二钱。

【评议】　桑叶明目，散风热，前已论及。方注“净面后”洗目，符合清洁消毒原则。

6　清目养阴洗眼方

光绪　年三月二十一日酉刻，姚宝生谨拟：老佛爷清目养阴洗眼方。

甘菊花三钱　霜桑叶三钱　薄荷一钱　羚羊尖一钱五分　生地三钱　夏枯草三钱

共用水煎，先熏后洗。

【评议】 本方于前之洗眼方中，加夏枯草、生地各三钱，薄荷一钱，羚羊尖一钱五分。夏枯草苦辛寒，入肝胆经，治眼疾之属于肝火者宜。《本草纲目》载：“ 黎居士《易简方》，夏枯草治目疼，用沙糖水浸一夜用，取其能解内热，缓肝火也。”楼全善云：“夏枯草治目珠疼至夜则甚者，神效，或用苦寒药点之反甚者，亦神效……夏枯禀纯阳之气，补厥阴血脉，故治此如神，以阳治阴也。”夏枯草在外科“瘰疬、鼠瘘、瘿瘤、癥坚、乳痈、乳岩”等病中亦常用(《本草从新》)。

7 明目延龄膏

光绪 年七月十七日， 张仲元谨拟：老佛爷明目延龄膏。

霜桑叶一两 菊花一两

共以水熬透，去渣，再熬浓汁，少兑炼蜜收膏，每服三钱，白开水冲服。

【评议】 此方以膏为剂型，与前此同名丸剂交替服用，更易为病人接受。

8 明目除湿浴足方

光绪 年五月二十日，传皇太后明目除湿法一分。

甘菊三钱 桑叶五钱 木瓜五钱 牛膝五钱 防己四钱 茅术五钱 黄柏三钱 甘草三钱

水煎，浴足。

【评议】 本方明目止痒胜湿，桑菊与三妙散加味。三妙原治下体湿热，此方注明明目，或属上病下治，用浴足法；或同时尚有下焦或足部湿热证象，亦未可知。

9 抑火清肝退翳汤

光绪 年 月 日老佛爷左目黑睛突起白点，形似浮翳，时觉涩痛，此系肝经火郁， 湿热上蒸所致。今拟用抑火清肝退翳汤一贴调理。

羚羊一钱半 木贼三钱 蒺藜三钱，研 青皮三钱，片 泽泻二钱 蒙花二钱 蛇蜕一钱半 石决明三钱，生研 防风二钱 甘草一钱

【评议】 本方抑火清肝退翳，似针对西太后急性角膜炎(？)而设，方中羚羊、蒺藜、蒙花、蛇蜕及木贼，抑火清肝尤胜。《嘉祐本草》载木贼“主目疾，退翳膜”，《本草求真》称其为“去翳明目要剂”，除伍蛇蜕外，蝉蜕及谷精草亦可伍用。

五 治鼻病医方

1 代鼻烟方

光绪 年四月十六日，高老爷传。

鹅儿不食草二钱 细辛六分 白芷二钱 全蝎二个六钱 薄荷一钱 川芎一钱五分 青黛一钱

共研细面，代鼻烟用。外传川贝八两研末。三剂。

【评议】 此方为王肯堂《证治准绳》碧云散加减，治头痛脑酸，眵泪稠黏，亦治风痒鼻塞。西太后用此方，殆目鼻并治。碧云散原方为鹅不食草、青黛、川芎、北细辛及牙皂末，研为细末，以鼻嗅涕泪为效。此方鹅不食草为君，辛温清散，去翳、通鼻塞，《本草纲目》谓此药治“鼻塞不通，塞鼻瘜自落，又散疮肿。”今人以此药治变态反应性鼻炎，研细

粉吸入鼻孔，每日数次；或用棉花浸湿拧干后，包药粉少许，卷成细条塞鼻，半小时后取出，每日一次；或制成油膏纱条，置鼻腔内，有效。全草含多种三萜成分。《食性本草》录此药，又名石胡荽。

2 碧云散

光绪三年十月十八日，李德立谨拟：碧云散配方。

鹅不食草三钱　细辛一钱五分　苏薄荷三钱　青黛三钱，飞净

共研极细面，以瓶盛之，勿令泄气，装五钱重，二瓶。

【评议】 前已述及，此方目鼻并治，未用牙皂，列于治目病类亦无不可。

六　治耳病医方

平肝清热代茶饮

光绪　年三月初五日，艾世新谨拟。

右耳堵闷，肝热上蒸。今用平肝清热之法。

龙胆草六分　醋柴胡六分　川芎六分　甘菊花一钱　次生地一钱

水煎代茶，申正二刻进。

【评议】 此为肝胆热盛、耳窍不畅医方，龙胆草自是首选药，《本草纲目》称："相火寄在肝胆，有泻无补，故龙胆之益肝胆之气，正以其能泻肝胆之邪热也。"龙胆草亦治目疾，《医学启源》谓："以柴胡为君，草龙胆为使，治眼疾中必用之药也。"

七　治唇病医方

清热除湿祛风膏

光绪四年五月二十日，乐富庆拟：清热除湿祛风膏。

此膏专治脾经湿热之症，以致唇风、茧唇、唇肿等症，用膏搽之，其症自愈。

黄连二钱　黄柏三钱　小生地三钱　浮萍草三钱　白芷三钱　防风三钱　当归三钱，尾　白鲜皮二钱　白及二钱　僵蚕二钱，炒　梅花片三分，另研后兑

共研粗渣，水熬，滤去渣，再熬浓汁，搽之。

【评议】 唇风、茧唇和唇肿，均属常见，脾经湿热者多，本方清热除湿祛风，外用方便，若稍佐牛黄少许，其定痛消炎功效或可增强。

八　治牙病医方

1 固齿刷牙散

光绪六年十一月初一日，李德立、庄守和谨拟：固齿刷牙散。

青盐、川椒、旱莲草各二两　枯白矾一两　白盐四两

右以旱莲草、川椒水煎去渣，得汁一茶盅，拌盐，矾内，炒干，共研极细面，擦牙漱口，永无齿疾。

【评议】 本方为固齿刷牙用，方中旱莲草滋补肾阴，适于肝肾阴虚头发早白及牙齿松动，所含鞣质且有收敛止血作用。白矾酸涩收敛，抗菌燥湿解毒。川椒杀虫止痛。此方中

之旱莲草与青盐，亦见于顾世澄《疡医大全》固齿医方至宝丹中。

2 明目固齿方

光绪三十一年十一月初九日，张仲元、姚宝生谨拟：老佛爷明目固齿法：

海盐二斤，拣净

以百沸汤泡，将盐化开，滤取清汁，入银锅内，熬干研面，装磁盒内。每早用一钱擦牙，以水漱口，用左右手指互取口内盐津，洗两眼大小眦内，闭目良久，再用水洗面，能洞视千里，明日固齿，极为神妙。

【评议】 海盐咸寒，清火凉血解毒，治齿龈出血，喉痛，牙痛，目翳。《本草衍义》谓："齿龈中多血出，常以盐汤漱，即已，益齿走血之验也。"以盐水揩牙、漱口与点眼，尚见于《仁斋直指方》、《永类黔方》等多种方书。但所称可"洞视千里"，自是夸张之论。

3 固齿秘方

光绪二十二年七月初二日，

春海交下固齿秘方

生大黄一两 熟大黄一两 生石膏一两 熟石膏一两 骨碎补一两 银杜仲一两 青盐一两 食盐一钱 明矾五钱 枯矾五钱 归身五钱

右药共为细末，每早起，先以此散擦牙根，然后净脸，净毕用冷水漱吐。固齿之方伙矣，或此效彼否，或暂瘳复患，或仅能定痛，而未必固齿，是方为余家秘传，自先曾祖以来，均擦此散，年届古稀，终龄不屈一齿，且无疼痛之患，亲友中得此方者，亦如之。现家慈年已八旬，齿牢固毫无摇动，洵神也。吾乡已抄传殆遍，近日益多过而问者，用特刊布以公诸世云。甲申夏月，江右黄幼农谨跋。

【评议】 本方于养血补肾杀虫解毒中，加大黄、石膏，对夹胃火牙痛者，尤为合适。惟黄氏之跋，似有过誉。

4 擦牙根方

光绪二十八年五月二十八日，继禄谨拟。

骨碎补一两 黑桑椹子五钱 食盐五钱，炒 胡桃八钱，去皮煨去油

共研极细面，搽敷芽(牙)根。随炭面一两俱各包。

【评议】 此为益肾固齿，凉血去火方，对牙龈炎可有效。

5 漱口药方

光绪 年正月二十一日，老佛爷漱口药 每天五分。

紫荆皮三钱 防风二钱 鲜薄荷二钱 生石膏四钱 食盐三钱 生甘草二钱

水煎漱口，五分。

正月二十三日，上传漱口药照方减去防风，加僵蚕二钱，山甲片二钱炒研，孩儿茶二钱。

赶紧送五分来。

外传山茨菇四两，捣碎。

【评议】 此方漱口，显系口牙有急性病痛，观正月二十三日上传"赶紧送五分来"可

推知。此方疏风清火凉血外，兼以僵蚕、孩儿茶、山慈菇解毒消肿。今人实验证实后二药尚有抗真菌作用，果则对口腔霉菌感染亦必有用。

6　漱口又方

光绪　年正月二十四日。

漱口药照昨方去生甘草加连翘二钱，外包连翘三两。

【评议】　加连翘为加强清热解毒，消肿散结功效，连翘之抗菌作用已为众人所知。

7　点牙药方

光绪　年 月 日

草乌、荜茇各一钱五分　川椒、细辛各三钱

共研极细末，用少许点于患牙内外，一时其牙自落，不落再点。

【评议】　此方草乌、荜茇、川椒、细辛，为芳香温通定痛药，治牙龈肿胀，蛀牙作痛，以之外用，可以生效。牙痛失笑散之用荜茇、细辛、冰片；立止牙痛散之用草乌、细辛、雄黄；济南、承德所产牙痛药之用荜茇、良姜、细辛、川椒，其义则同。方注中“其牙自落”应为“其痛可缓”。此药亦可泡酒外用定痛。

九　治面风(面神经痉挛)医方

1　加减玉容散

光绪十四年四月二十日，　小太监千祥传李德昌、王永隆拟得玉容散加减分两。

白芷一两五钱　白牵牛五钱　防风三钱　白丁香一两　甘松三钱　白细辛三钱　山柰一两　白莲蕊一两　檀香五钱　白僵蚕一两　白芨三钱　鹰条白一两　白敛三钱　鸽条白一两　团粉二两　白附子一两

共研极细面，每用少许，放手心内，以水调浓，搽搓面上，良久再用水洗净，一日二、三次。

【评议】　西太后患面风多年，左侧面部自眼以下连颧，时作跳动，时有反复，当为面神经痉挛无疑。光绪十四年，西太后五十三岁，面风已颇有进展。此方玉容散出《医宗金鉴》，原治面部“黧黑皯黯”，温运经脉，祛风活络，外用泽皮肤；此处去羌活、独活、白茯苓及白扁豆，加山柰而成。

2　僵蚕全蝎敷治方

光绪二十八年四月二十四日，庄守和谨拟。

僵蚕三钱　全蝎两个，去毒　香皂三个

共捣成泥，随意糊之。

【评议】　本方由著名方剂牵正散加减而成，祛风痰，止痉挛，用治面肌抽动，口眼㖞斜。此方捣泥外用，温酒或白开水和服亦可。查光绪二十八年四月二十五日西太后脉案，载有“脉息左关弦数，右寸关滑数……目皮颊间跳动，视物不爽……”，并无口眼㖞斜，必是面神经痉挛无疑。

3 熨治面风方

光绪二十八年五月二十四日，谨按老佛爷左眼下连颧时觉跳动，揣系肝气不舒，风湿相搏上冲。敬拟外治二方于后。

荆芥穗二钱 杭菊花一钱五分 抚芎二钱 明天麻一钱五分 香白芷一钱五分 霜桑叶四钱

右六味，煮熟鸡子二枚，去皮同煮多时，必令药味入里，取鸡子热熨，微凉即换一枚熨之。

蚕沙一两

同黄酒炒热，绢包裹频熨。

【评议】 此方多平肝祛风之品。后一方单用蚕沙，具有祛风除湿活血功用，《本草纲目》及《本草经疏》均认为此药可用以治“中风”、“筋骨不随”。

4 祛风活络熨方

光绪二十八年六月初一日，寿药房传出皇太后用祛风活络之法三分。

防风三钱 白芷三钱 炙川山甲三钱 皂角三钱 薄荷一钱

共研细面，用酒水合匀，装绢袋内，蒸热熨之。(随做绢袋用白绢一匹)

【评议】 本方于祛风化痰通络中，以山甲通窍、通经络，搜风去湿，加强外治效能。此药《医学衷中参西录》称可“宣通脏腑，贯彻经络，透达关窍”，用作“向导”，可资参考。

5 瓜蒌大麦饼

光绪二十八年六月初二日，瓜蒌大麦饼。

瓜蒌二斤，绞汁 大麦面八两

合作饼，炙热熨之，病愈即止，勿令太遇。治中风㖞斜。

【评议】 本方以瓜蒌为主药，瓜蒌甘苦寒，用其润燥开结，荡热涤痰，舒肝郁，缓肝急之性以为外治。

6 祛风活络药

光绪二十八年六月二十一日，庄守和、范绍相、强仲元、忠勋谨拟：老佛爷祛风活络洗药方。

防风二钱 白芷二钱 白附子二钱 僵蚕三钱 细辛六分 天麻一钱五分 白菊花二钱 南星二钱 橘络二钱 薄荷一钱

水煎，热薰，温洗。

【评议】 本方为牵正散与奇风散合方加减而得，祛风活络之力较专。方中僵蚕用量最大，取其熄风化痰解痉之作用，现代研究僵蚕所含之蛋白质有刺激肾上腺皮质功能的效应，颇值深入探讨，以进一步证明其对面神经炎或面神经痉挛之功效。

7 牵正丸

光绪二十八年八月初五日，庄守和、张仲元谨拟：老佛爷牵正丸。

白附子五钱 僵蚕五钱 全蝎去毒四钱

共研细面，炼蜜为丸，如绿豆大，每服二钱，白开水送服，随饮烧酒一、二口。

【评议】 牵正丸或散，为临床习用以治面风要方，全蝎、僵蚕之止痉、镇静作用较强，全蝎合蜈蚣即为止痉散；白附子辛甘大温，入肝经，祛风痰，含肌醇及β——固甾醇，有镇静功用，炮炙后尤甚。《外科正宗》方玉真散，以白附子为主药，对破伤风亦有效。

8 正容膏

光绪二十八年八月初五日，庄守和、张仲元谨拟：老佛爷正容膏。

蓖麻子五钱，去皮 冰片六分

共捣成泥，敷于患庭，左㖞敷右，右㖞敷左。

【评议】 蓖麻子，甘辛平，或谓偏热，入肝、脾、肺三经，《本草纲目》谓："其性善走，能开通诸窍经络，故能治偏风失音，口噤，口目㖞斜。"《妇人良方》亦载此药外用治面风。此药伍冰片通窍，方名正容，可以临床一试，用时可敷于患侧下颌关节及口角部，外加纱布绷带固定，逐日换药，可望生效。

9 防风活络贴药方

光绪二十九年正月二十七日，庄守和，张仲元，姚宝生谨拟：老佛爷祛风活络贴药法。

防风三钱 白芷三钱 白附子二钱 僵蚕三钱 天麻二钱 薄荷一钱五分

共研细面，兑大肥皂六两，蒸透合匀，随意敷用。

【评议】 此方与前述祛风活络洗药方大同小异，交替应用当较好。

10 鸡血藤祛风活络贴药方

光绪二十九年八月初七日，老佛爷祛风活络贴药法。

鸡血藤膏面二两 大角子四两 香肥皂十锭

将大角子、香肥皂用黑糖水化开，合匀为团，每团二两(每团改为二钱)。

【评议】 鸡血藤行血补血，行血尤胜；祛风通络，可治面风。鸡血藤膏始见于一八零五年《本草纲目拾遗》，一七二五年雍正《顺宁府志》亦载。

11 蓖麻子膏

光绪三十年三月十九日，庄守和谨拟：老佛爷蓖麻子膏。蓖麻子，辛甘性热，善走能开通诸窍经络之风气。

蓖麻子一两

去皮捣泥，摊布光上，贴面跳动之处，或掺于大肥皂内贴之亦可。

【评议】 正容膏中亦用蓖麻子，但伍有冰片，此方仅用蓖麻子。按蓖麻子多作外治用，捣敷或调敷，消肿拔毒，治痈疽肿毒，更治手臂风疾，《本草纲目》录有验案。

12 祛风活络贴药又方

光绪三十年六月初三日，庄守和、姚宝生谨拟：老佛爷祛风活络贴药法。

白附子五钱 僵蚕一两 蝎尾五钱 薄荷三两 口防风一两 芥穗一两 天麻一两 炙甘草一两 川羌活五钱 川芎五钱 乌头五钱 藿香五钱

共为细面，用大角子四十个，香肥皂二十个，黑糖水化开，合药为锭，每锭二两。

六月初四日，加大角子四十个。

七月二十四日，每团加辛荑面五分。

【评议】　此方为前述之祛风活络贴药方加味，引人注目的是活血祛风之羌活、川芎，中医研究院实验证明其有抗血栓形成作用，并有改善微循环功效；藿香芬芳而微温，通而不燥，较之剽悍祛寒涤痰之乌头，有独到之处。

13　祛风润面散

光绪三十年六月二十三日，寿药房传出皇太后用祛风润面散五分。

绿豆白粉六分　山柰四分　白附子四分　白僵蚕四分　冰片二分　麝香一分，上请

共研极细面，再遇重罗，兑胰皂四两，抟匀。

【评议】　本方仍为牵正散加减方，妙在加麝香与绿豆白粉，麝香开窍、通络、散瘀、辟秽。绿豆白粉甘凉解毒，能滋润肌肤，相得益彰。

14　活络敷药方

光绪三十二年闰四月十六日，姚宝生谨拟：老佛爷活络敷药法。

乳香二钱，去油　没药二钱，去油　麝香一分，用时现兑

共研细面，合大角子二两，掺匀，敷于跳动之处。

【评议】　气滞则血凝而不通，血不顺，则气亦受阻；乳、没并用，可调气活血，治气血凝滞。加用麝香，更能增强活络通窍功效。本方乳、没均去油用，张锡纯《医学衷中参西录》则认为二药“虽为开通之品，不至耗伤气血”，主张“最宜生用”。

15　白附子方

光绪三十二年六月十二日，老佛爷祛风活络贴药法。

白附子三钱

研极细面，用大角子二两，掺匀，每锭重一两。

【评议】　白附子为祛风除痰活络常用药，古方除牵正散外，他如《证治准绳》之蝎附散及定搐散，王海藏之返魂丹，沈金鳌之八仙散，薛铠《保婴撮要》之全蝎散，《外科证治全生集》之青金丸等亦用之，均为名方，但多用作内服，而此则用于外治。

16　清热祛风贴药方

光绪三十二年七月十三日，姚宝生谨拟：老佛爷清热祛风贴药法。

□防风二钱　薄荷八分

共研极细面，兑大角子二两，掺匀，作锭贴之。

【评议】　《本草经疏》载防风治“诸病血风痉急”，《长沙药解》称其可“行经络”，其具柔润熄风作用殆无一疑义，或谓防风温燥，实则有别于柴、葛、羌。又防风为风药中之治挛急好药，可能有改善血管反应性之功用。薄荷辛凉，能使局部毛细血管扩张，促造药物吸收。西太后自光绪三十二年下半年后面风好转，与本节各方之应用自有联系。

十　治咽喉病医方

噙化上清丸

光绪二年十一月二十六日，李德立谨拟：噙化上清丸。

桔梗、花粉、葛根、百药煎、柿霜、玫瑰、木樨各一两　乌梅肉、前胡、甘草、薄荷、麦冬、杏仁各六钱　硼砂六钱　白檀香二钱　冰糖二斤八两

共研极细面，以玫瑰、木樨合水为丸，打如芡实米大。

【评议】　此方清音、化痰、宽胸膈，可治咽喉肿痛、口舌生疮。药物组成不同于鲍相璈《验方新编》之噙化上清丸，该方有寒水石、海浮石、青黛，而无本方之白檀香、百药煎。

十一　治怔忡惊悸医方

1　朱砂安神丸

光绪三十年八月二十四日，老佛爷朱砂安神丸。

当归一两　麦冬一两　天冬一两　元参五钱　丹参五钱　远志五钱　茯苓五钱　柏子仁一两　人参二钱五分　生地二两　枣仁一两，炒　五味子五钱

共研细面，炼蜜为丸，如绿豆大，朱砂为衣，每服二钱。

【评议】　此方宫中亦称朱砂安神丸，究其组成，实为柏子养心丸加减方，此方以之为基础，并以朱砂为衣而得；治心血虚，怔忡惊悸，睡眠不实等证。

2　减味朱砂安神丸(李东垣方减味)

光绪　年八月十八日，备合朱砂安神丸。

当归五两　甘草五两　生地五两　黄连十二两

共为细末，蜜丸，如绿豆大。

【评议】　此方为李东垣朱砂安神丸减味方，原方有净朱砂，此处所用，不仅阙如，且亦不用朱砂为衣，失去东垣方意中之以朱砂重能镇怯，寒能胜热，甘以生津，抑阴火浮游之设想，惟甘草之缓，黄连之泻，当归之养，地黄之补仍备，可以安宁心神。

十二　止嗽化痰理肺医方

1　疏风止嗽丸

光绪十七年二月初二日李德昌、全顺谨拟：疏风止嗽丸。照古方十分之一，原方苏叶改苏梗子，加朱衣。

苏梗子五钱　防风三钱　干葛三钱　枳壳三钱，炒　前胡三钱　桔梗三钱　桑皮三钱　杏仁三钱　炙半夏三钱　茯苓三钱　陈皮二钱　川贝二钱，去心　羌活二钱　黄芩二钱　甘草一钱

共研细面，少兑炼蜜为丸，如绿豆粒大，朱砂为衣，每服三钱，白开水送下。

【评议】　本方为《医学心悟》止嗽散合杏苏二陈汤加减而得，对外感风寒，咳嗽痰多，或咳痰不爽者有效；久咳有痰，表邪未尽者亦宜。功用为疏风解表，宣肺止嗽化痰。

2 清肺抑火化痰丸

光绪十七年三月二十二日，按同仁堂清肺抑火化痰丸。

陈皮一两 炙半夏一两 前胡一两 熟军六钱 栀子六钱，姜炒 麦冬六钱 桔梗六钱 枳壳六钱 花粉六钱 海石七钱 杏仁四钱 百部四钱 川连三钱，姜炒 甘草三钱 蒌仁四钱 黄芩一两二钱五分

共为细末，炼蜜为丸，如绿豆粒大，每服二钱。

【评议】 清肺抑火化痰丸，为北京流行方剂，现仍大量销售。本方为《寿世保元》清咽抑火汤加减而得，功能清肺胃实热，治咳嗽痰黄，咽喉疼痛，口干舌燥与大便秘结；于口舌生疮，牙齿疼痛者，亦可应用。

3 清补理肺健脾丸

光绪十七年八月初五日，庄守和、全顺拟得清补理肺健脾丸。

人参一钱五分，上请 生于术三钱，上请 云苓五钱 生地四钱，大 当归四钱 杭芍三钱，炒 橘红二钱，上交老树化 麦冬四钱 桔梗三钱 半夏曲三钱 川贝五钱 甘草一钱五分

共研极细面，炼蜜为丸，如绿豆大，朱砂以衣，每服三钱，白开水送服。

【评议】 本方为肺脾同治、清补兼施方剂，系由八珍，六君、二陈与甘桔汤合方化裁而得。适于西太后素常脾胃气虚而兼痰湿之证候，功能益气养血健脾化痰。

4 益气清肺缓肝丸

光绪二十一年八月初二日，张仲元谨拟：益气清肺缓肝丸。

西洋参三钱 朱茯神六钱 生于术三钱 生甘草一钱五分 次生地六钱 生杭芍三钱 牡丹皮四钱 建泽泻三钱 真熊胆三钱 乌犀角三钱 带心麦冬六钱 白蔻仁二钱 浙贝母四钱 苦桔梗三钱 金石斛二钱 川郁金六钱

共研细面，炼蜜为丸，如绿豆大，朱砂为衣，每早晚各服二钱，白开水送下。

【评议】 本方益气清肺而兼缓肝，慈禧可能有高热或衄血等证，或同时有目病存在。益气取四君子汤，用西洋参，益气养阴而不燥。血热套《小品方》芍药地黄汤和《千金要方》犀角地黄汤，清热凉血散瘀尤好。缓肝以真熊胆、乌犀角为主药。熊胆苦寒，入肝、胆、脾、胃经，能清热镇惊，明目杀虫，点眼可治目赤生翳，实验研究表明本药有解除平滑肌痉挛和解毒作用。犀角苦咸寒，入心、肝经，清热定惊，凉血解毒，缓肝力大。

5 缓肝利肺化痰丸

光绪二十一年九月三十日，张仲元谨拟：缓肝利肺化痰丸。

次生地五钱 生杭芍三钱 麦冬三钱 金石斛四钱 川郁金四钱 苦桔梗三钱 橘红二钱，老树 款冬花四钱 浙贝母四钱 知母三钱，炒 生桑皮三钱 生甘草一钱 云茯苓四钱 牡丹皮三钱 丹参三钱 建泽泻三钱

共研细面，炼蜜为丸，如绿豆，朱砂为衣，每服三钱，白开水送服。

【评议】 本方旨在缓肝不在清肝，故减去犀角、熊胆。利肺而不侧重益肺，故减去参术。所加丹参，养血活血，对呼吸道炎变有帮助修复功用。

6 二冬膏、梨膏

光绪二十五年八月三十日，谦和传熬二冬膏、梨膏。

天冬八两　麦冬八两

水熬去渣，加川贝面二两，炼蜜收膏。

鸭梨去核二十个，取汁，兑炼蜜收膏。

【评议】　二冬膏治肺胃燥热，痰涩咳嗽，方出《张氏医通》，所谓冬主闭藏，门主开转，二冬所以消痰润肺，久服也有补益功用。今人尚有贝母二冬膏，为加贝母、冰糖而成。梨膏，或称雪梨膏，可清肺热，润肺燥，主治干咳久咳，咳嗽燥呛，咽喉干燥，失音气促，痰中带血，并能生津降火。或加萝卜汁，或加鲜藕汁，或加鲜茅根、鲜生地、柿霜，或加鲜麦冬汁，均为加强其润肺降火而施。

7 通宣理肺丸

光绪二十五年十月十七日，通宣理肺丸，照光绪十七年六月二十二日原方一料。

人参五钱，上请　苏叶一两　葛根六钱二分五厘　炙半夏五钱　陈皮七钱五分　前胡七钱五分　茯苓五钱　枳壳七钱五分，炒　桔梗一两　甘草二钱五分　木香一钱八分七厘五毫　麻黄六钱二分五厘

共为细面，炼蜜为丸，每丸重三钱。

【评议】　通宣理肺丸为华北、华东风行成药，此丸解热止嗽，主治感冒风寒所致之发热恶寒，鼻塞不通，头痛无汗，四肢酸懒作疼。各地药物组成虽略有出入，但皆大同小异，本方有人参，为治西太后之虚人外感咳嗽而加。

8 润肺和肝膏

光绪二十八年九月十三日，张仲元请得老佛爷润肺和肝膏。

党参五钱　生薏苡仁一两　麦冬八钱　橘红四钱，老树　桑叶八钱　炙枇杷叶八钱，包煎　杭芍六钱，生　金石斛八钱　甘草三钱　枳壳四钱，炒

共以水煎透，去渣再熬浓汁，少兑蜜炼为膏，每服三钱，白开水送下。

【评议】　查光绪二十八年九月十一日西太后脉案载：“肝肺气道欠调，时作咳嗽”，此方当续此案而用，不用沙参而用党参，可能与肺气虚有关。

三　治脾胃病医方

1 和肝醒脾化湿丸

光绪五年二月三十日，庄守和、李德昌谨拟：和肝醒脾化湿丸。

醋柴胡三钱　青皮四钱，炒　炙香附六钱　白芍四钱，炒焦　藿香梗四钱　厚朴四钱，紫、老　新会皮四钱　苍术四钱，炒　落水沉三钱　于术三钱，炒焦　白茯苓六钱　广砂仁三钱　谷芽六钱，炒　木香三钱　东山楂肉八钱　枳实四钱，炒

共研极细面，炼白蜜为“丸”，如绿豆粒大，朱砂为衣，每服二钱五分，白开水送下。

【评议】　西太后喜进食京鸭等油荤之品，长年有脾胃病。此方和肝醒脾化湿，合逍遥散、平胃散及《证治准绳》醒脾散方意，加减药物品味而成；用落水沉与藿香梗，其醒脾之效当较好。

2 益脾养阴除湿丸

光绪十二年七月初六日，李德昌、杨际和拟：益脾养阴除湿丸。

人参三钱 生于术五钱 茯神五钱 橘红二钱 当归五钱 干地黄六钱 白芍三钱，炒 青皮一钱五分，炒 远志肉二钱 栀子三钱，炒 木香一钱五分 广砂仁一钱五分 胆草三钱，酒洗 炙半夏三钱 泽泻三钱 甘草一钱

共研极细面，生姜三钱、红枣肉二十个熬汤，少兑炼蜜为丸，如绿豆粒大，朱砂为衣，每服二钱，白开水送下。

【评议】 此方以香砂六君子丸为基础，加养阴清肝除湿之品而成益脾养阴除湿之剂。

3 调脾清肝理湿饮

光绪十五年六月二十二日，李德昌谨拟：调脾清肝理湿饮。

茯苓三钱，研 茅术一钱五分，炒 广皮一钱五分 壳砂一钱，研 薏苡仁三钱，炒 扁豆三钱，炒 泽泻二钱 酒胆草一钱五分 丹参二钱 次生地三钱 白苏皮二钱 车前子三钱，包煎

引用地肤子三钱

此药专治脾胃湿热，或心肝郁闷，气滞交湿，及肾阴湿热，膀胱之气不化。如经有云：心与小肠相表里，肝脉系于二阴，行于两胁，膀胱与肾为表里，但入小肠，与胞行于阴，为便溲也。现症则小水浑赤或少，顷则变白色，形如米泔，或少腹弦急，痛引于脐，则小水淋沥作疼，此为淋也，当分六种，随症加减，或近乎赤白浊症，或小水不利，或小水利时作疼，或小水后淹痛等症，并皆治之。

【评议】 观此方按语，设想西太后可能彼时患有泌尿系感染，小水淋沥作疼，且有少腹弦急症状，此方调脾清肝理湿，有抗炎和利尿作用。

4 益气理脾枳术丸

光绪二十一年八月二十四日，张仲元谨拟：益气理脾枳术丸。

当参四钱 云苓六钱 生于术三钱 甘草一钱五分 陈皮三钱 薏苡仁五钱，生 焦麦芽一两 槟榔三钱，焦 焦楂六钱 壳砂一两五钱 枳壳三钱，炒 扁豆五钱，炒 杭芍三钱，生 莱菔子五钱 川郁金四钱 金石斛五钱

共研极细面，炼蜜丸，如绿豆大，每服三钱，白开水送下。

【评议】 此方为《局方》参苓白术散加减合枳术丸方，补气健脾，和胃消食并渗湿去痰；治肺脾气虚，湿痰不化，食少乏力，大便溏泻等证，适用于西太后之病证。

5 加味保和丸

光绪二十六年二月十一日，祥福传，合加味保和丸半料，同仁堂配方。

白术一五两钱，土炒 神曲一两五钱 萝卜子一两五钱，炒 广皮一两五钱 连翘一两五钱 炙半夏一两五钱 炙香附一两五钱 茯苓一两五钱 黄芩一两五线 黄连五钱 山楂一两，炒 炙厚朴一两 枳实一两，炒 麦芽一两，炒

共为细面，水法为丸，如绿豆大，每服三钱，白开水送服。

【评议】 本方为为朱丹溪保和丸加枳实、香附、厚朴、黄芩而成，或谓保和丸原方麦芽伤肾，萝卜子伤肺胃之气，故主张以枳实、香附易之，不伤先后天之真气。此方和血以补血，治食积、酒积、痰饮，除胸膈痞满，嗳气吞酸，腹痛便溏，为消补兼施、消多于补之治法。

6 御制参苓白术丸

光绪三十二年十二月初三日，老佛爷御制参苓白术丸二料。

人参二两 于术五钱，土炒 茯苓二两 山药二两，炒 扁豆二两，姜汁炒 薏苡仁二两，炒 莲肉四两 陈皮二两 砂仁一两 半夏二两，姜汁炒 黄连二钱，姜汁炒 神曲二两 当归四两，酒洗 杭芍二两，酒炒 炙香附二两，童便 炙甘草一两 桔梗二两 干姜三钱 红枣肉二两

共研细面，炼蜜为丸，每丸重二钱，蜡皮封固，每服一丸，米汤送服。

【评议】 此方为《局方》参苓白术丸加味，妙在加黄连、芍药、与神曲，有连理汤和芍药甘草汤意寓其中，全方性味和平，不寒不热，善后调理或泻利后均可用，能起顺正去邪作用，有调脾悦色之功。

7 香砂养胃丸

光绪 年 月 日，香砂养胃丸半料

广皮二两 炙香附二两 神曲二两 麦芽二两，炒 白术二两，土炒 炙枳实一两五钱 炙半夏一两五钱 苍术一两五钱，炒 茯苓一两五钱 炙厚朴一两五钱 桔梗一两五钱 川连一两 砂仁一两 木香一两 山楂一两，炒 甘草一两 栀子一两二钱五分，炒 藿香一两二钱五分 抚芎一两二钱五分

共为细面，水法为丸，如绿豆大，每服三钱，白开水送服。

【评议】 宫中此方，较沈金鳌《沈氏尊生书》之香砂养胃丸多神曲、山楂、麦芽，苍术，川连，炒栀子，抚芎等药，而减去豆蔻仁，对脾胃虚弱，不思饮食，大便不调，食物不化者较宜。

8 加味三仙饮

光绪 年正月十六日，姚宝生谨拟：老佛爷加味三仙饮。

焦三仙各一钱五分 枳壳一钱五分，炒焦 广陈皮一钱 酒连八分，研 细生地三钱 甘菊三钱 鲜芦根二支，切碎 竹叶八分

水煎，温服。

【评议】 焦三仙及其加味，为西太后常用方，消食健胃，其效确切。京津及东北之大山楂丸或有加陈皮及枳壳者，其治伴者有饮食停滞，嗳气吞酸者当更好。此方尚加鲜芦根、竹叶、酒连、生地及甘菊，可能针对热病后之余热未尽，用以清胃生津，解胃热烦渴。

9 加味三仙饮第二方

光绪 年正月三十日，老佛爷加味三仙饮。

焦三仙各六钱 橘红二片，老树

【评议】橘红苦辛温，功能散寒理气，燥湿化淡，消食宽中，于食积、伤酒可用，于风寒咳嗽亦可用，加之颇好。

10 加味三仙饮第三方

光绪 年四月初九日，老佛爷加味三仙饮。

焦三仙各三钱 槟榔三钱，炒

水煎温服。

四月初九日，照原方加川郁金二钱，研

【评议】 郁金行气解郁，槟榔行气破气消食，此方在焦三仙之外，加此二药，对脘腹胀痛，大便不爽，泻痢后重者尤宜。

11 加味三仙饮第四方

光绪 年五月初七日，老佛爷加味三仙饮。

焦三仙各一钱 毛橘红八分 竹茹三钱 干青果七个，研

水煎，温服。

【评议】 本方于橘红之外，另加竹茹、青果，可用于肺胃壅热，咽喉肿痛，咳嗽痰稠者，因竹茹甘微寒，可清热化痰止呕，而青果甘酸平，清热解毒，利咽化痰亦好。

12 加味三仙饮第五方

光绪 年五月二十四日，张仲元、姚宝生谨拟：老佛爷加味三仙饮。

焦三仙六钱 枳壳二钱，炒 槟榔炭二钱 腹皮三钱 炙厚朴一钱五分 酒芩二钱 赤茯苓四钱 藿梗八分

水煎，温服。

【评议】 本方加重理气药，于治脾胃气滞之胀满、恶心为更好。

13 加味三仙饮第六方

光绪 年六月二十五日，老佛爷加味三仙饮。

焦三仙各三钱 金石斛三钱 干青果十五个，捣碎

【评议】 本方加石斛、青果，可滋养肺胃，清热解毒生津，用于肺胃阴虚干呕、干咳、纳谷不香者宜。

14 加味三仙饮第七方

光绪 年八月二十八日，姚宝生谨拟：老佛爷加味三仙饮。

焦三仙各一钱 橘红一钱五分，老树 酒芩二钱 炙厚朴一钱五分 甘菊花三钱 羚羊一钱五分 竹茹三钱 枳实一钱五分，炒焦

水煎，温服。

【评议】 本方于消食理气外，加羚羊、甘菊，分析西太后当时目病又发，故加此二味以清热明目。

15 加味三仙饮第八方

光绪 年十月二十四日

三仙饮各三钱 炙桑皮三钱

【评议】 加桑白皮为泻肺止咳化痰无疑，可与前此加橘红比较分析。

16 调中畅脾膏

光绪 年二月二十四日，张仲元谨拟：老佛爷调中畅脾膏。

连翘三钱 银花五钱 茯苓六钱 于术五钱 广皮四钱 厚朴四钱 东楂六钱 鸡内金六钱 木香二钱 法夏四钱 槟榔三钱 神曲五钱 麦芽五钱 黑丑三钱 白蔻二钱 瓜蒌二钱 甘草三钱 甘菊三钱 青

皮五钱 莱菔子四钱

用香油三斤，将药炸枯，滤去渣，入黄丹二斤，老嫩合宜收膏。

【评议】 本方调中健胃畅脾，化积理气行水，可治疗饮食少思，嘈杂呕逆，肚腹胀满，气逆不舒等消化不良表现。

17 阳和启脾膏

光绪 年三月二十三日，老佛爷阳和启脾膏。

党参、白术、黄芪、鹿角、当归、香附各□□ 白芍、川芎、独活、附子、干姜、阿魏、橘皮、三棱、川椒、草果仁各一两

用麻油三斤，将前药炸枯，去渣，熬至滴水成珠，入飞净黄丹一斤两，再入后药面。

肉桂、沉香、丁香各三钱

右三味，共研细末。候油稍冷，加入搅匀，成粑，每粑约重四五两，候去火气三日后，方可摊贴。黄丹分两多少老嫩合宜，酌量兑之。熬得后，先摊十张，其余成粑装磁罐盛之。

【评议】 本方温阳散寒，养血，活血通经络。西太后睥虚日久，必及于肾，此膏贴于肚腹或脐部，可能对散逐寒邪，温通气血有所佐助。

18 资生健脾膏

光绪 年三月二十三日，老佛爷资生健脾膏。

党参二两 于术一两五钱，炒 广砂仁 小粒一两，研 木香一两，研 茯苓二两，研 陈皮一两二钱 柏子仁一两五钱，炒 三仙四两，炒黄 山药一两 紫姜朴一两 小枳实一两二钱，炒研 炙草五钱

共以水熬透，滤去渣，再熬浓，加炼蜜为膏，每用四钱，白水冲服，磁罐收盛。

【评议】 本方为缪仲淳资生丸方加减而得，此方以参、术、苓、草、山药甘平补脾元，砂仁、陈皮、紫朴、三仙、枳实辛香调胃气，又以柏子仁润而通之，能补能运，无香砂枳术丸之燥消，也无参苓白术散之补滞，为至和补养好方。

19 调气化饮膏

光绪 年四月初十日，调气化饮膏。

沙参二两 白术一两五钱，炒 茯苓二两 槟榔二两 三棱二两 木香一两 广砂仁一两 苍术一两五钱，炒 厚朴一两五钱，制 陈皮一两五钱 鸡金一两五钱，焙 枳实一两五钱，炒 生甘草八钱

共以水熬透，去渣再熬浓，兑炼蜜为膏，每服四五钱，白水冲服，磁器盛之。

【评议】 本方为香砂六君子汤与平胃散合方加减，加有枳实、鸡金、三棱，有补有消，颇具特色。

20 理脾调中化湿膏

光绪 年四月初十日，张仲元、姚宝生谨拟：老佛爷理脾调中化湿膏。

潞当参六钱 生于术各三钱，炒 广皮三钱 姜连二钱，研 神曲四钱，炒 谷芽四钱，研，炒 壳二钱，砂研 麦冬六钱 云茯苓六钱 炙香附四钱，研 藿梗三钱 炙草四缆

共以水煎透，去渣，再熬浓汁，少兑炼蜜为膏，每服一匙，白开水冲服。

【评议】 本方由香砂六君子汤加减而成，加藿梗、神曲、谷芽与姜连，有益于醒脾消导。

21 健脾阳和膏

光绪 年 月 日，老佛爷健脾阳和膏。

党参二两 于术一两，炒 茯苓二两，研 枇杷叶二两，制、去毛 枳壳一两五钱，炒 苦桔梗一两 木香一两，研 草豆蔻一两二钱，研 三仙四两，炒黄 辛荑一两 陈皮一两五钱 紫苏叶一两五钱 羌活一两五钱

共以水熬透，去渣，再熬浓，加炼蜜为膏，每用四钱，白水冲服。

【评议】 此方阳和，是指健虚弱之脾阳，故皆温运脾阳之品，而无温补肾阳之药。

22 加减健脾阳和膏

光绪 年四月十四日，老佛爷加减健脾阳和膏。

党参二两 于术一两五钱，炒 茯苓二两，研 枇杷叶二两，制去毛 陈皮一两五钱 厚朴一两五钱，姜制 木香一两，研 草豆蔻一两五钱，研 三仙四两，炒黄 桔梗一两五钱 苍术一两五钱，炒 紫苏叶一两五钱

共以水熬透，去渣，再熬浓，加炼蜜为膏，每用四钱，白水冲服。

【评议】 本方在健脾阳和膏中去枳壳、辛荑、羌活，加苍术、厚朴，必是有需用芳香化湿之证候。

23 开胃利膈丸

光绪 年十月十八日，李德立拟：开胃利膈丸。

瓜蒌皮六钱 枳实六钱，炒 落水沉三钱 砂仁四钱 制香附六钱 苦桔梗四钱 白蔻仁四钱 苍术四钱，炒 藿香梗五钱 广皮六钱 炙中厚朴五钱 三仙二两，焦

共为细末，炼蜜为丸，如高粱粒大，每服二钱，白开水送下。

【评议】 本方开郁顺气，利膈消食，可治胸脘疼痛，食积结滞等证。

24 生津代茶饮

光绪 年三月十一日，老佛爷生津代茶饮。

青果五个，研 金石斛二钱 甘菊二钱 荸荠五个，去皮 麦冬三钱 鲜芦根二支，切碎 桑叶三钱 竹茹二钱 鲜藕十片 黄梨二个，去皮

水煎，代茶。

【评议】 此方为《温病条辨》五汁饮变法，原方用梨汁、荸荠汁、鲜苇根汁、麦门冬汁、藕汁(或蔗浆)，各酌量，和匀凉服，用治温病热盛，灼伤肺胃阴津，口中燥渴，咳唾白沫，黏滞不爽者，以生津润燥。不喜甚凉者，可重汤炖温服。此方另加青果、石斛、桑叶、竹茹、甘菊，其生津育阴润燥之功当更著。

25 生津滋胃方

光绪 三十四年十月二十一日，张仲元、戴家瑜谨拟：皇太后生津滋胃之法。

绿豆五钱，研 鲜青果二十个，去尖研 竹叶一钱 橙子一个，带皮切碎

水煎，温服。

【评议】 此为西太后临终前一日因“胃热肝燥，肾不摄津”之生津滋胃方，橙子酸凉，有降气、和中、开胃、宽膈之妙。

26 滋胃和中代茶饮

光绪三十四年十月二十二日子刻，张仲元、戴家瑜谨拟：皇太后滋胃和中代茶饮。

竹茹一钱，朱拌 鲜青果十个，去尖研 厚朴花五分 羚羊五分

水煎，温服。

【评议】此为西太后临终前数小时“气虚痰生，精神委顿，舌短口干，胃不纳食”病危时所进之代茶饮方，此后尚有生脉散加减之用。

十四 治肝病医方

1 清风镇逆养阴丸

光绪十三年七月初七日，薛福辰、李德昌谨拟：清风镇逆养阴丸。

生地黄二两 归身一两五钱，酒洗 抚芎一两 生白芍一两五钱 醋柴胡八钱 黄芩一两，酒炒 石菖蒲五钱 制半夏一两五钱 煅磁石二两，另研极细水飞 云神二两 建曲一两五钱，炒 甘杞子一两 黑栀子八钱

右味研极细面，炼蜜为丸，朱砂为衣，绿豆大，每服三钱，临卧淡盐汤送下。

【评议】 本方养阴平肝潜阳，为四物汤、逍遥散与磁朱丸(《千金要方》)合方加减。治头晕目眩，眼目昏糊，耳鸣耳聋及神志不安，失眠心悸等证。本方重用磁石，取其辛寒，重镇安神，益肾平肝潜阳之功用。

2 交感丸

光绪十七年五月二十四日，庄守和、李德昌谨拟：交感丸。

炙香附一两 茯苓四两 琥珀五钱

共为细末，蜜丸，重三钱一丸，白滚水送下。治一切诸气为病，公私拂情，名利失志，抑郁烦恼，七情所伤，不思饮食，面黄形瘦，胸膈不宽，气闷不舒等症。每服一丸，细嚼，早晚二服，白滚水送下。治妇女百病如神。忌气恼、厚味等物。

【评议】 本方解郁安神，仿《沈氏尊生书》治郁气方用香附、茯神之交感丹，及王肯堂《证治准绳》治因怒耳聋之交感丹方用香附、茯神、黄连、肉桂、甘菊花法。本方有琥珀，宁心安神作用自更好些。西太后常有抑郁不畅之时，清宫医案中亦有记载。

3 加味逍遥散

光绪 年五月二十二日，上交加味逍遥散 十服。

银州柴胡一钱 当归二钱 生白芍二钱 白术一钱 茯苓一钱 炙甘草五分 煨姜三片 薄荷一分 霜桑叶二钱

共研末，每服二钱，十服。鲜荷叶半张，煎汤冲服。

【评议】 逍遥散有遂其曲直之性，所谓木郁达之。本方加鲜荷叶和霜桑叶，可能为疏散风热，或为初夏清暑解热；并为升发脾胃清阳，清肝明目而设。

4 古方越鞠逍遥加味丸

光绪十七年八月三十日，庄守和、李德昌谨拟：古方越鞠逍遥加味丸。

当归四钱 杭芍三钱，炒 抚芎一钱五分 醋柴一钱五分 炙香附三钱 苍术三钱，炒 栀子三钱，炒 焦

曲三钱　橘红二钱，老树　炙半夏三钱　云苓四钱　萸连一钱五分　炙桑皮三钱　骨皮三钱　川贝四钱　生甘草一钱五分

共研极细面，炼蜜为丸，如绿豆粒大，硃砂为衣，白开水送服三钱。

此药舒郁和肝，理肺调脾，快膈宽中，顺气理嗽，清化痰饮，滋养气血，荣和脉络。经云：诸气愤郁，皆属于肺。又云：郁多在中焦。肺属金，主气，分布阴阳，稍有失职，不易升降，郁而(不)畅，或有时痞闷不宽，或中空有声，或似欲作嗽，或嘈或辣，缓缓服之，则气畅郁解，而诸症自平矣。

【评议】　越鞠、逍遥合方进退，开郁宽中，健脾养胃之功当更大，对忧思气怒，饮食不调，损伤肝脾者必更相宜。

5　开解六郁膏

光绪　年　月　日，皇太后开解六郁膏一料。

香附一两　川郁金一两　小枳实八钱　青皮八钱　山田五钱　片姜黄六钱　广木香六钱　橘红六钱　红花五钱　全当归一两　苏梗子一两　沉香五钱　麝香二钱，上交　莱菔子六钱　白芥子六钱　茅术五钱

共以麻油炸枯，滤去渣，兑丹为膏，摊贴肺俞穴、上脘穴。

【评议】　越鞠丸解五郁，加玄胡理气活血为六郁丸，供内服。此方开解六郁，外用，摊贴肺俞、上脘穴，理气活血药居多，加三子养亲者，似侧重治肺气不畅。

6　清热养肝活络膏

光绪三十年三月二十九日，庄守和、姚宝生谨拟：老佛爷清热养肝活络膏。

细生地五钱　杭芍四钱　酒当归四钱　羚羊一钱五分　明天麻二钱　僵蚕三钱，炒　川秦艽二钱　橘红二钱，老树　川贝母三钱，研　枳壳二钱，炒　建曲三钱，炒　生草一钱

共以水煎透，去渣再熬浓汁，炼蜜为膏，每服三钱，白开水冲服。

【评议】　查光绪三十年三月西太后脉案，载有"头晕微疼，目不清爽"等症状，此方治此肝热不清表现似颇合拍。

7　清热养肝和络膏

光绪　年四月十八日，庄守和、姚宝生谨拟：老佛爷清热养肝和络膏。

川郁金三钱，研　霜桑叶四钱　生于术三钱　细生地三钱　生杭芍四钱　酒当归三钱　羚羊二钱五分　明天麻二钱　川秦艽二钱　僵蚕三钱，炒　橘红二钱，老树　川贝母三钱，研　枳壳二钱，炒　建曲三钱，炒　生甘草一钱

共以水煎透，去渣再熬浓汁，炼蜜为膏，每服三钱，白开水冲服。

【评议】　本方与前方清热养肝活络膏，药味大同小异，唯所用羚羊之份量则一，羚羊甘平无毒，孟诜谓："和五味子炒之，投酒中经宿，饮之，治筋骨急强，中风。"其养肝清热熄风之力颇著。

8　加味龙胆泻肝丸

光绪二十六年四月十二日，杨际和谨拟：加味龙胆泻肝丸。

当归三钱　杭芍五钱，生　生地五钱　栀子三钱，炒　胆草三钱，酒　醋柴三钱　炙香附四钱　片姜黄三钱　木通一钱五分　泽泻一钱五分　车前二钱　桔梗三钱　桑枝三钱　甘草一钱

共研细面，炼蜜为丸，如绿豆大，每服一钱五分，白开水送下。

【评议】 本方为《兰室秘藏》龙胆泻肝汤加味，原方可治肝经实火所致之胁痛、口苦、目赤、耳聋等证，并治肝经湿热下注之小便淋浊，阴痒，妇女带下等病。现代研究对多种炎症性病有效，如急性结膜炎，急性中耳炎，急性胆囊炎，急性尿路感染，急性盆腔炎及带状疱疹等，对高血压病表现为肝热上冲者亦适用。

9 大龙胆泻肝丸

光绪 年四月十三日，杨际和、忠勋谨拟：老佛爷大龙胆泻肝丸。

胆星三钱 橘络一钱五分 僵蚕一钱五分，炒 胆草三钱，酒 当归三钱 芍药五钱，生 生地五钱 栀子三钱，炒 醋柴三钱 炙香附四钱 姜黄三钱，片 木通一钱五分 泽泻一钱五分 车前二钱 党参五钱 酒芩三钱 桑枝三钱 甘草一钱

共研细面，炼蜜为丸，如绿豆大，每服二钱，白开水送下。

【评议】 本方与前方加味龙胆泻肝丸大同小异。本方保留原方之黄芩，加胆星、僵蚕、党参，并以橘络易桔梗，补虚化痰之力较前方增强。

10 养血柔肝丸

光绪三十一年十一月十三日，张仲元谨拟：老佛爷养血柔肝丸。

当归二钱 川芎一钱 次生地三钱 酒杭芍二钱

共研细面，炼蜜为丸，如绿豆大，每服二钱，白开水送下。

【评议】 此方即四物汤。于血虚或血虚夹瘀者均可用，功能补血柔肝调经。光绪三十一年，西太后已年迈，用此方当不为调经，必是针对素有头昏、目涩等症而用。此方出自《太平惠民和剂局方》，今日实验证明，可促进网织红细胞的成熟。

11 调肝和胃膏

光绪 年五月十九日，张仲元谨拟：老佛爷调肝和胃膏。

党参三钱 生杭芍四钱 金石斛四钱 桑叶四钱 竹茹三钱 焦三仙九钱 广木香八分，研 枳壳二钱，炒 橘红一钱五分，老树 生甘草一钱 生于术二钱

共以水熬透，去渣，再熬浓汁，兑炼蜜收膏，每服五钱，白开水冲服。二十二日照原方。

【评议】 本方调肝和胃，重用生杭芍，切中西太后肝阴虚、脾胃不和之证情。

12 调肝和血丸

光绪 年八月二十五日，调肝和血丸一料。

当归八钱 白芍五钱 柴胡三钱，醋炙 香附四钱 薄荷三钱 丹皮四钱 栀子三钱，炒 郁金三钱 大黄四钱，炭 犀角一钱半 生地六钱 青皮二钱

共为细末，水打成丸，如绿豆大。

【评议】 本方以丹栀逍遥散与犀角地黄汤合方加减，养血调肝，凉血和血；药力集中，对于肝郁血虚，而又热在血分者颇相宜。

十五 治肾泻医方

1 四君合四神加减方

光绪 年正月十三日，老佛爷四君合四神之法照原方加减一贴。

当参一钱 于术一钱，土炒 补骨脂一钱半，炒 茯苓一钱 肉蔻八分，煨去油 吴萸四分，炒 醋柴胡二分 炙五味子六分

各研细末，合枣泥为丸，重一钱五分，每早晚各服一丸，量汤送下。

【评议】 本方为四君合四神减甘草而成，治疗西太后久患溏泻，甚为切合。四君子汤补气健脾，自后天入手，纠正消化功能失调、食少乏力便溏者则可，但对久泄病及于肾者，似嫌力所不及，加四神自肾兼治，可以同时温补脾肾，涩肠止泻，对于不论慢性肠炎、肠结核、慢性痢疾而表现脾肾虚寒者，均相宜。四神丸出《证治准绳》，是一效方。今人研究四君子汤，认为可增进肝糖元的合成，配合应用，益处更多。

2 治鸡鸣泻二方

光绪 年 月 日，治鸡鸣泻方。

米谷二钱 山楂一钱 焦楂一钱

引用白糖水冲服

又方。

正台参四钱 枸杞叶五钱 元肉四钱 紫油桂钱半，打碎 干酒三斤，蒸

【评议】 前方以米谷为主加山楂治久泻，消涩兼施，颇有特点。按米谷即罂粟壳，出明徐彦纯《本草发挥》，此药涩平，入肺、大肠、肾经。功能敛肺止咳，涩肠止痛。于久咳、久痢、久泻、脱肛、胃脘或筋骨痛均可用。《本草纲目》谓："罂子粟壳，酸主收涩，故初病不可用之，泄泻下痢既久，则气散不固，而肠滑肛脱；咳嗽诸病既久，则气散不收而肺胀痛剧，故俱宜此涩之，固之，收之，敛之。"所含罂粟碱、罂粟壳碱及赤藓醇(erythritol)等有镇咳、镇痛及松弛内脏平滑肌和血管平滑肌作用；此方对西太后当然适用。

另方肉桂辛甘大热，入肾、脾、肝经；补肾阳，暖脾胃，除积冷泄泻，所含桂皮油可增进消化功能，排除积气，缓解痉挛，桂皮醛尚有镇静、解热作用；配元肉、枸杞叶及台参，起脾肾同补效应；方中以干酒助药势，有理。

十六 清肠止血医方

1 槐角丸

光绪二十九年五月初九日，老佛爷槐角丸。

槐角一两，炒 枳壳五钱，炒 橘红三钱，老树 甘草一钱

共为细面，炼蜜为丸，绿豆粒大，赤金为衣，每服二钱，梨藕汤送服。

【评议】 顾世澄《疡医大全》治痔漏槐角丸方用槐角子、槐花、槟榔、黄芩及刺谓皮，本方独重用槐角，此品清热凉血、止血力强，止血痢、便血及痔血，亦治上、中焦吐血、衄血之疾。实验表明可使出血时间缩短，毛细血管抵抗力增强，或谓并有预防高血压病人脑出血之作用.

2 脏连丸

光绪二十九年六月初九日，老佛爷脏连丸配方，系买海甸天一堂。

人参、当归、槐角、川连、茯苓、花粉、牙皂、丹皮、生地、泽泻、山萸、山药、知母、黄柏各等份

将药共为末，装入生猪大肠内，绳扎住两头，用米一升，将猪肠放在米上同蒸，俟猪肠紫色方为热透，将肠取出，去米，将肠药晒干，共为细面，炼蜜为丸，如绿豆大，每服二钱，白开水送服。

【评议】 王肯堂《证治准绳》脏连丸经仅用川黄连与公猪大肠，制丸后空腹时温酒或米酒、乌梅汤送下，治大便下血正赤或伴肛门坠肿。西太后脉案载时有大便带血之患，分析病状以痔疮可能性大，此方清肠止血中兼顾益气养阴，标本并治，颇为全面。

3 清热化湿洗药方

光绪三十三年九月三十日，庄守和、张仲元、姚宝生谨拟：老佛爷清热化湿洗药方。

槐条二两 艾叶一两 白矾一两 马齿苋一两 银花一两 甘草一两

水煎，熏洗。

【评议】 本方为清肠热化湿消肿止痛方，水煎熏洗。结合西太后便血史，当为治痔而用。《传信方》治痔核法：“槐枝，浓煎汤，先洗痔，便以艾灸其上七壮，以知为度。”此方则强其制。

4 熥洗方

光绪 年 月 日，老佛爷熥洗方，每日四分。

虾蟆草一两 苦参一两 防风七钱 败酱草一两 朴硝三钱 甘草七钱 生枳壳七钱 槐角七钱

共以水熬透，乘热熥洗。

【评议】 此方熥洗，亦清热解毒止痔血方。方中苦参在血痔、痢疾，以及滴虫性阴道炎时俱可用。《外科大成》曾用苦参地黄丸治痔血及肠风下血。

十七 清热利尿医方

导赤丹

光绪 年 月 日，导赤丹一料。

薄荷一钱 麦冬一钱 木通一钱 黄连一钱 生地一钱 桔梗一钱 甘草一钱

共为细末，炼蜜为丸，重一钱，上朱衣。

【评议】 导赤丹为导赤散加味，本方清热利尿，用于心经热盛或心移热于小肠引起之，小便赤涩，尿道灼痛，以及口舌生疮，咽喉肿痛等证，此等病证相当于急性尿系感染，口腔溃疡及咽炎等。

十八 四肢病医方

1 洪医洗药方

光绪八年十一月二十八日，洪医洗药方。

羌活三钱　防风三钱　川牛膝二钱　当归三钱　红花二钱　防己二钱　透骨草三钱　甘草节二钱　食盐四钱　葱头七个

共熬汤，兑烧酒一两五钱，烫洗。

【评议】 本方由养血活血，祛风通络药组成，烫洗肢节疾病当可有效，兑烧酒外用，其活血脉之力当更强。

2　熥药方

光绪　年　月十六日，药一贴。

龙骨四钱　虎骨四钱　白芷三钱　防风四钱　川芎四钱　川椒四钱　木瓜三钱　桔梗四钱　荆芥四钱　黄芩四钱　一枝蒿四钱

【评议】 本方当为治关节疼痛外用方，以风湿痛可能性大。全方除一枝蒿外，均日常常用药。一枝蒿，即《尚书》所称之“耆”，见《本草纲目》及《纲目拾遗》，一般本草学及方书中少有描述，而宫中却用之于治疗西太后病，足征太医们于用古典医方外，也注意征用民间草药冶病，不固执某一成法。此药活血，祛风，止痛，解毒；治风湿痛，亦治跌打损伤。

十九　暖脐医方

神效暖脐膏

光绪六年三月二十一日，由御药房抄来神效暖脐膏。

肉桂一两五钱，去皮　丹皮八钱　黄芪、党参、归身、生地各二两　白芍、苁蓉、炙附子、木鳖子各一两，去壳　荆芥、防风、麻黄、桂枝、柴胡、前胡、升麻、葛根、苏叶、薄荷、羌活、独活、白芷、藁本、川芎、细辛各五钱

以真麻油三斤、生姜四两、葱头四两切碎，入油内，慢火熬焦，去渣滤净汁，将油秤准，每油一斤，入飞净黄丹半斤，慢火熬至老嫩得所，以磁器收盛，七日后方可用。

又方：加麝香五钱。

【评议】 暖脐膏组成药物各地略有不同，十香暖脐膏名同而药亦多异，如天津者有大生蒜、韭菜子、生附子、川椒及干姜；济南有麝香、肉桂、母丁香、沉香；呼和浩特之封脐暖肚膏则有干姜、附子、吴萸。本方药物自有其特点。功能镇疼止泻，去风散寒，健肠胃，暖肚，主受寒受冷，腹痛腹胀，呕吐酸水等。民间也有以此类膏方治久不孕育，腰骶疼痛者。

二十　治皮肤病医方

1　祛风除湿散

光绪　年二月十五日，庄守和、杨际和谨拟：祛风除湿散。

荆芥穗三钱　防风三钱　香白芷三钱　僵蚕二钱，炒　白鲜皮三钱　地肤子三钱　炙穿山甲二钱　滑石三钱　枯白矾一钱　黄柏三钱　粉丹皮二钱　冰片五分

共研细面，过重绢罗，盛布袋内撮之。

【评议】 本方祛风除湿，止痒化斑，血热者宜，是清凉性之涂擦剂。

2 理湿止痒扑药方

光绪十二年六月十七日，李德昌、杨际和拟：理湿止痒扑药法。

地肤子一两 僵蚕五钱，炒 白鲜皮五钱 白芷三钱 荆芥穗五钱 茵陈五钱 败酱草五钱 煅白矾三钱 益元散五钱

共研极细面，装布袋内，随便擦于患处。

【评议】 本方亦为治皮肤病之祛风理湿止痒方，采用扑药法治疗，用心颇为细腻。此方地肤子用量独大，此药苦寒，清湿热，利小便，对某些皮肤真菌有抑制作用，用于皮肤湿热之搔痒有效，配蛇床子、白矾更好。单味煎洗并可治男子阴囊湿疹。

3 敷药散

光绪二十八年四月二十六日，徐本麟请得老佛爷敷药散方。

绿豆一两 蝉蜕一钱 荆芥穗三钱 泽兰三钱 秦皮二钱 夏枯草二钱 连翘三钱 白芷三钱 蔓荆子三钱

共研细面，每用三、四钱，淡蜜水调敷。

【评议】 此方亦为祛风清热消肿方，用治皮肤疾患。方中绿豆量最大，此药清热解毒，可疗丹毒、痈肿，外用可研末凋敷。《普济方》治遍身火丹并赤游肿用“绿豆、大黄为末，薄荷蜜水调涂。”又方治痈疽，“赤小豆、绿豆、黑豆，川姜黄，上为细末”，调敷。本方另加风药多种配伍，或可生效。查光绪二十八年四月二十六日另有洗药方，用蔓荆子、荆芥、蒺藜、冬桑叶、秦皮，洗敷结合。

4 祛风清热洗药方

光绪三十二年七月二十六日，臣力钧、庄守和、张仲元谨拟：老佛爷祛风清热洗药方。

红花二钱 防风三钱 白芷二钱 羌活二钱 桑叶二钱 杭菊二钱 薄荷二钱 僵蚕一钱

开水煎一沸，兑花露水一匙。

【评议】 西太后常有皮肤作痒病，此方于祛风中加红花活血，治风治血并行；兑以花露水，芳香止身痒当更好。

5 除湿祛风止木痒面药

光绪 年七月初六日，李德昌谨拟：除湿祛风止木痒面药。

香白芷二钱 防风二钱 地肤子二钱 梅花点舌丹四粒 益元散三钱 僵蚕二钱，炒 山甲片二钱，炒 冰片二分

共研极细面，装布袋内，随时扑搽肘、臂木痒肿处。

【评议】 本方除湿祛风，止肘臂木痒，于面药组成药中加梅花点舌丹，即有加用少量乳香、没药、血竭及沉香、牛黄、蟾酥、麝香、珍珠等理气活血、解毒消肿药之意，局部应用，于痒肿有益。

6 敷药又方

光绪 年八月二十四日，西佛爷敷药方一贴。

枯矾三钱 雄黄一钱五分 白芷三钱 黄柏二钱 没药二钱 苍术三钱 薄荷三钱 百部三钱

共为细末，敷之。

二十五日一贴。二十六日一贴。二十七日一贴。二十八日一贴。

【评议】 此方清热燥湿，祛风解毒，供外敷。每日一贴，达二两，不知西太后此时患何种皮肤病。

7 面药捣膏又方

光绪 年九月初八日，急合上西佛爷面子药四料。

大枫子六钱，肉 枯矾三钱 青黛三钱 雄黄二钱 樟脑二钱 蛤粉三钱

共为细末，加去皮核桃仁四钱、食盐四钱，用猪油捣膏。

【评议】 此方清热燥湿解毒，以大枫子为主药，实验证明大枫子水浸剂(一比二)在试管内对小芽胞癣菌有抑制作用，对癣病，甚至神经性皮炎均有效。

8 面药捣膏又方

光绪 年九月十二日，西佛爷面子药四料。

大枫子六钱，肉 雄黄二钱 樟脑二钱 风化硝三钱 枯矾二钱 蛤粉三钱 密陀僧三钱 食盐二钱

共焉细末，用猪油捣膏。

【评议】 引人注目的是本方较前方加用密陀僧及食盐，前者可治湿疹、狐臭、脚气等病，实验表明密陀僧对足跖毛癣菌、趾间毛癣菌、絮状表皮癣菌等多种皮肤真菌有不同程度的抑制作用，外用可减轻炎症。西太后皮肤痒等不适究属何种性质皮肤病，尚待研究。

二十一 沐浴方

1 沐浴一方

光绪 年四月十八日，皇太后用沐浴方二分。

精草一两二钱 茵陈一两二钱 决明一两二钱，石 桑枝一两二钱 白菊花一两二钱 木瓜一两五钱 桑叶一两五钱 青皮一两五钱

【评议】 本方组成药以清风热、清头目、利湿热为主，其中如谷精草对绿脓杆菌有抗菌作用，对皮肤真菌有抑制作用。此方沐浴可防治皮肤病，保护皮肤健康。

2 沐浴二方

光绪 年五月初四日申刻，姚宝生谨拟：老佛爷沐浴方。

宣木瓜一两 薏苡仁一两 桑枝叶各一两 茵陈六钱 甘菊花一两 青皮一两 净蝉衣一两 萸连四钱

共为粗渣，盛布袋内，熬水浴之。

【评议】 本方与前方大同小异，所加蝉衣，散风热、透斑疹之力颇强；黄连则清热燥湿较好；吴萸虽为辛苦大热药，但对绿脓杆菌及金黄色葡萄球菌均有抗菌作用；萸莲辛开苦降，泻肝和胃，内服可治反胃恶心、嘈杂脘痛；但外用较少，本方用于沐浴，或取清热燥湿解毒之意。

二十二　调经医方

1　调经丸

咸丰　年四月三十日，懿嫔调经丸。

炙香附一两，童便　苍术一两　赤苓一两　川芎三钱　乌药一两　黄柏三钱，酒炒　泽兰一两　黄柏三钱，酒　丹皮八钱　当归八钱

共为细末，水叠为丸，绿豆大，每服二钱，白开水空心送服。

【评议】　本方调经养血，止痛散瘀，于养血活血理气之外，加苍术、黄柏清热去湿，寓有二妙散意，足证西太后年轻时有痛经等月经病又兼带下之证。

2　通经甘露丸

光绪　年　月　日，通经甘露丸。

当归八两　丹皮四两　枳壳二两　陈皮二两　灵脂三两　砂仁二两　熟地四两　生地四两　炙延胡索四两　熟军八两　赤芍三两　青皮三两　炙香附一斤半　炮姜二钱　桂心二两　三棱八两　莪术八两　甘草二两　藏红花二两

醋三斤，煮苏木四两取汁，泛为小丸。

【评议】　此方活血化瘀理气，逐瘀生新，主妇人月经不通，或癥瘕痞块，少腹胀痛，骨蒸劳热等病状，各地配方名同而药味多有所出入，或有加麝香者，或有加百草霜者；此方估计为西太后中年后所用，方见于光绪年间《老佛爷用药底簿》中

3　乌金丸

光绪　年五月二十日，由《良方集成》抄下来乌金丸。

台乌、熟大黄、人参、莪术、三棱、赤芍、黄芩、延胡索、丹皮、阿胶、蒲黄、香附、乌豆皮、生地忌铁器、川芎各三两　寄奴、蕲艾、白扁豆各二两

以上用苏木水炙。

右味，共为细末，炼蜜为丸，每丸重一钱，蜡皮封固。

【评议】　乌金丸为验方，治妇人七情抑郁，气滞食减，口苦咽燥，五心烦热，面黄肌瘦，胸肋刺痛，崩漏带下。此方似较通经甘露丸为缓和。

二十三　回乳医方及新生儿开口方

回乳医方及福寿丹

咸丰六年三月二十五日，栾泰、杨春、李得全请得懿妃脉息沉滑。系产后恶露未畅，肠胃干燥之症。今议用回乳生化汤午服一贴调理。

咸丰六年三月二十七日，栾泰、杨春、李得全请得懿妃脉息滑缓。滞血渐轻，肠胃结燥，乳汁上蒸，肝经有热。今议用清肝回乳饮午服一贴调理。

咸丰六年三月二十三日，栾泰、应文熙请得阿哥神色脉纹俱好，今用福寿丹开口。

朱砂一分，末　黄连一分，末　甘草五厘，末

蜜水调服。

【评议】 以上材料摘录自：《懿妃遇喜大阿哥》档册，此文本为清咸丰六年三月二十三日立，逐日记录慈禧当年孕娩同治帝的经过。

回乳生化汤、清肝回乳饮及调荣化滞汤，有方名而缺药名，但其效果则是明确的，因以后的逐日记录表明经过顺利。

二十四 贴肺俞方

1 舒肝利肺和脉膏

光绪 年三月十二日，李德昌、张仲元谨拟：老佛爷舒肝利肺和脉膏。

生香附一两 独活六钱 麻黄六钱 僵蚕六钱 小青皮八钱 生山甲六钱 片姜黄五钱 郁金六钱，川宣木瓜一两 当归一两 生杭芍六钱 抚芎五钱 透骨草八钱 乳没六钱 续断八钱 五加皮六钱

用香油四斤炸枯，去渣，入黄丹令其老嫩合宜为膏，贴于肩井、肺俞穴。贴时兑麝香五厘撒于膏药中贴之。

【评议】 本方外用薄贴，从药味组合不难理解，西太后有肝气郁滞，胸胁胀痛，筋脉失和等症，故用药以行气活血为主。重用香附，旨在舒肝解郁，理气止痛。稍佐麻黄，宣利肺气以通经络，用药俱有深意。肩井属足少阳胆经穴，肺俞属足太阳膀胱经穴，无论用药选穴，都与辨证立法相一致。

2 解郁舒肺和脉膏

光绪二十一年三月十六日，庄守和、李德昌、全顺、聂鸿钧谨拟：解郁舒肺和脉膏。

生香附六钱 僵蚕五钱 石菖蒲五钱 苏梗四钱 白芥子四钱 橘络四钱 全当归一两 青皮五钱 赤芍药五钱 丹参六钱 片姜黄五钱 桑枝一两 透骨草八钱 鸡血藤膏八钱

用香油三斤，将药炸枯，滤渣，兑丹熬至老嫩合宜，摊贴肺俞穴处。

【评议】 本方与前方立法相同，虽然药味有所变换，侧重化痰通络，但仍寓解郁之意。值得注意的是这种按穴位贴药的治法，符合中医基本理论，至今临床应用有效，应予进一步研究。

二十五 代茶饮方

1 清热理气代茶饮方

光绪 年二月十六日，姚宝生谨拟：老佛爷清热理气代茶饮。

甘菊花三钱 霜桑叶三钱 橘红一钱五分，老树 鲜芦根二枝，切碎 建曲二钱，炒 枳壳一钱五分，炒 羚羊五分 谷芽三钱，炒

水煎，温服。

【评议】 菊花桑叶清热明目，橘红枳壳理气和中，芦根清肺胃之热，羚羊清肝胆之火。全方清热以头目上焦为主，理气则以脾胃为要，符合西太后素有目疾及脾胃违和的病情，作为茶饮，亦御医巧法，这种剂型之广为应用，既无煎剂荡涤攻逐难食之弊，又有治病卫生之效，深为宫中欢迎。

2 清热理气代茶饮又方

光绪 年二月二十六日，姚宝生谨拟：老佛爷清热理气代茶饮。

甘菊花三钱 霜桑叶三钱 羚羊五分 麦冬三钱，带心 云苓四钱 枳壳一钱五分，炒 泽泻一钱五分 谷芽三钱，炒

水煎，温服。

【评议】 本方较前方各减健脾和胃之药，而增清心利湿之品。麦冬带心，能入心经，既清心热而生津，又散心中秽浊之结气，且性味甘淡，与余药相配，用作茶饮甚宜。

3 清热化湿代茶饮方一

光绪 年正月十二日，张仲元、姚宝生谨拟：老佛爷清热化湿代茶饮。

鲜芦根二枝，切碎 竹茹一钱五分 焦楂三钱 谷芽三钱，炒 橘红八分，老树 霜桑叶二钱

水煎，代茶。

【评议】 宫中茶饮祛邪而不伤正，本方清利头目，调和脾胃。脾胃健则湿可去，热不留则头目清，药味少而轻，符合茶饮原则，故能为西太后赏用。

4 清热化湿代茶饮方二

光绪 年二月二十日，姚宝生谨拟：老佛爷清热化湿代茶饮。

甘菊花三钱 桑皮叶各一钱 酒芩一钱五分 云茯苓三钱 羚羊五分 建曲二钱，炒 泽泻一钱五分 枳壳一钱五分，炒

水煎，温服。

【评议】 本方除用黄芩、羚羊清热、茯苓渗湿外，又加泽泻，无非增强利水渗湿之力。不遇利水太甚，必然伤阴，故用量宜轻，方能常服。

5 清热化湿代茶饮方三

光绪 年二月二十二日，姚宝生谨拟：老佛爷清热化湿代茶饮。

甘菊花三钱 霜桑叶三钱 酒芩一钱五分 云茯苓四钱 羚羊四分 建曲三钱，炒 广皮一钱五分 鲜芦根二枝，切碎

水煎，温服。

【评议】 本方内有黄芩、茯苓。一苦寒愈增清上焦之热，一甘淡能利水渗湿，名曰清热化湿，药、症、方、法相符。

6 清热养阴代茶饮

光绪 年二月二十四日，姚宝生谨拟：老佛爷清热养阴代茶饮。

云苓四钱 霜桑叶三钱 羚羊五分 麦冬三钱，带心 甘菊三钱 广皮一钱五分 枳壳一五分，炒 鲜芦根二枝，切碎

水煎，温服。

【评议】 渗利之药，久用伤阴。自二月二十日以来，西太后茶饮中迭用苓、泽等味，虽然为时短暂，亦恐损伤阴津，加入麦冬，亦“先安未受邪之地”之意，可见御医施药，未敢疏忽。

7 清热代茶饮

光绪 年二月初二日酉刻，姚宝生谨拟：老佛爷清热代茶饮

鲜青果二十个，去核 鲜芦根四支，切碎

水煎，代茶。

【评议】 青果功能清肺利咽，去火化痰，用治肺胃热盛所致的咽喉肿痛，痰涎壅盛等症，西太后常用。芦根既能清肺热而祛痰排脓，又能清胃热而生津止呕。二药合用，清解肺胃之热功专力大。从方测证，其时西太后当有咽喉不适。

8 清热止嗽代茶饮

光绪 年二月初六日酉刻，姚宝生谨拟：老佛爷清热止嗽代茶饮。

甘菊二钱 霜桑叶二钱 广皮一钱 炙枇杷叶二钱，包煎 生地一钱五分 焦枳壳一钱五分 酒芩一钱 鲜芦根二支，切碎

水煎，温服。

【评议】 本方于清热之中，酌加枇杷叶、广皮等味，配合酒芩芦根清解肺热，则清解之中，兼有止嗽作用。由此观之，茶饮用药，亦甚灵活。不过也只可施于慢性病的调理过程中，或咽、胃局部病变中，若重症险症，则缓不济急，当系使用茶饮时应注意者。

二十六 药酒方

1 泡酒方

光绪三十二年九月初十日，老佛爷泡酒方 当日用十剂，减去牛膝。

石菖蒲计六钱，鲜、一窝 鲜木瓜六钱 桑寄生一两 小茴香二钱 九月菊计八钱，根、 窝

如腿疼加川牛夕(膝)二钱，当日牛夕未用。

烧酒三斤，泡七日，早服一杯。

【评议】 据光绪三十二年九月脉案载：“皇太后脉息左部沉弦而细，右寸关沉滑，肾元素弱，脾不化水，郁遏阳气”，以致有“眩晕、防虚恶风、谷食消化不快、步履无力、耳鸣”等见症。御医张仲元等曾拟理脾化饮之法调理。除汤剂外，辅以药酒方，清心柔肝补肾，以冀对西太后病情有所裨益。

2 夜合枝酒

光绪三十四年六月初二日，夜合枝酒。

夜合枝五两，生锉 柏枝五两，生锉 槐枝五两，生锉 桑枝五两，生锉 石榴枝五两，生锉 糯米五升 黑豆五升 □□二两 □□五钱 细曲七斤半

先以水五斗煎□枝，取二斗五升，浸米、豆蒸熟，入曲，与□□、□□如常酿酒法封三七日，压汁，每饮五合，勿过醉致吐，常令有酒气也。治中风挛缩。

【评议】 《本草图经》载：“合欢，夜合也。”夜合枝即合欢树枝。其叶似皂角，极细繁密，叶则夜合故名。《本草衍义补遗》称：“合欢，补阴有捷功，长肌肉，续筋骨”，但其治打扑伤损的功用，常为一般人忽略。《子母秘录》治打搕损疼痛，取夜合花末，酒调服二钱匕。《圣惠方》治腰脚疼痛久不瘥，有夜合花丸，皆取其长肉生肌续筋接骨之功。本方取

□种树枝作酒，功能活络通经，故可治中风挛缩之症。

二十七　香肥皂方

加味香肥皂方

光绪三十年二月十一日，加味香肥皂。

檀香　木香　丁香　花瓣　排草　广零　皂角　甘松　白莲蕊　山柰　白僵蚕　麝香　冰片

共研极细面，红糖水合，每锭重二钱。

【评议】　宫中讲求美容玉面，取各种香药，与花瓣莲蕊，同皂角制成此方，其中排草即排草香，广零即广零陵香，与檀香均具浓烈之香气，洗沐用之，除涤垢外，幽香亦可辟秽。而香皂中，也以檀香为上。《本草纲目》载有“白旃檀涂身”，亦取其清爽可爱，香味隽永。此方由宫廷拟出，除去垢、芳香外，当有嫩面玉肤作用。

二十八　暑药方

1　香薷丸

光绪七年五月二十八日，由药房抄来香薷丸。

香薷五两　藿香十两　苏叶八两　甘草七两　木瓜三两五钱　檀香一两五钱　丁香一两五钱　茯苓十五两

共研极细面，蜜丸，重一钱五分。

【评议】　此方芳香除秽，酸甘养阴，略佐淡渗去湿，而重用香薷，辛温解表散寒，兼能祛暑化湿。凡夏月暑症，如伤暑伏热中浊，呕哕恶心，口苦舌干，肢疲身倦，茶饭不思，以及霍乱转筋并皆治之。考本方实为《局方》香薷丸加苏叶而成，当治伤暑而兼感寒邪者为宜。另外宫中此药用芳香化湿以和肠胃，与《局方》香薷饮，《温病条辨》新加香薷饮偏于苦温燥湿者不同。

2　香薷汤方

光绪　年　月　日，香薷汤一料。

香薷一两五钱　甘草一两五钱　扁豆一两五钱　赤苓一两　黄芪二钱　厚朴二钱　陈皮二钱　菊花一钱

以水熬汤。

【评议】　宫中旧例，夏月(五月至七月)于清宫、寿安宫，养心殿、颐和园等处发放暑汤，王公大臣、宫中人等用以预防中暑。本方即是暑季用方，为《局方》香薷饮加味。“暑伤气”，“暑挟湿”，故增入黄芪，赤苓，陈皮、甘草等药益气调中，清暑而不伤气，去湿而不伤阴，诚夏月之妙品

3　暑汤方

光绪　年　月　日，暑汤一料。

香薷三钱　藿香五钱　茯苓一两五钱　陈皮五钱　扁豆一两五钱，炒　苍术八钱，炒　厚朴四钱，制　木瓜五钱　滑石一两　甘草五钱　檀香五钱　乌梅三两，十枚伏龙肝　黄芪三钱　麦冬一两　白术六钱，炒

以水熬汤。

【评议】　本方专为清宫发放暑汤而设，由《局方》香薷丸、香薷饮加味而来。妙在增

人黄芪、白术、麦冬、乌梅等味，益气生津，酸收酸敛，与昔贤谓："暑病首用辛凉，继用甘寒，再用酸泄酸敛，不必用下。"《温热经纬》："暑伤气阴，以清暑热而益元气，无不应手取效"之旨相合，亦清暑益气之法。

4 加味午时茶

光绪 年四月初六日，加味午时茶。

午时茶一块 焦三仙各二钱 □□□三钱 橘红一钱，老树 青皮八分，炒

水煎，温服。

【评议】 午时茶本为《拔萃良方》天中茶加减，主治风寒感冒，食积吐泻，腹痛便泻等症。方中辛温、芳化、和胃、除湿同用，夏月受凉感冒，头痛腹泻，用之恒效，在民间享有很好声誉。西太后加味用之，推测当有食积气滞之症，这与慈禧喜食肥甘，又多用权术有关。再者午时茶传入宫中，亦可见清宫用药之广。

5 金衣祛暑丸

光绪七年五月二十八日，由药库抄来金衣祛暑丸配方。

藿香四两 香薷四两 苏梗叶四两 白术一两，土炒 苍术二两，炒 厚朴二两五钱，姜炒 桔梗一两 扁豆二两五钱，炒 陈皮二两五钱 茯苓四两 白芷一两 大腹皮一两 羌活一两五钱 半夏一两，姜炒 木瓜一两五钱 猪苓三两 泽泻一两 甘草一两

共研极细面，炼蜜为丸，重一钱五分，朱砂大赤金为衣。

【评议】 治暑之方以清热、利湿为要，本方取平胃、五苓、香薷三方化裁，亦本此旨。以朱砂赤金为衣者，一以清心，一以镇惊，为暑热所设。此药既可单用，也可在夏月配合汤剂服用。本方与世传金衣祛暑丸相比较，多二术、桔梗、厚朴、扁豆、陈皮、白芷、腹皮、羌活、猪苓、泽泻等健脾利湿之药。

6 六合定中丸

光绪七年五月二十八日，由药库抄来六合定中丸。

香薷四两 苏叶四两 炙厚朴一两五钱 枳壳二两五钱，炒 缩砂一两 甘草五钱 扁豆二两五钱，炒 赤苓二两 丁香一两 羌活一两五钱 木瓜二两五钱 檀香一两 炙半夏二两 藿香四两

共研极细面，炼蜜为丸，重二钱五分。

【评议】 本方来源于清龚自璋《医方易简新编》功能祛暑除湿，和中止泻，主治中暑及由暑湿引起的疟疾、痢疾、霍乱、胸闷恶心、头痛腹痛、或吐或泻或痢等症。亦香薷丸之加味，清暑之外侧重和胃。从暑门用方看来，《局方》颇为宫中重视，大约是因官修之故。

7 梅苏丸

光绪十三年九月十二日，梅苏丸。

盆糖一斤八两 乌梅肉一两 葛根一钱 紫苏叶五分 白檀香一钱 薄荷五分

共为细末，滴水为丸，如芡实米大。

全顺、杨际和拟合此方，每料加白冰糖四两，配方即同仁堂。

【评议】 本方与《汤头歌诀》望梅丸相类，酸甘化阴，辛凉解暑，功能清解暑热，生津止渴。凡外感暑热，头目眩晕，口渴咽干，胸中满闷者咸宜。乌梅、葛根同用，养胃阴，

升胃气，常治暑热烦渴。本丸以噙化为好。

二十九 单味药方

1 五味子膏

光绪 年六月初八日，五味子膏。

五味子八两

水洗净，浸半日，煮烂滤去滓，再熬似饴，少兑蜂蜜收膏。

【评议】 五味子性味酸、甘、温，入肺肾二经，功能敛肺滋肾，生津敛汗，涩精止泻。单用有收敛及补益作用，《本经》列为上品，谓其能“主益气咳逆上气，劳伤羸瘦，补不足，强阴，益男子精。”《千金方》杂补方三十首，用之者有十六首，孙思邈说：“五月常服五味子以补五脏气”；“六月常服五味子，以益肺金之气；在上则滋源，在下则补肾。”皆推崇其补益作用。据近代药理研究，五味子对中枢神经系统功能有调整作用，北五味子与人参相似，还有助于心脏功能，对循环衰竭者合人参、麦冬有调节或升压作用。现代用五味子酊、五味子糖浆等制剂，治神经衰弱失眠症颇有效。西太后此方，制于六月，为补益和安神而用。

2 法制槟榔片(一)

光绪十一年七月十一日，佟文斌、全顺谨拟：法制槟榔片。

党参二两 于术一两，生 生芪一两 炙厚朴五钱 竹茹一两 广砂六钱，研 丁香二钱 木香二钱 灯心三钱

将药煎透滤汁，入槟榔片四两，煮透，候药汁熬干，再将槟榔片晒干，再用盐水炒制，每槟榔片用盐五分，拌匀炒黄。

【评议】 槟榔功能行气消积杀虫，用益气和中醒脾之药熬制，尤增开胃进食之力，对于西太后脾胃不健之疾，颇合适。这种以汤药制片药的方法，值得研究。

3 法制槟榔片(二)

光绪 年九月二十四日，李德立、李德昌谨拟：法制槟榔片。

橘皮、厚朴炙、苍术炒、川郁金、缩砂各二两 竹茹一两五钱 菖蒲五钱

共煎透滤汁，入槟榔片四两，再煮，将槟榔片晾干，再用盐水炒制。

【评议】 此法与前法相较，少参、芪、丁香、木香，而多橘皮、郁金、菖蒲。推测西太后此时当有痰涎壅盛，或有气闷不舒之症，故除开胃健脾外，又佐以化痰开窍，理气解郁之品。同一槟榔，用药制法不同，则作用有异，可见当时御医是有一定水平的。

三十 各类效验医方

1 加味黄玉膏

同治十三年十一月十五日，李德昌拟得加味黄玉膏。

川黄连一钱 黄柏三钱 白僵蚕三钱 乳香二钱 香白芷三钱 槐枝三钱 白鲜皮三钱 生草一钱五分

共以香油三两，脂油四两将药炸枯、滤去药渣、兑猪胆汁三钱、白□五钱、熬化、再入梅花冰片八分，共合为膏。

【评议】 黄玉膏不见一般方书，此为宫中秘方。同治十三年十一月十五日，正是同治皇帝天花喜差之时，此膏恐专为痘疮所拟，故以清热解毒，燥湿止痒之药成方，移治西太后皮肤疮疡亦当有效。

2 沤子方

光绪四年九月二十一日，庄守和谨拟：沤子方。

防风 白芷 □□ 三柰 茯苓 白芨 白附子 □□□

共研粗渣，烧酒二斤将药煮透去渣，兑冰糖、白蜜，合匀候凉，再兑冰片、朱砂面，搅匀装磁瓶内收。

【评议】 沤子为化妆美容之代称。凡化妆方药多以膏霜收贮，其状稀稠，犹如水泡，故以沤子名之。又据司为相如《上林赋》“芬香沤郁，酷烈淑郁”，可以佐证沤子方即为嫩面美容方。与《千金方》、《外台秘要》嫩面方药相较，尚配有三柰等香料，是其特异之处。

3 九分散方

光绪五年二月三十日，九分散方。

乳香、没药、马前子、麻黄各四两 土鳖虫、自然铜各四钱

共研细面。

【评议】 本方系活血化瘀之方，药味少，分量重，力大功专，为伤科要药。功能化瘀止痛，主治跌打损伤，伤筋动骨，红肿疼痛等症，宫中刑杖之伤亦可用之。因取九分重药装袋，每服一袋，故名九分散。据载由醇王府传抄而来，宫中常常使用，效应确实。现今南京所制九分散成药，与清宫之方一致，在国内享有声誉。

4 紫朴丸

光绪七年七月十七日，上交《良方集成》成方，紫朴丸。

炙紫朴一两五钱 山楂二两 莱菔子二两 三棱一两 莪术一两 枳实一两五钱，炒 连翘一两五钱 青皮一两五钱，炒 陈皮一两五钱 细辛一两

共研极细面，炼蜜为丸。重一钱五分，每服二丸，白开水送下。

此药端治暑瘟、霍乱、食气壅盛、痧毒在脏，腹脐疠痛、呕吐烦闷、大便不通等症。

【评议】 此方为治时令病方，宽中下气，消积化食。主药紫朴，即厚朴用紫苏叶、生姜煮汁浸泡炮炙而成。功能燥湿散满以运脾，行气导滞而除胀，温燥行气，芳香化湿。据现代药理研究其煎剂对伤寒杆菌、霍乱弧菌、葡萄球菌、痢疾杆菌、绿脓杆菌均有抗菌作用，故可用于多种疾病。用上法炮制后，既可减轻厚朴刺激咽喉的副作用，又可以加强其行气和胃的功效。

5 化痧宝花丸

光绪七年七月十七日，上交《良方集成》成方，化痧宝花丸。

郁金二两 细辛二两 降香五两 荆芥六两

共研极细面，炼蜜为丸，重二钱，每服一丸，清茶送下。

此药端治暑湿感凉，寒热凝滞，食水挎郁、痧毒闭闷，神势昏乱等症。每服一丸，清茶稍冷送下。

【评议】　本方药仅四味，以芳香辛温为主，为达表行气解郁之药，在痧症治法中，颇为新奇。盖前贤谓治痧疹以畅汗为第一要义，本方中荆芥用量特重，或许为此。

6　救苦丹

光绪七年七月十七日，上交《良方集成》成方，救苦丹。

枳实二两，炒　莱菔子二两　郁金六钱　乌药一两五钱　连翘一两五钱

共研极细面，炼蜜为丸。重一钱，每服二丸，清茶送下。

此丹专治暑邪、霍乱、食滞、郁闷、痧毒、气道不畅、绞肠腹痛等症，并皆治之。每服二丸，用清茶送下。

【评议】　此方与王肯堂《证治准绳》救苦散之祛风活血以治目疾，陈自明《妇人大全良方》救苦散之温经下胎而治血晕，名虽一而实不同。此方药虽平常但重在行气解郁，气行则血行，气血通调，诸病自可消除，又不仅霍乱痧毒。命曰救苦，义本于此。全方轻灵，亦重病轻治之一法。

7　赤金锭

光绪九年五月十一日，总管莲英传上交《良方集成》成方，赤金锭。

火硝八两　章丹一两　黑矾一两　朱砂五分　银朱五分

将药用铁锅炼化成水，滴石板上，候冷成片。

【评议】　此亦外用药，功能消痈解毒。内中章丹即铅丹，辛、微寒、有毒。外用去腐生新，施于疮疡肿毒，有拔毒生肌之效。银朱又名心红，是硫黄同汞升炼而成，功用大抵与轻粉同。本方大约由于药呈红色，治疮疡等症又有效验，崇贵此方即以赤金为名。

8　牛黄健步丹

光绪九年九月十二日，总管莲英传，上交《良方集成》成方，牛黄健步丹。

牛黄三钱　党参二两五钱　南星一两，姜汁炒　天麻一两　鹿茸一两，酥炙　薄荷三钱　白茯神一两　远志一两，甘草水泡去心　石菖蒲一两　酸枣仁一两，炒　木瓜一两　薏苡仁一两，炒　羌活一两，酒洗　独活一两，酒洗　防风各一两，酒洗　橘红一两五钱　黄芪一两五钱，盐水炒　当归一两五钱，酒洗　干枸杞一两五钱　龟板一两五钱，酥炙　破故纸各一两五钱，盐酒炒　白术二两，去心土炒　白芍二两，盐酒炒　生地黄二两，酒洗　熟地二两　虎胫骨二两，酥炙　牛膝一两，酒洗　杜仲一两，姜酒炒　黄柏一两，人乳拌盐酒炒　知母一两，人乳拌盐酒炒　麦门冬二两，去心　沉香五钱　五味子各五钱

上为细末，炼蜜合猪脊髓为丸。重一钱五分，金箔为衣，腊皮封固。

此药专治中风，中气，惛冒，僵仆，卒倒，口眼歪斜，手足瘫痪，步履艰辛，语言蹇涩，痰涎壅盛，心神恍惚，人事不省，及诸风痹，手足蜷挛，筋脉不舒，肢节疼痛，一切风痰痿痹之证。不拘时，盐汤、温酒任其化下，每服一丸，重者连服。

【评议】　中医认为肝主筋，肾主骨，肝肾不足，步履维艰，致生痿证。如《素问·痿论》云："肝气热，则胆泄。苦筋膜干，筋膜干则筋急而挛，发为筋痿。……肾气热，则腰脊不举，骨枯而髓减，发为骨痿。"本方着重培补肝肾，同时加入化痰祛风之药，故可治一切风痰痿痹之证。本方与健步虎潜丸相较，增入祛痰祛风之品。考牛黄入心、肝二经，功能清心开窍，豁痰定惊，清热解毒，冠于方前，可知除活络健步外，尚能治心神症状，这是本方特点。西太后当年备此，不仅为面瘫，亦必为老年强身健步之需。

9 清瘟解毒丸

光绪十年四月十一日，清瘟解毒丸。

黄芩二两 元参三两 桔梗二两 陈皮二两 黄连一两五钱 升麻五钱 马勃一两五钱 牛蒡子一两五钱 柴胡一两 连翘二两 板蓝根一两五钱 僵蚕二两 人中黄一两五钱 山栀二两，炒 豆豉二两 犀角一两 薄荷一两

共研细面，炼蜜为丸，每丸重三钱。

【评议】 此方系普济消毒饮加味，不仅能疏风散邪，清热解毒，而且加入人中黄、犀角、山栀、豆豉，使本方清解之力更大，用于瘟毒，颇为合适。

10 八宝红灵散

光绪十年五月初四日，长泰传上交八宝红灵散。

赤金二十张 冰片一钱 麝香一钱 朱砂五钱，擂末水淘晒干 牙硝五钱，生用即火硝 硼砂一钱 礞石一钱，生用 雄黄三钱

五月五日午时，共研极细面，收在磁瓶内。

一治无名肿毒，用醋调贴患处；一治寒热肚内疼痛，用白开水送下五厘；一治大人、小儿上吐下泻，肚内疼痛，里急后重，开水送下五厘；一治暑天行路，途中受热，目黑耳鸣，用茶送下五厘；治口吐青水，腰痛、面青、手冷，冷汗长流，用茶送下五厘；一治绞肠痧，用茶送下五厘；一治瘟病，用簪点眼角内，男左女右，盖被出汗即愈，孕妇忌之；一治一切火症，用开水送下五厘；一治霍乱、吐泻，或出外不服水土，用开水送下五厘；一治喉内生蛾，水米不下，用竹筒吹喉内五厘即愈，忌煎炒发物；一治小便疳疮，洒上即好；一治小儿腰生白蛇，串如泡者，急早治之，用醋调上二三分，擦之即好；一治火眼，点眼角即好；一治痈疽发背，疔毒恶疮，初起、或溃、或腐，擦上去腐生肌即好；一治妇人经水不调，或前或后，小肚疼痛，用三四分黄酒送下，随量饮之，盖被出汗即好；一治指上生疔，用生鸡蛋一个，开一小口，入药五厘搅匀，套指上，轻则一个，重则二个即好；此药带在身上，瘟病不染，畜牲生得时症，将此药点眼角内，不见水即好；一治跌打损伤，蝎螯蛇咬，破伤风擦之即好，忌发物。

【评议】 本方载于《玉历汇录良方》，功能清热解毒，镇静开窍。施于宫中暑邪、毒痢、霍乱痧胀，以及诸多瘟疫之症，甚为得当。本方制作选取端午之日，盖宫中视瘟疫为邪毒，亦从民间端午避邪之俗。按方中牙硝之旁有小字"五月初五日长泰传不用此味"之说明。

11 平安丸

光绪十年五月初九日，李德昌拟：平安丸。

檀香、落水沉、木香、丁香、白蔻仁、肉蔻仁、红蔻、草蔻、陈皮、炙厚朴、苍术土炒 甘草、神曲、炒麦芽、山楂炒焦 各二两

共研极细面，蜜丸，重二钱。

【评议】 本方所有药物均治脾胃，四香行气悦脾，四蔻除湿醒脾，平胃散运脾和胃，焦三仙开胃进食。方书宗《内经》思想，咸曰："人以胃气为本"，前贤称脾胃为后天之本，迨脾胃健运，人自安和，平安丸或即取意于此。西太后素有脾胃之患，故御医拟此方以治。

不病之人服之或亦能对健康有所帮助。

12　再造丸

光绪十一年正月二十六日，李德昌拟：再造丸。

蕲蛇一两，净肉　檀香二钱五分　细辛五钱　京牛黄一钱五分　地龙二钱五分　香附五钱　旱三七二钱五分　青皮五钱　红曲二钱五分　防风一两　犀角三钱六分　山羊血五钱　大熟地一两　丁香五钱　天竺黄五钱　元参一两　片姜黄一钱五分　乳香五钱　蔻仁五钱　炙首乌一两　川芎一两　炙甘草一两　赤芍五钱　两头尖一两　桑寄生一两　葛根七钱五分　骨碎补五钱　辰砂五钱　虎胫五钱　川萆薢一两　炙龟板五钱　冰片一钱二分　炙黄芪一两　茯苓五钱　川连一两　生军一两　藿香一两　麻黄一两　全蝎七钱五分，去钩　川附子五钱　僵蚕五钱，炒　炙山甲五钱　沉香五钱　天麻一两　当归五钱　白术五钱　草蔻一两　桂心一两　麝香二钱五分　人参一两　炙没药一两　炙灵仙七钱五分　羌活一两　白芷一两　血竭三钱六分　白芍一两　乌药一两

共为细末，蜜丸，重二钱。内用白灯花纸、蜡皮拈裹，外用蜡皮封固。

【评议】　本方功能舒筋活络，祛风化痰。用于寒湿入络，筋骨疼痛，四肢麻木，半身不遂，口眼歪斜，手足拘挛，言语不清等症多效，故有“回天再造”之名。西太后用此，属活血通络祛风之用。

另外，在服法上，尚有一论，左为血，病在左部，用四物汤为引；右为气，病在右部，用四君子汤为引，其余各症用姜汤或黄酒送服，可供参考。

慈禧光绪医方选议

13　小活络丹加味方

光绪十二年二月十七日，庄守和、李德昌、佟文斌谨拟：小活络丹加味。

川乌五钱，炮去脐皮　草乌五钱，炮去皮　胆星四钱　地龙五钱，洗净焙干　乳香四钱，去油　没药四钱　天麻四钱　豨签草六钱　生于术八钱　当归一两　白芍六钱，炒　桑寄生八钱　抚芎四钱　生地一两　橘红五钱

共研极细末，老酒、白蜜各半为丸，重一钱五分，蜡皮封固，每服一丸，老酒送下。

【评议】　本方系小活络丹合四物汤，再加天麻、豨签草、桑寄生、于术、橘红而成。小活络丹本为治中风手足不仁日久不愈，经络中有湿痰死血，肢体间有一、二点作痛，以及筋脉挛痛、屈伸不利等证。惟方中药物峻猛，宜于体气壮实之人。西太后“至贵之体”，故而变通其法，加四物以养血，既可扶正，又可养血熄风，再加除湿祛风养肝补肾之品，不可不谓允当。故御医李德昌称：“此药善能清心明目，宽胸畅膈，宣通脉络，滋益营卫，理脾除湿”，能“治风湿诸痹，肩背腰膝筋脉骨节疼痛，偏正头痛，或口眼歪斜，半身不遂，行步艰难，筋脉拘挛，肌肉顽麻沉重酸木，或皮肤作痒等症。”无病之人，中年以后常服，亦可预防风症。

14　十香返魂丹

光绪十二年五月二十日，由《良方集成》抄下来十香返魂丹。

伽南香、雄丁香、清木香、苏合油、檀香、降香、乳香去油、藿香、僵蚕去头嘴、炒、天麻微热、朱砂飞、香附米醋分为四次制　童便盐水酒、血珀以上各二两　安息香水、牛黄、麝香以上三味各一两　冰片五钱　诃子二两　建莲子二两，心　瓜蒌仁二两，去净油　郁金二两　礞石醋二两，煅九次

右各味研极细面，分两兑准，无有低昂，用甘草四两熬稠汁，兑炼蜜为丸，每丸重一钱，金箔为衣。

【评议】 此丹芳香开窍，益智化痰，从《局方》苏合香丸加化痰祛风之品而来。主治一切痰厥、中风、中气、中脏、中腑、口眼㖞斜、牙关紧闭、昏迷欲死；或诸风自言自语；或神识如蒙、哭笑无常等症。取诸香辛窜，辟秽醒脑，以开窍闭，礞石、瓜蒌、郁金以化痰浊，僵蚕、天麻祛风，朱砂、血珀定神。诸药合用，窍道开，风痰化，凡卒厥晕死者，多可回苏。因方中有十味芳香药物，故名十香返魂。据载出自《良方集成》，又见于《春脚集》，光绪十二年五月由宫中御医抄呈。当时西太后患有面风(面神经痉挛症)痼疾，御医进此，一者为慈禧面风而用，二者也为宫中急救而设，并拟有照方对症用引服用之法，成人每服一丸，儿童减半，施于急救，信有殊效。

附录对症用引法：

凡男妇中风中脏、口眼㖞斜、牙紧目闭、昏晕死去；或诸风狂乱、如见鬼神、自言自语；或哭或笑、登高涉险、上树爬房、惊悸成痰者，白开水兑生姜汁下。

凡夏月中暑晕厥者，香薷汤下。

凡夜梦惊悸怔忡，心神不宁，梦起游荡，重复又卧，醒后不知者，灯心金子汤下。

凡妊娠七、八、九月，忽然卒死，为子晕，人参朱砂隔水炖汤下。

凡小儿急慢惊风，天吊仰视，口吐痰沫，手脚抽搐者，薄荷汤或灯心钩藤汤下。

15 治瘟疫方

光绪十五年三月初五日，祥福传。

冰片三钱 麝香三钱 硼砂六钱 朱砂一两 雄黄六钱 牙硝一钱 礞石六钱 真金箔五十张

以上药味共研极细面，每服一分，嗅、吃皆可。无根水送下，随身多带，遇病方便。

【评议】 此亦为芳香辟秽、解毒护心之品合方，方中冰片、麝香辛香走窜，能通诸窍，嗅服可开窍回苏，雄黄功能解毒杀虫，中医传统经验与朱砂合用可治时疫；配以礞石化痰，金箔镇心，用于瘟疫的预防和治疗，有效。

16 三圣丸

光绪十七年六月二十五日，喜寿传合配三圣丸。

焦术四两 川连五钱，炒 橘红一两，细果

共研细末，神曲熬汁为丸，如绿豆大。每服五十丸，食远，姜汤送下。

【评议】 此即王肯堂《六科准绳》三圣丸原方，用治心中嘈杂之症，有消积化食之功。西太后恣意肥甘，故消导之药，宫中常备。此方取白术健脾，黄连橘红苦降辛开以泄胀满。黄连小量服用有健胃作用，《名医别录》称其能“调胃厚肠”，陈皮和胃，三药合用，健脾和胃，信有征验。

此外，本方与《六科准绳》用山甲、常山、槟榔治疟之三圣丸，《济生方》用丁香、斑蝥、麝香治瘰疬之三圣丸，《疡医大全》用水银、樟脑、大枫子肉治疥疮之三圣丸，名同而实异，用时当予注意。

17 加味三圣丸

光绪十七年六月二十九日，李德昌、杨际和谨拟：加味三圣丸。

于术二两，炒嫩 川连二钱五分，炒 橘红五钱，细果 羚羊三钱 胆星二钱 小枳实五钱，炒 苏叶子三钱 蒌皮、蒌子各四钱共研细面，神曲糊为丸，如绿豆大。每服一百五十丸，白开水送下。

【评议】 此方在三圣丸基础上加入羚羊、胆星等清肝化痰之品而成。方中并有苏叶子、橘红等药，推测大约有外感兼症，御医从权变通而拟。

18 养心理脾解郁清肺缓肝丸

光绪二十一年三月十九日，庄守和、李德昌、全顺、聂鸿钧谨拟：养心理脾解郁清肺缓肝丸。

茯神六钱 枣仁六钱，焦 远志肉四钱 广红四钱 玉竹五钱 当归六钱 大生地八钱 杭芍五钱，炒 香附六钱 桔梗四钱 桑枝四钱 厚朴花四钱 郁金四钱 川贝四钱 鸡血藤膏五钱 薏苡仁五钱，炒

共研极细面，炼蜜为丸，如绿豆粒大，朱砂为衣，每服三钱，白开水送服。

【评议】 此方为半疏半调方，可以常服。虽是心脾肺肝同治，但重点仍在心脾，故而从归脾汤化出，去益气之品，加补血之药，健脾养心，于杂投中，以养心贯之，犹如兵法，大将居中统率，虽诸路应敌，亦多而不乱。光绪二十一年，慈禧已年过六旬，平素调养之方，除针对其脾胃不健、咳嗽等痼疾外，着重养心解郁，亦是颐年之道。

19 清润黄连膏

光绪二十六年四月十二日，庄守和拟：清润黄连膏。

黄连一钱五分 当归尾三钱 生地三钱 黄柏三钱 姜黄片二钱 生石膏三钱 薄荷一钱

水熬滤去渣，兑冰片二分，少兑炼蜜为膏。

【评议】 宫中此方实为《医宗金鉴》黄连膏加味。原方用治鼻窍生疮，干燥疼痛，皮肤风毒痒疹等症，效果甚好。加入石膏清肺胃之热，薄荷散头目之风，合以成膏，外擦患处，清热解毒，消疮散风之力更强。

20 太乙紫金锭

光绪二十九年五月十四日，寿药房传出，奉懿旨：着合太乙紫金锭三料。

文蛤六斤 大戟三斤 山慈菇四斤二两 千金子一斤十四两，去油 雄黄一斤五钱 麝香九两，上请 朱砂一斤五两

共研细面、用江米四斤八两蒸糊，将前药研细，兑面糊拌匀，用木棍锤之，滋润为度。

【评议】 太乙紫金锭又名太乙玉枢丹，《霍乱论》有载，功能解毒辟秽。本治湿温时邪所致之神昏闷乱、呕吐恶心泄泻、小儿惊闭，痈疮等症。若用红花煎汤送下，亦可治疗妇女经水不通。若中风、口眼㖞斜等症，可用暖酒磨服。西太后晚年用此，恐为治面神经痉挛之痼疾。懿旨着合三料，亦可见治病之心急切。此方内服清热解毒，外敷消痈去肿，并能治瘟热，利关节。

21 醋饼方

光绪二十九年九月十六日，醋饼方。

胶泥面二斤 艾绒二两 食盐二两

用醋为饼，竹签扎孔。

【评议】 本草载醋能散瘀解毒，下气消食，以泥面涂之可消散损伤积血，又可消散痈肿。艾绒功能散寒止痛，温经止血。用醋提制当可安胎止崩，止腹痛。光绪二十九年，西

太后年事已高，经、产之病可以除外，用此醋饼，恐为解毒消痈，或调畅气血。又，用醋合药、面制饼，颇为新颖。

22　清热化湿丸

光绪三十二年四月二十五日，张仲元、姚宝生谨拟：老佛爷清热化湿丸一料。

党参六钱　茯苓八钱　泽泻六钱　萆薢六钱　木通四钱　牛膝八钱　炙香附八钱　草稍六钱

本方加四月二十二，三、四日药渣子三剂，共研细面，炼蜜为丸，每丸重二钱，白开水送服。

【评议】　查光绪三十二年四月西太后脉案载其"脉息左关弦而稍数，右寸关沉滑。"观方中用药重点在师八正散之意，淡渗中佐以清利，且甘草梢又治小便疼痛，推想西太后当时可能有尿路感染症状，及带下诸症，御医张仲元、姚宝生诊为"脾元欠畅，湿热下注"之证，所论甚确。而所拟方药，与病情亦为贴切，宜其有效。为便于读者参考，将四月二十二，三、四日处方列后。

二十二日方，

赤苓四钱　生于术二钱　泽泻一钱五分　川萆薢三钱　瞿麦三钱　车前子三钱，包煎　萹蓄三钱　怀牛膝二钱　当归三钱　石莲肉二钱　炙香附二钱　甘草梢二钱

引用灯心二子　竹叶一钱

二十三日，照原方减灯心、竹叶。

二十四日，原方去萆薢、车前子、香附，加人参、麦冬、广皮。

23　苏合香丸

光绪三十二年十一月二十三日，老佛爷苏合香丸一料。

沉香一两　木香一两　丁香一两　檀香一两　麝香一两　安息香一两　香附一两　白术一两　诃子肉一两　荜茇一两　犀角一两　朱砂一两　冰片五钱　苏合油五钱

共为极细面，炼蜜为丸。每丸重一钱五分，蜡皮封固。

【评议】　此方出自宋《太平惠民和剂局方》，偏于辛香温燥，为芳香温开之剂，与牛黄、至宝、紫雪等凉开之剂作用不同。据脉案载，西太后患有面瘫、消渴、肝郁、经闭等症，配用此药，当是用其辛香走窜之性，宜利气道经络，有益于治疗气滞血瘀、络阻窍闭等症。

24　御制平安丹

光绪　年五月二十七日，寿药房传出喜寿奉懿旨合配御制平安丹七料共用：

麝香二十八两　灯草灰一百六十八两　猪牙皂八十四两　□□□五十六两　冰片二十八两　细辛二十八两　□□□十六两八钱　明雄黄二十八两　朱砂二十八两　草霜二十八两　大腹子七十两　苍术七十两，炒　茯苓一百十二两　陈皮五十六两　制厚朴五十六两　五加皮五十六两　藿香八十四两

共研极细面。

【评议】　古方平安丸主治九种心胃疼痛，抽掣引痛，时发时止，胸膈胀满，呕吐嘈杂，痞塞翻胃，气逆不舒等症。御制平安丹即从此化出，功能解秽辟瘟，祛暑清热，并有健脾和胃功用。久久服之，人自平安。清宫中作为常用丹药供帝、后、妃、嫔，宫女、太监等服用。

25　万应锭

光绪　年四月十四日，寿药房传出奉懿旨：着合万应锭四料。

胡连四斤　黄连四斤　儿茶四斤　朱砂四两　熊胆二两　冰片二两　麝香二两，上请　古墨六斤四两，上请

共研细面，用胆汁合药，拈鼠粪形，上金衣。

【评议】 现在国内各地生产的万应锭配方，实来源于《清内廷法制丸散膏丹各药配本》，而减去熊胆等药。惟承德、武汉所出品与宫中药味接近，大约宫廷秘方，轻易不能和盘传人民间。万应锭功能清火解热，凡中暑头晕，咽喉肿痛，无名肿毒等症，用之皆有效验，在中成药中有很高声誉，早为病家所习用。

26　活血祛风膏

光绪　年七月二十六日，臣力钧、张仲元谨拟：寿药房传出皇太后用活血祛风膏一料。

防风二两　蔓荆子一两　当归三两　生芪二两　桂枝三两　川抚芎二两　薄荷一两　陈皮一两　白附子面五钱，后入　樟脑面五钱，后入　牡丹皮一两　杭芍一两　鸡血藤膏五钱

用香油四斤，将药炸枯，滤去渣，熬至滴水成珠，入樟丹二斤，再入面药，老嫩合宜。

【评议】 本方取《千金方》小续命汤和东垣当归补血汤合方化裁而成。小续命汤本为治风通用之剂，古今风方多由此而来。慈禧虽患口眼抽动之痼疾，但并无伤寒之表证，故减去麻黄、杏仁等药；推究其病原，虽为风中经络，亦营血久虚之故，本“治风先治血，血行风自灭”之法，于方中增入黄芪、当归、鸡血藤膏等味，以生血养血；再加薄荷、陈皮等轻清之药，消风驱湿，则活血祛风之力颇大。方中樟脑一味，芳香辛窜，辟秽化浊，据近代药理研究对皮肤粘膜局部有轻度刺激作用，可以改善局部血液循环，用之或许对西太后面风之疾有助，可见御医用心之良苦。

27　祛风和脉调气利湿化痰膏

光绪　年二月十九日，李德昌、全顺、张仲元、叶嗣高、□□□谨拟：老佛爷祛风和脉调气利湿化痰膏。

羌独活各二两　僵蚕三两　威灵仙一两五钱　川乌一两五钱　片姜黄一两五线　橘络二两　鸡血藤三两，后入　秦艽一两五钱　桑寄生二两　归尾二两　穿山甲二两　红花二两　川续断二两　香附二两，生　没药一两五钱，后入　乳香一两五钱，后入　乌梢蛇一两五钱　防风二两　茅术二两　赤芍二两　台乌二两　青皮二两　炙半夏二两　豨莶草二两　麝香五钱，后兑

用香油十斤将药炸枯，去渣，兑丹成膏，老嫩合宜。

【评议】 本方一派祛风除湿活血化瘀之药，亦为大活络丹类方药，用治顽痰恶风，入中经络之症，服之可冀透达。西太后用此，恐亦为面神经痉挛之疾。

28　调中清热化湿膏

光绪　年四月二十六日，姚宝生谨拟：老佛爷调中清热化湿膏。

云茯苓六钱，研　广皮三钱　焦茅术三钱　藿梗三钱　炙紫厚朴二钱　腹皮三钱　酒连炭二钱，研　条芩三钱，酒炒　白蔻仁三钱，研　炙香附四钱　生杭芍六钱　泽泻四钱

共以水煎透，去渣，再熬浓汁，少兑炼蜜为膏，每服一匙，白开水冲服。

【评议】 宫中此膏实为藿香正气散去表药，加重清泄里热之味而成。于湿滞脾胃兼有

里热之症，颇为合适。据载西太后喜食肥甘厚味，湿热伤脾成饮，故而调中清热化湿之类膏方为常用之品。

29　和中化饮热方

光绪　年四月初七日，强仲元、姚宝生谨拟：老佛爷和中化饮热之法。

茯苓四钱　焦于术二钱　广皮一钱五分　谷芽三钱，炒　姜连八分，研　炙香附二钱　壳砂八分，研　炒神曲二钱　党参二钱　生甘草八分

引用藿梗四分　鲜青果七个，研

【评议】　本方为异功散、香砂六君子汤之变方，主治饮食减少，胸满痰多，吞酸作呕，虚寒胃痛等症。方中芳香化湿、苦温燥湿之药甚多，加入黄连、青果及消食之味，则燥湿运脾、行气和胃之中，又具清热之力，肺胃有热，咽喉肿痛者亦宜。

30　清热调中饮

光绪　年五月二十五日，张仲元、姚宝生谨拟：老佛爷清热调中饮。

霜桑叶三钱　甘菊三钱　酒黄芩二钱　橘红一钱，老树　焦枳壳一钱五分　神曲三钱，炒　炙香附一钱五分　甘草一钱

水煎，温服。

五月二十六日。

照原方减神曲，加焦三仙各一钱

【评议】　本方与清热化湿饮相比较，清热之药相同，而去淡渗除湿之品，加入消导和中之药，重点在于开胃消食，故名清热调中饮。观五月二十六日御医张仲元、姚宝生仍拟本方减神曲加焦三仙以进，则方意更明。

31　清热化湿饮

光绪　年十二月十三日申刻，姚宝生谨拟：老佛爷清热化湿饮。

甘菊一钱五分　霜桑叶三钱　广皮一钱五分　云茯苓四钱　泽泻一钱五分　酒连炭八分，研　甘草一钱　焦枳壳一钱五分

引用灯心一子

【评议】　本方选用甘寒淡渗之药，既有清热除湿之力，又无伤阴劫津之弊，于阴虚夹湿之症，颇为恰当。且桑菊为主药，黄连用酒炒炭成性，说明为治上焦湿热而设，故而药味多轻清如羽。

32　养阴调中化饮膏

光绪　年十一月二十日，张仲元、姚宝生谨拟：老佛爷养阴调中化饮膏。

西洋参三钱，研　朱茯神六钱　柏子仁四钱，去油　川贝母三钱，研　次生地四钱　归身四钱　陈皮三钱　制香附三钱　神曲四钱，炒　枳壳二钱，炒　焦山楂四钱　姜黄连一钱五分，研

共以水煎透，去渣，再熬浓汁，兑炼蜜收膏，每服三钱。

【评议】　本方养阴健脾祛痰，内寓琼玉膏、健脾丸(方出《证治准绳》)方意，治火盛津枯，干咳，食滞，纳呆，口渴思饮等肺胃积热，脾不健运之症。脾得健则运，湿不生痰，则饮可除，于老年阴虚夹饮者，甚为适合。

33 治风寒麻木方

光绪 年 月 日，治风寒麻木。

川乌、草乌、大黄各六钱 当归、赤芍、白芷、连翘、白蔹、药乌、官桂、木鳖各八钱 桃条、柳条、槐条、桑条、枣条各四钱

用香油二斤浸药一宿，再煎，将药煎焦，然后用绵纸将油赁下，加章丹十二两熬至滴水成珠为度。将药熬成，加乳香、没药各四钱搅均为度，又加苏合香一钱。

【评议】 古方治风寒麻木痹症，多依《内经》“寒者热之”，用药温散。盖散寒以止痛，活络以行痹也。但本方特殊之处在于运用大黄、白蔹等苦寒清热之药 ，看似与证不符，实则清泻之中即寓行血消瘀之意，且稍加寒药反佐，温经散寒之力愈彰，看似相反，实则相成。又，白芷辛散祛风，温燥除湿，一般用治头痛，但用于风湿痹痛效果也为良好，此等手眼，皆系御医经验，值得重视。

34 祛风活络膏

光绪 年七月初十日，庄守和、姚宝生谨拟：皇太后祛风活络膏。

白花蛇一盘 全蝎五钱 僵蚕五钱 白附子八钱 川乌五钱 细辛五钱 川羌五钱 稀莶草一两 皂角五钱 南星五钱

用香油斤半，将药炸枯，摅去渣，再兑白锭粉，老嫩合宜，俟凉后再入麝香面二钱，掺匀收膏。

【评议】 此方与前活络祛风膏不同，专以祛风为主，故而首用虫类药，深入经隧搜风剔风。其中白花蛇一药，取蛇性喜窜善走，善行善蜕，治各类风病风症，以引药至周身难至之处，治疗皮肤风疾。按花蛇好食石南，生于土穴阴霾之处，秉受毒厉幽暗之气，所以于透骨搜风、截惊定搐较宜，是以方中用为主药 。继用乌附祛风散寒止痛，其余药物均能祛风定风。经曰：“风善行而数变”，“风气通于肝”，故祛风之药多能活络行血，方名祛风活络膏，信不虚也。据传药档记载，慈禧常常贴用此膏。

35 舒筋活络膏

光绪 年二月二十四日，张仲元谨拟：老佛爷舒筋活络膏。

夏枯草三钱 鸡血藤膏五钱 金果榄三钱 冬虫夏草四钱 金银花六钱 连翘五钱 桑寄生六钱 老鹤草五钱 没药三钱 海枫藤三钱 全当归四钱 生杭芍三钱 川芎二钱 细生地三钱 川羌活三钱 威灵仙三钱 独活三钱 宣木瓜三钱 广橘红三钱 川郁金三钱，研 半夏三钱 生甘草二钱 麝香面一钱，后入

用香油三斤，将药炸枯，滤去渣，入黄丹二斤，收膏，老嫩合宜。

【评议】 本方用四物养血，用风药舒肝，用滋阴药养肝，用藤药通络，更用麝香辛窜搜剔风邪，于是络阻筋伤之症可痊。西太后口眼抽动，从脉案记载看来曾多次用此膏外贴患处，与其病情尚为适合。

36 舒筋活络膏又方

光绪 年八月二十二日，寿药房传出奉懿旨：合配舒筋活络膏一料。

归尾五钱 赤芍四钱 木瓜六钱 夏枯草六钱 草河车五钱 乳香四钱 金果榄五钱 生南星四钱

怀牛膝六钱　红花四钱　僵蚕四钱　川羌活五钱　片姜黄四钱　桂枝六钱　山甲四钱　麝香一钱，上请后兑

用麻油四斤收药，炸枯，去渣，熬至滴水成珠，兑黄丹二十两，收膏，老嫩合宜。俟凉后再入麝香搅匀，摊贴患处。

【评议】　本方与前方不同，减去养血益阴之品及藤药，代之以红花、牛膝、僵蚕、片姜黄、桂枝、山甲等活血定风通络之药。其中山甲、僵蚕虫类药定风通络之力犹大，仍着意于西太后面风之症。

37　熊油虎骨膏配方

光绪　年　月　日，熊油虎骨膏配方。

首乌、草乌、文蛤、川断、大黄、枳壳、栀子、川乌、羌活、桃仁、苦参、黄芩、益母草、海枫藤、白藓皮、灵仙、元参、白芷、荆芥、青皮、生地、藁本、木通、苍术、僵蚕、芫花、银花、良姜、茵陈、麻黄、秦皮、前胡、甘草、黄柏、知母、乌药、山甲、牛膝、蒺藜、杜仲、远志、薄荷、升麻、防风、杏仁、山药、泽泻、当归、贝母、苍耳子、香附、地榆、陈皮、白术、南星、连翘、黄连、白芨、独活、白芍、大枫子、柴胡、桔梗各五钱　熊骨八两　虎骨一斤　桑寄生二钱　天麻、红花各一两　桃条、柳条、榆条、槐条各五条

用香油十斤，熬枯去渣，入黄丹五斤收膏，再入麝香、冰片各二钱五分，肉桂、丁香各一两，血竭、乳香、没药各一钱化。

【评议】　此膏配方较前二方药味多而面广，其大要亦无外补肾、强筋、壮骨、活血、除湿、祛风。原相传内府熊油虎骨膏配方本此。今清东陵慈禧皇太后陵墓所在之文物管理所，仍展出有西太后生前所用之熊油虎骨膏药罐。

38　熊油虎骨膏又方

光绪七年十一月二十二日，庄守和、李德昌拟：熊油虎骨膏。

虎骨一架　肉桂三两　乳香六两　没药五两　当归八两　血余四两　熊油五两　香油十五斤　章丹七斤八两，净

浸泡虎骨七日，剔净筋肉一日，晒晾虎骨一日，炸炼虎骨熬膏二日。先将虎骨炸酥后，再炸当归、血余二味，出渣后入熊油再炼，将油炼好，兑丹后再将肉桂、乳香、没药共研极细末，兑入膏内。

【评议】　此膏能驱风邪，实腠理，活血疏风，镇痛。凡风寒痿痹之症，贴之有效。

39　熊油虎骨膏加减方

光绪九年二月十一日，庄守和、李德昌、佟文斌谨拟：熊油虎骨膏加减方。

虎骨一架　肉桂三两　乳香六两　没药五两　当归八两　血余四两　熊油五两　香油十五斤　章丹七斤八两　杜仲四两　金毛狗四两　巴戟天三两　续断四两　独活三两

熬法见前。

【评议】　本方为熊油虎骨膏加入杜仲、狗脊、巴戟、续断、独活等补肾之品而成，对于肾虚之骨痿风痹，效验可较显着。

40　九气拈痛丸方

光绪　年　月　日，九气拈痛丸配方。

当归四两　良姜四两　五灵脂四两　莪术四两　槟榔四两　青皮四两　延胡索二两　郁金二两　木香二两　陈皮二两　姜黄二两　香附五两　甘草一两五钱

共为末，醋法为丸。

【评议】　《素问·举论痛》有九气为病的论述，本方为《鲁府禁方》拈痛丸加减，功能理气止痛，可治各种气病所致之心胃疼痛。气滞则血瘀，故方中除理气之药外，并用当归、五灵脂、延胡索等活血之药为佐。据脉案档记载宫中运用甚广，疗效当较确实。

41　普济解瘟丸配方

光绪　年 月 日，拟得普济解瘟丸配方。

荆穗四两　元参八两　大青叶四两　牛蒡子四两　苦桔梗四两　僵蚕四两，炒　连翘五两　薄荷三两　马勃四两　金银花五两　山豆根四两　生甘草二两　小生地八两　黄芩五两　粉丹皮四两，去心

共研细末，蜜丸，每丸重三钱。

【评议】　此方本李东垣普济消毒饮化裁，与《温病条辨》治温毒喉痛喉肿之用普济消毒饮去柴胡、升麻方相较，清瘟解毒之力犹强，在清解之中，还寓有养阴之意。用治温毒咽肿、耳前后肿、颊肿、大头瘟等症，效果可期。

42　清鱼锭

光绪　年 月 日，上交《良方集成》成方，清鱼锭一钱一锭。

白薇、南星、射干、细辛、防风、泽泻、川连以上各一钱　白芷、全蝎、蟾酥、血竭、生军、银花、木通、炒栀子以上各二两　牙皂一两五钱　雄黄四两　炙山甲二两五钱　冰片五分　麝香三分　草稍五钱　白梅花三两　江米四两，另用打糊

【评议】　本方以清热解毒为主，佐以祛风除湿，活血通络，凉血止血。主治一切痈肿疮疡，虫螫蝎咬，并治痔疾。根据西太后病史，此方当为治痔疮便血而设。方名清鱼者，清解鱼口疮之谓也。盖鱼口疮系指便毒之溃破者，其疮口身立则合，身屈则张，犹如鱼口闭合之状，故名。西太后本有便毒下血病史，故御医们进此清鱼锭，外用以治。既清解便毒，又凉血止血，惟缺乏脉案记载，不知当年西太后用之有效否。

43　拔毒锭

光绪　年 月 日，上交《良方集成》成方，拔毒锭 一钱一锭。

白芨一两　白蔹一两　南星二两　牙皂一两五钱　花粉一两五钱　射干一两　白芷二两　全蝎三两　雄黄五钱　炙山甲二两五钱　蟾酥一两　血竭二两　冰片五分　麝香三分　细辛一两　生军二两　木通一两　川连二两　山栀二两，炒　二宝花二两　防风一两　泽泻一两　草梢五分　白梅花三两　乳香二两　没药二两　江米四两，另研打糊

以上共为细末，用木瓜酒黏为锭。

【评议】　此为攻毒化脓止痛之良剂，可治一切痈疽肿毒。内中药物大多以清热解毒，提脓生肌为主，宜于火郁实证，若正气已虚，用之当慎。

44　坎宫锭

光绪　年 月 日，上交《良方集成》成方，坎宫锭 五分一锭

古墨一两　胡黄连二钱　熊胆三钱　麝香五分　儿茶二钱　冰片七分　牛黄三分

右七味为末，用猪胆汁为君，加生姜汁、大黄水浸取汁，酽醋各少许，相和药成锭。用凉水磨浓，以笔蘸涂之。

【评议】 本药为外治药，用于诸毒初起，焮赤肿痛，丹毒热毒，无名肿毒，敷之甚验。并治痔疮，如痔疼痛不可忍者，以此药外涂，三、五次即愈。西太后素有肠风便血痔漏宿疾，用此药锭甚当。又，坎本为八卦之一，居于北方，“主水”应肾。《素问》说：“肾司二便”，故痔漏之疾，用之可效。而且以寒治热，以水济火，本为中医一定之治则，故以此命名，示人有退热凉血，化毒消肿功用。

45 离宫锭

光绪 年 月 日，上交《良方集成》成方，离宫锭 五分一锭。

血竭三钱 朱砂二钱 胆矾三钱 古墨一两 蟾酥三钱 麝香一钱五分

右六味为末，凉水调成锭。朱砂为衣。凉水磨浓涂之。

【评议】 本药专治诸毒恶疮，初起焮赤，皮肉不变，漫肿无头，疔疮疥癣，悬痈热毒，并蛇蝎虫伤等症。“离宫”之名，取离属南方，主火，应心。《素问》说：“诸热疮疡，皆属于心”，凡疮疡火热之症，多可用之。

46 灵应痧药方

光绪 年五月十四日，寿药房传出奉懿旨：着合灵应痧药六料。

茅苍术二斤四两 大黄六斤 丁香七两二钱 天麻十九两二钱 明雄黄二斤六两四钱 朱砂六斤 蟾酥五两四钱 麝香六两，上请 甘草一斤十二两八钱

共为细面，水叠小丸，朱砂为衣。

【评议】 本方系《惠直堂经验方》备急丸加味，主治中暑昏厥，呕吐泄泻，腹中绞痛，急痧等症。用途甚广，为宫中应急成药，西太后暑天亦常用之。宫中用法：凡中暑头晕眼黑，绞肠腹痛，一时昏闷，不省人事，及瘕痧等症，先将二丸研细，吹入鼻内，再用六丸，以阴阳水或凉水送服。若遇中寒骤然腹痛，阴防反错，转筋霍乱，手足厥冷，吐泻不出者，亦用上法。凡用于辟秽，可口含三丸，则邪热不侵。凡痈疽疔毒，以及蛇蝎毒虫所伤，可以捣末好酒涂敷。凡小儿发痘不出，闷闷欲死，以及痰涎壅盛，并年老卒中风痰者，可用灯心汤或凉水调服。凡小儿急惊风，牙关紧闭，不能服药者，可取四、五丸研末，吹入鼻中，随以此药调汤灌服，作苏醒剂用。凡遇卒厥假死等症，皆可研末，吹入鼻，灌入口，可望复活。虽为痧药，所治甚广，名为“灵应”，洵不虚也。

47 三黄宝蜡丸

光绪 年 月 日，三黄宝蜡丸一料。

藤黄二两 天竺黄二两 大戟一两 归尾一两 牛黄一两 刘寄奴一两 麝香一两 琥珀一两 雄黄五钱 血竭五钱 儿茶五钱 乳香五钱 冰片五钱 水银五钱

共为细末，用净黄蜡十二两，为丸，重一钱。

【评议】 本方以藤黄、牛黄、雄黄并用而名，出自《医宗金鉴》，因其有去瘀活血，生新止痛，除痰消痈等功效，历来为外科伤科所重。外治内服均可，外敷诸疮恶毒，用清香油调化，鹅翎掸敷，不可见火。

内服则破顽痰，保元气，解诸毒，活经络，接筋骨，消瘀血。可治一切跌扑损伤，闪

腰岔气，伤力成痨及破伤风；或妇女经闭不通，或产妇胎衣不下；或半身不遂，不能动履等症。并治恶疮。不遇服药初期，应忌食生冷、瓜果、烧酒及发物。此方理深功大，故为宫廷所宝。慈禧除自用外，亦赏赐臣下施用。

48 武威丸又名萤火丸

光绪 年七月初六日，寿药房传武威丸、又名萤火丸一料。

萤火虫一两 鬼箭羽一两 刺蒺藜一两 雄黄二两 雌黄二两 煅羚羊角一两五钱，存性 煅礞石二两 铁锤柄一两五钱，入铁处烧后者

共为细末以黄丹不拘，鸡子不拘，雄鸡冠一个。

共和捣千下为丸，如杏仁大。作三角绛囊，内盛五丸，带于右臂上；若从军，系腰中；若居家，挂户上，皆有神效。

【评议】 相传汉时勇冠三军的武威太守刘子南，于永平十二年曾佩此药与匈奴军战，矢石雨集，至马前数尺辄自落地，不能伤刘，匈奴军以为神。后来到刘氏子弟为将者，佩戴此药，亦皆无伤。由是认为此药可以避灾。查此丸所用药味，如鬼箭羽、雄黄、雌黄、铁锤柄等皆有解毒清熟、醒脑透窍功用。庞安常《伤寒总病论》载谓可以治疫，免于传染。由此而知，可避矢石者，亦好事之人附会而已，借武威将军之名，以广传闻。西太后于光绪二十一年七月用此，乃为清暑辟秽。

49 白锭子

光绪 年 月 日，上交《良方集成》成方，白锭子 五分一锭。

白降丹四钱 银黝二钱 寒水石二钱 人中白二钱

右四味，共为细末，以白芨面打糊为锭，大小不拘，不可入口。每用以陈醋研汁、扫敷患处，如干，再上，自能消毒。

【评议】 本方四药皆白，再以白及打糊为锭，故以色名方。外用治初起诸毒痈疽，流注痰核、恶毒及耳痔耳挺等症。

50 蟾酥锭

光绪 年 月 日，上交《良方集成》成方，蟾酥锭 一钱一锭。

雄黄八两 朱砂一两 蜗牛二两 冰片一钱 蟾香五分

共研细末，蟾酥为锭，银朱为衣。

【评议】 本方外用可治疔疮发背，脑疽乳痈，无名肿毒，诸般恶疮及蛇蝎咬伤等症。凡痈疽疮疡，皆因血气凝滞，营卫不通而成。本方以蟾酥为锭，醋研调敷患处。蟾酥有毒，功能解毒消肿，据近代药理研究有强心和类激素作用，既可解毒，又可推动血行，故而被外科尊为良药。又，本方与世传《证治准绳》蟾酥丸，《疡医大全》蟾酥饼药味不同，用者当知。

51 神效活络丹

光绪 年四月初五日，寿药房传出：皇太后用神效活络丹一料。

虎胫骨五钱 胆星八钱 防风六钱 半夏六钱 羌活六钱 川芎六钱 全蝎六钱 广红六钱 苍术六钱 川贝六钱 白附子六钱 独活六钱 桂枝六钱 当归六钱 乌药六钱 香附六钱 茯神六钱 石菖蒲六钱

麻黄二两四钱　牛黄一钱七分　沉香四钱六分　川附子三钱二分　钩藤一两　白芷一两　牛膝一两　天麻一钱六分　麝香一钱　冰片一钱二分　苏合油一两　僵蚕一两

共为末，蜜丸，蜡皮封固，每丸重二钱。

【评议】 神效活络丹全方药味达三十，系从《圣济总录》活络丹化裁，具有舒肝活血，除湿化痰之用，列于风门。主治风湿诸痹，肩臂腰膝筋骨疼痛，口眼歪斜，半身不遂，行步艰难，筋脉拘挛等症。

本丹重在活络，络脉通则气血畅，风寒湿痹可除。活络即可活血，血行风减，因而本方用治麻木拘挛、疼痛等症亦效。宫中御医常据此增损以治西太后面风。如脉案档载光绪二十八年五月十八日，御医全顺、张仲元诊得慈禧"脉息左关弦而近数，右寸关沉滑"，"目皮颊旁时作瞤动"，断为"肝经瘀滞湿痰"为患，治以本方加减。本方，宫中相传年逾四十之人，无疾亦可服之，每服一丸用温酒送下，白开水、茶清送亦可，谓到老不生风病，有活血通络之功。

52　加减神效活络丹

光绪二十八年四月初十日，全顺、张仲元谨拟：老佛爷神效活络丹加减一料。

胆星二钱　防风一钱五分　前胡一钱五分　羌活一钱五分　川芎一钱五分　全蝎一钱五分　橘红二钱　苍术一钱五分，炒　川郁金一钱五分　白附子一钱五分　当归一钱五分　乌药一钱五分　炙香附一钱五分　茯神二钱　石菖蒲一钱五　麻黄二钱　牛黄八分　川附子八分　钩藤三钱　苏合油一钱　天麻一钱　麝香四分　冰片四分　白芷一钱五分　僵蚕三钱，炒　次生地三钱　杭芍三钱，炒　羚羊二钱

共为细面、炼蜜为丸，每丸重一钱，蜡皮封固。

【评议】 本方是前神效活络丹去虎骨、川贝、独活、挂枝、半夏、沉香，加生地、杭芍、郁金、羚羊而成，为治西太后面风而设。方中以四物养血、二陈化痰、蚕蝎熄风，配以追风除湿、柔肝定风、舒筋活络之药，故能冶西太后口眼抽动、筋惕肉瞤等症。

53　避瘟丹方

光绪　年正月二十四日，着合避瘟丹二料共用；

雄黄八两　鬼箭羽一斤　丹参一斤　赤小豆一斤

煤蜜为丸，如桐子大。

【评议】 本方共有药物四味，出于《鲍相璈验方新编》避瘟丹，原方药味尚多，而清宫中选此四药组方，实具深意。其中雄黄功能解毒杀虫辟秽；鬼箭羽其木又名枸骨，《崔氏方》有鬼箭羽汤，专治恶疰在心，痛不可忍，有破血通经之功，近代报导可用于治疗癌肿；丹参活血；赤小豆解毒渗湿。四药合用解毒之力犹强，故可避瘟，方虽小而功专力大，其临床价值未可忽视。

54　避瘟丹又方

光绪　年　月　日，又避瘟丹方。

兹因今春瘟疫流行，急而且速，至四五月间尤甚，盖寒暖不时，厉气由坤方而至，人若感触，十无一生。今将此避毒丹，药味寻常，其功立见，不可轻忽，幸甚！幸甚！

生甘草、南苍术、北细辛、黄乳香各一两

共为细末，加红枣肉半斤为圆饼，如桂元大。放炭火上取烟薰之,可保三日无灾、一家

免难。入夏加干石膏一两，入冬加朱砂五分，春秋不加。惟望仁人君子，广行布传，则增福益寿，功德莫大矣。

【评议】　此丹药味寻常，何以功效立见。要妙恐在于放置炭火上取烟薰之。盖细辛、乳香皆富含挥发油，具有解毒消肿镇静之功，此药薰烟，配上生甘草解毒，苍术除湿，则瘟疫邪毒可止。从用方说明中可以看出清宫对于瘟疫已采取了积极的消毒预防措施。

55　回生第一仙丹

光绪　年四月初七日，皇太后用回生第一仙丹五料。

土鳖虫五钱　自然铜三钱，醋制　乳香二钱　陈血竭二钱，飞净　辰砂二钱，飞净　麝香一钱，上请　当归一两，酒炒

【评议】　本丹药仅七味，全系攻破之品。以往相传宫中用药多系平和之剂，其实御医们仍是有是症用是药，即使贵如慈禧，一旦有大积大聚之证，虽“虎狼之药”亦在必用之列。本方书名内府跌打回生第一仙丹，功能接骨活血止痛。凡跌打损伤，闪腰岔气，伤筋动骨，堕车落马，压伤砸伤，剧烈疼痛等外科伤科诸症皆宜。至今天津有跌打丹成药，即本此方。西太后何以服用此丹，大约活血化瘀之药虽用治伤科，对某些妇科病也有效。考慈禧在懿嫔时期即患有月经病而用调经之方，晚年有消渴症，且常有皮肤之患，本方虽属霸药，但有病则病当之，用自不妨。

光绪皇帝医方选议

一 种子医方

1 古方长春益寿广嗣丹

光绪 年八月二十九日，庄守和、李德昌谨拟：皇上古方长春益寿广嗣丹。

天冬去心、麦冬去心、大熟地不见铁、山药炒、牛膝、大生地不见铁、杜仲盐水炒、山萸、云苓、柏子仁去油、巴戟以上各五钱 木香五钱、川椒炒、泽泻、石菖蒲、远志以上各二钱五分 菟丝子、肉从蓉以上各一两 枸杞子、覆盆子、地骨皮以上各四钱

共为极细末，蜜丸，绿豆粒大。每服三钱，淡盐汤送服。

【评议】 本方具滋肾健脾、养心润肺之功效。系仿《局方》之无比山药丸，《证治准绳》之五子衍宗丸、《张氏医通》之二冬膏意化裁，并加宁心之柏子仁、远志，益心志之石菖蒲，理气之木香、川椒，善清虚熟之地骨皮而成。光绪帝自幼多病，体质甚差，病势缠绵，病情复杂。据其自书之病状有“耳鸣脑响，梦遗滑洩，虚火上冒，下部痿冷”，“咳嗽不止，吃饭两三口后即难下咽，胸膈间即作闷”等语，结合光绪二十五年正月以后脉案常述有“咽喉肿痛”等症状分析，可知此方为御医庄守和、李德昌针对光绪帝心肾两虚之病情而拟。因其滑精，故五子衍宗丸减车前子，并虑其体弱，恐五味子、赤石脂酸涩收敛太过，一并去之。方名虽曰广嗣，实则属补益之剂。

2 毓麟固本膏

光绪 年 月 日，毓麟固本膏配方。

杜仲、熟地、附子、从蓉、牛膝、故纸、续断、官桂、甘草各四两 生地、大茴香、小茴香、菟丝子、蛇床子、天麻子、紫梢花、鹿角各一两五钱 羊腰一对 赤石脂、龙骨各一两

用香油八斤，熬枯去渣，用黄丹四十八两，再入雄黄、丁香、沉香、木香、乳香、没药各一两，麝香三分，阳起石五分。

【评议】 据中国第一历史档案馆所藏《太医院配方》载：此膏异授秘传。实则可能为清宫廷御医所创。目前中成药书籍所载之毓麟固本膏，虽注明出自清宫内廷配本，但其药味与本方尚有出入。本方功用，按太医院配本述“种子之功，百胜百效”。又称：“男妇如能常贴此膏者，气血充足，容颜光彩，诸疾不生，乌须黑发发，固精种子”。其用法是：“妇人贴脐上，男子贴左右肾俞穴各一张，丹田穴一张，用汗巾缚住，勿令走动，半月一换。”尚谓“此膏终身永贴者，体健身轻，返老还童”，或属言过，但从其方药组成分析，似有补肾固精，温经散寒之功效。按男子不育，不外无精子或阳痿早泄，或精子清冷(过少或发育不良)等原因，据光绪三十三年脉案载，“遗精之病将二十年，每月必发十数次”，“且有无梦不举即自遗泄之时，精液愈泄愈稀，下部久已虚冷”等语，推测本方之所谓“种子”之功效，主要在于温其肾，固其精，冀阳痿得瘉，肾精得充，而达毓麟之目的。季清，皇家人丁欠旺，故光绪帝贴用此药之记载颇多，盼子承祧之心，昭然可见。

二 长寿医方

养心延龄益寿丹

光绪 年 月 日，养心延龄益寿丹。

茯神五钱 柏子仁四钱，炒 丹参四钱 酒白芍四钱 丹皮四钱 全当归五钱，酒炒 川芎二钱 干生地四钱，酒洗 醋柴三钱 炙香附米四钱 栀子三钱，炒 酒条芩三钱 陈皮三钱 野于术二钱，炒 枳壳四钱，炒 酸枣仁四钱，炒

共研极细面，炼蜜为丸，如绿豆粒大，朱砂为衣。每服三钱，白开水送下。

【评议】 据本方具养心安神、补肾滋阴、调肝理脾之功效。虽称延龄益寿，实则以养心安神为大旨。光绪帝冲龄登极，慈禧听政。自幼体弱多病，戊戌之举，与慈禧反目，遂遭囚禁，行尸走肉，何啻如之。至此，心肾俱亏、肝脾不调叠至。据脉案得知："心烦躁汗，夜寐不实，耳觉作响，梦魇惊怖，醒后筋惕"及"梦闻金声，偶或滑精，坐立稍久则腰膝酸痛，劳累稍多则心神迷惑，心中无因自觉发笑，有时言语自不知觉，进膳不香"等症状，逐日有增而无减。故此方虽慈禧、光绪均用，但于慈禧，则旨在延龄长寿，而于光绪，则倘能起沉疴之疾，除病魔之纠缠，亦当与愿足矣。

三 补益医方

1 加味枇杷膏方

光绪 年三月十七日，上交方。

枇杷叶五六十片 干鲜具可，如不咳嗽不用
大梨二个 要深脐的，去皮心，切碎
蜜半杯 先熬滴水成珠，如大便溏泻不用
大枣八两 或黑圆枣，或徽枣均可
建莲肉四两 不去皮

先将枇杷叶放锅内，用河水多煎几滚，取汤用绢淋清汁。其煎过之枇杷叶弃之不用。后将梨、枣、莲肉、蜜同放锅内、铺平，然后将枇杷叶煎的清汁淹满略高些，盖好，煮半枝线香翻转，再煮半枝线香，用磁罐收好，随意温食。其大枣煮熟时，乘熟去皮。

此方专治气血两虚，身体羸瘦，四肢痠软，精神倦怠，腰疼脊痛，饮食减少，一切不足弱症并皆治之。

【评议】 本方组成与目前市面所售之枇杷膏多不相同，个别地区(如沈阳)所制者虽与本方药味相同，但制法则较本方为简，此或因本药方专为光绪帝服用之故。光绪帝二十五岁左右便常感"肢体倦怠，坐立稍久则腰膝酸痛"。且"咽痛干咳"等症状叠相出现。枇杷膏具润肺健脾之功效，光绪帝用之，堪称药证合拍，久服当有补益之作用。

2 益阴固本丸

光绪三十二年闰四月初七日，皇上用益阴固本丸一料。

熟地八钱 丹皮三钱 山萸肉四钱 淮山药四钱 云苓五钱 泽泻三钱 金樱子五钱 菟丝子五钱

共研细面，炼蜜为丸，如绿豆大，每服二钱，米汤送下。

【评议】 本方即六味地黄丸加金樱子、菟丝子而成。六味地黄丸系滋阴补肾之主方，主治肾阴亏损，虚火上炎。即王太仆所谓“壮水之主，以制阳光”方剂之代表。菟丝子为补肝肾药，有益阴固阳作用，治阳痿遗精目眩等症。金樱子功专收涩，多用于肾虚滑精者。推测此方之涵意亦在于固精耳。

3 益阴固本丸又方

光绪 年十月三十日，全顺、忠勋谨拟：皇上益阴固本丸。

熟地四两 山萸肉二两 丹皮二两 茯苓四两 白术二两，土炒 菟丝子二两 黄连五分 肉桂三分 芡实二两 金石斛五钱 煅牡蛎八钱 莲须二两 杭芍五钱 淮山药四钱，炒 麦冬八钱，去心

共研细面，炼蜜为丸，如绿豆大，每服三钱，淡盐汤送下。

【评议】 本方亦宗六味地黄汤，去泽泻之通利，重在滋补肾阴，并仿金锁固精丸意小有加减，旨在收涩固精，合交泰丸以交通心肾，治其怔忡，另加健脾之品兼顾中州。光绪三十年前后，光绪帝脉案除有“时常滑精”记载外，尚有“心烦躁汗、夜寐不实”，“气短懒言，饮食减少”等语，御医全顺、忠勋二人合拟此方，亦系针对光绪帝病情而设，恐非泛泛益阴固本而已。

4 益阴治痨方

光绪 年 月 日，丸药方。

西洋参四两 潼关蒺藜四钱，酒洗 泽泻一两五钱 大熟地十二两，九制 淮山药六两 麦冬三两，去心 酒白芍三两 煅龙骨二两 宣木瓜二两，酒炒 云茯神五两，抱木 煅牡蛎二两 伸筋草一两五钱，酒炒 远志肉八钱，去骨 丹皮一两五钱 炙甘草八钱 归身三两，酒洗 菟丝子三两 莲须三两

共研细末，炼蜜为丸，如梧子大。

此方专治痨证，及一切阴虚、心肾不交。大可补阴，伸筋，壮阳气等，神效异常。十二月十二日，照原方去泽泻、乌梅，加粉葛、炒栀、灯心、滑石、辰砂。

【评议】 本方气阴两补，心肾同治，寓生脉散，六味地黄汤方意。光绪帝自幼多病，据脉案资料记载，与光绪遗骨观察所示，表明体质瘦弱，以患有肺结核、腰椎结核之类病最为可信，加之尚有腰胯骨节疼痛，遗精等症，故属中医痨证。而《金匮》虚痨治法，无外补脾补肾。此方侧重心肾，是依据光绪帝病情而拟。可供治痨证参考。

四 令发易长及令发不落方

1 令发易长方

光绪 年 月 日，令发易长方。

东行枣根三尺

横卧甑上，蒸之两头汁出，收取涂发，即易长。

【评议】 本方慈禧亦常用之。一九八零年(庚申)崇陵开放，见光绪帝头发，虽时隔年久，却仍黑且长。纵中年夭折、发不当白，然以帝瘦小之躯、久病之髓，发能如此，或得助此方之力，亦不无可能。

2　令发易长又方

光绪　年 月 日。

桑叶　麻叶

煮水洗发七次，可长数尺。

【评议】　慈禧皇太后亦常用此方。至于本方可否令发易长，尚待进一步研究。但宫中相竞用之，或有效验。所云“洗发七次，可长数尺”，当为过誉之语。

3　令发不落方

光绪　年 月 日，令发不落方。

榧子三个　核桃三个　侧柏叶一两

共捣烂，泡在雪水内，梳头。

【评议】　此方亦西太后喜用方。按发，又名血余，为肾之外华。《素问·上古天真论》中有“肾气实，发长齿更”句，发落之原因，主要为肾虚、血虚两端。是方具凉血、滋肾、润燥之作用，或当用之有效。

五　洗头方

1　洗头方(一)

光绪　年正月初八日，范一梅、佟成海谨拟：皇上洗头方

天麻一钱五分　桑叶一钱　薄荷八分　白芷一钱五分　防风一钱五分　羌活一钱　银花一钱　川椒六分

水煎，洗之。

【评议】　洗头方系光绪帝经常用者，属外治法之组成部分。自光绪二十九年始，光绪经常头痛眩晕。据其自述，系因天寒未戴小帽引起。且谓：“严寒之时，寒气凉风深入脑髓，以至频作头痛。”从本书所辑的十余个洗头方分析，洗头方之药物以清头明目、祛风散寒为主，多用薄荷、天麻、白芷、防风、羌活、桑叶、银花、川椒等药，并随病情变化而有所加减。在光绪帝的起居注中，用洗头方之记载甚伙夥，或许对其治疗头痛眩晕有一定作用。

本方中天麻可治肝虚头痛及眩晕，薄荷、桑叶清肝明目、疏风清热，银花清热解毒、宣散风热，白芷、防风、羌活表散风寒、祛风止痛。惟川椒味辛性热，可散寒除湿、温中止痛，用之一则可助辛温药发散之力，二则可除湿浊埋股节之痛。次后诸方，均宗此方加减变化而成。

2　洗头方(二)

光绪　年正月十五日戌刻，佟成海谨拟：皇上洗头方。

羌活一钱　薄荷一钱　藁本一钱五分　菊花一钱五分　银花一钱　防风一钱五分　天麻一钱　川椒六分

水煎，洗之。

【评议】　本方即前方去桑叶、白芷，而加藁本、菊花，以助清头目风热之力。

3　洗头方(三)

光绪　年二月二十五日，佟成海谨拟：皇上洗头方。

薄荷叶一钱 菊花一钱五分 天麻一钱五分 防风二钱 冬桑叶二钱 生石膏四钱 川椒七分 银花二钱

水煎，洗之。

【评议】 本方即洗头方(一)去白芷、羌活，加菊花、石膏而成。显然，似嫌方(一)辛温发散之力较强，而改以菊花辛凉解表、石膏甘寒解肌，以防发散过度而对光绪帝阴虚之体有所不宜。

4 洗头方(四)

光绪 年三月十三日，佟成海谨拟：皇上洗头方。

冬桑叶一钱五分 菊花一钱五分 白芷二钱 薄荷一钱五分 金银花二钱 羌活一钱 蔓荆子一钱，研 连翘一钱

水煎，洗之。

【评议】 本方即洗头方(一)去天麻、防风、川椒而加菊花、蔓荆、连翘。用方大旨，仍在于防辛温发散太过。而天麻主治阴虚眩晕，据本方药物分析，重点是治头痛，故亦减之。

5 洗头方(五)

光绪 年三月十三日，佟成海谨拟：皇上洗头方。

甘菊花一钱五分 薄荷一钱五分 防风二钱 银花二钱 香白芷二钱 川椒七分 石膏三钱，生 羌活一钱

水煎，洗之。

【评议】 本方即洗头方(一)去天麻、桑叶加石膏、菊花，仍从辛凉透表、解肌清热立意。又，本方与方(四)日期相同，可能非同年所拟。

6 洗头方(六)

光绪 年四月初三日亥刻，范一梅谨拟：皇上化风清热洗头方。

冬桑叶三钱 甘菊二钱 白芷二钱 赤芍二钱，炒 薄荷叶一钱 酒芩一钱五分 竹叶一钱 天麻一钱

水煎，洗之。

【评议】 本方即洗头方(一)去防风、羌活、银花、川椒，而加菊花、赤芍、酒芩、竹叶。方名化风清热，即其功用。惟方中用竹叶，或为欲达清热除烦之功而设。

又，御医范一梅拟此方时值亥刻，想必光绪帝此刻头痛眩晕较甚，而急召所拟。由是观之，洗头诸方，当有功效。

7 洗头方(七)

光绪 年七月初二日，佟成海谨拟：皇上洗头方。

羌活一钱 防风一钱 蔓荆子一钱 白芷一钱五分 银花一钱五分 桑叶一钱 生石膏四钱 丹皮二钱

水煎，洗之。

【评议】本方即洗头方(一)去天麻、薄荷、川椒，加蔓荆子、石膏、丹皮。用丹皮之目的，或为增加凉血活血之功效。

8 洗头方(八)

光绪 年十一月十七日，佟成海谨拟：皇上洗头方。

明天麻二钱　防风二钱　白芷二钱　薄荷一钱五分　青连翘二钱　生石膏四钱　川椒一钱　葛根二钱

水煎，洗之。

【评议】　本方即洗头方(一)去桑叶、羌活、银花加石膏、蔓荆子、葛根，似为加强清头明目之功而设。

9　洗头方(九)

光绪　年十二月二十九日，范一梅谨拟：皇上祛风止痛洗头方

羌活一钱五分　川芎二钱　白芷二钱　藁本二钱　天麻一钱　桑叶一钱五分　甘菊一钱　薄荷一钱

水煎，洗之。

【评议】　本方即洗头方(一)去防风、银花、川椒加藁本、菊花、川芎。具祛风止痛之功效。其中川芎辛温，活血开郁，为止痛之要药。

10　洗头方(十)

光绪　年九月二十七日戌刻，佟成海谨拟：皇上洗头方。

羌活二钱　防风二钱　菊花二钱　荆穗二钱　银花二钱　川椒八分　薄荷一钱五分　连翘二钱　僵蚕一钱　苏叶一钱

水煎，洗之。

【评议】　本方亦宗洗头方(一)而来，但去白芷、桑叶、天麻，加用菊花、加翘、荆穗、苏叶、僵蚕。主要目的在于清热祛风止痛。

11　洗头方(十一)

光绪　年九月十二日未刻，皇上洗头方。

僵蚕四钱　防风一两　白芷八钱　薄荷七钱　羌活一两　川芎一两　藁本一两　赤芍一两　防己八钱　蝉蜕八钱　甘菊花一两　荆芥穗一两

九月二十七日，照原方。

【评议】　本方即洗头方(十)去银花、川椒、苏叶、连翘、加藁本、赤芍、川芎、防己、蝉蜕、白芷。旨在增其活血散风之功。

六　治头痛医方

1　芎菊茶调散

光绪　年　月　日，芎菊茶调散。

荆芥二钱　防风二钱　川芎二钱　甘菊三钱　细辛五分　白芷二钱　茅术二钱，炒　薄荷八分　生草八分

共研细面，每用一二钱，清茶调服。

【评议】　本方出自《局方》，具祛风止痛之功效，可治外感风寒，鼻塞头痛头风诸证。

2　贴头止痛膏

光绪　年九月二十四日申刻，贴头止痛膏。

荆穗二钱五分　穿山甲一钱五分，炒　白芷二钱五分　蝼蛄一钱五分　干蝎一钱，去毒　土鳖虫一钱　牙皂一钱五分　冰片三分，后兑　僵蚕一钱　南薄荷五分

共研极细面，用蜂蜜调匀，摊于布光上，贴两太阳穴。

【评议】 本方具疏风、通络、活血、止痛之作用。据光绪三十年前后《起居注》称：头晕头痛为未戴小帽所致。可知其病头痛缘于风寒，故治疗除内服药外，亦贴此膏。惟方中甲介、虫类药颇多，当注意对皮肤之刺激。光绪帝以“万乘之尊”竟于双太阳穴处外贴此膏，一则表明求痊心情之迫切，再则似亦说明本方或实有止痛之功效。

3 洗药方(一)

光绪 年七月初五日酉刻，杨世芬谨拟：皇上洗药方。

白芷一钱五分 蝉衣一钱 藁本一钱五分 苦桔梗二钱 薄荷一钱 橘络一钱

水煎，熏洗。

【评议】 本方轻清扬上，消风热，止头痛，于头目昏胀疼痛者宜。

4 洗药方(二)

光绪 年十一月二十九日酉刻，佟成海谨拟：皇上洗药方。

霜桑叶一钱五分 防风一钱五分 薄荷一钱 天麻一钱 青连翘一钱五分 银花一钱 生石膏三钱 川椒六分

【评议】 清热与祛风同用，御医佟成海拟此方当为风热头痛而设。使用川椒，除对患处局部有止痛作用外，尚可治皮肤湿疹瘙痒。

5 洗药方(三)

光绪 年十一月初二日戌刻，佟成海谨拟：皇上洗药方。

香白芷二钱 防风一钱五分 葛根一钱五分 天麻一钱 金银花二钱 生石膏二钱 川椒一钱 乳香一钱，研

水煎，洗之。

【评议】 此亦祛风除湿、清热定痛药方。白芷、葛根、石膏三药同用，当治前额头痛。值得注意的是，虽在冬月，仍用银花、石膏不忌，可见御医处方，仍然坚持有是症用是药之辨证用药原则。

6 祛风清上洗药方

光绪 年十一月十九日，范一梅谨拟：皇上祛风清上洗药方。

防风三钱 川芎二钱 白芷二钱 薄荷一钱 桑叶二钱 甘菊一钱五分 天麻一钱

用水熬透，洗之。

【评议】 本方与《局方》川芎茶调散，《本事方》川芎丸相类，主治偏正头痛，头目昏重等症。川芎为“血中之气药”，能“上行头目，下行血海”，功能活血祛瘀，祛风止痛。药理研究提示，百分之十川芎浸膏能抑制大脑活动和麻痹神经中枢，故有镇静、镇痛、止痉作用。古方芎麻散，川芎与天麻相伍，还可治肝风头晕痛。因此范一梅所拟此方与光绪帝病情甚为切合。

7 祛风蠲麻洗药方

光绪 年九月初三日，赵文魁谨拟：皇上祛风蠲麻洗药方。

明天麻二钱　防风二钱　白芷二钱　僵蚕二钱，炒　南薄荷一钱五分　藁本二钱　全当归三钱

水煎，洗之。

【评议】 光绪帝后期常有头目眩晕疼痛、耳鸣等症，本方即为此而设。天麻，为定风神药，又名定风草，既能平熄肝风，又能祛除风湿。药理实验表明，天麻浸膏有明显对抗动物戊四氮阵挛性惊厥，镇痛，抗癫痫和促进胆汁分泌等作用。方中配以僵蚕、当归等药，治风治血同行，配白芷、藁本、薄荷，治头疼目眩诸疾。药仅七味，可见御医用药精细。

七　治眩晕医方

1　化痰清眩丸

光绪　年九月十一日，张仲元、全顺、忠勋谨拟：皇上化痰清眩丸。

法夏二两　云茯苓一两　枳壳五钱，炒　元明粉三钱　胆星五钱

共研细面，神曲糊为丸，如绿豆大，每早晚各服二钱，米汤送下。

【评议】 眩为眼花，晕指头晕，两者多并见，故常眩晕同提。按眩晕之原因，不外虚实两端，属虚者多阴虚血少，实者则非火即痰。光绪帝自幼脾胃虚弱，运化失司，致湿聚生痰，阻于中州，升降失和，而致头晕目眩。古人亦有“无痰不作眩”之说。本方宗导痰汤化裁，加元明粉为增清热邪、除水饮之力，俾痰湿消除，中州升降调和，而眩晕自痊。

2　和中止眩丸

光绪　年七月初九日，庄守和、忠勋谨拟：皇上和中止眩丸。

旋覆花三钱　天麻一钱五分　川芎二钱　菊花四钱　全当归四钱　杭芍三钱，酒炒　生地四钱　洋参五钱　于术三钱，炒　云苓四钱　橘红二钱　炙甘草一钱

共研细面，蜜丸，如绿豆大，每晚服三钱，白开水送服。

【评议】 本方为八珍汤化裁。方中以八珍补益气血，意在固本。加陈皮、旋覆花以健脾化痰降逆；菊花、天麻以平肝止眩。其中天麻配川芎暗寓《普济方》天麻丸之意，可治因风痰引起的头痛眩晕。本方名日和中止眩，可称贴切。

3　肝厥头晕方

光绪　年十一月二十三日，上交肝厥头晕方。

钩藤、陈皮、法半夏各一钱　麦冬、伏苓、石膏、党参、甘菊、防风各一钱五分　甘草八分

生姜七片，煎服。

【评议】 此处肝厥头晕系指因肝气失调引起之头晕。从方药分析，当归治疗肝胃不和、肝气挟痰上逆所致之眩晕处方。其中二陈汤燥湿化痰、理气和中，石膏、麦冬滋阴清火，钩藤、甘菊平肝熄风，防风助祛风胜湿之力。实则本方为肝胃同治之方。以光绪病情而论，此方似尚对症，然因中州虚弱，石膏不宜久用。

八　治脸肿医方

治脸肿方

光绪　年　月　日，治肿脸方。

当归一钱　荆芥五钱　防风五钱　秦艽三钱　连翘五钱　银花五钱　川连三钱　甘草一两

用水五、六大碗，煎至二、三碗，先薰，后洗之法。

【评议】　本方具祛风除湿、清热解毒之功效，用治因受风湿所致之面肿，或当有效。

九　治眼病医方

1　清上止痛薰目方

光绪　年正月二十九日，赵文魁谨拟：皇上清上止痛薰目方。

甘菊花二钱　桑叶二钱　薄荷一钱　赤芍三钱　茺蔚子二钱　僵蚕二钱，炒

水煎，熏洗。

【评议】　光绪帝患眼疾有年，自光绪二十五年至三十年前后，其脉案均断续见有记载。如光绪二十五年二月皇上脉案述："目中白睛红丝未净，视物迷蒙，左眼尤甚，眼胞时觉发胀"，至三十年前后脉案仍有类似描述。推测光绪帝所患可能为结膜炎等类眼病。因此，其洗目方颇多。本书所选之十五首方剂，大致可分为四类：一类属祛风清热，一类属泻肝活血清热，一类疏肝理气泻火，还有一首育阴潜阳祛风清热薰目方。

本方称清上止痛薰目方，实则即具祛风清热养肝明目之作用。方中薄荷、桑叶、菊花祛风清热、养肝明目；僵蚕功能祛风散结，可治风邪引起之目疾。茺蔚子凉肝明目，治血滞之目疾；赤芍入肝，《本草备要》载"尤能泻肝火"，治"目赤"。上六味药，其味芳香，其气轻清，故用之以薰目。其方义与光绪帝病情堪称合拍。

2　清肝定痛洗目方

光绪　年九月二十五日，赵文魁谨拟：皇上清肝定痛洗目方。

僵蚕二钱，炒　薄荷六分　赤芍二钱　红花一钱　木贼草一钱　蕤仁一钱五分　秦皮二钱

水煎，洗之。

【评议】　本方功用诚如其名。方中僵蚕祛风散结，薄荷祛风清热，赤芍清热活血，红花活血止痛，木贼清热明目、泻肝火。蕤仁养肝明目，秦皮清热解毒、清肝明目。药味组合，重在清热泻火、凉血解毒。

3　清热明目洗药方

光绪　年五月二十七日酉刻，佟成海谨拟：皇上清热明目洗药方。

甘菊花一钱五分　薄荷八分　赤芍二钱　胆草一钱五分　白蒺藜二钱　僵蚕一钱五分

以水熬透，随时熏洗。

【评议】　本方即清上止痛薰目方去桑叶、茺蔚，加胆草、白蒺藜。

龙胆草可泻肝胆之火，白蒺藜可明目祛风兼入肝经。亦宗原方进退用药。

4　消瘀明目洗药方

光绪　年九月初三日，赵文魁谨拟：皇上消瘀明目洗药方。

木贼草一钱　赤芍二钱　红花一钱　蕤仁二钱，研　壳精草一钱　元明粉一钱

水煎，熏洗。

【评议】　本方方义大致同前。惟方中元明粉辛咸，局部外用可清热泻火。《简便方》

载，用此药置豆腐上蒸化，取汁点眼，可治眼赤肿痛；近代研究，本药主要成分硫酸钠之溶液对感染性创伤可加快淋巴生成，有消肿和止痛作用。

5 清肝抑火明目方

光绪　年十二月初七日，赵文魁谨拟：皇上清肝抑火明目方。

茺蔚子二钱　秦皮二钱　赤芍一钱五分　青皮二钱　元明粉一钱　木贼一钱　蕤仁二钱

水煎，熏洗。

【评议】 本方具清热解毒祛风明目之功效。其中青皮苦辛，可疏肝散结，防肝郁化热。此亦治本之法。

6 清肝明目熏洗方

光绪二十九年闰五月初一日，赵文魁谨拟：皇上清肝明目熏洗方。

木贼草二钱　赤芍二钱　红花二钱　甘菊一钱　冬桑叶一钱　僵蚕二钱，炒　珠兰茶一钱

水煎，熏洗。

【评议】 本方特点在于用祛风清热明目药的同时，加活血之品。据目前各地研究，活血化瘀治法对多种炎症均有促进其消退作用，亦有以此法治疗结膜炎之报导。显然，合用活血之品系拟方者之高明处。

7 清解明目洗药方

光绪　年五月初十日，杨际和谨拟：皇上清解明目洗药方。

薄荷一钱五分　蔓荆子二钱，生研　防风二钱　酒连二钱，研　胆草二钱，酒　青皮三钱，炒　川芎二钱　桑叶四钱

水煎透，熏洗患处。

【评议】 方中薄荷、桑叶清热祛风，蔓荆、防风辛温发散，川芎调肝和血，青皮健脾理气，胆草清肝胆湿热。黄连苦寒，可泻火解毒，润燥清热。按黄连主要成分为小蘗碱，具较强抑菌杀菌作用。据报导，小蘗碱低浓度对部分球菌、杆菌及原虫有抑菌作用，高浓度时可能有杀菌作用。临床上用黄连煎剂治疗化脓性感染效果很好。至于黄连用酒炒之目的，在于使药力上行，即《医学入门》所谓："酒浸炒则上行头目口舌"。此药与方中其他药为伍，可增其清头明目之力。《本草正义》述：黄连治"目疾须合泄风行血"之品，或为经验之谈。

8 洗目方(一)

光绪　年　月　日，皇上洗目方。

防风一钱五分　薄荷八分　菊花二钱　桑叶一钱　赤芍二钱

用水熬透，洗之。

【评议】 本方即清上止痛熏目方去茺蔚子、僵蚕加防风。按防风功能祛风胜湿，可散头面风。《珍珠囊》云："散头目中滞气、经络中流湿"。故本方加用防风在于增强宣散除湿之力。

9 洗目方(二)

光绪二十九年闰五月初三日酉刻，杨世芬谨拟：皇上洗目方。

霜桑叶一钱　夏枯草一钱　蝉衣一钱　薄荷叶五分　木贼草一钱　菊花一钱　香白芷一钱　酒当归一钱五分

水煎，熏洗。

【评议】 本方亦宗清热除湿祛风之意化裁。方中夏枯草味苦辛性寒，可清热散结，清肝明目，治肝火目痛。白芷辛温，表散风寒，通窍止痛。蝉衣功可退翳，与菊花合用可治风热目翳。木贼乃明目退翳之主药。当归系补血和血之佳品，用之可养血通络。再加桑、菊、薄荷之属，共臻清热散风退翳明目之目的。

10 洗目方(三)

光绪二十九年闰五月初八日亥刻，佟成海谨拟：皇上洗目方。

霜桑药八分　薄荷八分　殭蚕一钱　蕤仁一钱，研　赤芍药一钱五分　青箱子八分

水煎，熏洗。

【评议】 本方即清上止痛薰目方去茺蔚、菊花加青箱子、蕤仁。青箱子为治眼科要药，有明目退翳之功。蕤仁性甘寒，有祛风散热、养肝明目之功效。《本经》谓："明目，主目赤痛伤泪出"，《本草蒙筌》称："专治眼科"诸疾。此药对目赤红肿，翳遮瞳孔，视物不明，有一定效验。

11 洗目方(四)

光绪二十九年九月初二日戌刻，杨世芬谨拟：皇上洗目方。

冬桑叶二钱　甘菊花一钱　僵蚕二钱　薄荷八分　草决明一钱　白芍二钱　橘络一钱　当归二钱

煎水，熏洗。

【评议】 本方即于辛散祛风药中，加入平肝育阴和血通络之品，亦宗清上止痛薰目方进退用药。

12 洗目方(五)

光绪　年十一月二十二日，佟成海谨拟：皇上洗目方。

甘菊花一钱　薄荷七分　赤芍一钱　僵蚕一钱　谷精草一钱　银花一钱　蕤仁一钱五分　生石膏二钱

水煎，熏洗。

【评议】 本方即清上止痛薰目方去茺蔚、桑叶，加谷精草清热退翳，银花清热祛风。并以生石膏清热，蕤仁利湿，此两药合用亦除热邪。

13 洗目方(六)

光绪　年十二月初六日戌刻，佟成海谨拟：皇上洗目方。

霜桑叶一钱　菊花一钱五分　赤芍二钱　蕤仁一钱五分

水煎，熏洗。

【评议】 本方用药虽少，但配伍精当，具祛风清热养肝之功效。洗目之药方，药味总不宜过多为要。

14 洗目方(七)

光绪 年十一月二十五日酉刻，任锡庚谨拟：皇上洗目方。

小青皮一钱 元明粉一钱五分 川柏二钱 防风一钱 甘菊花一钱 胡黄连八分

水煎，熏洗。

【评议】 本方具清热祛风、疏肝利胆，滋肾明目之功效。方中胡黄连清热除蒸，《新修本草》：“补肝胆、明目”。黄柏滋阴降火，两药配合，可治阴虚有热。

15 洗目方(八)

光绪 年五月二十六日，任锡庚谨拟：皇上洗目方。

僵蚕二钱 白菊花一钱 青皮一钱五分 元明粉一钱

水煎，熏洗。

【评议】 本方以僵蚕祛风清热，菊花养肝明目，元明粉清热泻火，青皮疏肝解郁，配伍精当，寓意深远。

16 薰目方

光绪 年十一月二十四日，赵文魁谨拟：皇上薰目方。

真珠母六钱，生 五味子二钱 煅磁石六钱 甘菊花二钱 冬桑叶二钱 煅赭石三钱

醋煎，随时薰之。

【评议】 本方配伍精当。方中桑叶、菊花祛风，清上焦之热。五味子，《日华子本草》载可明目，现代药理研究，能提高正常人和眼病患者视力、改善视野。代赭石主要含三氧化二铁，有平肝镇逆作用，《仁斋直指方》：土朱(代赭石异名)二分，石膏一分为末，新汲水调敷眼头尾及太阳穴治赤眼瞳闭。珍珠母、磁石合用，配神曲，《千金要方》名曰磁硃丸，治两眼昏花、视物不清。磁石主要含四氧化三铁，《日华子本草》：治眼昏。《本草衍义》：肾虚、耳聋目昏，皆用之。珍珠母主要含碳酸钠，可平肝潜阳，《饮法新参》载：“消热痞、眼疾”。近有报导，以珍珠母为主，加苍术、人参水煎，可治内眼疾患如晶体混浊、视神经萎缩等。总之，本方特点是矿物、甲介、植物药同时并用。

17 熏洗方(一)

光绪 年十一月二十三日，赵文魁谨拟：皇上熏洗方。

甘菊花二钱 桑叶二钱 蕤仁二钱 赤芍二钱 谷精草二钱

水煎，熏洗。

【评议】 本方即上方减味。赵文魁系清末御医，故此当为光绪三十年前后事。

18 熏洗方(二)

光绪 年 月 日，上用熏洗药方。

甘菊花三钱 霜桑叶三钱 防风三钱 谷精草三钱 石决明三钱 赤芍三钱 薄荷一钱 蕤仁三钱 僵蚕二钱，炒 茶叶三钱 黄芩三钱

【评议】 细查本方药物，大都用治眼科疾病。桑药菊花清肝明目，古方有桑麻丸、杞菊地黄丸治目疾。谷精草明目退翳，《本草纲目》载与防风等分为末，治目翳甚验。石决明

清肝明目，《集验方》用治目昏。蕤仁养肝明目，配桑菊治目赤肿痛。以药测证，是时光绪帝患有风热目病。

十　治鼻病医方

1　碧云散

光绪　年十月二十七日，范绍相、萧廷鉴谨拟：皇上碧云散。

南薄荷一钱　菊花一钱　川芎一钱　白芷一钱　鹅不食草三分　青黛三分　冰片二分

共研细末，过重罗，闻鼻少许。

【评议】　此方慈禧太后亦用。惟与之不同者，本方去细辛、全蝎，加冰片、菊花。据脉案载，慈禧有面部肌肉掣动(面神经痉挛)病证，故其方以全蝎熄风镇痉，细辛散寒祛风止痛。光绪帝则素体阴虚，且光绪二十五年脉案屡载“左鼻孔内有时燥痛，觉有气味，或见涕有黑丝”等语，可知上焦风热久蕴，故以冰片芳香开窍，清热止痛。菊花清热疏风，养肝明目。此亦属辨证施方者。

2　红玉膏

光绪二十五年十一月二十五日，朱焜、门定鳌、杨际和、忠勋谨拟。

红玉膏三钱

用牙簪挑少许，擦鼻孔内。

【评议】　红玉膏在太医院配方中有载，属外用药。方由当归一两、红花三钱、赤芍三钱、白芨三钱、防风三钱组成。制法：用香油一斤，同上药共煎，煎枯去渣，入黄蜡二两，再入银朱一两，乳香五钱。主治杨梅顽疮，结毒镰疮，不论大小诸毒，通用此药。能祛腐生肌、定痛化虫，止痒消肿，化疔解毒。

据光绪帝脉案，光绪二十五年十一月二十五日，朱焜、门定鳌、杨际和、忠勋四位御医请脉，与本方之拟方近同，且脉案有“鼻仍干燥而痛，时或涕中微带黑丝”描述，亦与此药主治相符，当为同日而拟。

3　透脑闻药方

光绪　年六月初六日，张仲元谨拟：皇上透脑闻药方。

松萝茶二钱　瓜蒂一钱　冰片二分

共研细面，闻鼻取涕。

【评议】　方中松萝亦称女萝，《诗经》称：“茑与女萝，施于松上。”《离骚》亦有“被薜荔兮带女萝”等句。其味苦甘，可清肝化风、解毒。瓜蒂味苦性寒，《别录》云：“去鼻中息肉”，《日华子本草》谓：“治脑塞热齆。”冰片凉苦，可通窍明目，治鼻息。三药均可通窍，用之取涕“透脑”当有效。

十一　漱口方

1　清胃漱口方(一)

光绪　年五月十三日，皇上清胃漱口方。

生石膏六钱　赤芍二钱　薄荷一钱　元明粉一钱　生蒲黄一钱，包　红花一钱　加乳香一钱　紫花地

丁一钱 白芷一钱

水煎，漱口。

【评议】 漱口对保持口腔卫生有重要作用。《礼记》："鸡初鸣，咸盥漱"，古人早已认识到良好的卫生习惯对预防口腔疾病的意义。光绪帝之漱口方中，几乎全都加有药物，因此，这些方剂除保持口腔清洁外，尤重要者是有治疗作用。中医认为，口腔与内脏密切相关，如牙齿属肾，牙龈属胃与大肠，脾开窍于唇，心开窍于舌等。据光绪帝脉案，屡有"腭间偏左粟泡呛破，漱口时或带血丝，咽喉觉挡，左边时或起泡，右边微疼，咽物似觉不利""左牙疼痛"等记载，当属口腔溃疡、牙周炎、慢性咽炎类疾病。 故其漱口方以清胃者多。

此方以石膏为主，重在清胃火。元明粉佐之以助清热泻火之力。薄荷辛凉，《本草备要》亦谓可治"眼耳咽喉口齿诸病"。红花、赤芍、蒲黄均能活血通经，亦有清热解毒功效。近人研究，活血药多具抗感染作用。故本方实具清胃肠火，解毒活血之效能。按漱口方虽药液仅在口腔，但亦应将局部与整体结合分析，以明其理。

至于方中排楷体字之乳香、紫花地丁、白芷等药 ，似为光绪帝自加，字迹相类，且因其多病，粗知医理，有随意更改御医处方之习惯，脉案中光绪帝改方更药者烦多。以此方而论，加乳香活血，地丁解毒、白芷祛风，尚属对症。惟乳香、地丁，味道欠佳，不知彼漱口时能否接受，或为卧榻时久，而恨病用药？

2 清胃漱口方(二)

光绪 年九月初八日，赵文魁谨拟：皇上清胃漱口方。

生石膏三钱 赤芍二钱 红花一钱 大青盐二钱 生蒲黄三分，包 莲心一钱

水煎，漱口。

【评议】 本方亦有清胃火、活血通经之作用。方中大青盐可清热解毒，并入肾益齿。莲心味甘咸苦，虽入心经，亦能"由心走肾，能使心火下通于肾。又回环上升，能使肾水上潮于心"(《温病条辨》)，可以交通心肾。因此从方义分析，本方似已顾及胃、心、肾与口腔之关系，对治疗当有一定益处。

3 消肿漱口方

光绪 年 月 日，赵文魁谨拟：皇上消肿漱口方。

生蒲黄一钱，包 红花一钱五分 当归尾一钱五分 没药二钱 大青盐四钱

水煎，漱之。

【评议】 口腔齿龈肿痛，多毒火与瘀滞相兼。本方之消肿以通为主，重在活血通经，俾血脉得活，瘀滞得通，而肿毒自消。另以大青盐解毒固齿，当有消肿止痛功效。

4 清胃消肿漱口方

光绪 年八月初七日，赵文魁谨拟：皇上清胃消肿漱口方。

生蒲黄一钱，包 赤芍二钱 红花一钱 连翘二钱 生石膏四钱 生盐二钱

水煎，漱口。

【评议】 本方重在活血清热解毒。

5 漱口方(一)

光绪 年九月初四日，赵文魁谨拟：皇上漱口方。

生石膏四钱 赤芍二钱 连翘二钱 红花一钱 大青盐二钱 银花二钱

水煎，漱口。

【评议】 本方即由上方化裁而来，亦具清热解毒之效。

6 漱口方(二)

光绪 年三月二十七日亥刻，佟成海谨拟：皇上漱口方。

薄荷叶一钱 银花一钱五分 生石膏三钱 赤芍二钱 青连翘一钱五分 没药一钱 川椒六分 食盐半匙，研

水煎，漱之。

【评议】 本方以清热解毒为主，兼以清胃泻火、活血通络。惟方中加辛温大热之川椒，系属寒热并用。据《药性本草》载，川椒可"除齿痛"。用之当有俾益。

7 漱口方(三)

光绪 年六月初二日戌刻，佟成海谨拟：皇上漱药方。

荆芥穗一钱 薄荷一钱 僵蚕一钱五分 连翘二钱 赤芍药二钱 银花一钱五分 生石膏三钱，研 食盐一匙

以水熬透，随时漱之。

【评议】 芥穗辛温，祛风解表，且性轻扬，可祛头面郁滞之风邪。薄荷辛凉，疏解风热，其性凉散，可解上攻之风热。两味一热一寒，相得益彰。石膏大寒，喜清胃火，食盐味咸，亦能解毒。僵蚕可祛风散结，《本草纲目》载，可治"风虫齿痛"，是药亦可用之擦牙以止齿痛。

8 漱口方(四)

光绪 年六月初九日，佟成海谨拟：皇上漱口方。

金银花二钱 赤芍二钱 薄荷一钱 僵蚕八分 生石膏四钱，研 生蒲黄一钱 大黄七分 食盐一匙

水煎，漱口。

【评议】 本方清胃火自不待言。大黄苦寒，可泻火凉血，逐瘀通经。本品外用可消肿止痛，解毒清火。《补缺肘后方》载：大黄捣筛，以苦酒和贴肿上，可治痈肿振焮不可忍。《圣惠方》亦谓："大黄、枯矾等分，为末以擦之，吐涎，"可治口疮糜烂。近代研究，本品对革兰氏阳性及某些革兰氏阴性细菌在试管中均有抗菌作用。其抗菌的有效成分为蒽醌类衍生物，主要是抑菌。另外，大黄水煎剂对真菌也有抑制作用。故本方配伍对光绪帝之口腔疾病当有效。

9 漱口方(五)

光绪 年六月十五日，佟成海谨拟：皇上漱药方。

生石膏二钱，研 赤芍一钱五分 僵蚕一钱 连翘一钱五分 金银花一钱 没药一钱 食盐二钱

水煎，漱口。

【评议】 本方主要有清胃泻火、祛风解毒、活血通络之作用。

10 漱口方(六)

光绪 年十月二十六日亥刻，佟成海谨拟：皇上漱口方。

生蒲黄一钱，包 生石膏二钱 赤芍二钱 银花一钱 川锦纹一钱 川椒一钱 薄荷七分 食盐一钱，研

水煎，漱口。

【评议】 本方属宣清并用之剂。具清胃火、泻肠滞、通血脉、散风热之功效。《素同·至真要大论》云："寒者热之，热者寒之。"光绪帝之口齿病以热邪蕴积为主，故方中药性多偏于寒凉。然其病久，胃经亦有寒象，则以辛温之品反佐之。漱口之法属于外治范畴，本方之药物，虽寒热均伍，但大多亦可外用。故可消肿解毒，对口腔疾患当有作用。

又，御医佟成海拟本方于亥刻，此时处方，或当为光绪口腔疾患发作之时。

11 漱药方(一)

光绪 年七月二十三日，漱药方。

生石膏二钱 薄荷一钱 川椒一钱 紫荆皮二钱 独活二钱 食盐一把

用水熬，随意漱之。

【评议】 本方生石膏甘寒，清胃经之火；川椒辛温大热，可温中散寒止痛，两药寒热并用。紫荆皮苦平，活血通经、消肿解毒。《分类草药性》谓，可治"咽喉、牙痛"。独活辛苦微温，功能祛风胜湿止痛，《肘后方》载：煮酒热漱可治风牙肿痛。《药性本草》亦述"治风毒齿痛"。紫荆皮、独活两药，前者可活血解毒，后者可散风定痛，故二者相伍亦属凉温并用。薄荷辛凉，散在上风热，食盐味咸，清热解毒而顾肾。因之本方配伍颇寓深意。且药性寒热相兼，虚实顾及，可以久用。其用法谓"随意漱之"或由于此。

12 漱药方(二)

光绪 年六月初三日酉刻，佟成海谨拟：皇上漱药方。

薄荷叶一钱 僵蚕一钱五分 连翘二钱 赤芍三钱 生石膏三钱，研 没药二钱 丹皮二钱 食盐一匙

以水熬透，随时漱之。

【评议】 本方功用在于清热祛风，解毒泻火。可治口腔糜烂，牙齿肿痛，或咽喉疼痛等症。

13 漱药方(三)

光绪 年八月初八日酉刻，范一梅谨拟：皇上漱药方。

生石膏二钱，研 酒芩一钱五分 忍冬一钱 丹皮一钱 苏薄荷六分 川椒五分

用水熬透，漱之。

【评议】 本方大旨在于清肺胃之火，具祛风清热凉血之作用，重点用以消肿止痛。

14 漱药方(四)

光绪 年十一月二十六日酉刻，佟成海谨拟：皇上漱药方。

僵蚕一钱五分，炒 连翘二钱 乳香二钱 银花一钱五分 炙延胡索二钱 生石膏四钱，研 元明粉一钱

以水煎透，随时漱之。

【评议】 本方组合与前某些方相类，惟其中有延胡索，《本药汇言》谓："玄胡索，凡用之行血，酒制则行"。本药在此方中，主要发挥其行血止痛之作用。《本草正义》述本药能治内外上下气血不宣之病。近年各地以延胡索提取物制百分之零点二延胡索碱注射液行局部麻醉，可进行一般外科门诊手术，止痛效果颇佳。

15 漱药方(五)

光绪 年十月二十七日，佟成海谨拟：皇上漱药方。

梅花点舌丹六粒，研包 冰硼散三分，包 银花二钱 生石膏四钱，研 生蒲黄一钱，包 乳香二钱，研 川椒一钱五分 食盐一钱五分

水煎，漱口。

【评议】 本方组成除清热祛风解毒止痛诸品外，尚加梅花点舌丹、冰硼散两种成药。考梅花点舌丹为《外科全生集》方，由熊胆、冰片、硼砂、麝香、蟾蜍、朱砂、雄黄、血竭、葶苈、沉香、乳香、没药、珍珠、牛黄等药组成。具清热解毒止痛之功效。治痈疽疔疮，喉痛乳蛾，牙龈肿痛诸症。原方无梅花，宫中亦多自配备用，加白梅花入药。按：白梅花《本草纲目拾遗》又称绿萼梅。性平，味酸涩。功能舒肝、和胃、化痰。《本草原始》谓："清头目，利肺气，去痰壅滞上热。"《赤水玄珠》载治唇上生疮"白梅瓣贴之，如开裂出血者即止。"冰硼散方出自《外科正宗》，由冰片、朱砂、元明粉、硼砂组成，为末，外搽患处，治口齿咽喉肿痛。

十二 治口糜医方

1 清胃消糜散

光绪 年 月 日，皇上清胃消糜散。

元明粉一钱 青黛二分 麝香五厘 冰片三分 生蒲黄三分 明乳香三钱 紫花地丁二钱

共研极细面，过绢罗，敷于患处，取涎即消。

【评议】 口糜病名，始见于《黄帝内经》，该书《素问·气厥论》中有"膀胱移热于小肠，鬲肠不便，上为口糜"的记载。多因胃火或阴虚，以及水湿困脾蕴热，脾经湿热熏蒸于上，久而致满口糜烂作痛。其治法不外清胃泻火，健脾除湿等法。外治法在本病治疗中占一定地位。本方青黛咸寒，可清热解毒，外用可治疮痈流脓。在本方中与蒲黄配伍，尚可治疗热盛之出血、衄血。麝香辛温，外用治疗疮疽可有活血散结防腐之功效。冰片微寒，外用可散热止痛，口齿病常用之。此方用元明粉之目的，在于取其局部外用有清热泻火之功。

2 清胃散

光绪 年 月 日，清胃散。

人中白三钱 青黛一钱半 白芷一钱半 杭芍一钱半 生石膏二钱 冰片一钱 牛黄五分 麝香一分

共为极细面，过重罗，上患处。

【评议】 方内人中白有清热解毒、祛瘀止血之功效，外用可治口舌生疮，咽喉肿痛。牛黄外用亦可清热解毒，治疗口腔疼痛红肿。此二药加冰片、麝香、青黛共臻解毒、清火、消肿之目的。白芍和血，白芷祛风，生石膏外用亦治疮痈红肿流脓，内服可清胃火，故方

名清胃，亦正本求源之意。

十三　治牙病医方

1　漱牙方

光绪　年　月　日，皇上漱牙方。

金银花三钱　地骨皮二钱　生石膏六钱　青盐三钱　黄柏一钱　薄荷一钱　川椒四分

【评议】　据脉案载，光绪帝“左牙疼痛”多年，并伴“咽及腭部起泡”，推测患有牙周炎，或牙龈萎缩之类疾病。按：牙痛之原因颇多，或为风火，或为风寒，或为肝肾两虚，或为虫蛀，病因不同，其临床表现亦异，当各随证治之。

此方中地骨皮清热凉血，黄柏泻火解毒，银花清热解毒，石膏清热泻火，青盐入肾，解毒固齿；川椒辛温，止痛杀虫，《药性本草》称可“除齿痛”，在本方中，实则可反佐诸药，亦寒热并用之意。从本方之方义分析，光绪帝所患之牙痛病因，当偏重于风热为患。

2　清胃漱牙方

光绪　年六月十六日，赵文魁谨拟：皇上清胃漱牙方。

生石膏四钱　红花二钱　茜草二钱　没药一钱　生蒲黄一钱五分，包　食盐三钱　公英一钱

水煎，漱之。

【评议】　本方以生石膏、蒲公英清肺胃之热，解毒泻火消肿，没药消肿定痛，茜草、生蒲黄行血消肿，红花活血止痛，食盐解毒。总之，此方具清胃火、解热毒、行瘀血、消肿痛之作用。似为光绪帝牙齿肿痛而拟之方。

3　清胃止痛漱齿方

光绪　年　月　日，皇上清胃止痛漱齿方。

薄荷一钱五分　生石膏三钱　旱莲草二钱　骨皮二钱　葛根二钱　生甘草三分

上药浓煎，去渣，日漱三五次。

【评议】　本方作用，诚如方名。以生石膏甘寒清胃火，薄荷清热祛风，甘草解毒，旱莲草凉血止血，葛根发表解肌，并有升阳之作用，可鼓舞胃气上行，此方用之既可发散，又能生津，尚有引经之功效。

十四　治耳病医方

1　治耳聋方

光绪　年　月　日，治耳聋方。

生地四钱　白芍二钱　怀牛膝二钱，盐水炒　丹皮一钱　知母二钱，盐水炒　广皮一钱　枳壳二钱，面炒　黄柏一钱，盐水炒　泽泻一钱　防风一钱五分　黑豆皮二钱

引用活磁石二钱，焙研极细

耳聋多因火盛水亏，照此方煎服数剂，奇效。

【评议】　致成耳聋的原因很多，除先天性、外伤性等所导致之外，许多内科疾病亦可引起耳聋。其病机不外虚实两端，虚则多因于肝肾之亏损，实则多缘于痰火之内蕴。以光

绪帝病情而论，主要责之肾损精亏。因素体不足，肾精耗伤，引起耳聋，即《灵枢·决气篇》所谓“精脱者耳聋”。当然，光绪帝诸多失意，郁郁寡欢，肝气不舒，久而蕴火，肝阴暗耗，亦可能影响耳聋。总之，光绪帝之耳聋，其病机当为肝肾两脏之亏担或失调。故本方之组合，堪称与证相符。

方中生地、丹皮、知母、黄柏滋阴清火，泽泻淡渗利湿，防风祛风除湿，白芍、牛膝平肝，广皮、枳壳健脾，黑豆皮养血疏风。药引用磁石颇具深意，此药入肝肾二经，可治肝肾阴虚，浮阳上扰之耳聋。

2 治耳聋闭方

光绪 年 月 日，治耳聋闭方。

甘草、生地各三分

研细末，做成枣核形，用胭脂包好，昼间塞耳。

【评议】 甘草有清热解毒之作用，对疮疡肿毒，外用亦常收效。生地入肾肝经，功可清热凉血生津。佐以胭脂芳香通窍，当对耳闭聋者有效。

3 治耳闷方

光绪 年 月 日，耳闷法。

细辛、石菖蒲、木通各一分 麝香一厘

共为细末，用绵裹塞入耳，即通。

【评议】 麝香、石菖蒲均属芳香开窍药，细辛辛温，芳香走窜，木通可通九窍，以上诸药均有通窍之力。合而用之，或可收效。

4 利窍通耳方

光绪 年四月初一日，郭荣谨拟：利窍通耳法。

木通一钱 全蝎五分，去毒 胭脂边二分 麝香五厘，少许

共研细面，用蜡团成细卷，用棉包裹寸许，纳于耳中。

5 治耳聋外用方

光绪 年 月 日，治耳聋法。

菖蒲一钱 木通一钱 全蝎五分 胭脂边五分 麝香一分

共为末，用黄蜡三钱匀化，待微冷，再入前药，和为丸，如枣核样，磁器固收，勿走药气，以绵裹药，作成软梃寸许，纳耳中，迟两三日再换新者，耳渐通。

【评议】 本方由前方加石菖蒲，亦芳香开窍之意。本方附贮留法“磁器固收，勿走药气”，应予注意，芳香之品，易于挥发，不可不慎。

6 理窍聪耳方

光绪 年 月 日，皇上理窍聪耳法，

蝉蜕一钱 细辛八分 青茶八分 荷叶八分 麝香一分

共研细面，用葱尖捣泥、和匀，作小捻，绢裹，纳于耳内。

【评议】 本方蝉蜕散风热，细辛辛温通窍，荷叶升发清防，青茶清头明目，诸药得麝

香之芳香开窍而臻耳聪窍通之目的。

7 清肝聪耳代茶饮

光绪 年四月十五日，张仲元谨拟：皇上清肝聪耳代茶饮。

菊花二钱 石菖蒲一钱五分 远志八分 生杭芍三钱

水煎，代茶。

【评议】 本方为内服代茶药。方中菊花、杭芍清肝，石菖蒲、远志芳香开窍、安神定志，亦治本之法。

8 治耳鸣方

光绪 年 月 日，治耳鸣方。

生地黄

切断，纸包，火煨，塞耳数次。

【评议】 方用生地一味，可入肾凉血生津。耳鸣因于肾虚者多，此亦属固本之法。

9 治耳虚鸣方

光绪 年 月 日，治耳虚鸣方。

麝香一分 全蝎十四个 鲜薄荷叶十四片

将麝香、全蝎裹薄荷叶内，瓦上焙干，研末，滴水捏作锭子，塞耳内即愈。

【评议】 薄荷辛凉，有祛风透表之功，麝香芳香开窍，全蝎可平肝搜风。本方制法特殊，或借鲜薄荷芳香之力上达通窍。按：据笔记，此方当为光绪帝亲拟。

10 治耳鸣耳聋方

光绪 年 月 日

椒目 石菖蒲 磁石

共研细末，用松脂、黄蜡裹成捻子，二寸许，绢裹，纳耳中，一日一易。

【评议】 方中椒目辛温通窍，石菖蒲芳香开窍，磁石入肾，可平肝潜阳，此亦肝肾兼治之意。

11 治耳堵方

光绪 年 月 日

细辛 石菖蒲

二味研细末，掺入水烟，吸之，能治耳堵否？

【评议】 此方似为光绪帝亲笔自拟方，辛温通窍与芳香开窍合用，外用或当有效。倘掺入水烟吸之，其效则不得而知。

12 治耳痛耳聋方

光绪 年 月 日

甘遂、草乌各三分

研细末，做成枣核形，用绵花包好，夜间塞耳。

【评议】 本方具消肿散结、祛风止痛之功效。《百一选方》以甘遂末，水调敷患处，可治一切肿毒。草乌大辛大热，可逐风祛湿而止痛。

据笔记，此方亦当系光绪帝亲笔所书，求治心情，跃然纸上。

13 治气闭耳聋方

光绪 年 月 日，治气闭耳聋方。

甘草五分 甘遂五分 麝香一分

共研细末，入葱管内，塞耳中，自愈。

【评议】 本方以麝香芳香通窍。甘草、甘遂两药相反，属十八反之列。近年各地对两药联合配伍问题，进行了不少研究，但无明确结果。有人认为，二者不能配伍应用，另有实验结果则表明二者可联合使用，指出甘草之用量等于或小于甘遂时，无相反作用，有时尚可解除甘遂之副作用；如甘草用量大于甘遂，则有相反作用，可使甘遂毒性增加，并与甘草用量成正比。此方两者同用之疗效如何，尚待观察。

14 治耳聋单方

光绪 年 月 日，治耳聋方。

全蝎一个，去毒

捣烂，酒调滴耳中，闻水声，即愈。

【评议】 全蝎以搜风、止痉、平肝为主要功用，此方用之亦属通窍之意。

15 耳闭外治方

光绪三十四年五月十六日，忠勋谨拟：皇上耳闭外治法。

延胡索一钱 山甲一钱，炒 全蝎一个，去毒 蚯蚓干四条去皮，鲜三条 百草霜二钱，猪脂拌 冰片五分

共研细面，葱汁调和，绵裹成捻，纳耳中，日一换。

【评议】 本方具祛风、通窍、活血、理气之功效。其中蚯蚓(地龙)可清热活络，全蝎搜风，穿山甲活血，延胡索理气，冰片开窍，百草霜止血消积。此方颇为周全。

16 利窍聪耳方

光绪 年二月初六日，李德昌谨拟：皇上利窍聪耳法。

穿山甲二钱，生 蝉蜕二钱，去足 石菖蒲二钱 木笔花二钱 蓖麻仁一钱五分，去净油 干蝎四个，去毒 鲤鱼胆三钱，后兑 麝香一钱，后兑

共研极细面，兑鲤焦胆、麝香合匀，用黄蜡溶化，晾温，老嫩合宜，做成药捻，约一寸有余，外用黄绢裹之，纳于耳中，以通窍道。

【评议】 方中山甲活血通络，全蝎、蝉蜕祛风止痛，麝香、石菖蒲芳香开窍，鲤鱼胆清热去火，蓖麻仁润燥而通便，木笔花解毒清热兼平肝。是方组合严谨，可以试用。

十五 治咳嗽医方

1 疏解清肺饮

光绪 年十二月二十一日，李德昌谨拟：皇上疏解清肺饮。

荆芥八分　前胡一钱　苏梗叶八分　桑皮一钱，蜜炙　杏仁一钱五分，研　桔梗一钱　建神曲一钱五分　甘草五分　麦冬二钱，去心

引用生姜二片

【评议】　是方为辛散宣肺之方。重在驱邪，故可推测为光绪早期处方。

2　治诸般咳嗽方

光绪　年正月二十日，范长春传旨：上交诸般咳嗽方。

桔梗炒　荆芥炒　紫菀一次，再炒饭上蒸　百部一次，再炒饭上蒸　白前一次，再炒饭上蒸

以上各药均八两，共磨细末。每服三钱，开水冲服。如初感风寒者，生姜汤调下。

【评议】　本方为治风化痰方。出自《医学心悟》，但本方缺陈皮一味。具止嗽化痰、宣肺解表之功效。方中以荆芥解表，白前、桔梗化痰，紫菀、百部宣肺止咳。初感风寒加用生姜汤调者，在于生姜有辛温解表之作用。是方药性偏燥，阴虚劳嗽者不宜服，故亦当属光绪早期处方。

3　清嗽止渴抑火化饮膏

光绪　年十月十四日，庄守和谨拟：皇上清嗽止渴抑火化饮膏。

苏梗子三钱　前胡三钱　橘红二钱　天花粉三钱　霜桑叶三钱　甘菊三钱　麦冬三钱　赤茯苓三钱　谷芽三钱，炒　神曲三钱，炒　竹茹二钱　生甘草一钱

共以水煎透，去渣，再熬浓汁，兑炼蜜为膏。每服二匙，白开水送服。

【评议】　本方以苏梗、前胡宣肺止嗽，花粉、麦冬止渴生津养阴，桑叶、菊花祛风清热，二陈汤化饮祛湿，去其半夏以防辛燥，加竹茹可以祛痰止呕，谷芽、神曲二味功专健脾而助除湿之力。用药宣补并重，正邪兼顾，庶可久服。

4　加竹沥梨膏

光绪　年二月二十六日，加竹沥梨膏。

黄梨一百个　鲜竹叶一百片　鲜芦根三十支　老树橘红二十片　荸荠五十个，浓汁

【评议】　本方除用黄梨、荸荠养阴生津、润肺止嗽外，加入竹叶、芦根、橘红以清热化痰，作膏调服，对阴虚劳嗽者，颇合适。又，竹沥一味，原方阙如。

十六　治心经病医方

1　养心健脾丸

光绪　年五月二十四日，皇上养心健脾丸一料。

党参三钱　于术三钱，土炒　茯神五钱　焦枣仁四钱　远志一钱，肉　当归身三钱，土炒　杭芍三钱，炒　炒杜仲四钱　陈皮二钱　薏苡仁五钱，炒　广砂一钱五分，炒　沙苑蒺藜三钱　石莲四钱，肉　谷芽三钱，炒　山药四钱，炒　炙甘草一钱五分

共研面，枣汤、神曲糊为丸，绿豆大，朱砂为衣。每服三钱，白开水送服。

九月二十三日照五月二十四日原方。

【评议】　本方从归脾汤和参苓白术散两方化裁而来。实具养心健脾之功效。因光绪帝素体阴虚，故归脾汤中去黄芪以防补气升阳太过，去木香以防芳香辛散耗阴，龙眼肉、当

归之属似嫌滋腻，一并减去。用方大旨在于养心。参苓白术散功可和胃利湿、以沙苑蒺藜、白芍、杜仲易扁豆、桔梗，是为兼顾肝肾。立方稳健，寒热相宜，当是光绪帝晚期服方。

2 朱砂莲心散

光绪 年 月 日，上交方。

莲子心二钱十包，研细末 朱砂一分十包，细面

【评议】 方中莲子心苦寒入心经，可清心火。《本草纲目》谓：清心去热。朱砂亦入心经，可清心定惊安神。《本经》载：安魂魄。近人研究，朱砂有镇静之作用。此方两药相伍具清心安神之功效，故光绪帝每每服之。惟朱砂少量服用为宜，因其含硫化汞等无机物，故不宜过量多服或久服。

3 安神代茶饮

光绪 年 月 日，安神代茶饮。

煅龙齿三钱 石菖蒲一钱

水煎，代茶。

【评议】 方中石菖蒲入心脾经，具开窍安神之作用，《本经》称本药可“开心孔，补五脏”。现代研究，石菖蒲水煎剂对动物有镇静作用。龙齿归心肝经，可镇惊安神、平肝潜阳，治心悸、惊痫诸证。两药合用，旨在宁心安神。查光绪三十年前后脉案载有“常无因自觉发笑”及“语言自不知觉”等语，是方或为治此而设。代茶频频饮之，旨在缓图。

4 聚宝丹

光绪 年 月 日，聚宝丹。此药专治一切心胃疼痛。

没药五钱，去油 乳香五钱，去油 □□□□ □□□□ 朱砂五钱 琥珀五钱 木香一两 当归一两 香附一两 麝香一钱 降香五钱 安息香五钱

共为细末，用甘草六两熬膏和丸。每丸重一钱，每服一丸。用烧酒调服，不能饮酒。煮滚白水亦可。

照方速速合一料，原方带回。

【评议】 本方具芳香温通、活血化瘀之功效。寓心胃同治之意。“血得寒则凝”，“通则不痛”。是方辛温芳香可开窍通经。活血化瘀令血脉畅和。若然，则其痛自解。故此方可用于治疗心绞痛。惟此方辛温太过应防耗阴，化瘀太过恐其破血。故以甘草调和诸药，并熬膏为丸，以防攻伐太甚。是方光绪帝服用记载颇少，当属早期处方。

又，太医院配方中另有一聚宝丹方，药味与此方迥异。

5 归神丹

光绪 年 月 日，归神丹。

朱砂二两 灯心三两

用豮猪心二个切破，装入前药，麻扎入石器内，煮熟去猪心灯心不用，取朱砂研为细面，以茯神末二两，酒打薄糊为丸，如梧子大，每服九丸至十五丸，渐加至二十五丸，麦冬汤送下，甚者乳香、人参汤送下。

【评议】 朱砂质重性寒，有小毒，入心经。寒可清热，重可镇怯，功能安神定惊，解

毒防腐。内服可治心悸怔忡、失眠惊痫；外用可治痈疡肿毒，口舌生疮。灯心可清心热，茯神养心安神。诸药合用养心安神之力甚强。光绪帝亲政之后，劳心惊忧，耗气伤神，御医们进呈此补心镇静之药，甚当。盖心主神明，心气得养，心血得生，其神自宁，故方名归神。另外，本方尚可用治癫痫狂乱等证。用猪心者，取中医以脏补脏之法，至今民间尚有用猪心灌装朱砂等药焙制，用以治疗癫痫。服用以麦冬汤下者，适于心阴虚；用乳香人参汤下者，适于心气虚，临证可酌用。

十七　治脾胃病医方

1　加减古方五汁饮

光绪　年正月二十三日，赵文魁谨拟：皇上加减古方五汁饮。

蜜柑二个，去皮子　鲜藕四两，去皮节　荸荠二十个，去皮　青果二十个，去核　生姜一薄片，去皮

共捣如泥，用布拧汁，随时饮之。

【评议】　橘、青果(橄榄)、荸荠均入肺胃二经，具清肺利咽、生津解毒之功效。生姜入脾经，可开胃温经止呕。藕入心胃脾经，亦能清热生津。后二味《圣济总录》亦称姜藕散，治霍乱呕吐，烦渴。故而，本方可治咽肿目赤，烦渴咳嗽，纳呆欲呕诸证。考赵文魁为光绪朝晚期御医。又据光绪三十三年脉案有“腭间偏左粟泡呛破，漱口时或带血丝，咽喉觉搅，左边时或起泡，右边微疼，咽物似觉不利”之记载，及“进膳不香，嗳气嘈杂”，“口渴思饮”等语，可推测此方系光绪帝病重期间所用。虽属调理之方，仍可作为临床治疗之借镜。

2　参苓白术丸

光绪　年正月初九日，上交方。张仲元、忠勋谨拟：参苓白术丸。

此丸可用不可用？如可用，递十包，每包二钱。

谨按：参苓白术丸药味平和，主治脾虚作泻，腹胀湿满，谷食不香，寒湿不化等证，并皆治之。

【评议】　据太医院配本，参苓白术丸组成同《医方集解》之参苓白术散。该配本称此丸治一切脾胃虚弱之症，宜久服。并有“脾胃强壮，百病不生；脾胃失调，百病蜂起”等语。光绪帝脾胃素弱，交制此方甚多，虽未克全功，或为光绪郁郁不快，肝木克脾，并少活动有关，非方之不效也，故是方仍为目前临床常用之方。又，方中“此丸可用不可用？……递十包”等语，当系光绪帝所问，据其按，当用之。

3　益气平胃健脾饮

光绪　年六月初三日，皇上益气平胃健脾饮。

西洋参三钱，研　茅术二钱　山药四钱　扁豆四钱　朱茯神四钱　远志一钱半，肉　杭芍三钱　栀子二钱，炒　浮蝉衣二钱　厚皮一钱　陈皮一钱半　生草一钱

外用鲜荷叶半张。

【评议】　本方系以平胃散为主，暗寓参苓白术散意，旨在益气健脾和胃。又加朱茯神、远志、白芍等药宁心安神。复虑时值盛夏，暑湿留连，故以蝉衣宣散，栀子、荷叶等清热除烦。处方亦颇严谨，足资效法。

4 益气滋阴健脾饮

光绪　年六月初六日，皇上益气滋阴健脾饮。

西洋参三钱，研　于术三钱，土炒　山药四钱，炒　扁豆四钱，炒　朱茯神四钱　远志一钱半，肉　杭芍三钱，炒　花粉三钱　浮蝉衣二钱　陈皮二钱　杜仲四钱，炒　木瓜四钱

引用鲜荷叶一两　谷芽三钱，炒

【评议】　本方似从益气平胃健脾饮代裁而来。去原方香燥之厚朴，苦寒之栀子，而加花粉以助生津止渴之力。木瓜、杜仲为补肾活络定痛之品，推测当时光绪帝可能兼有腰腿疼痛等症状。据光绪帝在三十三年自书之起居注载“腰痛之症，本系发于前年冬月，从彼此时至今，将及二年，宜极力设法速治，不然恐成痼疾”等语，知其三十三年时腰痛已甚重。以本方而论，兼顾腰痛而已，故知立此方时间当在光绪三十年前后。

5 清热理脾除湿膏

光绪八年九月十三日，杨安贵谨拟：皇上清热理脾除湿膏。

茯苓五钱　陈皮四钱　白术四钱　薏苡仁五钱，炒　山药三钱，炒　石斛五钱　麦冬四钱　焦三仙各二钱　扁豆五钱，炒　茵陈四钱　菊花三钱　生甘草二钱

共以水煎透，去渣，加蜜炼成膏。每服二钱，白水冲服。

【评议】　本方旨在淡渗健脾、清热除湿。光绪八年，光绪帝尚幼，即已服药频频，其身体素质之差可以想见。

6 加减理脾清热除湿膏

光绪二十八年六月二十日，庄守和、佟文斌谨拟：皇上理脾清热除湿膏加减。

党参二钱　于术三钱,炒　茯苓三钱　砂仁一钱　陈皮一钱五分　建曲三钱,炒　石斛三钱　扁豆三钱　白芍一钱五分，炒　灶心土三钱　薏苡仁三钱，炒　盆元散二钱

共以水熬透，去渣，再熬浓汁，少加老蜜，成膏。每服二钱，白开水冲服。

六月初四日节交小暑，详酌此方，去麦冬加扁豆三钱。

六月二十日节交大暑，详酌此方，去归身加灶心土三钱。

【评议】　此方系仿五味异功散意加淡渗利湿之品组成。拟方中允，亦缓图之意。惟方中加灶心土(伏龙肝)者，或取其有温中燥湿止呕之功，加白芍为助滋润肝脾之力。方后有节交小暑去麦冬加扁豆，节交大暑去归身加灶心土等语，可知原方有麦冬、当归。同时，御医庄守和、佟文斌当初拟方之时，已考虑本方长期服用。对于节令变化易药为治的目的在于：时值长夏，暑湿渐重，故节交小暑去滋腻之麦冬，加淡渗之扁豆。节交大暑之时，再去当归，并加灶心土以助燥湿之力。立方遣药重视节气变化，考虑人与自然关系，是施方者高明处，亦为应效法处。

7 理脾养胃除湿膏

光绪十年二月二十三日，范绍相、钟龄、全顺谨拟：皇上理脾养胃除湿膏。

党参二钱　于术三钱，炒　茯苓三钱　莲肉三钱　薏苡仁三钱，炒　扁豆三钱，炒　藿梗一钱五分　神曲二钱，炒　麦芽三钱，炒　陈皮一钱五分　广砂一钱，研　甘草八分

共以水熬透，去渣，再熬浓汁，少加炼蜜，成膏。每服二钱，白开水冲服。

二月二十三日，节交春分，详酌此方，药味平妥，毋庸加减。

【评议】 本方即参苓白术散化裁而来，去桔梗加神曲、麦芽功专理脾，易山药加藿梗是防滋腻。本方药性中和，无寒热偏胜之弊，于光绪帝脾胃虚弱、饮食不消病症至为合拍，故亦常服之。

8 理脾和胃除湿膏

光绪十一年二月初四日，佟文斌、全顺谨拟：皇上理脾和胃除湿膏。

党参一钱五分 生于术一钱五分 茯苓三钱 薏苡仁三钱，生 莲肉三钱 谷芽二钱，炒 陈皮一钱 炙香附一钱 当归二钱，土炒 枸杞子二钱 白芍一钱五分，炒 次生地二钱

共以水煎透，去渣，再熬浓汁，少兑炼蜜，为膏。每服二钱，白开水冲服。

正月十九日节交惊蛰，详酌此方，药味平妥，毋庸加减。

二月初四日节交春分，详酌此方，药味平妥，毋庸加减。

【评议】 本方虽重在理脾和胃，但寓八珍汤之意，惟因中州湿滞故去甘草，因川芎辛温升散，光绪帝素体阴虚，故减去以防耗阴。并佐以薏苡仁淡渗除湿之品，复加枸杞子滋补肝肾，亦属顾本之意。惟香附性虽和平，但苦燥亦能耗气，抑或因光绪帝精神不快，而以是药疏理肝气郁滞之故。综观方意，当为通补并行之方，功力和缓，宜于久服。故诸御医俱述此方药味平妥，从节令更迭，仍可服用。

9 理脾和肝化湿膏

光绪 年 月 日，乾清宫传出皇上用理脾和肝化湿膏一料。

西洋参三钱，研 茅术二钱 杭芍五钱 元参五钱 化橘红三钱 猪苓五钱 泽泻三钱 云苓五钱 旋覆花三钱，包煎 枳壳三钱，炒 川贝三钱，研 蒌皮三钱 菟丝饼五钱 玉竹三钱 菊花三钱 桑皮三钱 莱菔子三钱，研 竹茹三钱 鸡内金四钱 三仙饮各三钱

共以水煎透，去渣，再熬浓汁，兑蜜五两。每服三匙，白水送下。

【评议】 本方以理脾化湿为主，仿五味异功之意旨在理脾，用五苓散去肉桂而淡渗利湿。以三仙饮、莱菔、枳壳、内金助健脾和胃之力，桑皮、蒌皮清肺以利水之上源，并助川贝祛痰止咳之效。杭芍、菊花、玄参、菟丝饼双理肝肾，玉竹、竹茹润燥止呕，旋覆花降逆和胃并可祛痰。倘长期服用，对脾虚湿蕴，肝肾不足者当有裨益。惟光绪帝病情多变，从精心调治，亦难起沉疴之疾。

10 加味三仙饮

光绪 年六月初七日，上交方。

焦三仙各二钱 竹茹二钱 菟丝饼三钱

【评议】 此为代茶饮类方。焦三仙功能消食积、和脾胃，竹茹可清虚热、止呕逆，菟丝饼滋补肝肾，可疗腰痛。此方以治饮食积滞呃逆为主，兼顾腰痛，推测亦为光绪帝晚期处方。

11 生津和胃方

光绪 年 月 日。

大梨三个，捣汁 藕一支，捣汁 荷梗三尺 橘络一钱 甘草八分 生姜三片，捣汁 莲子心十根 元参二钱

【评议】 本方有清热止咳、生津和胃之功效。方中元参滋阴降火、除烦解毒，重在滋肾，《药品化义》谓："此药滋肾，功胜知母。"甘草和中缓急，润肺解毒，《本草汇言》称甘草属"补虚解毒之药。"莲子心、荷梗、藕均系睡莲科植物，莲之籽、梗、根，具清热解暑、健胃除烦之作用。生姜止呕散寒，孙思邈誉为"医家圣药"。梨能生津润燥，橘可通络化痰。均系结合光绪帝病情所拟。

十八 治便秘及腹泻医方

1 治大便秘结方

光绪 年十一月二十一日，上交治大便秘结方。

叭哒杏仁、松子仁、大麻子仁、柏子仁各三钱

共捣烂，滚水冲，盖片刻，当茶饮。

【评议】 本方各药均具润肠通便之作用，主治阴虚、年老津枯液少之便秘。方中叭哒杏仁，《本草纲目》称巴旦杏仁，与杏仁同属蔷薇科，但为巴旦杏之干燥种子。《本草通玄》称"可润肠化痰"。光绪帝本为阴虚体质，大便秘结于脉案中屡有记载，此方用之当有效验。

2 治腹泻方

光绪 年九月初八日，上交方。

泽泻三钱 白术三钱，土炒 吴茱萸一钱 橘络三钱 竹茹二钱 猪苓三钱 生杭芍五钱 黄连七分，研

【评议】 本方系戊己丸合减味五苓散加橘络、竹茹化裁而成。推测为治光绪帝呕吐泄泻而设。方中用戊己丸主治热泻热痢，并以猪苓、泽泻、白术健脾利湿，加橘络、竹茹达和中止呕之效。

十九 治膀胱病医方

五苓散

光绪十三年闰四月初八日，张仲元、忠勋谨拟：五苓散。

云茯苓八钱 于术四钱，炒 泽泻六钱 猪苓六钱 紫油桂八分，去粗皮

共研细面，每服一钱，用焦三仙汤冲服。

【评议】 本方出自《伤寒论》，具健脾祛湿，化气利水之作用。方中茯苓、猪苓、泽泻淡渗利湿，化膀胱之气，通利水道。于术健脾燥湿。以肉桂易桂枝旨在加强益火之源。考光绪朝闰四月者，有十三年，三十二年，以光绪帝病情而论，此方当是光绪十三年所处。

二十 治遗精病医方

1 滋阴益肾暖精丸

光绪 年十一月十五日，今议用滋阴益肾暖精丸常服缓缓调理。

原生地一两，干 山萸肉四钱 淮山药六钱，炒 盐杜仲六钱 沙苑蒺藜六钱 白茯苓六钱 骨碎补四钱 韭菜子四钱，炒 当归身六钱 杭芍四钱，炒 金毛狗四钱，去毛炙 益智子三钱 怀牛膝四钱 石莲蕊五钱 橹豆皮六钱 广缩砂一钱五分

共研极细末，枣泥糊为丸，小绿豆粒大。每早晚各服二钱，淡盐汤送服。

【评议】 滋阴益肾之方甚伙，此方大旨在于益肾暖精。光绪帝患遗精病有年，且现阴囊湿冷，精少而清等症。娇弱之躯，安能峻补；阴防俱亏，何敢骤温，故以双理阴阳法徐徐图之。

2 加减滋阴益肾暖精丸

光绪 年十二月十三日，庄守和、全顺谨拟：皇上滋阴益肾暖精丸加减。

原生地一两，干 山萸肉四钱 淮山药六钱，炒 盐杜仲六钱 沙苑蒺藜六钱 白茯苓五钱 骨碎补四钱 远志肉二钱 当归身六钱 杭芍四钱，炒 金毛狗四钱，去毛炙 益智子三钱 怀牛膝四钱 石莲蕊五钱 广橘红二钱 穞豆皮六钱

共研极细末，枣泥糊为丸，小绿豆粒大。每早晚各服二钱，淡盐汤送服。

【评议】 本方为滋阴益肾暖精丸小有变化。因光绪帝属阴虚火旺之体，故不宜久服韭子，以防辛燥助火之虞，减之。去杏仁亦因其性辛温，于阴虚火旺者不宜。是方为益阴养心、止咳化痰，非远志莫属；冀理脾和中、化痰止咳；惟陈皮最佳。据光绪三十二(?)年十二月十三日脉案，内有“水亏火旺、不受补剂”等语，其自述病情亦有“时常滑精，下部潮冷”，“进膳不香，心烦躁汗”之记载，本方或为当时所用。

3 益肾固精丸(一)

光绪 年七月初三日，庄守和、杨际和、张仲元谨拟：皇上益肾固精丸。

炙龟板六钱 生牡蛎四钱 鹿角胶三钱，蛤粉炒 蛤蚧尾一对 大熟地三钱 杭芍二钱，炒 益智子二钱，盐水炒 菟丝饼四钱 云茯苓三钱 山药二钱，炒 山萸肉二钱 牡丹皮三钱 五味子一钱 金樱肉二钱 石莲肉三钱 建泽泻二钱

共研极细面，饴糖为丸，如绿豆大。每晚服二钱，白开水送服。

【评议】 本方即龟鹿二仙胶、七味都气丸、茯菟丹合以补肾固涩之品而成。内寓肾阴防双补、养肝理脾之意。制作以饴糖为丸，按饴糖性甘平，《千金要方》载，有补虚冷、益气力之作用。《食疗本草》亦称可“健脾胃、补中”。本方药味似嫌滋腻，以饴糖为丸，补中健脾，构思颇精巧。

4 益肾固精丸(二)

光绪 年十一月二十二日，张仲元、全顺谨拟。

大熟地八两 山萸肉四两 淮山药四两 牡丹皮四两 云茯苓四两 龙骨生三钱，研水飞 莲须一两 芡实二两，炒 线胶四两

用牡蛎熟粉炒线胶，成珠后，去牡蛎、磨粉再同以上各药共研细面，炼蜜为丸，如绿豆大。每日早晚各服四钱，鹿含(衔)草煎汤送服。

【评议】 本方即六味地黄丸减泽泻合金锁固精丸去蒺藜加线胶而成。去泽泻防其淡渗利湿伤阴，减蒺藜加线胶为助育阴之力。送服选用鹿衔草，可增补肾固精之效。

5 久患梦遗方

光绪 年 月 日，久患梦遗方。

沙苑蒺藜八两，四两为末，四两熬膏 川续断二两，酒煎 菟丝子三两 山萸肉四两，生用 芡实四两，生用 莲须四两，生用 覆盆子二两，生用 枸杞子二两，生用

共研细末，以蒺藜膏和炼蜜为丸，如绿豆大。空心盐汤下五钱。

【评议】 本方即清太医院配本载之萃仙丸去龙骨、金樱子加莲须而成。此方专补精髓，益血脉，强腰脊，止遗精，助容颜，收盗汗。故于光绪帝病情尚称合拍，因而时常服之。

6 治遗精方

光绪 年 月 日，治遗精方。

熟地三钱 浑泻三钱 丹皮八分 茯苓、山药、枣皮、芡实研、菟丝子、杜仲、巴戟、猪油各一钱

水煎温服，极效。

【评议】 本方为六味地黄丸加温肾固精之品而成。巴戟配菟丝，壮肾固精作用尤著，杜仲合芡实，健脾益肾功效更强。方称极效，似属言过，但长期服之，当有效验。此方亦光绪帝亲笔所书，极效二字或由亲身体验而来，不得而知。

7 治精滑梦遗方

光绪 年 月 日，又治精滑梦遗方

金樱子、芡实、白莲花蕊、煅龙骨各五钱

共为细末，米糊为丸，梧桐子大，每服七十丸，盐酒汤送下。

【评议】 遗精之病，原因颇多，归纳起来，不外阴虚火旺、湿热内蕴、肾虚不藏三端。本方旨在固肾，系《洪氏集验方》之水陆二仙丹加味，该方主治遗精，白浊、便数等症。此方加白连花蕊以涩精清心，煅龙骨以收敛固涩，俾肾气得固，精关得闭，而梦遗可除。此方为光绪亲笔所书。

8 治遗精验方

光绪 年 月 日，遗精验方。

东洋参、生口芪、茯苓、川杜仲、芡实、远志肉各二两 茯神一两 怀山药八两 甘桔梗四钱 广木香二钱 辰砂二钱 当门子三厘

共为细末，炼蜜为丸，梧子大。每服二钱，白汤送下。

【评议】 本方即《局方》妙香散去甘草加杜仲、芡实而成。主治心气不足，惊悸恐怖，头目眩晕，遗精盗汗诸症。为增其力，故加杜仲以益肾固精，加芡实以清心固涩。从观光绪帝以往之治遗精方，多专事补肾固涩，而本方则从益气助心，交通心肾入手。补肾固精，心肾兼顾是为本方之特点。

9 一味秘精汤

光绪 年五月初十日，杨际和谨拟：皇上一味秘精汤。

分心木五钱，洗净

用水一茶盅半，煎至多半茶盅，临睡以前服之。

【评议】 分心木系胡桃科植物胡桃果核内之木质隔膜，又称胡桃夹，胡桃衣。该药具固肾涩精之作用，为民间治疗遗精滑泄之要药。其所谓秘精，关键在于固肾。故光绪帝经常服之。此方今人用以治疗神经官能症，并治遗精，确具效果。

10　沉香磁石丸

光绪　年九月二十九日，张仲元、全顺、忠勋谨拟：沉香磁石丸。

沉香、蔓荆子、青盐、甘菊、巴戟天、葫芦巴、山药、川椒、磁石水飞醋煅、土茱萸、附子、阳起石水飞醋煅

以上各一两，共研细末，酒煮面糊为丸，如梧桐子大。每服五十丸，加至七十丸，空心盐汤送下。

【评议】　本方具温肾壮阳之功效，主治阳虚肾弱；精冷囊湿，阳痿滑泄诸症。方中以温肾壮阳药为主，加以固元纳气之品。方名沉香磁石丸，在于取沉香“温而不燥，行而不泄”，磁石能“入肾镇阴，使阴气龙火不得上升”(《本草求真》)，两药合用可使本方温肾纳气功效殊增。

二十一　治肝病医方

1　调肝舒筋软坚丸

光绪　年九月十五日，佟成海谨拟：皇上调肝舒筋软坚丸。

大生地六钱　赤芍四钱　炙香附四钱　青皮四钱，子研　川郁金六钱，研　炙延胡索四钱　没药三钱　海藻三钱　夏枯草五钱　薄荷二钱　菊花三钱

共研细面，水泛为丸，如绿豆大。每服一钱五分，开水送下。

【评议】　本方具滋肾舒肝、理气活血、解郁软坚之功效。佟成海为光绪朝晚期御医，拟此方时光绪帝病势已重，肾水不足，肝气郁结，脾胃同损。以此方而论，共临床表现当有腰痛滑泄、两肋窜痛、打嗝暖气、心下痞满诸症，与光绪三十年前后脉案记载相吻合。

2　和肝益肾饮

光绪　年四月初七日，忠勋谨拟：皇上和肝益肾饮。

石菖蒲一钱　宣木瓜二钱，盐炒　路路通五个，研　木香五分　焦三仙各一钱　菊花一钱　菟丝饼三钱　白芍二钱　灯心一子

水煎，温服。

【评议】　方中以白芍、木香、菊花调肝理气，菟丝饼益肾固精，石菖蒲宁心开窍，路通、木瓜通络除浊，三仙健脾强胃，灯心利水清心。方药平稳，亦缓图耳。

二十二　治筋骨痛医方

1　治肩背筋骨疼痛方

光绪　年十一月十一日，上交治肩背筋骨疼痛方。

槐花子、核桃、芝麻、细茶叶各五钱

用水五碗，煎至一半，热服。

【评议】　本方为清补并施之剂。其中芝麻有滋补肝肾作用，多用于治疗肝肾不足、风痹、瘫痪等症。《本草拾遗》载，芝麻壳五钱，酒煎服，治半身不遂。胡桃亦能补肾固精，可治肾虚腰痛脚弱。槐花子善清热凉血，含抗菌物质，能抗葡萄球菌及大肠杆菌。茶叶可

清头目解毒，所含鞣酸具维生素P活性，对毛细血管壁代谢有益。

2 治项节脊背疼痛方

光绪 年五月二十三日，皇上止项节脊背疼痛之法调理。

羌活二钱 独活一钱半 藁本一钱半 蔓荆子二钱 防风二钱 川芎二钱 钩藤一钱半 姜黄片二钱 甘草八分

水煎，温服。

【评议】 本方即《局方》羌活胜湿汤加钩藤、片姜黄而成。主治湿气在表之头项腰脊疼痛。是方以疏风药居多，系宗《黄帝内经》“风能胜湿”大旨而设。方中羌活、独活、防风、藁本、蔓荆等祛风除湿，川芎、姜黄活血通经，钩藤活络引经，甘草调和诸药，助其辛温发散之力。按：光绪帝自光绪三十二年起，腰胯疼痛甚剧，但彼时体虚病久，谅此方不宜，故推测为早期患病所拟。

3 舒筋止痛洗药方

光绪 年 月 日，范一梅谨拟：皇上舒筋止痛洗药方。

酒归尾三钱 赤芍二钱，炒 丹皮二钱 防风二钱 汉防己三钱 秦艽二钱 木瓜二钱

用水熬透，洗之。

【评议】 本方活血止痛，侧重舒筋，与前方相比较，减乳、没、红花等血药，用秦艽、木瓜等风药中之润品，养肝与舒筋，治风与治血，是其不同处。

4 舒筋活血洗药方

光绪 年五月初五日，范一梅谨拟：皇上舒筋活血洗药方。

独活二钱 秦艽三钱 防己三钱 木瓜三钱 赤芍三钱 丹皮二钱 桑枝三钱 木香一钱

此药用水熬透，洗患处。

【评议】 本方功能祛风除湿，药味多用祛风之品，本《素问》“风气通于肝”，“肝生血气”之旨，治风即可治血，通络即可荣筋。与前方相较，药味虽有变更，方名虽有不同，但治光绪帝筋骨疼痛，腰胯酸痛等疾则相一致。

5 活瘀止痛洗药方

光绪 年五月二十日申刻，范一梅谨拟：皇上活瘀止痛洗药方。

酒归尾三钱 赤芍二钱 丹皮一钱五分 防风一钱五分 酒红花一钱 木香六分，研

此药用水熬透，熨洗患处。

【评议】 本方与前方基本相同，熨洗患处，亦借热力助其药性透达，盖“血得温则流”，瘀滞通则疼痛可止。

6 荣筋活络洗药方

光绪 年三月二十四日，赵文魁谨拟：皇上荣筋活络洗药方。

宣木瓜三钱 松节三钱 赤芍四钱 透骨草二钱 清风藤三钱 乳没各二钱 红花二钱 全当归四钱 天仙藤三钱

水煎，兑烧酒二两洗之。

【评议】　全方以养血柔肝，活血通络为治，于光绪帝病情颇适合。青风藤为治风湿痹痛常用之品；天仙藤即青木香，可行气止痛，实验表明有阻断交感神经节的作用，临床上可用以降压，治子痫。古方有用其茎藤缓解风湿痹痛的记载，本方用此，似亦取其行气、活血、止痛的功效。赵文魁为清末太医院院使，承值光绪帝后期，纵有灵丹妙蘖，迭更方剂，奈光绪帝病久日深，痼疾似亦难拔。

7　祛风湿洗药方

光绪　年 月 日，祛风湿洗药方。

南红花三钱　羌活五钱　透骨草五钱　宣木瓜六钱　防己五钱　桑枝六钱

各捣粗渣，分包。

【评议】　本方为祛风除湿之剂。羌活散太阳之游风，风能胜湿。木瓜、防己、桑枝去湿通络。透骨草配红花则活血止痛，配羌活、防己则祛风去湿。诸药水煎，趁热熏洗，对治风湿疼痛有效。

8　洗药方(一)

光绪　年六月初六日戌刻，范一梅谨拟：皇上洗药方.

宣木瓜三钱　秦艽二钱　防风二钱　防己二钱　伸筋草二钱　白芷二钱

用水熬透，洗之。

【评议】　此亦祛风、除湿、舒筋药方，《证治准绳》防己散防风、防己同用，治风湿痛、手足顽痹有良效。现代临床上用木防己治各种神经痛，当有效。

9　洗药方(二)

光绪　年 月 日，范一梅谨拟：皇上洗药方

宣木瓜三钱　杜仲三钱，炒　牛膝三钱　秦艽三钱　汉防己三钱　钩藤二钱　生茅术三钱　桑枝四钱

兑烧酒一盅，用水熬透，洗患处。

【评议】　本方用木瓜、杜仲、牛膝等养肝补肾药，入于祛风除湿通络方中，当是治光绪帝腰腿疼痛之症。再兑烧酒，增加血液循坏，对寒凝气滞疼痛，有效。

二十三　治腰痛医方

1　治脾湿腰痛方

光绪　年 月 日

白术二两　薏苡仁一两

水三碗，煎一碗，一气饮之，专治脾湿腰痛。

【评议】　方中白术性味甘温，有健脾、燥湿、和中之作用，可治脾气虚弱、湿浊留滞引起之神倦乏力、关节疼痛、纳呆泄泻等症。《本经》谓“主风寒湿痹”。薏苡仁入脾肾肺三经，具健脾补肺、清热除湿之功效；治泄泻、湿痹，《本经》载可治“筋急拘挛，风湿痹”。《食疗本草》称“去干湿脚气”。此方两药相伍，健脾除湿之力更增，俾湿除而经脉通畅，气血调和，则腰痛可除。故《本草新编》述：“薏苡仁最善利水，不至损耗真阴之气，凡湿盛在下身者，最宜用之……故凡遇水湿之症，用薏苡仁一、二两为君，而佐以健脾去湿之

味，未有不速于奏效者也。然亦有反对薏、术并用者，如《本经疏证》谓“术与薏苡非相反相恶也……术性急，薏苡性缓，合而用之，恐其应速，则嫌于过慢；应迟，又伤于躁也”。

2 治腰痛方

光绪 年 月 日

山楂核

瓦上煅焦存性，研末，每服三钱，十服。用老陈酒冲服，专治腰痛。

【评议】 山楂核系蔷薇科植物山楂之种子。可治食积、疝气。《海上方》载可治难产。医书中鲜有记述治疗腰痛者。但山楂根可治关节疼痛，故此方治疗腰痛之实际效果有待验证。

3 治腰痛熨方

光绪 年 月 日

生牡蛎五钱 川牛膝三钱 川独活一钱五分

以上三味，共研细末，用盐水同连须葱头十个，并炒热，细布包熨后，再用。

【评议】 本方系属外用。方中牡蛎敛阴潜阳，《本经》谓“强关节”。牛膝可补肝肾、强筋骨，治腰痛。《本草正义》载：川牛膝“用之于肩背手臂……疏通脉络、流利关节，其效颇著”。独活具祛风除湿散寒止痛之功效。《本草正义》称“独活为祛风通经之药”，“专治腰膝足胫等症”。葱须可通阳散寒，《药品化义》述其可“疏通关节”。综合而论，本方有通经络、散风寒、利关节之作用。

4 治腰痛洗擦方

光绪三十四年七月二十八日，施焕谨拟：治腰痛洗擦熨服之方。

川椒五钱 独活三钱 细辛一钱 川乌二钱五分 晚蚕沙五钱 乳香三钱 木通三钱 没药三钱

以上八味，共捣粗末，用水熬好，兑烧酒，洗擦后另用。

【评议】 本方为擦洗方，具疏风散寒、除湿通络、活血止痛之功效。用烧酒洗擦者，以酒可活血通络之故。按方中川乌毒性颇大，皮肤破损者不宜用。

5 洗药方

光绪 年六月十三日，任锡庚谨拟：皇上洗药方

南红花二钱 桃仁二钱，研 当归尾一钱 防风一钱 桂枝尖一钱五分 菊花二钱 银花一钱五分 草梢八分

水煎，淋洗。

【评议】 此方用治光绪帝痹痛，具清热解毒、活血化瘀之效，亦本“通则不痛”之意。结合光绪帝脉案，痹痛当在腰腿。

6 活血止痛洗药方

光绪 年 月 日

川羌二钱 骨碎补二钱 乳香三钱 三七二钱 当归尾二钱 川续断二钱 没药三钱 牛膝二钱 红花二钱 马前子二钱，去毛 血竭二钱 防已二钱 防风三钱 透骨草二钱 白芷二钱 甘草二钱 用老葱须十个 食盐二两 烧酒半斤，拌好将药装袋内

本方减为马前子加苏木三钱共串为粗末。

此药装在布口袋内，每日熏洗。缝两个口袋，用笼篦蒸烫方妥。

【评议】 本方一派活血药物，化瘀通络、止痛作用极强。方佐补肾去湿之品，结合光绪帝病情，当用于治其腰胯疼痛之症。惟光绪帝此症，辗转反复，虽经寒热温凉各种治法，腰胯痛始终不减。本方从血分入手仿伤科八厘散治法，似亦医者“急者治标”之意。又，马钱子活血通络作用显著，但过量则易中毒。据近代实验研究，苏木水煎剂可以对抗马钱子碱与可卡因的中枢神经兴奋作用，御医使用本方，有“减马钱子加苏木”法，由此足证清代宫廷医学经验之可贵。另外，装药口袋，用笼篦蒸烫，当有消毒作用。

二十四 四肢病医方

1 洗手荣筋方

光绪 年 月 日，赵文魁谨拟：皇上洗手荣筋方。

桂枝尖二钱 赤芍二钱 没药一钱五分 乳香一钱 宣木瓜三钱 秦艽二钱 丝瓜一钱 甲珠二钱 天仙藤三钱

水煎，洗之。

【评议】 本方通络化瘀，温寒止痛，于风湿性痹痛有效。方中桂枝用尖，取其上行手臂，配以丝瓜、天仙藤等药以通经络，乳没定痛。中医认为肝主筋，疏肝养肝即可荣筋，方中取芍药、木瓜、甲珠敛肝补肝调肝，立方可谓周全。本方趁热外洗，更可活血舒筋。

2 荣筋拈痛洗腿方

光绪 年十一月二十八日，赵文魁谨拟：皇上荣筋拈痛洗腿方。

宣木瓜四钱 赤芍三钱 橘络三钱 乳香三钱 全当归四钱 没药二钱 红花二钱 防风三钱 透骨草三钱

水煎，兑烧酒四两，随时洗之。

【评议】 病在腿而不在手，虽荣筋拈痛之法与前方同，而用药则异。于前方去桂枝尖等扬上横行之药，而加重消瘀之品，使药力专一下行，洗时兑入烧酒，更促血行，则化瘀活血、荣筋定痛之力更著。

3 洗腿方

光绪 年十月初二日，杨世芬谨拟：皇上洗腿方。

归尾三钱，酒 宣木瓜三钱 生草梢一钱 酒杭芍三钱 橘络三钱 乳香三钱 青枫藤三钱 白鲜皮三钱

【评议】 本方中之白藓皮，除祛风除湿，通利经络外，还可治疮疡癣疾。

4 洗腿又方

光绪 年十二月初七日戌刻，杨世芬谨拟：皇上洗腿方。

归尾三钱，酒 青枫藤三钱 宣木瓜三钱 赤芍三钱，炒 透骨草三钱 防风一钱五分

水煎，熏洗。

【评议】 光绪帝肩背四肢酸痛，皆因血虚风湿入络所致，因而方中除用祛风除湿、通

利经络之药外，兼以归、芍和营养血，即使外洗方，辨证用药亦较严谨，决非从风湿药中，拈来数味敷衍了事。

5 治寒腿方

光绪 年 月 日，治寒腿方。

当归二两 圆肉三两 熟地二钱 防风一两 茜草二钱 地风六钱 年健二两 川牛膝八钱 桂枝八钱 萆薢七钱 □草一两 杜仲炭七钱 大蜈蚣三条 煅虎骨两钱 冰糖四两 干酒六斤

【评议】 本方治寒腿，非一味温散，而是以培补肝肾为主，佐以祛寒除湿。考光绪帝久患肾病，御医们拟治寒腿之方，着重肝肾用药，实求本之治，符合《内经》“身半以下，地气主之”，“肝主筋，肾主骨”旨意。唯方中用蜈蚣三条，借虫类搜风，可见宫中制药，以病为主，虽至尊至贵如帝后，一旦病情需要，峻药猛剂亦在所不忌。

二十五 关节病医方

1 治骨节痛方

光绪 年十二月初八日，上交治骨节痛方。

乳香一两 没药一两 皮胶二两 生姜二斤，捣汁

先用姜汁煮胶，次入药末，摊布上贴患处，再以鞋用火炙热熨之。忌铁器。或加葱、蒜汁各一碗亦可。

【评议】 乳香、没药，一为气中之血药，一为血中之气药，二者相伍，功能活血止痛。本方用胶者使其成膏薄贴；用姜汁以及或加葱蒜汁等，增加辛散透达之力；用鞋炙热熨之，即今热敷之意，使药力温散，则止痛效果更好。

2 益阴化湿利节丸

光绪 年二月初十日，张仲元、忠勋谨拟：皇上益阴化湿利节丸。

生地四钱 泽泻一钱五分 丹皮一钱五分 云苓三钱 海桐皮二钱 片姜黄一钱 独活一钱五分 没药二钱 秦艽二钱 青皮一钱五分 盐柏一钱五分 知母一钱五分，炒

共研细面，蜜为小丸，每服二钱，白开水送服。

【评议】 光绪帝自幼孱弱，素患遗精、腰痛痼疾，肾元戕伤。虽是关节痛病，但与肾虚、风湿侵袭相关，故用此法，亦标本兼顾之意。据光绪帝脉案记载，当时帝“脉息左部沉弦，右寸关沉滑”，属“肾水不足，肝防欠和”，因此“脊骨按之仍痛”。本方用减味六味地黄滋肾阴；用桐皮、秦艽等祛风除湿；用知柏泻火益阴，共成益阴化湿利节之效，故以法名方。

二十六 皮肤病医方

1 清热止痒面药方

光绪 年十二月十一日，全顺谨拟：皇上清热止痒面药。

荆穗一钱 薄荷一钱 僵蚕三钱 海桐皮二钱 黄连八分 冰片五厘

共研细面，茶卤调敷患处。

【评议】　此为清热散风、除湿止痒药。其中海桐皮苦平性凉。药理实验水浸剂(一比三)对堇色毛癣菌，许蓝氏黄癣菌等多种皮肤真菌有抑制作用，外用可治顽固性痒疹。茶卤调敷，亦增加清热泻火止痒之力。

2　面药方

光绪　年九月十一日，乾清宫传出皇上用面药一分。

夏枯草、僵蚕、羌活、海藻、白芷各一钱

各等分为末，入冰片少许，蜜调成膏，摊于油布上贴之。

【评议】　此药调膏薄贴，为光绪帝皮肤疮疡而设。白芷有排脓、消肿、止痛之功，为外科要药，其味芳香，富含油脂，《本经》谓其“长肌肤、润泽，可作面脂”，古方嫩面润肤方中辄用之。海藻除消坚散结外，其水浸剂对皮肤真菌也有一定抑制作用。本方施于风热疥疮搔痒者宜。

3　雄矾散

光绪　年三月十一日，庄守和谨拟。

雄黄二两　白矾二两

共研极细末，装布口袋内，用此搔痒。

【评议】　本方即《医宗金鉴》二味拔毒散，加大雄黄用量一倍，主治疮疖疔毒、疥癣及虫蛇咬伤等证。考雄黄有解毒、杀虫、止痒作用，白矾外用解毒杀虫，燥湿止痒，二味合用能治湿疹疥癣。今人有以此方治疗湿疹及带状疱疹百余例者，结果疗效甚好。庄守和进呈此方，当为治光绪帝皮肤疾患而拟。

4　烫洗囊湿止痒药方

光绪　年八月二十日，庄守和、李德昌谨拟：皇上烫洗囊湿止痒药方。

白藓皮五钱　地肤子五钱　蛇床子五钱　独活四钱　川楝子四钱　吴茱萸四钱　小茴香五钱　川椒三钱　枯白矾二钱　明雄黄二钱　生甘草三钱

共捣粗末，装布袋内水熬熨洗。

【评议】　本方一派清热渗湿祛风解毒药，功能利湿止痒，用治阴囊湿疹，当有效。实验表明，白藓皮、地肤子、蛇床子、川楝子等药都有抑制皮肤真菌作用，合以为方，当对皮肤病有效。

5　温肾渗湿敛汗止痒熥洗药方

光绪　年十二月初八日，庄守和、杨际和、全顺谨拟：皇上温肾渗湿敛汗止痒熥洗药方。

蛇床子五钱　桂枝五钱　白附片五钱　狼毒三钱　牡蛎粉五钱　橘核五钱　川楝子五钱　茴香五钱　茅术五钱，炒　云苓六钱　地肤子六钱　防己五钱

共研粗末，装布袋内，水煮透，用袋随时熥。

【评议】　据脉案档载光绪帝因遗精宿疾，肾气大损，后期腰胯疼痛、阴囊潮湿作痒，诸症蜂起，痛苦万分，御医们为拟“长春广嗣益寿膏”内服补肾培本，配以本方熥洗，内外合治，标本兼顾，冀其病体康复。方中狼毒，辛平大毒，用于牛皮癣、神经性皮炎等症

有殊效。《圣惠方》，《永类钤方》治干癣疥疮皆用为主药。本方用之，亦取其除湿止痒，杀虫治癣之功。

6 冲和膏

光绪 年 月 日，冲和膏。

紫荆皮 乳香 甘草 杭白芷 没药

各等分，共研极细面。

【评议】 本方清热除湿，活血化瘀，外治痈肿，内治湿痹。凡痈疡之证，似溃非溃，介于半阴半者咸宜。宫中此方与《外科正宗》冲和膏不同，无独活、赤芍、菖蒲，而用乳香、没药、甘草，除湿之力轻，而活血通络之力重，是其特点。方中紫荆皮，药理实验表明对葡萄球菌、京科68-1病毒有抑制作用，对风寒湿痹，妇女经闭，疮癣痈肿，跌扑损伤，均有一定疗效。光绪帝用此，研极细面，便于外涂治皮肤疮疡。

7 活血舒筋止痛洗药方

光绪 年四月十六日，范一梅谨拟：皇上活血舒筋止痛洗药方。

酒归尾三钱 赤芍二钱，炒 丹皮二钱 乳香一钱，研 夏枯草三钱 没药一钱，研 木香一钱，研 红花一钱，酒

用水熬透，熏洗患处。

【评议】 光绪帝筋骨疼痛之疾，因血虚而致，本方于众多活血通络药中，寓养血之意，瘀血去则新血生。加入木香，治血治气同行，水煎熏洗患处，更可扩张局部血管，改善循环，增加活血舒筋止痛作用。

8 擦药方(一)

光绪 年五月二十七日戌刻，佟成海谨拟：皇上擦药方。

僵蚕一钱，炒 薄荷八分 大黄一钱 食盐二钱 六一散一钱

共研细面，装布袋擦患处。

【评议】 此方辛凉散风，苦寒泻热。滑石配大黄可治疮疡，药面擦敷，可以渗湿吸脓，用治光绪帝皮肤湿疮、湿疹等症，允为恰当。但嫌药味少而量轻，恐难速效。

9 擦药方(二)

光绪 年六月十一日戌刻，皇上擦药方

金银花二钱 薄荷一钱 白芷一钱五分 防风一钱 赤芍药二钱 连翘二钱 六一散三钱 大黄一钱 地肤子一钱五分 食盐一钱五分 僵蚕二钱 桑枝二钱

本方加蝉蜕一钱共研细面，装布袋擦患处。

【评议】 此方为前方加味，大约光绪帝皮肤风热搔痒甚重，病大药轻，用之不效，故迭加银花、白芷、防风、芍药、连翘、地肤清热利湿、祛风止痒之品，冀其应手为幸。值得提出的是前后二方都在戌刻所拟，当知光绪此际搔痒难忍，提示病属心胞络经，这与"诸热疮疡，皆属于心"，"心不受邪，包络代之"的中医理论是一致的。可证宫廷御医讲求理法方药，辨证施治，非泛泛草拟数味塞责而已。

10　活络贴药方

光绪　年十月二十六日，全顺、忠勋谨拟：皇上活络贴药方。

乳香一钱　没药五分　威灵仙五分　片姜黄五分　儿茶三钱　独活五分　生香附五分

右药共研极细，用茶卤调均摊于布上，微火熥融，贴于痛处。

【评议】　本方于活络中，兼以祛风止痛，重用儿茶，旨在除湿敛疮。现代药理实验证明：儿茶水浸剂(一比二)对多种皮肤真菌有抑制作用，用于方中，不仅可配乳没活血通络，且可助灵仙、独活祛湿除风。至于外用药中加入生香附，或取其行气即可通络，活络即可止痛。虽是外用贴药，也寓内治之理。

11　敷药方(一)

光绪　年四月十六日戌刻，任锡庚谨拟：皇上敷药方。

心胸发起红疙瘩，不作痛痒，系湿热所致。

用百部三钱，以热烧酒一两五钱淬，蘸酒涂之。

心间红疙瘩，不甚疼痒，自非疔疮，即微疼亦不过郁热所致。以紫金锭醋研涂之。

【评议】　百部本为治痨止嗽要药，但用于荨麻疹、皮炎、疥癣效果亦好。实验表明百部除对人型结核杆菌、痢疾杆菌、绿脓杆菌、金黄色葡萄球菌、肺炎双球菌有抑制作用外，对于某些皮肤真菌及蛲虫、虱子等也有良好作用。《疡医大全》治牛皮癣名方百部膏，即用之为主药。蘸酒涂擦，是借酒力扩张局部毛细血管，使药力易于透达。光绪帝此症，在于胸间皮肤骤起红疙瘩，良由热郁引起，御医任锡庚精于外科，故一面用百部淬酒外涂，一面又以紫金锭醋研涂之，因为紫金锭能疗疮肿，解诸毒，醋研更易消肿散结，此种治法安全、有效。

12　敷药方(二)

光绪　年六月十四日，任锡庚谨拟：皇上敷药方。

紫金锭醋研浓，加入蝎尾细面五厘，临时合匀。

【评议】　此即前紫金锭醋研外敷方加蝎尾，大约与症符合，见效而未全除，于是沿守原法而增药味，击鼓再进。全蝎除熄风止痉，祛风定痛外，又可散结解毒以疗疮肿。据现代药理研究，全蝎内含蝎毒素，属一种碳、氢、氧、硫等多元素的毒性蛋白，与蛇毒中的神经毒类似，其散结解毒的作用，可能与之有关。御医用之或取其“以毒攻毒”之义。

13　竹叶膏

光绪　年七月二十一日，上交竹叶膏方。

生竹叶一斤，去梗净　生姜四两　净白盐六两

先将竹叶熬出浓汁，再将姜捣汁同熬，沥渣，将盐同熬，干敷之。

【评议】　此为宫中秘方。竹叶体轻气薄，味甘而淡，性寒，方书谓其凉心缓脾，清痰止渴，属清利之品。古方竹叶石膏汤、导赤散并皆用之。竹叶分鲜竹叶与淡竹叶两种，都能清心除烦、利小便，但鲜竹叶清心热力大，且能凉胃，多用于上焦风热；淡竹叶渗湿泄热为优，实验提示对金黄色葡萄球菌，绿脓杆菌有抑制作用。光绪帝久病知医，留意方药，用此熬膏外敷，当系治皮肤湿热疮疡。用生姜汁同熬，意在辛能散结，助竹叶清热渗湿之

力。

14 山栀外敷药方

光绪 年二月二十七日未刻，皇上外敷药。

山栀子一两

用白面烧酒和匀，作饼，贴上。

【评议】 栀子苦寒，功能清热泻火，凉血解毒，前人谓能泻三焦火，故凉膈散、黄连解毒汤、栀子大黄汤均用之。外用可治跌打损伤，有消肿止痛之效。栀子研末，与面粉、酒合匀调敷，是民间常用的“吊筋药”，功能活络消肿舒筋，适于跌扑损伤、扭伤及皮肤青肿等症，犹以用于四肢扭伤为优。今人报道用治四肢挫伤有良效。光绪帝用此方外敷，可见当时宫廷御医，不仅善于吸取古方成方，也注意搜求民间有效单、验方药，以备医事。

15 万应锭涂药方

光绪 年四月二十一日戌刻，任锡庚谨拟。

万应锭十粒捣碎，米醋一两泡透，蘸清涂于肿处。

【评议】 此方亦为御医任锡庚为治光绪帝心胸间红疙瘩而设，大要无外清热解毒，消肿散结，其作用机理与万应锭同。

16 清热和血化毒膏

光绪 年三月二十三日申刻，杨世芬谨拟：皇上清热和血化毒膏。

乳香五分 苍耳子五分 甘草五分 冰片少许

加入黄连膏二钱，共捣烂合膏。

【评议】 本方用黄连清热，乳香和血。而苍耳子功能祛风化湿，内服或外用又可治皮肤痒疹及麻风等病，民间用之捣烂外敷治湿毒疮疡与蜂刺虫咬，说明有解毒作用，实验证明对金黄色葡萄球菌有抑制作用，是此方要药。以药测证，本方当为光绪帝皮肤疮疡而设，不作鼻渊之用。

17 消肿活瘀膏

光绪 年闰五月初二日，赵文魁谨拟：皇上消肿活瘀膏。

鸡血藤膏三分 麝香三分 穿山甲二分 第一仙丹三分 金果榄二分

共研细面，过绢罗，兑蜂蜜合膏，敷肿处。

【评议】 此亦活血化瘀，清热消肿之剂，从闰五月和御医赵文魁所拟进行判断，当是光绪二十九年制方，此时光绪帝可能患腰椎结核症已很严重，此方亦只能治其标症而已。

18 消肿定痛散

光绪 年二月十四日午刻，杨际和、范绍相谨拟：皇上消肿定痛散。

金果榄三钱 姜黄三钱 乳香一钱 没药一钱 梅花片四分，另研后兑

共研极细面，过重罗后兑梅花片，用青茶卤调匀，温上患起，如干时，即用稀药水温温担之。

【评议】 肿，或由气滞，或由血瘀，从方测之，本症或以血瘀为主。即所谓“营气不

从，逆于肉理，乃生痈肿”(《素问·生气通天论》)。方中用药偏于活血化瘀，温通营血，佐以冰片、橄榄者，以此痈肿属实证热证，清其热以止其痛耳。

二十七　沐浴方

1　沐浴洗方

光绪　年十二月二十九日，范一梅谨拟：皇上沐浴洗方。

宣木瓜一两　防风三钱　赤芍三钱，炒　丹皮二钱　川黄柏三钱　地肤子四钱　川椒二钱　连翘四钱

用水熬透，洗之。

【评议】　此方凉血祛风去湿，用之洗沐四肢筋骨疼痛者颇适宜。

2　清上止晕沐方

光绪　年十一月初九日，赵文魁谨拟：皇上清上止晕沐方。

明天麻二钱　薄荷二钱　甘菊二钱　桑叶一钱　蔓荆三钱，炒　川芎二钱　藁本二钱

水煎，沐之。

【评议】　本方一派清热散风药，适宜于肝阴不足而兼有风热之眩晕头痛。方中蔓荆、藁本同用，应治头顶、颞侧太阳经头痛之症。

3　化风清上沐方(一)

光绪　年十一月十八日，赵文魁谨拟：皇上化风清上沐方。

南薄荷二钱　防风一钱五分　白芷二钱　粉葛一钱五分　蔓荆二钱，炒　川芎二钱　桑叶一钱

水煎，沐之。

【评议】　本方有白芷、粉葛，无藁本，治头痛偏于前额者为宜。蔓荆、川芎同用，能活血祛风止痛。

4　化风清上沐方(二)

光绪　年十一月二十二日，赵文魁谨拟：皇上化风清上沐方。

南薄荷二钱　防风二钱　白芷二钱　苏叶一钱　明天麻二钱　藁本二钱　甘菊二钱

水煎，沐之。

【评议】　本方较前方发散之力强，苏叶、藁本同用，又值冬月，恐光绪帝尚有感寒之症，故辛凉之中，杂以辛温，“寒”非温不散也。

5　清上祛湿沐方

光绪　年十一月二十五日，赵文魁谨拟：皇上清上祛湿沐方。

明天麻二钱　薄荷二钱　赤芍二钱　藁本二钱　甘菊花二钱　桑叶二钱　僵蚕二钱，炒

水煎，沐之。

【评议】　此方诸药并不渗湿，何云祛湿？大约风药特重，经云：“风胜湿”，化风即所以祛湿也，肝木调达，脾运自健，何湿之有？

6 清上抑湿沐方

光绪 年十一月二十七日，赵文魁谨拟：皇上清上抑湿沐方。

明天麻二钱 薄荷二钱 赤芍二钱 甘菊花二钱 冬桑叶一钱 藁本二钱 僵蚕三钱，炒

水煎，沐之。

【评议】 本方与十一月二十五日方相同，仅药量上小有增减，变换方名，示人认真斟酌之意，实际不过守方而已。

7 清上抑火沐方

光绪 年正月十三日，赵文魁谨拟：皇上清上抑火沐方。

甘花菊二钱 薄荷二钱 桑叶二钱 藁本二钱 明天麻二钱 僵蚕三钱，炒 赤芍三钱 全当归三钱

水煎，沐之。

【评议】 于前方加当归而云抑火，推测其立方之意，大约本“火郁发之”之义。加入辛温之药，趁热煎沐，冀其热随汗去，散之亦即是抑之，与辛凉降火之药同用，故曰抑火。

二十八 扑汗医方

扑汗方

光绪 年十一月十八日，庄守和、杨际和谨拟：皇上扑汗法。

牡蛎粉一两 枯白矾一两

共研极细，过重绢罗为面，燏洗后，用面扑肾囊潮汗处。

【评议】 牡蛎咸涩微寒，临床上常用以收敛固涩，以治遗精、虚汗、带下等症。古方有用牡蛎扑粉止汗法。枯矾外用燥湿止痒，学名硫酸铝钾，火煅之后失去结晶水，故可吸湿，外科常用以治皮炎、湿疹及皮肤糜烂等疾。御医们两药合用，治光绪帝阴囊潮汗，当有效。这种扑汗方法，卫生简便有效，值得总结。

二十九 治疟医方

1 和解化疟汤

光绪 年九月二十一日午刻，皇上和解化疟汤。

葛根二钱 银柴一钱五分 萸连一钱五分 草果仁一钱五分，研 槟榔三钱 藿香二钱 陈皮二钱 炙厚朴二钱 猪苓三钱 茵陈二钱

引用生蔓荆子三钱

【评议】 “疟为病，属少阳”，古方治疟概本小柴胡汤加减。后世医家在实践中创立了和解、截疟、补虚三法，并发现了截疟专药如常山、草果等，而和解仍是首用方法。本方为宫中御医融合古方时方而制，内寓小柴胡汤和截疟七宝饮方意，和解少阳表里之半，分消三焦上下之势，可供治疟参考。

2 治疟疾外敷偏方

光绪 年闰五月二十九日，张仲元、杨世葆谨拟：皇上治疟疾外敷偏方。

火药七分 硫黄七分 白葫椒五分

共研极细末，用陈醋合匀成饼，敷于肚脐当中，外用暖脐膏盖贴，务须过三四次者，方可用之，早恐变症。

【评议】 用火药(内含硝石)、硫黄治疗疟疾，方书不见记载。张仲元在太医院任职甚久，由医士晋升至院使，学验俱富，所拟之方，当有根据。考硫黄，主要成份除硫外，尚含有少量砷，而砷剂古方中常用以治疟，或者与之有关。另外全方偏温，敷于脐中，又用暖脐膏盖贴，估计大约此为疟疾病深，症属阴寒者设，用此温阳之剂，鼓舞阳气，战而胜邪，所以叮嘱不可早用，以防疟疾初起，实证用阳药，而生他变。《丹方精华》有疟疾膏治一切恶疟，用巴豆、白胡椒、草果为膏，贴脊骨第三节骨处，用意与此相仿，惟此方不用截疟之品。外贴治疟，其效如何，尚待进一步验证。

三十 其他效验医方

1 清瘟解毒丸

光绪 年 月 日，清瘟解毒丸一料。

黄芩二两 元参三两 桔梗二两 陈皮二两 黄连二钱 升麻五钱 马勃一两五钱 牛蒡子一两五钱 柴胡一两 连翘二两 板蓝根一两五钱 僵蚕二两 人中黄一两五钱 栀子二两，炒 豆豉二两 犀角一两 薄荷一两

共研极细末，炼蜜为丸。

【评议】 宫中此方为东垣普济消毒饮加味，原方清热解毒，疏风散邪，用治大头瘟，咽喉肿痛等症。今加大量犀角凉血解毒，人中黄清热解毒，可用于热病发斑，血热毒盛，斑疹紫黯等险症。

2 消毒止血散

光绪 年十二月初四日卯刻，皇上消毒止血散。

京牛黄五分 珍珠五分 血竭五分 云连一钱 旱三七五分 乳香七分 没药七分 冰片二分

共研极细末。

【评议】 本方为犀黄丸加减方，功能清热解毒，散结止血。方中用牛黄、珍珠清心、镇惊、解毒、护心；黄连清热解毒；乳香、没药、血竭活血通络；三七止血。盖瘟邪容易经血脉走窜入心，故方中用众多血药，引牛黄、云连入于血分以解毒，施于疮疡斑疹，急毒攻心，有效。从脉案及本方用于腊月而议，当为治光绪帝痈疡流注症。

3 九气拈痛丸

光绪 年七月十六日申刻，庄守和、忠勋谨拟：九气拈痛丸配方。

皇上左边乳上胸牵背疼，良由肝肺气道郁结不舒使然，谨拟九气拈痛丸二钱，白开水送服。

当归四两 良姜四两 五灵脂四两 莪术四两 槟榔四两 青皮四两 延胡索二两 郁金二两 木香二两 陈皮二两 姜黄二两 香附五两 甘草一两五钱

共为末，醋法为丸。

【评议】 本方已见慈禧医方，惟光绪帝用此以治左乳上疼痛，由胸彻背，虽御医们认

为“由肝肺气道郁结不舒使然”，但根据发作部位，疼痛性质，及方中药物组成看来，提示此方除用治胃脘痛外，尚可用治冠心病心绞痛等证。

4 平安丸

光绪 年 月 日，平安丸配方。

檀香二两 落水沉二两 木香二两 丁香二两 白蔻仁二两 肉蔻仁二两 红蔻二两 草蔻二两 陈皮二两 炙厚朴二两 苍术二两，土炒 甘草二两 神曲二两，炒 麦芽二两，炒 山楂二两，炒焦

共研极细面，蜜丸，重二钱。

【评议】 本方由四香、四蔻、平胃散、焦三仙组成，功能健脾和胃，理气止呕，为脾胃门用方，慈禧医方中已有论述。此为宫中秘方，用途甚广。据清宫医案记载，乾隆时经常作为恩典，赏赐大臣。光绪帝肝肾疾患为重，何以用此，盖中医认为脾胃属后天之本。苟脾胃健运，自可不病长寿，所谓“补肾不若补脾”，可见光绪帝用此亦为补益之故。

5 加味三圣丸

光绪 年 月 日，三圣丸加味。

于术二两，炒嫩 川连二钱五分，炒 橘红五钱，果 羚羊三钱 胆星二钱 小枳实五钱，炒 苏子叶三钱 蒌皮四钱，子

共研细面，神曲为丸，如绿豆大，每服一百五十丸，白开水送下。

【评议】 三圣丸方出自王肯堂《六科准绳》，原方由白术四两，黄连五钱、橘红一两组成。功能健脾和胃，主治脘次嘈杂。慈禧医方中已有评述。宫中此方加入羚羊凉肝泄热，胆星、枳、蒌清热化痰苏子叶宣肺行气，和胃止呕，变其制为肝胃同治，并补宜于痰湿之体而又脾胃不健者，用途颇多。可见御医用药，并不因袭成方，而是根据病情化裁，宜其效应之广。

6 清热化饮方

光绪 年正月二十日，范承顺拟。

牡丹方，内有蓄热，以致口鼻干燥，湿饮停滞，今用清热化饮之方。

黄芩一钱 元参二钱 麦冬二钱 菊花一钱 白术一钱 茯苓一钱

【评议】 此为补偏救弊而设。黄芩、菊花清热散风，元参、麦冬养阴润燥，白术、茯苓健脾除湿，诸药合用，治光绪帝服牡丹方后，口鼻干燥，内有停饮之症甚当，亦对症疗法。

7 加减清热除湿膏

光绪二年七月十四日，李德昌敬谨拟：皇上清热除湿膏加减。

连翘六钱 胆草四钱 焦三仙一两 赤苓六钱 防风五钱 桑皮四钱，生 赤小豆五钱 菊花五钱 茵陈六钱 条芩四钱 僵蚕四钱，炒 生甘草二钱

以水煎透，去渣，加炼蜜为膏，每服二钱，白开水冲服。

四年七月二十一日，照原方减去条芩、僵蚕，加茯苓六钱、于白术五钱炒焦、陈皮四钱、山药六钱炒，合配一料。

【评议】 中医认为肝胆脾胃多湿热之症，此方清肝热，化脾湿，炼蜜为膏缓服，亦属

半疏半调之剂。大约药症相符，故光绪四年又用本方。

不过热易除而湿难化，故转方减清热药，而加健脾之品，可见御医们之谨慎处。

8　芷贝散

光绪　年二月十四日未刻，上交芷贝散方。

白芷一两　贝母一两

共研极细面，过重罗，每日早晚膳后用热黄酒调一钱，温服。

【评议】 是方具祛风消肿、清热散结之功效。方中白芷辛温，能表散风寒，散肿通窍，《百一选方》：单此一味名都梁丸，用治头风头痛。贝母除化痰止咳外，尚可清热散结。用黄酒调服，在于酒有活血通络之作用。

清代宫廷医话

主　编　陈可冀

编著者　陈可冀　李春生

张文高　周文泉

前　言

《清代宫廷医话》乃应人民卫生出版社之约，由我等从事清宫医药档案研究之几位临床医师，共同于繁忙诊务之余，旁征博引，注重征信，认真撰写而成，凡六十题。

有清一代，历二百又数十年，其间遗闻轶事，名人故老，书林艺苑，已多有传录；由于系九重宫阙中事，鲜为人知。至于宫廷中医药病患，生老病死，间或与政治风云有关者，既往忌讳良多，不易竟委穷源，毕见真情。

清太医院设官署于宫阙之东，沿用明制，属五品衙门(一度为四品)；医术凡十一分科，前后虽有增损，但大小方脉、妇人、疮疡、针灸、眼、口齿、咽喉、接骨、按摩等，大体齐备。轮班轮派，奉旨点用，设有“太医入直”(即值班)制度；皇帝驻跸园廷或巡幸某地，太医官理当随从。宫中诊疗，皆详作“脉案”记录。所谓“翠鼎浓煎”，“遣台御医”，“征收地道药材”，凡此等等，皆极审慎，技艺自亦较高。

本书编者出于继承发扬我国灿烂之传统医药学之夙愿，以中国第一历史档案馆现存之医药史料为起点，实事求是，撷采崇严，侧重科学性，以医话方式述其特色，以供参考。

全国政协常委溥杰先生至为关切本书的出版，为书名题签，谨致谢忱。由于编写者学识所限，讹舛疏漏，恐所不免，尚望海内博雅指正。

陈可冀

乙丑仲春于北京西苑

雅俗共赏，清宫医案蕴奇珍

陈可冀

清代宫廷医疗档案材料的发掘、整理和研究，是开拓继承发扬我国传统医药学宝库的一个重要方面。在这些当年遗留下来的原始记录中，蕴藏有万千珍奇的珠玉，披读之余，使人耳目为之一新，心田为之昭昭，真是如饮醇酒，令人馨香不忘。

一六四四年五月，清军占领北京。九月，清世祖顺治皇帝旋即将国都由东北沈阳迁至北京。由此揭开了以清宫为中心的清王朝对中国长达二百六十八年之封建君主专制统治的序幕。清王朝虽则是我国历史上最后一代之王朝，但其封建政治、经济及文化，在若干时期中，皆曾发展到某种高峰水平，清代医学自不例外。

清代，历经顺治、康熙、雍正、乾隆、嘉庆、道光、咸丰、同治、光绪、宣统，计共十朝。为维护封建统治，宫中对帝王后妃之健康起居极为关注，先后多次征集所谓“品学兼粹”而“名动九重”之医师入内廷为帝后诊治疾病。光绪皇帝病重时，朝廷不仅下诏全国各地征求名医，甚且邀集法国医师会诊；故自清宫医案中我们可以见到御医们严肃认真，细审病原，辨证论治的情景。更由于上下二百余年，王室宫闱之病状真情，医方本草之分两遣用，究竟不同于民间，所以，清宫医案在理论、实践及文史知识方面别开生面，很是吸引人。

现存的清代宫廷医药档案，皆手抄秘录，字迹工整，为不可多得的脉案原件。这些纪录，或书于杏黄册内，或书于大红笺中，间亦有书于杂色宣纸笺上者，可谓琳瑯满目。

在这些医药档案中，有清季历朝帝王后妃的《进药底簿》或《用药底簿》，翔实完整，一般均逐日记载，一年订成一册，如同治皇帝患天花病，自发病之初至病死，长达三十六天，每日均有纪录，成册而无任何遗漏。其中以《老佛爷(即慈禧)用药底簿》、《光绪用药底簿》、《宣统用药底簿》及《总管(即李莲英)用药底簿》等最为系统，有数年连续，无一日或缺者，使我们对西太后的面神经痉挛、慢性消化功能失调；光绪皇帝的遗精病；李莲英的慢性气管炎病有一个很明确的了解。

清宫医药档案中，诊笺很多，或一日一笺，或一次一笺，详简不一。有脉因证治、理法方药相当完整者，如朵朵鲜花，多可采撷。其中皇帝有关医药的“朱批”及“谕旨”也不少见，康熙和光绪的“御笔”较多，看来他们对医药之事是很关心的。

皇帝和皇太后的《起居注》，内务府抄件，御药房各项记录，各种配方簿等，不少都有姓名归属，是很可贵的。其中如恭亲王的护侍疾病记载，有如今日之特别护理记录，记载某时某刻病状如何，某时某刻服药若干，某时某刻有大小便，某时某刻有何要求，等等等等，参考价值很大。翁同龢的亲笔日记，对于印证同治皇帝病状，证明患的是天花，不是梅毒，起到很大作用。

现存的这些清代十朝宫中重要人物的脉案，不仅涉及历代帝后妃嫔、皇子皇女、亲王郡王，还包括贝子贝勒、格格福晋等；清代大臣如张廷玉、董邦达、傅恒、侯陈泰，以及妇孺皆知的太监李莲英、小德张，和各宫之宫女、“妈妈”等，皆有收录。李莲英患慢性气管炎，从年轻时的病案中就见端倪，年长后就更明显了。

清代宫中的医事情况，中医学术的发展，古方时方的应用，以及西洋医学传入的影响，宫中应用中西药物的史实，包括用洋地黄、牛乳、羊乳，当时也给病人检查尿中的蛋白含量等，皆有反映。在宫中供职的西洋人传教士张诚，以及给乾隆香妃作画像的意大利画家郎士宁等服用的中药，和中西医药的交流等，皆可于这些浩瀚的案卷中见得，倍觉珍奇。

以上所言，与野史、轶闻大相径庭。试举两则脉案，便可见一斑。

1 《伤寒论》四逆散复方的应用

“光绪三十二年五月十七日，力钧请得皇太后脉息左关弦急，右关濡滑。肝旺由于胆热，胃实由于脾实。胃气稍开，拟用疏肝和胃之法调理。

生杭白芍一钱，杵 生枳壳一钱 南柴胡八分 粉甘草八分

百沸汤煎数沸，公丁香末二分冲，去渣服。”

此例之识证用方，丝丝入扣。

2 《温疫论》达原饮复方的应用

“嘉庆十六年六月十六日，张自兴看得南府首领禄喜，脉息弦数，原系停饮受凉之症，病后复受暑热，发虐，间日往来寒热，此由素有湿饮所致，昨服清脾四苓汤，寒战渐减，今用加味达原饮，晚服一贴调理。

柴胡二钱 赤芍三钱 知母二钱五分 槟榔二钱五分 厚朴一钱五分 半夏曲三钱 赤苓四钱 黄芩三钱 花粉三钱 木通三钱 滑石三钱 草果八分，煨

引加乌梅三个。”

以此续用，进退治疗，二十九日痊愈。

例一用经方，例二用时方，可见宫中治疗崇尚实效，不论学术流派，皆可一展其技。

御医难当

周文泉

御医，又称太医，因其主要在宫中为皇家诊治疾病而名。由于接近当时统治者，加之宫闱森严，以及历史的种种原因，人们对御医了解甚少，久而存有许多揣测。以往有“翰林院文章，太医院药方”的传闻，认为御医处方平平，应景而已，人情练达为主，疗效尚在其次；也有“太医难当”之说，“伴君如伴虎”，以致历代不少医家均因此借故不应诏来京；尚有认为御医在君王左右，地位至尊至荣者。清代，宫廷内部明争暗斗激烈，政治风云诸多变幻，帝后之死因不明者多，因之御医与政治的关联也引起研究者之兴趣。凡此种种，均表明了人们对御医的关注。

我们在进行清代宫廷医疗经验的整理研究中，发现不少清代皇帝有关医药的朱批和朱谕，这些珍贵之原始档案资料，有助于讨论和研究宫中御医的诸种情况。从这些朱批(谕)中看“太医难当”是有道理的。

宫中治病，皇家对于疗效至为强调，倘治疗效果欠佳，皇帝常予以严词申斥，甚至惩处；反之，若疗效满意，亦褒奖有加。如乾隆十七(?)年五月二十九日，皇帝对太医院院使刘裕铎治疗简亲王泄泻的朱批，便是一例：

“五月二十九日，院使刘裕铎谨奏 奉旨 看得简亲王，原系湿热伤脾泄泻日久之症，以致口疮糜痛，肚腹泄泻，日更衣六、七次，形瘦食少，四肢浮肿，脉息微弱。年老病大，

服过保元、异功、理中等汤，泄泻时减时复。自交夏至以来，胃气日衰，饮食益减，其症可畏。今仍用理中汤加减，竭力调治。谨此奏闻。

加减理中汤

人参五钱　白术五钱，土炒　炮姜二钱　附子二钱，制　茯苓三钱　白豆蔻二钱，煨　甘草三钱，去心”

简亲王，原封济尔哈朗，次后爵位相袭，至乾隆朝，袭爵者为济尔哈朗弟费杨武之曾孙德沛(按，德沛于乾隆十七年死，故此奏折或为该年事)。德沛操履厚重，深得乾隆赏识，故对其病情至为关切，在病情奏折上朱批：“知道了。夏至已(以)前就该治好了，钦此。”考若奏折为乾隆十七年，夏至当是五月初十，而朱批时间业已五月二十九日，病情迁延不愈，皇上大为不满，埋怨之心，已有表露。尤有甚者，对于疗效不著者，更有诸多申斥，朱批亦辄恶语相加。如康熙四十五年八月十八日，太医院御医刘声芳、李德聪，奏治正黄旗包依、护军参领莫尔洪之暑湿伤气下痢病，病势缠绵，恐成“关格”证，改用升阳益胃汤治疗之奏折，康熙帝朱批：“尔等皆因医学粗浅之故，所以往往不能救人”。乾隆皇帝亦常申斥御医，如乾隆二十年，太医院院使刘裕铎治疗侍卫内大臣伯依勒慎“伤寒发疹之症”，“由毒热内盛，以致谵语，舌苔焦黑，六脉细小，病势危险”而急奏皇上。总管王常贵奏过后，乾隆帝朱批：“交给他们一个病就治坏了，你提防着点，着他去守着看，钦此”，极为不满。光绪皇帝，身体孱弱，诸病缠身，御医治疗，颇感棘手。光绪本人求愈心切，每每大发雷霆，其谕示病情之时，对御医尤多申斥。如光绪三十三年之光绪病原(病情记录)中有“药饵无效。以上各病究竟能治与否，开方时当明言之，勿得草草仅开数味无关紧要之药，以图塞责”及“须切实想法速治，勿得延误”等语，显系对疗效不著十分不满。又如：“所用之药，非但无效，而且转增诸恙，似乎药与病总不相符，每次看病匆匆顷刻之间，岂能将病情详细推敲，不过敷衍了事而已，素号名医，何得如此草率?!仍当尽心设法，务俾见愈”，申斥之余，仍要速效。尤甚者，光绪三十四年病原中谕示：“……，寸效毫无。……名医伎俩，仅止如此，亦可叹矣！”此类恶语，比比皆是。足证光绪求愈心情之迫切，亦说明宫中御医治病疗效不佳时，所受申斥之严厉。显然，宫中对于治病疗效特别强调，御医治疗时不能敷衍从事。

当然，如果疗效满意，皇帝亦褒奖有加，以资鼓励。雍正七年三月二十三日，治疗内大臣侯陈泰病“伤寒”奏折及朱批可见一斑。奏折上说：“三月二十三日，光禄寺卿臣冀栋、御医臣刘裕铎谨奏：雍正七年正月十三日，奉旨看内大臣侯陈泰，原系伤寒发癍之症，服过益气、化癍、温胆等汤，今已全好。谨此奏闻。”

皇上的朱批是：“陈泰病症难为，冀栋、刘裕铎医治，着各赏记录一次，钦此。”记录一次，即记功一次，自然有助于日后的晋升。

不惟如此，御医辨证施方也常常受皇帝的干涉。清代不少皇帝对医药抱有兴趣。姑且不论其水平如何，却常指挥御医辨证处方，而御医纵有高明的医术，仍得遵旨行事，倘有异议，皇帝便动以声色，从而给治疗增添不少困难。

康熙五十一年，正黄旗四等侍卫布勒苏患痛，御医诊为“狂病”，康熙帝否认，批道：“非良医也，恐非疯狂，钦此钦遵。”并派太医院左院判黄运、御医霍桂芳于八月五日再去诊视，后回奏有：“向他探问，其口出胡话，言有人持刀砍他，用枪刺他，欲向他索取银两”以及“问其弟护军柴吉木，其言许多日皆言此语”等文，黄运等认为属“肝经积热，痰气结于心包，以致语言错乱，病似疯狂之症。”康熙帝见奏大怒，遂朱批：“此劣等大夫们知道什么!”。此例以其症状表现，当属癫狂类病，而康熙帝主观臆断，否认御医诊断，御医虽有异议，亦不敢不遵圣旨。在诊断方面如是，治疗方面，朱批中议论更多。如康熙四十二年七月十三日，康熙帝在御医张献、刘声芳治疗武英殿赫世亨病的奏折上朱批："理气健脾丸药，有补脾助消化之效，着每日早晨将一钱药以小米汤同服下，想必有益。着由御药房取药试服。除此之外，禁止服用其他补药及人参等。"自然，病后调脾及防止滥用人参均有合理之处，但其谕示不合医理，御医又安敢不遵旨照办。光绪皇帝常以知医自诩，每于"上交病原"之中，谕示对其本人病症之治疗办法。光绪三十三年八月初十批曰："总之，气(身)体素虚不受补剂，补之徒助上热，清之又碍下元，其详细斟酌，务令下元实而上热退，方可愈也。"斯时，光绪之病势已十分沉重，"治疗多有掣肘"(医案中语)，而其本人又常自作主张，致使御医无所适从。尤甚者，对药物选择亦时有朱谕："若常用热剂一味峻补，恐前所发之恙复见于今。尚宜斟酌立方，如生地、元参、菊花、桑叶、竹茹等清凉养阴之品，每日稍佐二、三味，以防浮热时常上溢"，据以后脉案载，御医用药即每多施用光绪所示诸品。可见其谕示御医必须恪守。有时其谕示论述特多，御医更茫然不知所措，如光绪谕示："总论以上诸症，似非峻补不可。然禀赋本系上盛下虚，素有浮热。多服补剂惟上焦虚火更盛，而下部之虚弱并不能愈。用药总宜于补益剂中，稍佐以养阴泻火之品，俾虚热渐渐下引，兼实下焦为合宜。"据脉案得知光绪帝患有结核、遗精、肠胃病、严重神经官能症等疾患。身体极弱，兼以腰胯疼痛日剧，行动困难。御医治疗，深感棘手，而治疗用药又时常受光绪之牵制。因之，治疗能获小效，延续其生命，实属不易。真是太医难当。

由于御医属皇家之私有，服务于宫中，所以一切活动都得听从皇家安排。甚至给大臣看病也得经皇帝批准。凡王公大臣等患病想请御医诊治，应先奏明皇帝允许后，御医遵旨往诊。其治疗情况，御医亦得及时禀奏，治疗效果，更当详报，如病家有所赏赐或馈赠，尤应奏明，听候皇上谕示，不得私自受纳。如乾隆十五年六月初三日，太医院御医陈止敬，奉旨为世子成衮扎布诊病的奏折："奉旨看得世子成衮扎布病，系咳嗽喘息，不能仰卧，形瘦食少，牙疳腿疼等症。服过滋燥、舒筋、拈痛等汤及二妙丸，诸症俱好，惟腿膝痠软，步履无力，常服虎骨木瓜丸调理。给臣缎四匹，马五匹。臣不敢收。谨此奏闻。"

乾隆皇帝的朱批是："缎马不必收，钦此。"

再如，乾隆十二年十二月二十四日，太医院吏目、大方脉崔生伟奉旨，前往都尔伯忒看扎萨衮贝子丹珠尔病，治愈返归时，曾受赏"银子五十两"，崔"未敢擅收"而奏明皇上，乾隆朱批："银子不必接他的，钦此。"类似朱批颇多。之所以不许御医受纳，主要在于表明御医是属皇家私有，皇帝派出御医为属臣治病，乃是皇帝的恩典，因之，不能谢御医，而当感谢圣上的"隆恩"。

话又说回来，虽然，御医经常挨皇上骂，但并非水平不高，他们负有保护皇家健康之重任，故宫中对其医术亦有较高的要求。其应诏入宫者，皆是各省督抚举荐之名医，部分太医院培养者，亦因从师于高手而具一定水平。这不仅可从皇帝朱谕中有"素号名医"、"名医伎俩"等语中看出，在皇帝征荐名医的谕示中亦可证明。如雍正皇帝为征荐地方名医，曾亲笔谕示各省督抚大员："可留心访问有内外科好医生与深透修养之人……倘遇缘访得时，必委曲开道，令其乐从方好。不可迫之以势，厚赠以安其家。一面奏闻，一面着人伏侍送至京城，朕有用处。竭力代朕访求之，不必存疑难之怀；便荐送非人，朕亦不怪也。朕自有试用之道。如闻有他省之人，可速将姓名来历密奏以闻，朕再传谕该督抚访查。不可视为具文从事，以留神博闻广访，以副朕意，慎密为之"。这个朱谕，雍正皇帝竟亲笔写了八道，可见其心情之急切。

另如光绪三十四年六月，光绪病重，亦曾电谕全国，广征名医："六月十三日军械大臣口传奉旨，着将陈秉钧等每日请得脉案钞给军械大臣、御前大臣、各院部衙门、并各省将军都统、督抚等关看。如知有精通医学之人，迅即保荐来京。钦此。"

又如"着各省将军、督抚，遴选精通医学之人，无论有无官职，迅速保送来京，以候侍诊。如能奏效，当予以不次之赏。其原保之将军、督抚，并一体加恩，特此通谕知之"，亦是一再敦促各省举荐名医。

同样，从御医所书写的脉案及记录的治疗效果分析，他们确实具较高水平。特别是宫中治病强调疗效，御医治病又有遵旨施方之苦衷，在此情况下，尚须收较好之治疗效果，足资证明，御医应是医理精深、疗效显著之高手。当然，御医也确实难当。

清宫中的医事制度

李春生

宫廷之中设立医官"太医丞"，起于秦及两汉。他们兼管医药，负责宫廷帝后和高级官员的医疗保健事务，专门为封建统治阶级服务。"太医院"之称，首见于金代。元朝不仅有专署，还编制《御药院方》和《饮膳正要》诸书，供内廷使用。明代的太医院较元代更为兴盛，设置院使、院判、御医等职，当时的著名医家如董宿、方贤、龚廷贤、李时珍、杨继洲等，都曾在太医院任职，其著述亦丰，对中国传统医学的发展做出了贡献。

清代在明代太医院旧址——正阳门以东，东交民巷内，继续设置太医院，官职亦因袭旧制。现将医事制度作一介绍。

官职和分科

清太医院为五品衙门，自清初以迄光绪，全是如此。宣统元年升正四品，但时间短暂，已近尾声了。

官职的设置：自顺治元年开始，任院使一人，作为首领，制正五品。左右院判各一人，作为副首领，制正六品。当时用语，皆称"堂官"，意为堂上之官。他们掌握医务方面的政策法令，并管辖医务工作。在正副首领之上，设管理院事王大臣一人做统带。正副首领以下属员有，御医十三人，内兼首领厅事二人，初制正八品，雍正七年升七品，给六品冠带，宣统元年升正六品。吏目二十六人。内兼首领厅事一人，初制八、九品各十三人，宣统元年，改八品为七品，九品为八品。医士二十人，内兼首领厅事一人，给从九品冠带。御医、吏目、医士均负责治疗疾病。另有医生三十人，为未入流者，不授官阶，掌握医药及制造。

官员升阶，院官迁转不离本署。院使由左院判升补，左院判由右院判转补，右院判由御医升补，御医由吏目升补，吏目由医士升补。同治朝，曾议吏目食俸六年，升用按察司经历、州判。后来有人提出其所学为医，不宜从政，乃作罢。御医、吏目、医士等，年老多病不能行走者，呈院验实，奏准告退还乡。但病愈之后，仍可申请赴院供职。若推诿託故，不具呈申请补用，而在宫外行医诊病者，发现后要交刑部严加议处。假若不是年老有疾，太医院徇于私情，经过疏通而让其告退者，发现后也要一并议处。

太医院医术分科，明朝时有十三科："曰大方脉(内科)、曰小方脉(儿科)、曰妇人、曰疮疡、曰针灸、曰眼、曰口齿、曰接骨、曰伤寒、曰咽喉、曰金镞、曰按摩、曰祝由。"清初大体沿明之旧，但将金镞分属疮疡和接骨，按摩也不设专科，裁去靠禁咒、符水等迷信活动治病的祝由科，增设痘疹一科，共计十一科。到了康熙朝，又以痘疹归入小方脉，咽喉、口齿合为一科，减并为九科。嘉庆六年，奉旨将正骨科“划归上驷院蒙古医生长兼充”；道光二年，上谕“针刺火灸，究(非)奉君之所宜”。且认为针灸坦胸露乳，有伤大雅，因此“太医院针灸一科，著永远停止。”至此前设之九科，又减为七科。到了光绪朝，又将伤寒、妇人科并入大方脉，使设置减至五科。以上为有清二百余年间太医院科室的沿革概况。

有必要谈的是：清初建立痘疹一科，是适应当时天花、麻疹流行的客观需要。清军入关之后，时值疫病流行，特别是在康熙、雍正、乾隆、嘉庆、道光、同治诸朝更为严重。满洲贵族患上痘疹，特别是同治帝死于天花，使清代统治者感到惴惴不安，谈痘色变，认为生命受到很大威胁，因而增设痘疹一科，汲取明代的治疗痘疹经验，以应付局面。并推广人痘接种，进行预防。

正骨科划归上驷院蒙古医生长兼充，是因为蒙古医生正骨技术有独到之处。清代旧制，选上三旗蒙古士卒之谙习正骨法者，每旗十人，隶属上驷院，称为“蒙古医士”。凡宫廷内禁、寺院僧人中有跌打损伤者，由蒙古医士诊治，逾期无效，则给予惩治。礼部侍郎齐召南，曾坠马伤及头部，头脑胀痛，蒙古医士用牛膀胱蒙其首以治之，使他的伤迅速痊愈。乾隆、嘉庆年间，最著名的蒙古医士叫觉罗伊桑阿伊，他以正骨起家，渐至巨富。他教授徒弟的方法是：先将毛笔管截削数段，外包以纸，然后让徒弟搓弄摩挲，使其关节接合，达到好像没有破损时的样子。通过这样的学习再应用于临床，常常疗效很高。曾有一人从马上堕下，别无痛苦，只是两脚欲向前行，但步伐反而向后退。请蒙古医士看病，认为无须用药，但在空庭内，令两名健壮男子，先由一人将患者举起，与另一人相向对掷，掷数十次放下，患者即放步如常。或问及这种疗法的道理，回答说：“因从高堕下，肝叶翻背，非药石可疗。只有举掷，方能使肝叶展布反正过来。”其实堕马伤筋，筋络错位，通过互掷，有理展筋络、疏通血脉的作用，所以其病得愈。所谓“肝叶翻背”，不过是筋络错位的代词罢了。似此奏效的病例尚多，遗憾的是蒙古医士正骨法多赖经验与手法的直接传授，而写成专书广为流传者很少。御纂《医宗金鉴》正骨心法，是从明代薛己《正体类要》的基础上扩充起来的，并非取自蒙古医士的正骨专长。

太医入宫请脉

按照清宫的惯例，宫廷太医要依据其等级和专业，轮流值班。在宫内值班的，叫做“宫直”。在宫外值班的，叫做“六直”。宫直的值班地点在内药房及各宫外班房，专司给帝后妃嫔贵人等看病。六直的值班地点在外直房，任务最初是恭备宁寿宫、慈宁宫、乾清宫、钟粹宫、寿康宫、寿安宫六处召命。到了道光末年以后，则是专诊总管内宦、御前内宦、嬷嬷、女子、祭神房女官、昇平署内宦等六项杂差。为时不久，即无专人管理了。此外，当皇帝驻跸园庭或巡幸他处时，也要传旨点用或轮派太医院医官随从前往，做医务保健。

太医入宫给帝后等请脉，须有专职御药房太监带领。请脉完毕，要具本开载证治之法，有时还说明本方药性，于月日之下署名，以进御览，这就是宫廷的“脉案”。今举光绪三十二年德宗和慈禧太后的两帧脉案为例：

“七月十三日，全顺、忠勋请得皇上脉息左寸关沉弦，右寸关沉滑。肝阳未平，脾元尚弱，饮食消化较慢，动作尚觉眩晕，胸膈不爽，步履酸软。今议用理脾和肝化湿饮，今、明各服一贴。

西洋参二钱，研　云苓四钱　元参三钱　杭芍五钱　炙枇杷叶三钱　菊花三钱　旋覆花三钱，包煎　猪苓三钱　菟丝饼三钱　川贝三钱，研　鸡内金三钱

引用黄土八两　百沸汤冲融澄清煎药”

“五月十七日，力钧请得皇太后脉息左关弦急，右关濡滑。肝旺由于胆热，胃实由于脾湿，胃气稍开。拟用疏肝和胃之法调理”。

生杭白芍一钱，杵　生枳壳一钱　南柴胡八分　粉甘草八分

百沸汤煎数沸　公丁香末二分，冲，去渣服

由上面两案可以看出，宫廷医生看病非常认真，脉证医理和方药能丝丝入扣，一线贯穿，能够代表清代医疗水平。

当帝后同意服药之后，脉案由内监收掌，以备查考。太医和内监再一起到内局合药，将药贴连名封记，并监视御药的煎调。御药一般以两剂合为一服，严格遵古煎制。俟熟，依《礼记》“君有疾饮药，臣先尝之”的规矩，分入两个容器。一器之药，由御医先尝，院判继之，最后太监也要尝。另一器之药，进呈御用。这样，可以防止毒害帝后的事件发生。

不仅皇帝、皇太后有脉案，宫内所有的人诊病，都有脉案记录，以备查考。不过宫中使用的人，一般不立个人专册，而是许多人共为一册。但也有例外，如慈禧太后宠信的大总管太监李莲英，不但有专册脉案，而且册衣用明黄绫为之，超越了宫廷制度的许可范围。

到了晚清时代，慈禧太后为所欲为，干扰了太医院的工作秩序。例如，她有时兴致所至，就命把太医院的大夫叫来，但这并非为看病，而是唤他们来跪在地上朗读四书——如《论语》之类，太后在旁听着。有时还令太医院作灯谜。有一次，太后对于太医院所作的“踏雪寻梅”打药品“款冬花”的灯谜，大加赞赏。宣统皇帝溥仪也常让太医给他诊脉，没有病时也这样作，称之曰“请平安脉”。太医给溥仪诊脉时，还得跪在地上，诊毕即使没病，也要开一个药方，叫做“代茶饮”。至于溥仪是否服用，那就不得而知了。

清代假若皇帝有病，服太医院药方无效，也可以破例由王大臣诸官员中之知医者，在京城或地方保荐医生来京看病。如光绪皇帝患病的中晚期，给皇帝看病的陈秉均、张彭年、施焕、周景焘、吕用宾、杜钟骏等，皆为外省所荐医宫。慈禧太后也曾请院外医生诊病，圆明园北边安宁庄有一位乡村医生禹会元先生，传说曾治愈慈禧的伤食腹痛证，还得到一块“御医国手”的金匾额呢！

皇帝患病死亡，即所谓“龙驭上宾”，太医院院使、院判御医、医士等有关人员，都要受到处分。如同治帝死后，奉慈安、慈禧皇太后懿旨：“上月大行皇帝天花，李德立等未能力图保护，厥咎甚重。太医院左院判李德立、右院判庄守和均著即行革职，带罪当差。钦此。”后来光绪皇帝死后，太医院院使张仲元，御医全顺，医士忠勋等也被革职。

清太医院的医学教育及其他

陈可冀

清王朝对宫廷内的医学教育是十分重视的，不仅时常过问太医院医宫的医学水平和医疗技能，就是皇帝自己，对医学知识也十分感兴趣，这可能是皇帝毕竟和凡人相同，都希望健康长寿、“福寿双全”的缘故。

明代后期，西洋医学开始较系统地输入中国。康熙 32 年，即公元 1693 年，康熙皇帝

患疟疾，多方治疗罔效，神父洪若翰(公元1687年来华，1710年卒)、刘应(公元1687年来华，1737年卒)献金鸡纳治愈。法国人樊国梁在其所著之《燕京开教略》中称："康熙偶患症疾，洪若翰、刘应进金鸡纳……，皇上以未达药性，派四大臣亲验，先令患疟疾者服之，皆愈。四大臣自服少许，亦觉无害，遂请皇上进用，不日疟瘳……，特于皇城西门赐广厦一所。"以后，康熙患心悸及唇病，经西医罗德先、安泰治疗好转，由是对中西医学及其交流颇有兴趣。公元1712年6月间，曹寅至江苏扬州料理事务，7月初患疟疾，遍延江南名医未能控制，且有恶化，其亲家苏州织造李熙前来看望，曹请李熙奏请皇上给圣药，康熙闻奏后，立即派驿车星夜送去金鸡纳，嘱用二钱末酒调服，指出数次即可去根。

康熙在同西方传教士交往中，向他们介绍中国脉学，法国传教士张诚日记称：公元1690年1月26日，康熙传旨白晋、张诚至养心殿，垂询欧洲人是否和中国人一样切脉，并要与彼等相互切脉，介绍和传授中国脉学；而且还向白晋及巴多明(法国人)介绍宫廷中所藏之中医书籍。

康熙疟疾病愈后，对西方医学兴趣很浓，任命通晓外科医术的传教士罗怀忠为"内廷行走"，罗德先、安泰为"扈从医生"。1697年，康熙派白晋为钦差大臣，物色西洋科技人才。第二年，精晓西医的巴多明来华，留在宫中任职。康熙自己更接受法国人白晋等人讲解人体解剖、功能及二十篇各种疾病。康熙学习人体解剖时，还传旨从御库中取出长三尺、标有周身经络的铜人模型作对比研究，注意到关于静脉的描述相同，但在铜人模型身上则没有动脉。由于康熙皇帝的行动，外国传教士在华传播西洋医学的著述逐渐增多。

光绪朝时，朝野人士均感十分必要引进西方进步的科学知识。光绪24年，即公元1898年，光绪皇帝下有谕旨："又谕，孙家鼐奏，请设医学堂等语，医学一门，关系至重，亟应另设医学堂，考求中西医理，归大学堂兼辖，以期医学精进，即着孙家鼐详拟办法具奏。"《中国近代史资料丛刊·戊戌变法》第二册引梁启超按："泰西大学医为一科，今特许增之，实为维新之一政也。"当时光绪皇帝本人患病，也请外国医生会诊，有医案可查。

在清代宫廷医药档案中，关于清太医院的医学教育，有若干记载。如清太医院院使张仲元曾于光绪34年经内务府大臣奏请举办太医院医学堂，培养医学通才，以供职内廷。学生共分两班，每班100人，中学班以中医为主课，五年毕业；高等预科以洋文西医为主课，五年升入本科，再三年，"高等毕业"，毕业后均照学部奏定给了出身。奏折中并称："智育、体育、德育三者并重"，中医科中学班不仅学"修身、经学、国文、内经、脉经、本草经、难经、伤寒论、金匮、历代名方、理化等课"，还学"英文、西医大要、人身生理、动物生理"等课程。西医高等班除学"修身、经学、国文、外国文、代数、化学、几何、人身解剖、动物解剖、组织学、生理、裁判化学、卫生化学、医药化学、细菌学、诊断学、皮肤病学、儿科学、耳科学、胎生学、精神病学、植物学、药用植物分析"外，还学"中国医学"及"中医大要"等，经光绪皇帝准旨在案。并先办了中医班；西医班则因经费、仪器关系未办成。但从上述奏折及课程设置可见，当时已经注意到必须培养不同程度地沟通中西医学的人才。

当然，当时也有持不同意见的，如太医院左院判李崇光就认为由于当时太医院西医知识及办学设备等的不足，不主张兴办。

1901年"辛丑和约"之后，我国各地医院及医学校设立很多，上海等地还举办中西医学研究会及函授新医讲习班，中西医学术交流又有进一步的发展。

太医院开设课程的争论

李春生

清军入关并定都北京以后，宫廷规章多半因袭旧制，太医院培养医生开设课程也是如此。

我国由官方开设课程培养医生，最早当推唐代的“太医署”。太医署既是医务行政机构，又是医学教育机构。它不仅规模宏大，设备充实，而且培养人材都有明确的方针和方法。太医署内设医科和药科，医科分为医师、针师、按摩师和咒禁师四部。每一部门都由博士担任教学工作。医师部门范围最广，其课程分为基础医学与应用医学两项。基础医学是共同必修的，如《本草》、《甲乙》、《脉经》等；应用医学则是分别学习体疗(内科)、疮肿(外科)、少小(儿科)、耳目口齿(五官科)和角法(外治疗法)。针师部门要学习经脉孔穴；按摩部门要学习消息导引之法等。学生学习到一定阶段，就举行考试，成绩优良者，批准为合格的医生。唐代的太医署是世界上最早的医学校，比欧洲最早的意大利萨勒诺医科学校还要早二百多年。

宋代国家设有“太医局”，太医局附设有医学校和药学校，作为培养人材的最高机构。学习的专科分为方脉科、针科和疡科三种。要求每个专科的学生，也必须精通其他有关学科。开设课程除《黄帝内经素问》、《难经》、《巢氏病源》和《补注本草》为共同必修课外，又根据各专科的性质不同，加习不同的医书。如：方脉科加习《脉经》和《伤寒论》，针科加习《黄帝三部针灸经》和《龙树论》，疡科加习《黄帝三部针灸经》和《千金翼方》。考试方法则完全仿照太学，每月一次私试，每年一次公试。

金元时代的医学教育多交地方主管。1262 年(中统三年)太医院大使王犹建议在各路设立医学，各州及大多数县也设立了医学。1305 年(大德九年)，规定医学生要经常到校学习(坐斋肄业)，入学前须修习一定的预备课程及入学后必修的医学课程，如《素问》、《难经》、《本草》、《圣济总录》、《伤寒论》等书。

明代的医事制度仍沿袭前朝，如太医院、御药房等，均同金元。

清代在太医院设教习厅和医学馆作为培养人才的学校。培养人才的方法则率由旧章，以《内经》、《脉诀》、《本草》等书为基本教材。直到光绪三十四年，太医院院使张仲元由于受西方医学的熏陶和西方先进教育方法的影响，决心对旧医学教育进行改革。他上书奏请开办医学堂，对开医学堂的宗旨、计划、教材、方法提出了一整套办法。他认为教材中应中西医学兼备，同时应智育、体育、德育并重，宗旨是为培养医学通才，供职内廷。计划先办中学班，学制五年，续办高等班，学制八年。中学班以中医为主课，兼学算学、生理、英文、理化、西医大要等。高等班以西医为主课，兼学中国医学、中医大要等。在当时历史条件下，能够提出办中西医结合的学堂，培养符合时代潮流的太医，是史无前例的创举。但这个新生事物一开始萌芽破土，即遭到左院判李崇光的强烈反对。继之又上书于朝，申述理由。主要论点为：“现在留学卒业专门医科者概不乏人，国家如以为可用之时，自必赏加太医院官阶，以资内用。……何如奏调学部之卒业医科者来院，以资供奉要差，较之本院开办造就，岂不事倍功半乎？”又说：“本院人员概不通晓西学。其开办一切及器具药品之价值，以至教员之得失，统皆奉命于毫无干涉之人。学生则本院人多不合格，招至者贤愚杂乱，卒业后虽予以出身，而本院之清苦异常，陞途又窒，所成之才安能阻其他就，此真才定难缚之在院也。”“我等既不知西学，则该生造就之深浅，与西药之美恶，茫乎莫辨。冒冒然即指其为最优等，竟使之任以要差，其中隐伏之咎，孰敢当之。”基于上述理由，李崇光认为“西医不可擅用，人才毋庸自储。”因此他在太医院使张仲元拟办西医学堂会商之时，“再三拦阻，不肯允诺”，继之“先期声明，此举并未赞成，以为将来卸责地步。”这是太医院内部为培养人才开设课程发生意见分歧，相互争辩的概况。

争议的结果，张、李各自上书给管理太医院事务署总管内务府大臣继禄申明理由，复经继禄呈请皇帝允准，以“因经费有限，只得暂办中医。俟中医毕业后，再行奏请添款续办西医”为借口，未予实行，将这种新生事物，扼杀在摇篮内。

太医院开设课程的争论，从时间看，发生在光绪三十四年八月，属于清代末叶。当时革命浪潮日趋高涨，帝王江山朝不保夕，无论办五年制的中学班或八年制的高等班，学生都不可能如期毕业。因此，清太医院的这一段相互龃龉情形，只留下一段耐人寻味的史话罢了。

清太医院藏书一瞥

周文泉

前已谈及，清太医院御医多是医理精深、学验俱丰的高手。其临床经验及学术理论反映了清代医学水平。这于清宫医案及大量配方中已有体现。但御医之学术思想渊源如何？常读之书籍有哪些？均属饶有兴趣之问题。兹将清嘉庆四年(1780 年)三月至四月间御药房藏书书目原件抄录于下，从中可见清代御医所读医书之一斑，同时对于其学术思想体系亦可推知一二。

御药房旧存新收医书

问答医书一套	痘疹正宗四套
痘疹不求人一套	备全总效方六套
医说三套	御制本草品汇精要四套
本草品汇精要四套	内经素问五套
黄帝素问六套	黄帝内经素问五套
刺灸大成四套	遵生八笺五套
外科大成八本	外科正宗一套
痘疹纂要一套	痘疹全集八本
灵枢经一套	类经五套
脉经一套	图经脉诀一套
运气一套	宋板脉经一套
宋板保命集一套	宋板金丹内典一套
列仙全传一套	乾坤生意一套
神仙通论一套	卫济宝书一套
元宗博览一套	一化元宗十二本
内外金丹集八本	福寿丹书六本

神仙服饵一本	种杏仙方一套
卫生延年完真元秘诀序二本	闺范一套
寿世保元一套	本草纲目十二套
本草纲目类纂四套	本草纲目必读二套
本草原始一套	本草乘雅二套
本草汇笺一套	本草集方一套
本草汇　一套	本草集要八本
大观本草三套	政和本草四套
证类本草三套	食物本草一套
救荒本草一套	医学纲目四套
医统正脉十四套	医门法律 一部二套 一部十本
医方选要一套	医学集要一套
医要集览二十六套	古今医鉴二套
普门医品四套	古今医统一套
东医宝鉴 一部四套 一部二十五本	蒙求医书一套
万氏医书十八本	李惺菴医书七本
证治准绳八套	千金翼方二套
千金要方二套	卫生易简方一套
大德重校圣济总录六套	金丹正理大全六套
饮膳正要一套	审视瑶函一套
玉机微义一套	万病回春一套
良朋汇集一套	寿养丛珠一套
卫生宝鉴一套	东垣十书一套
保婴全书一套	颐生微论一套
景岳全书二套	诸病源候总论二套
伤寒论条辨一套	述古堂丛钞一套
太平惠民和剂局方一套	曹氏必用方一套
刺灸经验方一本	
清字雷公炮制二套	清字王叔和脉诀一套
清字难经脉诀一套	清字痘疹书五本
清字痘疹枢要一本	清字医要集览一套
西洋字药书一册	

共医书八十七种计 二百零九套
一百一十五本

清字医书六种计 五套
六本

西洋字药书一册

嘉庆四年三月二十一日至四月二十八日新收过医书

东医宝鉴一部二匣	医宗金鉴一部十四匣
普门医品一部二匣	医学阶梯一部一匣
仁术便览一部一匣	黄帝素问一部
医学入门一部二套	明医杂著一部一套
景岳全书二部二套	医宗金鉴一部四套
医宗必读一部一套	遵生八笺一部二套
食物本草一部二套	

共新收过医书十四部

从此藏书清单中可知，当时太医院御药房的藏书十分宏富。就文字而言，已有汉文书、满文书以及外文书；就书目而言，达一百余种；就册数而言更为可观。由于其分套、册、匣、本等不同，尚难统计出其确切数字，但堪称具备小型医学图书馆之规模实言不为过。

清代太医院分科已经较细。虽先后变迁，当时大体为九科；就书目而言，各科书籍都有。详细分析，大抵有以下几类书：

第一类：有关中药(本草)专书，如御制本草品汇精要、本草纲目、本草纲目类纂、本草纲目必读、本草原始、本草乘雅、本草汇笺、本草集方、本草汇、本草集要、大观本草、政和本草、证类本草、食物本草、救荒本草、清字雷公炮制等。

第二类：有关方剂专书，如备全总效方、千金要方、千金翼方、卫生易简方、圣济总录、太平惠民和剂局方、曹氏必用方、医方选要。

第三类：有关医学经典书籍，如黄帝内经素问、灵枢经、伤寒论条辨、难经、类经等。

第四类：脉学书籍，脉经、图经脉诀、宋板脉经、清字王叔和脉诀。

第五类：医学重要著作，如东垣十书、景岳全书、诸病源候论、寿世保元、医统正脉、医门法律、古今医鉴、古今医统、证治准绳、圣济总录、万病回春、东医宝鉴等。

第六类：痘疹专书，如痘疹正宗、痘疹不求人、痘疹纂要、痘疹全集、清字痘疹书、清字痘疹枢要。

第七类：外科专书，如外科大成、外科正宗等。

第八类：儿科专书，如保婴全书等。

第九类：眼科专书，如审视瑶函等。

第十类：其他，如炼丹、保健诸类医书。

由上可知，清宫内廷御医们所涉书籍十分广泛，既有理论又有临床；既有经典著作又有专科书籍；这无疑对医疗水平的提高是有促进作用的。其中痘疹专书较多，则缘痘疹为满族入京以后，最常患疾病之一。痘疮即现代医学所称之天花，系天花病毒引起之烈性传染病。清代宫廷当时十分惧怕此病，其中有好几位皇帝皆患过痘疮，而同治皇帝则死于此病。显见，宫廷对于此病至为重视，直至晚清仍是如此。

当然，以上所列书目中，有关温病书籍尚缺如，这或许是吴又可的《瘟疫论》问世时间尚短(1642 年)，影响尚微，而叶天士之《临证指南医案》刊行亦晚(1764 年)，吴鞠通的《温病条辨》等书刚刚脱稿(1799 年嘉庆三年)，尚未传入宫中之缘故。但据清宫医案分析，宫中医生的处方常用温病派的时方，说明了宫禁内外也是相互渗透，相互补充的。

御药房药源管窥

李春生

清代的御药房，成立于顺治年间。在御药房之下，又设外药房、内药房。外药房是各宫太监及其首领患病取药的地方，内药房则专给患病的皇帝、后妃、贵人等取药。由于清内廷机构庞大，人员众多，一个内药房很难满足需要。于是又分设寿康宫内药房、储秀宫内药房、圆明园药房等，并任命两名内务府大臣分别管理和署理药房事务，对外仍统称“御药房”。例如，清道光初年，管理御药房事务总管内务府大臣是桂恩，署理御药房事务总管内务府大臣是阿灵阿，御药房进出药物，都由他们管理。

顺治元年成立太医院后，凡药材出入隶属礼部，十六年，改归太医院。十八年，生药库复隶属礼部。

御药房药品来源，大致可分为四项：

一是由各省出产药材地方征收而来。其征收实物者，谓之“本色药材”；折征银两者，谓之“折色药材”。《康熙会典》说：“国初，直省钱粮，应解本色物料，款目最繁，后因地方买办起运，……供应俱艰，续议酌减。凡系上用及京城无从购办者，仍解本色，若系缓用及易于采办者，俱令折银解部。”现以内阁大库档案康熙十三年，浙江布政使陈秉直造报各府额解本折药材数目文册为例，其中既有本色，如杭州府之白芍、白术，台州府之乌药、猪牙皂等，又有折色，如僵蚕、蔓荆子、草决明等。这是出产药材地方征解本折药材情况。据清宫档案太医院《条款清单》记载：“如药材内有京中不易购办之物，应奏明管理事务大臣，查系何省所产，即行文该省购办，运京备用。”说明从各省征收药材，是御药房药品的重要来源。

二是由京城地方药采买。这种采买机构，自乾隆十三年七月起，即粘贴告示，明白晓谕，转饬于同仁堂，让同仁堂药商张大镛、乐清安等办理。每三个月向内廷交纳各色药味一次，一季将各色药味具奏核销。到了光绪年间，同仁堂的成药方，也被内廷抄用了。

三是各省督、抚大吏，各就其地方土产品，时有贡献，谓之“土贡”。如云南之茯苓、广东之老树橘红，四川之冬虫夏草等，皆是其例。又如道光十九年十二月，内药房交出广西巡抚梁章钜“进到千年健六匣，共重七斤四两。余果榄九匣，共重七斤三两。三七九匣，共重五斤五两。”亦属此例。

四是由国外进口。如道光二十四年外药房就曾从暹罗国(泰国)进到硫黄二箱，连箱共重一百五十斤。因无用项，紫禁城内未便久贮，便由御药房管理和署理两内务府大臣咨奏，转交给工部保管。

又，清宫重视人参，奉天(辽宁)、吉林两省长白山产参，皆为官府控制，不得私挖。凡刨夫入山采参，由户部发给信票，采取所得，以一定额数，解交官府，送入大内使用。

以上药源中，自乾隆以近，宫中用药主要靠传药商交进。《历代职官表》说：“内药房所需药材，均按例给价，令药商赴部领银采办，以生药交进，院官详验，择其佳者，送药房备贮。”传药商所交药材，每季约值银六七百两，每年近三千两之数，此系内廷购药之大略。

外办药品及外省所进药品送御药房之后，验收工作也很严格。一般除药房官员、太监等监视秤收外，还要由院使、院判等带领熟谙药品之吏目医士等详认，防止以伪乱真，率行充数。检验合格才具奏核销，允许到广储司领取银两。

马培之为慈禧诊病奏折小议

周文泉

马培之(1820~1899 年，一云 1903 年)，名文植，清·江苏孟河人。为季清医学大家，精通内外科，尤以外科为著名。近代名医丁甘仁为其高足，现代名医程门雪、黄文东(均曾任上海中医学院院长)是其再传弟子。马氏家学渊源，孟河马家以内、外、喉三科兼擅著称，马培之为马家造诣最深、操技最精者。他早年在家乡孟河行医，后迁苏州，住护龙街旁一条巷内，终日患者盈门，这条小巷便被人们称为“马医科”，一直沿续至今。

光绪六年(1880 年)，江苏巡抚吴元炳举荐马培之应诏入京为慈禧诊病。马七月初六动身，七月二十六日第一次给慈禧诊病。据宫中脉案记载，慈禧当时病情复杂，五脏皆虚，马氏据其“积郁积劳”，认定心脾两虚(中医称二阳之病)，予以养心益气健脾诸法治疗。次日太医院院判(副院长)与马氏又复诊。连续为慈禧诊病数次，至八月初三日，病情大有好转，则调理善后至愈。足征马氏不仅医理精深而且临床经验亦十分丰富。

笔者整理清宫医药档案时，发现有马培之所呈奏折一件，弥足珍贵，从中可见马氏为慈禧诊病之尽职处。

“臣马文植蒙恩赏假，在寓调理，静心查阅《内经》，见有病机一则，论治似与慈禧皇太后圣躬尚属相符，谨照书摘录恭呈圣览。”

经云：病有胸胁支满者，妨于食，病至则先闻腥臊臭，出清液，先唾血，四肢清，目眩，时时前后血，何以名之，病名血枯，气竭肝伤，故月事衰少不来也。治之何术？以四乌鲗骨一芦茹二物并合之，丸以雀卵，大如小豆，以五丸为后饭，饮以鲍鱼汁，利肠中及伤肝也。注云：支满者，胸膈饱闷也。肺主气，其臭腥；肝主血，其臭臊，肺气不能平肝，则肝肺俱逆于上；浊气不降，清气不升，故闻腥臊而吐清液也。口中唾血，血不归经也。四肢清冷，气不能周也。头目眩晕，气血虚也。气血既乱，故于前阴后阴血不时见也。气竭肝伤，故月事无期也。

再者，臣于前次请脉时，曾闻七月间见过后血，暨吭嗓五味之气带腥及见血沫，胸膈饱闷食少，九十月间亦如是。”

这一奏折马培之写得详尽透彻，慈禧之病情与《内经》所论血枯证颇相吻合。《内经》为成书于战国时期的中医经典著作《黄帝内经》之简称。奏折所述四乌鲗骨一芦茹丸，见于《素问·腹中论》篇内，芦茹即茜草，有通经活血的作用；雀卵补肾温阳，补气血；鲍鱼汁亦为补益妙品。乌鲗骨即乌贼骨，有滋阴养血之功，故本方治疗血虚精亏气伤而致的血枯经闭较为适宜。而依奏折中所陈之慈禧病情，用此方亦颇对症，故马培之奏陈投用此方。此方出自古老之医书，历代医家应用较少，马培之能建议用之，是其医理高明处。

马培之为慈禧诊病，疗效显著，颇受赞赏，在其所著《纪恩录》中，述宫中有“外来医生以马文植为最著”之说。次年返里，御赐匾额两块，一书“福”，一书“务存精要”，可谓衣锦还乡。因之医名大噪。

此奏折为马文植返乡“蒙恩赏假”时所写。据载马氏光绪六年七月入京，次年(光绪七年)三月便托疾返里，后寓居苏州、无锡行医，未再进京。故推测此奏折所写时间当在托疾返里不久(附言：笔者曾撰《马培之医治慈禧医案选论》一文，见《北京中医》1983 年第一期)，称马培之为御医，不甚准确，以称“征君”为妥。再者，对于此奏折所写时间的推论为光绪六年，亦欠妥，似当以本文之说为准)。

太医刘裕铎与《医宗金鉴》

陈可冀

清代出版过一些大型的医学类书，其中有康熙亲政后谕令福建陈梦雷等于公元 1723~1734 年间编纂的《古今图书集成》一万卷，共有中医药书籍 520 卷，可谓前无古人；还有乾隆时设立“四库全书馆”，敕令纪晓岚任总纂官，于公元 1772~1782 年完成《四库全书》3503 种，79,337 卷；所谓“四库”，乃经、史、子、集四部，其中医药书籍计 191 部，对继承发扬我国传统医学提供了很大的方便。此外，还包括乾隆年间，于公元 1739~1742 年，敕令太医院院判吴谦等纂修的《医宗金鉴》共 90 卷，是重要的一部医药学文献著作。

《医宗金鉴》于乾隆七年即公元 1742 年刊行，很多人只知道是由御医吴谦主编的，实则总修官共有二人，除吴谦以外，还有御医刘裕铎。关于刘裕铎的在宫廷中的脉案记录，我们在整理清宫医案中见到刘裕铎之为医，古方、时方并用，颇有学术水平。

《医宗金鉴》一书，不仅由乾隆亲自谕旨太医院：“尔等衙门该修医书，以正医学”而进行编纂，甚至书名也是：“钦定嘉名：《医宗金鉴》，赤文绿字”。全书《订正伤寒论注》17 卷，《订正金匮要略注》8 卷，《删补名医方论》8 卷，《四诊要诀》1 卷，《运气要诀》1 卷，《伤寒心法要诀》3 卷，《杂病心法要诀》5 卷，《妇科心法要诀》6 卷，《幼科心法要诀》6 卷，《痘疹心法要诀》4 卷，《种痘心法要旨》1 卷，《外科心法要诀》16 卷，《眼科心法要诀》2 卷，《刺灸心法要诀》8 卷，《正骨心法要旨》4 卷，共 15 种，为我国综合性医书中十分完备者，其中有图，有说，有方，有论，有歌诀；自乾隆朝起，成为太医院医师的必修书，有太医院太医读书书目可以作证。

参加编纂《医宗金鉴》的诸太医中，有一部分太医的脉案，于现有的清宫医药档案中可以查得，除刘裕铎外，还包括当时任太医院左院判食五品俸纪录三次的陈止敬，太医院御医加二级三次纪录的武维藩，太医院御医加二级纪录三次的花三格，以及太医院御医加一级纪录二次的邓锡璋等多人，可见编纂者阵容还是相当可观的。

本书二百余年来皆为中医药界师带徒的必读之书；1956 年人民卫生出版社出版了影印本；1963 年出版了排印本，对全书作了校勘；1979 年又再予校点出版。

状元医生陆润庠

李春生

在光绪三十二年的脉案档中，记载有慈禧太后的如下两则脉案：

“五月十六日，臣陆润庠、力钧请得：

皇太后脉象左关弦，右关微滑。病由肝旺胃实，兼有湿气阻滞，不易运化，饮食不香。拟用开胃和肝之法调理。

制川朴一钱　化橘红一钱　焦麦芽三钱　枳壳一钱，炒　生山栀去心一钱　川贝母二钱　丹皮一钱，炒　片槟榔一钱五分　薏苡仁七钱，炒　加鲜荷梗五寸”

“五月十九日，臣陆润庠、力钧请得：

皇太后脉象平和，左关稍弦，右关稍滑，饮食不多。自宜以理脾和胃，稍加疏泄之煎为治。

潞党参三钱　当归一钱，身、酒炒　广皮一钱　于术二钱，炒　白芍一钱，炒　炙甘草二分　云茯苓三钱　半夏曲二钱　广藿香一钱　加鲜荷叶一角”

以上两脉案是治慈禧肝旺胃实，脾虚湿滞，以致少食不香的记实。由药测症，五月十六日尚有胃脘胀而微痛，口苦心烦，舌红苔腻等表现；五月十九日则以面黄不泽，少气乏力，舌色变淡，苔未全化为特点。故前方采用化肝煎加减，后方拟投六君子汤增损。处方遣药，轻淡清灵，颇合江南温病学派的风格，与医官力钧给慈禧多次诊病的投方不同，显然治病的主导者是陆润庠了。

陆润庠不见于光绪年间的御医名单，为何破例奉召入宫为慈禧请脉？读者要了解其中根由，还须从他的身世谈起。

陆润庠是江苏元和(今吴县)人，其父叫陆懋修(1818~1886年)，字九芝，为陆贽之后。祖上系书香门第，通晓医理。懋修自幼秉承家学，深通古文和医学。咸丰中期，太平军占领江南，懋修迁居上海，钻研中医典籍《黄帝内经》和《伤寒论》、《金匮要略》，同时开业行医，颇有声望。

陆懋修对中医运气学说和仲景理论颇有研究，但思想方法偏于保守。从其所著《世补斋医书》可以看出：他欣赏研究仲景古医学的柯琴、尤怡等人，谓得仲景意较多。而对于明清两代敢于创新的温病派医家，则悉举得失，加以抨击。例如，他曾云：“瘟疫有温、有寒，与温病不同，医者多混称。吴有性、戴天章为治疫专家，且不免此误。”还认为，吴中叶桂虽享盛名，著作流传最广，但其医案出自门人弟子，所传《温病证治》，也属门人笔述，不可尽信。他说：“仲景撰用《难经》，温病即在伤寒中，治温病法不出《伤寒论》外。”讥讽叶氏《外感温热篇》开卷揭“温邪上受，首先犯肺，逆传心包”一语，不应经法，由于不识阳明病，遂误以胃热为肺热。懋修的这种溺古难化、抱陈守旧的作风，对年幼的陆润庠，通过潜移默化，产生了一定影响。

陆润庠生于清道光二十一年(公元1841年)，在同治十三年考取状元，曾授修撰、典试、侍读等职。他素性和气，平易近人，接物处事比较灵活，虽居高官厚禄，衣服食用未太铺张。遇到政局变化或心情忧郁时，常留于胸中不露声色。加之思想陈旧，在八国联军入侵北京，两宫西巡，陆能奔赴帝后行幸之地，表示“忠心”，因此博得了慈禧太后的赏识，升授礼部侍郎，充经筵讲官。继之晋升左都御史，管理医局，典顺天(北京)乡试，充会试副总裁，署工部尚书。

陆润庠的政治主张，以反对革新，恢复古制为己任。光绪三十二年，陆充当釐订官制大臣时，曾上奏文集云：“成规未可墨守，而新法亦须斟酌行之。”认为若不根据历史加以变通，“必至窒碍难行，且有变本加厉之害。”宣统元年，陆升任协办大学士，由体仁阁转东阁大学士，充当弼德院院长。溥仪上学时，陆做过他的“授读”师傅，兼顾问大臣。在此期间，他反对新建的曲阜学堂“杂聘外人”，以致“将来圣教淹灭，亦朝廷之忧。”他反对成立国会，指责留学生“于前古圣贤经传曾未诵习，道德风尚概未闻知，袭人皮毛，妄言改革；甚且包藏祸心，倡民权革命之说，判国家与君主为两途，布其党徒，潜为谋主。”甚至借财用枯竭为理由，建议酌停新政。污蔑资政院开议“戟手漫骂，藐视朝廷”，“学堂之设也，所聘皆未通经史之教员，其沿用教科书，仅足启发颛蒙，废五经而不读，祸直等于秦焚。暑假、星期，毫无拘束，彼血气未定者，岂不结党为非？”他要求停办国会、停办中小学堂，但鉴于清廷即将垮台，这些倒行逆施的作法未能得逞。

在慈禧、光绪执政的后期——光绪32~34年，作为医局主管的陆润庠，对太后和皇帝疾病的调治特别卖力。一方面，他借“世代名医”的招牌，亲自给慈禧太后请脉处方以示效忠。另一方面，迎合慈禧、光绪急于求医的心理，破太医院垄断宫廷治疗大权的陋习，敦促督、抚大吏保荐京城和全国各地大小知医官员来京为帝后治病，为此，西太后对他大为赏识，所赐甚厚。在清末扬州杜钟骏所著《崇陵病案·德宗请脉记》一书中，杜氏首揭“军机袁项城(袁世凯)、南斋陆元和(陆润庠)两尚书皆为函讬”，浙江节署充成政文案冯星岩中丞，调他赴京为光绪皇帝治病。又，施焕、吕用宾、陈秉均等为光绪皇帝处方，和杜氏均属同一类型的医生。

陆润庠做宣统“侍读”期间，据溥仪的回忆，有一段奴才的趣闻。一次，溥仪无论如何不念书，只想到院子里看蚂蚁倒窝去，陆用了不少婉转的话劝幼小的溥仪，什么“文质彬彬，然后君子”，溥仪也听不懂，只是坐在那里东张西望，身子扭来扭去。陆看到溥仪不安心，又说了什么“君子不重则不威，学则不固”。溥仪反倒索兴站起来要下地了。这时陆润庠着急的把“君臣”之分都忘掉了，忽然大喝一声：“不许动！”溥仪吓了一跳，居然变得老实一些。这件事也许是陆忤逆帝意的唯一记载。

辛亥革命后留在清皇宫内当师傅的陆润庠，教溥仪不到一年便死了。就在这一年——1915年，清室授予他以“太保”“大傅”，谥“文瑞”，也算是表彰他为封建统治阶级“鞠躬尽瘁”吧！

不过，历史说明陆润庠的变化也不小。光绪末年，他在苏州创办了国内最早的纱厂和丝厂，充当封建官吏兼工业资本家的角色。若再回过头来看一看陆懋修反对中医温病学派的论述和陆润痒带有温病学派风度的两张处方，则颇具浓郁的讽刺意味了。

法国医官多德福为光绪诊病记略

周文泉

整理清代宫廷医药档案时，发现一份法国驻京使署医官多德福为光绪皇帝诊病记录。时间为光绪二十四年九月初四日(即1898年、戊戌年)，读来饶有兴趣。原文是：

“光绪二十四年九月初四日，法国驻京使署医官多德福，蒙约诊视大皇帝，并恭悉亲交病原说略(即病情记录——编者按，下同)，熟思面答之语：现得悉身体虚弱颇瘦，劳累，头面淡白，饮食尚健，消化滞缓，大便微泄，色白内有未能全化之物，呕吐无常，气喘不调，胸间堵闷，气怯时止时作，当日蒙允听诊，肺中气音尚无异常。现症运血较乱，脉息数而无力。头痛，胸间虚火，耳鸣头晕，似脚无根。加以恶寒而腿膝尤甚，自觉指木，腿亦酸痛，体有作痒处，耳亦微聋，目视之力较减，腰疼。至于生行小水(按：小便)之功其乱独重。一看小水，其色淡白而少，追用化学将小水分化，内中尚无蛋青一质(按：尿蛋白)，而分量减轻(按：或指尿比重轻)。时常小便频数而少。在说略注意遗精为要，系夜间所遗，感动情欲，昼间则无，而且白日似不能随意兴举。详细察悉皇上圣恙，定知由于腰败矣。按西医名曰腰火长症(按：或为泌尿系感染或结核)。若问腰之功用，则平人饮食之物入内致化，其有毒之质作为渣滓，由血运送至腰，留合小水而出，以免精神受毒。设若腰败，则渣滓不能合小水而出，血复运渣滓散达四肢百体，日渐增积，以致四肢百体有如以上所闻之乱。至于施治之法，总宜不令腰过劳累，而能令合小水同出之一。养身善法，总之莫善于惟日食人乳或牛乳矣，他物均不宜入口，每月约食乳六斤左右，而食牛乳时应加入辣格多思约一两五钱(此物系化取牛乳之精洁者，译名曰乳糖)，如此食乳须数月矣。若以药而论，则外用洋地黄末实属有功，腰疼干擦，可安痛楚。西洋有吸气罐，用之成较亦然。照此养身之法行之，小便调和，喘气闷堵可除，以致病身大愈。其遗精之症，软弱而少腹皮肉既虚而无力，不克阻精之妄遗。宜先设法治腰，然后止遗精益易也。敝医官情殷效力管见若此，详开以闻”。

这段记录译笔显然十分拙劣，且有不确之处。但仍反映了光绪皇帝的真实病情。光绪皇帝自幼身体孱弱，百病缠身，但病重如是，或当与政治风云变幻有关。

1898年(戊戌年)，发生资产阶级改良主义之维新变法运动。自该年6月11日光绪皇帝宣布变法至9月21日慈禧皇太后发动政变，历时103天，史称百日维新。维新运动以光绪的失败告终，其本人亦被软禁，成为阶下之囚。(按：该年9月21日，为农历八月初六日。)此脉案为农历九月初四日，约为变法失败后一个月。光绪皇帝缘于精神与肉体倍受禁锢，病情骤变自不待言。然请外国医生看病(约诊)，亦另有说法；即变法失败，光绪被禁，与外界隔绝，引起各国的关注，出于他们各自的利益，想方设法刺探消息，法国医官多德福入宫为光绪诊病亦有探听虚实之含意。若果真如此，则此诊视疾病之背后就带有一层神秘的政治色彩。

在内廷服务的西洋人服用中药治病

陈可冀

我国自秦汉以来，中外医药交流就很频繁，与日本、朝鲜、越南及阿拉伯国家的交流尤为密切。随着中外政治、经济及文化等方面交往的增多，外国派驻使节来华及派员参加传教及文化等活动也不断有所增加，他们在华期间患病时，或服用自带之医药治疗，或服用中药治病，时有所闻。明末清初，西洋医学传入中国，中国人服用西药治病者有，西洋人在华工作服用中药者亦有，中医药交流有了新的发展。

在清代现存的医药档案中，除可见到康熙、光绪等皇帝有时请西医诊病服用西药的脉案纪录外，还可见到在清宫内廷服务的西洋人服用中药治病的脉案若干则，现录其中数则以飨读者。

(1) 来华在清宫内廷工作之意大利画家、耶稣会士郎士宁(Giuseppe Castiglione)服用中药治病医案二则。

1) “乾隆□年七月初六日院使臣刘裕铎、医士臣李永泰谨奏：奉旨看得西洋人郎士宁，脉息浮洪，由内受暑热、外感风凉，以致头疼身痛，发热恶寒，咽喉作痛，胸闷口渴，臣拟用疏风清暑饮调治。谨此奏闻。

疏风清暑饮

香薷二钱 羌活一钱 防风一钱 荆芥一钱 前胡一钱 薄荷一钱 川芎一钱 牛蒡子二钱，炒研 桔梗二钱 生甘草八分

引用生姜一片

初六日小太监胡世杰奏过，奉旨：知道了。”

2) “乾隆□年九月二十三日医士臣李永泰谨奏看得西洋人郎士宁，原系内停暑热，外感风凉之症，服过疏风清暑和中等汤，诸症已好，惟腰腿软些，今用金匮肾气丸常服调理。谨此奏闻。

九月二十三日小太监胡世杰奏过，奉旨：知道了。”

按：意大利画家郎士宁，于公元1688年(康熙27年戊辰)7月19日出生于米兰，1715年(康熙54年乙未)8月27岁时来我中土，服侍于清宫内廷，住东华门外东堂。郎士宁专以绘画供奉内廷，经康、雍、乾三朝，其画多参西法而施以中国之技术，声名甚著。曾绘有油画“香妃像”，名噪一时。乾隆皇帝曾数次亲临其侧，观其“运笔赋彩”和“丹青之技”；受到康熙、雍正、乾隆的召见及奖赏。公元1766年7月16日(乾隆31年6月10日)78岁时逝于北京。其墓志铭文如下：“乾隆三十一年六月初十日，奉旨西洋人郎士宁自康熙间入值内廷，颇著勤慎，曾赏给三品顶带。今患病溘逝，念其行走年年，齿近八旬，著照戴进贤之例，加恩给予侍郎衔，并赏内府银叁佰两料理丧事，以示优恤，钦此。”葬于阜成门外。

脉案中为其诊病的太医刘裕铎，于乾隆十年时任太医院右院判。此文所列二则，为治郎士宁“暑热外感”的医方，此方疏散暑热，清热解毒，具有著名方剂香薷饮及荆防败毒散两方之长，对于夏月外感甚宜。后一则脉案所载为暑热表证已解，体质仍弱，用金匮肾气丸常服补肾培本缓调，亦甚有理。因当时郎士宁大约已近六十岁。

(2) 来华在清宫内廷工作的法国传教士张成(P. Jean Francois Gerbillon)医案一则。

“乾隆□年十二月初三日，臣陈止敬、臣王凤翔、臣李德晟谨奏：看得张成，原系脾肺两亏，中气不足之症，饮食懒少，肚腹溏泻，有时咽干咳嗽，形气疲弱，服过益气健中、扶脾、异功等汤，饮食渐增，溏泻已止，惟形气羸瘦，饮食不为肌肤，现今服归芍异功汤及云林润身丸，以补气生肌，缓缓调治。

归芍异功汤：人参三钱　白术一钱五分，炒　茯苓一钱　陈皮八分　当归一钱　白芍一钱五分，炒　扁豆二钱　麦冬一钱　谷芽八分，炒　炙甘草五分

引用建莲肉二钱

养心殿总管刘沧州奏过，奉旨：知道了。钦此。”

按乾隆十年为本案例西洋人张成诊治疾病的太医陈止敬任太医院左院判，王凤翔为御医，李德晟则为九品医士。此方归芍异功汤养血补气，资养营卫，调理肺脾，久服可以治气血不足，饮食少思，体瘦面黄，皮紧毛落等症。案中云林润身丸亦为旧时之成方。

由于当今我国国际的交往已绝非当时所可比拟，中医药也已为更多之外籍人士用于防治疾病，录此数则在于帮助人们了解西洋人食用中药治病之一些史实，盖早有先例，原不自今日始也。

清代宫廷档案与北京同仁堂的历史

李春生

位于北京前门大栅栏内的同仁堂，是一座古老的中药店。它以成药丸散膏丹和药材品质之优良，而赢得人们的褒奖。名声渐传至大内，引起皇家对它的重视，成为蜚声遐迩的

御前“当差”药房。

从清代宫廷的医药档案中，我们发现了同仁堂与大内御药房交往的一些公文，由此可以窥知该药店在清朝宫廷服务或“当差”的大略情况。

给都察院的呈文

道光十七年五月，同仁堂药商张大镛、店主乐清安，给都察院写了一篇呈文。文中称：“窃商民等立业同仁堂，御用药味已有二百余年。”现存的这份当年文件，揭示了该店与皇家发生联系的年代。

据考证，道光十七年为公元 1837 年。若上溯二百年，当是 1637 年，属明思宗崇祯十年。假如再从“余”字推源，时间当可能更早。因此，同仁堂给宫廷服务即当时所谓“当差”的年份，不能仅局限在清代，而应前推至明代。估计该店建立之后，不可能马上被皇家聘用，还须有一段树立信誉和被宫廷了解的时间，这段时间或许起码在十年以上。由此推测，同仁堂的建立，最迟似应在明熹宗天启年间，即公元 1627 年以前，距今约 360 年左右。

还有一种看法，认为清宫和同仁堂建立联系的时间是雍正元年，即 1723 年。雍正元年距道光十七年，只有 115 年，与此段记载不符合。

过去曾有人认为，同仁堂创设于清初，原系家庭制药小铺，至康熙四十年(1702 年)正式成立，世代相传，称为乐家老铺。用前述之看法来衡量，不尽一致。若以康熙年间同仁堂成为大药商算起，或可允合。

在全国的药店中，像同仁堂这样历史悠久的药店，确实是非常罕见的。

奉旨传如意长生酒

清内廷档案有如下记载：

“光绪十三年九月十四日，总管莲英奉旨由同仁堂传来如意长生药酒。应用：

“陈存捐性加减史国公酒四十斤；

“陈存捐性加减五加皮酒六十斤；

“鲜木瓜丝泡酒十斤；

“外兑木瓜酒一百斤；

“以上共合一处，蒸淋入缸内，数年捐妥用之。”

这段文字说明了如意长生酒的来源、成分和配制方法。

从组成药物看，此酒系由四种药酒按比例勾兑而成。方中突出木瓜酒和木瓜丝的地位，意在侧重平肝和胃、祛湿舒筋、化食止渴、除胀消肿，以改善服药者消化系统功能的紊乱状态。加减史国公酒和加减五加皮酒偏重于除风胜湿、强筋壮骨、顺气化痰、添精益髓，用于治疗口眼歪斜、下部痿软、两脚疼痛、虚劳羸劳伤，“皆有奇效”。此酒陈放经年，捐除副作用，则饮用适口，服后血脉通和。

据《清宫太医院配方簿》载述，凡人虚损、劳伤、疼痛各症，总由气亏血滞。而运行气血，止痛舒筋，惟药酒合法，最为灵效。如意长生酒“大能充肌肤，坚发齿，长须眉，通筋骨，益血脉，壮精神，活筋络，补元气。”“专治男妇老人筋骨疼痛，手足麻木”，“饮食不化，肚腹不调”，“三十六种风，七十二般气”。此酒久服，可令气血充足，筋骨强健，乌须黑发，健体轻身，“得心如意，益寿延年”，“较他药见效尤速”。

光绪十三年，正是慈禧太后垂帘听政的时代。总管太监李莲英以梳头得宠，是年慈禧五十三岁，患有饮食消化较慢，胸膈不爽，大便不实，口眼抽动，动作自觉眩晕，步履疲软等症，属脾元尚弱，肝阳未平，气血未充，湿气阻滞。且生活优裕，进入老境，颇思益寿延年。同仁堂所制如意长生酒无论从名称和适应证，都与西太后的心理和病情相合拍。故所谓“总管莲英奉旨”，当是奉西太后之懿旨。于此可知，同仁堂配方在清代最高统治者的心目中，是很有影响的。

信誉至上

同仁堂与清宫皇家交往，主要通过给御药房承办药材和成品药物来实现。在这桩大宗交易中，该药店张姓药商和乐姓店主十分重视一个“信”字。

进货守信。自雍正年间起，大内要求同仁堂每三个月进货一次，不得违误。所进的药材和成药，须产地地道，质色兼优。因清宫内廷是一个臃肿庞大的机构，帝、后、妃、嫔、宫女、太监、行走、侍卫等多达万人以上，加之皇帝对外赏赐和急用药品，对药物需求量很大。御药房每次开列的药物“信贴”和“粘单”，少则近百种，多则达数百种。所以任务很重，颇难应付。

如乾隆四十八年(1783 年)秋季，弘历皇帝赴热河打猎，需带“随围药味咀片丸散”。由于御药房丸药不全，细料药味俱无，不敷应用，便“照例”立刻给同仁堂药商张世基下达紧急“粘单”，“限八月三十一日送至”。“粘单”内计开：

珍贵药品及药面有：牛黄五钱，冰片五钱，麝香五钱，朱砂五钱，雄黄五钱，犀角面四两，白芨面八两。共七种。

普通地道药材有：茯苓一斤八两，苏叶一斤，陈皮一斤，半夏一斤，桔梗一斤，甘草一斤，赤苓一斤，厚朴一斤，黄芩一斤，羌活一斤，当归一斤，独活一斤，白芍一斤，枳壳一斤，菊花一斤，枳实一斤，柴胡八两，花粉八两，川芎八两，前胡八两，川连八两，金银花八两，薄荷八两，白蒺藜八两，滑石八两，木瓜八两，牛膝八两。共二十七种。

中成药品有：仙药茶一斤，藿香正气丸一斤，宣化丸五十丸，参苏理肺丸一斤八两，五福化毒丹十丸，清肺抑火丸八两，理中丸二十丸，败毒丸八两，寸金丹八两，上清丸一斤，搜风顺气丸八两，养胃丸八两，虎骨木瓜丸四两，枳术丸四两，健步虎潜丸四两，天麻丸四两，知柏地黄丸四两，大补丸四两，六味地黄丸八两，宁嗽丸八两，麦味地黄丸四两，胜金丹四两，桂附地黄丸四两，归脾丸四两，补中益气丸一斤，化痰丸八两，加味保和丸八两，益母丸二十丸，大健脾丸三十丸，资生丸五十丸，黄玉膏一两，胃苓丸一斤，四红丹二十丸，太平丸二十丸。共三十四种。

其他用品有：西纸二刀，笔二枝，墨一锭。

在这份“粘单”中，有此单“存案可也”的签字，表明所开诸物，同仁堂已如约圆满完成。

又如道光二十一年(1841 年)，同仁堂药商张大镛，自七月起至九月止，给圆明园药房传取药有茯苓、当归等一百十七味，计重二百十六斤十二两八钱；十月起至十二月止，又为其进茯苓、茯神等一百五十味，计重二百五十二斤七两。除药物外，甚至连笔、墨、西纸、白本等办公用品，该店均能按期交货。

从以上记载可知，清宫大内给同仁堂下达购药任务不仅很重，而且带有强制性。同仁堂药商处理这项差事，表现出工作的高效率、一定的灵活性和坚持性。所以得以代代相传，至晚清，成为御药房的得力助手。

价格守信。同仁堂药商在雍正年间与皇家签订合同，内有药价不变、先进货后领银之条款。在嗣后一百多年的漫长岁月里，药价不断上涨，甚至数倍于前。该店连年赔累，致资金不足，垫交内传药味，殊形竭蹶。药材送交上药房、寿康宫内药房、各处内药房之后，还须经过繁琐的手续，将银数由太医院查核具奏，得到批准，才能向广储司领取。每次购药约需银六七百两，均须半年后方能支领。加之在宫当差人役等常常从中作弊，勒索苛求，给同仁堂药商完成此项差事带来极大困难。至道光年间，该店垫支购药银两过多，难以应付。尽管如此，同仁堂药商对内廷仍维持雍正时代的药价，并具呈向皇帝反映药价暴涨的情况，在未得到“恩准”之前，不随便调价。

由于同仁堂坚持了信誉至上的原则，博得皇家的同情和信任。同治朝开始，“内廷药房”传用咀片药味，以及纸张、大赤金等项，均系传取同仁堂拣选上好纯洁药味，以备“供用内廷应用”，几乎垄断了皇家的药材采办业务，取得了“生意兴隆通四海，财源茂盛达三江”的经济效益。

同仁堂配方簿

光绪十一年(1885 年)六月初四日，清太医院将同仁堂配方簿抄存宫中。

此配方簿共一册，素纸抄录，黄绫册衣，标明《同仁堂丸散膏丹配方》。全书首列碧云散，末附益寿比天膏。其中有内科配方如朱砂安神丸等 74 首，外科配方如生肌散等 4 首，妇科配方如七制香附丸等 4 首，儿科配方如烂积丸等 6 首，伤科配方如黎洞丸等 2 首，喉科配方如清咽利膈丸等 3 首，眼科配方如黄连羊肝丸等 9 首，共计 102 首。各方中之药味、重量、制作方法，都分别一一注写，但不注适应证及服用量，外用药亦不注用法。

同仁堂配方簿所列丸散膏丹，有一些方的成分与市售有别，例如，朱砂安神丸，市售为宋·李杲《兰氏秘藏》方，由黄连、朱砂、生地、当归、炙甘草组成，功能镇心安神，清热养阴。而同仁堂配方无黄连、甘草，较前方增加了麦冬、天冬、五味子、元参、丹参、远志、茯苓、柏子仁、枣仁、人参，实是明·洪基《摄生秘剖》天王补心丹，效用亦较前方更偏重于滋阴补心。再如金匮肾气丸，市售为《金匮要略》方，而同仁堂方在此基础上加入车前、牛膝，实是《济生方》肾气丸，较前方壮腰脚利小便之力增强。

同仁堂配制药品还有一大优点，就是药材地道，选料精良，炮制得法，疗效较高。质量能够保证，买主比较放心。这些长处，对于清宫帝后和御药房，不能不具有吸引力。

基于上述分析，推测宫廷原有《御药房丸散膏丹配方》，还要抄录同仁堂配方簿，留在大内备查，可能是表示对所进同仁堂药物的信任和重视，并方便御医的应用而已。

“恩准”两大特权

众所周知，同仁堂在清代为御药房服务，享有预领官银、调剂药价的特权。查阅清宫档案得悉，这种权利的“恩准”，是该店几经曲折才争取到的。

预领官银之事，发生在乾隆和道光年间。当时，由于统治阶级政治腐败，生活奢侈腐化，致使民不聊生，全国物价上涨，药材也随之抬价，直接影响到同仁堂为内廷采购生药的买卖。为此，乾隆十三年七月，同仁堂药商向管理御药房事务的总管内务府大臣具呈，恳借银两，以助购药，曾获“恩准”。道光十六年，由于物价昂贵，同仁堂药商张大镛、店主乐清安，再次恳请预借官银，量为调剂，“因碍难准行”。后来，总管内务府

"详加访查"，发现"该药行近年资金不足垫交"，"若不量为调剂，恐滋贻误"。于是经各大臣共同筹酌，拟请皇帝批准，令同仁堂先由广储司银库暂领银一千两，以便随时采办药味备差，待每季结算领银时扣还五百两，两季扣完，"归款后方准再行暂领"。并规定："预领官银，必须专办。交官药味，不准归入同仁堂私行动用，致误官差。"还行文都察院，查照乾隆十三年借银成案，粘贴告示，明白晓谕，以免药商"以官银抵还私债，贻误官差，致干坐办"。藐法棍徒，无籍之辈，"借索私债，以致骚扰"。从而起到了官方出面保护的作用。

调剂药价之事，发生在道光十七年五月。那时，因"都城内外，同行公议，又涨药价"。同仁堂乃具呈递交内务府大臣，恳请"将药味按仿时价加增。"经内务府大臣转报，皇帝"俯准所请"，将此项药价批归崇文门宣课司报照市价核算，再请崇文门税务处讫复批准，即可调剂药价，去广储司领取银两。自道光帝批准同仁堂调价之后，晚清大内一直因袭沿用。光绪十四年(1888 年)御药房一张呈文中说，同仁堂药商"自本年三月一日起至三十日，所配合丸散等项药味，均已敬谨配合告成，全行交进，理合具稿核销"。"按照崇文门来文价值，缮写清单，共需实银七十六两二钱八分七厘。职等详查无异，理合附稿呈明，伏候堂台批准，照例移咨广储司，以便由本药房出具印领，赴银库领取银两。"这份呈文，可以看做是内廷执行皇帝调价旨意的最好证据。

同仁堂争得皇帝"恩准"的两大特权之后，扫清了在全国各省采办药味的经济和行政障碍，提高了该药店的社会地位。光绪三十三年(1907 年)，乐氏族人所设分店大有发展，"乐家老铺"增设达三十四处，远及上海、天津、汉口、长春、西安、长沙、福州等城市，真可谓在国内遍地开花了，该店在中药行业中影响之大，其他药店也是无法相比的。

皇太后日用与长寿

李春生

金梁所著《清宫史略·经费》一篇，对皇太后日用作了如下记载：

"猪一口，羊一只，鸡鸭各一只。新粳米二升，老黄米一升五合，高丽江米三升，粳米粉三斤，白面十五斤，荞麦面、麦子粉各一斤，豌豆折三合。芝麻一合五，勺白糖二斤一两五钱，盆糖、蜂蜜各八两，核桃仁、松仁(各)二两，枸杞四两，晒干枣十两。猪肉十二斤，香油三斤十两，鸡蛋二十个，面觔一斤八两，豆腐二斤，粉锅渣一斤。甜酱二斤十二两，清酱二两，醋五两。鲜菜十五斤，茄子二十个，王瓜二十条，白蜡七枝，黄蜡二枝，羊油蜡二十枝，羊油更蜡一枝。红萝炭，夏二十斤、冬四十斤，黑炭，夏四十斤、冬八十斤。"

篇中还说："皇后、皇贵妃、妃、嫔、常在、答应及皇子、福晋均以次减。"

"日用"，为清朝内廷每天膳食、照明等所用的必需品。仅就上面所载，可知皇太后、皇后等挥霍浪费之大。令人瞩目的是：每天的膳食里都有蜂蜜、核桃仁、松仁、枸杞、晒干枣、香油等中国传统的延缓衰老药物，足见皇宫内对延年益寿的重视。

蜂蜜，色白者良，气味甘平无毒，自古以来就是世界各地人民喜爱的食品。本品含有葡萄糖、果糖，多种蛋白质、酶类，维生素 B_1、B_6、H、K、C 等，叶绿素的衍化物，生物刺激素，并含有四十七种微量元素。具有营养滋补，调整酸碱平衡和较强的抑制细菌和霉菌效用。《神农本草经》指出：蜂蜜"久服，强志轻身，不饥不老"，评价甚高。古代和近代国内外吃蜂蜜长寿者很多，例如：伟大的希腊古代思想家和医生希波格拉底，经常食用蜂蜜，活到107岁。创造原子理论的德莫克里特斯，恒以蜂蜜伴食，活到一百多岁。古希腊抒情诗人阿那克里昂，平生爱食蜂蜜和蜜酒，寿至115岁。罗马元老议员波里厄斯·罗米里厄斯，在其百岁寿辰的晚宴上，有人问他靠什么获得身心健康，他的回答是："内服蜂蜜，外用油膏。"一百多年前，波兰一位名叫谬尔巴赫尔的老人，每天食用蜂蜜，活到120岁。苏联拉多日加运河上的纳齐村里，曾有名叫迪莫非的农民，主要依靠蜂蜜，活到107岁。……。无怪乎有的国家如印度人很早就把蜂蜜列为延年益寿饮料。

核桃仁，属传统补益类延缓衰老药物。其性甘温无毒，含不饱和脂肪酸甘油酯、维生素B_2、钙、磷、铁等。功能补肾固精，温肺定喘，润燥滑肠。药理研究，给犬喂以含胡桃油的混合脂肪饮食，可使其体重增长很快，血清白蛋白增加，而血胆固醇水平之升高则较慢。说明它可能具有影响胆固醇在体内合成、氧化和排泄的作用。

松仁，以海松子为良。李珣《海药本草》谓其"主诸风，温肠胃，久服轻身延年不老。"古人也曾记载过"犊子少在黑山，食松子、茯苓，寿数百岁"的传说，但现代药理研究尚乏报道。

枸杞，为古代著名的传统延缓衰老药物，药用为其果实和根叶，唐代曾传蓬莱县南丘村多枸杞，其根盘结甚固，其乡人多寿考。昔贤刘禹锡作"枸杞井诗"说："僧房药树依寒井，井有清泉药有灵。翠黛叶生龙石甃，殷红子熟照铜饼。枝繁本是仙人杖，根老能成瑞犬形。上品功能甘露味，还知一勺可延龄。"枸杞含有甜菜碱、不饱和脂肪酸、氨基酸、维生素等，根皮中尚有胍类衍生物。临床及实验研究证明，枸杞具有抗脂肪肝、降血压、降血糖作用，还可用来治疗老年虚损性眼目昏花、视力减退，根叶又能用于治疗皮肤湿疹和解热消炎等，属于对老年人无病能补、有病能治的良药。

晒干枣，即是上好的红枣。红枣味甘性温，含有糖，蛋白质，维生素A、B、C，环磷酸腺苷样活性物质，以及微量钙、磷、铁等。功能补脾调营，生津养胃。药理和临床研究证实，红枣可以增强肌力，保护肝脏。对于过敏性和原发性血小板减少性紫斑，也有较好的疗效。

香油，为芝麻的榨出物。芝麻又名胡麻，味甘平无毒，含有大量不饱和脂肪酸的甘油酯，芝麻素、叶酸、烟酸、卵磷脂、维生素E等。功能补肝肾，润五脏，养血润燥，滑利大便。药理研究，胡麻能够降低大鼠之血糖，使其肌肉和肝糖元含量增加。它还能提高肾上腺中抗坏血酸及胆甾醇含量，使肾上腺素功能受抑制。对于造血系统，有增加红细胞容积之倾向。它所含的维生素E，被称为自由基净化剂，有显著的延缓衰老作用。

上述六种，味道甘美，既是药物，又是食品。如能长期服用，对于健身延寿，定可获益良多。

康熙的健身术

李春生

清圣祖名玄烨，为世祖福临之第三子。公元1654年5月4日生于北京景仁宫，1722年12月20日死于北京西郊畅春园。因年号曰"康熙"，世称"康熙皇帝"，享年69岁半，寿命之长，居清代诸皇帝之第二位。

康熙生平服药较少，他所以能寿近古稀，有自己的一套健身术。康熙五十六年，他在总结自己健身经验时说："古帝王寿年不永，书生每致讥评。不知天下事烦，不胜其劳虑也。人臣可仕则仕，可止则止，年老致仕而归，犹得抱子弄孙，优游自适。帝王仔肩无可旁委，舜殁苍梧，禹殂会稽，不遑宁处，终鲜止息。洪范五福，终于考终命，以寿考之难得也。易遯六爻，不及君主，人君无退藏之地也。岂当与臣民较安逸哉!朕自幼读书，寻求至理。府库帑金，非出师赈饥，未敢妄费……。少时即知声色之当戒，佞悻之宜远，幸得粗致谧安。今春颇苦头晕，形渐羸瘦。行围塞外，水土较佳，体气稍健，每日骑射，亦不疲乏。……死者人之常理，要当于明爽之时，举平生心事一为吐露，方为快耳。"(见《清史稿 · 圣祖本纪三》第二九三页)由此可见，康熙是将行俭朴、戒声色、习骑射、广胸怀作为延年益寿的主要手段。这里仅举其一二，以观大略。

康熙所行俭朴，是与明朝宫中费用相比而言。康熙四十九年，玄烨对大学士等说："明朝费用甚奢，兴作亦广，一日之费，可抵一年之用。其宫中脂粉钱四十万两，供应银数百万两。至世祖皇帝登极，始悉除之。紫禁城内一切工作俱派民间，今用现钱雇觅。明季宫女至九千人，内监至十万人，饭食不能遍及，日有饿死者，今则宫中不过四五百人而已"。又传谕户部说："国家钱粮，理当节省，否则必至经费不敷。每年有正额蠲免，有河工费用，必能大加节省，方有裨益。前光禄寺一年用银一百万两，今止用十万两。工部一年用二百万两，今止用二三十万两。"以上康熙皇帝关于节约之言论，虽未直接涉及他本人，但他本人于康熙二十五年以前，大半时间住在畅春园，其处"茅屋涂茨，略无修饰"，生活比较简单，"每日进膳二次，次外不食别物，烟酒及槟榔等皆属无用。"(《八旗通志 · 勅谕》)不吃补药，也不要人按摩。因此较之明代皇帝，也还是不算铺张浪费的。

康熙皇帝之习骑射，目的在于锻炼身体。玄烨认识到人到老年，齿落发白"如天地循环之理，如昼如夜"，是正常的、必然的规律，不必去寻找长生不死的灵丹妙药。《圣祖仁皇帝圣训》载玄烨云："吾人年老而经事多，则自轻易不为人所诱。每见道士自夸修养得法，大言不惭。但多试几年，究竟如常人，齿落发白，渐至老惫。凡世上之术士，俱欺游人而已矣。神仙岂降临人世哉？"1689年，康熙南巡至江宁，有人献《炼丹养身秘书》一册，康熙对身旁诸医说："凡炼丹修养长生及师巫自谓前知者，皆妄诞不足信，但可欺愚民而已。通经明理者，断不为其所惑也。宋 · 司马光所论甚当，朕有取焉。此等事朕素不信，其掷还之。"他很重视锻炼，注意安排劳逸得当。《庭训格言》载他主张"恒劳而知逸"，称"世人皆好逸而恶劳，朕心则谓人恒劳而知逸。若安于逸，则不惟不知逸，而遇劳即不能堪矣。故《易》云：天行健，君子以自强不息。由是观之，圣人以劳为福，以逸为祸也。"所以他坚持时常到郊外打靶、狩猎。所谓骑射、哨鹿、行猎，皆自幼学习(见《康熙政要》)。而且提倡汤泉浴，甚至游泳。据《清史稿 · 圣祖本纪》载，玄烨首次出外打围的时间是康熙四年十月癸亥，年仅十二岁。末次出外打围的时间是康熙六十一年冬十月癸酉，距其去世仅一个多月。自首至末，共打围35次。打围地点以南苑最常至，其次涉及霸州、保定、南山，以及塞外的乌拉、博洛和屯、巴颜沟、马尼图等。康熙打围的场面也非常神武壮观，据载康熙二十一年十一月乙亥，"上猎于南山，发矢殪三虎"。"三十五年己丑，上御甲胄……下马亲射，十矢九中，……众喀尔喀环瞩骇叹曰，真神威也。""三十七年冬十月癸卯，上行围，射殪二虎，其一虎，隔涧射之，穿其胁。丁未，上行围，枪殪二熊。""四十年八月……甲申，上次马尼图，一矢穿两黄羊，并断拉哈里木，蒙古皆惊。"康熙五十八年，尝于行围幄次，谕近御侍卫诸臣曰："朕自幼至老，凡用鸟枪弓矢，获虎一百三十五，熊二十，豹二十五，猞猁狲十，麋鹿十四，狼九十六，野猪一百三十二，哨获之鹿，凡数百。其余射获诸兽，不胜记矣。又于一日内射兔三百一十八。”他不但自己如此，还告诫年幼诸王读书习骑射。在康熙的熏陶下，他的孙子乾隆皇帝弘历自幼喜欢打猎和运动，体魄健壮，寿臻八十九岁。

康熙皇帝之胸怀宽广，表现在他能深谋远虑，除掉权臣鳌拜，完成统一中国大业。嗣后，曾南巡六次，行至江苏、浙江。东巡一次，登泰山，祀东岳。西巡一次，幸太原、西安。出塞四次，驻毕多罗诺尔、克鲁伦河、狼居胥山、索岳尔济山。又幸五台山四次。一生喜爱周游四方，赋诗泛舟，也是他多寿的原因之一。

雍正怒杀道士贾士芳

李春生

中国历史的长河中，存在着一种奇特的现象，即许多朝代的帝王，与道士都有着密切的交往。

道士，又称“道人”或“方士”，是指奉守道教经典规戒并熟悉各种斋醮祭祷仪式的人，一般指道教的宗教职业者。道教起源于汉代，其第一代“天师”张道陵，系江西省龙虎山人，被称为“玄教宗”。道教所讲经论，以《老子》为本，次讲《庄子》及《灵宝昇玄》，其余众经，或言传之“神人”，篇卷非一。业其术者，常行诸符禁，善用金丹玉液长生之事，来迎合帝王将相贪生怕死的心理。故历史有不少帝王，拜倒在他们脚下，并为此耗费甚巨，不可胜纪，历代因服食金石而中毒者也屡见不鲜。

清代皇帝虽然汲取历代服食金石药物中毒的教训，但对待道士，还当做“异人”，倍加优遇。突出者如京师西便门外白云观道士，更是横行无忌，《清朝野史大观》载其“交通宫禁，卖官鬻爵”，办了不少坏事。雍正初年，观中有游方道士贾士芳者，怡亲王允祥认为他“精通医术”，把他推荐给雍正皇帝胤禛。胤禛召见后，感到他虚诈不实，便打发出去不用。贾士芳于是周游河南等地，采用符咒和医术相结合的方法，既治人又骗人，很快名扬四方。适逢雍正皇帝给地方大吏下达密谕，要求他们“竭力代朕访求”“有内外科好医生与深达修养性命之人或道士”,“朕自有试用之道”。于是浙江总督李卫再次将贾士芳推荐给雍正皇帝。雍正命河东总督田文镜将贾士芳送到北京，贾士芳才开始给雍正治病。由于贾稍通医术，又擅长按摩，加以善用符咒，出神入化；善于揣摩迎合，吹牛拍马。故一显身手，疗效甚高，身价倍涨。雍正十分得意，寄信给宠臣云、贵、广西总督鄂尔泰说：“朕躬违和，适得异人贾士芳调治有效。”九月的一天，贾道士给雍正治病，一面用手按摩，一面口诵经咒。他念念有词地说：“天地听我主持，神鬼听我驱使。”雍正帝听罢，勃然大怒，认为贾士芳触冒了皇帝尊严，犯了“大不敬”罪。立命停止治疗，将贾士芳下狱审问，定为死囚。十月即行处斩，连家属也难幸免。

清朝雍正帝怒斩道士，是中国历史上罕见的奇闻。这件事情并非由于帝王认清道士真面目，所以不属于“英明”的决断，更没有丝毫高明的地方，其学术价值远远低于李时珍批判方士让人服食金石药物的举动。也正因为如此，雍正帝此举未起到阻止道士欺骗人民的罪恶行径的作用。所以至同治、光绪年间，总管太监仍与白云观道士高峒元结为盟兄弟。峒元以神仙之术迷惑慈禧，慈禧晋封峒元为道教总司，与南派龙虎山正乙真人并行。峒元常入宫数日不出，于此可知道士在清代之地位没有丝毫动摇。

雍正唇、耳病小议

张文高

清世宗爱新觉罗胤禛，生于康熙十七年(1678 年)，康熙六十一年底继位，即为雍正皇帝，卒于雍正十三年(1735 年)。雍正笃信佛教，曾自号“圆明居士”、“破尘居士”，甚至撰写佛学著作，编辑名僧语录，还曾写诗，自谓是不着僧服的野僧。但这也没能保佑这个佛门之徒不生病，而且还没有活够一个花甲便死去了。雍正患病，也仍然要御医为之施药治疗，譬如其唇、耳疾病的中药外治法，宫中均有明白的记载。

首先看雍正的茧唇外治法。宫中记载有：

雍正十一年十一月二十五日，总管李英传旨：问大夫们上茧唇的方，钦此。臣钱斗保、王炳议用辰砂益元散一钱，蜂蜜二钱调搽。李英随奏过，奉旨：伺候，钦此。

由此可知雍正在其五十五岁时患过茧唇症，而让御医献上治茧唇方药，伺候应用。茧唇，又名茧唇风、白茧唇，《疮疡经验全书》等均有此病名。一般初起时口唇局部出现硬结，逐渐增大，白皮皱裂，形如蚕茧，而得名；或翻花如杨梅、如灵芝、如蕈状等不一，溃破后时流血水，而成败证。如明代《寿世保元》描述为“若唇肿起白皮，皱裂如蚕茧，名曰茧唇，有唇肿重出如茧者，有本细末大，如茧如瘤者”。故此类疾病似属于现代医学之唇癌等症。另外也有的中医著作如《杂病源流犀烛》，称茧唇“又名紧唇，又名瀋唇，其状口唇紧小，不能开合，不能饮食，大是奇病，不急治则死”。至于紧唇、瀋唇之病名，则早在隋代《诸病源候论》和唐代《备急千金要方》中就已有了。中医理论认为，脾气通于口，脾之荣在唇。茧唇之症，多由思虑伤脾，厚味积热伤脾，肝经怒火风热传脾，心火传授脾经，而致脾胃积热；或阴虚火动，火毒蕴结于唇部所致。治疗当据病因、证情，有滋阴润燥降火，通便泄热，清肝、健脾等法，内服方有清凉甘露饮(《医宗金鉴》)、凉膈散、加减八味丸、柴胡清肝汤、济阴地黄丸、补中益气汤等。《杂病源流犀烛》及《类证治裁》等书治唇口紧小、不能开合之茧唇症，则以内服薏苡仁汤，外敷黄柏散等治疗，此为渗湿清热之法，治疗脾经湿热之症，此当以唇部肿胀为主要表现者。

御医为雍正开的处方是用蜂蜜调辰砂益元散外搽。辰砂益元散又名辰砂六一散，一般配方是：

滑石六两　甘草一两　朱砂三钱

为细末。本方若内服可治暑热烦渴、惊悸多汗、小便不利之证，外用则有清热渗湿解毒之效。由此推断，御医处方所治之茧唇，似当属唇肿口紧之紧唇症。《证治准绳》等书治疗茧唇用黄柏散，与上述方子有类似功效，由黄柏、五倍子、密陀僧、甘草组方。这个方子对于研究唇病的外治或有一定参考价值。

雍正患耳疾的外治法也饶有趣味。

雍正二年五月初一，太医院院使刘声芳所开处方如下：

雍正皇帝　塞耳方

磁石豆瓣大一块，用棉花包裹。

麝香豆粒大一块，用棉花包裹。

雍正九年六月二十八日，御医钱斗保、林祖成、赵士英和翟文益，又为雍正开了个“聪耳棉”处方：

石菖蒲五钱　连翘五钱，去瓤

为细末，每个用五厘，绢包，聪耳。

从这几个处方推测，雍正在继位后不久及五旬以后曾患耳鸣、耳聋或头眩等症。磁石辛寒，入肝、肾经，常用治肾虚肝旺之症。肾开窍于耳，肾虚则耳不聪，磁石有益肾聪耳之效，如《神农本草经》谓磁石“除大热烦满及耳聋”，《本草纲目》亦称它有“明目聪耳”之效。麝香辛温，芳香走窜，有很强的开窍启闭、通络散瘀功效。《本草备要》称麝香“治耳聋”，当与其通闭利窍作用有关。石菖蒲辛温，含芳香性挥发油丁香油酚、细辛醛等，有化痰宣壅、开窍通闭的功效，因而能“通九窍，明耳目”（《神农本草经》）。连翘苦微寒，清热解毒而散结，与石菖蒲配合塞耳当适用于耳聋耳鸣而有热象者。

中药塞耳以治耳疾在祖国医学中有悠久的历史。早在唐的《备急千金要方》中就载有许多这类治方，如“治耳聋方”中有方：“烧铁令赤，投酒中，饮之，仍以磁石塞耳中，日一易，夜去之，旦别著”；又有方：“菖蒲、附子各等分，末之，以麻油和，以绵裹，纳耳中”。该书中塞耳诸方所用之药，如细辛、菖蒲、附子、白芷、芎䓖、生姜、薰陆香、桂心等，多属味辛性温之品，因辛散、温通而能通窍开闭。到明代《本草纲目》中，亦记载有许多塞耳方，如：用磁石一小粒，放入病耳内，治耳聋；用骨碎补削作细条，炮过，乘热塞耳中，治耳鸣、耳闭；用硫黄、雄黄，等分为末，棉花裹着塞耳内，治突然耳聋；用细辛末溶在黄蜡中，团成小丸，每棉裹一丸，塞耳中，名“聪耳丸”，治耳聋。本书还记载，用菖蒲汁滴耳中，治病后耳聋。由此可知，清宫御医为雍正治耳疾的塞耳外用方，是根据古代医著和前人经验，并结合患者证情而拟定的。虽然尚未见宫廷医案中对于此法疗效的记载，推想当有一定效验，不然的话，往“至尊之体”的皇帝耳朵里塞药而又毫无效果的话，御医岂不是自找难堪吗！

清代皇帝之中，用中药塞耳外治耳疾的记载最多者当推光绪帝载湉。光绪自幼多病，二十七、八岁即患耳鸣脑响，三十几岁时便耳窍不灵，听不真切，故常用内服外用药治疗耳疾。今可见到有明确记载的外治方即有十余首，如利窍通耳方等大多为塞耳方。此法之应用，在清代不仅见于宫廷内，一些影响较大的医著中也有记述。乾隆年间沈金鳌的《杂病源流犀烛》卷二十三耳病源流中谓：“……暴聋者，皆卒聋也，须用塞耳法”。该卷中治耳病方有“透铁关法”颇有趣味：“活磁石两块，剉如枣核大，搽麝香少许于磁石尖上，塞两耳窍中，口内含生铁一块，候一时，两耳气透，飒飒有声为度，勤用三五次即愈矣”。刊行于同治年间的中医外治法专著《理瀹骈文》中，有聪耳锭、通耳锭、远志磁石锭等塞耳的制剂。该书指出：“外治之理，即内治之理；外治之药，亦即内治之药，所异者法耳。医理药性无二……。”这对于我们分析塞耳方的作用机理及其用药规律，也是很有启发的。如雍正治耳病塞耳方所用之磁石、菖蒲、麝香等药，也是耳聋耳鸣等症内服药治疗之常用药。

塞耳方的应用，一般具有较安全稳妥、副作用小、用药量少、方法简便等特点，唯近年来运用或验证者尚鲜见，故对其具体用法和疗效尚待进一步研究考察。

乾隆皇帝的长寿与龟龄集医方

周文泉

清高宗乾隆皇帝(公元 1711~1799 年)，讳弘历，为清世宗雍正皇帝之第四子。于康熙五十年八月十三日生于雍亲王府邸，嘉庆四年正月初三日崩于养心殿，葬于裕陵(位置在今之北京东北方马兰峪)。终年八十九岁，其寿命为中国夏、商、周三代以下历朝皇帝之最长者。

历代帝王中，高寿者屈指可数。年逾七十岁以上的皇帝仅七人，若按寿命排列，则乾隆皇帝名列第一。他自己对此也十分得意，于乾隆四十五年，所谓“七旬万寿”时，特撰《古稀说》，刻“古稀天子之宝”及“五福五代堂，古稀天子宝”印章，以誌庆贺。八十岁时，又镌“八徵耄念之宝”印，认为“仰荷天眷，至为深厚”，并踌躇满志地写道：“不特云稀，且自古所未有也”。清代金梁所著的《清帝外纪》一书中，转载了乾隆皇帝八十三岁寿诞时，英国大使马嘎尔尼(Earl George Macartnoy 1737~1806)晋见后的日记，写道：“观其风神，年虽八十三岁，望之如六十许人，精神矍铄，可以凌驾少年。饮食之际，秩序规则，极其严肃，殊堪惊异。”可谓对乾隆皇帝的老而强健的生动写照。笔者查阅了乾隆皇帝的临终前脉案记录，如乾隆六十三年(宫中纪年，实为嘉庆三年)十二月十五日脉案载：“皇上圣脉安和，心气安宁，今止汤药。”临终前两天(即嘉庆四年正月初一)脉案写的是“皇上圣脉安和，惟气弱脾虚，议用参莲饮：人参一钱五分，建莲肉三钱，老米一钱，炒，水煎服”。足证乾隆皇帝并无痼疾，似是老衰而终。

乾隆皇帝的长寿原因，除经常弯弓习武、汤泉沐浴等一些因素之外，可能与经常服用补益增寿方药有很大关系。他常服的补益增寿方药有六种以上，其中最重要的乃是龟龄集和龟龄酒。

据脉案记录得知，乾隆皇帝特别关心龟龄集药的有关情况，常常传旨问总管：“药房的龟龄集察察还有多少”。而且对每次制备龟龄集的处方和制备有关事宜都亲自过问，极为认真，特别重视。

龟龄集以龟龄作方名，是取龟鹤长寿，比喻可以增寿之意。龟性迟钝，能耐饥渴，寿颇长，可至百岁以外。故《抱朴子·论仙》曰：“谓生必死，而龟鹤长存焉”，《抱朴子·对俗》亦说：“知龟之遐寿，故效其道，引以增年”。龟龄集一方，虽以龟龄命名，但未用以滋阴养血为长的中药龟板及龟板胶，全方与此相类的药物也很少，但多数为补肾助阳强壮之品，约占全方药味总数一半以上。宫中之龟龄集处方与《集验良方》及《全国中成药处方集》所收录之龟龄集有所不同，药味相差多种。且宫中选药严格，制作精细。据宫中《龟龄集方药原委》称，此药“每服五厘，黄酒送下，浑身燥热，百窍通知，丹田微热，萎阳立兴。”因此，本方用于阳虚老年人尤为相宜。

现在，我国山西省有专门生产龟龄集的药厂。据该厂说明书介绍，其方与宫中龟龄集虽略有不同，但性能无大差别。笔者曾以此方治疗老年肾虚者，临床确有一定效果。不少患者性激素水平得以改善。

显见，龟龄集可能为强壮益寿之好方药。凡身体虚弱、精力衰退、头晕眼花、遗精阳萎者，不妨一试。然倘服此药，不宜操之过急，量不宜大，以少量长期服用为妥。否则，缘于本方温燥药多，可出现咽干舌燥之象，临床尚需审慎。

清代宫廷亦时将龟龄集制成酒剂，称之龟龄酒，酒性温，可通血脉、御寒气、行药势，故药酒效果当更速。且年迈之人，每日少饮此药，一则可以补益强身，二则可增强血液循环，促进新陈代谢。使之精力充沛、充满活力。按龟龄酒，山西省亦有成批生产，并投放国际市场。

乾隆朝的一些长寿医方漫谈

陈可冀

清朝的第四代皇帝乾隆，号长春居士、信天主人，又称古稀天子、十全老人。生于公元1711年9月25日，卒于1799年2月7日，为夏商周以来寿命最长的皇帝，体格甚健，终生未用眼镜，临终以前不久尚能读书写字，死前二年尚能外出狩猎。据1773年为弘历画像的画家潘廷璋(Joseph Panti)，作过翻译的神父蒋友仁(Father Bemoist)所论，对乾隆引人注目的坐态及生气勃勃的生命力很有印象。1793年，随同一使团来华的乔治·斯丹东(George L. Stauntan)也谈到乾隆“走起路来坚定挺拔”，很健壮。

乾隆皇帝的身体强壮长寿，和其喜爱运动有关，史称乾隆帝“善射”，每夏日引见武官以后，常在宫门外较射，秋天出塞时亦复如此；射时均以三番为率，每番三矢，每发多中圆的，九矢中可六、七，已巳年十月，偶在大西门前射，九矢九中，钱东麓惊为异事，乃作《圣射记》进呈，叹“圣艺优娴”云云。

有人认为乾隆皇帝的长寿和其日常所用的抗老医方不无联系，按乾隆常用医方如龟龄集及太平春酒将另有专文论述外，此处拟就清宫医药档案中所载之补肾健脾两类医方作一小议。

一为“秘授固本仙方”，此方为41种药物组成，以丸剂方式缓调，方中由补骨脂、鱼鳔、马驴肾、鹿茸、黄狗肾、益智仁等大队补肾强壮药组成，故名“固本”，所谓“固本”，盖即“固肾”；因中医学术认为肾为先天之本，先天之本既充，体质当自康健。

另一为“健脾固肾壮元方”，由九香虫、杜仲、车前子、鹿茸、淫羊藿、枸杞子、淮山药等所组成，方中配有香附、木香等药，使本方在达到补益作用的同时，避免有脘膈胀闷的副作用，而起健脾作用。九香虫为蝽科昆虫，《本草纲目》称此药可治尿烦、腰腿酸软及阳萎，伍以补肾药物，效果可更明显。

纵观清宫抗老保健长寿医方，除上述方剂外，尚有具补肾作用之长寿广嗣丹，三一肾气丸等；具补脾作用之八珍膏，补益资生丸等；具双补脾肾作用之补益蒺藜丸、琼玉膏、五芝地仙金髓丹等；具补气血作用之噙化人参、黄芪膏，百龄丸，保元益寿丹，松龄太平春酒方等，当辨证应用为是。有些医方阐述疗效谓“其妙不能尽述”，从当代科学水平要求，尚应进行系统的临床研究，并进行一定数量的动物寿命实验研究，加以证实。

乾隆皇帝由于体力较强壮。能够完成多次“微服出巡”的长途旅行，各处游山玩水，所到之处，吟诗题字，兴致甚浓；诗稿之多，竟达数万首之谱，虽然其中部分系近臣所修饰，但多为有所感怀而作者，故乾隆实一文武双全之皇帝。历史上所称的“乾嘉盛世”，与其健康长寿不能说是没有相互之间的联系的。

酒及清代宫廷的益寿酒剂——松龄补酒与椿龄补酒

周文泉

酒，味辛甘，具通血脉，御寒气，行药势之功效。《本草纲目》称：“面曲之酒，少饮则和血行气、壮神御寒”。适量饮酒于身体有益，将药与酒结合制成药酒，则纯属治疗或健身之品。

药酒之制作亦并非近代事。汉·班固所著《白虎通义·考黜》中称：“鬯者，以百草之香，郁气合而酿之，成为鬯。”“鬯其酒”当是芳香之药酒。嗣后，药酒一直被医生所沿用，并逐步加以丰富和提高。药酒之应用范围亦随之更为广泛，其数量之多可达数千种。如果以其功用归纳，不外补益健身、疗疾治病两类，其中属治疗类酒剂尤为复杂，可谓变化万千；而补益类药酒更引人注目，远在《中藏经》中即有延寿酒，唐代寿星孙思邈之《千金方》中尚有延寿白术酒等多种。宋代的《圣惠方》中亦有地黄酒、丹参酒等等。元·邹铉所撰的《寿亲养老新书》，为防治老年病之专著，其中亦载有枸杞子酒，认为久服可“明目驻颜，轻身不老”，《本草纲目》作者，明代大医药学家李时珍也主张用黄精、苍术、枸杞、侧柏、天门冬等制酒，称，可以益精髓、壮筋骨、乌须发。不惟如此，民间亦流传有许多益寿酒之药方，当今仍引起人们的重视。

笔者在对清代宫廷医药档案(明代及明代以前散失缺如)这一宝贵医学遗产进行发掘研究时发现，清代宫廷医药宝库中除有大量脉案、配方、以及其他医药记录外，尚有许多组方严谨、制备精细的药酒方，据服用情况记录得知，大多疗效颇著。其中补益增寿的药酒甚多，尤值得重视和研究。

历代帝王均梦寐以求长生不老、寿享遐龄之术，清代皇帝亦不例外，所异者，清代统治者有鉴于历代皇帝为求长寿服用金石丹药而受害之教训，尤为重视体育锻炼和药饵补益，对具有益补增寿功效的药酒殊为推崇。究其原因，因益寿药酒疗效显著之外，抑或与其味道甘美，酒气馨香，适于久服。

服用药酒进行补益增寿，是清代宫廷医疗之一大特色。清代宫廷的大内配本中，便有补益增寿药酒多种。乾隆皇帝的益寿医方颇多，其中常用者六，而酒剂竟占一半。如龟龄酒、松龄太平春酒、椿龄益寿酒等，慈禧(那拉氏)所常饮用的夜合枝酒亦是寓疗疾与益寿并行之补酒。甚至身体孱弱的光绪皇帝，还不时饮上一小杯葡萄酒佐餐补益。显见，益寿滋补酒剂在清代宫廷中是颇受重视并广泛饮用的。

松龄太平春酒是乾隆皇帝十分喜欢饮用的补益药酒。该酒系将熟地、当归、红花、枸杞子、佛手、桂元肉、松仁、茯神、陈皮等十余种药物，入布袋内，以玉泉等三种酒经特殊加工而成。其味甘美，浓度颇低，每服一小盅，日二次。具有健脾益气，养血活络之功效，老年人坚持服用此酒，可使身体健壮、精力充沛，惠受其益。

方中熟地，乃滋阴补肾、养血生精之圣药，能“通血脉、益气力”(《珍珠囊药性赋》)，“填骨髓，长肌肉，生精血，补五脏”(《本草纲目》)，“补肾中元气”(《本草逢原》)，为主药。当归具补血和血之效，功能“补五脏，生肌肉”(《别录》)，“治一切风，一切血，补一切劳”(《日华子本草》)，“和血补血”(《本草纲目》)。此药临床极为常用，大都用于养血和血。如《金匮要略》之当归生姜羊肉汤，当归芍药散及当归苦参丸。《千金翼方》

之当归建中汤，《局方》之四物汤等等，不胜枚举。当归制剂在防治老年病方面具有良好作用。如当归注射液治疗血栓栓塞性疾病，很有效果。其所含之维生素 B_{12} 及叶酸类物质，具抗恶性贫血作用。当归口服粉剂可抗实验性动脉粥样硬化。当归及其有效成分阿魏酸钠对大鼠动脉壁前列环素(PGI_2)样物质的生成及对血小板聚集性均有良好影响，对老年心血管病的防治有很大意义。其余药物对于防治老年病大多有益。可见古人的经验与科学验证大致相符。

松龄太平春酒，又称太平春酒。清宫对此酒非常重视。据脉案载，远于雍正十一年(公元 1733 年)十月，宫廷已经大量制作服用。乾隆皇帝对于此酒甚是关心，据奏折记录："乾隆十五年(即 1750 年)四月初七日，刘沧州传旨问刘裕铎(按：刘为御医)太平春酒方药性，钦此。刘裕铎看得太平春酒药性纯良，系滋补心肾之方。刘沧州随口奏过。奉旨：知道了。"嗣后乾隆皇帝又降旨对方中某些药的剂量进行调整，"在双鹤斋煮过"。延及乾隆十八年八月，乾隆皇帝又示："太平春酒苦些，其中佛手味苦，应减去"。至乾隆四十五年又对该方组成作了调整，继续制作服用。

此酒以松龄冠其名首，比喻可以增寿。松树为常绿之树，其龄久长，经冬不凋，故古人常以松鹤并提，所谓"松鹤延年"，方中松仁，为治风痹、润肠之药，亦为延年益寿之品，所谓："松球内老亦有子"，喻老而健。古人也有用松叶酿酒者，如北周庾信《庾子山集·五赠周处士诗》云："方饮松叶酒，自和游仙吟。"唐·李商隐也有咏松叶酒的诗句。

至于椿龄益寿补酒所述之椿龄，亦为寿徵，《庄子·逍遥游》有："上古有大椿者，以八千岁为春，以八千岁为秋"，人们祝寿亦多以"椿龄"及"椿年"作类比，如有："谁谓椿龄多"及"椿年喜渐长"等颂句。故古人以椿庭称父，椿萱称父母，《全唐诗·牟融送徐浩诗》有："知君此去情偶切，堂上椿萱雪满头"句，可以概见。

椿龄益寿补酒系由连翘、侧柏、槐花、当归、地榆、陈皮、条芩、厚朴、苍术、松仁等药与酒特殊加工而成。具有养血活血、润肠通便、清热止血之功效。此方除具补益强壮之作用外，尚对老年便秘、痔疾有治疗之效果。其中地榆除治吐血、便血、痔漏之外，《本草纲目》尚指出："汁酿酒：治风痹，补脑"，现代药理研究证实，该药除有止血、止吐、抗菌作用外，尚能使小鼠的动情周期显著延长。连翘可以清热解毒，实验研究：具有杀茵、镇吐、强心等作用。其他如苍术、厚朴、陈皮等尚具健脾开胃功效，于食欲不振者大有裨益。

宫中之补益酒剂尚有很多种，此仅略举长寿皇帝乾隆之益寿补酒二种，以见一斑。

道光皇帝脉案拾零

周文泉

道光皇帝(清宣宗，名旻宁)为嘉庆之次子，乾隆四十七年(1782 年)八月初十日生于撷芳殿，道光三十年(1850 年)正月十四日崩于圆明园慎德堂。终年 68 岁。

综观道光皇帝之一生，皆于兵燹灾荒之中度过，尤其执政以来(按道光元年计)时局大多动荡不安。就内而言，水、旱、雹灾等迭起，江河决口时有发生，可载者不下一百余起，短短三十年之朝政，几乎为灾荒所充斥。就外而言，道光二十年至二十二年(即 1840~1842 年)鸦片战争爆发，签订辱国条约累累，导致英、美、法等列强入侵。于此内外交困，风雨飘摇之中，道光皇帝吣宁勉强维持其30年之统治，度世六十八春秋。其身体状况如何？令人关注。兹撷录道光皇帝脉案一隅，或可见其端倪。

“六月十八日，院使栾泰、御医曹宗岱请得皇上脉息沉滑。系饮滞郁结之症。以致胸膈胀痛，口渴便秘。昨服清热化饮汤，大便微行，积滞未净。今用调中化滞汤调理。”

“六月十九日，右院判张世良请得皇上脉息沉滑。系饮滞郁结之症。以致胸膈痞闷，胁下胀满，口干作渴。此由湿热壅遏，气道不开所致。今用和中化饮汤一贴调理。”

“六月二十日，太医院右院判张世良请得皇上脉息沉滑。系饮滞郁结之症。昨服和肝化滞汤，腹满渐轻。今用加减和肝化滞汤一贴调理。”

“六月二十一日，太医院右院判张世良请得皇上脉息滑缓。胀满膨闷俱减，大便微行。惟里滞湿饮未净，胃气未和。今用清热化滞汤一贴调理。”

“六月二十二日，太医院张世良请得皇上脉息和缓。诸症俱好。惟饮热稍有未净，胃气欠和。今用清热和胃饮一贴调理。于是日极安。”

据以上五案，推知道光皇帝患有胸膈胀满之症，系由饮滞郁结所致。而御医施以调中、和中、和肝、化滞诸法。大旨在于从肝脾入手。饮邪内停，多责之于脾；气滞不通，咎之于肝。分析此案，两者之轻重因果似难明确，系缘于原件未注明年代之故。然，如前所述，自道光皇帝登基以来，便处于内外交困之境地，故其心绪欠佳时多，久而久之怒恚必损及肝，忧思则伤其脾，肝脾俱病，则饮滞自然内停，而诸症遂作。就本脉案之脉象分析，沉脉主里，滑主痰饮。当知饮邪内停较久，自是脾虚所致。

以上几则脉案为记录在单页纸(帖)上者，非为进药底簿(相当于病历)，故其叙述较简，亦未列药名。自不能从此窥其全貌。

琐谈慈禧作懿嫔时的有关脉案医方

周文泉

笔者于整理清宫医药档案之时，觅得慈禧册封懿嫔时医药档案一隅，兹选录于后，并略谈一二。

(1) 懿嫔　调经丸

香附一两　苍术一两　赤苓一两　川芎两　乌药两　黄柏二钱，酒炒　泽兰一两　丹皮八钱　当归八钱

共为细末，水泛为丸，绿豆大，每服二钱，白开水空心送服(四月三十日)。

(2) 七月十三日，李德立请得懿嫔脉息沉迟，系寒饮郁结，气血不通之症，以致腰腹胀疼，胸满呕逆。今用温中化饮汤一贴调理：

香附三钱　川郁金三钱　厚朴三钱　赤苓三钱　杜仲三钱　续断三钱　五灵脂二钱　炮姜八分　猪苓三钱　焦三仙六钱

引用草寇二钱

(3) 七月二十日，庞景云请得懿嫔脉息浮涩，系湿气滞于血分。今议用除湿代茶饮送调经丸早晚各二钱。

木香五分研　陈皮二钱　栀子三钱，炒　木通一钱五分　白芍一钱五分

煎汤代茶。

(4) 闰七月十九日，李德立请得懿嫔脉息弦滑无力。肝气湿饮渐开，胀痛稍减。惟正

气不足，神虚心悸，身软气怯。今照原方和肝化饮汤减木香加沙参三钱，午后一贴调理。

(5) 闰七月二十一日，李德立请得懿嫔脉息和缓，诸症俱好。惟身肢软倦，中气不和。今照原方和中益气饮加香附三钱，午服一贴调理。

(6) 闰七月二十五日，李万清请得懿嫔脉息弦数。原系气饮热郁挟瘟之症。昨服清解化饮汤诸症渐减。惟气滞热郁尚盛。今照服原方清解化饮汤午服一贴调理。

(7) 闰七月二十六日，李万清请得懿嫔脉息和缓，诸症俱好。惟肝胃肺经稍有郁热，今用清咽利膈丸，今明日每服各三钱，白开水送下调理。

以上几则，虽不连贯，内容亦繁简不一，但庶可推知懿嫔彼时之身体状况，并窥得宫中御医立方遣药之一斑。

慈禧(那拉氏)自幼入宫封兰贵人(据《清列朝后妃传》)，咸丰四年(公元 1854 年)二月晋封懿嫔。时年二十岁。咸丰六年三月二十三日生穆宗(即同治皇帝)，晋懿妃，次年晋懿贵妃。咸丰十一年七月，咸丰病死热河，同治继位，与慈安并尊皇太后。斯年慈禧年方二十有七。

以上七则医药档案时限应在咸丰四年二月至咸丰六年三月之间。具体分析当是咸丰四年之脉案。

据查得知，咸丰四年闰七月，故方案四至七月可肯定属该年者。再按懿嫔咸丰六年三月生同治，其妊娠时间应在咸丰五年六月。则该年七月断无用调经丸之理。故其时间亦当在咸丰四年较为合理。至于调经丸配药一案，已标明四月，且七月份仍载以除湿代茶饮送调经丸，故知仍为咸丰四年所配。

此七则病案表明懿嫔当时患有月经不调，月经(错后)愆期，肝胃气痛，痰饮蕴肺诸症。推知与懿嫔好强喜胜，思虑过度，而成肝郁气滞有关。并屡述有湿浊在内，推测当有白带时下。

就具体方药而言，调经丸、温中化饮汤、除湿代茶饮，均是舒肝理气和胃为主的方剂，以药推病，亦可证明。

懿嫔年仅二十岁，便有上述症状，表明在宫闱之中，多怀隐曲，明争暗斗，情志抑郁等状况。

同时，从所列的几张处方分析，御医辨证用药均与病机合拍；理法方药，丝丝入扣，显示出娴熟的诊治水平和丰富的临床经验。

慈禧晚年的病及用攻法治疗的脉案

陈可冀

纵观现存的西太后一生脉案，似以脾胃违和之疾居多，晚年更著，或气滞、或食积、或溏泻，不一而足。清宫御膳房纪录，慈禧平时进膳，每喜油腻厚味，尤爱食肥鸭，因恣意口腹，势必伤及肠胃，故其消化系疾患常有发生。

在西太后日常应用之医方中，虽然茯苓、白术、当归、白芍、砂仁、香附等应用之频率很高，但承气汤等攻下法之应用，也不鲜见。今举二节脉案示例：

(1) 光绪三十四年三月十四日，张仲元请得皇太后脉息左关沉弦，右关沉滑有力。肝胃气道欠畅，蓄有积热，是以眼目不爽，食后嘈杂；谨拟古方调胃承气汤调治。

酒军八分　元明粉六分　甘草五分

水煎数沸，空心温服。

(2) 光绪三十三年十二月二十八日酉刻，庄守和、张仲元、姚宝生请得皇太后脉息左寸关弦数，右寸关滑数。肺气欠调，肝胃郁热未清，谨拟清肝化滞热法调理。

瓜蒌三钱，研　花粉三钱　羚羊角一钱　酒芩一钱　橘红八分　酒军一钱，后煎　灯心一子

引用淡竹叶一钱

此二节脉案分别用了大黄(酒军)、元明粉等攻下通腑、驱除积滞药，只是后一案更配用其他药物。

按承气汤等攻下通腑治法的应用，在清宫医案中，是比较常用的，在各朝脉案中均可见到；即使如慈禧这样的所谓"至尊之体"，亦不例外；它起到了推陈致新的作用。这一类方剂，在清宫医案中的应用，包括峻下方大承气汤的泻实热、通积滞；轻下方小承气汤之宣气消滞；缓下方之调胃承气汤泻热和胃；以及清热攻瘀的桃仁承气汤；逐水化结之大陷胸汤和十枣汤；润燥导滞通便之麻子仁丸等，皆很常用。由于通腑法中之苦寒攻下法也是温病治疗中用之较多者，奏效也颇快。故清代名医柳宝诒云："胃为五脏六腑之海，位居中土，最喜容纳，邪热入胃，则不复他传，故温热病热结胃腑，得攻下而解者，十居六七"；这是与其有实效有关。

清宫医案中，日常应用大黄为茶为饮，以清热、通腑和健胃者，也至为常见，剂量更有大至每日五钱者，实大大出乎我们的意料之外。

慈禧以外的脉案中，如乾隆朝十五阿哥福晋，于乾隆四十年九月十四日所用之清解和中汤内就用了枳实、酒军、厚朴各一钱五分。又如嘉庆朝二阿哥福晋"原系停饮受凉之症"治疗后"里热未清"，用调中润燥汤，其中也有大黄、枳实和麻仁，次日还加用元明粉调理。这类方药，在清宫中，不仅用于内科病，还用于妇科月经病，如咸丰朝贞贵妃月经失调，医方中就用了酒军及元明粉。幼科也用，如御医张仲元就给溥仪用调胃承气汤治疗"郁寒化热"，彼时之溥仪，年方六岁。

此外，攻下法医方如控涎丹、一捻金(由大黄、二丑、槟榔等组成)等也间有沿用，如慈禧常苦于"肝胃郁热"，清肝常用羚羊角，清胃则常用熟大黄和一捻金，用法上也分寸不一。

大黄与人参、附子及生地齐名，曾被喻为四大金刚，明代医学家张景岳称大黄为"良将"，具"斩关夺将"之能。我国医圣张仲景也十分善用大黄，配有大黄的各类医方达三十六首，代代沿用，历久不衰。近三十年来，我国中医、中西医结合工作者，应用攻下法或通腑法治疗多种疾病，也获得很好疗效，其中包括高烧而原发病灶不在肠道，急、慢性肝炎；急腹症如肠梗阻以及各种皮肤感染性疾病的应用，等等。这些，不论在理论上，抑或在实际应用上，都十分值得深入研究。

从慈禧的面肌痉挛谈宫廷的外治法

张文高

从1861年"辛酉政变"，到1908年结束罪恶的一生，慈禧太后那拉氏以垂帘听政的方式，在同治、光绪两朝统治中国四十余年。这个视权如命的女人，为了显示其权势、威严和高贵，自然特别注意面容仪表的修饰打扮。但是恰巧有一种颜面部的奇特的疾病不时地搔扰和捉弄这个独裁者，使她时时不得安宁，这就是慈禧所患的面肌痉挛症。

面肌痉挛症又称面肌抽搐症，亦称面神经痉挛症。其主要表现是半侧面部表情肌不自主的阵发性不规则抽搐，常常先开始于眼轮匝肌，表现为一侧眼睑闪电样的不自主抽搐跳动，较重者则扩展到同侧的其他面部表情肌——额肌、皱眉肌、颧肌、口轮匝肌、笑肌等，可以引起半边面肌的强烈抽搐，每日可发作数十次甚至上百次，极个别的亦可能在睡眠中发作或两侧同时发生。这种病虽无多大痛苦，但既不利于美容，又常使人焦虑或烦躁不安，久之患者可伴有头晕、头痛、失眠、多梦、记忆力减退等症状。据医案记载分析，慈禧确曾在相当一段时间里患有这种病症。早在光绪十四年，那拉氏五十三岁时，已患有本症。到光绪二十八年至三十二年，也就是慈禧古稀之年前后，医案中仍不断记载着她“目皮颊间跳动，视物不爽”(光绪二十八年四月二十五日脉案)、“左眼下连颧时觉跳动”(光绪二十八年五月二十四日脉案)等面肌抽搐的症状，以及御医不断为其拟外用药方“贴面跳动之处”(光绪三十年三月十九日脉案)或“敷于跳动之处”(光绪三十二年闰四月十六日脉案)。由于此症甚有损于“老佛爷”的“尊容”，在那慈禧专权的年代，御医恐难将那种种不雅观的面部表情肌痉挛抽搐的症状详尽录于脉案之中。慈禧的实际病状可能比脉案中记载的要严重。

现代医学对于面肌痉挛症的发病机理尚未完全探明。一般认为是支配面部表情肌的面神经兴奋性过高所致，其常见病因有面神经附近的炎症，脑动脉硬化症，周围性面神经麻痹之后，大脑皮层面部运动区受刺激，或龋齿、鼻息肉等引起的反射性面肌痉挛等。此病还常与精神因素有关，在受情志刺激、精神紧张或劳累时易发作或发作更加频繁。中医一般认为本病属于“肉瞤”范畴。“瞤(shùn)”是形容肌肉、皮肤或眼睑等处的跳动。《素问·气交变大论》谓：“肌肉瞤酸，善怒”，《素问·五脏生成篇》指出：“脾之合，肉也，其荣唇也，其主肝也”。《伤寒六书》论及肉瞤筋惕时认为：“阳气者，精则养神，柔则养筋，发汗过多，津液涸少，阳气偏枯，筋肉失所养，故惕惕然动，瞤瞤然跳也”。可知面部肌肉瞤瞤然跳动主要与脾、肝两脏有关。脾虚则化源不足，气血衰少，肌肤失养；营卫不足，腠理空虚，风邪侵袭，经络阻滞，或脾虚生痰，痰阻血瘀，或风痰痹阻，凝阻经络，也使肌肉失于濡养；肝阴不足，肝气亏乏，则筋脉失养，或致引动肝风；凡此种种，都可引起肉瞤筋惕，肌肉抽搐痉挛。情志不畅，郁怒伤肝，与本病有关。故在精神因素对本病的影响方面，传统中医学与现代医学的认识有相通之处。

对于慈禧太后面肌痉挛症的病因病机，医案中亦有论及，如“揣系肝气不舒，风湿相搏上冲”云云。可知西太后之所以患此痼疾，与她的精神性情有重要关系。慈禧以阴险、狡诈、狠毒而又善于玩弄权术闻名，在清王朝走向穷途末路的情况下，她晚年更是多疑善怒而暴戾。在这种精神状态下是容易患此病症的。有一本名为《光绪与珍妃》的小说中，谈到慈禧“颜面肌抽搐的毛病”，认为是在内外交困的情况下“郁闷成疾”而得，还有这样的描述：“慈禧的火气更大了，脸上的肌肉不停地抽动，……”。这种分析和描述大概还是比较符合实际情况的。另外，从御医为慈禧所拟治疗本病的方药治则来分析，可知此病的病因病机还与风湿、痰瘀阻络及肝风等有关。这些也与对“肉瞤”的传统认识相一致。

为了治疗那拉氏的面肌痉挛症，御医们采用了多种办法治疗，除了口服牵正丸(白附子、僵蚕、全蝎)这样的治疗“口眼㖞斜”症传统方之外，外治法的运用是很有特色的。善于外用敷贴药治疗各种病症是清代宫廷医学的一个特色，而用以治疗慈禧的面肌痉挛可能有以下两方面因素。其一，药力易透达肌腠经络而生效。其二，可防止内服药物的副作用。慈禧素有脾胃疾患，如因治面疾服药而损及脾胃，则御医不仅要受怒斥，甚至可能有掉头的危险。邓铁涛教授曾论及：“宫廷医家多运用外贴药治法，也可能是被迫而为之，因为这种治疗方法所承担的风险少些，对御医的脑袋有保险作用”，这是颇有见地的。慈禧脉案中记载着多种外治面肌痉挛的方法，分析起来可以归为以下四类。

第一类，敷贴法。即将药物捣泥外敷，或药物的细末与香肥皂之类合匀敷贴于局部。此类医方至少有9种，在四类医方中为数最多。包括有僵蚕全蝎敷治方、正容膏、活络敷药方、祛风活络贴药方、鸡血藤祛风活络贴药方、蓖麻子膏、祛风活络贴药又方、白附子方及清热祛风贴药方等。

以上诸药方之中，涉及中药二十种，分属平肝熄风，疏散风寒、活血化瘀、芳香开窍及温化寒痰等各类，尤以前两类药应用较多。平肝熄风药僵蚕、全蝎、天麻分别见于两、三个方中，前两者与善祛风痰的白附子组方名牵正散，见于《杨氏家藏方》，能熄风止痉、祛风化痰散结，是治疗口眼㖞斜之名方，本方止痉挛与镇静作用较强，故用于治面肌痉挛当有效验。天麻能平肝熄风、镇痉定搐祛痹，故亦为治本病之良药。防风、白芷、芥穗、羌活、辛夷等药辛温而善疏风散寒，其中尤以防风常用，见于三首方中，本药兼有祛风与止痉之长，故为风药中治挛急之好药，治慈禧面肌痉挛当较适宜。薄荷疏风散热而又疏肝解郁，西太后之面肌抽搐若为肝经郁火挟风热上冲于面部所致，用薄荷、防风二药清热法风是较恰当的。薄荷所含之薄荷醇外用于皮肤时，可缓慢透入皮内，引起充血，并反射引起深部血管变化，调整血管功能，这可能有助于减轻面神经附近的炎症，或可降低面神经的兴奋性。在诸敷贴方中用薄荷者多达三方，可见御医之用药即从现代科学原理分析也是颇有道理的。活血行气、养血通络的川芎、乳香、没药、鸡血藤及芳香开窍、通络散瘀的麝香、冰片等外用敷贴，可能起疏通经脉、濡养筋肉的作用，而有助于医治肉瞤肌挛。蓖麻子外用治疗面肌痉挛或面神经麻痹之类病症早有记载，《本草纲目》谓：“其性善走，能开通诸窍经络，故能治偏风失音，口噤，口目㖞斜”。

第二类，热熨法。一般是将药物(或加酒)加热，熨敷局部病处，或在患部来回推移，使皮肤均匀受热，这样可发挥药物外敷、透热及按摩的协同作用。慈禧尚用过药煮鸡蛋熨及药物麦饼熨，属热熨法的特殊形式。如熨治方、蚕砂熨方、祛风活络熨方以及瓜蒌大麦饼等。

这类医方的用药原则与敷贴方相似。辛温祛风、芳香通窍的白芷，疏风散热、清肝明目的桑、菊，及通行经络、活血散瘀的穿山甲等，用于治疗面肌痉挛都可能发挥一定作用。用蚕砂者，当用其祛风除湿、化浊通痹之功。瓜蒌能润燥化痰、开结通痹，又略具缓肝、舒肝之性，故用于外治本病可能有效。

第三类，熏洗法。是用药物煎汤，乘热熏蒸患处，候温再洗局部。本法与热熨法均通过热力作用于肌肤，而使腠理疏通、气血流畅，有利于局部筋肉之营养濡润，用之于面肌痉挛症当有助益。慈禧脉案中有御医庄守和等拟祛风活络洗药方，选药亦与敷贴热熨方一致，有祛风活络、平肝熄风、化痰散结之功效，因重用僵蚕等而可发挥较强的解痉镇惊作用。据现代药理研究，僵蚕体表的白粉中含草酸铵，有抗士的宁所致惊厥的作用，僵蚕的醇水浸出液还有催眠作用。

第四类，搽搓法。如用“加减玉容散”以水调浓搽搓于面部。另有祛风润面散方，就其药物组成来看，既有祛风化痰、通络开窍之效，可用于面肌痉挛症，其用药又与历代嫩面润肤祛斑美容菊方相似，常搽敷于面部，似还有润面嫩肤以求玉容的目的。

据脉案记载，慈禧眼及面部肌肉跳动抽搐的症状，在经过从光绪二十八年到光绪三十二年这一段的外治及其他方法治疗之后，自光绪三十二年下半年后有所好转，推测或与上述宫廷外治法的应用有关。

面肌痉挛症虽不是什么大病，但要取得满意的治疗效果却往往是困难的，医学界对此症的治疗也曾作过许多探索。从中医治法来说，除前述宫廷外治法外，近年来曾有人报告内服中药以调理脾胃为主，佐以温经通络、补气益血、安神养心等法治疗有一定疗效；也有人报告将中药配制的“脐痉散”塞于脐部，胶布固封，治疗本症有疗效；用针灸治疗也可能取得一定疗效。现代医学治疗本症有药物封闭、酒精注射阻断面神经及面神经纤维部分切断法等，疗效欠佳，有的还留下面肌瘫痪的后遗症。研究发掘宫廷中对面肌痉挛症的外治法经验，加以改进、提高和临床验证，可能会给患有此症的病人带来福音。

慈禧的眼病与菊花的药用

张文高

在中华民族的文明史中，菊花向来为人们所称颂和器重。傲霜秋菊不仅常被作为高洁、倔强性格的象征，成为深受人们喜爱的观赏花卉，在实际生活中也有许多用途。菊花可制菊糕、酿菊酒，泡水也是很好的饮料。《西京杂记》记载：“菊花舒时，并采茎叶，杂黍米酿之，至来年九月九日始熟，就饮焉。故谓之菊花酒。”《风俗通》中有“渴饮菊花滋液可以长寿”之说。菊花又是十分常用的中药，为古今医家们重视。清代宫廷所用中药之中，菊花也占有重要地位。据宫中记载，同治六年正月初一日至三月二十九日的三个月，外传咀片药共一百三十五味，计重六百九十三斤五两八钱，其中有菊花六斤，占第十二位。在慈禧的医案之中，菊花亦甚常用，尤其在治疗眼疾时应用更多，占相当重要地位。

据医案记载，慈禧常常患有各种目疾，如“目赤”、“目睛赤膜”、“目眩”、“头目不爽”和“目皮艰涩”等不同症状，或以眼目症状为主的疾病，或在各种外感、内伤之症中兼有眼目症候。在治疗这些不同病证时，几乎大部分处方中都用菊花，而且可以发现有两个特色：其一，外治洗目、浴足，内服丸、膏、煎汤及代茶饮等多样治法和剂型；其二，明目与延龄之密切联系。

菊花治疗眼病自古受到重视。早在《神农本草经》中就记载有“菊花味苦平，主诸风，头眩肿痛，目欲脱，泪出，……”。明代李时珍著《本草纲目》也指出菊花“治诸风头眩”。历代方书中以菊花为主药治疗眼疾之方比比皆是，如《太平惠民和剂局方》、《普济本事方》、《银海精微》等书均有菊花散，药味不一，却皆为治目疾方，又如《太平惠民和剂局方》菊睛丸、《证治准绳》菊花决明散等等。菊花之所以广泛用于治疗目疾，是由其性味功效决定的。菊花味甘、苦，性微寒，入肺、肝二经，有疏散风热、清热解毒、平肝明目之效，故既可治疗外感风热、目赤肿痛之症，也可用治肝火上炎所致之眼目红肿，又能治疗肝阳上亢引起的目眩头晕，若与滋阴益肝之品相伍也能治疗肝阴不足之眼目昏花。菊花有黄、白之分，一般认为黄菊花味苦，宜用于风热目赤肿痛，白菊花味甘，长于平肝明目，多用治肝阴虚、肝阳亢之眼昏目眩等症。菊花治疗眼病，既可外洗，又能内服，可入丸、散、煎剂，这些用法和剂型在慈禧的医案医方中都有运用，如：

(1) 桑叶洗目方，清热明目洗眼方，清目养阴洗眼方等，常用药有菊花、桑叶、薄荷等，皆为疏风清热之品，宜于治疗感受风热邪毒所引起的目赤肿痛。加用夏枯草、黄连、羚羊尖、生地等，则又治肝火目疾。其用法，“净面后洗目”，符合清洁消毒的原则；“水煎熏洗”当有利于促进局部血液循环和炎症吸收。

(2) 浴足法，这是一种较特殊的外治法，用明目除湿浴足方，方取桑菊与三妙散加味，有疏风清热明目，止痒胜湿之效。此法“明目除湿”，或属病在上治之于下，或同时尚有足部或下焦湿热之症，可兼而治之。近来曾有人介绍用桑叶、桑枝等中药煎汤浸泡双脚治疗高血压病似有一定作用。

(3) 丸剂方，如明目延龄丸，明目延龄丸又方等。均系光绪三十一年七、八月间御医张仲元、姚宝生为慈禧所拟，当时慈禧已年过七旬。以桑菊组方者，有清热散风、平肝明目之效；或加羚羊尖、生地、蒙花等，则更宜于肝火炽盛之目赤者。

(4) 膏剂方，如明目延龄膏，膏剂易为病人接受，亦较有利于吸收。此种剂型在治疗慢性病，特别是用于老年人是很适宜的，值得借鉴。

(5) 代茶饮方，如清肝和胃化湿代茶饮、清热化痰代茶饮；系慈禧常用之剂型，均以菊花、桑叶同用，且属主要之药。据有关医案记载分析，应用这些代茶饮方，符合慈禧素有目疾及脾胃违和等而证属肝火、肺热及肠胃湿热等病情。

(6) 汤剂：慈禧所患外感、内伤病症常兼有眼目症状，御医在用汤剂给予综合调理的许多处方中，亦常用菊花以清头目。如某年六月初二日，御医张仲元为慈禧诊病，脉象是左关脉弦滑，右寸关脉沉滑，分析病情认为属胃气欠调，消化迟滞，食后嘈杂，头目不爽之症，因而拟调中畅脾之法调理。处方如下：

瓜蒌三钱，研　菊花二钱　银花二钱　麦冬三钱，去心　焦三仙各二钱　槟榔一钱五分　广皮一钱　白蔻五分，研
引用鲜青果七个，去尖，研

又如慈禧在某年七月初三日曾服下方：

金银花二钱　菊花二钱　竹茹二钱　灯心三子

据此前六月二十九日脉案记载，当时亦有头目不爽等症。慈禧常喜进食京鸭等油荤厚味之品，经常患有脾胃病，医案中常见有“肠胃欠和”、“脾胃欠和”、“消化较慢”、“食后嘈杂”、“运化迟滞”等记述，或亦伴有“眼目不爽”等症。治疗此类病证常用加味三仙饮以和胃消食，有时亦加入菊花等清热明目之品，此亦可作同时发有眼疾之佐证。如某年闰四月初八日，加味三仙饮处方是：

焦三仙各三钱　金石斛三钱　菊花三钱　荸荠七个，切碎　鲜青果七个，研
水煎温服。

某年九月二十二日，加味三仙饮处方是：

焦三仙各二钱　雄鸡内金二钱　鲜青果十个，去尖，研　菊花一钱五分
水煎服。

光绪三十二年正月初八日，御医姚宝生为慈禧拟加味三仙饮方：

焦三仙各一钱五分　炙厚朴一钱　云茯苓四钱　橘红一钱　酒黄芩二钱　甘菊花三钱　槟榔炭一钱五分　泽泻一钱五分
水煎温服。

慈禧所用以菊花为主药的医方，常冠之以“延龄”或“明目延龄”方名。除前面已提及的明目延龄丸、明目延龄丸又方及明目延龄膏等方之外，还有一张处方名为“菊花延龄膏”，这是在光绪三十一年十一月初四日，御医张仲元、姚宝生为慈禧拟的，方中只有一味药：鲜菊花瓣，其制法是：用水熬透，去渣再熬浓汁，少兑炼蜜收膏，每服三、四钱，白开水冲服。参考此前两天慈禧的脉案，有如下记载：“老佛爷脉息左关弦数，右寸关洪大而滑。肝经有火，肺胃蓄有饮热，气道欠舒，目皮艰涩，胸膈有时不畅”。前后除用此方之外，

并有用明目延龄丸等清肝明目方者。由此可知，“菊花延龄”、“明目延龄”等方均系以其清热、平肝、明目之效，为慈禧的肝火目疾而设。当时慈禧已是七十一岁高龄，御医拟方而名以“延龄”者，当有取悦于这个梦想“万寿无疆”的皇太后之意。当然，什么灵丹妙药也挽救不了这个独裁者腐朽的躯体，不过，菊花是否真可能有“延龄”之效，却是很值得探讨的。

关于菊花延龄，祖国医学早有许多记载。《神农本草经》将菊花列为上品，认为“久服利血气，轻身，耐老，延年”。《荆楚岁时记》谓：“饮菊花酒，令人长寿”。宋代诗人苏辙诗云：“南阳白菊有奇功，潭上居人多老翁”。明代医家虞搏的《医学正传》卷一有一段话：“曰菊英水者，蜀中有长寿源，其源多菊花，而流水四季皆菊花香，居人饮其水者，寿皆二三百岁，故陶靖节之流好植菊花，曰采其花英浸水烹茶，期延寿也。”可见，“真菊延龄”(《(牧竖闲谈)》之说乃是千百年来人们实践和观察得来的认识。

现代医学研究发现，菊花含有挥发油、菊甙、腺嘌呤、胆碱、黄酮甙及微量维生素 A 样物质、维生素 B_1 等。菊花的提取物能扩张冠状动脉，增加冠脉流量，从而减轻心肌缺血，又能降低血压、减慢心率、增强耐缺氧能力，还有抑制多种致病菌、流感病毒的作用及镇静、解热等作用。曾有人用菊花煎剂浓缩液治疗冠心病 61 例，缓解心绞痛症状的总有效率为 80%，改善心电图的总有效率为 45.9%，合并高血压者也多有降低。临床以菊花与金银花、槐花、山楂等组方，治疗高血压动脉硬化症也有显著效果，血压和血清胆固醇都有下降。临床还用菊花配伍其他药治疗上呼吸道感染、眼结膜炎和视神经炎等有效。现代的临床和实验研究不仅验证了菊花疏风清热、平肝明目之效，而且也表明菊花可能通过防治冠心病、高血压病、动脉硬化和高脂血症等威胁老年人健康的常见病，而发挥“耐老延年”之效。像菊花延龄膏之类菊花制剂，不仅适于治疗眼病，也适于防治高血压、冠心病等老年常见病。一般中老年人若有此类证候，在医生指导下适当应用菊花制剂，当能发挥保健祛病、延年益寿的作用。曾为慈禧的眼病设计出菊花延龄膏的清代御医们，恐怕不曾想到在大半个世纪后的新时代，菊花真的被用来为人们的益寿延龄服务了。

慈禧之死

周文泉

公元 1908 年 11 月 15 日，即光绪三十四年十月二十二日未正三刻，清末最大统治者——慈禧皇太后那拉氏，在操纵了近五十年的清朝政权之后，终于“升霞”——崩于中南海之仪鸾殿。死时年七十四岁。

那拉氏为季清之垂帘听政(乃至直接执政)者。历经咸丰、同治、光绪三朝。该人刚愎自用、穷凶极恶，当政期间，对外妥协，对内镇压，尤其是 1898 年发动戊戌政变，幽禁光绪皇帝，屠杀维新派人，镇压维新运动，导致了她与光绪皇帝矛盾之公开化。尤令人关注者，她死于其政敌光绪皇帝“归天”之次日，此是巧合，抑或另有内幕，故引起人们议论纷纷。纵然人们兴趣侧重光绪的死因，但是亦涉及了慈禧的有关情况。如一种说法：慈禧自知将死，恐光绪亲政，遂加害光绪。这段内容在书中绘声绘色地写道：慈禧病重，有人密告说光绪面有喜色，慈禧闻后，大怒，说：“我不能先尔死”，并隐晦提出光绪为慈禧加害致死，实则光绪死于病(可参阅朱金甫、周文泉合写之：“从清宫医案论光绪帝载湉之死”

一文，《故宫博物院院刊》(3):3.1982)。而慈禧亦非自知自己定于光绪三十四年十月二十二日“驾崩”。故对于两人死亡时间如此相近之直接联系尚难觅出。笔者考证：光绪死于病，慈禧亦死于病。慈禧之病系以慢性腹泻为诱因开始，病势逐渐加重。而且其病势在十月二十日前后，并无突然加剧之征象，故而难以说明慈禧预知即死而加害于光绪这一传闻，这自然亦是光绪病死而非被害之佐证。

其实，慈禧七十岁以后(光绪卅年)，身体便渐衰弱，接连生病。据笔者查阅慈禧脉案得知，慈禧早年(懿嫔时)患月经不调，以后又患有咳嗽病、痔疮、面风、腹泻、胃肠病诸疾。迨至光绪三十三年正月，主要患有消化不良症，御医多用“益气理脾之法调理”。至同年十二月末，病仍如是，“肝胃郁热、气道欠舒”，治以“舒肝平胃之法”。

延至三十四年六月，病情复有加重趋势。

“六月初六日，臣陈秉钧请得皇太后寸关涩象渐起，细而带弦，右部关上尚见滑弦，仍欠冲和之气。大致厥阴为起病之源，脾胃为受病之所。嘈杂见减，饱嗳频仍，寤寐尚和，胸胁震响。由于营阴郁热未除，气分微见虚弱，背间忽凉忽热，牵引臂部。两目垂重，肢节软倦，头有微晕，耳有金声。总核病情，谨拟培脾胃之气，养肝木之阴调理。

人参须一钱　杭白芍一钱五分　当归身二钱，炒　半夏一钱五分盐，水炙　川杜仲二钱盐，水炒　抱茯神三钱，辰砂拌　寸麦冬一钱五分，去心　桑寄生三钱　煅龙齿一钱五分　白蒺藜三钱，去刺　霍石斛三钱　新会白一钱

引用红枣三枚　竹茹一钱五分

用玫瑰花一朵泡汤炒。”

由此脉案得知，慈禧不仅脾胃病未愈，且增头晕等肝阴不足症候。

“七月二十七日，臣施焕请得皇太后右关大而有力，左亦带弦，寸尺间有不匀。脾湿不舒，阳明气滞。足阳明胃宜降，手阳明大肠宜升，宜从升降中理脾益气，兼调和肝胃之品，谨拟上呈：

细西洋参一钱　白术二钱　淮山药二钱，炒　云苓三钱　煨木香六分　粉葛一钱　佩兰梗一钱，鲜　生甘草八分　全当归二钱　白芍一钱五分，炒　广陈皮八分

引用干竹茹一钱”

脉案值得注意者，乃现“寸尺间有不匀”，即脉象不齐，余大体如前。

至九月份，始见腹泄病证：

“九月二十一日，臣施焕请得皇太后脉左关弦，右关滑大，寸尺平。脾湿化燥，饮逆酸辣，腹痛而响，泄后始安，足见脾经气滞。食后背脊发热，尤为胃气欠纳。盖肝主疏泄，欲化湿燥，应先行舒肝，欲平饮饮诸逆，更宜调和肝胃。按法当建中平胃，舒肝调气为治。谨拟上呈：

沙参五钱　白芍二钱　云苓三钱　法半夏三钱　陈皮一钱五分　霍香梗八分　炙甘草一钱　於术一钱五分

引用麦冬一钱，去心　淡竹茹八分”

至此之后，腹泻病一直未愈，且有加剧之势。至当年十月份，又另请张仲元(太医院院使)等诊治：

“十月初六日，张仲元、李德源、戴家瑜请得皇太后脉息左关弦缓，右寸关较前稍平。肠胃未和，寅卯辰连水泄三次，身肢力软。总由肺不制节，水走肠间，脾运迟慢，是以食后嘈杂等证未减。谨拟四君子汤加以扶脾化水之法调理：

人参一钱　党参二钱　于术二钱　茯苓六钱　甘草一钱　薏苡仁四钱

引用保宁半夏曲三钱”

显见，连续腹泄，慢性消耗，慈禧体力已大不如前，“身肢力软”。越二日，病情又有变化：

“十月初八日，张仲元、戴家瑜请得皇太后脉息左关弦缓，右寸关滑而近躁，中按鼓指。胃气壅滞，脾运仍慢。昨少食秦椒，与胃气相搏，以致胸膈发辣作疼，夜寐未能安睡，身肢力软。谨拟和胃化燥之法调理。

金石斛一钱五分　竹茹五分　鲜青果十个　东楂肉一钱五分　五味子十粒　荷梗一尺

引用灯心一子”

从脉案分析，此时慈禧的脉近躁，中按鼓指，可能有脉律不齐。且脉如此弦大，或有高血压之征象。再过两天，病又及肺：

“十月初十日酉刻，张仲元、戴家瑜请得皇太后脉息左关弦而稍数，右寸关滑而近躁。肺气化燥，胃气浊滞，脾不化水，水走大肠，以致舌干口渴，胸闷微疼，食后嘈辣，小水发赤。总核病情，郁而生热，壮火食气，得食则泻，是以精神异常疲倦。谨拟育阴清燥缓肝之法调理：

洋参一钱　五味子十粒　麦冬一钱五分　生杭芍一钱五分　桑叶二钱　金石斛二钱　苦桔梗一钱五分　羚羊六分　灯心一子　鲜青果十个”

至此，又兼请外荐医生如施焕、吕用宾、杜钟骏、周景涛、张鹏年等人继续诊视。其治疗与张仲元等大同小异，如吕用宾所书脉案：

“十月十四日，臣吕用宾请得皇太后六脉均见数象，寸口微浮。头痛目倦，心中嘈辣难受，烦躁不安，口渴舌干，咳嗽，时而恶寒发热。种种病情，皆由胃气不降，表感不清，湿热蕴结所致。谨拟清解化热除嘈法调理：

霜桑叶一钱五分　葛根一钱五分　麦芽三钱，炒　杭菊花一钱五分　青蒿钱五分　鲜青果十个　枇杷叶二钱，蜜炙　文蛤三钱，研末　金石斛三钱

引用加神曲二钱，炒　金银花藤三钱”

此案处方颇为平和，有病重药轻之嫌，似难收功。次日，病情又渐重。

“十月十五日申刻，张仲元、戴家瑜请得皇太后脉息左寸关弦而近躁。右寸关滑数鼓指，气口脉浮。表气未和，肝肺气滞，胃燥伤津，以致口渴舌燥，右乳气窜作痛，心中烦热，时作咳嗽，食后嘈辣，头顶以及周身疼痛，面目发浮，身肢懒倦无力。谨拟清解缓肝化燥之法调理：

霜桑叶二钱　甘菊花二钱　葛根一钱五分　旋覆花二钱，包煎　枇杷叶三钱，蜜炙　苦桔梗一钱五分　香附二钱　煅赭石三钱　鲜青果十个，去尖　羚羊一钱　橘红八分　生粉草八分

引用金银花藤三钱”

据脉案记载，慈禧又增“头项以及周身疼痛、面目发浮”，病情似较前又重一层。次日吕用宾与张仲元、戴家瑜共同会诊，其病情与治法无大变化。

“十月十八日，张仲元、戴家瑜请得皇太后脉息左关弦而近躁，右寸关滑数鼓指。肝肺气滞，胃肠燥热熏蒸，脾运仍慢，以致时作咳嗽，顿引胁下作痛，口渴舌干，大便尚泻，身肢懒倦无力。谨拟缓肝清燥之法调理：

鲜石斛三钱　冬桑叶三钱　甘菊花二钱　连翘二钱　鲜青果十个　橘红七分　葛根一钱五分　甘草八分

引用荷梗二尺　羚羊一钱，研末后煎”

次日，病情亦无改善。

“十月十九日未刻，张仲元、戴家瑜请得皇太后脉息两寸软，两关弦滑近躁。浊气在上，阻遏胃肠，是以烦躁口渴；清气在下，肺无制节，所以便泻不止，小关防觉多。燥热熏肺，时作咳嗽，顿引胁下窜痛，谷食不多，身肢软倦乏力。谨拟轻扬化燥之法调理：

鲜石斛三钱 葛根一钱五分 冬桑叶三钱 杭菊花二钱 鲜青果十个去尖 麦冬三钱 诃子肉二钱，面裹煨 甘草八分 生牡蛎三钱 橘红一钱 洋参八分

引用粳米一两，后煎”

是日，病情仍无显著变化。

“十月二十日，张仲元、戴家瑜请得皇太后左部弦而近躁，右寸关滑数鼓指。咽燥舌干，口渴引饮，时作咳嗽，顿掣两胁作疼，连用甘寒化燥之法，胃热不减，口渴愈盛。谨拟加味白虎汤调理：

洋参一钱 煅石膏四钱 肥知母三钱 甘草八分

引用白粳米一两，后煎”

十月二十日，慈禧的病情虽较复杂，但仍无突然变化之势。(此日为光绪临终前一日)

“十月二十一日，张仲元、戴家瑜请得皇太后脉息左寸关至数不匀，右部仍躁。肝气冲逆，胃燥不清，以致时作咳嗽顿引胸胁窜痛，口渴舌干，精神异常委顿，小关防多，胃纳太少。谨以缓肝和中之法调理：

生杭芍二钱 甘草五分 丹皮一钱

水煎温服。”

至十月二十一日，慈禧脉象复有不匀，即有心律不齐之情况，且“精神异常委顿”，病情有所加重(光绪皇帝已于当日子刻进入弥留状态)。

十月二十二日，即慈禧驾崩之日，当天共有脉案三则：

“十月二十二日，张仲元、戴家瑜请得皇太后脉息左部不匀，右部细数。气虚痰生，精神委顿，舌短口干，胃不纳食，势甚危笃。勉拟益气生津之法调理：

人参须五分 麦冬二钱 鲜石斛三钱 老米一两

水煎温服。”

至此日慈禧病势方现败象，“势甚危笃”。

“十月二十二日，张仲元、戴家瑜请得皇太后脉息欲绝，气短痰壅，势将脱败，急以生脉饮，尽力调理，以尽血忱：

人参一钱五分 五味一钱五分 麦冬三钱

水煎灌服。”

此时虽未写具体时刻，想必距未刻不远，因为已“脉息欲绝”，须用“灌服”生脉饮。

“十月二十二日，张仲元、戴家瑜请得皇太后六脉已绝，于未正三刻升霞。”

至此，慈禧皇太后于统治近五十年之后，终于死去。

从上述慈禧有关病案记录得知，其病情属逐渐加重而亡。而光绪三十四年十月十九日至二十一日，病情仅有加重趋势，并非突变。据此，似可否认有关慈禧知自己将死，而必先除光绪之传闻。

另，参照光绪脉案亦可印证。如若光绪病势轻微，庶可有令人疑虑之处。光绪彼时之情况若何？请看其脉案：

“十月十八日，杜钟骏请得皇上脉象左部寸尺濡数，右三部沉数带滑，按之无力。咳嗽无痰，动则气逆作喘。胸膈堵截，知饥不能食。大便燥结难解，小溲浑短。卧则咳作，口有热气，舌有水滑苔。腿软而痠，寒热麻痹，耳鸣头昏。种种见症，金水两亏，肺金失降，肝木过升。《内经》云：肝生于左，肺生于右，左右者阴阳之道路也。今肺失清肃下降之权，肝木逆上干之势，以致痰浊横亘胸中，上盛下虚，此喘咳之所由来也。为今之计，有虚不能补、实不能攻之难。何者，病经日久，实实虚虚，在在棘手。谨暂拟微苦以降肺逆，咸寒以化虚痰，俾肺遂通调，膀胱得以气化，大肠得以传送，以冀痰浊降而咳喘渐平，然后缓商调摄：

海浮石三钱　苦杏仁三钱　冬瓜子五钱　海蛤粉三钱　淡黄芩三钱　薏苡仁五钱，炒　飞滑石三钱　薄荷叶三分　真云苓五钱，带皮

引用淡海蜇一两　水漂极淡大荸荠四枚，打碎　另用大荸荠六枚，打碎　淡海蜇一两　煎汤代茶频频饮之”

同日，吕用宾诊为“元气大亏，阴阳失养”；周景涛诊为“下元气虚，累及肺卫”，以上三者辨证大致相同，即上盛下虚，元气大亏。说明光绪当时病势确已十分严重。

至十月二十日，院判张仲元、御医忠勋，以及施焕、杜钟骏、吕用宾、周景涛等共同诊视，其结论颇为一致。表明：①光绪十月二十日病势危笃，出现“目睑微而白珠露，嘴有涎而唇角动”(施焕病案中语)，属于肝风内动，虚热扰神之危象。②其死亡缘于病情逐渐加重。③从医官之脉案引文中已说明光绪之病回生无望。

而慈禧此日之病势，远较光绪为轻，她如欲使光绪早死，只须静待即可，何必毒害之？

迨入十月二十一日子刻，光绪帝进入弥留阶段：

“十月二十一日子刻，张仲元、金顺、忠勋请得皇上脉息如丝欲绝。肢冷气陷，二目上翻，神识已迷，牙齿紧闭，势已将脱。谨勉拟生脉饮，以尽血忱：

人参一钱　麦冬三钱　五味子一钱

水煎灌服。”

刚至二十一日，光绪已经昏迷。当日杜钟骏亦看过光绪病，认为病势“岌岌欲脱”。午刻周景涛诊视，认为“阳散阴调”必死无疑。

十月二十一日酉刻，光绪病重不可挽回而“龙驭上宾”。

显见，光绪亦是病情不断变化加重，导致死亡。

综上所述，可以认为，①慈禧之死因于病；②光绪的死因亦是病，并非慈禧预见知其将死而加害于光绪。

自然，以上仅是根据脉案而行之论证，除此之外的有关方面问题或疑窦，则非笔者可以推知了。

末代皇帝溥仪的病与北京大山楂丸

陈可冀

末代皇帝溥仪，是众人很感兴趣的人物，现在仍继续出版有关溥仪生涯的著作，如由其夫人李淑贤口述、王庆祥整理的《溥仪与我》等，补充了《我的前半生》之阙。

关于溥仪常患之病，溥仪的体质，笔者曾持现存清宫宣统原始医药档案约十余册征询

李淑贤女士看法，她认为这些原始纪录完全与其素质吻合，溥仪平素是最易患感冒和消化不良的。李淑贤女士谓：“溥仪一生常患感冒和消化不良，我与他共同生活年月里，几乎隔不数日即感冒伤食一次。溥仪本人由于常年有病，平日颇留心医药，每日三餐后都需进大山楂丸，日日如此，从不间断。溥仪早晨爱进豆浆油饼，食后也服大山楂丸。”

以下为溥仪患外感兼食伤的一节清宫医药原始记录：

“宣统九年(辛亥革命后，根据协议，仍允许清帝宣统沿用年号于紫禁城之内)正月十三日酉刻，赵文魁请得皇上脉息左寸关浮数，右寸关洪数。胃蓄饮热，微感风凉。以致头晕肢倦，胸满作呕，手心发热，舌苔黄白。今拟清解止呕化饮之法调理。

粉葛根二钱　薄荷一钱　连翘二钱　竹茹一钱　焦三仙各三钱　橘红八分　枳壳二钱，炒

引用清麟丸一钱，煎”

“正月十四日石国庆、赵文魁请得皇上脉息左寸浮缓，右寸关滑数。外感渐解，惟肺胃湿热尚盛，以致身体疲倦，胸满干呕，皮肤微热，饮食欠香。今议用和解清肺化滞之法调理。

粉葛根一钱五分　薄荷八分　栀子二钱，炒　瓜蒌皮三钱　焦三仙各二钱　枳壳二钱，炒　酒军一钱五分　竹茹一钱

引用法半夏一钱　酒芩三钱”

“正月十六日石国庆、赵文魁请得皇上脉息左关和缓，右寸关滑缓，诸证均愈。惟肺胃浮热未清，今议用清肺导热之法调理。

干麦冬三钱　陈皮一钱五分　瓜蒌皮三钱　木通一钱　细生地三钱　甘草梢六分

引用鲜竹叶十片”

此案先后以解表、清里，养阴等法好转。从中可以看到，焦三仙是初诊及二诊中均用的。焦三仙者，焦山楂、焦神曲和焦麦芽之统称，意谓其消导化滞效如“神仙”，市售之大山楂丸主要配方为此三味药。当然助消化、治伤食的医方常用的尚有保和丸、开胸顺气丸、消痞阿魏丸及近世之党参健脾片等，但也均含山楂；甚至至宝锭等数十种中成药也都伍有山楂，说明山楂的功效之卓著；清季宫中配方本中亦列有此大山楂丸等含山楂的医方多种，为京都之常用医方，今人仍喜施用。

按山楂，又称山楂果、红果、山里红等。近六年来，我国学者调查了15个省、市、自治区的山楂资源；发现了一些稀有品种，包括抗寒(零下40℃)力强之“大旺”、“矮化山楂”及“阿尔泰山楂”等。我国古典著作如公元前5-10世纪的《尔雅·释草篇》以及以后的《山海经》、《唐本草》、《本草纲目》、《隋息居饮食谱》及近代的《医学衷中参西录》等，均有记述。民间对此十分熟识，唐宋八大家之一柳宗元更有“伧父馈山楂”的诗句，对其甜酸味已有品评。

现已证实，山楂果及叶所含黄酮类化合物较多，适于冠心病人的服用，也有降血脂作用；但如果食后，进食量增大，增加体重，那就适得其反了。

山楂可制冰糖葫芦，在首都北京乃风味佳品，现已广泛传及各地；“三尺动摇风欲折，葫芦一半蘸冰糖”，道出了它的神韵。盖此物历史很久，即宋之“蜜弹儿”，明之“糖堆儿”也。此外，清《帝京岁时纪胜》还载金糕或山楂糕的山楂食制品，驰名国内外，嘉庆朝有诗赞曰：

“南楂不与北楂同，妙制金糕数汇丰(老铺)；色如胭脂甜如蜜，解醒消食有兼功。”

顺便说一下，溥仪每晨进食豆浆，实不失为保健方法之一，因为豆制品不仅味美可口，

且有营养价值，又有多种医疗功效。

翁同龢日记和同治皇帝病及其他

陈可冀

翁同龢(公元 1830~1904 年)，字叔平，晚自号瓶庐居士，江苏常熟人。咸丰六年(丙辰)状元(一甲一名进士)。同治、光绪两朝均值弘德殿为师傅(老师)，《清史稿》载："同龢居讲席，每以忧勤惕厉，启沃圣心"。为清末维新派。著有《翁文恭公日记》、《瓶庐诗文稿》，诗稿八卷，文稿二十卷。卒年七十五岁。

《翁文恭公日记》共四十册，起自咸丰八年七月(1858 年 8 月)，迄于光绪三十年五月(1904 年 6 月)。日记中有大量光绪皇帝的重大史实，也记载了同治皇帝因天花病致死的证情始末。现参照日记所叙，结合同治十三年十月至十一月《万岁爷天花喜进药用药底簿》记录，就同治皇帝的天花病状作一比较分析。

翁同龢六次目睹同治病状的日记纪录有如下述：

第一次，同治十三年十一月初八日："入见又三叩首，两宫皇太后俱在御榻上，持烛同诸臣上前瞻仰，上舒臂令观，微语曰："谁来此？"伏见天颜温睟，偃卧向外，花极稠密，目光微露，瞻仰毕，略奏数语皆退。旋传再入，皇太后御中间宝座，西向，宣谕数日来圣心焦虑，论及奏折等事……"这是同治临终前患病的第九天，结合脉案记载："皇上天花六朝，浆渐苍老，盘晕赤色见退，惟浆后气血空乏，微感风凉，以致咳嗽鼻塞，心虚不寐，浸浆皮皱，似有停浆不靥之势"，可见同治所患乃天花病，此点已十分明确。

第二次，同治十三年十一月初九日："晴和，……辰初一刻又叫起与军机御前同入，上起坐，气色皆盛，颜色皆灌浆饱满，声音有力，……上举臂以示，颗粒极足，不胜喜跃而退。昨日大外(便)仅一次。见昨日脉案言：昨日情形甚重，今已灌浆起顶，惟音哑胸堵，诸症尚未痊愈，心肾气通，交颈馀毒未清，方用保元补气，炙耆、首乌、党参、白芍、炙甘草、款冬、枣仁、远志……，"与宫中医案所载基本符合。

第三次，同治十三年十一月二十二日："……昨日瞻仰，神情兴致皆可，腰间两小穴，一流水一干，起坐略不便也。与荣仲华谈，已初退。"同日，宫中脉案载："皇上脉息缓滑无力，腰疼稍减，稀汁渐浓，惟红肿未消，溃破流汁，咳嗽口渴，夜寐不沉，其余各处痘痈已溃而毒未净者，有未溃而仍肿者……。"可见，在此之前，同治天花病已有多处皮肤继发了其他化脓性感染，即所谓痘痈者。

第四次，同治十三年十一月廿八日，"辰正见于东暖阁，上离坐榻上(枕一中居)，两宫太后亦坐，命诸臣一一上前，天颜甚粹(按：应为悴)，目光炯然，痂犹有一半未落。谕今日何日，并谕及腊月应办事，诸臣奏毋庸虑及，臣奏圣心宜静，上曰胸中觉热也。退至明间，太后立谕群臣以现在流汁过多，精神委顿，问诸臣可有良法？圣虑焦劳，涕泪交下，臣因进曰：择医为上。臣荣禄曰：有祁仲者，年八十九，治外证甚效，可传来诊视。太后颔之，语甚多，不容记。退坐奏事处，有敕勿即散直(值)，有顷传诸臣，皆入。上侧卧，御医揭膏药挤脓，脓已半盅，色白，比昨稍稠，而气腥，漫肿一片，腰以下皆平，色微紫，视之可骇。出至明间，太后又立谕数语，继以涕泪，群臣皆莫能仰视。午初祁仲到，命诸臣随入殿，良久，祁仲与李德立等入，半时许视毕，宣召至西暖阁，问状，余等未与恭、醇两王入，……祁仲言此痘痈发处尚小，在肾俞下，而冀可治……”，与当日宫中脉案载：“皇上脉息弦数无力，肾俞发浆，汁出多，阴虚水亏生热，心肾不交，以致日晡发热，寐虚恍惚，胸满嘈杂”一致。当为天花病毒血行播散，腰间肾俞附近及他处并发感染，已有败血症表现。

第五次，同治十三年十二月初二日，“晴，大风……巳初方入，上卧甫醒，近至榻前，细细瞻仰，则两颊肿甚，唇鼓色红，虚火满面，目光却好，平卧一二语外，云不思食，尚思睡也；适止而退，并遇御医，……云所下(大便)尽是余毒，口糜又虑成走马疳，温补断不可进，只有如昨法……。”同日，宫中脉案亦载：“肾俞及各处痘痈俱见正脓红活，颊颐肿势渐消，惟唇腮硬肿，牙跟黑糜，舌干口臭，大便黑粘，糟粕腥臭，次数亦减……”按天花并发症中，严重者尚可有角膜混浊失明，脑膜炎，肺炎，中耳炎等，此时同治不仅有口腔齿龈严重感染，恐更有腮腺炎，骨髓炎的可能性。

第六次，同治十三年十二月初五日：“晴寒，……入城小憩未醒，忽传急召，驰入，尚无一人也。时日方落，有顷，醇幕邸室沈莫桂、崇治、文锡同入，见于西暖阁，御医李德立方奏事急，余叱之曰何不用回阳汤，彼云不能，只得用参麦散，余曰即灌可也。太后哭不能词，仓猝间，御医称牙闭不能下矣。诸臣起立，奔东暖阁，上扶坐瞑目，臣上前，……天惊地折，哭笑良久，时内廷五大臣有续至者，入哭而退。惨读脉案，六脉俱脱，酉刻崩逝。”此节所记，与宫中脉案一致，十二月初五日申刻脉案载：“皇上六脉微无根，系病久神气消耗，偶因气不运痰，厥闭败脱，急用生脉饮一贴竭力调理，

高丽参五钱　麦冬五钱　炙五味子一钱

水煎温服。”

酉刻载：“皇上六脉已绝，灌生脉饮不能下咽，元气脱败，于酉时崩逝。

翁同龢为同治、光绪的老师，帘前讲席，颇称忠坚，日记可以确信无疑。民间有传说同治死于梅毒者，实不可信。以后翁同龢被慈禧革职回故里，临终前曾有《疾亟口占》一首，令儿女记录，叙及内心感触：“六十年中事，伤心到盖棺，不将两行泪，轻向汝曹弹。”对维新失败，不无感慨。

清宫帝后等临终时刻生脉散古方的应用

陈可冀

古方生脉散，为益气养阴复脉的著名方剂，始见于金元四大家之李东垣所著之《内外伤辨惑论》，治“暑热伤气，汗出津亏”。本方由人参、麦冬和五味子组成，以人参之甘温大补元气，生津止渴，麦冬的甘寒养阴生津，五味子的酸温收耗散之气，三药合用，起益气养阴复脉的功效。清代宫廷医案载，清宫帝后及王公大臣等濒临死亡时，常用此方救治，现录数则以供参考，因均已病入膏肓，故难收全效。

1　乾隆临终时的应用生脉散加减方

“乾隆六十四年正月初三日卯正一刻，陆续进参莲饮四次，用人参六钱。

徐景云、沙惟一请得太上皇圣脉散大，原系年老气虚，屡进参莲饮无效，于本日辰时驾崩。”

2 同治临终时生脉散的应用

"同治十三年十二月初五日申刻，李德立，庄守和请得皇上六脉散微无根，系病久神气消耗，偶因气不运痰，厥闭脱败，急用生脉饮一贴竭力调理。

高丽参五钱 麦冬五钱 炙五味子一钱

水煎温服。"

"同治十三年十二月初五日酉刻，李德立、庄守和请得皇上六脉已绝，灌生脉饮不能下咽，元气脱败，于酉时崩逝。"

3 慈禧临终时生脉散加减方的应用

"光绪三十四年十月二十二日，张仲元、戴家瑜请得皇太后脉息左部不匀，右部细数，气虚痰生，精神委顿，舌短口干，胃不纳食，势甚危笃，勉拟益气生津之法调理。

人参须五钱 麦冬二钱 鲜石斛二钱 老米一两

水煎温服。"

4 光绪临终时生脉散的应用

"光绪三十四年十月二十一日子刻，张仲元、全顺、忠勋请得皇上脉息如丝欲绝、肢冷气陷，二目上翻，神识已迷，牙关紧闭，势力将脱，谨勉拟生脉饮，以尽血忱。

人参一钱 麦冬三钱 五味子一钱

水煎灌服。"

5 恭亲王临终时生脉散加减的应用

"光绪三十四年四月初十日丑刻，庄守和、张仲元、姚宝生诊得恭亲王脉息左寸关数而无力，尺部虚大，右三部软而无根，由戌至丑，汗出不止，喘息抬肩，痰热上壅，精神不固，证势重险，谨防虚脱，今议用保肺固脱之法，竭力调治。

人参三钱 麦冬三钱 老米五钱

水煎浓汁，频频饮之。"

6 隆裕临终时生脉散加味之应用

"中华民国三年(1913)正月十六日午刻，张仲元、佟文斌请得皇太后脉息左关浮数，尺部如丝，证势垂危，痰壅愈盛，再勉拟生脉化痰之法，以冀万一。

西洋参三钱，研 麦冬三钱 五味子一钱 橘红二钱 竹沥水三钱，兑

水煎灌服。"

以上案例表明，生脉散在危重证时的应用是十分常见的，这些案例虽因多已垂死难以救治，但生脉散在救治各类虚脱、中暑等方面的效果是肯定的；尤其由于近十年来将此方制成注射剂，因而在治疗休克上发挥了一定的作用。其优点为，若早期并用生脉散或其注射液，可降低急性心肌梗塞并发症的发生率和病死率。急性心肌梗塞及伴有休克的患者多有不同程度的气阴两虚证候，所以适宜用本方治疗。本方可以止汗敛阴，调节血压，心音增强，脉搏有力，四肢转暖，末梢循环得到改善，所以很有用。近年我们在急性心肌梗塞病人身上应用它，通过 Swan-Ganz 导管血流动力学检测证明：本方可以增加心脏每搏量和

心输出量，提高心脏泵血功能。我们并以核听诊器检测证明可以增加心室射血分数。看来古方新用，古方治今病，是很有潜力的。

乾隆皇帝宠妃——“香妃”及其用药记录

张文高

在我国民间流传的关于清代后妃的故事中，富于传奇色彩而又流传较广的当属“香妃”的传说。近年来对有关史料的考证表明，“香妃”确有其人，即乾隆皇帝的一个来自新疆维吾尔族的妃子——容妃，但其生平经历却与传说大不相同。清宫医案中关于容妃的用药记录，也可说明一点问题。

《清史稿·后妃传》载：“……又有容妃，和卓氏，回部台吉和扎赍女。初入宫，号贵人，累进为妃”。在乾隆之妃中，只有容妃来自“回部”，而传说中的“香妃”也是来自“回部”，和卓家族的人。结合其他一些史料，证明“香妃”即容妃。其亲属曾在乾隆二十三年配合清政府平息大、小和卓的叛乱，这是维护祖国统一的行动，后在乾隆二十五年遵旨迁居京师，受到封赏。容妃和卓氏亦随入京，并在当年六月以前入宫，受封为和贵人(这大概是因为宫中认为她姓“和卓”之故)，时年约二十六岁(一说二十七岁)。和卓氏在入宫十年左右的时间内又先后被册封为容嫔、容妃，乾隆五十三年四月十九日容妃死，时年约五十四、五岁。

清宫内的医药档案中也记载有容妃的用药记录，初步发现有如下几条：

“容妃娘娘合生肌珠子散，用珠子三钱。”

“二十四日花映墀等请得，容妃娘娘合生肌珠子散，用珠子一钱五分。”

“(乾隆)五十三年三月十五日，容妃合人参珠子散一料，用过五等人参一钱。”(此条见于御药房人参档)

初步分析，这几条的时间当较接近，表明容妃在其临终前不久曾用过人参珠子散、生肌珠子散，其中一条时间在乾隆五十三年三月十五日，仅在容妃死前一个多月，此时容妃所患之病或即导致容妃死亡之疾病的发端，或渐加重的阶段，值得进一步发掘研究有关资料。

关于生肌珠子散和人参珠子散，尚未查到宫中具体配方，从方名推测，当属生肌敛疮、去腐生新之品，由方测证，可知容妃此时大约患有痈疽疮疡，破溃后久不收口生肌，或因久病卧床致生褥疮溃破之证，尚待继续深入考证。宫中外用散剂有生肌散、珍珠散等，具有解毒化疔，长肉生肌，排脓渗湿，收毒水之功”。方药组成大抵以珍珠、人参居首。容妃所用之生肌珠子散、人参珠子散或即此珍珠散(或有所加减)。冠之以“生肌”者，是讲其功效；冠之以“人参”者，是示其贵重和疗效之可靠。

历代外科、疡科著作中，生肌散、珍珠散有多种，前述清宫生肌散方可能系由《张氏医通》卷十四生肌散加减而来，该书刊于康熙年间，清宫生肌散与该书生肌散比较，增儿茶、象皮，黄丹、熊胆和朱砂。刊行于道光年间的《重楼玉钥》卷上之生肌散方，与清宫生肌散之药物组成亦相似。《外科正宗》、《张氏医通》及《医宗金鉴·外科心法要诀》都有珍珠散，但药物组成均与清宫珍珠散相差较多。清宫珍珠散方很可能由《疡医大全》卷九生肌散方加减而来，此方治痈疽疮疡久不收口，由人参、牛黄、珍珠、琥珀、熊胆、乳香、没药、煅炉甘石、乌贼骨、龙骨、煅石膏、轻粉、铅粉和冰片组成，清宫珍珠散仅增白石脂，而减牛黄、琥珀等七味。清代以疡医著称的医家顾世澄撰《疡医大全》刊于1760年，即乾隆二十五年，而容妃用人参珠子散仅在其后二十八年。由此推测当时容妃可能患痈疽疮疡，因久不收口，御医花映墀等即参照前述《疡医大全》生肌散方为容妃配外用散剂，因其中以人参、珍珠等贵重而著名，故将该散剂名之为生肌珠子散或人参珠子散。

容妃外用之生肌敛疮散剂以珍珠、人参为主要的药是很有道理的。珍珠除含有碳酸钙、氧化镁等无机物外，还含有亮氨酸、蛋氨酸、丙氨酸等多种氨基酸，外用有较好的收敛生肌、清热解毒作用，对溃疡久不愈合有良好的疗效。人参所含的若干成分能增强蛋白质、RNA等的生物合成，增强机体非特异性抵抗力，增强网状内皮系统及白细胞的吞噬功能，还有一定的抗菌作用，这对治疗疮疡，促其生肌收口都是很有意义的。通常应用人参以内服为主，但其在外治中的作用也不容忽视，近来曾有人用人参茎叶浸膏外敷治疗各种疖病，取得较好疗效，现代的某些美容护肤用品中，也有加入人参提取物者。清宫御医用人参于外治的经验值得深入研究探讨。

闲话丽妃

周文泉

电影《垂帘听政》之尾声，有丽妃被慈禧指令斩断手足、置大坛中、仅露其头、其状令人不忍卒睹之镜头。事实上丽妃并未被慈禧处以酷刑，无论是在咸丰十一年以前或以后，生活均较为平静。且在影片所演那一场面(1861年)之后，又于世间生活三十九年，即在1890年(光绪十六年)，历经了同治、光绪两朝方才去世。

咸丰驾崩以后，丽妃生活较为平静，其原因，抑或与慈禧忙于争权夺位，无暇顾及有关，但更大可能者，当是丽妃与世无争、随遇而安，“柔嘉秉性，淑慎持躬”(册封文中语)之缘故。此点于其脉案中可得印证。

兹撷取咸丰十一年十月起至同治五年元月止，丽皇贵妃脉案，略事分析，以见一斑。

咸丰皇帝(奕詝)于咸丰十一年七月十七日清晨崩于承德避暑山庄“烟波致爽”殿。死后，经过一番激烈权力之斗争，慈禧皇太后(叶赫那拉氏)勾结恭亲王奕䜣等人，发动政变，从咸丰遗命赞襄一切政务之八大臣手中，夺回政权。自十一月一日起，与慈安皇太后垂帘听政于养心殿。

彼时丽妃生活情况自然不得而知，但就其脉案分析，其生活较为安定。

据《丽皇贵妃进药用药底簿》载，自咸丰十一年十月十二日至十二月十一日，历时两月中未患重病，亦未进汤剂，仅隔五至七天服一次灯心、竹叶、三仙饮之类，大抵在于清利小便、和胃而已。至十二月十二日患感冒腹泻：

“十二日戌刻锺龄请得丽皇贵妃脉息弦滑，系内停饮热、外受风凉之症。以致作泻腹痛。此由寒邪外束所致。今用疏解化饮汤即服一贴调理：

柴胡一钱　半夏二钱　赤苓三钱　陈皮二钱　厚朴二钱　泽泻三钱　白术三钱　缩砂一钱

引用生姜三片”

次日，病情有所改善：“昨服疏解化饮汤，腹痛作泻渐减，风凉已解。惟饮热尚盛，身软气怯，以致躁汗微喘。今用益气化饮汤午服一贴调理：

沙参三钱　夜苓三钱　白术三钱　陈皮二钱　麦冬三钱　炙半夏二钱　元参三钱　白芍三钱

引用焦三仙三钱 生姜一片”

十四、十五两日宗上方化裁治疗，到十六日，病已基本痊愈。

“十六日，锺龄请得丽皇贵妃脉息和缓，诸症俱好。惟胃气欠和，今用清热代茶饮避风缓缓调理：

桔梗一钱 黄芩一钱 花粉二钱 竹茹二钱 麦冬二钱 陈皮一钱

引用灯心一束”

自此以后，直到同治元年四月初六日，才又生了一场病，仍是感冒类的病：

“四月初六日，李万清请得丽皇贵妃脉息浮弦而滑，系气饮舍肺，外受风凉之症。以致寒热往来，身肢痠痛，胸胁胀满，痰壅咳嗽，懒食少寐。今用疏解正气汤晚服一贴调理：

苏叶二钱 羌活二钱 桔皮一钱 半夏一钱 杏仁三钱，研 茯苓三钱 桑皮二钱 枳壳一钱

引用生姜三片 白芍三钱”

此方用过，病情稍减：“风凉微解，表症稍减，夜间得寐。惟寒热如疟，胸胁胀闷，痰壅气逆，频频作嗽。此由心肝气郁，挟饮乘风，上舍于肺所致。今用顺气化痰汤佐以宣风理肺之品，午服一贴调理：

杏仁三钱 白芍三钱 麻黄六分 桂枝六分 川芎二钱 当归三钱 生地五钱 甘草八分，蜜炙

引用木香六分 半夏一钱”

这是一张麻黄汤与四物汤的合方，属于标本兼治之例。药后症状大减：

“初八日，李万清请得丽皇贵妃脉息浮弦而缓。湿饮下行，寒热往来如疟稍轻，痰壅气逆咳嗽渐减。惟肝脾不和。今用和肝理脾汤佐以疏解理肺之品，午服一贴调理：

沙参三钱 白术二钱 茯苓三钱 半夏一钱 苏叶一钱 橘皮一钱 杏仁三钱 羌活一钱

引用木香六分 冬花二钱”

此后，宗此方意，加减用药至四月十三日痊愈。直至同治二年六月，又有新病出现：

“六月二日，李万清请得丽皇贵妃脉息弦滑。系肝郁挟饮之症。以致胸膈痞满，胁肋胀痛。此由气道不畅，肝气挟饮所致。今用调气化饮汤午服一贴调理：

木香一钱，研 槟榔二钱 青皮二钱 陈皮二钱 炙半夏二钱 赤苓三钱 苏叶一钱 藿香二钱

引用沉香面八分，冲”

在这次的脉案中，首先提到了“肝郁”，这说明虽然丽皇贵妃生活安定，但心境仍不是很好的。情志不舒、心绪欠畅在所难免。

采用上方十贴之后，病情好转，但“气血素亏”，故又用调气和荣丸，双补气血，缓图功效。

延及九月份，时常出现“腹痛”，经过服药治疗，“诸症俱好。惟肝阴素虚，下焦湿气不清。以致左膝牵引腰痠。今止服汤药，用健步虎潜丸每早服三钱，白开水送，外用熨药缓缓调理：

透骨草五钱 川牛膝三钱 防风三钱 木瓜五钱 独活三钱 防己三钱 麸子一两

共研粗末，老酒拌炒，布包热熨。”

(据九月初六日脉案)如此半月后病愈。

由此以后，直到同治五年元月份，丽皇贵妃再未患什么重大疾病。仍偶尔服用灯心、竹叶汤、三仙饮、金衣祛暑丸、防风通圣丸、参苏理肺丸、朱砂安神丸、槐角丸之类的成药。其中灯心、竹叶水用得最多。以此推测，丽皇贵妃当患下焦湿热(或许有尿路炎症)、咳嗽、失寐、痔疮三类疾病，然皆不严重。惟独居宫闱、深院寂寞则属意料中的事了。

珍妃患病缘肝郁

张文高

清代从康熙朝以后，曾对皇帝的后妃数目有规定：正嫡曰皇后，居中宫，主内治。以下是皇贵妃一人，贵妃二人，妃四人，嫔六人，分居东西十二宫，佐皇后主内治。以下有贵人、常在、答应三级，俱无定额，随居东西各宫。实际上，康熙、乾隆的嫔妃都远超过规定的数目，而同治、光绪却并没有那么多。光绪有一后两妃，那是在光绪十四年(1888年)十月初五日，慈禧太后把她胞弟、副都统桂祥之女叶赫那拉氏选定为光绪的皇后，同时，礼部左侍郎长叙的两个女儿一道被选入宫，姐姐被封为瑾嫔，妹妹被封为珍嫔，光绪二十年(1894 年)又分别晋封为瑾妃和珍妃。关于珍妃的悲剧故事在我国早已广为流传，这里只就珍妃的一段医案，结合其生平遭遇作一简要分析。

这则医案纪年阙如，原文如下：

“二月十七日，杨际和请得珍妃脉息左寸关弦数，右寸关滑数。系心肝脾三经有热，蓄有湿饮，肝热下注之症。以致胸膈不畅，有时发热，口渴思凉。今用清热调肝饮，外用郁金、胆草、羚羊等熏洗法调理。

当日所用熏洗方，原案未作记录，数日后同一御医所拟处方以蛇床子、苦参等加减熏洗。

从案中记载可知，珍妃当时的主要病症有：胸膈不畅，有时发热，口渴思凉。另据其前后脉案尚载有“荣分不畅”、“疼痛窜及胁肋腰间”等症。脉证合参，分析为“心肝脾三经有热，蓄有湿饮，肝热下注之症”，但病的重点当在肝，故以内服清热调肝饮治疗。因此以青皮、枳壳、乌药、郁金等味疏肝理气、调荣止痛，胆草、黄芩苦寒泻肝清热，羚羊、丹皮咸寒苦辛凉肝清热，生地、杭芍甘酸滋阴而养肝，薄荷辛凉轻清条达肝气，泽泻利湿清热。全方疏肝调气，清热祛湿，养阴和营，凉血止痛，与病症及脉象均相吻合。本方重点在治肝，故名为清热调肝饮，由其方义来看，似为仿龙胆泻肝汤意而立方。

熏洗药方系仿《疡医大全》塌痒汤(苦参、狼毒、蛇床子、当归尾、威灵仙、鹤虱)、蛇床子方(蛇床子、花椒、白矾)及《医宗金鉴·外科心法要诀》蛇床子汤(威灵仙、蛇床子、当归尾、土大黄、苦参、砂仁壳、老葱头)的方意而拟，故本熏洗方当为治珍妃阴痒之症。考清宫医案中，后妃、等宫中妇女用类似方药熏洗治疗者颇多，然案中却几乎没有明确指明“阴痒”证候者，可能在当时宫廷的条件下御医未便照实记录，似为有所避讳。熏洗法系将中药煎汤，乘热在患部熏蒸、淋洗和浸浴的中医外治一法，由于中药与温热的协同作用，可起到祛风止痒、消肿止痛、清热解毒等作用。熏洗法是妇女阴痒症的常用治法，塌痒汤等即为治阴痒之专方。珍妃所用加减熏洗方有清热解毒、利湿祛风、杀虫止痒之效，故宜于治疗湿热下注之阴痒症。方中重用蛇床子为君药，本药辛、苦而温，入肾经，内服能温肾壮阳，外用可燥湿杀虫止痒，故为治疗阴部湿痒最常用的外用药。现代药理研究，蛇床子除了有性激素样作用外，还有抗阴道滴虫、抗真菌和抗病毒等作用，故临床用蛇床子煎洗、用散剂或其提取物在阴道用药治疗滴虫性阴道炎，有较好的疗效，用于非滴虫性阴道炎白带多者，可使白带减少，子宫颈糜烂减轻，止痒效果显著。苦参在本方中也有重要作用，本药苦寒清热燥湿，又善祛风杀虫止痒，能使湿热渗于下窍，故亦常内服或外用治阴部瘙痒之症。苦参对多种致病菌和皮肤真菌有抑制作用，其醇浸膏在体外实验的抗滴虫作用也与蛇床子相近，临床用苦参制剂治疗阴部湿疹，滴虫等病也有一定疗效。狼毒与雄黄均为有毒之药，外用能杀虫，可谓“以毒攻毒”，内服应极慎，以免中毒。狼毒又有除湿止痒之效，塌痒汤及珍妃熏洗方均用此药。方中其他药如公英、草节、薄荷、朴硝、大白菜叶等，分别有清火解毒、疏风散热、消肿止痛等作用，于珍妃湿热阴痒之症亦属适宜。白菜古称“菘”，为家常蔬菜，本方中用白菜叶大约取其解毒之效，《本草纲目》中曾载用白菜捣烂敷涂可治漆毒生疮。类似珍妃所用熏洗方，现代临床仍常应用，例如最近有人用蛇床子洗方(蛇床子、地肤子、蒲公英、苦参、生大黄、黄柏、威灵仙、白鲜皮、枯矾、薄荷)治疗阴痒症 87 例，治愈 49 例，好转 29 例，一般用一二剂痒痛即减轻。

考“阴痒”病名出自《肘后备急方》，其病因病机多因肝郁化热，脾虚聚湿，湿热下注于前阴；或因外阴不洁感染病虫；或由阴虚血燥生风。《杂病源流犀烛》谓：“妇人又有阴痒，大全云，妇女阴痒者，是虫蚀所为，……其虫作，微则痒，重乃痛。按此阴痒之虫，当属肝风内搧所化，……故治法也必以清肝为主，……。有痒而竟无虫者，或由郁怒伤于肝脾，致阴中闷痒，……。或有肝脾气虚，湿热下注，致阴内痛痒，……。或有肝脾郁怒，元气亏损，兼有湿热，致阴中痛痒，……”。如结合阴痒症的这些病因病机一般规律，及医案中所载珍妃病情和对内服、外用方药的分析，可知珍妃当时病症主要病位在肝，主要病因病理在于肝郁。厥阴肝经循股阴，过阴器，又上贯膈，布胁肋。肝郁则胸膈不畅，胁肋窜痛；肝郁化火则时有发热，口渴思凉；肝郁及脾，脾虚聚湿，肝经湿热下注则阴痒带下；肝主藏血，主疏泄，肝郁则气滞血瘀，故荣分不畅。御医正是掌握了珍妃因肝郁而患病的基本病机，才为其拟疏肝理气和营、清热祛湿之方剂以治本，外用清热利湿、杀虫止痒方以治标，从此标本兼治之中，可见医术之高明。

至于珍妃何以肝郁致病，那就要从珍妃的生平遭遇和在宫中的处境来分析了。珍妃生于光绪继位后的第二年(1876 年)，光绪十四年(1888 年)，年仅十三岁时即应选入宫，初封珍嫔，光绪二十年晋珍妃。光绪大婚之后，对皇后(慈禧的亲弟弟的女儿)并无好感，且把她看成是慈禧的密探，事事与她疏远，随着“帝党”和“后党”矛盾的不断加深，光绪与皇后之间的感情日渐恶化。珍妃貌美聪慧，颇有才气，自幼得文学师承，精于诗词歌赋，喜爱书画，对时政也有自己的见解，同情光绪的境遇，支持光绪的一些改良主张，因此深得光绪的钟爱，成为光绪的唯一宠妃。这一切不仅招致皇后的怨恨，也引起阴险狠毒的慈禧的盛怒。慈禧恶狠狠地说：“皇后有统辖六宫之责，俟后妃嫔等如有不遵家法，在皇帝前干预国政，颠倒是非，着皇后严加防查，据实陈奏，从严惩办，决不宽贷。”珍妃不仅横遭拷打，并降为贵人。由此看来，珍妃之惨遭迫害，不仅有婆媳、妻妾之间的矛盾，更重要的是政治上的原因。光绪二十四年(1898 年)，光绪支持了改良主义的戊戌变法，以慈禧为首的顽固势力发动政变，残酷镇压了维新变法运动，慈禧怒骂光绪，并将他囚禁于中南海的瀛台，珍妃也因同情赞助光绪支持变法而被慈禧幽禁于紫禁城东北部的北三所寿药房这个“冷宫”之中。这时珍妃仅二十三岁。光绪二十六年(1900 年)八国联军进犯北京，慈禧挟持光绪仓皇西逃，临行前凶残地命太监将幽禁于“冷宫”之中的珍妃唤出，推入慈宁宫后贞顺门内的井中，当时珍妃年仅二十五岁。后人纪念这位死于慈禧淫威的赞助变革的年轻妃子，将这口井称为“珍妃井”。

为判断前述珍妃医案是她在何时何种境遇下的诊病记录，研究了一些资料。结合珍妃晋妃年月及杨际和主诊之其他脉案，推断此案大约应在光绪二十四至二十五年间。当时的珍妃，或在辅佐光绪试图实行新政，则慈禧之凶狠毒辣，光绪之懦弱无能，列强之威胁，朝廷之腐败，内忧外患已给这个皇妃的命运投下了浓厚的阴影。当时的珍妃，或已被慈禧打入“冷宫”，则对光绪的思念，对“老佛爷”的怨恨，维新运动的失败，个人所受摧残……无穷的辛酸，不尽的愁怨，悲惨的命运，交织在一起，笼罩着这个已被囚禁了的皇帝宠妃。不管是在哪种情况下，她都是一个处在矛盾焦点上的悲剧人物，她都处于忧劳思虑或酸楚凄惶、怨愁郁怒之中。这些强烈的情志因素，必然影响于肝，郁怒伤肝，而有化热、伤脾、聚湿、气滞、血瘀等等之变，这就产生医案中所反映出的一系列全身症候和局部病症。尽管御医医术高明，理法方药均颇合拍，但情志不畅，肝郁难除，妙手良方亦难以回春。那个黑暗时代所给予珍妃的悲剧就是如此！

瑾妃病中残年

张文高

瑾妃与珍妃是同父异母的姐妹，姓他他拉，是礼部左侍郎长叙的女儿。她俩在光绪十四年(1888 年)一道应选入宫，次年同被册封为嫔，后进妃，即瑾妃和珍妃。这姊妹俩，虽然珍妃甚受光绪钟爱，而瑾妃未得皇帝宠幸，但却都有着悲惨的命运。光绪二十年，珍妃被封为妃后不久，就因同情、支持并得宠于光绪，而触怒慈禧太后和慈禧的侄女、光绪之后隆裕，不仅珍妃横遭拷打，姊妹俩同时被降为贵人——在清代后妃的排列中这是被降两级。光绪二十六年(1900 年)，八国联军侵入北京，慈禧仓惶出逃之际，命人将珍妃推入井中淹死，这位二十五岁的聪慧的少妇结束了悲惨的一生。瑾妃的宫中生活，不仅是在时常郁郁寡欢中度过，光绪死后她更是在抑郁和疾病折磨中了却残年。

瑾妃比珍妃年长两岁，入宫时年仅十五岁。光绪皇帝病死是在光绪三十四年(1908 年)，当时瑾妃也只有三十五岁。瑾妃病逝于 1924 年，仅活了五十一岁。这十余年，对一般人来说恰值从中年到老年前期，应属年富力强之时。而据宫廷医案记载，瑾妃却是病魔缠身，终日生活在抑郁委顿之中。要了解瑾妃病情怎样，病因何在，兹从她的大量脉案中选取两段作一介绍。

首先看“端康皇贵妃”在某年正月至五月底这半年的脉案。据《清史稿》后妃列传记载：“端康皇贵妃他他拉氏。光绪十四年，选为瑾嫔。二十年，进瑾妃。……宣统初，尊为兼祧皇考瑾贵妃。逊位后，进尊封”。原来，1911 年的辛亥革命推翻了清王朝，宣统皇帝逊位，但根据“优待皇室条件”的规定，皇帝的“尊号仍存不废”，帝后可以暂居宫禁。因此太医院的御医也仍然在“内廷”从事医事活动。由此可推测，这段脉案的时间当在 1911 年后到溥仪“大婚”之前的这一期间，当时瑾妃年四十岁左右。从这一年的正月底开始，端康皇贵妃的脉证病情主要是：“左关沉弦，右寸关滑数，肝热气滞，中焦蓄饮，以致肢体疲倦，时作烦闷”；“肝肺有热，气道欠调，以致胸膈堵满，时作咳嗽”；“肺经湿饮欠调”；“肝气欠调畅”；“阴分素亏，肝经气滞，以致胸满腹痛，肢体疲倦”；“肝阳结热，气道欠调，以致胸胁满，时作腹痛”；“气道欠调，以致肢体串痛，时作胀闷”。由于这样的病情，瑾妃几乎每日都服中药。御医所拟治疗法则，有平肝清热快脾、清肺平肝止嗽、清肺调中止嗽、和肝调中活络、益阴和肝调气、益阴调气定痛、调肝活络化饮、和肝活络定痛、和肝活络调气、调中清热舒化、和肝清热调气、清肝调气舒化等法。这样一直治疗到二月中旬，瑾妃的病症方开始有所减轻。至于御医所拟方药，从以下两日脉案可见一斑。

“二月十九日亥刻。赵文魁请得端康皇贵妃脉息左关沉弦，右关滑数。肝气不畅，中州蓄饮。以致两胁满闷，时作腹胀。今拟清肝调中化饮之法调理。

炙香附四钱　青皮三钱　木香二钱，研　台乌二钱　沉香面五分，先煎　羚羊一钱五分，先煎　姜朴三钱　独活三钱　枳壳三钱，炒　酒军二钱　牛膝三钱　川续断三钱

引用栝蒌六钱　腹皮子四钱

二月二十日。赵文魁请得端康皇贵妃左关沉弦，右关沉滑。诸证均愈。惟湿热尚欠调畅，今拟清肝导热化饮之法调理。

炙香附四钱　青皮三钱　姜朴三钱　沉香四分，先煎　杭白芍四钱　羚羊一钱五分，先煎　瓜蒌八钱　牛膝三钱　小生地六钱　丹皮四钱　枯芩四钱　木通二钱

引用滑石六钱，包煎　鲜竹叶四十片”

经御医如此竭力调治，瑾妃才稍得安宁，大约十天未服药治疗。但是，二月三十日，即又“肝热气滞，微感浮风”，而现“头晕肢倦，胸满作痛”等症。

对瑾妃这半年的脉案作一分析，可以看出，其病位主要肝，其症候及脉象亦多属肝经。其病机主要是肝气郁滞，气机不畅；并因此而郁久化热，火盛伤阴，肝郁及脾，中虚生饮，气滞络阻……；所以出现肝郁、肝热、气滞、脾虚、阴虚、湿饮及络阻等症候；复又因标实本虚，正不抗邪，极易感受风邪。由此可知，瑾妃之所以中年多病，诸症蜂起，缠绵难愈，主要由于肝郁。晚清、民初服务于宫廷的名医赵文魁对瑾妃之病的调治原则，也一直是紧扣病在肝经及肝郁致病这关键的。统计一下赵氏等在半年内为瑾妃所拟五十次处方治则，其中有和肝二十二次，清肝十次，调肝、平肝、舒肝十次，合计治肝法四十二次，所占比例超过百分之八十，其他包括益阴十九次，化饮、化湿十八次，调气、舒气十六次，活络九次，调中、和中八次。这些治则与瑾妃之病机甚为符合，可知赵氏等医术之精湛，这也许就是瑾妃得以在难愈之痼疾折磨之下暂延残生的原因吧。

那么，造成瑾妃肝郁难愈的原因是什么呢？中医认为，肝为刚脏，性喜条达而恶抑郁，情志不畅、精神郁闷，必然影响于肝脏，肝郁难伸，气机郁滞，肝郁诸症遂起。瑾妃的宫中生活，恰是在抑郁、孤寂，苦闷中度过的。据瑾妃与珍妃的侄子唐海炘(他他拉·海炘)回忆其姑母的文章中介绍：“瑾妃的性格和珍妃的性格恰恰相反。瑾妃在家里做闺女时是长女，能委曲求全，是个有心计的女子。进宫后在慈禧的高压下，对妹妹的遭遇只能抱着同情之心，对慈禧的横行霸道敢怒不敢言。由于长时间压抑的生活，才四十多岁，身体已经很虚弱，并得了甲状腺肥大病，眼珠往外努着”。此处对瑾妃精神和身体状况的描述与她的脉案相对照，是一致的。光绪在世时，瑾妃未曾得宠，又有慈禧的淫威，宫廷的“家法”，珍妃的悲剧，孤独、怨恨、郁闷等复杂而不正常的精神状况可想而知。慈禧、光绪死后，瑾妃成为抚养幼小的宣统皇帝溥仪的四个养母之一，另三个养母则是同治之妃。宣统上台作了三年皇帝，清王朝就垮台了，虽然按照当时的“优待条件”，溥仪仍在紫禁城的内廷部分居住了十几年，直到1924年移出宫禁为止，但这十几年的宫中生活已是穷途末路的地道的“孤家寡人”了，与辛亥之前已大不相同。瑾妃之死，也恰在溥仪迁离紫禁城之前不久，可以想见，瑾妃这十几年的精神状况只会更加日趋恶化，尽管还可能享受着宫中的腐化生活，但其抑郁、孤寂、凄惶之状只会有增无减。另外还有一层影响于情志的重要因素，就是宫禁之中的妃子，犹如被囚禁一般，必然对亲人有无穷的思念。据瑾妃的侄子回忆：“现在回想起来，高大的紫禁城隔断了她和亲人的感情，过着孤伶伶、冷清清、非正常人的宫

中生活。纵然有吃不完的山珍海味，穿不尽的绫罗绸缎，享不尽的荣华富贵，那也体味不到人间的幸福。”在如此精神状态下，必然是肝郁日渐加重，瑾妃的身体情况亦必每况愈下，即便有神医妙手，亦难回春。

瑾妃临终前几年，在暂居宫禁的溥仪“大婚”之后，病情缠绵，逐渐恶化。她曾对进宫探望的母亲说：“从皇上大婚，我就没有好过。……最近几年我总觉得不舒服 ！”此时母女倍加思念，据说瑾妃曾为母亲在景山东街东侧买了一套宅院，母女常在约定好的时间，一个登上宅院中花园里假山上的亭子，一个登上宫内御花园靠东北面的亭子，互相用望远镜对望良久。瑾妃的侄子说：“就这样年复一年地望了多年，直到瑾妃病倒，祖母这时也病魔缠身，才算罢休。”就这样，已被尊称为端康皇贵太妃的瑾妃终于一病不起。她临终前的种种病状，也详细记载于宫中的脉案之中。以下选录几则由御医张佟所诊脉案。

九月十三日，“脉息两寸细象稍缓，关部仍弦，两尺洪大无力。气液枯涸，形体消瘦，胃家谷气太少，由脾阳不振所致，因之精神委顿，舌蹇耳鸣，有时恍惚，膈上有痰，症势危险已达极点，殊难挽救。谨勉拟益气壮水化痰之法，以尽血忱。

西洋参二钱，研　生于术一钱　朱茯神三钱　朱麦冬三钱　川贝母三钱，研　生杭芍三钱　化橘红一钱五分　法半夏一钱五分

引用六味地黄丸二个，煎”

九月十七日，“脉息尺部洪象未敛，重按无神，两关仍弦，寸部细而力软。神识时清时迷，舌强语蹇，面青黯淡，胃纳不思，精神委顿”，此时“症势愈形危险”，御医所拟“竭力调治”之方药为：西洋参、干地黄、炒白芍、朱麦冬、生牡蛎、炙甘草。本日酉刻，又“照原方加人参一钱、五味子六分”。

九月二十一日，脉息“重按愈觉无神，眼光郁瞀，视物不清，由昨不寐，稍觉烦扰，时作郑声，精神愈形委顿，脱败堪虞”，此时御医“勉拟”方药：人参、干地黄、炮姜炭、法半夏、杭芍、朱麦冬、清油桂、阿胶。

虽经一甲复脉汤、生脉散以及大补气阴、回阳救逆化痰之法救治，御医已“尽血忱”，无奈肝郁积久难返，气血阴阳俱衰，纵有灵丹妙药，亦无法挽回衰竭脱败之势。在宫中生活了三十多年的瑾妃，就这样在凄惨、郁瞀、委顿、黯淡的境况下，离开了人间。

恭亲王临危脉案及护病档案

周文泉

恭亲王奕䜣，道光皇帝第六子。清史上堪称显赫人物。尤其咸丰死后，慈禧与肃顺等八大臣争权夺位之时，奕䜣出力殊多，故虽宦海浮沉变幻，仍得以弄权朝中。卒于光绪二十四年四月，终年六十七岁。

据《清史稿》载，恭亲王于光绪二十四年“疾作，闰三月增剧，上奉太后三临视，四月薨。”笔者查得恭亲王光绪二十四年四月初十脉案：“四月初十日丑刻，庄守和、张仲元姚宝生(三位分别为太医院院长及副院长)诊得恭亲王脉息左寸关数而无力，尺部虚大，右三部软而无根，由戌至丑汗出不止，喘息抬肩，痰热上壅，精神不固，证势重险，谨防虚脱。今议用保肺固脱之法竭力调治：

人参三钱　麦冬三钱　老米五钱

水煎浓汁频频饮之。”

此案所载当是恭亲王病危记录。宫中抢救濒死者多用人参、麦冬或生脉散。

尤令人关注者，清宫医药档案中，有该年四月九日、十日，即脉案前一日与当日的护病记录。从中可以想见当时护理之细致与认真：

“四月初九日

辰初二刻十分吃片汤半盅

辰正小水(小便)

辰正一刻吃膏子药

辰正三刻喝清茶半盅

巳初二刻小水

巳初三刻坐睡按摩

巳正一刻醒

午初一刻吃药

午初一刻十分小水

午初三刻十分喝人乳半盅

午正吃烟六口

午正二刻坐睡

未初二刻醒

未初三刻小水

未正二刻小水

申初二刻小水

申正喝荷叶粥半盌

申正三刻小水

酉初一刻十分坐睡

酉正五分醒小水

酉正二刻吃膏子药

戌初三刻十分小水

戌正一刻五分诊脉

戌正二刻十分吃高丽清心丸半丸

亥正吃膏子药

亥正二刻喝竹沥水二钱、犀角一分

初十日

子初一刻五分小水

子正一刻小水

子正一刻五分喝荷叶粥一小盌

丑初诊脉虚散

丑初一刻坐睡

丑正醒

丑正一刻坐睡

寅初醒

寅初一刻坐睡

寅正十分醒小水

寅正一刻五分吃膏子药

卯初诊脉虚弱

卯初二刻十分按摩

卯正三刻十分小水

辰初一刻喝鸭子汤粥半盌兑参麦饮半盅。”

此护病记录记述了恭亲王自四月初九日辰初二刻至四月初十日辰初一刻诊脉治疗及护理情况。可知恭亲王确实病势笃重：脉有虚散及体质虚弱，仅能坐睡，且小水频频。再者其进食极少。此记录与初十日之脉案记载颇相吻合，可以印证。

权阉李莲英及其医事

李春生

李莲英是清明后期臭名远扬的权阉，直隶河间府人(今河北省大城县)，生年无考。

李莲英少壮时，曾在长春宫任小太监。当时职位虽卑，但体质强壮。从他的脉案来看，所患多为外邪侵袭皮毛血脉导致的实证，用药亦偏重于外治和祛邪。仅举同治期 13 年 2~9 月的脉案数则为例：

(1) “二月初九日，杨安贵看得：长春宫小太监莲英洗药方二贴：

荆芥三钱　连翘三钱　防风三钱　白芷三钱　薄荷一钱五分　白菊花三钱

防风通圣丸二钱一付，五付又三付。”

按：此外洗方为一派散风清热止痒之品，内服之防风通圣丸又擅于解表消风，通里泻热，属治疗皮肤痒疹之圣药。农历二月正值仲春，风邪偏盛，内热外发，易患皮毛之疾。由此推测，李氏当时患有风疹，内热亦盛，故经内外合方治疗而痊。

(2) “六月十九日，李德立看得：长春宫小太监莲英，今用清解正气化饮一贴：

荆芥三钱　羌活二钱　藿香一钱五分　陈皮二钱　制厚朴二钱　郁金二钱　青皮三钱　焦三仙九钱　薄荷一钱五分　山豆根三钱”

按：上方取藿香正气散之主药藿香、陈皮、厚朴为君，以化浊行气解表。佐荆芥、羌活、薄荷疏解暑令之邪，郁金、豆根以清心利咽，青皮、三仙以和肝导滞，共奏解热和中理肝开郁之效。以药测症，莲英当暑受寒，应有恶寒发热，咽痛心烦，纳少泛呕等。属于急性疾病，故可一药而愈。

(3) “八月十五日，庄守和看得，长春宫小太监莲英。今用清热利咽汤一贴：

荆芥二钱　苦桔梗三钱　酒芩二钱　元参三钱　花粉三钱　酒连一钱　栀仁三钱　连翘二钱　枳壳二钱　牛蒡子二钱　酒军三钱　生甘草一钱

引用薄荷一钱

十九日杨安贵看得，长春宫小太监莲英。今用清咽化滞汤一贴：

川连一钱五分　栀子二钱，炒　酒军二钱　连翘三钱　薄荷一钱　山豆根三钱　瓜蒌三钱　丹皮三钱　元参三钱　甘草一钱五分　苦桔梗三钱

引用锦灯笼三个”

按：清咽利膈汤见于《喉科紫珍集》，为治疗风热喉痹、喉痈、乳蛾之专方，适用于急性咽喉肿痛，便秘溲赤而脉实者。庄守和将此方去防风、银花、元明粉，加入花粉生津，枳壳行气。可知莲英患此病时尚兼有口渴脘胀之症。服药后诸症减轻，但体内积热尚盛，咽喉肿痛亦甚，故杨安贵拟清热化滞汤，在上方基础上增损，用山豆根，锦灯笼解毒利咽，丹皮凉血行瘀，使诸症悉平。

(4) “七月二十日，杨安贵看得，长春宫小太监莲英。今用熨洗方一贴：

当归三钱，尾　防己三钱　牛膝三钱　独活二钱　透骨草五分　防风三钱　红花三钱　甘草节二钱　加食盐三钱　烧酒一两

水煎熨洗。”

按：熨洗，属于外治法范畴，主要用于治疗关节肿痛，屈伸不利，或皮肤麻木不仁瘙痒等疾患。本方用归、膝、红花、烧酒以行血活血，防己、防风、独活以散风止痛，透骨草、甘草节通利关节，食盐外用，可定痛润燥。以药测症，知李莲英当时皮肤痒疹未愈，又出现关节肿痛，故用熨洗法治之。

(5) “九月二十四日，长春宫小太监莲英，要去防风通圣丸三钱一服，五服。”

按：李莲英自同治 13 年 2 月初 9 日开始，至 9 月末，仍服表里双解之防风通圣丸，说明皮肤痒疹仅减轻而未愈，内热尚炽，体质亦壮。

为了爱护李莲英的身体，慈禧太后不仅关心其饮食起居，赏赐的药品，在当时权贵中亦无人敢与争衡。兹举光绪朝 28 年 4 月 20 日至 30 年 8 月 25 日的内廷《赏赐流水账》统计数字为例，仅 29 个月零 5 天(其中 29 年闰 5 月)的时间，他共领赏 260 次，平均每月赏赐 9 次。所赏名贵药品达 19 种之多，这些药物是：

单味药

于术：李莲英晚年患有脾虚证，慈禧太后除在光绪 28 年 5 月 19 日和 11 月 21 日两次各赏一匣外，自该年 10 月初 8 日起，至光绪 30 年 8 月 25 日止，每次赏赐五分至五钱，随汤剂用。计赏 256 次，给药 683 钱(即 4 斤 4 两 3 钱)，969 个，其关怀可谓无微不至。

人参：赏赐 5 次，除 12 苗的一匣外，另计 4 两 9 钱。

豆蔻：赏 1 次，计 2 匣。

金石斛：赏 1 次，计 2 把。

成品药：

太乙紫金锭：赏 12 次，计 621 锭。

万应锭：赏 4 次，计 61 瓶。

灵应痧药：赏 2 次，计 40 瓶。

金衣祛暑丸：赏 3 次，计 130 丸。

六合定中丸：赏 3 次，计 130 丸。

香茹丸：赏 3 次，计 130 丸。

内廷制度，每年夏季(农历 4~6 月)，皇帝都要将上述清凉祛暑药品分赏给诸王公大臣。而权监李莲英和王公大臣如：英麟、那桐、载沣、载洵、善耆、袁世凯、张勋等并肩受赏，且赏赐药品较大多数王公更加优待，可以看出李莲英在当时统治者心目中地位之高了。

除上述外，其他赏给的药物还有：神效活络丹、御制平安丹、回生第一仙丹、熊油虎骨膏、仙鹿膏、培元益寿膏、加味香肥皂等。甚至李莲英灌狗用的红平安散，也要由帝后赐予。

慈禧病案中经方的运用

周文泉

经方主要是指汉代大医学家张仲景所著《伤寒论》、《金匮要略》等书中的方剂，这些方剂大多用药简炼、疗效显著，直到今天仍为临床医生所喜用。

清代御医在临床辨证论治、选方用药方面，具有说理透彻、认证准确、立法谨严、治病求本，宗经旨而述新意的特色。其中运用经方的经验十分丰富。这些对今天的临床来说，也有许多值得借鉴的地方。下面仅将慈禧(那拉氏)的病案中有关应用经方的案例选录数则，稍加评论，以见一斑。

1　经方调胃承气汤之运用

“光绪三十四年三月十四日，张仲元请得皇太后脉息左关沉弦，右关沉滑有力。肝胃气道欠畅，蓄有积热，是以眼目不爽，食后嘈杂，谨拟古方调胃承气汤调治。

酒军八分　元明粉六分　甘草五分

水煎数沸，空心温服。”

调胃承气汤方，出自《伤寒论》一书，为阳明泄下实热之轻剂。方中酒军泄热通便，元明粉软坚导滞，甘草和中补脾，三药合用，具通便软坚、泄热和胃之功效。本案用调胃承气汤，旨在治疗目赤不爽、食后嘈杂诸症。目赤之发生，多由火毒热结、邪热上攻所致。食后嘈杂，则有火、气、痰浊等不同病因。慈禧平素胃火偏盛，常患积滞不畅之疾，胃热内蕴、波及于肝。治以调胃承气汤泄热通滞，冀热去滞通，而目赤、嘈杂诸症可平。据次日脉案载“脉象已缓，诸症渐轻”可知药已收效。

本案主治者张仲元，当时任太医院院判(相当于副院长)，医理精深，当时慈禧年事已高，院判仍能无所顾忌，为治病之根本，硝黄之属，亦辄投之。可见宫中治病，实以疗效为上。

又如：“光绪三十三年十二月二十八日酉刻，庄守和、张仲元、姚宝生请得皇太后脉息左寸关弦数，右寸关滑数。肺气欠调，肝胃郁热未清，谨拟清肝化滞热法调理。

溏瓜蒌三钱　研花粉三钱　羚羊一钱　酒芩一钱　桔红八分　酒军一钱，后煎　元明粉八分，后煎　灯心一扎

引用淡竹叶一钱”

此为太医院院使(院长)庄守和、左院判张仲元、右院判姚宝生三人会诊脉案。

其脉象左关弦数是为肝热，右寸关滑数当属肺胃积滞蕴热，故治疗以清肺胃积热为重点。处方中溏瓜蒌上清肺胃之积热而化痰，下润大肠之燥结而通便，天花粉化痰养胃而生津，酒芩清肺热而泻大肠火，橘红润肺化痰，诸药共奏清肺火而祛痰浊之功。本方用调胃承气汤(去甘草)则重在通便并清大肠实热。方中重用羚羊取其力专，清肝经之热邪。至于灯心、竹叶两味，可清利热邪下行。是方配伍堪称严谨，故当收效。据次日脉案“脉象见和”，则减方中清肝、泻下之品，而专克肺胃之痰浊，渐次收功。足证宫中用方并非和平惟补而已，乃是因证施方。

2　经方四逆散之运用

"光绪三十二年五月十七日，力钧请得皇太后脉息左关弦急，右关濡滑。肝旺由于胆热，胃实由于脾湿。胃气稍开，拟用疏肝和胃之法调理。

生杭白芍一钱，杵　生枳壳一钱　南柴胡八分　粉甘草八分

百沸汤煎数沸，公丁香末二分，冲

去渣服。"

四逆散，出自《伤寒论》。主要治疗热厥症。该方具解表和里，疏肝理脾、宣达枢机之功。方中柴胡、枳实(壳)能升能降、能开能泄；芍药、甘草能收能敛、能舒能和，寓升降开阖之妙。以本脉案而论，左关弦急，自是肝旺；右关濡滑，应有脾湿，故以四逆散疏肝理脾。而以公丁香冲服者，取其温胃行气之效。

经方之运用在于识证。御医力钧之辨证用方颇有见地，故次日脉案已有"脉息左关弦而不急，右关滑而不濡"之记载。药已见效，遂专调脾胃，以平胃疏肝之品收功。

3　经方真武汤之运用

"光绪三十四年十月初四酉刻，张仲元、戴家瑜请得皇太后脉息左关弦而稍劲，右寸关滑，中取鼓指，食后嘈杂 ，头闷目倦，有时作呕，腹中水响，大便尚泻，身肢力软。总由中气郁遏，脾不化水，大肠有寒，不能熟腐水谷所致。谨拟仍以真武汤加味调理。

茯苓六钱　于术二钱，糯米汁炙　川附片八分　炙生杭芍三钱　广皮一钱五分　甘草一钱

引用生姜二片，川附片同甘草煮熟，入余药同煎"

真武汤中附子辛热，可温经散寒，白术甘温，功能健脾燥湿，茯苓渗湿利水，生姜温中散寒，芍药和血益阴，故具温阳化水之功。

本脉案载用真武汤治慈禧所患腹泻，腹泻之成因虽多，脾胃是其关键。脾阳之旺衰与肾中真阳休戚相关，肾之命火可助脾胃运化；若命火不足，则脾阳不振，无以"腐熟水谷"，则可致泄泻发生。且"肾为胃之关……肾中阳气不足，则命门火衰，而阴寒极盛之时，则令人洞泄不止也"(《景岳全书》)。慈禧当时年过古稀。平素脾胃弱，年暮之时，肾阳自是不足。命火衰微，无以助脾，故常作泄泻。以脉象分析，肝木较旺，脾受湿困，肝木克及脾土，命火又无助脾阳，故其病之关键当在中州。泄泻已成，应以补肾火、助脾阳为要务，因之，以真武汤加味为治。以期肾阳得复，脾阳得助，运化如常，而泄泻可止。

4　经方苓桂术甘汤之运用

"光绪三十四年十月初五日，施焕请得皇太后脉左关弦缓，右关外弦内软，寸尺略带迟象。夜间尚有水泄，胸旁两胁亦尚有水气作鸣。夜本阴胜，凡饮动阳衰，必扶阳以济之。又治饮先取辛甘，欲其动也。后用温和，乃可平复。苓桂术甘汤乃治饮之正方。拟用附片、粳米，庶可望饮邪平服，水不再逆矣。谨拟上呈。

云苓五钱　炙甘草二钱　肉桂三分，去皮、白蜜煎　川厚附片五分，盐水制　于术三钱　佩兰梗叶二钱，黄糯米炒

先煎附片、炙甘草，待附片熟后，加药同煎，熟时加白粳米一把，滚二、三沸即取汁用"

此为受荐入宫名医施焕给慈禧治病的脉案，距慈禧驾崩仅半月余。当时慈禧年迈体弱，脏腑均有虚损之象。前日用真武汤后，脉象改善，左关已有缓象，右关亦较平和。而寸尺

略带迟象，自是心肾阳气不足之证。故施焕权衡之后，取苓桂术甘汤(《伤寒论》)温心阳、化饮邪，并仿附子粳米汤(《金匮要略》)意，温肾和胃，去腹中之寒，立方用药均与证候契合。

施焕于光绪三十四年前后入宫。本案记述清晰，病机分析精当，论治确切，可见造诣甚深。

光绪皇帝遗精病的治疗

周文泉

清代历朝皇帝中，光绪患病甚多，其中反复发作、缠绵不已、颇以为苦者，遗精滑泄病居其一。据光绪三十三年自书之起居注称："遗精之病将二十余年，前数年每月必发数十次，近数年每月不过二、三次，且有自遗泄之时。冬天较甚。"知其十六、七岁始患此证。至十九岁大婚时，病仍如故，已成宿疾。其症状表现："于昼间一闻锣声即觉心动而自泄，夜间梦寐亦然。"病势沉重，治疗颇为棘手。究遗精病之成因，多由劳心过度，纵欲伤肾，或醇酒厚味，蕴湿生热下注，扰动精室所引起。对于光绪帝之遗泄之疾，御医们精心辨证，多方设法。加以光绪粗知医理，亦辄自行开方、索方、录方。因而其治疗遗精滑泄病之处方甚多。疗法有内服、外治之分，用药有复方、单味之别，治法详备，各具特点。兹就其常用医方按法作一介绍。

1 养心益气法

光绪帝自幼身体孱弱，脾胃欠和，是为气血不足之由。冲龄登极，国事多变。及亲政之时，慈禧仍有训政之权，精神抑郁，心情不快，劳神过度，心阴暗伤，以致心阳独亢，心肾失交，水亏火旺，扰动精室而为遗泄。迨至戊戌事败，遂成阶下之囚，心劳神瘁，病又复重一层。曲运神机，势伤乎心，心神过用，暗及于肾。治疗光绪帝遗精病采用养心益气法之方剂，乃以《和剂局方》之妙香散加减方为代表，称之为治遗精验方，配丸药服用。其组成为：

东洋参、生口芪、茯苓、远志、杜仲各三两　茯神二两　淮山药八两　芡实二两　广木香二钱　辰砂二钱　当门子三厘

共为细末，炼蜜为丸，二钱重。是方以山药益阴清热兼以固精，为君。参、芪补益固气，远志、茯苓、茯神宁心安神，俾气固神宁而精自不泄。木香行气以疏肝，肝疏则脾和，脾和而后天得健。辰砂镇心安神，"养精神、定魂魄"(《本草经》)。麝香通窍解郁，与辰砂相伍可令神安不摇。加芡实一则可以助清心健脾之力，次则可增益肾固精之功。杜仲入肝肾二经，用之在于补益精气。故此方具益气宁神、补益心肾之功效。运用大旨在于安其神、正其气，使精与气神相依而自固。

养心益气法治遗精病临床医家少用。光绪帝以此方配丸药常服，知其当有效验。

2 滋阴补肾法

肾虚精关不固乃是遗精滑泄之重要原因。若恣情纵欲，肾精不藏，则可导致肾阴之虚损，肾阴虚则相火旺，扰于精室则封藏不固，而精自流。光绪帝婚前已有遗泄之病，大婚

于弱冠，皇后、宠妃侍于宫闱，肾精亏耗自不待言。且因前论述之慈禧专权，心情抑郁，忧思恚怒于内，以致肝郁化火。肾阴不足精本不得封藏，加以肝火相干，则肾精更耗。光绪帝遗精滑泄之病，有时现肾阴虚见证，则御医治疗多从滋补肾阴入手，俾肾阴得滋。其治疗方剂大致分为两类，一类是滋阴补肾加固涩肾精之药，以御制益肾固精丸为代表：

大熟地八两　山萸肉四两　淮山药四两　牡丹皮四两　云茯苓四两　龙骨三钱　莲须一两　芡实二两　线胶四两

治法：用牡蛎熟粉炒线胶，成珠后，去牡蜊，磨粉，再用以上各药共研细末，炼蜜为丸，如绿豆大。每日早晚各服四钱，鹿衔草煎汤送服。此方具滋阴、补肾固精之效。方取六味地黄为主，重在滋补肾阴，去泽泻防其淡渗利湿伤阴，合金锁固精丸旨在益肾固精，去蒺藜加线胶为助育阴之力。以鹿衔草煎汤送服，颇具深意，是药能入肝肾二经，可为诸药之引，亦可增本方补肾固精之功。据脉案，此方光绪时常服之，亦常自开此方配用，或当有效。光绪帝用滋阴补肾医方之另一类是滋阴补肾药加少量助阳之品，惟力轻量少，并非为助肾之阳，实乃固肾之虚，以防补肾抑阳。此类医方，光绪常服，其中尤以自写之治遗精方最为常用，并自注“极效”。其组成：

熟地三钱　泽泻三钱　丹皮八分　山药一钱　枣皮一钱　芡实研一钱　菟丝子一钱　杜仲一钱　巴戟天一钱　猪油一钱　水煎温服。

本方实乃以六味地黄丸为主，旨在滋阴补肾。加杜仲、菟丝子益阴助阳，尤妙者选用巴戟天温肾壮阳，以防滋阴太过，且巴戟与菟丝相伍，壮肾固精之力殊增；巴戟天与杜仲相须，补肾益元之功尤强；巴戟天配合山萸肉可助肾火以固下元。至于合用猪油者，是为加强补虚润燥之效。本方适于肾阴不足，病情迁延、肾精不固者。

总之，治疗光绪帝遗精病采用滋阴补肾法时，每多随证候之变化，对其处方药物有所增损，其中加入固涩类药及小量助阳之品时较多，所谓：益源不忘节流，助阴复顾益阳.可供临床借鉴。

3　阴阳双补法

光绪帝罹患遗精滑泄有年，至光绪三十年前后，其病日渐加剧。其自写起居注中多载：“时有滑泄，下部潮冷”等语，其脉象亦多尺部沉弱乏力，知其肾阴肾阳均有不足。此时辨证多属于肾阴肾阳两虚，故治疗其滑泄之疾，亦多用阴阳两补法。惟因其时病情多变，脏腑俱有亏损，因之亦常以此法为主。其于双补肾元之中，伍以补肾纳气之品居多。其主要方剂，如益肾固精丸一方之组成：

炙龟板六钱　生牡蛎四钱　鹿角胶三钱　蛤蚧尾一对　大熟地三钱　杭芍二钱，炒　益智子二钱　菟丝饼四钱　云茯苓三钱　山药二钱，炒　山萸肉二钱　牡丹皮三钱　五味子一钱　金樱肉二钱　石莲肉三钱　建泽泻二钱

共研极细面，饴糖为丸，如绿豆大，每晚服二钱，白开水送服。本方即由七味都气丸、茯菟丹、龟鹿二仙胶等方加减化裁而来，具补阴壮阳、益肾固精之功。其中七味都气丸滋肾纳气，得蛤蚧之助而纳气之功殊增。茯菟丹滋精固脱，合金樱子、牡蛎、益智仁固涩之力益强。龟为介虫之长，得阴气最全；鹿角过夏至即解，禀纯阳之性，两药相伍可阴阳双补。制配以饴糖为丸，颇寓深意，饴糖性味甘平，《千金要方》载，有“补虚冷，益气力”之作用；《食疗本草》称其可“健脾胃，补中”。故用以为丸，可补中健脾，以除本方之滋腻。此外，御医鉴于光绪帝体质娇弱，还专门配制阴阳双补平和之剂，以备久服。滋阴益

肾暖精丸即是其一，该方组成为：

原生地一两　山萸肉四钱　淮山药六钱　盐杜仲六钱　沙苑蒺藜六钱　白茯苓六钱　骨碎补四钱　韭菜子四钱　归身六钱　杭白芍四钱　金毛狗脊四钱　益智仁三钱　怀牛膝四钱　石莲蕊五钱　穞豆皮六钱　广缩砂一钱五分

共研极细末，枣泥糊为丸，小绿豆粒大，每早晚各服二钱，淡盐汤送服。是方具滋肾阴，益肾气，阴阳双理，养血健脾之效。方以枣泥糊为丸，有健脾益气作用，以淡盐汤送服，乃取盐入足少阴经，且有固肾之作用。因此方组合严谨，其性平和，故为光绪帝喜用。并常依据病情在此方基础上加减用药，配方服用。

4　益肾固涩法

遗泄之病，不宜过早用涩，但于病势经久不愈之时，则常以益肾固涩之法为主，以塞其流。光绪帝患此病有年，病势反复，经久不愈，故益肾固涩之法，亦时用之，乃本“涩可固脱”之意。此类方剂，主要以精滑梦遗方为代表，其组成是：金樱子、芡实、白莲花蕊、煅龙骨各五钱，共为细末，米糊为丸，梧桐子大，每服七十丸，盐酒汤送下。本方系《洪氏集验方》之水陆二仙丹加味，芡实、金樱子一生于水，一长于山，故名。是方具固肾涩精之效。白莲花蕊性味甘平，可益肾涩精；煅龙骨能收涩固精。故诸药合用，有益肾固精之功，用之俾肾气得固，精关得闭，而滑泄可止。本方以盐酒汤送服。按盐可引经入肾，酒可助肾兴阳，亦有流通气血之力，以上二味，用作引经，自当有益。此外，御医有时亦用单味药为光绪治疗遗泄之病，如一味秘精汤即是光绪帝时常服用者。是方仅分心木一味，用量五钱，洗净用水一茶盅半，煎至多半茶盅，临睡以前服之。分心木系胡桃科植物，胡桃果内层之木质隔膜，又称胡桃夹、胡桃衣，具固肾涩精之作用，为民间治遗精滑泄之要药。本方称之秘精，实则关键在于固精。当然益肾固涩在某种意义上仍为治标之法，一般初患此病者不宜用之。光绪帝之固涩用药，多以芡实、莲须、覆盆子、金樱子诸品为多，或以之为主，或以之为辅，交相使用。综观光绪帝之遗精滑泄病治法，早年多用宁心益气法，其后则以阴阳双补、益肾固涩法交互应用，大抵符合治疗遗精滑泄病先清君相之火为主，次则滋阴补阳同用，久则益肾固涩之原则，足证宫中御医具一定辨证论治之水平。

消食导滞法在宫廷中的应用

李春生

消食导滞法属于八法中消法的范畴，主要用于因伤食而出现食欲减退，嗳腐吞酸，胸脘痞闷，腹胀腹痛，呕吐或泄泻诸症。宫廷帝后妃嫔多食肥甘厚味，恣啖酒肉油腻，饭后活动范围很小，容易因脾运不及而引起食滞，故消食导滞法在宫廷医学中是比较常用的治疗方法。

食滞本证多见于新伤饮食，或伤食而体质壮实者，依据症状的多少和疾病的程度，又有轻重之分。

(1) 轻症：以进食不香，纳运不畅为特点，没有其他明显的不适症状。宫廷帝后常有小病大养的习惯，遇此即传御医跪请“平安脉”，诊病之后，即使没有大病，亦“见微知著”，开代茶饮。若出现腹胀，矢气频多等，则另投汤剂煎服。常用治疗食滞证的方剂有三仙饮、加减思食丸等。

1) 三仙饮：

三仙饮的基本方是焦炒之山楂、神曲和麦芽。方中山楂善消肉食之积，化瘀血之滞；曲、麦善消面食之积，除胸脘痞闷。加减法：痰多者，加橘红以燥湿化痰，行气宽中。咳嗽者，加桑皮以泻肺止咳，化痰定喘。脘腹胀痛、大便不爽者，加郁金、槟榔以解郁破积，消导行滞。咽部微痛、干呕干咳者，加干青果、金石斛以滋养肺胃，解毒生津。

脉案举例：

“光绪×年二月十四日。

老佛爷 加味三仙饮：

焦三仙各三钱 霜桑叶二钱 竹茹二钱

水煎温服。”

“光绪×年二月二十五日。

老佛爷 加味三仙饮：

焦三仙各三钱 竹茹二钱 霜桑叶二钱 广皮一钱五分 焦槟榔二钱 炙厚朴一钱五分

水煎温服。”

按：老佛爷为慈禧太后晚年的尊号。此两脉案与其前后脉案迥异，当属于新病。方中重用焦三仙为君药以消食积，推测病由饮食失节引起，以食少、脘痞、嗳腐为主要临床表现。辅竹茹、陈皮以清胃止呕，表明有口干嘈心。佐槟榔、厚朴以宽胀导滞，表明有腹胀便难。两方均用霜桑叶，以本品清肝肺热、泻胃中热、除湿利肠。因慈禧患病，脉常见“左关弦而稍数，右寸关滑数，肝郁气滞，肺胃蓄有饮热”，故加桑叶兼疗痼疾，处方才为合拍。

2) 加减思食丸：

由神曲、麦芽、佛手、乌梅、宣木瓜、云苓、炙甘草等药组成，共研极细末，炼白蜜为丸，如梧子大，每服五丸或七丸，口干时噙化二三丸。

方中用神曲、麦芽以消食除满，茯苓、甘草以化饮和中。佛手、乌梅、木瓜皆酸温之品，入肝胃二经，长于平肝安胃，收敛生津，除湿除烦，理气化痰。对于因食滞兼肝郁饮停，以纳食不香，口干不渴、兼有嘈逆为临床表现者，服之有较好疗效。

脉案举例：

“光绪三十四年八月二十九日，臣施焕请得：皇太后脉左关弦而带大，右关弦劲中仍有滑象，寸尺平滑，即胃脘饮邪大，乃肝经微风症全现于关脉，应从肝脾胃三经调起。肝宜疏，脾宜健，胃宜和，从调气和中内，参以加减思食丸，随便酌用。冀其肝气渐畅，脾气渐旺，胃气渐强，夫然后湿可解，饮可化、风可息矣。谨拟和中益气汤药，外附丸药方(注：即加减思食丸方)制法敬呈(以下从略)。”

按：光绪三十四年，慈禧皇太后年已七十四岁。八月正值仲秋，太阴当令之季将过，肝邪乘之，加以太后禀赋不足，致肝经微风症全现，肝脾胃三经俱病。《金匮要略·脏腑经络先后篇》有“见肝之病，知其传脾，当先实脾”之训，故御医施焕拟和中益气汤，用参、苓、术、草、陈、藿、菖蒲以健运脾气，调气和中，意在使脾旺不受肝邪，阿胶、玉竹滋脾益阴，除风淫之邪。以慈禧肝胃同病，纳运不畅，故佐加减思食丸消食和胃，平肝敛津，而收全功。

3) 平安丸：

由焦曲、焦楂、焦麦芽、苍术、陈皮、厚朴、甘草、丁香、木香、檀香、沉香、红蔻等十五味药组成。共为细面，炼蜜为丸，每丸重二钱。

方中用三仙、平胃以消积，诸香与蔻以行气止痛。适用于四季饮食失节，纳呆胀满，或痛或泻之症。

平安丸为清宫最常用的配方之一，自雍正朝开始，历朝用药底簿多有记载。有时皇帝还将它赏赐给臣下服用，仅雍正六年十二月初八日所制《赏平安丸总摺》中，就载有赏赐总督岳钟琪等平安丸 85,700 丸。说明此药疗效可靠，效验卓著。

除上述三方外，清宫仙药茶亦为历朝消食导滞常用方药，帝后太监等，无不饮服。

(2) 重症：临床上以恶食，嗳腐吞酸，胸脘痞满，腹胀时痛，大便失调为特点，舌苔多厚腻而黄，脉象沉滑。治宜消积导滞，促使积滞消散或由大便排出。清代宫廷中常用方有木香槟榔饮、宽中调胃化滞汤，温中化饮汤、二香分气汤、清热化滞汤等。

1) 宽中调胃化滞汤：

组成为：

厚朴二钱，制　枳实三钱，炒　青皮三钱，炒　白术二钱，炒焦　东楂四钱　陈皮二钱　焦曲三钱

引用苏子二钱　枇杷叶三钱

水煎服。

方中除消食药外，运用行气导滞药如朴、枳、青、陈皮较多，意在用气药推动消食药，以助驱除食滞。又投白术以健脾，亦为消食之需。引用苏子下气定喘，杷叶降逆止嗽，对食滞脘胀，兼有咳喘者，较为适宜。

此方于清同治十三年由御医庄守和拟订，当年正月十八日在长春宫看得太监孙禄患食滞腹胀，服本方获效。

2) 木香槟榔饮：

组成为：

木香八分，研　三棱三钱，醋炒　莪术三钱，醋炒　酒连一钱　槟榔二钱　酒黄柏三钱　枳壳三钱，炒　黑丑三钱，研　川军一钱五分　柴胡二钱　甘草八分

引用荷梗二尺

晚服一贴。

方中木香、枳壳理三焦气机，三棱、莪术攻坚破积，槟榔、二丑下气导滞，连、柏、川军清热通便。食积日久，影响肝经疏泄，易见寒热往来，故用柴胡甘草疏调肝胃之气，和解退热。引用荷梗，可升清气，使浊气自降。

本方的主要适应证为食滞所致的脘腹胀满疼痛，大便秘结及赤白痢疾，里急后重等。同治元年十一月初一日，御医冯铨看得承乾宫女子迎顺患此病，一药而愈。

3) 清热化滞汤：

组成为：

枳壳二钱　陈皮三钱　元参三钱　黄芩三钱　川军三钱　焦三仙六钱

引用花粉三钱

水煎服。

方中元参、花粉、黄芩清热生津而解毒，枳壳、陈皮、三仙消食行气以和中，大黄清热通便，使实热积滞之邪从魄门排出。

本方适用于热毒壅盛，伤及津液，致胃中干燥，产生食滞，症见胃纳顿减，口干咽痛，渴思饮水，脘胀便秘，脉沉数者。同治元年十月二十三日，御医钟龄看得景仁宫女子双安

患此病，服清热化滞汤两贴而食滞消解。

4) 温中化饮汤：

组成为：

厚朴二钱　草蔻二钱　煨木香一钱五分　丁香八分　延胡索三钱，炒　焦三仙六钱　藿香三钱　苍术二钱　车前子三钱

引用炮姜八分

水煎服。

方中用丁香、草蔻、炮姜、延胡索温中止痛，木香、厚朴、藿香、三仙理气消食，苍术燥湿健脾，车前化饮止泻。诸药配合，对因寒食停滞而引起的少食脘胀，腹痛泄泻脉沉紧者尤宜。同治十三年五月十五日，御医李德立用此方治长春宫小太监王多庆，用一贴而获效。

5) 二香分气汤：

组成为：

香附一钱，酒炒　木香七分，研　枳壳二钱，炒　瓜蒌仁一钱五分　广皮一钱　半夏一钱，制　茯苓一钱　白芥子一钱二分，炒　山楂二钱　片姜黄一钱　炙甘草五分

引用生姜一片

方中用二香、枳壳以行气止痛，二陈、蒌芥以化痰开结，山楂、姜黄消食破瘀，甘草、生姜暖中和胃，共奏行气血化痰消食止痛之效。

病案举例：

"乾隆十四年十一月二十日。

太医院左院判臣陈止敬、御医臣徐恒泰谨奏：奉旨看得扎萨克喇嘛沙隆看布，病系积气疼痛之症。由于痰凝气聚，右胁内坚硬有块牵引少腹攻痛，已经数日，饮食懒少，身瘦倦软。臣等议用二香分气汤调治，谨此奏闻。"

按：气为无形之物，痰食为有形之体，三者相搏结于胁下，致右胁内坚硬有块。气机不通，故少腹攻痛。饮食懒少，身瘦倦软，为食积内停，饮食精微不能营养肌肉之表现。是以采取二香分气汤调治，深合病机。

除上述方剂外，宫廷还常用加味保和丸、五积散、烂积丸等，不再一一赘述。

食滞兼证的治法

清宫脉案所载之食滞兼证，较常见者为脾虚、肝郁、湿邪、血瘀外感等，治法各有特色。

1　食滞兼脾虚

多由饮食不节，伤及脾元；或患病日久，脾胃素虚，复伤于食。临床常见饮食不消，脘痞便溏，肢体倦怠，脉来无力等。宫廷中常用理脾调中法、归芍异功汤治疗。

病例 1："光绪三十三年二月初三日，庄守和、张仲元请得：皇太后脉息左关稍弦，右寸关滑缓，胃气尚滞，运化较慢，谨拟理脾调中之法调理。

党参二钱　生于术一钱　广皮一钱　炙厚朴一钱　广砂八分，研　神曲二钱，炒　甘草五分

引用佛手柑六分"

病例 2："乾隆十五年十二月初三日，臣陈止敬、臣王凤翔、臣李德晟谨奏：看得张晟，原系脾肺两亏，中气不足之症。饮食懒少，肚腹溏泻，有时咽干，咳嗽，形气瘦弱。服过

益气、建中、扶脾、异功等汤，饮食渐增，溏泻已止。惟形气羸瘦，饮食不为肌肤。现今服归芍异功汤及云林润身丸，以补气生肌，缓缓调治。

归芍异功汤：

人参三钱　白术一钱五分，炒　茯苓一钱　陈皮八分　当归一钱　白芍一钱五分，炒　扁豆二钱　麦冬一钱　谷芽八分，炒　炙甘草五分

引用建莲肉二钱”

按：以上两脉案，例 1 慈禧太后为食滞较重而脾虚较轻，兼有肝郁气滞，故右关脉滑而左关脉稍弦。治疗以导滞行气为主，佐以扶脾。处方用大队之砂、籼、陈、朴，辅以参、术、甘草。并引用佛手柑，酸温平肝，芳香舒郁，恰合病机，故一剂而瘳。例 2 张晟因脾肺两亏，中气不足，症见羸瘦少食。故治疗重用益气健脾之参、术、苓、莲、草、扁豆，辅以养血之归芍、益脾阴生胃津之麦冬，稍佐陈皮、谷芽行气消食，缓缓调理，则诸证自痊。由此可见，食滞程度和脾虚轻重不同，治疗亦有所侧重。

2　食滞兼肝郁

多由食滞于中，伤及脾胃，脾虚木乘；或肝郁犯胃，影响胃的受纳所致。临床常见饮食不消，胸膈痞闷，吞酸呕吐等症。宫廷中多用越鞠保和丸、调气化滞汤等治之。

病例 1：“同治元年五月初八日，范绍相看得：储秀宫如意妈妈罗氏，越鞠保和丸二钱，四服，今明各二服，引用三仙饮二分煎汤送。”

病例 2：“光绪三十三年四月初八日，庄守和、姚宝生请得：皇太后脉息左关稍弦，右寸关缓滑，肝胃气道欠和。谨拟调胃和肝之法调理。

人参六分　生于术一钱　云苓三钱　广皮一钱　炙香附一钱五分　霜桑叶三钱　壳砂八分，研　甘草八分

引用合欢皮三钱”

病例 3：“同治元年九月二十四日，钟龄看得：永和宫女子来顺，调气化滞汤，一贴。

枳壳二钱　槟榔二钱　厚朴三钱　香附三钱　焦三仙六钱　川军三钱

引用生姜三片”

按：病例 1 虽未详述症状和脉象，但从使用方剂看来，当属食郁之病。病机由脾胃气机不畅，升降失常，致气、血、湿，食、痰、火相因郁滞，而以食郁为重，故治用越鞠保和丸(即：越鞠丸加枳实、槟榔)合三仙饮以舒郁消食。病例 2 为脾虚肝郁，兼有食滞，故处方将益气健脾之参、术、苓、草和平肝舒郁之香附、桑叶、合欢放在主要地位，而投行气消食之广皮、壳砂佐之。病例 3 亦未述脉症，但从药物来看，属食滞重而气郁轻，临床当有纳少痞胀大便秘结胁痛等。故处方采取大队之三仙、川军、枳壳、槟榔、厚朴以消积导滞，散满消痞，仅投香附一味调肝舒郁。三例用药针对性强，可资借鉴。

此外，尚有光绪初年庆贵人所用之开郁丸，取木香、槟榔、枳实、砂仁以行气消滞，郁金、香附、胆星以舒郁，也属于治疗食滞挟肝郁的方剂。

3　食滞挟湿热

多由食入不洁之物，留积于内，致肠胃失和，水谷杂下而为泄泻，或影响气血流畅而为赤白痢疾。宫廷治法以消食导滞，清化湿热为主，常因病因症而异。方剂有正气化饮汤、加减胃苓汤等。病例如：

“嘉庆十九年闰二月二十五日，傅仁宁请得：三阿哥大格格脉息弦滑，系内有痰饮，外

受风凉，以致胸胁满闷，饮食懒思。今用正气化饮汤，晚服一贴调理。”

藿香一钱五分　苍术一钱五分　焦曲三钱　苏梗一钱五分　厚朴一钱五分，炒　赤苓二钱　大腹皮三钱　陈皮二钱　枳壳一钱五分，炒　炙半夏二钱　白芷一钱五分　甘草五分

引用生姜三片

“嘉庆十九年六月十三日，郝进喜、王泽溥看得：三阿哥大格格脉息弦数，系属湿痢疾之症。用药调治，诸症渐减，惟湿滞未清，腹胀口渴。今议用加减胃苓汤二贴，每晚一贴调理。

苍术一钱五分，土炒　厚朴二钱，炒　陈皮一钱五分　赤苓三钱　猪苓二钱　泽泻二钱　腹皮三钱　焦曲三钱　枳壳二钱，炒　焦楂三钱　六一散三钱

引用生姜皮二片”

按：脉案中所述“痰饮”二字，为食滞的代称。大阿哥大格格于二月二十五日所患之病，除食滞感寒外，以药测症，当有泄泻。故方用藿香正气汤去桔梗、红枣以化湿止泻，加神曲枳壳以消导行气。六月十三日所患之病为暑湿痢疾，由内伤饮食、外受湿热疫毒之气，损及胃肠形成。湿阻气机，致令腹胀；津不上承，致令口渴。故方用胃苓汤六一散以分消湿热之邪，加曲、查、枳壳以消食行气。此方似缺少解毒厚肠之药，若合入香连丸，则方剂化裁更合病情。

4　食滞挟外感

多由内伤饮食、外感时令之邪，或外邪入里，伤及胃津，胃燥不能消磨水谷所致。临床症候特点是既有伤食之里症，又有外感之表症。或表里俱热，纳少口渴便秘。宫廷脉案中，常用清瘟化饮汤、清肌导滞汤、加减柴胡汤、疏解正气汤等治之。

病例 1：“咸丰×年七月二十九日，李澍名、孙奉廷请得：淳嫔脉息浮数，系内停饮滞，外受风凉之症。以致发热身痛，胸胁胀满。今议用疏解正气汤，午服一贴调治。

羌活一钱五分　防风一钱五分　藿香一钱五分　苏梗叶二钱　苍术一钱五分，炒　厚朴一钱五分，炒　陈皮一钱五分　赤苓三钱　乌药三钱　焦曲三钱　缩砂一钱五分，炒研　生甘草六分

引生姜皮二片　灯心二子”

病例 2：“咸丰×年十一月初八日，李云会请得：恬嫔脉息弦滑，原系内停饮滞，外感风寒之症。服药调治，病势俱减。惟表里欠和，饮滞未净，以致寒热兼作，口渴胸满，懒言多眠。此由湿痰饮热所致，今用加减柴胡汤，午晚一贴调理。

柴胡三钱　酒芩一钱五分　半夏一钱五分，制　葛根一钱五分　焦曲三钱　山楂三钱　橘皮二钱　枳壳一钱五分，炒　瓜蒌仁三钱，研　桔梗二钱　生甘草八分

引用生姜三片”

病例 3：“同治元年五月初七日，福陞看得：钟粹宫女子春喜，清瘟化饮汤，一贴。

荆芥穗三钱　牛蒡子二钱研　藿香二钱　厚朴二钱　陈皮二钱　焦三仙五钱　酒芩二钱　苍术二钱，炒　连翘二钱　赤苓块三钱，研　槟榔三钱

引用生姜三片”

病例 4：“同治元年十二月二十三日，王允之看得：承乾宫女子翠环，清肌导滞汤，晚服一贴。

前胡二钱　枳壳□□　瓜蒌四钱　厚朴二钱　牛蒡子三钱研　蝉蜕□□　焦三仙六钱　木通三钱　酒军二钱　荆芥□□　葛根二钱

引用芦根五把"

按：病例 1 和病例 2 为外感风寒，内伤饮食之症，故在消食导滞的同时，随外邪所在之经，随证治之。邪在太阳则用羌、防发表，在阳明、少阳则用葛根、柴、芩和解而收功。病例 3 和病例 4 为外受瘟邪，内伤饮食之症。瘟毒伤津，胃燥不磨，致食滞加重。故在消食导滞的同时，重用清瘟解肌之品如荆芥、葛根、牛蒡、连翘之属，胃燥者加瓜蒌大黄攻下开结，则诸症悉得迎刃而解。

5 食滞挟瘀血

多由正气不足，痰食与气血搏结所致。临床常见于女性，有月经不调，纳少腹胀，腹中有积块等。在宫廷的脉案中，常用调肝化痞汤、和中化饮汤、开郁消积丸、调肝逐坚丸等调治。

病例 1："光绪朝×年八月初六日，李德立请得：容常在脉息弦滑，系肝旺脾弱，饮滞郁结之症，以致胸腹胀满，痞块上冲攻痛，身肢痠麻。此由脾弱不能消化，肝气上冲所致。今用调肝化痞汤，午服一贴调理。

香附三钱，醋制　醋柴胡一钱五分　当归三钱　抚芎一钱五分　煅赭石三钱　鳖甲四钱　三棱二钱，醋炒　茯苓三钱　焦三仙六钱　甘草八分

引用生姜三片"

"八月十三日，李德立请得：容常在脉息弦缓，症势渐减。惟脾弱不易消化，以致微有停饮郁结，胸中有时胀痛。今用调中化饮汤，午服一贴调理。

制香附三钱　厚朴三钱　小枳实三钱，炒研　赤芍三钱，炒　川郁金三钱　三棱一钱五分　元明粉一钱，冲服　酒军二钱　莪术一钱五分　桃仁三钱，研　栀子三钱，炒

引用木香一钱"

"八月十四日，李德立请得：容常在脉息和缓，诸症俱好，正气渐复。惟素有积块，气血和平则伏，若遇气血郁结，或停食水，能动积块，旧病即发。今中气欠和，余饮稍有未净，用照原方，调中化饮汤减去三棱、酒军，午服一贴。后接服开郁消积丸，每服三钱，以缓消其积块。仍宜戒食生冷、粘腻等物，慎重闭风调理。"

病例 2："宣统×年五月十二日，赵文魁谨拟：端康皇贵太妃调肝逐坚丸。

生赤芍四钱　抚芎一钱　全当归四钱　炙延胡索六钱　盔沉香二钱　炙鳖甲一两　醋柴胡一钱　姜朴三钱　枳壳四钱，炒　胆草三钱　青皮三钱

共为细面，蜜为小丸如桐子大。每进二钱，白开水送下。"

按：以上两例，腹中均有坚积存在，皆采用软坚消食，行气破瘀之法治疗，说明均属饮食内伤，七情郁结，致令肝脾受损，脏腑失和，气机阻滞，瘀血内停，日久渐积而成。病例 1 之病情以"饮滞郁结"为主，临床上主要表现为胸腹胀满，痞块上冲攻痛，时隐时现，故治法重在调气消食，破结通下，处方投以木香、香附、三棱、莪术、三仙、大黄、芒硝。病例 2 之端康皇贵太妃(即：光绪皇帝载湉的瑾妃)所患疾病虽未说明，但从"调肝逐坚"四字来看，知其腹中亦有癥积。由于病邪已入血分，疼痛较为显著，故用药侧重取归、芍、抚芎理血，沉香、延胡索定痛，治法又为之一变。

总之，食滞疾病的兼证颇多，并不限于前述六种。清宫治法也灵活善变，方剂能细腻熨贴，恰合病机，故疗效比较满意。于此，可窥有清一代宫廷医学的水平是很高的。

清代内廷中人参的广泛应用

陈可冀

人参是家喻户晓、声誉极高的名贵药材，为五加科(Araliaceae)人参属植物人参(*Panax ginseng*)。产于中国、朝鲜、美国和日本等地。中国传统应用人参治病历史最久，但其他国家也用得不少。Siegal 近年作了统计，在美国约有五、六百万人用人参医治病痛；朝鲜的"人参茶"更是常用饮料，东南亚国家用得也很多；我国现时各类人参的制剂更多了，如人参露、人参皂、人参牙膏等；人参确实是在中外负有盛名的、或者说是誉满全球的医药品。

清代宫廷中，人参的应用也极广泛。现存之清宫医药档案中可以查得者也复不少。如乾隆朝《人参上用底簿》载："自乾隆六十二年(即嘉庆三年，乾隆为太上皇)十二月初一始；至乾隆六十四年正月初三止，皇上共进人参三百五十九次，四等人参三十七两九钱"，每日约进一钱之谱。乾隆二十五年十二月初三日也有"奏过下存三等人参伍两壹钱叁分，又讨叁等人参式觔"者；同日，更载："皇太后陆续噙化用过人参式觔式两肆钱，以上共用过人参式觔式两肆钱，下存人参式两柒钱叁分"等。

按人参之等级划分，传统上将野山人参(吉林省产者)分为九等，一般生长十余年，二三十年乃至近百年者，以支大、浆足、体灵、芦长、枣核蒂、皮紧细、纹密深，具珍珠须者为佳，并以其份量轻重标志年代之长短，据以划分等级，一等野山人参每支重一两余至一两半以上，二等野山人参每支重一两至一两余以上，三等野山人参每支重八钱至一两，四等野山人参每支重六、七钱；以上四等，目前药材市场多不供应。五等野山人参每支重约四钱余，六等野山人参每支重约二三钱，即目前市场中一等野山人参；七等野山人参每支重不及二钱，八等野山人参每支重一钱，即目前市场之小支一等野山人参，九等野山人参每支重不及一钱。足见乾隆帝及帝后妃等所用之四等人参实为十分高级之人参，药性当较强。

中医一向认为人参"力能补虚"。《神农本草经》把它列为"上品"，称其有"补五脏，安精神，定魂魄，止惊悸，除邪气，明目，开心益智"的作用。《吴普本草》称为"神草"，《广雅》则称为"地精"。人参有"致适应性"的作用，古人已注意到与之有关的现象。如宋朝苏颂《嘉祐图经本草·论人参》中就记载有这么一段话："相传欲试二人同走(竞走)，一含人参，一空口，各走三五里许，其不含人参者必大喘。含者气息自如"。中医用人参治病的方剂如独参汤或独参汤加味之用于"脱症"，参附汤之用于"亡阳"。生脉散之用于低血压和休克情况，确有一定疗效，尤其是做成静脉注射剂，使用更为方便。人参在合理配伍及应用恰当时，也可有兴奋中枢，改善免疫机能，促进造血和消化功能等作用。人参产生这些作用的有效化学成分，据研究有皂甙(Saponin，达十三种以上，人参辛甙对人体就有保暖作用)、挥发油(如低沸点部分的β-榄香烯，即β-elemene；高沸点部分的人参炔醇，即 Panaxynol)、以及人参根醚浸出物中分离出的胡萝卜甾醇(Daucosterin)和蛋白合成促进因子(Prostisol)等，这些都是人参调节机体功能的物质基础。

东汉许慎《说文解字》云："人蓡出上党"，陶宏景《本草经集注》云："人参生上党山谷及辽东"。宋·苏颂《图经本草》谓："……新罗人参俱不及上党者佳。春生苗，多于深山中背阴近椵漆下湿润处，初生者小三四寸许，一椏五叶……"。《植物名实图考》则载：

“人参，昔以辽东、新罗所产皆不及上党，今以辽宁、吉林为贵，新罗次之；三姓、宁古塔亦试采，不甚多。以苗移植者，秧参；种子者，为子参，力皆薄”。可见古时上党所产者实为五加科人参，质甚佳，但由于时代变迁，明清时代东北人参以质地优和产量多胜于上党，取代了历史已很久远的上党人参。

在临床应用人参方面，存在有两种情况，一种是不敢用，如清代医生张璐所云：“视人参为砒鸩刀刃，固执不用”，这种情况较少；另一种是滥用，几乎什么情况都用，如清代江苏吴江著名医家徐灵胎在《百种录·论人参》中指出：“人参长于补虚，而短于攻疾，医家不论病之已去未去，于病久或体弱，或富贵之人，皆为用参，一则过于谨慎，一则借以塞责，而病者亦以用了为尽慈孝之道，不知病未去而用参，则非独元气不足，而病根遂固，诸药罔治，终无愈期，应当曲审病情用药。”所以，人参固能起沉疴，但对一般虚证，也不宜长期过量应用，应当根据证情和人参品种的不同，灵活应用。

清宫应用人参的经验是很丰富的，长期应用者，一般量都不太大，大约每日一钱之谱。人参之作为补益强壮药，在清宫应用很广泛；而且，还以人参配制成药，或以人参配伍当茶饮者，更是为数甚多，不仅用东北人参，也用山东人参、“高丽参”以及西洋参等多种。如光绪皇帝素体气阴两虚，常以西洋参伍用其他药剂，如其所服之保元代茶饮，益气养胃健脾代茶饮，益气和肝健脾代茶饮等，均用西洋参。乾隆及慈禧等喜服食之八仙糕及八珍糕，也均以人参为主要药物。嘉庆朝《御药房人参总档》也载华妃娘娘、董嫔和孝固伦公主及二阿哥等，均常在成药或汤剂中结合症情加用人参，可查得之资料颇多见。

在我国药用人参的几千年历史中，在周秦时代曾述及一些药物的著作如《诗经》、《礼记》和《山海经》等文献中，虽无明确关于人参的文字记载，但汉元帝时黄门令史游所著之《急就章》一书的记事二十二中确有若干药名，其中“参”即人参，该书成于公元前33~48年。西汉前期著作《流沙坠简》中之“治伤寒医方”也有以人参为首药者；《伤寒论》113方中用人参的共21方，占1%强，均可概见一斑。

人参的拉丁文名为 *Panax ginseng* C. A. Meyer，Panax 一字，出自希腊文字，为“万能药”和“总的医疗”之意。我国、日本及朝鲜民间关于人参的神话般的传说为数不少；据传，明季洪承畴兵败，为清军俘获，绝食数日，气息奄奄，因饮了皇太后博尔济吉特一小壶人参汤而顿时精神大振者；效果虽有，但似也有夸张之辞，要当根据中医传统理论辨证选用。清康熙皇帝对人参有过自己一定的认识，如康熙五十一年(公元1712年)夏，江宁织造曹寅(《红楼梦》作者曹雪芹的祖父)患疟疾，卧病扬州，康熙以“驿马星夜赶去”，赐以金鸡纳，并谕旨此病与服人参有关，不可再服。实际上，不适当的应用人参，是可以造成“人参滥用综合征”，及“助火”、“作饱”、“表邪滞留”等问题的，值得留意。

关于人参的煮晒制备，清太祖努尔哈赤有一定创见，由于当时东北采挖人参量甚大，在潮湿气候下易腐坏，《太祖高皇帝实录》卷三载：“初，国人恐朽败，急售，鲜所得利，上(太祖努尔哈赤)教以制法，令熟而干之，可以经久，不急售”。闻性真同志介绍称所指的“煮熟晒干”系指“用开水烫过再晒干”，很实际，与早先李时珍在《本草纲目》卷十二“人参”中所指的“汤参”当是完全不同。

西洋参，又称花旗参，为美洲人参，清·赵学敏《本草纲目拾遗》于论述东洋参(日本产)的同时，也详细介绍了西洋参的功用，形态与人参相似，不同者为其总花梗与叶柄长度几相等，具补肺阴、清火生津功效，药性较东北人参缓和，尤适用于阴虚火旺者；清季内廷皇帝后妃很快引进使用。

延缓衰老的清宫寿桃丸

李春生

清宫寿桃丸又名蟠桃丸，具有补肾生精、益元强壮的作用，是清代乾隆朝内廷喜用的方剂之一。

清高宗乾隆皇帝，讳弘历，终年八十九岁。乾隆皇帝长寿之因素是多方面的，但从清宫医案和医方的角度观察，似不能忽略有关长寿医方之作用，而寿桃丸则是其中的一张出类拔萃的延缓衰老方剂。

清宫寿桃丸由益智仁、大生地、枸杞子、胡桃档、天门冬等十余种药物组成，其中益智仁、胡桃档善补命门阳气，生地黄、天门冬善滋肾中真阴；枸杞子则阴阳并补，胡桃档能固肾涩精；诸药相辅，又具培养五脏之力。这些药物大多属于传统的补益类延缓衰老药物，方药组合颇为平和，擅长于补肾益元、滋阴助阳。现代医学研究证实，上述药物有补血、降血糖、降血压、抗脂肝、调节胆固醇在体内的合成、氧化和排泄等作用，因此对衰老所致的代谢失调和内环境改变，产生一定调节作用，故适于老人服用。

中医研究院西苑医院老年医学及清宫医案研究室与天津达仁堂制药厂合作，按传统工艺，制出了清宫寿桃丸。并自 1982 年 5 月至 1984 年 11 月，应用该方治疗具有明显肾虚衰老症状的老年前期和老年期病人 303 例，对照药物是国际医界公认的具有较强抗氧化活性和延缓衰老作用的维生素 E。在临床观察的同时，还进行了实验室研究。结果表明，服用清宫寿桃丸后，患者的衰老程度有所减轻，衰老症状如疲倦、头晕、耳鸣、流泪、膝痠、夜尿多、尿有余沥等均有所改善，近期疗效较维生素 E 为佳。它可使体内抗氧化活性增强，性激素和一部分微量元素如锌、铜、钠的失衡得到调整，瞬时记忆力和记忆广度等智能指标得到改善，肺活量增大，推测肺脏弹性回缩力得到恢复。此药对心、肝、肾实质脏器无损害现象，其水煎液的腹腔给药半数致死量是 11.48±2.06 克/公斤，灌胃给药半数致死量大于 34 克/公斤，分别为人常用量的 72 倍和 212 倍，故毒性很低，临床应用安全。此研究结果还表明，0.5%寿桃粉对老年鹌鹑延长生存期的作用和维生素 E 相似，生存曲线较空白对照组明显右移。雄性鹌鹑半数死亡时间为 133 天，较空白对照组延长 72 天。基于上述研究，推测清宫寿桃丸的延缓衰老作用，可能是通过调理肾阴肾阳，调整机体内环境的平衡，对抗衰老自由基，改善智能等，对体内多脏器、多功能系统进行综合性调节的结果。

服清宫寿桃丸后，老年患者临床衰老及疾病症状好转，疲劳感显著减轻，身体松快，精神振奋，增加了身体的活力。一位患慢性前列腺炎的男性病人，62 岁，服药七天后疲倦消失，食欲增加，夜尿由每晚 5 次减少到 1 次，有时夜间睡眠还不排小便。服药 2 个月，体重增加 3 斤。一位 59 岁的女性患者，眼睛过早昏花，手背和足跟皮肤皲裂。服寿桃丸后，夜间在灯下可以看小字，皮肤变润，皲裂也自然痊愈。又有一例 68 岁的女性病人，原患高血压、冠心病，经常发作心绞痛，用寿桃丸每天两次，每次 8 克，服药 5 天后，血压渐渐由 180/110 毫米汞柱降至 140/90 毫米汞柱，心绞痛未再发作，同时眩晕耳鸣明显减轻，腰腿痛减轻，体力增加，脱发减少，自觉效果良好，请求继续服药。还有两位分别患哮喘和高血压心脏病的老年人，连续数年冬季发病住院，服寿桃丸后，在冬季竟能自然控制发作，使老人对此感奋异常。

清宫八仙糕对老年人的强壮健脾效用

李春生

糕，又称为“馐”，是中国传统食品之一。它的外形大多呈块状，用米粉、麦粉或豆粉加糖和其他辅料制成，吃起来松软适口，很受老弱长幼的欢迎。每逢佳节来临，人们穿上鲜艳的服装，在灯红彩绿和爆竹喧闹声中，喜气盈盈地带着年糕、蛋糕、绿豆糕等相互馈送，以表示祝贺，自古已习为常事。由此推知，清宫八仙糕是从民间传入宫廷的一种疗效食品。

据古医书记载，八仙糕创制于明代，其方首见于陈实功《外科正宗》，系陈氏之家传秘方。治疗脾胃虚弱，食少体倦，易吐易泻，有良好效果。把该药制成条糕，每日清晨服数条，百日后渐觉体健。久服则培养脾胃，壮助元阳，轻身耐老，“妙难尽述”。清代乾隆四十年左右，太医院的御医将陈氏八仙糕增减药味，调整分量，制成清廷特有的糕剂，呈送皇帝服用，从而得到乾隆赞赏。由清宫脉案及《用药底簿》获悉，乾隆皇帝一直到八十余岁时，尤常服之。清宫配方档上评价此药说：“八仙糕不寒不热，平和温补之方，扶养脾胃为主，屡有奇效。”加上它色、香、味俱胜，类似点心小食，既可治病，又可健身，因此，清宫中历朝，上起八个皇帝后妃，下至诸班宫女太监，老幼竞相服食，视为补益增寿灵丹。

慈禧皇太后叶赫那拉氏(又称西太后)也是清宫八仙糕的信徒。她垂帘听政多年，出入于政治上勾心斗角、生活上挥霍无度的官场，终日与厚味肥甘为伍，尤喜进肥鸭等品，致使脾胃过早受伤，中年即患泄泻。据脉案载述，光绪元年，西太后年方四十，便诊有“心脾不足”之证。至光绪六年，清宫现存她的脉案上，屡见“饮食运化不利，大便微溏而粘”，“胃口不旺”，“心脾久弱”等。光绪六年九月十三日，太医李德立主拟八仙糕进服，西太后服用后，效验显著，至晚年仍未间断。西太后七十岁时，体态容貌若五十许人，除重视美容外，或由得助于八仙糕吧！

为了使这份珍馐能够服务于国内人民和国外朋友，中医研究院西苑医院老年医学及清宫医案研究室等单位，经过两年多的共同努力，终于将清宫八仙糕研制成功，并得以通过有关专家的技术鉴定，展现在大家面前。

新制成的清宫八仙糕为橘黄色粉末，带有糕点特有的浓郁的食品芳香。冲开尝之，绝类市售麦乳精的味道。每 10 克一袋，用精致的乳白色无毒塑料薄包装。每 10 袋盛在一个密封的长方形盒子内。盒子呈正黄色，上面有一条两眼勃然凝视天空舞爪欲飞的金龙。

清宫八仙糕由人参、茯苓、莲子、薏苡仁、山药等八种药物经特殊加工制成。方中人参甘苦微温，大补元气，健脾养胃。薏苡仁、茯苓之类，益脾阳而利肠，渗湿邪以消肿；山药、莲子之属，养脾阴而止泻，固肾气以涩精。参、苓、莲子又具宁心安神作用，薏苡仁、山药及其他药物尚有甘淡培脾效能。诸药配伍，药性中和，无偏寒偏热之弊，对于脾胃虚弱，心肾不足之症，更为相宜。特别是配方中的人参，为中国古代著名的延缓衰老药物。现代药理研究和临床研究证实，它的提取物可增强心肌的收缩机能，增强免疫活性细胞的机能，增强机体对各种有害刺激的防御能力，调整高级神经系统的活动，并影响神经-垂体—肾上腺皮质系统和垂体——性腺系统，对抗应激的作用，对抗疲劳，改善神经活动过程的灵活性，改善睡眠和情绪，延长雌性小鼠的寿命，延长受伤动物的存活时间，调节病理过程，使之趋于正常。正因为它具有优良的补益效能，所以清宫中皇帝、后妃等几乎无人不用人参，而且用量也稍大。

为了证实清宫八仙糕疗效的可靠性，西苑医院老年医学及清宫医案研究室与消化系疾病研究室合作，对其进行临床验证。自 1982 年 3 月至 1983 年 9 月，观察了 310 例脾虚患者(包括老年人、有消化系统疾病的成年人和学童)，随机分为治疗、对照两组。治疗组 166 例，服用清宫八仙糕，每次 10 克，一日 3 次，4 周为一疗程。对照组 144 例，服用胰酶、酵母和维生素 B_6 配制的粉剂，用量、用法和疗程与治疗组相同。治疗前后详细询问和记录脾虚见证如：纳呆、腹胀、便溏、气短、乏力等，于老人加记头晕、耳鸣、腰痠、畏冷等衰老见证，并测定反映小肠吸收功能水平的血清胡萝卜素浓度和尿 D-木糖排泄率。疗程结束后，治疗组之脾虚见证积分值及其老年人衰老见证积分值，较对照组下降显著，经统计学处理，两者之间存在明显差异，表明清宫八仙糕疗效优于对照组。另外，八仙糕还能提高尿 D-木糖排泄率和血清胡萝卜素的浓度，提示它的健脾养胃作用与增强小肠吸收功能有关。消化系疾病研究室和中心实验室的动物实验研究证明，清宫八仙糕对动物脾虚证模型有较好的康复作用。因大黄致虚而产生的小鼠十二指肠黏膜上皮细胞破损，服用八仙糕后在电子显微镜下即可观察到修复现象，有的相当完好。说明清宫八仙糕对消化器官疾病的复健作用，是令人满意的。

服过清宫八仙糕的病人反映，应用这种药物之后，饮食增加，睡眠增多，腹胀减轻，大便很快趋向正常，疲劳之感显著好转。原来骨瘦如柴的人，服药后体重和腹围均有所增加。尤其令人感到意外兴奋的是，有 13 例病人，服药前存在不同程度的头发花白或脱发，服药不久，神奇的事情发生了：有的突然察觉两鬓斑斑的白发变得乌黑，有的为头顶长出青丝而惊叫起来。这种改善衰老症状的效果，与老年鹌鹑寿命试验之生存曲线较空白对照组明显右移相一致。

为了保证用药安全，对于服药病人，我们在治疗前后做了血常规、肝功能、血清尿素氮水平等检查，结果未发现清宫八仙糕损害人体的迹象。清宫八仙糕的急性毒性实验结果也表明，这种药物的毒性极低，临床应用是安全的。

一般地说，成人每次服 1 袋，一日三次，空心时开水冲服，小儿用量减半。八仙糕的特长在于得病能治疗，无病能预防。如果能够长期坚持适当服用必将增进健康。

清宫治疗脾胃病运用《局方》方剂琐谈

周文泉

清代宫廷之中，皇家养尊处优，恣食膏粱厚味，兼以饮食习惯关系，患脾胃病者多。在清宫医案中，有关御医治疗皇帝后妃、宫女太监等所患脾胃病之记载甚多，其辨证灵活，用方贴切，经验较丰，足资借鉴。其中选用《太平惠民和剂局方)(简称《局方》)方剂治疗脾胃病者为数不少，颇具特点。兹以最常用之平胃散、二陈汤、四君子汤为代表，略作归纳介绍。

宫中之患脾胃病者，大抵以湿饮停滞、伤及脾胃，以及素体亏损，脾胃虚弱所致者多。其治疗，凡湿邪外侵，饮浊留滞者，常以平胃散为主方化裁；凡湿邪内蕴，饮浊留滞者，常以二陈汤为主方化裁；凡素体亏损，脾胃虚弱者，则多以四君子汤为主加减。并且，各按其兼证多寡之不同，临床运用每有变化。

平胃散，《局方》谓："治脾胃不和，不思饮食，心腹胁肋胀满刺痛，口苦无味，胸满短气，呕哕恶心，嗳气吞酸，面色萎黄，肌体瘦弱，怠惰嗜卧，体重节痛，常多自利。或发霍乱及五噎八痞，膈气反胃，并宜服。"该书又称："常服可调气暖胃，化宿食，消痰饮，辟风寒冷湿四时非常之气。"方药组成：

苍术五斤，去粗皮，米泔浸二日，焙干，炒　厚朴去粗皮，姜汁制，炒香　陈皮各三斤二两，去白　甘草三十两，炒

上为细末，每服二钱。

以水一盏，入生姜二片，干枣两枚，同煎至七分，去姜枣，带热服，空腹服。

近代用法：酌减药量，作汤剂，水煎服。方中苍术健脾燥湿，厚朴除湿消满，陈皮理气化滞，甘草、姜、枣调和脾胃。诸药以苍术为君，厚朴、陈皮为佐，炙甘草为使，共凑运脾燥湿之妙。

宫中治疗脾胃病运用此方大旨在于祛湿行滞。多用于外湿引起之饮浊留滞，并据其挟寒、挟暑、挟风等所致证候之不同而有加减变化。

1　寒湿困脾

寒为阴邪，易伤阳气，湿亦阴邪，其性浊腻。寒则易损脾之阳气，湿则易碍脾之运化，故多见恶寒发热，胸腹满闷，纳呆欲呕，便溏下利诸证。宫中治疗，常以平胃散为主合五苓散，并酌加藿香、香薷、羌活、独活、防风之属。按五苓散方中，茯苓、猪苓淡渗利湿，泽泻佐之，白术健脾燥湿，桂枝化湿利水。本方《伤寒论》用之治疗太阳表证未解，内传足太阳膀胱之腑，致气化不利，水蓄而成之太阳经腑两病。平胃散以此方配之，则非但可增除湿之力，亦能加强健脾之功。另有藿香，和中除湿，用之既能和中，又可化湿，治疗寒湿困脾，当不可少。选用羌活、独活入方者，在于两药辛温祛风通络，用之取风能胜湿之意，俾湿除则脾不受困，自然安和。可见宫中用上述诸药，深合病情，故每多收效。例如，嘉庆朝三阿哥脉案："八月二十一日，商景蔚、舒岱、孙奉廷请得三阿哥脉息弦滑。原系寒湿腹痛之症，用药调治，腹痛已止，泄泻渐减。惟余湿未净，今议用香砂胃苓汤晚服一贴调理。

苍术一钱五分　白术一钱五分，炒　木香八分　砂仁二钱　茯苓四钱　炙半夏三钱　桔皮三钱　焦曲三钱　厚朴二钱　桂枝一钱　泽泻二钱　甘草八分

引用生姜二钱"

此案原属内有饮滞，复感寒邪，曾以胃苓汤加羌活、独活为治，证缓改易此方。此方仍以胃苓汤为基础，略有变化。是方之运用，既能健脾除湿，又可温中化湿。凡用治寒湿困脾为患者咸宜。

2　暑湿伤脾

暑为阳邪，主升主散，乃夏天主气，火热之气所化。暑热易于蒸动湿气，故常出现湿浊阻滞气机证候，暑热侵入，腠理开而多汗，常伤津耗气，最易刑金伤肺，亦有肺热证候。凡暑湿相兼，湿浊阻滞，因其所伤部位不同，表现不一。一般多见脘腹胀闷，汗多咳嗽，下利便溏诸证。

宫中治疗暑湿伤脾所致之泄泻下利，多以平胃散为主，或合香连丸，或合小承气汤等为治，选药如木香、黄连、大黄、芒硝、枳实、茯苓、神曲之类。香连丸载于《兵部手集

方》，方中黄连苦寒，燥湿清热，可除心脾之火。木香辛温，行气和脾，且通三焦，可使气行而滞亦去。此方之施，属于热因寒用。小承气汤主治阳明腑证，具峻下热结之功效。方中枳实、厚朴可去上焦之痞满，大黄清胃中之实热。宫中于暑湿伤脾，湿滞蕴热结于肠胃而致痢疾者，常以此方配用平胃散，亦通因通用之意。据宫中脉案，大凡湿热结于肠胃重者，常以平胃散或香连、小承气汤联合使用；若其病轻者，则平胃散或合香连、或合小承气汤，分别选用。例如，嘉庆朝二阿哥脉案："八月初一日，张自与、王文彬请得二阿哥脉息沉数。系暑滞凝结痢疾之症。以致腹痛重坠，下痢赤白。用药调治，腹痛渐止，下痢稍减。惟身软食少，今用香连胃苓汤午晚二贴调理。

煨木香八分　姜连一钱　酒军一钱　枳实一钱　榔片一钱五分　神曲三钱，炒　山楂三钱　苍术二钱，炒　厚朴一钱五分，炒　陈皮二钱　赤苓三钱　猪苓二钱　泽泻二钱　木通三钱　生甘草五分

引用灯心一子"

此案治疗以平胃、香连、小承气合方，并伍五苓散意，共臻健脾燥湿，清热涤肠利水之效。次日脉案有："腹痛重坠已止，下痢次数亦减"等记载，则原方去五苓继进，终以平胃散合健脾之品收功。另如光绪朝乾清宫总管张进忠，亦患暑痢之证，则御医商景蔚以香连平胃散治疗，亦获显效。该案之所以未用小承气汤者，乃在于其痢疾之发，有寒热夹杂之象，故仅用香连燥湿行气兼以清热，而不用小承气汤峻泻实热，涤肠通腑之品。

3　湿滞挟风犯胃

宫中治疗湿滞挟风犯胃者，亦多以平胃散为主方，合以荆芥、防风、葛根、香薷、藿香之类辛散祛风和胃之品。荆防之属，辛温发散，解表祛风，用之一则可祛在表之风邪，二则因"风能胜湿"而除中州之湿滞；葛根发散升阳，香薷祛暑湿，升阳气，两药均可散湿浊阴邪，以益脾胃；藿香和胃止呕，芳香化湿，对于湿阻中焦，胃气失降者咸有效果。例如光绪十年皇上脉案：

"十月二十六日，李德昌请得皇上脉息左部浮弦，右关滑大，系停蓄饮滞，脾胃不和，外感风凉之症。以致头痛眩晕，身肢疲倦，胸满嘈杂，呕吐水饮，今用疏解化饮汤一贴调理：

荆芥一钱　薄荷六分　藿香一钱五分　防风一钱五分　橘皮一钱五分　半夏二钱　茅术二钱，炒　姜朴一钱　甘菊花一钱五分　建曲二钱　广砂六分

引用生姜三片"

此案即以平胃散为主合以辛散祛风之品为治。据次日脉案，已告病势渐好，夜寐安适。遂减祛风之品，以平胃合砂仁、谷芽之属善后。

清代宫廷医话

(一) 湿邪内蕴，饮浊留滞——二陈汤

皇家位尊体贵，讲究享受，多食肥甘厚味，因而致使湿从内生，加以饮食习惯以炙煿、生冷为多，易于伤及脾胃。且宫中之人或缘邀幸取宠，或因深宫幽怨，以致情志不畅，肝气郁结，克制脾土；忧思过度，更易伤脾，则脾胃因之而病。总之，凡湿浊困脾、生冷伤脾或肝郁克脾等均可引起脾胃损伤，并因之导致运化失常、津液不得敷布，湿浊内蕴，遂成泄泻、痢疾、胃痛、纳呆诸症。宫中治疗，颇多用二陈汤为主化裁为治。

二陈汤原方组成为：

半夏汤洗十次　橘红各五两　白茯苓三两　炙甘草二两半

为粗末，每服四钱，用水一盏，生姜七片，乌梅一个，同煎六分，去渣热服，不拘时候。

近代用法：酌减用量，去乌梅作汤剂，水煎服。《和剂局方》载："治痰饮为患，或呕吐恶心，或头眩心悸，或中脘不快，或发为寒热，或因食生冷，脾胃不和。"方中半夏辛温，可燥湿化痰，和中止呕，是为主药。橘红理气化痰，俾气机得畅则痰化湿除，茯苓健脾利湿，脾健可复运化之功，湿利自无困脾之虑，二药为佐；甘草和中补脾，冀脾健而湿痰得消。故本方具燥湿化痰，理气和中之功效。

宫中运用此方治疗脾胃病，大抵在于燥湿和中，多用于因脾失健运，湿浊内蕴而为病者。临证又据其湿浊困脾和肝郁克脾之不同，相应配伍用药。

1 湿浊困脾

脾恶湿。宫中之人，喜进膏粱厚味，易于生湿聚浊，困于脾土，则失其健运之职，更致湿邪之留滞。常现有呕吐恶心，脘胀不适，泄泻下利诸见证。凡此，宫中辄投以二陈汤加健脾行气之品，如神曲、麦芽、白术、厚朴、枳壳之属，每多收效。按神曲、麦芽、白术功能健脾和胃，是扶其本元；厚朴、枳壳等药，可理气和中，是求气机通利，升降调和，则湿浊因通利而除，自无困脾之弊，诸药配合二陈，共达燥湿健脾之效，诸症可平。例如，乾隆四十七年三月初十日，御医丁进忠治循嫔湿浊内蕴、脾胃失和之病，施用和胃化饮汤：

"茯苓二钱　苍术一钱五分　陈皮一钱五分　半夏一钱五分，制　厚朴一钱五分　神曲二钱，炒　麦芽一钱五分，炒　黄连五分，姜炒　枳壳一钱五分　苏梗一钱五分　竹茹一钱五分　甘草五分

引用生姜二片　红枣肉二枚　二贴，每晚服"

此方即以二陈汤为主方，合平胃散以助健脾除湿之功，并伍以健脾之品而成。方中既有行气燥湿之品，又有健脾和中之药，仅投两剂，便收功效，旋以加味保和丸善后调理收功。又如乾隆二十年十二月二十七日，定贵人脉案："脉息滑缓，系胃有湿饮之症"，御医庞景云治以加味二陈汤：

"陈皮一钱　半夏一钱五分　块苓三钱　白术二钱，土炒　薏苡仁三钱，炒　莲肉三钱　焦曲一钱五分　麦芽一钱五分　炙厚朴一钱　炙甘草八分

引用生姜二片　枣肉三枚"

次日脉案有："用药调治，症势渐减"等语，可见此方已初见效果。显然宫中用二陈汤为主治疗湿浊困脾时，合用健脾、行气之药具有一定疗效，亦深合中医之理法。

2 肝郁克脾

肝为刚脏，体阴而用阳，藏血而主疏泄。脾胃之升降与肝气的疏泄关系密切。若因情志抑郁，致肝失疏泄，则可影响脾胃之升降，遂湿浊阻滞中州，出现胁脘疼痛，呕吐呃逆，腹满便溏等症。宫中多以二陈汤为主方，酌加香附、青皮、柴胡、木香之类疏肝行气之品治疗。按香附以疏理肝气郁滞见长，适用于因情志为患而致之肝脾不和，《本草纲目》谓其"利三焦，解六郁"，故用之，旨在疏理肝气。青皮辛散苦降温通，能疏肝行气而止痛，与香附等药为伍可治肝气不舒。柴胡功可疏肝解郁，木香则可行气止痛。《本草衍义补遗》亦谓："行肝经气"。总之，以上诸药配佐二陈是为加强疏理肝气之作用，以冀达燥湿和中，疏肝理脾之效，俾肝得疏泄，脾得运化，升降和调，湿浊得除而诸症可愈。例如嘉庆二十四年正月二十日，二阿哥脉案："二十日，陈昌龄、郝进喜请得二阿哥福晋脉息虚缓。系肝胃不和，气滞受凉之症。用药以来，诸症渐缓，惟气分尚软，脾胃不和，今议用缓肝理气

饮晚服一贴调理：

橘红一钱五分　半夏一钱五分，制　茯苓三钱　香附二钱，醋炙　桔梗一钱五分　枳壳一钱五分，炒　厚朴一钱五分，炒　焦神曲二钱　谷芽二钱，炒　青皮一钱，炒　醋芍一钱五分　生甘草五分

引用竹茹二钱　荷梗六寸”

此方乃以二陈汤加疏肝理气之药为主方，另合健脾之品以助其势。次日脉案见有：“里滞已行”之记载，可见已收效。另如乾隆四十八年二月十七日，惇妃脉案：“脉息弦缓，系肝脾欠和，时有胸闷腹胀，两胁不舒，少寐之症。”御医则以逍遥二陈汤为治：

“柴胡一钱　白芍一钱　茯苓二钱　白术一钱，土炒　当归一钱，身　栀子一钱五分，炒　丹皮一钱　陈皮一钱五分　半夏曲一钱五分　香附一钱五分　苏梗一钱　神曲一钱五分　甘草五分

引生姜一片　荷蒂一枚　一贴”

并佐进和肝理脾丸(即此方化裁配制为丸)，甫进四剂诸症缓解，改以保和丸善后。可见宫中治疗脾胃病属肝脾不和者，用二陈汤加用疏肝理气之品亦有效验。

(二) 素体亏损，脾胃虚弱——四君子汤

皇家之人，居于深宫，懒于锻炼，体质素弱。先天有其不足，后天更多亏损；生活失其规律，饮食失其节制；兼以明争暗斗，费尽心机，则致脏腑功能失调，尤其脾胃虚弱者多，常出现纳呆身倦，脘胀不适，气短乏力诸症。凡遇此，宫中多侧重治脾，以四君子汤为主化裁为治。

四君子汤，《局方》谓：“治荣卫气虚，脏腑怯弱，心腹胀满，全不思食，肠鸣泄泻，呕哕吐逆，大宜服之。”其方组成是：

人参去芦、炙甘草、茯苓去皮、白术各等分

服法：为细末，每服二钱，水一盏，煎至七分，通口服，不拘时，入盐少许。

现代多作汤剂，水煎服用。

方中人参甘温，补中益气，健脾养胃，是为主药；白术苦温，健脾燥湿，助益运化；茯苓淡渗利湿，两药为辅；炙甘草甘温益气，补中和胃为使。诸药合用，共臻补中益气，健脾养胃之功效。

宫中运用四君子汤，主要在于补脾和胃，常用于体弱或脏腑亏损而出现之脾虚(气、阴)病人。

1　脾气虚

凡素体亏损，或病久耗伤脾胃之气，均可致脾气虚，进而导致升清降浊失权，而出现纳呆、乏力，腹胀腹泻等证。凡此，宫中多用四君子汤加味治疗。四君子汤本为健脾益气之方，但尚嫌力弱，每以六君(加陈皮、半夏)合黄芪、桂枝、大枣，且人参、党参同用以增其效。如光绪三十二年六月十三日慈禧皇太后脉案：“太后脉息右关缓而有神，中气渐复，脾经尚有湿气，谨拟健脾化湿之品调理：人参八分，党参三钱，生于术二钱，生黄芪一钱五分，生茅术一钱五分，桂枝八分，生甘草五分，引用广陈皮一钱五分。”方中以茅术易茯苓是为增其燥湿之功。据脉案得知，慈禧之病在光绪三十二年主要是腹胀腹泻，因其喜食肥甘，兼以政事多乖而不称心，且年逾古稀，脾胃虚弱明显，故服用四君子汤时间较长。至九月十六日，脉案中有：“脾胃渐和”等语，其方为：

人参一钱　党参二钱　于术二钱　茯苓三钱　广皮八分　桂枝一钱　盐广砂八分，研　炙甘草八分

引用生姜二片　枣肉三个”

后方中去黄芪加茯苓意在增强健脾渗湿之效，大枣亦有益气健脾之功。尤妙者用桂枝，是药有温经通脉，化气通阳之作用。脾气不足，湿浊停滞，以桂枝入方，一则可助补脾气之力；二则亦可增通阳利湿之功。

2　脾阴虚

凡脾胃虚弱、纳食不足，不能生化精微，阴液来源告竭；或火邪炽盛，灼伤脾胃之阴，均可出现口干舌燥，不思饮食，大便燥结，舌苔少津，甚则呕逆等阴虚见证。一般治疗，每用养阴和胃之法。而宫中遇此，常以四君子汤为主方合用白芍、石斛、薏苡仁、扁豆、生谷芽等药为治，火甚热炽者加羚羊之类。阴虚甚者，易人参为沙参。如光绪三十四年六月二十三日皇上脉案：“皇上两尺软弱如前，左右部脉象有增无减，关较甚，且兼滑。阴分郁热未平，气分又不调达。胃属阳土，主降；脾属阴土，主升。升降不调，则清浊混淆。或因停滞郁湿，阻遏气道，所以纳食少化，嗳酸并作，大便溏稀，次数较多。所以诸证未减，耳窍鸣响，且头晕艰寐，腰俞无力；且胯痠体倦。谨拟益气和阴，参以化湿运滞：

潞党参一钱元米，炒　野于术一钱五分　白茯苓三钱　西砂仁四分　金石斛三钱

引用红枣三枚　桑枝二钱”

此案治疗，系以四君为主，加陈皮、砂仁开胃健脾，白芍敛阴，石斛滋养胃阴，余药亦多宗健脾养阴立意。若遇有热盛烁阴而致脾阴不足，亦常于养胃阴之中，伍以羚羊。例如，光绪三十四年三月二十五日之慈禧脉案：“皇太后脉息左关沉弦，右寸关沉滑。肝脾欠和，消化较慢，食后嘈杂，眼目不爽。谨以理脾和肝之法调理：

党参八分　焦于术六分　茯苓一钱五分　甘草五分　谷芽三钱，炒

引用羚羊五分”

此方即四君子汤加谷芽养胃，用羚羊清肝火以护阴。据宫中脉案载，御医治疗以四君子汤与羚羊合用者颇多，自是宫中特色。

清宫中常用的健脾医方

李春生

清宫帝后妃嫔，生活在豪华的内廷之中，养尊处优，四体不勤，致体质羸弱者多。平日所食，均为山珍海味，不易消化吸收；加以政治上的权力之争，常引起思虑伤脾。所以临床上脾虚之证比较多见。兹分门别类对健脾医方，略加阐发。

（一）益脾保健医方

1　健脾蒸糕

由生黑豆、白扁豆、茯苓、怀山药等多味药组成。共研极细面，加白糖拌匀，蒸糕，每清晨进数块。方中用扁豆茯苓等补脾阳，怀山药等滋脾阴，生黑豆等滋阴养血，明目益精，适于老年脾虚兼有肾精不足，证见食欲不振，腹胀便溏，头晕眼花者。清宫光绪十八年正月，寿康宫瑨皇贵太妃曾服此方，曾收良好效果；由于该方颇类食疗方，长久应用无

不良反应。

2 四君子汤

人参、白术土炒、茯苓各二钱 甘草一钱 姜三片 枣二枚

水煎服，或制丸药。

方中人参甘温，大补元气；白术苦温，燥脾补气；茯苓甘淡，宁心化饮；甘草甘平，和中益脾。方中人参具有适应原样作用，并能增强机体免疫力，调节循环、神经、内分泌和代谢机能；白术、茯苓能降低血糖和血脂，增加肠蠕动，甘草能改善消化系统功能，动物试验表明：它与白术茯苓同用，可抑制肿瘤的生长。辅以姜枣调营养胃，对于老年人和体衰者，有增强机体内外环境的协调能力，增强机体消化系统的功能，抑制细胞突变等作用。临床用于脾气虚弱，土不生金，饮食减少，面黄肌瘦，脉来细软者，做丸常服，易收延寿健身效果。本方加陈皮理气散逆，名曰异功汤，宫廷用于四君子汤证兼见腹胀者。

光绪三十三年至三十四年，慈禧太后 73~74 岁时，脾元湿滞，胃气欠畅，身肢力软，消化较慢，大便欠调，胃中有时嘈杂，御医张仲元、李德源、戴家瑜等，常用四君、异功二方加薏苡仁、扁豆、扁豆花、神曲、合欢皮等调理，取得一定效果。

3 参苓白术丸和资生丸

参苓白术丸由人参、白术、茯苓、甘草(炙)、山药、扁豆、薏苡仁、莲肉、陈皮、砂仁、桔梗、红枣组成。以理脾祛湿为主，调气行滞为佐，用于治疗老人或久病脾胃虚弱，饮食不消，或吐或泻，有较好效果。此丸有病能治，无病能防，于体多益而少弊，实属益脾健身之良剂。缪仲淳资生丸在此基础上，加芡实、焦楂、神曲、麦芽、橘红、白蔻、黄连、霍香、泽泻，以理气调中，清胃除湿，起到补中有调的作用。

明代太医王肯堂曾用此方治其父脾胃病，饮食增加，年近九十而终。清代宫廷中此二方亦较常用。

4 八珍糕

由茯苓、莲子、扁豆、薏苡仁、藕粉等八种药物组成，共为极细面，加白糖，兑之为糕。此方为明·陈实功《外科正宗》八珍糕、明·吴旻《扶寿精方》秘传二仙糕加减而成。原治小儿肠胃薄弱，消化不良，食少腹胀，面黄肌瘦，脾虚便溏泄泻等证，有健脾养胃、益气和中功效。此药香甜可口，而少药气，饥时可以食用，又可疗疾。用于成人，亦一妙法。本方在清代宫廷颇为喜用，据乾隆朝脉案载，自五十二年十二月初九日至五十三年十二月初三日，将近一年时间里，“用八珍糕九次”。是时，乾隆皇帝年 78 岁。光绪六年九月十三日，御医李德立也曾为慈禧太后拟服过八珍糕。是时，慈禧太后年 46 岁。说明本方用于老年前期和老年期，亦是健脾强身的有效方剂。

(二) 健脾疗疾医方

1 加味异功汤

人参三钱 白术二钱，土炒 陈皮一钱 茯苓二钱 炮姜八分 制附子一钱 炙甘草六分

不用引，水煎服。

方中参、术、苓、草、陈为异功汤，能健脾益气和中化湿。附子、炮姜、炙草为四逆汤，功专升发阳气驱散寒邪。两方合用，侧重健脾气，稍佐扶脾阳，对于脾虚重而受寒轻者，较为合拍。乾隆十八年十一月十六日，院使刘裕铎看得大学士张廷玉，系心脾虚弱，胃经微受风寒，以致腹胁作胀，夜间少寐，时或头晕心跳，拟此方调治而痊。

2　附子理中丸

白术二两　人参、干姜炮、炙甘草各一两

方中重用白术健脾燥湿为主，佐以人参补气益脾，炮姜温胃散寒，甘草和中补土，共奏温补中州之效。此方在清代脉案中较为常用，治疗中寒自利不渴，作呕腹痛，脉沉无力，投之辄能收功。

3　六均汤

玉竹三钱　白术二钱，土炒　茯苓一钱五分　陈皮一钱　制半夏一钱五分　炙甘草八分

引用煨姜二片　水煎服

方中苓、术、陈、夏、草，皆系健脾阳化痰湿之剂。重用玉竹一味，补益气血、润燥生津，滋养胃液，共奏健脾滋胃之功。中医认为，脾恶湿而胃恶燥，六均汤治疗二脏腑之疾病，可谓良方。乾隆朝十三年御医王凤翔看刑部尚书阿克敦，脉息平和，惟口角微㖞，此年老气血不充所致，拟早用归芍地黄丸、晚用六均汤缓缓调理。按口角微㖞为阳明经脉受风邪所袭，气血不畅，经筋无所滋养，而生挛急。故用玉竹补气血、滋胃燥，散外风，舒筋脉，颇为合宜。脉案虽未言脾胃症状，但以药测症，当有纳运呆滞，口干痰多等症。

4　补中益气汤

生黄芪一钱五分　人参一钱　广陈皮四分　当归身五分　生于术五分　升麻二分　柴胡二分　炙甘草一钱

引用黄柏五分　水煎服

方用黄芪甘温益气升阳，辅以参、草、术、陈益气健脾、补中有行，佐当归补血，升、柴升清，共同起到补中固卫、益气升阳作用。更用黄柏以降阴火，可使阴火祛而元气得扶。李东垣曾以此方治疗脾气不足所致的身热有汗、头痛恶寒、渴喜热饮、少气懒言，脉虽洪大、按之虚软，右脉尤甚之症，取得显著效果。清光绪三十三年五月初四日，御医姚宝生曾请得慈禧皇太后脉息左关稍弦，右寸关滑缓，脾经有湿，中气稍欠充畅，谨拟此法调理，连服五剂，疗效较为满意。

5　理脾化湿汤

生于术二钱五分　党参一钱五分　茯苓三钱　广砂八分，研　神曲二钱，炒　姜连四分，研　甘草六分

引用广皮八分　水煎服

方中用异功散健脾行气，砂、曲开胃和中，姜连清胃热、化湿邪、止呕止泻，共奏健脾化湿安胃之效。清光绪某年九月初二日，御医张仲元姚宝生请得慈禧皇太后脉息左关沉弦，右寸关稍滑，胃肠欠和，拟用此法调理。根据脉象和病机推测，慈禧当有纳少便溏、口苦泛呕等症，属脾虚食滞，肠胃湿热中阻，故用消补兼施之法。

6 理脾和肝汤

党参四钱 生于术一钱 桂枝八分 生杭芍一钱 广砂六分，研 煨木香四钱 生甘草四分

引用生姜一片 水煎服

方中以参术甘草益气健脾，桂枝白芍调营和肝，煨木香行气止痛，姜广砂暖胃和中，共奏健脾调肝行气止痛之功。临床用于脾元虚弱，肝气未平，饮食消化较慢，胸膈不爽，步履痠软或腹痛等症。清光绪三十二年七月初七日，御医姚宝生请得慈禧皇太后脉息左关稍弦，右关缓滑，脾元化湿稍有未畅，以此法投之，收到一定效果。

7 理脾益阴汤

白术三钱，土炒 茯苓一钱五分 薏苡仁三钱，炒 杜仲三钱，炒 山药二钱，炒 木瓜一钱五分 当归一钱五分 续断一钱五分 炙甘草五分

引生姜二片 水煎服

方中苓、术、薏、甘，补气健脾而渗湿，杜、断、木瓜益肾强筋而健骨。山药则脾肾双补，尤能涩精；当归养血活血，偏于走阴。引用生姜以安胃，以成健脾益肾之剂。清乾隆十四年十月二十八日，御医王炳看咸安宫画员管事金昆，病系脾肾不足，腰腿疼痛之症。脉息虚大，由泄泻伤脾，以致中气软弱，两腿连腰牵引作痛，步履艰难，迷晕自汗。拟此方调治而愈。

在清代宫廷的脉案中，健脾医方很多。除上述之外，尚有健脾益寿糕、启脾丸、温中理气丸、升阳滋液汤、理脾调中法、调中温化方、苓桂术甘汤、真武汤、归芍异功汤、益气健脾散等等。对于脾虚诸症，可谓法方兼备，灵活多变了。

清宫医案中运用泻下法浅谈

周文泉

泻下法是祖国医药学治疗疾病的八法之一，具有荡涤积滞、泻热止痛、推陈出新的作用。古人在运用泻下法方面，积累了许多宝贵经验，凡热积肠胃、宿食燥屎蓄留、实热火邪搏结、水饮内停、蓄血等邪实之证，均可运用下法治疗。

在清宫医案中，下法较为常用。历朝医案，多有记载，即如“至尊之体”的皇帝、皇后，也常常用之。其使用范围颇为广泛，各科疾病均有用下法治疗者。从而形成了清宫医药经验的一大特色。

纵观清宫医案中运用泻下法的脉案，大致有以下几个特点：

(一) 重视脏腑表里相关

泻下法主要用于里热实证，其病位多在六腑，药物直接作用肠胃，泻下以除毒邪，俾邪去而病愈。即张子和所谓“陈莝尽而肠胃洁，癥瘕尽而营卫昌”之意。但是，因为脏腑是构成人体之有密切联系的整体，五脏之间有生尅乘侮之关系，脏腑之间又有互为表里的联系，因之疾病之演变，病机之转化，极为错综复杂。里热实证之出现，既有其发生之直接因素，又有其内在的病变基础。里实证既是病变的结果，又可成为产生其他病变的原因。

其所以如此，则是脏腑之间的内在关联所决定的。因此，宫中在运用泻下法时，既重视针对胃肠本身病变，又重视脏腑之间的表里与相关理论，从而使泻下法的运用范围更为广泛，其治疗理论得以深化。

泻下治肺：肺与大肠，一脏一腑互为表里。肺受邪可影响于大肠，大肠受邪亦可影响于肺，两者关系十分密切。倘热结大肠，里热壅实，可致肺气不得宣肃。同样，热邪恋肺日久，亦可传于阳明，以致热结肠胃。因之，宫中常采用泻下法荡涤肠胃积热而治疗肺之邪热。如光绪□□年十一月十八日，慈禧皇太后之脉案："皇太后脉息滑数，原系肺胃滞热，外受风凉之症，服清除利咽汤表凉已解。咽喉宣肿作痛，咯鲜血，为肺热上炎，熏蒸咽嗌，滞热过盛所致。今用清热化滞汤午后一贴调理：

枳实三钱　厚朴二钱　川军二钱　连翘二钱　酒芩二钱　苦桔梗三钱　麦冬三钱　山豆根三钱　元参四钱　甘草梢一钱

引用竹叶一钱"

此案缘于外感蕴热，及于肺胃，日久不解致肺火上炎，而致咽嗌宣肿疼痛诸症，御医冯国璋处方以小承气汤宣气除滞，清热通便，合以清热解毒育阴之品，俾滞热去而火自清，遂诸症得缓。另还有肺胃同病，临床症状均明显者，则宫中亦常以泻下法与宣肺止咳法并用，肺肠合治。乾隆五十年十月初八日循嫔脉案：嫔脉息弦数，原系肺胃积热，外受风凉之症，服过宣肺宁嗽汤，表凉已解。惟肺积热未清，咳嗽痰盛，胸胁胀闷，今用清肺宁嗽汤调理：

"前胡二钱五分　制半夏二钱　橘红一钱五分　桔梗一钱五分　瓜蒌三钱　黄芩一钱五分　柴胡一钱五分　花粉二钱　生甘草八分　川大黄二钱　厚朴二钱　枳壳一钱五分

引生姜三片　梨五片　一帖，午服"

此案则是宣肺止咳与通下清热者，因其痰热阻肺，腑有积热，故予肺肠同治。据初九日脉案，有"里热已清"等语，知已收效。宫中御医，喜用泻下之法，凡遇肺热痰喘，积热日久者，多以小承气汤(常以枳壳易枳实)合用之。说明对肺与大肠相表里之学说十分重视。

泻下清肝：肝喜条达，主疏泄，倘因情志抑郁，致肝气不得条达，则可郁而化火。同样，肠胃不和，湿浊内停，久而蕴热，湿热阻滞，气机不畅，亦可令肝失疏泄，造成肝气郁滞。脏腑之间，相互影响，或则原发，或则继发，或则同病，其证候表现多端，临证当需详审。宫中治疗，亦辄用泻下之法，或者单用以泻肠胃滞积，或则清肝泻下并行，乃以辨证论治为前提。例如端康皇贵妃宣统十四年(宫中纪年)十一月二十六日脉案："赵文魁请得端康皇贵妃脉息左关沉弦，右寸关沉滑。肝经有热，胃蓄湿饮，以致中气欠调，胸膈堵满，今拟清肝调中化饮之法调理：

青皮子三钱，研　延胡索三钱　黄连一钱五分　酒胆草三钱　生栀子三钱　酒芩三钱　橘红三钱　焦楂四钱　酒军二钱　姜朴三钱　枳壳三钱

引鲜竹叶二钱　水煎服"

此则是以清肝理气泻下合用的方剂，次日脉案载"诸证减轻"，药已见效。因为深宫之中，幽怨颇多，情志不遂，肝失疏泄，或致气结，或致化火，兼以嗜食肥甘，易伤肠胃，湿痰浊饮，遂从内生，故宫中以清肝理气合泻下法合用之医案甚多。

泻下与清肝理肺合用：凡遇有肝肺蕴热，积滞内停者，宫中亦常以泻下法为主与清肝理肺法合用，如慈禧医案：光绪三十三年十二月十七日酉刻，庄守和、张仲元、姚宝生请

得皇太后脉息左寸关弦数，右寸关滑数。肝肺化郁、胃经滞热未行，谨拟清热导滞之法调理：

"枳实一钱，炒　酒军一钱五分，后煎　延胡索粉一钱，后煎　羚羊一钱　瓜蒌四钱，研　花粉三钱　酒芩一钱

引用灯心二子"

方中仿承气汤泻肠胃积热，以羚羊清肝，余者宣肺化痰。据脉案载，此方甫进之剂，而诸症皆消。宫中此种治法，多以泻下药为主，再合以其他药物，其中大旨在于通下以清上，除积而解郁。

总之，宫中在运用泻下法时，既本着六腑以通为用之理论，注重胃肠之积滞，又考虑到脏腑之表里与相关情况而治疗他脏之病变，体现了重视脏腑间整体联系的观点。

(二) 重视气机升降变化

由于气机的升降出入，则人体的脏腑经络、气血阴阳得以相互联系，从而维持人体之正常生理功能。升降乃是脏腑的特性，一般地说，五脏主藏精而宜升，六腑主运化而主降。就脏而言，心肺宜降，肝肾宜升，而脾胃居中，为升降之枢纽。各脏腑间之气机升降，亦相互配合，相互联系，如肝之升发，肺之肃降，心火之下降，肾水之上济等，然其均以脾胃为枢机。脾胃两者，密切相关，脾为阴土，其性温而主升；胃为阳土，其性燥而主降。脾湿胃燥，两者相合，气机畅达，则气血和调，阴阳平衡，身体健壮。若升降失宜，气机不畅，而脏腑气血壅滞，则百病丛生。宫中运用泻下法之时，十分重视气机之升降变化，侧重于对胃肠之通降，以助脾之升清。对于胃不降浊者，宫中治疗多单用泻下法。如慈禧太后脉案：光绪三十三年二月十三日，庄守和、张仲元请得皇太后脉息左关稍弦，右寸关沉滑。胃气壅滞，头目不爽，谨拟升清降浊之法调理：

"枳实一钱五分　厚朴一钱五分　延胡索粉一钱五分　甘草五分

引用一捻金八分　水煎服"

此案属胃气壅滞不降，中州阻滞之例，其处方以理气宽中、清热通滞，达通下除积之目的，俾胃气得降，而肝气自升，则诸症可愈。对于脾气不升者，则视肠胃积滞之程度，或升清与降浊(泻下)并用，或升清为主，通下为辅，区别运用，例如光绪□□年九月二十二日，光绪皇帝脉案：张仲元、全顺、忠勋请得皇上脉息左部沉弦而细，右寸关沉滑。眩晕时轻时重，口渴耳鸣，左胁微疼，步履无力。为阳气郁遏，腑气不通所致。谨拟宣郁化浊之法，早晚仍服丸药调理：

生杭芍二钱　生桑皮三钱　元参三钱　菊花三钱　瓜蒌仁二钱，研　甘草七分　厚朴二钱

引用元明粉一钱，后煎　酒军一钱五分"

脾不升清则出现头晕，耳鸣诸症。治疗则以菊花、杭芍等升清，以小承气汤降浊，一升一降，可望气机畅达。总之，宫中运用泻下法的重视气机升降变化之着眼点仍是在降浊，冀浊降而清升。

(三) 重视邪正虚实轻重

泻下法为祛邪之治法，泻下过度自有耗阴伤气之弊，尤是宫中之人，养尊处优，体质孱弱，且又喜进炙煿肥甘，肠胃滞热蓄积者多，因之，属正虚邪实者多见。宫中治疗崇尚实效，泻下之法动辄用之。但其运用之时，祛邪不忘顾正，或则于用泻下法之同时，稍加顾正之品，或则中病即止，而转调理之途。如光绪□□年十二月二十日脉案："庄守和、张

仲元、姚宝生请得皇太后脉息左关沉弦，右关沉而有力，肠胃蓄有滞热，谨拟调中化滞之法调理：

“炙厚朴一钱五分　枳实一钱五分　炒焦三仙各一钱五分　元明粉一钱五分　生甘草六分

引用一捻金八分”

此方仍仿承气汤意，泻热除滞。次日脉案：肠胃滞热未清，谨拟补中兼化之法调理：

人参一钱　枳实一钱五分，炒　广皮一钱　焦三仙各一钱　厚朴一钱

引用一捻金六分　水煎服

方中又减玄明粉防其泻下太甚，加人参是为补中扶正。据诊病御医任职情况推测，此脉案当在光绪三十年以后，斯时慈禧年逾古稀，体质渐弱，采用补泻兼顾之法，尤为得当。同样对素体亏耗而又有里滞者，宫中亦多补泻同用，以防泻下伤正之弊。如道光朝和妃脉案：“道光□□年六月十九日，张新、刘焕章请得和妃脉息弦数。原系肝胃不和，暑湿伤脾之症。服药以来，诸症俱减，昨服清麟丸，里滞转动未行，此由肝阴素亏血燥所致。今议用益阴润燥汤午晚二贴调服，

“油当归三钱　桃仁三钱　麻仁三钱　杏仁三钱　大生地八钱　郁李仁三钱　壳砂仁一钱五分　槟榔一钱五分　枳壳三钱　厚朴三钱　生军二钱

引用元明粉二钱，冲　蜂蜜二匙”

据和妃脉案得知，其患病数日，湿热内蕴，用药后暑热虽解，但里滞不行，故用清麟丸以通里泻下，然仍不行，御医考虑到其阴亏血燥，遂改以润下之法，仿仲景脾约麻仁丸合东垣润肠丸意，育阴润肠通便，而避免其寒下更伤其阴。另外，宫中还有非泻下不可者，亦常中病即止，攻泻有度。如道光孝慎成皇后脉案：“道光十二年十一月初一日，张新、苏钰、赵永平、李松盛请得皇后脉息滑数。膈闷痰热，胸胁胀闷，夜间少寐。用药调治，诸病渐减，惟痰热尚盛，今用控涎丹五丸调理：

“大戟三钱面裹煨　白芥子三钱姜汁炒　甘遂三钱醋炒

共研细末，姜汁枣肉为丸，如柏子大。”

控涎丹又名子龙丸，攻专逐饮，对于孝慎成皇后之病症堪称合拍，但因其峻下力猛，仅服三日痰热渐清，药未尽剂，便改以补中健胃之品善后。再如嘉庆二十五年三月二十三日之二阿哥福晋脉案：“二阿哥福晋，脉息沉实，系湿热停滞之症。服药调治，风湿已解，惟热滞不清，今用调中化滞汤午晚二贴调理：

“制香附三钱　川郁金一钱五分　枳实三钱，炒　酒军三钱　黄芩二钱　焦芍一钱五分　厚朴二钱　缩砂仁一钱五分　查炭三钱　焦曲三钱　木香一钱　栀子三钱，炒　甘草四分

引用干佛手一钱　灯心三十寸　外加元明粉二钱，冲服”

此案属里实之症，故处方以大承气汤合理气之品治之，上方进一剂后，里滞已下。当日晚脉案有：“服调中化滞汤一服，现已行动，无需再进二服”，改用“补中安胃汤调理”。以上两案均可看出，宫中运用泻下法之时，注意中病即止，祛邪亦顾扶正。

显见，清宫医案中的为帝、后运用泻下法的经验，对于今天的临床治疗来说，也可借鉴。

清宫中常用的补肾医方

李春生

在清宫丰富的医药档案中，补肾医方占有一定的比重。这些方剂大体可分为两类：一类是补肾健身方，一类是补肾疗病方。今举其常用者，略事阐发，以窥其一斑。

(一) 补肾健身方

1 龟灵集方

此方由鹿茸、生地、补骨脂、人参、急性子、细辛、砂仁、杜仲、丁香、蚕蛾、肉苁蓉等药组成。将上药末，制成紫色为度，每服五厘，黄酒送下，服后浑身燥热，百窍通和，丹田微煖，痿阳立兴。此方乾隆朝使用较多，弘历不仅自己服用，还常以此药赏赐各大臣，以后历朝沿用不衰。如同治二年正月初一日至三月二十九日用过库存药中，可以查到有本品一斤七两七钱。此方以“龟灵”命名，取龟鹤长存，延年增寿之意。但方中既无龟板或龟胶，滋阴药物也很少，而补肾助阳之药大约占全方之半。临床用于肾阳不足，兼有气血亏损，而出现筋骨无力，步行艰难，头昏眼花、盗汗，遗精，阳萎，妇女白带症之属于虚寒者。但因全方燥热之药偏多，虽已伍有阴药，然证候偏热者，服之不免有动火，咽干、舌燥之虞。

2 龟龄酒方

将前龟龄集方药，共成粗末，用烧酒三十斤，江米窝儿白酒二十斤制取。

此方系将龟龄集改制成酒剂。酒性温，可通血脉，御寒气，行药势，效果可以更快。但阴虚、失血及湿热证忌用，以防动痰生火，迫血外溢。

3 太平春酒方

由熟地四两、当归一两、茯神一两、枸杞子四钱、红花四钱、龙眼肉八两、整松仁一斤等十五种药物，加玉泉酒二十斤、白酒二十斤、干烧酒四十斤煮制而成。

此方在乾隆十五年四月初七日，由刘沧州献入宫廷。经太医刘裕铎审查，上奏“看得太平春酒药性纯良，系滋补心肾之方。”其后经弘历亲自品尝，增减药味，制成滋补健身酒剂。方中熟地、枸杞子、龙眼、松仁等，均属于传统的延年益寿药物，偏重于填补心肾阴精；红花助白酒活血通经，利于药物畅达脏腑，发挥补益作用。对于需强壮健身者，服之获益良多。

4 琼玉膏方

地黄四斤　茯苓十二两　人参六两　白蜜二斤

先将地黄熬汁去渣，入蜜炼稠，再将参苓为末，和入磁罐封。水煮半日，白汤化服

此方首见于元、明时代之方书，明吴旻《扶寿精方》谓其常服有延年益寿效果。清·雍正初年，皇帝胤禛喜服此方，并曾于六年三月二十六日，赏公马尔赛服。方中重用地黄滋

肾阴以生水，令水能制火。白蜜甘凉性润，润能祛燥。参苓培脾土而生肺金。诸药相伍，对肾肺两虚，内热劳嗽干咳诸证颇效。无病服之，可润滋内脏，强健体魄。

5 固本仙方

由补骨脂、白茯苓、鱼膘、鹿茸、枸杞子、人参、真沉香、大何首乌、杜仲、肉苁蓉、五加皮、沙苑蒺藜、远志肉、金钗石斛，怀牛膝、淫羊藿、白茯神、怀生地、韭子、山茱萸肉、当归身、锁阳、益智仁、葱子等近四十种如法制成，为丸如梧桐子大，每日早、午、晚各服三钱，温酒下。此方服至一月即可见效，其妙不得尽述。若阴虚火旺者，加龟板胶四两，黄柏、知母各二两(盐水炒)，入前方中。

此方亦为乾隆朝医方。方中列有大队强肾补益之品，肾为先天之本，故“固本”实际指强肾而言。先天之本既充实，体质自可强健。

6 长春益寿丹

天冬(去心)、麦冬(去心)、大熟地(不见铁)、山药、牛膝、大生地(不见铁)、杜仲、山萸、云苓、人参、木香、柏子仁(去油)、五味子、巴戟，以上各二两，川椒(炒)、泽泻、石菖蒲、远志以上各一两，菟丝子、肉苁蓉以上各四两，枸杞子、覆盆子、地骨皮以上各一两五钱。

共为细面，蜜丸桐子大。初日服五十丸，一月后加至六十丸，百日后可服八十丸便有功效，每早空心以淡盐汤送下。

此方于光绪六年二月初五日进给慈禧太后服用，方名益寿，又称长春，或与西太后住在长春宫有关。本方由《寿亲养老新书》神仙训老丸(又名打老儿丸)、杨氏还少丹、五子衍宗丸加减而成。据《寿亲养老新书》记载，昔有宣徽使在终南山路边，见村庄有妇人，年方二八一十六岁，持杖责打一年约百岁的老头儿。宣徽驻车令问何故？妇人到车前说：“此老儿是妾长男。”宣徽觉得很奇怪，下车仔细询问，妇人说：“适来责此长男，为家中自有神药，累训令服不肯服，至令老迈，须发如霜，腰曲头低，故责之。”宣徽因恳求数服药，并将方子带回家去，定名神仙训老丸。认为“常服延年益寿，气力倍常，齿落再生，发白再黑，颜貌如婴儿。”此说虽多有夸大不实之词，但作为补益健身药，还是可信的。长春益寿丹在神仙训老丸，还少丹的基础上，对药味加以调整，增入天麦冬、巴戟、人参之类，提高了补肾补心、壮筋骨、补阴阳的效力，故对治疗年老体衰、面容不泽、腰痠体倦者，当有较好疗效。

7 五芝地仙金髓丹

人参二两 生於术二两 云苓三两 甘菊二两 枸杞子二两 大生地六两 麦冬三两 陈皮二两 葛根二两 蔓荆子二两 神曲三两

共为细面，蜜丸如绿豆大，每服三钱，白开水送服。

此方为光绪年间进给慈禧太后服用的方剂。原方云：“此药益气生津，调中进食，能生养脑气而通目系，故能上清头目而退虚热，服百日后，五脏充实，肌肤润泽。”可知该方属补益健身之品。

按五芝地仙金髓丹原出自明·武叔卿《济阳纲目·延年》一卷。取四君、三才、异功、增液诸方化裁，全方药味，虽补五脏，仍侧重在肾。因肾主骨生髓，而脑为髓海，补之能生养脑气而通目系，故命曰“金髓”。

(二) 补肾疗病方

1 地黄丸类

地黄丸由地黄、山萸、山药、丹皮、茯苓、泽泻六种药组成，宋·钱乙命名为“六味地黄丸”。主补肾阴，除百病。依据其加味药物的不同，又有麦味地黄丸、知柏地黄丸、桂附地黄丸之别，适用于肾阴虚兼有心阴不足、水亏火旺或阴虚及阳者。

1. 归芍地黄丸

由六味地黄丸方加当归、白芍而成，具有补肾阴、滋阴血的效用。乾隆朝御医王凤翔曾于乾隆十三年十月二十二日，治邢部尚书阿克敦口角微㖞，此年老肾虚，气血未充，风邪伤于阳明络脉所致，以六脉平和，治应补气血。除内服汤剂外，投与归芍地黄丸，缓缓调理而平。

2. 增减肾气丸

文蛤粉五钱　桑螵蛸二钱，煅　山萸肉二钱　淮山药二钱，炒　冬瓜仁五钱，去壳　鲜石斛三钱

引用老米一勺　水煎服

此方系由肾气丸仅用山萸、山药两味，加诸药组成，能起到固肾养肝清胃作用，桑螵蛸尤能补肾缩尿，对于小便频数者效佳。光绪 34 年 10 月 21 日，太医施焕诊得慈禧太后脉两寸关弦滑而数，重按鼓指；两尺细数，沉候无力。口渴，左肋痛不可忍，心悸，烦热难受，小便频数，大便泄，喉中痰涎沥沥有声，乃胃热肝燥肾不摄津所致。曾仿饮一溲一之消渴处理，用此方治疗，希冀取效。

2 独活寄生汤

由独活、桑寄生、秦艽、防风、细辛、当归、芍药、川芎、熟地黄、杜仲、牛膝、人参、茯苓、甘草、桂心等分组成。功能补肾健骨、益气养血、祛风定痛。清宫医案中，用本方治疗老年脉虚、肝肾不足，风湿袭虚，以致两腿疼痛、步履维艰，取其滋补，使下肢复健。

3 益气补肾方

党参五钱　黄芪四钱，生炙各半　于术二钱　炙甘草一钱　当归十钱　白芍三钱　熟地四钱　云苓三钱　枸杞子三钱　阿胶三钱　苁蓉三钱　怀牛膝三钱　天麻二钱　香附二钱　桂枝五分

引嫩桑枝八钱，十六味

此方用四君子汤加黄芪以补气健脾，四物汤去川芎以养血柔肝。杞、胶、苁蓉、牛膝，长于补肾育阴，桂桑天麻香附，善能调肝定风。诸药相伍，可起到补肾柔肝，益气养血，通络定风之作用。乾隆朝十二年六月十日，御医李杨凌投此方治疗醇亲王两臂颤抓、肩胛肘腕痠痛、腿痛足胀、大便未行，脉弦微涩，两尺软诸肝肾不足、气血两虚之证，疗效颇佳。

4 理脾益阴汤

白术三钱，土炒　茯苓一钱五分　薏苡仁三钱，炒　杜仲二钱，炒　山药二钱，炒　木瓜一钱五分　当归一钱五分　续断一钱五分　甘草五分

引生姜三片

此方用杜仲、山药、木瓜、续断，以补肝肾壮腰膝；苓、术、薏苡仁、山药、甘草，以健脾胃安中州。当归养血益阴，生姜温中散饮。诸药和合，于脾肾双虚者颇能合拍。乾隆十三年十月二十八日，御医王炳治疗咸安宫画员管事金昆，患泄泻伤脾，致中气软弱，两腿连腰牵引作痛，步履维艰、迷晕自汗之症，以此方进之获效。

5 加减安肾丸

煅左牡蛎八钱　枸杞子三钱　小茴香五分　川续断二钱　陈橘络七分，盐水炒　桃仁一钱五分　苦杏仁一钱五分，去皮尖，麦炒　淮山药三钱，炒　茯苓三钱

此方以牡蛎潜浮阳，杞、断补肾虚。淮山药、茯苓培脾土，小茴香苦杏疏气机。桃仁祛瘀血而治腰痛，橘络通络脉。原安肾丸方为朱丹溪手制，周景涛以此方增损，治疗光绪皇帝腰痛，睡后觉重，大便溏，脉象沉弱之中时而带紧时而濡细，属肾虚火不生土，土不胜湿所致，勉开本方，希冀缓减病情。

6 加减金锁固精丸

莲须、龙骨、牡蛎、杜仲、芡实各一钱　外六味地黄丸三钱

此方由金锁固精丸去沙苑蒺藜加杜仲组成，增强了补肾气强腰膝之力，外配六味地黄丸培补肾阴，具有固肾强腰、涩精止遗之功用。清宫配方薄内，曾以此方治疗远堂之遗精腰痛诸病，很应验。

7 加减八宝救坤丹

由熟地、生地、紫河车、蛤蚧、坤草(益母草)、鹿角胶、川芎、香附、高丽参、琥珀、牛膝、肉桂、鳖甲、枸杞等35种药组成。如法泡炙取汁，再加血鹿茸一钱、朱砂面一分、金箔一贴，同入前药搅匀收膏。每服二钱，加白糖少许，开水冲服。

此方以二地、河车、蛤蚧等为主药，意在补肾养血、滋阴扶阳，坤草、香附、川芎等为助药，意在理气开郁，调经止痛。佐人参鳖甲，扶正软坚；珀、膝、肉桂，温通逐瘀。共奏补肾元、益气血、开郁化滞、破瘀通经之功。光绪二十九年九月，此方曾用于敦宜皇贵太妃，疗效颇为满意。推测她当时年纪尚不足五十岁，且有腰痠腿软，头晕眼花，身体瘦弱，行经腹痛，经血不调等肝肾两亏、气血不足、气滞血瘀证候。

除上述补肾医方外，清宫常用的还有蟠桃丸、参茸保元汤、健脾滋肾壮元方、健步虎潜丸等，本文不拟一一阐述了。

清宫医案中活血化瘀法的运用

周文泉

活血化瘀法是中医临床治疗的重要法则之一，实践表明，某些病在中医的辨证论治基础上适当选用活血化瘀法确可收得较好的疗效。近年来随着临床研究的深入，活血化瘀法更为引人注目。

在清代宫廷医案中，运用活血化瘀法的案例很多，具有很好的经验。自乾隆朝始，历朝之脉案均有所载，在应用上大致可有以下五种情况：

(一) 单独运用活血(或养血)之法

凡病情单纯，或病人体质较强，或瘀滞过盛的病人，宫中常单以活血化瘀法治之，目的在于攻逐瘀滞，俾瘀去而新生。如道光朝静嫔脉案：“道光六年十月二十四日，张永清、苏钰、崔良玉、王泽溥、郝进喜、叶元德、苏清泰请得静嫔脉息弦濇，系产后恶露未畅，以致腹胁胀痛。今议用加减生化汤一贴调理：

全当归五钱　川芎一钱五分　桃仁一钱五分，炒研　红花一钱五分　蒲黄三钱　灵脂三钱　泽兰叶二钱　炮姜炭五分　楂炭五钱　炙甘草五分

引用煮酒、童便各半兑服”

据脉象弦濇知有瘀滞在里，其症状主要为腹胁胀痛，为产后之恶露不畅引起，方中以生化汤为主，活血化瘀，温经止痛，但感其力不强，遂加用失笑散，以五灵脂行血，生蒲黄破血，增其推陈致新之功。若病人体质虚弱而有瘀滞，宫中则多宗养血之中寓以活血通瘀之意组方，例如道光朝八年五月十四日，静妃之脉案，其时静妃妊娠四个月，湿热伤荣而致流产，御医郝进喜则施以一味丹参饮：

“丹参一两二钱，研极细面

引用川芎一钱　当归三钱　煎服”

一味丹参饮《妇人明理论》有载，治经水不调，产后恶露不下。丹参，《别录》称可以“养血”，《日华诸家本草》又谓：“破宿血，生新血”，故向被医家视为妇产科之要药。此案则因静妃“血虚”有滞，故以丹参饮为主，佐以归、芎，旨在养血而通瘀，活血而不伤正。

(二) 活血化瘀法为主其他法为辅同用

凡遇血瘀病人兼有其他证候，如气滞、寒凝、热结等，抑或兼现脏腑虚损失调者，宫中治疗常以活血化瘀法为主，其他法(如理气、温阳、清热以及舒肝、和胃、理脾、温肾、育阴诸法)辅之为治，例如乾隆朝循嫔脉案：“乾隆四十三年二月十五日，陈大官、罗衡请得循嫔脉息弦数，外感已解，惟荣分结滞，小腹作痛，议用调荣定痛汤调理：

归尾一钱五分　赤芍一钱五分　川芎一钱　丹皮一钱　桃仁一钱五分　红花一钱　延胡索一钱五分　香附二钱　酒军一钱　枳壳一钱　泽兰叶一钱五分

引用姜皮二分　二贴，午晚饭”

此案中病人之腹痛为荣分结滞使然，但其脉弦数，知有肝郁气滞之候，则立方以桃红四物汤为主活血化瘀，辅以调气疏肝之品，以求气行血行。据脉案载，此方进退用药，甫进六剂其病得缓。另如道光十三年二月十五日，四公主脉案：“脉息洪数。系风湿发颐之症，以致右颐红晕高肿坚硬”，御医王世瑄等处方为：

当归三钱　赤芍二钱　白芷一钱　山甲二钱　皂刺二钱　没药一钱　乳香一钱　僵蚕二钱　连翘三钱　防风二钱　公英二钱　蝉蜕一钱　甘草一钱　酒连八分

引用木瓜酒半盏”

此病本因于湿，但其时右颐红晕高肿坚硬，当有血瘀，故施方以活血化瘀为主，祛风通经为辅，连进五剂，其病渐愈。

(三) 活血化瘀法与其他治法并重

凡病人血瘀证明显，临床表现中其他证候亦甚突出；或其病情关系，需两者兼顾；或需标本同治时，则宫中亦常以活血化瘀法与其他法同用。此类方药运用特点是：以暂时服用为多，一俟证候改善，便仍有侧重。例如“乾隆四十四年四月十三日陈世官、罗衡请得循嫔脉息和缓，表里之热已解，惟荣分湿热未净，以致头痛，议用清上调荣汤调理：

生地三钱 丹皮二钱 赤芍一钱五分 川芎一钱 当归尾一钱五分 酒军一钱 连翘一钱五分 薄荷一钱 枳壳一钱五分

引用荷叶一钱五分”

此案之头痛原因，良由荣分湿热未净，故以清宣与活血之法共用，倘清热而不活血，则血脉不畅其痛难除；若活血而不清热，则热蕴于内，血受熬煎，故须活血与清热同用。此方连进三剂后，循嫔“诸恙渐减，荣分已行。”改用红花桑皮汤(桑皮一钱、红花五分)送观音普济丹调理，返通活血除湿之途。再如循嫔乾隆四十二年三月二十四日脉案：“循嫔脉息沉弦，系气滞血热，以致荣分期至肚腹疼痛，议用调营清热饮调理：

归尾二钱 丹皮二钱 赤芍一钱五分 桃仁一钱 黄芩一钱五分 酒军一钱 延胡索一钱五分 枳壳一钱 苏梗二钱

引用藕节二个 午服”

此方则是活血、清热、理气并用，俾活血逐瘀以止痛，理气通滞而助血，清热凉血以和营，三者并重，相得益彰。次日加用泽兰叶一钱五分以助活血之力，第三日则“荣分渐和，惟胃停饮滞”而用和胃化滞汤调理，改用健脾通滞法。

(四) 其他治法为主，活血化瘀法为辅共用

凡其他病兼有血瘀，或血瘀为本而其他病为标者，宫中亦时以活血化瘀法配合其他法使用。其运用特点是：选用活血药味少或剂量轻，或仅为引经报使。例如光绪皇帝脉案：“光绪□□年六月二十日，庄守和、忠勋请得皇上脉息左寸关弦而稍数，右寸关沉滑。肝肺气道不畅，稍感风凉，以致头痛腰痠，胸络仍觉作痛，今议用和解舒络之法调理：

荆穗一钱 防风一钱五分 藿香一钱五分 川郁金二钱，研 茅术一钱五分，炒 木香六分 橘红二钱 片姜黄一钱五分 牛膝二钱 延胡索一钱五分 乳香一钱五分 没药一钱五分

引用鲜荷蒂五个”

此案主要在于治疗外感风寒，故于大队疏解散寒药之中伍以调气活血之品，其用活血药旨在于通经活络而止痛，但因其表邪未除，故治疗重点仍在解表。再如道光七年九月二十五日，顺贵人脉案：“脉息沉缓，系湿邪流注之症，以致左胁下红肿坚硬，疼痛不安，饮食懒进，块破流血水。今用托里排脓汤晚服一贴调理：

银花二钱 当归尾三钱 连翘三钱 黄柏一钱五分 苍术一钱五分 没药一钱 乳香一钱 花粉二钱 公英二钱 陈皮三钱 赤芍一钱五分 甘草节一节 醋柴胡一钱五分

引用老酒一匙”

此案处方重在托里排脓，清热解毒。选用乳香、没药等活血破血之品，在于其能散瘀定痛，推陈致新，并有消肿生肌之妙，即《本草纲目》所谓“乳香活血，没药散血，皆能消肿、止痛、生肌。”其引用老酒者，亦为活血消肿通经而设。

由上可知，宫中对活血化瘀法至为重视，在运用上也可供借鉴。

清代宫廷防治牙齿病医方管窥

周文泉

清宫医案及内廷配本中，载有许多防治牙齿病医方。既有预防及治疗牙病医方，亦有固齿保健医方。其剂型有散剂、煎剂、膏剂之不同；用法亦有外擦、漱口、贴敷之差异，可谓丰富多彩。兹撷其要者略述一二，以见端倪。

牙齿对进食具咀嚼粉碎之功能，若生齿病，常致胃病发生，直接影响营养之吸收。显见，牙齿于人们康健至为重要。民间有“牙痛不算病，痛起就要命”之说，言齿疾所致苦楚之严重。宫廷帝、后、妃嫔终日膏粱厚味、恣意享乐，自然于牙齿保健及牙病防治十分重视。其中包括：

(一) 预防牙病医方

如慈禧皇太后的固齿刷牙散：用青盐、川椒、旱莲草、枯白矾、白盐等为散。以旱莲草、川椒水煎去渣，得汁一茶盅，拌盐、矾内，炒干，共研极细面，谓：擦牙漱口，永无齿疾。本方之用法为擦牙与漱口结合，属预防牙齿病方剂。方中旱莲草系补肾益元药，推测为缘于中医“牙齿属肾”而设。盐类有解毒作用外，抑或考虑“咸入肾”之缘故。至于川椒与明矾，两者均有解毒燥湿作用，皆是预防齿疾的常用药。因之，本方的配合有其合理性，临床用之，亦当收到预防齿疾之效果。

(二) 治疗牙齿病医方

如雍正二年太医院口齿科医生朱文焕所拟固齿白玉膏，由五色龙骨、珠子等药组成，将其为细末，入黄蜡中，候冷捏成饼，摊于纸上，剪成条贴患处，治风火牙痛。但此方剂型为膏剂，且补贴牙齿上，构思颇为巧妙。另如光绪中年时常患齿疾，御医们亦常为其开漱口方，如消肿漱口方：

生蒲黄二钱 红花一钱五分 当归尾一钱五分 没药二钱 大青盐四钱

此方是以解毒活血为主之药方，方中蒲黄、红花、当归尾、没药均具有活血化瘀消肿止痛作用，而青盐则有清热解毒固齿、滋肾之功效。据现代药理研究，当归之水溶成分具有良好的止痛效应；而以盐漱口在现代临床及民间预防或治疗牙病更属常用简易方法之一。

(三) 固齿保健医方

此类医方之配制，大抵从中医“牙齿属肾”、“齿龈属胃肠”、“唇属脾”之理论考虑合方，富有局部与整体结合治疗之涵意。例如，光绪二十二年七月初二日慈禧所用之固齿秘方：

生大黄一两 熟大黄一两 生石膏一两 熟石膏一两 骨碎补一两 银杜仲一两 青盐一两 食盐一两 明矾五钱 枯矾五钱 当归五钱，身

上药共为细末，每早起，先以此散擦牙根，然后净脸，净毕用冷水漱吐。此方即属胃肾兼顾的药方，其中以大黄、石膏、盐、矾内服均有清胃消炎、外用有解毒凉血之作用；而矾则兼有收敛燥湿之功；骨碎补、银杜仲乃补肾之要药。故是方属局部与整体治疗相结

合之成方，当有效验。据原方后有一跋曰：“是方为余家秘传，自先曾祖以来，均擦此散，年届古稀，终龄不屈一齿，且无疼痛之患，亲友中得此方者，亦如之。现家慈年已八旬，齿牢固毫无动摇，徇神也。吾乡已钞传殆遍，近日益多过而问者，用特刊布以公诸世云。甲申夏月，江右黄幼农谨跋。”黄氏之跋，虽有过誉之嫌，但分析此方，应是有一定效果，因送入宫中倘若无效，当有“欺君”之罪。另如慈禧在光绪二十八年五月二十八日擦牙根方：

骨碎补一两　黑桑椹子五钱　食盐五钱　胡桃八钱　炭面一两

共研极细面，搽敷牙根。本方主要是从益肾固肾而考虑之固齿保健医方。

(四) 点牙药方

宫中尚有相当于拔牙之医方，称之曰点牙药方：用草乌、荜拨子、川椒、细辛等共研极细末，用少许点于患牙内外，一时其牙自落，不落再点。此方剂中的四味药均属芳香温通定痛药，治疗牙龈肿胀、蛀牙之疼痛，当有效验。至于能否“点牙自落”，不得而知。不过，据近代药理学研究结果：草乌、川椒及细辛均有局部麻醉作用，尤其草乌含乌头碱，有较强之镇痛作用，其酊剂可作表面麻醉剂。至于荜拨，亦是止痛之要药，中医之哭来笑去散、牙痛失笑散等方均有此药，中医研究院西苑医院口腔科配制之牙本质脱敏粉中主要成分亦用荜拨，临床观察证实，止痛效果佳良，作用亦比一般脱敏药物持久。当然，本方中草乌、川椒均有毒，如应用当慎重方妥。

总之，清代宫廷中防治牙齿痛的医方甚多。据档案资料，上自雍正朝，下至光绪朝，每朝都均有防治牙齿疼痛之方药，至于刷牙粉则就更为普通。

宫廷中的清暑保健医方

张文高

清代宫廷中旧例，每年暑月(自旧历五月初一日至七月十五日)，在乾清宫、寿安宫、养心殿、军机处、寿药房、景山和颐和园等处发放暑汤，供妃嫔、王公大臣、宫女太监等饮用，预防暑病。研究宫中防暑清暑的措施和防治暑病的方药，在今天也有一定的现实意义。

夏热、冬寒，这是四季气候变化的两极端，此时人体容易因不能适应气候的变化而患病。自古以来，我国人民就十分重视对时令变化所致疾病的预防措施，并有“寒暑每节宜”这样注重调摄的祛病延年经验。宫中御医也正是本着中医学“天人相应”的整体观，注重四时季节变化对人体的影响，不仅在治疗时令病时注意季节气候因素和相应的用药特点，而且采取多种措施预防季节性疾病。从清宫医药档案资料中，就可以找到许多清暑保健的医方。这些医方可以分为汤、丸两大类，各有其特点和用途。

防暑清暑的汤剂，主要适用于作为暑汤广为发放，使宫中之人饮用以防暑病。炎夏季节，“皮肤缓而腠理开”(《灵枢·岁露论篇》)，因而容易出汗。排出汗液，既是机体的主要散热途径，又可随之排出部分代谢废物，故适当出汗对暑季之人体有保护性的意义。明代医学家张景岳就曾指出：“夏月盛暑之时，必令身有微汗，此养身之道，最得时宜者也”。但是，出汗较多时，又容易耗气伤津，需要及时补充水分及盐类等物质，若有暑邪所犯或气阴耗伤，又当适当用药以防治。发放暑汤等也正是为此而设。宫中最常用者当推香薷汤和暑汤。香薷汤由香薷、甘草、扁豆、赤苓、黄芪、厚朴、陈皮、菊花等组成，以水熬汤。

本方系《太平惠民和剂局方》卷二之香薷饮(又名香薷散、三物香薷饮)方加味而来。香薷饮由扁豆、厚朴(姜汁炙)和香薷三味药组方，有解表散寒，化湿和中之效，常用治夏季因乘凉饮冷，感寒伤湿所患之症。该卷还有香薷汤方，系香薷饮三味药再增入茯神、炙甘草，故有宽中和气、调营卫之效。清宫之香薷汤与《局方》香薷汤又有差异：以赤苓易茯神，增黄芪、陈皮、菊花三味药，主要增强了益气调中和清头目之效。方中以香薷芳香化湿祛暑为主药，厚朴、陈皮行气宽中化湿，扁豆、赤苓健脾和中利湿，兼清暑热，黄芪、甘草益气调中，菊花清热明目。全方相合，清暑而不伤气，祛湿而不伤阴，健脾胃而又清头目，符合中医学关于暑邪多挟湿、伤气的一般认识，故为夏季防暑之良品。

暑汤方由香薷、藿香、茯苓、陈皮、扁豆炒，苍术炒，厚朴、木瓜、滑石、甘草、檀香、乌梅、伏龙肝、黄芪、麦冬、白术炒等组成，以水熬汤。

本方系由《太平惠民和剂局方》消暑十全饮化裁而来，也是以香薷饮为基础，并寓有平胃散、益元散。消暑十全饮主治伤暑吐泻，由香薷、白扁豆、厚朴、紫苏叶、白术、赤茯苓、藿香叶、木瓜、白檀香、甘草等十味药组方。暑汤方则少紫苏，以茯苓易赤苓，增黄芪、麦冬、乌梅、陈皮、苍术、滑石、伏龙肝，这样就加强了益气生津，酸收酸敛及行气化湿的作用。张凤逵《伤暑全书》说："暑病首用辛凉，继用甘寒，终用甘酸敛津，不必用下。"王孟英《温热经纬》说："暑伤气阴，以清暑热而益元气，无不应手取效。"王纶《明医杂著》认为："治暑之法，清心利小便最好。"暑汤方比较全面地体现了辛散祛暑、酸甘敛津、益气养阴、化湿利水等防治暑病的原则，可见御医制定暑汤方是费了一番心思的。

以上两方所用之药，除香薷、藿香等公认的解暑良药之外，还有几味药值得注意。其一，黄芪，益气固表而又利水，故可防止汗液外泄过多，以免暑热耗津伤气而致虚脱。现代医学研究结果，黄芪除有利尿、镇静、抗菌、护肝等作用外，对衰竭的心脏有强心作用，可使体外培养细胞生长旺盛、寿命延长，能增强机体的免疫功能，可见本药在暑汤类方中对于防暑保健起重要作用。其二，麦冬，味甘气凉，质柔多汁，长于养阴生津，清心润肺，故可防治暑热所致阴亏津伤、心烦口渴等症。其药理作用不仅强心利尿、抗菌，还能明显提高机体耐缺氧能力，对冠心病也有显著疗效，防暑汤剂中用本品当兼能发挥滋养强身益心作用。其三，乌梅，系梅之未成熟果实，经加工蒸黑而成，味酸、性平，最能生津止渴，古有"望梅止渴"之说，故防治暑热烦渴津伤之症甚宜。乌梅含有枸橼酸、苹果酸、琥珀酸等，有显著的抗菌作用，对大肠杆菌、痢疾杆菌、伤寒杆菌、霍乱弧菌等都有抑制作用，故含有本药的暑汤对夏季消化道传染病也会有一定的预防效果和治疗作用。其四，菊花，清热平肝而明目，有镇静、解热、抗心肌缺血、降血压及抑制多种细菌和流感病毒的作用，因而也是防治暑热之症的良药，对于患有冠心病、高血压病者尤为适宜。有人曾介绍，夏季或气候炎热时，可用沸水冲泡菊花，加适量白糖，作为清凉饮料，可以清热消暑，使人身凉、心静、神宁，祛疲劳，除烦渴。

宫中防暑清暑的丸剂有多种，尚有香薷丸、藿香正气丸、加味藿香正气丸、清暑益气丸、六合定中丸、金衣祛暑丸、冰霜梅苏丸及千里水葫芦等方。这些丸剂，有些与一般方书所载略同，有的则有宫中之特色。

光绪二十八年五月十六日曾以金衣祛暑丸等赏张勋、姜桂题，同年五月二十九日赏袁世凯等，六月初四日赏李莲英等。且光绪皇帝也曾于当年六月初六、初八日各服用金衣祛暑丸一丸。由此可见宫中暑季对此丸的重视程度。

宫中还有两个防治暑热症的噙化丸方即冰霜梅苏丸与《汤头歌诀》望梅丸相类，酸甘化阴，辛凉解暑，能清解暑热，生津止渴。有云："此药能凉心清肺，降火润燥，生津止渴，解酒毒，化结痰，妙难尽述"。另有"千里水葫芦""能润燥、生津、止渴、清喉音。每用一、二丸，噙化，津液咽下"，"治消渴饮水，口燥舌干，咽喉不利，声音不清，伏暑口渴，夏月出行"等。本方系由《奇效良方》梅苏丸化裁而来，名"千里水葫芦"者，当为形容其生津止渴的功效卓著。这类含糖噙化丸剂，可谓良药不苦口，易为服者接受，得到宫中之人欢迎是可想而知的。此种剂型并非始于清代宫廷，元代许国祯《御药院方》中即有水葫芦丸和梅苏丸，与清宫上述二方用药虽有异同，功效、剂型、服法等却很相似。这类方药对于我们今天研究中药剂型、防暑方药乃至于疗效食品、保健饮料等都将有不少有益的启示。

代茶饮备受重视

张文高

在清代宫廷医药档案资料中，运用代茶饮法以治病和调理的记载很多，应用范围也非常广泛，形成清宫医案的一大特色。

代茶饮是将中药煎汤，或用开水沏，像日常饮茶一样频频饮服的一种中医传统服药治疗方法。这种治法有悠久的历史，其来源大约与我国人民的饮茶习惯有关。代茶饮法之所以受到宫中欢迎，有这样几方面因素：①服药较为方便；②药多轻灵精巧，性多平和，味多甘淡，良药而不甚苦口；③小量频服利于慢性病的防治，利于机体功能的调整，亦宜于长期坚持服用。

代茶饮在宫中的应用十分广泛，大致可以包括以下几个方面。

(1) 用于轻症或慢性病的治疗。宫中皇帝、后妃等平素养尊处优，如遇身体稍有不适，就要召御医诊视。若病情较轻，或经常有轻微不适者，一般不愿服苦药重剂，御医就常用几味气味淡薄的药作代茶饮方调理。道光四年正月，皇后时有心烦，御医郝进喜诊之，用灯心五钱，竹叶一钱，煎汤代茶。此方清心安神除烦，在宫中经常使用。慈禧太后经常有"胃气欠调，消化迟滞"等脾胃症候，曾用炒谷芽二钱，生槟榔二钱，水煎代茶，亦曾用不少类似的代茶饮方，取其有养胃消食化滞的功效。

(2) 对于病情较重者，用作辅助治疗，或作善后调理。例如，乾隆年间某年九月初，某阿哥之福晋患"内有滞热，外受风凉，头痛鼻塞，发热恶寒，身体痠软"之证，用疏解清热汤治疗后，"外凉已解，惟肝胃有热"，即以清肝和胃汤调理，后在用此方的同时，以"灯心一两，每次一钱煎汤代茶"。灯心代茶饮能使上部郁热下行，而从小便排泄，用于滞热于内的辅助治疗甚有助益。又如道光三年四月，孝慎成皇后患"停滞受凉之症"，经"用药调治，诸症渐好，惟余热不净，胃气欠和"，御医赵永年等"议用清热和胃代茶饮调理"，处方是：

竹茹三钱　麦冬三钱，去心　小生地三钱　花粉三钱　赤苓三钱　神曲三钱　焦楂三钱，研　谷芽三钱，炒　灯心五十寸

水煎代茶。

此方养阴清热和中，既清余热，又和胃气，药性平和，频频饮服，用于疾病向愈之善后调理颇为适宜。

(3) 有时也用于重危疾患的救治。这种情况下，往往难于按一般方法服药，少量徐徐

清代宫廷医话

服之，或能生效。如嘉庆十九年三月，玉贵人脉案记载：“脉息虚细无力。原系素有血枯筋挛之症，用药以来，抽搐虽止，惟病久耗伤气血，胃气过虚，昨服归脾汤，脉症仍如前，此由真气已亏，汤剂不能运化，病势重大。今议用参莲代茶饮调理。党参五钱、莲肉五钱，水煎代茶”。此后，又用加味参莲代茶饮(上方加茯神、龙齿)及元参麦冬汤代茶调治，而“抽搐渐止”，继用补益心脾之法，缓缓收功。光绪三十四年十月二十二日子刻，慈禧太后病势转重，“气虚痰生，精神委顿，舌短口干，胃不纳食”，此时服药已属困难，御医张仲元等只得拟“滋胃和中代茶饮”：竹茹一钱、朱拌，鲜青果十个，去尖研，厚朴花五分，羚羊五分，水煎，温服。但是，对于这个濒死的独裁者，药物已难奏效。

(4) 也常用于妇、儿科疾病的治疗。宫中后妃分娩之后，因不哺乳，故常用有回乳作用的代茶饮。如乾隆四十五年四月三十日，福晋分娩，五月初三日御医顾兴祖等拟回乳汤：

生麦芽一两五钱　熟麦芽一两五钱

午晚二剂煎汤代茶。

生、熟麦芽同用为宫中回乳方的特点，至今，麦芽回乳仍为民间习用。由于小儿服药常有困难，故有时以代茶饮法治疗，这样可能较易于接受。乾隆三十五年二月出生的十一阿哥次女，次年三月患“风热发疹之症”曾用“金银花一两，冲汤代茶”。用代茶饮方式服药治疗小儿疾病，符合儿童用药的特点，值得学习推广。

(5) 用代茶饮法治疗口腔、咽喉、及胃肠道的疾病，亦属常用。药液徐缓下咽，能更好地作用于局部而发挥药效，此法易获良好疗效，颇受宫中欢迎。如某年十一月二十一日，慈禧太后患咽喉肿痛后，“肺经稍有余热未尽，以致胸满作嗽”，即用清热代茶饮：

麦冬二钱　焦楂二钱　杏仁二钱　陈皮二钱　焦曲二钱

水煎代茶。

十二月十一日，“诸症已好，惟脾胃欠和”，而用和中代茶饮：

桔皮三钱　竹茹二钱　缩砂一钱

水煎代茶。

慈禧太后还用过“清肠代茶饮”：

槐角二钱，炒　枳壳二钱、炒　秋梨二个、去核　荸荠九个　甘草一钱

水煮代茶。

宫中广泛应用的代茶饮，就其处方数来说是非常多的，在此难以尽述。这里仅就其功效作如下归纳，并在每类中介绍方例，以了解其大概。

第一类，补益类代茶饮。有补气、养血、滋阴之不同，但又常相互兼顾。

1) 补气类：常用人参、黄芪等，或兼以健脾和胃、养阴生津之品。方药如：

保元代茶饮：人参、制黄芪、炙甘草。道光朝全贵妃曾用此方。

人参须、老米，水煎代茶。慈禧太后曾用此方。

益气生津代茶饮：人参、鲜石斛、麦冬、鲜青果、老米。慈禧太后曾用此方。

2) 补血类：以当归、白芍、生地等组方，此类代茶饮方不若补气类代茶饮多。方例：

和胃代茶饮：当归身、川芎、白芍、生地、广木香、枳实、苍术、焦三仙。珍妃曾用此方。

3) 补阴类：清代宫廷中这类代茶饮方是非常多的，并有滋肾阴、养胃阴、补肝阴、养心阴、补肺阴等不同偏重，常用药如生地、元参、麦冬、天冬、沙参、白芍等。方药如：

滋胃代茶饮：绿豆、西瓜皮(去青皮)、香蕉(去皮)。此方有滋养胃阴作用。

光绪皇帝曾用的代茶饮方：干、鲜地黄，杭芍，归身，知母，云苓，山药，盐柏，酒芩，玄参，寸冬，泽泻。此方兼补肝肾之阴。

道光朝全贵妃曾用代茶饮方：元参、桔梗、麦冬、甘草。有清肺养阴功效。

参苓代茶饮：沙参、块苓、天冬。乾隆朝定贵人曾用此方，有养阴兼扶脾之效。当时"定贵人脉息沉缓无力，原系肝阴不足之症。惟病后气血衰微，因循日久，以致脾土虚败，胃气日渐消耗，恐成虚脱之症"，而用此方。

第二类：调理脾胃类代茶饮。多有健脾养胃或滋胃和中之效，常配伍以行气、消食之品。常用药有茯苓、白术、陈皮、半夏、三仙、谷芽、砂仁等。多用于病后调理、培补后天。方药如：

和胃代茶饮：生于术、茅术、茯苓、陈皮、金石斛、谷芽、建曲、广砂。此方调补脾胃，兼养阴消食，系光绪皇帝病后调补方之一。

嘉庆朝华妃曾用代茶饮：陈皮、麦冬、半夏曲。有和胃益阴之效，亦用于病后调理。

二神代茶饮：茯神、神曲。此系嘉庆朝玉贵人病后调理方之一，有健脾安神、消食和胃之效。

第三类：消导类代茶饮。均以神曲、山楂、麦芽、谷芽等消食化积药为主，或辅佐以健脾和胃清热之品。宫中因常食膏粱厚味之品，又少活动，易患饮食积滞，故此类方亦属常用。方药如：

嘉庆朝三阿哥曾用代茶饮方：焦山查、焦麦芽、焦神曲、益元散，引用灯心。此方为焦三仙加味，重在消导，兼能清热利湿，为病后调理方。

保元代茶饮：焦曲、谷芽、茯苓、南楂。嘉庆朝医案载"五阿哥喜痘八朝。浆满充足，头面周身，似有结痂之象，饮食如常，今议用保元代茶饮调理"。

第四类：解表类代茶饮。解表药多属辛散，不宜久煎，故宜于用代茶饮法，亦为宫中所常用。方有疏风解表，清热解表，宣肺解表之别。除常用发散风寒、风热的解表药外，尚酌情伍以清热解毒药或宣肺药。方如：

嘉庆朝五阿哥曾用代茶饮：苏叶、防风、葛根、桔梗、枳壳、荆芥、前胡、广皮、甘草，姜、灯心为引。五阿哥不满周岁，"外受寒凉"，"以致微热鼻有清涕"，用此方疏风解表，发散风寒以治疗感冒。

清温疏解饮：荆穗、防风、薄荷、花粉、酒连、牛蒡子、元参、桔梗、黄芩、马勃、连翘、人中黄，引用芦根。道光朝四公主曾用此方，由解表与清热泻火药组方，兼顾表里，疏风清热。

杏苏代茶饮：杏仁、苏梗、橘红、半夏、茯苓、枳壳、焦曲、焦楂、前胡、桑皮、桔梗、浙贝，引用生姜皮。此方属宣肺解表，道光朝和嫔曾服用。

第五类：清热类代茶饮。清宫医案中此类方亦甚多，有的兼有养阴、利湿、和中、化痰等作用，应用较广。此类方中有的只用黄连、灯心、金银花等单味药，或桔梗、花粉，桑白皮、菊花等两味药组方。其他许多复方只能简要举例介绍。

清热和胃代茶饮：竹茹、麦冬(去心)、小生地、花粉、赤苓、神曲、焦楂、谷芽、灯心。此方曾为道光皇后服用，有清热养阴、和胃消食之效。

导赤代茶饮：赤苓、生地、木通、石斛、灯心。此方亦见于道光皇后脉案，仿导赤散方义拟方，有清热利湿养阴的功效。

光绪皇帝曾用代茶饮方：云苓、茅术、广皮、槟榔、酒黄芩、花粉、银花、连翘、竹叶卷心、寸冬。本方以清热和中作用为主。

清热代茶饮：蒌仁、麦冬(朱砂拌)竹茹。乾隆二十二年十二月，定贵人“痰涎上壅，气闭作抽”，御医拟此方有清热化痰养阴之效。

第六类：除湿类代茶饮。这一类方中又可细分为化浊除湿、理脾除湿、利水除湿及祛风除湿等方。常用利水、化浊、燥湿药，或兼伍行气、健脾、祛风药。兹选一则光绪皇帝曾用的代茶饮方：大腹皮、木香、砂仁、陈皮、炒枳壳、泽泻、木通、赤苓、宣木瓜、查炭。此属健脾理气除湿方。

第七类：祛暑类代茶饮。包括清气祛暑、利湿祛暑及清暑益气等类代茶饮方，均有祛除暑邪的功效。如道光二十七年六月十一日，琳贵妃所用生津代茶饮，由沙参、麦冬、竹茹、益元散组成，有清暑利湿、益气生津、养阴除烦的功效，宜于夏季调理应用。

第八类：止嗽类代茶饮。如嘉庆年间医案记载有五阿哥“脉息浮数，系肺胃痰热，微受风凉，以致咳嗽有热，头项微热，今用橘苏代茶饮”。其药物组成为：苏梗、橘红、杏仁、桔梗、半夏、桑皮、枳壳、前胡、赤苓、葛根、浙贝母、防风，引用生姜。

第九类：安神类代茶饮。清代宫廷中也常用有安神宁心作用的小复方，以代茶饮法服用。如同治皇帝患天花时曾用安神代茶饮：茯神、炒枣仁、朱砂(冲)。慈禧太后临终时所用安神代茶饮则包括麦冬、枣仁、茯神等药，以补心阴、安心神。乾隆朝医案中还记载有福晋用枣仁、灯心或枣仁、麦芽水煎代茶，均以安神作用为主。

第十类：通便类代茶饮。例如治光绪皇帝大便秘结方：“叭哒杏仁、松子仁、大麻子仁、柏子仁各三钱，共捣烂，滚水冲，盖片刻，当茶饮”。此方有润燥通便作用，用于素为阴虚体质的光绪皇帝是较适宜的。

其他尚有调气、截疟、治耳病及温中等许多类代茶饮，足见宫中代茶饮方剂的繁多。

从以上方例介绍可知，清代宫廷中广泛应用的代茶饮，其组方用药的总的原则虽不出一般中药方剂学的规律，但又确有其特色。其组方特点，除注重辨证和配伍严谨之外，选药精，总药量少是突出特色。其遣药特点有：药性多平和，药味多甘淡，或微寒微苦，常用益气、滋阴、和胃、消导、利湿、清热等类药，少用过于苦辛或温阳、峻下药，一般不用动物药或质地坚硬、难以浸出之药，每味药的用量也较小。

由于代茶饮具有许多独特和优越之处，而成为一种保持中医辨证施治特色，又易掌握和运用，节约药物，方便服用的服药治疗方法。代茶饮不仅受到宫中御医的注重和皇帝、后妃们所喜用，也很值得我们在现代临床工作中重视。

宫廷中平安丸的广泛应用

张文高

清代宫廷中有一种从雍正、乾隆两朝就极受重视，到后来光绪、慈禧都曾服用的调理脾胃良药，那就是平安丸。

早在雍正年间，宫中就大量制作平安丸。据有关档案资料记载，雍正六年(1728 年)十二月初一日配制平安丸二百料，得丸九万丸，另旧存有一万七千三百丸，合计十万零七千三百丸。到雍正七年十二月初九日，一年稍多一点的时间就用去了九万三千九百丸，这一天又配制了平安丸六十二料，得丸二万七千九百丸。雍正九年二月二十六日又配制一百八十七料，得丸八万四千一百五十丸。两年多的时间内共配四百四十九料，得丸二十万一千零五十丸。

乾隆年间修合平安丸的数量也是很多的。据部分档案资料记录，乾隆六年五月二十三日起，至十四年五月二十一日，共合过平安丸一百五十料。乾隆二十年五月十一日、二十八年四月初七日、三十三年六月二十六日各又修合平安丸五十料。关于平安丸的用项，档案中记载着："(乾隆)十四年六月初一日起，至二十年五月初三日，赏西北两路驻防及各项取讨，通共用过平安丸二万二千九百七十四丸"，"(乾隆)二十八年四月初七日起，至三十三年六月初九日，赏给军营驻防及各项取讨共用过平安丸二万零三十丸"。

在雍正、乾隆年间，平安丸的主要用项是作为恩典赏赐给高官重臣，同时亦赏给驻防军营一部分，这也是为维护其封建统治和保卫国土而采取的一种笼络将士军心的措施。平安丸中的药物，分属理气、健脾、消导、苏香化湿及温里等类，药性大多偏温，药味以辛为主，少数甘、苦，几乎都可入脾、胃经，部分入肝、肺、肾等经。本方中茯苓、白术、陈皮、草蔻、砂仁等药健脾和中而燥湿，能治脾胃虚弱、食欲不振、恶心呕吐、腹胀便溏等症；山楂、神曲、麦芽组成宫中习用之消食方三仙饮，与行气消积的槟榔一起发挥消食化积、和中健胃作用，善治饮食积滞、消化不良而脘闷腹胀的症候；青皮、陈皮、木香、香附、沉香、枳实、延胡索、槟榔、砂仁、豆寇等药理气止痛、行滞消胀，而治疗脾胃气滞、脘腹胀满疼痛、恶心呕吐之症；青皮、香附入肝经，又长于疏肝行气，而治肝郁气滞、胁肋胀痛；丁香、草果、草蔻和豆蔻等辛温之品有温中散寒、暖胃止呕之效，能治胃寒脘痛、呕逆恶心等症。总的来看，本方是一个调理脾胃的专剂，有行气健脾、和中温胃、消食化积、消胀止痛等功效。药属温平之性，故不寒不热；药多理气、消导之品，配以补脾健胃之药，因而通补结合，行气而不伤元气，补益而不滋腻。因而平安丸是一种平和而又颇具特色的宫中成药，既可治疗多种脾胃疾患，又能健脾和胃，有益于健康。正如《清太医院配方》中所评："此药不寒不热，药温平不损元气，久服健脾胃，和营卫，理肝脾之圣药也。"中医学认为，人以胃气为本，四季脾旺不易受邪，有脾胃为后天之本一说。久服此药则脾胃健运，消化有力，化源充足，气血旺盛，荣卫和调，则人自安和，平安无病，平安丸可能就是取此意而得名。朝廷赐此药给臣下，特别是给驻防在外的将士，还是有一定的实用价值的。

平安丸中所用药物以行气温中止痛和消导化积之品为多，所以本药除可用于一般脾胃虚弱者外，所治病症当以脾胃气滞、中焦虚寒或饮食积滞所致脘腹疼痛、胀满痞塞、恶心呕吐等症为主。如《清太医院配方》所指明："治九种心胃疼痛，抽掣引痛，时发时止，胸膈胀满，呕吐嘈杂，不思饮食，损伤脾胃，血气不和，升降迟难，大便干则胸中颇闷，大便稀则胸中颇快，食则痞塞，噎膈翻胃，气逆不舒，并皆治之。"当然，其他原因伤及脾胃者，在辨证求本治疗的同时，也可兼服平安丸以协助调理脾胃。例如，乾隆时期宫中档案中记载，乾隆十七年七月太医院御医张宗献奉旨为正白旗副都统宗室德尔素诊病，病者呕吐、胸痛、烦渴、畏寒、手足逆冷，六脉弦紧，张氏分析病属内伤暑湿，过饮寒凉，寒暑凝结所致，即给用平安丸兼服正气温中汤调治。正气温中汤：

藿香一钱　陈皮一钱　良姜一钱　苏叶一钱　半夏一钱五分　厚朴一钱五分　茯苓一钱五分　苍术一钱五分　甘草五分

引用生姜三片　黄土水煎

宫廷中所用中药一向特别注重质量，修合平安丸亦如此。例如，方中之沉香本来就是一种较名贵的药材，宫中配制平安丸时则强调用伽倆香。乾隆年间的一则奏摺即涉及此事：“(乾隆)六年五月二十三日起至十四年五月二十一日共合过平安丸一百五十料，用过伽倆香十八觔十二两，下存伽倆香四觔十两九钱，只够合平安丸三十七料用，今不敷用，相宜仍向造办处领取。谨奏。请旨。”雍正年间也常有为修合平安丸需用伽倆香而向皇帝请旨的事。有一次，所需伽倆香暂时告缺，雍正皇帝埋怨奏迟了，下旨说“伽倆香值甚么？他们奏迟了，若早奏一声要多少不得？着他们停停再合。钦此。”考沉香系瑞香科植物沉香或白木香的含有树脂的木材，而伽倆香则为这两种树近根部的含有多量树脂的木材。因而一般认为伽倆香的理气止痛等功效胜于沉香。慈禧、光绪所用平安丸方中用“落水沉”者亦当为此意。由此可见宫中用药之考究。

慈禧太后长期患有脾胃疾患，医案中常有食少难消、胸胁不畅、呕饮便溏等症的记载。光绪十年五月初九日，御医李德昌也曾为她拟平安丸方。

在光绪皇帝的医方中也有平安丸配方，其处方与慈禧太后所用平安丸完全相同。综观光绪之医案，以肾、肝两脏疾患为多，那么为什么用调理脾胃的平安丸呢?可能也是从脾胃为后天之本的认识出发，希冀健运脾胃，补益身体，增进健康。《慎柔五书》云：“虚损诸病，久久皆属脾虚”，又谓：“人之一身，生死系于脾胃，……东垣云：补肾不若补脾，此之谓也。”从先天、后天的辨证关系考虑，光绪皇帝用平安丸也许对身体有所裨益。

扶正固本良药琼玉膏

张文高

琼玉膏见于方书已有八百年以上的历史，不仅是我国传统的扶正固本良药，在清代宫廷医药中也甚受重视。

在清宫较早期的医药档案中，就有不少关于本药的记载。如雍正六年十二月十六日，“御药房首领王洁、张尔泰钦遵上谕，合琼玉膏壹料，净得式拾叁觔式两。赏公马尔赛多少觔两，不敢擅专，谨此请旨。”说明琼玉膏不仅受到雍正皇帝的重视，而且被作为由皇帝下旨赏赐王公重臣的珍贵之品。

雍正十二年，宫中记载有琼玉膏的配方和配制方法等：“生地黄十六斤，捣绞取汁十二斤，人参细末二十四两，白茯苓细末四十八两，白蜜炼去滓十斤。右和匀，入磁缸内，以油纸五重、厚布一重紧封缺口，置铜锅内水中悬胎，令缸口出水上，以桑柴火煮三昼夜。如锅内水减，则用暖水添之，水满取出，再用蜡纸紧封缸口，纳井中置一昼夜取出，再入旧汤内煮一昼夜以出水气，取出，先用少许祭天地神祇，然后每取一二匙酒调服，不饮酒(者)白汤下，日进二三服。如遇夏日，置阴凉处，或藏水中，或埋地下……制时始终勿犯铁器，服时忌食蒜、葱、萝卜、醋、酸等物”。可见宫中对琼玉膏的配制、保存、服法和禁忌等，都有细致的要求。

宫中不同时期对本药的配方和配制方法的要求不尽相同。在一件题为“铁瓮先生琼玉膏”的配单上规定为“新罗参去芦八两；生地黄五斤五两三钱三分三厘有零，取汁；白茯苓去皮一斤三钱三分三厘有零；白蜜三斤五两三钱三分三厘有零，炼净。右件人参、茯苓为细末，用蜜生绢滤过，地黄取自然汁，捣时不用铜铁器，取汁尽，去滓，用药一处拌，和匀，入银石器或好磁器内，封用净纸二三十重封闭，入汤内，以桑柴火煮三昼夜，取出，用蜡纸数重包瓶口，入井中，去火毒，一伏时取出，再入旧汤内，煮一日，出水气，取出，开封，取三匙，作三盏，祭天地百神，焚香设拜，至诚端心，每日空心酒调一匙。原方如此，但痨嗽气盛、血虚肺热者不可用人参”。另外，据推断为清代晚年抄录的清宫药库配方底册《药库丸散膏丹配方》所载琼玉膏配方为“生地一斤，捣搅取汁；人参二十四两，细末；白茯苓四十八两，细末；白蜜十斤，炼去滓”。其配制方法等大致与前述雍正十二年者相同。

为考察琼玉膏的来源、配方等，查阅文献得知，本方始见于宋代洪遵辑《洪氏集验方》。洪氏系南宋医家，字景平，鄱阳(今江西波阳)人，生于公元1120年，卒于公元1174年，曾任翰林学士。该书刊于公元1170年，系汇集洪氏本人临床试用或传闻的验方。该书第七首方即“铁瓮先生神仙秘法琼玉膏”，其处方为“新罗人参二十四两，舂一千下为末；生地黄一秤十六斤，九月采捣；雪白茯苓四十九两，木臼千下为末；白沙蜜十斤”。就方中四味药的剂量比例而论，与本书所载此方比较，前述宫廷中雍正十二年配方仅茯苓量略少，而“铁瓮先生琼玉膏”配方则完全相同。另据查对，元代许国祯《御药院方》亦载有“铁瓮先生琼玉膏”，内容几乎完全与《洪氏集验方》相同。所以此方与雍正十二年配方基本属于遵古配方炮制，而晚清两配方则已有较大出入。

琼玉膏之方名，即示人此方之珍贵。在宫廷中有关本药效用的说明，亦多沿述前引洪氏之赞语，且复有“补百损，除百病”及“齿落更生”云云。以上说法虽有夸张不实之词，但从传统中医药理论分析本方，可知其扶正固本，益寿延年的作用，是有根据而可信的。组成本方之药，均属《神农本草经》所谓“主养命以应天，无毒，多服久服不伤人”，有“轻身益气不老延年”之效的上品药范围。君药生地黄，甘寒而养阴滋肾，清热凉血，生津润燥，《神农本草经》称“久服轻身不老”。人参味甘、微苦，性微温，大补元气，补脾益肺，养心安神，益智生津，《神农本草经》谓“主补五脏，安精神，走魂魄，止惊悸，除邪气，明目，开心，益智，久服轻身延年”。茯苓甘淡，性平，能健脾和中，养心安神，利水渗湿，有补而不峻，利而不猛的特点，《神农本草经》载本药“久服安魂养神，不饥延年”。蜂蜜味甘性平，润肺补中，止咳通便，《神农本草经》指出，有“安五脏诸不足，益气补中，止痛解毒，除众病，和百药，久服强志轻身，不饥不老”的功效。四药相合组方协同，金水相生，土旺生金，而有滋肾益肺，健脾养心，补气阴，生精血，安神益智等功效，故不仅可治疗虚劳干咳、咽燥咯血等症，中老年人常服当有补虚扶正，固本祛疾，延缓衰老之效。本方配伍严谨，兼顾诸脏，气阴并补，滋而不腻，适于久服，有益而无害，可谓补益良方。诚如《清太医院配方》中对本方方义的分析：“夫人心藏血，肾藏精，脾土为万物之本。精血充实，脾土健壮，则须发不白，容颜不衰，延年益寿，百病不生矣。而膏中之药，地黄为君，大能滋阴生血；损其肺者益其气，故用人参以鼓生发之元；虚则补其母，故用茯苓以培万物之本；白蜜为百花之精，味甘归脾，性润，且缓燥急之火；四者温良和厚之品，诚堪宝重”。

在清代宫廷中颇受重视的众多补益长寿医方之中，琼玉膏方中诸药亦常被作为组方的基础。如慈禧长寿医方中之长春益寿丹、保元益寿丹、五芝地仙金髓丹及乾隆皇帝所用固本仙方等，均有琼玉膏中诸药为重要组成部分。据对有关资料分析，人参、茯苓、地黄等药，在清代历朝补益长寿医方中，均属常用药之列。关于人参将另作介绍。

近年来用现代科学的方法对中药的研究结果，对于琼玉膏及其有关中药也提供了大量资料。地黄有降血糖作用，故常用治中老年易患的消渴症有效，又有强心、利尿、保肝、抗炎及止血补血等作用。人参能提高机体的适应性和对有害刺激的防御能力，增强免疫功能，改善心血管系统功能，调节中枢神经功能，增强造血功能和性腺功能，降血糖，抑制癌细胞生长，延长人工培养细胞的存活时间。茯苓具有强心、利尿、镇静、降血糖及增强免疫功能和抗癌作用。蜂蜜中除含有葡萄糖、果糖外，尚有多种酶类、有机酸、蛋白质、维生素、生物活素、生物刺激素及四十多种微量元素等，能发挥营养滋补强壮作用，并有抑菌和调整酸碱平衡等功效。上述诸药的药理作用，就是琼玉膏扶正固本祛病延年的科学基础。有人在研究琼玉膏的作用时，发现 65 岁以上的老年人血中具有免疫功能的 T 淋巴细胞比率明显低于青年人，血清中的免疫球蛋白 IgA 含量则明显高于青年人，若服用琼玉膏一个月后，则老年人 T 淋巴细胞数明显增加，血清 IgA 含量则明显降低，两者都已接近青年组水平。这种改善老年人免疫功能的作用，当视为琼玉膏扶正固本、祛病延寿的重要原因之一。

建国以后，上海、南京、武汉、福州、杭州、南昌、呼和浩特等地都曾生产过琼玉膏中成药，但各地的配方有所不同，如有以党参易人参者，有加沉香、琥珀者，加工制作方法有不少差异。研究清代宫廷中琼玉膏的处方、配制方法及应用情况，对这个扶正固本良方的进一步研究和开发应用当有助益。

受到宫廷重视的太乙紫金锭

张文高

光绪二十八年(1902 年)，正是在八国联军入侵北京时仓猝西逃的慈禧太后等返回京城后不久。在横遭侵略者铁蹄践踏的土地上，惊魂稍定的那拉氏又开始了骄奢淫逸的生活，并且着手赏赐那些自镇压了戊戌变法以来倍受垂青重用的王公大臣亲信走卒。宫中成药太乙紫金锭就是赏赐品之一。据宫廷《流水出入药账》记载，这一年的二月十三日赏给荣禄太乙紫金锭七钱一锭者二锭，五分一锭者二百锭；五日初九日又赏一百锭，以后又曾于十月十三日、十一月二十九日各赏七钱一锭者二锭。五月二十九日赏袁世凯太乙紫金锭四百锭。五月初九日赏庆亲王太乙紫金锭二百锭，赏礼亲王一百锭。六月初四日赏给李莲英太乙紫金锭二百锭。由此可见太乙紫金锭这种传统的中医急救之剂，已经成为深受清代宫廷重视的宝贵之品。

宫中的这种赏赐，用去了大量的太乙紫金锭，仅在光绪二十八年五月初九日这一天，就曾赏诸亲王、公主、格格以及高官重臣等三十余人，多则二百锭，少则五十锭，五月十六日一次即赏给姜桂题八百锭，创赏赐此药之记录。为了赏赐及药用之需，宫中大量配制太乙紫金锭，据《流水出入药账》记载，光绪二十八年六月十八日奉旨合配太乙紫金锭二料，五分一锭，五千一百三十四锭；光绪二十九年五月二十四日，又奉旨合配太乙紫金锭四料，五分一锭，一万一千三百六十锭。由此可知宫中配制本药的规模。本药不仅在光绪年间深受宫中重视，以前各朝亦曾大量配制。例如，在同治年间有如下记载："同治六年五月十五日，小太监灵珊传旨，合紫金锭用麝香三两"，"同治七年四月二十五日，小太监灵珊传旨，合紫金锭用麝香九钱"，"同治十三年三月初九日，长春宫药房首领恒英传旨，合紫金锭三料，用麝香四两五钱"。

宫中之太乙紫金锭、即紫金锭、原名太乙紫金丹，又名紫金丹、太乙王枢丹、玉枢丹、太乙丹、万病解毒丹、万病解毒丸、神仙万病解毒丸、神仙解毒万病丸、神仙追毒丸、解毒万病丹。据有关资料，本方最早出自宋代王璆撰《百选方》，此书初刊于 1196 年。亦有注明本方出自《片玉心书》者，本书为明代万全撰，约刊于16世纪中期。本方由山菇、五倍子、千金子霜、红芽大戟等药组成，明代著明外科学家陈实功撰著的《外科正宗》所载之方则增加朱砂、雄黄各三钱。宫中光绪二十九年五月十四日方与《外科正宗》药味相同，只是剂量有些出入。我国《药典》已经收载紫金锭方，药味同《外科正宗》方，剂量比例略有差异。

从药物作用分析，可知本方具有解毒辟秽化浊，活血散结消肿、清热安神开窍等功效。本方中虽然用有猛峻有毒之药，但含量较小，且兼用收涩与攻泻之药，解毒与有毒之品，故有可能减小、限制其毒副作用，而发挥治疗作用。由于有如此广泛的功效，本药的应用范围是很广的，既可内服，又能外用；既能用于救急启闭开窍，又可防治时令病，瘟疫病等，有谓本药“解诸毒，疗诸疮，利关窍，治百病”，所论似不为过。宫中记载，曾详尽地引述了太乙紫金锭所治病症：“治一切饮食药毒、虫毒、瘴气、中恶、河豚、死牛、马、驼等诸毒”，以及治诸蛊肿胀，痈疽发背，对口、天泡，无名疔肿，阴阳之毒，伤寒心闷，狂言乱语，胸膈壅滞，瘟疫喉闭寒疾，传尸痨疾，心气痛并诸气痛，疟疾，癫、狂，中风中气，骨节风肿，遍身疼痛，自缢溺水，痢疾泄泻，肚腹急痛，霍乱绞肠痛，诸痰症，头痛，牙痛，小儿急热惊风，五疳五痢，妇女经水不通，跌打损伤，烫火伤，恶虫，疯犬所伤等。并述明若干随证调引的服药方法，临证应用时可资参考。正因为本药有这样广泛的实用价值，而特别受到宫廷的重视。只是这种尚有实用价值的赏赐之品落在达官贵人手中，未必会有多少发挥实际效用。宫中档案资料也还记载着赏给兵丁、抬夫等太乙紫金锭的事，但是数量却很少。大概有许多需要此药的宫中“下等人”也只有望药兴叹了。御医有时也会被赏赐此药，但数量少得可怜，例如光绪二十九年闰五月十二日赏姚宝生太乙紫金锭二锭。可见在清代宫廷中像御医这类为帝后服务的知识分子，其地位也是十分低下的。

太乙紫金锭也是宫中医疗用的重要成药之一。上至皇帝、太后，下至宫中一般人员，都常用本药内服或外用治病。慈禧太后晚年曾久患面肌痉挛症，据分析那拉氏使用本药亦有可能是为治此痼疾而用。且记载着用暖酒磨服本药可治口眼歪斜，牙关紧急等症。光绪皇帝也经常用太乙紫金锭。据《流水出入药账》记载，光绪二十八年五月二十六日，“上用太乙紫金锭五分一锭二锭”；同年十月二十九日，“上用太乙紫金锭五分一锭十二锭”；光绪二十九年正月二十日，二月十六日，三月初八日，初十日，十一月初五日，初八日，光绪三十年二月初八日、初九日、三十日，三月十三日等又合计用每锭七钱者八锭，每锭五钱者四锭。在光绪皇帝的脉案中还记载有外用紫金锭治疗皮肤病的用法。某年春，光绪心胸间皮肤起红疙瘩，不甚痛痒，精于外科的御医任锡庚诊之，认为不是疔疮，即微疼亦不过郁热所致，即处方以紫金锭醋研涂之。紫金锭善解毒消肿疗疮，醋研更加强散结消肿之效。后来，这位御医又为光绪拟敷药方：紫金锭醋研浓，加入蝎尾细面五厘，临时合匀。此方又增入解毒散结祛风定痛的蝎尾，“以毒攻毒”，外用以疗疮肿当更有效。宫中其他人用紫金锭疗病更是常有的事。

清代宫中还有一种神仙解毒消瘴丹，据《药库丸散膏丹配方》所载之方，由九味药组成，即太乙紫金锭之七味药加全蝎、山豆根。这是一种将诸药研细面，用糯米糊为丸，雄黄为衣的丸剂，每丸重三钱。此丸较之紫金锭加强了清热解毒利咽、解痉散结止痛等功效。但总的来看，两者之功效应用均当相似。据宫中资料，从乾隆三十二年六月十四日至三十三年六月十五日期间，宫中的外药房共修合过神仙解毒消瘴丹五次，得丸八千八百五十九丸。可见此丹在宫中也曾有过广泛应用。

紫金锭在临床上内服多用治感受外邪或食物中毒等引起的恶心呕吐、腹痛泄泻等症，包括夏秋季节瘟疫、中暑等。急性胃肠炎呕吐泄泻、急性胆囊炎之呕吐以及流行性脑脊髓膜炎等病都曾有用本药治疗者。小儿痰壅内闭所致神昏、惊风、气促等症亦有用本药治疗者。临床上还可用本药外敷治疗痈疽疔疮、结核肿毒、虫蛇咬伤等症。腮腺炎、淋巴结炎等病可外用本药治疗。由于本药成分中含有猛峻有毒之品，所以应注意内服时不可过量，亦不宜长期持续服用，防止蓄积中毒。怀孕妇女忌服本药。

清宫医方中丰富多彩的药引

张文高

清代宫廷医案中有一重要特色，就是重视药物归经的理论，特别是广泛使用药引，其药引之丰富多彩，在古今方书、医案中都属罕见。

归经，这是中药学理论的重要组成部分之一。把归经和中药的性味(四气、五味)以及补泻、升降浮沉等认识结合起来，构成中医对于药物性能比较全面的概念。归经的基本概念是指中药对人体的脏腑经络不同部位具有特殊的选择作用。“归”是指药物作用部位的归属，“经”是指五脏六腑十二经络。某种中药归某经，就表示该药对这一脏腑经络的病症有明显的选择性作用。例如朱砂是一味重镇药，入心经，有镇定心神的功效，能治疗心神不安、惊悸不寐的症候。归经理论是在古代医家不断临床实践的基础上逐步认识和总结出来的。在《内经》和《神农本草经》里就可以找到关于归经的某些线索。生活于十二世纪的我国金代著明医学家张元素(字洁古)，在深入研究药物性能的基础上，正式奠定了中药归经的基础理论。在他所著《珍珠囊》、《医学启源》等书中，提出了“十二经及随证用药之法”，将十二经与药物的关系作为药性的一部分，并总结了“引经报使”理论。经后世的李东垣、王好古、李时珍直到张山雷等提倡、补充和发扬，归经理论得到中医药学界的公认并日趋完善。

归经理论的实用价值早为许多医家所重视，有谓：“用药不知脏腑经络，举手动笔便错”。清代宫廷的御医在其医疗活动中更是广泛而深入地实践了归经理论。他们虽没有留下什么系统的理论论述，但从大量清宫医案中可以看出他们在选药组方治疗各类病证时都是非常重视药物归经的。清宫医案在这方面的一大特色，是几乎每首煎剂处方必用“引经报使”的药引，而且药引种类繁多、丰富多彩。就医案所见，御医处方所用药引取材极为广泛，药味有少有多，所起作用有所不同，也有方书中罕见的特殊或贵重药引，粗略统计药引竟有上百种之多。这种情况在历代方书、古今医案中都是极少见的。这里仅就其药引的丰富多彩分别举例作点滴介绍。

首先，药引取材十分广泛。草木、金石、虫介、菜食等各类中药均可作为药引，以下是部分医案中所见有代表性的药引。草木枝叶花类如灯心、薄荷、藿梗、甘草、竹叶、桑枝、香附、石斛、芦根、桑叶、荷梗、菊花、银花、竹茹等。瓜果种仁菜食类如瓜蒌、金果榄、乌梅、杏仁泥、薏苡仁、小枣肉、龙眼肉、秋梨、山楂、鲜姜、香蕈、冬笋尖等。金石类如代赭石、白矾、伏龙肝、元明粉、磁石、朱砂等。虫介角类：地龙肉、生牡蛎、羚羊角等。加工类：柿霜、神曲、午时茶等。

其次，药引使用多寡不一。常以单味药为药引，也有用两味药、三味药或多味药作药引者。

单味药引：这种情况在清宫医案中较多见。例如光绪皇帝肝肾素亏，常有耳聋之苦，御医所拟治耳聋方由生地、白芍、怀牛膝、丹皮、知母、广皮、枳壳、黄柏、泽泻、防风、黑豆皮等药滋阴平肝清火，兼健脾养血祛风除湿，而用活磁石作药引。磁石入肝肾二经，能益肾镇纳、平肝潜阳，可治肝肾阴虚、虚阳上扰之耳聋。此药为引深合中医关于肾开窍于耳、肾虚则耳聋等理论。又如道光四年十二月十九日，全贵妃患肺病咳嗽，脉息滑数，身热咽痛，御医张永清等诊为“火烁肺金之症”，除用羌活、防风、苏梗、生地、麦冬、桔梗、知母、黄芪、甘草等组成清金代茶饮外，并以芦根为引。当时全贵妃妊娠而患咳嗽，用药十分谨慎，除解表止嗽外，侧重养阴退蒸。芦根性味甘寒，入肺经，功能清肺热，生津而不恋邪，故作为药引用于火烁肺金咳嗽之症甚宜。

双味药引：这在一般方书、医案中比较少见，而宫中之医案中却记录有不少这样的例子。例如有一则医案记载：“丽皇贵妃脉息浮弦而滑，昨服疏解正气汤，风凉微解，表症稍减，夜间得寐。惟寒热如疟，胸胁胀闷，痰壅气逆，频频作嗽”，御医李万清认为“此由心肝气郁，挟饮乘风，上舍于肺所致”而用顺气化痰汤佐以宣风理肺之品治疗，除用麻黄、杏仁、桂枝、甘草、生地、当归、白芍、川芎等药外，用木香六分、半夏一钱为引。此方由麻黄汤合四物汤，诸药多为入肺、肝、心经，能发表宣肺、养血补血，而药引两味俱入脾、胃经，盖脾为生痰之源，痰湿恋脾，半夏、木香能燥湿行气化痰，可见这两味药引在此顺气化痰汤中起重要作用，而且对于痰壅气逆、胸胁胀闷等症亦为不可缺少之药。又如乾隆三十八年正月初八日，绵志阿哥患天花已三天，御医蔡世俊等用活血助长汤调治，方用生地、当归、丹皮、陈皮、牛蒡子、赤芍、川芎、南楂、连翘、僵蚕、白芷、紫草等药，滋阴养血、清热解毒、疏表透疹。另用香蕈三片、冬笋尖三个作药引。这两种药引都具有升发、“向上”之性，在本方中作药引既可助透疹发表，又可作热病后之营养调补。

多味药引：用三、四味药作药引，这在一般方书、医案中是极少见的。光绪三十三年的《本库用药账》中记有一方以红枣四个、杭芍四钱、熟地五分为药引，三药分别入脾、肝、心等经，能补脾养营、补血益阴，用于营血、气阴虚损者大有助益。宣统五年四月十六日(宫中纪年，下同)端康皇贵妃(即瑾妃)患“咳嗽、头闷、中满、口渴、体倦”等症，御医石国庆拟舒肝理肺、清解止嗽之法调理，药用前胡、川芎、麦冬、瓜蒌、半夏曲、杏仁、桑皮、枳壳、橘红、苏子、浙贝、甘草等，以酒条芩三钱、苦桔梗二钱、鲜姜一片为药引。三药俱能入肺经，辛开苦降，调理气机，对于理肺止嗽发挥重要作用。宣统十一年四月初七日端康皇贵妃又患“肝经气道欠调”之症，御医赵文魁等诊之，“拟用和肝清热活络法治疗”，方中药引为羚羊一钱五分(先煎)、橘络三钱、胆星二钱。三味药引能清泻肝胆实火而又疏肝和络、调畅气机，故用治肝经之病，与“和肝清热活络”之治则甚为相宜。慈禧太后素有脾胃之疾，医方中有用焦三仙为药引，以开胃消食。光绪二十四年六月二十二日，也就是戊戌变法的“百日维新”之第十二天，光绪皇帝的脉案记载着他“消化仍慢，中脘有时嘈杂，耳鸣烘烘，面上疙瘩未消，多言劳乏，气促壅闷，有时咳嗽，手仍发胀，睡卧沉实则腰痛较甚，身体软弱，懒于行动，腿踝痠痛，筋脉不和”，御医庄守和等面对此繁杂症状，用益气养胃健脾饮调理以培补后天之根本，兼用滋肾养肝宁心等药，并用金毛狗脊三钱、宣木瓜三钱、炒谷芽三钱、竹茹二钱为药引。四味药引分别有壮腰健肾、祛湿舒筋、健脾开胃消食、清热和胃等功效，以入脾、胃经为主，兼有入肝、肾、肺经者。可见使用多味药引是针对病情复杂、涉及脏腑较多者，有利于全面照顾调治。

药引发挥不同的作用。从前面的例子中已可看出，药引在不同方中所起的作用虽在“引经报使”方面有其相同的意义，但又各发挥其不同的具体作用，有的是加强基本治则的效果，有的是照顾复杂病情，也有的兼有调味或滋补作用，后者亦为宫中药引的特色。药引调味即用来矫正药味，有用芳香理气之品，如砂仁、陈皮等，较多用的是甘甜之品，如蜂蜜、红枣、甘草等。道光二年六月十九日和妃病“暑湿停滞，受风之症”，“脉息沉实”，“大便未行”，御医崔良玉等诊为“由燥滞过盛”所致，以加味承气汤攻下治疗，并用红蜜一茶匙为药引，除有润肠作用外，又对苦寒之承气汤的药味有一定的矫正调味作用。有滋补作用的药引除蜂蜜、红枣之外，还有香蕈、冬笋以及燕窝这样的高级营养品。例如嘉庆年间的医案中，御医苏钰等诊五阿哥“天花七朝”，“议用养血保浆饮”治疗，其药引用燕窝三钱。燕窝功能养阴润燥，益气补中，《本草求真》称其“为药中至平至美之味”。本案中可能取其养阴作用，以益于病体之恢复。

特殊药引种种。宫中医案中还有一些通常临床极少应用，古今方书、医案中亦甚罕见的药引，可以分为以下几类。

成药为药引。如光绪三十二年二月十三日，慈禧太后“脉息左关稍弦，右寸关沉滑。胃气壅滞，头目不爽”，御医庄守和等拟升清降浊之法调理，用枳壳、厚朴、元明粉、甘草四药，引用一捻金八分，水煎服。一捻金原为小儿常用之成药，《清太医院配方》小儿门有小儿一捻金。此药能清热通滞，给西太后服用当是为治其中州阻滞、气机不得升降之症。有一次瑾妃病重，“脉息左关弦细，右寸关沉伏，抽搐未止，痰涎壅盛，气息尚闭，神识不清，仍觉筋惕肉颤”，御医张仲元等会诊后急用调肝化痰止抽之法调治，其中以“琥珀抱龙丸一丸煎”为引。《清太医院配方》小儿门有朱黄琥珀抱龙丸方，有镇静安神、化痰止抽功效。此丸为药引，有化痰止抽之力，与立法一致。医案中还有以益元散等成药为药引入煎的记载。

贵重药引。皇帝及后妃等医案中还可见到某些价格昂贵的特异药引，除前已述之燕窝外，还有以赤金为药引者。乾隆皇帝在六十三年十二月十日至十二日，有“心气不足”，“神气恍惚，梦寐不宁”，“少寐不宁有热”等症，御医沙惟一等“议用镇阴育神汤”及其加减治疗，两次方中均“用赤金一两同煎”为药引。赤金作为一种药能入心经，有镇惊安神宁心之效。乾隆经服药治疗，十六日脉案称“心气安宁”，大约是药已见效。以赤金为药引虽不能否认真可能的治疗功效，但平民百姓又有谁能用得起？不用赤金而以其他镇心安神药为引大约也能取效。所以此类药引当有显示帝王之尊贵显赫之意。

虫类药引。如光绪皇帝在某年三月曾因“湿热下行于经络，致作足跟疼痛”，“上蒸湿热则作耳鸣”，“运行滞塞，转疏迟化”，御医郑敏书拟方用石菖蒲、赤苓、杜仲、菟丝子、宣木瓜、茵陈、牛膝、丝瓜络、石决明、黑栀仁等药以利湿清热、疏肝活络，而药引用“蚯蚓一钱土炒”，更能入肝经，而清热通络。蚯蚓即地龙，性味咸寒而又降泄，能入肝经，又善走窜钻穴，故能清肝热、熄肝风，又能活络而通窍，治光绪湿热足跟痛、耳鸣等症是很相宜的。此种泥土中钻行的蠕虫，一般认为是肮脏龌龊之物，不常作为药引用，而御医竟用之为皇帝的药引，可见其遵循中医药基本理论而又以疗效为重的特点。在其他的宫中医方中亦见有以“地龙肉二钱”为药引者。

人的排泄物作药引。如道光皇帝的全妃(即后来的孝全成皇后)在道光三年十二月初二日，因“半产之症”，“腹胁疼痛恶露渐行”，“脉息缓涩”，御医张永清等拟生化汤调治，药用川芎、桃仁、山楂炭、全当归、红花、香附米、炮姜、益母草、泽兰、炙甘草等，“引用老酒、童便各半盅兑服”。让皇帝的宠妃服一般人认为龌龊不堪入口的童便作药引，这是因为中医学认为此药有"止血消瘀"的功效。由此可见对疗效之追求确是宫中御医诊病处方的基本宗旨。至初三日之未刻及酉刻，全妃所服之药也均以童便为引，初四日以后即恶露得去。不可否认，这样取得良好疗效的医方中，特殊药引发挥着重要的作用。

宫中药引还有一个特点，就是常用新鲜的植物药为引。医案中常见者如鲜姜、鲜荷叶、鲜银花、鲜青果等。例如慈禧太后曾因"肝胃欠和，消化较慢，食后嘈杂，眼目不爽"而"以益气和肝法调理"，药用人参、麦冬、五味、羚羊、谷芽，"引用鲜银花"。银花味甘性寒能清火，鲜用还有芳香气味，更增加了药引的特色。

谈谈御医对大黄的应用

张文高

大黄，这是一种公认的苦寒通下、破瘀泻火的猛峻之药。如果说在宫廷中大黄也是一种常用且耗用甚多的药物，甚至于皇帝、后妃等也常使用，不少人可能还难以置信。然而，从大量的宫廷医药资料来看，实际情况确实是如此。据宫中档案记载，同治六年正月初一至三月二十九日的三个月中，外传咀片药共一百三十五味，计重六百九十三斤五两八钱。其中大黄与熟军(熟大黄)合计用九斤，从数量上来看仅次于蜂蜜、灯心、麦冬、神曲、山楂、薄荷、麦芽等七味，列第八位。以后的三个月中，外传咀片药共一百三十一味，计重一千三百四十四斤十五两二钱五分。其中大黄与熟军合计为十九斤四两，占第十位。由此可见大黄在宫中耗用量之大，实在超过一般人的想象。

御医之所以注重使用大黄，是由该药的功效和临床应用，以及宫中帝、后等人患病的某些特点所决定的。本药性寒苦泄，入脾、胃、大肠、心包及肝经，具有泻下通便、攻积导滞，泻火凉血及破血逐瘀通经等功效。早在《神农本草经》中就记载有大黄多方面的功效："主下瘀血，血闭寒热，破癥瘕积聚，留饮宿食，荡涤肠胃，推陈致新，通利水谷，调中化食，安和五脏"。由于大黄有广泛的治疗作用，宫中上至皇帝、太后，下至宫女、太监，不论是花甲老人，或是幼童，凡有里滞内存，或实火血热，或瘀滞经闭等症，御医处方中常以大黄为重要之药。特别是宫中后妃等人，终日饱食肥甘厚味，又四体不勤，很少活动，大多有食滞肠胃，腹胀便秘等症。因此常用大黄通腑导滞以治病，实与御医治疗对象之生活饮食、体质病证的特点有关。

大黄用于攻积导滞、消导通利，在宫中医案中属较多见者。这类医案多属里实之证，御医每以承气汤类方化裁治疗。如嘉庆二十五年三月二十三日，二阿哥福晋因湿热积滞不清，脉息沉实，而服调中化滞汤(制香附、川郁金、枳实、酒军、黄芩、焦芍、厚朴、缩砂仁、楂炭、焦曲、木香、炒栀子、甘草，引用干佛手、灯心，外加元明粉冲服)。当晚脉案记载："服调中化滞汤一服，现已行动，无需再进二服"，改用"补中安胃汤调理"。可见御医在运用通下之剂时注意中病即止，防止伤正。

大黄泻下导滞，效果可靠而迅捷，有谓："大黄气味重浊，直降下行，走而不守，有斩关夺门之力，故号为将军"。宫中御医诊病，凡遇有应用大黄的适应证，不论老幼，纵然是"至尊之体"，亦能放胆使用。光绪三十四年三月，年逾古稀的慈禧太后患病"肝胃气道欠畅，蓄有积热"，而"眼目不爽，食后嘈杂"。御医张仲元拟调胃承气汤(酒军、元明粉、甘草)，予慈禧"水煎数沸，空心温服"。此方清肝火，除积热，驱邪通滞，用之于年高体弱的慈禧，似属张子和所谓："若先论攻其邪，邪去则元气自复也"。年仅六岁的宣统皇帝，在他逊位前不久也曾用过大黄。宣统三年七月二十七日脉案记载："皇上脉息左关沉弦，右关滑而微紧，寒湿稍化，惟胃口壅滞，尚未下行，以致腹中作痛，有时恶心，手心发热，口黏无味，谨以调胃化滞之法调理：

焦楂炭三钱　鸡内金一钱五分　茯苓三钱　熟军一钱五分

引用一捻金一钱五分　水煎服"

由此可见，御医治病不仅谨慎认真，而且精通医理药性，十分注重实效，处方用药每以中病为准，倘有积滞，如大黄之类猛峻药亦应用不忌。可见御医并非只知滋补的平庸之辈。

凡有实热火邪或血热妄行之症，宫中御医也常用大黄治疗，以清热泻火凉血。如光绪朝总管崔玉贵(据说此人即把珍妃投下井者)脉案记载："总管玉贵脉息左寸关弦数，右寸关滑数，伏热在内，肝气上逆，以致午后发热，呛咳胸痛，烦躁口渴，时作鼻衄，拟用泻热降逆之法：

黄连二钱　黄芩三钱　杏仁四钱　酒军四钱

引用白茅根二两，熬汤煎药"

此方系《金匮要略》泻心汤加味，能泻火解毒，化湿泄热，凉血止血，治伏热内炽，迫血妄行之衄血甚为适宜。

宫中还常用大黄于治疗下痢。痢疾古称滞下，多因肠胃滞热，或属湿浊阻滞中州。其治疗方药中常有大黄，以其清热导滞的功效，可治积滞泻痢、里急后重之症。乾隆朝循嫔脉案记载："脉息沉弦，系暑湿留滞凝结，今因外寒所困，以致身热疲软，腹胀满闷，大便下痢，议用香连仓廪汤"，药用羌活、独活、柴胡、苍术、赤芍、厚朴、木香、黄连、生军、槟榔、枳壳。本方除湿清热与行气导滞相结合，有"通因通用"之意，为宫中治湿热痢常用之法。宣统二年五月，总管春恒患外感下痢症："脉息浮滑近数，系胃蓄湿滞，兼受风凉，致成时痢，今用疏解调胃之法调治"，方中有酒军三钱，余有羌活、防风、荆芥、葛根、薄荷、花粉、酒芩、姜朴、枳实、槟榔、生草及鸡内金(药引)。本方能解表清里，治疗外感风凉、内蕴滞热作痢者较宜。此方加减治疗三日即已收效，医案谓："里滞颇化，下痢已止"。

大黄在宫中的另一重要应用是治疗闭经和月经愆期。宫中后妃等人常患月经病，所用调经方中常有大黄。据光绪年间的《老佛爷用药底簿》，大约在慈禧中年后所用的通经甘露丸，其中就有熟军。其用量与当归、莪术、三棱相等，仅次于香附而居第二位，可见大黄被用为通经调经之要药。慈禧所用的另一调经医方"乌金丸"，也含有熟大黄。咸丰朝贞贵妃曾患"荣分未行"、"冲任之脉闭塞"，御医为她配活血通经丸常服，其中也有酒军。乾隆朝禄贵人曾患"肝肺饮热，气道不宣"，治疗后仍"荣分有热"，御医给予"凉膈调荣汤调治"。方中除酒军二钱外，尚有当归、赤芍、丹参、炒栀子、黄芩、连翘、元明粉、枳实、生地、甘草及荷蒂(药引)，有清热活血以调荣的功效。

御医处方中大黄的用量，多是每日二、三钱，有时还要更多些。道光十一年十月十六日至十九日的四天中，祥妃曾用苍术二两，大黄二两，大约每日用大黄量达五钱之多。道光二十八年正月十一日佳贵人的医案中，也有用苍术一两，大黄五钱，配服平安丹的记载。更有甚者，道光十二年十二月初八日，四阿哥"用苍术一两，大黄一两，配平安丹调理"。从对大黄用量的掌握来看，也可见御医中不乏有胆有识之士。

宫中有时还以大黄作为煎剂的药引，这在一般临床是少见的。光绪皇帝有一次患病，

“眩晕时轻时重，口渴耳鸣，左胁微痛，步履无力”，“脉息左部沉弦而细，右寸关沉滑”，御医张仲元等分析，“总缘阳气郁遏，腑气不通所致”，拟“宣郁化滞之法”，除用生杭芍、生桑皮、元参、菊花、瓜蒌仁、甘草、厚朴等药外，“引用元明粉一钱，后煎，酒军一钱五分”。硝、黄为药引，通腑降浊，在本方中起重要作用。光绪二十一年闰五月，与珍妃同被降为贵人的瑾妃，患疟疾经治疗减轻后，曾服滋益化痰健中汤调理，其药引为郁李仁三钱与酒军三钱，可能与其有“大关防下有黏滞”的症状有关。除用于煎剂之外，宫中也常用大黄代茶饮，作为日常调理，有清热、通腑、健胃之效，所用剂量也有大至每日五钱者。

宫中应用大黄还十分注重炮制，就御医处方中所见，有生大黄(生军)、熟大黄(熟军)、酒制大黄(酒军)及大黄炭(军炭)等。《药品辨义》谓：“大黄生用则能速通肠胃，制熟用酒，则性味俱减，仅能缓以润肠。”宫中对大黄的运用符合传统的中药炮制理论，其中较多使用酒军、熟军，而生军、军炭较少用。据近年的药理研究，生大黄小剂量即有明显的泻下作用，内服后很快出现泻下，次数较多，以稀便为主；酒炒、醋炒大黄泻下效力降低 30%左右；酒制大黄(熟军)泻下效力降低 95%左右，且泻下出现时间明显延长，次数明显减少，多为软便，但其抑菌效力与生品相近，且无服生大黄后所引起的恶心、呕吐、腹痛等副作用；大黄炭几乎无泻下作用。大黄炮制品泻下效力的变化，与所含泻下活性物质番泻甙等对热不稳定有关。据研究，大黄及其炮制品无论泻下效力强弱，在同等剂量下，其泻下物干重基本一致，且随给药剂量加大而泻下物增多。因此酒军、熟军等既缓和泻下，减少副作用，又同样可达到排除肠内积滞或清热解毒消炎抑菌的目的。御医习用这两种大黄炮制品，对于体质较虚弱或慢性病而经常服药者更为适宜。从大黄炮制品的应用也可见御医用药之妙。

清代宫廷中还常用一些以大黄为主药的成药，最有代表性的有清麟丸、九制大黄丸、三黄丸等。

清麟丸甚受宫中推崇，《清太医院配方》谓：“此药清气安神，专治男妇老幼三焦积热，五脏伏火，风热上攻，头目疼痛，咽喉不清，痰火吼喘，口燥舌干，脏腑积滞，二便不利，鼻口生疮，牙疼耳聋，嘈杂恶心，红白痢疾，鼻血溺血，肠红下血，热嗽痰实，宿酒停毒，胸膈不开，风瘫蛊胀，一切诸症，并皆治之。每服三钱，随症调引”。宫中配制此丸，是用生大黄经复杂的炮制而得，要经过黄酒蒸、黑豆汁蒸、绿豆汁蒸、桃叶汁蒸、厚朴熬汁蒸、灰头菜汁蒸、麦芽熬汁蒸、香附熬汁蒸、车前草汁蒸、白术熬汁蒸、桑叶汁蒸、陈皮熬汁蒸、半夏熬汁蒸、牛乳蒸，每次蒸用汁浸一宿，计蒸十四次，蒸时均用松柏枝铺甑底，一次一换。新松柏枝蒸毕，晒干为细末，炼蜜和丸，每年春夏间可配。如此制法亦载于宫中《丸药配方档》。目前市售的清宁丸，按《全国中成药处方集》所载“北京方”，与宫中配方基本一致，但其炮制方法却要较宫中简化得多。如果遵照宫中方法配制，也许能更发挥其特异功效，值得深入研究。

据《清太医院配方》及《丸药配方档》所载，九制香附丸由熟军、当归、火麻仁，用黄酒制，蜜和丸。据称：“此药润脏腑，滋血脉，祛风痰，消滞火，调理肠胃，壅积痰滞，郁结不散，聚块疼痛，燥热不通，三焦火盛，呕吐噎膈，宿酒宿食，不能消化，并皆治之”。又谓：“服经一月，痰滞尽消，精神爽健，夏月无困；三月耳目聪明，饮食多增；服经一年，百病消除”。此说似有夸张不实之词，但大黄制剂可祛病保健并非不可信。山东省阳谷县有一位从事中医临床五十余年的赵凤金老大夫，在接近老年期后二十余年，每月坚持服清宁丸 30~150 克。据称，不仅能防病治病，“同时，对于增加食量，调和气血，健壮体质，亦收到意料不到的良好效果”。这位老中医认为大黄能通腑降浊，增进食欲；抗菌、抗病毒，增强免疫功能；调和气血，疏通经络，因而可做为老年抗衰延龄的药饵。近来焦东海等报告，经研究表明大黄能显著延长高脂血症豚鼠的寿命，似有延长致癌鼠寿命的趋向，对人体免疫功能有调节作用，能降低高胆固醇及高β-脂蛋白血症。可见，大黄制剂的抗衰延年作用是有其药理基础的。

宫中还有一种三黄丸，是由大黄、黄芩、黄柏等量，共研细末，水泛和丸。《清太医院配方》称本药“治三焦积热，咽喉肿闭，口舌生疮，心膈烦躁，小便赤涩，大便秘结；或平日过用辛热厚味，以致脾胃积滞，诸火上炎，一切实热有余之火，并皆治之”。古方有三黄丸，如《千金翼》卷十九方，《太平惠民和剂局方》卷六方及《银海精微》卷上方，皆由大黄、黄连、黄芩三味药组成，其药味都与《金匮要略》泻心汤相同。清宫三黄丸则易黄连为黄柏，其泻三焦之火的功效基本一致。

清代宫中这几种以大黄为重要成分的丸药，主要适用于各种实热积滞便秘等症，对于气虚滑泻者或孕妇均不宜服。服用成药也要以辨证施治原则为指导，这是应引起我们特别重视的。

纵观清代宫廷医案中大黄的应用，其范围之广泛，炮制之讲究，剂量之斟酌，用法之多样，临症之配伍，均有其独特的经验。通腑泻下法的运用也成为清代宫廷医药的重要特色之一。由此可知，御医在宫中治病决非囿于滋补一端，而是崇尚实效，颇具水平。这些都值得我们借鉴，并从临床和基础研究两方面深入探讨。从宫中运用大黄的经验来看，本药不愧为历代医家所推崇的一味“出将入相”的良药，明代著名医家张景岳将大黄与附子列为“乱世之良将”，与“治世之良相”人参、熟地共称“药中之四维”。认为“病而至于可畏，势非庸庸所济者，非此四物不可”，这是颇有见地的。但是，临床运用大黄时，还应特别注意病之虚实和禀赋体质等因素。《本草崇原》谓：“西北之人，土气敦厚，阳气伏藏，重用大黄，能养阴而不破泄。东南之人，土气虚浮，阳气外泄，稍用大黄，即伤脾胃，此五方五土之有不同也。又总察四方之人，凡禀气厚实，积热留中，大黄能养阴而推陈致新，用之可也。若素禀虚寒，虽据证当用大黄，亦宜量其人而酌减，此因禀质之有不同也”。结合御医们的实践经验，可知正确运用大黄的关键在于注重辨证，且又有胆有识。有谓：“治者不可畏而不用，亦不可忽而妄用”很值得我们体味。

具有降脂减肥效用之清宫仙药茶

李春生

清宫仙药茶源出于《太医院秘藏丸散丹膏方剂》珍本。在清代乾隆、嘉庆、道光、咸丰、同治各朝的宫廷内，均被广为采用。现存之嘉庆皇帝的莹嫔《脉案》中，此方曾八次出现。道光帝、后，慈禧太后，以及宫廷内外之王公大臣等，亦皆服过此方。因它对于喜食肥甘、思虑过度、四体不勤的封建统治者，具有减肥消滞、化浊和中、开郁通脉的效果，同时味道爽口，服用简便，所以在禁中一度享有盛誉。

中医研究院西苑医院的研究人员对清宫仙药茶进行了为期四个月的临床治疗观察。接受治疗的大都是老年前期和老年期的病人，他们患有单纯性肥胖症和高脂血症，由于先前应用多种办法减肥降脂疗效不佳而来求治。研究人员将清宫仙药茶按配方制成粗末，每日二十克，开水泡茶，让病人酌量频饮，与日常饮茶相同。服药期间，饮食照旧。疗程期满，六十三例病人在使体重下降、腹围减少、血脂降低等方面，大多有较好的疗效。尤其对降低血β-脂蛋白效果最好，同以安妥明做对照组的病例相比，两组差异很显著($P<0.05$)，从而证实清宫仙药茶在临床上确有降脂减肥的效验。其中一例六十三岁之男性病人，饮仙药茶以前，自述全身疲乏，常有憋气、心慌及轻度胸痛。饮此茶两月后，疲乏之感显著减轻，胸痛消失，憋气和心慌仅偶尔出现。同时，体重由73公斤降至68公斤，腹围由90.5厘米减至84厘米，血β-脂蛋白由725毫克%降至455毫克%，血甘油三酯由285.3毫克%降至222.58毫克%。类似的病例还有不少，因无毒性和不良反应，故深受患者的欢迎。

应用静脉注射高胆固醇脂肪乳剂，快速形成家兔高脂血症模型，观察验证清宫仙药茶的作用。发现自注射乳剂后二十四小时，观察各组血清的混浊度：蒸馏水对照组90%混浊，仙药茶组30%混浊，安妥明组80%混浊，前两组之间差别非常显著($P<0.01$)。注射乳剂后48小时，仙药茶组的血清已全部恢复透明，而对照组仍有70%混浊、安妥明组仍有50%混浊，直到第三与第四天，才恢复透明，故认为本实验可以说明仙药茶能加速脂肪的廓清。当注入乳剂后，对照组引起血清混浊，经正常代谢，约三至四天后才使血清透明。而仙药茶组，似可促进脂蛋白脂肪酶的活性，促使脂肪廓清加速进行，所以给予家兔注射大量的高胆固醇脂肪乳剂，全部血清在二十四小时后很快地转为清彻透明。另外，仙药茶对于降低血清总胆固醇和甘油三酯也有一定的作用。这一结果说明，清宫仙药茶可以作为喜食脂肪食物的人群的降脂剂，如在进食肥甘肉食后饮用此茶，于人体很有裨益。

清宫仙药茶由药物与上等茶叶混合，经过特殊加工制成。

茶叶与药物混合，相传始于南北朝及唐代。当时南方人献纳宫茶，往往夹杂着很多树叶，继而发现掺杂楠芽、枸杞芽、枇杷芽的茶叶，治疗被称为“风疾”的脑血管病及其后遗症疗效很好，自此开始创用药茶。明代药物学家李时珍引用陶宏景注苦茶云：“酉阳、武昌、庐江、晋陵皆有好茗(茗为茶的别名)，……凡所饮物，有茗及木叶，天门冬苗，菝葜叶，皆益人。”说明茶叶与药物配伍，可起协同作用，功效较单纯用茶叶更佳。所以后世以姜茶止泻痢，葱茶通便秘，百药煎配茶疗大便下血，白僵蚕入茶治痰嗽喘息。清宫仙药茶中的配伍药有紫苏叶、石菖蒲、泽泻丝、山楂丝等近十种。紫苏、菖蒲富含芳香挥发油，能散风发汗，祛暑除温，理气活血，豁痰开窍；泽泻、山楂富含降脂成分，能渗湿利尿，通脉消食，减轻体重，降低血脂。特别是泽泻，《神农本草经》列入上品，认为久服，可“轻身面生光”，故其减肥之力尤强。中医医书指出，肥胖的病人常多湿多痰，血脉流行不畅。我们观察到的高脂血症也有相似特点。所以泡服含有上述药物成分的仙药茶，既能使湿祛痰除，又能使血脉畅行，从而收到显著降脂减肥效果。另外，茶叶的兴奋与菖蒲的镇静相结合，利于调节大脑的平衡状态。诸药能杀灭和抑制肠道腐败菌及致病菌，促进消化液的分泌，阻滞脂肪类物质的吸收，制止胃肠异常发酵，从而减少了消化道内毒素的产生，减轻了有毒物质对人体的侵害，也会起到减肥降脂和类似酸乳的保健延寿作用。

仙药茶不仅具有上述特长，据清宫《脉案》记载，它还用于感冒、伤暑引起的发冷发烧、头痛身疼，以及病后消化不良，胸膈饱满，恶心呕吐等症。使用时，如果感冒较重，宜加服藿香正气丸；如果食滞显著，宜加服保和丸。

总而言之，清宫仙药茶确是一种家庭四季必备的良药，人到老年，更不可少。有降脂减肥及其他需求者，可以一试。

抗老美容佳酿——清宫玉容葆春酒

李春生

东汉以来，人们发现某些动植物药竟有抗老驻颜的效果，服之虽不能“成仙”“得道”，但与前一代人相比，还是多活了若干年。有的甚至“春秋百岁”，而“动作不衰”。如唐代的医学家孙思邈，活了一百零二岁，尚在著书立说；清代的乾隆皇帝弘历，活了八十九岁，仍能“圣脉安和”。他们长寿的原因当然涉及多个方面，但长期服用抗老医方，似亦不能忽略。值得注意的是，不少抗老医方，都以“酒”作为剂型而出现，如孙思邈《千金方》的枸杞酒、地黄酒、茯苓酥、造草酥，李时珍《本草纲目》中的长松酒、逡巡酒、桑椹酒、蜜酒，清宫配方中的龟龄酒、松龄太平春酒、椿龄益寿药酒等，俯拾皆是。清宫玉容葆春酒，则系慈禧太后喜爱的抗老增年、美容玉面酒剂中的一枝奇葩。

中国中医研究院西苑医院老年医学及清宫医案研究室，同河南省商丘林河酒厂合作，为满足国内外人士抗老美容的善良愿望和要求，经过共同努力，使湮没了将近一个世纪的清宫玉容葆春酒珍品，终得展现于市肆之内，服务于广大群众。

新上市的清宫玉容葆春酒，是一种晶莹剔透的琥珀色液体，乙醇含量为26度。它具有浓香型大曲酒的醇香、协调的植物药香和花果香味。质地纯净，醇香得体，略带粘性，挂杯不落。酒质清，开瓶香，入口绵，落喉甜，回味久，饮后畅，口感清淡甘爽，给人以美的意境和享受。

清宫玉容葆春酒含西洋参、枸杞、黄精、当归、合欢皮、佛手柑等中草药成分，以河南名酒林河大曲为基础酒，遵照传统工艺酿制，自然陈化，精心勾兑而成。祖国医学认为，洋参、黄精、归、杞之类，长于补益气血，滋养肝肾，有能使“阴精所奉其人寿”的作用；合欢、佛手、醇酒之属，擅于安神解郁，和胃和血，具备着祛邪扶正止诸痛之功效。诸药配伍，可使五脏受荫，六腑调和，阴平阳秘，气血流畅，身体康强，从而产生抗老驻颜、葆容润肤的效能。现代医学研究证实，西洋参含人参皂甙，动物实验时，对大脑有镇静作用，对生命中枢则有中度兴奋作用。黄精的浸出物能降低血糖和血压。枸杞所含的甜菜碱可对抗脂肪肝的形成。当归提取物能抑制动脉粥样硬化斑块的形成，镇静大脑，提高全身代谢，纠正维生素E缺乏所致的皮肤老年斑沉着等症状。佛手提取物对离体大鼠肠管有明显抑制作用，并能迅速缓解氨甲酰胆碱所致之胃和胆囊张力增加。低浓度白酒能增加胃的吸收机能，扩张皮肤血管，使皮肤发红而有温暖感。这些药物对伴随增龄而产生的新陈代谢紊乱，以及中、青年女性的内分泌紊乱，内环境失调等，都起一定调节作用。因此，它能够产生补益强壮、美容光颜的效果。

为了证明清宫玉容葆春酒补益强壮效应的可靠性，1983年6~10月，西苑医院曾用此酒对127例患有慢性虚弱证候的受试者进行了临床观察。观察对象均为干部和工人，随机分为治疗组与对照组。治疗组服用清宫玉容葆春酒，对照组服用林河大曲酒，每次5~10毫升，一日三次，30天为一疗程。治疗前后记录体力、精神、食欲、睡眠四项见症，以及体重、血压、舌苔、脉象等，并评定总的疗效。疗程结束后，治疗组疗效显著优于对照组（x^2=42.02，P<0.001）。服用清宫玉容葆春酒者，未发现血压增高、脉搏加速、舌红苔黄、以及增肥现象。该组受试者多数反映，饮酒后全身轻松，体力增强，食欲增进，睡眠增加，

夜不作梦。还有人原来存在头痛、头晕、胃痛、两肩胛痠痛、关节凉麻、以及痛经等症状，服药后亦获得不同程度的改善。一位 44 岁的女工人韩某，服酒前自述近两年体力不佳，疲劳感显著，精神倦怠，懒于动作。饮酒后突出的效验是“体力明显增强”。她说：“服第四瓶酒后，正巧去游泳。去年同期游五十米还嫌费力，今年一气连续游二百米。”认为此酒补益强壮效果满意。

为了保证饮用安全，西苑医院基础研究室药理组对清宫玉容葆春酒进行了急性毒性实验。测定结果表明，此酒急性毒性极低，一个人一次服用 18 750 毫升(合 37.5 斤)酒内所含的药物，不会发生中毒。又，此酒内不含有毒的动植物药，也不含金石类“好颜色，变白不老”药物，亦没有蓄积中毒的后患。因此，作为保健药酒，定量饮用是安全的。

清宫玉容葆春酒的饮用方法是：用于治疗时，每日三次，每次 15~30 毫升，饭后饮服。用于保健、小酌、佐餐、喜庆或团圆宴席，则不受限制。此酒保持了清宫佳酿风格，气味纯正，很适合男女老幼长期服用。

清宫玉容葆春酒 1983 年秋季参加了广州交易会。1984 年春季在河南省被评为优秀产品，参加了在京举办的全国酒类展销会。受到外商和广大消费者的欢迎。

关于头发的保护

张文高

头发，不仅起着保护头颅的作用，对于人们的仪表美容也有着极重要的影响。当然，在封建王朝时代，一般劳苦的人们，对自己头上的十余万根头发，并不会有过分的兴趣。但对于处在“至尊”之位的帝、后，对这些每根只有 0.05~0.125 毫米粗的头发，却是极为重视的，因为一缕青丝，不仅反映了他(她)们的健康状况，更影响着他(她)们的仪容。在现存清代宫廷医药档案中，也确实保存着慈禧、光绪用于头发的若干药方。

其中令发易长方，是用东行枣根之蒸出物涂发；或用桑叶、麻叶煮水洗，有令发不落方是用榧子、核桃、侧柏叶捣烂，泡雪水内，梳头(详见《慈禧光绪医方选议》，中华书局，1981 年)。

这些医方是否确有令发易长之效，今人尚未作实际观察。但宫廷中竟相用之，或有定效验。

中医学认为，肾之华在发，发为血余。《素问·上古天真论》曰：“丈夫八岁肾气实，发长齿更”，“五八肾气衰，发堕齿槁”。明代李梴《医学入门》指出，血盛则发润，血衰则发衰。隋代巢元方《诸病源候论》曰：“若血盛则荣于头发，故须发美，若血气衰弱，经脉虚竭，不能荣润，故须发秃落”。巢氏还指出，常梳头可使“血液不滞，发根常牢”。血热也能造成发落，元代张从政《儒门事亲》谓，人年少发早白落或白屑者，此血热而太过也。《医学入门》还认为，胆合膀胱，上荣毛发，风气盛则焦燥，汁竭则枯也。从上述认识出发，欲令发易长，当据不同情况，施补肾、养血、活血、凉血或祛风之法。

或谓御医为太后、皇帝的头发冥思苦想拟方以邀功，其实，古代医书也有记载，唐代孙思邈所著《备急千金要方》卷十三，载治秃顶又方：“东行枣根长三尺，以中央安甑，中心蒸之，以器承两头汁，涂头发即生”，并附注：“《肘后》作桑根”。该书载须发堕落令生长又方：“麻叶 桑叶 右二味以泔煮，去滓，沐发七遍，长六尺”。前方又收入《太平圣惠方》等书，后方亦收入《本草纲目》等书。此即一般医生令发易长方之一般来源。

发之易落与否，亦主要在于肾精、气血之充实与否。若肾衰、血虚，或血热，或头脂过多，或生虫生癣，均使头发易脱落。医方中有用榧子、核桃、侧柏叶等。

古代医书中用辛温芳香药于生发、乌发亦多有记载，如《备急千金方》中即有用零陵香、细辛、白芷、藿香、辛夷、蜀椒、丁香、甘松香等，《医方类聚》载有生发作用的生秃乌云油和金珠绿云油，亦有白芷、零陵香、川椒、沉香、丁香等药，系将药浸于油中，取油擦头上，近于今日之头油。

以上均系保护头发促其正常生长的外治用方，至于内服药治疗，宫中多以滋肾养肝、生精补血等法，与外治用药有所不同。另外值得一提的是，清代宫廷中亦使用中药染须发，如有“天下乌须第一方”者。我国古代医书中也早有许多染发方的记载，大大早于近代的化学染发法。成书于公元七世纪中期的《备急千金要方》卷十三便有“染须发方”。

社会发展至今日，人们对于仪表美容的要求更高了。研究如何使头发易长、不易落，保持其健康润泽之姿色，已受到医药及化妆品工作者的重视。无疑，从祖国医药学的宝库，包括清代宫廷医学的经验中，将有不少值得参考学习借鉴之处。

漫话美容

张文高

清代末期，统治国家达四十八年之久的慈禧太后那拉氏，是极重视化妆美容的，这是她穷奢极侈的腐化生活中的重要内容。据说，慈禧起床后的第一件大事就是化妆，睡觉前所必须做的事情——往脸上搽花汁、蛋清之类，也是为了美容。传闻慈禧曾自言自语地说：“人为什么要老呢？倘若永葆青春，该多么美啊！”传说她为此而几十年不间断地服珍珠粉和人乳，随时施用各种美容化妆品，即便出巡时，也还在轿子里涂脂抹粉。慈禧的美容化妆，更十分借重于中药的作用，御医也为此费尽了心机。慈禧嫩面润肌泽肤美容的中药方中颇得重视的有加减玉容散、沤子方等。

玉容散之来源，首先当推由清政府组织编写的《医宗金鉴》。本书之《外科心法要诀》卷六十三载有玉容散方，由白牵牛、团粉、白敛、白细辛、甘松、白鸽粪、白芨、白莲蕊、白芷、白术、白僵蚕、白茯苓、荆芥、独活、羌活、白附子、鹰条白、白扁豆、防风、白丁香等二十味药组成。《医宗金鉴》指出，皮肤黧黑斑“由忧思抑郁，血弱不华，火燥结滞而生于面上，妇女多有之。宜以玉容散早晚洗之，常用美玉磨之，久久渐退而愈。”据说慈禧也常用一根短而圆的玉尺在脸上滚来滚去，以磨掉皱纹。此法与《医宗金鉴》用美玉磨面以祛黧黑斑均属按摩美容之法。

较《医宗金鉴》玉容散更早的类似的美容药方，有《外科正宗》卷四的玉容丸。该书刊于1617年，较刊于1742年的《医宗金鉴》早一个多世纪。玉容丸由甘松、山柰、细辛、白芷、白敛、白芨、防风、荆芥、僵蚕、栀子、藁本、天麻、羌活、独活、密陀僧、枯矾、檀香、川椒、菊花、大枣诸药为末，与皂角同槌作丸，早、晚擦洗患处。主治雀斑、粉刺及皮肤粗糙。

慈禧所用美容药方还有沤子方。用防风、白芷、茯苓、白芨、白附子等组成(详见《慈禧光绪医方选议》，中华书局，1981 年)。据分析，“沤子”为化妆美容之代称，凡化妆美容用方药，常以膏霜收贮，其状稀稠，犹如水泡，故以“沤子”名之。又据司马相如《上林赋》：“芬香沤郁，酷烈淑郁”可佐证沤子方即为嫩面美容方。此方之药物组成与玉容散、丸及清宫诸玉容方多有相似相同之处，推测其功效、主治亦当类似，唯其制备方法稍异，用白蜜者更有滋养濡润肌肤之效。慈禧太后重视中药美容制剂和化妆品的使用，亦收到一些功效，据说当她年近古稀之时，与同年龄老年妇女相比，外貌显得年轻，看来如四十许。当然，药物对躯壳的作用，抗拒不了衰老的规律。

中药美容制剂在历代宫廷中都甚受重视。在元代的《御药院方》中，就有“无皂角洗面药”、七白膏、御前洗面药、玉容散(两方)、神仙玉女粉、钟乳粉散、皇后洗面药等方，其药物组成及功用与几个世纪以后的清宫玉容诸方比较多有类似之处。

如果追溯我国将中药用于美容化妆的历史，那就更为久远了。据说在殷纣王时期，就已用燕地生产的红兰花叶，捣汁，凝作脂来饰面，称为“燕支”，即胭脂。春秋战国时期已使用粉黛、胭脂、兰膏等美容化妆品，其制作原料多取自中药。至于本文前述嫩面润肤祛斑的“玉容”方药，在唐代孙思邈的《备急千金要方》中就已有非常丰富的记载。该书介绍用于“洗手面”，“令白净悦泽”的“澡豆方”由白芷、白术、白鲜皮、白敛、白附子、白茯苓、羌活、芎䓖等十九味药制成；“玉屑面脂方”由玉屑、白附子、白茯苓、青木香、葳蕤、白术、白僵蚕、密陀僧、甘松香、白檀、芎䓖、细辛等三十三味药组成；“令人面白净悦泽方”由白敛、白附子、白术、白芷、藁本、猪胰等六味药组方。该书还有一首“治面黑不净，澡豆洗手面方”，包括有白藓皮、白僵蚕、芎䓖、白芷、白附子、鹰屎白、甘松香、鸡子白、白檀香、白术等二十味药，其中不少药在《医宗金鉴》玉容散和慈禧所用加减玉容散中也得到重用。由此可见，早在唐代即对中药美容制剂有相当的实践和理性认识，在此基础上，在以后的一千多年里又不断有所丰富和发展，并尤受历代宫廷医药学的重视。

对如此丰富的中医美容方药制剂，特别是宫廷美容药方，如加以认真分析研究，将能在理论、方药运用和剂型等方面，得到许多规律性的认识。最近，有人从古代医著中收集到一千多个美容药方，涉及的中药约三百种。分析结果，以理血药、理气药、燥湿药和祛风药占的比例最大。

谈药物香皂

张文高

在慈禧太后和光绪皇帝所使用的美容化妆品之中，最常使用的当属“香肥皂”。这种宫廷用香皂，也是御医们的杰作，其中加入了若干适当的中药，因而不但能洗涤皮肤祛除污垢，尚有滋润营养皮肤，护肤保健除痒等功效。很可能正是由于如此特异的功效，慈禧、光绪对这种中药香皂特别垂青，宫廷医药档案资料中也有许多记载。

翻开光绪年间的《流水出入药账》，可以看到不少关于“加味香肥皂”的记录，例如：

“光绪三十年二月十一日，谦和传收加味香肥皂一料，二钱一锭，一千六百二十六锭。”

当日，“赏总管莲英加味香肥皂一百锭。”

同年，“二月十七日，上用加味香肥皂十五锭。”

同年，“三月十三日，上用加味香肥皂四锭，沐浴用。”

同年，“四月十二日，赏二格格、四格格加味香肥皂各一锭。”

当年的记载还有，光绪皇帝五月十二日用加味香肥皂一匣，七月十九日用加味香肥皂十锭，七月二十五日、八月七日又各用十锭……。

与宫中《流水出入药账》相对照，正是此方所配的一料加味香肥皂，计一千六百余锭，除光绪和慈禧使用外，还被用来作为赏赐的珍品。其中赏李莲英多达一百锭，也可见这个狡诈的总管太监多么受到慈禧的宠爱。

人们的皮肤直接与外界相接触的机会最多，因而容易沾染许多脏物，加之脱落的表皮碎屑，分泌的皮脂，排出的汗液，形成污垢。这些污物积久，不仅影响美容，还会堵塞汗腺，妨碍皮肤的正常新陈代谢和营养，使皮肤容易粗糙衰老。我国人民在洗涤清洁皮肤方面，早就使用皂角和“胰子”。皂角又名皂荚，是豆科植物皂荚的果实，辛温，有小毒，小量内服有开窍祛痰，通便之效，民间则用于洗涤祛污。“胰子”民间原是称用猪胰和猪脂混以天然碱捣成块状用于洗涤之物。早在唐代孙思邈所著《备急千金要方》中，就载有“以皂荚汤洗面”，该书所载许多洗面净肤药方中，也有不少使用皂荚、猪胰、猪脂、鹅脂或羊脂、羊胰者。可见我国民间用“胰子”、肥皂的历史是很久的。宫廷中所用肥皂，大约也是用类似原料加工制作，祛除油腻污垢，保持皮肤清洁，当是宫廷肥皂的首要的作用。除此之外，宫廷之中，特别是帝、后、太后等人，更要求讲究美容嫩面玉肤，还要求洗后留有香气。这就促使御医选用中药配制香肥皂和加味香肥皂，这种兼有护肤美容功效的中药香皂，可算作一种中药美容制品，也是一种中医药的新剂型。

加味香肥皂方中，多数属芳香类中药，含有较多的挥发油，如檀香、排草(即排香草)、广零(即广陵零香)等都有浓烈的香气，用之洗沐，不仅涤垢祛污辟秽，还能留下清雅持久的幽香。《本草纲目》载有“白旃檀涂身”，亦取其清爽可爱，香味隽永。因而各种“檀香皂”多属香皂中之上乘者。其他诸药又有行气、通络、祛风、散寒、消炎解毒等功效，故能通腠理、活血络，散风解毒，消肿止痛止痒。从现代药理研究的结果来分析，某些药物有抑制细菌或真菌，改善循环，消炎镇痛等作用。所以这种中药香皂又可能具有改善皮肤营养，延缓皮肤衰老，润肌护肤、嫩面玉容之效，对皮肤瘙痒症或皮肤慢性炎症也可能有一定的防治作用。由此可见，加味香肥皂受到慈禧、光绪垂青是不无道理的。

加味香肥皂方中多数中药，用于美容玉面外搽洗浴制剂已有千余年历史。早在唐代的《备急千金要方》所载洗面除皯悦泽润腻去皱的方中，就曾使用白僵蚕、丁香、皂荚、甘松香、木香、麝香、零陵香、白檀等药。该书此类方中还常用其他一些芳香药物，如白芷、辛夷、细辛、藿香、芎䓖、沉香、薰陆香等，可见此类药物在中药美容制剂中占有重要地位。《备急千金要方》中载有一首“治面黑不净，澡豆洗手面方”，由白僵蚕、芎䓖、白芷、甘松香、木香、麝香、猪胰、白檀香等二十味，“先以猪胰和面，暴干，然后合诸药，捣末，又以白豆屑二升为散，旦用洗手面，十日色白如雪，三十日如凝脂，神验”，从其成分、制法等方面看来，已具清代宫廷加味香肥皂的雏形。元代《御药院方》中有以大皂角、香白芷、沉香、川芎、细辛、甘松、白檀等十五味药配制“御前洗面药”，明代太医院吏目龚廷贤编《寿世保元》有用独活、白芷、细辛、红豆及肥皂、净糖制的“德州肥皂”，都属芳香中药为主的洗涤美容用品，也可视为宫廷中药香皂的前身。

慈禧和光绪已经死去七十多年了，被他们视为珍品的香肥皂如果如今故宫中尚有收藏的话，也可算是一件历史文物了。清代宫廷医学的整理研究，使这些原为帝王后妃服务的宝贵中医药经验，变为广大人民群众服务的财富。慈禧光绪所用中药香皂和其他美容护肤医方的经验，已与现代护肤用品的研制相结合，作为这种结合的首批丰硕成果——紫禁城牌老年香皂，已经在千千万万个家庭的使用中受到欢迎和称赞。

紫禁城牌老年香皂，是由吉林省辽源市油脂化工厂和中医研究院西苑医院老年医学及清宫医案研究室，根据清代宫廷有关香肥皂及洗涤护肤等方面的经验而合作研制的。这是一种以清代宫廷中药香皂方为基础，以治疗老年人皮肤瘙痒症为主的老年护肤保健香皂。老年人由于其皮肤的生理性和病理性改变，常出现皮肤瘙痒等症状。从中医理论分析其原因，多由体虚感受风邪，留于肌表，营卫不畅，腠理失养，或因湿热内蕴，外溢肌表所致。所以组成此老年香皂的中药，分别选用具有芳香除秽活血通络，芳香理气消肿止痛，疏风除湿及补益助阳润泽肌肤等功效的药物。这样既能祛风除湿止痒、活血消肿解毒，而祛除病邪，解除症状，又能调营卫，补气血，而濡润营养肌肤，延缓皮肤之衰老。从现代的药理研究来看，所选用的中药多有不同程度的抗菌(葡萄球菌、大肠杆菌、真菌等)及消炎作用，某些药物有抗应激作用或性激素样作用，能增强再生过程，促进伤口愈合，有的有活血润肤止痒之效。这样香皂与中药的结合，就可达到既能洗涤祛污，又能治疗护肤的功效。

北京友谊医院等六个医院的皮肤科曾用这种老年香皂治疗 162 例老年性皮肤瘙痒症患者，每周用此香皂洗浴一、二次，经三周以上沐浴，对皮肤瘙痒和皮肤损害的疗效显效率达 53%，总有效率达 92.6%，而用未加中药之对照香皂者，有效率仅 6%，两组比较差异非常显著。临床观察认为，这种老年香皂疗效可靠，无副作用，是一种较好的医用老年保健皂，对中青年人的皮肤瘙痒及皮肤保健也有较好的效用。患者反映本皂外形大方，皂色美观，气味清香而无特殊中药气味，不仅疗效较高，而且洗浴后均感皮肤柔嫩舒适。全国政协常委林海云同志反映：“我常年用冷水洗脸洗手，冬季用普通香皂，手开裂，用老年香皂洗就不裂。”爱新觉罗 · 溥仪(宣统)的胞弟爱新觉罗 · 溥杰先生用了这种老年香皂，认为其香气和宫廷香皂十分相近，只是那时皂型是圆的，皂体较暗，现在的皂色泽好，形状好，并欣然题了“紫禁城”三个字。

宫廷中药香皂和护肤美容医药经验的开发，中药与香皂以及现代科学技术的结合，对于新型洗涤美容化妆品的研制，对于中药特殊剂型的探索，都有积极的意义。慈禧、光绪用过的那种有特异功效的中药香皂和其他中药美容制剂，将会更多地进入国内外市场，更广泛地为普通群众所享用。

清代宫廷的食疗

李春生

食疗，是根据病情或病人的需要，利用特制的饮食物以治疗疾病的方法。它有味道适口，副作用小，适合久服等特点，作为调补最为相宜。

清代宫廷中帝后养尊处优，每餐鱼肉杂陈，脯醢并荐，于生理卫生多有妨碍。致体质孱弱，易病难愈，施治过程中常采用饮食疗法，以改换口味，促进疾病早日康复。例如，慈禧太后中年以后常病脾胃虚弱，大便失调。在她大便溏时，曾用黄芪、山药、莲子熬粥。若因便溏，继发头闷目倦，身肢力软，属脾肺气虚，则煎服人参须五分，老米五钱，以调补脾肺之气。至于上渴下泄，又用绿豆、鲜青果、竹叶、橙子煎服，以生津滋胃。光绪皇帝病后“脉渐舒和”，补益胃弱，以羊肚等加调味品蒸汁。恭亲王奕䜣于临终前服荷叶粥利尿，鸭子汤扶正等，都属于食疗的范畴。

对于某些危急症，除了药治，清宫中也用饮食疗法，看似缓不济急，若用之得当，也有一定效果。

如康熙之御前大臣武英殿赫世亨，于康熙四十六年患痢疾，久治不愈。经御医刘声芳等诊治为“下痢红白，色如鱼脑，里急后重，腰腹疼痛，年老气虚。又兼病后六脉尚大，脉症不宜，其病甚险，恐变虚脱之症”，迭服医药无效，竟致“每讲一、二句话就咳嗽”，“气又有所虚弱”，叩头哭泣，卧于病榻，淹淹待毙。嗣后经康熙特旨，改用饮食疗治，赏食野味，和养胃气。据七月初八日之奏折称：“遵旨即停止服药，由御药房做点稀饭、麞子肉，就菜能喝一小碗。前曾有过一至二次腹泻，亦停止了。说话声也高了，夜间亦能安睡片刻。”十三日又称：“蒙皇上恩赐野味等食调理，自食之后，胃气渐开，六脉稍起，今仍止药，只用饮食调理。”七月十四日李国平等奏称赫世亨病愈，并谓：“奴才我武英殿众人等，均以重病大夫未能治愈，经皇上旨令停药，并赏食麞子肉、鷚(音 liù 馏，为水鷚、云雀、雉鸨之类。)、野鸡、米饭后，均已痊愈。皇恩如此神奇，无不为之惊喜。”其实人以胃气为本，年老体弱之人，久病之后，苦寒交替攻伐，胃气大伤，已难受药，用饮食调养，苏其胃气，深合病机，化源得复，五脏受荫，故虚脱之险证得以挽回。

又如嘉庆二阿哥福晋，于二十五年七月初九日感受暑湿，曾患发热、抽搐、气闭之险症，御医钱松诊为“内热过盛”，而以“西瓜水暂清内热”，药后诸症悉减。盖西瓜善清暑热，有天然白虎汤之誉，用治暑邪所致之高热，效如桴鼓。

慈禧太后临终前一日，也曾用饮食疗法和养胃气。如御医施焕于光绪三十四年十月二十一日所拟之方为：“粳米饭锅巴焙焦，研极细末，陈年火腿骨煅研极细末。二味等分共研匀，以红白糖和淡橘红水调羹，另用乌梅五钱，甘草一钱，煮水徐徐咽之。”此方效否，姑不置论，其在危急大证中尚注意用食疗顾护胃气，确能给人以启迪。

食疗不仅用于治病，还用于防病延寿。乾隆皇帝在这方面最为注意。清宫档案中有一张乾隆十二年十月一日皇帝晚膳的膳单。这张膳单中，除了燕窝鸭子、鹿脯丝、烧狍肉、祭祀猪羊肉等丰肥之物外，还要用紫龙碟呈进蜂蜜一品，捧寿铜胎珐琅碟呈进桂花萝卜一品，供弘历享用。萝卜属于行气消食之物，服之可除滞腻，安脾胃。蜂蜜是著名的延缓衰老食疗之品。

乾隆十二年时，弘历时仅 37 岁，在当时已经很注意服用蜂蜜进行较早的抗衰老治疗，这也许是他能寿臻耄耋的一个原因。除乾隆皇帝之外，慈禧太后那拉氏也非常注意用食疗祛病抗老。据《清朝野史大观·清宫遗闻》记载，“孝钦(即：西太后慈禧)年七十余，望之如四十许人，髮无一茎白者。闻同治间李莲英，曾得大何首乌，献于孝钦，蒸制不如法，融化类粥糜，并汁啜之。相传千年何首乌，九蒸九晒服之，能延年也。”根据清宫脉案记述，此说未可尽信。但慈禧晚年喜服八仙糕，而八仙糕确有健脾补虚强身作用，除疗效食品之外，清宫中盛行的“代茶饮”有一部分也具食疗的意义。道光三年五月末，皇后佟佳氏患肝郁湿热凝结之症未愈，七八月，复伤暑停食，经调治得痊。惟暑湿未清，心烦溲赤，自九月初一日开始，御医郝进喜采用竹心五钱、竹叶一钱代茶，至道光四年六月初十日，间断服 128 剂，使疾病得以好转，若非药物清淡可口，皇后长期服药是难于坚持的。

至于疗效食品中之酒类，清宫大内更是品种繁多，且对色、香、味要求较高，非名酒不用。诸如龟龄酒、松龄太平春酒、莲花白酒、玉容葆春酒、滋肾健脾壮元酒等，大都属于补益强壮美容饮料。长期服用，皆能够给人带来充沛的精力，健美的体魄和无穷的生活乐趣。

清宫代茶饮精华

主　编　陈可冀

编著者(以姓氏汉语拼音排序)

陈可冀　李春生　马晓昌

史大卓　殷苏燕　张文高

周文泉

序

近十余年来，我们在整理研究清代宫廷原始医药档案中，注意到内廷御医颇乐于应用药茶以防治病患，此即宫中所谓之代茶饮也；其品类之多，应用范围之广，出乎我们之始料，可谓丰富多彩，很有探究之必要。

按药茶或代茶饮者，实即以药物、或药物加茶叶，共煎或以开水冲泡以饮用者。始于唐，盛于宋；唐代名医孙思邈门人孟诜以《千金方·食治》为依据，撰写扩展为《食疗本草》，载有“热毒下痢”、“腰痛难转”之药茶验方。王焘《外台秘要》更有在卷三十一载“代茶新饮方”，详述药茶制法。宋代王怀隐《太平圣惠方》载药茶方凡8首。宋徽宗敕著之《圣济总录》更有治病后烦躁及小便不通等之药茶。元代《饮膳正要》之玉磨茶；《养老奉亲书》之老人食养茶；明《普济方》之葱豉茶；孙一奎《赤水玄珠》之槐茶；明李时珍《本草纲目》之痰喘咳嗽茶；清赵学敏《串雅内编》之代茶汤等，不一而足。众人共知者，有如午时茶、甘露茶、神曲茶、人参茶，以及灵芝茶等。居家常用者，如姜苏红糖茶、胖大海茶、槐花茶及荷叶茶等。今人更有所发展，如用于通便或减肥之决明子茶和番泻叶茶，予旅行欧美时，曾见洋人亦有习用之者。他如罗布麻茶、菊花茶，以及板蓝根茶等，也是很有市场的。

清宫代茶饮中，品类甚多；值得注重者，如参莲饮、三仙饮、安神代茶饮、和胃代茶饮、保元代茶饮、除湿代茶饮、银花扁豆代茶饮及菊花竹茹代茶饮等，均甚有特色。另有所谓仙药茶者，在我主编之《慈禧光绪医方选议》中曾有收载，我们在家兔食饵性或快速静脉输注高脂物质形成高脂血症时，观察到该方有较好的廓清脂质作用，胜于对照组多多，很令人鼓舞。

为了继承发扬传统代茶饮之应用经验，我们就清内廷原始医药档案中所见之者，予以系统整理出版，以飨读者，希望对于大家有一定之参考作用。是为序。

陈可冀

1994年元宵节后两天

第一章　中药代茶饮发展史

我国具有数千年悠久的文明历史，是世界文明古国之一。茶技在我国恢弘博大的民族传统文化中占有一席之地。中药代茶饮是我国劳动人民和历代医家在长期同疾病作斗争的过程中、在长期同大自然斗争的生活实践中，不断摸索、创新、充实、发展而总结出的独具特色的日常保健和防治病患的方法，为中华民族的健康和繁衍生息，作出了一定的贡献。

中药代茶饮即药茶，又称茶剂，顾名思义，乃指用中草药与茶叶配用，或以中草药(单味或复方)代茶冲泡，煎煮，然后像喝茶一样饮用。组成药茶的药物主要有茶叶和一些芳香性植物以及一些经冲泡或煎煮时有效成分易于溶出的轻灵药物，像一些花，叶以及质轻的根茎，果实的鲜品和干品均为药茶的重要组成部分。少数药茶的配方也含有动物或矿物药的成分。

中药代茶饮为我国的传统剂型，是在中医理、法、方、药理论原则指导下，通过辨证与辨病相结合而组方选药与茶叶(或不含茶叶)合制而成的剂型。谈到中药代茶饮的发展，离不开谈“茶”。茶，长期以来被视为多种功能的中药。在茶叶被人类利用的数千年的历史长河中，其药用价值占有十分重要的地位。

第一节　茶的药用起源及中华茶文化的形成

茶叶是世界上公认的三大饮料之一，也是许多中药代茶饮中的重要组成成分。关于茶的起源，各家说法不一。有人认为，茶的发现始于“神农”，有人认为则更要早些。我国古时，对茶的称谓甚多，因时代、产地、用途、形态和采摘季节的不同而有“槚、荼、le、苦荼、苦le、茗、荈、蔎”等。其中最古老的名称为“槚”和“苦荼”。如《尔雅·释木》中就有“槚，苦荼”的记载，晋代郭璞注云：“今呼早采者为荼，晚取者为茗，一名荈，蜀人名之苦荼。”据考证，从唐代才多以“茶”为泛称，亦有以“茗”作为茶之概称者。正如唐·陆羽在《茶经》中所言：“其名有五，一荼、二槚、三蔎、四茗、五荈，而以槚为最古，今人通称为茶。”自此始人们以“茶”、“茗”为称，而不复用其他几个称谓。故而清·郝懿行的《尔雅义疏》尝谓：“今茶字古作荼……今则知茶不知荼也。”不过现在“荼”字仍流传于闽广一带。据考证，英文中茶字“TEA”即是模仿“荼”字的读音而形成的。

我国是发现茶树及用茶、制茶和栽培茶树最早之国度。据汉·司马迁《史记·周本记》记载，周武王讨伐纣王时，参征之巴蜀等部落将茶叶作为贡品献上。此系目前可见之用茶的最早实例。写自西周初年，而成书于汉代之《尔雅》，也记载距今三千多年前西周开国以前人们就已对茶有了一定的认识。《诗经》中有“谁谓荼苦，其甘如荠”的诗句，有人认为句中的“荼”即茶。

西汉对茶有很多可靠的记载。西汉末年著名文学家杨雄所编撰的我国第一部收集方言的专门著作《方言》中述及“蜀西南人，谓茶曰蔎。”司马相如《凡将篇》中介绍了“荈诧”可以入药。而以西汉王褒《僮约》的记载为最多。其中有“武都买茶”、“烹荼尽具，酺已盖藏”的文字，此为烹茶买茶的较早记载。

中医对茶一向很重视，大多数的中医药著作中都有对茶的记载。《神农本草经》是我国现存最早的药学专著，对茶的功用，就有着明确的记载："茶味苦。饮之便人益思，少卧，轻身，明目"。并有"神农尝百草，一日遇七十二毒，得茶而解之"的故事。此话虽然神奇，但进一步说明茶叶有解毒功能。同时也证明了人类对茶的认识首先是它的药用价值。汉·张仲景以"茶治便脓血甚效"的验证，记述于《伤寒杂病论》中。三国时名医华陀在《食论》中曰："苦荼久食、益意思"，说明饮茶具有提神醒脑的作用。三国两晋时期，饮茶之风渐盛。东吴最后一个皇帝孙皓，每大宴群臣都强迫大臣喝酒，使之酩酊大醉借以为乐，大臣韦曜不会喝酒，孙皓便密赐"荼荈"以代酒饮之。从此以后，文人以茶待客渐成风气，可见，将茶作为饮料饮用远落后其药用。至晋代饮茶盛行，每逢喜庆，佳节之时，人人都喜饮上一杯好茶，故诗人张益杨写出了"芳茶冠六情，溢味播九区"的名句。梁·陶弘景曰："久喝茶可以轻身换骨"尽管这种说法未免过于夸张，但说明茶的强身保健和延年益寿作用已广为流传。东方朔的《神异经》也载有"余姚人虞洪入山采茗"之语。此时期宗教兴盛，饮茶之风也普遍流传及各个大小寺庙，和尚假此以利清修，并开始种植茶树和讲究饮茶。以后，随着佛教的兴盛，饮茶也日益普遍时人称之为"茶佛一味"。

唐代更是普遍盛行饮茶。我国唐代的产茶区遍布江浙、华南、华中，同今之茶区大致相同。在长期饮茶实践中发现，茶可提高思维想象力，这无疑更受到文人学士的青睐，并以此为题材写下了许多优美的诗章。陆羽的《茶经》就是这个时期问世的作品。陆羽是在总结前人饮用茶的基础上，结合自己饮用茶的实际经验，编著《茶经》三卷，该书详细地介绍了茶树的种植，茶的功用，饮茶的体会以及有关茶的其他方面，比如茶的起源、特点、性状、品质、产地、采制、饮用方法及用具等，而且对泡茶用水，作了"其水用山水上，江水中，井水下"的说明，成为我国历史上第一部关于茶的专门著作。因此，陆羽被人们视为"茶神"。自此，"人自怀挟，到处煮饮，以此转相仿效，遂成风俗"。由此可见，《茶经》的问世与流传，对茶的知识的广泛传播，及其生产的发展均起到了很大推动作用。另据《封民见闻录》记载，唐代开元中"城市多开店铺，煎茶卖之，不问道俗投钱取饮"。可见，茶叶已成为当时普通百姓的日常饮料。此时茶也开始流传到塞外西北各地乃至西藏。由于少数民族素食腥膻，领略了茶的奇特风味，体会到茶有助消化油腻之功效后，更视之为生活中不可缺的饮料。由于这些少数民族居聚的地方不利于茶树的生长，于是便出现历史上的"茶马市"，即由内地向少数民族地区输入茶叶以换取马匹。从这方面而言，茶对增进汉族与少数民族人民的友好往来有一定的功绩。

也正是在唐代开元年间，我国的茶种、栽培技术和饮用知识开始传至日本、印度、阿拉伯、印尼、斯里兰卡、俄罗斯，再辗转传入近50个国家和地区，这对人类的生活和文化产生了重要的影响。茶也在中外医学的交流中起到了一定的作用。盛唐时期，朝廷命苏敬等编写的《唐本草》中云："茶味甘苦，微寒无毒。主瘘疮，利小便，去淡(痰)热渴，主下气，消宿食。"又云："下气消食，作饮，加茱萸、葱、姜良。"陈藏器的《本草拾遗》中云破热气，除瘴气，利大小肠。唐代义净在《内法传》里记述了他在印度常用中国方药苦参和茗治热病患者的情形。因此，可以说茶和丝绸一样是联结东西方的文化天使，故国外有学者对茶以高度评价："茶……给予人类难以估量的贡献。"

至宋代前后，文人雅士重于品尝茗香，具有极高的鉴赏力。留下了许多脍炙人口的诗句如北宋文坛领袖欧阳修曾赞誉"龙山瑞草，日铸雪芽两浙第一"。其中的日铸雪芽茶至今仍为茶中极品。王安石与苏东坡"视茶知水"的佳话更为后世传作美谈。另外，人们在饮茶之时，还穿插进行一些游戏活动，如效仿酒令一样进行茶令，玩“茶百戏”等。这些都使饮茶之情趣平添，从而在饮茶之外，获得了更丰富的精神享受。更重要的是，中国独特的茶文化，也渐趋形成。正是由于人们对“茶”的认识在不断加深，“茶”的药用价值被充分利用，更加促进了中药代茶饮的发展。

第二节 中药代茶饮的发展过程

关于中药代茶饮(即药茶)的制作，有谓最早始于唐代。但据《广雅》中记载，在西汉以前人们即在采摘茶叶后，将其做成茶饼，煮饮时先将茶饼烤成赤色，捣末置于瓷器内，加入沸水，外加葱姜桔为配料，这样制成的茶喝了可醒酒，助神。这是目前所见到关于药茶作用的最早记载，可以说是中药代茶饮的萌芽时期。我们认为茶的药用起源为中药代茶饮的发展奠定了坚实的基础。晋·孙楚《出歌》“姜桂茶荈出巴蜀”可证，当时即有茶与姜桂同作为茶饮之习俗。由此可见，后世药茶实滥觞于此。梁·陶弘景的《神农本草经集注》有“西阳、武昌、庐江、晋陵皆有好茗，饮之宜人，凡所饮物，有茗及木叶，天门冬苗、菝葜叶，皆宜人”记载，此当系最早以别物代茶饮之记录。唐《千金要方》载药茶方十首，如“竹茹芦根茶”以竹茹、芦根、生姜配方，此方为不含茶叶之代茶饮方。《食疗本草》中亦有用药茶治疗“腰痛难转”“热毒下痢”的记载。唐代著名医学家王焘著的《外台秘要》在第三十一卷载有“代茶新饮方”一节，详细记述了药茶的制作，使用方法和主治疾病。如用“黄芪，通草各 2 斤，茯苓、干姜、干葛、桑根白皮各 1 斤，鼠粘根 3 斤，生干地黄、枸杞根、忍冬、薏苡仁各 10 两，菝葜 8 两，麦门冬，萎苏各 5 两。(此为古方，剂量遵循原作。1 斤为 16 两，1 两为 10 钱。)上十四味，并拣择，各别捣，以马尾罗筛之，搅拌令匀调，重筛，务令相入，木令扁，并别取黄白楮皮根相兼细切，煮取浓汁，和溲令硬软得所，更于臼中捣。别作一竹卷子，围阔二寸半，厚二分以下，临时斟量大小，厚薄作之。此亦无定，众人依模捻成饼子，中心穿孔，曝干。百余饼为一穿。即以葛蔓为绳贯之，挂之通风阴处妙。若须煮用，竹作蔑亦得，以炭火上炙令香熟，勿令焦，臼中捣末，任随时取足，煎以代茶。大都浓薄量之，著少盐煮之。频扬之，著盐橘皮，毕菝亦佳。此方可“除风破气。理丹石，补腰脚，聪耳明目，坚肌长肉，续筋骨，近腠理，头脑闭闷，眼睛疼痛，心虚脚弱，不能行步，其效不可言，……患消中消渴尤验”。开创了药茶制作的先河。因此说中药代茶饮发展的初始阶段在唐代。自此以后药茶新方大量涌现，无论是朝廷敕撰之大型方书，抑或是野史小说，民间集验，和记述宫廷的饮食谱，药茶妙方摭拾可见。有“药王”之称的孙思邈，积有 80 多年的丰富医疗经验，编著了《千金要方》和《千金翼方》，在“食治”节中对茶有“令人有力，悦志”的评价，还有“治卒头痛如破，非中冷又非中风，是痛是膈中痰，厥气上冲所致，名为厥头痛，吐之即瘥，单煮茗作饮二、三升净，适冷暖，饮二升；须臾擿即吐，吐毕又饮，如此数过，剧者须吐胆乃止，不损人而渴则瘥”的记载。

迄至宋元时代，中药代茶饮的运用亦有了较大发展，人们在应用药茶防病治病的过程中，积累了极为宝贵的药茶方。由官方编纂出版的《太平圣惠方》、《圣济总录》对民间的中药代茶饮效方，作了广收博采。《太平圣惠方》中载有药茶方 8 首。如“葱豉茶，治伤寒头痛壮热”，“薄荷茶，治伤寒鼻塞头痛烦躁”，“石膏茶，治伤寒头痛烦热”。《圣济总录》一书又为中药代茶饮增添了不少新的内容，如“海金沙散用海金沙一两，腊茶半两。治小便不通，脐下满闷。”还有“治血痢，盐水梅一枚，合腊茶加醋泡3天，服之”以及“硫磺茶，治宿滞冷气及上止泻痢”的记载。可见，中药代茶饮的成分，取材是十分广泛的。中药代茶饮发展至此，以其独特的防病治病作用为人们广为接受，不仅深受广大人民群众的喜爱，而且也得到宫廷王室里的青睐，这是中药代茶饮的蓬勃发展阶段。元朝饮膳太医忽思慧著有《饮膳正要》一书，其中就有中药代茶饮的内容。并明确地指出：“凡诸茶，味甘苦微寒无毒，去痰热止渴利小便，消食下气，清神少睡。”特别值得提出的是元代著名医家邹铉在宋朝陈直《养老奉亲书》的基础上，又博采众方，广收兼蓄，著述了老年医学专著《寿亲养老新书》。其中收载了一些防治老年病的药茶，如“食治老人热风下血，明目益气，除邪治齿痛，利脏腑顺气，槐茶方。每日煎如茶法，服之恒益，除风尤佳”。又“食治老人风冷痹，筋脉缓急，苍耳茶方。苍耳子二升，熟杵为末，上每日煎服之代茶，常服，极治风热明目”。除上述外，还有试茶和香茶、柏汤茶、干荔枝茶的制作。《汤液本草》中亦云茶有“清头目，兼治中风昏愦，多睡不醒”的功效，另吴端著《日用本草》中亦有茶“炒煎饮，治热毒赤白痢，同芎䓖葱白煎饮，止头痛”的记载。

明代初年，由周定王朱橚等编修的大型方书《普济方》在食治门中专辟“药茶”一篇，收载了药茶方8首，并阐述了适应症和饮用方法，是中医辨证论治的初步体现，标志着中药代茶饮发展趋于成熟。此外，韩𢘅著《韩氏医通》中首次记载了延缓衰老的“八仙茶”方。方中所用粳米、黄粟米、黄豆、赤小豆、绿豆、细茶、芝麻、胡桃、南枣诸品，皆为食疗中佳品，配伍精当，立意周匝，既可和胃健脾益肝肾，又有芳香甘美悦人之气味，实堪师法。明·孙一奎著《赤水玄珠》中有“治风上攻，头目昏痛，及风热痛不可忍，用片芩二两(酒抄炒 3 次，不可令焦)，小川芎一两，细芽茶三钱，白芷五钱，薄荷三钱，荆芥穗四钱，上为细末。每服二、三钱，用茶清调下。”的记载。在《永乐大典医药集》中亦有五加代茶饮的记载。明代著名医学家李时珍所著的被西方人誉为中国古代百科全书的《本草纲目》中论茶：“苦甘微寒，无毒。主治痔漏，利小便，去痰热，心渴……下气消食”，对茶叶的药性，药用备述极详，其中记载了不少药茶良方。如治疗血尿的茅根茶、小便不通的萱草根茶等，并对药茶的功用作了全面的论述。养生学专著《尊生八笺》中的“饮馔服食笺”卷中对茶品、采茶、藏茶、煎茶、试茶、茶具等均作了详细叙述，并对花茶的制作有独到之论述，其中也收载了一些药茶方。并说“人固不可一日无茶，然或有忌而不饮，每食已，辄以浓茶漱口，烦腻顿去而脾胃自清，凡肉之在齿间者，得茶漱涤之，乃尽消缩，不觉脱去，不烦刺挑也”。顾元庆所著《茶谱》一书，其中有用鲜花药草制茶的记载，如“木樨、茉莉、玫瑰、蔷薇、兰蕙、橘花、栀子、木香、梅花皆可作茶。诸花开时，摘其半含半放，蕊之香气全者，量其茶叶多少，摘花为茶。”并有“人饮其茶、能止渴，消食除痰，少睡，利尿道，明目益思，除烦去腻”之说。

到了清代，载有药茶方的著作，日益增多，不胜枚举，是中药代茶饮发展进一步丰富提高，更加完善成熟的时期。如张璐的《本经逢原》、王士雄的《随息居饮食谱》、陆廷灿的《续茶经》、黄宫绣的《本草求真》、刘源长的《茶史》、汪昂的《本经求真》等书均有中药代茶饮方的记载，其中当属沈金鳌的《沈氏尊生书》中记载的根据温病学家叶天士药茶方改订制成的“天中茶”最为著名，迄今一直应用于临床，备受推崇。此外还有费伯雄的《食鉴本草》，赵学敏的《本草纲目拾遗》书中备录中药代茶饮方多首，如五合茶、川椒茶、槐茶、柏茶、红花茶、角刺茶、栾茶等。这些书籍为研究和整理中药代茶饮提供了十分宝贵的资料。

中药代茶饮，在清朝宫廷中也备受推崇，药茶疗疾保健，成为王公贵族乐于接受的方法。通过对清宫医案的整理和研究表明，清宫中药代茶饮方的特点是在中医辨证论治理论指导下选用中药代茶饮方，使得中药代茶饮方更加切中病证，从而进一步提高了中药代茶饮的疗效。如清热茶方中，有清热理气茶、清热化湿茶、清热养阴茶、清热止咳茶等。

根据清宫医案整理编著的《慈禧光绪医方选议》一书，收载了中药代茶饮方20余首，比如光绪皇帝用的“和脾代茶饮”治疗脾胃虚弱，食少便溏，腹中疼痛；慈禧太后用“清热代茶饮”治疗肺胃热盛所致之咽喉肿疼，痰涎壅盛等证；用“加味午时茶”治疗食积气滞之证。可见清宫对中药代茶饮应用的重视程度，同时也说明中药代茶饮确有疗效。所以说清宫中药代茶饮是中医辨证论治理论的具体体现，同时也是中医治疗方法丰富多样性的体现。因此，对清宫中药代茶饮的深入研究，有助于我们进一步阐明中药代茶饮理论，更好地挖掘中药代茶饮效方，使之服务于人类。

近代中药代茶饮的医疗保健作用，日益受到人们和更多医家的关注。我国解放后所编著的第一部《药典》(1963 年版)附录中登载了药茶的一般制法和要求，为药茶的发掘起到了有益的促进作用。《中医大辞典·方剂分册》及多种方剂专著和民间单验方集，各种医学报刊杂志，均刊载了数量可观的药茶方。许多医院和药店也推出了许多药茶成品，如清解泡剂、午时茶、天中茶、建曲茶、甘露茶、感冒茶、减肥茶，戒烟茶不一而足。这些都为药茶的发掘、整理及临床应用奠定了良好的基础。近年来，新出版的著作罗列了若干有效药茶方，并对中药代茶饮有关问题进行了有益的探讨，这些均为药茶的学术研究，临床应用和普及推广起到了一定的推动作用。

目前，在国外药茶的应用日趋广泛，出现了袋泡茶、香料茶、速溶茶、冰茶、混合饮料茶、中药茶等，均受到广大患者及医药卫生工作者的高度评价。在人们生活中药茶有力地发挥了医疗保健作用，而现代科技的发展也必将赋予药茶以更强有力的生命和时代性，这一人民保健医疗的奇葩必将在未来结出更丰盛的硕果。

随着世界性的“中医药热”的兴起，发掘和整理“中药代茶饮”，使这一古老而又独特的医疗方法重放光彩。为人类的卫生保健，疾病防治，延年益寿服务，是我们广大医务工作者义不容辞的责任。

第二章　中药代茶饮特点及应用范围

第一节　中药代茶饮的特点

中药代茶饮是中医治病调理、强身益寿的特殊中药剂型，在医疗保健事业中发挥了重大作用。概而言之，它有以下五个方面优越之处。

(一) 饮服方便，易于调理

中药代茶饮既可据病情需要辨证组方、随症加减，又能按药物的性能特点等选择恰当的使用方法，或煎、或泡、或将粉碎好的药物按先后顺序逐味煎泡、或同时煎炮，程序简单，调配方便，针对性强，灵活度大。它既保持了汤剂中医辨证论治加减灵活、疗效显著的特色，又克服了汤剂煎煮烦琐、携带不便等缺点，与现代生活节奏加快的发展趋势相适应。

因茶剂便于储存，易于携带，可随时多次迅速饮用，且吸收完全，故可备特殊情况或某些急症时用，具有良好的辅助治疗作用。克服了一般中成药功缓力弱，不能适应急症需要的不足，因而人们普遍欢迎。

(二) 药效充分，疗效显著

中药材经粉碎成粗末或切制成细丝、小段，表面积增大，与溶媒接触面增加，使药物的有效成分能够充分溶出。组成药茶的药物主要是一些花、叶、质轻的根、茎、果实、种子等轻灵药物，其有效成分经煎泡后易于溶出。实验证明：这些药物经粉碎后的药液浓度较未粉碎药材浸出液浓度高得多。一般而言，药物粉碎得越细，其表面积越大，与溶媒接触面越大，越有利于药物有效成分的浸出，从而提高疗效。

此外，将中药以沸水冲泡或稍加煎煮而饮用，避免了汤剂因加工、久煎久煮造成的某些药物，尤其是芳香类药物有效成分的损失，有利于保持药效，使药物作用能够充分发挥。实验表明：当药液温度在 30~40℃时，药物所含酶活性很强，其有效成分，尤其是甙类成分在酶的作用下易发生分解，减少有效成分含量，降低疗效。而以沸水冲泡药物，可将其中的酶迅速降解灭活，避免了有效成分的分解破坏。

对于阿胶、鹿角胶、饴糖等胶类不耐高温的药物及薄荷、藿香、香薷、青蒿、金银花等芳香类含挥发油多的药物，用作药茶尤为相宜。因胶质类药入煎剂易粘锅煮焦，且黏附它药，影响药物成分溶出。而富含挥发油的药物，在煎煮过程中，其挥发性成分易随水蒸气一同挥发损耗，降低疗效。沸点越低，损失越多。现代研究证实：解表药多含有挥发油，常温下即可挥发，更易随水蒸气挥发，故不宜久煎。用作药茶则避免了因久煎使其有效成分损耗，从而使药效得以充分发挥，疗效提高。

(三) 轻灵精巧，甘淡平和

从药物组成而言，代茶饮组方除注重辨证及配伍严谨外，其突出特点为选药精当，用药味少，常仅数味，少有汇集数十味之杂方；用药量轻，大抵以二三钱者居多，鲜见有每味近两者。较之于汤剂，能节省药源。如《本草纲目》所载“僵蚕良姜茶”具有祛风止痛作用，善治头风。方中仅白僵蚕、高良姜两味，等分为末，每服一钱，即 3 克。而入汤剂，其常用量为 20 克。采用茶剂，每日即可节约用药 17 克。由此可见，用中药代茶饮法所节省各种药材的数量是相当可观的。

从药物性质来看，代茶饮所用之药药性平和，无伤胃之虞，且味多甘淡，或为微苦微寒之品，既有除疾调理之功，又无味苦难咽之弊，良药不甚苦口，对小儿患者尤为适宜，可解决其服药困难问题。如《本草纲目》中“桑蜜茶”系将桑叶逐片染生蜜，阴干后水煎代茶饮服，以治小儿渴疾。万中桑叶甘寒清润，伍以生蜜甘平，共奏清肺润燥之效，且甘润可口，易为小儿接受，为治小儿夏季热口渴较甚之良方。

从药物功用而言，代茶饮所用中药，多为具有解表、清热、止嗽、除湿、和胃、消导、通便、祛暑、安神、补益等作用之品，善治外感风寒、外感风热、痰湿犯肺、湿热内蕴、食积不化、肠燥津枯、暑热伤津、心神不宁、气血两虚所致诸症；少用催吐、峻下之品，因其性猛力宏，若施用不当，易于损伤正气，招致不虞；一般不用剧毒祛邪药物，因这类药品常能克伐脏腑，损伤元气，引起中毒，甚至造成生命危险。

（四）长期服用，缓缓调治

中药代茶饮用量轻，宜频服；且药性平和，无损胃气。故可长期坚持服用，缓图其效，以和脏腑，尤其适于慢性病的治疗及机体机能的调整。慢性病患者，若施以汤剂，虽疗效显著，但煎煮汤药，烦琐不便；加之味多量大，增加胃肠负担，易致反胃、腹胀，使长期服用具有一定困难。而一般的丸、散、膏、丹虽适于长期服用，但毕竟作用过缓。若据病情选用针对性药茶，作用温和，不仅方便显效，且不伤胃气，常服频饮，对慢性病之调治颇为相宜。

对许多病证，长期服用药茶，可使药物的有效成分在体内达到量化标准，致使药效更加巩固，作用更为持久。如患泌尿系结石病人，持续多次服用药茶后，能保持泌尿道中药物浓度；同时，可稀释尿液，清洁尿路，加大对尿路结石的冲刷刀，从而有利于结石的缩小与排出。

（五）有病治病，无病调理

中药代茶饮用药平和，可以调和脏腑阴阳气血盛衰趋，频频饮服，既可疗疾，又有调理之效。尤其对病后之调理，体力之恢复，大有裨益。平时常服一些补益茶剂，则有养生保健，延年益寿作用。如“龙眼茶”出自民间验方，即将龙眼肉隔水蒸熟后，以沸水冲泡，代茶饮用，有补心脾，益气血，安神志之功效，善治心脾两虚，气血不足所致心悸、失眠、健忘诸症。因其味甘性温，不滋腻，又无壅气之弊，故为补益性老年保健良药及食品。无病常饮，健脾开胃以固后天之本；益血安神以补虚增智，有助于延缓衰老，益寿增龄。

总之，中药代茶饮以祛邪治病，防病保健为宗旨，具有方便、灵活、有效、节约、针对性强、适应性广等优点。它既保持了汤剂作用显著的特色，又克服了其制作烦杂、浪费药材的不足；与中成药一样，它宜于长期服用，但较之功力更为强盛。当然，中药代茶饮亦有不足之处，它不是万能的，并不能医治一切疾病。因其作用较为温和，故对于急性病，仅能作为辅助手段，为其一大局限，尚有待于改进提高。

第二节 中药代茶饮的应用范围

中药代茶饮的使用历史悠久，应用范围甚为广泛，可将其概括为防治疾病、病后调理及养生保健，延年益寿三方面。

(一) 防治疾病

中药代茶饮使用方便，作用持久，且无呆滞中焦脾胃之弊端，适于长期饮服，故可作为轻症或慢性病心主要治疗方法；亦可用作病情较重者或急性病之辅助治疗手段；除治病外，代茶饮法尚可用于防疫及预防中暑等。对此，历代医药学家积累了丰富的经验，在所著之医药著作中多有论述，载方颇多。许多民间集验亦收载了防治内外妇儿等各科疾病的茶疗妙方，从而使中药代茶饮的内容极为丰富多彩。

1 防治内科病

内科病有外感病与内伤病之分。外感病主要指伤寒、风温、暑温、湿温等热性病。而据脏腑辨证分类，内伤病又可分为肺、心、脾胃、肝胆、肾等系疾病。其所属病证繁多，其中多数均可用代茶饮法治疗。古代与现代医书所载防治内科病之茶方不胜枚举，兹谨举例以明之。

感冒为感受风邪所致常见外感病，属肺系病证《太平圣惠方》中“葱豉茶方”由葱白、豆豉、荆芥、薄荷、栀子、石膏、紫笋茶末组成，水煎代茶，不拘时温服，具有解表散寒、兼清里热作用。善治外感风寒、入里化热所致壮热头痛诸症。方中葱白辛温通阳，伍以荆芥，共奏解表散寒之功；豆豉既助上药以解表，又合薄荷、栀子、石膏而清热。共为茶剂，取用便捷，可迅速饮服，防病传变。

惊悸每因情志波动引发，为心系最为常见的一种病证，常与失眠、健忘等证同时并见。清宫医疗档案所载“安神代茶饮”为治惊悸常用茶方之一，方中仅有龙齿、石菖蒲两味，水煎代茶，药味少且用量轻，符合茶饮原则。清宫皇室多用此茶作为养心安神之良方。

呃逆为脾胃系较为常见的一种病证，总由胃气上逆动膈所致。《千金要方》中“竹茹芦根茶”采用竹茹、芦根、生姜水煎代茶饮用，为治呃逆著名茶方。方中竹茹清热生津，和胃止呕，《本经逢源》谓其“专清胃腑之热，为虚烦烦渴，胃虚呕逆之要药；”芦根清胃除烦止呕；佐以“呕家圣药”生姜，则平呃之力尤盛。合观方制，实为清热除烦，生津止呃之剂。代茶频频饮服，便于维持药效，对胃热及病后之呃逆最为适宜。

眩晕为肝胆系较为常见的病证之一。对于肝胃有火所致眩晕，可用清宫医疗档案所载清热理气代茶饮治疗。方由甘菊花、霜桑叶、橘红、鲜芦根、建曲、炒枳壳、羚羊、炒谷芽组成，水煎代茶。全方法度严密，丝丝入扣，清热以头目上焦为主，理气以中焦脾胃为要，代茶频饮，旨在缓图。

泄泻虽以脾虚湿胜为发病的重要因素，但肾虚泄泻亦于临床常见，故也可将其列入肾系病证范围。“硫黄茶”出自《太平圣惠方》，方用硫黄、诃子皮、紫笋茶，共以水煎，代茶温饮，为专治肾阳衰微，下元虚冷所致五更泄泻之茶方。其中硫黄内服，有温肾壮阳之功效，伍以诃子皮涩肠止泻，两药相配，温阳涩肠之力相得益彰。代茶饮服，作用平和，安全有效。

痢疾为大肠系常见病证之一，因感受时邪及饮食不节所致。《普济方》中“连梅止痢茶”即以胡黄连、乌梅肉、灶下土共研细末，加腊茶煎汤温服，具有清热利湿，涩肠止痢之功用，方中胡黄连为治温热下痢之要药。《本草正义》云：“胡黄连之用，悉与川连同功，惟……沉降之性尤速，故清导下焦湿热，其力愈专，其效较川连为捷。”乌梅肉、灶下土俱为涩肠止泻之品，既制胡黄连过速之沉降，又于清泻之中寓以收敛。共为茶剂，祛邪而不伤正，为治热痢及久痢不止有效之良方。

淋证以尿频疼痛为特征，为膀胱系常见病证。《本草图经》谓：生姜、甘草煎汤调服海金砂、腊面茶，善治小便不通，脐下满闷之症。方中海金砂清热利湿，功专利尿通淋止痛，为治淋证尿道作痛之要药；腊面茶下气利尿，散结除满；另以姜、草温中和中，助脾运湿，合为清热通淋之剂，为治淋证简便的茶方。

瘟疫指传染性强，流行性广，传变迅速，病情重笃的一类疾病，死亡率较高，本病以预防为主。中药代茶饮服用方便，宜于反复频饮，对于防疫，具有一定积极意义。于瘟疫流行季节，酌情选用适宜的中药茶方，常可预防瘟疫发生。如验方“板蓝根茶”由板蓝根、大青叶、野菊花、金银花四味组成，沸水冲泡，代茶频饮，清热解毒功专力大，为预防瘟疫首选茶方。

中暑为夏季特有疾病，系感受暑热之邪所致。饮用清凉饮料类药茶，对本病具有未病先防及治轻防重之作用。著名老中医耿鉴庭先生于《瀚海颐生十二茶》一书中载：金银花、益元散、绿豆衣、薄荷水煎代茶，可防治中暑。方中金银花清热解毒祛暑；绿豆衣为生津利尿消暑除烦之药物与食品；益元散方出《宣明论方》，以清暑利湿见长；加薄荷辛凉疏散，助其清暑之力。共为茶剂，清热解暑，且甘凉爽口，可作夏季防暑降温饮料。

2 防治外科病

中医外科历史悠久，内容丰富，历代著作浩如烟海，其病名繁多而不统一，主要包括疮疡类、皮肤病类、肛门病类、肿瘤类疾病。以中药代茶饮方式防治外科病亦可获得一定疗效。

疮疡泛指一切体表外科疾患，以局部红肿热痛为特征。《实用中医外科学》收载：鲜马齿苋水煎代茶，不拘时饮服，具有清热解毒，凉血止血，散瘀消肿作用，为治痈疽疔疖便验茶方。

瘾疹是一种过敏性皮肤疾患，因鱼、虾、蟹，药物等多种原因引发。民间有抗敏验方，即取乌梅、防风、柴胡、五味子、生甘草水煎代茶饮服，善治风热蕴结、湿毒内郁所致瘾疹。方中防风辛甘性缓，为治风通用之药，长于祛周身之风；合柴胡发表和里，宣畅气血；药理实验证实：乌梅、五味子、生甘草均有抗过敏作用。诸药合为散风清热止痒之剂，配作茶剂，操作简便，对过敏性皮肤病有一定疗效。

痔疮属肛门常见病证，以便血为特征，《食医心镜》载：嫩槐叶蒸熟晒干后沸水冲泡，代茶饮服，善治肠风痔疮下血。槐叶入肺走大肠，以清热凉血止血见长，方中药仅一味，符合茶剂特色，堪称大肠火盛，湿热郁结所致痔疮下血之简便茶疗方。

脱肛总由气虚下陷，无以摄纳所致。“升麻蜜根茶”为民间用于治疗脱肛之验方，方中升麻、棉花根、仙鹤草、当归、黄芪组成，水煎代茶，善治气虚之脱肛。方用黄芪益气升阳，伍以升麻、棉花根则升举之力尤著。代茶频饮，缓图其效，气陷得升，则脱肛可愈。

瘿瘤以颈前喉结两旁结块肿大为特征，预后大多良好。有验方取海藻、海带、紫菜、昆布、龙须菜水煎代茶，以消瘿散结。方中诸药俱为咸寒之品，功善软坚散结，清热化痰。合为茶剂，渐消缓散，为治瘿瘤之特效良方。

癌证是当今世界严重危害人民健康，死亡率较高的疾病之一，临床多采用手术加化疗、放疗法治疗，若能配合适当的药茶疗法，则可减轻上述疗法产生的副作用，提高疗效。抗癌茶方多出自民间验方，如茵陈、白花蛇舌草、绿茶、甘草水煎代茶频饮，共奏清热解毒，利湿抗癌之效，制为茶剂，作用和缓，可作为肝癌之辅助疗法。

3 防治妇科病

妇人之病不离经带胎产，对于妇科疾病的防治，民间集验收载之代茶饮方颇多。如煮白茅根浓茶后，加红糖代茶饮服，可治月经先期，经量过多之症。方中白茅根清热凉血止血；合妇人经产习用之品红糖，甘温缓中，补气活血，使血止而无留瘀之弊。常饮此茶，缓缓调理，则崩漏可止。又如将当归、川芎、益母草水煎代茶饮服，取其活血养血，调经止痛之功效，善治经期错后，经量过少，经行腹痛之症。因月经紊乱非一日可调，故用茶剂，旨在缓图。再如取石榴皮水煎代茶饮服，取其酸涩收敛，温肾固脉之功用，治疗脾肾虚弱带下症常有良效。

胎动不安为妇人孕期常见之病，《太平圣惠方》中“糯米黄芪饮茶”由糯米、黄芪、川芎组成，具有调气血安胎之功用，善治气血不和，胎动不安之症。代茶温饮，作用平和，安全有效，誉为安胎佳品，当不为过。

哺乳期母亲退乳断奶，临床多选用麦芽，对此，清宫医疗档案中有较为详细的描述。宫中皇后妃子产后均不哺乳，遂以回乳代茶饮(生、熟麦芽水煎代茶)进行回奶。取其健脾开胃。理气消胀，回乳之功效，为回乳退奶之特效茶方。

4 防治儿科病

由于小儿服药常有困难，中药代茶疗疾而不甚苦口，易为小儿接受，故用代茶饮法防治儿科常见病优势尤为突出。

水痘为儿科四大要证之一，因外感时邪，内有湿热蕴郁所致。清宫医疗档案记载：道光十一年十二月，年仅一岁的六公主因内有蕴热，外受风凉而面发水痘，御医议用“疏解代茶饮”(薄荷、桔梗、荆芥、甘草)疏风解表透疹，祛邪外出。因六公主年少畏药，故以代茶饮方式给药。

疳证亦属儿科四大要证之一，因与积滞有密切关系，故有“疳积”及“积为疳之母”之说。脾胃失调是形成疳证的主要原因，治当时时顾护脾胃。有验方为山楂、麦芽、莱菔子、大黄经沸水冲泡后代茶饮服，以消食化积，兼养脾胃。制为茶剂，符合儿童特点，且作用温和，消积不伤正气，积滞去则疳可除。

小儿夏季热为婴幼儿时期的一种特有疾病，治以祛暑清热为主，佐以益气生津之品。有验方即金银花、香薷、杏仁、淡竹叶、绿茶以沸水冲泡，代茶饮服。方中金银花、香薷、淡竹叶清暑热，止烦渴，佐苦降之杏仁以制香薷之辛温气升。因药液芳香甜润，易于小儿频频饮服。

小儿遗尿多因肾气不足，下焦虚寒及脾肺气虚，膀胱失约所致。《本草纲目》云：乌药嫩叶炙碾，煎饮代茶，可止小便滑数。取其温中散下焦虚寒之功用，为治小儿遗尿之简便茶方。

5 防治五官科疾病

人之五官指眼、耳、鼻、咽喉、口腔。以代茶饮法防治五官科常见病证，亦颇多效验。

视力减退为眼科常见症状之一，以明目中药代茶频饮，不仅饮服方便，而且作用持久，因而深受欢迎。《瀚海颐生十二茶》载：枸杞子、菊花、霜桑叶、谷精草水煎代茶，善治肝肾阴虚所致视力减退。方中诸药俱为明目之品，兼养肝肾，合为茶剂，易于长期服用。

耳部疾患常可引起听力下降，多因肝胆热盛，上攻耳窍所致，当以清泄肝胆湿热为治疗原则。清宫医疗档案记载：慈禧太后曾患右耳堵闷之症，御医艾世新议用“平肝清热代茶饮”(龙胆草、醋柴胡、川芎、甘菊花、次生地)清泄肝胆实火为主，兼养阴血，代茶频饮，清中有养，泻中有补，肝胆之火得清，则耳窍通畅。

鼻渊是一种常见的鼻部疾患，因热邪壅滞鼻窍所致。有验方为苍耳子、辛夷、白芷、薄荷、葱白、茶叶以沸水冲泡代茶频饮，取其散风清热燥湿、芳香通窍之功效，善治风热犯肺所致鼻渊。

咽痛是咽喉部常见症状之一，以代茶饮法治疗，具有局部用药优势。据清宫医疗档案记载：慈禧太后曾因肝肾有火，肺经感有风热，导致上腭咽喉作痛，御医姚宝生议用“清热代茶饮”(鲜青果、鲜芦根)清泄肺胃之热，生津利咽。代茶频饮，使药液慢慢湿润于咽部，再缓缓下咽，有助于在咽部产生药效，多次反复，可使药物在咽部作用较为持久。

口腔溃疡为口腔科常见病，《救生苦海》谓：茶树根煎汤代茶，不时饮，可治口烂。茶树根苦寒略涩，清热降火，去滞腻为胜，药理实验证明其有消炎作用。代茶频饮，可发挥局部用药优势，故治口烂、齿痛当有效验。

上文所述，仅为中药代茶饮在各科疾病防治中的方例举隅。总之，代茶饮法可广泛用于防治各科疾病，各种病证，男女老少皆宜，治疗效果可靠。

(二) 病后调理

代茶饮用药较为平和，常通过调和之法使脏腑阴阳气血盛衰趋于正常，故用于疾病之善后调理颇为相宜。

1 扶正祛邪

祛邪之剂易伤正气，故虽患实证，不可攻伐太过，须中病即止。为使病邪尽去，可于克伐之后，选用药性温和，祛邪兼有扶正作用的药物代茶饮服，缓图其效，以和脏腑，达到使疾病痊愈之目的。如《医学衷中参西录》载：一妇人因经闭日久积成癥瘕，渐成虚劳，经用生黄芪、山药、三棱、莪术等益气健脾、活血破血之品治疗后，虚劳愈，癥瘕消。但因病积太久，恐邪除未尽，遂以山楂片水煎冲红蔗糖代茶饮服，以善其后。山楂酸甘微温，消食而不伤脾，散瘀而不破血，作用和缓，祛邪不伤正气；合红蔗糖益气活血。代茶频饮，渐消缓散，为病后调摄，服饵之方。

2 调养胃气

疾病后期以茶疗方调理，在清代宫廷中应用较多，可谓一大特色。纵观清宫医疗档案，疾病向愈之后，常注意调养胃气，频频饮服和胃代茶饮，作为善后调理，以收全功，宗中医以胃气为本之旨。因胃为“水谷之海”，胃气强弱不仅直接关系到脾对水谷精微的运化，且对其他脏腑的功能活动也有重要影响，《中藏经》所云："胃气壮，五脏六腑皆壮"，足以表明胃气之重要性。据清宫医案记载：道光年间，孝慎成皇后曾患内停饮热，外受风凉之症，表里俱病。经解表清里后，请症渐好，惟余热不净，胃气欠和，御医赵永年等遂议用清热和胃代茶饮(竹茹、麦冬、小生地、花粉、赤苓、神曲、焦楂、谷芽、灯心水煎代茶)以善其后。全方既清余热，又和胃气，药性平和，且以代茶试方式服用，作用温和，诚为良好之辅助善后茶方。

3 补益元气

人至暮年，肾气渐衰，而患病之后更伤元气，故老年人病愈之初有必要酌情选用具有补益元气作用的药茶如人参茶、首乌茶等，代茶频饮，缓缓调理，帮助恢复元气，使体内元气动则生阳而肾火旺，静则生阴而真水潮，促进精神体力复原，亦为善后调理之法。

(三) 养生保健，延年益寿

人之衰老为一慢性过程，以出现耳目失聪，行动迟缓、须发早白、肌肤枯皱、记忆减退等为特征，多因五脏气血虚损所致。故抗衰老多重补益，以补气血、补五脏为前提。因肾为先天之本，脾为后天之本，因而补肾健脾尤为重要。中药代茶作用温和，疗效持久，便于长期服用，为中医众多养生保健，抗衰老方法之一。平时经常对症选用保健药茶，补益五脏，调和气血，对于延缓衰老，健身长寿大有裨益。

具有保健性质的中药代茶饮主要适于五脏与气血虚损之证，具体包括：

脾虚：以纳呆腹胀，四肢乏力为主症。脾阳虚者，兼见脘冷喜温，大便溏薄。脾阴虚者，兼见口干便燥。

肾虚：以腰膝痠软，耳鸣健忘，须发早白为主症。肾阳虚者，兼见五更泄泻，肢冷阳痿。肾阴虚者，兼见口干咽燥，虚烦不寐。

心虚：以心悸失眠，记忆减退为主症。

肝虚：以行动迟缓，目暗不明为主症。

肺虚：以易于感冒，气短咳喘为主症。

气虚：以少气懒言，语声低微，自汗乏力，动则气喘为主症。

血虚：以头晕目眩，面色苍白，唇舌爪甲色淡无华为主症。

使用时须据病情辨证选取针对性药茶，并坚持服用，以达到补虚扶正，益寿遐龄目的。若多脏均有虚损，当予兼顾。如《外台秘要》所载"消渴茶"由黄芪、通草、茯苓、干姜、干葛、桑根白皮、鼠粘根、生干地黄、枸杞根、忍冬、薏苡仁、菝葜、麦冬、萎蕤组成，水煎代茶饮服，功善补腰脚，缓筋骨，生肌长肉，聪耳明目，具有多方面的补益作用。方中黄芪甘温，益气升阳；生地、麦冬、玉竹甘润，滋阴养血；枸杞滋补肝肾，益精明目；茯苓、薏苡仁健脾利湿。诸药合用，扶阳存阴，气血双补，肝肾脾胃兼顾。四肢肌肉得脾胃所运化水谷精微之充养而坚满，腰脚筋骨得肝肾精血之濡润而强壮。常服久饮，可减轻耳目失聪，行动迟缓等衰老症状，具有一定的强体健身作用。

尚须指出：容颜不华为衰老表现之一，抗皱美容旨在延缓肌肤衰老，亦有一定保健意义。慈禧身边的女官德龄于《御香缥渺录》中记载：西太后直至老年，仍面部以至周身皮肤细腻红润，这与她平时注意养生美容，尤其是常服珍珠茶有关。慈禧太后每隔十日即以沸水冲泡茶叶，取茶汁送服研成极细粉之珍珠频饮，长期服用，旨在润泽肌肤，美容抗衰。

现代研究表明：珍珠、茶叶中均含有多种氨基酸与微量元素等人体所需营养成分，对皮肤有很好的营养作用。珍珠茶堪称美容除皱首选良方。

总之，延年益寿贵在坚持，而中药代茶操作简便，且无伤胃之虞，适于长期服用，用于抗老防衰，效果明显，颇有发展潜力。但因其功不在速，以功恒取胜，故须持之以恒，绝不能一旦饮服，即图一劳永逸。

综上所述，中药代茶饮的应用可谓源远流长，已广泛用于内外妇儿五官各科。它既是治疗慢性病的有力手段，又可作为治疗急性病之辅助手段，在防疫调理，老年保健领域中作用尤为突出，颇有推广使用的价值，具有广阔的发展前景。

第三章　中药代茶饮煎、泡、用法及注意事项

第一节　中药代茶饮的使用方法

中药代茶饮的使用方法颇多，其中以泡服法与煎服法最为常用。

泡服法是据处方要求，将所需中药放入泡药器具中，冲入沸水，搅匀，加盖，焖泡约10~20分钟后饮服。药液用完后可再加沸水冲泡，以泡2~3次为宜。一般而言，单味茶方或茶方中所含药物少、药量小及内有含挥发性成分中药者多用泡法。具有发汗、解表、散寒、祛风、止痛、止痢、明目等作用的药茶，也常用冲泡法饮服。

有的药茶因所含药味多，剂量大，茶具内无法冲泡，宜采用煎服法，即将茶方中诸味中药置茶具中，加水，煮沸约10~15分钟后离火，取汁，煎2~3次后合并药液，过滤，代茶频饮。有些茶方因所含药物质地或病情需要，亦需采用煎服法。如方中若含有质地坚硬、有效成分不易溶出中药者，宜用煎法；若方中有厚味、滋补类药物，其药效需煎煮一定时间方能产生时，亦以煎法为佳。通常，治疗慢性病的茶疗方多用煎法饮服。

药物经上述方法煎或泡好后，当酌情选择适宜的服药时间与服用剂量，以保证药茶疗效。

(一) 饮服时间

服用药茶时间应据病情及药茶性质而定。一般而言，解表药宜不拘时间，温饮顿服，饮后可服一些热稀粥以助药力，病除即止，以周身微微汗出为度，不可大汗淋漓，以免损耗阳气与津液；补益药茶宜饭前服，以便药物得以充分吸收，发挥其滋补强壮作用；健胃及对胃肠有刺激的药茶应饭后服，以减轻药物对胃肠的刺激；泻下药茶以空腹服为佳，使之充分吸收，发挥药效，并密切观察大便的次数及色、质等，因其易伤胃气，故奏效即止，不可过服，并注意保胃气，若泻下次数过多，食冷粥可止；安神药茶宜临睡前服；治疗咽喉部疾患所用药茶，宜煎泡后慢慢湿润于咽部，再缓缓饮服，多次反复，以便药物在咽部充分发挥药效，且作用持久；治疗泌尿系感染所用药茶，应持续多次频服，以保持泌尿道中的药物浓度，同时稀释尿液，清洁尿路，在利于湿浊废物迅速排出；防疫药茶，宜根据疾病的流行季节，合理选用；老年保健药茶及治疗慢性病的药茶，应做到饮服的经常化和持久化。一般，药茶以现制现服为佳，忌隔夜服用。

(二) 饮服剂量

在确定药茶剂量时，要根据病程久暂，病势轻重，患者的年龄、体质强弱、自身耐受情况及所用药物的性质和作用强度等具体情况进行全面考虑，适当掌握用量，不宜过少，使药物作用难以充分发挥；亦不可超量饮服，从而损耗正气，甚至产生毒副作用。一般规律为：急性病或病势较重者，应急速治疗，药量宜大，可按常规剂量一次饮服，甚至日服2~3剂，以便药效充分发挥，功力强大；慢性病或病势较轻者用量可小，宜时时频服，以便药效持续，缓图其功；小儿脏腑娇嫩，形气未充，且年少畏药，药宜浓缩，以少量多次

为妥；老年人气血渐衰，对药物的耐受力较弱，尤其是作用峻烈的攻病祛邪药物易损正气，故用量应适当低于中青年人的用量；质轻的药物用量宜轻；质重的用量可稍大；性味浓厚、作用较强的用量稍小；性味淡薄、作用温和的用量可稍大；而毒性药一般不用，必要时则须严格控制剂量在安全限度内。

第二节　使用中药代茶饮的注意事项

临床使用中药代茶饮，为确保服药安全，药物的有效成分能够充分发挥，从而产生最佳疗效，必须注意以下几点：

(一) 辨证选茶，合理用药

中药代茶饮为中医传统疗法之一，使用时须注意在整体观念、辨证论治思想指导下合理选方用药。例如同为感冒患者，因症状表现不同，治疗方药各异。若出现恶风寒、微发热、无汗、鼻塞流清涕等症状，属外感风寒轻证，宜选用《本草纲目》“葱豉茶”(葱白、豆豉沸水冲泡，代茶饮服)微发其汗，解表散寒；伴见恶心、呕吐、腹胀、胃痛等胃肠症状者，可用验方“姜糖茶”(生姜、红糖沸水冲泡，代茶饮服)发汗解表，温中和胃；若见恶寒、壮热、头痛诸症，属外感风寒，入里化热，宜用《太平圣惠方》“葱豉茶”(葱白、淡豆豉、荆芥、薄荷、栀子、石膏、紫笋茶末水煎代茶)解表散寒，兼清里热；若表现为发热、微恶风寒、咽痛、头痛，属外感风热之证，应选用《太平圣惠方》“薄荷茶”(薄荷叶、生姜、人参、石膏、麻黄水煎代茶)疏风清热，解表利咽，因方中有人参，益气补虚，故年老体弱者更为适宜；若夏日身热、畏寒、头重、腹痛、吐泻，属暑湿感冒，当用《太平惠民和剂局方》“香薷茶”(香薷、厚朴、白扁豆沸水冲泡，代茶饮服)祛暑解表，化湿和中；若出现憎寒、壮热、头痛欲裂，并引起广泛流行者，为时行感冒，可选用验方“大青忍冬茶”(大青叶、忍冬藤沸水冲泡，代茶饮服)清热解毒，清凉解表；若时感高热持续不退，应用《太平圣惠方》“石膏茶”(生石膏、紫笋茶水煎代茶)清热泄火，除烦止渴；年老体弱易感冒者，可服验方“参苏茶”(人参、苏叶沸水冲泡，代茶饮服)以预防感冒。只有针对病情，辨证处方，合理用药，准确选茶，疗效才能显著。

(二) 保证药质，选好器具用水

煎泡药茶离不开中药材、煎泡器具与用水，其质量优劣直接影响药之疗效，使用时必须加以选择。

1　保证中药质量

为确保药茶疗效，必须保证所用药物的质量。一般中药材首先须洗涤干净，去除泥土杂质，凡有虫蛀、霉烂、变质变性者均应剔除；洗完后应及时将药物摊开、晒干，以防止霉烂变质；一旦干燥，则分别以捣、碾、研、镑等方法使药物达到一定粉碎度，或用刀具将药材切成细丝、小段，一般药物均用药碾或粉碎机碎成粉末，贝母、砂仁等可用铜药缸捣碎，羚羊角则宜用镑刀镑成碎屑，陈皮切丝，荆芥切段，等等；最后将药物置于阴凉干燥处，避光保存，以备使用。应注意室内通风降温防潮，必要时，可用生石灰、干燥木炭等吸湿剂。药物经上述程序处理后，不仅纯净干燥，且使用方便，用作茶剂，易发挥良好作用。

2 选好煎泡器具

古往今来，饮茶器具种类繁多，以不同的器具煎泡药茶，其色、香、味、质各不相同，故选择理想的器具当属必要。研究表明：砂器、陶器效果最好，因其传热均匀，透气性好，化学性质较为稳定，不易与药物的化学成分发生化学反应，具有冬季能保温，夏日可防馊的优点，且价格便宜，故为临床常用。金属器具则不宜煎泡药茶，因金属在煎泡过程中，易与药物的某些化学成分发生化学反应，使药物变质、变味或发生沉淀，影响药物疗效，甚至产生有毒物质，服后出现不应有的毒副作用。

3 注意水质水温

不同的水质煎泡出来的药茶味不同，水之优劣直接影响药之疗效，故选择适宜的药茶用水亦很重要。唐代陆羽于《茶经》中云："其水用山水上，江水中，井水下。"科学试验证明：煎泡药茶以软水、淡水为宜。泉水、溪水经山岩沙层自然过滤，水色清澄，洁净甜美，水质软，成分丰富，所含杂质少，宜于煎泡，是较为理想的药茶用水；此外，城镇居民常用之自来水，因用过量的漂白粉消毒，内含大量的氯离子，本不宜煎泡药茶，但若贮存过夜或延长煮沸时间，经沉淀，氯气自然挥发后，亦为常用之药茶用水。

水之温度对药效亦有影响。一般认为，冲泡药茶，当用沸水，以水沸滚起泡时停火为宜。因为此时水质软，药中水溶性成分能迅速溶解出来，使药效得以充分发挥。若以未沸之水冲服，则药物的有效成分不能充分溶出，疗效势必受到影响；若用开沸过久之水冲泡，一些药物所含挥发性成分易挥发损耗，从而降低疗效。

服用药茶，则以温饮为宜，不可过烫，亦不可过冷。因高温对人之咽喉、食道、胃刺激较强，长期饮服过烫，可引起这些器官的病变。过冷则对身体有滞寒、聚痰的副作用。

(三) 重视药茶禁忌

为使药茶安全有效，尚须重视以下禁忌：

1 用药禁忌

首先须重视证候用药禁忌，凡阴虚之人忌用助热燥烈之药茶；阳虚之人忌用苦寒之药茶。

选药时应慎用或不用附子、乌头等在毒性的药物及龟板、龙骨、代赭石等金石贝壳类质地坚硬、有效成分不易溶出的药物。必要时须久煎或另行煎煮后兑入药茶，以达到减毒去毒，促进药物成分溶出的目的。

在复方配伍中则应避免十八反、十九畏。

2 药茶忌口

服药茶时应注意饮食禁忌，即所谓的"忌口"，以免降低疗效，甚至引起不良反应。通常，饮药茶时，凡属生冷、油腻、辛辣、腥臭等不易消化及有特殊刺激性的食物，均应予以避免。尤须注意的是：哮喘、瘾疹等过敏性疾病患者，服药茶时切忌食鱼虾蟹等腥臭、有刺激性的食物，因进食这些"发物"可诱发加重过敏性疾病；黄疸病患者忌辛辣、油腻等妨碍脾胃运化的食物，否则，可致脾胃运化呆滞，病情恶化；经常头目眩晕，烦躁易怒者忌食胡椒、葱、蒜、酒等物品，以免使火邪更盛，症状加重；服解表药茶时忌酸食，因其收敛固涩，有闭门留寇之弊；服理气消胀药茶时，忌食豆类、薯类，以免阻滞气机，加重气滞；凡中医辨证属中焦虚寒者忌食瓜果、冷饮等生冷难以消化食物；阴虚燥热者忌食生姜、大蒜、韭菜、辣椒等辛辣动火之品；湿热证者忌甜腻辛燥之品，等等。

3 因人因地因时制宜

有些禁忌是考虑到病人体质、季节气候、地理条件等因素而提出的，具有一定针对性，使用时应区别对待，灵活掌握。

一些禁忌是根据不同体质、性别、年龄，综合病情提出的。如妇人孕期应严格把握妊娠用药禁忌，凡毒性强、药力猛的药物均应禁止使用；去瘀通络，行气破滞的药物则应尽量避免，以免产生堕胎的副作用。小儿患水痘期间，既要禁服温燥、宣散性强的药茶，又应忌食油腻辛辣性食物，以免痘疹透发不畅或因助热生火而损伤正气，加重病势。平素脾胃虚弱，水饮内蓄，消化力弱的患者，不宜长期饮用药茶，以免饮邪更盛，增加脾胃负担，且冲淡胃液，削弱消化功能。心肾功能不足者，亦不宜多饮药茶，否则，体内水分增多，加重心肾负担。

一些禁忌是根据不同居住环境而提出的。如久居北方干燥之域的患者，忌过食苦燥之药茶，否则，燥热过盛，有伤阴之虞。

一些禁忌则是据不同季节而提出的。如长夏湿盛，忌食滋腻厚味之药茶，以免湿浊腻滞。

4 忌与某些西药同用

药茶不宜与某些西药同服，以免因药茶的作用，增加这些西药的毒性，影响疗效或产生其他副作用，甚至造成生命危险。如服苯巴比妥类镇静药，不宜与药茶同用。

第四章　清宫代茶饮常用方剂及药物

第一节　疏风解表类代茶饮

《清宫医案》中记载的解表类代茶饮，多用于素有郁热饮滞、外感表邪或内有郁热，经清解之药治疗后，热邪饮滞未尽，又外感表邪，此时清泻则恐引邪入里，解表又恐伤阴化燥，故用解表兼清化里热饮滞的代茶饮诸方，取其轻清之气，宣邪解表兼清化里热。解表类代茶饮大致可分为以下三类：一为辛温解表类，药用防风、荆芥、紫苏等；二为辛凉解表类，药用桑叶、双花、连翘等；三为祛风胜湿解表类药用羌活、藿香等。

(一) 辛温解表代茶饮

1　疏风清热代茶饮

【组成】　紫苏叶二钱　防风三钱　荆芥一钱五分　陈皮二钱　香白芷三钱　川芎一钱五分　建曲二钱　香薷一钱

【功用】　疏风解表、祛湿化饮。

【主治】　内蓄湿饮、外感风凉、无汗头闷、憎寒腿软。

【按语】　光绪二十一年闰五月二十一日，皇上脉息左寸关浮弦、右关见滑、蓄有湿饮，感受风凉、无汗头闷、憎寒腿软。御医予疏风清热代茶饮调治：方集紫苏叶、防风、荆芥、白芷等辛温解表药以疏风散寒，陈皮、建曲、香薷理气化湿和中、川芎辛温味烈活血调营，营卫和，卫气易于宣通，则外邪易去，颇具特点。

2　清解调肝代茶饮

【组成】　薄荷 钱　荆芥三钱　防风三钱　川芎一钱五分　白芷三钱　炙香附二钱　元参三钱　赤芍三钱　花粉三钱　橘红一钱五分　焦三仙三钱，研

【功用】　疏风解表、清肝散热。

【主治】　肝经郁热、外感风寒、头痛发热、口干口渴。

【按语】　本方见于光绪皇帝某年二月二十七日医案，据医案记载、光绪帝原系肝经郁热，筋脉不舒、乳有筋核之证，御医给以清肝和脉诸方调治，症状好转，今又外感风寒，以致头痛微晕，身肢发热，鼻息气热，有时作渴，“脉左关弦浮而数，右寸关滑数”。证属风寒外束，肝经郁热，故御医以此代茶饮调治。方中薄荷、荆芥、防风、白芷疏风解表、散寒止痛、川芎、赤芍、香附、橘红疏肝理气、调和血脉、花粉、元参清热养阴止渴，三仙消导和中，诸药合用，共奏清肝泻热、疏风解表之效。据三月初二日医案记载，皇上诸症俱好，说明方药切证。

3　疏解代茶饮

【组成】　芥穗一钱五分　防风二钱　桑叶三钱　薄荷一钱　枳壳三钱　厚朴二钱　陈皮二钱　茅术二钱

云苓三钱　三仙六钱　木香八分　焦槟榔三钱

【主治】 肺胃滞饮、感受风凉、胸膈懊侬、身肢困倦、头痛。

【按语】 光绪某年二月二十日，御医白文寿诊得皇上脉息左关见弦，右寸浮数。乃肺胃素有饮热、复感受风邪，以致偏右头痛、胸膈懊侬、呕吐水饮。本代茶饮中荆芥穗、防风、桑叶、薄荷疏散表邪，茅术、云苓化湿祛饮，木香、陈皮、厚朴行气化滞，槟榔、三仙消积化饮。湿饮内滞，郁而化热，胸膈懊侬，用苦寒药清热祛湿有碍气机宣发，此方不用苦寒，而用辛温味苦之药祛湿化饮解表，湿饮去，气机条达，则郁热自消。

（二）辛凉解表代茶饮

1　益阴清解饮

【组成】[①] 苦梗三钱　生甘草一钱　鲜芦根八钱

水煎代茶，口含鲜青果，要香菜十斤。

【功用】 清热解表、生津护阴。

【主治】 风温外束、阴气不足、疹出不透。

【按语】 本方见于同治十三年十一月初一日同治帝医案，皇上证属风温薄束，阴液不足，疹出不爽，御医在养阴清热透邪的基础上，配服本代茶饮。方中苦梗清热宣散，芦根清热生津，生甘草清热解毒，同时口含鲜青果，要香菜以助其清热生津，透邪发疹。

2　清胃代茶饮

【组成】 甘菊花二钱　桑叶二钱　川芎一钱　茅术一钱五分，炒　谷芽二钱，炒　神曲二钱，炒　赤苓三钱　甘草七分

【功用】 清热解表、化湿和中。

【主治】 中焦湿滞、外感风热、发热、纳呆、动则头晕。

【按语】 光绪某年四月十六日，光绪帝胃经湿滞、外感风热，动则头晕，证属胃经湿饮不净，上焦浮热未清。御医给予本代茶饮调治；方中甘菊花、桑叶清热解表，川芎和营，茅术、赤苓祛湿化饮，神曲、谷芽、甘草消导和中，诸药和中，共奏清热解表、化湿和中之效。

3　和解清热代茶饮(一)

【组成】 菊花一钱　桑叶一钱　麦冬一钱　竹茹二钱

【功用】 解表清热。

【主治】 内蓄滞热、外感风邪、胸满烦急。

【按语】 宣统三年三月二十六日亥刻，皇上“胸满烦急、两手有汗，大便不调”，御医诊得皇上脉息右寸关微浮而数，数为内热，浮为邪滞在表，证属内蓄滞热，外感风邪，治当先以解表，方中菊花、桑叶辛凉解表，麦冬养阴清热，竹茹清热和胃。本方水煎代茶，取其轻清解表、兼清里热，切中皇上病机。

① 原组成部分阙如，今据清宫医案原档补入。

4 疏风清肺代茶饮

【组成】 粉葛根二钱 防风一钱五分 薄荷一钱五分 忍冬二钱 白鲜皮一钱五分 赤芍二钱 丹皮二钱 连翘二钱

【功用】 疏风清肺解表。

【主治】 肺经有热、外薄浮风、皮肤晕红、时有作痒。

【按语】 宣统十三年六月十五日，御医赵元奎诊得皇上证属“肺经有热、外薄浮风，热郁于表”。故予此代茶饮调治：方中粉葛根、防风、薄荷、忍冬、连翘清热解表透邪，白鲜皮祛湿止痒，赤芍、丹皮清透营分部热，用药精当，切合病机。

5 疏风调肝代茶饮

【组成】 南薄荷一钱 菊花一钱五分 防风一钱五分 桑叶一钱 小生地三钱 胆草一钱 连翘一钱五分 花粉二钱 青皮子一钱 枯芩一钱五分 丹皮二钱

【功用】 辛凉解表、清泻肝热。

【主治】 肝经蓄热、外感表邪、发热头痛。

【按语】 宣统十五年四月十三日，淑妃脉息左关弦数、右寸略浮，系肝经蓄热，表感浮风。御医以此代茶饮调治，方中薄荷、菊花、防风、桑叶、连翘辛凉解表，胆草、枯芩、丹皮清泻肝火，青皮子疏理肝气，生地、花粉养阴清热。肝经蓄热，外有表邪，当先解表邪。此方水煎代茶，取其轻清之性，解表清里，切中淑妃病机。

(三) 祛风胜湿解表代茶饮

除湿代茶饮(一)

【组成】 蔓荆子二钱 当归三钱 川芎一钱 细辛三钱 羌活一钱

【功用】 祛风胜湿、活血调营。

【主治】 外感风温、气血失和、头晕头痛，肢倦乏力。

【按语】 本代茶饮为同治六年六月十一日丽贵妃用方，初九、初十日，丽贵妃营卫不和，湿饮郁结，御医给理气除湿汤调服，药后脉息平和，诸症俱好，惟气血素亏，湿饮不净，战用此代茶饮合调气和荣丸以祛风除湿、养血活血。方中蔓荆子、羌活、细辛疏风胜湿，当归、川芎养血活血，合调气和营丸共奏和血舒脉，散风祛湿之效。

第二节 止咳类代茶饮

清代宫廷医案中记载的止咳类代茶饮多具有清肺止咳作用，用于治疗肺中感邪较轻或诸药治疗后，肺中余邪未尽之咳嗽、咳痰之证。常用的药物有桑皮、桔梗、橘红、青果等。

1 清金代茶饮(一)

【组成】 羌活一钱五分 防风一钱五分 苏梗一钱五分 生地三钱 麦冬三钱 桔梗二钱 知母二钱 黄芩二钱 生甘草五分

引用芦根三把

【功用】 疏风解表、清热止咳。

【主治】 素体阴亏内热，感受外邪，发热咳嗽、咽干疼痛。

【按语】 本方见于道光四年孝全成皇后医案，十二月十九日，孝全成皇后“身热咽干，有时咳嗽”，御医张永清、陈昌龄诊其“脉息滑数”，“原系妊娠热盛，火烁肺金之症”。予以清金代茶饮调理。据前后几日医案记载，病人当有外感风凉，故以羌活、防风疏风邪，生地、麦冬、知母、黄芩、生甘草清肺热，滋肺阴，苏梗、桔梗止咳化痰。诸药合用，以奏散风解表，清肺止咳之效。

2 麦橘代茶饮

【组成】 麦冬三钱 枳壳一钱 橘红一钱五分 桔梗二钱 羚羊一钱 生甘草四分 引用秋梨三片

【功用】 清热润肺、止咳化痰。

【主治】 肺经有热、咳嗽咳痰，或有咽喉疼痛等。

【按语】 本方见于道光年孝全成皇后医案。道光四年十月十一日，孝全成皇后“头疼身痛烦热胀满”御医崔良玉、叶元德诊其“脉系浮滑”，“系妊娠肝胃热盛，感受寒凉之症”，给予苓术六合汤一付，十二日表证皆愈，“惟肺热稍有咳嗽，”御医张永清、崔良玉予以麦橘代茶饮调理。方中羚羊角善清肝火，兼清肺胃之热，麦冬、秋梨、生甘草清热润肺，橘红、桔梗止咳化痰。处方精当，切中病机。

3 秋梨柿饼代茶饮

【组成】 秋梨半个 柿饼一个，去蒂

【功用】 清肺止咳。

【主治】 肺热感邪，咳嗽。

【按语】 道光二十九年十二月十二日，四阿哥(即以后咸丰帝)肺热感寒以致增寒壮热咳嗽头痛、腰腿痠痛，倦怠懒食等，经御医调治后诸症好转，十七日乐泰、纪振刚结四阿哥秋梨柿饼代茶饮以善其后。方中秋梨清热润肺柿饼清肺止咳。

4 加味三仙代茶饮(二)

【组成】 焦三仙九钱 橘红一钱 竹茹二钱 鲜青果十个，研

【功用】 清热化滞，止咳化痰。

【主治】 胃有郁热，肺气上逆，咳嗽痰黏，胸膈满闷，不思饮食等。

【按语】 光绪二十八年十一月十九日，“懿嫔(后来的慈禧皇太后)咳嗽、咯痰黏稠，胸膈不畅，饮食不香”，御医庄守和、张仲元予清热化滞之法治疗，诸症好转，继以加味三仙代茶饮清解余热，消导和胃。方中焦三仙、竹茹消食泻热导滞，青果、橘红清热化痰，理气宽胸。

5 解金沸草代茶饮

【组成】 荷梗二尺 荷蒂七个 鲜石斛三钱 银花二钱 橘红八分 鲜青果十个 羚羊三钱

【功用】 清肺泻肝，化痰止咳。

【主治】 肝热犯肺，胸胁串痛，口渴舌干，时作咳嗽，咯痰黄稠。

【按语】 光绪三十四年十月二十四日，懿嫔胸胁串痛，口渴咽干，时作咳嗽，左关脉弦右寸关滑数，御医张仲元、戴家瑜给予解金沸草代茶饮调治。方中羚羊、银花、荷梗、荷蒂清解肺肝之邪热，石斛清热养阴，青果、橘红化痰止咳。诸药合用，共奏清肺泻肝，止咳化痰之功。此方何以“解”，或许此方尚有解金沸草恶心付反应作用。

6 竹茹枳实代茶饮

【组成】 竹茹三钱 枳实一钱 焦三仙六钱

【功用】 清热化痰止咳，消滞和胃。

【主治】 肺经有热，胃有积滞，咳嗽、咯痰，纳呆便秘等。

【按语】 本方见于咸丰年丽贵妃医案，咸丰十一年四月十三日，丽贵妃咳嗽、咳痰，御医李万清给予竹茹枳实代茶饮与参苏理肺丸调服。本方重用焦三仙，可能其肺热由胃滞引起。胃中气滞，郁久化热，上薰于肺，肺金不得肃降，以致咳嗽、咯痰。故方用竹茹、枳实清热理气以止咳，焦三仙消食导滞以化痰。治病求其来源，值得效仿。

7 清金代茶饮(一)

【组成】 羚羊一钱五分 橘红三钱 麦冬四钱 花粉三钱

【功用】 清肺止咳。

【主治】 肺热咳嗽，咳痰，咽干口渴等。

【按语】 本方见于同治年祺贵嫔医案。同治五年十二月二十八日，祺贵嫔久病之后，微有咳嗽，御医周之桢予以此方调治。方中羚羊、花粉、麦冬清热养阴，生津止渴，橘红化痰止咳。水煎代茶，以其清轻之性，清肺润肺，化痰止咳。

8 麦冬桑贝代茶饮

【组成】 麦冬三钱 浙贝三钱 霜桑叶三钱

【功用】 清肺化痰，养阴止咳。

【主治】 肺经伏热，咳嗽痰稠难咯，或兼咽干喉痛等症。

【按语】 同治四年五月二十七日瑨嫔咽痛咳嗽渐好，御医甄景芳予以此方以清解余热。方中麦冬、浙贝清肺润肺，化痰止咳，霜桑叶善清解肺中伏热之邪，用药切中病证。

9 清肺化湿代茶饮(一)

【组成】 金石斛二钱 甘菊花二钱 桑叶二钱 前胡一钱五分 酒黄芩一钱五分 陈皮一钱五分 神曲二钱 鲜青果七个，研

【功用】 清肺止咳，理气化湿。

【主治】 感受外邪，郁而化热，或内有郁热，外感风寒，过食生冷，以致脾失健运，湿邪内生。出现咳嗽，痰黏稠量多，发热，微恶风寒，口淡无味，不思饮食等。

【按语】 本方见于光绪皇帝医案，光绪年二月三日，光绪皇帝“肺胃饮热，感受风寒，以致憎寒发热，偏右头疼，鼻塞身倦，口黏恶心”，御医庄守和予以疏风清热化湿调理，二月五日，“诸症见好，惟肺燥湿饮，稍有未清，以致喉中发咸，夜间微嗽”，御医庄守和予以清肺化湿代茶饮调理。方中菊花、桑叶、前胡疏风散热，宣肺解表，陈皮、石斛、神曲理气和胃化湿，黄芩、青果、前胡清肺止咳化痰。

10 清漱化湿代茶饮

【组成】 酒黄芩一钱五分 前胡二钱 桑皮二钱 川贝母二钱 天花粉二钱 紫菀一钱四分 桔梗二钱 鲜青果七个，研

【功用】 清热化痰，宣肺止咳。

【主治】 外感风寒，郁而化热，或风热束肺出现咳嗽、痰黄稠，或兼发热、头痛、鼻塞。

【按语】 本方见于光绪皇帝医案，二月五日光绪皇帝服上方“清肺化湿代茶饮”后，“夜卧尚有咳嗽”，御医庄守和诊其为“惟肺经饮热稍有未清”，予以清漱化湿代茶饮调理。方中黄芩、桑皮、天花粉清泻肺热，贝母、紫菀、青果、前胡、桔梗宣肺化痰止咳，诸药合用共奏清肺止咳化痰之功。

11 清肺化湿代茶饮(二)

【组成】 金石斛二钱 甘菊花二钱 桑叶二钱 前胡一钱五分 酒黄芩一钱五分 陈皮一钱五分 神曲二钱，炒 鲜青果大个，研

【功用】 清热止咳，理气化痰。

【主治】 肺胃湿热，咳嗽咯痰，喉中痒痛口渴不欲饮。

【按语】 光绪某年二月初五日，光绪帝脉息左部和缓，右寸关滑而稍数，喉中发咸，夜间微嗽，证属肺中有热，湿饮内停，御医给此代茶饮调治。方中甘菊、桑叶、前胡、黄芩、鲜青果清肺散热止咳，陈皮理气去湿，神曲消导和胃，石斛清热养阴。《清宫医案》中清热化湿饮方中多配养阴药，盖宫廷之人，养尊处优，情志抑郁，素体多阴虚，再者，配以养阴又可助清邪热，防止热邪伤阴，是为《清宫医案》用药的一个重要特点。

12 清嗽代茶饮(一)

【组成】 酒黄芩一钱五分 前胡二钱 桑皮二钱 紫菀一钱五分 天花粉二钱 川贝二钱 枳壳一钱五分 芦根一支，切碎

【功用】 清肺泻热，止咳化痰。

【主治】 肺胃有热，咳嗽咯痰，口干欲饮，咽喉疼痛等。

【按语】 本方见于光绪皇帝医案，光绪年二月初七日，光绪皇帝咳嗽、口渴，御医庄守和给予清嗽代茶饮调治。方中黄芩、桑皮、花粉、芦根清泻肺胃之热，生津止渴，前胡、紫菀、贝母理气化痰止咳，枳壳理气宽中。诸药合用，以清肺止咳，清胃生津。

13 清肺代茶饮(一)

【组成】 前胡一钱五分 酒芩一钱五分 桑皮二钱 法半夏一钱五分 花粉二钱 桔梗一钱五分 云苓二钱 生甘草七分

【功用】 清肺止咳，化湿蠲饮。

【主治】 脾虚痰湿内生，上犯于肺，肺失津肃，或外感风热，肺失肃降咳嗽、痰多、口渴、纳呆。

【按语】 本方见于光绪皇帝医案。光绪某年二月初八日，光绪皇帝咳嗽四日，仍夜间咳嗽，御医庄守和诊其为“肺胃饮热未净，以致夜间咳嗽”，给予本代茶饮调治。方中黄芩、

花粉、桑皮清解肺热，前胡、桔梗、甘草宣肺化痰止咳，半夏、茯苓健脾化湿，蠲化痰饮。诸药合用，共奏清肺止咳，蠲化痰饮之效。

14 清肺和胃代茶饮(一)

【组成】 生地三钱 元参三钱 麦冬三钱 花粉三钱 前胡二钱 橘红一钱五分 桑叶二钱 竹茹二钱

【功效】 清肺止咳，和胃生津。

【主治】 肺胃燥热，咳嗽痰黏，口干欲饮咽喉疼痛。

【按语】 光绪年十月十一日，光绪皇帝“头疼身痛，憎寒发热，口干作渴，胸满咳嗽”，经御医庄守和给予清肺止嗽，和胃化湿之法治疗后，至十月十四日，“诸症见好，惟有咳嗽，口干作渴”，证为邪热伤津，余热未尽，庄守和予以本代茶饮调理。方中生地、玄参、麦冬、花粉清热生津止渴，桑叶、前胡、橘红清肺化痰止咳，竹茹和胃化痰，用药精当，方药切证。

15 清热化湿代茶饮(一)

【组成】 前胡二钱 酒芩一钱五分 陈皮一钱五分 桑皮二钱 法半夏二钱 茯苓二钱 甘草七分

【功效】 清肺止咳，去湿化痰。

【主治】 肺胃痰热，咳嗽、咯痰，鼻塞不道，口渴咽干，纳呆等。

【按语】 本方出于光绪皇帝医案。光绪年正月二十日，光绪皇帝夜间微有咳嗽，脉左部和缓，右寸关滑而稍数。证为肺胃湿热未清，御医予本代茶饮调服。此方为二陈汤加黄芩、前胡、桑皮组成，方中二陈汤祛湿化痰，黄芩、前胡、桑皮清肺止咳。诸药合用，共奏清肺止咳，祛湿化痰之效。

16 清肺理嗽代茶饮

【组成】 瓜蒌皮二钱 川贝二钱 前胡一钱五分 酒芩一钱五分 蜜桑皮一钱五分 桔梗二钱 甘草七分

【功效】 清热化痰，宣肺止咳。

【主治】 肺热咳嗽，咯痰黄黏，或兼有鼻塞、头痛、咽干咽痛之症。

【按语】 光绪年正月十九日，光绪皇帝外感风邪，经御医庄守和清解化湿饮调治后，至二十一日，“诸症俱减，惟肺经稍有饮热未净以致偶有咳嗽，鼻息欠爽”，庄守和予其“清肺理嗽代茶饮”调理。方中黄芩、桑皮清解肺经余热，瓜蒌皮、川贝母、前胡、桔梗，理气化痰止咳，甘草调和诸药。诸药合用，以清肺化痰，理气止咳。

17 清肺和胃代茶饮(二)

【组成】 前胡八分 杏仁一钱五分 桔梗一钱 薄荷五分 陈皮六分 厚朴七分 竹茹一钱 甘草五分

【功用】 祛湿和胃，化痰止咳。

【主治】 痰湿内滞，外感风邪，引动伏痰，肺失清肃宣降，咳嗽，咯痰量多，或兼有肢倦纳呆，口干不渴等。

【按语】 光绪年十二月二十二日光绪皇帝感受外邪，经用清肺化饮”汤一剂治疗后，“表凉已解，症势渐好，惟饮热未净，肺气不清，以致咳嗽、鼻塞、口中干苦，食少不甜。”御医李德昌诊其脉息滑缓，证属饮热内滞，予以清肺和胃饮调治。方中陈皮、厚朴健脾化湿，理气祛痰，前胡、杏仁、桔梗、竹茹宣肺化痰止咳，薄荷、甘草清肺利咽。诸药合用，以奏理气化痰，宣肺止咳之效。

18　和胃清肺饮

【组成】　茯苓$_{\text{三钱}}$　陈皮$_{\text{六分}}$　厚朴$_{\text{七分}}$　杏仁$_{\text{一钱五分}}$　桔梗$_{\text{一钱}}$　炙甘草$_{\text{五分}}$

【功用】　理气化痰，宣肺止咳。

【主治】　痰湿阻肺，咳嗽咳痰量多，食少无味。

【按语】　光绪年十二月二十三日，光绪皇帝“有时鼻塞、咳嗽、食少、口黏”，证属痰浊阻肺，肺失肃降，御医李德昌给予“和胃清肺饮”调治。方中陈皮、厚朴理气祛湿化痰，茯苓运肺化湿，桔梗、杏仁、炙甘草宣肺止咳。诸药合用，健脾和胃，宣肺止咳。

19　止嗽代茶饮

【组成】　前胡$_{\text{二钱}}$　苏梗子$_{\text{各八分}}$　桔梗$_{\text{二钱}}$　金沸草$_{\text{二钱}}$　陈皮$_{\text{一钱}}$　法半夏$_{\text{一钱五分}}$　桑皮$_{\text{二钱}}$　款冬花$_{\text{二钱}}$

【功用】　理气化痰，肃肺止咳。

【主治】　痰湿内蕴，肺失宣降而致咳嗽、痰多，口淡无味，肢倦食少。

【按语】　光绪年三月初四日，御医庄守和、李德昌诊得光绪皇帝脉“左关稍弦，右寸关见滑缓，据其”有时咳嗽痰涎，鼻息稍欠清爽”诊为“肺气欠和，湿饮未净”，予以“止嗽代茶饮”调理。方中前胡、桔梗、金沸草、苏梗子、桑皮、冬花宣肺化痰止咳，半夏、陈皮理气祛湿化痰。诸药合用，共奏健脾化痰，宣肺止咳之效。

20　清嗽代茶饮(二)

【组成】　前胡$_{\text{二钱}}$　苏梗子$_{\text{各八分}}$　枳壳$_{\text{一钱五分}}$　橘红$_{\text{八分}}$　法半夏$_{\text{二钱}}$　金沸草$_{\text{二钱}}$　桑皮$_{\text{二钱}}$　枇杷叶$_{\text{二钱}}$

【功用】　清热化痰，宣肺止咳。

【主治】　痰热郁肺，咳嗽，或兼面赤口干鼻塞不通。

【按语】　光绪年三月五日，光绪皇帝时有“咳嗽、痰涎，面赤作呛，鼻息气味不爽”等，御医庄守和、李德昌予以清嗽代茶饮调治。方中前胡、苏梗子、枇杷叶、桑皮、金沸草、橘红等清肺化痰止咳，枳壳、半夏理气除痰，诸药合用，共奏清肺止咳，理气化痰之效。

21　菊花竹茹代茶饮

【组成】　菊花炭$_{\text{一钱五分}}$　苦桔梗$_{\text{八分}}$　陈皮$_{\text{七分}}$　青竹茹$_{\text{一钱}}$　杏仁$_{\text{二钱}}$

【功用】　清肺散邪，化痰止咳。

【主治】　肺中余热，咳嗽，咳痰，或痰中带血者。

【按语】　光绪年三月二十七日，光绪皇帝咳嗽咯血数日已止，御医薛福辰、庄守和、李德昌诊其脉右寸关略带浮滑，余俱平和，予以菊花竹茹代茶饮调理。方中菊花炭清热凉血止血，桔梗、陈皮、竹茹、杏仁清肺化痰止咳。诸药合用，共奏清肺散热，化痰止咳止血之效。

22　参地苏橘代茶饮

【组成】　西洋参$_{\text{三钱}}$　生地$_{\text{四钱}}$　当归$_{\text{四钱}}$　杭芍$_{\text{四钱}}$　大熟地$_{\text{六钱}}$　杜仲$_{\text{三钱}}$　龙骨$_{\text{三钱}}$　莲

蕊三钱　焦枣仁三钱　川芎一钱五分　川贝三钱　桑叶三钱　甘菊花三钱　苦桔梗三钱　橘红一钱五分　生甘草一钱

【功用】　益气化痰，养血安神，清肺止咳。

【主治】　气血两亏，脾肾双虚，肺热咳嗽兼有神疲乏力，腰痠腿软，眠差食少，声低懒言等。

【按语】　本方见于光绪年五月十一日医案，光绪皇帝“偶然咳嗽，渐或有痰，言语气怯，中州较空，不奈凉热，手仍发胀，腰腿有时痠疼，”脉“左寸关滑滑力软，两尺仍弱”御医杨际和认为病机“总缘气虚阴亏，脾肾不足，肝经易旺，致生浮火热”故予以“参地苏橘代茶饮”治疗。方中西洋参补气健脾，当归、杭芍、生地、熟地、川芎养血滋肾，杜仲、龙骨补肾安神，枣仁，莲蕊清心安神，苏叶，枇杷叶、橘红清肺化痰止咳。诸药合用，以益气养血，滋补肝肾，清肺止咳，标本兼治。

23　清肺代茶饮(二)

【组成】　苏梗子二钱　前胡一钱五分　金沸草一钱五分　枳壳一钱五分　广橘红一钱　蔻砂八分

【功用】　宣肺止咳，行气化痰。

【主治】　肺有痰饮，咳嗽咯痰，鼻塞不通。

【按语】　本方见于光绪二十年珍嫔医案。四月二十七日，珍嫔咳嗽时作，眠食尚好，脉寸关滑缓，证属痰饮阻肺，气机失调。御医李德昌予以“清肺代茶饮”宣肺降气，止咳化痰。方中苏梗子、前胡、金沸草、橘红化痰理气止咳，枳壳、壳砂理气宣肺。诸药合用，共奏宣肺止咳之效。

第三节　清热类代茶饮

《清宫医案》中记载的清热类代茶饮大致可分为六类：一是清热解毒类，常用银花、连翘、大青叶等；二是清热养阴类，清热药伍以养阴药，养阴常用生地、麦冬、石斛等；三是清热祛湿类，以清热药为主，伍以祛湿药，祛湿常用淡竹叶、灯心、生薏苡仁等；四是清热消导和胃类，和胃常用神曲、焦楂、谷芽、鸡内金等；五是清心安神类，常用灯心、竹叶、炒枣仁等；六是清热止血类，常用藕节、菊花炭、牡丹皮等。

(一) 清热解毒代茶饮

1　清金代茶饮(三)

【组成】　酒芩二钱　麦冬三钱　元参三钱　苦桔梗二钱　生甘草一钱

【功用】　清热养阴解毒。

【主治】　肺胃滞热、咽喉肿痛、胸满懒食。

【按语】　道光二十七年二十五日，琳贵妃脉息浮数，面颊牙龈浮肿、咽喉疼痛、发热恶寒、肢节疼痛、夜不得寐。系肺胃蕴热、外感春温，风热郁结所致。经用疏解利咽方药调理、表凉已解、诸症俱减。二十七日琳贵妃惟稍觉咽喉肿痛，此乃肺之邪热未尽，故御医用此代茶饮调治。方中酒芩、苦桔梗清宣肺之余热，元参、麦冬、生甘草清热养阴，解毒利咽。诸药合用以奏清热养阴、解毒利咽之效。

2 银花代茶饮

【组成】 银花一钱五分 连翘一钱 生甘草五分

【功用】 清热透邪。

【主治】 邪热客于肌肤、皮肤作痒。

【按语】 道光二十七年四月二十一日，七阿哥喜痘十二朝，脉息和平、寝食如常，精神清爽。惟正气未复，皮肤尚有湿热，给予益气清化方药调治，诸症渐好，惟皮肤尚有余热。三十日御医给予银花、连翘、生甘草水煎代茶，清解肌肤热毒之邪，以善其后。

3 清热代茶饮(一)

【组成】 酒芩三钱 酒连八分 栀子三钱 焦三仙六钱 次生地五钱 木通三钱 川军一钱五分

【功用】 清泻胃热。

【主治】 郁热滞胃、牙龈肿痛。

【按语】 本方见于咸丰十二年十一月十一日吉嫔医案。据医案记载，吉嫔原系牙痛之证，经用清热化滞汤治疗后，牙龈肿痛渐轻，腮颊红肿亦渐消退，惟阳明郁热未尽，故御医用此代茶饮外吹牛黄冰苏散以清胃泻火、消肿止痛，方中酒芩、酒连、栀子清泻邪热，生地养阴凉血清热，本通清热利水，川军泻火通便，使邪有出路，用药配伍精当，切中病机。

4 清热代茶饮(二)

【组成】 黄连一钱 栀子三钱 枯芩三钱 胆草二钱 菊花三钱 决明二钱

【功用】 清肝明目。

【主治】 肝经郁热、目赤目痛

同治四年四月二十六日，吉嫔脉息弦数。原系天行赤热之症，昨服清肝明目饮，翳膜渐平、诸症俱好，惟肝经郁热未尽，遂予本清热代茶饮调理。方中黄连、枯芩、栀子清泻三焦之热，胆草、菊花、决明清肝明目。诸药合用，共奏清肝泻热明目之效。

5 利咽代茶饮

【组成】 元参八钱 山豆根三钱 苦桔梗二钱 麦冬二钱 僵蚕二钱 青果八枚

【功用】 清热养阴利咽。

【主治】 瘟热毒滞、咽痛口干、便秘尿赤。

【按语】 本方见于同治十三年十一月初一日戌刻同治皇帝医案。同日午刻，皇上脉息浮洪、天花二朝，瘟热毒滞过盛，头面颈项颗粒稠密，颜色紫滞、咽喉作痛、便秘尿赤，御医给予清解活命饮调理，缘其气血瘟毒过盛，戌刻继用此代茶饮以助清解热毒、利咽止痛，方中元参、麦冬清热养阴，配山豆根、青果、苦桔梗以解毒和咽止痛，僵蚕散结消肿止痛，热毒壅滞于内，则须清之化之，汤药、代茶饮共进，冀其热毒速解也。

6 清热代茶饮(三)

【组成】 麦冬三钱，去心 桔梗二钱 银花三钱 知母二钱 豆根三钱 竹叶一钱五分

【功用】 清泻阳明郁热。

【主治】 阳明郁热、口燥咽干、牙龈肿痛。

【按语】 《清宫医案研究》载，同治八年二月二十三日大公主脉息浮滑，面颧发出疙瘩，成片作痒，系“肺胃湿热，血热受风之症”，御医给予疏风清热除湿方药治疗后脉息滑缓、面部疙瘩俱好，惟肠胃余热未清，以致口燥咽干、牙龈微肿作痛。二月三十日予本代茶饮善后调理，以清肠胃余热。方中麦冬、知母清热护阴，银花、豆根清热解毒、散结止痛，桔梗清热引药上行，竹叶清热利尿，使邪热从小便而解。诸药合用共奏清解阳明郁热之效。

7 清热利咽代茶饮

【组成】 大青叶一钱五分 元参二钱 连翘二钱 薄荷一钱 干寸冬二钱 黄芩二钱 栀子二钱，炒 花粉一钱五分 鲜青果五个 杏仁八分，炒 赤芍一钱五分

【功用】 清热解毒利咽。

【主治】 邪热内蕴、头闷肢倦、咽痛作嗽。

【按语】 本方见于宣统十五年正月初六日宣统帝医案，据《医案》记载，宣统帝原系肝肺结热，外感风凉之证，以清热、理肺、利咽、和肝等法调理，邪热稍挫，风凉亦减，御医用此代茶饮继以清热，解毒，利咽。方中大青叶、连翘、黄芩、栀子以清热解毒，薄荷、杏仁宣肺疏肝理气，麦冬养阴清热，青果、花粉清热生津利咽，赤芍清热凉血活营，诸药合用，共奏清热解毒利咽之效。

(二) 清热养阴代茶饮

此类代茶饮在清热药的基础上伍以养阴生津之品，使热邪得清阴津得复。

1 清肺代茶饮(三)

【组成】 桔梗三钱 天花粉三钱

【功用】 清解肺热，养阴生津。

【主治】 肺热，咳嗽咽干。

【按语】 本代茶饮见于乾隆四十七年三月初九日医案，十一福晋原系内有痰热，外感风寒之症，御医给予疏解、清热化痰药治疗后，表邪已解、脉息和缓，惟肺经余热未净，故止服汤药，而以桔梗、天花粉水煎代茶，以清解肺中余热。

2 清肺代茶饮(四)

【组成】 葛根一钱五分 麦冬一钱五分 桑皮一钱五分 藿香八分

【功用】 清宣肺热。

【主治】 肺热未清，发热恶风，咽干口渴。

【按语】 道光年九月二十五日，皇后脉息滑缓，系内热受凉，感冒之症，用清热和胃诸药调治后诸症俱好，惟肺之余热未净，故今用清肺代茶饮以善其后。方中桑皮、葛根、藿香清散肺之余热，麦冬养阴润肺。旨在清散余热后不伤其阴液。

3 平肝清热饮

【组成】 豆根三钱 花粉三钱 麦冬三钱 小生地三钱 焦三仙六钱

【功用】 清热平肝。

【主治】 肝热未清、胸胁胀满。

【按语】 同治七年十二月十八日，祺妃肝经余热未尽、胸胁满闷。御医汪兆镛以平肝清热饮和舒肝养荣丸调理。方中花粉、麦冬、生地养阴补肝清热，焦三仙消导和中，水煎代茶和舒肝养荣丸共奏养阴补肝、清热利气之效。

4 益阴代茶饮(一)

【组成】 生地三钱 麦冬三钱，去心 银花二钱 焦三仙六钱

【功用】 清热益阴。

【主治】 阴分素亏、郁热内滞、咽喉疼痛。

【按语】 本方见于同治七年十二月二十九日祺妃医案。据二十八日医案记载，祺妃原系胃经不和、饮热内滞之证，御医给以清热和胃饮调治，服药后脉息渐缓，诸症渐好。惟咽喉夜间作痛，此乃阴分素亏、热邪未尽所致，故以此代茶饮养阴清热以散余邪，方中生地、麦冬养阴清热，银花清热解毒，焦三仙消导和中。诸药合用共奏益阴清热利咽之功。

5 清热代茶饮(四)

【组成】 石斛三钱 甘菊花三钱 麦冬三钱 泽泻二钱 灯心五子

【功用】 清热养阴。

【主治】 热滞肝胃、阴津不足、口干多饮、烦躁不宁。

【按语】 此方见于同治八年三月十四日大公主医案。据《医案》记载，大公主原系肝胃邪热内炽，伤及血脉之证，经连服清热凉血之剂，血静热清、鼻衄痰红现已俱好，惟素来肝胃之火有余，汤药多服，恐伤胃气，故予清热代茶饮调理。方中石斛、麦冬养阴清胃，甘菊花清肝平肝，泽泻、灯心清热利小便，使邪有出路。

6 清热代茶饮(五)

【组成】 焦三仙六钱 小生地三钱 麦冬三钱 竹茹二钱 白菊花二钱 甘草梢一钱

【功用】 清肝泻热。

【主治】 肝经郁火、发热口渴、小便短赤。

【按语】 此方见于光绪四年八月初四日医案。据八月初一日医案记载“皇上脉息左关弦数、右寸关滑数。营卫未和、里滞尚盛”，发热、口渴、腹中有时作痛、小水短赤、大便尚有黏滞，证属火郁结滞所致。御医遂予清热化滞之药，循序调治，诸症见好，惟肝经余热未尽，故拟本代茶饮善后。方以白菊花、甘草梢清肝之余热，小生地、麦冬养阴护肝，竹茹、焦三仙清热消导和胃。诸药合用共奏清肝养阴之效，使热邪得清，胃气得复。

7 清热代茶饮(六)

【组成】 元参一钱五分 麦冬三钱 竹茹二钱 苦桔梗一钱五分 橘皮一钱 生甘草五分

【功用】 清热养阴祛湿。

【主治】 肠胃湿热、口渴口黏。

【按语】 本方见于光绪十四年十一月十五日皇上医案，据《医案》记载：皇上原系肠胃蕴热、湿饮内滞之证。御医以清热化滞法调理，诸症见好，惟余热未尽，故以此代茶饮

以善其后。方中元参、麦冬养阴清热，竹茹清热化湿和胃，苦桔梗、橘皮调理气机。据十六日医案记载，皇上诸症俱好，说明方药切中病机。

8 和解清热代茶饮(二)

【组成】 柴胡一钱 薄荷一钱五分 地骨皮三钱 葛根二钱 胡连二钱 条芩三钱 生杭芍三钱 白芷二钱 次生地八钱 泽泻二钱 羚羊二钱，镑

【功用】 和解清热。

【主治】 疟邪炽盛、发热、头痛、口渴思凉、胸膈不畅、身肢痠痛、急躁易怒。

【按语】 光绪二十一年闰五月二十一日，庄守和请得皇上脉息左寸关浮弦，右关见滑，头微觉闷、身肢无汗、憎寒腿软，乃蓄有饮热湿滞感受风凉。给予清热化湿截疟之法调治。六月初一日，皇上仍头顶疼痛、烧热未解、口渴思凉、胸膈不畅、身肢痠痛、有时躁急，脉息左寸关浮弦右寸关滑数。乃疟邪尚盛、气道欠调、里滞尚未下行，遂予本和解清热代茶饮调治。方中柴胡、白芍、葛根、薄荷、白芷清热和解透邪，生地、地骨皮养阴透热并防热邪伤阴，泽泻清热利水，使邪有出路，羚羊角性味咸寒，入心肝二经，有平肝熄风，清热镇惊解毒之功效。光绪帝疟邪缠绵，烧热不退，故于和解清热代茶饮中加入羚羊角一味，以助清肝、散热解毒之功。惟镑羚羊用量二钱，较常规用量为重，较具特色。

9 和解清胃代茶饮

【组成】 柴胡一钱五分 薄荷一钱 地骨皮三钱 青皮二钱 条芩三钱 胡连一钱 蔓荆子三钱 常山三钱 次生地六钱 元参五钱 焦三仙各三钱 厚朴一钱五分

【功用】 和解养阴清胃。

【主治】 疟邪未清、内蓄饮滞、头闷眩晕、口黏作渴、胸膈不爽。

【按语】 光绪年六月初二，御医诊得皇上头闷眩晕、口黏作渴、胸膈不爽、谷食无味、身肢痠倦、脉息左寸稍浮、关部沉弦，右寸关滑数，乃暑湿疟邪未清，气道不畅，饮滞化而未净，故予本代茶饮治之。方中柴胡、条芩、胡连清解少阳疟邪，合薄荷、蔓荆子以清热和解透邪，常山截疟，生地、元参养阴清热，青皮、厚朴、焦三仙理气和中，诸药合用，以奏和解清热、理气和中之效。切中皇上病机。

10 清热代茶饮(七)

【组成】 焦三仙六钱 小生地三钱 麦冬三钱 竹茹二钱 白菊花二钱 甘草梢一钱

【功用】 清肝养阴。

【主治】 肝经郁热、阴液不足。

【按语】 宣统三年八月初四日御医请得皇上脉息左关弦缓，右寸关滑缓。午寐尚可，惟肝经有热，给以此代茶饮调治。方中生地、麦冬、白菊花养阴清肝，竹茹清热和胃，焦三仙、甘草梢消导清热，如此养阴清热消导和中，切中皇上病机。

11 养阴清肺代茶饮

【组成】 小生地二钱 元参二钱 苏梗一钱 姜栀仁二钱 酒芩二钱 枳壳二钱，炒

【功用】 清热养阴利咽。

【主治】 肺胃饮热、颃颡干燥、咽嗌作痛。

【按语】 宣统十三年三月初四日，御医请得皇上脉息左关沉弦，右寸关滑而有力、顽颡干燥、咽嗌作痛，此乃肺胃滞有饮热。故御医用养阴清肺代茶饮以清热利咽，养阴润肺。方中生地、元参清热养阴利咽，姜栀仁、酒芩清散郁热，苏梗、枳壳条达气机。气机升降条达，则郁热易去。

12 清肺益阴代茶饮

【组成】 细生地四钱 元参四钱 杭芍四钱 丹皮三钱 黑山栀子二钱 黄芩二钱 瓜蒌三钱 浙贝二钱 青连翘二钱 橘红一钱五分

【功用】 清肺养阴化痰。

【主治】 肺中郁热、发热咳嗽。

【按语】 宣统十五年正月初一日未刻，御医请得皇上脉息左寸关平缓，右寸关略滑，乃肺热尚欠清和，予益阴清肺代茶饮调理。方中生地、元参养阴清热，黄芩、白芍清肝柔肝，防木火刑金，黑山栀子、丹皮，连翘清散肺热，瓜蒌、浙贝、橘皮清热化痰。因肺热较盛，同时给予清金抑火化痰丸共清肺热。据医案记载，同日戌刻亦宗此法，水煎代茶，清泻郁热调治，正月初二，因邪热耗气伤阴，在清肺养阴的基础上，加西洋参以水煎代茶，次序分明，颇具章法。

(三) 清热祛湿代茶饮

本类代茶饮的特点是以清热药伍以祛湿化浊之品，以求热清湿化，诸症得除。

1 清热代茶饮(八)

【组成】 瓜蒌仁三钱 麦冬五钱，硃砂拌 竹茹四钱

【功用】 清热化痰。

【主治】 痰热上壅、气闭作抽、胸闷不爽。

【按语】 乾隆二十年十二月初二日酉刻，御医崔文光请得定贵人脉息滑大、痰涎上壅，气闭作抽。元气已亏、汗出防脱，因病在痰涎郁热阻塞气机，故方用蒌仁、竹茹化痰清热，理气宽胸，硃砂拌麦冬养阴安神，以防阴伤气脱，诸药合用，以奏化痰清热、养阴安神之效。

2 清心胃代茶饮

【组成】 橘红三钱 石斛三钱 栀仁二钱，炒 淡竹叶三钱 灯心三钱

【功用】 清心胃之热。

【主治】 心胃热饮、胸热肠鸣。

【按语】 嘉庆年正月初三日，御医诊得皇上时有耳鸣，胸热肠鸣，系心胃有热，究嘉庆帝耳鸣之原因，当责之于心肾虚损，治当去其心胃之热、冀心胃热除，再补心肾。故方用炒栀仁、灯心、淡竹叶清解心胃之热，橘红理气化痰，石斛养阴生津，以防祛邪伤阴。

3 犀角煎代茶饮

【组成】 犀角五分 灯心□□

【功用】 清化痰热。

【主治】 内有痰热、复感暑邪、烦躁口渴抽搐身动。

【按语】 嘉庆八年二月二十一日，三阿哥抽搐身动、烦躁口渴、脉息弦数，系内有痰热、复受暑气所致。御医给以此方调治，方中犀角咸寒，善清心肝之火，灯心清心利水，使邪有出路。煎汤代茶随意饮之，以急清暑热，蠲化湿饮。

4 清热代茶饮(九)

【组成】 鲜青果三十个，去核 鲜芦根四支，切碎

【功用】 清热生津利咽。

【主治】 肝胃饮热，咽喉作痛、身肢有时冷热。

【按语】 光绪三十一年二月初二日，老佛爷脉息左关弦数，右寸关浮滑而数，肝胃有火，肺感风热，上腭咽喉作痛，身肢时有冷热。御医给予清热化饮之法调理。同时，以此代茶饮助汤药清热解毒、利咽止痛。鲜青果入经肺胃，善清肺利咽，鲜芦根清热生津，水煎代茶取其轻清之性，以清解咽腭热毒。

5 加味三仙饮(二)

【组成】 焦三仙各一钱 橘红一钱 霜桑叶三钱 甘菊花二钱 淡竹叶一钱 羚羊六分

【功用】 清热化湿。

【主治】 肝胃有火、湿热未清、纳呆泛恶、烦热不宁。

【按语】 据《清宫医案研究》载，光绪三十一年六月十九日，老佛爷脉息左关沉弦稍数，右寸关滑而近数。肝胃有火、湿热未清，御医先予清热化湿之方药加减治疗，病势稍挫。六月二十一日老佛爷仍肝胃有火、湿热未尽，故用加味三仙饮水煎代茶，以清化湿热、消导和中。方中橘红、焦三仙理气和胃化湿，霜桑叶、甘菊花、羚羊清解肝胃郁热。诸药合用，共奏清热化湿之效。

6 清热代茶饮(十)

【组成】 桑叶一钱五分 灯心一子 竹茹三分 生薏苡仁二钱 鲜青果三个

【功用】 清热化湿。

【主治】 湿热内蕴，纳呆体倦胸闷。

【按语】 本方见于光绪三十一年总管医案。据医案记载，总管原属肝胃不和、蓄湿生热之症。御医以和肝调脾之法治之，病情好转，惟湿热未尽。故以此方代茶饮以清化湿热。方中生薏苡仁、灯心、青果清热化湿，竹茹清热和胃，桑叶疏肝理脾清热。诸药合用，共奏清热理脾化湿之效。

7 清咽化痰代茶饮

【组成】 元参一钱 黄芩一钱 牡丹皮二钱 霜桑叶二钱 麦冬二钱 橘络一钱 生栀子八分 生白芍一钱

引用鲜芦根三钱

【功用】 清热化湿、利咽化痰。

【主治】 肝胃郁热上炎、痰多咽痛。

【按语】 宣统十三年正月十一日，宣统帝脉息两关滑数，肝胃郁热上蒸，痰多咽痛。

御医给予此代茶饮调治。方中黄芩、生栀子清热燥湿，白芍、丹皮清肝平肝，元参、麦冬养阴清热，橘络、桑叶清肺化痰，重用鲜芦根三钱为饮，以其善清肺热，且能生津。诸药合用，以清肝胃，利咽化痰。

(四) 清热消导和胃代茶饮

本类代茶饮是清热药配以消导和胃之品，消导积滞以助清热。

1 清热和胃代茶饮(一)

【组成】 竹茹三钱 麦冬三钱 小生地三钱 花粉三钱 赤苓三钱 神曲三钱 焦楂三钱 谷芽三钱 灯心五十寸

【功用】 清热和胃。

【主治】 胃有积热、气失和降、胸膈满闷胁肋胀痛、身肢倦软。

【按语】 道光三年四月初十日，皇后脉息浮数、发热恶寒、胸膈满闷、胁肋胀痛、身肢倦软。系内停饮热外受风凉之症。经服疏解化饮之剂后脉息和缓，诸症渐好，惟余热不净、胃气欠和。十二日又予本代茶饮清热和胃以善其后。方中竹茹、赤苓、灯心清热利水，神曲、焦楂、谷芽消滞和胃，麦冬、生地、花粉顾护胃阴，诸药合用共奏请热化饮、导滞和胃之效。

2 平胃清上代茶饮

【组成】 霜桑叶二钱 甘菊花二钱 焦三仙各二钱 车前子三钱，包煎 青竹茹二钱 橘皮二钱 明天麻一钱五分

【功用】 清热和胃。

【主治】 肝胃饮热、眩晕、胸膈不爽、口干微渴、小便不畅。

【按语】 光绪三十二年十一月十三日，御医请得皇上脉息左关弦数，右关滑数，头作眩晕，胸膈不爽，口干微渴， 小水不畅，系肝胃蓄有饮热所致，故以此代茶饮调之。方中甘菊、天麻清肝平肝，桑叶清肺肃肺，肺清其气恢其肃降，则饮热易去，焦三仙、橘皮理气化湿和胃。诸药合用、水煎代茶，以取其清热和中之效。用桑叶清肺调气，取焦三仙消导和胃，气清胃和，则饮热自去，颇具特点，值得效仿。

3 清热舒化代茶饮

【组成】 焦三仙各二钱 莲子心六分 寸门冬二钱 鸡内金二钱 鲜竹叶十五片 鲜青果二枚

【功用】 清热和胃。

【主治】 肺胃余热未尽、咽嗌不爽。

【按语】 此方见于宣统三年十月初九日宣统帝医案。据初八日《医案》记载：皇帝肺胃有热，其气稍有不和、咽嗌微黏、声音欠爽。御医用清热和胃之法调理，次日皇上诸症悉愈，精神起居如常。恐其余热未尽，故用此代茶饮调治。方中莲子心、麦冬养阴清热，竹叶清热利水，鲜青果善清肺胃。诸药合用，以清热养阴和胃。此善后之法，深得治病之道。

4 清热和胃代茶饮(二)

【组成】 陈皮一钱 竹茹六分 瓜蒌皮二钱 麦冬二钱 石斛二钱 条芩一钱 元参二钱

【功用】 清热养阴和胃。

【主治】 胃中有热、饮滞内停、头晕倦怠呕恶、腹满口干。

【按语】 此方乃宣统八年七月十二日宣统帝清肺胃余热，养阴和胃善后之方。七月初九日医案记载，皇帝心肺有热、停蓄暑饮，兼受风凉，御医先以清暑疏解化饮，继以清热和中化滞法调理，药后皇上诸症悉愈，惟胃气尚欠调畅，故以此代茶饮调理以善其后。方中麦冬、石斛、元参清热化饮，陈皮、竹茹理气和胃养阴，黄芩、瓜蒌皮清热燥湿。热邪伤人，必及阴液，邪却之际，善后必采养阴清热之法，阴液复，则余热易去；若一味苦寒清热，阴液劫伤，余热亦难解。

5 清热平胃代茶饮

【组成】 生地三钱 丹皮二钱 寸门冬三钱 杭芍一钱五分 竹茹二钱 青皮二钱 金石斛一钱 生甘草六分

【功用】 清热养阴、理气和胃。

【主治】 胃中有热、咽干作渴。

【按语】 此方见于宣统九年九月初五日宣统帝医案，据其记载，皇上原系邪热内郁肺胃证，御医用清解之法调理，诸症好转。惟右关脉稍数，胃肠余热未尽，故用此代茶饮调治，方中生地、寸门冬、石斛清热养阴护胃，丹皮清透热邪，青皮、杭芍理气疏肝，甘草调和诸药。据以后几日医案记载，御医亦宗此法调理。热病之后胃气多有不和，养阴和胃清热之法，用之颇当。

6 清胃和肝代茶饮

【组成】 黄芩一钱 知母一钱 元参一钱五分 麦冬二钱 扁豆二钱 杭芍一钱五分

【功用】 清肝和胃。

【主治】 肝胃饮热、腹痛、咽喉作痛。

【按语】 宣统十四年闰五月二十二日，皇上脉息左寸关稍弦，右寸关微大，腹痛作鸣，系肝胃饮热所致。治用黄芩、杭芍、知母清泻肝胃，元参、麦冬养阴清热利咽，扁豆健脾和胃，水煎代茶，取其轻清散热，以免苦寒滋腻碍脾胃运化。

(五) 清心安神代茶饮

1 清心代茶饮

【组成】 枣仁六钱，炒 灯心一钱

【功用】 清心除烦。

【主治】 血虚有热、心烦失眠。

【按语】 乾隆四十九年八月十八日，御医诊得十五阿哥福晋脉息弦数。系血虚有热，心神不宁，御医给以滋阴育神汤调治，同时配炒枣仁、灯心水煎代茶，以清心宁神。养阴血取其味厚，清心热取其轻清之性，分时调服，寓意深奥。

2　清热代茶饮(十一)

【组成】　酒芩一钱五分　灯心一子　竹叶十片
【功用】　清解郁热。
【主治】　心肺郁热、烦热不宁。
【按语】　道光四年十二月十一日，全贵妃脉息浮滑，头痛身痛。烦热胀满，系妊娠肝胃热盛、感受寒凉所致。经服药治疗，诸症均减。十四日惟心肺余热未清，故予酒芩、灯心、竹叶煎汤代茶，以清解余热。

(六) 清热止血代茶饮

【组成】　藕节七个　菊花炭一钱五分　牡丹皮一钱五分　山栀一钱，炒　焦白芍一钱五分
【功用】　清热凉血宁血。
【主治】　邪热内滞、口干不多饮、头晕身热心烦。
【按语】　《清宫医案》记载，光绪年四月初一日未刻、御医请得皇上脉息右寸稍大、证属血热上浮。御医以清胃降逆、凉血止血汤药调治，同时用此代茶饮辅助清热凉血宁血。方中藕节、菊花炭、牡丹皮、炒山栀清热凉血止血，焦白芍清热养阴和营，水煎代茶随意服用，以助清热凉血宁血之效。

第四节　除湿类代茶饮

《清宫医案》中记载的除湿类代茶饮大致可分为四类：一为祛湿和胃类代茶饮，药用苍术、陈皮、半夏等；二为清热化湿类代茶饮，药用山栀、黄芩、黄连等；三为利水渗湿类代茶饮，药用茯苓、猪苓、泽泻等；四为祛风胜湿类代茶饮，药用荆芥、羌活、白芷等。

(一) 祛湿和胃类代茶饮

1　加味平胃代茶饮

【组成】　苍术一钱　厚朴一钱　陈皮一钱五分　抚芎八分　香附二钱　生甘草三分
【功用】　燥湿和胃、理气健脾。
【主治】　湿困脾胃、气机阻滞、胸腹满闷、不思饮食、恶心口黏、头重肢倦。
【按语】　本方见于嘉庆二十四年二阿哥福晋医案。四月初四日，二阿哥福晋进服加味平胃代茶饮二分，医案中虽未记载症状、观前后医案，病人尚有头闷、腹满纳呆、口渴不欲饮，肢体困倦等湿邪困阻、气机不宣之症，方中平胃散燥湿理气和胃，香附、抚芎疏肝理气调血，盖水湿全赖气之运化，疏达肝脾，气机升降如常，则湿邪易去。

2　清胃化湿代茶饮

【组成】　厚朴一钱五分　于术一钱五分　陈皮一钱五分　甘菊花二钱　天麻一钱　法半夏一钱五分　赤苓二钱
【功用】　健脾化湿、祛痰熄风。
【主治】　脾胃湿困，清阳不升，浊阴不降，动则头晕目眩、心烦、肢软无力等。
【按语】　本方见于光绪皇帝医案。光绪某年四月初六日，御医庄守和诊得“皇上脉息

左寸浮弦，右寸关滑缓。胃气欠和，湿饮不净，动则头仍眩晕，时或懊憹。”给予清胃化湿代茶饮调理。此方乃以平胃散合半夏白术天麻汤化裁。取平胃散理气和胃，用半夏白术天麻汤健脾燥湿，化痰熄风。方中半夏、天麻二味善于祛痰熄风，历代医家治眩晕头痛多善用之。程钟龄曰：“有湿痰壅遏者，书云头旋眼花，非天麻半夏不能除是也。”

3 清胃利湿代茶饮

【组成】 天麻一钱 法半夏二钱 陈皮一钱五分 甘菊花二钱 桑叶二钱 川芎一钱五分 藿梗一钱 竹茹二钱

【功用】 清热燥湿，除痰止晕。

【主治】 温热上扰，头晕、目眩、心中烦躁不安。

【按语】 光绪某年四月初七光绪皇帝头晕、动则发作、加重，时有懊憹，御医庄守和诊其为“胃经湿饮未清，上焦浮热不净”，予以清胃利湿代茶饮调服。方中半夏、陈皮、竹茹、藿梗健脾化湿除痰，甘菊花、桑叶清上焦浮热，天麻平肝熄风止晕。诸药合用，清热燥湿，化痰止晕，四月八日宗此方加减调理，切中皇帝病机。

4 清化代茶饮(一)

【组成】 荆穗八分 甘菊花二钱 桑叶二钱 陈皮一钱 谷芽三钱 神曲二钱 竹茹一钱五分 甘草八分

【功用】 健脾化湿，清热疏邪。

【主治】 上焦有伏热，中焦有痰湿，湿热上扰，头晕时作，心烦易怒。

【按语】 光绪某年四月初十日，光绪皇帝仍时有头晕，脉左部和平，右关滑缓。据《清宫医案研究》记载，光绪皇帝原系胃经湿热，上焦有热之证，用清热化湿法调治，湿邪得却，上焦邪热未去，故予清化代茶饮调治以化湿清热散邪。方中陈皮、神曲、竹茹健脾化湿，消食除痰，荆穗、甘菊花、桑叶疏散上焦热邪。中焦痰湿，上焦伏热，治以疏清伏热，兼顾里湿，此方水煎代茶，清轻散热，兼顾中焦痰湿，深得用药之妙，祛中焦痰湿用谷芽、神曲消导和胃，俾胃消脾运，湿邪易去，亦为清宫医案调治中焦湿痰的重要特点。

5 平胃化湿代茶饮(一)

【组成】 陈皮二钱 茅术一钱五分 赤苓三钱 半夏二钱 甘菊花二钱 桑叶二钱 灯心三子

【功用】 健脾燥湿，清肝泻热。

【主治】 肝胃湿热内盛，头晕口渴、口苦。

【按语】 光绪三十二年十一月十六日，光绪皇帝头晕、口渴，脉左关弦数，右关滑数，御医李德昌予以平胃化湿代茶饮内服。方中选用陈皮、茅术、赤苓、半夏健脾燥湿和胃，甘菊花、桑叶、灯心清肝泻热利湿，桑叶又善清肺热，肺清其气得降，湿邪亦易去，祛湿运中，清肃肺脏，深得气机生化之理。

6 加味平胃化湿代茶饮

【组成】 陈皮二钱 茅术二钱 赤苓四钱 半夏二钱 甘菊花三钱 桑叶二钱 芦根二支 灯心三子

【功用】 化湿和胃，散热平肝。

【主治】 肝胃湿热未清，头晕、口渴不欲饮，或有口苦、溲短赤等。

【按语】 光绪三十二年十一月十七日，光绪皇帝仍有头晕、口渴等症，御医李德昌给予上方调治。方中陈皮、茅术、半夏健脾化湿和胃，赤苓、灯心、芦根清利湿热，甘菊、桑叶疏散肝热。诸药合用，清热化湿，和胃平肝，则诸症可愈。

7 平胃化湿代茶饮(二)

【组成】 茅术一钱五分 厚朴一钱五分 陈皮一钱 神曲二钱 法半夏二钱 竹茹一钱五分 甘草七分 生姜汁五六滴

【功用】 健脾和胃，理气化湿。

【主治】 水湿内滞，胃气上逆，腹部胀痛不思饮食，恶心、吐酸。

【按语】 本方见于光绪皇帝医案。光绪年六月初二光绪皇帝出现胃胀疼痛、不欲饮食，呕吐酸水，身肢软卷等症，御医庄守和、杨际和诊其脉左寸关弦软而数，右寸关滑数力弱，尺部仍软，辨其为“脾虚胃软，停饮不化，肝郁湿热。”方以茅术、厚朴、陈皮理气化湿，法半夏、竹茹、生姜、神曲和胃降逆。诸药合用，共奏理气祛湿，和胃降逆之效。

8 清解除湿代茶饮

【组成】 蔓荆子二钱 甘菊花二钱 陈皮一钱 云苓三钱 谷芽三钱，炒 神曲一钱 薏苡仁四钱

【功用】 理脾化湿，疏风止痛。

【主治】 脾胃湿滞，外感风寒出现头痛、恶寒发热、口黏恶心、肢体倦怠、不思饮食。

【按语】 本方见于光绪皇帝医案，光绪某年二月初五日，光绪皇帝外感三日后仍头痛，观前后医案，知病人属脾虚湿滞，风寒未解之证，御医给予本代茶饮调治。方中陈皮、云苓、薏苡仁理脾化湿，炒谷芽、神曲消食和胃，蔓荆子甘菊花去头风，止头痛，诸药合用，理气化湿，疏风止痛，切合皇帝病机。

9 清解化湿代茶饮(一)

【组成】 荆芥一钱 竹茹二钱 厚朴二钱 赤苓三钱 川芎一钱五分 降香八分 广砂八分 腹皮三钱 赤芍二钱 白术一钱五分 白芷一钱五分 瓜蒌仁二钱 生姜二片 藿梗一钱

【功用】 理气化湿，疏风止痛。

【主治】 内有湿热，外感风寒，头痛、发热恶寒、恶心、心烦、不思饮食等。

【按语】 本方见于光绪皇帝医案。光绪某年一月二十日，光绪皇帝“外受风凉，内停饮热以致头痛作呕，胸中懊憹，饮食不香”。御医萧德琳予以上方调治。方中茯苓、白术、厚朴、藿香、生姜健脾化湿和胃，荆芥、川芎、白芷解表止痛，降香、赤苟坦气活血，竹茹、瓜蒌仁清热化痰。诸药并用，解表化湿，肺胃同治，气血并调，切中皇帝病机。

(二) 清热化湿类代茶饮

1 花粉苓通代茶饮

【组成】 花粉三钱 赤苓三钱 木通二钱 竹茹三钱 麦冬三钱

【功用】 清热利湿，养阴生津。

【主治】 湿热内滞，头闷身痛，不思饮食，恶心、口苦等。

【按语】 本方见于祥妃医案，道光三年十二月初六日，祥妃头闷身疲，发热恶寒皆好转，脉搏和缓。御医郝进喜予此代茶饮以清化湿热去除余邪。方中茯苓、木通通利小便，

使热有出路，花粉清热养阴生津，麦冬滋阴，竹茹清热和胃。湿热内滞，胃气多有不和，清热化湿药又多苦寒，亦易伤胃，竹茹性甘微寒，清热化湿且又和胃降逆，故清廷御医每多用之。

2 益气代茶饮

【组成】 麦冬五钱 沙参三钱 元参二钱 赤苓块三钱 丹皮二钱

【功用】 清利湿热，益气养阴。

【按语】 本方见于道光二十七年四月二十二日，七阿哥患痘疹皮肤瘙痒，有所减轻，精神饮食尚可，御医栾泰等人认为证属气血未复，皮肤湿热，予益气代茶饮内服。方中麦冬、玄参、沙参清热养阴，茯苓清热利湿，丹皮清透邪热，湿热一去，则气血自复，故名“益气代茶饮。”

3 除湿代茶饮(二)

【组成】 木香五分 陈皮二钱 栀子三钱，炒 木通一钱五分 白芍一钱五分

【功用】 清热利湿，理气调营。

【主治】 湿热内滞，口渴不欲饮，皮肤斑疹瘙痒，小便短赤等。

【按语】 本方见于咸丰某年七月二十日，懿嫔脉浮涩，证属湿热内滞，毒伤血分，用除湿代茶饮送调经丸早晚各服二钱。方中山栀子、木通清利湿热，陈皮、木香理气宽中，白芍养阴利水，且能活血和营，易于血分透解邪毒，诸药水煎代茶送服调经丸，共奏清利湿热，活血调营之效。

4 清热化湿代茶饮(二)

【组成】 鲜芦根二支，切碎 竹茹一钱五分 焦楂三钱 谷芽三钱，炒 橘红八分 霜桑叶二钱

【功用】 清热化湿，消食和胃。

【主治】 湿热中阻，胸膈不畅，恶心，头晕，肢倦纳呆。

【按语】 光绪三十一年正月十二日，老佛爷(慈禧皇太后)内服清热化湿代茶饮一付。观前后医案，病人当有头晕目眩，胸膈不畅，恶心，手心出汗，身肢懒倦等症。方中芦根、竹茹清利湿热，橘红、焦楂、炒谷芽理气宽中消食和胃。桑叶清肃肺气，肺居上焦，为水之上源，其气清降，则湿热易除。

5 银花扁豆代茶饮

【组成】 金银花三钱 白扁豆四钱 竹叶卷心二钱 莲子心二钱 鲜藕五片

【功用】 清利湿热。

【主治】 肝胃有火，湿热未清，口干口苦，心烦易怒，不思饮食，腹胀满闷。

【按语】 本方出自光绪年懿嫔医案，光绪三十年六月十六日御医姚宝生诊得老佛爷脉左关沉弦稍数，右寸关滑而近数，证属肝胃有火湿热未清，予此代茶饮合清热化湿汤药内服，方中金银花、竹叶卷心、莲子心、鲜藕清利肝胃之火，白扁豆健脾化湿。辛凉甘淡渗湿集合一方，水煎代茶，轻清之性既能宣散郁热，又能渗化湿邪，且无苦寒伤胃之弊，用药颇具特色，值得效仿。

6 腹皮麦冬代茶饮

【组成】 腹皮一钱 麦冬三钱 花粉三钱 赤苓三钱 竹茹一钱五分

【功用】 清热化痰，理气化湿。

【主治】 热滞肺胃，痰湿内蕴，胸腹满闷咳嗽、咳痰。

【按语】 本方见于丽皇贵妃医案，同治元年四月十四日，丽皇贵妃服腹皮麦冬代茶饮一帖。观前后医案，病人当有咳嗽咳痰，头痛发热等症。证属痰湿内阻，热伤肺胃，方中腹皮、茯苓理气化湿，麦冬、花粉清热养阴生津，竹茹清热化痰和胃。诸药合用，共奏理气化湿，清热养阴之效。

7 清解化湿代茶饮(二)

【组成】 薄荷一钱 荆芥二钱 防风三钱 羚羊二钱 酒连一钱五分 次生地四钱 青皮三钱，炒 酒军一钱五分 酒芩三钱

【功用】 疏风解表，清热化湿。

【主治】 肝肺胃湿热，外感风邪，舌边糜烂，咽喉肿痛等。

【按语】 光绪二十二年十二月初七日，皇上脉息左关弦数，人迎稍浮，右寸关沉滑而数，舌左边糜烂肿痛，连及左项稍肿胀木，证属肝肺胃三经有热，湿郁熏蒸，外感风邪之证。御医用本代茶饮结合清热解毒，去湿化瘀药调治。方中薄荷、荆芥、防风疏散表邪，又可引药上行，羚羊善清热毒，散肝热，黄连、黄芩酒制去其苦寒之性，行其燥湿化湿之力。酒军清热解毒，活血散瘀，青皮、郁金理气活血。诸药合用，外可解表，内可清热解毒，理气活血散瘀，初八日医案记载，风邪亦解，肿势渐消，说明方药切证。

8 清热泻湿代茶饮

【组成】 薄荷一钱五分 生地四钱 元参三钱 赤芍三钱 羚羊二钱 酒芩三钱 苦桔梗三钱 酒连一钱五分 青皮二钱 酒军一钱 连翘三钱 银花三钱

【功用】 清热利湿，解毒。

【主治】 肺胃热盛湿郁，气血瘀阻，咽喉肿痛、口舌糜烂等。

【按语】 本方为光绪二十年十二月初八日光绪帝用方，经初七日调治，皇帝风邪已解病势稍挫，惟热毒仍在，御医改用此代茶饮调治。此方为初七日方去疏风解表的荆芥、防风，加玄参以养阴清热，散结解毒，银花、连翘清热解毒，赤芍凉血和营解毒。初九日，方去酒军，加醋柴代茶为饮，以增强疏散热毒之力。同时结合漱药调理。纵观此三日医案，先是疏风解表，清热解毒化湿，表去则力专清解湿热邪毒，恐邪热伤阴，加元参以养阴清热，热势挫恐热毒结滞难解，加醋柴以疏解邪热。用药次序井然，深谙疾病治疗规律，值得效仿。

9 清上利湿代茶饮

【组成】 酒胆星一钱五分 蔓荆子二钱 花粉三钱 酒当归二钱 次生地三钱 石菖蒲二钱 柴胡一钱五分 青皮二钱 泽泻二钱 甘草一钱

【功用】 清肝利胆，化湿清热。

【主治】 肝胃湿热内盛，气滞不畅，头目昏眩，耳聋、耳痒，口干欲饮，纳呆，小便

短涩。

【按语】 本方见于光绪皇帝医案。光绪年正月二十四日光绪皇帝出现耳鸣、听力减退、左颊起有小疱，口干作渴，小便欠畅，脉左关弦，右关滑数。御医李德昌认为其“惟肝胃饮热未清，时或熏蒸”，予以清上利湿代茶饮口服。方中酒胆草清泻肝胆，柴胡、青皮疏肝理气，泽泻、石菖蒲清化湿热，当归、生地养阴清热以防邪热伤阴，诸药合用，共奏清泻肝胆，化湿清热之效。

10 清热化湿代茶饮(三)

【组成】 甘菊花二钱 桑叶二钱 酒芩一钱五分 川芎一钱五分 神曲三钱 谷芽三钱 藿梗一钱 竹茹一钱五分

【功用】 清泻肺胃，消食化痰。

【主治】 肺胃湿热，痰食内阻，咽干口渴不思饮食、恶心、烦躁等。

【按语】 本方见于光绪某年二月十六日医案，光绪皇帝晨起头晕，稍有心中懊侬，脉左寸关弦数，右寸关滑缓。御医庄守和认为证属“肺胃蓄有湿热”，予清热化湿代茶饮内服。方中酒芩、甘菊花、桑叶清泻肺胃湿热，藿梗、竹茹清热化痰，神曲、谷芽消食导滞，川芎引药上行。二十七日《清宫医案》记载，皇帝服药后诸证俱减，惟湿热内滞难化，小水欠利，御医去谷芽、藿梗、竹茹，加用清热利水的赤苓、泽泻、益元散水煎代茶，以取清热利水之效。以后几日，御医恐湿热或渗利诸药伤阴，又于方中加入养阴清热而不滋腻的养阴药麦冬、花粉，水煎代茶调理，随证加减，因病施治，次序井然，值得认真研究。

11 和胃化湿代茶饮(一)

【组成】 赤苓三钱 猪苓二钱 泽泻二钱 车前子三钱 竹茹二钱 花粉三钱 生地三钱 谷芽三钱，炒

【功用】 清热利湿，消导和胃。

【主治】 湿热内滞，清阳不升，头晕、口黏消渴，纳差，神疲肢倦，恶心等。

【按语】 本方出于光绪皇帝医案，光绪某年六月初三，光绪皇帝头晕微疼，口黏消渴，谷食不香，身肢痠倦，证属热邪未去，胃蓄饮滞，予清解化湿去饮方药调治。六月初六，光绪皇帝“诸症俱好，惟胃气稍有欠和，余湿不净”脉左关弦缓，右寸关滑缓。御医杨世葆予本代茶饮以和胃化湿。方中茯苓、猪苓、泽泻、车前子清热利湿化饮，花粉、生地、竹茹清热养阴和胃，炒谷芽消食导滞，用药切中皇帝病情。

12 平胃化湿代茶饮(三)

【组成】 霜桑叶二钱 甘菊花二钱 赤苓三钱 车前子三钱 橘皮二钱 腹皮二钱 灯心三子

【功用】 清肝和胃，健脾利湿。

【主治】 肝胃湿热头晕目眩，口渴不欲饮，小便短涩不畅等。

【按语】 光绪三十二年十一月十四日，光绪皇帝“脉息左关弦数，右关沉滑”，“头晕口渴，小水不畅，”御医李德昌辨其为“肝胃湿热未净，时或熏蒸”，予以平胃化湿代茶饮调理。方中陈皮、茯苓健脾化湿，车前子、灯心、大腹皮清利湿热，桑叶、甘菊花疏散肝热，诸药合用，共奏清肝和胃，化湿运脾之效。

13 抑火化湿代茶饮

【组成】 元参三钱 生地三钱 花粉三钱 陈皮二钱 赤苓四钱 石斛三钱 竹茹三钱 桑叶二钱

【功用】 清热利湿，养阴生津。

【主治】 肝胃湿热熏蒸，头晕目眩，口干欲饮，咽喉疼痛。

【按语】 本方见于光绪皇帝某年十一月二十日医案。十九日，皇帝肝胃饮热，稍感风凉，头痛、眩晕、口中干粘，身肢发寒，御医给疏风清上化湿饮调理，服药后表寒解，惟肝胃饮热留滞，时或熏蒸，头晕口渴，表邪解则专清里邪，御医用元参、生地、花粉、石斛清热养阴，陈皮理气化湿，赤苓清热利湿，竹茹清热和胃化饮，桑叶清宣肺热，清水之上源。诸药组成抑火化湿代茶饮，清热化湿，养阴生津，切合皇帝病情。

14 理脾清化代茶饮

【组成】 茯苓三钱 野于术一钱 杭芍二钱 厚朴一钱 橘皮二钱 青竹茹二钱 花粉三钱 枳壳一钱五分 甘菊花二钱 酒胆草一钱五分 灯心三子

【功用】 清热化湿和胃。

【主治】 肝胃湿热未清，头晕目眩，恶心纳呆，腹胀，口渴不欲饮。

【按语】 光绪某年十一月二十九日，皇上肝胃素蕴湿热，眩晕，胸膈不爽、懊侬，口干作渴，经和中清化饮调理，病势见好。但饮湿仍在，余热未净，御医用理脾清化代茶饮以清化湿热，疏解余邪。方中茯苓、于术运脾化湿，甘菊花、胆草、白芍清肝柔肝，泻热化湿，厚朴橘皮、枳壳宽中理气化湿，青竹茹清热和胃化饮，花粉养阴护津。用药切合皇帝病情，十二月初二日、初三日御医仍按此法调理，因光绪皇帝偏右头痛，初二日方中加入川芎以活络止痛，以后几日，仍宗此法清化湿热，因恐热邪日久耗阴伤津，加乌梅、麦冬等养阴生津药以养阴护津，至十二月初六日，皇帝病情好转，惟饮热未消，御医以养阴清热化湿诸药熬煎成膏内服，以善其后。观此医案，用药因病阶段而异，紧扣病机，值得效仿。

15 清上化湿代茶饮(一)

【组成】 甘菊花二钱 桑叶二钱 花粉三钱 陈皮二钱 竹茹二钱 车前子三钱 猪苓二钱 灯心三子

【功用】 清热利湿，生津止渴。

【主治】 肺热脾湿，咽干口渴，纳呆、恶心、头晕、肢倦乏力等。

【按语】 本方见于光绪皇帝医案，光绪某年十二月十九日光绪皇帝脾胃饮热，头晕口渴御医以止渴抑火化湿法调理。二十五日，光绪精神寝食俱好，惟饮热未清，御医用此代茶饮清化饮热，方中甘菊花、桑叶、花粉清解上焦热部，且可生津止渴，车前子、猪苓、灯心清热利水，引热下行，竹茹、陈皮理气清热和胃，诸药合用，清上以使肺气清肃，金水下利；利下小水得通，引热下行；斡旋中焦，调畅气机，饮热易化。用药精练，值得效仿。

16 清化利湿代茶饮

【组成】 陈皮一钱五分 焦三仙各一钱五分 滑石三钱 甘草七分 花粉三钱 青竹茹二钱

【功用】 清利湿热，健脾和胃。

【主治】 湿热内困，口干渴，纳呆，小便不利等。

【按语】 本方出自光绪皇帝医案，光绪某年正月十七日，光绪皇帝口干口渴。小便不利，精神饮食尚可，脉左关稍弦，右关滑缓。御医李德昌给予清化利湿代茶饮调治。方中陈皮理气醒脾化湿，滑石、甘草清利湿热，竹茹、花粉清热和胃，生津止渴，焦三仙消食导滞。据三十日医案记载，皇上诸症俱好，惟有时口渴，小水不畅，说明方药见效。饮热去，而感口渴小水不畅，是津不化气之证，御医改用利湿代茶饮，方用石斛、花粉养阴生津止渴，竹茹清热和胃，灯心清热利水，引热下行，各曰利湿代茶饮，实则养阴生津，清热化气利湿之剂也。

17 清热化湿代茶饮(四)

【组成】 藿梗叶一钱五分 石斛二钱 生地四钱 焦栀子二钱 旋覆花二钱 赤苓三钱 白术二钱 甘菊花二钱 车前子三钱 腹皮三钱 川芎一钱五分 生甘草一钱

【功用】 疏散风邪，清热化湿。

【主治】 湿困脾土，复感风热，以致呕吐纳呆、头痛、肢倦乏力等。

【按语】 本方见于光绪皇帝医案，光绪年二月二十一日，光绪皇帝仍右侧头痛，稍有呕吐，不思饮食，身体倦怠，脉左寸关弦数，右寸关滑数，浮象渐缓。证属“风凉稍解，解而未净，肺经饮热过盛，胃气不和”故予清热化湿代茶饮调理。方中川芎、甘菊花疏风清热止痛、焦栀子、赤苓、车前子清利湿热，白术、甘草健脾化湿，腹皮、旋覆花斡旋中焦气机，生地、石斛清热养阴和胃。诸药合用，疏表清里，健脾利湿，肺胃并治，切中皇上病机。

18 清热利湿代茶饮

【组成】 大元参三钱 知母二钱 川柏二钱 牛膝二钱 赤苓块三钱 泽泻二钱 木通一钱 沉香四分

【功用】 清热养阴，利湿。

【主治】 肾虚湿热内阻，口渴，小便不利，肢倦乏力等。

【按语】 本方乃宣统十三年八月十八目宣统皇帝用方，宣统帝系肾虚内热，又过食生冷感受风凉，御医用畅气调中，化湿热之法调治。表邪解，肾虚湿阻突出，故继用此代茶饮养阴清热，分利湿热。方中玄参、知母、川柏、牛膝滋肾阴，清湿热，赤苓、泽泻、木通清热利水，引热下行，稍佐沉香，引气归元，以促肾之气化，用药切证，寓意深刻。

19 南薄粉葛代茶饮

【组成】 南薄荷一钱 粉葛一钱 薑朴一钱五分 陈皮一钱五分 淡豆豉二钱 木通一钱 泽泻二钱 赤苓三钱 鲜竹叶二十片 槟榔一钱 条芩二钱

【功用】 清肺泻肝，利湿。

【主治】 肺肝郁热，湿热熏蒸，头痛头晕咽痛、口渴，咳嗽咯痰，肢倦纳呆等。

【按语】 宣统十五年正月二十八日，御医赵文魁给婉容皇后此代茶饮内服。观其前后医案病人当有头闷肢倦，咽痛，咳嗽等症状。方中薄荷、粉葛、淡豆豉、条芩清解肺热，木通泽泻、赤苓、竹叶清热利湿，陈皮、薑朴、槟榔醒脾理气和胃。诸药合用，热去湿除，脾运恢复，诸症可愈。

20 杭芍胆草代茶饮

【组成】 杭白芍二钱 胆草八分 青皮一钱五分 香附一钱五分 赤茯苓二钱 木通一钱五分 泽泻二钱 瓜蒌三钱 甘菊花二钱 桑叶一钱 黄芩一钱五分

【功用】 清解肺热，泻肝利湿。

【主治】 肺肝蕴热，咳嗽、咽痛，口喝口苦，小便短赤等。

【按语】 本方见于婉容皇后医案。宣统十五年二月初八日，御医赵文魁为皇后婉容拟本茶饮。观其前后医案，病人当有咳嗽、口干口苦、口渴咽痛，肢倦等症。方中黄芩、胆草、木通、泽泻清利肺肝湿热，青皮、香附、白芍疏肝柔肝解郁理气，白菊花、桑叶清肺凉肝，瓜蒌清热化痰。诸药合用，标本兼顾，肺肝同治。

21 瓜蒌青皮代茶饮

【组成】 大瓜蒌二钱 青皮一钱五分 薑朴一钱 川连八分 赤茯苓三钱 木通一钱五分 泽泻二钱 新会皮一钱五分 鲜竹叶二十片 赭石二钱 甘草三分

【功用】 清热泻火，理气化湿。

【主治】 湿热内阻，口渴口苦，小便短少。

【按语】 本方为宣统十五年二月十三日婉容皇后用方，医案中虽未记载脉证，据方测证病人当属肝胃有热，湿热内阻之证。方中大瓜蒌、新会、赭石清肝泻火、平肝，黄连清热泻火去湿，青皮、姜朴疏肝理气，赤茯苓、木通、泽泻、鲜竹叶清热利水，引热下行，甘草调药和中。诸药合用，共奏清泻肝胆，理气化湿之效。

(三) 利水渗湿类代茶饮

1 利湿代茶饮

【组成】 甘菊花二钱 桑叶二钱 花粉二钱 麦冬三钱 腹皮二钱 泽泻一钱五分 三仙各二钱 薄荷七分

【功用】 清热养阴，利水渗湿。

【主治】 肺胃湿热，咽干咳嗽，纳呆，小便不利，口渴不欲饮。

【按语】 本方见于光绪皇帝医案，光绪年二月十九日，光绪皇帝早晨头晕、口渴、便燥，脉左部和缓，右寸关滑而稍数，御医庄守和予以利湿代茶饮调理。方中甘菊花、桑叶、薄荷清肺散热，花粉、麦冬清热，养阴生津，腹皮、泽泻利水渗湿，三仙消食导滞。诸药共用，清热利湿，生津止渴。

2 化湿代茶饮

【组成】 甘菊花二钱 桑叶二钱 川芎一钱五分 麦冬二钱 花粉二钱 腹皮二钱 三仙各二钱 青果七个

【功用】 清肺解热，利水渗湿。

【主治】 肺胃湿热，头晕、口渴。

【按语】 本方见于光绪皇帝医案，光绪某年二月二十日，光绪皇帝虽经清热利水诸药治疗，仍时有头晕口渴。御医庄守和认为证属“肺胃稍有饮热未清”，故予此代茶饮清解余热，渗湿化饮。方中甘菊、青果、桑叶清肺解热，麦冬、花粉养阴生津清热，腹皮行气利水化湿，三仙消导和中，川芎味辛性烈，疏风和营，诸药合用，共奏清热养阴，利水渗湿之效。

3 清上化湿代茶饮(二)

【组成】 甘菊花二钱 桑叶二钱 花粉三钱 陈皮二钱 竹茹二钱 车前子三钱 猪苓二钱 灯心三子

【功用】 清热利湿，生津止渴。

【主治】 湿热伤津，头晕，口渴。

【按语】 本方源于光绪皇帝医案，光绪某年十二月二十五日，光绪皇帝头晕、口渴，脉左关稍弦，右关滑缓，证属饮热未清。御医李德昌予清上化湿代茶饮内服。方中甘菊花、桑叶疏风清热，花粉清热生津，竹茹清热和胃化痰车前子、灯心、猪苓淡渗利湿，陈皮理气醒脾化湿，诸药合用，上清下利，行气运中，以使热去湿化饮去，切中皇帝病机。

4 清热化湿代茶饮(五)

【组成】 银柴胡一钱 青皮一钱 茯苓三钱 石斛三钱 麦冬四钱 桑叶一钱五分 竹叶二钱 青果七个

【功用】 清热利湿，疏肝理气。

【主治】 湿热内阻，气机不舒，胸胁满闷头晕、肢倦。

【按语】 本代茶饮为宣统二年五月二十七日瑾妃用方，据前后医案记载，病人证属中焦湿热，肝气不舒，御医戴家瑜予本方以清热利湿，疏肝理气。方中银柴、青果、桑叶清水之上源，使肺气清肃，湿饮易化，青皮疏肝理气，茯苓、竹叶淡渗利湿，引热下行，石斛、麦冬清热养阴，用药切合瑾妃病机。

5 清化代茶饮(二)

【组成】 川芎一钱五分 甘菊花一钱五分 茅术一钱 赤苓二钱 泽泻一钱五分 木香一钱 广皮一钱五分 生甘草八分

【功用】 清利头目，利水渗湿。

【主治】 湿热中阻，头晕，腹痛，肢倦，口渴等。

【按语】 本方出自珍妃医案。光绪某年三月初六，珍妃头微作晕，早间有时腹痛，脉左关弦缓，右关滑缓。御医杨际和认为证属“稍有余湿浮热未净”，故予清化代茶饮内服。方中川芎甘菊花清利头目，茯苓、于术、泽泻利水渗湿，引热下行，广皮、木香理气宽中。诸药合用以奏清热利湿，理气宽中之效。

(四) 祛风胜湿类代茶饮

1 疏风除湿代茶饮

【组成】 白鲜皮三钱 地肤子三钱 威灵仙一钱五分 秦艽二钱 次生地三钱 酒黄芩二钱 枳壳二钱，炒 蝉蜕二钱

【功用】 疏风除湿，止痒。

【主治】 肺胃有热，血脉湿郁，外感风邪咽干口渴，遍身皮肤瘙痒，手背微有浮胀。

【按语】 本方见于光绪皇帝医案。光绪十二年三月十一日，光绪皇帝“咽燥口干，周身皮肤瘙痒，手背微在浮胀”，脉左寸浮缓，右寸关浮弦。御医庄守和认为证属“肺胃有热，血脉湿郁，外受风邪”，予以祛风除湿代茶饮内服。方中白鲜皮、地肤子、蝉蜕、威灵仙、

秦艽祛风除湿止痒，黄芩清热燥湿，枳壳行气宽中，生地清热养阴，兼能“通血痹”，诸药合用，共奏去风胜湿，止痛之效。

2　和中化湿代茶饮

【组成】　荆芥一钱五分　防风二钱　白芷一钱五分　甘菊花二钱　茅术二钱　云苓三钱　薏苡仁三钱　甘草六分

【功用】　疏风解表，化湿运脾。

【主治】　外感风寒，脾胃湿困，头晕、头痛，恶风等。

【按语】　本方见于光绪皇帝医案，光绪某年正月二十九日，光绪皇帝“有时头晕、恶风，腰间作痛，”“脉息左部和平，右寸关滑缓。”证属外感风寒，湿浊中阻，庄守和予和中化湿代茶饮调理。方中荆芥、防风、白芷、甘菊花疏风解表，茅术、云苓、薏苡仁、甘草祛湿化浊，诸药合用，共奏散风祛湿之功。

3　和胃化湿代茶饮(二)

【组成】　薄荷一钱　荆芥二钱　蔓荆子二钱　川芎一钱五分　白芷二钱　香附二钱　元参三钱　酒连一钱　酒芩三钱　花粉三钱　枳壳三钱　焦三仙九钱

【功用】　疏风解表，清热化湿。

【主治】　湿热内滞，外感风邪，头疼头闷日渴，舌起口疮。

【按语】　光绪某年二月十八日，光绪帝头疼头闷，舌起口疮，口渴而粘，脉左关弦浮而数，右寸关滑数，证属湿热内滞，外感风邪，御医用本代茶饮调服。方中薄荷、荆芥、蔓荆子、白芷、川穹疏风止痛，香附、枳壳理气行滞，酒连、酒芩清化湿热，焦三仙消导和中，诸药合用，外散内清，理气调血，切合光绪皇帝病情。

4　加减和胃化湿代茶饮

【组成】　建曲二钱　荆芥一钱五分　姜连一钱　赤苓三钱　茅术一钱五分　厚朴二钱　枳壳二钱　陈皮一钱五分　花粉二钱　蔓荆子一钱五分　香附一钱五分　生甘草六分

【功用】　疏风解表，理气化湿。

【主治】　外感风邪，内有湿热，发热、恶风、头痛、头晕，咽干口渴。

【按语】　本代茶饮是光绪某年二月二十九日光绪皇帝用方。经二十八日调治后，光绪皇帝仍感头晕、头痛，舌上口疮未消，证属湿热未清，表邪不尽，故御医在上方基础上加平胃散以理气燥湿。湿为阴邪，其性缠绵难去，加味平胃散理气祛湿，湿除则热孤易去。同时仍用冰硼散调敷患处，内外同治。

第五节　消导类代茶饮

宫廷之中，养尊处优，喜进膏粱厚味之品，而少于体力活动，易致饮食积滞，伤及脾胃，或则脾胃业已虚损，犹食饮无度，而常现脘满腹胀，食后嘈杂诸证，因此，宫中御医既虑行滞消导方药之力峻伤正，又欲以消食化积之法祛邪消导而除疾，故以消食化积药物为主，佐以健脾和胃之品，组成代茶饮方，代茶饮之，缓图收效。宫中消导类代茶饮方剂颇多，大抵可归纳为五类：一、消食导滞类，多以焦三仙为主加味用药；二、行气导滞类，多用槟榔、郁金等药；三、温中导滞类，常以藿香、桂枝等品伍以消导药；四、清热导滞类：常用黄连、黄芩、竹茹等伍以消导药；五、除湿导滞类，常用茯苓、泽泻之品伍以消导药。

(一) 消食导滞类代茶饮

1 加味三仙代茶饮(三)

【组成】 焦山楂二钱 麦芽二钱，炒焦 焦神曲二钱 益元散二钱 灯心三十寸

【功用】 消食导滞，和胃利湿。

【主治】 食滞中州、脘闷腹胀、纳谷欠馨、嘈杂嗳气等症。

【按语】 消食导滞代茶饮中，大抵以焦三仙为主化裁，多用于辅助治疗。“如嘉庆朝三阿哥(和硕憿恪亲王绵恺)脉案：嘉庆八年二月二十六日、刘锺、孝承绪请得三阿哥脉息安和。偶因闭塞，似乎惊痫、由肝胃热盛，饮食为痰，致有此证。昨晚服涤痰和胃汤，诸症已好。总宜调养脾胃、饮食清淡、不能为痰，后无余症，今议用和胃保安丸常服调理(丸药方略)。代茶饮山楂二钱、焦、麦芽二钱炒焦，焦神曲二钱，益元散二钱，引用灯心三十寸、两贴。“据脉案得知，三阿哥缘于痰热壅肺，以致胸满痰盛，经治疗，诸症已好，但病尚未愈，故以加味三仙饮(加益元散)为代茶饮善后调理。方中山楂消食积、散滞；神曲、麦芽消食和胃，益元散方有二，一为六一散，一为辰砂六一散，据脉案，三阿哥有“似乎惊痫”之症，分析当为后者，取其利湿安神之效，灯心为利尿引经之品，本方用之代茶，除和胃消食导滞之外，尚兼有利湿镇惊之作用，于调养调后之中，有助丸药治疗之意。

2 加味三仙饮(四)

【组成】 焦三仙各六钱 橘红二片，老树

【功用】 消食导滞、燥湿化痰。

【主治】 饮食留滞、痰浊内停，食积、伤酒者亦可用。

【按语】 此代茶饮为慈禧太后晚年所用方，据脉案分析，当为御医姚宝生所拟：“正月三十日，老佛爷加味三仙饮：焦三仙各六钱，橘红二片老树”，三仙饮之用量颇大，旨在导滞消积，橘红苦辛温，功能燥湿化痰，消食宽中，尚可治咳，故合而用之。因是平素代饮之方，故应用其目的是调理。

3 保元代茶饮(一)

【组成】 焦曲三钱 谷芽三钱 茯苓三钱 南楂三钱，肉

【功用】 消食导滞，健脾渗湿。

【主治】 病后体弱，食纳欠佳，胃脘腹满，大便不畅诸症。

【按语】 保元代茶饮多用于病后调理脾胃之用。如嘉庆朝五阿哥脉案：“十一日，张自兴、高文溥、张宗濂、刘德成请得五阿哥喜痘八朝。浆满充足，头面周身似有结痂之象，饮食如常，今议用保元代茶饮调理、焦曲三钱、谷芽三钱，茯苓三钱，南楂三钱肉，”据查，五阿哥为皇五子惠瑞亲王绵愉，此脉案为嘉庆二十三年十二月所载，时年四岁，系五阿哥痘疹治案，经用活血助长汤，养血助浆汤，调之助浆汤之后，痘疹结痂俱顺，已近痊愈。故御医施以保元代茶饮以作善后之用，重在调理脾胃，便胃气充足，体力得复。

(二) 行气导滞类代茶饮

1 行气和胃代茶饮

【组成】 厚朴花一钱五分 陈皮一钱五分 茅术二钱，炒 煨木香八分 焦三仙各二钱 赤芍一钱五分

【功用】 行气导滞，和胃除湿。

【主治】 胃脘满闷，恶心欲呕，腹中坠胀或时作痛。

【按语】 行气和胃代茶饮常用于食滞气结，湿痰内停之病证者，如光绪皇帝脉案：“三月二十日庄守和请得皇上脉息和缓。证势俱好，惟肠中稍加湿郁气滞，以致腹中微觉闷坠，有时串痛。今用行气和胃代茶饮调理(方详前)”，斯时，光绪帝身体日差，经常外感风寒，此次亦感寒日久，经治疗已有好转，但其“胃气稍有欠和”，“腹中微觉闷坠，有时串痛”，故用行气和胃方调治。方中木香、陈皮行气和胃，焦三仙消食导滞，厚朴花既可行气，又能化湿，助茅术除湿之力；至于选用赤芍乃在于因光绪帝眼边肿痛，以之清血热解肿痛之故，甘草则为调和诸药之用。

2 加味三仙饮(五)

【组成】 焦三仙各三钱 槟榔三钱，炒 郁金二钱，研

【功用】 行气导滞，解郁消食。

【主治】 脘腹胀痛，大便不爽，食纳欠佳。

【按语】 本方为慈禧所用代茶饮“四月初九日，老佛爷加味三仙饮，焦三仙各三钱，炒槟榔三钱，川郁金二钱研”，方中焦三仙消食导滞，槟榔行气消食，郁金行气解郁，三药共用达到行气导滞之效。

(三) 温中导滞类代茶饮

温中理气代茶饮

【组成】 香附三钱 乌药一钱五分 缩砂一钱，研 丁香二分 藿叶一钱五分 赤苓块三钱 厚朴一钱五分

【功用】 温中健脾，理气导滞。

【主治】 寒饮下注，脐腹痉痛，时有泄泻。

【按语】 温中导滞类代茶饮在宫廷中应用亦属不少，温中理气代茶饮可为其代表，方中乌药、丁香温中理气，香附疏肝理气、砂仁、藿香、茯苓、厚朴化湿导滞，诸药共奏理中理气导滞之功效。组方合理，配伍得当，当获良效。如，道光九年六月的全贵妃(孝全成皇后)脉案：“初四月，苏钰、张新请得全贵妃脉息沉缓。原系署湿伤脾，泄泻之证。用胃苓丸调治，泄泻已止。惟肚腹绕脐微痛，此由寒饮下注所致，今议用温中(理气)代茶饮调理”。次日述腹痛减轻。

(四) 清热导滞类代茶饮

加味三仙饮(六)

【组成】 焦三仙六钱 枳壳二钱 槟榔炭二钱 腹皮三钱 炙厚朴一钱五分 酒芩二钱 赤茯苓四钱 藿梗八分

【功用】 清热导滞，理气和胃。

【主治】 脾胃失和，腹胀脘闷，大便秘结，小便赤短。

【按语】 清热导滞类代茶饮的特点，仍是以导滞为主，清热为辅，主要用于内有积滞，余热未净，或因湿蕴热者，如慈禧脉案中五月二十四日张仲元、姚宝生给慈禧拟的加味三仙饮属此类。方中三仙、枳壳、槟榔、大腹皮、厚朴相配，具有行气导滞之功效，酒芩清热，茯苓渗湿，藿梗兼俱理气化浊之作用，诸药共达导滞清热化湿之目的。

(五) 除湿消导类代茶饮

1 和脾代茶饮(一)

【组成】 茯苓三钱 藿梗一钱五分 苍术一钱五分 厚朴一钱五分 陈皮一钱 三仙各三钱 益元散三钱

【功能】 健脾除湿，导滞和胃。

【主治】 脾虚食滞、纳呆脘闷、湿浊蕴热诸症。

【按语】 据光绪帝脉案，“七月十八日申刻，李德昌请得皇上脉息弦滑。外感暑气渐退，呕恶嘈杂已止。惟脾元尚软，胃经湿饮不清，以致身肢疲倦，头晕口干，舌心稍有黄苔。今用和脾代茶饮一贴调理。“方中三仙、厚朴、陈皮导滞和胃，苍术、藿梗燥湿和胃，茯苓、益元散淡渗利湿。当时，光绪皇帝身体孱弱，诸病缠身，又值外中暑邪。故有发热汗出，神倦乏力，头痛懒言、恶心欲呕诸症，经治疗，其症渐缓，故御医李德昌施以和脾代茶饮，取其健脾利湿、导滞和胃之功效，作善后调理，疾病得瘥。

2 和胃调脾代茶饮

【组成】 生于术三钱 陈皮一钱 云苓三钱 薏苡仁四钱 谷芽二钱，炒 神曲二钱 甘菊花二钱 甘草八分

【功用】 除湿导滞，调和脾胃。

【主治】 脾胃失调而致的胃脘胀满，纳呆食滞等症。

【按语】 和胃调脾代茶饮方见于光绪皇帝脉案：“二月初三日，守和请得皇上脉息左部见平，右寸关滑缓。脾胃欠调，谷食消化较慢，偶有头晕。今用和胃调脾代茶饮调理：方中谷芽、神曲和胃导滞；薏苡仁、云苓、淡渗利湿，甘草调和诸药。至于选用菊花者，恐与光绪帝头晕，用之清头明目有关。据考，光绪皇帝平素脾胃亏弱，脾胃不足则健运失司，以致水谷不化精微，聚湿生痰，阻滞中州，则升降失和，诸症遂作。所以，本方虽为除湿导滞，实则亦寓调和脾胃之意。

第六节 祛暑类代茶饮

祛暑类代茶饮是为治疗或辅助治疗伤暑或暑温而设。暑温一般发病较急，传变快，易于伤津耗气，故此类代茶饮常作为辅助治疗或善后调理之用。宫中祛暑类代茶饮大抵可分为三类：①清气祛暑类，多用六一散，灯心等；②益气祛暑类，多用沙参、麦冬之属；③利湿祛暑类，常用竹叶、滑石诸药。当然，清宫医案中类似有祛暑作用的代茶饮尚有不少，有些较难明确分类，但从以上三类之中亦可了解其大概。

(一) 清气祛暑类代茶饮

1　清气祛暑代茶饮(一)

【组成】　六一散三钱　鲜荷叶一张　白茅根三钱　竹叶三钱　灯心一圈

【功用】　清气祛暑，利湿泄热。

【主治】　身热烦躁，汗多口渴，小便短赤等症。

【按语】　治暑原则一般说来：是初用辛寒、清泄热邪，进而以甘寒清热生津，终以甘酸益气敛津。但究其大旨不外清利益气生津，故王纶《明医杂着》谓："治暑之法，清心利小便最好"可为中肯之言。本代茶饮组方颇符王氏所论。宫中御医亦多喜用清气利湿之法，如光绪某年七月初九日所拟之皇上代茶饮即为此方。方中六一散寒滑通利，清解暑热，竹叶清心胃热邪而除烦，荷叶清气解暑而除热，灯心清热利水，苇根清热生津，诸药相合，共达清气祛暑之效。

2　清气祛暑代茶饮(二)

【组成】　六一散四钱　灯心二寸　竹叶二钱

【功用】　清气祛暑，利水除烦。

【主治】　烦躁尿赤，口渴汗出，湿浊内停。

【按语】　本方亦为皇上(光绪帝)代茶饮，与上方相比，少荷叶、苇根，而加重六一散之量，推测当时光绪帝暑热渐消(与前方同月二十七日比)。按六一散，又名天小散，出自《伤寒标本心法类萃》一书，方中滑石(六分)味淡性寒，利湿清热，是为主药；少佐甘草(一分)取其和中益气，以防滑石寒利太过。六一散为治暑之常用方，于暑病挟湿者每常用之。故于本代茶饮中亦为主药，与灯心、竹叶相伍共奏清气祛暑，利水除烦之功效。

(二) 益气祛暑类代茶饮

1　益气祛暑养阴代茶饮

【组成】　沙参三钱　麦冬三钱　竹茹一钱　益元散三钱

【功用】　益气祛暑，养阴生津。

【主治】　暑热伤气，津液受灼、口干尿赤，心烦神疲诸症。

【按语】　本代茶饮具有益气生津养阴之作用，多为暑热渐清、气津耗伤而设。如道光二十七年六月十一日琳贵妃脉案："琳贵妃脉息和缓，诸症俱好，惟饮滞稍有未净，今用调中化滞汤午服一贴，继用生津代茶饮，缓缓调服。"生津代茶饮即是本方。方中沙参、麦冬益气生津，竹茹清热除烦，益元散为六一散加辰沙，除清热利湿之外，尚具镇心安神之功，故诸药配合可达"清暑热而益元气"之目的。

2　益气祛暑清热代茶饮

【组成】　金银花三钱　白扁豆四钱　竹叶捲心二钱　莲子心一钱　鲜藕五片

【功用】　益气祛暑，清热利湿。

【主治】　暑邪未尽、湿热未清而致头晕心烦、面赤气粗、口渴欲饮、自汗神倦诸症。

【按语】　据光绪三十一年六月十六日慈禧脉案："六月十六日，姚宝生请得老佛爷脉息右关沉弦稍数，右寸关滑而近数，肝胃有火，湿热未清。今用清热化湿之法调理(方略)。六月十六日，益气理脾开胃，清暑利湿，升清降浊：金银花三钱，白扁豆四钱，竹叶捲心二钱。莲子心一钱、鲜藕五片、水煎代茶。”可知此代茶饮是为益气理脾、清暑利湿而施。方中白扁豆健脾益气，淡渗利湿，金银花清热解毒、辛凉散热。竹叶、莲子心清心热而除烦，鲜藕止渴生津，诸药配伍可达益气祛暑、清热利湿之效。按，斯时慈禧太后已是古稀之年，身体渐衰，具有思忧之伤，故御医姚宝生于用清热化湿汤治其“肝胃有火”之同时，佐以此代茶饮，主症次症同治，乃养正祛邪之法。

(三) 利湿祛暑类代茶饮

1 淡渗利湿祛暑代茶饮

【组成】 天花粉三钱 寸冬二钱 石斛二钱 连翘二钱 生石膏四钱 知母二钱 鲜竹叶二十片 泽泻二钱 寒水石三钱 甘草三分

【功用】 利湿祛暑，清热育阴。

【主治】 身热烦渴，汗多溺少，身重烦闷等症。

【按语】 本代茶饮方仍宗治暑“清心利小便”之旨，方药以淡渗利湿为主。如光绪某年六月十一日代茶饮即是此方。方中天花粉、寸冬、知母、石斛育阴清热生津止渴，寒水石，竹叶、泽泻淡渗利湿，连翘清热解毒，生石膏清热除烦，甘草调和诸药，以防寒凉之弊。本方亦是仿三石汤意，重在利湿清暑，以解暑湿之邪。

2 胃苓代茶饮

【组成】 苏梗叶一钱 腹皮一钱五分 猪苓一钱 泽泻一钱五分 赤茯苓二钱 桔梗一钱五分 苍术八分，炒焦 制厚朴二钱 陈皮一钱五分 六一散二钱 灯心三十寸 薏苡仁四两

【功用】 利湿祛暑，健脾止泻。

【主治】 暑湿伤脾而致腹痛作泄，身热神倦，烦躁纳呆诸症。

【按语】 本方即五苓散与平胃散加减合方，旨在治疗暑邪为寒虚所遏之证，故用药稍辛温以散寒湿，合以利湿透邪之品。如嘉庆二十一年六月五阿哥之脉案：“十九日赵璧请得五阿哥脉息浮数，原系暑湿停滞之症，以致腹胀便泻，身体微热，今用胃苓代茶饮调理。苏梗叶一钱、腹皮一钱五分，猪苓一钱、泽泻一钱五分，赤茯苓二钱、桔梗一钱五分，苍术炒焦八分，厚朴二钱制，陈皮一钱五分，引用六一散二钱，灯心三十寸，薏苡仁四两”。实则胃苓代茶饮，即是五苓散合平胃散去甘草，另加苏梗叶辛温透表、散寒除湿，大腹皮行气利水，桔梗宣肺祛痰，亦可疏通肠胃。引用六一散、灯心二味亦在于利湿祛暑，惟薏苡仁用量达四两之多，在宫中代茶饮用药量中少见，推测以之熬水后再煎其他药当茶，其用意有二，一则加强淡渗利湿之功，再则取其健脾止泻之效。

第七节 温中类代茶饮

温中类代茶饮运用温中祛寒法，具有温里和中之功效，主治中焦虚寒症。脾胃居于中州，脾主运化，胃主受纳，两者互为表里，具有运化输布精微，升清降浊之功能。宫中患病，以脾胃病居多，此或由于素体孱弱，脾胃不健，或由于膏粱厚味饮食，易损中阳，中阳虚衰则运化失职，升降失常，寒湿内生。因此，御医治疗之时，认为调理中州脾胃，至

关重要。温中类代茶饮是温里和中方法之一，大体可分为三类：①益气温中类：多以人参、黄芪、肉桂为主用药；②缓中温中类：多以红枣为主用药；③和胃温中类：以干姜、伏糖姜为主用药。

(一) 益气温中类代茶饮

参桂代茶饮

【组成】 人参二钱，去芦 肉桂四分，去粗皮 黄芪三钱 炙甘草八分

上药共为细面，每服五分，福元汤调服。

【功用】 益气温中。

【主治】 气血素亏、复因劳碌伤气，湿伤荣分。

【按语】 温中类代茶饮中，以益气温中类应用较广，多用于病后调理。如道光九年十月全贵妃(孝全成皇后)脉案：道光九年十月二十日，苏钰请得全贵妃脉息滑缓。原系气血素亏，湿伤荣分。今因劳碌伤气，以致旧症渐作，气怯肢软。连服补气养血之剂，症热稍减，气血渐强。惟腰膝酸沉，此由荣分湿盛所致，故用人参养荣汤加减；十月二十一日又拟益气养荣汤加减一贴，二十二日，苏钰请得全贵妃脉息安平，诸症渐好。暂止汤药，拟用参桂代茶饮、人参二钱去芦、肉桂去粗皮四分，黄芪三钱、炙甘草八分。共为细面，每服五分。十一月十四日，张新、苏钰请得全贵妃脉息和缓。精神饮食起居如常，诸症渐好。方中人参、黄芪益气，肉桂、炙甘草温中。本方用之代茶，以辅汤药治疗之功。

(二) 缓中温中类

缓中代茶饮

【组成】 党参一钱 五味子四分 红枣肉二个 鲜青果二个

【功用】 缓中理脾，开胃温中。

【主治】 中气未和，痰饮未清。

【按语】 缓中代茶饮常用于肺胃之气欠和，痰饮未清之证。

光绪三十四年十月初四日，张仲元、李德源、戴家瑜请得总管脉息左关弦缓，右寸关弦滑，中气未和，痰饮未清，时作咳嗽，今议用理脾开胃安嗽之法调治，十月初四日酉刻，张仲元、李德源拟总管缓中代茶饮，党参一钱，五味子四分，红枣肉二个，鲜青果二个，去皮研。党参益气、五味子敛阴， 红枣和中，鲜青果止嗽化痰，诸药代茶饮，缓中健脾祛痰，助理脾开胃安嗽之用。

(三) 和胃温中类代茶饮

1 和胃代茶饮(一)

【组成】 广皮一钱 煨木香五分 生姜一片 炙甘草四分

【功用】 和胃温中。

【主治】 脾胃气道欠和，食后腹中微疼。

【按语】 本方为光绪三十四年总管之代茶饮，光绪三十四年九月二十九日戌刻，张仲元、李德源请得总管脉息左关弦缓，右关滑缓，肠胃气道欠和，食后腹中微疼，今议用和

胃代茶饮调理，广皮一钱，煨木香五分，生姜一片，炙甘草四分，方中广皮理气导滞，木香顺气和胃、生姜散寒止呕，炙草温中调和。四药合用，以达和胃温中之效。以辅张仲元，李德源拟总管理脾和胃安嗽之法。

2 和胃代茶饮(二)

【组成】 橘红一钱，老树 伏糖姜一片

【功用】 和胃止呕。

【主治】 胃气欠和，有时作呕。

【按语】 和胃代茶饮在宫中应用较为广泛，如“宣统元年六月初五日亥刻，臣张仲元请得皇上脉息左部平和，右关微滑。胃气欠调，有时作呕，谨拟和胃代茶饮调理，橘红一钱老树，伏糖姜一片”。二药合用，和胃降逆止呕温中。

第八节 安神类代茶饮

清代宫廷医案中记载的安神类代茶饮大致可分为两类，一类是以养心安神为主，常用酸枣仁、茯神等；一类则养心安神与重镇安神两者兼而有之，镇心安神药常用龙齿、朱砂之类。

(一) 养心安神代茶饮

1 枣仁灯心代茶饮

【组成】 枣仁六钱，炒熟 灯心一钱

水煎代茶用。

【功用】 养心安神，清心除烦。

【主治】 虚烦失眠，惊悸怔忡等证。

【按语】 本方见于乾隆朝十五阿哥福晋医案。乾隆五十年，十五阿哥福晋小产后，失血过多，体质日渐衰弱，而有“血虚有热”，“身热头闷”等，除服用滋荣育神汤治疗外，御医张肇基等多次给予枣仁灯心代茶饮方，以养心血，安心神，清虚火，除烦热。方中酸枣仁炒熟且重用，作为主药，发挥滋养心肝阴血之效，并有较好的镇静作用。临床应用时，也可用淡竹叶代灯心草，同样有清热除烦之效。如无虚火烦热之征，亦可不用灯心草，仅炒枣仁一味水煎代茶饮，亦有良效。

2 二神代茶饮

【组成】 茯神五钱 神曲二钱，炒

水煎代茶。

【功用】 健脾消食，养心安神。

【主治】 心脾两虚，体倦食少，心悸失眠。

【按语】 嘉庆朝医案中玉贵人血虚筋挛旧症复发案，以其气血两亏，在服用益气养荣汤、舒筋养荣汤等治疗的同时，及停用汤药之后，服用二神代茶饮多日，以作“缓缓调理”。本方以茯神为主药，兼有健脾和安神之效，辅佐以神曲和胃消食，两者相伍应用，则使脾胃健，化源足，心神得养，神志安宁。本方若增入炒枣仁，则养心安神之力更强。

3 育神代茶饮

【组成】 茯神三钱 枣仁二钱，炒 远志一钱 半夏二钱 竹茹二钱

水煎代茶。

【功用】 健脾养心，清化痰热，安神除烦。

【主治】 心脾两虚，痰热内扰，失眠心悸。

【按语】 乾隆二十年十一月定贵人患肝胃饮热之证，用药调治，症势俱减，当月三十日医案记载："惟夜间有时少寐，此由心气不足，饮热未净所致。今暂用育神代茶饮，继服和肝扶脾丸调理。"该代茶饮方补养心脾与化痰清热并举，扶助气血，清化饮热，有除烦安神之效。与二神代茶饮相比，本方养心安神之力更强，且兼能燥湿祛痰，化饮清热，诚为标本兼顾之良方。

4 安神代茶饮(一)

【组成】 党参三钱 茯神三钱，研 枣仁三钱，炒研 当归三钱，身 炙甘草八分

水煎温服。

【功用】 补气血，养心脾，安心神。

【主治】 心脾两虚，气血亏耗，心神失养，心悸不寐。

【按语】 同治十一年十月底，同治皇帝患天花，十一月初九日医案中记载："皇上天花十朝。昨因精气乍虚，停浆不靥，头面浸浆，项身白陷无神，挟感咳嗽，连服益气养血理肺之方，各症俱减，渐有收靥之势。惟收靥较迟，咽干音哑，咳满少寐，未能骤愈。此由心肾气血俱亏，余毒未清所致。今议用保元回浆饮午服一贴调理。"当日酉刻，又用本安神代茶饮，亦为双补气血之剂。该代茶饮方只有 5 味药，均见于保元回浆饮(计 12 味药及 1 味药引)，也均出于归脾汤中，故本方的特色在于组方用药简练，配伍精当，当可师法。

5 和胃代茶饮(三)

【组成】 茯神三钱，硃拌 焦枣仁三钱 陈皮一钱 谷芽二钱，炒 壳砂六分 甘草六分

水煎代茶。

【功用】 养心安神，健脾开胃。

【主治】 心神不安，心悸不寐，脾胃不健，食少纳呆。

【按语】 该方见于光绪三十三年三月十九日隆裕皇后医案。医案记载："皇后脉息和缓，诸证全愈。胃气稍有欠和。"可知本代茶饮方是用于病愈后的善后调理，因有健脾和胃消食之效而得名。从药物剂量来看，茯神、枣仁养心安神为主药，当属安神之剂。以方测证，皇后当有心神不宁之症状。

(二) 养镇心神代茶饮

这类代茶饮方兼有养心安神与重镇安神两方面作用，其侧重可有不同。

1 加味参莲饮(一)

【组成】 党参五钱 茯神四钱 煅龙齿一钱五分 莲肉五钱，去心

水煎代茶。

【功用】 益气，健脾，养心，重镇安神。

【主治】 心脾两虚，心神不宁，惊悸不寐。

【按语】 本方见于嘉庆朝玉贵人血虚筋挛症治案。玉贵人“原系素有血枯筋挛之症。用药以来，抽搐虽止，惟病久耗伤气血，真气已亏，胃虚不实，病势重大”。前一天服参莲饮(党参、莲肉各五钱，水煎代茶)，胃气稍缓，再用本方(加茯神、龙齿)，则兼有健脾益气与养镇心神之效。

2 加味参莲饮(二)

【组成】 党参五钱 枣仁三钱，炒 钩藤一钱五分 茯神木四钱 煅龙齿一钱五分 莲肉五钱，去心

煎汤代茶，陆续饮。

【功用】 益气健脾，养心安神，镇静熄风。

【主治】 心脾两虚，心神不宁，肝风内动，惊悸不寐，眩晕抽搐。

【按语】 本方为上方次日所用，病案有 “病久耗伤气血，真气已亏，不时抽搐，病势重大”等语，故处方加枣仁、钩藤两味，而增强养心安神、平肝熄风之力。

3 安神代茶饮(二)

【组成】 煅龙齿三钱 石菖蒲一钱

水煎代茶。

【功用】 镇惊，开窍，安神。

【主治】 惊悸，心烦，失眠，多梦。

【按语】 本方见于治光绪皇帝心经病医方。光绪三十年前后医案记载有“常无因自觉发笑”及“语言自不知觉”等语。本方中龙齿长于平肝潜阳，镇惊安神；石菖蒲则“舒心气，畅心神，怡心情，益心志”(《重庆堂随笔》)，两药相伍，镇惊开窍，宁心安神，舒畅心志，对光绪皇帝之心神疾患，当有助益。

4 安神代茶饮(三)

【组成】 茯神三钱，研 枣仁三钱，炒研

水煎，冲朱砂面三分。

【功用】 补益心脾，镇惊安神。

【主治】 心脾两虚，惊悸怔忡，虚烦不寐。

【按语】 本方系同治皇帝患天花初期所服用，当时“毒滞熏蒸，肺胃阴分不足”，此代茶饮只是作为辅助治疗。方中冲服朱砂者，不仅在于镇心安神，更重要的还在于其清热解痘毒的作用。同治皇帝患天花后期，还用过朱茯神、炒枣仁水煎代茶饮，亦称“安神代茶饮”，与本文基本一致，只是运用了朱茯神(即朱砂拌茯神)，无需另冲服朱砂面。

5 育神化痰代茶饮

【组成】 朱茯神二钱 朱麦冬二钱 橘红八分 鲜青果十个，去尖，研

水煎温服。

【功用】 养心润肺，滋阴生津，清热化痰，镇惊安神。

【主治】 阴虚津伤，惊悸不寐，烦热口渴咽燥痰黏。

【按语】 本方系慈禧太后临终之日服用的代茶饮方之一。当日还曾服用滋胃和中代茶饮、益气生津代茶饮及生脉饮等。故可推测证属热病伤阴耗气，烁津生痰，诸方尚属合理。宫中危重临终患者，抢救时常用代茶饮方，这是因为大剂汤药已难以饮下，只能作代茶饮小量频服。本方中用朱砂拌茯神与朱砂拌麦冬，在养心益阴的同时又增强镇静安神作用。

第九节 补益类代茶饮

清宫代茶饮中补益类代茶饮方相当多，大致可分为益气、养血、滋阴、健脾等几类，其中尤以滋阴类代茶饮为多。

(一) 益气类代茶饮

此类代茶饮以益气为主，有的兼有温阳、健脾、养阴之效，方中常用人参、黄芪、西洋参等益气药。

1 益气代茶饮

保元代茶饮(二)

【组成】 人参三分，去芦 制黄芪三钱 制甘草五分

水煎代茶。

【功用】 补气保元，益卫固表。

【主治】 元气虚弱，脾肺不足，中气下陷，表虚自汗等症。

【按语】 道光八年十二月十三日，全贵妃(后来为孝全成皇后)“原系大病稍愈，元气未复。今届大寒节令，恐伤正气”，御医苏钰等拟此方，于本月中、下旬及次年初多次服用。方中三味药均为甘温补气之品，又皆入肺、脾经，并以黄芪之用量最大，故有补益脾肺，益气固表，保元升阳之效，适用于病后体弱或素体气虚，中气下陷，卫表不固，气短懒言，倦怠乏力，食少便溏，表虚自汗等症。本方以三味益气药组方，专于补气，可作为益气类代茶饮的基本方。本方源于《医学入门》保元汤，原治小儿慢惊风，及痘疹形气不足，应出不出，无表里症，三味药之外，加生姜，水煎服。在《兰室秘藏》中则名黄芪汤。

2 益气健脾代茶饮

参莲饮

【组成】 党参五钱 莲肉五钱

水煎代茶。

【功用】 补中益气，健脾安神。

【主治】 中气不足，食欲不振，大便溏薄，心悸失眠等。

【按语】 本方见于嘉庆朝玉贵人医案。案中记载：“玉贵人脉息虚细无力。原系素有血枯筋挛之症，用药以来，抽搐虽止，惟病久耗伤气血，胃气过虚，昨服归脾汤脉症仍前，此由真气已亏，汤剂不能运化，病势重大。今设法议用参莲饮调治”次日医案中记载：“昨服参莲饮胃气稍缓”。可见有一定效果，其后多日均在本方基础上加味调治。党参长于补中益气养血；莲子专于补脾止泻，养心安神，益肾固精。两相配伍，对于久病虚损，脾胃虚弱，中气不足，气血两亏，食少久泻，遗精滑精，心悸失眠等症当有效验。

和胃代茶饮(四)

【组成】 焦三仙六钱 赤参须二钱 陈皮丝二钱

共煎汤代茶。

【功用】 益气补脾，健胃消食。

【主治】 中气虚弱，脾胃不健，纳呆食少，饮食不消。

【按语】 本方为道光朝医案记载四阿哥(即以后之咸丰皇帝)所用。方中以参须益气补脾，陈皮、焦三仙健胃和中，消食化积，全方共奏扶正气，开脾胃，增食欲，助消化之效，适于脾虚体弱食少者日常保健服用。

3 益气养阴代茶饮

益气养阴代茶饮在宫中较常应用，且多用生脉饮或其化裁方。这类代茶饮多用于危重病或临终抢救，亦有用于日常调理。

生脉代茶饮(参麦代茶饮)

【组成】 党参三钱 麦冬四钱 五味子一钱五分

煎汤代茶。

【功用】 益气复脉，养阴生津敛汗。

【主治】 暑热所致气津两伤，或温热病后期气阴两亏，症见气短懒言，乏力倦怠，口干作渴，自汗，脉虚；亦治久咳不止，肺虚阴伤，症见呛咳少痰，短气自汗，口干舌燥，脉虚等症。亦用于脉微欲绝的虚脱症的抢救。

【按语】 在嘉庆朝玉贵人血枯抽搐救治案中，十月初二至初六日屡用本方，而方名则有二：生脉代茶饮及参麦代茶饮。本方实乃古方生脉散(饮、汤)。该方始见于金元四大家之一的李东垣所著《内外伤辨惑论》，治暑热伤气，汗出津亏等症。《丹溪心法》中名生脉汤，治“注夏属阴虚，元气不足”者。方中以人参(党参)为君药，甘温益气生津；麦冬为臣药，甘寒养阴清肺生津；五味子为佐药，酸温收敛耗散之气，敛肺止汗。全方三味药合用而共奏益气补肺复脉，养阴生津敛汗之效。用本方救治脉微欲绝之虚脱症时，宜重用人参，一般五钱至一两。清宫医案记载，若干帝、后及王公大臣等濒临死亡时，常用此方或此方化裁救治，如乾隆、同治、光绪等皇帝及隆裕皇太后、恭亲王等的临终医案中均有记载。服用方法，既有水煎代茶饮，也有水煎浓汁频频饮之，或水煎灌服。由于垂危患者服药常甚困难，用现代制剂技术制成之生脉注射液更适用于抢救。用该制剂进行的实验研究表明，能增强心脏泵血功能，扩张冠状动脉，增强机体耐缺氧能力，对急性心肌梗死有显著保护作用，有抗心律失常作用，能显著改善微循环，有良好的抗休克作用，具有广泛的免疫药理活性，并能显著兴奋垂体—肾上腺皮质功能。表明本方临床用于救治厥脱证(休克)及心衰、急性心肌梗死、心律失常等危重症，是有可靠依据的。

加减生脉代茶饮

【组成】 人参三钱 麦冬三钱 老米五钱

水煎浓汁频频饮之。

【功用】 益气滋阴，养胃生津。

【主治】 气阴两虚，津亏胃弱之证。

【按语】 光绪二十四年四月初十日，即恭亲王临终之日，曾服用本方。当时，恭亲王左寸关脉数而无力，尺部虚大，右三部软而无根。由戌时至丑时，汗出不止，喘息抬肩，痰热上壅，精神不固，症势重险。御医莊守和等议用本方以保肺固脱之法竭力调治，以防虚脱。原方无名，今据其组成而名之，即本方是由生脉代茶饮减五味子而加老米。老米，即陈仓米，为储存年久之粳米，甘淡而性平，有养胃除烦之效，故本方在双补气阴，生津止渴之外，兼有养胃之效，以顾护胃气。

益气生津代茶饮

【组成】 人参六分 鲜石斛二钱 麦冬二钱，去心 鲜青果五个，去尖研 老米一两

水煎温服。

【功用】 益气滋阴，养胃生津，清热利咽。

【主治】 热伤元气，阴虚津亏，胃弱纳呆，咽喉不利。

【按语】 光绪三十四年十月二十二日，慈禧太后临终之日午刻，御医张仲元等拟此方，以勉力抢救。本方从药物来看，系前方“加减生脉代茶饮”加鲜石斛、鲜青果，增强了养阴清热生津作用，并有解毒，利咽之效。

和胃代茶饮(五)

【组成】 洋参一钱 五味子五分 生薏苡仁三钱 壳砂四分，研

水煎代茶。

【功用】 益气养阴生津，健脾和胃化湿。

【主治】 气阴两伤，口渴多汗，兼有脾虚湿胜，食少泄泻等症。

【按语】 光绪三十四年四月二十四日，总管太监李莲英曾用此方。据当日及此前医案记载，李莲英“营卫欠和，风湿未净，筋脉作疼”，“胃气欠和，谷食不香”，故用益气和胃化湿之法治疗多日。以方测证，患者当有阴虚津亏之象，只是未见医案中明确记载。

缓中代茶饮

【组成】 党参一钱 五味子四分 红枣肉二个 鲜青果三个，去尖研

水煎温服。

【功用】 补中益气，滋阴养津，清肺利咽。

【主治】 中气不足，倦怠纳呆，津亏口渴，咽喉不利，肺虚咳嗽等症。

【按语】 光绪三十四年十月初四日，御医张仲元等为李莲英拟此方。当时总管太监“中气未和，痰饮未清，时作咳嗽”，在用理脾开胃安嗽之法调治的同时，又拟此代茶饮方，与汤剂配合，异曲同工，有助于提高疗效。方中党参、红枣主入中焦，扶脾胃；五味、青果同入肺经，敛肺、清肺，生津利咽，治咳嗽。四药配合，上中二焦同治，与李氏当时病情相合。

保元代茶饮(三)

【组成】 玄参一钱 生黄芪二钱 麦冬二钱，去心 僵蚕一钱 浙贝二钱，研

煎汤代茶。

【功用】 益气养阴，祛风化痰，解毒散结。

【主治】 热病之后，气阴两伤，余毒风痰未清。

【按语】 道光朝医案记载四阿哥(即以后之咸丰皇帝)患天花八天时，“浆满充足，似有结痂之象”，而停用汤药，连续两日用此代茶饮方调理，后又用保元理脾丸调理而愈。方中黄芪、麦冬、玄参益气滋阴，以扶助正气，滋养阴液；僵蚕、浙贝、玄参祛风解毒，化痰散结。故可用于天花顺证后期调理。其他温热病后期调治，亦可借鉴。

(二) 养血类代茶饮

以养血为主的代茶饮方，每兼养阴或健脾之效，这是由于血属阴，而脾为气血生化之源。常用养血药如当归、白芍、生地等。

1 和肝代茶饮(一)

【组成】 香附二钱 麦冬三钱 白芍三钱 当归三钱，身

水煎代茶。

【功用】 养血益阴，和肝理气。

【主治】 血虚阴亏，肝气欠和，头晕目眩，口干目涩，心悸胁痛等。

【按语】 咸丰朝璷嫔医案中用此方时，有“肝气稍有未和”，“头眩心悸，身肢酸倦，懒食少寐”等症状，故用此方养血滋阴和肝，并继服清肝丸调理。方中以当归身、白芍、麦冬滋养阴血，敛肝柔肝为主，佐以香附疏肝行气，以防过于滋腻，并共成养血调肝之方。本方对妇女血虚肝郁及月经不调、痛经当亦有效。

2 滋肾清上代茶饮

【组成】 玉竹三钱 熟地四钱 生地四钱，大片 当归三钱 白芍三钱，炒 川芎三钱 莲蕊三钱 菊花三钱 桑叶三钱 川贝三钱，研 酒连一钱五分，研 吴茱萸一钱五分 杜仲三钱，炒 炙甘草一钱五分 栀子三钱，炒

水煎代茶。

【功用】 养血益阴，清上明目，壮腰涩精。

【主治】 肝肾不足，阴血亏乏，上焦浮火，头目不清，腰痛遗精。

【按语】 此方为光绪二十四年五月初二日光绪皇帝所服用代茶饮方。当日医案记载：“脉息左寸关弦软近缓，右寸关滑数力软，两尺力弱。白睛丝渐退。右耳前颊车之处疼痛已好。惟耳中时作烘声，面上起有小疖，手仍发胀，中州较空，偶作咳嗽，腰腿有时酸疼”。以后医案中还记载有“常有遗精之候”，“上焦浮火不清，以致舌尖左边起有红粟，左目小眦胀而微赤”。综合分析可知，光绪病情属肝肾阴血不足，水亏于下，火旺于上，上焦浮火而生头耳目舌诸症，加之光绪肾虚精亏腰痛遗精之痼疾，故而用此代茶饮方治疗。方中药味较多，系为多方兼顾所设。在此后半月内，继续用此方加减之四物汤加味方代茶饮治疗，可见代茶饮为宫中常用治疗之一。

3 和肝代茶饮(二)

【组成】 香附二钱 当归二钱 白芍二钱 川芎一钱 泽兰叶六钱 红花三钱

水煎代茶。

【功用】 养血和肝，活血行气。

【主治】 血虚血瘀之证，面色萎黄，头晕目眩，妇女月经量少，或经闭不行，经行腹痛等症。

【按语】 同治朝祺妃暑温治案中，“诸症俱好”之后，“惟肝脾欠和”，用此代茶饮方调理善后。本方重在养血活血，和肝调经，兼有疏肝行气止痛之效，实乃血虚血瘀之妇科月经病症良方。由此推测，祺妃当时可能有此类疾患。

4 和胃代茶饮(六)

【组成】 当归一钱 白芍一钱 白术一钱 茯苓二钱

水煎代茶。

【功用】 养血敛阴，和血止痛，健脾益气。

【主治】 脾胃不健，肝血亏虚，纳呆倦怠，面色萎黄，头晕目眩，月经不调，经行腹痛。

【按语】 同治六年二月下旬，玟妃外感风凉、内停饮热，调治十余天后，“诸证俱好，惟胃气稍有欠和”，即用此方，并接服和肝养荣丸，缓缓调理。本方养血与补脾并举，脾胃健运，气血化生，利于补血。妇女以阴血为不，大病之后，以健脾补血法调理善后，可资借鉴。

(三) 滋阴类代茶饮

宫中使用滋阴类代茶饮甚多，除少数主于滋阴外，另有不少代茶饮兼有清热降火、生津止渴、健脾消食等功效，因而应用十分广泛。常用的滋阴药有麦冬、天冬、沙参、玄参、生地、石斛、知母等。

1 滋阴代茶饮

这类代茶饮方，药味较少，主于滋阴，用于阴虚为主之证。

参麦饮(一)

【组成】 沙参五钱 麦冬三钱

水煎润咽。

【功用】 滋阴清肺，生津益胃。

【主治】 阴虚肺热，燥咳咯血，或胃阴不足，舌干口渴。

【按语】 道光二十四年十二月，七公主患天花，挽治无效，临终医案记录：“至九朝屡现变证，食不下咽，药不易服，毒热未清，气已渐败，已有内抽之象，症势大险，竭力议用参麦饮挽治。”服此方后，“咽喉微润，少进米汁”，又用一贴，终因病情险恶，挽治不效而殇。本方滋阴津，清肺胃，对温热病后期阴津大伤者，是很适宜的。

参麦饮(二)

【组成】 沙参三钱 麦冬五钱，朱砂拌 天冬二钱

水煎代茶饮。

【功用】 滋养阴液，清肺益胃，生津润燥，清心除烦。

【主治】 肺热阴伤，燥咳痰粘，劳嗽咯血；胃阴不足，或热病伤阴，咽干口渴心烦等症。

【按语】 乾隆二十二年十二月十二日，定贵人临终前一日，曾用此方救治。医案记载：“定贵人脉息微细无力。因病后气血亏损，津液消烁，胃气渐衰，以致神不守舍，喜笑无常，延缠日久，恐致气血脱惫。”本方比道光朝七公主临终所用之参麦饮增加天冬一味，增强了滋阴清肺降火之力。

2 滋阴清热降火代茶饮

宫中常用这类代茶饮，兼有滋养阴液和清热降火之功，用于阴虚内热、阴虚火旺之证。

玄参麦冬汤

【组成】 玄参四钱 麦冬一钱

煎汤代茶。

【功用】 滋阴生津，清热解毒。

【主治】 温热病热壅阴伤，身热，口干，舌红绛等症。

【按语】 嘉庆十九年，玉贵人血虚筋挛症治案中，曾用此方。虽只有两味药，却兼备滋阴与清热之功，故可以作为此类方的基础方之一。

增液代茶饮

【组成】 中生地四钱 麦冬三钱 玄参三钱

水煎代茶。

【功用】 养阴清热，增液润燥。

【主治】 热结阳明，伤阴耗津，口渴便秘，舌干红，脉细数之证。

【按语】 光绪三十三年二月十九日，慈禧皇太后曾用此方。慈禧当时“肝胃郁热未清，口干，头目不爽”，用此方当有助于清肝胃郁热，滋阴生津润燥。本方实乃《温病条辨》增液汤，因作代茶饮服用，故名增液代茶饮。吴鞠通曰：“本方妙在寓泻于补，以补药之体，作泻药之用，既可攻实，又可防虚。余治体虚之温病与前医误伤津液，不大便，半虚半实之证，专以此法救之，无不应手而效。”此语点明了本方之妙，值得细细体会。

麦冬青果代茶饮

【组成】 麦冬三钱 鲜青果五个，研

水煎代茶。

【功用】 养阴清肺，生津利咽。

【主治】 肺热阴伤，口干舌燥，咽痛燥咳。

【按语】 本方见于宣统医案，未载方名及当时脉证，今据其药味而补方名。咽喉肿痛、口舌干燥之证平素甚常见，用此方或此方基础上加味代茶饮，方便而有效，值得推广。

清热代茶饮(十二)

【组成】 麦冬三钱 连翘一钱五分 木通一钱 玄参一钱五分 次生地二钱

水煎代茶。

【功用】 滋阴生津，清热凉血。

【主治】 温热病伤阴耗津，余热未清，身热心烦，口渴便秘。

【按语】 道光二十七年四月，七阿哥患天花，经十余天治疗，正复邪退，饮食精神俱好，痘痂次第渐落，惟稍有余热，而用本方调理，数日后痊愈。本方乃增液汤加味，加连翘、木通，有助于增强清退余热之效。

麦冬灯竹代茶饮

【组成】 麦冬三钱 灯心一钱 竹叶五片

煎汤代茶。

【功用】 养阴生津，清热除烦。

【主治】 热病阴伤，烦热口渴；或心火上炎，口舌生疮，心烦不寐；或热淋涩痛。

【按语】 此为道光朝祥妃妊娠七个月时所服代茶饮调理方之一。原方无名，系根据药味补以方名。此后祥妃还用过灯心、竹叶、麦冬、灯心等方，其后后妃公主等也常用类似方，可能与宫中女子常有心烦急躁等证有关。方中甘寒养阴的麦冬与甘淡寒利水清热的灯心、竹叶相伍，滋阴生津而不恋邪，利水导热而不伤阴，足见组方之妙。

生津代茶饮(一)

【组成】 沙参三钱 麦冬三钱，去心 竹茹一钱 益元散三钱

煎汤代茶。

【功用】 滋阴生津，清暑利温，宁心除烦。

【主治】 热伤阴津，呕恶烦躁，心神不宁；或暑病身热，舌干口渴，小便不利，心烦呕逆。

【按语】 道光二十七年六月，琳贵妃患暑温证时服用此方。益元散，源于《宣明论方》卷十，系滑石、甘草以六比一之比例制得之散剂，故《伤寒标本》卷下称六一散，有清暑利湿之效。而《医方集解》则以六一散加朱砂名益无散，此方增入镇心安神之朱砂，主治暑病而见惊烦不安者。将散剂成药加入代茶饮方中，为平素所少见，亦或为清宫代茶饮方所开一先例。

导赤代茶饮

【组成】 赤苓三钱 生地二钱 木通二钱 石斛二钱 灯心二束

水煎代茶。

【功用】 滋阴凉血，利水降火，清热除烦。

【主治】 心经有热，或阴虚血热，心胸烦热，口渴面赤，口舌生疮，或小便短赤、涩痛。

【按语】 道光朝孝慎成皇后医案记载，道光十二年八月二十四日至九月初五日皇后连续服用本方。本方系由导赤散加减化裁而来，即原方中保留生地、木通，易竹叶、甘草为灯心、赤苓，保持清热利水除烦功能，增石斛以加强滋阴除热生津之效。因而本方之功效、应用与导赤散基本相同，并优于导赤散。

3 养阴生津代茶饮

这类代茶饮除了常用麦冬、石斛、生地等兼有生津作用的养阴药外，还常配伍以天花粉、芦根、梨等生津之品，以共成养阴生津润燥之剂。

金果麦冬饮

【组成】 麦冬三钱 秋梨一个

水煎代茶。

【功用】 滋阴清热，生津润燥化痰。

【主治】 阴虚内热津亏，口干舌燥，热咳，便秘。

【按语】 本方为道光十一年五月二十日孝慎成皇后所用调理方。医案中还可见该皇后平素常用麦冬、竹叶、灯心等药。固而，该皇后可能经常有阴虚内热，舌干口渴心烦之证，经常服用这类代茶饮方当有助益。

麦冬花粉代茶饮

【组成】 麦冬咀五钱 花粉三钱 橘红十片

水煎代茶饮。

【功用】 滋阴生津，清热化痰。

【主治】 热伤阴津，口干舌燥，烦渴痰咳。

【按语】 嘉庆三年正月二十九日，定亲王用此代茶饮方。原方无名，今据其药味补方名。本方宜于阴虚津亏而兼有痰热者，可作调理之用。

生津代茶饮(二)

【组成】 青果五个，研 金石斛二钱 甘菊花二钱 荸荠五个，去皮 麦冬三钱 鲜芦根二支，切碎 桑叶三钱 竹茹二钱 鲜藕十片 黄梨二个，去皮

水煎代茶。

【功用】 滋阴清热，生津止渴。

【主治】 阴虚内热，津亏肺燥，咽干口渴，头痛咳嗽。

【按语】 光绪三十二年三月十一日，慈禧太后服用此代茶饮方。考西太后光绪三十一年医案，以肝经有火，肺胃饮热为主要证候。光绪三十二年初，病状尚平稳，肝火肺热未清，且有伤阴化燥之虞，用此清热养阴生津润燥之代茶饮作为调理之用，十分得当。方中虽药味较多，却有不少属水果食品之类，药性平和，不伤脾胃，为一特色。

生津代茶饮(三)

【组成】 沙参三钱 麦冬五钱 花粉三钱 五味子一钱 枣仁三钱，研炒

水煎代茶。

【功用】 养阴生津，清热安神。

【主治】 热伤阴津，舌干口渴，心悸少寐。

【按语】 此方为同治皇帝患天花后期，去世前八天所服用。适用于阴虚内热，扰及心神之证。

4 益阴健脾代茶饮

这类代茶饮多是在以麦冬、沙参、石斛、天冬等养阴之同时，配以茯苓、陈皮、山药等健脾和胃，共奏益阴健脾之效。

参苓代茶饮

【组成】 沙参五钱 块苓三钱 天冬二钱

水煎代茶。

【功用】 养阴生津，清肺润燥，健脾养胃。

【主治】 肺热阴虚，劳嗽燥咳，或热病伤津，舌干口渴。

而兼有脾虚胃弱者。

【按语】 乾隆朝定贵人临终前四日，用此代茶饮方。医案记载：“定贵人脉息沉缓无力。原系肝阴不足之证。惟病后气血衰微，因循日久，以致脾土衰败，胃气日渐消耗，恐成虚脱之证。”故用本方养阴血，生津液，救脾土。以后几天又以本方加减挽治，终因病久气血亏尽，真元脱惫而逝。

和胃代茶饮(七)

【组成】 麦冬二钱 花粉一钱五分 赤苓一钱五分 陈皮一钱 金石斛一钱五分 谷芽二钱，炒 生甘草五分

水煎代茶。

【功用】 滋阴清热，养胃生津，健脾和中。

【主治】 阴虚内热，咽干口渴，脾胃虚弱，饮食减少。

【按语】 此为光绪皇帝调理所用代茶饮方之一。当时光绪“脉息左关稍弦，右关稍数。诸症俱好，惟胃气欠和，有时作渴”。故用本方养阴生津，健脾养胃调理。

5 其他滋阴为主的代茶饮方

此类代茶饮方常以麦冬、生地、玄参等滋阴，或配以三仙消食化积，或配以桔梗甘草宣肺利咽，或配以止咳化痰之品，随证施方，以适应复杂多变之病情。

清热代茶饮(十四)

【组成】 花粉三钱 麦冬三钱，研 焦曲三钱 山楂三钱，炒 麦芽三钱，炒 竹茹三钱

煎汤代茶。

【功用】 滋阴清热，生津止渴，消食和胃。

【主治】 阴虚津亏，肺胃有热，脘腹胀满，食积不化。

【按语】 道光朝孝慎成皇后所用调理方中有此代茶饮方。当日医案记载：“皇后脉息滑缓，系饮热受凉之证。用药调治，诸症已减，疼痛渐轻，惟胸膈满闷，……”。本方既能滋阴清热，又可消食化积，消胀除满，两相兼顾。

玄麦甘桔代茶饮

【组成】 玄参三钱 苦桔梗三钱 麦冬三钱，去心 生甘草一钱

水煎代茶。

【功用】 滋阴清热，宣肺利咽。

【主治】 阴虚肺热，咽喉肿痛，口干舌燥。

【按语】 本方为道光朝全贵妃所用代茶饮方之一，原方无名，今据其药物组成而称玄麦甘桔代茶饮。方中麦冬、玄参养阴清肺生津，桔梗、甘草乃《伤寒论》桔梗汤，可宣肺利咽，清热解毒。四味药配伍，以代茶饮频频饮服，药液可不断地作用于咽喉部，对于肺热阴伤，咽喉不利者，是一方便而有效的治疗方法。道光朝祥嫔医案中亦曾用本方治“肺胃余热未净”之证，方名为玄参甘桔代茶饮。

清金代茶饮(四)

【组成】 酒芩二钱 麦冬三钱 玄参三钱 苦桔梗二钱 生甘草一钱

水煎代茶。

【功用】 滋阴清肺，泻火解毒，宣肺利咽。

【主治】 阴虚火旺，肺热亢盛，咽喉肿痛。

【按语】 此方见于道光朝琳贵妃春温证治案。当时琳贵妃外感春温，用疏解利咽、疏风清热等法治疗后，诸症俱减，惟咽喉稍觉肿痛，胸满懒食，认为是由肺胃滞热未净所致，而给用本方治疗。本方较玄麦甘桔代茶饮增一味酒炒黄芩，黄芩为清热泻火解毒之要药，酒炒则重于清上焦热，故本方增强了清肺泻火之力，更适于肺热偏盛之咽喉肿痛。

清金代茶饮(五)

【组成】 麦冬三钱，去心 浙贝三钱 霜桑叶三钱

水煎代茶。

【功用】 滋阴清热，止咳化痰。

【主治】 阴虚肺热，或燥热伤肺，咳嗽痰稠，口咽干燥。

【按语】 本方出自咸丰朝玔嫔医案。当时医案记载“肺经稍有饮热”，而用此方调理。

虽仅三味药，而养肺阴，清肺热，润肺燥，生肺津，止咳化痰，多方兼顾，组方精当。

参麦芍贝代茶饮

【组成】 川贝母一钱 北沙参一钱 冬瓜仁一钱五分 杭白芍一钱 麦冬一钱五分，米炒 橘络五分

水煎代茶。

【功用】 滋养阴血，润肺止咳，清金化痰，益胃生津。

【主治】 阴血亏虚，肺热化燥，咳嗽痰粘，舌干口渴。

【按语】 光绪三十四年十月初三日，光绪皇帝病逝前十八天，曾用此代茶饮方。原方未具名，今据其主要药味名之。此时之光绪皇帝已是病入膏肓，这几日的医案中有“心阳既虚，肾阴不济”，“阳气阴津均归不足”，“先天不足，后天尤宜调护”等语，因而提出“似宜暂停药饵，以舒胃气”，“择其与胃气相宜者，三五味煎以代茶，略资清肃”。当时的症状，除腰胯酸痛之痼疾外，尚有“阴虚作咳”，“麻冷干咳”，“冷解发热，口渴咽干”，“夜半醒后口干身热”等，针对这些证候，因此代茶饮方还是较贴切的。

(四) 健脾类代茶饮

脾胃为后天之本，宫中治病调养均十分重视脾胃，健脾类代茶饮方亦较多用。常用健脾药如茯苓、白术、山药、薏苡仁等，又常配伍和胃、消食之品，或辅佐以行气、化湿、养血、益阴药。

1 健脾和胃代茶饮

此类代茶饮均以茯苓、白术等健脾益气药为主，适当辅佐以行气和胃消食之品，主要适用于脾弱中虚之证。

和胃代茶饮(八)

【组成】 白术三钱，土炒 陈皮二钱 川贝八分 块苓二钱 竹茹二钱 甘草六分

水煎代茶。

【功用】 健脾益气，行气和中，化痰止咳。

【主治】 脾胃虚弱，食少倦怠，脘腹胀满，咳嗽痰多。

【按语】 道光朝彤贵人医案所载此方，有健脾和胃，止咳化痰之效，与患者病证“脾胃素弱，饮食不能消化，以致食后满闷，倦怠嗜卧”，“咳嗽痰壅”等可谓方证相合。

和胃代茶饮(九)

【组成】 茯苓三钱 于术一钱 陈皮一钱 砂仁五分，研 薏苡仁三钱，炒 甘草五分

水煎代茶。

【功用】 健脾益气，行气和胃，渗湿利水。

【主治】 脾虚胃弱，体倦纳呆，脘腹满闷，水肿泄泻。

【按语】 光绪十年十月二十七日，年方十三的光绪皇帝“脾胃不和，湿饮未净，以致胸闷微饋，谷食香而不多”，在服用调脾和胃饮之后，又以此代茶饮调理。由于方药对证，取得较好疗效，次日医案称：“皇上脉息和平，精神寝食如常，诸症俱好，相宜止服汤药，以饮食调理”。方中茯苓、白术、薏苡仁、甘草健脾益气和胃，陈皮、砂仁行气开胃，茯苓、薏苡仁、白术渗湿燥湿利水，砂仁亦芳化湿浊，共奏健脾和胃，行气利水之效，有标本兼治之功，药物运用和配伍可谓精当。

和胃代茶饮(十)

【组成】 薏苡仁三钱 茯苓二钱 陈皮一钱五分 麦冬二钱，去心 谷芽二钱，炒 甘草七分

水煎随时代茶。

【功用】 健脾和胃，行气利水，消食益阴。

【主治】 脾胃虚弱，倦怠纳呆，脘腹胀满，水肿泄泻。

【按语】 此方亦见于光绪皇帝医案。光结皇帝原系脾胃不和，停蓄水饮未化，感受邪气之证，以致头晕恶心，呕吐饮沫，用正气平胃比饮汤、清胃化湿饮等方治疗，诸症俱减，胃气尚欠惆和之时再服此代茶饮方，次日“诸症俱好，脾胃亦和，止服代茶饮，相宜饮食调理”。表明在病已近愈之时，停用汤药，改用代茶饮调理，是有效的治疗方法。

和胃代茶饮(十一)

【组成】 山药三钱 陈皮一钱 茯苓三钱 竹茹二钱 砂仁五分 谷芽三钱，炒

水煎随意代茶。

【功用】 健脾益气，行气和中，开胃消食。

【主治】 脾胃虚弱，体倦乏力，食少便溏，脘腹胀满。

【按语】 此方见于光绪宠妃珍妃为珍贵人时医案。当时珍贵人大便有白滞，谷食不香，身肢酸倦，用化痰理脾祛湿等法治疗后，诸症俱好，惟脾胃稍有欠和，而用本方代茶饮调理，以作善后。

2 健脾消食代茶饮

此类代茶饮除以茯苓、白术等健脾为主外，还配伍以谷芽、麦芽、神曲、山楂等消食化积之品，以助脾胃之健运。

和胃代茶饮(十二)

【组成】 陈皮一钱五分 茯苓块三钱 谷芽三钱，炒 半夏曲二钱，炒 麦冬三钱，去心

水煎代茶饮。

【功用】 健脾和胃，消食理气，养阴生津。

【主治】 脾胃虚弱，纳呆腹胀，饮食不消，口干舌燥。

【按语】 道光朝大阿哥患停滞受凉之证，用药调治，诸症俱好，而改用本方以健脾胃，助消化，扶助正气，足见宫中对病后调理，十分注重脾胃后天之本。

和胃代茶饮(十三)

【组成】 陈皮一钱 焦三仙各二钱 麦冬二钱，去心 茯苓二钱

水煎代茶。

【功用】 健脾和胃，消食理气，养阴生津。

【主治】 脾胃虚弱，胃纳减少，饮食不消，脘腹胀满，口干舌燥。

【按语】 此方与上方比较，仅所选用消导药不同，功用、主治基本一致。本方见于光绪皇帝医案，患病系胃气不和，蓄停水饮，微感寒凉闭伏之证，用药治疗后，“诸症俱好，惟余湿稍有未净，胃气欠和，以致腹脘微觉作痛”，而用本方代茶饮调理善后。光绪五年正月十二日，光绪皇帝外感寒凉伤风之证，经治疗后“诸症俱好，惟湿饮稍有未净，胃气欠和，以致偶有微嗽”，所服代茶饮方为：茯苓二钱，焦三仙各二钱，陈皮八分，杏仁二钱。后方与前方只差一味药(前方为麦冬，后方用杏仁)，只因“偶有微嗽”，故用杏仁宣肺止嗽。两方健脾和胃消食之主要作用和所用主要药物完全相同，可见此基本方在宫中常用。

和胃代茶饮(十四)

【组成】 生于术一钱五分 茅术一钱五分，炒 茯苓二钱 陈皮一钱 金石斛一钱 谷芽二钱，炒 建曲一钱，炒焦 广砂四分，研

水煎代茶。

【功用】 健脾和胃，行气燥湿，消食化积，养阴生津。

【主治】 脾虚胃弱，倦怠食少，饮食不消，脘腹胀满，便溏水肿，口燥咽干。

【按语】 光绪五年正月初三、初四日，光绪皇帝连续两天用本方。当时光绪表感已解，诸症俱痊，惟脾胃欠和，余湿未净，有时口黏，用此代茶饮方健脾胃，法余湿，助消化，滋阴津，十分对症。

理脾代茶饮

【组成】 茯苓三钱，研 焦于术一钱 陈皮一钱 炙厚朴一钱 山药三钱，炒 焦三仙各二钱 炙甘草五分

水煎随便代茶。

【功用】 健脾和胃，行气燥湿，消食化积。

【主治】 脾胃虚弱，倦怠乏力，饮食减少，消化不良，脘腹胀满，大便溏薄。

【按语】 本方亦为光绪皇帝调理脾胃代茶饮方之一。当时光绪皇帝外感暑湿之证，经治疗后，呕恶嘈杂已止，但胃经湿饮未清，脾胃欠和，身肢酸倦，饮食不甘，运化迟滞，故用此代茶饮方补脾健胃，燥湿消食，诚属培补后天，治病求本之法。

3 健脾行气代茶饮

香苓代茶饮

【组成】 煨木香五分，研 茯苓块二钱 炙香附五分

引用煨姜一片

【功用】 健脾渗湿，行气调中，止泻定痛。

【主治】 脾虚湿盛，便溏腹痛，脘腹胀满。

【按语】 道光十二年十月下旬，一周岁多的四阿哥患挟惊外感证，“用药调治，惊气外感已解，喉内有滞热生痰，以致痰鸣气促”，给予抱龙丸和清热化滞汤治疗的同时，又用此代茶饮方，重在健脾行气，固肠止泻，以防病后胃弱。此方尚有两特点值得注意，一是使用药引，这在其他代茶饮方中是很少见的，二是患儿只在一岁多，即用代茶饮方，可见宫中代茶饮应用之广泛。

4 健脾化湿代茶饮

醒脾化湿代茶饮

【组成】 扁豆三钱，炒 藿梗三分 生于术八分 茯苓三钱 广陈皮一钱 炙紫朴七分 车前子二钱，包煎 泽泻八分，盐炒 盐广砂一钱，研

水煎代茶温服。

【功用】 健脾化湿，行气利水。

【主治】 脾虚纳呆，湿邪壅盛，水肿胀满。

【按语】 光绪三十二年五月十五日，慈禧太后曾用此代茶饮方。次日，又以原方加生薏苡仁四钱，进一步加强健脾化湿之力。慈禧素有脾胃之疾，从五月中旬前后医案记载来

看，当时慈禧“肺胃蓄有湿热，中气欠舒”，“湿气阻滞，不易运化，饮食不香”，因而以该代茶饮方健脾化湿助运是非常恰当的。

5 健脾养阴(血)代茶饮

脾胃为后天之本，气血化生之源。脾胃虚弱，化源不足，可引起阴血亏虚之证。针对这种情况，当用健脾益阴养血方。这类代茶饮方常用茯苓、白术、甘草健脾益气，当归、白芍、石斛等养血益阴，亦可辅佐以陈皮、木香、三仙之类行气开胃，消食化积。

和脾代茶饮(二)

【组成】 茯苓三钱，研 白术二钱，土炒 白芍二钱，炒 炙甘草一钱

水煎代茶温服。

【功用】 健脾益气，养血敛阴。

【主治】 脾虚气弱，倦怠乏力，纳呆食少，阴血亏虚，头晕目眩，自汗盗汗等。

【按语】 同治皇帝于同治十三年十二月初五日死于天花，此前五日时曾服此代茶饮方，以扶脾补血，意在固本，以挽垂危。然而，同治帝禀赋素薄，正气虚弱，加之天花邪毒过盛，终致正虚邪陷，变症蜂起，种种抢救措施均告无效。但是，就该代茶饮方而言，组方简练，配伍合理，很有参考借鉴价值。

和胃代茶饮(十五)

【组成】 金石斛二钱 陈皮丝一钱 甘菊花二钱 茯苓二钱 霜桑叶二钱 生薏苡仁三钱 竹茹一钱

水煎代茶。

【功用】 健脾和胃，滋阴生津，清肝明目。

【主治】 脾虚胃弱，饮食减少，阴虚口渴，肝火目赤。

【按语】 此方见于光绪皇帝医案。当日医案记载：“皇上脉息和缓，诸证俱好。眼边浮肿已消，口渴亦减。惟目上睑少有浮红未净，胃气稍有欠和”。可见此代茶饮方在于病后调理善后，兼顾脾胃、阴津和头目三个方面，处方药味不多，却与光绪当时症情十分吻合。

和胃代茶饮(十六)

【组成】 茯苓三钱 陈皮一钱五分 白术二钱，炒 当归二钱 酒芍二钱 木香六分 谷芽三钱，炒 甘草八分

水煎代茶。

【功用】 健脾益气，行气消食，养血敛阴。

【主治】 脾虚气弱，倦怠纳呆，脘腹胀满，饮食不消，阴血亏虚，头晕目眩等。

【按语】 光绪三十一年十一月，慈禧太后的侄女垣大奶奶患肝郁气滞血凝胁痛证，经和肝宣郁，理气和血调治半月余，“诸症俱好，惟胃气欠和”，用此代茶饮方调理善后。该方健脾胃，助消化，理气和血，养肝敛阴，是一首较好的扶助后天与调理气血相结合代茶饮方。

第十节 常用药物

清代宫廷中广泛应用的代茶饮，在处方遣药上有其特点。经初步统计分析，代茶饮方中常用药物有八十余种，其中以解表、清热、祛湿、消导、止咳化痰、补气、滋阴、养血

及安神、调气、理血类药物较常用。这些常用药物，药性多平和，属甘淡、甘寒或微苦微寒者比较多，过于辛苦、温热者较少用，峻下、逐水、破瘀药一般不用。腥味之动物药，难以浸出的矿物药也很少用。每味药物的用量较小，一般明显小于普通汤剂的药量，往往只及汤剂剂量的半量或三分之一量，加之全方中药味也明显少于汤剂，故代茶饮方每剂药的总量明显小于汤剂。下面简要介绍清宫代茶饮常用药物，便于分析认识各代茶饮方的功效应用，也利于在临床上辨证应用这些代茶饮方。每味药介绍的用量，均系在代茶饮方中的常用量，不同于有关中药书籍所载汤剂中的用量，单位亦按现行公制(克)。清宫医案中均以旧制“钱”为单位，其换算方法是：1 钱=3.125 克。

(一) 解表药

清宫代茶饮方中常用解表药有以下九种，其中尤以菊花、桑叶等更为常用。此外，羌活、防风、白芷等解表药也有使用。

1 菊花

为菊科植物菊的干燥头状花序。叶辛、甘、苦，性微寒。归肺、肝经。能疏风清热，平肝明目。治风热感冒，头痛、发热；肝火、肝热，目赤肿痛；肝阳上亢，头痛、头晕、目眩等。用量 3~6 克。

2 桑叶

为桑科植物桑的干燥叶。味甘、苦，性寒。归肺、肝经。有疏散风热，清肺润燥，清肝明目之功效。治风热感冒，发热、头痛、咳嗽；燥热伤肺，咳嗽痰稠，鼻咽干燥；肝经实热或风热，目赤涩痛；肝阴不足，目暗昏花等。用量 3~6 克。

3 薄荷

为唇形科植物薄荷的干燥地上部分。味辛，性凉。归肺、肝经。功能疏散风热，清利头目，透疹。用于风热感冒，温病初起，发热、头痛，微恶寒；风热上攻，头痛目赤；风热壅盛，咽喉肿痛；肝气郁滞，胸胁胀闷；麻疹初起，风疹瘙痒等。用量 3~6 克。

4 蔓荆子

为马鞭草科植物单叶蔓荆或蔓荆的干燥成熟果实。味辛，性苦。归膀胱、肝、胃经。能疏散风热，清利头目。治风热感冒，头痛头昏；风热上扰，目昏或目赤肿痛，多泪，头晕目眩。用量 3~6 克。

5 柴胡

为伞形科植物柴胡或狭叶柴胡的干燥根。味苦、辛，性微寒。归肝、胆经。有和解退热，疏肝解郁，升举阳气之功效。用于感冒发热，寒热往来，胸胁苦满，口苦、咽干、目眩；疟疾；肝气郁结，胸胁胀痛，月经不调；气虚下陷，脱肛，子宫脱垂等。用量 3~6 克。

6 葛根

为豆科植物野葛或甘葛藤的干燥根。味甘、辛，性凉。归脾、胃经。能发表解肌，退热，生津，透疹，升阳止泻。治外感发热头痛、项背强痛，热病烦渴；消渴证口渴、多饮；麻疹初起，疹出不畅；热痢，泄泻；高血压头痛、眩晕、项强。用量4.5~9克。

7 荆芥

为唇形科植物荆芥的干燥地上部分，其花穗部分为荆芥穗。味辛，性微温。归肺、肝经。有散风解表，宣散透疹功效。用于风寒感冒，头痛；风疹瘙痒，麻疹透发不畅；疮疡初起有表证者。用量3~6克。

8 紫苏叶

为唇形科植物紫苏的干燥叶(或带嫩枝)，紫苏的干燥茎为紫苏梗。味辛，性温。归肺、脾经。能解表散寒，行气和胃，解鱼蟹毒。治风寒感冒头痛、鼻塞、咳嗽、胸闷；脾胃气滞呕恶，妊娠呕吐；食鱼蟹所致腹痛吐泻。紫苏梗能理气宽中，止痛，安胎。治胸腹气滞脘痛、痞闷，嗳气呕吐，胎动不安。用量3~6克。清宫中广为服用的仙药茶中即有紫苏叶。

9 生姜

为姜科植物姜的新鲜根茎。味辛，性微温。归肺、脾、胃经。有解表散寒，温中止呕，化痰止咳之效。用于风寒感冒，胃寒呕吐，风寒客肺或寒痰所致咳嗽。用量3~6克。

(二) 清热药

宫中代茶饮方中所用清热药较多，使用频率较高者大抵有以下十八种，遍及清热泻火、清热燥湿、清热凉血、清热解毒及清虚热等各类。

1 天花粉

为葫芦科植物栝蒌或日本栝蒌的干燥根。味甘、微苦，性微寒。归肺、胃经。能清热生津，消肿排脓。治热病伤津，口干舌燥，烦渴；内热消渴多饮，肺热咳嗽；燥咳痰少而稠；痈肿疮疡，热毒炽盛。用量3~9克。

2 竹叶

为禾本科植物淡竹叶的干燥茎叶。味甘、淡，性寒。归心、胃、小肠经。有清热除烦，生津，利尿之效。用于热病烦热口渴；心火上炎，口舌生疮；小儿惊热；小便赤涩淋痛。清宫中后妃、公主等，多有长期服用竹叶、灯心代茶饮者，与其上述功能主治密切相关。用量3~6克。

3 知母

为百合科植物知母的干燥根茎。味苦、甘，性寒。归肺、胃、肾经。能清热泻火，生津滋阴润燥。治温热病，邪热亢盛，壮热烦渴；肺热咳嗽，阴虚燥咳；阴虚火旺，骨蒸潮热；阴虚内热消渴；肠燥便秘。用量3~9克。

4 栀子

为茜草科植物栀子的干燥成熟果实。味苦，性寒。归心、肺、胃、三焦经。有泻火除烦，清热利尿，凉血解毒之效。用于热病心烦、躁扰不宁；肝胆湿热所致黄疸、发热、尿赤；血热吐衄，血淋涩痛，目赤肿痛等。用量3~6克。

5 芦根

为禾本科植物芦苇的新鲜或干燥根茎。味甘，性寒。归肺、胃经。能清热除烦，生津止渴，止呕，利尿。治热病伤津，烦热口渴；胃热呕哕；肺热咳嗽；肺痈咳吐脓痰；热淋涩痛等。用量6~15克。清宫代茶饮方中常用鲜品。

6 黄连

为毛茛科植物黄连、三角叶黄连或云连的干燥根茎。味苦，性寒。归心、脾、胃、肝、胆、大肠经。有清热燥湿，泻火解毒之效。用于肠胃湿热所致腹泻、痢疾、呕吐；热病火炽，壮热、烦躁、神昏；血热吐衄，痈肿疔疮，耳目肿痛，胃火消渴等。本品甚苦，故代茶饮方中用量宜小，一般1.5~3克。

7 黄芩

为唇形科植物黄芩的干燥根。味苦，性寒。归肺、胆、脾、大肠、小肠经。能清热燥湿，泻火解毒，止血，安胎。治湿热所致黄疸、泻痢、热淋、湿温、痈肿疮毒；壮热烦渴，肺热咳嗽，血热吐衄、便血、血崩，胎热不安等。用量1.5~4.5克。

8 地黄

为玄参科植物地黄的新鲜或干燥块根，前者习称鲜地黄，后者习称生地黄。鲜地黄味甘、苦，性寒。归心、肝、肾经。有清热生津，凉血、止血功效。用于热伤阴津，舌绛烦渴；发斑发疹，吐血、衄血，咽喉肿痛等。生地黄味甘，性寒。归心、肝、肾经。能清热凉血，养阴，生津。治热病伤阴耗津，舌绛烦渴；阴虚内热，骨蒸劳热；内热消渴，吐血、衄血，发疹发斑等。用量，鲜生地9~15克，生地黄6~9克。

9 玄参

为玄参科植物玄参的干燥根。味甘、苦、咸，性微寒。归肺、胃、肾经。有清热凉血，滋阴，泻火解毒功效。用于温热病热入营分而伤阴劫液，舌绛身热烦渴；温热病血热壅盛，温毒发斑，咽喉肿痛；以及津伤便秘，骨蒸劳嗽，痈肿疮毒，瘰疬等。用量3~9克。

10 牡丹皮

为毛茛科植物牡丹的干燥根皮。味苦、辛，性微寒。归心、肝、肾经。能清热凉血，活血化瘀。治温热病热入血分而发斑；血热妄行而吐血、衄血；及阴分伏热，夜热早凉，无汗骨蒸；经闭痛经，痈肿疮毒，跌仆伤痛等。用量3~6克。

11 金银花

为忍冬科植物忍冬、红腺忍冬、山银花或毛花柱忍冬的干燥花蕾或带初开的花。味甘，性寒。归肺、心、胃、大肠经。有清热解毒，凉散风热之效。用于外感风热或温病初起，发热而微恶风寒者；又治热入气分，壮热、烦渴；热入营血，舌绛、发斑；痈肿疔疮，热毒泻痢，丹毒，喉痹等。用量 6~12 克。

12 连翘

为木犀科植物连翘的干燥果实。味苦，微寒。归肺、心小肠经。能清热解毒，消痈散结。治外感风热或温病初起；温热入营而高热烦渴、神昏发斑；热毒蕴结所致痈疽疮毒，瘰疬，丹毒，乳痈，及热淋尿闭等。用量 3~9 克。

13 青果

为橄榄科植物橄榄的干燥成熟果实。味甘、酸，性平。归肺、胃经。有清热，利咽，生津，解毒之效。用于咽喉肿痛，口干烦渴，肺热咳嗽，鱼蟹中毒。用量 3~6 克。

14 青蒿

为菊科植物黄花蒿的干燥地上部分。味苦、辛，性寒。归肝、胆经。能清退虚热，凉血除蒸，解暑，截疟。治阴虚发热，骨蒸劳热，温热之邪入于阴分而夜热早凉，疟疾寒热，暑邪发热，及湿热黄疸等。用量 3~6 克。

15 地骨皮

为茄科植物枸杞或宁夏枸杞的干燥根皮。味甘，性寒。归肺、肝、肾经。有凉血除蒸，清肺降火之效。用于阴虚血热，骨蒸潮热、盗汗，小儿疳疾发热，肺热咳嗽，血热妄行咯血、衄血，内热消渴等。用量 3~9 克。

16 藕

为睡莲科植物莲的肥大根茎。味甘，性寒。归心、脾、胃经。能清热，凉血，散瘀。治热病烦渴，吐血、衄血，热淋。熟用有健脾，开胃，益血，生肌，止泻之效。代茶饮方中常生用。用量 12~30 克。

17 梨

为蔷薇科植物白梨、沙梨、秋子梨等栽培品种的果实。味甘、微酸，性凉。归肺、胃经。有清热，生津，润燥，化痰之效。用于热病津伤烦渴，肺热、肺燥咳嗽，痰热惊狂，便秘。用量 15~30 克。

18 荸荠

为莎草科植物荸荠的球茎。味甘，性寒。归肺、胃经。能清热，化痰，消积。治温病消渴，咽喉肿痛，目赤，热淋，黄疸，痞积等。用量 15~30 克。

(三) 祛湿药

清代宫廷代茶饮方中常用的祛湿药，包括苍术、厚朴、藿香、砂仁等芳香化湿药，及茯苓、薏苡仁、泽泻、灯心草、滑石等利水渗湿药。这些药物在代茶饮方中使用频率均较高。

1 苍术

为菊科植物茅苍术或北苍术的干燥根茎。味辛、苦、性温。归脾、胃、肝经。有燥湿健脾，祛风湿，散寒，明目之效。用于湿阻中焦，脘腹胀满，纳呆呕恶；风寒湿痹，脚膝肿痛，痿软无力；风寒感冒；雀目夜盲，眼目昏涩等。用量3~6克。

2 厚朴

为木兰科植物厚朴或凹叶厚朴的干燥干皮、根皮及枝皮。味苦、辛，性温。归脾、胃、肺、大肠经。能燥湿消痰，下气除满，消积，平喘。治湿阻、食积、气滞所致脾胃不和，脘腹胀满，吐泻，便秘，及痰饮咳嗽气喘等。用量1.5~6克。清宫代茶饮方中还常用厚朴花，有理气、化湿之效，用于胸脘痞闷胀满，纳谷不香，用量1.5~4.5克。

3 广藿香

为唇形科植物广藿香的干燥地上部分。味辛，性微温。归脾、胃、肺经。有芳化湿浊，开胃止呕，发表解暑之效。用于湿浊中阻，脘痞呕吐；暑湿证及湿温初起，恶寒发热，倦怠胸闷，呕恶泄泻；及鼻渊头痛等。用量3~6克。鲜藿香解暑之力较强，夏季可用本品开水沏代茶，作清暑保健饮料。一般认为，藿香叶偏于发表，藿香梗偏于和中，清宫代茶饮方中一般多用藿香梗。

4 砂仁

为姜科植物阳春砂、绿壳砂或海南砂的干燥成熟果实。味辛，性温。归脾、胃、肾经。能化湿开胃，温中止泻，行气，安胎。治湿阻中焦及脾胃气滞所致脘腹胀痛，不思饮食，呕吐泄泻，尤宜于脾寒泄泻；又治妊娠恶阻，胎动不安。用量1.5~3克。

5 茯苓

为多孔菌科真菌茯苓的干燥菌核。味甘、淡，性平。归心、肺、脾、肾经。有利水渗湿，健脾，宁心安神之效。用于水湿、停饮之证，如小便不利、水肿、痰饮眩悸；又治脾虚食少，便溏泄泻；心神不安，惊悸失眠等。用量6~12克。茯苓在加工时，皮层下的赤色部分，为赤茯苓，偏于利湿；带有松根的白色部分，为茯神，偏于安神。在清宫代茶饮方中，赤茯苓与茯神均属常用。

6 薏苡仁

为禾本科植物薏苡的干燥成熟种仁。味甘、淡，性凉。归脾、胃、肺经。能利水渗湿，健脾止泻，舒筋除痹，清热排脓。治小便不利，水肿，脚气，脾虚泄泻，温痹拘挛，肺痈、肠痈，及湿温病邪在气分，湿邪偏胜者。用量6~15克。

7 泽泻

为泽泻科植物泽泻的干燥块茎。味甘、淡，性寒。归肾、膀胱经。有利水渗湿，泄热之效。用于小便不利，水肿胀满，泄泻尿少；痰饮眩晕；下焦湿热，热淋涩痛。有降脂作用，又可治高血脂症。用量3~9克。清宫仙药茶中有本药。

8　灯心草

为灯心草科植物灯心草的干燥茎髓。味甘、淡，性微寒。归心、肺、小肠经。能利水通淋，清心除烦。治热证小便不利，淋漓涩痛，心热烦躁，小儿夜啼，口舌生疮。用量 0.5~3 克。宫中常用本药与竹叶相伍入代茶饮方。

9　滑石

为硅酸盐类矿物滑石族滑石，主含含水硅酸镁。味甘、淡，性寒。归膀胱、肺、胃经。有利水通淋，清热解暑，祛湿敛疮之效。用于小便不利，热淋、石淋，尿热涩痛，暑湿烦渴，湿热水泻，湿温胸闷等。用量 6~12 克。

(四) 消导药

消导药是清宫代茶饮方中十分常用的一类药物，其中尤以“三仙” (山楂、神曲、麦芽) 用之甚多。

1　山楂

为蔷薇科植物山里红或山楂的干燥成熟果实。味酸、甘，性微温。归脾、胃、肝经。能消食化积健胃，活血散瘀。治食滞不化，肉积不消，脘腹胀满；泻痢腹痛；瘀血经闭，产后瘀阻；心腹刺痛，疝气疼痛。有降脂、降压等作用，又可用于高血脂症、高血压病及冠心病。用量 4.5~12 克。用于消食导滞时宜用焦山楂。清宫仙药茶中配伍有本药。

2　神曲

为面粉和若干种药物混合后经发酵而成的加工品。味甘、辛，性温。归脾、胃经。有消食化积，健胃和中之效。用于食积不化，脘腹胀满，不思饮食及肠鸣泄泻等。用量 4.5~12 克。宜炒至有焦香气入药，为焦三仙之一。

3　麦芽

为禾本科植物大麦的成熟果实经发芽干燥而得。味甘，性平。归脾、胃、肝经。能消食化积，健脾开胃，回乳消胀，疏肝行气。治食积不化，脘腹胀痛；脾虚食少；乳汁郁积，乳房胀痛；及肝郁气滞之证。一般生麦芽用于健脾和胃疏肝通乳，炒麦芽用于行气消食回乳，焦麦芽用于消食化滞。用量 4.5~12 克。

4　谷芽

为禾本科植物粟的成熟果实经发芽处理而得。味甘，性温。归脾、胃经。有消食和中，健脾开胃之效。用于食积停滞，消化不良；脾胃虚弱，不饥食少。一般炒谷芽偏于消食，焦谷芽善化积滞。用量 4.5~12 克。

(五) 理气药

理气药大多气香性温，能疏调气机，在清宫代茶饮方中也属常用之品，如陈皮、香附、青皮、枳壳、槟榔等。

1 陈皮

为芸香科植物橘及其栽培变种的干燥成熟果皮。味苦、辛，性温。归肺、脾经。能理气健脾，燥湿化痰。治脾胃气滞所致之脘腹胀满，嗳气呕恶；肝脾不和所致腹痛泄泻；湿浊中阻所致胸闷腹胀，纳呆倦怠便溏；及脾虚食少，痰湿咳嗽。用量 1.5~6 克。清宫代茶饮方中还常用橘络和橘红，前者能宣通经络，行气化痰；后者有理气宽中，燥湿化痰之效。

2 香附

为莎草科植物莎草的干燥根茎。味辛、微苦、微甘，性平。归肝、脾、三焦经。有疏肝行气解郁，调经止痛之效。用于肝郁气滞所致胸、胁、脘腹胀痛，胸脘痞闷，寒疝腹痛；月经不调，经闭痛经，乳房胀痛。用量 3~6 克。

3 青皮

为芸香科植物橘及其栽培变种的干燥幼果或未成熟果实的果皮。味苦、辛，性温。归肝、胆、胃经。能疏肝破气，消积散结化滞。治肝气郁滞所致胁肋胀痛、乳房胀痛及疝气疼痛；食积不化所致胃脘痞闷胀痛；气滞血瘀所致癥瘕积聚。用量 1.5~6 克。

4 枳壳

为芸香科植物酸橙及其栽培变种的干燥未成熟果实。味苦、辛、酸，性微寒。归脾、胃经。有理气宽中，行滞消胀之效。用于胸胁气滞，胀满疼痛，食积不化，痰饮内停；又治胃下垂、脱肛、子宫脱垂。用量 1.5~6 克。

5 槟榔

为棕榈科植物槟榔的干燥成熟种子。味苦、辛，性温。归胃、大肠经。能杀虫，消积，降气，行水。治多种肠寄生虫病，虫积腹痛，食积气滞，腹胀便秘，泻痢后重，水肿脚气，及疟疾。用量 3~6 克。

(六) 理血药

理血药包括活血祛瘀药和止血药，在清代宫廷代茶饮方中使用相对较少。使用频度较高的有丹参、川芎、郁金等活血祛瘀药，及属于止血药的藕节等。

1 丹参

为唇形科植物丹参的干燥根及根茎。味苦，性微寒。归心、心包、肝经。有活血祛瘀，通经止痛，凉血消痈，清心除烦，养血安神之效。用于月经不调，经闭痛经；胸腹刺痛，癥瘕积聚，跌打损伤；热痹疼痛，疮疡肿毒；心悸怔忡失眠；及热入营血，高热谵语，烦躁发斑等。用量 4.5~12 克。

2 川芎

为伞形科植物川芎的干燥根茎。味辛，性温。归肝、胆、心包经。能活血行气，祛风止痛。治月经不调，经闭痛经，产后瘀阻腹痛；胸胁刺痛，跌扑肿痛，头痛，风湿痹痛，癥瘕腹痛等。用量 3~6 克。

3 郁金

为姜科植物温郁金、姜黄、广西莪术或蓬莪术的干燥块根。味辛、苦，性寒。归心、肝、胆经。有活血化瘀止痛，行气解郁，凉血清心，利胆退黄之效。用于肝气郁滞、血瘀内阻所致胸腹胁肋胀痛，月经不调，经闭痛经，癥瘕痞块；痰浊蒙蔽而致癫痫发狂，神志不清；以及黄疸、胆石、吐衄等。用量 3~6 克。

4 藕节

为睡莲科植物莲的干燥根茎节部。味甘、涩，性平。归肝、肺、胃经。能止血，消瘀。治吐血、咯血、尿血、崩漏等多种出血之证。生用止血化瘀，炒炭用收涩止血。用量 6~12 克。

(七) 止咳化痰药

清宫代茶饮方中常用的止咳化痰药大致有两类，一类是桔梗、竹茹、半夏、贝母、瓜蒌等化痰药，另一类是杏仁、枇杷叶、桑白皮等止咳平喘药。

1 桔梗

为桔梗科植物桔梗的干燥根。味苦、辛，性平。归肺经。有宣肺，利咽，祛痰，排脓之效。用于咳嗽痰多，或咳痰不爽，胸闷不畅，咽痛音哑，肺痈咳吐脓血，疮疡脓成不溃。用量 1.5~6 克。

2 竹茹

为禾本科植物青秆竹、大头典竹或淡竹的茎杆的干燥中间层。味甘，性微寒。归肺、胃、胆经。能清热化痰，除烦止呕。治肺热咳嗽，咳痰黄稠；胆火挟痰犯肺扰心所致胸闷痰多，烦热呕吐，惊悸失眠；又治中风痰速，舌强不语；胃热呕吐，妊娠恶阻。用量 3~6 克。

3 半夏

为天南星科植物半夏的干燥块茎。味辛，性温；有毒。归脾、胃、肺经。有燥湿化痰，降逆止呕，消痞散结之效。用于痰涎壅滞所致的痰多咳喘，痰饮眩悸，风痰眩晕，痰厥头痛；胃气上逆之恶心呕吐；痰热互结之胸脘痞闷；气郁痰结之梅核气，及瘿瘤痰核等。用量 1.5~4.5 克。

4 川贝母

为百合科植物川贝母、暗紫贝母、甘肃贝母或梭砂贝母的干燥鳞茎。味苦、甘，性微寒。归肺、心经。能清热润肺，化痰止咳。治肺热燥咳，干咳少痰；阴虚劳嗽，咯痰带血。用量 1.5~6 克。

5 浙贝母

为百合科植物浙贝母的干燥鳞茎。味苦，性寒。归肺、心经。有清热化痰，开郁散结之效。用于风热、燥热、痰火所致之咳嗽，心胸郁闷；及肺痈、乳痈、瘰疬、疮毒等。用量 1.5~6 克。

6 瓜蒌

为葫芦科植物栝蒌或双边栝蒌的干燥成熟果实。味甘、微苦，性寒。归肺、胃、大肠经。能清肺涤痰，宽胸散结，润肺化痰，滑肠通便。瓜蒌皮偏于前两项功效，瓜蒌仁则偏于后两项。治肺热咳嗽，咳痰黄稠；胸痹心痛，痰热结胸，胸膈痞闷或作痛；乳痈、肺痈；肠燥便秘等。用量 4.5~9 克。

7 苦杏仁

为蔷薇科植物山杏、西伯利亚杏、东北杏、或杏的干燥成熟种子。味苦，性微温；有小毒。归肺、大肠经。有降气止咳平喘，润肠通便之效。用于咳嗽气喘，胸满痰多，肠燥便秘。用量 1.5~4.5 克。

8 枇杷叶

为蔷薇科植物枇杷的干燥叶。味苦，性微寒。归肺、胃经。能清肺止咳，和胃降逆止呕。治肺热咳嗽，咳喘痰稠；气逆喘急，胃热呕逆，烦热口渴。用量 1.5~4.5 克。

9 桑白皮

为桑科植物桑的干燥根皮。味甘，性寒。归肺经。有泻肺平喘，利水消肿之效。常用于肺热喘咳痰多，面目肌肤浮肿，小便不利。用量 3~9 克。

(八) 安神药

宫廷代茶饮方中所用安神药，以酸枣仁最常用，另外还常用远志、龙骨、石菖蒲等。茯神已在祛湿药茯苓中作了介绍。

1 酸枣仁

为鼠李科植物酸枣的干燥成熟种子。味甘、酸、性平。归心、肝、胆经。能养心安神，补肝，敛汗，生津。治心肝血虚引起的虚烦失眠，惊悸怔忡；体虚自汗、盗汗；津伤口渴。用量 6~12 克。

2 远志

为远志科植物远志或卵叶远志的干燥根。味苦、辛，性温。归心、肾、肺经。有宁心安神益智，祛痰开窍，消痈肿之效。用于心神不安，失眠多梦，惊悸健忘；痰阻心窍，神志恍惚，精神错乱；以及咳痰不爽，痈疽肿毒，乳房肿痛。用量 1.5~4.5 克。

3　龙骨

为古代哺乳动物如三趾马、鹿类、牛类、象类等的骨骼化石或象类门齿的化石。味甘、涩，性微寒。归心、肝经。能镇静安神，平肝潜阳，收敛固涩。治神志不安，心悸失眠，惊癫痫狂；阴虚阳亢所致烦躁易怒，头晕目眩；及遗精、带下、虚汗、崩漏等。用量 6~15 克。

4　石菖蒲

为天南星科植物石菖蒲的干燥根茎。味辛、苦，性温。归心、胃经。有开窍豁痰，醒神宁心益智，化湿开胃之效。用于湿浊与痰邪所致之神志昏乱，癫狂痴呆；健忘耳鸣耳聋；及胸腹胀闷，脘痞不饥，噤口下痢。用量 1.5~4.5 克。

(九) 补气药

补气药是清宫代茶饮方中很常用的一类药，其中使用频率较高的有人参、西洋参、黄芪、甘草、白术、大枣、白扁豆等。

1　人参

为五加科植物人参的干燥根。味甘、微苦，性微温。归脾、肺、心经。能大补元气，复脉固脱，补脾益肺，生津止渴，安神增智。治体虚欲脱，肢冷脉微；脾虚食少，倦怠乏力；肺虚短气，喘咳自汗；津伤口渴，内热消渴；失眠多梦，惊悸健忘；阳痿宫冷，久病虚羸。可用治心力衰竭，心源性休克。宫中补气类代茶饮中，人参是最常用药之一。用量 3~6 克。

2　西洋参

为五加科植物西洋参的干燥根。味苦、微甘，性寒。归心、肺、肾经。有补气养阴，清火生津之效。用于气阴两虚，倦怠乏力，烦躁口渴；阴虚火旺之喘咳痰血，津液不足，口干舌燥。用量 1.5~4.5 克。

3　黄芪

为豆科植物蒙古黄芪或膜荚黄芪的干燥根。味甘，性温。归肺、脾经。能补气升阳，益卫固表，利水退肿，托毒排脓，敛疮生肌。治气虚乏力，食少便溏；中气下陷，久泻脱肛，脏器下垂；气不摄血，便血崩漏；表虚自汗；气虚水肿；痈疽难溃，溃久不敛；血虚痿黄；内热消渴。近年还常用治慢性肾炎蛋白尿，糖尿病，中风后遗症等。用量 6~15 克。

4　甘草

为豆科植物甘草、胀果甘草或尖果甘草的干燥根及根茎。味甘，性平。归心、肺、脾、胃经。有补脾益气，清热解毒，祛痰止咳，缓急止痛，缓和药性之效。用于脾胃虚弱，倦怠乏力，气短心悸，食少便溏；咳嗽痰多；痈肿疮毒；脘腹、四肢挛急疼痛；还用于缓解药物毒性、烈性，治食物、药物中毒。用量 1.5~6 克。健脾益气复脉用炙甘草。

5 白术

为菊科植物白术的干燥根茎。味苦、甘，性温。归脾、胃经。能健脾益气，燥湿利水，止汗，安胎。治脾气虚弱，倦怠乏力，食少便溏，脘腹胀满；痰饮眩晕，水肿；自汗；胎动不安。用量3~9克。燥湿利水宜生用，健脾和胃安胎宜土炒用。

6 大枣

为鼠李科植物枣的干燥成熟果实。味甘，性温。归脾、胃经。有补中益气，养血安神，缓和药性之效。用于中气不足，脾胃虚弱，体倦乏力，食少便溏；血虚萎黄；妇女脏躁；又常配伍峻烈药同用以缓和药性。用量6~12克。

7 白扁豆

为豆科植物扁豆的干燥成熟种子。味甘，性微温。归脾、胃经。能健脾化湿，和中消暑。治脾虚食少便溏，倦怠乏力，白带过多；暑湿吐泻，胸闷腹胀。用量6~12克。健脾止泻宜炒用。

(十) 助阳及温里药

清宫代茶饮方中较少使用温阳药及温里药。其中使用频率相对较高者，只有杜仲、肉桂、吴茱萸等几种。

1 杜仲

为杜仲科植物杜仲的干燥树皮。味甘，性温。归肝、肾经。有补肝肾，强筋骨及安胎之效。用于肾虚腰痛，筋骨无力，阳痿尿频；妊娠漏血，胎动不安，又治高血压病。用量3~6克。

2 肉桂

为樟科植物肉桂的干燥树皮。味辛、甘，性大热。归肾、脾、心、肝经。能补火助阳，引火归元，散寒止痛，活血通经。治脾肾阳虚，命门火衰，畏寒肢冷，腰膝痿软，脘腹冷痛，阳痿尿频；宫冷经闭痛经；寒湿痹痛；肾虚作喘，阳虚眩晕；虚寒吐泻，寒疝，奔豚，阴疽等。用量1~3克。

3 吴茱萸

为芸香科植物吴茱萸、石虎或疏毛吴茱萸的干燥将近成熟果实。味辛、苦，性热；有小毒。归肝、脾、胃、肾经。有散寒止痛，降逆止呕，助阳止泻之效。用于厥阴头痛，寒疝腹痛，脾肾虚寒之久泻、五更泻，寒湿脚气，经行腹痛，脘腹胀痛，呕吐吞酸。用量1~3克。

(十一) 养血药

宫中代茶饮方中常用的养血药有当归、熟地、白芍等。

1 当归

为伞形科植物当归的干燥根。味甘、辛，性温。归肝、心、脾经。能补血治血，调经止痛，润肠通便。治血虚诸证，面色萎黄，眩晕心悸；月经不调，经闭痛经；虚寒腹痛；跌打损伤，瘀血作痛，痹痛麻木；痈疽疮疡；肠燥便秘等。用量 3~6 克。

2 熟地

为玄参科植物地黄的根，经加工炮制而成。味甘，性微温。归肝、肾经。有养血滋阴，补精益髓之效。用于血虚萎黄，眩晕心悸；月经不调，崩漏；腰痠脚软，耳鸣耳聋，须发早白；肾阴不足，潮热盗汗，遗精，消渴等。用量 6~15 克。

3 白芍

为毛莨科植物芍药的干燥根。味苦、酸，性微寒。归肝、脾经。能养血调经，敛阴止汗，柔肝止痛，平抑肝阳。治血虚萎黄，月经不调，经行腹痛，自汗盗汗，眩晕头痛，胁肋疼痛，四肢挛痛。用量 3~12 克。

(十二) 滋阴药

清宫代茶饮方中，滋阴类中药是很常用的，其中使用频率高的有麦冬、天冬、沙参、石斛等。

1 麦冬

为百合科植物麦冬的干燥块根。味甘、微苦，性微寒。归心、肺、胃经。有养阴生津，润肺益胃，清心除烦之效。用于肺燥干咳，虚劳咳嗽，劳热咯血，津伤口渴，心烦失眠，内热消渴，肠燥便秘等。用量 3~9 克。

2 天冬

为百合科植物天冬的干燥块根。味甘、苦，性寒。归肺、肾经。能滋阴润燥生津，清肺降火。治肺燥干咳痰黏，劳嗽咯血，咽干口渴，津亏消渴，肠燥便秘。用量 3~9 克。

3 沙参

沙参有南沙参与北沙参两类。北沙参为伞形科植物珊瑚菜的干燥根，南沙参为桔梗科植物轮叶沙参或杏叶沙参的干燥根。前者味甘、微苦，后者味甘；两者均微寒性，均归肺、胃经，都有养阴清肺之效，均可用于肺热燥咳，劳嗽痰血。北沙参又能益胃生津，治热病津伤口渴；南沙参则能化痰益气，治干咳痰粘，气阴不足，烦热口干。用量 3~9 克。

4 石斛

为兰科植物环草石斛、马鞭石斛、黄草石斛、铁皮石斛或金钗石斛的新鲜或干燥茎。味甘，性微寒。归胃、肾经。能益胃生津，滋阴清热。治热病伤津或胃阴不足，口干烦渴，食少干呕，病后虚热，及目暗不明，腰膝软弱等。用量 3~9 克，鲜品加倍。

(十三) 其他药

1 羚羊角

为牛科动物赛加羚羊的角。味咸，性寒。归肝、心经。有平肝熄风，清肝明目，清热解毒之效。用于肝风内动，惊痫抽搐；壮热神昏，谵语躁狂；肝火炽盛，头痛目赤；肝阳上亢，头晕目眩。用量 0.5~2 克。清宫代茶饮方中，很少用动物药，羚羊角则是一例外，使用频率较高。由于质硬，宜单煎 2 小时以上，代茶饮。

2 五味子

为木兰科植物五味子或华中五味子的干燥成熟果实。味酸、甘，性温。归肺、心、肾经。能敛肺滋肾，益气生津，涩精敛汗止泻，宁心安神。治久咳虚喘，津伤口渴，短气脉虚，自汗盗汗，梦遗滑精，遗尿尿频，久泻不止，虚烦心悸，失眠多梦，内热消渴。用量 1.5~3 克。

3 莲须

为睡莲科植物莲的干燥雄蕊。味甘、涩，性平。归心、肾经。有固肾清心，涩精止血之效。用于梦遗滑精，遗尿尿频，带下，吐血崩漏。用量 1.5~3 克。本品在光绪皇帝服用的滋益清上代茶饮等方中多次使用，系针对光绪长期所患遗精证的。

4 荷叶

为睡莲科植物莲的干燥叶。味苦、涩，性平。归肝、脾、胃经。能清热解暑利湿，升发清阳，凉血止血。治暑热烦渴，暑湿泄泻，脾虚泄泻，血热吐衄、崩漏、便血。用量 3~9 克，鲜品加倍。近年在降脂减肥代茶饮方中常用本品。

5 荷梗

为睡莲科植物莲的干燥叶柄或花柄。有清热解暑，通气行水之效。用于暑热、暑湿所致胸闷心烦，泄泻，痢疾，淋病，带下。用量 6~9 克。荷叶与荷梗均为夏季祛暑保健类代茶饮方中常用之品。

第五章　清宫代茶饮的应用

文史资料出版社 1982 年出版的《晚清宫廷生活见闻》一书，载有爱新觉罗、溥佳撰写的《清宫回忆》。文章中说：“宫里设太医院，是专为皇上和后妃们看病的。太医院的医生称为‘太医’。我经常看见溥仪叫太医来给他诊脉。起初，我还真以为他病了，后来我才知道，没有病也可以叫太医来诊脉，这叫做‘请平安脉’。太医给溥仪诊脉时，还得跪在地上，诊毕即使没病，也要开一个药方，叫做‘代茶饮’。至于溥仪是否服用，那就不得而知了。”

溥佳先生的回忆表明，到了晚清，代茶饮在宫廷中已成为日常用的药方。翻阅全部清宫档案，清代初、中叶并非如此。由于代茶饮方小功专、服用方便，可以多服、频服，因此它不仅被广泛用于疾病的针对性治疗，用于疾病的善后调理，甚至在危重病的抢救中，也不时崭露头角，成为清代宫廷太医院治疗疾病的特有剂型。

第一节　危重病的抢救

中国传统医学历来重视危重病的治疗，但运用代茶饮来抢救脱证和热毒内陷证，清代宫廷医学却独树一帜。

(一) 脱证

脱证的抢救，清宫太医首重益气养阴育神。使用代茶饮时，也体现了这一特点。兹举三例说明之。

病例一，乾隆朝定贵人脉案。

乾隆二十年十二月初九日，崔文光、王世安请得定贵人脉息沉缓无力，原系肝阴不足之证。惟病后气血衰微，因循日久，以致脾土虚败，胃气日渐消耗，恐成虚脱之证。今议用参苓代茶饮一贴调理。

沙参五钱　块苓三钱　天冬二钱

初十日，崔文光、王世安请得定贵人脉息沉细无力。因病后气血衰微，脾已土虚，胃气日渐消耗，以致喜笑无常，恐成脱惫之象。今议用照原方参苓代茶饮一贴，加五味子五粒调理。

十一日，崔文光、王世安请得定贵人脉息沉细无力。因病后气血衰微，脾土败，神志时昏时明，喜笑无常，胃气日渐消耗，恐成脱惫之象，今议用参麦代茶饮一贴调理。

沙参五钱　麦冬四钱　块苓三钱　五味子五粒

十三日亥初二刻，沙履谦请得定贵人六脉微细欲绝。因病久气血亏尽，真元将散，已见脱惫之象。急用生脉饮一贴竭力救治，相应挪移。又于子初一刻，请得定贵人六脉俱无，于(巳)时逝了。

病例二，嘉庆朝玉贵人脉案。

嘉庆中九年三月初八日，张自兴、刘德福请得玉贵人脉息虚细无力。原系素有血枯筋挛之症，用药以来，抽搐虽止，惟病久耗伤气血，胃气过虚，昨服归脾汤脉症仍前。此由真气已亏，汤剂不能运化，病势重大。今设法议用参莲饮调治。

党参五钱　莲肉五钱

水煎代茶。

嘉庆十九年十月初五日，王泽溥、李承缮请得玉贵人脉息微细。原系血枯旧症。今因抽搐，复伤血液，胃气日渐消耗，饮食艰难，舌强不语。今勉用生脉代茶饮。

党参三钱　麦冬四钱　五味子一钱五分

十月初六日，栗世雄、朱希文请得玉贵人脉息细小。原系血枯旧症。今因搐搦，复伤血液，四肢不举，胃气渐减，饮食懒思，日渐消耗。今仍勉用生脉代茶饮。

病例三，光绪朝慈禧皇太后脉案。

光绪三十四年十月二十二日子刻，张仲元、戴家瑜谨拟皇太后滋胃和中代茶饮。

竹茹一钱，硃拌　鲜青菓十个，去尖研　厚朴花五分　羚羊五分

水煎温服。

十月二十二日寅刻，张仲元、戴家瑜谨拟皇太后育神化痰代茶饮。

朱茯神二钱　朱麦冬二钱　橘红八分，署内　鲜青菓十个，去尖研

水煎温服。

十月二十二日午刻，张仲元、戴家瑜谨拟皇太后益气生津代茶饮。

人参六分　鲜石斛二钱　麦冬二钱，去心　鲜青菓五个，去尖研　老米一两

水煎温服。

十月二十二日，张仲元、戴家瑜请得太皇太后脉息欲绝，气短痰壅，势将脱败，急以生脉饮尽力调理，以尽血忱。

人参一钱五分　五味子一钱五分　麦冬三钱

水煎灌服。

十月二十二日，张仲元、戴家瑜请得太皇太后六脉已绝，正三刻升霞。

按以上三例脉案均为危重病脉案。其中定贵人、玉贵人皆为气血双虚，血不荣筋，抽搐之证；慈禧皇太后则属年老体衰，气阴两虚，肝阳上亢，痰饮上泛，阴阳离决之候。病虽不同，但因虚致危则一致。故采用益气养阴、扶正固脱之代茶饮法，均系切中病机之治。

（二）热毒内陷证

此处所谈热毒内陷证，是指天花(痘疮)毒陷。清宫记载典型病例为同治皇帝脉案，在垂危阶段亦使用代茶饮治之。具体记述如下：

同治十三年十一月三十日辰刻，李德立、庄守和请得皇上脉息弦数。肾俞发浆汁渐少而浓，知觉痛痒，阴转为阳之象。长强紫肿见小，口渴晡热亦减。惟水不济火，胃阳蓄积生热，以致面颊肿硬，牙浮口黏，胸满嘈杂。……

十二月初一日丑刻，和脾代茶饮。

茯苓三钱，研　白术二钱，土炒　白芍二钱，炒　炙甘草一钱

温水煎服。

止渴漱口方(方略)早、午、晚熬三分。

平胃代茶饮

苍术一钱五分，炒　炙老厚朴一钱五分　橘皮二钱　炙半夏三钱　神曲三钱，炒

引用生姜三片

水煎代茶。

十二月初三日戌刻，平胃代茶饮。

竹茹三钱　化橘红二钱　炙半夏三钱　炙香附三钱，研　建曲三钱

水煎温服。

十二月初五日酉刻，李德立、庄守和请得皇上六脉已绝。灌生脉饮不能下咽，元气脱败，于酉时崩逝。

按同治皇帝载淳，为慈禧皇太后之子，六岁冲龄登极。因禀赋素弱，十九岁患天花，结痂落痂延迟至二十余日，且转变为痘痈。肾元久虚，毒盛邪陷，虽用托毒之法亦难使邪毒外透。致众病蜂起，终至不救。由于毒陷脾胃二经，出现面颊肿硬，牙浮口黏，胸满嘈杂诸症，故御医投以和脾、平胃代茶饮，希冀通过调理脾胃，以躯其邪毒。方中苓术健脾，苍、朴和胃，橘、半化痰降逆，皆属切合病机之品。但药力难于胜病，诚为憾事。

第二节　病证的针对性治疗

(一) 感冒

感冒是因风邪病毒侵袭人体而致的急性疾病，临床表现以恶风、发热、鼻塞、流涕、脉浮为其特征。由于风邪可随季节变化挟他邪侵犯人体，致产生风寒、风热、挟暑、表里同病等感冒类型。现将代茶饮在本病中的应用选介如次，有关方药的论述解释，均请参阅第四章。

1　风寒束表

该型见于嘉庆十九年二十月二十八日刘钲诊治五阿哥脉案。

【主证】　恶寒重，发热轻，无汗或少汗，四肢痠楚，鼻有清涕，脉息浮缓。

【证候分析】　风寒之邪客于皮毛，内含于肺。寒为阴邪，卫气凝闭，卫外之阳被遏，致见恶寒重，发热轻，无汗或少汗。经气运行不畅，故四肢痠痛。肺气不宣，则鼻流清涕。脉鼻浮缓，为风邪在表之象。

【治法】　解表散寒，兼调气机。

【方药】　(荆防)代茶饮

荆芥八分　防风八分　苏叶八分　葛根八分　桔梗八分　枳壳七分　前胡八分　广皮八分　甘草三分

引用生姜一片　灯心二子。

若咳嗽、咽红，加入杏仁八分、半夏一钱，前胡一钱，僵蚕一钱。

2　内热感风

该型见于宣统三年三月二十六日亥刻李崇光诊治皇上脉案。

【主证】　身热，微恶风，或有汗泄，胸满烦急，两手大汗，大便不调，脉息右寸关微浮而数。

【证候分析】　内蓄滞热，微感风凉，表里同病。风凉伤于卫分，迫使营阴外泄，致身热微恶风，或有汗泄。滞热留扰胸中、伤及肠胃，故胸满烦急、大便不调、两手大汗。右寸关属肺脾，微浮而数，乃两脏内热感风之象。

【治法】 清热和表。

【方药】 和表清热代茶饮

菊花一钱 桑叶一钱 麦冬二钱 竹茹二钱

水煎代茶。

若中脘隐隐作痛，本方加炒杭芍一钱，木香五分研，焦楂炭二钱，炒谷芽二钱。大便不通，引用一捻金(黑白丑、槟榔、大黄、人参)六分煎。

3 感受暑湿

该型见于光绪五年闰五月二十六日酉刻张仲元诊治皇上脉案。

【主证】 头痛眩晕，先冷后烧，身肢疲倦，类似疟疾，脉息左寸关沉弦而数，右寸关滑数。

【证候分析】 胃蓄饮滞，感受暑瘟。暑湿之邪由表渐及募原半表半里之分，邪气入阴出阳，与正气交争，致见头痛而晕，先冷后烧、类似疟疾之证。身肢困倦、脉寸关沉滑数，皆为湿热内蓄所致。

【治法】 清解暑湿，和中化滞。

【方药】 苏叶二钱 薄荷一钱五分 防风三钱 藿香叶三钱 枳壳三钱，炒 炙厚朴三钱 槟榔三钱五分 半夏曲三钱 建曲三钱，炒 条芩三钱 陈皮三钱 生杭芍三钱

水煎温服。

4 胆热感风

该型见于宣统十五年二月初八日赵文魁诊治淑妃(文绣)脉案。

【主证】 发热恶风，头痛身疼，目赤口苦，胸满便结，脉息弦数。

【证候分析】 胆经蓄热，外感风邪，表里同病。风邪伤于太阳、阳明诸经，致发热恶风、头痛身疼；胆热及胃，循经上霾，故目赤口苦，胸满便结，脉息弦数。

【治法】 散风清头，清脾泻火。

【方药】 淑妃代茶饮

粉葛根一钱五分 薄荷一钱五分 白芷二钱 防风一钱五分 大瓜蒌三钱 橘络一钱 黄芩三钱 栀子三钱，炒 腹皮子各二钱 钩藤二钱 胆草一钱 连翘三钱

水煎代茶。

(二) 咳嗽

咳嗽为常见病、多发病，病位主要在肺。昔贤谓：有声无痰曰咳，有痰无声曰嗽，有痰有声曰咳嗽。其病理变化多端，外因、内因凡影响到肺脏者，皆可致咳。故古人云："肺体属金，譬如钟然，钟非叩不鸣。风寒暑湿燥火，六淫之邪，自外叩之则鸣；劳欲情志，饮食炙搏之火，自内攻之则亦鸣"。这是咳嗽形成的大略。治疗之法，外因致咳嗽者宜解散为先，内因致咳嗽者宜清润为主。兼痰兼喘，随症治之。清代宫廷医案中之咳嗽脉案，主要见于乾隆定郡王、嘉庆孝慎成皇后、道光三公主、咸丰懿嫔、丽皇贵妃、光绪皇帝、太监李莲英、以及珍嫔的医疗记录，代茶饮之应用虽遵古法而多有创新，独具一格。

1 外因咳嗽

内热感凉

【主证】 咳嗽阵作，口渴咽干，身热有汗，鼻塞流涕，有时作喘，脉息滑数。

【证候分析】 风邪外束，肺热内郁。肺气失于肃降，故咳嗽阵作，有时作喘。表邪未祛，肺气不利，致身热有汗，鼻塞流涕。口渴咽干、脉息滑数，皆由肺胃郁热引起。

【治法】 清泻肺热，解肌宣窍。

【方药】 清肺代茶饮

葛根一钱五分 麦冬一钱五分 桑皮一钱五分 藿香八分

煎汤代茶。

肺燥湿饮

【主证】 感冒初愈，夜间微嗽，喉中发咸，口黏身软，食谷欠香，脉息左部和缓，右寸关滑而稍数。

【证候分析】 皮毛之邪气虽解，肺中之余热未清。夜间天气偏凉，皮毛紧束，肺气不能由皮毛外达，失于宣肃，故作咳嗽。喉咸口黏，身软乏力，食谷欠香，为肺燥脾湿、津液不化，难于循经上承之象；左脉和缓，右脉滑而稍数，系表邪已祛，肺胃尚有微邪之候。

【治法】 润肺止嗽，和中化湿。

【方药】 清肺化湿代茶饮。

金石斛二钱 甘菊花二钱 桑叶二钱 前胡一钱五分 酒黄芩一钱五分 陈皮一钱五分 神曲二钱，炒 鲜青果七个，研

水煎代茶。

若肺胃饮热未清，有时咳嗽，口渴者，可用清嗽代茶饮。

酒黄芩一钱五分 前胡二钱 紫菀一钱五分 炙桑皮二钱 天花粉二钱 川贝二钱，研 枳壳一钱五分，炒 芦根一支，切碎

水煎代茶。

肺热痰滞

【主证】 咳嗽痰盛，微热自汗，唇燥咽干，大便不净，脉息滑数，指纹微红。

【证候分析】 肺中滞热未净，煎炼津液，致咳嗽痰盛，微热自汗。肺与大肠相表里，肺热则肠燥，故大便不净。热邪蒸灼于上，故唇燥咽干。脉息滑数，指纹微红，均为痰热壅盛之候。

【治法】 清肺开痰，生津利肠。

【方药】 清热代茶饮。

酒芩一钱 浙贝八分 炙桑皮一钱五分 麦冬一钱，去心 橘红五分 羚羊八分 桔梗一钱 瓜蒌仁一钱，研 生地五分

引用红枣二枚

若肺热痰滞，复受风凉，以致咳嗽烦躁，时作潮热，脉纹红赤，可投清热代茶饮。

银柴胡一钱 知母二钱 桑白皮一钱 地骨皮二钱 胡黄连一钱 南楂一钱五分 天花粉一钱五分 酒芩一钱 甜桔梗一钱五分 麦冬二钱

不用引

以上二方皆为小儿剂量，成人用时酌增其制。

2 内因咳嗽

痰饮咳嗽

【主证】 咳嗽痰多，咯之不爽，胸闷，脉息右寸关滑缓，余部调匀。

【证候分析】 肺胃痰饮，挟以寒火郁遏，煎炼津液，致咳嗽痰多，咯之不爽。肺气不宣，故胸膈满闷。脉右寸关滑缓，为肺胃痰湿偏盛之象。

【治法】 化痰涤饮，下气降逆。

【方药】 清肺代茶饮。

苏梗子二钱 前胡一钱五分 金沸草一钱五分 包煎枳壳一钱五分，炒 广橘红一钱 壳砂八分，研

水煎随意代茶。

若痰饮减轻，仍时作咳嗽，大便较多者可用缓中代茶饮。

党参一钱 五味子四分 红枣肉两个 鲜青果三个，去尖研

水煎温服。

虚劳咳嗽

【主证】 咳嗽时作，痰涎不多。耳内有烘声，言语气怯，中州较空，不耐凉热，手部发胀，睡不解乏，腰腿有时疼痛，脉息左寸关弦软近缓，右寸关沉滑力软，两尺弱。

【证候分析】 虚劳者，皆由脏腑亏损、元气虚弱、积劳内伤、久虚不复所致。本病以肺气虚为主，故见咳嗽时作，痰涎不多，言语气怯，不耐凉热。脾气不足，故中州较空，手部发胀。肾精亏耗，致耳内有烘声，腰腿有时疼痛。心血亦虚，则睡不解乏。脉息左寸关弦软近缓为血虚，右寸关沉滑力软为气虚浮热，两尺弱，乃肾脏精气俱亏之征。

【治法】 益气补虚，清肺止嗽。

【方药】 滋益安嗽代茶饮

西洋参三钱，研 生地四钱，大片 当归四钱 杭芍四钱，炒 大熟地六钱，捣碎 杜仲三钱，炒 龙骨三钱，研 莲蕊三钱 焦枣仁三钱，研 川芎一钱五分 川贝四钱，研 桑叶三钱 炙枇杷叶三钱 苏叶一钱五分 橘红一钱五分 生甘草一钱

水煎代茶。

(三) 痘疹

痘疹，清宫医案所载包括天花、疹痧、瘾疹等，属于儿科的发疹性传染病。其病因乃病毒之邪袭于人体肺、胃、肾诸脏腑，与气血相搏，郁于肌表，发于皮肤。由于天花在全世界已基本消灭，脉案中对瘾疹披载甚少，本文仅介绍痧疹的治法。

痧疹的治疗，见于道光朝六年四公主脉案，代茶饮主要作为汤剂的辅助性措施使用，以清涤余邪。

1 皮肤红点渐退

【主证】 皮表红点渐见稀疏，喘嗽渐减，二便微行，气怯身弱，乳食甚少，脉息和缓。

【证候分析】 肺胃有热，外受暑瘟。病毒与血气相搏，发于肌肤而为红点，肺气失宣而见喘嗽。肺气合大肠而为水之上源，肺气不降，故二便虽“微行”而不爽。脉息和缓，为正气渐复，气怯身弱、乳食甚少，乃滞热未净所致。

【治法】 消积化滞，清肺和中。

【方药】 三仙代茶饮

焦楂二钱，研 焦曲二钱 麦芽二钱 杏仁一钱五分 茯苓一钱五分 桑皮二钱 桔梗一钱 陈皮八分 炙半夏八分

引用甘草梢五分

若咳甚者，可于本方加贝母三钱、莱菔子二钱、黄芩三钱调理。

2 头面周身瘀疹渐收

【主证】 头面、周身、四肢白色瘀疹渐收，身热微轻，咳嗽渐减，咽喉干燥，小便短赤，脉息缓滑。

【证候分析】 脾肺郁有湿热，经治疗湿热渐化而外透，故全身瘀疹渐收。身热微轻、咳嗽渐减、脉息缓滑，均为表热稍有未净之象；咽喉干燥、小便短赤，乃属心经移热小肠之征。

【治法】 清心凉血，利小肠湿热。

【方药】 清热代茶饮

小生地二钱 赤苓一钱五分 木通一钱 桔梗一钱五分 元参一钱五分 枳壳一钱，炒 丹皮一钱 甘草五分

引用灯心一束

(四) 暑疟

疟疾，是由疟原虫侵袭人体而引起的寒热往来、发作有一定时间的疾病。中医所称之疟疾范围较广，不一定皆能检出疟原虫。按季节区分，《内经》云“夏伤于暑，秋必痎疟”是指正疟而言。本节所谓“暑疟”，则系感受暑邪，夏令即发，寒热有定时者，与雷少逸《时病论》：“长夏纳凉，感受阴暑，暑汗不出，邪遂伏于内，直待秋来，加冒凉气而发”之暑疟有别。因暑必兼湿，故清代宫廷医学治疟，常暑湿并论，而代茶饮在本病中，后期颇受青睐。今以嘉庆朝南府首领禄喜和光绪皇帝有关暑疟的脉案为依据，简述本病的大内治疗规律。

1 暑疟中期

【主证】 间日发疟，往来寒热，口渴思凉，身肢疲软，胸膈不畅，脉息弦数。

【证候分析】 停饮受凉，复感暑热，发为暑疟。疟邪与暑湿痰饮之邪相合，定时出阳入阴，故间日发作。邪伏募原，易伤少阳、阳明，致寒热往来，口渴思冷。身肢疲软、胸膈不畅，乃暑湿阻遏气机之象；脉息弦数，为疟邪留连肝胆之征。

【治法】 截疟化湿，理气保津。

【方药】 截疟代茶饮。

常山三钱，醋炒 煨草菓八分 槟榔二钱 陈皮三钱 乌梅五个

共用水煎半茶钟，露一宿，次日一甲(早)饮之。

若疟邪尚盛，气道欠调，里滞尚未下行，头顶疼痛，烧热未解，胸膈不畅，身肢疲痛，有时急躁，脉息左寸关浮弦，右寸关滑数，可用和解清热代茶饮调理：

柴胡一钱 薄荷一钱五分 地骨皮三钱 葛根二钱 胡连二钱 条芩三钱 生杭芍三钱 白芷二钱 生地八钱 次泽泻二钱 羚羊二钱，镑

水煎代茶。

2 暑疟后期

【主证】 白昼寒热已减，夜间稍觉潮热。身肢微软，懒于饮食，胸闷口苦，虚烦不眠，脉息弦数。

【证候分析】 疟疾病连少阳，病虽减而痰热未除。阴分之邪留扰，故夜间尚觉潮热。痰热上扰，胆火上炎，致胸闷口苦、虚烦不眠、脉息弦数。胆热影响脾胃，脾不化湿，乃有身肢疲软、懒于饮食诸症。

【治法】 清涤胆经余邪，化痰除湿和中。

【方药】 温胆代茶饮。

茯苓三钱 半夏曲三钱，炒 陈皮三钱 竹茹二钱 枳壳一钱五分，炒 桔梗二钱 槟榔三钱 花粉二钱 山楂三钱

每晚一贴。

若素有湿饮过盛，胸闷少食，脉息弦数者，投以开胃代茶饮：

山楂三钱 焦曲三钱 麦芽三钱 槟榔一钱五分 赤苓三钱 陈皮二钱 竹茹二钱 滑石一钱五分 甘草五分

水熬半钟(盅)，饮之。

(五) 头晕头痛

头晕，指头部自觉运行，有旋转不定之感。轻者可为眼花，闭目即止，或若以布裹首，昏矇不适；重者如坐舟车之中，不能站立，甚至伴见恶心、呕吐、出汗等症。头痛亦为一种自觉症状，或剧如锥刺及裂开，或绵绵微痛不适。因头为诸阳之会，五脏六腑之精华皆上泛于此，六淫外袭，上犯巅顶；内伤诸疾，气血不足以上荣，或因邪阻滞而逆乱，俱可导致头部疾患。若内外风盛而掉眩，则发为头晕；脉络痹阻而不痛，则发为头痛。两者由于病因相类，故又常兼见或并见。本文将其合并讨论，原因亦基於此。

1 头晕

清宫有关脉案，散见于慈禧、光绪、珍妃、宣统皇帝之记录中。

内热外感

【主证】 眩晕，有时恶风，口干，消化稍慢，脉左寸浮弦，右关缓滑。

【证候分析】 肝胃蓄饮生热，外受风寒。风邪上犯巅顶，风盛则动，故见眩晕恶风。肝邪犯胃，影响纳食，致消化稍慢；热郁于中，津液敷布失常，致口干。脉左寸浮弦，右关微滑，系表里俱实之象。

【治法】 疏风清热，表里双解。

【方药】 清化代茶饮

荆穗一钱 甘菊花二钱 霜桑叶二钱 薄荷八分 茅术二钱，炒 神曲二钱，炒 生甘草六分

水煎代茶。

湿热熏蒸

【主证】 头作眩晕，胸膈不畅，口干微渴，小水不利，脉左关弦数，右关滑数。

【证候分析】 肝胃蓄有饮热，时或熏蒸，致头部间作眩晕，头重如裹。湿热弥漫三焦，水热互结，津液运行受阻，故口干微渴，胸膈不畅，小水不利。脉左关弦数，右关滑数，

皆为湿热未清之征。

【治法】 平胃化湿，清饮热，止眩晕。

【方药】 平胃化湿代茶饮

陈皮二钱 茅术二钱，蜜炙 赤苓三钱 半夏曲二钱，炒 甘菊花二钱 桑叶二钱 灯心三子

水煎代茶。

若口干微渴，本方加芦根二支切碎入煎。

肝阳上潜

【主证】 眩晕耳鸣，步履无力，饮食消化较慢，膳后胸堵，大便觉燥。脉息左部沉弦而细，右寸关沉滑。

【证候分析】 久病肾亏，肝胃失调，上盛下虚，水不涵木，风阳上潜，正气受损，致眩晕耳鸣，腿膝步履无力。肝郁生热，气机阻滞，影响胃之纳谷功能，故有膳后食堵，饮食消化较慢，大便觉燥。脉息左部沉弦而细，右寸关沉滑，皆为阴虚肝胃有热之征。

【治法】 清肝热、调胃气以治其标，佐以扶正培本之剂。

【方药】 清肝调胃代茶饮

钩藤三钱 陈皮一钱 苍耳子二钱，炒研 麦冬二钱 杭芍三钱 菊花二钱 西洋参一钱，研 熟军六分 枳壳一钱五分，炒 焦曲二钱

水煎温服。

2 头痛

有关脉案，见于慈禧、光绪皇帝记录中。

全头微疼

【主证】 头微疼，口渴思饮，身肢疲倦，有时恶寒，手心发热，大关防(大便)欠调，脉息左关见弦，人迎稍浮，右寸关滑数。

【证候分析】 肺胃蕴热，蓄有湿滞，稍感风凉，诸阳之会郁而不通，故全头微痛，脉息左关见弦，人迎稍浮，右寸滑数。肺合皮毛，下络大肠，邪气束表，内合于肺，波及大肠，致有时恶寒，大便欠调。口渴思饮，乃水热互结，津液不能上承之象；手心发热，为阳明湿盛，挟热外扰之征。

【治法】 清解化湿为主，佐以疏散风邪。

【方药】 清解化湿代茶饮。

荆芥三钱 藿香一钱五分 猪苓三钱 泽泻三钱 焦三仙六钱 扁豆三钱，炒 陈皮一钱五分 炙厚朴一钱五分

水煎温服。

偏右头痛

【主证】 偏右头疼，胸中懊侬，口干作渴，憎寒恶心，或呕吐痰水，脉息左关见弦，右关沉滑。

【证候分析】 胃经蓄有水饮，湿热熏蒸，外受风凉。风邪挟热搏击痰湿之气，痹阻右偏头部经络，致见偏右头疼，伴有憎寒。痰湿蓄于胃，饮热扰于胸，胃气失于和降，故胸中懊侬，口干作渴，恶心，或呕吐痰水。左关脉弦，右关沉滑，为饮热积留中焦之兆。

【治法】 散风除湿，和中化饮清热。

【方药】 清化代茶饮。

蔓荆子三钱，炒 川芎二钱 防风三钱 茅术二钱，炒 藿香梗二钱 橘皮二钱 建曲三钱，炒 薄荷一钱

水煎代茶。

若热盛于湿者，本方加酒连一钱研，酒芩三钱，花粉三钱入煎；目角色赤者，本方加连翘二钱，酒赤芍一钱五分，水煎服。

3 头晕与头痛并见

有关脉案，见于慈禧、光绪及宣统皇后婉容之医疗记录。其中以肝热挟湿外感风邪最为常见。

【主证】 头觉晕痛，胸堵呕恶，谷食欠香，身肢疲倦。脉息左关沉弦，右部滑数

【证候分析】 肝热气滞，中州蓄饮，外感风邪。湿热蒸于上中焦，风邪干于阳分，气机失调，致头觉晕痛，胸堵呕恶。谷食欠香、身肢疲倦，为湿热困脾之象；脉息左关沉弦、右部滑数，乃肝脾失调之征。

【治法】 散风化湿，清肝调中。

【方药】 皇后代茶饮

甘菊花三钱 薄荷二钱 桑叶三钱 川芎二钱 次生地六钱 生杭芍四钱 全当归四钱 竹茹三钱 姜川连二钱，研 法半夏三钱，研 姜朴三钱 陈皮二钱

水煎代茶。

若鼻吸凉气则偏右头疼，口干作渴，眩晕时作，可于本方加蔓荆子二钱生，胆草一钱五分酒洗入煎。

（六）不寐

不寐，或称“少寐”、“不得卧”，即一般所谓失眠，是以经常不易入眠为特点的疾病。本病的形成与“神”有关，大体可概括为“有邪”和“无邪”两大类。邪扰于神而致不寐者属实，营血不足而致不寐者属虚。治疗之法，重在调理内脏。有关代茶饮取自乾隆朝定贵人、十五阿哥福晋，道光朝彤妃之医疗记录等。

1 外感病后，阴虚不寐

【主证】 外感暑邪初愈，夜间不寐，心烦口干，小便黄赤，脉息和缓。

【证候分析】 感暑初愈，阴虚内热，扰于神明，心神不能守舍，以致夜间不寐。心烦口干，为津液不足之象；小便黄赤，乃内热下移小肠之征。脉息和缓示外邪已解，唯余正虚也。

【治法】 益阴清热安神。

【方药】 益阴代茶饮

次生地三钱 麦冬三钱 知母二钱 甘草五分 赤苓三钱 花粉二钱

煎汤代茶。

若内热偏亢不寐者，可于本方加酒连一钱、炒栀子三钱、灯心二束入煎。

2 久病脏虚，不能入寐

心气不足

【主证】 夜间有时不寐，饮食少思，四肢倦息，心悸易汗，脉息和缓。

【证候分析】 心藏神，主血脉而受宗气鼓动，其气来源于脾之精微。心气不足则神不

守舍，故夜间有时不寐而心悸；心液外泄则易汗。脾不健运，致饮食少思；气衰血少，令四肢倦怠。脉息和缓，为心气不足，不能鼓午血脉营运之象。

【治法】 守心安神，兼和脾胃。

【方药】 育神代茶饮

茯神三钱　枣仁二钱，炒　远志一钱　半夏二钱　竹茹二钱

水煎代茶。

若气虚甚者，可于本方加西洋参一钱。

肝阴不足

【主证】 失血之后，烦热短寐，身软神倦，心悸多梦，脉息和缓。

【证候分析】 肝藏血，体阴而用阳。失血之后，肝阴不足，魂不归位，致烦热多梦。心不得血而悸动，神不守舍而短寐。身软神倦，为肝木乘脾，脾失健运，不能化生精微滋养四肢百骸之象；脉息和缓，为邪热不盛之明证。

【治法】 和肝育神

【方药】 和肝育神代茶饮

枣仁三钱，炒　灯心五十寸

水煎代茶。

若烦热甚者，本方加当归二钱、白芍一钱五分酒炒、丹参八钱、生地二钱以养肝血；胃纳欠佳者，本方去灯心加麦芽三钱。

(七) 眼疾

眼疾之使用代茶饮者，在清宫医案中惟见于咸丰朝吉嫔天行赤眼治案和光绪皇帝眼睑疾患治案。

1 天行赤眼

【主证】 目白睛红赤，青睛有白膜一片，可见于单眼或双眼。沙涩难睁，时流热泪，脉息浮数。

【证候分析】 天行赤眼多因风热邪毒引起，为眼科急性传染病。目白睛属肺，青睛属肝。今白睛红赤、青睛生白色翳膜，系肝肺热盛，外受风邪所致。风热壅盛，故眼睛沙涩难睁。时流热泪，脉息浮数。代茶饮用于翳膜渐平之时较佳。

【治法】 清肝肺之热，疏散风邪。

【方药】 清热代茶饮

黄连一钱，研　栀子三钱　枯芩三钱　胆草二钱　菊花三钱　决明二钱

水煎代茶。

2 眼睑粟疮

【主证】 眼上睑稍有浮红，生粟疮，有时作痛，纳食减少。脉息和缓。

【证候分析】 胃蓄痰饮，湿热熏蒸，外受风凉。脾胃湿热及风毒之邪外乘，壅滞胞睑，致胞睑内生黄色粟米状颗粒，是谓粟疮。邪正交争，气血流行不畅，故眼上睑稍有浮红，睑部有时作痛。脉息和缓，表明病邪未甚。

【治法】 清热除湿祛风。

【方药】 清胃化湿代茶饮

荆芥一钱五分 防风二钱 霜桑叶二钱 甘菊花二钱 次生地二钱 连翘二钱 酒赤芍一钱五分 薄荷八分

水煎代茶。

3 眼睑红赤

【主证】 眼睑红赤，胸膈膨闷，谷食不香，肌肤发热，身肢懒倦，有时头闷、晕痛。唇焦而紫，口舌生疮，脉息左寸关弦数而浮，右寸关沉滑。

【证候分析】 肝胃蕴热挟湿，心经火郁，感受风凉。火热之邪挟湿上攻，与外来风凉相合，乘于至高之位。肝主目，脾胃主眼睑及口唇，心主舌，头为诸阳之会，故症见眼睑红赤，唇焦而紫，口舌生疮，有时头晕、闷痛。表邪尚存，致肌肤发热，身肢懒倦。里湿未化，致胸膈膨闷，谷食不香。脉息左关浮弦而数，右寸关沉滑，提示湿热之邪在肝，在上中二焦，表邪未解。

【治法】 清上中二焦湿热，兼疏表邪。

【方药】 清上化湿代茶饮

蔓荆子三钱，生 甘菊花三钱 桑叶二钱 羚羊二钱 金沸草三钱，包煎 栀子二钱，炒 葛根二钱 银柴胡一钱五分 天花粉三钱 竹茹二钱

(八) 口黏、口糜

口黏，谓口中黏腻不爽；口糜，谓口腔内黏膜溃烂如糜粥样，有特殊臭味。两者均为湿热之邪上蒸所致，临床颇为常见，惟病位有脾、肝之不同。本篇内容系据光绪皇帝医疗记录选取。

1 口黏

【主证】 口黏时作，食谷欠香，胸膈微觉嘈闷，身体微倦，脉息和缓。

【证候分析】 脾胃湿邪未清，挟热蒸腾于上，致口黏时作。湿邪弥漫上中二焦，湿与食合，影响纳运故胸膈嘈闷，食谷欠香。身体微倦、脉息和缓，为湿邪不甚之征。

【治法】 健脾化湿，理气消滞。

【方药】 和胃代茶饮(方之一)

生于术一钱五分 茅术一钱五分，炒 茯苓二钱 陈皮一钱 金石斛一钱 谷芽二钱，炒 建曲一钱，炒焦 广砂四分，研

水煎代茶。

2 口糜

【主证】 舌边糜烂肿痛，连及项稍肿胀木，妨碍谷食，有时急躁，微有寒热，脉息左关弦数，右寸关沉滑而数。

【证候分析】 肝肺胃三经有热，湿郁熏蒸，气道欠调，稍受风邪。热盛则肿，热郁则痛，热盛则肉腐，致有舌边糜烂肿痛，连及项稍肿胀木之症。肿痛舌糜，自当妨碍谷食。热邪留扰胸中，故有时烦躁；表邪未解，乃微有寒热。脉左关弦数为肝经火旺之象，右寸关沉滑而数，是肺胃湿热蕴积之征。

【治法】 清解化湿，平肝散风。

【方药】 清解化湿代茶饮

薄荷一钱五分　荆芥二钱　防风二钱　赤芍三钱　羚羊二钱　酒连一钱五分，研　次生地四钱　青皮三钱，炒　郁金三钱，研　酒军一钱五分　酒芩三钱

水煎代茶。

另用清热漱药法：

薄荷二钱　紫荆皮三钱　石膏六钱，研　川连二钱，研　生栀子三钱　生甘草五分

水煎，频频温漱。

注意宜稍避风，忌辛辣动火烹炸之物调理。

(九) 口渴、齿龈糜烂、肿痛

口渴以口腔干燥思饮、得水即减为特征；齿龈糜烂常伴出血、口臭，是风热牙疳的主症；齿痕肿痛常伴恶寒发热，属牙鲅痈的范畴。三症均以胃热引起者居多，但常有虚实之别。本文所选代茶饮证候和脉案，源於道光朝四公主，咸丰朝懿贵妃和大公主，以及宣统皇帝之医疗记录。

1　口渴

胃燥作渴

【主证】 口渴喜饮，舌干纳少，心烦，精神萎顿，小便多，右部脉躁。

【证候分析】 胃中燥热，伤及津液，致受纳失常，而见口渴喜饮、舌干纳少之症。燥热循足阳明之经别“上通於心”，心神被邪所扰，致见心烦，精神萎顿。小便多为热灼于上，上不制下；右脉躁乃燥热内灼之象。

【治法】 滋阴生津清胃。

【方药】 滋胃代茶饮

菉豆一两，研　西瓜皮四两，去青皮　香蕉四两，去皮

水煎代茶。

胃中浮热

【主证】 晚间偶或咽干作渴，咽喉不利，舌根色赤，脉息右关稍数。

【证候分析】 胃阴不足，致生浮热，循经上熏于咽喉，致见晚间偶或咽干作渴、咽喉不利之症。舌根色赤，为下焦血分兼有郁热；脉息右关稍数，示虚热主要源于脾胃。

【治法】 滋阴清热。

【方药】 清热平胃代茶饮

生地三钱　丹皮二钱　寸门冬三钱，去心　杭芍一钱五分　竹茹二钱　青皮二钱　金石斛一钱　生甘草六分

水煎代茶。

2　牙龈糜烂

【主证】 牙龈糜烂，延及上腭，脉息滑数。

【证候分析】 牙龈和上腭为手足阳明经脉分布之处。脾胃湿热上蒸于肺，熏灼于牙龈上腭，热盛则肉腐，致见糜烂之症，脉象滑数，乃热毒壅盛之象。

【治法】 清胃解毒，苦寒直折。

【方药】 内服清胃代茶饮，午晚二贴。外敷瓜霜散，兼漱口玉池散方调理。

清胃代茶饮方：

煅石膏一钱五分 酒芩一钱 黄柏一钱五分，盐水炒 银花一钱 连翘一钱，去心 胡连五分 生甘草五分 引用灯心一子

漱口玉池散方：

生石膏六钱，研 薄荷一钱五分 防风一钱五分 银花二钱 黄柏二钱 知母一钱五分 细辛一钱 菊花二钱

煎汤漱口，兑蜜一茶匙。

3 牙根肿痛

【主证】 牙根微肿作痛，口燥咽干，脉息滑缓。

【证候分析】 胃肠邪热循经上攻于牙齿咽喉，致有牙根肿痛、口燥咽干之症。脉息滑缓，为热尚未炽。

【治法】 清胃热解毒生津。

【方药】 清热代茶饮

麦冬三钱，去心 桔梗二钱 银花三钱 知母二钱 豆根三钱 竹叶一钱五分

水煎代茶。

若内热炽盛，大便燥结者，可于方中加酒川军二钱，以清热化滞。

(十) 咽喉诸病

咽和喉的部位相邻，咽为饮食之通道，喉为呼吸之门户，故古人称二者为肺胃之关隘。一旦患病，其证候多较危急，甚至决生死于数日，判安危于顷刻。咽喉诸病，外因以风热为多，内因以痰火、阴虚阳亢为主。治疗上除全身性疗法外，较为重视局部疗法，代茶饮属于较好的剂型。本篇所谈咽喉诸病，包括咽干、咽痛、咽喉不利、咽喉痛等。取材涉及乾隆朝十五阿哥福晋、嘉庆朝庄顺皇贵妃、咸丰朝懿嫔和祺嫔、宣统皇帝和皇后婉容诸脉案。

1 咽干

【主证】 晚间偶或咽干作渴，舌根略有赤色，脉息和缓，惟右关稍数。

【证候分析】 胃中阳盛，浮热上攻于咽嗌部，致舌根稍现红色，晚间偶或咽干作渴。脉息右关稍数，乃胃热之征。

【治法】 滋胃阴，清胃热。

【方药】 清热平胃代茶饮

生地三钱 丹皮二钱 寸门冬三钱，去心 杭芍一钱五分 竹茹二钱 青皮二钱 金石斛一钱 生甘草六分

水煎代茶。

2 咽痛

蕴热感风

【主证】 咽堵作疼，头昏肢倦，右寸关浮滑。

【证候分析】 阳明蕴热，上攻咽嗌，风凉外束，致热邪不能外解，发于咽部而见咽堵作疼。头昏肢倦、右寸关浮滑，均为风邪在表之证。

【治法】 和解清热，利咽止痛。

【方药】 皇后代茶饮

大青叶一钱五分　元参二钱　连翘二钱　薄荷一钱　干寸冬二钱　黄芩二钱　栀子二钱，炒　花粉一钱五分　鲜青果五个，打　杏仁八分，炒　赤芍一钱五分

水煎代茶。

肝热湿饮

【主证】 咽痛痰多，头晕胸闷，有时作呕，脉左关稍弦，右寸关滑而近数。

【证候分析】 肝足厥阴之脉，挟胃，注肺，上贯膈，布季胁，循喉咙之后，上入颃颡。今肝热湿饮，稍感风邪，邪循肝脉上攻，致见咽痛痰多，胸胁满闷，头晕如裹。肝邪犯胃，胃失和降，故有作呕现象。脉左寸关稍弦，为脉旺之表现；右寸关滑而近数，乃脾湿之征兆。

【治法】 清肝化饮，利咽止痛。

【方药】 皇上代茶饮(之一)

粉葛一钱五分　小生地三钱　浙贝母二钱　连翘一钱五分　薄荷叶八分　僵蚕一钱　枯芩一钱　丹皮一钱五分　泽泻一钱五分　知母一钱五分　甘草五分

引用竹茹一钱五分

3　咽喉不利

【主证】 咽喉不利，呼吸吞咽有不适之感。右关脉洪数，左寸关右寸亦略数。

【证候分析】 肺胃伏火，复感外邪、致肺气壅塞，气机不利而成咽喉不利之症。脉右关洪数、左寸关右寸亦略数，为上中二焦热郁之象。

【治法】 清解内热，兼疏表邪。

【方药】 皇上代茶饮(之二)

小生地三钱　白芍二钱　甘菊花二钱　连翘一钱五分　麦冬二钱　薄荷七分　浙贝母二钱　茯苓三钱　甘草五分　杏仁泥二钱

引用鲜竹茹一钱五分

4　咽喉肿痛

里热感风

【主证】 上腭咽喉作痛，身肢时有冷热，脉息左关弦数，右寸关浮滑而数。

【证候分析】 肝胃有火，肺经感有风热，内外合邪。上攻咽喉分野，致见上腭咽喉作痛；邪气与卫气交争则有身肢冷热。脉左关弦数为肝热之象，右寸关浮滑而数乃肺胃热盛之征。

【治法】 润肺利咽，平肝清胃，解毒透邪。

【方药】 清热代茶饮

鲜青菓三十个，去核　鲜芦根四十个，切碎

水煎代茶。

邪热伤阴

【主证】 咽喉稍觉肿痛，胸满懒食，寒热已解，脉息缓滑。

【证候分析】 春温、风温邪热已祛，阴液受伤，肺胃滞热未净，故咽喉仍稍觉肿痛，胸满懒食。脉象缓滑，为内热留扰之明证。

【治法】 清热养阴，解毒止痛。

【方药】 清金代茶饮。

酒芩二钱 麦冬三钱 元参三钱 苦桔梗二钱 生甘草一钱

水煎代茶。

若咽喉夜间有时作痛，脉息渐缓，此由阴分素亏，饮热未净所致，宜用益阴代茶饮。

次生地三钱 麦冬三钱，去心 银花二钱 焦三仙六钱

煎汤代茶。

(十一) 恶心欲呕

恶心欲呕，是指胃气上逆泛泛想吐的症状，属于“胃口”之病。本病的发病原因，有寒、有食、有痰饮、有宿水、有火邪、有秽气所触、有阴湿伤胃，有伤寒疟痢诸邪在胃口、有脾虚、有阴伤者，总不外虚、实两端。清宫代茶饮所治恶心欲呕脉案，见于太监李莲英和宣统皇帝溥仪的医疗记录。处方遣药，亦自成一体。

寒饮伤胃

【主证】 有时欲呕，口内多涎或清水，喜热恶寒，脉息左部平和，右关微滑。

【证候分析】 寒饮伤胃，胃气欠调，气机上逆，故有时作呕。饮停于中焦，致口内多涎或清水，喜热恶寒。右关微滑，属脾胃痰饮未祛之征。

【治法】 散寒化饮，和胃降逆。

【方药】 和胃代茶饮(方之二)

橘红一钱，老树 伏糖姜一片

水煎代茶。

湿热伤阴

【主证】 有时恶心，身肢疲倦，口干音嘎，舌体光红，脉息左关弦缓，右关沉滑。

【证候分析】 湿热伤及胃阴，胃失和降，致有时恶心。口干音嗄、舌体光红，皆属阴伤之象；身肢疲倦，乃脾不能为胃行津液、布精微所致。脉息左关弦缓、右关沉滑，提示湿热未尽。

【治法】 养阴除湿，和胃止呕。

【方药】 和胃代茶饮(方之三)

干青果五个，去尖研 广皮八分 金石斛一钱 菊花一钱

水煎温服。

(十二) 胸部疾病

《素问·金匮真言论》指出，胸部脏器中，心为“阳中之阳”，肺为“阳中之阴”，故胸乃阳气之所居。心主血，肺主气，是以胸又为气血之橐籥。因此，凡邪气上干胸阳，或某中因素影响胸内气血之流畅，均可导致胸部生病，出现胸热、胸膈满闷、胸胁胀满或阻塞等。本篇所选治疗胸部疾病的代茶饮，来源于嘉庆皇帝、嘉庆朝二阿哥福晋和光绪皇帝及

珍妃脉案。

1 胸热

【主证】 胸热烦闷，伴耳鸣、肠鸣。脉息沉数无力。

【证候分析】 胸中热感，多为内热证。此由春初感邪，邪虽袪而心胃有热，胸阳不得外彻，致邪热留扰胸膈，故胸中烦热不安。邪热留扰，影响心脉向耳的气血供给，可致耳鸣，故《灵枢·邪气脏腑病形篇》有“心脉微涩为耳鸣”之说。胸中内脏，心与小肠为表里，肺与大肠为表里，邪扰胸中而影响心肺之外合，加之水气不化，从而引起肠鸣。脉息沉数无力，提示为虚热所生。

【治法】 清热除烦，化饮利湿。

【方药】 (嘉庆皇帝)代茶饮

橘红三钱　石斛三钱　栀仁二钱，炒　淡竹叶三钱　灯心三钱

煎汤随意代茶。

2 胸膈满闷

饮热未清

【主证】 胸膈膨闷，口干作渴，大小便不畅，脉息左关稍弦，右关滑数。

【证候分析】 外感之后，上焦饮滞、余热未清，热郁气滞，致胸膈膨闷。热伤津液，致口干作渴；六腑涩结，致二便不畅。左关脉弦为气滞之象，右关滑数乃胃热之征。

【治法】 清余热，消饮滞。

【方药】 清热平胃代茶饮

酒芩二钱　陈皮二钱　茅术一钱五分，炒　滑石三钱　花粉三钱　槟榔三钱　焦三仙各二钱　甘草五分

水煎代茶。

若口渴甚者，本方去炒茅术加石斛二钱；小便不畅显著者，加入灯心三子。口鼻干燥者，加入麦冬一钱五分去心，竹茹二钱，桔梗一钱。

里滞不清

【主证】 胸膈胀满，腹胀时痛，嗳腐吞酸，恶食，或大便泄泻，舌苔厚腻，脉息弦数。

【证候分析】 外感之邪虽解，里滞之饮食未消。浊邪上干清阳之位，致胸膈胀满。食饮滞于胃中，胃失和降，受纳传道失常，故腹胀时痛，嗳腐吞酸，恶食便泻。湿浊壅滞，饮郁化热，是以舌苔厚腻，脉息弦数。

【治法】 消滞理气，化饮清热。

【方药】 和胃代茶饮(方之四)

茯苓二钱　酒芩一钱五分　枳壳一钱五分，炒　炙香附二钱　缩砂八分，研　陈皮一钱五分　炙半夏一钱五分　焦楂三钱　焦曲二钱　生甘草三分

引用灯心一束

血虚气郁

【主证】 胸满，胸间不得舒畅，脉息和缓有力。

【证候分析】 素为血虚之体，肝郁气滞湿浊为患，致胸中清阳受其干扰而出现胸满，胸间不舒。脉息和缓有力，乃病势向愈之象。

【治法】 养血舒肝，理气除湿。

【方药】 和胃代茶饮(方之五)

当归二钱，身 川芎二钱 白芍二钱 生地二钱 广木香一钱五分，研 枳实二钱 苍术二钱 焦三仙各三钱

水煎代茶。

3 胸胁胀满

【主证】 胸胁胀满，口渴不欲饮，头闷，脉息弦数。

【证候分析】 气滞肝郁，内有饮热。邪气阻滞肝脉之分野，致见胸胁胀满。头闷、口渴不欲饮，为湿热上蒸之象；脉息弦数，为肝经饮热之征。

【治法】 理气化滞，解郁清热。

【方药】 代茶饮

苍术一钱，炒 炙厚朴一钱 陈皮一钱五分 抚芎八分 炙香附二钱 生甘草三分

煎汤代茶。

若热盛者，本方加黄连八分，条芩一钱五分。

(十二) 胃气欠和

“胃气欠和”，在清宫医案中是一个含义较为广泛的名词。大体指由外邪或内因所引起的各种胃功能失调证，临床表现为谷食欠香，有时恶心作呕、胸闷、膈间觉懵，消化较慢、食后腹中微痞、腹脘微觉作痛、体倦嗜卧，脉息和缓或右关滑缓。本病病因以外邪侵袭为多，其中记载饮邪(饮食所伤)13 处、湿邪 10 处、热邪 10 处、寒凉之邪 3 处、暑邪和停滞之邪各 2 处；内因以肝病为多，计 4 处，因“郁”者 2 处，胃热、肾虚、气血虚各 1 处。提示胃气欠和是以外邪侵袭和肝邪犯胃为主的疾病，与单纯饮食太过、脾胃受伤之“伤食”证略有不同。胃气欠和可包括伤食，而伤食则不能概括胃气欠和证。本病在清宫医案中的记录，首见于嘉庆朝孝成慎皇后脉案，终止于宣统皇帝溥仪脉案，历朝载述共 25 处。兹择其要分述于后。

1 外因所致之胃气欠和

饮热未清

【主证】 饮食欠香，有时作呕，头目晕眩，脉右关滑缓。

【证候分析】 内蓄饮热，外感风凉。经治疗风凉虽祛，饮热尚存，伤及胃气，胃之受纳功能失常，气机上逆，故饮食不香，有时作呕。饮热阻遏清浊之气的升降，致浊气在上而头目晕眩。脉右关滑缓，为饮热蓄于胃腑之兆。

【治法】 化饮消食，清热止呕。

【方药】 和胃代茶饮(方之六)

橘皮一钱 竹茹一钱 建曲二钱 谷芽二钱，炒 菊花一钱 灯心一子

水煎代茶。

若口干咽痛者，本方加花粉三钱，麦冬四钱去心。风热头晕，本方加荆穗一钱五分，川芎一钱五分。

湿饮尚壅

【主证】 饮食不甘，时作呕吐，口黏而渴，运化迟滞，身肢痠倦，脉息右寸关沉滑。

【证候分析】 湿饮盛于胃腑，胃气失于和降，故饮食不甘、运化迟滞，时作呕吐。湿

热上蒸，致口黏而渴；湿阻肌肉，致身肢疲倦。脉息右寸关沉滑，提示湿饮盛于中焦。

【治法】 和胃化湿，调理饮食。

【方药】 和胃化湿代茶饮。

赤苓三钱 陈皮二钱 竹茹二钱 大腹皮二钱 焦楂三钱 枳壳二钱，炒 薏苡仁二钱，炒 生甘草八分

水煎温服。

停饮受寒

【主证】 饮食不香，腹痛喜温，脘部微胀，泛吐清水，脉息和缓。

【证候分析】 停饮受寒，胃之受纳功能失常，故饮食不香、泛吐清水。胃寒而气机受阻，致脘部微胀、腹痛喜温。脉息和缓为病邪不甚之象。

【治法】 化饮和中，暖胃止痛。

【方药】 和胃代茶饮(方之七)

焦曲一钱五分 麦芽一钱五分，炒 炙半夏一钱五分 桔梗一钱五分 橘皮一钱五分 赤苓块一钱五分 枳壳一钱五分 焦楂一钱五分 生甘草五分

水煎代茶。

若腹痛较甚者，本方加煨木香八分研，缩砂八分研，引用生姜一片、红枣肉二枚。

暑热伤胃

【主证】 食谷不香，微作恶心，身肢困倦，口干思饮，脉息平缓。

【证候分析】 暑热伤胃，津液被耗，胃之受纳和降功能失常，故有食谷不香，微作恶心、口干思饮之症。身肢困倦，乃进食减少，饮食精微不能荣养肌肉所致。脉息平缓，乃邪祛正复之征。

【治法】 和胃消食，滋阴清暑。

【方药】 和胃代茶饮(方之八)

焦槟榔二钱 橘红二钱，老树 竹茹一钱 石斛一钱 焦山楂二钱 甘草五分

水煎随时代茶。

2 内因所致之胃气欠和

肝郁欠舒

【主证】 饮食不香，胁下串痛，脘闷作呕，脉息右寸关弦而稍涩。

【证候分析】 肝郁不伸，气机欠舒，血气未和。木逆犯土，胃失和降受纳之功能，故饮食不香，脘闷作呕。胁下串痛。右寸关弦而稍涩，皆为肝经自病、影响肺胃之兆。

【治法】 和胃理气，养血平肝。

【方药】 和胃代茶饮(方之九)

茯苓三钱 陈皮一钱五分 于术二钱，炒 当归二钱 酒芍二钱 木香六分 谷芽三钱，炒 甘草八分

水煎代茶。

肝热挟饮

【主证】 谷食不香，腹胁胀满，口苦咽干，小便热赤，脉息和缓。

【证候分析】 肝热挟饮，兼有暑湿，伤及胃腑，气机壅滞，故胁腹胀满，谷食不香。肝火上炎，湿热下注，致见口苦咽干、小便热赤。脉息和缓，为邪气未甚之兆。

【治法】 和胃消食，清肝利湿。

【方药】 清热代茶饮

酒芩二钱　云连一钱，酒炒　木瓜一钱五分　赤苓三钱　木通一钱五分　焦曲三钱　谷芽三钱，焦　天水散三钱

引用灯心一束

3　内伤外感所致之胃气欠和

【主证】　食少脘痞，不知饥饿，大便稀溏，稍觉头晕，恶风身重，脉右关缓滑。

【证候分析】　脾虚湿盛，复感外邪。湿伤脾胃，故食少脘痞，不知饥饿。脾湿下注，致见便溏。头晕、恶风、身重、脉滑，皆风邪束表，湿伤肌肉所致。

【治法】　健脾除湿，疏散表邪。

【方药】　和中代茶饮

荆穗一钱五分　甘菊花二钱　川芎一钱五分　蔓荆子二钱，炒　茅术二钱，炒　云苓三钱　薏苡仁三钱，炒　生甘草六分

水煎代茶。

(十三) 腹胀

腹胀亦称膜胀，是临床内科常见病证。一般指腹部胀大或胀满不适，按之柔软，叩之如鼓，得嗳气或矢气稍松。其形成原因，《素问·阴阳应象大论》谓："浊气在上，则生膜胀。"本病多由脾失健运，消化不良，气机阻滞，使清浊相混，浊阴于上而不能降，故为膜胀。治疗大法，因本病即使正虚，终属邪实，古人慎用补法。清代宫廷运用代茶饮治疗腹胀，见于道光朝孝慎成皇后和光绪朝总管太监李莲英脉案，投药精练，独具一格。

脾虚湿阻

【主证】　腹中作胀，时重时轻，消化较慢，筋脉作痛，脉息左关弦而近数，右寸关滑缓。

【证候分析】　气弱脾湿，中气欠调，风温未净。清浊相混，脾气不适，致腹中作胀。脾气得阳则行，得阴则滞，故消化较慢，腹胀时重时轻。筋脉作痛，由肝脾失调，湿伤筋脉引起；脉息左关弦而近数、右寸关滑数，乃肝脾不和，饮热内盛之明证。

【治法】　健脾化湿，理气消胀。

【方药】　和中代茶饮

广皮八分，炒　谷芽三钱　焦薏苡仁四钱　广砂四分，研

水煎代茶。

若肝旺者，本方加炒杭芍一钱五分，木瓜一钱五分。

里滞不清

【主证】　胁腹胀满，食入胀加，口干心烦，脉息和缓。

【证候分析】　食滞肠胃，腑气不行，致胁腹胀满，食入胀加。口干心烦，为胃中浊邪上熏之象；脉息和缓，系病邪渐祛之候。

【治法】　消积和中，清心利湿。

【方药】　和胃代茶饮(方之十)

神曲三钱，炒　山楂三钱，炒　麦冬三钱，去心　麦芽三钱，炒　竹茹三钱　灯心一钱

水煎代茶。

(十四) 泄泻

泄泻是指大便次数增多，粪便稀薄，甚至泻出如水样而言。本病的病因多由暑湿、饮食伤及肠胃、肝脾失调及肾阳不振，以致脾胃功能障碍，水谷清浊不分，混杂而下，治疗之法，宜调脾胃、祛湿为主。清宫代茶饮治疗泄泻大体亦遵从此法，其脉案主要载于嘉庆朝五阿哥和宣统皇帝的治病记录。

暑湿伤脾

【主证】 泻下气秽而清稀，腹痛肠鸣，胸闷纳呆，肢体倦怠，身有微热，脉息浮数。

【证候分析】 暑湿停滞，伤及脾胃，湿胜而致泻下清稀。胸闷纳呆，肢体倦怠。胃肠气滞不通，故腹痛肠鸣。粪便气秽、身热脉数，皆为表里之热未祛。

【治法】 健脾利湿，解表清里。

【方药】 胃苓代茶饮

苏梗叶一钱　腹皮一钱五分　猪苓一钱　泽泻一钱五分　赤茯苓二钱　桔梗一钱五分　苍术八分，炒焦　厚朴二钱，制　陈皮一钱五分

引用六一散二钱　灯心三十寸　薏苡仁四两

积食伤冷

【主证】 泄泻呕吐，粪便酸臭，或有不消化物，腹痛而胀，厌食嗳腐，右关脉浮而滞。

【证候分析】 胃有积食，复伤生冷，脾胃功能失调，清浊相混，乱于肠胃，致成泄泻呕吐之证。粪臭嗳腐、厌食腹痛，大便或有不消化物；皆为积食之象；右关脉浮而滞，亦为伤食之征。

【治法】 消积化滞，温胃止泻。

【方药】 皇上代茶饮

煨木香一钱五分　焦槟榔二钱　腹皮一钱　新会皮一钱五分　焦白术二钱　丁香三个，研　甘草一钱

水煎代茶。

若伤冷较甚者，本方加西砂仁四钱、碎去膜，炮姜五分。若尿少者，于方中加入炒车前(子)二钱。

肝胃饮热

【主证】 泄泻遇愤怒则发作，或有腹痛，胸胁痞闷，甚则呕逆，善太息，口苦而渴，脉弦。

【证候分析】 愤怒伤肝，肝失条达，横逆乘脾，气机失调，脾失健运，清气不升，故泄泻腹痛。肝气不舒，致有胸胁痞闷、呕逆、善太息等症。口苦而渴，属饮热伤津；弦为肝之本脉，肝旺故脉弦。

【治法】 柔肝和脾，清热生津。

【方药】 清胃和肝代茶饮

黄芩一钱　知母一钱　元参一钱五分　麦冬二钱　扁豆二钱，土炒　杭芍一钱五分

水煎代茶。

若气滞而胸胁痞满较甚者，本方加厚朴一钱，陈皮一钱，广木香一钱五分。

(十五) 二便异常

二便异常，是指小便不利、尿频、大便不行等症。其病因各有不同：小便不利多由湿

热蕴结膀胱引起，尿频多由肾虚不摄，大便不行常为肝胃失和、郁热灼津所致，故治法亦异。本篇所论，选自光绪皇帝、太监李莲英、隆裕皇后脉案。

1 小便异常

小便不利

【主证】 小水欠利，有时头晕，口渴，心中稍有懊侬，脉息右寸关滑缓。

【证候分析】 肺胃蓄有湿热，水液与热互结，影响肺气之通调、三焦之气化，水液难于下输膀胱而为溺，故小水欠利，湿热上蒸，津液不布，热扰胸膈，致头晕口渴、有时心中懊侬。脉息右寸关滑缓，为肺胃湿热郁蒸之象。

【治法】 清热利湿和中。

【方药】 利湿代茶饮

甘菊花二钱 桑叶二钱 酒芩一钱五分 川芎一钱 赤苓二钱，研 神曲二钱，炒 泽泻一钱五分 益元散二钱，煎

水煎代茶。

尿频

【主证】 小便勤，筋脉作痛，脉息左关见弦，右关滑缓。

【证候分析】 脾元虚弱，湿热下注，致小便频数、筋脉作痛。脉左弦右滑，乃脾经湿热伤及筋脉之兆。

【治法】 健脾化湿缩尿。

【方药】 缩泉代茶饮

益智仁六分，研 芡实米二钱，研 分心木二钱 白果五个，去皮研

水煎代茶，去渣。

2 大便异常

大便不畅

【主证】 大便，不畅，欲行未行。肌肤烧热，口干作渴，目赤唇燥。脉息左寸关弦数稍浮，右寸关沉滑而数。

【证候分析】 外感风寒，内有郁热饮滞，营卫未和，火灼阴液，肠道津液受伤，致大便干燥细，排便不畅，欲排便而难以排出。肌肤烧热、左寸关弦数稍浮，为外邪未罢之象；口干作渴、目赤唇燥、右寸关沉滑而数，乃热盛阴伤之征。

【治法】 滋阴通便，清热解表。

【方药】 滋阴清热化湿代茶饮。

中生地三钱 元参三钱 花粉三钱 骨皮三钱 粉葛根三钱 青蒿二钱 生鳖甲二钱 银柴胡一钱五分 溏瓜蒌四钱 桃仁三钱 焦楂四钱 枳壳三钱，炒

水煎温服。

大便不行

【主证】 大关防未行，头疼眩晕，胸间不畅，口黏而渴，有时恶心，脉左关弦而近数，右寸关滑数。

【证候分析】 肝胃之气欠调，湿热郁滞肠间，致大便未行、胸间不畅。湿热重蒸于上，则头疼眩晕、口黏而渴；胃气逆而不降，故有时恶心。脉左弦右滑而皆数，乃肝胃湿热之

兆。

【治法】 清胃养阴，平肝化湿。

【方药】 清胃代茶饮。

旋覆花二钱，包煎　竹茹二钱　菊花二钱　金石斛三钱

水煎代茶。

(十六) 围生期疾病

围生期指妇女怀孕后期(即孕期 20 周左右)至小儿出生后 4 周。做好围生期的妇幼保健工作，对防治妇女、胎儿和新生儿疾病、降低新生儿死亡率，有着重要意义。清代宫廷医学非常重视妇女围生期医疗保健，代茶饮的使用也较为广泛，兹据道光朝静贵妃、全贵妃、祥妃脉案分述于后。

1　胎动不安

【主证】 妊娠期中，腰部及小腹坠胀，嗳气纳呆，脉缓滑。

【证候分析】 胎儿赖气血以成长。若因郁怒，气机不畅，影响血液养胎，从而产生胎动不安、腰部及小腹坠胀。嗳气纳呆，为肝气犯胃，故嗳气纳呆。脉缓而滑，为妊娠之兆。

【治法】 理气安胎。

【方药】 橘缩代茶饮

橘皮二钱　缩砂一钱五分

水煎代茶。

若气滞较甚者，本方加苏梗一钱五分。

2　妊娠心烦

【主证】 妊娠期间，心惊胆怯，烦闷不安，郁郁不乐，小便黄浊而热，脉息安和。

【证候分析】 妊娠期间，阴血聚而养胎，心失所养而火独亢，神明不安，致心惊胆怯、烦闷不乐。心移热于小肠，小肠清浊不分，转输障碍，故小便黄浊而热。脉息安和，为胎元未伤之象。

【治法】 清心安胎。

【方药】 清热代茶饮

酒芩一钱五分　灯心一子　竹叶十片

煎汤代茶。

3　妊娠咳嗽

【主证】 妊娠中期，有时咳嗽，身热咽干，脉息滑数。

【证候分析】 妊娠热盛，火灼肺金，致生咳嗽。表邪未尽，热盛阴伤，故身热咽干。脉息滑数为热盛之征。

【治法】 清金泻火，解表生津。

【方药】 清金代茶饮

羌活一钱五分　防风一钱五分　苏梗一钱五分　小生地三钱　麦冬三钱，去心　桔梗二钱　知母二钱　黄芩二钱　生甘草五分

引用芦根三把

4 产后回乳

【主证】 产后小腹疼痛，恶露不畅。乳房微胀，乳汁充沛，但不欲哺乳。脉息弦缓。

【证候分析】 产后瘀血未尽，血络未痛，故小腹疼痛、恶露不畅、脉息弦缓。乳房微胀、乳汁充沛，为气血两旺之象。因不欲哺乳，所以采用回乳之法。

【治法】 活血逐瘀回乳。

【方药】 回乳代茶饮

川芎一钱五分　生地炭四钱　红花二钱　当归五钱，酒洗　枯芩一钱五分　麦芽五钱，生炒各半　赤芍二钱　川牛膝三钱　生甘草八分

引用荷梗七寸　菊花二钱

若恶露已尽、腹痛缓解，乳汁未回者，可投回乳汤。

生麦芽一两五钱　熟麦芽一两五钱

午晚二剂，煎汤代茶。

第三节　善后调理应用

疾病的善后调理，属于康复医学范畴。清宫代茶饮具有药物康复的功效，被广泛应用于外感、内伤诸病，对病后的复元起到积极作用。其中外感疾病的善后注意清涤余邪、养阴保津，内伤疾病的善后注意扶助正气、平调阴阳，各种疾病的善后注意调理脾胃、增进饮食，尤其值得我们重视和借鉴。

(一) 清涤余邪、养阴保津

病例一、乾隆朝十一阿哥福晋痰热乘于心包案(病案治疗全过程从略，下同。)

乾隆五十三年三月初八日晚，张肇基、姜晟、王诏恩请得十一福晋脉息和缓。诸症俱减，惟肺经余热未净。今止汤药，拟用代茶饮调理。

桔梗三钱　天花粉三钱

不用引，水煎代茶，一贴，晚服。

病例二，嘉庆朝四阿哥风凉瘾疹治案。

嘉庆十五年正月二十四日，刘钟、段继善、吕廷珪请得四阿哥脉息和平。原系肺胃有热，外受风凉瘾疹之症。用药调治，诸症俱好，相宜歇药，薄粥避风，橘麦代茶饮。

橘红一钱　麦冬一钱，去心　神曲一钱　麦芽一钱，炒　淡竹叶五分　生地一钱

水煎代茶。

病例三、同治朝大公主咯血鼻衄治案。

同治八年三月十四日，李德全请得大公主脉息和缓。连服清热凉血之剂，血静热清，鼻衄痰红俱好。惟素来肝胃之火有余，汤药多服，恐伤胃气。今用清热代茶饮一帖调理。

石斛三钱　甘菊花三钱　麦冬三钱　泽泻二钱　灯心五子

水煎代茶。

病例四、光绪皇帝感寒咳嗽治案。

光绪×年正月二十一日，庄守和请得皇上脉息左部和平，右寸关沉滑稍数。诸症俱减，

惟肺经稍有饮热未净，以致偶有咳嗽，鼻息欠爽，今用清肺理嗽代茶饮调理。

瓜蒌皮二钱　川贝二钱，研　前胡一钱五分　酒芩一钱五分　蜜桑皮一钱五分　桔梗二钱　甘草七分

水煎代茶。

按：以上四个病案，主病主症虽有不同，但疾病向愈之时余邪未尽、阴津受伤则相似。故用代茶饮时既取桔梗、竹叶、甘菊、蒌皮、黄芩等清涤余邪，又投花粉、麦冬、生地、石斛之类养阴保津。由于恰合外感疾病化热伤阴的病机，故能促进疾病康复。

(二) 扶助正气、平调阴阳

病例一、光绪朝吉妃风寒气滞症治案。

光绪×年正月十七日，范绍相请得吉妃脉息和缓，诸症渐次就痊。惟腰胯稍有痠沉，今用温经代茶饮，外仍用熥熨之法调理。

续断三钱　杜仲二钱　牛膝二钱　山药三钱

水煎代茶。

病例二，光绪皇帝咳血症治案。

光绪×年四月初一日未刻，薛福辰、庄守和、李德昌请得皇上脉息右寸稍大，拟用代茶饮清浮热而资调理。

藕节七个　菊花炭一钱五分　牡丹皮一钱五分　山栀子一钱，炒透　焦白芍一钱五分

水煎随便代茶。

按：以上两内伤病案各有特点。吉妃脉案向愈时腰胯痠沉，系肝肾不足、寒湿乘之之象，故采用温经代茶饮扶助正气、补益肝肾，以期温散寒湿。光绪皇帝脉案系咳血向愈时浮热仍盛，表现为右寸脉稍显浮大，故投代茶饮清其浮热、抑阳扶阴，而使阴平阳秘。两案理、法、方、药丝丝入扣，善后调理目标明确，值得后人仿效。

(三) 调理脾胃、增进饮食

病例一，光绪皇帝外感头痛治案

光绪×年正月二十五日，庄守和请得皇上脉息左部和平，右关滑缓。诸症均好，惟胃气欠和，脾经消化稍慢。今用和中代茶饮调理。

炙厚朴一钱五分　陈皮一钱五分　云苓三钱　于术二钱，土炒　谷芽三钱，炒　神曲二钱，炒　薏苡仁三钱，炒　甘草八分

水煎代茶。

病例二，光绪皇帝停饮感邪治案

光绪×年十月二十九日，庄守和请得皇上脉息和缓。急躁口渴俱减，诸症痊愈。惟胃气稍欠调和，今用和胃代茶饮一贴调理。

薏苡仁三钱　茯苓二钱　橘皮一钱五分　麦冬二钱，去心　谷芽二钱，炒　甘草七分

水煎随时代茶。

病例三，道光朝孝慎成皇后停滞受凉治案。

道光三年四月十二日，赵永年、王明福、郝进喜请得皇后脉息和缓。原系停滞受凉之症。用药调治，诸症渐好。惟余热不净，胃气欠和。今议用清热和胃代茶饮调理(方之十一)。

竹茹三钱　麦冬三钱，去心　小生地三钱　花粉三钱　赤苓三钱　神曲三钱　焦楂三钱，研　谷芽三钱，炒　灯心五十寸

水煎代茶。

按：胃为五脏六腑之海，故外感、内伤疾病皆可影响于胃，而出现胃气欠和之证。若胃之受纳、腐熟水谷功能失常，又可反过来影响疾病之康复。因此，清代宫廷医学于病后注意调理脾胃，重视增进饮食，其用心着力之处，颇寓深意。以上三个病案根据疾病向愈时的不同特点，在调和胃气、消滞增食的同时，脾湿盛加入于术、薏苡仁、茯苓之类，脾阴伤加入麦冬、生地、花粉之属，因时因人制宜，故能收却疾愈病之全功。

清宫药引精华

主　编　陈可冀

编著者(以姓氏汉语拼音排序)

陈可冀　李春生　史大卓

张文高　周文泉

前　言

流光易逝，清代宫廷医药经验的整理研究工作匆匆已历十年。清代现存之医药原始档案研究揭示，内廷在临床诊疗处方遣药时，常喜用引药，即所谓药引者。由于药引之巧妙应用，效验卓著；其应用之药材，囊括草木、果实、谷食、菜蔬、虫介及金属等类。应用方式，有单味、复味及多味之不同。更有应用成药乃至各类贵重药为药引者，真可谓方圆曲直，运用得当，达到炉火纯青、美不胜收的境界。为了介绍这些不易见到的大内经验给医药界同行和一般读者，特约请我科同行和我的一名博士研究生共同完成了这项饶有兴味的工作。

盖药引，亦称引经药，为方剂中之使药，亦曰引经报使，用以引导方中他药药力到达病所而发挥向导作用，正如传统之用桑枝为引以治上肢病，以牛膝为引以治下肢病，以桔梗载药上浮治疗咽喉病，以细辛、青皮为引以治疗厥阴经病等，颇有深入探究之至理。

方药之有君、臣、佐、使之区分，首见于我国经典本草学专著《神农本草经》。六十年代中期动乱年代，曾一度被改称主、辅、兼、使或主、辅、兼、引。但作为使药、引药、或引和药，其功用则一。传统中医诊病，习于辨证施以复方，其配伍之考究和精当，效验之确切如桴鼓，引药固亦不可忽视也。

引药亦有称引经药者，易水学派医家张洁古、李东垣及王好古多所倡导；濒湖李时珍亦多所赞许，是以引药之归经理论和一般药物之归经作用，受到后世包括近代现代人之重视。但引药或引经药似与现代药理学之药物选择性作用概念不尽相同，需要进一步比较和研究阐明。

著者希望《清宫药引精华》一书的面世，能对药引的临床推广应用和研究起到推波助澜的作用。

陈可冀

1991年盛暑于北京，时年六十

药引源流概述

药引是指方剂中引导诸药直达病所，使之更好发挥治疗效应的药物。它是在中医方剂的君臣佐使配伍原则指导及中药药物归经理论的基础上产生与发展起来的。药引除引经报使外，有时也具有调和诸药作用。古人对于药引的应用十分重视，张睿谓："汤之有引，如舟之有楫"(《医学阶梯》)，尤在泾也说："药无引使，则不通病所"(《医学读书记》)，均强调了药引的重要性。至于药引的具体应用，历代医家著述中多有记载，足资借鉴。大抵选用药引应视疾病表现、治疗目的、立方原则、药性特点而定，同时尚应考虑病情变化、病程长短、病变部位、体质强弱、发病季节以及药物性味等因素，方能使之发挥作用，达到提高疗效之目的。

我国历代医药学家在长期医疗实践中，对于药引的应用积累了丰富的经验，在所著之医药著作中，多有论述；代代相承，逐步发展，不断完善。使中医学的方药理论得以深化，促进了临床疗效的提高。古代医家的宝贵经验值得我们今天进一步继承与发扬。

清代宫廷医药经验不仅集中反映了当时的医学水平，而且具有其独特的理论与丰富的实践经验，在药引应用方面尤为广泛，确有较高的学术价值，因之，认真总结、研讨清代宫廷医药中使用药引的经验、以指导临床实践，具有重要意义。

对于药引认识的萌生及其理论的形成，经历了一个漫长的历史时期，成长于战国时期的我国最早的中医理论经典著作《黄帝内经》中有"主病之谓君、佐君之谓臣，应臣之谓使"的记载，其后的《神农本草经》亦谓："药有君臣佐使，以相宣摄"，虽为论方剂配伍，实则也包含药引的内容，可能为迄今所见最早的有关药引论述，并且成为以后应用药引的理论依据。药引伴随方剂的出现而产生，并随着方剂的发展而发展。在《黄帝内经》中已经见到了有关治疗原则、治疗方法、遣药组方及配伍宜忌等方面的理论论述，说明春秋战国时期已经确立了指导组合方剂的基本理论，自然，其中也包括有涉及药引理论的内涵。所以，春秋战国时期已发药引之肇端。

迨至东汉张仲景"勤求古训，博采众方"著《伤寒杂病论》中，创造性地融理、法、方、药为一体，为方剂学形成与发展奠定了基础。仅《伤寒论》的113方中，就有52个应用了药引，近总数之一半。当然，这些药引有些尚不十分明确，仅属于药引范畴，但已看出仲景在立方遣药中已经重视了药引的应用问题，可以说，张仲景是具体应用《黄帝内经》有关药引理论的典范。他在《伤寒论》及《金匮要略》中，都不同程度地应用了药引，其对药引的应用概括起来有以下四个方面：① 用于引药归经：如白通汤中之葱白是用来通格于上之阳使之下交于肾；当归四逆加吴茱萸生姜汤之治里寒不用干姜、附子，而用吴茱萸、生姜直走厥阴，引诸药以散其久滞之陈寒；芪芍桂酒汤中配苦酒引入营分，以增强泄营中郁热，散肌腠水湿之功。② 用于佐助：如炙甘草汤之用酒煮煎，为增其疏通经络、畅利血脉之功效；栝蒌薤白白酒汤用白酒助药上行，周达气血；桂枝汤中用生姜、甘草、大枣，既能和中，又可调和诸药。③ 用于反佐：如白通加猪胆汁汤中用人尿、猪胆汁，取其性咸苦寒，引阳入阴，使温热之药不为寒邪格拒，以利发挥回阳救逆之作用；通脉四逆加猪胆汁汤中用苦寒而性滑的猪胆汁，借其性寒，引姜附大辛大热药物入阴，以制盛寒对辛热药物之格拒，具有“甚者从之”之意。④ 用于调和诸药：如麻黄汤中用炙甘草调和诸药。药引在汉代应用之广泛，可见一斑。

唐代医学兴盛，名医辈出，综合性医学著作相继问世。其中孙思邈所撰《备急千金要方》及《千金翼方》内容宏博，载方数以千计，有关药引之运用更是不胜枚举，如磁朱丸之用神曲、七气汤之用甘草，硝石大丸之用苦酒，半夏汤中之用生姜，安心煮散方之用淡竹叶等等，无不包含有调和诸药或引经等内容，体现了当时方剂运用药引的广泛性。王焘编撰之《外台秘要》全书四十卷，分1104门，为唐代另一部规模宏大之综合性医籍；王焘虽非专业医生，但其搜集资料较为认真，内容翔实。书中所载方剂亦多属运用药引范畴，如葱白七味饮中用味甘之劳水养护脾胃，使病家汗出表解而血不伤，起到佐助作用，其他尚有延年麦冬饮之用生姜、久痢神验方之用苦酒等。

药引是随着方剂发展而出现，方剂又与药物的发展密不可分。因之，药物众多，方剂才能广泛，药引也才会有广阔的应用前景。汉唐以前，药物品种尚少，当时药学专著《神农本草经》收载药物仅365种，方剂虽在唐代有所增加，但药物本身品种限制，使药引也受到了影响，当时药引归纳起来主要有甘草、生姜、大枣、粳米、葱白、猪胆汁、酒、醋、童便等，且多作为辅助性治疗药，其引药归经作用尚显不足。

宋代，由于印刷术的进步，官方和医家著述，编纂的医书增多，促进了学术交流、推动了医学发展、药引的运用也引起了普遍重视，许多医籍都详细记载了药引的配伍目的和使用方法，药引不仅与汤剂配伍，也同成药广泛配伍使用，丰富多彩的药引应用格局已经形成。宋代的《太平圣惠方》为政府组织编纂的大型方书，凡一百卷，分1670门，载方16834首，不仅收集了宋以前的方书，而且尚有民间验方，内容十分丰富，其中有关药引使用的记载更为广泛。宋末所编纂的《圣济总录》收集医方近二万首，此前之方书几乎全被囊括，对于当时药引应用的研究很有价值。宋代有关药引应用最重要的方书是《太平惠民和剂局方》，此书不仅明确了药引的意义、内容及服用方法，而且所载的788首方剂几乎每个方剂都应用了引药，涉及的引药达90余种，包括有解表、清热、利水、祛风、除湿、温里、消导、行气、活血、止血、化痰、止咳、平喘、开窍、安神、补虚、收涩、驱虫等药物，可谓是集药引运用之大成，为中成药与药引配伍应用的典范，受到了以后历代医家的重视。其应用大抵包括以下三个方面：① 用于引药归经：如参苓白术散中用桔梗，桔梗为手太阴肺经引经药，配入本方如舟楫载药上行，达于上焦以益肺；失笑散用醋调服，引药入肝经、以解肝经之血瘀疼痛；小活络丹空心日午冷酒送下，以冷酒行药势，引诸药直达病所；② 用于佐助和制约：如川芎茶调散以清茶调下，取茶叶苦寒之性味、既可上清头目，又能制约风药过于温燥与升散，使之升中有降；凉膈散用白蜜，既可缓和硝黄之峻下，又能存胃津、润燥结，收以下为清之功效；③ 用于佐助药效：如用八正散以灯芯为引导热下行等。可见，在《太平惠民和剂局方》中有关药引的运用已经十分灵活，具有了较充分的理论内涵。在宋代医家的著述中，有关药引运用的记载亦详，如钱乙所著《小儿药证直诀》中所载之导赤散引以生甘草梢，以其达“茎中”止淋痛之意，是为引药达病所而配伍。其他如《济生方》、《苏沈良方》、《史载之方》、《全生指迷方》、《洪氏集验方》、《中药神书》等医方中均对药引应用有所记载。质言之，药引之运用在宋代已经明确成为方剂配伍的内容与组成之重要部分，进入了新的里程。

金元时期由于战争频繁，社会动荡，人民生活备受影响，疾病增多，促使一些有识医家对诸多病证进行了系统观察与论治，并据经旨结合实践逐步形成了不同学派，推动了医学的发展。其中金元四家即刘完素、张子和、李东垣、朱震亨贡献尤大，他们对中医学的理论及临床实践都有独到见解，关于药引的应用也颇为重视。刘完素虽倡“火热论”，但其立方论治亦非尽用寒凉，而是有攻有守，寒热并用，尤常用双解之法，故方中药引之选用殊为精当，如防风通圣散旨在解表通里，方中之白术、甘草和中健脾、起调和攻伐过猛之作用，使此方于散泻之中，寓温养之意。张从正(子和)主“攻”，主“汗、吐、下”之法，主“寒凉”，提出了“邪去正安”之观点，其在中医制方法则方面很有见地，在《儒门事亲》一书中专列了“七方十剂绳墨”章节，阐述了其立法制方的观点，发挥了《内经》之大旨，他在应用药引方面也很精当，如治疗小儿“水气肿”，以五苓散为主，用长流水加灯心煎之，取长流水“趋下而通便”、灯心淡渗利窍，引药下行而达治疗之目的。李杲(东垣)重视脾胃，强调“内伤脾胃，百病由生”，治疗上采取了“调理脾胃”、“升举清阳”之法以补元气，其立方遣药重视药物“升降浮沉”、“引经报使”、“气味厚薄”等学说，提出了“时、经、病、药”四禁用药规律，在运用药引方面多有体现，如补中益气汤以升麻、柴胡为引：“胃中清气在下、必加升麻、柴胡以引之，引黄芪、甘草甘温之气味上升”(《内外伤辨惑论》)；“气”、“药”俱“引”，使之上达，寓意殊深。朱震亨提出了“相火论”“阳有余阴不足”和阴升阳降学说，治法多主“滋阴降火”，其在药引应用方面尤为广泛：“痰在胁下，非白芥子不能达；痰在皮里膜外，非姜汁、竹沥不可导达；痰在四肢非竹沥不开”(《丹溪心法》)是论引经；又如治疗积聚痞块之血块丸中，以白术煎汤送下，取白术健脾，调和诸药(海粉、三棱、莪术等)之烈性，旨在调和。此外金元时期在药引方面有突出贡献的是张洁古，他对药性、药理方面都有新的见解，特别是倡导了“药物归经”和“引经报使”说。他在《珍珠囊》一书中，对每味药几乎都有归某经之论述，尤其是他明确了“归经”与“引经”的联系及区别，指出，“归经”是指某药入某经，对该经之病力专而效确；“引经”亦指某药入某经，但主要作用则是引他药入该经，起“向导”作用。上述概念明确之后，“药物归经”及“引经报使”之说，逐步成为了临床用药基本原则之一。其他医家如王好古、罗天益等，亦对药引应用有一定发挥。总之，金元时期对于药引的应用与发展是十分重要的阶段，其药引应用理论与实践均臻于成熟。

归纳起来，宋金元时期药引应用的特点是：① 深化了“归经”理论和药引的“引经报使”内涵；② 药引的作用明确突出为引经报使与调和诸药两端；③ 药引应用已具有较强的指导理论；④ 药引的种类及药物较前大量增多、应用十分普遍。可以认为，药引的应用在这一时期已趋于成熟。

明清是我国医药学在理论与实践方面均有新发展的重要时期。这一时期方药学发展主要表现为以李时珍《本草纲目》为代表的药物学问世，以及以《普济方》为代表的方剂学专书出现。临床医学发展的学术特点主要是围绕传统医论、古代医家学说及其经验的继承与发扬，出现了不同学派的争鸣，尤其是清代温病学的创立与形成，使这一时期的医学水平达到了新的高度。在这种学术背景下，药引的应用也出现了新的局面。李时珍《本草纲目》收载药物1800余种，对于许多药物的归经报使等均有记载并单列“引经报使”一项，十分重视，该书所附医方万余首，这些医方中亦多载有药引的内容，这些均对于药引的应用起到了推动作用。同时对于其后的《本草述》、《本草备要》、《本草从新》等也有很大影响，使药引应用更为广泛。《普济方》为我国现存最大的一部方书，明朱橚等人编著，该书收录了此前的所有方书内容、并附有时方，全书载方六万一千余首，洋洋大观，书中一些方剂均有药引、对药引的应用与发展有很大贡献。其后的方书如《医方考》、《医方集解》、

《成方切用》等均在集古人方之同时加入明清之时方，更为适用，每方都有组成、方义、附方等内容，使药引的应用更加具体化。明代医家如汪机、薛己、方有执、赵献可、李中梓等医药家虽多建树，但于药引应用突出者，当推张景岳，张景岳创“阴阳论”及“命火学说”，在中医学理论方面殊有贡献，在方药运用方面尤具匠心、论《新方八略》，每略大多均包含有引药的应用内容，理论与应用结合，很有价值。清代医家多重方药运用。如张志聪结合五运六气研究本草，柯韵伯之《制方大法》，张璐之《张氏医通》，程国彭之《医学心悟》等均在其中反映了对药引应用的经验。清代温病学家如叶桂、薛雪、吴瑭、王士雄等学术自成体系，形成温病学派、无论从卫气营血或三焦辨证论治，在立方遣药方面均注意了药引的应用，并有所发挥。归纳起来，明清时期应用药引仍为引经报使和调和诸药两个方面，只不过又有些深化而已。① 引经报使：分两种情况：一是单用于引药归经：如明·洪基著《摄生秘剂》中记载的天王补心丹，方中用桔梗是为载药上升：“假桔梗为舟楫，远志为向导，和诸药入心而安神明”(柯韵伯语)；清·王清任《医林改错》载血府逐瘀汤，方中桔梗载药上行，牛膝引血下行；清·余师愚《疫疹一得》之清瘟败毒散，方中桔梗亦为载药上行之用。这里的引经主要是使诸药达病所而发挥治疗作用，引药本身效应发挥不多。二是引经与辅助治疗并重：如明·王肯堂《证治准绳》中所载清暑散方，其中鳖甲既可引诸药入阴以清热，本身又具有滋阴潜阳之作用，辅助诸药共同产生治疗效果。又如《景岳全书》中之玉女煎及济川煎中，前者用牛膝引热下行、其本身又有滋补肾水功效，后者用升麻升开清阳，冀清阳升则浊阴自降，可助诸药发挥作用，增强通便效果。又如明·陶华《伤寒六书》中的回阳救急汤之麝香，既用其开窍之效，又借其斩关夺将、加强引通十二经之力。再如清·吴谦等《医宗金鉴》中龙胆泻肝汤，内中柴胡一则引诸药入肝胆经，一则发挥其疏肝之作用；另如书中的五味消毒饮，加酒煎服，取其酒性善走，既能散瘀，又能引诸药以达至病所。其他如清·傅山《傅青主女科》中生化汤，方中童便，取其益阳化瘀，并有引败血下行之功效。类似情况，不胜枚举。② 调和诸药：用于调和诸药者、或则用于调和诸药性味，如龙胆泻肝汤之用甘草，又如《温疫论》之达原饮用甘草是一以制厚朴等药之力猛，一以缓知母等药之苦寒，调其他药物之性。另外也有用来调和中州，保护脾胃者，如常用生姜、大枣、甘草等为引，亦有此含意。由于明清时期对于药引应用的广泛、深入，使得药引在这一时期应用达到了新的水平。不少医家还对药引做了归纳总结，如清·张确所著《资蒙医经》中将一些药引作用作了记载：“酒入药为引者，取其活血引经；姜入药为引者，取其发表注凝；小枣入药为引者，取其消散开胃；大枣入药为引者，取其补血健脾；龙眼入药为引者，取其宁心利水；灯心入药为引者，取其得睡神归；葱白入药为引者，取其发散诸邪勿住；莲实入药为引者，取其清心养胃和脾”，这些对于使用药引很有指导意义。另如张睿之《药引论》中更列举万余种，并谓：“古今汤方莫尽，药引无穷，临机取用，各有所宜”。显见在明清时期药引不仅概念明确、应用广泛，而且对于药引的理论及药引的具体选用都有了深入与发展，使药引的应用趋于完善。

晚近医家如张锡纯、唐宗海诸先进、对药引亦有一定发挥。但由于诸多原因、药引的应用进展不大，有渐被忽略之趋势，应予注意。近年有人总结临床常用药引如下：生姜、姜汁、葱白、苏叶、荆芥、薄荷、菊花、芦根、西瓜、竹叶、灯心、藕汁、萝卜汁、生地、白茅根、玉米须、赤小豆、木瓜、银花、红花、陈皮、牛膝、大黄、童便、小茴香、地龙、菖蒲、琥珀、枣仁、乌梅、大枣、蜂蜜、盐、甘草、桔梗、柴胡、升麻、酒、醋、红糖、饴糖等。

综上所述，药引的应用可谓源远流长。药引的正确应用对引药入经、直达病所，提高疗效，照顾兼证，扶助正气、调和药性，降低毒性，矫正药味，便于服用等方面，都有重要作用。药引是当前中药配伍应用亟待继承发扬的重要内容，应当努力发掘，加以提高，使之更好地为临床服务。

清宫药引的取材

清宫药引的取材范围甚广，超出前代，并大量使用地道药材和中成药，内容丰富多彩，颇多创见，使人耳目一新。可作如下分类：

(1) 草木类：采用地道药材最多。常用者如：桑枝、鲜扁豆叶、花、竹叶、淡竹叶、枸橘叶、灯心、芦根、醋柴胡、益母草、银柴胡、木通、茯神木、佩兰、苏木、人参、五加皮、射干、夏枯草、大青叶、青蒿、甘草梢、枇杷叶、钩藤、桑寄生、棕炭、蒲黄炭、菊花、金银花、霍石斛、牛膝、木香、川郁金、山豆根、泽兰、艾叶、鸡血藤、羌活、葛根、川柳、玫瑰花、桔梗、藕节、荷梗、荷蒂、荷叶等。

(2) 果实类：秋梨、胡桃肉、大枣、龙眼肉、佛手、木瓜、鲜青果、莲子、莱菔子、青梅、乌梅、杏仁、杏仁衣炭、西瓜皮、牵牛、沙苑、蒺藜、蔓荆子、草蔻、桃仁、锦灯笼、橘核仁、壳缩砂、荔枝核、青皮等。

(3) 菜食类：生姜、姜皮、煨姜、藕、薄荷、葱白、胡荽、香蕈等。

(4) 谷食类：陈仓米、糯米、薏苡仁、大麦米等。

(5) 虫介类：蜂蜜、蚕茧、珍珠、燕窝、桑虫、蝉蜕、五灵脂等。

(6) 金石类：赤金、金器、纹银、元明粉、朱砂、赭石、滑石等。

(7) 加工类：酒、白酒、饴糖、竹沥、竹茹、细茶、松萝茶、淡豆豉等。

(8) 其他类：童便、一捻金、六一散、更衣散、木瓜酒、青麟丸、牛黄抱龙丸、活络丹等。

以下择其最常用者 50 种，逐一进行阐发。

第一节　草　木　类

1　桑枝

桑枝又名桑条，为桑科植物桑的嫩枝。本品味苦性平，入肝、肺、脾、肾四经。功能祛风湿，利关节，行水气，消肿痛。药引用量 3~15 克。清宫医疗档案中，其用途有四：

和肝舒筋。如乾隆定贵人原系痰热作抽之证。经用药症势俱减，惟病后肝虚气弱，以致有时心悸，腿膝筋脉拘挛，脉息渐缓。此由肝阴虚弱，血不荣经所致。御医议用归芍养荣汤(归身五钱，白芍三钱，沙参四钱，生地五钱，木瓜四钱，丹参三钱，龟板四钱，川牛膝四钱，茯神三钱，火麻仁三钱研)，晚服一贴调理。引用桑枝一钱，领诸药入肝养血，抵膝舒筋，令血充筋柔，则疾痾自痊。

除风利湿。如嘉庆二阿哥福晋，系肝热气滞挟痰，外受微风之症。用药调治，痰热稍清。惟湿热下注，腿膝疼痛，脉息弦滑。御医议用当归拈痛汤(当归二钱，黄芩二钱，柴胡一钱五分醋炒，苦参一钱五分，葛根一钱五分，青皮一钱五分，木瓜三钱，知母一钱五分，黄连一钱，牛膝二钱，茵陈二钱，赤苓三钱)，午服一贴。引用桑枝五钱，助诸药驱风湿之邪，愈腿膝之患。

消肿止痛。如道光珍嫔，系湿热下注，痛风之症。以致两腿肿痛，发热恶寒，夜不得寐。连服除湿拈痛汤，症势稍减，脉息浮数。御医议用除湿和血汤(羌活一钱五分，当归身三钱酒洗，大生地三钱，抚芎一钱五分，赤苓三钱，木通二钱，茵陈三钱，苦参二钱，炒栀子二钱，焦楂三钱，酒芩二钱，柴胡一钱五分，独活一钱五分)，晚服一贴调理。引用桑枝五钱，领诸药下达两腿，并起清热消肿、散风止痛之作用。

止痒散邪。如慈禧皇太后，夜寐上半夜不实，四肢筋脉作痉，鼻涕擤之不出，从颃颡下渗作凉。皮肤仍痒，脊背之热稍轻、饮食消化渐易。脉息右寸虚软，余部平平。御医议用保元养阴汤加减(沙参三钱，生于术一钱五分，茯神三钱研，白芍一钱五分炒，当归身三钱土炒，干地黄四钱，麦冬三钱，桔梗一钱，秦艽一钱五分，生芪二钱，五加皮一钱，炙甘草八分)调理。引用嫩桑枝三钱，助诸药通经络以散邪，达皮表而止痒。

现代研究表明，桑枝含鞣质，游离的蔗糖、果糖、水苏糖、葡萄糖、麦芽糖、棉子糖、阿拉伯糖、木糖，茎含黄酮成分桑素、桑色烯、环桑素等，药效学研究尚乏报道。本品性味冲和，临床无重大使用上的禁忌症。

2 鲜扁豆花、叶

鲜扁豆花、叶为豆科栽培植物白扁豆的副产品，其主治范围均在肠胃。

鲜扁豆花味甘淡性平无毒，归脾胃二经，功能健脾和胃、清暑化湿，作药引用量7~10朵。如慈禧皇太后脉右关滑，左关燥，寸尺均平。脉本寿征，惟标象现有暑湿，脾胃未和，肝有微风。所以每食必发燥思饮，饮则脾湿受困，上见眼皮不舒，下必泄水，腹不疼。肝窍在目，因泪生风，偏注于左，从左眼角以至承浆旁间有跳动。宜和肝胃以祛风，理脾湿以解暑。御医谨拟药味上呈(茅术炭一钱五分，制厚朴八分，杭白芍二钱，云茯苓三钱，薄荷梗五分去叶，猪苓一钱五分，白术二钱，陈皮八分，生甘草八分，玉竹二钱)。引用鲜扁豆花十朵，助诸药除中焦之湿滞，理脾胃以止泄。

鲜扁豆叶味辛甘性平有小毒，归肝脾二经，功能清暑利湿、理气舒筋，做药引用量10~15片。清宫医疗档案中，其用途有二：

清暑利湿，行气和中。如明朝嘉庆二阿哥福晋，系暑湿凝结、停滞未净之症，以致胸胁膨闷，肚腹微痛，脉息弦数，皆因余热未清所致。御医议用黄芩芍药汤(黄芩三钱，焦芍一钱五分，制香附三钱，缩砂一钱五分，枳壳二钱炒，厚朴二钱，焦曲三钱，楂炭三钱，麦芽三钱，木香一钱，连翘三钱，藿香五分，炒栀子三钱，甘草四分)，午晚二贴凉服调理。引用两种，一为鲜扁豆叶十片，助诸药祛暑湿之凝结，理气以消胀；一为白矾黄豆大一块，助诸药收敛止痢。

舒筋化滞，止呕止泻。如嘉庆五格格，系停滞受热之症。内热过盛，兼以本质素弱，脾胃化食不能过速，以致热与食争，呕恶潮热，脉息弦紧。须宜清凉，不宜过暖，恐致抽搐。御医议用六和汤调治(黄芩三钱，制香附三钱，连翘三钱，焦神曲三钱，缩砂一钱五分，藿香五分，滑石五钱，枳壳二钱，麦芽三钱，赤苓四钱，甘草二钱，炒栀子三钱)。引用鲜扁豆叶十片，助诸药燮理中州，调和肝脾，起制止呕泻而防抽搐之效。

现代研究表明，扁豆叶含有丰富的胡萝卜素及叶黄素。扁豆花成分不明，药理研究尚属空白。鉴于二者皆有化湿止泻作用，故阴虚及便秘者慎用。

3 竹叶

竹叶之记载，首见于梁代《名医别录》，是禾本科植物淡竹的叶。本品味甘淡微苦性寒，入心、肺、肝、胆、胃诸经。功能清热除炽、凉血定惊、生津利尿，药引用量5~20片。清代宫廷医疗档案中，其用途有：

清上焦之热。如乾隆定贵人，系素有肝郁阴虚，心胃湿热，努(胬)肉攀睛之证。以致左目瘀肉侵于黑睛，不时胀痛，身弱头晕，脉息沉弦。御医予外点拨云散，内服清热饮(蔓荆子一钱五分，木通二钱，枳壳一钱五分，小生地三钱，牡丹皮二钱，当归尾三钱，川芎一钱，防风一钱五分，菊花二钱，天花粉三钱，赤芍二钱，云连八分)调理，引用竹叶二十片，以助清眼目血分之热。又如嘉庆朝二阿哥福晋，系肝胃有热，外受风凉之症。以致左咽赤肿作痛，肢体疲软，脉息浮数。御医议用荆防败毒散(防风二钱，荆芥二钱，牛蒡子三钱，薄荷一钱，元参三钱，葛根二钱，马勃二钱，酒芩二钱，柴胡一钱五分，桔梗二钱，连翘二钱，甘草五分)调理，引用竹叶三十片，以助清咽喉之热。

清胃经湿热。如道光四公主，原系温热发颐之症。以致右颐红肿坚硬，难以消散。治疗以来，根盘渐消，形势已小，脓浆已透。惟左颐又有浮肿坚硬，此由胃经湿热过盛。御医用右颐点红灵药，外贴万灵一气膏。左颐敷活瘀化坚散，内服大连翘饮(当归尾三钱，连翘三钱，银花三钱，大青叶二钱，花粉二钱，神曲二钱，焦楂二钱，牛蒡子一钱五分，白芷一钱五分，姜蚕一钱五分，元参二钱，醋柴胡一钱五分，桔梗二钱，草节一钱)调理，引用竹叶二十片，以助清化阳明湿热之邪。

清病后余热。如道光大阿哥，系饮热受凉之症。用药调治，表里已清。惟余热未净，身软气怯，脉息渐缓。御医议用清热导赤汤(橘皮二钱，枳壳一钱五分炒，麦芽三钱炒，花粉三钱，半夏二钱炙，酒芩一钱五分，山楂三钱炒，酒连七分研，赤苓三钱，焦曲三钱，次生地三钱，连翘二钱去心)调理，引用竹叶一钱五分，以助荡涤病后之余热，使余邪从小便分消。

降五志火热。如慈禧皇太后，于六年三月十日晚因悲伤过甚，通宵不寐。以致中脘嘈杂，胸膈空虚，腰痛腿软，背串凉热，口多涎沫，诸症骤起。脉息两手均弦大而数。自系暴受惊恐，五志之动，五火交燃所致。御医议暂减滋补，用加味六君子汤(沙参三钱，茯神三钱，生白术二钱，陈皮五分，炙半夏二钱，丹参一钱五分酒炒，炒白芍一钱五分，炙甘草八分)，取竹叶十片做引，以助清心肝之热而降五志之火。

除痰饮之热。如宣统端康皇太妃，系肝肺结热，气道欠调之证。经用药肝热轻减，惟中焦饮热欠清，脉息左关沉弦，右关沉滑。御医议用清热调中化饮之法(大瓜蒌六钱，胆草三钱，炒栀子三钱，酒芩三钱，腹皮子四钱，枳壳三钱，橘红三钱，焦楂四钱，炒稻芽四钱，姜连二钱研，酒军二钱)调理，引用鲜竹叶水煎药，以助清化痰饮之热。

竹叶之现代研究甚少。因其性味寒凉，故中上二焦无热者，实不相宜。

4 淡竹叶

淡竹叶之记载，首见于《本草纲目》，是禾本科植物淡竹叶的全草。本品味甘淡性寒，入心、肺、胃经。功能清心火，除烦热，止呕吐，利小便。药引用量3~6克。在清代宫廷医疗档案中，其用途有：

清咽喉之热。如乾隆惇妃肺胃二经有火，以致喉间有核疼痛，法当上清下润，使其气行通利，自痊。御医处方：黄芩三钱，黄连一钱五分，花粉三钱，连翘二钱，栀子二钱炒黑，丹皮三钱，芍药三钱，元参三钱，天冬三钱去心，石膏三钱生，桔梗二钱，枳实一钱五分，青黛二钱，生甘草八分，水煎二剂。引用淡竹叶二钱，以助清肺胃门户之热。又如宣统皇帝内热郁于上焦，咽喉不利，舌根左边赤色，右寸关及左关均浮数。经服清解之药，咽喉渐利，舌根赤色已退，左右脉数象已减，继用清解之剂(银花一钱五分，丹皮二钱去骨，薄荷叶七分，连翘一钱五分，酒芩一钱，炒山栀子一钱五分，小生地三钱，麦冬二钱去心，白芍二钱)以清余热，引用淡竹叶十五片，以助清利咽喉，导热下行。

清上焦之热。如嘉庆三阿哥下二格格，系内有饮热，外受风凉之症。以致头疼身痛，胸满恶寒，风热凝结咽喉作痛，脉息浮数，御医议用疏解利咽汤(荆穗二钱，防风一钱五分，牛蒡子三钱研，葛根二钱，苦桔梗三钱，山豆根三钱，薄荷一钱五分，花粉二钱，元参二钱，麦冬二钱去心，生甘草一钱)调理，引用淡竹叶一钱五分，以助导上焦之热下趋。

清暑温之热。如道光四公主，系肺胃有热，外受暑温之症。以致夜间微喘，四肢发冷，身见红点数处，有时作热，脉息浮数。御医议用疏解清热饮(防风一钱，苍术一钱五分，羚羊八分，葛根八分，赤芍一钱五分，赤苓一钱五分，藿香八分，牛蒡子一钱五分，陈皮八分，黄芩一钱五分，桔梗一钱五分，甘草五分)调理，引用淡竹叶八分，以助清化暑与温相合之湿热，使湿不与热相合，其势必孤矣。

现代研究表明，淡竹叶含芦竹素、蒲公英赛醇、无羁萜等。具有解热、利尿等药理学效应。因其性偏于渗利，故孕妇慎用。

5 枸橘叶

枸橘叶又名臭橘叶，为芸香科植物枸橘的叶。木品味辛性温无毒，归肝胃二经，功能理气祛风、消肿散结，做药引用量2~5片。清宫医疗档案中，其用途为：

理气和胃，利咽导毒。如清光绪慈禧皇太后，左牙龈内肿痛已好，眠食俱佳，昨今大便微溏。惟晚膳后消化仍慢，两肋串热，颃颡津渗黏涎带有血沫，口溢苦味，脊背之热如昨。脉息左寸缓软，右关渐滑，余部平平。总缘心脾血液未充，脏腑尚欠调和所致。御医议用清金养血汤加减(党参三钱，于术三钱土炒，茯苓三钱研，白芍一钱五分酒炒，当归身三钱土炒，干地黄三钱酒炙，杜仲三钱炒，炙女贞子三钱，桔梗一钱五分，炙半夏三钱，霍梗一钱，炙甘草八分)，一贴调理。引用枸橘叶五片，领诸药达中上二焦，并起到利咽喉而导邪毒，和胃气以进饮食的作用。

现代研究表明，本品含枳属甙、新枳属甙、柚皮甙和少量野漆树甙，临床和实验研究尚乏报道。因枸橘叶辛温走窜，故凡脾胃虚弱者，不宜单独或做主药用之。

6 灯心

灯心，系灯心草科植物灯心草的茎髓或全草。其性味甘淡而微寒，无毒。入手少阴心、手太阳小肠诸经。具有清心降火、利尿通淋、除湿热、利咽喉之功。药引用量30~50寸。清代宫廷档案主要用途有四：

祛心脾膀胱之湿热。乾隆循嫔患病，系心脾积热移于膀胱，以致小关防频数赤少，四肢发热，脉息弦数。御医投分清导赤饮(车前子、赤芍、赤苓、滑石、木通、小生地、川萆薢、炒栀子、木香、泽泻、甘草梢、酒军)，用灯心50寸，并配以葱尖，导引诸药入心、脾、膀胱，以清湿热、利关窍。

退赤脉侵眼之热邪。乾隆定贵人肺胃有热，外受风邪，以致赤脉侵睛，目眥微肿，脉见弦数。御医为其外点拨云散，内服疏风清热饮(蔓荆子、赤芍、川芎、丹皮、羌活、酒连、当归尾、防风、荆穗)，引用灯心一子(即一束，约合3克)，入心与小肠二经，以助清其风热，退其热郁之赤脉。

清肝胃二经之饮热。乾隆循嫔患肝胃有热，停饮之证，脉息弦数。御医投清热和肝汤(柴胡、赤芍、酒芩、生栀子、木瓜、木通、泽泻、黄连、熟军)，用灯心 50 寸，以引饮热之邪从下焦分消。

散上中二焦之余热。嘉庆莹嫔(华妃)原系风热咽痛之症，用药调治以来，诸症大减。惟身软气怯，胃气未和。御医予清热和胃汤(陈皮、半夏、茯苓、黄芩、麦冬、竹茹、桔梗、枳壳、花粉、甘草)，引用灯心 30 寸，以清上、中二焦之余热。

现代研究表明，灯心茎髓含纤维、脂肪油、蛋白质等，茎含多糖类，药理研究缺如。中医认为其性偏凉而渗利，故虚寒之证，及中寒或气虚小便不禁者，慎服之。

7 芦根

芦根又各苇根，是禾本科植物芦苇的根茎。本品味甘性寒，归手太阴肺、足阳明胃二经。功能清热生津、除烦止呕，为温热时行疾病常用之品。药引剂量 10~15 克，或鲜品 3~5 把。在清宫医疗档案中，其用途有四：

领药上升，清瘟败毒。如嘉庆二阿哥福晋，系肝胃有热，外受风瘟之症。初起肢体疲软，左咽赤肿作痛，以致左项颐漫肿，皆由风瘟客于经络所致。用药调治，风瘟宣起，疼痛稍减。惟里热未清，脉息浮数。御医议外吹红清胃散，内服清瘟败毒汤(荆芥一钱五分，连翘二钱去心，元参二钱，防风二钱，酒芩二钱，射干一钱五分，桔梗三钱，花粉二钱，僵蚕一钱炒，牛蒡子二钱炒，炒栀子二钱，羚羊一钱，马勃一钱五分，赤芍一钱五分，甘草五分生)调理，引加芦根二把，其清凉而上升，领诸药直达头项，以散解瘟毒。

一为疏解表邪，宣散透疹。如道光曼常在，系内热受凉，咳嗽风疹之症。以致周身痛痒，咳嗽胸满，发热恶寒，脉息浮数。御医议用荆防杏苏饮(荆芥一钱五分，苏叶二把，桔梗二钱苦，前胡二钱，防风一钱五分，葛根二钱，杏仁三钱炒研，知母二钱炒，元参三钱，浙贝二钱研，牛蒡子三钱研，甘草八分生)调理，引用芦根四把，取其体中空，以起辅助疏散透达作用。

清肺胃热，止渴除烦。如道光顺贵人，原系肺胃热盛，外受风凉，以致恶寒，胸胁胀痛，牙龈宣肿，牵引咽喉作痛，饮食难下。昨服疏解清热饮，表凉微解。惟瘟热过盛，脉息弦数。御医用外擦玉露霜(柴胡一钱五分，葛根 钱五分，瓜蒌三钱，半夏二钱，黄连一钱，酒芩二钱，桔梗二钱，元参三钱，连翘二钱，蝉蜕一钱五分，木通二钱，人中黄一钱五分)调治，引用芦根五把，以助清肺疏表，清胃散肿。又如道光朝七公主，系肺胃有热，外感风凉之症。以致发热口渴，烦躁不眠，周身头面发出细碎红点，似有天花之象。惟闭塞太甚，脉息浮数，恐致抽搐。御医议用荆防透表汤(荆穗三钱，防风二钱，葛根三钱，牛蒡子三钱，赤芍一钱五分，羌活二钱，当归尾三钱，青皮二钱，蝉衣一钱，东查五钱，紫草二钱，羚羊一钱五分)调理，引用芦根五把，以助止渴除烦，兼透疹毒。

安胎下气，平嗽利咽。如道光全贵妃，原系妊娠热盛，火灼肺金之症。以致身热咽干，有时咳嗽，脉息滑数。御医议用清金代茶饮(羌活一钱五分，防风一钱五分，苏梗一钱五分，小生地三钱，麦冬三钱去心，桔梗二钱，知母二钱，黄芩二钱，生甘草五分)调理，引用芦根三把，助清中上焦之热，下气安胎，以防胎动流产。

现代研究表明，芦根含薏苡素、天门冬酰胺、蒲公英赛醇、蒲公英烯酮、β-谷甾醇、豆甾醇、苜蓿素、维生素 B_1、还原糖、蔗糖、蛋白质等，药效学研究甚少。但因本品性寒而凉，故脾胃虚寒之呕泻作胀忌用。

8 醋柴胡

柴胡，为伞形科植物北柴胡或狭叶柴胡等的根。本品味苦性平微寒，入肝、胆、心包、三焦四经，具有和解表里、升举中气，散结调经，舒肝解郁等功效。在清代宫廷档案中，取醋炒作为肝经引经之药，几乎为慈禧皇太后所专用。

如光绪六年五月二十日，师大人带进薛福辰、汪守正、庄守和、李德昌请得慈禧皇太后脉息左部浮取尚觉虚软，余部平平。昨微感咳嗽已解，眠食均好，大便未行，脊背凉热如旧，颃颡仍有津坠，间作气呛，髎(腿)筋之痛渐减。惟醒后肌肤色青仍未滋润，自系肝阴不足，而心气久亏，遇事烦劳，形神时倦，头目作眩。今议用原方(保元益阴汤)加减一贴(党参三钱，于术一钱五分土炒，制半夏一钱五分，茯神三钱研，当归身三钱炒，白芍一钱五分土炒，干地黄四钱酒炒，续断二钱，款冬花二钱，桔梗一钱，杜仲三钱酒炒，生甘草八分)调理，引用醋柴五分，领诸药入肝胆二经，外解半表半里之余邪以除凉热之症，内达颃颡之分而疗津坠气呛。其药量虽轻，寓意深邃，继后之医案表明，效验颇著。

现代研究证实，柴胡含柴胡醇、皂甙、挥发油、白芷素、亚麻酸等，具有解热、抗炎、镇静、镇痛、保肝、抗病毒、抗应激等作用。由于本品性偏升散，因此对于真阴亏损、肝阳上亢者，应禁忌使用。

9 益母草

益母草又名坤草，为唇形科植物益母草的全草。本品味辛苦微寒，归心、肝、肾、心包四经，功能活血祛瘀、调经利水，凉血解毒，做药引用量 6~10 克。清宫医疗档案中，其用途有二：

调经化湿。如道光全贵妃，原系湿热停滞，荣分过期，腰腿痠痛之症。用药调治，诸症渐好，疼痛已止，荣分渐畅。惟上焦湿热过盛，有时发热口渴，脉息滑缓。御医议用芩连四物汤(次生地五钱，当归三钱炒洗，赤芍二钱炒，川芎一钱，酒连八分研，酒芩二钱，丹皮二钱，炒栀子二钱研，醋柴胡一钱，延胡索三钱，生知母二钱，花粉三钱)，一贴调理。引用益母草二钱，助诸药活血调经，化湿清热。

祛瘀生新。如道光琳贵妃，系肝热冲血，荣分妄行之症。经用药瘀滞已下，胀痛俱减。惟气血不和，心悸自汗，脉息滑缓。御医议用当归和血饮(当归五钱，生地炭五钱，炒赤芍二钱，地骨皮三钱，丹参三钱，茯神三钱)，一贴调理。引用益母草二钱，助诸药消瘀逐滞，养血生新。

益母草含益母草碱、益母草定碱、水苏碱等多种生物碱，月桂酸、亚麻酸等多种有机酸，黄酮类、氯化钾、4-胍基-1-丁醇等成分。现代研究表明，本品可兴奋离体子宫，降低血压，兴奋呼吸中枢，增加小肠蠕动和排尿量，并能在试管内抑制皮肤真菌生长。由于益母草性偏寒凉，功专行血，故对于气血素虚偏寒、及阴虚血少者，皆不宜使用。

第二节 果 实 类

1 秋梨

梨，为蔷薇科植物白梨、沙梨、秋子梨等栽培种的果实，以皮薄心小，肉细无渣，略无酸味者良，北产尤佳。秋梨，谓中晚秋成熟之梨，因其虫蠹较少，肉厚汁多味美，用做食疗之品最宜，非专指秋子梨而言。本品味甘微酸性凉，归肺、胃、心、肝四经，功能生津润燥，清热化痰，凉心解毒，药引用量3~5片或捣汁半杯冲服。清宫医疗档案中，其用途有三：

散风止嗽。如道光孝成慎皇后，系内热受凉，感冒之症。以致头疼身痛，咳嗽胸满，发热恶寒。昨服麻黄杏苏饮，表凉已解，诸症渐轻，脉息滑数。御医议用杏苏饮(杏仁三钱炒研，苏叶一钱五分，葛根二钱，炙半夏二钱，橘红二钱，桔梗二钱，枳壳二钱，瓜蒌三钱糖心，酒芩二钱，桑皮二钱，山楂三钱炒研，麦芽三钱研，知母二钱)，午晚二贴调理。引用大秋梨五片，助诸药散皮毛之余氛，清肺热以止嗽。

消痰降火。如乾隆十一阿哥福晋，原内有痰热，外感风寒之症。以致发热恶寒，胸满咳嗽，服过疏解化痰饮，陷胸等汤，表凉已解。惟痰热不清，胸满咳嗽，夜间少寐，脉息弦软。御医议用和肝理肺汤(当归二钱，白芍一钱五分，半夏二钱，陈皮一钱，杏仁一钱五分，枳壳一钱五分，生甘草八分)调理。引用秋梨五片，助诸药润肺消痰，降火开结。

清滋肝肺。如道光大阿哥福晋，原系肝阴素亏，荣分过虚。以致午后潮热咳嗽，胸满胁痛，脉息濡弱。此由病后元气未复，又兼肝脾不和，郁结所致。御医议用清金甘露饮。(枇杷叶三钱蜜炙，桔梗一钱五分，元参三钱，知母三钱，浙贝三钱，天冬三钱去心，麦冬三钱去心，丹皮三钱，骨皮三钱，橘红一钱五分，生地五钱原枝，甘草六分)，晚服一贴调理。引用梨汁半杯兑服，以助诸药清肺金之热，滋肝木之体。

现代研究表明，本品含果糖、蔗糖、葡萄糖、柠檬酸、苹果酸等，具有较高的营养价值。但因秋梨性偏寒凉，其体滋腻，多食伤脾。故凡虚寒咳嗽、脾虚便溏者勿服。

2 胡桃肉

胡桃仁又名核桃仁，为胡桃科植物胡桃的种仁。本品味甘，连皮涩，性温无毒，功能补肾固精，温肺定喘，滑肠通淋，做药引用量1~3枚。清宫医疗档案中，其用途有三：

补命门，通血脉。如乾隆定贵人，原系肝郁血虚，不能荣经之证。服药以来，诸证渐减。惟气血尚弱，左腿微痛，脉息微涩。御医议用养荣化滞汤(黄芪三钱，全当归五钱，郁金三钱，制香附三钱，木瓜三钱，杜仲五钱炒，肉桂一钱去粗皮，赤芍三钱，乳香一钱焙，秦艽三钱，川芎二钱，蔓荆子二钱)，午服一贴调理。引用核桃肉三枚，佐诸药补命门元阳，通经脉郁滞。

扶脾肾，祛积气。如嘉庆瑞亲王福晋，系时温之症。服药调理，邪热已减。惟日久气虚，脾阳不运，即少添粥饮，运化不动，脉息沉滑。究系滞热不净，御医议用香砂和中汤(香附三钱，广皮一钱五分，元参三钱，酒芩三钱，枳壳一钱五分，缩砂一钱五分，厚朴一钱五分，茯苓块四钱，查炭二钱，桔梗二钱，建曲三钱，麦芽三钱)，早服一贴调理。引用核桃一个捣，佐诸药补肾以运脾阳，调中以行滞气。

利三焦，开瘀结。如道光朝大阿哥，原系停滞受凉之症。用药调治，表凉已解，里滞虽行，究属不畅。惟两胁牵引少腹作痛，脉息弦滑。此由寒湿蓄结膀胱所致，御医议用青蛾肾著汤(杜仲三钱盐水炒，破故纸二钱，焦白术二钱，块苓五钱，干姜五分，炙甘草八分)壹贴。引用胡桃肉三枚捣碎，领诸药利三焦而达膀胱，开瘀结而行寒湿。

胡桃仁含脂肪油40%~50%，油的主要成分是亚油酸甘油酯，混有少量亚麻酸及油酸甘油酯。其次，还含有蛋白质、碳水化合物、钙、磷、铁、胡萝卜素、核黄素等。现代研究表明，本品在体内能使血清白蛋白增加，内服还有促进尿路结石排出的作用。但因胡桃仁性偏温热，故阴虚火旺、痰火积热者忌服。

3 大枣

大枣又名红枣，其肉入药。本品为鼠李科植物枣树的成熟果实，性味甘温无毒，入心脾胃三经，具有补益心脾，建中养胃，益气生津，调营卫，解药毒等功效，是清代宫廷应用最广泛的药引之一，用量每剂 2~ 5 枚。主要用途有三：

补益心脾。如嘉庆玉贵人患血枯筋挛之症，连用益气养荣之剂，抽搐渐止。惟心脾不足，懒食少寐，终属消耗，御医议用加减育神汤(党参八钱，茯神木五钱，炙黄芪六钱，龙齿一钱五分，枣仁五钱炒，莲肉五钱，当归身七钱，远志三钱，炙甘草五分)调理，引用大枣三枚，以助补心宁神、益脾进食。

滋养气血。如道光二公主患慢抽不止。气血已亏，露睛昏睡，舌强身凉，恐其慢脱。御医议用固真汤(党参一钱五分，白术一钱五分，茯苓一钱五分，官桂三分研，炮姜三分，炙黄芪一钱五分，炙甘草二分)挽救，引用大枣肉一枚，加入益气温脾药物队伍中，以其甘腻之性，使成阳生阴长之态，以助补益气血，留人治病。

和中助运。如乾隆循嫔患血分不足，湿热熏蒸肺气之证。以致咳嗽发烧，身软无力，夜间少寐。服清肺止嗽汤等，咳嗽稍缓。惟夜间烧热，时或腹痛。御医投清肺和中汤(茯苓三钱，前胡一钱五分，厚朴一钱五分，当归一钱五分，桔梗一钱五分，白芍二钱炒，杏仁一钱五分，橘皮一钱五分，生地二钱，苏梗一钱五分，神曲二钱，甘草五分生)引用红枣肉二枚，灯心五十寸，以助调理中州，导湿热下行。光绪朝慈禧皇太后饮食略减，食后不运，嘈嗳背热，入夜较甚，早晨咳痰六七口，尚不易出。夜寐卯刻后不甜，总缘脾阳未复，稍加思虑，又欠健运所致。御医用益气补脾汤加减(党参五钱，半夏三钱，麦冬一钱五分、米炒，黄芪四钱、米炒，于术三钱，茯神三钱，干姜八分，炙草八分，补骨脂三钱炒，茸片一钱炙，冬花三钱)，引用红枣五枚，导诸药入脾胃，并助其健运。

现代研究表明，大枣含有水溶性糖类、多种氨基酸、有机酸、生物碱、皂甙、黄酮、维生素 C、P、A、B_2 及 36 种微量元素、类脂化合物等。具有增加白细胞内 cAMP、抗变态反应、抑制中枢神经、增强肌力、保肝、抑制癌细胞增殖等功效。但因其性粘腻，多食患胀泄热渴，并能动风，故心下痞满、中满呕吐者忌之，凡有湿疹、积滞、齿病、虫病者，亦不相宜。

4 龙眼肉

龙眼肉亦称桂元肉、福圆肉或圆肉，是无患子科植物龙眼的假种皮。本品味甘性温无毒，入心、脾、二经，功能补心脾、益气血、宁神长智。做药引用量 2~6 克或 3~7 枚。清宫医疗档案中，其用途有：

补益气血。如道光静妃原系丰产之症，产后出血过多，阴虚内热。以致头目眩晕，有时烦躁，夜间少寐。此由气虚有热，血不养神所致。御医议用育神归脾汤(沙参六钱，茯神三钱块研，白术一钱五分土炒，制芪二钱，麦冬五钱，朱砂炒去心，大生地五钱炒焦，当归身五钱酒洗，龙骨二钱煅研，焦白芍二钱，龟板五钱炒研，冬瓜仁三钱炒研)调理。引用福圆肉三枚，领诸药入心脾兼益气血。

养心安神。如乾隆六十三年，沙惟一、钱景清得皇上(弘历)圣脉安和。惟心气不足，以致夜间少寐。今议用养阴育神汤(炙龟板五钱，白芍一钱五分炒，煅龙齿三钱，远志肉一钱，麦冬三钱去心，茯神三钱，琥珀一钱灯心研，陈皮一钱，五味子一钱，枣仁四钱炒，大生地四钱，炙甘草五分)，晚服一贴。引用桂圆肉七枚，领诸药直达病所，兼发挥养心血安神增寐作用。

扶脾抑肝。如道光全贵妃，原系气血素亏，湿伤荣分。今因肝气不舒，劳碌伤脾，以致胸满胁胀，旧症渐作。御医拟用逍遥归脾汤(人参四分去芦另煎，焦白术一钱五分，茯神五钱，远志二钱，当归身五钱土炒，焦白芍三钱，枣仁一钱五分炒，阿胶珠三钱蒲黄炒，艾叶炭一钱五分，香附炭一钱五分研，陈皮一钱，醋柴胡五分，炙甘草五分)调理，引用福元肉三枚，辅诸药实脾而益气血，抑肝以助舒达。

养血调肝。如嘉庆二阿哥福晋，系气郁挟饮，血分不行之症。以致胸膈胀满，腰间疼痛。用药调治，诸证俱好。惟经血不行，脉息沉缓。御医议用和肝养荣汤(何首乌三钱，当归三钱酒洗，白芍二钱，制香附三钱，川续断二钱，杜仲二钱，木香八分，丹皮二钱，厚朴二钱炒，川芎二钱酒洗，延胡索二钱，益母草三钱)，晚服一贴调理。引用桂元肉二钱，助诸药滋养荣血，调肝行经。

现代研究表明，龙眼肉含蛋白质、脂肪、碳水化合物、钾、钠、镁、磷、钙、铁、硫胺素、核黄素、尼克酸、抗坏血酸、腺嘌呤、胆碱等。具有增强体质、抑制肿瘤生长、降低血脂和增加冠脉流量等作用。因本品味甘能助湿生痰，性温可引动邪火，故内有痰火及湿痰停滞者勿服。

5 佛手

佛手又名福寿柑，为芸香科植物佛手的果实，以浙江金华产者最佳，食之虽不可口，而清香袭人。本品味辛苦酸，性平无毒，归肺、肝、脾、胃四经，功能舒肝理气、醒胃化痰、辟恶解酲，做药引用量3~6克。清宫医疗档案中，其用途有二：

理气宽胸。如嘉庆二阿哥福晋，系气郁挟饮，血分凝滞之症。以致胸膈胀满，腰间疼痛，脉息沉滑。此由气道不宣，湿饮下注所致。御医议用舒肝调荣汤(当归四钱酒洗，白芍二钱，川芎二钱，延胡索二钱，制香附三钱，缩砂二钱炒，木香一钱，杜仲二钱，川续断二钱，茯苓二钱，青皮三钱，泽泻一钱五分，木通三钱，枳壳三钱炒，厚朴二钱炒)，晚服一贴调理。引用佛手干三钱，以助诸药宽胸化饮，下气和血。

破滞止痛。如嘉庆三阿哥下大格格，系气滞受凉之症。服药以来，腰腿疼痛渐减。惟胸胁胀满，有时疼痛，脉息弦缓，此由里滞未净所致。御医议用四七调中汤(苏梗二钱，茯苓三钱，桔梗二钱，山楂三钱炒，半夏曲三钱，瓜蒌二钱，陈皮二钱，神曲三钱炒，厚朴二钱姜炒，枳壳二钱炒，槟榔二钱，炙香附三钱)，晚服一贴调理。引用佛手一钱，助诸药舒郁破滞、消食定痛。

现代研究表明，本品含有柠檬油素、叶木香甙和橙皮甙。实验证实，其醇提取物对动物肠管有明显抑制作用和解痉作用，高浓度静脉注射能迅速缓解氨甲酰胆碱所致胃、胆囊张力增加。猫静脉注射，还有抑制心脏和降压作用。但因本品属芳香利气之物，其味颇酸，故凡无气滞及胃酸过多者慎服。

6 木瓜

木瓜又称铁脚梨，为蔷薇科植物贴梗海棠的果实，安徽宣城产者胜。本品味甘酸涩性平，鲜者香气馥郁，入脾、胃、肺、肝、肾五经，功能调气和胃、养肝息风、祛湿舒筋、止泻消胀，做药引用量6~15克。清宫医疗档案中，其用途有三：

平肝和胃。如嘉庆二阿哥福晋，系停饮受凉之症。用药以来，诸证渐减。惟气滞凝结，湿饮未消，运化迟慢，脉息弦缓。御医议用理气调中汤(香附二钱醋炒，郁金一钱五分，当归二钱醋炒，醋芍一钱五分，栝蒌三钱，青皮一钱五分炒，厚朴二钱炒，枳实二钱炒，熟军三钱，神曲三钱，山楂三钱炒，黄连八分)，午服一贴调理。引用木瓜三钱，佐诸药调肝理气、和胃消食。

行气化湿。如道光孝成慎皇后，系停饮受凉，气道不宣之症。以致头疼胸满，腰背疼痛。昨服疏风调气饮，表凉微解。惟气道不舒，饮滞过盛，脉息弦数。御医议用调气化饮汤(蜜麻黄一钱五分，当归三钱酒洗，青皮三钱炒，羌活二钱，木香一钱，槟榔二钱，防风二钱，炒白芍二钱，萸连一钱，次生地四钱，炙香附三钱，川芎一钱，白芷一钱五分)，午晚二贴调理。引用木瓜五钱，佐诸药宣化湿邪，行气导滞。

宣痹舒筋。如道光和嫔，原系肝郁挟饮，暑湿之症。以致腰腿疼疼，腹胀坠痛。昨腹调中导滞汤，湿滞稍清，脉息弦滑。御医议用祛湿调中汤(苍术一钱五分炒焦，厚朴一钱五分炒，赤苓四钱，木香一钱，云连一钱姜炒，槟榔二钱，枳实一钱五分，陈皮一钱五分，白芍一钱五分炒，酒芩一钱五分，神曲三钱炒，防己一钱五分，甘草四分)，午服一贴调理。引用木瓜二钱，领诸药专行肠胃和筋脉，起到和中消胀、宣痹和血、舒筋止痛作用。

现代研究表明，木瓜含皂甙、苹果酸、酒石酸、柠檬酸、维生素C、黄酮类、鞣质等，实验研究尚鲜见报道。因本品味酸涩太过，故《食疗本草》、《随息居饮食谱》皆认为不可多食，“多食损齿及骨”，“多食患淋”，临床尤应注意。

7 鲜青果

青果又名橄榄，以新鲜、香软多汁者胜。本品为橄榄科植物橄榄的果实，味甘涩酸，性平无毒，归肺、胃及肝、脾四经，功能开胃生津、化痰涤浊、除烦止渴、凉胆息惊、清利咽喉、解鱼、酒、野蕈毒，做药引用量2~7个。清宫医疗档案中，其用途有四：

清肝胃热。如慈禧皇太后，肝胃郁热未清，头目不爽，脉息左关稍弦，右寸关沉滑。御医拟清热生津明目之法(甘菊花三钱，桑叶二钱，麦冬三钱，蒙花三钱，花粉三钱，溏瓜蒌三钱研，苦梗二钱，丹皮二钱，生甘草六分)调理。引用鲜青果五个、灯心二子，以青果助诸药清肝凉胆、清胃降火，以灯心导热邪下行，共奏除热之效。

和脾理气。如光绪太监总管李莲英，原系稍蓄湿热之症，以致腿膝疼痛。经治疗疼痛渐减，少腹微胀，脉息左关弦缓，右关滑缓。御医拟用益气理脾之法(人参六分，生于术八分，壳砂五分研，桑寄生一钱，薏苡仁三钱炒，炒谷芽二钱，炙甘草四分)调理。初、午二刻煎药，午、正二刻服药。引用鲜青果三个研，佐诸药和脾开胃、理气化滞。

化痰止咳。如光绪太监总管崔玉贵，气血未复，肺气欠和，时作咳嗽，夜不安寐，嗜卧身倦，中空气短，谷食不香，步履无力，脉息左寸关弦软，右寸细软，关部稍滑。御医议用益气养阴之法(人参一钱五分，五味子五分，麦冬三钱，细生地四钱，生杭芍三钱，犀角八分先煎，炙枇杷叶三钱，朱茯神三钱，丹皮二钱，炒阿胶二钱，生粉草一钱，化橘红一钱)调理。引用鲜青果七个去尖研，助诸药润肺止咳、化痰涤浊。

利咽解毒。如宣统皇帝表凉已解，里热化而未净。以致肺气欠和，咳嗽有痰，舌苔微黄，初醒时似觉咽粘，脉息左寸关弦缓，右寸关滑而近数。御医议用和中清热之法调理(甘菊花二钱，霜桑叶一钱五分，橘红一钱，杏仁一钱五分去皮尖及双仁者，鲜竹叶三十片，苦桔梗二钱，谷芽二钱炒，甘草一钱五分)。引用鲜青果二枚捣碎，助诸药解温热之毒，疗咽喉肿痛。

青果含碳水化合物、蛋白质、脂肪、维生素 C、钙、磷、铁等，临床报道本品有显著消炎、收敛作用，内服可治疗细菌性痢疾，外敷可治疗急性炎症、皮肤多型渗出性红斑、以及阴部溃疡。此药性味极平和，无特殊禁忌症。

8 莲子(附 藕、藕节、荷梗、荷蒂、荷叶)

莲子，为睡莲科植物莲的种子，去心者称为莲肉，产地以福建省为佳。本品与藕、藕节、荷梗、荷蒂、荷叶出于同一植物，故合并论述。

莲子味甘涩性平无毒，入心、肝、肾三经。功能养心益肾、补脾涩肠，为药、食兼用之品。一般用量 5~20 粒，或称取 10 克入煎。清代宫廷档案取其做药引，其用途有五：

清心安神。如乾隆禄贵人患气虚痰厥之症，以致迷晕不省人事，服苏合丸神识渐清。惟气弱身软，时或迷晕，痰热犹盛，脉息细涩。御医投育神化痰汤(茯神三钱，远志一钱五分，白术二钱土炒，橘红一钱五分，制半夏二钱，白芍一钱五分炒，扁豆四钱炒，泽泻一钱五分，枣仁一钱五分炒黑，炙甘草一钱)调理，引用建莲肉三钱，生姜一片入煎，取莲肉芳香之味，以清养心君，除烦安神。

补益心脾。如嘉庆玉贵人患血枯筋挛之证。服药以来，抽搐已止，胃气稍缓。惟心脾不足，气虚少寐，脉息虚涩。御医议用育神四均汤加减(当归身四钱土炒，茯神五钱，党参四钱，桔梗一钱五分，柏子仁二钱，白芍二钱，白术三钱土炒，炙甘草一钱，枣仁三钱炒，炙芪五钱，橘红一钱，麦冬一钱五分，去心)调理，引用莲肉三钱，以助和心血、益脾阴。

启膈进食。如雍正闽浙总督满保患噎膈，饮食难咽，强咽不能下，或大便如羊粪。御医议用噎膈膏(甘蔗汁冰糖二两待用，藕汁，梨汁，甘酒酿，人乳，牛乳，萝葡汁，童便各二两，文武火慢熬至四两，加白蜂蜜一两成膏。每挑元明粉一分，此膏二汤匙，不拘时咽)，引用莲子二十粒煎汤，助诸药补胃气而镇虚逆，启膈塞以进饮食。

涤除热毒。如康熙正黄旗包依护军参领莫尔洪患暑湿伤气下痢之症，以致腰腹坠痛，下痢紫红血水，两胁胀满，小水结涩不遇，发烧烦躁，不思饮食，其病重大。曾用清热除湿仓廪等汤调治，时好时复，下痢紫红血水仍不止，元气大虚，胸胃胀满，竟不思食。御医议投加减升阳益胃汤(茯苓一钱五分，白芍一钱五分酒炒，牛膝一钱，薏苡仁二钱，椿皮一钱醋炒，萆薢一钱，玉竹一钱五分，当归八分，山药一钱炒，扁豆一钱五分炒，车前子一钱炒研，炙甘草三分)，引用莲子去心八个，以补助脾阴而涤除热毒。

固涩止泻。如康熙大臣颇尔盆痔漏复发，串至左右臀，内通大肠，透破臭秽，稀脓日流碗许。外贴巴西里岗膏药，肿硬疼痛虽减，渐至元气大虚，大便溏泻，日夜七八次，恶心口渴，不思饮食，病势重大。御医议用金线重楼末兼扶阳益胃汤(人参二钱，白术二钱土炒，茯苓一钱，炙黄芪二钱蜜，陈皮八分，山药二钱炒，缩砂八分，泽泻八分，升麻三分，甘草五分蜜炙)，引用建莲肉十枚，配合煨姜二片，以其稼穑之味而入脾，固涩之性止滑泻。

现代研究表明，莲子含多量淀粉、棉子糖、碳水化合物、蛋白质、脂肪、钙、磷、铁等。莲子心内含莲心碱、异莲心碱和甲基莲心碱。药理实验观察到，甲基莲心碱具有较强的抗钙作用和抗心律不齐作用。中医认为，莲子之性涩而沉降，质坚实难化，故凡外感前后，疟、疸、疳、痔，气郁，中满痞胀，溺赤便秘，食不运化，及新产之后，皆忌服之。

附 藕

藕入药记载，最早见于东汉《神农本草经》，为睡莲科植物莲的肥大根茎。本品味甘无毒，入手少阴心、足太阴脾、足阳明胃三经。生用性寒，能清热凉血散瘀，熟用性温，健脾开胃、益血生肌。药引用量随病情而定，少则一羹匙，多则5~10片，或5寸、2两不等。其用途有四：

凉血止血。如道光大阿哥福晋患肝阴素亏、荣分过虚、气血消耗之症。以致身软气怯，潮热咳嗽，懒食，衄血，脉息弦涩。御医议用清热甘露饮(炒栀子一钱五分，丹皮三钱，酒芩一钱五分，天冬三钱，麦冬三钱去心，浙贝三钱研，知母三钱，元参三钱，赤苓三钱，当归尾二钱，赤芍三钱，生甘草六分)，晚服调理，引用鲜藕五寸捣汁兑服，以凉血止衄，除上焦痰热。

和血调荣。如乾隆循嫔患内停湿热、外受风凉之症。经用药表里之热已清，惟荣分至期，有热未行，脉息和缓。御医议用调荣清热汤(生地三钱，丹皮一钱五分，赤芍一钱，炒栀子一钱，酒芩一钱五分，酒军一钱五分，当归尾一钱五分，枳壳一钱五分炒，怀牛膝一钱五分)调理，引加藕二寸连节，以助益血和血，调荣通经。

清热解暑。如道光祥妃患饮热受凉之症，以致头闷身痠痛，发热恶寒。用藿香正气汤，表凉已解。惟荣分湿热过盛，脉息弦数。御医投芩连四物汤(条芩二钱，酒连一钱，全当归三钱，川芎二钱，白芍二钱，大熟地四钱，丹皮二钱，赤苓三钱，木通二钱)调理，引用鲜藕五片，以助清除暑热为患之口渴烦闷。

开胃消食。如道光彤妃原系肝胃湿热凝结，外受风凉之症，经服药表邪已解。惟胸间堵满，胁下有痞块，攻冲胃脘胀痛，牵引肢体烦疼，夜不得寐，脉息沉弦。此由饮凝结气道，浊阴不能下行所致。御医议用宽中化滞汤(萸连八分，瓜蒌三钱，香附三钱醋制，延胡索三钱醋炒，酒军一钱五分，青皮二钱炒，油当归三钱，炒槟榔三钱，枳实二钱，乳香一钱去油，没药一钱去油，六一散二钱)调理，引用老藕十片，以助养脏腑和脾胃，消食通气。

现代研究表明，藕含淀粉、蛋白质、维生素C、天门冬素、焦性儿茶酚、d-没食子儿茶精、新绿原酸、无色矢车菊素、无色飞燕草素、过氧化物酶等。本品不宜生食过多，免动冷气，招致腹痛肠滑之疾。

藕节

藕节，又称藕节疤，系睡莲科植物莲的根茎的节部。木品味甘涩性平，入手少阴心、足阳明胃、足厥阴肝三经。功能凉血止血，散瘀生新。做药引用量2~7个，其用途有四：

清肝润肺。如乾隆循嫔患肝热乘肺之症，以致乾咳无痰，午后发热，胸膈满。曾服清肝润肺汤，脉息渐缓。御医议用清金甘露饮(生地三钱，天冬二钱，知母一钱五分，沙参二钱，麦冬二钱，贝母二钱，石斛二钱，枇杷叶一钱五分，地骨皮一钱五分，黄芩一钱五分，枳壳一钱，花粉一钱五分)调理，引用藕节三个，以助清肝热而润肺燥。

和血调荣。如乾隆循嫔肝经滞热，荣分不和，以致胁腹作胀，有时疼痛，脉息沉弦。御医议用调荣和肝汤(柴胡一钱，青皮一钱五分，枳壳一钱五分，条芩一钱五分，香附二钱炒，丹皮一钱五分，延胡索一钱五分，当归尾一钱五分，苏梗一钱五分，赤芍一钱，甘草五分生)调理，引用藕节二个，以助祛肝经血分之滞热，使荣血下行。

凉血散瘀。如道光大阿哥福晋患气血两亏劳瘵之症。用药调治，吐血已止。唯咳喘气怯，火灼肺金，大便溏泄，脉息弦数。此由暑伤气分所致，御医议用益阴理脾汤(大生地八钱土炒，石斛四钱，天冬三钱，当归身三钱土炒，茯苓二钱，扁豆二钱炒，白芍二钱炒，沙参五钱，川贝母二钱，麦冬三钱去心，焦白术一钱五分，炙甘草八分)调理，引用藕节七个，以助凉血止血、散瘀生新，巩固疗效。

解毒利咽。如乾隆惇妃患外感咽痛结喉之证。系荣分有热不净，外受风凉，以致颈疼咽痛，发热身痠，脉息浮大。御医议用疏解调荣饮(苏梗叶一钱，丹皮二钱，黄芩一钱五分，柴胡一钱，桔梗二钱，川芎一钱，赤芍一钱五分，连翘二钱，枳壳一钱五分，桃仁一钱五分，元参二钱，生甘草五分)调理，引用藕节三个，以助解咽喉之热毒。

现代研究表明，本品含鞣质、天门冬素，尚乏药效学实验报道。中医认为本品不寒不燥，能涩能通，止中寓行散之意，属理血药之佳品。但其性毕竟偏凉，脾胃虚寒者，慎用为妥。

荷梗

荷梗，清·王孟英《随息居饮食谱》称作“荷杆”，是睡莲科植物莲的花柄或叶柄。本品味微苦性平，入心、肺、肝、脾诸经。功能清热解暑、宽胸理气、化饮行水，药引用量7寸至1尺。在清宫医案中，其用途有三：

除湿解暑。如嘉庆二阿哥福晋，系停饮受暑之症。用药调治，诸症微减。惟腿膝疼痛，胸腹胀满，脉息弦缓，此由气不化湿所致。御医议用大橘皮汤(橘皮三钱，青皮二钱炒，缩砂一钱研，瓜蒌三钱，枳壳二钱炒，焦楂四钱，腹皮二钱，茯苓皮三钱，泽泻一钱五分，猪苓一钱五分，木通三钱，煨木香八分)调理，引用荷梗一尺，以助除湿利水、清解暑邪。

行气化饮。如道光孝慎成皇后，系饮热受凉之症。以致头疼身痛，发热恶寒，夜间不寐。用羌防冲和汤，表凉渐解。惟饮滞过盛，胸满腹痛，脉息弦数，此由肝胃不和所致。御医投和肝化饮汤(柴胡一钱五分，醋青皮二钱，苏梗二钱，炙半夏三钱，枳实一钱五分炒，厚朴二钱，赤苓三钱，香附三钱醋炒，焦楂三钱研，焦曲三钱，炒栀子三钱，萸连八分)调理，引用荷梗一尺，以助行气宽胸、和中化饮。

升清和营。如慈禧皇太后，系营卫未和，气血尚难充复之症。昨夜寐安适，今早头晕偶作，背热较甚，连日仍用半膳，不甚香甜，胸脘兼患嘈杂，指背筋强痛如昨，脉息左寸略起，微欠调和，右关带弦，余部平平。御医议用益气和营汤(人参一钱，炒于术二钱，茯神三钱研，炒白芍一钱五分，当归身二钱土炒，干地黄三钱，女贞子三钱，醋柴胡六分，麦冬二钱去心，粉丹皮一钱五分，炙香附一钱五分，桑寄生三钱)调理，引用荷梗一尺，以助升清除眩，和营舒筋。

现代研究表明，本品含少量生物碱(荷梗碱、去甲荷叶碱)、黄酮甙、天冬酰胺、树脂、鞣质等。因本品性偏于收敛，大便干燥者用时慎用。

荷蒂

荷蒂又名荷叶蒂，为睡莲科植物莲的叶基部。古代取此入药，因其味厚胜于他处。本品味苦甘性平，功能清暑祛湿、和血安胎，药引用量2~3个。在清宫医疗档案中，其用途有三：

领药上升。如乾隆循嫔系肝热冲肺、气道不舒之证。以致头疼咽痛，烦渴懒食，脉息弦数。御医议用清肝平肺汤(柴胡一钱五分，薄荷一钱，酒芩一钱五分，枳壳一钱五分，桔梗一钱五分，栀仁一钱五分，元参一钱五分，花粉一钱五分，连翘一钱五分，牛蒡子二钱，赤芍一钱五分，甘草五分)调理，引用荷蒂二个，以领诸药上升至喉咽巅顶。

调中舒筋。如嘉庆玉贵人系气血两亏筋挛之症。因节届霜降，旧症举发，以致不食少寐，时或积气抽痛，脉息虚数，此由血不荣筋所致。时缓时复，恐其脱变。御医议用益气养荣汤(党参三钱，茯神三钱，白术二钱土炒，当归身三钱，熟地四钱，白芍二钱炒，抚芎一钱五分，远志一钱去心，牡丹皮一钱五分炒，橘皮一钱五分，炙甘草五分)，缓缓调理。引用荷蒂三个，以助调理中州，舒展筋脉。

和血散瘀。如道光大阿哥，系素不节俭生冷，脾胃停滞寒饮。又兼伤血过多，戊己之土，不能滋养肝木，以致二目白睛丝赤，神光色暗，视不真切，症势延缠。伤血后瘀滞稍有未净，腰腹微觉痠坠，脉息弦涩。御医议用和肝复明汤(当归八钱酒洗，川芎二钱，石决明五钱，菊花二钱，原生地五钱酒浸，青葙子三钱，益智仁三钱炒，车前子三钱绢包煎，茯神五钱，怀牛膝三钱，龟板五钱醋炙，炙甘草六分)调理，引用荷蒂二个，以助和血散瘀、清降心火。

现代研究表明，本品含莲碱、原荷叶碱及荷叶碱、甲基氢氧化物等。具有降血压、兴奋呼吸、以及箭毒样作用。用量过大有一定毒性，使用时应予注意。

荷叶

荷叶，《尔雅》称曰“蕸”，为睡莲科植物莲的叶子。本品味苦涩性平，具有升发清阳，清暑利湿，散瘀止血之效。药引剂量少则 3 克，多则一张。其用途有：

引药上行。如乾隆禄贵人系肺胃不清，外受风凉。发热咽痛，右颈红肿，头闷身痠。服荆防败毒饮，表凉已解，咽痛渐减。惟内热尚盛，红肿未消。御医拟清热利咽汤(荆穗一钱五分，防风一钱五分，薄荷八分，牛蒡子一钱五分研，桔梗二钱，元参一钱五分，僵蚕一钱五分，赤芍一钱，连翘一钱五分，花粉二钱，前胡一钱，赤苓一钱五分，甘草八分)调理，引用荷叶一钱，以导诸药上行至高之处，而起到消解咽肿作用。

升阳散风。如嘉庆乾清宫总管孙进朝，系内有饮热，外受风凉，头痛之症。以致眩晕头疼，恶风身软作胀。予芎菊茶调饮其势稍减，御医议仍照原方，芎菊茶调饮加减(菊花二钱，川芎二钱，蔓荆子二钱，白芷一钱五分，细辛六分，僵蚕三钱炒，天麻二钱，薄荷一钱五分，苍术一钱五分，半夏二钱制，橘红二钱，甘草五分)调理，引用荷叶半片，以助升发清阳，散风邪而止头疼。

清解暑热。如光绪皇帝患暑热风瘟未解，肺胃饮热尚盛。以致偏右头疼，时作眩晕，呕吐水饮黏涎，躁汗发热，身肢痠倦，口干作渴，穀食欠香，脉息左寸关浮弦而数，右寸关滑数。御医议用和解清胃化湿饮(藿梗叶二钱，甘菊花二钱，粉葛二钱，蔓荆子二钱炒，霜桑叶二钱，酒芩二钱，陈皮二钱，赤茯苓三钱，建神曲三钱，法半夏二钱，竹茹二钱，益元散三钱煎)调理，引用鲜荷叶一角，以解暑清眩。

消痰止泻。道光和妃原系病后气虚身软，因食滞不清，火郁生痰之症。以致痰热、胸满、头眩，有时恍惚，又兼泄泻，此由脾虚不能健运所致。御医议用清热化痰汤(沙参三钱，橘皮二钱，胆星一钱，竹茹三钱，炙天麻一钱五分，酒芩二钱，酒连八分研，麦冬三钱去心，石菖蒲八分，枳壳二钱炒，蒌仁二钱研)调理，引用荷叶半片，以辅升发元气，裨助脾胃，化痰消食，涩肠止泻。

利湿解毒。如乾隆惇妃系肝胃湿热下注，以致胸膈膨闷，下部湿毒已破溃出脓，脉息两关弦滑。御医议外上生肌散、盖贴膏药，内服清肝除湿汤(柴胡一钱五分，瓜蒌二钱，青皮一钱五分炒，制半夏二钱，苍术一钱炒，黄柏一钱酒炒，赤苓二钱，木通一钱五分，连翘二钱去心，苦参二钱，生甘草五分)调理，引用荷叶二钱，以助渗利水湿，解火热之毒。

凉血和荣。如乾隆循嫔原系湿热乘肺、血分火盛之证。咳嗽发热，夜间不寐，饮食懒思。服药以来，诸证已减。惟气血尚弱，御医议用清热和荣丸(银柴胡五钱，当归六钱，茯苓八钱，丹皮五钱，赤芍五钱，香附四钱醋炒，炒栀子五钱，麦冬八钱，青皮五钱，地骨皮五钱，抚芎三钱，生知母五钱，半夏曲五钱炒，泽兰叶八钱，谷芽六钱炒。共为细末，丸如桐子大每服三钱)，引用荷叶煎汤送丸，以助凉血散瘀、和营利湿，平秘血气。

现代研究表明，荷叶含莲碱、荷叶碱、原荷叶碱、亚美罂粟碱、前荷叶碱、N-甲基荷叶碱、D-N-甲基乌药碱、番荔枝碱、鹅掌秋碱、槲皮素、异槲皮甙、莲甙、酒石酸、柠檬酸、苹果酸、葡萄糖酸、草酸、琥珀酸、鞣质，还含有抑制有丝分裂的碱性成分。临床报道有降脂减肥之效。但由于本品升散消耗，故不宜于体虚阳浮之体。

9 西瓜皮

西瓜皮又名西瓜翠衣，为葫芦科植物西瓜的果皮。本品甘凉无毒，入肺、胃二经，功能清暑解热、止渴利尿，做药引用量 30~500 克。

在清宫医疗档案中，以西瓜皮做药引，意在除烦止渴。如光绪三十四年九月初七日，御医张仲元、李德源、戴家瑜请得慈禧皇太后脉息左关弦缓，右寸关滑而近躁。胃气壅滞，郁而生热，肺金因而化燥，以致头闷目倦，口中干燥，大便欠调，身肢力软。谨拟轻扬化燥之法(沙参一钱五分，桑叶一钱五分，甘菊花二钱，金石斛二钱，葛根一钱，炒扁豆四钱，炒薏苡仁四钱，炒神曲一钱)，以清胃热而滋化源。引用西瓜皮八两去青切碎，熬汤煎药，辅助诸药化热除烦，止渴利湿，以制秋燥。

西瓜皮含蜡质、糖分及大约 10%的灰分，现代研究尚乏报道。由于本品性偏寒凉，因此，中寒多湿、大便滑泄及病后、产后均忌之。

第三节 菜 食 类

1 生姜(附 姜皮、煨姜)

在清代宫廷医疗档案中，生姜是取材最广泛的药引。本品为姜科植物姜的鲜根茎，上起康熙朝，下讫宣统朝，内、外科疾病配方的药引取材于它者随处可见。其中应用最多为生姜，其次为煨姜、姜皮。

生姜。味辛气微温，走而不守，入足阳明胃、足太阴脾、手太阴肺、足厥阴肝四经，宫廷档案取其做药引，用量 1~3 片，功能有三：

为宣散表寒，降逆止呕。例如乾隆惇妃曾患外受风凉，症见头痛身疲，恶心畏寒，太医投“疏解正气汤”，(苏叶、藿香、半夏、羌活、川芎、白芷、枳壳、厚朴、苍术、陈皮、赤苓、甘草)取生姜二片为引，入肺胃以散寒降逆。

为化痰涤饮，疏通经络。例如康熙四等侍卫布勒苏患肝经积热、痰气结于心包络，以致言语错乱、舌肿苔黄，有时不知人事，六脉软滑，御医投清心豁痰汤(茯神、石菖蒲、麦冬、柴胡、黄连、乌药、竹茹、半夏、橘红、枳实、胆星、甘草)，引生姜一片，以助涤饮利窍。

为调理肝胃，畅达气机。例如光绪瑨嫔患肝郁夹瘟之症，胸满烦躁，咳嗽干呕，咽嗌作痛，脉息弦数，御医诊为肝郁不舒，滞热尚盛，投和肝化滞汤(当归、赤芍、黄连、瓜蒌、半夏、杏仁、川贝、桔梗、元参、川军、薄荷、甘草)，引用生姜三片，以助调肝理气。至疾病将愈，诸证俱好，脉息见缓，惟胃气欠和，纳食不香，余热稍有未净。御医继投和胃饮(于术、陈皮、茯苓、厚朴、泽泻、酒芩、甘草、引生姜三片)一贴，接服加味保和丸，每服三钱，姜汤送下调理，以助调和胃气。

附　生姜皮

生姜皮，性味归经皆同生姜。清宫档案作药引用之，取其以皮走脾之意，重心在于治疗脾虚浮肿、泄泻等。例如康熙四十九年六月，理藩院右侍郎荐良，患脾肺虚寒喘胀之症，以致气喘自汗，胸胁胀满，难以仰卧，面目四肢浮肿，大便不实，六脉绝至不现。御医投加减实脾饮(茯苓、陈皮、白芍、白术、薏苡仁、桑皮、大腹皮、木瓜、桂枝)，引用姜皮三片，以引药入脾，散寒行水，以平喘胀。

煨姜

煨姜，系将生姜用纸六七层包裹，水中浸透，置火灰中煨至纸色焦黄，去纸用。本品无干姜之燥，无生姜之散，最为平妥。康熙正黄旗大臣颇尔盆患痔漏透破后，流脓碗许，渐至元气大虚，大便溏泻，恶心口渴，不思饮食，病势重大。御医投加味扶元益胃汤(人参、白术、茯苓、黄芪、陈皮、山药、缩砂、泽泻、升麻、甘草、建莲肉去心、金线重楼末)，引用煨姜三片，以和中止呕，起到顾护胃气作用。

现代研究表明，生姜含生姜醇、姜烯、姜辣素、氨基酸、乙-果胶酸等。具有促进胃液分泌，止呕驱风，抗菌消炎，促进外周血液循环，兴奋呼吸，血管运动中枢和心脏，温暖发汗，以及延缓衰老作用。但阴虚及上、中二焦有热者忌服，临证时应予斟酌。

2　薄荷

薄荷，一名薄苛，为唇形科植物薄荷及家薄荷的全草或叶。本品味辛性凉，归肺、肝经，功能疏风散热、辟秽解毒、舒肝理气，做药引用量1~3克。清宫医疗档案中，其用途有四：

散风清头。如光绪皇帝表感风寒已解，头痛渐减，尚觉眩晕，时见鼻塞，晚间尤甚。肺气不利，上焦浮热未清。皮肤燥痒，谷食不香，口黏无味。面色青黄而滞，鼻间欲起小疡，左边颊颐发木，耳后项筋疲疼。腭间偏左粟泡呛破，漱口时或带血丝，咽喉觉挡，左边似欲起泡，右边微疼，咽物痛觉轻减，其味仍见发咸。舌苔中灰边黄。左牙疼痛较甚，唇焦起皮，口渴思饮，喉痒呛咳。气不舒畅，心烦而悸，不耐事扰，时作太息。目中白睛红丝未净，视物眯朦，左眼尤甚，眼胞时觉发胀。耳内觉聋，时作烘声。胸中发堵，呼吸言语气觉不足，腹中窄狭，少腹时见气厥，下部觉空，推揉按摩稍觉舒畅。气短懒言，两肩坠痛，夜寐少眠，醒后筋脉觉僵，难以转侧。梦闻金声偶或滑精，坐立稍久则腰膝疲疼。劳累稍多则心神迷惑，心中无因自觉发笑。精神欠佳，肢体倦怠。加以劳累，腰疲腿疼愈甚。下部潮湿寒凉，大便燥结。小便频数，时或艰涩不利。谨闻诸症尚然如是，脉息左寸关弦而稍数，右寸关沉滑而数，两尺细弱，沉取尤甚。本由禀赋素弱，心脾久虚，肝阴不足，虚火上浮，灼其肺金，木燥风生使然。宜用甘温之剂，以培真元。惟水亏火盛，不受补剂，是以用药掣肘。御医议用养心扶脾润肺生津滋养肝肾之剂，而寓以壮水镇火清热熄风之品(云茯神苓各二钱，炙枇杷叶一钱五分，桔梗一钱五分，麦冬二钱，元参三钱，霜桑叶二钱，甘菊花二钱，金石斛三钱，炒谷芽三钱，竹茹二钱，杭白芍二钱，甘草八分)，嘱仍宜节劳静养调理。引用薄荷五分，取其性锐而轻清，气香利窍，善走肌表和上焦，助诸药散风寒之余邪，清头面之浮热。

表里双解。如宣统皇帝，系肝肺郁热过盛，微感风凉。以致两颧色红，两目气轮红晕，时或烦急。舌苔微黄，脉息左寸关弦数，右寸关滑数有力。御医拟清热调中兼和解之品调理(龙胆草二钱，胡连二钱，牛蒡子二钱，生知母二钱，川贝母二钱研，条芩二钱，枳壳一钱五分炒，酒军一钱)。引用薄荷八分(未煎)，领诸药直达肝肺，并起到外疏风邪、内调气机的作用。

舒肝解郁。嘉庆二阿哥下二格格，系肝脾两亏之症。以致午后潮热，形瘦懒食。服过和肝理脾汤，寝寐稍安，脉息弦缓。御医议仍用原方加减(醋柴胡八分，白芍一钱五分炒，当归三钱，生术三钱，茯苓三钱，半夏曲三钱炒，炙厚朴一钱五分，苏梗五分，青皮一钱五分炒，黄连八分研，炒栀子一钱五分研，丹皮二钱，生甘草八分)调理。引用薄荷四分，引诸药入肝胆二经，气味轻清，起到舒达肝经忧郁结滞之气的效果。

宽中理气。如道光全嫔，系湿饮停滞，受凉之症。以致胸满胀痛，周身肿痛。服拈痛清燥等汤，表凉已解，肿势渐消。大便虽行，惟湿郁热郁不开，脉息滑数。御医议用柴胡清热汤(柴胡一钱五分，青皮二钱醋炒，枳壳二钱炒，酒芩二钱，花粉三钱，苦参一钱五分，黄连八分，赤苓三钱，炙香附三钱，半夏曲三钱炒焦，焦楂三钱，甘草梢五分)，二贴午晚调理。引用薄荷五分，助诸药宽中理气，内解湿饮停滞之结。

现代研究表明，薄荷含薄荷醇、薄荷酮、乙酸薄荷脂、莰烯、柠檬烯、异薄荷酮、蒎烯、薄荷烯酮、迷迭香酸、树脂等。实验证实，本品对动物离体肠管有解痉作用，对呼吸道炎症有治疗效果。内服小量薄荷有兴奋中枢神经作用，间接传导至末梢神经，使皮肤毛细血管扩张，促进汗腺分泌，使机体散热增加，产生发汗散热作用。薄荷制剂局部应用时，可使皮肤粘膜的冷觉感受器产生冷觉反射，引起皮肤粘膜血管收缩；薄荷油对皮肤有刺激作用，并可慢慢渗透入皮肤，引起长时间充血；同时也反射性地引起深部组织的血管变化，调整血管功能，而起到治疗效果。此外，同属植物欧薄荷总黄酮还有利胆作用。但因本品辛散香窜，病后新瘥者服之，令人虚汗不止。又凡阴虚血燥、表虚多汗、肝阳偏亢，以及年迈体弱者，皆当慎服。

3 葱白

葱白，为百合科植物葱白鳞茎。它的品种甚多，入药以绵葱和冻葱效力较胜，葱头、葱尖均可疗疾。本品味辛甘而性温，归肺、胃二经，功能发表通阳解毒。做药引用量，取白 1~2 寸，或头尖 2~5 枚。清宫医疗档案中，其用途有三：

和调阴阳。如光绪皇帝脉息左关尺弦软而滞，右部略有燥(躁)象。症见额闷头晕，喉间带咸。阳明风湿化燥，胃为肾关，肾气不足，胃亦相因而弱。脾与胃为一身大络，所关瘈跳疼痛，从腰胯起，又系肝肾部分，左亦瘈疼，偏右独重，不能侧卧，遂不安寐。子正后，始稍轻睡四刻许，为时太少。虽日间有轻有重，而夜里未得熟睡，总属阴阳不调。耳响气怯，下午或现麻冷，仍系虚寒兼风。应调气血，兼化肝胃风湿燥气为治。御医拟方用：豨莶草三钱，秦艽一钱，鳖甲二钱酒炙酥，细鲜生地三钱酒泡，升麻五分黄芩水炒，五加皮二钱，牛膝六分独活泡酒炒，生甘草八分，茯神二钱朱砂拌，桑螵蛸四钱，白芍一钱桂枝水炒。引用葱白连须二枚去净青，领诸药达表入里，调和阴阳，兼除风寒。

解表散邪。如嘉庆二阿哥福晋，系肝脾郁热风温之症。以致周身疼痛，胸膈胀满，脉息弦数，气滞湿凝。御医议用清热化滞汤(薄荷一钱，黄芩三钱，连翘三钱，桔梗二钱，广皮一钱五分，炒栀三钱，焦曲三钱，枳壳二钱，羌活八分，甘草四分)，晚服一贴调理。引用葱白一寸，领诸药入肺胃之分，疏散表邪。

利窍通关。如乾隆循嫔，系心脾积热移于膀胱。以致小关防频数赤少，四肢发热，脉息弦数。御医议用分清导赤饮(车前子二钱，赤芍一钱五分，赤苓二钱，滑石三钱，木通二钱，小生地二钱，川萆薢一钱五分，炒栀子二钱，木香八分研，泽泻一钱五分，甘草梢一钱，酒军三钱)调理。引用葱尖五个、灯心五十寸，意在以葱尖开通膀胱关窍，灯心助诸药利尿通淋，导热下行。

葱白鲜茎中含蒜素、二烯丙基硫醚、维生素 C、B_1、B_2、A、烟酸、脂肪油和粘液质。其挥发成分通过直接作用于细菌的酶，发挥对白喉杆菌、结核杆菌、痢疾杆菌、葡萄球菌、链球菌等的抑菌效力。但因本品辛散发表，故表虚多汗者，不宜使用。

4　胡荽

胡荽又名芫荽或香菜，为伞形科植物芫荽的带根全草。本品辛温香窜，入脾、胃、肺、大肠诸经，功能发汗透疹、消食下气，做药引用量 1~2 棵。清宫医疗档案中，其用途有二：

疏风透疹。如乾隆循嫔，原系肝胃不和，外受风凉之证。服药表凉已解，惟荣分湿热未净，以致头面周身出红点子，作痒，脉息浮缓。御医议用疏清饮(荆芥一钱五分，防风一钱，葛根一钱五分，薄荷八分，牛蒡子二钱，桔梗二钱，连翘一钱五分，黄芩二钱，花粉三钱，蝉衣一钱五分，升麻八分，甘草五分)调理。引用芫荽一棵、生姜二片，以芫荽领诸药外达皮肤，疏风发汗，透疹止痒。

预防天花。如道光四阿哥，原系夹惊外感之症。早服清解散，惊气外感渐解，身热未退，脉纹红色。当此天花盛行之际，恐因此致发喜花。御医议用清解透表汤(荆芥八分，山楂一钱五分，升麻三分，防风五分，桔梗八分，甘草五分，牛蒡子一钱，前胡一钱，蝉衣五分，葛根八分，连翘八分去心，木通五分)调理。引用香菜根一棵，助诸药辟一切不正之气，预防天花发生。

现代研究表明，本品含正癸醛、壬醛、芳樟醇、维生素 C 等，临床及实验研究未见报道。胡荽多食损目，痧疹已透，或未透而热邪壅滞者，亦不宜服之。

5　香蕈

香蕈又名香菇，为侧耳科植物香蕈的子实体，包边圆嫩者佳。本品味甘性平无毒，归肝、胃二经，功能益气开胃、托痘透疹，做药引用量 1~3 片。清宫医疗档案中，主要用香蕈托痘。如道光七公主，喜痘二朝，续出头面，过于细碎，颜色不润，颗粒平扁不分，烦躁过甚，不得片刻安寐。此由火热壅遏已极，屡用凉药未能得效。此系重险之症，恐浆脓难化，必致有变。御医议用攻毒凉血汤(生军一两，次生地六钱，赤芍一钱五分，地龙七条，紫地丁四钱，紫草一钱，东查三钱，青皮一钱五分)一贴，竭力救治。引用香蕈三大片，助诸药托痘排毒，疏风破血。

现代研究表明，香蕈含白蛋白、谷蛋白、醇溶蛋白、组氨酸、谷氨酸、丙氨酸、亮氨酸等 18 种以上的氨基酸，还含有脂肪、糖类、多糖类、粗纤维、无机元素、多种维生素、乙酰胺、胆碱、腺嘌呤、麦角甾醇、甘露醇、海藻糖及多种酶类。临床和实验研究证实，本品能够显著降低血浆胆固醇，降低血压；增强胸腺细胞 $Lytl^{+}2^{+}3^{+}$对协助因子的敏感性，促进细胞免疫和体液免疫功能，并具有抗肿瘤、抗菌、抗病毒作用，香菇多糖制剂海内外均有产销，以用于提高免疫功能。本品毒副作用极少，除中寒有滞者外，一般皆可应用。

第四节 谷 食 类

1 陈仓米

陈仓米又名陈廪米、老米，系籼、粳稻之囤积仓廪陈久者。本品为禾本科植物稻的陈年种仁，甘淡而性平，气味俱薄，功能调中益气、开胃消食、涩肠止利。做药引用量 1.5~15 克。在清代宫廷档案中，其用途有二：

一为调中益气，涩肠止泻。如康熙朝御前一等侍卫海清，系寒湿伤脾泄泻之症。原由风湿腿疼，日久溃而不敛，气血已亏。自去年冬令以来，时常肚腹溏泻，今因长夏湿胜侵脾，大便泄泻清水，日夜五六次，气弱身软，懒食恶心，六脉沉迟无神。病势重大，土旺之时不宜。御医议用椿根皮散兼加减升阳除湿汤(苍术一钱五分米泔炒，陈皮一钱，赤茯苓二钱，猪苓八分，泽泻八分，升麻三分，柴胡五分，木香五分，缩砂七分，炮姜七分，扁豆三钱炒，甘草五分蜜炙)竭力救治，引用陈仓米五分，配合姜皮三片，以助补益脾气，止泻安中。

一为顾护胃气，化湿止痢。如道光朝和嫔，系肝郁挟饮，暑湿之症。以致腰腿疲疼，腹胀坠痛，微见白痢，脉息弦滑。此属湿滞过盛，御医议用调中导滞汤(木香一钱煨，云连一钱姜炒，厚朴一钱五分，苍术一钱五分炒，酒军一钱五分，槟榔二钱，枳实一钱五分，赤苓三钱，白芍一钱五分，酒岑二钱，陈皮一钱五分，甘草四分)，午晚二贴调理。引用陈仓米三钱，帮助减轻疾病对胃气之消耗，健运脾气以化湿，开胃消食而止痢。

现代医学对陈仓米尚乏研究报道。据清代章穆《调疾饮食辨》所谈，使用陈仓米时，勿以陈粟米替代。因粟米陈至二年，其气味如敛船之油灰，更伤脾胃，慎不可用。

2 糯米

糯米又名江米，为禾本科植物糯稻的种仁。本品味甘性温，归脾、胃、肺、肾四经，功能补肺气，充胃津，助痘浆，暖水脏。做药引用量，每剂百粒，或 3~5 克。清宫医疗档案中，其用途有二：

益气行血，透毒助浆。如嘉庆五阿哥喜痘七朝，头面周身浆行饱满，颜色光润，饮食睡卧俱好。御医议用调元助浆汤(生黄芪四钱，当归三钱，炒白芍一钱五分，原生地二钱，僵蚕二钱炒，白芷七分，川芎七分，厚朴二钱炒，陈皮一钱五分，南楂肉三钱，桔梗一钱五分，连翘二钱去心，煨木香五分，炙甘草八分)，早服一贴调理。引用炒江米一钱五分，以助诸药补中益气、托毒助浆。又如道光朝七公主喜痘六朝，昨服活血化浆饮，稍有微浆。惟饮食不香，眼未封固。此由肝肾毒盛，气血壅遏所致。御医议用清毒化浆饮(生军一两，次生地八钱，当归五钱，赤芍一钱五分，僵蚕三钱，花粉二钱，川芎八分，酒连八分，苦桔梗二钱，山甲二钱，连翘三钱，紫草一钱五分)，午服一贴调理。引用糯米一钱炒，以助诸药行荣卫中血积，解毒发痘。

扶脾强肾，调荣止痛。如道光全妃，系荣分湿热过盛，似有妊娠之象。惟既值两月之期，有时荣分微行，又兼腰痠腹痛，脉息沉数。御医议用清热调荣之剂胶艾四物汤(阿胶珠二钱蛤粉炒，艾叶一钱五分醋炒，当归三钱，白芍二钱酒炒，川芎一钱五分，大生地三钱，条芩一钱酒炒，炙甘草五分)，晚进一贴调理。引用糯米一钱五分，以助诸药扶脾强肾以固胎元，调荣止痛而愈疴疾。

现代研究表明，糯米含糖、蛋白质、脂肪，维生素 B_1、B_2、尼克酸，以及矿物质钙、磷、铁等。本品质粘性温，食之最能发病成积，故素有痰热风病及脾病不能转输者忌服。

3　薏苡仁

薏苡仁又名苡仁、草珠儿，为禾本科植物薏苡的种仁。本品味甘淡性平偏凉，归肺、脾、胃、肝、肾、大肠六经，功能健脾补肺、清热利湿、益气和中，做药引用量 10~15 克。

在清宫医疗档案中使用薏苡仁，意在健脾除湿，清宫八珍糕之应用即其一例。如道光和妃，原系病后气虚身软，懒食少寐，胸满痰热，脉息滑数。此由元气未复所致，御医议用益气化痰汤(党参五钱，白术三钱土炒，茯神块五钱研，陈皮一钱五分，炙芪三钱，蜜升麻七分，柴胡五分，竹茹三钱，炙甘草七分)，晚服一贴，兼除湿理脾丸调理。汤剂引用薏苡仁五钱，助诸药健脾益气，除湿散满，清化痰热。

薏苡仁含蛋白质、脂肪、碳水化合物、氨基酸、薏苡素、薏苡酯、三萜化合物、少量维生素 B_1 等。现代研究表明，薏苡仁能阻止或降低横纹肌之收缩作用，从而减少肌肉痉挛，降低疲劳。它还能改善呼吸，使肺血管显著扩张，解热镇痛，兴奋动物子宫。薏苡仁又有促进健康人淋巴细胞转化的作用，能使溶血空斑形成细胞数较对照组增高。对于癌细胞生长，本品有阻止及杀伤作用。

鉴于本品为甘淡渗利之品，故大便干燥者及妊娠期慎服。

第五节　虫　介　类

1　蜂蜜

蜂蜜，亦称石饴，为蜜蜂科昆虫中华蜂蜜等所酿的蜜糖。本品味甘性平无毒，归心、脾、肺、大肠四经，功能补中润燥，止痛解毒，做药引用量半至一茶匙，或 10~15 克。清宫医疗档案中，其用途有三：

润燥通便。如嘉庆玉贵人，系肝阴素亏，因受微凉，复发旧症。用药调治，表凉已解。惟血虚便秘，脉息虚数。御医议用当归润燥汤(油当归三钱，大生地三钱，火麻仁二钱，郁李仁二钱，桃仁一钱五分研，升麻八分蜜炒，枳壳一钱五分炒，焦曲三钱，查炭二钱，甘草五分)，晚服二贴调理。引用红蜂蜜一茶匙，以助滋阴润燥，养血通便。

定喘行滞。如道光和嫔，原系肝郁夹饮，荣分不足之症。前服疏肝化饮等剂，喘满稍减，惟气滞湿饮尚盛，大便数日未行，两胁胀痛，脉息弦涩。御医议用养荣化滞汤(当归四钱，抚芎一钱五分研，醋柴胡八分，萸连八分研，枳实一钱五分炒，青皮二钱醋炒，焦楂三钱，焦曲三钱，香附三钱醋炒，酒军二钱，厚朴一钱五分姜炒，生甘草六分)，午服一贴调理。引用白蜜半匙冲服，以助诸药化痰平喘，通三焦，行滞气。

解毒调中。如道光珍嫔，系湿热下注，痛风之症。两腿周身流痛不定，发热恶寒，夜不得寐。用药调治以来，症势时缓时复。服万灵丹，肿势微消。惟滞热过盛，脉息浮数。

御医议用清热润燥汤(油当归三钱，酒芩二钱，火麻仁三钱，郁李仁三钱炒研，焦楂二钱研，神曲三钱炒，槟榔二钱，枳实一钱五分，厚朴二钱，酒军三钱，青皮一钱五分，生甘草八分)，午晚二贴调理。引用红蜜一茶匙，以助诸药解毒止痛，调中养脾。

现代研究表明，蜂蜜含有大量葡萄糖和果糖，多种维生素酶类和有机酸，47 种微量元素等。药理实验证实，本品具有营养强壮、调整体内酸碱平衡、抑菌、抗霉菌等作用。但因其质地滑润粘腻，故凡湿痰内蕴，中满痞胀及便溏、泄泻者，皆不宜服。

2 蚕茧

蚕茧为蚕蛾科昆虫蚕蛾的茧壳。本品甘温无毒，功能止渴止血，降逆安胃，溃坚杀虫。清宫医疗档案作药引用之，意在止消渴。如光绪三十四年十月十二日，御医吕用宾请得慈禧皇太后脉右滑左数，肋旁气痛，口渴水泻，乃肝木克脾，脾为湿困，以致不能收摄津液，发为渴泄。现又兼感风火，法宜承津化气，以止渴泄而舒肝脾。恭拟猪苓汤、文蛤散加减(金石斛三钱，大腹皮一钱，炒扁豆三钱，冬瓜子三钱，云茯苓二钱，薏苡仁三钱，干百合三钱，文蛤粉二钱，生谷芽三钱，老苏梗一钱)，调理自安。引用蚕茧三个，助诸药泻膀胱中相火，引清气上朝于口，从而产生生津止渴之效。

现代研究表明，蚕茧含丝纤蛋白、丝胶蛋白、油蜡状物质、胡萝卜素衍生物，以及矿物质铁、氟、锰、锌等。实验证实，本品的乙醇提取物对麻醉猫的血压、离体豚鼠回肠及家兔十二指肠上，均呈现拟胆碱作用。但在蛙腹直肌上，对横纹肌无作用。此药采集极易，煮汤治消渴，有一定疗效。

3 珍珠

珍珠亦称真珠，为珍珠贝科动物珍珠贝、马氏珍珠贝或蚌科动物三角帆蚌、褶纹冠蚌、背角无齿蚌等贝类动物珍珠囊中形成的无核透明圆球状物。

本品味甘咸性寒，归心、肝二经，功能镇心安神，养阴熄风，清热坠痰，祛翳明目。在清宫档案中做药引用之，取其调理阴、阳维之效。如光绪三十四年七月六日，御医施焕请得皇上脉左部弦而带数，右部弱，中弦滑、尺更软。症应腰胯掣跳痠痛，耳鸣神倦，食物不多，大便不调。现值季夏将秋，为脾旺肺相之时，脾湿喜燥，因肾病阴虚，燥药不宜。按孙真人所论，肾病脾湿胃不和者，应腹大，腰疼、失精、耳鸣等症，所以心肝脾胃相因不足矣。胯有阳维脉络，阴搏阳气而跳，阳郁于阴则痠。总之阴虚阳逆，脾胃不调。前从阴阳枢注意，欲升清以降浊；今在阴阳维用心，欲清火以济水，庶不碍及脾湿肾水也。谨拟药味上呈(玉竹三钱，合欢皮四钱，白芍八分用酒炒，金石斛一钱五分，以牛乳同小于术炒、去术，桑螵蛸三钱，薏苡仁五钱，丝瓜络四钱，法半夏二钱，生甘草八分)。真珍珠二分，研极细末为引，领诸药入阴维之脉，从阴引阳，以治疗载湉“怅然失志，溶溶不能自收持”之疾。

现代研究表明，珍珠含碳酸钙、多种氨基酸、以及铜、铁、镁、锰、锌、硅、锶等元素。具有抑制皮层电活动，降低脑由单胺氧化酶水平，镇静、镇痛、退热，抗惊厥、抗辐射，抑制白内障形成，延缓衰老等作用。因其性寒凉、故凡不由火热引起的疾病，勿投之。

4 燕窝

燕窝为雨燕科动物金丝燕及多种同属燕类用唾液等混合凝结所筑成的巢窝，以白燕窝品质最佳。本品味甘性平无毒，归肺、胃、肾三经，功能益气养阴、润肺化痰、开胃和中。清宫医疗档案做药引用之，意在医痘疹。如嘉庆五阿哥天花七朝，头面周身颗粒浆行饱满，光亮润泽，寝食俱好。御医议用养血保浆饮(大生地三钱，当归三钱，麦冬三钱，花粉二钱，连翘二钱，木通二钱，炒栀子二钱，僵蚕一钱，山楂三钱，白芍二钱，甘草六分)，早服一贴调理。引用燕窝三钱，助诸药促痘灌浆，使天花之毒得泄。

现代研究表明，天然燕窝有含氮物质57.40%，其中包括多种蛋白质、氨基己糖及类似黏蛋白物质。此外尚有还原糖及脂肪微量，矿物质如钙、磷、钾、硫等。实验研究和临床研究尚乏报道。本品虽属至平至美之味，以病势初浅者为宜。凡邪火方盛之时，及肺胃虚寒、湿痰停滞、有表邪者，皆不宜使用。

5 桑虫

桑虫，《名医别录》称做桑蠹虫，为天牛科昆虫星天牛、桑天牛或其他近缘昆虫的幼虫。本品味甘性平有毒，入肝、脾、肺三经，功能祛瘀通经、散风透疹，做药引用量1~5条。

清宫医疗档案中使用本品，意在解毒托痘。如嘉庆五阿哥，天花六朝。头面周身浆行半足，寝食俱好。惟根晕微红，血分仍属有热。御医议用养血助浆饮(中生地三钱，当归三钱，川芎七分，牛蒡子二钱，连翘二钱，木通二钱，僵蚕二钱，白芷六分，花粉二钱，炒栀子二钱，紫草茸一钱，南楂三钱炒)，早服一贴调理。引用桑虫五条去皮研兑，助诸药活血解毒，托痘发浆。

由于桑虫为有毒伤脾之品，故凡痘毒脾败，皮薄脚散、泄泻不止者忌服。

第六节 金 石 类

1 赤金、金器

赤金、金器，均为黄金锤制。本品味辛苦性平，入心肝二经，功能镇心安神解毒，定心智，止惊痫。因其溶解度极低，做药引常取整块或一件入煎。清宫医疗档案中，其用途有二：

镇心安神。如乾隆皇帝弘历临终前一月，因心气不足，以致神气恍惚，梦寐不宁，脉息安和。御医议用镇阴育神汤(当归身二钱，白芍四钱炒，枣仁五钱炒，石菖蒲八分，远志一钱五分，茯神三钱，琥珀一钱，煅龙齿三钱)，晚服一剂。引用赤金一两同煎，辅诸药镇摄心神、安定魂魄。

凉肝定惊。如嘉庆四阿哥，原系内有痰热，外受风凉之症。用药调治，身热微喘渐减。惟痰热过盛，于巳时痰堵抽搐一次，又于未时抽搐一次，脉息滑数。御医议外用琥珀散一支，内服清热镇惊汤(柴胡六分，羚羊四分，瓜蒌八分，川羌四分，制南星三分，浙贝母一钱研，防风八分，钩藤七分，代赭石八分，覆花七分绢包，全蝎三只，赤苓八分)，引用金器一件同煎，辅诸药凉肝解热、定惊止搐。

赤金、金器皆为纯金制品，其性寒而质重坠，当代极少应用，至于阳虚气陷、下利清冷者，更不得应用。

2 纹银

纹银属自然银，古代做货币使用。本品性大寒无毒，入心、肝、肺三经，功能安神定志、镇惊明目。清宫医疗档案中，用纹银做药引，意在防止伤胎。如道光四年十月初七日，御医郝进喜请得全贵妃脉息安和，系妊娠已进四个月，饮食起居俱好，相宜慎重调理。二十五日，郝进喜请得全贵妃香砂和气饮(香附三钱，缩砂一钱微炒研，紫苏子一钱五分，乌药一钱五分，当归二钱酒洗，续断三钱，杜仲二钱炒去丝，生地三钱，神曲三钱，川芎一钱)，二贴每午服。引用苧麻根五钱、纹银一锭、老酒一盅，助诸药调和气血、顾护胎元，以防半产之患。

银能安胎之记载，首见于宋代《子母秘录》。现代著名中医耳鼻喉科专家耿鉴庭，积家传六世之经验，在其所著《喉科正宗·咽喉方鉴》中，列治疗妊娠咽痛之藿苏枳桔汤(广藿香 10 克，白苏梗 6 克，枳壳 9 克，桔梗 6 克，橘皮 7 克，茯苓 10 克，陈萝卜缨 12 克，枇杷叶 10 克)，在妊妇出现腰痛时，加银器 30 克左右入煎，不仅能治愈咽喉肿痛，安胎效果也非常显著。

一般来讲，银是人体不需要的物质，银离子有局部杀菌和收敛作用。在中药煎剂中为何加入纹银以保胎，尚待探究。

3 元明粉

元明粉在明代以前称日玄明粉，清代宫廷中为避康熙皇帝玄烨之讳，乃将“玄”改作“元”。本品由朴硝、芒硝同甘草煎过，鼎罐升煅而成。味辛苦咸而性寒，入胃、大肠二经，功能泻热润燥，化痰软坚，做药引用量 2~6 克。在清宫医疗档案中，慈禧亦常用之，其用途有四：

散满调荣。如嘉庆二阿哥二福晋原系肝脾不和，湿滞受凉之症。服导滞调中等汤，风凉已解，气滞微开。惟湿滞尚盛，腰腹凝结作痛，胸胁胀满，脉息弦滑。此由寒湿乘于荣分，御医用缓肝化滞汤(当归三钱酒炒，焦芍二钱，炙香附三钱，延胡索二钱炒，厚朴二钱炒，枳实一钱五分炒，姜炭八分，祁艾一钱，酒军二钱，腹皮二钱，炙缩砂一钱五分 官桂八分)午服一贴调理。引用元明粉一钱冲服，取其辛咸入血，苦咸走肠，助汤剂开血气之滞而除满，软肠中坚凝以止痛。

导滞消胀。如道光孝慎成皇后，原系停饮受凉之症。服疏风化饮之剂，表凉已解。惟里滞不清，饮热尚盛，胸膈满闷，胁肋胀满，脉息弦滑。御医议用清热导滞汤(酒芩二钱，竹茹三钱，酒军三钱，神曲三钱，陈皮一钱五分，厚朴二钱炒，谷芽四钱炒，赤苓三钱，枳实二钱炒，焦楂三钱，炒栀子二钱)，午晚二贴调理。引用元明粉一钱五分，助诸药入肠胃导里滞下行，除胁肋胀满。

化痰通便。如嘉庆三阿哥，原系停滞受凉瘟疹之症。用药调治，诸症俱好。惟咳嗽有痰，大便未行。御医议用宁嗽润燥汤(杏仁一钱五分，苏梗一钱五分，桑皮一钱五分，桔梗二钱，黄芩一钱五分，枳实一钱五分，油当归三钱，郁李仁一钱五分，火麻仁二钱，生地二钱，桃仁二钱，生甘草一钱)引用元明粉二钱冲服，助诸药稀释痰涎，清利大肠。

润燥软坚。如道光四福晋，原系寒温下注之症。用药调治，腿膝肿痛俱减。惟皮肤中隐隐刺痛，大便秘结。此由经络尚有湿饮，胃肠燥结不润所致。御医投除湿润燥汤(苍术一钱炒，羌活三钱，川牛膝三钱，白术三钱土炒，全当归五钱，赤苓块五钱，腹皮三钱，酒军一钱)，午晚二贴调理。引用元明粉一钱冲，助诸药驱经络之痰饮，润肠胃之燥结。

现代研究表明，元明粉主要成分为硫酸钠，常夹杂种种物质如食盐、硫酸钙、硫酸镁等。内服后其硫酸离子不易被肠粘膜吸收，存留肠内成为高渗溶液，使肠内水分增加，引起机械刺激，促进肠蠕动。盐类对肠黏膜也有化学刺激作用，但不损害肠黏膜。过浓溶液可将组织中的水分吸入肠管，服后4~6小时发生泻下作用，排出流体粪便。本品外敷，还可加快淋巴生成，有消肿止痛作用。但因元明粉味咸气寒，长于消瘀血而折火邪，故脾胃虚寒及孕妇勿服，以免招致不虞。

4 朱砂

朱砂又称丹砂，为天然的辰砂矿石。东汉时代成书的《神农本草经》，认为“丹砂……久服通神明不老”，将它列于“上药”之首。魏晋六朝至隋唐愚昧的帝王及士大夫等竞相服食，甚者炼制“伏火丹砂”内服，曾造成无数死伤和致残悲剧。到了清代，帝后汲取了前朝的教训，使用朱砂范围仅限制在疗疾方面，投药频度显著减少，于此可见医学之进步。

本品味甘性寒有毒，入心肺脾肾四经，功能安神定惊、明目解毒。清宫医疗档案中，做药引的目的在于清心宁神定惊。如道光十二年十月二十五日，御医苏钰、侯焕章请得四阿哥脉纹微赤，系受惊外感之症。以致有时潮热，精神稍倦，周身稍有红点。今议用疏解安神饮(牛蒡子一钱研，荆穗八分，防风八分，蝉衣八分净，茯神一钱，薄荷四分，焦曲一钱五分研，生甘草五分)调理。引用朱砂二分冲服、生姜一片，以助诸药镇心逐痰，祛邪降火，安神明，防惊痫。

朱砂的主要成分为硫化汞 (HgS)，理论上含汞 86.2%，硫 13.8%，但常夹杂其他物质，其中最常见者为雄黄、磷灰石、沥青质等。本品的药理作用，有人将它归入具补益和抗菌消炎药物中。朱砂久服，可致慢性汞中毒，故有的学者反对应用，临床上似不宜提倡使用。

第七节 加 工 类

1 酒

酒属饮料之一，由米、麦、黍、高粱等和曲酿造而成。其品种有烧酒、水酒等，清代宫廷所用之黄酒、老酒、豆淋酒大概为水酒一类。酒味甘苦或辛辣，性温热而有毒，功能通血脉、御寒气、行药势，做药引用量3~15克，或一匙至一盅。清宫医疗档案中，其用途有三：

通行药势。如嘉庆五阿哥，原系内有痰热，外受风凉，结成风瘟瘰疬之症。以致项下结核一枚，形如梅李，推之不动，按之不移，脉息细数，恐日久溃破成疮。御医拟用柴胡散坚汤(生柴胡一钱，升麻六分，当归一钱五分，黄芩一钱五分，牛蒡子一钱五分，川芎一钱，赤芍一钱，玉竹二钱，小生地一钱五分，制半夏一钱，橘红八分叶，生甘草五分)，午服一贴调治。引加黄酒五钱，以领诸药至极高之分，杀其邪恶毒气。

抵御寒邪。如道光静嫔，系产后恶露未畅，外受微凉之症。以致头疼身热，口干胸满，腹胁胀痛，脉息浮数。御医议用荆芥四物汤(荆穗二钱，川芎一钱五分，泽兰叶二钱，丹皮一钱五分炒，条芩二钱酒洗，次生地二钱，益母草三钱，炒黑栀子二钱，全当归五钱酒洗，赤芍一钱五分，木通一钱五分，查炭五钱)，午晚二贴调理。引用豆淋酒一酒盅兑服，以引导诸药行一身之表，抵御寒气，消邪却冷。

宣和血脉。如道光祥妃，系恶露停滞，兼受暑热之症。用药调治，诸症俱好。惟恶露未净，脉息弦滑。御医议用九味生化汤(当归五钱，川芎一钱五分，桃仁一钱五分，红花一钱五分，泽兰叶一钱五分，益母草一钱五分，炮姜三分，山楂炭三钱，生甘草六分)，午服一贴调理。引用老酒一匙，以助宣和血脉，开郁结，逐恶露。

现代研究表明，水酒中含有乙醇、麦芽糖、葡萄糖、糊精、甘油、酸类如乙酸、氨基酸、琥珀酸、以及矿物质等。具有扩张皮肤血管、增加胃液分泌，产生热量，抑制中枢神经系统等作用。过量可致急慢性中毒，促成精神和器官上产生障碍。又因本品性热善行，味甘助湿，久饮可“腐肠烂胃、溃髓蒸筋，伤神损寿”，故阴虚、失血及湿热盛者忌服。

2 饴糖

饴糖又名胶饴，北方人称之谓饧，为米、大麦、小麦、粟或玉蜀黍等粮食经发酵糖化制成的糖类食品。本品味甘性温无毒，归胃、脾、肺三经，功能缓中补虚、生津润燥，做药引用量每次三茶匙。清宫医疗档案中，其用途主要在于缓中止痛。如嘉庆华妃，系暑湿寒凝之症。服药以来，少腹牵引两胁疼痛及呕哕肢冷诸证渐减。惟气软肢疲，脉息弦滑。湿饮未净，御医议用益气建中汤(当归三钱，焦白芍三钱，桂枝一钱五分，茯神三钱，白术二钱土炒，炙半夏二钱，橘皮二钱，炙甘草五分，抚芎一钱，桔梗一钱五分)，午晚二贴调理。引用饴糖三茶匙，助诸药补气调中，缓急止痛。

现代研究证实，饴糖的主要成分是麦芽糖，它经水解为单糖之后，才能被人体吸收，其药理作用尚乏系统研究。由于本品味甘性黏，能致中满。故脾胃有湿热及中满吐逆者忌用。

3 竹沥

竹沥又称竹油，为禾本科植物淡竹的茎用火烤灼而流出的液汁。本品味甘苦性寒无毒，入心、胃、肝、肺四经，功能清热滑痰、镇惊利窍，做药引用量每次 3~30 毫升。清宫医疗档案中，用竹沥主要治疗中风痰盛。如康熙四十九年五月二十七日，太医院右院判刘声芳、御医李德聪，奉旨看镶黄旗食阿思哈尼哈番俸硕色病，原系中风重大之症，神昏目闭，痰涎壅塞，左半身不遂，服御制白丸及酒，神气已明，痰壅已好。惟左半身不遂已交夏至，于二十五日晚又觉神气昏愦，痰壅气堵，汤水难咽。议用御制酒，兼袪风化痰汤(橘红一钱，半夏一钱制，茯苓一钱，制南星五分，僵蚕五分，石菖蒲八分，天麻一钱，防风一钱，当归八分，生甘草三分)，竭力救治。引用竹沥五分、生姜三片，意在取竹沥性滑流利，助诸药走窍逐痰，益阴除热，再得生姜鼓动其势，可使痰热得清，经络气道通利，而诸恙自愈。

竹沥的现代研究报道尚少。因其性寒而滑，因此凡脾胃虚寒而致肠滑痰生，以及寒嗽，皆不宜使用。

第八节 其 他 类

1 童便

童便一般指十岁以下健康儿童的小便，尤以乳儿小便为最佳。本品味咸性凉，归心肺肝肾四经，功能滋阴降火、止血消瘀，做药引用量二茶匙至一杯。清宫医疗档案中，其用途有二：

止血消瘀。如道光静妃，原系妊娠四个月，湿热伤荣，半产之症。服芎归汤，恶露畅行，肚腹疼痛稍止。惟有时头晕恶心，气怯身软，脉息滑缓。此由血虚，湿热上冲所致。御医议用芎归养荣汤(当归身八钱，川芎一钱五分，泽兰叶二钱，黑蒲黄二钱，酒条芩三钱，荆穗炭一钱)，一贴调理。引用童便一小盅兑服，以助诸药祛瘀生新而止血。又如道光朝静嫔，系产后恶露不畅，外受风凉。昨服荆芩四物汤，表凉已解，恶露畅行，脉息弦缓。御医议用条芩四物汤(条芩三钱，全当归五钱酒洗，川芎一钱五分，泽兰叶二钱，丹皮二钱炒，益母草五钱，木通一钱五分，炒栀仁一钱五分，查炭五钱，赤芍一钱五分，次生地五钱)，一贴调理。引用童便一杯兑服，以助诸药消瘀血以排恶露，退虚热而固阴络。

明目散瘀。如道光大阿哥福晋，系伤血后，瘀滞稍有未净，元气虚弱，又兼寒饮素伤脾胃，肝木失荣。以致清气不能上升，二目神光色暗，视物不真，脉息沉涩，症势延缠。御医议用滋肝复明汤(全当归一两，车前子三钱绢包煎，川芎二钱，钗石斛三钱，益智仁三钱炒，怀牛膝三钱，石决明五钱，新会皮二钱，龟板八钱醋炙，茯神块四钱，青葙子二钱，沙苑蒺藜三钱)调理，午晚二贴。引用童便二茶匙兑服，以助诸药散瘀血以致新，益肝阴而明目。

童便常受饮食及排尿时间的影响，复杂多变。主要含尿素、氯化钠、钾盐和磷酸盐；其次为硫酸、尿酸、肌酐、氨、马尿酸；还有小量钙、镁、尿兰母、酚、草酸，微量激素如雌激素、17-酮甾类、17-氧皮质甾酮等。药理研究尚乏报道，临床仅认为它对病毒感染和溃疡病出血有效。然本品之性寒凉，故脾胃虚寒，溏泻，及阳虚无火食不消者，皆宜慎用。

2 一捻金

一捻金，又名小儿一捻金。本方首见于明代龚信《古今医鉴》卷十三，清代御纂《医宗金鉴》补入了剂量，曾在大内广泛使用，并经常用做药引。

一捻金的组成为：大黄、槟榔、黑牵牛子、白牵牛子、人参各等分，为细末，每服一字，蜜水调下。主治小儿风痰吐沫，气喘咳嗽，肚腹膨胀，不思饮食。起到祛积通便、逐水消痰、却邪扶正之作用。

在清宫医疗档案中，一捻金做药引的用量是 0.7~5 克。

其用途有四：

逐痰通腑。如道光四阿哥，原系夹惊外感之症。用药调治，惊气外感已解。喉内有滞热生痰，以致痰鸣气促，唇干。御医议先服抱龙丸一粒，薄荷汤化服。仍用清热化滞汤(连翘五分，山楂一钱，瓜蒌一钱，羚羊五分，焦曲一钱，苦桔梗一钱，姜连四分，麦芽一钱，浙贝一钱五分，鲜竹茹一钱，橘红一钱)，一贴调理。引用一捻金二分，助诸药逐痰清热，通腑宽肠。

理气止痛。如道光四福晋，原系寒暑郁结，腹胁作痛之症。昨服清暑化饮汤，暑气渐清。惟饮滞过盛，胁肋尚觉胀痛，脉息弦滑。御医议用调中化饮汤(姜厚朴二钱，腹皮二钱，青皮三钱炒，延胡索二钱炒，制香附三钱，赤苓块五钱，枳壳三钱炒，查炭三钱)，午服一贴调理。引用一捻金一钱五分冲服，助诸药行气调肝，消食止痛。

消积导滞。如慈禧皇太后，气道欠畅，胃有宿滞，眼目发眐，时作嘈杂，左关沉弦稍数，右关沉滑有力。御医拟调气化滞之法(溏瓜蒌三钱研，通草一钱，焦三仙各二钱，鸡内金二钱，广皮一钱)调理。引用一捻金一钱二分后煎，助诸药清肝经湿热，导胃间积滞。

扶正祛邪。如同治皇帝载淳，原系因病致弱，气不化饮之症。今忽然气道梗阻，有似厥闭之象，脉息弦软而虚。病势危重，气虚。御医议用助气化饮汤(沙参五钱，麦冬五钱，伏龙肝五钱，枇杷叶二钱，白薇二钱，陈皮二钱，五味子四分，柏仁霜二钱)，早服一贴调理。引用一捻金六分冲服，助诸药开闭豁痰，祛邪匡正。

一捻金属于攻补兼施之剂，而偏于攻伐。故虚多滞少者，不宜服之。

3 六一散

六一散由金元医学大家刘完素创制。方中滑石、甘草按 6∶1 的比例配成，取“天一生水，地六承之”之义，故又名天水散、益元散。本剂为清代宫廷暑令常用的药引之一，主治感受暑湿、身热烦渴、小便不利或泄泻，具有祛暑利湿之效，用量每次 3~15 克。除六一散外，宫中亦用含朱砂的六一散，常书“辰砂益元散”，以示两方名称和成分之区别。

六一散在清宫医疗档案中的用途，可概括为三方面：

清暑散邪。如嘉庆二阿哥大侧福晋，系内停饮热，外感暑湿之症。以致头闷胸满，肢体倦软，脉息虚浮。御医议用香薷饮(香薷一钱五分，厚朴一钱五分炒，黄连一钱，枳壳一钱五分炒，陈皮一钱五分，炙半夏一钱五分，白术一钱五分土炒，萹豆二钱)，晚服一贴调理。引用益元散一钱，助诸药滑利毛窍，以除在表和在里之暑湿。

清利湿热。如嘉庆三阿哥，系停饮受热之症。用过正气、二香等汤，胸满已好，腹痛渐减，脉息渐缓。惟湿热不净，烦热口渴。御医议用除湿胃苓汤(苍术一钱，陈皮二钱，厚朴二钱，赤苓三钱，泽泻二钱，木通二钱，黄连八分，焦曲三钱，焦楂三钱，猪苓二钱，甘草五分)，晚服一贴调理。引用六一散三钱，助诸药清中下焦湿热，利六腑涩结。

清醒头目。如慈禧皇太后，胃气欠和，食后嘈杂，头目不爽，脉息左寸关弦而近数，右关沉滑。御医拟轻扬和胃之法调理(菊花一钱五分，银花一钱，竹茹一钱，金石斛一钱，橘红八分，谷芽二钱炒)。引用益元散一钱五分煎，助诸药荡除膀胱经湿热，则头目自清。

六一散为清利淡渗之品，性质偏凉，因此，凡内郁寒湿、阴虚之体及大便干结者慎用。

清宫药引的单味及复味

清宫医方中所使用的药引，其药味多寡不一。虽一般多用单味药作药引，但也常见两味药作药引者，用三、四味药者也非罕见，甚至有用五、六味药者。其药引使用之广泛，特别是多味药引的应用，在古今方书、医案中是很少见的。现按药引使用药味的多少，分别介绍如下。

第一节　单 味 药 引

单味药引的使用，在清代宫廷医案中很多见。其用药种类之广泛，为一显著特色。诸如解表、清热、泻下、祛风湿、芳香化湿、利水渗湿、温里、理气、消食、止血、活血祛瘀、化痰止咳平喘、安神、平肝熄风、开窍、补益、收涩等十余类中药均有入药引者。据部分医案的统计，竟有一百几十种中药用作单味药引。所涉及药味较多、使用频率较高者为解表、清热、消食、理气、利水、化湿、祛风湿、补益、化痰止咳及理血等类药物，这与宫中诊治病种有内在联系。

(一) 解表类药引

清宫医方中用作单味药引的辛温解表药有：生姜、桂枝、荆芥、羌活、白芷、葱、苍耳子等；用作单味药引的辛凉解表药有：薄荷、桑叶、菊花、柴胡、蔓荆子、葛根、蝉蜕、升麻等。其中以生姜、薄荷、桑叶、菊花等使用频率较高。

(1) 生姜，味辛，性微温；归肺、胃、脾及肝经。有发散、温中、温肺，止呕、止咳等功效。因其温散风寒、和中降逆，在传统医方中即为最常用的药引之一，在清宫医案中亦常用作药引。同治十三年十月底，同治皇帝患天花，御医诊治过程中于十一月十五日午刻为同治拟平胃饮方如下：

苍术二钱，炒　炙老厚补二钱　橘皮二钱　制半夏三钱　建曲四钱

引用生姜二片

水煎温服。

据次日医案记载“昨因食水感凉，服扶元清解化饮平胃等方，寒热呕堵俱减，痂渐脱落。”可见用散寒温胃止呕而且入脾、肺经的生姜作药引，是起一定作用的。

(2) 薄荷，入肝、肺二经，味辛，性凉，而善疏散风热，清利头目，又兼能疏肝解郁，常用于风热、肝郁等证。光绪八年四月初四日，慈禧太后“脉息右寸关滑稍数，左关微弦。表感风温渐解，肺气郁热未清，肝旺阴虚，脾元未壮，以致咳嗽头晕，鼻塞声重，耳鸣目热，顿嗽胸腹串疼，午后肌肤手心作热，肩痛背热未减”。御医薛福辰等五人议用清解理肺饮调理：

葛根一钱五分　前胡一钱五分　桔梗二钱　杏仁二钱，研　浙贝二钱，去心　酒芩一钱五分　元参三钱　枳壳一钱，炒　生地三钱　骨皮二钱　青蒿一钱五分　甘草八分

引用薄荷八分

初五、初六日均照原方加减，初七日用清上理肺饮，初五、初七日均以薄荷七分为药引。初八日医案记载："脉息右寸关尚见滑数，余部渐平。肺经郁热渐见清解，头疼较轻，……"可见已取得一定疗效。此处用清热解郁而又入肝、肺经的薄荷作药引治慈禧的肺经郁热，药引使用得十分恰当

(3) 桑叶，入肺、肝经，味苦、甘，性寒，有疏风热、清肝热之效，治外感风热、肝经实热等证常用。在清宫医案中所见治此类病证医方亦常用桑叶作药引。光绪八年三月二十九日，慈禧太后"……咳嗽伤风，鼻塞声重，咯痰不爽，胸膈隐痛，周身骨节痠疼，肩臂筋强，背热较甚，由于肺经风邪未解，营卫不和所致"。御医薛福辰等四人所拟处方：

苏梗一钱　葛根一钱五分　玉竹三钱　元参一钱五分　荆芥一钱五分　苦桔梗二钱　杏仁一钱五分，研　橘红一钱　川贝母一钱五分，研　茯苓三钱　甘草七分

引用桑叶八分

两天后医案记载称"服药后外邪渐解"。但因里热未清，嗽痰不爽，胸膈引痛，背热臂痛，而以原方加减清解宣理肺气，仍用桑叶作药引。

(4) 菊花，亦入肝、肺二经，味辛、甘、苦，性微寒，有疏风热、清肝明目之效，常用治外感风热及肝经风热或肝火、肝风、肝阳所致头痛、眩晕、目赤肿痛等证。此类病证在清宫医方中亦常用菊花作药引。光绪三十四年五月二十四日，御医张仲元诊得隆裕皇后"脉息左寸关浮数，右寸关滑数。胃蓄湿热，感受暑邪，以致头晕口渴，恶寒发热，皮肤作痒，出有疙瘩，时觉恶心。"予以清解暑热之法调理：

(5) 藿香二钱　荆芥三钱　白芷二钱　大腹皮三钱　广皮二钱　连翘三钱　丹皮三钱　枳壳三钱，炒　蝉蜕三钱　银花三钱　甘草一钱

引用菊花三钱

此药为引，治疗暑热之邪外感所致之寒热、头晕、风疹作痒之证甚为相宜。次日医案中载"表邪渐解，头晕脚轻。"可见方药对证。

以下再举几例，说明其他解表类中药作药引的应用。

光绪某年十二月十一日，光绪皇帝"脉息左部沉弦，右寸关沉滑。有时眩晕，手足觉凉，脊背微疼，食后消化不快，步履无力"。御医张仲元拟柔肝调脾之法调理：

次生地三钱　生杭芍二钱　霜桑叶二钱　菊花二钱　苍耳子二钱，研　黑芝麻一钱，研　炙香附二钱　钩藤三钱　谷芽三钱，炒　生粉草八分

引用羌活八分

(6) 羌活，味辛、苦，性温，归膀胱、肾经。因而善治风寒湿邪所致头部、脊背、肢节疼痛，特别是太阳膀胱经循行部位之疼痛。以羌活为药引，对光绪脊背痛等证当有效验。光绪三十四年九月十九日，隆裕皇后"脉息左关弦而稍数，右寸关沉滑。头疼见好，胁疼亦轻，惟食后稍闷，消化仍慢，有时咳嗽，身肢痠倦"。御医张仲元拟调肝和胃之法调理：

生杭芍三钱　中生地四钱　川芎二钱　甘菊花三钱　神曲三钱，炒　焦楂肉三钱　广皮三钱　酒芩二钱　青竹茹三钱　杏仁三钱，炒研

引用蔓荆子一钱五分

次日"胁疼已好，饮食见香"，可见已取效。蔓荆子归膀胱、肝、胃三经，味辛、苦，性平。从性味、归经来看，蔓荆子在调肝和胃之方中作药引，并治头疼、胁疼等证是很恰当的。

同治十三年初二日卯刻，患天花已过一月之同治皇帝病情危重，"……唇腮硬肿，牙龈

黑糜，舌干口臭，大便黑黏，糟粕腥臭次数亦减。此由肠胃湿热攻冲，水亏火亢所致。”李德立、庄守和两御医处方益阴清毒汤加减：

元参四钱 金石斛四钱 白芍三钱，酒炒 花粉三钱 茯苓四钱，研 牡丹皮二钱 酒芩三钱 酒连一钱五分，研 芜荑一钱五分 木通二钱 橘皮二钱 炙甘草一钱

引用葛根三钱

巳初三刻进药。

此时之同治，阴液亏涸，胃火炽盛，用滋阴生液、清胃解毒之法治疗应属得当，所用葛根作药引，入脾、胃二经，辛凉解热而生津，甚为相宜。虽然当日酉刻医案称“毒火上亢渐轻，面颊肿势见消，牙龈糜臭稍减”，然病已入膏肓，非药物所能救，终于初五日酉刻元气败脱而崩逝。

(二) 清热类药引

清宫医案中用作单味药引的清热中药不下三十余种，例如清热泻火之竹叶、芦根、栀子、淡竹叶、天花粉、知母、夏枯草、莲子心等；清热燥湿解毒之黄连、黄芩、黄柏等；清热凉血之生地黄、牡丹皮、玄参、藕等；清热解毒之金银花、连翘、甘草梢、橄榄等；清虚热之银柴胡、青蒿、地骨皮、胡黄连等；清暑热之荷叶、荷蒂、荷梗、西瓜翠衣等；还有苦丁茶、青茶、梨等。在这些清热药中，作药引使用频率较高的有竹叶、芦根、栀子、橄榄、荷叶、荷蒂、荷梗等。

(1) 竹叶，味甘、淡，性寒，归心、肺、胃经，长于清心火，除烦热，生津，利尿。宫中帝王、后妃、公主等常患心肝郁热或胃肠滞热之证，故御医处方常以竹叶为药引，以入心、胃、肺经，清火而除烦。光绪六年三月十一日，慈禧太后“脉息两手均弦，大而数，心脾脉尤空软。昨晚悲伤过甚，通宵未寐，以致中脘嘈杂，胸膈空虚，腰疼骽软，背串凉热，口多涎沫，诸症骤起，自系暴受惊恐，五志之动，五火交燃所致”。御医薛福辰等据此“议暂减滋补，先用加味六君子汤一贴调理”：

沙参三钱 茯神三钱 生白术二钱 陈皮五分 炙半夏二钱 丹参一钱五分，酒炒 白芍一钱五分，炒 炙甘草八分

引用竹叶十片

方中唯有药引竹叶能清心、肺、胃之火，而除烦、宁神、定惊，对于治疗暴受惊恐而动火不寐之证，有极重要的意义，不可省略或忽视。

光绪二十五年时，素体虚弱的光绪皇帝，体质每况愈下，病情复杂。十二月十五日脉案在记述了周身诸多病证之后，御医李德昌、姚宝生分析认为“总缘禀赋素弱，心脾久虚，肾水不足，虚火炎金，灼其津液，气血久亏，以致周身时觉不适。复因肝肺湿热熏蒸，头目偶若受风，右边白睛眼胞即见赤肿，坐久干涩眯糊，头仍觉晕，口唇起有小泡。法宜以甘温之剂培补阴阳。惟水亏火旺，不受补剂，是以用药掣肘。今议用养心扶脾，滋养肝阴培元固本之中，加以清热化饮之品”：

柏子仁二钱 茯苓三钱 干地黄三钱 生杭芍二钱 薏苡仁三钱，炒 金石斛三钱 丹皮一钱五分 陈皮一钱五分 霜桑叶二钱 甘菊花二钱 知母二钱，盐炒 麦冬二钱

引用竹叶二钱

在以滋补为主的方中，药引竹叶为佐，以清心胃虚火，也起重要作用。

(2) 芦根，味甘，性寒，入肺、胃二经，功能清热生津除烦，又有止呕、利尿之效，

宫中亦常用为药引。据道光朝医案记载，全贵妃(即后来之孝全成皇后)孕寿安固伦公主时，曾因妊娠热盛，火烁肺金，以致身热咽干，有时咳嗽。御医张永清、陈昌龄拟方清金代茶饮：

羌活(一钱五分)　防风(一钱五分)　苏梗(一钱五分)　小生地(三钱)　麦冬(三钱，去心)　桔梗(二钱)　知母(二钱)　黄芩(二钱)　生甘草(五分)

引用芦根(三把)

全贵妃所患为火烁肺金之证，方中芦根恰入肺经，长于清泄肺热，生津润燥而止咳，用作药引，不仅引经报使，而且完全对证。

光绪三十一年二月初三日，慈禧太后时觉身肢冷热，上腭咽喉作痛，御医姚宝生诊其脉左关弦数，右寸关浮滑而数，认为证属“肝经有火，肺胃感有风热”，予以清解化饮法调理：

霜桑叶(三钱)　橘红(一钱五分，老树)　苏梗叶(各八分)　苦桔梗(二钱)　牛蒡子(三钱，研)　川贝(二钱，研)　酒黄芩(二钱)　前胡(一钱五分)　枳壳(二钱，炒)　甘菊花(三钱)　藿梗(八分)　甘草(一钱)

引用鲜芦根(二支，切碎)

此处以芦根为药引，入肺、胃二经，而清散肺胃风热，治慈禧之寒热、咽痛当有效。果然次日医案称“风热渐解，咽痛见轻。”

(3) 栀子，味苦，性寒，归心、肝、肺、胃、三焦经，长于清泻上、中、下三焦之火，而凉血、除烦、利湿热。宫中常见之肝胆郁热、食滞蕴热、火扰心肺等证，用栀子皆为所宜，用作药引者亦有多处。光绪二十八年七月二十六日，慈禧太后头闷而晕，手心发热，自觉膈间不爽，有时急躁，身肢较倦，谷食不香。御医张仲元诊其脉左寸关弦数，右寸关滑数，辨证为“肝肺有热，气道不调，胃蓄饮滞，熏蒸上焦”，予以调气清热化滞之法调理：

川郁金(三钱，研)　枳壳(三钱，炒)　焦三仙(九钱)　橘红(一钱五分，老树)　生杭芍(三钱)　羚羊(一钱五分)　次生地(四钱)　甘菊花(三钱)

引用焦栀仁(三钱)

慈禧之病证，按御医之分析，在肝、肺、胃及上焦，而以栀子为药引，其归经恰于慈禧之病位相吻合，可见药引使用之得当。

(4) 橄榄，在清宫医方中均称青果，味甘、涩、酸，入肺、胃二经，有清肺利咽，生津化痰等功效，常用治咽喉肿痛，咳嗽，烦渴等证，在清宫医方中为常用药引之一，而且常用鲜品作药引。光绪十四年十一月十三日，光绪皇帝头疼头晕，咽干疼痛，口黏而渴，身倦作烧。御医全顺、杨际和诊其脉左寸关浮弦而数，右寸关滑数，辨证为“肝肺有热，胃气不和，蓄有饮滞，外感风寒”，拟方清解利咽汤调理：

薄荷(八分)　荆穗(二钱)　防风(一钱五分)　牛蒡(一钱五分，炒)　连翘(二钱)　元参(三钱)　花粉(二钱)　酒芩(二钱)　苦桔梗(三钱)　枳壳(二钱，炒)　焦三仙(各二钱)　生甘草(八分)

引用鲜青果(五个，捣碎)

此处青果作药引，入肺、胃经，不仅有助于全方清肺和胃，而且其清热利咽生津功效对光绪的咽干疼、口黏渴之证亦有治疗作用。

后来，御医赵文魁为端康皇贵太妃(即原瑾妃)所拟治音哑方中也以鲜青果为引：

大元参(六钱)　寸冬(四钱)　赤芍(三钱)　花粉(三钱)　生知母(三钱)　蝉衣(一钱)　薄荷(二钱)　栀子(三钱，炒)　胖大海(五个)　枯芩(三钱)　诃子(三分)　桔梗(八分)

清宫药引精华

引用鲜青果七个

从医案记载来看，其病为“肝肺结热，中气欠调，外受浮风”所致，先以化风清肝理肺之法调理，继照原方加减(即上方)，次日即“诸证轻减”，可见有效。

(5) 荷叶、荷蒂、荷梗，三者均为清宫医方中的常用药引，均出自原植物睡莲科植物莲，均属清解暑热之品，其性味、归经、功效有大同小异。荷叶为莲的叶，味苦、涩，性平，入心、肝、脾经，功能解暑清热利湿，兼可升发清阳，散瘀止血；荷蒂，又称荷叶蒂、荷鼻、莲蒂，为莲叶的基部，味苦甘，性平，有清暑祛湿，止血安胎之效；荷梗，又名藕杆，为莲的叶柄或花柄，味微苦，性平，清热解暑，兼能通气行水。三者作药引时均常用鲜品。

光绪三十一年六月二十四日，御医张仲元、姚宝生为慈禧太后诊病，“脉息左关弦数，右寸关滑数。肝胃有火，湿热上蒸”。故以清热化湿之法调理：

酒黄连一钱二分，研　霜桑叶三钱　焦茅术一钱五分，土炒　酒芩炭一钱五分　云茯苓四钱　广皮一钱五分　扁豆四钱，炒　泽泻一钱五分　淡竹叶一钱　焦槟榔三钱　藿梗八分　生甘草一钱

引用鲜荷叶一角

荷叶作药引，入肝、脾经，与慈禧之病位相一致，而且与全方清热化湿之方义相吻合。

嘉庆元年十月，孝淑睿皇后患经行过多之证，从初四日用和肝归脾汤，初五日至初九日用归脾汤加减，均以荷叶梗为药引；十二日用养心归脾汤，以荷叶炭为药引。经十天调治，渐次取效。兹列出两日脉案如下。

十月初四日，御医商景霨等诊得“皇后脉息弦软。系外感解后，荣分适至，下血较多，胸腹胀满，肢体痠软。”认为系血虚湿盛所致，拟方和肝归脾汤：

制黄芪四钱　当归三钱，身　焦白芍二钱　枣仁二钱，炒　茯神三钱　茯苓三钱　制半夏一钱五分　橘红一钱五分　丹参二钱　石斛二钱　艾叶一钱五分，炒　阿胶一钱五分，蛤粉炒　续断三钱，炒

引用荷叶梗五寸

十月十二日，张自兴等御医诊得“皇后脉息渐缓。原系肝虚荣分不调之症。连服归脾汤，诸症恶减。惟元气未复，脾虚湿盛，荣分未净，腰膝痠软”。以养心归脾汤调理：

茯神三钱　柏子仁一钱五分，去油　当归三钱　焦白芍二钱　川芎一钱　丹皮一钱五分　龟板三钱，炒焦　竹茹二钱　丹参二钱　赤苓三钱

引用加荷叶炭三钱

综观皇后病情，与肝、脾、心三脏密切相关，而作药引之荷叶、荷梗恰可入该三经。再者，时处盛夏，又有胸腹胀满、肢体痠软等湿困中焦、气机不利之证，荷梗作药引，清暑化湿而通行气机，十分恰当。而荷叶炒炭则增强止血之力。

光绪六年七月初七日，慈禧太后“脉息左手仍缓而无力，右寸关浮弦微滑。乃外感轻邪，晚间腰热，足心热，早起痰内带红三点。”御医薛福辰等拟方滋阴潜阳中略参清表之剂调理：

沙参三钱　女贞子二钱　麦冬三钱，去心　白芍一钱五分　丹皮一钱五分，酒炒　冬白术一钱，蜜炒　浙贝一钱五分，去心　霜桑叶一钱二分　炙甘草六分　柴胡三分

引用鲜荷叶蒂三个

方中荷蒂之作药引，既协助清散表邪，又有止血之效。次日以后的医案中未再见“痰内见红”的记录，表明痰血已停止。

(6) 黄柏、丹皮、金银花、青蒿：清宫医方中其他清热类药引的使用也颇具特色，兹

举几例。

光绪某年三月十九日，光绪皇帝头眩耳鸣，有时觉堵；左足跟痛，有时串至足背。御医王祯福诊其脉左关弦数，右脉滑缓。辨证为肝肾虚热上行，脾土湿热下流，用养阴除湿之品一贴调理之：

大生地三钱　白菊花三钱　赤苓二钱　木瓜一钱　焦谷芽三钱　龙胆草二钱　防己二钱　鳖甲二钱

引用黄柏二钱，炒

头眩耳鸣、足跟痛皆为肾经病证，黄柏不仅入肾经，而具性味苦寒，长于清热坚阴燥湿，与辨证立法相一致。

光绪三十二年四月二十九日，慈禧太后由御医张仲元、姚宝生诊病，左关脉弦而近数，右寸关脉滑而稍数。辨证为营卫未和，阴分温热未清。用清热宣郁之法调理：

细生地四钱　酒芩二钱　知母二钱，酒炒　青蒿二钱　地骨皮三钱　桑叶二钱　甘菊花三钱　炙枇杷叶三钱　牛蒡子三钱，炒研　广皮一钱　旋覆花三钱，包煎　甘草梢一钱

引用丹皮二钱

牡丹皮入心、肝、肾三经，长于凉肝血、散郁热，用作药引与“清热散郁”之治疗法则相一致。

数日之后，即光绪三十二年闰四月初三、四日，慈禧太后感寒化热，头晕、口渴，经凉解清热之法治疗后症状见轻，初四、五两日，御医张仲元、姚宝生诊其脉左关弦而稍数，右寸关滑而近数，认为湿热渐清，惟肺胃蓄饮未净，叠以清热化饮之法调理，皆以鲜银花为药引。初四日处方如下：

炙枇杷叶三钱　知母二钱　霜桑叶三钱　甘菊花二钱　酒黄芩一钱五分　猪苓一钱五分　地骨皮三钱　枳壳一钱，炒　酒生地三钱　泽泻一钱五分　粉丹皮一钱五分　甘草八分

引用鲜银花三钱

金银花入肺、胃、大肠经，甘寒清热，为药引用于治慈禧肺胃饮热证方中甚为贴切。

同治十三年十一月二十八日，已患天花近一月的同治皇帝，虽经多方救治，然病情危笃，日晡发热，寐虚恍惚，胸满嘈杂，肾俞处发浆汁出多。御医李德立、庄守和诊其脉弦数无力，诊为证属阴虚水亏生热，心肾不交，而用益阴化毒汤加退虚热之品调理：

沙参三钱　元参四钱　炙鳖甲四钱　地骨皮三钱　当归三钱，身　生白芍三钱　橘皮一钱五分　炙厚朴二钱　远志二钱　银花三钱　生甘草七分

引用青蒿二钱

青蒿入肝、胆、肾三经，味苦、辛，性寒，长于退虚热而凉血。同治此时处于温热病后期，温热之邪入于阴分，用青蒿为引以清热凉血退虚热，较为适宜。

(三) 泻下类药引

清宫医方中用作单味药引的泻下类中药并不少见，诸如攻下药大黄、芒硝、芦荟，润下药火麻仁，峻下逐水药牵牛子等均有作药引的记载，其中尤以大黄、芒硝较为多用。

(1) 大黄，又称将军、川军、绵纹军，盖因其气味重浊，直降下行，走而不守，有斩关夺门之力。味苦，性寒，归脾、胃、大肠、肝、心五经，长于泻下攻积，清热泻火，解毒，祛瘀。用之得当，诚如《本经》所谓“下瘀血，血闭寒热，破癥瘕积聚、留饮宿食，荡涤肠胃，推陈致新，通利水谷，调中化食，安和五脏。”宫中御医往往有胆有识，善用大黄以治积滞、郁热、实火、瘀血等证，在药引中亦常用大黄。宫中用大黄作药引者，多为

熟大黄或酒炒大黄，是为缓和其泻下之性，而以清热、解毒、活血为主要作用。

光绪十四年十一月十四日，光绪皇帝头痛咽痛，身肢懒倦作烧，口渴思凉，胸闷懒食，夜寐时睡时醒，大便未解。御医全顺、杨际和诊其脉左寸关弦数，右寸关滑数有力，认为营卫未和，滞热未行，湿饮仍盛，夹有时瘟，予以清解化湿饮调理：

薄荷八分　荆芥二钱　大青叶三钱　川郁金三钱，研　苦桔梗三钱　花粉三钱　枳壳三钱，炒　连翘二钱　酒芩三钱　射干二钱　元参四钱　生甘草八分

引用酒军八分

当日未刻，光绪表热稍解，诸证较轻，谷食稍香，但仍头微作晕，咽干稍疼，唇燥起皮，口仍作渴，大便未行。为湿饮滞热尚盛，余瘟未清，仍用前方去郁金，加麦冬三钱，药引继用酒军八分。次日，表感已解，头晕咽痛见轻，用清热化滞饮调理，方中有酒军一钱。至十五日未刻，诸证俱好，大便已行。

此案，光绪外感时瘟，内有肠胃滞热湿饮，治以解表清里，收效颇佳。其中酒制大黄为引，入脾、胃、大肠等经，除积滞，清里热，为不可或缺之品。惟光绪多病之躯，本已虚弱，不堪攻泻，故用酒制之大黄，且用量只八分。可见用大黄作药引，需注重炮制及用量。

(2) 芒硝，味咸、苦，性寒，专入胃、大肠二经，长于泻热通便，软坚润燥。宫中常用作药引者为玄明粉(元明粉)，系芒硝脱水而成之白色粉末，质地较纯净。道光三年六月二十二日，孝慎成皇后头闷身痠，呕恶胸满，胁腹胀痛，夜间不寐，大便未行。御医郝进喜诊其脉滑数，辨证为肝胃气滞，饮滞过盛，用当归润燥汤调理：

当归三钱，油　郁李仁三钱，研　火麻仁三钱，研　酒军三钱　青皮二钱，醋炒　厚朴二钱　赤苓三钱　槟榔二钱　枳实二钱，炒　黄连一钱　香附三钱，醋炙　滑石三钱

引用元明粉一钱五分

本方行气化滞，通腑泄热，润燥滑肠，切合皇后病情，当晚原方再服一贴，则大便已行。以元明粉为引，入胃、大肠经，去滞热，软燥结，通腑气，起重要作用。

(四) 祛风湿类药引

在祛风湿类中药中，宫廷中常用作单味药引的是桑枝和桑寄生、丝瓜络，其他诸如五加皮、海桐皮、防己、木瓜、青风藤、千年健等也有用作药引的记载。

(1) 桑枝，入肝经等部位，味苦，性平，长于祛风通络，兼利小便。宫中用作药引时，有时注明用鲜桑枝、嫩桑枝或酒炒。光绪八年正月初九日，慈禧太后肩臂手指痠沉强痛，谷食不香，多言则胸中气怯，大便带溏。御医薛福辰等诊其脉左寸缓弱，右关见滑，辨证为肝阴血气未充，夹有湿饮，以益气养阴汤加减调理：

人参一钱　于术二钱，炒　茯神三钱，研　白芍一钱五分，炒　归二钱，身，土炒　干地黄三钱　杜仲二钱，炒　制半夏二钱　醋柴胡六分　谷芽三钱，炒　橘络一钱　炙甘草八分

引用桑枝三钱，酒炒

以后或以本方加减进退，或以益气和营汤、益气养营汤、调脾和胃饮、清燥和胃饮、益气健脾汤等加减治疗，多次用酒炒桑枝或鲜桑枝为引。此时用桑枝为引，缘其入肝经，肝主筋，慈禧之肩臂手指痠沉强痛、筋脉强痛、屈伸不利等证，总与肝经有关，为阴血不足、经络不畅之证。桑枝专去风湿拘挛，通经络，利关节，尤善走上肢。故慈禧此时病证以桑枝为药引是很适宜的。

(2) 桑寄生，味苦，性平，归肝、肾二经，有祛风湿，舒筋络，补肝肾，强筋骨，养血安胎等功效。光绪三十四年三月十七日，光绪皇帝两耳鸣响，右耳作堵，口舌起泡，饮食少运，大便或干或溏，足跟作痛，牵连踝骨。御医陈秉钧诊其脉右弦数，左细数，分析认为属阴虚生风，气虚生湿，风从上扰，湿随气陷，气与阴亏，则风与湿用事，证系半虚半实，实不能疏散。虚不能填纳。故以滋阴泄风调中化湿之法治疗：

北沙参二钱　云茯苓三钱　白蒺藜二钱，去刺　金石斛三钱　焦米仁二钱　杭菊瓣一钱

引用桑寄生三钱

这一年系光绪临终之年，其病势沉重，每况愈下，且病情复杂，从本案御医之分析亦可为佐证。至于耳鸣、足跟痛等症，实与肝、肾不足有关，故以桑寄生为药引，入肝、肾二经，以补益肝肾。

(3) 丝瓜络，味甘，性平，入肺、胃、肝经，能祛风通经活络，兼可化痰，解毒，利尿消肿，凉血止血。光绪七年八月二十五日，珍贵人(即深得光绪宠幸的珍妃)膈间堵闷，咳嗽时作时止，左腿膝筋脉串痛。御医冯盛化诊其脉左寸关沉弦，右寸关滑数，分析为肝经气道欠和，肺胃饮热未消，兼混热下注，筋脉滞涩，用舒肝和脉化湿饮调理：

赤苓二钱　橘络一钱　枳壳二钱，炒　茅术三钱　苦参一钱　秦艽二钱　续断三钱　牛膝一钱

引用丝瓜络一钱

八月二十七日用清解舒筋化湿饮时，仍以丝瓜络二钱为引。珍贵人病在肝、肺、胃，证属气滞、湿热、经络不通，药引丝瓜络恰入肺、胃、肝三经，且有通经活络利湿之效，可见药引选用之妙。

(五) 芳香化湿类药引

芳香化湿类中药虽药味不多，但由于其气味芳香，长于调畅气机，宣化湿浊，醒脾健胃，很受御医青睐，常被选用为单味药引，尤以砂仁为常用，藿香、佩兰亦较常用，其他如厚朴、白豆蔻、苍术、草豆蔻等亦有用作药引者。

(1) 砂仁，味辛，性温，入脾、胃经，能化湿行气，温中、醒脾，又能安胎。在宫廷医方中，为药引常用药之一，这可能与宫中多食肥甘厚味，呆腻肠胃，脾失运化有关。光绪八年六月十一日，慈禧太后谷食不香，膳后倒饱，消化不快，有时头晕，神倦气怯，夜寐欠实，两肩强痛，背部觉热。御医薛福辰等诊其脉左部缓弱，右关带滑，认为属心气久亏，脾胃软弱，故给予益气保元汤：

人参一钱五分　于术二钱，炒　茯神三钱　茅术一钱五分，炒　当归二钱，身，土炒　白芍一钱五分，炒　丹参二钱　干地黄三钱　甘菊花一钱五分　金毛狗脊二钱，炒　片姜黄一钱五分　桑寄生三钱

引用砂仁七分

后不久，在用益气养荣汤加减时，又用砂仁为药引。从慈禧的病情来看，脾胃虚弱，食滞不消，故以入脾、胃经的砂仁为引，以取醒脾和胃之效。

(2) 藿香，味辛，性微温，归脾、胃、肺经，功能化湿浊，解暑湿，和中止呕。光绪某年十月十一日，光绪皇帝头晕作疼，呕吐酸水，口黏干渴，憎寒咳嗽。御医庄守和诊其脉左寸关浮弦，右寸关滑数，认为系胃经饮滞未化，表感风寒不净，以疏解平胃化湿饮调理：

苏叶子二钱　防风三钱　前胡三钱　川芎二钱　川厚朴二钱，炙　陈皮一钱五分　茅术二钱，炒　枳壳二钱，炒　法半夏二钱　神曲三钱，炒　姜连一钱，研　甘草八分

引用藿梗二钱

从光绪脉案来看，病在肺、胃，即风寒伤及肺卫，胃有饮滞湿浊，故疏解平胃化湿之法甚宜，而所选用药引藿香，入脾、胃、肺经，且能发表化浊，和胃止呕，亦很得当。

(3) 佩兰，味辛，性平，入脾、胃经，为化湿解暑之良药，宫中亦常为药引。光绪六年五月十六日，慈禧太后胸膈发堵，微有嘈杂，按之乃见松快，右腿盘屈则痛，颃颡仍有下坠，不耐烦劳，精神时倦。御医薛福辰等诊其脉浮取稍觉软滞，沉部神力尚好，给予保元益阴汤加减调理：

党参三钱　于术一钱五分，土炒　茅术一钱五分，炒　茯神三钱，研　当归三钱，身，土炒　白芍一钱五分，炒　干地黄三钱　续断二钱　砂仁八分　藿香一钱　女贞子二钱　炙甘草八分

引用佩兰一钱

慈禧本系气血不足，荣卫不和，此时胸膈发堵而又嘈杂，恐与湿浊中阻有关(前一日脉案有“天雨骤凉”之记载)，故以入脾、胃经之佩兰为引，其祛湿化浊之效或与病情有益。

(六) 利水渗湿类药引

宫廷医案中用作单味药引的利水渗湿类中药有薏苡仁、灯心草、泽泻、车前子、赤茯苓、滑石、姜皮、木通等，而以薏苡仁、灯心草的使用频率为高。

(1) 薏苡仁，味甘、淡，性平偏凉，入脾、胃、肺、肝、肾、大肠经，有利水渗湿，健脾，舒筋除痹等功效。宫中常用为药引，既有生用，也有炒用者。光绪八年六月初六日，慈禧太后肩臂不舒，背筋强痛，时有头晕，肢倦气怯，背热，便溏。御医薛福辰等诊其脉左部缓软，右关带滑象，辨证为心脾虚弱，雨后阴湿未化，经络营卫未和，而用理脾化湿汤调理：

人参一钱五分　于术二钱，炒　茯神三钱　茅术一钱五分，炒　陈皮一钱五分　甘菊花二钱　金毛狗脊二钱，炒　桑寄生三钱　白芍一钱五分，炒　醋柴胡七分　当归二钱，身，土炒　女贞子二钱

引用薏苡仁三钱

薏苡仁渗湿而兼健脾，又能舒筋脉，缓挛急，适于治慈禧主要病证，而且引入脾、胃、肺经，亦符合慈禧之主要病位。

(2) 灯心，味甘、淡，性微寒，入心、肺、小肠经，有清热利水通淋，清心除烦等功效。慈禧、光绪脉案中多处用灯心为药引，多系心经、肺经有火或湿热之证，亦有用朱砂拌灯心作药引者，则宁心除烦之力增强。光绪某年二月二十七日，光绪皇帝耳鸣，足跟痛，腰痠腿软。御医王祯福诊其脉左弦数，右滑缓，认为系心肝火旺，肾水不足，脾湿下流所致，用清心生水利湿之法治疗：

姜连五分　防己一钱　元参二钱　黄柏一钱　赤苓一钱五分　知母二钱　泽泻二钱　骨皮二钱

引用灯心三子

此处以灯心为引，重在清心火，而兼利湿。

(七) 温里类药引

附子：温里药中药很少被用作单味药引，但清宫医案中亦可见以附子、干姜作药引者。如光绪三十三年七月二十一日，光绪皇帝时见心悸，左脉弦郁，右脉濡滑，御医力钧认为系肝胃虚弱，不能生血所致，拟方行血益气之品以佐饮食补养生血之法：

当归三钱　元参一钱　杭芍一钱　川芎七分　人参七分

引用附子三分

用附子为药引，可入心经，助阳气，通心脉，对光绪心悸之证或有助益。

(八) 理气类药引

理气类单味药引在宫中亦属常用，诸如橘皮、化橘红、橘核、橘络、橘饼、枸橘叶、枳壳、香附、佛手、玫瑰花、木香、香橼、青皮、乌药、荔枝核、大腹皮等十余种均有应用，而以化橘红、橘皮、橘络、枳壳、香附等用之较多。

(1) 橘红：光绪三十三年九月二十一日，光绪皇帝早间寅刻眩晕觉甚，口渴耳鸣，左胁微疼，消化饮食尚慢，步履无力，前一日大便前腹痛。御医全顺诊其脉左部沉弦而细，右寸关沉滑，认为属肝阳上越，胃气不和，用和肝清热化痰之法：

生杭芍四钱　元参三钱　菊花三钱　生桑皮三钱　西洋参一钱，研　茯苓三钱　泽泻三钱　淡苁蓉三钱

引用化橘红一钱五分

化橘红，味辛、苦，性温，有理气宽中，燥湿化痰之效，此处用于光绪肝胃不和之证作药引也是较适宜的。

(2) 陈皮：光绪三十三年九月十四日，光绪皇帝咳嗽频频，胁肋疼痛。御医殷文光诊其脉左关弦数，右关滑细，分析为脾阴土弱，运化失司，胃阳土壮生热，熏蒸肺俞，故用健脾平胃之法调理：

知母二钱　浙贝二钱，研　桔梗三钱　桑叶三钱　杏仁二钱，研　甘草一钱

引用广皮三钱

此方与健脾平胃之旨似不甚合拍，但橘皮作药引尚属恰当。橘皮，味辛、苦，性温，入脾、肺二经，长于理气运脾，调中快膈，燥湿化痰。作药引入脾、肺经，不仅可健脾助运而治本，尚能行气、化痰，而可治胁痛、咳嗽之标。

(3) 枳壳：光绪二十九年五月十八日，慈禧太后胸膈不爽，有时口干，经络串凉，谷食欠香，身肢觉倦。御医张仲元诊其脉左关见弦，右寸沉滑，认为属肝胃欠和，脾元消化尚慢所致，用调和肝胃之法调理：

生杭芍三钱　金石斛三钱　竹茹三钱　霜桑叶三钱　焦麦芽三钱　焦神曲三钱　木香八分，研　生甘草一钱

引用炒枳壳一钱

枳壳，味苦，性微寒，归肺、肝、脾经，有行气宽中，化痰，消食之功效。在此方中作药引，可入肝、脾、肺经，其和胃健脾，畅达胸膈，起着比较重要的作用。

(4) 香附：光绪某年三月十九日，光绪皇帝头晕，耳不聪，足痛。御医马之骥诊其脉两关浮弦，辨证为饮伏于肝，阻膈清阳不行，湿气下注，而拟舒肝健脾利湿汤调理：

白芥子二钱，研　柴胡二钱　杭芍二钱五分　汉防己三钱　云苓三钱　甘草一钱五分

引用炙香附二钱

香附，味辛、微苦、微甘，性平，入肝、三焦经，长于疏肝理气止痛，兼可调经。在本方中作药引，重在引入肝经，调肝理脾。

(九) 消食类药引

宫中帝王后妃们过着“朱门酒肉臭”的腐化生活，饮食多为山珍海味或厚味油腻之品，每易滞腻脾胃，食积中焦，医案中常见脘腹胀满，食滞不化，纳谷不香及大便失调等证，

消食类单味药引也是许多医方中常用之品。其中较多用者为神曲、谷芽、山楂等，鸡内金、麦芽、莱菔子、建曲等也有应用。

(1) 神曲：光绪二十九年五月十七日，慈禧太后胸膈不畅，口中味苦，腹中微疼，身肢觉倦，谷食不香，大便欠调。御医张仲元诊其脉左关沉弦，右寸关沉滑有力，分析为肝胃气道未调，蓄滞未清，脾元消化尚慢，予调中平胃化滞之法调理：

党参二钱　云苓三钱　杭芍三钱，炒　陈皮二钱　厚朴二钱，炙　木香八分，研　焦麦芽三钱　甘草一钱

引用焦神曲一钱

从慈禧脉证分析，病在脾胃和肝，证属脾虚、气滞、食积，故治以健脾行气消食化滞之法，而以神曲为引，入脾、胃经，又增强消宿食积滞，和中健脾之效。

(2) 谷芽：光绪某年七月十二日，珍贵人(即珍妃)原患之外感表证经治疗已解，头疼身痛俱减轻，胸闷觉宽，惟谷食少有欠香。御医王继曾等诊其脉左关弦缓，右寸关滑缓，而予开郁和中饮调理：

于术一钱　陈皮二钱　竹茹二钱　山药三钱　瓜蒌仁二钱，研　桔梗二钱　炙香附二钱　壳砂七分，研　茯苓三钱　甘草七分

引用谷芽三钱，炒

珍妃虽为光绪宠妃，然其悲惨命运是世人皆知的。慈禧的淫威，宫中的矛盾，内忧外患，使她时时处于忧劳思虑、怨愁郁怒之中。医案中症状虽不多，但御医能结合患者心态、环境，而以肝郁脾虚论治，以健脾疏肝为大法，是很有见地的。谷芽，味甘，性平，归脾、胃经，功能消食和中，健脾开胃，炒香用之尤佳，此方中作药引甚宜。次日脉案云："诸症俱好"。

(3) 山楂：光绪某年三月十九日，光绪皇帝偏右侧头痛，时作呕吐，口黏而渴，微觉恶风。御医张仲元诊其脉左寸关浮弦而数，右寸关沉滑，分析为风凉渐解，湿热未清，胃蓄饮滞尚盛，用清解化饮汤调理：

防风二钱　白芷二钱　川芎一钱五分　蔓荆子三钱，炒研　陈皮二钱　炙厚朴二钱　猪苓三钱　建泽泻三钱　花粉三钱　竹茹二钱　姜连一钱，研　枳壳二钱，炒

引用焦楂三钱

山楂，味酸、甘，性微温，入脾、胃、肝经，长于消食化积，助脾健胃，又能活血散瘀。本方中作药引，入中焦脾胃，并助消食化滞，和中止呕。次日，表邪已解，易方和胃化饮汤，仍以焦楂为引。二十一日脉案称"精神清爽，眠食如常"

(十) 止血类药引

清宫医案中以止血类中药作单味药引者有灶心土、艾叶、藕节等，一般在出血性疾病的医方中用之，而以灶心土应用较多。

灶心土，又称伏龙肝，乃烧柴草的土灶灶内底部中心的焦黄土块，宫中医方中有称黄土。味辛，性微温，入脾、胃经，有收涩之性，能温中止血，降逆止呕，温脾止泻。光绪六年七月二十七日，慈禧大便带血已数日，便后之血未止，夜寐不安，经脉不调。御医薛福辰等诊其脉两寸无力，两关较为弦大，两尺细弱，辨证为脾受木乘，藏统失司，气不摄阴，络血旁流，血海空虚，宜调养心脾，兼舒木郁，用养心归脾汤：

党参三钱　冬白术一钱五分，藕汁炒　茯苓三钱，研　当归二钱，身，土炒　白芍一钱五分，炒　制香附一钱，研　地榆炭二钱　醋柴胡一钱　丹皮二钱　炙甘草八分

引用灶心土三钱

方中以灶心土为引，在于引入脾、胃经，温中收涩而止便血。次日即“便红未见”，继以养心归脾汤加减调理，改用龙眼肉为引，以补血养心。

(十一) 活血化瘀类药引

清宫医方中用活血化瘀类中药作单味药引者不甚多，曾用者有川芎、牛膝、没药、乳香、延胡索、茺蔚子、鸡血藤及鸡血藤膏等。

鸡血藤：光绪三十四年九月初四日，腰胯疼痛已半年的光绪皇帝，腰痛更甚，夜间尤重，行动艰难，麻冷时作，冷解复热，夜寐不酣，梦遗少许。御医张彭年诊其脉右寸微浮，两关皆弦，尺部细弱而数，拟太阳少阴表里双和法，佐以通经活络之品：

黄芪皮二钱，防风水炒　川续断一钱五分，细辛水炒　川牛膝一钱五分，酒洗　羌活四分，酒洗　川芎四分，酒洗　杭白芍二钱，桂枝水炒　桑寄生一钱五分　左秦艽一钱五分　全当归三钱

引用鸡血藤三钱

此案距光绪病逝仅四十余日，病势已相当沉重，久治不应，御医只得“权为调理”。药引用鸡血藤者，在于引入肝经，行血舒筋活络，而兼补血，与光绪之腰痛沉疴似应有益。

(十二) 化痰止咳平喘类药引

宫中医方用作单味药引的化痰止咳平喘药有：桔梗、竹茹、旋覆花、瓜蒌、杏仁、半夏曲、前胡、金沸草、款冬花、枇杷叶等，其中以桔梗、竹茹等较常用。此类药引多用于外感、内伤所致痰嗽之证。

(1) 桔梗：光绪八年三月底，慈禧患外感，至四月初九日，仍鼻塞涕稠，有时干呛，午后头脑发闷较甚，夜间咽干，寝寐不实，肩臂筋脉仍痛，背热如旧。御医薛福辰等诊其脉右寸关稍大微滑，左关亦稍大，认为属余热不净，津液不生，以清解理肺饮加减调理：

甘菊花二钱　桑白皮一钱，蜜炙　元参三钱　茯苓三钱　次生地三钱　丹皮一钱五分　麦冬一钱　橘红一钱　苍耳子三钱　金沸草三钱，绢包　白前一钱五分　生甘草八分

引用苦桔梗一钱

桔梗，入肺经，味苦、辛，性平，长于开宣肺气，利胸膈咽喉，又有祛痰排脓之效。本方中为药引，入肺经，以助宣肺气、利咽喉。次日“病势渐轻”。

(2) 竹茹：光绪某年八月二十八日，珍贵人(即珍妃)头目眩晕，身肢作烧，胸堵咳嗽，谷食欠香，腿膝仍痛，步履甚软。御医冯盛化诊其脉左寸关浮数，右寸关滑数，认为系外感风凉未解，湿热不清，用清热解表化湿饮调理：

荆芥二钱　防风二钱　薄荷一钱　苏叶一钱　栀子一钱，炒　酒芩二钱　秦艽二钱　茅术二钱　赤苓三钱　泽泻三钱　木瓜二钱　生甘草一钱

引用竹茹二钱

竹茹，入肺、胃、胆经，味甘，性微寒，有清化热痰，清胃止呕，清热除烦等功效。珍妃之病状，乃外感化热，肺有痰热，则脉滑数，咳嗽胸堵，身肢作烧，故于清解化饮方中以竹茹为引，入肺经，清肺热，化痰浊。再调治数日后，“脉息和缓，诸症俱好”。

(十三) 安神类药引

清宫医方中用作单味药引的安神类中药有朱砂、合欢花、合欢枝等。相对而言，此类药引应用较少。

朱砂末：同治十三年十一月初七日酉刻，患天花已八日的同治皇帝，咳嗽，少寐，咽痛，堵胀。御医李德立等以其肺胃毒火不清，阴液干燥，拟清肺安神饮调理：

麦冬三钱　沙参二钱　茯神三钱，研　款冬花三钱　杏仁三钱，研　前胡一钱五分　枣仁三钱，炒研　炙枇杷叶三钱　元参四钱　川贝母三钱，研　生甘草八分

引用朱砂面三分，冲

朱砂，味甘，性寒有毒，入心及肺脾肾经，能镇心安神，清热解毒。本方中作药引，入心经，清心火，安心神，兼可解毒，于病情适宜。

(十四) 平肝熄风类药引

平肝息风类中药如羚羊角、牡蛎、珍珠、钩藤、白蒺藜、地龙等，在清宫医案中均有作单味药引的记载。一般用于有肝阳上亢、肝风内动之征的病例。其中部分医案中连续多次用羚羊角为药引。仅从某年四至十月的半年之中，御医赵文魁、张仲元等为端康皇贵妃(即瑾妃)所开处方中，以单味羚羊面为药引者竟有十八则之多。其中一则脉案如下。

羚羊粉：七月初七日，张仲元、赵文魁请得端康皇贵妃脉息左关弦数，右才关滑而近数。肝阳未静，筋脉欠和。以致项间抽疼，心中颇觉不适，胸闷胁胀，谷食欠香。今议用清肝和脉醒脾之法调理。

龙胆草三钱　赤芍三钱　条黄芩三钱　生栀子三钱　瓜蒌根六钱　连翘三钱　南薄荷二钱　木香一钱五分　青皮子三钱，研　酒军一钱五分　枳壳三钱，炒　焦三仙各三钱

引用羚羊面六分，先煎

羚羊角，味咸，性寒，归肝、心二经，长于平肝息风，凉肝明目，清热解毒。本方中作药引，入肝、心经，平肝潜阳，凉肝息风止痉，对改善肝阳、肝风症状有益。

(十五) 补益类药引

各类补益中药，在清宫医案中均有用作单味药引者，如补气药之大枣、甘草、扁豆、扁豆衣、黄芪、西洋参、蜂蜜等；补阳药之沙苑子、狗脊、续断、胡桃肉、蛤蚧等；补血药之龙眼肉、白芍等；补阴药之麦门冬、石斛、女贞子、鳖甲等；还有具有补益作用的薤仁、猪腰子等。其中麦门冬、龙眼肉等较为常用。

1　麦冬

同治十三年十月二十日辰刻，同治皇帝患天花已二十日，虽痘痂渐落，发热咳嗽减轻，但腰疼重软，漫肿流汁，腿痛筋挛，头项、肐膊、膝上发出痘痈肿痛，烦急少寐。御医李德立等诊其脉滑缓无力，认为属余毒湿盛，毒陷经络流聚，气血两亏，拟托里化毒汤调理：

生芪三钱　党参三钱　白术二钱，炒　茯苓三钱，研　当归三钱　熟地四钱，砂仁拌　赤芍二钱，酒炒　远志二钱　连翘三钱　银花三钱　白芷二钱　甘草节一钱

引用麦冬三钱

麦冬，味甘、微苦，性微寒，归肺、心、胃经，能润肺养阴，益胃生津，清心除烦。

在此双补气血、解毒化瘀方中，以入肺、心、胃经之麦冬为引，滋养三脏之阴，而清虚热，宁心神，是对全方的一个重要补充，对患温热病后期邪陷营血者是较适当的。

2 龙眼肉

光绪六年七月二十九日，便血多日刚刚治愈的慈禧太后，仍卧寐不实，头目不清，有时作晕，颃颡作干。御医薛福辰诊其脉息较为有神，左关中候尚觉弦大，认为证属脾肾久亏，水不养肝，肝阳易动，扰犯心肺头目，宜调养心脾，滋水潜肝，用养心归脾汤加减：

党参三钱　冬白术一钱五分，藕汁炒　当归二钱，身　白芍一钱五分，炒　茯神二钱　炙甘草七分　生黄芪二钱　合欢皮一钱五分　女贞子三钱，酒炒　黑豆衣二钱　煅牡蛎四钱　佩兰叶五分

引用龙眼肉五枚

龙眼肉为药引者，以其味甘，性温，入心、脾二经，长于补心脾，益气血，安神志，与调养心脾之主旨十分吻合。故而以后数日中，处方用药虽有加减，而以龙眼肉为引未变。

3 红枣

咸丰某年闰七月二十日，懿嫔(即以后之慈禧)在患“心气偶伤，肝郁停饮之症”经调治而症势渐减后，觉身肢软倦，神虚气怯。御医李德立诊其脉息虚缓，认为属正气未充，肝胃不和，用和中益气饮调理：

沙参三钱　白术一钱五分，土炒　茯神四钱　川芎一钱　当归三钱　白芍三钱，酒炒　陈皮三钱　甘草八分

引用红枣肉三枚

大枣，味甘，性温，入心、脾、胃经，有补中益气、养血安神等功效，在本方中为引，更有助于增强培补中土之效。

4 沙苑蒺藜

光绪二十五年，光绪皇帝沉疴在身，体质每况愈下。九月初一日的脉案中有如下详细记述：

皇上脉息左寸关弦软而数，右寸关滑软近数，两尺细弱，沉取尤甚。面色青黄而滞。左鼻孔内有时燥痛，觉有气味，或见涕有黑丝。头觉眩晕，坐久则疼。面上时或起有小疡，左边颊颐发木，耳后项筋瘛疼。腭间偏左粟泡呛破，漱口时或带血丝，咽喉觉挽，左边时或起泡，右边微疼，咽物似觉不利，味仍发咸。舌苔中灰边黄。左牙疼痛，唇焦起皮，唇上颏下小疡已消。口渴思饮，喉痒呛咳，气不舒畅。心烦而悸，不耐事扰，时作太息。目中白睛又起红丝，视物眯朦，左眼尤甚，眼泡色青，时觉发胀。耳内觉聋，时作烘声。身肢愈觉见软，气短懒言，饮食减少。心虚血燥，见有发落。胸中发堵，不时打咯，有生食味，嗳气嘈杂。呼吸言语丹田气觉不足，腹中窄狭，少腹时觉气厥，中州气怯，下部觉空，推揉按摩稍觉舒畅。两肩坠痛。心烦躁汗，夜寐不实，耳觉作响，梦魇惊怖，醒后筋惕肉瞤，肢体觉僵，难以转侧。梦闻金声偶或滑精，坐立稍久则腰膝瘛疼。劳累稍多则心神迷惑，心中无因自觉发笑，有时言语自不知觉。进膳不香，食谷不化。肺燥气虚，时或偏右头疼。腹中发胀，牵引少腹抽痛。时常滑精，因而精神欠佳。肢体倦怠，夜间发热。动坐气喘，步履无力。手足发胀，两手愈形觉重甚，或执笔觉不得力。若加劳累腰瘛腿疼愈甚，腿筋作抽。下部潮湿寒凉，大便糟粕时或燥结。小便频数有时艰涩不利。

对此复杂症情，御医庄守和等认为，总缘禀赋素弱，心脾久虚，肾水不足，虚火炎金，

湿热熏蒸，灼其津液，气血久亏，以致周身时觉不适。治疗大法为养心扶脾润肺生津滋益肝肾，加以培元固本之品：

云茯苓三钱　焦枣仁二钱　杭白芍二钱　淮山药三钱　干地黄三钱　甘菊花一钱五分　霜桑叶二钱　朱麦冬二钱　薏苡仁三钱，炒　莲蕊二钱　金石斛三钱　甘草一钱

引用沙苑蒺藜三钱

光绪曾服此方(略有加减)至十一日。方中以沙苑子为药引，专入肝、肾二经，且该药味甘，性温，长于补肾固精，养肝明目，很适合于光绪之病情。同时，本方偏于滋润养阴，用温补固涩的沙苑子为药引，可调和全方，防止过偏。

(十六) 收涩类药引

收涩类中药用作单味药引者较少，计有乌梅、五味子、分心木、芡实、莲子等几种。

乌梅炭：嘉庆元年十月初二日，孝淑睿皇后受微凉之症，用香苏和解饮后表凉已解，次日，荣分适至，胸腹胀满，下血较多，身肢倦软。御医商景霨等诊其脉息滑数，用和肝调荣汤调理：

当归二钱，身　焦白芍二钱　条芩炭一钱五分　生地炭二钱　白术一钱五分，土炒　茯苓二钱　丹皮一钱五分，炒　泽泻一钱五分　侧柏炭一钱五分　陈皮一钱五分　生甘草五分

引用乌梅炭四个

用乌梅炭为药引者，在于入肝、脾(及肺、大肠)经，又有酸涩收敛之性，可止血，而有助于治崩漏下血之证。

(十七) 其他单味药引

清代宫廷医方中所涉及的其他单味药引尚有赤金、金器、陈绍酒、童便、荷叶内露水等等，可见清宫药引用药之广泛。

荷叶内露水：光绪三十四年七月初三日，即光绪皇帝病逝前三个多月，病情日趋沉重的光绪早已卧床不起，腰胯痠痛，右更重，牵掣腰腿俱痠疼，耳响，嗌酸，便溏，四肢倦，多思饮而咳。御医施焕诊其脉两尺无力，左关弦滞，右关弦滑，左寸细，右寸弱。认为皆由思虑伤神，心、脾、肾气皆不足，阴津不固，肺金不肃及肝郁所致。拟药治与血肉有情之品调摄并用，处方：

桑寄生二钱　桑螵蛸四钱　石莲肉二钱　合欢皮四钱　萱草二钱　西洋参一钱，细　熟地炭二钱，用砂仁末以酒炒炭，略存性　郁金子五分，炒

清晨取仰荷叶内露水，煎药为引。

此药引奇特而罕见。荷叶入心、脾、肝经、有升阳作用，清晨又为阳气升发之时，此时取荷叶内露水作引入药，可升心脾清阳之气。御医或想以此为痼疾中的皇帝带来生机。

第二节　两味药引

清代宫廷医案中两味药引的应用也相当多见。不仅涉及中药种类和具体药物相当多，而且两药之间的配伍更有十分丰富的内容。这种两味药引，在某种意义上具有“对药”(又称“药对”、“姊妹药”)的特点，例如两药之间的协调配合，或相辅相成，或相反相成。两味药引又不完全同于一般意义上的对药，因为它们毕竟是起“引经报使”作用的药引，是

为全方的综合功效服务的。因此，对两味药引进行分类也是不容易的。据对部分清代宫廷医方的统计整理，计有两味药引二百数十对。下面按其中一味药(或两味药)的主要功效，大体归纳分类介绍如下。其中个别较常用的两味药引，举例介绍原脉案。

(一) 解表类中药的两味药引

(1) 桂枝　滑石

(2) 桂枝　郁金

(3) 生姜汁　薄荷

(4) 生姜　菊花

(5) 生姜汁　蔓荆子

(6) 生姜　芦根

(7) 生姜　柴胡

光绪六年十二月初六日，慈禧太后向来脊背发热，每在膳后交申酉时较甚，今日早晨即热，头眩足软，喉津酸咸甘苦之味，昨晚饮食无多，良由荣分正行，似有微感所致。御医薛福辰等诊其脉右关带滑，左关弦。用益气养荣汤佐以调中化饮之品调理：

沙参三钱　生于术二钱　制香附二钱　当归二钱，酒炒　炙鳖甲三钱　法半夏二钱　炙甘草八分　茯苓三钱　白芍一钱五分，炒　橘红一钱　焦谷芽三钱

引用醋柴胡六分　生姜三片

此两味药引分别归心包络、肝、三焦、胆及肺、脾经，辛凉与辛温相伍，可发挥疏解清热、调中化饮之效。

(8) 生姜　荷叶

(9) 生姜　荷梗

(10) 生姜　银柴胡

光绪六年二月二十四日，慈禧太后昨上半夜心中懊憹，有欲吐之象，下半夜得寐，今早大便一次，先干后溏，晨间咳痰六七口，痰出稍利，日间偶咳，觉痰不易出，气短胸口微痛，天气寒暖不和，肺虚易受，身肢仍软，腹肋仍有串热下气。御医薛福辰等诊其脉息仍软，认为由中气不实，脾阳不壮所致，处方如下：

党参五钱　黄芪四钱　于术三钱　茯神三钱　补骨脂三钱，炒　茸片一钱五分　杜仲三钱，炒　炙甘草八分　桔梗一钱五分　冬花二钱　归身一钱五分，土炒　半夏二钱

引用银柴胡五分　姜三片

此两味药引分别归肝、胃及肺、脾经，甘、微寒与辛、微温之品相伍，既清虚热，又温化痰饮，止呕、止咳。

(11) 生姜　青果

(12) 生姜　五加皮

(13) 生姜　藿香

(14) 鲜生姜　佩兰叶

(15) 生姜　灯心

乾隆四十二年□月二十八日，𡚱妃心悸头眩，胸满烦热。御医罗衡诊其脉息沉弦，认为系肝胃不和，气滞饮热所致，用理气化饮汤调理：

香附三钱，炒　苏梗一钱五分　陈皮一钱五分　茯苓四钱　制半夏一钱五分　枳壳一钱五分，炒　白术一钱五分，炒

炙桂枝一钱　栀子一钱五分，炒　萸连一钱　竹茹一钱五分　甘草五分

引用生姜三片　灯心五十寸

此两味药引分别归肺、脾及心、肺、小肠经，辛、微温与甘、淡、微寒之品相伍，既可调中化饮，又能清心而除烦热。

(16) 生姜　木香
(17) 生姜　枸橘叶
(18) 生姜汁　砂仁
(19) 生姜　艾叶
(20) 生姜　灶心土
(21) 生姜　桔梗
(22) 生姜　竹沥
(23) 生姜　龙眼肉

光绪六年七月二十一日，慈禧太后微感已解，痰中血丝渐少，掌心腰间有时作热，气怯身软。御医薛福辰等诊其脉左右手均匀静而虚，认为属气血未复元，心脾不足所致，用益气养荣汤加味调理：

人参八分　生黄芪二钱五分　冬白术一钱五分，炒　归身一钱五分，土炒　醋柴胡五分　补骨脂一钱五分，炒　柏子仁一钱，研去油　茯苓二钱　麦冬一钱五分　益智仁一钱五分　炙甘草七分

引用桂元肉七枚　生姜三片

此两味药引分别归心、脾及肺、脾经，甘、温与辛、微温之品相伍，长于温补心脾气血，甚切本方之主旨。

(24) 生姜　胡核肉
(25) 生姜　甘草
(26) 生姜　红枣

光绪六年二月十五日，慈禧太后经前数日调治后，脉息渐有神力，眠食均稍好，惟食后药后数刻时，食水即觉下沉，中脘微觉嘈辣，喉间仍有五味。御医薛福辰等认为此乃中气不足，消化不能调匀，用益气建中汤调理：

党参五钱　炙鹿茸片一钱五分　黄芪四钱，米炒　于术二钱，土炒　肉桂六分，去皮　白芍二钱，炒　茯神三钱，研　杜仲二钱，盐水炒　炙山萸肉二钱　补骨脂三钱，炒　熟地二钱　砂仁一钱，拌炒　炙甘草八分

引用生姜二片　红枣五枚

生姜、大枣为一般中医常用之药引。两者分别归肺、脾及脾、胃经，辛、微温与甘、温相伍，长于温补脾胃，益气养血，作为本方中之药引十分恰当。

(27) 生姜　石莲子
(28) 姜皮　荷蒂
(29) 姜皮　五加皮
(30) 姜皮　红枣
(31) 姜皮　鲜生地
(32) 煨姜　柴胡
(33) 煨姜　灯心
(34) 煨姜　荷蒂
(35) 煨姜　银柴胡

(36) 煨姜 红枣

光绪八年六月十二日，慈禧太后夜寐欠实，丑刻大便一次带溏，腹中微痛，肩臂强痛，昼轻夜甚，谷食消化尚慢，有时头晕，遇有劳累则神倦气怯，背热如昨。御医薛福辰等诊其脉左部缓弱，右关微弦，以其心气久亏，脾胃软弱，用益气保元汤加减调理：

人参一钱五分 于术二钱，炒 茯神三钱 制半夏三钱 当归二钱，身，土炒 白芍一钱五分，炒 枸杞子三钱 甘菊花一钱五分 金毛狗脊二钱，炒 橘络一钱 桑寄生二钱 砂仁七分

引用煨姜三片 红枣三枚

此两味药引，辛、温与甘、温相伍，专入脾、胃经，和中、益气、养血，对温补中焦甚为相宜。

(37) 煨姜 黑胶枣

(38) 煨姜 乌梅

(39) 葱管 地龙

(40) 葱头 薤白

(41) 薄荷 藁本

(42) 薄荷 鲜芦根

光绪二十九年二月初八日，慈禧太后头晕目眩，胸肋气道不畅，有时串隐作痛，偶或疲倦。御医庄守和诊其脉右寸沉滑，左寸关弦数，认为肺气仍滞，肝脾温热熏蒸所致，用舒肝清肺和脾饮调理：

郁金三钱，研 青皮二钱，炒 炙香附三钱 萸连一钱，研 甘菊花二钱 桑叶三钱 竹茹三钱 生甘草八分

引用鲜芦根一支，切碎 薄荷六分

此两味药引，分别归肺、胃与肝、肺经，甘、寒与辛、凉相伍，既能清肺热，利头目，又舒解肝郁，在全方中起较重要作用。

(43) 薄荷 淡竹叶

(44) 薄荷 牡丹皮

(45) 薄荷 荷叶

(46) 薄荷 梨皮

(47) 薄荷 独活

(48) 薄荷 半夏曲

(49) 薄荷 金石斛

(50) 薄荷梗 佩兰叶

(51) 桑叶 陈皮

(52) 桑叶 桑枝

光绪三十四年八月二十六日，光绪皇帝腰胯疼痛，左右互换，轻重不定，俯腰更甚，牵及少腹，腿脊各处，遍身拘板，鼻流清涕，干咳恶风，昼间时冷，夜来觉热，耳响觉甚，夜寐不安。御医张彭年诊其脉寸浮尺弱，左关弦中带数，右关不调。认为病由脾肾其本，风湿其标，新感又为标中之标，用微辛淡渗法调理：

苏梗一钱，带叶 黄芪皮一钱五分，防风水炒 苦杏仁一钱五分，去皮尖 云茯苓三钱 生薏苡仁三钱 左秦艽一钱五分 威灵仙一钱五分 豨莶草一钱五分 川牛膝一钱五分

引用桑枝五寸 桑叶一钱五分

此两味药引出自同一树上，分别归肝经及肺、肝经，苦、平与苦、甘、寒相伍，能祛

风清热通络，利关节，洁头目，对协助治标有一定意义。

(53) 鲜桑叶　羚羊粉
(54) 嫩桑梗　十大功劳叶
(55) 桑梗　砂仁
(56) 桑梗　红枣
(57) 桑梗　莲肉
(58) 桑梗　丝瓜络
(59) 菊花　蔓荆子
(60) 菊花　芦根
(61) 菊花　荷梗
(62) 菊花　荷蒂
(63) 菊花　竹茹
(64) 蔓荆子　射干
(65) 蔓荆子　大黄

光绪某年九月二十四日，原患外感的光绪皇帝，表邪不解，未得正汗，头仍作痛，身肢懒倦，恶寒烧热，嗜卧懒麻，胸膈满闷，懊憹烦急，时作恶心，呕吐涎沫，口中无味，干燥而渴，大便未行，小水赤少。御医李德昌诊其脉左寸浮弦而滑，右寸关滑大而数，证属表邪不解，肺胃饮滞郁热尚盛，用和解调中化滞汤调理：

羌活三钱　薄荷一钱五分　川芎二钱　藿梗二钱　橘皮三钱　壳砂一钱，研　炙厚朴二钱　茅术二钱，炒　栀子三钱，炒　茵陈三钱　甘菊花三钱　焦三仙九钱

引用生蔓荆子三钱　川锦纹一钱五分

此两味药引，分别入膀胱、肝、胃和脾、胃、大肠、肝、心经，辛、苦、平与苦、寒相伍。外可疏散风热，清利头目，内可泄热通滞，荡涤肠胃饮滞郁热，为解表清里之配伍，用于本方作药引甚妙。次日脉案载“表邪寒疫稍解而不净”，“大便已行而不畅”，表明取得一定疗效，又照原方加减，而药引改用蔓荆子三钱、　槟榔三钱，　盖大便已行，不宜再用大黄；槟榔入胃、大肠经，长于行气导滞，用之较宜；表邪不净，头仍作痛，故蔓荆子继用之。

(66) 蔓荆子　槟榔
(67) 蔓荆子　建曲
(68) 葛根　薏苡仁
(69) 柴胡　升麻
(70) 柴胡　青果
(71) 柴胡　砂仁

光绪六年三月二十日，慈禧太后昨晚膳较多，即觉胸腹嘈满串胀，背热亦甚，夜不得寐，早晨头疼项痠，咳痰数口，咽溢酸咸诸味，身肢软倦。御医薛福辰等诊其脉右关弦涩，左寸关缓软，余部平平。证属脾元欠壮，心气久虚，加以思虑忧郁所致。仍以养心固本汤加减调理：

党参三钱　黄芪三钱　于术三钱，土炒　茯神三钱，辰砂拌　炙半夏三钱　杜仲三钱，炒　鸡内金一钱，焙　当归二钱，身，土炒　白芍一钱五分，炒　谷芽三钱，炒　柏子仁一钱五分，研去油　炙鳖甲三钱

引用醋柴六分　砂仁八分，研

此两味药引，分别归心包络、肝、三焦、胆及脾、胃经，辛、苦、微寒与辛、温相伍，既能和解退热、解郁，又可温中醒脾、行气消谷，辅佐于以养心固本为主旨的方中，更全面地照顾到较复杂的病情。在此前后一段时间，曾多次以柴胡、砂仁为药引。

(72) 柴胡　枸橘叶

光绪六年四月十八日，慈禧太后寝寐前半夜未熟，早晨脊热较甚，旋觉串凉，颃颡津液下渗酸苦之味为多，嗽痰中有一口微带血丝，足胻微浮，饮食仍好，膳后腹胀串热，而消化略快，眼目久视仍涩，大便未行。御医薛福辰等诊其脉两手至数见匀，左寸稍软。用清金养血汤调理：

沙参三钱　于术三钱，土炒　茯神三钱，研　当归三钱，身，土炒　干地黄四钱　白芍一钱五分　细石斛三钱　杜仲三钱，炒　女贞子三钱　炙半夏二钱　桔梗一钱五分　生甘草八分

引用醋柴胡六分　枸橘叶五片

此两味药引，味皆辛，而性一微寒，一温。两药伍用为引，在此方中可发挥和解寒热，疏肝解郁之效。此种药引配伍，对临床有借鉴价值。

(73) 柴胡　鸡内金

(74) 柴胡　红枣

(75) 柴胡　龙眼肉

(76) 柴胡　沙苑子

(77) 升麻　银柴胡

(二) 清热类中药的两味药引

(1) 生石膏　龙胆草

(2) 生石膏　橘红

(3) 知母　枇杷叶

(4) 如母　当归

(5) 知母　麦冬

(6) 知母　竹叶

(7) 芦根　竹叶

(8) 芦根　竹叶卷心

(9) 芦根　橄榄(青果)

光绪二十九年二月二十五日，慈禧太后头晕微疼，恶寒发热，咳嗽时作，顿引咽嗌干疼，身肢痠软。御医张仲元诊其脉左寸关浮弦而数，右寸关滑数。证属胃肠蓄热，感受风凉。用清解风热之法调理：

牛蒡子三钱，炒　薄荷八分　荆芥三钱　桑叶三钱　枳壳三钱，炒　菊花三钱　酒芩二钱　苦桔梗三钱　金银花三钱　羚羊一钱半　元参四钱　甘草一钱

引用鲜青果七个，研　芦根二支，切碎

此两味药引俱入肺、胃二经，性味分别为甘、涩、酸、平和甘、寒，均能清泄肺热，生津止渴，橄榄又有利咽化痰之效，用于慈禧风热咽疼之证甚为适宜。此前后数次用此药引，有时芦根也用鲜品。

(10) 芦根　荷叶

(11) 芦根　灯心

(12) 芦根 竹茹

光绪二十六年正月十五日，御医庄守和等为光绪皇帝诊病，脉息左寸关浮弦而数，右寸关滑软近数，两尺细弱，沉取尤甚。医案中记述光绪周身种种病痛不适(略)之后，分析认为："诸症总缘禀赋素弱，心脾久虚，肾水不足，虚火炎金，灼其津液，气血欠亏，以致周身时觉不适。复夹胃蓄湿饮，外感风瘟，以致头疼身痛，呕吐水饮，咳嗽恶风。"暂用解表清瘟平胃化饮之法调理：

荆芥二钱 防风三钱 白芷二钱 川芎二钱 霜桑叶二钱 甘菊花二钱 条芩二钱 金石斛三钱 薏苡仁三钱，炒 陈皮一钱五分 焦三仙六钱 茯苓三钱

引用鲜芦根一支，切碎 竹茹二钱

此两味药引，均可入肺、胃经，性味俱属甘、寒，相伍共奏清肺化痰、除烦止呕之效，用于风热外感，肺热咳嗽，胃热呕吐之证甚宜。然应注意，本方纯属暂用治标解表之法。

(13) 芦根 金石斛

(14) 天花粉 紫菀

(15) 天花粉 羚羊角

(16) 竹叶 大黄

(17) 竹叶 灯心

某年闰五月初六日，端康皇贵妃(即原瑾妃)头疼肢倦，胸膈满闷。御医赵文魁诊其脉左寸关弦数，右寸关浮滑。认为属肝热留饮，偶感暑邪所致，用清暑调肝化饮之法调理：

粉葛根二钱 薄荷二钱 白芷二钱 新会三钱 青皮子三钱，研 姜朴三钱 姜连一钱五分，研 瓜蒌六钱 枳壳三钱，炒 酒军一钱五分 木通二钱 泽泻三钱

引用灯心 竹叶水煎药

此两味药引，性味均为甘、淡、寒，均可入心、肺经(又分别可入小肠经及胃经)，相伍而用，共奏清心除烦，清热利水通淋之效。在本方中作药引，有助于清利暑热。宫中后妃等常因情志刺激，五志化火，扰及心神，而心烦，躁扰不宁，御医常给予灯心、竹叶代茶饮调理，有的长期服用，用于作药引者也较多见。

(18) 竹叶 橘红

(19) 竹叶 焦楂

(20) 竹叶 羚羊角

(21) 竹叶 灶心土

(22) 竹叶卷心 荷叶

(23) 竹叶卷心 灯心

(24) 竹叶卷心 莲子

(25) 淡竹叶 谷芽

(26) 栀子 蔻仁

(27) 栀子 青皮

(28) 栀子 姜朴

(29) 黄芩 防己

(30) 黄芩 炒稻芽

(31) 黄芩 山楂炭

(32) 黄芩 竹茹

(33) 龙胆草　地骨皮
(34) 龙胆草　焦楂
(35) 龙胆草　羚羊角
(36) 莲子心　橘皮
(37) 莲子心　谷芽
(38) 牡丹皮　香蕈
(39) 牡丹皮　橄榄(青果)
(40) 玄参　灶心土
(41) 藕　红枣
(42) 荸荠　海蜇

光绪三十四年十月，光绪皇帝临终前的几天内，两次以荸荠、海蜇为药引，下面为其一则。十月十八日(光绪病逝前三天)，咳嗽无痰，动则气逆作喘；胸膈堵截，知饥不能食；大便燥结难解，小溲浑短；卧则咳作，口有热气，舌有水滑苔；腿软而痠，寒热麻痹；耳鸣头昏种种见症。御医杜钟骏诊其脉左部寸尺濡数，右三部沉数带滑，按之无力。认为证属金水两亏，肺金失降，肝木过升，痰浊横亘胸中，上盛下虚。值此光绪垂危之际，御医深感“有虚不能补，实不能攻之难”，只得暂拟微苦以降肺逆，咸寒以化虚痰：

海浮石三钱　苦杏仁三钱　冬瓜子五钱　海蛤粉三钱，绢包　淡黄芩三钱　薏苡仁五钱，炒　飞滑石三钱　薄荷叶三分　真云苓五钱，带皮

引用淡海蜇一两　极淡水漂大荸荠四枚，打碎

另用大荸荠六枚打碎，淡海蜇一两煎汤代茶，频频饮之。

此两味药引，组方名雪羹，出自《绛雪园古方选注》。荸荠甘、寒，入肺、胃经，能清热凉血，化痰，消积；海蜇咸、平，入肺、大肠等经，有清热，化痰，消积，润肠之效。两者均为润滑寒凉之品，伍用尤能清热化痰，润肠消积，适用于痰热胶结难咯，咳嗽气急，大便燥结之症。由此可见，御医以此二味为药引，入肺、大肠经，针对光绪咳嗽无痰、气逆而喘、大便燥结等症，而且平淡饮食之品，无虑毒副作用，考虑不为不周。无奈此时之光绪已濒于阳散阴涸气脱，纵使神医仙丹亦无回天之力。

(43) 荸荠汁　萝卜汁
(44) 荸荠　灯心草
(45) 荸荠汁　胡桃肉
(46) 荸荠汁　蛤蚧尾

以上四组药引，除荸荠、灯心草外，均用于光绪临终前数日内。

(47) 金银花　地龙
(48) 金银花　龙眼肉
(49) 忍冬藤　桑寄生
(50) 青果　胖大海
(51) 青果　大黄
(52) 青果　藿梗
(53) 青果　灯心草
(54) 青果　佛手柑
(55) 青果　谷芽

(56) 青果　　竹茹
(57) 青果　　羚羊角
(58) 青果　　生牡蛎
(59) 橄榄核　藕节
(60) 银柴胡　砂仁

光绪六年三月初四日，慈禧太后饮食虽香，而消化迟慢，每申酉之时嘈杂懒倦，背热较甚，骽膝痠软，晚间足跗微觉浮肿。御医薛福辰等诊其脉右关稍弦，余部至数欠匀。证属神力尚软，气血资生仍缓。用保元健脾汤调理：

党参五钱　黄芪四钱，米炒　于术三钱，炒　鹿茸一钱五分，炙研　补骨脂三钱，炒　煨姜三片　当归二钱，身，土炒　川续断二钱，炒　制半夏二钱　茯苓三钱，研　杜仲三钱，炒　炙甘草八分

引用银柴胡七分　砂仁八分，研

此两味药引，分别入肝、胃经和脾、胃经，甘、微寒与辛、温相伍，既清退虚热，又温中和胃。慈禧自二月二十八日至三月初四日所用方药，均以此两味药为引。

(61) 银柴胡　　红枣
(62) 银柴胡　　沙苑子
(63) 银柴胡　　莲须
(64) 枸杞根　　佩兰叶
(65) 地骨皮　　腹皮子
(66) 十大功劳叶　荷梗
(67) 十大功劳叶　胡桃肉
(68) 荷叶　　大黄
(69) 荷叶　　桑枝
(70) 荷叶　　厚朴花
(71) 荷叶　　灯心草
(72) 荷叶　　薏苡仁
(73) 荷叶　　炒谷芽

光绪三十四年七月初七日，光绪皇帝心中懊憹，嗌酸运迟，便溏色白，腰胯痠疼倍重，耳鸣头眩，体倦不支。御医张彭年诊其脉右寸略虚，尺部细软，关中弦滑不静。证属脾肾两亏，精气不足，暑热伤中，湿更伤脾，拟运中法参以调和时令之品：

广藿香一钱　白术一钱五分，炒　云茯苓神各二钱　建曲一钱五分，炒　薏苡仁三钱，炒　陈皮八分　大腹皮一钱五分　扁豆皮二钱　生甘草四分

引用荷叶一角　谷芽三钱，炒

此两味药引，分别入心、肝、脾与脾、胃经，苦、涩、平与甘、平相伍，既清暑热，升清阳，又健脾开胃，和中消食，为祛暑邪、扶中土两相兼顾之药引。

(74) 荷叶　　竹茹
(75) 荷叶　　红枣
(76) 荷叶　　扁豆衣
(77) 荷叶　　莲子
(78) 荷叶　　分心木
(79) 荷叶　　丝瓜络

(80) 荷蒂　灯心草
(81) 荷蒂　黄精
(82) 荷花瓣　丝瓜络
(83) 荷梗　佩兰叶
(84) 荷梗　佛手
(85) 荷梗　香附
(86) 荷梗　沉香
(87) 荷梗　炒谷芽
(88) 荷梗　竹茹

道光三年六月二十五日，孝慎成皇后原患肝胃湿滞，受暑之症，用药调治，诸症渐减，惟胸膈满闷，夜间少寐。御医苏钰等诊其脉息弦滑，用和中化滞汤调理：

苏梗二钱　炙半夏二钱　厚朴二钱，炒　赤苓三钱　瓜蒌三钱　枳壳二钱，炒　神曲三钱，炒　麦芽三钱，炒　山楂三钱，炒　醋青皮一钱五分　香附三钱，醋炒　缩砂壳一钱五分　酒连八分

引用荷梗一尺　竹茹三钱

此两味药引，性味分别为微苦、平和甘、微寒。两者相伍，既清解暑热，行气畅胸，又清化痰湿，除烦宁神，用为该症之药引比较恰当。

(89) 荷梗　朱砂
(90) 荷梗　当归
(91) 西瓜翠衣　腹皮子

(三) 泻下类中药的两味药引

这类药引除了前面已列出的大黄、蔓荆子，大黄、竹叶，大黄、橄榄，大黄、荷叶等之外，尚有以下几组。这类药引的使用频率均不高，仅举一例医案介绍。

(1) 大黄　元明粉

光绪某年九月二十二日，光绪皇帝眩晕时轻时重，口渴耳鸣，左胁微疼，步履无力。御医张仲元等诊其脉左部沉弦而细，右寸关沉滑。认为证属阳气郁遏，腑气不通，拟宣郁化痰之法调理：

生杭芍三钱　生桑皮三钱　元参三钱　菊花三钱　枳实二钱，炒　瓜蒌仁三钱，研　炙厚朴二钱　甘草七分

引用元明粉一钱　后煎酒军一钱五分

此两味药引，均属攻下之药，俱可入胃、大肠经。大黄苦、寒泻下，清热攻积；元明粉咸、苦、寒软坚润燥通便，共奏泻热通腑，软坚攻积之效。此两药与方中积实、厚朴合而为大承气汤，与方中甘草则合而为调胃承气汤。可见此两味药引乃针对大便燥结、腑气不通而用。只是光绪禀赋素虚，如此攻伐，未必妥当。

(2) 大黄　郁李仁
(3) 酒军炭　竹茹
(4) 元明粉　橘红
(5) 郁李仁　瓜蒌
(6) 郁李仁　羚羊角
(7) 火麻仁　焦山楂

(四) 祛风湿类中药的两味药引

这类药引已在前面列出的有：桑枝、桑叶，桑枝、荷叶，桑寄生、忍冬藤，五加皮、生姜，五加皮、姜皮，独活、薄荷，防己、黄芩等。另外还有以下十余组，其使用频率均不高，仅举一则脉案为例介绍。

(1) 桑枝　松节

光绪三十四年九月初八日，光绪皇帝病逝前的一个多月，诸恙如旧，惟腰胯痠痛发木，日甚一日，俯腰则痛更加剧，牵引两腿亦痛，服药迄无寸效。御医张彭年诊其脉寸部软弱，两尺沉细而涩，两关弦而无力。内服处方如下：

全当归二钱　川续断一钱五分　川芎五分　川牛膝一钱五分　香附一钱五分，盐水炒　秦艽一钱五分　泽兰叶一钱五分　威灵仙五分　乌药五分

引用松节五分　嫩桑枝五寸

此两味药引，俱入肝经，性味一苦、温，一苦、平，相伍有祛风通络，利关节，止痹痛之效。本方中用为药引，当是针对光绪腰胯腿痛木之症。

(2) 桑枝　炒谷芽

(3) 桑枝　鸡血藤膏

(4) 桑枝　桑椹

(5) 桑枝　龙眼肉

(6) 桑枝　丝瓜络

(7) 桑寄生　橘络

(8) 桑寄生　炒谷芽

(9) 桑寄生　鸡血藤

(10) 桑寄生　煅牡蛎

(11) 桑寄生　石莲肉

(12) 五加皮　红枣

(13) 秦艽　青风藤

(14) 秦艽　萆薢

(15) 松节　藕节

(16) 木瓜　羚羊角

(五) 芳香化湿类中药的两味药引

这类药引已在前面列出的有：佩兰叶、生姜，佩兰叶、薄荷梗，佩兰叶、枸杞根，蔻仁、栀子，砂仁、生姜汁，砂仁、桑梗，砂仁、柴胡，砂仁、银柴胡，藿香、生姜，藿梗、橄榄，姜朴、炒栀仁，厚朴花、荷叶等。另外还有以下几组，其使用频率均不高，仅举一则脉案为例介绍。

(1) 砂仁　茯神

光绪某年八月初四日，珍贵人(即珍妃)脉息左关沉弦，右寸关缓滑。肺气渐舒，膀疼轻减。惟腿膝筋脉缓软，步履无力，不耐劳动，有时作疼，谷食渐香而不多，夜寐虚空，胸膈微闷。御医白文寿给予调中化饮汤，佐以舒筋拈痛之法：

枳壳二钱，炒　炙厚朴二钱　半夏曲三钱　陈皮二钱　川郁金二钱，研　木瓜三钱　净没药一钱，研　全

归三钱 青风藤三钱 次生地四钱 焦枣仁三钱 远志二钱，肉

引用壳砂八分，研 朱茯神三钱

此两味药引，分别入脾、胃和心、脾、肾经，辛、温与甘、淡、平相伍，既能温中化湿醒脾，又可健脾宁心安神，有助于协助全方对珍贵人病后调理。

(2) 砂仁 酸枣仁

(3) 砂仁 枇杷叶

(4) 佩兰叶 佩兰梗

(5) 佩兰 红枣

(6) 白蔻壳 艾叶

(六) 利水渗湿类中药的两味药引

这类药引已在前面列出的有：茯神、砂仁：薏苡仁、葛根；薏苡仁、荷叶：灯心草、生姜；灯心草、煨姜；灯心草、芦根；灯心草、竹叶；灯心草、竹叶卷心；灯心草、荸荠；灯心草、橄榄；灯心草、荷叶；灯心草、荷蒂；滑石、桂枝：萆薢、秦艽等。另外还有以下十几组，其中多数使用频率不高。

(1) 茯苓 续断

(2) 猪苓 竹茹

(3) 猪苓 灶心土

(4) 泽泻 炒稻芽

(5) 泽泻 灶心土

(6) 薏苡仁 炒谷芽

(7) 薏苡仁 牛膝

(8) 薏苡仁 红枣

光绪三十四年六月二十三日，光绪皇帝腰胯疼痛较重，睡起加剧，昨日便三次，溏薄。兼见嗌酸，耳鸣头眩，肢软气虚。御医张彭年诊其脉软弱，尺中尤甚，两关微弦而滑，数象似退。治以运中为急，拟健脾立法：

野于术一钱 白芍二钱，炒 砂仁壳七分 法半夏二钱 厚朴花一钱 扁豆皮二钱 橘皮一钱 云茯苓三钱 炙甘草三分

引用红枣二枚 薏苡仁二钱，炒

此两味药引，均可入脾、胃经，味甘，薏苡仁淡而微寒，大枣性温，两者相伍为药引，既健脾益气养血而扶正，又渗湿止泻，舒筋止痛，与光绪之病情相合。

(9) 薏苡仁 芡实

(10) 地肤子 茺蔚子

(11) 灯心草 炒谷芽

(12) 灯心草 夜交藤

(13) 灯心草 莲子

(七) 温里类中药的两味药引

这类两味药引在部分清宫医案中所见不多，只有以下几则，使用频率均不高。

(1) 肉桂 红枣

(2) 肉桂 麦冬
(3) 小茴香 橘饼

(八) 理气类中药的两味药引

这类药引已在前面列出的有：橘皮、桑叶；橘皮、莲子心；橘红、生石膏；橘红、竹叶；橘红、元明粉；橘络、桑寄生；橘饼、小茴香；枸橘叶、生姜；枸橘叶、柴胡；青皮、栀子；佛手、荷梗；佛手柑、橄榄；香附、荷梗；沉香、荷梗；木香、生姜；薤白、葱头；槟榔、蔓荆子；腹皮子、地骨皮；腹皮子、西瓜翠衣等。另外还有以下二十余组，其中使用频率较高者举脉案为例介绍。

(1) 橘皮 炒谷芽
(2) 橘皮 枇杷叶
(3) 橘皮 红枣
(4) 橘红 橘络
(5) 橘红 竹茹
(6) 橘红 焦山楂
(7) 橘络 炒谷芽
(8) 橘络 红枣
(9) 橘白 炒谷芽
(10) 橘白 石斛
(11) 新会皮 水炙甘草
(12) 新会皮 丝瓜络
(13) 新会白 延胡索
(14) 青皮 沉香
(15) 青皮 羚羊角
(16) 佛手 玫瑰花
(17) 枸橘叶 桔梗
(18) 枸橘叶 红枣
(19) 枸橘叶 龙眼肉

光绪六年十一月十八日，慈禧太后前一日大便下行二次，口渴身倦，颃颡仍有酸咸之味，脊背发热。御医薛福辰等诊其脉两寸细软，右关尚弱。治以益气调脾饮：

党参三钱 于术三钱，炒 生黄芪二钱 茯神三钱 归身一钱五分，土炒 白芍一钱五分，炒 益智仁一钱五分，炒 陈皮一钱 法半夏一钱五分 谷芽三钱，炒 炙甘草八分

引用桂元肉七枚 枸橘叶七片

此两味药引，分别入心、脾和肝、胃经，性味甘、温与辛、温相伍，共奏疏肝行滞，补益心脾气血之效。所用枸橘叶者，取其在补剂中能行，于静中有动之意。

(20) 枸橘叶 玉竹
(21) 香附 金石斛
(22) 香附 灶心土
(23) 沉香 焦神曲

(九) 消食类中药的两味药引

这类药引已在前面列出的有：谷芽、淡竹叶，谷芽、莲子心，谷芽、橄榄，炒谷芽、荷叶，炒谷芽、荷梗，炒谷芽、桑枝，炒谷芽、桑寄生，炒谷芽、薏苡仁，炒谷芽、灯心草，炒谷芽、橘皮，炒谷芽、橘络，炒谷芽、橘白，炒稻芽、黄芩，炒稻芽、泽泻，焦山楂、竹叶，焦山楂、龙胆草，焦山楂、火麻仁，山楂炭、黄芩，焦神曲、沉香，建曲、蔓荆子，鸡内金、柴胡，焦山楂、橘红等。另外还有以下几组。

(1) 神曲 麦芽

光绪三十四年六月二十三日，光绪皇帝仍脾虚不运，食物阻滞，午刻至半夜便溏三次，腰胯疲痛，身体倦软，耳鸣头晕。御医吕用宾诊其脉左部弦数仍未大减，右关欠调。拟香砂六君子增减，佐以温固下焦：

西砂仁四分 上党参二钱，米炒 淮山药三钱，炒 云茯苓三钱 橘皮八分 炙甘草五分 益智仁一钱五分，盐水炒 潼蒺藜二钱 覆盆子二钱

引用神曲一钱五分，炒 麦芽三钱，炒

此两味药引，均可入脾、胃经，共奏消食健胃和中之效，在六君子汤加减方中，不仅增强其健脾和胃作用，更可使补而不滞。

(2) 焦谷芽 竹茹
(3) 炒谷芽 夜交藤
(4) 谷芽 红枣
(5) 炒谷芽 续断
(6) 炒谷芽 黑料豆皮
(7) 炒谷芽 莲子
(8) 炒谷芽 丝瓜络

(十) 止血类中药的两味药引

这类药引已在前面列出的有：艾叶、生姜；艾叶、白蔻壳；灶心土、生姜；灶心土、竹叶；灶心土、玄参；灶心土、猪苓；灶心土、泽泻；灶心土、香附；藕节、橄榄核；藕节、松节等。另外还有以下几组。

(1) 艾叶 胡桃肉
(2) 灶心土 竹茹
(3) 灶心土 枇杷叶
(4) 灶心土 远志
(5) 灶心土 蒌仁
(6) 灶心土 乌梅

(十一) 活血化瘀类中药的两味药引

这类药引已在前面列出的有：牛膝、薏苡仁，郁金、桂枝，鸡血藤膏、桑枝，鸡血藤膏、桑寄生，茺蔚子、地肤子，延胡索、新会白等。另外还有以下几组。

(1) 乳香 没药

光绪某年八月初八日，珍贵人(即珍妃)胸闷稍好，膀疼亦轻，惟左腿今夜疼痛较甚，

筋脉抽疭，心悸懊憹，时作恶心，谷食不香，夜寐不实。御医自文寿诊其脉左关沉弦，右寸关滑而近数，沉取有力。由肝肺气道郁结，胃肠湿滞尚盛，筋脉未能舒润所致。用清热调气止痛汤加活脉荣筋拈痛之法：

全当归三钱　次生地四钱　抚芎二钱　木瓜三钱　川牛膝三钱　焦栀仁三钱　赤苓三钱　茅术二钱，炒　广木香一钱五分，研　青风藤三钱　秦艽三钱　防己二钱

引用净乳香　没药二钱

此两味药引，俱入心、肝、脾三经，皆有活血止痛消肿之效，乳香又长于活血行滞伸筋，没药偏于散血化瘀，为临床常用之对药配伍，入此方为引乃起活脉伸筋、化瘀拈痛之效。

(2) 牛膝　　狗脊

(3) 怀牛膝　羚羊角

(4) 川牛膝　丝瓜络

(十二) 化痰止咳平喘类中药的两味药引

这类药引已在前面列出的有：竹茹、菊花；竹茹、芦根；竹茹、黄芩；竹茹、橄榄；竹茹、荷叶；竹茹、酒军炭；竹茹、猪苓；竹茹、橘红；竹茹、焦谷芽；竹茹、伏龙肝；枇杷叶、知母；枇杷叶、砂仁；枇杷叶、橘皮；枇杷叶、灶心土；桔梗、生姜；桔梗、枸橘叶；竹沥、生姜汁；半夏曲、薄荷；白芥子、知母；紫菀、天花粉；萝卜汁、荸荠汁；胖大海、橄榄；瓜蒌、郁李仁；瓜蒌仁、灶心土等。另外尚有以下几组。

(1) 竹茹　　红枣

(2) 竹茹　　石莲子

(3) 天竺黄　羚羊角

(4) 冬花　　紫菀

(5) 枇杷叶　红枣

光绪三十四年六月二十四日，光绪皇帝鼻管欠利，且为涕嚏，头晕发闷，喉觉味咸，食物少味，寤寐少安，牵引诸恙，耳窍鸣响，腰胯痠痛，足跟之疼复作，咳嗽无痰。御医陈秉钧诊其脉左部细弦，右寸关两部弦而浮，仍带滑象。证属外受新凉，内郁痰湿。拟和表调中，藉以肃降之法：

黄芪皮钱五分，去内肉　黄防风八分　真川贝二钱，去心　连皮杏仁三钱，勿捣　杭菊花一钱　冬桑叶一钱五分，蜜炙　橘红一钱　白茯苓三钱　冬瓜子三钱

引用枇杷叶三张，去毛　红枣三枚

此两味药引，均入脾、胃二经，相伍为药引，既能补中和胃，益气养血，又可清肝化痰，下气而止燥咳，在本方中亦有标本兼顾之作用。

(十三) 安神类中药的两味药引

这类药引已在前面列出的有：酸枣仁、砂仁；朱砂、荷梗；夜交藤、灯心草；夜交藤、炒谷芽；远志、灶心土等。另外还有以下三则，其使用频率均不高。

(1) 龙骨　　牡蛎

(2) 炒酸枣仁　麦冬

(3) 远志　　黄精

(十四) 平肝息风类中药的两味药引

这类药引已在前面列出的有：羚羊角、桑叶，羚羊角、天花粉，羚羊角、竹叶，羚羊角、橄榄，羚羊角、龙胆草，羚羊角、郁李仁，羚羊角、木瓜，羚羊角、青皮，羚羊角、怀牛膝，羚羊角、天竺黄，地龙、葱管，地龙、金银花等。另外还有以下两则，其使用频率均不高。

(1) 羚羊角　钩藤

(2) 钩藤　路路通

(十五) 补益类中药的两味药引

这类药引已在前面列出的有：红枣、生姜；红枣、姜皮；红枣、煨姜；黑胶枣、煨姜；红枣、桑梗；红枣、柴胡；红枣、藕；红枣、银柴胡；红枣、荷叶；红枣、五加皮；红枣、佩兰；红枣、薏苡仁；红枣、肉桂；红枣、橘皮；红枣、枸橘叶；红枣、生谷芽；红枣、竹茹；红枣、枇杷叶；红枣、橘络；续断、茯苓；续断、炒谷芽；胡桃肉、生姜；胡桃肉、荸荠汁；胡桃肉、十大功劳叶；胡桃肉、艾叶；龙眼肉、生姜；龙眼肉、柴胡；龙眼肉、金银花；龙眼肉、桑枝；龙眼肉、枸橘叶；麦冬、知母；麦冬、肉桂；麦冬、炒酸枣仁；甘草、生姜；水炙甘草、新会皮；扁豆衣、荷叶；沙苑子、柴胡；沙苑子、银柴胡；蛤蚧尾、荸荠汁；黄精、远志；黄精、荷蒂；金石斛、薄荷；金石斛、芦根；金石斛、香附；石斛、橘白；当归、知母；当归、荷梗；桑椹、桑枝；玉竹、枸橘叶；狗脊、牛膝等。另外还有以下十多则，多数使用频率不高。

(1) 山药　杜仲

(2) 红枣　小麦

(3) 黑大枣　小麦

(4) 红枣　莲子

(5) 红枣　分心木

(6) 红枣　丝瓜络

光绪三十四年八月二十五日，御医陈秉钧等所诊光绪皇帝脉案：皇上脉左部一律静软，右关尚带弦滑。显见中气不复。纳食虽好，未能健运，所以大便初次未解，至夜始能通行，润而不畅。现在心跳渐平，串痛未减，两胁尤甚，并及背肢。仍咳嗽恶寒，谨拟建中和络：

野于术一钱，糯米拌炒　归身一钱，土炒　白芍一钱五分　桂枝一分，泡汤拌炒　橘络一钱

引用红枣两枚　丝瓜络一钱五分

此两味药引，红枣甘、温，入脾、胃经；丝瓜络甘、平，入肺、胃、肝经。两药伍用为引，既健脾补中益气血而培本，又通经活络止痛而治标，与建中和络之大旨吻合。

(7) 蜂蜜　粳米

(8) 续断　丝瓜络

(9) 胡桃肉　莲须

(10) 龙眼肉　金箔

(11) 麦冬　天冬

(十六) 收涩类中药的两味药引

这类药引已在前面列出的有：莲子、桑梗；莲子、竹叶卷心；莲子、荷叶；莲子、灯心草；莲子、炒谷芽；莲子、红枣；莲须、银柴胡；莲须、胡桃肉；乌梅、煨姜；乌梅、灶心土；分心木、荷叶；分心木、红枣；芡实、薏苡仁；石莲子、生姜；石莲子、桑寄生；石莲子、竹茹等。另外还有以下几组。

(1) 莲子　五味子

光绪二十四年六月十一日，光绪皇帝耳内蝉鸣，面颧起有小疙瘩，口干作渴，有时呛嗽，胸中气怯，白睛稍有赤膜，左胁掣引腰疼，手仍发胀，久立腿痛，步履稍多足踝作疼，五更大便溏泻一次。御医庄守和等诊其脉左寸关弦软稍数，右寸关沉缓力软，两尺细弱。证属肝旺气亏，脾肾不足。用益气养胃健脾饮加减调理：

潞党参三钱　于术三钱，土炒　硃茯神四钱　远志一钱五分，肉　杭芍二钱，炒　陈皮二钱　杜仲四钱，炒　木瓜四钱　破故纸三钱　肉蔻一钱，炙研　淮山药四钱，炒　扁豆四钱，炒

引用建莲肉三钱　五味子六分

此两味药引，均有收涩之性，分别入脾、肾、心及肺、肾心经，相伍则共奏健脾、益肾、养心、敛肺、固精、止泻、安神之效。作为本方药引，很适合于光绪当时的症情。

(2) 莲子　淡菜

(3) 莲须　芡实

(十七) 其他两味药引

除以上分类列出者外，清宫医案中尚有某些少见的两味药引，如童便、老酒；童便、豆淋酒等。使用频率不高，不作详述。

第三节　三 味 药 引

一般临床很少用三味中药作药引，但在清代宫廷医方中却不少见。仅对部分脉案整理统计，即见近四十则，其中有的如焦三仙相当常用。一般三味药之间配伍协调，或相辅相成，多数突出重点，使“引经报使”的方向比较明确，对加强全方的功效，起着重要作用。还有一种情况，由于病情复杂，涉及脏腑较多，用三味或更多的药引，有利于全面照顾，多方调治。下面按药引功效的重点，作归纳分类介绍，有些重点不甚明确者，列入“其他”类。其中一部分例举有关脉案介绍。

(一) 重在清热的三味药引

(1) 青果　羚羊　芦根

光绪二十九年二月二十八日，慈禧太后头闷不爽，目皮发睲，时作咳嗽，唾吐痰粘，谷食欠香，身肢较倦。御医张仲元诊其脉左关弦数，右寸关滑数，重按鼓指。认为证属肝肺气道欠调，肠胃蕴热。拟方清热和中饮调理：

枇杷叶三钱，炙　桑叶三钱　菊花三钱　天冬三钱　枳壳二钱，炒　石斛三钱　紫菀三钱　甘草八分

引用鲜青果七个，研　羚羊一钱　鲜芦根一支，切碎

三味药引入肺、肝等经，性寒凉，均能清热，与全方的功效、主治相一致。

(2) 荸荠汁 梨汁 白蜜

(3) 灯心 莲子心 莲子

(二) 重在祛风湿、活血通络的三味药引

光绪皇帝临终之年，常为严重的腰膀脊骨疼痛所折磨。治此病证的处方中，多次使用祛风胜湿、活血通络的三味药引。

(1) 牛膝 羌活 荷梗

光绪三十四年八月二十四日，光绪皇帝腰膀脊骨两旁痠跳痛，午前重，午后轻。恶寒畏风，干咳未愈，醒后口尤干渴，少腹两腿木痛，遍身拘板，串麻觉饿，食饱麻减，耳响微晕。御医施焕诊其脉两关滞多不匀，寸弱，尺软。认为属阴阳皆虚，湿困于阳，气怯风胜，清气少升，浊气少降。从调阳治湿，和阴息风法：

豨莶草三钱 桑寄生三钱 鳖甲二钱，青蒿泡酒炙酥 云苓三钱 半夏曲一钱五分，川贝末同炒 麦冬二钱，去心 秦当归二钱，黄芪泡酒制 竹沥膏一钱五分 木瓜一钱，酒炒 杭白芍一钱，桂枝水炒

引用牛膝五分 荷梗二尺，羌活泡酒炒

三味药引相伍，入肝、肾等经，祛风湿、壮筋骨、补肝肾、活血通络，均针对光绪腰膀痛之主证。

(2) 桑寄生 路路通 莲子心

(3) 桑寄生 丝瓜络 红枣

(4) 桑枝 鸡血藤 青木香

(5) 桑枝 橘络 黑料豆

(三) 重在利水化湿的三味药引

(1) 滑石 灯心 竹叶

宣统十四年(宫中纪年)六月初八日，端康皇贵妃头晕肢倦，口渴引饮。御医赵文魁诊其脉左寸关弦而近数，右寸关浮滑。以其内蓄饮热，外薄暑邪，而以清暑调中化饮之法调理：

粉葛根二钱 薄荷一钱五分 防风一钱五分 苏梗一钱五分 生石膏六钱 知母三钱 川连二钱，研 橘红三钱 腹皮子四钱 枳壳三钱 酒军二钱 枯芩四钱

引用滑石块六钱 灯心竹叶水煎药

此三味药引，清热解暑，利水祛湿，为该清暑化饮方之重要部分，亦为治疗暑热蓄饮之证不可或缺。

(2) 赤苓 茅术 胆草

(3) 佩兰叶、梗 豨莶草

(四) 重在消食化积的三味药引

宫中帝后等常因膏粱厚味所伤，或由肝郁及脾致患，多有脾胃之疾，以致饮食不消，谷食欠香，方中消食化积开胃类药引较多见，其三味药引者亦有多则，尤以焦三仙为常用。

(1) 焦三仙(神曲、山楂、麦芽三味炒焦)

光绪二十九年三月二十三日，慈禧太后头闷目涩，口中觉苦，咳嗽痰涎，胸膈不爽，嗳气稍宽，筋脉痠疼，谷食欠香。御医庄守和、全顺诊其脉左寸关沉弦稍数，右寸关滑数。

证属肝肺气道郁滞，饮热熏蒸，肠胃不和。用理肺和肝清胃饮调理：

溏瓜蒌四钱　川贝三钱，研　酒芩三钱　枳壳二钱，炒　炙川厚朴二钱　橘红一钱五分，老树　煨木香八分　萸连一钱，研　白菊花二钱　桑叶三钱

引用焦三仙各二钱

光绪二十一年闰五月二十八日，御医庄守和、张仲元诊得光绪皇帝脉息左寸关弦数，右寸关滑数。暑瘟见解，肺胃湿稍轻，惟气道欠调，浮火余邪未清，以致胸膈不畅，口干作渴，谷食欠香，小水赤少，大便未行。用调中化湿饮调理：

炙厚朴二钱　陈皮二钱　枳壳二钱，炒　甘菊花二钱　郁金二钱，研　木香八分，研　赤苓三钱　泽泻二钱　次生地三钱　栀子三钱，炒　竹茹二钱　益元散三钱，煎

引用焦三仙各三钱

在上述两案中，于理肺和肝清胃方和调中化湿方中，以焦三仙消食化滞开胃为引，起到辅助和补充全方功效之作用。

(2) 炒谷、麦芽　红枣

(3) 炒谷芽、炒麦芽　莲肉心

(4) 生、熟谷芽　夜交藤

(5) 生、熟谷芽　荷叶

(6) 炒谷芽　黑芝麻　萝卜汁

(五) 重在止咳祛痰的三味药引

(1) 冬花　川贝　枇杷叶

(2) 冬花　知母　海石

光绪某年三月，光绪皇帝患咳嗽经调治后诸症俱减，惟脾胃欠和，偶或食后稍作咳逆。御医庄守和、李德昌于三月二十四日、二十五日均处方以香砂养胃丸一钱五分作善后调治，而先以冬花、川贝各一钱，枇杷叶一钱五分炙去毛煎汤化服为引，后以炒冬花、知母、海石各一钱煎汤化服为引。丸药健脾养胃以固本，药引止咳化痰而顾标，有标本兼顾之妙。

(3) 羚羊　橘络　胆星

宣统十一年(宫中纪年，下同)四月初七日，端康皇贵妃患“肝经气道欠调”之症，御医赵文魁等诊之，“拟用和肝清热活络法治疗”，方中药引为羚羊一钱五分先煎、橘络三钱、胆星二钱。三味药引能清泻肝胆实火，而又化痰和络。

(4) 黄芩　桔梗　鲜姜

宣统五年四月十六日，端康皇贵妃患咳嗽、头闷、中满、口渴、体倦等症，御医石国庆拟舒肝理肺、请解止嗽之法调理，药用前胡、川芎、麦冬、瓜蒌、半夏曲、杏仁、桑皮、枳壳、橘红、苏子、浙贝、甘草等，以酒条芩三钱、苦桔梗二钱、鲜姜一片为药引。三药俱能入肺经，辛开苦降，调理气机，清肺热，止痰嗽，对于理肺止嗽发挥重要作用。

(六) 重在补益的三味药引

宫中用药，常重滋补。三味药引以滋补为作用重点者也较多。

(1) 红枣　白芍　熟地

光绪三十三年的《本库用药帐》中记有一方以红枣四个、杭芍四钱、熟地五分为药引，

三药分别入脾、肝、心等经，能补脾养营，补血益阴，用于营血、气阴虚损者大有助益。

(2) 石斛　陈皮　龙眼肉

(3) 石斛　芡实　莲子肉

(4) 黑豆皮　红枣　莲须

(5) 黑穞豆　陈皮　红枣

光绪二十四年，戊戌变法失败之后，八月初六日(公历九月二十一日)凌晨，光绪被慈禧囚禁于瀛台。他素体肝肾心脾不足，气血亏虚，加以此情志大伤，诸虚损之证加重，迁延难愈。御医常以培脾固肾、益气养荣诸法调治。九月初三日至十八日之间，在用归脾麦味地黄汤、八珍麦味地黄汤、麦冬汤、养心理脾汤等方加减调理时，曾用以上四组三味药引，以辅助益气养血、滋阴固精、健脾开胃。

(6) 淡菜　龙眼肉　黄连

(7) 黑芝麻　梨汁　白蜜

(8) 黑芝麻　枸杞根　龟板

(9) 菟丝饼　白芍　磁石

(10) 红枣　饴糖　补骨脂

(11) 龙眼肉　肉桂　红枣泥

(12) 生姜　肉桂　红枣泥

(13) 通草　肉桂　红枣泥

(14) 荷叶蒂　肉桂　红枣泥

上述四组药引，见于慈禧太后在某年九月十六日至十月初四日之脉案。证属“脾肾元阳未足，气血不能生长”；“脾肾阳气未足，清浊升降不利”；“脾胃未能健运，湿气不消”；“脾胃尚弱，肝气水饮不利”。所用方药为益气温脾汤、温补利水汤、调胃理脾汤等加减，叠用温肾健脾为主的药引，于病情、治法均属相符。

(七) 其他三味药引

有一部分三味药引，重点不甚突出，多属较全面地照顾复杂病情的各个方面。例如：

(1) 荷叶边　路路通　红枣

(2) 鲜姜　小枣肉　郁金

(3) 山楂　红糖　白糖

第四节　四 味 药 引

四味药作药引，在中医古今医案中均甚少见，而清宫医案中却非鲜见。从以下四十余则中可见一般。作为药引的四味药之间，多属配伍协调，归经或功效作用有侧重点，亦即“引经报使”的主要方向。由于药引的药味较多，除了有其侧重点之外，多还程度不等地兼顾病情的其他方面，照顾比较全面。宫中医方的四味药引，大部分侧重于消食或补益，其他方面相对较少。

(一) 重在消食化积的四味药引

此类药引大部分包括焦三仙，从以下所列可见其一般。

(1) 焦三仙　莲子肉

光绪二十四年六月十六日，光绪皇帝连续两夜滑精，当晨大便三次，行有糟粕，气味酸臭，每遇劳累则面色青黄，言语气怯，耳仍蝉鸣，手觉发胀，目涩口渴，久坐久立则腰瘦腿疼，步履稍多即气促似喘，足踝软痛，筋脉不和。脉象左寸关弦软近数，右寸关沉缓力弱，两尺细软。御医庄守和、杨际和处方以益气固肾理脾汤：

潞党参三钱　于术三钱，土炒　云苓四钱　扁豆四钱，炒　朱茯神三钱　远志二钱，肉　炙龙骨三钱　山药四钱，炒　杜仲四钱，炒　破故纸三钱　薏苡仁四钱，炒　炙甘草一钱

引用建莲肉三钱　焦三仙九钱

该方乃参苓白术散加减，药引中之建莲系参苓白术散中原有之药，味甘、涩，性平，入脾、肾、心经，有补脾止泻、益肾固精、养心安神之效，用作药引，不仅极符合光绪之病情，又可引入脾、肾两经，培补先后二天。焦三仙作药引，在于入脾、胃经，且针对光绪食滞不消之证。莲子与三仙相伍构成四味药引，甚为精当，以莲子之健脾而助三仙之消食，又三仙之化滞消积可促莲子之固肠止泻。

(2) 焦三仙　甘草

(3) 焦三仙　苍术

(4) 焦三仙　生姜

以上三组均以焦三仙与和中健脾之品相伍，亦有相辅相成之意。

(5) 焦三仙　菊花

光绪某年七月初六日，珍贵人(即珍妃)原患舌强不语症经治渐清而未能如常，头晕微疼，谷食不香，身肢痠痛，两肋胀满，大关防仍有白滞，恐作痢疾。脉象左寸关沉弦稍数，右寸关滑数。御医王继曾、冯盛化认为属浮火未退，气滞痰饮化而未净，拟理脾舒肺化痰汤，佐以清热之法调理：

菖蒲二钱　陈皮二钱　抚芎二钱　焦槟榔一钱五分　酒芩二钱　白芍三钱，炒　瓜蒌仁三钱，研　桔梗三钱　丹皮二钱　赤苓三钱　台乌二钱　炙川朴二钱

引用甘菊花二钱　焦三仙各二钱

此四味药引，以焦三仙入脾、胃经，和胃消食，而治其“谷食不香”；菊花入肝经，善清头目，而针对“头晕微疼”。可见多味药引有引归多经，多方照顾之意。

(6) 焦三仙　蔓荆子

(7) 焦三仙　芦根

(8) 焦三仙　黄芩

(9) 焦三仙　龙胆草

(10) 焦三仙　荷叶

(11) 焦三仙　羚羊角

以上六组药引，亦属三仙与清热类药物相伍。例如宣统朝端康皇贵妃脉案记载，多次用焦三仙与羚羊面或胆草等为伍的四味药引，用于舒肝醒脾化饮、舒肝调脾活络、舒肝和胃活络方中，既可调中消食，又能清肝泻热，颇合当时之病情。

(12) 焦三仙　郁李仁

(13) 焦三仙　大黄

这两组均为焦三仙与泻下类药物相伍，遇腑泻便有助于化积滞、消饮食。例如光绪某年九月二十三日，光绪皇帝表感未解，肺胃饮滞，郁热尚盛，且大便未行，所用清解平胃

化滞汤加减方，药引为焦三仙九钱、川锦纹一钱五分。

(14) 焦三仙　泽泻

(15) 焦三仙　青皮

光绪某年七月，珍贵人所服理脾开郁清化饮、开郁和中清化饮等方，均以炒青皮二钱、焦三仙各二钱为药引。以青皮之行气开郁、疏肝、消滞，既助于调脾，有利于三仙之消食化积。

(16) 焦三仙　灶心土

(17) 焦三仙　麦冬

(18) 炒麦芽、炒谷芽　路路通　荷叶边

(19) 炒麦芽、炒谷芽　莲肉心　荷叶边

(20) 炒麦芽、炒谷芽　党参　荷叶边

光绪三十四年五月中、下旬，光绪皇帝医方中多次用上述三组药引。炒麦、谷芽与荷叶相伍，有消食化滞、升阳开胃之效，后两组又配合健脾益气之品，更宜于光绪“向来脾胃不健，食物运迟，大便溏结勿定”之证。

(二) 重在补益的四味药引

这类药引或侧重于补养气血，或偏重于滋阴养荣，或重点在温补阳气，多用于光绪病重虚损渐深之时，仅从药引之斟酌变化，亦可见御医之用心良苦。

(1) 狗脊　麦芽　生姜　枣肉

(2) 狗脊　谷芽　生姜　枣肉

(3) 胡桃肉　白芍　破故纸　炙甘草

以上三组均见于光绪二十四年六月与九月的光绪皇帝脉案，药引均从脾肾立意，有温肾助阳、益气健脾之效，与当时光绪病情及处方全方的方义相吻合。

(4) 路路通　淡菜　红枣　荷叶边

(5) 荷叶边　淡菜　小麦　路路通

(6) 炙甘草　炒薏苡仁　淡菜　荷叶边

(7) 龙眼肉　黄连　淡菜　菊花

(8) 龙眼肉　黄连　淡菜　红枣

(9) 龙眼肉　黄连　淡菜　荷叶边

以上六组药引亦均以滋补为主，见于光绪三十四年五月至六月的光绪皇帝脉案。此时已是他临终前四、五个月之时，气血皆虚，精髓渐空，本虚标实兼见，故药引亦在滋补为重的情况下，参以清热、通络、化湿之品。如六月初三日脉案，光绪脉见细弦，左右部均兼数象。遗精，耳鸣，食物运迟，便溏，体软倦，腰重坠，胯瘘痛。御医陈秉钧认为以潜阳育阴为正治，亦须照顾中气，拟摄肾以清肝胆，运脾而和肠胃：

大生地三钱，砂仁末三分，拌捣　抱茯神三钱，辰砂拌　制萸肉一钱五分　制丹参二钱　桑螵蛸一钱五分，蜜炙　生白芍一钱五分　夏曲一钱五分，炒　新会皮八分　牡蛎三钱

引用龙眼肉三枚　上川连二分，分包　杭菊花一钱二分　淡菜三枚，酒洗

(10) 桑寄生　红枣　扁豆花　建曲

(11) 焦枣仁　红枣　炒谷芽　生姜

(三) 重在祛风湿、强筋骨的四味药引

(1) 狗脊　谷芽　竹茹　木瓜

(2) 狗脊　栀子　竹茹　木瓜

此两组药引均见于光绪二十四年六月二十一日、二十二日光绪皇帝脉案，当时光绪腰痠腿疼、身肢无力、腿踝痠痛、筋脉不和等症，治以滋益健脾固肾汤、益气养胃健脾饮，分别用上述两组药引，主于祛风湿、强筋骨、补肝肾，舒筋络，兼以清热化痰，或消食和中。

(四) 重在止咳化痰的四味药引

(1) 狗脊　谷芽　陈皮　川贝

(2) 橘络　谷芽　扁豆　川贝

光绪二十四年九月初八、初九日，光绪皇帝医方中用上述两组药引，重在化痰止咳，兼以健脾和胃消食，或补肝肾，是因为当时光绪皇帝脾肾虚弱而又兼有咳嗽，痰不爽利等症。

(五) 重在收涩的四味药引

(1) 煨姜　乌梅　灶心土　冬瓜皮

光绪六年正月初十日，慈禧太后面黄而浮，兼有咳嗽吐痰黄白二色有块，前一日大便三次，仍有糟粕，身软口渴，水串肠鸣，夜寐不实。御医汪守正等五人处方温补固肠饮加减，以固摄下元为要。方用党参、炒于术、煅赤石脂、茯苓、肉桂、煨木香、泽泻、煨诃子、炒白芍、车前子、煅禹余粮、炙甘草，引用煨姜三片、乌梅二个、灶心土一两、冬瓜皮五钱。四味药引重在温中涩肠止泻，配以冬瓜皮有利小便而实大便之效。

(2) 灶心土　乌梅　竹茹　煅赭石

(六) 其他四味药引

(1) 焦麦芽　红枣　防风　生姜

(2) 狗脊　栀子　竹茹　灯心

(3) 荷叶　薏苡仁　红枣　桑梗

(4) 砂仁　沉香　红枣　炙甘草

以上四组药引，分别有解表、清热、祛湿、行气之侧重，又兼有补益之品，均见于光绪皇帝医方之中。

第五节　五味、六味药引

用五味、六味药作为药引，这在一般方书、医案中实难见到，而清代宫廷医案中却可见到数则。这几则均见于光绪皇帝临终之年的医案，光绪病入膏肓，五脏虚损，本虚标实，证情十分复杂，而多味药引有可能照顾到病损的各个脏腑，和病情的多个方面。

(1) 焦三仙　麦冬　木瓜炭

光绪三十四年四月初十日，光绪皇帝脉象左关沉弦，右寸关滑而稍数。耳鸣堵闷，足跟牵痛，饮食消化较慢，午后倍觉软倦。御医忠勋认为，总缘肝阳未平，脾湿肾虚所致。

拟调肝理脾益肾之法调理。方用生熟地、丹皮、云苓、西洋参、白术、芦荟、菖蒲、金樱子、煅磁石、秦艽、天麻、生甘草，引用焦三仙各二钱、硃麦冬二钱、木瓜炭二钱。五味药引可入脾、胃、肝、心、肺等经，照顾到消食和胃、养阴、舒筋活络等诸多方面。

(2) 淡菜　红枣　丝瓜络　炒谷芽、炒麦芽

光绪三十四年五月二十九日，御医陈秉钧为光绪皇帝所拟调心肾、柔肝运脾之方中，用此五味药引，有滋补、活络、消食等三方面功效，均与当时病情相符。

(3) 淡菜　莲子肉　灯心　炒麦芽、炒谷芽　党参

这是光绪三十四年五月二十八日御医陈秉钧为光绪皇帝所拟方中的一组六味药的药引，可谓创多味药引之记录。当时光绪皇帝数日之间梦泄两次，耳内蒙响堵闷，食物运迟，大便不匀，口渴心烦。左脉三部细涩，右脉三部俱见微浮带数。调治以固摄肾真为至要，兼以平肝热，养心神，顾脾胃，益气和阴：

大生地三钱　淮山药二钱，炒黄　抱茯神三钱，辰砂拌　炙龟板三钱　生白芍一钱五分　川续断三钱，酒炒　夏曲一钱五分，炒　杭菊花一钱五分　广橘络五分

引用淡菜三枚，酒洗　湘莲肉七粒，连心用　灯心五寸，辰砂拌　麦、谷芽各二钱，炒　另煎潞党参三钱，冲服

此六味药引，多味甘、性平，入脾经者最多，兼有入肺、肾、心、肝、胃、小肠等经，有健脾、益肾、养心、开胃、补肺、益气、养血、消食、利水、生津、固精、安神、除烦等功效，可以说照顾到光绪复杂病情的各脏各经、方方面面，可见御医之选用药引，亦颇费斟酌。

第六节　含有成药的多味药引

清宫医案之多味药引中，尚有单味药与成药同用者，也是古今药引应用中极特殊的情况。兹举两例介绍。

(1) 青果　一捻金　郁金

光绪二十九年二月三十日，慈禧太后头闷不爽，目皮发眐，时作咳嗽，唾吐痰粘，谷食欠香，身肢较倦。御医张仲元拟清热和中之法调治：

霜桑叶三钱　菊花三钱　天冬三钱　酒芩二钱　枳壳二钱，炒　羚羊钱半　元参四钱　甘草一钱

引用鲜青果七个　一捻金一钱，煎　川郁金二钱，研

当时慈禧肺气郁遏未清，肝胃蕴热尚盛，药引用入肺、肝等经之青果、郁金，清热止咳解郁，而又用清热通滞之一捻金作引，有助于清理肝胃滞热，调畅中焦气机。

(2) 乌梅　四神丸　灶心土　冬瓜皮

光绪六年正月初十日，慈禧太后因腹泻肠鸣等症服用温补固肠饮加减，药引用煨姜、乌梅、灶心土、冬瓜皮(见前“四味药引”部分)，次日仍未愈，晨溏泻二次，完谷不化。御医汪守正等五人分析认为，属脾肾大亏，门户不藏，元阳下陷，拟脾肾双固法，冀泻止为要。用原方加减，药用破故纸、肉桂、炒白芍、炮姜、茯苓、车前子、赤石脂、炙甘草等，药引用乌梅二个，另用四神丸一钱五，临寝时用灶心土、冬瓜皮汤进。次日脉案记载：“大便未泻，小水稍利，嗳气嘈串微减”，药已见效。

本组药引中灶心土、乌梅入脾、胃、大肠等经，补中涩肠止泻；冬瓜皮利水而实肠；四神丸更能温补脾肾，固肠止泻，善治五更泄泻。故本组药引，特别是其中之四神丸，对于本方双固脾肾发挥重要作用，也是该方奏效的原因之一。

清宫成药药引

在清宫医案的医方中，使用的药引涉及面极广，不仅有单味药、多味药药引；有的甚至还使用中成药作为医方的药引。这在古今方书、医案中是极其罕见的，成药作为药引有以下优点：①组成成药的药物之间配伍严谨，严格依中医组方方法结合，能抑其偏性，使其发挥理想的药物效应；②几种功效相似的药物组成的成药，药物之间相需为用，药物作用比单味药引好；③某些作为药引的中成药药味多而繁杂，诸多类药物集结在一起，其作用全面，照顾面广。这些都是单味、二味、甚至多味药药引所较难具备的。清宫医案中作为药引的成药有六一散、益元散、硃黄散、赛金化毒散、一捻金、紫雪、朱衣滚痰丸、活络丹、失笑散、更衣丸、麻仁滋脾丸等，下面依其类属分述如下：

第一节　清暑辟秽类成药药引

清宫医案中作为药引的清暑辟秽类成药有六一散、益元散、紫金锭，其中六一散、益元散在清宫医案中作为药引使用较多。

(一) 益元散

益元散由六一散(滑石六两、甘草一两)加辰砂而成。功效清暑利湿、止渴除烦，降火利窍，主治暑伤元气、身倦汗出、表里俱热，面赤气粗、烦渴引饮、小便黄少诸症。盖暑热伤气，以参芪温补则助邪，以芩连苦寒泻热则耗气，于清补两难之中，取滑石甘寒以清热，上清水源下通水道，荡涤六腑之邪热，使暑热从小便而去；甘草调和内外，止渴生津，用以保元气而泻虚火；心为君主之官，暑气通心，暑热内扰则神明不安，必用朱砂以镇之，所伤神气方可得复。由此可知，益元散药物配伍寓意深奥、为夏暑季节必备方。清宫医案中以此为药引，主治感受暑湿、内有蕴热、热扰心神诸症。

1　单用益元散为引

光绪八年五月十七日，慈禧太后脉息左寸虚弱，右关稍滑，余部平和。连日夜寐不实，晚间口渴、胸脘嘈杂、谷食不多、头晕耳鸣、背部发热。总缘心脾尚弱、荣血未充所致。御医用理肺健脾汤加减调理：

党参三钱　于术二钱，炒　茯神三钱　当归二钱，身，土炒　白芍一钱五分　醋柴胡七分　桑寄生三钱　干地黄三钱　甘菊花二钱　陈皮一钱　麦冬三钱　砂仁七分

引用益元散三钱

五月十八日医案记载：慈禧夜间未得安寐、头痛、耳鸣、肩臂筋络骨节俱痛、早晚均用半膳、有时干咳无痰、背热如旧，仍照原方加减引用益元散治之。据两日脉案可知，慈禧病证的病机为感受暑湿、伤气耗阴、湿困脾胃、热扰心神、阻遏经络气血。治用理肺健脾汤以益气运脾、养阴和中，当属对症。用益元散为引者，一可助诸药清解暑热；二可淡渗利湿、引热从小便而解。据后日医案记载，慈禧呛咳嘈杂渐减，消化较易。可见方药、

药引发挥了一定作用。

2 益元散和他药共为药引

(1) 益元散和单味药共为药引。

清宫医案中和益元散同为药引的单味药有荷梗、砂仁、蔓荆子等。

益元散、荷梗

道光五年六月十一日，御医诊得珍妃脉息滑数，系停饮受暑之症，以致头闷身疫、呕恶、口渴、胸胁胀痛。昨服二香饮，暑气渐轻。今用清暑六合汤调理：

藿香一钱五分　香薷一钱　厚朴二钱　扁豆三钱，炒　茯苓三钱　青皮二钱，醋炒　苏梗二钱　半夏曲三钱，炒　陈皮二钱　缩砂一钱五分，炒研　炙香附三钱

引用荷梗一尺　益元散三钱

清暑六合汤由《局方》六和汤变化而来，主治内伤生冷、外感暑气所致的胸膈满闷、头目昏蒙、恶寒发热、身疫体倦等症；荷梗清暑化湿醒脾；益元散清暑利湿安神，合为清暑六合汤药引，共凑清暑理气、利湿醒脾之效。

和益元散共为药引的单味利湿清暑药还有灯心。

益元散、砂仁

宣统二年五月二十五日，瑾贵妃脉息和缓。湿热未尽，尚有郁热，肝胃欠和、中焦不快，御医拟清热平肝调气饮之法调理：

银柴胡一钱五分　茵陈三钱　羚羊一钱　谷芽三钱，炒　姜连一钱五分　青皮三钱，炒　枳壳三钱，炒　化橘仁一钱　胆草一钱五分　杭芍二钱　黄芩二钱，炒　车前子三钱，包煎

引用砂仁八分，研　益元散三钱，煎

砂仁理气燥湿运脾、益元散清利饮热，两者相合，能理气清热，化湿运脾，同为药引，合诸药以治瑾贵妃的肝胃不和、温饮郁热之证，十分相宜。五月二十六日医案记载，瑾贵妃脉息和缓，诸症俱平。说明方药切证，药效甚佳。

和益元散同为药引的单味理气药还有姜朴。

益元散、蔓荆子

宣统元年六月十一日，御医予总管清解化湿宣滞法调理：

紫苏二钱　霍香二钱　荆穗二钱，炒　薄荷八分　胆草二钱　苦桔梗三钱　杭芍二钱　郁金二钱，研　瓜蒌皮三钱　辛荑二钱　甘菊花三钱　陈皮二钱

引用益元散三钱，煎　蔓荆子三钱

六月初十病案记载：总管脉息左关弦缓、右寸关滑数微浮、肝胃湿热未清，复受风凉，以致头闷鼻塞、时流清涕，胸闷肢倦，谷食不香。由此可知总管病为肝胃湿热，外感风邪。蔓荆子轻浮上行，主散头面之邪；益元散清利湿热导热自小便而出。两者上下分引，切中总管病证。

(2) 益元散和二味药同为药引。

益元散、炒栀子、酒军

宣统九年六月十日戌刻，端康皇贵妃脉息左关弦数，右关滑数。肝热气滞、中州蓄饮、以致胸膈堵满，头晕呕恶。御医拟用清热调气化饮之法调理：

藿香梗三钱　薄荷三钱　荆穗三钱　甘菊花三钱　炙香附四钱　青皮三钱　木香二钱，研　姜连一钱五分，研　羚羊片四钱，先煎　法半夏三钱　竹茹三钱　陈皮三钱

引用栀子三钱，炒　酒军二钱　益元散三钱，包煎

栀子大苦大寒，炒制去其苦寒之性，留其清热燥湿之用；大黄酒制增其宣通泄热之力；益元散清利中焦饮热。三者合用，中能清热燥湿，下能前后分引，同作清热调气化饮方药的药引，以治饮热气滞之证，当属对证。

(3) 益元散和三味药同为药引。

清宫医案中三味药一起和益元散同为药引的有：①炒栀子、酒黄芩、熟川军；②大青叶、瓜蒌仁、杏仁泥；③麦冬、荆穗、竹叶；④竹茹、瓜蒌仁、泽泻；⑤炒栀子、青竹茹、熟川军；⑥竹茹、荷梗、灯心；⑦生姜、荷梗、灯心等。现择要叙述如下：

益元散、炒栀子、酒黄芩、熟川军

宣统五年四月十九日，端康皇贵妃脉息左关弦涩、右寸关滑数。外感渐解、咳嗽见减，惟肝阳气道欠畅，肺经湿热尚未清，以致咳嗽时作，口渴中满，肢体疲倦，御医拟舒肝理肺清热消饮止嗽之法调理：

南前胡一钱五分　杏仁四钱，研　川贝二钱，研　麦冬三钱，去心　苏子三钱，去心　瓜蒌仁二钱，研　天冬三钱　化橘仁三钱　炙桑皮三钱　元参四钱　枳壳三钱，炒

引用栀子三钱，炒　酒黄芩二钱　熟川军四钱　益元散四钱，煎

炒栀子清利三焦邪热，酒黄芩清上焦肺热，川军泻下积热，益元散清利饮热。四者相合，清利三焦、分化湿热，合为药引，以助全方理气清热、化饮止嗽。

益元散、大青叶、瓜蒌仁、杏仁泥

宣统五年四月二十四日，端康皇贵妃脉息左关弦涩、右寸关滑数而浮。系风疹见形、肝阳气道不畅、脾肺经湿热生热，凝滞血分，以致口渴中满，身肢疲倦、作烧咳嗽，御医拟舒肝清解养阴达表之法调理：

柴胡三钱　姜川连一钱五分，研　元参八钱　栀子三钱，炒　葛根三钱　荆芥穗二钱　生地八钱　化橘仁三钱　酒芩三钱　丹皮四钱　赤芍四钱　麦冬六钱，去心

引用大青叶三钱　益元散四钱，煎　瓜蒌仁三钱，研　杏仁泥四钱

大青叶清热凉血、兼行肌表、善解心胃实火热毒；瓜蒌仁清肺润肠；杏仁宣降肺气；益元散清利湿热。四者相合，共奏清热解毒、宣肺化湿之效。同为药引，以助诸药舒肝清热，宣透达表。

(二) 六一散

六一散由滑石、甘草组成，因剂量比(滑石∶甘草)为六比一故名。古书载“天一生水，地六成之”，故又名天水散。功效清暑利湿，主治暑热感人、发热汗出、心烦口渴，小便不利，呕吐泻痢、小便黄赤等症。清宫医案中治暑湿饮热内滞，泄泻痢疾常用此为引。

(1) 单用六一散为引。

嘉庆二十四年六月十六日，二阿哥福晋脉息弦数。系停饮受暑之症，用药调治，诸症渐减，惟胸满腹胀、腿膝疼痛，此由湿滞过盛所致。御医用理气润燥汤调治：

柴胡一钱五分　厚朴二钱　焦楂三钱　神曲三钱　枳壳二钱，炒　白术二钱，土炒　陈皮二钱　次生地四钱　火麻仁三钱　赤苓三钱　木通三钱　大腹皮一钱五分

引用六一散二钱

观二阿哥福晋病证，当属停饮受暑，饮热伤阴。六一散清暑利湿而不伤阴，以此为引，可助诸药清化暑湿，引热从小便而出。

(2) 六一散和单味药同为药引。

清宫医案中和六一散同为药引的单味药有木通、佛手、乌梅、铁锈等。

六一散、木通

道光四年闰七月十九日，皇后脉息弦滑。系肝胃不和、气滞停饮之症，以致胸满胁痛，兼懒食少寐、身肢痠软。御医用香砂化滞汤调治。

炙香附三钱　香砂一钱五分，研　炙半夏五分　萸连一钱　枳壳二钱，炒　抚芎一钱五分　瓜蒌三钱　楂肉三钱　麦芽三钱，炒研

引用六一散三钱　木通二钱

木通苦寒降火利尿、导湿热自小便而解，和六一散合用，可助其清暑化湿，同为诸药药引，治皇后暑湿饮滞，肝胃不和之证，可使肝胃调和、暑湿饮热分利。

单味清暑化湿药和六一散共为药引的还有竹叶、灯心、薄荷。

六一散、佛手

嘉庆二十五年七月十一日，二阿哥福晋脉息弦数。原系肝胃不和、湿滞凝结之症，以致胸膈满痛、气促抽搐、夜不得寐。昨服清肝调气化滞汤剂，抽搐渐止，胸满胁痛稍减，惟旧症仍前。御医用清金调气饮治之：

黄芩二钱　花粉三钱　黄连一钱　木香二钱　炙香附三钱　青皮三钱，醋炒　白芍二钱，炒　槟榔二钱　丹皮三钱　焦楂五钱　枳壳二钱，炒　羚羊一钱五分

引用佛手五分　六一散五钱

医案所谓“旧症”。乃肝胃不和、湿滞凝结之症。佛手善疏肝理气、醒脾开胃；六一散清暑化温和中。合而为引，可助诸药调气化湿。

六一散、乌梅

嘉庆十六年六月十四日，南府首领禄喜脉息滑数。原系停饮受凉之症，服药凉已得汗解，惟素有湿饮过盛，转成暑疟、间日寒热往来，御医令服清脾四苓汤。

青皮二钱，炒　厚朴一钱，炒　炙半夏二钱　赤苓三钱　黄芩二钱　花粉三钱　知母二钱　橘红三钱　泽泻二钱　猪苓二钱　煨草果一钱　槟榔二钱

引用六一散三钱　乌梅三个

乌梅味酸入肝，《本草拾遗》谓可“去痰、至疟瘴、止渴调中……”。此处用为药引，可引药入肝治疟；六一散则引药分化饮热。二者相合，酸涩而不敛湿，渗利不致太过。

六一散、铁锈水

道光三年七月初一日，皇后脉息弦滑。原系暑湿停滞之症，服药以来，里滞虽行，仍属不净。惟少腹作痛，此由肝郁湿滞过盛所致。御医议用胆草泻肝汤调理：

胆草二钱　柴胡一钱五分，醋炒　酒芩三钱　栀子三钱，炒　泽泻二钱　车前子二钱　木通三钱　次生地三钱　当归三钱，酒洗　生军三钱，后入　青皮二钱，炒　芒硝二钱

引用六一散三钱　铁锈水三茶匙，兑服

铁锈味辛苦、性寒，《本草纲目》谓可“平坠肝热”。用为药引，可引肝热下行；六一散用为药引，可引湿热自小便而出。两者同为胆草泻肝汤药引，可助其平泻肝热，清利湿热。

其他和六一散同为药引的单味药还有竹茹、生姜、生姜皮、秋梨。

(3) 六一散和二味药同为药引。

清宫医案中二味药和六一散同为药引的有：①竹茹、灯心；②灯心、竹叶；③灯心、

薏苡仁。

六一散、竹茹、灯心

嘉庆二十五年七月十三日，二阿哥福晋脉息弦滑，原系肝胃不和，湿滞凝结之症。以致胸胁满痛、时或抽搐，用药调治，诸症渐减。惟湿滞未净，有时作胀。御医用陷胸分消饮调治：

瓜蒌三钱　川连一钱　半夏曲三钱，炒　莱菔子三钱，炒　熟军二钱　槟榔一钱五分　枳实二钱　神曲三钱，炒　厚朴二钱，炒　焦楂四钱　赤苓三钱　黄芩二钱

引用竹茹二钱　六一散五钱　灯心一子

纵观此案，可知二阿哥病属湿滞未净、痰热内蕴、肝胃不和。竹茹甘淡微寒、善于清热化痰和胃；六一散、灯心清利湿热。三者相合，共为药引，以助诸药清热化痰和胃、分利内滞湿热。

(三) 太乙紫金锭

太乙紫金锭由山慈姑、五倍子、麝香、雄黄、朱砂、续随子、红芽大戟组成。功效辟秽化浊，清热解毒。主治夏秋季感受湿疫时邪，腹痛闷乱、恶心呕吐，泄泻之症。方中山慈姑、雄黄、五倍子辟秽化浊解毒，麝香通窍开闭，配以续随子、大戟以驱除秽恶痰浊。清宫医案中用此为引治泄泻腹痛之症。

宣统十三年八月十二日寅刻，皇上脉息左寸关弦数，右寸关滑而近数。胃蓄饮滞，过服寒凉，以致头闷肢倦，呕吐恶心，寒饮下注、泄泻腹痛。御医拟和饮化中之法调理：

藿香梗二钱　姜连一钱五分，研　竹茹一钱　泽泻三钱　赤苓块四钱　木通一钱五分　新会二钱　猪苓二钱　宣木瓜二钱　鲜姜三片

引用太乙紫金锭一粒，另服

宣统胃蓄饮滞，又过服寒凉，以致寒饮下注、气机闭塞、呕吐泄泻腹痛。紫金锭辟秽化浊、宣通气机，以此为引，可助诸药芳香化浊，清化湿饮。

第二节　清热解毒类成药药引

清宫医案中用作药引的清热解毒类成药有赛金化毒散、硃黄散、玉骨散。

(一) 赛金化毒散

赛金化毒散由赤芍、天花粉、大黄、牛黄、冰片、黄连、川贝母、雄黄、甘草、乳香、珍珠、没药组成。功效清热化毒，消痈散肿。主治疹后余毒内盛、烦躁便秘、及疮疖溃烂、内毒炽盛等。方中赤芍凉血活血，疏解血分热毒，川贝清肺散结，大黄清泻肠胃，黄连、牛黄清泻心火、去烦躁，雄黄、甘草清热解毒，乳香活血化瘀、消肿止痛，珍珠清热镇心安神、散结消肿。清宫医案中以此散为药引，主要用于治疗痈肿和天花热毒内盛之症。

同治十三年十一月十八日，皇上脉息弦数。阳气渐长，阴液未复，臀内肿势渐消，腰间溃汁未少，微稠色灰，其气秽臭，嘈杂作呕。此由阴液受伤，水饮未消，余毒未净所致。御医暂缓托里温补，议用益阴化毒汤调理：

沙参三钱　元参四钱　麦冬四钱　竹茹二钱　连翘三钱　银花三钱　橘皮二钱　炙厚朴二钱　白芍三钱　白芷二钱　甘草八分

引用赛金化毒散五分，煎服

阴液耗伤，余毒未清，溃汁质稠，其气秽臭。若用温补托邪，反致余毒更炽、阴液更伤。故御医暂缓托里温补，而用益阴化毒汤调理。赛金化毒散清热化毒、活血止痛、消肿生肌，以此为引，可助诸药清解余毒、活血消肿、生肌排脓。三十日病案记载：皇上肾俞发浆汁渐少而浓，知觉痛痒，阴转为阳之象，长强紫肿见小，口渴晡热亦减。说明用药切证。

赛金化毒散为引治疗天花热毒内盛，同治十三年十一月五日，皇上天花六朝，形欠饱满，根艳紫滞、胸满腹胀，有时咽痛呛咳，此为毒遏阴燥、食水气滞，御医用宽中消毒饮引用赛金化毒散调治。初七日，改用滋阴消毒饮，仍引用赛金化毒散。十一月初八日，皇上天花九朝，浆渐苍老，盘晕赤色见退，病情见轻。由上可知，赛金化毒散作为药引治疗，痈疽、痘疹热毒等证是有一定作用的。

(二) 硃黄散

清宫医案中记载的硃黄散由朱砂、牛黄两味药组成，功效清热解毒。方中朱砂色赤入心，清火解毒；牛黄苦凉，清热解毒，开窍化痰。二药相合，共奏清解热毒之效。

道光二十四年十二月初九日，七公主喜痘两朝，颗粒平扁干滞，大渴大烦，此由心胃热盛，气血不畅所致。午服清热代茶饮调硃黄散，烦渴稍安，颗粒微胀，惟气血里热未清，申刻御医用松肌透表汤调理：

乌犀角一钱五分　荆穗二钱　防风二钱　牛蒡子三钱　连翘三钱　当归二钱，尾　赤芍一钱五分　栀子一钱，炒　木通一钱五分　东楂四钱　青皮一钱五分，炒　川连一钱

引用冬笋二钱　硃黄散三分，冲服

喜痘颗粒平扁干滞，大渴大烦。说明七公主热毒炽盛、喜痘不顺。御医用松肌透表汤清解透表，当属对证。硃黄散为引：一可助诸药清解热毒；二可防邪毒入心，产生变证。

(三) 玉骨散

玉骨散由羊胫骨灰、煅石膏、升麻、生地、胡桐泪、黄连、胆草组成，功效补肾养阴、生肌敛疮、清热解毒。方中羊胫骨灰、煅石膏补肾强骨、生肌敛疮，生地滋阴清热，升麻、胡桐泪、黄连、胆草清热燥湿解毒。诸药相合，以治肾虚热毒之牙宣、牙疳、齿痛、咽喉肿痛等。

道光十五年七月初二日，皇后脉息左脉弦细，右脉滑数。下门牙色黑，上有蛀孔，名曰齿龋。盖下门牙属少阴肾，是经不足，以致肺胃二经湿热郁遏日久而生虫。盖火极似水，是以色黑而里热。总缘三阴不足，湿热得以乘之之故，御医用益阴清胃饮调治：

生地三钱　煅石膏三钱　知母一钱五分，盐炒　牛膝一钱，酒洗　酒芩一钱五分　胆草八分

引用灯心一束　玉骨散

皇后病为齿龋，其病机为肾阴不足，虚火上炎、湿热内蕴、胃火上冲。故御医用养阴清火的益阴清胃饮调治。灯心可引热下行；玉骨散能养阴解毒，生肌敛疮，以两者为引，十分适宜。

第三节 通腑泻下类成药药引

清宫医案中作为药引的通腑泻下成药有一捻金、更衣散、当归芦荟丸、麻仁滋脾丸、青麟丸，其中使用较多的为一捻金。

(一) 一捻金

一捻金由大黄、牵牛子、槟榔、人参、朱砂等药物组成，功效泻热祛痰、通腑导滞、消食。主治饮食停滞、痰涎阻塞、气机阻滞所致的腹胀腹痛、大便干燥、呕吐痰涎等症。方中牵牛子泻热利水、通便，大黄、槟榔泻热通腑，攻积导滞，朱砂清心镇惊安神，人参补气健脾，扶正祛邪。诸药相合，祛邪而不伤正。清宫医案用一捻金为药引，用于治疗内有蓄热、湿热留滞、气机闭塞等证。

同治某年十月三十日寅刻，皇上脉息弦软而虚。原系因病致弱，气不化饮之症。今突然气道梗阻，有似厥闭之象，病势重大，机体太虚，今用助气化饮汤调理：

沙参五钱 麦冬五钱 伏龙肝五钱 枇杷叶二钱 白薇二钱 陈皮二钱 五味子四分 柏仁霜三钱

引用一捻金六分，冲服

突然气道梗阻，而有厥闭之象。究其原因，乃因正气虚亏、痰阻气机而致。治若行气豁痰，虚其所虚，必有阳气外脱之患。故御医用益气养阴化饮的助气化饮汤治之。一捻金作为药引，祛滞化痰、调达气机、助其药势，邪去而正气易复。

用一捻金为药引治疗痰壅便秘，如道光二十五年正月二十六日，彤贵人脉息弦滑，咳嗽痰壅，二便秘塞，御医用和肝导滞汤调理，引用一捻金冲服。和肝导滞汤有和肝调胃，清化饮热之功效，引用泻热通便、化痰导滞的一捻金用以治疗彤贵人的肝胃不和、痰热阻滞、二便秘塞，当属对症。盖六腑以通为顺，通降二便，胃气复其和降，肝气自可条达，痰滞自可清化。

此外，清宫医案中亦有一捻金和他药同为药引的记载，如光绪二十九年二月三十日，御医用清热和中方药引用鲜青果、一捻金、川郁金，调治老佛爷的肺胃蓄热、气机不畅病证，就是一例。

(二) 更衣散

更衣散由朱砂、芦荟两药组成，功效泻热通便，清心安神。主治肠道热结伤津、心烦便秘之症。方中芦荟大苦大寒、其质阴柔，入肝胃大肠经，可泻下肠胃热结，为泻下润剂。本品还可导肝热下行；朱砂色赤入心，可清心安神镇惊，通过“实则泻其子”，助芦荟清泻肝热之力。

嘉庆二十四年六月十七日，二阿哥福晋脉息沉弦。原系里热不清，复受暑热，以致抽搐搦闭，神识不清，自汗腹痛，服清暑定风汤，诸症微减、惟里滞不行，御医议用滋阴润燥汤调理：

当归五钱 郁李仁二钱 火麻仁三钱 桃仁三钱 大生地五钱 莱菔子一钱五分，炒 赤芍一钱五分 杏仁二钱，研 陈皮一钱五分 焦楂四钱 谷芽三钱 枳壳二钱，炒 元明粉一钱，冲

引用更衣散一钱 灯心一束

里热未清，复受暑热，外热助内热之势，以致内热炽燔，蒙蔽清窍，神昏抽搐。里滞

未清，恐阳明燥结，故御医用滋阴润燥、通腑泻热法治之，以冀腑通热解。更衣散泻热通腑，清心安神。以此为引，既可助泻热通腑，还可和引药灯心一起清解心经邪火，以治热扰心窍的神昏不清。

(三) 当归龙荟丸

当归龙荟丸组成药物有：龙胆草、黄连、黄芩、黄柏、栀子、大黄、芦荟、青黛、木香、当归。功效泻肝清热、攻下导滞。方中龙胆草清泻肝胆实火为主药，黄连、黄芩、黄柏、栀子清泻三焦热毒，以助龙胆草清泻肝火，大黄、芦荟荡涤肠胃、攻下热滞，引肝胆之火自大便而解，青黛凉血、清肝热，木香行肝胆气滞，当归补血养血、润肠以助大黄、芦荟通便。诸药相合，以治肝胆实火所致的头痛面赤、目赤肿痛、胸胁胀闷、便秘尿赤短少、烦躁不安、耳聋耳鸣、甚至抽搐等症。清宫医案中以此为清泻肝胆方药的药引，治疗肝胆实火证。

宣统十四年八月十日酉刻，端康皇贵妃脉息左寸关弦而近数，右寸关沉滑。肝经有热，气道欠调，以致热升上焦，目眩跳动，御医用清上和肝调中法调理：

大元参四钱　甘菊花三钱　薄荷八分　竺黄三钱　青皮子三钱，研　胆草三钱　萸连一钱五分，研　栀子三钱，炒　羚羊面六分，先煎　橘络三钱　煅赭石三钱

引用当归龙荟丸二钱，包煎

肝经有热，气机欠调，热随气逆上犯于目，故目眩跳动，此乃热欲动风之象。故御医用清上泻肝和中之法调理。用当归龙荟丸为引，助其泻下导滞作用，可引诸药泻下肝火，致大便而解。

(四) 麻仁滋脾丸

麻仁滋脾丸为《金匮要略》麻仁丸加减方，组成药物有：熟大黄、火麻仁、当归、厚朴姜制、苦杏仁炒、枳实麸炒、郁李仁、白芍，功效滋阴润肠，通便导滞、下气除满。方中枳实、厚朴、大黄为小承气汤，治大便秘结不通，胸腹胀满，当归、白芍养阴补血，杏仁宣降肺气，兼以润肠，肺和大肠相表里，肺气肃降，大肠才可得津液濡润，糟粕才得外泻，郁李仁、火麻仁润肠通便。诸药合用，以治内热津伤，肠道枯润、大便燥结或血亏肠燥之证。清宫医案中亦有用麻仁滋脾丸作为药引的记载。

道光五年十二月十六日，大阿哥脉息沉滑，原系停滞受凉之症。用药调治，表凉已解，里滞虽行，究属不净，惟左肋下牵引少腹作痛，此由寒滞郁结气不运化所致。今议用荔香定痛汤一帖，兼麻仁滋脾丸调理：

荔枝核三钱，研　延胡索二钱，醋炒　肉桂五分，去皮研　沉香六分，研　川楝子二钱　吴茱萸八分　橘核仁三钱，研　小茴香一钱，盐炒　青皮一钱五分，炒　南楂肉三钱，炒　厚朴二钱，炒　白芍二钱，醋炒

引用麻仁滋脾丸三钱，化服

十五日亥时医案记载：大阿哥脉息沉弦、原系停滞受凉之症。用药调治，表凉已解，里滞虽行，尚属未畅。惟胁腹胀痛、大便燥结，此由气不运化所致。御医用益阴润燥汤调理。结合本日医案，可知大阿哥病属阴液亏虚，内有积滞，肝气郁结。故御医用荔香定痛丸温宣寒滞，调达肝气；麻仁滋脾丸作为药引，一可通便导滞，盖脾胃为气机升降之枢，腑气通，胃降脾升，脾胃调和，木无壅遏，气机自可条达；二可养阴补血，防温燥诸药伤阴。

(五) 青麟丸

青麟丸由大黄、柏叶、绿豆、黄豆、桑枝、桃叶、车前子、小茴香、陈皮、荷叶、银花、苏叶、冬术、艾叶、半夏、厚朴、黄芩、香附、砂仁、泽泻、猪苓、甘草、牛乳、梨汁、姜汁等药组成。功效清热解毒、泻下积滞，疏肝和胃、理气止痛、化湿运脾。方中大黄功专泻下、荡涤肠胃，柏叶、桑叶、桃叶、银花、黄芩清热解毒，猪苓、泽泻、冬白术、车前子、荷叶健脾化湿，小茴香、砂仁、厚朴、苏叶、陈皮、香附疏肝和胃，理气止痛，半夏、生姜和胃降逆止呕，甘草调和诸药。本丸药味虽庞杂繁多，但配伍严谨有章。清宫医案中两次使用此丸为药引。

道光五年十二月十五日，大阿哥脉息弦滑，原系停滞受凉之症。用药调治，表凉已解里滞虽行，究属不畅，惟两胁牵引少腹作痛，此由寒湿蕴结所致。御医用导气化滞汤一帖，兼熨法调理：

乌药三钱　吴茱萸一钱　白芍二钱，姜炒　枳实二钱，炒　橘核仁三钱　官桂一钱　茯苓三钱　山楂三钱，炒　青皮二钱，炒　煨木香六分　泽泻二钱　草叩仁一钱五分，煨

引用青麟丸三钱，化服　荔枝核三钱，研

外用熨药两分

大阿哥里滞不畅、寒凝肝脉、以致两胁牵引少腹作痛，结合本日子刻医案记载，病人尚有二便不通，少腹胀痛等症。御医用导气化滞汤以温肝理气，消导积滞。荔枝核甘温入肝，功专理气祛滞、散寒止痛；青麟丸功能泻下积滞、理气止痛、化湿运脾。合而为引，以助诸药理气止痛、消导积滞。

清宫医案中用青麟丸为药引治疗胃蓄饮热，外感风凉证，如宣统九年正月十三日酉刻，皇上脉息左寸关浮数、右寸关洪数，胃蓄饮热、微感风凉、以致头晕肢倦、胸满作呕、手心发热，御医拟用清热止呕之法调理；引用青麟丸。青麟丸理气化饮，调和脾胃。兼能疏散表邪，用为药引，可助诸药清化饮热、清解表邪、和胃止呕。

第四节　祛风胜湿、通络化瘀类成药药引

清宫医案中用作药引的祛风胜湿、通络化瘀类成药有木瓜酒、活络丹。

(一) 木瓜酒

木瓜酒由木瓜、山栀、玉竹、当归、羌活、陈皮、五加皮、川芎、川膝、秦艽、红花、寄生、千年健、独活诸多药物加高粱酒泡制而成。功效祛风散寒、除湿定痛。方中木瓜、羌活、五加皮、秦艽、独活祛风胜湿、舒筋和络，当归、川芎、红花养血活血化瘀、通经活络，川膝、寄生、五加皮补益肝肾、强筋壮骨，玉竹养阴，栀子清热燥湿，以防诸药温燥太过，伤阴耗液。陈皮理气运脾，高粱酒泡制，酒能活血宣通，加强诸药祛风胜湿、舒筋和络之力。清宫医案中用此为药引治风湿痹痛和血脉涩滞证。

某年九月十二日，珍妃脉息浮数，系湿热下注，痛风之症，以致腰膝肿痛，发热恶寒，夜不得卧。御医用除湿拈痛汤一帖调理：

当归三钱　羌活二钱　独活二钱　防风二钱　牛膝二钱　木瓜三钱　苦参三钱　川芎一钱五分　赤苓三钱　茵陈三钱　猪苓三钱　泽泻二钱　生甘草五分

引用木瓜洒一盅

珍妃湿热下注，痹阻经络，营卫失和，以致腰膝肿痛、发热恶寒，御医治用除湿拈痛汤以祛风胜湿、活血通络，当属对证。木瓜酒能祛风散寒、除湿定痛、宣通经络，用之为引，借其宣通之力，以助诸药祛风胜温。盖湿为阴邪，粘着胶滞，阳气宣通，才始得化。

清宫医案中用木瓜酒为引以治疗血脉涩滞证，如道光十一年十二月十五日，御医用加减卫生汤，引用木瓜酒治疗四公主的风湿发颐、根盘坚硬、脓浆难成症。四公主温毒发颐、气血失和、皮肤凝滞，所以御医议用加减卫生汤以活血消肿，解毒散结。用可宣通经络气血的木瓜酒为引，以助诸药活血散结。十六日医案记载，御医改用托里排脓汤以益气活血、托里排脓，仍用木瓜酒为引，亦是取木瓜酒宣通经络气血的功用，助药更好发挥托里排脓的作用。

再者，清宫医案中还有用木瓜酒和益气托痘疹的香蕈同为药引治疗天花的记载。

(二) 活络丹

活络丹又名大活络丹，全国处方稍有不同，主要药物有人参、熟地、当归、防风、麻黄、葛根、白花蛇、乌梢蛇、附子、肉桂、天麻、全蝎、地龙、僵蚕、乳香、没药、血竭、虎骨、何首乌、龟版、牛黄、犀角、黄连、沉香、藿香、冰片、安息香等。功效舒筋活络，祛风散寒、镇痉止痛。方中人参、熟地、当归补气养血，防风、麻黄、葛根祛风散寒，白花蛇、乌梢蛇搜风通络止痛止痉，附子、肉桂温阳散寒，天麻、全蝎、地龙、僵蚕通络化痰、平肝熄风，乳香、没药、血竭活血散瘀止痛，虎骨、何首乌、龟版滋补肝肾、强筋壮骨，牛黄、犀角、黄连清心解毒，沉香、藿香、冰片、安息香芳香宣通，开窍醒神。诸药相合，以治四肢麻木、腰腿疼痛、半身不遂、言语不清、手足拘挛等症。清宫医案中以此为药引，用以治疗肝风内动的筋脉掣功之症。

道光三十年七月二十八日，云贵人脉息弦滑，饮食精神平和，惟肝经郁结有热，筋脉有时掣动，御医用清肝饮治之。

羚羊二钱　钩藤三钱　川牛膝三钱　紫草一钱五分　木通二钱

引用活络丹半丸

云贵人脉息弦滑，弦为肝气郁结；滑为痰热内滞。肝风痰热，阻于经络，故筋脉有时掣动。御医用清肝饮以清肝熄风止痉；用活络丹为引，祛风通络化痰。和诸药相合，共奏清肝熄风，通络化痰之效。

第五节　理气活血类成药药引

理气活血类成药作为药引，在清宫医案中记载有平安丸、失笑散。其中平安丸使用较多。

(一) 平安丸

平安丸宫中配方有载，由丁香、延胡索、草果、沉香等药物组成。功效调理气机、降逆止呕、温中止痛。方中丁香、沉香下气降逆，温中止痛，草果味辛性大温、气味芳香、温中燥湿止呕，延胡索理气活血止痛。诸药相合，以治寒湿内滞、气机不调的胃痛、腹痛、恶心呕吐、胸腹胀满等症。清宫医案中以此为药引，用于治疗饮湿困脾、痰湿内阻证。

光绪某年三月十一日，皇上脉息左关见弦，右寸关沉滑而缓。原系水湿浸脾，饮热蒸肺，感受风凉，咳嗽呕吐之症。服药以来，咳嗽面赤、咳逆呕哕、俱见轻减。惟饮食不和、蓄湿生痰，以致有时，复作胸嘈、呕哕、痰饮涎沫。御医用理嗽平胃饮佐调脾化饮味调理：

苏子霜八钱　前胡一钱五分　桔梗二钱　杏仁一钱五分，研　炙桑皮二钱　冬花二钱　法半夏二钱　茯苓二钱　天花粉二钱　麦冬二钱，去心　粉葛一钱五分　竹茹一钱

引用平安丸半丸，化服

痰饮中阻，气机升降失调、呕哕、痰饮涎沫、胸中嘈杂等症丛起。御医用理嗽平胃饮佐调脾化饮味调理，十分切症。平安丸温中降逆，燥湿化饮，用之为引，以助药效。

(二) 失笑散

失笑散由五灵脂、蒲黄炒香两药组成，功效祛瘀止血、活血止痛。方中五灵脂甘温入肝，可通利血脉、祛瘀止血止痛，蒲黄甘平，炒用可消瘀止血。诸药相合，主治瘀血停滞所致的月经不调、少腹急痛、痛经、产后恶露不行等症。

道光二年十二月初三日，全贵妃脉息弦涩。系半产后恶露不畅，瘀血停滞作痛，烦躁不安，此由湿热伤于荣分所致。今议用加味芎归汤兼以失笑散调理：

川芎二钱　当归四钱，尾　桃仁三钱，炒研　藏红花一钱五分　泽兰三钱　山楂炭八钱　炮姜炭一钱　丹参三钱　荆穗炭三钱　延胡索三钱，醋炒

引用童便、豆淋酒各半盅，兑服、失笑散方。

产后恶露不畅，瘀血停滞，治当化瘀止血，止痛。御医用加味芎归汤调治，切中病证。取失笑散、童便、豆淋酒为药引，以助加味芎归汤通利血脉，法瘀止血。盖祛除胞内余血，胞宫血脉调和，恶露可尽，腹痛自止。

第六节　开窍类成药药引

清宫医案中作为药引的开窍类成药有紫雪丹、琥珀抱龙丸、牛黄抱龙丸、朱衣滚痰丸，其中作为药引使用最多的为紫雪丹。

(一) 紫雪丹

紫雪丹，原名紫雪，组成药物有羚羊角、犀角、麝香、石膏、寒水石、滑石、芒硝、玄参、升麻、甘草、木香、沉香、丁香、磁石、朱砂。原方中有黄金，现多已不用。功效清热解毒，镇痉开窍。方中寒水石、石膏、滑石、硝石泻诸经之火，兼以利水通窍，导热自小便而解，磁石、玄参滋补肾水，犀角、羚羊清心凉肝，升麻、甘草升阳解毒，沉香、木香、丁香降气理气，麝香芳香开窍，朱砂清心镇心安神，全方药味繁多，但主次分明，配伍严谨。主治温热病邪热内陷心包之高热烦躁、神昏谵语、痉厥、口渴唇焦、尿闭便赤等症。

光绪四年八月初一日，皇上脉息左关弦数，右寸关滑数。营卫未和，里滞尚盛，以致发热口渴，腹中有时作痛，小水短赤，大便尚有黏滞。御医议用清扬化滞之法调理：

葛根三钱　荆芥二钱　防风三钱　南薄荷二钱　羚羊二钱　花粉三钱　栀子三钱，炒　条黄芩三钱　槟榔二钱　鸡内金三钱　焦三仙六钱　粉甘草一钱

引用紫雪丹二钱，煎

左关弦数，自是肝火内盛；右寸关滑数，当是湿蕴生热，痰热阻肺；大便粘滞，乃为湿热困脾，脾失转输所致。“火郁发之”，“土郁夺之”。故御医采用清扬化滞之法调理。紫雪丹清热解毒、凉肝化痰熄风，以之为引，一可助诸药凉肝泻火，清化痰热；二可防肝热动风，致痉致搐。

清宫医案中亦有用紫雪丹为引治疗肝热动风，身肢抽痛的记载；如宣统九年正月二十五日，端康皇贵妃肝热内盛化风，以致身肢抽痛、精神疲乏、浮热上炎、时作头晕，御医议用养阴和肝导热方药引用羚羊角、紫雪丹治之。肝火内炽，易消烁阴液，致为虚风。既病防变，故御医采用养阴和肝导热之法。紫雪丹能清泻肝火，熄风止痉，用为药引，可助全方清泻肝热、熄风。

此外，清宫医案中还有以紫雪丹为引，治疗血分热结、发斑发疹的记载。

(二) 牛黄抱龙丸

牛黄抱龙丸的组成药物有：白附子、全蝎、僵蚕、钩藤、胆南星、竹黄、川贝母、橘红、甘草、雄黄、朱砂、琥珀、冰片、麝香、羌活、防风。功效清热化痰、镇惊安神、熄风止痉。方中白附子、全蝎、僵蚕法风化痰、熄风止痉，胆星、竹黄、川贝母、橘红清热化痰，羌活、防风散风解表，牛黄、雄黄解毒豁痰，朱砂、琥珀镇惊安神，冰片、麝香芳香开窍，使以甘草解毒，调和诸药。诸药协同，主治高热惊风、手足抽搐、痰涎壅盛、神昏谵语等症。

道光三十年七月二十九日，云贵人脉息弦滑。饮食精神平和，惟夜间尚有抽掣。此由肝胆之中痰滞郁结未净，至夜气归五脏，则邪正交争而病作。御医用清肝饮调治：

钩藤二钱　羚羊二钱　僵蚕二钱　山甲五分，研　川郁金一钱五分　陈皮二钱

引用牛黄抱龙丸一丸，冲

病在肝经阴分，急攻徒伤正气，当须因势利导，缓为图治。御医用清肝饮清肝泻势、熄风止痉，十分切证。牛黄抱龙丸一丸冲服，丸者缓也，以此为引，合其缓治之法；再者，此丸为引，还可助诸药清热化痰。据病案记载：其八月初一、初二日，用清肝饮加减调理，初二日仍用牛黄抱龙丸为药引，初三日，夜间抽掣即愈，说明用药切证、有效。

(三) 琥珀抱龙丸

琥珀抱龙丸由牛黄、胆南星、竹黄、雄黄、琥珀、赤苓、朱砂、僵蚕、全蝎、麝香诸多药物组成。功效清热化痰、镇惊安神、熄风止痉。方中牛黄清热解毒、豁痰定惊，为方中主药，辅以胆星、竹黄清热化痰。雄黄解毒，琥珀、朱砂镇惊安神，僵蚕、全蝎熄风止痉，麝香开窍醒神。诸药相合，主治痰热内盛所致的惊风抽搐、咳嗽气促、神昏不安等症。和牛黄抱龙丸相比，本丸偏重于清心化痰，其清泻肝热、镇惊熄风之力较弱。清宫医案中以此为药引用于治疗痰热神昏、抽搐之症。

光绪二十一年十月二十九日戌刻，瑾贵妃脉息左关弦细，右寸关沉伏。抽搐未止，痰涎壅盛、气息尚闭、神识尚清，仍觉筋惕肉颤，御医用调肝化痰止抽之法调理：

炙香附三钱　川郁金三钱，研　煅赭石三钱　乌药三钱　天竺黄三钱　天南星三钱　秦艽三钱　青皮三钱，炒　南薄荷一钱　钩藤三钱　青风藤三钱　橘红二钱

引用琥珀抱龙丸一丸，煎

观此医案，筋惕肉颤、抽搐，为肝热动风之象；气机尚闭，为痰涎壅塞之证。故御医

用调肝化痰止抽之法调理。琥珀抱龙丸可清热化痰，开窍醒神，熄风止痉。此案用为药引，当属切证。

(四) 朱衣滚痰丸

朱衣滚痰丸由酒制大黄、酒洗片黄芩、沉香、礞石(与硝石同煅)、朱砂组成，功效降火逐痰。方中礞石性寒下降，与性热上升的硝石同煅，有阴阳相济之妙，可治肝经风热伏匿之痰，大黄苦寒降火，以开下行之路，黄芩清上焦邪热，且可助大黄降火，沉香降气理气，气行则痰化、气降则痰消，朱砂为衣，一可防腐，二可清心镇惊安神。诸药相合，主治实热老痰所致的癫狂惊悸、咳喘痰稠、胸脘痞闷、眩晕、大便秘结等症。

宣统十四年六月十三日，端康皇贵妃脉息左寸关弦而近数，右寸关尚滑，肝热稍减，湿饮未化清，御医用舒肝活络之法调理：

青皮子三钱，研　炙香附三钱　瓜蒌六钱　沉香一钱五分，研　怀牛膝四钱　防己四钱　钩藤三钱　胆草三钱　橘红络各三钱　竺黄四钱　姜朴三钱　酒军二钱

引用羚羊面一钱，煎　朱衣滚痰丸三钱，包

左寸关弦数，为肝经有热，右寸关滑，为痰热内蕴。观皇贵妃脉症，病属肝经有热，湿饮疑痰，气机不畅。故御医用舒肝活络化湿之法调理。盖肝热清，气机条达，清升浊降，痰热自消。羚羊角善清肝热，朱衣滚痰丸可降火通便化痰，用两者为引，可助诸药清解肝热，蠲化痰湿。据六月十四日病案记载，皇贵妃“气道较舒、湿饮渐化”。说明方药见效，其中，药引也发挥了一定作用。

清宫贵重药药引

清宫医案中使用的贵重药物药引有牛黄、羚羊角、金箔、赤金、檀香、沉香、朱砂、燕窝、纹银、虎骨、珍珠、蛤蚧尾、西洋参、甲珠、犀角等。其中有以单味贵重中药作为药引者；有以贵重中药和其他药物一起作为药引者。深入研究清宫医案中使用贵重药物药引的方法，对于我们了解贵重中药的药性、归经、功效；继承祖国医学的宝贵遗产，有着较为重要的意义。现依其类别分述如下：

第一节　清热解毒类

清宫医案中使用的清热解毒贵重中药药引有羚羊角、犀角、牛黄，其中羚羊角作为药引使用最多。

(一) 羚羊角

羚羊角性味咸寒，入肝、心、肺经，有凉肝熄风、清热镇惊、散血解毒之功效。主治热病神昏惊厥、谵语发狂、惊痫抽搐、热毒发斑，麻疹热毒内陷不能透发等症。《本草纲目》谓可“平肝舒筋、定风安魂、散血下气、辟恶解毒，治子痫痉疾”。动物实验证明本品有解热作用、中枢神经抑制作用以及镇痛作用。清宫医案中在治疗肝肺热炽、肝风内动抽搐，肝火上炎鼻衄出血等症时常用本品作为药引。

1　单用羚羊角作为药引

宣统十四年七月二十七日，端康皇贵妃肝肺有热，中州蓄饮，脉息左关沉弦，右关弦滑。御医用清肝理肺化饮法调理：

酒胆草三钱　青皮二钱　姜朴三钱　枯芩三钱　栀仁二钱，炒　瓜蒌六钱　木通二钱　花粉二钱　腹皮子四钱　枳壳三钱　熟军一钱五分　焦楂四钱

引用羚羊面六分，先煎

羚羊角入肝肺二经，可清解肝肺内热，御医以此药为引，一可引药入肝肺；二可协助诸药清解肝肺之热，与病十分相宜。

光绪三十四年五月二十五日，总管玉贵感受暑热，里热炽盛，用清解化热法，表邪见解，而里热炽盛，口黏而渴，头晕腰痛，有时鼻衄，气短身倦，御医用轻清化热法调治：

菊花三钱　桑皮叶各二钱　银花三钱　连翘三钱　苦桔梗三钱　川贝母三钱，研　黄芩三钱　瓜蒌三钱，研　薄荷五分　细生地五分　辛荑一钱五分，去皮研　甘草一钱

引用羚羊角一钱五分

暑热感人，里热炽盛，伤气耗阴，引动肝热上燔、伤及血脉，故时有鼻衄、见气短身倦之象。治应清化暑热为要。羚羊角既可清解内热，又可入肝清散血分邪热，故御医用此药为引。

宣统十四年七月初七日，端康皇贵妃肝经郁热未净、筋脉欠和、项间抽痛，心中颇觉

不适，胸闷胁胀、谷食欠香，御医用清肝和脉醒脾之法调治：

龙胆草三钱 赤芍三钱 条黄芩三钱 瓜蒌根六钱 南薄荷二钱 木香一钱五分 青皮子三钱，研 酒军一钱五分 枳壳三钱，炒 焦三仙各三钱

引用羚羊面六分，先煎

七月初八日医案记载：端康皇贵妃脉息左关弦数，右寸关滑而近数、筋脉渐和、脾湿未解、食后身倦。由此可知药物见效，项间抽痛减。羚羊角清解肝热、“平肝舒筋”，用为药引，在治疗中也发挥了相当的作用。

2 羚羊角和他药共为药引

(1) 羚羊角和清热药共为药引。

清宫医案中和羚羊角一起作为药引的清热药有青果、芦根、天竺黄、荷梗、鲜桑叶、丹皮、胆草，因不同脏腑的内热，选择归经不同的清热药和羚羊角一起作为药引，说明清宫医案选用药引也采用灵活的辨证用药方法。

羚羊角、青果、芦根

光绪二十九年二月十八日，老佛爷肠胃蕴热、头目不爽、目皮发眴、时作咳嗽、咳吐痰粘、谷食欠香、身肢较倦，脉息左关弦数，右寸关滑数、重按鼓指，御医用清热和中饮调理：

炙枇杷叶三钱 桑叶三钱 菊花三钱 天冬三钱 枳壳二钱，炒 石斛三钱 紫菀三钱 甘草八分

引用鲜青果七个，研 羚羊一钱 鲜芦根一支，切碎

慈禧太后脉息左关弦数、右寸滑数，重按鼓指，乃肠胃蕴热、肝肺热盛之象。鲜青果甘酸而平、入肺清热；鲜芦根甘寒入肺胃经，既可清肺泻热，又可清胃生津；羚羊角咸寒，善入肝清热，三药合用，可清肺、肝、胃三经之热。故御医用三药为药引，以助药效。

羚羊角、青果

宣统元年三月十一日，皇太后左关弦数、右寸关滑数、躁汗未出、头闷，御医诊为肝阴未和，湿热内盛，治以养阴清热之法调理：

次生地四钱 生杭芍四钱 知母三钱，炒 青蒿三钱 牡丹皮三钱 地骨皮四钱 麦冬三钱，去心 竹叶二钱 生桑皮三钱 生牡蛎三钱 广皮二钱 甘草一钱

引用羚羊角一钱 鲜青果十个，研

羚羊角善清肝热，鲜青果善解肺热，羚羊角清透、鲜青果酸敛，二药合用清热而不伤阴，透邪而不伤正，合为药引，切合皇太后阴伤热盛之病机。

羚羊角、竺黄

宣统十四年四月初二日，端康皇贵妃脉息左寸关弦数，右寸关滑而数，肝经有热、气滞欠舒、肢节抽痛。御医议用清肝调气活络之法调理：

青皮子三钱，研 姜朴三钱 沉香三钱，研 炙香附三钱 溏瓜蒌六钱 炙延胡索四钱 钩藤三钱 胆草三钱 橘红络各三钱 丹皮三钱 酒军二钱

引用羚羊面八分，先煎 竺黄三钱

左寸关弦数，主心肝经有热，右寸关滑数，应痰热内蕴。天竺黄甘寒，入心、胃、肝三经，可清心化痰、清肝泄热。和羚羊角合而为引，可助诸药清热凉肝熄风、清心化痰之效。据四月四日病案记载，皇贵妃精神清爽，夜寐安适，可见病情好转，方药切证。

羚羊角、桑叶

宣统十三年八月初五日，端康皇贵妃脉息左关沉弦，右寸关滑而近数，肝阳有热，胃有蓄饮，以致头晕耳闷、胸膈堵塞，御医用清上调肝化饮之法调理：

酒胆草三钱 姜朴三钱 生杭芍四钱 炙延胡索三钱 腹皮子四钱 丹皮三钱 萸连三钱，研 瓜蒌六钱，捣 枳壳三钱，炒 酒军二钱 沉香六分，研 橘红三钱

引用鲜桑叶十片，后煎 羚羊粉三分，另服

桑叶甘寒清润、轻清发散，可清透肝胆郁火以清利头目。和羚羊角同为药引，可加强羚羊角清解肝热之力。据八月初六日医案记载：端康皇贵妃左关沉弦，右关沉滑，诸症均愈，惟气道尚欠调和，说明方药切证，病情好转。其药引也发挥了一定作用。

羚羊角、淡竹叶

宣统十四年五月十一日，端康皇贵妃左关沉弦、右关沉滑，肝经有热、胃蓄湿饮，以致胸闷口渴，中气欠调，御医拟用清肝调气化饮之法调理：

酒胆草三钱 丹皮三钱 枯芩三钱 青皮子三钱，研 姜朴三钱 沉香四钱，研 腹皮子四钱 枳壳三钱 酒军一钱五分

引用鲜竹叶一两，带梗 羚羊面六钱，先煎

竹叶甘淡微寒，入心、肺、小肠三经，可导三焦湿热从小便而出；羚羊角咸寒，善清肝经蕴热。此医案端康皇贵妃肝经有热，胃有湿饮，用二药合而为引，合诸药清解分利，十分切合病症。

羚羊角、荷梗

光绪三十四年十月十八日，皇太后脉息左关弦而近躁，右寸关滑数而鼓指，肝肺气滞、胃肠燥热熏蒸，脾运仍慢，以致时作咳嗽，口渴舌干，大便尚泻，身肢懒倦无力，御医用缓肝清燥之法调理：

鲜石斛三钱 冬桑叶三钱 甘菊花二钱 鲜青果十个，去尖研 橘红七分 葛根一钱五分 甘草八分

引用荷梗二尺 羚羊一钱，研末后煎

荷梗性味苦平，可清热祛暑、醒脾升清、理气宽胸。皇太后湿浊困脾、清陷作泻，胃肠燥热熏蒸，以致脉左关弦而近躁、右寸关滑数鼓指，口渴舌干，大便溏泻，时作咳嗽。用荷梗、羚羊角合而为引，既可助诸药清解肠胃燥热，又可醒脾祛湿升清，十分中肯。

羚羊角、天花粉

宣统十四年七月初七日，端康皇贵妃脉息左关沉弦，右关沉滑。以致胸闷口渴，御医拟清肝调中化饮之法调理：

酒胆草三钱 竺黄三钱 瓜蒌四钱 枯芩三钱 栀仁三钱，炒 青皮三钱，研 泽泻三钱 腹皮子四钱 枳壳三钱 熟军一钱

引用羚羊面六分，先煎 天花粉三钱

九月初八日端康皇贵妃医案记载："肝热轻减、惟上焦蕴热未清"。结合今日病案，皇贵妃病当属肝经，上焦蕴热之证。天花粉甘而微苦，善清肺胃之热，且可生津止渴；羚羊角清解肝经之热。二药相合，既可清肝，又能清肺，还能生津。用之为引，切合皇贵妃病症。

羚羊角、丹皮

宣统十四年三月初九日，端康皇贵妃脉息左关沉弦，右关沉滑。肝气欠调和，御医拟清肝调中化饮之法调理：

青皮子三钱，研 姜朴三钱 瓜蒌六钱 沉香四分，研 腹皮子四钱 萸连一钱五分，研 炙延胡索三钱

酒芩三钱 生栀仁四钱 枳壳三钱 熟军一钱五分 橘红三钱

引用羚羊面六分，先煎 丹皮三钱

结合三月初八日医案记载：“肝经有热、气道欠调、胸膈满闷、时作呕恶”。可知端康皇贵妃病当属肝经郁热、气机失调之证。丹皮性寒、入经心肝，其气清芳，可入肝透达血分热邪，此药和羚羊角相合，可增强羚羊角清肝透热之力。合而为引，可助诸药清肝和中。

羚羊角、胆草

宣统十四年七月初五日，端康皇贵妃左关弦数，右寸关滑而近数。气道郁遏，湿热困脾、以致头闷项强，胸胁胀满。御医用调气清肝化湿之法调理：

小青皮三钱 抚芎一钱五分 枳壳三钱，炒 钩藤四钱 焦神曲四钱 甘菊花三钱 瓜蒌根六钱 秦艽二钱 南薄荷二钱 橘红三钱 焦楂肉四钱 酒军一钱五分

引用羚羊面六分，先煎 胆草三钱

左关应肝，其脉弦数，为肝热之征：右关应脾，其脉滑数，为湿热困脾之象。胆草苦寒，能泻肝降火，清热燥湿。和羚羊角相合，既可加强羚羊角清肝之力，又能苦寒清中焦湿热。故御医用二药为引。

(2) 羚羊角和平肝降逆药。

清宫医案中和羚羊角同为药引的平肝降逆药有煅赭石、钩藤。

羚羊角、煅赭石

宣统十三年七月二十三日，端康皇贵妃脉息左关弦数，右寸关沉滑。肝经有热，气道不调，以致头晕耳堵，胸膈不畅。御医拟用清上调肝化饮之法调理：

甘菊花三钱 薄荷三钱 防风三钱 青皮三钱 溏瓜蒌三钱 枳壳三钱 胆草三钱 栀子三钱，炒 法半夏三钱 竹茹三钱 姜连三钱，研 橘红三钱

引用羚羊面五分，冲 煅赭石六钱

赭石性味苦甘寒，入肝、心二经，能平肝泻热降逆，和羚羊角相合，既可清泻肝热，又可平肝降逆。因此，御医用此二者作为清上调肝化饮方药的药引，治疗皇贵妃的肝经有热、气逆头晕、耳堵等症。

羚羊角、钩藤

宣统十四年七月初二日，端康皇贵妃脉息左寸关弦而近数、右关沉滑。肝经有热，气道不调，以致头痛胸闷、食后脾倦，御医拟清上调肝醒脾之法调理：

酒胆草三钱 青皮三钱 姜朴三钱 沉香四分，煎 焦槟榔三钱 瓜蒌六钱 楂炭六钱 枯芩三钱 枳壳三钱，炒 酒军一钱五分 新会三钱

引用羚羊面六分，先煎 钩藤三钱

钩藤甘而微寒，为肝与心包二经之药，可平肝泻热。羚羊角、钩藤二者相合作为药引，一可引药入肝经；二可助诸药清泻肝热；三可平肝降逆以治肝阳上扰所致的头痛、头晕、耳堵等症。

(3) 羚羊角和柔筋通络药。

清宫医案中和羚羊角同为药引的柔筋通络药有怀牛膝、宣木瓜。

羚羊角、怀牛膝

宣统十四年四月七日，端康皇贵妃脉息左关弦数。气道郁遏血脉欠和，以致湿热流注，右腿起有结核，微肿作痒，胸闷口渴，身肢痠倦，御医拟开郁和脉化湿之法调理：

中生地四钱　赤芍三钱　没药三钱，炒　瓜蒌根六钱　溏瓜蒌八钱，捣　连翘四钱　法半夏三钱　浙贝母四钱，研　青皮子三钱，研　郁金三钱，研　川黄柏三钱　橘红络各三钱

引用羚羊面八分，先煎　怀牛膝三钱

羚羊角《本草纲目》谓可平肝舒筋；怀牛膝可补肝肾、活血柔筋。二药同作药引，结合诸药以凑清解肝经郁热，活血疏利筋脉之效。四月八日病案记载：皇贵妃“气道渐畅，两臂串痛较轻”。说明用药切证见效，这也是与正确地使用药引密切相关的。

羚羊角、宣木瓜

宣统十四年十月初八日，端康皇贵妃肝热欠调和、脉息左关沉弦，右关沉滑。御医拟清肝活络育神之法调理：

杭白芍三钱　当归三钱，身　胆草三钱　萸连一钱五分　青皮子三钱，研　姜朴三钱　丹皮三钱　赤苓三钱，朱　橘红络各三钱　酒芩三钱　枳壳三钱　熟军一钱五分

引用羚羊面六分，先煎　宣木瓜三钱

羚羊角、宣木瓜两药都入肝经，同为药引，可引药入肝，助清肝热，同时还可通利血脉，舒筋和络。

(4) 羚羊角和其他类药物。

清宫医案中和羚羊角同为药引的药引还有焦三仙、焦楂、郁李仁、青皮子等。根据病证的属性、部位，针对性地选用药引，是清宫医案的一大特色。如宣统十四年七月初三，端康皇贵妃肝有郁热，脾胃呆滞。御医拟清上调脾之法调理，引用羚羊面、焦三仙；宣统十四年八月二十八日，端康皇贵妃肝阳鼓荡、气道欠调、有时烦急、气串作痛。御医用和肺调气化热法调理，引用羚羊面、青皮子为引等，都是针对病证灵活选用药引的具体体现。

(二) 犀角

犀角味酸咸性寒、入心肝二经，有清心安神、凉血止血、解毒化斑之功效。主治热入营血、血热妄行的吐衄、发斑或邪热内陷心包的神昏谵语等症。犀角气味清香、清灵透发，寒而不遏，在急性热病中常和羚羊角同用，二者不同的是：犀角以入心为主而善于凉血；羚羊角则以入肝为主而善清肝火、熄肝风。清宫医案中用犀角为药引，主要用于邪热入血动血或热伏阴分、伤阴耗液之证。

1　单用犀角为药引

光绪三十四年五月二十六日，总管玉贵脉息左寸关弦数、右关芤象。邪热伤阴，血溢清道，以致午后发热、时作鼻衄、烦躁口渴、身肢倦怠无力。御医拟用养阴清热、引血归源之法调理：

大生地六钱　赤芍三钱　丹皮三钱　元参五钱　黑栀子三钱　蒲黄炭五钱　小蓟四钱　青蒿三钱　地骨皮四钱　银花四钱　怀牛膝三钱　当归四钱

引用犀角五分，先煎

邪热入血，耗血伤阴，故见午后发热，时作鼻衄、烦躁、口渴、左寸弦数、右关芤象等。治应以养阴清热为要。邪热清，则血行归脉，阴液易复；阴液复，则邪热易清。犀角咸寒入心，善凉血清热，用之为引，十分适宜。五月二十七日病案记载：总管夜间鼻衄即止，说明所用方药、药引发挥了作用。

2 犀角和他药共为药引

清宫医案中既有单用犀角为药引者，也有和他药一起作为药引者。现将后者叙述如下：

犀角、薄荷

宣统元年九月初六日，瑾贵妃脉息左关稍弦，右寸关滑而数。肝胃有热，头晕心悸、肋间微痛。御医用清热除湿法加减调理：

羚羊二钱　旋覆花二钱，包　溏瓜蒌三钱　赤苓四钱　枳实一钱五分　酒芩二钱　石决明四钱　青皮二钱　盐柏二钱　茅术一钱五分　焦三仙各三钱　羌活一钱五分

引用薄荷一钱　犀角五分

脉左弦右滑而数，为肝胃蕴热、痰湿内滞之象。热扰心神、湿蒙清阳，故见头晕心悸。薄荷味辛性凉，入肝、肺二经，能疏散肝经郁热、清利头目，用为药引，可助诸药清解肝热，以奏“火郁发之”之效；犀角归经心肝，善清心经邪热，用之为引，既可助清肝热，又可防邪热扰心。两药同为药引，清肝清心，是切合瑾妃病证的。

犀角、白鲜皮、青皮

宣统二年三月十六日，瑾贵妃脉息左寸关浮，右寸关滑数。风邪解而未尽，肝阴不实，湿热犹甚，以致左胁隐痛，风粟有时作痒，身体发热，御医拟用养阴化湿清热法调理：

次生地三钱　地骨皮三钱　狗脊三钱，去毛　当归三钱　生杭芍三钱　银柴胡二钱　丹皮三钱　木通二钱　茵陈三钱　皂刺三钱，研　酒芩三钱　瓜蒌三钱

引用犀角三钱，镑　白鲜皮三钱　青皮五分

观瑾妃脉症，乃肝阴不足，血分郁热，湿热内蕴，感受风邪所致。犀角入心，善清血分热邪；白鲜皮味苦性寒，入脾、胃、膀胱三经，能清热燥湿，祛风止痒；青皮苦辛而温，入肝胆二经，可疏散肝经郁滞。三药相合，可清解邪热，疏达气机，祛风燥湿。以此为养阴化湿清热方药药引，十分切合瑾妃病证。次日医案记载：瑾贵妃“夜寐较适，风粟见少”。盖血分热清，气机条达，风湿得祛，诸症自可渐愈。

(三) 牛黄

牛黄性凉、味苦甘，入心肝二经，其功能有清心、化痰、利胆、镇惊等。《神农本草经》谓可“主惊痫、寒热、热盛狂痓”。《会药医镜》谓其能“疗小儿急惊、热痰壅塞、麻疹余毒、丹毒、牙疳、喉肿、一切实症垂危者”。说明牛黄主要用于邪热炽盛、痰热壅塞之疾。清宫医案中用牛黄为药引治疗痰热乘于心包之证。

乾隆五十三年二十九日，十一福晋内有痰热、外感风寒、服过疏解、清热、化痰等汤药，表症已解。惟痰热乘于心包，烦热喘促，不眠、妄言善哭，脉息弦滑。御医用牛黄散兼清心化痰汤调理：

寅正用牛黄散一次、京牛黄四分，水调服。

白茯神二钱　石菖蒲一钱　黄连一钱　胆星一钱五分　制半夏二钱　橘红一钱五分　枳实一钱五分　竹茹一钱五分　乌药一钱五分　香附二钱　酒栀仁一钱五分　甘草八分

引用竹叶一钱　京牛黄四分，调服

陆续噙化京牛黄三分。

牛黄入心肝经，功专清心开窍豁痰，为痰热炽盛、内陷心包必用之药。动物实验证明：牛黄对中枢神经机能兴奋药如樟脑等有对抗作用，且能解热，增强心脏运动。竹叶

甘淡微寒，能清心除烦，导热下行。此病案痰热内陷心包，烦热喘促、病属危重，故一日内多次使用牛黄，且在汤药中使用竹叶、牛黄为引。竹叶和牛黄相合，可加强牛黄清心开窍的作用。次日医案记载，仍使用清心化痰汤兼牛黄散调治，引用牛黄、竹叶。直到三月初五日，病人病情才有好转，初六日，病人语言有时明白，诸症减轻，病势得挫，继用清心化痰汤兼牛黄散，引用牛黄、竹叶。初八日，病人夜间得睡，诸症大减。此案病人终于获救，是和及时使用功专清心化痰开窍的牛黄并在方药中以此为引，导清热化痰诸药入心分不开的。

第二节　重镇安神类

清宫医案中用为药引的贵重重镇安神药有金箔、赤金、珍珠、纹银、朱砂等。

(一) 朱砂

朱砂异各丹粟、丹砂、赤丹、汞沙、辰砂。其主要成分是硫化汞。朱砂性凉味甘有毒、入心经。功能安神、定惊、明目、解毒。主治心经有热、惊悸失眠、癫痫狂乱、热毒疮疡痈肿以及小儿惊风抽搐等症。本品既可内服，又可外用，因其含汞、有毒，故内服用量宜小，且不宜持续久服。清宫医案中用此为药引，主要用于治疗肺胃毒火、咽腭肿痛、神虚心悸等。

1　单用朱砂为引

同治十三年十一月初七，皇上天花八朝、肺胃毒火不清，阴液干燥，以致咳嗽、少寐、咽痛、堵胀。御医议用清肺安神饮一帖调理：

麦冬三钱　沙参三钱　茯神二钱，研　款冬花三钱　杏仁三钱，研　前胡一钱五分　枣仁三钱，炒研　炙枇杷叶三钱　元参四钱　川贝母三钱，研　甘草八分

引用朱砂三分，冲

观同治皇上病证，罹患天花、肺胃毒火内炽，灼伤阴液，上攻咽喉，故咽痛堵胀；火毒扰心，故见少寐。治当养阴安神，清热解毒，毒火清，则阴液可复，诸症可愈。朱砂色赤入心，可清心解毒、安神，故此案用朱砂为引。

2　朱砂和他药共为药引

清宫医案中和朱砂同为药引的药物有生姜、赤金、荷梗。

朱砂、生姜

道光十二年十月二十五日，四阿哥脉纹微赤，系受惊外感之症。以致有时潮热，精神稍倦，周身稍有红点，御医议用疏解安神饮调理：

牛蒡子一钱，研　荆穗八分　防风八分　净蝉衣八分　茯神一钱　薄荷四分　焦曲一钱五分　甘草五分

引用朱砂二分，冲服　生姜一片

观此脉案，四阿哥所患之病和麻疹、风疹相似。朱砂入心清热，生姜辛温解表透邪。两药相合，一可助诸药透邪，二可定惊安神。故御医合用两药为疏解安神方药的药引。

朱砂、赤金

道光二十九年十月十八日，四福晋脉息弦虚。厥逆瘈疭未作，惟心神不足、肝经虚逆

之气未降、胸膈壅满。御医议用清肝育神汤调理：

茯神四钱　川郁金一钱五分，研　羚羊二钱　橘红二钱　钩藤二钱　僵蚕三钱

引用朱砂三分，冲　赤金二张，研冲

据十月十六日病案记载：四福晋子刻偶复厥逆、神昏瘈疭不语，至丑刻方苏，辰刻食粥未毕，又复厥逆。可知四福晋所患病证当属痰热内盛、内陷心包、引动肝风。朱砂清心定惊安神，赤金味辛性寒，入心肝二经，其质沉重，可镇心安神。二药同为药引，镇心安神之力更强。十九日，四福晋神气渐清、寝食好转、瘈疭神昏未作。二十日已寝食平和。此说明方药切证，药引得宜。

朱砂、荷梗

咸丰某年闰七月十八日，懿妃脉息虚软、两关弦滑。系心气偶伤，肝郁停饮之症。以致胸胁胀痛、神虚心悸、身软气怯，御医用和肝化饮汤佐以益心之品调理：

制香附三钱　木香一钱　大腹皮三钱　厚朴二钱　川郁金三钱　茯神三钱　当归二钱　白芍二钱，酒炒　焦三仙六钱　制甘草七分

引用荷梗一尺　朱砂面二分，冲服

荷梗气味清香，可醒脾化湿，朱砂清热镇心安神，两药相合作为药引，是切合懿妃神虚心悸、肝郁停饮之证的。清宫医案记载，闰七月十九日病人脉弦滑无力，肝气湿饮渐开，胀痛稍减，说明用药已有效果。

(二) 珍珠

珍珠异名真珠、蚌珠、珠子，其味甘咸、性寒、入心肝经。本品既可清心、肝二经之热，又可滋肝肾之阴，且有养心安神，镇惊坠痰去翳明目之功。主治惊悸、怔忡、癫痫、惊风抽搐、烦热消渴、目生翳障。外用可治痈疽肿毒，溃疡不敛，有解毒生肌敛口之效。

光绪三十四年七月初七日，皇上右关无力，左部弦滑、尺尤细弱。症心中懊憹，嗌酸倦卧、腰痛腿胯牵疼，食少难化、耳响等。脾阳与胃阳不和，故嗌酸倦卧，气愈虚、阳愈浮，故耳响。御医以胃当益阴不寒，脾当扶阳不燥，拟用清理虚阳以济阴，扶正气生津之法调理：

细西洋参二钱　生小于术一钱五分　连壳砂六分，用茵陈水炒　扁豆一钱五分　合欢皮五钱　玉竹二钱，用橘皮水炒　法夏曲二钱　桑螵蛸一钱　炙甘草五分　抱木茯神一钱，用朱砂拌

引用珍珠三分，研极细末

七月初六日医案记载，光绪皇上脉息左部弦而带数，右部弱、中部弦滑、尺更软，症应腰胯掣跳疲痛，耳鸣神倦、食物不多、大便不调，结合本日病案记载，可知其病病机为心、肝、肾阴虚、脾气不运、虚阳上浮。珍珠归经心肝，下可滋肾水、上可镇摄浮阳。以此药为药引，可使诸药下降于肾，引浮越之虚阳下潜归元。

(三) 赤金

赤金、味辛气寒有毒，入心肝经，传统认为其功效为镇心安神解毒，可治惊痫、癫狂、心悸、疮毒。清宫医案中以此药为药引用于治疗心气有热、神气恍惚之症。

乾隆六十三年十二月初十日，皇上圣脉安和，惟心气不足，以致神气恍惚，梦寐不宁，御医议用镇阴育神汤调治：

当归二钱，身 白芍四钱，炒 枣仁五钱，炒 石菖蒲八分 远志一钱五分 茯神三钱 琥珀一钱 煅龙齿三钱 陈皮一钱 大生地五钱 炙半夏二钱 炙龟板五钱 生甘草七分

引用赤金一两，同煎

此案脉虽安和，但乾隆年迈气血亏损，心气亏虚，以致神气恍惚。御医用镇阴育神汤以养阴补血安神，当属对证。用赤金为引者，取其归经入心、质重潜摄、使神气归心。

清宫医案中还有用金箔、金器为药引者，其意和赤金同，亦有金和他药合而为药引者，如朱砂、桂元肉等，皆因其质重入心，可镇惊安神而用之。今人研究金制器肠胃不能吸收，多主张废而不用，限于历史条件，古人可能没有认识这一特性。

（四）纹银

纹银大寒，入心肝经，可安神、镇惊、治惊痫、癫狂、心悸恍惚、夜不安寐等症。《本草蒙筌》谓可除"谵语恍惚不睡，止热狂惊悸发痫，定志养神，镇心明目，安五脏，并用服之，功胜紫雪。"

道光八年，静妃脉息弦数，系妊娠四个月下血之症，以致腰痠腹胀，荣分有时下行，此由湿热伤荣所致，御医用芩连四物汤调理：

条芩二钱 黄连八分 当归三钱 白芍一钱五分 生地三钱 川芎一钱 续断二钱 杜仲二钱，去丝

引用纹银一锭 苧麻根一两 老酒一杯

纹银色白大寒，清血分之热，苧麻根止血安胎，老酒以助药势。三药合而为引，可助诸药清热养阴、凉血安胎。

第三节 补益药类

清宫医案中用为药引的贵重补益药有西洋参、燕窝、蛤蚧尾，以用于治疗诸虚损之证。

（一）西洋参

西洋参，异名西洋人参、洋参、花旗参，为五加科植物西洋参的根，主要含有人参皂甙、挥发油、树脂等。动物实验证明，本品对大脑有镇静作用、对生命中枢有中度的兴奋作用。西洋参性凉味甘苦，入心、肺、肾三经，能益气养阴，清退虚火、生津止渴。《医学衷中参西录》谓"西洋参性凉而补，凡欲用人参而不受人参之温补者，皆可用此代之。"说明西洋参作用缓，补而不致壅滞生火。

光绪某年九月中旬，光绪皇帝脉息左部沉弦而细，右寸关沉滑。阳气郁遏、痰饮上干，以致时作眩晕、口渴耳鸣、左胁微疼、步履无力，御医以宣郁化痰之法调理：

生杭芍四钱 川郁金二钱，研 生牡蛎四钱 菟丝饼三钱 旋覆花二钱，包煎 枳实一钱五分 瓜蒌三钱，研 云茯苓四钱

引西洋参一钱，研

纵观光绪皇帝所患病证，当属阳气郁遏，痰饮蕴而化热，气阴两伤之证。故御医用宣郁化痰方药以宣通阳气、蠲清痰饮。用西洋参为引者，取其甘凉益气养阴生津，防诸药宣通耗气伤阴，且可治皇上的口渴、步履无力等症。

清宫医案中也有用西洋参和他药共为药引的。如宣统元年三月初八日，御医拟活血调

气之法治瑾贵妃的湿热留恋、气道失和、血脉不利病证，用西洋参、片姜黄为引；宣统元年十月二十五日，御医拟养肝理脾清心之法，治瑾贵妃的肝脾不和、湿热未尽、血脉不利病证，用西洋参、菟丝子、橘核盐炒为引。都是取西洋参的甘凉平补、补而不温、补而不壅之性，以奏益气养阴、清退虚热之效。

(二) 燕窝

燕窝，异名燕窝菜、燕疏菜、燕菜，为雨燕科动物金丝燕及多种同属燕类用唾液或羽毛等混合凝结所筑成的巢窝。《本草逢源》谓其“甘平、无毒、入肺、胃、肾三经。”功用养阴润燥、益气补中，治虚损、痨瘵、咳嗽等症。《本草求真》谓“燕窝入肺生气，入肾滋水，入胃补中，俾其补不致燥、润不致滞。”清宫医案中亦有以此为药引的记载。

嘉庆某年十二月初十日，五阿哥天花七朝，头面周身颗粒浆行饱满，光亮润泽，寐食俱好，御医用养血保浆饮调理：

大生地三钱　当归三钱　麦冬三钱　花粉二钱　连翘二钱　木通二钱　栀子二钱，炒　僵蚕一钱　山楂三钱　白芍二钱　甘草六分

引用燕窝三钱

此案五阿哥天花处于灌浆阶段，此期最忌灌浆不满，御医用养阴血、清热毒的养血保浆饮调理，当属对证。燕窝养阴益气，以之为引，和全方结合，有助于天花灌浆充盈，顺利渡过灌浆期。

(三) 蛤蚧尾

蛤蚧味咸性平，入肺、肾、心三经，长于补肺益肾、摄纳肺气以定喘，为治肺肾虚喘之要药。此外，本品尚有温肾壮阳的作用。习惯认为本品药效以尾部最佳，因此古人多用蛤蚧尾入药。清宫医案中以此为药引用于治疗肾元不足、肺气不降的咳喘之症。

光绪三十四年十月十六日，皇上脉息六部皆见弦数之象，秋令以来，咳嗽日甚，夜卧尤剧，转动饮食则喘，常欲恶心，时而恶寒发热，种种皆肺气不降，胃气不和，以致元气渐伤，肢体痠软，耳堵尤甚，子后即不能寐，甚至起坐。步履颇难支持，遍身日夜无片刻舒惬，均属阴阳两伤，标本俱病，御医拟止嗽定喘，降肺和胃，调摄阴阳标本法调理：

枇杷叶一钱五分，去毛炙　金毛脊二钱，去毛　鳖甲二钱　冬桑叶一钱五分　云茯苓二钱　淮山药二钱，炒　苦杏仁二钱，去皮尖　青蒿一钱五分，炒　苏子一钱　麦芽三钱，炒　细生地二钱　橘皮四钱

引用蛤蚧尾一对，研末冲服

结合十七日病案记载：光绪咳嗽、气逆、发喘、夜寐每为咳嗽所扰、竟不成寐，腰痛腿痠、行步艰难，肢体倦软，种种病情，皆虚损之象。可知光绪皇上肺肾虚久，肾不纳气，肺虚难降，以致气虚上逆而作喘。治当以调摄阴阳，固本纳气定喘为要。蛤蚧尾功专补肺益肾，纳气定喘，以此为降肺和胃、止嗽定喘方药的药引，服之可使气归下元，虚喘得平。

第四节　祛风定痛类

清宫医案中作为祛风定痛类药引的贵重药只有虎骨。虎骨味辛甘性温，入肝肾二经，

善于强筋壮骨，搜风定痛，主治痛风历节和肝肾虚寒的足膝痿痹之证。《玉楸药解》谓可“逐痹通关，强筋健骨，平历节肿痛，愈腰膝痿软。”现代药理实验证明：本品有较好的消炎镇痛作用。清宫医案中用此为药引以治疗风湿痹痛。

光绪三十四年四月初六日，总管脉息左关弦缓、右关滑缓。风湿渐解，疼痛时轻时重，御医议用益气化湿和络之法调理：

党参二钱　黄芪一钱五分　焦于术一钱五分　薏苡仁四钱，炒　茵陈一钱五分　海桐皮二钱　川续断一钱五分　香附一钱，醋炙

引用谷芽三钱，炒　炙虎骨一钱五分

此案谷芽、虎骨合而为引，谷芽一可醒脾健胃，二可促进虎骨等药的消化吸收，以发挥药效；虎骨功善祛风定痛、强筋壮骨。与总管病证十分相宜。

第五节　活血通络类

清宫医案中用为药引的活血通络贵重药有甲珠。甲珠(穿山甲)味咸性凉，入肝胃二经，其咸能软坚，性善走窜，可透经通络直达病所。功效消肿散痈，通经下乳，搜风活络。清宫医案中用此为药引治疗经闭证。

宣统元年六月十五日，瑾贵妃脉息右寸关沉滑，左关沉弦，肝气未和，脾湿尚在，凝滞在荣分之中，以致天癸过期未行，头眩口渴，有时恶心，谷食不香，晨起脐腹作痛，御医用和肝化湿通经之法调理：

当归三钱，尾　赤芍三钱　南红花三钱　川膝三钱　法半夏三钱，研　赤苓四钱　槟榔二钱，炒　天麻二钱　苏木三钱，研　五加皮二钱　焦三仙各三钱　台乌一钱五分

引用甲珠七分　藁本二钱　砂壳二钱，研

藁本性温味香，入太阳膀胱经，兼通督脉；砂仁芳香理气，化湿醒脾；山甲珠性善走窜，通经活血，引药直达病所。三药合而为引，可入肝、膀胱、督脉、脾四经。六月十六日病案记载：瑾贵妃天癸已行，说明方药切证，药引得宜。

第六节　理　气　类

清宫医案中使用的理气贵重中药药引有沉香、白檀香，其中沉香作为药引使用较多。

(一) 沉香

沉香辛苦而温，入脾、胃、肾经，长于降气平逆，纳气定喘，兼化脾胃湿浊，凡脾胃气滞湿阻引起的胸痞、腹胀、腹痛、呃逆等症皆可使用。以其既降逆气，又纳肾气，故对肾气虚寒、气逆喘息之症亦为要药。清宫医案中以此为药引，主要用于治疗肝胃气滞的胸脘痞闷，胁肋胀痛之症。其中既有单用沉香作为药引者，又有和他药一起作为药引者。

1　单用沉香为药引

同治元年六月初二日，丽皇贵妃脉息弦滑，系肝郁挟饮之症，以致胸膈痞满，胁肋胀痛，此由气道不畅，肝气挟饮所致。御医用调气化饮汤调理：

木香一钱，研　槟榔二钱　青皮二钱　陈皮二钱　炙半夏二钱　赤苓三钱　藿香二钱

引用沉香八分，冲

沉香长于降气止痛，纳气归肾，于胸膈痞满胀痛者宜。盖气机升降有度，气化得以正常，胸膈痞满胀痛等症自可消失。这与木香偏于调理肠胃气滞不同。御医用沉香做调气化饮汤的药引，可引诸药条达肝胃气滞，使气机升降有序。

2　沉香和他药共为药引

清宫医案中和沉香一起作为药引的有芳香理气的砂仁、醒脾化湿清暑的荷梗，补肝肾、壮筋骨、法风湿的川续断等。

沉香、壳砂

宣统十一年正月十六日，端康皇贵妃脉息左关沉弦，右关沉滑。肝气尚欠调畅，御医用益阴清肝和胃之法调理：

炙龟版六钱　全当归四钱　杭芍四钱　丹参三钱　炙香附三钱　炙延胡索三钱　姜朴三钱　青皮三钱　腹皮子四钱　焦楂四钱　橘红三钱　牛膝三钱

引用沉香四分，研　壳砂四分，研

正月十一日病案记载，端康皇贵妃阴分有热、肝气欠调，以致胸胁满闷，肢体疲乏。结合本日脉案，可知病属肝阴亏虚、阴分伏热、肝脾气滞之证。沉香长于降气理气，砂仁善于运脾理气，二药相合，对肝脾气滞、痰湿困脾者十分相宜。故此案选用二药为诸药药引。

清宫医案中和沉香共为药引的理气药还有腹皮、台乌、橘红、青皮子、醋柴胡。

沉香、荷梗

道光三年九月十一日，大阿哥脉息弦滑，系饮滞受凉之症，以致头闷身疫、发热恶寒，胸胁牵引少腹胀痛。昨服疏解正气汤，表凉渐解 疼痛稍轻。今议用乌药正气汤调理：

乌药三钱，炒　炙半夏三钱　青皮三钱，炒　藿香一钱五分　厚朴三钱，炒　萸连一钱，同萸肉　缩砂一钱五分，炒研　苏梗二钱　赤苓五钱　枳壳一钱五分，炒　焦楂五钱

引用荷梗七寸　沉香五分，冲服

荷梗苦平，入肝脾胃经，可清暑化湿，升清醒脾，通气宽胸；沉香善于降气，可调肝胃气滞，二药相合，可奏化湿升清、降气理气之效、共为乌药正气汤诸药的药引，治疗大阿哥的饮滞气郁之证，切中病机。

清宫医案中和沉香共为药引的化湿药还有赤茯苓。

沉香、川断

宣统九年九月十六日，端康皇贵妃脉息左关沉弦，右关沉缓，诸症轻减，惟肝气尚欠调畅，以致胸膈堵满，身肢疲倦，御医议用益阴清肝调气之法调理：

炙龟版六钱　于术五分，切　当归四钱，身　赤芍三钱　炙香附四钱　姜朴三钱　青皮三钱　台乌一钱五分　川郁金四钱，研　枳壳三钱，炒　酒军一钱五分　川膝三钱

引用沉香四分，研　续断三钱

续断甘而微温，归经肝肾，能补益肝肾，通行血脉，具有补而能通，行不伤止的特性；沉香性温气香，既可降气，又可理脾气滞。二药合而为引，可引药入肝，协助诸药调达肝胃气滞。九月十七日病案记载：端康皇贵妃诸症均愈。说明方药切证有效，其中，二味药引也有一定的作用。

(二) 白檀香

白檀香异名檀香、真檀香、浴香。味辛性温，入肝、肺、脾三经，功能行气止痛，温胃止呕，主治心腹疼痛，胸膈不舒。《木草备要》谓可调脾胃、利胸膈、为理气要药。本品和沉香都可调畅肝胃气滞，沉香以降气为主，用于肝胃气逆和肺肾虚亏、气虚而逆的病证；本品既调脾胃气滞，又可宣畅胸膈，无论心肺气滞、还是脾胃气滞都可应用。再者，檀香还可用于治疗胃寒呕吐。清宫医案中用白檀香为药引以治疗胃气不调证。

宣统十三年八月十日，宣统皇帝脉象两关弦数，右寸稍数，余热犹在，胃气不调，御医用解热调中法治之。

扁豆二钱，炒　茯苓三钱　川连三分，吴萸水炒　白芍二钱　竹茹一钱五分　炙甘草七分　砂仁壳一钱　陈皮一钱五分　枳壳一钱，炒　生山药三钱

引用白檀香一钱

脉两关弦数，弦为肝气郁滞，数为郁热内蕴。宣统皇帝脉两关弦数，为肝郁化火、脾气失运所致。御医用解热调中法治之，切合病机。引用白檀香者，一可引诸药条达气机，以助诸药清化肝经郁热，取“火郁发之”之意；二可理脾胃气滞，以促脾之运化。

清宫外治医方精华

主　编　　陈可冀

编著者　　陈可冀　张文高　田思胜

前　言

《清宫外治医方精华》是继《清宫医案研究》、《清代宫廷医话》、《慈禧光绪医方选议》、《清宫药引精华》及《清宫代茶饮精华》后之有关清代内廷医药档案系列研究专著后之第六种著作。本书就清宫外治法应用史实，外治医方之诸种剂型，分口齿咽喉用散方，皮肤用散方，治疮疡散方，治外伤散方，药膏方，面风敷贴方，洗头面方，洗眼方，肢体筋骨痛洗方，皮肤病洗方，阴痒洗方，肛肠疾病洗方，熥熨方，漱口方，耳窍用药方，鼻窍用药方，眼部用药方，外用丸剂，外用锭剂，外用丹剂，外用油剂，外用药酒，外治保健药酒，肌肤美容方，牙齿美容方，须发美容方及散香方等，进行介绍，约六百首，就每方组成、制法、功用、主治和有关评议，一一作出诠述，可供临床应用者之参考。其中处方有的应用少量辰砂、轻粉等，疗效明确，因一般均非长年应用，故均予保留，以供探讨。剂量仍遵旧制。

本书之撰著，张文高教授和田思胜副教授作了重大努力，谨在此致以谢忱。

清宫原始医药档案之整理研究，将陆续组织整理研究付梓，对于人民卫生出版社的支持，谨志谢意。

陈可冀

1995年11月10日于北京西苑医院15病区病中

总　论

中医药疗法，如从治疗途径及用药方式分类，可以分为两大类，即内治法和外治法。内治法，是通过内服药物的治疗途径来防治疾病的方法。如内服汤剂、丸剂、散剂、药酒、片剂、冲剂、胶囊剂及口服液等。外治法，从广义上讲，应当包括内治法以外的所有的中医药疗法，如针灸、推拿、伤外科手术或手法治疗及中药洗、浴、熏、贴、涂、敷、熨、闻等药物外治法。由于针灸、推拿、骨伤等已形成专科，所以从狭义上讲，外治法一般是指中药外治法，就是运用中药的各种制剂形式，通过体表、孔窍、经穴给药，以防治疾病或养生健身。

在对清代宫廷医案和医药资料进行整理研究的过程中，发现宫中相当重视外治法，有大量外治医方，从剂型、给药方式及方药应用等方面，都很有特色，现予以专题搜集，系统整理，分析研究，以期为当今的外治疗法应用和研究发展，提供一份可供借鉴的资料。

第一节　中医药外治法源流及其在清宫的应用

(一) 外治法的起源与清代以前的应用

从医药发展史来看，外治法起源早于内治法。早在原始社会，就开始了外治的萌芽。人们在觅食或与野兽斗争中，受伤患病，就试图用各种草类、树叶、树皮敷扎或涂抹伤处。当人们学会用火取暖后，逐渐发现燃着的树枝叶或草类熏烤局部或闻吸其烟气，可消除肿痛，减轻病患。可能在几十万年前就已形成多种外治法的雏形。

据对我国殷墟卜辞的研究，发现不少中药外治的资料。长沙马王堆汉墓出土的帛书《五十二病方》这部我国现存最早的医方专著中，283 首方中有 147 首方涉及外治法。该书的 52 个病种中，有 36 种病采用外治法治疗。书中内容涉及药浴、葱熨、烟熏、敷贴等多种外治法。马王堆一号汉墓中还出土有装着中药的香枕及香囊。《黄帝内经》中记载着药熨、渍、浴、敷等外治法。东汉时期的医圣张仲景所著《伤寒论》及《金匮要略》中，并载有熨、敷、洗、熏、扑粉、坐药、导、嗃鼻、吹喉等许多外治法和医方。晋代葛洪著急症急救专书《肘后备急方》，载有淋洗、热熨、溻渍、敷贴、吹鼻、药枕等多种外治法，介绍了不少实用急救方，如皂荚吹鼻“救卒中恶死”等。晋末的《刘涓子鬼遗方》是我国现存第一部外科专著，其中有外治膏方 69 首，薄贴方 6 首，约占全书方之半数。隋代巢元方《诸病源候论》中也有沐浴、熨、枕、摩、粉等外治法。至唐代孙思邈著《千金要方》及《千金翼方》，外治法应用更为广泛，如熏蒸、膏摩、滴鼻、热熨、溻渍、薄贴、药枕、涂敷等等，其中仅以外用药物治疗儿科疾患的内容约有二百余条，外治美容方也有数十首。

宋、元、明时期，外治学术和医方进一步丰富。宋代著名方书《圣济总录》对外治机理进行探讨：“治外者，由外以通内，膏熨蒸浴粉之类，藉以气达者，是也。……凡导引痹郁者，于酒为宜。风痹之治，多专于渍酒者如此；散者，取其渐渍而散鲜。……膏取其膏润，以袪邪毒，凡皮肤蕴蓄之气，膏能消之，又能摩之也；熨，资火气以熨寒结，凡筋骨挛急，顽痹不仁，熨能通之……。”该书“神仙服饵门”有“神枕方”，成为现代开发药枕产品的重要参考资料。南宋时期的《幼幼新书》，外治方法的内容很丰富，关于点眼制剂等的配制，方法较精细、科学。元代名医许国桢，在宋御药院方书基础上，编撰《御药院方》，从中可窥见宋元时代宫廷用药之一，其中外治制剂甚多，如“治咽喉口齿门”的外用散剂，漱口、刷牙剂，嗃鼻剂；“治眼目门”的点眼、嗃鼻散剂，点眼膏剂，淋洗剂；“洗面药门”的多种剂型的外用美容制剂等。这些外治方药流传后世，对清代宫廷外治的应用，也有很大影响。明代伟大的医药学家李时珍在《本草纲目》中，广泛收载了敷、涂、扑、擦、浴、漱、吹、贴、摩、噙、导下、坐药、嗃鼻、塞鼻等数十种外治法，所治病种遍及临床各科。

(二) 清代外治法的发展

清代是外治法在以往基础上得到较大发展并趋于成熟的时期，表现为三个方面。

1 多种外治专著相继问世

我国现存第一部中医药外治专著《急救广生集》(又名《得生堂外治秘方》)，由清·程鹏程纂集，初刊于公元1805年(清嘉庆十年)。该书大致汇总了此前千余年的外治经验和方法，引录书目约400种左右，载外治方1500多首，方多简便易行，有些疗效显著，临床沿用至今。杰出的外治大家吴师机(吴尚先，1806~1886年)的著名外治专著《理瀹骈文》(初名《外治医说》)，初刊于公元1865年(清同治四年)，后又于1870年(同治九年)、1875年(光绪元年)印行，对外治法的推广普及发挥了重要作用。该书对中医药外治理论和经验作了系统总结，收载了近百种外治法和1500余首外治方，主张用外治法可以通治内外诸病。吴氏重点改进和发扬了传统的贴药薄贴疗法，扩大了应用范围。吴氏还介绍了多种外治保健用品，如药枕、药褥、香囊、兜肚、护膝等，为现代这类保健品的开发提供了重要的文献资料。此后，陆晋笙的《鲟溪外治方选》及邹存淦的《外治寿世方》(初刊于清光绪三年，即公元1877年)，都是有较高实用价值的外治法方书。

除了这些专著之外，清代还有许多医著中记载有丰富的外治方面的内容。赵学敏整理的《串雅内编》、《串雅外编》(公元1795年)及鲍相璈撰编的《验方新编》(公元1846年)等，都介绍了不少简便验廉的民间外治法。《医宗金鉴》中也记载大量外治方药，在有些卷中(如卷六十二)还相当集中，特别是外用丹剂、膏药等方较多，宫中也多所引用。曹廷栋著于乾隆年间的《老老恒言》(又名《养生随笔》)介绍了多种适合老年人用的外治法，特别对外治保健用品介绍较多且很实用。

2 外治理论的系统探讨

吴师机在《理瀹骈文》中专门写“略言”与“续增略言”两部分，较全面系统地探讨了外治的理论，可以归纳为以下几点。

(1)“凡病多从外入，故医有外治法。”

(2)“外治之理即内治之理，外治之药亦即内治之药，所异者法耳。医理药性无二，而法则神奇变幻”。

(3)“外治必如内治者，先求其本。本者何?明阴阳，识脏腑也。”

(4)“膏可以统治百病”，“膏药治病无殊汤药，用之得法，其响立应。”“用膏之法有五。一审阴阳，……。一察四时五行，……。一求病机，……。一度病情，……。一辨病形，……。”

(5) 主张外治的辨证论治要"三焦分治"。并认为："大凡上焦之病，以药研细末，嗃鼻取嚏发散为第一捷法。""中焦之病，以药切粗末炒香，布包缚脐上为第一捷法。""下焦之病，以药或研、或炒，或随症而制，布包坐于身下为第一捷法。""此三法，虽分上、中、下三焦，而上焦之证下治，下焦之证上治，中焦之证上、下分治，或治中而上下相应，或三焦并治，其法俱不出于此。不独可代内服，并可助膏药之所不及。"

3 外治疗法的广泛实践

清代的多部外治专著，既总结了前人经验，又使外治医理方药在中医界，甚至在民间，得到普及和推广应用。实际上，吴师机、赵学敏等医家，都是外治法的积极实践者。他们的理论和经验方药，正是来源于广泛的外治临床实践。诚如吴师机所云："余学外治十余年，日施济数百人，专以膏为主，而糁药、敷药辅之。其治愈不可胜计。""余施诊专以膏药为主，因贫人购药为难，膏药则更便也。"也说明吴氏是一位热心以外治法为穷苦大众治病的好医生。

(三) 清代宫廷的中医药外治法

正是由于清代外治法理论和实践的广泛发展，给予清代宫廷医学以显著的影响。清代宫廷之中，御医防治疾病十分注重应用外治法。表现为以下几个方面。

1 清宫外治医方之丰富多彩

据对部分宫中外用成方和临证处方的初步整理，即有近千首，本书选择一部分有代表性的亦达 640 首之多。

2 清宫中应用的外治法种类

可以说中医外治的大部分方法，在清宫中都有应用，诸如膏贴、涂敷、沐浴、熏洗、漱口、熥熨、扑粉、嗃鼻、吹喉、塞耳、烟熏等等。外治制剂的各种剂型，如散、膏、丸、锭、丹、油、酒、煎及外治用品等应有尽有。

3 外治法在清宫中之广泛应用

从有关脉案记载，几乎清代每一位皇帝都用过外治，其中以同治患天花时及光绪治头痛、腰痛等外治医方尤多，慈禧治面风(可能为面肌痉挛)，反复用了多种外治法和几十种外治方，大太监李莲英及一些小太监也都曾用外治法治病。可以说，外治法是清宫内广泛应用的治法之一。同治朝与光绪朝脉案中外治医方明显增多，似与前述几部外治专著和有较多外治内容的医著之刊行有关。部分清宫外治医方出自(或可见于)《医宗金鉴》、《理瀹骈文》等医著。

第二节 清宫外治医方的剂型种类

从外治制剂型来看，清宫中常用者有以下十多种。

(一) 散剂

散剂是将单味或多味药物研磨粉碎制成的干燥粉末状制剂。

本书中选录的外用散剂方达 150 首(尚未包括耳、鼻、眼用散剂)，是最多的一类。计有口齿咽喉类散方 46 首，皮肤用散方 28 首，治疮疡散方 58 首，治外伤散方 11 首，其他散方 8 首。

外用散剂的用法有撒、掺、扑、吹等，其用药途径有咽喉、口齿、耳、鼻、眼、脐、及疮疡、外伤局部，宫中皆有应用。

(二) 煎剂

煎剂是将单味或多味药物加水浸泡后，再加以煎煮，而得药汁。

外用的煎剂常用于熏洗或漱口等。本书中选录熏洗方 117 首，仅次于外用散剂，漱口方则 53 首。熏洗方中，有全身沐浴者，有局部熏洗者，按具体部位分，洗头面方 26 首，洗眼方 35 首，肢体筋骨痛洗方 29 首，皮肤病洗方 8 首，阴痒洗方 10 首，肛肠病洗方 5 首，其他洗方 4 首。

(三) 药膏

我们把中药外用膏剂分为药膏与膏药两类。药膏即中药软膏剂，是将中药细粉或经提取后浓缩，加入适宜的基质，混合均匀制成的一种易于涂布于皮肤、黏膜的半固体外用制剂。

本书中选录宫中药膏方 37 首。宫中药膏制法有多种，有的以猪油、麻油、黄蜡、白蜡、蜂蜜等为基质，有的以水煎或油熬，去渣后浓缩成膏。

(四) 膏药

膏药即传统的黑膏药，属于硬膏剂，是将药料入植物油中油炸，去渣后在高温下加入铅丹，而炼制成的黑色外用硬膏。膏药在常温下为固态，用时须预热使之软化，再贴于相应部位。

膏药又称溥贴，是吴师机十分推崇的一种外治法，清宫中也多用之，本书中计选录 68 首。

(五) 丸剂

丸剂是将药物细末或经提取后浓缩，加入适当辅料，而制成丸。

丸剂包括蜜丸、水丸，内服者多，鲜有外用。本书选录外用丸剂方 13 首，有炼蜜为丸、水泛为丸、黄蜡为丸、粟泥为丸、乳香汁化蟾酥为丸、捣成泥为丸(方中有板油)等。

(六) 锭剂

锭剂是用药物细末和适当的赋形剂(黏合剂)制成的固体制剂。

中药锭剂常用于疮疡外科和急救。本书选录的 15 首锭剂，多可内外兼用，以木瓜酒、胆汁、江米糊、白面糊等作黏合剂成锭。

(七) 丹剂

丹剂是中医传统剂型，是以水银、火硝等天然无机矿物类中药，经加热升华或熔合而制成的不同结晶形状的无机化合物的制品。制作丹剂的过程，称为炼丹。

本书中选录的清宫常用丹剂方 5 首，其中红升丹、白降丹等均为中医疮疡科常用丹剂。

(八) 油剂

油剂一般是以油脂类浸出中药中之有效成分，而制得含药的“油”，也有的混入少量药粉。本书中选录这类外用油剂方 3 首。

(九) 酒剂

酒剂即药酒，是以含适当浓度乙醇的白酒或黄酒为溶媒，浸出中药的有效成分而制得的澄明液体制剂。药酒既有内服者，也有外用者。本书中选录 2 首外用酒剂。

(十) 外治用品

外治用品，即中药外治保健用品，是将中药或其加工品置于某种日常衣冠用品或床上用品之中，而间接施用于人体，药物虽不直接接触皮肤、黏膜，同样可以发挥外治的作用，而且寓治疗保健于日常生活之中。这种实施外治法的独特手段，宫中也有应用，本书选录三方，其中二方是治光绪腰痛的中药腰带方，这类保健产品近年来已有开发面市。

(十一) 其他外治剂型

清宫外治还有一些较独特的剂型。有使用原药材者，药材或饮片不做加工，或仅作形状上的加工，如磁石、麝香、生地等单味塞耳方。有中药烟熏剂，如避瘟丹、逼虫香等，多用芳香辟秽之品，用于空气消毒，预防瘟疫流行。有药捻剂，如牙痛药捻，塞牙缝以消炎止痛。有药饼剂，是将药物细末，加赋形(黏合)剂制成饼状，如治疟剂外敷偏方。有香剂，以芳香药物制成，如避暑香珠。鼻闻剂、嗃鼻剂虽大多属散剂范围，但也有特殊制剂方式者，如秘传通窍仙方。

第三节　清宫外治医方的使用方式

清宫外治医方的使用，有 10 余种常用的方式，可以分为直接接触作用和非直接接触作用两大类，下面择其主要者介绍。属于前述各剂型直接应用者，不再作说明。

(一) 直接接触作用方式

1　外敷

外敷或称敷贴，一般是以散剂类外用药，与适当的液体调制成糊状或软膏状，敷贴使用于体表患处或穴位。本书中列入敷贴方的虽只有 21 首，但外用散剂方和药膏方中都有相当一部分是敷贴用的。宫中常用以调制敷贴药物的有茶卤、醋、酒、糖水之类，也有些药物直接捣烂即可敷贴用。

2 薄贴

薄贴即用膏药外贴于体表患处或适当穴位。

3 涂抹

多用药膏、油剂、酒剂或散剂调为稀糊状，涂敷于体表患处。

4 熏洗

熏洗是用药物煎汤后，通过药液的浸洗和药气的熏蒸进行外治的方式。若用于沐浴，则称药浴疗法。沐者，洗头；浴者，洗周身。浸洗法则是以药液浸洗患处局部，包括特殊部位的浸洗，如治疗前后二阴疾病的坐浴法。清宫中熏洗法用得十分广泛，本书中选录117方，包括洗头面方26首，洗眼方35首，肢体筋骨痛洗方29首，皮肤病洗方8首，阴痒洗方10首，肛肠疾病洗方5首，及其他洗方4首。

5 熥熨

熥熨法是用药物或其加工品，或加适当辅料，经加热处理后，敷用于患处局部或穴位。此法与熏洗法均为中药外治与温热的物理疗法作用相结合，对许多病患有显著疗效。清宫中熥熨法用得较多，本书中选录52方，大多为临证用药处方，很少成药。宫中常用以治疗脘腹疼痛及肢体关节疼痛等。常用的辅料有麸子、食盐等，亦常加入白酒、醋等。常以炒、蒸等方式加热。

6 漱口

漱口或称含漱，是将药物煎成药汁后，以药汁漱涤口腔，常用治口腔、咽喉疾病及口腔卫生保健。此法在清宫中常用，本书选录53方。

7 刷牙、擦牙

刷牙、擦牙是用适当的药物加工品刷牙或擦拭牙齿，用以清洁牙齿、口腔，防治口齿疾病。本书中选录此类方10余首，分列于外用散剂与外治美容方中，如清胃擦牙散、固齿刷牙散等。

8 吹喉

吹喉法是将药物细粉吹入咽喉部，以防治咽喉疾病。本书中口齿咽喉用散方中，一部分可用于吹喉治疗，如咽喉口齿药、绛雪散等。清宫中常用银筒、竹管或苇筒作吹喉的工具。

9 嗃鼻、吹鼻

嗃鼻、吹鼻法是将药物细粉嗃入鼻内或吹入鼻内的一种独特外治给药法，可用治全身或局部疾病。本书中部分鼻窍用药方可用本法给药，如通关散、痧药、平安丹等。

10 点眼

点眼是以药物制成的眼用散剂、药膏、药水等，点入眼角，治疗局部或全身疾病的方法。本书中选录眼部用药方 14 首，多为散剂和药膏，而瓜子眼药与鹅翎管眼药则较独特。

11 塞耳、吹耳、滴耳

塞耳法是以药物或药物粉末，经适当加工后，塞入外耳道内，以治疗疾病的方法。本书中选录耳窍用药方 18 首，其中大多为塞耳法，亦有个别的吹耳(如红棉散)、滴耳(如治耳聋单方)。

(二) 非直接接触作用方式

这种外治方式，药物不直接与皮肤黏膜接触，而是通过气味、烟雾等发挥作用。

1 鼻闻吸

鼻闻吸法是用鼻闻吸中药制剂的气味以防治疾病的方法。本书鼻窍用药方中一部分属于此法，如透脑闻药方，清眩闻药方等。此类制剂多含芳香挥发油成分，应注意密封保存。

2 烟熏

烟熏洗是以适当剂型的中药制剂(烟熏剂)燃烧生烟，而作用于人体(如鼻黏膜等)，而防治疾病，或防疫辟秽。清宫中用此类方预防瘟疫流行，值得称道，如本书选录的逼虫香、避瘟丹等。

3 外治用品

本书中选录三方，为腰带及香囊形式。

第四节 清宫外治医方探源

清宫外治医方可分为两大类，一是宫中成方成药，多是固定方药剂型的膏、丹、丸、散等；二是临证用方，是由御医根据患者证情，辨证处方，以煎、散为多，亦有其他剂型。上述两大类医方究其来源，有以下四个方面。

(一) 古方应用与化裁

宫中御医在中医药学术上多有较高造诣，对于自仲景经方直至唐、宋、元、明诸朝方药学著作中的外治方常有应用。对于这些古方，有的原方应用，有的适当加减化裁，且以后者为多。宫中太乙膏(见本书各论膏药方 64.)，即为《太平惠民和剂局方》神仙太一膏(又名神仙太乙膏)原方。宫中加味太乙膏(见本书各论膏药方 65.)，则为明·陈实功《外科正宗》加味太一膏原方，系《局方》神仙太一膏加味而来。宫中活血祛风膏(见本书各论膏药方 9)，系取《千金方》小续命汤与东垣当归补血汤合方化裁而成。宫中玉容肥皂及沤子方(一)(见本书各论肌肤美容方 7.9.)，则为《御药院方》七白膏基础上加减化裁而来。宫中治阴痒熏洗诸方中，多以蛇床子为主药，显然看出《金匮要略》蛇床子散的影响。

(二) 清代成方应用与化裁

应当说，对清宫外治影响最大的，还是清代外治专著及其他医著中的外治内容。清宫外治医方中，有许多源于清代医书成方，或作适当化裁。不少方录自《医宗金鉴》，如三黄宝蜡丸(一)(见本书各论外用丸剂 2)、红升丹(二)、白降丹及灵药方(后三者见本书各论外用丹剂 2.3.4.)等。宫中雄矾散(见本书各论皮肤用散方 6.)，则为《医宗金鉴》二味拔毒散加大雄黄用量一倍，御医庄守和呈进此方，为光绪皇帝治疗皮肤病。宫中清润黄连膏(见本书各论药膏方 5.)，实为《医宗金鉴》黄连膏加味。宫中离宫锭(一)(见本书各论外用锭剂 5.)，乃清初祁坤著《外科大成》(公元 1665 年)离宫锭子原方。宫中避瘟丹(二)(见本书各论其他外治方 9.)，系《外治寿世方》同仁堂癖瘟方减味而成。宫中葱白熥药方、葱艾熨法、木香饼熨法(均见本书各论熥熨方 50.21　28.)等，均可见于《理瀹骈文》。

(三) 征用民间方

宫中有些外治医方，未必见于既往医书，而是流传于民间的效验方，御医从实用出发，亦用之于宫中临证。如盐葱熨法(见本书各论熥熨方 2.)、足跟痛便方(见本书各论其他散方 5.)、山栀外敷药方(见本书各论其他外治方 5.)等，均属民间验方。另如熥药方(见本书各论熥熨方 50.)中所用一枝蒿，不见于一般本草书中，临床医生也鲜有用者，御医却将此药用于治慈禧关节疼痛的外治方中，可见御医不拘泥于传统方药。

(四) 御医经验方

除了以上三部分来源之外，清宫外治方中还有不少，既未见于以往医籍方书，也非民间验方，而属御在临证实践中摸索运用的外治经验方。宫中脉案记载的临证辨证施方，多属于此。

第五节　清宫外治医方及应用的特色

综观初步整理的清宫外治医方及应用的资料，可归纳以下 11 个方面的特色。

(一) 内容丰富，应用广泛

在清宫医案、医方等医药资料中，外治医方及应用占了很重要的部分，内容相当丰富。仅初步整理出的外治方就有近千首，选录入本书的有 640 首，包括 10 余种剂型和近 20 种给药方法、途径，用于治疗内、外、妇、儿、骨伤、五官、皮肤等各科急、慢性疾病和防病养生保健。几乎临证各种疾病，都有其外治医方。另据统计，仅选录慈禧、光绪部分医方的《慈禧光绪医方选议》中，外治医方即达 200 首。外治在清宫医药中所占的分量可见一斑。

(二) 方法多样，用法独特

清宫外治医方的应用方法有近 20 种之多，几乎包括了中医药外治的大部分用药法。就是同一种病的治法上，也有多种。如治疗头痛，有洗头方，敷贴方，鼻闻方及点眼角法等；治疗牙痛，有外用散方，漱口方、熥熨方，吹鼻方及点眼角法等；治疗腰肢疼痛，也有薄贴、熏洗、熥熨、涂抹、膏摩、药物束腰带等法。其中有些用药方法很独特，如鸡子药熨方(见本书各论熥熨方 33.)，是在煎药之后，以去皮熟鸡子与药汁同煮，令药味入透，再取鸡子熨疗。又如摩腰止痛和络方(见本书各论其他外治方 1.)，是以补肝肾、祛风湿、通络止痛中药，研细末，用煮熟的蜜调为丸，用时以绍酒化开，烘热蘸于手掌，摩擦腰部痛处。

(三) 适应宫廷，注重疗效

俗话说“伴君如伴虎”，“太医难当”。御医的主要服务对象是帝王后妃等，为他们治病，必须既安全稳妥，又确有疗效。外治法用之得当，确能适应宫廷医疗的这种要求。一则外治多较安全，如吴师机所言：“有益无损，可以尝试，可以更换，……”，“然即不效，亦未至成坏症，犹可易他法以收其效”。二则“用之得法，其响立应”，对许多疾病，外治可以收到较好疗效。如光绪患足跟痛，用洗足跟痛方(见本书各论肢体筋骨痛洗方 4.)熏洗后有效，次日起居注载：“昨晚洗后稍松”。咸丰朝吉妃因牙痛、牙痈致腮颊红肿而痛，用木香生地饼(见本书各论熥熨方 29.)熨疗后，从次日脉案来看，肿痛均减。为了取得疗效，御医常挖空心思，想尽办法。光绪腰痛久治不愈，有一次张彭年等六位御医共同为他拟一腰痛外治方(见本书各论熥熨方 42.)。

(四) 精于辨证，用药得当

诚如吴师机强调，外治必如内治，明阴阳，识脏腑，求其本。清宫外治为求得较好的疗效，亦十分注重辨证立法用药。光绪皇帝肩背四肢疼痛，御医审证求因，系血虚风湿入络所致，拟“洗腿又方”(见本书各论肢体筋骨痛洗方 25.)，以当归尾、赤芍和营养血活血，青风藤、木瓜、透骨草与防风祛风湿通经络，虽是六味药的外治方，辨证用药十分严谨。光绪上焦风热久蕴，头痛、目眩、鼻孔燥痛，御医拟碧云散(三)(见本书各论鼻窍用药方 10.)，以薄荷、菊花、青黛、川芎、白芷、鹅不食草、冰片，祛风清热，通窍止痛；而慈禧面部肌肉掣动(面风)，则以上方去冰片、菊花，增全蝎以熄风镇痉，细辛以祛风散寒止痛。

(五) 药量制法，十分讲究

为了追求安全和疗效，宫中外治医方十分讲究药物的剂量、配比和制作方法。御医赵文魁为治光绪头痛、目眩，先后拟两首洗头方：清上祛湿沐方与清上抑湿沐方(见本书各论洗头面方 21.25.)，两方药味相同，仅药量上小有增减，表明对用药剂量、配比细心斟酌。对于外治所用药物的炮制宫中是很讲究的，如治体气方(见本书各论其他散方 4.)中密陀僧的炮制，先煅密陀僧，入童便一碗内浸淬，不计遍数，以便尽为度。宫中秘传通窍仙方(见本书各论鼻窍用药方 1.)属闻药气取嚏治病，但并非将药物简单地粉碎，而是经过十分复杂的制作，使药汁尽渗绵中，以用诸药之气。万应灵膏(见本书各论药膏方 35.)的制法，先用香油浸诸药，夏三、春五、秋七、冬十日，然后入锅文武火熬药……。浸药的时间是因不同季节气温不同而异，是有一定科学道理的。

(六) 穴位用药，提高疗效

清宫许多外治方是通过穴位给药的。如暖脐膏、千金封脐膏、十香暖脐膏、封脐暖肚膏。封脐广嗣膏(均见于本书各论膏药方)等都是以膏药贴脐部，蒸脐祛病法(见于本书各论其他外治方 6.)也是脐部给药。慈禧太后用解郁舒肺和脉膏(见于本书各论膏药方 8.)，是贴于肺俞穴。参桂鹿茸膏(见于本书各论膏药方 42.)，妇人贴脐上，而男子贴左右肾俞和丹田穴。延年涌泉膏(见于本书各论膏药方 43.)，则有 12 项不同的主治病证分别贴于不同的穴位。外治药物作用于特定的穴位，可以激发经气，畅通经络，调和气血，调节脏腑，更有利于整体调节，也有利于提高整体和局部治疗效果。

(七) 多种外治，配合应用

宫中外治，还有一种较特殊的情况，就是对同一患者有时同时使用多种外治法，其目的主要是为了提高疗效。光绪用的腰痛外治法(见于本书各论肢体筋骨痛洗方 7.)，药物粗末配制二份，一份煎汤外洗用，擦干后再用另一份炒热熨患处。道光朝四公主患发颐，外敷红灵药兑紫金膏，再用木香饼(见本书各论熥熨法 28.)不时熨坚硬处。光绪胸间起红疙瘩，御医任锡庚精于外科，给予百部淬酒外涂(见于本书各论其他外治方 4.)，又用紫金锭醋研外涂，以求高效、速效。

(八) 外治美容，独树一帜

由于主要以帝王后妃公主等为主要服务对象，他(她)们除了防治疾病和养生保健外，也必然十分注重容颜外貌，所以御医在中医美容方面也有一定造诣，以适应其服务对象的需求。清宫外治医方中，美容类方也占有一定数量，本书各论中专列外治美容方 32 首，另外还有部分兼有美容作用的医方散在于其他各类方中。这些外治美容方涉及肌肤美容、牙齿美容和须发美容等几类，可资现代中医美容借鉴。

(九) 内治外治，相互结合

帝王后妃患病后，是急于速愈的，要求御医的治疗见效快、疗效好。御医要想方设法达到这个目的，就常用内服药与外治法相结合的办法。慈禧因“肝胃有火，湿热上蒸”，目赤红肿，御医给予清热化湿方内服，又用清热明目洗眼方(见于本书各论洗眼方 4.)熏洗。咸丰朝吉妃因风寒气滞而致膀背作痛、腰酸，御医给予内服疏风拈痛散，外用三香熥药方(见于本书各论熥熨方 25.)炒热盛布袋内，兑醋熥患处，据医案记载，疗效较好。还有的外治方其本身也是可以内服的，如碧雪方(见于本书各论口齿咽喉用散方 32.)、紫金化毒散(见于本书各论治疮疡散方 52.)等，是内服、外用皆可的，病重时，除了外用，也可适量内服。

(十) 用药同时，讲究宜忌

宫中外治医方中，不少注明用药时所宜所忌等注意事项，对于疾病的治疗康复和防止复发很有意义。用瘰疬千捶膏(见于本书各论药膏方 32.)治瘰疬痰核者，应“戒忿怒、忧思、忌烟、酒、厚味等物”。用洗眼碧玉丸(见本书各论洗眼方 31.)，应“忌房劳、烟、酒、动火之物”。用玉容粉(一)(见于本书各论肌肤美容方 2.)者，应“忌食椒、姜、羊肉、烟、酒、辛热等物”。这些细致的医嘱，现在看来，也多是有道理的。

(十一) 夸张之词，当有分析

清宫外治医方中，也存在某些夸张不实之词，有些提法欠妥或值得商榷，甚至于也可能有糟粕。对这些内容，我们应当明辨，予以实事求是的分析对待。诸如“效妙如神”，“功效异常”，“无不神效”，“诸疮神方”，“有起死回生之力”等，我们在选录有关医方时均删去了这些词语。有的外用制剂，原方要求于五月初五端午日制作，很难理解有何科学道理。甚至有的方中说明“勿经妇人之手”，当属糟粕之类，应予摒弃。

第六节　清宫外治医方的用药组方特点

对清代宫廷外治医方的用药组方进行分析，可以归纳以下八个有一定规律性的特点。应当指出，这些特点多与宫廷医学的服务对象及注重疗效等因素有关，有些是优点，值得借鉴，而有的未必是优点，甚至有的还可能是缺点问题，应当有分析地看待，以取其精华，去其糟粕。

(一) 小方药精专

宫中外治医方中，有较多小方，单味药成方，或仅几味药，选药得当，组方精专，值得借鉴。单味药成方者如乳香敷方(见本书各论其他散方 1.)以炒乳香研细面，烧酒调敷；白药膏(见本书各论药膏方 37.)用炉甘石炮制后用猪油捣和成膏；白附子方(见本书各论面风敷贴方 12.)为白附子研极细面，用大角子掺匀而成；还有菊叶敷方、桑叶洗方、钩藤洗目方、金银花漱口方(见本书各论其他敷贴方 5.，洗眼方 2.6.，漱口方 7.)等。两味药组方者如刀疮散(白及、龙骨)，止血散(水獭毛灰、红花)，清热祛风贴药法(防风、薄荷)，正容膏(蓖麻子、冰片)，桑菊洗方(桑叶、菊花)(见本书各论治外伤散方 1.2.，面风敷贴方 13.10.，洗眼方 3.)等，都是组合有度的药对。三味药组方者如夏枯草膏(夏枯草、土贝母、香附)，牵正散(蓖麻子、全蝎、白附子)，头痛外贴方(川芎、白芷、白附子)，石膏薄荷漱口药(二)(生石膏、薄荷，青盐)(见本书各论药膏方 31.，面风敷贴方 14.，其他敷贴方 3.，漱口方 21.)等，用药简练，组方合理。

(二) 大方有法度

清宫外治医方中也不乏药味较多的大方，往往用药达数十味。这类大方多见于膏药方，也有的锭剂、丸剂用药较多。益寿膏(见本书各论膏药方 1.)由 50 味药组方，以温阳补肾药较多，方大而力专。舒筋活络膏(见本书各论膏药方 12.)用药 23 味，该方以四物养血，用风药舒肝，用滋阴药养肝，以藤类药通络，用麝香通经络而搜剔风邪，而治疗络阻筋伤之证，慈禧曾多次贴用。清鱼锭(见本书各论外用锭剂 2.)用药 20 多味，以清热解毒为主、辅佐以祛风除湿、活血通络、凉血止血之品，而治疮疡疔毒疥癣及蛇蝎所伤、便毒下血等。大方之制，并非类同药的堆积，亦非杂乱无章，有重点，有辅佐，君臣佐使，法度井然，方为良方。

(三) 突出特效药

为追求较好的疗效，清宫外治医方中多突出特效之药。如阴痒熏洗方多重用蛇床子、地肤子、苦参之类，治风热头痛、目疾之洗方常突出菊花、桑叶，治胃火牙痛龈肿之漱口方每以大剂量生石膏为主，贴头痛散(见本书各论其他散方 6.)与头痛外贴方(见本书各论其他贴敷方 3.)则都以川芎、白芷为主药。对清宫各类外治方常用药物的分析统计研究，有助于发现一些外治某些疾病的特效之药。

(四) 使用稀贵药

宫中外治医方常使用一些稀有、贵重药物，这类药未必都对疗效有多大作用，而常是出于患者(帝后等)之“尊贵”，医患双方心理因素使然。当然，稀贵药中也有确有疗效，某些方中不宜缺少者，如麝香、牛黄等。有些药则在方中未必不可或缺，如八宝红灵丹(见本书各论其他散方 7.)中用大赤金 30 张。还有些来源于珍贵野生动物的药材，如虎骨、熊骨、熊油、象牙屑等，为保护这些野生动物，不应使用，有的药材国家已明令禁用。现在，麝香、牛黄等已可人工合成或人工培植，虎骨等已有代用品可用。

(五) 常用矿物药

清宫外治方中，较常使用无机矿物类药物或其制品，如朱砂、雄黄、石膏、炉甘石、滑石、硼砂、元明粉、火硝、白矾、胆矾、寒水石、食盐、青盐、月石、轻粉、红砒、密陀僧、水银、礞石、黄丹、铅粉、银朱等。外用丹剂则主要由这类药制成。这些药的使用，可能与古代炼丹术的影响有关。这些药中，有的是有效、无毒或基本无毒的，如食盐、滑石、生石膏、硼砂等，对症外用无妨。但有的药有剧毒(如红砒等)，有的含有害重金属，如含汞的朱砂、水银、银朱等，含铅的铅粉、黄丹等，则不可轻易使用，尤其毒性大者以不用为宜，以免造成急性中毒或慢性蓄积性中毒。

(六) 不避有毒药

宫中外治方中有用某些有毒性药物者，御医不避其有毒，照样将有关制剂施用于宫内上下。这或是由于他们掌握了药物的炮制、制剂的方法，适当的用量、用法和有针对性的适应证，或是为了追求治病疗效。如点牙药方(见本书各论口齿咽喉用散方 2.)中用草乌，赤霜散(见本书各论口齿咽喉用散方 28.)中用红砒，川槿皮散(见本书各论皮肤用散方 21.)中用斑蝥、轻粉，疥疮合掌丸(见本书各论外用丸剂方 13.)中用水银、大风子肉，二乌熨药、补骨二乌熨药(见本书各论熥熨方 26.27.)中用川乌、草乌，万应麻黄散(见本书各论治外伤散方 7.)中用马钱子等。对于这类制剂，禁内服，外用宜慎，并严格注意药物的炮制、用量、用法等。

(七) 多种动物药

清宫外治医方使用动物药种类较多，常用者如全蝎、僵蚕、土鳖虫、地龙、蝼蛄、蜈蚣等虫类药，海龙、海马、甲鱼、鲫鱼等水产药以及鹿茸、鹿角、蛤蚧、羊腰、蛇蜕、穿山甲、鸡内金等诸多动物药，还有平素极少用的蜗牛、萤火虫等。这些药在外治医方中的作用大致以两方面为主，通经活络，搜剔经络风邪；或作为血肉有情之品滋补填精壮阳。

(八) 征用民间药

民间偏方、单方常用的粮、菜、调味品类如麸子、葱、姜、盐等，以及石灰、蓖麻子、菊叶、柳枝、槐枝、桃枝、白菜叶、梅根、桃根、柳根、槐根、枣根、李根、麻叶、萝卜等不登医药大雅之堂的民间药，以及一般本草不载的一枝蒿等草药，也都被御医用于各类外治方中，可见御医外治用药之广泛。

第七节　应用清宫外治医方注意事项

清宫外治医方产生于清代中医药外治理论和实践都相当丰富的基础之上，又形成于一个很特殊的环境之中。我们发掘这一中医药学中独特的历史遗产，既要看到值得学习借鉴之处，又要注意其局限性，有分析地对待。若要参考这些医方用之于临床，应注意以下问题。

(一) 注重辨证选方

辨证论治是中医药理论的灵魂，选用清宫外治医方也要十分注重辨证，使选方符合患者之证情。如肝热目疾用钩藤洗目方，风热目疾则用桑菊洗方，如兼有阴虚血瘀则用由桑、菊、蕤仁、赤芍、谷精草组方的熏洗方(见本书各论洗眼方 6.3.和 29.)。

(二) 适当随证用药

选用某一有效外治方后，尚需根据患者的具体主证、兼证情况，灵活变通，随证加减化裁。如头痛外贴方(见本书各论其他贴敷方 3.)是一治头痛较好的外治方，如患者无风痰见证，可去白附子，只用川芎、白芷即可。如属风热头痛，可酌加薄荷、菊花之类，如属风寒头痛，则宜增荆芥穗、防风。

(三) 讲究制法用法

药物的炮制，制剂的加工，传统的工艺方法多有其科学道理，应当遵循。若有变动，应有科学依据，以有利于安全和疗效为原则。即便赋形剂等辅料的选用以及制剂的使用方法，也是有讲究的，例如以香油、芝麻酱调敷有助于滋润肌肤，兑白酒擦洗、熨疗有利于舒筋通络，姜汁调药炒熨可增散寒之效，以醋浸泡万应锭外涂则有利于生物碱类有效成分的溶出。

(四) 注意宜忌调摄

在依方外治的同时，尚需注意情感、饮食及生活习惯、嗜好的调摄，更有利于康复和防止复发。如某些外治医方所说明的，熏洗时宜避风，治瘰疬等应戒忿怒、忧思，忌烟、酒、厚味等物，治某些眼疾应忌房劳、烟、酒、动火之物，治皮肤病应忌辛辣、辛热、烟、酒。

(五) 少用稀贵药品

源于濒危野生动物的药材如虎骨、犀角是禁用的，可用代用品。其他一些稀缺药、贵重药，如非必须，尽量不用，若有必要用时，可用人工制成品、人工培植品或代用品，或尽量减少用量。

(六) 慎用有毒药物

含有剧毒大毒药物的医方，以不用为宜，有必要用时也应慎之又慎。其他含有有毒药物、有害重金属药物的医方，也要慎用，少用。这类药物要按规定炮制、配制，严格掌握用量、适用范围，向患者讲明注意事项，做好追踪观察。

(七) 客观评价疗效

对外治医方的功效、应用要正确、客观地认识和评价。原方中某些夸张、过誉之词，不可轻信。有的主治范围过广者，未必都有很好的疗效，当分清主要对何病证有效。

(八) 防止误服误用

外治制剂，除了少数兼可内服外用者外，只限于外用，不可内服。特别是含有毒、刺激性、腐蚀性药物者，禁止内服。要做好外治制剂的保管，严防误服和非适应证患者误用。

(九) 进行现代研究

通过现代科学技术的方法、手段，对外治医方的成分、工艺、药效及疗效客观指标等，以较严谨的方法，进行研究和验证，以去粗取精，去伪存真，发扬光大。

各　论

第一节　外用散剂方

(一) 口齿咽喉用散方

1　辰砂益元散

【组成】　滑石末六两，水飞　粉甘草末一两　辰砂末五钱，水飞
【制法】　共合一处研匀。
【功用】　清热利湿，安神。
【主治】　夏月感受暑湿，身热，心烦，口舌生疮，小便不利等症。
【按语】　此方为刘河间所创，出自《刘河间医学六书》。此方是在六一散的基础上加辰砂而成。六一散功用清热祛湿，加朱砂主要取其镇心安神。雍正患茧唇时，以本方外用，具清火解毒之效。

2　点牙药方

【组成】　草乌、荜茇各一钱五分　川椒细辛各三钱
【制法】　共研细末。
【功用】　温通经脉，止痛消肿。
【主治】　虫牙作痛；或牙龈肿胀。
【按语】　此方草乌、荜茇、川椒、细辛具有芳香辛温之性，可温通经脉而止痛。此药用法为，以少许点于患牙内外，其痛可缓，不缓再点。

3　牙疼药

【组成】　荜茇二钱　良姜二钱　细辛三钱　石膏五钱
【制法】　共研极细末。
【功用】　清胃热，消肿痛。
【主治】　风火虫牙、疼痛难忍；或牙齿疼痛、牙龈肿胀等症。
【按语】　方中荜茇、良姜、细辛皆辛温之品，具有芳香温通，消肿止痛之功，再配以辛寒的石膏，既可清胃火，又具有相反相成的作用。此方用法，先将茶卤漱口，然后再将药擦于患处，可止痛，一日三、五次。

4　搽牙散

【组成】　煅石膏一两　青盐三钱　甘松二钱，去土净　细辛五分　滑石一两　生矾一钱
【制法】　共为细末。
【功用】　清热解毒，杀虫止痛。
【主治】　风火虫牙疼痛。

【按语】 此为乾隆年间御医配方，方中石膏、滑石、青盐清热解毒利湿；生矾、甘松、细辛杀虫止痛。此方对火虫风热之牙痛当有效。

5 擦牙散

【组成】 旱莲草五钱 石膏一两 青盐二钱 细辛一钱五分

【制法】 共为细末。

【功用】 清热止血，消肿止痛。

【主治】 胃火上升，牙齿疼痛，口舌生疮，牙缝出血。

【按语】 此方石膏、青盐清胃热、解毒；细辛温经止痛；旱莲草凉血止血。每次用少许，搽于患处。

6 清胃搽牙散

【组成】 生石膏一两 白芷三钱 青盐三钱 熊胆五分 青黛一钱

【制法】 研极细末，每日早晚搽牙漱口。

【功用】 清热解毒，祛风消肿。

【主治】 咽喉口舌诸证，患者单双乳蛾红肿疼痛，满口糜烂，汤水不下，口舌生疮，瘟毒发颐，牙痛牙宣等症。

【按语】 方中石膏、青盐、青黛、熊胆均可清热解毒，白芷辛温，祛风消肿止痛。此方外敷，当效。

7 擦牙二黄散

【组成】 生黄连一钱 生黄柏一钱 硼砂二钱 冰片五分

【制法】 研极细末。

【功用】 清热燥湿，解毒止痛。

【主治】 胃火上升，牙齿疼痛，口舌生疮，牙缝出血。

【按语】 此方用黄连、黄柏清热解毒燥湿，硼砂外用清热解毒，用治口舌溃疡，咽喉肿痛等症，冰片清热止痛。此方清胃火，燥湿解毒之力很强，胃火牙痛、口舌生疮用之当有效。可每用少许搽牙上。

8 加味阴阳散

【组成】 黄连、干姜、青黛、儿茶各等份

【制法】 共为细末。

【功用】 清热解毒，温经消肿。

【主治】 口舌生疮等症。

【按语】 方中黄连、青黛清热解毒。儿茶味苦涩，性平，有敛疮止血之功，现代药理研究，此药对某些细菌、病毒、真菌等均有一定的抑制作用。干姜温经止痛。四药合用具清热解毒，温经消肿之功，对口舌生疮当有效。每用少许搽患处。

9 人中白散

【组成】 人中白一钱 元明粉一钱 冰片一分 生石膏一钱五分 芦荟一钱

【制法】 共研细末。
【功用】 清泻肺胃，祛湿解毒。
【主治】 口舌生疮，牙龈糜烂。
【按语】 此方乃道光六年为四公主口舌牙龈糜烂而设。方中人中白、冰片、生石膏清胃热、解毒止痛；元明粉有软坚润燥，泻热通便之功；芦荟清热通便，现代研究证明对多种真菌、细菌有抑制作用。由方药可知四公主的口舌生疮，牙龈糜烂为脾胃湿热上熏所致。

10 加味冰硼散*

【组成】 冰硼散二钱 煅人中白一钱 冰片四分
【制法】 共研细末。
【功用】 清热解毒，消肿止痛。
【主治】 牙龈肿痛。
【按语】 本方为同治皇帝牙龈肿痛而设。冰硼散为治口舌生疮之成药，再加入中白、冰片以加强清热止痛之功。

11 口齿消毒散

【组成】 南薄荷五分 儿茶一钱 人中白三钱，研 青黛一钱 生甘草五分 生硼砂一钱 梅花片二分 珍珠二分 牛黄二分
【制法】 共研细末。
【功用】 清热泻火，消肿解毒。
【主治】 口舌生疮，牙龈肿痛。
【按语】 此方用于同治皇帝牙龈肿痛，为口腔泻火消毒之剂。

12 清胃消糜散

【组成】 元明粉一钱 青黛二分 麝香五厘 冰片三分 生蒲黄三分 明乳香三钱 紫花地丁二钱
【制法】 共研极细末，过绢罗。
【功用】 清热解毒，活血消肿。
【主治】 口糜，口舌生疮，牙龈肿痛衄血、舌衄等症。
【按语】 口糜之病，首见于《黄帝内经》。在《素问·气厥论》中有："膀胱移热于小肠，鬲肠不便，上为口糜"的记载。口糜多因胃火上炽或阴虚火旺，或者湿困脾胃，温热内蕴，脾经湿热上熏所致。其症见满口糜烂疼痛。其内治方法不外清胃泻火、健脾除湿；有阴虚者则宜降虚火、滋肾阴。本病外治疗效较好，且在本病的治疗中占有一定的位置。本方为外用方药，其用法，将细药末敷于患处，取涎出。方中用青黛，味咸性寒，清热解毒，外用可治疗疮痈肿毒；蒲黄凉血活血；青黛和生蒲黄相配，可治疗热盛所致的出血、衄血。麝香辛温，外用治疗痈疮疖肿，有活血散结防腐之功；冰片微寒，外用可散热止痛，为口齿病常用之药；元明粉外用则可清热泻火，也是用治口齿肿痛的一味要药。诸药合用，有清热解毒，活血消肿之功。

---

* 方名后有*者，原方无名，方名系整理者所加。

清宫外治医方精华

13 清胃散(一)

【组成】 人中白三钱 青黛一钱五分 白芷一钱五分 杭芍一钱五分 生石膏二钱 冰片一钱 牛黄五分 麝香一分

【制法】 共研细末，过重罗。

【功用】 清热解毒，祛瘀活血。

【主治】 口舌生疮、咽喉肿痛。

【按语】 本方是外用治疗口舌生疮的一个较好方剂。方中人中白有清热解毒、祛瘀止血之功，外用可治口疮、咽肿糜烂。牛黄也可清热解毒，用治口舌肿痛。此二药加冰片、麝香、青黛共臻清热、泻火、解毒、消肿之功。白芍和血，白芷祛风，生石膏外用可生肌消肿止痛，内服可清热生津，其入胃经，又善清胃火，故名清胃散，有正本求源之意。

14 清胃散(二)

【组成】 石膏三钱 硼砂二钱 胡黄连二钱 儿茶一钱五分 牛黄一钱 冰片二分

【制法】 上为细末，搽患处。

【功用】 清热解毒，消肿止痛。

【主治】 口舌生疮，咽喉肿痛。

【按语】 此方治病、功用与前方大致相同。

15 八宝清胃散

【组成】 冰片二分 朱砂三分 琥珀一钱 乳香一钱 没药一钱 胡连一钱 硼砂五钱 儿茶二钱 石膏五钱

【制法】 共研极细末。

【功用】 祛风清热，活血止痛。

【主治】 胃火上升，牙齿疼痛，口舌生疮，牙缝出血。

【按语】 牙齿为骨之余，精充骨坚，则诸经血脉津液皆上注滋润。若血虚内生火热，则火热上炎；或因肝经风热，相火上炎；或因阳明湿热，脾胃火盛，以致牙宣浮肿，齿龈疼痛，口舌生疮等症。此方祛风清热，活血止痛。每用少许搽患处，待流涎水吐出，可见效。无论风牙疼痛、虫牙肿痛，并皆治之。此方又名驱痛一笑散，亦名祛风清胃散。

16 加味八宝清胃散

【组成】 珍珠二钱，豆腐煮 琥珀一钱五分 牛黄五分 冰片四钱 儿茶二钱 乳香五分 没药五分 胡黄连一钱

【制法】 共研极细末。

【功用】 清热解毒，活血止痛。

【主治】 此方专治咽喉诸症。症见单双乳蛾红肿疼痛，满口糜烂，汤水不下，口舌生疮等症。又治瘟疫发颐，牙宣牙痛等症。

【按语】 此方较前方多珍珠、牛黄等，功用与前方大致相同。

17 龙脑散

【组成】 硼砂一钱 冰片一分 儿茶二分 雄黄二分 牛黄一分 青黛五厘，水飞 延胡索粉五厘 胡黄连一分

【制法】 共研极细末。
【功用】 清热解毒，活血止痛。
【主治】 此方专治咽喉诸症。
【按语】 此药与加味八宝清胃散功效、应用大致相同。

18 口疮药赴宴散

【组成】 冰片二分 干姜五钱 川连五钱
【制法】 共研极细末。
【功用】 清热泻火，止痛。
【主治】 三焦实热，口舌生疮，糜烂疼痛。
【按语】 此方寒热并用，以清为主，用治口疮当有效。用此方时，先用米泔水漱口，后搽药于患处，或吐或咽不拘。《医方配本》也载此方，但较此方少一味冰片，当以有冰片为准。

19 黄连赴宴散

【组成】 黄连、黄芩、黄柏、山栀子各一钱 细辛、干姜各三分
【制法】 共研极细末，用米泔水漱口后，搽涂患处。
【功用】 清热泻火，止痛。
【主治】 此药专治咽喉肿痛，口舌生疮，牙龈肿痛等症。
【按语】 此方主治功用与前方同，但清热止痛之功较前方强。

20 冰硼散

【组成】 硼砂四分 冰片二分 火硝三分
【制法】 共研极细末，搽涂患处。
【功用】 清热解毒，消炎止痛。
【主治】 治胃火上升，痰滞积热，怕食热物，喜冷食，牙齿疼痛，时作时止，不时举发。
【按语】 此方也可配内服清胃降火之药，其效更好。此方与《外科正宗》冰硼散略有不同。

21 齿痛冰硼散

【组成】 硼砂五钱 冰片一钱 牛石膏五钱
【制法】 共研极细末，搽涂患处。
【功用】 清热解毒，消炎止痛。
【主治】 此药专治咽喉、口舌诸症。症见口舌生疮，牙龈肿痛，牙缝出血，单双乳蛾红肿疼痛等。
【按语】 此方与上方大同小异。其用法，每用药末，不拘多少，上痛处，日上三、四次，内再服清胃降火之剂，其效更佳。亦有记载用煅石膏者，似不如生用为好。

22 白清胃散

【组成】 硼砂五钱 冰片七分 元明粉一两 煅石膏二两
【制法】 共研极细末。
【功用】 清热解毒，泻火止痛。

【主治】 茧唇口疮，牙齿疼痛，牙龈出血，咽喉肿痛，水浆不能下咽。

【按语】 此方较前方加强了泻热通下之功。其用法为每用少许，吹入口内。原方记载忌鹅肉、羊肉、煎炒、葱蒜、辣椒等物，可参考。

23 红清胃散

【组成】 硼砂五分 冰片三分 朱砂三分 石膏五钱

【制法】 共研极细末，搽涂患处。

【功用】 清热解毒，消炎止痛。

【主治】 胃火热盛所致牙宣肿痛，口舌糜烂，不能饮食；或牙缝出血，疼痛难忍者。

【按语】 此方为冰硼散的加减方，在《清宫医案研究》、《医方配本》中均有记载，其药味相同，配比不一。

24 清胃抑火搽牙散

【组成】 石膏五钱 硼砂一钱 薄荷叶五分 檀香三分 冰片五厘

【制法】 共研极细末，不时搽患处。

【功用】 清热解毒，祛风消肿。

【主治】 咽喉口舌诸证，患者单双乳蛾红肿疼痛，满口糜烂，汤水不下，口舌生疮，瘟毒发颐，牙痈牙宣等症。

【按语】 治病与清胃搽牙散同，功效略大。

25 玉骨散

【组成】 羊胫骨灰五钱 煅石膏六钱 升麻一钱 生地三钱 胡桐泪一钱五分 黄连一钱 胆草五分

【制法】 共研极细末，搽涂患处。

【功用】 清热泻火，养阴凉血。

【主治】 用治虫齿。

【按语】 本方总旨为养阴清胃，为皇妃治疗虫齿病而设。

26 牙疳散

【组成】 人中白三钱 儿茶三钱 胡连三钱 青黛二钱 黄柏一钱 芦荟一钱 硼砂一钱 冰片五分

【制法】 共研极细末，搽涂患处。

【功用】 清胃泻火，解毒止血。

【主治】 胃中客热，风火上攻，牙齿作痛，口舌生疮，糜烂疼痛，牙龈宣露，腐臭难闻者。小儿牙疳出血，肿痛溃烂，牙齿动摇，恶臭不可闻者。

【按语】 方中药物均为清泻之药，用治胃火牙疳当有效。其用法为每用少许擦患处，使口内有涎水吐出，日上二三次。

27 疳珍散

【组成】 煅人中白五钱 儿茶一钱，生用；一钱，白矾煅 白矾二钱，同五倍子一个煅 蚕文中二钱，火烧过

【制法】 共研极细末。

【功用】 解毒清热，消肿止血。

【主治】　治诸般疳证，牙缝出血，渐渐红肿，变成黑紫，牙齿脱落，以致穿腮破唇，臭烂不可闻。

【按语】　此方中药物多为收涩、敛疮、止血、解毒、杀虫之品，有人誉可“大有奇功”。

28　赤霜散

【组成】　红枣一枚，去核　红砒一粒　梅片一分

【制法】　红枣一枚去核，入红砒一粒，如黄豆大，扎好放瓦上，炭火炙至枣枯烟尽为度，候冷加梅片一分，研末，将患处洗净吹入。

【功用】　蚀疮祛腐，生肌。

【主治】　走马牙疳。

【按语】　本品红砒具有较强的腐蚀作用，可蚀死肌去烂腐，毒性很大，只能外用。

29　绿袍散(一)

【组成】　黄柏五钱　薄荷三钱　青黛三钱　儿茶一钱　硼砂五分　冰片二分

【制法】　共研极细末，搽涂患处。

【功用】　消肿止痛，清热解毒。

【主治】　治三焦火盛，口舌生疮，赤烂肿痛，唇皮燥裂，秽气逼人。

【按语】　方中药物均为清热解毒、消肿止痛之品，用治三焦火盛当效。每用少许涂患处，吐咽不拘。

30　绿袍散(二)

【组成】　黄柏一两　薄荷五钱　青黛五钱　儿茶五钱　煅人中白五钱　川连三钱　冰片九分

【制法】　共研极细末。

【功用】　消肿止痛，清热解毒。

【主治】　治三焦火盛，口热生疮，赤烂肿痛，唇皮燥裂，秽气逼人。

【按语】　主治功用及用法大致同前方。

31　咽喉口齿药

【组成】　牙皂钱　白矾钱　雄黄钱　薄荷一钱　硼砂一钱　胆矾一钱　冰片二分　全蝎一个

【制法】　共研极细末。以银筒或竹管，用药少许，令人吹入喉中，日数十次。

【功用】　清热、消肿，止痛。

【主治】　咽喉诸证及口疮，牙痛，舌病，齿痛等。

【按语】　方中白矾、胆矾、雄黄、硼砂、冰片等均可燥湿杀虫解毒止痛；牙皂、全蝎活血通络。治疗各种咽喉、口舌肿痛当有效。

32　碧雪方

【组成】　朴硝一两　芒硝一两　石膏一两　寒水石一两　甘草一两　青黛一两　象牙屑五钱

【制法】　共研极细末。含咽，或吹于患处。

【功用】　清热解毒，泻火通下。

【主治】　治积热，天行时疫，发狂昏愦，咽喉肿塞，口舌生疮，大小便不通等症。

【按语】 此方宜于胃热火盛者，可内服，每服一、二钱，也可内服外搽同用。

33 绛雪散(一)

【组成】 硼砂一钱 火硝三分 胆矾二分 石膏一钱 寒水石一钱 风化硝四分 冰片二分
【制法】 共研极细末，吹于患处。
【功用】 解毒破滞，泻火涤肠。
【主治】 咽喉肿痛，重舌口疮。
【按语】 方中药物均有清热泻火、解毒、破滞、涤肠等功效，用治火毒壅塞所致的咽喉口舌诸证当有效。

34 绛雪散(二)

【组成】 元明粉一钱 硼砂一钱 冰片一分 牛黄一分 朱砂五分
【制法】 共研极细末，用苇筒吹患处。
【功用】 解毒破滞，泻火涤肠。
【主治】 咽喉肿痛，重舌口疮。
【按语】 此方与前方类同，专治咽喉肿痛。

35 牛黄散(一)

【组成】 京牛黄五分 硼砂一钱 熊胆一分 孩儿茶三分 青黛五分 冰片一分 元明粉三分 薄荷五分 朱砂一分 黄柏末五分
【制法】 共研极细末。
【功用】 清热利咽。
【主治】 咽喉肿痛。
【按语】 牛黄散方药组成不完全一致，《太平圣惠方》、《证治准绳》均有记载，各书所记牛黄散名同实异。此方亦或御医临时所拟。

36 牛黄散(二)

【组成】 牛黄二钱 硼砂五分 冰片三钱 药珠三钱 黄柏三钱 黄连三钱 黄芩二钱
【制法】 共研极细末。
【功用】 清热利咽。
【主治】 咽喉肿痛。
【按语】 此方功用主治与前方类同。

37 消蛾散(一)

【组成】 猪苦胆一个 川连五钱 青盐五钱 黄柏五钱
【制法】 将苦胆晒干透研末，入冰片二分，共研极细末。
【功用】 清热解毒，燥湿消肿。
【主治】 咽喉肿痛，痰涎壅盛，喉闭喉风，声哑不出，不能吞吐，疼痛难忍者；或单双乳蛾；或喉内生疮，以及时行瘟疫，喉痛风肿，吐咽不下者。
【按语】 用此药以竹筒少许，吹入喉内，以消肿止痛，当有效验。

38 消蛾散(二)

【组成】 元明粉三钱 硼砂三钱 青盐一钱 冰片五分

【制法】 共研极细末。

【功用】 清热泻火，通腑消肿。

【主治】 咽喉肿痛，痰涎壅盛，喉痹喉风，声哑不出，疼痛难忍者。

【按语】 方中元明粉软坚通便泻火；硼砂清热解毒；青盐、冰片解毒止痛。用此药少许，吹入口内，连吹数次可见效。当忌烟酒椒蒜。

39 风热喉痹方

【组成】 灯心草一钱 黄柏五钱 白矾七分 脑片三钱

【制法】 灯心、黄柏烧存性，白矾煅，同脑片共细末。此药吹入喉中即愈。

【功用】 清热解毒燥湿。

【主治】 喉痹。

40 吹喉峨嵋雪

【组成】 月石、石膏、白矾、芒硝、冰片、火硝各等份

【制法】 除石膏外，余俱入锅烊化，用薄荷汁淬干，研细，同石膏末入牛胆内阴干，取出研细，临睡兑冰片一钱，吹于患处。

【功用】 清热解毒，泻火消肿。

【主治】 咽喉肿痛。

【按语】 方中月石即为硼砂，清热解毒，主治肺胃郁火，口舌糜烂，咽喉肿痛等。石膏、白矾、火硝、冰片等均可解毒泻火，为治咽喉肿痛之要药。

41 吹喉蝎梢散

【组成】 蝎梢七枚，焙 炙皂刺五分 生甘草五分 雄精一钱，研 煅硼砂八分 胆矾八分 火硝七分 芒硝七分

【制法】 共研极细末，密贮，勿令泄气。

【功用】 解毒泻火，活血消肿。

【主治】 咽喉肿痛。

【按语】 此方用蝎梢解毒活血，加皂刺通络，胆矾、芒硝等泻火解毒，故此方可消咽喉肿痛。

42 代喉针

【组成】 藜芦一钱 苦参五分 细辛五分 青黛八分 月石一钱 胆矾六分 雄黄八分 冰片五厘

【制法】 研极细末，用二、三厘吹之。

【功用】 祛痰通络，消肿解毒。

【主治】 专吹单双乳蛾，红肿不破者。

【按语】 此药具有较好的溃脓消肿之功。

43 清咽消肿止痛散

【组成】 儿茶二钱 寒水石三钱 青黛二钱，水飞净 蛇蜕一钱 黄柏一钱五分 元明粉一钱五分 没药一钱 冰片三分

【制法】 共研过重罗为极细面，吹喉痛处。

【功用】 解毒泻火，活血消肿。

【主治】 咽喉肿痛。

【按语】 方中没药、蛇蜕活血通络，儿茶、寒水石、青黛、黄柏等清解热毒，有清咽消肿止痛之功。

44 神仙通嗌散

【组成】 白硼砂二钱 儿茶一钱 蒲黄六分 青黛一钱 牙硝六分 寒水石二钱 枯矾六分 冰片二分 黄连五分 滑石一钱 黄柏五分

【制法】 共研细末，吹喉中。

【功用】 清热解毒，凉血消肿。

【主治】 咽喉肿痛、生疮。

【按语】 方中药物多有解毒敛疮、消肿止痛之功，又有蒲黄、青黛凉血活血解毒，因此可治热毒壅盛、气血壅郁的咽喉肿痛生疮症。

45 吹喉散

【组成】 煅石膏一钱 青黛三钱 元明粉五钱 煅人中白五分 儿茶三分 冰片三分

【制法】 共研极细面，吹喉。

【功用】 清热解毒，泻火消肿。

【主治】 咽喉肿痛、生疮。

46 神效吹喉散

【组成】 火硝五钱 黄连五钱 薄荷五钱 僵蚕五钱 青黛五钱 朴硝五钱 白矾五钱 硼砂五钱

【制法】 共研细末，腊月初一日取雄猪胆七八个，倒出胆汁，用小半和上药，拌匀，复灌胆壳内，以线扎头，外用青纸各包裹蜜，再将地掘一孔，阔深一尺，上用竹杆悬空，横吊上，用板铺严，再用泥土密盖，候至立春之日取出，挂于有风无日之处阴干，去青纸胆皮，每药一两，加冰片三分，用钵研极细末，磁罐密收，勿令泄气，备用。

【功用】 泻火解毒，凉血祛痰消肿。

【主治】 咽喉诸证。症见咽喉肿痛，闭塞不能言语；或虚火上泛所致水谷不下的喉痹证。

【按语】 咽喉诸证皆属风热、痰火上攻所致。患者多食肥甘，内生痰热，痰火上壅则咽喉肿痛，闭塞不能言。又有烦劳纵欲，虚火上犯，也可致喉痹，水谷不下。用此药芦筒吹入喉中，痰涎多出，或吐出毒血即安。有歌诀盛赞此方药效者云：此法端的通神圣，万两黄金方不传。

(二) 皮肤用散方

1　消风散(一)

【组成】　豆粉三钱　白菊花一钱　白附子一钱　白芷一钱　白食盐五分　冰片一分
【制法】　共为极细末。
【功用】　消风祛痰，润肤增白。
【主治】　皮肤褐斑、粗糙。
【按语】　此方是御医为道光皇帝的妃子全贵妃妊娠期间所设外用散方。妊娠时皮肤易于出现褐斑等，此方平和，能消风祛痰，润肤增白。

2　消风散(二)

【组成】　地肤子一钱　白矾一两
【制法】　共为极细末。
【功用】　清热解毒，祛风止痒。
【主治】　皮肤湿疹瘙痒。
【按语】　地肤子清湿热，利小便，祛风止痒；白矾也可祛风止痒解毒。二药合用清热解毒，祛风止痒。

3　六一散

【组成】　滑石六斤　甘草一斤
【制法】　共研细末。
【功用】　清利湿热。
【主治】　小便不利，中暑身热，烦渴饮水，霍乱吐泻；又能外敷痱子。
【按语】　滑石滑利，清湿热，利小便，甘草清热，调和诸药。二药合用，外可祛湿热，用治痱子，内可清暑利湿，治暑湿为病。

4　痱子药

【组成】　绿豆粉、滑石各等份，水飞过
【制法】　共研细末，不时搽之。
【功用】　清利湿热，解毒止痒。
【主治】　治血热沸腾，因生痤痱。
【按语】　二药既可清利湿热解毒，又可润肤，故用治痱子。

5　扑汗方

【组成】　牡蛎粉一两　枯白矾一两
【制法】　共研极细末，过重绢罗为面。
【功用】　解毒，燥湿，敛汗。
【主治】　阴囊潮湿有汗。
【按语】　此方为庄守和、杨际和两御医所拟方，曾用以治清光绪帝阴囊潮湿有汗。方中牡蛎咸涩微寒，临床常用以收敛固涩，用治遗精、带下、虚汗等症。古籍载有牡蛎扑粉止汗法。枯矾外用燥湿止痒。枯矾的主要成分为硫酸铝钾，煅后失去结晶水，故可吸湿，临床外科常用治皮炎、湿疹及皮肤糜烂等症。此二药御医将之合用，治阴囊潮汗。此方用时先用热水将阴处洗净，用药面扑于患处即可。此法卫生简便，是一个较好的扑汗方。

6 雄矾散

【组成】 雄黄二两 白矾一两

【制法】 共研细末，装布袋内，用此以瘙痒。

【功用】 清热解毒、杀虫止痒。

【主治】 湿疹疥癣等。

【按语】 此方即《医宗金鉴》二味拔毒散加大雄黄用量一倍，主治疮疖疔毒、疥癣及虫蛇咬伤等病。方中雄黄有解毒、杀虫、止痒等作用；白矾外用解毒杀虫、燥湿止痒，二药合用有清热解毒，杀虫止痒之功。现在有人用此方治疗湿疹、带状疱疹等百余例，疗效甚好。庄守和呈进此方，为光绪帝治疗皮肤病。其用法为扑于患处即可，或用此药装稀布带中，外用止瘙痒。

7 矾连方*

【组成】 白矾一两 黄连五钱

【制法】 研面装布袋内扑之。

【功用】 清热解毒，燥湿止痒。

【主治】 皮肤湿疹等。

【按语】 此方与前方相似，方中黄连有清热解毒燥湿之功，对皮肤湿疹，黄水浸淫好。

8 二妙散

【组成】 苍术五钱 黄柏五钱 地肤子五钱

【制法】 共为细末，入布带内，搽患处。

【功用】 清热解毒，燥湿止痒。

【主治】 皮肤湿疹等。

【按语】 方中苍术为燥湿之要药，黄柏可入肾经，清热解毒燥湿；地肤子清热祛风止痒。三药合用有清热解毒，燥湿止痒之功，用治皮肤湿疹。

9 外搓药方

【组成】 地肤子三钱 枯矾三钱 川柏三钱 轻粉一钱五分

【制法】 共研细面，用双层红绢袋盛之，擦有粟处。

【功用】 清热燥湿，祛风止痒。

【主治】 血虚受风，湿热在肤的皮肤起粟症。

【按语】 本方为清宫医案贵妃所用之方，用治风粟瘙痒，自汗心烦等症。方中地肤子、枯矾、川柏均清热解毒、燥湿止痒之品；轻粉为汞化物，有毒，可杀虫攻毒，现代药理研究，对皮肤真菌有不同程度的抑制作用。

10 擦药方(一)

【组成】 僵蚕三钱，炒 防风三钱 羌活三钱 薄荷三钱 地肤子三钱 蛇床三钱 青盐四钱 苦参四分

【制法】 共研细末，布包擦之。

【功用】 祛风透疹，解毒燥湿。

【主治】 风疹。

【按语】 此方是御医为端康皇贵妃风疹所拟。方中用僵蚕、薄荷辛凉透疹；防风、羌活、地肤子祛风止痒；蛇床、青盐、苦参燥湿解毒。此方用治肺胃郁热所致的风疹当有效。

11 擦药方(二)

【组成】 防风三钱 川羌活三钱 地肤子二钱 蛇床子二钱 红花三钱 大青盐六钱 苦参四钱

【制法】 共研细面，兑梅花点舌丹十粒，研过罗，布包擦之。

【功用】 祛风透疹，解毒燥湿。

【主治】 风疹。

【按语】 本方与前方大致相同，加强了活血解毒之功。

12 化风止痒擦药方

【组成】 川羌活二钱 僵蚕二钱，炒 细辛一钱 薄荷一钱五分 元明粉三钱 红花一钱

【制法】 共为细面，用绢包好，随时擦之。

【功用】 疏风止痒，泻火活血。

【主治】 用治皮肤瘙痒

【按语】 本方是御医为宣统所拟。

13 祛风除湿散

【组成】 荆芥穗三钱 防风三钱 香白芷三钱 僵蚕二钱，炒 白鲜皮三钱 地肤子三钱 炙穿山甲二钱 滑石三钱 枯白矾一钱 黄柏三钱 粉丹皮二钱 冰片五分

【制法】 共研细末，过重绢罗，盛布袋内撮之。

【功用】 祛风除湿，止痒化斑。

【主治】 用治皮肤瘙痒。

【按语】 本方具有清凉之性，宜于血热者。

14 理湿止痒扑药方

【组成】 地肤子一两 僵蚕五钱，炒 白鲜皮五钱 白芷三钱 荆芥穗五钱 茵陈五钱 败酱草五钱 煅白矾三钱 益元散五钱

【制法】 共研极细面，装布带内，随便擦于患处。

【功用】 祛风止痒，解毒燥湿。

【主治】 湿热皮肤瘙痒证。

【按语】 本方为皮肤病祛风理湿止痒方，采用扑药法治疗。此方地肤子用量最大，此

药苦寒，清湿热利小便，对某些皮肤真菌有抑制作用，用于湿热之瘙痒有效，配蛇床子更好。单味煎洗可治男子阴囊湿疹。

15 祛风除湿止木痒面药

【组成】 香白芷二钱 防风二钱 地肤子二钱 梅花点舌丹四粒 益元散三钱 僵蚕二钱，炒 山甲片二钱，炒 冰片二分

【制法】 共研极细末，装布袋内，随时搽擦肘、臂木痒肿处。

【功用】 祛风除湿，解毒止痒。

【主治】 上肢皮肤木痒肿痛。

【按语】 本方除湿祛风，止上肢木痒，于面药中加入少量梅花点舌丹，即方中加用少量乳香、没药、血竭、牛黄、蟾酥、麝香、珍珠等理气活血、解毒消肿药之意，局部应用于肿痒当有益。

16 擦药方(三)

【组成】 僵蚕一钱，炒 薄荷八分 大黄一钱 食盐二钱 六一散一钱

【制法】 共研细末，装布袋擦患处。

【功用】 清利湿热，祛风止痒。

【主治】 皮肤湿疹、湿疮等。

【按语】 此方辛凉散风，苦寒泻热。滑石配大黄可治疮疡，药面搽敷可以渗湿。为御医佟成海为光绪皇帝配制的皮肤湿疹、湿疮等擦药方。此方药味少而量较轻，恐难速效，但其方药配伍允当。

17 擦药方(四)

【组成】 金银花二钱 僵蚕二钱 薄荷一钱 白芷一钱五分 防风一钱 赤芍药二钱 连翘二钱 六一散三钱 大黄一钱 地肤子一钱五分 食盐一钱五分 桑枝二钱

【制法】 本方加蝉蜕一钱，共研细末，装布袋擦患处。

【功用】 清利湿热，祛风止痒。

【主治】 皮肤湿疹、湿疮等。

【按语】 此方为前方加味，大约光绪皇帝皮肤风热癌痒甚重，病重药轻，用之不效，再加金银花、白芷、防风、芍药、连翘、地肤子等清热利湿祛风止痒之品。此二方均在戌刻所拟，当知光绪此时瘙痒难忍，提示病属心包络经。《内经》云：“诸热疡疮，皆属于心”，“心不受邪，包络代之”，此方正合此意。可知宫廷御医讲求理法方药，辨证施治，非泛泛草拟者。

18 敷药方

【组成】 绿豆一两 蝉蜕一钱 荆芥穗三钱 泽兰三钱 秦皮二钱 夏枯草二钱 连翘三钱 白芷三钱 蔓荆子三钱

【制法】 共研细面，每用三、四钱，淡蜜水调敷。

【功用】 祛风清热消肿。

【主治】 皮肤肿痒。

【按语】 此方为光绪二十八年四月御医徐本麟为慈禧太后配制，主要用治皮肤疾病。方中绿豆用量最大，此药清热解毒，可疗丹毒、痈肿，内服外用均可，外用研末调敷。《普济方》用此治疗遍身火丹、赤游丹等，用“绿豆为末，薄荷蜜水调涂。”本方另加诸多风药，或可生效。

19 敷药又方

【组成】 枯矾三钱 雄黄一钱五分 白芷三钱 黄柏二钱 没药二钱 苍术三钱 薄荷三钱 百部三钱

【制法】 共为细末，敷之。

【功用】 清热燥湿，祛风解毒。

【主治】 皮肤瘙痒。

【按语】 此方亦为太医为慈禧太后所制，每日一贴，连用二贴。

20 清热止痒面药方

【组成】 荆芥穗一钱 薄荷一钱 僵蚕三钱 海桐皮二钱 黄连八分 冰片五厘

【制法】 共研细面，茶卤调敷患处。

【功用】 清热散风，除湿止痒。

【主治】 顽固性痒疹。

【按语】 此方为光绪皇帝所用，其功效为清热散风，除湿止痒。方中海桐皮苦平性凉，现代研究证明，此药对堇色毛癣菌等多种皮肤真菌有抑制作用，外用可治顽固性痒疹等。茶卤调敷，亦可增加清热泻火止痒之力。

21 川槿皮散

【组成】 川槿皮二钱 轻粉五钱 斑蝥七个 大枫子七个

【制法】 上为细末，用河井水一盅，煎半盅，露一宿，笔蘸涂之。

【功用】 祛风燥湿，解毒杀虫。

【主治】 治一切风湿疮疡肿，干湿疥疮，风湿热毒蕴结，皮肤诸般顽癣，痒痛难当等症。

【按语】 方中诸药毒性很大，均可祛风燥湿，解毒杀虫，蚀疮止痒。只可外用，不能入口。斑蝥刺激性大，能使皮肤发泡，用之宜慎。

22 白川槿皮散

【组成】 白鲜皮二钱 槟榔二钱 川槿皮二钱，去木、酒洗 雄黄二钱 水银二钱，入血内调匀

【制法】 共为细末，用黑牛血调匀，一日搽数十次。

【功用】 清热解毒，杀虫止痒。

【主治】 专治癣疥毒疮等症。

【按语】 方中川槿皮清热解毒，杀虫止痒，为治顽癣之要药，现代药理研究证明，此药不仅对真菌，而且对多种细菌也有抑制作用。

23 必效散

【组成】 煅石膏一钱 枯矾二钱 雄黄一钱 轻粉二钱 川槿皮三钱 密陀僧一钱
【制法】 共为细末，每用少许搽患处。
【功用】 清热解毒，杀虫止痒。
【主治】 顽癣等症。

24 顽癖必效散

【组成】 川槿皮四两 轻粉四钱 雄黄四钱 百药煎四钱
【制法】 上为细末，用阴阳水调搽。
【功用】 清热解毒，杀虫止痒。
【主治】 多年顽癣，诸药熏、搽、洗不效者。

25 搽癣方

【组成】 枯矾四钱 潮脑二钱
【制法】 上为细末，用好陈醋调匀，将患处抓破，搽上。
【功用】 解毒止痒。
【主治】 顽癖。

26 癣疮药

【组成】 白糖三钱 乌梅肉三钱 槟榔三钱 硫黄三钱 皂矾三钱 樟冰三钱 土大黄一两 斑蝥四十九个 牛皮烟五钱
【制法】 共研细末。
【功用】 解毒燥湿，杀虫止痒。
【主治】 顽癣、干癣、湿癣、风癣等。
【按语】 凡癣皆因风毒邪热客于皮肤之间。此药祛风止痒，消毒却虫，故可治多种癣症。每用于搔患处，后以药搽上，日上二三次。本方只可外用，且斑蝥刺激性强，宜慎用。

27 妙贴散

【组成】 明净硫黄一斤，细末 荞面八两 白附子四两，细末 白面八两
【制法】 上硫黄、荞面、白面三味，共合一处，用清水微拌，木器内压成片，单纸包裹，风中阴干，为极细末，用附子研均，用染布青汁调敷。
【功用】 祛风痰，解毒杀虫。
【主治】 癣疥毒疮等症。

28 瓜蒌散

【组成】 瓜蒌根一两 赤小豆一两
【制法】 共为细末，醋调敷患处。
【功用】 解毒利湿。

【主治】 癣疥毒疮等症。

【按语】 方中瓜蒌根即天花粉，可润肺养阴，消肿解毒；赤小豆清热解毒，利水消肿。二药合用，外涂疮肿可效，用于癣症，不知效果如何。

(三) 治疮疡散方

1 二白散

【组成】 大贝母一两 南星一两

【制法】 上为细末。

【功用】 化痰消肿，散结清热。

【主治】 专治痰核流注，结聚疙瘩，不红不作脓，行长行消，肉色不变。用姜汁调，频频敷贴，蜜水、鸡子清调敷。

【按语】 方中南星散血消肿，用治阴证肿疡；贝母清化热痰，开结散郁，可用治瘰疬痰核。

2 阿魏化坚散

【组成】 阿魏五钱 朱砂五钱 血竭五钱 山羊血三钱 硼砂三钱 红花五钱 没药五钱 广郁金五钱 冰片八分 麝香八分 生香附五钱 旱三七三钱 白芷五钱 当归五钱，尾 川军五钱

【制法】 共研极细末，用黄酒调，不时温上。

【功用】 散结化坚，活血通络。

【主治】 痰核瘰疬。

【按语】 瘰疬一证，多因风火毒邪，结于颈项；或由肝气郁结，久而化火内燔；或肺肾阴虚，虚火灼津，痰火上升，结于颈项所致。临床可分急、慢二性，急者多为风热痰毒；慢者多为气郁虚损。其治疗大法，急者以清解热毒为主，佐以软坚散结；慢者以散结化坚活血为主，兼以补益。本方重在疏肝解郁，软坚化痰，组方颇有法度。

3 活瘀化坚散

【组成】 赤芍三钱 大黄二钱 白芷二钱 石菖蒲三钱 川芎二钱 紫荆皮三钱 乳香二钱 没药二钱 红花二钱 防风三钱 独活二钱

【制法】 共为细末，用陈醋调敷。

【功用】 活血化坚，疏风通络。

【主治】 治颐部坚硬作痛已成发颐。

【按语】 此方为御医用治四公主发颐所拟外用方。发颐即痄腮，由温毒外袭，郁于经络所致。用此方外敷，活血化坚，疏风通络，再内服和胃解毒之剂，而取效。

4 乌金散

【组成】 小粉一两，炒黑 五倍子五钱 大黄八钱

【制法】 上为细末，醋调搽患处。

【功用】 泻火渍坚活血。

【主治】 专治诸疮毒，脓已熟不用针刀，将此药敷贴，其疮自破。

5 立效散

【组成】 煅石膏一两 青黛五钱 轻粉五钱
【制法】 共为细末。
【功用】 清热解毒，凉血敛疮。
【主治】 专治黄水疮，腊油调搽患处。
【按语】 方中石膏清热生肌敛疮；青黛清热解毒凉血；轻粉解毒，外用有杀菌之功。

6 白粉散

【组成】 轻粉一两 冰片五分
【制法】 共研细末。
【功用】 解毒敛疮，消肿止痛。
【主治】 此药专治月食疮、线儿疮、黄水疮、薄皮疮等。
【按语】 方中二药均可解毒杀菌，用治各种疮肿。如有脓可干上，无脓水者香油调上。

7 文蛤散

【组成】 文蛤一个，烧干 高碱一两
【制法】 共为细末，用陈醋调敷肿处。
【功用】 软坚散结，祛痰消肿。
【主治】 痈疽诸毒，初起漫肿不作脓者，或毒热流聚，疮毒结肿，顽癣痔疮等症。
【按语】 此二药重在软坚散结祛痰，用治阴疽痰核等症。

8 消毒散

【组成】 盐水锭一两 硼砂三钱 冰片五分
【制法】 共研极细末。
【功用】 消肿止痛，消瘀退热凉血。
【主治】 丹毒热毒，无名肿毒。
【按语】 原方中说明，未成者敷之，已成者周围敷之，留中心毒顶易溃。每用药末，不拘多少，用茶卤调稀上患处，药干时用茶卤勤扫，令热毒气出，其毒自解。

9 榆矾散

【组成】 榆树白皮四两 大黄五钱 枯矾二钱五分 皮硝二钱五分
【制法】 上为细末，凉水调敷患处。
【功用】 泻火解毒，活血消肿。
【主治】 治痈疽未成脓者。
【按语】 方中大黄、皮硝泻火解毒，软坚润燥，活血消肿，枯矾解毒杀虫，现代药理研究证明此药对多种细菌有杀死或抑制作用。诸药合用，用治疮肿效好。

10 金刀散

【组成】 炼过松香净末七两 枯矾两半 生矾两半

【制法】 共研极细末，磁罐收贮。
【功用】 解毒杀虫，消肿敛疮。
【主治】 治痈疽发背，诸般溃烂，棒毒金疮等症。
【按语】 此药为外科收敛之药，可脱腐生新。

11 蛤粉散

【组成】 黄柏五钱，炒　煅寒水石三钱　蛤粉二钱　轻粉一钱
【制法】 上为细末，凉开水调搽患处，一日二次。
【功用】 燥湿解毒，敛疮止痛。
【主治】 此药专治一切湿疮，初起如粟米，时时作痒，破时作痛，外因风邪，内因湿热，黄水淫浸等症。
【按语】 此药主治外科湿疮，方中黄柏苦寒，清热燥湿；寒水石、蛤粉、轻粉解毒杀虫，渗湿敛疮。

12 金花散

【组成】 天花粉一两　黄连一两　黄芩一两　大黄一两　姜黄八钱　白芷五钱　南星五钱　白及五钱
【制法】 上为细末，蜜调，搽患处。
【功用】 清热解毒，祛风消肿。
【主治】 无名肿毒。
【按语】 方中黄连、黄芩、大黄解毒泻火，研究证明此三药的提取物均对多种细菌有抑制和杀死作用；天花粉、白芷、南星等有祛风化痰，消肿之功，故此药用治疮肿有效。

13 膏子药

【组成】 法半夏四钱　白芷五钱　白芍四钱　白占二钱　脂油八两　银朱一两
【制法】 共为细末。
【功用】 消肿散结，化腐生肌。
【主治】 治一切疮汤溃后，不得正脓，调化上之，可以化腐生新。

14 回阳拔毒散

【组成】 紫荆皮五钱　赤芍五钱　白芷五钱　黄柏四钱　石菖蒲五钱　独活五钱　姜黄四钱　川军六钱　茅苍术四钱　乳香三钱　没药三钱　青黛三钱
【制法】 共研细末，过罗，醋调上。
【功用】 解毒燥湿，活血通络。
【主治】 外科无名肿毒。
【按语】 此方用川军、紫荆皮、青黛等药解毒泻火；乳香、没药等活血通络，诸药合用，治疗疮肿当有效。

15 糊疮方

【组成】 紫荆皮五钱　赤芍二钱　独活三钱　白芷一钱　石菖蒲一钱五分
【制法】 共为极细末，黄酒、凉水对半，大葱白子熬烂，米醋调敷。

【功用】 解毒消肿疗疮。

【主治】 外科无名肿毒。

【按语】 方中紫荆皮解毒疗疮；石菖蒲，《本经》谓主“痈疮”；赤芍、独活、白芷活血消肿，用治外科痈肿当有效。

16 铁箍散

【组成】 五倍子一两，炒 生川乌六钱 雄黄六钱 白及六钱 芙蓉叶一两 生草乌六钱 生南星六钱 大黄一两 糯米二两，炒

【制法】 共研细末。

【功用】 温阳散寒，消肿散结。

【主治】 无名肿毒，初起无头红肿，硬如石，乍寒乍热，疼痛难忍者。

【按语】 方中川乌、草乌辛热燥烈有毒，可散寒通阳，配合诸药主用治阴毒肿痛。此药用法，用陈醋调围患处，未成者可消，已成者亦能散毒出脓。又名诸毒围药。

17 黄柏散

【组成】 黄柏一两 轻粉三钱

【制法】 共为细末，用猪胆汁调涂患处。

【功用】 解毒消肿，燥湿杀虫。

【主治】 臁疮湿毒及遍身热毒。

【按语】 此方又名玉液散，用麻油调敷亦可，用治黄水疮等症。

18 五味散

【组成】 黄芩、黄柏、轻粉、青黛、侧柏各一钱

【制法】 共为细末，加冰片二分，红升丹一钱。

【功用】 解毒消肿，燥湿凉血。

【主治】 此药治湿毒流窜，皮肤生疮，瘙痒无度，破浸黄水。凡一切潮湿疮疖，缠绵不愈如秃疮、耳疮、鬼脸疮、漆疮、臁疮、风癣等症。

【按语】 此方又名上毒疮药。方中黄芩、黄柏、轻粉、青黛俱能解毒燥湿杀虫；青黛、侧柏又可凉血，合用可治脾经湿热发于头面、皮肤，患处有浓水浸淫。用此药干搽上，或用麻油、凉水调敷。

19 三黄散

【组成】 黄芩三钱 黄柏三钱 大黄三钱

【制法】 共为极细末，用醋调敷患处。

【功用】 解毒泻火，燥湿消肿。

【主治】 一切疮毒热肿。

【按语】 三药均为苦寒泻火之品，可直折火势。

20 冲和膏

【组成】 紫荆皮、乳香、甘草、杭白芷、没药各等份

【制法】 共研极细面。

【功用】 清热除湿，活血化瘀。

【主治】 外治痈肿，内疗湿痹。

【按语】 此药清热除湿，活血化瘀，外用可治痈肿。凡疮痈之症，似溃非溃，介于半阴半阳者咸宜。此方与《外科正宗》冲和膏不同，无独活、赤芍、菖蒲，而用乳香、没药、甘草，除湿之力轻，而活血通络之力重。方中紫荆皮现代药理研究证明，对金黄色葡萄球菌和京科 68-1 病毒有抑制作用。此药对风寒湿痹、妇女闭经、疮癣痈肿等证均有一定的疗效。光绪帝用此方外涂治皮肤疮疡。

21 消肿定痛散

【组成】 金果榄三钱 姜黄三钱 乳香一钱 没药一钱 梅花片四分，另研后兑

【制法】 共研极细面，过重罗后兑梅花片，用青茶卤调匀，温上患处。

【功用】 活血止痛，解毒消肿。

【主治】 疮痈肿毒诸证。

【按语】 痈肿，或因气滞，或因血瘀。本方以治血瘀为主。《内经》云："营气不从，逆于肉理，乃生痈肿。"方中用药偏于活血化瘀，温通营血，佐以冰片、橄榄者，是因为该痈肿属实证热证，用以清热止痛。此方乃御医杨际和、范绍相等为光绪皇帝所拟。

22 八宝红灵散

【组成】 赤金二十张 冰片一钱 麝香一钱 朱砂五钱，擂末水淘晒干 牙硝五钱，生用即火硝 硼砂一钱 礞石一钱，生用 雄黄三钱

【制法】 五月五日午时，共研极细面，收在磁瓶内。

【功用】 清热解毒，镇静开窍。

【主治】 疮痈肿毒诸症，又治诸多瘟疫之症。

【按语】 本方药物均为金石矿类药物。雄黄、硼砂等药现代研究均有杀菌作用；麝香、冰片既可解毒消肿，又可通络止痛，诸药合用对疮痈肿毒当效。此药又能芳香祛秽，用治中暑、温毒等症。其制作选取端午之日，亦从民间端午避邪之俗。

23 如意金黄散

【组成】 花粉七两五钱 白芷三两五钱 苍术一两五钱 大黄三两五钱 姜黄三两五钱 南星一两五钱 陈皮一两五钱 甘草一两五钱 厚朴一两五钱 黄柏三两

【制法】 共研细末。用茶清调敷肿处，或用葱汤同蜜搽之亦可。

【功用】 解毒燥湿，理气消肿。

【主治】 痈疽发背，诸般疔肿，跌扑损伤，湿痰流注，大头时肿，漆疮火丹，风热天泡，肌肤赤肿，干湿脚气，妇女乳痈，小儿丹毒等症。

【按语】 方中大黄、黄柏泻火解毒；花粉、白芷、苍术、南星清肿祛湿；陈皮、厚朴理气；姜黄破血行气，诸药合用，可用治疗气血壅郁之疮肿。此药应用范围较广，凡外科一切顽恶肿毒，皆可用之。

24 黄水疮药(一)

【组成】 煅官粉二两 松香二两 黄柏二两 枯矾一两五钱

【制法】 共研细末。

【功用】 解毒燥湿，杀虫止痛。

【主治】 脾经风湿，发于头面，常生小毒疮，如粟米大，破流黄水，浸淫溃烂，疼痒无休。

【按语】 黄水疮可用此药敷之，如稍干则用灯油调敷。

25 黄水疮药(二)

【组成】 黄丹一两 五倍子一两 枯矾一钱五分 老松香一两

【制法】 共研细末。

【功用】 解毒燥湿，敛疮杀虫。

【主治】 黄水疮，证候与前方同。将此药用小磨香油调敷患处，如有脓水浸淫，则干渗上。

【按语】 此证初如粟米，痒而兼疼，破流黄水，浸淫成片，流处即生，由脾胃湿热，与风邪相搏而成，若不早治，则难速愈。其治疗方法则应以解毒燥湿、敛疮杀虫为原则。

26 二味拔毒散

【组成】 白矾、雄黄各三钱

【制法】 上为细末。

【功用】 止痛，清热，化毒。

【主治】 蛇盘毒及无名肿毒。

【按语】 方中白矾可解毒杀虫，对多种细菌均有杀灭作用；雄黄有毒，可解毒杀虫，具有较强的杀菌、抗病毒作用。

27 拔疔散

【组成】 食盐、枯矾、朱砂、硇砂各一钱

【制法】 研为细末。

【功用】 解毒疗疔。

【主治】 红线疔等，或恶心，疼痛掣骨，憎寒壮热，牵引麻木。

【按语】 原方中所载，此方用法，用竹刀刺破，将此药敷之。敷后若其肿痛更甚，少顷可平复。

28 拔毒散(一)

【组成】 大黄一斤 黄柏八两 青黛二两 青茶二两 芙蓉叶四两

【制法】 研为细末。

【功用】 拔毒消肿，止痛消瘀，退热凉血。

【主治】 丹毒热毒，无名肿毒。

【按语】 此药消毒散瘀功效较好，未成者敷之，已成者周围敷之，留中心毒顶，易溃匝脓。每用药末，不拘多少，茶卤调稀，上患处。药干时用茶卤勤扫，令热毒气出。

29 加味拔毒散

【组成】 赤小豆二钱 雄黄五分 生南星一钱 生白矾二钱 贝母二钱，去心
【制法】 共研极细末。
【功用】 消肿止痛，解毒散结。
【主治】 专治结核肿硬色不变者。
【按语】 方用南星、贝母祛痰散结；雄黄、白矾、赤小豆解毒杀虫消肿。其用法，用老醋调涂患处。

30 如意拔毒散

【组成】 南星五钱 陈皮四钱 苍术三钱 姜黄七钱 甘草四钱 白芷五钱 天麻三钱 厚朴三钱 雄黄一钱 黄芩三钱 黄连三钱 潮脑三钱 黄柏五钱 大黄五钱
【制法】 研为细末，清茶调敷。
【功用】 退热消肿。
【主治】 无名肿毒。

31 拔毒散(二)

【组成】 大黄三钱 青黛三钱 白及三钱 黄柏三钱 五倍子三钱 甘草六分 赤小豆三钱 芙蓉叶四钱 土贝母二钱 铜绿一钱 赤芍二钱
【制法】 研为细末。
【功用】 拔毒消肿，止痛消瘀，退热凉血。
【主治】 丹毒热毒，无名肿毒。
【按语】 此为拔毒散(一)方基础上加味，配方较大，照顾全面。用法亦与拔毒散(一)同。

32 生肌散(一)

【组成】 京牛黄一钱 乳香三钱 珍珠一钱 煅龙骨二钱 孩儿茶二钱 没药三钱 轻粉一钱 冰片八分
【制法】 研为极细面。
【功用】 解毒活血，化腐生肌。
【主治】 疮痈溃破，久不收口。

33 生肌散(二)

【组成】 象皮五钱 龙骨五钱 海螵蛸五钱 乳香五钱 没药五钱 血竭五钱 儿茶三钱 轻粉三钱 赤石脂一两 冰片六分 麝香六分
【制法】 共研为细末。
【功用】 解毒活血，化腐生肌。
【主治】 疮毒破后难以收口，或气血虚弱不能生肌，或失于调养敛而复溃者。
【按语】 宫中同名方有少儿茶、轻粉二味药者，但功用同。此药能去腐解毒，生肌长肉，其口易敛。原方所载忌羊肉、猪首及一切发物。

34 生肌散(三)

【组成】 石决明一两，煅白透 蛤粉一两，煅白透 龙骨一两，煅透 滑石一两 儿茶一两 金果榄八钱 花粉八钱 白芷八钱 苍术八钱 黄柏一两

【制法】 共研极细末，过重罗，入冰片一钱，兑匀。

【功用】 解毒敛口，去腐生新。

【主治】 疮痈溃后，久不收口，肌肉生迟。

【按语】 方中多收涩敛疮燥湿之品，外用能化腐生新，解毒敛口。

35 生肌散(四)

【组成】 白芷二钱 滑石二钱 白附子二钱 绿豆粉四两

【制法】 研为细末。

【功用】 解毒敛口，去腐生新。

【主治】 疮痈溃后，久不收口，肌肉生迟。

【按语】 上四方均系大内配方，功用稍有所偏，但总以解毒敛口、消肿止痛、去腐生新为主旨。

36 加减生肌散

【组成】 黄柏八钱 儿茶八钱 滑石六钱 花粉八钱 珍珠三钱 琥珀三钱 东参三钱 龙骨八钱，代糟煅 苍术五钱 白芷五钱 冰片二钱 麝香八分

【制法】 研为细末。

【功用】 解毒敛口，化腐生新。

【主治】 专治疮痈溃后，久不收口，肌肉生迟。

【按语】 方大量多力专，功用与前数方大致相同。

37 生肌桃花散

【组成】 松香四两 铅粉四两 黄丹一两 枯矾一两

【制法】 研为细末。

【功用】 解毒敛口，化腐生新。

【主治】 诸顽疮不收口，及瘰疬有管不能消退。

【按语】 方中铅粉有解毒止痒，收敛生肌之功，其药理能直接杀灭细菌，抑制黏膜分泌。将此药掺于生肌膏贴上，或掺于疮口，其疮可愈。

38 化腐生肌散

【组成】 灵药二钱，煮过三次 轻粉二钱 冰片二分

【制法】 研为细末。

【功用】 化腐生肌。

【主治】 凡疮毒破后，脓水淋漓，脓烂腥臭，强肉紫黑，难于收口。

【按语】 原方称，用此散掺于生肌膏上贴之，其口即收，其肌易生，脓水自少，腐肉化为脓水而愈。

39 生肌珍珠散

【组成】 珍珠二钱，豆腐煮 轻粉六分 石膏一钱 冰片一分二厘
【制法】 研为极细末。
【功用】 消肿止痛，生肌敛疮。
【主治】 专治痈疽溃后疮口不收者。
【按语】 此药用轻粉、冰片解毒杀虫；珍珠、石膏敛疮生肌，因此用此药敷之，以生肌收口。

40 珍珠散(一)

【组成】 珍珠五分 人参一钱 龙骨一钱 乳香一钱 轻粉三钱 白赤脂三钱 石膏一两 冰片五分
【制法】 研为细末。
【功用】 解毒化疔，生肌排脓。
【主治】 大小诸般疮毒。
【按语】 此药有解毒化疔，长肉生肌，排脓渗湿，收毒水之功。方中又用人参益气以生肌，起扶正祛邪之妙用。用时不拘多少上患处。

41 珍珠散(二)

【组成】 官粉八钱 珠子三钱 冰片八分
【制法】 研为细末。
【功用】 生肌止痛。
【主治】 一切疮毒溃破之后，腐肉不退，肌肉不生，毒气不尽，疼痛难忍者。
【按语】 用药敷于患处，可止痛生肌。如不止痛退腐，多属气血两亏，须服八珍汤，再上此药。

42 珍珠散(三)

【组成】 石膏二两 轻粉四两 龙骨二两 海螺蛸二钱 冰片五分 石决明五钱 珍珠三分
【制法】 研为细末。
【功用】 解毒排脓，生肌敛疮。
【主治】 大小诸般疮毒。
【按语】 此药解毒化疔，长肉生肌，排脓祛湿，收毒敛口，兼能止痛。

43 八宝珠子散

【组成】 珠子三钱 京牛黄一钱 青黛八分 人中白四钱，三黄汤煅 儿茶一钱 煅石膏二钱 冰片八分 乳香一钱 薄荷八分 琥珀六分 血竭六分
【制法】 研为细末。
【功用】 清热解毒，活血止痛，化腐生肌。
【主治】 凡疮毒破后，脓水淋漓，脓烂腥臭，强肉紫黑，难于收口。
【按语】 原方称，用此散掺于生肌膏上贴之，其口即收，其肌易生，脓水自少，腐肉化为脓水而愈。

44 白玉散

【组成】 潮脑一两 轻粉五钱 石膏六两 冰片一钱
【制法】 研为细末。
【功用】 解毒排脓，生肌化湿。
【主治】 诸般疮毒久不收口。
【按语】 此药排脓祛湿，化毒止痛，长肉生肌。

45 渗湿散

【组成】 轻粉三钱 滑石三两，水飞 雄黄三钱 生甘草三钱 冰片二分
【制法】 共研为极细末。
【功用】 解毒杀虫，渗湿敛疮。
【主治】 阴蚀症。
【按语】 方中轻粉、雄黄有毒，可解毒杀虫，现代研究证明对多种细菌等均有杀死作用；滑石清热利湿，可渗湿敛疮。此药外敷可治疗阴蚀症。

46 藜芦散

【组成】 藜芦一钱 雄黄四钱 冰片三分 杏仁二钱 水银一钱 别头二钱 轻粉一钱
【制法】 研为细末。
【功用】 解毒杀虫，敛疮止痛。
【主治】 阴蚀症。
【按语】 藜芦有杀毒虫作用，适用于疥癣秃疮等，《本经》谓："杀诸毒虫"。配以雄黄、轻粉等药重在解毒杀虫敛疮。宫中医案所载，当属治阴蚀外用方。"别头"似应为"鳖头"。

47 化毒散

【组成】 冰片五分 儿茶八分 青黛五分 白硼砂五分 牛黄五分 黄连一钱 薄荷五分 花粉钱 苍术五分 黄柏八分 甘草五分
【制法】 研为极细末，合黄玉膏敷于疙瘩上。
【功用】 清热解毒，燥湿起浆。
【主治】 痘内伏毒，啼号不已，经日不起，并痘后发疔，发痈，难以成浆。
【按语】 此方用冰片、儿茶、青黛、白硼砂、牛黄等解毒；黄连、黄芩、苍术解毒燥湿；薄荷辛凉透表，祛邪外出。诸药合用，解痘毒，燥湿邪，透邪外出。

48 赛金化毒散

【组成】 乳香一钱 没药一钱 川贝一钱 雄黄一钱 黄连四钱 花粉四钱 赤芍四钱 大黄二钱 熟军二钱 甘草八分 冰片二分 牛黄二分 药珠二分
【制法】 研为细末。
【功用】 清热起浆，败毒。
【主治】 痘内伏毒，啼号不已，经日不起，并痘后发疔，发痈，难以成浆。

【按语】 小儿出痘，内有积热，烦躁不宁，六七日时，气血凝秘，平塌不起，结痂之后，余热未清，结成毒痘。此散清热起浆，内服外用均可，痘前痘后皆宜。痘有伏毒，经日不起之恶证，宜以胭脂膏调敷。

49 加减赛金化毒散

【组成】 乳香五钱，去油 没药五钱 川贝四钱，炒 黄连二钱 花粉四钱 生甘草一钱五分 川绵纹四钱，炒 冰片六分 牛黄八分 珠子一钱 儿茶四钱 血竭四钱 煅龙骨四钱

【制法】 研为极细末，过重绢罗。

【功用】 清热败毒，起浆退痘。

【主治】 痘内伏毒，啼号不已，经日不起，并痘后发疔，发痈，难以成浆。

【按语】 此方主治功用大致同于前方。

50 化腐灵应散

【组成】 红升一两 轻粉四钱 血竭四分 冰片四分 珍珠一分 麝香五厘

【制法】 研为细末。

【功用】 解毒化腐，祛瘀止痛。

【主治】 痘毒湿流脓水，证势疲缓。

【按语】 此方为治同治皇帝痘病(天花)方。用于痘毒尚留于局部，腰间溃口小而红淡，湿流脓水，证势疲缓。

51 清毒止血散

【组成】 京牛黄五分 珍珠五分 血竭五分 云连一钱 旱三七五分 乳香七分 没药七分 冰片二分

【制法】 研为极细面。

【功用】 清热解毒，祛瘀止血。

【主治】 水痘日久，溃脓微稀者。

【按语】 此方为治同治皇帝痘病方。用于痘毒尚留于局部，毒攻肺胃，正气日渐消耗者。

52 紫金化毒散

【组成】 大戟二两 光茨菇二两 千金子二两 文蛤一两 朱砂五钱 雄黄五钱 草河车二两 麝香五分

【制法】 研为细末。

【功用】 攻毒消肿，化腐生肌。

【主治】 痈疽发背，无名恶疮，漫肿无头，平塌不起，日久不溃，溃而不敛，疼痛难禁；并治大麻风，杨梅，诸般恶疮。

【按语】 此药用法，未溃者用陈醋调敷，可消肿止痛；已溃者，擦净脓血，将药撒上，化腐生肌收口，内服外用均可。

53 类圣散

【组成】 草乌五钱，火煨 川乌五钱，煨 苍术五钱，米泔浸、炒 细辛五钱 白芷五钱 百合五钱 防风五钱 甘草五钱

【制法】 研为极细末，鸡子清调，贴患处，留顶，上盖纸，一日换二次。

【功用】 疏风行气，通经止痛，消肿散结。

【主治】 疮痈肿毒诸症。

【按语】 此方用草乌、川乌、细辛等辛温燥烈之品，温阳通经，消肿散结；白芷、防风祛风止痛。诸药合用温通之力较强，主要治疗阴证痈肿。

54 散火止痛敷药方

【组成】 荆芥穗四钱 薄荷二钱 僵蚕三钱 夏枯草四钱 青皮三钱 桔梗三钱 牙皂一钱 重楼金钱三钱

【制法】 研为极细末，茶卤兑蜜少许调敷。

【功用】 疏风理气，解毒通络。

【主治】 疮痈肿毒诸症。

【按语】 方中荆芥穗、薄荷、僵蚕疏风散邪；夏枯草、牙皂解毒散结；青皮、桔梗理气。诸药合用主治疮痈肿毒初起。

55 烫火药

【组成】 寒水石五钱 黄丹五钱 大黄二两

【制法】 共研细末。

【功用】 泻火解毒，敛疮。

【主治】 火疮热毒，肿痈溃烂，皮肉不能收敛者。

【按语】 此药泻火解毒作用较强。此药用法，用浓茶卤调药敷患处，干则再上。

56 神效汤火药

【组成】 川连一两 大黄一两 黄柏一两 寒水石一两

【制法】 共研细末。

【功用】 泻火解毒，消肿止痛。

【主治】 专治烫火伤，诸般火疮热毒，溃烂脓水不干，皮肉不能收敛者。

【按语】 此方在上方基础上加黄连、黄柏，加强解毒燥湿之功。其用法，每用小磨香油调药敷患处，干则再上。

57 保生救苦散

【组成】 寒水石、大黄、滑石、黄柏各等份

【制法】 共研细末，香油调涂患处。

【功用】 清热解毒，止痛生肌。

【主治】 汤烫火伤。

58 外敷麻药

【组成】 川乌尖五钱 草乌尖五钱 蟾酥四钱 胡椒一两 生南星五钱 生半夏五钱
【制法】 共研细末(一方加荜茇五钱，一方加细辛一两)。
【功用】 局部麻醉止痛。
【主治】 诸痛较甚者，或割疮之前用以麻醉。
【按语】 此方是外用麻药。方中川乌、草乌中的有效成分乌头碱具有较强的镇痛作用；蟾酥可使黏膜感觉神经麻痹，有局部麻醉止痛作用；另配诸药，具有较好的镇痛作用。

(四) 治外伤散剂

1 刀疮散

【组成】 白及、龙骨各等份
【制法】 共研细末。
【功用】 止血，收口止痛。
【主治】 专治金疮流血不止。
【按语】 白及具有较好的止血作用，合龙骨，敷患处，治外伤出血当有效。

2 止血散

【组成】 水獭毛二两，将皮向上，毛朝下，以火烤毛焦，以刀刮下毛灰，再烤再刮 红花一两
【制法】 共研细末。
【功用】 止血活血。
【主治】 金疮流血不止。
【按语】 此方有活血止血之功，可收血止而不留瘀之效。

3 铁扇散

【组成】 象皮五两 龙骨五两 松香十两 飞矾十两 老松香十两 寸白香十两
【制法】 共研细末。
【功用】 止血，活络，止痛。
【主治】 跌打损伤，或瘀血凝滞，以致刀伤出血。
【按语】 用此散外敷，无论出血或跌打瘀血均可。

4 金疮铁扇散

【组成】 象皮五两 龙骨五两 松皮十两 飞矾十两 柏香十两 陈石灰十两
【制法】 共研极细末。
【功用】 止血，活络，止痛。
【主治】 跌打损伤，或瘀血凝滞，以致刀伤出血。
【按语】 此方传于军中，刀疮箭伤，用此散敷之。

5 跌打损伤神效方

【组成】 白附子二十两 白芷、天麻、生南星、防风、羌活各一两
【制法】 共研极细末。
【功用】 祛痰疏风，消肿止痛。
【主治】 跌打损伤。
【按语】 此方重在疏风消肿止痛，对跌打损伤效好。此药可敷破处，未破者水调上，重者并服数钱。

6 五虎丹

【组成】 当归、防风、白芷、南星、红花各一两六钱 没药一两，去油 乳香一两
【制法】 共研细末。
【功用】 活血通络，祛风止痛。
【主治】 专治跌扑损伤，经络血瘀，皮肉损伤，破流鲜血受风作肿，疼痛不止。
【按语】 方中防风、白芷、南星祛风止痛；当归、红花、乳香、没药活血止痛。故此药主治一切血脉不通，周身筋聚，肉色青紫，胀痛不已等症。用此药面二三钱，未破处用茶卤调敷，已破处干上。

7 万应麻黄散

【组成】 马钱子一两 麻黄一两 乳香一两 没药一两
【制法】 共研细末。见血干上，青肿者烧酒调上，治肿毒用陈醋调上。
【功用】 通络散结，消肿止痛。
【主治】 跌打损伤、刀伤、箭伤及肿毒。
【按语】 方中马钱子有大毒，可通经络，散结肿，止痛，现代研究证明，此药中的有效成分士的宁可兴奋中枢神经系统，大量可引起惊厥。本方配以麻黄发散；乳香、没药、活血通络止痛，故此方有通络活血、散结止痛之效。此散有毒，虽方中介绍有内服法，但一般不宜用，原方称："此散力量甚大，每服不可过九分，否则为祸不少。如伤久气虚，即有白汗、盗汗、遗精等症并孕妇，均不可服，只可外用。"

8 九分散方

【组成】 乳香、没药、麻黄、马钱子各四两 自然铜、土鳖虫各四两
【制法】 共研细末。
【功用】 通络散结，消肿止痛。
【主治】 专治跌打损伤，从高坠下"筋骨折断，瘀血肿痛，皮肉损伤，刑伤棒伤，车碰马踏，闪腰叉气，强力努伤，停留瘀血，筋聚肉肿，皮色青紫，红肿不消。
【按语】 此药为上方加味，功效、应用、注意事项亦相同。一切外伤皮肉筋骨，未破已破，用白酒敷之。

9 七厘散(一)

【组成】 朱砂一钱二分 乳香钱半 没药钱半 红花钱半 血竭一两 儿茶二钱 麝香一分二厘 冰

片一分二厘

【制法】　共研细末，收贮磁瓶，黄蜡封口，以五月五日修合，久贮更妙。

【功用】　定痛止血，通络散瘀。

【主治】　专治跌打损伤，坠车落马，筋骨折断，瘀血肿痛，皮肉损伤，疼痛难忍。

【按语】　原方称为伤损第一要药。用于金疮重伤，血流不止，急用此药干渗，定痛止血，再将药七厘用白酒冲服。伤轻者，不用内服，只须外敷即可。内服时不可多服，故以七厘为名。孕妇禁服。

10　七厘散(二)

【组成】　朱砂末一两　乳香二两五钱　没药一两五钱　藏红花一两五钱　血竭二两　儿茶二两　麝香二钱　冰片一钱　三七二两　生军二两　桃仁一两五钱　归尾一两五钱　猴姜一两　土鳖虫八钱　自然铜四钱　雄黄一两五钱

【制法】　共研细末。

【功用】　定痛止血，通络散瘀。

【主治】　专治跌打损伤，坠车落马，瘀血肿痛，枪棒损伤，疼痛难忍。

【按语】　与上方功效主治大致相同。凡一切外伤皮肉筋骨，量受伤轻重，内服每服一钱，黄酒下；外用白酒敷之，可收散瘀止痛之效。

11　花蕊石散

【组成】　白芷二两　苏木二两　花蕊石五两　寸香二两　乳香二两　细辛二两　没药二两　草乌二两　厚朴二两　降香二两　檀香二两　当归二两　紫苏二两　羌活二两　南星二两　轻粉二两

【制法】　共研细末。

【功用】　疏风止痛，活血消肿。

【主治】　专治跌打损伤，坠车落马，瘀血肿痛，枪棒损伤，疼痛难忍。

【按语】　外用白酒调敷，有散瘀止痛之效。

(五) 其他散方

1　乳香敷方*

【组成】　乳香一两，炒

【制法】　研细面，烧酒调敷患处。

【功用】　活血通络，止痛。

【主治】　筋脉痹痛。

【按语】　此方用一味乳香炒研，用烧酒调敷，加强其温通活络之功。

2　清凉散

【组成】　炉甘石二两　五倍子一钱　硼砂三钱　熊胆一钱　虾蟆草一钱　京牛黄二钱　朱砂四分　冰片二钱　珠子二钱

【制法】　共研细末。

【功用】 清热解毒，燥湿收口。

【主治】 痔漏。

【按语】 痔漏因素积湿热所致，或过食肥炙厚味，或负重竭力，气血纵横，经络交错，或酒色过度，湿热瘀血流注肛门，俱能发痔。久不得愈，而成穿肠漏。此药消肿止痛，清热凉血败毒，兼能敛疮收口，故可治痔漏。宜外用芝麻酱调敷患处。

3 加味清凉散

【组成】 五倍子一钱 硼砂二钱 熊胆一钱 虾蟆草一钱 京牛黄一钱 朱砂四钱 冰片一钱五分 珠子七分 海螵蛸一钱 象牙屑一钱 红枣炭一钱 炉甘石二两 白及一钱

【制法】 共研细末。

【功用】 清热解毒，燥湿收口。

【主治】 痔漏。

【按语】 此药在上方基础之上加味而成，其功用主治大致相同。

4 治体气药方

【组成】 枯矾一两二钱 海螵蛸五钱 密陀僧二两，火煅童便浸淬

【制法】 用童便一碗，将密陀僧煅，入童便浸淬不计遍数，以便尽为度。上各药共研细末，每用少许，干则用唾津调搽，湿则干涂之。

【功用】 收涩消肿。

【主治】 体气不和，风湿袭入腠理，以致或白或紫，不疼不痒。

5 足跟痛便方

【组成】 食盐少许

【制法】 研细末。

【功用】 益肾活络。

【主治】 足跟痛。

【按语】 盐可入肾，研为细末，用少许轻轻擦之，擦后温水洗，以益肾活络，此方简便，可以一试。

6 贴头痛散

【组成】 白芷三钱 川芎三钱 大黄三钱 牙皂三钱 干蝎尾一钱 冰片一分

【制法】 共研极细末，青茶卤调敷，摊布贴之。

【功用】 祛风活血，通络止通。

【主治】 头痛。

7 八宝红灵丹

【组成】 朱砂五钱 硼砂五钱 冰片一钱 麝香一钱 青礞石一钱 雄黄三钱 火硝二钱 大赤金三十张

【制法】 共研细末，装瓷瓶内封固。

【功用】 解毒劈秽，祛痰消肿。

【主治】

(1) 火眼，用少许点眼角，男左女右。单日、间日疟发三四次后，未来一时许，放药五厘于脐内，盖金不换膏，再将药少许，撒膏药上，贴脊骨第三节间。

(2) 痢疾，将药放脐内，用暖脐膏贴之。

(3) 发背疔疮初起，以醋调敷；溃后搽上，能祛腐生肌。

(4) 疮毒发背等症，将药放硇砂膏药上，贴之。

(5) 蛇头疔，用鸡旦敲一孔，入药五厘，套指上。

(6) 喉内生蛾，水末不下，将药吹入喉内；舌痛牙痛，用药擦上；汤烫火烧，用药擦患处，如未破，用香油调敷。

(7) 将此药带在身上，可防染瘟疫时疾。

【按语】 本药可内服治脚麻肚痛、吐泻、中暑、中风、温病等，不详列。原方指出“切忌生姜，孕妇勿服”。

第二节 药 膏 方

1 黄连膏

【组成】 麻油半觔 熟猪油半觔 大黄四两 黄蜡四两，净 黄连二两 韶脑五钱 冰片一钱

【制法】 先将麻油炸黄连、大黄，炸透去渣，下熟猪油、黄蜡，搅匀，离火再下韶脑、冰片末，再搅成膏。

【功用】 清热泻火，解毒消肿。

【主治】 疮痈肿毒。

【按语】 方中大黄、黄连等药解毒泻火，用治各种热疮肿毒。诸药炼制成膏，用时用微火烤黏，外贴。

2 清热除湿祛风膏

【组成】 黄连二钱 黄柏三钱 小生地三钱 浮萍草三钱 白芷三钱 防风三钱 归尾三钱 白鲜皮二钱 白及二钱 僵蚕二钱，炒 梅花片三分，另研后兑

【制法】 共研粗渣，水煎，滤去渣，再熬浓汁，搽之。

【功用】 清热除湿祛风。

【主治】 专治脾经湿热所致唇风、茧唇、唇肿等。

【按语】 唇风、茧唇和唇肿均属常见，脾经湿热者多。此方为光绪四年太医所拟。外用方便，若再稍佐牛黄，其定痛消炎之功或可增强。

3 面药捣膏方

【组成】 大枫子肉六钱 枯矾三钱 青黛三钱 雄黄二钱 樟脑二钱 蛤粉三钱

【制法】 共为细末，加去皮核桃仁四钱、食盐四钱，用猪油捣膏。

【功用】 清热燥湿解毒。

【主治】 皮肤瘙痒。

【按语】 此药为光绪年间御医为慈禧太后所配，以大枫子为主药，此方具有清热解毒燥湿之功，现代药理研究，大枫子水浸剂对小芽胞癣菌有抑制作用。此方对癣及神经性皮

炎等当有效。

4 面药捣膏又方

【组成】 大枫子肉六钱 枯矾二钱 雄黄二钱 樟脑二钱 蛤粉三钱 风化硝三钱 密陀僧三钱 食盐二钱

【制法】 共为细末，用猪油捣膏。

【功用】 清热燥湿解毒。

【主治】 皮肤瘙痒。

【按语】 此药为光绪年间御医为慈禧太后所配，以大枫子为主药，引人注目的是本方较前方加用密陀僧及食盐，研究证明，密陀僧对多种癣菌均有不同程度的抑制作用，外用可以减轻炎症，推测仍属治瘙痒性皮肤病之方。但此方用治西太后何种皮肤病尚不清楚。

5 清润黄连膏

【组成】 黄连一钱五分 归尾三钱 生地三钱 黄柏三钱 姜黄片二钱 生石膏二钱 薄荷一钱

【制法】 水煎去渣，兑冰片二分，少兑炼蜜为膏。

【功用】 清热解毒，消疮散风。

【主治】 诸疮痒肿。

【按语】 宫中此方实为《医宗金鉴》黄连膏加味。原方用治鼻窍生疮。干燥疼痛，皮肤风毒疹痒等症，效果甚好。加入石膏清肺胃之热，薄荷散头目之风，合以成膏外涂患处，清热解毒消疮散风之力更强。此方为御医庄守和所拟。

6 贴头止痛方

【组成】 荆芥穗二钱五分 穿山甲一钱五分，炒 白芷二钱五分 蝼蛄一钱五分 干蝎一钱，去毒 土鳖虫一钱 牙皂一钱五分 冰片三分，后兑 僵蚕一钱 南薄荷五分

【制法】 共研极细面，用蜂蜜调匀，摊于布面上，贴两太阳穴。

【功用】 疏风通络，活血止痛。

【主治】 头痛、头风。

【按语】 据光绪二十年前后的《起居注》称：头痛头晕为未戴小帽所致，可知其头痛头风是因受风寒所致。治疗除内服药外，用此药贴太阳穴处。但方中甲介虫类药颇多，当注意对皮肤是否有刺激作用。

7 面药方

【组成】 夏枯草、僵蚕、羌活、海藻、白芷各一钱

【制法】 各等分为末，入冰片少许，蜜调成膏，摊于油布上贴之。

【功用】 祛风消肿，活络散结

【主治】 皮肤疮疡。

【按语】 此药调膏薄贴为光绪帝皮肤疮疡而设。白芷有排脓、消肿、止痛之功，为外科要药。其味芳香，富含油脂，《本经》谓其“长肌肤，润泽，可作面脂。”古方润面嫩肤方中常用。海藻除消坚散结外，其水浸剂对皮肤真菌也有一定的抑制作用。本方宜用于风热疮疡之证。

8 竹叶膏

【组成】 生竹叶一斤，去梗净 生姜四两 净白盐六两
【制法】 将生竹叶熬出浓汁，再将姜捣汁同煎，沥渣，将盐同煎，干敷之。
【功用】 清热渗湿。
【主治】 皮肤湿热疮疡及牙痛。
【按语】 此为宫中秘方。竹叶体轻气薄，味甘而淡，性寒，方书谓其凉心缓脾，清痰止渴，属清利之品。古方竹叶石膏汤、导赤散并皆用之。竹叶分鲜竹叶和淡竹叶两种，都能清心除烦利小便，但鲜竹叶清心热力大，且能凉胃，多用于上焦风热；淡竹叶渗湿泄热为优，研究证明对金黄色葡萄球菌等有一定的抑制作用。此方用生姜汁同煎，意在辛能散结，助竹叶清热渗湿。

9 清热和血化毒膏

【组成】 乳香五分 苍耳子五分 甘草五分 冰片少许
【制法】 加入黄连膏二钱，共捣烂和膏。
【功用】 清热解毒，和血祛风。
【主治】 皮肤疮疡。
【按语】 本方用黄连清热，乳香和血，而苍耳子功能祛风化湿，内服外用可治疗皮肤痒疹及麻风等病，民间用此捣烂治湿毒疮疡及蜂刺虫咬，说明此药有解毒之功。以药测证，本方当为光绪皇帝皮肤疮疡而设，不作鼻渊之用。

10 消肿活瘀膏

【组成】 鸡血藤膏三分 麝香三分 穿山甲二分 第一仙丹三分 金果榄二分
【制法】 共研细面，过绢罗，兑蜂蜜和膏，敷患处。
【功用】 活血化瘀，清热消肿。
【主治】 结肿痰核。
【按语】 据宫内医案记载推断，御医赵文魁所拟此方，当是光绪二十九年制方，此时光绪帝可能患“腰椎结核病”已很严重，此方亦只能治其标症而已。

11 白玉膏(一)

【组成】 象皮三钱 川椒三钱 白及三钱 龙骨三钱 官粉四两 白占四两
【制法】 用香油十二两，煎去渣，入鸡子清三个，熬成膏。
【功用】 生肌敛疮，解毒止痛。
【主治】 诸般疮疡、结毒、粉毒、疳蛀、臁疮、痈疽、顽疮、疔黑紫腐，久不收口。
【按语】 此方有长肉生肌收口之功。每用少许，摊黑膏药中心，或摊净棉上，贴患处。

12 白玉膏(二)

【组成】 定儿粉一两 黄蜡一两五钱 香油四两 硼砂二钱 好冰片五钱
【制法】 共熬成膏。
【功用】 解毒消肿止痛。

【主治】 诸般疮疡、结毒、粉毒、痈疽、顽疮、诸般疔毒，久不收口。

【按语】 此方亦有长肉生肌收口之功，又能消肿止痛。

13 白玉膏(三)

【组成】 轻粉一两 杭粉一两 白及五钱 白蔹五钱 白芷五钱 樟冰二钱 白蜡五钱

【制法】 共研极细末，用公猪油五两，同白蜡化开，入诸药末和匀成膏。

【功用】 解毒消肿止痛。

【主治】 诸般疮疡、结毒、粉毒、痈疽、顽疮、诸般疔毒紫腐，久不收口，并敷冻疮。

【按语】 此方与上方功用主治大致相同，能去腐长肉生肌。倘老年气血虚者，服十全大补汤二付助之更妙。

14 牙宣白玉膏

【组成】 龙骨五钱 冰片五分 麝香五分

【制法】 将药研末，入白蜡六钱搅匀，用白绵纸刷之。

【功用】 清热消肿止痛。

【主治】 胃热火盛，牙齿疼痛；或肿胀浮起，疼痛不能饮食者。

【按语】 方中龙骨，《本草纲日》谓："生肌敛疮"；冰片清热止痛，现代研究证明对多种细菌有抑制作用；麝香消肿止痛，能通行十二经，行经通络。每用时以此膏贴牙上，次早揭去。

15 红玉膏(一)

【组成】 当归一两 红花三两 赤芍三钱 白及三钱 白芷三钱 防风三钱

【制法】 用香油一斤，同上药共煎，煎枯去渣，入黄蜡二两，再入银珠一两，乳香五钱。

【功用】 活血通络，祛风定痛。

【主治】 疮肿结毒。

16 生肌玉红膏(一)

【组成】 白及二钱 白蔹二钱 当归二钱 黄丹三钱 乳香三钱 没药三钱 血竭三钱 儿茶三钱 紫草一两

【制法】 用香油一斤，熬枯去渣，入黄蜡成膏。

【功用】 化腐生肌，活血通络。

【主治】 痈疽发背，诸般溃烂棒毒等疮。

【按语】 原方中说明，先用甘草汤，或猪蹄汤淋洗患处，拭净，用物挑膏，于掌中捺化，遍涂疮上，外以生肌膏盖之，内兼服补剂，其腐自脱，新肉即生，疮口易敛。

17 生肌玉红膏(二)

【组成】 白芷二钱半 甘草六钱 当归一两 血竭二钱 轻粉二钱 紫草一两 白蜡三两 银珠一两 乳香二钱 没药二钱

【制法】 用香油一斤，将白芷、甘草、紫草、当归四味，入油浸三日，熬枯去渣，入血竭、轻粉、银珠、乳香、没药末，收之成膏。

【功用】 化腐生肌，活血通络。

【主治】 诸般恶疔疮毒。

【按语】 原方中说明，用此药去腐不用刀针挖取，止痛尤良，生肌长肉，疮浅者十四日愈，深者疮迟愈三五日。倘遇年老气弱虚者，服十全大补汤，一二剂助之更效。

18 黄玉膏

【组成】 脂油四两 黄蜡一两 白蜡五钱 乳香一钱 没药一两 黄柏五钱，为极细末 潮脑一钱 冰片一钱

【制法】 先将脂油化开，再入蜡与乳没，溶化。少顷离火，下黄柏、潮脑、冰片、搅匀成膏，罐内收藏。

【功用】 清热解毒，消肿定痛，化腐生肌。

【主治】 专贴一切诸般疮毒，其色紫黑肿痛，腐烂不愈，或不生脓，或不收口，疼痛不止。

【按语】 此主治诸证皆毒盛火盛之所致。治以清热解毒，化瘀活血，消肿定痛，化腐生肌。每用少许，摊黑膏药中心，或摊净棉纸上，贴患处，当有效。

19 加味黄玉膏

【组成】 乳香二钱 黄柏三钱 川黄连一钱 白僵蚕三钱 香白芷三钱 槐枝三钱 白鲜皮三钱 生甘草一钱五分

【制法】 共以香油三两，脂油四两，将药炸枯，滤去药渣，兑猪胆汁三钱，熬化，再入梅花冰片八分，共合为膏。

【功用】 清热解毒，燥湿止痒。

【主治】 痘疮，皮肤疮疡。

【按语】 黄玉膏不见一般方书，此为宫中秘方。同治十三年十一月十五日，正是同治皇帝天花喜差之时，此膏恐专为痘疮所拟，故以清热燥湿，解毒止痒之药成方。后移治西太后皮肤疮疡，亦当有效。

20 墨玉膏方

【组成】 全当归三钱 白丁香二钱 苍术三钱 红花二钱 乳香面三钱 没药面三钱 血竭面二钱 香油半斤 官粉二厘 白烛四两 素烛油四两

【制法】 先将香油入锅中熬药，渣枯去渣，后将药面、锭儿粉、素烛油、白烛同入锅内，熬至其色黑为度成膏。

【功用】 活血通络，解毒消肿。

【主治】 专治一切无名肿毒，未破已破者俱效。或湿毒疙瘩；或暑毒疙瘩；或臁疮脚气，脚缝作痒作痛，浸水难以着地者；或妇人乳疮已破；或小儿胎毒，痘后余毒等症。

【按语】 方中当归、红花、乳香、没药、血竭等药活血散瘀止痛，止血敛疮生肌；丁香煎剂对多种细菌、真菌等均有抑制或杀灭作用；苍术燥湿消肿。此药上之，先能止痛，后能化毒生肌。

21 绿蜡膏

【组成】 黄蜡六钱 白蜡四钱 铜绿五钱 香油二两
【制法】 熬膏收之。
【功用】 生肌止痛。
【主治】 已破疮疡肿毒，日久不愈。

22 绿膏药

【组成】 松香一斤，入葱管内煮两日夜，冰水扯拔，去葱不用，共七次为度 铜绿四两 香油四两
【制法】 以次熬膏，离火加冰片二三厘。
【功用】 生肌祛腐，清热止痛。
【主治】 顽疮、杖疮，一切无名肿毒，未成已破者。
【按语】 此方又名紫霞膏，不论已成未破，皆可贴之。

23 绿云膏

【组成】 香油三两，用麻仁四十九粒入油，熬枯去麻仁，滤净贴之不疼 松香八两，入葱管煮拔七次为度 铜绿二两，研细 大猪胆汁三个

【制法】 先将松香入油溶化，再下各药，熬匀，捣千余下，放水中，用手扯拨，愈扯愈绿，收之。

【功用】 拔脓散毒，消肿止痛。

【主治】 无名肿毒，疔疮已破等证。

24 摩风膏

【组成】 麻黄五钱 羌活一两 升麻二钱 白檀香一钱 白及一钱 防风一钱 归身一钱
【制法】 香油五两，泡药五日，慢火熬去渣，滤净，加黄蜡五钱收之。
【功用】 祛风散邪，消肿止痒。

【主治】 面上或身上风热浮肿，痒如虫行，肌肤干燥，时起白屑，次后极痒，抓破时流黄水，或破烂见血，疼痛难堪。

【按语】 方用麻黄、羌活、升麻、防风祛风止痒，升阳散邪；白及收敛止血，消肿生肌；檀香，陶弘景云：“消风肿”。诸药合用，对风热浮肿瘙痒有效。

25 夹纸膏

【组成】 狼毒二两 生南星二两 广胶四两
【制法】 用广胶熬水，将药面入胶内搅匀，涮三合油纸上，晾干。
【功用】 解毒止痒。

【主治】 皮肤疮肿疼痛，日流黄水，瘙痒不已，难于收敛者；或夏月蚊虫咬破，指甲搔去油皮，疼痛难忍者。

26 小儿秃疮油药

【组成】 马钱子四十九个 轻粉五钱

【制法】 用香油十两，马钱子熬枯去渣，用轻粉收之。

【功用】 解毒消肿，通经止痛。

【主治】 小儿头疮，秃疮，胎毒风热，瘙痒成疮，脓水不止者。

【按语】 马钱子，大毒，通经络，消结肿，止痛。研究证明对多种细菌、真菌有抑制作用；轻粉解毒杀虫，有杀菌作用。此药调敷患处，当有解毒消肿止痛之效。

27 敛疮秃疮细药

【组成】 白芷、大黄、巴豆霜、白矾、火麻仁炒、诃子肉各四钱，煨

【制法】 鸡子二个，香油一斤，入药熬枯去渣，滤净，入松香五钱。

【功用】 解毒消肿，敛疮渗湿。

【主治】 头疮、胎毒、风热痒疮，脓水不止，或定白痂者。

【按语】 方中巴豆霜可疗疮毒，蚀腐肉，外贴皮肤，能腐蚀皮肤，使其溃破。用此药搽之，有清热解毒，消肿止痛，渗湿敛疮之效。

28 三妙膏

【组成】 当归一两 川芎一两 白芷一两 白蔹一两 木鳖子一两 蓖麻子一两 元参一两 苍术一两 茯苓二两 没药二两 黄柏二两 鹿角五钱 阿胶五钱 红花三钱 砂仁三钱 茴香三钱 锁阳三钱 益母草四两 黄芩二两

【制法】 共研细末，炼蜜为丸。

【功用】 清热燥湿解毒，散结通络，活血止痛，兼能扶正托毒。

【主治】 无名肿毒，痈疽发背，对口疔疮，湿痰流注，杨梅结毒，瘰疬马刀，妇人乳痈，小儿丹毒，烫火烧灼，蝎螫蜂刺，金刃所伤，出血不止；或跌扑打损，疼痛难禁；或风寒湿气，入人经络，以致骨痛筋挛；或湿热横入经脉，闪腰岔气，动举难伸；或大人小儿五积六聚；或男妇痞块癥瘕。

【按语】 此药补消兼施，托毒排脓，消肿溃坚，可用治疮肿初、中、末三期。此膏贴上，未成可消。已成即溃，溃后则敛，故名三妙。

29 灵异膏(一)

【组成】 甘草二两 香油一斤 脂油四两 黄蜡四两 郁金四两 生地四两

【制法】 用香油与甘草同熬枯去渣，加脂油、黄蜡，再熬，加郁金、生地。

【功用】 清热解毒，凉血消肿。

【主治】 一切疮疡，如打伤皮肉溃烂而成疮者等。

30 老鹳草膏

【组成】 老鹳草十六两 当归四两 白鲜皮二两 川芎二两 红花一两

【制法】 用水煎透，炼蜜成膏。

【功用】 祛风除湿，活血通络。

【主治】 男妇一切风湿之症，筋骨不舒，手足疼痛，皮肤作痒。

【按语】 方中老鹳草为主药，其功用祛风除湿，活血通络，主治风湿痹痛，跌打损伤。合诸药，通经络，活血脉，用之或熬水熏洗，或合丸药入汤剂，或调入酒内服之则可。

31 夏枯草膏

【组成】 南夏枯草十斤 土贝母一斤 香附一斤
【制法】 熬成膏，白蜜收之。
【功用】 祛痰散结，行气活络。
【主治】 寒热往来，瘰疬鼠疮，脖项肿硬，腿脚湿痹，一切瘿瘤气结。
【按语】 方中夏枯草为主药，此药可散郁结，现代研究证明对多种细菌及真菌都有抑制作用。此药可入煎药内调服，可摊纸上贴患处，或和丸药内服。

32 瘰疬千捶膏

【组成】 松香一斤 乳香七钱五分 没药七钱五分 杏仁六十六个 麝香一分 轻粉一钱五分 天麻一两 阿魏二钱 铜绿七钱五分
【制法】 共研细，捣成膏。
【功用】 散结通络，拔毒祛痰。
【主治】 瘰疬痰核。
【按语】 此病起于少阳一经，因风因热，日久流注，以致气血两虚，怀抱抑郁，饮食少思，或日晡发热，或溃而不敛。用此膏贴之，善能拔毒消肿，通络散结，敛脓生肌，故治瘰疬有效。患者应戒忿怒、忧思，忌烟、酒、厚味等物。

33 千捶膏

【组成】 乳香三钱 没药三钱 松香三钱 儿茶三钱 铜绿三钱 蓖麻子一两
【制法】 用公猪板油，合一处，捣千余下，成膏。
【功用】 拔毒消肿，敛疮生肌。
【主治】 瘰疬痰核。
【按语】 此膏散结通络之力较前方强，功用主治大致相同。

34 吕祖一枝梅

【组成】 雄黄五钱 朱砂三分 五灵脂三钱 麝香三分 银珠二钱五分 蓖麻仁五分 巴豆仁五钱，不去油
【制法】 各研细末，于端午日，净室，中午时共研，加油、胭脂为膏，磁盒收藏，临用豆大一丸，捻饼贴印堂中。
【功用】 解毒劈秽。
【主治】 治男妇大人小儿诸病，生死难定之间
【按语】 原方中说明，用芡实大一饼，贴印堂中，点官香一枝，香尽去药，已后一时许，视贴药处有红斑晕色肿起飞散，谓之红霞捧日，病虽危笃其人不死。如贴药处一时后，不肿不红，皮肉照旧不变，谓之白云漫野，病虽轻浅，终归冥路。小儿急慢惊风，一切老幼痢疾俱贴之，红肿即愈。是否如此不详。

35 万应灵膏

【组成】 木香、川芎、川膝、生地、白芷、细辛、秦艽、当归尾、枳壳、独活、枫子、

防风、羌活、黄芩、南星、半夏、蓖麻、苍术、贝母、赤芍、杏仁、两头尖、白蔹、茅香、肉桂、良姜、灵仙、续断、甘节、白附子、荆芥、霍香、艾叶、连翘、银花、川乌、藁本、青枫藤、丁香、红花、乌药、元参、白鲜、文蛤降香、草乌、蝉蜕、僵蚕、山甲、苍耳、大黄各二两　蜈蚣二十条　蛇蜕三条　桃、柳、槐手指粗每枝三根

【制法】　香油二十斤浸药，夏三、春五、秋七、冬十日，入锅，文武火熬药枯油黑为度，麻布滤去渣，磁器贮油，以片松子香，不拘多少，先下净锅溶化，然后加药油，量香二斤，用药油四两，熬片刻，倾入水中，令人抽扯，膏即成。

【主治】　治一切风寒湿气，手足拘挛，骨节酸痛，男子痞积，妇人癥瘕，胁痛，诸般疼痛，结核转筋，顽癣顽疮，积年不愈，肿毒初发，杨梅肿块，未破者俱贴患处。肚腹夜痛，泻痢疟疾，贴脐上，痢白而寒者尤效。咳嗽哮喘，受寒恶心，胸膈胀闷，呕吐，妇人男子面色萎黄，兼脾胃等症，及心疼，贴前心。负重伤力，浑身俱痛者，俱贴后心与腰。诸疝小肠气等症，贴脐下。

【按语】　方大药多，功效较广，可用治诸多疾病。

36　益寿比天膏(一)

【组成】　鹿茸一两　虎骨一两　远志一两　牛膝一两　紫梢花一两　川续断一两　菟丝子一两　蛇床一两　天冬一两　川椒一两　生地一两　熟地一两　苁蓉一两　川楝一两　川附一两　杏仁一两　官桂一两　锁阳一两　甘草一两

【制法】　香油五斤，煎好。下黄丹八两，黄香四两，柳条不住手搅。再下：

雌黄二钱　硫黄二钱　龙骨二钱　木香二钱　乳香二钱　鸦片二钱

共研细面，兑匀，入黄蜡五钱成膏。

【功用】　温阳补虚，壮骨强筋。

【主治】　此膏专贴男妇诸虚百损、五劳七伤，腰膝痿软，步履坚难，小肠疝气，男子遗精白浊，妇人赤白带下，月经不调。老年无嗣，中年阳痿。

【按语】　原方中称，久贴则气血双补，阴阳俱合，填精益髓，大兴阳道。能强腰壮肾，暖丹田，育麟种子，滋补下元，除风湿瘫痪之证最有奇效。

37　白药膏

【组成】　甘石

【制法】　炭火烧三五柱香，研末摊地上，一日冷透，用生猪板油捣和成膏。

【功用】　收敛生肌，护肤。

【主治】　疮疡久不收口，脓水淋漓。

【按语】　炉甘石有解毒防腐作用，现代研究证明，此药为中度防腐收敛保护剂，可用治皮肤炎症和表面创伤。

38　红膏药

【组成】　银珠一钱　麻仁二钱　嫩松香五钱　黄丹一钱，飞　轻粉五钱

【制法】　共捣成膏，先用银针挑疔头，用此药黄豆大，放膏药中心，贴之，可拔疔根。

【功用】　解毒消肿止痛。

【主治】　治疔疮及无名肿毒；并治铜铁竹木瓦石入疮入肉内。

第三节 膏 药 方

1 益寿膏

【组成】 附子三两 肉桂三两 法半夏一两 陈皮一两 羊腰三对 虎骨八两 吴茱萸一两，盐水炒 川椒一两 白附子一两 小茴香一两 白术二两 苍术二两 川芎一两五钱 杜仲四两，盐水炒 续断二两 巴戟天一两 艾绒一两 当归三两，酒洗 破骨脂二两 生香附一两五钱 黄芪一两五钱 党参一两五钱 炙香附一两五钱 酒芍一两 五加皮一两五钱 益智一两 蒺藜一两五钱 川楝一两 桂枝一两 天生磺三两，飞好 干鹿尾三条 胡芦巴一两 川乌一两 鹿角八两 云苓二两 川萆薢一两 肉豆蔻一两五钱 菟丝一两 干姜一两 茵陈一两 胡桃仁二两 公丁香一两 生姜三两 五味一两 枸杞一两 大葱头三两 缩砂仁一两 甘草一两

【制法】 用麻油十五斤，炸枯药，去渣，熬至滴水成珠，入飞净黄丹五斤十两。

【功用】 补肾气，壮元阳，强筋骨。

【主治】 男妇诸虚百损，五劳七伤，腰膝痿软，步履坚难，小肠疝气，男子遗精白浊，妇人赤白带下，月经不调。老年元嗣，中年阳痿等证。

【按语】 此方药味较多，竟达五十，而其中又以温阳补肾药居多，可谓方大力专。《素问·生气通天论》曰："阳气者，若天与日……"，"阴阳之要，阳密乃固"。十分强调阳气在人体的作用。至于肾气，历来为医家所宝，称肾为先天，肾阴肾阳又称元阴元阳。因而培补肾元，可以强身。参阅光绪十三年闰四月二十日清宫御医李德昌据李鸿藻所拟之延年益寿膏用法，知其为贴腰间、贴脐穴。可用治腰痛、腹痛及妇人经带病。

2 培元益寿膏

【组成】 天生黄六钱 厚附子五钱 川椒一两 熟地一两 蛇床子六钱 韭菜子六钱 远志四钱 当归六钱 黑芝麻一两 菟丝子五钱 牛膝五钱 虎骨五钱 川羌活四钱 茅苍术六钱 续断四钱 桑枝一两 天仙藤五钱 片姜黄五钱 肉桂五钱，研面后入 鹿茸五钱，研面后入 麝香一钱，研面后入

【制法】 用麻油八斤，浸五日，熬枯去渣，再熬至滴水成珠，兑黄丹二十两，俟温，入肉桂、鹿茸、麝香，用槐柳枝不住搅匀。摊贴。

【功用】 补肾气，壮元阳，强筋骨，祛风湿。

【主治】 男妇诸虚百损，五劳七伤，腰膝痿软，步履坚难，关节疼痛等证。

【按语】 此方为御医为慈禧太后所拟。当贴腰间，贴脐穴。

3 保元固本膏

【组成】 党参、白术炒、鹿角、当归、香附各一两五钱 川芎、炙附子、独活、川椒、干姜、杜仲、鳖甲、荜茇、草果仁、白芍各一两 生芪一两五钱

【制法】 用麻油三斤，将药炸枯，去渣，再熬至滴水成珠，入飞净黄丹一斤二两，再入下药：肉桂、沉香、丁香各三钱

共研细末，候油冷，加入搅匀成膏，重四、五两，候去火气，三日后方可摊贴。

【功用】 温肾壮阳，益气养阴。

【主治】 诸虚劳损，气血不足等证。

【按语】 本方脾肾双补，肾阴肾阳同治，兼顾先后天之本，为西太后摊贴脐部以治脾

肾不足，胃肠功能失调之用。方中加荜茇、沉香、丁香诸香窜药，助药渗入，达到保元固本作用。

4 阳和启脾膏

【组成】 党参、白术、黄芪、鹿角、当归、香附各一两五钱 川芎、附子、独活、川椒、干姜、草果仁、白芍、阿魏、橘皮、三棱各一两

【制法】 用麻油三斤，将前药炸枯去渣，再熬至滴水成珠，入飞净黄丹一斤二两，再入下药：肉桂、沉香、丁香各三钱

上三味共研细末，候油稍冷，加入搅匀成坨，重四、五两。候去火气，三日后方可摊贴。黄丹分两多少，老嫩合宜，酌量兑之。

【功用】 温阳散寒，养血活血通络。

【主治】 脾胃虚弱，阳气不足，中风中寒，食积腹痛，肠鸣腹胀，饮食不香，癥瘕痞块，五更泻泄等一切虚寒之证。

【按语】 此方是光绪年间御医为西太后所配。西太后脾虚日久，必及于肾，此膏贴于肚腹或脐部，能逐散寒邪，温通气血。

5 开解六郁膏

【组成】 香附一两 川郁金一两 小枳实八钱 青皮八钱 山田五钱 片姜黄六钱 广木香六钱 橘红六钱 红花五钱 全当归一两 苏梗子一两 沉香五钱 麝香二钱 莱菔子六钱 白芥子六钱 茅苍术五钱

【制法】 用麻油将药炸枯，去渣，兑丹为膏。摊贴肺俞穴、上脘穴。

【功用】 降气平喘，开解六郁。

【主治】 胸中痞闷，咳喘不适。

【按语】 越鞠丸解五郁，加玄胡理气活血为六郁丸，供内服。此方解六郁，外用，摊贴肺俞、上脘穴，理气活血药居多。加三子养亲者，侧重治肺气不畅。

6 神效暖脐膏

【组成】 肉桂一两五钱，去皮、丹皮八钱、黄芪、党参、当归身、生地各二两、白芍、苁蓉、炙附子、木鳖子各一两，去壳 荆芥、防风、麻黄、桂枝、柴胡、前胡、升麻、葛根、苏叶、薄荷、羌活、独活、白芷、藁本、川芎、细辛各五钱

【制法】 用麻油三斤，生姜四两，葱头四两，入油内慢火熬焦，去渣滤净汁，将油称准，每油一斤入净黄丹半斤，慢火熬至老嫩得所，以磁器收盛，七日后方可用(又方加麝香五钱)。

【功用】 镇痛止泻，散寒健脾暖胃。

【主治】 受寒冷所致腹痛腹胀，呕吐酸水等。

【按语】 此方为光绪六年御药房抄来。暖脐膏组成各书略有不同，此药功能镇痛止泻，去风散寒，健脾胃，暖肚，主治受寒冷所致腹痛腹胀，呕吐酸水等。民间也有用此类方治疗不孕、腰冷痛等证者。

7 舒肝利肺和脉膏

【组成】 生香附一两 独活六钱 麻黄六钱 僵蚕六钱 小青皮八钱 生山甲六钱 片姜黄五钱 川郁金六钱 宣木瓜一两 当归一两 生杭芍六钱 抚芎五钱 透骨草八钱 乳没各六钱 续断八钱 五加皮六钱

【制法】 用香油四觔炸枯，去渣，入黄丹令其老嫩合宜为膏，贴于肩井、肺俞，贴时兑麝香五厘，撒于膏药中贴之。

【功用】 舒肝利肺，养血和脉。

【主治】 肝气郁滞，肺气不利，胸胁胀痛，筋脉失和等证。

【按语】 此方为光绪年间御医李德昌等为西太后所拟。从方药组合不难理解，西太后有肝气郁滞，胸胁胀痛，筋脉失和等证，故用药以行气活血为主，稍佐麻黄宣利肺气以通经络，用药俱有深意。肩井属少阳胆经穴，肺俞属太阳膀胱经穴，无论用药选穴，都与辨证立法一致。

8 解郁舒肺和脉膏

【组成】 生香附六钱 僵蚕五钱 石菖蒲五钱 青皮五钱 片姜黄五钱 全当归一两 赤芍药五钱 透骨草八钱 苏梗四钱 白芥子四钱 橘络四钱 丹参六钱 桑枝一两 鸡血藤膏八钱

【制法】 用香油三斤，将药炸枯，去渣，入黄丹令其老嫩合宜，摊贴肺俞穴处。

【功用】 舒肝利肺，解郁化痰。

【主治】 肝气郁滞，肺气不利，胸胁胀痛，痞闷不舒之证。

【按语】 此方为光绪二十一年御医李德昌等为西太后所拟。本方与前方立法相同，虽然药味有所异，侧重于化痰通络，但仍以解郁为主。值得注意的是，按穴位贴药的治法符合中医的基本理论，至今临床有效，值得进一步研究。

9 活血祛风膏

【组成】 防风二两 蔓荆子一两 当归三两 生芪二两 桂枝三两 川抚芎二两 薄荷一两 陈皮一两 白附子面五钱，后入 樟脑面五钱，后入 牡丹皮一两 杭芍一两 鸡血藤膏五钱

【制法】 用香油四斤，将药炸枯，滤去渣，再熬至滴水成珠，兑樟丹二斤，再入面药，老嫩适宜。

【功用】 益气活血，祛风通络。

【主治】 风中经络，口眼抽动等证。

【按语】 本方取《千金方》小续命汤和东垣当归补血汤合方化裁而成。本于“治风先治血，血行风自灭”之原则，于方中加入黄芪等药。

10 治风寒麻木方

【组成】 川乌、草乌、大黄各六钱 当归、赤芍、白芷、连翘、白蔹、乌药、官桂、木鳖各八钱 桃条、柳条、槐条、桑条、枣条各四钱

【制法】 用香油二觔，浸药一宿，再煎，将药煎焦，然后用棉纸将油赁下，加章丹十二两，熬至滴水成珠。将药熬成，再加乳香、没药各四钱，搅匀为度，又加苏合香一钱。

【功用】 温阳散寒，活血通痹。

【主治】 风寒麻木痹症。

【按语】 古方治风寒麻木痹证，多据《内经》“寒者热之”之论，用药温散。盖散寒以止痛，活血以行痹。但本方特殊之处在于应用大黄、白蔹等苦寒清热之药，看似与证不符，实则清泻之中寓有行血消瘀之意。且稍加寒药反佐，温经散寒之力愈彰，看似相反实则相成。又，白芷辛散祛风，温燥除湿，一般用治头痛，但用于风湿痹痛有良效，此是御医之经验。

11 祛风活络膏

【组成】 白花蛇一盘 全蝎五钱 僵蚕五钱 白附子八钱 川乌五钱 细辛五钱 川羌五钱 豨莶草一钱 皂角五钱 南星五钱

【制法】 用香油斤半，将药炸枯，滤去渣，再兑白锭粉，老嫩适宜，俟凉后再入麝香面二钱，搅匀收膏。

【功用】 祛风活血，祛痰通络。

【主治】 风中经络，口眼抽动症。

【按语】 此方专以祛风为主，故而首用虫类药，深入经髓，搜风剔风。其中白花蛇一药，取蛇性善行善走善蜕，用治各类风证，引药到达周身，外可达皮表，内可入经隧。此药善于透骨搜风，截惊定搐，用为主药。继用乌、附祛风散寒止痛。其余药物均可散风祛风。经云：“风善行而数变”，“风气通于肝”。祛风药多能行血通络，故取名祛风活络膏。据宫中传药档记载，慈禧常贴此膏。

12 舒筋活络膏

【组成】 夏枯草三钱 鸡血藤膏五钱 金果榄三钱 冬虫夏草四钱 金银花六钱 连翘五钱 桑寄生六钱 老颧草五钱 没药三钱 海风藤三钱 全当归三钱 生杭芍三钱 川芎三钱 细生地三钱 川羌活三钱 威灵仙三钱 独活三钱 宣木瓜三钱 广橘红三钱 川郁金三钱，研 半夏三钱 生甘草二钱 麝香面一钱，后入

【制法】 用香油三斤，将药炸枯，滤去渣，入黄丹二斤，收膏，老嫩适宜。

【功用】 祛风活血，养血通络。

【主治】 风中经络，口眼抽动症。

【按语】 本方用四物养血，用风药舒肝，用滋阴药养肝，用藤药通络，用麝香搜剔风邪，于是络阻筋伤之证可愈。西太后口眼抽动，从脉案记载来看，多次用此膏贴患处，与病情适合。

13 舒筋活络膏又方

【组成】 夏枯草六钱 金果榄五钱 归尾五钱 赤芍四钱 川羌活五钱 木瓜六钱 草河车五钱 乳香四钱 生南星四钱 怀牛膝六钱 红花四钱 僵蚕四钱 片姜黄四钱 桂枝六钱 山甲四钱 麝香一钱，后兑

【制法】 用麻油四斤 收膏，将药炸枯，滤去渣，再熬至滴水成珠，入黄丹二十两，收膏，老嫩适宜。俟凉后，再入麝香搅匀，摊贴患处。

【功用】 搜风活血，通经活络。

【主治】 风中经络，口眼抽动症。

【按语】 本方与前方不同，减去养血益阴之品及藤药，代之以牛膝、红花、片姜黄、桂枝、山甲等活血定风通络经之药。其中山甲、僵蚕虫类药定风通络之力尤大，仍着意于西太后面风之证。

14 熊油虎骨膏(一)

【组成】 首乌、草乌、文蛤、川续断、大黄、枳壳、栀子、川乌、羌活、桃仁、苦参、黄芩、益母草、白鲜皮、海风藤、灵仙、元参、白芷、荆芥、青皮、生地、藁本、木通、苍术、僵蚕、芫花、银花、良姜、茵陈、麻黄、秦皮、前胡、甘草、黄柏、知母、乌药、山甲、牛膝、蒺藜、杜仲、远志、薄荷、升麻、防风、杏仁、山药、泽泻、当归、贝母、苍耳子、香附、地榆、陈皮、白术、南星、连翘、黄连、白及、独活、白芍、大枫子、柴胡、桔梗各五钱 熊骨八两、虎骨一斤、桑寄生二钱、天麻、红花各一两 桃条、柳条、槐条、榆条各五条

【制法】 用香油十斤，将药炸枯，滤去渣，再熬至滴水成珠，入黄丹五斤收膏。俟凉后，再入麝香、冰片各二钱五分，肉桂、丁香各一两，血竭、乳香、没药各一钱化。

【功用】 补肾强筋壮骨，活血除湿祛风。

【主治】 诸虚劳损，风中经络，湿着筋脉所致关节疼痛，筋肉抽动等症。

【按语】 此膏配方较前二方药味多而面广，其大要也不外补肾、强筋、壮骨、活血、除湿、祛风。原相传内府熊油虎骨膏配方本于此。今清东陵慈禧皇太后陵墓所在地的文物管理所，仍展出有西太后生前所用的熊油虎骨膏药罐。为保护濒危野生动物，国家已明令禁止虎骨的药用，若配本方及其他含虎骨方，宜改用代用品，例如，来源于青海省一种普通野生动物的新药“赛龙”，治疗风湿骨痛的疗效与虎骨相似。

15 熊油虎骨膏(二)

【组成】 首乌一两 草乌一两 文蛤一两 川续断一两 大黄一两 枳壳一两 栀子一两 川乌一两 羌活一两 桃仁一两 苦参一两 黄芩一两 益母草一两 白鲜皮一两 海枫藤一两 灵仙一两 元参一两 白芷一两 荆芥一两 青皮一两 生地一两 藁本一两 术通一两 苍术一两 银花一两 黄柏一两一钱 山甲一两 乳香一两 没药一两 潮脑一两 血竭一两 连翘一两五钱 生地两五钱 黄芩一两五钱 栀子一两五钱 木香二钱 檀香二钱 藿香二钱

【制法】 用香油三斤，熬枯，去渣，入黄丹一斤八两收膏。俟凉后，再入麝香、冰片、丁香各五分。

【功用】 补肾壮骨，活血祛风。

【主治】 一切风寒痿痹之证。

【按语】 经云：风为百病之长。凡中风之人，必其真气先虚，荣卫空疏，然后外邪乘虚而入，则百病生焉。此膏专祛风邪，实腠理，一切风寒痿痹之证并皆贴之。尚须据病证、病位贴于适当穴位。

16 熊油虎骨膏(三)

【组成】 虎骨一架 肉桂三两 乳香六两 没药五两 当归八两 血余四两 熊油五两 香油十五斤 章丹七斤八两，净

【制法】 浸泡虎骨七日，剔净筋肉一日，晒晾虎骨一日，炸炼虎骨熬膏二日。先将虎

骨炸酥后，再炸当归、血余二味，出渣后入熊油再炼，将油炼好，兑丹后再将肉桂、乳香、没药共研细末，兑入膏内。

【功用】 祛风通络，活血镇痛。

【主治】 风寒痿痹之证。

【按语】 此膏能祛风邪，实腠理，活血疏风，镇痛。凡风寒痿痹之证贴之有效。

17 熊油虎骨膏加减方

【组成】 虎骨一架 肉桂三两 乳香六两 没药五两 当归八两 血余四两 熊油五两 香油十五斤 章丹七斤八两，净 杜仲四两 金毛狗四两 巴戟天三两 续断四两 独活三两

【制法】 熬法同前。

【功用】 补肾壮骨，活血通络。

【主治】 肾虚所致的骨痿风痹。

【按语】 此膏在上方祛风邪，实腠理，活血疏风镇痛的基础上，又增强了补肝肾、壮腰脊的功能。凡风寒痿痹之证贴之有效。

18 神灵膏

【组成】 金线重楼一两 锦地罗一两 黑三七二两 金银花一两 紫花地丁一两 干蟾五个

【制法】 用香油二觔二两，入铁锅内先煎，用柳条搅拌半柱香，入前药六味，熬焦去渣，入蜜陀僧末一觔，再熬至滴水成珠，离火再搅，俟滚退一多半，加入牛黄末二钱、枯白矾末二钱，冷定入水内浸一日。

【功用】 解毒活血，通络止痛。

【主治】 湿痰流注疮疡。

【按语】 此方为雍正八年，太医院御医秦世禄所进经验方。

19 银粉膏

【组成】 千金子二两，去壳白仁 凤仙花五钱，即急性子

【制法】 用香油十两，入锅内先熬半柱香，入前药二味，将药炸枯，滤去渣，入密陀僧末三两八钱，水飞银钻粉五钱再熬至滴水成珠。

【功用】 解毒蚀腐止痛。

【主治】 疣子拔毒。

【按语】 此方为雍正八年，太医院御医秦世禄所进经验方。

20 保应膏

【组成】 芝麻二觔八两，浸后药，春五、夏三、秋七、冬十日 当归一两 川芎一两 防风一两 白芷一两 木鳖仁四十九个 穿山甲七大片 草麻仁一百二十粒 川乌三钱 草乌三钱 槐枝三十寸 柳枝三十寸 肉桂一两

【制法】 上药油浸足日期，用文火煎至药焦为度，以三五重丝线滤渣，务净，将渣另于铜杓内烧出药油约二觔，次第入后药：

飞丹妙黑净一觔

右丹乘油出火，渐渐调入，令匀再加后药：

阿魏一两

用葱汁炖化搅入，令匀冷后，再加后药：

滴乳香一两　没药一两　血竭一两　肉桂五钱　附子五钱　麝香一钱

共研极细末，渐渐搅入，令匀收贮有盖厚磁罐内封固，取用后，仍需盖紧，凡用视患处大小，摊厚青布上，先以水姜擦过方贴，贴后以手或盐包熨之。

【功用】　养血祛风，温阳散寒，活血止痛。

【主治】　关节肿痛。

【按语】　从方药来看，治疗风寒及血瘀所致关节肿痛当效。

21　祛风和脉调气利湿化痰膏

【组成】　羌独活各二两　僵蚕三两　威灵仙一两五钱　川乌一两五钱　生姜黄一两五钱　橘络二两　鸡血藤三两，后入　秦艽一两五钱　桑寄生二两　当归二两，尾　穿山甲二两　红花二两　川续断二两　生香附二两　没药一两五钱，后入　乳香一两五钱　乌梢蛇二两五钱　防风二两　茅苍术二两　赤芍二两　豨莶草二两　台乌二两　青皮二两　炙半夏二两　麝香五钱，后兑

【制法】　香油十斤，将药炸枯，去渣，兑丹成膏，老嫩合宜。

【功用】　祛风通络，利湿化痰。

【主治】　目皮颊间跳动，筋肉胀拘。

【按语】　此方是御医为西太后目皮颊间跳动，筋肉胀拘而拟。

22　调中畅脾膏

【组成】　连翘三钱　银花五钱　茯苓六钱　于术五钱　广皮四钱　厚朴四钱　东楂六钱　鸡内金六钱，雄　木香二钱　法半夏四钱　槟榔三钱　神曲五钱　麦芽五钱　黑丑五钱　白蔻五钱　溏瓜蒌五钱　甘草三钱　甘菊花三钱　青皮五钱　莱菔子四钱

【制法】　用香油三觔，将约炸枯，滤去渣，入黄丹二觔，收膏，老嫩适宜。

【功用】　调中畅脾，理气化积。

【主治】　不思饮食，胃中嘈杂，呕逆腹胀，气逆不舒等症。

【按语】　此方是御医张仲元为慈禧太后所拟。本方调中健胃畅脾，化积理气行水，可用治脾胃不和所致的消化不良症。

23　启脾益寿膏

【组成】　炙香附六钱　川郁金五钱，研　炒枳壳五钱　于术六钱　广陈皮六钱　厚朴五钱　东楂肉一两　鸡内金一两二钱，雄　焦神曲八钱，研　茯苓八钱　柴胡四钱，醋炒　升麻三钱　粉葛根四钱　潞党参五钱　抚芎三钱　杭芍五钱　生甘草三钱

【制法】　用香油五觔，将药炸枯，滤去渣，入黄丹二觔八两　收膏，顷入水内，以去火气。

【功用】　调中畅脾，理气化积。

【主治】　不思饮食，胃中嘈杂，呕逆腹胀，气逆不舒等消化不良症。

【按语】　此方是御医张仲元为慈禧太后所拟。本方调中、健胃、启脾，脾胃强健，饮食良好，自可达到长寿。

24 拔毒万应膏

【组成】 生川乌、生草乌、生地、白蔹、白及、官桂、白芷、当归、赤芍、羌活、苦参、土木鳖、山甲、乌药、甘草、独活、元参、大黄、天麻子肉各二钱五分

【制法】 上十九味，用净香油二觔半，将药浸入油内，用洁净锅慢火熬至药枯，滤去渣，将油称准，每油一觔，约计官粉半觔，再熬至滴水成珠，薄摊纸上。

【功用】 温经通络，消肿化瘀止痛。

【主治】 一切痈疽、发背、对口诸疮，痰核、流注等。

【按语】 本方用川乌、草乌等辛温大热之品，散寒通经，其毒性强，可用治阴疽等症。

25 化核膏

【组成】 干蜗牛二十个 鲜白菊根、薄荷、牛蒡子、苍耳子、连翘、元参、苦参、白蔹、白芥子、僵蚕、小红花子、大黄、荆芥、防风各一两

【制法】 用香油四觔，将药熬枯，滤去渣，将油再称准分两，加苏合油一两，每投一觔，入黄丹七两熬成膏，临用时加麝香少许。

【功用】 化痰散结，祛风活络。

【主治】 痰核结肿。

【按语】 此方是御医张仲元等为端康皇太妃右腿结核所拟。

26 千金封脐膏(一)

【组成】 肉桂三钱 熟地三钱 川附子三钱 金樱子三钱 当归三钱 甘草三钱 巴戟三钱 杜仲三钱 干姜三钱 胡椒三钱 淫羊藿三钱 独活三钱 萆薢三钱 海马二钱 鹿茸二钱

【制法】 用香油一斤八两，将药敖枯，滤去渣，入黄丹十二两，收成膏。再加入麝香、冰片各四分，儿茶、硫黄各二钱，研细末入之。

【功用】 补肾壮阳，固精通脉。

【主治】 男子下淋精滑，肾虚盗汗，妇人子宫虚冷，久不受孕，赤白带下，产后肠风；又治一切骨节腰脚疼痛，小肠疝气等。

【按语】 原方称，此膏能镇玉池，存精固漏，通二十四道血脉，锁三十六道骨节，贴之气血流畅，阳健不衰，精髓充盈，神气完足。可以参考。

27 千金封脐膏(二)

【组成】 肉桂三钱 生附子一两 干姜三钱 川椒五钱 荜澄茄五钱 独头蒜九个 川乌三钱 草乌三钱 山甲三木香三钱 乌药三钱 两头尖三钱 延胡索五钱 海马一对 胡椒四十九粒

【制法】 用香油一斤八两，将药熬枯，滤去渣，入黄丹九两，再用：

麝香五分 冰片五分 蟾酥一钱五分 母丁香一钱五分 雄黄一钱 阿魏一钱 乳香一钱 没药一钱

共研细面，入油内收膏。

【功用】 补肾壮阳，固精通脉。

【主治】 男子下淋精滑，肾虚盗汗，妇人子宫虚冷，久不受孕，赤白带下，产后肠风等症。

【按语】 此膏功用大致同于上方。

28 封脐广嗣膏

【组成】 紫梢花二钱 木荆子二钱 杏仁二钱 远志二钱 川牛膝二钱 虎胫骨二钱 川续断二钱 熟地二钱 苁蓉二钱 鹿茸二钱 蛇床子二钱 天门冬二钱 生地二钱 川楝子二钱 豆蔻二钱 官桂二钱 附子二钱 谷精草二钱

【制法】 香油二斤，熬去渣，入东丹一斤，再加雄黄、龙骨、石脂、沉香、丁香、蟾酥、阿芙蓉各五钱，乳香、没药、阳起石各一钱，共研细末，入膏内，熬至滴水成珠，再加入黄蜡五钱，收膏，用红绢摊贴。

【功用】 补肾壮阳，滋阴益精。

【主治】 一切真元亏虚，囊冷遗淋，头沉腰偻，肾虚遗精，阳痿滑精等症。

【按语】 此药温肾滋精强阳，故称“广嗣”。若老人久贴此膏，可延年耐老，贴脐上或贴二肾俞穴均可。

29 十香暖脐膏

【组成】 附子二两 天麻子二两 小茴香二两 菟丝子二两 川芎二两 木香一两 川乌一两 草乌一两 干姜一两 白芷一两

【制法】 用香油五斤，将药熬枯，滤去渣，入黄丹二斤，再入丁香、乳香、没药、肉桂各二钱、麝香五分，搅匀。

【功用】 温肾壮阳，芳香通络。

【主治】 真元亏虚，腰痛脚软，脐腹冷痛，阳痿滑精等症。

【按语】 本方温肾壮阳又芳香温通，具有较好的止痛作用，用于肚腹冷痛效好。

30 暖脐膏

【组成】 生地 鹿角胶 鹿茸 肉桂 山萸肉 锁阳 苁蓉 附子 大茴香 菟丝子 木香 紫梢花 五味子 杜仲 枸杞子 吴茱萸 诃子 川椒 蛇床子 莲须 母丁香 海马 故纸

【制法】 香油七斤，浸数日，熬去渣，再加鸦片四钱、没石子四钱、麝香四钱、龙骨四钱、硫磺四钱、赤石脂四钱、沉香四钱、阳起石四钱、乳香四钱、没药四钱、黄丹二钱、儿茶二钱，为末收膏。

【功用】 温补肾元，固本壮阳。

【主治】 滑精遗精，兼治下元虚冷，膀胱疝气。

【按语】 本方有温补元阳，填补真精，收涩固摄之功，久贴可存精不漏。

31 封脐暖肚膏

【组成】 附子二两 干姜二两 粟花二两 土木鳖二两 生姜八两 老葱八两

【制法】 用香油三斤，将药熬枯，滤去渣，入黄丹一斤收膏，再入丁香三钱、肉桂二两、麝香一钱，研末搅匀。

【功用】 温补脾肾。

【主治】 风寒合邪，腰腿肚腹疼痛。

【按语】 此药性温暖散寒，封脐上，预防寒邪。此药专能温补脾胃，壮元阳，暖丹田，对阳虚肚腹疼痛效佳。

32 益寿比天膏(二)

【组成】 牛膝一两 杜仲一两 虎骨一两，制 木鳖子一两 蛇床子一两 肉豆蔻一两 菟丝子一两 紫梢花一两 续断一两 山甲一两 远志一两 天麻子一两 鹿茸一两 苁蓉一两 生地一两 熟地一两 官桂一两 川楝子一两 山萸肉一两 巴戟一两 故纸一两 海蛆五钱 甘草二两 桑枝七寸 槐枝七寸 香油六斤

【制法】 浸一夜，慢火炸至黑色。每净油一斤，入黄丹六两五钱，用柳棍不停顿地搅，再下黄丹、雄黄、龙骨、赤石脂各二钱，母丁香、沉香、木香、乳香、没药、阳起石、麝香各四钱，黄蜡五钱。

【功用】 温补元阳，填补真精，强壮腰脊。

【主治】 下元虚冷，五劳七伤，半身不遂；或下部痿软，脚膝酸麻，阳事不举，夜梦遗精；妇女赤白带下，砂淋血崩等症。

【按语】 此药能滋精补髓，保固肾精不泄，助元阳，润肌肤，壮筋骨，理腰膝，故有健身益寿之效。每用二张，贴二腰眼上，或贴脐上一张亦可，每贴一次半月一换。

33 神效灵龟益寿膏

【组成】 菟丝子酒蒸 牛膝酒洗 木鳖子 熟地 肉苁蓉 川续断酒洗 蛇床子酒洗 鹿茸 大附子童便炙酥，酒洗 生地酒洗 虎腿骨醋炙 官桂 紫梢花 杏仁去皮尖 谷精草酒洗

【制法】 以上十五味各三钱，或各一两，用油二斤四两，将药入油熬枯，滤去渣，熬至滴水成珠，下：

松香四两 黄丹八两 硫黄三钱 雄黄三钱 龙骨三钱 蛤蚧一对 乳香三钱 没药三钱 赤石脂三钱 沉香三钱 鸦片三钱 母丁香三钱 麝香三钱 木香三钱 真阳起石三钱 蟾酥三钱，共为细末。诸药下完，不住手搅，入磁罐内。下井中浸三日或五日，去火毒方可用。

【功用】 温肾壮阳，强腰壮筋。

【主治】 下元虚冷，诸虚百损，五劳七伤，阳痿不举，举而不坚，久无子嗣，下淋白浊，小肠疝气，遗精盗汗，手足麻木，半身不遂，腹胀满痛，腰腿疼痛等症。

【按语】 原方称，此膏能固玉池，真精不泄，灵龟不死，通二十四道血脉，镇三十六道骨节，气血流畅，精髓充满，保固下元，全形固本，如海之常盈，通三关，壮五脏。男妇如能常贴此膏，气血充足容颜光彩，诸疾不生。乌须黑发，固精种子。此膏妇人贴脐上，男子贴左右命门各一张，用汗巾敷住，勿令走动，六十日一换。所云仅供参考。

34 固本膏

【组成】 淫羊藿二两，香油炙 石燕五钱，酒浸 锁阳二两，酒炙 金樱子二两，酒炒 牛膝二两，酒炒 肉苁蓉二两，酒洗 故纸二两，盐炒 杜仲二两，酒炒 制附五钱 甘遂二两 蛤蚧一对 煅阳起石五钱 覆盆子二两，酒煮 蚯蚓一对 麝香三钱 血余三钱 生甘草五钱

【制法】 上药用香油五斤，将药浸入，春五日，夏三日，秋七日，冬十日，再加柳、桃、桑、榆、杏、梅、槐枝各七寸，铜锅熬枯去渣，再熬，下黄腊二两，黄丹二斤，收膏，入水撒去火毒，盛坛内，埋土中，七日取出，摊用。

【按语】 此膏功用主治大致同毓麟固本膏。

35 毓麟固本膏

【组成】 杜仲、熟地、附子、苁蓉、牛膝、故纸、续断、官桂、甘草各四两 生地、大茴香、小茴香、菟丝子、蛇床子、天麻子、紫梢花、鹿角各一两五钱 羊腰一对 赤石脂、龙骨各一两

【制法】 用香油八斤，将药熬枯，滤去渣，用黄丹四十八两，再入雄黄、丁香、沉香、木香、乳香、没药各一两，麝香三分，阳起石五分。

【功用】 补肾固精，温经散寒。

【主治】 下元虚冷，诸虚百损，五劳七伤，阳痿不举，举而不坚，久无子嗣，下淋白浊，小肠疝气，遗精盗汗，手足麻木，半身不遂，腹胀满痛，腰腿疼痛等症。

【按语】 此膏功效、主治及用法等大致同于神效龟灵益寿膏。

据中国第一历史档案馆所藏《太医院配方》载：此膏异授秘传。实则可能为清宫御医所创。目前中成药书中所记毓麟固本膏，虽注明出自清宫内廷配本，但药味与本方有出入。从方中药物分析本方有补肾固精，温经散寒之功。可用治因阳痿、早泄、精子清冷所致的男子不育等证。据光绪三十三年脉案载："遗精之病将二十年，每月必发十数次"，"且有无梦不举即自遗泄之时，精液愈泄愈稀，下部久已虚冷"等语。因此不难看出本方种子之功重在温其肾，固其精，补其阳，希冀阳痿得愈，肾精得充，而达生育之目的，光绪帝贴用此药的记载颇多，可见其盼子承嗣之心。

36 二龙膏

【组成】 苋菜一斤 甲鱼八两 三棱二两 莪术二两

【制法】 用香油三斤，将药炸透，滤去渣，入黄丹一斤八两，收膏，再入麝香三分，乳香、沿没药各四钱

【功用】 活血通络，散结消癥，兼益阴精。

【主治】 癥瘕积聚，一切气积血聚，酒癥食黄，妇女血块，婴儿痞积，腹大青筋，面黄肌瘦，虫蛊气臌，坚硬难消，干血痨症，延绵日久；又治噎膈鼠瘰等疮。

【按语】 此方补泻兼施，对补泻难投的前述主治证候，可以试用。

37 神效白鱼膏

【组成】 鲫鱼八两 火麻仁五钱 乳香五钱 没药五钱 巴豆五钱 轻粉五钱 土贝母一两 桃、柳、榆、槐、桑枝各一尺

【制法】 用香油十二两，将药熬枯，滤去渣，入铅粉十二两熬膏。

【功用】 拔毒排脓，生肌收敛。

【主治】 痈疽发背，对口疔毒，乳痈疽毒，湿痰流注，积年痔漏，附骨疽疮，鱼口便毒，杨梅结疮，日久顽疮，疥疮棒疮，裂口冻疮，一切无名疮毒。

【按语】 此方补消杂投，肿毒初起、已成，皆可贴之。

38 鲫鱼膏

【组成】 鲫鱼二尾 蓖麻子二两 乳香一两 没药一两 巴豆一两 干蟾二个 山甲二两 草节一两 桃枝十寸 柳枝十寸 榆枝十寸 槐枝十寸 桑枝十寸 土贝母二两 官粉二斤

【制法】 用香油二斤，将药熬枯，滤去渣，熬至滴水成珠，入官粉乳没末收膏。

【功用】 拔毒排脓，生肌收敛。

【主治】 同前方。

39 灵异膏(二)

【组成】 郁金二两 甘草二两 生地四两

【制法】 用香油一斤，熬枯去渣，加黄丹八两，后入黄蜡三两。

【功用】 清热败毒，消肿止痛。

【主治】 杖疮烫火伤，一切肿毒。

40 千金保胎膏

【组成】 桑寄生一两 当归一两 砂壳一两 熟地一两 白芍一两 蕲艾一两 蒲黄一两 黄芪一两 甘草一两 川芎一两 阿胶一两 益母草一两 条芩一两

【制法】 用香油四斤，熬药枯去渣，兑黄丹一斤八两，成膏。

【功用】 补气养血，益肾安胎。

【主治】 妊娠脾胃虚弱，气血不足，诸虚百损，子宫虚冷，腿腰酸痛，胁肋胀郁，面色痿黄，四肢浮肿，腹疼痛时常见血，三、四月内血不能养胎，屡以小产；并经后失期，行经作痛，赤白带下，崩漏不止，气逆血块，白浊白淫，久不孕育。

【按语】 原方称，体弱脾虚或滑胎妇人，皆可贴之。此膏保元固本，充实血海，温暖子宫，安胎种子。每贴数日一换，贴丹田处。

41 阿魏化痞膏

【组成】 三棱四两 鸡内金四两 山甲四两 川军四两 草蔻四两 芫荑四两 甘遂四两 莪术四两 芫花四两 大戟四两 槟榔四两 鳖甲四两 秦艽四两 巴豆二两 萝卜子二两 胡连二两 吴茱萸三两 千金子二两

【制法】 用香油五斤，熬枯去渣，入黄丹二斤八两，收膏，再加乳香、没药各二两，肉桂、丁香各一两五钱，阿魏三两，麝香二钱，共研细末，搅入膏内合匀。

【功用】 化痰消积，逐水通经。

【主治】 专贴妇女癥瘕血块，大人五积六聚，气积食积，肚腹胀大、疼痛等症；又贴小儿痞积。

【按语】 按原方用法，先将患处用温水洗净，然后将膏药烤热贴患处，每日空心临睡，用热手将患处揉百转，其腹内微响动，鼻闻药气为验，每一贴数天一换，再兼服药为好。

42 参桂鹿茸膏

【组成】 人参二两 附子二两 苁蓉二两 故纸二两 天麻子二两 杜仲一两 官桂一两 紫梢花一两 赤石脂一两 生地一两 续断一两 龙骨一两 蛇床子一两 大茴香一两 小茴香一两 鹿茸一两 牛膝一两 菟丝子一两 羊腰一对 甘草一两

【制法】 用香油八斤，熬枯去渣，入黄丹三斤，收膏，再加丁香、雄黄各三钱，肉桂五钱，麝香二钱。

【功用】 温肾壮阳，益气滋阴。

【主治】 老少先天不足，后天失养，下元虚损，久无子嗣，精寒肾冷，下淋白浊，腰腿酸痛，步履艰难及妇女气血亏虚，子宫寒冷，久不受孕，屡经小产，一切虚寒之症。

【按语】 原档载，本方壮元阳，暖丹田，补命火，固本元，充气血，对老少先天不足，后天失养诸症皆可试用。妇人贴脐上，男子贴左右肾俞、丹田穴。

43 延年涌泉膏

【组成】 杜仲二两 牛膝二两 熟地二两 附子二两 续断二两 甘草二两 生地五钱 小茴香五钱 菟丝子五钱 天麻子五钱 雄黄二钱 木香三钱

【制法】 用香油三斤，熬枯去渣，入黄丹一斤八两，再加丁香、乳香、没药各二钱，麝香二分。

【功用】 补肾强筋，益寿延年。

【主治】

(1) 治下元虚损，梦遗滑精，阳物收缩，逢阴不举，贴两涌泉穴，阴交穴，关元穴。

(2) 治左瘫右痪，或麻木不仁，或行步无力，下部虚寒或肿痛，贴两涌泉穴，阴交穴、关元穴。

(3) 治五劳七伤，贴膏肓俞穴、肾俞穴、三里穴。寒湿脚气，贴两涌泉穴、三里穴。

(4) 治脚根疼，贴两涌泉穴、昆仑穴。腿肚转筋，贴两涌泉穴、委中穴。

(5) 治手大指次指麻木或筋痛，贴两列缺穴、尺泽穴。手小指第四指麻木或疼，贴通里穴。

(6) 治肩膊或通手麻木，或筋痛，贴两曲池穴、肩井穴。漏肩风，贴肩井穴。

(7) 治疝气，贴两涌泉穴、阴交穴、阴廉穴。鹤膝风，贴膝眼穴。

(8) 治心腹疼痛，或胀满，贴中脘穴。肚痛水泄痢疾，贴脐，并贴气海穴。

(9) 治远年近日咳嗽，气急哮喘，夜卧不宁，贴两肺愈穴。

(10) 治怒伤肝气，两胁胀痛，贴期门穴、章门穴。痞块，贴气海穴，兼贴患处。

(11) 治妇女月经不调，或经至腹疼，或崩漏带下，子宫寒冷，素难受胎，贴两涌泉穴、阴交穴、关元穴。跌打损伤，俱贴患处。腰痛，贴肾俞穴。

(12) 治寒痰结核于肉内，皮色不变，贴患处。

(13) 治无名肿毒，疮疖未破，轻者贴之即消，重大者排脓败毒，破者拔去脓根，仍贴旧药生肌收口。

(14) 治先天不足，后天亏损，骨痿身瘦，阳气虚弱，以致腠理不密，易受风寒，常多疾病，贴涌泉穴，兼贴肾俞穴、关元穴。

【按语】 以上主治病症甚多，恐有过誉之嫌。

44 涌泉膏

【组成】 大海龙一对，雄黑雌黄，长尺余者佳，无则用海马亦可，终不如海龙之妙 生附子一个，重一两五分，切去芦头，用童便，甘草水各浸一日，洗净 锁阳三钱 零陵香三钱 穿山甲三钱，要大片

【制法】 用香油一斤四两，浸药三五七日，熬枯去渣，每油一斤，加黄丹六两五钱，再熬，下阳起石、麝香各五钱，冬虫夏草、人参、母丁香各三钱，共为细末，搅匀收膏。埋土内七日，摊如钱大，贴两足心，十日一换，不可间断。

【功用】 温肾壮阳，益气补虚。

【主治】 治男妇下元虚损，五劳七伤，咳嗽痰喘气急，左瘫右痪，手足麻木，遍身筋骨疼痛，腰脚软弱，肚腹受寒，男子遗精白浊，女子赤白带下等症。

45 神仙金不换膏

【组成】 黄连五钱 荆芥五钱 芫花五钱 川芎五钱 薄荷五钱 泽泻五钱 白鲜皮五钱 麻黄五钱 白芷五钱 羌活五钱 黄芩五钱 桔梗五钱 南星五钱 木通五钱 僵蚕五钱 当归五钱 生地五钱 独活五钱 黄柏五钱 甘草五钱 前胡五钱 牛膝五钱 杜仲五钱 苍术五钱 熟地五钱 秦艽五钱 甜苦梗五钱 栀子五钱 升麻五钱 山药五钱 远志五钱 陈皮五钱 银花五钱 川续断五钱 海风藤五钱 香附五钱 青皮五钱 贝母五钱 桑皮五钱 草乌五钱 巴豆五钱 两头尖五钱 五倍子五钱 枳壳五钱 细辛五钱 杏仁五钱 良姜五钱 桃仁五钱 五加皮五钱 山甲五钱 藁本五钱 乌药五钱 连翘五钱 首乌五钱 元参五钱 蒺藜五钱 茵陈五钱 苍耳五钱 防风五钱 益母草五钱 大黄五钱 柴胡五钱 猪苓五钱 地榆五钱 灵仙五钱 赤芍五钱 知母五钱 天麻五钱 川乌五钱 蜈蚣十条 桃、柳、榆、槐、桑条各三十寸

【制法】 用香油十二斤，熬枯去渣，入黄丹六斤，熬成膏，再入乳香、没药、血竭、龙骨、海螵蛸、赤石脂各五钱，轻粉三钱，冰片、麝香各二钱，潮脑、肉桂、丁香、阿魏各一两，共研细末，兑匀。

【主治】 专贴男妇小儿，不分远年近日，五劳七伤，咳嗽痰喘，左瘫右痪，手足麻木，遍身筋骨疼痛，腰脚软弱，偏正头风，心气疼痛，小肠疝气，跌打损伤，寒湿脚气，疟痢痞块，男子遗精白浊，女子赤白带下，月经不调，崩漏下血；兼治无名肿毒，瘰疬臁疮，杨梅恶疮，误服轻粉，致伤筋骨疼痛，变为恶毒，肿烂成疮等症。

【按语】 贴此膏可据病症、病位、选用适当穴位。痞块、肿毒、跌打损伤等贴于患处。孕妇勿贴。

46 生肌膏(一)

【组成】 官桂二两 阿魏八钱 乳香六钱 没药一两

【制法】 用香油一斤，熬枯去渣，入黄丹六两成膏。

【功用】 活血消肿，祛腐生肌。

【主治】 大小诸毒恶疮破后，俱用此膏贴之。

【按语】 此膏能解毒消肿，溃腐生肌。初起日换一贴，将收口时不宜常换。

47 生肌膏(二)

【组成】 当归、生地、地骨皮各等份

【制法】 用香油一斤，熬枯去渣，入黄丹半斤，白蜡二钱，乳香、没药各五钱。

【功用】 养血生肌，活血透热。

【主治】 诸般大小疮疡，痈疽、瘰疬，以及杨梅、顽疮。

【按语】 本方用生地、当归养血活血生肌，地骨皮善清透虚热，解毒。故利于疮疡生肌长肉收口。

48 万应膏(一)

【组成】 当归一钱 赤芍一钱 川芎一钱 川乌一钱 草乌一钱 木鳖一钱 苦参一钱 火麻

仁一钱 官桂一钱 首乌一钱 防风一钱 羌活一钱 独活一钱 白芷一钱 白蔹一钱 两头尖一钱 杏仁一钱 乌药一钱 生军一钱 山甲一钱 元参一钱 草节一钱 枳壳一两

【制法】 用香油三斤，熬枯去渣，入黄丹一斤，收膏，再加乳香、没药、血竭各一钱，研末兑匀。

【功用】 温经通络，祛风化痰。

【主治】

(1) 五劳七伤，遍身筋骨疼痛，腰脚软弱，贴两膏肓穴、两肾俞穴。

(2) 咳嗽痰喘，贴肺俞穴、华盖穴、膻中穴。

(3) 男子遗精白浊，女子赤白带下，月经不调，崩漏下血，贴两阴交穴、关元穴。

(4) 左瘫右痪，手足麻木，贴两肩井穴、两曲池穴。

(5) 痢疾日久，贴关元穴。

(6) 腰疼贴命门穴。

(7) 小肠疝气，贴关元穴。

(8) 心气疼痛，贴中脘穴。

(9) 走气疼，贴两章门穴。

(10) 寒湿脚气，贴两三里穴。

(11) 一切无名肿毒，瘰疬臁疮，杨梅顽疮，跌打损伤，痞块等症，皆不必按穴，俱在本病患处贴。孕妇勿贴。

49 万应膏(二)

【组成】 木香一两 大枫子一两 当归一两，尾 赤芍一两 川芎一两 川乌一两 草乌一两 苦参一两 蓖麻仁一两 肉桂一两 防风一两 羌活一两 独活一两 白芷一两 白蔹一两 杏仁一两 大黄一两 山甲一两 元参一两 黄芩一两 南星一两 牛膝一两 生地一两 细辛一两 秦艽一两 连翘一两 草节一两 良姜一两 白及一两 风藤一两 牙皂一两 麻黄一两 枳壳一两

【制法】 用香油十二斤，入黄丹五斤，收之。

【功用】 温经通络，解毒化痰。

【主治】 专贴男妇小儿，不分远年近日，五劳七伤，咳嗽痰喘，遍身筋骨疼痛，寒湿脚气，闪腰岔气，小肠疝气，流火痞块及一切无名肿毒，瘰疬臁疮，杨梅顽疮等症。

【按语】 此二方均药多方大，温通化痰之力颇强，用治疮毒阴症。

50 红玉膏(二)

【组成】 鸡蛋二个 血余三钱 槐枝十三寸(五钱)

【制法】 用香油四两，将上三味药炸至枯焦浮起，用绢滤净渣，入锅熬至滴水成珠，加黄丹二两，再熬片刻离火，下黄蜡二两，俟溶化搅匀收膏。

【功用】 化疔解毒，去腐生肌，消肿定痛。

【主治】 专贴梅疮顽疮，结毒臁疮，不论大小，诸毒通用。

51 黑玉膏

【组成】 全当归三钱 白丁香二钱 苍术三钱 红花二钱 乳香末三钱 没药末三钱 血竭末二钱 香油半斤 官粉一匣 白蜡四两 素烛油四两

【制法】 先将香油入锅内，熬药渣枯，去渣后将药末、官粉、素烛油、白蜡同入锅内，熬至其色黑为度成膏。

【功用】 活血通络，解毒祛湿。

【主治】 专治一切无名肿毒，溃破者俱效；亦可用于湿毒疙瘩、暑毒疙瘩、臁疮脚气、妇人乳疮已破、小儿胎毒痘后余毒、火烫伤等症。

【按语】 据原方称，此膏为大内配方，初起者上之能消，已破者能化毒化腐生肌，又可消肿止痛，有“外科之圣膏”之称。

52 神效硇砂膏

【组成】 象牙一两三钱 生山栀子一两八钱 红硇砂六钱 血竭三钱 儿茶四钱 穿山甲一两二钱 男头发三两四钱

【制法】 桑、槐、桃、柳、杏五样嫩枝各五尺，切粗片，用麻油三斤，先将五枝煎枯捞出，次入象牙、山甲、山栀子、头发煎枯，滤出药渣，复入锅内，倾入黄丹二十一两，急搅匀，熬至滴水成珠，退火等凉，入硇砂、血竭、儿茶，搅匀收之。

【功用】 解毒消肿，溃腐生肌。

【主治】 专治大小诸毒，痈疽疔疮，一切疑难恶证，发背砍头疮，鼠疮臁疮，痔疮胯疽，海底漏，汤火冻疮；又贴妇人奶疮，小儿牙腐穿腮漏等症。贴太阳穴又治偏脑头痛、眼疾等。

【按语】 据原方称，此药已破未破俱可应用。未破者即消，已破者易敛。初起者日换一贴，收口者不宜常换。

53 硇砂膏

【组成】 大黄五钱 黄柏五钱 黄芩五钱 千金子五钱 当归五钱 桃仁五钱 红花五钱 羌活五钱 麻黄五钱 细辛五钱 牙皂五钱 乌药五钱 花粉五钱 银花五钱 连翘五钱 山甲五钱 防风五钱 草乌五钱 巴豆三钱 白及三钱 血余三钱 蜈蚣十条

【制法】 用香油三斤八两，熬枯去渣，入黄丹二十一两，再入乳香、没药、血竭各四钱，硇砂五钱。

【功用】 解毒消肿，化腐生肌。

【主治】 大小疮毒，恶疮溃破，偏正头痛等。

【按语】 功用主治用法与前方大致相同。

54 虾蟆膏

【组成】 大癞虾蟆一个 槐树皮三尺三寸，青而肥嫩者佳 铅粉四两

【制法】 用香油十斤，熬去渣，铅粉收膏。

【功用】 解毒破结，消肿止痛。

【主治】 无名肿毒，大小疮疖，无论已成未成俱可。又治大人小儿食积、痞块、疳疾，身瘦肚大，俱贴肚脐上，痞块贴患处。又治四时疟疾，贴背心。

【按语】 原方说明称，愈后忌食田鸡、虾蟆。

55 神应膏(一)

【组成】 穿山甲、川芎、木鳖子、大黄、生地、熟地、白及、赤芍、玄参、当归、白芷梢、天冬、麦冬各三钱 血余一团 香油二斤

【制法】 以上药味入油内熬枯去渣，入飞过黄丹一斤，离火入油内，后下细药：乳香、没药、儿茶各三钱三分，潮脑五钱。每料得膏二斤五两三钱九分。

【功用】 滋阴养血，活血通络，消肿溃坚。

【主治】 痈疽疮疡疔毒等症，初起漫肿无头，暴肿疼痛，溃后或流脓血清汁，或瘀血腐肉不化，或疼痛难忍者。

【按语】 此方用生地、熟地、二冬、玄参、当归等养血滋阴；穿山甲、川芎、赤芍、木鳖子、大黄、乳香、没药通络溃坚消肿。

56 神应膏(二)

【组成】 香油一斤 乱铁线一圆如鸡子大 杏仁一两 黄芪七钱半 延胡索五钱 带子蜂房一两 蛇蜕五钱 黄丹五钱

【制法】 香油、铁线于窑中文武火熬至铁线枯，入杏仁一两，再熬枯黑，滤去渣，入黄芪七钱半、延胡索五钱，熬一二时住火，候火力稍息，入带子蜂房一两、蛇蜕五钱，用柳枝不住手搅，慢火熬枯黑去渣，入黄丹(炒)五钱，熬至滴水成珠为度。

【功用】 解毒溃坚，消肿止痛。

【主治】 诸般恶疮疖毒。

57 乾坤一气膏

【组成】 当归一两 白附子两 木鳖肉一两 台麝四分 续断一两 没药一两二钱 人生地一两 蓖麻仁一两 乳香一两二钱，去油研面 白芷一两 巴豆仁一两 穿山甲一两 白芍一两 蓬术一两 五灵脂一两 赤芍一两 三棱一两 元参一两 真阿魏二两 熟地一两 肉桂一两

【制法】 用香油五斤，漳丹三十两。火用桑柴。

【功用】 通络散结，活血消痞。

【主治】 专治痞疾，无论新久。又治诸风瘫痪，湿痰流注，各样恶疮，百般怪症，头痛，男子夜梦遗精，妇人赤白带下，男妇精寒血冷，久无嗣息等。

【按语】 方大药多，活血散结之力较强，主治痞块结肿，外敷效佳。

58 黄龙膏

【组成】 当归一两 大黄一两 黄柏一两 生栀子一两 黄芩一两

【制法】 香油一斤，将诸药熬至黄色去渣，入黄丹四两，和匀收之。

【功用】 解毒泻火，去腐生肌。

【主治】 诸般疮毒，痈毒疔肿，一切无名肿毒及瘰疬臁疮，跌打损伤杖伤，冻裂诸疮，溃烂如盘。

【按语】 本膏长于清热解毒泻火，且能活血去腐，生肌长肉。倘遇虚弱年老之人，服大补气血之药，助之更妙。

59 头风太阳膏

【组成】 青黛、决明子、黄连、黄芩、桑叶、当归身、生地、红花、防风、紫苏叶、川贝母各等份，除青黛外，共为粗末

【制法】 香油熬去渣，加朱砂十分之三，红丹十分之七，青黛收膏，青布摊贴。

【功用】 清肝泻火，疏风止痛。

【主治】 偏正头风。

【按语】 原方说明，左疼贴右太阳穴，右贴左。

60 接骨膏

【组成】 生地四钱 文蛤二钱五分 香附二钱八分 大戟四钱 芫花二钱八分 甘遂八钱 蜈蚣四条 巴豆三钱三分 三棱四钱 全蝎二钱八分 蛇蜕二钱 麻黄三钱二分 大黄四钱 川乌四钱 草乌四钱 黄柏二钱八分 槟榔二钱二分 桃仁二钱八分 山甲二钱八分 牵牛二钱八分 防风二钱八分 川姜三钱二分 皂角三钱二分 木鳖四钱 黑参、独活、川厚朴、川连、莪术、枳实、细辛、当归、蓖麻、香油一斤八两 陀僧不拘多少

【功用】 搜风逐邪，化瘀通络，发汗疏风，行气止痛。

【主治】 男妇左瘫右痪，口眼歪斜，半身不遂，下部痿痹，及打破伤风，暗风等症。及久患腿痛，遍身或有红肿风块，或骨节疼痛，一切风进损伤等。

61 接骨化痞膏

【组成】 红花三钱 当归三钱 木瓜二钱 连翘二钱 防风二钱 赤芍二钱 白芷二钱 川椒二钱 花粉二钱 川芎二钱 天麻二钱 头发二钱 乳香五钱 槐条七段

【制法】 香油二斤，漳丹一斤，熬膏摊贴。

【功用】 活血接骨，消肿止痛。

【主治】 伤筋动骨，皮肉绽裂，甚至筋断骨碎及痈疽发背，对口疔毒，湿痰流注，瘰疬鼠疮，乳痈乳毒，癣疥顽疮，肚腹痞块，虫伤蝎螫等。

【按语】 原方注明系大内配方。此膏重在活血化瘀，祛风消肿，而能接骨止痛，兼治疮毒。

62 清痰膏

【组成】 皂荚四两，全打碎 当归八两，切 香白芷十六两，切片 左秦艽十六两，切片 打升麻十六两，切片打

【制法】 用大麻油十一斤，浸三日。文火熬枯，滤净渣，入黄丹五十两，至滴水成珠，再入净乳香、净没药、生南星、生半夏各四两，研极细末，筛净搅匀。再入肉桂四两为末，离火，入上好麝香五钱，和为膏。或膏中不用麝香，临用时每张加麝香二三厘。孕妇禁用麝香膏。药用厚油纸摊。

【功用】 祛风化痰，活血消肿。

【主治】 营卫不和，无名肿毒，痰核流注等症。

【按语】 方中皂荚辛散温通，可祛痰托毒、消肿溃疮，现代药理研究，其主要成分是皂甙，在体外对某些革兰氏阴性菌和皮肤真菌有抑制作用。用此方贴治疮疽阴症当效。

63 虎骨镇风膏

【组成】 全虎骨一架 麻黄、桂枝、官桂、羌活、生杜仲、川芎、秦艽、当归、生地、生山甲、独活、川乌、草乌、川续断、川附子、千年健、钻地风、牛膝、红花、龙骨、海螵蛸、桑枝、槐条各一两

【制法】 用香油十斤，将前药炸枯去渣，加入熊油二两，苏合油五钱，再入炒漳丹六十两，熬至滴水成珠，再入后药：

乳香五钱 没药五钱 樟脑五钱 丁香三钱 肉桂五钱 血竭三钱 冰片三钱 麝香三钱

共研极细面，兑入前药内，搅匀为度，熬成，掏滑石面上，冷结成坨，装入坛中，撒滑石面。用时以勺化开摊贴，勿令见风。虎骨小，用香油九斤。

【功用】 补肝肾，强筋骨，祛寒湿，化瘀血，通经络，止痹痛。

【主治】 血虚受风，筋骨腰膝疼痛，及一切寒湿为患。

【按语】 为保护野生动物，已禁用虎骨。可用“赛龙”作为虎骨的代用品。赛龙的原料来源于青海省一种普通的野生动物，治疗风湿骨痛疗效与虎骨相似，已被卫生部批准为一类新药。

64 太乙膏

【组成】 黑参、白芷、当归、赤芍、肉桂、生地各一两

【制法】 上捣碎，用麻油三斤浸之，春五日，夏三日，秋七日，冬十日。用文武火熬，等白芷焦色，离火候冷，滤去渣，再熬数沸。候油稍温，旋下好黄丹一斤，用柳棍不住搅之，以药滴水中不散为度，黄丹务要汤泡过，炒令紫黑色，研之极细方好。

【功用】 温经活血，滋阴养血，消肿止痛。

【主治】 发背痈疽，湿痰流注，汤烫火烧，无名肿毒。

【按语】 黑参即玄参。此方即《太平惠民和剂局方》神仙太一膏，又名神仙太乙膏。

65 加味太乙膏

【组成】 元参、白芷、当归、赤芍、肉桂、生地各一两 柳枝、槐枝各十尺 没药三钱 大黄一两 木鳖二两 阿魏二钱 轻粉四钱，研不见星 黄丹四十两，水飞 乳香五钱 血余一两

【制法】 上将元参、白芷、当归、赤芍、肉桂、生地、柳枝、槐枝、木鳖、大黄浸入五斤麻油中浸之，春五日，夏三日，秋七日，冬十日。用大锅慢火熬至药枯浮起为度，住火片时，用布袋滤去渣，将油称准，用旧细绢将油又滤入锅内，要以清净为佳，将血余投上，慢火熬至血余浮起，以柳枝挑看似膏溶化之象方算熬熟。净油一斤，将飞过黄丹六两五钱，徐徐入，火加大些。夏秋亢热，每油一斤，加丹五钱，不住手搅，候锅内先发青烟，后至白烟叠叠旋起，气味香馥者，其膏已成。即便住火。将膏滴入水中，试软硬得中。如老加热油；如稀加炒丹各少许。等老嫩得宜，烟尽掇锅来，方下阿魏，切成薄片，散于膏上化尽。次下乳香、没药、轻粉，搅匀，倾入水中，以柳棍搂成一块。又换凉水浸片时，乘温每膏半斤，扯拔百转成块。又换冷水浸。随用时每取一块，铜勺内复化，摊贴。

【功用】 活血通络，滋阴养血，解毒消肿。

【主治】 发背痈疽，一切恶疮，湿痰流注，风湿遍身筋骨走注作痛，汤烫火伤，刀伤棒毒，五损内痛，七伤外症；又治男子遗精，女子带下，脏毒肠痈，诸般疮疖。

【按语】 此方即《外科正宗》加味太一(乙)膏，系由《太平惠民和剂局方》神仙太一(乙)膏加味而来。

66 风寒麻木止痛膏

【组成】 当归一两 川芎五钱 羌活五钱 独活一两 灵仙五钱 钩藤一两 川乌一两 草乌一两 生山甲一两半 木瓜一两 杜仲二两 木鳖子五钱 银花五钱 连翘五钱 藏红花一两 川牛膝二两 透骨草一两 地骨皮一两半 生蕲艾一两 乳香两半 没药二两 防风五钱 桂枝两半 荆芥五钱 木香一两 漳丹三斤八两 生姜半斤 麝香不论多少 妇人发一团 香油八斤

【制法】 以上诸药共入磁盆内，用香油泡一夜。用铁锅熬，以槐柳棍搅，看山甲黄糊色即好，过罗去渣，将油入锅再熬开，将妇人发入内化净，即下漳丹再熬，到滴水成珠即好，即将麝香再入药内。

【功用】 温经活血通络，搜风解毒止痛。

【主治】 风寒麻木，腰腿疼痛，肚内五积六聚，及痢疾泻肚等。

【按语】 此方较大，强筋骨、通经脉、祛风止痛。用时贴于患处即可，治痢疾、泄肚当贴于尾骨、肚脐二穴。

67 观世音菩萨救苦神膏

【组成】 大黄一两 细辛七钱 木鳖子一两，研 三棱一两 芫花八钱 白芷八钱 天花粉七钱 桃仁七钱，研 蜈蚣十条 槟榔七钱 密陀僧四两，研，收膏用 甘遂二两 生地一两 大戟八钱 莪术一两 黄柏八钱 枳实八钱 独活七钱 蓖麻子二两 蛇蜕五钱 草乌七钱 全蝎七钱，去勾 五倍子七钱 皂角八钱 黄连五钱 元参七钱 穿山甲七钱 香附七钱 羌活八钱 当归一两 五钱 川厚朴七钱 杏仁七钱 麻黄八钱 巴豆八钱 防风七钱 川乌一两 肉桂八钱，研末，取膏放入 飞过黄丹二斤四两，收膏放入

【制法】 地道药材称准，用真香油六斤，浸磁盆内数日，然后熬膏。用桑皮纸摊成大小膏药，对症贴之即愈。每修合药时，须净手净口。

【功用】 搜风通络，活血止痛。

【主治】

(1) 偏正头风，左患贴右，右患贴左，正患贴印堂，并卷条塞鼻孔中，口含甘草汤咽之。

(2) 治眼科七十二症。肿病，将耳上角针刺血出贴上。星障翳膜，卷毛倒睫，迎风流泪等症，左患塞左鼻孔，右患塞右鼻孔，卷条塞之，常服甘草汤。

(3) 喉咙三十六症。单双蛾、喉闭、喉风，贴喉上。口含甘草水。

(4) 牙疼，贴上即止，勿服甘草汤。

(5) 治诸般腹痛、胃口疼痛、丹田痛，即于疼处贴之，服甘草汤。丹田穴在脐下一寸七分。

(6) 中风瘫痪，左患贴左，右患贴右，服甘草汤。不省人事，痰声如锯，作丸清汤送下，其痰立下。若牙关紧团，用铁筋撬开，将水灌下，或作条插鼻孔中。

(7) 治劳瘵病，贴夹脊穴、尾闾穴、脐口，饮甘草汤。咳嗽吐痰，贴前后心，仍服消痰降火补药。此膏能攻病，不能补虚。不可吞服。

(8) 治臌胀，水臌、气臌、血臌、俱贴脐下丹田穴，不可饮甘草水。

(9) 治噎膈，气膈、食膈、痛膈，俱贴胃口、肚脐，常服甘草水。如塞在咽，口咽不

下，贴喉外，口含甘草水。

(10) 治哮喘、咳嗽诸症，俱贴前心后心，饮甘草水。如痰盛气塞不通，或用条塞鼻孔中，或作丸吞服，不可服甘草水。

(11) 治大小便闭，俱贴肚脐，饮甘草水。

(12) 治伤寒时疫，贴肚脐，饮甘草酒，一醉汗出即愈。

(13) 疟疾，一日、二日、三日，俱贴肚脐，饮甘草汤。

(14) 治妇人赤白带下，贴肚脐及丹田穴，常服甘草水。

(15) 治各种痢疾，俱贴胃口、肚脐。

(16) 治小儿惊风目翻上，气喘痰壅气不通，作条塞鼻孔中，贴一膏于脐上。

(17) 治小儿诸疳症，贴肚脐上。口疳贴牙床上。口疳不必饮甘草水。

(18) 治妇人经闭不通，贴丹田穴。

(19) 治血块痞积，贴脐上，并贴痞上，饮甘草汤。

(20) 治外科疔疮，内服外贴，勿饮甘草水。背疽肿痛疖毒，俱贴患处，饮甘草水。痈，作丸服，并贴肺俞穴，勿服甘草水。

(21) 治臁疮脚气，摊上反贴，上盖以纸，以带敷定，一日洗换，十日即愈。

(22) 治大便肠风下血，梦遗白浊，俱贴肚脐，饮甘草水。

(23) 治痔漏，内则卷条插入，外则贴之。

(24) 治跌打损伤，贴患处，饮甘草水自愈。

【按语】 宫中配本又有“观音大士救苦神膏”，与本方药味相同。

第四节 敷 贴 方

(一) 面风敷贴方

1 僵蚕全蝎敷治方

【组成】 僵蚕三钱 全蝎二个，去毒 香皂三个

【制法】 共捣为泥，随意糊之。

【功用】 祛风痰，止痉挛

【主治】 面肌抽动，口眼歪斜。

【按语】 此方为光绪二十八年四月二十四日，太医庄守和拟制，是由著名的方剂牵正散加减而成。此方捣泥外用，温酒或白开水和服亦可。查光绪二十八年四月二十五日慈禧太后脉案，载有：“脉息左关弦数，右寸关滑数……目皮颊间跳动，视物不爽”，并无口眼歪斜，必是面神经痉挛。

2 祛风活络贴药方

【组成】 防风三钱 白芷三钱 白附子二钱 僵蚕三钱 天麻二钱 薄荷一钱五分

【制法】 共研细面，兑大肥皂六两，蒸透，合匀，随意敷用。

【功用】 祛风化痰，活络通经。

【主治】 面风症(面神经痉挛)。

【按语】 本方祛风化痰通络，用治慈禧面风症。此方见于光绪三十年正月二十七日慈

禧医案。

3 鸡血藤祛风活络贴药方

【组成】 鸡血藤膏面二两 大角子四两 香肥皂十锭

【制法】 将大角子、香肥皂用黑糖水化开，合匀为团，每团二两(每团改为二钱)。

【功用】 行血补血，祛风通络。

【主治】 面风。

【按语】 此方为光绪二十九年八月初七日为慈禧所配。鸡血藤行血补血，祛风通络，可治面风。鸡血藤膏始见1805年的《本草纲目拾遗》，1725年雍正《顺宁府志》亦载。

4 防芷辛蚕敷膏*

【组成】 防风二钱 白芷二钱 细辛一钱 僵蚕三钱

【制法】 共研极细面，兑大肥皂膏调匀。

【功用】 祛风通络。

【主治】 面风。

【按语】 本方是光绪二十九年九月初二日御医庄守和为慈禧所拟治面风方。

5 蓖麻子膏

【组成】 蓖麻子一两

【制法】 去皮捣泥，摊布光上，贴面跳动之处，或掺于大肥皂膏内贴之亦可。

【功用】 通络祛风。

【主治】 面风。

【按语】 此方为光绪三十年三月二十九日，太医庄守和为慈禧所配。蓖麻子，辛甘性热，善走能开通诸窍经络之风气，多作外用，可消肿拔毒，治痈疽肿毒，更治手臂风疾。《本草纲目》中记有验案。

6 祛风活络贴药又方

【组成】 白附子五钱 僵蚕一两 蝎尾五钱 薄荷三两 防风一两 芥穗一两 天麻一两 炙甘草一两 川羌活五钱 乌头五钱 川芎五钱 藿香五钱

【制法】 共研细面，用大角子四十个，香肥皂二十个，黑糖水化开，合药为锭，每锭二两。

【功用】 祛风痰，温通经脉。

【主治】 面风。

【按语】 此方是光绪三十年六月初三日太医庄守和、姚宝生为慈禧拟配。此方是前述祛风活络贴药方加味，其中加有羌活、川芎。现代研究证明，此二药有抗血栓形成的作用，并可改善微循环。藿香芳香而微温，通而不燥，较之彪悍祛寒涤痰之乌头，有其独到之处。

7 祛风润面散

【组成】 绿豆白粉六分 山柰四分 白附子四分 白僵蚕四分 冰片二分 麝香一分

【制法】 共研极细面，再过重罗，兑胰皂四两，搀匀。

【功用】 祛风痰，通经脉。
【主治】 面风。
【按语】 本方为牵正散加减，妙在加麝香、绿豆粉。麝香开窍、通络、散瘀；绿豆粉甘凉解毒，能滋润肌肤，相得益彰。慈禧于光绪三十年二月至次年二月间四次配用此散外用，当有一定效验。

8 祛风活络贴药法

【组成】 防风三钱 白芷三钱
【制法】 共研极细末，兑大角子二两，合匀为团。
【功用】 祛风通络。
【主治】 面风。
【按语】 为慈禧面风所拟，见光绪三十一年正月十一日慈禧医案。

9 祛风活络贴药

【组成】 辛夷一钱 霜桑叶一钱 僵蚕一钱 白附子一钱
【制法】 共研极细面，兑大角子二两，合匀为团。
【功用】 祛风化痰。
【主治】 面风。
【按语】 仍为牵正散加减化裁方。慈禧于光绪三十一年二月与次年二月两次用此方。

10 正容膏

【组成】 蓖麻子五钱，去皮 冰片六分
【制法】 共捣为泥，敷于患处，左㖞敷右，右㖞敷左。
【功用】 疏风开窍。
【主治】 面风。
【按语】 为慈禧面风所拟。

11 活络敷药方

【组成】 乳香二钱，去油 没药二钱，去油 麝香一分，用时现兑
【制法】 共研细面，合大角子二两，掺匀，敷于跳动之处。
【功用】 活络通窍。
【主治】 面风。
【按语】 此为光绪三十二年闰四月十六日御医姚宝生为慈禧拟方。此方用乳、没调气活血；用麝香更能增强活血通窍之力。且乳、没均去油，张锡纯在《医学衷中参西录》中认为二药："虽为开通之品，不致耗伤气血"，主张"最宜生用。"

12 白附子方

【组成】 白附子三钱
【制法】 研极细面，用大角子二两，掺匀，每锭重一两。
【功用】 祛风消痰活络。

【主治】 面风。

【按语】 此方为光绪三十二年六月十二日慈禧用治面风方。方中白附子为祛风除痰活络常用药，古方除牵正散外，其他如《证治准绳》蝎附散、定搐散，王海藏之返魂丹，沈金鳌之八仙散等均用之，但多用作内服，此处则用作外用。

13 清热祛风贴药法

【组成】 防风二钱 薄荷八分

【制法】 共研细面，兑大角子二两，掺匀作锭贴之。

【功用】 清热疏风。

【主治】 面风。

【按语】 防风祛风而不燥，为风药中治挛急的好药。薄荷辛凉，能使局部毛细血管扩张，有利于药物的吸收。

14 牵正散

【组成】 蓖麻子五钱，去皮 全蝎一钱五分，去毒 白附子五钱

【制法】 共研细末，兑大角子一两五钱，合匀摊于布上，贴风府穴上。

【功用】 祛风痰，活血络。

【主治】 面风。

【按语】 本方虽亦名“牵正散”，但并非《杨氏家藏方》牵正散之原方，而是加减化裁方(去僵蚕，加蓖麻子)。见于光绪三十二年八月十六日慈禧医案。

(二) 其他贴敷方

1 活络贴药方

【组成】 乳香一钱 没药五分 威灵仙五分 片姜黄五分 儿茶三钱 独活五分 生香附五分

【制法】 共研极细末，用茶卤调匀摊于布上。微火熥融，贴于痛处。

【功用】 活血通络，祛风止痛。

【主治】 关节疼痛，筋骨不适。

【按语】 此为光绪年间太医全顺等给光绪所拟。此方在活络之中兼以祛风止痛，重用儿茶，旨在除湿敛疮。现代研究证明，儿茶水浸剂对多种皮肤真菌有抑制作用。配乳香没药可活血通络；配灵仙独活可祛风除湿。又加入生香附，或取其行气以通络，行气止痛。此方虽为外治方，也寓内治之理。

2 清头目敷药

【组成】 鲜丁香叶二钱 鲜八宝叶二钱 鲜薄荷叶一钱 大黄二钱 荸荠三个 黄土五钱 醋酌用

【制法】 共研为泥敷上，用神效活络丹一丸兑匀。

【功用】 清利头目，消积导滞。

【主治】 头目眩晕，饮食欠香。

【按语】 慈禧太后肝阴有热，中气欠舒，头日眩晕。用此方，芳香清利，内以泻热。

3　头痛外贴方

【组成】　川芎三钱　白芷三钱　白附子三钱
【制法】　共研极细末，用葱白共捣如泥，粘贴太阳穴。
【功用】　祛风痰，止头痛。
【主治】　头痛。
【按语】　方中川芎，行血中之气，止头痛；白芷、白附子，祛风痰、止头痛。本方用治头痛当有效。

4　疏风活络方

【组成】　麻黄四钱　石膏二钱　桂心一钱　干姜一钱　川芎一钱　当归五分　黄芩五分　杏仁七粒　竹沥二钱
【制法】　共研细面，兑大角子掺匀，敷于患处。
【功用】　疏风活络，温经通脉。
【主治】　风寒所袭，经络闭阻之症。
【按语】　光绪三十二年十月二十三日慈禧医案所载此方，未记所治病症，或为治面风，尚难断定。

5　菊叶敷方*

【组成】　鲜菊花叶
【制法】　加盐少许，同捣烂，敷指上。
【功用】　清热解毒。
【主治】　指肿。
【按语】　此小方治嘉庆朝三阿哥侧福晋手上生一小红疙瘩。

6　柳矾外敷方*

【组成】　柳叶一钱　杏仁三个　枯矾一钱
【制法】　共捣为泥，敷于患处。
【功用】　清热解毒燥湿。
【主治】　湿热、热毒所致局部疾患。
【按语】　用此方时，太监李莲英病脾湿生热，经络不畅等症。外用此方贴敷，内服清热畅中之剂。

7　芷柏香附外敷药方*

【组成】　白芷一钱五分　盐柏一钱五分　僵蚕一钱　白附子七分　生香附一钱五分
【制法】　共为细面，用红碗胭脂调敷。
【功用】　消风理气，清热解毒。
【主治】　面起风粟症。
【按语】　此方用治秀格格因风热入于血分倒经，面部起风粟症。御医采用内服疏风清血之剂，外用消风之药，以治面起风粟症。见于光绪三十四年十二月初二日医案。

第五节 熏 洗 方

(一) 洗头面方

1 祛风活络洗药方

【组成】 防风二钱 白芷二钱 白附子二钱 僵蚕三钱 细辛六分 天麻一钱五分 白菊花二钱 南星二钱 橘络三钱 薄荷一钱

【制法】 水煎，热熏，温洗。

【功用】 祛风活络。

【主治】 面风。

【按语】 本方是牵正散与奇风散合方加减而成，祛风活络之力较专。方中僵蚕用量最大，取其熄风化痰解痉之功。

2 白菊连防洗药方*

【组成】 荆芥一钱五分 连翘三钱 防风三钱 白芷三钱 薄荷一钱五分 菊花三钱

【制法】 水煎外洗。

【功用】 疏风清热止痒。

【主治】 风痒。

【按语】 此方是同治十三年二月十三日御医杨安贵为李莲英所拟，未载治何病，以方测症，当为皮肤瘙痒。

3 清上除湿熏洗方

【组成】 甘菊花一钱五分 薄荷一钱五分 赤芍二钱 青皮二钱 元明粉二钱

【制法】 水煎，随时熏洗。

【功用】 疏风清上，理气除湿。

【主治】 头眩跳动。

【按语】 此方用治端康皇贵妃肝经有热，气血不畅，头眩跳动等证。

4 洗头方(一)

【组成】 天麻一钱五分 桑叶一钱 薄荷八分 白芷一钱五分 防风一钱五分 羌活一钱 银花一钱 川椒六分

【制法】 水煎洗之。

【功用】 疏风清热，活络止痛

【主治】 头痛眩晕。

【按语】 此方系太医范一梅、佟成海所拟光绪洗头方。洗头方是光绪常用之方，是外治法的一种。自光绪二十九年，光绪经常头痛眩晕，据其自述，系因天寒未戴小帽引起。且谓：“严寒之时，寒气凉风深入脑髓，以致频作头痛。”从本书所记的十余个洗头方分析，其药物以清头明目、祛风散寒为主，多用薄荷、白芷、天麻、防风、桑叶等药，并随病情变化有所加减。在光绪的起居注中，记用洗头方甚多，或许对治疗头痛眩晕有一定的作用。

本方天麻可治肝虚头痛及眩晕；薄荷、桑叶清肝明目、疏风清热；白芷、防风、羌活表散风寒、祛风止痛。惟川椒味辛性热，可散寒除湿，温中止痛，用之一则可助辛温药发散，二则可除湿浊，理肢节之痛。以后诸方均宗此方化裁而来。

5 洗头方(二)

【组成】 天麻一钱 薄荷一钱 防风一钱五分 羌活一钱 银花一钱 川椒六分 藁本一钱五分 菊花一钱五分

【制法】 水煎，洗之。

【功用】 疏风清热，止痛。

【主治】 头痛、眩晕。

【按语】 本方即前方去桑叶、白芷，加藁本、菊花而成。以助清头目风热之力。

6 洗头方(三)

【组成】 天麻一钱五分 冬桑叶二钱 薄荷叶一钱 防风二钱 银花二钱 川椒七分 菊花一钱五分 生石膏四钱

【制法】 水煎，洗之。

【功用】 疏风清热，止痛。

【主治】 头痛、眩晕。

【按语】 此方即洗头方(一)去白芷、羌活，加菊花、石膏而成。显然系因方(一)辛温发散之力较强，而改以菊花辛凉解表，石膏甘寒解肌，以防发散过度，而对光绪阴虚之体有所不宜。

7 洗头方(四)

【组成】 冬桑叶一钱五分 薄荷一钱五分 白芷二钱 羌活一钱 银花二钱 菊花一钱五分 蔓荆子一钱，研 连翘一钱

【制法】 水煎，洗之。

【功用】 疏风清热，止痛。

【主治】 头痛、眩晕。

【按语】 本方即洗头方(一)去天麻、防风、川椒，而加菊花、蔓荆、连翘而成。用方大旨仍防辛散太过。而天麻主治阴虚眩晕，本方主要是治头痛，故亦减之。

8 洗头方(五)

【组成】 薄荷一钱五分 香白芷二钱 防风二钱 羌活一钱 银花二钱 川椒七分 甘菊花一钱五分 生石膏三钱

【制法】 水煎，洗之。

【功用】 疏风清热，止痛。

【主治】 头痛、眩晕。

【按语】 本方即洗头方(一)去天麻、桑叶，加石膏、菊花，仍从辛凉透表，解肌清热立意。

9 洗头方(六)

【组成】 天麻一钱 冬桑叶三钱 薄荷叶一钱 白芷二钱 甘菊花二钱 赤芍二钱，炒 酒芩一钱五分 竹叶一钱

【制法】 水煎，洗之。

【功用】 疏风清热，止痛。

【主治】 头痛、眩晕。

【按语】 本方即洗头方(一)去防风、羌活、银花、川椒，加菊花、赤芍、酒芩、竹叶。为御医范一梅为光绪所拟化风清热洗头方，其功用即是化风清热。方中竹叶清热除烦。

又，御医拟此方时正值亥刻，想必光绪此时头痛眩晕较甚，为急召所拟。由此推测，中药洗头当为治光绪头痛眩晕较为有效之法。

10 洗头方(七)

【组成】 桑叶一钱 白芷一钱五分 防风一钱 羌活一钱 银花一钱五分 蔓荆子一钱 生石膏四钱 丹皮二钱

【制法】 水煎，洗之。

【功用】 疏风清热，止痛。

【主治】 头痛、眩晕。

【按语】 本方即洗头方(一)去天麻、薄荷、川椒，加蔓荆子、石膏、丹皮。用丹皮之目的，或为增加凉血活血之功。

11 洗头方(八)

【组成】 明天麻二钱 薄荷一钱五分 白芷二钱 防风二钱 川椒一钱 生石膏四钱 青连翘二钱 葛根二钱

【制法】 水煎，洗之。

【功用】 疏风清热，止痛。

【主治】 头痛、眩晕。

【按语】 本方即洗头方(一)去桑叶、银花、羌活，加石膏、蔓荆子、葛根，似为加强清头明目之功而设。现代研究证实，葛根能改善脑血液循环。

12 洗头方(九)

【组成】 天麻一钱 桑叶一钱五分 薄荷一钱 白芷二钱 羌活一钱五分 川芎二钱 藁本二钱 甘菊一钱

【制法】 水煎，洗之。

【功用】 疏风清热，止痛。

【主治】 头痛、眩晕。

【按语】 本方即洗头方(一)去防风、银花、川椒，加藁本、菊花、川芎。具有祛风止痛之功效，其中川芎辛温，活血开郁为止痛之要药。

13 洗头方(十)

【组成】 薄荷一钱五分 防风二钱 羌活二钱 银花二钱 川椒八分 菊花二钱 荆穗二钱 连翘二钱 僵蚕一钱 苏叶一钱

【制法】 水煎，洗之。

【功用】 清热祛风，止痛。

【主治】 头痛、眩晕。

【按语】 本方亦宗洗头方(一)而来，但去白芷、桑叶、天麻，加菊花、连翘、荆穗、苏叶、僵蚕。主要目的在于清热祛风止痛。

14 洗头方(十一)

【组成】 薄荷七钱 防风一两 羌活一两 甘菊花一两 荆芥穗一两 僵蚕四钱 白芷八钱 川芎一两 藁本一两 赤芍一两 防己八钱 蝉蜕八钱

【制法】 水煎，洗之。

【功用】 疏风清热，活血散风止痛。

【主治】 头痛、眩晕。

【按语】 本方即洗头方(十)去银花、川椒、苏叶、连翘，加藁本、赤芍、川芎、防己、蝉蜕、白芷。旨在增加活血散风止痛之功。

15 头痛洗药方(一)*

【组成】 白芷一钱五分 蝉衣一钱 藁本一钱五分 苦桔梗二钱 薄荷一钱 橘络一钱

【制法】 水煎，外洗。

【功用】 消风热，止头痛。

【主治】 头目昏胀疼痛。

【按语】 此方为御医杨世芬为光绪拟洗药方。本方轻清扬上，消风热，止头痛，于头目昏胀疼痛者宜。

16 头痛洗药方(二)*

【组成】 霜桑叶一钱五分 防风一钱五分 薄荷一钱 天麻一钱 青连翘一钱五分 银花一钱 生石膏三钱 川椒六分

【制法】 水煎，洗之。

【功用】 消风热，止头痛。

【主治】 头目昏胀疼痛。

【按语】 本方是御医佟成海为光绪所拟。此方清热与祛风同用，当时所拟应为风热头痛而设。使用川椒，除对患处局部有止痒作用外，尚可治皮肤湿疹瘙痒。

17 头痛洗药方(三)*

【组成】 香白芷二钱 防风一钱五分 葛根一钱五分 天麻一钱 金银花二钱 生石膏三钱 川椒一钱 乳香一钱，研

【制法】 水煎，洗之。

【功用】 祛风除湿，清热定痛。

【主治】 前额头痛。

【按语】 此方白芷、葛根、石膏三药同用，当治前额头痛。值得注意的是，虽在冬月，仍用银花、石膏不忌，可见御医处方，坚持对证用药是辨证用药原则。

18 祛风清上洗药方

【组成】 防风三钱 川芎二钱 白芷二钱 薄荷一钱 桑叶二钱 甘菊花一钱五分 天麻一钱

【制法】 用水熬透，洗之。

【功用】 疏风热，止头痛。

【主治】 偏正头痛，头目昏重等症。

【按语】 本方是御医范一梅为光绪所拟。此方与《局方》川芎茶调散、《本事方》川芎丸相类，主治偏正头痛、头目昏重等症。川芎为血中之气药，能上行头目，下行血海，功能活血祛瘀，祛风止痛。现代药理研究，川芎有镇静、镇痛、止痉作用。古方芎麻散，川芎和天麻相伍，可治肝风头晕痛。

19 祛风蠲麻洗药方

【组成】 明天麻二钱 防风二钱 白芷二钱 僵蚕二钱，炒 南薄荷一钱五分 藁本二钱 全当归三钱

【制法】 水煎，洗之。

【功用】 平肝熄风，疏风止痛。

【主治】 头目眩晕疼痛、耳鸣等症。

【按语】 光绪后期常有头目眩晕疼痛、耳鸣等症。本方即为此而设。天麻为定风神药，又名定风草，可平肝熄风，祛风除湿，药理研究证明，此药可镇痛、抗癫痫、促进胆汁分泌。方中配以僵蚕、当归等药，治风治血同行；配以白芷、藁本、薄荷，治头痛目眩诸疾。药仅七味，可见御医用药精细。

20 治脸肿方

【组成】 当归一钱 荆芥五钱 防风五钱 秦艽三钱 连翘五钱 银花五钱 川连三钱 甘草一两

【制法】 用水五、六大碗，煎至二、三碗，先熏，后洗之。

【功用】 祛风除湿，清热解毒。

【主治】 面肿。

【按语】 本方用治因受风湿所致之面肿，或当有效。

21 清上止晕沐方

【组成】 明天麻二钱 薄荷二钱 甘菊花二钱 桑叶一钱 蔓荆三钱，炒 川芎二钱 藁本二钱

【制法】 水煎，沐之。

【功用】 清热散风。

【主治】 眩晕、头痛。

【按语】 本方一派清热散风药，适宜于肝阴不足而兼风热之眩晕头痛。方中蔓荆、藁本同用，应治头顶、两侧太阳经头痛之症。

22　化风清上沐方(一)

【组成】　南薄荷二钱　防风一钱五分　白芷二钱　粉葛一钱五分　蔓荆二钱，炒　川芎二钱　桑叶一钱
【制法】　水煎，沐之。
【功用】　疏风止痛。
【主治】　头痛。
【按语】　本方有白芷、粉葛，无藁本，治头痛偏于前额者为宜。蔓荆、川芎同用，能活血祛风止痛。

23　化风清上沐方(二)

【组成】　南薄荷二钱　防风二钱　白芷二钱　苏叶一钱　明天麻二钱　藁本二钱　甘菊花二钱
【制法】　水煎，沐之。
【功用】　疏风止痛。
【主治】　头痛。
【按语】　本方较前方发散之力为强，苏叶、藁本同用，又值冬月，恐光绪又有感寒之症。故辛凉之中杂以辛温，温散寒邪。

24　清上祛湿沐方

【组成】　明天麻二钱　薄荷二钱　赤芍二钱　藁本二钱　甘菊花二钱　桑叶二钱　僵蚕二钱，炒
【制法】　水煎，沐之。
【功用】　化风祛湿。
【主治】　头痛、目眩。
【按语】　此方为御医赵文魁为光绪拟制。此方诸药并不渗湿，何云祛湿？大约风药特重，风胜湿，化风即所以祛湿，肝木调达，脾运自健，何湿之有？

25　清上抑湿沐方

【组成】　明天麻二钱　薄荷二钱　赤芍一钱　甘菊花二钱　冬桑叶 钱　藁本二钱　僵蚕三钱，炒
【制法】　水煎，沐之。
【功用】　清上化风祛湿。
【主治】　头痛、目眩。
【按语】　本方亦是御医赵文魁为光绪所拟，与前方药味相同，仅药量上小有增减，变换方名，示人认真斟酌之意，实际上不过守方而已。

26　清上抑火沐方

【组成】　甘菊花二钱　薄荷二钱　桑叶二钱　藁本二钱　明天麻二钱　僵蚕三钱，炒　赤芍三钱　全当归三钱
【制法】　水煎，沐之。
【功用】　清上抑火，化风祛湿。
【主治】　头痛、目眩。
【按语】　于前方加当归而云抑火，推测其方之意，大约本“火郁发之”之义。加入辛

温之药，趁热煎沐，冀其热随汗去，散之亦即是抑之，与辛凉降火之药同用，故曰抑火。

(二) 洗眼方

1 四圣散

【组成】 荆穗一钱 防风二钱 归尾一钱 薄荷八分
【制法】 共为粗末，绢包，重汤熏洗。
【功用】 疏风清热。
【主治】 热风目赤。
【按语】 此方用治乾隆朝定贵人肺热挟风，白睛红赤。用疏风清热饮内治，用此方外洗。

2 桑叶洗方*

【组成】 霜桑叶五钱
【制法】 水煎，每日净面后洗目用。
【功用】 散风清热明目。
【主治】 洗目洁眼。
【按语】 桑叶明目，散风热，用此净面后洗目，及眼目清洁卫生保健良方。

3 桑菊洗方*

【组成】 霜桑叶三钱 白菊花二钱
【制法】 水煎，每日净面后洗目用。
【功用】 散风清热明目。
【主治】 洗目洁眼。
【按语】 桑叶明目，散风热；白菊花，清肝明目。用此净面后洗目，用以洁目，轻单味桑叶更佳。

4 清热明目洗眼方

【组成】 甘菊花三钱 霜桑叶三钱 银花三钱 薄荷三分 黄连八分，研 夏枯草三钱
【制法】 水煎，熏洗。
【功用】 疏风明目，清热泻火。
【主治】 目赤红肿。
【按语】 此方用甘菊花、霜桑叶、银花、薄荷疏风明目；用黄连、夏枯草清热泻火，用治目赤眼肿当效。当日医案载，慈禧“肝胃有火，湿热上蒸”，故内服清热化湿方，兼洗眼方外治。

5 清目养阴洗眼方

【组成】 甘菊花三钱 霜桑叶三钱 薄荷一钱 羚羊尖一钱五分 生地三钱 夏枯草三钱
【制法】 共用水煎，先熏后洗。
【功用】 疏风明目，清热泻火。

【主治】 目赤红肿。

【按语】 此方是上方去黄连，加羚羊尖、生地而成。加强清肝凉血之功。慈禧当时“肝经有火”，加这两味凉肝之品甚宜。

6 钩藤洗目方*

【组成】 钩藤三钱

【制法】 水煎，洗目。

【功用】 清肝明目。

【主治】 目赤疼痛。

【按语】 钩藤清热平肝，用治肝热头胀头痛及肝阳头晕目眩，此方外用洗眼，当治肝阳肝热目疾。现代药理研究，有扩张血管的作用。

7 祛风洗目方

【组成】 南薄荷一钱 菊花三钱 桑叶三钱

【制法】 水煎，熏洗。

【功用】 疏风清热明目。

【主治】 眼目红肿疼痛。

【按语】 此方用治慈禧右眼下胞红肿疼痛，三味药皆疏散风热，桑菊又长于明目，当效。

8 赤芍桑菊熏洗药方*

【组成】 甘菊花一钱 桑皮一钱 赤芍二钱 蕤仁八分 僵蚕一钱，炒 薄荷六分

【制法】 水煎，熏洗。

【功用】 疏风清热，养阴明目。

【主治】 目睛红赤。

【按语】 本方除多味疏散风热之品外，又有赤芍、蕤仁，活血益阴，当能增效。

9 桑菊熏洗方*

【组成】 菊花三钱 桑叶三钱 薄荷八分 防风一钱五分 龙胆草八分

【制法】 水煎，熏洗。

【功用】 疏风清热，泻火明目。

【主治】 目睛红赤。

【按语】 以上二方均为治宣统目疾。

10 复方龙胆洗目方*

【组成】 龙胆草一两 荆芥穗一钱 青皮二钱 菊花三钱 川芎三钱 桑叶三钱 苦参一钱 甘草二钱 赤芍三钱 羌活一钱 薄荷三分 直僵蚕二钱 黄柏三钱 黄芩三钱 归尾一钱 菖蒲三钱 谷精草三钱 夏枯草三钱 防风五钱 栀仁一钱

【制法】 水煎，洗目。

【功用】 清热解毒，疏风活血。

【主治】 目赤肿痛。

【按语】 本方药味甚多，为清宫洗目方中少有者，仍不离疏风清热明目之大旨，辅佐以活血凉血行气之品，亦有特色。

11 清热消肿洗目方

【组成】 木贼草二钱 秦皮二钱 赤芍一钱 蕤仁二钱 归尾二钱，酒 元明粉一钱

【制法】 水煎，熏洗。

【功用】 清热消肿，活血养血，滋阴明目。

【主治】 目赤肿痛。

12 复方蔓荆洗药方*

【组成】 蔓荆子三钱 荆芥二钱 蒺藜二钱 冬桑叶二钱 秦皮一钱

【制法】 水煎，乘热熏洗。

【功用】 疏散风热，清肝明目。

【主治】 外感风热、风火目痛。

【按语】 本方桑叶苦微寒，尤长疏散风热以明目，与黑芝麻相伍，名桑麻丸，治肝阴不足，肝火上亢之昏花。秦皮苦微涩性寒，人多识其治痢疾之功，但疗肝热目赤肿痛亦验。蔓荆子、白蒺藜也有散风明目之功。荆芥则理血解毒，于血蕴热毒目赤咽痛较好。此方是御医徐本麟为慈禧所拟，同日尚有敷药散方并用，以绿豆、蝉蜕、荆芥穗、泽兰、秦皮、夏枯草、连翘、白芷、蔓荆子共为细末，淡蜜水调敷。

13 清上止痛熏目方

【组成】 甘菊花二钱 桑叶二钱 薄荷一钱 赤芍三钱 茺蔚子二钱 僵蚕二钱，炒

【制法】 水煎，熏洗。

【功用】 祛风清热，养肝明目。

【主治】 目赤，视物昏蒙。

【按语】 光绪患眼疾有年，自光绪二十五年至三十年间，其脉案均断续见有记载。如光绪二十五年二月，皇上脉案述："目中白睛纤丝未净，视物昏蒙，左眼尤甚，眼胞时觉发胀。"推测光绪所患为结膜炎之类眼病，故此期洗目方特别多。本方具有祛风清热、养肝明目之功，方中薄荷、桑叶、菊花祛风清热养肝明目；僵蚕祛风散结，可治风邪引起之目疾。茺蔚子凉肝明目，治血滞之目疾；赤芍入肝，可泻火。上六味药，其味芳香，其气轻清，故用之熏目。其方与光绪病情堪称合拍。

14 清肝定痛洗目方

【组成】 薄荷六分 赤芍二钱 僵蚕二钱，炒 红花一钱 木贼草一钱 蕤仁一钱五分 秦皮二钱

【制法】 水煎，洗之。

【功用】 清热泻火，凉血解毒。

【主治】 目赤肿痛。

【按语】 本方功用诚如其名，方中僵蚕祛风散结，薄荷祛风清热，赤芍清热活血，红花活血止痛，木贼草清热明目、泻肝火，蕤仁养肝明目，秦皮清热解毒、清肝明目。药味

相伍，重在清热泻火，凉血解毒。

15 清热明目洗药方

【组成】 甘菊花一钱五分 薄荷八分 赤芍二钱 胆草一钱五分 白蒺藜二钱 僵蚕一钱五分
【制法】 以水熬透，随时熏洗。
【功用】 祛风清热，泻火明目。
【主治】 目赤，视物昏蒙。
【按语】 本方即清上止痛熏目方去桑叶、茺蔚，加胆草、白蒺藜。胆草可泻肝胆之火，白蒺藜可去风兼入肝经。亦宗原方进退用药。

16 消瘀明目洗药方

【组成】 赤芍二钱 木贼草一钱 红花一钱 蕤仁二钱，研 谷精草一钱 元明粉一钱
【制法】 水煎，熏洗。
【功用】 祛风清热，泻火明目。
【主治】 目赤，视物昏蒙。
【按语】 本方方义大致同前。惟方中元明粉辛咸，外用可清热泻火，现代研究，本药主要成分为硫酸钠，对感染性创伤可加快淋巴的生成，有消肿和止痛作用。

17 清肝抑火明目方

【组成】 茺蔚子二钱 秦皮二钱 赤芍一钱五分 青皮二钱 元明粉一钱 木贼一钱 蕤仁二钱
【制法】 水煎，熏洗。
【功用】 清热解毒，祛风明目。
【主治】 目赤肿痛等症。
【按语】 本方具有清热解毒，祛风明目之功效，其中青皮苦辛，可疏肝散结，防肝郁化热。此亦治本之法。

18 清肝明目熏洗方

【组成】 赤芍二钱 木贼草二钱 红花二钱 甘菊花一钱 冬桑叶一钱 僵蚕二钱，炒 珠兰茶一钱
【制法】 水煎，熏洗。
【功用】 祛风清热，活血明目。
【主治】 目赤肿痛等证。
【按语】 本方特点在于用祛风清热明目药的同时，加活血之品。研究证明，活血化瘀法对多种炎证均有消退作用，也有用此法治疗结膜炎的报道。显然，此处合用活血之品是其高明之处。

19 清解明目洗药方

【组成】 薄荷一钱五分 蔓荆子二钱，生研 防风二钱 酒连二钱，研 酒胆草二钱 青皮三钱，炒 川芎二钱 桑叶四钱
【制法】 水煎透，熏洗患处。

【功用】 祛风清热，泻火明目。

【主治】 目赤肿痛等症。

【按语】 本方是御医杨际和为光绪所拟。方中薄荷、桑叶清热祛风，蔓荆、防风辛温发散，川芎调肝和血，青皮健脾理气，胆草清肝胆湿热。黄连苦寒可泻火解毒，润燥清热。现代研究证明，黄连具有杀菌作用。酒炒后其药力上行，与他药相伍，可增其清头明目之功。《本草正义》述：黄连“治目疾，须合泄风行血”之品，或为经验之谈。

20 洗目方(一)

【组成】 防风一钱五分 薄荷八分 菊花二钱 桑叶一钱 赤芍二钱

【制法】 用水熬透，洗之。

【功用】 祛风清热，除湿明目。

【主治】 目赤肿痛等症。

【按语】 本方为光绪洗目方，即清上止痛熏目方去茺蔚子、僵蚕，加防风。按防风功能祛风胜湿，可散头面之风。《珍珠囊》云：“散头目中滞气、经络中留温”。故本方加用防风在于增强宣散除湿之力。

21 洗目方(二)

【组成】 霜桑叶一钱 夏枯草一钱 蝉衣一钱 薄荷叶五分 木贼草一钱 菊花一钱 香白芷一钱 当归一钱五分，酒

【制法】 水煎，熏洗。

【功用】 清热散风，退翳明目。

【主治】 目赤肿痛，云翳遮睛等症。

【按语】 本方亦宗清热除湿祛风之意化裁。方中夏枯草味苦辛性寒，可清热散结，清肝明目，治肝火目痛。白芷辛温表散风寒，通窍止痛。蝉衣功可退翳，与菊花合用可治风热目翳。木贼乃明目退翳之主药，当归补血和血，再加桑、菊、薄荷之属，共臻清热散风，退翳明目之功。

22 洗目方(三)

【组成】 霜桑叶八分 薄荷八分 僵蚕一钱 蕤仁一钱，研 赤芍一钱五分 青葙子八分

【制法】 水煎，熏洗。

【功用】 清热散风，退翳明目。

【主治】 目赤肿痛，云翳遮睛等症。

【按语】 光绪所用此方，是清上止痛熏目方去茺蔚子、菊花加青葙子、蕤仁。青葙子为治眼要药，有明目退翳之功。蕤仁性甘寒，有祛风散热，养肝明目之功。《本经》谓“明目，主目赤痛伤泪出。”此药对目赤红痛，翳遮瞳孔，视物不明，有一定疗效。

23 洗目方(四)

【组成】 甘菊花一钱 冬桑叶二钱 薄荷八分 白芍二钱 僵蚕二钱，炒 草决明一钱 橘络一钱 当归二钱

【制法】 水煎，熏洗。

【功用】 祛风清热，和血通络，养肝明目。

【主治】 目赤肿痛。

【按语】 本方即于辛散祛风药中，加入平肝育阴和血通络之品，亦宗清上止痛熏目方进退用药。

24 洗目方(五)

【组成】 甘菊花一钱 薄荷七分 赤芍一钱 僵蚕一钱，炒 谷精草一钱 银花一钱 蕤仁一钱五分 生石膏二钱

【制法】 水煎，熏洗。

【功用】 祛风清热，养肝明目，利湿退翳。

【主治】 目赤肿痛，云翳遮睛等症。

【按语】 本方即清上止痛熏目方去茺蔚、桑叶，加谷精草清热退翳，银花清热祛风，并以生石膏清热，蕤仁利湿。此二药合用也除热邪。

25 洗目方(六)

【组成】 菊花一钱五分 霜桑叶一钱 赤芍二钱 蕤仁一钱五分

【制法】 水煎，熏洗。

【功用】 祛风清热，养肝明目。

【主治】 目赤肿痛。

【按语】 本方用药虽少，但配伍精当，具祛风清热养肝之功效，洗目之药方，药味总不宜过多为妥。

26 洗目方(七)

【组成】 小青皮一钱 元明粉一钱五分 川柏二钱 防风一钱 甘菊花一钱 胡黄连八分

【制法】 水煎，熏洗。

【功用】 祛风清热，疏肝利胆，滋阴明目。

【主治】 目赤涩痛等症。

【按语】 方中胡黄连清热除蒸，《新修本草》："补肝胆，明目。"黄柏滋阴降火，二药相配，可治阴虚有热。

27 洗目方(八)

【组成】 僵蚕二钱 白菊花一钱 青皮一钱五分 元明粉一钱

【制法】 水煎，熏洗。

【功用】 祛风清热，疏肝明目。

【主治】 目赤肿痛。

【按语】 本方以僵蚕祛风清热，菊花养肝明目，元明粉清热泻火，青皮疏肝解郁，配伍精当，寓意深远。

28 熏目方

【组成】 生真珠母六钱 五味子二钱 煅磁石六钱 甘菊花二钱 冬桑叶二钱 煅赭石三钱

【制法】 醋煎，随意熏之。

【功用】 祛风平肝，滋肾明目。

【主治】 眼目昏花等症。

【按语】 本方是御医赵文魁为光绪所拟，配伍精当。方由桑叶、菊花祛风，清上焦之热。五味子明目，现代研究证明，可提高正常人和眼病患者的视力，改善视野。代赭石主要含有三氧化二铁，有平肝镇逆作用。珍珠母主要含有碳酸钠，可平肝潜阳，近有报道以珍珠母为主，加苍术、人参水煎，可治内眼疾患。磁石主要含有四氧化三铁，《本草衍义》云："肾虚、耳聋目昏，皆用之。"总之本方物点是矿物、甲类、植物药同时并用。

29 熏洗方(一)

【组成】 甘菊花二钱 桑叶二钱 蕤仁二钱 赤芍二钱 谷精草二钱

【制法】 水煎，熏洗。

【功用】 祛风清热平肝，滋阴活血明目。

【主治】 眼目昏花等症。

【按语】 本方即洗目方(六)加味，加谷精草，则增强清热明目退翳作用。

30 熏洗方(二)

【组成】 甘菊花三钱 霜桑叶三钱 蕤仁三钱 赤芍三钱 谷精草三钱 防风三钱 石决明三钱 薄荷一钱 僵蚕二钱，炒 茶叶三钱 黄芩三钱

【制法】 水煎，熏洗。

【功用】 祛风平肝，清热明目。

【主治】 目赤肿痛，眼目昏花等症。

【按语】 本方为上方加味而成，其中桑叶、菊花清肝明目，古方有桑麻丸、杞菊地黄丸治目疾。谷精草明目退翳，《本草纲目》载与防风等份为末，治目翳甚验。石决明清肝明目，《集验方》用治目昏。蕤仁养肝明目，配桑菊治目赤肿痛。以药测症，该方治光绪风热目疾。

31 洗眼碧玉丸

【组成】 归尾五钱 防风五钱 栀子五钱 菊花五钱 杏仁五钱 郁李仁五钱 白矾三钱 胆矾三钱 川连三钱 蕤仁一钱 甘草二钱

【制法】 共研细末，曲糊为丸。每用药一丸，净甜水半盅，重汤滚一二十沸，候温，闭目洗之，日洗六七次。

【功用】 祛风燥湿，清热明目。

【主治】 眼目昏花，赤肿疼痛等眼疾。

【按语】 此种洗眼制剂及用法，较为独特。原方说明，忌房劳烟酒动火之物。

32 洗眼蚕茧

【组成】 防风二钱 黄连二钱 归尾二钱 杏仁二钱 蕤仁五分 栀子五分 铜绿五分 白矾五分 胆矾五分

【制法】 共研粗末，蚕绵盛之。每付一蚕茧，用水半盅，汤滚百沸，每日温洗数次，

十数日一换，勿落灰尘。

【功用】 祛风燥湿，清热明目。

【主治】 老眼、风眼、久患眼疾，火眼气矇，赤烂昏花，云翳外障，经年不愈；或每月举发，壅肿痛痒，羞明怕日，隐涩难开等症。

【按语】 这也是一种独特的洗眼制剂和用法。本方药味较洗眼碧玉丸少菊花、郁李仁、甘草，而增铜绿，两方功效相似。

33 洗眼蚕茧药

【组成】 防风五钱 川连一两 归尾一两 铜绿三钱 胆矾三钱 荆穗五钱 菊花一两

【制法】 共研粗末，贮蚕茧内，使线扎之。每用一枚，入茶盅内，流水半盏泡片时，连洗三五次。

【功用】 祛风燥湿，清热明目。

【主治】 烂弦风眼，胬肉攀睛，云翳外障，睹物昏花，羞明怕日，迎风流泪，暴赤发肿，隐涩难开，或痛或痒，或生眵膜，或流热泪等症。

【按语】 系前方加减化裁。

34 洗眼药末方

【组成】 防风一两 荆芥一两 苦参一两 细辛一两 铜绿一两 甘草一两

【制法】 共为细末，用葱汤熏洗。

【功用】 祛风清热，明目。

【主治】 内外翳障，视物昏花，迎风流泪，暴发赤肿，云翳，天行时眼，久患风疾，眼边赤烂，不时举发，隐涩痛痒，壅眵热泪等症。

【按语】 以上三方均用铜绿。铜绿，又名铜青，主要成分为碱式碳酸铜，有退翳明目、去腐、敛疮、杀虫及吐风痰之效，眼科外用治目翳、烂弦风眼等。

35 洗眼方

【组成】 胆矾、红花、黄连、防风、归尾各二分 桃仁七个

【制法】 煎汤，熏洗。

【功用】 清热解毒祛风，活血明目。

【主治】 暴发火眼赤肿，羞明目疾等。

【按语】 此方用胆矾、黄连清热解毒泻火；防风以疏风明目；当归尾、桃仁活血。诸药合用，治疗暴发火眼赤肿等症当效。

(三) 肢体筋骨痛洗方

1 舒筋定痛汤

【组成】 当归三钱 没药三钱 青皮三钱 川椒三钱 五加皮三钱 香附子三钱 皮硝三钱 丁香一钱 麝香一分 丹皮二钱 地骨皮一钱 老葱三根

【制法】 水煎，熏洗患处。

【功用】 舒筋活血，温经止痛。

【主治】 筋脉不舒疼痛等。

【按语】 方中当归、没药、麝香活血通络止痛；川椒等温通经脉止痛；丁香温阳，其含有丁香油，有局部麻醉止痛作用；丹皮、地骨皮清虚热，凉血活血。诸药合用可治筋脉不舒疼痛等。

2 散湿洗药方

【组成】 老鹳草六钱 木瓜八钱 羌活四钱 独活四钱 透骨草六钱 苦参四钱 白芷三钱 甘草三钱

【制法】 水煎，熏洗。

【功用】 祛风清热燥湿，舒筋止痛。

【主治】 湿热下注，肢体疼痛。

【按语】 方中老鹳草祛风除湿，活血通络，用为主药。

3 活脉除湿祛风洗方

【组成】 老鹳草八钱 木瓜八钱 羌活四钱 透骨草六钱 白芷四钱 防己四钱 白鲜皮五钱 没药四钱 乳香四钱 当归五钱 南红花三钱 食盐二两 金果榄五钱 丝瓜络三钱

【制法】 水煎，熏洗。

【功用】 祛风除湿，活脉止痛。

【主治】 风湿、瘀血所致肢体疼痛。

【按语】 此方与上方均治大太监李莲英蓄湿生热、经脉未和之症，可用于外洗治疗风湿疼痛。

4 洗足跟痛方

【组成】 防己四钱 淡木瓜二钱 净乳香三钱 晚蚕沙三钱 丝瓜络三钱 丹皮三钱

【制法】 水煎浓汤，熏洗之。

【功用】 舒筋通络，利湿活血止痛。

【主治】 足跟痛。

【按语】 光绪患足跟痛，用此药洗后起居注有记："昨晚洗后稍松"语，说明此药有效。方中之药多舒筋活血利湿之品。其中乳香活血祛风，舒筋止痛，外洗止痛作用较好。

5 复方忍冬藤熏洗方*

【组成】 忍冬藤六两 干藕节三个 小桑枝一两 归身八钱 芦根三两

【制法】 浓煎，食后熏洗。

【功用】 活血清热，通络止痛。

【主治】 腰胯疼痛。

【按语】 忍冬藤为金银花的藤，可清经络中的风热而止痛。此方既可通经脉而止痛，又可清热。

6 治腰痛洗擦方

【组成】 川椒五钱 独活三钱 细辛一钱 川乌二钱五分 晚蚕沙五钱 乳香三钱 木通三钱 没

药三钱

【制法】 上八味共捣粗末，用水熬好，兑烧酒，洗擦后另用。

【功用】 温经通络，祛风活血止痛。

【主治】 腰痛。

【按语】 本方为擦洗方，具有疏风散寒、除湿通络、活血止痛之功效。用白酒擦洗，因酒可活血通络之故，按方中川乌毒性较大，皮肤破损者不宜应用。

7 腰痛外治法

【组成】 独活五钱 川乌三钱 香附五钱 防己四钱 川芎四钱 乳香四钱 没药四钱 乌药五钱 桑枝二尺

【制法】 上药配二份，挫为粗末，一份煎洗擦干后，即再用一份炒热，作两包轮熨。

【功用】 温经通络，祛风活血止痛。

【主治】 腰痛。

【按语】 方中辛温燥热之药较多，特别是川乌有毒，温通止痛之力甚大。

8 苏木二活洗熨方*

【组成】 苏木一两 羌活五钱 独活五钱 川芎五钱 川乌三钱 草乌三钱 红花三钱 嫩桑枝二尺 松节三钱

【制法】 上药共为粗末，分半，煎水熏洗；分半酒炒熥熨；洗熨之后，再贴熊油虎骨膏。

【功用】 温经通络，祛风活血止痛。

【主治】 腰胯酸痛。

【按语】 此方为光绪帝腰胯酸痛而拟。方中辛温燥热之药较多，特别是川乌、草乌外用温通止痛效佳，诸药合用当效。

9 活脉祛风熏洗方

【组成】 赤芍二钱 僵蚕二钱 白芷一钱五分 薄荷一钱 防风一钱 荆芥一钱五分 柴胡钱五分 生青皮二钱

【制法】 水煎，熏洗。

【功用】 疏肝理气，祛风活血止痛。

【主治】 气串作痛。

【按语】 此方是御医为端康皇贵妃所拟。当时肺气不和咳嗽，又肝旺气急，时有烦急，气串作痛。

10 归桂木瓜洗药方*

【组成】 归尾二钱，酒 炙香附一钱 宣木瓜二钱 防风二钱 生草梢一钱 桂枝尖二钱 香白芷二钱 红花二钱

【制法】 水煎，熏洗。

【功用】 养血活血，祛风通络止痛。

【主治】 肢节疼痛等症。

【按语】 此方养血活血，祛风通络，温经止痛，用治肢节疼痛当效。

11 木瓜伸筋洗药方*

【组成】 宣木瓜三钱 秦艽二钱 防风二钱 防己二钱 伸筋草二钱 白芷二钱
【制法】 用水熬透，洗之。
【功用】 祛风除湿，舒筋活络止痛。
【主治】 筋脉不舒，肢体疼痛。
【按语】 此亦祛风除湿舒筋药方。《证治准绳》防己散，防风、防己同用，治风湿痛、手足顽痹有良效。现代临床用木防己，治各种神经痛。此方当有效。

12 洪医洗药方

【组成】 羌活三钱 防风三钱 川牛膝二钱 当归三钱 红花二钱 防己二钱 透骨草三钱 甘草节二钱 食盐四钱 葱头七个
【制法】 共熬汤，兑白酒一两五钱，烫洗。
【功用】 养血活血，祛风除湿，通络止痛。
【主治】 风湿痹阻，肢节疼痛。
【按语】 本方由养血活血，祛风通络药组成，烫洗肢节疾病当可有效。兑白酒外用，其活血脉之力当更强。

13 舒筋止痛洗药方

【组成】 归尾三钱，酒 赤芍二钱，炒 丹皮二钱 防风二钱 汉防己三钱 秦艽二钱 木瓜二钱
【制法】 用水熬透，洗之。
【功用】 舒筋活血，祛风止痛。
【主治】 肢节疼痛。
【按语】 本方活血止痛，侧重舒筋，是御医范一梅为光绪所拟。本方以当归尾、赤芍等活血通经，用秦艽、木瓜等风药中之润品，养肝舒筋，治风与治血相兼，是其特色。

14 舒筋活血洗药方

【组成】 赤芍三钱 丹皮二钱 防己三钱 秦艽三钱 木瓜三钱 独活二钱 桑枝三钱 木香一钱，研
【制法】 用水熬透，洗患处。
【功用】 祛风除湿，活血化瘀，通络止痛。
【主治】 腰胯、肢节疼痛。
【按语】 本方功能祛风除湿，药味多用祛风之品，本《素问》："风气通于肝"，"肝生血气"之旨，治风可治血，活络可荣筋。与前方相比，药味虽有变更，方名虽有不同，但治光绪帝筋骨疼痛，腰胯疼痛等疾则相一致。

15 活瘀止痛洗药方

【组成】 归尾三钱，酒 赤芍二钱 丹皮一钱五分 防风一钱五分 酒红花一钱 木香六分，研
【制法】 水煎，熨洗患处。
【功用】 祛风活血，理气止痛。

【主治】 腰胯、肢节疼痛。

【按语】 本方与前方基本相同，均为御医范一梅所拟。熨洗患处，也借热力助其药味透达，盖“血得温则流”，瘀滞通则疼痛止。

16 荣筋活络洗药方

【组成】 宣木瓜三钱 松节三钱 赤芍四钱 透骨草二钱 青风藤三钱 乳没各二钱 红花二钱 全当归四钱 天仙藤三钱

【制法】 水煎，兑白酒二两，熏洗。

【功用】 养血柔筋，祛风除湿，活血通络。

【主治】 肢体关节疼痛等症。

【按语】 本方由御医赵文魁为光绪所拟。方中青风藤为治风湿痹痛常用之品，天仙藤即青木香，可行气止痛，研究证明，有阻断交感神经节的作用。本方用此药拟取其行气活血止痛之功。

17 祛风湿洗药方

【组成】 南红花三钱 羌活五钱 透骨草五钱 宣木瓜六钱 防己五钱 桑枝六钱

【制法】 各捣粗渣，分包，水煎，熏洗。

【功用】 祛风通络，除湿通痹。

【主治】 风湿痹痛。

【按语】 本方为祛风除湿之剂。羌活散太阳之游风，风能胜湿。木瓜、防己、桑枝祛湿通络。透骨草配红花则活血止痛，配羌活、防己则祛风除湿。诸药水煎，趁热熏洗，对治风湿疼痛有效。

18 洗药方(一)

【组成】 宣木瓜三钱 秦艽二钱 防风二钱 防己二钱 伸筋草二钱 白芷二钱

【制法】 用水熬透，熏洗。

【功用】 祛风除湿，舒筋止痛。

【主治】 风湿疼痛，肢体顽痹。

【按语】 《证治准绳》防己散用防风、防己治风湿痛、手足顽痹等症。现代研究证明，木防己治各种神经疼有效。

19 洗药方(二)

【组成】 宣木瓜三钱 杜仲三钱，炒 牛膝三钱 秦艽三钱 汉防己三钱 钩藤二钱 生茅术三钱 桑枝四钱

【制法】 兑白酒一盅，用水熬透，洗患处。

【功用】 补肝肾，祛风湿，止痹痛。

【主治】 风湿痹痛，肢体顽痹。

【按语】 本方用木瓜、杜仲、牛膝等养肝补肾药，入于祛风除湿通络方中，当是治光绪帝腰腿疼痛之症。再兑白酒，增加血液循环，对寒凝气滞疼痛有效。

20 洗药方(三)

【组成】 南红花二钱 桃仁二钱，研 归尾一钱 防风一钱 桂枝尖一钱五分 菊花二钱 银花一钱五分 草梢八分

【制法】 水煎，淋洗。

【功用】 清热解毒，活血化瘀，祛风通络止痛。

【主治】 风热痹痛，肢体顽痹。

【按语】 此方用治光绪帝痹痛，具清热祛风，活血通络之效。从医案推测，痹痛当在腰腿。

21 活血止痛洗药方

【组成】 川羌二钱 骨碎补二钱 乳香三钱 三七二钱 当归二钱，尾 川续断二钱 没药三钱 牛膝二钱 红花二钱 马钱子二钱，去毛 血竭二钱 防己二钱 防风三钱 透骨草二钱 白芷二钱 甘草二钱 老葱须十个 食盐二两 烧酒半斤

本方减马钱子，加苏木三钱 共研为粗末。

【制法】 此药用烧酒拌好，装在布口袋内，每日熏洗。缝两个口袋，用笼屉蒸烫方妥。

【功用】 活血化瘀，祛风胜湿，强壮腰膝，通络止痛。

【主治】 腰胯疼痛等症。

【按语】 本方一派活血药物，化瘀通络，止痛作用较强。方佐补肾祛湿之品，结合光绪病情，当用于治疗腰胯疼痛之症。惟光绪此病，辗转反复，虽经寒热温凉各种治法，其病症不减。本方从血分入手，仿伤科八厘散治法，有急治其标之意。又，马钱子活血通络作用较强，过量则易中毒。现代研究证明，苏木水煎剂可对抗马钱子碱的中枢神经兴奋作用。御医使用本方，有“减马钱子加苏木”一法，由此可见，清宫医学经验的可贵。另外装药入袋，用笼屉蒸烫，当有消毒作用。

22 洗手荣筋方

【组成】 桂枝尖二钱 赤芍二钱 没药一钱五分 乳香一钱 宣木瓜三钱 秦艽二钱 丝瓜一钱 甲珠二钱 天仙藤三钱

【制法】 水煎，外洗。

【功用】 通络化瘀，温寒止痛。

【主治】 风湿痹痛。

【按语】 本方活血化瘀，通经活络，温寒止痛，于风湿性痹痛当有效。方中桂枝用尖，取其上行手臂，配以丝瓜、天仙藤等药，以通经络，乳没定痛。中医认为肝主筋，疏肝养肝即可荣筋。方中取芍药、木瓜、甲珠敛肝、补肝、调肝，立方可谓周全。本方趁热外洗，更可活血舒筋。此方是御医赵文魁为光绪所拟。

23 荣筋拈痛洗腿方

【组成】 宣木瓜四钱 赤芍三钱 橘络三钱 乳香三钱 全当归四钱 没药二钱 红花二钱 防风三钱 透骨草三钱

【制法】 水煎，兑白酒四两，随时熏洗。

【功用】 活血化瘀通络，祛风胜湿止痛。

【主治】 风湿痹痛、腰腿疼痛等症。

【按语】 病在腿而不在手，虽荣筋拈痛之法与前同，而用药则异。于前方去桂枝尖等上行之药，而加重消瘀之品，使药力专一下行，洗时兑入白酒，更促血行，则化瘀活血，荣筋定痛之力更著。

24 洗腿方

【组成】 归尾三钱，酒 宣木瓜三钱 生草梢一钱 酒杭芍二钱 橘络三钱 乳香三钱 青风藤三钱 白鲜皮三钱

【制法】 水煎，外洗。

【功用】 活血通络，养血柔肝，祛风止痛。

【主治】 腰腿疼痛等症。

【按语】 方中白鲜皮，祛风除湿，通利血脉，还可用治疮疡癣疾。

25 洗腿又方

【组成】 归尾三钱，酒 青风藤三钱 宣木瓜三钱 赤芍三钱，炒 透骨草三钱 防风一钱五分

【制法】 水煎，熏洗。

【功用】 活血通络，养血柔肝，祛风止痛。

【主治】 肩背四肢、腰腿疼痛等症。

【按语】 光绪肩背四肢疼痛，皆因血虚风湿入络所致。因而方中用祛风除湿通利经络之药，兼用归、芍和营养血。即使外洗方，其辨证亦十分严谨。

26 活血舒筋止痛洗药方

【组成】 归尾三钱，酒 赤芍二钱，炒 丹皮二钱 乳香一钱，研 夏枯草三钱 没药一钱，研 木香一钱，研 红花一钱，酒

【制法】 用水熬透，熏洗患处。

【功用】 活血通络止痛。

【主治】 肩背四肢、腰腿疼痛等症。

【按语】 光绪筋骨疼痛之病，因血虚而致。本方于众多活血通络药中寓养血之意。瘀血去则新血生。加入木香治血治气同行，加强活血舒筋止痛作用。

27 沐浴洗方

【组成】 宣木瓜一两 防风三钱 赤芍三钱，炒 丹皮二钱 川黄柏三钱 地肤子四钱 连翘四钱 川椒二钱

【制法】 用水熬透，洗之。

【功用】 活血凉血，祛风除湿，清热解毒。

【主治】 筋骨疼痛。

【按语】 此方活血凉血，祛风胜湿，兼以清热解毒，用之洗沐四肢，筋骨疼痛而属风湿热痹者颇适宜。

28 搜风定痛汤

【组成】 乳香五钱 没药五钱 红花四钱 秦艽四钱 防风四钱 荆芥四钱 地枫四钱 猴姜二钱 老鹳草二两 青风藤二钱 海风藤二钱 透骨草一两 蒜瓣六钱 花椒五钱 木瓜六钱

引用老酒一斤 米醋二斤 生姜三大片 食盐一两 老葱头七个(带白一寸)

【制法】 以水共煎百沸，趁热熏洗，每日洗三次。

【功用】 祛风除湿，活血止痛。

【主治】 风中肢体，麻木不仁，疼痛浮肿，膀臂疼痛，抬举艰难，两手颤掉，不能持物；腿痛、膝痛、足痛，不能履地；手足拘挛，不能曲伸。

【按语】 本方活血化瘀，通经活络，祛风胜湿，又以酒、醋等为引及热力作用，可望取效较速。

29 洗药荆叶散

【组成】 顽荆叶二钱 白芷一钱 细辛一钱，去苗 蔓荆子一钱 桂心二钱 川芎一钱 丁皮一钱 防风一钱，去芦 羌活一钱

【制法】 上作一剂，入盐二钱，连根葱三茎，水五碗，煎取四碗去渣，淡洗肿痛处，在避风处洗之。

【功用】 祛风通络，温经止痛。

【主治】 从高坠下，及一切伤拆筋骨，瘀血结聚疼痛之病。

【按语】 方中疏风止痛药较多，对肿胀疼痛当有效。治筋骨拆伤瘀血之方，活血化瘀之力尚嫌不足。

(四) 皮肤病洗方

1 荆防洗药方*

【组成】 荆芥穗五钱 防风五钱 土大黄五钱 蛇床子五钱 当归五钱 地肤子三钱 鹤虱草三钱 杏仁三钱，炒研 朴硝五钱 苦参五钱 黄柏五钱 川椒二钱

引用食盐三钱 葱白三根，连须

【制法】 水煎，外洗。

【功用】 祛风止痒，解毒燥湿。

【主治】 皮肤瘙痒等症。

【按语】 此方是治乾隆“腰腹间起碎疙瘩，瘙痒成片”外洗方。其药疏风透表，清热解毒利湿，当有效。

2 祛风清热洗药方

【组成】 红花二钱 防风三钱 白芷二钱 羌活二钱 桑叶二钱 杭菊二钱 薄荷二钱 僵蚕一钱

【制法】 用水煎一沸，兑花露水一匙。

【功用】 疏风活血止痒。

【主治】 皮肤作痒症。

【按语】 慈禧常有皮肤作痒症。此方于祛风中加红花活血，治风治血并行，兑以花露

水，芳香止身痒更好。

3 烫洗囊湿止痒药方

【组成】 白鲜皮五钱 地肤子五钱 蛇床子五钱 独活四钱 川楝子四钱 吴茱萸四钱 小茴香五钱 川椒三钱 枯白矾二钱 明雄黄二钱 生甘草三钱

【制法】 共捣粗末，装布袋内，水煎熨洗。

【功用】 清热渗湿，祛风解毒。

【主治】 阴囊湿疹。

【按语】 本方一派清热渗湿祛风解毒药，功能利湿止痒，用治阴囊湿疹，当有效。实验表明，白鲜皮、地肤子、蛇床子、川楝子等药都有抑制皮肤真菌的作用，合以为方，当对皮肤病有效。

4 沐浴一方

【组成】 谷精草一两二钱 茵陈一两二钱 石决明一两二钱 桑枝一两二钱 白菊花一两二钱 木瓜一两五钱 桑叶一两五钱 青皮一两五钱

【制法】 水煎，浴洗。

【功用】 清热利湿，疏风利目。

【主治】 防治皮肤病，清利头目。

【按语】 本方为光绪年间慈禧沐浴方。方中药物以清风热，清头目，利湿热为主，其中加谷精草，对绿脓杆菌有抗菌作用。对皮肤真菌有抑制作用。此方沐浴可防治皮肤病，保护皮肤健康。

5 沐浴二方

【组成】 宣木瓜一两 薏苡仁一两 桑枝叶各一两 茵陈六两 甘菊花一两 青皮一两 净蝉衣一两 萸连四钱

【制法】 共为粗末，盛布袋内，熬水浴之。

【功用】 清热利湿，疏风解毒。

【主治】 皮肤瘙痒等症。

【按语】 本方与前方大同小异，所加蝉衣散风热、透斑疹，黄连则清热燥湿，吴萸虽为辛苦大热药，但对绿脓杆菌及金黄色葡萄球菌有抗菌作用，萸、连辛开苦降，泻肝和胃，内服可治反胃恶心，外用较少。本方用于沐浴，或取其清热燥湿解毒之意。

6 疥癣化毒汤

【组成】 黄芩四钱 地丁四钱 防风四钱 荆芥四钱 透骨草八钱 当归八钱 生地八钱 公英八钱 蒜瓣八钱 黄柏三钱 大黄三钱 银花三钱 黄连一钱 连翘五钱 红花三钱

引用老酒一斤 米醋二斤 生姜三大片 老葱头七个(带白一寸) 食盐干疥用一两，小儿秃疮用一钱，余症酌量加减

【制法】 共以水煎百沸，趁热熏洗，每日洗三次。

【功用】 解毒燥湿，活血祛风止痒。

【主治】 疥癣皮顽，黄水疮，伤手疮，臁疮，小儿秃疮，一切浸淫溃烂日久缠绵之症；并蝎螫、虫咬，毒物所伤。

【按语】 疥癣等症多由于湿热凝结而成，痛痒难禁，脓水浸淫，皮肤溃烂，日久肌肉消瘦，结毒成痈。正宜此汤洗之。本方清热解毒，燥湿祛风，活血化瘀，养血润肤，当有效。

7 清热散风汤

【组成】 荆芥一钱 防风一钱 苦参三钱 蛇床子一钱 朴硝一钱

【制法】 以丝绵包裹，水煎，不拘时洗。

【功用】 祛风清热，解毒燥湿。

【主治】 治肝脾二经湿热，邪袭肌肤，郁于肺经，以致遍身生疮，瘙痒抓破时津汁浸淫成片。

【按语】 本方治风湿、风热所致瘙痒性皮肤病，用药精专。从方药看，治阴痒亦当有效。

8 三黄地丁汤洗药方

【组成】 当归二钱 白芷二钱 黄连一钱 黄芩一钱 黄柏一钱 地丁二钱 公英二钱 煅石膏二钱 防风一钱 薄荷一钱 山甲一钱 皂刺一钱 甘草一钱

【制法】 用五大碗水，煎一盅，洗之。

【功用】 清热解毒，活血消肿。

【主治】 疡科一切疔毒恶症。

【按语】 本方清热解毒为主，兼祛风化瘀，消肿止痛，是一组方较全面的疮疡外洗方。

(五) 阴痒熏洗方

1 蛇床地肤熏洗药(一)*

【组成】 蛇床子五钱 地肤子五钱 川椒三钱 苦参三钱 独活三钱 苍术三钱 黄柏三钱 朴硝三钱 槐花三钱

【制法】 上药装布袋中，水煎，熏洗。

【功用】 清热利湿，解毒止痒。

【主治】 外阴瘙痒等症。

【按语】 此方为《丹溪心法》二妙散合《疡科心得集》中的苦参汤化裁而来。本方具有清热利湿解毒止痒之功。乾隆朝惇妃医案所载此方，应为治阴痒之病。此病多因外阴不洁，湿热下注，或阴虚血燥而致。就本方而论，似因湿热下注所致。以此药外洗，结合内服药，理应收效。

2 蛇床地肤熏洗药(二)*

【组成】 蛇床子五钱 地肤子五钱 川椒三钱 苦参三钱 独活三钱 苍术三钱 黄柏三钱 朴硝三钱

【制法】 上药装布袋中，水煎，熏洗。

【功用】 清热利湿，解毒止痒。

【主治】 阴痒等疾。

【按语】 此方较上方仅少槐花一味，亦具有清热解毒、利湿止痒之功。乾隆朝禄贵人用此洗药，似治阴痒。

3 除湿塌痒汤

【组成】 鹤虱草二两 狼毒二两 苍术三两 当归三两 苦参三两 地肤子三两 蛇床子三两 川椒一两 黄柏二两

【制法】 共为粗末，煎汤烫洗。

【功用】 清热解毒，利湿杀虫止痒。

【主治】 阴蚀。

【按语】 阴蚀之证，多因情志郁火，损伤肝脾，湿热下注，蕴而生虫，虫蚀阴中所致。此方是治疗嘉庆朝二阿哥大侧福晋之阴蚀病，宗清热解毒，除湿杀虫之法，与内服药配合取效。

4 蛇床地肤熏洗药(三)*

【组成】 蛇床子八两 地肤子八两 川椒四两 苦参八两 苍术四两 朴硝四两 升麻四两 狼毒四两 大黄四两 鹤虱草四两 防风四两 艾叶八两 细辛三两二钱

【制法】 共为粗末，水煎，熏洗。

【功用】 清热解毒，利湿杀虫止痒。

【主治】 阴蚀。

【按语】 此方系治嘉庆朝二阿哥侧福晋阴蚀的第二个熏洗方，功用与前方类同。此方祛风燥湿之功较上方更强。

5 苦参胆草熏洗药*

【组成】 苦参一两 龙胆草一两 连翘一两 蛇床子五钱 金银花一两

【制法】 水煎，熏洗。

【功用】 清肝泻火，解毒燥湿止痒。

【主治】 阴痒带下等症。

【按语】 此方是御医为道光之皇后所拟。据方测病，皇后可能因肝胆湿热下注，有阴痒带下之症。

6 蛇床苦参熏洗药*

【组成】 苦参四两 蛇床子一两

【制法】 水煎，熏洗。

【功用】 清热解毒，燥湿止痒。

【主治】 阴痒带下等症。

【按语】 蛇床子，辛、苦、温，可燥湿止痒杀虫，用治滴虫性阴道炎等；苦参，清热燥湿，杀虫止痒。现代研究证明，此药对皮肤真菌和滴虫有不同程度的抑制作用。二药组方，十分简练，治疗阴痒当效。

7 蛇床蕲艾熏洗方*

【组成】 蛇床子八钱 广皮六钱 石榴皮四钱 升麻三钱 银花四钱 白芷三钱 蕲艾八钱 甘草八钱

【制法】 水煎，滤去渣，熏洗。

【功用】 温肾助阳，燥湿祛风，杀虫止痒。

【主治】 阴痒带下。

【按语】 方中蛇床子，可燥湿杀虫，温肾壮阳，用治阴痒、宫寒等证。艾叶亦可治带下疥癣等疾。它药或酸收，或解毒，或升提，或祛风。故推测系治慈禧带下阴痒。

8 蛇床苦参熏洗方(一)*

【组成】 苦参六钱 蛇床子一两 公英六钱 狼毒五钱 草节五钱 薄荷三钱 朴硝三钱 雄黄三钱 白菜叶四两，切碎

【制法】 水煎，去渣，熏洗。

【功用】 燥湿杀虫，解毒止痒。

【主治】 阴痒。

【按语】 本方载于光绪朝珍妃医案，当属外洗阴痒之剂。同时，配以内服药，清泻肝胆湿热，颇为恰当。

9 蛇床苦参熏洗方(二)*

【组成】 苦参六钱 蛇床子一两 公英六钱 狼毒五钱 草节五钱 薄荷三钱 朴硝三钱 明矾一钱五分 白菜叶四两，切碎

【制法】 水煎透，去渣，熏洗。

【功用】 燥湿杀虫，解毒止痒。

【主治】 阴痒。

【按语】 此为珍妃所用第二个熏洗方，易雄黄为明矾，后者亦为解毒杀虫、燥湿止痒之品。《频湖集简方》以蛇床子一两，加明矾二钱，煎汤熏洗，治阴痒。

10 洗药方(四)

【组成】 川椒二两 茵陈七两 槐枝六两 端午艾八分 绿豆一小升 生蜂蜜一厘

【制法】 用水二大柳罐，滚数沸，滤去渣，熏洗。

【功用】 温经通脉，解毒杀虫，祛湿止痒。

【主治】 湿气下注，二阴瘙痒肿痛等症。

(六) 肛肠疾病熏洗方

1 清热化湿洗药方

【组成】 槐条二两 艾叶一两 白矾一两 马齿苋一两 银花一两 甘草一两

【制法】 水煎，熏洗。

【功用】 清肠化热，祛湿消肿止痛。

【主治】 痔疮。

【按语】 慈禧所用本方，为清肠化热祛湿消肿止痛方。结合其便血史，当为治痔而用。《传信方》治痔核法：“槐枝，浓煎汤，先洗痔，便以艾灸其上七壮，以知为度。”此方则强其制。

2 洗痔漏神方

【组成】 番大马一条

【制法】 分为三节，每节用砂锅熬透，洗三日，或洗九日。

【主治】 痔漏。

【按语】 此方载于《太医院秘藏膏丹丸散方剂》。录以待考。

3 脱肛洗药*

【组成】 荷叶二两 吴茱萸梗三钱

【制法】 水煎、熏洗。

【功用】 温中升提。

【主治】 气虚脱肛。

【按语】 吴茱萸可温脾肾之阳，荷叶亦能升阳，用治阳气虚之脱肛，疗效是否理想，尚待验证。

4 洗肛方*

【组成】 苦参一两 朴硝一两 荆芥穗三钱 防风三钱 生枳壳三钱 生甘草三分 瓦松一两

【制法】 丝棉包裹，水煎浴。

【功用】 解毒燥湿，祛风消肿。

【主治】 肛门肿痛，风湿肿坠瘙痒。

【按语】 此方疏肠风，下湿热，消肿止痒。外洗肛门肿痛，风湿肿坠瘙痒当效。

5 洗痔良方

【组成】 川椒三钱 牛膝三钱 地骨皮三钱 金银花六钱 黄芩六钱 良姜三钱 细辛三钱 荆芥三钱 皮硝一两 白芷四钱 蝉蜕三钱 防风三钱

【制法】 水煎洗。

【功用】 疏风祛湿，清热解毒，消肿止痛。

【主治】 痔疮等疾。

(七) 其他熏洗方

1 明目除湿浴足方

【组成】 甘菊三钱 桑叶五钱 木瓜五钱 牛膝五钱 防己四钱 茅山术五钱 黄柏三钱 甘草三钱

【制法】 水煎，洗足。

【功用】 明目止痒，清热解毒胜湿。

【主治】 目赤肿痒等症。

【按语】 慈禧所用本方，明目止痒胜湿，系桑菊与三妙散加味。三妙散原治下体湿热，此方注明明目，或属上病下治，用浴足法，或同时尚有下焦或足部湿热之象，亦未可知。

2 五根汤

【组成】 梅根一两 桃根一两 柳根一两 槐根一两 李根一两
【制法】 水煎，外洗。
【功用】 祛风燥湿，清热解毒。
【主治】 皮肤湿疹、痈肿、痔疮及风湿疼痛等症。
【按语】 柳根利水，通淋，祛风，除湿；槐根清热，疗痔，杀虫；梅根祛风，清热；桃根清湿热，祛风湿，消痈肿；李根清热解毒。五根同用外洗，对湿疹、痈肿、痔疮及风湿疼痛等当有一定效验。《崔氏纂要方》载："初生小儿取(梅)根同桃、李根煮汤浴之，无疮热之患。"可参考。

3 韭子冰片熏药*

【组成】 韭菜子二钱 冰片二分
【制法】 水煎，熏洗。
【功用】 益肾解毒杀虫。
【主治】 牙齿虫蚀等症。
【按语】 本方载于道光朝孝全成皇后医案，当为治"下门牙色黑，上有蛀孔，名曰齿龋"之病。《救急易方》介绍韭子烟熏虫牙法：瓦片煅红，安韭子数粒，清油数点，待烟起，以筒吸，引至痛处。良久，以温水漱吐。冰片有清热防腐，通窍止痛之效。故两药合用，熏治龋齿。

4 洗药方(五)

【组成】 盔沉四钱 胆矾八钱 枯矾六钱 青盐八钱 乌梅十二个 归尾一两二钱 川椒八钱
【制法】 将药用新白布包好，用长流水浸透洗之。
【功用】 解毒杀虫，收敛燥湿，行气活血，止痛止痒。
【主治】 皮肤疮毒湿疹肿痒等症。
【按语】 此方是御医为宣统朝总管太监小德张所拟。医案未载相关病情，仅具方药作以上功用、主治分析。

第六节 熥 熨 方

1 葱白熥药方*

【组成】 老葱白一斤
【制法】 用老酒拌匀，银锅炒热，熥于患处。
【功用】 温通阳气。
【主治】 脾胃不和，湿邪内蕴之腹满等症。
【按语】 老葱白用老酒拌炒，其温通之力更强。慈禧用此方，可能是治其"肠胃不和"。她后来还曾用过老醋拌老葱白，炒热熥患处。

2 盐葱熨法方

【组成】 食盐一两 葱白二两
【制法】 炒热温熨。
【功用】 发表通阳，清热解毒。
【主治】 小便不通症。
【按语】 食盐可清热解毒；葱白可发表通阳解毒。二药单味外熨均可治小便不通，合用则效力当著。

3 姜汁香附熨方*

【组成】 生香附八两 生姜汁
【制法】 以姜汁拌香附，炒热熨之。
【功用】 疏肝理气，和胃止呕。
【主治】 肝气不和，胸胁满闷，脘腹胀痛，呕恶不舒。
【按语】 用生姜汁拌炒香附，其疏理肝气和胃之功较佳。另外，还有姜醋炒香附熨痛处方，均为妃嫔贵人所用，可见她们常有肝郁气滞之证。

4 香附食盐熨药*

【组成】 香附四两 食盐二两
【制法】 炒热，熨患处。
【功用】 理气温中。
【主治】 腹痛、腹胀。
【按语】 香附可疏肝理气，外用热熨，治疗气滞或虚寒腹痛当效。

5 香附麸子熨方*

【组成】 香附二两 麸子一碗
【制法】 老酒炒，布包，熨痛处。
【功用】 理气温中。
【主治】 腹痛、腹胀。
【按语】 香附可疏肝理气，用老酒炒，其温通之力更著。治疗气滞或虚寒性腹痛。

6 香附木瓜熨药*

【组成】 香附面四两 木瓜三两 食盐二两 烧酒四两
【制法】 酒拌诸药，炒热，装布袋内，熨痛处。
【功用】 疏通气血，舒筋止痛。
【主治】 关节肌肉疼痛。
【按语】 此药外熨，使药力直达痛处，疏通气血而止痛。

7 香附祁艾熨方

【组成】 祁艾四两 香附四两，研粗末

【制法】 同炒熨。
【功用】 疏通气血，温经止痛。
【主治】 胸胁阻塞，周身酸痛。
【按语】 艾叶温通，香附理气。二药合用，外熨当效。

8 附萝熨药(一)*

【组成】 香附二两 萝卜子一两
【制法】 醋炒热熨。
【功用】 疏通气血止痛。
【主治】 胸满呕恶，胁腹胀痛。
【按语】 香附配莱菔子，则行气消胀之力更强。

9 附萝熨药(二)*

【组成】 香附四两，捣碎 食盐二两 老葱二两，切碎 大萝卜四两，切碎
【制法】 共合一处，用醋少许炒热，用白布包，热熨患处。
【功用】 疏通气血，通阳止痛。
【主治】 胸胁胀满，周身酸痛。
【按语】 较上方温通之力稍强。

10 艾附熨药(一)*

【组成】 香附四两 艾叶一两 葱五根，切碎 姜一两，切碎
【制法】 共拌匀炒热，用醋少许，熨之。
【功用】 疏气血，祛寒湿。
【主治】 气滞寒凝所致腹痛、腰腿酸痛。

11 艾附熨药(二)*

【组成】 香附二两 艾叶茸二两 乌药二两 小茴香一两
【制法】 共为粗末，合面麸半升，姜汁拌炒，盛布袋熨之。
【功用】 疏肝理气，温经止痛。
【主治】 气滞寒凝腹痛。
【按语】 较上方行气暖腹之力加强。

12 艾附熨药(三)*

【组成】 香附二两 艾叶二两 乌药一两 吴茱萸一两 延胡索一两 小茴香二两 食盐一撮
【制法】 共捣粗末，醋炒熨之。
【功用】 温通经脉，理气止痛。
【主治】 寒凝气滞腹痛。
【按语】 较上方祛寒理气止痛作用更强。

13 艾附熨药(四)*

【组成】 香附一两 艾叶一两 肉桂五钱 橘核仁三钱 小茴香五钱
【制法】 共为粗末，用醋炒熨。
【功用】 温通经脉，理气止痛。
【主治】 寒凝气滞腹痛。
【按语】 上四方功用、主治大致类同，温通行气止痛作用有强弱之别。

14 附茴熨药(一)*

【组成】 香附四两 小茴香二钱 葱白一握 食盐一撮
【制法】 捣烂，用醋炒，热熨。
【功用】 温经通阳，理气止痛。
【主治】 气滞寒凝腹痛。

15 附茴熨药(二)*

【组成】 香附四两，研 小茴香四两，研 老葱四两，切碎 食盐四两 橘核仁四两，研
【制法】 共合一处，用醋少许，炒热，用布包熨患处。
【功用】 温经通阳，理气止痛。
【主治】 气滞寒凝腹痛。

16 附茴熨药(三)*

【组成】 香附四两 小茴香二两 萝卜子二两 食盐八两 生姜四两
【制法】 共捣烂，用醋炒热，熨患处。
【功用】 温经通阳，理气止痛。
【主治】 气滞寒凝腹痛。
【按语】 上三方功用主治大致相同。

17 附萸熨药*

【组成】 香附二两，研 吴萸二两 肉桂一两 乌药二两 小茴香二两 川乌二两 麝香一钱五分 老葱白四两 食盐四两
【制法】 共为粗末，醋拌匀，炒热熨痛处。
【功用】 温通经脉，理气止痛。
【主治】 少腹冷痛。
【按语】 此方有川乌、乌药、肉桂等药，温通止痛之力较强。

18 附膝熨药方*

【组成】 香附二两 威灵仙五钱 木瓜五钱 独活五钱 没药二钱 川牛膝一两 苍术五钱 赤芍五钱
【制法】 共研粗末，盐水拌炒，熨患处。
【功用】 祛风除湿，活血化瘀，理气止痛。

【主治】 腰腿痛。

【按语】 方中之药多为祛风除湿、活血消瘀及行气止痛之品。直接熨于患处，借药力之温散，不仅药力透达，亦可促进局部血液循环，故当有效。

19 灵附熨药*

【组成】 威灵仙一两 香附二两 海桐皮五钱 川牛膝一两 独活八钱 细辛三钱 桂枝三钱 夏枯草五钱 秦艽五钱

【制法】 共研粗末，盐水拌炒，熨患处。

【功用】 祛风除湿，温经理气止痛。

【主治】 腰腿痛。

20 灵膝熨药方*

【组成】 威灵仙一两 川牛膝一两 海桐皮五钱 乳香五钱 没药五钱 木瓜五钱 独活五钱 秦艽五钱 夏枯草五钱

【制法】 共研粗末，兑麸子二两，用盐水拌炒，盛布袋熨痛处。

【功用】 祛风胜湿，通络止痛。

【主治】 腰腿痛。

【按语】 方中药物以祛风除湿通络，活血止痛为主，用治风湿腰痛当有效。

21 葱艾熨方

【组成】 艾叶四钱 川椒三钱 连翘三钱 枳壳三钱 白芷三钱 赤芍三钱 荆芥三钱 葱三棵，带须用

【制法】 共盛布袋内，米泔水加食盐一撮，熬汤，敷药前熨洗。

【功用】 疏风清热，活血通络，消肿止痛。

【主治】 风温发颐，肿痛坚硬。

【按语】 道光朝四公主患发颐，“右颐高肿坚硬，皮色微红”，内服清热之剂，外用此方，疏散风热，活血通络，消肿止痛，以助其消散。

22 透骨艾叶熨药方*

【组成】 川椒五钱，去目 艾叶一两 独活五钱 透骨草一两 防风五钱 细辛三钱 白芷三钱 郁金五钱 川军五钱 归尾五钱 抚芎三钱 甘草三钱

【制法】 共为粗末，熨患处。

【功用】 疏风活络，消肿散结。

【主治】 瘰疬。

【按语】 瘰疬之证，多因风火痰毒，结于颈项；或因肝气郁结，久而化火内燔；或肺肾阴亏，水亏火旺，痰火结于颈项。其治则，或化痰清火，或疏肝解郁，或滋养肺肾，兼以软坚散结。嘉庆朝五阿哥患风温瘰疬，御医予内服柴胡散坚、化坚汤，兼以此熨药外治，以疏风通络，化瘀消肿，软坚散结，助其消散。

23 透骨木瓜熨药*

【组成】 透骨草五钱 川牛膝三钱 防风三钱 木瓜五钱 独活三钱 防己三钱 麸子一两

【制法】 共研粗末，老酒拌炒，布包，热熨。
【功用】 祛风胜湿，活络止痛。
【主治】 腰膝酸软疼痛。
【按语】 咸丰朝丽皇贵妃多次用本方热熨治疗腰膝酸软，当有较好的疗效。

24 桂茴熨药*

【组成】 肉桂一两 小茴香一两 生姜二两 老葱一握 食盐四两 麸子半升
【制法】 用醋炒热，纳布袋内，熨痛处。
【功用】 温经散寒，通络止痛。
【主治】 寒气蓄结，少腹疼痛。
【按语】 此方用治道光朝大阿哥停滞受凉，少腹疼痛等症。方中肉桂、小茴香等均为温热通经之品，用此药热熨当有效。

25 三香熥药方*

【组成】 煨木香五钱 乳香五钱 没药四钱 小茴香四钱
【制法】 共为粗末，炒热盛于布袋内，兑醋熥患处。
【功用】 温经通络，化瘀行气止痛。
【主治】 风寒气滞所致膀背作痛，腰酸等症。
【按语】 此方为治咸丰朝吉妃风寒气滞所致膀背作痛、腰酸等症。内服疏风拈痛散，外用此药熨患处，据医案记载，疗效较好。

26 二乌熨药*

【组成】 川乌五钱 草乌五钱 食盐二两 醋二小酒杯 白酒一小杯
【制法】 共为粗末，同拌匀，炒热，熨患处。
【功用】 温经止痛。
【主治】 痹证。
【按语】 从载有本方的乾隆朝惇妃这则脉案来看，患者系患痹证。用此药外熨，其温经止痛之力较强，当有效。

27 补骨二乌熨药

【组成】 川乌六钱 草乌六钱 羌活八钱 青盐五钱 补骨脂一两 透骨草五钱 白鲜皮六钱 乳香五钱
【制法】 共为粗末，兑麸子一碗，加醋搅匀，炒热，入布袋内，熨患处。
【功用】 温经通络，补肝肾，祛风湿，化瘀止痛。
【主治】 痿痹证。
【按语】 此方为治乾隆朝禄贵人气血两虚、风寒外侵、内有湿饮之证。方中川乌、草乌、乳香温经通络；补骨脂、白鲜皮、透骨草等药益肾祛风湿。诸药合用，用治痿痹当有效。

28 木香饼熨方

【组成】 木香五钱 生地五钱

【制法】 共为细末，陈醋作饼炕热，不时熨患处。
【功用】 凉血清热，理气消肿。
【主治】 发颐证。
【按语】 御医为道光朝四公主治发颐，内服清热化坚汤，外敷红灵药兑紫金膏，再用木香饼不时熨坚硬处，内外并治，以求速效。

29 木香生地饼方

【组成】 生木香三钱 小生地五钱 生香附三钱
【制法】 共研极细面，兑葱泥、蜜水合饼，用热物熨患处。
【功用】 凉血清热，理气消肿。
【主治】 牙痛，腮颊红肿等症。
【按语】 咸丰朝吉嫔所用此方，较上方增香附一味，只不过此腮颊红肿症是因牙痛牙痛所致。由次日脉案来看，肿痛均减，可见，御医治病确有效验。

30 舒筋活血定痛熨方

【组成】 桑枝一两 透骨草五钱 桂枝五钱 威灵仙五钱 艾叶五钱 木瓜一两 延胡索五钱 独活一两 全当归一两 抚芎五钱 乳香五钱 秦艽五钱 防风五钱
【制法】 共为粗末，醋炒，盛布袋内，晚熨。
【功用】 疏风清热，舒筋活血，通络止痛。
【主治】 上肢疼痛。
【按语】 方中桂枝、桑枝及威灵仙等药善走上肢，疏风通络止痛，尤以治上肢麻木疼痛效佳。本方系治“湿热袭于经络”所致嘉庆“右臂有时微痛”。

31 舒筋愈风散

【组成】 威灵仙、桂枝、防风、秦艽、香附、川芎、羌活、苍术、乳香、没药各五钱
【制法】 共为粗末，用醋拌炒熨患处。
【功用】 祛风舒筋，活血祛瘀，通络止痛。
【主治】 腰痛。
【按语】 道光朝孝慎成皇后停滞受凉，腰部稍感酸痛，御医处此方为其外熨。

32 舒风渗湿散

【组成】 羌活五钱 独活五钱 木瓜五钱 苍术五钱 大腹皮五钱 地肤子五钱 当归五钱 乳香四钱 甘草二钱
【制法】 共为粗末，米醋拌炒熨患处。
【功用】 祛风燥湿，活络消肿。
【主治】 素有湿饮，病后受风，腿足浮肿等症。
【按语】 此方用治道光之皇后腿足浮肿症。方中羌活、独活通治一身之风湿；木瓜、苍术、大腹子、地肤子等药利水祛湿；当归、乳香活血养血。虽属外治，其法度井然。

33 鸡子药熨方*

【组成】 荆芥穗二钱 羌活二钱 白芷二钱 僵蚕三钱 明天麻二钱 青皮三钱，炒

【制法】 共以水煎，煮鸡子二枚，熟后去皮，再煮，令药味入透，取鸡子，随意熨之。

【功用】 疏风平肝，理气止痛，祛湿清眩。

【主治】 湿滞未清，气机不畅，头眩微痛，胸膈不爽等症。

【按语】 慈禧患头眩微痛、胸膈不爽等肠胃湿滞，气机不畅之症，御医拟以理气化痰消滞祛湿之剂内服，又用此法外熨，却有独到之处。

34 羌防熨洗方*

【组成】 牛蒡子三钱 归尾二钱 丹皮二钱 银花三钱 皂角四钱 透骨草四钱 羌活五钱 防风五钱 商陆五钱 穿山甲五钱

【制法】 煎汤，熨洗。

【功用】 疏风清热，软坚消肿。

【主治】 痄腮。

【按语】 此方是治咸丰朝小太监金环的用方，病案中无病情，以药测病当为痄腮。病案所记，内治外敷结合，均以清热解毒，软坚消肿为主。

35 透骨归香熨洗方*

【组成】 木香一两 当归一两 肉桂五钱 生附子五钱 川贝五钱 草乌五钱 苍术五钱 煅龙骨五钱 白芷一两 炙山甲五钱 乳香一两 透骨草一两

【制法】 共研粗末，分二布袋装药，猪蹄二只，葱白三支切段熬汤，两大碗煮药，布袋熨洗疮处。

【功用】 温经通阳，养血活血，拔毒敛疮。

【主治】 痘痈。

【按语】 此方用治同治皇帝患病后期，肾经虚弱，寒湿流于肾间，以致腰间漫肿，内溃小口淡红，流脓水，症势疲缓之证。方中温阳之药为胜，正如病案中所言，“温热易回阳，提毒换脓，气血通畅”。

36 归膝二防熨洗方*

【组成】 归尾三钱 防己三钱 牛膝三钱 独活二钱 透骨草五分 防风三钱 红花三钱 甘草节二钱 食盐三钱 白酒一两

【制法】 水煎，熨洗。

【功用】 祛风胜湿，活血止痛。

【主治】 关节肌肉疼痛。

【按语】 此方是为太监李莲英所拟，未载用治何病。以药测病，当治关节肌肉疼痛之类病症。

37 散湿熥药方*

【组成】 老鹳草二两 羌活八钱 独活八钱 白芷八钱 透骨草二两 苦参一两 木瓜一两

当归八钱

【制法】 共捣粗末，兑食盐二斤，用白酒将药拌潮，炒极热，装布袋内熥熨患处。

【功用】 祛风散湿清热，舒筋活血止痛。

【主治】 肢体疼痛，胸膈满闷等症。

【按语】 此方见于光绪三十四年李莲英脉案，其患脾胃湿热，食滞痰饮，胸膈满闷等症。该方熥熨，当以治肢体关节肌肉风湿疼痛为主。李莲英历同治、光绪、宣统三朝，其病症大抵以痰饮、食滞、脾元运化不畅为主，案中内治外治并用之记载较多。

38 祛风化湿拈痛熥药方

【组成】 羌活八钱 透骨草二两 老鹳草二两 桂枝六钱 防己八钱 炙乳香六钱 海桐皮八钱 防风八钱 木瓜一两 片姜黄六钱 青风藤八钱 甘草八钱

【制法】 共捣粗末，兑食盐二觔，用白酒拌潮，炒极热，装布袋内，熥熨患处。

【功用】 祛风化湿，舒筋活血，通络止痛。

【主治】 肢体关节疼痛等症。

【按语】 此方亦是御医张仲元为李莲英所拟，其时在上方后十余天，所治病症相同，从药物推测，病当偏于上半身。

39 治腰痛熨方

【组成】 生牡蛎五钱 川牛膝三钱 川独活一钱五分

【制法】 以上三味，共研细末，用盐水同连须葱头十个，并炒热，细布包熨。

【功用】 补肝肾，祛风湿，止痹痛。

【主治】 腰胯疼痛。

【按语】 方中牡蛎敛阴潜阳，牛膝可补肝肾，治腰痛，强筋骨。独活祛风除湿，散寒止痛。《本草正义》云："独活为祛风通经之药"，"专治腰膝足胫等症"。葱须可通阳散寒。诸药合用，可通经络，散风寒，利关节。此方为御医施焕为光绪所拟。

40 推熨方

【组成】 半夏 天麻 细辛

【制法】 上各二两，和匀，盛二绢袋，蒸热，交互推熨痛处。

【功用】 化痰通络，熄风止痛。

【主治】 腰痛。

【按语】 此方由御医吕用宾拟，熨治光绪腰痛。方中天麻可平肝熄风定惊，现代研究有较好的镇痛作用。细辛也有较强的止痛作用。

41 糯米黑豆熨方*

【组成】 糯米半升，炒黄 黑大豆半升，水泡、炒热

【制法】 乘温用绢包二包，如冷再炒温，不要太热，贴放于腰之两旁，频频温之，自可缓解。

【功用】 温经止痛。

【主治】 腰痛。

【按语】 此方亦为吕用宾所拟，熨治光绪腰痛。同时拟两首方，可见御医之尽心尽力。

42 腰痛外治方

【组成】 小茴香一两 全当归一两 乳香一两 广木香一两 川芎五钱 没药一两 红花四钱 川乌五钱 炙穿山甲五钱 白附子五钱

【制法】 上药为末，酒炒，摊铺薄棉中，乘热束腰。

【功用】 温经活血，通络止痛。

【主治】 腰痛。

【按语】 此方为张彭年等六位御医共拟，熨治光绪腰痛。其腰部酸麻跳痛，御医辨证为风寒湿气流于经络，其辨证用药，较上方为佳。

43 通气活络止痛熨药方

【组成】 独活五钱 秦艽四钱 木瓜六钱 茅术四钱 抚芎三钱 归尾五钱 木香三钱 没药四钱

【制法】 共捣粗末，兑食盐八两，麸子一升，用陈醋拌匀，蒸极热，熥熨患处。

【功用】 祛风除湿，行气活血，通络止痛。

【主治】 腰痛。

【按语】 此方用治光绪之隆裕皇后腰痛。隆裕情志不遂，气机不畅，脾失健运而致腰痛，用此方活络通经理气除湿止痛。

44 熥熨方

【组成】 透骨草三两 青风藤一两 独活二两 防己二两 宣木瓜三两 赤芍一两五钱 归尾一两五钱 香附三两，米炙

【制法】 共捣为粗末，白酒醋拌潮匀，装布袋二个，蒸热，换熥腰膝痛处。

【功用】 祛风除湿，行气活血，通络止痛。

【主治】 风湿痹证。

【按语】 此方用治光绪朝珍贵人(即珍妃)“周身筋脉抽掣，牵及腿膝疼痛，胸膈胁胀满”之症，同时还服舒肝调气拈痛汤。方中透骨草功能祛风除湿，活血止痛，用治风湿疼痛及跌打损伤，经闭痈肿等症，效果较好。

45 熨治面风方(一)

【组成】 荆芥穗二钱 杭菊花一钱五分 抚芎二钱 明天麻一钱五分 香白芷一钱五分 霜桑叶四钱

【制法】 右六味，煮熟鸡子二枚，去皮同煮多时，必令药味入里，取鸡子热熨，微凉即换一枚，熨之。

【功用】 平肝祛风通络。

【主治】 面风。

46 熨治面风方(二)

【组成】 蚕沙一两

【制法】 同黄酒炒热，绢包裹频熨。

【功用】 祛风除湿通络。

【主治】 面风。

【按语】 此方与上方均为慈禧所拟。光绪二十八年，慈禧“左眼下连颧时觉跳动，揣系肝气不舒，风湿相搏上冲”所致。前方多平肝祛风之品，后一方用蚕沙，具有祛风除湿活血功效。

47 祛风活络熨方

【组成】 防风三钱 白芷三钱 炙穿山甲三钱 皂角三钱 薄荷一钱

【制法】 共研细面，用酒水合匀，装绢袋内，蒸热熨之。

【功用】 祛风通窍，化痰活络。

【主治】 面风。

【按语】 本方于祛风化痰活络中，以穿山甲通窍，通经络，搜风祛湿加强外治效能。此药《医学衷中参西录》中称：“宣通脏腑，贯彻经络，透达开窍。”此方也为光绪二十八年由寿药房传出的慈禧用方。

48 瓜蒌大麦饼

【组成】 瓜蒌绞汁二斤 大麦面六两

【制法】 合作饼，炙熟熨之，病愈即止，勿令太过。

【功用】 清热涤痰，舒肝通络。

【主治】 中风㖞斜。

【按语】 本方以瓜蒌为主药，此药甘苦寒，用其润燥开结，荡热除痰，舒肝郁，缓肝急之性以为外治。

49 熥洗方

【组成】 虾蟆草一两 苦参一两 防风七钱 败酱草一两 朴硝三钱 甘草七钱 生枳壳七钱 槐角七钱

【制法】 共以水熬透，乘热熥洗。

【功用】 清热解毒，凉血祛风。

【主治】 痔血及痔漏、肛门瘙痒等。

【按语】 本方清热凉血，燥湿解毒，有止血、止痒、消肿之效，故可治痔漏下血，肛门瘙痒肿痛。《外科大成》有苦参地黄丸治痔血及肠风下血。《和剂局方》槐角丸(槐角、枳壳、防风、地榆等)治大肠湿热，痔漏肿痛，大便下血。

50 熥药方

【组成】 龙骨四钱 虎骨四钱 白芷三钱 防风四钱 川芎四钱 川椒四钱 木瓜三钱 桔梗四钱 荆芥四钱 黄芩四钱 一枝蒿四钱

【制法】 共以水熬透，乘热熥洗。

【功用】 祛风胜湿，温经通络，解毒止痛。

【主治】 关节疼痛。

【按语】 本方为治关节疼痛外用方，以风湿痛可能性大。全方除一枝蒿外，均日常常用药。一枝蒿，即蓍(《尚书》)，一般本草书中不载，见《本草纲目拾遗》。而宫中却用其治慈禧之病，可见御医也征用民间药物治病，不拘泥于一法。此药活血祛风，解毒止痛，主治风湿痛，亦治跌打损伤。

51 治骨节痛方

【组成】 乳香一两 没药一两 皮胶二两 生姜二觔，捣汁

【制法】 先用生姜煮胶，次入药末，摊布上贴患处，再以鞋用火炙热熨之。忌铁器。或加葱、蒜汁各一碗亦可。

【功用】 温经通络，活血止痛。

【主治】 骨节疼痛。

【按语】 乳香、没药，前者功擅活血伸筋，后者偏于散血化瘀，二者相伍，功能活血止痛。本方用胶者，使其成膏薄贴；用姜汁或加葱汁等，增加辛散透达之力；用鞋炙热熨之，使热力促使药温散，则止痛效果更好。

52 温肾渗湿敛汗止痒熥洗药方

【组成】 蛇床子五钱 桂枝五钱 白附片五钱 狼毒三钱 牡蛎五钱 橘核五钱 川楝子五钱 茴香五钱 茅山术五钱，炒 云苓六钱 地肤子六钱 防己五钱

【制法】 共研粗末，装布袋内，水煮透，用袋随时熥。

【功用】 温阳理气，燥湿止痒。

【主治】 腰胯疼痛，阴囊潮湿作痒。

【按语】 据脉案档载，光绪因遗精宿疾，肾气大亏，后期腰胯疼痛，阴囊潮湿作痒，诸症蜂起，御医为其拟“长春广嗣益寿膏”内服补肾，配以本方外洗，内外合治，标本兼顾，冀希其病体康复。方中狼毒辛平大毒，用于牛皮癣、神经性皮炎有效。《圣惠方》、《永类钤方》治干癣疥疮皆用为主药。本方用之，取其除湿止痒，杀虫治癣之功。

第七节 漱 口 方

1 石膏知柏漱口药(一)*

【组成】 生石膏一两 细辛一钱五分 知母二钱 防风一钱五分 黄柏二钱

【制法】 水煎，漱口。

【功用】 清胃泄热，疏风洁口。

【主治】 胃火牙痛，口中不洁。

【按语】 漱口可治口腔疾病，又可洁口。

2 散火宣风汤

【组成】 防风一钱 荆芥一钱 蜂房一钱 石膏二钱 火硝一钱 雷丸一钱 川椒五分

【制法】 上药水钟半，煎八分，漱口仍吐去。

【功用】 搜风定痛，解毒杀虫。

【主治】 牙痛。

【按语】 此方辛温辛寒并用，祛风解毒杀虫，且止牙痛。

3　石膏蒺藜漱口药*

【组成】　石膏二钱　白蒺藜末二钱
【制法】　水煎，漱口。
【功用】　疏风清热洁口。
【主治】　口腔不洁，牙痛等症。
【按语】　白蒺藜即蒺藜，具有疏散风热，行气破血之功，《本草纲目》云：“古方补肾治风皆用刺蒺藜，后世补肾多用沙苑蒺藜。”

4　石膏知柏漱口药(二)*

【组成】　煅石膏五钱　知母三钱　防风二钱　黄柏三钱　淡竹叶三钱　灯心草三十寸
【制法】　水煎，漱口。
【功用】　清胃泻火止痛。
【主治】　口腔不洁，牙痛等症。
【按语】　此方与上方均用治定郡王牙痛症，本方清胃泻热之力更强。

5　白芷川椒漱口药*

【组成】　白芷二钱　川芎一钱五分　细辛一钱　川椒二钱　地骨皮二钱　土蜂房一个　青盐二钱　雷丸二钱
【制法】　水煎，漱口。
【功用】　活络止痛，清退虚热。
【主治】　口腔不洁，牙痛等症。
【按语】　此方也用治定郡王牙痛症，转为清退虚热，活络止痛之法。定郡王病劳瘵，有阴亏火旺之症。

6　防芷细辛漱口药*

【组成】　防风一钱五分　露蜂房一钱　白芷一钱五分　明白矾一钱　北细辛一钱五分　川椒一钱　火硝一钱五分　青盐一钱
【制法】　水煎，漱口。
【功用】　活络止痛，解毒退热。
【主治】　口腔不洁，牙痛等症。
【按语】　此方也用治定郡王牙痛症。方中火硝、白矾解毒杀虫。

7　金银花漱口方*

【组成】　金银花一两
【制法】　水煎，漱口。
【功用】　清热解毒。
【主治】　洁口。
【按语】　金银花清香质轻，清热解毒，对多种细菌有抑制作用，是洁口良药，现市场上有忍冬花牙膏，即含金银花有效成分。

8 金菊饮

【组成】 金银花五钱 菊花五钱
【制法】 水煎，漱口。
【功用】 疏风散热，清热解毒。
【主治】 洁口，口腔糜烂等症。
【按语】 清宫医案多处记有此方。用此方漱口或代茶饮，清凉甘润，诚为洁口良药。

9 石膏知柏漱口药(三)*

【组成】 生石膏五钱 生知母二钱 黄柏一钱五分 薄荷一钱五分 酒芩一钱五分 元明粉一钱 细辛八分
【制法】 水煎，漱口。
【功用】 清热泻火，疏风消肿。
【主治】 上腭咽喉肿痛之喉风症。
【按语】 喉风为中医病名，指多种咽喉部急性病。多因风热火毒搏结所致。用此方疏上、清中、通下，多方兼顾，却有药力不专之嫌。

10 玉池散(一)

【组成】 生石膏八钱，研 黄柏一钱 知母一钱五分 薄荷一钱 地骨皮二钱 细辛八分 川椒三十粒，去目 防风一钱
【制法】 水煎，漱口。
【功用】 疏风清热，泻火解毒。
【主治】 喉风。
【按语】 此方与上方同为治孝全成皇后之喉风方。

11 石膏地骨漱口药*

【组成】 升麻六分 地骨皮二钱 细辛六分 秦艽二钱 生石膏三钱 薄荷一钱
【制法】 水煎，温漱。
【功用】 疏风清胃，降火止痛。
【主治】 牙痛。
【按语】 本案牙痛系属阴虚火旺，故其治一清降虚热，二清泻胃火，颇为中肯。

12 玉池散(二)

【组成】 生石膏八钱 黄柏一钱五分 防风一钱五分 生知母二钱 薄荷一钱五分 金银花二钱
【制法】 水煎，漱口。
【功用】 疏风清热，消肿止痛。
【主治】 风瘟咽痛之症。
【按语】 静贵妃患风热咽痛之症，御医郝进喜为其拟治，漱口内服同治，其效较好。

13　石膏薄荷漱口方(一)*

【组成】　煅石膏三钱　薄荷一钱五分
【制法】　水煎，频漱。
【功用】　疏风清热。
【主治】　咽痛。
【按语】　此方用治琳贵妃风热咽痛症。方用石膏清热生津；薄荷疏风清热。

14　石膏知柏漱口药(四)*

【组成】　生石膏八钱　知母二钱　黄柏二钱　薄荷二钱　细辛一钱
【制法】　水煎，漱口。
【功用】　清热解毒，消肿止痛。
【主治】　牙宣，牙龈肿痛，牙痈等。
【按语】　此方可能用治彤妃牙龈肿痛之症。

15　玉池散(三)

【组成】　生石膏五钱，研　黄柏三钱　细辛五分　薄荷一钱　酒芩一钱　小生地三钱　银花二钱　土蜂房三钱
【制法】　水煎，温漱。
【功用】　疏风清热，泻火解毒。
【主治】　喉风。

16　石膏黄芩漱口药(一)*

【组成】　防风一钱　薄荷一钱　细辛一钱　黄柏一钱　酒芩一钱五分　石膏五钱　知母一钱
【制法】　水煎，漱口。
【功用】　疏风清热，解毒消肿。
【主治】　咽喉肿痛。
【按语】　此方系道光朝大阿哥福晋漱口方，用治何病记载不详，与上方大同，亦当用治咽喉之疾。

17　漱口玉池散

【组成】　生石膏六钱，研　黄柏二钱　防风一钱五分　知母一钱五分　薄荷一钱五分　金银花二钱　细辛一钱　菊花二钱
【制法】　水煎，漱口，兑蜜一茶匙。
【功用】　疏风清热，泻火解毒。
【主治】　上腭牙龈糜烂。
【按语】　此方用治四公主上腭牙龈糜烂。较玉池散方(二)增菊花、细辛二味。方中防风、薄荷、菊花疏风清热，引药上行；石膏、黄柏、知母、银花等清热解毒，消除口腔炎症。

18 石膏黄柏漱口方*

【组成】 生石膏六钱 黄柏四钱 连翘三钱 银花三钱 土蜂房二钱 知母二钱 酒芩三钱
【制法】 水煎，漱口，兑蜜一匙。
【功用】 清热泻火，解毒消肿。
【主治】 上腭牙龈糜烂。
【按语】 此方亦用治四公主上腭牙龈糜烂，用在上方之后，当嫌上方药力不够，加强解毒之力。

19 石膏紫荆漱口药(一)*

【组成】 紫荆皮三钱 防风二钱 赤薄荷二钱 生石膏四钱 食盐三钱 生甘草二钱
【制法】 水煎，漱口。
【功用】 疏风清火，解毒凉血。
【主治】 口舌生疮，牙龈糜烂等症。
【按语】 此方疏风清火凉血，是光绪年间太医为慈禧所配漱口药。此方漱口，显系口牙有急性病痛，观此后二日上传“赶紧送五分来”可推知。医案载：上传“漱口药照方减去防风，加僵蚕二钱，山甲片二钱，炒研，孩儿茶二钱。赶紧送五分来。外传山茨菇四两捣碎”。所加僵蚕、孩儿茶、山茨菇解毒消肿，现代药理研究后二药有较好的抗真菌作用。次日医案又载，“漱口药照昨方，去甘草加连翘二钱”，连翘可加强清热解毒，消肿散结之功，其抗菌作用明显。

20 石膏地丁漱口药*

【组成】 薄荷二钱 青盐二钱 生石膏一两 紫花地丁二钱
【制法】 水煎，漱口。
【功用】 疏风清热，解毒消肿。
【主治】 腮肿，咽痛。
【按语】 祺妃因受风凉，后转为咽痛颐肿，御医用此药解表清咽泻热。

21 石膏薄荷漱口药(二)*

【组成】 生石膏一两 薄荷二钱 青盐二钱
【制法】 水煎，频漱。
【功用】 疏风清热。
【主治】 咽痛。
【按语】 方用石膏清热生津；薄荷疏风清热。较方(一)多一味青盐。

22 青盐薄荷漱口药*

【组成】 青盐二钱 薄荷二钱
【制法】 水煎，漱口。
【功用】 疏风清热解毒。
【主治】 咽痛。

23 豆根紫荆漱口药*

【组成】 紫荆皮三钱 赤芍三钱 薄荷三钱 雄黄三钱 山豆根四钱 朴硝一钱 细辛一钱 生白矾一钱

【制法】 水煎，温漱。

【功用】 解毒利咽，消肿止痛。

【主治】 腮肿，咽痛。

【按语】 祺妃因受风凉，后转为咽痛颐肿，御医用上药不效，而加重解毒利咽之力。

24 薄荷漱口方*

【组成】 薄荷五钱

【制法】 煎汤，漱口。

【功用】 疏风清热。

【主治】 咽痛。

【按语】 小太监患风瘟，内服清瘟解毒之剂，又用此漱口。

25 止渴漱口方

【组成】 元参四钱 生石膏五钱 薄荷一钱五分 生草一钱

【制法】 煎汤，漱口。

【功用】 疏风清热，生津止渴。

【主治】 热病口渴。

【按语】 同治皇帝病痘，后期口干口渴，用此药漱口。

26 金菊元参漱口方*

【组成】 金银花二钱 菊花二钱 元参二钱 食盐一钱 生蒲黄一钱 生草八分

【制法】 煎汤，温漱。

【功用】 清热解毒，消肿生津。

【主治】 牙宣口疮等症。

【按语】 本方为治太监李莲英心脾浮热口疮牙宣之症，方中银花、元参、菊花等清热解毒；蒲黄散瘀消肿。

27 石膏元参漱口方*

【组成】 金银花二钱 元参三钱 食盐一钱 甘草一钱 生石膏四钱，研 薄荷八分

【制法】 煎汤，温漱。

【功用】 清热解毒，消肿生津。

【主治】 牙宣口疮等症。

【按语】 本方亦用治太监李莲英心脾浮热口疮牙宣之症，为前方加减，增强了清胃热之力。

28 清热漱口药方

【组成】 薄荷一钱 紫荆皮三钱 石膏六钱，研 川连二钱，研 生栀子三钱 生甘草五分

【制法】 煎汤，频频温漱。

【功用】 清热解毒。

【主治】 舌糜烂肿痛。

【按语】 此方用治光绪帝舌糜烂肿痛。方中紫荆皮具有活血通经，消肿解毒之功，实验证明，此药水浸剂可抑制细菌生长。

29 清胃漱口方(一)

【组成】 生石膏六钱 赤芍二钱 薄荷一钱 元明粉一钱 生蒲黄一钱，包 红花一钱 加乳香一钱 紫花地丁一钱 白芷一钱

【制法】 煎汤，漱口。

【功用】 清胃泄热，消肿止痛。

【主治】 口舌糜烂肿痛。

【按语】 漱口对保持口腔卫生有重要作用。光绪帝所用漱口方中几乎全都加有药物。因此这些方药除保持口腔卫生外，尚有一定的治疗作用。中医认为，口腔与内脏密切相关，如心开窍于舌，脾开窍于唇，牙龈属胃与大肠等。据光绪帝脉案记载："腭间偏左粟泡呛破，漱口时或带血丝，咽喉觉挡，左边时或起泡，右边微疼，咽物似觉不利"；"左牙疼痛"等。当为口腔溃疡及牙周、咽喉炎症之类，故其漱口方以清胃者多。

此方以石膏为主，重在清胃火；元明粉佐之以清热泻火；薄荷辛凉，清利咽喉；红花、赤芍、蒲黄活血通经，亦有清热解毒之功。近人研究证明活血药多具有抗感染作用。故本方具有清胃泻火，解毒活血之功效。从宫中医案原件所见，方中乳香、紫花地丁、白芷等药，似为光绪帝自加，字迹相类，且因其多病，粗知医理，有随意更改太医医方的习惯，脉案中光绪帝改方更药者颇多。以此方而论，加乳香活血，地丁解毒，白芷祛风，尚属对症，然乳香、地丁味道欠佳，一般不入漱口方。

30 清胃漱口方(二)

【组成】 生石膏三钱 赤芍二钱 红花一钱 大青盐二钱 生蒲黄三分，包 莲心一钱

【制法】 水煎，漱口。

【功用】 清胃泻火，活血祛瘀。

【主治】 口舌糜烂肿痛。

【按语】 本方有清胃火，活血通经之作用，方中大青盐清热解毒，并入肾益齿。莲心味甘咸苦，虽入心经，亦能由心走肾，使心火下通于肾，肾水上潮于心，以交通心肾。本方顾及胃、心、肾及口腔之间的关系，对治疗当有一定益处。

31 消肿漱口方

【组成】 生蒲黄二钱，包 红花一钱五分 归尾一钱五分 没药二钱 大青盐四钱

【制法】 煎汤，漱口。

【功用】 活血化瘀通经，解毒消肿止痛。

【主治】 口腔齿龈肿痛。

【按语】 口腔齿龈肿痛，多毒火与瘀滞相兼。本方消肿以通为主，重在活血通经，使血脉得活，瘀滞得通，而肿毒自消。另以大青盐解毒固齿，当有消肿止痛之效。

32 清胃消肿漱口方(一)

【组成】 生蒲黄一钱，包 赤芍二钱 红花一钱 连翘二钱 生石膏四钱 生盐二钱

【制法】 煎汤，漱口。

【功用】 活血消肿，清热解毒。

【主治】 口腔齿龈肿痛。

【按语】 本方与前方相比，除活血化瘀之外，又以石膏、连翘清热泻火解毒，其效当有加强。

33 石膏银翘漱口方*

【组成】 赤芍二钱 红花一钱 连翘二钱 生石膏四钱 大青盐二钱 银花二钱

【制法】 煎汤，漱口。

【功用】 清热解毒，活血消肿。

【主治】 口腔齿龈肿痛。

【按语】 本方由上方化裁而来，重在清热解毒。

34 石膏赤芍漱口方(一)*

【组成】 薄荷叶一钱 银花一钱五分 生石膏三钱 赤芍二钱 青连翘一钱五分 没药一钱 川椒六分 食盐半匙，研

【制法】 水煎，漱口。

【功用】 清热解毒，活血通经。

【主治】 口舌齿龈肿痛诸症。

【按语】 本方以清热解毒为主，兼以清胃泻火，活血通经。惟方中加辛温大热之川椒，系为寒热并用，又据《药性本草》载可“除齿痛”，用之当有裨益。

35 石膏芍翘漱口方(一)*

【组成】 荆芥穗一钱 薄荷一钱 僵蚕一钱五分 连翘二钱 赤芍二钱 银花一钱五分 生石膏三钱，研 食盐一匙

【制法】 以水熬透，随时漱之。

【功用】 疏风清热，解毒消肿。

【主治】 口舌肿痛。

【按语】 此方为御医佟成海为光绪所拟。荆穗辛温，祛风解表，其性轻扬，可祛头面郁滞之风邪。薄荷辛凉，疏散风热，其性凉散，可解上攻之风热。二味一热一寒，相反相成。石膏大寒，专清胃火，食盐可解毒，僵蚕祛风散结，《本草纲目》云：可治“风虫齿痛”。

36 石膏银芍漱口方*

【组成】 薄荷一钱 僵蚕八分 赤芍二钱 银花二钱 生石膏四钱，研 食盐一匙 生蒲黄一钱 大

黄七分

【制法】 以水熬透，漱口。

【功用】 疏风解毒，消肿止痛。

【主治】 口舌肿痛。

【按语】 此方为御医佟成海为光绪所拟。本方重在清胃火，祛风热，兼化瘀消肿止痛。大黄苦寒，可泻火凉血，祛瘀通经，外用可消肿止痛，解毒清火。近代研究，大黄有较强的抗菌作用，其抗菌的有效成分是蒽醌类衍生物。此方用治光绪帝口腔疾病当有效。

37 石膏芍翘漱口方(二)*

【组成】 僵蚕一钱 连翘一钱五分 赤芍一钱五分 银花一钱 生石膏二钱，研 食盐二钱 没药一钱

【制法】 水煎，漱口。

【功用】 清胃泻火，祛风解毒，活血通经。

【主治】 口舌肿痛。

【按语】 此方为御医佟成海为光绪所拟，用药、功效与前方大同小异。

38 石膏赤芍漱口方(二)*

【组成】 生蒲黄一钱，包 薄荷七分 赤芍二钱 银花一钱 生石膏三钱，研 食盐一钱 川绵纹一钱 川椒一钱

【制法】 水煎，随时漱口。

【功用】 疏风解毒，消肿止痛。

【主治】 口舌肿痛。

【按语】 此方为御医佟成海为光绪所拟，为清宣并用之剂，具有清胃火，泻肠滞，通血脉，散风热之功效。因其病久，胃经亦有寒象，则以辛温之品反佐之。本方有消肿解毒之功，故可用于治疗口腔疾患。

39 石膏紫荆漱口药(二)*

【组成】 薄荷一钱 生石膏二钱，研 食盐一把 川椒一钱 紫荆皮二钱 独活一钱

【制法】 以水熬透，随意漱之。

【功用】 疏风清热，消肿止痛。

【主治】 口舌肿痛。

【按语】 紫荆皮苦平，活血通经，消肿止痛，《分类草药性》谓：可治“咽喉、牙痛”。独活辛苦微温，功能祛风胜湿止痛。薄荷辛凉，疏散风热，其性凉散，可解上攻之风热。石膏大寒，专清胃火。川椒辛热，散寒止痛。食盐可解毒。由此可知本方寒热相兼，配伍寓意颇深。

40 石膏赤芍漱口方(三)*

【组成】 薄荷叶一钱 僵蚕一钱五分 连翘二钱 赤芍二钱 生石膏三钱，研 食盐一匙 没药二钱 丹皮二钱

【制法】 以水熬透，随时漱之。

【功用】 清热祛风，解毒散火，化瘀消肿。

【主治】 口舌肿痛。

【按语】 此方为御医佟成海为光绪所拟，功在清散在上风热，解毒泻火凉血，活血化瘀消肿。可治口腔糜烂，牙齿肿痛，或咽喉疼痛等症。

41 石膏黄芩漱口药(二)*

【组成】 苏薄荷六分 生石膏三钱，研 酒芩一钱五分 忍冬一钱 丹皮一钱 川椒五分

【制法】 以水熬透，随时漱之。

【功用】 清热凉血，祛风消肿。

【主治】 口舌生疮肿痛诸症。

【按语】 此方为御医范一梅为光绪所拟，其功效在于清肺胃之火，祛风清热凉血消肿止痛。

42 石膏连翘漱口药方*

【组成】 僵蚕一钱五分，炒 连翘二钱 生石膏四钱，研 乳香二钱 银花一钱五分 炙延胡索二钱 元明粉一钱

【制法】 以水熬透，随时漱之。

【功用】 清热凉血，祛风消肿。

【主治】 口舌生疮肿痛诸症。

【按语】 此方为御医佟成海为光绪所拟，大致与前方相类。方中有延胡索，主要用其行血止痛，《本草正义》述本药治内外上下气血不宣之病，此药止痛效果颇佳。

43 石膏银乳漱口药方*

【组成】 银花二钱 生石膏四钱，研 食盐一钱五分 梅花点舌丹六粒，研包 冰硼散三分，包 生蒲黄一钱，包 乳香二钱，研 川椒一钱五分

【制法】 水煎，漱口。

【功用】 清热祛风，解毒化瘀，消肿止痛。

【主治】 口舌生疮肿痛诸症。

【按语】 此方为御医佟成海为光绪所拟。本方组成，除清热祛风解毒之品外，尚加梅花点舌丹、冰硼散两种成药。考梅花点舌丹，为《外科全生集方》由熊胆、冰片、硼砂、麝香、蟾蜍、朱砂、雄黄、血竭、葶苈、沉香、乳香、没药、珍珠、牛黄等组成。具有清热解毒止痛之功效，治痈疽疔疮，喉痛乳蛾，牙龈肿痛诸症。原方无梅花，宫中亦多自配用，加入白梅花。白梅花，《本草纲目拾遗》有载，其性平，味酸涩，功能舒肝和胃化痰。《赤水玄珠》载治唇上生疮“白梅瓣贴之，如开裂出血者即止”。冰硼散方出《外科正宗》，由冰片、朱砂、元明粉、硼砂组成。为末外涂患处，治口齿咽喉肿痛。

44 膏盐银花漱牙方*

【组成】 金银花三钱 地骨皮二钱 生石膏六钱 青盐三钱 黄柏一钱 薄荷一钱 川椒四分

【制法】 水煎，随时漱口。

【功用】 清热解毒消肿，杀虫止痛。

【主治】 牙周炎，口舌肿痛等。

【按语】 据脉案载，光绪“左牙疼痛”多年，并伴“咽及腭部起泡”，推测其患有牙周炎之类疾病。牙痛原因颇多，或为风火，或为风寒，或为肝肾两虚，或为虫蛀，病因不同，其表现亦异，治疗也不同。此方中地骨皮清热凉血，黄柏泻火解毒，石膏清热泻火，青盐入肾，解毒固齿，川椒辛温，止痛杀虫。后者在方中反佐诸药，又有寒热并用之意。从本方方义分析，光绪所患牙病当为风热所致。

45 清胃漱牙方(一)

【组成】 生石膏四钱 红花二钱 茜草二钱 没药一钱 生蒲黄一钱五分，包 食盐三钱 蒲公英一钱
【制法】 煎汤，漱口。
【功用】 清胃泄热，活血化瘀，解毒消肿。
【主治】 牙龈肿痛。
【按语】 本方以石膏、蒲公英清肺胃之热，解毒泻火消肿，没药消肿定痛，茜草、生蒲黄行血消肿，红花活血止痛，食盐解毒。总之，此方具有清胃火，解热毒，行瘀血，消肿痛之作用。似为光绪牙龈肿痛所拟之方。

46 清胃止痛漱牙方

【组成】 薄荷一钱五分 生石膏三钱 旱莲草二钱 骨皮二钱 葛根二钱 生甘草三分
【制法】 浓煎，去渣，日漱三五次。
【功用】 疏风泄热，清胃止痛。
【主治】 胃火牙痛。
【按语】 本方作用，诚如方名。以生石膏甘寒清胃火，薄荷清热祛风，甘草解毒，旱莲草凉血止血，葛根发表解肌，并有升阳之作用，此方用之，既可发散，尚能生津、引经。

47 石膏银盐漱牙方*

【组成】 生石膏六钱 金银花三钱 薄荷一钱 地骨皮二钱 川椒四分 黄柏一钱 大青盐三钱
【制法】 水煎温漱。
【功用】 清热解毒，杀虫止痛。
【主治】 牙痛，咽痛。
【按语】 光绪驾崩后三日，御医张仲元等为光绪之后隆裕拟此漱口方。

48 清热祛风漱牙方

【组成】 生石膏四钱 红花二钱 防风二钱 食盐二钱 川羌活二钱 细辛六分 银花二钱
【制法】 水煎，兑醋少许，随时漱之。
【功用】 清热祛风，消肿止痛。
【主治】 牙龈肿痛，咽痛。
【按语】 当日医案记载“肝胃有热，略感风邪，以致牙龈肿痛，便秘烦急”。拟化风清肝调胃之剂，兼以此方漱口。

49 清胃漱牙方(二)

【组成】 生石膏六钱 赤芍二钱 红花二钱 防风一钱 生蒲黄一钱，包 食盐四钱

【制法】 水煎漱之。
【功用】 清热疏风，消肿止痛。
【主治】 牙龈肿痛。
【按语】 上两方均为治光绪之端康皇贵妃(即瑾妃)牙痛咽痛之方。端康皇贵妃病有多端，其咽痛较久，治疗不外清热、解毒、疏风、消肿等法。

50 紫荆防风漱口方*

【组成】 薄荷二钱 紫荆皮三钱 防风三钱 僵蚕三钱，炒 食盐三钱 草河车二钱 生草一钱 鲜青果五个，研 冰硼散三钱
【制法】 水煎温漱。
【功用】 疏风清热，解毒消肿。
【主治】 咽喉肿痛。
【按语】 案中未记用治何病，以方测病当为咽喉肿痛。

51 清胃消肿漱口方(二)

【组成】 生石膏三钱 赤芍二钱 大青盐二钱 生蒲黄五分，包 僵蚕二钱，炒 红花二钱
【制法】 水煎，漱口。
【功用】 清热祛风，活血化瘀，消肿止痛。
【主治】 咽喉肿痛。
【按语】 此方是御医为宣统(溥仪)所拟。溥仪体质虚弱，易患感冒，其感冒咽痛以此方漱口。

52 清胃消肿漱口方(三)

【组成】 生石膏四钱 赤芍一钱 食盐二钱 生蒲黄五分，包 花粉二钱 枯芩一钱
【制法】 水煎、漱口。
【功用】 清胃泄热，活血化瘀，消肿止痛。
【主治】 咽喉肿痛。
【按语】 此为用治婉容外感漱口方。

53 紫荆薄芷漱口药方*

【组成】 紫荆皮三钱 白芷二钱 苏薄荷二钱 食盐五分
【制法】 水煎温漱。
【功用】 疏风消肿止痛。
【主治】 口舌咽喉肿痛之症。
【按语】 紫荆皮、青盐解毒消肿止痛；白芷、薄荷疏风止痛，当可治口舌咽喉肿痛诸症。

第八节 耳窍用药方

1 塞耳方

【组成】 磁石豆瓣大一块 麝香豆粒大一块
【制法】 分别用棉花包裹，塞耳。
【功用】 开窍通络，散瘀聪耳。
【主治】 耳鸣头眩。
【按语】 雍正用此方塞耳，治耳鸣头眩。磁石，《本草纲目》云：“明目聪耳。”用此药治耳疾复方颇多。此方配麝香，开窍通络散瘀，引药透达之力更强。

2 治耳鸣方

【组成】 生地黄
【制法】 切断，纸包，火煨，塞耳数次。
【功用】 滋肾凉血。
【主治】 耳鸣。
【按语】 方用生地一味，可入肾凉血生津。耳鸣因于肾虚者多，此亦固本之法。

3 治耳聋闭方

【组成】 甘草、生地各三分
【制法】 研细末，做成枣核形，用胭脂包好，昼间塞耳。
【功用】 滋肾凉血，清热解毒。
【主治】 耳鸣、耳聋。
【按语】 甘草清热解毒，对疮疡肿毒，外用亦常收效。生地入肝肾经，功可清热凉血生津。佐以胭脂芳香通窍，当对耳鸣、耳聋有效。

4 治耳聋单方

【组成】 全蝎一个，去毒
【制法】 捣烂，酒调滴耳中。
【功用】 搜风平肝通窍。
【主治】 耳聋。
【按语】 全蝎以搜风、止痉、平肝为主要功用，此方用之也是通窍之意。

5 聪耳棉

【组成】 石菖蒲五分 连翘五分，去瓤
【制法】 为细末，每个用五厘绢包，聪耳。
【功用】 通窍，清热。
【主治】 耳鸣、耳聋。
【按语】 雍正耳疾，用此方聪耳。

6　治耳堵方

【组成】　细辛　石菖蒲
【制法】　二味研细末，掺入水烟，吸之。
【功用】　辛香通窍。
【主治】　耳堵。
【按语】　此方似为光绪亲笔自拟方，辛温通窍与芳香开窍合用，外用或当有效。倘掺入水烟吸之，其效如何，不详。

7　治耳闷方

【组成】　细辛、石菖蒲、木通各一分　麝香一厘
【制法】　共为细末，用棉裹塞入耳。
【功用】　辛香通窍。
【主治】　耳闷。
【按语】　麝香、石菖蒲均属芳香开窍药，细辛辛温，芳香走窜，木通可通九窍，以上均有通窍之力，合而用之，或可收效。

8　治耳虚鸣方

【组成】　麝香一分　全蝎十四个　鲜薄荷叶十四片
【制法】　将麝香、全蝎裹鲜薄荷叶内，瓦上焙干，研末，滴水捏作锭子，塞耳。
【功用】　芳香通窍，疏风平肝。
【主治】　耳虚鸣。
【按语】　薄荷辛凉，有祛风透表之功，麝香芳香开窍，全蝎可平肝搜风。本方制法特殊，或借鲜薄荷芳香上达通窍。从笔迹看，此方似为光绪亲拟。

9　治耳鸣耳聋方

【组成】　椒目　石菖蒲　磁石
【制法】　共研细末，用松脂、黄蜡裹成捻子，二寸许，绢裹，纳耳中，一日一易。
【功用】　辛香通窍，平肝潜阳。
【主治】　耳鸣、耳聋。
【按语】　方中椒目辛温通窍，石菖蒲芳香开窍，磁石入肾，可平肝潜阳，此亦肝肾兼治之意。

10　治耳痛耳聋方

【组成】　甘遂、草乌各三分
【制法】　研细末，做成枣核形，用棉花包好，夜间塞耳。
【功用】　消肿散结，祛风止痛。
【主治】　耳痛耳聋。
【按语】　本方具消肿散结、祛风止痛之功，《百一选方》以甘遂末水调敷患处，可治一切肿毒。草乌大辛大热，可逐风祛湿而止痛。按笔迹此方似为光绪帝亲拟。

11 治气闭耳聋方

【组成】 甘草五分 甘遂五分 麝香一分
【制法】 共研细末，入葱管内，塞耳中。
【功用】 通窍利水。
【主治】 气闭耳聋。
【按语】 本方以麝香通窍，甘草、甘遂两药相反，属十八反之列。近来各地对此二药配伍，进行了不少研究，但无明确结果。有人实验结果，认为二药可以配伍应用。实验表明，甘草之用量少于甘遂时无相反作用，有时尚可减除甘遂的副作用；如甘草用量大于甘遂时则有相反作用，可使甘遂毒性增加，并与甘草的用量成正比。此方中二者同用，效果如何，尚不清楚。

12 耳闭外治方

【组成】 延胡索一钱 山甲一钱，炒 全蝎一个，去毒 蚯蚓干四条去皮，鲜三条 百草霜二钱，猪脂拌 冰片五分
【制法】 共研细面，葱汁调和，棉裹成捻，纳耳中，日一换。
【功用】 祛风通窍，活血理气。
【主治】 耳闭。
【按语】 地龙可清热活络，全蝎搜风，穿山甲活血，延胡索理气，冰片开窍，百草霜止血消积。此方颇为周全。

13 利窍通耳方

【组成】 木通一钱 全蝎五分，去毒 胭脂边二分 麝香五厘
【制法】 共研细面，用蜡团成细卷，用棉包裹寸许，纳于耳中。
【功用】 利窍通耳。
【主治】 耳聋。
【按语】 方中麝香芳香通窍，木通通九窍，全蝎有毒，可疗疮疡肿毒，胭脂亦芳香通窍，合用之当有利窍通耳之功。

14 治耳聋外用方

【组成】 菖蒲一钱 木通一钱 全蝎五分 胭脂边五分 麝香一分
【制法】 共为末，用黄蜡三钱匀化，等微冷，再入前药，和为丸，如枣核样，磁器固收，勿走药气，以棉裹药，作成条状寸许，纳耳中，迟二三日再换新者。
【功用】 芳香利窍通耳。
【主治】 耳聋。
【按语】 本方由前方加菖蒲，亦芳香通窍之意。

15 理窍聪耳方

【组成】 蝉蜕一钱 细辛八分 青茶八分 荷叶八分 麝香一分
【制法】 共研细面，用葱尖捣泥，和匀，作小捻，绢裹，纳于耳中。

【功用】 清热疏风，开窍聪耳。

【主治】 耳聋耳鸣。

【按语】 本方蝉蜕散风热，细辛辛温通窍，荷叶升发清阳，青茶清头明目，诸药得麝香之芳香，开窍聪耳。

16 利窍聪耳方

【组成】 生穿山甲二钱 蝉蜕二钱，去足 石菖蒲二钱 木笔花二钱 蓖麻仁一钱五分，去净油 干蝎四个，去毒 鲤鱼胆三钱，后兑 麝香一钱，后兑

【制法】 共研极细面，兑鲤鱼胆、麝香合匀，用黄蜡熔化，晾温，老嫩合宜，做成药捻，约有一寸余，外用黄绢裹之，纳入耳中，以通窍道。

【功用】 清热解毒，利窍通耳。

【主治】 耳聋耳鸣。

【按语】 方中山甲活血通络，全蝎、蝉蜕祛风止痛，麝香、石菖蒲芳香开窍，鲤鱼胆清热泻火，蓖麻仁润燥通便，木笔花即辛夷，散风通窍。

17 红棉散(一)

【组成】 白矾二钱 海螵蛸二钱 干胭脂一钱 麝香二分

【制法】 共研细末。

【功用】 解毒利窍。

【主治】 治肝经火盛，风邪上攻，以致耳内生脓，肿痛堵塞，口流黄水，风痒不已。

【按语】 原方介绍的用法，先用棉杖若干蘸干脓水，另将鹅翎管或竹筒送药至耳底。

18 红棉散(二)

【组成】 枯矾五分 干胭脂粉二分五厘 麝香少许 冰一片一分 煅炉甘石五分

【制法】 共研细末。

【功用】 解毒通窍。

【主治】 治肝经火盛，风邪上攻，或愤怒过度，以致津液壅滞，耳内生脓，肿痛堵塞，日流黄水，湿痒不已。

【按语】 用法同上。原方说明，忌动火之物，戒气怒。

第九节 鼻窍用药方

1 秘传通窍仙方

【组成】 弹熟新棉花一两 生半夏一两 藜芦一两 北细辛一两 猪牙皂一两 蟾蜍一钱

【制法】 弹熟新棉花一两，先用生半夏一两水洗净，以水三碗，煎至一碗，将花拌透，过夜取出，扯碎晒干二次，用藜芦一两，去土洗净，亦照前用水煎法去渣取汁，泡花透过夜，取出晒干三次，用北细辛一两，煎水泡花晒干四次，用猪牙皂一两，打碎煎水去渣，浸花晒干，以上四次煎汁，须滤净渣，将汁拌花方妙，四次药汁制完，将生半夏等四味渣共合一处，水煎换水二三次，滤去渣，将汁共熬三饭碗，先取一茶盅，泡真蟾蜍一钱化开，将前棉浸透揉合一块，要极匀，晒干，复将前余汁浸晒，都要以汁尽渗棉中，用诸药之气，

而不用其质，所以取效神速，收储密器，凡遇中风、中痰、中气不省人事，取药少许，向病人鼻孔边将棉撕扯数次，使药气入鼻，有喷嚏者可治，无则难治，呼吸间能通关开窍，病轻者得嚏而气升，即刻可愈。

【功用】 通关开窍。

【主治】 窍闭证。

【按语】 通关开窍，一般崇用通关散，以细辛、皂角、麝香为末，取少许吹鼻取嚏。此方制作复杂，实际效果不知如何?

2 松萝茶瓜蒂闻方*

【组成】 松萝茶一钱 瓜蒂八分

【制法】 研末，随意闻之。

【功用】 通关开窍。

【主治】 头晕。

【按语】 此方是御医为光绪所拟。当时光绪有头晕、头痛。

3 透脑闻药方

【组成】 松萝茶二钱 瓜蒂一钱 冰片二分

【制法】 共研细面，闻鼻取涕。

【功用】 通关开窍。

【主治】 头痛、头眩等症。

【按语】 方中松萝亦称女萝，其味苦甘，可清肝化风、解毒。瓜蒂味苦，性寒，《别录》云："去鼻中息肉"。冰片凉苦，可通窍明目，三药均可通窍，用之取涕透脑当有效。

4 清眩闻药方

【组成】 松萝茶三钱 辛夷一钱，去毛 青黛一钱 南薄荷八分 冰片三分 僵蚕一钱，炒

【制法】 共研细面，随意闻之。

【功用】 清肝疏风，通关开窍。

【主治】 头痛、眩晕等症。

【按语】 此方是御医为隆裕皇后所拟，加强清肝疏风定眩之功。

5 治鼻衄不止方

【组成】 枯矾一钱 白龙骨一钱 麝香五厘

【制法】 共研细面，先用冷水洗净鼻内血涕，然后吹药于鼻，或以湿纸捻蘸药塞鼻。

【功用】 解毒收敛止血。

【主治】 鼻中出血。

【按语】 方中枯矾解毒收湿止血，白龙骨收敛止血，麝香消肿止痛。

6 避瘟明目清上散

【组成】 南薄荷五钱 香白芷五钱 川大黄六钱 贯众一两二钱 大青叶一两二钱 珠兰茶一两二钱 降香四钱 明雄黄三钱，水飞 上朱砂二钱 上梅冰片一钱

【制法】 先将前九味研极细面后，兑冰片，再研至无声。
【功用】 芳香避瘟，清热解毒。
【主治】 风热上壅，目赤肿痛，畏光羞明等症。
【按语】 此方为光绪十三年御医杨际和为慈禧所拟。本方多芳香避瘟，清热解毒之品，闻之以疗风热上壅，目赤肿痛，畏光羞明，当为有效医方。此方集八宝光明散之用麝香、朱砂、玛瑙、珊瑚及正梅片；碧玉散之用青黛，白芷；明目没竭散之用大黄；保光清凉散及明目散之用玄明粉之意组方，用疗慈禧眼疾，颇具深意。

7 碧云散(一)

【组成】 川芎一钱 青黛一钱 鹅儿不食草二钱
【制法】 研细末，用凉水噙口中，将前药吹鼻内。
【功用】 清肝凉血，散寒通窍。
【主治】 此药治上焦风热，头痛伤目等症。
【按语】 方中鹅儿不食草《本草纲目》云："解毒明目，散目赤肿云翳。"现代研究证明对多种细菌均有抑制作用。

8 碧云散(二)

【组成】 青黛三钱，飞净 鹅儿不食草三钱 细辛一钱五分 苏薄荷三钱
【制法】 共研极细面，以瓶盛之，勿令泄气，装五钱重，二瓶。
【功用】 清肝凉血，散寒通窍。
【主治】 上焦风热，头痛及目鼻等症。
【按语】 此方目鼻并治，较上方通窍之力为优。未用牙皂，列于治目病类亦可。

9 代鼻烟方

【组成】 青黛一钱 鹅儿不食草二钱 细辛六分 薄荷一钱 白芷二钱 全蝎二个六钱 川芎一钱五分
【制法】 共研极细面，代鼻烟用。
【功用】 清肝解毒，散寒通窍，祛风止痛。
【主治】 风痒鼻塞，头痛脑酸，眵泪稠黏等症。
【按语】 此方为王肯堂《证治准绳》碧玉散加减，治头痛脑酸，眵泪稠黏，亦治风痒鼻塞。慈禧用此方，殆目鼻并治。碧云散原方川芎、青黛、鹅儿不食草、北细辛及牙皂末，研为细末，以鼻嗅涕泪为效。此方鹅儿不食草为君，辛温清散，去翳，通鼻塞，《本草纲目》谓此药治"鼻塞不通，塞鼻息自落，又散疮肿"。今人以此药治变态反应性鼻炎，研极细末，吸入鼻孔，每日数次。全草含三萜成分。治鼻炎有效。

10 碧云散(三)

【组成】 南薄荷一钱 菊花一钱 川芎一钱 白芷一钱 鹅儿不食草三分 青黛三分 冰片二分
【制法】 共研细末，过重罗，闻鼻少许。
【功用】 清肝祛风，通窍止痛。
【主治】 头痛、头眩等症。

【按语】 此方系光绪所用，慈禧用者与之不同，较此方增细辛、全蝎，减冰片、菊花，据脉案载，慈禧有面部肌肉掣动病症，故其方以全蝎熄风镇痉，细辛散寒祛风止痛。光绪则素体阴虚，且光绪二十五年脉案载，“左鼻孔内有时燥痛，觉有气味，或见涕有黑丝”，可知上焦风热久蕴，故以冰片芳香开窍，清热止痛，菊花清热疏风，养肝明目，此也属辨证施方者。

11 碧云散(四)

【组成】 薄荷二钱 菊花二钱 川芎一钱 白芷二钱 鹅儿不食草二钱 青黛一钱 冰片五分 荆芥穗二钱 防风二钱 甘草一钱

【制法】 共研细末。

【功用】 疏风清热，通窍。

【主治】 风热上攻，偏正头痛，鼻塞不通，遇风流泪，顶项拘急。

【按语】 此方疏通关窍，解除郁热，升阳散火，发散风邪，又可代鼻烟，不伤鼻孔。每用少许，吸入鼻中，日吸数次，精神清爽。此方较上方多芥穗、防风、甘草三味。本方与前四方均为《证治准绳》碧云散加减化裁而来。

12 通关散(一)

【组成】 皂角二两 生白矾一两 辽细辛五钱

【制法】 皂角(如猪牙者去皮弦)二两，用生矾一两，以苎包，入水与牙皂同煮，化下去白矾再煮，令干取出，晒干为末，与辽细辛五钱(去土、叶，为末)合一处，研匀。

【功用】 祛痰解毒，通窍。

【主治】 中风、中气、痰厥，不省人事，或痰火喉闭，牙关紧急，汤水不下。

【按语】 本方及后面两方均为《丹溪心法附余》通关散(细辛、皂角)加味。皂角祛痰开窍，细辛化饮通窍，为散取嚏，用治痰涎壅盛，卒然昏厥之闭证、实证。增白矾者，加强消痰解毒之力。

13 通关散(二)

【组成】 牙皂二两 细辛二两 麝香一分

【制法】 共研细末。

【功用】 祛痰，通关，开窍。

【主治】 中风、中气、痰厥，不省人事，或痰火喉闭，牙关紧急，汤水不下。

【按语】 此方增一味麝香，加强开窍通窍之力。

14 通关散(三)

【组成】 牙皂一钱 细辛一钱 麝香二分 藜芦一钱

【制法】 共研细末。

【功用】 祛痰，通关，开窍。

【主治】 中风、中气、痰厥，不省人事，或痰火喉闭，牙关紧急，汤水不下。

【按语】 原方说明中称，凡遇中风，中气，痰厥喉闭，不省人事，牙关紧急，汤水不下，急以少许吹鼻中，有嚏可治，无嚏不治。再以牛黄清心丸，苏合香丸，延龄愈风丹之类随症酌用，贵在早治，不然定有性命之忧。此方较前方又多出一味藜芦，该药善祛风痰，但毒性较强，内服宜慎。

15 痧药

【组成】 明天麻五斤 麻黄五斤 生甘草五斤 丁香五斤 明雄黄五斤 苍术五斤 川大黄五斤 蟾酥二斤

【制法】 共研细末，依法成丸。

【功用】 辟秽解毒，平肝通窍。

【主治】 绞肠腹痛，头眩眼黑，一时昏闭，不省人事，瘫痧等症。

【按语】 原方说明用法，先将二丸研末，吹入鼻内；或放舌上，口津咽下。如不能咽者以阴阳水灌下，少顷再灌三丸，重者六丸。此方较灵应痧药少朱砂、麝香二味。

16 黑痧药

【组成】 麝香三分 冰片一钱 荆芥一钱 牙皂一钱 月石一钱 闹阳花一钱 灯草灰四分

【制法】 共研细末，闻入鼻内取嚏。

【功用】 辟秽解毒，散邪避疫，通关开窍。

【主治】 凡暑日途行，或时疫传染，与鼻触秽气，头晕目眩，用此痧药。

【按语】 “闹阳花”似应为闹羊花。

17 平安散

【组成】 麝香五分 冰片五分 朱砂三钱 明雄黄三钱 火硝七钱

【制法】 共研极细末。

【功用】 清热解毒，通窍止痛。

【主治】 初起感冒伤寒，头痛身痛，发热恶寒，眼胀，无汗烦躁，霍乱中暑，脐腹疼痛。

【按语】 原方说明用法，以此吹鼻孔内，再点大眼角少许。

18 玉壶冰平安散

【组成】 飞滑石一两 月石一两 潮片一两 火硝一两

【制法】 共研极细末。

【功用】 清热解毒，利湿明目。

【主治】 四时不正，疫气流行，头眩昏晕，眼目赤涩，一切风火上攻，头目不清等症。

【按语】 此药散头风，止眩晕，清眼目，散火邪。用鼻闻之，或点眼角内。后者用治睛珠红赤，拨云退翳。

19 六圣散

【组成】 乳香、没药、川芎、雄黄、白芷各二钱 盆硝五钱

【制法】 上为细末，每用少许。用时口噙凉水，以药吹鼻。

【功用】 化瘀止痛，解毒消肿。

【主治】 头风牙痛赤眼，脑转耳鸣，偏正头痛，鼻塞声重，及蜈蚣蛇蝎所伤。

20 头风饼

【组成】 荆芥穗一两 防风一两五钱 白芷一两五钱 麻黄一两 细辛一两 藁本一两五钱
【制法】 共为细末，用小米汤作饼，重五钱。
【功用】 疏风散寒，通窍止痛。
【主治】 偏正头痛，目眩脑昏，鼻塞声重，项背拘急，两太阳及两额颅疼痛如劈者。
【按语】 原方说明，用生姜三钱煎汤，煮饼一二枚，吹鼻，使热气上达，俟微汗出即愈。这是一种较独特的经鼻窍给药方法。

21 御制平安丹

【组成】 麝香四两 灯草灰十六两 猪牙皂十二两 闹羊花八两 冰片四两 细辛四两 西牛黄二两四钱 明雄黄四两 朱砂四两 草霜四两 大腹子十两 苍术十两，炒 茯苓十六两 陈皮八两 制厚朴八两 五加皮八两 藿香十二两
【制法】 共研极细末。
【功用】 解毒辟秽，通窍化湿。
【主治】 一切中暑、中寒、中风、中湿，感冒触秽，湿热郁蒸，山岚瘴气，瘟疫邪毒，绞肠霍乱，每遇猝证，并皆治之。
【按语】 原方中对主治用法有详细说明，录下备参。

(1) 染受山岚瘴气，头闷恶心，胸满肚胀，呕吐嘈杂，四肢厥逆，精神昏愦，不思饮食，速用此丹少许，吹入鼻中，或用三五分，白开水调服。

(2) 中风中暑，中湿中寒，中火中气，触秽神愦，不省人事，牙关口噤，痰壅气堵，四肢顽麻，瘫痪不举，筋骨疼痛，步履维艰，用此丹少许，吹入鼻中，或用三五分，淡姜汤调服。

(3) 文武痴痫，痰迷心窍，天行时疫，霍乱痧毒，绞肠痧痛，呕吐泄泻，胸堵胀闷，头晕神昏，用此丹少许，吹入鼻中，或用三五分，阴阳水调服。

(4) 喉痹喉痈，缠喉肿毒，单双乳蛾，口舌糜烂，牙宣牙痈，牙疳齿漏，风火牙痛，骨槽风痛，小儿走马牙疳，痘疹余毒攻目眼疾等症，用丹外敷内服，立有神效。

(5) 痈疽发背，对口疔疮，无名肿毒，疥疮顽癣，瘰疬鼠疮，乳痈结毒，臁疮痔漏，脏毒肠风，小儿丹毒，暑令毒疖，敛疮胎毒，脐疮浸水，用此丹调敷患处，大人服三五分，小儿服二三分，灯芯汤调服。

(6) 蜈蚣蛇蝎毒，酒调此丹涂擦，立止疼痛。

22 卧龙丹

【组成】 灯心灰一两 细辛一钱 闹羊花三钱 牛黄一钱 梅片一钱 牙皂三钱 麝香一钱
【制法】 共研细末。
【功用】 清热解毒，辟秽通窍。
【主治】 中暑、中寒，中风、中痰，中邪、中恶，感瘴时疫等一切猝症。
【按语】 此丹之七味药物均在上方中，两方功效应用相类。原方说明内容，录下备参。

(1) 中寒中暑，感瘴触秽，中满神昏，心烦眩晕，胸痛急痛，外感头痛，绞肠、霍乱、痧气等症，用丹少许，吹入鼻中即愈。

(2) 自缢、二便未行，落水心口微温，大人中风中痰，小儿急慢惊风，伤寒邪郁，瘟疫厥逆，并中邪中恶，不省人事等症，用芦管连吹，更晓即醒。

(3) 文武痴痫，痰迷心窍，及天行时疫，霍乱吐泻，四肢发厥之症，用丹一二分，开水调服，其效如神。

(4) 痈疽发背，无名肿毒，疥疮顽癣，用醋调涂。

(5) 妇女乳痈，小儿丹毒痄疮，搽之立效。

(6) 蜈蚣蛇蝎诸虫螫毒，用酒调涂，止痛即安。

(7) 风火牙痛，走马牙疳，用丹搽之，立效。

第十节 眼部用药方

1 明目黄连膏(一)

【组成】 大黄一两 川连一两 黄柏四两 海螵蛸四两 白矾四两 生栀子四两 黄芩四两 菊花四两

【制法】 上药水煎，去渣，入蜜四两熬膏，再入冰片二钱。用净簪滴凉水调药，每日点三五次。

【功用】 清热祛痒，止痛消肿。

【主治】 目赤肿痛等眼疾。

2 明目黄连膏(二)

【组成】 川黄连一斤 冰片二钱

【制法】 川黄连一斤，用人乳十六大碗，煎至一碗，用白蜜收之成膏，加冰片二钱，搅匀，收贮珍藏(一方用水熬成膏，加熊胆末一钱，冰片一钱，搅匀。)用簪滴净凉水调药，每日点六七次。

【功用】 清火止痛，消肿止痒。

【主治】 上焦火盛，暴发火眼，赤肿疼痛。

【按语】 原方说明，切忌烟酒，动火之物。

3 光明眼药

【组成】 黄柏二两 防风二两 当归二两 黄连四两 甘草一两 菊花五钱

【制法】 熬成膏，炼蜜收之，加冰片一钱。每日早晚点眼。

【功用】 疏风清热，燥湿消肿。

【主治】 诸般眼疾，云翳攀眼，气矇雀矇，暴发火眼，血灌瞳仁，迎风流泪，内障外障，赤烂眼边，隐涩难开，怕日羞明，视物不爽，白睛鲜血，拳毛倒睫，反背瞳仁，似瞑人行。

【按语】 原方说明，忌食酒、葱、蒜、鸡、鱼、羊肉等物。

4 神仙光明散

【组成】 炉甘石五钱，黄连水炙过 冰片五分 麝香三分

【制法】 共为细末，重罗数次，磁罐盛之，用凉水蘸药少许，点之。

【功用】 清热明目，散结去翳。

【主治】 暴发火眼，红丝赤肿，云翳等。

【按语】 本方以炉甘石为主药。炉甘石有明目、退翳、收湿之效，《本草纲目》称之为：“治目病为要药”，“同龙脑点治目中一切诸病”。

5 瓜子眼药

【组成】 甘石四两 绿豆粉一两 冰片二钱

【制法】 共研细末，冰糖水拈。每用一个，滴凉水搽入眼内，闭目片时。

【功用】 清热止痛，消肿退翳。

【主治】 治诸般风热，云翳烂弦，肿痛隐涩难开，胬肉攀睛，老眼昏花，暴发火眼，赤肿疼痛，翳膜遮睛，迎风流泪，畏日羞明，一切内障外障，并皆治之。

【按语】 现代中成药瓜子眼药含炉甘石、冰片、麝香、熊胆等，见《全国中成药处方集》。

6 拨云散

【组成】 炉甘石一两 黄连、防风、黄芩、黄柏、荆芥、菊花各二钱 药珠三分 熊胆一钱 冰片一钱

【制法】 用黄连、防风、黄芩、黄柏、荆芥、菊花煎汤，制炉甘石，再入药珠、熊胆、冰片，共研细末。每用银簪蘸药少许，点大眼角内，闭目略坐一时。日点三四次。

【功用】 疏风清热，消肿退翳。

【主治】 治新久眼疾，一切风眼火眼，暴发红肿，或痛或痒，隐涩难开，怕日羞明，云翳遮睛，眵泪昏花，眼连赤烂等症。

【按语】 古方有拨云散多首，药物差别甚大。此方似由《良朋汇集》拨云散方化裁而来。

7 八宝拨云散

【组成】 炉甘石四两，煅七次 用川黄连一两，煎汁一大碗、将甘石入汁内、吃干为度 冰片一钱 琥珀一钱 珍珠五分

【制法】 共研极细末。每用银簪蘸药少许，点大眼角内，闭目静坐一时。日点三、四次。

【功用】 清热止痛，消肿退翳。

【主治】 一切风眼火眼，暴发红肿，或痛或痒，隐涩难开，怕日羞明，云翳遮睛，眵泪昏花，眼连赤烂等症。

【按语】 此方亦似由《良朋汇集》拨云散方化裁而来。

8 秘传回光拨云散

【组成】 炉甘石一钱二分，黄连水制过 冰片六分 白丁香六分，水飞 熊胆六分 硼砂四分 雄黄二分 琥珀一分 麝香五厘 珍珠五厘 乳香三分，去油 没药三分，去油 轻粉二钱 硇砂三分，水飞

【制法】 共研细末，重罗数次，磁罐盛之，用凉水蘸药少许点之。

【功用】 清热止痛，消肿退翳。

【主治】 此药治暴发火眼，红丝赤肿，云翳等症。

【按语】 此方较仙传拨云散多一味轻粉。

9　仙传拨云散

【组成】　炉甘石一两，黄连水制过　冰片一钱　白丁香三分，水飞　熊胆五分　硼砂一分　雄黄五厘　琥珀五分　麝香五厘　珍珠二钱　乳香五厘，去油　没药五厘，去油　硇砂五厘，水飞

【制法】　共研细末，重罗数次，磁罐盛之，用凉水蘸药少许点之。

【功用】　清热解毒，消肿退翳。

【主治】　暴发火眼，红丝赤肿，云翳等症。

【按语】　此方组成与功用与前方大致相同，较上方少一味轻粉。以上治疗眼疾诸方多用炉甘石、珍珠、琥珀等药，炉甘石味甘性平，专供外用，有明目退翳收敛生肌之功，现代研究证明，此药为中度防腐、收敛、保护剂，用治皮肤炎症及表面创伤。珍珠亦可明目退翳，《开宝本草》云："镇心，去肤翳障膜。"琥珀也有行血散瘀之功。

10　退翳回光膏

【组成】　大黄二两　黄柏五两　黄连二两　白矾五两　草决明五两　菊花五两

【制法】　上药水煎，去渣，入蜜六两，熬膏，再入冰片二钱。用净簪滴凉水研化药少许，每日点眼二三次。

【功用】　解毒泻火，疏风明目。

【主治】　诸般云朦翳障，白膜遮睛，攀睛胬肉，烂弦赤障，瘀血遮贯瞳人，迎风流泪，怕日羞明，瞻视昏花。

【按语】　方中大黄、黄连等药均有清热泻火解毒之功，菊花、决明疏风清肝明目。

11　鹅翎管眼药

【组成】　炉甘石八两　川连一两　菊花　密蒙花　旋覆花　蔓荆子　青葙子　决明子　菟丝子　茺蔚子

【制法】　用菊花、密蒙花、旋覆花、蔓荆子、青葙子、决明子、菟丝子、茺蔚子各等分，煎汁一大碗，再用川连一两，煎汁一茶盅，用大银锅一个，入甘石于内，火煅红色，浸汁，如此九次，或七次，亦可每甘石一两，加冰片二钱，研极细末，用鸡子清作条，置翎管内。每早晚或静闲时用此药点目，仰合片刻。

【功用】　疏风明目，消肿退翳。

【主治】　诸般云翳遮睛，白膜翳障，胬肉攀睛，烂弦赤障，迎风流泪，年老昏花等症。

【按语】　此药善退云翳，除内障，消攀睛，化胬肉，散风热，凉心火。

12　点眼万明膏

【组成】　炉甘石三钱，火煅研细、人乳浸四十九日　川黄连五分，乳制　辰砂三钱　硼砂五分　胆矾三分　冰片三分

【制法】　共为极细末，用雨前茶四两，甘菊四两，水二大碗，砂锅煎五十沸，去茶菊，滤净渣，再熬成膏一杯，入熊胆五分，溶化，将前药和匀作锭，收磁器中。用清水化膏少许，用骨簪蘸药点眼两角。

【功用】　清热解毒，明目退翳。

【主治】　一切眼疾。

13 珊瑚紫金膏

【组成】 炉甘石一两，以能浮水者为佳，用童便浸七日，用炭火硝银朱，锅内煅红，再入童便内浸十日，晒干研细末 黄丹一两，滚水飞过三次，晒干研细末 乳香、没药各二钱，俱入沙锅内 加灯心四分，微火炒出烟，去灯心，研细末 海螵蛸二钱，刮去皮甲，微火炙过，研细末 硼砂二钱 青盐 麝香各五分 冰片三分

【制法】 共合研极细末，入舌上无渣方适用，再用蜜熬成珠，用绢袋滤净蜜渣，夏老冬嫩，春秋酌看老嫩之间，将药末调入蜜内，磁罐封固，不可泄气。

【功用】 清热止痛，明目退翳。

【主治】 七十二种眼疾。

14 人马平安散

【组成】 牛黄一钱 麝香一钱 雄黄一两二钱 火硝一两二钱 硼砂一两二钱 朱砂四两 冰片三钱

【制法】 共研细面。用簪蘸药点大眼角内。

【功用】 清热解毒，明目通窍。

【主治】 一切暴病：中风中气，牙关紧急，不省人事，风热癫痫，惊邪瘛疭；寒中太阴，手足厥冷，脐腹疼痛；头疼似裂，诸心疼痛；火眼暴发，壅眵热泪，口疮喉痹，咽塞肿痛；伏暑伤冷，霍乱吐泻；风火牙疼等。

【按语】 宫中另有载人马平安散方，少火硝，增飞金。本方说明，孕妇忌用。本方系《张氏医通》治时疫方点眼砂(又名人马平安散)加味而来。

第十一节 外用丸剂方

1 灵应痧药方

【组成】 苍术二斤四两 麝香六两 丁香七两二钱 麻黄十九两二钱 大黄六斤 明雄黄二斤六两四钱 蟾酥五两四钱 朱砂六斤 甘草一斤十二两八钱 天麻十九两二钱

【制法】 共为细末，水丸，朱砂为衣。

【功用】 芳香辟秽，解毒通窍。

【主治】

(1) 中暑头晕眼黑及绞肠腹痛，一时闭闷，不省人事，及瘫痧等症。先将二丸研细，吹入鼻内，再用六丸，以阴阳水或凉水送服。

(2) 中寒骤然腹疼，阴阳反错，睡卧不安，转筋霍乱，手足厥冷，并吐泻不出，卒然难醒者。用如前法。

(3) 山岚瘴气，夏月途行，空心触秽，口含三丸。

(4) 感冒风寒，恶心头疼，肚腹膨胀，及风寒等症。治法同前。

(5) 痈疽疔毒，蛇蝎毒虫所伤。捣末，好酒涂敷。

(6) 小儿发痘不出，闭闷而死，及痰涎壅盛，老年卒中风痰等症，灯心汤或凉水调服。

(7) 小儿急热惊风，两脚已直，两眼反白，牙关紧闭，不能服药者，即将四五丸研末，吹入鼻内，即刻醒转，随以此药调汤灌之。

(8) 遇有自缢之人，轻轻解下，速将药丸研末，吹入鼻内。

(9) 凡跌死、打死、惊死、吓死、溺死、痰厥、冷厥等症，不省人事，只要略有微气，

皆可将药研末，吹入鼻，灌入口。

【按语】 本方系《惠直堂经验方》备急丸加味，为宫中应急成药，慈禧暑天亦常用之。虽为痧药，所治甚广。又有平安如意丹、塘栖痧药，药味与本方相同，功用主治亦同。

2 三黄宝蜡丸(一)

【组成】 藤黄二两 天竺黄二两 大戟一两 归尾一两 刘寄奴一两 牛黄一两 麝香一两 琥珀一两 冰片、血竭、儿茶、乳香、雄黄、水银各五钱

【制法】 共为细末，用净黄蜡十二两为丸，重一钱。外敷时，用清油磨化，鹅翎扫敷。

【功用】 解毒涤痰，活血通络，消瘀止痛。

【主治】 外敷诸疮恶毒。内服治跌打损伤，闪腰岔气，瘀血凝结，疼痛难忍，受伤日久，经年不愈；并坠车落马之伤，蛇蝎恶虫之毒；或男子努力成痨；女子经闭不通；或产妇胎衣不下，恶露上攻，致生怪症，瘀血闷乱，不省人事；或跌打破伤，牙关紧闭，抽掣搐搦；或风冷吹振，半身不遂，软弱不能动履者。

【按语】 此方出自《医宗金鉴》，以其具有去瘀活血，生新止痛，除痰消痈之功，历来为外科、伤科医家所重。此药曾为慈禧所用，亦赏赐臣下施用。此药外用时不可见火，内服时每服一丸，病重者二丸，以酒化服。服药初期，忌生冷、瓜果、烧酒及发物。

3 三黄宝蜡丸(二)

【组成】 藤黄四钱，制 天竺黄三两 大戟三两 归尾三两 刘寄奴三两 麝香二钱 琥珀三钱 铅粉三钱，炒 儿茶一两 乳香三钱 雄黄三两 全蝎三两 朱砂一两

【制法】 共为细末，黄蜡和丸。

【功用】 解毒涤痰，活血通络，消瘀止痛。

【主治】 外敷诸疮恶毒。内服治跌打损伤，闪腰岔气，女子闭经，产妇胎衣不下，恶露上攻，及半身不遂等病症(同前方)。

【按语】 此方比方(一)多出全蝎、朱砂二味，少牛黄、血竭、水银。其功用主治基本相同。

4 三黄宝蜡丸(三)

【组成】 牛黄五钱 藤黄五两，制 竺黄五两 山羊血一两二钱 三七七两 瓜血竭五两 没药五两 麝香六钱 琥珀六钱 水银五钱 官粉五钱 大黄五两 儿茶五两 乳香五两 雄黄三两

【制法】 共为细末，琥珀、官粉同水银研，不见星为度，用醋炼净，再重汤蒸，将群药料入，不住手搅，以黄蜡化开为丸，重八分。

【功用】 解毒涤痰，活血通络，消瘀止痛。

【主治】 与前两方同。

【按语】 此方比方(一)多出山羊血、三七、没药、大黄四味，少大戟、当归尾、刘寄奴。其功用主治基本相同。

5 救苦还魂丹

【组成】 沉香三钱 僵蚕三钱 丁香三钱 朱砂三钱 郁金三钱 霍香三钱 瓜蒌仁三钱 柯子三钱 礞石三钱 香附三钱 乳香三钱 降香三钱 安息香三钱 麝香三分 冰片三分 甘草五钱

【制法】 共研细末，炼蜜为丸，蜡壳封护。

【功用】 芳香开窍，涤痰醒神。

【主治】

(1) 治卒然昏倒，不省人事，牙关紧闭。用药一钱二分，姜汁调服。

(2) 治左瘫右痪，半身不遂，口眼歪斜，一切风痰之症。昏迷不醒者用药一钱，将竹沥膏一钱、生姜汁一茶匙，煎汤送下。如醒后再服再造丸，至四肢活动，再饮虎骨酒。

(3) 治染受一切秽恶之气，作药五分，生姜汤送下。

(4) 治气冲气逆，一切中气之症，用药五分，陈皮二钱、沉香一钱，煎汤送下。

(5) 治偏正头风，用药如梧子大，涂于太阳穴。

(6) 治风火虫牙痛，用此丹如绿豆大，敷患处。

(7) 治心胃疼痛，用药六分，无灰酒温服。

(8) 治自言自语，见鬼见神，如醉如痴，或哭或笑，用药一钱，真金汤送下。或朱砂代金亦可。

(9) 治小儿急惊风，痰喘等症。一周内用药一分，两三岁用药二分，五、七岁以内用药三分，薄荷汤送下。

孕妇勿服。

6 卧龙丹

【组成】 麝香四两 冰片四两 猪牙皂十二两 闹羊花十二两 灯草炭四十两 西牛黄二两四钱 细辛八两

【制法】 共研细末，装瓷瓶内，封固。

【功用】 芳香开窍醒神。

【主治】

(1) 治中寒、中暑，感瘴触秽，中满心烦，眩晕，胸腹急痛，外感头痛，绞肠霍乱痧气等症。用丹少许，吹入鼻中。

(2) 治自缢二便未行，心口微温；大人中风中痰；小儿急热惊风，伤寒邪毒，温疫厥逆，并中邪中恶，不省人事等症。速用芦管连吹，取嚏即醒。

(3) 治文武痴痫，痰迷心窍，及天行时疫，霍乱吐泻，四肢发厥之症。用丹一、二分，开水调吞。

(4) 治痈疽发背，无名肿毒，疔疮顽癣，用醋调涂；妇人乳痈，小儿丹毒痱疮，清水调敷。

(5) 治风火牙痛，走马牙疳，用丹擦之。

(6) 治蜈蚣、蛇、蝎螫毒等，用酒调涂。

【按语】 本方乃《重订通俗伤寒论》引《治疗汇要》卧龙丹方减味而来。

7 黎洞丸

【组成】 牛黄二钱 麝香二钱 冰片二钱 旱三七一两 阿魏一两 乳香二两 没药二两 血竭二两 儿茶二两 山羊血五钱 藤黄二两，制 雄黄一两 天竺黄二两

【制法】 共研细末，炼蜜为丸，蜡壳封护。

【功用】 通经活络，解毒止痛。

【主治】 跌打损伤，坠车落马，伤筋动骨，瘀血不散，凝结疼痛，皮肤中伤，筋骨重伤；中风中痰，卒然晕倒，牙关紧急，不省人事；半身不遂，口眼歪斜，筋脉拘急，手足麻木；打破伤风，抽掣昏闷；痈疽发背，对口恶疮，无名肿毒，肺痈肠痈；疯狗咬伤，毒气内攻；瘰疬年久不愈；积聚蛊胀，并山岚瘴气。产后恶血上攻，昏闷不醒，横生逆产，胎衣不下；妇人经闭不通；妇人吹乳，肿硬结核；小儿急慢惊风，及蛇、蝎、蜈蚣、蜂螫等毒。

【按语】 原方之说明，录此参考：此药内可以服，外可以敷。能逐瘀生新，续筋接骨，疏风活络，化痰蠲痹，宣通气血，消肿解毒。凡一切疑难杂症，每服一丸，重者服二丸；小儿每服半丸，或一二分，俱用无灰好酒化服。外敷用细茶卤磨化，外敷只敷周围，不可敷疮口。服药三日内，忌食生冷、瓜果、烧酒等物。

另有两同名方，较此方多一味珍珠，或多一味大黄。

8 万病回春丹

【组成】 胆星一两 全蝎一两 牙皂一两 陈皮一两 天麻一两 天竺黄一两 薄荷一两 防风一两 麻黄一两 茯苓一两 羌活一两 甘草五钱 蜈蚣五条 麝香一钱 冰片一钱 朱砂二钱 药珠五分 牛黄五分 琥珀五分

【制法】 共研细末，炼蜜为丸，朱砂衣，外金衣，蜡壳封护。

【功用】 涤痰开窍，熄风解毒。

【主治】 小儿如下病症：

(1) 急慢惊风，四肢抽搐，内外天吊，伤寒邪热，斑疹烦躁，痰喘气急，五痫痰厥，痰涎壅滞，大便不通，小便尿血。以上俱用钩藤薄荷汤送下；如昏夜，或无药店之处，用白开水送下亦可；小儿即用乳汁化服，或化擦乳头，令其吮去甚易。

(2) 绞肠痧痛，凉水送下。

(3) 伤风咳嗽，甘草桔梗汤送下。

(4) 哮喘，桔梗汤送下。另用金不换膏贴肺俞穴。

(5) 呕吐，寒吐恶食吐少，出物多，生姜汤送下；热吐能食，吐多出物少，石膏汤送下。食积所吐酸臭，山楂麦芽汤送下。

(6) 夜啼，吐乳，俱用乳汁化开，擦乳头，令其吮去。

(7) 腹疼，白开水送下。

(8) 新久疟疾，寒热往来，临夜发热，俱用河井水各半，煎柴胡黄芩汤送下。

(9) 赤痢，山楂、地榆汤送下。

(10) 白痢，陈皮、山楂汤送下。

(11) 水泻，茯苓、山楂汤送下。

以上泻痢等症，先用此丹一粒，捣碎放入脐中，将金不换膏贴之，其应如响，约隔一、二时未痊，另照引再服。撮口脐风，视其牙根上腭，小舌有泡塞住，或如粟米，以绵绢裹指，蘸温水擦破，拭令血净；若恶血入喉难治，口既开，用此丹一粒，蜜糖开涂口内。

(12) 五疳虫积先用使君子，每岁一个与服，另用君子槟榔汤送下。如服二次后稍愈未痊，宜另合化虫丸。谷虫酒炒黄二两，芦荟、胡连、川连、沉香不见火，各三钱，干蟾(炒黄)、雷丸、君子肉各五钱。

用君子壳山楂一两，煎浓水，调神曲糊为丸，如梧桐子大，每服十五丸，或二十丸，米饮送下。量儿大小增减。

(13) 天花，初发热三朝前，服之散毒稀痘。当归八分、白芍四分、柴胡四分、荆芥穗三分、炙甘草二分、葛根四分。煎送。行浆后勿服。验痘疑似，耳冷尻冷，足冷中指稍冷，耳见红丝，呵欠喷嚏，乃其候也。

(14) 小儿脏腑娇嫩，神气未充，稍欠调和，诸症未能尽述。凡见小儿稍不自在，先用此丹一粒，捣碎放在脐中，将金不换膏盖之，或再服之，轻病若失也。其丹每蜡丸计五粒，如数月婴儿，每服一粒，即将乳汁化开，擦于乳头，令其吮去；一二岁者，每服二粒；三四岁者，每服三粒；至十来岁者以五粒为度，以上药引，每味二分煎汁，送此丹，亦治大人痰涎壅聚，每服十粒，用姜汤送下。

【按语】 此方载于《清太医院配方》。《古今医鉴》虽有同名方，然药物迥异。

9 灵宝如意丹(一)

【组成】 蟾酥一钱 天麻一钱 苦葶苈一钱 朱砂一钱五分 雄黄一钱五分 血竭一钱五分 白粉霜一钱五分 银朱一钱五分 硼砂一钱五分 人参五分 熊胆五分 麝香一分 冰片一分 牛黄三分 珍珠三分

【制法】 共研细末，水泛为丸，朱砂为衣。

【功用】 清热解毒，通经活络，开窍醒神。

【主治】

(1) 伤寒三日或三四日，不论传经不传经，风寒咳嗽，一切初起恶疮，五疔恶毒等症，俱用葱须、姜、黄酒热服，取汗。

(2) 肿烂太甚，用津液研二丸，涂疔上，再将黄酒送下一服。

(3) 疔或走疔，用法同上，黄酒服；要挑破疔头，再用药丸入内，用膏贴上自消。

(4) 诸疮破者，黄芪、金银花汤送下。

(5) 瘟症疹子不出，葱姜黄酒送下。

(6) 疟疾，车前子槟榔汤送下。

(7) 胃寒气痛，姜汤送下。

(8) 咽喉胸膈疼痛，桔梗柿蒂汤送下。

(9) 蛊症胃痛，槟榔汤送下。

(10) 中风不语，姜汤送下。

(11) 口眼歪斜，手足麻木，姜黄桂枝汤送下。

(12) 腿脚疼痛，桑寄生牛膝汤送下。

(13) 白痢，吴茱萸汤送下。

(14) 红痢，金银花汤送下。

(15) 禁口痢，石莲子汤送下。

(16) 泻痢，黄连汤送下。

(17) 水泻，车前子汤送下。

(18) 饥饱劳碌，沙参汤送下。

(19) 忘前思后，石菖蒲汤送下。

(20) 四肢无力，牛膝汤送下。

(21) 水蛊，车前汤送下。

(22) 气蛊，香附柿蒂汤送下。

(23) 痄腮，噙化一丸。
(24) 酒毒，陈皮汤送下。
(25) 大小便不通，白开水送下。
(26) 偏坠，小茴香汤送下。
(27) 小便尿血，车前子汤送下。
(28) 白浊下淋，葱须汤送下。
(29) 癫痫，即风迷，姜汤送下。
(30) 痰症，姜汤送下。
(31) 转筋霍乱，木瓜汤送下。
(32) 怀孕过月不生，用风吹落的秫秫汤送下。
(33) 产后血迷，炒荆芥穗汤送下。
(34) 子死腹中，白芥子汤送下。
(35) 产后腹胀，厚朴汤送下。
(36) 产后见神见鬼，当归汤送下，炒荆芥穗亦可。
(37) 小儿痘疹，麦芽汤送下。
(38) 蝎螫虫咬，黄酒送下。
(39) 牙痛，姜汤送下；敷一粒在患处亦可，止痛。
(40) 跌打损伤坠马，不省人事，黄酒童便送下。
(41) 杨梅初起，姜黄酒热服，取汗；再进一服，白开水送下。
(42) 小儿有积，用一丸。
(43) 小儿乳积、食积、风寒惊吓症，并治不辨不明之症，俱用白开水送下。

【按语】 原方介绍，本方之服法用量，大人十几粒，小儿四五粒，随症调引。也可外用。孕妇勿服。本方较下方多牛黄、珍珠、熊胆、葶苈等四味。

10 灵宝如意丹(二)

【组成】 蟾酥二两 天麻二两 朱砂二两 雄黄二两 血蝎二两 白粉霜二两 银朱二两 硼砂二两 人参一两 麝香三钱 冰片三钱

【制法】 共研细末，水泛为丸，如粟米大，朱砂为衣。

【功用】 解毒消肿，活络开窍。

【主治】 主治病症及用法均与前方相同。

【按语】 以上数方均有蟾酥、天麻、朱砂、雄黄、血竭等。蟾酥解毒消肿，止痛开窍，有较好的局部麻醉止痛作用；天麻平肝熄风定惊；雄黄杀虫，有杀灭霉菌、疥虫等作用；血竭活血消肿止痛等。其方大药多，治病范围较广。《疡医大全》亦有灵宝如意丹，药为人参、乳、没、朱砂、甘草、儿茶、琥珀、珍珠、阿胶、白芷、冰片、牛黄、当门子等，与本方及前方药物差别较大。

11 五食白花丸

【组成】 五倍子、食盐、白矾、花椒各等分

【制法】 以上药物为末，粟泥为丸，重二钱五分 外用雄黄为衣。

【功用】 燥湿杀虫止痒。

【主治】 妇女阴湿阴痒，阴内生疮、生虫，一切阴中诸症。

【按语】 原方中说明；如用时，将此药用帛裹好，以绒绳捆系，留绒头六寸许，将药纳入阴户中，候一柱香时取出。处女禁用。

12 梅花点舌丹

【组成】 梅花二钱 珍珠二钱 辰砂五钱 沉香三钱 牛黄二钱 熊胆一钱四分 雄黄四钱 葶苈八钱 血竭五钱 月石五钱 寸香二钱 蟾酥五钱 乳香三钱 没药三钱 冰片二钱五分

【制法】 以上药味，共为细末，用乳香汁化蟾酥为丸，如黄豆大，外用赤金为衣。

【功用】 解毒消肿，活络止痛。

【主治】 一切无名肿毒。

【按语】 本品外用或内服皆可。本方与《外科全生集》同名方药味大同小异。现代实验证明，该药具有增强免疫功能及抗癌作用。

13 疥疮合掌丸

【组成】 核桃肉八两 大枫肉五两 水银三两 川椒三两 潮脑四两 枯矾二两 板油四两

【制法】 共研细末，捣成泥为丸，重二钱。

【功用】 解毒杀虫止痒。

【主治】 五疥痛痒不已者。

【按语】 原方中论曰：五疥者，干、湿、脓、砂、虫也。五脏蕴毒而发，皆因血分热燥，风毒客于皮肤，多夹湿热而成，其症疼痒不已。每用药一丸，合掌火上烤热，鼻吸药气，搽患处，再以火烤患处，每日一、二次，忌食发物、动火之物。

水银、大风子均有杀虫攻毒之效，可用治疥疮，然皆有毒，用之当慎。

又，一方有蛇床子一两、白芷一两、雄黄五钱、人言一钱，无核桃肉。

第十二节 外用锭剂方

1 赤金锭

【组成】 火硝八两 章丹一两 黑矾一两 朱砂五分 银朱五分

【制法】 将药用铁锅炼化成水，滴石板上，候冷成片。

【功用】 消痈解毒。

【主治】

(1) 凡痧证腹痛，绞肠痧，乌痧，服用刀割细末少许，男左女右，点大眼角。

(2) 治喉闭，双蛾、单蛾，用新水研少许服之，或刮细末吹之。

(3) 治暴发火眼，频涂大眼角。

(4) 治受暑恶心，欲吐不吐，滚水研少许服之。

(5) 治无名肿毒，蝎螫虫咬，水研，敷患处。

【按语】 此药亦外用药，功能消痈解毒。内中章丹即铅丹，辛、微寒，有毒。外用祛腐生新，施于疮疡肿毒，有拔毒生肌之效。银朱，又名心红，是硫磺同汞升炼而成，功用大抵与轻粉同。本方大约因呈红色，治疮疡等症又有良效，故以赤金为名。光绪医案记有“光绪九年五月十一日，总管李莲英传上交《良方集成》成方，赤金锭”字。另有同名方，易银朱为黄丹。

2 清鱼锭

【组成】 白薇、南星、射干、细辛、防风、泽泻、川连各一两 白芷、全蝎、蟾酥、血竭、生军、银花、木通、炒栀子各二两 牙皂一两五钱 雄黄四两 炙山甲二两五钱 冰片五分 麝香三分 甘草梢五钱 白梅花三两 江米四两，另用打糊

【制法】 以上共研细面，用木瓜酒合锭。

【功用】 清热解毒，活血消肿。

【主治】 诸般毒疮恶疮，初起皮肉不变，漫肿无头，或疔毒疥癣，蛇蝎恶虫所伤；或痔疮等。

【按语】 本方以清热解毒为主，佐以祛风除湿，活血通络，凉血止血。主治一切疮肿及疔毒疥癣，蛇蝎恶虫所伤。根据慈禧病史，此方当为治痔疮便血而设。方名清鱼者，清解鱼口疮之谓也。鱼口疮是指便毒溃破，其疮口身立则合，身屈则张，犹如鱼口开合之状。慈禧本有便毒下血病史，故御医选此清鱼锭，外用以治，即清热解毒，又凉血止血。惟缺乏脉案记载，不知当年慈禧用之是否有效。

3 拔毒锭

【组成】 白及一两 白蔹一两 南星二两 牙皂一两五钱 花粉一两五钱 射干一两 白芷二两 全蝎三两 雄黄五钱 炙山甲二两五钱 蟾酥一两 血竭二两 冰片五分 麝香三分 细辛一两 生军二两 二宝花二两 木通一两 川连二两 山栀子二两，炒 防风一两 泽泻一两 草梢五分 白梅花三两 乳香二两 没药二两 江米四两，另研打糊

【制法】 以上共研极细末，用木瓜酒粘为锭。

【功用】 化毒消瘀，消肿溃坚，去腐生新。

【主治】 一切痈疽疮疡，无名肿毒，疔疮，杖疮，发背，对口，顽疮坚硬不溃，腐肉不脱，新肉不生等症。

【按语】 按原方说明，所有应治诸证其治法如下：

(1) 痈疽疮疡，发背，对口，疔疮，初起肿硬热痛，用醋研上。

(2) 无名肿毒，毒虫咬伤，用醋调上。

(3) 疮久不收口，色黑坚硬，用烧酒调上。

(4) 暴受疬气，腹疼呕吐，头痛目胀，山岚瘴气，可研少许，鼻闻取嚏。

此方为攻毒化脓止痛之良剂，其中药物多以清热解毒，提脓生肌为主。宜治火郁实证。若正气已虚，用之当慎。

4 坎宫锭

【组成】 古墨一两 麝香五分 牛黄三分 熊胆三钱 儿茶二钱 冰片七分 胡黄连二钱

【制法】 用猪胆汁、生姜汁、大黄水浸取汁及醋各少许，和药末成锭。

【功用】 拔毒消肿，凉血止痛去瘀。

【主治】 治诸毒初起，红赤肿痛，丹毒热毒，无名肿毒及痔疮等。

【按语】 此药外涂，用凉水磨化，以笔蘸药，涂于患处。此方为光绪年间上交《良方集成》成方。慈禧素有肠风便血痔漏宿疾，用此药锭甚当。又，坎为八卦之一，居位北方，主水，应肾。《素问》说“肾司二便”，故痔疾用之可效。而且，以寒治热，以水济火，是

中医一定之治法，故以此命名，示人有退热凉血，化毒消肿之功。宫中同名配方尚有少冰片者，或易胡连为大黄者。

5 离宫锭(一)

【组成】 古墨一两 血竭三钱 蟾酥三钱 胆矾三钱 朱砂二钱 麝香一钱五分

【制法】 共为细末，凉水调成锭，朱砂为衣。

【功用】 解毒消肿，活血通经。

【主治】 诸毒恶疮，初起红赤，皮肉不变，漫肿无头，疔毒疥癣；并一切蛇蝎恶虫所伤。

【按语】 离宫之名，取离属南方，主火，应心。《素问》云："诸痛痒疮，皆属于心"，故疮疡火热之症，多可用之。此药应用，俱用凉水磨如墨，以笔蘸药涂之。此方乃《外科大成》卷一离宫锭子原方。

6 离宫锭(二)

【组成】 京墨四两 血竭八钱 蟾酥八钱 麝香四分 胆星八钱 砂仁五钱

【制法】 共为细末，蟾酥化开为锭。

【功用】 解毒消肿，化痰通经。

【主治】 诸毒恶疮，初起红赤，皮肉不变，漫肿无头，疔毒疥癣；并一切蛇蝎恶虫所伤。

【按语】 此方乃上方去胆矾、朱砂，加胆星、砂仁，功用、主治同。

7 白锭子

【组成】 白降丹四钱 银黝二钱 寒水石二钱 人中白二钱

【制法】 上四味共为细末，以白及面打糊为锭，大小由人，不可入口。每用以陈醋研汁，扫敷患处，如干再上。

【功用】 解毒祛腐。

【主治】 初起诸毒痈疽，疔肿流注，痰色恶者，及耳痔，耳挺等症。

【按语】 本方四药皆白，再以白及打糊为锭，故以色名方。

8 蟾酥锭

【组成】 朱砂四两 雄黄四两 蟾酥五钱 麝香五分 蜗牛二两

【制法】 共研细末，蟾酥化开为锭。

【功用】 解毒消肿止痛。

【主治】 诸般疔疮，一切恶毒，痈疽初起，蛇蝎咬伤等。

【按语】 凡痈疽疮疡，皆因血气凝滞，营卫不通而成。本方以蟾酥为锭，蟾酥有毒，功能解毒消肿，据近代研究，有强心和类激素作用，既可解毒又可推动血行，故而被外科尊为良药。宫中同名配制方数则，诸药配比有异，另有加冰片者。其用法，用凉水磨化，或用陈醋磨化，涂于患处。

9　太乙紫金锭

【组成】　大戟十五两　千金子十五两　茅茨菇十五两　雄黄四两八钱　朱砂四两　文蛤六两　草河车十六两　麝香五钱

【制法】　共研细末，江米糊为锭。

【功用】　解诸毒，疗诸疮，利关窍，治百病。

【主治】　治饮食药毒，虫毒，瘴气，中恶，河豚、死牛、马、驼等诸毒。

(1) 诸蛊肿胀，大麦芽汤送下。

(2) 痈疽发背，对口，天泡，无名疔肿，凡诸恶疮，诸风隐疹赤肿，未破时及痔疮，并用酒磨服，再用凉水调涂，日夜各数次，觉痒立消；已溃出脓血者，减分数。

(3) 阴阳之毒，伤寒心闷，狂言乱语，胸膈壅滞，邪毒未发，证宜下者；又温疫喉痹寒疾，用凉水薄荷叶磨服。

(4) 传尸痨疾，用檀香汤磨服。

(5) 心气痛并诸气痛，用淡酒或淡姜汤磨服。

(6) 疟疾临发时，用东流水煎鲜柳枝汤磨服。

(7) 男妇急中癫邪，唱叫乱走，狂乱失心，羊痫风等；中风中气，口眼歪斜，牙关紧闭，言语蹇涩，筋骨短缩，骨节风肿，手足腰腿遍身疼痛，行步艰难，及诸痫证，俱用暖酒磨服。

(8) 自缢溺水死，心头暖者；惊死，未膈宿者，俱用冷水磨灌。

(9) 痢疾泄泻，肚腹急疼，霍乱绞肠痛等，及诸痰证，俱用薄荷汤磨服。

(10) 年深日久，头痛太阳痛者，用酒入薄荷研烂，敷纸贴太阳穴上。

(11) 牙痛，酒磨涂，及含少许，良久吞下。

(12) 妇人经水不通用红花煎汤送下。孕妇及脾泻勿服。

(13) 小儿急热惊风，五疳五痢，脾病黄肿，隐疹疮瘤，牙关紧急，俱用白蜜薄荷送下。

(14) 跌仆损伤，炒松节黄酒磨服。

(15) 烫火伤，东流水磨服。

(16) 恶虫、疯犬所伤，冷水磨涂，淡酒磨服。

【按语】　宫中同名配方尚有少草河车者。考该方原出《丹溪心法附余》，名太乙神丹，又名紫金丹、紫金锭、太乙紫金丹、玉枢丹。

10　秘制一笔勾

【组成】　煅石膏一斤　蟾酥一斤　冰片一钱　白粉二两

【制法】　共研细末，白及糊成锭。

【功用】　清热解毒，消肿止痛。

【主治】　痈疽发背，翻口疔疮，湿痰流注，瘰疬风疮，乳痈乳毒，臁疮外痔，癣疥顽疮，小儿丹毒。及绣球风，鹅掌风，虫伤蝎螯，一切无名恶毒，无论已成未成，均可敷之。俱用凉水磨敷。鹅掌风、癣疥顽疮，用陈醋磨敷。

11　神效一笔勾

【组成】　官粉五两　蜗牛五钱　生半夏一两五钱　生南星一两五钱　冰片一钱　麝香一钱　蟾酥八钱

【制法】 共为细末，蟾酥化开成锭。

【功用】 解毒祛痰，消肿止痛。

【主治】 疔疮发背，脑疽乳痈，一切大小恶疮。

【按语】 方中用半夏、南星化痰通络，主用治阴疽之证。原方评价中谓“恶疮中之至宝”。

12 万应锭(一)

【组成】 胡连一两六钱 儿茶一两六钱 乳香一两六钱 没药一两六钱 冰片一钱 麝香一钱 熊胆五分 古墨十六两

【制法】 共研细末，泡墨成锭，金衣。

【功用】 清热解毒，活络止痛。

【主治】

(1) 痰火，中风、半身不遂，喉闭，乳蛾，牙疳，痘疹伤寒，中暑，痢疾，血热，霍乱，瘟毒，黄病，小儿痘疹，小儿惊风，妇人月经风。大人四五分，小儿二三分，俱用凉水送下。

(2) 肚痛，胃气痛，俱用烧酒送下。

(3) 各样无名肿毒，俱用醋研上。

(4) 疔毒归心，俱用凉水送下。

(5) 痔疮，漏疮，臁疮，伤手疮，俱用醋研上。

13 万应锭(二)

【组成】 胡连五钱 黄连三钱 儿茶三钱 冰片五厘 麝香五厘 牛黄五厘 胆星三钱 香墨五钱 黄芩二钱

【制法】 以上除儿茶香墨，各为细末。将儿茶熬水，合黄连、胡连、胆星、黄芩面。稍干匀，再将香墨研汁合前药，共调匀为丸。如鼠屎形，裹金衣。

【功用】 清热解毒，化痰活络。

【主治】 风痰壅盛，瘟毒发疡，惊风抽搐，烦躁昏迷，暑热泻痢，秘结不通，以及蕴结热毒，凝滞伏火，诸般风瘫等症。

【按语】 此方与前方用药大同小异，活络通窍之力不如前方，但本方又加牛黄、胆南星，其化痰通窍之力加大。万应锭方见于《饲鹤亭集方》者，为十四味药，较本方及前方均多出数味。

14 青金锭

【组成】 延胡索二钱 青黛六分 牙皂四十枚，火煅

【制法】 共为细末，入麝香一分，清水作锭，重五分。

【功用】 活络行气，凉血通络。

【主治】 男妇风痰痰厥，牙关紧闭，不能开口，难以服药，并乳蛾不能言者，以及小儿惊风痰迷。

【按语】 此药用法，将此药一锭取井水磨开，将药滴入鼻孔，流入喉内，痰即吐出，可得生。

15 观音救苦紫金锭

【组成】 火硝一斤 黑矾一斤 朱砂一两 明雄黄一两 黄丹一两

【制法】 溶化成锭。

【功用】 祛腐解毒。

【主治】

(1) 治无名肿毒，湿毒漆疮，癣毒发痒，皮肤风毒，蛇咬虫伤蝎螯，蜘蛛蜈蚣等毒，夏月蚊虫湿气，肿痒不息，俱用凉水磨化，涂搽三四次。

(2) 治口舌生疮，乳蛾喉闭，噙化半锭。

(3) 治心痛，点大眼角。

(4) 治暴发火眼，壅肿疼痛，研为细末，用管筒吹入二鼻孔中。

(5) 治诸般牙痛，研涂患处。

(6) 治风眼老眼，赤烂眼边，迎风流眼，每用一锭，甜水化开，重汤炖暖，临睡时，开目洗两眼边角。

【按语】 方中火硝、黑矾、雄黄均为解毒杀虫之品，对多种细菌均有抑制作用。

第十三节 外用丹剂方

1 红升丹(一)

【组成】 水银一两 火硝七钱 白矾八钱

【制法】 共研极细末，水银不见珠，碗对口，盐水河泥封口，文武火，三支香为度。

【功用】 拔毒祛腐，生肌长肉。

【主治】 疮疡溃后；疮口坚硬，肉黯紫黑。

2 红升丹(二)

【组成】 朱砂五钱 雄黄五钱 水银一两 火硝四两 白矾一两 皂矾六钱

【制法】 先将二矾、火硝研碎，入铜勺内炖化，一干即起，研细。另将汞、朱、雄研细，至不见星为度。再入硝矾末研匀，先将阳城罐用纸筋泥搪二指厚，阴干，常轻轻扑之，极干哂，无裂纹，方入前药在内，罐口以铁油盏盖定，加铁梁，盏上下用铁丝扎紧，用绵纸条蘸蜜周围塞罐口缝间，外用生石膏细末，醋调封固，盏上加炭火两块，使盏热罐口封固易干也。用大钉三根钉地下，将罐子放钉上，罐底下置坚大碳火一块，外砌百眼炉，升三柱香，第一柱香用底火，如火大则汞先飞上；二柱香用大半罐火，以笔蘸水擦盏；三柱香火平罐口，用扇搧之，频频擦盏，勿令干，干则汞先飞上。三香完去火冷定，然后开看，将盏上药刮下，研极细，磁罐收贮。再凡升此丹，自始至终宜用文武火，不可太大，亦不可太微，尤当于升打时，预用盐卤和稀泥频扫罐口，勿令泄气，盖恐有绿烟起，汞走也。绿烟一起，即无用也。

【功用】 拔毒祛腐，生肌敛疮。

【主治】 疮疡溃后；疮口坚硬，肉黯紫黑。

【按语】 此丹及制法均录自《医宗金鉴》卷六十二，而前方则只有三味药。两种红升丹之用法，均为用丹少许，鸡翎扫上。原方中称“疡医若无红白二丹，决难立刻取效”。但据实验研究，该丹口服，属中等毒性药物，皮肤创口给药，汞化物能吸收，并具蓄积性，可致慢性中毒。因而，外用宜慎，禁内服。

3 白降丹

【组成】 朱砂二钱 雄黄二钱 硼砂二钱 水银六钱 火硝一两五钱 白矾一两五钱 绿矾一两五钱 青盐一两五钱

【制法】 上药各研细末，再入水银，研至不见星为度。用倾银火罐一个，坐炭火上，徐入药熬化，至四周全干，中心一点料有湿意，取起冷定。再用白矾盘一个，将罐扣上，罐之周围用绵纸捻条水湿，将罐周围塞住，再用盐泥厚封其口。用大水盆一个，注水其中，水内用砖数块，将盘架住，水离盘边仅离寸许，盘边与盆用瓦搭桥，其上用碳火，将罐周围装严勿空，用扇搧之，打三柱香为度。

【功用】 拔毒祛腐。

【主治】 疮疡疔毒，痈疡恶候，毒热过盛，麻痒红痛，一切有余之症。

【按语】 此丹亦出自《医宗金鉴》卷六十二。凡敷此药，量疮势大小，疮大者用五六厘，疮小者用一二厘，水调敷疮头上。本品禁内服，口腔、耳中、眼边、心窝、腰眼等处不宜用，面部、关节部位及小儿不宜多用。

4 灵药方

【组成】 白矾、黑矾、食盐、火硝、水银各五钱

【制法】 将前四味药为极细末，安于锅底，将水银居中，上用碗盖，盐水合泥封固，湿沙盖其上。以文武火升打一柱香为度。

【功用】 拔毒祛腐生肌。

【主治】 疮疡溃后；疮口坚硬，肉黯紫黑。

5 五色灵药

【组成】 水银二两 火硝二两 白矾二两 皂矾二两 黑铅六钱 食盐五钱

【制法】 先将盐、铅溶化，入水银结成砂子，再入二矾、火硝，同炒干，共研细末，以不见星为度，入泥护阳城罐内，上用铁盏盖之，以铁梁铁兜，左右用烧热软铁丝，上下抄紧，用盐泥如法封口，要烘十分干燥为要，架上三钉，砌上百炉眼，炉中先加底火二寸，点香一枝，中火点香一枝，顶火点香一支，随用小罐安滚汤在旁，以笔蘸汤茶盏，使常湿勿干，候三香已毕去火，等次日取起开出药来，如粉凝结盏底上，刮下研细收藏。要色紫者加硫磺五钱，要色黄者加明雄黄五钱，要色红者用黑铅九钱，水银一两，火硝三两，白矾二两，辰砂四两，明雄黄三钱。生炼火候，俱如前法。凡升打灵药，硝要炒燥，矾要煅枯。一方用烧酒煮干炒燥，方研入罐。或云打出灵药，倍加石膏和匀，复入新罐，打一柱香，用之不痛。

【功用】 解毒祛腐，生肌敛疮。

【主治】 诸般恶毒，痈疽，发背，疔疮，杨梅，多年顽疮等病。

【按语】 五色者青黄赤白黑也。起于汉武帝用八卦炉炼成，遂为灵药。后人又名为粉霜，体重如金。此方出自《医宗金鉴》卷六十二。其用法，先用清米泔水洗净患处，薄薄撒上，立见去腐生肌。灵药方较本方少黑铅一味，功用、主治相似。

第十四节 外用油剂方

1 黄花油(一)

【组成】 冬葵二两 香油一斤四两

【制法】 泡透，熬黄色用之。每用鹅羽扫于患处。

【功用】 清热止痛，消肿祛毒。

【主法】 烫火伤，已破未破，红肿疼痛。

【按语】 原方中称，凡烫后即时搽上，庶免火毒内攻之患。考冬葵子系利水、滑肠、下乳之品，《本草衍义》称可用于痈疖毒热内攻；而冬葵叶则有清热等作用。

2 黄花油(二)

【组成】 石灰二两

【制法】 将清水化开，不住手搅匀澄出，如是三次，加香油八两，熬好收之。

【功用】 止痛拔毒。

【主治】 汤泼火烧油烙等患，伤损皮肤，燎泡淋漓。

【按语】 据原方称，将此油调擦患处，能止痛拔毒。重须用凉膈散以护其心，不致火毒内攻，切忌见凉水，恐凝结火毒不能散，缠绵日久，难生肌肤，戒之戒之。

3 烫火油伤方

【组成】 槐条两许

【制法】 香油炸枯，去条，入宫粉二两，漳丹、松香少许，调匀敷上。

【功用】 解毒消肿。

【主治】 汤泼火烧油烙等症。

【按语】 方中槐条内含芦丁，可减少血管的通透性，具有抗炎作用，并对多种细菌有抑制作用。

第十五节 外用药酒方

1 芫荽酒

【组成】 升麻一两 香菜八两 黄酒三斤

【制法】 合一处熬熏

【功用】 升阳透疹。

【主治】 痘疹透发不畅。

【按语】 乾隆朝十公主出痘，外用此酒熏，内服三黄快斑汤，疗效满意。

2 化风消肿药酒方

【组成】 元明粉一钱 樟脑一钱五分 冰片三分 麝香少许

【制法】 共研细面，用烧酒淬化，随时擦之。

【功用】 软坚散结，化风消肿。

【主治】 瘰疬痰核。

【按语】 据医案推测，此药酒外擦，治瘰疬、痰核流注等。

第十六节 外治保健用品方

1 外治养元固肾暖腰方

【组成】 上肉桂一两 大茴香一两 升麻一两 川楝子一两 广木香一两 丁香五钱 川椒一两 补骨脂一两 附片四钱 蕲艾一觔，另搓软

【制法】 将上药共为末，蕲艾搓软，拌匀，用绫绢约六寸宽做成围腰式，将药装入，围于腰上，长久用之。

【功用】 温肾壮阳，养元暖腰止痛。

【主治】 腰胯酸痛。

【按语】 此方为光绪腰胯酸痛所拟，方中均为温通补肾之药。

2 腰痛外治束腰方

【组成】 生南星五钱 生半夏五钱 黑牵牛五钱 天麻一两 桃仁五钱 红花四钱 生乳香四钱 生没药四钱

【制法】 上药共为细末，酒炒热，分两绢袋，轮流盛熨，熨后将药末焙干，撒棉花中，绢扎束腰。

【功用】 活血通络，化痰止痛。

【主治】 腰胯酸痛。

【按语】 光绪腰胯酸痛病势沉重，攻补皆非所宜，用药较杂，纵观前后诸方，寒热温凉，攻补兼施，终不能效。中药腰带疗法是御医千方百计为光绪治疗的方法之一，对当今中药外治保健品的研究开发，也有参考价值。

3 武威丸

【组成】 萤火虫一两 鬼箭羽一两 刺蒺藜一两 雄黄一两 雌黄二两 煅羚羊角一两五钱，存性 煅礞石二两 铁锤柄一两五钱，入铁处、烧后者

【制法】 共为细末，以黄丹、鸡子，不拘多少，雄鸡冠一个，共和捣千下为丸，如杏仁大。作三角绛囊，内盛五丸，带于右臂上；若从军，系腰中；若居家，挂户上。

【功用】 清暑辟秽，通窍活络。

【主治】 辟秽。

【按语】 相传汉时勇冠三军的武威太守刘子南，于永平十二年，曾佩此药与匈奴作战，矢石雨集，至马前数尺辄自落地，不能伤刘，匈奴军以为神。后来，刘氏子弟为将者，佩戴此药，亦皆无伤。于是认为此药可以避灾。查此丸所用药味，如鬼箭羽、雄黄、雌黄、羚羊角、铁锤柄等皆有清热毒，醒脑透窍之功用。庞安时《伤寒总病论》载谓可以治疫，免受传染。由此而知，可避矢石者，亦好事之人附会而已，借将军之名，以广传闻。慈禧于光绪二十七年用此，乃清暑辟秽。

第十七节 外治美容方

(一) 肌肤美容方

1 玉肌散

【组成】 白芷二钱 滑石二钱 白附子二钱 绿豆粉四两
【制法】 共研极细末。
【功用】 疏风化痰，润泽肌肤。
【主治】 面貌粗涩不润，黑暗无光，雀斑瘩子。
【按语】 此散或加香豆面洗之，或兑入粉内用之。原方称：“常洗能润肌肤，悦颜色，光洁如玉，面如凝脂。”恐有过誉之嫌。

2 玉容粉(一)

【组成】 绿豆粉二两 滑石二两 元明粉一两 白丁香一两 白附子一两 白芷一两 僵蚕一两 朱砂一钱五分 铅粉三钱 淀粉八钱 冰片五分
【制法】 共研细末。
【功用】 祛风化痰，润泽肌肤。
【主治】 面色黯气，黑暗不光，粗涩不润，风痒干燥，或如虫行。
【按语】 此粉之用法，用粉四五分，以人乳调敷面上，或用鸡蛋清兑水少许亦可。原方说明，久久敷之，面色温润，容颜光滑，有似美玉，故云玉容粉。忌食椒、姜、羊肉、烟、酒、辛热等物。

3 玉容粉(二)

【组成】 生白附五钱 白芷五钱 三柰五钱 铅粉四钱 冰片一钱
【制法】 共研细末。
【功用】 祛风化痰，润泽肌肤。
【主治】 面色黯气，黑暗不光，粗涩不润，风痒干燥，或如虫行。
【按语】 较上方药味少，而功效应用大致相同。

4 玉容散

【组成】 白附子二钱 细辛一钱 白芷一钱 白蔹一钱 白及一钱 防风一钱 荆芥一钱 僵蚕一钱 生山栀子一钱 藁本一钱 天麻一钱 羌活一钱 独活一钱 檀香一钱 菊花一钱 枯矾一钱 甘松二钱 山柰二钱 红枣八个
【制法】 共研细末，丝绵包，每清晨洗面。
【功用】 疏风化痰，清热燥湿，润泽肌肤。
【主治】 面生黯黵，或生小疮，或生痤痱、粉刺之类，并皮肤瘙痒。
【按语】 本方有较多疏风清热、行气燥湿之品，重在防治影响面容的皮肤病，而有助于美容。

5 加减玉容散

【组成】 白芷一两五钱 白牵牛五钱 防风三钱 白丁香一两 甘松三钱 白细辛三钱 山柰一两 白莲蕊一两 檀香五钱 白僵蚕一两 白及三钱 鸽条白一两 白蔹三钱 鹰条白一两 团粉二两 白附子一两

【制法】 共研极细面，每用少许，放手心内，以水调浓，搽搓面上，良久再用水洗净，一日二三次。

【功用】 疏风化痰通络，润泽肌肤。

【主治】 面风，面部黧黑斑。

【按语】 慈禧患面风多年，左侧面部自眼以下连颧，时作跳动，时有反复，当为面神经痉挛无疑。御医李德昌等于光绪十四年拟此方时，慈禧五十三岁，面风已颇有进展。此方玉容散出《医宗金鉴》，原治面部黑斑，温运经脉，祛风活络，外用泽皮肤；此处去羌活、独活、白茯苓及白扁豆，加山柰而成。因而本方即用治面风，又有祛斑美容之意。

6 洗面玉容丸

【组成】 白芷二两五钱 白丁香二两五钱 白附子二两五钱 羌活一两五钱 独活一两五钱 丹皮一两五钱 三柰一两五钱 甘松一两五钱 藿香一两五钱 官桂一两五钱 排草一两 良姜一两 檀香一两 公丁香五钱

【制法】 共研细末，肥皂面一斤八两合蜜丸。

【功用】 祛风化痰，燥湿行气，芳香润泽。

【主治】 面生黑点、酒刺、粉刺、游风，雀斑，皮肤瘙痒，黯惨无光，容颜不润，鼻颧红赤，面腮白屑，汗斑、黑靥等症。

【按语】 上述诸症，缘过食厚味肥甘酒浆，以致胃火上升，或聚湿生痰，行于脸面；或因风湿邪气，搏结于面。本方不仅祛风胜湿化痰，而且多用芳香行气之品，其间香药皆光明润泽之品，每日洗面如皂用之，久则可望收玉容驻颜之效。

7 玉容肥皂

【组成】 白芷二钱 白附子二钱 独活二钱 三柰二钱 白蔹三钱 细辛二钱 玉竹六钱 麝香一钱五分

【制法】 用肥皂一斤，胰子四两，捣匀为丸，重一两一团。

【功用】 祛风燥湿，行气化痰，芳香润泽。

【主治】 面生黑点、酒刺、粉刺、游风瘙痒，黯惨无光。

【按语】 此方药味较少，但主药及功效、应用与上方大致相同。

8 加味香肥皂

【组成】 檀香三斤 木香九两六钱 丁香九两六钱 花瓣九两六钱 排草九两六钱 广零九两六钱 皂角四斤 甘松四两八钱 白莲蕊四两八钱 山柰四两八钱 白僵蚕四两八钱 麝香八钱，另兑 冰片一两五钱

【制法】 共研极细末，红糖水合，每锭重二钱。

【功用】 祛风温通，芳香润泽。

【主治】 面生黑点、酒刺、粉刺、皮肤瘙痒，黯惨无光，容颜不润，面腮白屑，汗斑等症。

【按语】 宫中讲求美容玉面，取各种香料、花瓣莲蕊，同皂角制成此方。其中排草即

排香草；广零即广零陵香。二药与檀香均具浓烈之香气，用此洗沐，涤垢洁肤，幽香辟秽。此方由宫中所拟，专为慈禧配制，除祛垢芳香外，尚有玉容养面之功。

9 沤子方(一)

【组成】 防风 白芷 三柰 茯苓 白及 白附子(方中尚有二药，不详)

【制法】 共研粗渣，白酒二斤，将药煮透去渣，兑冰糖、白蜜，合匀候凉，再兑冰片、朱砂面，搅匀装瓷瓶内收。

【功用】 祛风化痰，荣养肌肤。

【主治】 洁肤美容。

【按语】 沤子为化妆美容之代称。凡化妆方药多以膏霜收贮，其状稀稠，犹如水泡，故以沤子名之。又据司马相如《上林赋》："芬香沤郁，酷烈淑郁"。可以佐证沤子方即为嫩面美容方。御医庄守和所拟此方，与《千金》、《外台》嫩面方相较，尚配有山柰等香料，是其特异之处。

10 沤子方(二)

【组成】 檀香二两 沉香一两 菊花一两 滑石一两 淀粉一两 红枣肉 猪胰子一付，黄酒洗去油 赤包一枚 白蜜八两

【制法】 上用黄酒两大碗，煎熬数沸，滤去渣，入蜂蜜再熬二三沸。

【功用】 祛风清热，芳香行气，润泽肌肤。

【主治】 专治面生黑斑，或生小疙瘩，或生痤痱、粉刺之类，并皮肤瘙痒。

【按语】 此亦用于清晨洗面。重在防治影响美容之面部疾患，用药与上方不同。

11 杏仁粉

【组成】 杏仁十两 茯苓二两 莲子二两 白米面六斤 白糖十两

【制法】 共研细面。

【功用】 润肺化痰，止嗽定喘，利胸膈，壮声音，祛斑玉容。

【主治】 咳嗽痰喘，及头面诸风，黑斑黯痣。

【按语】 此方既可内服，又能外用。用水熬数沸，随意服之，久服则声音宏亮，面貌光华。用之浴面，日久可收玉容之效。

(二) 牙齿美容方

1 固齿刷牙散

【组成】 青盐、川椒、旱莲草各二两 枯白矾一两 白盐四两

【制法】 旱莲草、川椒水煎去渣，得汁一茶盅，拌盐、矾内，炒干，共研极细面，擦牙漱口。

【功用】 滋补肝肾，解毒洁齿。

【主治】 肝肾阴虚，牙齿松动，牙痛。

【按语】 本方为固齿刷牙用，方中旱莲草滋补肾阴，适于肝肾阴虚，头发早白及牙齿松动，所含柔质有收敛止血的作用。白矾酸涩收敛，抗菌燥湿解毒。川椒杀虫止痛。此方

中旱莲草及青盐，亦见于顾世澄《疡医大全》固齿医方至宝丹中。

2 固齿擦牙散

【组成】 青盐四两 食盐四两 石膏一斤 白芷四两 细辛二两 白矾八两

【制法】 共为极细末。

【功用】 疏风清热，解毒固齿。

【主治】 牙齿疏落摇动，牙龈肿痛，口臭，及口疮茧唇等症。

【按语】 牙乃骨之余，肾乃骨之本，肾水虚泛不能滋骨，牙齿则不固，自然疏落摇动。或风邪外侵，或胃火内炽，或湿热生虫，或辛热厚味食之太过，阳明不清，以致生火，牙龈肿痛，甚至口中秽气不可闻，以本散擦牙，并皆治之。每日清晨用左右食指，蘸药擦牙齿内外，随用温水漱去，久之可望获牙齿坚固，洁净莹白，秽臭顿除，散风清热，诛虫固齿，黑发乌须之效。

3 擦牙固齿散

【组成】 旱莲草二两 青盐二两 小茴香二两 白芷一两 升麻一两 细辛一两 石膏四两 花椒六钱

【制法】 共研极细末。

【功用】 益肾滋阴，清热解毒，固齿止痛。

【主治】 上下牙齿疼痛难忍，牵引头脑，行坐不安，心中烦闷，及牙流脓血变骨风者；牙齿干蚀，龈肉将脱，血不止者。

【按语】 此方乃以上两方相合加减化裁。此散每用少许擦牙患处。据原方称，如常擦牙，能坚白不蚀，去骨中毒风；如牙齿将落动摇者，频擦之，再不复动。忌动火之物。

4 固齿秘方

【组成】 生大黄一两 熟大黄一两 生石膏一两 熟石膏一两 骨碎补一两 银杜仲一两 青盐一两 食盐一两 明矾五钱 枯矾五钱 归身五钱

【制法】 上为细末，每早起先以此散擦牙根，然后净面，净毕用冷水漱吐。

【功用】 清胃泻热，补肾养血，解毒固齿。

【主治】 牙痛、齿摇诸症。

【按语】 此方为光绪二十二年，春海交下固齿秘方。方后有云:固齿之方夥矣，或此效彼否，或暂瘳复患，或仅能定痛，而未必固齿。是方为余家秘传，自先曾祖以来，均擦此散，年届古稀，终龄不屈一齿，且无疼痛之患。亲友中得此方者，亦如之。现家慈年已八旬，齿牢固，毫无摇动，洵神也。吾乡已抄传殆遍，近日益多过而问者。用特刊布以公诸世云。甲申夏月，江右黄幼农谨跋。

本方于养血补肾杀虫解毒之中加大黄、石膏，对于夹胃火牙痛者尤为适宜。惟黄氏之跋，似有过誉。

5 固齿白玉膏

【组成】 淀粉二钱 煅五色龙骨二钱 煅珠子二钱 麝香一分

【制法】 共为细末，入黄蜡一两溶化，候冷捏成饼，摊于连四纸上，剪成条，贴患处。

【功用】 解毒固齿洁牙。

【主治】 牙痛龈肿等症。

【按语】 此方系雍正朝口齿科医士朱文煐所拟，用于胃热火盛，牙痛龈肿。其用法，将此膏条贴于牙上，次晨揭去。这是一种独特的口齿用药法。

6 明目固齿方

【组成】 海盐二斤，净

【制法】 以百沸汤泡，将盐化开，滤取清汁，入银锅内，熬干研面，装瓷盒内。每早用一钱擦牙，以水漱口，用左右手指互取口内盐津，洗两眼大小眦内，闭目良久，再用水洗面。

【功用】 清火凉血，解毒固齿。

【主治】 牙痛，龈肿，牙龈出血；目疾。

【按语】 海盐咸寒，清火凉血解毒，治龈齿出血，喉痛，牙痛，目翳。《本草衍义》谓："齿龈中多血出，常以盐汤漱，即已，益齿走血之验也。"以盐水揩牙、漱口、点眼尚见于《仁斋直指方》、《永类钤方》等多种方书中。其制法，乃去除杂质，以精制。

7 骨碎补擦牙方*

【组成】 骨碎补二两

【制法】 铜刀切碎，瓦锅慢火炒黑为面，照常擦牙，久久吐出，咽下亦可。

【功用】 补肾固齿。

【主治】 牙齿动摇，肾虚牙痛。

【按语】 此方用一味骨碎补，补肾，活血，止血，固齿。《本草纲目》曰："治耳鸣及肾虚久泄、牙痛"。

8 刷牙散

【组成】 骨碎补一两 食盐五钱，炒 胡桃八钱，去皮煨、去油 黑桑椹五钱 炭面一两

【制法】 共研极细末，搽敷牙根。

【功用】 益肾固齿，凉血解毒。

【主治】 牙齿动摇，牙龈炎。

【按语】 慈禧及光绪之隆裕皇后均曾用此方，以益肾固齿，凉血去火为主，故能固齿，并治牙龈炎等症。

(三) 须发美容方

1 乌须药方

【组成】 五倍子一两 铜花一钱，将红铜打成片，火内烧红，入好醋内一淬，自有花下在醋内 官粉一钱 明矾一钱 白面五分，原方系白面一钱，但搽后黏滞须上，一时难以洗净，是以屡经试验，减去一半，只用五分，便于洗净矣

【制法】 将五倍子打碎，用水洗净，晾干，入铜锅炒，先起黑烟，后起黄烟，三起青烟，见青烟起即取起，将苏青布包好，压成一块，务要生熟得宜，随即碾成细面，将前药共合一处，再研极细末，入瓷罐内收储，每用一次，称药一钱四分，入食盐一分，用好白

酒调匀，如稀浆糊，盛瓷盅内，入重汤煮有枣儿香为度，若过干，再用白酒加入，务要稠稀得宜，先将须用肥皂洗净，将药搽上，不过一二时许，干即去药，肉皮上之黑色用香油擦之。

【功用】 乌须染发。

【主治】 须发斑白。

【按语】 此为染须发方。现用于染发的某些化学品，有一定毒性、刺激性，甚至有的有致癌的危险性，故天然药物的染发作用值得重视。

2 天下乌须第一方(一)

【组成】 当归五钱五分 天麻九分 细辛九分 没石子九分 白干面九分 柯子六分

【制法】 以上药俱炒黑色，加五倍子二两五钱、青盐四钱、白矾二钱五分、铜绿五钱，共研细末合匀。每用药末不拘多少，将茶卤调和成稀糊状，用瓷器盛定，入重汤煮二三十沸。先将肥皂水洗净，须发擦干，然后涂药包裹一夜；次早以茶水轻轻洗去。连染三夜，以后十日，或半月染一次。

【功用】 养血益肾，乌须染发。

【主治】 须发斑白。

3 天下乌须第一方(二)

【组成】 文蛤三两，炒黑 胆矾一两 榆面六钱，炒黑 青盐二钱 铜花一两，炒黑

【制法】 共研极细面。用法与上方同。

【功用】 乌须染发。

【主治】 须发斑白。

【按语】 以上三个乌须方，功效、应用相同，药物差别较大，其确切效果，及何药确有染须发作用，尚待研究观察。

4 香发散

【组成】 零陵草一两 辛夷五钱 玫瑰花五钱 檀香六钱 川绵纹四钱 甘草四钱 粉丹皮四钱 山柰三钱 公丁香三钱 细辛三钱 苏合油三钱 白芷三两

【制法】 共为细末，用苏合油拌匀，晾干，再研细面，用时掺匀发上梳去。

【功用】 香发养发。

【主治】 白发，脱发或发枯。

【按语】 本方大都为性温气厚之品，盖取通窍、辟秽、温养之义，既可香发，又可防白。其中零陵草即《山海经》中薰草，《开宝本草》中香草，《名医别录》云：“去臭恶气”。山柰于《本草纲目》中则有：“山柰生山中，人家栽之，根叶皆如生姜，作樟木香气”之说。辛夷，《名医别录》云:可“生须发”。檀香、细辛、白芷或是取其香性。之所以加粉丹皮和川绵纹，或用避免过于温燥。此方为光绪三十一年慈禧所用。

5 令发易长方

【组成】 东行枣根三尺

【制法】 横卧甑上，蒸之，两头汁出，收取涂发即易长。

【功用】　清热祛风，活血生发。
【主治】　脱发、少发等。
【按语】　发为血之余。枣根见于《本草纲目》、《本草经集注》。性平味甘无毒，有活血清热祛风功效，故令发长。慈禧、光绪均曾用此方。

6　令发易长又方

【组成】　桑叶　麻叶
【制法】　煮水洗发。
【功用】　祛风清热，解毒生发。
【主治】　发少、脱发。
【按语】　桑叶苦甘寒，能祛风清热，凉血明目。其末代茶饮，云能使人聪明，《本草图经》称其为“神仙叶”。麻叶有解毒作用，或以之夹烟草中吸之以治喘，二方长发可能为宫中经验，方书似无此类描述。原方称“洗发七次，可长数尺”，当属言过其实。

7　令发不落方

【组成】　榧子三个　核桃二个　侧柏叶一两
【制法】　共捣烂，泡在雪水内，梳头。
【功用】　益肾凉血。
【主治】　脱发。
【按语】　发易落者，或因血热，或因体虚，或因头脂过多或过少。此方榧子甘平，可杀虫、润燥。核桃可以补益发肤。侧柏叶苦涩性寒，凉血散瘀祛风尤胜。三者并用，有助于令发不落。今人有用鲜侧柏叶泡于60%的酒精中，以涂擦斑秃处，有治疗和预防作用。以上两方亦均为慈禧、光绪所用。

8　治发落再生方

【组成】　合欢木灰二合　墙衣五合　铁精一合　水萍末二合
【制法】　研匀，用桂花油调涂，一夜一次。
【功用】　解郁生发。
【主治】　头发脱落。
【按语】　方中合欢木安神解郁、活血，成灰后其效如何，不得而知。水萍即浮萍，《名医别录》载“以沐浴生毛发。”

9　治发槁不泽方

【组成】　桑根白皮、柏叶各一斤
【制法】　煎汁，沐之即润。
【功用】　祛风凉血利湿。
【主治】　发槁不泽。
【按语】　桑根白皮，原为泻肺平喘、利水消肿之药。侧柏叶凉血止血、祛风除湿，今人以其鲜者浸于60%的酒精中，七天后涂患处，治斑秃有效。二药合用，治发槁不泽，或可有助。

10 黑豆染发方*

【组成】 黑大豆

【制法】 醋煮去豆，煎稠染发。

【功用】 活血利水，解毒祛风。

【主治】 染发。

【按语】 研究证明，黑豆中含有大豆黄酮和染料木素，均有雌激素样作用。古人认为，此药有活血利水、解毒祛风之功。慈禧用此染发，效果如何，未见医案记载。

(四) 散香方

1 避暑香珠

【组成】 香薷一两 甘菊二两 黄柏五钱 黄连五钱 连翘一两 蔓荆子一两 香白芷五钱

【制法】 水四十汤碗，慢火熬，候将干，用绢搅汁，听用。

透明朱砂末五钱 透明雄黄末五钱 白及末五钱 白檀香末一两 花蕊石末一两 川芎末一两 寒水石末一两 梅花片一两 苏合油一钱 水安息一钱 香白芷末二钱 玫瑰花瓣末一两

以上共为细末，入前药汁内搅匀，作扣大串成，盛暑时常带在身上，能避暑并时行山岚瘴气，倘药汁不足，加鸡蛋清。

【功用】 芳香辟秽，醒脾清暑。

【主治】 暑邪及山岚瘴气侵袭。

【按语】 此方剂型别具风格，简便实用，宜推而广之。雍正医案载有此方。

2 清静香

【组成】 白檀香八两 沉香八两 安息香一两 乳香一两 广木香一两 龙涎香五钱 兰子一两 排草四两 丁香一两 苏合油四两 黄连六两 唵叭香五钱 冰片二钱 麝香五分 炭末二两 蜜四两 红枣肉泥六两

【制法】 上为细末，先将苏合香油、乳香同蜜熬化，渐下药末，作为小丸。

【功用】 芳香辟秽，醒脾通经。

【主治】 心腹腰肾作痛。

【按语】 本方合众香于一炉，重用白檀香、沉香，功能除恶气，止吐逆，开胃醒脾，用治心腹腰肾作痛。

3 辟秽香

【组成】 生川大黄四两 荆穗四两 红枣一觔，去核

【制法】 共合捣烂为丸，重二钱，陆续熏用。

【功用】 疏风解毒辟秽。

【主治】 秽毒瘴气侵袭。

【按语】 其时患者出天花，用此药熏室。这是一种较好的空气消毒，预防感染之法。

第十八节 其他外治方

1 摩腰止痛和络方

【组成】 生香附三钱 全当归三钱 元红花一钱 晚蚕沙一钱五分 桑寄生三钱 香独活一钱五分 威灵仙一钱五分 宣木瓜一钱五分 雄黄二分 麝香一分

【制法】 上药研为细末，用煮熟白蜜酌调为丸，丸如桂圆大，用时以绍酒化开，烘热勿凉，蘸于手掌，摩擦腰部痛处为度。

【功用】 补肝肾，祛风湿，活血通络止痛。

【主治】 腰胯酸痛。

【按语】 此方用治光绪腰胯酸痛等症。此种剂型用法，颇有特色。

2 癣药方(一)

【组成】 红枣肉二两 核桃肉二两 大枫子肉一两 水银二两

【制法】 共合一处，捣烂成泥，用白布包裹，用微火烤擦患处。

【功用】 散风止痒，杀虫解毒。

【主治】 皮癣。

【按语】 皮肤癣疾多因风毒邪热客于皮肤之间，以致遍身走散，痛痒不止，或疾如隐疹，或形如圆钱。此药能散风止痒，却虫消毒，不论干癣、湿癣、苔癣、风癣，凡经年不愈者，皆可以此药治之。先用手搔患处，后以药搽上，每日三四次。此方见于雍正医案。本方以大枫子、水银为主药，《本草纲目》载：大枫子“主风癣疥癞，杨梅诸疮，攻毒杀虫”；《本草蒙筌》载：水银“和大枫子研末，则杀疮虫”。然两药皆有大毒，用之必须十分谨慎。

3 癣药方(二)

【组成】 生柏油四钱 白蜡二两

【制法】 将柏油熬滚，白蜡化开。

【功用】 凉血止痒。

【主治】 治多年顽癣。

【按语】 现代研究证明侧柏叶水煎剂对多种细菌有抑制作用，对真菌也有一定的疗效。

4 百部涂方*

【组成】 百部三钱

【制法】 以热白酒一两五钱淬，蘸酒涂之。

【功用】 解毒杀虫。

【主治】 胸部皮肤起红疙瘩，不甚痛痒。

【按语】 百部为治痨止嗽要药，用于荨麻疹、皮炎、疥癣效果亦好。实验表明百部对结核杆菌、金黄色葡萄球菌、肺炎双球菌等有抑制作用。对某些皮肤真菌及蛲虫、虱子也有杀灭作用。《疡医大全》治牛皮癣名方百部膏，即用之为主药。蘸酒涂擦是借酒力扩张局部毛细血管，使药力易于透达。光绪此病是胸间起红疙瘩，良由热郁引起，御医任锡庚精于外科，故一方面用百部淬酒外涂，一方面作紫金锭醋研外涂，紫金锭可疗疮肿，解诸毒，醋研更易消肿散结。此种治法安全有效。

5 山栀外敷药方

【组成】 山栀一两

【制法】 用白面、白酒和匀，作饼，贴上。

【功用】 清热泻火，凉血解毒。

【主治】 跌打损伤，皮肤青肿等症。

【按语】 栀子苦寒，功能清热泻火，凉血解毒，前人谓能泻三焦火，故凉膈散、黄连解毒汤、栀子大黄汤均用之。外用可治跌打损伤，有消肿止痛之效。栀子研末，与面粉、酒合匀调敷，是民间常用的“吊筋药”，功能活络消肿舒筋，适用于跌打损伤及皮肤青肿等症，而以治四肢扭伤为优。光绪用此方外敷，可见当时宫廷御医不仅善于吸取古方成方，也注意搜求民间效方验方，以备医事。

6 蒸脐祛病方

【组成】 夜明砂一两 两头尖五钱 人参三钱 白茯苓三钱 莲须三钱 川附子三钱 川椒三钱 沉香一钱 丁香一钱 麝香二钱，另包、蒸脐用 秋石五钱，另包，临时用四分、拌入群药内用 槐钱十三枚

【制法】 用此药贴脐，烤热鞋底熨之。

【功用】 益气健脾，温阳散寒，通络祛风。

【主治】 风痫，撮口脐风，或常出黄水等诸般脐症。又可用于中老年保健和多种虚证、寒证的防治。

【按语】 考《医学入门》有“炼脐法”，《针灸大成》有“蒸脐治病法”，《明医选要济世奇方》有“灸脐固基法”，所用药物与本方不尽相同，其功效、应用则有相似之处。

7 治疟疾外敷偏方

【组成】 火药七分 硫磺七分 白胡椒五分

【制法】 共研极细末，用陈醋合匀成饼，敷于肚脐当中，外用暖脐膏盖贴，务须过三四次者方可用之，早恐变症。

【功用】 温阳截疟。

【主治】 疟疾。

【按语】 用火药(内含硝石)、硫磺治疗疟疾，方书不见记载。拟此方之张仲元在太医院任职甚久，由医士晋升为院使，学验俱富，所拟之方，当有根据。考硫磺，主要成分为硫，其次尚有少量砷，而砷剂古方中常用治疟，或者与之有关。另外全方偏温，敷于脐中，又用暖脐膏盖贴，估计大约此为疟疾病深，证属阴寒者设，用此温阳之剂，鼓舞阳气，战而胜邪，故不可早用，以防疟疾初起，实证用阳药，而生他变。《丹方精华》有疟疾膏治一切恶疟，用巴豆、白胡椒、草果为膏，贴脊骨第三节处，用意与此相仿，惟此方不用截疟之品。外贴治疟，其效如何，尚待进一步验证。

8 避瘟丹(一)

【组成】 生甘草、南苍术、北细辛、黄乳香各一两

【制法】 共为细末，加红枣肉半斤，为圆饼，如桂圆大。放炭火上取烟熏之，可保三日无灾，一家免难，入夏加干石膏一两，入冬加朱砂五分，春秋不加。

【功用】 解毒除湿，芳香辟秽。

【主治】 避瘟疫邪毒。

【按语】 此丹药味寻常，何以功效立见。要妙恐在于放置炭火上取烟熏之。盖细辛、乳香皆富含挥发油，有解毒消肿镇静之功，此药熏烟，配上生甘草解毒，苍术除湿，则瘟疫邪毒可止。从用方说明中可以看出清宫对于瘟疫已采取了积极的预防措施。

9 避瘟丹(二)

【组成】 大黄八两 苍术八两 白芷六两 山柰二两

【制法】 共研细末，水泛如丸。以此焚烧。

【功用】 芳香解毒辟秽。

【主治】 四时不正之气，瘟疫流行，宜常焚烧，不致传染。并用于居室消毒。

10 平安丹

【组成】 云香末一斤 檀香末八两 沉香末一两 南苍术末二斤

【制法】 共研细末。用药面烧熏。

【功用】 芳香除湿，解毒辟秽。

【主治】 四时不正之气，或阴雾瘴气、潮湿地气及痘疹之人周身瘙痒，毒恶之气。

11 逼虫香

【组成】 茅香一两五钱 细辛一两五钱 零陵香一钱三分 山柰一两 川椒二两五钱 藿香一钱六分 千金草三钱六分 莪术一两七钱三分

【制法】 共研成粗末，焚烧烟熏。

【功用】 芳香辟秽。

【主治】 四时不正之气，瘟疫流行，宜常烧此香，则不致传染。并用于居室消毒。

【按语】 以上四方，均为中药烟熏剂，多用芳香辟秽之品，乃空气消毒，预防瘟疫流行之良法。

12 紫金锭蝎尾敷方*

【组成与制法】 紫金锭醋研浓，加入蝎尾细面五厘，临时合匀。

【功用】 解毒散结。

【主治】 疮疡肿毒。

【按语】 此方为御医任锡庚为光绪所拟。蝎尾可熄风止痉，定风镇痛。外用又可散结解毒，以疗疮肿。据现代药理研究，全蝎内含蝎毒素，与蛇毒中的神经毒相类，其散结解毒作用，可能与之有关，太医用之或取其以毒攻毒之意。

13 万应锭涂药方

【组成】 万应锭十粒

【制法】 捣碎，米醋一两泡透，蘸清涂于肿处。

【功用】 清热解毒，消肿散结。

【主治】 疮肿。

【按语】 此方为光绪年间太医任锡庚为治光绪心胸间红疙瘩而设，大要无外清热解毒，消肿散结，其作用机理与万应锭同。用米醋浸泡，可使药中生物碱等有效成分易于溶出，而更好地发挥作用。

14 胡盐方

【组成】 菊花一两 石斛一两 石膏一两 山楂一两 知母五钱 酒柏五钱 青盐三钱 菖蒲五钱

【制法】 共煎浓汁，炒食盐一斤，以干为度。

【功用】 清胃泻火，消肿止痛，固齿。

【主治】 牙龈浮肿或流血，牙齿松动。

【按语】 此方用石膏、黄柏、知母、青盐等解毒泻火；石斛清凉滋阴；菖蒲、山楂活血止血，合用治胃热阴虚牙龈肿痛，并可望收固齿之效。

15 牙痛药捻

【组成】 珍珠、儿茶、琥珀、龙骨、乳香、没药、冰片、硼砂、牛黄、明雄黄、石膏各等份

【制法】 上为细末，面打糊合一处作捻，塞牙缝内。

【功用】 清热解毒，活络止痛，止脓生肌。

【主治】 牙龈腐烂，骨糟风，多骨疽等症。

【按语】 方中解毒活络之药较多，又有珍珠、琥珀解毒敛疮生肌，故可治牙龈腐烂，骨糟风，多骨疽等症。原方中提出，忌鸡、鱼、猪、肉、烟、椒、酒、甜等物，供参考。

主要参考书目

1.《清宫医案研究》
中医古籍出版社，1990 年 5 月第 1 版
2.《慈禧光绪医方选议》
中华书局，1981 年 11 月第 1 版，
3.《清太医院配方》
河北人民出版社，1959 年 11 月第 1 版
4.《太医院秘藏膏丹丸散方剂》
中国中医药出版社，1992 年 7 月第 1 版
5.《清太医院秘录医方配本》
天津科学技术出版社，1994 年 3 月第 1 版

附　　录

清代历朝皇帝年位表

江幼李

姓名	爱新觉罗・福临	爱新觉罗・玄烨	爱新觉罗・胤禛
朝号	世祖	圣祖	世宗
年号	顺治	康熙	雍正
在位年数	十八年 (一六四四年至一六六一年)	六十一年 (一六六二年至一七二二年)	十三年 (一七二三年至一七三五年)
生卒年	一六三八年至一六六一年	一六五四年至一七二二年	一六七八年至一七三五年
卒日	一六六一年二月五日 (农历正月初七)	一七二二年十二月二十日 (农历十一月十三日)	一七三五年十月八日 (农历八月二十三日)
享年	二十四	六十九	五十八
陵号	孝陵	景陵	泰陵
备注	清(爱新觉罗氏)建国于一六一六年，初称后金，一六三六年改国号为清，一六四四年入关，统一中国		

姓名	爱新觉罗・弘历	爱新觉罗・颙琰	爱新觉罗・旻宁	爱新觉罗・奕詝
朝号	高宗	仁宗	宣宗	文宗
年号	乾隆	嘉庆	道光	咸丰
在位年数	六十年(一七三六年至一七九五年)	二十五年(一七九六年至一八二零年)	三十年(一八二一年至一八五零年)	十一年(一八五一年至一八六一年)
生卒年	一七一一年至一七九九年	一七五九年至一八二零年	一七八一年至一八五零年	一八三零年至一八六一年
卒日	一七九九年二月七日(农历正月初三日)	一八二零年九月二日(农历八月二十三日)	一八五零年二月二十五日(农历正月十四日)	一八六一年八月二十二日(农历七月十七日)
享年	八十九	六十一	六十九	三十一
陵号	裕陵	昌陵	慕陵	定陵
备注				

姓名	爱新觉罗・载淳	爱新觉罗・载湉	爱新觉罗・溥仪
朝号	穆宗	德宗	
年号	同治	光绪	宣统
在位年数	十三年 (一八六二年至一八七四年)	三十四年 (一八七五年至一九零八年)	三年 (一九零九年至一九一一年)
生卒年	一八五五年至一八七四年	一八七零年至一九零八年	一九零六年至一九六七年
卒日	一八七四年一月七日 (农历十二月十一)	一九零八年十一月十四日 (农历十月二十一日)	一九六七年十月十七日
享年	十九	三十八	六十
陵号	惠陵	崇陵	
备注	*爱新觉罗・溥仪在位仅三年，帝制遂废，无朝号，未建陵，一九六七年十月十七日在北京逝世，骨灰盒安置于八宝山公墓		

清代历朝医学大事年表

江幼李

公元一六四四年(清顺治元年)	傅仁宇著《审视瑶函》
公元一六四八年(清顺治五年)	喻昌著《尚论篇》
公元一六六七年(清康熙六年)	张璐著《伤寒缵论》、《伤寒绪论》
公元一六六九年(清康熙八年)	柯琴著《伤寒来苏集》
公元一六七〇年(清康熙九年)	张志聪著《黄帝内经素问灵枢集注》
公元一六八二年(清康熙二十一年)	汪昂著《医方集解》
公元一六九四年(清康熙三十三年)	汪昂著《本草备要》
公元一六九五年(清康熙三十四年)	张璐著《张氏医通》、《本经逢原》
公元一七〇四年(清康熙四十三年)	张睿著《修事指南》
公元一七一五年(清康熙五十四年)	函斋居士著《达生篇》
公元一七二六年(清雍正四年)	清政府编成大型类书《古今图书集成》、内有《医部全录 520 卷》
公元一七二九年(清雍正七年)	尤在泾著《金匮要略心典》
公元一七三二年(清雍正十年)	程钟龄著《医学心悟》
公元一七三七年(清乾隆二年)	俞茂鲲著《痘科金镜赋集解》
公元一七四〇年(清乾隆五年)	王洪绪著《外科证治全生集》
公元一七四二年(清乾隆七年)	吴谦等著成《医宗金鉴》
公元一七四六年前后(清乾隆十一年)	叶天士著《温热论》、《临证指南医案》
公元一七五〇年(清乾隆十五年)	陈复正著《幼幼集成》
公元一七五七年(清乾隆二十二年)	张宗良著《喉科指掌》
公元一七五九年(清乾隆二十四年)	徐大椿著《伤寒类方》
	赵学敏编《串雅内编》、《串雅外编》刊行
公元一七六四年(清乾隆二十九年)	徐大椿著《兰台轨范》
公元一七六五年(清乾隆三十年)	赵学敏著《本草纲目拾遗》
公元一七六七年(清乾隆三十二年)	张志聪高世栻著《本草崇原》
公元一七七三年(清乾隆三十八年)	沈金鳌著《幼科释迷》
公元一七七二~一七八一年(清乾隆三十七~四十六年)	清政府编辑大型丛书《四库全书》，其中收入历代医书百余种。
公元一七九九年(清嘉庆三年)	吴鞠通著《温病条辨》
公元一八〇四年(清嘉庆九年)	陈修园著《医学三字经》
公元一八〇八年(清嘉庆十三年)	钱秀昌著《伤科补要》
公元一八〇九年(清嘉庆十四年)	高秉钧著《伤科心得集》

续表

公元一八一〇年(清嘉庆十五年)	尤在泾编撰之《伤寒贯珠集》刊行
公元一八二二年(清道光二年)	清统治阶级下令在太医院内永远废止针灸科
公元一八二五年(清道光五年)	章楠著《医门棒喝》
公元一八三〇年(清道光十年)	王清任根据尸体解剖和临床经验写成《医林改错》
公元一八三五年(清道光十五年)	美国传教士医师伯驾于广州开办博济医院
公元一八三七年(清道光十七年)	邹澍著《本经疏证》
公元一八三八年(清道光十八年)	郑梅涧著《重楼玉钥》
公元一八四四年(清道光二十四年)	中美签订不平等条约——望厦条约，规定美国人可以在通商口岸设医馆及礼拜堂等
公元一八四四~一八四八年(清道光二十四—二十八年)	英美等帝国主义以教会名义相继在澳门、厦门、宁波、上海、福州等地设立医院和医学校等。
公元一八四六年(清道光二十六年)	鲍相璈汇编《验方新编》
公元一八四八年(清道光二十八年)	吴其浚著《植物名实图考》及《植物名实图考长编》
公元一八五一~一八六四年(清咸丰元年—同治三年，太平天国期间)	南方太平天国所在地兴办医院、疗养院，并明令禁鸦片、禁酒、废除娼妓。
公元一八五一年(清咸丰元年)	陈国笃著《眼科六要》
公元一八五二年(清咸丰二年)	王孟英著《温热经纬》、《王氏医案》等
公元一八五八年(清咸丰八年)	陆定圃著《冷庐医话》
公元一八六三年(清同治二年)	费伯雄著《医醇賸义》
公元一八六四年(清同治三年)	吴尚先著《理瀹骈文》
公元一八六五年(清同治四年)	吴伯雄著《医方论》
公元一八七四年(清同治十三年)	夏春农著《疫喉浅论》
公元一八七七年(清光绪三年)	潘霨辑《女科要略》
公元一八七八年(清光绪四年)	丁松生编著《当归草堂医学丛书》十二种
一八八一年(清光绪七年)	天津开办《医学馆》
公元一八八二年(清光绪八年)	雷丰著《时病论》、李纪方著《白喉全生集》
公元一八八四年(清光绪十年)	唐宗海著《中西汇通医书五种》
公元一八八八年(清光绪十四年)	张振鋆著《釐正按摩要术》
公元一八八九年(清光绪十五年)	张振匀著《痧喉正义》
公元一八九二年(清光绪十八年)	马培之著《外科传薪集》
公元一八九四年(清光绪二十年)	余景和著《外科医案汇编》
公元一八九七年(清光绪二十三年)	陈葆善著《白喉条辨》
公元一八九八年(清光绪二十四年)	周学海著《读医随笔》
公元一九〇〇年(清光绪二十六年)	柳宝诒著《温热逢源》
公元一九〇一年(清光绪二十七年)	郑箫岩著《鼠疫约编》
公元一九〇二年(清光绪二十八年)	天津设《北洋军医学堂》
公元一九〇三年(清光绪二十九年)	京师大学堂添设《医学实业馆》
公元一九〇六年(清光绪三十二年)	京师大学堂医学实业馆改为《京师专门医学堂》

太医院职官表(示意图)

江幼李

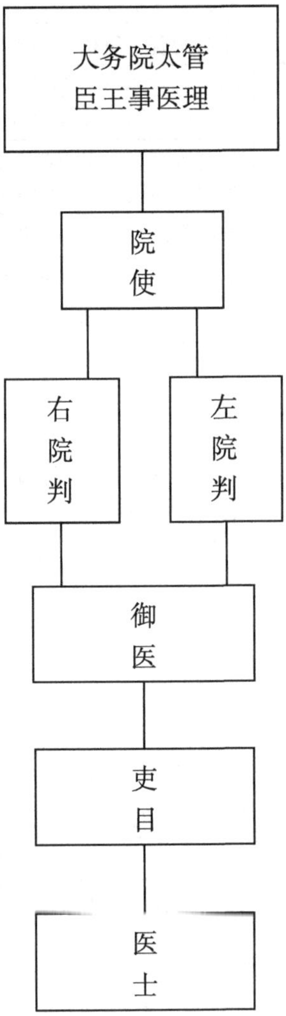

清宫医案中有关用语选释

江幼李

皇帝　中国在公元前二二一年，秦王嬴政统一六国后，自以为“德兼三皇，功高五帝”，于是称“始皇帝”，此后历代封建君主均称皇帝。皇帝自称受命于天，以天为父，以地为母，所以又叫天子。

太皇太后　皇帝的祖母。

皇太后　皇帝的母亲。

老佛爷　据中国第一历史档案馆所存清宫档案记载，清代宫廷中称老佛爷者有二人，一是康熙帝玄烨，一是慈禧太后叶赫那拉氏。季清以后，老佛爷成为慈禧太后的专称。隆裕曾效仿慈禧故事，为时甚短。

皇后　皇帝的正妻称皇后。秦、汉以后历代沿用。

皇贵妃　清制，皇贵妃在皇后之下，诸妃之上，佐皇后管摄宫中事。康熙以后，典制设皇贵妃一位。

贵妃　品秩次于皇贵妃，定制二位。

妃　品秩次于贵妃，定制四位。

嫔　品秩次于妃，定制六位。

贵人　品秩次于嫔，清制，秀女入宫，妃、嫔、贵人之封号惟上命。凡贵人以上者，可以选取世家女充任宫女供使令。

常在　品秩次于贵人。

答应　品秩次于常在。清制，贵人以下者，只能选取拜唐阿以下之女充任宫女供使令。

亲王　爵位名，清兴，皇室诸子弟称台吉、贝勒；继后，仿效明制，设立亲、郡王爵位。以下为贝勒、贝子；又下次以公爵等以封宗室。清代，宗室封爵的第一等称为和硕亲王，多用以封皇子，此外，蒙古贵族亦有被封亲王者。

郡王　爵位名，其名始于西晋。唐宋以后，郡王皆为次于亲王一等的爵号。除皇室外，臣属也可以被封为郡王。清代，宗室封爵的第三等称为多罗郡工，简称郡王。

贝勒　爵位名，满语，原为满族贵族的称号，次于郡王。《清会典·宗人府》“凡宗室封爵之等十有二：曰和硕亲王，曰多罗郡王，曰多罗贝勒，曰固山贝子，曰奉恩镇国公，曰奉恩辅国公”。

贝子　爵位名。满语为贝勒的复数，有王或诸侯的意思。早期满族社会中，贝子为“天生”贵族之谓。清制，宗室爵号有固山贝子，简称贝子，位在贝勒之下，并用来赐封蒙古贵族。

福晋　清代，亲王、郡王及亲王世子的正室均封为福晋。满洲语福晋，即妻子，但用以专指贵妇。

大侧福晋　亲王、郡王及亲王世子的第一侧室称大侧福晋。

侧福晋　亲王、郡王及亲王世子的侧室则封为侧福晋。

公主　皇帝的女儿。

世子　古时天子、诸侯的嫡长子称世子，清制，亲王之嫡子得封为世子，并建有世子府。

阿哥　清代皇子的通称。清制，不立太子，只按排行称第几阿哥，成丁以后，才授以爵号。

阿哥下长子　清宗人府制度，宗室封爵十有二等，嫡子受封者二等：曰世子，曰长子。长子位在世子之下，并设有长子府。阿哥下长子，即阿哥名下的长子，亦为嫡出。

阿哥下格格　阿哥的女儿。阿哥为皇子，即日后之亲王，故其女儿称格格。

格格　清代皇族女儿的称号。清制，亲王女封郡主，称和硕格格，其中嫡福晋所生者，品级为郡主，(与郡王福晋同)，侧福晋所生者降二等，品级为郡君(与贝子夫人同)；郡王之女封多罗格格，其中嫡福晋所生者，品级为县主(与贝勒夫人同)，侧福晋所生者也降二等，品级为县君(与镇国夫人同)；贝勒之女，亦封为多罗格格，其中正室所生者，品级为郡君(与贝子夫人同)，侧室所生者降二等，品级为乡君(与镇国将军夫人同)；贝子之女，其中正室所生者封固山格格，品级为县君(与镇国夫人同)，侧室所生者称宗女，不授封，只给五品俸；入八分镇国公和辅国公之女，其正室所生者仅封格格，品级为乡君(与镇国将军夫人同)，侧室所生者也不授封，只给六品俸；不入八分公以下各公及将军之女，既不授封，也不给俸。

宫女　宫廷内供使唤的女子。

妈妈里　满洲语，对宫中执役年长妇人的称呼。

总管　清宫内宦官首领称总管太监，俗呼为总管。与清内务府所设内务府总管大臣，行宫总管不同。

太监　即宦官，清制，太监最高为四品。

额驸　历朝皇女下嫁，夫婿皆称驸马，清代则改称“额驸”。清制，固伦公主(皇后的女儿)的丈夫为固伦额驸；和硕公主(妃嫔的女儿)的丈夫为和硕额驸。凡公主额驸，位皆在侯、伯之上。其下又有郡主额附至乡君额驸等，为亲王至镇国公、辅国公女儿的丈夫。

公　爵位名，为五等爵的第一等。《礼记·王制》：“王者之制禄爵，公、侯、伯、子、男，凡五等。”清制，分公、侯、伯、子、男、轻车都尉、骑都尉、云骑尉、恩骑尉，凡九等，以封功臣及外戚。据《清史稿》载：“顺治元年，加封功臣公、侯、伯世爵，锡之诰券”，此后，清代历朝对功臣推恩世袭封爵，于是九等封爵皆有世袭罔替之例。

侯　爵位品秩仅次于公。

伯　爵位品秩次于侯。

精奇尼哈番　爵位名，汉字为子。清制，凡精奇尼哈番，二等者称銮仪卫都指挥同知，从一品；一等者称仪卫都指挥使，正一品。

食阿思哈尼哈番俸　阿思哈尼哈番，爵位名，汉字为男。食其俸者，即赏食其俸禄。

辅国公　爵位名，品秩次于镇国公，二者皆在入八分公以上。

军机大臣　雍正七年清廷用兵西北，设军机房，雍正十年改称办理军机处，简称军机处。在军机处任职者无定员，多时可达六七人，一般由亲王、大学士、尚书、侍郎等特旨充任，都称为军机大臣，掌管军国大政，以赞机务。

内大臣　清制，侍卫处设领侍卫内大臣，正一品，设内大臣，初制正一品，后改从一品，各六人。顺治元年时，内务府三旗即归属领侍卫内大臣管辖。

大学士　官名，明时仿宋代殿阁学士制而设立，明中叶后以大学士为内阁长官，官品虽低，实握枢机之权。清代的大学士，品级虽有提高，职任反不重要。雍正中设立军机处，此后明代大学士的职权就为军机大臣所替代。惟军机大臣及内外各官中资望特重者，仍授予大学士作为荣典。大学士都以殿阁名入衔，清乾隆十年以后，设立保和、文华、武英三殿，文渊、体仁、东阁三阁大学士，满、汉各二员，均为正一品官；协办大学士满、汉各一员，为从一品官。

内阁学士　官名。清制，内阁设学士及侍读学士，掌管内阁之章奏。学士一般为文学侍从之臣，因接近皇帝，往往亦参预机要。

尚书　官名。清承前代制度，设吏、户、礼、兵、刑、工六部，以六部尚书分掌政务，为六部之正职。清初满尚书一品，汉尚书二品，雍正八年后均定制为从一品。

侍郎　官名。品秩次于尚书，分左、右侍郎，为六部长官副职。

郎中　官名。清承前代制度，各部皆沿置郎中，分掌各司事务，为尚书、侍郎、丞以下之高级部员。郎即古廊字，指宫殿之廊，为配置侍卫人员所在。

员外郎　官名。与郎中通称郎官，为中央官吏中的要职。清制，以郎中、员外郎、主事为司官的三级，得以递升。郎中官阶为正五品，员外郎为从五品，员外郎又可称外郎，员外。清代除六部外，其他官署如理藩院，太仆寺，内务府亦设员外郎。

总督　官名。清制，以总督为地方最高长官，辖一省或二、三省，综理军民要政，为正二品官，加尚书衔者为从一品。事实上，总督兼兵部尚书及都察院右都御史，右副都御史，右佥都御史衔，已成定例。另有管河道及漕运事务者亦称总督，简称河督、漕督。

巡抚　官名。清制，以巡抚为省级地方政府的长官，总揽一省的军事、吏治、刑狱等，官阶为从二品，加侍郎衔者为正二品，地位略低于总督，仍属平行，俗称抚台。

将军　官名。清代将军有三种：一为宗室爵号之一，如镇国将军、辅国将军等。二为驻防各地的八旗最高长官，专由满人充任。内地各省将军管理驻防军事及旗籍民事。边疆地区将军即为全区的最高军事和行政长官。三为临时出征的统帅，如扬威将军等。

提督　官名。全称为提督军务总兵官，官阶从一品，为地方的高级武官，职掌巩护疆陲，典领甲卒之权，属下有镇、协、营、汛、受总督节制。此外，沿江沿海地区专设水师提督，以掌水疆军事。

总兵　官名。清制，总兵为绿营兵正二品武官，受提督节制，掌理本镇军务，又称为总镇。此外，京城中之步军统领下亦设左右翼总兵。

护军统领　官名。清制，在护军营设置护军统领八人，官阶正二品，掌管护军政令，遴选满、蒙精兵加以训练，担任护军、宿卫、典阅等职。

护军参领　官名。官阶为正三品，次于护军统领。

都统　官名。清代八旗组织中每旗的最高长官，职掌一旗的户口、生产、教养和训练等。又，清制在各省建置驻防八旗，设将军或都统以资统领。一般将军与都统不并置，凡设将军的地方，其下置副都统。在有的地区，都统即为该地区最高长官，如热河都统，察哈尔都统等。

御史　官名。职权专主纠察。唐代有侍御史、殿中侍御史和监察御史三种。清代只存监察御史，分道行使纠察之职，属都察院。

理藩院　清官署名，为清代所创制，是管理蒙古、新疆、西藏各少数民族地区事务的中央机构，以满、蒙人充任。清初曾设蒙古衙门，后改称理藩院，属礼部，顺治十八年改与六部同等，设置尚书、侍郎等官。

八旗　清代满族的一种社会制度。清初，努尔哈赤在牛录制的基础上初建黄、白、红、蓝四旗，后复增建镶黄、镶白、镶红、镶蓝四旗，共为八旗。每旗下辖五参领，每参领下辖五佐领(牛录)。凡满族成员分隶各佐领，平时生产，战时从征。皇太极时将投降的蒙古人和汉人编为“八旗蒙古”和“八旗汉军”。八旗制度兼有军事、行政和生产三方面的职能。满清入关后，八旗作为生产的意义日趋缩小。作为军事组织，八旗军队与绿营兵共同构成清王朝的基本军事力量。作为行政机构，八旗各级衙署与州县系统并存，直至清末。

包依　满语，也叫“包衣阿哈”，汉译为“家奴”、“奴隶”、“奴仆”，为满族社会最低阶级。为满族贵族所占有，没有人身自由，被迫从事各种家务劳动和生产劳动。其来源为战俘、罪犯、负债破产者以及包依所生的子女等。

硕色　人名。清满洲正黄旗人，姓乌雅氏，雍正间授户部主事，累擢为四川巡抚，乾隆间官至湖广总督，乾隆二十四年九月卒，谥恭勤。

侍卫　官名。清制，选满蒙勋戚子弟及武进士为侍卫，分一、二、三等。又在其中特简若干为御前侍卫及乾清门侍卫。凡御前大臣，御前行走及御前侍卫统归皇帝直接管理；乾清门侍卫、乾清门行走、一、二、三等侍卫统归御前大臣率领；大门侍卫、一、二、三等蓝翎侍卫则由领侍卫内大臣率领，不得入乾清门。

首领　为首领太监的简称。清制，首领太监官衔分二等，七品者称执守侍，八品者称侍监。又有副首领太监。由八品侍监或无品级充任。首领太监在总管太监之下。

喇嘛　藏族对佛教僧侣的尊称。藏语“喇嘛”含有“上人”、“师傅”等意。本书中亦有蒙古喇嘛。

东六宫　指景仁、承乾、锺粹、延禧、永和、景阳六宫。为帝、后、皇子所居。

西六宫　指永寿、翊坤、储秀、启祥、长春、咸福六宫。为妃、嫔所居。

主位　清制，内廷各宫称主位，包括后、妃、嫔、贵人、皇子、公主等，即各宫主子之位。

谕旨　皇帝对臣下的命令、文告。

请旨　请求皇帝的诏谕，命令。

传旨　上对下曰传，指传达皇帝的诏谕、命令。

奉旨　遵奉皇帝的诏谕办事，称奉旨行事。

上交　凡由皇帝发交下来的，均称上交，本书即有上交方、上交药味等。

上传　由皇上、圣上所传者，有时皇太后、皇后等所传，也统称上传。上传，意即所传出自今上之意。

朱批　宫中专指皇帝用朱笔所书之批示、批语曰“朱批”，与一般评校书籍时用朱墨加批所指不同。朱批，亦作硃批。

起居注　宫中簿册，用以录载帝后日常生活，饮食起居，言语行动。凡谒陵、校猎、巡狩方岳、请旨、扈从、侍直、敬聆纶音等事，皆有起居注官记而谨书之。宫中派有专职太监掌管此事。

进药用药底簿　宫中簿册，用以记载宫中人等医事用药情况。

脉案档　宫中簿册，用以记载宫中人等病案医疗情况。清制，凡宫中主位人等皆建立专册专档。

育喜档　宫中簿册，清制，凡后、妃、嫔、贵人等生育皇子女皆建立生育档案，称为育喜档。

育喜　宫中，生育为大喜之事，取其吉祥，故曰育喜。

天花喜　天花为烈性传染病之一，凡宫中主位人等染此，概称天花喜，喜痘，盼其吉祥顺利。

坐汤　宫中满族特殊的治疗方法，与今之坐浴相同，为水疗法中局部浸浴的一种。治疗时患者的臀部、腰部、下腹部和大腿上部浸入水中，可以根据不同病情使用不同的温度、时间和药物。具有消肿、镇痛、抗痉等医疗作用。

用饍　饍亦作膳，指饭食。用饍即进餐。

半饍　含义有二：一指正餐之间的饭食，如午前十时，午后四时的进食，有别于正餐之用饍。一指一餐中的半份。

修合　中医学术语，炮制药物称修合，取修治合药之意。

恭请圣脉　圣，指皇上，御医为皇上看病诊脉称恭请圣脉，以示尊崇。

请脉　御医为帝、后、妃、嫔、贵人以及皇子、福晋等皇室嫡亲看病诊脉称请脉，表示对皇室的尊敬，亦清代宫廷礼制。

看脉　除皇室嫡亲以外，御医对亲王大臣等其他人员看病诊脉，统称看脉，以示与皇家的区别。

大关防　即大便。

小关防　即小便。

小水　即小溲。

龙驭上宾　凡皇帝死亡称龙驭上宾，意指皇帝乘坐龙辇到天上作客，实即升天之代词。

慈驭上宾　凡皇后、皇太后死亡称慈驭上宾，与龙驭上宾之意相同，亦避讳的一种说法。

驾崩　驾为古时帝王车乘的总称，崩为天子死亡的称谓，驾崩则专指皇帝的死亡。

薨　(hōng 轰)周代诸侯死称薨。《礼记．曲礼下》：“天子死曰崩，诸侯曰薨”，唐以后二品官员以上之死也称薨。

逝了　清制，宫中妃、嫔、贵人以下死亡称逝了，即逝世。

钦此　对皇帝所作事情的敬称用钦，钦此即皇帝钦命批准。

知道了　清制，皇帝在奏折上、奏事时的批复，相当于现今的“已阅”。

喀喇沁　旗名，在今内蒙古自治区昭乌达盟南部，旗人民委员会设在公爷府。清初，喀喇沁部设喀喇沁左翼、中翼和右翼三旗，隶理藩院。

科尔沁　蒙古旧部名，为最早归附清王朝的蒙古部落，相当于今内蒙古自治区哲里木盟，黑龙江省杜尔伯特蒙古族自治县及吉林省前郭尔罗斯蒙古族自治县等地。清制，科尔沁部下辖六旗，隶理藩院。在蒙古各部中，科尔沁与清皇室联婚，关系至为密切。

柰曼　即奈曼，蒙古旧部名。清制，属内蒙古二十四部之一，隶理藩院。其地在今内蒙古自治区哲里木盟南部，柰曼旗人民委员会设大钦他拉。

扎萨克　蒙古语，清代蒙古地区官名。清统治蒙古后，把蒙古地区各部划分为旗，委派旗内蒙古贵族一人为扎萨克，掌管旗务，世袭。另外，清代大漠以北称外蒙古，设部四，曰土谢图汗，曰赛音诺颜，曰车臣汗，曰扎萨克图汗，是以扎萨克亦为外蒙古之一部。

乌里雅苏台　地名，在今新疆维吾尔自治区境内。此外，察哈尔张北县西北，东洋河北，即榆沟，在绥远归化县东之地亦称乌里雅苏台。

清宫医疗经验的整理和科学研究

陈可冀

中国传统医学发展到清代(公元1644～1911年)，学术上达到了一个新的科学水平；著名的温病学派的形成，大型医书《医宗金鉴》的编纂，颇具特色。这些成就，在清宫廷医疗经验中也有反映。

我国现存的清代宫廷原始医药档案材料约4万件，为当年帝王后妃和王公大臣诊治疾病的原始记录。从顺治到宣统，其“脉案”或书于杏黄册中，或书于大红笺中，翔实完整。有的则逐日记载。1年订成1册。如同治皇帝患天花病，自发病至驾崩，长达46天，成册而无任何遗漏。其中以慈禧、光绪、李莲英等的“脉案”最为系统，间有数年连续，无一日或缺者。其辨证论治之经验，遣方用药的细腻，十分可贵。有些护病记录，如恭亲王病重时的特别护理记录，达到了极为精确的程度。在6年的整理工作中，令人有耳目一新之感。已由中华书局出版的第一册书为《慈禧光绪医方选议》，日译本已在日本出版。《清宫医案研究》也于1990年出版。

清宫医疗经验的主要特点为：① 经方时方并用。即使是攻下峻猛药亦照用不误，重在实效。② 重在补益健身，摒弃金石丹药。故有效验医方如固本仙方、龟令集之研制。③ 小方轻灵可取，剂型多种多样。如避暑香珠，各类代茶饮等。④ 广泛应用引药，种类繁多。

近10年来，我们对清宫医疗经验进行了若干现代科学研究。

(1) 清宫平安丹治疗晕动病的研究。平安丹由四香、四蔻、平胃散及焦三仙组成。动物实验显示平安丹的中枢性抗晕动病作用和改善软脑膜微循环功效，与抗晕动病标准药物东莨菪碱相似，但没有后者催眠和加快心率作用。纳入平安丹组221例，人丹组63例，乘晕宁组59例的临床观察证实，服平安丹后，对晕动病的平均药物起效时间24.1min，有效率92.8%，显效以上80.6%，总体疗效和对晕动病主症的疗效优于乘晕宁及人丹。平安丹无致疲乏、口干、嗜睡等副作用，服药后舒适感强。平安丹还有保护胃黏膜、解除平滑肌痉挛，抑制多种致病菌生长的作用，治疗急性单纯胃炎常获良效。平安丹适用于包括乘晕宁和东莨菪碱禁忌证在内的旅客、高空高速作业者，是一种很有开发前途的新产品。

(2) 清宫八仙糕治疗老年人“脾虚”及改善小肠吸收功能的临床及实验研究。本方为慈禧太后所喜用之宫廷成方，由莲子、薏苡仁、山药、及人参等八味药组成，具有健脾养胃、益气和中功效。治疗166例≥60岁之老年脾虚证患者，临床疗效优于144例以胰酶、酵母及维生素B_6混合治疗对照组。且有提高尿木糖排泄率及血清胡萝卜素水平的作用，表明可提高老年人小肠吸收功能。对以20%大黄形成之Wistar大鼠脾虚模型进行八仙糕实验治疗，扫描电镜观察表明有促进胃和十二指肠黏膜上皮细胞的修复作用。

(3) 古方生脉散对心血管系统效应的研究。生脉散为清宫帝后临终时常用的抢救医方，由人参、麦冬、北五味子组成。用Swan-Ganz热稀释气囊导管法研究证明本注射剂可使急性心肌梗死病人在不同左室充盈压下的每搏量增加，同时伴有外周阻力降低。用核听诊器和99锝标记体内红细胞法也观察到可使老年心力衰竭病人的左室射血分数(EF)值有所增加，左室舒张期功能改善。

(4) 清宫仙药茶对实验性高脂血症影响的研究。本方为具有减肥功效的清宫医方，由乌龙茶、六安茶、紫苏叶及山楂丝等六种药物组成。在静脉注射高胆固醇脂肪乳剂，快速形成家兔高脂血症动物模型中，观察到对脂肪的廓清、减少血清混浊度方面，有明显作用，降血清总胆固醇及甘油三酯也有一定作用。本方对喜食脂肪食物的人群可能很有益处。

(5) 清宫寿桃丸延缓衰老作用的临床及实验研究。本方为乾隆朝医方，由益智仁、胡桃档、枸杞子、大生地等八味药物组成。具补肾益元、补益气血的功用。157 例的临床应用表明，有减轻肾虚衰老症状的效应，优于 146 例维生素 E 对照治疗($P<0.05$)。寿桃丸还具有降低老年人血浆过氧化脂质含量，改善头发微量元素 Zn/Cu 比值，提高记忆广度等功效。在鼠肝匀浆过氧化脂质生成实验中，证明有明显抑制作用，表明有清除自由基的功效。在鹌鹑寿命试验中，表明 0.5%寿桃粉可延长雄性老年鹌鹑平均生存时间，较维生素 E 为优($P<0.05$)。

(6) 其他。如根据清宫医方制成之“紫禁城牌老年皂”，由木云香、丁香花瓣、广零等制成。对老年皮肤瘙痒症，有很好的效果。清宫医疗经验的系列研究工作，目前尚在继续进行中。

基于数据挖掘的清宫医案病证与方药的关联性研究*

谢元华　张京春　陈可冀

构建清宫医案数据库和数据仓库，利用 SQL 语句查询、多维数据分析、关联规则等数据分析技术，对清宫医案以前尚未发掘的病证方药知识进行总结与分析，探讨其中病证与方药的关联性，期望获得对临床有参考价值的医疗经验。

清宫医案数据库根据科学性、实用性的纳入排除标准，录入 894 份病、证、方、药各方面信息较为齐全的医案，基本上能够代表清宫医案总体。

附　录

(一) 总体分析

清宫医案中最常见的病为外感病，包括感冒与温病，温病以风温为多，伤暑亦较常见。此外，痢疾病也较多见。内科病中依次以胸痹、胁痛、眩晕、痹病、腹痛、咳嗽、头痛、心悸、呕吐、泄泻、痉病等为常见。他科疾病，以口齿咽喉科的喉痹为最多。清宫医案症状体征的分布基本与疾病的分析一致，头疼、头晕、发热、咳嗽、口渴、胸满、恶寒、咽痛等症状依次最多见，头疼、发热、咳嗽、恶寒等为外感病的症状体征，头晕是眩晕病的见症，胸满为胸痹的表现，咽痛可由感冒、温病、喉痹等多种疾病导致。口渴症状作为多种疾病的伴随症，在清宫医案中出现如此之多，是一种以前未曾料想的发现。胁痛症状有多种表达，加起来也能反映胁痛为清宫最为常见的疾病之一。清宫医案中的脉象以脉弦数、脉滑数为最多见，结合多发病，可以推测清宫外感病常在里证的基础上再得，而里证以热证、气滞、痰饮居多。

清宫医案中的证候居首的为外受风凉和气道不畅。外感证候还可见于外受风寒、外受风温、外受暑热等。里证依次以肝胃不和、肺胃有热、胃蓄湿饮、肝胃有热、肺胃饮热、肝气未和等最多，内停饮热、肝阴不足、湿热未清、气滞停饮、肝经有热等次之。可见，清宫病证涉及肝、胃最多，这与清宫的生活环境相一致，肝胃功能失常，湿热饮滞随之侵袭而来。因而不难理解清宫治法以清热、化饮最为主要，其次多见和肝、清肝与调气，之后才是疏解清解、化湿化滞、调中和胃等等。

清宫太医大都以多种治法组合在一起命名方剂，用得较多的前三个方名是疏解正气汤、和肝化饮汤、疏解化饮汤等。从非治法命名的方剂中，可以看出清宫医案经方、温病时方并用的特点，温病时方如杏苏饮、二香饮等，经方如陷胸汤、白虎汤等，以往的清宫医案研究已有过相应探讨。894 份清宫医案用药 299 种，用得最多的前几味中药是，枳壳应用 350 次，利用率为 39.1%；茯苓应用 346 次，利用率为 38.7%；黄芩应用 301 次，利用率为 33.7%；厚朴应用 257 次，利用率为 28.7%；陈皮应用 246 次，利用率为 27.5%；香附应用 243 次，利用率为 27.2%。以行气破气药居多，主要对应于化饮治法，并非用药平平。清热药除了黄芩，黄连利用率为 22.5%，栀子利用率为 18.6%，大黄的利用率为 16.1%。清热药的频繁使用正对应了清宫治法中居首的清热治法。以往的研究说明清宫医案中重用通腑治法，在这里再次得到验证。

---

* 中国博士后科学基金课题 63905　首都医学科技发展基金项目 SF-2007-3-35

(二) 病证关联的分析

清宫医案病证关联的分析从病名出发，进行各层次的探讨，选取了感冒、胸痹、眩晕等三个病作为重点研究的对象。病证关联常用关联规则的方法进行分析，有支持度(sup)和置信度(con)两个评价指标；sup 是项集出现的频率，con 用概率表示，x ⇒ycon 的含义是，当出现 x 时，同时出现 y 的概率。

1　感冒

894 份医案诊断为感冒的有 103 份。清宫医案感冒的主要症状是发热、头疼、恶寒、胸满、头晕、口渴、身酸身痛、呕吐、咳嗽、鼻塞等，脉以浮数为主，兼可见浮弦或浮滑。出现胸满症状是由于感冒往往是在内有饮热或停饮的情况下外受风凉或风寒而得。

感冒的常见证候是外受风凉、外受风寒、肺胃有热、内停饮热、肺胃饮热等。内停饮热、肺胃有热往往伴随外受风凉一起出现。清宫感冒病的显著特征是，大部分是在内有停饮、湿滞的情况下外感风凉或风寒而得，而且多表现为里热证。因而推测，清宫之人平素容易肝胃不和，饮滞停内，日久郁而化热，导致内停饮热或肺胃有热，一受外邪侵袭，感冒之证遂发。

感冒的治疗，外受风凉常用疏解正气汤，肺胃有热常用清热化滞汤。疏解正气汤由厚朴、半夏、茯苓、陈皮、藿香、白芷、苏叶、苍术、枳壳、生甘草等组成，主治气滞停饮、外受风凉证，适用于表现为恶寒、头疼、发热、身酸、胸满、脉浮数等症状的感冒。清热化滞汤主要由陈皮、厚朴、黄连、栀子、枳壳、半夏、大黄、葛根、花粉、黄芩等组成，主治肺胃有热、外受微风之证，适用于表现为口渴、胸胁胀满、发热、身酸、头闷、便秘、脉浮洪等症状的感冒。针对感冒不同的症状用药有所差别，对咳嗽，常用桔梗、前胡等，对咽痛，常用桔梗、元参等，此外，头疼用川芎、白芷等，恶寒用苏叶，胸满用厚朴，身痛用羌活，烦躁用栀子等等。可作为随症加减的参考。

清宫感冒病与清宫温病有所不同。如风温，其症状表现除了感冒常见的症状，还突出表现为咽肿咽痛、咳嗽等症，其用方也注重清温利咽，用药更注重清热，常用元参、牛蒡子等。清宫感冒病的治疗能为当今临床提供借鉴，如六版《中医内科学》教材，风寒证主用荆防败毒散，实际清宫太医用此方极少，往往在此方药味的基础上加减化裁，体现出较高的灵活性。

2　胸痹

纳入医案诊断为胸痹的有 81 份。多维数据分析的结果，胸痹的主要症状是胸闷、胸满、胸痛，或胸膈、胸胁满闷，口渴，身肢酸倦，头闷头疼等，脉弦数或滑数，或见沉滑弦象。口渴症状的出现，是由于胸痹的医案中内热证居多。

胸痹证候以气道不畅、肝经有热、胃蓄湿饮为主，气道不畅往往是由肝热或湿热等内证导致。在清宫医案中胸痹主要与肝、胃有关，与现在认为的病位在心，发病多与肝、脾、肾三脏有关的看法并不相同。胸痹的用方，除了瓜蒌薤白汤、陷胸汤、四七化饮汤(半夏厚朴汤)等 3 个经方各用 1 次外，其余为太医以治法命名自拟的方剂。与证候对应，清宫胸痹病最常用的治法是调气、清肝、化饮、清热等。调气常用青皮、枳壳、香附等，清肝常用胆草，柔肝常用白芍，化饮常用枳壳，清热常用栀子、黄连、黄芩和大黄等。此外豁胸多用瓜蒌，理气止痛常用沉香、元胡，调中和中常用白术、厚朴。

胸痹病最常用，利用率在30%及以上的中药依次为青皮70%，枳壳69%，瓜蒌64%，香附57%，厚朴43%，栀子43%，大黄41%，黄连38%，元胡33%，胆草32%，半夏31%，黄芩30%等。关联规则结果表明，当为胸痹病时，可能用枳壳的概率是0.7，用青皮的概率也是0.7，用瓜蒌的概率是0.6。可见清宫治疗胸痹病主用行气之品。半夏、瓜蒌与青皮一起出现12次，与香附一起用过10次，半夏瓜蒌薤白汤中的薤白似乎被青皮与香附所代替。活血之品也用得不少，用得最多是元胡，其他还有当归、赤芍、川芎、丹参、桃仁等，赤芍基本与香附伍用。

胸痹病用药常见的二项关联是：枳壳⇒青皮(sup=41, con=0.7)，枳壳⇒瓜蒌(sup=38, con=0.7)，香附⇒青皮(sup=35, con=0.8)，半夏⇒瓜蒌(sup=19, con=0.8)，当归⇒香附(sup=14, con=0.9)，赤芍⇒香附(sup=12, con=0.9)。常用和比较重要的三项关联是：枳壳，青皮⇒瓜蒌(sup=28, con=0.7)；厚朴，枳壳⇒大黄(sup=16, con=0.6)；半夏，瓜蒌⇒黄连(sup=15, con=0.8)；大黄，栀子⇒胆草(sup=11, con=0.8)。厚朴、枳壳、大黄组成小承气汤，半夏、瓜蒌、黄连组成小陷胸汤，两个经方加起来至少使用了31次。胸痹病的清热之品多用栀子、大黄、胆草，三者在一起使用的机会也很高。

胸痹病不同症状对应的用药有所差别，如胸闷、胸满最常用枳壳、青皮、瓜蒌、香附等药，脉数时注重对瓜蒌的应用，脉沉时注重对香附的应用；胸膈满闷时，常用大黄、黄连清利中焦；胸痛突出时，最常用元胡理气止痛；口渴时加用栀子，头疼时加用薄荷。

3 眩晕

894份清宫医案判别为眩晕病的有48例。眩晕病的症状以头晕为主，其余症状表现多样化，关联性较强的有呕吐，口渴，目眩，头痛等，脉弦数或滑数。

眩晕病的证候极不统一，证候中涉及肝、脾、肺、胃等四个脏腑，与当今普遍认为眩晕与肝、脾、肾三脏关系密切稍微有异。证候与肝的关系密切，共有32份医案涉及肝脏，其中肝热证最多有16处，肝阳证有4处。眩晕病多与热或湿有关，48份病例出现39次热证，21次湿证，14次是湿热并发，可见眩晕病湿热证较多。针对证候，眩晕病的主要治法为清热化饮，和肝清肝，化湿和中，益阴养阴等。关联性最强的治法是和肝清肝，其次是益阴养阴。清热用菊花、桑叶、羚羊、黄芩等，化饮用陈皮、茯苓、枳壳、厚朴等，和肝用青皮、薄荷、香附等，清肝用白芍、菊花、羚羊等，舒肝用柴胡、赤芍等，化湿用川芎、陈皮、苍术等，和中用茯苓、白术等，益阴养阴用丹皮、白芍、元参、知母、生地等。

眩晕病的方剂除了清热化饮汤重复用了2次，其余46个方剂没有重复使用。其中一个清热化饮汤由川郁金、羚羊一钱、枳壳二钱炒、焦三仙、青竹茹、橘红、菊花、桑叶组成。眩晕病医案的用药，菊花应用24，居于首位，其利用率为50%，其次茯苓的利用率为44%，薄荷为38%，陈皮为35%，黄芩为33%，白芍为33%，桑叶为29%，生地为27%。其中头晕症状关联性强的用药依次是菊花、茯苓、枳壳、瓜蒌、栀子、元胡、麦冬、泽泻、郁金、白芍等。头晕⇒菊花的置信度为0.5，头晕⇒茯苓的置信度为0.48。当有目眩症状出现时，用菊花的概率就大大提高，为0.75。

眩晕病常见的药物配伍是：桑叶⇒菊花(sup=13，con=0.9)，厚朴⇒陈皮(sup=9，con=0.8)，生地⇒白芍(sup=8，con=0.6)。随症加减，常常是呕吐加陈皮、厚朴、茯苓，胸闷加栀子，口渴加花粉，等等。

(三)　方证关联的分析

方证关联的分析，以方剂或证候为出发点，进行各层次的探讨。其中方剂着重于对和肝化饮汤、除湿拈痛汤的分析，证候着重于对肝胃证、肺胃证的分析。

1　和肝化饮汤

和肝化饮汤在 894 份医案中用过 14 次，主要由茯苓、香附、半夏、厚朴、柴胡、青皮、枳壳、当归、大腹皮等组成。该方以香附、柴胡、青皮等疏肝和肝，以茯苓、半夏、厚朴、枳壳、大腹皮等化饮，需养血柔肝则用当归、白芍，清热则用萸连、栀子，多配伍焦三仙之类消食护胃。和肝化饮汤是半夏厚朴汤的变方。

和肝化饮汤主治肝胃不和、水饮内停的证候，主要用于治疗悬饮、积聚、胁痛、心悸等病，这些病证往往都有胸胁胀满或疼痛的症状。悬饮侧重用大腹皮、砂仁，积聚侧重用赤芍、川芎、当归、元胡等活血之品，胁痛侧重用郁金，心悸侧重用白芍、茯神、郁金等。随症加减，懒食加白术、焦曲、焦楂、砂仁等，口渴咽干加花粉、麦冬等，腹痛加元胡，咳嗽加瓜蒌、橘红等，腰痛加赤芍、川芎、当归、牛膝、元胡等，腹胀加白蔻、大腹皮、焦曲、焦楂等，心悸加白芍、当归、茯神、木香、郁金等，二便不利加大黄、火麻仁、泽泻等。

2　除湿拈痛汤

除湿拈痛汤在纳入的医案中运用 11 次，该方主要由当归、羌活、苍术、茯苓、泽泻、茵陈、防风、苦参、猪苓、独活、黄芩、葛根等组成，基本是当归拈痛汤去掉了白术、人参后的变方，大黄、黄柏、六一散，牛膝、防己、木瓜等随症加减，加强了清热祛湿的力量。

除湿拈痛汤主要用于治疗痹病(57%)和痛风(9%)，对应的主要症状是腿膝酸痛或肿痛、胸膈或胸胁胀满、口渴、不寐、腰痛等，脉以弦滑或滑数为主。除湿拈痛汤主要用于湿热下注证，表现为腿膝肿痛、脉滑数，对应用药依次为川芎、当归、独活、苦参、木瓜、羌活、茵陈、猪苓、防风、茯苓、甘草、牛膝、泽泻等；此外还有湿热壅络证，表现为胸胁胀满、腰腿疼痛、口干口渴、身肢酸痛、咽痛、脉滑数等，对应用药主要为苍术、当归、防风、茯苓、葛根、黄芩、羌活、泽泻、大黄、甘草、花粉、黄连。二者用于清热的药物侧重略有不同。

3　肝胃证

肝胃证共有 98 例，在 894 份医案中诊断率为 11%，是最常见的里证，包括肝胃不和证，肝胃有热，肝胃饮热，肝胃湿热等证。

肝胃不和常致胁痛、痹病、胸痹、月经不调等，临床表现以胸胁部症状为主，可伴有身肢倦怠嗜卧，少寐或不寐，头闷头晕目眩，懒食或恶食等，脉以弦象为主。肝胃有热常致牙痛、鼻衄，可见牙龈肿痛，烦急，咽痛或见红肿，身倦，鼻衄，咳嗽，胸闷胸满，便秘等，脉弦数或滑数。肝胃饮热常致眩晕、头痛，主要表现为头疼，恶心，身倦，呕吐或干呕，口渴，头晕目眩，胸闷或胸膈满闷，脉弦数或滑数。肝胃湿热常致喉痹、眩晕，症见咽痛，口干口渴，身肢酸倦，头目不清或头晕，胸胁满闷或胸满等，脉弦数或滑数。

附录

肝胃不和侧重和肝、化饮、和胃等，肝胃有热侧重清热、调气、清肝等，肝胃饮热侧重化饮、清热、平胃等，肝胃湿热侧重清热、化湿等。各种治法用药的侧重点亦有所不同，如和肝，多用青皮、香附、柴胡、郁金等，清肝多用胆草、石膏、栀子、大黄、菊花等，和中、平胃、调胃常用茯苓、陈皮、山楂、神曲、苍术、白术、半夏、甘草、厚朴等。肝胃证对应不同的病名，用药侧重也不一样，胁痛用青皮、香附、柴胡，砂仁、厚朴、枳壳、茯苓、木香、槟榔等加减，痹病用姜黄、苏木、茵陈、元胡、秦艽、防己、黄柏、牛膝、续断等加减，月经不调用赤芍、当归、五灵脂、元胡、香附、郁金等加减，眩晕、头痛用菊花、羚羊、川芎、藁本、葛根、菊花、蔓荆子、桑叶等加减，心悸用桂枝、郁金等加减，牙痛用石膏、胆草、栀子、菊花、大黄、黄芩、黄连、细辛等加减，鼻衄用羚羊、生地、一捻金、栀子、黄芩加减，咯血用白茅根、益元散加减，淋证用车前子、滑石、木通、栀子、竹叶等加减，瘰疬用夏枯草加减，喉痹用甘草、桔梗、元参、牛蒡子、花粉、生地、银花、芦根等加减。

附录

4 肺胃证

894 份医案中有 71 份被诊为肺胃证，其中肺胃有热 36 份，肺胃饮热 22 份。

肺胃证大部分是外感病，除此之外，肺胃有热还见于痹病、眩晕、泄泻等病，肺胃饮热亦可见于眩晕、痉病、头痛、胁痛等病。肺胃有热证表现为头疼，咳嗽，发热，口渴，恶寒，头闷，咽痛，恶心，身痛，少寐，胸膈满闷，咯痰等，脉以浮数为主。肺胃饮热证表现为头疼，发热，恶寒，头晕，呕吐，身肢酸倦，咳嗽，谷食不香，口渴等，脉以滑数为主。

常用于清肺胃之热的中药有黄芩、栀子、黄连、竹茹、知母、贝母、花粉、桔梗、大黄等；肺胃饮热，则常配合苍术、半夏、陈皮、茯苓、厚朴、枳壳化湿化饮。肺胃证对应病名不同，侧重用药也有所不同，如外感咳嗽常用杏仁、黄芩、桔梗、前胡等，风温常用牛蒡子、元参等，喉痹常用连翘、元参、桔梗等，痹病常用苦参、秦艽、续断等，眩晕常用菊花、桑叶、薄荷、羚羊、蔓荆子等，泄泻常用扁豆、车前子等，头痛常用川芎、防风、菊花等，胁痛常用白芍、槟榔等，呕吐常用槟榔、厚朴、竹茹等。

(四) 药症关联的分析

药症关联的分析，以中药或症状为出发点，主要研究中药随症加减的问题。中药选择香附、川芎作为重点，症状则以常见症状作为研究对象。

1 香附

香附在 894 份医案中应用 243 次，利用率达 27%。香附在清宫中的功效主要为调中化饮，理气疏肝，调荣止痛，其中调中化饮与茯苓、厚朴、枳壳等药配合一起实现。香附对应的主要症状是：胸满或胸膈满闷、腹痛、头晕、头疼、谷食不香、口渴、胁痛胁胀、身肢酸倦，脉沉弦。对应的病名主要有胸痹、感冒、胁痛、腹痛、痹病、眩晕、痉病、月经不调、呕吐等。这些疾病均有胸膈或胸胁的症状，且多见身肢倦怠、头疼或头晕等症，呕吐恶心也很常见。对应的证候基本上都表现为气道不畅，也全都有内停饮滞之证。

香附常与青皮、元胡、郁金、砂仁、木香、当归、赤芍等药配伍。香附用于胸痹病最多见，在胸痹病中的配伍有以下几个特点：(1)与清热药伍用，如黄连、栀子、瓜蒌、胆草、大黄等；(2)与养血活血、清热滋阴药伍用，如与当归、丹皮、白芍、赤芍、生地、元胡等配伍；(3)配伍青皮、茯苓、半夏、枳壳、厚朴、木香等，加强行气化饮的功能。

2　川芎

川芎在 894 份医案中应用 183 次，其利用率为 20.5%。川芎在清宫医案中的功效以化湿为主。对应的主要症状是头疼、发热、恶寒、头晕、口渴、恶心、谷食不香、身肢酸倦、咳嗽、胸满、呕吐，脉滑数或弦数，或见沉滑等。对应的病名依次为感冒、头痛、眩晕、痹病、胁痛、胸痹、腹痛、风温、痛经等。这些疾病均表现有头疼或头闷的症状，证候中基本都存在湿邪。川芎治疗最多的是感冒，主要证候为外受风寒，当外受风寒时，应用川芎的概率是 0.68，如果外受风寒又有头痛，应用川芎的概率是 0.73。川芎关联最强的配伍用药是当归与蔓荆子，此外还常与白芷配伍。

3　常见症状

头疼症状在 894 份清宫医案中出现 155 次，发生率为 17%。头疼症状对应的常用药物依次是：黄芩、川芎、枳壳、防风、陈皮、茯苓、薄荷、甘草、苏叶、桔梗、菊花、厚朴、羌活、生甘草、苍术、白芷、蔓荆子等。对应头痛病中的头疼症状，应用最多的药物依次是蔓荆子、川芎、菊花、薄荷、黄芩、苍术、花粉、桑叶等。

咽痛症状在 894 份清宫医案中出现 72 次，发生率为 8%。咽痛症状主要发生在喉痹(41%)、风温(22%)病中，对应的常用药物有元参、桔梗、黄芩、甘草、牛蒡子、枳壳、薄荷、连翘、防风、荆穗、瓜蒌、大黄、花粉、荆芥、射干、麦冬、山豆根等。其中当有咽痛症状时，应用元参、桔梗的概率非常高。外感热证的咽痛更常用牛蒡子、射干和山豆根等。

咳嗽症状对应的常用药物依次是：枳壳、黄芩、杏仁、前胡、桔梗、贝母、橘红、甘草、茯苓、桑皮、瓜蒌、半夏等。当咳嗽发生时，有 0.5 的概率用枳壳或黄芩或杏仁，有 0.4 的概率用前胡或桔梗，其中的杏仁和前胡很少用来治疗其他病症。清宫治疗泄泻主要以茯苓、白术、厚朴健脾调中，猪苓、泽泻利水渗湿，因而清宫医案中泄泻的治法主要是调中、分利。

此外，口渴症状常配用黄芩、花粉、栀子等，呕吐常配用陈皮、厚朴、茯苓等，腹痛常配用香附、元胡等，胁痛常配用枳壳、青皮、香附、白芍等，腰痛常配用独活、防己、黄柏、牛膝等，便秘常配用大黄、当归、火麻仁、郁李仁等，痢疾常配木香、槟榔、黄连等，失眠常配用枣仁、白芍、茯神等。

(五) 专方专药举隅

生化汤在清宫医案中用于产后恶露不畅所致的腹痛，由当归、川芎、桃仁、炮姜、炙甘草等组成。常配以红花、生蒲黄、五灵脂、元胡、丹参等加强祛瘀止痛之力；配益母草、泽兰叶等活血祛瘀、消水消肿；还常配楂炭、香附等。此外，清宫医案中的专方还有生脉饮，用于临终救脱。

在清宫医案中，火麻仁、郁李仁作为固定配伍，可以说是治疗便秘的专药，而且这两味药基本都与油当归伍用，与承气汤配合的时候也较多，还常见与大黄、元明粉等一起使用，治疗各种便秘。

普遍地认为，清太医院由于太医在医疗过程中需要求稳求安，故而用药平平，所谓“翰林院文章，太医院医方”。然而本研究的统计结果显示并非如此。清宫医案的治法以清热、化饮、和肝、调气治法。居首的用药依次是枳壳、茯苓、黄芩、厚朴等，它们在医案中的利用率均大于 30%。其他清热药，黄连的利用率为 22.5%，栀子的利用率为 18.6%，大黄的利用率为 16.1%，大黄与枳壳、厚朴组成的调胃承气汤，应用的频率超出想象。

因而对于临床经验，凭片面的印象进行推理并不准确，需要经过全面深入研究才能得出可靠的结论。统计是医案总体研究中客观较好的方法。运用现代数据挖掘技术进行清宫医案病证与方药各要素之间关联性的研究，可更加全面深入地总结清宫医案蕴含的丰富的诊疗信息，更好地提升清宫医案的临床使用价值。

索　　引

C

D

E

F

G

H

J

K

L

M

N

O

P

Q

T

W

X

Z

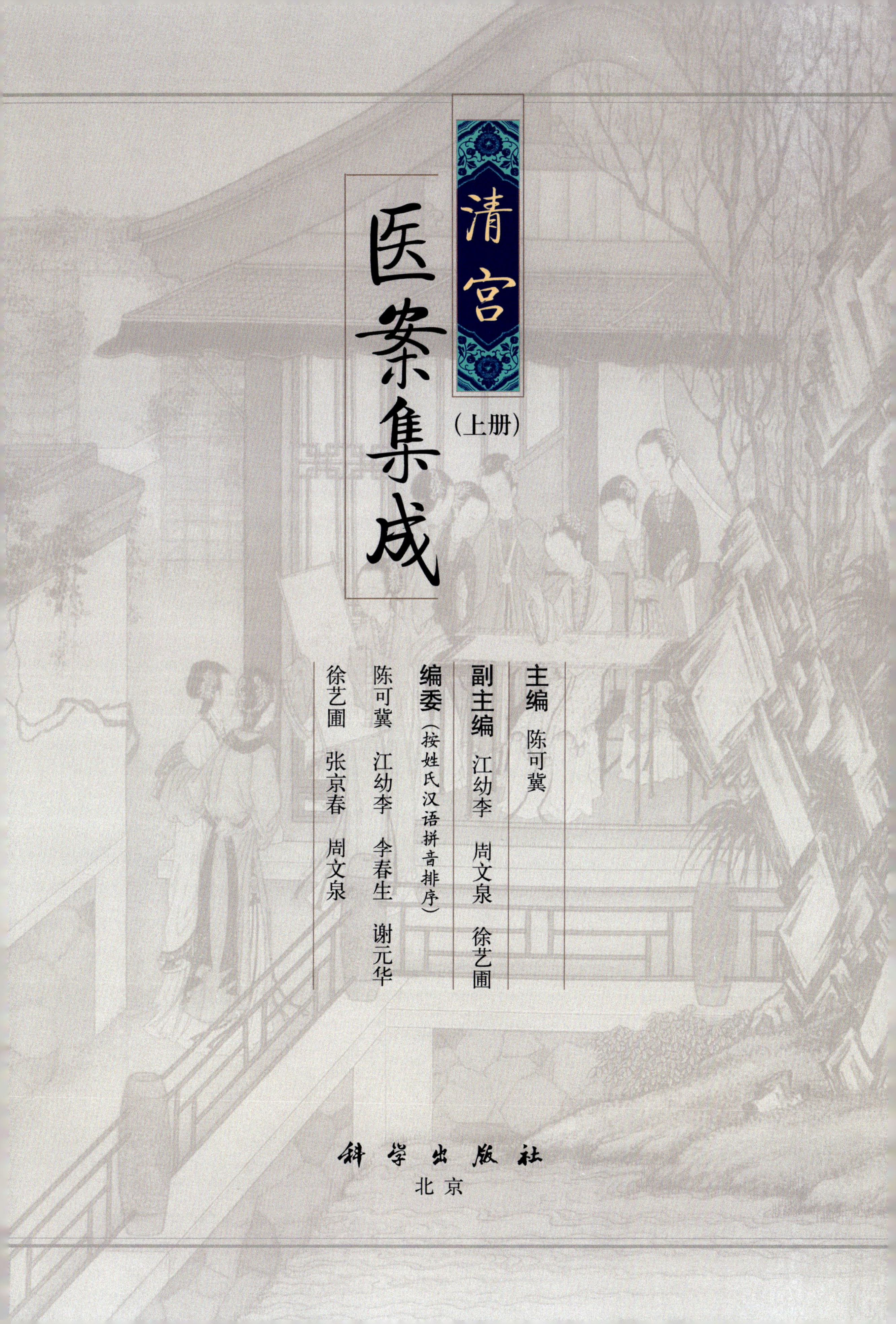

清宫医案集成

（上册）

主编 陈可冀

副主编 江幼李 周文泉 徐艺圃

编委（按姓氏汉语拼音排序）

陈可冀 江幼李 李春生 谢元华

徐艺圃 张京春 周文泉

科学出版社

北京

内 容 简 介

本书系对我国现存之唯一宫廷医学载体——清代宫廷原始医药档案，上自顺、康，下迄光、宣，作出的全面系统整理研究。包罗历朝帝、后、妃、嫔、王公大臣之病情医事，涉及内、外、儿、妇各科诸疾，分门别类，有案、有方、有评、有论。本书第一次将先期出版之相关专著悉数汇集，以成全璧，勒为300余万字之巨著。本书全面展现了清一代宫廷医学的医疗特征以及高峰水平，从中不仅可窥见有关长寿、种子、美容、养生等大内秘方，尤可学习到当年御医辨证论治的精髓，可供今日临床工作者之借镜。此外，禁苑秘辛、皇家医事并有与政治风云相关者，也可供今日史学之研究，或可澄清某些历史疑云。

本书适合医学院校师生，中医、中西医结合工作者，史学研究者以及一切对中医学和清代宫廷史感兴趣者阅读参考。

图书在版编目（CIP）数据

清宫医案集成. 上册 / 陈可冀主编—北京：科学出版社，2009

ISBN 978-7-03-025431-3

I. 清… II. 陈… III. 医案－汇编－中国－清代 IV. R249.49

中国版本图书馆CIP数据核字(2009)第153149号

策划编辑：曹丽英 / 责任编辑：曹丽英 杨 扬 / 责任校对：李亦萱

责任印制：徐晓晨 / 封面设计：黄华斌

科学出版社 出版

北京东黄城根北街16号

邮政编码：100717

http://www.sciencep.com

北京厚诚则铭印刷科技有限公司 印刷

科学出版社发行 各地新华书店经销

*

2009年9月第 一 版 开本：787×1092 1/16

2023年12月第九次印刷 印张：121 插页：19

字数：3 030 000

定价：598.00 元(上、下册)

(如有印装质量问题，我社负责调换)

主 编 简 介

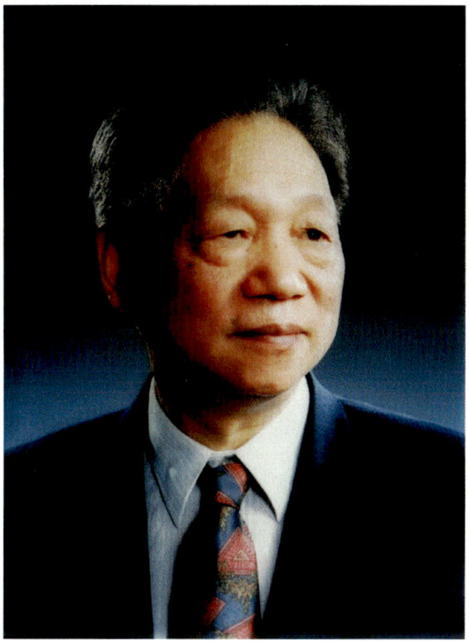

陈可冀，中国科学院资深院士，长期从事心血管病与老年医学临床研究。现任中国中医科学院首席研究员及终身研究员(2004~)，香港浸会大学及澳门科技大学荣誉博士，受聘世界卫生组织传统医学顾问(1979~)，香港大学、香港中文大学、香港浸会大学及澳门科技大学名誉教授及洛杉矶加州大学客座教授。现为中国科协荣誉委员，中华医学会及中国医师协会常务理事，中国药典委员会执委，中国中西医结合学会名誉会长，中国老年学学会名誉会长。北京大学医学部兼职教授，北京大学中医药现代研究中心学术委员会主任，首都医科大学中西医结合学系学术委员会主任，世界中医药学会联合会高级专家顾问委员会主席。中央保健委员会专家顾问委员会成员。*Chinese Medical Journal*(《中华医学杂志》英文版)，《中华心血管病杂志》及《中华老年医学杂志》顾问；《中国中西医结合杂志》及*Chinese Journal of Integrative Medicine*杂志主编，*eCAM* (*Evidence-Based Complementary and Alternative Medicine*)杂志心血管专栏特邀主编(2010~)。曾任中国科学院生物学部副主任(1993~2001)，中国科学院学部主席团成员(2004~2008)。曾获首届立夫中医药学术奖(1994)，国家科技进步奖一等奖(“血瘀证与活血化瘀研究”，2003)、二等奖(“证效动力学研究”，2001)，世界中医药学会联合会首届中医药国际贡献奖(2007)，中国非物质文化遗产传统医药项目代表性传承人(2007)，吴阶平医学奖(2009)等奖项。主编《清宫医案集成》获国家新闻出版总署颁发的第二届中国出版政府奖(2011)。

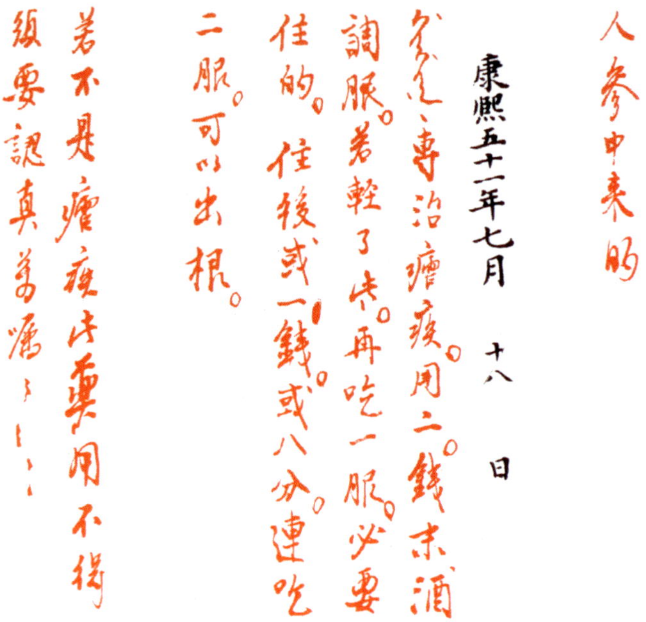

人參中來的

康熙五十一年七月 十八 日

金雞挐專治瘧疾。用二錢末酒調服。若輕了些。再吃一服。必要住的。住後或一錢。或八分。連吃二服。可以出根。若不是瘧疾，此藥用不得，須要認真。萬囑萬囑。

康熙帝关于金鸡纳服用方法的朱批(故宫博物院馆藏，也见于关雪玲著《清代宫廷医学与医学文物》)

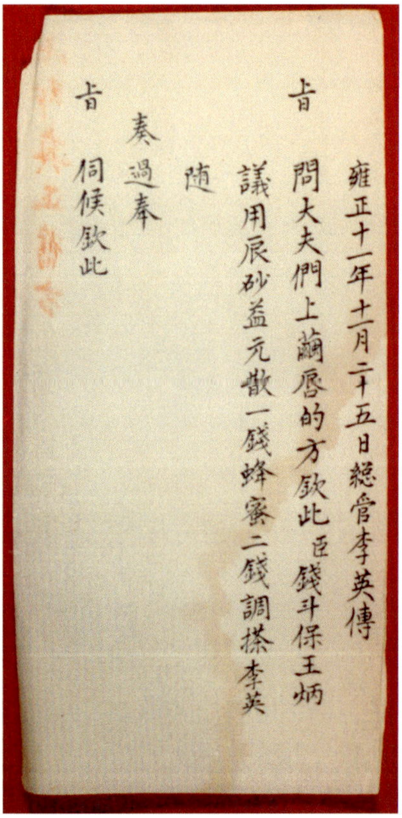

雍正十一年十一月二十五日總管李英傳

旨問大夫們上嘴唇的方欽此臣錢斗保王炳議用辰砂益元散一錢蜂蜜二錢調搽李英隨

奏過奉

旨伺候欽此

雍正帝询问治唇病方

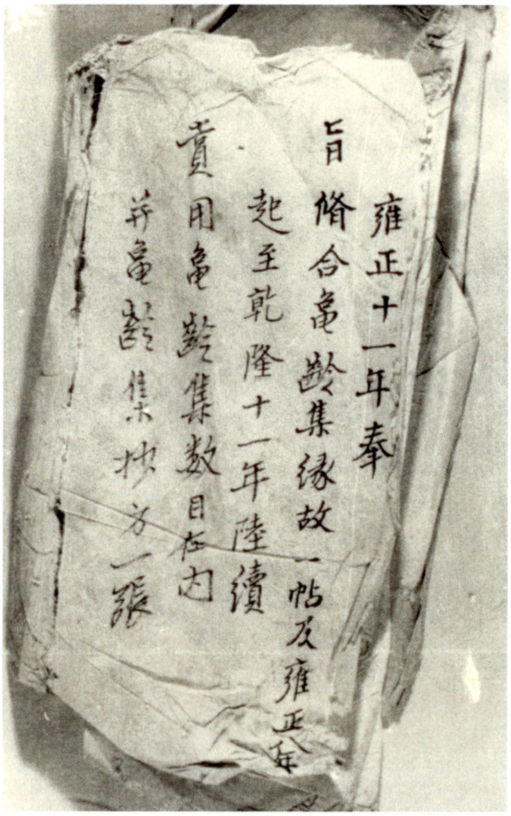

雍正十一年奉

旨修合龜齡集緣故一帖及雍正年起至乾隆十一年陸續賣用龜齡集數目在內并龜齡集抄方一張

雍正年间谕旨修合龟龄集处方外包纸

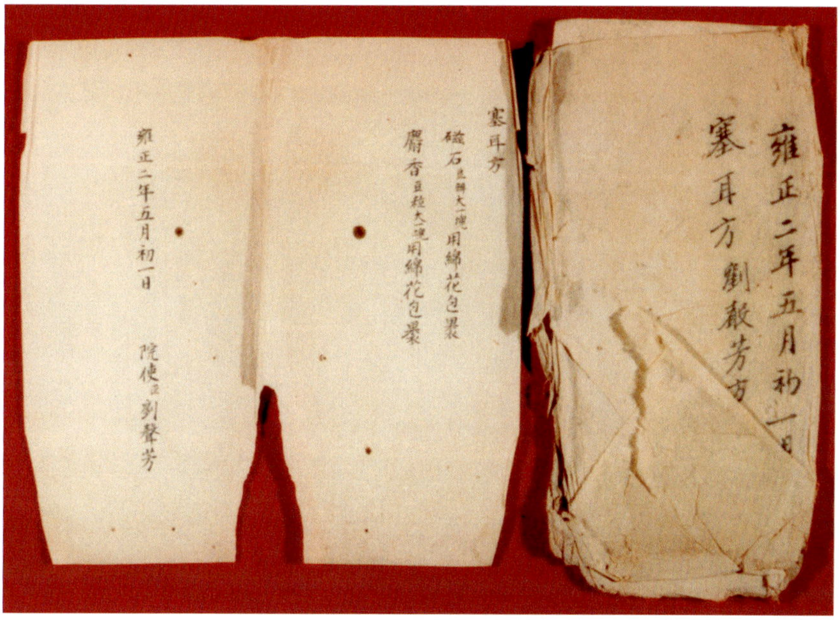

雍正朝太医院院使刘声芳塞耳医方

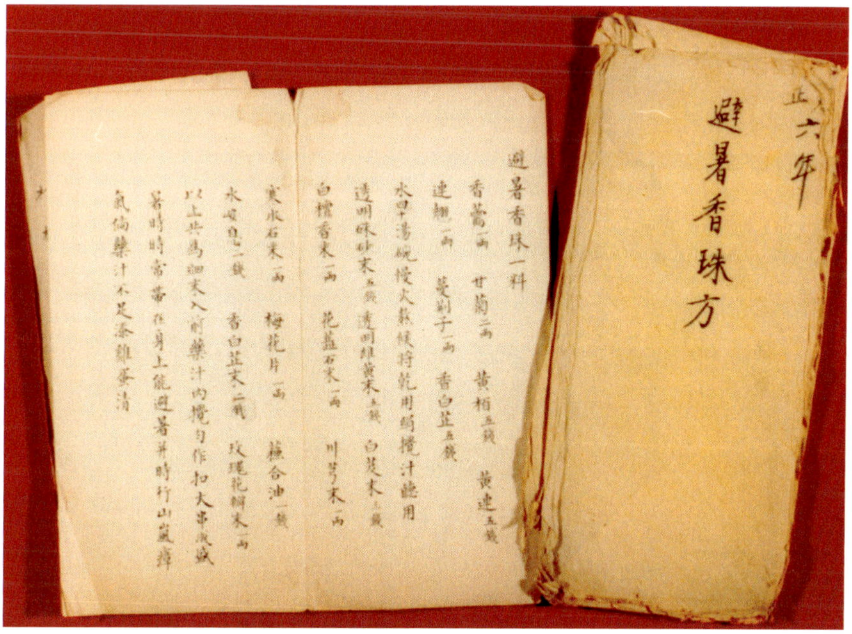

清雍正六年所开避暑香珠方

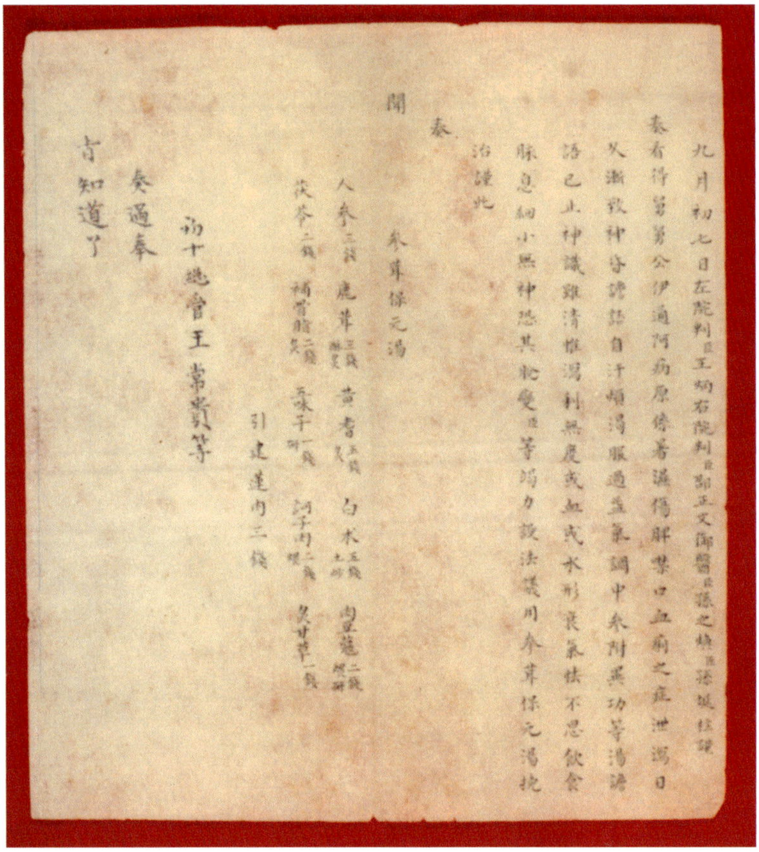

乾隆帝舅公伊通阿患血痢服参茸保元汤脉案

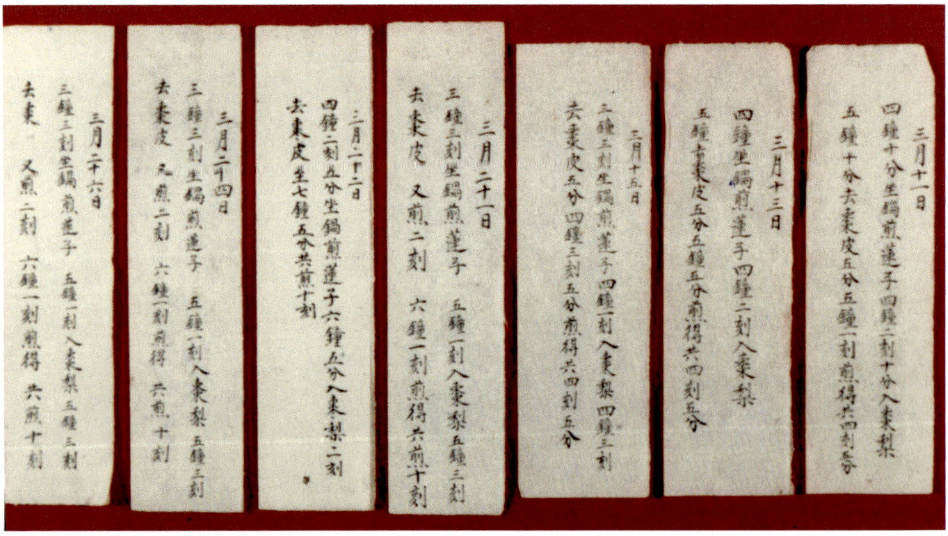

煎莲子、枣梨代茶饮记录

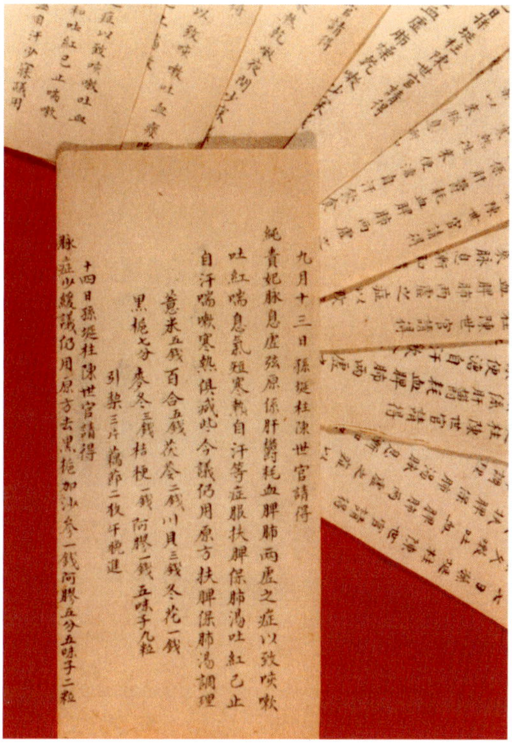
九月十三日孫琏柱陳世官請得
純貴妃脉息虚弦原係肝鬱耗血脾肺兩虚之症以致咳嗽
吐紅喘息氣短寒熱自汗等症服扶脾保肺湯吐紅已止
自汗喘嗽寒熱俱減此今議仍用原方扶脾保肺湯調理
薏米五錢 百合五錢 茯苓二錢 川貝三錢 冬花一錢
黑梔七分 麥冬三錢 桔梗一錢 阿膠一錢 五味子九粒
引棗三片 扁豆二枚 午晚進
十四日孫琏柱陳世官請得
脉症少緩議仍用原方去黑梔加沙參一錢阿膠五分五味子二粒

乾隆朝纯贵妃脉案

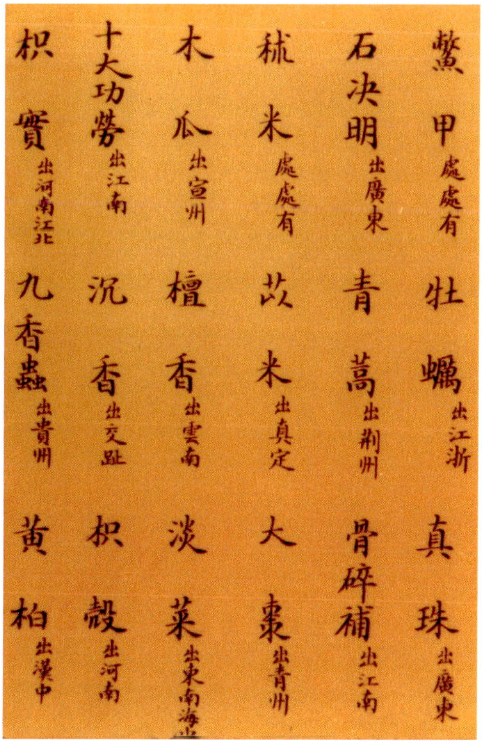
鱉甲 處處有　牡蠣 出江浙　真珠 出廣東
石決明 出廣東　青蒿 出荊州　骨碎補 出江南
秫米 處處有　苡米 出真定　大棗 出青州
木瓜 出宣州　檀香 出雲南　淡菜 出東南海
十大功勞 出江南　沉香 出交趾　枳殼 出河南
枳實 出河南江北　九香蟲 出貴州　黃柏 出漢中

清宫应用各地进贡药材出处档

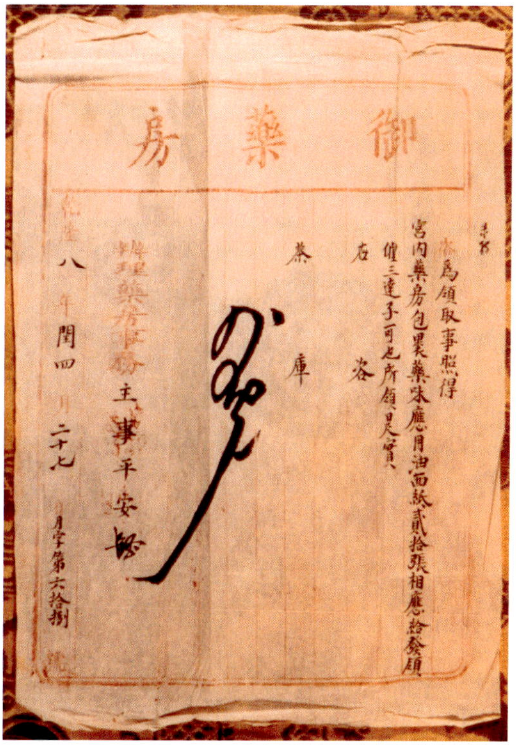
御藥房
本爲領取事照得
宫内藥房包裹藥味應用油面紙貳拾張相應給發領
值三連子可也所須是實
右咨
茶庫
乾隆八年閏四月二十七
辦理藥房侍務主事平安
月字第六拾捌

乾隆朝御药房办事文档

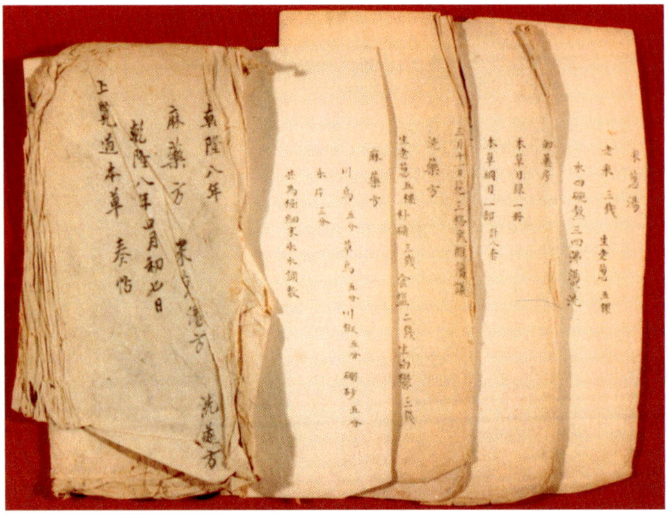

乾隆朝麻药洗药方皇帝亲览奏帖之外包纸

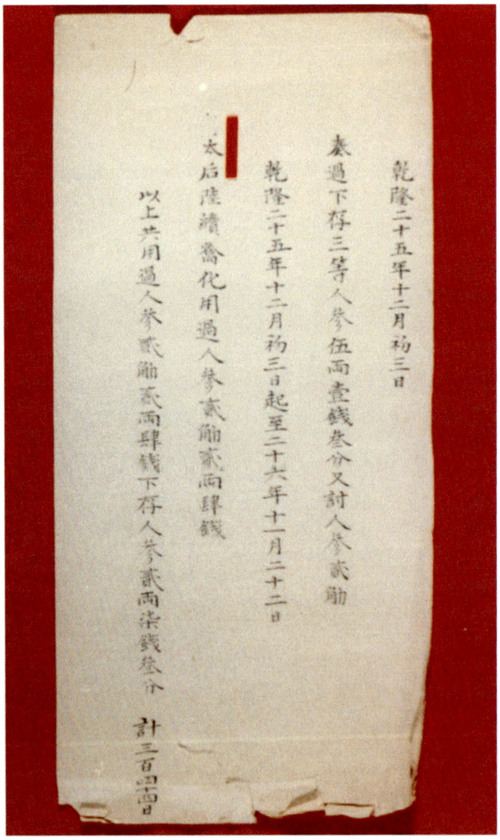

乾隆朝应用人参细账档

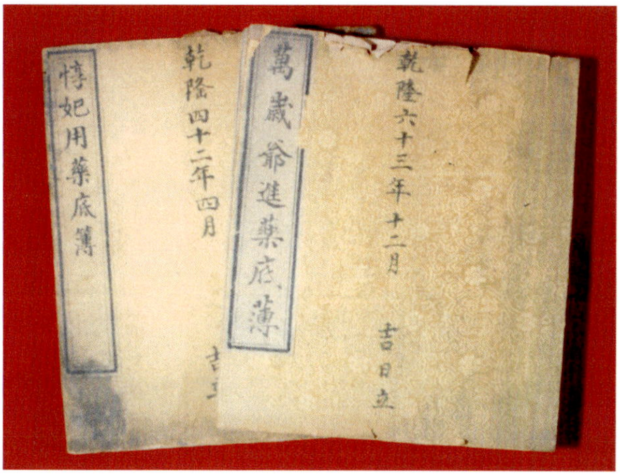

乾隆帝及惇妃脉案档

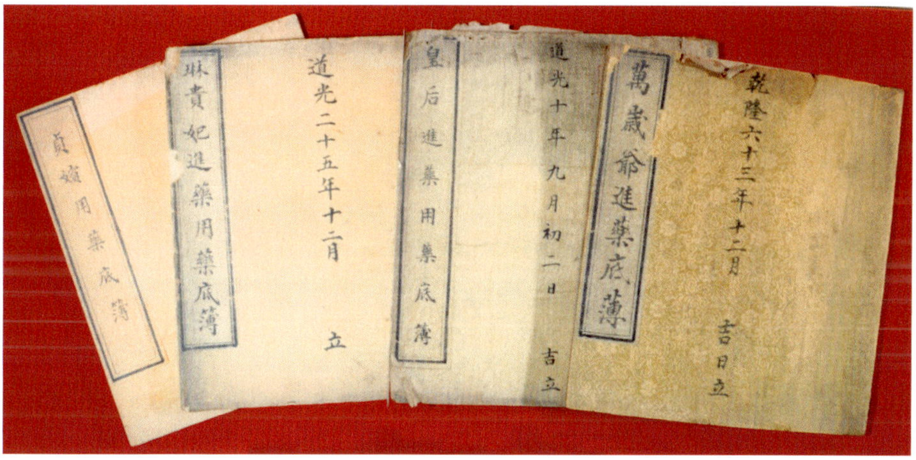

乾隆帝用药底簿及道光朝后妃用药底簿

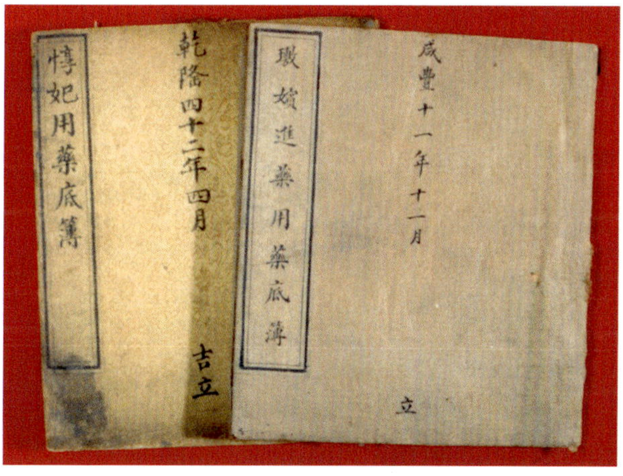

乾隆朝及咸丰朝妃嫔进药底簿

嘉庆朝御药房医书档1

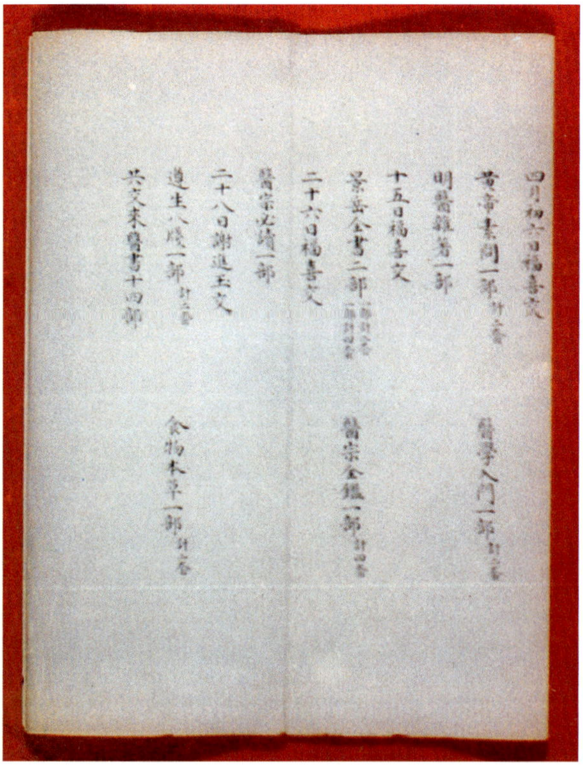

嘉庆朝御药房医书档2

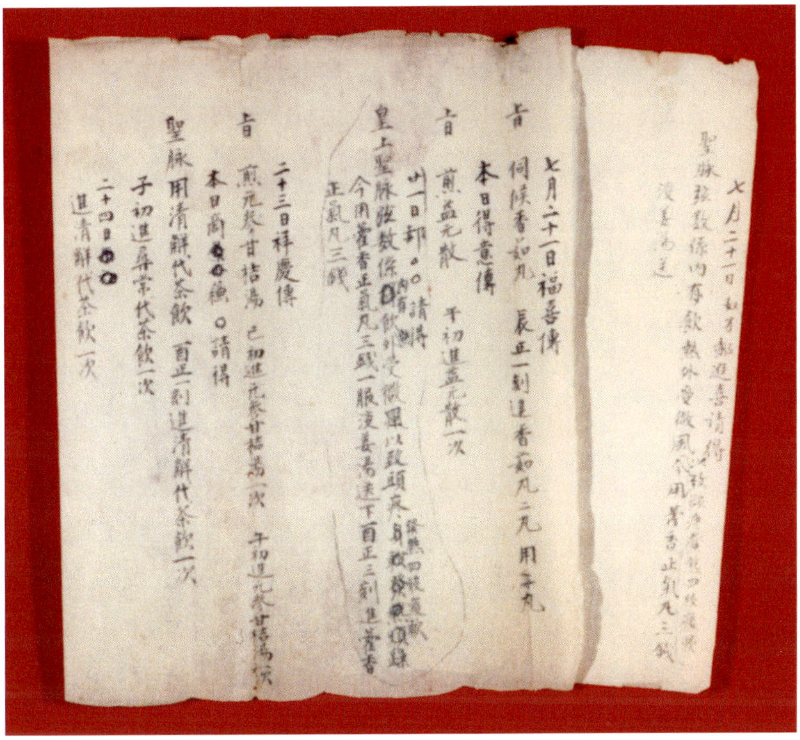

嘉庆皇帝临终脉案，太医救治方药采用生脉定喘汤、生脉饮1

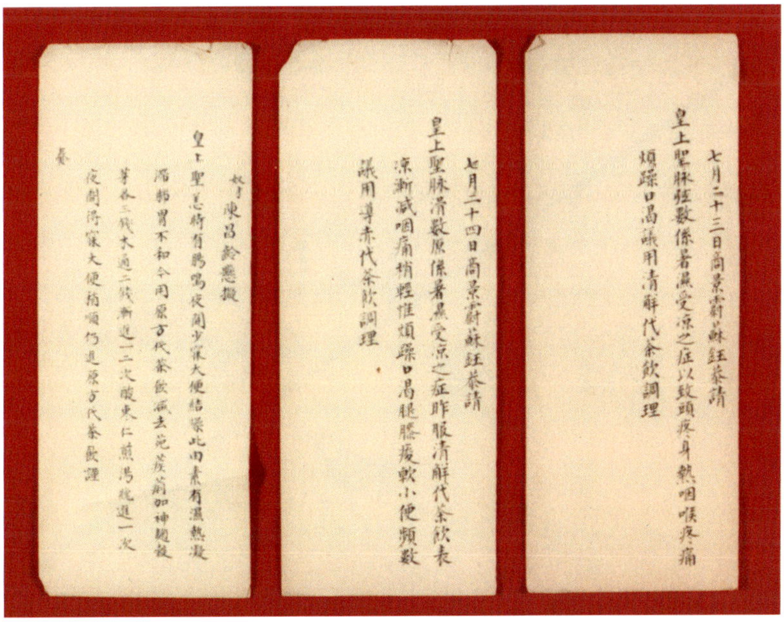

嘉庆皇帝临终脉案，太医救治方药采用生脉定喘汤、生脉饮2

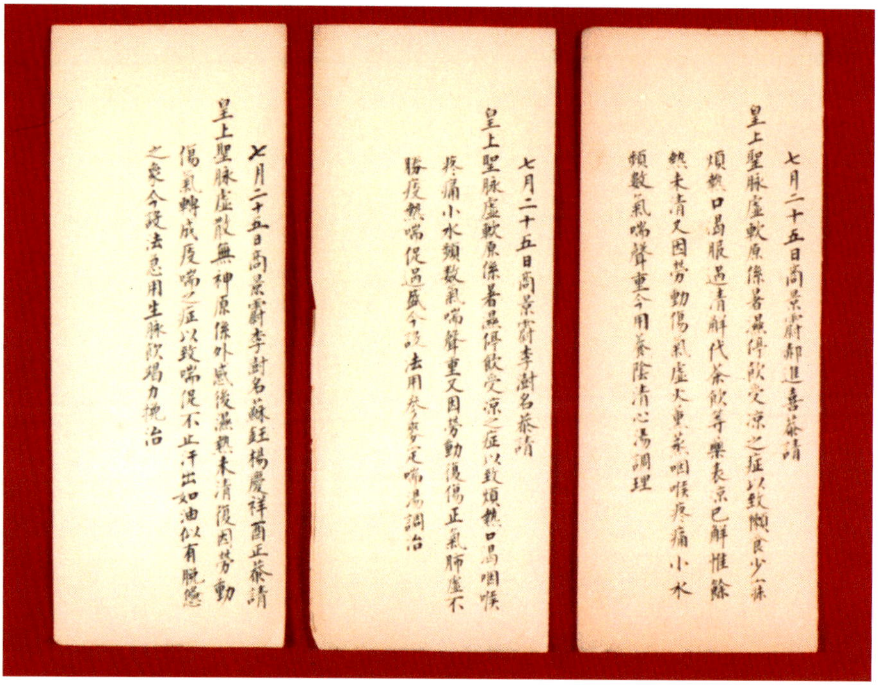
七月二十五日商景霨郝進喜恭請
皇上聖脉虛軟原係暑濕停飲受涼之症以致懶食少寐
煩熱口渴服過清解代茶飲等藥表凉已解惟餘
熱未清又因勞動傷氣虛火熏蒸咽喉疼痛小水
頻數氣喘聲重今用養陰清心湯調理

七月二十五日商景霨李澍名恭請
皇上聖脉虛軟原係暑濕停飲受涼之症以致煩熱口渴咽喉
疼痛小水頻數氣喘聲重又因勞動傷正氣肺虛不
勝痰熱喘促過盛今議去用參麥定喘湯調治

七月二十五日商景霨李澍名蘇鈺楊慶祥商正恭請
皇上聖脉虛散無神原係外感後濕熱未清復因勞動
傷氣轉成虛喘之症以致喘促不止汗出如油似有脫陷
之象今議去息用生脉飲竭力挽治

嘉庆皇帝临终脉案，太医救治方药采用生脉定喘汤、生脉饮3

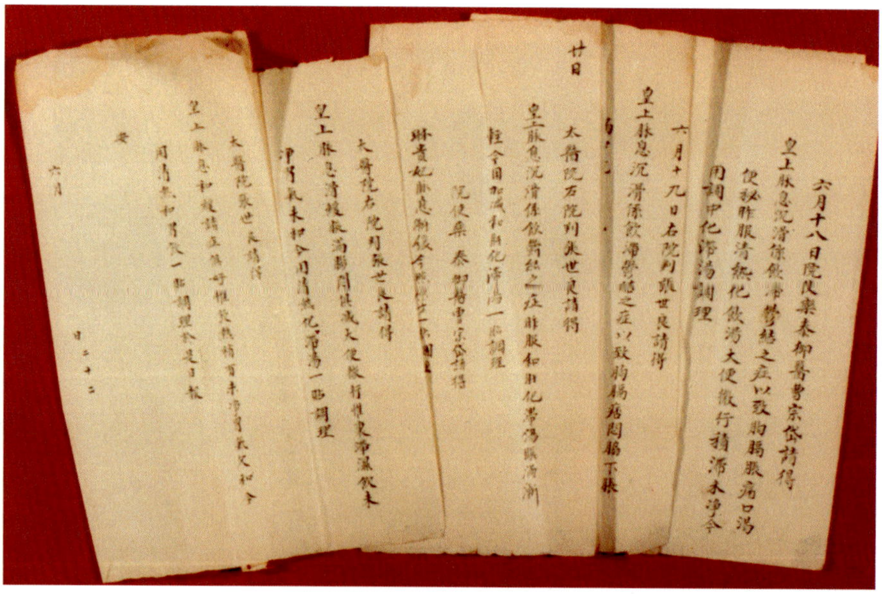

道光皇帝脉案数则

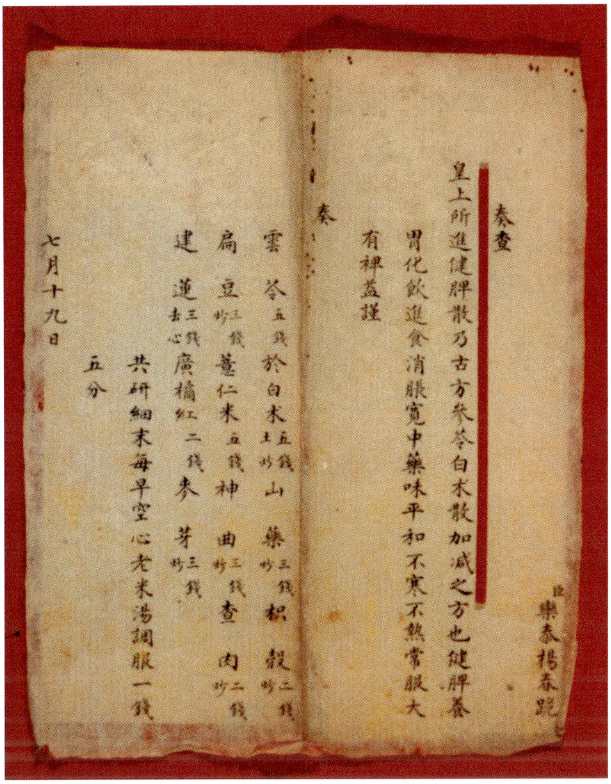

古方参苓白术散加减化裁之健脾散

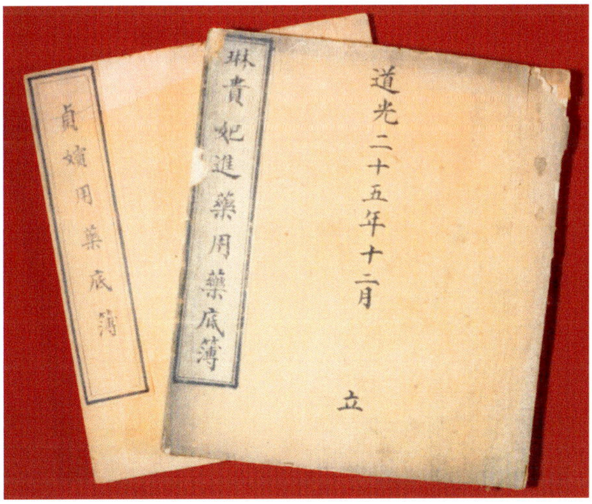

道光朝琳贵妃、咸丰朝贞嫔用药底簿

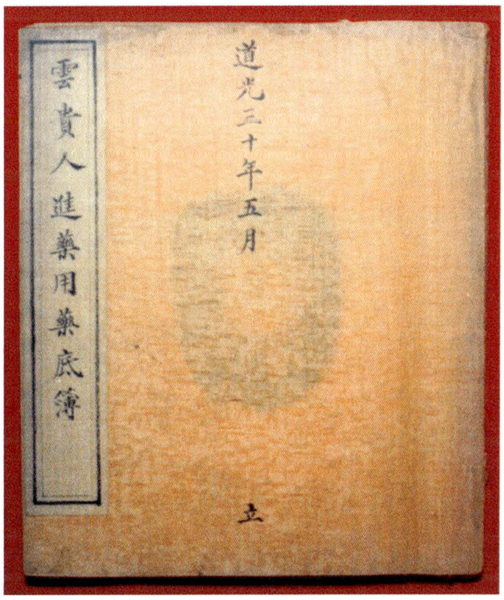

道光朝云贵人进药用药底簿

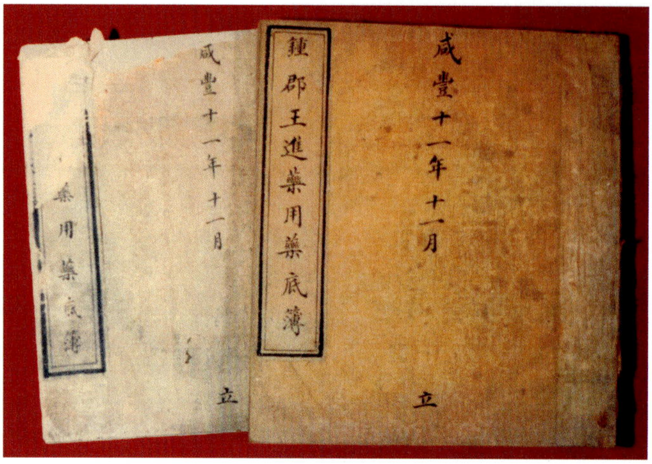

咸丰朝宫中部分进药用药底簿1

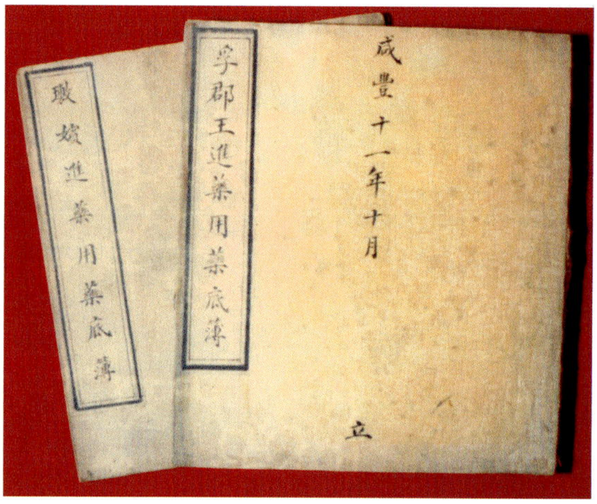

咸丰朝宫中部分进药用药底簿2

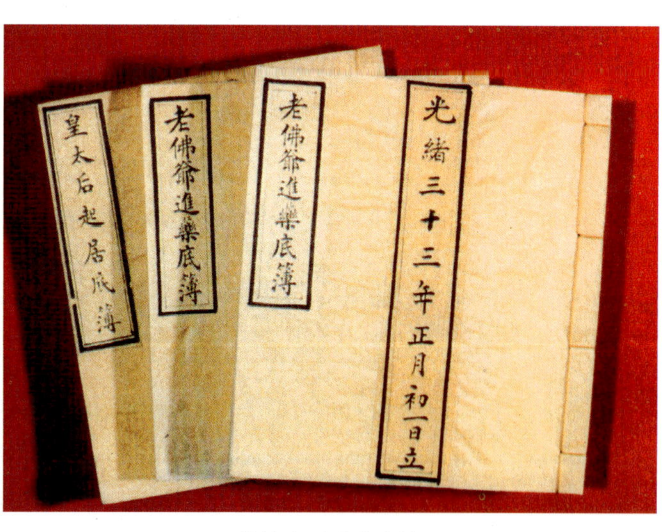

慈禧太后进药底簿

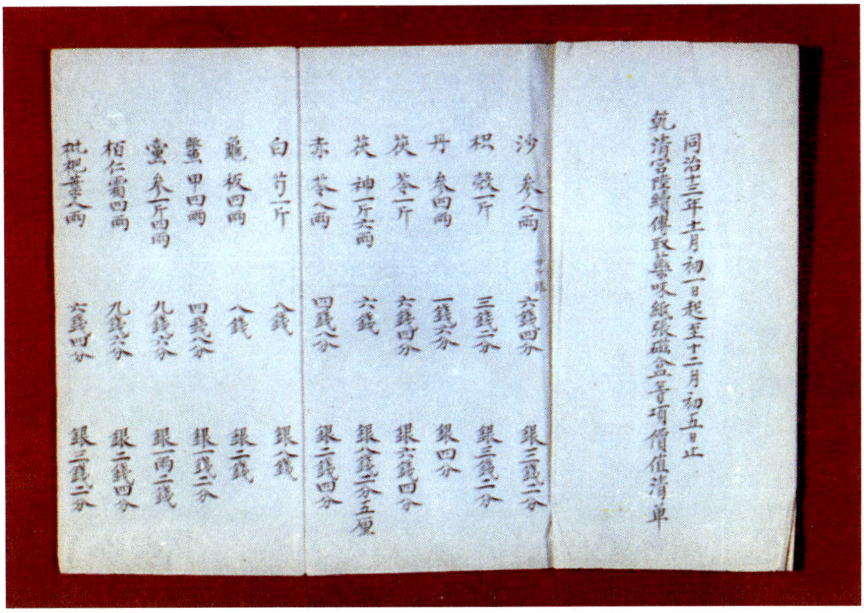

同治十三年十一月初一日起至十二月初五日止
乾清宫陸續傳取藥味紙張磁盒等項價值清單

沙　參八兩　六錢四分　銀三錢二分
枳　殼一斤　三錢二分　銀三錢二分
丹　參四兩　一錢六分　銀四分
茯　苓一斤　六錢四分　銀六錢四分
茯　神一斤六兩　六錢　銀八錢二分五厘
赤　苓八兩　四錢八分　銀二錢四分
白　芍一斤　八錢　銀八錢
龜　板四兩　八錢　銀二錢
鱉　甲四兩　四錢八分　銀一錢二分
黨　參一斤四兩　九錢六分　銀一兩二錢
栢仁霜四兩　九錢六分　銀二錢四分
枇杷葉八兩　六錢四分　銀三錢二分

同治朝乾清宫药价清单

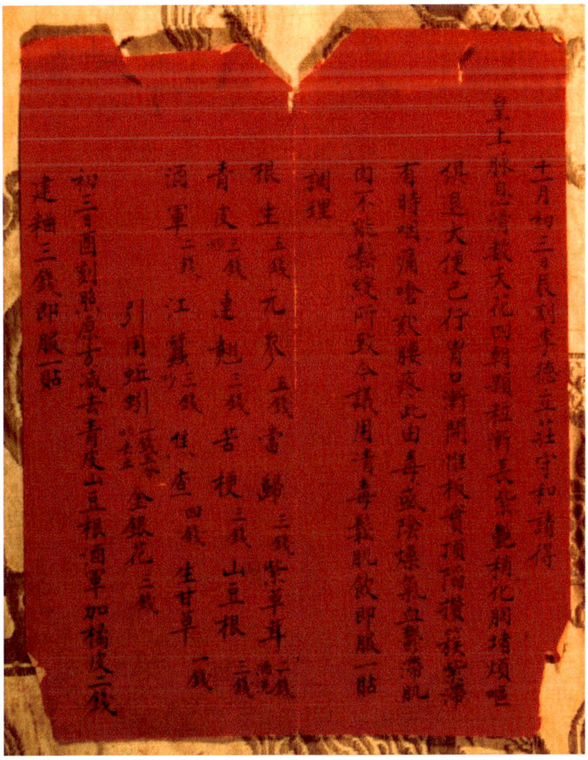

十一月初三日辰刻李德立莊守和請得
皇上脉息滑數天花四朝顆粒雖長紫艷稍化脖項咽
係是大便已行胃口漸開惟根顶陷攢稍紫滯
有時喘痛嗆欬腰疼此由毒盛陰燥氣血鬱滯肌
肉不能宣透所致今議用清毒養肌飲即服一貼
調理
根生五錢　元參五錢　當歸三錢　紫草茸酒洗二錢
青皮炒三錢　連翹三錢　苦梗三錢　山豆根三錢
酒軍二錢　江蠶炒三錢　焦查四錢　生甘草一錢
引用蚯蚓一錢　金銀花三錢
初三日酉刻照原方減去青皮山豆根酒軍加橘皮二錢
建曲三錢即服一貼

同治皇帝天花病脉案档一则

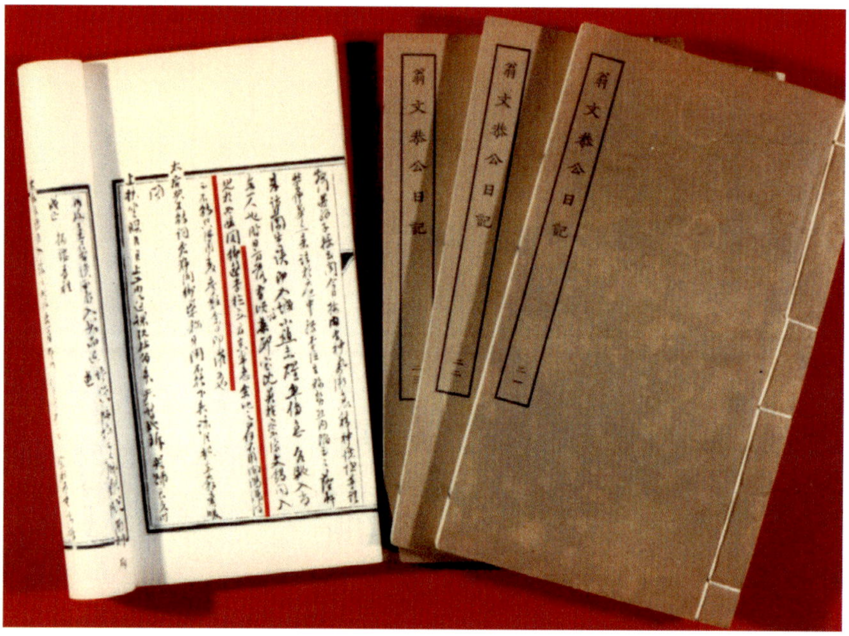

《翁同龢日记》中关于同治皇帝天花病亲笔日记记录

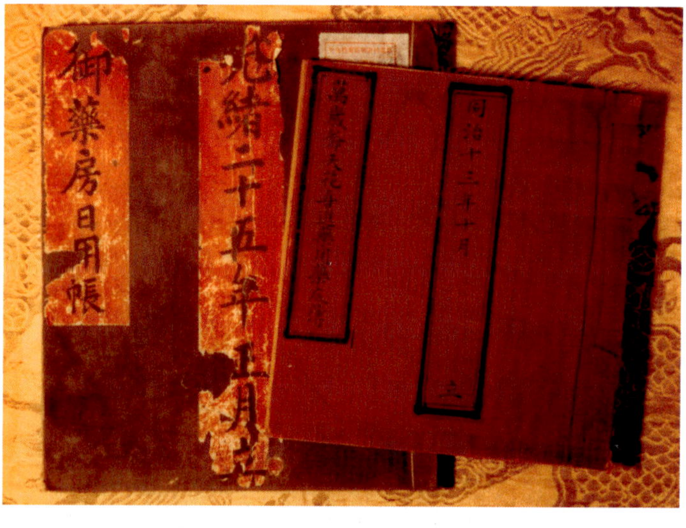

同治天花用药底簿及光绪朝御药房日用账

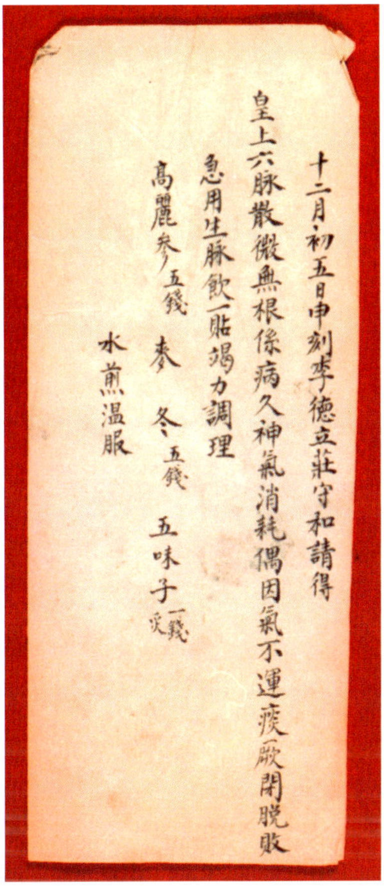
十二月初五日申刻李德立莊守和請得
皇上六脉散微無根係病久神氣消耗偶因氣不運痰厥閉脱敗
急用生脉飲一貼竭力調理
高麗參五錢 麥冬五錢 五味子一錢炙
水煎溫服

同治帝临终前用生脉散救治脉案

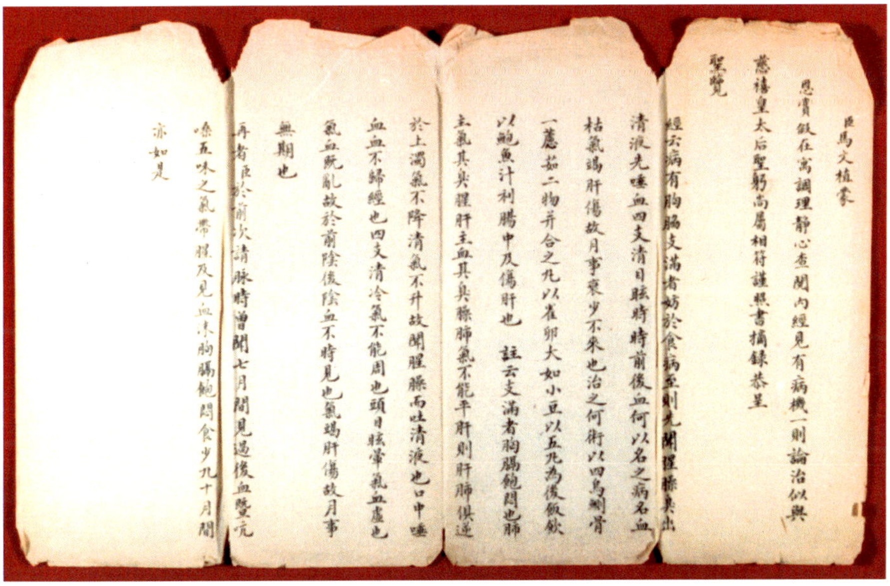
臣馬文植跪
恩賞敘在寓調理靜心查閱內經見有病機一則論治似與
慈禧皇太后聖躬尚屬相符謹照書摘錄恭呈
聖覽
經云病有胸脇支滿者妨於食病至則先聞腥臊臭出
清液先唾血四支清目眩時時前後血何以名之病名血
枯氣竭肝傷故月事衰少不來也治之何術以四烏鰂骨
一藘茹二物并合之丸以雀卵大如小豆以五丸為後飯飲
以鮑魚汁利腸中及傷肝也 註云支滿者胸脇飽悶也肺
主氣其臭腥肝主血其臭臊肺氣不能平肝則肝肺俱逆
於上濁氣不降清氣不升故聞腥臊而吐清液也口中唾
血血不歸經也四支清冷氣不能周也頭目眩暈氣血虛也
氣血既亂故於前陰後陰血不時見也氣竭肝傷故月事
無期也
再者臣於前次請脉時曾聞七月間見過後血暨亮
喉五味之氣帶腥及見血沫胸脇飽悶食少九十月間
亦如是

马文植关于治疗慈禧太后病奏折

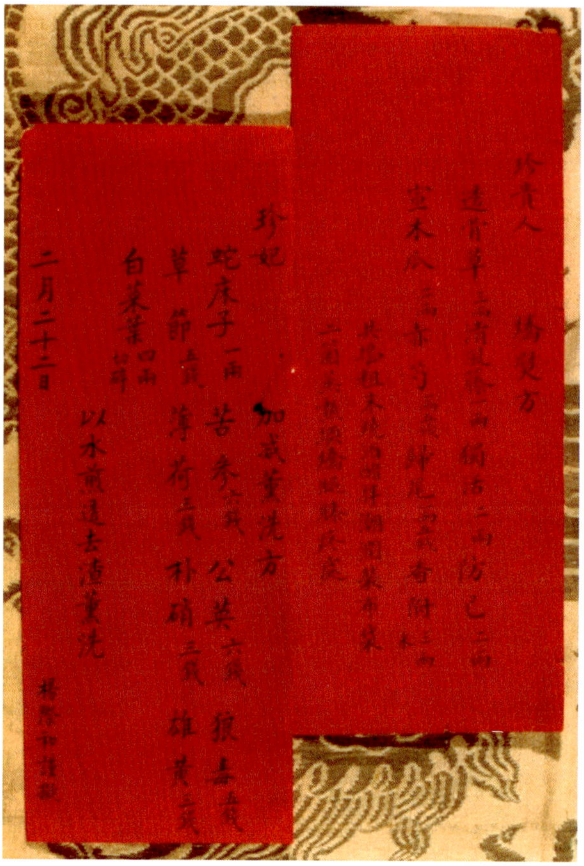

珍妃外用医方二则

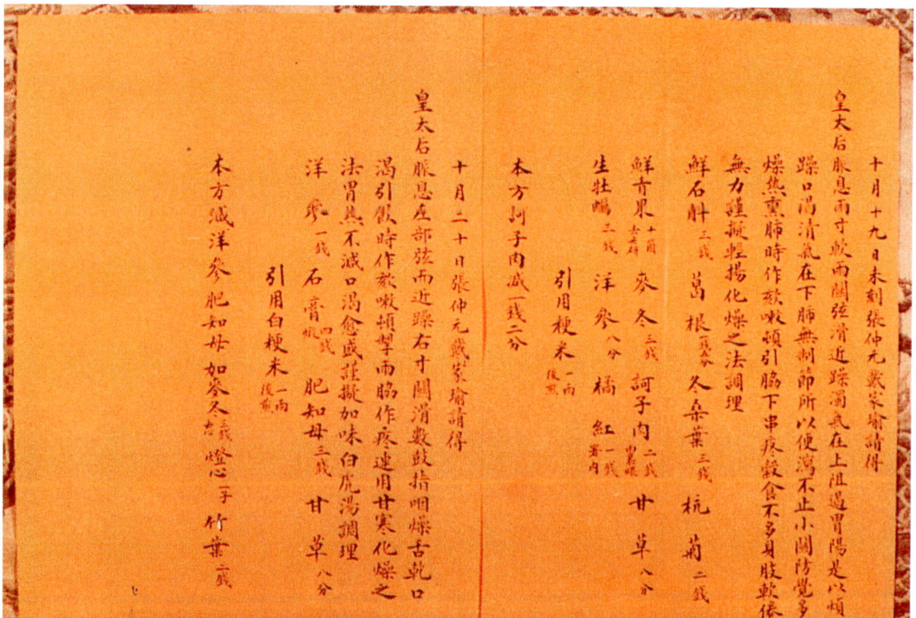

慈禧脉案应用西洋参例

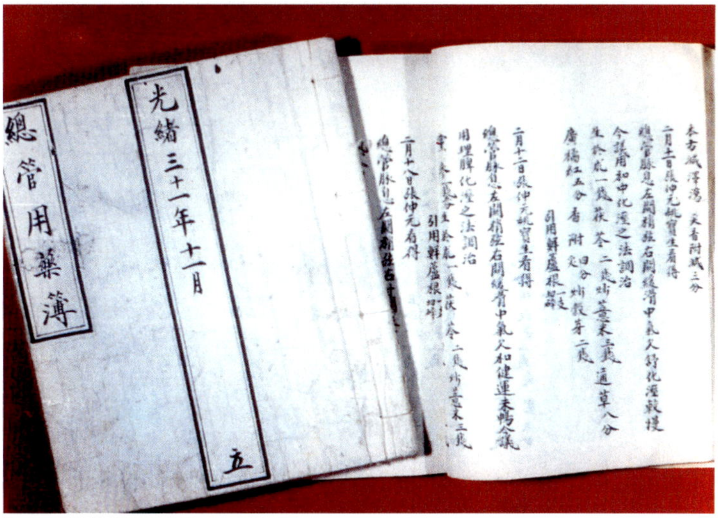

总管太监李莲英用药底簿

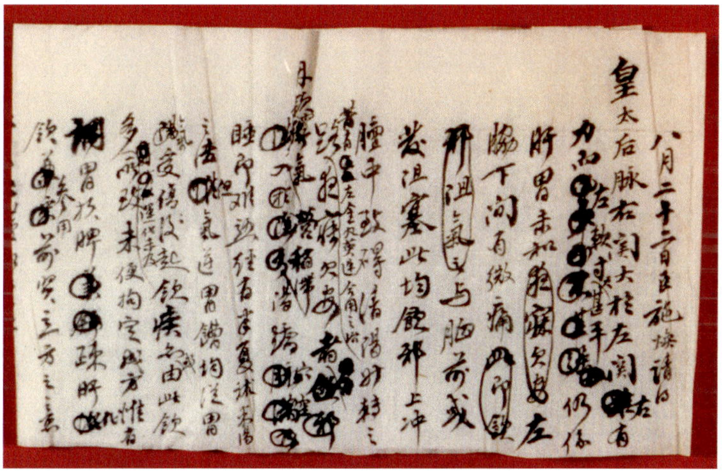

御医施焕诊治慈禧病脉案手稿1

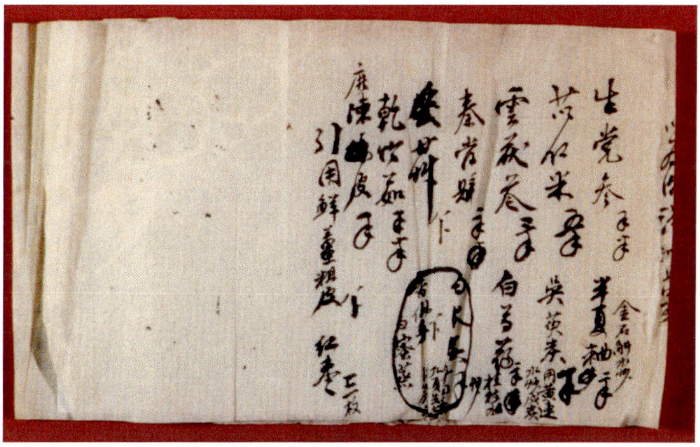

御医施焕诊治慈禧病脉案手稿2

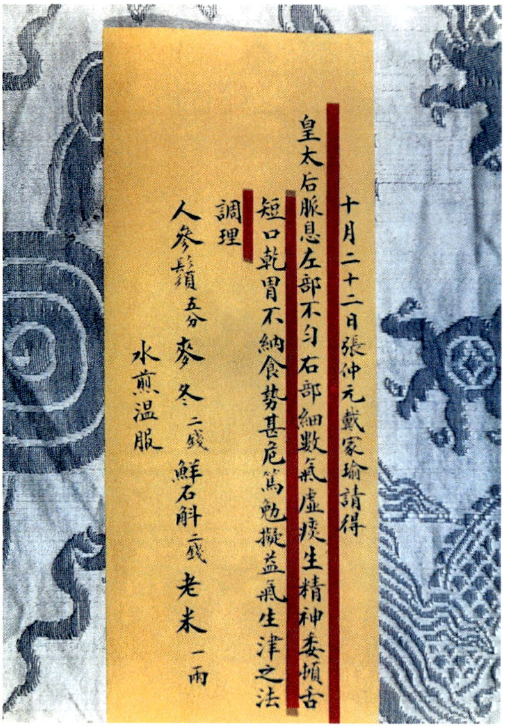

十月二十二日張仲元戴家瑜請得
皇太后脉息左部不匀右部細數氣虛痰生精神委頓舌短口乾胃不納食勢甚危篤勉擬益氣生津之法調理
人參鬚五分 麥冬二錢 鮮石斛二錢 老米一兩
水煎温服

慈禧太后临终前所用医方脉案

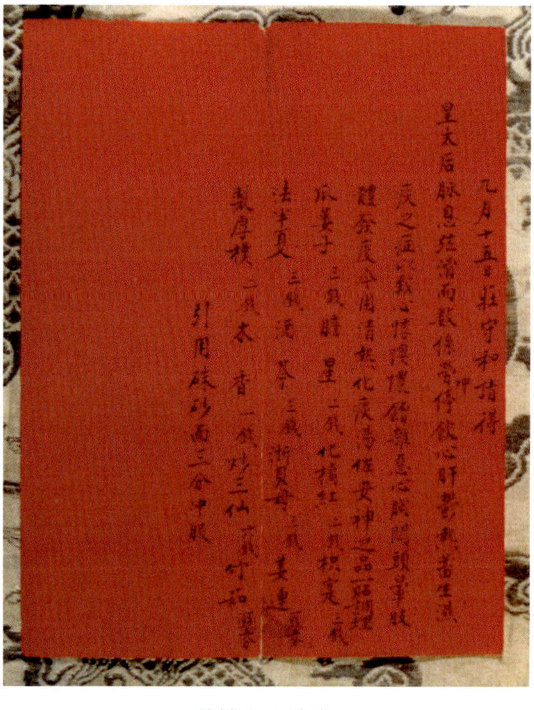

九月十五日莊守和請得
皇太后脉息弦滑而數係營停飲心肝鬱熱蓄生
痰之症以致心悸懊憹頭暈肢
體發痠今用清熱化痰[illegible]安神之品調理
瓜蔞子三錢 膽星二錢 化橘紅二錢 枳實二錢
法半夏三錢 酒芩三錢 浙貝母三錢 姜連[illegible]
製厚樸二錢 木香一錢 炒三仙六錢 竹茹[illegible]
引用硃砂面三分冲服

慈禧太后脉案

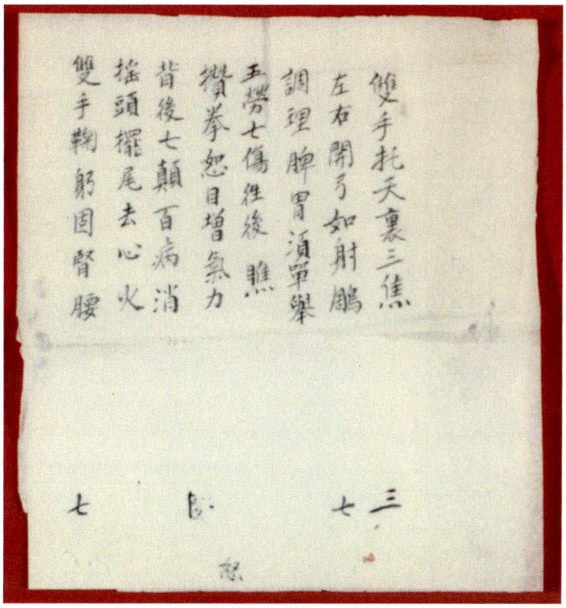

雙手托天裏三焦
左右開弓如射鵰
調理脾胃須單舉
五勞七傷往後瞧
攢拳怒目增氣力
背後七顛百病消
搖頭擺尾去心火
雙手鞠躬固腎腰

光绪帝御笔八段锦练功要诀

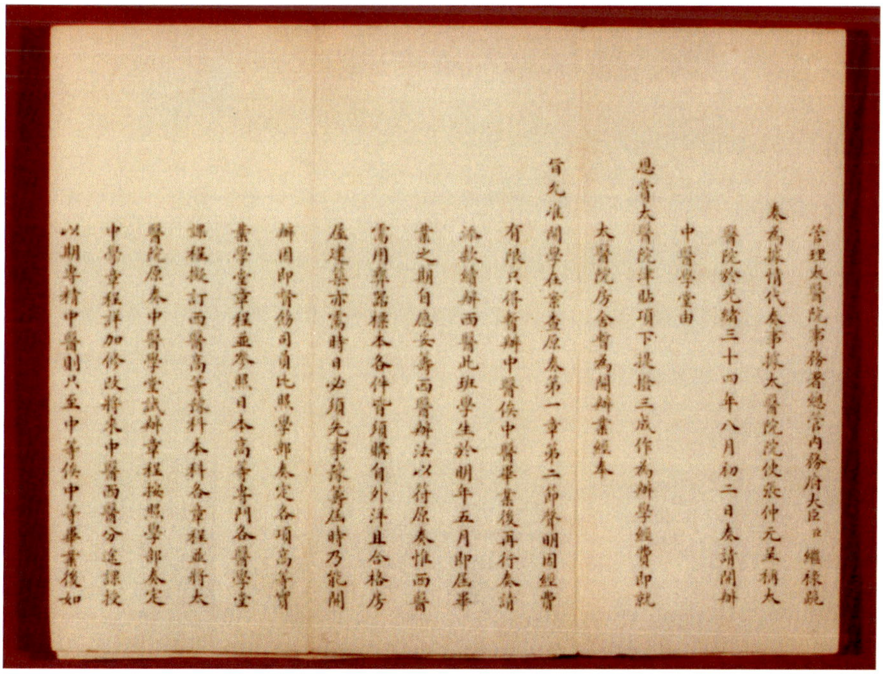

管理太醫院事務署總管內務府大臣臣繼祿跪
奏為據情代奏事據太醫院院使張仲元呈稱太
醫院於光緒三十四年八月初二日奏請開辦
中醫學堂由
恩賞太醫院津貼項下提撥三成作為辦學經費即就
太醫院房舍暫為開辦業經奉
旨允准開學在案查原奏第一章第二節聲明因經費
有限只得暫辦中醫俟中醫畢業後再行奏請
添款續辦西醫此班學生於明年五月即屆畢
業之期自應妥籌西醫辦法以符原奏惟西醫
需用儀器標本各件皆須購自外洋且合格房
屋建築亦需時日必須先事豫籌屆時乃能開
辦因即督飭司員比照學部奏定各項高等實
業學堂章程並參照日本高等專門各醫學堂
課程擬訂西醫高等務科本科各章程並將太
醫院原奏中醫學堂試辦章程按照學部奏定
中學章程詳加修改將來中醫西醫分途課授
以期專精中醫則只至中等俟中等畢業後如

太医院关于中医学堂增设西医课之奏折

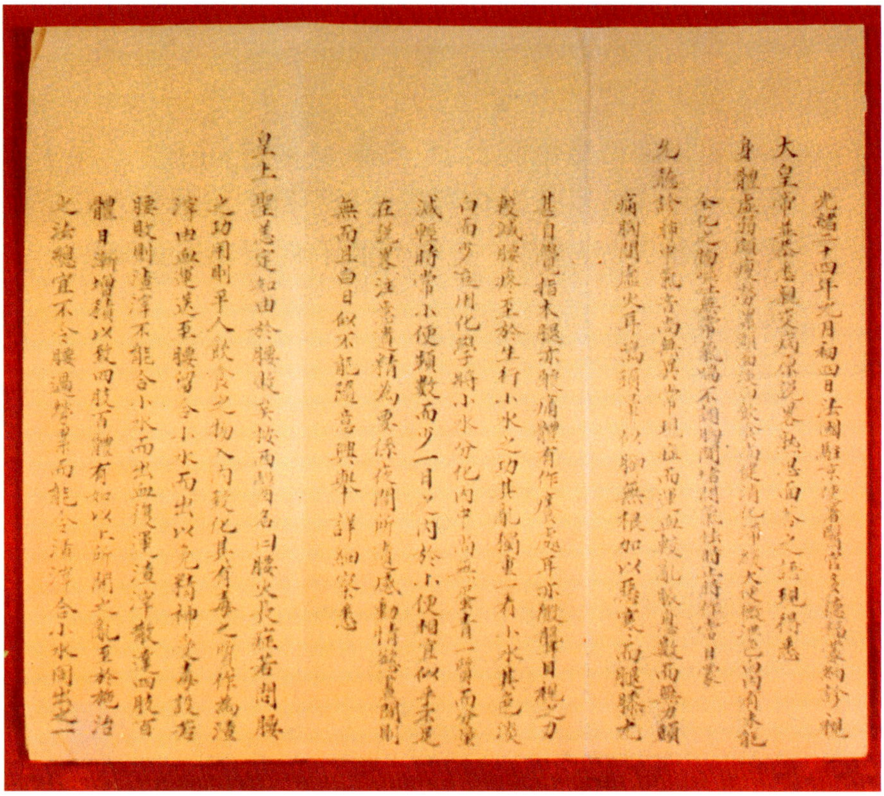

法国驻京医官多德福为光绪会诊脉案档

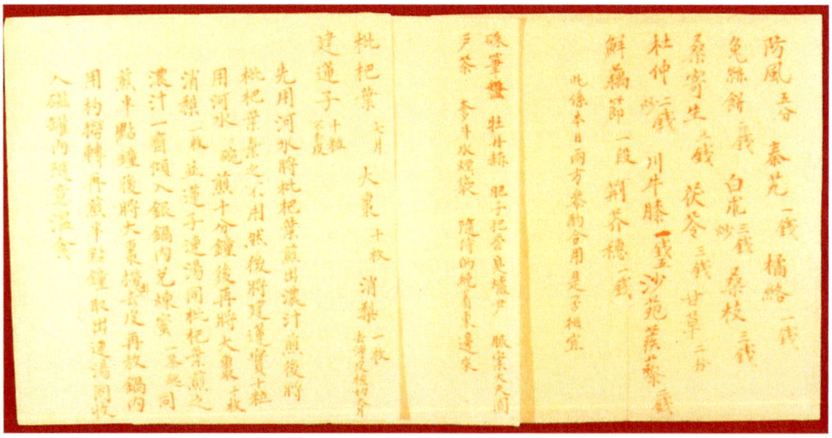

光绪皇帝御笔抄录医方

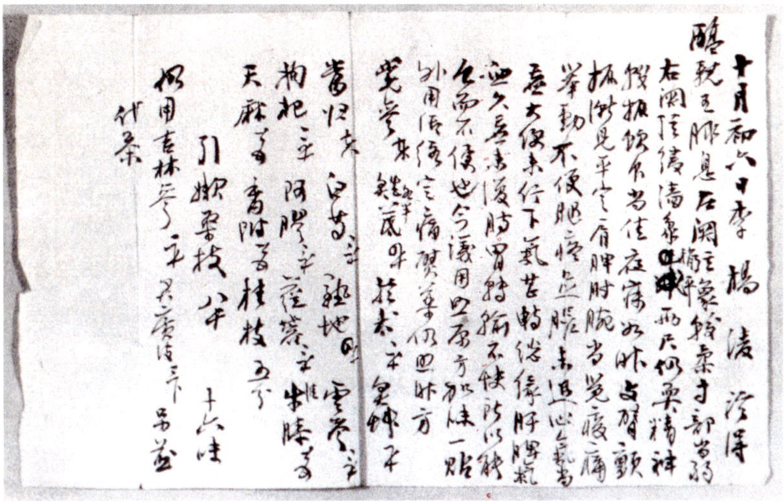

醇亲王脉案手稿一则

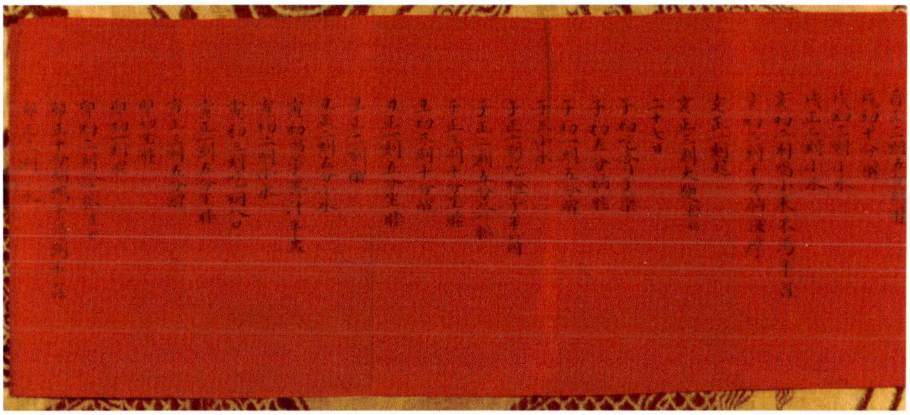

清太医院对恭亲工奕訢患病时的特别护理记录1

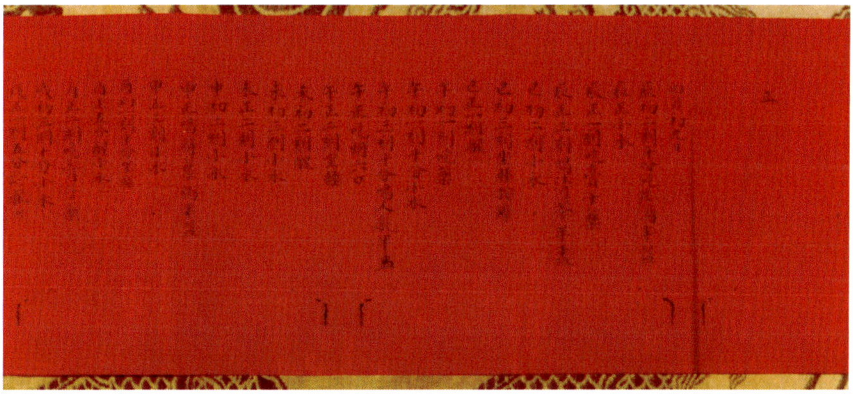

清太医院对恭亲王奕訢患病时的特别护理记录2

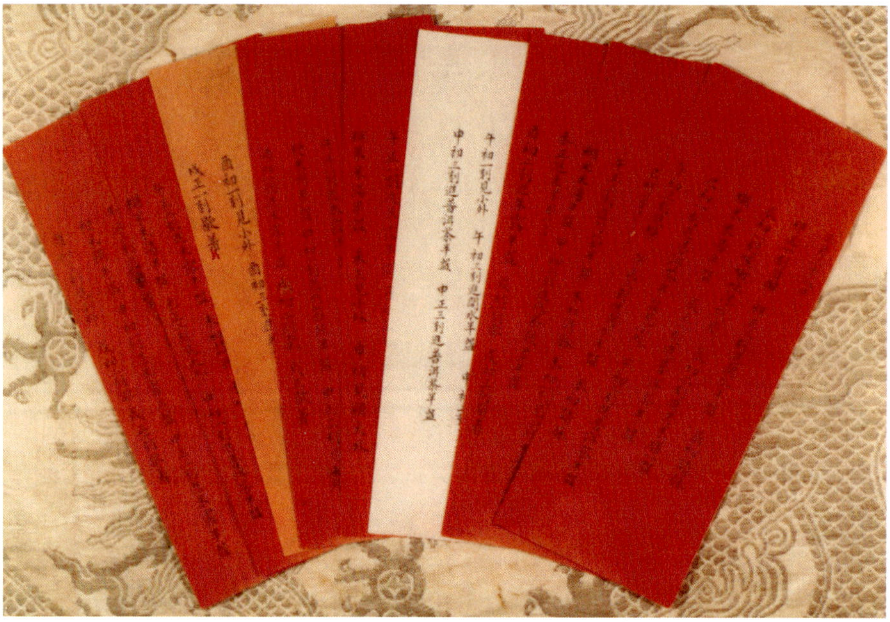

清太医院对恭亲王奕訢患病时的特别护理记录3

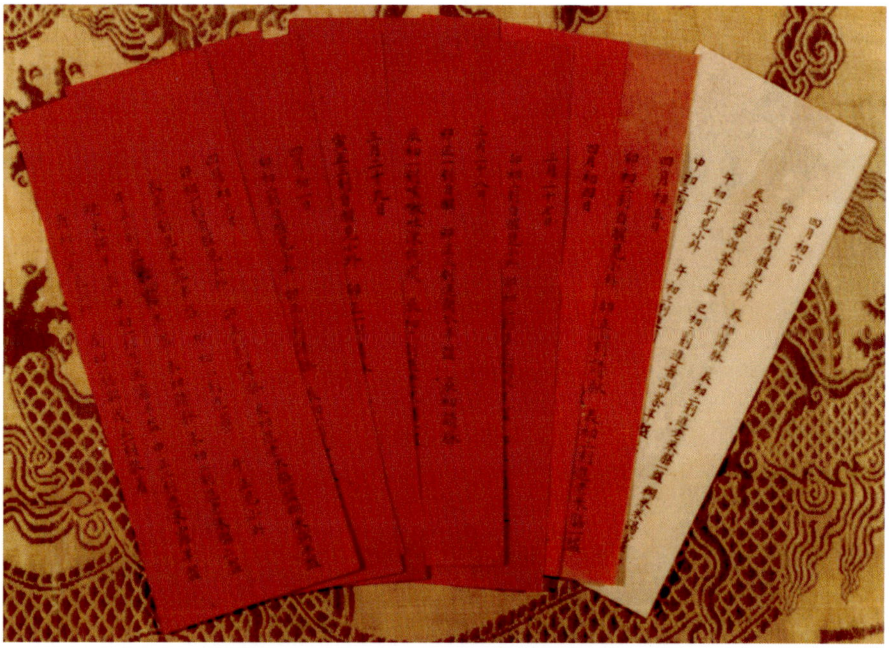

清太医院对恭亲王奕訢患病时的特别护理记录4

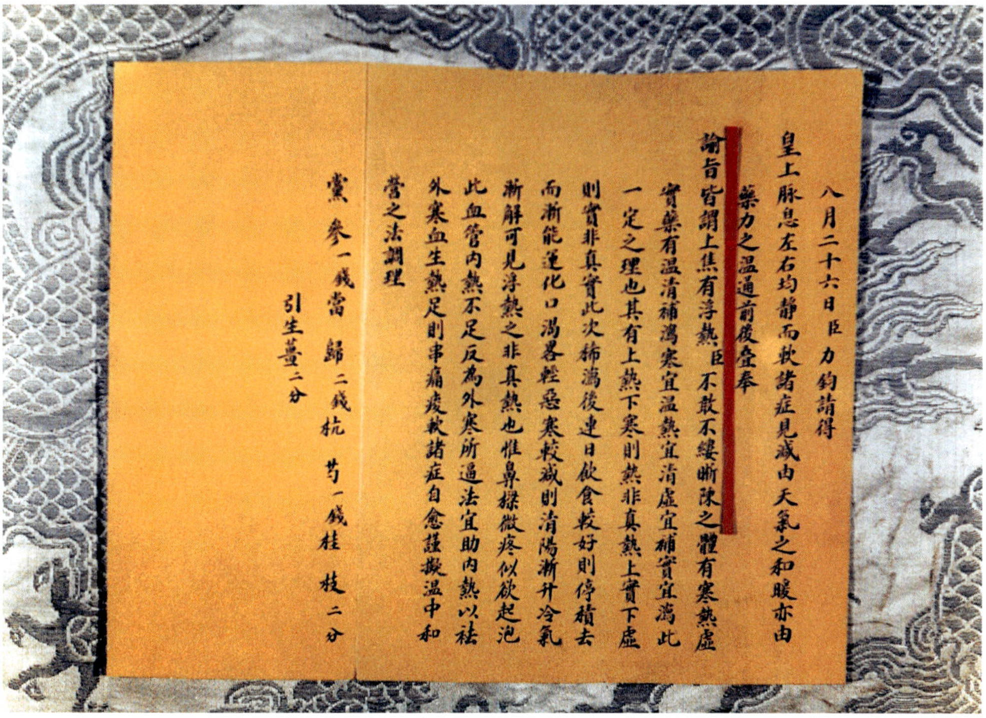

八月二十六日臣力鈞請得
皇上脉息左右均静而软諸症見減由天氣之和暖亦由
藥力之温通前後叠奉
諭旨皆謂上焦有浮熱臣不敢不縷晰陳之體有寒熱虚
實藥有温清補瀉寒宜温熱宜清虚宜補實宜瀉此
一定之理也其有上熱下寒則熱非真熱上實下虚
則實非真實此次稀瀉後連日飲食較好則停積去
而漸能運化口渴畧輕惡寒較減則清陽漸升冷氣
漸解可見浮熱之非真熱也惟鼻操微疼似欲起泡
此血管内熱不足反為外寒所逼法宜助内熱以袪
外寒血生熱足則串痛痠軟諸症自愈謹擬温中和
營之法調理
黨參一錢　當歸二錢　杭芍一錢　桂枝二分
引生薑二分

光绪帝脉案

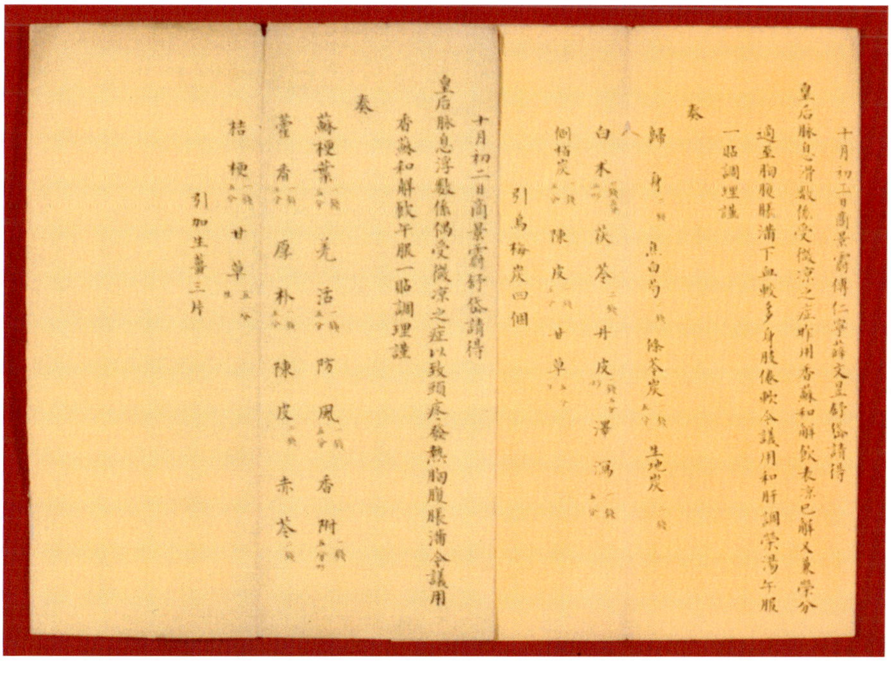

十月初二日商景霨傅仁寧蘇文昱舒岱請得
皇后脉息滑數係受微凉之症昨用香蘇和解飲表凉已解又兼𠡠分
適至胸腹脹滿下血較多身肢倦軟今議用和肝調營湯午服
一貼調理謹
奏
歸身　炙白芍　條芩炭　生地炭
白术　茯苓　丹皮　澤瀉
側柏炭　陳皮　甘草
引烏梅炭四個

十月初二日商景霨舒岱請得
皇后脉息浮數係偶受微凉之症以致頭疼發熱胸腹脹滿今議用
香蘇和解飲午服一貼調理謹
奏
蘇梗葉　羌活　防風　香附
藿香　厚朴　陳皮　赤苓
桔梗　甘草
引加生薑三片

嘉庆朝孝淑睿皇后脉案

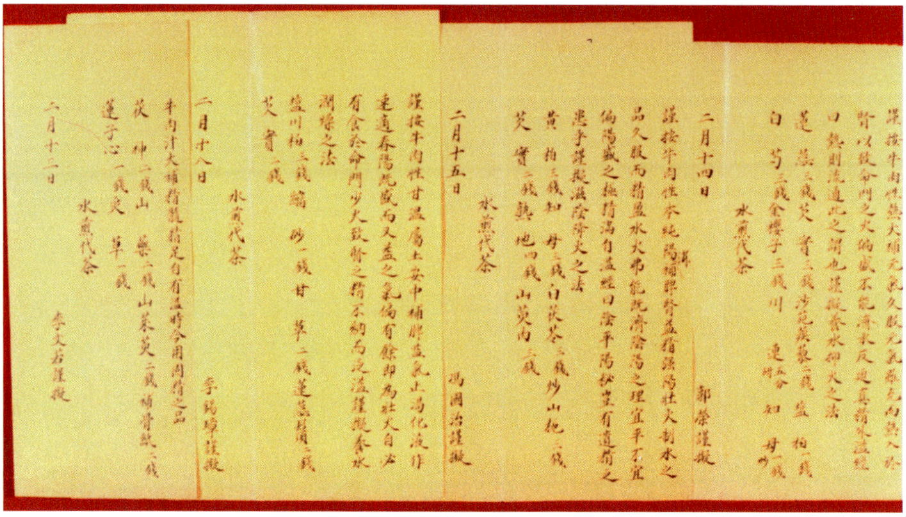
謹按牛肉性熱大補元氣久服元氣亢而熱入於
腎以致命門之火偏盛不能濟水反逼真精外溢經
曰熱則流通此之謂也謹擬養水抑火之法
蓮　蕊二錢芡　實三錢沙苑蒺藜二錢鹽　柏一錢
白　芍三錢金櫻子三錢川　連五分研　知　母一錢炒
水煎代茶
二月十四日　郭榮謹擬
謹按牛肉性本純陽補脾腎益精強陽壯火剋水之
品久服而精益水火弗能既濟陰陽之理宜平不宜
偏陽盛之極精溢自遺經曰陰平陽秘豈有遺精之
患乎謹擬滋陰降火之法
黃　柏三錢知　母三錢白茯苓三錢炒山梔三錢
芡　實三錢熟　地四錢山萸肉三錢
水煎代茶
二月十五日　馮國治謹擬
謹按牛肉性甘溫屬土安中補脾益氣止渴化液作
速適春陽既盛而又益之氣偏有餘即為壯火自必
有食於命門少火致腎之精不納而泛溢謹擬養水
潤燥之法
鹽川柏三錢縮　砂一錢甘　草二錢蓮蕊鬚二錢
芡　實二錢
水煎代茶
二月十八日　李鴻璋謹擬
牛肉汁大補精髓精足自有益時今用固精之品
茯　神二錢山　藥二錢山茱萸二錢補骨脂二錢
蓮子心一錢炙　草一錢
水煎代茶
二月十二日　李文若謹擬

光绪皇帝用代茶饮医方一组

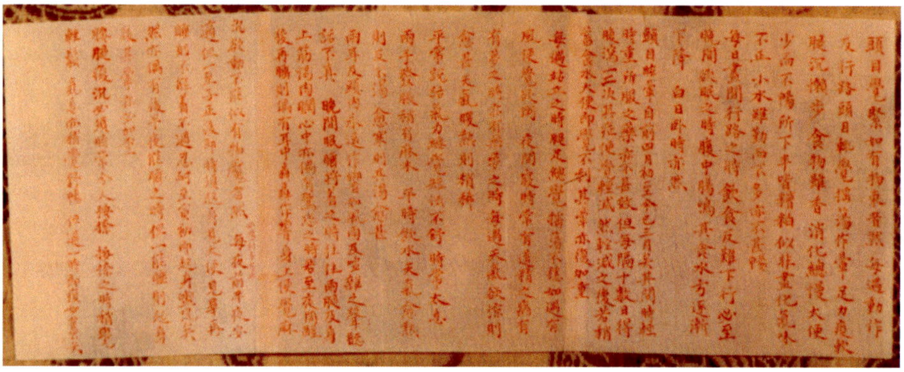
頭目覺緊如有物束管然　每遇動作
及行路頭目即覺搖蕩作暈足力疲軟
腿沉懶步　食物雖香　消化總慢大便
少而不暢所下半皆糟粕似非盡化氣水
不正　小水畢動而尿不甚暢
每日晝間行路之時　飲食反難下行必至
晚間欲眠之時腹中腸鳴其食水方逐漸
下降　白日卧時亦然
頭目眩暈自前四月初至今已三月其間時輕
時重　近服之藥亦不甚效　但每隔十數日得
晚泄二三次其泄後腰腿酸軟之後若稍
每遇站久之時腿足總覺擺蕩不能如過
風便覺欲嗽　夜間寢時常有遺精之病有
有夢之時亦有無夢之時每遇天氣欲涼則
愈甚天氣暖熱則稍輕
平常就紛氣力較覺疲怠不舒　時常太息

光绪帝御笔自述病状

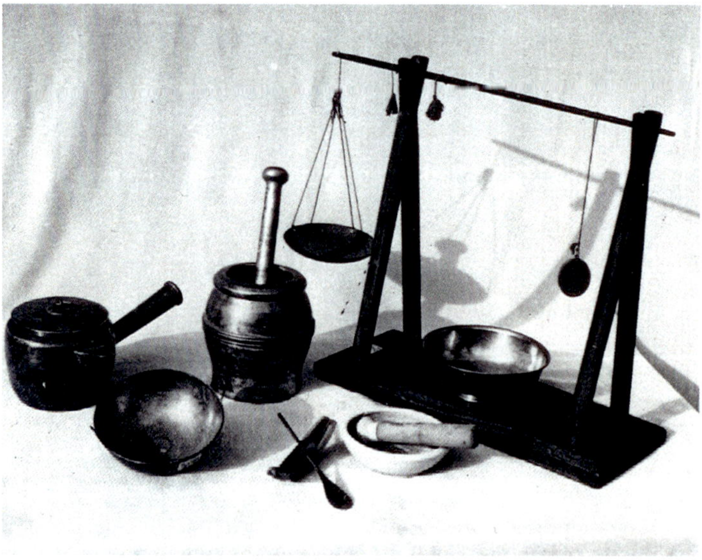

光绪朝太医院药具

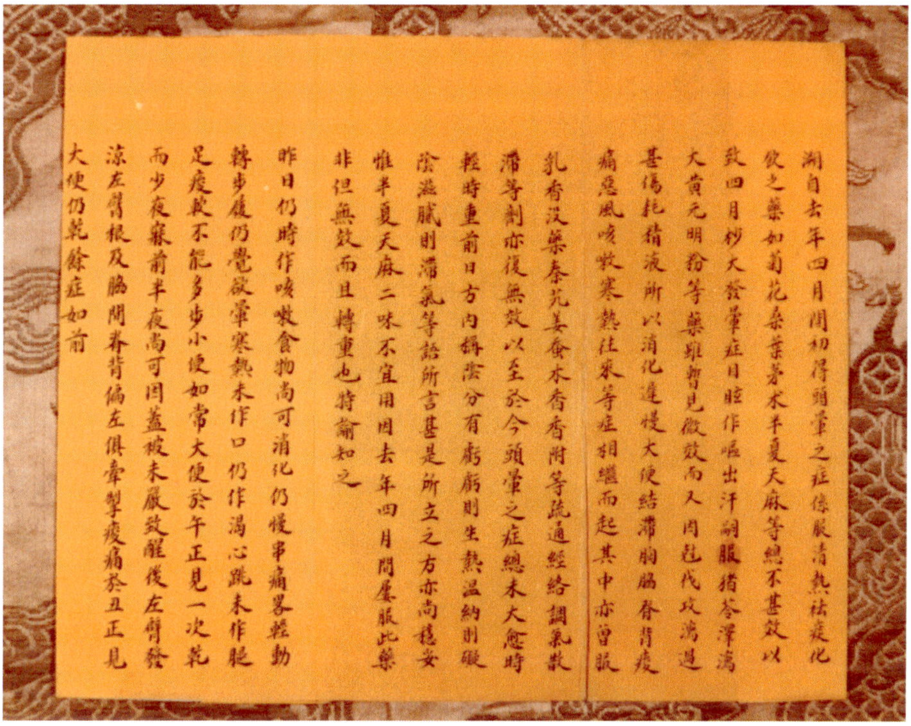

溯自去年四月間初得頭暈之症係服清熱祛痰化
飲之藥如菊花桑葉蒼朮半夏天麻等總不甚效以
致四月杪大發暈症目眩作嘔出汗嗣服豬苓澤瀉
大黃元明粉等藥雖暫見微效而大肉乾代攻瀉過
甚傷耗精液所以消化遲慢大便結滯胸膈脊背疼
痛惡風咳嗽寒熱往來等症相繼而起其中亦曾服
乳香沒藥秦艽姜蠶木香香附等疏通經絡調氣散
滯等劑亦復無效以至於今頭暈之症總未大愈時
輕時重前日方內稱腎分有虧虧則生熱温納則礙
腎滋膩則滯氣等語所言甚是所立之方亦尚穩安
惟半夏天麻二味不宜用因去年四月間屢服此藥
非但無效而且轉重也特諭知之
昨日仍時作咳嗽食物尚可消化仍慢串痛略輕動
轉步履仍覺發暈寒熱未作口仍作渴心跳未作腿
足疲軟不能多步小便如常大便於午正見一次乾
而少夜寐前半夜尚可因蓋被未嚴致醒後左臂發
涼左臂根及脇間脊背偏左俱牽掣痠痛於丑正見
大便仍乾餘症如前

光绪皇帝讨论医药之谕旨

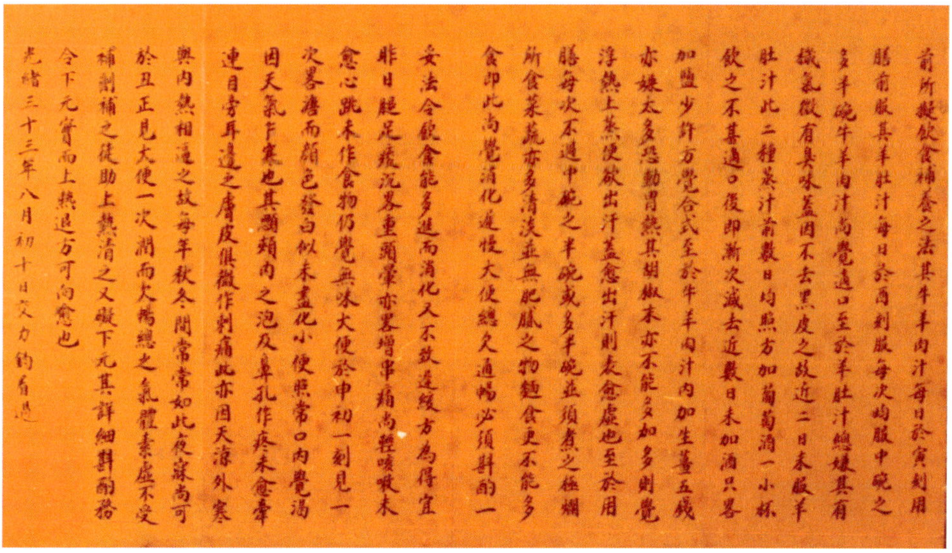

前所擬飲食補養之法其牛羊肉汁每日於寅刻用
膳前服其羊肚汁每日於酉刻服每次約服中碗之
多半碗牛羊肉汁尚覺適口至於羊肚汁總嫌其有
鐵氣微有臭味蓋因不去黑皮之故近二日未服羊
肚汁此二種蒸汁前數日均照方加葡萄酒一小杯
飲之不甚適口復即漸次減去近數日未加酒只略
加鹽少許方覺合式至於牛羊肉汁內加生薑五錢
亦嫌太多恐動胃熱其胡椒末亦不能多加多則覺
浮熱上蒸便欲出汗蓋愈出汗則表愈虛也至於用
膳每次不過中碗之半碗或多半碗並須煮之極爛
所食菜蔬亦多清淡並無肥膩之物麵食更不能多
食即此尚覺消化遲慢大便總欠通暢必須斟酌一
妥法令飲食能多進而消化又不致遲緩方為得宜
昨日腿足痠沉略重頭暈亦略增串痛尚輕咳嗽未
愈心跳未作食物仍覺無味大便於申初一刻見一
次略溏而顏色發白似未盡化小便照常口內覺渴
因天氣乍寒也其兩頰內之泡及鼻孔作疼未愈牽
連目旁耳邊之膚皮俱微作刺痛此亦因天涼外寒
與內熱相遏之故每年秋冬間常常如此夜寐尚可
於丑正見大便一次潤而大暢總之氣體素虛不受
補劑補之徒助上熱清之又礙下元其詳細斟酌務
令下元實而上熱退方可向愈也
光緒三十三年八月初十日交力鈞看過

光绪皇帝御笔自述用饮食补养之法后之病情并交御医力钧看过

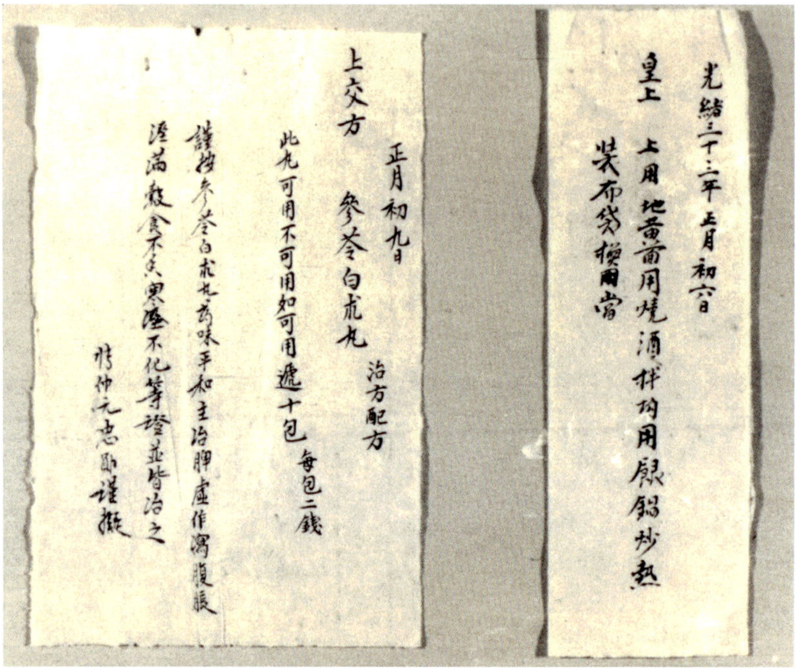

光緒三十三年正月初六日

皇上 上用 地黄四兩用燒酒拌均用砂鍋炒熱

裝布袋熨用當

上交方 正月初九日

參苓白朮丸 治方配方

此丸可用不可用如可用遞十包 每包二錢

謹按參苓白朮丸藥味平和主治脾虛作瀉腹脹

溼滿穀食不消痰壅不化等證並皆治之

張仲元 忠勛 謹擬

御医张仲元、忠勋进参苓白术丸治方配方

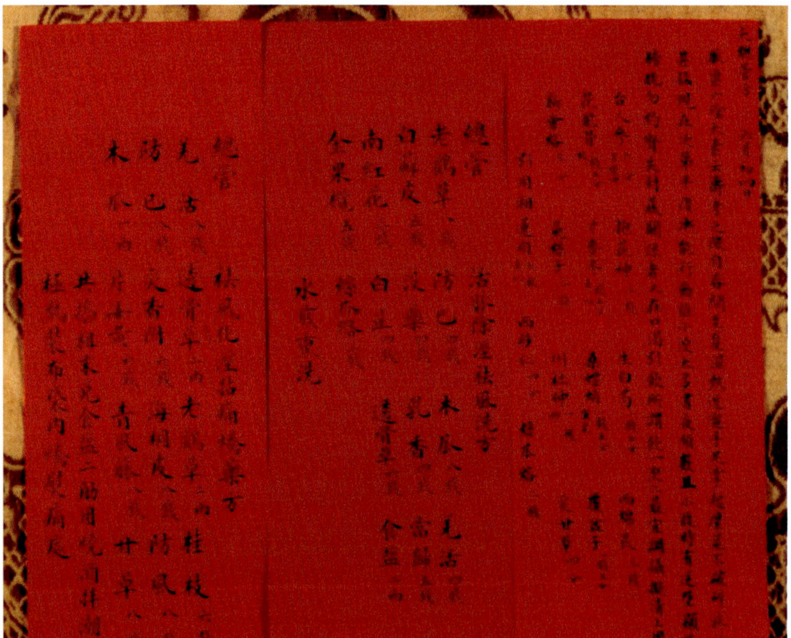

总管太监李莲英脉案

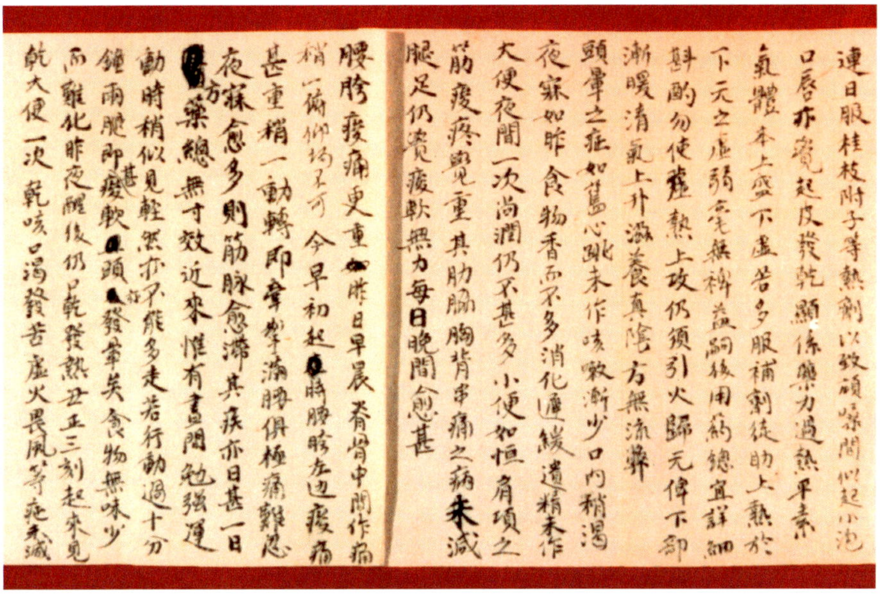
連日服桂枝附子等熱劑以致頭嗓間似起小泡
口唇亦覺起皮發乾顯係藥力過熱平素
氣體本上盛下虛昔多服補劑徒助上熱於
下元之虛弱毫無裨益嗣後用藥總宜詳細
斟酌勿使燥熱上攻仍須引火歸元俾下部
漸暖清氣上升滋養真陰方無流弊
頭暈之症如舊心跳未作咳嗽漸少口內稍渴
夜寐如昨食物香而不多消化遲緩遺精未作
大便夜間一次尚潤仍不甚多小便如恒肩項之
筋痠疼覺重其肋脇胸背串痛之病未減
腿足仍覺痠軟無力每日晚間愈甚

腰胯痠痛更重昨日早晨脊骨中間作痛
稍一俯仰均不可今早和起時腰胯左邊痠痛
甚重稍一動轉即牽掣滿腰俱極痛難忍
夜寐愈多則筋脈愈滯其疾亦日甚一日
方藥總無寸效近來惟有晝間勉強運
動時稍似見鬆然甚亦不能多走若行動過十分
鐘兩腿即痠軟頭發暈矣食物無味少
而難化昨夜醒後仍是乾發熱丑正三刻起來見
乾大便一次乾咳口渴發苦虛火畏風等症未減

光绪皇帝御笔自述病情，焦虑之情，溢于言表

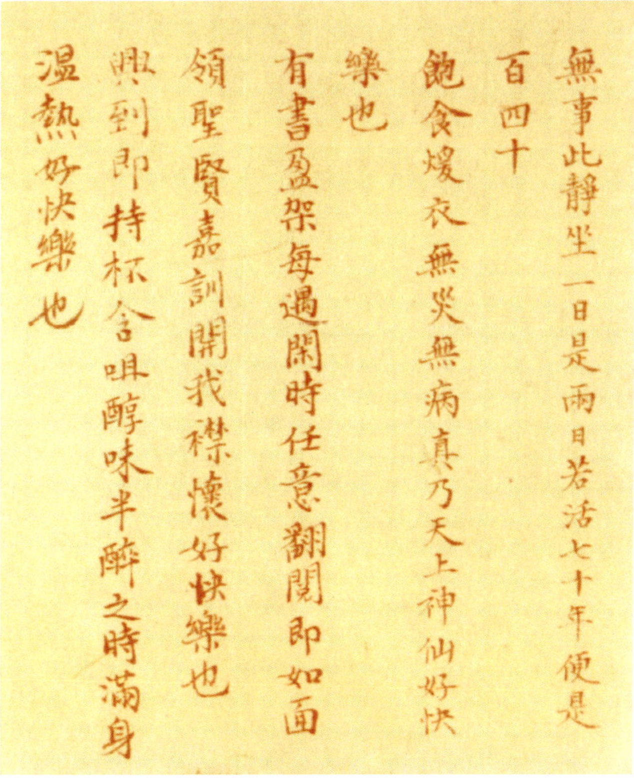
無事此靜坐一日是兩日若活七十年便是
百四十
飽食煖衣無災無病真乃天上神仙好快
樂也
有書盈架每遇閑時任意翻閱即如面
領聖賢嘉訓開我襟懷好快樂也
興到即持杯含咀醇味半醉之時滿身
溫熱好快樂也

光绪皇帝朱笔有关养生怡情“好快乐也”

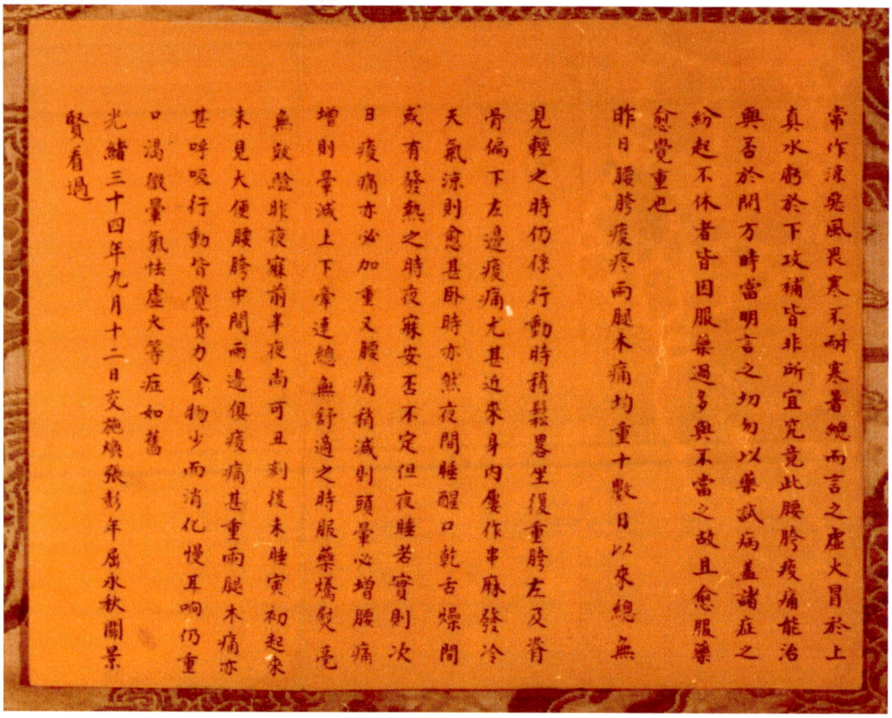

常作涼惡風畏寒不耐寒暑總而言之虛火冒於上
真水虧於下攻補皆非所宜究竟此腰胯痠痛能治
與否於開方時當明言之切勿以藥試病蓋諸症之
紛起不休者皆因服藥過多與不當之故且愈服藥
愈覺重也
昨日腰胯痠疼兩腿木痛均重十數日以來總無
見輕之時仍係行動時稍鬆略坐復重胯左及脊
骨偏下左邊痠痛尤甚近來身内屢作串麻發冷
天氣涼則愈甚臥時亦然夜間睡醒口乾舌燥間
或有發熱之時夜寐安否不定但夜睡若實則次
日痠痛亦必加重又腰痛稍減則頭暈必增腰痛
增則暈減上下牽連總無舒適之時服藥殊覺毫
無效驗昨夜寐前半夜尚可丑刻後未睡寅初起來
未見大便腰胯中間兩邊俱痠痛甚重兩腿木痛亦
甚呼吸行動皆覺費力食物少而消化慢耳響仍重
口渴微暈氣怯虛火等症如舊
光緒三十四年九月十二日交施煥張彭年屈永秋關景
賢看過

光绪三十四年九月十二日交御医施焕等看过之光绪皇帝病情实录

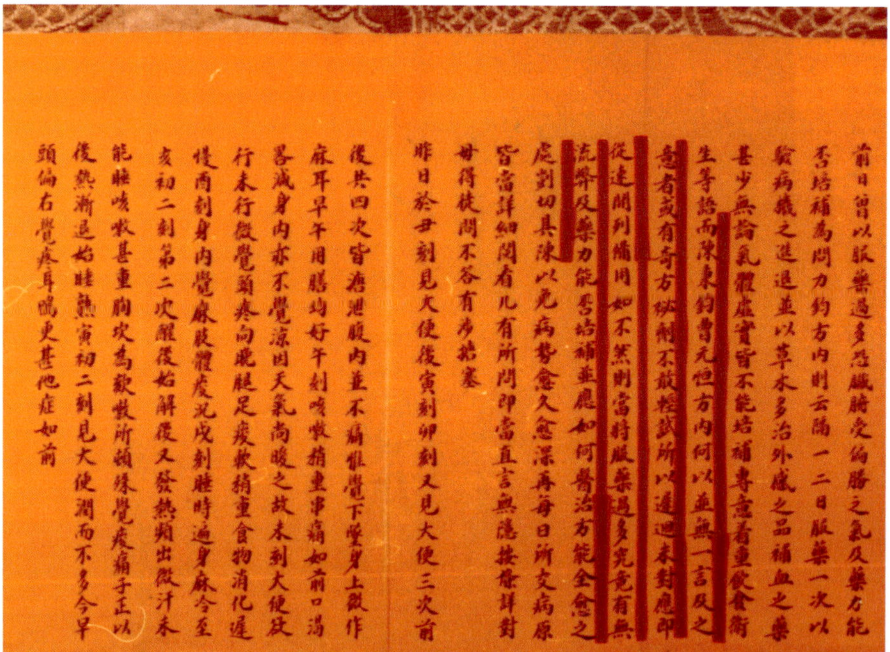

前日曾以服藥過多恐臟腑受偏勝之氣及藥石能
否培補為問力鈞方内則云隔一二日服藥一次以
驗病機之進退並以草木多治外感之品補血之藥
甚少無論氣體虛實皆不能培補等意着重飲食衛
生等語而陳秉鈞曹元恒方内何以並無一言及之
意者或有奇方秘劑不敢輕試所以遷延未對應即
從速開列備用如不然則當時服藥過多究竟有無
流弊及藥力能否培補並應如何醫治方能全愈之
處剴切具陳以免病勢愈久愈深再每日所交病原
皆當詳細閱看凡有所問即當直言無隱按條詳對
毋得徒問不答有涉搪塞
昨日於丑刻見大便後寅刻卯刻又見大便三次前
後共四次皆溏泄腹内並不痛惟覺下墜身上微作
麻耳早午用膳均好午刻咳嗽稍重串痛如前口渴
略減身内亦不覺涼因天氣尚暖之故未刻大便從
行未行微覺頭疼向晚腿足痠軟稍重食物消化遲
慢酉刻身内覺麻肢體皮泛戌刻睡時遍身麻今至
亥初二刻第二次醒後始解復又發熱頻出微汗未
能睡咳嗽甚重胸次為歎數所損殊覺疼痛子正以
後熱漸退始睡熟寅初二刻見大便潤而不多今早
頭偏右覺疼耳鳴更甚他症如前

光绪帝御笔自述病情要求御医陈秉钧剀切具陈如何医治方能痊愈

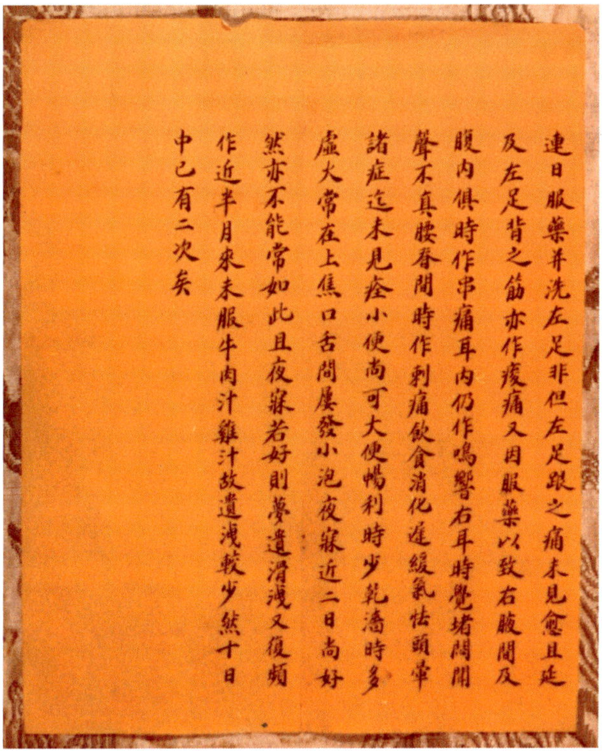

連日服藥并洗左足非但左足跟之痛未見愈且延及左足背之筋亦作痠痛又因服藥以致右腹間及腹內俱時作串痛耳內仍作鳴響右耳時覺堵悶閉聲不真腰脊間時作剌痛飲食消化遲緩氣怯頭暈諸症迄未見痊小便尚可大便暢利時少乾濇時多虛火常在上焦口舌間屢發小泡夜寐近二日尚好然亦不能常如此且夜寐若好則夢遺滑洩又復頻作近半月來未服牛肉汁雞汁故遺洩較少然十日中已有二次矣

光绪帝足跟痛、耳鸣、耳堵及遗精等病之病情实录

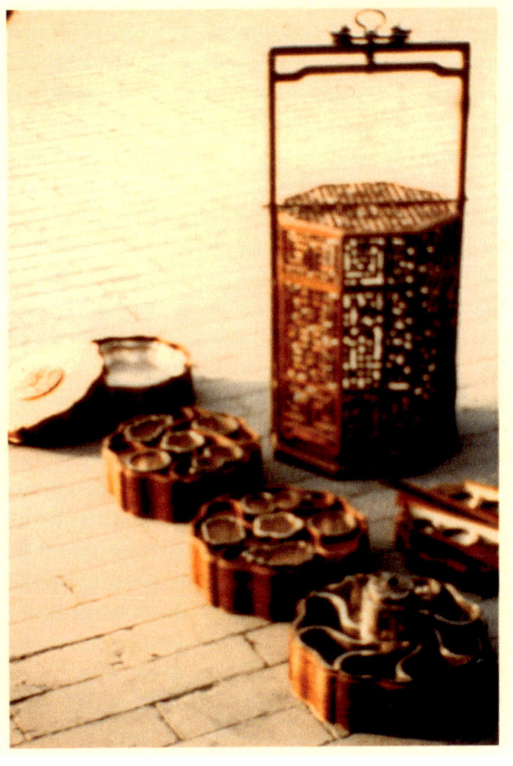

宫中提盒

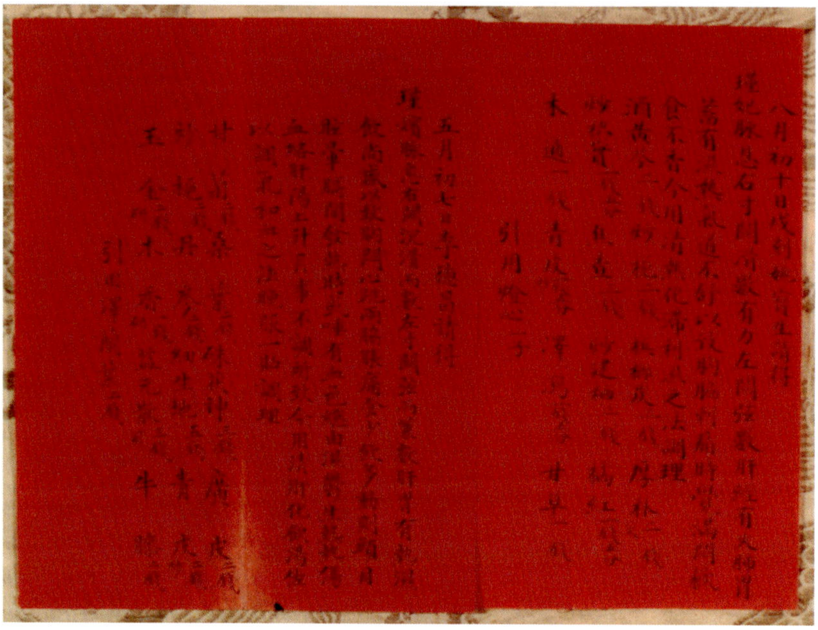

瑾妃脉案二则

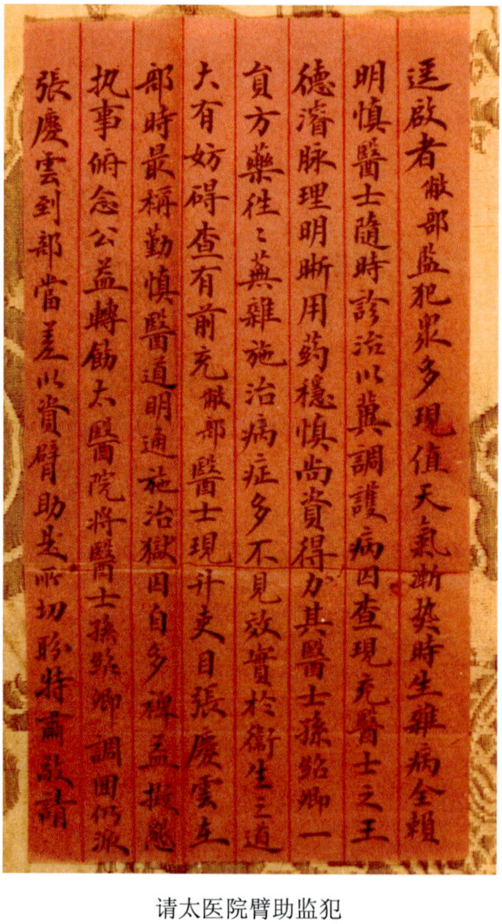

逕啟者敝部監犯衆多現值天氣漸熱時生雜病全賴
明慎醫士隨時診治以冀調護病因查現充醫士之王
德濬脉理明晰用药穩慎尚資得力其醫士孫駱卿一
貟方藥往往龐雜施治病症多不見效實於衛生之道
大有妨碍查有前充敝部醫士現升吏目張慶雲在
部時最稱勤慎醫道明通施治獄囚自多裨益擬懇
執事俯念公益轉飭太醫院將醫士孫駱卿調回仍派
張慶雲到部當差以資臂助是所切盼特肅啟請

请太医院臂助监犯

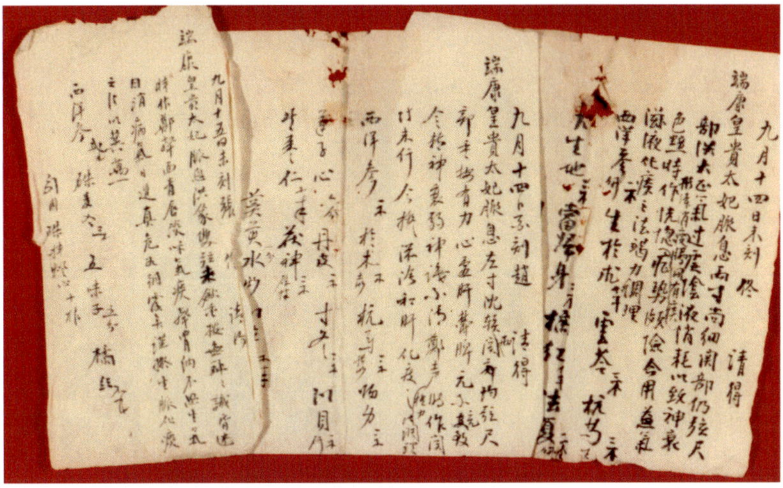

宣统时期端康皇太妃脉案手稿

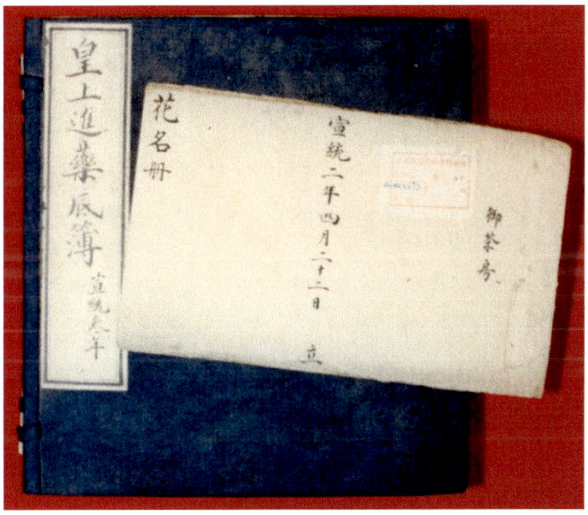

宣统皇帝进药底簿

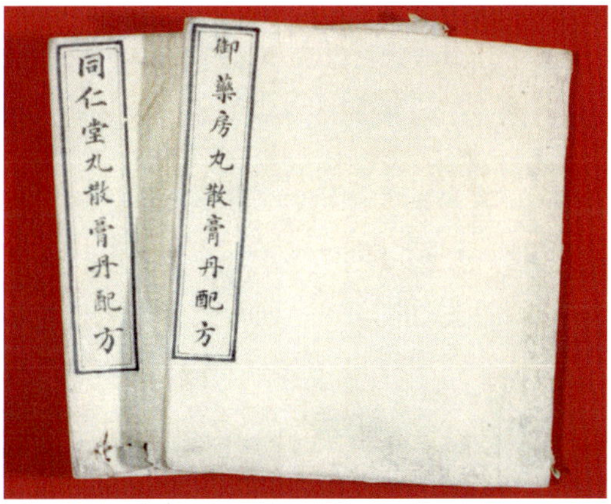

御药房及同仁堂丸散膏丹配方

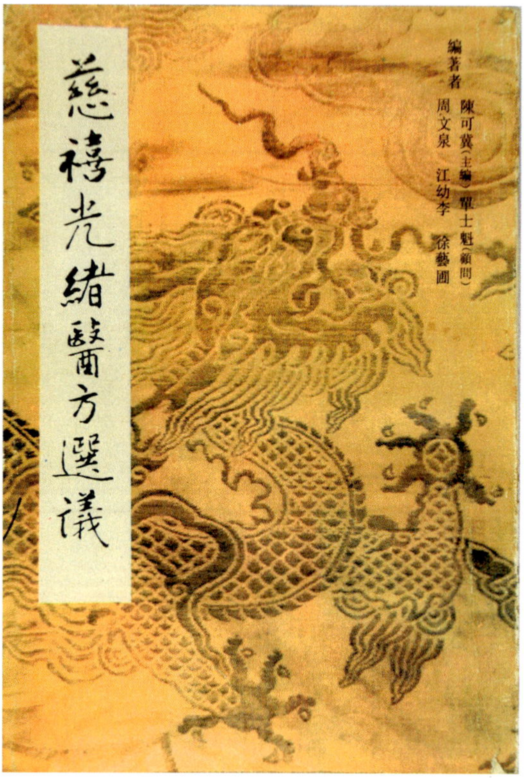

中华书局(1981，与中国第一历史档案馆合作)，著名画家黄永玉设计封面并题写书名

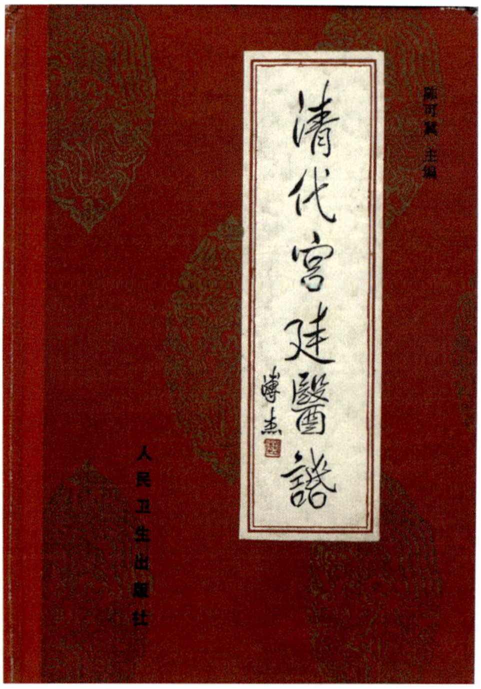

人民卫生出版社(1987)

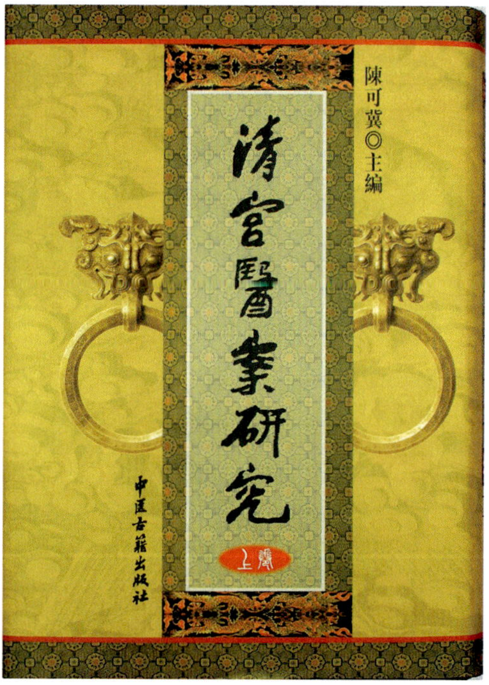

中医古籍出版社
(2006，第二版，著名画家李可染题写书名)，上卷

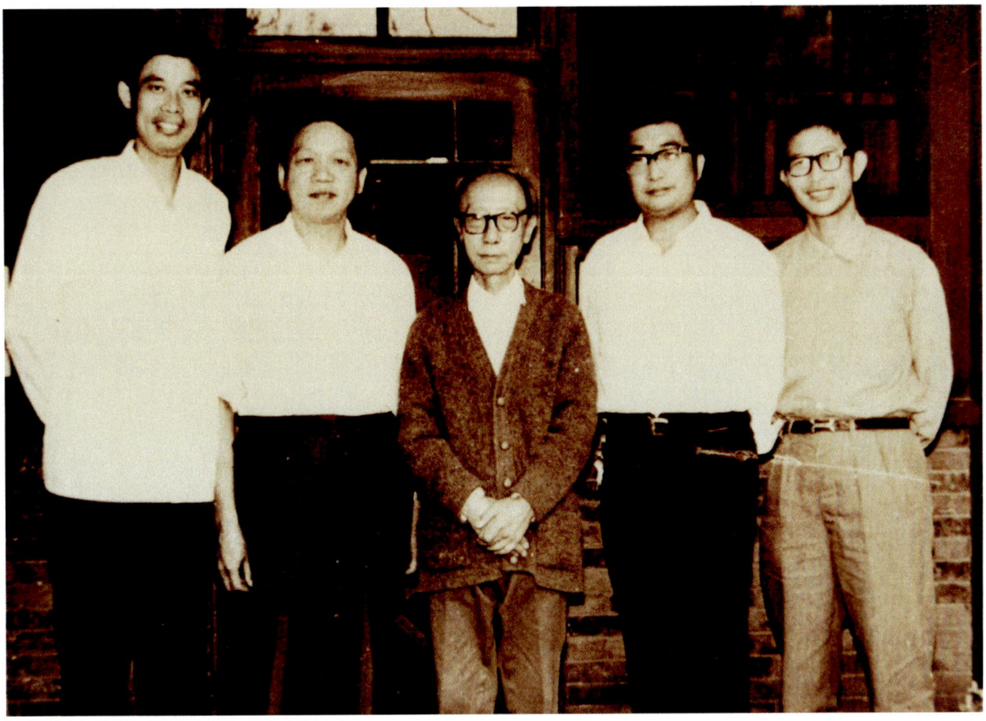

陈可冀教授(左2)等与溥杰先生(中)讨论清代宫廷原始医药档案研究，
左1江幼李，右2周文泉，右1李春生(1986，在溥杰家)

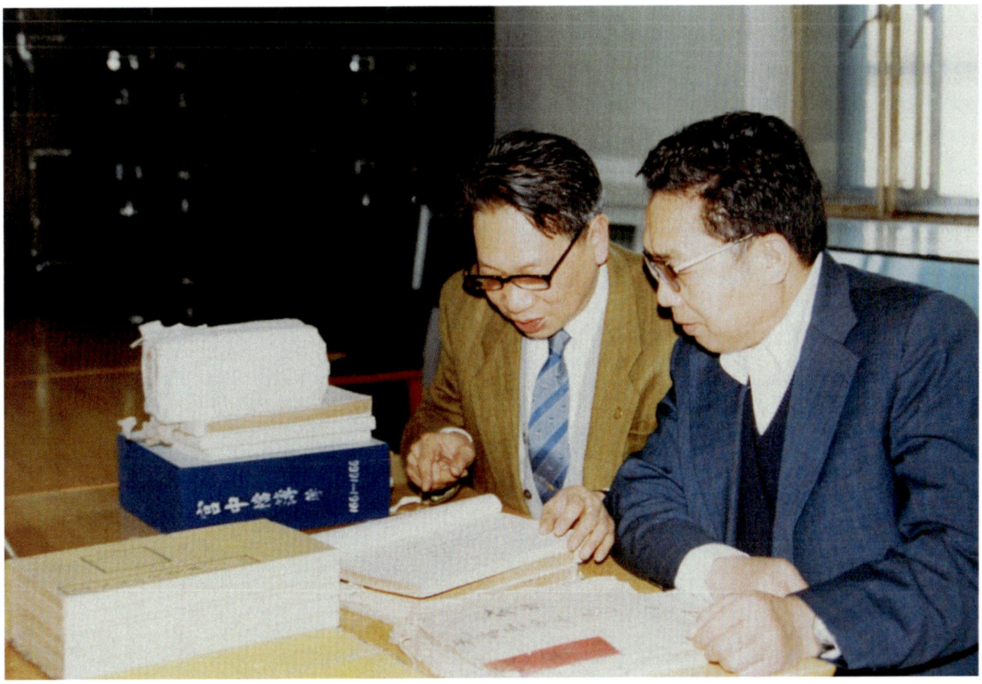

陈可冀教授(左)与中国第一历史档案馆馆长徐艺圃教授研究清代宫廷原始医药档案
(1988，中国第一历史档案馆)

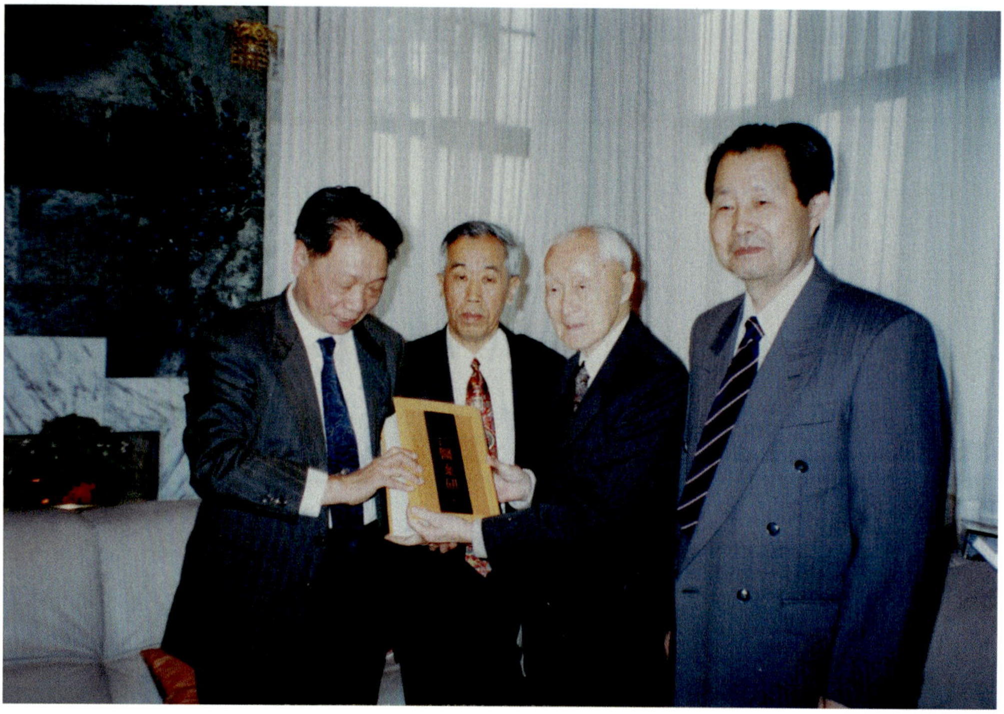

陈可冀教授向陈立夫先生赠送《清宫医案研究》(1994，台北)

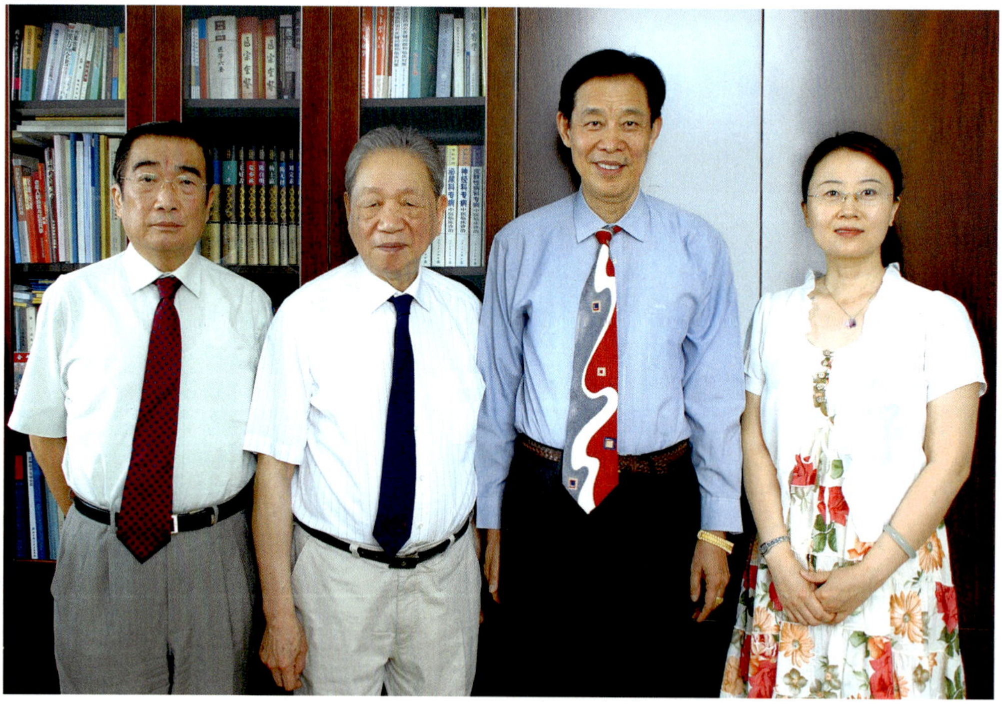

本书主编、副主编与科学出版社中医药分社社长合影
左起：周文泉教授、陈可冀院士、江幼李教授、曹丽英博士

《清宫医案集成》导论

寒来暑往，时光荏苒，不意我等寄情于挖掘整理研究清代宫廷原始医药档案，几近三十年矣。

往事历历在目，当我们初次面对深藏于内廷的皇家医药档案时，万千思绪涌上心头，那一瞬间，注定着我们一生将与之休戚与共。从此，经历了多少夏日的酷热、冬天的严寒，往来于故宫与西苑之间，在第一历史档案馆的协作下，穷极探索，每有所得，辄奋笔疾录，整理和研究文章始陆续见诸医药杂志与报端。

《慈禧光绪医方选议》一书先期问世，得到业界好评，影响及于海内外。于是更加鞭策我们孜孜以求，更加勤奋工作。

三十年来，我们陆续出版了《清宫医案研究》、《慈禧光绪医方选议》、《清代宫廷医话》、《清宫药引精华》、《清宫代茶饮精华》以及《清宫外治医方精华》等六部专著。进行了诸如御制平安丹、清宫寿桃丸、清宫八仙糕、清宫仙药茶等方药的实验与临床研究，使清宫医药重辉异彩，禁苑秘方再寿黎元，为现代社会服务。

回首往昔，“心似双丝网，中有千千结”。清宫内廷之一方一笺、一案一药，更弥觉珍贵，现将以往论著，集成一部，便于系统览读和研究。承科学出版社的精诚合作，本书《清宫医案集成》得以顺利面世。

《清宫医案集成》简介

本书由六部专著集成。

一 《清宫医案研究》

此书约200余万字，辑录了上自顺、康，下迄光，宣，清代十个朝年现存之宫廷医药档案。内有帝、后、妃、嫔，王公大臣，宫女，太监，狱囚等约200多人之原始诊疗记录，内容翔实可靠，并涉及众多历史人物，如清初名臣张廷玉、李光地、董邦达、付恒；季清之恭亲王奕訢以及大总管李莲英等，悉皆在内。以朝年为经，以人物为纬，进行了系统整理研究，实事求是，有方、有案、有评、有论。其中医案无论从中医之辨证论治水平，用药之丝丝入扣，药引之讲究，组方之严谨，乃至于明黄笺上烟墨蝇头小楷之工整，无不精美绝伦，引人入胜，堪称传世珍品。

医案之后有系列研究论文，约30余万字，展示了清代宫廷医学之成就及独特医疗经验，也有涉及清史疑云及清太医院之医事制度、中西医药之交流者，要皆有一定学术价值。

书后附有清宫医案中有关用语选释等文字图表，藉以帮助读者阅读。

二 《慈禧光绪医方选议》

此书集中了晚清宫中配方三百九十一首，并附有评议。由于为慈禧皇太后、光绪皇帝御用，格外吸引世人瞩目，尤以书中长寿类医方、种子类医方、补益类医方、美容美发类医方中，有不少医方适合现代人之需求，更增添了读者的兴味。一经问世，即销售一罄。中华书局为此一再重印发行，并迅即有日文版出版，英译本面世，深得国内外专家好评。

其中所载之御制平安丹、八仙糕、御制参苓白术丸、加味香肥皂方等，或为宫中秘方，或为宫中秘制，均有很明确的疗效。

三 《清代宫廷医话》

该书偏重于医史秘闻，对清宫医事制度，医学教育，特殊病患诊疗情形，政治人物之秘辛，皆以现存之医药史料为依据，予以介绍。如清宫中西医药学之交流，宫中请法国医官多德福为光绪诊病，西洋人郎世宁等服用中药治病情形，雍正怒杀道士贾世芳等史料，除具有科学性外，也有一定的趣味性和可读性。

此外，该书还详细披露了北京同仁堂供奉御药的档案史料，对《医宗金鉴》的编纂，御医刘裕铎等的重要贡献均表而出之，可补正史之不及。

四 《清宫药引精华》

此系整理研究清宫运用药引专著。《素问·至真要大论》云："主病之谓君，佐君之谓臣，应臣之谓使"，可知方药有君、臣、佐、使之分，皆有至理，由来尚矣。

其中"使药"即引经药，其要旨有三。一是引导全方药力达于病所，发挥向导作用。如桔梗、升麻之载药上行，此即"引经报使"，亦尤恰之"药无引使，则不通病所"。二是"引药归经"之靶向作用，如吴萸之入厥阴经，皆某药专入某经，对该经之病力专而效确之故。三是调和诸药及佐助之功效。如凉膈散之用白蜜可缓硝黄之峻下，麻黄汤之用炙甘草在于调和，通脉四逆汤加猪胆汁有反佐之功皆是。

古代方书用引药以单味居多，偶有两味者。清宫药引则有不同，除有单味，两味者外，三味甚者多味亦屡屡在用之例。且涉及植物、动物、金石，糖酒类药，取材十分广泛。更因用于内廷，如羚羊角、牛黄、赤金、珍珠等贵重之品，也在药引之列。此外使用中成药如益元散、紫金锭、赛金化毒散、硃衣滚痰丸等作为医方药引，在古今方书医案中也是极其罕见的，这也是清宫药引方面的一大发展。

五 《清宫代茶饮精华》

中药代茶饮，或称为药茶，其源亦早。唐·《千金方》已载药茶方十首，《外台秘要》也有"代茶新饮方"之设，传至后世，如宋之葱豉茶，薄荷茶，苍耳茶，石膏茶，明之槐茶，八仙茶，五加代茶饮、花果茶等，取材广泛。据清代名医叶天士药茶方改制之"天中茶"，亦享誉至今。

代茶饮，由于方小药轻，有的又加入茶叶，不仅饮用方便，灵巧，安全，有效，而且口感也较好，易为宫廷中人接受，在宫中备受推崇，故而为清宫医案中一大亮点。其品类之多，应用范围之广，屡屡出人意料。举凡内、外、妇、儿、五官各科，乃至危重病证的抢救，病愈后之调理，均有记述。如嘉庆朝玉贵人在病危时选用"参莲饮"和"生脉代茶饮"救治，而慈禧临终前亦曾使用"滋胃和中代茶饮"、"育神化痰代茶饮"以及"生脉饮"等尽力调治，可见当时御医独树一帜之胆识。

现代社会，物质生活与精神生活均相当丰富，各种饮品充斥市场，药茶不仅成为时尚，还以其医疗保健作用备受青睐和关注。这也是我们整理清宫代茶饮意义之所在。

六 《清宫外治医方精华》

此书载有六百余首外治医方，其中有膏、丹、丸、散、煎、锭、油、酒等多种剂型。有外敷、熏洗、薄贴、涂抹、熥熨、嗃鼻，吹喉、点眼、滴耳等种种使用方法，应用于口齿、咽喉，皮肤，疮疡，外伤，以及内、外、妇、儿各种相应之病证，疗效十分显著。

书中所载慈禧太后曾用解郁舒肺和脉膏，贴于肺俞穴，以舒肝利肺，解郁化痰，其中白芥子一药，中国中医科学院冬病夏治哮喘门诊在三伏天贴背部肺俞，定喘等穴位仍有使用。

治痘疮之加味黄玉膏，治皮肤疮疡之竹叶膏，治疣之银粉膏，治一切无名肿毒之黑玉膏均为大内秘方，兹公诸于众，以飨读者。

以上六书，亦有内在之关联，盖以《清宫医案研究》为主体，统摄全局，余者或专题研究之，或分类阐释之，要皆有新的研究进展，亦不离清宫医案之本源。

清宫医案之价值

新的世纪，世界医学正在发生深刻的变化，现代医学从生物医学模式桎梏中逐渐脱离出来，向生物、心理、社会、环境医学模式转变。随着药物公害与医源性疾病的发展，人们也越来越青睐以自然药物为治疗手段的传统中国医药学。

人们注意到在世界传统医学三大体系中，除印度医学尚有一定的发展外，多已淡出了人们的视野。中国医药学一枝独秀，屹立于世界医学之林，为国际医药界所关注。经我们挖掘和整理的清宫医案也为我们展示了其效验和魅力。

一 医学价值

有清一代，温病学说臻于至善，中国医药学发展到一个新的水平，清宫医案正是这一高峰水平的标志。其最值得今人学习和借鉴的地方，也包括清宫医案在医学方面的应用价值，可概略为以下几个方面：

(一) 医宗岐黄 师法仲景经方

学习和实践中医药学，其中一个重要的方面是从中医药学经典入手，坚持整体观念与辨证论治理念和方法。清宫医药原始档案所展示的正是其为医宗岐黄之典范。

从马文植(晚清著名医学家马培之)治疗慈禧血枯经闭案例可窥见一斑。

光绪六年十月，慈禧因荣分素亏，月事不行，马培之根据《内经》经旨，认为属“血枯”经闭证。马文植以小楷书写的素笺奏折云：“臣马文植蒙恩赏假，在寓调理，静心查阅《内经》，见有病机一则，论治似与慈禧皇太后圣躬尚属相符，谨照书摘录恭呈圣览。”并认定符合“病名血枯，气竭肝伤，月事衰少不来”之证，毅然主张用《内经》四乌鲗骨一藘茹丸治疗，如法丸以雀卵，饮以鲍鱼汁。《内经》十三方，历代用之者甚少，非有深厚之中医经典素养者，断难用此。

二阳病，在《内经》中有记载，其主要症状有“不月”，指月事不行；“风消”，指肌肉消瘦津液不充；“息贲”，指肺气上逆，咳嗽喘息。历代对其病因病机认识并不一致，方书亦少治法，临床上何者为二阳病亦无定论。

据清宫医案记载，光绪六年七月二十六日慈禧出现经脉不调，腰痠肢体倦怠，虚热，谷食不香，“五内皆虚”等症，甚难措剂。还是马培之从脉参证，认定为二阳病，应遵《内经》之旨“二阳之病发心脾”，从心脾二经论治，于是坚持用养心归脾益气宁神之法治疗，至三十日复诊，诸症悉减，至八月初三，病况大好，历经一周而康复，显示了马氏能阐发轩岐奥旨，具有很高超的医疗水平。

中医药学临床讲求学有所本，还表现在能用和善用经方。近人曹颖甫氏曾著《经方实验录》，因载有运用仲景医方经验，一时洛阳纸贵，为医林所重。

实则从清宫医药档案中可见，清宫御医广泛应用经方愈疾，不仅娴熟运用仲景成方，而且还能随症加减变通，师古而不泥古，深得仲景“知犯何逆，随证治之”法度，可为后世师法。

如档案记载，嘉庆皇帝，年闰四月十八日用五苓散二料。药用云苓八钱，炒于术四钱，泽泻六钱，猪苓六钱，紫油桂八分，去粗皮，共研细面，每服一钱，焦三仙汤送下。此系《伤寒论》原方，用治烦躁不得眠，欲得饮水者；或小便不利，微热消渴者；或渴欲饮水，水入则吐者；或痰饮内停，逆而上行，吐涎沫癫眩者，重在化气利水，表里双解。考此案医嘱，用焦三仙汤送服，与《伤寒论》在使用五苓散时，主张“令胃气和则愈”之旨殊觉吻合，此等处越见御医之巧思。

又如光绪皇帝曾患遗精病症，御医李锡璋认为与肝相关，所谓“厥阴脉客于阴器则梦接，相火鼓之，致肾不闭藏则遗”，处以桂枝汤原方加牡蛎、蛤粉、芡实等固涩之品以治疗。考桂枝汤虽为调和荣卫之剂，实亦有温肝之力。《伤寒论》中桂枝汤有多达十八种加减变化之法，尚无治遗精治验。可见彼时宫中御医对桂枝汤之应用确有独特之认识，真正能领悟此方为仲景群方之冠的要妙。

再看一组迭用经方的医案。光绪三十四年七月初三日，慈禧皇太后患有嘈逆口渴，大便水泻等症。御医施焕辨证系“饮动水泻，中气受伤”，而“饮之源在脾，关脉既小，寸尺又迟，气分已见寒象，前人治饮多以温药和之”，况且“周时已水泄四次之多，而胸傍两肋尚有水气激动之声”，“应采古方温和之意”，遂用于术、人参、云苓、川厚附片、炙草、白芍温脾益气，除饮止泄。考此方实系宗《伤寒论》附子汤、真武汤、理中汤(即《金匮要略》之人参汤)化裁而以附子汤加味以出之。去真武汤之生姜，理中汤之干姜者，“俾温药不至化热，寒气不再逆行”，融经方三方于一炉，凡此等手眼，足以见御医之功力。

据随后之医案记载，初四日张仲元等“谨拟古方真武汤加味调理“，实亦施焕之方，易人参为党参而已。至酉刻更增广皮一味，继续以真武汤加味调理。初五日张仲元等拟苓桂术甘汤加参，以助脾气而化水饮，随后根据施焕意见再用苓桂术甘汤合附子粳米而竟全功。观此，不能不叹服其运用经方，次第井然。

至于清宫医案中用过之经方，方类甚为齐全，如桂枝汤类之桂枝汤加味、桂枝加附子汤、小建中汤等；麻黄汤类之麻黄汤、麻杏石甘汤等；葛根汤类之葛根汤加味等；白虎汤类之白虎汤、竹叶石膏汤等；承气汤类之三承气汤、麻子仁丸、桃核承气汤等；柴胡汤类之大、小柴胡汤，柴胡桂枝汤等；泻心汤类之大黄黄连泻心汤、半夏泻心汤、生姜泻心汤、小陷胸汤等；四逆汤之理中汤、真武汤、附子汤等；五苓散类之五苓散、猪苓汤等。他如固涩止利之赤石脂禹余粮汤；中风历节篇之防己地黄汤；血痹虚劳篇之黄芪桂枝五物汤、酸枣仁汤、大黄䗪虫丸；肺痿肺痈咳嗽上气篇之葶苈大枣泻肺汤、桔梗汤；胸痹心痛短气篇之瓜蒌薤白半夏汤、人参汤、桔皮枳实生姜汤；腹满寒疝宿食篇之厚朴七物汤、附子粳米汤、当归生姜羊肉汤；痰饮咳嗽篇之小半夏加茯苓汤；消渴小便利淋病篇之文蛤散；黄疸篇之茵陈蒿汤、茵陈五苓散；呕吐哕下利篇之桔皮竹茹汤；妇人妊娠病篇之胶艾汤、当归芍药散；妇人产后病篇之枳实芍药散；妇人杂病篇之半夏厚朴汤、甘麦大枣汤、温经汤、肾气丸、蛇床子散等等。几乎囊括了《伤寒论》和《金匮要略》的代表医方，可谓洋洋大观，可以为我们学习经方之临床运用提供生动的借鉴。

(二) 创用时方 发展温病学说

有清一代，正值医学史上温病学派完全形成，中医学术臻于新的境界的时期。清宫医案中除了运用明清温病学家的代表方剂，继承他们的学术经验和成就外，还大量创制新方，不少温病时方即先用于宫中，后始流入民间，为丰富和发展温病学说作出了贡献。

杏苏散，一般只知道是《温病条辨》所载方，认为是吴鞠通所创，但是该书撰成于一七九八年，即乾隆六十三年，而宫中于乾隆中期三十三年起即已广泛应用本方，较吴氏之书早了三十年。

如医案记载："乾隆三十三年十二月二十三日，御医田丰年、高存谨看得八阿哥下长子系肺胃有热、外受风凉、风热之症。以致咳嗽有痰，鼻塞声重，议用杏苏散调理(杏仁一钱，研，苏叶八分，前胡八分，桔梗八分，枳壳六分，荆穗一钱，防风一钱，桑皮一钱，炒，陈皮八分，半夏一钱，制，甘草三分，引姜一片，灯芯二十寸，晚服。)"次日复诊即谓"服过杏苏散，今鼻塞、咳嗽、眼角红渐退"，外感之症大减，而改予疏风宁嗽汤调理。此案为风热感冒，因时在冬月，内有伏热而外束风寒，故方药宜辛凉辛温同用，处以杏苏散，十分对症，宜其见效之速。

又如乾隆三十五年十月初五日，十一阿哥次女病外感，御医陈增看后处以杏苏饮二贴午晚服，次日续用"前方杏苏饮二贴午晚服"，并遂痊愈。乾隆四十六年二月二十九日由御医姜晟治疗十五阿哥福晋(即嘉庆皇后)，处以疏解杏苏饮方获效。乾隆四十七年十月二十八日御医田福治疗定郡王所用加味杏苏饮，仅比《温病条辨》杏苏散全方多加薄荷、葛根、瓜蒌、黄芩四味。吴氏之书尚未刊行，而此方在宫中却已盛行，且已有各种不同之变化，可见清代温病学家之进步，实必有受宫中医药之影响也。

又如藿香正气散原出《太平惠民和剂局方》(以下简称《局方》)，用治外感风寒、内伤湿滞等症。著名温病学家吴鞠通扩充其用法，而有五个加减正气散之设，成为著名之时方。然而宫中使用本方，早已冲破《局方》格局，可解表，可利湿，可清里热，可治"湿郁三焦"、"秽湿着里"，以及多种胃肠性疾病。大凡暑湿感冒，停饮受凉，或挟湿，或郁热，以及胃脘不适等症，概以本方变化治之，而有和胃正气汤、正气保和汤、疏解正气汤、正气化饮汤等各种正气汤之设。对照吴氏仅有五个加减正气散，宫中的变化更为丰富与精妙。

例如嘉庆二十九年正月下旬，二阿哥福晋(即宣宗旻宁之福晋)患停滞受凉之症，脾胃虚弱，饮湿下注，牵引腿膝酸痛，御医郝进喜即进羌活正气汤，取羌活、防风替代藿香、白芷，忌胃滞中满又去甘草，仍是藿香正气散的加减。到四月二十六日，系饮热受凉之症，御医陈昌龄则用正气化饮汤调治，这次就加入了藿香。而在八月十三日，二福晋则患停饮受凉症，御医李澍名则用疏解正气汤，此方与藿香正气散比较，少白芷、桔梗，加用南楂、木瓜、砂仁，也无上方之羌、防，这又是一种变化。

道光五年五月初六日，道光皇后(即嘉庆二阿哥福晋，此时封孝慎成皇后)系"肝胃不和，停饮受凉之症"，御医郝进喜用藿香正气汤治疗，药用羌活、藿香、姜连、防风、苏叶、桔梗、青皮、赤苓、白芷、苍术、半夏曲、厚朴、六一散。

引用生姜　灯心

此方系苦辛寒法，实已寓三加减正气散之意，药与证符，次日之脉案称“昨服藿香正气散,表凉已解”，是一药而中。

又如嘉庆三阿哥大格格因“痰热气滞，外受风凉”，于十九年闰二月二十九日经御医吴锦先以清痰正气汤调治不效，次日由御医付仁宁诊断为“系内有痰饮，外受风凉”，改用正气化饮汤(即藿香正气散原方)以治，服药后诸症得以痊愈。凡此种种，均说明在《温病条辨》五个加减正气散问世的前后，藿香正气散及其加减变化之各种正气汤在清宫内廷医疗中已广泛应用，并取得很好的效果，可知温病学说就是在宫内民间相互交流中不断得以进步与发展的。

再如二香汤，以香薷、藿香为君，由香薷饮、藿香正气散加减化裁而成，系清宫自制时方，随症情不同而有清解二香汤、柴胡二香饮及加减二香饮之种种不同。

又如清宫中之金衣祛暑丸，系由藿香叶、苏叶、丁香、檀香、茯苓、香薷、甘草等药组成；辛温散寒，芳香化湿，清热祛湿，为宫中秘方，用于瘟疫时气，暑湿外感甚效。

他如雍正朝之用五汁饮，乾隆朝之用青蒿鳖甲汤，均是清宫内廷中先行使用，功效显著，以后才被温病学家所采用成为温病时方。

再有温病中若遇斑疹不透，势甚凶险。叶天士谓“斑色红者属胃热，紫者热极，黑者胃烂”，责之阳明，并称“若斑色紫，小点者，心包热也；点大而紫，胃中热也；黑斑而光亮者，热胜毒盛……若黑而晦者必死；若黑而隐隐，四旁赤色，火郁内伏，大用清凉透发，间有转红或可救者”，虽有大法，但无方药。吴鞠通立化斑汤以治，用白虎汤加犀角、元参，若神昏谵语，清宫汤主之。而清宫御医却为我们留下了一个“三黄快癍汤”，大用清凉透发，值得后人学习。

三黄快癍汤，药用大黄、黄连、黄芩、荆芥穗、防风、柴胡、薄荷、牛蒡、连翘、东楂、木通、犀角、紫草

引用香菜根　灯心

此方由乾隆朝御医陈世官等拟用，成功救治了十公主因“喜痘隐伏不透，烦躁不寐，扬手掷足，二目上视，似有抽搐之象”的险症,九天后“喜痘应期起长，行浆结痂，上顺吉祥”，这些案例的临床实践，足见清宫医案中展示的其丰富和发展了温病治法与方药的实例。

(三) 融古汇今 注重辨证论治

研究清宫遗存之医案方药，发现宫中御医概多博学有识之士。虽然清季医学流派之间学术争鸣昌盛，如伤寒温病之争，经方时方之争等等。其间亦不乏执门户之见，各执一端者。典型事例如叶天士与薛生白之争，一主温热，有《叶香岩外感温热篇》传世；一主湿温，有《湿温条辨》梓行。但是宫中却是兼收并蓄，博采众方，崇尚实效，显示了海纳百川的学术风格与崇尚实际气象。

纵观清宫历朝御医用方，取材甚广，举凡汉之《伤寒》、《金匮》，唐之《千金》、《外台》，宋之《圣济总录》、《局方》，金元四大家如刘河间之防风通圣丸，李东垣之补中益气汤，朱丹溪之大补阴丸、虎潜丸要皆收采。迨至明清，如《傅青主女科》之生化汤，《证治准绳》之清咽利膈汤，《外科正宗》之如意金黄散，《瘟疫论》之达原饮，《杨氏家藏方》之截疟七宝饮，《医方考》之清气化痰丸，《温病条辨》之安宫牛黄丸。随症拈来，俱成文章，但治疗仍以辨证论治为上。

先看方随证转：嘉庆二十二年三月二十二日，二阿哥福晋(即佟佳氏，尔后道光皇帝之皇后)因内有肝胃积热，复外感风瘟，出现风温左咽赤肿作痛之症。御医先投荆防败毒散，至二十六日，右咽复又宣(掀)起，即用普济消毒饮，外吹红清胃散，二十七日左咽肿渐消，表症微解，右咽赤肿作痛，改用清咽利膈汤，二十八日症势渐减，遂议用育神温胆汤，二十九日继用加味育神温胆汤，至三十日脉息和缓，脉案称“用药调治，诸症俱好，宜止汤药，相应避风”，宣告痊愈。

在短短八、九天内，先后用了败毒散、普济消毒饮、清咽利膈汤、温胆汤等著名方剂，以清咽化痰治其标，清热解毒治其本，育神温胆善其后，辨证论治，博采众方，颇有章法，宫中御医确具真才实学。

再看融合古方：如乾隆四十八年五月初三日，御医田福请得循嫔脉息沉洪，大小关防(即大小便)不利，由心经有热，移于膀胱所致，用导赤八正散治疗。药用木通、车前子、生地、萹蓄、大黄、瞿麦、滑石、麦芽、赤芍、炒栀子、甘草梢，引用灯芯五十寸、姜皮一片。

此即导赤散与八正散合方。考导赤散出《小儿药证直诀》，可治心移热于小肠，症见小便短赤而涩，尿时刺痛，本方用灯芯易竹叶符合原方加减法度。八正散出自《局方》，功能清热泻火，利水通淋。服药后，循嫔“小关防频数赤少”，“膀胱余热”之症即告痊愈。这一由清宫御医创制之导赤八正散，相信对今天治疗急性泌尿系感染等证属湿热者，亦有助益。

又如道光三年二月二十日，御医曹进昇为和嫔拟用之逍遥越鞠汤，即是取丹栀逍遥丸与越鞠丸合方加青蒿、地骨皮而成为疏肝解郁之妙品。

道光十年七月十八日，全贵妃(即后之孝全成皇后，咸丰帝生母)脉息弦涩，原系气血素亏，湿伤荣分，今因肝气不舒，劳碌伤脾，以致胸满胁胀，旧症渐作。御医苏钰拟用逍遥归脾汤调理。该方即取用《局方》之逍遥散，《济生方》之归脾汤合方而成，药证相符，共奏疏肝解郁，健脾养心，益气补血之功。

又如乾隆四十九年六月二十日，御医刘太平为惇妃阴痒一症外拟洗药方是：

蛇床子五钱　地肤子五钱　川椒三钱　苦参三钱　独活三钱　苍术三钱　朴硝三钱　槐花三钱

上药装布袋，水熬，熏洗。

此方从《金匮要略》之蛇床子散，苦参汤合《丹溪心法》之二妙散加味而来，功能清利湿热，解毒止痒，与惇妃病症，殊甚合拍。后之嘉庆十年刊行之《疡科心得集》之苦参汤，明显受此方之影响。

除了使用历代成方，宫中御医还时常搜求民间方药以备医事。如光绪皇帝即曾用过民间山栀外敷方，该方用山栀一两，白面白酒和匀，作饼，贴患处，可治跌打损伤，有消肿止痛之效。此外张仲元所拟之疟疾外敷偏方，洪医洗药方等等，限于篇幅，不再作一一介绍。总之，凡属有效方药，均在采用之列。

(四) 《医宗金鉴》禁方熠熠生辉

《医宗金鉴》为清代重要之中医药学文献巨著，乾隆七年武英殿刊本刊行。此系清宫御医吴谦、刘裕铎等奉旨编纂，乾隆“钦定嘉名：《医宗金鉴》，赤文绿字”以彰后世。自乾隆朝，钦定为太医院医师必修书目，为考试选拔医生之重要依据，也是中医药界授徒必用之权威性书籍。现代已故著名中医刘渡舟称其一生之学问得力于此，可见影响之深远。欲深入研究清宫医案之价值，亦必研究此凝聚御医心血智慧之结晶，及其在宫中之运用。

如御医刘裕铎，乾隆时升任太医院院使(院长)，为《医宗金鉴》二位总修官之一。早在雍正年间，其医术表现即非同一般。据雍正七年三月二十二日光禄寺卿冀栋、御医刘裕铎奏折称："奉旨看内大臣侯陈泰，原系伤寒发斑之症，服过益气、化斑、温胆等汤，今已全好，谨此奏闻。"雍正谕旨："陈泰病症，难为冀栋、刘裕铎医治，着各赏纪录一次，钦此。"刘裕铎也被雍正誉为"京中第一好医官"。

据医案记载，刘裕铎救治之病人不少。如乾隆时奉旨治侍卫内大臣斑第咳嗽胸痛，痰中带血之肺系疾病，先用滋肺养阴汤及太平丸，继服麦味地黄丸及二冬膏得以痊愈，以致"本人面见谢恩"。又奉旨为清初名臣大学士张廷玉看病，张氏系心脾虚弱，胃经微受客寒，而现腹胁作胀，夜间少寐，时或头晕、心跳等症，治用加味异功散。乾隆十四年六月为庄亲王治疗红白痢症，系由"内停暑湿，外感风凉"所致，选用加减仓廪汤，均显示出其很高的学识与医疗水平。

又如花三格，系乾隆年间御医，曾任太医院左院判，也是参加编纂《医宗金鉴》之纂修官，擅长外科，现举数案，以了解其精湛之医术。

乾隆　十一月二十五日乾隆皇帝腰腹间起碎疙瘩，瘙痒成片。花三格奉旨诊治，认为病因是"血分有热，微受风凉"，处以外洗药方，用荆芥穗、防风、土大黄、蛇床子、当归、地肤子等疏风透表、清热解毒利湿剂而取效。

乾隆十五年正月，花三格奉旨诊治原内阁学士董邦达脱疽症，病灶"生于右手掌外侧，大如乌豆，日见腐黑，根深毒盛"。经花三格外上硇砂散及灵药片，居然"黑腐连根、应手取下"，随即上珠子散，兼贴黄连膏而治愈。

乾隆十六年八月，花三格与御医武维扬奉旨为圆明园协理事务员外郎孙三格治病。孙三格患"便毒之症"，"生于少腹左边摺叠之间，自溃日久，四面皆空"。面对此症，花三格等"外用手法剪开，内服托里养荣汤，兼上生肌等药，外贴拔毒膏，今已全好"，遂告治愈。

此外，参加编纂阵容中的陈止敬、武维藩、邓锡璋等著名御医，亦有不少治验载于清宫医案之中，于今仍熠熠生辉。

除了御医医术精湛外，大内秘方亦为世人所重。外治方中如三黄宝蜡丸、白降丹、红升丹、五色灵药等均出自《医宗金鉴》；其中三黄宝蜡丸，功能解毒涤痰，活血通络，消瘀止痛，可外用，可内服，历来为外科、伤科所倚重，慈禧太后不仅自用，还作为恩典赏赐臣下施用。

此外，清宫医案中也为世人披露了部分禁方，宫中用药及自制秘方。诸如黑玉膏、红清胃散、牛黄清心丸及银粉膏等，但不少方药似有重金属超标之虞，沿用时需修制。

笔者旅居欧美时，曾仿毓麟固本膏法治愈不孕妇女多人，西太后服用过的通经甘露丸治疗闭经也取得很好效果。知宫中方药经验洵不虚也。

二　史学价值

我们在整理清宫医案之初，曾造访过已故著名清史学家郑天挺教授。他认为清宫医方医案的研究整理，除可推进中国医学医术，还可以解决某些历史问题，推动史学研究。

以医证史，的确可以从另一个侧面以补清史研究之不足。

如同治帝载淳之死因，过去众说纷纭，莫衷一是。有云死于天花，有云死于梅毒，也有说是死于疥疮。尤以微服冶游，"杨梅上宾"说最为耸人听闻。现存清宫医药档案中有同治帝"天花遇喜档"，"万岁爷天花喜差进药用药底簿"，详细记录了载淳自发病，至驾崩，前后凡三十七天之完整脉案，加之《翁同龢日记》中叙及目睹同治天花病状之情形，与宫中脉案一致，同治死于天花，当无疑义。

天花固属烈性传染病，清初满族由东北入关，对之缺乏认识，因天花痘疮死者甚众，以致谈痘色变。应对之法，顺治时还只能脱离传染，谕令“避痘”而已。如顺治十二年，因为皇后出疹，顺治帝便避居南海子(今之南苑)。所以承德避暑山庄行宫及外八庙之设，即是清初为了笼络外藩，又不愿意让未出过花的“生身子”贸然入京而特设朝觐之处。清宫医案中有不少诊治痘疮案例，成功者有，失败者也不少，即是天花在我国灭绝前肆虐之史实。至康熙帝时，得种痘方，积极推行“种痘”政策，“令边外四十九旗及喀尔喀诸藩，俱命种痘”。到了雍、乾时期，“种痘”已成为预防天花的重要措施。乾隆十三年御医刘芳远就曾奉旨派往察哈尔镶红、正白二旗种痘，历时两个多月，“共种得孩童七十五名，俱以全好。”可见区区医事，也反映了满族为维护统治努力学习汉文化的政治和文化进程。

乾隆朝之香妃，野史传闻系攻打回部，军中掳回，为乾隆所迷恋。皇太后顾虑影响国事，令其自尽，并演绎出许多悲欢故事。实际上香妃确有其人，即乾隆朝之容妃，和卓氏，回部台吉和扎赍女。其家助清政府平息新疆大、小和卓叛乱有功，奉旨迁居京师。后三年，乾隆二十五年始入宫，受封为和贵人，“累进为妃”。在宫中生活二十八年，于乾隆五十三年四月二十九日去世。其临终脉案显示患有某种痈疽疮疡大症，所谓传闻中之香妃故事，无非好事者所为而已。

又清宫医案中还载有中央政府与蒙古、西藏等外藩之联系，中有治西藏来使案值得注意。乾隆十四年正月班禅额尔德尼使节堪布依什锡宁患黄疸病，由宫中派吏目李德明用加减茵陈五苓、清金和胃等汤药治疗，终得治愈，显示了中央政府与地方政府的亲密关系。

又，笔者之一江幼李曾在拉萨布达拉宫之红宫殊胜三界殿中亲见清之唐卡，其中供奉有乾隆皇帝身着红、黄袈裟，头戴僧帽，项挂佛珠之画像，其下并供奉用满、蒙、汉、藏四种文字书写的“当今皇帝万岁，万万岁”牌位，盖藏民将乾隆帝当作佛的化身礼拜，反映了当时西藏社会政教合一的情况。西藏自古就是祖国不可分割的一部分，血肉相连，在清宫医案中也得到印证。

至于光绪帝之死，新近有崇陵遗物遗发分析认为似与砷剂中毒有关，亦有认为与保护遗体而使用具有防腐作用之重金属有关，莫衷一是，实与宫中原始脉案所记载因慢性病加重正常病故有别，尚需作进一步之研究。

总之，清宫医案从一个特定方面反映了清朝二百多年历史的演进，相信对清史研究、宫廷历史的研究，均有裨益。

结 束 语

要想手执此三百余万字之巨著，欣赏箇中妙事妙案，洵非易事。以上所述，无非引玉之砖，希冀对读者诸君起到曲径通幽，阅读时有些微助益而已。

本项挖掘整理清代宫廷原始医药档案之工作，工程浩大，实为我国中医药学术继承历史上的一件大事，填补了继承清宫医药学术经验之空白。我们的工作虽然有了较好的开始，但研究开发还不够，相信随着整理研究的深入，还会有新的进步，使宫廷医学还之于民。

陈可冀　江幼李

于北京西苑

岁在己丑夏日

凡　例

一、本书所辑清宫医案、医方，均选自中国第一历史档案馆所藏之清代宫廷医药档案，故不再一一注明出处。

二、本书所辑医案、医方均系原文照录，为方便现代读者阅读习惯，改繁体字竖排为简体字横排。对原档中明显的错别字加以改正。漏字补在（）号内，残缺文字或以口号代之，或注明【上残】、【中残】、【下残】等。

三、本书在所辑医案适当处，或医方之后，附有【参考】或【评议】一项，系编著者对其理、法、方、药的评述，以便读者览阅。

四、本书医案部分，依清代朝年顺序编录，依人辑案，以朝年为经，以人物为纬，使本书兼具医史两用价值。

五、原件无标点或无标题，现有者均为编著者所加。纪年则依原样，均未加注公元年月。凡原件朝年不可考者，辑纂于后，用存史籍。

六、本书医案之后，有清代宫廷医案论文选编，三十余万字，系编著者之研究成果，从中可以概见本书的价值。此外，附有清代历朝皇帝年位表，清代历朝医学大事年表，太医院职官（示意图），清宫医案中有关用语选释等，以帮助读者阅读。至于近年来应用现代科学方法对清宫医药进行临床及实验研究的论文，亦有选录，尚在进行者，日后再行披露。

七、本书医话、药引、代茶饮、外治医方等部分，系清宫医案中涉及之内容而作专题之研究，故在本书集成之内。

八、本书所集之六部清宫医案之专著，仍依原状付梓，以存历史旧貌，对其中错讹处予以订正。不过其中占全书四分之三的内容文字，均从繁体竖排改为简体横排，是为便利现代读者之举，在适当时候，当更有精美之繁体字竖排本再飨读者。

九、本书另选有精美之清代宫廷医药档案原件，彩图制版，用飨读者。

十、本书编有全书总目，书后附有以医案、方药、茶饮、人物（含御医）为纲要的索引，以便读者查阅。

目　　录

上　　册

清宫医案研究

下　册

慈禧光绪医方选议

清代宫廷医话

清宫代茶饮精华

清宫药引精华

清宫外治医方精华

附　录

清宫医案研究

主　编　陈可冀

顾　问　单士魁

编著者　陈可冀　周文泉

　　　　江幼李　徐艺圃

季钟朴教授序

中国传统的医药学是我国人民的智慧结晶，我们以有这样的珍贵遗产而自豪。

对于我国传统的医药学，我们既要继承，也要发扬。继承是基础，发扬是目的。没有继承，发扬将是无源之水、无本之木；没有发扬，医学就不能昌明，继承还有什么意义？

任何科学都有一定的继承性。回顾所有的中医和中西医结合的科研成果，无一不是先继承而后才有发扬的。我以为可以毫不夸张地说，没有继承将作不出任何中医或中西医结合的成果来。因此，当前在发展中医和中西医结合事业中，应特别重视继承工作。

清代宫廷医学的整理研究工作，是一项很有意义的中医学术经验的继承。陈可冀同志提出后，我们认为很好。当即与故宫博物院彭炎副院长联系，彭副院长告以原故宫明清档案部，已归属国家档案局，改称中国第一历史档案馆。经征得中国第一历史档案馆同意，与我院合作，进行清代宫廷医学的整理研究工作。

我国著名老中医岳美中同志一九七八年曾在中医研究院科学大会上赋诗："掘从宝库应防浅，炼就红心好带专"，提示我们挖宝要防浅，听了很有启发。继承发扬中医学术不能浅尝辄止，要努力深挖。对于祖国医学宝库中的珍藏要细心加工，去粗取精，去伪存真，不断研究提高。整理研究清代宫廷医学的工作，经陈可冀等同志的努力，已取得一定进展。但是，要使这些医疗经验由为帝王后妃服务，变成为广大人民服务，不仅要整理出版，还要做更多的工作，要进行临床验证和基础研究。做到有继承，有发扬。

现代科学日新月异，人类的社会环境和自然环境不断变化，为了加快祖国医药科学的发展，我们要吸收古今中外的一切有用的东西，互相渗透、互相促进，批判地继承，做到古为今用，洋为中用，推陈出新。

我们相信，清代宫廷医学的整理、研究，必将对祖国医药科学的发展做出应有的贡献。我们提倡这种踏踏实实的继承，希望中医研究院各研究部门，多做些像清代宫廷医学整理研究这样的工作吧。

季钟朴

一九八一年三月二十九日于中医研究院

岳美中教授序

庚申初秋，余卧病西苑医院病榻，可冀前来看望，叙及正与周文泉、江幼李医师和中国第一历史档案馆明清档案专家等合作整理研究清代宫廷医学档案，此诚极有价值之历史性壮举。旧有“清史难作”之说，清宫医疗经验之整理研究，虽不同于整理清史，属医学科学技术范畴，但脉案医方，精湛丰富，需作入细分析，任务艰辛繁重。

或谓宫廷御医临证遣方，多平和之品，余意不然。实则宫中“太医难当”倒是可信的，无效或用药不当，则要责难或问罪。旧时北京医生似有喜用王孟英、吴鞠通、叶天士医方之趋向，仲景派之经方或有不被承认者，麻桂柴葛，硝黄知膏，多不应用，今据清宫旧存医案得知，宫中时方经方兼用，实属可贵。

清代有几位皇帝多少也算是知医的，六十年代初，溥仪偕夫人曾到我家求治，溥仪也称小时不仅看药书，也学医书，能够处方，对中医中药有一定之修养，于多次诊病之余，曾就中医之学理与用药之经验，结合其病情，彼此均有所讨论。一九六二年，我受命赴印尼为苏加诺总统治疗泌尿系结石病，归国时，溥仪曾来看我，并赠以所著之《我的前半生》，书中也论及医药可以参考。

宣统元年，我十余岁，彼时举国为西太后及光绪帝病故“戴孝”，现仍记忆犹新，三个月不许剃头，不许穿红戴绿及唱戏看戏，也不准杀鸡宰羊。民间有传说光绪帝是慈禧太后和太监李莲英害死者，也有谓彼时对光绪帝病未予认真治疗者，今清宫所存光绪帝脉案较全，当可一解此惑。传说同治帝死于“杨梅上天”，可冀告我同治帝脉案及翁同和日记不支持此说，可见清宫医案之整理研究实有必要，对继承有清一代中医学术经验及清史研究，都有现实意义，可谓旧案中能出新知了，我乐为之序。

岳美中

辛酉三月于北京时年八十二岁

邝安堃教授序

余初习祖国医学时，对医案方剂即极感兴趣。曾于参观北京故宫博物院时，隔窗阅读清光绪皇帝医案展件，久久不忍离去。当时即驰想，清宫医案内容丰富重要，倘能公之于世，则裨益中医研究及临床实践功非浅鲜。

今年八月，余飞首都参加全国中西医结合研究会筹备会议，适与陈可冀研究员同寝一室。工作之余，相互讨论，获益良多。并得知目前陈副院长正与单士魁、周文泉、徐艺圃、江幼李诸同志从事整理研究清宫医案，且已完成《慈禧光绪医方选议》约二十万言，更编就《清宫医案研究》近一百五十万字。可冀研究员等在较短时间内，日夜辛劳，与档案专家合作，整理编辑如此大量之高水平脉案医方，实为空前壮举。其更可钦佩者，乃于“评议”中引据确凿之史实记录及药物资料，旁及先后之脉案，探源古籍，阐发精理，权衡辨证，分析方义，然后评定其得失，陟论其臧否。博赅正中，得未曾有。可冀研究员等治事之毅力与专业之湛深，使我钦佩无已，发我深思。

古云“伴君如伴虎”。为帝后治病，有其特殊之困难。忆一九五八年，余与陶寿淇、叶心清三人同受周总理派遣，奔赴北也门，为当时之国王兼主教会诊。北也门长期闭关自守，为一古老神秘封建之国家。但又处于红海出入之要冲，为列强垂涎争夺之富壤。因此，中东对也门国王之疾病至为重视。而国王之秉性古怪，富于经济，不惜以大量金钱，敦请英、美、德、法、意、苏等国名教授院士等会诊治病。然每月只许接见二、三次，因此医者无从深入了解病情，数十年来，病情依旧，未见瘥愈。余三人前往会诊，虽缺乏实验室之资料依据，但经仔细分析临床表现，初步诊断为普通寄生虫病之一种。对症下药，旬日即奏功效。因此博得国王信任，并决定：每日上午由余等在宫内为国王会诊，下午则在后宫为皇后、公主、贵人等看病。从此打开局面，取得了医务上与外交上之显著成就。归国后蒙周恩来总理、陈毅外长嘉奖，许为“不辱使命”!余等于此亦体会到“太医难当”之滋味。

余曾阅读过一些外国有关总统、总理各国执政者之医疗书籍。总的体会是一些著名统治者犯了重大政治、外交上的错误，对本国和世界人民带来灾难，其原因之一是身患绝症，仍负重任，心有余而力不足，以致造成严重损失。对世界上此等事件，往往有许多从政治、经济方面去研究失败原因之文章，而忽视了这些领导者已经身罹严重疾病的研究。

回顾我国二百年来，受尽列强的蹂躏，城下之盟，丧失国土，沦为半殖民地半封建国家，这和清朝腐败无能有密切关系。从这些帝皇、太后的医案里，也可发现他们有些也是身为病人之统治者，从这个角度来研究清史也许能有所发现。

况这些医案方剂大都出自名手，或由大臣使用奏效后，进荐宫中试用有效之良方。今又经可冀研究员等进行临床复试，然后介绍国内各有关医疗单位进行研究，余深信这样做能为促进祖国医学的发展，有巨大的贡献。例如在《中医杂志》第二十二卷第八期发表的《慈禧光绪医方选议》中的长寿医方“益寿膏”，为五十种药组成，而其中以温阳补肾者居多。光绪七年，大学士李鸿藻进此方时并未命名，经慈禧和宫中其他人使用后，疗效确实，于光绪十一年三月二十二日改为“益寿膏”。我们研究祖国医学二十余年的粗浅认识，亦发现益气温阳补肾药确实对几种疾病，尤其对甲状腺功能减退、冠心病、病态窦房结综合征等病种特别有效。二十年前，余等最初发现的阳虚动物模型，亦证明助阳药有显著的医疗效果。

总之，余认为可冀研究员等几位同志的工作，有极大的意义，对继承中医学术经验，对中西医结合的发展，都有极大的贡献。余能为此巨编写一篇粗浅序言，亦非常之荣幸。

邝安堃

一九八一年九月十日夜于上海，时年八十岁

郑天挺教授序

两千年前，汉河平中(公元前二八年至前二五年)，刘向、刘歆领校皇室图书，修成《七略》，著录医经七家，二百一十六卷，经方十一家，二百七十四卷，全是名医李柱国校定的。过了六百年，《隋书·经籍志》著录医方二百五十六部，合四千五百十一卷，而胎产下乳等书列入五行类还不在内。这些数字，当然不够精密，民间流行的医药书籍也未必著录。但是从这些数字中，已经清楚反映出我国关于医学医术的研究，由来已久，并且越来越发达。

同样，我国中医公开为人们诊治医疗的也由来已久。西汉有世医(《汉书·游侠传·楼护传》)、侍医(《汉书·艺文志》)、太医监(《隋书·艺文志》)，东汉有医曹吏(《三国志·魏志·华佗传》)。到了隋唐，太常寺所属有太医署，设有医师二百人，还有药园师、医博士、按摩博士以及助教等等(《隋书·百官志下》)，太仆寺还有兽医博士。说明社会需要多，因而从业人员多，反映出医学医术发达的另一侧面。

到了清代，更为发达。《四库全书总目·子部·医家类》著录九十六部，一千七百四十三卷，存目九十四部，六百八十一卷，附录六部，二十五卷。未收的医书，不计其数。清代设有太医院，是礼部领导下“掌医之政令，率其属以供医事”的独立机构。除了选拔人员要通过礼部以外，都是独立行使职权的。太医院有院使(主官)、院判(副职)和御医十五人，吏目三十人，医士四十人，医员三十人，统称宫士。另有制药人员。

太医院内设教习厅，从御医和吏目中选拔“学品兼优”的二人任教习。凡进院业医人员和医官子弟，都要到厅进行业务学习和培养，并随时由院使、院判加以考试。学习科目，雍正初定为《类经注释》、《本草纲目》和《伤寒论》，号称“三书”。其后成为具文。《类经》是明张介宾(景岳)编。

自院使到医士全要按自己的专业即“给事(服务)内廷(宫中)”轮流值班。分内直和外直。内直在各宫外班房值班，又称宫直。外值在东药房值班，又称六直。

清初，太医院分十一个专业。就是大方脉、小方脉、伤寒科、妇人科、疮疡科、针灸科、眼科、口齿科、咽喉科、正骨科和痘疹科。后来将痘疹并入小方脉，咽喉并入口齿科，所以乾隆《会典》说：“掌九科之法。”清中叶以后，又将伤寒、妇人两科并入大方脉，疮疡改为外科，针灸、正骨两科停，所以光绪《会典事例》说，“现设五科，曰大方脉、小方脉、外科、眼科、口齿科”。这种专业并合，只是宫廷病例多少的反映，和研究成果无关。

清制，凡是皇帝服用的药剂，应将拟方先行报告，然后将同样的两剂合煎，由宦官监视煎熬，分装两碗，一碗由院官和宦官先尝，一碗送皇帝服用。手续严肃，用药谨慎。皇帝外出时也如此。此外，文武会试的试场医药，军前医药，以及刑部监狱的医药，也要由太医院派员管理。(参见乾隆《清会典》卷八十六，光绪《清会典事例》卷一千一百〇五)

清代太医院的工作任务，如此繁重，又如此严肃，医生们医术高明、经验宏富，因此社会上对宫中太医的诊断处方，极为珍视。但宫苑森严，难以外传，长久以来，这些宝贵经验很少为人知晓，更未整理研究。

最近，中医研究院西苑医院陈可冀、周文泉、江幼李及中国第一历史档案馆单士魁、徐艺圃诸先生，在清代历史档案中，发现大批太医院医药档案，加以研究整理，编成《慈禧光绪医方选议》、《清宫医案研究》、《清宫配方研究》三书，使我异常高兴。我不懂中医，但我关心档案，重视档案，认为历史档案是完全可以为社会主义现代化建设服务的。

我常常想，医药知识为人人所必需，我国关于医药的研究如此悠久，如此广泛，何以至今尚未达到家喻户晓。是否由于医理深邃，专门术语多而有独特解释，学习较难。医学进步，常赖临床实际经验的积累，我国脉案留存下来的多有疑难大症，而像清宫脉案这样绵亘连贯，

记录详细者少。现在这三本书的研究出版，对中国医学方面的贡献是很大的。

这次清宫医方医案的研究整理，不但中国医学医术得到推进，同时还可以解决某些历史问题。

例如光绪的健康情况究竟如何？是病死还是遇害？是慈禧死在前还是光绪在前？传说纷纭。就脉案的整理，可能得到解释，推动历史的研究。清制，皇帝得病，有时征调地方知医者来京诊疗。据我所知，福建人周景涛(松孙)就是清末从江苏调京为光绪诊病的一人。他是光绪十八年壬辰进士，翰林散馆任如皋知县，调京后改学部主事。不知他家是否还存有光绪脉案记录。如能将公私脉案合起来研究，一定会有更多的体会。

郑天挺谨序

一九八一年六月十日

溥杰先生序

壬戌之秋，余有幸得悉原故宫珍藏之清代宫廷医药档案，经吾国医界巨擘和历史档案专家之精心整理研究，著成《清宫医案研究》、《清宫配方研究》、《慈禧光绪医方选议》等巨编，不仅眼界为之顿开，且令人颇为振奋。盖此一创举，不惟使过去在清宫尘积土封之案卷赋活新生，而且于医学史学也确有重大之贡献焉。去年岁末，拜读《慈禧光绪医方选议》之后，曾赋诗："中西脉贯，相辅相成，镌传寿世，普济遐龄"以志之。

清末至今，七十余载，迭经多少沧桑，而此济世利民之历史性创举，只有在新中国才能实现。当此全面开创社会主义建设新局面之时，余相信这支医苑奇葩，一定会更好地为人民疗疾防病服务。

儿时余之母亲，即醇亲王福晋，常常讲述宫中事情，其间有关医药者亦复不少。曾谓宫中之香肥皂，以猪胰子为原料，制成锭状，用之香气馥郁，余幼时曾经洗沐，于今仿佛犹在目前。此外宫中之平安丹、至宝锭，可疗治多种疾病，诸如腹泻、腹痛、发热、伤风等，余儿时亦曾服之。

晚清的几位御医，如张仲元、赵文魁、范一梅等，余至今尚有印象。他们都是医术高明的饱学之士。

编著本书的几位医师告余，光绪之瑾妃，即以后之端康皇贵妃患有瘰疬(淋巴结核)之疾，忆及儿时，确曾见瑾太妃颈部有硬核累累，足征清宫医案之翔实可信。

对于医学，无论中西医，余均不甚熟谙，但余以为倘从宫廷秘方中探源溯流，广征博引地分析研究，推广其成功经验，定可收寿世济人之功。"坚持两分法，更上一层楼"，变死宝而为造福人民之珍宝，这就是余对研究清宫医案者的真正希冀所在。

关于清史，余以为是编之出，不少历史疑存可以澄清，譬如同治是否能微服出宫冶游致患性病而死，光绪是否在慈禧临死之前遭到毒杀等。凡此种种，余以为是可以从现存的清宫存档中，得到答案。

今中国中医研究院西苑医院陈可冀教授、周文泉副主任医师、江幼李主治医师亲诣敝处，索序于余，余感其功之宏，影响深远，爰笔成篇，以为序。

溥杰谨序

一九八二年十一月

任应秋教授序

宫廷设置医药，自封建初期开始，直至清王朝鼎革，都是很讲究的。《周礼·天宫冢宰下》云：“医师掌医之政令，聚毒药以供医事。岁终，则稽其医事，以制其食。十全为上，十失一次之，十失二次之，十失三次之，十失四为下。”

封建统治者为了要保持自己的寿命，对医药的要求是迫切的，亦相当高的。从清宫医方档案看来，越是证明了这一点。医药本身是维护人类健康，延续种族繁衍的一门科学。正如宋代许白沙所云：

“医之道大矣，可以养生，可以全身，可以尽年，可以利天下与来世。”

所以医药科学，是广大人类所需要的，它是为大众服务的。但一到了宫廷，便为少数贵族所专用，而广大群众反落得“万户萧疏鬼唱歌”的悲惨境地。在长时期的阶级社会里，必然是如此。我们现在是社会主义制度的国家，人民群众都有享受医疗保健的权利。特别是我国既有传统的中医药学，又有现代医学。尤其中医中药，适合我国实际的经济情况，受到普遍的欢迎。几千年来，它为中华民族的繁衍昌盛，作出了巨大的贡献。因而，努力发掘和整理中医中药这一宝贵遗产，或与现代医学结合，甚至连用新的科学技术进行研究，使之不断提高，能更好地为社会主义建设服务，已成为目前当务之急。中国第一历史档案馆保存大量清代宫廷医药史料，西苑医院副院长陈可冀倡议进行整理，公诸于世，也就是将曾为少数封建统治者享有的中医药，使其还之于民，为举国的人民服务，确是一件很有意义的工作。

能被封建王朝所赏用，或出自太医院的医方，一般说来，是有一定疗效的。例如赵宋王朝在大观中所选定的《和剂局方》，凡七百余道，都由当时高手医选进，并下太医局验试，然后依方制药价鬻，摹本传世。如至宝丹、清心丸、四物汤、四君子汤等，流传至今，仍不失为效用名方。但是钞刻既久，舛讹丛生。即以牛黄清心丸为例，今本中竟与山药丸混为一方，寒热伪杂，迄未能改正。更值得一提的是，慈禧后的独断统治，在对待医药问题上亦非常突出。我曾见过上海《申报》馆一九三六年印的《慈禧后私生活实录》，其中有《御医》一章，记载她一次病了，同时诏进四位御医给她诊病，分别拟四张药方，一并交由李莲英呈进，慈禧另诏一个司书的太监取《证治准绳》、《本草纲目》一类的方药书来查对，每一味药，经她的认可后，凑成第五张药方，最后把御医所处四方均毁去，按照第五方配药。要是服药后闯出了什么乱子来，四位御医谁也逃不了责任。写这《实录》的人叫德龄，是慈禧身边最亲近的“女官”之一，有些记录，可能是她的亲身经历，基本上是可靠的。像这样莫名其妙的处方，很可能在档案中存在，清理时应当严格加以鉴别。丹溪翁朱震亨对当时盛行陈师文、斐宗元所定大观二百九十七方，认为“操古方以治今病，其势不能以尽合。”他是针对操古方的人来讲的，而不是责怪《局方》本身。现在对清宫医药档案进行清理，首先应从方药本身的组合配伍研究，是否符合中医学的理法，然后付诸临床，验其可否，经过反复验证，肯定其疗效，再行逐步推广，这种方法是符合科学的。昔苏文忠公有云：

“药虽进于医手，方多传于古人，若已取效于世间，不必皆从于己出。”

意思就是说，医生处方，不一定都是他本人的，更多的是前人的方子，只要临床上有疗效，都可以推广应用。所以决定医方的关键，还是要在疗效验证方面多下工夫。许叔微称自己录存的方书，叫做《本事方》，也就是都曾有医疗事实根据“本”的意思。孙思邈亦曾说：

“读方三年，便谓天下无病可治；及治病三年，乃知天下无方可用。”

“千方易得，一效难求”，这是古今医学家都具有同感的。清宫档案中所存医方，经陈可冀副院长等的一番整理，使其中功效卓著的方药，均能一一明确其疗效，阐明其方义，使之能更好地为人民大众服务，则于国家、于医家、于病家，都有巨大的裨益云。

任应秋

于北京中医学院一九八一年四月

邓铁涛教授序

帝皇有享不尽的荣华富贵，都想长生不老，宫廷对医疗保健之重视，可想而知。宫廷医学之水平，应该是相当高的。当然，作为宫廷医生，事君有如共虎眠，在这样一个特定的环境下，能否发挥其应有之水平，那又当因人因时而异了。明李时珍就因不能忍受宫廷医生的生活，而辞去太医院院判之职。金刘河间三辞完颜景(章宗皇帝)之诏聘，被称为高尚先生。河间先生除了不愿事君之外，还出于民族气节。

据说清宫御医有些是各地保举的，如果没有真才实学，地方官岂敢向皇室推荐？我国医学成就，至清代是一个高峰期，只是鸦片战争以后，特别是国民党轻视、歧视中医，致中医学在新中国成立前得不到发展。中国第一历史档案馆所藏之清代宫廷医药档案，经陈可冀副院长等整理研究，清代宫廷医学之面貌，将逐步展现在我们的面前。这是一项很有意义的研究工作。

向帝皇献秘方验方，是升官敲门砖之一，“大内秘方”向来是很吸引人的。现在首先出版《慈禧光绪医方选议》，尔后出版《清宫医案研究》及《清宫配方研究》二书，书中所载均是实际施用于帝皇等身上的药方，其中一定有较为效验的方药，这是无可置疑的。这些医方，经过编著者的评议，正其讹误，并对方药的性能及来龙去脉，作了一番整理研究工作，对读者及有志于作进一步研究者帮助不少。

阅读本书还可以了解当时宫廷医生的水平与作风，可以看到帝皇之家的健康特点与要求，这对于医史学家也是一部有价值的史料。

慈禧太后医方部分，不少药方所治属于老年人的常见病，值得从老年病学的角度加以研究。这是宫廷特别重视的课题之一。

光绪皇帝医方部分，许多药方是治疗虚损之剂。帝皇三宫六院，生活无节，依赖医药以维持生命，这也是宫廷医学的重要课题。

帝皇生活、饮食丰厚而四体不勤，心血管系统、运动系统等，自然早衰早老，如何调治？从本书可以看到一些梗概。除一般内服药治疗之外，特别注意外用药以治疗上述病因所产生的诸种疾病。本书除了长发、沐浴、各种洗头方(既有药物作用，也有被动运动作用)之外，其外敷药方更值得研究。以益寿膏为例(见慈禧医方)，正如编著者在评议中所说的：“此方药味较多，竟连五十，而其中又以温阳补肾药居多，可谓药专力大。……因而培补肾元，可以强身。”外贴药以治内科病是中医学宝贵遗产之一，这是药治与针灸学说相结合的产物，利用药力直透经络系统而收效；如果长期口服温阳补肾药，可能产生副作用或耐药性，或药力未能达到病所。宫廷医家多运用外贴药治法，也可能是被迫而为之，因为这种治疗方法所承担的风险少一些，对御医的脑袋有保险作用。不断的运用和总结，外治法亦不断得到发展，治疗的范围越来越广，这是宫廷医学的又一特点。

清代宫廷医学研究，是一项有重要意义的中医科学研究工作，是医学中的一朵奇葩，愿它开放得洁白芬芳。是为之序。

邓铁涛

一九八一年四月五日于广州

耿鉴庭研究员序

公元二十世纪八十年代之初，在中国医药研究方面，有值得记入专科史册者，即清宫医药档案在中医研究院西苑医院陈可冀副院长主持下，得到系统整理，并将由清宫医案研究室进一步加以验证。对其方药之整理提高，能继续为人民健康服务，这不仅是中医研究院科研工作之大事，也是我们国家在整理东方传统医药方面之大事，无论是在学术方面，在史乘方面，都将有所贡献。

查中医研究院之研究工作，在院领导的密切关怀下，继承发扬祖国医药，百花齐放，百废俱兴，堪以记载者甚多。然此项工作，有其一定特点，有其一定意义，有其一定价值，亦将有其一定成果出现，试申论之：

溯自新中国成立以来，大量医药史料与实物出土于地下，均见所未见，更有清宫医药档案启封于库中，又是闻所未闻，后者保存之多，质量之优，堪谓史无前例。考历代皇室，均有太医院之设，其医药档案，史官不载，实录不收，御医禁泄，民间难见，纵有遗闻轶事，亦不过散见于稗官野史之中，既非全豹，又难尽信。观于清宫医药档案则不然，上自顺、康，下迄光、宣，留有大量资料，尤以同治、光绪及西太后者为完整，故有发掘研究之必要。

相传顺治帝即死于痘疮，康熙因已经出痘而登王位，故对宫廷医药特加重视，及至雍、乾年间，即有官修之《医宗金鉴》出现，其中即载有部分宫廷用方。

宫廷生活与民间不同，宫廷用药亦较民间为优，固当区别看待。然御医自有薪传，其能入值者，必是理论实践均皆丰富之士，且文学修养亦须佳良，此可于评议中见之，故能于辨证论治中，理法井然，方药稳当，尤其是在慢性病调理方面，考虑周详，可资参考，此为值得学习者之一。

御药房备药极为考究，既求道地，更重质量，至于称准分量，严格熬制，均有记载可参，又有实物可凭，如用八种不同物资，测准衡器，即颇合理。此为值得研究者之一。

再则今日此项科研设计工作，亦有足称者，不仅是系统整理，笔之于篇而已，并将作临床研究，累积病例，总结疗效，使静止之史料，能活用于病人，以总结之成果，推广于临症，推陈出新，古为今用，此更为值得赞扬者之一。

既然具此三者，则丰硕之成果，必将指日可待矣。此一精密设计，陈副院长提倡之，周君文泉等相助之，院领导支持之，有关方面合作之，今三册之整理，行将完成，得以先窥一斑，不禁啧啧称羡，甚望其全部文字工作，早日竣事，并盼其方药速付实践，以掘深探奥，揭秘发微焉。

陈、周、江三同志索序于余，余惭不文，竟忘其固陋，秉笔直书，略举三善，备他日编纂专科史乘者之采摭焉。

耿鉴庭

一九八一年四月于中医研究院中医典籍研究室

《清宫医案研究》再版前言

清代宫廷原始医药档案整理研究于1980年前后启动，历经风雨十二三载，我们怀着继承浩如烟海的中医药传统文献精华的童趣痴情和喜悦，先后整理面世了《清宫医案研究》、《慈禧光绪医方选议》（中、英、日文版）、《清宫药引精华》、《清宫代茶饮精华》、《清宫外治医方精华》及《清代宫廷医话》等专著。从清代内廷医药档案的原始记录，使我们体验到中医药学经典医疗经验的美，闻到了窖藏的醇香，目睹了宝库中的典雅，其对辨证遣药之理法方药玄机，魅力四射，令人遐思不尽。尽管三万余件档案已属不可多得，不失为绚丽多姿的历史文献，体现了这些医疗经验的珍贵。其中如蟠桃丸（寿桃丸）、平安丹、八珍糕、长春丹及仙药茶等名方，经用现代科学方法进行临床和基础医学效验，真有在内廷游览触摸中医药传统医疗圣地之情思，这些原始医药档案应是继承中的极品，何况今日提倡古典与现代融汇，东方与西方整合，必将使之更好地为民造福。

承中医古籍出版社的倡议，本书再度用繁体及简体字两种文本出版，并承马晓昌、张京春医师协助，增选若干原始医药档案图片，其中不少曾在《中国古代医史目录》中刊出，今再飨读者。时间过得真快，如同逝去的江水，而青山无言，这些清代宫廷原始医药档案将更多地被人们所认识和理解，其缕缕霞光将释放十年、五十年、百年、千年。是为序。

陈可冀谨识

二〇〇三年三月于北京西苑

《清宫医案研究》导言

世界瞩目的中国传统医学，是中华民族优秀文化遗产中的一颗灿烂明珠。它具有独特的理论体系和丰富的临床实践经验。近三十年来，继承发扬，整理研究，学术水平得以不断提高。但作为祖国医学宝库中相当重要的组成部分——清代宫廷医学，人们则少有关注，实属憾事。中医学术，源远流长，代代相传。迨至有清，温病学派崛起，学术发展臻于新的境界。清宫遗存之医药档案，则真实地反映出了有清一代中医临床医学水平。对这些史料进行整理研究，于发展中医学和卫生保健事业，以及对于清史的深入研究，都具有现实意义。

中国第一历史档案馆保存之清代宫廷医案及宫中常用配方，数量相当可观，其中包括皇帝、皇后、妃嫔、太监、宫女及部分王公大臣之原始诊治记录。这批档案史料迄今很少有人启动，弥为珍贵。出于继承发扬我国医药学精华以为今天现实服务，造福于人类的热切心情，国务院学位委员会医学评议组成员、国家科委中医学专业组委员、世界卫生组织传统医学顾问、中国中医研究院西苑医院陈可冀教授于一九八〇年初正式倡议对此进行整理研究。这一倡议得到了中国中医研究院前院长季钟朴教授，五届人大常委、中华医学会副会长、中华全国中医学会副会长、已故著名老中医岳美中教授，中国中医研究院西苑医院前院长郑学文副研究员，以及中国第一历史档案馆、故宫博物院领导同志的有力支持。中国中医研究院和中国第一历史档案馆就有关编著《清宫医案研究》和《清宫配方研究》两书作出了具体安排。由本书主编、中国中医研究院西苑医院陈可冀教授组织有志于此工作的中医学专家、清史档案专家和有关科技人员共同进行工作。中国第一历史档案馆研究明清档案专家单士魁研究员应聘担任本书顾问。参加本书编著工作的有周文泉副主任医师，江幼李副研究员和中国第一历史档案馆副馆长徐艺圃同志。此外，李松龄同志担任提调档案和部分誊抄工作；王天剑同志参加了复印件的核对和装订工作。本书插图由中国中医研究院中心实验室摄影室承担。在全书统稿工作中，江幼李同志作出了很大努力。

《清宫医案研究》和《清宫配方研究》是根据中国第一历史档案馆现存清宫脉案、内务府抄件、帝后用药底簿及配方底本、御药房各项记录、宫中敬事房档案、皇帝及个别皇太后起居注、皇帝有关医药之"朱批"等有关档案进行编著的。这些档案提供了很多杰出的医疗经验，涉及中医内、妇、儿、外各科疾病。其中发皇经旨，阐述新义，既用经方，亦采时剂，汉唐方书，金元学理，灿烂琳琅，蔚为壮集。本书按朝年顺序编排，依历史人物为纲领，医史结合，既便于了解史实，又能确知各朝人物所罹之疾患，于学习医疗经验之同时，富于历史之兴趣。每卷内并附载著者研究文章，以为抛砖引玉之举，希冀对于清代宫廷中临床各科疾病的中医证治规律，慢性病的调理，老年性疾病的防治作进一步的研讨，对于清史中的一些疑存给以澄清。至于清代宫廷医疗经验及效方，中国中医研究院老年医学及清宫医案研究室将陆续付诸临床验证，并用现代科学方法研究其疗效和作用原理。

在本书编著过程中，卫生部副部长、中华全国中医学会副会长胡熙明同志，上海第二医科大学顾问、我国著名内科学家邝安堃教授，广州中医学院顾问、著名老中医邓铁涛教授曾给以热情的鼓励。原南开大学副校长、已故著名清史专家郑天挺教授，全国人大常委、全国政协文史资料专门委员会委员溥杰先生，国家科委发明评选委员会委员、中华全国中医学会副会长、已故著名老中医任应秋教授，中华医史学会副主任委员、著名老中医耿鉴庭研究员均乐为作序。我国著名画家李可染教授，为本书题签并惠作封面设计。中国第一历史档案馆编辑部、技术部、保管整理部、满文部有关同志从不同方面给予大力的支持，谨此一并致谢。

此外，清宫医方精美名贵，其中慈禧皇太后、光绪皇帝的医方尤多，我们在统筹安排之下，已先编出《慈禧光绪医方选议》一书，先期问世，并蒙著名画家黄永玉教授题签并惠作封面设计，在此再度表示铭谢。

还应特别提到的是，中国中医研究院陈绍武院长、中医古籍出版社傅景华副社长及天津《开卷有益》编辑部范子千主任等对《清宫医案研究》一书的出版，给予了积极支持，使本书终于得以付梓，以飨读者。中国史学会副会长、中华书局李侃总编辑对《慈禧光绪医方选议》出版的支持，并此谨致谢意。惟因编著者水平所限，不当之处，恐所难免，尚希明达不吝教正为幸。

编著者识

一九八一年仲春于首都北京

一九八二年孟冬重订

一九八六年元月三订

顺治朝医案

一　顺治皇帝

避痘(预防天花)谕旨

顺治八年十二月十六日申时，内三院捧出上传：近日痘诊甚多，朕避处净地。凡满汉官民有冤枉奏告的，内而赴各该衙门，外而赴各该地方官告理。此时奏告之人，概行禁止。如有违旨奏告者，不问事之是非，径行处斩。如有断屈迫情诉告者，当赴都察院、通政司衙门申告；若两衙门不准不审，待遇此时，再来奏告。尔衙门传与刑部，刊刻告示，晓谕满汉通知。钦此。

【参考】 痘即痘疮，又名天痘、天行痘、豌豆疮，即今所称之天花，为烈性传染病，传染力强。清季自顺治年起，不时有流行，清帝中相传患天花病者有顺治、康熙及同治等，可见流行之广。顺治避痘，即远离疫区，预防感染，此在当时谈“痘”色变之情况下，实为必要措施。清季预防天花除“避痘”外，亦推行明隆庆年间(1567～1572)发明之鼻苗法预防天花。解放后，我国天花已经绝迹。世界卫生组织于 1980 年 5 月正式宣告：“天花消灭(Smallpox is dead)”，“这是全人类之胜利(A victory for all mankind)”，并提出：“能否不种痘？(Can we stop smallpox vaccination)”之豪言壮语；与顺治当年自不可同日而语，惟彼时已知避免接触传染，为预防医学史上可以着意之一史实。

二　苏玛拉奶奶

腹痛便血奏折及朱批而不发

康熙　年　月　日，臣胤祉等谨奏，为奏闻苏玛拉奶奶有病事。

本月二十九日，苏玛拉奶奶召我等曰，老奴荷蒙圣主隆恩，惟每日于佛像前出力，祈祷圣主万万岁，今我便血腹内绞痛难忍，尔等急速奏报，则圣主定赐良方。尔等代我具奏我所说之言等语。其病情始由，问十二阿哥及太监李金超等。据称，二十七日前尚好，自二十七日起，腹内绞痛，便血，不饮不食，身体消瘦。臣等请求苏玛拉奶奶看病，但苏玛拉奶奶执意不肯。臣等召大夫喇嘛、刘声芳等，告其病由，问之据称，闻此病情，年迈之人，如此便血，腹内绞痛，乃因脾虚，内火旺盛耳。据伊等所称，病情似重，臣等拿止血石悬挂。再，臣等看得，其身体甚消瘦，病情可畏，故臣等交付内务府大臣查例预备外，谨奏陈其病情。

朱批：恐尔等以奶奶病重而送至养病之处，着即住其所居之房，若已送去，则告以此谕，务使接回。

再，十二阿哥恭请皇父训谕。为此谨奏。臣胤祉、胤□、胤祹。

朱批：尔等详问大夫，若可服用西白噶瓜那，圣主赐予奶奶一种草根，拌以鸡汤服饮，大夫若称不可，即停。西洋大夫处有山葫芦，若可服用，于和什恨处取用。着十二阿哥日夜看护，朕到达前，想是无妨。着墨尔根绰尔济诵经。

康熙朝医案

一 康熙皇帝

1 有关咳嗽病治疗方药之朱批

康熙四十六年二月 日

朱批：治疗朕之咳嗽、吐痰之硫黄药制作得如何？朕每年逢大寒季节仍有咳嗽症，今又复发，用西洋大夫裕吴实之冰糖达摩方，但朕服后未见效；再若有好药方，问后具奏下房。

【参考】 康熙皇帝此朱批，是在羌国中、王道华、和世亨等奏制成治疗月经不调及心跳惊悸药的奏折上批的，此朱批提及治疗康熙皇帝本人咳嗽、咳痰症用硫黄医方，足见康熙之咳嗽已经历年较久，其时已五十四岁，命门真火不足。盖硫黄初见于《神农本草经》，称其“味酸温”。《名医别录》谓可治“咳逆上气”；今人亦有以之与绿豆等量加水煮三小时，研末，日服一二克以治慢性气管炎达二百余例，半数显效，而无肝肾毒性者。硫黄之用于外科皮肤科病及虚寒泻痢，大便冷秘及阳痿者为多见，以其如《本草纲目》所谓，有“秉纯阳之精，赋大热之性，能补命门真火不足”之故。

羌国中、王道华、和世亨谨奏：遵旨。经询问西洋大夫，在医治咳嗽病中，尚有好药方乎？张诚告曰：好药方尚有，然中国药中，经识别种类，有硫黄花药，甘草膏子。因此两种药在治疗咳嗽及肺胸等疾病方面很有功效，故前已制作。俟春夏之时，看到各种花木、草籽之时，是否可以作治咳嗽之好方制药，方能决定，等语。再，为除咳去痰所做硫黄花药，已于初七日制成，取名为肺胸舒丸。此药在制作时，用硫黄花粉二钱，金银香花八分(此花加工工艺与硫黄花一样)，甘草膏子六钱，冰糖粉四两五钱，将此四种药与西洋大夫所带之温密德喇噶刚地之花露，拌于甘草露中，搅拌成糊状，制成大约重一钱左右扁圆形之药丸，计四十七丸。朱批：所说金银香花，据查，在《本草纲目》中，并无此名，有金银藤，或是金银藤花吧！又，所说温密德喇噶刚地之药，是否就是阿芙蓉，密樵，查清。

张诚等又告曰，此药在医治由感冒引起咽喉堵塞感，咳吐清痰，及由咳嗽引起之各种肺胸等疾病，均有疗效，很好。对治疗哮喘、痨病亦有益。此药一日可服二至三次，每服一丸，将药放入口中，使之化完服下。大约服后八日，方可觉察药力之功效。故谨将肺胸舒丸二十四丸呈上。再，将龙涎香一两、冰糖一两、麝香二钱五分，三种药研成很细粉状，用一斤玉泉酒露搅拌之，置于银制胆瓶中，再用一个银制胆瓶将口盖封，固定在热炭上，用微火煮三天三夜，将药过滤后，可得龙涎香露九两五钱。张诚等又告曰：此药亦适用于补心健脑，心者，乃运血之器官也；脑者，乃生气之器官也。因此，此药有健脑补心之功效。故服后可补气血两亏者，使之健壮；提精补神，加强消化，保元温阳，身心舒畅。不论身体强弱，均可服。倘平安无恙，亦有养身之效。服饮此露时，合六滴至十二滴烧酒，或合于治心脏病之各种露汁、茶水同服。无论何时，或温或寒，均可服饮。然不可使之达到热的程度，若热时，龙涎香就失去药力矣。等语。

又，如勒伯伯尔喇图之西药制成，共计二斤三两，为此一并奏闻。

朱批：知道了。丰强何如矣？

【参考】 羌国中等后一奏折所奏之治咳去痰药中，除硫黄、甘草及金银花外；另举龙涎香、麝香及冰糖一方；此方亦绝妙。龙涎香者，乃《酉阳杂俎》所称之“龙㔖”，亦即“龙腹香”；为抹香鲸(*Physeter catodon* L.)科动物，抹香鲸肠内分泌物的干燥品，熔点仅六十度(摄氏)，燃烧时发蓝焰，香气四溢，酷似麝香而幽雅；所含百分之二十五为龙涎香醇(Ambrein)。能行气活血，止咳喘气逆及心腹疼痛。《纲目拾遗》谓：“食之能暖妇人子宫，治男子下元虚冷。”其温阳作用自不待言。今人实验证明，本药如麝香，小量对动物中枢神经系统有兴奋作用，大量则抑制。对离体心脏有兴奋强心之效；故奏折中所言有健脑补心功效亦吻合。麝香对中枢神经及心脏之作用大致同此。两药并用，功用益彰。麝香亦治“风痰”(《日华子本草》)、“痰厥”(《本草纲目》)。冰糖可和胃润肺，止咳嗽，化痰涎，为众人共知，不多赘述。

2 疟疾服金鸡纳霜(奎宁)治疗

康熙　年　月　日，康熙皇帝曾患疟疾，服金鸡纳霜治愈。《燕京开教略》及在清廷供职之法国耶苏会传教士白晋[一六五六年生，一七三〇年(雍正八年)卒，一六八七年(康熙二十六年)来华]于一六九七年(康熙三十六年)所写之向法王路易十四之秘密报告《康熙帝传》中均有记述。康熙皇帝于康熙五十一年七月十八日在苏州织造李煦奏曹寅病重代请赐药折上亦有治疟疾药及论人参之朱批。

《燕京开教略》中篇载：“康熙偶患疟疾，洪若翰(一六八七年来华，一七一〇年卒。编著者按：此人乃一六八五年法王路易十四派遣来华之法国传教团团长)、刘应(一六八七年来华，一七三七年卒)进金鸡纳……皇上以未达药性，派四大臣亲验，先令患疟者服之，皆愈。四大臣自服少许，亦觉无害，遂请皇上进用，不日疟瘳……”

《康熙帝传》载：我们用欧洲带去的药物治愈了大量病人，其中不少是宫廷大臣，甚至还有其一驸马。不久，皇帝也患一场重病，服御医药无效，求救于我们，使其自病危中脱险。御医们也想能荣幸地使皇上疾病痊愈，但未能如愿以偿。恰在此时，洪若翰与刘应两神父来到，并带来金鸡纳，治愈了帝病。”

康熙五十一年七月十八日，臣李煦跪奏：江宁织造臣曹寅于六月十六日自江宁来至扬州书局料理刻工，于七月初一日感受风寒，卧病数日，转而成疟，虽服药调理，日渐虚弱。臣在仪真视掣，闻其染病，臣随于十五日亲至扬州看视。曹寅向臣言：我病时来时去，医生用药不能见效，必得主子圣药救我。但我儿子年小，今若打发他求主子去，目下我身边又无看视之人。求你替我启奏，如同我自己一样。若得赐药，则尚可起死回生，实蒙天恩再造等语。

臣今在扬看其调理，但病势甚重，臣不敢不据实奏闻，伏乞睿鉴。

朱批：尔奏得好。今欲赐治疟疾的药，恐迟延，所以赐驿马星夜赶去。但疟疾若未转泄痢，还无妨。若转了病，此药用不得。南方庸医，每每用补济，而伤人者不计其数，须要小心。曹寅元肯吃人参，今得此病，亦是人参中来的。(编著者按：即金鸡纳霜，亦即奎宁)专治疟疾。用二钱末酒调服。若轻了些。再吃一服。必要住的。住后或一钱，或八分，连吃二服。可以出根。若不是疟疾，此药用不得，须要认真。万嘱，万嘱，万嘱，万嘱!

【参考】 此节记述，示康熙亦颇知医，李煦奏江宁织造曹寅病疟，康熙以亲身经历，赐药曹寅服用奎宁，并论及人参，谓服补剂不可过多，有可取处。关于参须之功用，康熙亦有议论，可参见内务府郎中倭和等奏折上之朱批。

康熙四十八年三月二十四日，据查：去年十一月月折内奏闻，二十四日，副总管太临刘进忠、李进朝遣清茶房大太监孙国安、明自忠来称取去内用参须一两；二十八日，副总管太监刘进忠、李进朝遣清茶房大太监孙国安、明自忠来称取去内用参须一两。

于本年三月二十二日由郎中倭和、员外郎乌勒瑚交奏事治仪正傻子、主事双全具奏。

奉旨：知道了。此后各处取参，著将芦须搀合发给，若仅给参须，没有力量。再将库存人参，除留二百斤外，其余著发交曹寅变卖。所得价银，俟伊冬季回京时带来可也。钦此。

3　有关腿病事

康熙五十六年十一月十五日，请万岁万安。

窃十一月十四日接阅京抄云："皇上原拟二十四日进宫，因天雨腿疼不进宫。"等语。伏思我圣主万几之劳，因偶尔腿疼，想目下已经痊愈。奴才接阅京抄之后，寝食俱废，而受恩犬马，固昼夜之靡宁也。谨具折恭请万安，伏乞慈鉴。奴才临奏不胜悚惕驰恋之至。

朱批：京抄也不可全信。因皇太后春秋太高，偶得痰症，朕自夏天身体亦不甚好，又兼忧愁，所以如此。

4　汤山坐汤养生

康熙五十六年十二月初七日，窃奴才前阅京抄，知皇太后圣躬偶尔违和，即具折请安，尚未奉到批折，蚁忱正切旁皇。今京抄内又开："万岁拟二十日赴汤山坐汤，因连日太后欠安，未曾起驾。"等语。则太后圣躬尚未大安，奴才倍加踧踖。且我万岁孝思迫切，当太后圣躬之违和，遂寝食俱废，坐立不宁，万岁圣体因不免消瘦。奴才以职守之重，又不敢弃驰诣阙，叩请太后万安。而两接京报，真心如芒刺。受恩犬马，惟祝太后之大安，以致圣心之宁贴，而终日终夜为之望天虔祷也。谨具折奏闻，伏乞慈鉴。奴才临奏不胜依依驰恋之至。

【参考】 康熙皇帝平素身体较强壮，皆爱骑马、射击、喜赴汤山坐汤，实为理疗养生之举；除幼时患天花，脸部留下天花痕迹外，史书载其于青年中年时无大病，五十岁以后则常有"圣躬违和"了。康熙在饮食养生上亦颇注意，可以参阅《清稗类钞》饮食类"圣祖一日二餐"一节。

圣祖一日二餐

张文端公鹏翮，尝偕九卿奏祈雨。圣祖览疏毕。曰：不雨，米价腾贵。发仓米平价粜糁子米，小民又拣食小米，且平日不知节省。尔汉人，一日三餐，夜又饮酒，朕一日两餐。当年出师塞外，日食一餐，今十四阿哥领兵在外，亦然。尔汉人若能如此，则一日之食，可足两食，奈何其不然也。文端奏云：小民不知蓄积，一岁所收，随便耗尽，习惯使然。圣祖云：朕每食仅一味，如食鸡则鸡，食羊则羊，不食兼味，余以赏人。七十老人，不可食盐酱咸物，夜不可食饭，遇晚则寝，灯下不可看书，朕行之。久而有益也。

5　有关海水浴及土茯苓治皮肤病朱批

康熙四十九年十一月初三日江宁织造。通政使司通政使臣曹寅谨奏：恭请圣安。

臣家奴回南，伏蒙御批折子：知道了。病比先何似？钦此。臣跪读之下，不胜感激涕零，谨望北叩头谢恩讫。臣今岁偶感风寒，因悮服人参，得解后，旋复患疥，卧病两月有余，幸蒙圣恩命服地黄汤，得以全愈。目下服地黄丸，奴身比先，觉健旺胜前，皆天恩浩荡，重赐余生，臣蝼蚁下贱，真肝脑涂地，不能仰报万一。谨具折恭谢天恩。江南太平无事，米价如常，所有十月晴雨录，一并奏闻，伏乞睿鉴。

朱批：知道了。惟疥不宜服药，倘毒入内，后来恐成大麻风症，出(除)海水之外，千方不能治。小心，小心！土茯苓可以代茶，常常吃去亦好。

【参考】 海水浴对皮肤健康大有裨益，自不待言。土茯苓味甘、性凉、无毒(《本草图经》)。常用为解毒、除湿、利关节，治梅毒、淋浊、疔疮、痈肿。今人用于防治钩端螺旋体病及麻疹，有一定作用。用于晚期梅毒麻痹性痴呆及先天性梅毒口腔炎，均有改善症状功效。《本草纲目》谓："土茯苓有赤、白二种，入药用白者良。"

6 果酒

佛手汁二桶 香圆汁二桶 荔枝汁二桶 桂圆汁二桶 百合汁二桶 青果汁二桶
木瓜汁二桶 桂花露汁一箱 玫瑰露汁一箱 蔷薇露汁一箱 水仙汁四桶 泉酒汁一百坛(宫中·李煦奏折)

【参考】 此等果酒，颇有补益或醒脾之功，进献康熙皇帝，康熙常服欤？不得而知。此单无年月，原附于康熙三十七年十月请安折包封内。

二 十三阿哥(十三皇太子)病情

康熙五十年六月初四日，太医院外科大夫臣祁嘉钊谨奏，康熙五十年三月初一日，奉旨看十三阿哥恙，系湿毒结于右腿，膝上起白泡，破后成疮，时流稀脓水，原曾腿痛，时痛时止，一年有余，复出此恙，看外形皮薄毒浅，惟筋骨时常作痛，恐其内发成鹤膝风症。臣屡经此症，皆不能速效。谨遵圣训用三仙汤，外贴除湿拔毒膏，今外恙好些，仍用前药调理。谨此奏闻。

三 保寿阿哥病情

康熙四十四年五月二十六日，太医院御医大方脉大夫刘声芳谨奏，康熙四十四年五月二十五日，奉三贝勒、八贝勒传看保寿阿哥病，原系脾胃虚弱呕吐，胸胁腹痛之症，头迷身软，懒吃饮食，有时胃肋攻痛，呕吐气短，大夫王培、李颖滋用过德里鸦噶，如勒白白尔拉都，呕吐已止，头迷身软好些，腹胁有时尚痛，饮食懒少，脾胃仍虚，大夫同李颖滋议用如勒白白尔拉都兼和胃理脾汤调治。再看再奏，谨此奏闻。

和胃理脾汤

当归一钱 白芍一钱五分，酒炒 白术一钱五分，土炒 茯苓一钱 白豆蔻一钱 广皮一钱 半夏一钱，姜炒
枇杷叶一钱，炙，去毛 石斛一钱 沉香三分，磨汁 甘草三分，炙 生姜一片

【参考】 保寿阿哥之病情类今之急性胃炎，和胃理脾汤温胃健脾，自属对症。案中德里鸦噶、如勒白白尔拉都二药待考。

康熙四十四年七月二十五日，太医院御医大方脉臣李颖滋、臣刘声芳、预授吏目王九思、大夫李应奇谨奏，康熙四十四年六月初六日，奉三贝勒、八贝勒传看保寿阿哥病，原系脾胃虚弱，胸胁腹痛之症，以致饮食懒吃，夜间烦躁，四肢倦怠，今胸胁腹痛全止，烦

躁已好，饮食有味，精神起居比前俱好，惟脾胃元气未足，臣等议早用六味地黄丸，晚用经验健脾丸，培养调理。谨此奏闻。

四　和硕纯禧公主病情

康熙四十六年正月十三日，太医院大方脉大夫臣蒋燮谨奏，康熙四十五年十一月初二日，奉旨随和硕纯禧公主回科尔沁，公主一路平安，于十二月初四日到了，前已奏过，于十二月十六日公主微有伤风，胃气不和，进过参苏饮一服，次日请脉平和。公主说好了，不服药了，至今饮食调理。谨此奏闻。

康熙四十六年二月十六日，太医院大方脉大夫臣蒋燮谨奏，康熙四十五年十一月初二日，奉旨随和硕纯禧公主回科尔沁，公主一路平安，于十二月初四日到了，公主偶然伤风，用过参苏饮一服好了。饮食调理。前已奏过，今仍饮食调理。谨此奏闻。

五　内阁大学士张玉书病情

康熙四十九年五月二十五日，太医院右院判加四级臣刘声芳、御医加四级臣李德聪谨奏，康熙四十九年五月十九日，奉旨看内阁大学士张玉书病，系湿热气滞伤脾之症，中脘胀满，按之微痛，四肢浮肿，恶心懒食，小水短赤，大便微溏，六脉弦数，年老病大。服德里鸦噶及渗湿和中汤，中脘胀痛渐减，便溏已止，臣等议仍用德里鸦噶兼渗湿和中汤调治。谨此奏闻。

六　大学士熊赐履临终病情

九月初二日，探得大学士臣熊赐履于八月二十八日未时病故。臣寅身在仪真掣盐于二十九日闻信，即遣人探听访问何病，用何医药？据称：熊赐履先感寒成痢，卧床数日，遂不起。臣理应即报，恐传闻不真，谨探实具奏。

朱批：知道了。再打听用何医药，临终曾有甚言语，儿子如何？尔还送些礼去，才是。

熊赐履事，蒙旨知道了。再打听用何医药，临终曾有甚言语，儿子如何？尔还送些礼去才是。钦此。

江南省中凡各衙门汉官，定例七日后俱有报帖，随其官职大小，即往祭奠。有交情者，厚薄不等。臣于前月已送奠仪二百四十两祭过，其子已收。

再，探得熊赐履临终时，感激圣恩，遗本系其病中自作。所服之药，乃江宁医生欧怡、戴麟郊、胡景升、张彦臣、吴庄、刘允吉之药。其病因脾胃不调，用药杂乱，后来遂不肯服。熊赐履今年已七十五岁，老病衰残，饮食不进，以致不起。大儿子熊志伊，年三十四岁，系监生，娶原任大学士余国柱女，另宅居住，不出交游，不知深浅。小儿子一个去年所生，一个今年所生。闻其遗言命葬江宁淳化镇之地，不回湖广。谨此奏闻。

朱批：闻得他家甚贫，果是真否？

七　正黄旗内大臣颇尔盆病情

康熙四十九年十一月二十四日，太医院院使臣孙之鼎、外科大夫臣段世臣、御医加四级臣李德聪谨奏，康熙四十九年十月二十八日，奉旨看正黄旗内大臣公颇尔盆病，原系痔漏复发，串至左右臀，内通大肠，透破秽臭，稀脓日流碗许，外贴巴西里岗膏药，肿硬疼痛虽减，渐致元气大虚，自十六日以来大便溏泻，日夜七八次，恶心口渴，不思饮食，其人年已六十八岁，大脓之后，复添溏泻，不思饮食，病势重大。臣等议用金线重楼末兼扶元益胃汤竭力调治。谨此奏闻。

扶元益胃汤

人参二钱　白术二钱，土炒　茯苓一钱　黄芪二钱，蜜炙　陈皮八分　山药二钱，炒　缩砂八分　泽泻八分　升麻三分　甘草五分，蜜炙

引用煨姜二片　建莲肉十枚，去心

朱批：庸医误人，以致如此。

康熙四十九年十二月初四日，太医院院使臣孙之鼎、外科大夫臣段世臣、御医加四级臣李德聪谨奏，康熙四十九年十月二十八日，奉旨看正黄旗内大臣公颇尔盆病，原系痔漏复发，串至左右臀，内通大肠，透破秽臭，稀脓日流碗许，渐致元气大虚，又兼大便溏泻，日夜七八次，恶心口渴，不思饮食，病势重大，前已奏过，自服金线重楼末，大便溏泻虽减，但疮形内溃，阔有尺余，不时流脓，饮食甚少，年老气虚毒盛，现值土旺用事，脾气大败，恐其虚脱。臣等斟酌设法竭力挽治。谨此奏闻。

【参考】 康熙皇帝就颇尔盆病状奏折朱批：“庸医误人，以致如此。”足证宫中御医必当以疗效为重，小心谨慎立方遣药；民间传说“太医院药方”之如同“翰林院文章”者，不免失之于实。

八　正黄旗一等侍卫那尔善病情

康熙四十五年十二月初八日，太医院御医加三级大方脉大夫刘炳斗、大方脉大夫李之贤谨启，康熙四十五年十二月初四日，奉三贝勒、四贝勒传看正黄旗一等侍卫那尔善病，系内伤饮食，外受寒邪，以致肚腹攻痛，胸胁饱胀，有时恶心，又兼腰腿酸疼，夜间不宁，大夫等议用加减行气香苏饮调治，寒邪已解，肚痛微减，但大便结燥，大夫等讨圣酒调治，服后大便去过一次，腹痛大减，大夫等仍用圣酒调治。谨此启闻。

加减行气香苏饮

紫苏一钱　陈皮一钱　枳壳一钱，炒　乌药一钱　羌活一钱　川芎八分　木香六分，研　香附一钱五分，炒　苍术一钱，炒　延胡索一钱，炒　藿香八分　炙甘草三分

引用生姜三片

九　镶黄旗食阿思哈尼哈番俸硕色病情

康熙四十九年五月二十七日，太医院右院判加四级臣刘声芳、御医加四级臣李德聪谨奏，康熙四十九年四月二十七日，奉旨看镶黄旗食阿思哈尼哈番俸硕色病，原系中风重大之症，神昏目闭，痰涎壅塞，左半身不遂，服御制白丸及酒，神气已明，痰壅已好，惟左半身不遂因交夏至，于二十五日晚又觉神气昏愦，痰壅气堵，汤水难咽，年老之人反复不宜。臣等议仍用御制酒兼祛风化痰汤，竭力救治。谨此奏闻。

祛风化痰汤

橘红一钱　半夏一钱，制　茯苓一钱　南星五分，制　僵蚕五分　石菖蒲八分　天麻一钱　防风一钱　当归八分　生甘草三分

引用生姜三片　竹沥五分

朱批：用心治。

十　镶黄旗二等侍卫井四勒病情

康熙四十三年六月十二日，太医院大方脉大夫金廷诏谨启，康熙四十三年六月十二日，奉三贝勒传看镶黄旗二等侍卫井四勒病，原系伤寒发黄之症，已经七日，才讨大夫疗治，耽延日多，毒势甚盛，以致斑疹不透，呕吐泄泻，作渴谵语，其病重大。前已启过。头一次大夫用汤药救治，恐力微小，讨德里鸦噶二付救治，与他服后，惟有斑疹渐透，诸症仍前，呃逆泄泻甚频，大夫第二次仍讨德里鸦噶二付，兼用加减茵陈五苓汤救治无效，发黄甚盛，鼻口出血衄血，虽为红汗，恐上厥下竭，第三次仍讨德里鸦噶二付，兼用加减茵陈退黄汤救治，亦无效，其病十分重大。谨此启闻。

十一　直郡王福晋病情

康熙四十四年八月初四日，大夫喇嘛张懋功、刘声芳看得直郡王福晋，病原育喜之后去血过多，兼素禀虚弱，于二十六日忽然下血数次，大汗不止，头迷心慌，恶寒神倦，六脉涩小无神，大夫等随用加减益气养荣汤调治，其汗血渐止，脉息稍起，神气少宁，前已奏过，蒙皇上教道此病当用止血石，大夫随讨止血石带后，血汗全止，虽血汗已止，气血初定，脾胃亏损，懒食便溏，犹恐反复，大夫等议用加减益气建中汤调治。谨此奏闻。

加减益气建中汤

玉竹三钱　黄芪三钱，蜜炙　白术二钱，土炒　白芍二钱，酒炒　肉桂七分，去皮　当归二钱，酒洗　半夏一钱，姜炒　香附一钱，醋炒　炙甘草一钱

引用煨姜一片　黑胶枣二枚

十二　信郡王病情

康熙四十五年六月二十一日，太医院御医大方脉臣李颖滋、臣刘声芳谨奏：康熙四十五年六月二十一日，奉三贝勒、四贝勒传看信郡王恙，系元气素虚，又兼饮食暑湿，复伤胃气，以致泻痢坠重，肠鸣不思饮食，四肢浮肿，精神恍惚，年老病久，下痢紫红血水，甚属不宜，其病十分重大。臣等议讨圣药西白噶瓜那救治。谨此奏闻。

【参考】　圣药西白噶瓜那，疑为西药之满洲语译音，待考。从脉案中看，是当时宫中治疗泻痢的贵重药物。

十三　针灸治愈硕色足疾

康熙四十三年七月二十二日，臣胤祉谨奏，自本月十九日奏起，正白旗护军参领和申、伞上人李琳均患汗病，为大夫毛廷实治愈谢恩；正白旗包依护军参领硕色足疾，为大夫尹德以针灸治愈谢恩。自十九日以来请大夫者五人：正白旗三等侍卫森特赫、乌尔图纳苏图均因发烧请大夫，三等侍卫瓦勒达患痢疾请大夫，三等侍卫德尔特依患下身浮肿病请大夫，镶黄旗三等侍卫季尔海患痰火病请大夫。

再，八旗都统奏折批覆，将皇父批旨降敕伊等、都统等会议禀称，奉旨：将大夫分给八旗所有，大有裨益，著大夫仍为各旗治病，其人数不列入呈报。钦此。钦遵。嗣后，除将大夫治病人数于各旗记录在案外，武职自佐领以上，文职自员外郎以上，若有患病者，经大夫诊断，病情重者，大夫将其病情呈文等语。臣照伊等所议交付。为此谨具奏闻。

朱批：知道了，若病人稍多，仍奏闻。

【参考】 清宫医案中，以汤药或丸散膏丹治病者多，以针灸治病者鲜；此奏折向康熙皇帝禀明以针灸治愈足疾一事，表明针灸治法当时不仅用，且用而有效验。

十四 武英殿赫世亨病情

康熙四十六年六月二十四日，大夫臣刘声芳、张睿奉旨看武英殿赫世亨病，系寒暑伤气之症，以致发热烦躁，口干气弱，胸闷懒食，六脉至数不调，其病大。臣等议用加减除湿导赤汤，前已奏过。今寒邪已散，湿热下行，二十二晚一时下痢红白，色如鱼脑，里急后重，腰腹坠痛，年老气虚，又兼病后六脉尚大，脉症不宜，其病甚险，恐变虚脱之症。臣等议用加减调中益气汤调治。谨此奏闻。

加减调中益气汤

玉竹二钱 白芍二钱，酒炒 茯苓二钱 陈皮一钱五分 黄连六分，酒炒 木香四分，煨 泽泻八分 炙甘草三分

引用陈仓米二钱，炒 灯心三十寸

康熙四十六年六月二十七日，大夫臣张睿、刘声芳奉旨看得武英殿赫世亨病，系寒暑伤气之症，以致发热烦躁，口干气短，胸满懒食，六脉至数不调，下痢红白，色如鱼脑，病势险大，臣等用过加减调中益气汤，二十四日奏过，今六脉稍和，下痢便数大减，惟年老气虚，胃不思食，臣等议仍用加减调中益气汤调治。谨此奏闻。

加减调中益气汤

当归一钱 白芍二钱，酒炒 赤茯苓一钱五分 玉竹一钱五分 扁豆二钱，炒 陈皮一钱 黄连六分，酒炒 木香二分，煨 泽泻八分 炙甘草三分

引用乌梅肉半个 仓米二钱，炒

康熙四十六年七月初一日，大夫臣刘声芳、张睿奉旨看武英殿赫世亨病，始终寒暑不清、内外两亏之症，前有发热，烦躁口干，胸满懒食，六脉至数不匀，下痢赤白，色如鱼脑，病势甚险等情。臣等用过加减调中益气汤，前已奏过，但日来病势虽缓，脉息尚未宁净，下痢便数大减，小便赤色少退，其如肺热熏蒸，又添咳嗽，湿热下流，两腿酸痛，仍前不减，总之受病积深，缠绵日久，故多反复，再兼年老元气大伤，时有发迷，气喘之患。臣等今议用加减归芍六君子汤投之，俟脉症相符，再极力调治。谨此奏闻。

加减归芍六君子汤

玉竹二钱 当归一钱 白芍一钱 沙参二钱 麦冬二钱 茯苓一钱二分 陈皮一钱 扁豆二钱 黄连五分

引用灯心二十寸

康熙四十六年七月初二日，李国平、爱保谨奏，本月初一日收文，奉谕旨：此三日较前病情又何如？……臣等为此去赫世亨处，将谕旨告彼，赫世亨如旧，对圣主之隆恩不知如何承事是好。良久，泣不成声道：臣内心发热，痢疾泻肚，乃前好时正常现象。然二十八日晌午起又有一些咳嗽……。臣李国平、爱保看病，赫世亨每讲一二句话就咳嗽，比二十七日前去看时，气又有所虚弱。故今将大夫刘声远等诊书一并谨奏。

朱批：知道了。此三日较前又何如？转告赫世亨，朕闻每次询其病情，均哭泣叩头，你理应由衷高兴才是，心情应舒畅，俟病愈后，再行叩礼。若此药服后不见好，做点可口饭，寻点狍子肉交膳房，吃着看看如何？

康熙四十六年七月初四日，大夫臣张睿、刘声芳奉旨看武英殿赫世亨病，原于外受寒暑，内伤脾胃之症，前有躁热下痢诸险大等病，自服调中益气即归芍六君子等汤，内热已减，下痢全止，惟咳嗽腿疼，头迷不思饮食，仍前未减，因年老气衰，病势反复不定，犹

恐一时暴脱，本人说暂止医药再看调理。谨此奏闻。

康熙四十六年七月初七日，大夫臣张睿、刘声芳谨奏奉旨看武英殿赫世亨病，系寒暑内伤脾胃之症，烦热下痢诸险大等病，自服过调中益气、归芍六君子等汤，烦热大减，下痢全止，惟咳嗽腿痛，头迷气短，不思饮食，因年老气虚，犹恐一时暴脱，暂止药调理。前已奏过。今看六脉仍前，症无增减，仍止药调理。谨此奏闻。

康熙四十六年七月初八日，李国平，爰保谨奏，本月初七日奉旨：赫世亨今又好一些吧？钦此钦遵。臣等前往赫世亨处告知，赫世亨道，臣承蒙圣主之隆恩，较前好一些了。臣本月初四日，由于气虚身弱，心内恍惚，言语困难。惊闻皇父隆谕，无奈承接于心不安，又愧又喜。遵旨，即停止服药，由御药房做点稀饭，狍子肉，就药能喝一小碗，前曾有过一至二次腹泻，亦停止了。说话声也高了，夜间亦能安睡片刻。初五吃饭时，由看守高斌野地处，送来野狍子肉一大块，野鸡二只。奉上谕：你前往赫世亨处告知，你患如此之病，朕岂有不慈爱见死不救之理乎？这狍子肉吃后病情会有大好转的。此乃朕所经历的。朕非大夫也，你吃着看看，野鸡也可吃着看看……

朱批：此文朕阅后，甚为畅快……今又寄一些野鸡、包子肉，你闻是朕所赏，由衷高兴，但不可多食。心情舒畅，不要忧伤。你若不按朕之所言，恐又生新症矣。

康熙四十六年七月初十日，大夫臣张睿、刘声芳谨奏，看得武英殿赫世亨病，系寒暑内伤脾胃，以致发热烦躁，心跳头迷，咳嗽气短，下痢等病，臣议用过调中益气、加减归芍六君子等汤调治，发热烦躁大减，下痢全止，年老气虚，暑盛病后，又兼胃不思食，暂止药缓其胃气，前已奏过，今看六脉，比前稍和，胃口微开，仍用饮食调理。谨此奏闻。

康熙四十六年七月十一日，李国平、爰保谨奏……奴才等看得赫世亨又比初八日见好，已可自行起床，呼气较强，故将医生刘声芳等所看之文一并谨奏。

朱批：因赫世亨病危，朕甚为挂念，今闻大为见好，深感欣慰。赫世亨本食燕肉即可，岂能因食鹨、狍子肉见好呢？想其必然偷食燕肉矣。再，朕送鲫鱼予其室，着从速派人往取十条，酌量食之，不宜过量。看得大夫之文，大夫等因负疚，无言可奏，故未缮写见好之情，待赫世亨起床后，再斟酌如何缮写，甚为好笑。着将大夫之文交赫世亨阅之。

康熙四十六年七月十三日，大夫臣张睿、刘声芳谨奏看得武英殿赫世亨病，系寒暑内伤脾胃之症，以致发热烦躁，不思饮食，下痢等病，臣等用过加减调中益气及六君子等汤调治，下痢虽止，胃不思食，蒙皇上恩赐野味等食调理，自食之后，胃气渐开，六脉稍起，今仍止药，只用饮食调理。谨此奏闻。

康熙四十六年七月十四日，李国平、爰保谨奏……奴才李国平、爰保看得赫世亨病情比十日前见好。再，奴才我武英殿众人等均以重病大夫未能治愈，经皇上旨令停药，并赏食狍子肉、鹨、野鸡、米饭后，均已痊愈。皇恩如此神奇，无不为之惊喜。为此将大夫刘声芳等所看之文，一并谨奏。

朱批：赫世亨现已见好，既然侥幸痊愈，若精心好生颐养，恢复则快。初见好一旦不留心颐养，年已六十之人，难保不再复发。理气健脾丸药，有补脾胃助消化之效，着每日早晨将一钱药以小米汤同服用，想必有益。着由御药房取药试服，除此之外，禁止服用其他补药及人参等。现老王八或许已痊愈，想是狍子肉、鹨已尽，故又往送，燕肉京城即有，则随其嗜好。

十五　御前一等侍卫海清病情

康熙四十九年六月二十二日，太医院御医加四级臣李德聪谨奏，康熙四十九年六月二十日，奉诚亲王、雍亲王、敦郡王传看御前一等侍卫海清病，系寒湿伤脾泄泻之症，原由风湿腿疼，日久溃而不敛，气血已亏，自去年冬令以来，时常肚腹溏泻，今因长夏湿胜侵脾，大便泄泻清水，日夜五六次，气弱身软，懒食恶心，六脉沉迟无神，病势重大，土旺之时不宜，臣用椿根皮散兼加减升阳除湿汤竭力救治。谨此奏闻。

加减升阳除湿汤

苍术一钱五分，米泔炒　陈皮一钱　赤茯苓二钱　猪苓八分　泽泻八分　升麻三分　紫胡五分　木香五分　缩砂七分　炮姜七分　扁豆二钱，炒　甘草五分，蜜炙

引用姜皮三片　陈仓米五分

朱批：用心调理。

康熙四十九年七月初五日，太医院御医加四级臣李德聪、御医臣李颖滋、吏目臣刘文登谨奏，康熙四十九年六月二十日，奉诚亲王、雍亲王、敦郡王传看御前一等侍卫海清，原系病久，气血大亏，真火衰微，以致寒湿伤脾泄泻之症，气弱身软，懒食恶心，六脉沉迟无神，病势重大，土旺之时不宜，自服上赐金线重楼末，泄泻竟减一二次，于初三初四这两日泄泻又添二三次，时带红白似痢，此系病久虚极，复受暑气，臣等仍用金线重楼末兼椿根皮散用心竭力救治。谨此奏闻。

康熙四十九年七月十三日，臣胤祉等谨奏：臣等本月初五日奏请大夫者之折，奉旨：知道了。此金线重楼专治痢疾，怎么反成痢疾呢？况且此药我们试用多次，非久服之物。因此朕恐怕有何关系，着大夫多观察，不可忽略。钦此钦遵。此谕转大夫，大夫称：海清服金线重楼，头两天感觉稍好，腹泻次数减少。五六日后，才开始泻肚，此并非金线重楼之故。视其病情，系以前外中隰气，手足疼痛多年，今内气受损，病反向里行，故患腹泻。今正气甚弱，又值大暑时节，湿气上升，方致痢疾加重。这两日下痢清水增多，日七八次，夜二三次。自初七日夜起更重。大夫说怎么如此了呢？故将大夫奏文一并恭谨奏闻。

朱批：海清自幼为朕差使，突染恶疾，虽卧床多年，朕仍望其痊愈，今看似不行了。自此派侍卫常舒驰驿前往，伊岂能于报前抵达？朕此批文一到，着尔等即丁世子存银中取一千两，三阿哥亲去宣谕恩赏。倘有口气，阿哥入内，站远些说；若没有，阿哥勿进，转敕其子、妻。常舒若赶到，阿哥莫入，诸阿哥轮见，停止入内，出殡查例施行。

【参考】　金线重楼为重楼之变种，为清热解毒药，对痢疾之效用，与黄连相近，外敷亦治蛇伤及淋巴结核，清宫御医亦用此等民间草药，足证以疗效为重。椿根白皮则首见于《食疗本草》，用“疗小儿疳痢”；东垣《脾胃论》诃黎勒丸以此及诃子、母丁香治“休息痢，昼夜无度”。此例病久体弱，一度获效。

十六　正白旗一等侍卫僧图病情

康熙四十四年七月十九日，太医院御医大方脉臣李颖滋、刘声芳谨奏，康熙四十四年七月初二日，奉三贝勒，八贝勒传看正白旗一等侍卫僧图病，原系脾虚气弱之症，因元气未复，以致伤肺喘嗽，咳唾脓血，身软心烦，夜不得眠，肌瘦颊赤，懒吃饮食，六脉细数，脾肺两伤，已成劳症，其病重大，臣等竭力议用理脾保肺、宁嗽固脾、保元等汤救治。前已奏过。于十七日喘嗽不止，竟不思食，四肢浮肿，药不能下咽，病势危急，难以挽救。

谨此奏闻。

十七 正黄旗包依护军参领莫尔洪病情

康熙四十五年八月十八日，太医院御医臣刘声芳、臣李德聪谨奏，康熙四十五年八月初三日，奉旨看正黄旗包依护军参领莫尔洪病，系暑湿伤气下痢之症，以致腰腹坠痛，下痢紫红血水，两肋胀满，小水结涩不通，发烧烦躁，不思饮食，其病重大，前已奏过，臣等议用清热除湿食廪等汤调治，时好时复，下痢紫红血水仍前不止，元气大虚，胸胃胀满，竟不思食，恐成关格之症，臣等讨如勒白白尔拉都，兼用加减升阳益胃汤调治。谨此奏闻。

加减升阳益胃汤

茯苓一钱五分　白芍一钱五分，酒炒　牛膝一钱　薏苡仁二钱　椿皮一钱，醋炒　萆薢一钱　玉竹一钱五分　当归八分　山药一钱，炒　扁豆一钱五分，炒　车前子一钱，炒研　炙甘草三分

引用建莲子八个，去心

朱批：尔等皆因医学粗浅之故，所以往往不能救人。

康熙四十五年八月十八日，臣胤祉等谨奏：……再，据御医刘声芳告称，包依护军参领莫尔洪之病，现经调治，然有时稍好，有时又便血水，不思饮食，恐成关格之症等语。故将刘声芳等奏折一并奏闻。

朱批：知道了。朕处侍卫迪纳亦系此病，曾经大夫医治，亦未见好。蒙古大夫使其服用兔脑，又用几味药调治，现已痊愈。故缮清药方所用药名，俟晚上送往供鱼房，即照此方试治。

【参考】 此案下痢，先后以清热除湿仓廪等汤调治，时好时复；后又以加减升阳益胃汤调治；由于前者效验不著，康熙皇帝朱批：“尔等皆因医学粗浅之故，所以往往不能救人”，如此评斥宫中御医之词，不可谓不重，结合前此数案中朱批：“用心治”及“用心救治”等语，再次证明宫中医疗必以疗效为重。

十八 正黄旗四等侍卫布勒苏病情

康熙五十一年八月初五日，太医院左院判加四级臣黄运、御医臣霍桂芳谨奏，康熙五十一年八月初四日，奉旨看正黄旗四等侍卫布勒苏病，系肝经积热，痰气结于心包络，以致言语错乱，舌肿黄胎，有时不知人事，妄动逾墙，病似疯狂，六脉滑软，其症险，服过圣药白丸，疯狂已减，惟语言仍乱，此心经有痰之故，臣等议讨御制酒，以疏通经络，兼用清心豁痰汤调治。谨此奏闻。

清心豁痰汤

茯神一钱　石菖蒲一钱　麦冬二钱，去心　柴胡一钱　黄连八分，酒炒　乌药一钱，醋炒　竹茹一钱　半夏一钱，姜炒　橘红一钱　枳实一钱，炒　胆星八分　甘草三分

引用生姜一片

康熙五十一年八月初七日，臣胤祉等谨奏：臣等初一日奏闻蓝翎布勒苏病情一折于初四日收到。奉朱批：非良医也，恐非疯病，钦此钦遵。臣等曾奏欲派人员另带大夫查明病情，待继报之时，再予奏闻。等因奏入。臣等现派尚膳总领永福、正黄旗侍卫什长刘保柱，带大夫黄运、霍桂芳往看布勒苏，见布勒苏面容消瘦，向他探问，其口出胡话，言有人持刀砍他，用枪刺他，欲向他索取银两等语。问其弟护军柴吉木，其言许多日皆言此语。又问其弟染病之缘由，柴吉木言：病前于七月十六日听说其亲妹妹在索伦地方死亡之消息后，举哀痛苦，那时其新买四名奴才又逃走了，自此即患此病，并未卧床。二十一日尚曾进入大内，回来后，晚上在其家后面

树下睡觉时，突然站起，跑入家中，口言有人杀他，胡话便由此始。吾等想是汗病，汗液滞阻，便告诉膳房去求医等语。故此将大夫黄运寄之奏文一并恭谨奏闻。

朱批：此劣等大夫们，知道什么？

十九　理藩院右侍郎薦良病情

康熙四十九年六月二十二日，太医院御医加四级臣李德聪、吏目臣霍桂芳谨奏，康熙四十九年六月二十一日，奉诚亲王、雍亲王、敦郡王传看理藩院右侍郎薦良病，系脾肺虚寒喘胀之症，以致气喘自汗，胸胁胀满，难以仰卧，面目四肢浮肿，大便不实，六脉绝至不现，其病重大，恐一时虚脱。臣等议用德里鸦噶，兼加减实脾饮，竭力救治。谨此奏闻。

加减实脾饮

茯苓二钱　陈皮一钱　白芍一钱，酒炒　白术一钱，土炒　薏苡仁二钱，炒　桑皮一钱　大腹皮一钱　木瓜一钱　桂枝七分　泽泻七分　葶苈子七分

引用姜皮三片

朱批：用心救治。

二十　总管梁琪病情

康熙　年十二月初三日，大夫黄运、刘声芳、许士弘谨奏，看得总管梁琪病，系肝脾不足，气滞痰凝之症，以致胸膈胀痛，饮食堵塞，吞酸作呕，有时烦躁，呕吐痰水，年老气弱，不敢多药，臣等议用御制酒，以舒气化痰，缓缓调治。前已奏过。自服酒后，时减时增，病势无定，已交冬至，胃脉大虚，闻食即呕，强食即吐，胃不安谷，恐一时虚脱。谨此奏闻。

二十一　科尔沁公必里滚达赖病情

康熙五十四年，外科大夫于世美、梁之惠谨启，康熙五十四年正月十八日，奉旨看科尔沁公必里滚达赖病，原系对口之症，已经二十五日，溃破脓稀，饮食懒少，心烦口渴，昼夜不眠，此属年老气血不足，服过十全大补汤，饮食好些，脓亦渐多，夜间宁静，腐肉脱去一半，惟脾气大虚，今用加减归脾汤调理。谨此启闻。

加减归脾汤

当归一钱五分　白芍二钱，酒炒　茯苓二钱　白术四钱，土炒　陈皮一钱　枣仁一钱，炒　木香五分　牛膝一钱　泽泻一钱　肉桂六分　黄芪五钱，炙　甘草五分

引用加金银花三钱　圆肉七个

【参考】 此例对口之症，年老气血不足，脾气大虚，用加减归脾汤调理，引加金银花，补中有清；方中另加肉桂六分，于脾肾虚者相宜，肉桂含桂皮油及桂皮醛，对促进血循环，镇痛与促进消化，均有所助。

二十二　二等侍卫拉布都病情

康熙　年　月　日，和世亨谨奏：本月初一日接张长珠来文，六月二十五日二等侍卫拉布都肛门肿处经诺京兰看后，曾缮折具奏。奉上谕，拉布都病情甚为可怕，将其送家后，请西洋大夫罗德克医治。钦此钦遵。唤罗德克来看后，其曰：病已到如此可怕地步，断不能救治矣，等语。遂于初二日拉布都病故。……

【参考】 此案中医治疗不效，西洋大夫治疗亦乏策，遗憾者所用医方缺如。

雍正朝医案

一 雍正皇帝

1 塞耳方

雍正二年五月初一日，院使臣刘声芳(拟)。

塞耳方

磁石豆瓣大一块用绵花包裹。

麝香豆粒大一块用绵花包裹。

【参考】 雍正皇帝此方以磁石、麝香塞耳，殆为耳鸣头眩而设。《本草纲目》谓磁古可“明目聪耳”。磁石复方甚多，如《圣惠方》之磁石丸，《千金方》之神曲丸，《本草纲目》之磁朱丸，《圣济总录》之磁石酒，均疗耳目之患；或配补骨脂、肉苁蓉以补肾，或配神曲、光明砂以重在明目；或配菖蒲以通窍；各有特色。此方则合麝香，开窍、通络、散瘀、引药透达之力当更强。《本草备要》称麝香“治耳聋，目翳，阴冷”，芳香浓烈之麝香酮可能为主要药效部分。

2 传旨修和成药

雍正五年十一月初十日，养心殿王太平传旨：本月十三日上好吉日，你们有该合的药合些，钦此。

此日卯时合：上用巾二分，太乙膏一料，搽牙散一料，平安丹三十斤，青皮一斤，温白丸一料李德聪方，越鞠保和丸一料，清肺抑火丸二料，宣化丸二料，疏风宁嗽丸一料，藿香正气丸一料，防风通圣丸一料，胃苓丸一料，香连丸一料，木香槟榔丸一料，上清丸一料，七宝丹一料，理气健脾丸一料，六味地黄丸一料。

首领王洁，员外郎杨进朝，内管领伯龄，内副管领七格同看合。

3 谕旨修合琼玉膏

雍正六年十二月十六日，御药房首领王洁、张尔泰钦遵上谕，合琼玉膏壹料，净得贰拾叁斤拾贰两。赏公马尔多少斤两，不敢擅专，谨此请旨。

【参考】 此方为雍正皇帝修合以赏臣下，雍正本人亦或用之；盖本方为延年益寿之剂，方书谓可使“须发不白，容颜不衰”。此方以滋阴生血之地黄为君，人参以益肺之损，茯苓所以培脾胃之本，合以百花之精白蜜，被誉为温良和厚之品，因而有“琼玉”之号，谓珍贵也。此方对虚痨干咳适宜，有滋阴润肺之效。《张氏医通》另有沉香、琥珀，各地成方配制有用者，亦有不伍之者。

4 关于伽楠香

雍正六年十二月 日，张玉柱、王常贵等奏过，奉旨：伽楠香值什么，他们奏迟了，若早奏一声，要多少不得，着他们停停再合，钦此。

【参考】 伽楠香即《本草纲目拾遗》之“奇楠”，为瑞香科植物沉香近根部含较多树脂之木材，辛甘温，理气止痛通窍，可治胸闷，气滞作痛及风痰阻闭，功胜沉香。陈让《海外逸说》及《粤海香语》均有论述，上等者名莺歌绿，其次名兰花结。此药当时为雍正皇帝谕旨修合平安丸而提出。

5 赏平安丸总折

雍正六年十二月初八日，赏总督拾人，每人平安丸壹千丸。高其倬、张大有、岳钟琪、李卫、孔毓珣、迈柱、何世璂、范时绎、齐苏勒、田文镜。

赏御史祖秉圭、郎中准泰平安丸每人壹千丸。副总河嵇鲁筠平安丸伍佰丸。

赏巡抚拾参人，每人平安丸壹千丸。刘士明、魏廷珍、西琳、郭𫓹、傅泰、石麟、马会伯、沈廷正、张廷栋、宪德、王国栋、武格、王玑。

赏将军拾人，每人平安丸壹千丸。常塞立、祖秉衡、武格、来稳、吴纳哈、那苏图、席伯、鄂蜜达、阿尔赛、蔡良、将军哈达，平安丸贰千丸。

赏提督拾肆人，每人平安丸壹千丸。杨鲲、岳超龙、宋可进、袁立相、郝玉麟、陈天培、石云倬、柏之蕃、杨天纵、张溥、冯允中、蓝廷珍、张耀祖、王绍绪。

赏总兵叁拾陆人，每人平安丸伍佰丸。李如柏、刘章、曹勷、潘之善、魏麟、张三让、特恒、林秀、苏明良、张应宗、许良彬、魏麟、岳含奇、王刚、吕瑞麟、张善、闪文绣、袁继荫、杜森、尚潆、马世龙、李灿、刘起元、王郡、张元佐、哈元生、冉起凤、周一德、施廷专、马纪勋、颜清如、蔡成贵、初有德、杨鹏、方文登、陈王章。

赏归化城都统丹津、西宁副都统达鼎二人平安丸每人壹千丸。

副都统拾壹人，每人平安丸贰佰丸。立住、苏图、傅森、图尔赛、白青额、陈士璠、阿三、马尔齐、马护善、博尔和图、常德。

赏顺城郡王，平安丸贰千丸。

赏北路西路每路平安丸伍千丸，刘声芳取去。

共用平安丸捌万伍千柒佰丸。

【参考】 平安丸为治日常多见之心胃疼痛医方，于胸膈胀满，呕吐嘈杂，纳呆痞塞者均宜，理肝脾，顺升降，不损元气，故为皇帝大量赏赐臣下之平安药。此方由丁香、草果、伽楠香、槟榔、香附、延胡索、枳实、砂仁、麦芽、草豆蔻、陈皮、白术、豆蔻、山楂、青皮、神曲、茯苓和木香组成。

6 合平安丸，请旨以好沉香代伽楠香

雍正七年八月二十日，药房首领王洁、张尔泰谨奏，雍正六年十二月初一日，遵旨合平安丸贰佰料，得玖万丸，旧存壹万柒千叁佰伍拾丸，赏督抚提镇各项用过玖万叁千玖佰叁拾丸，除用现存壹万叁千肆佰贰拾丸。按平安丸每壹料内用伽楠香贰两，前合平安丸贰佰料，用过伽楠香贰拾伍斤。系造办处取用，应宜预合备用。今造办处只有上好伽楠香拾余斛，奴才等问过林祖成，如无伽楠香以上好沉香代之，未敢擅用，谨奏请旨。

7 查龟龄集与龟龄酒

雍正八年六月初五日，张尔泰奉旨：你们药房及乾清宫、懋勤殿、雍和宫或有龟龄集药，或有龟龄集方查来朕览。钦此。查得药房有龟龄集方无药，雍和宫有龟龄集药两样，

一样是有人参的，一样是无人参的，外有方一张，本日晚一并呈览。又奉旨：雍和宫原有龟龄酒，不知有无，若有，着取来，钦此。

初六日，取来龟龄酒只有十斤，还用得，余者用不得。奏过，奉旨：好生收着。再，雍和宫有打过龟龄集的全家伙一分，取来用。钦此。又奉旨：蒸龟龄酒的医生等在杏花村井边蒸好。钦此。

雍正八年，造龟龄集方

熟地五钱　生地六钱　天门冬四钱　当归五钱　肉苁蓉六钱五分　川牛膝四钱　枸杞子五钱　杜仲二钱五分　补骨脂一钱　锁阳三钱五分　青盐三钱

……

右将各药如法制毕，选吉日良时，入净室修合一处，忌鸡、犬、孝服妇人见之，用人乳、醋、井水、河水、烧酒煮东酒、童便各一酒盅，和匀放入银盒内，以黄纸封口，再用盐泥封之，然后铸上铅盖，入缸内灰火内行三方养之，早寅午戌会成火局，晚申子辰会成水局，每火一两六钱，相其火候，可加三两，以寅至戌更换，换时以水滴铅球响为度，不可大热温养，至三十五日取出，入井浸七日，以去火毒，然后开视，以紫色为度，每服五厘黄酒送下，浑身燥热，百窍通和，丹田微暖，委阳立兴。

造龟龄酒法将前三十三味药三料，共成粗末，用西纸包裹，外用黄绢袋乘之扎口，用烧酒三十斤、江米窝儿白酒二十斤入药袋，于坛底以西纸、油纸、细布封坛口，用录豆麦周围对固，黄土盐水和成泥封口，晒三伏天，东西南北周转晒之，若要急用，将桑木柴煮三炷香取出，入土内埋七日，若土旺用事，下入井内浸三日取用。

雍正八年六月初八日至十五日修合龟龄集。

【参考】 本方宫中大量应用，颇受重视。查方中多补肾助阳，健脾益胃之品，尤以补肾药为多。不论酒剂和非酒剂，其培元固本，补精治虚之力当甚专。其于一切先天禀受不足，后天斫伤过度，下部虚寒，腰膝无力者当切用，但在制法上有尚需斟酌处，如称“忌鸡犬孝服妇人见之”，恐为迷信之说。其组成药较《集验良方》药味不同，自有特色。

8 赏赐龟龄集

雍正八年六月初七日起至十二年正月二十日，赐果亲王，共用过龟龄集三斤一两。

雍正十年五月初一日起至乾隆十一年三月十九日，赐和亲王，共用过龟龄集三两。

雍正十一年十一月二十五日，赐愉郡王，龟龄集一两。

雍正八年八月十九日，赏河南总督田文镜，龟龄集四两，连方一张。赏内大臣海望，龟龄集四钱。赏内阁中书戴临，共用过龟龄集二两五钱。赏刘声芳，龟龄集二分。赏钱斗保，龟龄集五钱。赏杨太和，龟龄集二两。赏景山总管阿兰泰，龟龄集二钱。赏乾清宫总管王太平，龟龄集五钱。

雍正十三年二月二十八日，赏署理湖北巡抚印务吴应棻，龟龄集一两。

乾隆元年二月二十八日，赏内务府总管常明，龟龄集二两。

乾隆元年四月初七日起至十年六月初四日，赏伯依勤慎，共用过龟龄集六两。赏乾清宫总管王太平，龟龄集五钱。

9 进经验二方：神灵膏及银粉膏

雍正八年十一月　日，太医院御医臣秦世禄恭进经验二方：神灵膏，治湿痰流注疮疡，银粉膏，治疣子拔毒。屡试屡验，谨录二方恭呈圣览。

神灵膏

金线重楼一两　锦地罗一两　黑三七二两　金银花一两　紫花地丁一两　干蟾五个

用香油二斤二两，入铁锅内先熬，用柳条搅半柱香，入前药六味，熬焦去渣净，入蜜陀僧末一斤，再熬至滴水成珠，离火再搅，俟滚退一多半，加入牛黄末二钱、枯白矾末二钱，冷定入水内，浸一日。

太医院御医臣秦世禄恭进。

银粉膏

千金子去壳　白仁二两　凤仙花五钱(即急性子)

用香油十两，入锅内先熬半柱香，入前药二味，熬焦去渣净，入蜜陀僧细末三两八钱，水飞银钴粉五钱，再熬至滴水成珠。

【参考】 所进之治湿痰流注及疣子拔毒二方，均精而灵巧。神灵膏以清热解毒去腐生肌为主，而银粉膏则以破症杀虫去疣赘为主。后者中之千金子，见于《开宝本草》，谓可“主妇人血结月闭，癥瘕痃癖，瘀血蛊毒，心腹痛”，《圣济总录》之续随子丸即以此为君药，所含续随子素及白瑞香素，属香豆精类；实验研究鲜续随子有抗癌作用。凤仙花亦妙品，今人以鲜者捣烂外用可以治鹅掌风及灰指甲。银粉之燥湿提脓，《本草纲目》有所介绍云。

10 进保应膏

雍正八年十一月十七日，臣林祖成、钱斗保

保应膏

芝麻油二斤八两，浸后药，春五、夏三、秋七、冬十日　当归一两　川芎一两　防风一两　白芷一两　木鳖仁四十九个　穿山甲七大片　蓖麻仁一百二十粒　川乌三钱　草乌三钱　槐枝三十寸　柳枝三十寸　肉桂一两

右药油浸足日期，用文火煎至药焦为度，以三五重丝线滤渣、务净，将渣另于铜杓内烧出药油约一斤，次第入后药：飞丹炒黑净一斤右丹乘油出火，渐渐调入，令匀再加后药：阿魏一两　用葱汁炖化搅入令匀冷后，再加后药：滴乳香一两　没药一两　血竭一两　肉桂五钱　附子五钱　麝香一钱　共研极细末，渐渐搅入，令匀收储有盖厚磁罐内封固，取用后，仍须盖紧，凡用看患之大小，摊厚青布上，先以水姜擦过方贴，贴后以手或盐包熨之。

【参考】 此方养血祛风，温阳散寒，活血定痛，外敷以治疗关节肿痛，当效。

11 进贴脐方

雍正九年正月二十五日，臣钟元辅

【上残】 木香　莲花蕊　正川椒同参下　胡椒同参下各四钱

右细药不宜见火，待膏药浸过后溶化，方下贴脐之药，开一寸五六分大，腰中再加一贴四五寸大。

12 香薷丸方

雍正九年四月初四日，臣钱斗保、钟元辅、翟文益议

香薷丸方

藿香叶四两，水洗净　陈香薷二两，去子梗、水洗净　苏叶二两，去梗、水洗净　白茯苓四两，去皮木　沉香五钱　人

参一两五钱　木瓜一两五钱，去子洗净　冰糖二两　生甘草二两

共为细末，炼蜜为丸，重一钱，不拘时凉汤细嚼送下。

【参考】　此方盛暑用之，有预防作用，夏月远行，伤暑中湿亦宜。

13　香薷丸

雍正九年　月　日

香薷丸

藿香叶十两，水洗净为末　香薷蕊五两，去子梗水洗净为末　紫苏叶八两，去梗洗净为末　檀香一两五钱，净末　丁香一两五钱，净末　白茯苓十五两，去皮木为末　木瓜三两五钱，去子洗净为末　甘草七两，去皮切片为末

右共合一处，炼蜜为丸，每丸重一钱，金箔为衣，不拘时用冰水或新汲凉水细嚼送下。

朱批：此即真正旧方。

【参考】　本方与前方相较，有檀香、丁香而无沉香，芳化湿浊之力自必更强，故雍正朱批为“此即真正旧方”。

14　避暑香珠方

雍正九年　月　日

避暑香珠一料

香薷一两　甘菊二两　黄柏五钱　黄连五钱　连翘一两　蔓荆子一两　香白芷五钱

水四十汤碗，慢火熬，候将干，用绢搅汁，听用。

透明朱砂末五钱　透明雄黄末五钱　白及末三钱　白檀香末一两　花蕊石末一两　川芎末一两　寒水石末一两　梅花片一两　苏合油一钱　水安息一钱　香白芷末二钱　玫瑰花瓣末一两

以上共为细末，入前药汁内搅匀，作扣大串成，盛暑时时常带在身上，能避暑并时行山岚瘴气，倘药汁不足，添鸡蛋清。

【参考】　避暑香珠剂型，别具风格，简便实用。芳香辟秽，醒脾清暑，堪推而广之。

15　聪耳棉方

雍正九年六月二十八日，臣钱斗保、林祖成、赵士英、翟文益议

聪耳棉

石菖蒲五分　连翘五分，去瓤

为细末，每个用五厘绢包，聪耳。

【参考】　雍正耳疾，前有以磁石、麝香塞耳一法，今则用菖蒲、连翘，通窍而兼清热，证候可见。

16　秘传通窍仙方

雍正　月　月　日

秘传通窍仙方

弹熟新棉花一两，先用生半夏一两水洗净，以水三碗，煎至一碗，将花拌透，过夜取出，扯碎晒干二次，用藜芦一两洗去土净，亦照前用水煎法去渣取汁，泡花透过夜，取出晒干三次，用北细辛一两煎水泡花晒干四次，用猪牙皂一两打碎煎水去渣，浸花晒干，以上四次煎汁，须滤净渣，将汁拌花方妙，四次药汁制完，竟将生半夏等四味渣共合一处，

水煎换水二三次，滤去渣净，将汁共再熬三饭碗，先取一茶钟泡真蟾酥一钱化开，将前棉浸透揉合一块，要极匀，晒干，复将前余汁浸晒，都要以汁尽渗棉中，用诸药之气，而不用其质，所以取效神速，收储密器，凡遇中风、中痰、中气不省人事，取药少许，向病人鼻孔边将棉撕扯数次，使药气入鼻，有嚏喷者可治，无则难治，呼吸间能通关开窍，病轻者得嚏而气升，即刻可愈，可谓开关夺门之先锋也。神妙无比。

蟾酥辛燥，减去二分亦可。

【参考】 通关开窍方，一般崇用通关散，以细辛、皂角、麝香及薄荷为末，取少许以吹鼻取嚏，此方药味较多，制作复杂；较之《丹溪心法附余》所用之皂角、细辛等量之通关散有不方便处，其实际效果有待比较。

17 传旨修合龟龄集

雍正十一年七月初八日，总管李英传旨：着药房修合龟龄集，有用之处照常用，少了随即修合，钦此。药房首领邓荣贵、魏九贵随将懋勤殿交来一方，雍和宫取来一方，八年药房合过一方，共三方，俱与钱斗保、赵士英、翟文益、王炳四人看过，同议仍用药房合过一方，甚好，择吉于八月二十一日合过龟龄集三料。一料重十三两五钱，一料重十三两，一料重十二两八钱。

18 金锁思仙丹及八宝丹方

雍正十年十一月二十四日，首领刘沧州奉旨交来金锁思仙丹、八宝丹二方，与钱斗保、赵士英看了收存。

金锁思仙丹、八宝丹二方

秘传金锁思仙丹(治男子嗜欲过多，精气不固，涩以去脱之剂也。)莲花蕊一十两，暖无毒，忌雌黄毒，能镇心。石莲子一十两，味甘平温，无毒，经秋至黑沉水是也。本功益气安心止节，治腹痛泄精，入药去内青薏，取净粉。鸡头实一十两，味甘平无毒，益精气，强志，取其实并内子，捣烂，曝干，再捣，筛取净粉。

右以金樱子三斤，取霜后半黄者，木臼中转杵，却刺勿损，劈为两片，去子水淘净，捣烂入锅，以水煎，水不绝火，约水耗半取出，滤过重煎，如稀柿饼样，晒干者服。又用水浸软如子，煎令如法，入前药味，丸如梧桐了大，每服三十丸，空心盐汤下，一月见效，即不走泄，候女人月信住，取车前子一合，水煎，空心服之，一交即孕，一法服至多日，精神完固，能成地仙，平时忌葵菜、车前子。

八宝丹(治心疼验方)

白芸香、沉香、广木香、王灵脂醋炒、延胡索、没药去油、乳香去油、青木香各三钱　荜茇一钱，炒　香附五钱，童便制　海藻五钱，焙干

右为细末，面糊为丸，每丸重一钱，用吴萸煎汤下，或火酒吞服亦可。

【参考】 金锁思仙丹治精气不固，所用之药，与滋阴清火、安神固精方药及补肾固精方药有别，为温而兼涩之莲花蕊、石莲子及鸡头实。《医方集解》金锁固精丸治精滑不固，用炒沙苑蒺藜、芡实、莲须，莲子，龙牡、其法同，药味亦近似，坊间多有售者。此方注云“一交即孕”、“能成地仙”，当是夸张之词。后一方八宝丹，芳香温通，为治心痛之一大法，与苏合香丸、九痛丸、哭来笑去散，及今人之冠心苏合丸、苏冰滴丸、西苑医院之心痛丸、宽胸丸有近似处。现已证实，某些芳香温通方药，确有解除血管平滑肌痉挛之功效，

此方颇值临床一试。

19 传旨问上茧唇方

雍正十一年十一月二十五日，总管李英传旨：问大夫们上茧唇的方，钦此。臣钱斗保、王炳议用辰砂益元散一钱、蜂蜜二钱，调搽。李英随奏过。奉旨伺候，钦此。

辰砂益元散一料　滑石末六两，水飞　粉甘草末一两　辰砂末五钱，水飞

共合一处研匀。

【参考】 益元散为刘河间所发明，原治元气为暑热所伤，用以止渴、除烦、降火、利窍、清暑热。但此方用于保元气泻火亦甚妙，神明不安者，朱砂可镇之。故夏月伏暑，无病亦有服之以防病者。雍正以此方治上茧唇，当系用其清虚火，解诸毒，生津液之功效。

20 琼玉膏方

雍正十二年　月十日，一料琼玉膏

生地黄十六斤，捣绞取净汁十二斤；人参细末二十四两；白茯苓细末四十八两，白蜜炼去滓十斤。

右和匀，入磁缸内，以油纸五重、厚布一重紧封缸口，置铜锅内水中悬胎，令缸口出水上，以桑柴火煮三昼夜，如锅内水减，则用暖水添之，□满取出再用，蜡纸紧封缸口，纳井中□一昼夜取出，再入旧汤内煮一昼夜，以出水气取出，先用少许祭天地神祇，然后每取一二匙酒调服，不饮酒白汤下，日进二三服，如遇夏日，置阴凉处，或藏水中，或埋地下，须于不闻鸡犬声幽净处，不令妇人丧服人见之，制时终始勿犯铁器，服时忌食蒜、葱、萝卜、醋、酸等物。

此药填精补髓，返老还童，补百损，除百病，发白转黑，齿落更生，行如奔马，日进数服，终日不饥，功效不可尽述。一料分五剂，可救瘫痪五人，分十剂，可救劳瘵十人，若二十七岁服起，寿可至三百六十，若六十四岁服起，寿可至五百年。

铁瓮先生琼玉膏

此膏填精补髓，肠化为筋，万神俱足，五脏盈溢，发白变黑，返老还童，行如奔马，日进数服，终日不食亦不饥，开通强志，日诵万言，神识高迈，夜无梦想，服之十剂，绝其欲，修阴功成地仙矣，一料分五处，可治五人瘫疾，分十处，可救十人痨病，滲合之时，沐浴至心，勿轻示人。

新罗参八两，去芦　生地黄五斤五两三钱三分三厘有零，取汁　白茯苓一斤三钱三分三厘有零，去皮　白蜜三斤五两三钱三分三厘有零，炼净

右件人参、茯苓为细末，用密生绢滤过，地黄取自然汁，捣时不用铜铁器，取汁尽去滓，用药一处拌和匀，入银石器。或好磁器内，封用净纸二三十重，封闭入汤内，以桑柴火煮三昼夜，取出用蜡纸数重包瓶口，入瓶中去火毒，一伏时取出，再入旧汤内煮一日，出水气，取出开封，取三匙作三盏祭天地百神，焚香设拜，至诚端心，每日空心酒调一匙头服，原方如此，但痨嗽气盛、血虚肺热者，不可用人参。

【参考】 琼玉膏之功用曾在前文论及，但此节谓有寿至五百年之功效云云，显系言过其实，虚谬之语。此方又见于《饮膳正要》。

21 进乌须药方

雍正十三年四月初七日，总管李英交来：乌须药方一张。

乌须药，每一钱四分兑食盐一分，用好烧酒合匀，如稀浆糊，入磁杯内，重汤煮有枣儿香为度，先将须用肥皂水洗净，擦上一二时即干去，如肉皮之黑，用香油搽之。

进乌须药方

五倍子一两　铜花一钱，将红铜打成片，火内烧红，入好醋内一淬，自有花下在醋内　官粉一钱　明矾一钱

白面五分，原方系白面一钱，但搽后黏滞须上，一时难于洗净，是以屡经试验，减去一半，只用五分，便易于洗净矣

将五倍子打碎，用水洗净，晾干入铜锅内炒，先起黑烟，二起黄烟，三起青烟，见青烟起即取起，将苏青布包好，压成一块，务要生熟得宜，随即碾成细面，将前药共合一处，再研极细，入磁罐内收贮，每用一次，称药一钱四分，入食盐一分，用好烧酒调匀，如稀浆糊，盛磁杯内，入重汤煮有枣儿香为度，若过干，再用烧酒加入，务要稠稀得宜，先将须用肥皂洗净，将药搽上，不过一二时许干即去药，肉皮上之黑色用香油擦之。

【参考】 乌须方独重用五倍子，量达一两，余药则不超过一钱；按五倍子，《开宝本草》收入草部，《嘉祐本草》改列入木部，固知生于肤木之上，却不知为虫所生；李时珍《本草纲目》纠其错，并谓“皮工造为百药煎，以染皂色，大为时用”。但未云可以染须。宫中另有“天下乌须第一方”者，由当归、天麻、细辛、没石子、白干面、诃子组成，炒黑后，入此方，共研细末合匀，煮药二三十沸，裹须，云可使须黑，“明润如漆”，“并不伤损须鬓”。

附　雍正年间太乙紫金锭药用单

太乙紫金锭

一切药毒、蛊毒、瘴气，河豚、恶菌、死牛马肉毒，并用凉水磨服。痈疽发背、无名疔肿才起未破，俱用无灰酒磨服，外用凉水磨搽。蛇犬、毒虫、汤火所伤，喉风、牙疼、诸般头风，俱用凉水磨擦并服。四时瘟疫，亦用凉水磨服。如恐疫气传染，用桃根汤磨搽鼻孔，次服少许入，病家不染。自缢、溺水、鬼迷、惊死、压死，未经隔宿，心头微温，用姜汁磨灌，用酒亦可。急中颠邪，鬼气狂乱，及打扑伤损，中风中气，口眼喎斜，牙关紧闭，并用热酒磨服。新久疟疾临发，日用桃枝煎汤磨服。赤白痢疾初起，肚腹急痛，绞肠沙等症，姜汤磨服。诸般鼓胀，脾病黄肿，麦牙汤磨服。九种气痛，淡酒化服。

惟孕妇，泄泻者勿服。

【参考】 本方解毒、疗疮、利窍；可内服，可外敷，适应证较广。

22　癣药方

雍正　年　月　日

癣药方

红枣肉二两　核桃肉二两　大枫子肉一两　水银二两

共合一处，捣烂为泥，用白布包裹，用微火考擦患处。

【参考】 本癣药方重用水银与大枫子肉，考水银之用于“治疥癣疮，经年不差”，可见于《圣惠方》之水银膏，《肘后方》之加胡粉“治燥癣”。《千金方》并用以“治白癜风”及“治腋下狐臭”。大枫子用于治癣，见于《本草纲目》、《寿域神方》、《疮疡机要》及《血证论》等，今人并用于治疗酒渣鼻及麻风。大枫子水浸液对小芽胞癣菌有抑制作用。

23 用方一组

雍正 年 月 日

参苏理肺丸方

紫苏五钱 干葛五钱 前胡五钱 半夏五钱，姜汁炒 茯苓七钱五分 陈皮五钱 甘草五钱 枳壳五钱，麦炒 桔梗五钱 木香二钱

共为细末，水丸如桐子大，冬月用麻黄二两煎汤为丸。

【参考】 参苏理肺丸即《太平惠民和剂局方》之参苏饮诸药制丸，功能益气解表，理气化痰。本方内无人参，适用于体气尚无大虚之人。

口齿科张隆绛雪散方

硼砂一钱 火硝三分 胆矾二分 石膏一钱 寒水石一钱 风化硝四分 冰片二分

共为细末，吹用。

【参考】 本方具除热、破滞、涤肠功效，吹用可治咽喉肿痛，喉痹重舌及鼻塞口疮，相信必有一定疗效。

疏风宁嗽丸方

苏叶五两 防风三两 干葛三两 枳壳三两 前胡三两 桔梗三两 炙桑皮三两 杏仁三两 半夏三两，制 茯苓三两 陈皮二两 川贝母二两，去心 羌活二两 黄芩二两 生甘草二两

共为细末，水叠为丸，如绿豆大。

【参考】 本方与参苏理肺丸相较，增加止咳化痰之吉、贝，疏风解表之羌、防，宣肺宁嗽之力更强。适用于急慢性支气管炎。

清静香

白檀香八两 沉香八两 安息香一两 乳香一两 广木香一两 龙涎香五钱 兰子一两 排草四两 丁香一两 苏合油四两 黄连六两 唵叭香五钱 冰片二钱 麝香五分 炭末二两 蜜四两 红枣六两，肉泥

上为细末，先将苏合油、乳香同蜜熬化，渐下香末，作成小丸。

【参考】 本方合众香于一炉，重用白檀香、沉香，功能除恶气，止吐逆，开胃醒脾，治心腹腰肾作痛，有其特点。

二 孝敬宪皇后

噙化人参

乾隆三十年六月二十日起至三十一年五月十三日，皇太后陆续噙化用过三等人参壹斤拾伍两捌钱，下存三等人参壹两陆钱叁分(三百十八日)。

乾隆四十一年八月初八日起至十二月初七日，皇太后合参苓白术丸十三料，用过三等人参八两四钱；合八珍糕一次，用过三等人参二钱；参姜饮用过三等人参九钱；汤药内用过三等人参五两。

【参考】 人参补气、生津、安神，亦抗老、抗病、抗应激、抗疲劳之要剂，噙化方便实用，入丸口膏丹常为君臣药，作用很大。此处所用三等人参，实为上等人参。

三 世子成滚札浦

1 加减当归拈痛汤治验

雍正 年三月初十日，臣陈欢敬谨奏，看得世子成滚札浦，系湿热伤于脾胃旧症，以致牙龈浮动，腿膝肿痛，时常举发，服加减当归拈痛等汤，其症已好。谨此奏闻。

此帖未奏，具本人折，谢过恩。

【参考】当归拈痛汤出自《医学发明》，又称拈痛汤，可治湿热痹证，骨节疼痛，肩背沉重；方由羌活、人参、苦参、升麻、葛根、苍术、炙草、黄芩、茵陈蒿、防风、当归、知母、泽泻、白术、猪苓组成。此处加减何物不明。

2 固齿白玉膏方

雍正予年八月三十日，口齿科医士臣朱文煐方。

固齿白玉膏(治风火牙疼胃热牙宣)

定粉二钱　五色龙骨二钱，煅　珠子二钱，煅　麝香一分

共为细末入黄蜡一两溶化候冷捏成饼摊于连四纸上剪成条贴患处。

【参考】 此方于胃热火盛、牙痛龈肿者用，用法为将此膏条贴于牙上，次晨揭去，为又一种剂型及用药法。

四 喀喇沁王依达木扎布之病情与朱批

雍正十一年十一月十八日，员外郎阿蓝岱谨呈：为奏报事。王依达木扎布之疮经大夫李凯医治，疮内烂肉今已开始脱落，红肿亦较前稍软。李凯等称：此烂肉脱落完后，即敷消炎长肉之药等语。王依达木扎布告称：我原先不觉甚痛，托圣主再生之恩，服用赏赐之药及人参，又经大夫医治以来，现已觉疼痛等语。故将大夫李凯呈报之文一并呈送，谨此呈闻。

朱批：欣览。告诉王，惟愉快休养，切勿愁闷，若有所思，即请朕恩，等因降旨。

雍正十一年十二月初二日，员外郎奴才阿蓝岱跪奏：为钦遵上谕事。十一月二十九日，奴才阿蓝岱报闻喀喇沁王依达木扎布之病一折奉朱批，奴才阿蓝岱跪接阅后，钦遵办理。……现王依达木扎布疮内之烂肉均已脱落，其恶气逐渐消失，新肉稍有见长，流脓情形亦见好矣，谨此奏闻。

朱批：朕览此折后，欣喜之意笔下难以尽述。王之病若大愈，不仅大夫，尔等亦立大功矣。着妥善尽心护理，并传旨于王：惟应愉快养身，勿忧愁发怒，若遇有忧愁发怒事，则应念及朕恩，愉快消除之。再，断然不可合房，务必于疮口愈合后，再过数月方可，应尽力忍耐，王若果报答朕恩，则应钦遵朕旨施行，传旨交付。尔亦应不时留意探望，倘月相遇知悉之者，则应前去王处。

【参考】 感染性疾患戒房事和七情过度，有理。

雍正十二年正月十三日，员外郎奴才阿蓝岱跪奏：为奏闻事。……赏赐果子及朱批奏折均交依达木扎布……王依达木扎布之疮至十二月三十日肉皆长满，亦已收口，仅剩似小米粒大口子，然王旧咳嗽病复发，因咳嗽未能收口，至正月初三日，疮口反似黄米粒大，初四至初九日，疮口逐渐大似榛子而窟窿深六分余，初十、十一、十二，此三日，窟窿之

深仍有六分余，流黄脓，肉略红矣。奴才阿蓝岱向大夫李凯询问新长之肉凹下之缘由，告称尚未长成；故入春后，王旧咳嗽病复发，咳嗽过甚，使元气大伤，疮口即被震开，新肉方如此凹下，又恐恶变，我等正尽力设法调治等语。奴才阿蓝岱向王询问后，依告称，除咳嗽外，别无气亏之状等语。看得王之脸色，较前略瘦，大夫等现正用止咳补气药调治。谨此跪奏。

朱批：着大夫等好生调治。

雍正十二年二月初六日，员外郎阿蓝岱就谨呈：……现王依达木扎布之疮，又长出少许新肉，脓肉颜色亦较前好，饮食已复原，惟仍略咳嗽。大夫李凯等答称，自服用补气止咳药以来，王之身体咳嗽皆较前见好……谨此奏闻。

朱批：欣览矣。现又得一味妙药，着将此予王一日服用一丸，即增齐风膏，交不分早晚，如同先前之济吉丹，济吉丹仍应照常服用，此等药物有益而无害。著将此晓谕王。

五　喇西服济吉丹药效的朱批

雍正十一年六月初八日，奴才喇西跪奏：奴才自三月出使蒙古地方以来，尚未恭请圣安……今蒙圣恩，日饮济吉丹经刘声芳治疗，虽未痊愈，但亦无妨矣。尚能效几年余力，故遣次子恭请圣安。朱批：佳品。朕已多次试用，无须担心，若感觉良好，七粒亦可，尔断不可记挂。对此，朕几次降旨，不但在尔面前，就是向大臣们宣喻，亦不计其数矣。休要挂虑，静养病体。今食寝尚好，咳嗽亦较前好些，只是病情初缓，数日来依然咳血，一时尚不能爽利复元，虽感觉好些，然恢复迟缓，若养至七月，许会有所好转。朱批：病渐愈，自会康复。奴才切望早日康复，以瞻龙颜。……朱批：急什么，后会有期。

朱批：尔病体渐愈一折已阅，望八、九月时主臣愉快相会。

六　大臣侯陈泰(伤寒发癍治疗)

雍正七年三月二十二日，光禄寺卿臣冀栋，御医臣刘裕铎，谨奏，雍正七年正月十三日奉旨看内大臣侯陈泰，原系伤寒发癍之症，服过益气、化癍、温胆等汤，今已全好。谨此奏闻。奉旨：陈泰病症，虽为冀栋、刘裕铎医治，着各赏纪录一次，钦此。

【参考】　伤寒发癍，先后用益气、化癍、温胆等汤获效“全好”，实为辨论证治法则之运用。

七　闽浙总督满保(噎膈病)

雍正　年八月初一日，刘玉传浙闽总督满保病系噎膈，着刘声芳查治噎膈的酒药方，查明奏知赏给，钦此。刘声芳随查得一治噎食倒食翻胃方，一治噎膈膏方，一治噎膈翻胃七宝散方，各合一料，连方赏给。

治噎食倒食翻胃方

全当归一两　白芍药一两　熟地一两　白茯苓一两　生甘草五钱　牛膝一两　核桃肉四两，净　马樱花四两，五更乘有露水时采取阴干去蒂净

用黄米糖二斤，不要味酸者，砂罐一个，将药放于罐内，再入干烧酒十斤，搅匀，隔汤煮一炷香为度。埋于地中，七日取用，若服时不拘冷热，每服四、五茶匙，食前服，临睡亦可，渣再加干烧酒五斤、黄米糖一斤，照前埋七日，取出用神效。

此治噎膈屡效，如大解内燥，胸膈作痛，服此药酒相宜。

【参考】 此方重用马缨花，按此药似未见于古本草学著作，系杜鹃花科植物马缨杜鹃之花，云贵民间用于清热拔毒，止血调经。

治噎膈膏方(先用烧酒一盏，放铜杓内，入元明粉二钱，焙干细末，听用。)

甘蔗汁冰糖二两待用　藕汁　梨汁　甘酒娘　人乳　牛乳　萝卜汁　童便

以上各二两，文武火漫熬至四两，加白蜂蜜一两成膏，每挑调元明粉一分，此膏二汤匙不拘时咽，轻者莲子二十粒煎汤，重者人参五分煎汤调服。

治噎膈饮食难咽，强咽不能下，或大便如羊粪者，服此膏子药相宜。

【参考】 此方仿《温病条辨》五汁饮方意而进退之，五汁饮为梨汁、荸荠汁、鲜苇根汁、麦冬汁，藕汁(或蔗浆)，治温病热盛，灼伤肺胃阴津，口中燥渴，咳唾白沫、粘滞不爽者。此方治噎膈，加人乳、牛乳，思路颇高，补充营养以济饮食难咽之急。入元明粉通腑，可通下而通上。

治噎膈翻胃七宝散

朱砂一钱　麝香五分　松香一钱　牛黄五分　狗宝五分　赤石脂二钱　沉香一钱

共为细末，煨姜一片、红枣肉三粒，煎浓汤送药末二分，早午晚日进三服。

治噎膈翻胃，凡饮食咽之即吐，或大便微溏，服此末药相宜。

【参考】 本方多芳香之品，治疗翻胃为一大法。狗宝即狗胃结石，又称狗结石，含碳酸钙、碳酸镁、磷酸镁等，《本草纲目》载："治噎食及痈疽恶疮"。《吉林摘要》则以狗宝末一分调服于威灵仙、盐水以治"噎食病"。

八　怡亲王(修合黄连膏)

雍正三年四月十四日，怡亲王交与院使刘声芳黄连膏方看合一料，于十六日刘声芳进上边留下外，存一斤罐盛。系祁嘉钊方。

雍正三年四月十六日

黄连膏(搽热疙瘩，消肿治茧唇)

麻油半斤　熟猪油半斤　大黄四两　黄蜡四两，净　黄连二两　韶脑五钱　冰片一钱

先将麻油炸黄连、大黄，炸透去渣，下熟猪油、黄蜡，搅匀，离火再下韶脑、冰片末，再搅成膏。

【参考】 怡亲工修合此方注明可治茧唇，与雍正十一年十一月二十五日雍正皇帝以启砂益元散治茧唇案似有连系，疑雍正常患此疾。

九　太医院用人参药档

雍正十三年

正月，太医院用五等人参五斤，药房用五等人参五斤；

二月，太医院用五等人参十斤，药房用五等人参二十斤；

三月，太医院用五等人参十斤，药房用五等人参十斤；

四月，太医院用五等人参十斤，药房用五等人参十斤；

又四月，太医院用五等人参五斤，药房用五等人参十斤；

五月，太医院用五等人参五斤，药房用五等人参十斤；

六月，太医院用五等人参十斤，药房用五等人参十斤；

七月，太医院用五等人参十斤，药房用五等人参十斤；

八月，太医院用五等人参十五斤，药房用五等人参十斤；
九月，太医院用五等人参十斤，药房用五等人参十斤；
十月，太医院用五等人参十斤，药房用五等人参十斤；
十一月，太医院用五等人参五斤；
十二月，太医院用五等人参十斤；
一年共用人参二百三十斤。

乾隆朝医案

一 乾隆皇帝

1 问上腭微干治疗的传旨

乾隆 年五月初五日，刘沧州传旨：上腭微觉干些，应用何药，钦此。臣陈止敬，臣刘裕铎议用孩儿茶一味，研末，擦上、或噙化亦可。

按孩儿茶，功效能上清口中浮热。

【参考】 此为太监刘沧州传乾隆皇帝询问其腭部发干治法的圣旨。其年不详。以御医陈止敬、刘裕铎两人之任职情况分析，当属乾隆早期之事。

按孩儿茶，又名乌丁泥(《本草纲目》)。为豆科植物儿茶的枝干或茜草科植物儿茶钩藤的枝叶煎汁浓缩而成的干燥浸膏。本品具清热化痰，止血生肌，消食定痛之功效。《医学入门》谓：“治一切疮毒”，《本草纲目》：“清膈上热，涂金疮、一切诸疮，生肌定痛、止血、收湿。”近人多用于治疗小儿消化不良(内服)，止血(内服)，宫颈炎(外用)。

究乾隆帝用此药当在于取其清热定痛之效。

2 治疗血热风疹洗药方

十一月二十五日，臣花三格请得皇上腰腹间起碎疙瘩、搔痒成片，此属血分有热、微受风凉所致。臣外用洗药，随意荡洗，谨此奏闻。

洗药方

荆芥穗五钱 防风五钱 土大黄五钱 蛇床子五钱 当归五钱 地肤子三钱 鹤虱草三钱 杏仁三钱，炒研 朴硝五钱 苦参五钱 黄柏五钱 川椒二钱

引用食盐三钱 连须葱白三根

十二月初十日，洗药内每一壶加生白矾五钱。

十二日，洗药内换枯白矾五钱。

【参考】 乾隆帝所患当属“风疹块”类病。其病因御医花三格已奏。其洗药方具疏风透表、清热解毒利湿之作用，理应收效。

3 搽牙散

乾隆 年 月 日，武维藩方

搽牙散

石膏一两，煅 青盐三钱 甘松二钱，去土净 细辛五分 滑石一两 生矾一钱

共为细末。

【参考】 此搽牙散之药物具清热解毒，杀虫止痛之作用。故对火虫、风热之牙痛等当有效验。

4 有关询问桐泪功用的传旨与奏折

乾隆十九年二月初三日，小太监胡世杰交来清热固齿散方，奏旨：着问问大夫方内桐泪性味如何？再将桐泪呈览，钦此。内系王炳、邵正文，具奏原帖。

次日小太监胡世杰将奏帖并桐泪二块呈览，奉旨：知道了。配来侯候，钦此。方系大学士来保恭进原方现随侍。

二月初四日，臣王炳、臣邵正文谨奏：遵旨议得清热固齿散方内有胡桐泪药味，此药出自甘肃，气味咸寒，无毒。主治风火虫齿痛，余药皆引经清热品味，若合散搽牙，久用固齿实有裨益。谨此奏闻。

【参考】 宫中固齿方甚多，但清热固齿散方尚缺如。据奏折所述，本方当以胡桐泪为主药“余药皆引经清热品味”。考胡桐泪，《汉书》中又作胡桐律(颜师古注)。《本草纲目》称之胡桐碱。系杨柳科植物胡杨(《汉书》名胡桐)的树脂。其产地除甘肃外，青海、新疆等地亦产之。功用主要为清热、化痰、软坚。《日华子本草》：“治风蚛牙齿痛，兼杀火毒并面毒”。《本草纲目》：“咽喉热痛”。其主治大抵为治疗咽喉肿痛、齿痛，以及瘰疬(《医学启源》：“瘰疬非此不能除”)等症。亦可治疗齿衄，《圣惠方》载：胡桐泪半两，研罗为末，用贴齿缝，如血出不定，再贴。综合分析，推测清热固齿散是以胡桐泪为主的治疗风火虫齿痛之外用搽药。乾隆皇帝朱批、配来侯候。可知其罹有齿病。

5 服用八珍糕的实录

乾隆四十一年二月十九日起，至八月十四日，合上用八珍糕四次，用过二等人参八钱。

五十二年十二月初九日起，至五十三年十二月初三日，合上用八珍糕九次，用过四等人参四两五钱。

【参考】 有关乾隆皇帝配用八珍糕的记载均见于《上用人参底簿》中。古方中冠以八珍二字者亦颇多见，宫中配方亦有八珍丸、八珍糕之分。惟八珍糕隶属小儿门内。据论：“人惟饮食不节，起居不慎，损伤脾胃，百邪易侵，百病易生矣。古方立八珍糕，不寒不热，平和温补之药，扶养脾胃为主，屡有奇效，百发百中，后人称为医中正道，厥有旨哉。并谓：男妇小儿诸虚百损，无不神效。”其方组成：

党参二两　茯苓二两　白术一两　薏苡仁三两　芡实三两　扁豆三两　□□三两　□□三两　白糖八两

共为细末，同白米粉蒸糕。

另，宫中配方尚有八珍丸，但因该方无参，故可知乾隆皇帝所配者为本方。

查四十一年乾隆帝年逾花甲，五十三年寿近耄耋。暮年之人，先后天俱亏，阴阳气血虚损叠至，故频用此糕，亦颇适合。至于易党参为人参者，亦在于加强补气健脾之功效。

6 用人参记录

乾隆五十三年二月初八日起，至十月十八日，合上用温中理气丸四料，用过四等人参四两。

【参考】 温中理气丸方，宫中配方未载。

据上用人参底簿，自乾隆六十二年(嘉庆二年)十二月初一始，至乾隆六十四年(嘉庆四年)正月初三日止，皇上共进参麦饮三百五十九次，用四等人参三十七两九钱。

【参考】 人参具补元气，健脾生律，宁神益智之效。《本草经》述："补五脏，安精神，定魂魄，止惊悸，除邪气，明目，开心益智"，《药性本草》谓："补五脏六腑，保中守神"。近代研究，人参可加强大脑皮层的兴奋过程，同时也能加强抑制过程，改善神经活动过程的灵活性。有显著的抗疲劳作用。并能增强机体对各种有害刺激的防御能力。因此临床常用于急救和治疗心血管系统、消化系统、内分泌系统等疾病，是被人们公认的抗衰老药物。御医们为皇帝后妃治病自然亦时有选用。当然对于人参之认识，康熙帝尚有不同见解，这是由其崇尚武功，身体健壮所决定的。乾隆帝年已耄耋，气血俱亏，纳谷亦少，锻炼更难，故惟求助于人参，以延其寿。

7 临终前一月之护病记录及脉案

乾隆六十三年(嘉庆三年)

十二月初一日寅正二刻，进参麦饮一次，人参一钱，麦冬二钱去心水煎，陈世官、罗衡、张肇基方。

初二日寅正二刻，进温中理气丸三钱参麦饮送，用人参一钱。未正二刻，进灯心竹叶汤一次。灯心一百寸，竹叶三片，水煎。

初三日寅正二刻，进温中理气丸三钱参麦饮送，用人参一钱。午正一刻，进灯心竹叶汤一次。午正二刻，进灯心竹叶汤一次。

初四日寅正二刻，进温中理气丸三钱参麦饮送，用人参一钱。午初三刻，进灯心竹叶汤一次。

【参考】 乾隆是年已八十八岁高龄，故参麦饮常服大有裨益。温中理气丸宫中配方不载。

初五日寅正二刻，进温中理气丸三钱参麦饮送，用人参一钱。

沙惟一、钱景请得，皇上圣脉安和。惟心气不足，以致夜间少寐。今议用养阴育神汤，晚服一贴。初七日照原方加石菖蒲一钱，龟板五钱炙。

白芍一钱五分，炒 煅龙齿三钱 远志一钱，肉 麦冬三钱，去心 茯神三钱 琥珀一钱，灯心研 陈皮一钱 五味子一钱 枣仁四钱，炒 大生地四钱 甘草五分，制

引用桂圆肉七枚

酉正 刻，进养阴育神汤一贴。

【参考】 脉虽安和，但已年迈，气血亏损可知。养阴育神汤寓天王补心丹之意，旨在补心安神，育阳清热。并配以人参补气，则气血两顾，阴阳双补，服之于乾隆帝相宜。

初六日寅初，进温中理气丸三钱参麦饮送，用人参一钱。

沙惟一、钱景请得，皇上圣脉安和。仍照原方养阴育神汤一贴，晚服。酉初三刻进养阴育神汤一贴。

初七日寅正三刻，进温中理气丸三钱参麦饮送，用人参一钱。

沙惟一、钱景请得皇上圣脉安和。仍照原方养阴育神汤晚服一贴。酉正进养阴育神汤一贴。

初八日寅正二刻，进温中理气丸三钱参麦饮送，用人参一钱。

沙惟一、钱景请得皇上圣脉安和。仍照原方养阴育神汤晚服一贴。酉正，进养阴育神汤一贴。

初九日寅正，进温中理气丸三钱参麦饮送，用人参一钱。

沙惟一、钱景请得，皇上圣脉安和。仍照原方养阴育神汤晚服一贴。酉初二刻进养阴育神汤一贴。

初十日卯正，进参麦饮一次，用人参一钱。

沙惟一、钱景请得，皇上圣脉安和，惟心气不足，以致神气恍惚，梦寐不宁。议用镇阴育神汤晚服一剂。

归身二钱　白芍四钱，炒　枣仁五钱，炒　石菖蒲八分　远志一钱五分　茯神三钱　琥珀一钱　煅龙齿三钱　陈皮一钱五分　大生地五钱　炙半夏五钱　炙龟板五钱　生甘草七分

引用赤金一两，同煎

酉初二刻，进镇阴育神汤一贴。

十一日寅正二刻，进参麦饮一次，用人参一钱。午正，进灯心竹叶汤一次。

沙惟一、钱景请得，皇上圣脉安和。仍照原方加人参五分，晚服一贴。酉初一刻，进镇阴育神汤一贴。

十二日寅正二刻，进参麦饮一次，用人参一钱。午正，进灯心竹叶汤一次。

沙惟一、钱景请得，皇上圣脉安和。惟心气虚热不足，以致神气恍惚，少寐不宁，有热。议用镇阴育神汤加减，晚服一剂。

人参一钱　大生地五钱　白芍四钱，炒　橘红一钱五分，化　龟板五钱，制　竹茹三钱　远志一钱五分　枣仁五钱，炒　煅龙齿三钱　琥珀一钱　归身二钱　半夏三钱，制　石菖蒲一钱　生甘草一钱

引用赤金一两，同煎

酉正，进镇阴育神汤一贴。

十三日寅正二刻，进参麦饮一次，用人参一钱。巳正，进灯心竹叶汤一次。

沙惟一、钱景请得皇上圣脉安和。仍照原方晚服一贴。酉正进镇阴育神汤一贴。

十四日寅正三刻，进参麦饮一次，用人参一钱。

沙惟一、钱景请得皇上圣脉安和。仍照原方镇阴育神汤，晚服一贴。酉初三刻皇上圣脉安和，惟心气虚热不足，以致神气恍惚，少寐不宁有热。议用镇阴育神汤加减，晚服一剂。

人参一钱　大生地五钱　白芍四钱，炒　橘红一钱五分，化　龟板五钱，制　竹茹三钱　远志一钱五分　枣仁五钱，炒　煅龙齿三钱　琥珀一钱　归身二钱　半夏三钱，制　石菖蒲一钱　生甘草一钱

引用赤金一两，同煎

酉正进镇阴育神汤一贴。

十三日寅正二刻，进参麦饮一次，用人参一钱。巳正，进灯心竹叶汤一次。

沙惟一、钱景请得皇上圣脉安和，仍照原方晚服一贴。酉正进镇阴育神汤一贴。

十四日寅正三刻，进参麦饮一次，用人参一钱。

沙惟一、钱景请得皇上圣脉安和。仍照原方镇阴育神汤，晚服一贴。酉初三刻进镇阴育神汤一贴。

十五日卯，初进参麦饮一次，用人参一钱。

十六日寅正三刻，进参麦饮一次，用人参一钱。巳初三刻，进灯心竹叶汤一次。酉初，进灯心竹叶汤一次。

沙惟一、钱景请得皇上圣脉安和。心气安宁，今止汤药。议每日早，进参麦饮，内再加人参五分，共一钱五分，麦冬仍用二钱。

十七日寅正三刻，进参麦饮一次。人参一钱五分，麦冬二钱去心，水煎。申正三刻进

灯心竹叶汤一次。

十八日子初，进灯心竹叶汤一次。寅正二刻进参麦饮一次，用人参一钱五分。

大学士和珅同赵进忠要去上噙化用人参四钱。巳正进灯心竹叶汤一次。亥初三刻，进灯心竹叶汤一次。

十九日寅正，进参麦饮一次，用人参一钱五分。

沙惟一、钱景请得皇上圣脉安和。惟身软神倦。今议每日晚再加参麦饮一服。人参一钱，麦冬二钱去心，水煎。酉初，进参麦饮一次。亥正一刻，进灯心竹叶汤一次。

二十日寅初一刻，进参麦饮一次，用人参一钱五分。酉正，进参麦饮一次，用人参一钱。

二十一日子正进灯心竹叶汤，寅正一刻，进参麦饮一次，用人参一钱五分。酉初二刻，进参麦饮一次，用人参一钱。

二十二日寅正三刻，进参麦饮一次，用人参一钱五分。酉正一刻，进参麦饮一次，用人参一钱。

二十三日寅正二刻，进参麦饮一次，用人参一钱五分。酉正，进参麦饮一次，用人参一钱。

二十四日寅正二刻，进参麦饮一次，用人参一钱五分。酉正，进参麦饮一次，用人参一钱。

二十五日寅正一刻，进参麦饮一次，用人参一钱五分。巳正，进灯心竹叶汤一次。午正，进灯心竹叶汤一次。酉正，进参麦饮一次，用人参一钱。

二十六日卯初，进参麦饮一次，用人参一钱五分。午初，进灯心竹叶汤一次。午正二刻，进灯心竹叶汤一次。酉正，进参麦饮一次，用人参一钱。

二十七日寅正二刻，进参麦饮一次，用人参一钱五分。

沙惟一、钱景请得皇上圣脉安和。惟时有身软。今议加人参五分，在晚进参麦饮之内。人参一钱五分，麦冬二钱去心水煎。酉初进参麦饮一次，用人参一钱五分。

二十八日寅正二刻，进参麦饮一次，用人参一钱五分。酉初进参麦饮一次，用人参一钱五分。

二十九日寅正二刻，进参麦饮一次，用人参一钱五分。巳初二刻，进灯心竹叶汤一次。申正，进灯心竹叶汤一次。

三十日卯初，进参麦饮一次，用人参一钱五分。巳初二刻，进灯心竹叶汤一次。酉正一刻，进参麦饮一次，用人参一钱五分。

屠苏酒一剂，四十三年十一月十九日方。

大黄五分　吴萸六分　川椒七分　桂心八分　桔梗一钱五分　白术二钱　防风二钱　柏叶二钱

以缝囊盛之，于除夕日酉时，悬入井中，至元旦子时取起，加冰糖一两，用木瓜酒二斤，煎四五沸，随意饮。

六十四年正月初一日卯初一刻，进参麦饮一次，用人参一钱五分。辰正一刻，进灯心竹叶汤一次。申初，进灯心竹叶汤一次。酉初二刻，进参麦饮一次，用人参一钱五分。

初二日卯初，进参麦饮一次，用人参一钱五分。

涂景云、沙惟一请得皇上圣脉安和。惟气弱脾虚，议用参莲饮。

人参一钱五分　建莲三钱　老米一钱，炒

水煎。

本日巳初至初三日卯正一刻，陆续进参莲饮四次，用人参六钱。

涂景云、沙惟一、钱景请得太上皇圣脉散大，原系年老气虚，屡进参莲饮无效。于本日辰时驾崩。

【参考】 乾隆帝年近九十方逝，可谓寿享遐龄。据此脉案载，六十三年叠进参麦饮、人参之属，实与年迈之体有益，此法可为研究老年病之参考。至于乾隆帝之死因，当属自然老死之例。

二 令皇贵妃

服用人参医案

乾隆三十年十二月二十日起，至三十一年正月二十一日止，皇贵妃人参汤用过人参叁两壹钱。噙化人参用过人参叁两壹钱。汤药内用过人参捌钱。

【参考】 乾隆朝晋封至皇贵妃者共五人。据清《列朝后妃传稿》载，乾隆三十年晋封皇贵妃且在世者，仅魏佳氏。系仁宗嘉庆之生母，由令嫔累进令贵妃。三十年进令皇贵妃。后册赠孝仪皇后。故此处之皇贵妃当是令皇贵妃。其用人参汤事，盖录自《人参底簿》。

考人参汤方，药物组成多有不同，《伤寒论》之桂枝人参汤亦谓之人参汤，《金匮要略》亦载。组成：桂枝、炙甘草各四两，白术、人参、干姜各三两水煎服。治太阳病外邪未解，而屡下之，以致协热而利，利下不止，心下痞鞕者。亦有称理中汤为人参汤者。《金匮要略》用治中气虚寒之胸痹。此外尚有不同方药组成者，如《千金方》(治走哺)、《妇人大全良方》(治产后诸虚不足)、《六科准绳》(治肺气上攻、流产后下血过多)均载。尚有称独参汤为人参汤者。

此处皇贵妃所用之人参汤之组成不详。但据其“汤药内用过人参捌钱”分析，其人参汤似与汤药有别，故前所列者俱非，或即独参汤。

宫中重补剂，人参自不可少。但其在三十一天中，用人参竟达柒两，每日二钱有余，亦属峻补矣!

三 颖妃

1 噙化人参

乾隆二十年十二月二十日起至二十一年正月二十一日，颖妃噙化用过人参叁两壹钱。

【参考】 此系录自《人参底簿》。考颖妃，巴林氏，蒙古镶红旗人。乾隆二十四年由颖妃进为妃。嘉庆五年薨，年七十岁。乾隆三十年时年三十五岁。将入中年，便每日噙化人参一钱，一则表明宫中之养尊，次则表明对人参之重视。

四 容妃

1 用人参珠子散案

据人参底簿，乾隆五十三年三月十五日，容妃合人参珠子散一料，用过五等人参一钱。

【参考】 容妃，和卓氏，回部台吉和札赉女。乾隆三十三年进容妃，五十三年四月十九日，薨。

人参珠子散之配方，宫中配方未载。脉案中亦无。但以容妃(香妃)临终前一月配用，推测该方当有补益之作用。

五 庆妃

1 噙化人参

乾隆三十年十二月二十日起至三十一年正月二十一日，庆妃噙化用过人参叁两壹钱。

【参考】 庆妃，陆氏。乾隆二十四年自庆嫔进妃。三十年时，正值中年，亦为日噙化人参一钱。此或宫中补养之常规。

六 惇妃

1 似妊治案

乾隆四十二年四月十九日，陈世官、罗衡等请得惇妃脉息安和无恙。因荣分又见，妊娠脉息照常，议用胎产金丹，每日一丸，滚白水调送调理。胎产金丹一丸，滚白水化服。

【参考】 宫中之胎产金丹配方与当前市面所售者不同。其组成为：益母草、蕲艾、白术、白薇、川芎、生地、青蒿、当归、丹皮、赤石脂、香附、人参、没药、沉香、鳖甲、五味、甘草、黄柏等药。据称："治胎前产后，一切疑难危急诸症，百发百中，真有起死回生之功，虽千金不易，故名"。其后尚有若干加减用法，其中述怀孕之后，服之"其胎坚固出长"。故惇妃用之，大旨在于保固胎元。

王成、郑玉柱谨奏：四月二十日，据大夫陈世官、罗衡等请得惇妃自服安荣助长汤，妊娠渐充。左尺脉亦长。乃于十九日荣分又见，妊娠脉息照常有力。俟荣分多少净后，喜脉有无精神，再为设法调理。奴才王成奏闻。

总管桂元奏过，奉旨：知道了。

王成、郑玉柱谨奏：四月二十二日，据大夫陈世官、罗衡等请得惇妃脉息和缓。于本月十九日荣分已行，至二十二日妊娠脉照常有力。惟喜形不觉充长，究属荣血伤多不能培养所致。今设法用胎产金丹滋荣助长调理。奴才王成问得娘娘说，自十九日至二十二日，荣分虽见，时少时无，较比上月少些，饮食起居俱好。谨此奏闻。

总管桂元奏过，奉旨：知道了。

郑玉柱、王成谨奏：四月二十四日据大夫陈世官、罗衡等请得惇妃脉息和缓、无恙。妊娠照常，左尺脉虽微长，力不甚充盛、究属荣血伤多、不能培养所致。今仍用胎产金丹，安荣助长调理。奴才王成问得娘娘说，荣分自十九日虽行，时有时无，至今未净，喜形照旧微小，饮食起居俱好。谨此奏闻。

总管桂元奏过，奉旨：知道了。

本日王成交得发报折底一个，着上档案、煎药伺候。

王成谨奏：四月二十二日午初二刻，协办大学士英廉，带领尚书余文仪至内右门口，告诉由报发来旨意：着余文仪看惇妃、顺妃脉息。着王成将二位妃娘娘过月不有喜及现今外样喜形告诉余文仪知道。随进内右门至九洲清晏奴才值房，王成将惇妃自旧年八月有喜，至今每月荣分按期而行，外样喜形亦显，至现今三月、四月，荣分行后，外形不显，内形觉微小不动。顺妃自旧年六月有喜，每月荣分未行，外样喜形甚好，十一月二十六日，忽然腰酸腹痛、见血。大夫陈世官等随用芎归汤，荣分近止，喜形照旧，十二月荣分未见，正月、二月、三月荣分虽行不多，外样喜形照旧，其精神饮食都好，无病。以上等情，奴才告诉余文仪请得惇妃娘娘。

按：左关、左尺均不滑大，而荣分又每月皆见，虽怀孕有漏胎者，但左关、左尺二部全不滑大，自是少血之故。法当滋补其血，疏通其气。有胎者，自必渐大而时动，则是真喜。若服补血疏气之剂，而不见其大，亦不见动，则是肝气不宁，血不养肝之故。多服补血及疏肝之剂，则有形者渐消，血气日旺，自能无病。

熟地三钱　当归三钱　白芍三钱，炒　川芎一钱　益母草三钱　阿胶二钱，生用　砂仁一钱，去衣研　泽兰二钱　竹茹二钱　于术二钱，炒　黄芩二钱，炒

清煎不用引。

【参考】 余文仪于乾隆四十一年十月至四十二年十一月，曾任刑部尚书。从其所立脉案分析，亦颇精医理。按女子有孕而复下血称之漏胎。多因气血亏损，胞中有热，下元不固所致。余氏所论，堪称精当。所施之方宗补血调肝法，以四物为主加味，稳妥。

据英廉说，此药且不必用。等我奏闻请旨后，再用药。谨此奏闻。总管桂元奏过，奉旨：知道了。于二十三日戌时，接到回报，余文仪请脉一事，奉旨，照他调治。钦此。

于本日子时，英廉寄信即照余大人之方，进药各四剂。我于二十五、六日仍带余大人前去请脉。专此。本日随按方煎汤药一贴，未时服。

二十五日，妃照前方汤药一贴。

二十六日，尚书余文仪请得惇妃娘娘服过加味四物汤二剂，脉息左关左尺略有起色，余脉安静。但能服药相投，每月不漏，则胎渐次长大矣。

二十六日，熟地用五钱、当归四钱，去泽兰、益母草，加制香附三钱，余照前方服四剂。

总管王成奏过，奉旨：知道了。

本日，妃前方加味四物汤一贴。

二十七日，妃前方加味四物汤一贴。

二十八日，妃前方加味四物汤一贴。缩砂盐水炒二两。

二十九日，王成传旨：着问陈世官、罗衡等惇妃现服余文仪汤药，可再兼用胎产金丹挪服，使得使不得。钦此。据陈世官、罗衡等请得惇妃因妊娠已过足月，仍每月漏红伤血，以致喜脉不甚充盛，从前所用滋荣助长汤药力尚小，随设法用胎产金丹滋助调理。今余文仪所用之药，亦与滋荣助长汤相同，力量仍小，不专，再兼用胎产金丹更好。谨奏。

总管王成奏过，奉旨：知道了。

二十九日，余文仪请得惇妃娘娘左关、左尺二脉又见起发，但保一月不见漏，则胎形固住。药照前方，不加不减，再服四剂。

总管王成奏过，奉旨：知道了。

本日，妃用胎产金丹一丸，加味四物汤一贴。

五月初一日，妃前方加味四物汤一贴，胎产金丹一丸。

初二日，妃前方加味四物汤一贴，胎产金丹一丸。

五月初三日，妃前方加味四物汤一贴，胎产金丹一丸，陈皮一钱，煎汤代茶。

初四日，余文仪谨诊惇妃娘娘六脉平安，左关左尺仍见起发，但不能滑大，治胎气之症非服药一两月，血得滋养不见效验。今只须保其不漏，则血得养而效矣。仍用加味四物汤。

熟地五钱　当归四钱　白芍三钱，炒　川芎一钱　生阿胶三钱　砂仁一钱五分，研　香附二钱，制　丹参三钱　于

术三钱，炒 黄芩一钱五分，炒 竹茹二钱

清煎四剂。

总管王成奏过，奉旨：知道了。

本日，初五日、初六日、初七日妃每日进加味四物汤一贴，胎产金丹一丸。

初八日，臣余文仪诊得惇妃娘娘六脉照常。证亦安好。守照前方，不加不减，再服四剂。臣思气有生血之功，十二日请脉定方意欲少加人参，以补其气，则血益滋生而长发矣。

总管王成奏过，奉旨：知道了。

本日，妃前方加味四物汤一贴，胎产金丹一丸。

【参考】 李杲云："血不自生，须得生阳气之药乃生，阳生则阴长，血乃旺矣"。此可为加人参之注。

初九日，陈世官请得妃胎产金丹一丸，前方加味四物汤一贴。

初十日、十一日，妃每日进前方加味四物汤一贴，胎产金丹一丸。

十二日，臣余文仪诊得惇妃娘娘六脉照常，胎气安好，仍照前方，加人参一钱，补气以生血。总管王成奏过，奉旨：知道了。

本日，妃前方加味四物汤一贴，胎产金丹一丸。

于十三日，总管王成传说，惇妃娘娘仍照前方加味四物汤，加人参一钱。

十四日，妃前方加味四物汤一贴，人参一钱。

总管王成奏过，奉旨：知道了。

十六日，臣余文仪诊得惇妃娘娘六脉照常。惟肺胃二脉浮候有火，看来气分有余，血分不足。故服人参不多，症见燥热，此尚易治。但去人参减用白术，去熟地用生地，余照前方服四剂，自然平安。再查服臣汤药已有二十剂，计将一月未见胎漏，妊象约有六分。但能保守两月不漏，则胎得血养而长发矣。

生地四钱 当归三钱 白芍三钱 川芎一钱 砂仁一钱五分 香附一钱 陈皮五钱 生阿胶三钱 白术二钱 条芩三钱 竹茹二钱

清煎去渣，入阿胶化服。十七日方服四剂。

【参考】 余氏可谓知医，处方稳健，保胎可，养血疏肝亦可。

十八日，妃前方加味四物汤一贴。

十九日，妃前方加味四物汤一贴。

总管王成奏过，奉旨：知道了。

二十日，臣余文仪诊得惇妃娘娘六脉大散，舌干口燥，诸症俱退，法当仍照前方服四剂。前看怀衽已有六分，今左关左尺虽仍不见滑大，惟已过一月不见漏象，再得保守一月不漏，则形体渐大而动矣。

妃前方加味四物汤一贴。

二十一日，妃前方加味四物汤一贴。

二十二日，妃前方加味四物汤一贴。

本日，臣余文仪诊得惇妃娘娘六脉照常，亦别无见症。但漏胎不能保固，既去其血则胎不得养，岂能长发。前方俱系安胎之品，只宜加重分两，加用熟地四钱阿胶五钱加益母草三钱余仍照前方服药。总要保固不漏，方见功效。所开方药原系生血以安胎。有胎固能渐见长发，无胎亦与气血并无伤碍。现在别无见症，气血和平，并闻从前曾见运动，故能称其有喜也。

总管王成奏过，奉旨：知道了。

二十三日，妃前方加味四物汤一贴。

总管王成奏过，奉旨：知道了。

二十四日，臣余文仪诊得惇妃娘娘六脉照前，惟左关动而不静。肝气不舒，胎象亦无形迹。此时脉症不敢报喜。须候一月，有无动静，仍漏与否，才敢定断。药方照前生血养心不必改换。

【参考】 余公并不喜功，仍谨慎从事。二十三日脉案已为非妊张目。

二十五日，妃前方加味四物汤一贴。

总管王成奏过，奉旨：知道了。

二十六日，臣余文仪诊得惇妃娘娘六脉平和，左关左尺不见滑大，不敢执定报喜。俟下月荣如仍似此通行，则可断其无喜。因服一月生血之药故，荣分以时下而不少，应仍照前方不加不减服四剂。

二十七日，妃前方加味四物汤一贴。

总管王成奏过，奉旨：知道了。

二十八日，臣余文仪诊得惇妃娘娘六脉和平，别无病症，前因无病而左关稍大，谓其有喜而漏。今一月以来左关左尺全不滑大，而荣分每月如期而生，兼复不少。凡漏胎不拘时候，漏必不多，今荣分既应时而至，脉亦不见娠象，其无喜已经显著。竟可不服汤剂。

首领刘秉忠奏过，奉旨：知道了。

三十日，臣余文仪诊得惇妃娘娘六脉照前，别无病症，不必服。

【参考】 虽惇妃无喜，但余公之脉案所论医理及辨证分析，足资借鉴。

六月初一日，罗衡、姜晟请得惇妃寸关脉息弦数，惟右尺沉滑。系气滞有热，以致胸膈满闷，气道不舒。议用理气清热汤调理。初二日减去缩砂加生地二钱、黄连一钱，初三日减去生地加青皮一钱五分。

苏梗一钱五分　陈皮一钱五分　枳壳一钱五分　香附三钱　厚朴一钱五分　白术一钱五分　条芩一钱五分　栀仁一钱五分　大腹皮一钱五分　缩砂一钱　神曲二钱　甘草五分

引用生姜二片　午服

初二日，罗衡请得妃前方理气清热汤一贴。

王成奏过，奉旨：知道了。

本日，臣余文仪诊得惇妃娘娘脉息照前平安，别无病症，仍可不服汤剂。

初三日，罗衡请得妃前方理气清热汤一贴。

初四日，妃前方理气清热汤一贴。

本日，丰昇额奉旨带大夫毕维新同乾清宫总管倪兴旺进内左门，于午初三刻进天地一家春，看颖妃、容妃、惇妃、顺妃，俱有奏帖。

奴才毕维新请得惇妃娘娘六脉沉细，乃中气虚寒，气血不荣之疾。理宜禁生冷，善为调理，方可望愈。不然恐成劳伤之症。今用温经丸理脾胃而养肝血，清肺金而益气，以扶正而却病。凡上热下寒之病，必须丸药恐上焦之虚热，温中下之实寒，方可望愈。

干姜一两，炒黄　吴萸八钱　桂枝尖一两　川芎八钱　当归一两　白芍一两，炒　阿胶八钱，炒　麦冬六钱，去心　丹皮一两　茯苓一两　人参三钱　炙甘草六钱

研细末炼蜜和丸，小豆大，早晚服三钱，滚白水饮下。

【参考】 气血双补，虽属合理。但似嫌偏燥。

总管倪兴旺具奏帖奏过，奉旨：知道了，着吃他的药。钦此。

初五日，王成传旨：惇妃丸药不用合，颖妃汤药不用煎，容妃汤药照他方吃。

初六日，臣余文仪诊得惇妃娘娘六脉平和，不见虚寒之症，可以不用汤药。前因久用补血之剂，血仍不见血足，遂欲补气以生血加用人参一钱，其余仍用补阴之药，初剂即觉不安，服第二剂即觉口干舌燥，烦热不安，岂能常服干姜、吴萸、桂枝热药惇？陈世官、罗衡意见相同。初八日，臣余文仪诊得惇妃娘娘六脉安静，不见喜脉。形象气血和平，可以不服汤剂。嗣将来再行诊看，拟立丸方以顺气养血为主，自然大安矣。

初十日，臣余文仪诊得惇妃娘娘六脉照常平安，别无病症，天气暑热，不必服药。

十二日，臣余文仪诊得惇妃娘娘六脉和平，无病，十四日请脉后斟酌丸药方调理气血。

总管王成奏过，奉旨：知道了。

十四日，臣余文仪诊得惇妃娘娘六脉和平，气血亦无凝滞，竟可不服汤剂。方用十珍丸加减，早晚各服三钱，多服则气血益旺，诸疾不生矣。

十珍丸，一名女金丹，耑能调经清火、滋阴、补气虚等症。

香附去毛，为仁，八两分作八份。一份酒浸炒，一份醋浸炒，一份盐浸炒，一份童便浸炒，一份砂仁熬汤浸炒，一份吴萸熬汤浸炒，一份益智熬汤浸炒，一份小茴香熬汤浸炒。

全当归二两，酒洗　川芎一两五钱，酒洗　白茯苓二两　南芍一两，酒洗　熟地二两　山药一两五钱　天冬一两，去心　麦冬一两，去心　生地一两，姜炒　蒲黄七钱　祁艾三钱，醋炒　阿胶五钱，蛤粉炒珠　陈皮八钱　黄芩一两二钱，酒炒　山萸肉一两，酒蒸　白蔻八钱，去壳　芡实八钱，去壳　莲肉八钱，去心　炙甘草五钱　柏子仁五钱，去油　枣仁五钱，炒黑　远志五钱，草制去心

共为细末，陈仓米饮，少投炼蜜，化水为丸，桐子大。每服三钱，空心米汤送下，晚再服黄酒下。随合十珍丸半料于十九日合得，共得四十五服。

【参考】 余文仪所开之十珍丸，又谓女金丹。考余氏所拟之女金丹与宫中配本及现今市面所售之女金丹，组方均不相同。当今所用之女金丹，各地虽不尽相同，但大多宗《景岳全书》所引韩飞霞方。估计余氏之方或为自拟，抑或由他方变化而来。

2 暑症治案

二十日，陈世官、罗衡请得惇妃脉息浮大。系内有郁热，外伤暑湿之症。以致头疼满闷。今议用香苏饮调理。二十一日，加柴胡一钱五分，酒芩一钱五分。

香薷一钱五分　扁豆二钱　厚朴二钱　赤苓二钱　苏梗二钱　枳壳一钱五分　陈皮一钱　姜连一钱　滑石二钱　甘草五分

引用生姜一片　灯心五十寸　午晚服

总管王成奏过，奉旨：知道了。

二十一日，妃前方香苏饮二贴，午晚服。

二十二日，陈世官、陈继文请得惇妃原系伤暑有热之症。服香苏饮暑气已解。惟上焦郁热，议用清上饮调理。二十三日，减去石膏，加香附三钱，炒。

苏梗一钱五分　黄芩一钱五分　煅石膏三钱　枳壳一钱五分　柴胡一钱五分　丹皮二钱　栀子一钱五分，炒　小生地三钱　甘草五分，生

引用荷蒂三个　午服

总管王成奏过，奉旨：知道了。

本日，臣余文仪诊得惇妃娘娘六脉浮数。受热伤暑，亦不甚重。服凉散之药二剂，即

可痊安。

黄芩二钱　花粉三钱　黑栀子二钱　香薷一钱　薄荷一钱　甘草六分，生　枳壳八分　柴胡八分

清煎二剂。

总管王成奏过，奉旨：知道了。

二十三日，妃前方清上饮一贴，午服。

二十四日，陈世官、罗衡请得惇妃脉息微数。原系肝热气滞，复受暑热，以致头痛烦热，恶心干呕。议用清热香薷饮调理。

香薷一钱五分　厚朴一钱五分　黄连一钱　扁豆二钱　赤苓一钱五分　半夏一钱五分，制　陈皮一钱　枳壳一钱五分　苏梗一钱五分　香附二钱　甘草五分

引用姜皮一片　灯心五十寸　午服

总管王成奏过，奉旨：知道了。

二十五日，陈世官、罗衡请得惇妃暑热已解。荣分又行，两尺脉更觉微小无力。究属荣分按月不存，妊娠无所荣养，以致胎气不长，渐次消瘘。今议用和肝滋化饮，以期无恙，调理。

当归二钱　赤芍一钱五分　川芎一钱　生地二钱　柴胡一钱　丹皮二钱　枳壳一钱五分　泽兰叶一钱五分　香附三钱　延胡索一钱五分　红花一钱五分　炒栀一钱五分

水煎服。

总管王成奏过，奉旨：知道了。

本日，臣余文仪诊得惇妃娘娘六脉已静。客火渐退，余热尚未全消者，亦系伏暑炎蒸之。

青蒿一钱五分　鳖甲二钱，炙　再服三剂。

总管王成奏过，奉旨：知道了。

【参考】 青蒿清热除蒸，鳖甲育阴清热，两药合用，对阴虚生热者宜。

二十六日、二十七日、二十八日，妃每日进前方和肝滋化饮一贴。

二十八日，本日臣余文仪诊得惇妃娘娘六脉安和。客热全消，其月信应期，脉无滑象，亦无他病，可无〔勿〕服药。

总管王成奏过，奉旨：知道了。

七月初二日，臣余文仪诊得惇妃娘娘六脉惟两关洪数，自是天气炎热之故。均可不服汤剂。

总管王成奏过，奉旨：知道了。

初三日，陈世官、罗衡请得惇妃自期分至后，尺脉更觉软小，妊娠脉亦无神少力。虽系漏血伤多，以致胎瘘不长，渐消之象。但总无形无物为证，以前知觉形动，全然无有，气血又属无恙。究系奴才等学业平常，认脉不确之误。谨奏。

于本日总管王成奏过，奉旨：知道了。

3　外感咽痛结喉症治案

七月初三日，本日陈世官、林隽请得惇妃脉息缓软，系热伤气分，以致身体酸软无力。今议用正气保和汤调理。

扁豆三钱　厚朴一钱五分　陈皮一钱　茯苓二钱　苏梗一钱五分　半夏二钱　麦冬二钱　知母一钱五分　姜连六分　甘草三分

引用加竹叶五片

【参考】 本方，暗寓二陈、平胃、四七之意，并以扁豆、厚朴以行气醒脾，麦冬、知母以养阴，诸药配伍，共臻健脾和胃、行气育阴之效。

初四日，妃前方正气保和汤一贴。

初九日，罗衡、陈继文请得惇妃脉息弦数。系肝热肺燥，以致发热咽紧。议用清肝导赤汤调理。

小生地三钱　赤苓二钱　栀子一钱五分，炒　木通一钱五分　黄芩一钱五分　枳壳一钱五分　柴胡一钱五分　桔梗一钱五分　花粉一钱五分　赤芍一钱五分　甘草五分

引用灯心五十寸　午服

初十日，妃前方清肝导赤汤一贴。

本日，臣余文仪诊得惇妃娘娘六脉浮数，而沉候带弦。系外寒包内热。法当凉散其寒热，则愈。方用

丹皮三钱　地骨皮三钱　银柴胡一钱　白芥子二钱，研　黄芩二钱　白芍药二钱　生甘草五分　广皮八分

水煎温服二剂。

总管王成奏过，奉旨：知道了。

十一日至十九日，妃每日进前方清肝导赤汤一贴。

二十日，妃十珍丸五服每服三钱，空心服，米汤送，晚黄酒送下。

二十二日，妃十珍丸十服，每服三钱，空心，米汤服，晚黄酒送下。

二十三日，陈世官、罗衡请得惇妃脉息浮数。系肺胃有热，外因闭寒凝结，以致咽喉疼痛。议用清热利咽汤调理。

葛根一钱五分　牛蒡子二钱　元参二钱　枳壳一钱五分　桔梗二钱　花粉二钱　黄芩一钱五分　连翘一钱五分　生甘草六分

引用姜一片　灯心五十寸　午服

二十四日，妃前方清热利咽汤一贴，午服。

二十六日，妃十珍丸十服，每服三钱，早米汤送，晚黄酒送。桑白皮二钱，煎汤。

本日晚，田福请得妃清解调荣饮。

苏叶一钱五分　薄荷八分　川芎一钱　柴胡一钱五分　黄芩一钱五分　厚朴一钱五分　陈皮一钱　归尾一钱五分　丹皮一钱五分　赤芍一钱　枳壳一钱　甘草五分，生

引用生姜二片　灯心五十寸　一贴

二十七日，陈世官、林隽请得妃脉息浮大，系荣分有热不净，外受风凉，以致头疼咽痛，发热身酸。议用疏解调荣饮调理。

苏梗叶一钱　丹皮二钱　黄芩一钱五分　柴胡一钱　桔梗二钱　川芎一钱　赤芍一钱五分　连翘二钱　枳壳一钱五分　桃仁一钱五分　元参二钱　生甘草五分

引用加藕节三个　午晚服

本日，罗衡请得妃脉息浮数。系荣分有热，外受风凉，以致右咽红肿疼痛，发热身酸。今用清咽利膈汤调理。

牛蒡子三钱，研　荆穗一钱五分　防风一钱五分　桔梗二钱　元参二钱　花粉一钱五分　连翘一钱五分，去心　黄芩一钱五分　浙贝母二钱，去心　赤芍二钱　枳壳一钱五分，炒　甘草五分

引用荷叶一钱五分 晚服　外上降雪散一钱

【参考】 清咽利膈汤出自《证治准绳》一书，治疗心脾蕴热、咽喉肿痛。本方即原方

小有加减而成。

二十八日，罗衡、刘世基请得妃脉息浮数，系荣分有热，外受风凉，以致右咽肿痛，发热身酸。昨服清咽利膈汤，表凉稍解，惟里热过盛，咽喉疼痛。今用清热利咽汤，吹玉露散调理。本日晚加生军一钱。

防风一钱　荆芥一钱　牛蒡子一钱五分　桔梗二钱　元参二钱　连翘三钱　黄连一钱，生　赤芍二钱　黄芩一钱五分　枳实一钱，研　柴胡一钱　甘草八分

引用荷叶一钱 午晚服

本日晚，罗衡、刘世基请得妃前方清热利咽汤一贴。

牛黄散

京牛黄五分　硼砂一钱　熊胆一分　孩儿茶三分　青黛五分　冰片一分　元明粉三分　薄荷五分　朱砂一分　黄柏末五分

共为细末，共得三钱九分。

【参考】 牛黄散之方药组成不尽一致。太平圣惠方、晏元献公明效方、证治准绳等均有所载。各书之牛黄散，名同实异。此方宫中配本缺如，亦或罗、刘临时所拟。

二十九日，陈世官、罗衡、刘世基请得妃脉息弦数。系外受风凉，右咽肿痛，结喉之症。用过清咽利膈、清热等汤，吹牛黄散，风凉已解。惟右咽连舌本紫肿疼痛，此由胃热过盛，今用清热黄连汤，吹牛黄散调理。

黄芩一钱五分　黄连一钱，生　连翘三钱　柴胡一钱　牛蒡子三钱，研　薄荷八分　桔梗二钱　僵蚕二钱　元参一钱　枳壳一钱，炒　生甘草一钱　生军一钱

引用荷叶一钱　午晚服

【参考】 此处结喉之症系指结喉痈，乃猛疽之别名。《灵枢·痈疽篇》："痈发于嗌中，名曰猛疽。猛疽不治，化为脓，塞咽，半日死。其化为脓者，泻则合豕膏，冷食，三日已。"这段记述，对猛疽的发病部位，治疗方法，预后等都予说明。按猛疽之成因多由肝肺二经积热忧愤所致。据清《列朝后妃传》载，惇妃"此间有气性不好，痛殴婢女，致令情急轻生"等语，知其平素性格骄躁，易于积郁生怒，伤及肝经，蕴而为热，兼以感受外邪，肺胃有火，而结喉之症遂作。其治疗方药，前已用清热利咽汤，外用牛黄散，药证尚属合拍。惟"右咽连舌本紫肿疼痛"，热毒未去，故用清热黄连汤内服。俾上焦积热得清，而肿自消。

本日，臣余文仪诊得惇妃娘娘脉息，肺胃二经有火，以致喉间有核疼痛，法当上清下润，使其气行通利，自痊方开后：

黄芩三钱　黄连一钱五分　花粉三钱　连翘二钱　栀子二钱，炒黑　丹皮三钱　芍药三钱　元参三钱　天冬三钱，去心　生石膏三钱　桔梗二钱　枳实一钱五分　青黛二钱　甘草八分，生

引用淡竹叶二钱 水煎服二剂，未煎

总管王成奏过，奉旨：知道了。

三十日，陈世官、刘世基请得妃脉息弦数。系风热结喉之症。用药调治，风凉已解，咽内紫肿稍消。惟项外微觉宣肿，此由胃热过盛。今议用清咽消毒散，内吹牛黄散，外敷如意金黄散调理。

黄芩一钱五分　黄连一钱，生　连翘三钱　桔梗二钱　柴胡一钱　僵蚕二钱　薄荷一钱　瓜蒌一钱五分　元参三钱　牛蒡子三钱　陈皮一钱　生甘草八分　大青叶一钱

引用荷叶一钱　午服

如意金黄散三钱。蜜水调敷。

八月初一日，罗衡、刘世基请得妃脉息弦数。系风热结喉之症用药调治，风凉已解。咽内紫肿渐消。惟项外微觉宣肿。此属胃经热盛，今议用清咽消毒饮，内吹牛黄散，外敷如意金黄散调理。

黄芩一钱五分　黄连一钱五分，生　连翘三钱　桔梗二钱　元参三钱　柴胡一钱　僵蚕二钱，炒　薄荷一钱　瓜蒌五钱　牛蒡子三钱，研　大青叶一钱五分　生甘草八分

引用荷叶一钱　午服

【参考】　如意金黄散为《外科正宗》方。外用对痈疡、疔肿等均有效验。

本日，臣余文仪诊得惇妃娘娘风邪已散，余热尚未全退，仍照前方加白芥子二钱，薄荷一钱五分，再服三剂。

总管王成奏过，奉旨：知道了。

初二日，陈世官、刘世基请得妃前方清咽消毒饮一贴。

初三日，罗衡、刘世基请得妃脉息微数，系风热结喉之症。用药以来，风凉已解，咽肿已消，惟余热未清。今议用黄连清胃汤调理。

黄连一钱，生　黄芩一钱五分　竹茹二钱　枳实一钱，炒　制半夏一钱　瓜蒌五钱　陈皮一钱五分　连翘三钱　桔梗一钱五分　元参三钱　生地五钱　生甘草八分

引用青荷叶一钱　午服

初四日，陈世官、刘世基请得妃脉息沉数，系风热结喉之症。用药以来，风凉已解，咽痛已好，惟余热未净。今议用凉膈饮调理。

连翘二钱　黄芩二钱　生栀一钱五分　生大黄一钱　元明粉一钱　薄荷五分　生甘草四分

引用加竹叶五十片　午服

【参考】　凉膈散具清热解毒、泻火通便之功效，清大便可除肺胃余热。

本日臣余文仪诊得惇妃娘娘外感及暑气全退。惟肺胃尚有余热，阴虚，应服清火养阴之药，三剂全痊。

生地三钱　麦冬三钱　丹皮三钱　白芍二钱　黑栀一钱五分　陈皮八分　白芥子一钱五分，研　茯苓二钱　生甘草五分

清煎。

总管王成奏过，奉旨：知道了。

十九日，妃十珍丸十服每服三钱，早米汤送，晚黄酒送。

二十七日，妃十珍丸十服每服三钱。

二十九日，系初四日陈世官刘世基方妃前方凉膈饮一贴。

九月初一日，妃前方凉膈饮一贴。

初二日，妃前方凉隔饮一贴。合前方十珍丸半料。

初三日，妃前方凉膈饮一贴。

初六日，妃十珍丸十服，每服三钱。

初十日，妃十珍丸十服。

十四日，妃十珍丸十服每服三钱。

十七日，妃越鞠保和丸二服，每服三钱。

【参考】　病后调理脾胃，治疗井然有序。

4 调理用方

十八日，妃越鞠保和丸二服，每服三钱。

二十一日，妃十珍丸十服。

十月初一日，妃十珍丸十服。

初三日，妃合前方十珍丸一料，共得一百零一包。

十一日，妃十珍丸十服。

十四日，妃藿香正气丸三钱。

十五日，养心殿内总管王成传惇妃恙腹中沉寒微痛。武世倬拟用五积散丸，每晚服三钱，淡姜汤送下。

十六日，妃五积散丸三钱。

十七日，妃五积丸三钱。

二十一日，妃十珍丸十服。

十一月初一日，妃十珍丸十服。

初九日，内殿总管王成传惇妃娘娘胎产金丹一丸，滚白水化服。

初十日，妃胎产金丹一丸，滚白水化服。

十一日至十四日，妃每日进胎产金丹一丸。

十五日，妃仍用四十一年十二月初五日罗衡、武世倬、林儁、姜晟、李德宣和肝养荣丸，照前方合一料。

当归一两　白芍一两　川芎三钱　生地五钱　白术一两　茯苓八钱　条芩一两　缩砂五钱　苏梗五钱　枳壳五钱　陈皮五钱　续断八钱，炙　甘草三钱

共研细末，神曲五钱，打糊，对蜜水，叠丸如桐子大，每服二钱五分，每早滚白水送。

【参考】 此方俱养血健脾理气之作用，常服当有和肝养荣之效果。

十七日，妃和肝养荣丸五服，每服二钱五分。

二十二日，妃和肝养荣丸五服，每服二钱五分。

二十七日，妃和肝养荣丸二服，每服二钱五分。

二十八日，妃合前方和肝养荣丸一料，于三十日合得，共得三十四服，每服二钱五分。

三十日，妃和肝养荣丸五服，每服二钱五分。

十二月初五日，妃和肝养荣丸五服，每服二钱五分。

初十日，妃和肝养荣丸五服，每服二钱五分。

十一日，罗衡、马敬伦请得妃脉息弦数。系血热脾湿，以致经期淋漓，面浮腹满。当用调荣除湿汤调理。

当归二钱　白芍二钱，酒炒　川芎一钱　茯苓三钱　白术一钱五分，土炒　陈皮一钱五分　香附二钱，炒　桑皮一钱五分，炙　酒芩一钱五分　枳壳一钱五分，炒　桔梗一钱五分　甘草五分，生

引用姜皮二片　荷蒂二个　晚服

十二日罗衡、马敬伦请得妃前方调荣除湿汤一贴。

十三日、十四日，妃每日进前方调荣除湿汤一贴。

十五日，和肝养荣丸五服，每服二钱五分。

十六日，陈世官、罗衡拟得妃调荣清热汤。

柴胡一钱五分　当归一钱五分　白芍一钱五分　白术一钱　丹皮一钱五分　黄芩一钱五分　连翘一钱五分　炒

栀一钱五分　地骨皮一钱五分　生地二钱　荆穗炭一钱　甘草五分，生

引用荷蒂三个　灯心一子　晚服

十七日，妃前方调荣清热汤一贴，晚服。

十八日，罗衡请得妃脉息沉弦。系肝虚有热，气道不宜，以致胸膈满闷，烦热不寐。今用滋肝和气汤调理。二十日，加丹参二钱。

当归二钱　白芍二钱，炒焦　丹皮二钱　柴胡一钱五分，醋炒　茯苓三钱　白术一钱五分　陈皮一钱　枳壳一钱五分，炒　香附三钱，炒　竹茹一钱五分　炒栀一钱五分　甘草五分

引用煨姜二片　荷蒂三个　晚服

【参考】 沉主里、弦主肝。脉证合参，其证似属肝郁气滞，木失条达，郁而化热，致胸膈满闷，烦热不寐。所立处方具滋肝解郁，理气清热之作用，故惇妃连连用之。

十九日、二十日、二十一日，妃前方滋肝和气汤各一贴。

二十二日，妃前方滋肝和气汤一贴。和肝养荣丸十服，每服二钱五分。

二十三日，妃前方滋肝和气汤一贴。

二十四日，妃前方滋肝和气汤一贴。

二十七日，妃和肝养荣丸十服，每服二钱五分。

5　肝郁饮热治案

二十八日，罗衡请得妃脉息沉弦。系肝胃不和，气滞饮热，以致心悸头眩，胸满烦热，宜用理气化饮汤调理。

香附三钱，炒　苏梗一钱五分　陈皮一钱五分　茯苓四钱　半夏一钱五分，制　枳壳一钱五分，炒　苍术一钱五分，炒　桂枝一钱，炙　炒栀一钱五分　萸连一钱　竹茹一钱五分　甘草五分

引用生姜三片　灯心五十寸　二贴，午晚服

【参考】 综观惇妃在乾隆四十二年所患疾病之病机，不外肝郁气滞化火和暑湿蕴热两端。此二者或于独为患，或合而为病。以疑诊妊娠每月漏红而论，主要责之于肝郁化火，阴血不足，损伤冲任而致。而其所患结喉(猛疽)则由肝火郁蕴于内，暑热之邪客于外，内外交加而病作。故御医常施以和肝养荣丸，旨在于治其病本。该方以四物养血为主、配以理气健脾和肝之品，久服当收良效。

6　四十三年至五十一年医案辑录

乾隆四十三年正月初三日、初七日，妃和肝养荣丸九服，每服二钱五分。

十二日，惇妃要犀角上清丸五服，每服二钱；胜金丹五服，每服三钱；和肝养荣丸五服，每服二钱五分。

十三日，田福请得妃脉息浮弦。内有饮热，外受风凉，头疼身酸，恶心畏寒。今用疏解正气汤。

苏叶一钱五分　藿香一钱五分　半夏一钱五分　羌活一钱　川芎一钱　白芷八分　枳壳一钱　厚朴一钱五分，炒　白术一钱　陈皮一钱五分　赤苓一钱五分　甘草三分，生

引用生姜二片　晚服

十四日，陈世官、罗衡请得妃脉息沉弦。昨服疏解正气汤，外凉已解。惟里热不清，议用清和柴苓汤调理。

柴胡一钱五分　黄芩一钱五分　枳壳一钱五分　炒栀一钱五分　赤苓二钱　半夏一钱五分　陈皮一钱

木通一钱五分　薄荷一钱　厚朴一钱五分　神曲二钱，焦　甘草五分

引用生姜二片　灯心五十寸　二贴，午晚服

十五日，妃前方清和柴苓汤一贴，晚服。

十七日、二十七日，妃和肝养荣丸十五服，每服二钱五分。

二月初二日、初八日，妃每日进和肝养荣丸五服，每服二钱五分。

十三日，妃和肝养荣丸五服，每服二钱五分。

合前方和肝养荣丸一料，共得三十八服。

十八日，罗衡、马敬伦请得妃脉息弦数。系血热、肝火之症。以致荣分淋沥，此由肝热过盛，不能藏血所致。今议用清肝四物汤调理。

当归一钱五分　川芎一钱　生地二钱　白芍一钱五分　柴胡一钱，醋炒　酒芩一钱五分　黑栀一钱五分　赤苓二钱　丹皮一钱五分　枳壳一钱五分，炒　陈皮一钱　甘草三分

引用煨姜一片　荷叶蒂三个 晚服。二十日，减去川芎加丹参

总管王成奏过，奉旨：知道了。

十九日至二十五日，妃前方清肝四物汤每日一贴。

二十六日、三月初二日、初七日，妃和肝养荣丸，每日五服。

三月初九日，养心殿总管王成传妃桑白皮一钱，煎汤。

三月初十日、十一日，妃桑白皮一钱，煎汤，每日一次。

【参考】 桑白皮具清热平喘，行水消肿之功效，惇妃有水肿病史，亦或因此而用。

十二日，妃和肝养荣丸五服，桑白皮汤一次。

十三日至十六日，妃桑白皮汤一次。

十七日，妃和肝养荣丸五服，桑白皮汤一次。

二十二日，妃和肝养荣丸五服。

二十七日，妃和肝养荣丸五服。

四月初一日，妃和肝养荣丸五服。

初二日，总管王成传妃陈皮二钱煎汤。

初六日，妃和肝养荣丸五服。

十一日，妃和肝养荣丸五服。

十五日，总管王成传妃桑皮一钱煎汤。

十六日，妃和肝养荣丸五服，桑白皮汤一次。

十七日至二十日，妃每日进桑白皮汤一次。

二十一日，妃藕节七个煎汤。和肝养荣丸五服。

二十二日至二十五日，妃每日进藕节汤一次。

二十六日，陈世官请得妃脉息沉数。系气滞血脉拘紧，以致荣分不畅、肌肤作胀，今用清热调荣饮调理。二十八日，加香附二钱。二十九日，减羌活，加生地三钱。

苏梗一钱五分　归尾一钱五分　酒芩一钱五分　青皮一钱五分　羌活一钱　丹皮二钱　枳壳一钱五分　赤芍一钱五分　栀子一钱五分，炒　乌药一钱　生甘草五分

引用藕节三个　午服

二十七日、二十八日、二十九日，妃前方清热调荣饮每日一贴。

五月初一日，妃和肝养荣丸五服。

初二日，妃前方清热调荣饮一贴。

初六日，妃和肝养荣丸五服。

十一日，妃和肝养荣丸五服，合前方和肝养荣丸一料。

十六日，妃和肝养荣丸五服。

二十一日，妃和肝养荣丸五服。

二十三日，陈世官请得妃左寸关脉微大。系心肝二经有热，以致荣分时或偶见。今用清荣缓肝汤调理。

生地二钱　丹皮一钱五分　白芍一钱五分　条芩一钱　黑栀一钱五分　赤苓二钱　广皮一钱　枳壳一钱五分，炒　白术一钱五分　当归一钱　甘草五分，生

引用荷蒂三个　晚服

【参考】 心生血、肝藏血。心肝有热，血则妄行。清荣缓肝汤方当效。

二十四日，妃前方清荣缓肝汤一贴。

二十五日，妃前方清荣缓肝汤一贴。

二十六日，陈世官请得妃前方清荣缓肝汤一贴，随合前方和肝养荣丸一料。

二十七日，妃和肝养荣丸五服。

本日，自传妃藕节七个，煎汤。

二十八日，陈世官、李德宣请得妃脉息沉滞。系荣分有热，期至不畅。议用清热调荣饮调理。六月初二日减去连翘加黄连八分。

苏梗一钱五分　丹皮二钱　归尾一钱五分　香附二钱　赤芍一钱　桃仁一钱五分　青皮一钱五分　红花一钱　炒栀一钱五分　黄芩一钱五分　连翘一钱五分

引用藕节二个　午服

二十九日、六月初一日、初二日，妃每日进前方清热调荣饮一贴。

初三日，陈世官、沙成玺请得妃脉息弦数。系阴分有热，以致午夜发烧，心中烦热。议用清热汤调理。

柴胡一钱　白芍一钱五分　丹皮二钱　当归一钱五分　炒栀一钱五分　生地三钱　枳壳一钱五分，炒　知母一钱五分　地骨皮二钱　茯神二钱　石斛三钱　甘草五分，生

引用加荷蒂三个　午服

【参考】 本方寓丹栀逍遥散意。具理脾清肝之作用。

初四日，妃前方滋阴清热汤一贴。

初六日，刘太平请得妃藕节七个煎汤。

初七日至初九日，妃每日进藕节汤一次。

初十日，妃藕节汤一次，和肝养荣丸五服。

十一日、十二日，妃每日藕节汤一次。

十五日、二十日、二十五日，妃每日进和肝养荣丸五服。

二十九日，妃藕节七个煎汤。

三十日，妃和肝养荣丸五服，藕节汤一次。

闰六月初一日，妃藕节汤一次。

初二日，妃藕节汤一次，香附一两，艾叶一两。

初三日，妃藕节汤一次。

初四日，妃藕节汤一次。

初五日，妃和肝养荣丸五服，藕节汤一次。

初六日、初七日、初八日、初九日，妃每日藕节汤一次。

初十日，妃和肝养荣丸五服，藕节汤一次。

十一日、十二日、十三日，妃每日进藕节汤一次。

十四日，妃藕节汤一次，合前方和肝养荣丸一料。

十五日，妃藕节汤一次，和肝养荣丸二服。

十七日、二十二日、二十七日，妃每日进和肝养荣丸五服。

七月初三日，妃和肝养荣丸五服，合前方和肝养荣丸一料。

初六日，陈世官拟得妃养荣除湿丸。

生地二两　当归一两　焦白芍一两　川芎□□　益母草二两　丹皮一两　白术一两，土炒　条芩□□(残)　赤苓二两　知母一两　黄柏七钱，炒　广皮一两　柴胡一两　苏梗二两　苍术一两，炒黑　甘草五钱

共为极细末，荷叶汤兑，蜜水叠丸，梧桐子大。每服三钱，白汤送下。

十五日，妃养荣除湿丸五服，每服三钱。

二十二日，妃越鞠保和丸二服，每服三钱。

二十五日，妃养荣除湿丸五服。

八月初十日，妃养荣除湿丸十服，每服三钱。

九月十一日，妃养荣除湿丸十服，每服三钱。

二十六日，妃合前方养荣除湿丸一料。

二十九日，妃养荣除湿丸四服，每服三钱。

十月初六日，妃犀角上清丸三钱。

初七日，养心殿总管王成传着合妃坎离静荣丸。此方系三十三年十月初五日施世琦、陈世官方，于初九日合成，得丸四十服。

知母一两　黄柏一两　血余八钱　青盐二钱

共为细末，荷叶水叠丸，桐子大，每晚服一钱五分，白开水送。

早服槐角丸二钱，柿饼汤送系陈世官用。

本日，晚太监张进忠取防风通圣丸二钱。

初九日，妃坎离静荣丸十服，每服一钱五分。槐角丸十服，每服二钱。

十九日，妃坎离静荣丸五服，每服一钱五分。槐角丸五服，每服二钱。

二十一日，养心殿总管王成传妃今晚用胎产金丹一丸，滚白水调送。首领田福回明用有人参的胎产金丹。

二十二日，妃胎产金丹一丸，滚白水调送。

二十四日，养心殿总管王成传妃始产金丹以后调送半丸。

二十五日至二十九日，妃每日服胎产金丹半丸。

三十日至十一月初二日、初四日、初六日，妃每日服胎产金丹一丸。

四月初六日，本日养心殿总管王成传妃槐角丸一料。

槐角一两，微炒　枳壳五钱，炒　黄芩五钱，酒炒　黄连五钱，酒炒　黄柏五钱，酒炒　防风五钱　荆芥五钱　地榆五钱，炒　当归五钱　侧柏叶五钱，酒炒黑

共为细末用，黄酒二两，打糊为丸，桐子大，每服一钱，随送。

【参考】 此方组成与宫中配本相近，对痔漏下血，脱肛痛痒有较好之效果。

初八日、初十日，妃胎产金丹一丸。槐角丸二服，每服一钱。

十二日、十四日、十六日，嫔胎产金丹一丸。槐角丸二服。

【参考】 惇妃降为嫔之原因，据《清皇室四谱》载："四十三年十一月(按：初七日)因擅杀宫婢仍降惇嫔"(按：后复晋封惇妃)。宫史中亦有惇妃"气性不好"等语。

十七日，刘太平请得嫔逍遥保和汤。

柴胡五分，醋炒 苏梗一钱 香附一钱，炒 丹皮一钱 茯苓二钱 白术一钱，土炒 栀子一钱，炒黑 黄连四分 吴萸炒 神曲一钱五分，炒焦 麦芽二钱，炒 枳壳一钱，炒 生甘草五分

引用生姜二片 干荷叶丝一钱 晚服

十八日，嫔前方逍遥保和汤一贴，槐角丸二服，每服一钱。

二十日，嫔槐角丸二服，每服一钱。

四十三年十二月二十二日起，至四十四年二月初十日止，嫔隔日进槐角丸二服。

【参考】 痔之原因，多因过食辛辣、努劳久坐、大便秘结等因素，兼以素体湿热而炽致成。惇嫔素有湿热内蕴，又遭降迁，心情抑郁，热从内生，更复加重病情。故槐角丸服用达两月余。推测其病情颇重。

十一日，自传嫔藕节七个，煎汤代茶。

【参考】 藕节有止血散瘀之效，《本草纲目》谓可止血痢血崩。惇嫔自传用或因崩漏，或因便血故。

十二日，嫔槐角丸二服，前方藕节汤一次。

十三日，嫔藕节汤一次。

十四日，嫔槐角丸二服。

【参考】 惇妃于四十三年遭有降迁之惩，肝郁气滞，克及脾土，故肝失藏血之功，脾失统血之职，而时月经失调，崩漏便血之疾益重。究惇妃本年之病仍以月经疾患为主，"荣分有热、期至不畅"，曾用胜金丹治疗。胜金丹宫中配本有载，主治妇人月水不调或过期不来，或崩漏不止，下焦虚冷，久无子嗣。惇妃已荣分不调，大致有两阶段：年初前后以营分有熟，经行愆期不畅。六月份以后，似以月经淋漓为主，故用逍遥、坎离静荣丸等方，并时常服用藕节汤。藕节有止血散瘀之功效，推测用之旨在治疗崩漏之症。按惇妃平素性情暴躁，心烦易怒，怒气伤肝，肝本受损。复遭迁降，肝郁气滞，本不条达，肝失疏泄。此则致惇妃日后诸病之根本因素。

乾隆四十七年六月二十九日，武世倬、李德宣请得妃脉息两关弦滑。系肝胃湿热下注，以致胸膈膨闷，下部湿毒已破出脓。今议内服清肝除湿汤，外上生肌散，盖贴膏药调理。

柴胡一钱五分 瓜蒌二钱 青皮一钱五分，炒 半夏二钱，制 苍术一钱，炒 黄柏一钱，酒炒 赤苓二钱 木通一钱五分 连翘二钱，去心 苦参二钱 生甘草五分

引用荷叶二钱 晚服一剂

【参考】 据《清史稿》载："惇妃，汪氏。尝笞宫婢死，上命降为嫔，未几，复封。"可知其遭降为时不长。故四十七年已复封惇妃多时。

据此脉案分析，弦脉应肝，滑主痰湿。下部溃破流脓，自是肝脾湿热(两关脉弦滑)下注所致。治疗大法，理当清肝除湿解毒。方剂组合严谨，药物配伍精当。或可收效。

三十日，武世倬、李德宣请得妃脉息弦缓。系肝胃湿热下注，以致胸膈膨闷，下部湿毒。服清肝除湿汤，满闷已减，湿毒渐清。惟肝阴不足，荣分有热。议用清肝和荣饮，外仍用生肌膏药盖贴调理。

当归二钱 生地二钱 白芍二钱，酒炒 白术一钱五分，土炒 茯苓一钱五分 丹皮一钱五分 黑栀一钱五分 香附二钱，醋炒 缩砂一钱 地骨皮一钱五分 醋柴胡一钱 甘草五分

引用生姜二片　红枣肉二枚

【参考】 此方即宗丹栀逍遥散化裁而来。湿毒渐清，实当清肝和荣以治其本。

七月初八日，武世倬、李德宣请得妃脉息弦滑。内有寒饮，外受暑湿，以致腹中疼痛、大便溏泻。议用藿苓汤调理。

藿香一钱五分　紫苏一钱　大腹皮一钱　厚朴一钱五分　木香八分　泽泻一钱五分　赤苓二钱　猪苓一钱　白术一钱，炒　桂枝一钱　半夏曲二钱，炒　甘草五分，炙

引用生姜二片

初九日，妃前方藿苓汤一贴。

初十日，武世倬、李德宣请得妃脉息渐和，惟气道不宣。议用香苏饮调理。

香附一钱五分　苏梗二钱　桔梗一钱五分　枳壳一钱五分，炒　陈皮一钱五分　半夏曲二钱，炒　赤苓二钱　甘草五分，炙

引用生姜一片

十一日，妃前方香苏饮一贴。

十八日，妃加味保和丸十服，每服三钱。

九月初十日，妃加味保和丸二服，每服三钱，黄连二分。

十一日，沙成玺、张肇基请得妃脉息浮弦。系膈间有热，外受微凉之症。以致头疼胸闷，胁肋胀痛。今议用香苏调中汤调理。

香附二钱　苏叶一钱五分　枳壳一钱五分　桔梗一钱五分　薄荷一钱　川芎一钱五分　陈皮一钱五分　半夏二钱　黄芩一钱五分　炒栀一钱五分　赤苓三钱　甘草八分，生

引用姜皮一片　灯心三十寸

【参考】 本方亦宗香苏饮化裁而来。

十二日，沙成玺、张肇基请得妃脉息和缓。系膈间有热，外受微凉之症。服香苏调中汤，外凉已解。惟肝胃有热，胸胁胀闷。议用清热调中汤调理。

苏梗一钱五分　陈皮一钱五分　半夏一钱五分　桔梗一钱五分　枳壳一钱五分　赤苓二钱　黄芩一钱五分　神曲二钱　甘草五分

引用生姜二片　灯心三十寸

二十三日，杜朝栋请得妃清热化饮汤。

香附一钱五分，炒　苏梗一钱五分　厚朴一钱五分，炒　枳壳一钱五分，炒　桔梗一钱　半夏一钱五分，制　陈皮一钱五分　姜连一钱　缩砂一钱，研　炒栀 钱五分　赤苓一钱　甘草五分

引用生姜一片　灯心五十寸　一贴，晚服

二十四日，妃前方清热化饮汤一贴。

二十八日，田福请得妃正气化饮汤。

苏梗叶一钱五分　川芎八分　陈皮一钱　藿香一钱五分　厚朴一钱五分　半夏一钱五分　赤苓二钱　黄连八分　苍术一钱　炒栀一钱　麦芽一钱五分　枳壳一钱　桔梗一钱　甘草三分

引用生姜三片 二贴，早晚服

二十九日，田福请得妃正气和中汤。

苏梗一钱　枳壳一钱　桔梗一钱　厚朴一钱五分　瓜蒌二钱　半夏一钱，制　黄连八分　炒栀一钱五分　麦芽一钱五分　神曲一钱五分，炒黑　藿香梗一钱　香附一钱五分　赤苓二钱　甘草三分

引用生姜二片　灯心五十寸　晚服

十月初二日，妃前方正气和中汤一贴。

初三日，妃前方正气和中汤一贴。

十一日，刘秉忠传妃加味保和丸五服，每服三钱。

三十日，刘太平请得妃清肺化饮汤十一月初一日加黄连六分，香附一钱五分姜炒。

枯芩一钱，炒 瓜蒌一钱五分，研 桔梗一钱五分 枳壳一钱，炒 苏梗二钱 陈皮一钱五分 青皮一钱，炒 半夏一钱五分，制 神曲三钱，炒焦 赤苓一钱五分 木香三分，研 甘草五分，生

引用生姜二片 一贴，晚服

十一月初一日，刘太平请得妃前方清肺化饮汤一贴，晚服。

初二日，刹太平、田福请得妃清肺化饮汤初六日减去麦芽，加瓜蒌二钱。

苏梗一钱五分 香附一钱五分，酒炒 枳壳一钱，炒 桔梗一钱五分 半夏曲一钱五分，炒 茯苓二钱 神曲一钱五分，炒黑 广皮一钱 木通一钱 黄连七分，姜炒 炒栀子一钱 麦芽一钱五分，炒 甘草五分，生

引用生姜二片 红枣肉二枚 一贴，晚服

初三日至初五日，妃每日进前方清肺化饮汤一贴，晚服。

初六日刘太平、田福请得妃藿香正气丸一钱五分，加味保和丸一钱五分，二服，每服三钱。前方清肺化饮汤一贴。

初七日，妃前方清肺化饮汤一贴。

初八日，田福请得妃宣气调中汤，初九日照方减去麦芽，加莱菔子一钱五分炒。

苏梗一钱五分 厚朴一钱五分 广皮一钱五分 枳壳一钱，炒 桔梗一钱 赤苓二钱 瓜蒌二钱，研 麦芽二钱，炒 炒栀一钱五分 熟军一钱五分 香附一钱五分，酒炒 半夏曲一钱五分，炒 甘草五分，生

引用生姜二片 灯心五十寸 一贴

初九日，田福请得妃前方宣气调中汤一贴，熨药香附四两，兑食盐二两，炒熨患处。

【参考】 外熨法治疗腹痛(虚寒气滞)颇有效验。

初十日，妃前方宣气调中汤一贴。

十一日，妃前方宣气调中汤一贴。

十六日，刘秉忠传妃前方宣气调中汤一贴，系初八日田福方。

十七日，妃前方宣气调中汤一贴。

十八日，田福请得妃宣气调中汤。

苏梗一钱五分 厚朴一钱五分 广皮一钱五分 瓜蒌二钱，打 枳壳一钱，炒 桔梗一钱 半夏一钱五分，制 黄连七分，姜炒 香附一钱五分，炒 麦芽一钱五分，炒 茯苓二钱 熟军一钱 甘草五分，生

引用生姜二片 灯心五十寸 一贴

十九日，妃前方宣气调中汤一贴。

二十日，妃前方宣气调中汤一贴。

十二月初七日，妃加味保和丸二服，每服三钱。

十一日，妃加味保和丸二服，每服三钱。

十九日，妃加味保和丸二服，每服三钱。

【参考】 惇妃是年所患下部湿毒之病，可能为阴蚀(阴道滴虫或阴道癌类病)之症。究阴蚀病名，出自《神农本草经》。其临床表现常见外阴溃烂，流脓痛痒，似与妃之症状相符。该病之常见原因为情志郁火，伤及肝脾，湿热下注所致。惇妃平素性情刚暴，并遭降嫔之惩处，虽得复封，亦必积郁于内。由是或致肝怒生火或积郁蕴热，均可损及肝脾，导致湿热下注而为患。治疗大法在于清热利湿，疏肝理脾。并当结合外治法或薰或洗、或外贴膏药等，内外并治，方可尽速收效。

又，惇妃屡患感冒，御医辨证施方常以香苏散为主方化裁，外清表寒、内除气滞，时时注意妃之肝郁，加以疏达，亦属诊治之高明处。

四十八年正月十三日，妃加味保和丸三钱。

正月二十一日，妃加味保和丸五服每服三钱。

二十二日，妃防风通圣丸三钱。

二十四日，陈世官、罗衡请得妃脉息沉弦。系肝胃不和，气滞，膈间有热，以致胸肋满闷，身体酸软。议用和肝化饮汤调理。

二十五日加熟军一钱五分，麦芽二钱炒，二十七日熟军换酒军一钱。

苏梗一钱五分　香附三钱，炒　青皮一钱五分　厚朴二钱，炒　半夏一钱五分，制　茯苓一钱五分　枳壳一钱五分，炒　炒栀一钱五分　神曲二钱，焦　桔梗一钱五分　橘红一钱　生甘草五分

引用生姜一片　荷蒂二个　午服一贴

二十五日至二十八日，妃前方和肝化饮汤每日进一贴，午服。

二月十七日，刘太平请得妃逍遥二陈汤。

柴胡一钱　白芍一钱　茯苓二钱　白术一钱，土炒　归身一钱　炒栀一钱五分　丹皮一钱　陈皮一钱五分　半夏曲一钱五分，炒　香附一钱五分，炒　苏梗一钱　神曲一钱五分，炒　甘草五分，炙

引用生姜一片　荷蒂一枚　一贴

十八日至二十日，妃前方逍遥二陈汤每日进一贴。

本日，刘太平请得妃脉息弦缓。系肝脾欠和，时有胸闷，腹胀，两胁不舒，少寐。今用和肝。

理脾丸，滋肝血而调脾，气，健而病自除矣。

柴胡二钱　当归一两五钱，酒洗　白芍八钱　丹皮五钱　黑栀四钱　香附八钱　白术八钱，土炒　茯苓八钱　陈皮四钱　青皮三钱　生地一两，酒煮　神曲一两，炒　麦芽八钱，炒　健(建)莲五钱　炙草二钱

共为细末，炼蜜为丸。重三钱，滚白水送下，不拘时服。于二十一日合得，共得四十三丸，本日全送。

【参考】 和肝理脾丸即逍遥散加减。仍宗舒肝理脾意化裁。

二十一日，妃前方逍遥二陈汤，一贴。

二十三日，妃防风通圣丸五服，每服三钱。加味保和丸五服，每服三钱。

二十七、二十九日、三十日、三月初三日、十三日，妃每日进越鞠保和丸末三钱，藿香正气丸末，每服三钱。

二十五日、二十六日、二十八日，妃每日进加味保和丸二服，每服三钱。

四月十四日，妃加味保和丸三钱，防风通圣丸三钱。

十六日，田福请得妃脉息弦数。系肝胃不和，饮热凝滞，以致发热身酸，胸膈膨闷。今用理气化饮汤调理。十七日加苍术一钱，减去栀子、黄芩各五分。

香附一钱五分　苏梗一钱五分　厚朴一钱五分　枳壳一钱五分　桔梗一钱　缩砂一钱　炒栀一钱五分　赤苓二钱　半夏曲一钱五分　陈皮一钱五分　酒芩一钱五分　甘草五分

引用生姜一片　晚服

【参考】 本方宗《局方》香苏散合二陈汤化裁，对肝胃不和者当有疗效。

十七日，田福请得妃前方理气化饮汤一贴。

十八日、十九日、二十日，妃每日进前方理气化饮汤一贴。

二十八日、三十日，妃每日进正气保和丸二服，每服三钱。

五月十二日，刘太平请得妃左寸脉浮弦而洪。系心脾有热，荣分欠和，气滞有饮。今用清荣化饮汤调理。

当归一钱 白芍一钱，炒 川芎五分 生地一钱 黄芩七分 黄柏五分，炒 枳壳一钱，炒 陈皮一钱五分 桔梗一钱五分 炒栀一钱 神曲二钱，炒 青皮一钱，炒 甘草三分，生

引用生姜一片 荷叶一钱 晚服

十三日，妃前方清荣化饮汤一贴。

十四日，妃前方清荣化饮汤一贴。合前方和肝理脾丸一料。于十六日合得，共得五十七丸全送。

六月初二日，田福请得妃娘娘脉息沉缓。系内有滞热，外受微凉，以致停饮胸满，头闷身酸。今用清热和中汤调理。初六日加木通一钱，缩砂壳一钱。

苏梗一钱 香附一钱五分，炒 枳壳一钱五分 桔梗一钱 瓜蒌二钱 炒栀一钱五分 厚朴一钱五分 麦芽一钱五分 黄芩一钱五分 半夏曲一钱五分，炒 赤苓二钱 甘草三分

引用生姜二片 灯心五十寸 一贴，午服。外用朴硝五钱

初三日至初八日，妃每日进前方清热和中汤一贴。

二十五日，妃防风通圣丸三钱，藿香正气丸三钱，加味保和丸三钱。

二十九日，田福请得妃脉息沉弦。由肝郁气滞不宣，以致心悸胸闷，肌肤内隐隐发热。今用清热和气饮。

苏梗一钱五分 枳壳一钱五分，炒 桔梗一钱 香附一钱五分，酒炒 半夏曲一钱五分，炒 炒栀一钱 花粉二钱 赤苓二钱 苍术一钱，炒黑 麦芽一钱五分 缩砂壳八分 木通一钱

引用姜皮二片 灯心五十寸 一贴，晚服

七月初二日，妃前方清热和气饮一贴。

初三日，田福请得妃清解正气汤。

苏梗叶一钱五分 厚朴一钱五分，炒 陈皮一钱五分 藿香梗一钱 半夏一钱五分，制 枳壳一钱，炒 莱菔子一钱 瓜蒌二钱 山楂一钱 姜连七分 黑苍术八分 赤苓二钱 麦芽一钱五分，炒

引用生姜三片 一贴，晚服

初四日，妃前方清解正气汤一贴。

初五日，妃前方清解正气汤一贴。

初六日，田福请得妃清热和气饮。

苏梗一钱五分 香附一钱五分 枳壳一钱，炒 厚朴一钱五分 苍术一钱，炒黑 山楂一钱 麦芽一钱五分 瓜蒌二钱 赤苓二钱 炒栀一钱五分 前胡一钱 莱菔子一钱五分

引用姜皮一片 灯心五十寸 一贴

初七日，妃前方清热调气饮一贴。

二十一日，妃加味保和丸二服，每服三钱。

二十三日，张肇基、姜晟请得妃脉息弦缓。系饮热内盛，头目眩晕。议用清热化饮汤调理。

黄芩一钱五分 栀子一钱五分，炒 枳壳一钱五分 桔梗一钱五分 赤苓二钱 陈皮三钱 半夏二钱，制 天麻一钱五分 神曲二钱，炒 苏梗一钱五分 蔓荆子一钱五分 甘草八分，生

引用姜二片 灯心三十寸 一贴

【参考】 眩晕之成因，有风、火、痰、虚之不同。惇妃之病眩晕，当以痰阻中州、致清阳不升、浊阴不降，兼以湿浊蕴热所致。中医向有“无痰不作眩”之说，故本方以二陈

汤为主加以清热健脾之品、天麻、蔓荆清头止眩之属，旨在祛痰化湿，清热和胃，俾湿浊得除，中州得运，升降得宜，而眩晕自除。

八月二十八日，田福、杜朝栋请得妃理气调中汤。

香附二钱，酒炒　缩砂一钱，炒研　柴胡一钱，醋炒　苏梗一钱五分　枳壳一钱，炒　归身一钱五分　厚朴一钱五分，炒　炒栀一钱五分　赤芍一钱五分　麦芽二钱，炒　花粉二钱　神曲一钱，炒

引用生姜一片　荷蒂二个

十月初十日，杜朝栋请得妃清解饮。

羌活一钱　防风一钱　苏叶一钱　薄荷一钱　川芎一钱　白芷八分　炒栀二钱　厚朴一钱五分　酒芩一钱五分　藿香梗一钱五分　枳壳一钱五分　陈皮一钱　甘草五分

引用生姜二片

二十日，田福请得妃疏解清肺饮。二十一日，加香附一钱五分炒研。

苏梗一钱五分　藿香梗一钱　枳壳一钱五分，炒　桔梗一钱五分　半夏一钱五分，制　广皮一钱五分　瓜蒌二钱　木通一钱　赤苓二钱　炒栀一钱　麦芽一钱五分，炒　甘草三分，生

引用生姜二片　灯心五十寸

二十一日，田福请得妃前方疏解清肺饮一贴。

二十二日至二十四日，妃每日进前方疏解清肺饮一贴。

十二月十一日，妃加味保和丸二服，每服三钱。

十二日，田福请得妃理气调中饮。

苏梗一钱五分　枳壳一钱五分　桔梗一钱五分　香附一钱五分，炒　赤苓二钱　厚朴一钱五分，姜炒　缩砂八钱，炒研　炒栀一钱五分　木通一钱　苍术八分，炒黑　广皮一钱　甘草三分，生

引用生姜二片　灯心五十寸　一贴，晚服。加味保和丸二服，每服三钱

【参考】　理气调中饮即以香苏散合平胃散为主组方，佐以清热利湿之品而成。理气调中亦是本方功用。

十三日至十九日，妃每日进前方理气调中饮一贴。

【参考】　肝失疏泄，木失条达，每每导致脾失健运。故本年惇妃之病，亦缘以往之肝郁。但其证候表现，则由脾虚水湿内停，化饮生痰。痰湿积于胸膈，则满闷不舒、纳食欠佳。湿浊停滞中州，则清阳不升、浊阴不降、气机失和而为眩晕。施方者则恪守疏肝理脾顺气调中治则，灵活变通，亦属治病求本之意。

四十九年正月初十日，田福请得妃疏解化饮汤。

藿香二钱　苏梗叶一钱五分　陈皮一钱五分　半夏一钱五分，制　厚朴一钱　苍术一钱，炒　枳壳一钱，炒　桔梗一钱　川芎八分　赤苓二钱　神曲二钱，炒　姜连五分

引用生姜二片　一贴，晚服

十一日至十四日，前方疏解化饮汤每日进一贴，晚服。

【参考】　疏解化饮汤系平胃、二陈方化裁而成。湿浊阻滞中州，故以二陈汤燥湿化痰、理气和中；平胃散燥湿健脾，开胃顺气，俾中州之湿得除，而热无所据，其病向愈。

十六日，陈世官、姜晟请得妃脉息弦缓。系肝胃不和、气滞有热，以致胸膈满闷，头眩心悸。今议用理气化饮汤调理。

香附二钱，炒　厚朴二钱　枳壳一钱五分，炒　半夏一钱五分，制　茯苓二钱　神曲一钱　竹茹二钱　炒栀一钱五分　桔梗一钱五分，炒　甘草五分

引用生姜一片　荷叶蒂二枚　晚服

十七日，妃前方理气化饮汤一贴。

四月二十六日，田福请得妃逍遥导赤汤。二十七日，减去枳壳，加地骨皮二钱、银柴胡一钱。

苏梗一钱　枳壳一钱，炒　瓜蒌二钱，研　陈皮一钱五分　半夏曲一钱五分，炒　生地二钱　木通一钱　黄连八分，姜炒　栀子一钱五分，炒　赤苓二钱　缩砂七分，研　甘草三分，生

引用姜皮一片　灯心五十寸

二十七日，田福请得妃前方逍遥导赤汤一贴。

二十八日，妃前方逍遥导赤汤一贴。

二十九日，妃前方逍遥导赤汤一贴。

三十日，田福请得妃逍遥导赤汤。

苏梗一钱五分　香附一钱五分，炒　黄连一钱，炒　半夏曲一钱五分　瓜蒌三钱，研　赤苓二钱　陈皮一钱五分　栀子一钱五分，炒　麦芽二钱，炒　木通一钱　延胡粉一钱　厚朴一钱五分，炒

引用姜二片　灯心五十寸　晚服

五月初二日，妃前方逍遥导赤汤一贴。

十一日，妃藿香正气丸二服，每服二钱，加味保和丸二服，每服二钱。

十八日，刘太平请得妃清热和荣汤。

香附二钱，炒　苏梗一钱　厚朴一钱五分　茯苓二钱，块　枳壳一钱五分，炒　陈皮一钱　苍术一钱五分，炒黑　桔梗一钱五分　柴胡五分，醋炒　炒栀七分　小生地一钱　神曲一钱，炒焦

引用加荷叶一钱　二贴，每晚服

二十日，妃前方清热和荣汤，一贴。

二十一日，张肇基、刘太平拟得妃清热化饮汤，二十四日减去赤芍，加黄芩一钱五分。

香附二钱，炒　苏梗一钱五分　厚朴一钱五分　茯苓二钱　枳壳一钱五分，炒　陈皮一钱五分　半夏一钱五分，制　炒栀一钱五分　神曲二钱　缩砂一钱五分　姜连一钱　赤芍一钱

引用荷叶二钱　一贴

二十二日，张肇基、李德宣请得妃脉息沉弦。系气道不宣，饮热凝滞，以致胸膈满闷，烦热口渴。议用清热化饮汤调理。前方清热化饮汤一贴。

二十三口，妃前方清热化饮汤一贴。

二十四日，张肇基、李德宣请得妃脉息弦数。系气道不宣，饮热凝滞，服清热化饮汤，脉息渐减。议仍用原方加减调理。

六月初五日，张肇基、李德宣请得妃脉息弦滑。系气道不宣，饮热凝滞，以致胸满腹痛，恶心嘈杂。议用香连化滞汤调理。初六日，减槟榔、大黄，加麦芽二钱、神曲二钱。

木香一钱　黄连一钱，姜炒　苍术二钱，炒　厚朴一钱五分，炒　陈皮一钱五分　槟榔一钱五分　赤苓二钱　枳壳一钱五分　赤芍一钱五分　黄芩一钱五分　酒军一钱　甘草八分

引用生姜三片　二贴，午晚服

【参考】　本方即仿香连丸、平胃散、小承气汤化裁，理气通滞是其所长。

初六日，张肇基、李德宣请得妃前方香连化滞汤二贴，午晚服。

初七日，张肇基、李德宣请得妃脉息弦缓。系气滞湿热，服香连、化滞等汤，胸满腹痛渐减。惟胃气未和。议用香连和胃汤调理。

木香一钱　黄连一钱　赤苓三钱　猪苓一钱五分　泽泻二钱　苍术一钱五分　陈皮一钱五分　厚朴一钱五分　神曲二钱　半夏二钱，制　麦芽二钱，炒　甘草五分

引用生姜二片　一贴，午服

【参考】　脉已不滑，湿热已去，故诸症减。以香连和胃汤除余邪、和胃气，颇有章法。

初八日，妃前方香连和胃汤一贴。

初十日，张肇基、李德宣请得妃脉息和缓，寒暑渐减，湿热未清，病后身支沉软、胃气欠和。议用和胃胜湿汤调理。

藿香一钱五分　缩砂一钱　陈皮一钱　半夏一钱五分，制　赤苓二钱　枳壳一钱，炒　桔梗一钱五分　神曲二钱，炒焦　厚朴一钱，炒　苍术一钱，炒黑　黄柏一钱，酒炒　甘草五分，炙

引用红枣二枚　灯心三十寸　一贴，不拘时服

十一日，张肇基、李德宣请得妃脉息和缓。寒暑湿热已清，惟病后身支沉软，胃气未和。议仍用和胃胜湿汤加减调理。

藿香梗一钱　缩砂一钱　陈皮一钱　半夏一钱五分，制　茯苓二钱　白术一钱，土炒　黑栀一钱五分　神曲二钱，炒焦　条芩一钱五分　厚朴一钱　扁豆三钱，炒　甘草五分，炙

引用红枣二枚　灯心三十寸　一贴，不拘时服

十二日，张肇基、李德宣请得妃脉息和缓。寒暑湿热已清。惟病后身支沉软、胃气未和，议用和胃养阴汤调理。

缩砂一钱　半夏一钱五分，制　陈皮一钱　白术一钱，土炒　茯苓二钱　归身一钱五分　白芍二钱，炒　条芩一钱五分　黑栀一钱五分　柴胡一钱，醋炒　神曲二钱，炒焦　香附二钱，醋炒　炙草五分

引用红枣肉二枚　灯心三十寸　一贴，不拘时服

【参考】　湿浊已祛，理应和胃；热邪伤阴、自当养阴。惟湿邪未尽，故重在和胃。

十三日至二十日，妃每日进前方和胃养阴汤，一贴。

二十日，刘太平拟得妃洗药。

蛇床子五钱　地肤子五钱　川椒三钱　苦参三钱　独活三钱　苍术三钱　黄柏三钱　朴硝三钱　槐花三钱

右药装布袋，水熬，熏洗。

二十一日，妃前方洗药一剂。

【参考】　此方即《丹溪心法》之二炒散合《疡科心得集》之苦参汤化裁而成。具清利湿热、解毒止痒之功效。考惇妃似有阴痒之病史(或患阴道滴虫症)，而阴痒之病因，多由外阴不洁，虫蚀感染，或湿热下注，或阴虚血燥而致。此本方而论，似以湿热下注所致可能性大。结合病史，夙有湿浊内蕴、热邪伤阴之情况，故除内服药外，以此汤外熏洗局部患处，内外结合，理应收效。

七月二十一日，刘太平、杜朝栋请得妃脉息弦洪。系荣分湿热，气道不和之症。以致头疼烦热，膈胁引痛。今用清热调荣汤调理。

黄芩二钱　炒栀一钱五分　丹皮一钱　白芍一钱，炒　薄荷一钱　柴胡一钱，醋炒　香附二钱，炒　苏梗一钱五分　枳壳一钱，炒　茯苓一钱五分　白术一钱五分，炒　甘草五分

引用生姜二片　荷叶一钱　午服

二十二日，妃前方清热调荣汤，四贴，每晚服。冰片一钱。

【参考】　冰片具通诸窍、散郁火、去翳明目、消肿止痛之功效。此次惇妃用冰片之原因，或为治其颈痛烦热，《寿域仙方》曾载有以冰片熏鼻治头痛之法。亦或为因以通窍醒脑之用。然以其用量而论，亦仅属临时所用。

九月初十日，杜朝栋请得妃脉息沉弦。系肝胃气滞湿热，以致胸胁胀满荣分不调。今用清热调荣汤调理。

柴胡一钱，醋炒　香附一钱五分，炒　苏梗一钱五分　厚朴二钱　枳壳一钱五分，炒　酒芩一钱五分　炒栀一钱五分　半夏一钱五分，制　陈皮一钱　当归一钱五分，酒洗　赤芍一钱五分　甘草五分，生

引用生姜二片　荷叶五分　五贴，每晚服

十月初三日，田福请得妃清阴育神汤。初四日减去苏梗，加黑苍术一钱、荆芥炭一钱。

苏梗一钱　枳壳一钱　陈皮一钱五分　茯神二钱　生地三钱　香附一钱五分　赤芍一钱五分　麦芽一钱五分　炒栀一钱五分　花粉一钱五分　枣仁二钱　黄连五分　甘草五分

引用红枣肉二枚　荷叶蒂三枚

【参考】　本方具理脾清热育阴安神之功效，与惇妃之病证，堪称合拍，故连进达半月之久。

十月初四日至十三日，妃每日进前方清心育神汤一贴。

十六日，田福请得妃天王补心丹十丸，朱砂衣做在里边。槐角丸二两，分十服。

□月初六日，妃仙药茶二钱。

十六日，田福请得妃理气化滞汤。十七日，减去苏梗，加花粉二钱。

苏梗一钱五分　香附二钱，盐炒研　乌药一钱　厚朴一钱五分　半夏一钱五分，制　广皮一钱五分　细辛四分　白芷一钱　石膏二钱，煅　枳壳一钱五分，炒　神曲一钱五分，炒　麦芽一钱五分，炒　赤苓二钱　甘草三分

引用生姜二片

十七日至二十四日，妃每日进前方理气化滞汤一贴。

【参考】　细审惇妃本年之病机，总以肝郁湿热阻滞为主。故御医所拟治则，不外理气除湿与疏肝清热。至于治疗阴痒之洗药，亦具利湿清热解毒之作用。据脉案，宫中后妃患阴痒者颇多。究其原因，或由卫生习惯之欠妥；或因宫中幽居，心情少怡，肝郁蕴热，忧思伤脾，兼以高粱厚味，以致湿热内蕴下注；亦或因七情不遂，起居失度，致令阴血暗耗，诸此种种，皆成是病。以惇妃而论，肝失条达、脾失健运是病发之本，湿热下注乃属其标。

五十年正月十七日，田福请得妃脉息浮弦。系肝胃不和，气滞停饮，以致头闷身酸，胸膈胀满。今用理气化饮汤调理。

荆穗一钱五分　薄荷六分　牛蒡子一钱五分，研　连翘二钱　桔梗三钱　枳壳一钱，炒　赤芍一钱五分，炒　香附二钱，炒　厚朴一钱五分，炒　半夏曲一钱五分，炒　陈皮一钱五分　元参一钱五分　生甘草七分

引用生姜二片　灯心五十寸　晚服

【参考】　惇妃肝胃不和由来已久，据其脉象分析，似有外感。故其症状主要以头闷身酸为苦。所服之理气化饮汤具疏表理气祛痰化饮之功效，解表和里是其治疗大旨。

十八日，田福请得妃前方理气化饮汤一贴。

十九日，田福请得妃山豆根二钱噙化。

二月十六日，田福请得妃疏解清热饮。十七日，减羌活、防风，加香附一钱五分。

羌活一钱五分　苏叶一钱五分　荆穗一钱五分　防风一钱　川芎八分　白芷八分　桔梗二钱　枳壳一钱　厚朴一钱五分　连翘二钱　栀子一钱五分，炒　赤苓二钱　陈皮一钱　甘草六分

引用生姜三片　晚服

十七日，田福请得妃脉息弦紧。系内有饮滞，外受风凉，头闷口干，身肢酸痛，发热恶寒。今用疎解清热饮调理。前方疎解清热饮一贴。

【参考】　风寒束于外，饮热积于内，先以川芎茶调散为主，重在疏表，兼以清热理脾之品清里。次日则缘表已疏解，改以香苏散意，疏解兼以理气。

十八日，陈世官、张肇基请得妃脉息弦滑。系肝胃不和、内有饮热，以致嘈杂胸胁满

闷。今议用和胃化饮汤调理。

苏梗一钱五分 藿香梗一钱五分 陈皮一钱五分 赤苓二钱 半夏曲一钱五分 神曲一钱五分 枳壳一钱 桔梗一钱五分 香附一钱五分 厚朴一钱五分 竹茹一钱 麦冬二钱 苍术八分 甘草三分

引用生姜三片 午服

【参考】 仍承前法，兼以化饮和胃，故以香苏、二陈、平胃合方，进退用药。十九日，陈世官、姜晟请得妃脉息弦滑，原系肝胃不和，内停饮热，以致胃脘糟杂，胸膈满闷。服和胃化饮汤脉恙渐和。今仍用和胃化饮汤调理。前方和胃化饮汤一贴。

二十日至二十三日，妃每日进前方和胃化饮汤一贴。

二十四日，妃前方和胃化饮汤一贴，加味保和丸三钱。

二十六日，妃加味保和丸三钱。

三月十二日，妃加味保和丸二服，每服三钱。

十三日，妃通圣丸二服，每服二钱。越鞠保和丸二服，每服二钱。

四月二十二日，妃加味保和丸四服，每服三钱。

五月十三日，妃合前方和肝理脾丸一料，得丸五十四丸全送。

十六日，田福请得妃脉息洪滑。由肺胃湿热，外受微风，以致头疼恶心，身软口干，胸膈烦满。今用清解六和汤调理。

藿香一钱五分 厚朴一钱五分 杏仁一钱 缩砂八分 大腹皮八分 木瓜一钱 赤苓二钱 苍术一钱 扁豆二钱 半夏曲一钱五分 苏梗一钱五分 木通八分 栀子一钱五分，炒 甘草五分 黄芩一钱

引用生姜二片 红枣肉二枚 晚服

【参考】 六和汤出自《医考方》，治夏月湿伤脾胃，胸膈满闷，饮食不调诸症。汪昂谓："风寒暑湿燥火之气，夏月感之为多，故用诸药匡正脾胃，以拒诸邪而平调之也"，可参考。

十七日，妃前方清热六和汤一贴。益元散一次。

十八日，妃益元散二钱，灯心一百寸，竹叶三十寸，水煎。

十九日、二十日，妃每日进益元散一次。

六月十三日，妃加味保和丸五服，每服三钱。

十八日，陈世官、李德宣请得妃脉息弦缓。系停饮伤暑之症。以致胸膈满闷，肚腹溏泻。议用清暑和中汤调理。

藿香一钱五分 厚朴一钱，炒 木瓜二钱 苏梗一钱五分 赤苓二钱 半夏一钱五分，炙 缩砂一钱 扁豆二钱，炒 黄连一钱，姜炒 泽泻一钱五分 苍术一钱，炒 陈皮一钱 甘草五分

引用生姜一片 一贴，午服

十九日，妃前方清暑和中汤一贴，午服。

二十日，妃前方清暑和中汤一贴。

二十二日，妃加味保和丸三钱，防风通圣丸三钱。

二十六日，妃加味保和丸五服，每服三钱。

七月十七日，妃加味保和丸五服，每服三钱。

三十日，田福请得妃脉息浮滑。由肝胃不和，气滞停饮，以致头晕恶心，胸闷发热，两肋牵引少腹胀满。今拟清气利湿汤调理。

苍术一钱五分，炒黑 陈皮一钱五分 香附二钱，盐炒 藿香梗一钱 厚朴一钱五分 苏梗一钱 木通一钱 赤苓二钱 柴胡一钱，醋炒 半夏曲一钱五分，炒 炒栀一钱五分 花粉二钱 甘草三分，生

引用生姜三片　灯心五十寸

初九日，妃加味保和丸十服，每服三钱。

八月十七日，丁进忠请得妃正气化饮汤。

藿香二钱　苏叶一钱五分　苍术一钱五分，炒　厚朴一钱五分，炒　半夏二钱，制　陈皮一钱五分　枳壳一钱五分，炒　桔梗一钱　大腹皮一钱五分　黄连一钱，姜炒　神曲二钱，炒　赤苓二钱　甘草五分，生

引用生姜三片　三贴，每晚服

二十日，妃加味保和丸五服，每服三钱。

九月初十日，妃仙药茶四服，每服二钱。

三十日，丁进忠请得妃正气化饮汤。

藿香梗一钱五分　苏梗一钱五分　苍术一钱五分，炒　厚朴一钱五分，炒　半夏二钱，制　陈皮一钱五分　枳壳一钱五分，炒　桔梗一钱　大腹皮一钱五分　黄连一钱，姜炒　神曲二钱，炒　赤苓二钱　甘草五分，生

引用生姜一片　一贴，晚服

十月初一日，田福请得妃疏清和胃饮。

苏梗叶一钱五分　藿香梗一钱　羌活一钱　厚朴一钱五分，炒　香附一钱五分，炒　木通一钱　枳壳一钱五分，炒　炒栀一钱五分　川芎一钱　陈皮一钱五分　半夏曲一钱五分　赤苓二钱　甘草五分，生

引用生姜二片　灯心五十寸　一贴，晚服

初二日至初五日，妃每日进前方疏清和胃饮一贴，午服。

二十三日，妃加味保和丸三服，每服三钱。仙药茶三服，每服二钱。

十一月初六日，刘太平请得妃和肝理脾丸一料。

柴胡二钱　当归一两五钱，酒洗　白芍八钱　丹皮一两　黑栀四钱　香附八钱　白术八钱，土炒　茯苓八钱　陈皮四钱　青皮三钱　生地一两，酒煮　神曲一两炒　麦芽八钱，炒　建莲五钱　地骨皮一两　炙甘草二钱

共为细末，炼蜜为丸。每丸重三钱，滚白水送。

外熨药方

川乌五钱　草乌五钱　食盐二两　醋二小酒杯　烧酒一小酒杯

共为粗末、同拌匀，炒热，熨患处。

【参考】 内治外治并行，系宫中治法之一特点。本日虽无脉案，但就其外用熨药分析，惇妃当患有痹证。

十七日，妃加味保和丸三钱，仙药茶二钱。

二十一日，妃防风通圣丸三钱，加味保和丸三钱，仙药茶二钱。

二十二日，田福请得妃脉息浮滑。肺胃有热、外受风寒，头疼鼻塞，身肢酸痛，胸膈膨闷。今拟疏解正气汤调理。

苏叶一钱五分　羌活一钱五分　藿香一钱五分　川芎八分　苍术一钱　厚朴一钱五分　广皮一钱五分　半夏一钱五分，制　香附一钱五分，酒炒　枳壳一钱　桔梗一钱　赤苓二钱　炒栀一钱　甘草五分，生

引用生姜三片　一贴，晚服

二十三日，田福请得妃疏风清热汤。

羌活一钱五分　苏叶一钱五分　荆穗一钱　防风一钱　薄荷八分　川芎一钱　枳壳一钱五分　桔梗一钱五分　香附一钱五分　厚朴一钱五分　炒栀一钱　黄芩一钱五分　赤苓二钱　甘草五分

引用生姜三片　晚服

二十四日，妃前方疏风清热汤一贴。

二十五日，陈世官、张肇基请得妃脉息浮弦。系内有饮热、外受风寒之症。服疏解正

气表症稍缓。惟鼻塞恶寒，心悸。今议用疏风清热汤调理。

荆穗一钱五分　防风一钱五分　薄荷一钱　杏仁二钱，炒研　前胡一钱五分　橘红一钱五分　半夏一钱五分，制　枳壳一钱五分，炒　桔梗一钱五分　黄芩一钱五分　炒栀一钱五分　甘草八分，生

引用生姜二片　灯心一子　一贴

二十六日，陈世官、李德宣请得妃脉息浮数。系内有饮热、外受风寒之症。服正气、疏解等汤，表凉已解。惟肺胃有热。议用清肺和胃汤。

黄芩一钱　花粉一钱　竹茹一钱五分　橘红一钱　薄荷八分　赤苓一钱五分　枳实一钱　苏梗一钱　杏仁二钱　桑皮一钱　甘草三分

引用灯心三十寸　一贴

二十七日，田福请得妃清热和中汤，二十九日减去木通、苏梗叶，加熟军一钱五分。

柴胡一钱，醋炒　香附一钱五分，酒炒　苏梗叶一钱　枳壳一钱　桔梗一钱　瓜蒌三钱　藿香梗一钱　厚朴一钱五分　半夏曲一钱五分　黄芩一钱五分　麦芽二钱，炒　木通一钱　赤苓二钱　甘草五分

引用生姜二片　灯心五十寸　一贴

二十八日、二十九日、十月初二日、初三日，妃前方清热和中汤每日进一贴。

初四日，妃防风通圣丸三服，每服三钱。仙药茶三服，每服二钱。

十六日，田福请得妃脉息浮紧。系内有滞热，外感风凉，头疼身酸，发热恶寒，项强胸满。今用疏风清解汤。

羌活一钱五分　苏叶一钱五分　防风一钱　川芎八分　柴胡一钱　白芷一钱　香附一钱五分　厚朴一钱五分　陈皮一钱五分　桔梗一钱　半夏一钱五分　赤苓二钱　甘草五分

引用生姜三片　晚服

十七日，田福请得妃脉息浮滑。服疏风清解汤外凉已解，惟里热不清、胸闷烦渴，今用清解和中汤。十八日，减去桔梗加熟大黄二钱。十九日，减去大黄，加黄芩一钱五分炒。

苏梗一钱五分　藿香梗一钱　川芎八分　厚朴一钱五分，姜炒　柴胡一钱，炒　赤苓二钱　枳壳一钱，炒　桔梗一钱　半夏一钱五分，制　瓜蒌三钱　炒栀一钱五分　广皮一钱五分　甘草五分，生

引用生姜三片　灯心五十寸　晚服

十八日，田福请得妃前方清解和中汤一贴，晚服。

十九日，田福请得前方清解和中汤一贴，晚服。

二十四日，妃天王补心丹，十丸。

二十六日，刘秉忠传妃天王补心丹减去朱砂不用，加味保和丸二服，每服三钱。

十一月初四日，妃槐角丸十服，每服二钱。天王补心丹，十丸。

十三日，妃加味保和丸三钱，仙药茶二钱。

十六日，妃防风通圣丸二钱，仙药茶二钱。

本日晚，妃加味保和丸二钱，仙药茶二钱。

二十五日，妃加味保和丸三钱，仙药茶二钱。

十二月初二日，妃加味保和丸三钱。

初三日，妃加味保和丸二服，每服三钱。仙药茶二服，每服二钱。

初四日，妃防风通圣丸三钱。

二十日，田福请得妃防风通圣丸二服，每服二钱。青茶送。

【参考】　本年惇妃暑月曾患停饮伤暑之症。暑病之发生，可由邪伏于内，至夏而发；亦可缘暑夏新感而发。以惇妃之病而论，主要责之湿浊阻滞气机为患。溯其病源，良由夙

有湿饮内停，迨至六月，暑湿殊盛，新感与伏邪交加，而暑病作。至于所患其他病症，亦多由湿浊内停而致。

五十一年正月初三日，田福请得妃清解和中汤。

苏梗叶一钱五分　川芎一钱　香附一钱五分　藿香梗一钱　厚朴一钱五分，姜炒　广皮一钱五分　半夏曲一钱五分　枳壳一钱　桔梗一钱　瓜蒌二钱　柴胡一钱，炒　黄芩一钱五分　甘草五分，生

引用生姜三片　灯心五十寸　一贴，晚服

初四日，妃前方清解和中汤一贴，晚服。

初五日，妃前方清解和中汤一贴，晚服。

二十六日，田福请得妃脉息浮紧。外受风寒，内有滞热，以致头疼身痛，项强目胀，发热恶寒，胸闷不舒，呕吐恶心。今用清解正气汤调理。

苏叶一钱五分　藿香一钱五分　羌活一钱　川芎一钱　白芷八分　厚朴一钱五分，姜炒　半夏一钱五分，姜制　赤苓二钱　广皮一钱五分　苍术一钱，米泔水浸　枳壳一钱五分，炒　黄连七分，姜炒　甘草三分

引用生姜三片　晚服

二十七日，陈世官、李德宣请得妃脉息弦滑。内有滞热，外受风凉。昨服清解正气汤，外凉微解，汗尚未透，滞热未清。议用疏解和中汤调理。

苏叶一钱五分　薄荷八分　防风一钱　橘红一钱五分　半夏二钱，制　赤苓二钱　竹茹二钱　枳实二钱　厚朴一钱五分　黄连七分　桔梗二钱　甘草五分，生

引用生姜一片　午服

二十八日，陈世官、张肇基、李德宣请得妃脉息弦滑。系内有滞热，外受风凉，服疏解正气、和中等汤，表凉已解。惟饮热尚盛。议用调中化饮汤。

苏梗一钱五分　香附二钱　枳壳一钱五分　桔梗一钱　瓜蒌二钱　陈皮一钱　半夏二钱　神曲二钱　姜连一钱　赤苓一钱五分　竹茹二钱　甘草五分　厚朴一钱五分　葛根一钱

引用生姜一片　晚服

二十九日，妃前方调中化饮汤，一贴。

二月初一日，妃前方调中化饮汤，一贴。

初二日，妃前方调中化饮汤，一贴。

二十日，妃加味保和丸三服，每服三钱。仙药茶三服，每服二钱。

三月初四日，妃防风通圣丸三钱，仙药茶二服，每服二钱。

初五日，陈世官请得妃清解和中汤。

羌活一钱五分　防风一钱　苏梗一钱　藿香梗一钱　陈皮一钱五分　厚朴一钱五分　半夏一钱五分，制　神曲二钱，炒　枳壳一钱五分，炒　炒栀一钱五分　赤苓二钱　甘草五分

引用生姜三片　晚服

十五日，妃防风通圣丸五服，每服三钱。仙药茶五服，每服二钱。

五月十六日，田福请得妃脉息浮洪。肺胃饮滞，外受微热，头闷身酸，胸满烦渴。今用清热除湿汤调理。

苏梗一钱五分　藿香梗一钱　陈皮一钱五分　厚朴一钱五分，姜炒　赤苓二钱　半夏曲一钱五分　黄芩一钱，炒　山栀一钱五分，炒　香附二钱，炒　花粉二钱　枳壳一钱，炒　桔梗一钱五分　甘草五分，生　木通一钱

引用生姜二片　灯心五十寸　晚服

十七日，鲁维淳、田福请得妃脉息浮洪。由肺胃滞热，外受微风，以致头闷身酸，发热口渴，胸胁微胀。今议用清热化滞汤调理。

苏梗一钱五分　厚朴一钱五分，炒　葛根一钱五分　黄芩一钱五分　川连八分，研　炒栀一钱五分　陈皮一钱五分　枳壳一钱五分，炒　神曲二钱，炒焦　花粉一钱五分　半夏一钱五分，制　甘草五分，生

引用生姜二片　灯心五十寸　一贴，晚服

十八日，李德宣、牛永泰请得妃脉息弦数。系内有饮热、外受风凉。服清热除湿汤表凉已解。惟饮热未清。议仍用清热除湿汤加减调治。

苍术一钱　黄连一钱　赤苓三钱　瓜蒌三钱　枳壳二钱　泽泻一钱五分　黄芩二钱　竹茹二钱　黑栀一钱五分　苏梗一钱五分　大腹皮一钱五分　青皮一钱五分

引用灯心三十寸　一贴，晚服

十九日，田福请得妃清热除湿汤。

苏梗一钱五分　藿香梗一钱　陈皮一钱五分　厚朴一钱五分，姜炒　赤苓二钱　半夏曲一钱五分　黄芩一钱，炒　山栀一钱五分，炒　香附二钱，炒　花粉二钱　枳壳一钱，炒　桔梗一钱五分　木通一钱　甘草五分，生

引用生姜二片　灯心五十寸　一贴，晚服

二十日，妃前方清热除湿汤二贴，每晚服。

二十一日，妃前方清热除湿汤二贴，每晚服。

六月十九日，刘太平请得妃正气保和丸二服，每服三钱。舒筋愈风散二分醋炒热，熨痛处。

二十四日，妃舒筋愈风散，三分。

二十九日，丁进忠请得妃清热和气饮。(七月)初二日，减去黄连五分，加藿香一钱五分。

黄连一钱，姜炒　炒栀一钱五分　香附一钱五分，炒　苏梗一钱　陈皮一钱五分　半夏二钱，制　厚朴一钱五分　枳壳一钱，炒　赤苓二钱　苍术一钱五分，炒　木通一钱　神曲二钱，炒焦　柴胡一钱，醋炒

引用生姜二片　灯心五十寸　一贴，晚服

七月初二日，妃前方清热和气饮一贴。

初三日，妃前方清热和气饮一贴。

初四日，妃前方清热和气饮一贴。

初五日，妃前方清热和气饮一贴。

十二日，刘太平请得妃脉息沉弦。系肝胃欠和、停饮之症，胸胁胀满，牵引微疼。今用和中化饮汤调理。

陈皮一钱五分　半夏一钱五分　茯苓二钱　桔梗一钱　苏梗一钱　枳壳一钱，炒　青皮一钱五分，麦炒　香附一钱五分，炒　木香六分，研　草果六分，研　苍术一钱，炒黑　甘草五分，生

引用生姜二片　灯心三十寸　一贴

十六日，刘太平请得妃理气和中汤。

木香一钱，研　厚朴二钱，制　青皮一钱，炒　陈皮一钱　半夏曲一钱五分，炒　赤苓二钱　神曲二钱，炒　炒栀一钱五分　白术一钱，土炒　枳实二钱，炒　茵陈一钱五分　甘草五分，生

引用生姜二片　草果一钱，炒　二贴，每晚服

十八日，刘太平请得妃胜金丹三服，每服二钱。滚白水送下。

闰七月初三日，妃七制香附丸五服，每服三钱。

十三日，妃七制香附丸五服，每服三钱。

十四日，刘太平请得妃和肝理脾丸。

当归七钱五分，酒洗　白芍四钱，炒焦　柴胡二钱，醋炒　丹皮五钱　黑栀二钱　香附四钱，便炒　白术四钱，土炒　云苓四钱　陈皮二钱　青皮一钱五分　生地七钱，酒炒　神曲五钱，炒　麦芽四钱，炒　建莲三钱，肉　地骨皮五钱

甘草一钱，炙

共为细末，炼蜜为丸。每丸重三钱，滚白水，晚服。

二十日，妃正气保和丸二服，每服三钱。

二十二日，妃越鞠保和丸二服，每服三钱。黄连片二分。

二十四日，妃犀角上清丸四服，每服二钱。

九月初十日，刘太平请得妃脉息浮洪。牙龈浮肿，牵引疼痛，微作寒热。系肝胃有热，外受风凉所致。今用祛风清上饮外，用葱汤烫熨，兼上红清胃散调治。

升麻一钱五分　白芷一钱　防风一钱　细辛五分　黄连八分，姜炒　生地一钱五分　丹皮一钱五分　归身一钱　赤芍一钱　川芎八分　石膏一钱，煅　甘草七分

引用姜皮二片　午服

十一日，妃前方祛风清上饮一贴，午服。

【参考】 牙龈浮肿、疼痛，当系牙痈(齿龈炎)类病。多因风热毒邪蕴结而成。祛风清上饮有祛风清热凉血解毒之作用，当有效。

十二日，刘太平请得妃脉症已和。惟肝尚有积热未清。今用清肝和胃饮，以清余热调理。

黄连一钱，姜炒　生地一钱五分　归尾一钱　赤芍一钱　枳壳一钱五分，炒　桔梗一钱　半夏曲一钱五分，炒　陈皮八分　石膏一钱五分，煅　熟军一钱五分　防风八分　甘草七分

引用生姜皮二片　灯心三十寸　午服

十三日，妃前方清肝和胃饮一贴，午服。

二十七日，田福请得妃理气化滞汤。二十八日，加熟大黄一钱。

苏梗叶二钱　厚朴二钱，姜炒　半夏二钱，姜制　瓜蒌三钱，研　枳壳一钱五分，炒　桔梗一钱五分　麦芽二钱，炒　黄连七分，姜炒　槟榔一钱　木香八分，煨　广皮一钱五分　赤苓二钱　甘草五分，生

引用生姜三片　午后服一晚

二十八日，田福请得妃前方理气化滞汤一贴。仙药茶二服，每服三钱。

二十九日，田福请得妃理气化滞汤。

苏梗二钱　厚朴二钱，炒　半夏曲一钱五分，炒　瓜蒌二钱　枳壳一钱　桔梗一钱　莱菔子一钱五分，炒研　木香七分　赤苓二钱　熟大黄一钱五分　广皮一钱五分　炒栀一钱五分　甘草五分，生

引用生姜二片　红枣二枚　一贴，晚服

十月二十二日，陈世官请得妃脉息微滑。系肝胃停饮有热。今用和胃化饮汤调理。

苏梗一钱五分　厚朴一钱五分　陈皮一钱　半夏一钱五分，制　枳壳一钱五分　桔梗一钱五分　赤苓二钱　神曲二钱，炒焦　炒栀一钱五分　甘草五分，生

引用生姜一片　灯心五十寸　一贴，晚服

二十三日，妃前方和胃化饮汤一贴，晚服。

二十四日，妃前方和胃化饮汤一贴，晚服。

十一月初四日，田福请得妃脉息浮滑。系胃气不和，内停饮热，外受风凉，以致恶心呕吐，头闷发热，胸膈满闷。今拟清解正气汤调理。

苏叶一钱　藿香梗二钱　半夏一钱五分，姜炒　白芷一钱　川芎八分　瓜蒌三钱　枳壳一钱五分，炒　桔梗一钱　黄连一钱，姜炒　赤苓二钱　陈皮一钱五分　甘草五分，生

引用生姜二片　一贴，晚服

初五日，田福请得妃脉息浮滑。昨服清解正气汤，外凉渐减，恶心呕吐已止。惟头闷

胸满，胃气不和。今拟和胃正气汤调理。

苏梗一钱五分　川芎一钱　香附一钱五分，酒炒　瓜蒌三钱　黄连八分，姜炒　枳壳一钱，炒　半夏曲一钱五分，炒　黑栀子一钱五分　赤苓二钱　藿香梗一钱　厚朴一钱五分，炒　葛根八分　甘草五分

引用生姜二片　一贴，晚服

初六日，妃前方和胃正气汤一贴，晚服。

初七日，妃前方和胃正气汤一贴，晚服。

初九日，田福请得妃加味二冬膏。

天冬二两　麦冬二两，去心　生地二两　石斛二两，研　谷芽一两　炒香研　缩砂五钱，炒研细末

先将石斛、谷芽煎稠汤，去渣后，入天冬、麦冬、生地，熬成稠汁，量加蜂蜜三两，再入缩砂细面，搅匀成膏。

十二月初三日，妃合前方加味二冬膏一料。

初九日，田福请得妃清肝和胃饮。

苏梗一钱　葛根一钱　柴胡八分　缩砂一钱，炒研　川芎八分　白芷八分　枳壳一钱，炒　黄芩一钱五分，炒　黑栀子一钱五分　花粉二钱　麦芽一钱五分，炒　甘草五分，生

引用生姜皮一片　一贴，晚服

初十日至十二日，妃前方清肝和胃饮每日进一贴，晚服。

十三日，妃前方清肝和胃饮一贴，晚服。舒筋愈风散二分，醋炒热，熨痛处。

五十二年三月初八日，妃加味保和丸二服，每服三钱。

十二日田福请得妃越鞠保和丸四服，每服二钱五分。

十八日，妃仙药茶二钱。

【参考】　惇妃年余以来，身体仍不见佳，时常感冒，湿浊内停亦滞而不去。其间曾患牙痈之疾。按牙痈之发生，多与风邪热毒外侵以及脾胃积热循经上行相扰有关。御医刘太平除拟祛风清上饮外，兼用葱汤烫熨之法，并上红清胃散，内外并治。上红清胃散宫中配方中有载：煅石膏、硼砂、朱砂、冰片共研细末外擦。主治胃热火盛，牙齿胀痛，口舌糜烂，不能饮食，牙宣出血，疼痛难忍者。述：每用此散擦于患处，自愈。此外，惇妃亦偶有时用舒筋愈风散外熨痛处。可知筋骨疼痛诸疾亦已时常发生。

七　循嫔

四十一年至四十六年医案辑录

乾隆四十一年十二月初十日，刘秉忠请得嫔防风通圣丸二钱。

【参考】　循嫔伊尔根觉罗氏，满洲镶黄旗人。乾隆四十一年十一月，以贵人封嫔，五十九年进循妃。

四十二年三月二十二日，刘太平请得嫔藿香正气丸三钱。

二十四日，陈世官、罗衡请得嫔脉息沉弦。系气滞血热，以致荣分期至，肚腹疼痛。议用调荣清热饮调理。

二十五日，加泽兰叶一钱五分。

苏梗二钱　归尾二钱　丹皮二钱　香附三钱　陈皮一钱　赤芍一钱五分　延胡索一钱五分　桃仁一钱　黄芩一钱五分　酒军一钱　枳壳一钱五分

引用加藕节二个　午服

二十五日，嫔前方调荣清热饮一贴。

二十六日，陈世官、罗衡请得嫔脉息弦滑。荣分渐和，惟胃停饮滞，议用和胃化滞汤调理。

苏梗叶一钱五分 香附二钱，炒 陈皮一钱 厚朴一钱五分，炒 苍术一钱，炒 枳壳一钱五分，炒 赤苓一钱五分 半夏一钱五分，制 大腹皮一钱五分 青皮一钱，炒 神曲二钱，炒 甘草五分

引用姜二片 午服

四十三年二月十三日，姜晟请得嫔脉息浮紧。系肺胃有热，外感风凉，以致发热恶寒，头疼身痛，口干思饮。今用疏表清热汤调理。

羌活一钱五分 防风一钱五分 柴胡一钱 前胡一钱 川芎一钱 薄荷八分 枳壳一钱，炒 桔梗一钱五分 花粉一钱五分 连翘一钱五分，去心 苏叶一钱五分 甘草八分，生

引用生姜三片 葱白三寸 晚服

十四日，陈世官、罗衡、武世倬、姜晟请得嫔脉息弦数。服疏表清热汤，外感渐解。惟荣分热盛。议用清解调荣汤调理。

柴胡一钱五分 酒芩一钱五分 赤芍一钱五分 枳壳一钱五分 半夏一钱五分，制 赤苓一钱五分 栀仁一钱五分，炒 川芎一钱 花粉一钱五分 葛根一钱五分 连翘一钱五分，去心 甘草五分

引用生姜二片 灯心五十寸 午晚服

十五日，陈世官、罗衡请得嫔脉息弦数，外感已解。惟荣分结滞，少腹作痛。议用调荣定痛汤调理。十六日，加厚朴一钱。十七日，减去酒军。十九日，加姜炭一钱。

归尾一钱五分 赤芍一钱五分 川芎一钱 丹皮二钱 桃仁一钱五分 红花一钱 延胡索一钱五分 香附二钱 酒军一钱 枳壳一钱五分 泽兰叶一钱五分

引用姜皮五分 二贴，午晚服

十六日，罗衡、马秀请得嫔前方调荣定痛汤一贴，晚服。

十七日至二十日，嫔前方调荣定痛汤每日一贴，晚服。

二十一日，总管王成传嫔桑白皮一钱煎汤，送观音普济丹。

【参考】 观音普济丹，宫中配本有载。

二十二日，嫔桑白皮汤。

二十三日，嫔桑白皮汤。

二十四日，罗衡、武世倬请得嫔脉息弦数。系肝阴不足、肺燥有热，以致夜间发热，咳嗽无痰，胸膈烦满。议用滋肝宁嗽饮调理。

当归二钱 焦芍二钱 柴胡一钱五分醋炒 丹皮二钱 茯苓三钱 半夏曲一钱五分，炒 陈皮一钱 枳壳一钱五分，炒 桔梗一钱五分 栀仁一钱五分，炒 麦冬二钱 甘草五分

引用煨姜一片 荷蒂二个 午服

二十五日，陈世官请得嫔脉息弦数。系肝阴有热，熏蒸于肺，以致夜间发热，干嗽无痰。今用宁嗽泻白汤调理。

桑皮一钱五分，炒 地骨皮二钱 枳壳一钱五分 桔梗一钱五分 半夏一钱五分，制 麦冬一钱五分 石膏二钱，煅 甘草五分

引用生姜一片 粳米一钱 午服 桑皮汤一次

二十六日，嫔前方宁嗽泻白汤一贴，桑皮汤一次。

二十八日，嫔前方宁嗽泻白汤一贴，桑皮汤一次。

二十九日，嫔桑皮汤一次。

三月初一日，嫔桑皮汤一次。

初二日，总管王成传嫔红花一钱，煎汤。

初三日至十一日，嫔每日进红花汤一次。

四月十二日，总管王成传嫔桑皮一钱，煎汤。

十三日，嫔桑皮汤一次。

十四日，嫔桑皮汤一次。

本日，马敬伦请得嫔脉息浮缓。系外受风凉，以致头疼胸闷，发热恶塞，荣分有热。今拟用疏风调荣汤调理。

荆芥一钱五分　柴胡一钱五分　当归二钱　丹皮一钱五分　防风一钱五分　赤芍一钱五分　抚芎一钱　桃仁一钱五分　青皮一钱五分　白芷一钱五分　延胡索一钱五分　甘草五分，生

引用生姜一片　二贴，午晚服

十五日，陈世官、罗衡请得嫔脉息弦数。系肝胃有热，外受风凉之证。昨服疏风调荣汤，外凉渐解。惟荣分素有寒凝，以致期至已行，又复阻滞不见。议用清解调荣汤调理。十六日，减去薄荷加神曲二钱。

柴胡一钱五分　薄荷一钱　赤芍一钱五分　枳壳一钱五分　半夏一钱五分，制　陈皮一钱　酒芩一钱五分　丹皮一钱五分　赤苓一钱五分　川芎一钱　桔梗一钱五分　甘草五分，生

引用生姜二片　二贴，午晚服

总管王成奏过，奉旨：知道了。

十六日罗衡、马敬伦请得嫔前方清解调荣汤一贴午服。

十七日，武世倬、屠景云请得嫔脉息弦洪。系肝胃有热，外受风凉之证。服疏解调荣汤，外凉已解。惟荣分有热，肝胃不和，议用清热调荣汤调理。

柴胡一钱五分　赤芍二钱　枳壳一钱五分　半夏一钱五分，制　陈皮一钱　酒芩一钱五分　丹皮二钱　赤苓二钱　川芎一钱　桔梗一钱　神曲三钱，炒　竹茹二钱　甘草三分，生

引用生姜一片　午服

十八日，陈世官、沙惟一请得嫔脉息微数，表凉已解。惟肝脾有热，胃气不和，烦热作呕。今议用清热和胃饮调理。

苏梗一钱五分　陈皮一钱　厚朴一钱五分　香附二钱，炒　半夏一钱五分，制　枳壳一钱五分，炒　缩砂一钱，研　茯苓一钱五分　竹茹一钱五分　姜连七分

引用生姜一片　晚服

五月初十日，陈世官、武世倬请得嫔脉息微大。系荣分将期有热。议用调荣顺经汤调理。十一日，加酒军一钱。

生地三钱　赤芍一钱五分　丹皮二钱　桃仁一钱　炒栀一钱五分　泽兰一钱五分　香附二钱　条芩一钱五分　延胡索一钱五分，酒炒　枳壳一钱五分　甘草五分，生

引用藕节二个　午服。晚用桑白皮一钱　煎汤服

十一日，罗衡请得嫔前方调荣顺经汤一贴，桑白皮汤一次。

十二日，嫔前方调荣顺经汤一贴，午服。晚桑白皮汤一次。

十三日，嫔前方调荣顺经汤一贴，午服。晚桑白皮汤一次。

十四日，罗衡、牛永泰请得嫔脉恙渐和。惟荣分有热。议用清热调荣汤调理。

生地三钱　赤芍一钱五分　丹皮二钱　酒芩一钱五分　赤苓二钱　枳壳一钱　陈皮一钱　炒栀一钱五分　木通二钱　花粉一钱五分　甘草八分

引用藕节二个　午服。晚桑白皮汤一次

十五日，陈世官请得嫔脉息渐和，沉寒已开，荣分顺畅，惟肝脾有热未和，尚需调理。今用和脾调荣饮。

赤芍一钱　丹皮一钱五分　黑栀一钱五分　茯苓二钱　陈皮一钱　酒芩一钱　枳壳一钱五分，炒　苍术一钱　苏梗一钱五分　藿香一钱　厚朴一钱五分　甘草五分，生

引用加荷蒂二个　午服。晚用桑白皮汤一次

六月初七日，田福请得嫔脉息沉缓。由内有湿滞，外受于风，以致头痛恶心，少腹作痛，便泄白冻。今用仓平藿苓汤。

苍术一钱　陈皮一钱五分　厚朴一钱五分　羌活一钱　藿香一钱　赤苓二钱　猪苓一钱　泽泻八分　防风一钱　枳壳一钱，炒　青皮八分　姜连一钱　半夏曲一钱五分，炒　甘草五分，生

引用生姜二片　仓米三钱　午服

二十日，陈世官、牛永泰请得嫔脉息浮数。系停饮伤暑感冒之证。以致头疼身热、呕恶胀满。今议用清解二香汤调理。二十一日，照方减去苏叶、羌活，加栀子一钱五分炒、枳壳一钱五分。

香薷一钱五分　藿香一钱五分　苏叶一钱五分　羌活一钱五分　厚朴二钱　扁豆三钱　黄连一钱　陈皮一钱　半夏一钱五分，制　赤苓二钱　滑石三钱　甘草五分，生

引用生姜二片　灯心五十寸　午晚凉服

二十一日，罗衡请得嫔前方清解二香汤一贴，午服。

七月初一日，马秀、吕显功请得嫔脉息和缓。惟微有湿热，外受微风，以致巅顶黄水湿疮。议内服防风通圣丸黄连汤送，外上渗湿膏调治。

【参考】　循嫔巅顶黄水湿疮，当系湿疹类病。多由风湿热邪客于肌肤而成。嫔之湿疹起病突然，故知当属急性。防风通圣具解表通里，疏风清热之功效，黄连汤即黄连煎汤，可解毒燥湿合用当有效。

十二日，李德宣、林仪凤请得嫔脉息浮数。系肺胃有热，外受风凉，以致伤风头疼，鼻塞声重，牵引左目大眦微红。议用疏风清热饮调理。

防风八分　薄荷八分　荆穗一钱　前胡一钱　白芷八分　菊花一钱　赤芍七分　川芎七分　生地二钱　连翘二钱　羚羊角一钱　桑皮一钱，生　黄芩一钱，炒　甘草五分，生

引用姜皮一片　晚服一贴，午服一贴

十三日，罗衡、林仪凤请得嫔脉息弦数。风凉已解，惟荣分有热，肝胃不清，以致左目大眦微红，午后发热。议用清肝调荣汤调理。

柴胡一钱五分　酒芩一钱五分　枳壳一钱五分　赤芍一钱五分　归尾一钱五分　川芎一钱　生地三钱　丹皮二钱　连翘一钱五分　黄连一钱　生军一钱　木通一钱五分

引用灯心五十寸　午晚服

十四日，沙成玺、林仪凤请得嫔脉息浮数。风凉已解，惟肺胃不清，以致咳嗽胸满，左目大眦红赤渐退，议用宣肺和胃饮调理。

苏叶一钱五分　前胡一钱五分　桔梗二钱　枳壳一钱五分，炒　黄芩一钱五分　陈皮一钱五分　半夏一钱五分，制　牛蒡一钱五分，研　神曲二钱，炒　连翘一钱五分　赤苓一钱五分　厚朴一钱五分，炒　甘草八分

引用生姜一片　灯心三十寸　二贴，午晚服

十五日，陈世官、罗衡请得嫔脉息弦数。系肝火熏肺，荣分有热，以致干嗽无痰，左目大眦红赤涩痛，议用清肝导赤饮调理。

柴胡一钱　酒芩一钱　赤芍一钱　丹皮二钱　生地二钱　木通一钱五分　归尾一钱　连翘一钱五分，去心　栀子一钱五分，炒　桔梗一钱五分　熟军一钱　甘草五分，生

引用生姜一片　灯心三十寸　午晚服

十六日，嫔前方清肝导赤饮一贴，午服。

十七日，陈世官请得嫔清热宁嗽饮。

桑皮一钱，炒　枳壳一钱五分，炒　知母一钱五分　桔梗一钱五分　黄芩一钱五分　石膏二钱，煅　丹皮一钱五分　薄荷八分　连翘一钱五分　炒栀一钱五分　甘草五分，生

引用生姜皮一片　藕节三个　一贴，午服

十八日，李德宣请得嫔前方清热宁嗽饮一贴，晚服。

十九日，罗衡、马秀请得嫔脉息弦数。系肝经血热，肺燥之证。以致干咳无痰，胸膈不利，此由肝热冲肺所致。议用清肝润肺汤调理。

杏仁一钱五分　苏梗一钱　石膏二钱，煅　知母一钱五分，炒　前胡一钱五分　桔梗一钱五分　枳壳一钱，炒　桑皮一钱五分，炙　丹皮二钱　炒栀一钱五分　赤苓一钱五分　甘草五分

引用姜皮二片　秋梨 三片，晚服

二十日，陈世官、张肇基请得嫔脉息弦数。系肝经血热，肺燥之证。以致干咳无痰，胸膈不利。此由肝热冲肺所致。议用清肝润肺汤调理。

黄芩一钱五分　生地三钱　知母一钱五分　贝母二钱　桑皮一钱五分　丹皮二钱　地骨皮一钱五分　炒栀一钱五分　花粉二钱　石膏三钱，煅　麦冬二钱　甘草八分

引用秋梨三片　藕节四个

二十一日，嫔前方清肝润肺汤一贴。

二十二日，陈世官、张肇基请得嫔脉息稍缓，仍照原方加天冬二钱、枇杷叶一钱五分。

二十三日，嫔前方清肝润肺汤一贴。

二十四日，嫔前方清肝润肺汤一贴。

二十五日，陈世官、武世倬请得嫔原系肝热乘肺之证，以致干咳无痰，午后发热。胸膈满，昨服清肝润肺汤，脉息渐缓。咳嗽大减。今议用清金甘露饮调理。

生地三钱　天冬二钱　知母一钱五分　沙参二钱　麦冬二钱　贝母二钱　石斛二钱　枇杷叶一钱五分　地骨皮一钱五分　黄芩一钱五分　枳壳一钱　花粉一钱五分

引用藕节三个 二贴，每晚服

二十七日，嫔前方清金甘露饮一贴。

二十八日，嫔前方清金甘露饮一贴。

二十九日，嫔前方清金甘露饮五服，为末、炼蜜为丸，每丸重三钱。滚白水送。

首领刘秉忠奏过，奉旨：知道了。

三十日，嫔清金甘露丸五服，每服三钱。

八月十二日，养心殿首领刘秉忠传嫔前方清肝润肺汤一贴。

十三日，嫔前方清肝润肺汤一贴。

十四日，嫔前方清肝润肺汤一贴。

十五日，陈世官、张肇基请得嫔脉息弦数。系肝经多热，火烁肺金之证。以致咳嗽无痰，发热烦闷。议用清金甘露饮调理。

生地三钱　天冬二钱　知母一钱五分　麦冬二钱　川贝二钱　枇杷叶一钱五分　石斛一钱五分　地骨皮一钱五分　黄芩一钱　枳壳一钱五分　桔梗一钱五分　花粉一钱五分

引用藕节二个 晚服

十六日，陈世官、马敬伦请得嫔脉息微滑。原系肝火烁肺，咳嗽无痰之证。服清金甘露饮，咳嗽减些，惟恶心觉晕，此乃炭气受风所致。今议用清晕正气汤调理。

藿香一钱 茯苓一钱五分 姜连八分 苏梗一钱五分 厚朴二钱 竹茹二钱 半夏一钱五分 枳壳一钱五分 桔梗二钱 陈皮一钱 缩砂一钱 炒栀一钱五分

引用生姜一片 晚服

刘秉忠奏过，奉旨：知道了。

十七日，嫔前方清晕正气汤一贴。

十八日，陈世官、马敬伦请得嫔脉息弦缓。服清晕正气汤，发晕恶心已好。咳嗽减些。今议仍用清金甘露饮调理。

生地三钱 天冬二钱 知母一钱五分 麦冬二钱 川贝二钱 石斛二钱 黄芩一钱 枇杷叶一钱五分 枳壳一钱五分 桔梗二钱 花粉一钱五分 地骨皮一钱五分

引用藕节二个 晚服

十九日至二十九日，嫔前方清金甘露饮每日进一贴。

【参考】 循嫔本年之病主要为月经不调、痛经，以及肝火肺燥致咳。月经病除服汤剂外，亦常以桑白皮汤送观音普济丹。该方宫中配本有载，述可治妇人病证三十六种。胎前产后、月经不调均治。咳嗽无痰系缘于肝火烁肺。经用养肝润肺诸品，亦有好转。惟八月十六日脉案载之“炭气受风所致”，尚不知其炭气指何。

四十四年正月初八日，罗衡、张肇基请得嫔脉息弦数。系脾胃热盛，外感微凉之证。以致咳嗽有痰，胸胁痞闷，烦热身软。议用清解宁嗽汤调理。

杏仁一钱五分，研 苏叶一钱五分 枳壳一钱五分，炒 桔梗一钱五分 陈皮一钱 半夏一钱五分，制 黄芩一钱五分 花粉一钱五分 前胡一钱五分 赤苓二钱 甘草八分

引用姜一片 灯心三十寸 晚服

初九日、初十日，嫔前方清解宁嗽汤每日一贴。

六月初六日，嫔香薷丸二丸。

本日，罗衡、沙惟一请得嫔脉息微数。系胃有停饮，外受暑热，以致恶心头闷，烦热口渴。议用清暑二香汤调理。初七日减去白术，加苍术一钱五分炒。

香薷一钱五分 藿香一钱五分 厚朴一钱五分，炒 黄连一钱 苏叶一钱五分 陈皮一钱五分 扁豆一钱五分，炒 半夏一钱五分，制 赤苓二钱 白术一钱五分，炒 枳壳一钱五分，炒 葛根一钱五分

引用生姜二片 一贴，晚冷服

初七日，罗衡、张淳请得嫔前方清暑二香汤二贴，午晚服。

初八日，罗衡、张淳请得嫔脉息微数。系停饮受暑，服清暑二香汤，暑热渐解。胃气不和，饮热未清，议用和胃化饮汤调理。初九日，减藿香，加炒栀一钱五分。

苏梗一钱五分 藿香一钱五分 陈皮一钱五分 厚朴一钱五分 扁豆一钱五分，炒 白术一钱五分 茯苓二钱 半夏一钱五分，制 黄连一钱 枳壳一钱五分，炒 神曲二钱，炒 甘草五分

引用生姜一片 一贴，晚服

【参考】 本方系仿《局方》藿香正气汤意化裁，具燥湿化浊之功效。

初九日，罗衡、张淳请得嫔前方和胃化饮汤一贴。

八月初一日，田福请得嫔脉息浮滑。中脘停饮作痛。今拟分气和中饮。初二日，加香附一钱五分。

苏梗一钱　枳壳一钱　桔梗一钱　半夏一钱五分，制　厚朴一钱　陈皮一钱五分　赤苓一钱五分　木香六分，研末冲　郁金一钱　炒栀一钱　甘草五分

引用生姜二片　灯心五十寸　午服

初二日，嫔前方分气和中饮一贴。

二十二日，嫔防风通圣丸三钱。

二十三日，罗衡、陈维文请得嫔脉息滑数。系胃气不和，微受寒凉，以致胃脘作痛，头目不清，烦闷懒食。议用香苏和胃汤调理。

香附三钱，炒　苏梗叶一钱五分　陈皮一钱五分　厚朴一钱五分　苍术一钱，炒　枳壳一钱五分　赤苓二钱　半夏一钱五分，制　缩砂一钱　黄连一钱，姜炒　神曲二钱，炒　甘草三分

引用生姜二片一贴，晚服

二十四日，嫔藿香正气丸三钱，黄连一分冲汤送药。

二十五日，嫔前方香苏和胃汤一贴。

二十六日，嫔前方香苏和胃汤一贴。

九月十一日，嫔防风通圣丸三钱。

二十九日，田福请得嫔疏解正气汤。

苏叶一钱五分　藿香一钱五分　半夏一钱五分，制　厚朴一钱五分　枳壳一钱五分　川芎八分　白芷二钱　桔梗一钱　炒栀一钱　神曲一钱五分，炒　羌活一钱　生甘草三分

引用生姜三片　一贴

十月初一日，嫔前方疏解正气汤一贴。

十二月初七日，罗衡、张淳请得嫔脉自弦数。系肝热冲肺，气道不舒之证。以致头疼咽痛烦渴懒食。议用清肝平肺汤调理。初八日，减去牛蒡、赤芍，加香附一钱五分、神曲一钱五分。

柴胡一钱五分　薄荷一钱　酒芩一钱五分　枳壳一钱五分　桔梗一钱五分　栀仁一钱五分　元参一钱五分　花粉一钱五分　连翘一钱五分　牛蒡子二钱　赤芍一钱五分　甘草五分

引用荷蒂二个　午服

初八日、初九日，嫔前方清肝平肺汤每日一贴。

【参考】 本年循嫔除夏月因暑湿为患外，余无特殊不适。肝火烁肺乃属宿疾，故亦须顾及。

四十五年正月二十一日，方宏霹拟得嫔疏风泻肝汤。

羌活一钱五分　荆穗一钱五分　防风一钱　柴胡一钱五分　炒栀一钱五分　薄荷一钱　龙胆草一钱　生地二钱　木通一钱五分　连翘一钱五分　枯芩一钱五分　甘草五分

引用竹叶二十片　灯心一束　一贴

二十二日，防风通圣丸二钱，每服三钱，桑皮一钱冲汤。

二十四日，方宏雨请得嫔清肝凉血饮。

荆介一钱五分　防风一钱五分　柴胡一钱五分　归尾一钱五分　红花一钱　生地三钱　黑栀子一钱五分　薄荷一钱　木贼二钱　蝉蜕一钱　黄芩一钱五分　甘草五分

引用竹叶二十片　灯心一束　早服

二十五日，张淳、方宏霹请得嫔脉息浮数。系内有积热，外受风凉之证。以致头闷、眼皮浮肿，白睛红赤，上有红翳。今议用疏风清热饮调治。

荆芥一钱五分　防风一钱五分　柴胡一钱五分　红花一钱　生地三钱　当归二钱　花粉一钱五分　黄芩一钱五分

木贼二钱 木通一钱五分 薄荷一钱五分 甘草八分，生

引用竹叶二十片 灯心一束 三贴，每早服

二十八日，陈世官、方宏霸请得嫔清热明目饮。

荆芥一钱五分 防风一钱五分 柴胡一钱五分 菊花一钱 栀子一钱五分 连翘一钱五分 薄荷一钱 生地二钱 木通一钱五分 花粉一钱五分 红花一钱 甘草五分，生

引用竹叶二十分

三月初三日，陈世官、方宏霸请得嫔前方清热明目饮四贴，每早服。

初七日，杜朝栋请得嫔和胃正气汤。

藿香一钱 厚朴二钱 半夏一钱五分，制 苏梗一钱五分 桔梗一钱 赤苓二钱 大腹皮一钱五分 陈皮一钱 神曲二钱 枳壳一钱五分 甘草一钱

引用生姜二片 二贴，晚服

四月初五日，陈世官请得嫔脉息浮大、表里热盛，外感风寒之证，以致头疼身痛、发热口渴。今用双解通圣汤调理。

荆穗一钱五分 连翘一钱五分 酒芩一钱五分 防风一钱五分 栀仁一钱五分 赤芍一钱 薄荷一钱 桔梗一钱五分 川芎一钱 羌活一钱五分 甘草六分

引用生姜二片 灯心五十寸 晚服

初六日，陈世官、牛永泰请得嫔系表里热盛，外感风寒之证。昨服双解通圣汤表凉微解。服除湿清热汤，外上黄连膏调理。

黄连一钱 黄芩一钱五分 栀子一钱五分 苍术二钱 木通一钱五分 赤苓二钱 滑石二钱 连翘二钱 银花二钱 甘草五分

引用灯心五十寸 一贴

二十五日，罗衡、武世颖请得嫔脉息浮数。系肝经湿热，肺受风凉，以致右项结核已破，时出黄水，发热咳嗽。议用疏解除湿汤调理。

荆芥一钱五分 防风一钱五分 前胡一钱五分 桔梗一钱五分 黄芩一钱五分 连翘一钱五分 赤苓二钱 栀仁一钱五分 黄连一钱 柴胡一钱五分 赤芍一钱五分 甘草五分

引用姜皮一片 灯心五十寸 一贴

二十六日，嫔前方疏解除湿汤一贴。

二十七日，罗衡、武世颖请得嫔脉息弦缓。系肝经湿热、肺受风凉，以致右项结核，破流黄水，服疏解除湿汤，风凉已解。惟湿热凝结未清。议内服舒肝除湿汤，外上清热渗湿散，盖贴黄连膏调理。

柴胡一钱五分 黄芩一钱五分 连翘一钱五分 桔梗一钱五分 黄连一钱 姜蚕二钱 牛蒡二钱 赤芍一钱五分 元参二钱 浙贝二钱 枳壳一钱五分 薄荷一钱

引用荷叶一钱 灯心五十寸 一贴

二十八日，嫔前方舒肝除湿汤一贴。

二十九日，罗衡、张肇基、武世颖请得嫔脉息弦缓。原系肝阴不足，脾湿肺燥，以致右项结核，破流黄水，右胁作胀，胸闷咳嗽，身倦懒食。议内服舒肝除湿汤，外上黄连渗湿膏调理。六月初一日，减柴胡，加杏仁二钱。

当归一钱五分 白芍二钱 柴胡一钱五分 丹皮一钱五分 茯苓三钱 陈皮一钱 枳壳一钱五分 栀仁一钱五分 元参一钱五分 桔梗一钱五分 知母一钱五分 甘草五分

引用荷叶二钱 一贴

六月初一日，嫔前方舒肝除湿汤一贴。

初二日，沙成玺、张肇基、李德宣、武世颖请得嫔脉息弦数。原系肝阴不足、脾湿肺燥、右项结核，外受微凉，以致头闷身酸，发热咳嗽。今内服除湿解表汤，外上黄连渗湿膏调理。

柴胡一钱五分　葛根一钱五分　羌活一钱　赤芍一钱五分　桔梗一钱五分　黄芩一钱五分　知母一钱五分　茯苓一钱五分　木通一钱五分　陈皮一钱　甘草八分

引用姜二片　灯心三十寸　午晚服

初三日，沙成玺、张肇基、武世颖请得嫔脉息渐和，外凉已解。外恙肿势渐消。惟脾湿肺燥，发热咳嗽。内服清肺宁嗽汤，外仍上黄连渗湿膏调理。

杏仁二钱　桔梗二钱　赤苓二钱　桑皮一钱五分　浙贝二钱　橘红一钱　花粉一钱五分　竹茹二钱　半夏一钱五分　地骨皮二钱　知母一钱五分　甘草五分

引用姜一片　一贴

初四日，嫔前方清肺宁嗽汤二贴，午晚服。

初五日，嫔前方清肺宁嗽汤一贴，午服。

初六日

柴胡一钱　薄荷七分　赤芍一钱五分　当归一钱五分　枳壳一钱五分　瓜蒌二钱　姜连八分　炒栀一钱五分　神曲二钱，炒　麦芽二钱　半夏一钱五分，制　香附一钱五分

引用姜二片　灯心五十寸　一贴

十七日，嫔前方清热和肝汤一贴。

十八日，田福请得嫔逍遥和中汤。

银柴胡一钱　当归一钱五分，酒洗　白术一钱五分，炒　薄荷五分　白芍一钱五分，炒　茯苓二钱　陈皮一钱五分　半夏一钱　炒栀一钱五分　藿香梗一钱　丹皮一钱五分　麦芽二钱

引用生姜二片　红枣两　二贴，晚服

十九日，嫔前方逍遥和中汤一贴。

二十日，嫔前方逍遥和中汤一贴

二十九日，杜朝栋请得嫔理气和胃汤。

香附一钱五分　苏梗一钱五分　厚朴二钱　枳壳一钱五分　陈皮一钱　赤苓二钱　苍术一钱　桔梗一钱　神曲二钱　麦芽二钱　甘草五分

引用生姜一片　一贴

八月初六日，罗衡、张肇基、李德宣请得嫔脉息浮数。系肝肺有热，外受风凉，以致发热头疼、胸闷咳嗽。今议用调荣清肺汤调理。

杏仁一钱五分　苏叶一钱　葛根一钱五分　枳壳一钱五分　桔梗一钱五分　陈皮一钱五分　半夏一钱五分　黄芩一钱五分　赤苓二钱　防风一钱五分　知母一钱五分　甘草八分

引用姜二片　灯心三十寸　午服

初九日，罗衡、张肇基请得嫔脉息浮滑。系肝肺痰热，外受寒凉凝结之证。以致咳嗽胸满，咽紧口干。议用宣肺化痰汤调理。

蜜麻黄一钱　杏仁一钱五分　橘红一钱　半夏一钱五分　瓜蒌二钱　前胡一钱五分　桔梗一钱五分　赤苓一钱五分　酒芩一钱五分　枳壳一钱　元参一钱五分　甘草五分

引用姜皮二片　一贴

初十日，罗衡、李德宣请得嫔脉息浮滑。系肝肺痰热，外受寒凉凝结之证。以致咳嗽、

胸满、口干。议用疏风宁嗽汤调理。

蜜麻黄八分　杏仁二钱　酒芩一钱五分　石膏二钱，煅　瓜蒌一钱五分　栀子一钱五分　桔梗二钱　地骨皮二钱　前胡一钱　桑皮一钱五分，炙　枳壳一钱　甘草八分

引用生姜一片 二贴，早晚服

十七日，沙成玺、刘凤鸣请得嫔脉息浮数。系肺胃积热，外受风凉，以致头痛身热咳嗽痰盛，胸闷恶心。议用清解宁嗽汤调理。

苏叶一钱五分　杏仁一钱五分　前胡一钱五分　桔梗二钱　桑皮一钱五分，炒　橘红一钱　半夏一钱五分　黄芩一钱　葛根一钱五分　枳壳一钱　赤苓二钱　甘草五分

引用生姜三片　灯心三十寸 晚服

十八日，沙成玺、刘凤鸣请得嫔脉息浮数。系肺胃积热，外受风凉，以致头痛身酸，咳嗽痰盛，胸闷恶心。昨服清解宁嗽汤表凉咳嗽稍减，今议用原方加减调理。

苏叶一钱五分　杏仁一钱五分　前胡一钱五分　桑皮一钱五分　贝母一钱五分　半夏一钱五分　橘红一钱五分　桔梗一钱五分　茯苓二钱　黄芩一钱五分　荆穗一钱　甘草五分

引用生姜二片　晚服

十九日，嫔前方清解宁嗽汤一贴。

二十日，罗衡、沙成玺、刘凤鸣请得嫔脉息浮数。系肺胃积热，外受风凉，以致头痛身酸，咳嗽痰盛，胸闷恶心。昨服清解宁嗽饮表凉已解，咳嗽同前，今仍用原方加减调理。前方清解宁嗽饮一贴。

二十一日，嫔前方清解宁嗽饮一贴。

十月初七日，陈世官、武世倬请得嫔脉息弦数，系肝胃有热，以致左胁下红肿作痛，今议用清热散肿汤，外上金黄散，清茶蜜水调上。

炒栀一钱五分　赤芍二钱　柴胡一钱五分　连翘二钱　银花二钱　木通一钱　青皮一钱五分　黄芩一钱五分

引用灯心五十寸　晚服

十一月初八日，武世倬、张肇基请得嫔脉息浮数。系肺胃热盛、郁痰，外受微凉之证。以致干嗽声重，烦热胸闷。今议用杏苏饮调理。

杏仁一钱五分，炒　苏叶一钱五分　前胡一钱五分　牛蒡子二钱　葛根一钱五分　枳壳一钱五分，炒　桔梗一钱五分　橘红一钱五分　半夏一钱五分，制　花粉一钱五分

引用生姜二片　灯心二十寸 晚服

初九日，嫔前方杏苏饮一贴。

初十日，嫔前方杏苏饮一贴。

十一日，嫔前方杏苏饮一贴。

十二月初六日，陈世官、罗衡、武世倬请得嫔脉息滑数。系肝肺郁热，有痰，以致发热咳嗽，议用清肝宁嗽汤调理。

苏梗叶一钱五分　前胡一钱五分　半夏一钱五分　花粉二钱　牛蒡子一钱五分　桔梗一钱五分　杏仁一钱五分　酒芩一钱五分　栀子一钱五分，炒　陈皮一钱　茯苓二钱

引用生姜一片　一贴

初七日至十一日，嫔前方清肝宁嗽汤每日进一贴。

十二日，田福请得嫔四物汤。

生地一钱　川芎八分　赤芍一钱　归尾一钱

水煎为引，送观音普济丹。

十三日、十四日，嫔前方四物汤，每日一贴。

【参考】 循嫔所患目疾，当与其平素肝热有关，肝开窍于目，肝火内炽，则必上扰于目，复受风凉之邪，交相搏结，而致目涩干痛且有红翳。疏风清热是其大法。故用之收效。至于其颈部所患之结核，当属瘰疬之范畴。多因肝气郁结，久而化火内燔，以致湿液为痰，结于颈部而成此证。循嫔之结核已流黄水。溃破之时多属晚期。内外并治，或获速效。

四十六年正月初四日，首领刘秉忠传初四日至初十日，嫔前方四物汤，每日一贴。

十一日，田福请得嫔清热调荣汤。

柴胡八分，醋炒 黄芩一钱，炒 当归一钱五分 白芍一钱五分，炒 川芎一钱 生地二钱 苏梗一钱 香附一钱五分，炒 丹皮一钱五分 栀子一钱五分，炒 赤苓二钱 苍术一钱，制

引用藕节三个 一贴，晚服

十二日，嫔前方清热调荣汤一贴。

十三日，李德宣请得嫔脉息弦数。系内有湿热，外受微风，以致口干舌燥、呕吐恶心。今用疏解除湿汤调理。

苍术一钱，炒 黄柏一钱，炒 藿香一钱 防风八分 条芩一钱 香附二钱，酒炙 黑栀一钱 黄连八分，酒炒 半夏曲二钱，炒 泽泻一钱五分 赤苓二钱 甘草三分，生

引用灯心三十寸 晚服

十四日，李德宣请得嫔脉息弦数。系内有湿热停滞，外受风凉，以致口干舌燥、呕吐恶心，身体烦疼。昨用疏解除湿汤，恶心身痛稍减。表里未清。今用疏解正气汤调理。

藿香一钱五分 紫苏一钱五分 葛根一钱五分 柴胡一钱五分 苍术一钱，炒 厚朴一钱五分，炒 陈皮一钱 神曲二钱，炒 半夏曲二钱 赤苓二钱 羌活一钱五分 山楂二钱 甘草五分，生

引用生姜一片 二贴，午晚服

十五日，李德宣、马敬伦请得嫔清热调中汤。

香附二钱，醋炙 苏梗一钱五分 缩砂一钱五分 苍术一钱，炒 半夏曲二钱，炒 厚朴一钱五分，炒 酒军二钱 麦芽二钱，炒 神曲二钱，炒 枳实二钱，炒 桔梗一钱五分 栀子一钱五分，炒

引用生姜二片 荷叶二钱 二贴，午晚服

十六日，罗衡、李德宣请得嫔脉息弦缓。表里已解，惟左胁微痛。此由肝胃不和所致。议用舒肝和胃汤调理。

香附二钱，醋炒 苏梗一钱五分 柴胡一钱，醋炒 白芍二钱 厚朴一钱 陈皮一钱 苍术一钱 青皮一钱五分

引用荷蒂二枚 生姜一片 一贴，午服

十九日，李德宣请得嫔脉息和平。原系内停湿热，外受风凉，服药调治，表里俱好，惟肝胃不和。今止汤药用加味保和丸调理。

加味保和丸三钱，元明粉一钱冲服。

本日，晚王成传嫔加味保和丸三钱，元明粉一钱冲服。

二十日，刘太平请得嫔理气和中汤。二十一日，减去柴胡、谷芽，加酒军二钱、苍术二钱炒。

香附一钱五分，酒炒 缩砂一钱，制研 木香一钱五分，研 当归一钱五分 白芍一钱五分，炒 柴胡七分，醋炒 陈皮一钱五分 半夏一钱五分 茯苓二钱 炮姜炭七分 谷芽一钱五分，炒 甘草五分，炙

引用煨姜二片 红枣二枚 午服

二十一日，李德宣请得嫔前方理气和中汤一贴，午服。

二十二日，嫔前方理气和中汤一贴，午服。

二十三日，王成传嫔好了止药。

二月十九日，嫔防风通圣丸三钱。

二十四日，嫔清肺抑火丸三钱。

二十六日，嫔防风通圣丸三钱。

二十七日，嫔防风通圣丸三钱。

三月初三日，丁进忠请得嫔平安丸三丸，每服一丸，用姜汤化服。

初五日，丁进忠请得嫔正气保和汤。

藿香二钱　苏叶二钱　陈皮一钱五分　厚朴一钱五分　半夏一钱五分，制　苍术二钱，炒　枳壳一钱，炒　山楂二钱，炒　神曲二钱，炒　麦芽二钱，炒　赤苓二钱　大腹皮一钱五分　甘草五分

引用生姜二片　晚服

四月　日，(下残)嫔脉息滑大，表凉已解，惟里热尚盛，口渴烦热，今议用清里和表汤调理。

葛根一钱五分　酒芩一钱五分　花粉二钱　赤苓二钱　生军一钱五分　木通一钱五分　枳壳一钱五分　厚朴一钱五分　炒栀一钱五分　甘草五分，生

引用生姜二片　灯心五十寸　午服

本日，晚总管王成传嫔前方清里和表汤一贴。

初三日，武世倬、马敬伦请得嫔脉息沉滑。原感表凉已解，惟湿滞未清，议用宽中化滞汤调理。

厚朴一钱五分，炒　半夏一钱五分，制　赤苓二钱　槟榔一钱　枳实一钱五分，炒　生军一钱　瓜蒌二钱，研　川连一钱，姜炒　神曲二钱，炒

引用生姜一片　二贴，午晚服

初七日，武世倬、李德宣请得嫔脉息弦缓。中脘停饮之证，以致呕吐恶心，肚腹微痛。议用藿香正气丸三钱淡姜汤送调理。

初八日，陈世官、罗衡请得嫔脉息沉滑。系中脘停饮，胃气不和，以致呕恶发热，肚腹微痛，今用和胃正气汤调理。

藿香一钱五分　香附二钱，炒　赤苓一钱五分　大腹皮一钱　苏梗一钱五分　厚朴一钱五分，炒　枳壳一钱五分，炒　甘草五分，生　半夏一钱五分，制　陈皮一钱　缩砂一钱

引生姜二片　午服

初九日，陈世官、武世倬请得嫔脉息弦数。系表凉已解，里热未清，以致肌肤发热，腹胀作渴。议用清热解肌汤退热和中调理。初十日加炒栀二钱。

柴胡一钱五分　石膏三钱，生　厚朴一钱五分　半夏一钱五分，制　神曲二钱，炒　黄芩一钱五分　竹茹一钱五分　赤苓二钱　枳壳一钱五分　花粉二钱　黄连一钱，生

引用生姜一片　午服

初十日，陈世官、武世倬请得嫔前方清热解肌汤一贴。

十一日，陈世官、刘彬请得嫔脉息和缓。表里之热已清，惟荣分至期，有热未行。今用调荣清热汤调理。十二日，照方加薄荷一钱、连翘一钱五分。

生地三钱　丹皮一钱五分　赤芍一钱　炒栀一钱　酒芩一钱五分　酒军一钱五分　归尾一钱五分　枳壳一钱五分，炒　怀牛膝一钱五分

引用加藕二寸连节　晚服

十二日，陈世官、罗衡、武世倬请得嫔前方调荣清热汤一贴。

十三日，陈世官、罗衡请得嫔脉息和缓。表里之热已清，惟荣分湿热未净。以致头痛。议用清上调荣汤调理。

生地三钱　丹皮二钱　赤芍一钱五分　川芎一钱　归尾一钱五分　枳壳一钱五分，炒　酒芩一钱五分　酒军一钱　连翘一钱五分　薄荷一钱

引用荷叶一钱五分　一贴，晚服

十四日，嫔前方清上调荣汤一贴。

十五日，嫔前方清上调荣汤一贴。桑白皮一钱五分，煎汤。

十六日，罗衡、张肇基请得嫔脉息和缓。诸恙渐减，荣分已行。议用红花桑皮汤送观音普济丹调理。

桑皮一钱，炙　红花五分

水煎汤，送观音普济丹一丸，早晚期。

十七日，嫔红花桑皮汤一次。

十八日，田福请得嫔清荣调气饮，十九日减去郁金，加熟大黄一钱。

银柴胡一钱　苏梗叶一钱　川芎一钱　赤芍一钱五分　归尾一钱五分　黄芩一钱五分，酒炒　香附二钱，醋炒　炒栀一钱五分　橘红一钱五分　乌药一钱　郁金一钱　生甘草五分，生

引用藕节二钱　晚服

十九日至二十一日，嫔前方清荣调气饮一贴。

二十二日，田福请得嫔调中化饮汤。

银柴胡一钱　枳壳一钱五分　桔梗一钱　厚朴一钱五分，炒　瓜蒌三钱，整研　半夏曲一钱五分，炒　黄连八分，姜炒　炒栀一钱五分　陈皮一钱五分　赤苓二钱　竹茹一钱　甘草三分，生

引用姜皮一片　灯心五十寸　晚服

三十日，养心殿首领刘秉忠传嫔藿香正气丸二钱，益元散二服，每服二钱。

闰五月初一日，嫔辰砂益元散四钱。

初十日，嫔辰砂益元散二两。

十五日，嫔辰砂益元散二两。

十九日，刘秉忠传嫔四物汤。

生地二钱　赤芍一钱　当归一钱　川芎八分

水煎，送观音普济丹。

二十一日，杜朝栋请得嫔理气调荣汤。

香附二钱，炒　苏梗一钱五分　枳壳一钱五分，炒　生地二钱　川芎一钱　赤芍一钱五分　当归一钱五分　苍术一钱五分，炒黑　炒栀一钱五分　陈皮一钱五分　厚朴一钱五分，炒　甘草五分，生

引用藕节三个　晚服

二十二日，田福请得嫔和肝逍遥饮。二十六日，减去知母，加生地二钱。

当归一钱五分　赤芍一钱五分　茯苓二钱　薄荷七分　银柴胡一钱　苍术一钱五分，炒黑　丹皮二钱　炒栀一钱五分　地骨皮二钱　青蒿一钱　知母八分，盐水炒　香附一钱五分，炒

引用藕节三个　晚服

二十三日至二十七日，嫔前方和肝逍遥汤，每日进一贴。

六月初三日，田福请得嫔清肝和气饮。

银柴胡一钱　香附一钱五分　归身一钱五分　蔓荆子一钱五分　赤芍一钱五分　川芎八分　小生地二钱　黑苍术一钱　茯苓二钱　半夏曲一钱五分　炒栀一钱五分　麦芽一钱五分

引用姜皮二片 红枣肉二枚 晚服

初四日，嫔前方清肝和气饮一贴。

初五日，田福请得嫔清上和肝饮一贴。

银柴胡一钱 川芎一钱 生地二钱 薄荷七分 归身一钱五分 菊花八分 苍术一钱，炒黑 蔓荆子一钱五分 赤苓二钱 茵陈一钱五分 炒栀一钱五分 香附一钱五分，酒炒

引用生姜二片 荷叶蒂三个 晚服

初六日，嫔前方清上和肝饮一贴。

初七日，嫔前方清上和肝饮一贴。

十三日，田福请得嫔清胃和肝饮。

柴胡一钱，炒 黄芩一钱 生地二钱，炒 归尾一钱五分，酒洗 赤芍一钱五分 川芎八分 龙胆草七分 泽泻一钱 神曲一钱五分，炒焦 炒栀一钱 木通一钱 甘草六分，制

引用生姜一片 灯心五十寸 晚服

十四日，罗衡、武世倬请得嫔脉息弦数。系肝胃有热，停饮之证，议用清热和肝汤调理。十五日，减去熟军，加当归一钱五分，薄荷五分。

柴胡一钱 赤芍二钱 酒芩一钱 生栀子一钱 木瓜一钱 木通一钱 泽泻二钱 黄连一钱 熟军一钱

引用灯心五十寸 晚服

十五日，嫔前方清热和肝汤一贴。

十六日，田福请得嫔清热和肝汤。

柴胡三钱，醋炒 生地六钱 当归五钱 赤芍四钱 丹皮五钱 茯苓一两 川萆薢五钱 乌药四钱 香附五钱，酒炒 缩砂三钱，炒 石菖蒲二钱 条芩五钱 苍术五钱，炒黑 黄柏三钱，炒黑 黑神曲五钱

共为极细末，荷叶一两，生姜五钱，熬汤叠丸，如梧桐子大，每服二钱五分，白滚水送下。二十六日合得二十五服。

二十六日，嫔调荣除湿丸五服。每服二钱五分。

七月初二日，嫔调荣除湿丸五服。每服二钱五分。

初四日，田福请得嫔清热四苓汤。初五日，减去藿香、栀子，加姜连一钱、木香七分。

柴胡一钱，醋炒 黄芩一钱五分 半夏曲一钱 赤芍一钱 茯苓二钱 白术一钱五分，炒黑 猪苓一钱 泽泻八分 炒栀一钱五分 陈皮一钱 藿香梗一钱 甘草五分，生

引用生姜二片 红枣肉二枚 晚服

初五日，嫔前方清热四苓汤一贴。

初六日，嫔前方清热四苓汤一贴。

十七日，田福请得嫔益

元散二钱 灯心五十寸 生姜一片

水煎代茶。

十八日，罗衡、武世倬、姜晟请得嫔脉息弦缓，系肝阴有热，荣分不调，脾湿停饮之证。今议用清肝调荣饮。十九日，加山楂炭一钱五分。

当归二钱 白芍一钱 青皮一钱五分 香附二钱 枳壳一钱五分 生地三钱 炒栀一钱五分 苍术一钱五分，炒黑 泽泻一钱五分 丹皮二钱 麦芽二钱

引用加荷叶梗一钱五分 晚服

十九日，田福请得嫔前方清肝调荣汤一贴。

二十日，嫔前方清肝调荣汤一贴。

二十一日，田福请得嫔疏清和胃正气汤。

苏叶一钱五分 藿香一钱五分 川芎一钱 白薇七分 枳壳一钱五分 厚朴一钱五分 半夏一钱五分 陈皮一钱五分 大腹皮八分 炒栀一钱五分 麦芽二钱 赤苓一钱五分

引用姜三片 灯心五十寸 晚服

二十二日，罗衡、武世倬请得嫔脉息弦数。系心肝二经湿热内郁，以致荣分不调，停饮气滞之证。议用导赤泻肝汤调理。二十三日，加神曲二钱，大黄二钱，木香一钱。

生地三钱 赤苓二钱 木通一钱五分 猪苓二钱 黄柏一钱 苍术一钱五分，炒 酒芩二钱 胆草一钱 丹皮二钱 滑石二钱

引用灯心五十寸 午服

二十三日至二十五日，嫔前方导赤泻肝汤，每日一贴。

三十日，首领刘秉忠传嫔前方导赤泻肝汤一贴。

羌活一钱五分 独活二钱 柴胡一钱五分 防风一钱五分 苍术二钱 桔梗一钱五分 厚朴二钱 川芎一钱五分 黄连一钱 木香一钱 赤芍二钱

引用仓米三钱 生姜二片

初五日，罗衡、武世倬请得嫔脉息沉弦。原系湿热凝结，下痢之证。服仓廪汤身沉酸痛渐减。惟胃气不和，议用清热和胃汤调理。

木香一钱 黄芩一钱五分 赤芍二钱 黄连一钱 枳壳一钱五分 厚朴一钱五分 神曲二钱 麦芽二钱 熟军一钱 木通一钱五分

引用生姜一片，一贴

初六日，罗衡、武世倬请得嫔和胃除湿汤。

黄连一钱，吴萸炒 香附二钱 白芍三钱 青皮一钱五分 白术一钱五分 茯苓二钱 半夏一钱五分 神曲二钱，炒 厚朴二钱 枳壳一钱五分 生军一钱五分

引用生姜一片

八月初二日，田福请得嫔仓廪化滞汤。

羌活一钱 柴胡一钱五分 前胡一钱 枳壳一钱 桔梗一钱 厚朴一钱五分 赤芍一钱五分 木香八分，研 槟榔一钱 熟军一钱五分 青皮一钱 黄芩一钱五分 山楂一钱五分 甘草六分

引用生姜二片 一贴

初三日，罗衡、武世倬请得嫔脉息沉弦。系暑湿滞热、凝结，今因外寒所闭，以致身热酸软，腹胀满闷，大便下痢。议用香连仓廪汤。

羌活一钱五分 独活二钱 柴胡一钱五分 苍术一钱五分 赤芍二钱 厚朴一钱五分 木香一钱 黄连一钱 生军一钱五分 槟榔一钱 枳壳一钱五分

引用生姜一钱

初四日，罗衡、武世倬请得嫔脉息沉弦。系暑湿凝结，大便下痢之证。以致遍身发红，骨节酸痛，下痢重疼。此因气滞未开所致。议用加味仓廪汤调理。

归身二钱 白芍二钱 香附二钱 柴胡一钱 酒芩二钱 酒军二钱 赤苓三钱 青皮一钱五分 枳壳一钱五分

引用生姜皮一片

初八日，田福请得嫔香连丸一钱。

初九日，田福请得嫔和胃化滞汤。

柴胡一钱五分 厚朴一钱五分 香附一钱五分，炒 半夏一钱五分，制 白芍一钱五分，炒 黄芩一钱五分，炒 大黄一钱五分，生酒炒 山楂一钱五分，炒 枳壳一钱五分，炒 槟榔一钱 青皮一钱五分，醋炒 甘草五分，生

引用生姜一片 午服

二十六日，罗衡、武世倬请得嫔防风通圣丸三钱，淡姜汤送。

二十七日，嫔防风通圣丸四服。每服三钱。

九月初二日，罗衡、武世倬请得嫔清热宁嗽汤调理。

当归一钱五分 赤芍一钱五分 茯苓二钱 薄荷七分 银柴胡一钱 黑苍术一钱五分 丹皮二钱 炒栀一钱五分 地骨皮二钱 青蒿一钱 知母八分 香附二钱 熟军二钱

引用藕节三个 三贴，每晚服

初五日，罗衡、武世倬请得嫔清金宁嗽汤。

苏梗一钱五分 半夏一钱五分 瓜蒌三钱 桔梗一钱五分 杏仁一钱五分 桑皮二钱 前胡一钱五分 枳壳一钱五分 黄芩二钱 浙贝母一钱五分

引用生姜二片 三贴，每晚服

【参考】 综观循嫔所患诸病主要与肝火肺燥有关。其颈部瘰疬病源于此，咳嗽之证亦因于此。其咳嗽缠绵抑或为有肺部结核。御医所施之方亦多宗清金生津止嗽之法，收效欠佳。倘养肝育阴、清燥救肺或有疗效？

九月十一日，田福请得嫔清金宁嗽汤。

生地二钱 赤芍一钱 当归一钱五分 川芎八分 苏梗叶一钱 薄荷五分 橘红一钱五分 枳壳一钱，炒 前胡一钱 桔梗一钱 赤苓二钱 神曲二钱，炒 甘草五分，生

引用生姜一片 红枣肉二枚 二贴，每晚服

十三日，罗衡、武世倬拟得嫔二冬膏。

天冬三两 麦冬三两 生地三两 川贝母一两

水熬、兑，炼蜜成膏，每早晚用二茶匙、滚水冲服。

田福请得嫔理气消胀定痛汤。

苏梗一钱五分 香附二钱 木香末八分 白芍一钱五分 厚朴一钱五分 青皮一钱，炒 枳壳一钱五分 大腹皮一钱 赤苓二钱 神曲二钱 延胡索一钱五分 莱菔子一钱五分 甘草三分

引用生姜二片 佛手柑一钱

十月二十二日，丁进忠请得嫔藿香正气丸二服，每服三钱，淡姜汤送下。

十二月二十七日，田福请得嫔疏解清热饮。

羌活一钱 苏叶一钱五分 川芎一钱 防风一钱 黄芩一钱五分，炒 厚朴一钱五分，姜炒 苍术一钱，炒黑 赤苓二钱 陈皮一钱五分 半夏一钱五分，制 枳壳一钱五分，炒 花粉二钱

引用生姜二片 二贴，午晚服

【参考】 本年循嫔之咳嗽一直未愈，总缘肺阴不足所致，故御医罗衡等予二冬膏服用，治以缓图。考宫中配方之二冬膏较循妃所用者少生地一味。谓："天门冬能清金降火，益火之源，能通肾与膀胱，又能治痰之本；更以麦冬气薄主升，味厚为阴，有清心润肺之功，堪与天冬相并"。按循嫔方中加生地一味，颇具深意。生地具清热凉血、养阴生津之功效，清热凉血可除虚热，养阴生津可化燥痰。肝肾同源，生地育阴补肾，亦即滋肝。

乾隆四十七年正月二十二日，罗衡、马敬伦请得嫔脉息浮数。系肺胃有热，外受风凉，以致头疼身酸，发热恶寒。今议用疏风清解汤调治。

荆穗一钱五分 前胡一钱五分 枳壳一钱五分，炒 神曲三钱，炒 防风一钱五分 赤苓二钱 桔梗一钱五分 酒芩一钱五分，炒 羌活一钱五分 柴胡一钱五分 川芎一钱 甘草五分

引用生姜一片 灯心五十寸 二贴，午晚服

二十三日，陈世官、沙惟一请得嫔脉息稍缓。昨服疏风清解汤，表凉渐解。惟肝胃热盛，发热头闷。今议用清热和表汤调理。

柴胡一钱五分 酒芩一钱五分，炒 川芎一钱 赤芍一钱五分 炒栀一钱五分 花粉二钱 枳壳二钱，炒 桔梗一钱 丹皮一钱五分 厚朴二钱，炒 神曲二钱，炒 竹茹二钱

引用生姜一片 二贴，午晚服

二十四日，嫔前方清热和表汤一贴，午服。

四月二十日，陈世官、罗衡、张肇基、沙惟一谨奏：请得循嫔六脉调匀和静。现在过期两月，荣分充盛无恙。虽尺脉细软，亦宜谨慎调理。

王成奏过，奉旨：知道了。

五月十九日，嫔藿香正气丸五服。每服二钱。

二十三日，嫔缩砂一两。

二十四日，武世倬、马敬伦、沙惟一请得嫔脉息安静和平、无恙。尺脉调匀。起居饮食照寻常调理。谨奏。

刘秉忠奏过，奉旨：知道了。

二十五日，武世倬、李德宣、马敬伦、沙惟一、牛永泰请得嫔脉息和平无恙，尺脉亦安静调匀。奴才等过数日细心诊视。敬谨再奏。

刘秉忠奏过，奉旨：知道了。

二十七日，嫔辰砂益元散五服。每服二钱。

二十九日，武世倬、沙惟一请得嫔脉息沉缓，系内有停饮，外受暑热，以致膈间闷满，中脘微痛，有时咳嗽。议用清暑六合汤，午服调理。

苏梗一钱五分，叶 半夏一钱五分，制 杏仁一钱五分，研 厚朴一钱五分，炒 扁豆一钱五分，炒 缩砂一钱 藿香一钱五分 滑石一钱五分 神曲二钱，炒 大腹皮一钱 甘草四分，生

引用生姜皮四分 二贴 每晚服

六月初二日，武世倬、沙惟一请得嫔脉息两寸微数。原系暑热停饮之证。服过清暑六合汤，暑热渐清，惟有停饮咳嗽，议用清金导赤汤调理。

薄荷一钱 苏叶一钱 杏仁一钱五分，研 半夏一钱五分，制 生地二钱 麦冬二钱，去心 花粉二钱 木通一钱 赤苓二钱 浙贝母一钱五分 枳壳一钱五分，炒 酒芩一钱五分

引用灯心五十寸 益元散二钱

初三日，嫔辰砂益元散二两。

初六日，嫔辰砂益元散二两。

初九日，武世倬、李德宣请得嫔脉息两寸滑数，系心肺二经有热，以致咳嗽口渴、烦闷。议用清热导赤汤调理。

杏仁二钱 桑皮一钱五分，炙 黄芩一钱五分 花粉一钱五分 桔梗二钱 橘红一钱 生地二钱 赤苓二钱 木通一钱五分 羚羊角一钱 甘草五分

引用竹叶一钱 三贴，每晚服

十三日，嫔辰砂益元散一两。

十六日，嫔辰砂益元散二两，九制大黄丸二服。每服一钱。

十七日，杜朝栋请得嫔理气化饮汤。

苏梗一钱五分 厚朴二钱，炒 香附一钱五分，炒 缩砂一钱五分 槟榔一钱五分 木香一钱，研 草果仁一钱，研 枳壳一钱五分，炒 陈皮一钱五分 半夏曲一钱五分，炒 神曲二钱，炒 甘草五分，生

引用生姜二片 二贴，每晚服

二十日，嫔辰砂益元散二两，灯心二钱。

二十五日，嫔辰砂益元散二两，灯心二钱。

二十七日，杜朝栋请得嫔疏解正气汤。

羌活一钱 防风一钱 苏梗叶一钱五分 藿香一钱 厚朴一钱五分 大腹皮一钱 川芎一钱 陈皮一钱五分 半夏一钱五分，制 炒栀二钱 枳壳一钱五分，炒 甘草五分

引用生姜二片

八月初五日，杜朝栋请得嫔疏解正气汤。

羌活一钱 苏叶一钱 藿香一钱 防风一钱 厚朴一钱五分 赤苓二钱 枳壳一钱 桔梗一钱 半夏一钱五分 陈皮一钱五分 大腹皮一钱 白芷一钱 甘草五分

引用生姜一片

初六日，武世倬、李德宣请得嫔脉息浮数。系内有湿热，外受微凉。以致头疼身酸，胸膈胀满。议用疏解汤调理。

柴胡一钱 藿香一钱五分 紫苏一钱五分 葛根二钱 薄荷一钱 酒芩一钱五分 前胡一钱五分 赤苓二钱 半夏一钱五分 甘草五分

引用生姜一片 二贴，每晚服

十七日，武世倬、沙成玺、张肇基、马敬伦请得嫔脉息弦滑。系肺胃积热，以致咳嗽痰盛，胸膈满闷，身热口干，夜间少寐。议用清金宁嗽汤调理。

苏叶一钱五分 杏仁一钱五分 地骨皮一钱五分 瓜蒌二钱 前胡一钱五分 桔梗一钱五分 酒军二钱 葛根一钱五分 枳壳一钱五分 黄芩一钱五分 桑皮一钱五分

引用生姜二片 红枣肉三枚 二贴，每晚服

二十三日，嫔清肺抑火丸五服。每服三钱。

二十九日，嫔木香分气丸二服。每服十五丸。

九月初一日，嫔藿香正气丸二服。每服三钱。

十一日，沙成玺、张肇基请得嫔脉息弦数。系肺经有热，气道不宣，以致胸胁胀痛，咳嗽烦热。今议用清肺和气饮调理。

苏梗一钱五分 枳壳一钱五分 桔梗一钱五分 陈皮一钱五分 半夏一钱五分 萸连一钱 前胡一钱五分 杏仁一钱五分 桑皮一钱五分 地骨皮一钱五分 大黄三钱，酒炒 甘草一钱

引用生姜一片 灯心三十寸 二贴，每晚服

十月初七日，陈世官、刘凤鸣请得嫔脉息浮数。系肝肺有热，外受微凉，以致咳嗽咽紧，音哑胸闷。议用清热宁嗽饮调理。初十日，加酒军三钱，此系内养心殿总管刘秉忠传加酒军三钱。

苏叶一钱五分 杏仁一钱 桑皮一钱五分，炒 薄荷一钱 桔梗二钱 枳壳一钱五分 黄芩一钱五分 花粉二钱 川贝母一钱五分 前胡一钱 甘草五分，生

引用生姜一片 灯心五十寸 午服

初八日，嫔前方清热宁嗽饮一贴，午服。

初九日，嫔前方清热宁嗽饮一贴，午服。

初十日，晚刘秉忠传嫔前方清热宁嗽饮一贴。

十一日，杜朝栋请得嫔凉膈泻白饮。

杏仁二钱，炒研 桑皮一钱五分，炙 半夏一钱五分，制 瓜蒌三钱 葛根一钱五分 黄连八分，酒炒 连翘一钱五分

黄芩二钱，酒炒　桔梗一钱五分　枳壳一钱五分，炒　地骨皮一钱五分　甘草五分

引用生姜二片　一贴

十二日，嫔前方凉膈泻白饮一贴。

十三日，嫔前方凉膈泻白饮一贴，午服

十四日，刘彬请得嫔脉息浮数。系肺胃有热，外受微凉，以致发热胸满，咳嗽声重。今用疏风宁嗽汤调理。

苏梗二钱叶　葛根一钱五分　前胡一钱五分　枳壳一钱五分，炒　半夏一钱五分，制　赤苓三钱　杏仁二钱　橘红一钱五分　桔梗一钱五分　黄芩一钱五分　桑皮一钱五分，炙　甘草八分

引用生姜一片　灯心五十寸　一贴，晚服

十五日，陈世官、顾兴祖请得嫔脉息浮大。原系肺胃有热，外受风凉，以致咳嗽有汗，发热声重。议用宣肺化痰汤调理。

麻黄一钱五分，蜜炒　石膏三钱，煅　杏仁一钱五分　半夏一钱五分，制　橘红一钱五分　枳壳一钱五分，炒　桔梗一钱　酒芩一钱五分　甘草五分，生

引用生姜一片　晚服

十六日，嫔前方宣肺化痰汤，一贴。

十七日，陈世官、刘凤鸣请得嫔脉息沉数。原系肺胃积热，外感风寒，以致火郁熏蒸，咳嗽无痰、发热自汗。议用宣肺宁嗽汤调理。

麻黄一钱，蜜炙　石膏三钱，煅　杏仁一钱五分，研　半夏一钱五分，制　橘红一钱　枳壳一钱五分，炒　前胡一钱　酒芩一钱五分　桑皮一钱五分，炙　花粉三钱　葛根一钱五分　甘草五分，生

引用生姜一片　一贴

十八日，嫔前方宣肺宁嗽汤，一贴。

十一月二十七日陈世官、刘彬请得嫔脉息和缓，惟膈间有饮，胃脘引痛。今议用和胃化饮汤调理。

苏梗一钱五分　桔梗一钱五分　枳壳一钱五分，炒　陈皮一钱五分　厚朴一钱五分　赤苓三钱　半夏一钱五分，制　缩砂一钱　香附二钱，醋炒　神曲三钱　藿香一钱五分　甘草八分，生

引用生姜一片　一贴午服

二十八日，嫔前方和胃化饮汤，一贴午服。

十二月初四日，田福请得嫔清解正气汤。

苏叶一钱五分　藿香一钱五分　川芎八分　羌活一钱　白芷八分　厚朴一钱五分　枳壳一钱五分，炒　茯苓二钱　黄芩一钱五分，炒　陈皮一钱五分　半夏一钱，制　甘草五分，生

引用生姜三片　灯心五十寸　一贴

十二月初五日，刘太平请得嫔香苏和胃汤。

香附一钱五分，炒　苏梗一钱五分　厚朴一钱五分　陈皮一钱五分　半夏曲一钱，炒　枳壳一钱五分，炒　茯苓二钱　黄芩一钱五分，炒　炒栀一钱五分　赤芍一钱五分　川芎一钱五分　甘草五分，生

引用生姜二片　荷蒂二枚　二贴,午晚服

初六日，嫔前方香苏和胃汤一贴，晚服。

初七日，田福请得嫔和胃正气汤。

苏叶一钱五分　藿香一钱五分　川芎一钱　白芷一钱五分　厚朴一钱五分，炒　苍术一钱五分，炒　半夏一钱五分，制　陈皮一钱五分　羌活一钱　防风一钱　赤苓二钱　枳壳一钱五分，炒　甘草五分，生

引用生姜三片　一贴晚服

初八日，张肇基、刘凤鸣请得嫔脉息弦数。系肝胃有热，外受风寒之证。以致头痛恶寒，发热作呕。服过和胃正气汤，呕吐中脘疼胀渐减，惟表里热盛。今用清解调中汤调理。

柴胡二钱　葛根一钱五分　黄芩一钱五分　赤芍一钱　苏叶一钱五分　羌活一钱　荆穗一钱五分　川芎一钱　防风一钱五分　厚朴一钱五分　大黄二钱　枳壳一钱五分　甘草五分

引用生姜二片　灯心五十寸　二贴，午晚服

初九日，罗衡、牛永泰请得嫔脉息浮数。系肺胃有热，外受风寒。服清解、正气、和胃等汤，诸症渐减。惟表里热盛，胸膈烦满。今用疏解清和饮调理。

苏叶一钱五分　葛根一钱五分　麻黄一钱，炙　川芎一钱　枳壳一钱五分　厚朴一钱五分　香附二钱，炒　桔梗一钱五分　赤芍一钱五分　酒芩一钱五分　甘草八分，生

引用生姜二片　午晚服

初十日，嫔前方疏解清和饮一贴，午服。

【参考】　循嫔内有湿浊，故每于暑月，必病。又因，肺中痰盛，不得宣清，故每每生病。

四十八年正月初四日，田福请得嫔参苏理肺丸二钱。淡姜汤送。

正月二十一日，罗衡、姜晟请得嫔脉息浮紧。系内停饮热，外受风凉，以致头疼恶寒，胸胁满闷。今议用疏解化饮汤调理。

藿香一钱五分　苏叶二钱　大腹皮一钱五分　苍术一钱五分　厚朴一钱五分，炒　半夏一钱五分，制　桔梗一钱五分　陈皮一钱五分　枳壳一钱五分，炒　羌活一钱五分　防风一钱　甘草八分，生

引用生姜三片　午服

二十二日，张肇基、牛永泰请得嫔脉息滑数。系内停饮热，外受风凉。服疏解化饮汤，表凉稍解，惟饮热尚盛。今议用清热化饮汤调理。

竹茹二钱　赤苓二钱　半夏一钱五分，制　苏梗一钱五分　厚朴一钱五分　炒栀一钱五分　陈皮二钱　枳壳一钱五分，炒　酒芩一钱五分　神曲二钱，炒　甘草六分

引用生姜一片　灯心五十寸　午服

二十三日，张肇基、李德宣请得嫔脉息滑数。系内停饮热，外受风凉。服疏解化饮等汤，表凉已解，饮热渐清，惟胃气未和。今议用清热调中汤调理。

生地二钱　木通一钱五分　滑石三钱　赤苓二钱　竹茹一钱五分　厚朴一钱五分　黑栀一钱　酒军三钱　枳实二钱　甘草五分

引用生姜一片　一贴

二十四日，嫔前方清热调中汤一贴。

二十五日，嫔前方清热调中汤一贴。

二月三十日，田福请得嫔调中分气饮。初一日，加酒军一钱、瓜蒌二钱。

苏梗一钱　半夏一钱五分，制　厚朴一钱五分　茯苓一钱五分　香附一钱五分，炒　木香八分，研　枳壳一钱五分，炒　佛手柑六分　炒栀一钱　乌药一钱　莱菔子一钱　甘草三分，生

引用生姜二片　一贴

三月初一日，田福请得嫔前方调中分气饮二贴，午晚服。

二十七日，罗衡请得嫔脉息浮滑。系胃停饮滞，外受寒凉，以致肚腹疼痛，发热身酸。今用清解化滞汤调理。

苍术一钱五分　厚朴一钱五分　青皮一钱五分　赤苓二钱　半夏一钱五分　枳壳一钱五分　麦芽二钱　莱菔子一钱五分　陈皮一钱　苏梗叶一钱五分　羌活一钱五分　抚芎一钱

引用生姜三片　午服

二十八日，罗衡、姜晟请得嫔脉息浮滑。原系胃停饮热，外受寒凉，服过清解化滞汤。表凉稍解，惟饮滞未清。今议仍用前方加减调理。

苍术一钱五分，炒　厚朴一钱五分，炒　青皮一钱五分　陈皮一钱五分　枳壳一钱五分，炒　熟军二钱　槟榔一钱五分　木香八分，研　苏叶一钱五分　莱菔子一钱五分　羌活一钱五分　甘草八分，生

引用生姜三片　灯心一百寸　二贴，午晚

二十九日，嫔前方清解化滞汤一贴，午服。

四月初一日，嫔前方清解化滞汤一贴，午服。

二十八日，田福请得嫔益元散三钱，灯心五十寸，水煎琥珀末八分，冲服。

二十九日，嫔益元散一次。

五月初三日，田福请得嫔脉息沉洪。大小关防不利，由心经有热，移与膀胱所致。今用导赤八正饮。初四日，加栀子一钱。

木通一钱五分　车前子一钱五分　生地二钱　萹蓄一钱　大黄一钱五分　瞿麦一钱　滑石二钱　泽泻一钱　麦芽一钱五分　赤苓二钱　炒栀一钱　甘草八分，炒

引用灯心五十寸　姜皮一片　午服

初四日，田福请得嫔前方导赤八正饮一贴，午服。

初五日，陈世官、马敬伦请得嫔脉息沉数。系心脾积热，移与膀胱，以致大小关防不利，四肢发热。今议用八正导赤饮调理。

木通一钱五分　生地二钱　赤苓二钱　泽泻一钱五分　滑石三钱　酒军二钱　炒栀二钱　连翘二钱　黄芩一钱五分　枳壳一钱五分　丹皮一钱五分　甘草梢八分，生

引用竹叶二十片　灯心五十寸　二贴，午晚

初六日，嫔前方八正导赤饮二贴，午晚。

初七日，嫔前方八正导赤饮二贴，午晚。

初八日，罗衡、牛永泰请得嫔脉息弦数。系心脾积热移于膀胱，以致小关防频数赤少，四肢发热。今议用分清导赤饮调理。

车前子二钱　赤芍一钱五分　赤苓二钱　滑石三钱　木通二钱　小生地二钱　川萆薢一钱五分　炒栀二钱　木香八分，研　泽泻一钱五分　甘草梢一钱　酒军三钱

引用灯心五十寸　葱尖五个　午晚服

初九日，嫔前方分清导赤饮二贴，午晚服。加苏叶一钱五分、薄荷七分。

本日，罗衡、沙成玺请得嫔脉息弦数。系心脾积热移于膀胱，以致小关防频数赤少，四肢发热。用药调治，脉息渐减，议仍用分清导赤饮调理。

初十日，陈世官、沙成玺请得嫔脉息渐缓。心脾积热渐减，惟膀胱余热未清，小关防短赤。今议用导赤分清饮调理。

连翘二钱　赤苓二钱　木通一钱五分　丹皮一钱五分　炒栀一钱五分　小生地二钱　滑石三钱　瞿麦二钱　川萆薢二钱　甘草梢一钱

引用灯心五十寸　午晚服

十一日，张肇基、沙成玺请得嫔脉息和缓。积热未清，以致小关防短涩。今议用涤热导赤饮调理。

生地四钱　木通一钱五分　赤苓三钱　炒栀一钱五分　滑石三钱　萆薢二钱　瞿麦二钱　萹蓄二钱　石苇二钱　甘草梢一钱

引用灯心五十寸　午服

十二日，陈世官、罗衡请得嫔脉息渐和。惟膀胱余热未清。议用清肝导赤饮调理。

生地三钱　丹皮二钱　炒栀二钱　木通一钱　胆草一钱五分　连翘二钱　黄芩一钱五分　车前子二钱　泽泻一钱二分　大黄三钱　瞿麦二钱　甘草梢一钱

引用灯心五十寸　午服

十三日，陈世官议得嫔前方清肝导赤饮，此方内加柴胡一钱，一贴。午服。

十八日，田福请得嫔天王补心丹五服，每服二钱，灯心汤送下。

六月初二日，张肇基、姜晟请得嫔脉息浮数。系内有湿热，外受微凉之证。以致头闷身酸，发热便溏，胸满心悸。议用疏解清热饮调理。

苏叶一钱　川芎一钱　赤芍一钱五分　黄芩一钱五分　炒栀一钱五分　木通一钱五分　泽泻一钱五分　当归一钱五分　香附二钱　陈皮一钱五分　厚朴一钱五分　甘草八分

引用姜皮二片　灯心三十寸　午服

初三日，张肇基、姜晟请得嫔脉息弦数。原系血热湿热内盛，外受微凉。服疏解清热饮，外凉渐解。惟热犹盛，烦倦发热，胸闷身酸。今议用柴芍清热饮调理。初四日，减去木通、苏梗，加缩砂一钱五分、陈皮一钱五分。

柴胡一钱五分　丹皮一钱五分　炒栀一钱五分　黄芩一钱五分　生地三钱　木通一钱五分　猪苓一钱五分　泽泻一钱五分　当归一钱五分　赤芍一钱五分　香附二钱　苏梗一钱五分　甘草五分

引用生姜一片　灯心五十寸　一贴午服

初四日，张肇基、姜晟请得嫔脉息弦缓，原系血分湿热内盛，外受微凉，服疏解清热饮外凉已解。湿热渐减。惟烦倦身酸，时或发热，心悸懒食。今议仍用柴芍清热饮加减调理。

嫔前方柴芍清热饮一贴。

初五日，张肇基、姜晟请得嫔脉息弦缓。原系气郁血热挟湿之证。以致烦倦不寐，发热心悸。今议用清热育神汤调理。

当归二钱　生地四钱　丹皮二钱　炒栀一钱五分　知母一钱五分　黄柏一钱　缩砂一钱五分　地骨皮二钱　白茯神二钱　炒枣仁二钱　陈皮一钱五分　香附二钱，炒　甘草八分，生

引用灯心五十寸　荷叶蒂二枚　一贴午服

初六日，张肇基、姜晟、马敬伦、鲁维淳请得嫔脉息弦缓。原系气郁血热挟湿之证，以致烦倦不寐、发烧心悸时缓时盛。今议用清肌降火汤调理。初七日，加枳实一钱，初八日，减大腹皮，加酒军一钱五分。

银柴胡一钱五分　鳖甲三钱，炙　知母二钱　地骨皮三钱　大腹皮二钱　生地四钱　黄柏一钱　赤苓三钱　半夏曲二钱，炒　炒栀一钱五分　青皮一钱五分　青蒿二钱

引用灯心五十寸　荷叶蒂二枚　二贴，午晚服

初七日，张肇基等请得嫔脉息弦缓。原系气郁血热挟湿之证。服清肌降火等汤，烧热渐减。夜间得寐，饮食稍增。惟烦倦身软，时或心悸。今议仍用清肌降火汤加减调理。

前方清肌降火汤二贴，午晚服。

初八日，张肇基等请得嫔脉息弦缓。原系气郁血热挟湿之证。服清肌降火等汤，时缓时复。惟烦倦身软，夜间烧热，心悸不寐。今议用滋阴降火汤调理。

滋阴降火汤二贴，午晚服。即清肌降火汤加减。

初九日，张肇基、姜晟、马敬伦、鲁维淳请得嫔脉息弦缓。原系气郁血热挟湿之证。

服清肌滋阴降火等汤，烧热略减，惟烦倦身软，心悸少寐。今议用滋阴清肺饮调理。初十日，减去麦冬、贝母，加丹皮二钱、当归一钱五分。

银柴胡一钱五分　鳖甲三钱，炙　知母二钱，生　地骨皮三钱　生地四钱　黄柏一钱　赤苓三钱　半夏曲二钱，炒　栀子一钱五分，炒　青蒿二钱　青皮一钱五分　麦冬三钱　浙贝母一钱五分

引用灯心五十寸　荷叶蒂二个　午晚服

初十日，张肇基等请得嫔脉息弦缓。原系气郁血热挟湿之证。服清肌滋阴降火等汤，烧热渐缓。惟烦倦身软、心悸少寐。今议用滋阴清热饮调理。

前方滋阴清热饮二贴，午晚服。即滋阴清肺饮加减。

十一日，张肇基、姜晟、马敬伦、鲁维淳请得嫔脉息弦缓。原系气郁血热挟湿之证。服清肌降火等汤，烧热时缓，身软懒食。今议用清热和胃汤调理。

柴胡一钱五分　半夏二钱，制　陈皮一钱五分　黄芩一钱五分　枳壳一钱五分，炒　赤苓三钱　赤芍一钱五分　猪苓一钱五分　泽泻一钱五分　草果仁一钱五分，煨　青皮二钱　甘草八分

引用生姜二片　灯心五十寸　二贴，午晚服

十二日，张肇基等请得嫔脉息弦缓。原系气郁血热挟湿之证。服清肌滋阴降火等汤，烧热时缓，身软懒食，微嗽。今议用清金涤热汤调理。

天冬二钱　麦冬二钱　知母一钱五分　贝母一钱五分　地骨皮二钱　生地六钱　柴胡一钱　薄荷一钱　白茯神二钱　黄芩二钱　薏苡仁二钱　枣仁一钱五分，炒　生甘草八分

引用生姜一片　灯心五十寸　二贴，午晚服

十八日，张肇基、姜晟请得嫔脉息弦数。系血分湿热，熏蒸肺气之证。以致咳嗽发热，身软懒食。今议用清热宁嗽汤调理。十九日，减去□□加枇杷叶一钱五分。

天冬三钱　麦冬三钱　知母二钱　贝母二钱　桑皮二钱　杏仁二钱，炒　黄芩二钱　陈皮一钱五分　瓜蒌子三钱，研　枳壳一钱五分　桔梗二钱　地骨皮三钱　甘草八分

引用灯心五十寸　荷蒂二枚　二贴，午晚服

十九日，张肇基等请得嫔脉息弦数。系血分湿热、熏蒸肺气之证。服清热宁嗽汤，咳嗽稍缓。烧热仍前。身软懒食。今仍用清热宁嗽汤加减调理。

前方清热宁嗽汤二贴，午晚服。

二十日，张肇基等请得嫔脉息弦数。血分不足，湿热熏蒸肺气之证。以致咳嗽发烧、身软无力，夜间少寐。今议用清肺止嗽汤调理。

当归一钱五分　苏叶一钱五分　白芍一钱五分　生地二钱　前胡一钱五分　葛根一钱五分　橘皮一钱五分　半夏一钱五分，制　茯苓二钱　杏仁一钱五分，研　桔梗一钱五分　旋覆花二钱，绢包

引用生姜二片　二贴，午晚服

二十一日，张肇基等请得嫔前方清肺止嗽汤二贴，午晚服。

二十二日，张肇基等请得嫔前方清肺止嗽汤二贴，午晚服。

二十三日，张肇基等请得嫔脉息弦数。系血分不足，湿热熏蒸肺气之证。以致咳嗽发烧，身软无力，夜间少寐。服清肺止嗽等汤，咳嗽稍缓。惟夜间烧热，时或腹痛。今议用清肺和中汤调理。

茯苓三钱　前胡一钱五分　厚朴一钱五分　当归一钱五分　桔梗一钱五分　白芍二钱，炒　杏仁一钱五分　橘皮一钱五分　生地二钱　苏梗一钱五分　神曲二钱　甘草五分，生

引用红枣肉二枚　灯心五十寸　二贴，午晚服

二十四日，张肇基等请得嫔脉息弦数。系血分不足，湿热乘肺之证。服药调治以来，

荣分已行，咳嗽烧热微减，腹痛稍缓，今议用清肺和荣汤调理。

茯苓三钱 厚朴一钱五分 当归一钱五分 白芍二钱 生地二钱 丹皮一钱五分 桔梗一钱五分 橘皮一钱五分 杏仁一钱五分 元明索一钱五分 苏梗一钱五分 甘草五分

引用灯心五十寸 红枣肉二枚 午服一贴

二十五日，张肇基等请得嫔清肺和荣汤。

茯苓三钱 厚朴一钱五分 当归二钱，酒洗 赤芍一钱五分 生地三钱 香附二钱 地骨皮二钱 延胡索一钱五分 抚芎一钱五分 苏梗一钱五分 青皮一钱五分 枳壳一钱五分

引用灯心五十寸 红枣肉二枚 一贴，午服

二十六日至七月初一日，嫔前方清肺和荣汤，每日一贴。

七月初二日，张肇基、姜晟、马敬伦、鲁维淳请得嫔脉息和缓。原系湿热乘肺、血分火盛之证。咳嗽烧热，夜间不寐，饮食懒思，服药(以)来，诸证已减。惟气血尚弱。今议止汤药用清阴和荣丸常服调理。

银柴胡五钱 当归六钱 茯苓八钱 丹皮五钱 赤芍五钱 香附四钱，醋炒 炒栀五钱 麦冬八钱 青皮五钱 地骨皮五钱 抚芎三钱 知母五钱，生 半夏曲五钱，炒 泽兰叶八钱 谷芽六钱，炒

共为细末，用荷叶煎汤，叠丸，如桐子大。每服三钱，滚白水送。

初五日、十五日、二十五日，嫔每日清阴和荣丸十服。每服二钱。

二十八日，嫔合前方清阴和荣丸一料。

三十日，张肇基、姜晟请得嫔脉息弦数。系荣分热盛，肝气不调，以致烦热，胸胁满闷，时或咳嗽。今议用清热和荣汤调理。

归尾三钱 赤芍一钱五分 生地三钱 桃仁二钱 红花一钱五分 延胡索一钱 香附二钱 黄芩一钱五分 枳壳一钱五分 木通一钱五分 青皮一钱五分 地骨皮一钱五分

引用姜皮三片 灯心三十寸 一贴，晚服

八月初五日，嫔清阴和荣丸十服。每服二钱。

十六日，嫔清阴和荣丸十服。每服三钱。

十一月初三日，丁进忠请得嫔调荣定痛汤。

当归二钱，酒洗 赤芍二钱 抚芎一钱五分 香附二钱，炒 苏梗一钱五分 延胡索一钱五分 木香八分 苍术一钱五分 厚朴二钱 青皮一钱五分 泽兰叶一钱五分 枳壳一钱，炒 柴胡一钱

引用生姜二片 红枣肉二枚 午服

本日，姜晟议得嫔生香附八两、生姜汁拌，炒热熨之。

初四日，姜晟拟得嫔木香分气丸一钱。

初六日，总管刘秉忠传嫔益母丸十丸，益母膏一两。

初九日，陈世官、屠景云请得嫔脉息沉弦。系肝经滞热，养分不和，以致胁腹作胀，有时疼痛。议用调荣和肝汤调理。

柴胡一钱 青皮一钱五分 枳壳一钱五分 条芩一钱五分 香附二钱，炒 丹皮一钱五分 延胡索一钱五分 归尾一钱五分 苏梗一钱五分 赤芍一钱 甘草五分，生

引用藕节二个 一贴，晚服

初十日至十二日，嫔前方调荣和肝汤，每日进一贴。

十三日，姜晟、鲁维淳请得嫔脉息沉弦，系肝经滞热，荣分不和，以致胁腹作胀，有时疼痛。服过调荣和肝汤，脉恙稍减。今议仍用前方加减调理。

前方调荣和肝汤一贴。

十四日，嫔前方调荣和肝汤一贴。

十七日，杜朝栋请得嫔理气和肝汤。

香附一钱五分 苏梗一钱五分 厚朴二钱 枳壳一钱五分，炒 桔梗一钱 陈皮一钱五分 半夏一钱五分 炒栀二钱 赤苓二钱 归身一钱 白芍二钱，炒 缩砂一钱

引用生姜一片 荷蒂三个 午服一贴

十八日，陈世官、姜晟请得嫔逍遥保和丸。

苏梗五钱 香附一两，醋炒 白术五钱，土炒 柴胡五钱 延胡索五钱，酒炒 厚朴五钱 白芍五钱，酒炒 红花三钱 神曲一两，炒焦 当归五钱 陈皮五钱 炒栀五钱

共为极细末，荷蒂藕节熬汤、叠丸，如梧桐子大，每服二钱，白滚水送服。

十九日，嫔逍遥保和丸十服。每服二钱。

二十六日，田福请得嫔槐角丸五服，每服一钱五分，藕汤送。

十二月十一日，田福请得嫔疏解正气汤。

苏叶一钱五分 藿香一钱五分 川芎一钱 白芷一钱 厚朴一钱五分 陈皮一钱五分 半夏一钱五分，制 赤苓二钱 枳壳一钱，炒 苍术八分，炒 香附一钱五分，炒 甘草五分

引用生姜三片 一贴

十二日，陈世官、田福请得嫔脉息弦紧。系感冒风寒之证。以致头疼身痛，发热恶寒。今议用双解汤调理。

苏叶一钱五分 麻黄一钱 川芎一钱 白芷一钱 羌活一钱五分 枳壳一钱五分，炒 香附二钱 陈皮一钱 苍术一钱五分，炒 甘草五分，生

引用生姜二片 二贴，午晚服

十三日，陈世官、田福请得脉息渐缓，服双解汤外感已解。惟里热不清，胃气未和。今仍用原方加减调理。

前方双解汤一贴。

十四日，陈世官、田福请得嫔脉息渐缓。表里已清，惟余热未净，胃气欠和。今用清热和中汤调理。

藿香梗一钱五分 川芎八分 香附一钱五分，炒 陈皮一钱 半夏一钱五分，制 厚朴一钱五分 栀子一钱五分，炒 枳壳一钱五分，炒 竹茹一钱 神曲一钱五分，炒黑 麦芽一钱五分，炒 黄芩一钱，炒

引用生姜二片 灯心五十寸 晚服

【参考】 心火移热于小肠，肺火移热于大肠，故三焦湿热而致小便不利，数而且涩。治以导赤、八正类亦治标之法。倘若增用滋肾法或可收效速！

四十九年正月初一日，田福请得嫔和解正气汤。

藿香一钱五分 苏叶一钱五分 川芎八分 白芷一钱 大腹皮一钱 厚朴一钱五分，炒 枳壳一钱五分 苍术一钱，炒黑 陈皮一钱五分 半夏一钱五分，制 黄芩一钱 甘草五分，生

引用生姜三片 一贴

初二日，嫔前方和解正气汤一贴。

十九日，嫔白豆蔻盐水炒四两，陆续噙化。

二月十八日，丁进忠请得嫔疏解正气汤。十九日，减去防风，加大腹子一钱。

藿香一钱五分 苏叶一钱五分 防风一钱五分 苍术二钱，炒 厚朴二钱 赤苓二钱 陈皮一钱五分 半夏一钱五分，制 枳壳一钱五分，炒 大腹皮一钱五分 黄连八分，姜炒 神曲二钱，炒

引用生姜三片 灯心五十寸 晚服一贴

十九日，前方疏解正气汤一贴。

三月初十日，丁进忠请得嫔和胃化饮汤。

茯苓二钱 白术一钱五分，炒 陈皮一钱五分 半夏一钱五分，制 厚朴一钱五分 神曲二钱，炒 麦芽一钱五分，炒 黄连五分，姜炒 枳壳一钱五分，炒 苏梗一钱五分 竹茹一钱五分 甘草五分

引用生姜二片 红枣肉二枚 二贴，每晚服

十一日，嫔加味保和丸五服。每服三钱。

闰三月十六日，嫔清肺抑火丸五服。每服三钱。

二十日，嫔犀角上清丸五服。每服二钱。

四月初三日，嫔辰砂益元散五服。每服二钱。

五月十二日，丁进忠请得嫔犀角上清丸二钱，辰砂益元散冲汤送。

十三日，丁进忠请得清解正气汤。

藿香一钱五分 苏叶一钱 白术一钱五分，炒 厚朴一钱五分，炒 半夏一钱五分，制 赤苓二钱 白芷一钱五分 大腹皮二钱 陈皮一钱五分 桔梗一钱 黄连一钱，姜炒 甘草五分，生

引用生姜二片 灯心五十寸 三贴，每晚服

六月三十日，刘太平、丁进忠请得嫔清热化饮汤。初一日，减去羌活，加大腹皮一钱五分、薄荷一钱。

黄连八分，姜炒 黄芩一钱五分 陈皮一钱 半夏一钱五分，制 枳壳一钱 桔梗一钱 赤苓二钱 厚朴一钱五分，炒 苏梗叶一钱五分 羌活一钱 藿香一钱 神曲一钱五分，炒

引用生姜二片 红枣肉二枚 晚服

七月初一日，杜朝栋、丁进忠请得嫔前方清热化饮汤一贴。

初二日，张肇基、刘彬请得嫔脉息弦数。系荣分热盛、暑湿凝滞之证。以致头眩胁痛，发热烦燥，身支酸软。今议用清荣和解汤调治。

银柴胡一钱五分 丹皮二钱 炒栀一钱五分 当归二钱 赤芍一钱五分 黄连一钱 陈皮一钱五分 神曲一钱五分，炒 香附二钱，炒 枳壳一钱五分，炒 赤苓二钱 甘草八分，生 香薷一钱五分

引用姜皮二片 灯心五十寸 二贴，午晚服

初三日，张肇基、刘彬请得嫔脉息弦数。系荣分热盛，暑湿凝结之证。服清荣和解汤，暑湿稍减，惟荣分热盛，头眩胁痛，发热烦躁。今议仍用清荣和解汤加减调理。

初四日，张肇基、李德宣请得嫔脉息弦缓。系荣分热盛，暑湿凝滞之证。服清荣和解汤暑湿已解，惟荣分热盛未清。议用清热调荣汤调理。

归身三钱 生地三钱 条芩二钱 黑栀二钱 丹皮一钱五分 黄连一钱五分，酒炒 香附二钱，酒炒 枳壳一钱五分 薄荷八分 柴胡一钱，醋炒 赤苓二钱 甘草五分，炙

引用生姜二片 二贴，午晚服

初五日，嫔前方清热调荣汤一贴，冰片一钱。

八月初四日，刘太平、杜朝栋请得嫔脉息弦数。系荣分气滞有热，以致胸闷咳嗽、口干。今用清热调荣汤调理。

柴胡一钱，醋炒 黄芩一钱五分，炒 黄连一钱 苏梗一钱五分 枳壳一钱五分 桔梗一钱 桑皮一钱五分，炙 生地二钱 炒栀一钱五分 酒军一钱 香附二钱，炒 知母一钱

引用生姜一片 荷叶一钱 一贴

初五日，刘太平、杜朝栋请得嫔清热调荣汤。

香附二钱，炒 延胡索一钱五分 柴胡一钱，醋炒 归尾一钱 红花一钱 酒芩一钱五分 花粉二钱 生地二钱

炒栀一钱五分

酒军一钱 枳壳一钱五分 甘草五分

引用藕节七个，一贴

初六日，嫔前方清热调荣汤三贴，每晚服。

九月初一日，丁进忠请得嫔清热化饮汤。

炒栀一钱五分 黄连一钱 陈皮一钱五分 半夏一钱五分，制 枳壳一钱五分，炒 苏梗一钱五分 赤芍一钱五分 赤苓二钱 白术二钱，炒 神曲二钱，炒 川芎八分 甘草八分，生 大腹皮一钱五分

引用生姜二片 灯心五十寸 二贴，每晚服

初三日，丁进忠请得嫔清热调荣汤。

黄芩二钱 炒栀二钱 丹皮一钱五分 柴胡一钱五分，醋炒 当归二钱 赤芍一钱五分 延胡索一钱五分 木香一钱，研 厚朴一钱五分 枳壳一钱五分，炒 槟榔一钱 甘草八分

引用生姜二片 三贴，每晚服

十月初七日，杜朝栋请得嫔越鞠保和丸二服。每服二钱。

十九日，丁进忠请得嫔防风通圣丸三钱。

二十日，丁进忠请得嫔清热和中汤。二十一日，减去槟榔、酒军，加竹茹二钱、花粉二钱。

黄连一钱，姜炒 炒栀一钱五分 陈皮一钱五分 厚朴一钱五分 枳壳一钱五分，炒 神曲二钱，炒 山楂二钱，炒 半夏二钱，制 酒军二钱 苏梗一钱五分 木香一钱，研 槟榔一钱五分 甘草一钱，生

引用生姜二片 灯心五十寸 午服

二十一日，丁进忠请得嫔前方清热和中汤一贴。

二十二日，嫔前方清热和中汤一贴。

二十三日，嫔加味保和丸二服。每服二钱。

十一月十四日，杜朝栋请得嫔香苏和胃汤。

木香一钱，研 香附二钱，炒研 苏梗一钱五分 厚朴二钱，炒 枳壳一钱五分，炒 桔梗一钱五分 缩砂一钱五分，研 姜连一钱 神曲二钱，炒 山楂二钱，炒 甘草五分，生

引用生姜二片 午服

十五日，杜朝栋请得嫔调气和中汤。

木香一钱，研 香附二钱，炒研 苏梗一钱五分 厚朴二钱，炒 枳壳一钱五分，炒 桔梗一钱五分 半夏一钱五分，制 姜连一钱 神曲二钱，炒 山楂二钱，炒 酒军二钱 瓜蒌三钱

引用生姜二片 一贴，午服

十六日，嫔前方调气和中汤一贴。

十七日，嫔前方调气和中汤一贴。

十八日，嫔前方调气和中汤一贴。

二十一日，陈世官、刘彬请得嫔脉息浮弦。系内停饮滞，外受风寒，以致头疼身痛，鼻塞胸满，发热恶寒。今议用疏解正气汤调理。

苏叶一钱五分 川芎八分 白芷一钱 枳壳一钱五分，炒 藿香梗一钱五分 半夏一钱五分 厚朴一钱五分 陈皮一钱 瓜蒌一钱 防风一钱五分 神曲三钱 栀子一钱五分

引用生姜二片 二贴，午晚服

二十二日，陈世官、牛永泰请得嫔脉息沉弦。表凉已解，惟肝胃有热，胸满腹胀。议用清肝和胃饮调理。

苏梗一钱　枳壳一钱五分　酒军二钱　青皮一钱五分　瓜蒌五钱　炒栀一钱五分　厚朴一钱五分　赤芍一钱五分　赤苓二钱　槟榔二钱　甘草六分

引用姜皮二片　灯心五十寸　午服

十一月二十三日，陈世官、张肇基、鲁维淳请得嫔脉息沉缓。原系肝胃不和，外受风凉之证。服药表凉已解，惟肝胃气滞有热，以致胸闷肋胀。今议用清肝和胃汤调理。

银柴胡一钱五分　青皮一钱五分　苏梗一钱五分　枳壳一钱五分　厚朴一钱五分　炒栀二钱　神曲二钱　赤苓二钱　半夏一钱　姜连八分　甘草五分

引用姜皮二片　灯心五十寸　午服

二十四日，陈世官、花映墀、胡增请得嫔脉息沉缓，表凉已解。惟湿饮未净，胃气未和，胸腹胀满。今议用调中化饮汤调理。

青皮一钱五分　苏梗一钱　槟榔二钱　枳壳一钱五分　香附二钱　赤苓二钱　银柴胡一钱　厚朴二钱　姜连八分　神曲二钱　大腹皮二钱　甘草五分

引用姜皮二片　灯心五十寸　一贴

二十五日，陈世官、姜晟请得嫔脉息和缓。表里俱解，惟胃热未和。今议用清热和胃饮调理。

青皮一钱五分　苏梗二钱　槟榔一钱五分　枳壳一钱五分　香附二钱，炒　赤苓二钱　炒栀一钱五分　厚朴一钱五分　姜连八分　神曲二钱　陈皮一钱五分　甘草五分

引用生姜二片　灯心五十寸　午服

二十六日，田福请得嫔疏清饮。

荆芥一钱五分　防风一钱　葛根一钱五分　薄荷八分　牛蒡子二钱　桔梗二钱　连翘一钱五分　黄芩二钱　花粉三钱　蝉蜕一钱五分　升麻八分　甘草五分

引用生姜二片　芫荽一棵　二贴，午晚服

二十七日，陈世官、花映墀请得嫔脉息浮缓。表凉已解，惟荣分湿热未净。以致头面周身出小红点子，作痒。

今议用清荣除湿汤调理。

荆穗一钱　防风一钱　柴胡一钱　赤芍一钱五分　薄荷一钱　连翘二钱　酒芩一钱五分　生地三钱　花粉一钱五分　枳壳一钱五分　桔梗一钱五分　甘草五分

引用生姜二片　灯心五十寸　午服

二十八日，陈世官、李德宣请得嫔脉息和缓。表凉全解，荣分湿热已清。胃气渐和。议仍用原方调理。

二十九日，陈世官、张肇基请得嫔脉息和缓。表凉全解，荣分湿热已清。惟胃气未和。今用和胃饮调理。三十日,大黄减去一钱。

厚朴一钱五分　枳壳一钱五分　薄荷一钱　连翘一钱五分　花粉一钱五分　神曲二钱，炒　炒栀一钱五分　赤苓一钱五分　桔梗一钱五分　酒军一钱五分　甘草五分，生

引用灯心五十寸　午服

三十日，嫔前方和胃饮一贴。

十二月初五日，田福请得嫔加味保和丸三钱，淡姜汤送下。

【参考】 肝郁化火仍属循嫔之主要病机。虽多经清肝养荣，疏肝解郁诸法，均无显效，非御医之不能，乃情志之不遂。乾隆四十一年，循嫔以贵人进嫔，五十九年方得进妃，似属不得宠者，加以膝下无子女，又复疾病缠绵，终日郁郁寡欢，肝气自然不舒，久而化火，

故难速愈。

五十年正月初二日，杜朝栋请得嫔犀角上清丸四服。每服三钱。

二十日，张肇基、张淳请得嫔脉息浮数。系肺胃热盛，外受风寒之证。以致头疼身痛，发热咳嗽。今议用疏解清肺汤调理。

苏叶一钱五分　葛根一钱五分　川芎一钱五分　杏仁一钱五分　陈皮一钱五分　枳壳一钱五分　桑皮二钱　桔梗二钱　甘草八分，生

引用生姜一片　午服

二十二日，陈世官、花映墀请得嫔脉息浮数。系肺经郁热，外受风寒，以致头疼身痛，发热咳嗽。今议用清解宁嗽饮调理。

苏梗一钱五分　葛根一钱五分　杏仁一钱五分　前胡一钱　桑皮一钱五分　桔梗二钱　枳壳一钱五分　花粉二钱　酒芩一钱五分　半夏一钱五分　橘红一钱　甘草五分，生

引用生姜二片　梨三片　午晚服

二十二日，陈世官、李德宣请得嫔原系肺经郁热，外受风寒之证。昨服清解宁嗽饮，表凉已解。惟肺胃热盛，咳嗽胸痛。今议用清热宁嗽汤调理。二十三日，加大黄二钱。二十四日，大黄减去一钱。

苏梗一钱五分　桔梗二钱　枳壳一钱五分　瓜蒌三钱　杏仁一钱五分　花粉二钱　黄芩一钱五分　川连一钱　桑皮一钱五分　赤苓二钱　甘草五分

引用姜一片　梨三片　午服。

二十三日，陈世官、李德宣请得嫔前方清热宁嗽汤一贴，午服。

二十四日，嫔前方清热宁嗽汤一贴。

二十五日，嫔前方清热宁嗽汤一贴。

二十六日，嫔前方清热宁嗽汤一贴。

二十七日，田福请得嫔脉息缓滑。由肺有热，胃气不和，以致咳嗽胸闷，烦热。今用宁嗽和胃饮调理。

苏梗一钱　薄荷六分　前胡一钱　元参一钱五分　杏仁一钱　枳壳一钱五分　桔梗一钱五分　陈皮一钱五分　贝母二钱　赤苓二钱　黄芩一钱五分　麦牙二钱　甘草五分

引用生姜一片　红枣肉二枚　一贴，晚服

二十八日，嫔前方宁嗽和胃饮一贴。

二十九日，嫔前方宁嗽和胃饮一贴。

二月初九日，嫔桑白皮一钱煎汤。

初十日，嫔桑白皮汤一次。

十八日，田福请得嫔疏风化饮汤。

防风一钱　川芎一钱　苍术一钱　厚朴一钱五分　陈皮一钱五分　半夏一钱五分　神曲一钱五分，炒　山楂一钱　麦芽一钱五分　炒栀一钱　赤苓二钱　甘草三分　酒军三钱

引用生姜二片　灯心五十寸　一贴

十九日，嫔前方疏风化饮汤一贴。

二十日，嫔前方疏风化饮汤一贴。

二十五日，陈世官请得嫔脉息浮紧。系气滞停饮，外感寒凉，以致恶寒发热，头疼身酸，眩晕恶心，中脘胀闷。今用疏解正气汤调理。

苏梗叶一钱五分　半夏二钱　大腹子一钱五分　藿香一钱五分　枳壳一钱五分　赤苓二钱　香附三钱

苍术一钱五分　神曲三钱　厚朴二钱　陈皮一钱五分　山楂二钱　萝卜子一钱五分

引用生姜三片　晚服

二十六日，陈世官、李德宣请得嫔脉息浮紧。系气滞停饮，外感寒凉，以致恶寒发热，头疼身酸，眩晕恶心，中脘胀闷。服疏解正胃汤，表凉稍解。议用调气化饮汤调理。

木香一钱　苍术一钱五分　厚朴一钱五分　麦芽二钱　神曲二钱　枳实一钱五分　瓜蒌二钱　黄连一钱　半夏二钱　赤苓二钱　泽泻二钱　陈皮一钱五分　香附二钱　甘草五分

引用生姜二片　午晚服

二十七日，陈世官请得嫔前方调气化饮汤一贴。刘秉忠传加酒军三钱，改名清热调中汤。

二十八日，嫔前方清热调中汤一贴。

二十九日，嫔前方清热调中汤一贴。

三月初二日，刘太平请得嫔木香分气丸二服。每服一钱。

初三日，嫔木香分气丸二服。每服一钱。

十一日，刘太平请得嫔脉息沉弦。湿饮下注，胯腿疼痛，腹胀不舒。今用除湿拈痛汤调理。十二日，减去熟军，加薏苡仁二钱炒。

苍术二钱　厚朴二钱　陈皮一钱五分　赤苓二钱　防己一钱　独活一钱五分　羌活一钱　黄柏一钱　酒军二钱　神曲二钱　木瓜一钱五分　甘草五分

引用生姜皮三片　午服

十二日，嫔前方除湿拈痛汤一贴。

十三日，嫔虎骨木瓜丸二服。每服二钱。

十五日，嫔青娥丸一钱一服。二十服。

十六日，嫔虎骨木瓜丸五服。每服二钱。

二十一日，嫔虎骨木瓜丸三服。每服二钱。

二十四日，嫔虎骨木瓜丸十服。每服二钱。

四月初一日，田福看得木瓜、川萆薢各一钱五分，煎汤送虎骨木瓜丸。

初二日，嫔前方木瓜、萆薢汤一贴。

初三日，嫔前方木瓜、萆薢汤一贴。

初四日，嫔前方木瓜、萆薢汤一贴，虎骨木瓜丸五服。每服二钱。

五月初七日，陈世官、刘彬请得嫔脉息弦数。系荣分不和，肝胃积热。以致发烧烦躁，胃脘膨闷。议用调荣清胃饮调理。

苏梗一钱五分　青皮一钱，炒　香附三钱，炒　归尾二钱　赤勺一钱五分　枳壳一钱五分，炒　酒军一钱五分　丹皮一钱五分　酒芩一钱五分　厚朴一钱五分，炒　神曲二钱，炒　麦芽二钱，炒

引用荷蒂三个　午服

初八日，陈世官、张肇基请得嫔仍用前方调荣清胃饮一贴，午服。

初九日，陈世官、胡增请得嫔脉息弦缓。原系肝胃不和，荣分积热，以致发烧烦燥，胃脘膨闷，连服调荣清胃饮，积热渐清，惟肝胃未和。议用清肝和胃饮调理。

柴胡一钱五分　香附二钱　当归二钱　白芍一钱五分　青皮一钱　丹皮一钱五分　厚朴一钱五分　黑栀一钱五分　茯苓二钱　枳壳一钱五分　知母一钱五分　甘草八分，生

引用荷蒂三个　午服

初十日，陈世官、张肇基、姜晟请得嫔原系肝胃不和，荣分积热之证。服清热调荣和

胃等汤，脉息俱好，积热已清，相宜止药，用浮麦地骨皮代茶饮调理。

浮小麦三钱　地骨皮二钱

水煎代茶。

十一日，嫔前方代茶饮一贴。

十二日至二十二日，嫔隔日灯心五分、竹叶五分，冲汤代茶。

六月初三日，嫔灯心五钱、竹叶五钱，冲汤代茶。

初九日，香薷丸五丸，灯心三钱，竹叶三钱。

二十三日，丁进忠请得嫔正气调中汤。

藿香叶二钱　苏叶一钱五分　香薷一钱　厚朴一钱五分　赤苓二钱　半夏一钱五分，制　陈皮一钱五分　枳壳一钱五分，炒　大腹皮一钱五分　神曲二钱，炒　滑石一钱五分　甘草五分，生

引用生姜二片 水煎，一贴，晚服

二十四日，嫔前方正气调中汤二贴，午晚服。

七月初四日，丁进忠请得导赤泻黄饮。

生地二钱　木通一钱五分　防风一钱　藿香一钱　柴胡一钱五分　炒栀一钱五分　石膏二钱，煅　滑石一钱五分　桑皮二钱，生　薄荷八分　黄芩一钱五分，酒炒　甘草五分，生

引用灯心五十寸　竹叶三十片　午服

初五日，陈世官、林仪凤请得嫔脉息沉实。系心脾热郁，以致左目大眦微红作痛。今议用明目泻黄散调理。

藿香一钱　防风一钱五分　菊花一钱五分　犀角一钱，镑　石膏二钱　炒栀一钱　青皮一钱五分　生军一钱　黄芩一钱　赤芍一钱五分　胆草五分

引用灯心三十寸　午服一贴

初六日，嫔前方明目泻黄散一贴。

初七日，陈世官、林仪凤请得嫔脉息浮大，系心脾热盛，以致左目大眦红赤，微肿作痛。今用清心明目饮调理。

防风一钱　荆穗八分　菊花一钱五分　薄荷七分　犀角一钱，镑　川连八分，生研　赤芍二钱　青皮一钱五分　归尾一钱五分　滑石一钱五分　生军一钱五分　甘草五分，生

引用灯心五十寸　竹叶十片　午服一贴

初八日，陈世官、林仪凤请得嫔脉息浮大。系心脾热盛，以致左目大眦红赤，微肿作痛。今用清心明目饮调理。

荆穗五分　菊花一钱　薄荷四分　犀角一钱五分，镑　川连八分，生研　赤芍二钱　归尾一钱五分　桑皮二钱，生　杏仁一钱五分，研　生军一钱五分　青皮二钱　连翘一钱五分　胆草四分　桃仁二钱，研　小生地三钱

引用灯心三十寸　竹叶十片　午服一贴

初九日，嫔前方清心明目饮一贴，午服。

八月初十日，田福请得嫔桑白皮五钱，每次一钱，滚白水冲服。

二十五日，丁进忠请得嫔藿香正气丸二服，每服三钱。仙药茶二服。每服二钱。

二十七日，丁进忠请得嫔清热化饮汤。

藿香一钱　苏梗一钱五分　陈皮一钱五分　半夏二钱，制　枳壳一钱五分，炒　桔梗一钱　黄芩一钱五分，炒　姜连一钱　神曲二钱，炒　麦芽二钱，炒　大腹皮一钱五分　甘草五分，生

引用生姜三片　红枣肉二枚　二贴

九月二十四日，张肇基、牛永泰请得嫔脉息浮数。系内有饮热，外受微凉，以致头眩

心悸，胸胁胀痛。今议用疏解化饮汤调理。

苏梗一钱五分 白芍一钱五分 柴胡一钱 青皮一钱 枳壳一钱五分 赤苓一钱五分 川芎一钱五分 白芷一钱 丹皮一钱五分 香附一钱五分 甘草八分

引用生姜一片 灯心三十寸 午服

二十五日，嫔前方疏解化饮汤一贴。

十月初七日，陈世官、张肇基、鲁维淳请得嫔脉息浮数。系肺胃积热，外受风凉之证。以致发热头闷，咳嗽痰盛，胸胁胀痛。今议用宣肺宁嗽汤调理。

杏仁一钱五分，炒研 苏叶一钱五分 前胡一钱五分 枳壳一钱五分，炒 桔梗二钱 防风一钱五分 牛蒡二钱，炒研 浙贝母一钱五分 瓜蒌三钱 黄芩一钱五分 元参二钱 甘草五分，生

引用灯心三十寸 秋梨三片 一贴，午服。

初八日，花映墀、姜晟请得嫔脉息弦数。原系肺胃积热，外受风凉之证。服过宣肺宁嗽汤，表凉已解。惟肺胃积热未清，咳嗽痰盛，胸胁胀痛。今用清肺宁嗽汤调理。

前胡一钱五分 半夏二钱，制 橘红一钱五分 枳壳一钱五分，炒 桔梗一钱五分 瓜蒌三钱 黄芩一钱五分 厚朴二钱 柴胡一钱五分 川大黄二钱 花粉二钱 甘草八分，生

引用生姜三片 秋梨五片 一贴，午服

初九日，刘太平请得嫔六脉和缓。外寒里热已清。惟肝脉沉弦有力，此系肝热气滞上冲作嗽。今用清肝宁嗽饮调理。

苏梗一钱五分 薄荷一钱五分 柴胡一钱五分 桑皮一钱五分 枇杷叶二钱 枳壳一钱五分 桔梗一钱五分 炒栀二钱 枯芩□□ 丹皮一钱五分 木香一钱，研 白芍二钱，炒

引用生姜二片 荷叶蒂一枚 一贴

初十日，张肇基、牛永泰请得嫔仍照前方清肝宁嗽饮一贴。

十一日，陈世官、花映墀、马敬伦请得嫔脉息沉弦。原系肝肺积热，外感风寒之证。服药风寒已解。惟肝火冲肺，咳嗽胁痛。昨服清肝宁嗽饮，胁肋疼痛渐减。惟干嗽无痰，胸膈满闷。议用泻白宁嗽饮调理。

桑皮一钱五分，炙 枳壳一钱五分 瓜蒌三钱 半夏一钱五分 桔梗二钱 苏梗一钱五分 黄连一钱 枯芩一钱五分 地骨皮一钱五分 炒栀一钱五分 神曲一钱五分 甘草五分

引用生姜二片 荷蒂三个 午服

十二日，陈世官、田福请得嫔脉息沉弦。原系肝热乘肺之证。以致干嗽无痰、胁肋疼痛，胸膈满闷，服清肝宁嗽饮，胁痛已止。惟肝肺有热。议用清金宁嗽汤调理。十三日，减去生军，加前胡一钱。

枳壳一钱五分 桔梗一钱五分 桑皮一钱，炙 橘红一钱五分 川贝母二钱 赤苓二钱 瓜蒌三钱，研 生军一钱五分，酒炒 黄芩一钱五分 地骨皮二钱 麦芽二钱，炒 杏仁一钱，炒研 甘草五分，生

引用红枣肉二枚 藕节五个 一贴，午服

桑白皮汤：桑白皮一钱，煎汤。

十三日，嫔前方清金宁嗽汤一贴。

十四日，陈世官、姜晟、田福请得嫔脉息沉弦。原系肝热乘肺，咳嗽胁痛之证。服药以来，胁痛胸满渐减，惟咳嗽未止。今议用滋肝清肺饮调理。

生地三钱 桑皮一钱 天冬二钱 地骨皮一钱五分 麦冬二钱，去心 石膏三钱，煅 枳壳一钱五分，炒 桔梗二钱 黄芩一钱五分，酒炒 川贝母二钱 知母二钱，炒

引用秋梨三片 一贴，晚服 川贝母末一两分十服，蒸梨用

十五日，姜晟、胡增请得嫔仍照前方滋肝清肺饮一贴。

十六日，陈世官、姜晟、鲁维淳、田福请得嫔脉息和缓。原系肝热乘肺，干嗽无痰之证。服药以来，胸满胁痛已减。惟咳嗽时缓、时多。此乃肝虚有热，熏蒸肺气所致。宜用宁嗽太平膏，以滋肝养肺常服调理。

天冬一两　麦冬一两　百合一两　款冬花三钱　生地五钱　元参四钱　桔梗四钱　金石斛一两　知母四钱　川贝母一两　枇杷叶五钱

共合一处，用水熬汁，兑蜜成膏。每次三钱，白滚水冲服。川贝母末一钱一服，十服。

二十日，嫔川贝母末一钱一服，十服。

十一月初一日，嫔川贝母末一钱一服，十服。

初六日，田福请得嫔脉息浮紧，由内停滞热，外受风凉，以致头疼身痛，发热畏寒，口干恶心。今用疏解正气汤。

羌活一钱　防风一钱　苏叶一钱五分　藿香一钱五分　川芎八分　白芷八分　厚朴一钱五分　陈皮一钱五分　半夏一钱五分，制　枳壳一钱五分，炒　赤苓二钱　甘草五分

生姜三片　二贴，午晚服。

十八日，嫔越鞠保和丸四服，每服二钱。

【参考】 纵观循嫔脉案，究其病源主要在于肝郁化火。因其肝火烁金，而致肺燥作咳。肝主藏血，血受火灼，则荣分不足，虚热乃作。肝郁及脾，脾失健运，而湿浊内停，久亦化热。湿浊痰饮流注经络，聚结而为瘰疬。肝郁失其条达，则胁下作痛。气滞血瘀，则有痛经之发生。御医治疗循嫔之病，亦有其特点：一则始终以清肝解郁润肺为治疗之根本。次则以养血调荣为治疗之辅佐。再则以调气除湿化饮之法兼顾。以上三者互有配合，随症而施，颇有章法。

八　定贵人

二十年至二十二年医案辑录

二十年六月十一日，郑汝骧请得定贵人脉息弦涩。原系气滞血虚之证。服药以来，症已就减，惟有血分郁滞未尽。今用养荣化滞汤，午服一贴调理。

紫菀三钱，蜜水炒　川郁金二钱五分　当归身四钱　赤芍三钱　川芎二钱　肉桂七分，去粗皮　钗石斛三钱　没药二钱　杜仲三钱　制香附三钱　远志肉三钱　泽兰叶三钱

引用生姜三片　红枣五枚

本日，养荣化滞丸一料

川郁金五钱　当归身八钱　赤芍四钱　川芎五钱　肉桂四钱　没药五钱　杜仲六钱，炒　制香附五钱　远志肉五钱　泽兰叶四钱　紫菀四钱

共研面，用红枣煮熟，去皮、核，捣和为丸，如梧桐子大，每服三钱，淡姜汤送下。

七月十三日，郑汝骧请得定贵人脉息迟涩。系元阳不足，血不荣经之证。以致左面庞肉，精神减少。今用养血营经丸调理。

蔓荆子五钱，炒　川芎五钱　没药五钱　全当归八钱　肉桂五钱　远志五钱，去心　蕲艾叶六钱，炒　制香附五钱　川郁金四钱　补骨脂五钱　赤芍三钱　核桃肉八钱

共研细末，用姜汁打糊为丸，如梧桐子大，每服三钱，姜汤送下。

九月初八日，照前方养血营经丸一料。

十六日，照前方养荣化滞丸一料。

十月十二日，李肇壿请得定贵人脉息沉弦。系素有肝郁阴虚，心胃湿热，胬肉攀睛之证，以致左目瘀肉侵于黑睛，不时胀痛，身弱头晕。今外点拨云散，内服疏风清热饮，午服一贴调理。

蔓荆子一钱五分　木通二钱　枳壳一钱五分　小生地三钱　牡丹皮二钱　归尾三钱　川芎一钱　防风一钱五分　菊花二钱　天花粉三钱　赤芍二钱　云连八分

引用竹叶二十片

十三日，李肇壿请得定贵人脉息沉弦。系素有阴虚肝郁、心胃湿热、胬肉攀睛之证，以致左目瘀肉侵于黑睛，不时胀痛。身弱头晕。昨服疏风清热饮，诸证俱减。胬肉渐消，症势痊愈。今用除湿益阴丸，外点拨云散调理。

蔓荆子五钱　桔梗七钱　木通六钱　川芎五钱　次生地八钱　柴胡五钱　云连四钱　菊花七钱　天花粉七钱　枳壳六钱　赤芍六钱　黄芩六钱　车前子六钱　归尾七钱　防风六钱　知母七钱

共研极细末，炼蜜为丸，如梧桐子大，每服三钱，清茶送下。

十一月十六日，照前方除湿益阴丸一料。

二十六日，周龙章请得定贵人脉息弦滑。系气滞痰饮之证。以致胸膈满闷，四肢酸痛，烦燥少寐，口渴头眩。此由痰热郁结所致。今用调气化痰汤，午晚二贴调理。

橘皮一钱　半夏二钱，炒　厚朴二钱，姜炙　茯苓四钱，研　苏梗一钱　枳壳一钱，炒　香附二钱，醋炒　萸连四分　山楂二钱　腹皮二钱　缩砂五分　甘草五分

引用生姜三片

二十七日，庞景云请得定贵人脉息滑缓。系胃有湿饮之证，以致胸满口渴，少眠头眩。此由气虚动热所致。今用加味二陈汤，晚服一贴调理。

陈皮一钱　半夏一钱五分，炙　块苓三钱　白术二钱，土炒　薏苡仁三钱，炒　莲肉三钱　焦曲一钱五分　麦芽一钱五分，炒　厚朴一钱，炙　甘草八分，炙

引用生姜二片　枣肉三枚

二十八日，陈常庆请得定贵人脉息滑缓。原系肝胃饮热之证。用药调治，症势渐减。惟胸胁稍有胀满。今用和肝化饮汤，晚服一贴调理。

香附三钱，炙　陈皮一钱　茯苓三钱　白术二钱，炒　青皮三钱　半夏二钱　焦曲三钱　木香八分，研　焦楂三钱　麦芽三钱，炒

引用生姜二片　红枣肉三枚

二十九日，商继贤请得定贵人脉息滑缓。原系肝胃饮(热)之证。服药以来，诸症渐减。惟饮食少思，夜间不寐。此由饮热稍有未净，肝胃欠和之所致。今用和胃化饮汤，晚服一贴调理。

当归二钱　白芍一钱五分，炒　白术二钱，土炒　陈皮二钱　半夏曲二钱　缩砂一钱，盐炒　枳壳一钱五分，炒　元参二钱　竹茹二钱　酒芩二钱　生甘草八分

引用荷叶梗七寸

三十日，崔文光请得定贵人脉息和缓。原系肝胃饮热之证。用药调治，症势俱减。惟夜间有时少寐。此由心气不足，饮热未净所致。今暂用育神代茶饮，继服和肝扶脾丸调理。

茯神三钱　枣仁二钱，炒　远志一钱　半夏二钱　竹茹二钱

水煎代茶。

和肝扶脾丸方

萸连二钱 白术五钱，土炒 白叩仁一钱五分 白芍五钱 归身五钱 山药五钱，土炒 山楂三钱，炒 缩砂一钱五分 薏苡仁六钱 神曲四钱，焦 茯苓五钱 甘草一钱五分，生 桔梗三钱 麦芽四钱，炒 橘红三钱

共为细面，炼蜜为丸，重三钱，白水送下。得丸三十五丸。

【参考】 定贵人本年除患气滞血虚之证外，于七月份患肉瞤(面)，即肉掣动，多由血不荣经所致。其所服之养血调营丸，具养血活血、通经活络之效，宫中配方缺如。十月中旬，定贵人患努(胬)肉攀睛之疾。胬肉攀睛、证现胬肉自眼眦角如虫翼状横贯白睛，渐可遮瞳，影响视力，又名翼状胬肉。多由心肺风热壅盛，气滞血瘀或阴虚生热引起。定贵人所患颇重，已侵黑睛，故除内服疏风清热饮外，外点拨云散。拨云散见于宫中配方：炉甘石一两用黄连、防风、黄芩、黄柏、荆芥、菊花煎汤制，再入药珠三分、熊胆一钱，冰片一钱、共研细末。

二十一年二月初九日，定贵人党参一钱。

十七日，定贵人越鞠保和丸三钱一服，五服。党参五分一包，五包。

十九日，定贵人照前方和肝扶脾丸一料。

二十五日，定贵人照前方育神代茶饮。三分。

三月十四日，定贵人防风通圣丸，三钱一服，三服。

闰三月初三日，萧学中请得定贵人脉息浮缓。原系素有湿热，外受风凉之证。以致恶寒、发热，左半身酸痛，夜间少寐，饮食懒思。今用疏风清热饮，午晚二贴调理。

羌活二钱 防风二钱 川芎二钱 木瓜五钱 厚朴二钱，制 陈皮二钱 半夏二钱，制 赤苓四钱 泽泻二钱 苍术一钱五分，炒 酒柏一钱五分 六一散二钱

引用生姜二片 灯心二束

初四日，张如翰请得定贵人脉息弦缓。原系素有湿热、外受(风)凉之证。昨服疏风清热饮，表凉已解。惟肝胃湿热尚盛，左半身疼痛未减。今用和肝清热饮，午晚二贴调理。

独活一钱五分 防风一钱 木瓜三钱 牛膝一钱 苍术一钱五分 青皮二钱，炒 赤苓四钱 泽泻二钱 小生地三钱 半夏二钱 茵陈三钱 甘草八分，生

引用灯心二束

初五日，萧学中请得定贵人脉息弦数。原系素本血亏，内有湿热，外受风凉之证。服药以来，风凉已解，湿热稍轻，左半身酸痛微减，头眩口渴。此由血亏肝胃湿热未净所致。今用养阴和肝汤，午晚二贴调理。

大生地四钱 当归三钱 白芍一钱五分 木瓜四钱 乌药一钱五分 香附三钱，炒 青皮一钱五分，炒 萸连七分 茵陈三钱 泽泻二钱 赤苓三钱 甘草八分，生

引用桑枝三钱 灯心二束

初六日，聂继昌请得定贵人脉息沉缓。原系外感风凉、内有肝脾湿热。服药以来，风凉已解。惟素因肝郁血虚，湿热下注。左半身酸痛，头眩心悸，腿膝无力，筋骨作痛。今用和肝渗湿汤，午晚二贴调理。

醋柴胡一钱五分 茯苓三钱 泽泻二钱 茵陈二钱 全当归三钱 木瓜三钱 独活二钱 牛膝二钱 白芍三钱 橘皮一钱五分 五加皮二钱 制草八分

引用荷梗一尺 灯心二束

初七日，郑汝骧请得定贵人脉息弦细而数。原因肝郁血虚、湿热下注之证。昨服和肝渗湿汤，湿热已解。惟肝郁血虚，不能荣经，以致左腿疼痛。今用舒肝养荣汤，午晚二贴调理。

蔓荆子三钱，炒 天麻二钱 血竭三钱 柏子霜三钱 全当归四钱 川郁金一钱五分 香附三钱，炙 没药二钱，炒去油 川芎二钱 川续断三钱 杜仲五钱，炒去丝 乌药一钱五分，炒

引用加生姜三片 红枣肉五枚

初八日，郑汝骧请得定贵人脉息弦细。原因肝郁血虚，不能荣经之证。以致左腿疼痛。昨服舒肝养荣汤，疼痛稍减。今仍照原方加乳香二钱、蕲艾叶三钱，减去柏子霜、蔓荆子，午晚二贴调理。

初九日，郑汝骧请得定贵人脉息弦涩。原系肝郁血虚，不能荣经之证。昨服舒肝养荣汤，左腿疼痛未减。今用温经化滞汤，午晚二贴调理。

蕲艾叶三钱，炒 桑寄生三钱 香附三钱，炙 桃仁二钱，炒 郁金二钱 全当归二钱 肉桂八分，去粗皮 秦艽三钱 延胡索二钱，醋炒 远志肉二钱 赤芍二钱 杜仲五钱，炒

引用加生姜三片 红枣肉五枚

初十日，郑汝骧请得定贵人脉息弦涩。原系肝郁血虚，不能荣经之证。昨服温经化滞汤，左腿疼痛稍减。今仍照方午晚二贴调理。

十一日，郑汝骧请得定贵人脉息弦涩。原系肝郁血虚，不能荣经之证。连服温经化滞汤，左腿疼痛渐减。今仍照原方午晚二贴调理。

十二日，郑汝骧请得定贵人脉息弦迟。原系肝郁血虚，不能荣经之证。连服温经化滞汤，左腿疼痛渐减，惟元阳不足，肝气未和。今用温经和肝饮，午服一贴调理。

吴茱萸八分 桑寄生三钱 郁金三钱 杜仲五钱，炒 肉桂一钱，去粗皮 全当归五钱 桃仁二钱 延胡索二钱，醋炒 香附三钱，炙 川芎二钱 血竭二钱 秦艽三钱

引用加苏木一钱

十三日，郑汝骧请得定贵人脉息弦迟。原系肝郁血虚，不能荣经之证。服药以来，诸症俱减。惟元阳不足，肝气未和。今仍照原方午服一贴调理。

十四日，郑汝骧请得定贵人脉息弦迟。原系肝郁血虚，不能荣经之证。服药以来，诸症渐减。惟元阳不足，肝气未和。今仍照原方温经和肝饮，加蔓荆子三钱、龙眼肉五枚。今明二贴调理。

十六日，郑汝骧请得定贵人脉息微涩。原系肝郁血虚，不能荣经之证。服药以来，诸症渐减。惟气血尚弱，左腿微痛。今用养荣化滞汤，午服一贴调理。

黄芪三钱 全当归五钱 郁金二钱 制香附二钱 木瓜二钱 杜仲五钱，炒 肉桂一钱，去粗皮 赤芍二钱 乳香一钱，焙 秦艽三钱 川芎二钱 蔓荆子三钱，炒

引用核桃肉三枚

十七日，郑汝骧请得定贵人脉息迟涩。原系肝郁血虚，不能荣经之证。服药以来，诸症渐减。惟元阳不足，气血尚滞。今用温中化滞汤午服一贴调理。

良姜一钱五分，炒 白附子二钱 制香附三钱 桃仁二钱，炒研 郁金二钱 全当归五钱 川芎二钱 桂枝一钱 蕲艾叶三钱，炒 蔓荆子三钱，炒 柏子仁一钱五分，炒研 肉桂一钱，去粗皮

引用加苏木一钱

十八日，郑汝骧请得定贵人脉息迟涩。原系肝郁血虚，不能荣经之证。服药以来，诸症渐减。惟元阳不足，气血尚滞。今仍照原方温中化滞汤，今明二贴调理。

二十日，郑汝骧请得定贵人脉息和缓。原系肝郁血虚，不能荣经之证。服药以来，诸症俱好。惟元阳微有不足，血分尚虚。今用温经养荣汤，今明二贴，兼配温经养荣丸，常服调理。

白附子二钱　郁金二钱　全当归五钱　肉桂一钱，去粗皮　香附三钱制　桑寄生三钱　川芎二钱　蕲艾叶三钱　蔓荆子三钱　杜仲五钱，炒　桃仁二钱，炒　秦艽三钱

引用红枣肉五枚

温经养荣丸，得丸三十四服。

白附子一两　全当归三两　郁金一两　肉桂八钱，去粗皮　香附一两　桑寄生二两　川芎一两五钱　蕲艾叶一两，炒　蔓荆子一两，炒　杜仲二两，炒　天麻八钱　秦艽一钱

共研细末，用姜汁打糊为丸，如梧桐子大，早晚每服三钱，白开水送下。

四月初二日，定贵人照前方温经养荣丸一料。

初五日，定贵人漱口药四分。

生石膏一两　细辛一钱五分　知母二钱　薄荷一钱五分　防风一钱五分　黄柏二钱

初八日，定贵人灯心五钱，竹叶三钱。

十三日，定贵人三仙饮二分。

十六日，郑汝骧请得定贵人脉息沉涩。系元阳不足，血不荣筋，以致腿足疼痛。今用温经养荣汤，晚服一贴调理。

熟附子三钱　桂枝二钱　蕲艾叶三钱，炒　桃仁二钱　全当归五钱　杜仲五钱　肉桂一钱　秦艽三钱　蔓荆子三钱　川芎二钱　制香附三钱　血竭二钱

引用加苏木一钱　姜三片　红枣肉五枚

十七日，郑汝骧请得定贵人脉息沉涩。(原)系元阳不足，血不荣筋之证。以致腿足疼痛。昨服温经养荣汤疼痛微减。今仍照原方午晚二贴调理。

十八日，郑汝骧请得定贵人脉息细涩。原系元阳不足，血不荣筋之证，以致腿足疼痛。连服温经养荣汤，疼痛已减。惟荣血尚虚，气分微滞。今用养荣化滞汤，午服一贴调理。

紫菀三钱　阿胶二钱　当归五钱　蔓荆子三钱，炒　麻仁二钱　香附三钱　桃仁三钱，炒　桂枝二钱　桑寄生三钱　杜仲五钱　肉桂一钱　川芎二钱

引用加生姜三片　红枣肉五钱

五月初一日，定贵人朱砂雄黄整末一钱一包，各五包。

初五日，定贵人朱砂雄黄整末一钱一包，各五包。

十二日，定贵人藿香正气丸三钱一服，五服，漱口药二分。

十九日，定贵人金衣祛暑丸十丸，六合定中丸十丸，香茹丸十丸，益元散一两。

二十五日，定贵人金衣祛暑丸二十丸，六合定中丸二十丸。香茹丸二十丸。

二十八日，定贵人益元散二两，灯心五钱。

六月初三日，定贵人金衣祛暑丸十丸，六合定中丸十丸。

十一日，定贵人香薷丸二十丸，益元散二两，灯心五钱。

十六日，定贵人照前方温经养荣汤，午晚二贴。

十七日，定贵人温经养荣汤，午晚二贴。

二十日，定贵人金衣祛暑丸二十丸，六合定中丸二十丸，香茹丸二十丸。

二十七日，定贵人照前方温经养荣丸一料。

十一月十一日，鲁席珍请得定贵人脉息浮数。系风热上攻，气轮变赤，色似胭脂之证。今用驱风散热汤，晚服一贴调理，外用八宝丹熏洗。

归尾二钱　赤芍二钱　山栀一钱五分，炒　生地一钱五分　牛蒡子二钱，炒　木通二钱　蝉蜕二钱　甘草八分

引用竹叶二十片　灯心三十寸

十二日，苏清泰请得定贵人脉息弦数。白珠变赤，系肺热挟风所致。今用疏风清热饮，晚服一贴，外用四圣散熏洗。

荆穗一钱五分 防风一钱五分 菊花一钱 白芷一钱五分 当归尾一钱 赤芍一钱五分 酒芩一钱五分 桑皮二钱，制 酒连六分，研 蝉衣一钱五分，净 熟军一钱

引用灯心三十寸 竹叶二十片

四圣散

荆穗一钱 防风二钱 当归尾一钱 薄荷八分

共为粗末，绢包，重汤熏洗。

十三日，张承业请得定贵人脉息弦数。原系肺热受风，白睛红赤之证。用药调治，症势渐减。今用清肺抑火丸早服一钱，外用八宝丹熏洗调理。

十四日，李肇墫请得定贵人脉息弦数。系肺胃有热，外受风邪，赤脉侵睛之证。以致目眦微肿。今用疏风清热饮，外点拨云散常敷避风调理。

蔓荆子一钱五分 赤芍二钱 川芎一钱 丹皮二钱 羌活一钱五分 酒连八分 归尾三钱 防风二钱 荆穗二钱

引用灯心一子

本日，麦冬二两。

十五日，莫如瀚请得定贵人脉息弦数。系上焦风热过盛，以致目眦微肿，赤脉侵睛，今用防风通圣丸一钱，外点拨云散调理。

十六日，张肇埴请得定贵人脉息弦缓。原系上焦风热之证。服药以来，诸证俱减，赤肿退消，不必服药。仍点拨云散，相宜避风调理。

【参考】 定贵人腰腿疼痛之病因内为血虚不能荣经，经络空虚，风寒湿邪乘而入之所致。故所用医方皆标本同治，疏风除湿养血通络。其目疾之发生，亦缘于风热上犯，故仍以拔云散外点，内服祛风清热之药。

二十二年四月二十八日，聂继昌请得定贵人脉息沉紧。证原外感寒邪，素因三阴虚弱，肝脾湿热，荣血不能下注，致腿膝浮肿，疼痛身热，口渴，温(今)用温经养荣汤，晚服一贴调理。

独活三钱 桑寄生三钱 川芎二钱 全当归四钱 宣木瓜三钱 茯苓三钱 白芍三钱 威灵仙一钱五分 松节二钱 乳香三钱，去油 川牛膝二钱 桂枝一钱

引用加生姜三片 老酒一匙

二十九日，聂继昌请得定贵人脉息沉紧。证原外感寒邪，素因肝脾湿热，荣血不能下注，致腿膝浮肿，疼痛身热，口渴胸满食少。今用温经定痛汤，午晚二贴调理。

大生地三钱 全当归三钱，酒炒 独活二钱，炒 茯苓块三钱，赤白 白芍三钱，酒炒 木瓜三钱 桑寄生三钱 松节三钱 泽泻三钱 川牛膝三钱，炒 秦艽三钱 川乌二钱 桂枝八分

引用炮姜六分 老酒一匙

三十日，聂继昌请得定贵人脉息沉缓。证原系外感寒邪，素因肝脾湿热，服药以来寒邪已解，腿膝疼痛渐止。惟湿热未清，故浮肿酸痛。今用温经渗湿汤，今明二贴调理。

全当归四钱 白芍三钱 松节三钱 茯苓三钱 秦艽三钱 桂枝八分 木瓜三钱 泽泻二钱 独活三钱 牛膝三钱 川乌二钱 茵陈一钱五分

引用生姜三片 老酒一匙

五月初一日，定贵人朱砂雄黄整末一钱一包，各五包。

初四日，定贵人照前方温经定痛汤一贴。

初五日，定贵人朱砂雄黄整末一钱一包，各五包。

初五日，郑汝骧拟得定贵人温经养荣丸一料。得丸三十二服。

蔓荆子八钱，炒　桑寄生一两　全当归一两　杜仲一两，炒　秦艽八钱　香附一两，制　破故纸八钱，炒　远志肉六钱　蕲艾叶八钱，炒　怀牛膝五钱　肉桂五钱，去粗皮　抚芎五钱　天麻八钱　血竭八钱

共为细末，神曲打糊为丸，如梧桐子大。

每服三钱，白水送下。

二十日，郑汝骧请得定贵人和肝养荣汤，今明二贴，每晚服。

蔓荆子三钱，炒　全当归三钱　首乌二钱，制　肉桂八分，去粗皮　杜仲三钱，炒　血竭二钱　蕲艾叶三钱，炒　玉竹三钱　柏子仁二钱　紫菀二钱　川芎一钱　远志肉二钱

引用桑寄生三钱

二十九日，定贵人金衣祛暑丸二十丸，六合定中丸二十丸，香茹丸二十丸，益元散二两。

六月初九日，定贵人照前方和肝养荣汤一贴。

初十日，郑汝骧请得定贵人舒筋养血汤，晚服一贴。

蔓荆子三钱，炒　紫菀三钱　桑寄生三钱　谷芽三钱，焦　桂枝二钱　杜仲五钱，炒　川芎二钱　全当归三钱　首乌三钱，制　枸杞子二钱　荆芥二钱　没药一钱，焙

引用生姜三片　大枣肉三枚

十一日，郑汝骧请得定贵人温经养荣汤，午晚二贴。

蔓荆子三钱，炒　郁金二钱　延胡索三钱　桂枝一钱五分　制香附三钱　川芎二钱　血竭二钱　蕲艾叶三钱，炒　赤芍二钱　肉桂一钱，去粗皮　制首乌三钱　全当归三钱

引用加生姜三片　红枣肉五枚　苏木二钱

十二日，郑汝骧请得定贵人照原方温经养荣汤减去郁金、血竭、苏木，加炒杜仲三钱，午晚二贴。

十三日，郑汝骧请得定贵人照原方温经养荣汤减去川芎，加补骨脂三钱、川续断三钱，午晚二贴。

十四日，郑汝骧请得定贵人仍照原方温经养荣汤，今明各服二贴。

十六日，郑汝骧请得定贵人代茶饮十分。

全当归三钱　制香附一钱五分　杜仲三钱，炒　蕲艾叶一钱五分　龙眼肉三枚　生姜二片

十八日，定贵人金衣祛暑丸二十丸，六合定中丸二十丸，香茹丸二十丸，益元散二两，灯心五钱。

七月初二日，定贵人金衣祛暑丸十丸，六合定中丸十丸。

十一月二十九日，崔文光请得定贵人脉息弦滑。系肝阴不和，停饮伤胃之证。以致头目眩晕，饮食少思，夜间不寐。此由素日水饮过多，又兼气滞不畅所致。今用和肝化饮汤，晚服一贴调理。

木香六分，煨　半夏二钱，炙　香附三钱，炒　广皮二钱　白术三钱，土炒　神曲三钱，炒　厚朴二钱，炒　腹皮二钱，洗　苏梗一钱五分　茯苓三钱　桔梗二钱

引用荷梗一尺　生姜一片

三十日，崔文光请得定贵人脉息弦滑。原系肝阴不和，停饮伤胃之证。昨服和肝化饮汤，症势渐减。惟胸胁胀满，有时不寐。此由心气不足，饮热尚盛所致。今用育神化饮汤，

晚服一贴调理。

茯苓块三钱，研　当归三钱　白术三钱，土炒　枣仁三钱，炒　川芎一钱　厚朴二钱，炒　远志三钱，去心　广皮二钱　半夏炙，二钱

引用荷梗一尺　生姜一片

十二月初一日，崔文光请得定贵人脉息弦缓。原系肝阴不和，停饮伤胃之证。用药调治，症势渐减。惟胸膈满闷，有时少寐。此由心气不足，脾虚所致。今照原方育神化饮汤加缩砂八分，午晚二贴调理。

初二日，崔文光请得定贵人脉息弦缓。原系肝阴不足，脾胃虚弱之证。服药以来，诸症渐减。惟正气未复，食少神倦。今用调中和胃饮，午晚二贴调理。

沙参四钱　麦冬五钱，朱砂拌　白术三钱，土炒　焦曲二钱　茯神块三钱　枣仁二钱，炒　归身三钱　白芍三钱，炒　陈皮一钱五分　甘草一钱，生

引用生姜一片

本日，王世安请得定贵人育神化痰汤一贴。

橘红三钱　竹茹二钱　枳壳一钱五分　厚朴一钱五分，炒　半夏二钱　桔梗二钱　麦冬三钱，去心　沙参二钱　茯神三钱，研　丹参二钱　浙贝二钱，研　甘草八分，炙

引用荷梗一尺

本日，酉刻崔文光请得定贵人脉息滑大。痰涎上壅，气闭作抽，乃元气已亏，汗出防脱。今用清热代茶饮一贴调理。

蒌仁三钱　麦冬五钱，朱砂拌　竹茹四钱

水煎代茶。

初三日，寅刻崔文光、王世安请得定贵人脉息弦滑。原系痰热上冲、气闭作抽之证。以致舌强、咬牙、烦燥、神志不清。昨服育神化痰汤症势时缓时复。今议用清热化痰汤，早服一贴调理。

瓜蒌三钱　半夏二钱　钩藤三钱　天麻一钱五分　竹茹三钱　羚羊一钱五分　桔梗二钱　麦冬四钱　橘红三钱　僵蚕三钱

引用荷梗一尺

初四日，崔文光、王世安请得定贵人脉息弦滑。原系痰热作抽之证。服药调治，抽搐渐止。惟痰热未清，神气昏愦，语言蹇涩。今议用调气涤痰汤，午服一贴调理。

橘皮三钱　僵蚕三钱　浙贝三钱　竹茹三钱　半夏二钱　瓜蒌四钱　麦冬四钱　枳壳一钱五分　胆星一钱　楂炭三钱　桔梗二钱

引用生姜一片

初五日，崔文光、王世安请得定贵人脉息滑缓。抽搐已止，痰热渐减，惟语言神气未清。今议用清气化痰汤，午服一贴调理。

橘皮三钱　竹茹三钱　楂炭三钱　麦冬四钱　蒌仁二钱　僵蚕三钱　川连一钱　浙贝三钱　枳壳一钱五分

引用灯心二子

初六日，崔文光、王世安请得定贵人脉息渐缓，症势俱减。惟病后肝虚气弱，以致有时心悸，腿膝筋脉拘挛。此由肝阴虚弱，血不荣经所致。今议用归芍养荣汤，晚服一贴调理。

归身五钱　白芍三钱　沙参四钱　生地五钱　木瓜四钱　丹参三钱　龟板四钱　川牛膝四钱　茯神三钱　火麻仁三钱，研

引用桑枝一钱

初七日，崔文光、王世安请得定贵人照原方归芍养荣汤减去火麻仁，晚服一贴调理。

初八日，崔文光、王世安请得定贵人脉息渐缓。诸症俱减，惟身软气怯，胃虚懒食，口燥咽干。此由肝阴不足，虚热上蒸所致。今用养荣和胃饮，午晚一贴调理。

沙参五钱　麦冬四钱　五味子五分　元参三钱　白芍三钱，炒　归身三钱　茯神三钱，朱砂拌　龟板四钱，炙　地骨皮三钱　生地五钱

引用竹茹一钱

初九日，崔文光、王世安请得定贵人脉息沉缓无力。原系肝阴不足之证。惟病后气血衰微，因循日久，以致脾土虚败，胃气日渐消耗，恐成虚脱之证。今议用参苓代茶饮一贴调理。

沙参五钱　块苓三钱　天冬二钱

本日申刻，崔文光、王世安请得定贵人照原方参苓代茶饮一贴调理。

初十日，崔文光、王世安请得定贵人脉息沉细无力。因病后气血衰微，脾已土虚，胃气日渐消耗，以致喜笑无常，恐成脱惫之象。今议用照原方参苓代茶饮一贴，加五味子五粒调理。

十一日，崔文光、王世安请得定贵人脉息沉细无力。因病后气血衰微，脾土□败，神志时昏时明，喜笑无常，胃气日渐消耗，恐成脱惫之象，今议用参麦代茶饮一贴调理。

沙参五钱　麦冬四钱　块苓三钱　五味子五粒

十二日，崔文光、王世安请得定贵人脉息微细无力。因病后气血亏损，津液消烁，胃气渐衰，以致神不守舍，喜笑无常，延缠日久，恐致气血脱惫。今议用参麦饮一贴调理。

沙参三钱　麦冬五钱，朱砂拌　天冬二钱

十三日，亥初二刻沙履谦请得定贵人六脉微细欲绝。因病久气血亏尽，真元将散，已见脱惫之象。急用生脉饮一贴竭力救治，相应挪移，又于子初一刻请得定贵人六脉俱无，于(巳)时逝了。

【参考】 定贵人于本年十二月初二日始，突作抽搐，虽脉案载缘于痰热，实则亦因于气血亏损，血不荣经。本虚标实，纵标邪稍退，其本虚更甚。其脾土衰败，后天已绝，故元气大损，神不守舍，而逝。

纵观定贵人之脉案，其治疗特点在于：①注重血不荣经之病本，故组方常标本兼顾。②对于活血法重视，常养血活血药同用。③内治外治并用。

至于抽搐之作，虽以治痰熄风之品控制，实则为脾土衰败之朕兆，查其方药，似感益气健脾之力不足。

九　禄贵人

1　四十五年至五十年医案辑录

乾隆四十五年十月二十一日，禄贵人十全大补汤，系九月初六日陈世官、武世倬方。

黄芪三钱，炙　白术一钱五分，炒　茯苓二钱　熟地四钱　当归二钱　白芍一钱五分　川芎一钱　肉桂七分　牛膝二钱　防己一钱五分　甘草六分，炙

引用桑枝三钱　茯神木三钱　晚服

十月二十二日至十一月初八日，禄贵人前方十全大补汤每日进一贴。

【参考】 十全大补汤《和剂局方》有载，为八珍汤加黄芪、肉桂。主治气血不足，虚劳喘嗽，腰膝无力，妇人崩漏，男子遗精诸症。御医陈世官、武世倬所拟之十全大补汤，乃原方去人参加牛膝、防己、桑枝、茯神之属。估计禄贵人除有气血双亏之外，尚有风湿流注腰膝关节所致之腰腿酸痛之疾。此方共进十八剂，或已收效。

四十六年四月二十四日，丁进忠请得禄贵人清肝明目饮。

柴胡一钱　丹皮一钱五分　炒栀一钱　羚羊角一钱　生桑皮二钱，　小生地二钱　赤芍一钱　薄荷一钱五分　木通一钱五分　菊花二钱　甘草八分，生

引用灯心三十寸　午服

二十五日，丁进忠请得禄贵人芍药清肝汤。

柴胡二钱　赤芍二钱　防风一钱五分　荆穗一钱五分　丹皮二钱　炒栀一钱　桑皮一钱，生　木通二钱　桔梗一钱五分　菊花一钱五分　当归三钱，酒洗　条芩二钱

引用灯心五十寸　午服

二十六日至二十九日，禄贵人前方芍药清肝汤，每日进一贴，午服。

【参考】 清肝明目，芍药清肝汤两方组成相近。均具清肝凉血、疏风明目之功效。估计禄贵人所患目疾，当属目涩目痛之类疾病。多由风火、湿热以及肝阴不足引起。故以本方而论从标本兼顾立意，应获疗效。

四十七年九月十五日，沙成玺、张肇基请得禄贵人脉息浮弦。系外感风凉之证，以致头疼、身痛，发热恶寒，烦燥口干。议用羌活冲和汤调理。

羌活一钱五分　防风一钱五分　黄芩一钱五分　苍术一钱五分　白芷一钱五分　生地二钱　细辛一钱　川芎一钱五分　苏叶一钱五分　甘草八分，生

引用生姜一片　灯心三十寸　二贴，午晚服

十六日，杜朝栋请得禄贵人清热调中汤。

柴胡一钱　黄芩一钱五分　半夏一钱五分，制　酒军一钱五分　厚朴二钱　枳实一钱五分　黄连一钱　甘草五分

引用生姜二片　三贴，每晚服

十月二十二日，自传禄贵人黄连片五钱，陆续代茶。

【参考】 外感风寒，邪客少阳未解，阳明里热壅盛，故仿大柴胡汤意，或谓小柴胡合小承气汤，旨在和解少阳，通泻热结。御医杜朝栋施此方三贴，即收著效，可以借鉴。乾隆四十八年正月十四日，禄贵人黄连片五钱。陆续代茶。

二月三十日，田福请得禄贵人疏清利咽汤。

荆穗一钱五分　防风一钱　薄荷六分　升麻五分　元参一钱五分　牛蒡子一钱五分，研　桔梗三钱　枳壳一钱，炒　赤苓二钱　陈皮一钱五分　条芩一钱　甘草八分，生

引用生姜二片　一贴，午服

三月初一日、初二日，禄贵人前方疏清利咽汤，每日进一贴。

五月二十五日，禄贵人木香槟榔丸三服，每服三钱。

十二月初四日，刘秉忠传禄贵人洗药。

蛇床子五钱　地肤子五钱　川椒三钱　苦参三钱　独活三钱　苍术三钱　黄柏三钱　朴硝三钱

右药装布口袋内，水熬，熏洗。

初七日、初十日，禄贵人前方洗药各一剂。

【参考】 此方即仿《疡医大全》之蛇床子洗方合二妙散，亦寓苦参汤意化裁而成。具清热利湿解毒之功效。禄贵人用此洗药似为治阴痒类疾病。

乾隆四十九年正月二十四日、二月初九日，禄贵人藿香正气丸五服。每服三钱。

二月初十日，禄贵人加味保和丸二服。每服三钱。

三月十二日，禄贵人防风通圣丸五服。每服三钱。

闰三月初八日，禄贵人防风通圣丸五服。每服三钱。

四月十二日，禄贵人益元散五服每服二钱，香薷丸二十丸。

八月二十二日，杜朝栋请得禄贵人防风通圣丸二服。每服三钱，元明粉一钱，分二服冲汤送。

二十四日，张肇基、李德宣请得禄贵人脉息浮数。系内有湿热，外受风凉，以致身肢拘急疼痛，胸满热盛。议用当归拈痛汤调理。

当归一钱五分　苦参一钱五分　葛根一钱　防风一钱　酒军二钱　茵陈二钱　赤苓二钱　泽泻一钱五分　苍术一钱五分，炒　黄芩二钱　瓜蒌三钱　枳实二钱

引用生姜二片　灯心三十寸　三贴，每晚服

二十七日，丁进忠请得禄贵人加味保和丸三服。每服三钱。

九月初二日，张肇基、李德宣请得禄贵人脉息细涩。系气虚痰厥之证。以致迷晕不省人事，神倦气弱。今用苏合丸姜汤调灌。

本日，张肇基、李德宣请得禄贵人脉息细涩，系气虚痰厥之证。以致迷晕不省人事，服苏合丸神识渐清。惟气弱身软，时或迷晕，痰热犹盛，议用育神化痰汤调理。

茯神三钱　远志一钱五分　白术二钱，土炒　橘红一钱五分　半夏二钱，制　白芍一钱五分，炒　扁豆四钱，炒　泽泻一钱五分　枣仁一钱五分，炒黑　炙草一钱

引用建莲肉三钱　生姜二片　晚服

初三日，张肇基、李德宣请得禄贵人扶脾育神汤。初五日加侧柏叶二钱，炒蒲黄一钱。

茯神三钱　白术二钱，土炒　扁豆四钱，炒　山药二钱，炒　芡实二钱　半夏二钱，制　陈皮一钱五分　建莲三钱　白芍二钱，炒　枣仁一钱五分，炒　泽泻一钱五分　炙草一钱

引用生姜一片　大枣肉二枚　四贴，每晚服

初七日，禄贵人前方扶脾育神汤六贴，每晚服。

十二日，张肇基、李德宣请得禄贵人脉息弦缓。原系气虚痰厥之证，服药以来，诸症俱好。惟气血尚未充盛，议用扶脾育神丸，补气养血调理。

黄芪一两五钱　归身二两　茯神一两五钱　白术一两，炒　扁豆二两，炒　山药一两，炒　煅赤石脂二两　枣仁一两，炒黑　白芍一两，炒　陈皮八钱　侧伯叶一两，炒　建莲一两五钱　香附一两五钱，炒　缩砂一两　炙甘草三钱

共为细末，炼蜜水叠小丸，每服二钱，早晚滚白水送。

十月初一日，陈世官、牛永泰请得禄贵人脉息浮紧，系气滞有热，外受微凉，以致头疼身酸，左胁积气作痛。今议用疏解定痛汤调理。初二日，加青皮一钱五分。初三日，加萸连八分。

苏梗叶一钱五分　赤苓一钱五分　抚芎一钱五分　香附一钱五分　白芷一钱　枳壳一钱五分　桔梗一钱五分　藿香一钱　白芍二钱　桂枝一钱　甘草八分

引用煨姜二片

初二日，禄贵人前方疏解定痛汤一贴。

初三日，禄贵人前方疏解定痛汤一贴。

初四日，禄贵人前方疏解定痛汤一贴。

初五日，田福请得禄贵人调气和中汤。

香附一钱五分 苏梗一钱 当归一钱五分 白芍二钱 生地三钱 抚芎一钱五分 栀子一钱五分，炒 青皮七分 神曲一钱五分 麦芽一钱五分 竹茹一钱五分 甘草五分

引用生姜二片 红枣肉二枚

初六日，花映墀、马敬伦请得禄贵人脉息浮弦。系血虚有热、外受风凉，以致周身疼痛、胁下积饮、攻冲作痛。今议用疏风拈痛汤调理。

荆穗一钱五分 防风一钱五分 川芎一钱 当归一钱五分 羌活一钱 前胡一钱五分 白芍一钱五分，生 茯苓二钱 青皮一钱五分 枳壳一钱五分，炒 香附一钱五分，炒 甘草五分，炙

引用生姜二片 二贴，午晚服

禄贵人前方疏风拈痛汤二贴，午晚服。

十月初八日，张肇基、牛永泰请得禄贵人脉息弦缓。原系血虚有热、外受风凉。服疏风拈痛汤表凉已解，惟周身酸痛，今议用加减拈痛汤调理。

苍术一钱五分，炒 赤苓二钱 当归二钱 升麻八分 泽泻一钱五分 猪苓一钱五分 抚芎一钱五分 桂枝一钱 葛根一钱 茵陈二钱 木通二钱 甘草八分 酒军一钱五分

引用姜皮二片 晚服

初九日至十三日，禄贵人前方加减拈痛汤每日进一贴。

十六日，花映墀、鲁维淳请得禄贵人益阴蠲痹汤。

当归三钱 白芍一钱五分 生地一钱五分 薏苡仁二钱 防己一钱五分 茵陈一钱五分 玉竹一钱五分 泽泻一钱五分 赤苓二钱 木瓜二钱 秦艽一钱五分 独活一钱五分

引用川牛膝一两 熬汤、煎药

熨药

川乌六钱 草乌六钱 羌活八钱 青盐五钱 补骨脂一两 透骨草五钱 白鲜皮六钱 乳香五钱

共为粗末、兑麸子一碗，加醋搅匀、炒热、入布袋内，熨痛处。

十七日，张肇基、花映墀请得禄贵人脉息沉涩。系气血两虚，不能荣养脉络、内有湿饮外受风寒，痿痹之症。以致手足转侧、不能屈伸，肢体疼痛、自汗恶风。议内服养荣蠲痹汤，外用熨药调理。

当归二钱 白芍一钱五分 川芎一钱 生地三钱 秦艽一钱五分 威灵仙一钱五分 桂枝一钱五分 木瓜一钱 独活一钱 牛膝一钱五分 赤苓一钱 炙草八分

引用姜皮二片 荷叶三钱

十八日，禄贵人前方养荣蠲痹汤一贴。熨药二分。

十九日，禄贵人前方养荣蠲痹汤一贴。

二十日，陈世官、花映墀、张淳、刘彬请得禄贵人养荣蠲痹汤。

黄芪三钱，蜜炙 白芍一钱五分，炒 当归二钱 抚芎一钱 生地一钱五分 秦艽一钱五分 木瓜一钱五分 川牛膝一钱五分 桂枝一钱 羌活一钱 赤苓二钱 防风一钱 姜黄一钱片 甘草八分

引用茯神木五钱 生姜二片 四贴，每晚服

前方熨药二分。

二十四日，陈世官、花映墀、屠景云请得禄贵人脉息弦涩。原系气血两亏，不能荣养筋脉，痿痹之症。以致四肢不能屈伸、周身疼痛，难以转侧。服养荣蠲痹汤，外兼熨药以来，疼痛大减，手足身体稍能活动。今议仍用原方加减调理。

禄贵人前方养荣蠲痹汤四贴，每晚服。前方熨药四贴。

二十八日，陈世官、张肇基、鲁维淳请得禄贵人脉息弦涩。原系气血两亏，不能荣养

筋脉，痿痹之症。以致四肢不能屈伸、周身疼痛大减，手足身体渐次起动。议仍用养荣蠲痹汤加减调理。

禄贵人前方养荣蠲痹汤四贴，每晚服。

二十九日，禄贵人前方熨药四贴。

十一月初二日，陈世官、张肇基、马敬伦请得禄贵人养荣蠲痹汤。

黄芪三钱，炙　羌活一钱　赤苓二钱　防风一钱　生地二钱　抚芎一钱　当归二钱　白芍一钱五分，炒　木瓜二钱　桂枝一钱五分　姜黄一钱片　川牛膝一钱五分　秦艽一钱五分　甘草八分

引用茯神木五钱　生姜二片　四贴，每晚服

初三日，张肇基、屠景云请得禄贵人脉息弦涩。系气血两亏，不能荣养筋脉，痿痹之症。服养荣蠲痹汤外兼熨药以来，疼痛大减，手足身体渐次起动。议仍用养荣蠲痹汤调理。

黄芪三钱，炙　羌活一钱　赤苓二钱　防风一钱　生地二钱　抚芎一钱　当归二钱　白芍一钱五分，炒　木瓜二钱　桂枝一钱五分　姜黄一钱　川牛膝一钱五分　秦艽一钱五分　甘草八分，生

引用茯神木五钱　生姜二片　晚服

初四日至十一日，禄贵人每日前方养荣蠲痹汤一贴、晚服。前方熨药一贴。

十二日，陈世官、花映墀、李德宣、张淳请得禄贵人脉息弦涩。原系气血两亏，不能荣养筋脉，痿痹之症。以致四肢不能屈伸，周身疼痛，难以转侧。服养荣蠲痹汤外兼熨药以来，疼痛已止，手足身体大觉活动。今议仍用原方加减调理。

禄贵人前方养荣蠲痹汤一贴。熨药四贴。

十三日，禄贵人前方养荣蠲痹痹三贴，每晚服。熨药四贴。

十六日，禄贵人前方养荣蠲痹汤四贴。熨药四贴。

二十一日，禄贵人前方养荣蠲痹汤一贴。

二十二日，陈世官、牛永泰请得禄贵人脉息弦涩。原系气血两亏，不能荣养筋脉，痿痹之症。服养荣蠲痹汤兼熨药以来，疼痛已止，手臂屈伸大见活动。惟腿膝尚不得力。今议用十全大补汤调理。

黄芪三钱　白芍一钱五分　桂心一钱　白术一钱五分　抚芎一钱　牛膝二钱　茯苓二钱　防己一钱五分　续断一钱五分　当归二钱　熟地四钱　甘草六分，炙

引用加茯神木五钱　晚服

二十三日至二十七日，禄贵人前方十全大补汤一贴。熨药一贴。

二十八日，禄贵人前方十全大补汤一贴。前方熨药四分。

二十九日，陈世官、张肇基请得禄贵人脉息弦涩。原系气血两亏，不能荣养筋脉，痿痹之症。服养荣蠲痹汤、十全大补汤兼熨药以来，疼痛已止，手臂屈伸大见活动。惟腿膝不甚得力。今议仍用十全大补汤调理。

前方十全大补汤四贴，每晚服。

十二月初二日，禄贵人前方熨药四贴。

初三日，张肇基、胡增请得禄贵人脉息弦涩。原系气血两亏，不能荣养筋脉，痿痹之症。服养荣蠲痹、十全大补等汤，兼熨药以来，疼痛已止，手臂屈伸大见活动，惟腿膝不见得力。今议仍用十全大补汤加减调理。

初七日，禄贵人前方十全大补汤四贴，每晚服。前方熨药四贴。

初十日，禄贵人熨药四贴。

十一日至二十六日，禄贵人前方十全大补汤每日进一贴。

二十八日，刘彬、刘太平请禄贵人脉息浮弦。系内停饮滞，外受微寒，以致胁肋胀疼，恶寒肢软。今用疏解化饮汤调治。

桂枝一钱五分　白芍一钱五分，炒　半夏一钱五分，制　茯苓一钱五分　升麻八分　柴胡一钱五分　陈皮一钱　归身一钱五分　炙草五分

引用煨姜一片　红枣二枚，水煎　午服

【参考】 禄贵人本年所患之病证中，以痰厥最为严重。按厥证之临床表现以突然昏倒、不省人事、面色苍白、四肢厥冷为主。因其致病原固之不同，其类型又有多种。概其主要病机当由气机运行逆乱。以痰厥而论，常由素多痰湿，突遇精神刺激、气机逆乱、痰随气升、蒙闭清窍，而致昏厥。究禄贵人之发病原因，当与平素气血虚弱，中州运化失司，湿浊内停，痰阻中焦，气逆痰升有关。故服苏合香丸并配合育神化痰汤治疗获效。盖苏合香丸为温开之剂，具宣利气机、解郁开窍之功。因其药多辛香，故与寒邪或痰浊闭塞气机、昏闭神明者最宜。禄贵人在本年所患之较长亦甚为苦者，乃是痹证。《素问·痹论》谓："风、寒、湿三气杂至，合而为痹也。"禄贵人感此病之由，亦是。惟本病之发生除感受风寒湿等邪外，素体之强弱亦有重要之作用。禄贵人身体素弱，乃本病发生之内因，如《济生方》述："皆因体虚、腠理空疏、受风寒湿之气而成痹也。"具体分析，禄贵人之病似属热痹范畴，故御医们常以当归拈痛汤化裁，旨在清利湿热、祛风除湿。治疗采用外熨法，亦有活血通络止痛之功，其效颇著。

五十年正月初二日，杜朝栋请得禄贵人调气和胃汤。

香附一钱五分，炒　当归一钱五分　苍术一钱五分，炒　苏梗一钱五分　白芍一钱五分，炒　薄荷七分　厚朴二钱，炒　柴胡八分，醋炒　茯苓一钱五分　炒栀一钱五分　神曲二钱，炒　甘草五分，生

引用生姜二片　荷叶一钱

初三日，陈世官、张肇基请得禄贵人脉息浮弦。系气弱外感寒凉，以致左胁积气功(攻)痛。议用建中缓肝汤调理。

白芍三钱，炒焦　桂枝一钱五分　甘草一钱，炙　枳壳一钱，炒　半夏二钱，制　茯苓三钱　香附二钱，炒　缩砂一钱五分　白术一钱五分土，炒

引用生姜一片　胶枣二枚　二贴，午晚服

初四日，禄贵人前方建中缓肝汤二贴，午晚服。

初五日至十一日，禄贵人前方建中缓肝汤每日进一贴、晚服。

六月十二日，禄贵人辰砂益元散四两。

二十五日，禄贵人辰砂益元散四两，灯心三钱。

七月初二日，禄贵人辰砂益元散四两，香薷丸二十丸，灯心五钱。

初九日，丁进忠请得禄贵人疏解调荣汤。

藿香梗一钱五分　苏梗一钱　半夏一钱五分，制　厚朴一钱　陈皮一钱五分　当归二钱　焦芍二钱　茯苓二钱　川芎一钱　柴胡一钱　白芷一钱　炒栀一钱五分　甘草五分，生

引用生姜三片　红枣肉二枚　晚服

初十日，陈世官、马敬伦请得禄贵人脉息浮弦。系荣分有热，外受风凉，以致发热头疼，周身拘紧，今议用疏风清解饮调理。

羌活一钱　独活一钱　柴胡一钱　黄芩一钱五分　川芎一钱　赤芍一钱　茯苓一钱五分　枳壳一钱五分，炒　桔梗一钱五分　玉竹一钱五分　苍术一钱　甘草片五分

引用生姜二片　晚服

十一日，禄贵人前方疏风清解饮一贴。千金膏四张，自备红缎有样子。

十二日，陈世官、李德宣请得禄贵人脉息弦缓。风寒已解，荣分亦行，惟湿热未净。议用调荣除湿汤调理。

当归二钱 白芍二钱，炒 川芎一钱 白术一钱五分，炒 木瓜二钱 牛膝二钱 丹皮一钱五分 缩砂一钱五分，研 香附二钱，炒 桂枝一钱 茯神木三钱 甘草五分，炙

引用生姜一片 晚服

十三日，田福、丁进忠请得禄贵人调荣和胃汤。

当归二钱 白芍二钱 川芎一钱 丹皮一钱五分 炒栀一钱五分 花粉三钱 香附二钱 缩砂一钱五分 神曲二钱 谷芽一钱五分 木瓜一钱 牛膝一钱五分 酒军一钱五分

引用生姜二片 红枣肉二枚

十四日，陈世官请得禄贵人和胃化饮汤。

陈皮一钱五分 枳壳一钱五分，炒 桔梗一钱五分 半夏一钱五分 缩砂一钱 花粉二钱 茯苓二钱 藿香一钱 香附二钱，炒 厚朴一钱五分，炒 神曲二钱，炒焦

引用益元散三钱 生姜一片 灯心五十寸 午服

十五日，禄贵人前方和胃化饮汤一贴。

十六日，丁进忠请得禄贵人加味保和丸五服，每服二钱，滚白水送。

二十七日，禄贵人灯心五钱，陆续冲汤代茶。千金膏四张。

八月初九日，禄贵人千金膏八张。

十六日，禄贵人防风通圣丸五服，每服一钱。

九月十一日，禄贵人桑白皮一两，每次一钱煎汤。

十月三十日，田福请得禄贵人清热和胃汤。

藿香梗一钱 苏梗一钱 厚朴一钱五分，炒 半夏曲一钱五分，炒 枳壳一钱，炒 桔梗一钱 天麻一钱 茯苓二钱 栀子一钱，炒 广皮一钱五分 麦芽一钱五分，炒 黄连七分，姜炒 甘草五分，生

引用生姜二片 红枣二枚

【参考】 禄贵人身体虚弱，故易于感冒。其外感亦常导致肝胃不和，故常于疏风解表之中，加以舒肝和胃之品。而其素有湿热之邪，亦已引起御医之重视。

五十一年二月十六日，禄贵人千金膏八张。

三月十二日，丁进忠请得禄贵人香苏正胃汤。

香附二钱，炒 苏梗一钱 藿香梗一钱五分 青皮一钱五分，炒 厚朴一钱五分 枳壳一钱五分，炒 半夏一钱五分，制 陈皮一钱五分 神曲二钱，炒 吴萸五分 黄连五分，姜炒 茯苓二钱

引用生姜二片 佛手柑一钱 晚服

十三日，禄贵人加味保和丸五服，每服三钱。

十七日，禄贵人木香槟榔丸五服，每服二钱。元明粉二钱。

四月二十四日，姜晟、屠景云请得禄贵人脉息浮数。系肺胃有热，外受风瘟，以致右项红肿，发热恶寒，头疼身痛，今议用荆防消毒饮调治。

荆芥一钱五分 防风一钱五分 羌活一钱五分 柴胡一钱 前胡一钱 枳壳一钱五分，炒 桔梗二钱 牛蒡二钱，炒研 连翘二钱，去心 板蓝根一钱五分 薄荷一钱 甘草八分，生

引用生姜三片 荷叶一钱 午晚服二贴

二十五日，田福请得禄贵人脉息浮滑。系肺胃不清，外受风凉，发热咽痛，右项红肿，头闷身酸，服荆防消毒饮，表凉已解，咽痛渐减，惟内热尚盛，红肿未消。今拟清热利咽

汤。

荆穗一钱五分　防风一钱五分　薄荷八分　牛蒡子一钱五分，研　桔梗二钱　元参一钱五分　僵蚕一钱五分　赤芍一钱　连翘一钱五分　花粉二钱　前胡一钱　赤苓一钱五分　甘草八分

引用荷叶一钱　二贴，午晚服

二十六日，张肇基、马敬伦、田福请得禄贵人脉息滑数，系肺胃不清，外受风凉，服荆防、消毒、利咽等汤，风凉咽痛渐减，惟右项红肿未消，内热犹盛。今议用清热利咽汤加减调理。

荆穗一钱五分　防风一钱五分　薄荷一钱　牛蒡子一钱五分　桔梗二钱　元参一钱五分　僵蚕一钱五分，炒　赤芍一钱五分　枳壳一钱五分，炒　连翘二钱　花粉二钱　赤苓一钱五分　甘草八分，生

引用姜皮二片　荷叶二钱　二贴，午晚服

二十七日，陈世官、张肇基、姜晟请得禄贵人脉息微浮。原系风热咽痛之症。服清热利咽汤，风凉已解，咽痛大减。惟余热未净，腿膝酸痛。议用清热和中汤调理。

薄荷八分　牛蒡一钱五分　桔梗一钱五分　柴胡一钱　连翘一钱五分　枳壳一钱　元参一钱五分　浙贝一钱五分　僵蚕一钱　甘草五分

引用灯心五十寸　一贴，晚服

五月二十日，田福请得禄贵人脉息沉缓。两腿足抽筋疼肿。今拟除湿拈痛汤。

当归一钱五分，酒洗　防风一钱　猪苓一钱　泽泻一钱　茵陈一钱五分　苍术一钱　桂枝七分　牛膝二钱　独活一钱　升麻五分　薏苡仁三钱，炒　赤苓二钱　广皮一钱五分　甘草三分，生

引用姜皮二片　晚服一贴

五月二十一日，花映墀、鲁维淳请得禄贵人脉息沉缓。系风湿下注、袭于经洛(络)，以致两腿足抽筋，屈伸疼痛。今议用当归拈痛汤调理。

当归三钱，酒洗　羌活一钱五分　防风一钱五分　威灵仙一钱五分　木瓜三钱，酒洗　苍术一钱五分，炒　茵陈三钱　赤苓一钱五分　猪苓一钱五分　黄芩一钱五分　怀牛膝二钱　甘草三分

引用生姜二片　二贴，午晚服

二十二日，李德宣、牛永泰请得禄贵人脉息弦缓。系风湿下注，袭于经络，以致两腿足抽筋，屈伸疼痛。服当归拈痛汤，左腿疼痛稍减。议仍用原方加减调理。

当归三钱　防己一钱　苍术一钱五分　木瓜三钱　黄柏一钱　茵陈二钱　羌活一钱五分　牛膝二钱　秦艽一钱五分　赤苓二钱　桂枝一钱　甘草五分　威灵仙一钱五分

引用生姜一片　二贴，午晚服

二十三日至二十五日，禄贵人前方当归拈痛汤每日进二贴，午晚服。

二十六日，禄贵人前方当归拈痛汤一贴。

六月二十二日，禄贵人长形千金膏四张。

二十五日，禄贵人益元散十服，每服二钱。香薷丸十丸。

八月二十五日，禄贵人千金膏十张。

十一月初五日，禄贵人千金膏六张。

二十八日，禄贵人缩砂二两。白豆蔻二两。

十二月二十五日，禄贵人千金膏十张。

【参考】 痹证已为禄贵人之痼疾，故每每进当归拈痛类方药。风瘟之疾则系偶感，故经用荆防消毒饮等方，祛风清热解毒，获愈。其间，亦常贴用千金膏。按宫中配方中无此名，但有千金封脐膏，方由补肾温阳、通经活络之品，配合麝香、龙脑之属而成。谓："专

补虚损固下元、通三关、壮五脏，有返老还童、益寿延年之妙。”称：“妇人子宫虚冷，久不受孕、赤白带下、产后肠风、贴之无不神验。”或许禄贵人所用之千金膏即是该方。

五十二年正月二十四日，禄贵人千金膏六张。

三月初四日，禄贵人千金膏二张。

二十日，总管刘秉忠传禄贵人防风通圣丸三服每服三钱。

四月二十日，禄贵人千金膏六张。

五月二十一日，丁进忠请得禄贵人藿香正气丸，每服三钱，二服。益元散，每服二钱，二服。

二十五日，禄贵人辰砂益元散十服，每服二钱。

六月初二日，禄贵人辰砂益元散十服，每服二钱。

十三日，禄贵人辰砂益元散十服，每服二钱。

十七日，禄贵人腰形千金膏四张，每服重二钱。

九月二十八日，刘太平请得禄贵人藿香正气丸末，三钱一服，二服。

引用生姜二片　红枣二枚　煎汤冲服

腰形千金膏十张。

二十九日，田福请得禄贵人清解饮。

荆穗一钱　薄荷六分　防风一钱　川芎一钱　白芷八分　菊花一钱　石膏一钱，煅　黄芩一钱五分　花粉二钱　桔梗一钱五分　赤苓二钱　甘草五分

引用姜一片　灯心五十寸　一贴，晚服

三十日至十月初二日，禄贵人前方清解饮每日进一贴，晚服。

十月初三日，田福请得禄贵人清肝和胃汤。

柴胡一钱，醋炒　抚芎一钱　香附一钱五分，酒　白芍一钱五分，酒炒　当归一钱五分，酒洗　茯苓二钱　薄荷五分　麦芽二钱，炒　栀子一钱五分，炒　厚朴一钱，姜炒　神曲一钱五分，炒焦　甘草五分

引用生姜一片　红枣肉二枚

初四日，张肇基、姜晟请得禄贵人脉息弦数。饮热气滞，外受风凉，以致身软恶寒，左胁满痛。今议用疏解正气汤调理，初六日加木瓜三钱。

藿香一钱五分　苏梗一钱五分　厚朴一钱五分，炒　陈皮一钱五分　青皮一钱五分　枳壳一钱五分，炒　萸连一钱　木香八分，研　大腹皮一钱五分　甘草八分，生

引用生姜三片　红枣三个

初五日，张肇基、田福请得禄贵人前方疏解正气汤一贴。

初六日，张肇基、田福请得禄贵人前方疏解正气汤一贴。

初七日，张肇基、田福请得禄贵人前方疏解正气汤一贴。

初八日，田福请得禄贵人，调中正气汤。

苏梗一钱　枳壳一钱五分　广皮一钱五分　半夏曲一钱五分，炒　厚朴一钱五分　赤苓二钱　当归一钱五分　熟军二钱　木瓜三钱　山楂一钱五分，炒　麦芽一钱五分，炒　甘草五分，生

引用生姜二片　红枣肉二枚

初九日，禄贵人前方调中正气汤一贴，晚服。

初十日，禄贵人前方调中正气汤一贴，晚服。

十二月二十五日，禄贵人千金膏四张。

五十三年正月十八日，张肇基、王文彬请得禄贵人脉息浮数，系内有饮热，外受风凉

之症。以致头目不清，胸闷咳嗽。今议用清解杏苏饮调理。

杏仁二钱，炒　苏叶一钱五分　枳壳一钱五分　陈皮一钱五分　前胡一钱五分　防风一钱五分　桔梗二钱　赤苓二钱　葛根一钱五分　桑皮一钱五分　瓜蒌子三钱　甘草八分

引用生姜二片　灯心三十寸　二贴，午晚服

十九日，姜晟，牛永泰请得禄贵人脉息浮数。系内有痰热，外受风凉，以致头疼身痛，发热咳嗽。今议用疏解正气汤调理。

羌活一钱五分　苏叶一钱五分　防风一钱五分　杏仁二钱　枳壳一钱五分　桔梗一钱五分　桑皮一钱五分　花粉一钱五分　瓜蒌二钱　酒芩二钱　甘草六分

引用生姜二片　午晚服二贴

二十日，李德宣、鲁瑾请得禄贵人脉息弦缓。原系内有滞热，外受微凉，服疏解正气汤外凉已解，惟里热未清。今议用清热和胃汤调理。

黄芩二钱，生　赤苓二钱　半夏二钱，制　枳实二钱　竹茹二钱　酒军三钱　神曲二钱，炒　麦芽二钱　甘草五分，生　陈皮一钱五分

引用生姜一片　午服一贴

二十一日，张肇基、鲁维淳请得禄贵人脉息弦缓。系内有滞热，外受微凉。服疏解正气汤外凉已解，惟里热未清。今议用清热和胃汤调理。

黄芩一钱五分　赤苓二钱　半夏一钱五分　枳实一钱五分　厚朴一钱五分　花粉一钱五分　竹茹一钱五分　生军二钱　神曲二钱　麦芽二钱　炒栀二钱　甘草五分

引用生姜一片　一贴，午服

二月十五日，禄贵人千金膏四张。

三月二十五日，禄贵人千金膏六张。

四月十一日、二十二日、六月初七日，禄贵人每日千金膏四张。

六月十九日、七月初二日，禄贵人每日香薷丸二十丸，辰砂益元散二十包。

七月二十八日、十二月十九日，禄贵人千金膏各四张。

【参考】　五十二、五十三两年，禄贵人未曾大病，但因体虚故仍易于感冒。千金膏仍常常贴用，或对其病情有益。

五十四年正月十八日，禄贵人防风通圣丸二服，每服三钱。

二十日，刘太平请得禄贵人防风通圣丸三钱，小菊花　钱。

二十一日，禄贵人防风通圣丸三钱，小菊花一钱。

二月二十日，刘太平请得禄贵人清肺抑火丸五服，每服三钱。滚白水送下。

二十五日，禄贵人千金膏十四张。

三月初五日，刘太平请得禄贵人小活络丹四丸。

初七日，李德宣、刘太平、沙惟一、鲁瑾请得禄贵人舒筋养荣丸一料。

当归二两　白芍一两　抚芎六钱　生地四两　茯苓一两　白术一两　五加皮一两五钱　续断二两　威灵仙八钱　羌活八钱　独活八钱　防风五钱　细辛三钱　木香三钱　半夏曲二两　秦艽一两　白芷六钱　黄芩八钱　甘草三钱，炙　风化硝六钱　枳实一两

共为末，炼蜜为丸，桐子大。

初九日，禄贵人舒筋养荣丸二钱一服，五服。

初十日，鲁维淳请得禄贵人脉息弦数。系肝肺饮热、气道不宣，以致胸满痰盛，心烦身软。今用清金化饮汤调理。十一日，减去桔梗，加大黄、元明粉、炒栀仁各一钱。

苏梗一钱五分　厚朴一钱五分，炒　半夏一钱五分，制　赤苓二钱　青皮一钱五分，炒　竹茹一钱五分　桔梗一钱五分　黄芩一钱五分　焦曲二钱　瓜蒌一钱五分　枳壳一钱，炒　甘草五分，生

引用生姜二片　一贴，午服

【参考】 本方十一日加大黄、元明粉等已仿大承气汤意，胸满痰盛用此，系以肺与大肠相表里，俾热从下行而上焦自然宣通。

十一日，张文瑞请得禄贵人前方清金化饮汤一贴，午服。

十二日，刘太平、牛永泰请得禄贵人脉息弦缓。系肝肺饮热，气道不宣。服清金化饮汤，饮热渐清，气道亦开，惟荣分有热，今用凉膈调荣饮调理。

当归二钱，酒洗　赤芍一钱五分　丹皮一钱五分　炒栀一钱五分　黄芩一钱五分，炒　连翘二钱　酒军二钱　元明粉二钱，冲　枳实二钱，炒　生地二钱　甘草六分

引用荷叶蒂二枚　午服一贴

【参考】 凉膈散具泻火通便之作用，本方寓调胃承气汤之意，为“以下为清”法，通过下之手段而达清上之目的。

十三日，刘太平、鲁瑾请得贵人脉息已和、关防已行。照方减去大黄、元明粉，加黄柏一钱酒炒，午服一贴。

十四日，禄贵人前方凉膈调荣饮一贴。

闰五月初四日，张肇基、鲁瑾请得禄贵人脉息虚滑。系内有痰热、外受风热，以致神昏咽喉痰鸣不语。今急用通关散吹治不应，并灌牛黄清心丸，设法用星香化痰汤挽治。谨奏。

胆星一钱　木香一钱　枳壳一钱五分　橘红二钱　半夏二钱，制　黄连一钱，生　石菖蒲一钱　茯神二钱　僵蚕一钱，炒　甘草八分，生

引用生姜汁一茶匙

初五日，张肇基、鲁瑾请得禄贵人脉息暴闭。神昏不语，痰壅气堵。急用通关散、牛黄清心丸、清金锭、星香化痰汤、十香返魂丹等药，灌治不应，于本日丑时薨逝。谨奏。

总管张进喜萧德禄奏过，奉旨：知道了。

【参考】 禄贵人于本年薨逝。究其死因，当以中风暴闭可能性为大。良由气血亏损，阴阳失调，痰火壅盛，闭塞清窍，以致神气无根而死亡。急救时所用通关散等药，宫中配方，亦有记载。宫中通关散较《丹溪心法附余》所载多麝香一味，旨在加强其通窍作用。宫中之牛黄清心丸亦较《痘疹世医心法》之牛黄清心丸，药味为多，治疗范围亦广。十香返魂丹为宫中重要急救药，与目前市面所售略有不同，且有不用引药、更为他书所不载。总之禄贵人的抢救措施为开窍通关、凉开温开俱用，清火与化痰并行。

十　晋贵人

1　疏风除湿汤方

六十三年七月初九日，涂景云、钱景请得晋贵人疏风除湿汤。

荆芥一钱五分　薄荷一钱五分　蝉蜕一钱五分　苦参一钱五分　防风二钱　桔梗一钱五分　酒芩二钱　小生地三钱　柴胡一钱五分　羌活一钱五分　苍术一钱五分　川芎一钱五分

引用生姜皮一钱　一贴，晚服

初十日，涂景云、钱景请得晋贵人前方疏风除湿汤一贴，晚服。

十一日，涂景云、钱景请得晋贵人。

荆芥一钱五分 薄荷一钱五分 蝉蜕一钱五分 防风一钱五分 桔梗一钱五分 苍术二钱 柴胡一钱五分 酒芩二钱 茵陈三钱 小生地三钱 泽泻二钱 赤苓三钱

引用生姜皮一钱 一贴，晚服

2 脓窠疮治案

九月初四日，花映墀、陶尚义请得晋贵人系肺胃有热，外受风湿，以致两手起碎小脓泡，不时痒痛、游走不定，已成脓窠疮之症。今外擦绣球丸，内服防风通圣丸调理。十六日，减去龙骨，加松香三钱、黄丹三钱。

大枫子肉六钱 木鳖子肉六钱 蛇床子五钱 轻粉三钱 苦参六钱 黄柏六钱 雄黄六钱 硫黄六钱 水银三钱，铅煅 黄连三钱 潮脑八钱 萆麻子肉六钱 枯矾六钱 龙骨三钱

共为细末，用红枣肉，捣成泥，入前药末，合匀，擦患处。

外防风通圣丸三钱一服，十服。

初五日，花映墀、陶尚义请得晋贵人系肺胃有热，外受风湿，以致两手起碎小脓泡，不时痒痛，游走不定，已成脓窠疮之症。今外擦绣球丸内服防风通圣丸。

【参考】 脓窠疮为化脓性皮肤病。初起皮肤起疹及水泡，甚痒。遂即变如黄豆大脓疱，疼痛异常，溃后凹陷成窠、有脓干后结黄痂。多由肺热脾湿交感而成。治疗之法宜清热除湿解毒。治疗时常内治外治并用。晋贵人之病，御医们内服防风通圣类药，当有功效，惟外治法所用之绣球丸药物中有轻粉、水银、硫黄等药。确有效，似可减量。

初九日，晋贵人合前方绣球丸一零，外防风通圣丸，二钱一服，十服。

十六日，晋贵人防风通圣丸，二钱一服，十服。

十七日，晋贵人灯心二钱。

十八日，晋贵人合前方绣球丸一零。

二十日，晋贵人防风通圣丸，二钱一服，二十服。

二十二日，花映墀、陶尚义请得晋贵人脉息和缓。原系脓窠疮之症。用药以来，诸症俱减，惟风湿过盛，头面微肿，今内服凉血消风饮，外擦绣球丸调治。

二十四日，加茯苓皮三钱 当归三钱 生地二钱 蝉退一钱五分 荆穗一钱五分 防风一钱五分 苍术二钱，炒 苦参二钱 知母二钱，炒 木通三钱 石膏二钱，煅 何首乌二钱，酒洗 甘草八分

二十四日，陶尚义请得晋贵人前方凉血消风饮二贴，每晚。

二十六日，花映墀、陶尚义请得晋贵人前方凉血消风饮二贴，每晚。

外苦参四两。

十月初五日，沙惟一、钱景请得晋贵人防风通圣丸二钱一服，十服。

二十日晋贵人防风通圣丸二钱一服，十服。

【参考】 晋贵人之脓窠疮证，经用防风通圣配合绣球丸外治，已收显效。考绣球丸系《医宗金鉴》方，主治干疥。其原方药味较少，本案所用已有加减。但宫中配本中未载。

十一 揆常在

1 淋痛经闭症治案

乾隆二十年八月三十日，臣邵正文、臣孙埏柱、臣栗坚请得揆常在脉息微细。系阴虚

气弱，淋痛经闭之症。服药以来，时减时复。因感微凉，寒气上冲。呃逆、迷晕、胸满自汗，随用参姜、元武、建中、调中益气等汤，诸症渐减。惟发热淋痛、期分未至。此属心脾不足、荣分虚寒所致。臣等议仍用调中益气汤加减，兼温经丸调理。谨此奏闻。调中益气汤

人参二钱 黄芪三钱，炙 白术一钱五分，土炒 陈皮一钱 茯苓二钱 当归一钱五分 白芍一钱五分，酒炒 半夏曲三钱 苍术一钱五分，炒 黄柏八分，炒 羌活五分 炙甘草七分

引用生姜一片 晚服

十二 三阿哥

1 济阴缓肝汤治劳嗽案

八月三十日，臣邵正文、臣孙whose埏柱、臣栗坚请得三阿哥系阴分微亏，肝经血热，薰灼肺气，呛嗽吐血之症。服药以来，吐血已止，诸症递减，寝食如常。惟有时微觉咳嗽，脉息尚弦。此属肝肺未和所致。臣等议早用归芍异功丸，晚仍服济阴缓肝汤调理。谨此奏闻。济阴缓肝汤

熟地二钱 当归一钱五分 白芍二钱，酒炒 枇杷叶一钱五分，炙 麦冬二钱 丹皮一钱五分 阿胶二钱，蒲黄炒 川贝母一钱五分，去心 桑叶二钱 旱三七二钱 炙龟板三钱，酥 甘草八分，生

引用藕节二枚 晚服

十三 五阿哥

1 服用人参记录

乾隆三十年十二月二十日起，至三十一年正月二十一日，五阿哥汤药内用过人参拾伍两伍钱，人参汤用过人参叁钱。

【参考】 五阿哥即荣纯亲王永琪。乾隆六年二月生。三十年十一月封王位，三十一年三月初八日薨，年二十六岁。据载五阿哥一月之内服用人参共拾伍两捌钱。平均日进人参五钱余。按人参虽为补中圣品，具大补元气，固脱生津、补益脏腑之功用。但五阿哥以弱冠之年日进半两，亦嫌过量。《本草新编》谓：“人参必须有辅佐之品，相济成功，未可专恃一味，期于必胜也。”可称中肯之谈。近年来，各国对人参的合理使用已进行研究，并就滥用人参产生的“人参滥用综合征”加以讨论，以资引起重视。

十四 十一阿哥

1 调理用方

乾隆四十八年七月初五日，十一阿哥山药二两，薏苡仁二两。

初八日，十一阿哥车前子三钱，益元散四两。

十一日，十一阿哥平安丸五丸。

十三日，十一阿哥蕲艾二两，川椒二钱。

十五日，十一阿哥藿香正气丸，三钱一服，五服；二钱一服，五服。辰砂益元散二十服，每服二钱。

八月初六日，十一阿哥藿香正气丸五服，每服二钱；胃苓丸五服，每服二钱。

初九日，十一阿哥藿香正气丸十服，每服三钱。川椒二两。

十一月初九日，十一阿哥秋石一两五钱，三七二钱。

【参考】 十一阿哥即成亲王永瑆。三七具消肿散瘀、止血定痛作用。秋石具滋阴降火之功。多外用。

二十日，十一阿哥藿香正气丸十服，每服三钱。三七五钱。

十二月初五日，十一阿哥藿香正气丸十服，每服三钱。

四十九年三月十四日，十一阿哥藿香正气丸十服，每服三钱。

五月十九日，十一阿哥辰砂益元散三十包，每包二钱。香薷丸三十丸。

十月初三日，十一阿哥苍术四钱。

十一月二十五日，十一阿哥藿香正气丸，三钱、二钱，各一服。

五十年二月初三日，十一阿哥藿香正气丸五服，每服二钱。

四月十四日，十一阿哥胃苓丸十服，每服三钱。

七月十七日，十一阿哥冰片五分，麝香五分。

十月十七日，十一阿哥藿香正气丸四服，每服三钱。

十一月初五日，十一阿哥煅石膏三钱。

初七日，十一阿哥清肺抑火丸五服，每服三钱。

2 风火牙痛治案

吴尊夔看得十一爷齿病，原因风火相激，以致作痛。宜用散火宣风汤漱之，吐去勿咽。

防风一钱　荆穗一钱　蜂房一钱　石膏二钱　火硝一钱　雷丸一钱　川椒五分

右药水盅半，煎八分热，漱仍吐去。

【参考】 是方辛温甘寒并用，具搜风定痛，解毒杀虫之功。

清胃散火汤

防风二钱　荆穗二钱　煅石膏二钱　升麻一钱　黄芩一钱五分　炒栀一钱五分　薄荷三钱　甘草六分

引用生姜一片

初八日，李德宣、鲁维淳、吴尊夔、周良弼请得十一阿哥脉息浮数。系肝胃有热，外受微风，以致左边牙上宣肿疼痛。议用清胃泻黄汤，兼漱口药调理。

防风二钱　荆穗二钱　升麻一钱　煅石膏二钱　黄芩一钱五分　栀子一钱五分，炒　薄荷二钱　甘草六分

引用生姜一片　一贴，晚服

漱口药

防风一钱　荆穗一钱　蜂房一钱　煅石膏二钱　火硝一钱　雷丸一钱　川椒五分

用水盅半，煎八分热，漱。

初九日，张肇基、花映墀、李德宣、吴尊夔、周良弼请得十一阿哥脉息浮数。系肺胃有热，外感风凉，以致左边上牙宣肿，头痛恶寒，昨用清胃泻黄汤，兼漱口药，症势微减，今用消风清胃饮调理。

荆穗一钱五分　防风一钱五分　羌活一钱五分　柴胡一钱五分　煅石膏二钱　黄芩一钱五分　升麻一钱　薄荷一钱　栀子一钱五分，炒　连翘一钱五分　川芎一钱　甘草八分

引用荷叶蒂一个　灯心一束　一贴

初十日，陈世官、张肇基、花映墀等请得十一阿哥原系风热牙痛之症。昨服消风清胃饮，兼漱口药，搽牙散、风热已解，肿痛大减。今宜止汤药，仍用漱口药兼搽牙散调理。

3 使用三七等药之记录

二十日，十一阿哥三七三钱，藿香正气丸三服，每服三钱。

五十一年正月二十七日，太监张朝奉取十一阿哥三七二两。

三月十一日，十一阿哥三七二两，太监刘义来要去。

二十四日，十一阿哥三七二两。

二十七日，十一阿哥三七二两。

五月十二日，十一阿哥三七二两，太监赵进忠要去。

六月初四日，十一阿哥三七二两。

七月十一日，十一阿哥三七一两。

闰七月十五日，十一阿哥三七二两。

十九日，十一阿哥冰片一钱，麝香一钱。

八月十五日，十一阿哥三七四两。

【参考】 连续服用三七，结合有关脉案，可知用以止血或痔疮出血。

十一月初五日，李德宣请得十一阿哥苍术地榆汤。

苍术二钱，炒黑　地榆二钱　生地四钱　白芍二钱　条芩一钱五分　荆穗三钱，炭　蒲黄三钱，炭

引用生姜一片　藕节三钱　五贴，每晚服

五十二年五月初一日，十一阿哥朱砂雄黄整末各二包。

五月初九日，十一阿哥三七一两。

六月十一日，十一阿哥胃苓丸二服，每服三钱。

二十五日，十一阿哥冰片二钱，麝香二钱。

九月十八日，十一阿哥地骨皮一两，椿根皮一两，桑白皮一两。

【参考】 地骨皮功可清热凉血；椿根皮可清热燥湿、止血杀虫。桑白皮泻肺平喘。地骨皮桑白皮组方加粳米、甘草为泻白散治肺热咳嗽。

二十四日，十一阿哥椿根皮一两。

二十八日，十一阿哥棒根皮二两。

十月初四日，十一阿哥何首乌二两。

初十日，张肇基看得十一阿哥何首乌二两，龙骨二两煅。

十一月二十一日，十一阿哥何首乌二两。

二十九日，十一阿哥龙骨六两为末，兑蜜为丸。

三十日，十一阿哥何首乌四两。

十二月初六日，十一阿哥三七二两。

二十九日，十一阿哥龙骨末八两，何首乌八两，炼蜜为丸。

五十三年正月十一日，十一阿哥藿香正气丸三钱一服，十服。

十八日，十一阿哥何首乌二两。

二月二十四日，十一阿哥龙骨末六两，炼蜜为丸，何首乌四两。

三月二十四日，十一阿哥龙骨末六两，炼蜜为丸，何首乌四两。

四月十一日，十一阿哥杜仲四钱。

十三日，十一阿哥藿香正气丸一两，分四服。

五月初四日，十一阿哥何首乌一斤，自要朱砂雄黄整末各二钱。

十三日，十一阿哥何首乌一斤，自要。

六月初四日，十一阿哥香薷丸二十丸，益元散二十包。

十五日，十一阿哥清肺抑火丸三钱一服，二服。木香槟榔丸三钱一服，二服。

十六日，十一阿哥清肺抑火丸三钱一服，十服。木香槟榔丸三钱一服，十服。

二十七日，十一阿哥香薷丸十丸，益元散十包。

七月二十八日，十一阿哥白芍二两。

八月初一日，丁进忠请得十一阿哥茵陈四苓汤。

茵陈三钱　猪苓一钱五分　泽泻一钱五分　白术二钱　赤苓二钱　羌活五分

引用生姜二片　灯心一束　一贴晚服

【参考】 本方重在清利膀胱湿热。加羌活者取风能胜湿之意。

初二日至十一日，十一阿哥前方茵陈四苓汤，每日一贴。

【参考】 纵观十一阿哥脉案，无较特殊病证，惟牙痛之漱口方尚属可取。

十五　十一阿哥福晋

1　风热咽痛治案

乾隆四十七年七月二十六日，陆廷贵请得十一福晋脉息浮数。病系风热之症，以致发热恶寒、咽喉疼痛。今用疏风清热汤调理。

荆穗一钱五分　牛蒡一钱五分，炒研　薄荷一钱五分　防风一钱五分　桔梗二钱　黄芩二钱　连翘二钱　山栀一钱五分，炒　元参二钱　银花二钱　甘草一钱，生

引用生姜三片　灯心一束

二十七日，陆廷贵请得十一福晋疏解利咽汤。

荆穗一钱五分　防风一钱五分　牛蒡子二钱，炒研　柴胡一钱五分　姜连八分　连翘二钱　僵蚕一钱五分　黄芩二钱　金银花二钱　苦桔梗三钱　生山栀一钱五分　甘草一钱

引用生姜三片　灯心一束

二十八日，陆廷贵、丁连、栗国柱请得十一福晋加味甘桔汤。

元参二钱　苦桔梗三钱　条芩一钱五分　山豆根一钱五分　薄荷一钱　生石膏二钱　射干一钱五分　羚羊角一钱五分　丹皮二钱　连翘 钱五分　甘草一钱

引用淡竹叶二钱　灯心一束

二十九日，罗衡，田福请得十一福晋脉息浮数。系肺胃有热，微受风凉，以致烦热咽喉疼痛，左项微浮，食后呕恶。今用清咽利膈汤调理。

牛蒡三钱，研　荆穗一钱五分　防风一钱五分　桔梗三钱　连翘一钱五分　栀子一钱五分，炒　元参二钱　花粉二钱　枳壳一钱五分，炒　麦芽二钱　浙贝母二钱，去心　甘草七分

引用姜皮二片　荷蒂二个　二贴，每晚服

外用胡黄连一钱。

八月初二日，罗衡、田福、陆廷贵请得十一福晋脉息弦数。原系风热咽痛之症，服清咽利膈汤风凉已解，咽痛大减，惟余热未清，胃气不和。议用清热和胃汤调治。

元参一钱五分　花粉一钱五分　连翘一钱五分　枳壳一钱五分，炒　黄芩一钱五分　桔梗二钱　浙贝母一钱五分　神曲二钱，炒　牛蒡一钱五分，研　麦芽二钱，炒　赤苓二钱　甘草八分

引用荷叶一钱　灯心五十寸　二贴，每晚服

初九日，十一福晋越鞠保和丸十服，每服二钱。

2 饮热治案

十八日，十一福晋清肺抑火丸三钱一服。藿香正气丸每服三钱，各十服。

十九日，田福请得十一福晋清肺抑火丸十服，每服三钱。

十月初四日，丁进忠请得十一福晋清热化饮汤。

苏梗叶一钱五分 薄荷一钱 陈皮一钱五分 半夏一钱五分，制 苍术一钱五分 枳壳一钱五分，炒 赤苓二钱 炒栀一钱五分 姜连一钱 大腹皮一钱五分 神曲二钱，炒 山楂一钱五分，炒

引用生姜二片 灯心三十寸

初五日，丁进忠请得十一福晋大橘皮汤，初六日加柴胡一钱、瓜蒌二钱。

橘红一钱五分 赤苓二钱 泽泻一钱五分 苍术二钱，炒 厚朴一钱五分，炒 枳壳一钱五分，炒 滑石二钱 木香一钱，冲 黄连一钱 槟榔一钱五分 苏梗一钱五分 甘草五分，生

引用生姜皮二片 灯心三十寸，晚服

初六日，丁进忠请得十一福晋前方大橘皮汤一贴。

【参考】 大橘皮汤方出自《奇效良方》，主治湿热内蕴脘腹胀满、小水不利等症。

乾隆五十三年二月二十二日，王诏恩请得十一福晋脉息沉滑。系饮热有痰之症，以致头闷身酸、咳嗽胸满，胃有时痛，四肢酸懒。今用清热化饮汤调理。

苏梗一钱 半夏二钱，制 陈皮一钱五分 杏仁二钱，研 前胡一钱 茯苓一钱 焦曲三钱 枳壳一钱五分，炒 香附三钱，醋炒 缩砂一钱五分，研 南楂二钱，微炒 甘草五分，生

引用生姜一片 灯心一束 二贴，今晚明早

二十三日，王诏恩请得十一福晋脉息沉滑。原系饮热痰盛之症，以致头闷身酸、咳嗽胸满，(中残)

苏叶一钱 半夏二钱 藿香叶一钱五分，陈皮一钱五分 杏仁二钱 枳壳一钱五分 香附三钱 柴胡一钱 前胡一钱 桔梗一钱五分 黄芩一钱 甘草五分 焦曲二钱

引用荷叶梗七寸 生姜三片

二十四日，姜晟、王诏恩请得十一福晋脉息沉滑。原系内有饮热，外感风凉之症。服过疏解化饮等汤，表凉已解，惟痰热不清。今议用枳桔陷胸汤调理。二十五日，加厚朴二钱。

半夏三钱，制 整瓜蒌五钱 黄连一钱，姜炒 枳壳一钱五分，炒 桔梗一钱五分 杏仁一钱五分，炒 青皮一钱五分 陈皮一钱五分

引用生姜五片 二贴，每晚服

【参考】 小陷胸汤出自《伤寒论》，功能清热开结、涤痰。与桔、枳诸品相伍，治痰热在胸当有效。

二十六日，姜晟、王诏恩请得十一福晋脉息弦软。原内有痰热，外感风寒之症。以致发热恶寒，胸满咳嗽，服过疏解化饮、陷胸等汤。表凉已解，惟痰热不清，胸满咳嗽，夜间少寐。今议用和肝理肺汤调理。

当归二钱 白芍一钱五分 半夏二钱，制 陈皮一钱 杏仁一钱五分 枳壳一钱五分 甘草八分，生

引用秋梨五片

二十七日，姜晟、王诏恩请得十一福晋脉息弦软。原系内有痰热、外感风寒之症。以致发热恶寒，胸满咳嗽，服过疏解清热化饮、陷胸理肺等汤，诸症渐减。惟痰热不清、胸

满咳嗽、夜间少寐。今用理气化痰汤调理。

青皮一钱五分　陈皮一钱五分　半夏二钱　生军三钱　槟榔一钱五分　木香一钱　滑石三钱　猪苓一钱　泽泻一钱五分　甘草五分

引用灯心三十寸　竹叶十片　午服

二十八日，张肇基、姜晟、王诏恩请得十一福晋脉息弦数。系内有痰热，外感风寒。服过疏解、化饮、理肺等汤，外感已解。惟痰热壅盛、咳嗽不寐。今议用滋阴育神汤调治。

生地五钱　当归二钱　白芍一钱五分　半夏一钱五分　竹茹一钱五分　麦冬二钱　茯神三钱　远志一钱五分　丹皮二钱　甘草八分　枣仁二钱，炒　知母一钱五分

引用灯心五十寸　竹叶二十片　二贴，早午服

本日未正，姜晟、王诏恩请得十一福晋二冬膏一零。

天门冬六两　麦冬六两

共合一处、熬膏。加蜜一两。

申正，姜晟、王诏恩请得十一福晋生脉六君汤。

玉竹三钱　白术二钱　茯苓三钱　半夏二钱　橘红二钱　麦冬二钱　天冬二钱　知母一钱五分　川贝一钱五分　甘草八分

引用白果七枚

3　痰热乘于心包治案

二十九日，张肇基、姜晟、王诏恩请得十一福晋脉息弦滑。系内有痰热、外感风寒之症。服过疏解、清热、化痰等汤，表症已解。惟痰热乘于心胞、烦热喘促，不眠、妄言哭笑。今用牛黄散兼清心化痰汤调理。

寅正用牛黄散一次，京牛黄四分，水调服。

白茯神二钱　石菖蒲一钱　黄连一钱　胆星一钱五分　半夏二钱，制　橘红一钱五分　枳实一钱五分　竹茹一钱五分　乌药一钱五分　香附二钱　酒栀仁一钱五分　甘草八分

引用竹叶一钱　京牛黄四分　调服　二贴，午晚

陆续噙化京牛黄三分。

三月初一日，张肇基、姜晟、王诏恩请得十一福晋脉息弦滑。原系内有痰热、外感风寒之症。服过疏解、清热、化痰等汤，表症已解。惟痰热乘于心胞、烦热喘促不眠，妄言哭笑。今议用清心化痰汤、兼牛黄散调治。初三日加犀角一钱五分，初四日加海金沙二钱，初五日加礞石一钱，减麦冬。

白茯神二钱　石菖蒲一钱　黄连二钱　胆星一钱五分　白芍三钱　半夏二钱　橘红一钱五分　枳实一钱五分　竹茹一钱五分　乌药一钱五分　香附二钱　酒栀仁一钱五分　麦冬二钱　甘草八分

引用京牛黄四分　竹叶一钱　二贴，午晚

初二日，姜晟、王诏恩请得。

初三日，张肇基、姜晟、王诏恩请得十一福晋前方清心化痰汤二贴，午晚服。

初四日，姜晟、王诏恩请得十一福晋前方清心化痰汤二贴，午晚服。

初五日，张肇基、姜晟、王诏恩请得十一福晋脉息弦滑。原系内有痰热、外感风寒之症。服过疏解、清热、化痰等汤，表症已解。惟痰热乘于心胞、烦热喘促不眠，妄言哭笑。服过清心化痰汤兼牛黄散调治，诸症渐减。今议仍用前方清心化痰汤兼牛黄散调治。

初六日，姜晟、王诏恩请得十一福晋脉息弦滑。原内有痰热、外感风寒之症。用过疏

解、清热，化痰等汤，表症已解。惟痰热乘于心胞，服药以来，诸症渐减，有时语言明白。今议用清心化痰汤兼牛黄散调治。初七日，减去礞石、大黄、黄连一钱、枳实五分。

白茯神二钱　石菖蒲一钱　黄连二钱　胆星一钱五分　白芍三钱，酒炒　半夏二钱，制　橘红一钱五分　枳实二钱　竹茹□□　川大黄一钱五分　金礞石一钱，煅研　犀角一钱五分　海金沙二钱　甘草八分，生

引用京牛黄四分，调服　竹叶一钱　二贴，午晚

初七日，姜晟、王诏恩请得十一福晋前方清心化痰汤二贴，午晚服。

初八日，姜晟、王诏恩请得十一福晋脉息渐缓，诸症大减。夜间得睡，今仍用前方加减、清心化痰汤兼牛黄散调治。

白茯神二钱　石菖蒲一钱五分　黄连一钱五分　胆星一钱五分　白芍二钱　半夏二钱　橘红一钱五分　枳实一钱五分　竹茹一钱五分　犀角一钱五分　甘草八分

引用京牛黄四分，调服　竹叶一钱　一贴，午服

初九日，姜晟、王诏恩请得十一福晋脉息和缓。诸症稍好，惟余泊之热，咽喉微痛。今议用元参甘桔汤调理。

甘草八分　桔梗三钱　元参二钱　麦冬二钱

不用引，一贴午服。

本日晚，张肇基、姜晟、王诏恩请得十一福晋脉息和缓。诸症俱减，惟肺经余热未净。今止汤药，拟用代茶饮调理。十二(日)加桔梗、花粉各二钱。

桔梗三钱　天花粉三钱

不用引，水煎代茶，一贴，晚服

初十日，张肇基、姜晟、王诏恩请得十一福晋脉息和缓。诸症俱减。惟余热痰饮未净。今议止汤药，用牛黄清心丸半丸，茶清送下，兼代茶饮调理。

桔梗三钱　天花粉三钱

不用引，水煎代茶。

牛黄清心丸五丸。

十一日，王诏恩请得十一福晋和气化饮汤。十二日，加山楂炒、莱菔子研各二钱。

苏梗一钱　枳壳一钱　桔梗二钱　半夏一钱五分　陈皮一钱五分　缩砂一钱　元参二钱

引用荷叶梗七寸　一贴晚服

十二日，王诏恩请得十一福晋前方和气化饮汤一贴，午服。前方代茶饮一贴。

本日晚，张肇基、姜晟、王诏恩请得十一福晋元明粉一钱五分用白蜂蜜水调服。前方代茶饮一贴。

十三日，张肇基、姜晟、王诏恩请得十一福晋脉息沉弦。系病后气滞痰热，以致胸膈痞满，大关方秘结。今议用清热散结汤、兼姜熨法调理。

枳壳二钱　桔梗一钱五分　瓜蒌半个，捣　黄芩一钱五分　黄连一钱　陈皮一钱五分　半夏二钱，制　香附二钱，炒　苏梗一钱五分　厚朴一钱五分　赤苓二钱　元明粉一钱五分，另包冲服

引用灯心三十寸　荷叶三钱　二贴，午晚

十四日，张肇基、姜晟、王诏恩请得十一福晋脉息渐和。系病后气滞痰热，以致胸膈痞满、大关防秘结。此(中残)余热未清，□闷气逆。胸满。今议用温胆化痰汤，仍兼姜熨法调理。

竹茹一钱五分　陈皮二钱　半夏三钱，制　茯神三钱　枳壳一钱五分，炒　桔梗二钱　苏梗一钱　厚朴一钱五分，炒　柴胡一钱，银

引用灯心五十寸

十六日，张肇基、姜晟、王诏恩请得十一福晋脉息渐和。病后余热未清，以致咳嗽有痰，夜间少寐，胁肋胀闷。今用清金育神汤调理。十八日，加木通一钱五分、萸连七分。二十日，加木香六分。二十一日，加瓜蒌一钱五分。

枳壳一钱五分 桔梗二钱 橘红二钱 川贝二钱 知母一钱五分 麦冬二钱 茯神三钱 萸连一钱 黄芩一钱五分 花粉二钱 甘草八分

引用灯心三十寸 竹叶八分

十七日，十一福晋前方清金育神汤一贴，晚服。

十八日，十一福晋前方清金育神汤一贴，晚服。

【参考】 十一福晋妄言哭笑等症，属癫狂范围。以其夙有痰积，加之情志抑郁，蕴而化火，痰火抟结，乘于心胞，心窍蒙蔽，神志逆乱所致。故连用清心化痰之剂获效。

十六 绵志阿哥

1 医案辑录

乾隆 年 月 日，绵志阿哥加味正气汤。

苏梗一钱五分 藿香七分 腹皮一钱 陈皮一钱 桔梗一钱五分 神曲二钱 厚朴一钱 枳壳一钱，炒 赤苓一钱五分 谷芽二钱 苍术一钱，炒 扁豆一钱

引用生姜三片 一贴，午晚服

二十五日，绵志阿哥前方加味正气汤一贴。

十二月十九日，绵志阿哥红清胃散二钱。

【参考】 外感风热，自当辛凉解表，彼时虽温病学派尚未形成，但从御医陈增等人所施之处方中，已见银翘、桑菊类方之端倪。

乾隆三十六年五月初一日，绵志阿哥朱砂一钱，雄黄一钱。

二十日，绵志阿哥灯心五钱，竹叶五钱。

二十四日，绵志阿哥保和丸一两，每服二钱。

六月初一日，绵志阿哥辰砂益元散二两，香薷丸十丸。灯心五钱，竹叶五钱。

初十日，绵志阿哥益元散二两，香薷丸十丸。

八月初十日，绵志阿哥藿香正气丸二两，每服二钱。

三十七年五月初一日，绵志阿哥朱砂三钱，雄黄三钱。

初五日，绵志阿哥朱砂三钱，雄黄三钱。

十六日，绵志阿哥灯心五钱，竹叶五钱，陆续代茶用。

二十八日，绵志阿哥灯心五钱，竹叶五钱。

八月二十三日，李思谦看得绵志阿哥三仙散。

山楂五钱 神曲五钱 麦芽五钱

共为细末，灯心汤冲服，每服一钱。

【参考】 朱砂雄黄粉合用，在于防治小儿惊痫。《世斋直指方》载：雄黄、朱砂等分，为末，每服一钱，猪心血入虀水调。灯心草具清心降火、利尿通淋之作用，竹叶有清热除烦利尿之作用，两者合用，在于清热解毒利尿。

三十八年正月初三日，蔡世俊、查秉仁看得绵志阿哥疏表清解汤。

羌活一钱　苏叶一钱　防风一钱　前胡一钱　荆穗一钱　枳壳一钱，炒　桔梗一钱　赤苓一钱　南楂二钱　陈皮一钱　神曲二钱　甘草三分，生

引用加生姜二片　灯心三十寸　午服一贴

初四日，蔡世俊、盛明远看得绵志阿哥疏表清解汤。

羌活一钱五分　苏叶一钱五分　荆穗一钱五分　防风一钱五分　蝉蜕十支，去足　姜蚕二钱，研　木通一钱五分　枳壳一钱五分　桔梗二钱　连翘二钱，去心　牛蒡二钱，研　黄连一钱，酒炒　益元散三钱，仝煎

引用香菜一枝　灯心二十寸

初五日，蔡世俊看得绵志阿哥清解透表汤。

苏叶一钱五分　羌活一钱五分　防风一钱五分　荆穗一钱五分　蝉蜕十一支，去足　前胡一钱五分　南楂三钱　连翘二钱，去心　牛蒡三钱，炒　石膏三钱，煅　黄连一钱，酒炒　木通一钱五分　紫草三钱

引用加生姜二片　香菜一枝

正月初六日，蔡世俊、查秉仁、张敬文、盛明远看得绵志阿哥自出喜痘一朝。头面周身见点，颗粒细碎，颜色深红，身热气粗，烦躁口渴。系血热太盛、中险之症。尚未出齐。今议用清解透喜汤调理。谨此奏闻。

荆穗一钱五分　防风一钱五分　羌活一钱五分　前胡一钱五分　牛蒡三钱　蝉蜕十一支，净　连翘二钱，去心　南楂二钱　桔梗一钱五分　葛根一钱　黄连一钱，酒炒　石膏三钱，煅

引用香菜一枝　灯心五十寸

初七日，蔡世俊、张敬文、查秉仁、盛明远看得绵志阿哥松肌活血汤。

生地三钱　赤芍二钱　归尾一钱五分，酒洗　红花一钱，酒洗　丹皮一钱五分　川芎八分　连翘二钱　牛蒡二钱　南楂三钱　陈皮一钱　荆穗一钱　紫草二钱，酒洗

引用加香蕈三片　冬笋尖二个

初八日，蔡世俊、查秉仁、张敬文、盛明远看得绵志阿哥喜痘三朝。陆续出齐。头面稠密、颗粒细碎。系血热太盛，中险之痘。昨服松肌活血汤，颜色红润，痘形渐长。今议用活血助长汤调理。

大生地三钱　当归一钱　丹皮一钱五分　陈皮二钱　牛蒡子二钱，炒研　赤芍一钱五分　川芎八分　南楂二钱　连翘二钱　僵蚕二钱，炒研　白芷六分　紫草二钱

引用香蕈三片　冬笋尖三个

避秽香一零。

川大黄四两，生　荆穗四两　红枣一斤，去核

共合捣烂为丸，重二钱，陆续薰用。

初九日，蔡世俊、查秉仁、张敬文、盛明远看得绵志阿哥前方活血助长汤一贴。

初十日，绵志阿柯松花粉二钱。

正月十四日，蔡世俊、查秉仁、张敬文、盛明远看得绵志阿哥喜痘九朝，陆续出齐。头面稠密、颗粒细碎，服过松肌透喜、活血助长等汤，应期起长行浆，今浆充满，渐次收靥结痂。仰托皇上洪福，上顺大喜。于十七日乃十二朝之期，遵例送圣，谨此奏闻。

三月二十六日，张敬文看得绵志阿哥参苏理肺丸三服，每服二钱。

四月初一日，李敏、李育看得绵志阿哥除湿解毒汤。

荆穗一钱　防风八分　连翘一钱　苍术七分　黄芩一钱　赤芍一钱　川芎八分　白芷八分　花粉一钱　金银花八分　薄荷一钱　甘草五分

引用灯心五十寸　竹叶一钱　二贴　每晚服

十月初三日，刘世基、张敬文看得绵志阿哥脉息浮数。系肺胃有热，外受风凉，以致咽喉作痛。今议用疏风清咽汤调理。

荆芥一钱　防风一钱　柴胡一钱　薄荷八分　赤芍一钱　白芷一钱　牛蒡二钱，炒研　桔梗二钱　黄芩一钱，炒　连翘一钱　枳壳一钱，炒　甘草五分，生

引用加生姜皮一片　灯心三十寸　晚服

初四日，蔡世俊、刘世基看得绵志阿哥清热和胃汤。

柴胡八分　黄芩一钱　薄荷六分　连翘一钱　牛蒡二钱　桔梗一钱　元参一钱　黄连五分　花粉一钱　甘草三分，生　引生姜三片　灯心五十寸　晚服

十七　绵勤阿哥

1　医案辑录

五十三年十一月十三日，张肇基看得绵勤阿哥橘贝清金汤。

橘红一钱五分　浙贝一钱五分　半夏一钱五分，制　赤苓二钱　黄芩一钱五分　茯苓一钱五分　甘草八分，生

引用灯心一束

【参考】　此方亦二陈汤化裁而来。

五十四年五月初五日，绵勤阿哥朱砂整末各二钱，雄黄整末，各二钱。

十五日，绵勤阿哥草橘红十片。

二十五日，绵勤阿哥麦冬三钱。

十一月初一日，丁进忠看得绵勤阿哥知柏地黄丸半料。

生地四两，酒制　山药二两，炒　山萸肉二两　丹皮一两五钱　茯苓一两五钱　泽泻一两五钱　知母一两，盐水炒　黄柏一两，盐水炒

共为细末，炼蜜为丸，如梧桐子大。

【参考】　知柏地黄汤出自《医宗全鉴》，治阴虚火旺诸证。

五十五年十一月初六日，绵勤阿哥自要。

麦冬二钱　甘草二钱　牛蒡子二钱　桔梗一钱　黄芩五分　连翘一钱

水煎服

十二月初三日，绵勤阿哥杏苏饮。

杏仁一钱五分　苏叶一钱　陈皮一钱五分　半夏二钱　前胡一钱五分　桔梗一钱五分　枳壳一钱，炒　云苓一钱五分　桑皮一钱五分，蜜炙　葛根一钱　枯芩一钱五分　甘草五分，生

引用生姜皮三片　一贴

初六日，绵勤阿哥苏叶五钱。

五十一年五月初一日，绵勤阿哥朱砂、雄黄整末，各一钱。

十一月初八日，屠景云看得绵勤阿哥清热化滞汤。

半夏一钱五分　竹茹一钱五分　黄连六分　苏梗二钱　陈皮一钱五分　枳实二钱　槟榔一钱五分　木通一钱五分　赤苓三钱　厚朴二钱　木香五分　甘草五分

引用生姜二片　二贴，每晚服

初十日，屠景云看得绵勤阿哥芎菊饮。

川芎一钱五分　薄荷一钱五分　黄芩一钱五分　桔梗一钱五分　菊花一钱五分　防风一钱五分　白芷一钱五分　前胡二钱　枳壳一钱五分　赤苓二钱　荆芥一钱五分　甘草五分

引用生姜二片

十一日，丁进忠看得绵勤阿哥清热清上饮。

黄柏一钱 炒栀一钱 荆芥八分 薄荷八分 黄芩一钱五分 天麻二钱 川芎一钱 花粉一钱五分 甘菊一钱五分 半夏二钱，制 生地一钱五分 甘草五分 苍术一钱五分，炒

引用灯心一子 荷叶二张

十五日，绵勤阿哥虎骨木瓜丸一料。

木瓜二两，酒洗 血竭一两，另研 没药一两，另研 虎骨一两，酥炙 木香一两 枫香一两 当归一两，酒洗 猴□一两，去毛 甜瓜子一两 龟板一两，酥炙 自然铜一两，火煅醋炙七次 安息香一两 乳香五钱，去油 地龙二两，盐水洗

共为细末，酒四两，打糊为丸，如桐子大，每服三钱。

十七日，绵勤阿哥菊花一两。

十二月十三日，丁进忠看得绵勤阿哥加减地黄汤。

知母八分 黄柏八分 熟地五分 茯苓一钱 丹皮一钱 山药一钱五分 泽泻一钱五分 山萸肉五分 甘草三分

引用灯心五十寸

五十七年闰四月二十七日，张肇基、鲁维淳看得绵勤阿哥金菊饮，二贴。

金银花一两 菊花一两

水煎代茶。

二十九日，绵勤阿哥朱砂、雄黄整末，各一钱。

十一月初八日，鲁维淳看得绵勤阿哥清肺左金汤。

瓜蒌仁二钱，炒研 桑皮一钱五分 杏仁三钱，炒研 前胡一钱五分 白芥子二钱，炒研 陈皮一钱五分 半夏一钱五分，炙 萸连八分 地骨皮二钱 苏梗一钱五分 枳壳一钱五分 甘草五分

引用生姜二片 荷叶一钱

五十八年二月十二日，栗世英看得绵勤阿哥山黎峒丸二丸。

十七日，绵勤阿哥正气丸三钱一服。四服。

二月初五日，栗世雄看得绵勤阿哥芎菊茶调散。

川芎五分 菊花二钱 羌活四分 荆芥一钱 干葛一钱五分 苏梗一钱五分 薄荷四分 酒芩一钱五分 甘草五分

引用灯心一子 青茶五分

十月初十日，张肇基看得绵勤阿哥甘草牛膝汤。

甘草梢一钱 川牛膝三钱

不用引二贴

二十八日，鲁维淳看得绵勤阿哥荆防杏苏饮。

荆穗一钱五分 防风一钱五分 苏叶一钱五分 牛蒡子三钱，炒研 杏仁三钱，炒 桔梗二钱 前胡一钱五分 白芷一钱五分 葛根二钱 花粉二钱 元参三钱 甘草五分，生

引用生姜二片 竹叶二十片 一贴，已服

二十九日，绵勤阿哥前方荆防杏苏饮一贴，已服。

十一月初五日，田广福看得绵勤阿哥左金泻肝汤。

黄连八分，姜炒 吴茱萸一钱 龙胆草一钱 木香六分 酒芩一钱 缩砂一钱五分 香附二钱，酒炒 柴胡一钱，醋炒 甘草五分

引用生姜三片 枣肉二枚

五十九年正月初二日，屠景云看得绵勤阿哥拈痛汤。

羌活一钱五分 泽泻一钱五分 黄芩一钱五分 葛根一钱 苍术一钱五分 知母一钱五分 赤苓三钱 防风二钱 苦参一钱五分 猪苓一钱五分 茵陈三钱 甘草五分

引用桑枝五钱 一贴

十月十一日，沙惟一看绵勤阿哥清热饮。

黄芩二钱 栀子一钱五分 花粉二钱 赤苓三钱 桔梗一钱五分 枳壳一钱五分 薄荷一钱 石膏二钱 知母一钱五分 甘草五分

灯心五十寸，一贴。

六十年三月初七日，绵勤阿哥。

桑皮二钱 元参五钱 麦冬二钱 竹叶二钱 黑栀子一钱，炒 人中黄一钱五分 灯心二十寸 二贴 藿香正气丸五钱 防风通圣丸一两

初八日，绵勤阿哥参苏理肺丸四服，每服二钱。

初九日，绵勤阿哥黎洞丸二丸，活络丹二丸，大膏药五贴。

【参考】 山黎峒丸宫中配方有载。可内服，亦可外用。能逐瘀生新，续筋接骨，疏风活络，化痰蠲痹，宣通气血，消肿解毒。由牛黄、麝香、冰片、旱三七、阿魏、乳香、没药、血竭、儿茶、山羊血、藤黄、雄黄、天竺黄等药组成。

初十日，绵勤阿哥牛黄丸一丸。

【参考】 绵勤阿哥之用药多随证施方。

十八 十五阿哥福晋

1 医案辑录

乾隆四十年九月初三日，杜朝栋请得十五阿哥福晋清解正气汤。

羌活一钱 葛根一钱 柴胡一钱 藿香一钱 苏梗一钱五分 枳壳一钱五分 桔梗一钱 赤苓二钱 香附一钱，炒 陈皮一钱 半夏一钱五分，制 甘草五分

引用加生姜三片 灯心五十寸 午晚服

初四日，杜朝栋请得十五阿哥福晋越鞠保和丸二服，每服三钱。

十四日，杜朝栋请得十五阿哥福晋清解和中汤。

羌活一钱五分 葛根一钱五分 苏醒一钱五分 炒栀一钱五分 枳实一钱五分 酒军一钱五分 花粉一钱五分 桔梗一钱 黄芩一钱五分 赤苓二钱 厚朴一钱五分，炒 甘草五分，生

引用生姜三片 灯心五十寸 午服

十五日，杜朝栋请得十五阿哥福晋疏解和中汤。

葛根一钱五分 柴胡一钱 青皮一钱 黄芩一钱五分 半夏一钱五分，制 炒栀一钱五分 厚朴一钱五分 枳实一钱五分 橘红一钱五分 槟榔一钱五分 赤苓二钱 甘草五分，生

引用生姜三片 灯心五十寸 二贴，每晚服

十一月二十九日，田福、马敬伦请得十五福晋脉息浮缓。系外受风凉咽痛之症。以致头疼胸闷、发热恶寒、咳嗽声重。议用疏风清咽汤调理。

荆穗一钱五分 羌活一钱五分 桔梗一钱五分 元参二钱 防风一钱五分 薄荷二钱 前胡一钱五分 牛蒡二钱 苏叶一钱五分 花粉一钱五分 赤苓二钱 甘草六分，生

引用生姜二片 灯心五十寸 晚服

三十日，罗衡、武世倬请得十五阿哥福晋脉息弦数。系风热咽痛，昨服疏风清咽汤，咽痛外凉渐减，惟里热尚盛，仍觉头痛。今用清热利咽汤调理。十二月初一日，加竹茹二钱。

柴胡一钱　牛蒡子一钱五分　花粉二钱　前胡一钱五分　苏叶一钱　酒芩一钱五分　桔梗一钱五分　川连八分，生　元参二钱　甘草五分，生

引用灯心五十寸　一贴，晚服

仙药茶三钱

十二月初一日，十五福晋前方清热利咽汤一贴。

四十一年五月初五日，十五福晋朱砂三钱末，雄黄三钱末。

四十一年四月十八日，杜朝栋看得十五阿哥福晋防风通圣丸末二服，每服二钱，姜汤调服。

四十二年二月二十日，刘太平看得十五阿哥福晋脉息沉弦。恶寒身酸、腹痛懒食。系内有寒饮，外兼受风所致。今用疏表正气汤调理。

羌活一钱　防风一钱　苏叶一钱五分　藿香二钱　厚朴一钱五分，炒　赤苓一钱五分　枳壳一钱，炒　陈皮一钱五分　苍术一钱五分，炒　半夏一钱五分，制　神曲一钱五分，炒焦　甘草五分，炙

引用生姜二片　荷叶蒂二枚　一贴

二十二日，十五阿哥福晋前方疏表正气汤一贴。

二十三日，刘太平看得十五阿哥福晋和中正气汤。

藿香一钱　厚朴一钱五分　赤苓一钱五分　枳壳一钱，炒　陈皮一钱五分　苍术一钱五分　半夏一钱五分，制　神曲一钱五分，炒　木香一钱煨　甘草五分，炙

引用生姜二片　荷叶蒂二枚　二贴，每晚服

十一月十六日，杜朝栋、赵进禄请得十五阿哥福晋疏解饮。

羌活一钱五分　防风一钱五分　荆芥一钱　薄荷一钱　苏叶一钱五分　杏仁一钱五分，研　连翘二钱，去心　牛蒡二钱，研　黄芩一钱五分，酒炒　桔梗二钱　甘草五分，生

引用生姜三片　灯心五十寸　二贴，午晚服

十七日，刘太平杜朝栋、赵进禄看得十五阿哥福晋清解化饮汤。

柴胡一钱　葛根一钱五分　荆芥一钱　薄荷八分　牛蒡子一钱五分，研　桔梗一钱五分　前胡一钱　杏仁一钱五分，炒研　黄芩一钱五分，酒炒　炒栀一钱五分　枳壳一钱，炒　花粉二钱　甘草七分

引用生姜二片　灯心五十寸　二贴，午服

十八日，刘太平、杜朝栋看得十五阿哥福晋清热化饮汤。

黄芩一钱五分，酒炒　炒栀一钱五分　瓜蒌一钱五分，研　花粉二钱　生军一钱五分，酒炒　枳壳一钱五分，炒　桔梗一钱　厚朴一钱五分，制　赤苓一钱五分　柴胡一钱　竹茹一钱　甘草七分，生

引用生姜二片　灯心五十寸　二贴，午晚服

十九日，刘太平、杜朝栋请得十五阿哥福晋和胃温胆汤。

黄芩一钱五分　半夏一钱五分，制　竹茹一钱五分　花粉一钱五分　炒栀一钱五分　赤苓二钱　桔梗一钱五分　枳壳一钱五分，炒　神曲二钱，炒　谷芽二钱，炒　陈皮一钱　甘草五分

引用生姜一片　灯心五十寸　晚服

二十日，十五阿哥福晋前方和胃温胆汤一贴，晚服。

二十一日，田福、杜朝栋请得十五阿哥福晋清热和胃汤。二十二日，减去荆穗、防风、山楂，加酒军二钱、元明粉一钱。

荆穗一钱 防风一钱 牛蒡子一钱五分 桔梗二钱 炒栀子一钱五分 枳壳一钱五分，炒 赤苓二钱 山楂一钱，炒 麦芽二钱，炒 瓜蒌二钱 黄芩一钱五分，炒 陈皮一钱五分 甘草六分，生

引用生姜二片 灯心五十寸 晚服

二十二日，田福、杜朝栋请得十五阿哥福晋前方清热和胃汤，晚服。

二十三日，十五阿哥福晋前方清热和胃汤一贴。

四十二年正月初六日，刘太平请得十五阿哥福晋清解利咽汤。初七日，减去枳壳，加小生地一钱五分。

荆芥一钱 防风一钱 柴胡八分 薄荷一钱 姜蚕一钱五分，炒 牛蒡子一钱五分，炒研 连翘一钱，去心 栀子一钱五分，炒 桔梗一钱五分 枳壳一钱，炒 元参一钱 甘草五分，生

引用姜皮二片 灯心三十寸 晚服

外吹绛雪散二钱

初七日，刘太平请得十五福晋前方清解利咽汤一贴。银花、菊花各一钱。

初八日，刘太平请得十五福晋金银花一钱，菊花一钱，绛雪散一钱。

四十三年三月十九日，杜朝栋请得十五阿哥福晋疏风清热汤。

荆芥一钱 防风一钱 前胡一钱五分 薄荷八分 桔梗二钱 黄芩一钱五分 枳壳一钱五分 炒栀一钱五分 陈皮一钱五分 半夏一钱五分，制 元参二钱 甘草八分，生

引用生姜一片 灯心三十寸

八月十二日，陆廷贵、花映墀请得十五阿哥福晋疏风清热饮。

羌活二钱 独活一钱五分 柴胡一钱五分 前胡二钱 茯苓二钱 枳壳二钱 防风一钱五分 白芷一钱五分 半夏一钱五分 橘红一钱五分 薄荷一钱五分 石膏二钱

引用生姜二片 二贴，每晚服，

十月初七日，罗衡、张文瑞看得十五阿哥福晋脉息浮数。系内有湿热，外受风寒之症。以致发热头疼，面部微有红点，腿膝烦疼。今议用荆防败毒汤调理。

荆芥一钱五分 防风一钱五分 羌活一钱五分 独活二钱 前胡一钱五分 柴胡一钱五分 桔梗一钱五分 川芎一钱 枳壳一钱五分，炒 赤苓一钱五分 赤芍一钱五分 甘草七分，生

引用生姜二片 二贴，午晚服

初八日，武世倬、姜晟请得十五阿哥福晋脉息浮数。系内有湿热，外受风凉，以致发热头疼，面部微有红点。服过荆防败毒汤，表凉稍解，但里有饮热，呕吐烦渴，腰腿酸疼。今用疏表化饮汤调理。

荆穗一钱五分 防风一钱五分 羌活一钱五分 柴胡一钱 黄连一钱，姜炒 牛蒡一钱五分 半夏二钱，制 陈皮一钱五分 厚朴一钱五分 赤苓二钱 赤芍一钱五分 甘草八分 二贴，午晚服

初九日，陈世官、罗衡看得十五阿哥福晋脉息浮数。系风湿感冒之症。以致发热头痛、烦渴自汗，周身酸疼。议用清热疏表汤调理。初十日，加葛根一钱五分、花粉一钱五分。

羌活一钱五分 防风一钱五分 荆穗一钱五分 柴胡一钱五分 连翘一钱五分 黄芩一钱五分 石膏三钱，煅 桔梗一钱五分 赤苓二钱 赤芍一钱五分 枳壳一钱五分，炒 甘草五分

引用生姜皮二片 二贴，午晚服

初十日，陈世官请得十五阿哥福晋前方清热疏表汤二贴，午晚服。

十一日，罗衡、李德宣请得十五阿哥福晋脉息浮数。系风湿感冒之症。服清热解表汤，风湿已解，惟里热未清。议用清热和胃汤调理。十二日，加青皮一钱五分。

竹茹一钱五分 橘红一钱 枳实一钱 赤苓二钱 半夏一钱五分，制 黄芩一钱，炒 黑栀一钱 木通一钱

花粉一钱五分　甘草五分，生

引用生姜一片　二贴，午晚服

十二日，罗衡、李德宣请得十五阿哥福晋前方清热和胃汤一贴，晚服。

四十四年正月十二日，杜朝栋请得十五阿哥福晋脉息浮数。系风热感冒之症。以致头疼身痛，发热恶寒，咽紧口渴。今用疏风清热汤。

羌活一钱　葛根一钱五分　苏叶一钱五分　薄荷八分　连翘一钱五分　牛蒡二钱，炒研　元参二钱　桔梗一钱五分　枳壳一钱五分　炒栀一钱五分　黄芩一钱　甘草一钱

引用生姜二片　灯心五十寸　二贴，午晚服

十三日，张肇基请得十五阿哥福晋清解柴苓汤。

柴胡一钱五分　黄芩一钱五分　淡竹叶一钱　枳壳一钱五分，炒　赤芍一钱五分　桔梗一钱五分　炒栀一钱五分　白芷一钱五分　黄连一钱，生　赤苓二钱　甘草八分，生

引用姜一片　灯心三十寸　二贴，午晚服

十四日，罗衡、马敬伦请得十五阿哥福晋清热和胃饮。

川连七分　赤苓二钱　花粉一钱五分　枳壳一钱五分　炒栀一钱五分　神曲二钱，炒　竹茹一钱五分　桔梗一钱五分　陈皮一钱五分　酒芩一钱　甘草五分，生

引用煨姜一片　灯心五十寸　一贴，晚服

二十六日，杜朝栋请得十五阿哥福晋清热利咽汤。

荆穗一钱　防风一钱　薄荷八分　连翘一钱五分，去心　元参三钱　牛蒡一钱五分　石膏二钱　炒栀二钱　黄芩一钱五分　桔梗一钱五分　枳壳一钱，炒　甘草一钱，生

引用灯心五十寸　竹叶十片　晚服

二十七日，杜朝栋请得十五阿哥福晋前方清热利咽汤一贴，晚服。

二十八日，杜朝栋请得十五阿哥福晋清咽凉膈饮。

连翘一钱五分　薄荷一钱　栀仁二钱　大黄二钱　元明粉一钱　桔梗一钱五分　瓜蒌三钱，研　木通二钱　枳实二钱　甘草一钱

引用竹叶二十片　二贴，午晚服

六月二十三日，姜晟看得十五阿哥福晋脉息沉弦。系气道不和、内停饮热，以致胸膈胀满，攻冲疼痛。今用正气导饮汤调理。

藿香一钱五分　厚朴二钱　陈皮一钱五分　青皮一钱五分　大腹皮一钱五分　苏梗一钱　赤苓一钱五分　苍术一钱五分，炒　木香一钱，研　槟榔一钱五分　滑石一钱　甘草八分，生

引用生姜三片　红枣三枚　二贴，午晚服

二十四日，姜晟请得十五阿哥福晋清热利湿汤。二十五日加黄连八分吴萸炒，元明粉二钱冲服。

栀子二钱　黄芩一钱五分　枳实一钱五分，炒　厚朴二钱，炒　大黄二钱　苍术一钱五分，炒　滑石三钱　槟榔一钱五分　木香八分，整研　木通一钱五分　大腹皮一钱五分　甘草八分，生

引用生姜皮八分　灯心一百寸　午服一贴

二十五日，姜晟请得十五阿哥福晋前方清热利湿汤，午服一贴。

二十六日，姜晟请得十五阿哥福晋清热和胃汤。

半夏二钱，制　陈皮一钱五分　青皮一钱五分　枳壳一钱五分，炒　香附一钱，炒　神曲二钱，炒焦　萸连八分　缩砂一钱，研　甘草八分，生

引用生姜三片 红枣二枚 一贴，晚服

九月初一日，刘太平请得十五阿哥福晋脉息浮数。内有滞热，外受风凉，头疼鼻塞，发热恶寒，身体酸软。今用疏解清热汤调理。

荆穗一钱五分 防风一钱五分 川芎一钱 白芷一钱 桔梗二钱 枳壳一钱，炒 羌活一钱 苏叶一钱 葛根一钱 黄芩一钱五分 栀子一钱五分，炒 甘草五分，生

引用生姜二片 灯心五十寸 二贴，午晚服

初二日，刘太平请得十五阿哥福晋脉息稍和，外凉已解，惟肝胃有热，今用清肝和胃汤调理。初三日，减去元参，加花粉一钱五分、龙胆草一钱。

柴胡一钱 薄荷一钱五分 栀子一钱五分，炒 赤芍一钱五分 黄芩一钱五分，炒 桔梗二钱 元参一钱 枳壳一钱，炒 神曲一钱五分 麦芽一钱 陈皮一钱 甘草七分，生

引用生姜一片 灯心五十寸 晚服

初三日，刘太平请得十五阿哥福晋前方清肝和胃汤一贴。

初四日，刘太平请得十五阿哥福晋前方清肝和胃汤一贴。灯心一两，每次一钱，煎汤代茶。

十二月初五日，罗衡、刘彬请得十五福晋脉息浮数。系肺胃有热，外受风凉之症。以致伤风头痛。今议用疏风清解饮调理。

荆穗一钱五分 防风一钱五分 薄荷八分 柴胡一钱五分 黄芩一钱五分 连翘一钱五分 前胡一钱五分 桔梗一钱五分 枳壳一钱五分 川芎八分 栀仁一钱五分 甘草八分

引用生姜一片 灯心一子 一贴

初六日，罗衡、顾兴祖请得十五福晋脉息弦数。昨服疏风清解汤、外凉已解。惟肝胃有热，以致时或头疼、鼻干。议用清热和气饮。

条芩一钱五分 枳壳一钱五分 苏梗一钱五分 柴胡一钱五分 川芎一钱 陈皮一钱 栀仁一钱五分 香附一钱五分 白术一钱五分 归身一钱五分 甘草五分

引用姜二片 荷蒂二个 一贴

二十四日，沙成玺、顾兴祖请得十五福晋脉息浮数。系肺胃有热，外受微凉，以致咳嗽头疼鼻塞声重，议用疏解清热汤调治。

苏叶一钱五分 羌活一钱五分 前胡一钱五分 枳壳一钱 桔梗一钱 陈皮一钱五分 杏仁一钱五分 黄芩一钱五分 川芎一钱 茯苓一钱五分 甘草五分

引用生姜二片 晚服

【参考】 十五福晋，为十五阿哥颙琰即仁宗(嘉庆)之妻。姓喜塔腊氏。仁宗登极后封皇后。其体质颇健，故观其脉案，每多外感而已，且服药即可获效。

四十五年二月十五日，罗衡、姜晟看得皇十五子福晋，脉息和缓，妊娠已进七个月。饮食起居俱好。相应敬谨调理。谨此奏闻。

二月二十六日，刘彬看得十五福晋脉息微数。系肺经有热、咽紧微痛，拟用甘桔汤调理。

桔梗三钱 甘草一钱 不用引，水煎服。

【参考】 甘桔汤即《伤寒论》之桔梗汤，原方组成桔梗一两、甘草二两、水煎。治少阴病咽喉痛。

二月二十七日，罗衡、全志修看得十五福晋脉息弦数。系肝肺郁热，以致咽紧作痛。议用牛蒡甘桔汤调治。

牛蒡二钱　桔梗二钱　柴胡一钱　黄芩一钱五分　元参一钱五分　枳壳一钱五分　花粉一钱五分　连翘一钱五分　防风一钱五分　僵蚕一钱五分　炒栀一钱五分　甘草五分　引荷叶一钱

午服一剂。

二十八日，屠景云、刘彬看得十五福晋照原方减去僵蚕，加山豆根一钱五分，晚服。

四月三十日，顾兴祖、刘彬、张昱烇、全志修看得十五福晋脉息离经，妊娠将已分娩。于巳时议用催生芎归汤。

当归五钱　川芎三钱　龟板一具炙　血余一钱

水煎服。

【参考】 当归和血，川芎活血，龟板破症瘕(《本经》)，滋阴补肾，血余止血属反佐药。

三十日，罗衡、顾兴祖、刘彬、张昱烇、全志修看得皇十五子福晋于本日午时育喜格格，母女均安。谨此奏闻。

【参考】 《清皇室四谱》：喜塔腊氏“四十五年生皇二女”。

五月初三日，顾兴祖、张昱烇请得十五福晋回乳汤。

生麦芽一两五钱，熟麦芽一两五钱，午晚二剂，煎汤代茶。

初四日至十四日，十五福晋每日进回乳汤一贴。

生麦芽一两，熟麦芽一两，午晚二次，水煎代茶。

【参考】 麦芽具消食、和中、下气之功。生用力猛，可散症瘕气结，炒香开胃，可除烦闷。《丹溪心法》：“产后发热、乳汁不通及膨，无子当消者：麦蘖二两，炒、研细末。清汤调下、作四服。”

十一月二十四日，杜朝栋看得十五福晋疏解正气汤。

羌活一钱五分　防风一钱五分　苏叶一钱五分　葛根一钱五分　厚朴二钱　枳壳一钱五分　炒栀一钱五分　黄芩一钱五分　缩砂一钱五分　半夏一钱五分，制　藿香一钱　陈皮一钱

引用生姜三片 一贴，晚服

二十五日，沙成玺请得十五福晋脉息浮弦。系胃停饮热、外感风寒，以致头疼身酸、发热恶寒、胸满恶心。今用疏表正气汤调理。二十七日，减枳壳，加葛根一钱、葱白一寸。

苏叶一钱五分　羌活一钱五分　白芷一钱五分　藿香一钱五分　陈皮一钱五分　半夏二钱，炙　赤苓二钱　厚朴一钱五分，炒　枳壳一钱五分，炒　大腹皮一钱　黄芩一钱五分　甘草五分，生

引用生姜二片、灯心三十寸 一贴，晚服

二十六日，十五福晋前方疏表正气汤一贴。

二十七日，十五福晋前方疏表正气汤一贴。

二十八日，马敬伦请得十五福晋清解和胃饮。

前胡一钱　杏仁一钱五分，炒研　酒芩一钱　葛根一钱　桔梗一钱五分　赤苓二钱　陈皮一钱五分　竹茹一钱五分　神曲二钱　半夏一钱五分　花粉一钱五分　甘草五分

引用姜皮二片 灯心五十寸 晚服

二十九日，张淳请得十五阿哥福晋清热调中汤。

川芎一钱　柴胡一钱五分　姜连八分　酒芩一钱五分　桔梗一钱五分　花粉一钱五分　厚朴一钱五分　枳壳一钱五分　半夏一钱五分　元参二钱　酒军二钱　甘草六分

引用灯心五十寸 一贴

四十六年正月十六日，赵进禄请得十五福晋疏解利咽汤。

羌活一钱五分 防风一钱五分 荆芥一钱五分 牛蒡二钱，研 元参一钱五分 苦桔梗二钱 连翘一钱五分 炒栀一钱 枳壳一钱，炒 厚朴一钱五分 陈皮一钱 黄芩一钱五分，炒 甘草五分，生

引用生姜二片 灯心五十寸 一贴

十七日，张肇基请得十五福晋疏风清热汤。十八日，加生军一钱、石膏二钱煅。

荆穗一钱五分 防风一钱五分 薄荷一钱 连翘二钱 桔梗三钱 牛蒡一钱五分 射干一钱五分 山豆根一钱五分 玄参二钱 黄芩一钱五分 甘草节一钱

引用灯心三十寸 一贴，晚服

十八日，沙惟一请得十五福晋前方疏风清热汤一贴。

二月二十九日，姜晟请得十五福晋疏解杏苏饮。

苏叶一钱五分 杏仁二钱 防风一钱五分 葛根一钱 前胡一钱五分 羌活一钱 薄荷一钱五分 桔梗二钱 黄芩一钱五分 枳壳一钱五分 陈皮一钱五分 甘草五分

引用生姜二片 灯心五十寸 二贴，晚服

三月初一日，姜晟请得十五福晋清肺抑火丸四服，每服三钱。

十六日，李德宣请得十五福晋荆芩四物汤。十七日，加续断二钱、白术一钱五分土炒。

荆穗炭二钱 条芩三钱 生地三钱 白芍二钱，酒炒 归身一钱五分 川芎一钱

引用荷叶炭二钱 一贴，晚服

十七日，李德宣请得十五福晋前方荆芩四物汤二贴，午晚。

十九日，陆廷贵请得十五福晋浮麦二钱，煎汤代茶。

十九日，姜晟、李德宣请得十五福晋脉息弦数。系荣分居经四个月，外受风寒，以致身热头眩，随用荆芩四物汤表凉已解，期分适至过盛，身热倦软，有汗，饮食懒少。今议用清热养荣汤调理。

二十二日，姜晟请得十五福晋天王补心丹十丸，每服一丸。午晚服，灯心汤送下。

二十七日，姜晟请得十五福晋天王补心丹十丸，每服一丸。午晚服，灯心汤送下。

四月初六日，十五福晋天王补心丹十丸，每服一丸。灯心汤送。

初九日，十五福晋灯心二钱。

五月初八日，沙惟一请得十五福晋凉血调荣汤。

归尾一钱五分 赤芍一钱五分 生地二钱 丹皮一钱 犀角一钱 川芎一钱 黄芩一钱五分 黑栀一钱五分 延胡索一钱五分 香附三钱 柴胡一钱 甘草五分

引用灯心五十寸 二贴，晚服

初十日至十二日，十五福晋前方凉血调荣汤每日进一贴，晚服。

十八日，沙成玺请得十五福晋防风通圣丸末三服，每服二钱。

闫五月十七日，刘太平请得十五福晋清热和荣汤。

生地一钱五分 当归一钱五分 抚芎七分 白芍一钱五分 知母一钱，炒 黄柏一钱，炒 香附一钱五分，炒 延胡索一钱，炒 泽兰叶一钱 丹皮一钱五分 柴胡一钱，醋炒 胡黄连一钱

引用藕节二个 荷蒂二枚 一贴，晚服

十八日，十五福晋前方清热和荣汤一贴。

十九日，刘太平请得十五福晋和肝清肺饮。

柴胡八分，醋炒 薄荷七分 荆穗一钱，炒 桑皮一钱五分，炙 桔梗一钱 杏仁一钱五分，炒研 黄芩一钱，炒 麦冬一钱五分 生地一钱五分 枳壳一钱，炒 知母一钱，炒 元参一钱五分 甘草五分，生

引用荷蒂一枚 灯心五十寸 二贴，每晚服

二十一日，陈世官请得十五福晋香葛饮。

香薷一钱 葛根一钱五分 黄连一钱 桔梗二钱 厚朴二钱，炒 扁豆三钱，炒 元参二钱 甘草五分，生

引用生姜一片 灯心五十寸 二贴，晚服

二十三日，十五福晋前方香葛饮一贴，午服。

二十八日，刘太平请得十五福晋和肝养荣丸。

当归五钱，酒洗 茯苓五钱 白术五钱，土炒 生地五钱 白薇五钱 延胡索五钱 桂心二钱 祁艾五钱，醋炒 藁本五钱 赤石脂五钱 川芎五钱 丹皮五钱 沉香一钱五分 没药三钱，去油 益母草五钱 鳖甲一两，醋炙 五味子三钱 香附一两 青蒿五钱 辰砂一两二钱 甘草五钱

共为极细末，炼蜜为丸，如桐子大。每服二钱。

六月初六日，十五福晋和肝养荣丸十服，每服二钱。

十六日，十五福晋和肝养荣丸十服，每服二钱。

二十六日，十五福晋和肝养荣丸十服，每服二钱。

七月初四日，顾兴祖请得十五福晋脉息弦数。症系肝经郁热，以致胸胁满闷烦热，大小关防结燥，咽中微紧之症。今用滋阴和肝汤调治。

柴胡一钱，炒 当归一钱五分 生地三钱 薄荷一钱五分 丹皮一钱五分 桔梗二钱 元参二钱 黄芩一钱五分 炒栀一钱五分 木通二钱 枳壳一钱五分，炒 甘草八分

引用灯心三十寸 荷梗十寸

初五日，商景霨请得十五福晋清肝利膈汤。

柴胡一钱五分 薄荷一钱 桔梗二钱 元参二钱 羚羊角一钱 枯芩一钱五分 赤苓三钱 生地三钱 木通一钱五分 枳壳一钱五分，炒 甘草一钱

引用灯心三十寸 竹叶十二片

初六日，十五福晋前方清肝利膈汤一贴。和肝养荣丸十服，每服二钱。

初七日，十五福晋前方清肝利膈汤一贴。

初八日，沙成玺请得十五福晋清解利咽汤。

柴胡一钱五分 荆穗一钱五分 防风一钱五分 桔梗三钱 牛蒡子二钱 黄芩一钱五分 羌活一钱 薄荷一钱 元参二钱 枳壳一钱五分 赤苓二钱 甘草八分，生

引用灯心一子 竹叶二十片 一贴，晚服

初九日，顾兴祖请得十五福晋清热利咽汤。

薄荷一钱五分 桔梗二钱 黄芩一钱五分 牛蒡子一钱五分 元参二钱 麦冬二钱，去心 赤苓二钱 生地三钱 枳壳一钱五分 炒栀一钱五分 甘草八分，生

引用灯心五寸 竹叶三十片 晚服

初十日，商景霨请得十五福晋前方清热利咽汤一贴。

十一日，十五福晋前方清热利咽汤一贴。

十六日，十五福晋和肝养荣丸十服，每服二钱。

二十六日，十五福晋和肝养荣丸十服，每服二钱。

八月初六日，杜佐尧请得十五福晋和肝养荣丸十服，每服二钱。防风通圣丸三钱。

初八日，沙成玺请得十五福晋杏苏饮。

苏叶一钱五分 前胡一钱五分 杏仁一钱五分，炒 干葛一钱 桔梗一钱五分 枳壳一钱 广皮一钱 黄芩一钱五分 桑皮一钱五分 甘草五分

引用生姜二片 晚服

初九日，商景霨请得十五福晋清解饮。十二日，加煅石膏二钱。十四日，加苏叶一钱。

防风一钱五分　前胡一钱五分　黄芩二钱　桔梗一钱五分　桑皮一钱五分　杏仁一钱五分　元参二钱　薄荷一钱　枳壳一钱五分　橘红一钱　甘草七分

引用生姜一片　灯心五十寸　二贴，晚服

十一日，十五福晋前方清解饮一贴。

十二日，商景霨请得十五福晋前方清解饮二贴，每晚服。

十四日，商景霨看得十五福晋前方清解饮一贴。

十六日，陈世官、商景霨请得十五福晋清热宁嗽饮。二十日，减黄连，加薄荷一钱、前胡一钱。

黄芩一钱五分　黄连八分　瓜蒌根一钱五分　桔梗一钱五分　桑皮一钱，炙　杏仁一钱，炒　地骨皮一钱五分　知母一钱，生　枳壳一钱，炒　甘草五分

引用藓藕一节　二贴，每晚服

十八日，十五福晋前方清热宁嗽饮二贴，每晚服。

二十日，商景霨请得十五福晋前方清热宁嗽饮一贴。

二十一日，十五福晋前方清热宁嗽饮一贴。

十二月十六日，鲁维淳、王联德看得十五阿哥福晋脉息浮紧。系肺胃饮热，外受风寒，以致头痛身热，咳嗽胸满。今用荆防杏苏饮调理。

荆穗一钱五分　防风一钱五分　苏叶一钱五分　羌活一钱五分　杏仁一钱五分　前胡一钱五分　桔梗二钱　桑皮一钱五分　薄荷一钱　白芷一钱五分　川芎一钱五分　甘草五分

引用生姜二片

二十一日，十五阿哥福晋清肺抑火丸二服，每服三钱。

四十七年五月初四日，罗衡、张肇基请得十五阿哥福晋脉息滑数。系胃气不和、内有饮热，以致满闷恶心、烦热身酸。今议用和胃正气汤调理。

藿香一钱五分　苏梗一钱五分　大腹皮一钱　陈皮一钱　厚朴一钱五分　赤苓二钱　苍术一钱五分，炒　神曲一钱五分，炒　半夏一钱，制　条芩一钱五分　炒栀一钱五分　枳壳一钱，炒　甘草八分，生

引用姜皮三片　灯心三十寸　二贴

六月十二日，陈世官、刘彬、李世隽、赵正池、吕纶请得皇十五子福晋脉息安和。妊娠已进八个月，饮食起居精神俱好。谨此奏闻。

十三日，十五福晋消毒散二钱。

七月十二日，鲁维淳、赵正池看得十五福晋脉息浮数。系肺胃饮热，外受风凉，以致头疼身热，咽痛口渴。今用疏解正气汤调治。

羌活一钱　苏叶一钱　藿香一钱五分　防风一钱五分　桔梗二钱　川芎一钱　陈皮一钱五分　腹皮一钱五分　前胡一钱　条芩一钱五分　牛蒡一钱五分，炒研　甘草八分，生

引用姜二片　晚服

十三日，李世隽、赵正池看得十五福晋照原方加荆穗一钱五分、白芷一钱五分，减去羌活、前胡。

十四日，十五福晋仍照前方，晚服一贴。

十五日，刘彬、吕纶看得十五福晋原系肺胃饮热，外受风凉。服过清解正气汤，表凉已解。惟余热不清，以致咳嗽咽痛。今议用清热甘桔汤调理。

苦桔梗三钱　黄芩一钱，酒炒　川贝母一钱　炒栀仁一钱　元参二钱　连翘一钱，去心　苏梗一钱

甘草一钱，生

引用梨三片 晚服一贴

十六日，刘彬、刘正池看得十五福晋仍照原方，晚服一贴。

八月初二日，刘彬、吕纶请得十五福晋脉息浮滑。系肺胃痰热，外受微凉，以致头眩咽干、胸满嘈杂。今议用清解和中汤调理。

薄荷一钱五分 苦桔梗二钱 苏梗叶一钱五分 子芩一钱五分 茯苓一钱五分 橘红一钱 竹茹一钱 甘草一钱，生

引用生姜一片 灯心一束 晚服一贴

初三日，李世隽、赵正池请得十五福晋照原方加焦神曲一钱，麦芽一钱炒。

八月初十日，陈世官、刘彬、李世隽、赵正池、吕纶请得皇十五子福晋脉息和缓。于本日寅时有育阿哥，母子均安。谨此奏闻。

【参考】 《清皇室四谱》喜塔腊氏“四十七年八月生皇二子”。按皇二子即宣宗(旻宁)。

八月十一日，刘彬、李世隽、赵正池、吕纶请得福晋脉息沉缓。系产后恶露未畅，以致身热腹痛。今议用生化汤调理。

全当归五钱 川芎一钱五分 炮姜炭八分 桃仁八分 炙草五分 麦芽生熟四两煎汤代茶

引用黄酒一小杯 午服一贴

【参考】 生化汤出自《傅青主女科》，具温经止痛、活血化瘀之功效。因有化瘀生新之作用，故名。凡产后受寒而有瘀滞者，用之甚效。

十二日，福晋照原方一贴，午服。

十三日，刘彬、吕纶请得福晋脉息沉弦。系产后恶露未畅，新血未生，以致身热怯寒。今议用清魂生化汤调治。

荆穗炭一钱五分 泽兰叶五分 全当归八钱 川芎三钱 山楂炭二钱 红花三分 桃仁二钱 甘草五分，炙 生熟麦芽四两，水煎代茶

引用黄酒一匙 午服一贴

十四日，李世隽、赵正池请得福晋脉息弦细而数。系产后恶露未畅，气味腥秽，身热怯寒，此由素有湿热所致。今用四物利湿汤调理。

生地炭三钱 归尾二钱 赤芍一钱五分 丹参一钱五分 银柴胡一钱 阿胶一钱 麦冬二钱，去心炒 扁豆三钱，炒 山药三钱 薏苡仁四钱，炒生各半 赤苓三钱 麦芽生熟四两，水煎代茶

引用灯心一子 午服一贴

十六日，李世隽、赵正池请得福晋脉息弦细而数，系产后恶露正行，湿热下注，以致气味腥秽，寒热交作。今议用四物利湿汤调理。

生地一钱五分 归尾一钱五分 焦白芍一钱 丹参一钱五分 银胡一钱 祁艾一钱五分 阿胶一钱 茯苓二钱 陈皮一钱五分 炮姜炭四分 炙草八分 麦冬一钱五分

引用灯心一子 午服一贴

生麦芽二两 熟麦芽二两，煎汤代茶

【参考】 恶露不畅之原固不外气滞血瘀所致。治宜调气活血。气味腥秽，当有湿蕴，故以和血利湿之品，可以收效。又，其所以用回乳饮者系因另有乳妈，不亲自哺乳之故。

十七日，福晋回乳饮一贴。

十一月二十四日，李德宣请得十五福晋荆防杏苏饮。

荆穗一钱 防风一钱 杏仁二钱 前胡一钱 苏叶一钱 桔梗二钱 枳壳一钱五分 赤苓二钱 葛根一钱

牛蒡子二钱 黄芩一钱五分 桑皮二钱，炙 甘草五分，生

引用生姜一片 一贴晚服

二十五日，十五福晋前方荆防杏苏饮一贴。

二十六日，罗衡、牛永泰请得十五福晋清金宁嗽饮。

苏叶一钱五分 赤苓二钱 薄荷一钱 杏仁一钱五分，研 酒芩二钱 炒栀一钱五分 花粉一钱五分 枳壳一钱五分，炒 桔梗一钱五分 半夏一钱五分，制 甘草八分，生

引用加荷叶一钱五分 灯心三十寸 一贴

四十八年正月初四日，张肇基请得十五福晋疏风清热汤。

荆穗一钱五分 防风一钱五分 薄荷一钱 葛根一钱五分 花粉一钱五分 赤芍一钱五分 射干一钱五分 山豆根一钱五分 黄芩一钱五分 炒栀一钱五分 甘草一钱，生 桔梗三钱

引用灯心五十寸 一贴晚服

初五日，张肇基、姜晟请得十五福晋清热调中汤。

枳壳一钱五分 桔梗二钱 竹茹一钱五分 黄芩一钱五分 炒栀一钱五分 薄荷一钱 花粉一钱五分 神曲一钱五分，炒 陈皮一钱五分 赤苓二钱 甘草八分，生

引用灯心三十寸 一贴

初六日，罗衡、李德宣请得十五福晋清金和胃饮。

黄芩一钱五分 花粉一钱五分 黄连一钱，姜炒 桔梗二钱 连翘二钱 枳壳一钱，炒 元参二钱 黑栀一钱五分 酒军一钱 薄荷八分 赤苓二钱 甘草五分，生

引用灯心三十寸 竹叶一钱五分 晚服

初七日，陈世官、鲁维淳请得十五福晋清解利咽汤。

荆穗一钱五分 防风一钱五分 羌活一钱五分 薄荷一钱五分 僵蚕一钱五分 牛蒡子一钱五分 苦桔梗二钱 赤芍一钱五分 元参一钱五分 花粉一钱五分 甘草五分，生 黄芩一钱五分 连翘一钱五分

引用生姜二片 灯心三十寸 一贴，晚服

十一月十二日，田福请得十五福晋疏清宁嗽饮。

苏梗叶一钱五分 薄荷八分 防风一钱 瓜蒌二钱 前胡一钱 杏仁一钱，炒研 枳壳一钱五分，炒 桔梗一钱五分 橘红一钱五分 葛根一钱 黑参一钱 半夏一钱五分 甘草五分，生

引用生姜二片 灯心五十寸

十三日，十五福晋前方疏清宁嗽饮一贴。

十四日，田福请得十五福晋利膈宁嗽化痰汤。

苏梗一钱五分 厚朴一钱五分 香附一钱五分，炒 枳壳一钱五分 桔梗二钱 瓜蒌三钱 半夏二钱，制 赤苓二钱 陈皮一钱五分 葛根一钱 前胡一钱 苍术一钱五分

引用生姜二片 二贴，午晚

十五日，姜晟请得十五福晋宣肺化痰汤。

麻黄一钱五分 杏仁一钱五分，炒研 石膏四钱，煅 半夏二钱 橘红一钱五分 苏子二钱，炒研 黄芩一钱五分 桑皮一钱五分 厚朴一钱五分 枳壳一钱五分 甘草八分

引用生姜三片 白果五枚 午晚二贴

【参考】 宗麻杏甘石汤、杏苏饮意化裁。

十六日，姜晟、顾兴祖请得十五福晋清肺导痰汤。

半夏二钱，制 橘红一钱五分 苏子一钱五分，炒 桑皮一钱五分 杏仁一钱五分，炒 黄芩一钱五分 枳壳一钱五分，炒

厚朴一钱五分，炒　花粉二钱　生军一钱　甘草八分

引用生姜三片　竹叶十片　午晚二贴

十七日，姜晟、牛永泰请得十五福晋清肝调气饮。

柴胡一钱五分　半夏二钱　青皮一钱五分　陈皮一钱五分　枳壳一钱五分，炒　萸连一钱　木香八分，冲服　木通一钱五分　黄芩一钱五分　槟榔二钱　甘草一钱，生

引用佛手一钱五分　晚服

十八日，姜晟、鲁维淳请得十五福晋清金和胃汤。十九日，加苏梗二钱、香附二钱、前胡一钱五分。

半夏二钱，制　陈皮一钱五分　青皮一钱五分　枳壳一钱五分，炒　杏仁一钱五分，炒　萸连一钱　花粉二钱　神曲二钱，炒　木香一钱　厚朴一钱五分，炒　木通一钱五分　甘草八分，生

引用生姜三片　佛手一钱　三贴，每晚服

十九日，马敬伦请得十五福晋前方清金和胃汤一贴。

十二月二十日，丁进忠请得十五福晋清肝化痰汤。二十五日，加槟榔一钱五分。

柴胡一钱，炒　香附二钱，炒　青皮一钱五分　苏梗一钱五分　半夏二钱　厚朴二钱　枳壳一钱五分，炒　橘红一钱五分　瓜蒌三钱　赤苓二钱　黄连一钱　莱菔子二钱

引用生姜二片　红枣二枚　二贴，每晚服

二十二日，十五阿哥福晋前方清肝化痰汤三贴，每晚服。

二十五日，十五福晋前方清肝化痰汤一贴。十五福晋清气化痰丸四服，每服三钱。

四十九年正月二十二日，田福请得十五福晋清肺化痰汤。二十四日，减去薄荷，加麦芽二钱炒。

葛根一钱五分　前胡一钱　苏梗一钱　薄荷八分　牛蒡子一钱五分　桔梗二钱　枳壳一钱五分　熟大黄一钱五分　瓜蒌三钱　半夏一钱五分，制　橘红一钱五分　赤苓二钱　甘草五分

引用生姜二片　红枣肉二枚　二贴，晚服

二十四日，十五福晋前方清肺化痰汤四贴，每晚服。

五月十一日，田福请得十五福晋香茹丸四丸。

二十一日，田福请得十五福晋香附二两。

二十六日，姜晟请得十五福晋紫苏和气饮。

苏梗一钱五分　大腹皮一钱五分　陈皮一钱五分　枳壳一钱，炒　当归二钱，酒洗　白芍一钱五分，酒炒　川芎一钱五分　香附一钱五分，醋炒　缩砂□□，研　厚朴□□　甘草□□炙

引用佛手一钱　二贴，每晚服

二十八日，姜晟请得十五福晋和肝理气汤。

当归一钱五分　川芎一钱五分　柴胡一钱，醋炒　枳壳一钱五分，炒　香附二钱，醋炒　大腹皮一钱五分　萸连八分　木香八分，研　苏梗一钱五分　缩砂一钱　甘草八方，炒

引用佛手一钱　二贴，每晚服

六月初三日，姜晟请得十五福晋分气化饮汤。

当归二钱　白芍一钱五分，酒炒　茯苓二钱　枳壳一钱五分，炒　香附一钱五分，炒　陈皮一钱五分　川芎一钱　大腹皮一钱　条芩一钱五分　木通一钱五分　车前子二钱　甘草八分，生

引用佛手一钱　灯心一百寸　四贴，每晚服

六月二十一日，姜晟、张文瑞、李世隽、鲁瑾、鲍锦璋请得皇十五子福晋脉息和缓。妊娠已进八个月，精神起居俱好，相宜谨慎调理。谨此奏闻。

九月初七日，陈世官、姜晟、张文瑞、李世隽、鲍锦璋、鲁瑾请得皇十五子福晋脉息和缓。于本日申时育喜格格，母女均安。谨此奏闻。

【参考】 《清皇室四谱》：喜塔腊氏“四十九年生皇四女庄静固伦公主”。

九月初九日，生麦芽二两，熟麦芽二两，煎汤代茶。

初十日，回乳汤一贴。

十一日，回乳汤一贴。

十月十一日，丁进忠请得十五福晋香砂养胃丸五服，每服二钱。天王补心丹五丸。

十四日，十五福晋香砂养胃丸十服，每服二钱。天王补心丹十丸。

十月二十二日，鲁瑾请得十五福晋肝旺血滑，凉血四物汤。

当归三钱 香附米二钱 侧柏三钱 艾叶二钱 生地三钱 川芎二钱 条芩一钱五分 白芍二钱 苏叶一钱五分 小蓟二钱 麦冬二钱 茯神二钱

引用加黑枣肉五枚 二贴，每晚服

十五福晋清胃养荣汤

当归三钱 神曲二钱 白芍二钱 生地三钱 香附二钱 艾叶二钱 山楂二钱 川芎一钱五分 侧柏三钱 麦冬二钱 麦芽二钱 缩砂一钱五分

引用加老藕三寸 二贴，每晚服

十一月初二日，田福请得十五福晋益阴归脾汤。

白术一钱五分，土炒 茯神二钱 远志七分，去心 归身二钱，酒洗 白芍一钱五分 生地二钱 川芎五分 荆芥炭一钱五分 枣仁二钱 丹参一钱五分 木香五分 甘草六分

引用胶枣肉二枚 三贴，每晚服

五十年三月初七日，刘太平请得十五福晋归脾丸十服，每服二钱。地榆五钱，冲汤送下。

三月十一日，刘太平请得十五福晋和肝养荣丸。

当归五钱 白术五钱 白芍五钱 生地五钱 茯苓八钱 延胡索五钱 桂心二钱 祁艾五钱 藁本二钱 赤石脂三钱 川芎五钱 丹皮五钱 沉香一钱五分 没药三钱 益母草五钱 鳖甲一两 五味子三钱 香附一两 青蒿五钱 辰砂一两二钱 甘草五钱

共为极细末，炼蜜为丸，每丸重二钱，早晚用滚白水化服一丸。得九十八丸，全送。天王补心丹十丸。

二十八日，十五福晋天王补心丹十丸。

四月初九日，十五福晋天王补心丹十丸。

十七日，十五福晋天王补心丹二十丸。

二十三日，田福看得十五福晋清热凉膈饮。

薄荷七分 川芎八分 山栀子一钱五分 连翘一钱五分 黄芩二钱 元参二钱 花粉二钱 赤芍一钱五分 丹皮一钱五分 生地二钱 石膏一钱五分 甘草五分

引用灯心五十寸 竹叶十片 三贴，每晚服

【上残】 十五福晋清肺抑火丸二服，每服二钱。朱砂、雄黄，整末各一钱。

五月初六日，十五福晋清肺抑火丸二服，每服二钱。

初八日，十五福晋清肺抑火丸十一服，每服二钱。

六月十八日，鲁瑾请得十五福晋藿苓汤。

藿香二钱 赤苓一钱五分 香薷二钱 厚朴二钱 白芷二钱 扁豆三钱 木通二钱 羌活二钱 苍术一钱五分

车前三钱　苏叶一钱五分　炙草二钱

引用乌梅肉二枚，檀香七分　二贴，早晚服

二十日，刘太平请得十五福晋正气六合汤。

藿香二钱　苏叶一钱五分　厚朴二钱，炒　大腹子一钱　陈皮一钱　半夏一钱五分　香薷一钱　赤苓二钱　扁豆一钱五分，炒　木香一钱　神曲二钱，炒　甘草五分，生

引用益元散三钱　灯心五十寸　二贴，午晚服

【上残】十五福晋清热和中汤。

苍术一钱　厚朴二钱　枳实一钱五分　赤苓二钱　泽泻一钱五分　猪苓一钱五分　生大黄二钱，炒　黄连一钱，姜炒　南楂一钱五分　麦芽一钱五分，炒　甘草五分，生

引用生姜二片　元明粉一钱，冲

二十二日，刘太平请得十五福晋和中化饮汤。

苍术一钱五分，炒黑　陈皮一钱　厚朴二钱，炒　苏梗一钱　丁香一钱　大腹皮一钱　藿香一钱五分　木香一钱　草果一钱，炒研　黄连一钱，姜炒　赤苓二钱　泽泻一钱五分

引用生姜二片　灯心五十寸　二贴，每晚服

七月十一日，姜晟请得十五福晋清热和荣汤。

生地六钱　当归三钱，酒洗　白芍二钱，酒　丹皮一钱　侧柏叶二钱，炒黑　蒲黄一钱五分，炒黑　炒栀一钱五分，炒　黄连八分，酒炒　香附一钱五分，炒黑　茯神一钱五分　甘草八分，生

引用鲜藕七大片　二贴，每晚服

【上残】十五阿哥福晋胶艾四物汤。

生地六钱　当归三钱，酒洗　白芍二钱，酒炒　川芎一钱五分　阿胶二钱，蒲黄炒　艾叶二钱，醋炒　茯神一钱五分　枣仁一钱五分，炒　甘草一钱，炙

引用柿饼一个，煅黑

十四日，姜晟请得十五阿哥福晋和胃养荣汤。

当归三钱，酒洗　白芍二钱，酒炒　川芎一钱五分　白术一钱五分，土炒　香附一钱五分，酒炒　缩砂一钱五分，研　茯苓一钱五分　益母草三钱　甘草八分，炙

引用煨姜三片　红枣三枚　一贴，晚服

十五日，姜晟请得十五阿哥福晋妊娠三个月。忽于十四日戊时、腹痛腰酸、血分大下、以(已)经小产，但下血过多，以致心跳头晕、身软懒食。今用养荣归脾汤调理。

玉竹二钱　当归五钱　川芎一钱五分　白术一钱五分，土炒　茯神二钱　枣仁一钱五分，炒研　远志一钱五分　黄芪三钱，炙　甘草一钱，炙

引用煨姜三片　红枣三枚　桂元肉二钱　三贴，每晚服

【参考】　怀胎后阴道流血以致流产者三月以上者称小产，三月以内称堕胎。以福晋而论当由气血虚损，无以养胎而致。

八月初三日，姜晟请得十五阿哥福晋清热养荣汤。

当归一钱五分，酒洗　白芍一钱五分，酒炒　生地三钱　丹皮二钱　麦冬二钱　花粉二钱　酒芩一钱五分　木通一钱五分　枳壳一钱五分，炒　知母一钱五分，炒　甘草八分，生

引用荷叶蒂三个　灯心一百寸　二贴，每晚服

初五日，姜晟请得十五阿哥福晋柴平汤。

柴胡一钱五分　黄芩一钱五分　栀子二钱，炒　苍术一钱五分，炒　厚朴一钱五分，炒　猪苓一钱　泽泻一钱五分　枳实二钱，炒　神曲二钱，炒　滑石二钱　山楂二钱　甘草八分，生

引生姜三片　红枣三枚　灯心一百寸　二贴，每晚服

初七日，姜晟请得十五阿哥福晋养荣育神丸一零。

生地一两　当归一两，酒洗　白芍八钱，制　麦冬一两，去心　黄连六钱，酒炒　茯神八钱　枣仁八钱，炒焦　远志八钱，去心　半夏八钱，制　广皮八钱　竹茹五钱　甘草五钱

共研细末，炼蜜为丸，朱砂为衣。每丸重三钱，早晚服，灯心汤送下。

初九日，鲁瑾、刘太平请得(中残)

当归三钱，酒洗　抚芎二钱　赤芍一钱　炮姜(下残)　香附二钱，醋炒　益母草一钱五分　南楂炭一钱五分　柴胡一钱，醋炒　红花五分　延胡索一钱，半生半炒　桃仁一钱，研　生地一钱五分

引生姜一片　二贴，早晚服

初十日，刘太平请得十五阿哥福晋调荣定痛汤。

当归三钱，酒炒　抚芎二钱　白芍一钱五分，炒焦　熟地二钱，缩砂拌　桃仁一钱，研　炮姜炭二钱　香附二钱，醋炒　益母草二钱　南楂炭二钱　柴胡一钱　白术一钱，炒焦　木香一钱

引用生姜一片　一贴，晚服

十一日，刘太平请得十五阿哥福晋增损四物汤。

当归三钱，酒洗　白芍二钱，炒焦　川芎一钱　炮姜炭一钱五分　白术二钱，土炒　熟地三钱，缩砂拌　香附二钱，醋炒　益母草一钱　柴胡七分，醋炒　南山楂一钱五分，炒　木香八分，研　甘草五分，炙

引用煨姜二片　桃仁泥一钱　一贴，晚服

十二日，刘太平请得十五阿哥福晋前方增损四物汤一贴。

十三日，姜晟请得十五阿哥福晋脉息弦数。系血虚有热，表凉未净，以致身热头闷、胸胁胀满。今用清解养荣汤调理。午服晚服、养荣育神丸。

柴胡一钱五分　薄荷一钱　枳壳一钱五分，炒　香附一钱五分，炒　栀子一钱五分，炒　酒芩一钱五分　当归二钱，酒洗　白芍一钱五分，炒　川芎一钱五分　茯神二钱

引用煨姜三片

十六日，刘太平请得十五阿哥福晋益阴养荣汤。

黄芪一钱五分，炙　白术一钱，炒　茯苓二钱　归身二钱，酒洗　橘红一钱　抚芎七分　白芍一钱五分，炒　熟地三钱，砂仁拌　远志一钱五分，去心　木通一钱五分　石菖蒲一钱　丹皮一钱　甘草七分，炙

引用浮麦一钱　一贴晚服

十七日，刘太平看得十五福晋和胃温胆汤，午晚头煎。

陈皮一钱五分　茯苓一钱　茯神二钱　半夏曲一钱五分　胡黄连一钱　生地一钱　丹皮三钱　柏子仁一钱五分　枳壳七分，炒　桔梗一钱　黑栀子一钱　甘草五分　牛膝一钱，浸

引用煨姜一片　红枣一枚，去核

十八日，张肇基、姜晟、刘太平请得十五福晋滋荣育神汤，晚服。十九日，减去陈皮、抚芎，加入木香一钱、龙齿二钱煅。

当归身二钱　白芍一钱五分，炒　抚芎一钱　茯神三钱　远志一钱五分　柏子仁一钱五分　枣仁二钱　陈皮一钱五分　香附二钱，醋炒　黄连一钱　栀子一钱五分　神曲二钱，炒　甘草八分，生

引用龙眼肉五枚　灯心三十寸　一贴，晚服

代茶饮

炒熟枣仁六钱　灯心一钱

水煎代茶用，午晚二贴

十九日，张肇基、刘太平、姜晟请得十五福晋前方滋荣育神汤一贴，晚服。代茶饮一

贴。

二十日，张肇基刘太平、姜晟请得十五福晋前方滋荣育神汤二贴，每晚服。

代茶饮

枣仁六钱，炒熟　灯心一钱

水煎代茶用，二贴，每晚服。

二十二日，姜晟、刘太平请得十五福晋养阴育神汤。

当归二钱　白芍一钱五分，酒炒　生地二钱　茯神一钱五分　远志一钱五分　柏子仁一钱五分　香附一钱五分，酒炒　黄连一钱　栀子一钱五分，炒　神曲二钱，炒焦　木香一钱，研　煅龙齿一钱

引用龙眼肉五枚　灯心三十寸　二贴，每晚服

二十四日，刘太平、姜晟请得十五福晋和肝育神汤。

生地二钱　当归二钱　白芍一钱五分　丹皮二钱　茯神一钱五分　泽兰叶一钱五分　远志一钱五分　柏子仁一钱五分　栀子一钱五分，炒　黄连一钱　神曲二钱，炒焦　香附一钱五分，酒炒　甘草八分，生

引用灯心一子　竹叶十片　二贴，每晚服

二十七日，姜晟请得十五神晋朱砂安神丸，每服三钱，六服。代茶饮三贴。

九月初二日，姜晟请得十五福晋益阴清热汤。

生地三钱　当归二钱，酒洗　白芍一钱五分，酒炒　元参二钱　银柴胡一钱五分　地骨皮二钱　知母一钱五分，炒　黄柏一钱五分，酒炒　青蒿一钱五分　胡黄连一钱五分　甘草八分，生

引用童便一酒杯　临服加入三贴，每晚服

初五日，姜晟请得十五阿哥福晋脉息和缓。原系小产后，肝阴不足、脾虚有热，以致身软神倦，心跳少寐。服过养荣育神、理脾等汤，诸症俱减。惟肝脾不足，有时烦热短寐。今用理脾益阴丸缓缓调理。

白芍八钱，酒炒　茯苓八钱　薏苡仁八钱，炒　山药六钱　白术八钱，土炒　归身八钱，酒洗　黄连四钱，酒炒　生地八钱　麦冬六钱　建莲八钱　神曲六钱，炒　炒栀六钱　缩砂五钱　香附八钱，酒炒　麦芽六钱，炒　甘草三钱，炙

共为细末，石斛二两熬膏，兑炼蜜为丸。重二钱，灯心汤送下。于初六日合得，共得八十三丸，全送。

本日，姜晟请得十五福晋和肝育神汤。

当归二钱　白芍一钱五分，酒炒　茯神二钱　枣仁一钱五分　远志六钱　栀子六钱　丹参八钱　麦冬八钱　石斛二钱　生地二钱　丹皮一钱五分　甘草八分

引用生姜三片　红枣三枚　桂元肉二钱　二贴，每晚服

代茶饮

枣仁三钱，炒　灯心五十寸

水煎代茶，二贴。

和肝育神丸一零

当归八钱　白芍六钱，酒炒　茯神八钱　枣仁六钱，炒　远志六钱　栀子六钱，炒　丹参八钱　麦冬八钱　石斛八钱　生地八钱　丹皮六钱　甘草三钱，生

共为细末，炼蜜为丸，重二钱。灯心汤送下，早服。于初七日合，共得五十三丸，全送。

二十八日，刘太平请得十五福晋甘桔汤。

桔梗二钱　甘草五分

水煎代茶，二贴。每晚服。

十月十六日，姜晟请得十五阿哥福晋仍合前方理脾益阴丸一料，减去建莲，加丹参八钱炒焦、枣仁六钱。

二十四日，十五阿哥福晋代茶饮二服。

枣仁三钱　麦芽三钱

二十六日，十五阿哥福晋

枣仁炒、麦芽炒各三钱一包，五包。

十一月十三日，十五阿哥福晋

枣仁炒、麦芽炒、各十服，每服三钱。

十一月二十七日，姜晟、刘彬请得十五阿哥福晋育神归脾丸。

生地一两　当归八钱　白芍八钱　枣仁八钱　远志五钱　黄连五钱　麦冬八钱　银柴胡五钱　丹皮五钱　神曲八钱　谷芽八钱　丹参一两六钱　甘草三钱

共为极细末、炼蜜为丸，每丸重三钱，早晚白滚水送。得丸五十六丸，全送。

十二月二十日，十五阿哥福晋合前方育神归脾丸一零。

【参考】 纵观十五阿哥福晋之脉案，前半大抵以疏表宣肺类方常用，主要缘于偶患外感。自乾隆四十五年始，因产育而致气血渐亏、月信失调、治疗不止于肺、尚须调理肝脾。四十七年育二阿哥，尤其于五十年小产后，失血过多体质日渐衰弱，因而又时常调理心脾。因其血虚不能上奉于心，故时有少寐懒言诸症，因而多用归脾之属。且由于阴血不足，故亦常有潮热烦闷。本脉案之治疗特点是：①经方时方俱用。②同一处方中常标本兼顾。

十九　九公主(和恪和硕公主)

1　医案辑录

乾隆二十三年七月十五日，臣田丰年、李思聪、张茂芝、李锦文看得公主气色精神俱好。今议用福寿丹开口。谨此奏闻。

福寿丹

朱砂一分　黄连一分　甘草一分

共为细末、蜂蜜调服。

十六日，田丰年等看得公主用辰砂益元散二钱、姜一片、灯心二十寸、水煎服。备用抱龙丸五丸。外用五根汤一分。

梅根一两　桃根一两　柳根一两　槐根一两　李根一两

二月二十二日，总管潘凤带领种痘科蔡世俊等看得九公主脉息和平。精神起居俱好。于本日巳时布种喜痘，谨此奏闻。

【参考】 宫中种痘已成惯例，足证对预防天花之重视。

三月初一日，种痘科刘芳远、张得福，小方脉陈增、邹之瑞看得九公主脉息弦滑。惊恐发热，似有见喜之象。今议用透喜汤调理。

透喜汤

荆穗一钱　防风一钱　牛蒡一钱，炒研　赤芍七分　蝉蜕五分，去头足　川芎五分　青皮一钱　山楂一钱五分　葛根一钱　连翘一钱，去心　木通一钱　甘草三分，生

引用香菜一棵 灯心二十寸 晚服

三月初二日，种痘科刘芳远、张得福，小方脉陈增、邹之瑞看得九公主前方透喜汤一贴。

初四日，种痘科刘芳远、张得福，小方脉陈增、邹之瑞看得九公主用宣苗透喜汤一贴。

荆穗一钱　防风一钱　前胡一钱　蝉蜕十只，去足　升麻六分　僵蚕二钱，炒　牛蒡子二钱，炒　桔梗一钱五分　连翘一钱五分　南山楂一钱五分　赤芍一钱　甘草五分

引用加香菜一棵　灯心三十寸

三月初五日，种痘科臣刘芳远、张得福，小方脉臣陈增、邹之瑞谨奏：种得九公主喜痘应期发热，于初四日从右手腕及左腰下见点，颗粒分明、红活光润，饮食精神俱好，上顺大喜。本日遵例供圣。谨此奏闻。

三月初六日，种痘科刘芳远、张得福，小方脉陈增、邹之瑞看得九公主脉息和平、惟胃气不清、议用保和丸二钱水煎晚服。

三月十一日，种痘科臣刘芳远、张得福，小方脉臣陈增、邹之瑞谨奏：种得九公主喜痘八朝，陆续出齐。头面周身共十余粒，应期起长行浆，今浆满充足，次第收靥结痂，饮食精神俱好，仰托皇上洪福，上顺大喜，于十五日乃十二朝之期。遵例送圣。谨此奏闻。

十二日，刘芳远、张得福、陈增、邹之瑞九公主用甘草二钱，汤泡，熏洗鼻孔。碗胭脂二个，润之。

十三日，刘芳远、张得福、陈增、邹之瑞看得九公主脉息微数，系肺胃不清，惟右项浮宣。今议用清化汤调理。

清化汤

荆穗一钱　防风一钱　赤芍八分　牛蒡子一钱五分　黄芩一钱　黄连六分　元参一钱　桔梗一钱五分　连翘一钱五分，去心　山楂肉二钱　甘草六分，生　银花一钱

引用灯心三十寸　午晚二剂

本日晚，刘芳远、陈增、张得福、邹之瑞，外科张鼎仝看得九公主脉息微数。系肺胃不清，惟右项浮肿。今议用清化汤调理。

清化汤一剂

牛蒡子一钱五分　马勃三分　赤芍一钱　升麻五分　连翘一钱五分，去心　桔梗一钱五分　黄芩一钱　元参一钱　山楂肉五分　银花一钱　昆布五分　橘红五分　甘草四分

引用灯心三十寸

三月十四日，刘芳远、陈增、张得福、邹之瑞、刘正芳、张鼎看得九公主脉息微数。系肺胃不清，惟右项浮肿。今议用清化汤、外用八宝丹清茶调敷。仍用清化汤外加花粉四分。

十五日，刘芳远、张得福、陈增、邹之瑞，外科刘正方、张鼎看得九公主脉息微浮。系胃气不清，右项浮肿。今议用加减清化汤。外上八宝丹，清茶调敷。

柴胡五分　薄荷五分　牛蒡子一钱五分　元参一钱　升麻四分　连翘一钱　桔梗一钱五分　赤芍一钱　花粉五分　橘红七分　昆布三分　甘草五分，生

引用灯心三十寸

十六日，刘芳远、邹之瑞，外科刘正方、张鼎看得九公主脉息稍和，仍用前方加减清化汤一贴。

十七日，种痘科刘芳远、张得福，小方脉陈增、邹之瑞，外科刘正方、张鼎看得九公主脉息微滑。系胃气不清、右项浮肿。服过清化汤、外上八宝丹，肿势渐消。议内服加减

清化汤，外上消肿化毒散调理。谨此。奏闻。

加减清化汤

川芎五分　当归一钱　丹皮一钱　牛蒡子一钱五分，炒研　花粉一钱　陈皮七分　茯苓一钱五分　桔梗八分　连翘一钱　银花一钱　山楂五分　生、炙甘草各六分，

引用灯心三十寸　晚服

乾清宫总管潘凤奏过，奉旨：知道了。

十八日，刘芳远、邹之瑞、陶起麟、刘正方、张鼎看得九公主脉息微滑。系胃气不清、右项及耳前浮肿。服过清化汤、外上八宝丹、肿势渐消。今议内服加减清化汤，外上消肿化毒散调理。十九日,加入元参一钱。

川芎五分　当归一钱　丹皮一钱　牛蒡一钱五分　花粉一钱　陈皮七分　茯苓一钱五分　桔梗一钱　连翘一钱五分　银花一钱五分　山楂五分　甘草五分

引用灯心三十寸

十九日，陈增、张得福、刘正方、张鼎看得九公主前方加减清化汤一贴。

二十日，蔡世俊、刘芳远、邹之瑞、贾义如，外科刘正方、张鼎看得九公主脉息和缓，原系胃气不清，右项及耳前浮肿，服过加减清化汤、八宝丹、消肿化毒散。今肿势渐消，仍议用前方加减调理。

当归一钱　川芎五分　丹皮一钱　牛蒡一钱五分　柴胡八分　黄芩一钱　连翘一钱　浙贝母一钱　茯苓一钱　陈皮七分　桔梗一钱　甘草三分

引用青荷叶一钱　灯心三十寸　晚服

二十四日，蔡世俊、贾义如，外科刘正方、张鼎看得九公主脉息和缓。原系胃气不清，右项及耳前浮肿。服过加减清化等汤、外敷消肿化毒散，肿势渐消。今议仍用前方加减调理。

加减清化汤

当归一钱　川芎五分　丹皮一钱　柴胡六分　黄芩一钱，炒　连翘一钱，去心　浙贝母一钱，研　陈皮八分　桔梗一钱　茯苓一钱　南楂一钱　牛蒡一钱，炒研　甘草三分，生

引用青荷叶一钱　灯心三十寸　晚服

二十五日，九公主前方加减清化汤一贴。

二十六日，刘芳远、邹之瑞、刘正方、张鼎看得九公主脉息和缓。原系胃气不清，右项及耳前浮肿。服过加减清化等汤，外敷消肿化毒散，肿势渐消。今议仍用前方加减调理。

加减清化汤

当归一钱　丹皮一钱　柴胡八分　黄芩一钱，生　连翘一钱，去心　浙贝母一钱，去心　桔梗一钱　陈皮一钱　南楂一钱　黄连四分，酒炒　茯苓一钱　甘草三分，生

引用青荷叶一钱　灯心三十寸　晚服

二十七日，陈增、张得福外科刘正方、张鼎看得九公主脉息和缓。原系胃气不清、右项及耳前浮肿。服过加减清化汤、外敷消肿化毒散，肿势渐消。今议仍用前方加减调理。

加减清化汤

当归一钱　丹皮一钱　柴胡八分　黄芩一钱　连翘一钱，去心　浙贝母一钱，去心　桔梗一钱　陈皮一钱　黄连三分，酒炒　茯苓一钱　南楂一钱　金银花一钱　甘草三分

引用青荷叶一钱　灯心三十寸　晚服

二十八日，蔡世俊、贾义如，外科刘正方、张鼎、马瑞图看得九公主脉息和平。原系

胃气不清、以致右项下及耳前浮肿。服过加减清化汤、外敷消肿化毒散。今耳前肿势大消。议仍敷消肿化毒散、暂止汤药和缓胃气调理。

三十日，刘芳远、邹之瑞、外科张鼎、马瑞图看得九公主脉息和缓。原系胃气不清，以致右项下及耳前浮肿。服过加减清化汤、外敷消肿化毒散。耳前肿势大消。今因右关脉微浮。议仍用加减清化汤调理。

柴胡八分　丹皮一钱　黄芩一钱　连翘一钱，去心　浙贝母一钱，去心　桔梗一钱　陈皮一钱　黄连四分，姜炒　赤苓一钱五分　神曲一钱五分，炒　金银花一钱　甘草三分，生

引用青荷叶一钱　灯心三十寸　晚服

四月初一日，陈增、张得福、武维扬、刘正方看得九公主脉息和平。原系胃气不清、右项浮肿。服过加减清化汤，外敷消肿化毒散，右项全消。惟左项微浮。今议外敷消肿化毒散。止药饮食调理。

初三日，小方脉臣邹之瑞、张敬文，外科臣刘正方、张鼎、武维扬、马瑞图谨奏：看得九公主脉息和平。原系胃气不清，右项浮肿。服过清化汤、外敷消肿化毒散，肿势全消。诸症俱好。谨此奏闻。

乾清宫总管贾进禄、张玉奏过，奉旨：知道了。

五月初一日，九公主正气丸末二钱。

八月初九日，张茂芝、乔良玉看得九公主起居俱好。惟胃气稍觉不和。今议用保和丸末二服、每服一钱，白滚水调下。保和丸末二钱。

二十日，九公主正气丸末二服，每服一钱。

二十七年正月十八日，九公主仙药茶一钱。

十九日，九公主正气丸末三服，每服一钱。

二十日，张茂芝看得九公主脉息浮数。系肺胃有热，外受微凉。以致身热面赤、口干、今用清解汤调理。

清解汤

荆穗一钱　防风八分　前胡八分　柴胡一钱　黄芩一钱　花粉八分　薄荷八分　连翘一钱五分　黄连五分　枳壳一钱，炒　甘草五分，生

引用生姜一片　灯心十五寸　午晚二贴

正月二十一日，蔡世俊、张茂芝看得九公主脉息微数。系风热。已服过清解汤，脉恙俱减。惟里热未清。今议用清热和胃汤调理。

清热和胃汤

柴胡一钱　黄芩一钱，生　赤芍一钱　半夏一钱，制　枳壳一钱，炒　桔梗一钱　陈皮一钱　厚朴一钱，炒　赤苓一钱　神曲一钱五分，炒　花粉一钱　甘草三分，生

引用生姜一片　灯心三十寸　午服一贴

五月初一日，九公主朱砂整末各一钱，雄黄整末各一钱。

初五日，九公主朱砂一钱，雄黄一钱。

二十八日，九公主连翘败毒丸末四服，每服一钱，淡姜汤调服。

闰五月二十一日，九公主正气丸末二钱。

二十二日，九公主仙药茶一钱。

二十三日，蔡世俊、张茂芝看得九公主微有伤风。今议用藿香正气丸末调理。

藿香正气丸末三钱，分二服，淡姜汤调服。仙药茶二钱薰服。

八月二十九日，九公主藿香正气丸末六钱。

九月初八日，九公主藿香正气丸末三钱，仙药茶三钱。

乾隆四十五年十一月十九日，陈世官、姜晟、李德宣、那永泰看得和恪和硕公主，原系肝虚肺燥、咳嗽吐红，消耗日久劳症。竭力设法用药调治不应，于本月十九日卯时薨逝。谨奏。

【参考】 和恪和硕公主(即九公主)，皇九女，乾隆二十三年生。卒时年仅二十有三。其死因，辨证属“肝虚肺燥，咳嗽吐红，消耗日久劳症。”分析其临床表现，当系肺结核病，以当时医疗条件，罹患此病，纵御医们“竭力设法用药调治”，亦恐难收痊愈之功。

二十　十公主

1　医案辑录

乾隆四十年正月初三日，蔡世俊、李思聪、田丰年、张敬文看得公主脉纹神色俱好。拟用福寿丹开口，谨此奏闻。

福寿丹

朱砂一分　甘草一分，生　川大黄一分,生

水调匀做乳。

正月十二日，罗衡、盛明远看得翊坤宫公主脉息和缓。形体觉瘦，肚腹微胀，虎口纹紫，此属暑湿伤脾。现在有热。今议用清热理脾汤调理。

半夏八分，制　缩砂八分　扁豆一钱五分，炒　木瓜八分　赤苓一钱　藿香八分　厚朴八分　神曲一钱，炒　黄连六分，姜炒　陈皮七分　桔梗八分　甘草三分，生

引用生姜一片　灯心二十寸　晚服

十四日，罗衡、武世倬、盛明远、刘延龄看得翊坤宫公主脉息和缓。形体觉瘦，肚腹微胀，虎口纹紫。此属暑湿伤脾，现在有热。今议用清热理脾汤调理，谨奏。

十八日，减去桔梗，加大腹皮一钱、山楂一钱炒。

半夏八分，制　缩砂八分　扁豆一钱五分，炒　木瓜八分　赤苓一钱　藿香八分　厚朴八分　神曲一钱，炒　黄连六分，姜炒　陈皮七分　桔梗八分　甘草三分，生

引用生姜一片　灯心二十寸　晚服

十五日，陈世官、盛明远看得翊坤宫公主前方清热理脾汤一贴。

奏：九月十四日，据罗衡、武世倬，小方脉蔡世俊等请得十公主自初八日周身出风湿红点，随避风寒，清淡饮食，已渐消退。今十二日头面项后又出红点。据罗衡等说，仍宜避风不必服药，清淡饮食调理，不是喜痘。奴才王成看公主精神饮食顽笑起居如常。谨此奏闻。

十六日，报回总管桂元奏过，奉旨：知道了。

十九日，十公主启脾肥儿丸五丸。

十月初二日，罗衡、高存谨，高钧看得十公主六脉平和。服启脾肥儿丸以来，脾气渐壮，精神气色、饮食起居俱好。相宜仍用原方再合一料调理。合前方启脾肥儿丸一料。本日合得丸药八十二丸，用人参三钱。

人参三钱　白术八钱，土炒　茯苓八钱　山药七钱，炒　扁豆七钱，炒　神曲五钱，炒　谷芽五钱，炒　山楂四钱　黄连二钱　胡连三钱　炙甘草三钱

共为细末，炼蜜为丸。重一钱五分。每晚一丸，白滚水化服。

总管王成奏过，奉旨：知道了。

乾隆四十五年十一月二十一日，陈世官、罗衡、武世倬、刘钟请得十公主脉息浮数。系肺胃有热，外受风凉之症。以致伤风头疼，发热口干。今议用疏风清解饮调理。

荆穗一钱五分 桔梗一钱 柴胡一钱 防风一钱 连翘一钱 葛根一钱 前胡一钱 枳壳一钱，炒 黄芩一钱五分 花粉一钱 羌活一钱 甘草八分，生

引用生姜一片 灯心三十寸 一贴分二次，午晚服 仙药茶二钱 开水冲汤，薰用

【参考】 启脾肥儿丸，宫中配方有载。惟仅称启脾且药物较此为少。本方具健脾开胃、消食清火之功效。故次后十公主连续服用多日。

二十二日，陈世官、张敬文、刘钟、盛明远请得十公主自出喜痘一朝，面部胸前已经见点，尚未出透。今用荆防透喜汤调理。

荆穗一钱 防风一钱 羌活一钱 前胡一钱 葛根一钱 牛蒡子一钱五分，研 蝉蜕一钱 南楂一钱五分 连翘一钱，去心 枳壳一钱，炒 桔梗一钱 甘草五分，生

引用香菜根二个 灯心三十寸 午服

总管王成奏过，奉旨：知道了。

本日晚，陈世官、罗衡、武世倬、张敬文、刘钟、盛明远、高钧请得十公主宣表透喜汤。

麻黄八分，蜜炒 荆穗一钱五分 防风一钱五分 牛蒡二钱，炒研 连翘一钱五分，去心 蝉蜕一钱五分 羌活一钱 东楂二钱 黄芩一钱五分，酒炒 桔梗一钱五分 前胡一钱五分 花粉一钱五分 甘草五分，生

引用加香菜根二个 灯心三十寸 一贴，晚服

戌正陈世官等请得十公主芫荽酒薰法。

升麻一两 香菜八两 黄酒三斤

共合一处，熬薰

因喜痘隐伏不透，烦躁不寐，扬手掷足，二目上视，似有抽搐之象，随用芫荽酒薰法至亥正，又看得颗粒陆续虽出，仍属烦躁不寐，此由热盛壅遏所致，即用三黄快癍汤连服调治。

川大黄三钱，酒洗 黄连一钱，酒洗 黄芩二钱，酒洗 荆穗一钱五分 防风一钱五分 柴胡一钱 薄荷八分 牛蒡二钱，研 连翘一钱五分 东楂三钱 木通一钱五分 犀角一钱镑 紫草二钱，酒洗

引用香菜根二个 灯心三十寸

二十三日，陈世官等请得十公主喜痘二朝，昨晚因痘隐伏不出、烦躁闷乱，目直口噤，神识不清，随用升麻芫菜酒薰法，内服三黄快癍汤，今颗粒渐出，烦躁诸症亦减，神识渐清，惟血滞热盛，尚未出齐。今议仍用三黄快癍汤加减调治。

大黄五钱，酒洗 黄连一钱，酒泡洗 黄芩一钱五分，酒泡洗 桃仁二钱 红花一钱五分，酒泡洗 紫草三钱，酒泡洗 连翘一钱五分 归尾二钱 荆穗一钱五分 青皮三钱 东楂三钱 羌活一钱五分 木通一钱五分 牛蒡子三钱

引用香菜根二个 灯心三十寸 一贴分二次，午晚服

二十四日，陈世官等请得十公主喜痘三朝。渐次出长，颗粒颜色红活，精神胃气俱好。惟血热未清，今议用活血助长汤调理。

川大黄五钱，酒洗泡 桃仁三钱 红花一钱五分，酒洗泡 归尾二钱 赤芍一钱五分 牛蒡二钱，炒 连翘一钱五分 紫草二钱，酒泡洗 东楂三钱 荆穗一钱五分 青皮三钱 黄芩一钱五分，酒泡洗 木通一钱五分

引用香蕈三片 一贴分二次，午晚服

二十五日，陈世官等请得十公主喜痘四朝。头面周身出齐，渐次起长，颗粒红活，颜色光润，已具行浆之势，上顺吉祥。今议用活血助浆汤调理。

大黄五钱，酒泡洗 当归二钱 赤芍一钱五分 连翘二钱 红花一钱，酒泡洗 生地五钱 川芎八分 牛蒡二钱 僵蚕三钱 皂刺一钱 丹皮一钱五分 紫草一钱五分，酒泡洗 南楂三钱

引用冬笋尖五个 一贴分二次，午晚服

二十六日，陈世官等请得十公主喜痘五朝。上顺吉祥。仍照原方，活血助浆汤一贴。分二次，午晚。

二十七日，陈世官等请得十公主喜痘六朝。红活光润，浆行半足，安静能食，精神如常。上顺吉祥相。宜止药饮食调理。

三十日，陈世官等请得十公主喜痘九朝。应期起长，行浆结痂。仰托皇上洪福，上顺吉祥，大喜。于十二月初三日十二朝之期。卯时遵例送圣，谨奏。

总管王成、永清奏过，奉旨：知道了。

十二月二十八日，十公主启脾肥儿丸十丸。

【参考】 十公主出痘，颇历险情，痘隐不出，毒邪内攻、以致神识不清。三黄快癍汤具解毒清热、透表宣发、活血理气之功效，加以香菜(芫荽)酒等助透散之力，故痘出颇速，而神识亦清，旋以活血助长汤以助其势，终使之行浆结痂。可见宫中治痘已甚有经验。

2 用人参记录

据《人参底簿》，乾隆五十三年二月十六日起，至十一月十六日十公主合启脾丸四料，用过五等人参一两二钱。

【参考】 十公主即固伦公主，乾隆四十年正月惇妃所生。配启脾丸时，彼年仅十三，脾胃素弱可知。

启脾丸有二，杨氏启脾丸组成为：人参、白术、青皮、陈皮、神曲、麦芽、砂仁、干姜、厚朴、甘草。《医学入门》载启脾丸则由人参、白术、茯苓、山药、莲肉、陈皮、泽泻、山楂、甘草组成。两方主治相近，前者治脾胃失和、腹泄腹胀；后者治脾积、五更泻，且常服可以生肌、健脾益肾。至于十公主所配属何、尚不得而知。若以上两方而论，每料人参均用一两，而据此《人参底簿》载，每料仅用三钱，或非此二方，亦或以年小、减量配制之故。

二十一 八阿哥下长子

1 儿科医案

乾隆三十三年三月十七日，小方脉臣高存谨、盛明远看得八阿哥下宫女子玉英，于本日巳时育喜阿哥，经纹气色俱好。今议用福寿丹开口，谨此。

奏闻。

福寿丹

朱砂一分末 黄连一分末 甘草五厘末

蜜水调服。

十八日，高存谨、盛明远看得八阿哥下长子清热导赤汤。

赤苓二钱 黄连八分 黄芩二钱 黑栀仁二钱 木通一钱五分 花粉一钱五分 枳壳一钱五分 竹茹二钱

前胡一钱五分　甘草五分　藿香一钱

引用灯心五十寸　二贴，午晚

十九日，高存谨、盛明远看得八阿哥下长子加味导赤汤。

小生地三钱　川连四分　木通一钱　赤苓一钱　枳壳五分，炒　甘草三分

引用灯心三十寸　一贴，晚服

五月初一日，八阿哥下长子朱砂整末　雄黄整末各一钱太监王成取去，益元散一两。

初四日，八阿哥下长子益元散二两。

十一月十一日，田丰年看得八阿哥下长子系气道不畅，内有余热、时或腹痛。今用藿香正气丸面子五分，灯心汤调，去渣，温服，早晚二服。

十二月二十三日，田丰年、高存谨看得八阿哥下长子系肺胃有热，外受风凉，风热之症。以致咳嗽有痰，鼻塞声重，议用杏苏饮调理。

杏仁一钱，研　苏叶八分　前胡八分　桔梗八分　枳壳六分　荆穗一钱　防风一钱　桑皮一钱，炒　陈皮八分　半夏一钱，制　甘草三分

引用姜一片　灯心二十寸　晚服

二十四日，田丰年、高存谨看得八阿哥下长子系肺胃有热，外受风凉，以致鼻塞咳嗽、有痰，眼角微红，服过杏苏饮，今鼻塞咳嗽有痰，眼角红渐退，今议用疏风宁嗽汤调理。

荆穗六分　连翘一钱　防风八分　桔梗八分　赤芍一钱　陈皮八分　苏梗一钱　杏仁一钱，研　枳壳六分，炒　前胡一钱　京半夏八分　甘草三分，生

引用生姜一片　灯心二十寸　一贴，午晚服

【参考】 福寿丹具清热解毒之效，宫中之初生儿多用之开口。生后即用清热导赤之属，亦是清理“胎毒”之常规。

三十四年二月二十六日，高存谨看得八阿哥下长子柴胡清热汤。

柴胡一钱　薄荷八分　防风一钱　栀子一钱，炒　赤芍一钱　羚羊角一钱　菊花一钱　生地一钱　赤苓一钱　甘草五分

引用灯心三十寸　一贴，午晚服

二十七日，高存谨、田丰年看得八阿哥下长子眼角下微红，系肺胃有热。不时作痒，精神如常。昨服柴胡清热汤，红色渐退。今议用清金凉血汤调理。

清金凉血汤

羚羊角八分　蝉蜕七枚　桔梗八分　柴胡八分　薄荷六分　赤芍一钱　生地一钱五分　栀子八分　丹皮一钱　赤苓一钱　黄芩一钱　当归尾一钱　甘草三分

引用灯心三十寸　一贴，午晚服

外用黄玉膏二钱。

二十八日，田丰年、陈增看得八阿哥下长子脉息和平。精神起居俱好。前服过清金凉血汤，眼角红肿全退。忽于左颧骨红势作痒、出粘水。今汤药暂止，外上除湿琥珀散，凉水调敷。

四月十五日，盛明远看得八阿哥长子藿香正气丸末六分，姜汤调服。

十六日，早田丰年、盛明远看得八阿哥下长子清肺抑火丸末一钱灯心汤调服。

本日晚，田丰年看得八阿哥下长子脉息浮数。系内积热，外受风凉，以致身热无汗。今议用疏风清热汤调治。

疏风清热汤，十七日加大黄六分，半夏八分。

川连五分　荆穗八分　防风八分　赤芍一钱　前胡八分　桔梗八分　黄芩八分　川芎六分　石膏一钱五分，煅
薄荷　生栀仁八分　木通八分　甘草三分

引用灯心三十寸　晚服头煎

十七日，田丰年看得八阿哥下长子脉息和平，精神俱好，惟有余滞，热不清。今议仍用前方疏风清热汤一贴。

十八日，田丰年、查秉仁看得八阿哥长子系时令风热之症。服过疏风、清热、化滞等汤，今外因(感)已解，胃热已清、暂止煎药避风调理。

十一月二十日，盛名远、李思问看得八阿哥下长子，脉息微浮。系脉经有热，外受风凉。议用参苏理肺丸二钱，下晚姜汤煎服。

十二月二十六日，张敬文、盛名远看得八阿哥长子，脉息浮数。系肺胃有热，外受风寒，以致身热气粗，口干微烦。今议用清解饮调理。

荆穗一钱　防风一钱　羌活一钱　前胡一钱　葛根一钱　柴胡一钱　枳壳一钱，炒　桔梗一钱　赤苓一钱五分
牛蒡子一钱五分，炒研　连翘一钱，去心　甘草三分，生

引用生姜一片　灯心三十寸　一贴

二十七日，晚陈增、张敬文看得八阿哥下长子，系肺胃有热，外受风寒。服过清解饮，表凉微解。惟肺胃不清，稍有呕吐。今议用疏解和胃饮调理。

藿香一钱　苏叶一钱　枳壳一钱，炒　桔梗一钱　葛根一钱　柴胡一钱　赤苓一钱　陈皮一钱　半夏一钱，制
南楂二钱　神曲二钱，炒　生甘草四分，

引用生姜一片　灯心三十寸　一贴

二十八日，张敬文、盛明远、李思问看得八阿哥下长子，原系肺胃有热，外受风凉。服过清解、和中等汤，表凉已解。惟里热未清。以致时或烦热，夜卧不宁。今议用清热和胃饮调理。二十九日减去柴胡五分。

柴胡一钱五分　黄芩一钱　半夏一钱　竹茹一钱　枳壳一钱　川连六分，姜炒　厚朴一钱，炒　陈皮一钱
南楂二钱　谷芽二钱，炒　薄荷七分　甘草四分，生

引用生姜一片　灯心三十寸　一剂分二次，午晚服

二十九日，高存谨、张敬文看得八阿哥下长子仍照原方清热和胃饮一剂。

【参考】 感寒脾胃不和为小儿常见之病。惟彼时御医用方不仅药味甚多，且其剂量亦偏小，时用导滞通便之味，此亦宫中治疗之一特色。

三十五年正月初二日，陈增、盛明远看得八阿哥下长子脉息和缓。惟有咳嗽作呕。议用藿香正气丸二钱研面。

引用姜枣煎汤调理

初三日，张敬文、李思问看得八阿哥下长子脉息微数。系肺胃有热，以致咳嗽有痰。今议用参苏理肺丸二钱，引生姜一片，煎服调理。

初四日，高存谨、盛明远看得八阿哥下长子仍用参苏理肺丸二钱，煎汤调理。

初五日，查秉仁、张敬文看得八阿哥下长子脉恙稍好。惟肺热不清。今议用清肺抑火丸一钱五分，生姜一片，煎服调理。

初六日，田丰年、盛明远看得八阿哥下长子仍用清肺抑火丸一钱五分，煎服。

十二日，张敬文看得八阿哥下长子系肺热不清，咳嗽有痰。今用参苏理肺丸二钱、生姜一片，煎服调理。

十三日，盛明远看得八阿哥下长子系肺热咳嗽，用清气化痰丸二钱，生姜一片，煎服。

三月初五日，高存谨、查秉仁看得八阿哥下长子系肺胃有热，有时咳嗽。用参苏理肺丸末一钱五分，姜汤调服。

初九日，盛明远、李思问看得八阿哥下长子脉息浮数。系时令风热之症。以致身热口渴、咳嗽伤风，鼻流清涕，夜卧不宁。今议用疏风宁嗽饮调理。

羌活一钱　荆穗一钱五分　防风一钱五分　前胡一钱　桑皮一钱，炒　桔梗一钱五分　杏仁一钱五分，炒　川芎八分　薄荷八分　枳壳八分　枯芩一钱　生甘草三分

引用生姜二片　二贴，午晚服

初十日，陈增、盛明远、张敬文看得八阿哥下长子脉息浮数。内伤乳食，外受风凉，以致发热咳嗽、鼻流清涕，夜卧不宁。

昨服疏风宁嗽饮，脉恙稍缓。今议用疏风清热汤调理。

柴胡一钱　前胡一钱　荆穗一钱　防风一钱　薄荷一钱　黄芩一钱　桑皮一钱，炒　杏仁一钱，炒　连翘一钱五分　赤芍一钱　麦芽一钱五分，炒　甘草五分

引用生姜一片　灯心五十寸　早晚服二贴

十一日，陈增、查秉仁、张敬文、盛明远看得八阿哥下长子原系风热之症。服过疏表、宁嗽、清热等汤，表里已解，惟胃气未和，稍有咳嗽。今议用和胃宁嗽饮调理。

桑皮一钱，炒　杏仁一钱五分，炒　枳壳一钱，炒　桔梗一钱　橘红一钱　半夏一钱，制　赤苓一钱　黄芩一钱　花粉一钱　炒神曲一钱五分　麦冬一钱五分，去心　甘草三分

引用加生姜一片　灯心五十寸　二贴,午晚服

二十二　十一阿哥次女

1　儿科医案

乾隆三十五年二月十二日，小方脉臣张敬文、盛明远看得十一阿哥下宫女子瑞云，于本日子时，育喜格格，脉纹形色俱好。议用福寿丹开口，调理。谨此奏闻。

福寿丹

川黄连末二分　朱砂末二分　甘草末二分　蜜调服。

十二月初二日，十一阿哥次女参苏理肺丸五服，每服二钱。

初七日，十一阿哥次女参苏理肺丸五服，每服二钱。

三十六年三月十五日，十一阿哥次女金银花一两，冲汤代茶。

十八日，盛明远看得十一阿哥次女，脉息弦数。系内热受风，时令发疹之症。以致发热身倦，口渴舌干，微烦；疹形未透。今用疏表透疹汤调理。

荆穗一钱　防风一钱　葛根八分　羌活八分　柴胡六分　前胡八分　独活六分　桔梗一钱　川芎六分　牛蒡子一钱五分，炒研　黄芩八分　甘草三分，生

引用灯心二十寸　午晚二贴

【参考】　疹之发，多由风热郁肺、内闭营分，从络外出所致，宜宣肺达邪，清营透疹之法。

十九日，陈增、高存谨、盛明远看得十一阿哥次女脉息浮数，系内热受风，时令发疹之症，以致发热身倦，口渴舌干，微烦。服过疏表透疹汤，疹形微透，今议仍用前方加减调理。本日晚加入桑皮一钱炒、蝉蜕五个、连翘一钱，减去山川柳。

荆穗一钱　羌活八分　牛蒡子一钱五分　黄芩八分　前胡八分　防风一钱　葛根一钱　桔梗八分　山

川柳一钱 甘草三分，生

引用香菜一棵 灯心二十寸

本日晚，高存谨、高钧看得十一阿哥次女前方疏表透疹汤一贴。

二十日，陈增、高存谨、盛明远、高钧看得十一阿哥次女脉息浮数。系内热受风、时令发疹之症，以致身热体倦，口渴舌干，微烦，服过疏表透疹汤，疹形渐透。今议仍用前方加减调理。

荆穗一钱 防风一钱 苏叶八分 牛蒡子一钱五分 前胡八分 桔梗八分 葛根一钱 桑皮一钱 蝉蜕五支 连翘一钱 黄芩八分 甘草三分

引用香菜一棵 灯心二十寸 一贴，午晚服

二十一日，陈增、高存谨、查秉仁、盛明远、高钧看得十一阿哥次女原系风热发疹之症，服过疏表透疹等汤，疹形已透，惟里热盛，今议用清热化疹汤调理。

荆穗八分 防风八分 酒芩一钱 连翘一钱 牛蒡子一钱，炒研 犀角八分 生地一钱 栀子八分，炒 桔梗八分 元参一钱 柴胡一钱 甘草三分

引用灯心三十寸 一贴，午晚服

二十二日，陈增、高存谨、盛明远、高钧看得十一阿哥次女，原系风热发疹之症。服过疏表透疹、清热化疹等汤，疹形已透，里热渐清。今议用清热温胆汤调理。

柴胡八分 黄芩八分，酒炒 半夏六分 生地一钱 竹茹六分 枳壳五分 桔梗八分 栀子七分，炒 川连五分 甘草三分，生

引用灯心二十寸

二十五日，盛明远、高钧看得十一阿哥次女 金银花一两，冲汤代茶。

五月初一日，十一阿哥次女 朱砂二钱 雄黄二钱。

十月初五日，陈增看得十一阿哥次女杏苏饮。

苏叶一钱 杏仁一钱五分，炒研 枳壳一钱 桔梗一钱 陈皮一钱 柴胡二钱 前胡一钱 防风一钱 葛根一钱五分 麦芽一钱五分，炒研 羌活一钱 甘草四分，生

引用生姜一片 红枣二枚 二贴，午晚服

初六日，十一阿哥次女前方杏苏饮二贴，午晚服。

三十七年五月初一日，十一阿哥次女朱砂三钱，雄黄三钱。

二十日，十一阿哥次女灯心三钱，竹叶五钱。

十二月十一日，盛明远看得十一阿哥次女清解透表汤。

羌活一钱 牛蒡一钱五分，炒研 前胡八分 荆穗一钱五分 独活八分 蝉蜕七支，净 防风一钱 柴胡六分 东楂一钱 木通八分 甘草五分，生

引用香菜一棵

十二日，李思聪、查秉仁、盛明远看得十一阿哥次女脉息浮数。系时冷风热之症，以至身热口干，微烦，今议用清解透表汤调理。

荆穗一钱五分 羌活一钱 柴胡一钱 牛蒡子一钱五分，炒研 蝉蜕十五支 木通一钱 防风一钱 独活一钱 前胡一钱 赤芍一钱 东楂一钱五分 生甘草五分，

引用姜皮二片 香菜根一个

十三日，小方脉陈增、李思聪、查秉仁、盛明远看得十一阿哥次女，自出喜痘，头面周身三十余粒，尚未出齐，颜色微紫，血分有热。今议用透喜汤。调理谨秦。

荆穗一钱 防风一钱 柴胡八分 川连八分 木通八分 羌活一钱 牛蒡一钱 前胡八分 赤芍八分

甘草五分

引用香菜根二个　午晚服一贴

十四日，陈增、李思聪、查秉仁、盛明远看得十一阿哥次女喜痘二日。昨服透喜汤，头面周身六十余粒，尚未出齐，颗粒渐长，惟颜色微紫，血分有热。今议仍用透喜汤调理。

羌活一钱　荆穗一钱　防风一钱　连翘一钱，去心　牛蒡二钱，炒研　赤芍一钱五分　酒芩一钱　酒连六分　青皮一钱　东楂二钱　归尾一钱　紫草一钱五分

引用生姜皮二片　灯心二十寸　早午分二服一贴

十五日，陈增、李思聪、查秉仁、盛明远看得十一阿哥次女喜痘三日，头面周身二百余粒，今已出齐，颗粒渐长。

色紫稍红，血热未清。今议用清热活血汤调理。

生地三钱　赤芍一钱　东楂一钱五分　红花一钱　牛蒡二钱，炒研　川芎八分　归尾一钱五分　木通一钱　青皮一钱　连翘一钱，去心　紫草一钱

引用冬笋尖三个

十六日，陈增、李思聪、查秉仁、盛明远看得十一阿哥次女喜痘四日，昨服清热活血汤，颗粒渐长，色紫稍红，惟血热未清，今议仍用清热活血汤调理。

生地三钱　丹皮一钱　川连六分，酒炒　连翘一钱，去心　归尾一钱五分　赤芍一钱　木通一钱　牛蒡二钱，炒研　东楂二钱　青皮一钱　红花一钱　紫草一钱

引用冬笋尖三个

十七日，陈增、李思聪、查秉仁、盛明远看得十一阿哥次女喜痘五日。昨服清热活血汤，颗粒已长，血热渐清，惟浆色未透。今议用活血助浆汤，兼桑虫酒调理。

生地五钱　赤芍一钱五分　桔梗一钱　青皮一钱　东楂二钱　僵蚕二钱，炒研　牛蒡一钱，炒研　酒芩一钱　酒连八分　连翘一钱五分，去心　甘草二钱

引用冬笋尖三个

大桑虫三条，白酒酿五钱合兼(煎)，陆续温服。

十八日，陈增、李思聪、查秉仁、盛明远看得十一阿哥次女喜痘六日，昨服活血助浆汤，颗粒渐圆，浆色已透，尚未充足。今议用调元助浆汤，兼桑虫酒调理。

陈皮一钱　南楂一钱五分　当归一钱五分　桔梗一钱　生黄芪三钱　僵蚕二钱，炒　川芎八分　防风六分　丹皮一钱　甘草五分，生

引用冬笋尖三个

大桑虫三条，白酒酿一两合兼(煎)陆续温服。

【参考】 桑虫又称桑蠹虫，可活血通经。《景岳全书》：“桑虫用以发痘……为阴寒湿毒之虫耳，惟其有毒，所以亦能发痘。”

十九日，陈增、李思聪、查秉仁、盛明远看得十一阿哥次女喜痘七日。昨服调元助浆汤，头面浆行已满。惟四肢尚未充足。今议暂止汤药，仍用桑虫酒调理。

大桑虫三条，白酒酿一两合煎，陆续温服。

本日，用清热导赤汤。

生地三钱　木通一钱　赤芍一钱　丹皮一钱　当归一钱五分　川芎五分　荆穗六分　防风六分　青皮八分　酒芩一钱

引用淡竹叶一钱　灯心三十寸　一贴

又用调元益气汤

玉竹二钱　生黄芪三钱　陈皮一钱　当归一钱五分　白芍一钱五分，炒　僵蚕二钱　防风六分　白芷五分　金银花一钱五分　炙草一钱　南楂一钱

引用煨姜二片　大枣肉二枚

二十日，陈增、李思聪、查秉仁、盛明远看得十一阿哥次女喜痘八日，头面浆行已足。惟四肢浆色渐化，有时微烦、咬牙，此属气弱血热所致，今议用清热育神汤调理。

生地三钱　川连六分，酒炒　当归一钱五分　白芍一钱五分，炒　丹皮一钱　玉竹二钱　生黄芪三钱　麦冬二钱　陈皮一钱　黑栀子八分　甘草五分

引用灯心一束　一贴

本日，仍用前方清热育神汤一贴。

二十一日，陈增、李思聪、查秉仁、盛明远看得十一阿哥次女喜痘九日，服过透喜、清热、活血、助浆等汤，共出三百余粒，应期起长，行浆结痂，于二十四日乃十二日之期。遵例送仰托皇上洪福，上顺大喜，谨此奏。

前方清热育神汤一贴。

总管王忠等奏过，奉旨：知道了。

【参考】 十一阿哥次女患疹出痘，两者均经慎治而愈。痘症(天花)在宫中颇流行，历有避痘之举。此女经用清解透表、清热活血，活血助浆等法而获效。

二十三　各宫女子

1　用药用方辑录

乾隆四十八年六月初十日，张鼎看得永寿宫女子圣妞舒肝和胃散。

柴胡二钱五分，醋炒　制香附二钱　归身三钱　川芎一钱　白芍二钱，炒　玉竹二钱　白术二钱，炒　茯苓三钱　花粉二钱　萸连五分　浙贝母二钱，研　厚朴一钱　陈皮一钱　昆布二钱　藿香二钱　益元散五钱

共为细末，早晚每服二钱，灯心汤调服。

十一日，丁进忠看得延禧宫女子德格清肝宁嗽丸。

当归一两　生地二钱　焦白芍一两　丹皮八钱　麦冬一两　川芎八钱　羚羊八钱　胆星八钱　桑皮八钱，炙　川贝母一两　神曲一两，炒　炒栀八钱　橘红一两　茯苓二钱　香附一两炒　甘草五钱

共为细末，炼蜜为丸，重三钱，滚白化服一丸。

十二日，丁进忠看得永寿宫妈妈里关氏柴胡清脾饮。十三日加大黄二钱、元明粉钱五分。

柴胡一钱五分　黄芩二钱，炒　半夏一钱五分，制　槟榔二钱　赤芍一钱五分　苍术一钱五分，炒　草果一钱，研　厚朴二钱　知母一钱五分，炒　赤苓二钱　甘草五钱

引用灯心五十寸　生姜二片，四贴，每晚服

十五日，张鼎看得永寿宫女子秋兰和肝养荣散。

柴胡二钱，醋炒　香附二钱　归身二钱　川芎一钱　白芍二钱，炒　熟地七钱，砂仁炒　玉竹三钱　白术二钱，炒　茯苓三钱　浙贝母二钱　花粉二钱　陈皮一钱五分　厚朴一钱五分　藿香二钱　萸连五分　益元散五钱

共为细末，每服三钱，早晚用灯(心)汤调。

十八日，丁进忠看得永寿宫妈妈里关氏调中六合丸。

藿香三两　香茹三两　苏叶三两　羌活一两五钱　木瓜一两五钱　木香一两五钱　扁豆二两　檀香一两五钱　厚朴一两五钱　赤苓一两五钱　甘草一两

共为细末，炼蜜为丸。每重三钱，早晚滚凉汤化服一丸。

二十二日，丁进忠看得景仁宫女子八妞正气化饮汤。

藿香二钱　香茹二钱　羌活一钱五分　苏叶一钱五分　半夏一钱五分，制　苍术一钱五分，炒　厚朴一钱五分　木香一钱，研　赤苓二钱　姜连八分　枳实一钱五分　大腹皮一钱五分　神曲一钱五分，炒

引用生姜二片　灯心一子　三贴，每晚服

张鼎看得永寿宫女子圣妞合前方舒肝和胃散一料。

二十五日，丁进忠看得景仁宫女子八妞柴胡调中汤。

柴胡一钱五分　黄芩二钱　半夏一钱五分，制　赤芍二钱　藿香一钱五分　香茹一钱五分　苍术一钱五分　厚朴一钱五分　草果一钱，研　赤苓二钱　神曲一钱五分，炒　归尾一钱五分　甘草五分

引用生姜三片　灯心三十寸　三贴，每晚服

二十九日，丁进忠看得景仁宫女子八妞七制香附丸十服，每服三钱。

七月初八日，丁进忠看得钟粹宫女子如意，柴胡清脾饮。

柴胡一钱五分　黄芩二钱，炒　半夏二钱，制　白术钱五分，炒　草果一钱，研　藿香二钱　槟榔一钱五分　枳壳一钱五分，炒　赤苓二钱　山楂二钱，炒　知母一钱五分，炒　甘草五分，生

引用生姜三片　灯心五十寸

女子双兰，藿香正气丸三服，每服三钱。

永寿宫妈妈里关氏，防风通圣丸末二服，每服三钱。

十二日，张鼎看得永寿宫妈妈里关氏，升阳散火汤。

柴胡二钱　白芷一钱　升麻一钱　川芎一钱　连翘二钱　瓜蒌三钱　陈皮一钱五分　牛蒡三钱，研　赤芍二钱　黄连一钱　浙贝母三钱　香附二钱　花粉三钱

引用灯心五十寸　荷叶蒂二个　二贴，每晚服

【参考】 各宫妈妈女子诊病，多无脉案，故仅录几隅供参考。其中多治肝治胃之法。

二十四　定郡王(即以后之定亲王)医案

乾隆四十七年十月二十八日，田福请得定郡王加味杏苏饮。

苏叶七分　杏仁一钱　前胡一钱　薄荷五分　葛根八分　枳壳一钱，炒　桔梗二钱　广皮一钱五分　半夏一钱五分，制　赤苓二钱　瓜蒌二钱　黄芩一钱　甘草五分，生

引用生姜二片　红枣肉二枚　二贴，午晚服

如意金黄散一两

十一月十七日，定郡王煅石膏六钱。

十二月十一日，定郡王化橘红二十片。

三十日，定郡王白蔻四两，缩砂四两。

定郡王福晋木香分气丸二钱，朱砂安神丸二服，每服二钱。

四十八年十二月初六日，田福看得定郡王清金化痰汤。

苏梗一钱五分　葛根一钱　薄荷七分　前胡一钱五分　枳壳一钱五分　桔梗一钱五分　橘红一钱五分　半夏二钱，制　赤苓二钱　白芥子一钱，炒　竹茹一钱　花粉一钱五分

引用生姜三片

初八日，田福看得定郡王清解化痰汤。

苏梗叶一钱五分　羌活八分　独活七分　枳壳一钱五分　桔梗一钱五分　陈皮一钱五分　半夏一钱五分　赤苓二钱　白术一钱，炒黑　厚朴一钱五分　谷芽一钱五分　甘草五分

引用生姜三片 三贴

十二日，定郡王桔梗二钱 牛蒡子一钱五分 甘草一钱，生。

十三日，定郡王生地二钱 丹皮一钱 地骨皮一钱 甘草六分 桔梗一钱。

十四日，花映墀请得定郡王清胃导赤汤

生地二钱 丹皮一钱五分 地骨皮一钱五分 木通二钱 元参二钱 桔梗一钱五分 淡竹叶二钱 甘草八分，生

引用灯心三十寸

外用漱口药

石膏二钱 白蒺藜末二钱 二服

五十年十二月十一日，田福看得定郡王清肺利气饮。

苏梗一钱五分 半夏一钱五分 延胡索一钱五分 香附一钱 茯苓二钱 厚朴一钱五分 橘红一钱 桔梗一钱五分 枳壳一钱五分 炒栀一钱五分 柴胡八分 黄芩一钱五分

引用生姜一片 灯心五十寸 二贴

十五日，陈世官看得定郡王四七二陈汤。

苏梗一钱五分 厚朴一钱五分 枳壳一钱五分 桔梗三钱 茯苓二钱 半夏一钱五分 元参二钱 陈皮一钱五分 牛蒡一钱五分，炒 甘草六分

引用生姜三片 荷叶蒂一个 二贴

五十一年正月十七日，刘太平看得定郡王四七化痰丸。

苏梗五钱 半夏一两制 茯苓一两 厚朴一两制 桔梗五钱 橘红八钱 枳壳三钱，炒 竹茹三钱 夏枯草二两 炒栀三钱 神曲五钱，炒 薄荷五钱 柴胡五钱，醋炒

共为细末，以乌梅肉二两，熬汤叠丸，每服二钱。

十月十九日，李德宣看得定郡王天王补心丹十丸。

十二月二十二日，花映墀看得定郡王嗽口药。

石膏五钱，煅 知母三钱 黄柏三钱 竹叶三钱淡 防风二钱 灯心三十寸

不用引，外用 绛雪散一钱

五十二年十月初五日，定郡王红清胃散二钱。

初八日，定郡王天王补心丹十丸。

十一月初九日，定郡王天王补心丹十丸。

二十九日，李德宣看得定郡王甘露饮。

熟地二钱 生地二钱 天冬一钱五分 麦冬一钱五分 石斛二钱 枇杷叶一钱五分 枳壳一钱 茵陈一钱 桔梗二钱 甘草五分

不用引

十二月十一日，花映墀看得定郡王疏风清胃饮。

荆穗二钱 防风二钱 薄荷一钱 当归三钱 连翘一钱五分 白蒺藜二钱 白芷一钱 赤芍一钱五分 甘草八分

引用荷叶蒂一个 灯心三十寸

漱口药

白芷二钱 川芎一钱五分 细辛一钱 川椒二钱 地骨皮二钱 土蜂房一个 青盐二钱 雷丸二钱 一贴，水煎漱口。

十二日，吴尊夔看得定郡王疏风散火汤。

防风一钱 大力子一钱，炒 煅石膏八分 白芷一钱 南薄荷一钱 生甘草六分 升麻一钱 北细辛七分

引用生姜一片 水二钟煎八分，先漱后咽

漱口药

防风一钱五分 露蜂房一钱 白芷一钱五分 明白矾一钱 北细辛一钱五分 川椒一钱 火硝一钱五分 青盐一钱 水煎漱口，一贴

五十三年正月二十七日，定郡王石莲肉二两。

五十四年二月十五日，定郡王舒筋愈风散三分。

十九日，定郡王舒筋愈风散三分。

五月初一日，定郡王朱砂整末各二钱，雄黄整末各二钱。

十二月十五日，定郡王陈皮四两。

五十五年十月初三日，定郡王天王补心丹一料。

生地二两 天冬五钱，去心 麦冬五钱 柏子仁五钱 枣仁五钱，炒 当归五钱 五味子五钱 远志二钱五分 茯苓二钱五分 元参二钱五分 丹参二钱五分 石菖蒲二钱五分 桔梗二钱五分 黄连七钱酒

共为细末，炼蜜为丸，重二钱五分，丸用朱砂为衣。

十二月初八日，张肇基，屠景云请得定郡王疏解清肺饮。

苏叶一钱 桑皮一钱五分 半夏一钱五分 葛根一钱 杏仁一钱五分 橘红一钱五分 前胡一钱五分 黄芩一钱五分 赤苓一钱五分 桔梗一钱五分 枳壳一钱五分 炒栀一钱五分 甘草五分

引用生姜一片 二贴午晚

五十六年正月二十一日，丁进忠请得定郡王天王补心丹二十丸。

三月二十三日，丁进忠请得定郡王代茶饮。

桑白皮二钱 白菊花二钱 陆续冲汤代茶，五贴。

四月二十四日，定郡王

何首乌四钱，制 菊花二钱 归身二钱 蔓荆子二钱 藁本一钱 丹皮一钱五分 半夏二钱，制 川芎一钱 桔梗一钱五分 广橘红一钱五分 白芍一钱五分，酒炒 甘草八分，炙

不用引，五贴。

五十七年闰四月初七日，定郡王舒筋定痛汤。

当归三钱 没药三钱 青皮三钱 川椒三钱 五加皮三钱 香附子三钱 皮硝三钱 丁香一钱 麝香一分 丹皮二钱 地骨皮一钱 老葱三根

水煎熏洗患处，一贴。

五十八年三月二十二日，定郡王药方用

当归二钱五分 白芍一钱五分，炒 谷芽二钱，炒 茯苓一钱五分 薄荷二分 炒栀八分 麦冬一钱，去心 甘草六分，炙

引用荷叶梗三寸 三贴

二十五日，定郡王药方用

当归二钱五分 白芍一钱五分，炒 谷芽二钱，炒 茯苓一钱五分 薄荷二分 炒栀八分 麦冬一钱，去心 甘草六分，炙

引用荷叶梗三寸 三贴

四月初十日 定郡王

何首乌丁五两 知母八钱，炒 浙贝母八钱，去心 黑芝麻二两

十二日，定郡王

麦冬八钱 百合八钱

十四日，定郡王

何首乌丁五两　黑芝麻二两　百合八钱　麦冬八钱　知母八钱　浙贝母八钱

五十九年五月初一日，定亲王朱砂、雄黄整末各二钱。

六十年正月二十五日，李德宣、沙惟一看得定亲王胃苓汤。

苍术一钱五分　陈皮一钱五分　厚朴一钱五分　白术一钱五分，炒　泽泻二钱　猪苓一钱五分　赤苓三钱　官桂一钱　甘草五分，炙

引用生姜一片　二贴，每晚服

二十六日，李德宣、涂景云看得定亲王前方胃苓汤二贴。

四月初三日，李德宣看得定亲王温中理脾汤。

白术一钱五分　茯苓二钱　草豆蔻一钱　陈皮一钱五分　半夏三钱，制　干姜一钱　缩砂一钱　香附二钱，酒炒　谷芽二钱，炒焦　泽泻一钱五分　扁豆三钱，炒　甘草五分，炙

引用姜一片

初四日，李德宣看得定亲王前方温中理脾汤。

十九日，定亲王加味保和丸十服，每服三钱。

五月初一日，定亲王朱砂整末各二钱雄黄整末各二钱。

六月初四日，定亲王六合定中丸三十丸，香茹丸三十丸，益元散四两。

十月十三日，定亲王清肺抑火丸四钱。

十八日，定亲王五积汤。

苍术一钱，炒　桂枝一钱五分　半夏一钱五分，制　桔梗一钱五分　陈皮一钱五分，炒　白芍药二钱　枳壳一钱五分，炒　川芎一钱五分　炮姜一钱　茯苓一钱五分　白芷一钱五分　厚朴一钱五分，炒　甘草六分，炙

引用生姜三片

十二月十五日，涂景云看得定亲王参苏理肺丸三钱一服，二服。姜汤送下。

十九日，李德宣请得定亲王苓桂术甘汤。

茯苓三钱　桂枝一钱五分　白术二钱，土炒　炙半夏二钱　橘红一钱五分　白芥子二钱　泽泻二钱　甘草五分，炙

引用生姜捣汁一茶匙

嘉庆元年十月十五日，定亲王天王补心丹十丸。

二十三日，涂景云、沙惟一看得定亲王加味四七汤。

苏梗一钱五分　赤苓二钱　厚朴一钱五分，姜炒　炙半夏二钱　石菖蒲一钱五分，九节　瓜蒌一钱五分

引用青荷叶半张　二贴

二十五日，定亲王前方加味四七汤二贴。

二年二月十四日，定亲王麦冬七钱五分，川贝母一两五钱。

三年正月二十九日，定亲王代茶饮。

麦冬咀，五钱　花粉三钱　橘红十片

十月十六日，钱景看得定亲王和胃豁痰汤。

钗石斛二钱　枳壳一钱五分，炒　谷芽三钱，炒去皮　橘红一钱五分　贝母二钱，去心　半夏二钱，制　麦冬三钱，去心　桔梗一钱　甘草五分　竹茹三钱，末　茯苓二钱，块

引用大麦米三钱，炒

二十五　正白旗护军统领哈岱瘫闭症治

六月三十日吏目，臣李星耀、医士臣林昌谨奏，臣等于二十五日接李德晟奉旨：原看

正白旗护军统领哈岱之病，原系小水癃闭之症。由内蓄热未清，复因外感寒邪，以致身痛发热，口干烦躁，舌上焦胎，神气昏愦，脉息虚浮，病势可畏。今议用三黄石膏汤调治。谨此奏闻。

三黄石膏汤

黄连一钱　黄芩二钱　黄柏一钱　生石膏三钱　淡豆豉一钱　淡竹叶一钱　生甘草七分

引用加灯心五十寸

【参考】 病人蓄热不清，复感寒邪，蕴热更甚，故现口干躁烦，舌焦诸症。三黄石膏汤具发汗清热解毒之功效。治疗外感表症未解，三焦里热已炽者，故与证合。去麻黄者在于其脉虚浮，恐其发表太过。加竹叶是为助清下焦湿热之功。

二十六　内阁学士董邦达脱疽病情

太医院御医臣花三格谨奏：奉旨看得原任内阁学士董邦达，原系脱疽之症。生于右手掌外侧，大如乌豆，日渐腐黑，根深毒盛。臣外屡上硇砂散及灵药片，黑腐连根，应手取下，随上珠子散，兼贴黄连膏，今已好了。谨此奏闻。

乾隆十五年正月初八日，懋勤殿首领文旦奏过，奉旨：知道了。

【参考】 脱疽，多发于足趾，溃久则趾脱落。现代医学之血栓闭塞性脉管炎亦可列入此类。此证多因郁火毒邪蕴于脏腑，阴亏不能制火而发。治宜解毒定痛，活血化瘀。珠子散、黄连膏宫中有处方。

二十七　侍卫大臣班第病情

七月十二日，院使臣刘裕铎谨奏：奉旨看得御前侍卫内大臣班第，原系阴分不足，虚火乘肺之症。以致咳嗽胸痛，痰中带血，头晕心跳，身软懒食。服过滋肺养阴汤及太平丸，头晕痰红俱好。惟时或咳嗽，牵引胸膈微痛。今用麦味地黄丸兼二冬膏常服调理。谨此奏闻。

于七月十二日，此帖未奏，本人面见谢恩。

【参考】 病人所患当系劳瘵类病。养肺滋肺是其主要治法。麦味地黄合二冬膏并用，双补肺肾之阴，亦可取。

二十八　员外郎孙三格便毒症情

太医院左院判臣花三格外科臣武维扬谨奏：乾隆十六年八月二十四日奉旨看得圆明园协理事务员外郎孙三格，原系便毒之症。生于少腹左边摺叠之间，自溃日久，四面皆空，臣等外用手法剪开、内服托里养荣等汤、兼上生肌等药，外贴拔毒膏，今已全好。谨此奏闻。

乾隆十六年十一月十三日，奏事总管王常贵等奏过，奉旨：知道了。

【参考】 便毒，又名横痃。出自《外科正宗》。多指梅毒发于两腿合缝间(鼠蹊部)，右称便毒，左谓鱼口。御医用手法剪开，内外并治，竟收全功。

二十九　大学士张廷玉用加味异功汤案

十一月十六日，院使臣刘裕铎谨奏：奉旨看得大学士张廷玉，系心脾虚弱，胃经微受客寒，以致腹胁作胀，夜间少寐，时或头晕心跳。臣用加味异功汤调治。谨此奏闻。

加味异功汤

人参三钱 白术二钱，土炒 陈皮一钱 茯苓二钱 炮姜八分 附子一钱，制 炙甘草六分

不用引

十六日奏事总管王常贵等奏过，奉旨：知道了。

【参考】 五味异功散治脾胃虚弱不思饮食。具补脾益气之功效，合理中汤温中祛寒，立方遣药精当。

三十 堪布依什锡宁黄疸病治案

乾隆十四年正月初四日，太医院八品吏目臣李德明谨奏：奉旨看得班臣(禅)额尔德尼来使堪布依什锡宁病，系中气素虚，脾阴不足，今复因外受风湿，以致头晕目黄，两胁胀满，身肢倦软、饮食懒思，小水短赤，脉息弦缓无力。服过加减茵陈五苓清金和胃等汤，诸症俱好。谨此奏闻。

奏事总管王常贵等奏过，奉旨：知道了。

【参考】 病人所患当系黄疸。究其发病原因，诚如脉案所言：中气素虚是本，外受风湿属标。其机理当为风湿外袭，郁而不达，以致湿浊内蕴，不能下泄，热湿交蒸、熏染肌肤，而为黄疸状似黄疸性肝炎。故其治疗原则为利湿化浊清热。茵陈五苓散方与此证甚合，当获效，今以之治急性黄疸性肝炎亦有效。

三十一 奈曼扎萨克郡王巴勒楚克疮症

八月十六日，奴才王殿魁跪奏，为回差覆命事，前于七月二十二日由军机大臣传旨，着奏蒙古事侍卫西拉布带同奴才前往奈曼，看治奈曼扎萨克郡王尼勒楚克疮症。奴才于八月初一日抵奈曼。诊看系井疽，为日已久，随用药调治，诸症渐减，疮色渐赤，疼痛渐止，已见稠脓，新肉已生，饮食稍滋。惟步履艰难，虽有功效，症势终属缠绵，难以骤愈，相应缓缓调理。今内用理脾二陈丸早服。晚服琥珀蜡矾丸，上生肌灵药，敷紫金膏。外贴太乙膏等法，竭力调治。谨奏。

【参考】 井疽病名，出于《灵枢·痈疽篇》：“发于胸，名曰井疽，其状如大豆，三四日起，不蚤(早)治，下入腹，不治，七日死矣。”又名心漏疽。指无头疽，生于鸠尾穴或中庭穴，或两者之间。初如豆，肿痛渐增，溃后可成瘘。红活高肿者顺，黑陷平塌者逆。治法除外用上药外，内服药则据辨证，或疏导心火，或温经散寒，或活血化瘀，相应施治。

三十二 总管王进忠湿痰流注救治案

十二月初三日，御医臣王凤翔、臣花三格、臣屠文彬、臣雷文炳谨奏：奉旨看得圆明圆总管王进忠病，系脾肺两亏，湿痰流注之症，咳嗽声哑，泄泻不食，又兼右手背及颏下溃破数处，一年有余，形气羸瘦，脉息虚细，已成不起之症，臣等勉力议内服生脉保元汤，外用桑木灸法，贴拔毒膏救治。谨此奏闻。

生脉保元汤

玉竹二钱 白术三钱，炒 黄芪三钱，炙 茯苓一钱 麦冬二钱 薏苡仁一钱五分，炒 浙贝母二钱 陈皮八分 扁豆二钱 白芍一钱，炒 甘草五分，炙

引用建莲肉二钱

奏事总管王常贵等奏过，奉旨：知道了。钦此。

三十三　太监禄喜外感治案

乾隆　年二月二十二日，鲁维淳看得太监禄喜清解杏苏饮。

苏叶二钱　杏仁三钱，炒研　前胡一钱半　葛根二钱　牛蒡子三钱，炒研　桔梗二钱　花粉二钱　元参三钱　陈皮二钱　黄芩二钱　连翘二钱，去心　生甘草一钱五分

引用生姜二片　晚服一剂

【参考】　本方具清解宣肺止咳化痰之功效。已见温病学派方剂之端倪。

三十四　扎萨克喇嘛沙隆看布积气疼痛病情

乾隆十四年十一月二十日，太医院左院判臣陈止敬、御医臣徐恒泰谨奏，奉旨看得扎萨克喇嘛沙隆看布，病系积气疼痛之症。由于痰凝气聚，右胁内坚硬有块，牵引少腹攻痛，已经数日，饮食懒少，身酸倦软。臣等议用二香分气汤调治。谨此奏闻。

二香分气汤

香附一钱，酒炒　木香七分，研　枳壳二钱，炒　瓜蒌仁一钱五分　广皮一钱　半夏一钱，制　茯苓一钱　白芥子一钱二分，炒　山楂二钱　片姜黄一钱　炙甘草五分

引用生姜一片

奏事总管王常贵等奏过，奉旨：知道了。

【参考】　二香分气汤具疏肝理气，祛痰通滞之功效。内寓二香丸及二陈汤之意。与其辨证痰凝气聚符合。

三十五　看愈辅国公陆庆病后奏摺

乾隆十四年十月二十八日，太医院御医臣金国柱谨奏，乾隆十四年六月二十八日奉旨看奉恩辅国公陆庆病，系痰热客于心经，以致神昏错语，烦热不宁，胸满气逆，夜间少寐，脉息弦滑，臣用牛黄清心丸兼清气化痰、豁痰、育神、归脾、养心等汤诸症已好，惟身软腿疼。早用虎骨木瓜丸，晚用归脾丸调理。给臣马一匹缎二疋，臣不敢收，谨此奏闻。

十月二十八日，奏事总管王常贵等奏过，奉旨：知道了。

【参考】　痰火上客心包、蒙蔽心窍、致成神昏谵语险症。治疗首用清心化痰治其标，并以育神养心顾其本，终以虎骨木瓜丸、归脾丸、通络养心，双理气血善其后。治疗颇具章法。

三十六　宁郡王中风病情

七月二十二日，右院判臣邵正文谨奏：看得宁郡王，原系类中风之症，以致右臂麻木，不能动转，自汗迷晕等症。服过桂枝附子及清晕、活络等汤，诸症痊好。惟形气尚弱，右臂时或微痛。今拟用益气养荣丸早晚常服调理。给臣银一伯两缎二疋，臣不敢收。谨此奏闻。

总管王常贵等奏过，奉旨：银缎不必收。钦此。

【参考】　类中风系指风从内生而致之中风病证。多因于肾阴亏损，肝阳上亢或气虚气逆，痰阻血瘀所致。按其病情程度有中经络、中脏腑之别，以宁郡王病情而论，当是中经络。桂枝附子汤具温阳逐湿之功。《伤寒论》用于治太阳病风湿相搏、身体疼痛、不能自转侧、不呕不渴、脉浮虚而涩者。御医用此或有温经通络逐湿之意。

三十七　庄亲王痢症

六月十九日，院使臣刘裕铎谨奏：奉旨看得庄亲王，脉息浮缓，由内停暑湿，外感风凉，以致头闷身酸，恶心胸满，肚腹泄泻，兼带红白下痢，日夜十余次。臣用加减仓廪汤调治。谨此奏闻。

加减仓廪汤

羌活一钱　独活一钱　前胡一钱　柴胡一钱　川芎八分　茯苓二钱　枳壳八分，炒　桔梗一钱　木香六分，研　黄连八分，姜炒　扁豆二钱，炒　生甘草六分

引用生姜一片　陈仓米一钱

总管王常贵奏过，奉旨：知道了。

【参考】　仓廪汤能治各种痢疾，发热心烦、头痛、食即呕吐。本方去人参，合香连丸等药、旨在清热解毒，并止下痢。此方二活具祛风除湿之功，寓“风能胜湿”之意。

三十八　提督潘绍周类中风病情

太医院御医臣孙之焕谨奏：乾隆十四年六月二十五日，奉旨看得古北口提督潘绍周，病系类中风之症。右半身不遂，舌强不语。脾胃虚弱，懒吃饮食，神气昏愦，小水不禁，六脉虚滑。病势可畏，服过益气活络化痰汤，脉息稍缓，诸症仍前。今仍用前方加减调治。谨此奏闻。

益气活络化痰汤

人参一钱五分　黄芪三钱，制　白术一钱五分，炒　橘红一钱　川附子一钱五分　胆星一钱　当归二钱　茯苓一钱五分　半夏二钱，制　桂枝五分　菖蒲五分　远志五分　甘草三分，制

引用煨姜一片　大枣二枚

【参考】　此案之类中风之原因，推测当由气虚痰阻所致。故治疗以益气温阳活络化痰之法。此案治疗脉证虽属相符，但疗效尚难预料，故御医孙之焕亦谓“病势可畏”。

三十九　郎中翁悟托风湿病情

七月二十八日，姜晟看得庆丰司郎中翁悟托，系肝肾不足，风湿袭虚之症。以致两膝疼痛，步履维艰，但年老脉虚，滋补为要。拟用独活寄生汤调治。为此说知。

【参考】　独活寄生汤具祛风湿，止痹痛、益肝益、补气血之功效、用于年迈肝肾两亏、气血不足者宜。

四十　额驸福隆安风疹愈后奏摺

二月十六日，御医臣叶良玉、医士臣陈增谨奏：奉旨请得额附福隆安，原系风热发疹之症，服过疏风、清热、化疹等汤，诸症全好。谨此奏闻。

奏事总管王常贵等奏过，奉旨：知道了。

四十一　贝勒罗布藏气虚痰喘症治案

乾隆十七年九月十三日，太医院吏目臣王育谨奏：乾隆十七年九月初七日，奉旨看贝勒罗布藏。臣于初七日起程，初十日低(抵)三十家子。贝勒罗布藏已于初十日早辰起身回鄂汉，至十一日赶至达鲁沟。诊视脉息虚滑，形气消瘦，病原系气虚痰喘之症，复因表受风寒，以致痰盛喘促不得卧，胸满腹胀，不思食，四肢浮肿，身软气怯。此系脾肺两亏、

症势可畏。臣遂用益脾化痰汤服之，腹胀微减，诸症如旧，今拟用益脾理肺化痰汤兼参麦饮随路加减调治。谨此奏闻。

益脾理肺化痰汤

白术二钱，土炒　茯苓一钱五分　陈皮一钱五分　半夏一钱五分，制　当归一钱　白芍一钱，炒　桑皮一钱，蜜炙　地骨皮一钱　川贝母一钱五分　桔梗一钱　苏子一钱，炒　炙甘草五分

引用姜一片　红枣二枚　早服

参麦饮

人参一钱　麦冬二钱，去心　五味子五分，研

不用引，晚服。

九月十四日，总管王常贵等奏过，奉旨：知道了。

【参考】 此亦属标本兼治之法。参麦饮可益心气、补肺气，故当用之。

四十二　成滚扎布贲豚症案

十二月十五日，太医院御医臣罗衡谨奏：十一月二十三日奉旨：现今将军成滚扎布患病，着罗衡驰驿前往看治，钦此。臣于二十四日起程，至十二月十三日到乌里雅苏台，随看得将军成滚扎布，脉息弦细、歇止。病系肝肾素亏，劳伤心脾，贲豚之症。以致少腹腰胁牵掣，攻冲胸膈，时或作痛，心悸气短，身软无力，小水红赤，全不思食。此乃年老正气衰弱，肾水不纳，脾不健运，水气凌心所致。病势险大，今设法用益气建中汤，以培补脾肾，纳气归元调治。谨此奏闻。

益气建中汤

黄芪三钱　白术二钱，炒　玉竹二钱　半夏一钱五分，制　茯苓六钱　肉桂一钱　白芍三钱　陈皮一钱五分　泽泻一钱五分　猪苓一钱五分　甘草五分

引用生姜五分

【参考】 贲豚之病，为肾之积。治宜温散寒邪或清肝降逆，本方寓建中，二陈、五苓之意，旨在补肝肾、利水气。惟患者病势过重，恐难奏效。

四十三　世子成滚扎布用虎骨木瓜丸奏摺

乾隆十五年六月初三日，太医院臣陈止敬谨奏：奉旨看得世子成滚扎布病，系咳嗽喘息，不能仰卧，形瘦食少，牙疳腿疼等症。服过滋燥舒筋、拈痛等汤，及二妙，现今诸症俱好，惟腿膝酸软，步履无力。常服虎骨木瓜丸调理。给臣缎四疋、马五匹。臣不敢收。谨此奏闻。回执事首领刘万春奏过，奉旨：缎马不必收。钦此。

四十四　礼部侍郎齐召南用疏经活络汤医案

十一月初六日，院使臣刘裕铎右院判臣邵正文谨奏：奉旨看得原任礼部侍郎齐召南病，系跌仆伤于筋脉，以致经络壅闭，右半身牵引疼痛，口眼歪斜，牙关偏紧，饮食艰难，时或头晕，心悸，言语健忘，病势缠绵，臣等议用疏经活络汤酌量调治，谨此奏闻。

疏经活络汤

僵蚕二钱，炒　川芎一钱　白芷一钱　秦艽二钱　薄荷一钱　菊花一钱　钩藤二钱　桂枝一钱　白芍二钱，炒　生甘草五分

引用生姜二片

总管王常贵等奏过，奉旨：知道了，慢慢的治。钦此。

【参考】 是方具平肝熄风、通经活络之功、或当收效。

四十五　大学士傅恒风寒治愈案奏摺

四月初二日，御医臣王炳臣王凤翔谨奏；奉旨看得大学士公傅恒，原系肺胃有热，外受风寒之症。服过杏苏饮、清肺和胃等汤，今已全好。谨此奏闻。(其本人说不用奏。)

【参考】 傅恒，字春和，富察氏，满洲镶黄旗人，孝贤纯皇后之弟。深系乾隆帝之重用，故虽得平常之疾，御医亦予奏报。

四十六　提督布兰泰挟痰伤寒症治案

乾隆十七年九月十五日，太医院御医臣栗坚谨奏：乾隆十七年九月十一日奉旨看古北口提督布兰泰。臣自本日夜，后波罗和屯起身，于十三日抵其官署。诊得六脉浮弦，原系挟痰伤寒之症。先自八月二十六日晚间，忽觉头眩，继之呕吐，周身酸痛难支。于九月初二日稍愈，勉强办事。初三日午后重复感寒，周身酸痛，神气疲困，舌胎苍黄，小水短赤，皆由湿热内结，风寒外束所致。臣于十三日随用六和正气汤解其风寒，夜得微汗，小水稍利，神气稍清，但湿痰炽盛，吞咯不出，随用苏合丸兼加味豁痰汤，胸觉渐开，痰仍不出，年老非宜。臣勉力用牛黄清心丸，兼加味豁痰汤救治。谨此奏闻。

加味豁痰汤

橘红一钱五分　制半夏三钱　茯苓二钱　枳壳一钱五分，麸炒　桔梗一钱五分　竹茹一钱五分　瓜蒌二钱　胆星一钱，九转　羌活一钱五分　生甘草五分

煎好，调生姜汁二茶匙，温服。

【参考】 布兰泰年迈体弱，叠感风寒，以致风寒束于外，湿痰结于内，病势缠绵难愈。御医栗坚，于太医院承值多年，医理精深、处事练达。治疗上先以六合正气汤微透其表，次以苏合丸温通开窍，解郁化浊，兼以加味豁痰汤宣肺祛痰。然，痰仍不出，渐现险象。故急奏告病情，以防万一。并改用牛黄清心丸冀熄风化痰，以杜突变。

太医院御医臣栗坚谨奏：乾隆十七年九月十一日奉旨看古北口提督布兰泰病，原系挟痰伤寒之症。头项强痛，身体酸疼，转侧维艰。精神疲惫，语涩多睡。舌胎苍黄。湿痰炽盛，作堵难出。大便不行，年老不宜。累用过六和、正气、涤痰、承气、导痰等汤，苏合牛黄清心等丸。今身体不寒不热，二便皆行，表里无症。惟舌上干燥，多睡少言，计十二时间醒不过一二时，言不过五七句，而神识却清。此年老而津液难升，邪去而正气难复，甚属可虑，恐致不起。臣今竭力外用蜜润舌上，内服升阳滋液汤，设法救治。谨此奏闻。

升阳滋液汤

白术二钱，土炒　黄芪二钱，蜜炙　归身一钱五分　白芍一钱五分，酒炒　升麻三分　柴胡二分　橘红一钱　炮姜一钱　炙甘草一钱

【参考】患者年迈，先后天俱亏，阴阳两损。此次罹於感寒，几经调治，表邪虽解，正虚更甚，故栗坚谓：“年老而津液难升，邪去而正气难复。”所拟升阳滋液汤由补中益气汤化裁而来，其效果自难预料。因之奏告“竭力”“设法调治”。又有“恐致不起”等语。

嘉庆朝医案

一　嘉庆皇帝

1　和肝化饮汤案

嘉庆　年正月初六日，商景霨、陈昌龄恭请皇上圣脉弦滑。系肝经饮热、湿气不畅。有时耳鸣，此由饮热凝滞，今议用和肝化饮汤，晚进一贴，安和调理。

苏梗二钱　厚朴一钱五分，炒　茯苓四钱　半夏二钱，制　次生地三钱　石斛三钱　橘红一钱五分　神曲二钱　麦冬二钱，去心　枳壳一钱五分，炒　生甘草五分

引用荷叶丝一钱

【参考】　嘉庆皇帝即仁宗。为乾隆帝第十五子。乾隆二十五年十月初六日生，嘉庆二十五年(一八二〇年)卒。

此脉案属于何年不详，据诊病御医供职年月推测，当是嘉庆早年。

按弦脉主肝，滑脉主饮。肝经郁热内蕴、脾土运化失司，则湿浊内停。肝火上扰、痰浊壅塞、清窍不充故致耳鸣。治疗施以和肝化饮汤，实则二陈汤加减，亦属正治之法。

2　痹证治案

嘉庆　年正月二十七日，鲁维淳、陈昌浩请得皇上圣脉沉滑。系内有湿痰、外受寒气所痹，以致四肢微凉，右膊臂有时麻木，此属湿痰袭于经络所致。今议用蠲痹化痰汤，午晚二贴调理。

羌活一钱五分　防风一钱五分　当归二钱　赤芍一钱五分　片姜黄一钱　炙芪三钱　茯神二钱　橘红一钱五分　炙半夏一钱五分　枳壳一钱五分，炒　甘草五分，生

引用加姜汁一茶匙

奴才商景霨、钱松恭阅原方与脉恙相宜，谨将茯神加入二钱、半夏加入五分。

正月二十八日，商景霨、钱松请得皇上圣脉沉滑。系内有湿痰、外为寒气所袭，以致有时肢冷。昨进蠲痹化痰汤，寒气渐开，湿滞亦通。今议仍用原方加减，晚进一贴调理。

羌活一钱　防风一钱　当归三钱　赤芍一钱五分　炙芪三钱　茯神四钱　橘红一钱五分　炙半夏二钱　枳壳一钱五分，炒　桂枝四分　甘草三分，生　抚芎一钱五分

引用加姜汁一茶匙

正月二十九日，商景霨、钱松请得皇上圣脉渐缓。湿痰寒气俱开。惟脾胃湿痰未净，今议用益阴化痰汤，晚进一贴调理。

当归三钱　抚芎一钱五分　赤芍一钱五分　茯神四钱　橘红一钱五分　炙半夏二钱　桂枝六分　厚朴二钱，炒　神曲二钱焦　枳壳一钱五分，炒　生甘草三分

【参考】　麻木之原因，多缘于气血两虚，经络失养；或气滞血瘀，或痰湿阻留经脉，以致气血失于流通所致。以嘉庆帝病麻木而论，本有气血之虚，标有痰湿寒气所痹。故治以蠲痹化痰、祛风通络之法，诸证俱减。次以养血益阴之品相伍，标本兼顾、冀收全功。

二月十三日，商景霨、钱松恭请皇上圣脉滑缓。气血渐觉通畅、寒湿亦开。今议仍照原方加减，晚进一贴调理。

归身三钱，酒洗　白芍二钱，焦　酸枣仁三钱，炒　茯神四钱　半夏一钱五分，制　橘红一钱五分　石斛四钱　杜仲三钱，炭　牛膝二钱，炒　炙黄芪三钱　远志八分　炙甘草五分　山药三钱，炒

引用生姜二片　红枣二枚

【参考】 本方功效在于养阴益气化痰通络仍系前法之继续。观此案例，治疗先后有序，祛邪兼顾扶正，除湿继以养血。论治不犯专攻消散之忌，遣药注重通补相辅之宜。四月初一日，奴才张自兴蒙垂上问进枣仁汤，夜间得寐，微有觉热，兼有耳鸣。此由湿热未清，今将枣仁汤内加麦冬二钱。清心解热代茶饮减去谷芽，加赤苓二钱，利水除湿止嗽化痰。

【参考】 麦冬养阴清热，赤苓利水除湿，两药相应，入枣仁汤内当具清利湿热之效。

四月十三日，张自兴、刘德福恭请皇上圣脉安和。惟右臂有时微痛。此由湿热袭于经络所致。议用原方代茶饮加桑枝三钱，外兼舒筋活血定痛熨法调理。

桑枝一两　透骨草五钱　桂枝五钱　威灵仙五钱　艾叶五钱　木瓜一两　延胡索五钱　独活一两　当归一两全　抚芎五钱　乳香五钱　秦艽五钱　防风五钱

共为粗末、醋炒、盛布袋内、晚熨。

3　调理用方

正月初三日，吴锦、孔毓麟悬拟皇上时有耳鸣，胸热肠鸣。系心胃有热，此由春初所致。今议原方代茶饮减去茯神木、苑蒺藜，内加炒栀仁、淡竹叶随意暂服一二剂，俟心胃饮热开解、清吉之时，仍服原方代茶饮。

橘红三钱　石斛三钱　栀仁二钱，炒　淡竹叶三钱　灯心三钱

煎汤随意代茶。

【参考】 究嘉庆帝耳鸣之原因，当责于心肾虚损。胸热肠鸣则属于心胃之热。故去原代茶饮中茯神木与沙苑蒺藜，而加炒栀仁等清心利湿除热之品配于原有之橘红石斛，冀心胃之热除，再顾其本。

4　五苓散案

嘉庆　年闰四月十八日皇上用五苓散二料。

云苓八钱　炒于术四钱　泽泻六钱　猪苓六钱　紫油桂八分，去粗皮

共研细面、每服一钱，焦三仙汤送下。

【参考】 五苓散为《伤寒论》方、具化气利水之功效。方中桂辛温可解太阳之表而化膀胱之气，白术健脾胜湿，泽泻、猪苓、茯苓甘淡渗湿，化决读之气，畅利水道。主治小便不利，烦渴、或水饮内停。嘉庆帝用此方，或因于小水不利或因于水肿，不得而知。

嘉庆朝闰四月者有二，一为嘉庆五年，一为嘉庆二十四年，此方当属这两年中所用。

5　暑湿外感治案

七月二十一日，奴才郝进喜请得圣脉弦数。系内有饮热、外受微风，以致头疼发热、四肢酸软、今用藿香正气丸三钱淡姜汤送。

七月二十三日，商景霨、苏钰恭请皇上圣脉弦数。系暑湿受凉之症。以致头疼身热，咽喉疼痛，烦躁口渴。议用清解代茶饮调理。

七月二十四日，商景霨、苏钰恭请皇上圣脉滑数。原系暑湿受凉之症。昨服清解代茶饮表凉渐减，咽痛稍轻。惟烦躁口渴，腿膝酸软，小便频数，议用导赤代茶饮调理。

6 临终救治案

七月二十五日，商景霨、郝进喜恭请皇上圣脉虚软。原系暑湿停饮受凉之症。以致懒食少寐，烦热口渴。服过清解代茶饮等药，表凉已解。惟余热未清，又因劳动伤气，虚火熏蒸，咽喉疼痛，小水频数，气喘声重。今用养阴清心汤调理。

七月二十五日，商景霨、李澍名恭请皇上圣脉虚软。原系暑湿停饮受凉之症。以致烦热口渴、咽喉疼痛、小水频数，气喘声重，又因劳动复伤正气，肺虚不胜痰热、喘促过盛。今设法用参麦定喘汤调治。

七月二十五日，商景霨、李澍名、苏钰、杨庆祥、王殿安恭请皇上圣脉六脉全无。原系外感后，又因劳动复伤中气，耗散津液，湿痰上壅，喘汗交作，神脱气散。吹通关散无嚏，于本日戌时升遐。

【参考】 暑湿之发生，因于暑伤津气，湿浊阻滞气机。嘉庆帝之病暑后，又复感风凉，以致热邪内蕴，暑热交炽。虽经清解之法，表凉渐解，但伤津耗气之虞尤甚。适值劳动伤气，以致元气耗散，津液枯涸、痰饮乘而上壅，终致神脱气散。临终抢救纵用养阴清心、参麦定喘，通关诸方，亦无济于病。

又，据嘉庆二十五年七月军机处上谕档有“孟秋中旬，恪遵彝训，将举木兰狝典，先驻驿避暑山庄。朕体素壮，未尝疾病。虽年逾六旬，登涉川原，不觉其劳。此次跸途，偶感暍暑，昨仍策马度广仁岭，迨抵山庄，觉痰气上壅，至夕益甚，恐弗克瘳。”等语，可知嘉庆帝之病危，良由暑月感受之急性热病所致。

二 孝淑睿皇后

1 风凉外感治案

嘉庆元年十月初二日，商景霨、舒岱请得皇后脉息浮数。系偶受微凉之症。以致头疼发热、胸腹胀满。今议用香苏和解饮，午服一贴调理。谨奏。

苏梗叶一钱五分 羌活一钱五分 防风一钱五分 香附一钱五分，炒 藿香一钱五分 厚朴一钱五分 陈皮二钱 赤苓一钱 桔梗一钱五分 生甘草五分

引用加生姜三片

【参考】 孝淑睿皇后，喜塔腊氏，副都统、内务府总管和尔经额女。宣宗(道光)旻宁母，仁宗受禅，册为皇后。嘉庆二年二月戊寅崩。

外受风凉挟湿困脾，故以香苏散合芳香醒脾理气之品、解表和里、冀收全功。

2 肝虚经行过多治案

十月初三日，商景霨、傅仁宁、薛文昱、舒岱请得皇后脉息滑数，系受微凉之症。昨用香苏和解饮，表凉已解。又兼荣分适至，胸腹胀满，下血较多，身肢倦软。今议用和肝调荣汤，午服一贴调理。谨奏。

归身二钱 焦白芍二钱 条芩炭一钱五分 生地炭二钱 白术一钱五分，土炒 茯苓二钱 丹皮一钱五分，炒 泽泻一钱五分 侧柏炭一钱五分 陈皮一钱五分 生甘草五分

引用乌梅炭四个

十月初四日，商景霨、傅仁宁、薛文昱、舒岱请得皇后脉息弦软。系外感解后，荣分适至，下血较多，胸腹胀满，肢体酸软。由血虚湿盛所致。今议用和肝归脾汤，午服一贴调理。谨奏。

制黄芪四钱　归身三钱　焦白芍二钱　枣仁二钱，炒　茯神三钱　茯苓三钱　半夏一钱五分，制　橘红一钱五分　丹参二钱　石斛二钱　艾叶一钱五分，炒　阿胶一钱五分，蛤粉炒　续断三钱，炒

引用荷叶梗五寸

十月初五日，商景霨、舒岱、傅仁宁、薛文昱请得皇后脉息弦滑。系外感解后，荣分适至。下血较多，胸腹胀满、肢体酸倦。由血虚湿盛。现在荣分稍减，惟脾胃觉软。今议仍用归脾汤加减，午服一贴调理。谨奏。

制黄芪四钱　归身三钱　焦白芍二钱　枣仁一钱，炒　茯神三钱　茯苓三钱　半夏一钱五分，制　橘红一钱五分　丹参三钱　石斛三钱　炒祁艾一钱五分　续断二钱　焦神曲二钱　谷芽二钱，炒

引用荷叶梗五寸

十月初六日，商景霨、舒岱、傅仁宁、薛文昱请得皇后脉息弦滑。系外感解后，荣分适至，下血较多，胸腹胀满，肢体酸倦，服归脾汤，荣分胀满俱减。惟脾胃中气未复，肢体酸软。今议仍用归脾汤加减，午服一贴调理。谨奏。

黄芪三钱，炙　归身三钱，酒洗　白芍二钱焦　枣仁二钱，炒　茯神三钱　茯苓三钱　半夏一钱五分，炙　橘红一钱五分　石斛三钱　麦冬二钱，去心　续断二钱　焦曲二钱　谷芽二钱，炒

引用加荷叶梗五寸

十月初七日，商景霨、舒岱、傅仁宁、薛文昱请得皇后脉息弦软。系外感解后，荣分适至。下血较多，胸腹胀满，肢体酸倦。连服归脾汤诸恙俱减。惟脾虚湿盛，中气未复，肢体酸软。今议仍用加减归脾汤，午服一贴调理。谨奏。

黄芪三钱，炙　归身三钱，酒洗　白芍二钱，焦　枣仁二钱，炒　茯神三钱　茯苓三钱　半夏一钱五分，炙　橘红一钱五分　石斛三钱　麦冬二钱，去心　续断二钱　焦曲二钱　谷芽二钱，炒

引用加荷叶梗五寸

十月初八日，商景霨、舒岱、傅仁宁、薛文昱请得皇后脉息弦软。原系肝虚荣分不调之症。以致胸腹胀满，肢体酸倦。连服归脾汤诸恙俱减。惟脾虚湿盛、气血未复。今议仍用加减归脾汤，午服一贴调理。

制黄芪三钱　归身三钱，酒洗　白芍二钱，焦　枣仁二钱，炒　茯神三钱　茯苓三钱　半夏一钱五分，制　橘红一钱五分　石斛三钱　麦冬二钱，去心　续断二钱　焦曲二钱　谷芽二钱，炒

引用加荷叶梗五寸

十月初九日，商景霨、舒岱、傅仁宁、薛文昱请得皇后脉息渐缓。原系肝虚荣分不调之症。连服归脾等汤，诸恙俱减。惟腰膝酸软、元气未复。今议仍用加减归脾汤，午服一贴调理。

制黄芪三钱　归身三钱，酒洗　白芍二钱，焦　枣仁二钱，炒　茯神三钱　茯苓三钱　半夏一钱五分　橘红一钱五分　丹参三钱　石斛三钱　麦冬二钱，去心　续断二钱　谷芽二钱，炒　神曲二钱，焦

引用加荷叶梗五寸

十月十日，张自兴、商景霨、傅仁宁、舒岱请得皇后脉息滑软。原系肝虚伤荣日久，致中气不足，胁下旧积，有时攻冲，夜间少寐。汤剂一时不能骤复。奴才张自兴等，恭议原方归脾丸用人参二分、麦冬一钱煎汤送药。益气滋荣，引血归经，缓缓调理。合计人参

一两、麦冬五两。

十月十一日，商景霨、舒岱、傅仁宁、薛文昱请得皇后脉息渐缓。原系肝虚荣分不调之症。连服归脾汤，诸恙俱减。惟元气未复，胃软饮盛，腰膝酸软。今议用归脾温胆汤，午服一贴调理。

炙黄芪三钱　归身三钱　白芍二钱，焦　枣仁二钱，炒　白术一钱五分，土炒　竹茹一钱二分　半夏一钱五分，制　橘红一钱五分　丹参三钱　麦冬二钱，去心　茯苓三钱　石斛三钱　茯神三钱　焦神曲二钱

引用生姜皮二片

【参考】 皇后外感未尽，荣分又行，以致气血俱亏。故治疗先以解表和里，次则和肝调荣止血，均属治标之法，旋即和肝理脾，以资过渡，终用归脾汤健脾养心、益气补血，以固其本。至于收尾合用温胆汤意，旨在除停饮之邪。

十月十二日，张自兴、商景霨、傅仁宁、舒岱请得皇后脉息渐缓。原系肝虚荣分不调之症。连服归脾汤，诸症悉减。惟元气未复，脾虚湿盛，荣分未静，腰膝酸软。今议用养心归脾汤午服一贴调理。谨奏。

茯神三钱　柏子仁一钱五分，去油　当归三钱　白芍二钱，焦　川芎一钱　丹皮一钱五分　龟板三钱，炒焦　竹茹二钱　丹参二钱　赤苓三钱

引用加荷叶炭三钱

十月十三日，张自兴、商景霨、傅仁宁、舒岱请得皇后脉息渐缓。原系肝虚荣分不调之症。连服归脾汤诸恙悉减，惟中气不足，荣分未净，胁下胀满。今议用益气归脾汤，午服一贴，兼灶心土代茶饮调理。

炙黄芪三钱　归身三钱　白芍二钱，焦　丹参三钱　枣仁二钱　茯神四钱　白术二钱，土炒　远志肉八分　橘红一钱五分　半夏曲一钱五分　艾炭一钱　续断二钱

引用桂圆肉五分

十月十四日，张自兴、商景霨、傅仁宁、舒岱请得皇后脉息滑软。原系肝虚荣分不调之症。连服归脾汤诸恙悉减。惟中气不足，右胁夹饮攻冲，夜不得寐。今议仍用益气归脾汤加琥珀四分，午服一贴调理。

炙黄芪三钱　归身三钱，酒洗　白芍三钱，焦　丹参三钱　枣仁二钱，炒　茯神四钱　白术二钱　远志肉八分　橘红一钱五分　半夏曲一钱五分　艾炭一钱　续断二钱

引用加金器一件

【参考】 气不固摄，血自妄行不断。

3　参苓白术丸扶脾止泻治案

十月二十一日，张自兴、舒岱恳拟皇后今用参苓白术散。此方专能止脾虚作泻，又兼益气得寐。

玉竹三钱　茯苓三钱　白术二钱，土炒　莲肉三钱，去心　桔梗二钱　薏苡仁四钱　山药五钱，炒　扁豆三钱，炒　缩砂二钱，炒　炙草八分

共为细末、每服三钱，米饮调服。

十月二十二日，张自兴、舒岱请得皇后脉息弦软。系脾虚夹湿，以致中气不运，夜间溏泻。今议应用参苓白术丸，扶脾止泻调理。为此谨奏。

玉竹二钱　茯苓三钱　白术二钱，土炒　莲肉三钱　桔梗二钱　薏苡仁四钱　山药五钱，炒　扁豆三钱，炒　缩砂二钱，炒　炙甘草八分

共为极细末，蜜为丸。每服三钱，米饮送。

【参考】 皇后之病荣分不断，缘於脾气不足，脾失充摄，则淋漓不止，经用归脾诸方，症势递减。改以参苓白术散，健脾开胃，益气除湿、徐徐缓图，乃稳健之治法。

三 华妃(莹嫔)

1 清热化湿医方

嘉庆元年十二月一日，莹嫔娘娘理气除湿丸方一零系乾隆六十年六月初二日，王裕请得。

柴胡五钱，醋炒 香附二两，醋炒 青皮一两，炒 陈皮八钱 当归二两，酒洗 抚芎一两 条芩一两，炒 缩砂五钱 赤芍一两 栀子一两，炒黑 苍术一两五钱，炒 延胡索一两，炒 怀牛膝一两 生地二两 甘草五钱，生

共为细末、神曲二两兑黄酒打糊为丸，如梧桐子大。每服三钱，早晚白水送下。

【参考】 莹嫔，侯佳氏，嘉庆元年封嫔，六年四月晋封华妃，九年六月卒。

十二月十七日，王裕请得莹嫔清热化饮汤。

赤苓二钱 白术一钱五分 滑石二钱 槟榔二钱 泽泻一钱五分 猪苓二钱 木香八分 橘红二钱 黄芩一钱五分 栀子一钱五分，炒 甘草一钱

引用生姜二片 灯心三十寸 一贴晚服

二年一月十一日，王裕请得嫔木香槟榔丸三钱一服，二服。

十二日，刘进喜请得嫔藿香正气丸三钱，仙药茶二钱一服，二服。

十三日，涂景云沙惟一请得嫔藿香正气丸三钱。

十四日，刘进喜请得嫔藿香正气丸三钱一服，二服。

十八日，王裕请得嫔七制香附丸三钱一服，四服。

二月初六日，王裕请得嫔防风通圣丸三钱一服，二服。

初八日，王裕请得嫔加味保和丸三钱一服，二服。

五月初八日，王裕请得嫔藿香正气丸三钱一服，二服。

初九日，嫔防风通圣丸三钱一服，二服。

十二日，王裕请得嫔除湿拈痛汤。

羌活一钱五分 当归三钱 苦参一钱五分 苍术二钱，炒 防风一钱五分 猪苓一钱五分 泽泻一钱五分 葛根一钱五分 黄芩二钱 知母一钱五分 茵陈二钱 赤苓二钱 甘草一钱

引用生姜一片 灯心一子 一贴晚服

十三日，嫔前方除湿拈痛汤四贴，每晚服。

2 咽痛治案

二十日，张肇基、胡增请得嫔脉息浮数。系身热咽痛之症。今议用清热利咽汤调治。

桔梗三钱 黄芩二钱 瓜蒌二钱 栀子三钱 薄荷一钱五分 荆穗一钱五分 连翘一钱五分 黄连一钱，生 甘草一钱，生 枳壳二钱 赤苓三钱 木通一钱五分

引用灯心一束 竹叶一钱 二贴午晚

二十一日，胡增、王文彬请得嫔脉息浮数，系风热咽痛之症，以致身热头疼，咽痛烦闷，用过清热利咽汤，表凉微解。惟里热过盛，今仍用前方加减调治。

射干一钱五分 黄芩二钱 栀子二钱 甘草一钱，生 牛蒡子二钱 羚羊一钱五分 连翘二钱 元参二钱

桔梗三钱　薄荷一钱　赤苓三钱

引用竹叶　灯心一束　二贴，午晚服

本日晚，胡增、张铎、王文彬请得嫔脉息浮数。系风热咽痛之症。以致身热头疼、咽痛烦闷，用过清热利咽汤，咽痛微减。惟里热过盛，今议用疏风清热汤调治。

羌活一钱　独活一钱　桔梗二钱　元参二钱　川芎一钱五分　荆穗一钱五分　赤芍一钱五分　僵蚕一钱五分　防风一钱五分　羚羊一钱　半夏一钱五分，制　藿香梗一钱五分

引用生姜一片　灯心三十寸　一贴，晚服

二十二日，胡增、张铎、王文彬请得嫔脉息浮缓。系风热咽痛之症。以致身热头疼，烦闷抽搦。用过清热利咽疏风等汤，诸症稍减，惟里热尚盛，今仍用疏风清热汤调治。

荆穗一钱五分　防风一钱五分　羌活一钱　独活一钱　川芎一钱五分　桔梗二钱　半夏一钱五分，制　枳壳一钱五分，炒　羚羊一钱　赤芍一钱五分　瓜蒌霜一钱五分　橘红一钱五分

引用生姜一片　灯心三十寸　二贴，午晚服

本日晚，胡增、张铎、王文彬请得嫔清热育神汤。

荆穗一钱　黑栀二钱　茯苓三钱　当归二钱　黄芩一钱五分，酒炒　赤芍一钱五分　半夏二钱，制　川芎一钱五分　黄连一钱，酒炒　防风一钱五分　陈皮一钱五分　花粉二钱　枳壳一钱五分，炒　桔梗二钱

引用灯心一束　一贴晚服

二十三日，胡增、张铎请得嫔原系风热咽痛之症。用药调治以来，诸症大减。惟身软气怯、胃气未和。今用清热和胃汤调理。

陈皮一钱五分　半夏一钱五分，制　茯苓二钱　黄芩一钱五分　麦冬二钱，去心　竹茹一钱　桔梗二钱　枳壳一钱，炒　花粉二钱　生甘草五分

引用灯心三十寸　一贴午服

二十六日，张铎、胡增、王文彬请得嫔脉息和平。诸症俱好，惟脾胃尚软，今议用和胃理脾丸缓缓调理。

藿香五钱　桔梗一两五钱　山楂一两炒　橘红五钱　炙半夏八钱　酒连三钱　神曲一两，焦　炙甘草三钱　白术一两五钱，土炒　麦芽一两，炒　缩砂八两　茯苓一两五钱

共研极细末，用荷叶熬汤，少(兑)热蜜、叠丸。每服二钱、早晚开水送下。得丸五十五服。六月二十五日，嫔合前方和胃理脾丸一零，得丸五十五服。

八月初二日，嫔合前方和胃理脾丸一零，得丸五十二服。

九月十八日，王裕请得嫔仙药茶二钱一服，二服。

十月初八日，嫔防风通圣丸三钱一服，二服。

3　外感风凉治案

嘉庆二年六月初一日，舒岱请得嫔藿苓汤。

藿香一钱五分　苏叶一钱五分　桔梗一钱五分　厚朴一钱五分，姜炙　白芷六分　苍术一钱五分，炒　半夏二钱，曲　陈皮一钱五分　猪苓一钱　茯苓二钱　泽泻一钱　生甘草八分

引用生姜二片　一贴午服

又张昱烇、舒岱请得嫔脉息浮数。系肝肺有饮、有热外受风凉之症。以至胸满胀痛、发热作呕。今议用疏解正气汤调治。

藿香梗二钱　苏叶一钱五分　羌活一钱五分　苍术二钱，炒　厚朴一钱五分，炒　陈皮一钱五分　炙半夏一钱五分　赤苓二钱　黄连八分，炒　白芷一钱五分　大腹皮一钱五分　甘草八分，生

引用生姜三片 一贴晚服

初二日，张昱烇请得嫔清解化饮汤。

黄连八分，炒 苏梗一钱五分 厚朴一钱五分，炒 陈皮一钱五分 半夏二钱，制 赤苓二钱 枳壳二钱二分，炒 桔梗一钱五分 甘草八分，生

引用加生姜二片 一贴午服

又，田广福、舒岱请得嫔除湿拈痛汤。

防风一钱五分 羌活一钱五分 葛根一钱五分 苍术一钱五分，炒 当归二钱，酒炒 茯苓二钱，土炒 升麻八分 条芩二钱 茵陈二钱，酒炒 木瓜三钱 苦参一钱五分 甘草梢八分 猪苓一钱五分 泽泻一钱五分

引用生姜三片 葱白皮一钱 一贴晚服

初三日，张昱烇、田广福请得嫔系湿热袭于经络，外受风凉之症。以致胸胁胀满，腰腿疼痛，今议用内服除湿拈痛汤，外用疏风熨药调理。

羌活一钱五分 防风一钱五分 葛根一钱五分 苍术一钱五分 升麻八分 当归三钱 苦参二钱 黄芩二钱 赤苓二钱 猪苓一钱五分 知母二钱 泽泻一钱五分 茵陈一钱五分 独活一钱五分 甘草梢八分

引用生姜三片 二贴午晚

初四日，田广福请得嫔系湿热袭于经络，外受风凉之症。以致胸胁胀满，腰腿疼痛。昨服除湿拈痛汤，外用疏风熨药，表里俱解。惟内热不清，今用清热调中汤调理。

黄连一钱，黄炒 柴胡一钱五分 香附一钱五分，炒 条芩二钱 栀子一钱五分，炒 半夏曲一钱五分，炒 薄荷一钱 桔梗二钱 枳壳一钱五分，炒 麦芽二钱，炒 竹茹一钱五分 知母一钱五分 甘草五分，生

引用生姜三片 竹叶二钱 二贴午晚

初五日，张昱烇、田广福请得嫔系湿热袭于经络，外受风凉之症。以致胸胁胀满，腰腿疼痛。服过除湿拈痛等汤，诸症俱减，惟滞热方清，今议用清热调中汤调理。

萸连一钱，研 柴胡一钱五分 香附三钱，炒 条芩二钱 栀子二钱，炒 半夏曲二钱 苦桔梗二钱 青皮二钱，炒 槟榔二钱 麦芽二钱，炒 沉香八分 枳实一钱五分，炒 厚朴一钱五分，炒 赤苓二钱 甘草八分，生

引用竹叶二钱 生姜三片 二贴午晚

初六日，张昱烇、田广福请得嫔系湿热凝结，外受风凉之症。服药以来，诸症俱减。惟膈间滞热未清。今议用清热凉膈饮调理。

连翘二钱，去心 条芩三钱 薄荷钱 川军一钱五分，酒炙 瓜蒌子一钱，细研 萸连一钱，研 厚朴一钱五分，炒 炒栀二钱 柴胡一钱五分 甘草五分，生

引用生姜三片 竹叶三钱 二贴午晚

初七日，张昱烇、田广福请得嫔系湿热凝结，外受风凉之症。服药以来，诸症俱好。惟胃气稍有微和，今议用清热和胃饮调理。

陈皮一钱五分 半夏一钱五分，炙 赤苓二钱 竹茹一钱五分 枳壳一钱五分，炒 香附二钱，炒 条芩二钱 山楂二钱，炒 神曲一钱五分，炒 麦芽二钱，炒 栀子一钱五分，炒 甘草五分

引用灯心三十寸 生姜二片 二贴午晚

初九日，张昱烇、田广福请得嫔系湿热凝结，外受风凉之症。服疏风除湿、调中和胃等汤。

表里俱解，诸症全好，饮食如常。今止汤药，议用除湿养荣丸常服调理。

苍术炭三钱 茯苓五钱 归尾三钱 炒栀三钱 次生地八钱 条芩四钱 赤芍五钱 延胡索三钱，炒 牡丹皮四钱 神曲四钱 麦芽四钱，炒 山楂炭四钱 厚朴三钱，炒 香附四钱，酒炒 陈皮四钱 怀牛膝三钱

共为极细末，蜂蜜水叠糊为丸，梧桐子大，每服三钱，白开水送下，得丸二十一服。

十月十四日，王裕请得嫔正气保和丸二钱一服，二服。

4 受凉感冒案

嘉庆三年三月十九日，涂景云、钱景请得嫔脉息浮滑，系膈间饮热，外受风凉感冒之症。以致头闷身酸，发烧口渴，咳嗽痰盛。今议用疏风清热汤调理。

羌活一钱五分 前胡二钱 枳壳一钱五分，炒 荆芥一钱五分 独活一钱五分 桔梗一钱五分 川芎一钱五分 防风一钱五分 柴胡一钱五分 赤苓三钱 薄荷一钱五分 甘草五分

引用生姜一片 灯心五十寸 二贴午晚

二十日，张文瑞、田广福请得嫔系肺胃热盛、外受风凉之症。以致咽痛膈热、头闷身软，此由风热凝结所致。今议外吹绛雪散，内服清热利咽汤调理。

连翘三钱 牛蒡子二钱，炒 荆穗一钱五分 防风一钱五分 白芷一钱 银花一钱五分 苦桔梗三钱 黄芩一钱五分 枳壳一钱五分，炒 射干二钱 前胡一钱五分 甘草五分，生

引用生姜一片 灯心三十寸 二贴午晚

二十一日，田广福、吴锦请得嫔原系感冒之症，服药以来，表凉咽痛已解。惟肺热咳嗽，此由内热过盛所致。今用柴胡清热汤调理。

柴胡一钱五分 黄芩一钱五分 知母二钱，蜜炙 苦桔梗三钱 半夏曲二钱，炒 前胡一钱五分 桑白皮一钱五分 杏仁二钱，去皮尖 枳壳一钱五分，炒 栀子一钱五分，炒 花粉一钱五分 甘草五分，生

引用生姜二片 灯心三十寸 二贴午晚

二十二日，田广福、吴荫龄请得嫔原系感冒咽痛之症。服药以来，表里俱解。惟肺热痰盛，今议用清热温脾汤调理。

前胡一钱五分 知母二钱，蜜 半夏三钱，炙 陈皮二钱 茯苓二钱 枳壳一钱五分 竹茹一钱五分 苦桔梗一钱五分 杏仁二钱，去皮尖 炒栀子一钱五分 黄芩一钱五分，酒炒 甘草六分，生

引用生姜二片 红枣二枚 二贴午晚

二十三日，田广福请得嫔原系感冒咽痛之症。服药一(以)来，诸症俱好。惟汗后复受微风，头右太阳稍痛，今拟用疏风清热汤调理。

柴胡一钱五分 川芎一钱五分 姜连八分，研 羌活一钱五分 防风一钱 升麻八分 薄荷一钱 竹叶二钱 藁木一钱五分 黄芩一钱五分 僵蚕一钱五分，研 陈皮一钱五分 甘草六分

引用生姜二片 灯心二十寸 一贴晚服

二十四日，田广福请得嫔清热和胃饮。

前胡一钱五分 知母二钱，蜜炙 黄芩二钱，酒炒 炙半夏三钱， 桔梗一钱五分苦 枳壳一钱五分，炒 杏仁二钱，去皮尖 桑白皮二钱，炒 瓜蒌子二钱，研细 神曲二钱，炒 山楂炭二钱，研 麦芽一钱五分，炒 甘草五分

引用生姜二片 竹叶一钱 一贴晚服

【参考】 莹嫔之病咽痛，属风热外犯；病肢痛，由暑湿侵袭，然其发病之内因，实系素有里热。两次感受风热，均现咽喉肿痛，此由外感之风热与内热之凝结，上冲于咽喉而致。而其病肢痛之由，则缘暑湿之邪外客，与内热搏结，湿热流注经络，以致脉络气血不通而痛作。故用疏表法、或除湿法，均不离清热之品，而配合用之。

5 停饮受凉用益气养荣建中等汤案

嘉庆八年四月初七日，花映墀、商景霨请得华妃娘娘脉息虚弦。系停饮受凉之症。以致湿饮凝结作痛。服药以来，诸症渐减。惟肝阴素虚，湿饮未净，今议仍用加减养荣育神

汤，午晚二贴调理。

当归三钱 白芍二钱，炒 茯神三钱 橘皮二钱 酸枣仁二钱，炒 炙半夏二钱 白术二钱，土炒 香附二钱，炒 远志一钱，炒 橘核仁二钱，炒

引用煨姜二片

初八日，鲁维淳、李亨请得华妃娘娘前方养荣育神汤，二贴，午晚。

初九日，沙惟一、商景霨请得华妃娘娘脉息虚弦。系停饮受凉之症。以致湿饮凝结作痛。服药以来，诸症渐减。惟肝阴素虚，气怯身软，湿饮未净。今议用益气养荣汤，午晚二贴调理。

当归三钱 白芍二钱，炒 玉竹三钱 茯神三钱 白术二钱，土炒 炙半夏二钱 橘红一钱五分 麦冬二钱，去心 桔梗一钱五分 炙甘草五分 炙黄芪二钱

引用红枣三枚

初十日，胡增、吴锦请得华妃娘娘脉息虚弦。系停饮受冻之症。用药调治，诸症渐减。惟肝阴素虚，气怯身软，此由湿饮未净所致。今议仍用原方益气养荣汤，午晚二贴调理。

十一日，涂景云、张自兴请得华妃娘娘前方益气养荣汤，二贴午晚。

十三日，李亨、商景霨请得华妃娘娘脉息虚弦。系停饮受凉之症。用药调治以来，诸症渐减。惟肝阴素虚、气怯、身软，胸胁有时作痛。今议用益气建中汤、午晚二贴调理。十六日减去麻仁、郁李仁加麦冬二钱、五味子五分。

油当归三钱 茯苓三钱 麻仁一钱五分 枳壳一钱，炒 白芍三钱，炒 橘皮一钱五分 郁李仁一钱五分 桔梗一钱 桂枝一钱五分 炙半夏二钱 炙甘草五分

引用红枣肉二枚

十四日，鲁维淳、刘德福请得华妃娘娘脉息虚弦，系停饮受凉之症。用药调治，诸症渐减。

惟肝阴素虚、气怯身软、胸胀有时作痛，今议仍用益气建中汤，午晚二贴调理。

十五日，沙惟一、商景霨请得华妃娘娘脉息虚弦。系停饮受凉之症。用药调治，诸症渐减。惟肝阴素虚，气怯身软，胸胁有时微痛。今议仍用益气建中汤，午服一贴调理。

十六日，沙惟一胡增请得华妃娘娘前方益气建中汤一贴午服。

十七日，涂景云、张自兴请得华妃娘娘前方益气建中汤一贴午服。

十八日，张铎、袁维新请得华妃娘娘前方益气建中汤一贴午服。

十九日，李亨、商景霨请得华妃娘娘代茶饮一贴。

陈皮三钱 麦冬三钱，去心 半夏曲三钱，姜炒

熬汤代茶，陆续服。

二十日，鲁维淳、刘德福请得华妃娘娘代茶饮一贴。

二十一日，胡增、王诏恩请得华妃娘娘代茶饮一贴。

二十二日，沙惟一、商景霨请得华妃娘娘脉息和缓。原系停饮受凉之症。服药以来，诸症俱减。胃气亦和，今议止汤药，仍用缓肝养荣丸常服调理。

6 用清暑益气丸等预防暑病案

五月初七日，涂景云、张铎请得华妃娘娘脉息和缓。系素有气血两亏旧症。今时届暑令，议用清暑益气丸补气养血、除湿健脾，常服调理。

人参六钱 葛根五钱 五味子五钱 炙芪八钱 青皮四钱，炒 泽泻一两 苍术五钱，炒 麦冬一两 焦

白术一两 神曲一两,炒 黄柏五钱，酒炒 陈皮五钱 归身一两 升麻三钱，炙 炙草二钱

共为细末，炼蜜为丸，重三钱，每早服一丸，开水送下，得丸五十三丸。

【参考】 防病于未然。

二十三日，华妃娘娘香薷丸二十丸，辰砂益元散二钱一服，十服。

六月初二日，华妃娘娘香茹丸二十丸，辰砂益元散二钱一服，十服。

7 暑湿治案

十三日，王文彬、张铎请得华妃娘娘脉息浮虚。系内停湿饮、外受暑热之症。以致烦热口渴，胁胸肚腹，凝结作痛。今议用清暑六合汤，午晚二贴调治。

藿香二钱 香茹一钱 半夏一钱五分 厚朴一钱五分 杏仁二钱 扁豆一钱五分 木瓜二钱 赤芍二钱 延胡索二钱 木香八分 五灵脂一钱五分 缩砂一钱

引用生姜汁一茶匙 六一散一钱

本日，商景霨、赵璧请得华妃娘娘脉息弦软。系暑湿凝寒之症。以致少腹牵引两胁疼痛、呕恶肢冷，今议外用炒盐熨法，内服香苏定痛汤，晚服一贴调理

苏梗二钱 乌药二钱 延胡索二钱 沉香八分 橘核仁三钱 苍术二钱，炒 半夏三钱，制 厚朴二钱，炒 川练子二钱 陈皮二钱 甘草五分，炙

引用生姜汁三茶匙

十四日，花映墀、商景霨请得华妃娘娘脉息弦软。系暑湿凝寒之症。以致少腹牵引两胁疼痛，呕恶肢冷。服香苏定痛汤，疼痛微止。今议仍用前方加减，午晚二贴，兼熨药调理。

苏梗二钱 乌药二钱 延胡索一钱五分 沉香六分 橘核仁三钱 炙半夏三钱 川练子二钱 厚朴二钱，炒 官桂一钱炭 茯苓三钱 橘皮二钱 炙甘草五分

引用生姜汁二茶匙

十五日，涂景云、鲁维淳、商景霨、李亨请得华妃娘娘脉息弦滑。原系暑湿凝寒之症。昨服香苏定痛汤，疼痛渐止。惟呕恶胸满，夜间少寐。今议用调气缓解汤，午晚二贴调理。

竹茹一钱五分 枇杷叶一钱五分 乌药一钱五分 沉香六分 橘核仁二钱 炙半夏三钱 川练子二钱 厚朴二钱，炒 茯苓三钱 橘皮二钱 醋柴胡一钱五分 白芍二钱，酒炒

引用生姜汁二茶匙

十六日，商景霨、王诏恩请得华妃娘娘脉息弦软。系暑湿凝寒之症。服药以来，疼痛渐减。惟呕恶稍止，胃软不能化饮。今议用香砂六均汤，午晚二贴调理。

藿香一钱五分，梗 茯苓三钱 官桂炭一钱 缩砂一钱五分,仁 炙半夏三钱 焦白芍三钱 白术二钱，土炒 橘皮二钱 炙草五分 玉竹三钱 当归二钱

引用生姜汁二茶匙

十七日，胡增、吴锦请得华妃娘娘脉息弦软。系暑湿凝寒之症。服药以来，疼痛渐减，呕恶稍止。惟胃软不能化饮，今议仍用香砂六均，午晚二贴调理。

十八日，涂景云、商景霨请得华妃娘娘脉息弦滑。系暑湿凝寒之症。服药以来，诸症渐减。惟湿饮未净，气分尚软。今议用益气养荣汤，午晚二贴调理。

当归三钱 白芍三钱,焦 茯苓三钱 炙半夏二钱 缩砂一钱 橘皮二钱 玉竹三钱 白术二钱，土炒 桂枝一钱五分 甘草五分，炙

引用饴糖三茶匙

十九日，涂景云、张自兴请得华妃娘娘脉息弦滑。系暑湿凝寒之症。服药以来，诸症渐减，惟湿饮未净，气分尚软。今议仍用原方加减，益气养荣汤午晚二贴，调理。

二十日，花映墀、商景霨请得华妃娘娘脉息弦滑。系暑湿凝寒之症。服药以来，诸症渐减。惟气软肢酸湿饮未净，今议用益气建中汤，午晚二贴调理。

当归三钱　白芍三钱，焦　桂枝一钱五分　茯神三钱　白术二钱，土炒　半夏二钱，炙　橘皮二钱　甘草五分，炙　抚芎一钱　桔梗一钱五分

引用饴糖三茶匙

二十一日，鲁维淳、李亨请得华妃娘娘脉息弦滑。系暑湿凝寒之症。服药以来，诸症渐减。惟气软肢酸，湿饮未净，今议仍用益气健中汤，午晚二贴调理。

二十二日，商景霨、张铎请得华妃娘娘脉息弦滑。系暑湿凝寒之症。服药以来，诸症渐减。惟气软肢酸，湿饮未净。腹中有时微痛，今议用益气和中饮，午晚二贴调理。

当归三钱　白芍三钱，炒　白术二钱，土炒　茯苓四钱　枣仁二钱，炒　半夏二钱，制　陈皮一钱五分　远志一钱　续断二钱，炒　甘草五分，炙

引用生姜二片　红枣肉二枚

二十三日，涂景云、王文彬请得华妃娘娘脉息弦软。原系暑湿凝寒之症。服药以来，诸症渐减。惟身软肢酸、腹中时有微痛。今议用建中归脾汤，晚服一贴调理。

白芍三钱，炒　沙参三钱　枣仁一钱五分，炒　木香三分，煨　当归二钱　制耆三钱　远志八分，炒　杜仲三钱，炒　白术二钱，土炒　茯苓三钱　桂枝一钱五分　续断三钱，炒　炙草五分

引用饴糖一匙　红枣二枚　煨姜三片

8　暑热治案

二十四日，涂景云、王文彬请得华妃娘娘脉息弦软。原系素有肝脾不足旧症。今因暑热伤气，以致痰涎壅盛，气怯身软、不寐懒食。症势缠绵，今议早用清暑益气丸，晚用益气化饮汤一贴调理。

沙参三钱　半夏二钱，炙　藿香一钱　麦冬三钱　橘红一钱五分　焦白术二钱　焦白芍三钱　归身三钱　缩砂一钱，仁炒研　茯苓三钱　竹茹一钱五分　甘草六分

引用生姜汁一茶匙

二十五日，华妃娘娘前方益气化饮汤一贴晚服。

二十七日，鲁维淳、李亨请得华妃娘娘脉息弦软。原系肝阴素弱旧症。今因复伤暑热，用药调治，暑热虽清，久病气血俱虚，一时不能骤复，病属缠绵。今议仍用益气化饮汤，加减晚服一贴调理。

归身三钱　白芍三钱　于白术一钱五分　香附二钱，炒　缩砂二钱，炒　陈皮一钱五分　半夏一钱五分，炙　延胡索二钱　沙参三钱，去心　麦冬三钱，去心　醋柴胡一钱　茯苓三钱

引用加生姜汁一小茶匙　一贴晚服

六月二十八日，沙惟一、商景霨请得华妃娘娘脉息虚软。原系肝阴素弱旧症。今因复伤暑湿，用药调治，暑热虽清，惟久病气血俱虚，以致气促神倦，病属缠绵。今议用益气育神汤，午晚二贴调理。

沙参三钱　白芍二钱，炒　半夏一钱五分，制　麦冬二钱，去心　炙黄芪二钱　白术二钱，土炒　陈皮一钱五分　炙甘草五分　身归三钱　茯神三钱　酸枣仁二钱，炒

引用红枣肉三枚

六月二十九日，胡增、吴锦请得华妃娘娘脉息虚软。原系肝阴素弱旧症。今因复伤暑湿，用药调治，湿热虽清惟久病气血俱亏、胃气亦虚，以致气促神倦，病属缠绵。今议仍用益气育神汤加减，午晚二贴调理。

沙参三钱　白芍二钱，炒　半夏一钱五分，制　麦冬二钱，去心　炙黄芪二钱　白术二钱，土炒　陈皮一钱五分　炙甘草五分　归身三钱　茯神三钱　酸枣仁二钱，炒　砂仁二钱　石斛三钱

引用红枣肉三枚

七月初七日，华妃娘娘黄芪四两。

初八日，华妃娘娘黄芪四两。

初九日，华妃娘娘黄芪四两。外，红清胃散五钱。

【参考】　黄芪具补中益气固表之效，大剂量用之，亦峻补法。按红清胃散宫中配方有载，由煅石膏、硼砂、冰片、朱砂等药组成。为末外用治齿病，口腔糜烂、牙宣出血等症。

十一日，华妃娘娘黄芪四两。

9　当归羊肉汤与陈皮半夏代茶饮方

十三日，张自兴、商景霨请得华妃娘娘当归土炒身一两、黄芪四两、煮瘦羊肉。

【参考】　此方即《金匮要略》之当归生姜羊肉汤意，旨在温中补血，合黄芪亦气血双补之意。

十五日，华妃娘娘当归土炒身一两，黄芪四两。

十六日，华妃娘娘当归土炒身一两，黄芪四两。

十七日，王诏恩、商景霨请得华妃娘娘陈皮三钱，半夏三钱炙，煎汤代茶。

十八日至二十四日，华妃娘娘陈皮三钱，半夏三钱，每日一贴，煎汤代茶。

【参考】　华妃之病本于肝阴素亏、气血不足。结合以往脉案分析，可知素有内热偏盛、热盛则耗津伤阴。之所以表里为肝阴亏损者，或因其情志不快，肝郁化火，日久伤阴。而肝藏血，热甚伤阴亏血，则肝阴虚益甚，如此往复则病日重。

气血不足、正气内虚，易受邪侵。故凡遇暑湿寒凉，均可为患。治疗寒凝腹痛虽多用温中理气之法，但终仍以顾及气血为重。病去而以单味药物或辅以饮食疗法，徐缓收效，立意颇有见地。

四　玉贵人

1　血虚筋挛症治案

嘉庆十九年闰二月二十八日，刘德福、鲁桓请得玉贵人清热养荣汤。

羚羊一钱五分　桂枝一钱　当归三钱　白芍二钱　栀子一钱五分，炒　抚芎一钱五分　钩藤一钱五分　桔梗一钱五分　苏梗一钱五分　花粉二钱　竹茹一钱五分　甘草五分

引用荷叶三寸 午服一贴

【下残】

三月初六日，张自兴、栗世雄请得玉贵人脉息沉细无力。原系素有血枯筋挛之症，今又复挟痰，不时抽搐，胃气过虚，不能运化饮食，症势重大，恐其脱变，谒力议用养荣如圣饮，午晚二贴调治。

当归三钱　抚芎一钱　白芍二钱，炒　熟地三钱，砂仁炒　宣木瓜二钱　柴胡八分，醋炒　苦参一钱　蓁艽一钱五分

羌活八分　橘红一钱五分　炙半夏一钱　茯神二钱

引用赭石一钱　煅灯心一子

初七日，张自兴、刘德福请得玉贵人脉息沉细无力。原系素有血枯筋挛之症，又复挟痰，不时抽搐，胃气过虚。昨服养荣如圣饮，抽搐微止，惟饮食不思，症势重大。竭力议用归脾汤，午晚二贴调治。

当归三钱，身　熟地三钱，缩砂炒　柏子仁二钱，炒　玉竹二钱　焦白芍二钱　茯神三钱　白术一钱五分，炒　竹茹一钱　抚芎一钱　黄芪二钱，炒　酸枣仁二钱，炒　甘草五分

本日，午初张自兴、刘德福请得玉贵人脉息沉细无力。原系素有血枯筋挛之症，又复挟痰，不时抽搐、胃气过虚，午服归脾汤抽搐微止。惟气怯不食，症势重大，虽服归脾汤药症相符，但病久耗伤气血，一时不能骤复。今仍议用归脾汤，晚服一贴调治。

初八日，张自兴、刘德福请得玉贵人脉息虚细无力。原系素有血枯筋挛之症，用药以来，抽搐虽止，惟病久耗伤气血、胃气过虚，昨服归脾汤脉症仍前，此由真气已亏，汤剂不能运化，病势重大。今设法议用参莲饮调治。

党参五钱　莲肉五钱

水煎代茶。

初九日，张自兴、刘德福请得玉贵人脉息虚细无力。原系素有血枯筋挛之症。用药以来，抽搐虽止，惟病久耗伤气血，真气已亏，胃虚不食，病势重大，昨服参莲饮胃气稍缓。今议仍用加味参莲饮调治。

党参五钱　茯神四钱　煅龙齿一钱五分　莲肉五钱，去心

本日晚，刘德福、孔毓麟请得玉贵人脉息虚细无力。原系素有血枯筋挛之症。用药以来，时缓时复。惟病久耗伤气血，真气已亏，不时抽搐，病势重大。今设法议用加味参莲饮调治。

党参五钱　枣仁三钱，炒　钩藤一钱五分　茯神四钱，木　煅龙齿一钱五分　莲肉五钱，去心

煎汤代茶，陆续饮。

初十日，刘德福、孔毓麟请得玉贵人脉息沉细无力。原系素有血枯筋挛之症。用药以来，时缓时复。惟病久耗伤气血，真气已亏，不时抽搐，恐其脱变。今设法议用益气育神汤调治。

党参五钱　茯神四钱,木　龙齿一钱五分，煅　黄芪四钱，炙　枣仁三钱，炒　莲肉五钱，去心　炙草一钱

引用红枣肉二枚

本日，未时钱松、栗世雄请得玉贵人脉息虚涩无力。原系血枯痼疾。用药以来，时缓时复。惟病久气血已亏，不时抽搐，恐其脱变。今(中残)

党参八钱　茯神四钱　炙黄芪四钱　龙齿一钱五分　枣仁四钱　莲肉五钱　当归五钱　炙草一钱

引用红枣肉二个

本日，酉时钱松、栗世雄请得玉贵人脉息仍属虚涩。原系血枯痼疾，症势终属缠绵。今议用元参麦冬汤代茶调治。

元参四钱　麦冬一钱　煎汤代茶。

十一日，钱松、栗世雄请得玉贵人脉息虚涩。原系血枯痼疾，连用益气、育神等汤调治，抽搐稍减。惟病久气血俱虚，终属缠绵。今议用加减育神汤调理。

党参八钱　茯神四钱　炙黄芪六钱　龙齿一钱五分　枣仁四钱，炒　莲肉五钱　当归七钱　炙甘草一钱

引用红枣肉二个

十二日，钱松、孙奉廷请得玉贵人脉息虚涩。原系血枯瘤疾，连用益气、育神等汤调治，抽搐稍减。惟久病气血俱虚，夜不能寐，终(中残)

党参八钱　茯神六钱　炙黄芪六钱　龙齿一钱五分　枣仁五钱，炒　莲肉五钱　当归七钱　炙草四分

引用红枣肉二个

十二日酉初，薛文昱、涂敏请得玉贵人脉息虚涩。原系血枯筋挛之症。连用益气养荣之剂，抽搐渐止。惟心脾不足，懒食少寐，终属消耗。今议用加减育神汤调理。

党参八钱　茯神木五钱　炙黄芪六钱　龙齿一钱五分　枣仁五钱，炒　莲肉五钱　身归七钱　远志三钱　炙草五分

引用大枣三枚

十三日，薛文昱、涂敏请得玉贵人脉息虚涩。原系血枯筋挛之症。连用益气养荣之剂，抽搐渐止。惟心气稍宁，夜间少寐，终属消耗。今议用加减育神汤调理。

党参八钱　茯神木五钱　黄芪六钱，炙　龙齿三钱　枣仁三钱，炒　远去肉三钱　归身五钱　莲肉五钱　柏子仁三钱，研　麦冬三钱，去心　炙草五分

十四日，刘德福、鲁桓请得玉贵人脉息虚涩。原系血枯筋挛之症。连用益气养荣之剂，抽搐渐止。惟心气不宁，血虚少寐，终属消耗。今议用育神养荣汤调理。

归身五钱　白芍二钱　茯神五钱　远志二钱　枣仁三钱　党参八钱　柏子仁三钱　麻仁三钱　龟板八钱　肉苁蓉三钱　黄芪六钱　炙草一钱

引用大枣二枚

本日，玉贵人前方育神养荣汤晚服一贴。

十五日，张自兴、孔毓麟请得玉贵人脉息虚涩。原系血枯筋挛之症。服过育神、养荣等汤，抽搐已止。惟心不足，少寐懒食，终属消耗。今议用育神四均汤调理。

归身四钱，土炒　茯神五钱　党参四钱　桔梗一钱五分　柏子仁二钱　白芍二钱　白术三钱，土炒　炙草一钱　枣仁三钱，炒

炙芪五钱　橘红一钱五分

十六日，张自兴、栗世雄请得玉贵人脉息虚涩。原系血枯筋挛之症。服药以来，抽搐已止，胃气稍缓。惟心脾不足、气虚少寐，今议仍用育神四均汤加减调理。

归身四钱，土炒　茯神五钱　党参四钱　桔梗一钱五分　柏子仁二钱　白芍二钱　白术三钱，土炒　炙草一钱　枣仁三钱，炒　炙芪五钱　橘红一钱　麦冬一钱五分，去心

引用莲肉三钱

十七日，薛文昱、孙奉廷请得玉贵人脉息虚涩。原系血枯筋挛之症。服药以来，抽搐已止，胃气稍缓。惟心脾不足，夜间少寐，今议仍用加减育神四均汤调理。

归身四钱，土炒　茯神五钱　党参五钱　桔梗二钱　柏子仁三钱　白芍三钱　白术三钱，土炒　枣仁三钱　制芪五钱　橘红二钱　半夏曲一钱五分　炙草八分

引用莲肉三钱　大枣三枚

十八日，刘德福、涂敏请得玉贵人脉息虚涩。原系血枯筋挛之症。服药以来，抽搐已止、胃气渐缓，夜间少寐。惟午后烦热，此由心脾不足所致。今议仍用加减育神四均汤调理。

党参五钱　茯神五钱　黄芪五钱，炙　白术三钱，土炒　归身四钱，土炒　麦冬二钱，去心　茯苓三钱　白芍三钱，炒　陈皮一钱五分　柏子仁三钱，炒　枣仁三钱，炒　炙草六分

引用莲肉三钱　大枣三枚

十九日，张自兴、钱松、薛文昱、刘德福请得玉贵人脉息和缓。原系血枯筋挛抽搐之症。用药以来，诸症已好。惟久病血虚，筋脉拘挛，一时难以全愈。今议用益气养荣丸缓缓调理。

党参二两　归身一两　扁豆一两，炒　柏子仁一两，炒　炙黄芪二两　焦白芍八钱　薏苡仁一两，炒　山药一两，炒　白术一两，土炒　熟地黄二两　枣仁一两五钱，炒　谷芽五钱，炒　茯苓丁一两　抚芎五钱　茯神一两　炙草三钱

共为细末，炼蜜为丸，如桐子大，每服二钱，早晚服，白开水送下。共得丸一百三十二服。

【参考】 筋挛，证名。出自《灵枢·刺节真邪》篇："虚邪搏于筋，则为筋挛。"又谓："脉弗荣则筋急。"指筋脉收缩抽急，不能舒转自如。即筋肉拘挛。多由外感风寒湿邪，内因血枯津少，无以濡养筋脉所致。以玉贵人病而论，脉沉主里，细主气血两虚，气血双亏，不能濡养筋脉故发是证。经用养血健脾通络、气血双理。补血健脾诸法，病情稍有改善。但因其"病久耗伤气血、胃气过虚"病势沉重，故以益气育神法救治。然其脉转虚涩，涩脉乃因血亏精少，不能濡润经脉，脉气往来艰难所致。御医仍守益气养血之法徐图，终抽搐见止。

惟心气不宁，仍属不足之象，旋以补益心脾之法，从治本立意，缓缓收功。所以然者，以气血难于骤补之故。

2　血虚外感治案

九月十二日，涂敏、李承缮请得玉贵人脉息浮数。原系肝阴不足、血虚筋挛之症。因受凉举发，以致胸腹胀满、胁肋作痛。今议用疏解正气饮，午服一贴调理。

柴胡一钱五分，醋炒　酒芩一钱　半夏一钱五分，制　生地三钱　当归三钱　白芍二钱，醋炒　川芎一钱　乌药二钱　白芷一钱　羌活一钱　防风一钱　甘草八分，炙

引用生姜一片　红枣肉二枚

十三日，田瑞年、李潍名请得玉贵人脉息虚数。原系气血两虚，因受风凉，旧症复发，用药调治，表邪已解。惟胸胁胀痛，夜间少寐。今用疏风养荣汤午服一贴调理。

独活二钱，酒洗　秦艽二钱　木瓜三钱　归身五钱，酒洗　白芍二钱，醋炒　抚芎二钱　茯神三钱块，研　大生地五钱　香附三钱，醋炒　缩砂一钱五分，研　橘皮三钱　甘草八分，炙

引用生姜一片　红枣肉三枚

十四日，孔毓麟、张桐舒请得玉贵人脉息虚数，服药以来，表凉已解，惟血虚少寐今用养荣润燥汤午服一贴调理。

大生地四钱，酒炒　秦艽二钱　白芍三钱，酒炒　香附五钱，醋炒　橘红二钱　郁李仁三钱　油当归六钱　抚芎一钱五分　茯神二钱　火麻仁三钱　缩砂一钱五分　甘草八分，炙

引用生姜一片　红枣肉二枚

十五日，王泽溥、李承缮请得玉贵人脉息虚数。系肝阴素亏，因受微凉，复发旧症，用药调治、表凉已解。惟血虚便秘，今议用当归润燥汤，午晚二贴调理。

油当归三钱　大生地三钱　火麻仁二钱　郁李仁二钱　桃仁一钱五分，研　升麻八分，蜜炒　枳壳一钱五分，炒　焦曲三钱　楂炭二钱　甘草五分

引用红蜂蜜一茶匙

十九日，孔毓麟、李承缮请得玉贵人脉息虚数。原系气血两亏之症。因受风凉，旧症

复发。服药以来，表凉已解。惟内有血虚筋急腹痛，今用舒筋养荣汤，外用姜醋炒香附熨痛处。

3 血虚筋挛旧症复发案

二十日，张自兴、张永清请得玉贵人脉息虚数。原系气血两亏，筋挛之症。因节届霜降，旧症举发。以致不食少寐，时或积气抽痛，此由血不荣筋所致。时缓时复，恐其脱变，今议用益气养荣汤缓缓调理。

党参三钱 茯神三钱 白术二钱，土炒 归身三钱 熟地四钱 白芍二钱，炒 抚芎一钱五分 远志一钱，去心 牡丹皮一钱五分，炒 橘皮一钱五分 炙草五分

引用荷蒂三个

二十一日，栗世雄、李潍名请得玉贵人脉息虚细。原系气血两亏，筋挛之症。因节届霜降，旧症复发，以致不食少寐，时或积气抽痛，此由血不荣筋所致。时缓时复，恐其脱变。今议仍用益气养荣汤，缓缓调理。

油当归三钱 熟地三钱 酒军二钱 桃仁一钱五分，研 火麻仁一钱五分 红花七分 郁李仁一钱五分 肉苁蓉二钱 麦芽三钱 莱菔子一钱五分 甘草六分，生

引用红蜂蜜一茶匙

九月十七日，涂敏，李潍名请得玉贵人脉息虚数。原系气血两虚筋挛之症。因受风凉，旧症复发。用药以来，诸症渐减。惟气分微弱、积块作痛。今用益气养荣汤晚服一贴调理。

沙参三钱 茯苓三钱块研 归身三钱 焦白芍三钱 制香附二钱 缩砂一钱，炒研 大生地三钱 于白术一钱五分，土炒 半夏曲一钱五分，炒 青皮一钱五分 酸枣仁二钱，炒研 远志一钱，去心

引用煨姜一片 红枣肉三枚

十八日，田瑞年、张桐舒请得玉贵人舒筋养荣汤。

当归四钱，酒洗 白芍二钱，酒炒 大生地四钱，酒炒 抚芎二钱，酒炒 木瓜三钱 独活一钱五分，酒洗 秦艽一钱五分 茯苓三钱，块研 白术三钱，土炒 党参三钱 麦冬三钱，去心 甘草八分，炙

【上残】玉贵人脉息虚细。原系血枯筋挛旧症，因节届霜降，又复举发，时或积气抽痛，昨服益气养荣汤抽痛稍减，血不能养筋，一时不能骤复。今议仍用原方，外用炒盐熨法，缓缓调理。

二十三日，张自兴、张永清请得玉贵人脉息虚细。原系血枯筋挛旧症。连服益气养荣汤，脉症仍前。抽痛稍减，但气血两亏，一时不能骤复。今议仍用原方加减，晚服一贴，外兼二神代茶饮缓缓调理。

茯神五钱 神曲二钱，炒

水煎代茶。

二十四日，张自兴张永清请得玉贵人脉息虚细。原系血枯筋挛旧症。用药调治，脉症稍缓，抽痛渐减，胃气微和，但气血两亏，一时不能骤复。今议仍照原方，外兼二神代茶饮，缓缓调理。

二十五日，张自兴、张永清请得玉贵人脉息弦缓。原系血枯筋挛旧症。服药以来，诸症渐减，胃气日渐微和。惟津液素亏，气血不能骤生，药议用二神代茶饮缓缓调理。

二十六日，栗世雄、张桐舒请得玉贵人脉息和缓。原系血枯筋挛旧症，服药以来，诸症渐减，胃气稍和。惟津液素亏，一时不能骤复。今议用原方二神代茶饮，缓缓调理。

二十七日，涂敏、李承缮请得玉贵人脉息和缓。原系血枯筋挛旧症。用药以来，诸症

稍轻，惟胃气微和，今交立冬节气，未添别症，庶可无虞。今议仍用原方二神代茶饮，缓缓调理。

二十八日，张自兴、张永清请得玉贵人脉息和缓。原系血枯筋挛旧症。服药以来，诸症俱好，胃气渐和。惟津液素亏，气血一时不能骤复，已止汤药，仍用二神代茶饮，缓缓调理。

三十日傅仁宁、王泽溥请得玉贵人脉息细数。原系血枯筋痿旧症。服药以来，胃气渐和，惟津液素亏，有时抽痛，此由肝虚血燥，一时不能骤复。今议用养荣代茶饮调理。

4 血枯抽搐救治案

十月初二日，商景霨、鲁桓请得玉贵人脉息虚细。原系血枯旧症。今因不时抽搦，复伤血气。今议用参麦代茶饮。

党参三钱　麦冬四钱，去心　五味子一钱五分

煎汤代茶。

初三日，田瑞年、李潍名请得玉贵人脉息虚细。原系血枯旧症。今因抽搦，复伤血气，胃气渐次消耗。今议用参麦代茶饮。

初四日，孔毓麟、张桐舒请得玉贵人脉息微细无力。原系血枯旧症。今因抽搦复伤血液，胃气渐次消耗，引饮艰难，舌强不语。今议勉用参麦代茶饮。

十五初五日，王泽溥、李承缮请得玉贵人脉息微细。原系血枯旧症。今因抽搐、复伤血液，胃气日渐消耗，饮食艰难、舌强不语。今议勉用生脉代茶饮。

党参三钱　麦冬四钱　五味子一钱五分

十月初六日，栗世雄、朱希文请得玉贵人脉息细小。原系血枯旧症。今因搐搦，复伤血液，四肢不举，胃气渐减，饮食懒思，日渐消耗。今仍勉用生脉代茶饮。

党参三钱　麦冬四钱　五味子一钱五分

【参考】 玉贵人气血双亏、已成痼疾，难于治痊。偶感风寒，便可乘虚而入，经脉阻滞，血枯失养，而筋急之证再发。筋挛抽搐病甚更伤气血，消耗日久，病势危笃。

五 □常在

调经四物汤医方

十一日□常在调经四物汤。

柴胡一钱　条芩一钱，炒　当归一钱　川芎二钱　白芍四钱，炒　熟地一钱五分　荆穗一钱，炒黑　黑栀一钱　蒲黄一钱，炒黑　延胡索一钱，醋炒　香附一钱五分，醋炒　甘草五分

引用藕节三个

六 大阿哥

生脉饮救治案

四月十二日张永清、张新、郝进喜　苏钰请得大阿哥脉息虚数。原系病后失调，耗伤阴分，以致抽搐喘汗，烦躁不安，昼夜不寐，症势重大。今设法用生脉饮调治。

七　二阿哥(即以后之道光帝)

痢疾治愈案

嘉庆　年八月初一日，张自兴、王文彬请得二阿哥脉息沉数。系暑滞凝结痢疾之症。以致腹痛重坠，下痢红白。用药调治，腹痛渐止，下痢稍减。惟身软食少，今议用香连胃苓汤，午晚二贴调理。

木香八分，煨　姜连一钱　酒军一钱　枳实二钱　槟榔一钱五分　神曲三钱，炒　山楂三钱　苍术二钱，炒　厚朴一钱五分，炒　陈皮二钱　赤苓三钱　猪苓二钱　泽泻二钱　木通三钱　甘草五分，生

引用灯心一子

八月初二日，张自兴、王文彬请得二阿哥脉息稍缓。原系暑滞凝结痢疾之症。用药调治腹痛重坠已止，下痢数次渐减。惟身软食少，今议用除湿调中汤、晚服一贴调理。

赤苓三钱　生白芍二钱　木通三钱　苍术二钱　厚朴二钱　陈皮三钱　姜连一钱　酒军一钱　槟榔二钱　枳实二钱　焦曲三钱　山楂三钱　木香五分，煨

引用灯心一子

八月初三日，张自兴、王文彬请得二阿哥脉息渐缓。原系暑滞凝结痢疾之症。用药调治以来，腹痛重坠已止，下痢次数大减。惟身肢尚软、胃气欠和。今议用除湿和胃饮、晚服一贴调理。

苍术二钱，炒　山楂三钱，炒　枳壳一钱五分，炒　陈皮二钱　麦芽三钱，炒　桔梗二钱　厚朴二钱，炒　赤苓三钱　姜连一钱　神曲三钱，炒　木通二钱　甘草五分

引用灯心一子　红枣三枚

【参考】　二阿哥之病痢原因，当由感受暑湿之邪。暑湿热毒侵于肠胃，湿热郁蒸、气血阻滞，与暑湿热毒相搏，化为脓血而成。其治法，先以香连胃苓汤清热，除湿、通滞、止痢。香连丸具清热止痢之效，近代实验研究，对志贺氏、宋氏、弗氏等痢疾杆菌均有抑制作用。平胃散和胃理气。五苓散去桂之辛温重在清热利湿，并合以小承气汤泄热通便。用方大旨，在于通因通用。次则以热滞渐去，改以除湿调中汤，承上方意继进。滞热去后改以除湿和胃法收功。按痢疾之治法，《医宗必读》所述之："须求何邪所伤，何脏受病。如因于湿热者，去其湿热；因于积滞者，去其积滞。因于气者调之；因于血者和之。新感而实者，可以通因通用；久病而虚者，可以塞因塞用。"可供参考。

清宫中患痢疾者颇多，或与饮食习惯，及饮食处理等因素有关。

奴才金成等谨奏：八月初一日奴才金成、孙进朝带领大夫张自兴、王文彬请得二阿哥脉息沉数。系暑滞凝结，下痢红白。用药调治，腹痛渐止，下痢稍减。今议用香连胃苓汤调理。

八月初二日，看得二阿哥脉息稍缓。用药调治，腹痛重坠已止，下痢数次渐减。今议用除湿调中汤调理。

八月初三日看得，二阿哥脉息渐缓。系暑滞凝结痢疾之症。用药调治以来，腹痛重坠已止，下痢次数大减。今议用除湿和胃饮调理。据奴才等看得二阿哥精神起居俱好。惟少食，身体尚软。外有说帖三张，一并奏去。谨此奏闻。

【参考】　二阿哥即宣宗(道光皇帝)。母孝淑睿皇后喜塔腊氏。

八 二阿哥福晋

1 停饮受凉治案

嘉庆二十一年九月十七日，傅仁宁、陈嘉善请得二阿哥福晋脉息弦数。系饮热感寒之症。以致胸闷头眩，腰膝酸软，议用四七化饮汤调理。

苏梗二钱 半夏曲三钱，炒 厚朴二钱，炙 赤苓三钱 枳壳一钱五分 桔梗一钱五分 黄芩二钱 黄连一钱 山栀二钱，生 山楂三钱，焦 槟榔二钱 青皮二钱，炒

引用生姜三片 灯心一束

又芩连二陈汤一贴。

黄芩二钱 黄连一钱 陈皮二钱 半夏曲二钱，炒 枳壳一钱五分 桔梗一钱五分 炒山栀二钱 赤苓三钱 竹茹二钱 甘草五分 山楂三钱，炒

引用生灯心一子

【参考】 二阿哥即道光皇帝(旻宁)。其福晋有二，一是钮祜禄氏。嘉庆元年册嫡福晋，十三年正月戊午薨。另一为佟佳氏，三等承恩公舒明阿女。宣宗为皇子，嫡福晋薨，仁宗册佟佳氏为继福晋。宣宗继位，立为皇后。道光十三年四月崩。故此处之二阿哥福晋，当是佟佳氏。

四七汤系《和剂局方》引《简易方》之方。具行气消痰之功效。治七情郁结，痰涎凝聚。

九月十八日，傅仁宁、陈嘉善请得二阿哥福晋弦数。脉息原系停饮受寒之症。以致胸闷头眩、腰膝酸软。昨服四七化饮汤，症势渐减，惟胸膈满闷，今议用清热化饮汤调理。

黄芩一钱五分 黄连八分 山栀一钱五分，生研 赤苓三钱 陈皮一钱五分 半夏曲二钱，炒 枳壳一钱五分 桔梗二钱 苏梗一钱五分 厚朴二钱，炙 槟榔一钱五分 瓜蒌三钱

引用灯心一子

九月十九日，傅仁宁、陈嘉善请得二阿哥福晋脉息弦滑。原系停饮受凉之症。以致头眩心悸，胸闷胀疼，服清热化饮汤，疼痛稍减，今议用瓜蒌薤白汤，午服一贴调理。

瓜蒌三钱 薤白三钱 白芥子二钱 半夏二钱，炙 黄连一钱 枳实二钱，炒

引用生姜二片

【参考】 栝蒌薤白半夏汤《金匮要略》方，治胸痹，痰浊结聚较甚、胸痛彻背较剧，不得安卧者。此时用亦对证。

九月二十日，傅仁宁、陈嘉善请得二阿哥福晋脉息弦缓。用药调治、胸闷疼痛渐减。惟里滞未净，议用调中润燥汤，午服一贴调理。

油当归三钱 火麻仁三钱 郁李仁二钱 杏仁二钱 川军二钱，酒 次生地三钱 甘草五分，生 焦楂三钱 枳实一钱五分，炒

引用蜂蜜一茶匙 兑服

九月二十一日，傅仁宁、陈嘉善请得二阿哥福晋脉息弦缓。服药以来，胸满疼痛渐好。惟余热未净，议用元明粉一钱五分，冲服调理。

【参考】 元明粉能“主百病，除寒热邪气，逐六腑积聚、结固、留癖”，结合二福晋病情，用此药亦属妙法。

九月二十二日，傅仁宁、陈嘉善请得二阿哥福晋脉息和缓。用药调治，诸症俱好。惟

胃气欠和，议用保和丸避风缓缓调理。

二十五日，傅仁宁请得二阿哥福晋乌药顺气丸一零。

乌药一两五钱　沉香一两　香附二两　青皮一两五钱　苏梗二两　橘皮一两五钱　厚朴二两　半夏曲二两　川郁金八钱　荷叶梗二两　枳壳一两五钱

共为细末，水法叠丸，桐子大。每服二钱，白开水送下。

二十二年正月初十日，二阿哥福晋

参苏理肺丸二钱一服，十服。

2　肝热气滞挟痰症治愈案

二十七日，傅仁宁请得阿哥福晋脉息弦滑。系肝热气滞，风痰外受微风之症。以致牙关紧急，咳嗽痰盛，今用清气化痰汤，午晚二贴调理。

橘红二钱　半夏二钱　瓜蒌仁二钱　青皮一钱五分　酒黄芩二钱　赤苓二钱　炙香附二钱　竹茹二钱　甘草八分

引用灯心一束

二十八日，傅仁宁、郝进喜请得二阿哥福晋脉息弦滑。系肝热气滞挟痰，外受微风之症，用药调治，痰热稍清。惟湿热下注、腿膝疼痛，今议用当归拈痛汤，午服一贴，外煎熨法调理。

当归二钱　黄芩二钱　柴胡一钱五分，醋炒　苦参一钱五分　葛根一钱五分　青皮一钱五分　木瓜三钱　知母一钱五分　茵连一钱　牛膝二钱　茵陈二钱　赤苓三钱

引用桑枝五钱

外用熨药法一零。

香附面四两　木瓜三两　食盐二两　干酒四两，拌炒

装布袋内、熨痛处。

【参考】　外熨法对于关节肌肉痛等疾患有效，主要作用在于使药力直接达于痛处，疏通气血。

二十九日，傅仁宁、郝进喜请得二阿哥福晋脉息弦缓。系肝热气滞挟痰，外受微风之症。用药调治，症势渐减。惟余热未净，痰饮尚盛。今议用缓肝化痰汤，晚服一贴调理。

橘红二钱　炙半夏二钱　青皮一钱五分，炒　赤苓二钱　竹茹一钱五分　花粉二钱　桔梗二钱　枳壳一钱五分，炒　瓜蒌仁二钱　神曲二钱　黄芩一钱五分　栀仁一钱五分，炒

引用灯心一束

三十日，傅仁宁、郝进喜请得二阿哥福晋脉息和缓。系肝热气滞挟痰。服药以来、诸症已好。惟胃气欠和，今议用调气和胃饮，晚服一贴调理。

酒芩一钱五分　赤苓二钱　焦曲二钱　山楂二钱，炒　陈皮二钱　麦芽二钱，炒　枳壳一钱五分，炒　桔梗一钱五分　竹茹一钱五分　炙半夏一钱五分　生甘草五分

引用灯心一束

二月初二日，傅仁宁、郝进喜请得二阿哥福晋清气化痰丸一零。

萝卜子五钱，炒　花粉八钱　青皮六钱，炒　青竹茹六钱　橘红一两　胆星四钱　白芥子四钱　山楂一两　赤苓一两　蒌仁八钱　枳壳五钱，炒　苦桔梗五钱　甘草三钱

共为细末，神曲打糊为丸，如桐子大，每服二钱。

3 风温咽赤肿痛治愈案

三月二十二日，薛文昱、王殿安请得二阿哥福晋脉息浮数。系肝胃有热，外受风瘟之症。以致左咽赤肿作痛，肢体酸软。今议用荆防败毒散，午晚二贴调理。

防风二钱 荆芥二钱 牛蒡三钱 薄荷一钱 元参三钱 豆根二钱 马勃二钱 酒芩二钱 柴胡一钱五分 桔梗二钱 连翘二钱 甘草五分

引用加竹叶三十片

二十三日，薛文昱、王殿安请得二阿哥福晋脉息浮数。系肝胃有热，外受风瘟之症。以致左咽赤肿作痛，肢体酸软，用药调治，里热渐宣，今议仍用荆防败毒散加减，午晚二贴调理，外吹牛黄散。

荆芥二钱 防风二钱 牛蒡子三钱 薄荷一钱 赤芍二钱 连翘三钱，去心 花粉三钱 豆根一钱五分 桔梗三钱 马勃一钱五分 酒芩二钱 羚羊一钱

引用加竹叶三十片

二十四日，刘德福、王殿安请得二阿哥福晋脉息浮数。系肝胃有热，外受风瘟之症。初起肢体酸软、左咽赤肿作痛，以致左项颐漫肿，皆由风瘟客于经络所致。用药调治，风瘟宣起，疼痛稍减。惟里热未清，今议用清热败毒汤，午晚二贴，外吹红清胃散等法调理。

荆芥一钱五分 连翘二钱，去心 元参二钱 防风二钱 酒芩二钱 射干一钱五分 桔梗三钱 花粉二钱 僵蚕一钱，炒 牛蒡二钱，炒 炒栀二钱 羚羊一钱 马勃一钱五分 赤芍一钱五分 甘草五分，生

引用加芦根二把

二十五日，王泽溥、王殿安请得二阿哥福晋脉息浮数。系肝胃有热，外受风瘟之症。初起左咽赤肿作痛，以致左项颐漫肿，用药调治，风瘟宣起。惟痰热过盛，今议仍用清热败毒汤加减，午晚二贴调理。

防风二钱 僵蚕一钱 连翘三钱 羚羊一钱 桔梗三钱 薄荷一钱五分 元参二钱 射干一钱五分 酒连一钱 牛蒡二钱 酒芩二钱 荆芥二钱 马勃二钱 甘草一钱，生 豆根一钱五分 花粉二钱 加芦根二把

二十六日，张永清、王殿安请得二福晋脉息滑数。原系肝胃素有痰热，外受风瘟之症，初起肢体酸软，左咽赤肿作痛，渐致左项颐漫肿，用药调治，微得汗解，肿痛渐消。惟右咽宣起，此由痰热过盛所致。今议用普济消毒饮，午服一贴，外吹红胃散调理。

防风一钱五分 荆芥一钱 桔梗二钱 赤芍一钱五分 酒连一钱 酒芩二钱 花粉二钱 银花二钱 元参一钱 连翘二钱，去心 黑栀一钱五分 马勃二钱 板蓝根一钱五分 牛蒡二钱，炒研 甘草一钱，生

引用芦根二把

二十七日，薛文昱、王殿安请得二福晋脉息滑数。系肝胃素有热，外受风瘟之症，初起四肢酸软，作痛，服过疏风、清热，化痰等汤，风瘟宣出，左咽肿渐消，表症微解，惟里热过盛，右咽赤肿作痛。今议用清咽利膈汤，午晚二贴，外吹清胃散调理。

桔梗三钱 马勃二钱 陈皮二钱 防风一钱 赤芍一钱五分 牛蒡二钱 酒军二钱 元参二钱 连翘二钱 酒芩二钱 射干一钱 甘草一钱 羚羊一钱 薄荷一钱

引用灯心一子

二十八日，傅仁宁、王殿安请得二福晋脉息滑缓。系风瘟咽痛之症。以致上腭牵引左颐宣肿疼痛。用药调治，症势渐减。惟余热未净，今议用育神温胆汤，晚服一贴调理。

酒芩二钱 橘红二钱 竹茹二钱 栀子一钱五分，炒 赤苓二钱 枳壳一钱五分 半夏一钱五分，制 茯神二钱 桔梗一钱五分 花粉二钱 甘草八分

引用灯心一束

二十九日，王文彬、王殿安请得二福晋脉息渐缓。系风瘟咽喉疼痛之症。以致上腭牵引左颐宣肿。用药调治，诸症渐减。惟余热未净，胃气欠和。今议用加味育神温胆汤调理。

酒芩二钱　黑栀一钱五分　半夏一钱五分，制　桔梗二钱五分　橘红二钱　茯神三钱　枳壳一钱五分　花粉二钱五分　竹茹二钱　麦芽一钱五分，炒　生甘草一钱

引用加灯心一束

三月三十日，王泽溥、王殿安请得二福晋脉息和缓。系肝胃有热，外受风瘟，咽痛之症。用药调治，诸症俱好，宜止汤剂，相应避风。今议用加味保和丸，每服二钱缓缓调理。

【参考】　纵观二福晋之病情，主要为内有饮热，外受风瘟之证。咽喉连于肺胃，故外感为患，常易犯之。咽喉为经行聚会之处，故内伤疾病变化亦常反映于喉。二福晋之病，辨证为肝胃有热，外受风瘟。既有外感风瘟之侵，又有肝胃内热之生。按肝喜疏达，若七情所伤则郁而不解，化热生火；脾胃为仓廪之官，上通咽喉，若遇食膏粱煿炙，亦可致胃燥火动，上蒸于喉。以外邪而论，咽喉连于肺胃，风瘟热毒若从口鼻入，首犯咽喉，邪正相争，而毒结于斯，亦成咽肿之症。此案治喉之法，内服先以清咽化痰治其标，旋以清热解毒法兼治其本，后以标本双理，育神温胆汤善后。颇合章法。

4　停滞受凉治愈案

嘉庆二十四年正月十八日，陈昌龄、郝进喜请得二阿哥福晋脉息沉弦。系肝胃不知，停滞受凉之症。用药以来，诸症微减。惟气滞不宣，胸膈少腹凝结作痛，今议用调气化滞汤，午服一贴调理。

橘皮二钱　厚朴二钱　青皮二钱，醋炒　赤苓三钱　瓜蒌三钱　枳实二钱，炒　半夏曲二钱，炒　苏梗二钱　酒军三钱　莱菔子一钱五分，炒　焦楂三钱　元明粉一钱五分

引用木通三钱

十九日，陈昌龄、郝进喜请得二阿哥福晋脉息沉缓。系肝胃不和，气滞受凉之症。用药以来，诸症渐减。惟胃间余滞不净，气道不畅，今议用调气化饮汤，午晚二贴调理。

橘皮二钱　半夏三钱　赤苓二钱　苏梗一钱五分　瓜蒌二钱　青皮一钱五分，炒　厚朴二钱，炒　枳壳一钱五分，炒　神曲三钱，炒　山楂三钱，炒　谷芽三钱，炒　香附二钱，醋炒　大腹皮一钱五分

引用木通二钱　灯心一束

二十日，陈昌龄、郝进喜请得二阿哥福晋脉息虚缓。系肝胃不和，气滞受凉之症。用药以来，诸症渐减。惟气分尚软，脾胃不和，今议用缓肝理气饮，晚服一贴调理。

橘红一钱五分　半夏一钱五分，炙　茯苓三钱　香附二钱，醋炙　桔梗一钱五分　枳壳一钱五分，炒　厚朴一钱五分，炒　神曲二钱，焦　谷芽二钱，炒　青皮一钱，炒　醋芍一钱五分　生甘草五分

引用竹茹二钱　荷梗七寸

二十一日，陈昌龄、郝进喜请得二阿哥福晋脉息沉缓。原系肝胃不和，气滞受凉之症。用药以来，诸症渐减，里滞已行。惟脾胃虚弱，饮湿下注，牵引腿膝酸痛，不能化湿所致。今议用缓肝除湿汤，午服一贴调理。

瓜蒌二钱　香附二钱，醋炙　青皮二钱，醋炒　枳壳二钱，炒　当归二钱，酒洗　白芍一钱五分，醋炒　橘红二钱　炙半夏一钱五分　郁金一钱五分　木瓜三钱　神曲三钱，炒　谷芽三钱，炒

引用木通二钱

二十二日，陈昌龄、郝进喜请得二阿哥福晋脉息虚缓。系肝胃不和，气滞受凉之症，

用药以来，诸症渐减。惟腿膝酸软，胃气不和。今用和肝养胃汤，午服一贴调理。

当归二钱，酒洗　白芍二钱焦　香附二钱，醋炙　桔梗一钱五分　橘皮一钱五分　半夏曲一钱五分　茯苓三钱　枳壳一钱五分，炒　木瓜二钱　牛膝一钱五分　谷芽二钱，焦　缩砂六分，研

引用灯心一束

二十三日，陈昌龄郝进喜请得二阿哥福晋麻仁滋脾丸一零。

熟军五钱，片　郁李仁五钱　火麻仁五钱　山药五钱　防风五钱　独活五钱　车前子五钱　槟榔五钱　枳实五钱　菟丝子五钱　牛膝五钱　山茱萸五钱

共为细末，炼蜜为丸，如桐子大。每服三钱，白开水送下。

二月二十日，郝进喜请得二阿哥福晋照前方麻仁滋脾丸一零。

熟军五钱，片　郁李仁五钱　火麻仁五钱　山药五钱　防风五钱　独活五钱　车前子五钱　槟榔五钱　枳实五钱　菟丝子五钱　牛膝五钱　山茱萸五钱

共为细末，炼蜜为丸，如桐子大。每服三钱。

二十八日，郝进喜请得二阿哥福晋羌活正气汤晚服二贴。

羌活一钱五分　防风一钱五分　苏梗叶一钱五分　大腹皮一钱五分　陈皮二钱　桔梗二钱　茯苓二钱　半夏曲二钱，炒　炙香附三钱　川芎一钱　苍术一钱五分，炒　厚朴一钱五分，炙

引用生姜二片

二十九日，郝进喜请得二阿哥福晋脉息浮数。系饮热受凉之症。以致周身酸疼，头闷胸胀。服羌活正气汤，表凉微解，荣分尚行，今用柴胡调荣汤，午晚二贴调理。

柴胡一钱五分　陈皮二钱　苍术一钱五分，炒　厚朴一钱五分，炙　当归二钱　抚芎一钱　香附三钱，炙　次生地二钱　白芍一钱五分，炒

引用荷梗七寸

三十日，郝进喜请得二阿哥福晋脉息弦数。系饮热受凉之症。以致腰腿酸痛，头闷胸燥、荣分(残)行用药调治，诸症微减。今用调荣润燥汤，午晚二贴调理。

大生地三钱　油当归三钱　白芍一钱五分，炒　火麻仁三钱　郁李仁二钱，研　焦楂三钱　焦曲三钱　麦芽三钱，炒　炙香附三钱　枳壳一钱五分，炒　甘草五分，生

引用炮姜炭三分　蜜一茶匙

三月初一日，郝进喜请得二阿哥福晋脉息弦数。系饮热受凉之症。以致头闷胸满、腰腿酸痛。用药调治，诸症已减。惟胸膈满闷，今用清热和胃饮，午晚二贴调理。

花粉三钱　萝卜子一钱五分，研　白术二钱，土炒　枳壳一钱五分　香附三钱，炙　酒芩一钱五分　焦曲三钱　焦楂三钱　麦芽三钱　抚芎一钱

引用荷梗七寸

四月初四日，郝进喜请得二阿哥福晋代茶饮二分。

苍术一钱，炒　厚朴一钱，炙　陈皮一钱五分　抚芎八分　香附二钱，炙　甘草三分，生

煎汤代茶。

二十六日，陈昌龄请得二阿哥福晋正气化饮汤，午服一贴。

藿香一钱五分　苏梗一钱五分　羌活一钱五分　防风一钱五分　厚朴二钱，炒　半夏一钱五分，炙　赤苓三钱　桔梗一钱五分　陈皮一钱五分　枳壳一钱五分，炒　青皮一钱五分，炒　木通一钱五分

引用生姜皮三片

本日，陈昌龄请得二阿哥福晋四七化饮汤，晚服一贴。

苏梗二钱，老　炙半夏二钱　厚朴二钱，炒　茯苓三钱　桔梗一钱五分　枳壳一钱五分，炒　橘红二钱　青

皮一钱五分，炒　当归一钱五分，酒洗　香附一钱五分，炒　条芩一钱五分　醋芍一钱五分

引用桑枝三钱

二十七日，陈昌龄请得二阿哥福晋脉息弦数。系内停饮热，外受风凉之症。以致胸胁胀满，遍身疼痛，口渴不服。昨服正气化饮汤，风凉渐解。惟膈间气滞不畅，此由饮滞过盛所致。今用四七导滞汤，午服一贴调理。

苏梗二钱　半夏二钱，炙　厚朴二钱，炒　茯苓三钱　栝蒌三钱　青皮一钱五分　橘红二钱　枳壳一钱五分，炒　郁金一钱五分　酒军二钱　醋芍一钱五分　延胡索一钱五分，炒

引用荷叶梗一尺

本日，陈昌龄请得二阿哥福晋调中导滞汤晚服一贴。

括蒌四钱，糖心　厚朴二钱，炒　枳实二钱夫炒　青皮一钱五分，炒　木通一钱五分　赤苓三钱　萸连八分　川军三钱，酒洗　半夏一钱五分，炙　橘皮二钱　桔梗二钱　元明粉一钱五分，后煎

引用桑枝三钱

二十八日，陈昌龄请得二阿哥福晋脉息弦滑。系内停饮热，外受风凉之症。以致胸胁胀满，腰膝疼痛，服过四七化饮导滞等汤，诸症微减。惟湿饮尚盛，今用调中化饮汤，午服一贴调理。

橘红一钱五分　半夏一钱五分，炙　茯苓三钱　青皮一钱五分，炒　桔梗一钱五分　枳壳一钱五分，炒　萸连八分　条芩一钱五分　神曲一钱五分　谷芽二钱　醋芍一钱五分　生甘草四分

引用荷叶梗七寸

二十九日，陈昌龄请得二阿哥福晋脉息弦滑。系内停饮热、外受风凉之症。服药以来，诸症渐减。惟胸胁胀满，饮滞过盛，今用加减调中化饮汤，午服一贴调理。

栝蒌三钱　厚朴二钱，炒　枳实二钱，炒　青皮一钱五分，炒　橘红二钱　炙半夏一钱五分　茯苓三钱　萸连八分　神曲三钱　山楂三钱，炒　条芩二钱　炙缩砂一钱

引用荷叶梗七寸　竹茹三钱

三十日，陈昌龄请得二阿哥福晋脉息弦缓。系停饮受凉之症。服药以来，诸症渐减。惟腰膝酸软，湿饮未清，今用和胃化饮汤，午服一贴调理。

橘皮一钱五分　炙半夏一钱五分　茯苓三钱　青皮一钱五分，炒　萸连六分　条芩一钱五分　神曲三钱，炒　谷芽三钱，炒　山楂三钱，炒　木瓜三钱　枳壳一钱五分，炒　甘草四分

引用荷叶梗七寸

闰四月初一日，陈昌龄请得二阿哥福晋脉息弦缓。系停饮受凉之症，用药以来，诸症渐减。惟气滞凝结，湿饮未清，今用理气调中汤，午服一贴调理。

香附二钱，醋炒　玉金一钱五分　当归二钱，醋炒　醋芍一钱五分　栝蒌三钱　青皮一钱五分，炒　厚朴二钱，炒　枳实二钱，炒　熟军三钱　神曲三钱　山楂三钱，炒　萸连八分

引用木瓜三钱

初二日，陈昌龄请得二阿哥神晋脉息弦缓。系停饮受凉之症。服药以来，诸症渐减。惟气滞不畅，湿饮未清，今用理气化饮汤，午服一贴调理。

香附二钱，醋炒　玉金一钱五分　当归二钱，醋炒　醋芍一钱五分　栝蒌二钱　青皮一钱五分，炒　厚朴一钱五分，炒　枳壳一钱五分，炒　白芥子八分　神曲三钱，炒　炒山楂三钱　橘皮二钱

引用木瓜三钱

初三日，陈昌龄请得二阿哥福晋脉息弦缓。系停饮受凉之症，用药以来，诸症渐减。惟饮热未清，胃气欠和，今用理气和胃饮，午服一贴调理。

香附一钱五分，醋炙 玉金一钱 当归三钱，醋炙 醋芍一钱五分 栝蒌二钱 青皮一钱，炒 条芩一钱五分 炒栀一钱五分 熟军二钱 神曲二钱，炒 壳芽二钱，炒 萸连六分

引用木瓜三钱

初四日，陈昌龄请得二阿哥福晋脉息和缓。系停饮受凉之症。用药以来，诸症渐好。惟湿饮未清，胃气稍和，今用缓肝化饮丸，早晚二服缓缓调理。

香附八钱，醋炙 郁金五钱 当归五钱，醋炒 醋芍五钱 厚朴五钱，炒 枳实五钱，炒 萸连三钱 青皮三钱，炒 橘皮五钱 半夏曲五钱 茯苓八钱 白芥子三钱 神曲八钱 谷芽八钱，炒 南楂八钱，炒 甘草三钱

共为细面，炼蜜为丸，重三钱，荷叶梗煎汤送下。

嘉庆二十四年闰四月十一日，陈昌龄请得二阿哥福晋脉息和缓。饮滞稍轻。惟胃强脾弱，运化迟慢，今仍服缓肝化饮丸，兼三山饮，每早晚各服一丸缓缓调理。

神曲一钱五分 山楂一钱五分 谷芽二钱

水煎。

五月初一日，二阿哥二福晋整末朱砂雄黄一钱一包，各十包。

十五日，舒岱、郝进喜请得二阿哥福晋脉息浮数。系内停湿饮，外受微凉，以致两胁胀满、攻冲作痛，有时湿泻，今议用胃苓汤一贴调理。

赤苓三钱 泽泻二钱 猪苓一钱五分 苍术一钱五分，炒 厚朴一钱五分 陈皮二钱 枳壳二钱，炒 桔梗二钱 藿香一钱五分 葛根一钱五分 花粉二钱 六一散一钱

引用生姜一片 灯心一束

本日，舒岱请得二阿哥福晋化饮六和汤晚服一贴。

藿香二钱 杏仁二钱，炒 缩砂仁一钱，研 厚朴二钱，姜炒 扁豆二钱，炒 广橘红二钱 赤苓二钱 竹茹二钱 枳壳二钱，炒 姜连五分 瓜蒌仁二钱，炒 生甘草六分

引用荷叶梗八寸

十六日，舒岱、郝进喜请得二阿哥福晋脉息弦数。系内停饮滞，外受微凉，以致两胁胀满，攻冲作痛。昨服胃苓化饮汤，脉症稍减。今议用清热化滞汤，午晚二贴调理。

瓜蒌三钱 茯苓三钱 半夏曲三钱，焦 山楂三钱，炒 姜连八分 莱菔子一钱五分，研 炒栀二钱 厚朴一钱五分 橘红一钱五分 槟榔一钱 枳实一钱五分 甘草五分，生

引用荷梗八寸

本日，郝进喜请得二阿哥福晋调胃承气汤一贴晚服。

生军三钱 元明粉一钱五分 枳实一钱五分 厚朴一钱五分 花粉二钱 甘草一钱

引用红蜜一茶匙

【参考】 调胃承气汤(《伤寒论方》)，具通便软坚、和胃泄热之作用。治阳明病，热邪结胃。二福晋胃热久蕴以致凝结，亦当用之。

十七日，舒岱、郝进喜请得二阿哥福晋脉息弦数。系内有饮滞，外受微凉，以致两胁胀满，攻冲少胀作痛，此由湿热凝结所致。今议用润燥清凉饮，午服一贴调理。

大生地四钱 黄芩三钱 酒军二钱 元明粉一钱五分 枳实一钱 槟榔一钱 陈皮一钱五分 油当归三钱 火麻仁三钱 郁李仁二钱，研 甘草七分，生

引用滑石三钱 灯心一束

十八日，陈昌龄、郝进喜请得二阿哥福晋脉息弦滑。系停饮受凉之症。以致胸胁胀满，攻冲少腹作痛。用药调治，大便已行。惟痰饮过盛、气滞凝结，今议用调气化饮汤，午服一贴调理。

苏梗二钱 半夏二钱，炙 厚朴二钱 茯苓三钱 瓜蒌四钱 青皮一钱五分 枳壳二钱，炒 萸连八分 橘红二钱 青竹茹三钱 郁金一钱 木通二钱

引用荷梗七寸

本日，郝进喜请得二阿哥福晋四七二陈汤晚服一贴。

苏梗二钱 厚朴二钱 半夏二钱，炙 茯苓三钱 桔梗二钱 枳实一钱五分 橘红二钱 醋青皮一钱 香附二钱，炙 姜连八分 缩砂一钱五分，研 枇杷叶二钱，蜜炙

引用生姜汁一茶匙 青竹茹二钱

十九日，陈昌龄、郝进喜请得二阿哥福晋脉息弦滑。系停饮受凉之症。以致胸胁胀满，少腹作痛，服药以来，饮滞稍清。惟气道不畅，今议用调气四磨饮，午服一贴调理。

茯苓□厚朴二钱，炒 乌药一钱五分 延胡索一钱五分，炒 大腹皮二钱 枳壳二钱，炒 香附三钱，醋炙 缩砂一钱五分，研 沉香六分，研末冲服 橘红二钱 白芥子一钱 木通三钱

引用生姜皮二钱

本日，郝进喜请得二阿哥福晋调气化滞汤一贴晚服。

茯苓四钱 厚朴二钱，炙 乌药一钱五分 延胡索一钱五分，炒 木通三钱 香附三钱，醋炒 缩砂一钱五分，研 槟榔一钱 白芥子一钱 枳实一钱五分 木香六分，煨 牵牛一钱，研末冲服

引用生姜皮二钱 荷叶梗七寸

二十日，陈昌龄、郝进喜请得二阿哥福晋脉息弦缓。系停饮受凉之症。以致胸胁胀满，少腹作痛，用药调治，诸症稍减。惟气滞未清，饮热尚盛。今议用清气化饮汤，午服一贴调理。

茯苓四钱 厚朴一钱五分，炙 陈皮二钱 大腹皮一钱五分 香附二钱，醋 缩砂一钱，研 酒连八分 酒芩二钱 谷芽三钱 山楂二钱，炒 半夏曲二钱，炒 枳壳二钱，炒

引用青竹茹一钱五分

二十一日，陈昌龄、郝进喜请得二阿哥福晋脉息弦缓。系停饮受凉之症。以致胁腹胀痛，服药以来，诸症渐减。惟气道不宣，饮热未净，今议用缓肝调气饮，午服一贴调理。

瓜蒌三钱 萸连八分 代赭石八分，煅 条芩二钱 桔梗二钱 枳壳二钱，炒 茯苓三钱 神曲三钱，炒 谷芽三钱，炒焦 山楂三钱，炒 麦冬三钱，去心 黑栀一钱五分 醋柴胡六分 竹茹一钱五分

二十二日，陈昌龄、郝进喜请得二阿哥福晋脉息渐缓。系停饮受凉之症。服药以来，诸症渐减。惟气道不宣，余热未净，今议仍照原方加减，缓肝调气饮午服一贴调理。

瓜蒌二钱 萸连六分 陈皮一钱五分 茯苓二钱 条芩一钱五分 黑栀一钱五分 神曲二钱 麦芽二钱，炒 山楂二钱，炒 枳壳一钱五分，炒 麦冬二钱，去心 青竹茹一钱 荷梗七寸

二十三日，陈昌龄郝进喜请得二阿哥福晋仍照原方加减缓肝调气饮，午服一贴。

二十四日，陈昌龄、郝进喜请得二阿哥福晋脉息和缓。系停饮受凉之症。服药以来，诸症已减。惟气怯身软，胃气欠和。今议用和胃化饮汤，午服一贴调理。

陈皮一钱五分 茯苓一钱五分 条芩一钱五分 枳壳一钱五分，炒 神曲二钱 谷芽二钱，炒 麦冬二钱 黑栀一钱五分 甘草四分

引用荷叶梗七寸

二十五日，陈昌龄、郝进喜请得二阿哥福晋脉息和缓。系停饮受凉之症。服药以来，诸症已减。惟素有脾湿，胃弱不能运化所致。今议用理脾化饮丸常服调理。

茯苓一两 白术八钱，土炒 陈皮八钱 党参八钱 藿香五钱 香附八钱，醋炒 缩砂六钱 枳壳六钱，炒

桔梗六钱 白蔻四钱 萸连五钱 芡实八钱 扁豆八钱，炒 建连一钱，去心 薏苡仁八钱，炒 山药八钱，炒 神曲一两，炒 山楂一两，炒 谷芽一两炒 八钱，酒洗 白芍六钱，酒炒 甘草三钱，生炙各半

共为细末，炼蜜为丸，重三钱。白开水送下。

二十六日，二阿哥福晋香茹丸十丸。益元散一钱一包，十包。灯心五钱。

二十九日，二阿哥福晋香茹丸十丸。益元散一钱一包，十包。灯心五钱。

六月初二日，郝进喜请得二阿哥福晋调荣平胃散，午服一贴。

抚芎一钱五分 香附三钱，酒炒 白术二钱，炒 厚朴二钱 陈皮二钱 甘草四分，生

引用生姜皮一钱

初四日，二阿哥福晋香茹丸十丸。益元散一钱一包，十包。

【参考】 肝胃蕴热、饮邪内停之改善颇缓。故外邪虽去，而诸症难痊。因于胃之热盛，则胸腹胀满，腹痛便结益甚。且因素有饮滞、加以肝胃蕴热，故易受邪感，以致病情反复。御医们治疗二阿哥福晋叠用理气通下之剂，其病渐减，亦资证明二福晋身体尚壮实。

5 停饮受暑治愈案

十三日，郝进喜请得二阿哥福晋脉息浮数。系内停饮滞、外受暑热，以致头疼呕恶心，周身酸痛，今用二香饮一贴，晚服调理。

藿香一钱五分 香茹一钱 苏梗叶一钱五分 大腹皮一钱五分 桔梗二钱 苍术一钱五分，炒 羌活一钱五分 葛根一钱五分 茯苓二钱 半夏曲一钱 厚朴一钱五分，炙 白芷一钱

引用生姜二片 红枣二枚

十四日，郝进喜请得二阿哥福晋脉息浮数。系内停饮滞、外受暑热，致头疼发热，胸满呕恶，腿膝疼痛。服二香饮，外表微解。惟胸腹胀满，腿膝过痛。今用柴胡清热饮午晚二贴调理。

柴胡二钱 赤苓三钱 木通三钱 次生地三钱 酒芩一钱五分 陈皮二钱 槟榔一钱五分 苍术一钱五分，炒 大腹皮一钱五分 厚朴二钱 滑石一钱五分

引用生姜皮三片

十五日，郝进喜请得二阿哥福晋脉息弦数。系停饮受暑之症。以致头疼发热，胸满腹胀，呕恶懒食。服药以来，外表已解。惟胸腹胀满、腿膝过痛，此由湿滞过盛，今用除湿调中汤，午晚二贴调理。

赤苓三钱 柴胡一钱五分 白术一钱五分，土炒 厚朴二钱 大腹皮一钱五分 枳实二钱 酒芩二钱 生军二钱 槟榔一钱五分 滑石二钱

引用生姜皮二片 荷梗一尺

又本日，郝进喜请得二阿哥福晋调胃承气汤，晚服一贴。

生军三钱 枳实二钱 沉香六分 槟榔一钱五分 甘草一钱，生

引用元明粉一钱五分

十六日，舒岱、郝进喜请得二阿哥福晋脉息弦数。系停饮受暑之症。用药调治，诸症微减。

惟胸满腹胀，腿膝过痛，此由湿滞过盛所致。今议用理气润燥汤，午晚二贴调理。

柴胡一钱五分 厚朴二钱 焦楂三钱 神曲三钱，焦 枳壳二钱，炒 白术二钱，土炒 陈皮二钱 次生地四钱 火麻仁三钱 赤苓三钱 木通三钱 大腹皮一钱五分

引用六一散二钱

本日，申正，舒岱、郝进喜请得二阿哥福晋脉息弦缓。系停饮受暑之症。用药调治，诸症微减。惟腿膝疼痛，胸腹胀满，此由气不化湿所致。今议用大橘皮汤，晚服一贴调理。

橘皮三钱　青皮二钱，炒　缩砂一钱，研　瓜蒌三钱　枳壳二钱，炒　焦楂四钱　腹皮二钱　茯苓皮三钱　泽泻一钱五分　猪苓一钱五分　木通三钱　木香八分，煨

引用荷梗一尺

【参考】　大橘皮汤(《奇效良方》六)治湿热内盛，胸腹胀满，与证颇符。

十七日，舒岱、郝进喜请得二阿哥福晋脉息沉缓。原系停饮受暑之症。用药调治，诸症微减。惟腿膝疼痛，胸腹过胀。昨服大橘皮汤胀满微缓，今议仍用原方加减调理。

橘皮三钱　青皮二钱，炒　缩砂一钱，研　枳壳二钱，炒　大腹皮二钱　茯苓皮三钱　泽泻一钱五分　木通三钱　木香八分，煨　莱菔子二钱，研炒　炮姜四分　香附三钱，酒炙

引用荷梗一尺

本日，未初，舒岱、郝进喜请得二阿哥福晋脉息沉缓。原系停饮受暑之症。用药调治，诸症微减。惟腿膝疼痛，胸腹胀满，服大橘皮汤，疼痛稍止，腹胀渐消。惟胸满心悸，今议用九气饮，晚服一贴调理。

郁金一钱　香附三钱，酒炒　瓜蒌三钱　枳壳二钱，炒　桔梗二钱　苏梗二钱　厚朴二钱　半夏曲二钱，炒　赤苓三钱　萸连八分　白芍一钱五分　橘皮一钱五分　甘草三分，生

引用荷梗七寸

十八日，舒岱、郝进喜请得二阿哥福晋脉息沉弦。系停饮受暑之症。用药调治，诸症微减。惟里滞不清，牵引腿膝作痛，胸胁胀满，今议用四七润燥汤，午服一贴调理。

苏梗二钱　莪术一钱，炒　焦楂四钱　谷芽三钱　枳实一钱五分，炒　三棱一钱，炒　神曲二钱，焦　厚朴二钱　郁李仁二钱，研　火麻仁三钱　缩砂一钱，研　酒芩二钱

引用荷梗七寸　滑石二钱

本日，未初，舒岱、郝进喜请得二阿哥福晋脉息沉弦。原系停饮受暑之症。用药调治，诸症微减。惟里滞不清，牵引胸胁胀满，腿膝作痛。服四七润燥汤，大便未行，今议用理气润燥汤，晚服一贴调理。

油当归三钱　生白芍二钱　抚芎一钱五分　大生地五钱　苏梗二钱　厚朴二钱　郁李仁二钱　火麻仁三钱　香附三钱，炙　莪术一钱，炒　焦楂四钱　莱菔子一钱五分，炒研

引用荷梗七寸　滑石二钱

又本日，未正三刻，王文彬、苏钰、郝进喜请得二阿哥福晋脉息浮虚。原系里滞不清，复受暑热，以致搐搦气闭、神识不清、自汗腹痛，今议用清暑六合汤调理。

半夏曲三钱　扁豆三钱，炒　杏仁一钱五分　香茹一钱五分　赤苓三钱　木瓜一钱五分　藿香一钱五分　厚朴一钱五分　生甘草五分

引用益元散三钱　冲服

【参考】　里热内蕴，外受暑邪，邪热蒙闭清窍，而致神昏不清。

又本日，舒岱、苏钰、郝进喜晚请得二阿哥福晋清肝定风煎。

钩藤二钱　羚羊角一钱五分　秦艽二钱　木瓜三钱　辰砂四分　萸连五分

水煎温服。

【参考】　经云：“诸风掉眩，皆属于肝。”素有肝火，阳元阴虚、肝风内动、风火相煽、上扰而致抽搐神昏。清肝定风乃正治之法。

十九日，舒岱、苏钰、郝进喜请得二阿哥福晋脉息沉弦。原系里滞不清、复受暑热，

以致(抽)搐搦闭，神识不清，自汗腹痛，服清暑定风等汤诸症微减。惟里滞不行，今议用滋阴润燥汤，午服一贴调理。

油当归五钱　郁李仁二钱，研　火麻仁三钱　桃仁二钱　大生地五钱　莱菔子一钱五分，炒研　赤芍一钱五分　杏仁二钱，研炒　陈皮一钱五分　焦楂四钱　谷芽三钱　枳壳二钱，炒　元明粉一钱，冲服

引用更衣散一钱　灯心一束

【参考】 里滞不清，恐阳明燥热更甚，故用滋阴润燥汤通滞清热。

本日，舒岱、苏钰、郝进喜请得二阿哥福晋滋阴清燥饮，晚服一贴。

大生地五钱　油当归四钱　火麻仁二钱　桃仁一钱五分，研　杏仁一钱五分，研　焦楂四钱　枳壳二钱　花粉三钱　谷芽三钱　陈皮一钱五分　青竹茹二钱　生白芍一钱五分　元明粉一钱，冲服

引用更衣散一钱　灯心一束

二十日，舒岱、苏钰、郝进喜请得二阿哥福晋仍照原方滋阴润燥汤，内加肉苁蓉三钱、升麻三分，午服一贴。

本日，舒岱、苏钰、郝进喜请得二阿哥福晋仍照前方滋阴润燥汤减去郁李仁、元明粉、升麻，加茯神三钱、柏子仁二钱，晚服。

6　黄芩芍药汤治暑滞不净案

二十一日，钱松、孙奉廷请得二阿哥福晋脉息弦数。系暑湿凝结、停滞未净之症。以致胸胁膨闷、肚腹微痛，皆因余热未清所致。今用黄芩芍药汤，午晚二贴调理。

黄芩三钱　焦芍一钱五分　制香附三钱　缩砂一钱五分　枳壳二钱，炒　厚朴二钱　焦曲三钱　楂炭三钱　麦芽三钱　木香一钱　连翘三钱　藿香五分　栀子三钱，炒　甘草四分

引用鲜扁豆叶十片　白矾黄豆大一块　凉服

7　芎归化滞汤调经案

二十二日，钱松、孙奉廷请得二阿哥福晋脉息弦滑。系湿热凝结，停滞未净，兼以经行不畅之症。以致胸膈饱闷，有时疼痛。此由滞热不净所致。今议用芎归化滞汤，午服一贴调理。

制香附三钱　缩炒一钱五分　花粉三钱　黄芩三钱　枳壳三钱，炒　川芎二钱　当归四钱　丹参二钱　桃仁一钱　酒连一钱　木香一钱　楂炭五钱　焦曲二钱　甘草四分

引用干佛手一钱五分

本日，钱松、孙奉廷请得二阿哥福晋加减芎归化滞汤，晚服一贴。

川芎二钱　当归四钱　桃仁一钱五分　枳实三钱，炒　厚朴一钱五分　制香附三钱　缩砂一钱五分　熟军三钱　焦曲三钱　楂炭三钱　麦芽三钱　木香一钱　甘草四分　黄芩三钱

引用核桃一个，捣　陈佛手一钱

二十三日，钱松、孙奉廷请得二阿哥福晋加减芎归化滞汤，午服一贴。

川芎二钱，酒　当归四钱，酒　枳实三钱，炒　制香附三钱　缩砂二钱　厚朴二钱，酒炒　黄芩三钱，酒　焦曲三钱　楂炭三钱　麦芽三钱　酒军三钱　木香一钱　生甘草四分

引用干佛手一钱

8　益阴和胃汤治湿热凝结案

二十四日，钱松、孙奉廷请得二阿哥福晋脉息弦滑。系湿热凝结之症。服药调治，症

势少减。惟肺胃不清，阴分少虚。今议用益阴和胃汤，午服一贴调理。

川芎一钱五分　当归三钱　生地四钱　焦芍一钱五分　制香附三钱　缩砂一钱五分　焦曲三钱　黄芩三钱　楂炭三钱　枳壳一钱五分　熟军二钱　木香五分　茯苓四钱　泽泻三钱　甘草四分

引用佛手干五分　灯心三十寸

二十五日，钱松、孙奉廷请得二阿哥福晋脉息沉缓。系湿热凝结之症。服药调治，诸症俱减。今议用益阴和胃汤，午服一贴调理。

川芎一钱五分　当归三钱　生地四钱　焦芍一钱五分　制香附三钱　缩砂一钱五分　焦曲二钱　黄芩三钱　楂炭三钱　枳壳一钱五分　茯苓四钱　泽泻三钱　甘草四分

引用灯心二十寸　佛手五分

二十六日，钱松、孙奉廷请得二阿哥福晋脉息和缓。系暑湿凝结、停滞不清，兼有经行不畅之症。于二十一日，用药调治，即于二十五日诸症俱减。本日，请得脉息和缓。惟气分稍弱，宜止汤药，用益阴和胃丸，常服缓缓调理。

生地三两　当归一两　川芎五钱　焦芍五钱　制香附一两　缩砂八钱　焦曲一两　楂炭一两　麦芽一两　茯神一两五钱　白术八钱，土炒　玉竹五钱　沙参一两　制首乌一两　鳖甲一两　干佛手五钱　木香五钱　黄芩一两　甘草三钱

共为末、蜜丸、如绿豆大。每服三钱、空心，白开水送下。

二十七日，钱松、孙奉廷请得二阿哥福晋脉息和缓。原系暑湿凝结之症。用药调治，诸症俱好。宜止汤药，今议用益阴和胃丸，每服三钱，常服缓缓调理。

【参考】　先以清热通滞之法侧重治标，终以益阴和胃法治本，肝阴得养，胃气得和，而诸疾自除。

9　调经治案

七月十一日，孙奉廷请得二阿哥福晋脉息沉滑。系气郁挟饮，血分凝滞之症。以致胸膈胀满，腰间酸痛，此由气道不宜，湿饮下注所致。今用舒肝调荣汤，晚服一贴调理。

当归四钱，酒洗　白芍二钱　川芎二钱　延胡索二钱　制香附三钱　缩砂二钱，炒　木香一钱　杜仲二钱　川续断二钱　茯苓二钱　青皮三钱　泽泻一钱五分　木通三钱　枳壳三钱，炒　厚朴二钱，炒

引用佛手干二钱

十二日，孙奉廷请得二阿哥福晋脉息沉软。系气郁挟饮、血分凝滞之症。以致胸膈胀满，腰间酸痛。昨服舒肝调荣汤，证势稍减，今仍用加减舒肝调荣汤，晚服一贴调理。

当归四钱　白芍二钱，炒　川芎二钱　延胡索三钱　制香附三钱　缩砂二钱，炒　木香八分　茯苓二钱　川断三钱　杜仲二钱　丹皮二钱　木通三钱　厚朴二钱，炒

引用佛手干一钱

十三日，孙奉廷请得二阿哥福晋脉息沉缓。系气郁挟饮、血分不行之症。以致胸膈胀满，腰间酸痛。用药调治，诸证俱好。惟经血未行，今用和肝养荣汤、晚服一贴调理。

何首乌三钱　当归三钱，酒洗　白芍二钱　制香附三钱　川断二钱　杜仲二钱　木香八分　丹皮二钱　厚朴二钱，炒　川芎二钱，酒洗　延胡索二钱　益母草三钱

引用桂元肉二钱

七月二十五日，二福晋益母丸一零。

益母草八两　当归四两　生地四两，炒　川芎二两　白芍二两　香附二两　茯神一两　缩砂一两　黄芩一两　丹皮一两　延胡索一两　阿胶一两　木香五钱　干姜五钱　琥珀五钱

共末，蜜丸，每丸重二钱。

【参考】 月信愆期不行之固有血虚、气滞血淤、寒凝湿阻之不同，以二福晋而论，当以肝郁气滞为主因，故以舒肝之法收效。

10　停饮受凉治案

八月十三日，李澍名请得二福晋脉息浮弦。系内停饮滞、外受微凉之症。以致身肢酸软，腿膝作痛。今用疏解正气汤，晚服一贴调治。

藿香二钱　苏叶一钱五分　苍术一钱五分，炒　陈皮一钱五分　厚朴一钱五分,炒　赤苓三钱　南楂三钱，炒　焦曲三钱　木瓜三钱　大腹皮一钱五分，炒　缩砂一钱，炒研　生甘草五分

引用生姜三片　灯心五十寸

十四日，李澍名请得二福晋脉息弦缓。原系湿饮受凉之症。昨服疏解正气汤，表凉微解。惟湿饮不清，身肢酸软，今用除湿清解饮，午服一贴调理。

柴胡二钱　葛根一钱五分　酒芩二钱　半夏一钱五分　苍术一钱五分，炒　厚朴二钱，炒　陈皮一钱五分　赤苓三钱　木瓜三钱，酒洗　苏梗二钱　焦神曲三钱　生甘草五分

引用姜皮二片　灯心五十寸

十六日，钱松请得二福晋脉息弦缓。系饮热受凉之症。昨服疏解之剂，表凉已解。惟腰酸腿痛，究系阴分不足所致。今用养阴和中汤，晚服一贴调理。

归身四钱　焦芍一钱五分　枳壳八分　龟板三钱　牛膝一钱五分　山楂炭二钱　木瓜二钱　丹参一钱五分　广皮一钱五分　茯苓三钱　制香附三钱　甘草四分

引用灯心二十寸　红枣三枚

二十一日，薛文昱、孔毓麟请得二福晋脉息弦滑。系停饮受凉之症。以致腰膝作痛，肢体酸软，今议用正气化饮汤，晚服一贴调理。

藿香一钱五分　陈皮二钱　茯苓二钱　白术一钱五分，土炒　苏梗一钱五分　厚朴二钱　缩砂八分　半夏三钱，炙　枳壳二钱五分　桔梗一钱五分　甘草五分

引用加生姜一片

本日，陈昌龄请得二福晋脉息弦滑。原系肝脾不和、饮滞受凉之症。以致胸胁满胀、肢体酸软、腹腰攻冲作痛，此由寒湿凝结、气道不能宣畅所致。今用拈痛除湿汤，晚服一贴调理。

当归三钱，酒炒　赤芍一钱五分　苏梗二钱　茯苓三钱　厚朴一钱，炒　半夏二钱，炙　枳壳二钱，炒　青皮一钱五分，炒　木瓜三钱　桑枝三钱　延胡索一钱，炒　缩砂一钱，炒

引用生姜三片

二十二日，陈昌龄请得二福晋脉息弦滑。原系肝脾不和、湿滞受凉之症。以致胸膈满闷，肢体酸软、腹腰攻冲作痛。早服拈痛导滞汤、湿滞壅结、气道不畅。今晚服导滞调中汤，一贴调理。

香附三钱，炙　延胡索二钱，炒　厚朴二钱，炒　枳实二钱，炒　苏梗二钱　青皮二钱，炒　木香一钱，煨　槟榔一钱五分　玉金一钱五分　佛手柑一钱五分　神曲三钱，炒　山楂四钱，炒

引用干姜皮五分

本日，陈昌龄请得二福晋脉息弦滑。原系肝脾不各，饮滞受凉之症。以至胸胁满闷，肢体酸软，腰腹攻冲作痛。昨晚服拈痛除湿汤，风凉微解。惟温滞凝结，气不宣畅。今用拈痛导滞汤，午服一贴调理。

香附三钱，炙　苏梗二钱　半夏三钱，炙　厚朴二钱，炒　延胡索一钱五分，炒　枳实一钱五分，炒　青皮一钱五分，炒　醋芍一钱五分　木香八分，煨　槟榔一钱五分　缩砂一钱，炙　茯苓四钱

引用木瓜三钱　桑枝五钱，嫩

八月二十三日，陈昌龄请得二福晋脉息弦滑。原系肝脾不和，湿滞受凉之症。以致胸膈胀闷、肢体酸软，腰腹攻冲作痛，昨服导滞调中汤，气滞微开。惟湿滞过盛，今用枳实导滞汤，午服一贴调理。

枳实二钱，炒　厚朴二钱，炒　青皮二钱，炒　香附三钱，炙　延胡索二钱，炒　酒军三钱　木通二钱　元明粉一钱五分　槟榔一钱五分　陈皮二钱　神曲三钱　南楂三钱，炒

引用荷梗一尺

二十四日，陈昌龄请得二福晋脉息弦滑。原系肝脾不和，湿滞受凉之症。服导滞调中等汤，风凉已解，气滞微开。惟湿滞尚盛，腰腹凝结作痛，胸胁胀满，此由寒湿乘于荣分，今用缓肝化滞汤，午服一贴调理。

当归三钱，酒炒　焦芍二钱　香附三钱，炙　延胡索二钱，炒　厚朴二钱，炒　枳实一钱五分，炒　姜炭八分　祁艾一钱　酒军二钱　腹皮二钱　缩砂一钱五分，炙　官桂八分

引用元明粉一钱，冲

二十五日，陈昌龄请得二福晋脉息弦滑。原系肝脾不和，湿滞受凉之症。服药以来，疼痛稍止。湿滞微轻。惟膈间气滞不畅，痰饮壅盛，今用四磨七气汤，午服一贴调理。

沉香五分，研冲　乌药一钱五分　槟榔一钱五分　枳壳一钱五分，炒　苏梗一钱五分　半夏二钱，炙　厚朴一钱五分，炒　茯苓三钱　橘皮三钱　枇杷叶一钱五分，蜜炒　川郁金一钱五分　延胡索一钱五分，炒

引用青竹茹三钱　荷叶梗一尺

二十六日，陈昌龄请得二福晋脉息微缓。系停饮受凉之症。用药以来，诸症已减。惟胃气未和，饮滞未清，今用和胃化饮汤，午服一贴调理。

橘红二钱　半夏一钱五分，炙　茯苓三钱　酒连八分　厚朴一钱五分　桔梗一钱五分　枳壳一钱五分，炒　熟军三钱　神曲三钱，炒　麦芽三钱，炒　山楂三钱　甘草五分

【参考】 肝郁木失条达、克及脾土、脾失健运，则湿浊内停。外受寒邪，则寒湿凝结，经脉不通，故肢体酸痛。服除湿止痛之品，收效欠速，且胸腹攻冲痛益甚，亦肝郁脾虚，气机失调所致，故以四磨七气汤理气开郁、疏肝和胃，而收显效。

纵观二阿哥福晋之病因不外七情郁结、高粱厚味两端。因其情志不快而致肝郁生火，并波及脾土，以致湿浊内阻、化饮生痰。高粱之品亦多伤胃且化热生痰，故肝胃饮热成其致病之由。而标证则多感受风邪、风温、风湿。治疗法则多宗急标缓本、标本兼治法，每每收效。

嘉庆二十五年三月初四日，张自兴、田瑞年请得二阿哥福晋脉息和缓。原系肝阴不足、脾软之症。服药调治，诸症已好。惟禀赋脾软、荣血微欠充盈，暂止汤药，宜缓胃气。今议用调脾养荣丸，缓缓调理。

11　温热停滞治案

四月十七日，钱松请得二阿哥福晋脉息弦数。系肝脾郁热风温之症。以致周身酸痛、胸膈胀满，气滞湿凝。今用清热化滞汤晚服一贴调理。

薄荷一钱　黄芩三钱　连翘三钱　桔梗二钱　广皮一钱五分　炒栀三钱　焦曲三钱　枳壳二钱　羌活八分　甘草四分

引用葱白一寸

十八日，钱松请得二阿哥福晋脉息弦数。系风温之症。以致周身酸痛，内热过盛，气滞湿凝，昨用清热化滞汤调治，今日少缓，仍用原方加减，晚服一贴调理。

黄芩三钱　连翘三钱　枳壳三钱，炒　炒栀三钱　元参五钱　制香附三钱　楂炭三钱　神曲三钱，焦　麦芽三钱　厚朴二钱　甘草四分　木香一钱

引用灯心三十寸

十九日，钱松请得二阿哥福晋脉息沉数。系风温滞热之症。服药调治，风邪少解。惟滞热不清。今仍用原方加减，午晚二贴调理。

黄芩三钱　连翘三钱　枳壳三钱，炒　厚朴三钱　制香附三钱　楂炭三钱　焦曲三钱　麦芽三钱　酒军三钱　木香一钱　甘草四分　酒连一钱

引用核桃一个　灯心三十寸

本日，钱松请得二阿哥福晋脉息沉数。系气滞郁热之症。前用清热化滞汤，郁热未清。今用调气清热汤，晚服一贴调理。

制香附三钱　缩砂一钱五分　枳实三钱，炒　厚朴一钱，酒炒　苦梗二钱　焦曲三钱　楂炭三钱　木香一钱　苏梗一钱五分　黄芩三钱　甘草四分　佛手干一钱　栀子三钱，炒

引用核桃一个，捣

二十日，王文彬苏钰请得二阿哥福晋脉息弦数。系肝胃饮热、外受微凉之症。昨服清热化滞汤，表凉渐解。惟饮滞热不净。今议用原方加减，午晚二贴调理。

苏梗二钱　橘皮二钱　桔梗二钱　香附三钱，炙　竹茹二钱　半夏曲三钱　酒连一钱，研　青皮二钱　枳实一钱五分，炒　赤苓三钱　厚朴一钱五分，炒　焦楂三钱，研

引用生姜汁一茶匙，兑

本日，张自兴、苏钰请得二阿哥福晋晚进清热化滞汤，内加槟榔三钱，元明粉二钱。

二十一日，张自兴、苏钰请得二阿哥福晋脉息滑数。原系停饮受凉之症。用药调治，表凉已解。惟胸胁满闷，饮热未净。今议用和胃导赤汤，午晚二贴调理。

竹茹三钱　赤苓四钱　木通三钱　黄芩二钱　瓜蒌三钱　半夏三钱，曲　黄连一钱，姜炒　橘皮三钱　枳壳二钱　焦楂三钱　麦芽三钱，炒　槟榔二钱

引用灯心一十寸

本日，张自兴、苏钰请得二阿哥福晋育神代茶饮一贴。

赤苓四钱　竹茹二钱　麦冬三钱　醋柴胡一钱

煎汤代茶。

12　湿热停滞治案

二十二日，钱松请得二阿哥福晋脉息沉实。系温热停滞之症。服药调治，风湿已解。惟滞热不清。今用调中化滞汤午晚二贴调理。

制香附三钱　川郁金一钱五分　枳实三钱，炒　酒军三钱　黄芩三钱　焦芍一钱五分　厚朴二钱　缩砂一钱五分　楂炭三钱　焦曲三钱　木香一钱　栀子三钱，炒　甘草四分

引用干佛手一钱　灯心三十寸　外加元明粉二钱　冲服

又本日，钱松请得二阿哥福晋脉息沉实。系温热停滞之症。用调中化滞汤一服，现已行动，无需再进二服。今用调中安胃汤，晚服一贴调理。

制香附三钱　缩砂一钱五分　枳壳二钱，炒　桔梗一钱五分　川郁金一钱五分　连翘三钱　焦曲三钱　楂炭三钱

广皮一钱五分 苍术一钱五分 赤苓四钱 甘草四分

引用灯心二十寸 木香五分 冲服

二十三日，钱松请得二阿哥福晋脉息沉缓。系停滞饮热之症。昨服调中安胃汤，停滞少清。惟胸胁膨胀，胃气不开。今用和中化饮汤、晚服一贴调理。

制香附三钱 缩砂一钱五分 枳壳一钱五分，炒 厚朴一钱五分 桔梗一钱五分 焦曲三钱 广皮一钱五分 赤苓四钱 川郁金一钱五分 苍术一钱五分 大腹皮一钱五分 甘草四分

引用陈佛手一钱

二十四日，钱松请得二阿哥福晋脉息沉滑。系停滞饮热之症。服药调治，饮热停滞渐减，胸胁胀满渐减，亦可少睡。惟胃气不和，饮热不净，荣分先期而行。今用和胃育神汤、晚服一贴调理。

制香附三钱 缩砂一钱五分 枳壳一钱，炒 厚朴一钱五分 川芎一钱五分 当归三钱 楂炭三钱 白术一钱 茯神四钱 广皮一钱五分 川玉金一钱 黄芩二钱

六月三十日，钱松请得二阿哥福晋脉息弦数。系荣分正行，气不化饮之症。以致胸腹胀痛，气滞饮热。今用调荣理气汤，晚服一贴调理。

川芎一钱五分 当归四钱 丹参二钱 楂炭三钱 制香附三钱 缩砂一钱五分 枳壳一钱五分 木香一钱 条芩三钱 大腹皮一钱五分 赤苓三钱 甘草四分

引用生姜一片 灯心二十寸

七月初一日，张自兴请得二阿哥福晋脉息沉弦。系肝胃不和，夹湿之症。以致腰酸腹胀，胸胁有时满闷，又兼荣分至期畅行。宜早服七制香附丸三钱，晚服越鞠保和丸三钱调理。

初二日，二阿哥福晋香茹丸十丸，益元散一钱一包十包，灯心一两。

13 暑湿感冒治案

初九日，钱松请得二阿哥福晋脉息沉滞，系气滞停饮，兼有暑湿微盛之症。以致胸胁阻塞，周身酸痛。今用调气化饮汤晚服一贴调理。

藿香一钱 制香附三钱 广皮一钱五分 焦曲三钱 枳壳一钱五分 厚朴一钱五分 苦桔梗二钱 木香一钱 赤苓四钱 缩砂一钱五分 甘草四分

引用姜皮一片

本日，钱松请得二阿哥福晋脉息沉弦。系暑湿微感之症。以致胸胁阻塞，周身酸痛，用调气化饮汤大便后，即有抽搐气闭，皆由内热过盛。今先用西瓜水暂清内热，仍用调气化饮汤加减，晚服一贴调理。

藿香一钱 条芩三钱 制香附三钱 缩砂一钱五分 焦曲三钱 茯神四钱 元参五钱 栀子三钱，炒 连翘三钱 薄荷一钱 枳壳二钱 楂炭三钱 甘草四分

引用鲜扁豆叶十五片

又本日，郝进喜请得二阿哥福晋香附祁艾熨法。

祁艾四两 香附四两，研粗末

同炒熨。

又本日，戌正二刻郝进喜请得二阿哥福晋调气代茶饮。

苏梗一钱五分 厚朴一钱五分 茯苓二钱 佛手干五分 郁金一钱 半夏曲二钱，炒 煎汤不时进。

14 清肝法治暑湿抽搐案

初十日，张自兴、郝进喜请得二阿哥福晋脉息弦数。系肝胃不和，湿滞凝结之症。以致胸胁满痛，气促抽搐，夜不得寐。今议用清肝调气汤，午服一贴调治。

川玉金二钱 香附三钱，炙 槟榔二钱五分 醋青皮二钱 整瓜蒌三钱，打碎 姜连一钱五分 半夏曲二钱，炒 苏梗二钱 葛根二钱 枳实一钱五分，炒 沉香八分，研面冲服 橘皮一钱五分

引用加六一散五钱

本日，张自兴请得二阿哥福晋调气化滞汤，晚服一贴

木香一钱五分，研 槟榔二钱 生军二钱 枳实二钱 山楂三钱 朴硝二钱 麻仁三钱，炒 赤苓四钱 桃仁一钱五分，泥 木通二钱 滑石三钱 甘草五分，生

引用加红蜜一茶匙 调服

十一日，张自兴、郝进喜请得二阿哥福晋脉息弦数。原系肝胃不和、湿滞凝结之症。以致胸胁满痛，气促抽搐，夜不得寐。昨服清肝调气化滞汤剂，抽搐渐止，胸满胁痛稍减，惟旧症仍前。今议用清热调气饮，午服一贴调治

黄芩二钱 花粉三钱 黄连一钱 木香二钱 香附三钱，炙 青皮二钱，醋炒 白芍二钱，炒 槟榔二钱 丹皮三钱 焦楂五钱 枳壳二钱，炒 羚羊一钱五分

引用加佛手五分 六一散五钱

本日，张自兴、郝进喜请得二阿哥福晋清热调气饮午晚二贴

黄芩二钱 花粉三钱 黄连一钱 木香二钱，研 青皮二钱，醋炒 白芍二钱，炒 槟榔二钱 丹皮三钱 焦楂五钱 枳壳二钱 羚羊一钱五分 香附三钱，制

引用加佛手五分 六一散五钱

又本日，夜张自兴、郝进喜请得二阿哥福晋元戎四物汤，一贴晚服。

油当归四钱 赤芍二钱 大生地三钱 小抚芎一钱 桃仁泥二钱 川军二钱，后入 枳实二钱 火麻仁四钱，炒 郁李仁三钱，炒 元明粉二钱，冲服 山楂三钱 厚朴二钱，炒

引用加灯心一子

十二日，张自兴、郝进喜请得二阿哥福晋脉息弦数。原系肝胃不和，湿滞凝结之症。用药以来胁痛胸满，抽搐渐止。惟少腹微痛，此由湿滞未净所致。今议仍照原方加减，午服一贴调治。

油当归四钱 赤芍二钱 大生地三钱 小抚芎一钱 桃仁泥二钱 熟军二钱，后入 枳壳二钱 火麻仁四钱，炒 郁李仁三钱，炒 神曲三钱，炒 元明粉一钱，冲服 山楂三钱 厚朴二钱，炒

引用加灯心一子

本日，张自兴、郝进喜请得二阿哥福晋照原方元戎四物汤，晚服一贴加。

大腹皮二钱 陈皮三钱 赤苓三钱 木通二钱

大生地换小生地，减去小抚芎、元明粉。

十三日，张自兴、郝进喜请得二阿哥福晋脉息弦滑。原系肝胃不和、湿滞凝结之症。以致胸胁满痛，时成抽搐，用药调治，诸症渐减。惟湿滞未净，有时作胀。今议用陷胸分消饮一贴，午服调治。

瓜蒌三钱 川连一钱 半夏曲三钱，炒 莱菔子三钱，炒 熟军二钱 槟榔一钱五分 枳实二钱 神曲三钱，炒 厚朴二钱，炒 焦楂四钱 赤苓三钱 黄芩二钱

引用加竹茹二钱 六一散五钱 灯心一子

本日，张自兴郝进喜请得二阿哥福晋照原方加木香一钱五分，陷胸分消饮，晚服一贴。

十四日，张自兴、郝进喜请得二阿哥福晋脉息弦缓。原系肝胃不和、湿滞凝结之症。服药以来，诸症渐减，惟气不宣通、微有湿滞未净。今议仍用原方加减，午晚二贴调理。

瓜蒌二钱　川连一钱　熟军一钱　槟榔二钱五分　枳实二钱　神曲三钱，炒　厚朴二钱，炒　焦楂四钱　赤苓三钱　木香一钱五分，研　竹茹二钱　六一散五钱

引用加灯心一子

十五日，张自兴、郝进喜请得二阿哥福晋除湿调胃饮，午晚二贴。

赤苓四钱　泽泻二钱　猪苓二钱　木通二钱　木香一钱，煨　槟榔一钱五分　枳壳二钱，炒　神曲三钱，炒　山楂三钱，炒　麦芽三钱，炒　姜连八分　陈皮二钱

引用加六一散五钱　生姜皮二片

十六日，张自兴、郝进喜请得二阿哥福晋脉息和缓。原系肝胃不和，湿滞凝结之症。服药以来，诸症俱好，惟湿滞未净，胃气欠和。今议用和胃温胆汤，晚服一贴调治。

神曲三钱，炒　山楂三钱　麦芽三钱，炒　槟榔一钱　枳壳二钱，炒　茯苓一钱五分　制半夏二钱　橘皮二钱五分　竹茹二钱　缩砂二钱，炒　桔梗一钱五分　姜连八分

引用加红枣三个

十七日，张自兴请得二阿哥福晋和胃二陈汤，晚服一贴。

神曲二钱，炒　山楂三钱五分　陈皮二钱　炙半夏二钱　腹皮二钱　茯苓二钱　厚朴一钱五分，炒　缩砂二钱，炒　谷芽二钱　枳壳二钱，炒　桔梗一钱　生甘草五分

引用加生姜皮二片

十八日，张自兴请得二阿哥福晋脉息和缓。原系肝胃不和、湿滞凝结之症。用药调治，诸症已好。惟胃气欠和，今用越鞠保和丸三钱一服，十服。早晚各服三钱调理。

【参考】 二阿哥福晋之患肝胃不和、停滞饮热。经用疏肝解郁、通滞化饮诸法，湿滞不见减，旋易方以通滞清热之法，叠以陷胸、小承气之属投之，竟收良效，后余滞未清，以温胆等汤，和胃除湿，遂收全功。宫中用方、并非专事滋补，通滞之方、常多用之，足资效法。

九　二阿哥大侧福晋

1　阴蚀症治案

嘉庆二十年四月十四日，宋桂、郝进喜请得二阿哥大侧室福晋脉息和缓。原系肝阴不足、湿热下注，阴蚀之症。用药调治已(以)来，症势俱好。惟肝阴素虚，今议用和肝养荣丸、常服调理。

七月初八日，二阿哥大侧室福晋除湿塌痒汤二分。

鹤虱草二两　狼毒二两　苍术三两　当归三两　苦参三两　地肤子三两　蛇床子三两　川椒一两　黄柏二两

共为粗末，煎汤烫洗。

嘉庆二十年七月十三日，郝进喜请得二阿哥大侧福晋除湿泻肝汤二贴每晚。

龙胆草一钱五分　当归三钱，酒洗　泽泻二钱　栀子一钱五分，炒　柴胡一钱，醋炒　木通一钱五分　连翘一钱五分，去心　黄芩一钱五分，酒炒　车前子二钱　赤苓三钱　次生地三钱　甘草六分

引用灯心一子

十四日，郝进喜请得二阿哥大侧福晋阴湿泻肝汤二贴，每晚。

龙胆草一钱五分　当归三钱，酒洗　泽泻二钱　炒栀一钱五分　柴胡一钱，醋炒　木通一钱五分　连翘一钱五分，去心　黄芩一钱五分，酒炒　车前子二钱　赤苓三钱　次生地三钱　甘草六分，生

引用灯心一子

十六日，郝进喜请得二阿哥大侧福晋脉息浮缓。原系肝经湿热下注、阴蚀之症。今因夏令湿热、又复举发，以致肿痛作痒。今用除湿泻肝汤调理，四贴每晚。

龙胆草一钱　当归三钱　泽泻二钱　次生地四钱　栀子一钱五分，炒　柴胡一钱，醋炒　木通一钱五分　薄荷三钱　赤苓三钱　黄柏一钱五分，酒炒　车前子二钱　苍术一钱五分

引用益元散二钱　灯心一子

八月十五日，郝进喜请得二阿哥大侧福晋熏洗药四分。

川椒四两　升麻四两　狼毒四两　大黄四两　鹤虱草四两　朴硝四两　苍术四两　防风四两　艾叶八两　苦参八两　地肤子八两　蛇床子八两　细辛三两二钱

共为粗末。

十七日，吴锦请得二阿哥大侧福晋加味左金丸一零。

当归一两　焦芍一两　抚芎五钱　吴萸三钱　黄连八钱　香附一两　陈皮一两　柴胡四钱　薄荷二钱　枳壳八钱　栀子一两　桔梗一两　甘草五钱

共为细末，水泛为丸、桐子大。

二十四日，宋桂请得二阿哥大侧室福晋脉息弦数。系肝脾湿热下注之症。以致肿疼作痒、破流湿水。今议内服清肝渗湿汤，外敷渗湿散调治。

龙胆草一钱五分　柴胡一钱五分　丹皮二钱　次生地四钱　当归二钱　川芎一钱五分　白芍一钱五分，炒　黄连一钱　泽泻一钱五分　黄芩二钱　木通二钱　川军二钱　甘草八分

引用灯心一束

渗湿散一零。

轻粉三钱　水飞滑石三两　雄黄三钱　生甘草三钱　冰片二分

共研极细末干上。

二十五日，宋桂请得二阿哥大侧福晋藜芦散一零。

藜芦一钱　雄黄四钱　冰片三分　杏仁一钱　水银一钱　别头二钱　轻粉一钱

共为末。

二十六日，宋桂请得二阿哥下大侧福晋脉息弦数。原系肝脾湿热下注之症。以致肿疼作痒、破流湿水，服清肝渗湿汤，肿疼渐减，湿水亦少。今议内服清热除湿汤、外敷渗湿散调治。三贴、每晚服一贴。

当归二钱　龙胆草一钱五分　柴胡一钱五分　川芎一钱五分　白芍二钱，炒　次生地四钱　丹皮二钱　连翘一钱五分　黄芩二钱　赤苓三钱　泽泻二钱　酒连六分，研　木通一钱五分　生甘草七分

引用灯心一束

二十九日，宋桂请得二阿哥大侧福晋脉息弦数。原系肝脾湿热下注之症。以致肿痛作痒、破流湿水，自服药以来，肿痛已消、湿痒渐减。今议内服和荣除湿汤，外敷渗湿散调治，四贴，每晚服一贴。

当归三钱　次生地五钱　丹皮二钱　川芎一钱五分　生白芍二钱　酒柏二钱　红花二钱　南楂炭三钱　赤苓三钱　木通二钱　川军炭一钱五分　生甘草六分

引用灯心一束

【参考】 阴蚀之症，多因于情志郁火，损伤肝脾、湿热下注、蕴而“生虫”、“虫”蚀阴中所致。治疗大法，不外清热、利湿、杀虫诸途，临床治疗亦多内外并行。二阿哥大侧福晋之病阴蚀，亦源于情志导致湿热下注为患。因之宗清热解毒，除湿和营诸法而收效。其中以和营除湿法善后，颇具深意。因其情志郁而化火，必定伤阴以致营亏，营阴污亏，必致阳亢为火，为热，故救其营、亦是治本之法。

2 饮滞受凉治愈案

嘉庆二十四年闰四月二十八日，王泽溥请得二阿哥大侧福晋脉息浮滑。系内停饮滞，外受微凉之症。以致胸膈满闷、恶心懒食，今用正气化饮汤，晚服一贴调理。

藿香一钱五分 苏梗一钱五分 炙半夏二钱 陈皮一钱五分 枳壳二钱，炒 厚朴二钱，炒 缩砂一钱 焦曲三钱 焦楂三钱 麦芽三钱，炒 生甘草五分

引用生姜三片

二十九日，陈昌龄请得二阿哥大侧福晋脉息弦滑。系内停饮滞，外受微凉之症。昨服正气化饮汤、表凉微解。惟饮滞过盛、胸膈满闷，今用调中化饮汤，午服一贴调理。

橘皮二钱 半夏二钱，炙 赤苓三钱 厚朴二钱，炒 青皮一钱五分，炒 枳实一钱五分，夫炒 苏梗一钱五分 神曲三钱，炒 谷芽三钱，炒 山楂三钱，炒 竹茹三钱 缩砂一钱

引用生姜三片

五月初一日，崔良玉请得二阿哥大侧福晋脉息弦缓。原系饮滞受凉之症。用药调治、诸症俱减。惟胃气稍和，今用加味保和丸二钱一服、午晚二服调理。

十八日，二阿哥大侧福晋香薷丸十丸，益元散一钱一包十包。

3 暑湿症用香薷饮、二香饮等治案

二十三日，陈昌龄请得二阿哥大侧福晋脉息虚浮。系内停饮热，外感暑湿之症。以致头闷胸满、肢体倦软，今用香薷饮，晚服一贴调理。

香薷一钱五分 厚朴一钱五分，炒 黄连一钱 枳壳一钱五分，炒 陈皮一钱五分 炙半夏一钱五分 白术一钱五分，土炒 蓠豆二钱

引用益元散一钱 冲服

二十四日，陈昌龄郝进喜请得二阿哥大侧福晋加减二香饮，午晚二贴。

藿香一钱五分 苏梗叶一钱五分 腹皮一钱五分 香薷一钱 羌活一钱五分 赤苓三钱 厚朴一钱五分 陈皮一钱五分 半夏曲二钱 枳壳一钱五分，炒 酒芩二钱 益元散二钱，冲服

引用生姜二片

二十五日，郝进喜请得二阿哥大侧福晋除湿化饮汤，晚服一贴。

苍术一钱五分，炒 炙厚朴一钱五分 赤苓三钱 木通三钱

【参考】 二阿哥大侧福晋病于伤暑，故以《局方》香薷饮等为主化裁为治。香薷饮具祛暑解表，和中化湿之功效。对侧福晋之外感于凉内伤于湿之病情，颇相适宜。

十 二阿哥侧福晋

1 饮热感冒治案

嘉庆七年四月初四日，鲁维淳、吴锦请得二阿哥侧福晋脉息浮数。系饮热受风感冒之

症。以致头痛胸闷，身肢酸软，今议用疏解正气汤调理。

苏叶一钱五分 羌活一钱五分 葛根二钱 藿香一钱五分 白芷一钱五分 薄荷一钱五分 桔梗二钱 炙半夏二钱 陈皮二钱 黄芩二钱 厚朴二钱，炒 赤苓二钱 甘草七分

引用生姜三片 二贴午晚服

初五日，刘德福、陈嘉善请得二阿哥侧福晋脉息浮数。原系饮热受风感冒之症。以致头痛胸闷、身肢酸软，昨服疏解正气汤、表凉微解，今议用疏解化饮汤、午晚二贴调理。

苏梗叶一钱五分 藿香一钱五分 羌活一钱五分 葛根一钱五分 枳壳一钱五分，炒 桔梗二钱 陈皮一钱五分 半夏曲三钱，炒 黄芩二钱 厚朴一钱五分 赤苓三钱 炙香附二钱 生甘草八分，

引用生姜三片 灯心二十寸

初六日，王文彬、陈嘉善请得二阿哥侧福晋脉息和缓，原系停饮受凉之症。服药以来，诸症俱好。今议用加味保和丸常服缓缓调理。

五月初一日，二阿哥侧福晋整朱砂雄黄一钱一包各二包，朱砂雄黄末一钱一包各二包。

十一月初五日，张铎、李亨请得二阿哥侧福晋脉息浮数。系内有饮热，外受风凉之症。以致头痛身酸，发热恶寒，胸胁作痛，今议用疏解化饮汤调理。

苏叶一钱五分 藿香二钱 赤芍三钱，炒 白芷一钱五分 青皮一钱五分 羌活一钱五分 炙厚朴一钱五分 香附一钱五分 京炙半夏一钱五分 枳壳一钱五分，炒 桔梗二钱 炙甘草五分

引用生姜一片 一贴晚服

初六日，王文杉、薛文昱请得二阿哥侧福晋脉息弦数，系内有饮热，外受风凉之症。以致头痛身酸，发热恶寒，胸胁作痛。昨用疏解化饮汤，表凉渐解。惟饮热未清，今议用清热化饮汤，晚服一贴调理。

苏梗二钱 前胡二钱 陈皮一钱五分 厚朴一钱五分，姜炒 赤苓三钱 半夏曲二钱 黄芩二钱 栀子二钱，炒 花粉二钱 木通二钱 桔梗二钱 枳壳二钱，炒

引用生姜一片 灯心三十寸

初七日，鲁维淳、吴荫龄请得二阿哥侧福晋脉息弦数。系饮热受凉之症。服药调治，表凉已解。惟内热不清，今议用清热调中汤，晚服一贴调理。

柴胡一钱五分 黄芩二钱 赤芍一钱五分 半夏一钱五分 枳壳一钱五分，炒 川生军二钱 元明粉一钱五分 栀子一钱五分，炒 生甘草五分

引用生姜二片

2 痰饮、风湿痹症治案

二十九日，王文彬、薛文昱请得二阿哥侧福晋脉息沉滑。系风湿挟痰之症。以致右半身麻木，二目微斜，此由痰饮风湿所致。今议用疏风化痰汤，午晚二贴调理。

苏梗一钱五分 独活一钱五分 桑寄生一钱五分 当归三钱 川芎一钱 天麻一钱五分 木瓜二钱 乌药二钱 橘红二钱 沉香八分 青皮二钱，炒 僵蚕二钱，炒

引用加姜汁一茶匙临服时兑，午晚二贴

三十日，鲁维淳、薛文昱请得二阿哥侧福晋脉息沉滑。系血虚挟痰、风湿痹症，以致右半身麻木，二目微斜，昨服疏风化痰汤，症势渐轻。惟身肢起泡，此由湿痰发越此(所)致，今议用蠲痹汤午晚二贴调理。

当归四钱 赤芍一钱五分 炙黄芪一钱五分 防风一钱五分 木瓜二钱 威灵仙一钱五分 僵蚕一钱五分 大生地三钱 秦艽一钱五分 桂枝五分 南星一钱五分 黄柏一钱五分，炒

引用加姜汁一茶匙　临服时兑

八月初一日，薛文昱、陈昌浩请得二阿哥侧福晋照前方加减蠲脾汤，午晚二贴。

初二日，薛文昱、傅仁宁请得二阿哥侧福晋仍用原方加减蠲痹汤，午晚二贴。

初三日，张铎、薛文昱请得二阿哥侧福晋大秦艽汤。

秦艽二钱　防风二钱　羌活一钱五分　独活一钱五分　川芎一钱五分　当归三钱　白芷一钱五分　细辛一钱五分　煅石膏三钱，　僵蚕二钱，炒　羚羊角一钱五分　杏仁一钱五分，去皮

引用加生姜二片　午晚二贴

初四日，张铎、薛文昱请得二阿哥侧福晋脉息弦滑。原系风湿挟痰痛痹之症。以致右半身麻木，二目微斜，用药调治，诸症渐减。因动肝热前症复发，今用和肝化痰汤，午晚二贴调理。

醋柴胡一钱五分　茯苓三钱　白术二钱，炒　半夏二钱，炒　陈皮二钱　石菖蒲一钱五分　乌药二钱　胆星一钱　羚羊一钱五分　青皮二钱，炒　云连一钱　木香一钱

引用加朱砂五分　临服冲兑、午晚二贴

初五日，张铎、薛文昱请得二阿哥侧福晋脉息弦缓。原系风湿挟痰痛痹之症。用汤调治、已得正汗，诸症渐减。惟湿痰未净，周身微痛，今议用清热缓肝汤晚服一贴调理。

醋柴胡一钱　当归三钱　赤苓三钱　苍术一钱五分，炒　炙半夏一钱五分　石菖蒲一钱　橘红二钱　枳壳二钱，炒　萸连八分　羚羊一钱

引用加灯心一束　晚服一贴

初六日，张铎、薛文昱请得二阿哥侧福晋照方清热缓肝汤，晚服一贴。

初七日，张铎、薛文昱请得二阿哥侧福晋脉息安和。原系风湿挟痰痛痹之症。用药调治，诸症俱减。惟二目微斜，腿膝酸软，此由风湿未净所致。今暂止汤药，议用除湿和肝丸，早晚每服三钱白开水送服，缓缓调理。

除湿和肝丸一零。

当归一两　赤芍八钱　川芎八钱　蔓荆子八钱，炒　菊花八钱　枳壳五钱，炒　赤苓一两　白僵蚕五钱，炒　白芷八钱　苍术五钱，炒　酒柏五钱　羚羊角五钱　石菖蒲八钱　泽泻八钱　炙半夏五钱　橘红五钱

共为细末，炼蜜丸。

【参考】　二阿哥侧福晋之病麻木、目斜，虽述因于痰饮风湿，但实则为肝阴不足，肝风内动所致，故虽用疏风化痰、蠲痹除湿之法，终仍以和肝化痰及和肝诸法收效。所以然者，以“诸风掉眩，皆属于肝”故也。

十一　二阿哥下二格格

1　和肝理脾法治肝脾两亏症案

二阿哥下二格格照原方四七化饮汤，午服一贴。

二十一年五月初五日，陈嘉善看得二阿哥下二格格脉息弦缓。系肝木乘脾、肝脾两亏之症。以致午后潮热，形瘦懒食。今用和肝理脾汤调治，晚服一贴。

醋柴胡八分　白芍一钱五分，炒　归身三钱　茯苓三钱　白术三钱　橘皮一钱五分　半夏曲二钱，炒　缩砂八分，研　丹皮三钱　次生地三钱　甘草八分，生

引用煨姜二片　薄荷四分

初六日，商景霨、陈嘉善看得二阿哥下二格格脉息弦缓。系肝脾两亏之症。以致午后

潮热，形瘦懒食，服过和肝理脾汤，寝寐稍安。今议仍用原方加减调理，晚服一贴。

醋柴胡八分　白芍一钱五分，炒　当归三钱　生术三钱　茯苓三钱　半夏曲三钱，炒　厚朴一钱五分，炙　苏梗五分　青皮一钱五分，炒　萸连八分，研　炒栀一钱五分，研　丹皮二钱　甘草八分，生

引用薄荷四分

初七日，陈嘉善看得二阿哥下二格格照方加减和肝理脾汤，一贴晚服。

初八日，陈嘉善看得二阿哥下二格格仍照前方加减和肝理脾汤，一贴晚服。

初九日，商景霨、陈嘉善看得二阿哥下二格格脉息弦缓。原系肝脾两亏之症，以致饮食懒思，胸闷胁胀，午后潮热，服药调治，诸症俱减。胃气尚弱，今议用缓肝和胃饮调治，今晚明晚每晚一贴。

醋柴胡八分　白芍一钱五分，炒　当归二钱，酒洗　丹皮三钱　山栀二钱，研炒　焦术二钱　茯苓三钱　橘皮一钱五分　半夏曲二钱，炒　姜连六分，研　谷芽二钱，炒研　生甘草八分

引用生姜二片

十二日，陈嘉善看得二阿哥下二格格脉息和缓，原系肝脾两亏之症。以致午后潮热，胁痛懒食，服药以来，诸症俱好，宜止汤药，常服大健脾丸缓缓调理。

石斛五钱　白术一两　茯苓一两　陈皮五钱　山药一两　半夏曲一钱　枳实五钱，炒　黄连三钱，姜炒　麦芽一两　青皮五钱，炒　木香二钱　山楂五钱　白豆蔻三钱

共为细末，炼蜜为丸。重三钱，每服一丸，白水送下。

二十七日，二阿哥下二格格和肝理脾汤二贴。

柴胡八分，醋　白芍一钱五分，炒　归身三钱　茯苓三钱　白术三钱　桔皮一钱五分　半夏曲二钱，炒　缩砂八分，研　丹皮三钱　次生地三钱　生甘草八分

引用煨姜二片　薄荷四分

六月初八日，赵汝梅看得二阿哥下二格格和肝化饮汤，午服一贴。

藿香一钱　厚朴一钱五分　云苓二钱　半夏二钱　白术二钱　桔梗二钱　白芍二钱，炒　当归二钱　麦冬二钱　柴胡一钱，醋　酒芩一钱五分　炙甘草八分

引用荷梗二十寸

【参考】肝脾两亏，和肝理脾属正治法，方多仿逍遥散意化裁，颇贴切。

十二　三阿哥

1　寒湿腹痛治案

嘉庆　年八月十九日，商景霨、舒岱、孙奉廷请得三阿哥脉息沉弦。系饮滞受寒之症。以致肚腹疼痛、二便不利，头闷干呕。今议用厚朴温中汤，午晚二贴调理。

厚朴二钱，姜炙　半夏二钱，炙　乌药二钱　茯苓三钱片　陈皮二钱　桂枝一钱五分　炮姜一钱　苍术一钱五分，泔炙　木香八分　泽泻二钱　羌活一钱　独活一钱

引用生姜三片

八月二十日，商景霨、舒岱、孙奉廷请得三阿哥脉息弦滑。系饮滞受寒之症。用药调治，腹痛渐止，寒气已开，大便连行数次，积滞渐畅。今议用温中平胃汤，晚服一贴调理。

苍术一钱五分，炒　橘皮二钱　麦芽二钱，炒　厚朴二钱，炒　赤苓三钱　山楂三钱，炒焦　半夏二钱，炙　神曲二钱　木香一钱　葛根一钱五分　桂枝一钱　甘草四分，炙

引用生姜二片

八月二十一日，商景霨、舒岱、孙奉廷请得三阿哥脉息弦滑。原系寒湿腹痛之症。用药调治，腹痛已止，泄泻渐减。惟余滞未净，今议用香砂胃苓汤，晚服一贴调理。

苍术一钱五分，炒　白术一钱五分，炒　木香八分　缩砂二钱　茯苓四钱　半夏三钱，炙　橘皮三钱　焦曲三钱　厚朴二钱　桂枝一钱　泽泻二钱　甘草八分，炙

引用生姜三片

【参考】 寒湿腹痛，因于内有饮滞，外受寒邪而致。治疗先以温中除湿，次则温中和胃，终以健脾除湿，治疗之先有序，自当收效。

2　有关痰热惆症治案

嘉庆八年二月初十日，张自兴、赵璧请得三阿哥脉息和缓。系肺胃有热，外受微凉，以致咳嗽有痰，鼻塞声重。今议用参苏理肺丸二钱调理。

参苏理肺丸二钱一服，淡姜汤送。

十一日，李淯请得三阿哥清肺抑火丸二钱一服，二服。

十三日，段继善请得三阿哥清肺抑火丸二钱一服。

十四日，刘钲请得三阿哥清气化痰丸二钱一服。

三月二十四日，商景霨、赵璧请得三阿哥脉息弦数。系肝胃有热，湿痰闭塞之症。以致胸满痰盛，气道不宣，身热惊悸，此由湿热结痰所致。今议用清热化痰汤调治。二十五日加黄连六分、山楂二钱。

苏叶二钱　橘红二钱　枳壳一钱五分　前胡一钱五分　赤苓二钱　花粉二钱　半夏二钱，炙　酒芩二钱　甘草五分　桔梗一钱五分

引用生姜一片　灯心一子　一贴晚服

【参考】 三阿哥当是皇三子和硕惇恪亲王绵恺。孝和睿皇后乾隆六十年生。患病时年九岁。

二十五日，商景霨、赵璧请得三阿哥脉息弦滑。原系痰热闭塞之症。以致胸满痰盛，气道不宣，身热惊悸。昨服清热化痰汤，诸症渐减。惟胃气未清，今议用加减清热化痰汤，午服一贴调理。

本日，刘钟、李承绪、赵璧请得三阿哥脉息滑数。原系痰热闭塞之症。以致胸满痰盛，气道不宣，身热惊悸，连服清热化痰汤，诸症渐减，惟痰热不净，胃气未和，今议用涤痰和胃汤调理。

柴胡梢一钱　酒芩一钱　枳壳一钱，炒　陈皮一钱　赤芍一钱　姜连四分　羚羊角一钱　钩藤钩二钱　炙半夏一钱　胆星六分　薄荷八分　赤苓二钱，片　甘草四分

引用生姜皮一片　灯心三十寸　一贴晚服

二十六日，刘钟、李承绪请得三阿哥脉息安和。偶因闭塞，似乎惊惆，由肝胃热盛，饮食为痰，致有此症。昨晚服涤痰和胃汤，诸症已好。总宜调养脾胃、饮食清淡，不能为痰，后无余症。今议用和胃保安丸常服调理。

茯苓八钱，上白　白术五钱，土炒焦　陈皮三钱　半夏四钱，京炙　黄连二钱，姜汁炒　神曲四钱，炒焦　南楂四钱，炒　炒栀三钱　香附四钱，炒　厚朴三钱，炒　莱菔子三钱，炒　枳壳三钱，炒　银柴胡三钱　白芍四钱，炒焦　生地五钱　甘草一钱，炙　麦芽四钱，焦

共为极细末，炼蜜做丸，每丸重二钱五分，早晚各服一丸，白开水送下。得丸四十五丸。

代茶饮。

山楂二钱，焦　麦芽二钱，炒焦　焦神曲二钱　益元散二钱

引用灯心三十寸　二贴

五月初一日，三阿哥整朱砂一钱一包，二包，整雄黄一钱一包，二包，朱砂末一钱一包，二包，雄黄末一钱一包，二包。

十六日，吴锦、徐明德请得三阿哥脉息弦数。系暑湿痰热之症。以致胸满热盛，气道不宣，言语闭塞，急用通关散取嚏，随用清暑化痰汤一贴调治。

藿香一钱　桔梗一钱　赤苓一钱五分　羌活一钱五分　陈皮一钱五分　僵蚕一钱五分　半夏一钱五分，炙　木瓜二钱　黄芩一钱五分　厚朴一钱五分，炒　天麻一钱　甘草五分

引用生姜汁一小匙

十七日，刘钟、吴锦、徐明德请得三阿哥脉息弦数，系暑湿痰热之症。以致胸满热盛，闭塞气道不宣，昨用清暑化痰汤，暑气已减。惟痰热尚盛，今议用清热化痰汤，午服一贴调理。

橘红一钱　桔梗一钱　竹茹一钱　半夏一钱，炙　厚朴一钱五分　赤苓二钱　枳壳一钱，炒　赤芍一钱　胆星五分　藿香一钱　黄芩一钱五分　甘草五分

引用生姜汁一茶匙

十八日，涂景云、刘钟、李承绪、赵壁请得三阿哥脉息弦滑。系食厥成痌之症，偶因肝胃热盛，有时举发，症属缠绵。今议用消食定痌丸常服调理。

茯神一两　山楂肉一两，炒　神曲一两焦　麦芽一两，焦　黄连四钱　胆星五钱　橘红五钱　炙半夏八钱　枳壳五钱，炒　萝卜子五钱　石菖蒲三钱　远志三钱，去心　连翘五钱，去心　栀子五钱，炒　朱砂二钱

共为细末，炼蜜为丸。每丸重二钱，早晚各服一丸，开水化下。得丸七十五丸。

二十一日，王诏恩、段继善请得三阿哥脉息弦数。原系内有痰热，复受暑气之症。以致抽搐身动，烦躁口渴，今议用犀角煎调治。

犀角五分　灯心□□

煎汤随意饮。

二十二日，沙惟一、王诏恩、刘钟、段继善请得三阿哥原系内有痰热，复受暑气之症。急用犀角煎益元散，抽搐已止。惟暑气未解。议用清暑化痰汤，午服一贴调治。

香薷一钱　黄连六分，姜炒　半夏一钱五分，制　陈皮一钱　伏神三钱　僵蚕一钱五分，炒研　钩藤二钱　羚羊一钱，镑　扁豆三钱，研　天麻一钱　厚朴一钱，炒　益元散二钱

引用姜皮一片　淡竹叶一钱五分

二十三日，李承绪、徐明德请得三阿哥用整朱砂五钱。

二十四日，刘钟、赵壁请得三阿哥陈皮一钱一包，五包。每日一钱，煎汤代茶。

二十五日，三阿哥香茹丸十丸，辰砂益元散二两。

六月初五日，三阿哥香茹丸十丸，辰砂益元散二两。

十七日，李承绪、段继善请得三阿哥六合定中丸十丸，高丽清心丸一丸。

二十七日，三阿哥六合定中丸十丸。

七月初五日，三阿哥三仙饮。

山楂三钱　神曲三钱　麦芽三钱

十六日，刘钟、李承绪请得三阿哥脉息安和。服消食定痌丸以来，精神起居俱好，今仍照原方修合一料，常服调理。得丸六十九丸。

【参考】 惆证之发生原因颇多，常与精神饮食或先天遗传因素有关。其病机变化大抵由于风、痰两者的互相激发，故有“无痰不惆”的认识。其病理基础在于脏腑(心、肝、脾、肾)的失调。以三阿哥之病情分析、其惆之作，在于痰食蕴结，暑湿痰热胶柱，化热生风，风痰交炽则病作。御医治疗，系宗先标后本之原则，逐次以清热除痰，涤痰定惆、和胃除湿诸法。发作时先以犀角汤清热定惊，缓解时以消食定惆丸徐图。亦属治惆之常法。

十六年一月初五日，三阿哥合牛黄散一零。

牛黄二钱　冰片三钱　药珠三钱　黄柏三钱　黄连三钱　硼砂五分　黄芩二钱

共研极细末。

3　瘟疹治案

二月初四日，王瑞丰、武怀中请得三阿哥脉息滑数，系内有饮热外受风寒，时行瘟疹之症。以致头眩身痛，口渴咽疼，痰涎咳嗽，小便黄赤。议用疏解透表汤，晚服一剂调理。

荆穗一钱五分　防风一钱五分　元参二钱　牛蒡子二钱　杏仁一钱五分，去皮尖　苏叶一钱五分　黄芩一钱五分　炒栀一钱五分　橘红二钱　连翘二钱，去心　薄荷一钱五分　甘草八分，生

引用淡竹叶一钱　灯心一子

二月初五日，王瑞丰、武怀中请得三阿哥脉息滑数，系内有饮热，外受风寒瘟疹之症。以致头眩身痛，口渴咽痛，痰涎咳嗽，小便黄赤，服过疎解透表汤，表寒微解，身痛稍减，疹已宣发。惟咽喉作痛，议用清咽透表汤调理。

牛蒡三钱　元参三钱　连翘二钱　薄荷一钱五分　苦桔梗三钱　银花二钱　荆穗一钱五分　防风一钱五分　黄芩二钱　炒栀二钱　苏叶一钱五分　甘草八分，生

引用芦根一把

初六日，王文彬、王瑞丰、武怀中请得三阿哥脉息浮数。系停滞受凉瘟疹之症。以致咽喉、肢体疼痛，烦热口渴，咳嗽痰盛，昨服疏解、透表、利咽等汤，症势稍减，疹形头面周身俱见。惟咽喉肿痛，此由瘟毒内热过盛所致，今议用清解利咽汤，午晚二贴调理。

荆穗一钱五分　防风一钱五分　薄荷一钱五分　牛蒡子二钱　元参三钱　连翘二钱　苦梗二钱　银花一钱五分　炒栀一钱五分　赤苓二钱　黄芩□□　生甘草一钱

引用灯心一子

初七日，王文彬、王瑞丰、武怀中请得三阿哥脉息弦数。系停滞受凉之症。昨用清解利咽汤、疹形已透，咽痛渐减。惟咳嗽痰盛，口渴，仍属瘟毒内热所致。今议用清热化疹汤，午晚二贴调理。

犀角一钱五分　生地三钱　黄芩一钱五分　大青叶二钱　栀子一钱五分，炒　元参二钱　赤苓三钱　桔梗二钱　桑皮一钱五分　知母一钱五分，炒　生甘草八分

引用灯心一子

初八日，王文彬、王瑞丰、武怀中请得三阿哥脉息滑数。系停滞受凉瘟疹之症。用药调治，肢疼咽痛、疹形俱好，咳嗽痰盛，烦渴，此由肺胃不清，热盛所致。今议用宁嗽化痰汤，午晚二贴调理。

杏仁一钱五分　苏梗一钱五分　橘红一钱五分　半夏一钱五分，制　桑皮二钱　桔梗二钱　瓜蒌仁二钱　黄芩二钱　赤苓三钱　南星一钱五分　甘草八分，生

引用梨三片　灯心一子

初九日，王文彬、王瑞丰、武怀中请得三阿哥脉息稍缓。原系停滞受凉瘟疹之症。用

药调治，诸症俱好，惟咳嗽有痰，大便未行，今议用宁嗽润燥汤，午服一贴调理。

杏仁一钱五分　苏梗一钱五分　桑皮一钱五分　桔梗二钱　黄芩一钱五分　枳实一钱五分　油当归三钱　郁李仁一钱五分　火麻仁二钱　生地三钱　桃仁二钱　生甘草一钱

引用元明粉二钱　冲服

初十日，王文彬、王瑞丰、武怀中请得三阿哥脉息渐缓。原系停滞受凉瘟疹之症。用药调治以来，咽痛诸症俱好。昨用宁嗽润燥汤，大便已行。惟余滞未净，今议仍用原方加减宁嗽润燥汤，午服一贴调理。

杏仁一钱五分　苏梗二钱　桔梗二钱　酒芩一钱　枳壳一钱五分　油当归三钱　火麻仁二钱　生地三钱　升麻八分　桃仁二钱　甘草五分，生　郁李仁二钱

引用灯心一子

十一日，王文彬、王瑞丰、武怀中请得三阿哥脉息渐缓。原系停滞受凉瘟疹之症。用药以来，诸症俱好，大便虽行，但肛门燥结。今议内服当归润燥汤，午晚二贴，外用蜜煎导法调理。

油当归五钱　火麻仁二钱　郁李仁二钱　桃仁二钱　升麻八分　红花一钱五分　生地四钱　熟地二钱　柏子仁二钱　甘草八分

引用元明粉二钱　冲服

十二日，王文彬、王瑞丰、武怀中请得三阿哥脉息渐缓。原系停滞受凉瘟疹之症。用药调治，诸症俱好，昨用当归润燥汤，大便虽行数次，仍属秘结未净。今议用调中润燥汤早服一贴调理。

油当归五钱　火麻仁二钱　郁李仁二钱　桃仁二钱　红花一钱五分　生地四钱　熟地二钱　松子仁二钱　升麻八分　酒军二钱

引用元明粉二钱　冲服

十二日，王文彬、王瑞丰、武怀中请得三阿哥脉息和缓。原系停滞受凉瘟疹之症。用药调治以来，诸症俱好，大便屡行，因服药十数余恐伤正气，宜止汤药，用粥饮以养胃气，缓缓调理。

4　外感治案

三月二十一日，薛载华、崔良玉请得三阿哥脉息浮数。系胃热停滞外受风凉之症。以致头疼身痛，烦热呕吐，胸胁满(闷)，今议用藿香正气汤，晚服一贴调理。

藿香二钱　苏梗二钱五分　陈皮三钱　苍术一钱五分　羌活一钱　大腹皮三钱　半夏三钱　白芷一钱五分　赤苓三钱　厚朴一钱五分，炒　桔梗二钱　甘草五分，生

引用生姜二片

二十二日，薛载华、崔良玉请得三阿哥脉息和缓。系胃热受凉之症。用药调治，表凉已解，诸症俱好。今议用加味保和丸晚服二钱，以和胃气调理。

加味保和丸二钱一服，五服，白开水送下。

二十四日，薛载华、张桐舒请得三阿哥正气保和丸三钱，姜汤送下。

二十八日，三阿哥加味保和丸二钱一服，十服。

闰三月初二日、钱松请得三阿哥六味地黄丸一零。

熟地二两五钱，砂仁炒　丹皮一两　泽泻一两　云苓二两　山药二两　山萸六钱

共为细末、炼蜜为丸，如绿豆大，每服三钱，每早服，淡盐汤送下。得丸四十服。

四月十四日，三阿哥合六味地黄丸一零。得丸四十五服。

五月初一日，三阿哥朱砂雄黄整末一钱一包，各二包。

初五日，三阿哥朱砂雄黄整末一钱一包，各二包。

十三日，张铎、舒岱请得三阿哥脉息浮数。系停饮受热之症。以致呕恶胸满，两胁作痛，烦热口渴，今议用疏解正气汤调理。

藿香二钱　苏叶一钱　葛根一钱　桔梗一钱五分　厚朴一钱五分　陈皮一钱五分　花粉二钱　栀仁一钱五分，炒　苍术一钱　缩砂七分　赤苓一钱五分　甘草六分，生

引用灯心一束

十四日，张铎、舒岱请得三阿哥脉息浮缓。系停饮受热之症。昨服疏解正气，呕恶胸满俱减，惟口渴胁腹微痛，今议用二香饮，晚服一贴调理。

藿香一钱五分　香薷一钱　桔梗一钱五分　枳壳一钱五分，炒　厚朴一钱五分，姜炒　青皮一钱五分　云连八分，炒　花粉二钱　苍术一钱　山楂二钱，炒　赤苓二钱　缩砂八分，仁研

引用灯心一束

十五日，王文彬、赵汝梅请得三阿哥脉息渐缓。系停饮受热之症。用过正气、二香等汤，胸满已好，腹痛渐减。惟湿热不净，今议用除湿胃苓汤，晚服一贴调理。

苍术一钱　陈皮二钱　厚朴二钱　赤苓三钱　泽泻二钱　木通二钱　萸连八分　焦曲三钱　焦楂三钱　猪苓二钱　甘草五分

引用六一散三钱

香茹丸二十丸，益元散二钱一服，二十服，灯心一两。

十六日，王文彬、薛载华请得三阿哥脉息和缓。系停饮受热之症。用药调治，诸症俱好，宜止汤药，议用加味保和丸二服调理。

【参考】 麻疹之治疗，多随其发生之三期而异。初热期宜宣肺透疹，见形期宜清热解毒，收末期宜养津扶正。至于逆证、险证则治疗更须详审。三阿哥之治疗，属于常法，与病证颇符。惟通便所用之蜜煎导法，系《伤寒论》方：食蜜七合，微火煎，稍凝如饴状，捏作锭，大如指，长约二寸，每用一条，纳入肛门中。胸闷臆胀之症，即因七情之病，令人气结痰聚，阴阳不得升降所致。二阿哥饮已化热，故佐以清热化饮之品，亦变通之法。

十三　三阿哥侧福晋

1　脾湿受凉症治案

嘉庆十六年三月二十六日，商景霨、崔良玉请得三阿哥侧福晋脉息弦数。系脾湿受凉之症。以致胸膈痞满，腿膝疼痛。今议用疏解除湿汤，晚服一贴调理。

羌活一钱五分　独活一钱五分　苍术一钱五分，炒　厚朴二钱，炒　陈皮二钱　赤苓三钱　半夏二钱　当归三钱　抚芎一钱五分　枳壳一钱五分，炒　防风一钱五分　生甘草五分

引用生姜皮三片

二十七日，张自兴、钱松请得三阿哥侧福晋脉息弦数。系脾湿受凉之症。昨服疏解除湿汤，表凉稍解。惟湿热未清、咽痛腿疼。今议用疏解利咽汤，晚服一贴调理。

柴胡一钱　葛根一钱五分　苦桔梗三钱　元参二钱　山豆根一钱　木瓜一钱五分　当归三钱　川芎一钱五分　泽泻二钱　赤苓三钱　甘草一钱　防己八分

引用生姜皮二片

二十八日，沙惟一、薛文昱请得三阿哥侧福晋脉息弦滑。系脾湿受凉之症。昨服疏解利咽汤、咽痛已减。惟腿膝疼痛未轻，今议用当归拈痛汤，晚服一贴调理。

当归三钱　防己二钱　猪苓二钱　赤苓三钱　泽泻二钱　茵陈二钱　苍术一钱五分，炒　黄柏一钱五分　知母一钱五分　川牛膝二钱　独活一钱五分　生甘草五分

引用新桑枝二钱

二十九日，沙惟一、李澍名请得三阿哥侧福晋照原方当归拈痛汤，晚服一贴。

三十日，李亨、赵汝梅请得三阿哥侧福晋脉息和缓。原系脾湿受凉之症。用药调治，诸症俱好。惟腿膝酸软，时有微痛，此由病后血不荣筋所致。宜止汤药，用虎骨木瓜丸。每服三钱常服调理。

虎骨木瓜丸三钱一服，十服。

五月初一日，三阿哥侧福晋朱砂雄黄整一钱末一包，各二包。

初五日，三阿哥侧福晋朱砂雄黄整一钱末一包，各二包。

十八日，三阿哥侧福晋香薷丸十丸，益元散二钱一服，十服，灯心一两。

二十八日，三阿哥侧福晋香薷丸十丸，益元散二钱一服，十服。

2　血虚感寒症治案

十月十二日，李享(亨)、钱松请得三阿哥侧福晋脉息弦涩。系素本血虚，外受风寒之症。以致头疼身痛，胸满咽痛，又兼荣分现行，血虚肝旺，今议用柴胡四物汤，晚服一贴调理。

柴胡一钱　川芎一钱五分　当归二钱　生地二钱　白芍一钱　酒芩二钱　炙半夏一钱　炙香附二钱　桔梗二钱　元参三钱　陈皮一钱　甘草四分，生

引用生姜一片

十三日，李享(亨)、钱松请得三阿哥侧福晋脉息弦涩。感寒之症。以致头疼身痛，咽痛胸满，今议用加减五积散汤，午晚二贴调理。

川芎一钱五分　当归三钱　羌活一钱五分　独活一钱　厚朴二钱，炒　苍术一钱　陈皮一钱五分　焦白芍一钱　牛膝一钱　枳壳二钱，炒　甘草四分　桔梗一钱五分

引用葱白二寸

十四日，李亨、钱松请得三阿哥侧福晋脉息虚涩。系血虚感寒之症。用药调治，表凉少解。惟胁痛身酸，肝胃不和，今议用和肝养胃汤，晚服一贴调理。

川芎二钱　当归三钱　独活一钱　苏梗八分　牛膝一钱五分　醋柴胡五分　焦白芍一钱五分　神曲一钱　陈皮一钱五分　制香附二钱　砂仁一钱　甘草四分

引用生姜一片　红枣二个

十五日，李亨、钱松请得三阿哥侧福晋脉息缓弱。系血虚感寒之症。用药调治，诸症渐减，腿痛少寐，脾胃不和。今议用和肝养胃汤加减，晚服一贴调理。

川芎一钱五分　当归二钱　苏梗五分　制香附二钱　茯苓三钱　砂仁一钱　枣仁三钱，炒　牛膝一钱五分　木瓜三钱　丹皮二钱　黄芩二钱，酒炒　谷芽一钱五分　甘草四分

引用生姜一片　红枣二枚

十六日，李亨、钱松请得三阿哥侧福晋仍照原方和肝养胃汤，晚服一贴。

调荣养胃丸一零

川芎五钱　当归八钱　苏梗四钱　制香附六钱　茯神一两　砂仁五钱　枣仁一两，炒　牛膝六钱　木瓜一两

丹皮五钱 黄芩八钱 谷芽四钱 川断一两，炙 杜仲一两，姜炒 于术八钱 沙参一两 甘草三钱 祁艾炭四钱 阿胶一两 侧柏叶四钱，炒

共为细末，炼蜜为丸，如桐子，每服三钱，白开水送下。得丸七十八服。

3 血热凝结指肿案

十七年三月十一日，杨庆祥请得三阿哥侧福晋脉息弦数，右手大指指甲下当中长一小疙瘩，红肿木痛，系血热凝结所至(致)，今用鲜菊花叶加盐少许，同捣烂，敷指上。再用菊花叶一两捣烂，用黄酒煎服调理。

十二日，杨庆祥请得三阿哥侧福晋脉息渐觉平和。指肿痛稍减，外仍用菊花叶，加盐捣烂敷之，再用清热消毒饮，午服一贴调理。

生地三钱 赤芍一钱五分 川芎一钱五分 归尾二钱 桔梗一钱五分 连翘二钱，去心 麦冬二钱，去心 木通二钱 花粉二钱 甘草节一钱

引用灯心二束

4 风疹治案

四月初五日，崔良玉请得三阿哥侧福晋脉息浮数。系肺胃有热，兼受风凉发疹之症。以致面目浮肿，身肢酸软，风疹不透，今用荆防败毒汤，晚服一贴调理。

荆穗三钱 柴胡一钱，生 薄荷一钱 防风二钱 前胡二钱 干葛二钱 羌活二钱 赤苓三钱 独活一钱五分 蝉蜕一钱 川芎一钱

引用苇根三钱 生姜二片

初六日，崔良玉请得三阿哥侧福晋脉息渐缓。系脾肺有热，风凉发疹之症。以致面目浮肿，身酸软。服药以来，表凉已解，诸症渐减。惟疹热不净，胃气欠和。今议用芩连和胃汤，晚服一贴调理。

黄芩一钱五分，生 黄连六分，生 赤苓四钱 竹茹一钱五分 元参二钱 木通二钱 生地二钱，次 蝉蜕八分 陈皮二钱 花粉一钱五分 枳实一钱五分 甘草八分，生

引用灯心五十寸

初七日，崔良玉请得三阿哥侧福晋脉息和缓。系脾肺有热、风凉发疹之症。用药以来，诸症俱好，胃气稍和。宜止汤药，今用加味保和丸，晚服二钱调理。

加味保和丸二钱一服，十服，每晚淡姜汤送下。

【参考】 三阿哥侧福晋病指肿，除内服清热消毒饮外，外敷菊花叶法颇有道理，菊花具清热解毒之功效，局部用之当有效。

5 调经治案

十九年四月十四日，钱松请得三阿哥侧福晋脉息弦滑。系血虚多热，上热下寒，荣分到时，面目虚肿，皆虚所致。今用清热调经汤，暂服一二剂、再议平时用丸药调理。

当归三钱 黄芩三钱 炒栀三钱 楂炭一钱五分 牛膝一钱五分 茯神四钱 薄荷二分

引用灯心二十寸

十六日，钱松请得三阿哥侧福晋脉息弦滑。系血虚多热、荣分不调之症。昨服清热调经汤，诸症俱减。惟余热未净，今议仍用原方加减，晚服一贴，明日一贴，并合配清热调经丸，缓缓调理。

清热调经丸方

川芎五钱　当归一两　丹皮八钱　黄芩六钱　炒栀六钱　楂炭六钱　牛膝五钱　制香附一两　砂仁五钱　茯神二两　厚朴六钱　泽兰八钱　龟板一两　木香四钱　甘草三钱，生

共为细末，蜜丸。每丸重三钱，白开水送下。

二十年正月十六日，郝进喜请得三阿哥侧室福晋除湿调荣丸一零。

全当归二两，酒洗　赤芍一两五钱，酒洗　生地二两次　川芎一两　条芩八钱　陈皮一两　苍术一两炒　厚朴一两炙　甘草五钱，炙

共为细末，炼蜜为丸，重三钱。

七月十四日，郝进喜请得三阿哥侧福晋疏解化饮汤，二贴每晚。

羌活一钱五分　陈皮二钱　桔梗二钱　藿香一钱五分　半夏曲二钱　花粉三钱　防风一钱五分　苏叶一钱　黄芩二钱，酒洗　赤苓三钱　厚朴一钱五分，炙

引用益元散二钱　灯心一子

【参考】 荣分不调，经行浮肿，乃因气血俱虚所致，故用清热调经汤诸法收效。

十四　三阿哥大格格

1　风疹治案

十七年三月初三日，商景霨、王辅臣看得三阿哥大格格脉息弦数。系肺胃有热，外受风凉风疹之症。头目微痛，肢倦咽干。今议用荆防清表汤，晚服一贴调理。

荆芥二钱　防风二钱　牛蒡二钱　黄芩二钱　薄荷一钱　赤芍一钱五分　桔梗二钱　陈皮二钱　甘草六分，生　连翘二钱　元参二钱

引用生姜一片　灯心一子

初四日，商景霨、钱松看得三阿哥大格格脉息弦数。系伏热风疹之症。昨服荆防清表汤，风疹微透。惟口渴身热，今议用清热透表汤二贴，每午服一贴调理。

元参四钱　黄芩二钱　薄荷一钱　牛蒡一钱五分　荆芥一钱五分　桔梗二钱　连翘二钱　赤芍一钱五分　木通三钱　花粉二钱　陈皮一钱五分　甘草五分，生

引用灯心二十寸　竹叶十片

初六日，王文彬、钱松看得三阿哥大格格脉息弦缓。系伏热风疹之症。昨服清热透表汤，风热俱减。惟余热未净。今议用清热和胃汤，午服一贴调理。

元参三钱　黄芩二钱　连翘二钱　焦芍一钱五分　麦芽二钱　陈皮一钱五分　楂炭二钱　枳壳一钱五分，炒　木通二钱　甘草四分

引用灯心一束

初八日，钱松看得三阿哥大格格脉息和缓。系伏热风疹之症。服药调理，诸症俱好。宜止汤药，用香砂养胃丸，每服三钱调理。

香砂养胃丸三钱一服，十服，灯心一两。

五月初一日，三阿哥大格格整末朱砂雄黄一钱一包，各二包。

初五日，三阿哥大格格整末朱砂雄黄一钱一包，各二包。

2　饮滞受凉治案

十九年闰二月二十四日，吴锦请得三阿哥大格格脉息浮数。系痰热气滞外受风凉之症。

以致发热四肢酸痛，胸膈微满。今用清痰正气汤，午服一贴调理。

橘红一钱五分 半夏一钱五分，炙 赤苓三钱 黄芩二钱 独活一钱五分 防风一钱五分 薄荷一钱五分 枳壳一钱五分，炒 桔梗二钱 葛根一钱五分 苏梗一钱五分 甘草五分

引用姜二片

二十五日，傅仁宁请得三阿哥大格格脉息弦滑。系内有痰饮，外受风凉，以致胸胁满闷，饮食懒思。今用正气化饮汤，晚服一贴调理。

藿香一钱五分 苍术一钱五分 焦曲二钱 苏梗一钱五分 厚朴一钱五分，炒 赤苓二钱 大腹皮三钱 陈皮二钱 枳壳一钱五分，炒 炙半夏二钱 白芷一钱五分 甘草五分

引用生姜三片

五月初一日，三阿哥大格格整朱砂雄黄一钱一包，各二包，朱砂雄黄末一钱一包，各二包。

初四日，三阿哥大格格整朱砂雄黄一钱一包，二包，朱砂雄黄末一钱一包，各二包。

六月初三日，三阿哥大格格香茹丸十丸，益元散二两。

九月初一日，李澍名请得三阿哥大格格脉息浮弦。系内停饮滞，外受微凉，以致肢体酸痛、胸膈不舒，今用疏解化饮汤，晚服一贴调理。

羌活二钱 防风二钱 苏梗叶二钱 枳壳二钱，炒 赤苓三钱 陈皮一钱五分 半夏一钱五分，炙 神曲三钱，炒 苍术二钱，炒 厚朴二钱，炒 甘草五分，生

引用生姜三片

初二日，李澍名请得三阿哥大格格脉息弦数。系停饮受凉之症。以致肢体酸痛，胸膈不舒。昨服疏解药，表凉微解。惟湿饮尚盛，今用除湿拈痛汤，午晚二贴调理。

羌活二钱 防风一钱五分 赤苓三钱 泽泻二钱 当归三钱，酒洗 抚芎二钱 苍术二钱，炒 酒芩二钱 葛根二钱 茵陈三钱 独活一钱五分 香附三钱，炙 甘草五分，生

引用生姜皮二片 灯心二子

初二日，张永清请得三阿哥大格格脉息滑数。系停饮受凉之症。以致周身疼痛，胸膈满闷。昨服过疏解、除湿、拈痛等汤，外凉微解。惟饮热过盛，有时抽搐。此由气滞不能化饮所致。今用苏合丸半丸，姜汁调服。

初三日，付仁宁、张永清请得三阿哥大格格脉息滑数。系停饮受凉之症。以致周身疼痛，胸膈满闷，服过疏解、拈痛、苏合等药，表凉渐解，抽搐已止。惟里热尚盛，今议用清热润燥汤，午服一贴调理。

柴胡一钱五分 枳实二钱，炒 半夏二钱，炙 麻仁三钱 油当归三钱，酒洗 酒芩二钱 酒川军二钱 赤苓三钱 郁李仁三钱 甘草五分，生

引用灯心三十寸

初四日，薛文昱、张永清请得三阿哥下大格格脉息弦缓。系停饮受凉之症。服药以来，诸症渐减。惟腰腿酸痛，里热不清，今议用清热和胃饮，晚服一贴调理。

橘红一钱五分 赤苓三钱 姜连六分 次生地三钱 半夏曲三钱，炙 竹茹二钱 炒栀一钱五分 木通二钱 枳实二钱，炒 焦曲三钱 花粉二钱 甘草五分，生

引用灯心三十寸

初五日，刘德福、张永清请得三阿哥下大格格脉息弦缓。系饮热受凉之症。服药以来，诸症渐减。惟腰腿酸痛，胸膈满闷，此由气滞不能化饮所致。今议用调气化饮汤，晚服一贴调理。

苏梗二钱　茯苓三钱　香附三钱，炙　陈皮二钱　京半夏二钱，炙　枳壳一钱五分，炒　缩砂一钱，炒研　焦曲三钱　厚朴一钱五分，炙　桔梗一钱五分　乌药一钱五分，炒　甘草六分，生

引用荷梗七寸

初六日，王文彬、张永清请得三阿哥下大格格脉息弦缓。系气滞受凉之症。服药以来，腰腿酸痛渐减。惟胸胁胀满，有时疼痛，此由里滞未净所致。今议用四七调中汤，晚服一贴调理。

苏梗二钱　茯苓三钱　桔梗二钱　山楂三钱，炒　半夏曲三钱　瓜蒌二钱　陈皮二钱　神曲三钱，炒　厚朴二钱，姜炒　枳壳二钱，炒　槟榔二钱　香附三钱，炙

引用佛手一钱

初七日，钱松、张永清请得三阿哥下大格格脉息和缓。系气滞受凉之症。服药调理，诸症俱减。今议用香砂养胃丸，每早服三钱，白开水送下，缓缓调理。

十月初七日，钱松请得三阿哥下大格格和肝养胃汤，晚服一贴。

抚芎一钱五分　当归三钱　香附三钱　缩砂一钱五分　苦梗二钱　广皮一钱五分　郁金三钱　枳壳一钱五分　楂炭一钱五分　茯苓三钱　于术二钱　木香三分　甘草□□

引用生姜一片

初八日，三阿哥下大格格照前方，晚服一贴。

初九日，三阿哥下大格格香砂养胃丸三钱一服，十服。

初十日，三阿哥大格格和肝养胃丸一零。

川芎五钱　当归八钱，酒洗　香附一两，炙　缩砂八钱　苦梗八钱　广皮一两　神曲一两　郁金二两　枳壳八钱，炒　茯苓三两　于术一两，土炒　木香三钱　杜仲一两　沙参一两　山楂炭五钱　干姜三钱　甘草三钱

共为细末，水丸，得服五十七服，佛手汤送下。

3　养荣和肝法治肝气郁结案

十四日，钱松请得三阿哥大格格脉息虚涩。系荣分不调，血热肝旺，胃火上冲之症。以致胃胁胀满，寒热往来，间有抽搐。宜用和肝养胃丸常服调理，方能渐缓。今暂用调荣疏肝汤，晚服一贴调理。

川芎一钱五分　当归三钱　茯神四钱　于术二钱，土炒　香附三钱，炙　缩砂一钱五分　枳壳一钱五分，炒　牛膝一钱五分　龟板三钱　丹参二钱　甘菊一钱，炒　郁金一钱五分

引用红枣二个　灯心一子

十五日，三阿哥大格格照原方晚服一贴。

二十二年三月初四日，鲁桓请得三阿哥下大格格脉息沉数。原系血分有热，由肝经气滞凝结，以致腰酸腿痛，肚腹疼痛。今用养荣和肝汤，晚服一贴调理。

当归四钱　白芍二钱　苏梗二钱　生地四钱　川芎一钱五分　延胡索二钱　香附三钱　醋柴一钱五分　丹参三钱　木香五分　甘草五分

引用加生姜二片

初五日，三阿哥大格格照前方，晚服一贴。

【参考】　大格格病有二，一为风疹，二为停饮。风疹之因多为风热郁于肌表而发，故因清热透表法而愈。而病停饮，则通滞祛痰可痊。然其根本在于肝气郁结，血分有热，故养营和肝之法乃治本之大法。

十五 三阿哥下二格格

1 停滞受凉用正气汤等治案

嘉庆二十一年三月初四日，李澍名看得三阿哥下二格格脉息浮弦，停滞受凉之症，以致胸膈有时微痛，今用藿香正气丸三钱，用仙药茶二钱煎汤送服调治。

初五日，张永清请得三阿哥下二格格脉息弦数。系停滞受凉之症。以致胸膈疼痛，身热口干，今用正气化饮汤，晚服一贴调理。

藿香一钱五分 缩砂一钱五分，炒研 桔梗一钱五分 半夏二钱，炙 苏梗叶二钱 橘皮二钱 枳壳一钱五分，炒 厚朴二钱，炙 乌药三钱，炒 香附米三钱，炙 赤苓三钱 甘草八分，生

引用生姜二片

初六日，张永清看得三阿哥下二格格脉息弦数。系停滞受凉之症。昨服正气化饮汤，表凉渐解。疼痛稍减。惟饮滞未清，今用正气调中汤，晚服一贴调理。

香附米三钱，炙 山楂三钱，炒 赤苓块三钱 橘皮二钱 苏梗二钱 焦神曲三钱 桔梗一钱五分 老厚朴二钱，炒 缩砂一钱五分，炒研 枳壳一钱五分，炒 炒青皮二钱 甘草五分，生

引用生姜二片

十一月二十六日，薛文昱、王瑞丰请得三阿哥下二格格脉息浮数。系内有饮热，外受风凉之症。以致胸膈满闷，作呕头晕，四肢酸软。今用疏解正气汤调理。

苏梗三钱 葛根二钱 藿香二钱 半夏二钱 陈皮二钱 桔梗二钱 厚朴二钱 酒芩二钱 赤苓三钱 白芷二钱 川芎二钱 甘草二钱

引用生姜二片

2 受凉咽喉肿痛治案

十一月二十七日，张自兴、苏钰请得三阿哥下二格格脉息浮数。系内有饮热，外受风凉之症。以致头疼身痛，胸满恶寒、风热凝结咽喉作痛，今用疏解利咽汤，晚服一贴调理。

荆穗二钱 防风一钱五分 牛蒡三钱，研 葛根二钱 苦桔梗三钱 山豆根三钱 薄荷一钱五分 花粉二钱 元参二钱 麦冬三钱，去心 甘草一钱，生

引用淡竹叶一钱五分

十一月二十八日，付仁宁、舒岱请得三阿哥下二格格脉息滑数。系内有饮热，外受风凉之症。昨用疏解药诸症渐减，惟里热未净，今议仍用原方，晚服一贴调理。

荆穗二钱 防风一钱五分 牛蒡子三钱，研 葛根二钱 苦桔梗三钱 山豆根三钱 薄荷一钱五分 花粉二钱 元参二钱 麦冬三钱，去心 甘草一钱，生

引用淡竹叶一钱五分

十一月二十九日，薛文昱、王瑞丰请得三阿哥下二格格脉息和缓。用药以来，诸症俱好。惟咽喉微痛，今议用清咽利膈丸，晚服三钱，清茶送下。

【参考】 喉部连于肺胃，故外感之患，多犯于咽喉；咽喉为诸经行聚之处，故内伤脏腑，亦多反映于喉。二格格之咽痛，毒属外有风寒之侵，内有饮热之伏，风热搏结于喉所致。

十六 四阿哥

1 福寿丹开口

嘉庆十年二月初九日，刘钟、段继善、吕廷珪、刘钲请得皇后于本日子时，育喜阿哥，脉纹神色俱好，宜用福寿丹开口。

【参考】 皇后系指考和睿皇后钮祜禄氏，四阿哥当是皇四子瑞怀亲王绵忻。

十一日，刘钟、刘钲请得四阿哥藿香正气丸一钱五分。

引用姜皮一片 水五分煎去渣，陆续温服

五月二十九日，四阿哥益元散一钱一包，十服。

八月初七日，四阿哥灯心一两。

2 风凉治案

十月二十七日，鲁维淳、吕廷瑞请得四阿哥脉息浮数。系肺胃有热，外受风凉之症。以致头面上出碎小疙瘩，身热烦躁。今议用荆防败毒饮调理。

荆芥一钱 防风八分 薄荷七分 牛蒡一钱五分，炒研 桔梗一钱 赤芍一钱 连翘一钱，去心 栀子八分，研碎 陈皮一钱 甘草三分

引用生姜一片 一贴不拘时服

二十八日，刘钟、罗应甲、吕廷瑞请得四阿哥脉息滑数。原系肺胃有热，外受风凉之症。以致头面上出碎小疙瘩，身热烦躁，用过荆防败毒饮，已得微汗。惟里热未清，今议用疏解清热饮调理。

柴胡一钱 酒芩一钱 赤芍一钱 薄荷八分 牛蒡一钱五分 连翘一钱 桔梗一钱 木通一钱 赤苓一钱五分 前胡一钱 花粉一钱 甘草三分

引用姜皮一片 淡竹叶一钱 一贴不拘时服

二十九日，花映墀、刘钟、高文溥、吕廷瑞请得四阿哥脉息弦滑。原系肺胃有热，外受风凉之症。以致头面上出碎小疙瘩，身热烦燥，用过荆防败毒、疏解清热饮，已得微汗。惟里热未清，二便不调，今议用柴苓饮调理。

柴胡八分 泽泻八分 厚朴八分，姜炙 猪苓一钱五分 陈皮一钱 苍术一钱，炒 赤苓一钱五分 藿香一钱 白芍一钱，炒 车前子一钱，炒 扁豆二钱，炒研 甘草三分

引用生姜一片 红枣三枚 一贴不拘时服

十二月初二日，刘钟、吕廷瑞请得四阿哥正气胃苓丸二钱，姜一片，红枣二枚，煎服。

十一年二月十七日，吴锦、吕廷珪请得四阿哥疏解化痰汤。

防风八分 浙贝二钱 赤苓一钱 荆芥七分 桔梗一钱 苏梗五分 前胡八分 橘红一钱 蜜桑皮一钱 夏曲一钱，炒

引用生姜一小片 一贴晚服

十八日，刘钟、吕廷珪请得四阿哥脉息浮数。系肺胃有热，外受风凉之症。以致身热口渴，咳嗽气粗，昨服疏解化痰，表凉微解。惟肺胃未清，今议用荆防杏苏饮，晚服一贴调理。

荆芥七分 防风八分 赤苓一钱 杏仁二钱 浙贝二钱 桔梗一钱 苏梗五分 薄荷七分 前胡八分 橘红一钱 半夏曲一钱，炒

引用生姜一小片

十九日，刘钟、吕廷珪请得四阿哥脉息滑数。原系肺胃有热，外受风凉之症。用药调治，表凉渐解。惟痰热未清，今议用和胃化痰汤，晚服一贴调理。

前胡一钱　桑皮一钱　苏梗一钱　杏仁八分，炒　桔梗一钱　陈皮八分　半夏一钱，姜炙　茯苓一钱五分　薄荷八分　知母一钱，炒　浙贝一钱　生甘草五分

引用生姜一片　红枣二枚

三月初九日，四阿哥灯心五钱。

五月初五日，四阿哥朱砂雄黄末一钱一包，各五包。

二十二日，四阿哥香茹丸十丸，灯心一两。

二十七日，四阿哥香茹丸三十丸，益元散一两一包，四包。

十月初七日，吕廷珪、胡增请得四阿哥脉息浮数。系内有痰热，外受风凉之症。身有微热，微喘咳嗽，今议用疏解饮，晚服一贴调理。

羌活五分　葛根六分　桔梗八分　荆穗六分　苏叶三分　贝母八分，研　防风七分　杏仁八分，炒　橘红八分

引用生姜一片

初八日，吕廷珪请得四阿哥脉息滑数。原系内有痰热，外受风凉之症。用药调治，身热微喘俱减。惟痰热未清，今用杏苏饮晚服一贴调理。

苏叶三分　杏仁六分　半夏曲一钱　防风六分　前胡五分　橘红八分　荆芥六分　桔梗一钱　甘草三分，生　生姜一小片

本日，吕廷珪请得四阿哥脉息滑数。原系内有痰热，外受风凉之症。用药调治，身热微喘渐减。惟痰热过盛，于已时痰堵抽搐一次，今用清热镇惊汤调治，外用琥珀散调治□一支、研水午服二次。

柴胡六分　羚羊四分　瓜蒌八分　川羌四分　治南星三分　浙贝母一钱，研　防风八分　钩藤七分　代赭石八分　覆花七分，绢包　全蝎三双　赤苓八分

引用金器一件　同煎

初八日，刘钟、吕廷珪请得四阿哥脉息弦滑。原系内有痰热，外受风凉之症。用药调治，身热微喘渐减。惟惊悸痰堵，于巳时抽搐一次，又于未时抽搐一次，今议用清解透表汤、兼至圣保元丹调治。

柴胡梢一钱　防风八分　蝉蜕九只　赤芍一钱　荆芥一钱　僵蚕一钱，炒　薄荷八分　桔梗一钱　天麻八分　胆星四分，转　钩藤一钱五分　全蝎三只，清水去毒　羚羊角八分，镑　甘草三分，生

引用生姜皮一片　香菜根一个

初九日，刘钟、李承绪、吕廷珪请得四阿哥脉息滑缓。原系痰热受凉抽搐之症。服药调治。

诸症俱减。惟肝胃热盛，有痰，时或惊悸，今议用清热化痰汤调理，一贴陆续服。

赤苓一钱五分　半夏曲一钱，姜炒　陈皮一钱　柴胡一钱　酒芩一钱　红花一钱　花粉一钱　黑栀八分　枳壳八分，炒　桔梗一钱　钩藤一钱五分　僵蚕一钱，炒　生甘草三分

引用生姜一片　灯心二十寸

初十日，刘钟、李承绪、吕廷珪请得四阿哥脉息安和。原系痰热受凉抽搐之症。服药以来，诸症俱好，今宜止汤药，议用冬橘代茶饮，生津和胃调理。

麦冬一钱五分，去心　广橘红一钱　竹茹八分　茯神片一钱　半夏一钱，制　灯心二十寸　代茶陆续温用

十一月十六日，鲁维淳、刘钲请得四阿哥脉息浮数。系肺胃痰热，外受风凉之症。以

致身热气粗，鼻有清涕，烦燥口渴。今议用清解汤一贴调理。

羌活八分　防风八分　薄荷八分　荆穗一钱　葛根八分　牛蒡二钱,炒研　连翘一钱,去心　前胡一钱　桔梗一钱五分　枳壳八分，炒　陈皮八分　甘草四分，生

引用加生姜一片　灯心一子

【参考】 宫中幼儿，每多感冒，且多因高烧而致抽搐，或由料理方法不当，抑或与其生活习惯有关。四阿哥感受风凉，内有痰热而致抽搐，御医们除施汤剂外，尚用琥珀散、至圣保元丹等成药，治小儿病，此类药颇不可少。

嘉庆十五年正月十八日，四阿哥灯心二两。

本日，段继善、吕廷珪请得四阿哥清热代茶饮。

荆穗一钱　防风一钱　柴胡八分　葛根□□　桔梗一钱　枳壳八分　羌活七分　杏仁一钱,研　赤苓八分　生甘草三分

加生姜水煎，晚服一贴。

十九日，段继善、吕廷珪请得四阿哥九宝代茶饮。

柴胡八分　葛根八分　防风一钱　羌活一钱　羚羊一钱　桔梗一钱　荆穗一钱　花粉八分　竹茹一钱

晚服一贴。

3　风凉瘾症治案

本日巳刻，段继善、吕廷珪请得四阿哥脉息浮数。系内停滞热、外受风凉瘾疹之症。以致发热烦躁，头面周身俱瘾温疹。今议用九宝疏解饮调治。

本日申刻段继善、吕廷珪请得四阿哥脉息浮数。系肺胃有热、外受风凉之症。以致发热烦躁，口渴唇干，头面周身俱有瘾疹。今议用清解饮晚服一贴调治。

犀角一钱　羌活一钱　连翘二钱，去心　元参一钱　苦梗一钱五分　酒芩一钱　荆穗一钱五分　防风一钱　蝉蜕一钱，去心　赤苓二钱　竹茹一钱

引用三川柳一钱　芦根一钱

二十日，刘钟、段继善、吕廷珪请得四阿哥脉息浮数。原系肺胃有热，外受风凉之症。以致身热口渴，烦躁唇干，用药调治，瘾疹已透，大便已行。惟余热不净，今议用清热透表汤，午服一贴调理。

荆芥一钱五分　防风一钱　桔梗一钱五分　牛蒡子一钱五分，研　赤芍一钱五分　柴胡一钱　薄荷一钱　连翘一钱五分　木通一钱五分　葛根一钱　蝉蜕一钱，去足　生甘草五分

引用芦根三钱　生姜二片

二十一日，刘钟、段继善、吕廷珪请得四阿哥脉息滑数。原系肺胃有热，外受风凉瘾疹之症。用药调治，瘾疹已散，表气渐解。惟欠正汗，余热未清，今议用柴胡温胆汤，午服一贴调治。

柴胡一钱　酒芩一钱　赤芍一钱　竹茹一钱　姜半夏一钱　橘红一钱　黑栀一钱　木通一钱　花粉一钱　生地二钱　麦冬一钱，去心　生甘草三分　赤苓一钱五分

引用生姜一片　灯心三十寸

二十二日，刘钟、段继善、吕廷珪请得四阿哥脉息滑数。原系肺胃有热，外受风凉瘾之症。用药调治，瘾疹全散，诸症大减，正汗已见。惟余热尚属不清，今议用清热温胆汤，午服一贴调治。

陈皮一钱　半夏一钱，炙　酒芩一钱　竹茹一钱　茯苓一钱五分　谷芽三钱，炒　生地一钱五分　黑栀一钱

麦冬一钱五分　枳壳一钱，炒　木通一钱

引用生姜皮一片　红枣二枚

二十三日，刘钟、段继善、吕廷珪请得四阿哥脉息和缓。原系肺胃有热，外受风凉，瘾疹之症。用药调治，表里俱好。惟胃气尚属未和，今议用和胃温胆汤，午服一贴调理。

花粉一钱　半夏一钱，制　陈皮一钱　山楂一钱　神曲二钱，炒　酒芩一钱　赤苓一钱五分　枳壳一钱，炒　竹茹一钱　黑栀一钱　生地一钱五分　生甘草五分

引用生姜一片　红枣二枚

二十四日，刘钟、段继善、吕廷珪请得四阿哥脉息和平。原系肺胃有热，外受风凉瘾疹之症。用药调治，诸症全好，相宜歇药，薄粥避风，橘麦代茶调理。

橘红一钱　麦冬一钱，去心　神曲一钱　麦芽一钱，炒　淡竹叶五分　生地一钱　水煎代茶

二月十一日，四阿哥四制抱龙丸，得服五十八服，三分一服。

【参考】　四阿哥瘾疹病之发生原因，在于内(肺胃)蕴湿热，外受风凉，郁于皮腠所致。治疗守清热透表法，使表邪散而热毒清，疹退。复以清热温胆汤以祛其肺中痰热，终以和胃健脾法调其本。治疗颇具匠心，深合病情，故收效显著。

4　肺胃滞热治案

十一月十五日，栾泰请得四阿哥脉息沉缓，诸症俱减。惟肺胃滞热未净，以致咳嗽懒食。今照原方清胃化滞汤加减，晚服一贴调理。

桔梗三钱　山楂三钱，炒　前胡二钱　牛蒡三钱　蒌仁三钱　熟军一钱　焦曲三钱　桑皮二钱，生　知母二钱，炒　枳壳二钱

引用荷梗一尺

本日，申刻照方减去熟军，加杏仁二钱，苏梗二钱。

【参考】　四阿哥当是瑞怀亲王绵忻。肺胃滞热未清，故当以熟军枳壳知母之属清胃化滞，并以桑皮、蒌仁等品清肺，佐以前胡、牛蒡之类宣肺散滞。

5　外感治案

十二月十二日，张如璠看得四阿哥脉息浮紧。系肺胃不清，外感风寒，以致头疼发热，面赤口渴，咽痛烦躁。今用疏表解肌汤调理。谨奏。

疏表解肌汤

防风一钱五分　荆芥一钱五分　柴胡一钱五分　葛根一钱五分　薄荷一钱　桔梗三钱　连翘一钱五分　赤芍一钱五分　黄芩一钱五分　石膏二钱　花粉二钱　甘草五分

引用生姜一片　灯心五十寸　午晚服

【参考】　以脉测脉证象浮紧，乃外感风寒之候。疏表解肌汤即仿《伤寒六书》之柴葛解肌汤意化裁。主治外感风寒，寒邪化热引起之头痛发热诸证。

十七　四阿哥福晋(瑞亲王福晋)

1　暑感症治案

二十四年五月初一日，四阿哥福晋整末朱砂雄黄一钱一包，各五包。

【参考】　四阿哥福晋当指皇四子绵忻之妻。绵忻生于嘉庆十年，此时年方十四周岁，

便已成亲，宫中早婚之风俗可见一斑。

二十九日，郝进喜请得四阿哥福晋脉息弦滑。系内停饮滞，外受风凉暑感之症。以致头疼身痛，胸隔满闷，夜间烦燥口渴。今用二香饮，午晚二贴调理。

藿香一钱五分　香薷一钱五分　苏叶一钱五分　羌活一钱五分　葛根二钱　花粉二钱　腹皮一钱五分　陈皮一钱五分　桔梗二钱　茯苓二钱　酒芩一钱五分　苍术一钱五分，炒

引用生姜二片

三十日，陈昌龄、郝进喜请得四阿哥福晋脉息弦缓。系内停饮滞，外受风凉暑感之症。以致头疼身痛，胸满口渴，烦燥不宁。服二香饮，症势渐减。今议用清热化饮汤，午晚二贴调理。

酒芩一钱五分　厚朴一钱五分，炙　赤苓三钱　橘红一钱五分　麦冬三钱，去心　木通二钱　山楂二钱，焦　半夏曲二钱，炒　柴胡一钱五分　花粉二钱　栀子一钱，炒　益元散二钱

引用灯心一束

六月初一日，四阿哥福晋六合定中丸十丸，益元散一钱一包，十包，灯心五钱。

十一日，四阿哥福晋六合定中丸十丸，香茹丸十丸，益元散一钱一服，十服。

二十二日，四阿哥福晋香茹丸十丸，益元散一钱一服，十服。

十一月二十二日，郝进喜请得四阿哥福晋脉息浮数。系内有饮热外受风凉之症。以致头闷身酸、胸隔胀满。今用正气化饮汤，晚服一贴调理。

藿香一钱五分　苏梗叶一钱五分　半夏曲二钱，炒　陈皮一钱五分　厚朴一钱五分，炒　桔梗二钱　枳壳二钱　茯苓三钱　葛根一钱五分

引用生姜二片

二十三日，郝进喜请得四阿哥福晋脉息弦数。系停饮受凉之症。以致头闷身酸，胸隔胀满，服正气化饮汤，表凉已解。惟胸隔胀满，里滞不清。今用和胃代茶饮调理。

茯苓二钱　酒芩一钱五分　枳壳一钱五分，炒　香附二钱，炙　缩砂八分，研　陈皮一钱五分　半夏一钱五分，炙　焦楂三钱　焦曲二钱　甘草三分，生

引用灯心一束

二十四日，郝进喜请得四阿哥福晋脉息和缓。系停饮受凉之症。用药调治，诸症已减。胃气欠和。今用加味保和丸调理。

二十五年四月初六日，郝进喜请得四阿哥福晋脉息弦数。系荣分血虚有热，外受微风，以致荣分过期而至，血有紫块，身肢酸软，胸腹胀满，今用芩连四物汤一贴调理。

荆芥炭八分　条芩一钱　酒连五分　大生地二钱　当归三钱，酒洗　白芍一钱五分　黑栀一钱　川芎一钱

引用荷梗七寸　生姜一片

初七日，郝进喜请得四阿哥福晋芩连四物汤加焦楂三钱，苍术炭二钱。一贴晚服。

初八日，郝进喜请得四阿哥福晋芩连四物汤，晚服一贴。

条芩二钱　酒连八分　大生地三钱　当归三钱　白芍一钱五分　黑栀二钱　川芎八分　焦楂三钱　甘草五分，生

引用荷梗七寸　灯心一束

五月初一日，四阿哥福晋朱砂雄黄整末一钱一包，各五包。

初五日，四阿哥福晋朱砂雄黄整末一钱一包，各五包。

二十七日，四阿哥福晋香茹丸十丸，益元散一钱一包，十包，灯心一两。

六月初七日，四阿哥福晋香茹丸十丸，益元散一钱一包，十包。

十七日，四阿哥福晋香茹丸十丸，益元散一钱一包，十包，灯心一两。

二十七日，四阿哥福晋香茹丸十丸，益元散一钱一包，十包。

七月初四日，四阿哥福晋益元散二两，灯心一两。

道光元年五月初五日，瑞亲王福晋朱砂雄黄整末一钱一包，各五包。

六月初九日，瑞亲王福晋香茹丸十丸，益元散一钱一包，十包，灯心一两。

十七日，瑞亲王福晋香茹丸十丸。

2　时温症治案

八月二十三日，钱松、孔毓麟请得瑞亲王福晋脉息滑数。系复感时温之症。以致胃胁胀满，烦燥呕恶，皆由滞热过盛，当此时令不和之气，防其抽搐。今议用清热化滞汤，午服一贴调理。

酒芩三钱　泽泻四钱　赤苓四钱　神曲四钱　姜连一钱五分　栀子三钱　橘红三钱　枳实三钱　山楂四钱　半夏二钱　藿香一钱五分　六一散五钱

引用灯心五十寸　竹叶十片

二十四日，钱松、孔毓麟请得瑞亲王福晋脉息弦数。原系感受时温之症。服清热化滞等汤，防其抽搦，无如滞热太盛，干呕未减，二便不通，时有谵语。今尽力议用调中化滞汤，早服一贴调理。

黄芩四钱　焦芍二钱　焦曲三钱　黄柏二钱　赤苓五钱　炒栀三钱　枳实三钱，炒　熟军三钱　酒连一钱五分　木香一钱　楂炭三钱　木通三钱　连翘三钱　甘草五分

引用灯心三十寸　加白矾黄豆大一小块，药宜凉进

本日，钱松、孔毓麟请得瑞亲王福晋栀子清心饮，晚服一贴。

栀子三钱，炒　花粉三钱　羚羊二钱　元参五钱　地骨皮三钱　丹皮二钱　薄荷八分　橘红一钱　麦冬一钱五分　甘草四分

引用灯心三十寸　鲜竹茹一钱

二十五日，钱松、孔毓麟请得瑞亲王福晋脉息弦数。系时瘟之症。昨晚服栀子清心汤，温热少(稍)轻，二便亦利。惟余邪尚炽，今议仍用原方加减午服一贴调理。

栀子清心汤照方加丹皮一钱

二十六日，钱松、孔毓麟请得瑞亲王福晋脉息弦数。系时温之症。连服栀子清心汤，烦热少轻，但心胃固结之热尚炽，急切未能速解，今议用芩连栀子汤早服一贴调理。

黄芩三钱　栀子三钱　薄荷一钱　瓜蒌二钱　神曲三钱　元参五钱　桔梗二钱　酒连一钱　枳壳二钱　香附二钱，生　茯苓四钱，块

引用灯心三十寸

二十七日，钱松、孔毓麟请得瑞亲王福晋脉息沉数。系时温之症。连服栀子清心等汤、邪热渐轻。惟心胃二经余热不净。急难推荡，今议用清热导滞汤早服一贴调理。

黄芩三钱　川黄连一钱　焦曲三钱　楂炭三钱　缩砂一钱　苦梗二钱　元参三钱　炒栀三钱　制香附二钱　茯神四钱　苍术一钱五分，炒　甘草四分

引用陈佛手八分　灯心二十寸

二十八日，钱松、孔毓麟请得瑞亲王福晋脉息沉数。系时温之症。服清热导滞汤温热已轻。惟心胃余热不净，以致口干谵语，急难推荡，今议用养阴清热汤早服一贴调理。

元参四钱　川郁金一钱五分　麦冬二钱　橘红一钱　川贝母二钱　石菖蒲一钱五分　生地五钱　建曲三钱

制香附三钱　犀角一钱　茯神三钱

引用竹叶十五片　佛手干五分

二十九日，钱松、孔毓麟请得瑞亲王福晋脉息沉滑。系时温之症。服养阴清热汤，症势较缓。惟心胃余热究属固结不净，今议仍用原方早服一贴，外加琥珀五分调理。

照方养阴清热汤，内引加灯心三十寸，减去佛手干。

三十日，钱松、孔毓麟请得瑞亲王福晋脉息沉滑。系时温之症。连用养阴清热汤，症势较减。惟余热不净，间有谵语，究系热邪固结所致，今议用原方加减，早服一贴调理。

元参四钱　焦芍一钱五分　生地三钱　当归三钱　栀子三钱，炒　丹皮三钱　远志二钱　茯神五钱，块　川贝三钱　川郁金一钱五分　橘红一钱五分　钗斛三钱　建曲二钱

引用连子七个　灯心三十寸

【参考】 温热虽解，但心胃余热未清，此心之热，盖因阴虚所致，故清热导滞汤虽收全功，而易以养阴清热之法而收效。治病求本之总则不可忽视。

九月初一日，钱松、孔毓麟请得瑞亲王福晋脉息沉滑。系时温之症。服药调理，邪热已减。惟日久气虚，脾阳不运，即少添粥饮，运化不动。究系滞热不净，今议用香砂和中汤，早服一贴调理。

香附三钱　广皮一钱五分　元参三钱　酒芩三钱　枳壳一钱五分　缩砂一钱五分　厚朴一钱五分　茯苓四钱，块　楂炭二钱　桔梗二钱　建曲三钱　麦芽三钱

引用核桃一个，捣

初二日，钱松、孔毓麟请得瑞亲王福晋脉息沉滑。系时温之症。服药调治，症势已减。惟阴虚余热不净，脾胃尚软运化稍难，今议用香砂理脾汤，午服一贴调理。

香附三钱　元参三钱　茯苓块四钱　枳壳一钱五分　建曲三钱　缩砂一钱五分　条芩三钱　桔梗二钱　广皮一钱五分　川贝一钱五分　麦芽三钱，炒　栀子二钱，炒

引用核桃一个，捣

初三日，钱松、孔毓麟请得瑞亲王福晋脉息弦缓。系时温之症。服药调治，症势已减。惟阴分过弱，脾胃不和，饮热不净，今议用清热育神汤午服一贴调理。

香附二钱　缩砂一钱　当归身三钱　钗石斛三钱　炒栀三钱　茯神块四钱　丹皮三钱　焦白芍一钱五分　元参二钱　楂炭三钱　川贝一钱五分　广皮一钱五分

引用核桃仁一个

初四日，钱松、孔毓麟请得瑞亲王福晋脉息弦缓。系时温之症。服药调治，诸症已减。现在惟阴虚胃弱，运化稍迟，今议用养阴和胃汤，午服一贴调理。

当归三钱　香附三钱　白术一钱五分　玉竹一钱五分　山药三钱，炒　焦白芍一钱五分　缩砂一钱五分　茯神四钱　丹皮三钱　谷芽二钱，炒　钗石斛三钱　甘草四分，生

引用红枣一个　灯心十寸

初五日，钱松、孔毓麟请得瑞亲王福晋脉息渐缓。原系时温之症。服药调治，诸症渐好。惟阴分不足胃气不和。今仍用养阴和胃汤加减，午服一贴调理。

当归三钱　香附三钱　白术一钱五分　玉竹一钱五分　钗石斛三钱　焦芍一钱五分　缩砂一钱　茯神四钱　丹皮三钱　扁豆三钱，炒　谷芽二钱，炒　麦冬一钱五分　甘草四分，生

引用红枣二个　灯心十寸

初六日，钱松、孔毓麟请得瑞亲王福晋脉息渐缓。原系时温之症。服药调治，诸症已好。惟阴分不足，气怯身软，胃气尚弱。今议用益阴和胃汤，午服一贴调理。

当归身三钱　北沙参三钱　麦冬一钱　白术二钱　丹皮三钱　焦白芍一钱五分　茯神块四钱　玉竹二钱　扁豆三钱，炒　钗石斛三钱　谷芽二钱，炒　甘草五分

引用红枣三个　灯心十寸

初七日，钱松、孔毓麟请得瑞亲王福晋脉息已缓，原系时温之症。服药以来，诸症俱好。惟阴虚气弱，胃气不和，今议暂止汤药，以缓胃气。仍俟胃气少健，气分少足，再用养阴和胃丸调理。

【参考】 阴虚乃瑞亲王福晋之病本，故治疗中时时注意此点，竟收显效。

初十日，钱松、孔毓麟请得瑞亲王福晋脉息和缓。系时温之症。服药调治，诸症俱好。惟气虚胃弱，相宜避风并用香砂养胃丸，缓缓调理。

二年四月二十八日，瑞亲王福晋朱砂雄黄整末一钱一包，各五包。

六月十二日，瑞亲王福晋香茹丸十丸，益元散一钱一包，十包，灯心一两。

二十日，瑞亲王福晋香茹丸十丸，益元散一两。

十八　五阿哥

1　初生儿医案

嘉庆十九年闰二月初一日，高文溥、张桐舒请得五阿哥导赤散一零。

生地一钱小　木通一钱　赤苓一钱五分　酒芩一钱　酒莲一钱　甘草一钱，生

共为细末，过双系绢罗，用蜜调匀，随时服。

【参考】 五阿哥当是皇五子惠瑞亲王绵愉。嘉庆十九年二月二十七日丑时如妃钮祜禄氏生。此脉案当属其生后第五天。

十一月十二日，李潍名请得五阿哥清肺抑火丸，仙药茶各一钱，煎汤去渣，温服。

十二月初一日，刘廷溥、李泗杰请得五阿哥藿香正气丸一钱五分

引用生姜皮一小片　红枣一枚　去核煎汤，煎三分

2　治感寒咳嗽代茶饮方

十二月二十八日，刘钲请得五阿哥脉息浮缓。系外受寒凉之症，以致微热鼻有清涕，今用代茶饮一贴。

苏叶八分　防风八分　葛根八分　桔梗八分　枳壳七分　荆芥八分　前胡八分　广皮八分　甘草三分

引用姜一片　灯心二子

【参考】 不及周岁之婴儿，用此剂量之发散药，表明体质尚强。

二十年正月十一日，张桐舒请得五阿哥正气丸一钱煎服，引羌活四分。

正月十二日，张桐舒请得五阿哥正气丸一钱煎服，引生姜一片。

正月十三日，刘钟、张桐舒请得五阿哥荆防代茶饮一贴。

荆穗一钱　桔梗一钱　陈皮八分　防风八分　杏仁八分　半夏一钱　苏梗叶一钱　前胡一钱　赤苓一钱五分　葛根一钱　麦芽一钱　姜蚕一钱　甘草三分

引用姜皮一片　灯心三十寸　水二盅，煎拧服

正月十四日，刘钟、张桐舒请得五阿哥和胃代茶饮一贴。

苏梗八分　陈皮八分　赤苓一钱五分　前胡八分　半夏八分　桑皮八分　桔梗八分　杏仁八分　竹茹八分　麦芽一钱　甘草三分

引用姜一片　灯心三十寸

正月十六日，刘钟、张桐舒、李泗杰请得五阿哥宁嗽代茶饮一贴。

桔梗八分　赤苓一钱　苏梗八分　姜蚕八分　前胡八分　杏仁七分　半夏八分　陈皮八分　桑皮八分　防风六分　瓜蒌霜八分　甘草二分

引用姜皮一片　红枣二枚

五月三十日，五阿哥益元散四两，灯心一两。

六月初四日，张桐舒请得五阿哥藿香正气丸二钱一服，益元散五钱。

初四日，高文溥请得五阿哥香茹饮，晚服一贴。

香茹一钱五分　藿香一钱五分　姜连八分，研　陈皮一钱五分　赤苓三钱　苍术一钱五分，炒　厚朴一钱五分　甘草六分，生　半夏一钱五分，制

引用生姜一片

初五日，刘钟、高文溥请得五阿哥脉息浮数。系内有暑热，外受风凉之症。以致烦热微汗，口干作渴，今议用清解二香饮调理。

荆芥一钱　桔梗一钱　香茹八分　苏梗叶一钱　防风八分　前胡一钱　牛蒡子一钱，炒研　藿香一钱　葛根一钱　赤芍一钱　酒芩一钱　益元散一钱五分

引用生姜一片　灯心三十寸

初六日，刘钟、高文溥请得五阿哥抱龙丸五丸。

初八日，刘廷淳请得五阿哥脉息浮数。系肺胃痰热，微受风凉之症。以致咳嗽有热，头项微热，今用橘苏代茶饮调理。

苏梗一钱　橘红八分　杏仁一钱　桔梗一钱　半夏一钱，制　桑皮一钱，制　枳壳六分，炒　前胡一钱　赤苓一钱五分　葛根八分　浙贝母一钱，研　防风八分

引用生姜一片

十月二十一日，罗应甲请得五阿哥参苏理肺丸一钱，仙药茶一钱调服。

十二月十二日，五阿哥灯心一两。

二十一年正月十一日，五阿哥灯心五钱。

二十二日，五阿哥灯心五钱。

3　停乳受凉治案

二十一年二月十二日，张宗濂请得五阿哥脉息浮缓。系内停乳食，外受风凉之症。以致身热腹泻，今用疏解正气汤，一贴分二次午晚调理。

羌活一钱　防风一钱　藿香一钱　苍术一钱五分，炒　厚朴一钱，炒　陈皮一钱五分　赤苓二钱　苏梗一钱　白芷六分　桔梗一钱五分　神曲二钱，焦　甘草五分，炙

引用加生姜一片

十三日，张宗濂、高文溥请得五阿哥脉息浮缓。系内停乳食，外受风凉之症。以致身热腹泻，昨服疏解正气汤，身热微解，腹泻渐清。今议用正气和胃汤一贴，分二次，午晚调理。

藿香一钱　赤苓二钱　猪苓二钱　苍术一钱五分，炒　桔梗一钱五分　厚朴一钱，炒　陈皮一钱五分　黄连四分，姜炒　腹皮一钱　泽泻一钱五分　羌活七分　甘草五分，炙

引用加生姜一片

十四日，张宗濂、高文溥请得五阿哥脉息和缓。原系停滞受凉之症。用药调治，诸症

已好。宜止汤药，今议用保和丸二钱，缓缓调理。

三月十四日，张宗濂请得五阿哥脉息浮缓。系停乳食，外受风凉之症。以致身热便溏，今用正气丸、仙药茶煎服。

正气丸三钱　仙药茶五分

十五日，张宗濂请得五阿哥脉息浮缓。内停乳食，外受风凉之症。以致身热便溏，昨服正气丸、仙药茶，身热微解。但食热未清，今仍用正气丸二钱加神曲一钱，麦芽一钱，煎服。

十六日，张桐舒请得五阿哥脉息和缓。原系内停乳食，外受风凉之症。服过正气丸，仙药茶，表里俱解，起居吉祥，宜避风调理。

五月初一日，五阿哥整末朱砂雄黄一钱一包，各四包。

初五日，五阿哥朱砂雄黄末一钱一包，各四包。

【参考】 朱砂具镇惊、安神、消肿之功，雄黄有镇惊、消肿、解毒之效。

初十日，五阿哥灯心三钱，竹叶二钱。

【参考】 两药合用旨在清心火利湿热。

二十日，罗应甲请得五阿哥脉息浮数。系胃热受凉之症。以致呕吐。今用正气丸五分，保和丸一钱调理。

二十一日，罗应甲请得五阿哥脉息弦数，系胃热停滞呕吐之症。昨用正气保和丸，呕吐渐减。今仍用保和丸二钱、焦曲二钱、麦芽二钱调理。

二十三日，张宗濂请得五阿哥脉息浮缓。系内停乳食，外受风湿，以致便溏小水微不利。今用正气丸三钱，姜煎服。

二十四日，五阿哥灯心五钱，竹叶三钱。

六月初三日，五阿哥菊花五分，灯心三钱，竹叶一钱，煎汤代茶。

4　正气胃苓丸治泄泻案

十六日，赵丽生请得五阿哥脉息和缓，原系暑湿伤脾，以致肚腹作泻。今用正气胃苓丸二钱调理。

十七日，赵丽生请得五阿哥脉息和缓，原系暑湿伤脾之症。以致肚腹作泻，昨服正气胃苓丸，泄泻渐轻，今仍用正气胃苓丸调理。

十八日，赵壁请得五阿哥脉息和缓。原系暑湿伤脾之症，以致肚腹作泻。今用胃苓丸二钱，煎汤调理。

十九日，赵壁请得五阿哥脉息浮数。原系暑湿停滞之症。以致腹胀便泻，身体微热，今用胃苓代茶饮调理。

苏梗叶一钱　腹皮一钱五分　猪苓一钱　泽泻一钱五分　赤茯苓二钱　桔梗一钱五分　苍术八分，炒焦　厚朴二钱，制　陈皮一钱五分

引用六一散二钱　灯心三十寸　薏苡仁四两

二十日，赵壁、李承缮请得五阿哥脉息浮数。原系暑湿停滞之症。以致腹胀便泻，身体微热。今议仍用胃苓代茶饮加减调理。

藿香梗一钱　腹皮一钱五分　苍术一钱，炒　厚朴一钱五分，炒　赤茯苓一钱五分　陈皮一钱　猪苓一钱　泽泻一钱五分　姜云莲五分　桔梗一钱

引用六一散二钱　灯心三十寸

香茹丸十丸，益元散一两，灯心三钱。

二十一日，赵壁、陈廷显请得五阿哥脉息和缓。原系暑湿停滞，身热便泻之症。服药以来，诸症俱好。惟小便短少，宜止汤药。今议用胃苓丸一钱、益元散、灯心，煎汤代茶调理。

二十二年十一月十五日，高文溥、武怀中请得五阿哥脉息滑数。系肝肺热盛，右腮下浮肿，按之坚硬，微痛，此由肝肺痰热凝结所致。今议用清热化痰汤，外敷拔毒散调理。

牛蒡一钱五分，研　连翘一钱，去心　橘红一钱叶　半夏一钱，制　酒芩一钱　薄荷六分　桔梗一钱五分　升麻三分，制　川芎一钱　当归一钱五分　赤芍一钱

引用灯心一子

5　风温瘰疬症治案

十六日，张懋懿请得五阿哥脉息细数。原系内有痰热，外受风凉，结成风瘟瘰疬之症。以致项下结核一枚，形如梅李，推之不动，按之不移，恐日久溃破成疮。今拟用柴胡散坚汤，午服一贴调治。

柴胡一钱，生　升麻六分　当归一钱五分　黄芩一钱五分　牛蒡子一钱五分　川芎一钱　赤芍一钱　玉竹二钱　小生地一钱五分　半夏一钱，制　橘红八分，叶　甘草五分，生

引用加黄酒五钱

十七日，商景霨、张懋懿请得五阿哥脉息细数。原系内有痰热，外受风凉，结成风瘟瘰疬之症。以致项下结核一枚，形如梅李，推之不动，按之不移，恐日久溃破成疮，今议用柴胡散坚汤午服一贴调治。

柴胡一钱　羌活一钱五分　升麻六分　牛蒡子一钱五分　酒芩一钱五分　当归二钱　川芎一钱　小生地一钱五分　橘红八分，叶　玉竹二钱　半夏一钱　生甘草五分

引用加荷叶三钱　黄酒五钱

十八日，张自兴、陶尚礼、张懋懿请得五阿哥脉息细数。原系内有痰热，外受风瘟，结成风瘟瘰疬之症。以致项下结核一枚，形如梅李，推之不动，按之不移，恐日久溃破成疮，前服柴胡散坚汤二贴，形势如前，今议用柴胡化坚汤，午服一贴调治。

柴胡一钱　升麻七分　蓁艽八分　牛蒡子一钱五分　当归一钱五分　川芎一钱五分　浙贝一钱五分，研　夏枯草二钱　昆布一钱　玉竹二钱　橘红八分叶　生甘草五分

引用荷叶三钱　黄酒五钱

十九日，王文彬、陶尚礼、张懋懿请得五阿哥照前方柴胡化坚汤，午服一贴。

二十日，商景霨、陶尚礼、张懋懿请得五阿哥脉息细数。原系内有痰热，外受风温，结成风温瘰疬之症。以致项下结核一枚，形如梅李，推之不动，按之不移，恐日久溃破成疮，服柴胡散坚化坚等汤，四贴，微觉活动，似有欲消之象，今仍议用柴胡化坚汤，午服一贴，外兼熨药法调理。

熨药方

川椒五钱，去目　艾叶一两　独活五钱　透骨草一两　防风五钱　细辛三钱　白芷三钱　玉金五钱　川军五钱　当归五钱，尾　抚芎三钱　甘草三钱

共为粗末。

二十一日，王文彬、陶尚礼、张懋懿请得五阿哥照前方柴胡化坚汤，午服一贴。

二十二日，商景霨、陶尚礼、张懋懿请得五阿哥照前方柴胡化坚汤，午服一贴。

二十三日，商景霨、陶尚礼、张懋懿请得五阿哥脉息细数。原系夹痰热风瘟瘰疬之症。以致项下结核一枚，肿连耳下大筋，恐日久溃破成疮，服药七剂以来，推之微觉动转，形势虽消，仍不知痛。今七日来复之始，但素禀薄弱，汤剂不宜多服，宜止药数日，俟胃气稍缓，再服汤药，今议用每日食海粉粥，外上阿魏化坚散，仍兼熨药法调治。

海粉粥方

海粉三钱　海带五钱

以上二味煎汤熬粥，兑黄酒五钱，加羊肉汤或白糖俱可随意食之。

阿魏化坚散方

阿魏五钱　朱砂五钱　血竭五钱　山羊血三钱　硼砂三钱　红花五钱　没药五钱　广郁金五钱　冰片八分　麝香八分　生香附五钱　旱三七三钱　白芷五钱　尾归五钱　川军五钱

共研极细末，用黄酒调，不时温上。

十二月初二日，商景霨、陶尚礼、张懋懿请得五阿哥脉息和缓。原系痰核瘰疬之症。自止药数日，上阿魏化坚散兼熨药以来，肿势已消大半，尚有一小核形，如黄豆大，原系本根。今议用内消瘰疬散，每晚煎服三钱，外仍上阿魏化坚散调治，预防来年木旺于春之举发也。

内消瘰疬散一零。

醋柴胡五钱　升麻三钱　当归一两　川芎五钱　大生地一两　玉竹八钱　白术五钱　茯苓八钱　夏枯草一两　三棱五钱　蓬术五钱　浙贝八钱　香附八钱　橘红五钱，化　甘草三钱，生

共为细末，每晚煎服三钱，兑黄酒一羹匙。

初六日，商景霨、张懋懿、陶尚礼请得五阿哥脉息和缓。原系风瘟瘰疬之症。用药调治以来，形势已消，今内服外上之药皆宜停止，相应用海粉粥随意食之，可保明春不复。谨此报安。

【参考】 瘰疬之病名，《灵枢·寒热》篇有载：“寒热瘰疬，在于颈腋者，此皆鼠瘘寒热之毒气也。”又名鼠瘘，俗名老鼠疮。多因风火毒邪，结于颈项，或由肝气郁结，久而化火内燔；或肺肾阴虚，水亏火旺肺津不能敷布，津为火灼为痰，以致痰火上升，结于颈项，乃成此病。此病日久，肝火灼烁肾阴，或脓水淋漓，耗伤气血，均可转致损途。瘰疬之证，按其性质尚可分为急性、慢性二类：急性者多因外感风瘟而发，属风热痰毒之类，如五阿哥所患即是；慢性者多因气郁虚损所致，较为缠绵。治疗大法，属风热内结者宜祛风清热，软坚散结，慢性者宜疏肝解郁，坚软化痰，或滋补肺肾。以五阿哥之脉案所载，治疗颇合章法，先侧重以清肝解郁，次侧重于散坚化痰，终以疏肝益气软坚法收功，并结合外治法，内外并治，以速其效。

惟值得重视者，乃当时宫中已知注重饮食疗法。用海粉粥辅助治疗此病。海粉可以化痰软坚，海带可以清热消痰散结，均对本病有治疗作用。

6　清热导赤汤治尿涩案

二十三年四月十六日，张桐舒请得五阿哥脉息弦滑。系肝胃湿热，以致小水涩痛，少腹作胀。今内用服清热导赤汤，外用盐葱熨法调理。

木通二钱　炒栀仁一钱五分　赤苓三钱　小生地二钱　甘草梢一钱　泽泻一钱五分

引用灯心五十寸

盐葱熨法方

食盐一两　葱白二两　炒热温熨

【参考】 食盐可清热解毒，葱白可发表通阳解毒。两药外熨均可治小便不通，此方合用，效力当著。

本日，张桐舒、赵璧请得五阿哥脉息弦滑。原系肝胃有热，以致小水不利，涩痛，少腹作胀。服过清热导赤汤，外用盐葱熨法，精神渐长。惟小水未通，今议用加味导赤汤，晚服一贴调理。

次生地二钱　木通一钱五分　炒栀一钱五分　酒芩一钱五分　车前子一钱五分　赤苓三钱　云连八分　滑石二钱　淡竹叶一钱　甘草六分

引用灯心五十寸

盐葱熨法方

食盐一两　葱白二两　炒热温熨

十七日，张桐舒赵璧请得五阿哥脉息和缓。原系肝胃湿热，以致小水涩痛，少腹作胀。服过加味导赤汤，湿热已解，小水通利，诸症俱好，饮食起居如常。宜止汤药。今议用灯心汤代茶调理。

四月二十九日，五阿哥整末朱砂、雄黄一钱一包，各三包。

五月初五日，五阿哥整末朱砂、雄黄一钱一包，各三包。

7　暑温、风温治案

六月初六日，赵丽生请得五阿哥脉息弦滑。系暑湿伤、脾停饮之症。以致肚腹作泻，今用胃苓丸一钱五分煎服。

初七日，五阿哥六合定中丸十丸，香薷丸十丸，益元散一钱一服，十服。

初十日，张宗濂、鲁桓请得五阿哥脉息浮缓。系内有停滞，外受暑瘟之症。以致头热咽痛，呕吐泻泄。今议用疏解正气汤，午服一贴调理。

羌活一钱　防风一钱五分　藿香一钱　香茹五分　缩砂七分，炒　苍术一钱五分，炒　厚朴二钱，炒　陈皮一钱五分　苏梗一钱　赤苓三钱　泽泻一钱五分　益元散二钱

引用生姜一片　灯心三十寸　凉服

十一日，张宗濂、赵丽生请得五阿哥脉息浮缓。原系暑瘟停滞之症。昨服疏解正气汤，诸症渐减。惟脾胃不和，今议用藿苓汤，午服一贴调理。

藿香八分　赤苓二钱　厚朴一钱，姜制　陈皮一钱五分　苍术一钱，炒　泽泻一钱　猪苓一钱五分　扁豆二钱，炒研　甘草五分

引用灯心三十寸

六合定中丸十丸，香茹丸十丸，益元散一钱一服，十服。

十二日，张宗濂、赵丽生请得五阿哥脉息和缓。原系暑瘟停滞之症。连服汤药，诸症俱好，宜止汤药。今议用六合定中丸缓缓调理。

十八日，五阿哥六合定中丸十丸，香薷丸十丸，益元散一钱一服，十服。

八月初六日，张宗濂请得五阿哥脉息滑缓。系内停饮食之症，以致肚腹不调。今用正气丸三钱煎服调理。

初七日，张宗濂请得五阿哥脉息滑缓。系内停饮食之症。以致肚腹不调，今仍用正气丸三钱，煎服调理。

十二月初二日，张宗濂、刘德成请得五阿哥脉息浮数。系内停饮食，外受风瘟之症。

以致身热腹痛，胃热作呕。今用疏解正气汤，晚服一贴调理。

羌活一钱 防风一钱五分 藿香一钱 缩砂五分，炒研 苍术一钱五分 厚朴二钱 陈皮二钱 木香五分，煨研 苏梗叶一钱 焦曲二钱 赤苓三钱 甘草八分，生

引用苇根一把

初三日，高文溥、张宗濂、刘德成请得五阿哥脉息浮数。内停饮食，外受风瘟之症。身热腹痛、呕吐，夜卧不安，有时谵语。此由胃热停滞所致。今议用疏风清瘟饮，早服一贴调理。

荆穗一钱五分 防风一钱五分 连翘一钱五分 葛根一钱 苏梗一钱五分 酒芩一钱 酒连六分 前胡一钱 薄荷五分 陈皮一钱 牛蒡子一钱 甘草八分

引用苇根一把

8 痘疹治案

初三日，高文溥、张宗濂、刘德成请得五阿哥脉息浮数。内停饮食，外受风瘟，身热腹痛，呕吐作渴，夜卧不安，有时谵语。早服疏风清瘟饮，头面周身隐隐红点，此由阳明热盛所致。今议用荆防透表汤，晚服一贴调理。

荆穗二钱 防风一钱五分 薄荷一钱 牛蒡三钱 连翘一钱五分 葛根一钱五分 蝉蜕一钱五分 酒芩二钱 酒连八分，研 东楂三钱 前胡一钱 甘草六分，生

引用苇根三把 灯心一子

初四日，张自兴、高文溥、张宗濂、刘德成、钟曜请得五阿哥喜痘一朝。头面颗粒碎小，颜色干滞，系阳明热盛所致。今议用清热透表汤，早服一贴调理。

乌犀角一钱 荆穗一钱五分 防风一钱五分 牛蒡子三钱 连翘二钱 蝉蜕一钱 前胡一钱 酒芩一钱五分 酒连八分 东楂四钱 青皮一钱五分 柴草一钱

引用苇根二把 灯心二子

初四日，张自兴、高文溥、张宗濂、刘德成、钟曜请得五阿哥喜痘一朝，头面周身颗粒碎小，颜色干滞。有时谵语，此由瘟热过盛。今议用清热透喜汤，晚服一贴调理。

乌犀角一钱，镑 荆芥穗一钱五分 防风一钱五分 牛蒡三钱，炒研 连翘二钱，去心 蝉蜕一钱 前胡一钱 酒芩一钱五分 酒连八分，研 东楂一钱五分，炒 青皮一钱五分，炒 柴草一钱，酒洗

引用苇根二把 灯心二子

初五日，张自兴、高文溥、张宗濂、刘德成、钟曜请得五阿哥喜痘二朝。尚未出齐，颗粒碎小，颜色微润，饮食渐增。惟积热过盛，今议松肌透喜汤调理。

次生地□□ 归尾一钱五分 赤芍一钱 牛蒡一钱 连翘二钱 南楂四钱 酒芩一钱 酒连八分 红花一钱五分 丹皮一钱 川军二钱 荆芥一钱 紫草一钱

引用冬笋二钱 灯心一子

初六日，张自兴、高文溥、张宗濂、刘德成、钟曜请得五阿哥喜痘三朝。今已出齐，头面周身颗粒细小，颜色红润，饮食见增，此系富贵之症。今议用松肌活血汤，早服一贴调理。

中生地五钱 当归三钱 赤芍一钱五分 川芎八分 连翘三钱 红花一钱 南楂四钱 云连七分 山甲片一钱 地龙一钱 桔梗一钱 紫草茸一钱五分 酒芩一钱五分 川军一钱

引用香蕈五片 木瓜酒一盅

初七日，张自兴、高文溥、张宗濂、钟曜、刘德成请得五阿哥喜痘四朝。富贵之症，

头面周身颗粒虽多，幸喜地界分明，颜色红润，睡卧安宁。今议用活血助长汤，早服一贴调理。

次生地五钱　当归三钱　赤芍一钱　川芎八分　南楂四钱　连翘三钱　酒芩一钱　酒连五分　木通二钱　红花八分　紫草茸二钱　桔梗二钱

引用木瓜酒一(中)盅

初八日，张自兴、高文溥、张宗濂、刘德成、钟曜请得五阿哥喜痘五朝。颗粒见长，颜色红活，饮食加增，睡卧安宁，今议用养血助长汤，早服一贴调理。

生黄芪二钱　当归三钱　炒白芍一钱五分　川芎八分　中生地四钱　白芷七分　僵蚕二钱，炒黄　连翘二钱　南楂四钱　木通一钱五分　紫草茸一钱五分，酒洗

引用白酒一小杯　香蕈三片

初九日，张自兴、高文溥、张宗濂、钟曜、刘德成请得五阿哥喜痘六朝，颗粒全长，颜色红润，头面周身已行清浆。今议用养血助浆汤，早服一贴调理。

原生地四钱　生芪三钱　当归三钱　白芍一钱五分，炒　川芎八分　僵蚕三钱，炒　白芷七分　桔梗一钱五分　南楂四钱，肉　连翘一钱五分　防风六分　生甘草八分

引用白酒一小盅

十二月初十日，张自兴、高文溥、张宗濂、钟曜、刘德成请得五阿哥喜痘七朝。头面周身浆行饱满，颜色光润，饮食睡卧俱好。今议用调元助浆(汤)，早服一贴调理。

生黄芪四钱　当归三钱　白芍一钱五分，炒　原生地二钱　僵蚕二钱，炒　白芷七分　川芎七分　厚朴二钱，炒　陈皮一钱五分　南楂三钱，肉　桔梗一钱五分　连翘二钱，去心　煨木香五分　炙甘草八分

引用炒江米一钱五分

十一日，张自兴、高文溥、张宗濂、刘德成请得五阿哥喜痘八朝。浆满充足，头面周身似有结痂之象，饮食如常，今议用保元代茶饮调理。

焦曲三钱　谷芽三钱　茯苓三钱　南楂三钱，肉

十二日，张自兴、高文溥、张宗濂、钟曜、刘德成请得五阿哥喜痘九朝。出长灌浆结痂俱顺，饮食加增，睡卧安宁。于十五日系十二朝吉期、遵例送上顺大喜。

十三日，张自兴、高文溥、张宗濂、钟曜、刘德成请得五阿哥喜痘十朝。结痂四成，饮食精神大好，相宜渐止汤药，饮食调理。

十四日，张自兴、高文溥、张宗濂、钟曜、刘德成请得五阿哥喜痘十一朝。头面周身结痂十成。精神大好，六脉和平，相宜饮食调理。

十六日，张自兴、高文溥、张宗濂、钟曜、刘德成请得五阿哥保元理脾丸一零。

当归五钱　白芍三钱　茯苓块五钱　于术五钱，土炒　薏苡仁五钱，炒　生首乌四钱　广陈皮四钱　焦曲四钱　谷芽四钱，炒　姜连三钱　泽泻三钱　南楂肉四钱　淮山药五钱，炒　桔梗三钱　建连肉四钱　金银花五钱　炙甘草三钱

共为细末，炼蜜为丸。每丸重一钱五分，一丸，白开水送下。除十丸后，改二钱一丸。

【参考】　五阿哥先有感受暑温之病，复又患痘疹之疾。前者疏表和胃，清热祛暑，后者疏表透疹，清热和血。同是疏表，前者在于宣散暑湿，后者在于宣透疹邪。同是清热，前者在于清利湿热，后者在于清解热毒。故法虽同，而理则异，药虽近，而治不同。其重点是在于药伍之配伍，当详予玩味。

9 天花治案

嘉庆 年十二月初三日，于天成请得五阿哥脉息浮数。系内停食滞，外受风凉之症。面有红点，尚未透真，以致发热身痛，口渴烦躁。今用清热透表汤调理。

荆穗二钱 防风一钱五分 牛蒡子二钱 连翘二钱 薄荷七分 葛根二钱 青皮二钱 东楂三钱 酒芩二钱 木通二钱 蝉蜕一钱五分 羌活二钱

引用芦根三钱

十二月初三日，于天成请得五阿哥脉息浮数。原系内停食滞，外受风凉之症。面有红点见出，似有天花之象，以致身痛口渴，发热烦躁，今用仍照原方清热透表汤，晚服一贴调理。

十二月初七日，苏钰、李浩名、于天成、白凌云、高永茂请得五阿哥天花四朝。头面渐宣、顶尖放亮、已有行浆之势。寝食俱好。惟根晕红赤，仍属血分有热所致，今议用清热助长饮，早服一贴调理。

次生地五钱 全当归三钱 紫草三钱 丹皮三钱 红花一钱五分 赤芍一钱五分 僵蚕三钱 白芷八分 犀角八分 木通二钱 地龙三钱 酒军二钱 荆穗二钱

引用冬笋一两 江米粘一茶匙 兑服

十二月初八日，苏钰、李浩名、于天成、白凌云、高永茂请得五阿哥天花五朝。头面周身颗粒已行清浆。寝食俱好。惟根晕微赤，仍属血分有热所致。今议用活血攻浆饮，早服一贴调理。

中生地三钱 当归三钱，酒洗 丹皮二钱，炒 僵蚕二钱 白芷八分 连翘二钱 木通二钱 紫草茸一钱五分，研 酒连七分 花粉一钱五分 牛蒡二钱 南楂三钱，炒

引用江米百粒

十二月初八日，苏钰、李浩名、于天成、白凌云、高永茂请得五阿哥天花五朝。头面周身颗粒已行清浆。寝食俱好。惟根晕微赤。早服活血攻浆饮，浆势渐长，今议照原方晚服一贴调理。

十二月初九日，苏钰、李浩名、于天成、白凌云、高永茂请得五阿哥天花六朝。头面周身颗粒浆行半足，寝食俱好。惟根晕微红，血分仍属有热，今议用养血助浆饮，早服一贴调理。

中生地三钱 当归三钱 川芎七分 牛蒡二钱 连翘二钱 木通二钱 僵蚕二钱 白芷六分 花粉一钱 炒栀二钱 紫草茸一钱 南楂三钱，炒

引用桑虫五条 去皮研兑

十二月初十日，苏钰、李浩名、于天成，白凌云、高永茂请得五阿哥天花七朝。头面周身颗粒浆行饱满，光亮润泽。寝食俱好。今议用养血保浆饮，早服一贴调理。

大生地三钱 当归三钱 麦冬三钱 花粉二钱 连翘二钱 木通二钱 栀子钱，炒 僵蚕一钱 山楂三钱 白芍二钱 甘草六分

引用燕窝三钱

十二月初十日，苏钰、李浩名、于天成、白凌云、高永茂请得五阿哥天花七朝。头面周身颗粒浆行饱满，光亮润泽，寝食俱好。早服养血保浆饮，两颊渐有欲收之势。今议仍照原方晚服一贴调理。

【参考】 天花又名痘疮。其病程分发热、见点、起胀、灌浆、收靥、结痂六个阶段。

且因体质强弱之不同，感邪深浅之差异，而易出现变症，故宫中畏之如虎。一旦患此病，则紧张万状，倘收浆结痂，亦例行要奏报吉祥平安。

10 参苏饮治风凉案

十二月二十六日，俞世龙请得五阿哥脉息浮缓。系内停饮热，外受风凉之症。以致头痛呕吐，四肢酸软。今用参苏饮，午服一贴调理。

前胡一钱 苏叶一钱 枳壳一钱五分，炒 半夏二钱，制 赤苓二钱 焦山楂二钱 焦神曲二钱 羌活一钱五分 防风一钱五分 枇杷叶二钱 生甘草八分

引用加生姜三片

十二月二十七日，俞世龙请得五阿哥脉息和缓。原系外感风凉之症。昨服参苏饮，表凉已解。惟有里热不清，今用加味保和丸一钱五分，午晚二次煎服调理。

【参考】 外感风凉，内停饮热，治宜外散表邪，内清饮热。但以五阿哥脉证分析，似热不甚，故治疗重在疏表。参苏饮具益气解表，理气化痰之功效。此处去参，亦或其防补益过甚，且用方大旨在于解表之故。

十九 五格格

1 停饮感凉治案

嘉庆二十五年七月初九日，钟曜请得五格格脉息浮数。系内停饮热，外受微凉之症。以致发热身疼，今用藿香正气丸二钱，姜汤煎服调理。

本日，刘德成请得五格格脉息浮数，系内停饮热，外受风凉之症。以致头痛身热，早服藿香正气丸身热微减，仍用藿香正气丸三钱，姜汤煎服调理。

初十日，刘德成请得五格格脉息浮数。内停饮滞，外受风凉之症。以致头痛身热，呕吐作渴，饮食懒进，今用香楠代茶饮早服调理。

藿香一钱 橘皮一钱五分 香薷八分 焦神曲一钱五分 枳实一钱 厚朴一钱 焦山楂一钱五分 麦芽一钱 甘草五分，生

引用生姜二片 凉服

本日，钱松请得五格格脉息弦紧。系停滞受热之症。内热过盛，兼以本质素弱，脾胃化食不能过速，以致热与食争，呕恶潮热。今用六和汤调治，须宜清凉，不宜过暖，恐致抽搐。谨奏。

黄芩三钱 制香附三钱 连翘三钱 焦神曲三钱 缩砂一钱五分 藿香五分 滑石五钱 枳壳二钱 麦芽三钱 赤苓四钱 甘草二钱 栀子三钱，炒

引用鲜扁豆叶十片

十一日，张宗濂请得五格格脉息浮数。系内停食滞，外受暑瘟之症，以致身热头疼，口渴咽干，烦躁不宁，四肢酸软。今用清暑解表汤，早服一贴调理。

羌活一钱 防风一钱 藿香一钱 白芷七分 桔梗一钱五分 苏叶一钱 □皮五钱 赤苓二钱 薄荷三分 葛根八分 甘草八分，生

引用生姜二片 灯心三寸

2　暑湿抽搐酿成慢惊风不救案

十二日，高文溥、张宗濂、赵璧请得五格格脉息浮濡。系暑瘟之症。以致神色不清，二目直视。服过疏解清热饮，抽搐不止，痰涎胶固，吹通关散无嚏，后服至圣保元丹仍抽搐不止。此由气不能化痰，设法急用清暑定搐汤灌之不下，竭力挽治。

香薷一钱　南星一钱　全蝎一钱五分　钩藤一钱　半夏一钱，制　白芥子一钱　乌犀角一钱　贝母一钱　橘红一钱

引用灯心一束

即用乌梅擦牙，牙关随开，灌药一贴。

本日，高文溥、张宗濂、赵璧请得五格格脉息浮濡。系停滞生痰，暑瘟抽搐之症。服三子降痰汤，神色渐清，抽搐微止，又于申刻吹通关散得嚏。今议设法仍用原方加犀角八分竭力调治。

又本日，高文溥、张宗濂、赵璧请得五格格脉息浮濡。系停滞生痰暑瘟之症。以致神昏不语，二目上视，牙关紧，急设法用乌梅擦牙，口角微开，服药已下。惟气怯不能化药，症势仍然。今议用三子降痰汤挽治。

神曲二钱　麦芽二钱　香薷八分　黄连六分　六一散二钱

引用生姜一片　灯心三十寸

本日，张宗濂、赵璧请得五格格脉息浮数。系内停饮食，外受暑瘟之症。以致身热头疼，烦燥不宁，口渴谵语，神色不清，目直上视，症势险大，恐其痘热内陷。今议用疏解清热饮一贴调理。

苏梗叶一钱　香薷八分　荆穗八分　酒连一钱，研　酒芩一钱五分　乌犀角一钱，镑　藿香梗八分　花粉二钱　连翘一钱五分，去心　防风一钱　蝉蜕一钱　栀子二钱，炒　六一散二钱

引用竹叶十片　灯心三十寸

又本日夜，张宗濂、赵璧请得五格格脉息虚数。系暑瘟之症。以致神色不清，目直上视，服过疏解清热饮，抽搐不止，痰涎过盛，吹通关散无嚏，后服至圣保元丹，仍抽搐不止，设法用清热化痰汤挽治。

柴胡一钱　全蝎一钱　姜蚕二钱　钩藤三钱　橘红二钱　半夏二钱　姜连二钱　桔梗一钱　瓜蒌子一钱五分　莱菔子二钱　白芥子一钱五分

引用生姜汁一钱　兑服

巳止二刻，吹通关散，虽系无嚏，神色渐清。随用至圣保元丹一丸，姜汤化服。

十二日夜子初，高文溥、张宗濂、赵璧请得五格格脉息滑软无力。原系停滞生痰，暑瘟抽搐之症。服三子降痰汤，神色渐清，抽搐微止。惟痰涎壅盛，烦燥不宁，随用犀角代茶饮，微得侧卧，诸症仍前，症势缠绵，终属消耗。今仍用三子降痰汤挽治。

十三日，高文溥、张宗濂、赵璧请得五格格脉息虚散。原系停滞生痰，暑瘟抽搐之症。以致神昏不语，声如鼾睡，二目直视，面色青白，四肢逆冷，已成慢惊之症。今议用醒脾化痰汤竭力挽治。

茯苓块一钱五分　白术一钱五分，土炒　胆星一钱　制半夏一钱五分　竹茹一钱五分　枳壳一钱，炒　橘皮一钱五分　麦冬一钱，去心　制甘草六钱　石菖蒲一钱五分

引用生姜二片

本日，高文溥、张宗濂，赵璧请得五格格脉息虚散。原系停痰暑瘟抽搐已成慢惊之症。

早服醒脾化痰汤诸症仍然，抽搐不止。此由痰热耗伤正气所致。又设法用葶牛定风汤竭力救治，外用苏合丸烧烟薰之。

甜葶苈一钱　牛蒡子二钱　贝母一钱五分　茯苓一钱五分　白术一钱五分　橘红一钱五分　麦冬一钱五分，去心　僵蚕一钱五分

引用生姜汁少许，兑服

十四日，高文溥、张宗濂、赵璧请得五格格脉息虚散。原系停痰暑瘟抽搐已成慢惊之症。昨设法议用葶牛化痰定风之剂，外用苏合丸烧烟薰之，仍然神昏不语。

本日，高文溥、张宗濂、赵璧请得五格格脉息原系停痰暑瘟抽搐之症，用药无效六脉皆散于本日辰正一刻十分逝了。

【参考】 五格格病起于感受暑热之邪而发暑温。因素体虚弱，内有停滞，外受暑热，致热邪内结灼津生痰，上扰神明，而成神昏抽搐之症。虽经多方抢救，用定搐、降痰、通关诸法，终成慢惊险候，抢救无效，死亡。然御医们急救中采取措施，病曾一度好转，诚属可贵。

二十　八阿哥

1　有关病后用资生丸调理之医案朱批

嘉庆　年十月十五日，孙埏柱、栗世功看得八阿哥脉息虚弦，两关微数。系病后元气未复，肝胃不和。现服资生丸与症相宜，今仍用资生丸调理。谨奏。

总管马国用、张玉奏过，奉旨：知道了，着阿哥圆明园养着去。钦此。

二十一　奕缵阿哥

1　痰热感凉治案

嘉庆二十五年正月初三日，高文溥、罗应甲请得奕缵阿哥脉息浮数。原系痰热受凉之症。昨服杏苏代茶饮，表凉微解。惟痰过盛，今议用清热化痰饮调理。

陈皮一钱　前胡一钱　苏梗一钱　桔梗一钱　枳壳一钱，炒　酒芩一钱五分　酒连五分　瓜蒌子一钱五分，研　桑皮一钱五分　杏仁 钱，研　焦曲二钱　甘草三分，生

引用灯心一子

初四日，高文溥、罗应甲请得奕缵阿哥脉息和缓。原系痰热受凉之症。用过疏解化痰等汤，表凉已解。惟痰热过盛，今仍用清热化痰汤调理。

苏梗一钱　前胡一钱　桔梗一钱　枳壳一钱，炒　酒芩一钱五分　酒连五分，研　牛蒡子二钱，炒　葛根一钱　瓜蒌子一钱五分　桑皮一钱五分　柴胡三钱　陈皮一钱　焦曲二钱　甘草三分，生

引用灯心一子

初五日，高文溥、罗应甲请得奕缵阿哥脉息和缓。原系感冒之症。服药调理，诸症已好，相宜止药，避风凉即可。

二十二　四公主

1　痧症医案

嘉庆　年十月二十七日，潘元瑛、李元椿请得四公主脉息浮缓。原系脾肺湿热，痧疹

之症。昨服清热透表汤，疹瘀透真，身热微轻，咳嗽渐减。惟滞热未净，今议用清热和中汤，早服一贴调理。

荆芥穗一钱　柴胡五分　葛根一钱　牛蒡二钱，炒　生地二钱小　木通一钱　赤小豆一钱五分　连翘二钱，去心　元参二钱　酒芩一钱五分　桔梗一钱　甘草梢五分

引用灯心一束　蝉蜕三支

【参考】 四公主即壮静固伦公主。按疹瘀之治，疹瘀未透，治当透表为主，疹瘀已透，当清热和中为主。据四公主脉案，疹瘀透真，故以清热和中汤投之。

二十三　六公主

1　滞热感凉治案

十二月初十日，栾泰请得六公主脉息滑数。系内停滞热，外受风凉之症。以致发热身痛，头晕口干，此由表里不清所致。今用疏风清热饮一贴调理。

羌活二钱　葛根二钱　防风二钱　陈皮一钱　连翘二钱　牛蒡二钱　楂炭三钱　桔梗二钱　前胡一钱五分　甘草五分，生

引用芦根五把

十二月十三日，栾泰请得六公主脉息弦缓。滞热畅行、诸症俱减。惟肺胃稍有余热，今用清热和胃饮，早服一贴调理。

花粉二钱　知母一钱五分，炒　焦曲三钱　白芍二钱，炒　赤苓三钱，块　桔梗二钱　陈皮一钱五分　桑皮三钱，生　谷芽三钱，炒　生草八分

引用灯心一束　十四日仍照原方晚服一贴

二十四　总管张进忠、孙进朝

1　下痢治案

嘉庆十六年六月十三日，张铎看得乾清宫总管张进忠，脉息浮数。系寒暑凝结之症。以致下痢红白，昼夜三十余次，肚腹重坠疼痛。今用香连化滞汤，午服一贴调理。

十四日照方减去生军、槟榔、川芎、加葛根二钱、青蒿、花粉各一钱五分。

羌活一钱五分　独活一钱五分　川芎一钱五分　柴胡一钱　枳壳一钱五分　木香一钱　黄连一钱　生军一钱　赤芍二钱　槟榔一钱五分　槐花三钱　甘草五分

引用仓米一钱五分，炒

【参考】 患病之因，系由暑湿蕴热侵于肠胃，湿热蕴蒸，肠胃气血阻滞，气血与湿热之邪搏结而成。香连化滞汤具清热解毒理气通滞功效，可用之。

六月十四日，舒岱看得乾清宫总管张进忠，脉息弦数。原系暑湿痢疾之症。以致下痢红白，肚腹疼痛，作(昨)服香连化滞汤，泻痛稍减，今仍用原方加减，午服一贴调理。

十五日，商景霨看得乾清宫总管张进忠，脉息弦数。系寒暑凝结痢疾之症。以致胸满干呕腹痛重坠，下利日数十次，今用香连平胃汤，午服一贴调理。

羌活一钱五分　独活一钱五分　苍术一钱五分，炒　厚朴二钱，炒　木香一钱　酒连八分　青皮一钱五分　槟榔一钱五分　赤芍一钱五分　甘草五分，生　枳壳一钱五分，炒　酒芩一钱五分

引用炒仓米二钱

十六日，刘德福看得乾清宫总管张进忠，脉息弦滑。系寒暑凝结痢疾之症。以致呕吐胸满，口渴腹痛，下利日夜数十次，今用香连芍药汤，午服一贴调活。

木香一钱　厚朴二钱，炒　枳壳一钱五分，炒　半夏曲三钱，炒　姜连八分　青皮一钱五分　酒芩一钱五分　甘草五分，生　苍术一钱五分，炒　槟榔一钱五分　赤苓三钱　赤芍一钱五分

引用仓米二钱，炒

十七日，张铎看得乾清宫总管张进忠脉息弦滑。系寒暑凝结痢疾之症。以致呕恶腹痛，日夜下痢数十次，用药调治，疼痛微减。惟里滞尚盛，烦热少寐，今用石莲败毒汤调治。

羌活一钱　独活一钱　柴胡一钱　川芎一钱　赤芍二钱　木香八分　姜连八分　枳壳一钱，炒　石莲肉三钱　生军一钱　槟榔一钱　生甘草五分

引用仓米二钱　二贴，午晚

十八日，傅仁宁看得乾清宫总管张进忠，脉息弦滑。系暑湿下痢之症。以致周身发热，肚腹重坠，凝结疼痛，下痢红白粘冻，口渴懒食，今用香连仓廪汤调治。

木香八分　柴胡一钱五分　薄荷一钱　云连八分　前胡一钱五分　川芎一钱五分　羌活一钱五分　荆芥一钱三分　茯苓二钱　独活二钱五分　防风一钱五分　甘草八分

引用仓米二钱　二贴，午晚

2　头风症治案

二十二日，傅仁宁看得乾清宫总管孙进朝，脉息弦滑。系内热受凉头风之症以致头疼眩晕，恶风身软，今用川芎茶调饮午晚二贴调理。

川芎一钱五分　菊花二钱　荆穗二钱　白芷一钱五分　羌活一钱五分　防风一钱五分　细辛六分　黄芩二钱　蔓荆子二钱　生甘草八分，

引用松萝茶一钱

二十三日，薛载华看得乾清宫总管孙进朝，脉息滑数，系内热受凉、头风之症。以致头疼眩晕，恶风身软，今用芎菊茶调饮，午晚二贴调理。

川芎一钱五分　菊花二钱　白芷二钱　天麻三钱　荆穗一钱五分　防风一钱五分　甘松一钱五分　细辛五分　升麻一钱　酒芩二钱　甘草五分

引用松罗茶一钱

二十四日，薛文昱看得乾清宫总管孙进朝，脉息浮缓。系内有饮热，外受风凉，头疼之症。以致眩晕头疼，恶风身软作胀芎菊茶调饮症势稍减，今仍照原方加减，茶调饮午晚二贴调理。

菊花二钱　川芎二钱　蔓荆子二钱　白芷一钱五分　细辛六分　僵蚕二钱，炒　天麻二钱　薄荷一钱五分　苍术一钱五分　半夏二钱，制　橘红二钱　甘草五分

引用荷叶半片

二十五日，钱松看得乾清宫总管孙进朝，脉息弦涩。系血虚受兼受风凉痛之症。昨服芎菊茶调散，症势微减，今仍用芎菊茶调散，晚服一贴调理。

二十六日，李澍名看得乾清宫总管孙进朝，脉息弦数。系血虚、痰热、受凉、头疼之症。以致头痛时疼时止，服过芎菊拈痛等汤，疼痛稍减。今用疏风化痰汤，晚服一贴调理。

白芷一钱五分　荆穗一钱五分　防风一钱五分　橘红三钱　半夏二钱，制　川芎一钱五分　糖瓜蒌三钱　薄荷一钱　石膏三钱　赤苓三钱　葛根二钱五分　生甘草六分

引用松罗茶叶八分　白菊二钱

二十五　总管孙得禄

1　理气拈痛医方

嘉庆十六年六月二十四日，张懋懿看得内殿总管孙得禄理气拈痛汤。

醋柴胡一钱五分　香附三钱　当归三钱　萸黄连一钱五分　赤芍一钱五分　抚芎一钱五分　延胡索一钱五分　煨木香八分，研　丹皮一钱五分　栀子二钱，炒　青皮一钱五分　茯苓三钱　姜黄一钱五分　炙草六分

引用荷梗五寸　二贴每午

二十五日，张懋懿看得内殿总管孙得禄理气拈痛汤。

醋柴胡一钱五分　香附三钱　当归三钱　萸黄连一钱五分　丹皮一钱五分　栀子二钱，炒　青皮一钱五分　茯苓三钱　姜黄一钱五分　炙草六分

引用荷梗五寸

2　和肝拈痛医方

二十六日，张懋懿看得内殿总管孙得禄和肝拈痛汤。

萸云连一钱五分　香附三钱　归身三钱　焦芍二钱　醋柴胡二钱　茯苓二钱　丹皮一钱五分　没药二钱　川玉金一钱五分　延胡索一钱五分　橘皮一钱五分　香薷一钱　半夏曲三钱　制草六分

引用荷梗一尺　三贴每晚

二十六　南府首领禄喜

1　饮热风凉治案

嘉庆十六年，六月初六日，薛文昱看得南府首领禄喜，脉息浮数。系内有饮热，外受风凉之症。以致头疼身痛，满闷呕恶，烧渴兼作，今用疏解正气汤，晚服一贴调治。

藿香二钱　苏梗二钱　葛根二钱　白芷一钱五分　川芎一钱五分　荆穗二钱　炙半夏二钱　陈皮一钱五分　羌活一钱五分　甘草五分

引用加生姜二片

初七日，赵汝梅看得南府首领禄喜，脉息浮数。系饮热受凉之症。以致头痛身疼，四肢酸软，口渴引饮，今用柴葛解肌汤，午服一贴调理。

葛根二钱　柴胡一钱五分　羌活一钱　花粉二钱　酒芩二钱　桔梗二钱　藿香一钱五分　厚朴一钱　赤苓二钱　枳壳一钱五分　生甘草五分

引用灯心二十寸

初八日，李亨看得南府首领禄喜，脉息浮数。系停饮受凉之症。以致头痛发热，口渴便秘，今用柴苓石膏汤，晚服一贴调理。

柴胡二钱　赤苓三钱　花粉三钱　泽泻二钱　石膏四钱　知母二钱　黄芩二钱　栀子二钱，炒　白芷一钱五分　川芎一钱五分　淡竹叶一钱五分　生甘草八分

引用灯心五十寸　生姜二片

初九日，张自兴看得南府首领禄喜，脉息浮数。系内有饮热受凉之症。服药以来，表凉渐解。惟里热未净，以致口渴便秘，头闷身酸，今用加减凉膈饮，午服一贴调理。

柴胡一钱五分　炒栀二钱　黄芩二钱　淡竹叶一钱五分　薄荷一钱五分　川军二钱　枳壳二钱　半夏曲一钱五分

花粉三钱 赤苓三钱 滑石三钱 甘草八分

引用加灯心一子

初十日，张自兴看得南府首领禄喜，脉息微数。系停饮受凉之症。服过柴葛解肌、凉膈等汤，表里渐解。惟湿饮未净有时寒热往来，今用清脾饮，晚服一贴调理。

柴胡一钱五分 半夏二钱 厚朴一钱，炒 黄芩二钱 赤苓三钱 木通二钱 橘皮二钱 青皮一钱五分 槟榔一钱五分 泽泻二钱 草果一钱煨 甘草八分，生

引用乌梅二个 灯心一子 二贴每晚服

2 暑疟治愈案

十二日，张自兴看得南府首领禄喜，脉息滑数。原系停饮受凉之症，用药调治，表里渐解。惟素有湿饮过盛，时或往来寒热，已转成暑疟，今用七宝截疟饮调治。

常山二钱 草果二钱，姜炙 知母二钱 槟榔二钱 青皮二钱 半夏二钱 橘红二钱五分 赤冬三钱 黄芩二钱 柴胡二钱 滑石二钱 木通三钱

引用加青蒿二钱 乌梅三个 二贴

十四日，张自兴看得南府首领禄喜，脉息滑数。原系停饮受凉之症。服药调治，表凉已得汗解。惟素有湿饮过盛，转成暑疟，间日寒热往来，今用清脾四苓汤，晚服一贴调理。

青皮二钱，炒 厚朴一钱，炒 半夏二钱，炙 赤苓三钱 黄芩二钱 花粉三钱 知母二钱 橘红三钱 泽泻二钱 猪苓二钱 草果一钱，煨 槟榔二钱

引用六一散三钱 乌梅三个

十五日，张自兴看得南府首领禄喜，脉息弦数。原系停饮受凉之症。服药调治，表里俱好。惟素有湿饮，因受暑热发疟，间日寒热往来，昨服清脾四苓汤，今仍照原方加减，午服一贴调理。

青皮二钱 厚朴一钱，炒 半夏曲三钱，炒 赤苓三钱 黄芩二钱 川连一钱五分 银胡二钱 泽泻二钱五分 槟榔一钱五分 猪苓二钱 花粉三钱 草果二钱，煨 山楂三钱

引用六一散三钱 乌梅三个

十六日，张自兴看得南府首领禄喜，脉息弦数。原系停饮受凉之症。病后复受暑热，发疟，间日往来寒热，此由素有湿饮所致。昨服清脾四苓汤，寒战渐减。今用加味达原饮，早服一贴调理。

柴胡二钱 赤芍三钱 知母二钱五分 槟榔二钱五分 厚朴一钱五分 半夏曲三钱 赤苓四钱 黄芩三钱 花粉三钱 木通三钱 滑石三钱 草果八分，煨

引用加乌梅三个

十七日，南府首领禄喜照原方加味达原饮，午服一贴。

十八日，张自兴看得南府首领禄喜，脉息弦数。原系停饮受凉症后复受暑热，间日发疟。服过清脾、四苓、达原等汤，往来寒热渐减。惟湿饮未净，今用截疟代茶饮调治。

常山三钱，醋炒 草果八分，煨 槟榔二钱 陈皮三钱 乌梅五个

共用水煎半茶钟，露一宿，次日一甲(早)饮之。

二十日，张自兴看得南府首领禄喜，脉息滑数。原系停饮受凉病后复受暑热，间日发疟。用药调治，暑热渐减。惟身肢微软，时或稍觉寒热，此由素有湿饮过盛所致。今仍用截疟代茶饮加减，调治。

常山三钱，醋炒 槟榔二钱五分 橘皮三钱 赤苓四钱 黄芩二钱 乌梅四个 神曲三钱，炒 山楂三钱

共用水熬半钟，午晚饮之，二贴。

二十一日，张自兴看得南府首领禄喜，脉息滑数。原系受凉病后复受暑热，间日发疟之症。用药调治，表热渐减。惟湿饮未净，胃气欠和，今用调胃截疟代茶饮晚服调治。

神曲二钱五分，炒　山楂三钱　槟榔二钱　陈皮三钱　枳壳二钱，炒　常山二钱，醋炒　乌梅五个　姜连一钱　半夏曲三钱，炒

共水煎一茶钟，代茶服之，二贴。

二十三日，张自兴看得南府首领禄喜，脉息滑数。原系有饮受凉，病后复受暑热发疟。用药调治，暑热发疟渐减。惟湿饮未净，身软懒食，今用和胃除湿代茶饮，晚服调治。

焦曲三钱　山楂四钱　木通三钱　赤苓三钱　黄芩二钱　淡竹叶一钱　生地三钱　炒栀二钱　槟榔二钱

引用灯心一子

二十五日，张自兴看得南府首领禄喜，脉息弦(数)，原系因受暑热发疟之症。用药调治，白昼寒热已减。惟湿饮未净，夜间稍觉潮热，身肢微软，今用温胆代茶饮，晚服调治。

茯苓三钱　半夏曲三钱，炒　陈皮三钱　竹茹二钱　枳壳一钱五分，炒　桔梗二钱　槟榔三钱　□□二钱　花粉二钱　山楂三钱　二贴，每晚

二十七日，张自兴看得南府首领禄喜，脉息弦数。原系受暑间日发疟之症。服药以来，白昼寒热已减。惟夜间微有寒热，身肢酸软，此由素停湿饮过盛所致。今用开胃代茶饮，晚服。外兼太乙紫金锭，午服调治。

山楂三钱　焦曲三钱　麦芽三钱　槟榔一钱五分　赤苓三钱　陈皮二钱　竹茹二钱　滑石一钱五分　甘草五分

水熬半钟，饮之，二贴。

二十九日，张自兴看得南府首领禄喜，脉息和缓。原系暑疟之症，用药调治，诸症已好，相宜止药饮食调理。

二十七　宫女全禄

1　养荣宁嗽医方

嘉庆十六年六月十五日，钟粹宫女子全禄照方益阴宁嗽汤三贴，每晚一贴。

十八日，薛文昱看得钟粹宫女子全禄养荣宁嗽汤四贴。

全当归三钱　大生地三钱　白芍二钱，酒炒　知母一钱五分　浙贝母二钱，去心　茯神三钱　麦冬三钱　炙桑皮一钱五分　丹皮二钱　陈皮一钱五分　益母草二钱　生甘草五分

引用加红枣三枚　每晚一贴

二十二日，傅仁宁看得钟粹宫女子全禄养阴宁嗽饮二贴。

全当归三钱　麦冬二钱　白芍二钱　生地三钱　青蒿二钱　丹皮二钱　地骨皮二钱　知母二钱　黄芩一钱五分　益母草三钱　甘草八分

引用红枣肉三枚　每晚一贴

二十三日，薛文昱看得钟粹宫女子全禄养荣止嗽汤三贴。

全当归四钱　白芍二钱　大生地五钱　天冬三钱，去心　麦冬五钱　益母草三钱　蒌仁二钱　制桑皮一钱五分　茯神三钱　丹参二钱　条芩二钱

引用加红枣肉三枚　晚服一贴

外合益阴宁嗽丸一零。

熟地八钱　归身八钱　贝母五钱浙　紫菀五钱，炙　白芍五钱　茯神八钱　麦冬五钱　桔梗五钱　桑皮五钱，炙

知母四钱　橘皮五钱　百合八钱　天冬五钱　枇杷叶五钱　款冬花五钱，炙

共为细末，炼蜜为丸，重三钱。早晚一丸，白开水送下。

二十八　宫女德庆

1　治胃病医方

嘉庆十六年六月二十七日，陈昌浩看得储秀宫女子德庆香砂正气汤。

藿香二钱　苏梗二钱　腹皮一钱五分　赤苓三钱　厚朴一钱五分，炒　枳壳一钱五分　半夏一钱五分　陈皮一钱五分　木香一钱　缩砂一钱五分　青皮一钱五分　甘草□□

引用生姜二片

二十八日，李澍名看得储秀宫女子德庆和胃化滞汤。

煨木香五分，研　缩砂一钱，炒　苍术一钱　厚朴一钱五分　陈皮一钱　扁豆三钱，炒研　南楂三钱　香附三钱，炙　焦曲三钱　麦芽二钱，炒　青皮一钱五分，炒　赤苓三钱　六一散三钱

引用生姜二片　灯心二子

道光朝医案

一　道光皇帝

1　饮滞郁结胀满便秘病情

道光　年六月十八日院使栾泰、御医曹宗岱请得皇上脉息沉滑系饮滞郁结之症。以致胸膈胀痛，口渴便秘。昨服清热化饮汤，大便微行，积滞未净。今用调中化滞汤调理。

【参考】　本案从脉测证，从证求因，虽寥寥数语，切中肯綮。中医认为下手脉沉，便知是气，脉滑又多为痰饮之象，故断为饮滞郁结之证。又从“胸膈胀痛，口渴便秘”，测知饮滞于中，化而为热，故以清热调中化滞为治。以后治法，皆从湿热、郁滞入手，深合病情。

道光　年六月十九日右院判张世良请得皇上脉息沉滑，系饮滞郁结之症。以致胸膈痞闷，胁下胀满，口干作渴，此由湿热壅遏，气道不开所致。今用和中化饮汤一贴调理。

道光　年(六月)二十日太医院右院判张世良请得皇上脉息沉滑。系饮(滞)郁结之症。昨服和肝化滞汤，满胀渐轻。今用加减和肝化滞汤一贴调理。

道光　年六月二十一日太医院右院判张世良请得皇上脉息滑缓。胀满膨闷俱减，大便微行。惟里滞湿饮未净，胃气未和。今用清热化滞汤一贴调理。

道光　年六月二十二日太医院张世良请得皇上脉息和缓。诸症俱好。惟饮热稍有未净，胃气欠和。今用清热和胃饮，一贴调理，于是日报安。

【参考】　道光帝旻宁在位凡三十年，正值鸦片战争和太平天国时期，国事纷繁，内外交困，外侮民仇，相逼而来，致使悒悒寡欢。中医认为“怒则气上……思则气结”，忧能伤人，怒气伤肝，故可有肝郁气滞停饮等见证。此案，经御医栾泰、张世良等结合脉证断为郁滞，以和解肝胃立法，解其郁结，通其饮滞，切中病机，无怪收效之速。案中虽阙药味，但观其“大便微行”句，可知当佐有通下剂在内。由此可证宫中治病，虽至尊如帝，不忌下药。近日对老年性疾病研究表明腑气通，毒素去，对于健康甚为有益。

二　孝慎成皇后

1　肝郁湿滞凝结症治案

道光三年五月二十八日曹进昇请得皇后熏洗药一分。

苦参一两　龙胆草一两　连翘一两　蛇床子五钱　金银花一两

水煎熏洗。

二十九日，张永清、赵永年请得皇后脉息弦缓。系肝郁湿滞，凝结之症。昨服清肝渗湿汤，胀满渐减，夜间少寐。惟湿滞尚盛，牵引少腹疼痛。今议仍用原方加萸连八分，午服二贴调理。

【参考】　孝慎成皇后佟佳氏，满洲镶黄旗人，道光二年十一月册立为皇后。据道光三年六月二十八日另一份脉案记载，由御医赵永年、王泽溥、吴金声所拟清肝渗湿汤方为：

胆草一钱五分，酒炒　萸连一钱　木通三钱　车前子五钱，炒　当归三钱　青皮二钱，醋炒　酒芩二钱　甘

草梢一钱　小生地五钱　泽泻二钱　栀子二钱，炒

引用荷梗二尺　灯心二束

可作为本方用药参考。该方以苦降之，以辛通之，以甘淡渗之，故而药后胀满郁结渐减，俱为应手。转方所加萸连八分，意在增其苦降辛通之力，使郁滞消解。经用药之后，病未再发，可见药症相符，这对于肝经湿热郁滞症之治疗，有借鉴作用。又，观前熏洗药中有蛇床子、苦参、金银花等治阴痒之药。据此，推测佟佳氏可能尚患有阴痒带下症，亦由肝经湿热所致，故外用内服之药，立法一致。

2　肝胃郁热挟饮受暑症治案

道光三年六月二十一日，郝进喜请得皇后藿苓汤一贴。

藿香一钱五分　香薷一钱五分　厚朴一钱五分　茯苓三钱　缩砂一钱五分　半夏三钱，炙　陈皮二钱　猪苓二钱　泽泻一钱五分　苍术二钱，炒　木瓜二钱　六一散三钱

引用生姜皮二片

二十二日，郝进喜请得皇后脉息滑数。系肝胃气滞，挟饮受暑之症。以致头闷身酸，呕恶胸满，胁腹胀痛，夜间不寐。昨服藿苓汤，暑气已解。惟饮滞过盛，今用当归润燥汤，午服一贴调理。

当归三钱，油　郁李仁三钱，研　火麻仁三钱，研　酒军三钱　青皮二钱，醋炒　厚朴二钱　赤苓三钱　槟榔二钱　枳实二钱，炒　萸连一钱　香附三钱，醋炙　滑石三钱

引用元明粉一钱五分

本日，郝进喜请得皇后照原方当归润燥汤晚服一贴。

益元散一两　灯心五钱

本日酉刻，郝进喜请得皇后脉息弦滑。系肝胃郁热，挟饮受暑之症，以致头闷身酸，呕恶胸满，胁腹胀痛，夜间少寐。服藿苓汤，暑热已清。惟饮滞过盛，用当归润燥汤，大便已行，又因暑热伤气，以致胸满气堵，痰扰不安。今用化痰汤一贴调理。

沉香六分，研面冲服　香附三钱，醋炙　青皮二钱，醋炙　枳壳二钱　白芥子一钱五分，研　苏子一钱　茯苓三钱　瓜蒌三钱　萸连八分　橘红二钱　半夏三钱，炙　桔梗二钱

引用佛手五分　荷梗一尺

本日亥刻，郝进喜请得皇后竹茹汤一贴。

竹茹三钱，枣仁二钱，煎汤饮之。

外用香附二两、萝卜子一两，醋炒熨之。

二十三日，陈昌龄、赵永年、郝进喜请得皇后脉息弦数。原系肝胃气滞，受暑之症，以致头闷身酸，呕恶胸满，胁腹胀痛，夜间不寐。服藿苓汤，暑热已清。惟饮滞过盛，用当归润燥汤，大便已行，复因暑热伤气，以致胸满气堵，痰扰不安。服清热化痰汤，痰滞稍(轻)。惟肝热过盛，今议用清肝化饮汤一贴调理。

当归三钱，酒炒　独活一钱五分　防己一钱五分　赤苓三钱　猪苓二钱　泽泻二钱　柴胡一钱五分，醋炒　酒芩二钱　木通二钱　生地三钱　栀子二钱，炒　醋青皮一钱五分　羚羊一钱五分，镑

引用六一散三钱　薄荷三分

本日未刻，陈昌龄、赵永年、郝进喜请得皇后脉息弦数。原系肝胃湿滞，受暑之症。用药调治，诸症微减。惟胸满胀痛，烦燥不安，大便虽行，究属不净。今议用清肝除湿汤，晚服一贴调理。

醋柴胡一钱五分　条芩二钱　羚羊一钱五分　栀子二钱，炒　香附三钱　苏梗二钱　枳实二钱，炒　炙厚朴二钱　酒军三钱　槟榔二钱　青皮二钱，醋炒　木通三钱

引用牵牛一钱五分　研面冲服

本日，皇后香附一两，萝卜子二两，醋炒熨之。

益元散一两　灯心五钱

二十四日，苏钰、陈昌龄、赵永年、郝进喜请得皇后脉息弦滑。原系肝胃湿滞，受暑之症，用药以来，诸症稍减，惟胸膈满闷，烦燥不寐，少腹微痛，此由湿滞不净所致。今议用调中化滞汤，午服一贴调理。

瓜蒌三钱　半夏三钱，炙　橘皮三钱　香附三钱，醋炙　苏梗二钱　厚朴一钱五分，炒　枳壳二钱，炒　赤苓三钱　萸连一钱　条芩二钱　桔梗一钱五分　壳砂一钱五分　焦楂三钱

引用荷梗一尺　沉香面六分　冲服

本日未刻，苏钰、陈昌龄、赵永年、郝进喜请得皇后照原方调中化滞汤加竹茹三钱晚服一贴。

益元散一两　灯心五钱

二十五日，苏钰、陈昌龄、赵永年、郝进喜请得皇后脉息弦滑。原系肝胃湿滞，受暑之症。用药调治，诸症渐减。惟胸膈满闷，夜间少寐。今议用和中化滞汤，午服一贴调理。

苏梗二钱　半夏二钱，炙　厚朴二钱，炒　赤苓三钱　瓜蒌三钱　枳壳二钱，炒　神曲三钱，炒　麦芽三钱，炒　山楂三钱，炒　醋青皮一钱五分　香附三钱，醋炒　缩砂壳一钱五分　酒连八分

引用荷梗一尺　竹茹三钱

本日未刻，苏钰、陈昌龄、赵永年、郝进喜请得皇后照原方和中化滞汤加川军一钱五分、郁李仁三钱、槟榔二钱，减去萸连、竹茹晚服一贴。

益元散一两　灯心五钱

二十六日，苏钰、陈昌龄、赵永年、郝进喜请得皇后脉息弦缓。原系肝胃湿滞，受暑之症。用药以来，诸症渐好。惟微有胸膈满闷，胃气欠和。今议用清热和胃饮，午服一贴调理。

陈皮二钱　半夏二钱，炙　茯苓三钱　姜连八分　酒芩二钱　桔梗二钱　枳壳二钱，炒　香附三钱，醋炒　萝卜子二钱，炒　壳砂一钱　焦曲三钱　谷芽三钱，炒　煨木香五分

引用荷梗一尺　竹茹三钱

益元散一两　灯心五钱

二十七日，苏钰、陈昌龄、赵永年、郝进喜请得皇后脉息和缓。原系肝胃湿滞，受暑之症。用药以来，诸症渐好，惟元气未复，胃气欠和。今议用和胃化饮汤，暂服一贴，仍常服资生丸，缓缓调理。

竹茹二钱　枳实二钱　橘皮二钱　半夏二钱，炙　赤苓块三钱　焦曲三钱　谷芽三钱　山楂三钱　酒芩二钱　姜连八分，研　藿梗一钱　缩砂一钱　甘草五分

引用荷梗一尺

二十八日，苏钰、陈昌龄、赵永年、郝进喜请得皇后脉息和缓。原系肝胃湿滞，受暑之症。用药以来，诸症俱好，宜止汤药。今议仍用资生丸常服，缓缓调理。

【参考】 本案肝胃郁热停饮是痼疾，所受暑热是新病，依法当先治新病后治痼疾，故用藿苓汤解其暑热，继以清肝化饮和中化滞法治其郁热停饮，俟诸症愈后，再以资生丸调理善后。全案用药有序，层次井然，值得效法。

3 灯心竹叶方与资生丸、木香槟榔丸之运用

道光三年三月二十九日皇后灯心五钱，竹叶一钱。

三十日，皇后灯心五钱，竹叶一钱。

四月初一日，皇后灯心五钱，竹叶一钱。

初二日，皇后灯心五钱，竹叶一钱。

初三日，皇后灯心五钱，竹叶一钱。

初四日，皇后灯心五钱，竹叶一钱。

【参考】 灯心、竹叶，甘淡之品，无病之时用之，功能清降心火、通利小便。

初八日，皇后加减资生丸二料。

初九日，皇后木香槟榔三钱一服十服。

【参考】 资生丸功能培补脾胃，木香槟榔丸功能消积行滞，平时小量用之，可以健脾和胃进食，亦通补之法。

4 停滞受凉治案

道光三年四月初十日，赵永年、赵汝梅、王明福请得皇后脉息浮数。系内停饮热，外受风凉之症，以致发热恶寒，胸膈满闷，胁肋胀痛，身肢倦软，今议用疏解化饮汤午服一贴调理。

羌活一钱五分　防风一钱五分　苍术一钱，炒　厚朴二钱　陈皮二钱　赤苓三钱　香附三钱，炒　青皮二钱　苏梗二钱　柴胡一钱五分，醋　酒芩二钱　生甘草七分

引用灯心三十寸　生姜片二片

本日，赵汝梅、赵永年、王明福、郝进喜请得皇后脉息弦数。系内停饮热，外受风凉之症。以致发热恶寒，胸膈满闷，胁肋胀满，身肢倦软。服过疏解化饮汤，表凉微解。惟肝胃湿饮尚盛，今议用和肝化饮汤，晚服一贴调理。

苍术一钱，炒　厚朴二钱　陈皮二钱　半夏二钱，炙　莱菔子二钱　枳壳二钱，炒　山楂四钱　赤苓三钱　炙香附三钱　苏梗二钱　柴胡一钱　酒芩二钱　青皮二钱

引用煨姜一片　灯心三十寸

十一日，苏钰、赵永年、王明福、郝进喜请得皇后脉息弦滑。原系停饮受凉之症。昨服疏风化饮之剂，表凉已解。惟里滞不清，饮热尚盛。今议用清热导滞汤，午晚二贴调理。

酒芩二钱　竹茹三钱　酒军三钱　神曲三钱　陈皮一钱五分　厚朴二钱，炒　谷芽四钱，炒　赤苓三钱　枳实二钱，炒　焦楂三钱　栀子二钱，炒

引用元明粉一钱五分

十二日，赵永年、王明福、郝进喜请得皇后脉息和缓。原系停滞受凉之症。用药调治，诸症渐好。惟余热不净，胃气欠和。今议用清热和胃代茶饮调理。

竹茹三钱　麦冬三钱，去心　小生地三钱　花粉三钱　赤苓三钱　神曲三钱　焦楂三钱，研　谷芽三钱，炒　灯心五十寸

水煎代茶。

【参考】 表里俱病，先解表后清里为一定之法。本案妙在表凉去后，用小承气汤加入和胃化饮方中，清热导滞，里气通，表气亦和，甚合仲景法度，无怪愈病之速。

十三日至二十日，皇后每日用灯心五钱，竹叶一钱。

二十一日，皇后木香槟榔丸三钱一服　十服，灯心五钱，竹叶一钱。

二十二日，皇后灯心五钱，竹叶一钱。

二十三日，皇后灯心五钱，竹叶一钱。

二十四日，皇后灯心五钱，竹叶一钱。

二十五日，皇后灯心五钱，竹叶一钱。

二十六日，皇后朱砂雄黄一钱一块各十块，灯心五钱，竹叶一钱。

二十七日，皇后灯心五钱，竹叶一钱。

二十八日，皇后灯心五钱，竹叶一钱。

二十九日，皇后朱砂末雄黄末一钱一包各十包，灯心五钱，竹叶一钱。

五月初一日，皇后灯心五钱，竹叶一钱。

初二日，皇后灯心五钱，竹叶一钱。

初三日，皇后灯心五钱，竹叶一钱。

初四日，皇后灯心五钱，竹叶一钱。

初五日，皇后灯心五钱，竹叶一钱。

初六日，皇后灯心五钱，竹叶一钱。

本日，郝进喜请得皇后藿香正气丸三钱，白开水送下。

初七日，陈昌龄、赵成功、郝进喜请得皇后脉息弦数。系肝胃不和，停滞受凉之症。以致胸胁胀痛，发热口渴，腰膝酸疼。今议用正气化滞汤一贴调理。

苏梗叶二钱　苍术一钱五分，炒　半夏二钱，炙　羌活一钱五分　藿香一钱五分　赤苓三钱　防风一钱五分　厚朴二钱，炒　枳实二钱，炒　槟榔二钱　焦曲四钱　焦楂四钱

引用生姜三片　六一散五钱

本日午刻，陈昌龄、张新、赵成功、郝进喜请得皇后脉息弦数。系肝胃不和，停滞受凉之症。早服正气化滞汤，表凉已解。惟气滞不畅，胸胁胀痛。今议用和肝定痛汤，一贴调理。

醋柴胡一钱五分　苏梗二钱　厚朴二钱　萸连八分　木香八分，煨研　青皮二钱，炒　槟榔二钱　延胡索二钱，炒　酒军三钱　缩砂壳一钱五分　油当归五钱　元明粉一钱五分

引用橘核仁二钱　荷梗一尺

本日酉刻，郝进喜请得皇后佛手一钱五分，煎汤饮之。

本日戌刻，陈昌龄、张新、郝进喜拟得皇后朱砂安神丸灯心汤送下。

初八日，苏钰、陈昌龄、张新、郝进喜请得皇后脉息弦滑。原系饮滞受凉之症。用药调治，表凉已解，里滞虽行，尚属不净。惟胸胁胀满，有时呕恶。今议用调中化滞汤，一贴调理。

萸连一钱，仝萸用　枳实一钱五分，炒　瓜蒌五钱，糖心　川军二钱，生　木香一钱，煨　缩砂一钱五分，研　苏梗二钱　当归三钱，油　槟榔二钱　青皮二钱，炒　厚朴二钱，炒　半夏三钱，炙　延胡索二钱

引用元明粉一钱五分　橘核仁三钱

本日，苏钰、陈昌龄、张新、郝进喜请得皇后脉息弦滑。原系饮滞受凉之症。用药调治，诸症渐减。里滞虽行，究属不净。今议仍用原方调中化滞汤，加香附三钱，晚服一贴调理。初九日，苏钰、陈昌龄、张新、郝进喜请得皇后脉息弦缓。原系饮滞受凉之症。用药调治，诸症渐减。惟胸膈满闷，此由肝胃不和所致。今议用理气和中汤，一贴调理。

醋青皮二钱　瓜蒌五钱，糖心　麦芽四钱，炒　醋香附三钱　半夏三钱，炙　萸连八分，研　缩砂一钱五分

厚朴一钱五分，炒　焦曲四钱　橘皮二钱　焦楂五钱　赤苓块三钱

引用沉香六分　荷梗一尺

初十日，苏钰、陈昌龄、张新、郝进喜请得皇后脉息和缓。原系饮滞受凉之症。服药以来，诸症俱好。惟胃气欠和，今议用和胃代茶饮，缓缓调理。

山楂三钱，炒　神曲三钱，炒　麦芽四钱，炒　竹茹二钱　麦冬五钱，去心　枳壳二钱，炒

水煎代茶。

【参考】 此饮滞受凉之症，因五月时令渐热，故取用藿香正气汤法加消食化滞之药以治。但佟佳氏素有肝胃郁热之症，故虽治其表病，仍不忘其本证，而以和肝调中化滞之剂全功。

十一日至二十二日，皇后每日用灯心五钱，竹叶一钱。

5　藿苓汤治寒热不分案

道光三年五月二十四日，吴金声请得皇后脉息弦缓。系寒热不分之症，以致胁腹疼痛。今用藿苓汤一贴调理。

藿香二钱　桔梗二钱　泽泻二钱　生军二钱　半夏二钱，炙　猪苓二钱　厚朴二钱　木香一钱　姜连一钱　青皮三钱　六一散三钱

引用生姜三片

本日，张新、吴金声请得皇后脉息弦缓。系寒热不分之症，以致胁腹疼痛。午服藿苓汤，疼痛渐减。惟里滞未净，今议用和肝化滞汤，晚服一贴调理。

萸连一钱，研　枳壳三钱，炒　山楂肉三钱　厚朴一钱五分，炒　木香一钱，煨　缩砂一钱五分，研　谷芽二钱　瓜蒌五钱，糖　青皮三钱，炒　当归五钱，酒　焦曲三钱　甘草五分，炙　槟榔二钱

引用生姜三片　荷梗二尺

二十五日，王明福、张新请得皇后脉息和缓。系寒热不分，胁腹疼痛。服药以来，诸症俱好。惟湿热未净，今议用清热和胃饮，晚服一贴调理。

萸连八分，研　青皮二钱，炒　焦楂一钱五分　赤苓块三钱　枳壳一钱五分，炒　麦芽一钱五分，炒　厚朴一钱五分，炒　油当归五钱　焦曲三钱　生甘草五分

引用灯心一束

【参考】 本案之寒热不分，实本于湿热郁滞于肝脾、寒由湿起，热因饮生，故不用发汗以解表，而用芳香消导、和肝化滞以和里，药后诸症俱好，可见宫中辨证用药之精当。

二十七日至六月初十日，皇后每日用灯心五钱，竹叶一钱。

十一日，皇后金衣祛暑丸十丸，香茹丸十丸，益元散一两，灯心五钱，加减资生丸二料。

【参考】 农历六月中旬，暑热已盛，故加益元散、金衣祛暑丸、香薷丸以服，清心益气消暑。

十二日，皇后益元散一两，灯心五钱。

十三日，皇后益元散一两，灯心五钱。

十四日，皇后金衣祛暑丸二十丸何禄，益元散一两，灯心五钱。

十五日，皇后益元散一两，灯心五钱。

十六日，皇后金衣祛暑丸二十丸艾奎进，益元散一两，灯心五钱。

十七日，皇后益元散一两，灯心五钱。

十八日，皇后益元散一两，灯心五钱。

十九日，皇后金衣祛暑丸十丸，益元散一两，灯心五钱。

二十日，皇后益元散一两，灯心五钱，香茹丸二十丸。

二十一日，皇后益元散一两，灯心五钱。

二十二日，郝进喜请得皇后六合定中丸二丸，凉姜汤送下。益元散一两，灯心五钱。

二十三日，郝进喜请得皇后益元散一两，灯心五钱。

二十四日，皇后金衣祛暑丸二十丸，益元散一两，灯心五钱。

二十五日，皇后益元散一两，灯心五钱。

二十六日，皇后益元散一两，灯心五钱。

6 暑湿停滞治案

二十八日，赵永年、吴金声请得皇后脉息弦缓。系暑湿停滞不化之症，以致胸胁胀满，昨服正气化滞汤，大便已行。惟湿热尚盛，胸腹满闷。今议用清热陷胸汤，午服一贴调理。

瓜蒌六钱　桔梗三钱　枳壳二钱，炒　半夏二钱，炙　青皮二钱　炙厚朴二钱　缩砂一钱五分　橘皮三钱　焦曲三钱　焦楂四钱　萝卜子三钱　益元散四钱，煎

引用煨姜二片

益元散一两　灯心五钱

本日巳时，赵永年、吴金声请得皇后脉息弦缓。原系暑湿停滞不化之症，以致胸胁胀满，服过正气化饮陷胸等剂，大便已行，湿滞未净。今议用调胃化滞汤，一贴调理。

川军二钱　枳实三钱　陈皮三钱　槟榔三钱　厚朴二钱　沉香一钱　青皮三钱　缩砂一钱五分　腹皮二钱　益元散三钱　郁李仁三钱

引用元明粉二钱　冲服

本日赵永年、王泽溥、吴金声请得皇后清肝渗湿汤晚服。

胆草一钱五分，酒炒　萸连一钱　木通三钱　车前子五钱，炒　当归三钱　青皮二钱，醋炒　酒芩二钱　甘草稍一钱　小生地五钱　泽泻二钱　栀子二钱，炒

引用荷梗二尺　灯心二束

兼用熏洗药二分

胆草一两　苦参一两　连翘一两　金银花一两　蛇床子五钱

水熬熏洗。

二十九日寅刻，赵永年、王泽溥、吴金声请得皇后脉息弦缓。原系暑湿停滞不化之症，用药以来，胸满渐减。惟湿滞过盛，牵引少腹作痛，夜不得寐，今议用缓肝定痛汤，兼葱盐熨法调理。

乌药三钱　煨木香一钱　焦楂五钱　延胡索三钱，醋炒　厚朴二钱，姜炒　青皮三钱，醋炒　炙香附四钱　吴茱萸一钱　腹皮三钱　枳实三钱，炒　赤苓五钱　当归五钱

引用生姜皮三片

益元散一两　灯心五钱

本日申刻，赵永年、王泽溥、吴金声请得皇后脉息弦缓。原系暑湿停滞不化之症，用药以来，诸症稍减。惟少腹牵引作痛，大便虽行，湿滞不净，今议用除湿导滞汤调理。

煨木香一钱五分　枳实三钱，炒　焦楂五钱　槟榔二钱　厚朴一钱五分，炒　泽泻二钱　郁李仁三钱　青皮三钱，醋炒　猪苓三钱　酒军五钱　乌药三钱　木通三钱

引用牵牛面二钱　冲服

七月初一日，张永清、赵永年、王泽溥、吴金声请得皇后脉息弦缓。原系暑湿停滞之症，服药以来，症势渐减，里滞已行。惟少腹牵引作痛，此由湿饮气滞不化所致，今议用和肝定痛汤，外兼熨法调理。

醋柴胡一钱 当归三钱 醋白芍二钱 煨木香一钱 乌药三钱 香附四钱，醋炙 延胡索三钱，醋炒 青皮三钱，醋炒 吴茱萸一钱 枳壳二钱，炒 橘核仁三钱 川楝子三钱 茯苓五钱

引用煨姜皮三片 要苏合丸一丸

熨法方

乌药一两 吴茱萸一两 香附二两 艾叶二两 延胡索一两 小茴香二两 食盐一撮

共捣粗末，醋炒熨之。

本日申刻，张永清、赵永年、王泽溥、吴金声、郝进喜请得皇后脉息弦滑。原系暑湿停滞之症，服药以来，里滞虽行，仍属不净。惟少腹作痛，此由肝郁湿滞过盛所致，今议用胆草泻肝汤调理。

胆草二钱 柴胡一钱五分，醋炒 酒芩三钱 栀子三钱，炒 泽泻二钱 车前子二钱 木通三钱 次生地三钱 当归三钱，酒洗 生军三钱，后入 青皮二钱，炒 芒硝二钱

引用六一散三钱 铁锈水三茶匙 兑服

本日戌刻，郝进喜请得皇后佛手干一钱，橘核仁三钱，煎汤饮之。

初二日，张永清、赵永年、王泽溥、吴金声、郝进喜请得皇后脉息弦滑。原系暑湿停滞之症，服药以来，里滞畅行，疼痛稍减。惟心悸痰扰不寐，此由肝郁湿滞尚盛所致，今议用胆草泻肝汤加减调理。

胆草二钱，酒洗 泽泻三钱 当归三钱 柴胡一钱五分，醋炒 车前子一钱五分 羚羊二钱 酒芩三钱 木通三钱 酒连一钱，研 栀子三钱，炒 次生地五钱 丹皮二钱，炒 苦参三钱

引用六一散三钱 竹茹三钱

益元散一两 竹叶一钱 灯心五钱

本日未刻，张永清、赵永年、王泽溥、吴金声、郝进喜请得皇后脉息弦滑。系暑湿停滞之症，服药以来，诸症渐轻，今议用清热导滞汤调理。

醋柴胡一钱五分 栀子三钱，炒 木通二钱 半夏三钱，炙 当归三钱，酒洗 羚羊二钱 胆草一钱五分，酒洗 姜连一钱，研 次生地五钱 泽泻二钱 瓜蒌四钱，糖心 酒芩三钱 焦楂五钱

引用六一散三钱 青竹茹三钱

初三日，张永清、赵永年、王泽溥、吴金声、郝进喜请得皇后脉息弦滑。系暑湿停滞之症，服药以来，诸症渐减。惟身软气怯，夜不得寐，此由痰因火扰阴分所致，今议用和肝育神汤调理。

醋柴胡一钱五分 香附三钱，炙 原生地三钱 当归三钱，酒洗 萸连一钱 茯神三钱 赤芍二钱 栀子三钱，炒 枣仁一钱五分，炒 川郁金一钱五分 麦冬三钱 半夏曲三钱，炒 橘皮三钱

引用竹茹三钱 荷梗七寸 益元散一两 灯心五钱

本日未刻、赵永年、吴金声、郝进喜请得皇后脉息弦缓。原系暑湿停滞之症，用药以来，诸症渐减。今议仍用原方加谷芽三钱、焦楂三钱，调理。

初四日，张永清、赵永年、王泽溥、吴金声、郝进喜请得皇后脉息弦缓。原系暑湿停滞之症，服药以来，诸症渐减，荣分已行。惟身软气怯，肝胃湿热尚盛，今议用芩连四物汤调理。

条芩三钱 当归三钱，酒洗 丹皮一钱五分，炒 青皮二钱，炒 姜连一钱 赤芍二钱 栀子三钱，炒 焦

曲三钱　抚芎一钱五分　原生地三钱　炙香附三钱　谷芽三钱，炒

引用竹茹三钱　荷梗七寸

本日未刻，张永清、王泽溥、郝进喜请得皇后照原方芩连四物汤晚服一贴。

益元散一两　灯心五钱

【参考】 四物汤为理血方剂，妇科圣药。本案芩连四物汤，实则为芩连四物合越鞠化裁，除清荣热、补阴血而外，意在解郁，六郁舒则气道通，荣血可行。

初五日，张永清、赵永年、王泽溥、吴金声、郝进喜请得皇后脉息渐缓。系暑湿停滞之症，服药以来，诸症渐减。惟咽痛心悸，气怯肢软，此由肝胃湿热上薰所致。今议用清热温胆汤，午服一贴调理。

元参三钱　栀子三钱，炒　酒芩二钱　次生地三钱　苦桔梗三钱　橘皮一钱五分　花粉三钱　知母一钱五分，炒　麦冬三钱，去心　半夏曲三钱，炒　酒连一钱，研　生甘草六分　赤苓三钱

引用竹茹三钱

益元散一两　灯心五钱　金衣祛暑丸十丸　香茹丸十丸

初六日，赵永年、吴金声、郝进喜请得皇后脉息和缓。系暑湿停滞之症，服药以来，诸症渐减。惟胃气不和，身软气怯，此由病后元气未复所致。今议用清热和胃饮，午服一贴调理。

广皮二钱　麦冬三钱，去心　次生地三钱　桔梗二钱　知母一钱五分　半夏一钱五分，炙　谷芽三钱　焦曲三钱　香附三钱，炙　山楂三钱，炒　酒芩三钱　栀子二钱，炒　枳壳二钱，炒

引用竹茹三钱　荷梗七寸

外用神效七厘散敷痛处，用神效七厘散二两。

初七日，张永清、王泽溥、郝进喜请得皇后脉息和缓。原系暑湿停滞，服药以来，诸症渐好。惟病后元气未复，身软气怯，胃气欠和。今议仍用原方清热和胃饮加酒连一钱、连翘二钱、元参三钱，减去广皮、半夏、香附，午服一贴调理。

初八日，赵永年、吴金声、郝进喜请得皇后脉息和缓。原系暑湿停滞之症，服药以来，诸症俱好。惟身软气怯，胃气欠和，今议用和胃代茶饮调理。

焦楂三钱　酒芩二钱　石斛三钱　益元散三钱　焦曲三钱　桔梗二钱　竹茹三钱　枳壳一钱五分　谷芽三钱，炒　麦冬三钱，去心

引用灯心二束

益元散一两　灯心五钱

初九日，张永清、王泽溥、郝进喜请得皇后脉息和缓。系暑湿停滞之症。用药调治，诸症俱好。惟有时腹痛，此由病后元气未复，气弱不能运化所致。今议用香砂调中饮，午服一贴调理。

藿香一钱五分　炙厚朴三钱　青皮二钱　当归三钱，酒洗　缩砂一钱，炒研　陈皮二钱　焦曲三钱　赤芍二钱　焦苍术一钱五分，炒　枳壳一钱五分，炒　谷芽三钱，炒　生甘草八分

引用生姜二片　荷梗七寸

益元散一两　灯心五钱

初十日，赵永年、吴金声、郝进喜请得皇后脉息和缓。原系暑湿停滞之症，服药以来，诸症俱好，宜止汤药。今议仍用资生丸，常服调理。

益元散一两　灯心五钱

【参考】 本案几经周折，调治二十日始愈。盖虽云暑湿停饮，实则肝经湿热为重，故

屡进缓肝清肝和肝泻肝之剂，而得力于龙胆泻肝汤者尤多，以胆草柴胡清泻肝胆之热，黄芩栀子清肺与三焦之热，泽泻木通车前子渗泻小肠膀胱之湿，湿去热清，则湿热郁滞所致之少腹疼痛、夜不安寐等症可愈。病后调理，仍用资生丸者，取大哉坤元，万物资生之意。

十一日，皇后益元散一两，灯心五钱。

十二日，皇后益元散一两，灯心五钱。

十三日，皇后金衣祛暑丸十丸，益元散一两，灯心五钱。

十四日，皇后益元散一两，灯心五钱。

十五日，皇后金衣祛暑丸十丸，益元散一两，灯心五钱。

十六日，皇后木香槟榔丸三钱一服，十服。益元散一两，灯心五钱。

道光三年七月十九日，皇后益元散一两，灯心五钱。

二十一日，郝进喜请得皇后清肺抑火化痰丸三钱，白开水送下。

二十二日，皇后清肺抑火化痰丸三钱，白开水送下。

二十三日，郝进喜请得皇后清肺抑火化痰丸三钱一服　二服，白开水送下。

二十四日，郝进喜请得皇后正气保和丸三钱，白开水送下。

本日，郝进喜请得皇后五积散丸三钱，生姜一片同煎。

二十五日，郝进喜请得皇后正气保和丸三钱，白开水送下。

二十六日，郝进喜请得皇后正气保和丸三钱，白开水送下。

八月初五日，郝进喜请得皇后木香槟榔丸三钱，白开水送下。

十二日，皇后木香槟榔丸三钱一服，二服。

十六日，皇后木香槟榔丸三钱一服，二服。

二十六日，皇后木香槟榔丸三钱一服，二服。

九月初一日，皇后灯心五钱，竹叶一钱。

初二日，皇后灯心五钱，竹叶一钱。

初三日，皇后灯心五钱，竹叶一钱。

初四日，皇后灯心五钱，竹叶一钱。

初五日，皇后灯心五钱，竹叶一钱。

初六日，皇后灯心五钱，竹叶一钱。

初八日，郝进喜请得皇后清热代茶饮一贴。

竹茹二钱　麦冬三钱　葛根二钱　腹皮一钱五分　木通二钱　赤苓三钱　小生地三钱　竹叶二十片

煎汤代茶。

初九日，郝进喜请得皇后原方清热代茶饮一贴。

初十日至十月初十日，皇后每日用灯心五钱，竹叶一钱。

初二日，皇后照方加减资生丸二料，灯心五钱，竹叶一钱。

初三日，皇后灯心五钱，竹叶一钱。

初四日，皇后灯心五钱，竹叶一钱。

初五日，皇后木香槟榔丸二钱白开水送下。灯心五钱，竹叶一钱。

初六日，郝进喜请得皇后三仙饮一分。

山楂二钱，炒　焦曲二钱　麦芽二钱

煎汤代茶，又清肺抑火化痰丸三钱。

本日，郝进喜请得皇后藿香正气丸三钱，加羌活一钱五分煎服。

初七日，郝进喜请得皇后木香槟榔丸三钱，白开水送下。

7　寒冷凝结症治案

本日，崔良玉、王明福请得皇后脉息沉缓。系内停湿滞，寒冷凝结之症。以致胁肋牵引少腹作痛，腿膝酸疼。今议用加减五积散汤，午晚二贴调理。

厚朴二钱，炒　炙半夏二钱　白芍二钱，姜炒　官桂一钱　陈皮三钱　枳壳二钱，炒　延胡索三钱　炮姜一钱　苍术一钱五分，炒　全归四钱　香附四钱，炒　茯苓三钱　抚芎一钱五分　制草八分

引用煨姜二片

本日，崔良玉、王明福拟得皇后熨药方二分。

香附四两　艾叶一两　葱五根，切碎　姜一两，切碎

共拌匀炒热，用醋少许熨之。

又本日，崔良玉、王明福拟得皇后炒枣仁三钱，煎汤饮之。

初八日，郝进喜请得皇后温中化滞汤，午服一贴。

油当归三钱　青皮二钱　枳实二钱　厚朴二钱　姜汁浸大黄三钱　壳砂一钱五分　槟榔二钱　陈皮三钱　香附三钱，酒炙　焦楂四钱　甘草六分

引用元明粉二钱

初九日，郝进喜请得皇后三仙代茶饮，午服一贴。

酒芩一钱　赤苓三钱　竹茹一钱五分　陈皮二钱　麦芽三钱，炒研　焦楂四钱　神曲三钱，炒　枳壳二钱，炒　生甘草六分

引用灯心一束

初十日，郝进喜请得皇后照方三仙代茶饮，午服一贴。

灯心五钱　竹叶一钱

十一日至十六日，皇后每日用灯心五钱，竹叶一钱。

二十二日，皇后木香槟榔丸三钱。

十一月初八日，皇后木香槟榔丸三钱。

二十九日，郝进喜请得皇后清气化痰丸三钱，姜汤送下。

8　痰饮风凉症治案

三十日，陈昌龄、王明福、郝进喜请得皇后脉息滑数。系内停痰饮，外受风凉之症。以致头疼身酸，发热恶寒，胸膈满闷，心悸不安。今议用疏解正气汤，早服一贴调理。

羌活一钱五分　白芷一钱五分　防风一钱五分　炙半夏三钱　藿香一钱五分　苏叶一钱五分　陈皮二钱　赤苓三钱　桔梗二钱　枳壳二钱，炒　苍术一钱五分，炒　生甘草五分

引用生姜二片

本日未刻，郝进喜请得皇后脉息弦缓。系停痰受凉之症。以致头疼身酸，发热恶寒，胸膈满闷，心悸不安。服疏解正气汤，表凉已解。惟尚有余热，今用三仙饮调理。

竹茹三钱　麦冬三钱　麦芽三钱，炒研　山楂三钱，炒　焦曲三钱

引用灯心二束

十二月初五日，郝进喜请得皇后木香槟榔丸三钱。

二十三日，皇后白蔻四两，缩砂四两，平安丹十两。

二十五日，皇后木香槟榔丸三钱。

二十七日，皇后加减资生丸二料。

9 清心安神用灯心竹叶方

四年正月初四日至初十日，皇后每日用灯心五钱，竹叶一钱。

十六日，皇后木香槟榔丸三钱一服十服。

二月初二日至初十日，皇后灯心五钱，竹叶一钱。

十二日，皇后加减资生丸二料。

十七日，皇后木香槟榔丸三钱一服十服。

十八日，皇后制何首乌十两，归身八两，党参八两。

三月初五日、六日，皇后灯心五钱，竹叶一钱。

初七日，皇后木香槟榔丸三钱一服十服，灯心五钱，竹叶一钱。

初八日至十一日，皇后灯心五钱，竹叶一钱。

【参考】 由冬至春，常服灯心、竹叶者，其意当不在治暑，而在清心安神除烦。

10 饮热受凉治愈案

十二日，郝进喜请得皇后羌活正气汤一贴。

羌活二钱 藿香一钱五分 白芷一钱五分 桔梗一钱五分 防风二钱 苏叶一钱五分 陈皮二钱 炙半夏二钱 炙苍术一钱五分 厚朴一钱五分 神曲三钱 生甘草五分

引用生姜二片

十三日，郝进喜请得皇后脉息浮数。系饮热受凉之症，以致头疼身痛，发热恶寒，夜不得寐。昨服羌活正气汤，表凉未解。今用羌防冲和汤，午服一贴调理。

羌活一钱五分 防风一钱五分 苍术一钱五分，炒 厚朴一钱五分 枳壳二钱 白芷一钱五分 苏梗叶二钱 青皮二钱 陈皮二钱 酒芩二钱 赤苓三钱 炙半夏二钱 生甘草五分

引用生姜二片

本日，郝进喜请得皇后脉息弦数。系饮热受凉之症，以致头疼身痛，发热恶寒，夜间不寐，用羌防冲和汤，表凉渐解。惟饮滞过盛，胸满腹痛，此由肝胃不和所致，今用和肝化饮汤，晚服一贴调理。

柴胡一钱五分 醋青皮二钱 苏梗一钱 炙半夏三钱 枳实一钱五分，炒 厚朴二钱 赤苓三钱 香附三钱，醋炒 焦楂三钱，研 焦曲三钱 栀子三钱，炒 黄连八分

引用荷梗一尺

十四日，张永清、苏钰、王泽溥、郝进喜请得皇后脉息弦数。系饮热受凉之症，服疏风和肝等剂，表凉已解。惟里滞不清，腹胁胀痛，此由肝胃不和所致。今议用和肝导滞汤，午服一贴调理。

柴胡一钱五分 枳实二钱，炒 橘皮二钱 酒芩二钱 赤苓三钱 炙香附三钱 炙半夏三钱 黄连八分 竹茹二钱 青皮二钱，炒 川军三钱 生甘草八分

引用元明粉一钱五分 冲服

本日，张永清、苏钰、王明福、郝进喜请得皇后脉息弦滑。系饮热受凉之症，用药调治，表凉已解，里滞渐行。惟饮热心悸，气怯身软。今议用清热调中汤，晚服一贴调理。

酒芩二钱 竹茹三钱 橘皮二钱 麦芽三钱，炒 栀子二钱，炒 赤苓三钱 山楂三钱，炒 醋青皮二钱 炙半夏三钱 酒连八分，研 神曲三钱，炒 枳壳一钱五分，炒

引用灯心三十寸

十五日，张永清、苏钰、王明福、郝进喜请得皇后脉息弦滑。系饮热受凉之症，用药调治，症势渐减。惟饮热上冲，有时头疼，腹胁胀满。此由湿滞不净所致。今议用清热化滞汤，一贴调理。

柴胡一钱五分　生石膏三钱　次生地三钱　竹茹三钱　酒芩二钱　生知母三钱　青皮二钱，炒　栀子三钱，炒　半夏曲三钱，炒　抚芎一钱五分　葛根二钱　酒洗川军二钱

引用菊花二钱

十六日，张永清、苏钰、王明福、郝进喜请得皇后脉息和缓。诸症俱好，宜止汤剂。议用和胃代茶饮，随意代茶调理。

神曲三钱，炒　山楂三钱，炒　麦冬三钱，去心　麦芽三钱，炒　竹茹三钱　灯心一钱

水煎代茶。

十七日，皇后和胃代茶饮一分。

十八日，皇后和胃代茶饮一分。

十九日至二十九日，皇后每日灯心五钱，竹叶一钱。

11　益元散方及其他

道光四年七月十七日至七月二十八日皇后每日益元散一两，灯心五钱。

【参考】　益元散为六一散(滑石六两、甘草一两)加辰砂而成。主治暑伤元气、表里俱热、面赤气粗、烦渴引饮等症。功能止渴除烦、降火利窍。盖暑邪伤气，以参蓍骤补则助邪，以芩连泻热则伤气，于清补两难中。先贤特制此方以应之。取滑石禀土中冲和之气，甘寒以胜热，走而不滞，上清水源下通水道，荡涤六腑之邪热，使暑气从小便而去。甘草禀草中冲和之性，调和内外，止渴生津，用之保元气而泻虚火。人身心为君主之官，主神明，暑必入心，暑热扰中则神明不安，必朱砂以镇之，所伤神气方可逐复，此益元散立方之大要也。今加灯心者，据现代药理实验，可治神经衰弱之失眠，孝慎成皇后用此，除益气清暑外，当亦为心经有火、失眠少寐而设。

皇后益元散一两，灯心五钱。

二十八日，皇后益元散一两，灯心五钱。

二十九日，皇后灯心五钱，竹叶一钱。

闰七月初一日，皇后灯心五钱，竹叶一钱。

初二日，皇后灯心五钱，竹叶一钱。

本日，郝进喜请得皇后藿香正气丸三钱，姜汤送下。

初三日，皇后木香槟榔丸三钱一服十服，灯心五钱，竹叶一钱。

初四日至十七日，皇后每日灯心五钱，竹叶一钱。

十八日，郝进喜请得皇后清热化滞汤一贴。

酒芩二钱　半夏曲三钱，炒　酒军三钱　青皮二钱，炒　厚朴二钱　瓜蒌三钱　枳实一钱五分　槟榔二钱　萝卜子二钱，炒　栀子二钱，炒

引用荷梗一尺　芒硝一钱

12　肝胃不和治案

十九日，郝进喜请得皇后脉息弦滑。系肝胃不和，气滞停饮之症。以致胸满胁痛，兼

懒食少寐，身肢酸软。今用香砂化滞汤，午服一贴调理。

炙香附三钱　壳砂一钱五分，研　炙半夏三钱　萸连一钱　枳壳二钱，炒　抚芎一钱五分　瓜蒌三钱　楂肉三钱　麦芽三钱，炒研　神曲三钱，炒　陈皮二钱　腹皮二钱

引用六一散三钱　木通二钱

本日，苏钰、张新、郝进喜请得皇后脉息弦滑。系肝胃不和，气滞停饮之症。以致胸满胁痛，懒食少寐。服香砂化滞汤，疼痛仍前。今议用和肝导滞汤，晚服一贴调理。

煨木香八分　枳壳三钱，炒　麦芽三钱，炒　赤芍二钱　青皮三钱，炒　萸连八分，研　槟榔二钱　延胡索三钱　缩砂一钱五分，研　山楂肉三钱　油当归五钱　厚朴二钱，炒

引用良姜八分　荷梗一尺

二十日，苏钰、张新、吴金声、郝进喜请得皇后脉息弦滑。原系肝胃不和，气滞停饮之症。以致胸满胁痛，懒食少寐。用药调治，疼痛稍减。今议用和肝定痛汤，午服一贴调理。

煨木香八分　缩砂壳一钱五分　黑丑八分，头末　青皮三钱，炒　吴萸一钱　三棱一钱　橘核三钱　槟榔二钱　莪术一钱　乌药二钱　姜汁浸大黄二钱　厚朴一钱五分，炒

引用小茴香五分　大枣三枚

本日，苏钰、张新、吴金声、郝进喜请得皇后脉息弦滑。系肝胃不和，气滞停饮之症。以致胸满胁痛，懒食少寐。用药调治，疼痛稍减，诸症渐轻。今议仍用原方和肝定痛汤，减去三棱、莪术、小茴香、吴茱萸，加油当归四钱、火麻仁三钱、郁李仁三钱，晚服一贴调理。

二十一日，苏钰、孔毓麟、吴金声、郝进喜请得皇后脉息弦滑。原系肝胃不和，气滞停饮之症。用药调治，症势稍轻。惟痰饮湿滞尚盛，今议用导滞涤痰汤，一贴调理。

胆星二钱　青皮三钱　川军三钱　青竹茹三钱　橘皮三钱　郁李仁三钱，研　枳实二钱，炒　半夏曲三钱，炒研　厚朴二钱，炒　羚羊一钱五分，镑　瓜蒌四钱，糖心　酒芩二钱

引用元明粉二钱，煎

皇后佛手干二钱，煎汤，灯心五钱，竹叶一钱。

二十二日，苏钰、孔毓麟、吴金声、郝进喜请得皇后脉息滑缓。原系肝胃不和，气滞停饮之症。用药调治，诸症渐减，疼痛渐轻。惟痰热未净，夜间少寐。今议用导赤温胆汤，一贴调理。

次生地三钱　橘皮二钱　木通二钱　谷芽三钱，炒　青竹茹三钱　炙半夏二钱　花粉三钱　壳砂一钱，研　枳实一钱五分，炒　赤苓块三钱，研　进曲三钱，研　生甘草六分

引用生姜皮三片

二十三日，苏钰、孔毓麟、吴金声、郝进喜请得皇后脉息和缓。诸症俱好。宜止汤药，饮食调理。

本日苏钰、孔毓麟、吴金声、郝进喜议得皇后滋脾润肠丸。

油当归一两　火麻仁一两，炒　山楂肉一两，炒　神曲一两，炒　熟军一两　郁李仁一两，炒　山药一两，炒　麦芽一两，炒　酒芩八钱　莱菔子八钱，炒　青皮八钱，醋炒　醋柴胡八钱　香附一两　栀子八钱，炒　陈皮八钱　柏子仁一两，炒　茯苓一两　扁豆一两，炒　冬瓜仁一两，炒　生甘草三钱

共为细末，炼蜜为丸，如桐子大，每早服三钱，蜜水送下。

安和丸

醋柴胡六钱　秦艽六钱　甘菊花六钱　丹参六钱　生地八钱　香附八钱，四炙　酒黄柏四钱　元参八钱

郁金四钱　当归八钱　白芍六钱，醋炒　栀子六钱，炒　丹皮六钱　生甘草三钱

共为细末，荷梗二两熬水叠丸，每晚服三钱，青梅汤送下。

二十四日至二十六日，皇后每日灯心五钱，竹叶一钱。

道光四年闰七月初一日至闰七月十七日，闰七月二十四日至九月二十三日，皇后每日灯心五钱，竹叶一钱。

【参考】 本方为清宫中常用调理药方，孝慎成皇后经年屡服，体健而少病。方中除灯心草清心通淋外，尤妙在配以竹叶。《重庆堂随笔》称其“内熄肝胆之风，外清温暑之热，故有安神止痉之功”。张元素称其“凉心经、益元气、除热、缓脾”。故常服之大可益气消暑、去火安神，有益而无害。

十月十三日，皇后金银花一两，煎汤漱口。

十四日，皇后金银花一两，要黄玉膏一两。

十五日至十七日，皇后每日金银花一两。

十一月初七日，曹进昇请得皇后清热代茶饮一分。

元参二钱　麦冬三钱，去心　桔梗二钱　菊花一钱五分　橘红一钱五分

煎汤代茶。

初八日，皇后清热代茶饮二分。

初九日，曹进昇请得皇后清热茶饮加胆草八分，二份。

十二月初十日，曹进昇请得皇后参苏理肺丸三钱，白开水送下。

十一日，曹进昇请得皇后参苏理肺丸三钱，白开水送下。

十三日，皇后滋脾润肠丸二料，安和丸二料。

十九日，郝进喜请得皇后元参甘桔汤一贴。

元参三钱　牛蒡子三钱，炒研　苦桔梗二钱　花粉三钱　甘草八分　灯心二束　芦根二把

道光五年二月初四日至五月初五日，皇后灯心五钱，竹叶一钱。

【参考】 三个月间，日日服灯心竹叶而无他病，时令又不在夏暑，提示清心去火安神对于保健有一定意义，此或即是丹溪“阳勿浮”之旨欤。

五月初六日，郝进喜请得皇后三仙代茶饮

葛根二钱　竹茹二钱　焦曲三钱　焦山楂三钱，研　麦芽三钱，炒研　鲜芦根八钱

煎汤代茶。

灯心五钱　竹叶一钱

13　肝郁挟饮受凉症治愈案

本日，郝进喜请得皇后脉息浮数。系肝胃不和，停饮受凉之症。以致头疼胸满，发热身酸。今用藿香正气汤，晚服一贴调理。

羌活二钱　藿香二钱　姜连一钱　防风二钱　苏叶二钱　桔梗二钱　青皮二钱　赤苓三钱　白芷一钱五分　苍术一钱五分，炒　半夏曲三钱，炒　厚朴一钱五分　六一散三钱

引用生姜二片　灯心一束

初七日，崔良玉、张新、郝进喜请得皇后脉息弦数。系肝郁挟饮，外受风凉之症。以致头疼胸满，发热身酸。昨服藿香正气汤，表凉已解。惟少腹连腰作痛，此由肝郁痰饮过盛所致。今议用清肝定痛汤，午服一贴调理。

萸连八分，同萸用　生知母三钱　乌药二钱　香附三钱，醋　胆草二钱　厚朴二钱，炒　青皮三钱，炒

柴胡二钱 炙半夏二钱 归身三钱，酒 枳实二钱，炒 橘红二钱

引用荷梗一尺 小茴香八分

本日未刻，崔良玉、张新、郝进喜请得皇后脉息弦缓。系肝郁挟饮，外受风凉之症。用药调治，诸症渐缓。今议仍用清肝定痛汤减去小茴香，加山楂三钱、麦芽三钱、苏梗二钱，晚服一贴调理。

初八日，崔良玉、张新、郝进喜请得皇后脉息弦缓。原系肝郁挟饮，受凉之症。服药以来，诸症渐好。惟饮滞不净，今议用清热化饮汤，午服一贴调理。

姜连一钱，研 青皮二钱，炒 厚朴一钱五分，炒 酒芩二钱 橘红二钱 山楂三钱，肉 花粉三钱 茯苓块三钱 麦芽三钱，炒 麦冬三钱，去心 香附三钱，醋 焦曲三钱 益元散三钱

引用竹叶一钱 灯心五十寸

本日，皇后灯心五钱，竹叶一钱。

初九日，崔良玉、张新、郝进喜请得皇后脉息渐缓。系肝郁挟饮，外受风凉之症。用药调治，诸症俱好。惟饮热未净，胃气欠和。今议用清热和胃饮，午服一贴调理。

姜连八分，研 广皮一钱五分 枳壳二钱，炒 酒芩一钱五分 瓜蒌三钱，糖 桔梗二钱 赤苓三钱，块 白术三钱，焦 栀子三钱，炒 益元散三钱，煎

引用鲜竹叶三十片 灯心五十寸

本日，皇后灯心五钱，竹叶一钱。

初十日，崔良玉、张新、郝进喜请得皇后脉息和缓。系肝郁挟饮，受凉之症。用药以来，诸症俱好。宜止汤药。今议用代茶饮调理。

焦楂二钱 竹叶二钱 生地三钱，小 麦芽一钱五分，炒 赤苓块四钱 焦曲二钱 木通一钱五分 甘草梢一钱

煎汤代茶。

本日、十一日，皇后灯心五钱，竹叶一钱

十二日至二十一日，皇后每日益元散一两，灯心五钱。

二十二日，皇后金衣祛暑丸十丸，香茹丸十丸，益元散一两，灯心五钱。

二十三日至二十七日，皇后益元散一两，灯心五钱。

二十八日，皇后金衣祛暑丸十丸，益元散一两，灯心五钱。

二十九日至六月初二日，皇后每日益元散一两，灯心五钱。

初三日，皇后滋脾润肠丸二料。益元散一两，灯心五钱。

初四日，皇后益元散一两，灯心五钱。

初五日，皇后金衣祛暑丸十丸，香茹丸十丸，益元散一两，灯心五钱。

初六日，皇后益元散一两，灯心五钱。

初七日，皇后金衣祛暑丸三十丸，益元散一两，灯心五钱。

初八日、初九日，皇后金衣祛暑丸二十五丸，益元散一两，灯心五钱。

初十日，皇后益元散一两，灯心五钱。

十一日，皇后金衣祛暑丸二十丸，香茹丸二十丸，益元散一两，灯心五钱。

十二日至十八日，皇后每日益元散一两，灯心五钱。

十九日，郝进喜请得皇后六合定中丸四丸，大腹皮四钱，生姜皮三片，煎汤送下。

本日，皇后金衣祛暑丸十丸，益元散一两，灯心五钱。

二十日，郝进喜请得皇后木香槟榔丸四钱，大腹皮四钱，生姜皮三片，煎汤送下。

二十一日，郝进喜请得皇后调气化饮汤，午服一贴。

木香八分，煨研　醋柴胡二钱　香附三钱，醋炙　壳缩砂一钱五分　赤苓三钱　枳壳二钱　焦楂三钱　焦曲三钱　莱菔子二钱，炒研　陈皮二钱　炙半夏三钱　桔梗二钱

本日，皇后香茹丸十丸，益元散一两，灯心五钱。

二十二日，郝进喜请得皇后脉息弦滑。系肝胃不和，停饮之症。以致胸满胁胀，身软懒食。昨服调气化饮汤，症势微减。今用枳桔二陈汤，晚服一贴调理。

藿香一钱五分　炙半夏二钱　陈皮二钱　枳壳二钱　苏梗二钱　赤苓三钱　桔梗二钱　青皮二钱　白芥子二钱，研　焦曲三钱　六一散三钱

引用荷梗一尺

本日，皇后益元散一两，灯心五钱。

二十三日，郝进喜请得皇后照原方枳桔二陈汤，晚服一贴。益元散一两，灯心五钱。

二十四日至二十六日，皇后每日益元散一两，灯心五钱。

二十七日，皇后金衣祛暑丸二十丸，益元散一两，灯心五钱。

二十八日至七月初二日，皇后益元散一两，灯心五钱。

初三日，皇后金衣祛暑丸十丸，香茹丸十丸，益元散一两，灯心五钱。

初四日至初十日，皇后益元散一两，灯心五钱。

十三日，皇后安和丸二料。

二十五日，郝进喜请得皇后乌药正气汤，晚服一贴。

乌药三钱　苏梗叶二钱　羌活一钱五分　藿香二钱　苍术一钱五分　防风一钱五分　陈皮二钱　桔梗二钱　炙半夏三钱　厚朴二钱　茯苓二钱　生甘草五分

引用生姜三片　荷梗一尺

二十六日，郝进喜请得皇后脉息浮数。系停滞受凉之症。以致头闷身酸，呕恶，满腹攻冲作痛。今用疏解定痛汤，午晚二贴调理。

羌活一钱五分　藿香梗二钱，叶　苍术一钱五分，炒　防风一钱五分　苏梗叶二钱　厚朴二钱　香附三钱，醋炙　枳壳二钱，炒　壳缩砂一钱五分，研　炙半夏三钱　赤芍二钱　大腹皮一钱五分　陈皮二钱

引用生姜三片　乌药三钱

本日戌刻郝进喜请得皇后熨药二分共用。

香附四两，研　橘核仁四两，研　小茴香四两，研　老葱四两，切碎　食盐四两

共合一处，用醋少许，炒热熨患处。用布包。

本日亥刻，郝进喜拟得皇后青竹茹三钱，煎汤饮之。

二十七日，陈昌龄、张新、郝进喜请得皇后脉息弦滑。系停滞受凉之症。昨服疏解定痛汤，表凉已解。惟里滞湿热过盛，以致胸胁胀满，少腹牵引攻冲作痛。今议用疏肝定痛汤，午服一贴调理。

萸连八分，研　缩砂八分，研　归身三钱，酒洗　栀子二钱，炒　木香八分，煨　枳壳二钱，炒　山楂三钱，肉　生地三钱，小　青皮三钱，炒　槟榔二钱　麦芽三钱，炒　生甘草五分

引用生姜三片　荷梗一尺

二十八日，苏钰、张新、郝进喜请得皇后脉息弦滑。原系停滞受凉之症。昨服疏肝定痛汤，疼痛渐轻。惟里滞湿痰过盛，今议仍用原方疏肝定痛汤，午服一贴调理。

二十九日，苏钰、张新、郝进喜请得皇后脉息弦滑。原系停滞受凉之症。昨服疏肝定痛汤，疼痛渐轻，呕恶已止。惟寒滞过盛，少腹胀痛。今议仍用原方疏肝定痛汤，外兼熨

药调理。

香附二两，研　吴萸二两　肉桂一两　乌药二两　小茴香二两　川乌二两　麝香一钱五分　老葱白四两　食盐四两

共为粗末，醋拌匀，炒热熨痛处，共用二份。

八月初一日，苏钰、张新、郝进喜请得皇后脉息滑数。原系停滞受凉之症。昨服疏肝定痛汤，疼痛渐轻，呕恶已止。惟里滞过盛，今议用宽中化滞汤，午服一贴调理。

木香八分，煨　厚朴二钱，炒　麦芽三钱，炒　萸连八分，研同萸用　青皮三钱，炒　山楂肉三钱，炒　当归四钱，酒洗　缩砂一钱五分，研　小枳实二钱，炒研　槟榔二钱　生军三钱，姜汁浸　羚羊一钱五分，片　生甘草五分

引用生姜三片　元明粉二钱，煎

本日申刻，苏钰、张新、郝进喜请得皇后脉息弦缓。原系停滞受凉之症。用药调治，诸症渐减，疼痛已止。惟饮滞未净，今议用和肝化饮，晚服一贴调理。

柴胡一钱五分，醋炒　羚羊一钱五分，片　橘红二钱　山楂肉三钱　青皮三钱，炒　竹茹三钱　萸连八分，研　麦芽三钱，炒　木香八分，煨　枳壳三钱，炒　瓜蒌五钱，糖　槟榔二钱　半夏曲三钱

引用生姜三片　荷梗一尺

14　肝胃郁热痰饮气闭治案

本日亥刻，苏钰、张新、郝进喜请得皇后脉息弦滑。原系停滞受凉之症。用药调治，诸症渐减，疼痛已止。惟肝胃不和，气郁痰饮过盛，有时气闭。今议用苏合丸姜汁化服，外兼苏合丸薰法。又用羚羊二钱、胆草一钱、竹茹三钱煎汤调理。

初二日，苏钰、张新、郝进喜请得皇后脉息弦滑。原系停滞受凉之症。用药调治，诸症渐减，疼痛已止。惟肝胃郁热尚盛，今议用清热泻肝汤，午服一贴调理。

萸连八分，研　生栀三钱，研　胆星一钱五分　木通一钱五分　柴胡一钱五分，醋　酒芩一钱五分　炙半夏三钱　泽泻一钱五分　胆草二钱，酒洗　次生地三钱　酒军一钱五分　益元散三钱，煎　郁金二钱　桔梗二钱

引用生姜三片　荷梗一尺

初三日，苏钰、张新、郝进喜请得皇后脉息和缓。原系停滞受凉之症。用药调治以来，诸症俱减，惟胃气欠和。今议用和胃温胆汤，一贴调理。

青竹茹二钱　枳实二钱，炒　橘皮三钱　炙半夏三钱　焦南楂三钱，研　青皮二钱，炒　谷芽三钱，炒　生甘草七分　云苓块三钱，研　焦曲三钱，研

引用生姜皮三片　灯心一束

初四日，苏钰、张新、郝进喜请得皇后脉息和缓。原系停滞受凉之症。用药调治以来，诸症已减。惟余热未净，胃气欠和。今议仍用原方和胃温胆汤，加酒芩二钱、萸连八分，一贴调理。

初五日，苏钰、张新、郝进喜请得皇后脉息和平。诸症俱好。宜止汤药，相应避风，饮食调理。

15　调理用方之一

初五日至十五日，皇后每日灯心五钱，竹叶一钱。

十六日，皇后灯心五钱，竹叶一钱。

三仙饮一份。

山楂三钱，炒　焦曲三钱　麦芽三钱，炒

煎汤代茶。

十七日，皇后三仙饮一份。

十八日，郝进喜请得皇后金菊饮一份。

金银花五钱　菊花五钱

煎汤漱口。三仙饮一份。

十九日至二十二日，皇后每日金菊饮一份，三仙饮一份。

二十三日，皇后金菊饮一份，安和丸二料。

二十四日、二十五日，皇后金菊饮一份。

二十六日，皇后滋脾润肠丸二料。

九月初五日，皇后三仙饮二份，每分各六钱。

初六日至初十日，皇后每日三仙饮一份。

十三日，皇后冰片一钱。

十月初三日，郝进喜请得皇后藿香正气丸三钱，仙药茶二钱，煎汤送下。

初四日，郝进喜请得皇后藿香正气丸三钱，仙药茶二钱，煎汤送下。

十四日，郝进喜请得皇后藿香正气丸三钱，仙药茶二钱，煎汤送下。三仙饮各三钱一份。

十五日，郝进喜请得皇后藿香正气丸三钱，仙药茶二钱，煎汤送下。三仙饮一份。

十六日，郝进喜请得皇后清肺抑火化痰丸二钱。

二十日至二十三日，皇后每日灯心五钱，竹叶一钱。

道光六年正月二十六日，皇后滋脾润肠丸二料。

三月二十日至五月初八日，皇后每日灯心五钱，竹叶一钱。

五月初八日，郝进喜请得皇后藿香正气丸三钱，荷梗汤送下。

五月初九日，郝进喜请得皇后加味保和丸三钱二服，荷梗汤送下。灯心五钱，竹叶一钱。

本日，郝进喜请得皇后脉息浮数。系停饮受凉之症。以致头闷胸满，发热口渴，周身酸痛。今用疏解正气汤，晚服一贴调理。

羌活二钱　藿香二钱　白芷一钱　厚朴二钱　防风二钱　苏叶二钱　炙半夏三钱　青皮二钱　腹皮一钱五分　桔梗一钱五分　赤苓三钱　苍术一钱五分，炒　生甘草五分

引用生姜三片　灯心一束

初十日，郝进喜请得皇后脉息浮数。系停饮受凉之症。以致头闷胸满，发热口渴，周身酸痛。昨服疏解正气汤，表凉微解。惟少腹胀满，腿膝酸痛。今用除湿拈痛汤，午服一贴调理。

苍术一钱五分，炒　羌活二钱　独活二钱　葛根二钱　猪苓二钱　防风二钱　茵陈三钱　泽泻三钱　赤苓块三钱，研　木通二钱　苦参三钱　酒芩三钱　生甘草五分

引用木瓜三钱

本日午刻，郝进喜请得皇后脉息弦滑。系停饮受凉之症。早服除湿拈痛汤，腿膝疼痛渐轻，惟胁腹胀痛。今用清肝渗湿汤，晚服一贴调理。

醋柴胡二钱　青皮二钱，醋炒　苏梗二钱　胆草二钱　栀子二钱，炒　厚朴二钱　延胡索二钱　壳缩砂一钱五分　泽泻二钱　赤苓块三钱，研　枳实二钱，炒　萸连八分　生甘草五分

引用橘核仁三钱

十四日，郝进喜请得皇后脉息滑缓。系饮热受凉之症。用药调治，诸症已减，疼痛渐轻。惟胸膈满闷，今用四七化饮汤，晚服一贴调理。

苏梗三钱　瓜蒌三钱，糖　厚朴二钱　青皮二钱，炒　炙半夏三钱　茯苓三钱　萸连八分　枳壳二钱，炒　桔梗一钱五分　木香六分，煨　生甘草五分

引用荷梗一尺

本日，郝进喜请得皇后清热代茶饮一份。

花粉三钱　麦冬三钱，研　焦曲三钱　山楂三钱，炒　麦芽三钱，炒　竹茹三钱

煎汤代茶。灯心五钱，竹叶一钱。

十五日，郝进喜请得皇后清热代茶饮一份。灯心五钱，竹叶一钱。

十六日至二十四日，皇后每日灯心五钱，竹叶一钱。

16　调理用方之二

道光十年九月初二日至十三日，皇后每日粳米六钱，麦冬二钱，灯心五钱，竹叶一钱。

十四日至二十四日，皇后每日粳米六钱，麦冬二钱。

二十五日，皇后安和丸二料，滋脾润肠丸二料。

十月初四日至十三日，皇后每日粳米六钱，麦冬二钱。

十月十四日至十九日，皇后每日粳米六钱，麦冬二钱，灯心五钱，竹叶一钱。

二十日至二十六日，皇后每日粳米六钱，麦冬二钱。

十一月初九日至十三日，皇后每日灯心五钱，竹叶一钱。

十二月初五日，皇后调荣理脾丸二料。

十二月十一日至十四日，皇后每日灯心五钱，竹叶一钱。

十八日，皇后平安丹整末各四两。

二十九日、三十日，皇后每日灯心五钱，竹叶一钱。

【参考】　道光十年，孝慎成皇后无甚疾病，故用甘淡之药调理颐养之。粳米、麦冬、灯心、竹叶四味同用，功能养胃生津，清心除烦，于阴虚内热，心烦口渴等症颇适合。

十一年二月初六日，皇后防风一两，白芷一两，三柰一两，冰片一钱，蜂蜜四两，赤包十个。

二十日至二月初六日，皇后每日灯心五钱，竹叶一钱。

初八日，皇后防风五钱，白芷五钱，冰片一钱，蜂蜜四两。

三月十八日至四月二十日，皇后每日灯心五钱，竹叶一钱。

二十一日，皇后灯心五钱，竹叶一钱。

本日，皇后整朱砂雄黄一钱一块，各十块。

二十二日至二十九日，皇后灯心五钱，竹叶一钱。

五月初一日，皇后灯心五钱，竹叶一钱。

本日，皇后朱砂、雄黄末一钱一包，各十包。

初二日至初五日，皇后每日灯心五钱，竹叶一钱。

本日，皇后朱砂、雄黄整末一钱一包，各十包。

十八日至二十日，皇后每日灯心五钱，竹叶一钱。

二十日，郝进喜请得皇后金果麦冬饮。麦冬三钱，秋梨一个。

二十一日，郝进喜请得皇后杏苏饮午晚两贴

杏仁三钱，炒研　前胡一钱　酒芩一钱五分　苏梗叶二钱　花粉三钱　桑皮二钱　浙贝三钱，研　枳壳二钱，炒　桔梗二钱　知母一钱五分　炙半夏二钱　橘红一钱五分

引用秋梨五片

本日，皇后麦冬三钱，秋梨一个。

17　肺胃饮热咳嗽症治案

二十二日，郝进喜请得皇后脉息弦滑。系肺胃有热，挟饮咳嗽之症。以致咳嗽痰盛，身酸胸满。今用清金安嗽饮，午晚二贴调理。

麦冬三钱，去心　蒌仁三钱，研　元参三钱　柴胡一钱五分　浙贝三钱，研　炙半夏二钱　桔梗二钱　苏梗二钱　橘红一钱五分　酒芩一钱五分　知母二钱　楂肉三钱，研

引用六一散三钱　秋梨三片

本日，皇后麦冬三钱，秋梨一个。

二十三日，郝进喜请得皇后照方清金安嗽饮，午晚二贴。

本日，皇后麦冬三钱，秋梨一个。

二十四日，郝进喜请得皇后照方清金安嗽饮减去半夏、柴胡，加赤苓三钱，枳壳二钱炒，午服一贴。

本日，皇后麦冬三钱，秋梨一个。

二十五日，郝进喜请得皇后照方清金安嗽饮，午服一贴。

本日，皇后麦冬三钱，秋梨一个。

二十六日，郝进喜请得皇后照方清金安嗽饮，午服一贴。

本日，皇后麦冬三钱，秋梨一个。

二十七日，郝进喜请得皇后脉息弦滑。系肝胃有热，咳嗽之症。以致咳嗽痰盛，胸满身酸。用药调治，诸症渐减。惟痰热气滞不畅，今用和肝化饮汤，午服一贴调理。

柴胡一钱　青皮一钱五分，醋　酒芩二钱　桔梗二钱　浙贝二钱，研　枳壳一钱五分，炒　萸连八分　炙半夏二钱　木香八分　麦冬三钱，去心　橘红一钱五分　花粉二钱

引用荷梗七寸

本日，皇后麦冬三钱，秋梨一个。

二十八日，郝进喜请得皇后照方和肝化饮汤，午服一贴。

二十九日，郝进喜请得皇后照方和肝化饮汤减去花粉，加蒌仁三钱，午服一贴。

本日，皇后金衣祛暑丸十丸，香藿丸十丸，益元散一两，灯心五钱。

18　暑月用药

六月初一日，郝进喜请得皇后香藿丸十丸。

本日，皇后益元散一两，灯心五钱。

初二日，皇后金衣祛暑丸三十丸。

本日至初六日，皇后每日益元散一两，灯心五钱。

初七日，皇后金衣祛暑丸十丸，益元散一两，灯心五钱。

初八日至十一日，皇后益元散一两，灯心五钱。

十一日，皇后金衣祛暑丸十丸，香茹丸十丸。

十二日，皇后金衣祛暑丸四十丸，益元散一两，灯心五钱。

十三日，皇后益元散一两，灯心五钱。

19 受暑伤肺咳嗽病治案

十四日，张新、郝进喜请得皇后脉息弦数。系肝郁挟饮，暑热伤肺，咳嗽之症。以致胸膈满闷，饮食懒思。今议用清金止嗽汤，午服一贴调理。

萸连八分 枳壳三钱，炒 麦芽三钱，炒 杏仁三钱，炒研 木香一钱，煨 浙贝五钱，研 瓜蒌五钱，糖 酒芩二钱 青皮二钱，炒 山楂三钱 生知母三钱 甘草五分

引用生姜三片 荷梗一尺

本日，皇后益元散一两，灯心五钱。

十五日，张新、苏钰、郝进喜请得皇后脉息弦数。系肝胃不和，暑热伤肺咳嗽之症。以致胸膈满闷，左胁微痛。今议用前方清金止嗽汤加郁金一钱，五苏子一钱五分，午晚二贴调理。

本日，皇后益元散一两，灯心五钱。

十六日，张新、苏钰、郝进喜请得皇后照方清金止嗽汤，午服一贴，益元散一两。

本日，皇后益元散一两，灯心五钱。

十七日，张新、苏钰、郝进喜请得皇后照方清金止嗽汤，午服一贴。

本日，皇后金衣祛暑丸二十丸，香茹丸十丸，益元散一两，灯心五钱。

十八日，张新、苏钰、郝进喜请得皇后照方减去浙贝，加炙半夏三钱，羚羊二钱，镑，午晚二贴。

本日，皇后益元散一两，灯心五钱。

十九日、二十日，皇后益元散一两，灯心五钱。

二十一日，皇后金衣祛暑丸十丸，六合定中丸十丸，香藿丸十丸，益元散一两，灯心五钱。

二十二日、二十三日，皇后益元散一两，灯心五钱。

二十四日，皇后益元散一两，灯心五钱，金衣祛暑丸十丸，香藿丸十丸。

二十五日，皇后金衣祛暑丸二十丸，益元散一两，灯心五钱。

二十六日，皇后益元散一两，灯心五钱。

二十七日，皇后金衣祛暑丸十丸，香藿丸十丸，六合定中丸十丸，益元散一两，灯心五钱。

二十八日、二十九日，皇后益元散一两，灯心五钱。

三十日，皇后金衣祛暑丸二十丸，益元散一两，灯心五钱。

七月初一日，皇后益元散一两，灯心一两，竹叶一钱。

初二日，皇后益元散一两，灯心一两，竹叶一钱。

本日，郝进喜请得皇后当归龙荟丸一钱一服，十服。

初三日，皇后金衣祛暑丸二十丸，香薷丸十丸，益元散一两，灯心一两，竹叶一钱。

初四日，皇后益元散一两，灯心一两，竹叶一钱。

初五日，皇后益元散一两，灯心一两，竹叶一钱。

本日，郝进喜请得皇后脉息浮数。系停饮受暑之症。以致头闷胸满，周身酸软，发热恶寒。今用清暑六合汤，晚服一贴调理。

香薷一钱 苏叶一钱五分 茯苓三钱，块研 藿香一钱五分 半夏曲三钱 缩砂一钱，研 羌活一钱五分 厚

朴二钱　姜连八分　益元散三钱

引用生姜二片

初六日，皇后益元散一两，灯心一两，竹叶一钱。

本日，张新、郝进喜、苏钰请得皇后脉息浮数。系肝胃有热，停饮受暑之症。以感冒头闷，胸满、发热恶寒，周身酸软，夜不得寐。今议用柴胡二香饮，午晚二贴调理。

柴胡一钱五分　羌活二钱　赤苓三钱，块研　香薷一钱五分　白芷一钱五分　厚朴二钱，炒　藿香二钱　青皮二钱，炒　萸连八分　苏梗叶三钱　木香一钱　枳壳三钱　木瓜三钱

引用益元散三钱　生姜二片

初七日，皇后益元散一两，灯心一两，竹叶一钱。

本日，张新、郝进喜、苏钰请得皇后脉息弦数。原系肝胃有热，挟饮暑感之症。用药调治，表凉已解。惟饮热过盛，今议用清热泻肝汤，午晚二贴调理。

柴胡一钱五分　生栀三钱　犀角一钱五分　生石膏二钱　胆草一钱五分　泽泻二钱　次生地五钱　当归三钱，酒洗　酒芩二钱　酒柏一钱五分　木通二钱　青皮三钱　丹皮三钱

引用鲜荷叶一小张　薄荷五分

初八日，皇后益元散一两，灯心一两，竹叶一钱。

金衣祛暑丸十丸，香薷丸十丸，六合定中丸十丸。

本日，张新、郝进喜、苏钰请得皇后照原方清热泻肝汤加元参五钱，山楂四钱生研，麦芽三钱炒研，午服一贴。

初九日，皇后益元散一两，灯心一两，竹叶一钱。

本日，张新、郝进喜、苏钰请得皇后脉息滑数。原系肝胃有热，暑感之症。用药调治，诸症渐减。惟余热未净，饮滞不净。今议用清热化滞汤，午服一贴调理。

柴胡一钱五分　胆草一钱五分　酒芩二钱　生栀二钱　泽泻三钱　木通一钱五分　次生地三钱　元参三钱　知母二钱　酒柏一钱五分　大黄二钱　六一散三钱　缩砂八分

引用元明粉一钱五分　煎蜂蜜一匙，兑

初十日，皇后益元散一两，灯心一两，竹叶一钱。

本日，张新、苏钰、郝进喜请得皇后脉息滑缓。原系肝胃有热，暑感之症。用药调治，诸症渐减，里滞已行。惟胸膈不快，胃气欠和，今议用香砂和胃饮，午服一贴调理。

青皮二钱　姜连八分　炙香附三钱　缩砂一钱五分，研　焦曲三钱　枳实一钱五分，炒　瓜蒌四钱，糖□□□□　半夏三钱　木香八分　谷芽三钱，炒　莱菔子□□

引用鲜竹茹三钱　生姜二片

十一日，皇后益元散一两，灯心一两，竹叶一钱。

本日，张新、郝进喜、苏钰请得皇后脉息安和。诸症俱好，宜止汤药。惟素有阴虚内热，两耳有时重听。今议用益阴理脾丸，常服调理。

大生地四两　山药二钱　山萸一两　丹皮一两五钱　茯苓块一两五钱　泽泻一两五钱　知母一两五钱，制　酒柏一两　石菖蒲八钱　青皮一两，炒　炙香附一两五钱　山楂二两

共研细面，炼蜜为丸，如梧桐子大，每早服三钱，白开水送下。

【参考】　益阴理脾丸实即知柏地黄丸加理脾疏肝药而成，滋肾水，健脾胃，功能补肾补脾，育阴泻火，药味平和，故可常服，以后案中亦多用之调理，并治由阴虚内热所致的两耳重听。

十二日、十三日，皇后每日益元散一两，灯心一两，竹叶一钱。

十四日，皇后益元散一两，灯心一两，竹叶一钱。

金衣祛暑丸二十丸，六合定中丸十丸，香薷丸十丸。

十五日、十六日，皇后每日益元散一两，灯心一两，竹叶一钱。

十七日至二十三日，皇后灯心五钱，竹叶一钱。

二十四日，张新、郝进喜、苏钰请得皇后脉息弦缓。原系素有阴虚内热，两耳有时重听。服益阴理脾丸，诸症渐好。惟阴分余热未净，今议用照原方益阴理脾丸加减，常服调理。

本日，皇后灯心五钱，竹叶一钱。

八月二十一日，张新、郝进喜、苏钰请得皇后脉息弦缓。原系阴虚内热，两耳有时重听。服益阴理脾丸，诸症俱好。惟阴分余热未净，今议照原方益阴理脾丸加地骨皮一两、秦艽一两常服调理。

九月初八日，郝进喜请得皇后羌活正气丸二丸。

初九日，郝进喜请得皇后羌活正气丸二丸。

十月十五日至十九日，皇后灯心五钱，竹叶一钱。

二十日，郝进喜请得皇后脉息浮数。系停饮受凉之症。以致头疼身痛，发热恶寒，咽喉肿痛。今用羌防疏解饮，午晚二贴调理。

羌活一钱五分　防风一钱五分　荆穗一钱五分　蜜麻黄一钱五分　苏叶一钱五分　酒芩一钱五分　葛根二钱　白芷一钱五分　酒连□□　射干三钱　苦桔梗三钱　元参三钱　生甘草八分

引用芦根五把

二十一日，张新、苏钰、郝进喜请得皇后脉息滑数。原系停饮受凉之症。以致头疼身痛，发热恶寒，咽喉肿痛。昨服羌防疏解饮，表凉已解，症势渐轻。惟里热过盛，气道不宣。今议用清热利咽汤，午晚二贴调理。

酒芩二钱　栀子二钱，炒　瓜蒌四钱　酒连八分，研　苦桔梗三钱　木香八分，煨研　酒军一钱五分　元参三钱　青皮二钱，炒　射干二钱　犀角一钱五分　生甘草八分

引用芦根五钱　薄荷叶一钱

二十一日，皇后灯心五钱，竹叶一钱，平安丹末四两。

二十二日，张新、苏钰、郝进喜请得皇后脉息滑数。原系饮热受凉之症。用药调治，表凉已解，咽喉肿痛稍轻。惟膈间余热尚盛。今议用清咽利膈汤，午晚二贴，兼外吹牛黄散调理。

元参五钱　连翘三钱，去心　酒芩三钱　牛蒡子三钱　山豆根三钱　枳壳三钱　苦桔梗三钱　射干三钱　瓜蒌四钱，糖　荆穗三钱　犀角一钱五分　人中黄一钱五分　酒军一钱五分

引用鲜竹叶一钱　秋梨一个，切片

本日，皇后灯心五钱，竹叶一钱。

二十三日，张新、苏钰、郝进喜请得皇后脉息滑缓。原系停饮受凉之症。用药调治，诸症渐减。惟肝胃不和，气道不宣，余热稍有未净。今议用清热和胃饮，晚服一贴调理。

苏梗二钱　木香五分，研　元参五钱　萸连八分，研　缩砂五钱　山楂三钱，研　酒芩二钱　青皮三钱，炒　麦芽三钱，炒　桑皮三钱，生　生知母三钱　花粉三钱

引用鲜竹叶一钱　秋梨一个

本日，皇后灯心五钱，竹叶一钱。

二十四日，张新、苏钰、郝进喜请得皇后脉息滑缓。系病后小寐，胃气欠和。今议用清热温胆汤，晚服一贴调理。

竹茹三钱　焦曲三钱，研　酒连一钱，研　枳实一钱五分，炒　山楂三钱，研　生知母三钱　广皮一钱五分　花粉三钱　麦冬三钱，去心朱砂炒　谷芽三钱，炒　柴胡一钱

引用生姜一片　荷梗二尺

本日，皇后灯心五钱，竹叶一钱。

二十五日，张新、苏钰、郝进喜请得皇后脉息滑缓。系病后余热未净，口干微渴，今议用清热化饮汤，晚服一贴调理。

花粉三钱　山楂三钱，研　神曲三钱，研　次生地三钱　生知母二钱　麦冬三钱，去心朱砂炒　桔梗二钱　麦芽三钱，炒　桑皮三钱，生　青皮二钱，炒

引用竹叶二钱　秋梨一个，切片

本日，皇后灯心五钱，竹叶一钱。

二十六日，张新、苏钰、郝进喜请得皇后脉息安和。诸症俱好，宜止汤药。仍照常服益阴理脾丸加减，常服调理。

大生地八钱　知母六钱，炙　郁李仁三钱　酒芩五钱　山药五钱，炒　元参六钱　焦曲七钱　羚羊五钱　□苓五钱　归身六钱，酒洗　山楂七钱　枳壳七钱，炒　丹皮五钱　火麻仁五钱　麦芽七钱，炒　桔梗五钱　生甘草二钱

共为极细末，炼蜜为丸，如桐子大，每早服三钱，白开水送下。

本日至十一月初三日，皇后每日灯心五钱，竹叶一钱。

初三日，皇后灯心五钱，竹叶一钱，清肺抑火丸三钱一服，二服。莲翘败毒丸三钱一服，二服。

20　停饮受凉治愈案

二十三日，苏钰请得皇后脉息弦数。系停饮受凉，气道不宣之症。以致头痛腰酸，胸胁胀痛，往来寒热。今用疏风调气饮，晚服一贴调理。

羌活二钱　白芷二钱　缩砂一钱五分　防风二钱　炙香附三钱　苍术一钱五分，炒　苏梗叶三钱　青皮三钱，炒　厚朴二钱，炒　藿梗叶三钱　木香一钱五分，研　块苓二钱，研　焦曲三钱，研

引用生姜三片

二十四日，张新、苏钰请得皇后脉息弦数。系停饮受凉，气道不宣之症。以致头疼胸满，腰背酸痛。昨服疏风调气饮，表凉微解。惟气道不舒，饮滞过盛。今议用调气化饮汤，午晚二贴调理。

蜜麻黄一钱五分　当归三钱，酒洗　青皮三钱，炒　羌活二钱　木香一钱　槟榔二钱　防风二钱　白芍二钱，炒　萸连一钱　次生地四钱　炙香附三钱　川芎一钱　白芷一钱五分

引用木瓜五钱

二十五日，张新、苏钰请得皇后脉息滑数。原系停饮受凉之症。用药调治，诸症渐减，表凉已解。惟里滞过盛，夜间少寐，腰背微觉酸痛。今议用润燥化滞汤，午服一贴调理。

油当归五钱　郁李仁三钱，研　木瓜三钱　枳实二钱，炒　火麻仁三钱，研　杏仁三钱，研　秦艽三钱　大生地五钱　生知母四钱　花粉三钱　生军二钱　木香八分，研　山楂三钱，研

引用元明粉一钱　青竹茹三钱

二十六日，张新、苏钰请得皇后脉息渐缓。原系饮滞受凉之症。用药调治，表里俱解，诸症渐好。惟饮热未净，腰胁微觉酸痛。今议用清热化饮汤，午服一贴调理。

萸连八分，研　酒芩二钱　竹茹三钱　木香八分，研　花粉三钱　块苓三钱，研　缩砂八分，研　麦冬三钱，去心

陈皮三钱　半夏曲三钱，炒研　山楂三钱　青皮二钱，炒

引用灯心一束　竹叶五分

十一月二十七日，张新、苏钰请得皇后脉息滑缓。原系停滞受凉之症。用药调治，诸症渐好。惟饮热未净，腰胁微觉酸痛。今议照原方清热化饮汤加乌药二钱、川郁金二钱，午服一贴调理。

二十八日，张新、苏钰请得皇后脉息渐缓。诸症俱好。惟饮热稍有未净，胃气欠和。今议用和胃化饮汤，午服一贴调理。

木香八分，研　枳实一钱五分，炒　当归三钱，酒洗　缩砂一钱，研　焦曲三钱，研　次生地三钱　青竹茹三钱　块苓三钱，研　白芍二钱，炒　陈皮二钱　山楂三钱，研　麦芽三钱，炒　萸连八分

引用生姜一片

十二月二十七日，郝进喜请得皇后舒筋愈风散二分。

葳灵仙、桂枝、防风、秦艽、香附、川芎、羌活、苍术、乳香、没药各五钱

共为粗末，用醋拌炒熨患处。

二十八日，郝进喜请得皇后照方舒筋愈风散二分。

二十九日，郝进喜请得皇后照方舒筋愈风散二分。

【参考】 本年病案无甚特殊，孝慎成皇后平时多以灯心、竹叶、朱砂、雄黄、益元散等药调理，推测或为失眠少寐等神经衰弱症而设。其间或因寒伤风咳嗽，则进杏苏饮或清金安嗽饮，此外伤于暑者加清暑药，胃气欠和时用香砂和胃饮，亦无非对症治疗而已。另外，据十月二十一日至十月二十六日脉案记载，用清热利咽汤治愈发热恶寒、咽喉肿痛症。考此方与《全国中药成药处方集》所载清咽利膈丸相类，但无升麻，多射干、山豆根、人中黄等味，方中药物功能清热利咽消肿，主治咽喉疼痛腮肿舌干等症，这对我们今天中医治疗慢性咽炎、扁桃体肿大等咽喉疾患有参考作用。

21　调理用方之三

十二年正月初二日、初三日，皇后灯心五钱，竹叶一钱。

初六日，皇后灯心五钱，竹叶一钱，防风五钱，白芷五钱，冰片一钱，蜂蜜四两。

初七日，皇后灯心五钱，竹叶一钱。

初八日，至初十日，皇后灯心五钱，竹叶一钱。

十一日，皇后灯心五钱，竹叶一钱，麦冬一两。

十二日至十九日，皇后每日灯心五钱，竹叶一钱。

二十五日，皇后木香槟榔丸三钱一服，二服，荷梗五钱。

二十九日至初五日，皇后每日灯心五钱，竹叶一钱。

本日，郝进喜请得皇后越鞠保和丸三钱一服，二服，荷梗汤送下，三仙饮一份。神曲三钱炒研，麦芽三钱炒研，楂肉三钱炒研，加灯心二钱。

初六日，皇后灯心五钱，竹叶一钱。

本日，郝进喜请得皇后越鞠保和丸三钱一服，二服，荷梗汤送下，三仙饮加灯心二钱一分。

初七日，皇后灯心五钱，竹叶二钱。

本日，郝进喜请得皇后越鞠保和丸三钱一服，二服，荷梗汤送下，三仙饮加灯心二钱一分。

初八日，皇后灯心五钱，竹叶二钱。

本日，郝进喜请得皇后越鞠保和丸三钱一服，二服，荷梗汤送下，三仙饮加灯心二钱一分。

初九日，皇后灯心五钱，竹叶二钱。

本日，郝进喜请得皇后越鞠保和丸三钱一服，二服，荷梗汤送下，三仙饮加灯心二钱一分。

本日，皇后平安丹正末各二包。

初十日至十二日，皇后灯心五钱，竹叶二钱。

十三日，皇后灯心一钱，竹叶二钱。

本日，郝进喜请得皇后防风通圣丸二钱一服，甘桔汤晚服。甘草八分生桔梗二钱苦煎汤送药。灯心五钱，竹叶二钱。

本日，郝进喜请得皇后防风通圣丸二钱一服，二服，甘桔汤二分，薄荷三钱，煎汤漱口。

本日，皇后薄荷三钱。

十五日，皇后灯心五钱，竹叶二钱。

本日，郝进喜请得皇后防风通圣丸二钱一服，甘桔汤一分，薄荷三钱煎汤漱口。

十六日至二十日，皇后灯心五钱，竹叶二钱。

二十三日，皇后清肺抑火丸三钱。

二十五日至三月初二日，皇后灯心五钱，竹叶二钱。

初三日，皇后灯心五钱，竹叶二钱。

本日，皇后越鞠保和丸三钱一服，二服，荷梗汤送。

初四日，皇后灯心五钱，竹叶二钱。

本日，皇后越鞠保和丸三钱一服，二服，荷梗汤送。

初五日，皇后灯心五钱，竹叶二钱。

本日，皇后越鞠保和丸三钱一服，二服，荷梗汤送。

初六日，皇后灯心五钱，竹叶二钱。

本日，皇后越鞠保和丸三钱一服，二服，荷梗汤送。

初七日，皇后灯心五钱，竹叶二钱。

本日，皇后越鞠保和丸三钱一服，二服，荷梗汤送。

初八日，皇后灯心五钱，竹叶二钱。

本日，皇后越鞠保和丸三钱一服，二服，荷梗汤送。

初九日，皇后灯心五钱，竹叶二钱。

本日，皇后越鞠保和丸三钱一服，二服，荷梗汤送。

初十日，皇后灯心五钱，竹叶二钱。

本日，皇后越鞠保和丸三钱一服，二服，荷梗汤送。

十一日，皇后灯心五钱，竹叶二钱。

本日，皇后越鞠保和丸三钱一服，二服，荷梗汤送。

十二日，皇后灯心五钱，竹叶二钱。

本日，皇后越鞠保和丸三钱一服，二服，荷梗汤送。

十三日，皇后灯心五钱，竹叶二钱。

本日，皇后越鞠保和丸三钱一服，二服，荷梗汤送。

十四日，皇后灯心五钱，竹叶二钱。

本日，皇后越鞠保和丸三钱一服，二服，荷梗汤送。

十五日，皇后灯心五钱，竹叶二钱。

本日，皇后越鞠保和丸三钱一服，二服，荷梗汤送。

十六日，皇后灯心五钱，竹叶二钱。

本日，皇后越鞠保和丸三(钱)一服，荷梗汤送。

十七日，皇后灯心五钱，竹叶二钱。

本日，皇后越鞠保和丸三钱一服，荷梗汤送。

十八日，皇后灯心五钱，竹叶二钱。

本日，皇后越鞠保和丸三钱一服，荷梗汤送。

十九日，皇后灯心五钱，竹叶二钱。

本日，皇后越鞠保和丸三钱一服，荷梗汤送。

二十日，皇后灯心五钱，竹叶二钱。

本日，皇后越鞠保和丸三钱一服，荷梗汤送。

二十一日至二十四，日皇后每日灯心五钱，竹叶二钱。

【参考】 据以往脉案记载，佟佳氏常有便秘、食滞等疾，加之宫中又多郁闷情事，故本年在调理药方中不时加入木香槟榔丸、越鞠保和丸以舒气解郁、开胃进食、行滞通便，有效而又安全。

道光十二年三月二十五日至八月十八日，皇后每日服用灯心五钱、竹叶二钱，间或加用防风通圣丸一钱，益元散一两。

八月二十四日，郝进喜请得皇后导赤代茶饮一分。

赤苓三钱　生地二钱　木通二钱　石斛二钱　灯心二束

水煎代茶。

二十五日至二十九日，皇后每日导赤代茶饮一分。

【参考】 孝慎成皇后自八月二十四日起，经御医郝进喜诊断，改用导赤散加减治疗，从方测证，当有面赤口渴、口舌生疮、小溲短赤等心经热证，故蕴酿日久，其后复现“喉风”亦属肺胃蕴热所致。

九月初一日，皇后越鞠保和丸三钱一服，二十服，荷梗二两，导赤代茶饮一分。

初二日，皇后越鞠保和丸三钱一服，十服，导赤代茶饮一分。

初三日至初五日，皇后导赤代茶饮一分。

初七日，郝进喜请得皇后漱口药一分。

生石膏五钱，黄柏一钱五分，薄荷一钱五分，知母二钱生，酒芩一钱五分，元明粉一钱，细辛八分煎汤漱口。

防风通圣丸一钱五分午后服。

22　喉风治案

初八日，李松盛请得皇后脉息滑数。系肺胃有热，以致咽喉、上腭、牙龈宣肿作痛，兼起碎小白点。昨服防风通圣丸兼漱口药，外吹牛黄散，肿热见消，疼痛稍止。今仍用防风通圣丸兼漱口药，牛黄散兑白降雪散调理。

初九日，李松盛请得皇后脉息滑数。系肺胃有热，以致上腭咽喉肿痛之症。用药调治，诸症渐减，惟有白点坚硬，用针点开，见有紫血。此由湿热熏蒸所致。今仍用防风通圣丸兼漱口药，敷牛黄降雪散调理。

初十日，李松盛请得皇后脉息滑数。系肺胃有热，以致上腭咽喉肿痛之症。用药调治，诸症渐减。惟有白点未能尽退，仍针点二次。今用犀角上清丸仍兼漱口药，敷牛黄降雪散调理。

本日，皇后灯心五钱，竹叶三钱。

十一日，李松盛请得皇后脉息滑缓。原系肺胃有热，以致上腭咽喉肿痛之症。用药调治，诸症渐减。惟有湿热未净，白点未清，仍点二次。今仍用犀角上清丸兼漱口药，敷牛黄降雪散调理。

本日，皇后灯心五钱，竹叶三钱。

十二日，李松盛请得皇后脉息滑缓。原系肺胃有热，以致上腭咽喉肿痛喉风之症。用药调治，诸症渐减。惟有湿热熏蒸，白点(尚)未消退。今用甘桔代茶饮送犀角上清丸兼漱口药，敷牛黄降雪散调理。

元参五钱　石斛三钱　枇杷叶三钱　麦冬三钱　麦芽三钱，炒　山楂三钱　焦曲三钱　苦桔梗三钱　生甘草二钱

引用灯心二束

煎汤代茶。

十三日，李松盛请得皇后脉息滑缓。原系肺胃有热，以致上腭咽喉肿痛，喉风之症。用药调治，诸症渐好。有时潮热，胸膈胀满。此由肝胃湿热血燥所致。今议用柴胡清燥汤，午服一贴调理。

柴胡一钱　次生地三钱　麦冬三钱　炙枇杷叶三钱　地骨皮二钱　牧丹皮一钱五分　栀子一钱五分，炒　酒芩二钱　龙胆草一钱五分　花粉三钱　山楂三钱　焦曲三钱　甘草五分　元参三钱　苦桔梗三钱

引用荷梗七寸　石斛三钱　漱口药一分

十四日，郝进喜、李松盛请得皇后脉息和缓。原系肺胃有热，以致上腭咽喉肿痛，喉风之症。用药以来，诸症俱好，大便畅行。惟有余热稍有未净，今议仍用原方柴胡清燥汤减去柴胡、胆草、炒栀各五分，午服一贴调理。

漱口药一分　甘桔代茶饮一分

十五日，郝进喜、李松盛请得皇后脉息平和。原系肝胃有热，以致上腭咽喉肿痛，喉风之症。用药以来，诸症俱好。余热已净，惟素有阴虚血燥，今议用养阴清燥丸常服，缓缓调理。

柴胡二钱　次生地二两　麦冬八钱，去心　枇杷叶五钱　地骨皮三钱　丹皮五钱　栀子三钱，炒　胆草一钱五分　酒芩四钱　花粉五钱　山楂八钱　甘草一钱　元参八钱　苦桔梗四钱　当归八钱　焦曲八钱　麦芽八钱，炒　青皮五钱，炒　炙香附八钱　焦芍五钱

共为细末，石斛三两熬膏，兑蜜为丸，每服三钱，荷梗汤送下。甘桔代茶饮一分。

【参考】　“喉风”为中医病名，泛指多种咽喉部急性病。中医认为本病多由风热搏结于外，火毒炽盛于内，痰火邪毒结聚咽喉所致，严重者咽喉肿大疼痛，语声难出，呼吸吞咽均感困难，甚至可致窒息，与现代医学之急性化脓性扁桃体炎、急性会厌炎、喉白喉等病之症状有类似处。本案御医李松盛诊断为肺胃有热，湿热熏蒸所致。从案中上腭咽喉肿痛，有白点坚硬，脉息滑数等症状看来，颇似化脓性扁桃体炎，经用内服外敷之法而愈，

其中用针点开，排脓治病的方法，甚有参考价值。但是内服防风通圣丸虽可泻热通便，釜底抽薪，不过总嫌药力不专，欲治此症还当于喉科专书中求之，而非专恃此统治表里三焦湿热之剂可以泛应曲当，本例之治实得力于外敷牛黄降雪散。

十六日至二十一日，皇后甘桔代茶饮一分

【参考】 “喉风”愈后，继服甘桔代茶饮，清热利咽生津，亦中医治病善后之良法。

九月二十二日至十月十八日，皇后甘桔代茶饮一分。

十月十九日，皇后三仙饮一分各二钱，甘桔代茶饮一分。

二十日，皇后参苏理肺丸三钱，二钱各二服，甘桔代茶饮一分。

23 咳嗽痰饮治案

二十一日，郝进喜请得皇后脉息，系内热受凉，感冒之症。以致头疼身痛，咳嗽胸满，发热恶寒。今用麻黄杏苏饮，午晚二贴调理。

麻黄八分 杏仁三钱，炒研 苏叶一钱五分 葛根二钱 炙半夏三钱 橘红二钱 桔梗一钱五分 枳壳二钱，炒 前胡一钱五分 桑皮二钱 生甘草五分

引用大梨五片 生姜三片

二十二日，郝进喜请得皇后脉息滑数。系内热受凉，感冒之症。以致头疼身痛，咳嗽胸满，发热恶寒。昨服麻黄杏苏饮，表凉已解，诸症渐轻。今用杏苏饮，午晚二贴调理。

杏仁三钱，炒研 苏叶一钱五分 葛根二钱 炙半夏二钱 橘红二钱 桔梗二钱 枳壳二钱 瓜蒌三钱，糖心 酒芩二钱 桑皮二钱 山楂三钱，炒研 麦芽三钱，研 知母二钱

引用大秋梨五片

二十三日，郝进喜请得皇后脉息滑数。系内热受凉、感冒之症。用药调治，诸症渐好，咳嗽渐轻。惟里热尚盛，大便虽行，究属不净。今用清热化滞汤，午服一贴调理。

酒芩二钱 花粉三钱 柴胡一钱五分 桑皮二钱 火麻仁三钱，研 郁李仁三钱，炒研 山楂三钱，研 神曲三钱，炒 青皮二钱，炒 橘红一钱五分 麦芽三钱

引用灯心一束

二十四日，郝进喜请得皇后照原方减去火麻仁、郁李仁，加桔梗、知母各二钱，秋梨五片。

二十五日，郝进喜请得皇后脉息滑缓。系内热受凉，感冒之症。用药调治，诸症俱好。惟余热稍有未净，胃气欠和。今用清热和胃饮，午服一贴调理。

酒芩一钱五分 花粉三钱 栀子一钱，炒 赤苓三钱 桔梗一钱五分 桑皮二钱 浙贝二钱，研 神曲二钱 麦芽二钱，炒研 山楂二钱，炒研 生甘草八分

引用秋梨五片

二十六日，郝进喜请得皇后三仙饮一分。

山楂三钱，炒研 麦芽三钱，炒研 焦曲三钱，研

煎汤送滋脾润肠丸三钱。

本日，郝进喜请得皇后清肺代茶饮一贴。

葛根一钱五分 麦冬一钱五分 桑皮一钱五分 藿香八分

煎汤代茶。

二十七日，郝进喜、张新、苏钰请得皇后脉息弦数。原系内热受凉之症。用药调治，诸症俱好。惟元气未复，身肢尚软，气道不畅，肝热上冲，有时作喘，痰扰不寐。今议用

调气化饮汤，早服一贴调理。

苏梗二钱　缩砂六分，研　浙贝三钱，研　次生地五钱　萸连八分，研　厚朴一钱五分，炒　生知母三钱　青竹茹三钱　木香八分，研　半夏曲三钱，炒研　麦冬三钱，去心　橘皮二钱　块苓三钱，研

引用生姜二片　荷梗一尺

本日赵永年、李松盛请得皇后脉息弦数。原系受凉之症。因病后元气未复，以致痰喘，肝热上冲，心悸不寐。今议用益气化痰汤调理。

沙参三钱辽　瓜蒌二钱　竹茹三钱　浙贝二钱，研　麦冬三钱　橘红一钱五分　桔梗二钱　茯神三钱，抱木　酒芩二钱　桑皮三钱，炙　枳壳一钱五分，炒　甘草八分

引用秋梨五片

二十八日，赵永年、李松盛请得皇后脉息弦数。原系受凉之症，以致肝热上冲作喘，胸胁胀满，夜间少寐。此由病后阴分不足所致。今议用理气和肝汤，早服一贴调理。

沙参三钱　瓜蒌三钱，糖　青竹菇三钱　茯神三钱　麦冬三钱　桑皮三钱　枳壳一钱五分，炒　萸连八分，炒　青皮一钱五分，炒　炙半夏一钱五分　酒芩一钱五分　浙贝二钱，研

引用秋梨五片

本日，皇后三仙饮二分。

本日，赵永年李松盛请得皇后照原方理气和肝汤晚服一贴。

二十九日，张新、苏钰、赵永年、李松盛请得皇后脉息弦数。系病后元气未复，以致胸胁胀闷，夜间少寐，有时喘嗽。此由气滞痰饮，肝胃不和所致。今议用宽胸导赤汤，午服一贴调理。

木香八分，研　枳壳三钱，炒　木通二钱　苦葶苈五分，研　橘皮三钱　山楂五钱，研　瓜蒌四钱　次生地五钱　生栀子三钱，研　浙贝五钱，研　萸连八分，研　青竹茹三钱

引用生姜二片　秋梨五片

本日，张新、苏钰、赵永年、李松盛请得皇后脉息弦滑。系病后元气未复，胸胁胀闷，夜间少寐，有时喘嗽。用药调治，症势稍减。惟痰热尚盛，今议用清热润燥汤，晚服一贴调理。

萸连八分，研　苦葶苈七分　火麻仁三钱，研　木香一钱，研　橘皮二钱　郁李仁三钱，研　青皮三钱，炒　半夏曲三钱　枳实二钱，炒　瓜蒌四钱　油当归三钱　山楂五钱，研

引用青竹茹三钱　杏仁泥三钱

本日，张新、苏钰请得皇后白金散。

川郁金一钱，生白矾五分，共为细面，薄荷五分泡汤调服。

三十日，张新、苏钰、赵永年、李松盛请得皇后脉息弦滑。系病后元气未复，胸胁胀闷，夜间少寐。用药调治，症势稍减。惟痰热尚盛，胸膈仍觉不快，今议用调气化痰汤一贴调理。

犀角一钱，片　石菖蒲一钱五分　木香一钱　鲜竹茹三钱　川郁金二钱　胆草一钱五分　青皮二钱，炒　瓜蒌四钱　大生地六钱　羚羊二钱　白芥子八分，研　半夏曲三钱　橘红二钱

引用秋梨五片　姜二片

本日，张新、苏钰、赵永年、李松盛请得皇后脉息弦滑。系病后元气未复，胸胁胀闷，夜间少寐。用药调治，症势稍减。惟痰热尚盛，膈间仍觉不快。今议用原方调气化痰汤加麦冬三钱，茯神块三钱，晚服一贴调理。

本日酉刻，郝进喜、张新、苏钰请得皇后脉息弦滑。原系病后正气未复，胸胁胀闷，

膈间不快，有时喘嗽，此由肝郁痰热所致。今议用四七四磨饮一帖调理。

茯苓三钱　苏梗一钱五分　炙半夏二钱　乌药一钱　厚朴一钱五分，炒　槟榔六分　枳实一钱五分

引用川郁金一钱　冲服

十一月初一日，张新、苏钰、赵永年、李松盛请得皇后脉息弦滑。系膈间痰热，胸胁胀闷，夜间少寐。用药调治，诸症渐减。惟痰热尚盛，今议用控涎丹五丸调理

大戟三钱，曲里煨　白芥子三钱，姜汁炒　甘遂三钱，醋炒

共研细面姜汁、枣肉为丸，如桐子大。

本日，张新、苏钰、赵永年、李松盛请得皇后脉息弦滑。系膈间痰热，胸胁胀闷，夜间少寐。早服控涎丹，(痰)热渐开。惟病后伤阴，神气不足。今议用四七育神汤，晚服一贴调理。

茯神三钱，研　苏梗二钱　大生地五钱　花粉三钱　麦冬三钱，去心朱砂炒　半夏曲三钱　生栀三钱，研　竹茹三钱，鲜　厚朴二钱，炒　酒芩二钱　橘皮三钱　炙香附三钱　川郁金二钱，研

引用荷梗二尺　灯心一束

初二日，张新、苏钰、赵永年、李松盛请得皇后脉息弦滑。诸症渐减。今议用控涎丹四分，白开水送，早服调理。

本日，张新、苏钰、赵永年、李松盛请得皇后脉息弦滑。

系膈间痰热，胸胁胀闷，夜间少寐。连服控涎丹，诸症渐减。今议用和胃育神汤一贴，和缓胃气调理。

茯神三钱，块研　大生地三钱　酒芩二钱　谷芽三钱，炒　麦冬三钱，去心　鲜竹茹三钱　生知母二钱　半夏曲三钱，炒研　花粉三钱　橘皮二钱　焦楂三钱

引用灯心一束

初三日，张新、苏钰、赵永年、李松盛请得皇后脉息滑缓。原系膈间痰热，胸胁胀闷，夜间少寐。用药调治，诸症俱减。惟余热稍有未净，胃气欠和。今议用三仙和胃饮，午晚二贴调理。

鲜竹茹三钱　半夏曲三钱，炒研　橘皮一钱五分　山楂三钱　赤苓块三钱，研　谷芽三钱，炒　酒芩二钱　花粉三钱

引用灯心一束

初四日，张新、苏钰、赵永年、李松盛请得皇后脉息滑缓。原系病后元气未复，膈间痰热，胸胁胀闷，夜间少寐。用药调治，诸症俱好。惟素有手足麻木，恐日久湿痰流入经络。今议用活络丹每早服一丸，淡姜汤送下，常服缓缓调理。

初五日至十五日，皇后每日活络丹一丸，灯心五钱，竹叶二钱。

十六日，皇后活络丹一丸，灯心五钱，竹叶二钱。

本日，苏钰请得皇后脉息滑数。系素有湿饮，病后受风，以致腿足浮肿，重则气喘。今用舒风渗湿散调理。

羌活五钱　独活五钱　木瓜五钱　云苓块五钱　木香三钱　苍术五钱　大腹皮五钱　地肤子五钱　当归五钱　乳香四钱　甘草二钱

共为粗末，米醋拌炒熨患处。

24　调理用方之四

十七日，皇后活络丹一丸，舒风渗湿散一分，灯心五钱，竹叶二钱。

十八日，皇后活络丹一丸，舒风渗湿散一分，灯心五钱，竹叶二钱。

十九日，皇后活络丹一丸，灯心五钱，竹叶二钱，薄荷五钱。

二十日，郝进喜请得皇后木瓜四钱，煎汤代茶。薄荷五钱，活络丹一丸。

二十一日至二十六日，皇后木瓜四钱，薄荷五钱，活络丹一丸。

二十七日，皇后木瓜四钱，薄荷五钱，活络丹一丸。

本日，皇后，平安丹整末各二两。

二十八日，皇后清肺抑火丸三钱一服，二服，薄荷五钱，活络丹一丸。

二十九日至十一月初五日，皇后薄荷五钱，活络丸一丸。

初六日，皇后薄荷五钱，活络丹一丸，平安丹整末各二两。

初七日至十七日，每日，皇后薄荷五钱，活络丹一丸。

十八日，皇后薄荷五钱，活络丹一丸，平安丹整末各四两。

十九日至二十七日，每日，皇后薄荷五钱，活络丹一丸。

二十八日，皇后薄荷五钱，活络丹一丸，灯心五钱，竹叶二钱。

二十九日，皇后薄荷五钱，活络丹一丸，平安丹整末各四两。

三十日，皇后薄荷五钱，活络丹一丸。

【参考】 本年孝慎后虽无大病，但素有痰热，故见脉息弦滑，加之尚有手足麻木等症，恐其湿痰流渗经络，故增入活络丹调理。

十三年正月初一日初二日，皇后薄荷五钱，灯心五钱，竹叶二钱。

初三日，张新、苏钰请得皇后脉息弦缓，原系风湿痰热，下注腿膝肿痛之症。连服活络丹，湿热已清，肿痛俱减。惟腿膝无力，步履维艰。此由肝阴素亏，血不荣筋所致。今议用合配益阴健步丸常服调理。

二十五日，皇后三仙饮各三钱三分。

二十九日，皇后灯心五钱，竹叶二钱。

二月初一日，皇后灯心五钱，竹叶二钱。

初二日，皇后灯心五钱，竹叶二钱。

本日，皇后三仙饮各三钱二分。

初三日至初九日，皇后每日灯心五钱，竹叶二钱。

初十日，皇后灯心五钱，竹叶二钱，平安丹整末各四两。

十一日，皇后灯心五钱，竹叶二钱，乌药面五钱。

十二日至十六日，皇后灯心五钱，竹叶二钱。

十八日，郝进喜请得皇后玉池散一分。

生石膏八钱，研　黄柏一钱　知母一钱五分　薄荷一钱　地骨皮二钱　细辛八分　川椒三十粒，去目　防风一钱

煎汤漱口。防风通圣丸一钱五分一服，每膳后服。

十九日，郝进喜请得皇后防风通圣丸二钱一服，每膳后服，嗽口药一分。

二十日，郝进喜请得皇后金菊饮一分。

金银花三钱，菊花三钱煎汤连服代嗽口。通圣丸二钱一服，二服。

二十一日，皇后金菊饮一分，防风通圣丸二钱一服，二服。

二十二日至二十九日，皇后每日金菊饮一分。

三十日，皇后灯心三钱，竹叶一钱，金菊饮一分。

三月初一日至初四日，皇后每日金菊饮一分。

初五日，皇后金菊饮一分，灯心五钱，竹叶二钱。

初六日，皇后金菊饮一分，灯心五钱，竹叶二钱。

【参考】 考慎成皇后自嘉庆十三年与道光帝大婚，至道光十三年四月二十九日崩，凡二十六年，主持中宫最久。从《实录》载有“道光十三年四月辛酉上奉皇太后临视皇后疾，已巳申刻皇后崩”来看，发病到死亡，不过八日，而且三月内尚服金菊饮、灯心、竹叶等平和调理之剂，据此推测佟佳氏可能死于暴病。

三 孝全成皇后(全贵妃)

1 医案辑录

道光二年十一月初五日，郝进喜请得全嫔脉息浮数。系停饮受凉之症。以致胸痛恶心，发热头闷，今用藿香正气汤，午晚二贴调理。

藿香梗叶二钱　苏叶一钱五分　枳壳二钱，炒　桔梗二钱　半夏二钱，炙　苍术二钱，炒　厚朴二钱，炙　腹皮一钱五分　陈皮二钱　茯苓三钱块　白芷一钱

引用生姜三片

初六日，郝进喜请得全嫔越鞠保和丸三钱一服，三服。

初八日，郝进喜请得全嫔五积散丸二钱一服，三服，干姜三分。

初九日，全嫔干姜一两。

十一月二十六日，郝进喜请得全嫔脉息沉缓。系湿饮凝滞，受凉之症。以致胸满胀痛，周身酸懒。今用五积散丸三钱，荷梗煎汤送下调理。

二十七日，郝进喜请得全嫔脉息弦数。系湿饮凝滞，受凉之症。以致胸满胀疼，周身肿痛，发热口渴，夜不得寐。今用当归拈痛汤，午晚二贴调理。

羌活一钱五分　独活一钱　防风一钱五分　猪苓一钱五分　泽泻二钱　当归二钱　苍术一钱，炒　茵陈二钱　酒芩二钱　花粉二钱　葛根二钱　生甘草五分

引用生姜二片

二十八日，郝进喜请得全嫔脉息滑数，系湿饮停滞，受凉之症。以致胸满胀疼，周身肿痛。昨服当归拈痛汤，表凉渐解，惟湿滞尚盛。今用柴胡清燥汤，午晚二贴调理。

柴胡一钱五分　赤苓三钱　枳壳二钱，炒　焦曲四钱　酒芩二钱　生地三钱　焦军二钱　焦楂三钱　花粉三钱　栀子一钱五分，炒　郁李仁三钱　青皮二钱，炒

引用竹茹二钱

本日，郝进喜拟得全嫔照方柴胡清燥汤减去焦军、郁李仁，青皮减五分，晚服一贴。

二十九日，郝进喜请得全嫔脉息滑数。系湿饮停滞、受凉之症。以致胸满胀痛，周身肿痛。服拈痛清燥等汤，表凉已解，肿势渐消。大便虽行，惟湿滞热郁不开，今用柴胡清热汤，二贴午晚调理。

柴胡一钱五分　青皮二钱，醋炒　枳壳二钱，炒　酒芩二钱　花粉三钱　苦参一钱五分　萸连八分　赤苓三钱　炙香附三钱　半夏曲三钱，炒焦　焦楂三钱　甘草稍五分

引用薄荷五分

【参考】 此冬月受凉二案，因停饮受凉者用辛温，生姜为引；因湿滞热郁者用辛凉，薄荷为引，可见清宫御医辨证活泼，实足启人深思。

道光三年二月初一日，郝进喜请得全嫔脉息浮数。系饮热受凉之症。以致头晕发热，咳嗽呕恶，周身酸软。今用正气化饮汤。午晚二贴调理。

藿香二钱　苏梗叶一钱五分　原朴一钱五分，姜炒　陈皮二钱　赤苓三钱　杏仁二钱，炒研　桔梗二钱　枳壳二钱，炒　半夏曲三钱，炒　酒芩二钱　葛根一钱五分　酒连八分，研　生甘草五分

引用生姜二片　灯心一束

三月初二日，张永清、苏钰请得全妃脉息缓滑。荣分两月未行，周身酸懒，有时恶心似有妊娠之象。不必服药，相应慎重调理。

初八日，全妃防风通圣丸二钱一服，五服，灯心汤送下。

初九日，全妃黄玉膏一两，如意金黄散一两。

初十日，苏钰拟得全妃用化毒散一分。

冰片五分　儿茶八分　青黛五分　白硼砂五分　牛黄五分　黄连一钱　薄荷五分　花粉一钱　苍术五分　黄柏八分　生甘草五分

共研极细末，合黄玉膏敷在疙瘩上。

二十七日，陈昌浩、方惟寅请得全妃脉息滑数。系荣分湿热过盛。虽似有妊娠之象，惟既值两月之期、腰酸胁胀，腹痛，荣分微行，暂时难以用药。俟过期再行请脉调理。

二十八日，陈昌浩、方惟寅请得全妃脉息沉数。系荣分湿热过盛，似有妊娠之象。惟既值两月之期，有时荣分微行，又兼腰酸腹痛。今议用胶艾四物汤、清热调荣之剂，晚进一贴调理。

阿胶珠二钱，蛤粉炒　艾叶一钱五分，醋炒　当归三钱　白芍二钱，酒炒　川芎一钱五分　大生地三钱　条芩一钱，酒炒　炙甘草五分

引用糯米一钱五分

五月初一日，全妃朱砂雄黄整末一钱一包，各五包。

二十六日，全妃金衣祛暑丸十丸。

二十五日，郝进喜请得全妃脉息渐缓。系饮滞受凉之症。以致肠满呕恶，周身酸疼。服疏解正气汤，表凉已解，里滞渐行，惟余热尚盛。今用清肺抑火化痰丸一钱五分，早晚二服调理。

本日，郝进喜请得全妃脉息浮数。原系饮滞受凉之症。用药调治，诸症渐好。又因复受风凉，以致头闷身酸，胸腹胀痛。今用羌活正气汤，晚服一贴调理。

羌活一钱五分　藿香一钱五分　苏梗一钱　茯苓三钱　大腹皮一钱五分　陈皮二钱　桔梗二钱　苍术二钱　炙半夏三钱　厚朴二钱　白芷一钱五分　壳缩砂一钱五分，研

引用生姜二片

二十六日，郝进喜请得全妃脉息弦数。原系复受风凉之症。昨服羌活正气汤，表凉已解、诸症渐减。荣分正行，究属不畅。今用加味四物汤，一服一贴调理。

荆穗炭一钱五分　条芩二钱　生地二钱　当归三钱，酒洗　川芎一钱五分　赤芍一钱五分　香附二钱，酒炒　壳砂一钱五分

引用煨姜二片　红枣二枚

二十七日，郝进喜请得全妃脉息弦滑。原系复受风凉之症。用药调治，诸症渐好。惟荣分不畅，二便燥结。今仍用原方加味四物汤，减去荆穗炭，加酒军二钱、赤苓三钱、郁李仁三钱，午服一贴调理。

十二月初一日，张永清、王泽溥、吴金声、郝进喜请得全妃脉息弦滑。系居经三个月，

因湿热伤于荣分，以致腰酸腹坠，有时疼痛，荣分微行。今议用除湿安荣汤，午服一贴调理。

当归三钱 酒白芍二钱 续断三钱 茯苓三钱 川芎一钱五分 地榆炭三钱 黑栀三钱 白术二钱，炒 大生地四钱 荆穗炭一钱五分 陈皮一钱五分 条芩二钱 杜仲三钱，盐水炒炭

引用杏仁衣炭三钱

本日，张永清、王泽溥、吴金声、郝进喜请得全妃照原方除湿安荣汤晚服一贴。

初二日丑刻，张永清、王泽溥、郝进喜请得全妃脉息弦涩。系居经三个月，因湿热伤于荣分，以致腰腹坠痛，有时烦躁，荣分微行。今议用胶艾四物汤调理。

阿胶三钱 艾叶一钱五分，炒黑 当归四钱 川芎二钱 白芍二钱，炒 熟地炭五钱 苧麻根三钱 续断三钱 杜仲三钱，盐水炒黑 地榆炭三钱 香附炭三钱 升麻炭一钱

引用杏仁衣炭三钱

本日，张永清、王泽溥、郝进喜请得全妃脉息缓涩。系居经三个月，湿热伤于荣分，半产之症。以致腹胁疼痛，恶露渐行。今议用生化汤调理。

川芎二钱 桃仁三钱，炒去皮尖 山楂炭三钱 全当归八钱 红花一钱五分 炙香附米三钱 炮姜五分 益母草三钱 泽兰二钱 制草八分

引用老酒、童便各半盅 兑服

本日，未刻，张永清、王泽溥、吴金声、郝进喜请得全妃脉息缓涩。系半产之症。服生化汤，恶露虽行未畅，以致腹胁疼痛。今议用失笑、生化汤调理。

蒲黄三钱 五灵脂三钱，炙 全当归八钱 川芎二钱 炮姜八分 益母草三钱 红花二钱 桃仁三钱，炒 泽兰三钱 山楂炭五钱 香附三钱，醋炙 炙甘草八分

引用童便、老酒各半盅 兑服

本日，亥刻、张永清、苏钰、王泽溥、郝进喜请得全妃脉息弦涩。系半产后恶露未畅，瘀血停滞作疼。今议用活瘀定痛汤调理。

全当归八钱 延胡索三钱，醋炒 炮姜炭八分，研 桃仁三钱，研泥 青皮二钱，醋炒 益母草三钱 红花二钱 川芎二钱 香附米三钱，醋炒 蒲黄三钱，生 五灵脂三钱 山楂炭八钱，研 大黄一钱五分，醋炒

引用童便、老酒各半盅 兑服

初三日，张永清、苏钰、王泽溥、吴金声、郝进喜请得全妃脉息弦涩。系半产后恶露未畅，瘀血停滞作痛，烦躁不安。此由湿热伤于荣分所致。今议用加味芎归汤，兼失笑散调理。

川芎二钱 归尾四钱 桃仁三钱，炒研 藏红花一钱五分 泽兰三钱 山楂炭八钱 炮姜炭一钱 丹参三钱 荆穗炭三钱 延胡索三钱，醋炒

引用童便、豆淋酒各半盅 兑服

失笑散方。

生蒲黄二两 五灵脂二两

共为极细面，每服三钱，用豆淋酒煎藏红花调服。

本日，张永清、苏钰、王泽溥、郝进喜拟得全妃熏洗药一分。

苦参四两 蛇床子一两，熬汤熏洗

熨法

香附四两 小茴香二钱 葱白一握 食盐一撮

捣烂用醋炒热熨之。

初四日，张永清、苏钰、王泽溥、吴金声、郝进喜请得全妃脉息渐缓。系半产后湿滞

伤荣，以致腰腹疼痛。用药调治，诸症渐减。惟湿滞未净，今议用芎归养荣汤调理。

川芎一钱五分　当归四钱　熟地四钱　赤芍一钱五分　丹皮二钱　藏红花一钱

引用童便一盅　兑服　老酒一盅，煎

本日，张永清、苏钰、王泽溥、吴金声、郝进喜请得全妃五仁丸。

甜杏仁去皮尖　胡桃仁去皮　松仁去皮　麻仁、郁李仁各二两，捣泥　冰花、红糖各四两，合成饼

每服五钱，不拘时，随意服之。

【参考】 胎漏、半产、恶露不尽都是中医妇科常见病证。胎漏是指妊娠后出现阴道少量流血，或按月来血点滴，如水之漏，一般无腰酸腹痛，少腹下坠之症。半产系指妊娠三月以上，由于气血虚弱，肾气不固，血热，以及外伤等损伤冲妊，不能摄血养胎，以致未足月而产。恶露则指产后胞宫内遗留的余血和浊液。全妃此案有胎漏、有半产、有恶露不尽。或用《金匮要略》胶艾汤加黄芩养血止血、调经安胎；或用胶艾四物汤加炭药温经止血，益肾滋阴；或用生化汤、失笑散、芎归汤等方活血消瘀，去瘀生新。因证施治，层次井然，用药十分贴切，可作中医临床借鉴。

十二月初七日，张永清、王泽溥、郝进喜请得全妃脉息滑数。系血虚痰热之症。以致胸满心悸，牙关紧急，气怯肢软。今议用朱砂安神丸二钱，灯心汤送下。兼苏合丸薰法调理，用苏合丸二丸。

初八日，张永清、王泽溥、郝进喜请得全妃脉息渐缓。系血虚痰热之症。昨服朱砂安神丸，痰热渐减。惟元气未复，血虚有热。今议仍用朱砂安神丸，午晚各服一钱，灯心汤送下调理。

【参考】 半产之人，失血过多，血虚则风生，加之痰热故现晕厥之症。用朱砂安神丸镇心安神，苏合香丸芳香开窍颇对症。

道光四年八月二十五日，赵汝梅、赵永年、郝进喜请得全贵妃脉息弦滑，系荣分五个月未行，饮食如常，起居安和，似有妊娠之象。惟肝脾湿滞，少腹时有微痛。今议用和肝养荣丸，缓缓调理。

当归一两五钱，土炒　白芍八钱，炒　川芎四钱　大生地一两五钱，酒泡　条芩八钱　香附一两五钱，童便炒　白术一两，土炒　茯苓一两五钱　缩砂五钱　柴胡四钱，醋炒　薄荷一钱　甘草三钱，生炙各半

共为细末，炼蜜为丸，如桐子大，每服三钱，荷蒂煎汤送下。

二十六日，张永清、苏钰、赵汝梅、赵永年、郝进喜请得全贵妃脉息弦滑。系妊娠已进五个月，饮食起居如常，惟少腹有时微痛，此由肝脾湿滞所致。今暂服和肝养荣丸，俟痛后不必服药，相宜慎重调理。

九月初二日，张永清、苏钰、崔良玉、郝进喜请得全贵妃脉息弦滑。系妊娠将进六个月，饮食起居俱好。相宜慎重调理。

十月初二日、张永清、苏钰、崔良玉、郝进喜请得全贵妃脉息安和。系妊娠将进七个月，饮食起居俱好。相宜慎重调理。

初八日，张永清、苏钰、崔良玉、郝进喜请得全贵妃六脉吉祥，系妊娠已进七个月，饮食起居俱好。相宜慎重调理。

初九日，张永清、苏钰、崔良玉、郝进喜请得全贵妃脉息弦滑有力。饮食起居安和，此系妊娠至佳之象，相宜慎重调理。

十一月初三日、初六日，全贵妃代茶饮四分。

初八日，张永清、苏钰、崔良玉、郝进喜请得全贵妃脉息安和。系妊娠已进八个月。

饮食起居如常，相宜慎重调理。

二月二十日，崔良玉、王明福、王泽溥、吴金声、郝进喜请得全贵妃脉息安和。于本日寅时育喜公主，母女均安，相宜谨慎调理。

本日，育喜，用开散骨二分。

本日辰刻，崔良玉、王明福、王泽溥、吴金声、郝进喜请得全贵妃脉息滑缓。系产后恶露过多，以致头晕腹痛。今议用生化汤一贴调理。

当归八钱　川芎一钱五分　益母草三钱　泽兰二钱　楂炭五钱　血余炭一钱五分　荆穗炭一钱五分

引用童便半盅、豆淋酒半盅

本日未刻，苏钰、崔良玉、孔毓麟、郝进喜、苏清泰请得全贵妃脉息和缓。系产后伤荣，头晕腹痛。早服生化汤，诸症俱好。宜止汤药，相应谨慎调理。

二十一日，苏钰、王泽溥、郝进喜、苏清泰连日数请全贵妃脉息安和。连服回乳汤，乳汁已消，饮食起居俱好。相宜谨慎调理。

二十日起至二十六日止，共用过回乳汤十二份，每份用生麦芽二两，炒麦芽二两，煎汤不时饮。

【参考】 全贵妃钮祜禄氏为咸丰帝之母，承恩公颐龄之女，道光初入宫赐号全嫔，三年晋全妃。据《清皇室四谱》载其“五年二月生皇三女赠端顺固伦公主”，“明年生皇四女寿安固伦公主”，“十一年六月生皇四子是为文宗”，十四年十月立为皇后。此案即为孕娩端顺固伦公主，自五个月起，按月召御医检查，并守无病“不必服药，相宜慎重调理”之规，终至分娩平安。

八月二十五日，郝进喜请得全贵妃照前方香砂安荣饮当归加一钱，晚服一贴。

九月十四日，郝进喜请得全贵妃照前方香砂安荣饮内加茯苓二钱，晚服一贴。

二十三日，郝进喜请得全贵妃藿香正气丸二钱一服，二服，仙药茶二钱一服，二服，每服内加黄芩一钱。

二十四日，全贵妃仙药茶二钱一服，二服，黄芩二钱。

十月初七日，郝进喜请得全贵妃脉息安和，系妊娠已进四个月，饮食起居俱好。相宜慎重调理。

二十五日，郝进喜请得全贵妃香砂和气饮二贴每午服。

香附三钱　缩砂一钱，微炒研　紫苏子一钱五分　乌药一钱五分　当归二钱，酒洗　续断二钱　杜仲二钱，炒去丝　生地三钱　神曲三钱　川芎一钱

引用苧麻根五钱　纹银一锭　老酒一盅

十一月初五日，郝进喜请得全贵妃藿香正气丸三钱一服，二服。

初六日，全贵妃玉容散一料。

十四日，郝进喜请得全贵妃消风散一料。

绿豆粉三钱　白菊花一钱　白附子一钱　白芷一钱　白食盐五分　冰片一分

共为极细末。

槟榔末二两　白豆蔻末二两　缩砂末二两

十二月初五日，全贵妃玉容散一料。

初九日，张永清、苏钰、崔良玉、郝进喜请得全贵妃脉息安和。系妊娠将进六个月，饮食起居俱好，相宜慎重调理。代茶饮一份。

壳缩砂一钱，研　陈皮三钱

煎汤代茶。

初十日，王明福、周龙章拟得全贵妃羌防正气汤。

全贵妃麦橘代茶饮。

十四日，张永清、崔良玉请得全贵妃代茶饮二份。

元参三钱　苦桔梗三钱　麦冬三钱，去心　生甘草一钱

水煎代茶。

十五日至十七日，全贵妃每日代茶饮二份。

十八日，崔良玉、王泽溥请得全贵妃原方代茶饮内加秋梨三片一份。

本日，全贵妃槟榔末一两，白豆蔻末一两，缩砂末一两。

十九日，张永清、陈昌龄请得全贵妃脉息滑数。原系妊娠热盛，火烁肺金之症。以致身热咽干，有时咳嗽。今议用清金代茶饮调理。

羌活一钱五分　防风一钱五分　苏梗一钱五分　小生地三钱　麦冬三钱，去心　桔梗二钱　知母二钱　黄芩二钱　生甘草五分

引用芦根三把

十一日，崔良玉、叶元德请得全贵妃脉息浮滑。系妊娠肝胃热盛，感受寒凉之症。以致头疼身痛，烦热胀满。今议用芩术六合汤，午服一贴调理。

条芩二钱　于术一钱五分　当归三钱　小生地三钱　川芎一钱　羌活二钱　防风二钱　桔梗三钱　白芍一钱五分，炒　元参三钱　生甘草五分

引用芦根二钱　生姜三片

十二日，张永清、崔良玉请得全贵妃脉息和缓。系妊娠肝胃热盛，感受风凉之症。昨服芩术六合汤，表凉已解。惟肺热稍有咳嗽，今议用麦橘代茶饮调理。

麦冬三钱，去心　枳壳一钱，炒　橘红一钱五分　桔梗二钱　羚羊一钱　生甘草四分

引用秋梨三片

十三日，

杏仁二钱，炒研　苏梗叶一钱五分　橘红一钱五分　条芩二钱　桔梗三钱　桑皮二钱　茯苓一钱　麦冬三钱，去心　元参三钱　生甘草六分

引用秋梨三片

二十日，张永清、苏钰请得全贵妃照原方清金代茶饮加地骨皮二钱炒、丹皮一钱五分一贴。

二十一日，全贵妃清金代茶饮一贴。玉容散一分，玉容胰子一料

二十二日、二十三日，全贵妃每日清金代茶饮一贴

本日，全贵妃白豆蔻四钱，缩砂仁四两。

二十八日，全贵妃槟榔末一两，白豆蔻末一两，缩砂末一两。

六年正月初六日，全贵妃槟榔末一两，白豆蔻末一两，缩砂末一两。

十二日，张永清、苏钰、崔良玉、郝进喜请得全贵妃脉息安和。系妊娠将进七个月，饮食起居俱好，相宜慎重调理。

本日，全贵妃槟榔末一两，白豆蔻末一两，缩砂末一两。

十四日，郝进喜请得全贵妃清热代茶饮二份。

酒芩一钱五分　灯心一子　竹叶十片

煎汤代茶。

二十六日，全贵妃槟榔末一两，缩砂末一两。

二月初七日，全贵妃玉容散一料。

槟榔末一两　白豆蔻末一两　缩砂末一两　灯心二两　竹叶一两

全贵妃槟榔末一两，缩砂末二两。

三月初一日，孔毓麟、郝进喜、崔文光请得全贵妃脉息滑数。系妊娠已进九个月，胎动之症。以致腰酸气串，肚腹作痛。今议用和气安胎饮，一贴调理。初二日减去腹皮，加香附三钱

苏梗二钱　白术二钱，土炒　条芩三钱　大腹皮一钱　当归四钱，酒洗　陈皮二钱　川芎一钱五分　壳缩砂一钱五分，研　白芍一钱五分，炒　生甘草五分

引用艾叶七叶

三月初二日，苏钰、孔毓麟、郝进喜、张新、崔文先请得全贵妃前方和气安胎饮一贴午服。

初四日，全贵妃槟榔末二两，缩砂末二两。

二十八日，全贵妃槟榔末一两，缩砂末一两，白豆蔻末一两。

四月初六日，崔良玉、王明福、张新、陈隆志、郝进喜请得全贵妃脉息和缓。于本日酉时育喜公主；母女均安，相宜慎重调理。

初七日，崔良玉、王明福、张新、郝进喜、陈隆志请得全贵妃脉息和缓系产后恶露未畅，胁腹稍有作痛。今议用乌金丸童便黄酒送下调理。乌金丸共用十丸。

初六日，起至十四日止共用过回乳汤十八分，每分用生麦芽二两、炒麦芽二两，煎汤不时饮。

【参考】　此案为全贵妃孕娩寿安固伦公主、值得注意的是在妊娠期中即使治病，也以安胎为要，如受凉解表之用芩术六合汤，胎动之用和气安胎饮，皆取黄芩、白术等安胎圣药，辅以养血柔肝之品，安全有效。

道光六年十月十三日，郝进喜、曹进昇请得全贵妃脉息弦缓。系肝胃不和，停饮受凉之症。用药调治，表凉已解。惟胸膈满闷，气滞不开。今议用四七二陈汤，午服一贴调理。

苏梗三钱　厚朴二钱　青皮二钱　炙半夏二钱　茯苓二钱　姜连八分　焦曲三钱　麦芽三钱，炒研　陈皮二钱　焦楂三钱，研　壳缩砂一钱五分，研

引用生姜一片　荷梗一尺

【参考】　本年全贵妃无甚大病，肝不和者实气不舒，胃不和者实饮停留，故治以解郁理气，化痰除湿之剂。四七汤即《金匮要略》半夏厚朴汤，可治七情之郁，与治痰之二陈汤合方加味，于全贵妃病情颇适合。

道光七年五月二十八日郝进喜请得全贵妃胶艾安荣丸一零。

阿胶一两，蛤粉炒　白术一两，土炒　川芎三钱　焦白芍八钱　蕲艾一两，炒黑　当归一两，土炒　续断八钱，炒　白茯苓一两　香附六钱，醋炒　橘红五钱　炙甘草二钱

共为细末，水叠为丸，如桐子大，每服二钱，白开水送下，共得丸三十五服。

本日，全贵妃花粉二两，麦冬一两。

七月初三日全贵妃条芩五钱，艾叶三十五个。

初五日，全贵妃条芩五钱，艾叶三十五个。

初八日，全贵妃条芩二钱，艾叶十四个。

初九日，全贵妃冰片一钱，条芩五钱，艾叶三十五个。

十一日至十九日，全贵妃条芩五钱，艾叶三十五个。

二十日，全贵妃条芩五钱，艾叶三十五个，胰子一料。

二十五日，全贵妃条芩五钱，艾叶三十五个。

本日，郝进喜请得全贵妃四七汤早服一贴。

苏梗三钱　炙半夏三钱　茯苓三钱　厚朴二钱，炒

引用荷梗七寸

道光七年七月二十八日至十月二十六日，全贵妃条芩一两，艾叶七十个。

【参考】　本年屡用条芩、艾叶，结合全贵妃以往病史，当为温经止痛，调治月经病而设。

十一月十七日，郝进喜请得全贵妃参麦饮一贴。

沙参二钱　麦冬一钱五分，研

十一月十八日至十一月二十九日，全贵妃参麦饮一分。

【参考】　用参麦饮益气养阴，盖全贵妃久患月经病，气阴两虚，以血虚阴亏为主，从此之后御医处方偏于补养，亦补正即所以祛邪也。

全贵妃照原方归脾汤，早服一贴。

七年十二月二十七日，郝进喜请得全贵妃照原方归脾汤早服一贴。

本日，郝进喜请得全贵妃芩连四物汤晚服一贴。

条芩二钱　酒连八分　大生地三钱　当归三钱　川芎一钱　焦白芍一钱五分　黑栀一钱五分，炒

引用灯心一束

二十八日，郝进喜请得全贵妃照原方芩连四物汤减去黑栀七分，早服一贴。

本日，全贵妃白叩面一两，缩砂面一两，槟榔面一两。

二十九日，郝进喜请得全贵妃照原方芩连四物汤早服一贴。

八年正月初二日，郝进喜请得全贵妃照原方芩连四物汤减去川芎，加大生地二钱，早服一贴。

初三日，郝进喜请得全贵妃照原方芩连四物汤早服一贴。

初四日，郝进喜请得全贵妃照原方芩连四物汤早服一贴。

本日，郝进喜请得全贵妃照原方芩连四物汤加羚羊五分，条芩一钱，炒栀子七分，灯心一束，晚服一贴。

初五日，郝进喜请得全贵妃照原方芩连四物汤早午二贴。

初六日，郝进喜请得全贵妃照原方芩连四物汤减去羚羊，加生姜二片，早午二贴。

初七日至十三日，郝进喜请得全贵妃照原方芩连四物汤早晚二贴。

十四日，郝进喜请得全贵妃照原方芩连四物汤减去姜片，加香附炭二钱，丹皮二钱，早服一贴。

十五日，郝进喜请得全贵妃照原方芩连四物汤加知母二钱，黄柏二钱酒炒，早服一贴。

十六日，郝进喜请得全贵妃照原方芩连四物汤早服一贴。

十七日，郝进喜请得全贵妃照原方芩连四物汤早服一贴。

本日，全贵妃槐支一两，艾叶五钱。

十八日，郝进喜请得全贵妃照原方芩连四物汤早服一贴。

二十日，郝进喜请得全贵妃清热四物汤晚服一贴。

条芩三钱　酒连八分　大生地五钱，炒焦　当归三钱　生白芍二钱　黑栀一钱五分，炒　香附炭二钱

丹皮二钱　黄柏一钱五分，酒炒微黑　知母二钱　升麻炭八分

引用灯心二束

二十一日，郝进喜请得全贵妃照原方清热四物汤早服一贴。

本日，郝进喜请得全贵妃棕炭面三钱一服，二服，老酒送下。

二十二日，郝进喜请得全贵妃十灰散丸一零。

黄绢灰、锦灰、马尾灰、艾叶灰、藕节灰、棕灰、莲房灰、油发灰、赤松皮灰、蒲黄灰各五钱

共为细末，煮糯米糊为丸，如桐子大，每服七十丸，米汤送下。

二月初四日，全贵妃十灰散丸一零。

十二日，全贵妃十灰散丸一零。

十四日，郝进喜请得全贵妃调荣理脾丸一零。

丹参一两　于白术五钱，土炒　云苓块五钱　木香二钱　归身一两　白芍八钱　次生地一两　抚芎四钱　酒柏八钱　知母一两，盐水炒　黑栀一两，炒　丹皮八钱　条芩一两，酒炒　柴胡四钱，醋炒　薄荷三钱　香附炭一两五钱　灶心土二两　生甘草四钱

共为细末，用荷叶二两熬水叠丸，如绿豆大。

二十八日，全贵妃十灰散丸二料。

三月初六日，全贵妃调荣理脾丸一料。

初七日，全贵妃玉容胰子一料。

四月十八日，全贵妃玉容胰子一料。

五月初一日，全贵妃照原方代茶饮一分。

二十七日，郝进喜请得全贵妃照原方代茶饮一分。

十一月十三日，苏钰、张新请得全贵妃脉息虚细无力。原系湿伤荣分，经脉不调，有时带下之症。日久伤阴，肝脾不足，气血两虚。以致腰膝关节酸痛，荣分过期。此由气不化血，寒湿下注所致。奴才等详细斟酌，脉症合参。惟宜平补三阴，滋养气血，温暖下元之药，合丸常服。兼外贴益寿比天膏，缓缓调理。所用之药，奴才等斟酌稳妥，另行具奏。

十五日，苏钰请得全贵妃脉息虚细无力。原系湿伤荣分，带下之症。气血两虚，又兼时届冬至节令，以致身软气怯，复因气道不畅，以致胸满作痛。今拟用人参归脾汤，晚服一贴调理。

人参四分，去芦　黄芪三钱　于白术一钱五分，土炒　茯神块三钱，研　枣仁一钱五分，盐水炒　远志一钱　广皮一钱　归身三钱，土炒　焦白芍二钱　制甘草七分

引用福圆肉三枚

十六日，苏钰、张新请得全贵妃照原方人参归脾汤晚服一贴。

本日，苏钰、张新拟得全贵妃丸药方益气固本丸一料。

人参四钱，补气　于术七钱五分，焦，补脾　制黄芪七钱五分，补气　壳砂四钱，养胃调经　肉桂一钱五分，去皮(引火归元)　大熟地七钱五分，补精　焦白芍五钱，养血　杜仲五钱，盐酒制，固肾壮腰膝　龟板五钱，醋制，通任脉　川芎二钱五分，升清气　茯苓一两五钱，块，补脾　山萸肉五钱，制固精　归身七钱五分，酒洗，养血　鹿角霜□□　通督脉□□　香附一两，人乳童便老酒醋制开郁调经　续断二钱五分，固精　枸杞子四钱，酒浸，补精　覆盆子五钱，酒蒸，固肾壮腰膝　女贞子五钱，酒蒸，补肝肾　菟丝饼五钱，固肾壮腰膝　泽泻二钱五分，渗湿利水　□□　□□□　□□□　□□□　制甘草一钱五分

调和诸药，共为细末，霍山石斛四两，熬膏兑蜜为丸，如桐子大，早晚每服三钱，桂

元汤送下，后改三钱一丸，共得丸八十六丸零二钱。

十九日，苏钰、张新拟得全贵妃代茶饮十份。

焦楂二钱　麦芽一钱五分，炒　焦曲二钱　缩砂八分，研　香附二钱，醋炒　青皮八分，炒

引用生姜一片

煎汤代茶。

十二月初八日，苏钰、张新请得全贵妃脉息弦缓。原系寒湿伤荣，带下之症。用药调治，脉息渐缓，饮食渐增。服温暖下元之药，寒温虽化，惟滞于腰腹，不能流通。以致腰酸，脐腹有时微痛。今议外用熨药，流通寒温调理。

艾叶茸二两　香附二两　乌药二两　小茴香一两

共为粗末，和面麸半升，姜汁拌炒，承布袋内熨患处。

十二月十三日，苏钰、张新请得全贵妃脉息渐缓。原系大病稍愈，元气未复。今届大寒节令，恐伤正气。今议用保元代茶饮，十五、十六日，各午服一贴。

人参三分，去芦　制黄芪三钱　制甘草五分

水煎代茶。

二十日，苏钰、张新请得全贵妃脉息渐缓。系大病稍愈，元气未复。今议照原方益气固本丸加紫河车一具、鹿茸五钱、人参二钱、肉桂五分，减去泽泻、鹿角霜、枸杞子、山药、覆盆子，共得丸七十九丸零二钱一分。

本日，苏钰、张新拟得全贵妃保元代茶饮，三十、初一日、初二日每日一剂。

【参考】 本年迭用清热养血、滋阴益气之剂，而尤以归脾汤、益气固本丸最为对症。全贵妃之月经不调、带下等症，基本在肝脾不足，肾元亏损，以上措施，针对病本而立，值得临床借鉴。

九年正月初二日，全贵妃玉容胰子二元。

二十六日，全贵妃玉容胰子二团。

二十九日，苏钰、张新请得全贵妃脉息和缓。诸症渐减。惟荣分尚弱。今议仍照原方益气固本丸，合配一零，减去鹿茸五分，每早晚各服一丸调理。

共得丸三十六丸零七分。

二月二十六日，苏钰、张新请得全贵妃脉息和缓。诸症渐好。惟天气温暖，恐燥药助热。今议仍用原方益气固本丸、减去鹿茸、减去肉桂一钱，仍用一钱，加鹿角胶八钱，合配半料，常服调理。共得丸七十九丸零二钱五分。

三月二十九日，全贵妃玉容胰子二团。

四月初三日，苏钰、张新请得全贵妃脉息和缓。诸症渐好。惟气血尚需滋补。今议仍照原方益气固本丸合配半料，每早晚各服一丸，常服调理。得丸七十五丸零三钱。

二十一日，全贵妃玉容胰子二团。

五月初一日，全贵妃朱砂雄黄整末一钱一包，各五包。

初五日，全贵妃朱砂整末一钱一包，各十包，雄黄整末各五包。

本日，全贵妃雄黄整末一钱一包，各五包。

十四日，苏钰、张新请得全贵妃脉息和缓。诸症渐好。惟气血尚需滋补。今议仍用原方合配一料，每早晚各一丸，常服调理。得丸一百七十六丸零二钱三分。

二十九日，张新拟得全贵妃三仙饮午晚二贴。

焦曲三钱　焦楂二钱　麦芽三钱，研　益元散三钱

引用生姜一片 灯心五十寸

煎汤送胃苓丸二钱一服，二服。

六月初一日，张新拟得全贵妃照原方三仙饮二分，胃苓丸二钱一服，二服。

初三日，张新拟得全贵妃照原方三仙饮二分，胃苓丸二钱一服，二服。

初四日，苏钰、张新请得全贵妃脉息沉缓。原系暑湿伤脾，泄泻之症，用胃苓丸调治，泄泻已止。惟肚腹绕脐微痛，此由寒饮下注所致。今议用温中代茶饮调理。

香附三钱 乌药一钱五分 缩砂一钱，研 丁香二分 藿叶一钱五分 赤苓块三钱 厚朴一钱五分，炒

初五日，苏钰、张新请得全贵妃脉息沉缓。原系暑湿伤脾，泄泻之症。用胃苓丸调治，泄泻已止。惟脐腹作痛。昨服温中化饮汤，腹痛稍减，寒饮未净。今议用原方添官桂一钱五分、炮姜炭一钱五分，加丁香二分调理。

本日，苏钰、张新请得全贵妃丸药引五分，官桂一钱，丁香五分。

初七日，全贵妃金衣祛暑丸十丸，香茹丸十丸，益元散二两。

初八日，丸药引子十分。

初九日，全贵妃金衣祛暑丸十丸，益元散二两，灯心一两。

十一日，全贵妃灯心一两，竹叶三钱。

【参考】 道光九年全贵妃年仅二十二岁，即以益气固本丸调治，其方内多补肾之品，盖本“肾为先天”之旨，培肾以固本。考《素问》论女子生理有“三七，肾气平均，故真牙生而长极。四七，筋骨坚，发长极，身体盛壮”之文，今钮祜禄氏正值青年而急于固本，其肾气之衰可知，无怪年之不永。

全贵妃麦冬一两。

二十五日，全贵妃艾叶一两。

十年正月十八日，全贵妃灯心一两，竹叶五钱。

四月二十六日，全贵妃麦冬一两。

闰四月二十八日，全贵妃朱砂雄黄整末一钱一包，各五包。

五月初五日，全贵妃朱砂雄黄整末一钱一包，五包。

十九日，全贵妃金衣祛暑丸二十丸，香薷丸十丸，益元散二两，灯心一两，养荣丸二丸。

二十一日，全贵妃金衣祛暑丸十丸，香薷丸十丸。

二十三日，全贵妃金衣祛暑丸十丸，香茹丸十丸，灯心一两。

全贵妃金衣祛暑丸十丸，香茹丸十丸。

二十八日，全贵妃金衣祛暑丸十丸，六合定中丸十丸，益元散二两，灯心一两，丸药引子五分。

七月初三日，全贵妃玉容胰子一料，丸药引子五分。

初五日，全贵妃金衣祛暑丸十丸，六合定中丸十丸，益元散二两，灯心一两，丸药引子五分。

初七日，全贵妃金衣祛暑丸十丸，丸药引子五分。

初九日，全贵妃金衣祛暑丸二十丸，香薷丸十丸，益元散二两，灯心一两，丸药引子五分，冰片二钱。

初十日，孔毓麟请得金贵妃脉息弦滑。原系素本血亏。今偶然停饮受凉，以致胸满腹痛，口干身懒之症。今用调中化饮汤，午服一贴调理。

藿香叶一钱五分 萸连一钱 半夏二钱 苏梗一钱 当归五钱 茯苓二钱 木香八分 抚芎二钱

甘草一钱 缩砂八分 焦白芍四钱 广皮一钱五分

引用生姜一片

十一日，苏钰、孔毓麟请得全贵妃脉息沉滑。原系停饮受凉之症。昨服调中化饮汤，胸满腹“痛”渐减。惟胃气湿滞未净。今议用平胃化滞汤，午服一贴调理。

苍术二钱，炒 厚朴二钱，炒 陈皮二钱 焦曲三钱，研 谷芽三钱，研 焦楂三钱，研 茯苓三钱，块研 壳缩砂一钱五分，研 丁香二分，研 归身五钱， 焦白芍三钱 炙甘草七分

引用煨姜三片

十三日，全贵妃丸药引子五份。

十五日，全贵妃丸药引子五份，金衣祛暑丸十丸，六合定中丸十丸。

十七日，全贵妃丸药引子十份。

二十二日，全贵妃丸药引子十份。

二十六日，全贵妃丸药引子十份。

八月初一日，全贵妃丸药引子十份。

初六日，全贵妃丸药引子十份。

初九日，苏钰、张新请得全贵妃脉息沉缓。原系气血两亏之症。服药以来，症势虽减，气血仍需滋补。今议照原方益气固本丸减去鹿角胶，每一料加鹿茸一两，肉桂原系二钱再加二钱，合配一料半，常服调理。

共得丸二百七十丸零八分。

初十日，全贵妃玉容胰子一料，丸药引子十分。

十五日，全贵妃丸药引子十分。

二十日，全贵妃丸药引子十分。

二十六日，全贵妃丸药引子十分。

九月初一日，全贵妃丸药引子十分。

初六日，全贵妃丸药引子十分。

十月初七日，苏钰请得全贵妃左金丸八分一服，十服，淡姜汤送下。

十八日，苏钰请得全贵妃脉息弦涩。原系气血素亏，湿伤荣分。今因肝气不舒，“劳”碌伤脾，以致胸满胁胀，旧症渐作。今拟用逍遥归脾汤一贴调理。

人参四分，去芦另煎 焦白术一钱五分 茯神五钱 远志二钱 归身五钱，土炒 焦白芍三钱 枣仁一钱五分，炒 阿胶珠三钱，蒲黄炒 艾叶炭一钱五分 香附炭一钱五分，研 陈皮一钱 醋柴胡五分 炙甘草五分

引用福元肉三枚

十九日，苏钰请得全贵妃脉息弦涩。原系气血素亏，湿伤荣分。今因肝郁不舒，劳碌伤脾。以致胸满胁胀，气怯身软，旧症渐作。昨服逍遥归脾汤，气道已舒。惟气血大虚，仍须峻补。今拟用人参养荣汤，一贴调理。

人参五分，去芦另煎 黄芪三钱，蜜炒 茯神五钱 于白术一钱五分，土炒 枣仁二钱，炒研 远志一钱五分 陈皮一钱 归身五钱，土炒 焦白芍三钱 香附炭三钱 阿胶珠三钱，蛤粉炒 艾叶炭一钱五分 炙甘草五分

引用福元肉三枚

二十日，苏钰请得全贵妃脉息滑缓。原系气血素亏，湿伤荣分。今因劳碌伤气，以致旧症渐作，气怯肢软。连服补气养血之剂，症势稍减，气分渐强。惟腰膝酸沉，此由荣分湿盛所致。今拟照原方人参养荣汤加减，一贴调理。

人参五分，去芦另煎 黄芪三钱，蜜炒 茯神五钱 于白术二钱，土炒 远志一钱五分 杜仲三钱，盐水炒去丝 续

断三钱　归身五钱，土炒　焦白芍三钱　樗白皮二钱　香附炭三钱　缩砂八分，研　炙甘草五分

引用福元肉三枚

二十一日，苏钰请得全贵妃脉息滑缓。系气血两亏，湿伤荣分。复因劳碌伤气，旧症渐作。用药调治，诸症稍减。惟气分一时不能骤复，荣分湿盛。今拟用益气养荣汤，一贴调理。

人参五分，去芦另煎　黄氏三钱，蜜炒　茯神五钱　于白术二钱，土炒　归身五钱　焦白芍三钱　续断三钱　杜仲三钱，盐水炒去丝　樗白皮二钱　牡蛎二钱，煅　艾叶炭二钱　阿胶珠三钱，蛤粉炒　益母草三钱

引用福元肉三枚

二十二日，苏钰请得全贵妃脉息安平。诸症渐好。暂止汤药，拟用参桂代茶饮调理。

人参二钱，去芦　肉桂四分，去粗皮　黄芪三钱　炙甘草八分

共为极细面，每服五分，福元汤调服。

十一月十四日，张新、苏钰请得全贵妃脉息和缓。原系气血两亏，寒湿下注之症，用药调治，精神饮食起居如常，诸症渐好。惟正气不复，必需预为调理，以防节令，旧症仍作。

今议用八珍固本丸，每早晚各服一丸，桂圆汤送，常服调理。

人参一两五钱，去芦　白术二两，土炒　块苓二两　归身二两，酒洗　焦白芍二两　熟地二两，砂仁炒　川芎八钱　炙香附二两　壳砂一两　肉桂五钱，土皮　鹿茸一两　紫河车一具　龙骨粉二两　牡蛎粉二两　炙甘草五钱

共研极细面，用霍山石斛十二两熬膏，合炼蜜为丸，重三钱。共得丸一百一十九丸一钱二分。

本日，全贵妃参麦饮三分。

人参五分　麦冬三钱　五味子二分

【参考】　本年全贵妃无甚大病，服药仍以补气养血、疏肝养肝为主。

道光十一年正月初四日张新、苏钰、郝进喜请得全贵妃脉息安和，系妊娠四个月。饮食起居具好，相宜照常服益气保安丸，以固气保元，常服慎重调理。

初五日，全贵妃益气保安丸一料得丸七十四丸。

【参考】　此案为全贵妃妊娠咸丰，益气保安丸为八珍汤加补肾理气药而成。因全贵妃所生皇子，即后之文宗(咸丰)，故宫中另立《遇喜档·全贵妃遇喜大阿哥》留存，内中详细记录了妊娠护理、产前准备及分娩用药情况，值得研究。

道光十三年八月十五日，皇贵妃三仙饮十分各三钱，灯心五钱。

二十一日，郝进喜请得皇贵妃荷梗二尺煎汤，沉香五分冲服。

二十二日，郝进喜请得皇贵妃照方荷梗沉香面。

二十三日，郝进喜请得皇贵妃荷梗二尺煎汤。

八月二十四日至十月初九日，皇贵妃间服荷梗、沉香面。

【参考】　道光十三年八月全贵妃晋封皇贵妃，摄六宫事。本年无甚大病，用药亦偏于调理。沉香功能行气止痛，温中降逆，暖肾纳气。《本草通玄》谓其“温而不燥，行而不泄，扶脾而运行不倦，达肾而导火归源，有降气之功，无破气之害”，《本草经疏》称其“治冷气、逆气”，皇贵妃素有寒湿下注、经带之病，此处用之或取其温中散寒之力。荷梗清暑而收敛，用之可治赤白带症。不过沉香究属辛香之品，多用恐耗血伤气，习惯上不宜久服。清宫中用作调理，其机制尚待研究。

十一月二十、二十一日，皇贵妃代茶饮二分。

本日，苏钰、郝进喜请得皇贵妃脉息滑缓。原系血分湿滞，荣分过期。今因腰酸腹痛，荣分已行不畅。今议用除湿调荣饮，晚服一贴调理。

香附三钱，便制　抚芎一钱五分　苍术一钱五分，炒　条芩二钱　厚朴一钱五分　当归三钱，酒洗　白芍二钱，炒　次生地二钱　块苓三钱　陈皮一钱五分　益母草二钱

引用荷梗一尺

二十二日，苏钰、郝进喜请得皇贵妃照原方加苏梗二钱，山楂炭三钱，一贴空心服。

本日，皇贵妃代茶饮二份。

二十三日，苏钰、郝进喜请得皇贵妃脉息滑缓。原系血分湿滞，荣分过期。因腰酸腹痛，荣分已行，尚属未畅，肚腹有时微痛。今议仍照原方除湿调荣饮减去茯苓、苍术，加炒栀三钱、延胡索三钱一贴调理。

本日，皇贵妃代茶饮二份。

二十四日，苏钰、郝进喜请得皇贵妃脉息滑缓。原系湿热停滞，荣分过期。腰腿酸痛之症。用药调治，诸症渐好，疼痛已止，荣分渐畅。惟上"焦"湿热过盛，有时发热口渴。今议用芩连四物汤一贴调理。

次生地五钱　当归三钱，炒洗　赤芍二钱，炒　川芎一钱　酒连八分，研　酒芩二钱　丹皮二钱　栀子二钱，研、炒　醋柴胡一钱　延胡索三钱　生知母二钱　花粉三钱

引用益母草二钱

【参考】 用经不调是皇贵妃痼疾，惟经行后期仍用芩连，是由于素体阴虚和有发热口渴等见症，可见辨证用药，至为紧要。

本日，皇贵妃代茶饮二分。

二十五日，苏钰、郝进喜请得皇贵妃照原方减去酒连二分一贴。

本日，皇贵妃代茶饮二分，缩砂一两。

十四年九月初八日，皇后代茶饮一分。

本日，奕纪请得皇后养阴定痛汤一贴。

生地三钱　赤芍二钱，酒炒　山楂三钱　归尾三钱　炙香附二钱　胆草一钱，酒浸　秦艽二钱　条芩二钱　麦冬三钱，去心　丹皮二钱　元参二钱

加桑枝八钱熬水煎药。

本日未刻，奕纪请得皇后照原方养阴定痛汤晚服一贴。

初九日丑刻，皇后荷梗三尺煎汤。

本日，皇后代茶饮一分。

本日，奕纪请得皇后调荣定痛汤一贴。

熟地三钱　抚芎二钱　乌药二钱　生地三钱　香附三钱，制　桃仁三钱，研　归尾三钱　赤芍二钱，酒洗　红花一钱

引用加怀牛膝一钱

本日未刻，奕纪请得皇后照原方调荣定痛汤晚服一贴。

初十日，奕纪请得皇后调荣化积饮一贴。

熟地三钱　香附三钱，制　桃仁一钱五分　生地三钱　赤芍二钱，酒炒　红花一钱　归尾三钱　枳壳二钱，炒　牛膝二钱

【参考】 道光十四年钮祜禄氏立为皇后，是为孝全成皇后。本年用方亦本滋阴、调经、除湿、定痛为法，重点在脾肾，无非针对皇后宿疾用药而已。

道光十五年七月初二日，奕纪带同医士顾赞、任宏毅请得皇后脉息左脉弦细、右脉滑数。下门牙色黑、上有蛀孔，名曰齿䶧。盖下门牙属足少阴肾，是经不足，以致肺胃二经湿热郁遏日久而生虫。盖火极似水，是以色黑而里热。总缘三阴不足，湿热得以乘之之故。今议用益阴清胃饮二贴，每晚服调理。

生地三钱 石膏三钱，煅 知母一钱五分，盐炒 酒柏一钱五分 牛膝一钱，酒洗 酒芩一钱五分 生甘草八分

引用灯心一束

玉骨散

羊胫骨灰五钱 煅石膏六钱 升麻一钱 生地三钱 胡桐泪一钱五分 黄连一钱 胆草五分

共为极细末。

初三日，皇后灯心五钱，竹叶三钱。

初四日，奴才奕纪带同医士顾赞、任宏毅请得皇后照原方益阴清胃饮加神曲、山楂各三钱，黄连八分、葛根一钱，三贴每晚服。

初七日，奴才奕纪带同医士顾赞、任宏毅请得皇后照原方益阴清胃饮，减去牛膝加瓜蒌三钱二贴每晚服。

初八日，皇后灯心五钱。

初九日，奴才奕纪带同医士顾赞、任宏毅请得皇后甘露饮二贴每晚服。

大生地四钱 丹皮三钱 麦冬二钱 天门冬二钱 枳壳二钱 川连六分 条黄芩二钱 柴胡六分 石斛三钱

引用荷梗一尺

薰药

韭菜子二钱 冰片二分

初十日，皇后竹茹三钱。

十一日，奴才奕纪带同医士顾赞、任宏毅请得皇后仍照原方甘露饮减去枳壳，加枳实一钱五分，山楂三钱，神曲三钱六贴，每晚服。

本日，皇后竹茹三钱。

十二日，皇后冰片二钱，韭菜子一两。

木日，皇后竹茹三钱。

十三日，皇后竹茹三钱。

十四日，皇后竹茹三钱，灯心五钱。

十五日、十六日，皇后竹茹三钱。

十七日，奴才奕妃带同医士顾赞、任宏毅请得皇后清热除湿饮四贴每晚服。

生地四钱 丹皮三钱 柴胡八分 石斛三钱 黄芩二钱 枳实一钱五分 山楂三钱 神曲三钱，炒 青皮二钱 苍术二钱 生甘草八分

加荷梗一尺为引。

本日，皇后竹茹三钱。

十九日，皇后竹茹三钱，酒军三钱。

二十日，皇后竹茹三钱。

二十一日，奴才奕妃带同医士顾赞、任宏毅请得皇后除湿化滞丸。

丹皮八钱 山楂一两，生 川连三钱 生苍术八钱 神曲一两，炒 花粉六钱 砂仁五钱 麦芽一两，炒 生甘草二钱

共为极细末，水叠丸，梧桐子大，每晚服三钱，白水送，得丸十六服。

本日，皇后冰片二钱，竹茹三钱。

二十二日至二十九日，皇后每日竹茹三钱。

八月初二日，奕妃、顾赞、任宏毅拟得皇后漱口药。

升麻六分　地骨皮二钱　细辛六分　秦丸二钱　生石膏三钱　薄荷一钱

煎汤湿漱。

八月初三日至十月十六日，皇后漱口药一分。

【参考】 中医认为齿为肾之余，齿病有属于肾者，而足阳明经络于上龈，手阳明经络于下龈，故而齿病一般多从这三经治疗。齿病原因很多，临床上以肾阴不足、虚火上炎，湿热蕴结，胃火上冲以及风火、湿热为习见。本案属于齿龋，中医又称齿蠹、齿䘌，系指牙齿被蛀而成空洞朽痛者，症见龈肿腐臭，齿牙蛀蚀宣露，疼痛时作时止。御医所拟益阴清胃饮，实本景岳玉女煎和清胃散化裁而成，一以补肾阴胃液，一以清泻胃火，从少阴、阳明论治，颇中肯綮。现在临床工作中清胃散、玉女煎还是治疗牙痛的有效方剂。连续使用漱口药者，在于保持口腔清洁，可见清宫中治疗牙病已有较完整的经验。

四　静贵妃(即以后之孝静成皇后)

1　医案辑录

道光五年五月初一日，静贵人朱砂雄黄整末一钱一包，各五包。

二十二日，静贵人金衣祛暑丸十丸，香茹丸十丸，益元散一两，灯心一两。

二十九日，静贵人金衣祛暑丸十丸，香茹丸十丸。

六月十一日，静贵人金衣祛暑丸十丸，香茹丸十丸，益元散二两。

十七日，静贵人金衣祛暑丸十丸。

二十八日，静贵人金衣祛暑丸十丸，香茹丸十丸，益元散四两。

十二月二十六日，静贵人白豆蔻二两，缩砂仁二两，平安丹四两。

六年四月二十五日，郝进喜请得静嫔脉息浮数。系肺胃有热，外受风凉之症，以致头疼身痛，发热恶寒，鼻塞咳嗽。今用疏解杏苏饮，午晚二贴调理。

羌活一钱五分　防风一钱五分　苏叶二钱　杏仁三钱，炒研　桑皮二钱，蜜炙　桔梗二钱　麦冬二钱　葛根二钱　贝母一钱五分，研　前胡二钱　橘红二钱　生甘草五分

引用生姜二片　秋梨二片

二十六日，郝进喜请得静嫔脉息滑数。系肺胃有热，外受风凉之症。以致发热恶寒，咳嗽鼻塞。昨服疏解杏苏饮，表凉已解。惟肺胃湿饮过盛，今用正气化饮汤，午晚二贴调理。

藿梗叶一钱五分　苏梗叶二钱　陈皮二钱　枳壳二钱，炒　桔梗二钱　茯苓二钱　厚朴二钱　缩砂壳一钱五分　条芩二钱　生甘草六分

引用生姜三片　灯心一束

八月初三日，张永清、苏钰、崔良玉、郝进喜请得静嫔脉息安和。系妊娠将进七个月，饮食起居如常，相宜慎重调理。

十二日，静嫔防风通圣丸三钱一服，十服，菊花一两。

十六日，张永清、苏钰、崔良玉、郝进喜请得静嫔脉息安和。系妊娠已进七个月，饮

食起居如常，相宜慎重调理。

十七日，郝进喜请得静嫔喜脉旺象。妊娠充足，已进七个月，饮食起居如常，相宜慎重调理。

九月初二日，郝进喜请得静嫔朱砂安神丸二钱，灯心汤送下。

十六日，郝进喜请得静嫔橘缩代茶饮。

橘皮二钱　缩砂一钱五分　水煎代茶

【参考】 砂仁、陈皮，可以顺气安胎。

二十八日，张永清、苏钰、崔良玉、郝进喜请得静嫔脉息安和。系妊娠已进八个月，饮食起居如常，相宜慎重调理。

十月十三日，张永清、苏钰、崔良玉、郝进喜请得静嫔脉息安和。系妊娠充足，已进九个月，饮食起居如常，相宜慎重调理。

二十三日，张永清、崔良玉、王泽溥、郝进喜、叶元德、苏清泰请得静嫔脉息安和。于本日亥时育喜阿哥。母子均安，相宜慎重调理。

二十四日，张永清、苏钰、崔良玉、王泽溥、郝进喜、叶元德、苏清泰请得静嫔脉息弦涩。系产后恶露未畅，以致腹胁胀痛。今议用加减生化汤一贴调理。

全当归五钱　川芎一钱五分　益母草三钱　桃仁一钱五分，炒研　红花一钱五分　泽兰叶二钱　炮姜炭五分　楂炭五钱　生蒲黄三钱　五灵脂三钱，炒　炙甘草五分

引用煮酒半盅、童便半盅　兑服

本日，静嫔照方加减生化汤晚服一贴。

二十五日，张永清、苏钰、崔良玉、赵汝梅、郝进喜、李奎瑛请得静嫔脉息浮数。系产后恶露未畅，外受微凉之症。以致头疼身热，口干胸满，腹胁胀痛。今议用荆芩四物汤，午晚二贴调理。

荆穗二钱　川芎一钱五分　泽兰叶二钱　丹皮一钱五分，炒　条芩二钱，酒洗　次生地三钱　益母草三钱　黑栀二钱，炒　全当归五钱，酒洗　赤芍一钱五分　木通一钱五分　楂炭五钱

引用豆淋酒一酒盅　兑服

二十六日，张永清、苏钰、崔良玉、王泽溥、郝进喜、苏清泰请得静嫔脉息浮涩。系产后恶露未畅，外受微凉。昨服荆芩四物汤，表凉已解，头疼渐减，恶露畅行，仍属不净。今议仍用原方减去荆穗，午服一贴调理。

本日，郝进喜请得静嫔条芩四物汤晚服一贴。

条芩三钱，酒洗　全当归五钱，酒洗　川芎一钱五分　泽兰叶二钱　丹皮二钱，炒　次生地三钱　益母草三钱　栀子二钱，姜炒研　赤芍一钱五分　木通一钱五分　楂炭五钱

引用豆淋酒一盅

二十七日，张永清、苏钰、崔良玉、鲁桓、郝进喜、叶元德请得静嫔脉息弦缓。系产后恶露未畅，外受微凉。昨服荆芩四物汤，表凉已解，恶露畅行。今议用条芩四物汤，一贴调理。

条芩三钱　全当归五钱，酒钱　川芎一钱五分　泽兰叶二钱　丹皮二钱，炒　益母草五钱　木通一钱五分　栀子一钱五分，炒　楂炭五钱　赤芍一钱五分　次生地五钱

引用童便一杯　兑服

本日申刻，张永清、赵妆梅、郝进喜、李奎瑛请得静嫔脉息浮数。系产后复受风凉之症。以致周身疼，头闷胸满，发热口渴。今议用柴胡四物汤一贴调理。

银柴胡一钱五分 当归三钱，酒洗 丹皮二钱 焦曲三钱 条芩三钱 赤芍一钱五分 骨皮三钱 陈皮二钱 大生地五钱，酒洗 荆穗炭一钱五分 川芎一钱五分 生甘草六分

引用老酒半盅 煎服

二十八日，张永清、苏钰、崔良玉、赵汝梅、郝进喜，李奎瑛请得静嫔脉息弦数。系产后复受风凉之症。昨服柴胡四物汤，表凉微解，症势稍减。今议仍用原方加茯苓三钱，午服一贴调理。

本日申刻，崔良玉、王泽溥、郝进喜、苏清泰请得静嫔脉息渐缓。系产后复受风凉之症。用药调治，表凉已解，诸症渐减。今议仍用原方柴胡四物汤减去柴胡七分、荆穗七分，一贴调理。

二十九日，张永清、苏钰、崔良玉、王泽溥，郝进喜、苏清泰请得静嫔脉息和缓。系产后腹受风凉之症。服药以来，诸症具好。惟皮肤作痒。今议用胎产金丹一丸、炒麦芽二钱煎汤送下。兼外用白矾一两、黄连五钱，研面装布袋内扑之。

十一月初一日，苏钰、鲁桓、叶元德、郝进喜请得静嫔脉息安和，系产后受凉之症。用药调治，诸症具好。宜止汤药，饮食调理。

十月二十三日，起至十一月初五日止，共用过回乳汤十八份，每份用生麦芽二两，熟麦芽二两。

【参考】 据《清皇室四谱》载孝静成皇后生于嘉庆十七年，“初入宫赐号静贵人，道光六年四月诏封静嫔，旋生皇二子，赠顺和郡王奕纲。”道光六年静嫔年仅十五岁，此案风凉感冒，有未妊与产后之别。未妊则体气壮实重在表散，驱邪以外出；产后则血虚，故措剂时表药特轻，于养血益阴中略佐透表，是补正以祛邪。其中产后解表方，柴胡用银柴胡，荆芥用荆穗炭都是表而不过之法，一俟诸症渐减，则表药份量亦减，此即中医症有不可汗，又不能不汗之法。产后与人虚同例，研究本案可以为不同体质的人运用汗法之借鉴。

七年五月初一日，静妃朱砂雄黄整末一钱一包，各十包。

闰五月十五日，静妃香茹丸二十丸，益元散一两。

二十二日，静妃香茹丸十丸，益元散一两。

六月初二日，静妃香茹丸十丸，益元散一两。

十三日，静妃香茹丸十丸，益元散一两。

二十日，郝进喜请得静妃脉息浮数。系停滞受凉之症。以致头疼身痛，胸满口渴，发热恶寒。今用疏解正气汤，晚服一贴调理。

藿香二钱 苏叶一钱五分 白芷一钱五分 羌活一钱五分 炙半夏二钱 苍术一钱五分 陈皮二钱 山楂四钱，炒 神曲三钱，炒 麦芽三钱，炒 厚朴二钱 生甘草五分

引用生姜三片

二十一日，郝进喜请得静妃脉息浮数。系停滞受凉之症。以致头疼身痛，胸满口渴，发热恶寒。昨服疏解正气汤，表凉渐解，诸症微减。今仍照原方减去白芷加香附三钱，午晚二贴调理。

二十二日，郝进喜请得静妃脉息滑数。系停滞受凉之症。用药调治，表凉已解，诸症渐减。惟滞热尚盛，今用清热化滞汤，午晚二贴调理。

柴胡一钱 酒芩二钱 栀子二钱，炒 郁李仁二钱，研 焦曲三钱 槟榔三钱 枳实一钱五分，炒 焦楂四钱，研 厚朴二钱 赤苓三钱 橘红二钱 生甘草五分

引用荷梗一尺

二十三日，郝进喜请得静妃脉息滑数。系停滞受凉之症。用药调治，诸症渐减。惟里滞未行，今用当归润燥汤，午服一贴调理。

油当归三钱　熟军二钱　枳实一钱五分　火麻仁三钱，研　酒芩二钱　厚朴二钱　焦楂三钱，研　郁李仁三钱，研　焦曲三钱，研　六一散一钱五分

引用蜂蜜一茶匙

二十四日，郝进喜请得静妃脉息滑数。系停滞受凉之症。用药调治，诸症渐减。昨服当归润燥汤，里滞未行。今仍用原方减去熟军，加生军三钱，午服一贴调理。

二十五日，郝进喜请得静妃脉息渐缓。系停滞受凉之症。服药以来，诸症俱好，大便畅行。惟胃气稍有未和，今用加味保和丸二钱调理。

本日，静妃三仙饮四份。

【参考】 宫中治病，以愈疾为要。静妃里滞未行，润燥不下则用生军下之，可见御医用药绝非一味平和敷衍，而是因证选方，辨证施治。此案一药之更，效即显著，足征医者有识有胆。

道光八年二月十七日，郝进喜请得静妃代茶饮二分。

陈皮二钱　缩砂一钱

二十二日，静妃代茶饮二分。

二十七日，静妃代茶饮二分。

三月初二日，静妃代茶饮五分。

初八日，静妃代茶饮五分。

五月初一日，静妃朱砂雄黄整末一钱一包，各五包。

初五日，静妃朱砂雄黄整末一钱一包，各五包。

十一日，郝进喜请得静妃香砂安荣饮一贴。

香附三钱，炙研　生地三钱，大　全当归三钱　缩砂一钱，研　焦白芍一钱五分　续断二钱，川　杜仲二钱，去丝　川芎一钱

引用苧麻根一两　纹银一锭　老酒一杯

十二日，郝进喜请得静妃仍照原方午服一贴。

十三日，郝进喜请得静妃条芩四物汤午服一贴。

条芩二钱　全当归三钱　大生地三钱　焦白芍一钱五分　川芎一钱

不用引。

十四日，郝进喜请得静妃一味丹参散。

丹参一两二钱　研极细面

引用川芎一钱　当归三钱　煎服

【参考】 一味丹参饮，胜过四物汤，静妃用此，除养血外又寓有消瘀之意。

本日，郝进喜请得静妃银苧酒二分。

苧麻根一两　纹银一锭

十五日，郝进喜请得静妃芩连四物汤午服一贴。

条芩二钱　姜连八分　当归三钱　白芍一钱五分　生地三钱　川芎一钱　续断二钱　杜仲二钱，去丝

引用纹银一锭　苧麻根一两　老酒一杯

十六日，郝进喜请得静妃脉息弦数。系妊娠四个月，下血之症。以致腰酸腹胀，荣分有时下行，此由湿热伤荣所致。今用芩连四物汤调理。

条芩三钱　酒连八分　当归五钱，酒洗　白芍一钱五分，炒　川芎二钱　生地三钱　丹参三钱

引用壳缩砂一钱五分

十七日，郝进喜、苏钰请得静妃脉息滑缓。原系妊娠四个月，湿热伤荣，半产之症。服芎归汤，恶露畅行，肚腹疼痛稍止。惟有时头晕恶心，气怯身软。此由血虚，湿热上冲所致。今议用芎归养荣汤，一贴调理。

归身八钱　川芎一钱五分　泽兰叶二钱　黑蒲黄二钱　酒条芩三钱　荆穗炭一钱

引用童便一小杯　兑服

【参考】　疼痛因瘀而起，故用芎归汤加味，去瘀即所以生新，活血即所以止血。

十八日，郝进喜、苏钰请得静妃脉息滑缓。原系妊娠四个月，湿热伤荣，半产之症。

用药调治，荣分已行，腹痛渐止。惟身软气怯，有时烦躁，夜间少寐。此由产后，气血两伤，荣分湿热过盛所致。今议用育神养荣汤，午服一贴调理。

归身五钱，酒洗　川芎一钱　大生地四钱，捣酒浸　丹参三钱　茯神块三钱，研　酒条芩三钱　麦冬三钱，朱砂炒　橘皮一钱五分　青竹茹三钱　黄芪三钱，生炙各半

引用益母草二钱

本日，郝进喜、苏钰请得静妃当归补血汤晚服一贴。

当归五钱　黄芪四钱，生炙各半　沙参四钱　泽兰叶二钱　荆穗炭一钱　丹参三钱　酒条芩二钱　黑蒲黄二钱　血余炭二钱　大生地五钱，酒浸　浮麦三钱

引用益母草三钱，酒炒

十九日，郝进喜、苏钰、张新请得静妃脉息滑缓。原系半产之症；后去血过多，阴虚内热之症。以致头目眩晕，有时烦躁，夜间少寐。此由气虚有热，血不养神所致。今议用育神归脾汤一贴调理。

沙参六钱　茯神三钱，块研　白术一钱五分，土炒　制芪二钱　麦冬五钱，朱砂炒去心　大生地五钱，炒焦　归身五钱，酒洗　煅龙骨二钱，研　焦白芍二钱　龟板五钱，炒研　冬瓜仁三钱，炒研

引用福圆肉三枚

本日，静妃六合定中丸十丸，益元散一两，灯心一两。

本日，郝进喜、苏钰、张新请得静妃仍照原方减去白术、福圆肉，加知母二钱酒炒、香附三钱醋炒、灯心一束。

二十日，郝进喜、苏钰、张新请得静妃脉息渐缓。原系半产后去血过多，气虚有热，血不养神之症。用药调治，诸症渐减，精神气血渐缓。惟荣分湿热未净，胃气欠和，今议用和胃养荣汤一贴调理。

沙参五钱　白术二钱，土炒　块苓二钱，研　归参三钱　焦白芍一钱五分　半夏曲三钱，炒研　香附三钱　缩砂八分　藿香一钱　大生地三钱　麦冬三钱，去心　元参二钱

引用藕二两，切片

二十一日，郝进喜、苏钰、张新请得静妃脉息渐缓。原系半产后去血过多，气虚有热，血不养神之症。服药以来，诸症渐减。惟虚热上攻头痛，今议用芎菊养荣汤一贴调理。

川芎一钱　蔓荆子一钱　焦楂三钱，研　菊花二钱　当归三钱　麦芽三钱，研　酒芩二钱枯　薄荷六分　酒连一钱，研　次生地五钱　益元散二钱　半夏曲三钱

引用青茶叶一钱　荆芥穗一钱，炒

本日，郝进喜、苏钰、张新请得静妃照原方芎菊养荣汤加酒柏一钱五分、细辛三分。

二十二日，郝进喜、苏钰、张新请得静妃仍照原方芎菊养荣汤晚服一贴。

二十三日，郝进喜、苏钰、张新请得静妃脉息渐和。原系半产之症。产后去血过多，气虚有(热)。用药以来，诸症渐好。惟血分余热未净，上攻头额过痛。昨服川芎茶调饮，疼痛虽轻，时作时止。今议养荣泻肝汤一贴调理。

醋柴胡一钱　羚羊一钱五分　生栀二钱，研　大生地一两，捣　酒胆草一钱　泽泻　归身八钱　车前子一钱五分　川芎一钱五分　龟板八钱　酒芩一钱　木通一钱五分　石决明三钱

引用钩藤二钱　荷叶半张

二十四日，郝进喜、苏钰、张新请得静妃脉息渐和。原系半产伤血，虚热上攻，头痛之症。用药调治，疼痛虽轻，时作时止。昨服养荣泻肝汤，痛势大减。今议仍照原方，午服一贴调理。金衣祛暑丸二丸益元散。

本日，郝进喜、苏钰、张新请得静妃脉息虚数。原系半产气血两伤，病后元气未复。今因暑热伤气，以致眩晕气闭。此由气不胜暑所致。今议用清暑香茹饮一贴凉服调理。

香茹一钱五分　沙参五钱　姜连八分　藿香一钱五分　檀香八分　犀角一钱　扁豆三钱，炒研　木瓜三钱

二十五日，郝进喜、苏钰、张新请得静妃脉息渐和。原系半产，气血两亏，头痛之症。服药以来，诸症渐减。昨因受暑，暂服清暑香茹饮一贴，暑热(已)清。今议仍照原方养荣泻肝汤早服一贴调理。

二十六日，郝进喜、苏钰、张新请得静妃脉息和缓。原系半产后气血两亏，头痛之症。用药调治，诸症俱好。宜止汤药。今议用养荣泻肝丸缓缓调理。

醋柴胡一两　羚羊三钱，片　生栀四钱　泽泻四钱　大生地一两，原　归身一两五钱　酒芩三钱　木通三钱　酒胆草二钱　川芎二钱　钩藤四钱　荷叶　车前子三钱　石决明五钱，煅研　龟板一两五钱，炙研

共为细末，炼蜜为丸，每丸重三钱，每服一丸，淡姜汤送下。

本日，静妃金衣祛暑丸十丸，香茹丸十丸，益元散二两。

二十八日，静妃金衣祛暑丸十丸，香茹丸十丸，益元散二两

六月初五日，静妃香茹丸十丸，益元散二两，灯心一两。

初八日，静妃金衣祛暑丸十丸，益元散二两。

十三日，静妃金衣祛暑丸十丸，香茹丸十丸，益元散二两。

二十日，静妃金衣祛暑丸十丸，香茹丸十丸，灯心一两。

二十八日，静妃香茹丸十丸，益元散二两，灯心一两。

七月初三日，静妃香茹丸十丸，益元散二两。

二十四日，静妃越鞠保和丸三钱一服，五服。

十二月二十七日，郝进喜请得静妃芎归汤。

当归八钱，酒洗　川芎二钱

煎汤送八宝坤顺丹一丸。

【参考】 本年静妃曾经小产，以血虚为主，所以头痛之症初服川芎茶调散等剂疏风之药无效，改用养荣泻肝汤养血滋阴，清泻肝胆即痛势大减，此养血即所以熄风也，可见中医学因人、因时、因地三因制宜，在辨证论治中的重要。

九年正月初二日，苏钰、张新请得静妃脉息弦缓。系荣分不调、并月之症。以致腰腹微痛，荣分虽行，尚属未净。今议用香砂逍遥汤，午晚二贴调理。

香附三钱，制　焦白芍二钱　延胡索二钱　陈皮一钱五分　缩砂一钱五分，研　柴胡八分，醋　焦楂三钱，研　抚芎一钱五分　当归五钱　块苓二钱，研　白术一钱五分，炒　制草七分

引用老酒半杯　兑煎

九年正月初三日，苏钰、张新请得静妃脉息滑缓。系荣分不调。伤血之后，肚腹微痛，稍觉头痛恶心。此由素有积饮，又兼伤血所致。今议用调荣化饮汤，午晚二贴调理。

当归八钱，酒洗　蔓荆子二钱　橘皮二钱　半夏三钱，制　泽兰叶二钱　黄芪三钱，制　赤芍一钱五分，炒　丹参一钱五分　川芎一钱　焦楂三钱　块苓二钱，研

引用生姜一片

初四日，苏钰、张新请得静妃仍照原方调荣化饮汤晚服一贴。

初五日，苏钰、张新请得静妃脉息和缓。原系荣分不调，伤血之症。用药调治，诸症俱好，宜止汤药。惟荣分素虚，宜用八珍养荣丸常服调理。

沙参一两五钱　归身一两五钱，酒洗　杜仲五钱，制　制芪一两　白芍一两，焦　续断五钱，炒　于术一两，焦　大熟地一两五钱　香附一两，醋　茯苓一两，块　川芎三钱　壳砂七钱　条芩五钱　益母草一两　乌药五钱，炒　甘草三钱，制

共为细末，炼蜜为丸，每丸重三钱，早晚每服一丸，淡姜汤送下，共得丸八十丸。

二月初五日，苏钰、张新请得静妃脉息和缓。诸症俱好。今议用前方八珍养荣丸，再合一料常服调理。共得丸八十四丸。

【参考】 妇女因禀受特殊，饮食起居如常，月经两个月一行者名为“并月”，静妃忽见此症，虽非大恙，究属血虚所致。故治法以养血为主，不仗攻逐。八珍养荣丸以八珍汤双补气血，以杜仲、续断补肾固元，再加砂仁、香附流动气机之品，与静妃病情颇适合。

十月初六日，张永清、孔毓麟、张新、王明福请得静妃脉息吉祥。系妊娠七个月。饮食起居俱好，相宜慎重调理。

本日，静妃八珍养荣丸一料，共得丸八十四丸。

十一月初七日，张永清、孔毓麟、张新、鲁桓、叶元德、栾泰请得静妃脉息安和。于本日午时，育喜阿哥。母子均安，相宜慎重调理。

本日，张永清、张新请得静妃脉息滑数。系产后儿枕作痛，恶露未畅。今议用八宝坤顺丹一丸，佛手散煎汤送服。

川芎二钱　全当归一两

引用童便半盅　老酒半盅

本日亥刻，张永清、张新请得静妃脉息弦滑。系产后儿枕作痛之症。以致腹胁胀痛，此由恶露未畅所致。今议用加味生化汤调理。

全当归八钱　延胡索三钱　益母草五钱　川芎一钱五分　焦楂三钱，研　炮姜五分　桃仁三钱，研　生蒲黄三钱　炙香附三钱　红花二钱　五灵脂三钱，生　制草五分

引用川牛膝三钱　老酒半盅　童便半盅

十一月初八日，张永清、张新请得静妃脉息滑缓。系儿枕作痛之症。昨服加味生化汤，疼痛渐减。恶露虽行，究属未畅。今议仍用原方加减调理。

全当归八钱　红花一钱五分　五灵脂三钱，生　焦楂五钱　川芎一钱五分　延胡索三钱　益母草五钱　赤芍三钱　桃仁二钱，炒研　丹参三钱　香附三钱，米炙　牛膝三钱　制草八分

引用苏木三钱　老酒半盅　童便半盅

初九日，张永清、张新请得静妃脉息弦缓。系产后儿枕作痛之症。用药调治，疼痛渐减，恶露畅行。今议用香砂养荣汤，午晚二贴调理。

香附三钱　当归五钱，酒洗　楂炭五钱，研　麦芽三钱，炒研　缩砂仁一钱五分　乌药二钱　厚朴三钱，炒　益母草五钱　川芎一钱五分　延胡索三钱　青皮一钱五分，醋炒　赤芍二钱

引用煨姜三大片　荷梗七寸

初十日，张永清、张新请得静妃脉息弦缓。系产后儿枕作痛之症。服药以来，诸症俱减。惟乳房微胀，今议用回乳代茶饮，午晚二贴调理。

川芎一钱五分　生地炭四钱　红花二钱　当归五钱，酒洗　枯芩一钱五分　麦芽五钱，生炒各半　赤芍二钱　川牛膝三钱　生甘草八分

引用荷梗七寸　菊花二钱

【参考】 儿枕为中医病证名，多因产后恶露未尽，或风寒乘虚侵袭胞脉，瘀血内停所致。症见小腹疼痛，或恶露不畅。静妃此证虽由恶露未畅引起，也由风寒侵袭所成，故治用温经散寒祛瘀，方宗生化汤、失笑散加减，药症相符，故四剂而安。

十二年十二月初一日，张新、方惟寅请得静妃脉息弦缓。原系产后热盛，血不养神之症。昨服清热育神汤，诸症渐减。惟余热未净，以致头目微眩，有时微痛。今议用养荣育神汤，一贴调理。

大生地三钱，炒焦　归身五钱　川芎一钱五分　白芍一钱五分，酒炒　石决明三钱，煅研　柴胡一钱五分，醋炒　茯神二钱　龟板四钱，炙　酒芩一钱五分　菊花一钱五分　麦冬三钱，朱砂拌炒　生甘草六分

引用荷梗七寸　青茶叶一钱

初四日，王明福、回清泰拟得静妃加减生化汤一贴。

当归三钱　川芎一钱　泽兰叶二钱　益母草二钱　楂炭三钱　荆芥一钱五分　防风一钱五分　薄荷五分

引用生姜皮三片

初五日，张新请得静妃脉息弦数。系产后血虚，气道不畅，肝热上冲之症。以致胸膈满闷，头目眩晕重痛，烦躁发热。今用清热泻肝汤，午晚二贴调理。

醋柴胡一钱五分　青皮二钱，炒　胆草一钱五分，酒洗　石决明三钱，煅研　萸连八分　焦生地五钱　归身五钱，酒洗　酒芩二钱　木香八分，煨　菊花五钱　焦楂三钱　益母草三钱

引用生姜三片　荷梗一尺

初六日，张新请得静妃脉息弦数。原系产后血虚，气道不畅，肝热上冲之症。昨服清热泻肝汤，诸症渐减。惟肝热尚盛。今仍照原方清热泻肝汤加藁本、川芎各一钱五分，午晚二贴调理。

初七日，张新请得静妃脉息弦缓。原系产后血虚，气道不畅，肝热上冲之症。用药调治，诸症俱减。惟余热未净，今用和肝益阴汤，晚服一贴调理。

醋柴胡一钱五分　青皮三钱，炒　川芎一钱五分　菊花三钱　萸黄连八分　焦生地六钱　龟板五钱，制研　焦楂三钱　醋香附三钱　归身六钱，酒洗　羚羊二钱　麦芽三钱，炒　益母草三钱

引用生姜三片　荷梗一尺

初八日，张新请得静妃脉息和缓。原系产后血虚，气道不畅，肝热上冲之症。用药调治，诸症俱好，宜止汤药。今合配芎菊养荣丸，缓缓调理。

川芎五钱　羚羊八钱　萸连五钱　菊花八钱　元参八钱　木香四钱，煨　石决明八钱　归身一两五钱，酒洗　酒芩五钱　焦生地二两　炙龟板一两五钱　醋柴胡五钱　青葙子八钱　胆草五钱，酒炒　山楂一两　麦芽八钱，炒　神曲八钱　益母草五钱

共为细末，炼蜜为丸，重三钱，早晚每服一丸，灯心汤送下四个。

十一日，静妃槐枝一两，艾叶五钱。

二十日，静妃金衣八宝坤顺丹十丸。

【参考】 道光十二年十一月静妃妊娩皇六子恭忠亲王奕訢，产后出现头目眩晕、胸胁

满闷等症，此即中医所称之“郁冒”《金匮要略》云：“新产妇人有三病，一者病痉，二者病郁冒，三者大便难”，“产妇郁冒……，所以然者，血虚而厥，厥而必冒。”静妃此症，除血虚外尚有肝热上冲，故处方中除用四物养血外，尚加清热平肝之品以治，宜其有效。方中用柴胡、黄芩者，盖本仲景小柴胡汤治“郁冒”之旨，和胃止呕，津液自通，平衡阴阳之例，凡此足见御医用药之细腻贴切。

静妃照原方茶调散，加菊花一钱，午服一贴。

十三年正月二十七日，郝进喜请得静妃脉息浮数。系内有停滞，外受风瘟，以致头疼身痛，发热恶寒，咽喉肿痛。今用疏解利咽汤，午服一贴调理。

荆芥一钱五分　防风一钱五分　薄荷一钱　元参五钱　牛蒡子四钱，研　山豆根三钱　酒芩二钱　葛根三钱　苦桔梗三钱　连翘二钱，去心　生甘草八分

引用芦根五把

二十七日申刻，郝进喜、苏钰请得静妃脉息浮数。原系风瘟咽痛之症。午服疏解利咽汤，虽得汗解，尚属未透。今议仍用原方加僵蚕一钱五分、犀角一钱，晚服一贴调理。

二十八日，郝进喜、苏钰请得静妃脉息滑数。原系风瘟咽痛之症。连服疏解利咽汤，表凉渐解，咽喉疼痛渐轻。惟里热过盛，今议用清热利咽汤，午晚二贴调理。

柴胡一钱五分　牛蒡子三钱　酒芩二钱　葛根三钱　苦桔梗三钱　栀子一钱，炒　薄荷一钱　山豆根三钱　酒连一钱　元参五钱　连翘三钱，去心　酒军二钱　生甘草一钱

引用芦根五钱　灯心一束

本日，静妃鲜芦根二两。

二十九日，郝进喜、苏钰请得静妃脉息滑数。原系风瘟咽痛之症。用药调治，表凉已解，里滞已行，咽痛渐轻。惟余热尚盛。今议仍用原方清热利咽汤减去酒军，加山楂四钱、麦芽三钱，午晚二贴调理。

本日，静妃平安丹二两。

本日，郝进喜请得静妃玉池散一贴。

生石膏八钱　黄柏一钱五分　防风一钱五分　生知母二钱　薄荷一钱五分　金银花二钱

煎汤漱口。

二月初一日，郝进喜、苏钰请得静妃脉息滑数。原系风瘟咽痛，感冒之症。用药调治，诸症渐减。惟里滞未(清)，余热不净，咽喉尚觉微痛。今议用清热导滞汤，午晚二贴调理。

柴胡一钱五分　苦桔梗三钱　羚羊一钱五分　葛根二钱　山豆根三钱　薄荷八分　元参四钱　酒芩二钱　连翘三钱　牛蒡子三钱　酒军一钱五分　花粉三钱　生甘草一钱

引用僵蚕一钱五分　灯心一束

本日，静妃玉池散一分。

本日，郝进喜请得静妃照方清热导滞汤减去柴胡、羚羊、花粉，加荆芥一钱五分、防风一钱五分、羌活一钱五分，晚服一贴。

初二日，郝进喜、苏钰请得静妃脉息滑数。原系风瘟咽痛，感冒之症。用药调治，诸症渐减，咽痛已止。惟余热未净。今议用清热化饮汤，午服一贴调理。

柴胡一钱五分　黄芩二钱　炙半夏三钱　橘红三钱　赤苓块三钱，研　青竹茹二钱　生栀二钱　酒连一钱　焦曲三钱，研　枳实一钱五分　桔梗二钱　山楂三钱，研

引用灯心一束

初三日，郝进喜、苏钰请得静妃越鞠保和丸三钱四服，荷梗汤送下。

【参考】 静妃于道光十三年正月所患之风瘟咽痛症，时届冬尽春来，寒束于外，热蕴于中，故当表里两解，斯为对症。御医郝进喜等所拟疏解利咽汤，系本《喉科紫珍集》之清咽利膈汤化裁而成，加犀角、僵蚕、柴胡者，一以凉泄里热，一以温散表寒，待诸证渐减后，加入二陈汤以化痰饮治其原有之停饮，用药层次井然，可资临床参考。

道光□□年十月初一日，栾泰请得静贵妃脉息沉缓。疼痛俱减。惟荣分方行，少腹微觉胀满，胸膈不快。此由气血不和，荣分未畅所致。今用调荣顺气汤，午晚二贴调理。

归尾二钱　川芎一钱　赤芍三钱　香附二钱，醋制　焦曲三钱　枳壳三钱，炒　山楂四钱，炒　青皮一钱五分，炒　砂仁八分　生甘草八分

引用生姜一片

十月初二日，栾泰请得静贵妃脉息滑缓。诸症俱减。惟荣分不畅，少腹微有胀满。此由气血郁滞，未能畅行所致。今用调荣和胃饮，午服一贴调理。

归尾三钱　赤芍三钱，酒炒　川芎一钱　香附三钱，醋制　延胡索二钱，酒炒　桃仁一钱五分，研　楂炭四钱　红花一钱　青皮一钱五分　焦曲三钱

引用生姜三片

十月初三日，栾泰请得静贵妃脉息滑缓。诸症俱减。惟荣分未止，血气欠和。今用和血养荣汤，午服一贴调理。

当归四钱　赤芍四钱，酒炒　川芎一钱　益母草四钱　香附三钱，醋制　延胡索二钱，酒炒　楂炭四钱　桃仁二钱，研　青皮一钱五分　焦曲三钱

引用生姜一片

十月初四日，栾泰请得静贵妃脉息弦缓。原系血瘀气滞，胃痛之症。今荣分虽行，气血尚未通畅。以致有时作痛。今用理气和中汤，午服一贴调理。

香附三钱，醋制　川芎一钱　沉香六分，研　赤芍三钱，酒炒　楂炭三钱　砂仁一钱　桃仁二钱，研　陈皮二钱　熟军三钱　生甘草一钱

引用生姜三片

十月初六日，栾泰请得静贵妃脉息滑缓。诸症俱减。惟胸膈满闷，胃气不开。此由肝经不和，湿滞未净所致。今用和肝化滞汤，午服一贴调理。

柴胡二钱，醋炒　半夏三钱，制　香附二钱，醋制　熟军二钱　茯苓三钱　枳壳二钱，炒　陈皮二钱　煅赭石三钱，研　五灵脂一钱，炒　生甘草一钱

引用荷梗一尺

十月初八日，栾泰请得静贵妃脉息滑缓。诸症俱减。惟湿滞尚未畅行，今仍照原方和肝化滞汤去熟军，加生军三钱，午服一贴调理。

十月初九日，栾泰请得静贵妃脉息渐缓。诸症俱减，湿滞畅行。惟肝胃久和，今用清肝和胃饮，午服一贴调理。

柴胡一钱五分　枳壳三钱　香附二钱　赤芍二钱　茯苓三钱　楂炭四钱　青皮二钱　焦曲三钱　黄芩二钱，炒　生甘草一钱

引用荷梗一尺

【参考】 静贵妃此案由血瘀气滞而致，虽有少腹微胀、荣分未畅，胃痛等见症，始终以消瘀理气为治而诸症向愈，可见调理慢性病，守方守法是为要紧。

五　庄顺皇贵妃(琳贵妃)

1　调理用方

道光二十五年十二月二十一日，琳贵妃三仙饮二分，灯心五钱。

二十三日，琳贵妃平安丹四两，苍术二两。

二十六年正月初五日，琳贵妃连翘败毒丸二钱一服二服，芦根二把，灯心二钱。

初七日，琳贵妃麦冬三钱，灯心三钱，芦根五把，薄荷二钱。

道光二十六年十月初十日，琳贵妃琥珀抱龙丸一丸。

十九日，琳贵妃山楂一钱，神曲一钱，谷芽一钱。

十一月初八日，琳贵妃灯心一钱，麦冬三钱，三仙饮各二钱一分。

十二月十三日，琳贵妃麦冬一钱，竹茹二钱，灯心三钱。

【参考】 琳贵妃系德宗光绪帝之亲祖母，道光二十五年生皇九子孚敬郡王奕譓后晋琳贵妃，位高体尊，二十五、二十六两年无甚疾病，仅用焦三仙，灯心、麦冬等味消食清心养胃调理，亦富贵人常用之品。

二十七年二月十五日，琳贵妃大赤金二贴。

十八日，琳贵妃一捻金五分，赤金三贴。

2　春温症治案

二十五日，曹宗岱请得琳贵妃脉息浮数。系肺胃蕴热，外感春温之症。以致面项牙龈浮肿，咽喉疼痛，发热恶寒，肢节酸痛，夜不得寐，此由风热郁结所致。今用疏解利咽汤一贴调理。

牛蒡子三钱，炒　元参三钱　薄荷一钱　苏叶一钱五分　荆穗二钱五分　防风二钱　羌活二钱　苦桔梗二钱　板蓝根二钱　生甘草一钱

引用生姜三片

二十五日申刻，照原方加元参一钱、板蓝根一钱，晚服一贴。嗽口方

煅石膏三钱　薄荷一钱五分　煎汤频漱

二十六日，曹宗岱请得琳贵妃脉息浮数。原系胃热夹温之症。昨服疏(解)利咽汤，表凉渐解，咽痛稍轻，面项牙龈肿痛渐消。惟肺胃滞热尚盛，今用疏风清热饮，午晚二贴调理。

荆芥穗二钱　防风二钱　牛蒡子四钱，研炒　元参四钱　板蓝根四钱　酒芩三钱　苦桔梗二钱　薄荷一钱五分　煅石膏三钱　焦栀一钱五分，研　生甘草一钱

引用山豆根八分　芦根水煎服

二十七日，曹宗岱请得琳贵妃脉息滑缓。表凉已解，诸症俱减。惟咽喉稍觉肿痛，胸满懒食，此由肺胃滞热未净所致。今照原方去荆穗、防风，加枳壳二钱、焦三仙各三钱，午服一贴，继用清金代茶饮缓缓调理。清金代茶饮一贴。

酒芩二钱　麦冬三钱　元参三钱　苦桔梗二钱　生甘草一钱

水煎代茶。

二十八日，琳贵妃照原方清金代茶饮一分。

三月二十日，张世良请得琳贵妃清胃代茶饮。

麦冬三钱　赤苓块三钱　竹茹一钱五分　焦神曲三钱　广皮一钱五分　枳壳一钱五分，炒

煎汤代茶。

二十一日，张世良请得琳贵妃脉息弦紧。系停饮受凉之症。以致胸膈疼痛，周身拘紧，寒热往来。今用清解化饮汤一贴调理。

苏梗二钱　厚朴一钱五分　枳壳二钱，炒　大腹皮二钱　青皮一钱五分　焦神曲三钱　赤苓块三钱　橘皮二钱　甘草八分

引用煨姜二片

3　暑温症治案

二十七年六月初三日午刻，曹宗岱请得琳贵妃脉息滑数。系内有寒饮，外受暑温之症。以致头眩、胸满、发热、恶寒、腹痛、心悸、四肢酸软、烦闷懒食、夜不得寐，此由温暑郁结所致。今用清温化饮汤，晚服一贴调理。

藿叶一钱五分　香薷一钱五分　荆穗二钱　薄荷一钱　葛根一钱五分　白芍三钱，酒炒　橘红二钱　赤苓块三钱，研　枳壳二钱，炒　益元散三钱

引用生姜一片

初四日，曹宗岱请得琳贵妃脉息滑数。原系暑温挟饮之症。昨服清温化饮汤，表凉微解，腹痛稍轻。惟发热头痛，心悸不寐，此由温暑尚盛，未得正汗所致。今用清温疏解饮，午晚二贴调理。

藿叶一钱五分　薄荷一钱　荆穗二钱　苏叶一钱　葛根一钱五分　白芷一钱五分　川芎一钱五分　橘红二钱　赤苓块三钱，研　益元散三钱

引用生姜二片

初五日，曹宗岱请得琳贵妃脉息滑数。原系停饮挟温之症。昨服清温疏解饮，表凉渐解，头疼腹痛俱轻。惟尚觉发热，胸满、胁胀、懒食。此由温热未净，饮滞不清所致。今用清解化饮汤，午晚二贴调理。

柴胡一钱五分　葛根二钱　荆穗二钱　薄荷一钱五分　白芷一钱五分　橘红二钱　枳壳二钱，炒　赤苓块三钱，研　煅石膏二钱　甘草一钱

引用竹茹一钱

本日，琳贵妃灯心五钱，竹叶三钱，菊花二钱。

初六日，曹宗岱请得琳贵妃脉息沉滑。原系停饮挟温之症。用药调治，表凉已解，头痛渐减。惟胸满胁胀，大便秘结。此由饮滞尚盛，郁于中脘所致。今用宽中化饮汤，午服一贴调理。

瓜蒌三钱　枳壳二钱五分，炒　厚朴一钱五分，姜制　制香附二钱　橘红二钱　赤苓块三钱，研　酒芩二钱　焦栀一钱五分，研　煅石膏三钱　益元散三钱

引用元明粉八分　冲服

初七日，曹宗岱请得琳贵妃脉息和缓。诸症俱好，惟饮滞稍有未净。今用调中化滞汤，午服一贴，继用生津代茶饮，缓缓调理。

姜厚朴二钱　瓜蒌三钱　橘红二钱　赤苓块三钱，研　酒芩二钱　枳壳二钱，炒　焦三仙各二钱　益元散三钱

引用元明粉一钱　冲服

生津代茶饮二贴。

沙参三钱　麦冬三钱，去心　竹茹一钱　益元散三钱

煎汤代茶。

十二日，琳贵妃金衣祛暑丸十丸，麦冬五钱

十三日，栾泰、曹宗岱请得琳贵妃脉息滑紧。系肝胃不和，饮滞结于胸膈之症。以致胸胁疼痛，内热作渴，少寐懒食，腹中胀满。今议用和肝化饮汤，晚服一贴调理。

炙香附三钱　壳砂一钱　枳壳二钱　川郁金二钱　茯苓块三钱　腹皮二钱　焦曲三钱　橘皮二钱　白蔻五分　焦楂二钱

引用荷梗一尺

十四日，栾泰、曹宗岱请得琳贵妃脉息浮紧。原系胸胁胀痛之症。昨服和肝化饮汤，胸膈疼痛渐轻，惟胁肋牵引作痛。此由肝气不和，饮滞未清所致。今议照原方加厚朴二钱五分，午服二贴调理。

本日，琳贵妃清麟丸二钱。

十五日，栾泰、曹宗岱请得琳贵妃脉息弦滑。原系饮滞，郁结之症。昨服和肝化饮汤，气道渐开，惟饮滞尚盛，以致腹胁痛满，二便不利。今议用加减和肝化饮汤，午晚二贴调理。

制香附二钱　枳壳三钱，炒　青皮二钱，炒　砂仁一钱，研　厚朴二钱　赤苓块四钱　泽泻三钱　大腹皮二钱　火麻仁三钱　熟军二钱

引用荷梗一尺

本日，琳贵妃麦冬五钱。

十六日，栾泰、曹宗岱请得琳贵妃脉息弦滑。饮热渐清。惟二便不利，湿滞未能畅行，以致腹胁胀痛。今议用宽中化滞汤，午晚二贴调理。

厚朴二钱，姜制　枳壳三钱，炒　制香附二钱　砂仁一钱，研　橘皮二钱　蒌仁四钱　郁李仁三钱　生军二钱　茯苓块三钱，研　焦曲三钱

引用莱菔子一钱五分，炒

十七日，栾泰、曹宗岱请得琳贵妃脉息滑缓。症势渐减，惟肠胃饮滞未净、气道不开，腹胁尚觉胀痛。今议照原方宽中化滞汤，加木香一钱，午晚二贴调理。

十八日，栾泰、曹宗岱请得琳贵妃脉息弦滑。饮热渐清。惟肝胃不和，腹胁牵痛。此由气道壅遏所致。今议用和肝定痛汤，午晚二贴调理。

炙香附三钱　抚芎一钱五分　白芍三钱，酒炒　陈皮二钱　壳砂一钱，研　醋柴胡一钱五分　木通二钱　当归三钱　焦三仙各二钱　甘草一钱

引用生姜一片

本日，琳贵妃金衣祛暑丸十丸，益元散一两。

十九日，栾泰、曹宗岱请得琳贵妃脉息渐缓。疼胀俱减。惟肝胃不和，饮滞稍有未净。今议用和肝化滞汤，午晚二贴调理。

制香附二钱　醋柴一钱五分　当归三钱　白芍三钱，炒　赤苓块三钱，研　壳砂一钱五分，研　楂炭三钱　枳壳二钱　陈皮二钱　蒌仁三钱

引用荷梗一尺

二十日，栾泰、曹宗岱请得琳贵妃脉息渐缓。疼痛已止。惟腹满、心悸，此由肝胃不和，饮滞未净所致。今议照原方和肝化滞汤，加麦冬三钱，午服一贴调理。

本日，琳贵妃三仙饮二分，灯心五钱，竹茹三钱。

二十一日，栾泰、曹宗岱请得琳贵妃脉息和缓。诸症俱好。惟胃气欠和，稍有饮热。今议用和胃化饮汤，午服一贴调理。

陈皮二钱　麦冬四钱　腹皮二钱　茯苓块三钱，研　白芍三钱，炒　焦三仙各二钱

引用灯心一子

【参考】　春温与暑温虽然同属温病，但发病季节不同，证治迥异。春温以里热见症为主，昔贤认为多由冬令人体精气失于固藏，感受寒邪，伏寒郁久化热，迨至春日阳气开泄，伏热外溢，或因新感引动伏邪而发病。叶氏主张用黄芩汤苦寒直清里热以治。琳贵妃所患之春温症，尚兼风热，故御医曹宗岱因证选方，用疏风清热饮辛凉疏风，苦寒甘寒泄热，师古而不泥于古，值得效法。暑温一症，虽由温起，但长夏湿土当令，暑必挟湿而有“夏月伏阴”之说。故御医曹宗岱立清温化饮汤、清温疏解汤，除用暑药外内用荆芥、苏叶辛温之品，化湿除饮散寒，辨证遣药，深合病机。上二案对看，可知中医论治活泼，并非一见温病即恣用苦寒。

4　妊娠下血治案

道光二十八年九月初八日寅刻，赵士林请得琳贵妃脉息弦滑。系肝经有热，从子刻血分大行，以致头痛作眩，心悸自汗，此由血热妄行所致。今用和肝养荣汤，急服一贴调理。

归身四钱　焦白芍三钱　生地炭五钱　阿胶珠一钱，蛤粉炒　川芎一钱五分　蕲艾炭一钱　黄柏炭二钱　炙甘草八分

引用棕炭三钱

本日，栾泰、曹宗岱请得琳贵妃脉息弦滑。系肝热冲血，荣分妄行之症。以致头眩心悸，腰腹酸坠，身软自汗。此由去血过多，正气暴虚所致。今议用和血调经饮，早服一贴调理。

沙参三钱　生黄芪三钱　当归四钱　生地炭五钱　白芍三钱，炒焦　丹皮三钱　麦冬三钱　茯神三钱

引用蒲黄炭二钱

本日未刻，栾泰、曹宗岱请得琳贵妃脉息弦滑。系肝热冲血，荣分妄行之症。早服和血调经饮，神气渐爽，惟胎元已坠，结于少腹，不能下行。今宜开通血道，先服加味芎归汤调理。

川芎一钱　当归五钱　龟板八钱，炙　怀牛膝五钱　冬葵子三钱　楂炭三钱　血余炭三钱　木通二钱

水煎服。

初九日，栾泰、曹宗岱请得琳贵妃脉息沉滑。精神渐爽，夜间得寐。惟瘀滞未下，此由去血太多，胞中干涩所致。今议用照原方加味芎归汤，改用当归八钱，冬葵子一两，早服一贴调理。

本日未刻，仍照原方一贴调理。

本日戌刻，栾泰、曹宗岱请得琳贵妃脉息滑缓。瘀滞已下，胀痛俱减，惟气血不和，心悸自汗。今议用当归和血饮一贴调理。

当归五钱　生地炭五钱　赤芍二钱，炒　地骨皮三钱　丹参三钱　茯神三钱

引用益母草二钱

初十日，栾泰、曹宗岱请得琳贵妃脉息滑缓。诸症俱减。惟气血未和，身软自汗。今议照原方当归和血饮加丹皮二钱、楂炭三钱，早服一贴调理。

十一日，栾泰、曹宗岱请得琳贵妃脉息滑缓。诸症俱减。惟血虚经脉未和，稍有余滞，以致腹中有时微痛。今议用和血养荣汤，早晚二贴调理。

当归五钱　赤芍三钱，炒　生地炭五钱　楂炭三钱　丹参三钱　香附二钱，制　川芎一钱　益母草三钱

引用泽兰二钱

十二日，栾泰、曹宗岱请得琳贵妃脉息滑缓。诸症俱减。惟腹中有时作痛，此由经脉未和，滞血未净所致。今议照原方和血养荣汤加五灵脂一钱、生蒲黄一钱，早晚二贴调理。

十三日，栾泰、曹宗岱请得琳贵妃脉息滑缓。滞血渐清，腹痛已减。惟经脉未和，正气尚弱。今议仍照原方和血养荣汤加减，早晚二贴调理。

当归五钱　生地炭五钱　赤芍三钱，炒　香附二钱，制　益母草三钱　丹参三钱　楂炭三钱　茯神三钱

引用五灵脂一钱

十四日，栾泰、曹宗岱请得琳贵妃脉息滑缓。正气渐复。惟血虚有热、肝胃不和，以致懒食少寐，胁肋作胀。今议用和肝养荣汤，午服一贴调理。

当归四钱　赤芍二钱，炒　益母草三钱　生地炭四钱　丹参三钱　香附二钱，制　楂炭三钱　陈皮二钱　茯神三钱　枳壳二钱

引用荷梗一尺

十五日，照原方午服一贴调理。

十六日，栾泰、曹宗岱请得琳贵妃脉息渐和。诸症俱减。惟胃气不开，血分稍有余热。今议用加减和肝养荣汤，午服一贴调理。

当归三钱　丹皮二钱　生地炭三钱　赤芍二钱，炒　麦冬三钱　楂炭三钱　香附一钱五分，制　枳壳二钱　陈皮二钱　焦曲三钱

引用荷梗一尺

十七日，栾泰、曹宗岱请得琳贵妃脉息和缓。诸症俱好，惟胃气欠和，荣分尚弱。今议用和胃养荣汤调理。

当归三钱　丹参三钱　楂炭三钱　香附一钱五分，制　赤芍二钱，炒　生地炭三钱　焦曲二钱　青皮一钱五分，醋炒　生甘草五分

引用荷梗一尺

【参考】 此案妊娠下血，先用和肝养荣汤(即胶艾汤加味)温经止血，继用和血调经饮益气凉血生血，待胎元已坠则服加味芎归汤活血逐胎，最后用和血养荣汤调理，药随症转，层次分明，观此可知流产中医治法之大要。

5　瘟疫治案

道光二十九年十一月二十四日，张镇、师国栋请得琳贵妃脉息弦数。系素有肝郁，复挟瘟疫，右颈下漫肿，形势三寸有余，筋脉坚硬，痛连肩臂，有时头顶作痛，寒热往来，此由胃热肝郁，外感瘟疫所致。恐瘟疫散后，筋脉坚硬不能骤消。今议用清肝达原饮，午服一贴调理。

柴胡一钱五分　葛根一钱五分　草果一钱　厚朴二钱　黄芩三钱　知母三钱　牛蒡子三钱　青皮二钱　槟榔二钱　赤芍三钱　甘草一钱

引用生姜二片

二十五日，张镇、师国栋请得琳贵妃脉息弦数。原系肝郁挟瘟之症，昨服清肝达原饮，头颈肩臂疼痛微减。惟筋脉坚硬，未能消散。今议照原方加焦三仙各二钱，午服一贴调理。

柴胡一钱五分　葛根一钱五分　草果一钱　厚朴二钱　槟榔二钱　赤芍三钱　黄芩三钱　知母三钱　牛蒡子三钱　青皮二钱　甘草一钱　焦三仙各二钱

引用生姜二片

二十六日，张镇、师国栋请得琳贵妃脉息浮数。原系肝郁挟瘟之症，服药以来，症势稍减。今复受风瘟，头颈咽痛，发热恶寒，鼻喘(咳嗽)。此由外感风寒，瘟邪复聚所致。今用荆防杏苏饮，午晚二贴调理。

荆穗一钱五分　川芎一钱　杏仁一钱五分　僵蚕一钱五分　防风一钱五分　牛蒡子二钱　桑皮一钱五分　生甘草六分　元参三钱　白芷一钱　苏叶一钱　橘皮一钱

引用生姜二片

二十七日，张镇、师国栋请得琳贵妃脉息洪数。原系肝郁挟瘟，复受风寒之症。昨服荆防杏苏饮，风寒已解。惟瘟疫自膜原发于肌肤，以致烦燥、大热、凝滞腹痛，此由瘟疫流入大肠所致。今议用清热达原饮，午晚二贴调理。

柴胡一钱五分　草果一钱五分　槟榔二钱　黄芩三钱　知母三钱　赤芍三钱　石膏三钱　栀子三钱，炒　花粉三钱　厚朴一钱五分

【参考】 选用达原饮以治，足见宫中对温病时方十分重视。

六　彤妃(彤贵人、彤嫔)

1　调理用方

十一年五月初一日，彤贵人朱砂雄黄整末一钱一包，各五包。

初五日，彤贵人朱砂雄黄整末一钱一包，各五包。

二十九日，彤贵人香薷丸十丸，益元散一钱一包，十包，灯心五钱。

六月初八日，彤贵人香薷丸十丸，益元散二两，灯心一两。

十七日，彤贵人香薷丸十丸，益元散一两。

十九日，彤贵人金衣祛暑丸十丸。

二十五日，彤贵人香薷丸十丸，益元散一两。

十二年二月二十六日，彤贵人艾叶五钱，灯心五钱。

五月初一日，彤嫔朱砂雄黄整末一钱一包，各五包。

六月初三日，彤嫔益元散二两，灯心五钱。

七月初一日，彤嫔金衣祛暑丸十丸，香薷丸十丸，益元散一两。

十三年正月二十五日，彤嫔艾叶五钱。

四月三十日，彤嫔朱砂雄黄整末一钱一包，各五包。

五月初四日，彤嫔朱砂雄黄整末一钱一包，各三包。

二十七日，彤嫔金衣祛暑丸十丸，香薷丸十丸，益元散一两。

六月初二日，彤嫔香薷丸十丸。

【参考】 按照不同季节，选用与时令相合的药物调理，深合中医人与天地相通的整体观思想，既可防病，又可养生，值得进一步深入研究。

七月初十日，郝进喜请得彤嫔漱口药二分。

生石膏八钱　黄柏二钱　薄荷二钱　知母二钱　细辛一钱

十一日，彤嫔漱口药一分。

十九日，彤嫔益母膏四两。

【参考】 观此用漱口药，益母膏，可能彤嫔患有牙龈肿痛之症及月经病。据清宫有关脉案记载，郝进喜所拟之漱口药，即洪医洗药方，可治牙宣、牙痈、牙痛、龈肿等症。

二十四年九月十二日，彤贵人调气化痰汤一贴。

溏瓜蒌五钱　浙贝六钱　薤白二钱　枳实二钱　麦冬四钱　桑皮三钱　广红一钱五分　杏仁二钱　苏梗二钱　半夏二钱　焦曲四钱

引用生姜二片

十五日，彤贵人薄荷四两。

十月十三日，彤贵人薄荷四两。

十一月十二日，彤贵人三仙饮一分，平安丹四两。

十二月初三日，彤贵人三仙饮一分，平安丹二两，灯心五钱，竹茹二钱。

本日，彤贵人。

楂肉三钱，焦　杏仁三钱　浙贝三钱，研　瓜蒌二钱，仁研　枳壳一钱五分　桔梗一钱五分　桑皮一钱五分　焦曲二钱　炙香附二钱

引用荷梗一尺一剂

十一日，彤贵人，灯心五钱，竹叶二钱，缩砂二钱

十三日，彤贵人清热化饮汤一贴。

苏梗二钱　半夏二钱　黄芩三钱，酒　栀子三钱，炒　橘红二钱　竹茹一钱五分　枳壳二钱　瓜蒌三钱

引用荷梗二尺

十四日至十六日，彤贵人每日清热化饮汤一贴。

2　医案辑录

十七日，王世安请得彤贵人脉息弦滑。系肝虚气滞，停饮伤胃之症。以致胸胃作痛，两胁胀满，此由郁结不畅所致。今用调气化饮汤，晚服一贴调理。

香附二钱　郁金一钱五分　赤苓三钱　苏梗二钱　延胡索二钱　瓜蒌三钱　橘红三钱　青皮二钱　栀子二钱，炒

引用荷梗二尺

十八日，王世安请得彤贵人脉息弦滑。原系肝虚气滞，郁结停饮之症。以致胸胃作痛，两胁胀满。昨服调气化饮汤、痛胀渐缓。惟郁结痰饮未清，今照原方加煨木香七分，午服一贴调理。

本日申刻，王世安请得彤贵人脉息浮滑。原系胸胃作痛，两胁胀满之症。连服(调)气化饮汤，胀痛俱缓。惟忧郁伤中，饮热过盛，复感风凉，以致战栗、恶寒、呕恶、心悸。恐肝气作抽，今用疏解调气饮，晚服一贴调理。

橘红三钱　浙贝母三钱　瓜蒌三钱　苏梗叶二钱　黄芩三钱　栀子二钱，炒　羚羊一钱五分　防风一钱五分　青皮一钱五分　川郁金一钱五分

引用薄荷一钱

十九日，朱濬请得彤贵人脉息弦浮。系气郁停饮，外感风温之症。以致胸胁胀痛，身痛头疼，憎寒壮熱。此由饮热内郁，风温外闭所致。今用疏解化饮汤，早晚二贴调理。

羌活二钱　防风二钱　川芎二钱　蒌仁二钱，研　次生地五钱　元参四钱　苏叶二钱　栀子三钱，炒　橘皮二钱　炙半夏二钱　枳壳二钱，炒　生甘草八分

引用生姜三片

二十日，朱濬请得彤贵人脉息弦滑。原系气郁风温之症。昨服疏解化饮汤，表邪渐解，身痛、热寒渐轻。惟肝胃气郁(经)停饮尚盛，今用清热化饮汤，早晚二贴调理。

次生地五钱　柴胡二钱，醋炒　栀子三钱，焦　苏梗二钱　橘皮二钱　半夏二钱，炙　蒌仁二钱，研　枳壳二钱，炒　酒芩三钱　元参三钱　生甘草八分

引用灯心二子

本日，彤贵人薄荷四两。

二十一日，朱濬请得彤贵人脉息弦滑。原系气郁风温之症。服药调治，表症已解，惟肝胃饮热未清，以致胸膈窄痛。今用和肝化饮汤，午晚二贴调理。

香附三钱，炙　青皮三钱　柴胡一钱五分，醋炒　苏梗二钱　白茯苓三钱块　制半夏二钱　萸连八分，研　栀子三钱，炒　次生地五钱　枳壳二钱，炒　蒌仁二钱，研　苍术二钱，炒

引用荷梗一尺

二十二日，朱濬请得彤贵人脉息弦缓。服药调治，诸症渐减。惟肝胃饮滞未净，以致胸胁满胀。今用和肝化滞汤，早晚二贴调理。

香附三钱，炙　青皮三钱　栀子三钱，炒　萸连八分　苏梗二钱　熟军二钱　神曲三钱　柴胡一钱，醋　枳壳三钱，炒　制半夏二钱　次生地五钱　蒌仁二钱，研

引用荷梗一尺

二十三日，朱濬请得彤贵人脉息弦缓。服药以来，诸症俱减。惟肝胃滞热，稍有未净，胸膈微满。今用清热化滞汤，早晚二贴调理。

次生地三钱　黄芩二钱，酒炒　焦白芍　萸连八分　焦栀子三钱　青皮二钱　熟军炭一钱五分　枳壳二钱，炒　山楂炭三钱　神曲二钱　炙香附三钱　蒌仁二钱，研

引用灯心二子

二十四日，朱濬请得彤贵人照原方清热化滞汤减去萸连，加当归三钱，午服一贴调理。

二十五日，朱濬请得彤贵人脉息弦缓。服药以来，诸症俱减。惟肝胃余热稍有未净，今用清肝和胃饮，午服一贴调理。

栀子二钱，炒　次生地三钱　全当归二钱　酒白芍一钱五分　枳壳二钱，炒　赤苓块三钱　神曲二钱，炒　生甘草五分

引用灯心二子

二十六日，朱濬　请得彤贵人脉息和缓。服药以来，诸症俱好。惟胃气欠和，正气稍有未复。今用和胃代茶饮一贴，继服越鞠保和丸，每服二钱，荷梗汤送服。

白茯苓二钱　橘皮一钱　麦冬三钱，去心　灯心一子

水煎代茶。

【参考】　据《清皇室四谱》载彤嫔“初赐号彤贵人，道光十二年十一月册封彤嫔”。以后屡进封号，十四年晋彤妃，十六年晋彤贵妃，无何，于“二十四年生皇十女后复降为贵人”。究因何事降封，史书咸称“未详”，大致事涉宫闱秘密，其中有难言之隐，而彤嫔由贵妃降至贵人，自然气郁不舒，此处案中无论停饮伤胃，抑或外感风温，除正治其证外，着重疏调肝气，用方中每寓越鞠丸、柴胡疏肝饮之意，收效甚著。这对于我们今天审证求因，提高辨证论治水平仍有借鉴作用。

二十五年正月十一日，彤贵人平安丹四两，大黄一两，薄荷二两。

十八日，彤贵人三仙饮一分，薄荷四两。

二十一日，刘焕章请得彤贵人脉息浮弦。系肝胃气道不和，痰饮受凉之症。以致头闷、胸满、周身酸痛。今用清解化饮汤，晚服一贴调理。

苏梗叶一钱五分　香附三钱　厚朴三钱　白芷一钱五分　羌活二钱　橘皮一钱五分　壳砂二钱，炒　半夏一钱五分

焦曲三钱　生甘草六分

引用生姜二片

【参考】　本方于辛温解表中，加入行气化痰之品，顺气则痰消，于痰饮受凉之症颇适合。

二十二日，刘焕章请得彤贵人脉息弦滑。原系肝胃气道不和，痰饮受凉之症。昨服清解化饮汤，表凉已解，痰饮渐减。惟肝经气道未和，以致胸满、身软、懒食。今用和肝化饮汤，午晚二贴调理。

醋柴胡一钱五分　半夏一钱五分，炙　赤苓三钱　焦曲三钱　橘皮一钱五分　制香附三钱　青皮一钱五分　厚朴二钱　焦栀子二钱　竹叶二钱　生甘草六分

引用荷梗一尺

二十三日，刘焕章请得彤贵人脉息沉弦。用药调治，诸症俱减。惟气道未畅，饮热渐清，以致身软、懒食、有时胸满。今用香砂和中饮，午服一贴调理。

香附三钱，炙　壳砂三钱　栀子三钱，炒　竹茹三钱　苏梗二钱　橘皮一钱五分　花粉三钱　赤苓三钱　厚朴三钱　半夏一钱五分　焦曲三钱　生甘草六分　青皮二钱

引用荷梗一尺　灯心二束

二十四日，刘焕章请得彤贵人脉息沉弦。诸症俱减，气道稍有未和。惟膈间痰热不清，以致胸闷、懒食、夜间得少寐。今用清热化痰汤，午服一贴调理。

姜连一钱　橘红二钱　赤苓三钱　香附三钱，炙　栀子三钱，炒　半夏一钱五分，炙　桔梗二钱　茯神三钱　瓜蒌四钱　竹茹三钱　焦曲三钱　生甘草四分　胆星一钱五分

引用灯心二束

二十五日，刘焕章请得彤贵人脉息沉弦。诸症俱减。气道稍有未畅，痰热渐清，以致胸闷、懒食，夜间少寐。昨服清热化痰汤，今照原方减去香附，加枳实一钱五分，午服一贴调理。

二十六日，刘焕章请得彤贵人脉息沉弦。昨服加减清热化痰汤，气道已和。惟身软、胸闷、懒食，夜间少寐。今用仍照原方加黄芩二钱，午服一贴调理。

二十七日，刘焕章请得彤贵人脉息沉缓。用药调治，症势俱减。惟身软、懒食，有时胸满。此由痰热稍有未清，胃气不和所致。今用和胃化痰汤，午服一贴调理。

焦曲三钱　橘红二钱　竹茹二钱　焦楂三钱　半夏二钱，炙　枳壳二钱　赤苓三钱　黄芩三钱　生甘草四分

引用灯心二束

二十八日，刘焕章请得彤贵人脉息和缓。服药以来，诸症俱好。惟胃热稍有欠和，今用清热和胃饮，晚服一贴调理。

竹茹二钱　赤苓二钱　谷芽一钱五分，炒　陈皮一钱五分　生甘草四分　焦栀子一钱五分　半夏一钱五分，炙　焦曲三钱

引用灯心二子

【参考】　此二陈汤加竹茹、山栀清热，神曲、谷芽和胃，于清热和胃中仍不忘治其痰饮之病本。

本日，彤贵人薄荷四两。

二月十一日，彤贵人三仙饮二分，灯心五钱，平安丹四两。

二十日，彤贵人薄荷四两。

三月初四日，彤贵人薄荷四两，清瘟解毒丸二丸，芦根五把。

四月十九日，彤贵人当归龙荟丸三钱一服，三服。

二十三日，曹宗岱请得彤贵人脉息弦滑。系内停寒饮，外受风凉之症。以致胸胁作痛，肢体酸疼。今用疏解化饮汤，午晚二贴调理。

羌活三钱　苍术一钱五分，炒　独活二钱　苏叶八分　橘皮二钱　炙半夏二钱　醋柴一钱五分　赤苓三钱，研　香附三钱，酒炒　生甘草一钱

引用生姜三片

二十四日，曹宗岱请得彤贵人脉息弦滑。原系停饮受凉之症。昨服疏解化饮汤，未见正汗，以致胸胁肢体尚觉酸痛，此由风湿闭塞经络所致。今用疏解胜湿汤，午晚二贴调理。

羌活三钱　独活二钱　前胡三钱　防风二钱　苍术二钱，炒　白术三钱，土炒　苏梗叶二钱　牛膝三钱，酒炒　橘红二钱　赤苓三钱　川续断三钱　杜仲二钱，炒

引用生姜三片

【参考】 湿因则肢体酸痛，故用疏解胜湿之法。

二十五日，曹宗岱请得彤贵人脉息沉弦。原系停饮受凉之症。昨服疏解胜湿汤，表凉渐解，肢痛稍轻。惟胁肋胀痛，咳嗽痰壅，胸满懒食。此由湿饮尚盛，肝胃不和所致。今用和肝化饮汤，午晚二贴调理。

制香附三钱　抚芎三钱　醋柴一钱五分　青皮二钱，炒　瓜蒌三钱　枳壳三钱，炒　郁金一钱　缩砂五分，研　厚朴二钱，姜炙　橘红二钱　炙半夏二钱　茯苓块三钱，研

引用荷梗一尺

二十六日，曹宗岱请得彤贵人脉息弦缓。诸症俱减，惟两胁胀满，咳嗽痰壅，二便秘塞。此由肝胃欠和，痰滞未清所致。今用和肝导滞汤，午晚二贴调理。

当归三钱　缩砂六分　赤苓三钱　军炭四钱　制香附三钱　木通一钱五分　青皮二钱，炒　枳壳三钱，炒　橘红二钱　瓜蒌仁三钱，研　浙贝三钱，研　桑皮三钱，炒

引用一捻金一钱　冲服

二十七日，曹宗岱请得彤贵人脉息弦缓。诸症俱减。昨服和肝导滞汤，大便微行，尚未调畅。今照原方减去瓜蒌仁，改用瓜蒌三钱，加一捻金五分，午服一贴调理。

二十八日，曹宗岱请得彤贵人仍照原方和肝导滞汤，午服一贴调理。

本日，彤贵人朱砂雄黄整末一钱一包，各五包。

二十九日，曹宗岱请得彤贵人脉息弦缓。服药以来，诸症俱减，痰滞渐清。惟左胁微痛，有时呕哕，此由肝气未畅，胃气欠和所致。今用舒肝和胃饮，午服一贴调理。

抚芎三钱　赤芍一钱五分，酒炒　青皮二钱，炒　枳壳二钱，炒　香附三钱，酒炒　郁金一钱，研　醋柴一钱五分　壳砂一钱，研　姜厚朴二钱　姜半夏二钱　陈皮二钱　炙甘草六分

引用生姜三片

五月初一日，曹宗岱请得彤贵人照原方舒肝和胃饮，午服一贴调理。

初二日，曹宗岱请得彤贵人脉息沉缓。诸症俱减。惟食少体倦，胸膈满闷，此由中枢不运，胃气未和所致。今用宽中和胃饮，午服一贴调理。

姜厚朴二钱　枳壳二钱，炒　壳砂一钱，研　橘红二钱　白术三钱，土炒　块苓三钱，研　半夏曲三钱　生甘草八分

引用荷梗五寸　生姜一片

本日，彤贵人苏梗、桔梗、元参、竹茹各二钱，清麟丸二钱，三仙饮一分，荷梗三尺。

初三日，曹宗岱请得彤贵人脉息和缓。诸症俱好。惟脾胃素弱，饮食不能消化，以致食后满闷，倦怠嗜卧。今用和胃代茶饮一贴，继用和中健脾丸常服。仍宜节饮食，避风寒，

缓缓调理。

白术三钱，土炒　陈皮二钱　川贝八分　块苓二钱　竹茹二钱　甘草六分

水煎代茶。

和中健脾丸一料得三十一服。

白术五钱，土炒　茯苓块四钱　橘红四钱　姜半夏四钱　山药八钱，炒　白扁豆八钱，炒　枳壳三钱，炒　亥壳砂二钱　姜厚朴三钱　焦曲三钱　谷芽三钱，炒　焦楂三钱　制香附三钱　桔梗三钱　建莲子五钱，土炒　制草二钱

共为细末，炼蜜为丸，如梧桐子大，早晚每服三钱，白开水送下。

二十日，彤贵人照前方和中健脾丸二料得六十三服。

二十六日，彤贵人清麟丸三钱一服，五服。

闰五月初八日，彤贵人琥珀抱龙丸五丸。

初九日，彤贵人薄荷四两，荷梗十尺。

十四日，彤贵人香薷丸十丸，益元散一钱一包，十包。

十五日，彤贵人金衣祛暑丸十丸。

六月初四日，彤贵人金衣祛暑丸十丸，琥珀抱龙丸二丸。

初六日，彤贵人薄荷四两，荷梗二尺，灯心三钱。

初七日，杨春请得彤贵人脉息沉弦。系内有停饮，外感暑邪，以致身体酸痛，胸胁满痛，心烦不寐。此由暑邪、水饮凝结所致。今用清暑化饮汤，午晚二贴调理。

藿叶二钱　香薷一钱　赤苓三钱　半夏三钱　广皮三钱　枳壳二钱　木香五分　壳砂二钱　厚朴三钱　甘草五分

引用灯心一束

初八日，杨春请得彤贵人脉息沉弦。原系停饮受暑之症。昨服清暑化饮汤，暑邪稍清。惟饮热凝结未开，气道不畅，以致胸胁满痛，夜间不寐。今用清热化饮汤，午晚二贴调理。

炙半夏三钱　橘红二钱　壳砂一钱　赤苓四钱　枳壳二钱　苏梗二钱　厚朴三钱　酒芩二钱　萸连五分　甘草五分

引用荷梗二尺

本日，李云会请得彤贵人六合定中丸二丸，淡姜汤送下。

初九日，杨春请得彤贵人照原方加青皮二钱，益元散五钱，木通三钱，午晚二贴调理。

初十日，杨春请得彤贵人脉息沉弦。服清热化饮汤，饮邪渐开，暑热已清，症势渐减。惟胸胁满痛，不食少寐。此由饮邪未净，气道未畅所致。今用调气化饮汤，午晚二贴调理。

苏梗二钱　壳砂一钱　半夏三钱　广皮二钱　枳壳二钱　青皮二钱　赤苓四钱　萸连六钱　益元散四钱

引用荷梗二尺

十一日，杨春请得彤贵人照原方加泽泻三钱，丹皮一钱，生地三钱，午晚二贴调理。

十二日，杨春请得彤贵人脉息弦缓。(服)药以来，诸症渐减。惟胃气不和，饮邪未净，气道未得通畅，以致两胁有时作痛，腰酸身倦，不食少寐。今用调气和胃饮，午服一贴调理。

半夏三钱　白术二钱　陈皮二钱　小枳实二钱　赤苓四钱　白芍二钱　香附三钱　焦谷芽三钱　栀子三钱，炒　甘草五分

引用荷梗二尺

本日，杨春请得彤贵人脉息弦缓。服清热化饮药，症势渐减。惟肝胃不和，饮邪未净，胁痛复作。此由肝气不畅，饮邪凝结所致。今用调气化饮汤，一贴调理。

枳实二钱 青皮三钱 半夏三钱 白芍三钱 川楝二钱 川郁金一钱五分 赤苓四钱 丹皮二钱 小生地五钱 甘草六分

引用荷梗二尺

十三日，照原方加萸连(八)分，酒军三钱，早午二贴调理。

十四日，杨春请得彤贵人脉息弦缓。昨服调气化饮汤，胁痛渐止。惟肝胃不和，气道未畅，致腰酸身倦，两胁有时作痛。此由肝气不舒，饮邪未净所致。今用调气和中饮，午服一贴调理。

青皮二钱 枳壳二钱 香附三钱 萸连八分 白芍二钱 川郁金一钱 川楝子一钱 橘红二钱 赤苓四钱 甘草五分

引用荷梗二尺

十五日，杨春请得彤贵人脉息弦缓。服药以来，诸症渐减。惟素有肝郁，气滞不畅，致两胁有时作痛，腹满便秘。今用柴胡调肝饮，午服一贴调理。

柴胡一钱 青皮二钱 萸连八分 赤芍三钱 栀子三钱，炒 枳实二钱 丹皮一钱 延胡索二钱 酒军二钱 木通三钱

引用灯心二束

十六日，杨春请得彤贵人脉息弦缓。昨服柴胡调肝饮，症势渐减。惟肝郁不舒，阴分不足，致夜间不寐，身体酸倦。今用舒肝益阴汤，午服一贴调理。

醋柴胡五分 赤芍二钱 栀子三钱，炒 花粉三钱 次生地五钱 丹皮一钱 当归三钱 麦冬四钱

引用灯心三束

十七日，杨春请得彤贵人脉息弦缓。服药以来，诸症渐减。惟肝郁不舒，阴虚有热，以致夜间不寐，腰酸胸满，两胁有时作痛。今用和肝清热饮，晚服一贴调理。

半夏三钱 竹茹二钱 赤苓五钱 丹皮一钱五分 酒连一钱 瓜蒌四钱 次生地五钱 栀子三钱，炒 小枳实二钱 甘草五分

引用灯心二束

十八日，杨春请得彤贵人照原方和肝清热饮一贴调理。

十九日，杨春请得彤贵人脉息弦缓。服和肝清热饮，诸症渐减。惟肝胃不和，阴虚有热，以致夜间少寐，腰酸身倦，胸满不食。今用清热和胃饮，晚服一贴调理。

竹茹二钱 广皮一钱五分 酒连八分 麦冬三钱 半夏曲二钱 赤苓块五钱 小枳实二钱 焦楂三钱

引用灯心二束

二十日，杨春请得彤贵人，照原方清热和胃饮，减去广皮，加花粉三钱，晚服一贴调理。

二十一日，杨春请得彤贵人脉息和缓。诸症俱好。惟阴分素虚，脾胃气弱。今用益阴代茶饮一贴，另配益阴理脾丸常服缓缓调理。

次生地三钱 麦冬三钱 知母二钱 甘草五分 赤苓三钱 花粉二钱

煎汤代茶。

益阴理脾丸一料。

次生地一两 麦冬八钱 沙参一两 花粉六钱 白芍六钱 赤苓一两 白术一两，生 小枳实五钱 广皮五钱 香附四钱，炙 甘草四钱

共为细末，枣肉为丸，重三钱，每早服二丸，白水送下。

二十二日，彤贵人益阴代茶饮一贴。

次生地三钱　麦冬三钱　知母二钱　甘草五分　赤苓三钱　花粉二钱

煎汤代茶。

七月初十日，彤贵人薄荷二两。

十二日酉刻，赵士林请得彤贵人脉息浮弦。系肝郁挟饮，外受风凉之症。以致胸胁牵引四肢抽痛，有时憎寒壮热，口渴作呕。今用疏解定痛汤一贴调理。

荆芥二钱　川芎一钱五分　小枳实二钱，研　防风二钱　赤芍二钱，炒　赤苓块五钱　薄荷一钱　香附三钱　焦楂五钱　延胡索三钱，炒　青皮二钱，炒　萸连一钱

引用生姜三片　荷梗一尺

十三日，赵士林请得彤贵人脉息浮滑。原系肝郁挟饮，感受风凉之症。昨服疏解定痛汤，表邪微解，胸痛稍缓。惟中脘素有痞块，攻胃作呕，有牵引腰胁酸疼，此由湿热凝结所致。今用清解化饮汤午晚二贴调理。

羌活二钱　防风二钱　柴胡二钱　赤苓块四钱　萸连一钱　厚朴二钱　青皮二钱　小枳实二钱　槟榔三钱　焦楂五钱

引用生姜三片

十四日，赵士林请得彤贵人脉息弦滑。昨服清解化饮汤，表邪渐解，惟饮热凝结，气道不舒，以致痞块动转，痛无常处，牵引腰胁酸胀。此由肝郁过盛所致。今用舒郁调中汤午晚二贴调理。

醋柴胡二钱　当归三钱　炙香附三钱　延胡索三钱，炒　萸连一钱　白芍三钱　青皮三钱，炒　乳香一钱　酒军一钱五分　没药一钱　小枳实三钱，研　焦曲三钱，研

引用荷梗一尺

十五日，赵士林请得彤贵人脉息沉弦。昨服舒郁调中汤，胸间气道渐通。惟胁下痞块牵引四肢、腰腹抽痛，此由饮滞过盛，凝结经脉所致。今用和肝化滞汤午晚二贴调理。

醋柴胡一钱五分　当归五钱　焦白芍三钱　牡丹皮二钱　萸连一钱　酒军二钱　延胡索三钱，醋炒　香附三钱，醋制　小枳实二钱，炒研　青皮二钱，炒　次生地三钱　抚芎一钱五分

引用荷梗一尺

十六日，赵士林请得彤贵人脉息弦细。服药以来，里滞方行，痞块渐消。惟肝肾湿热注于腰胁之间，以致酸胀抽痛。今用和肝化饮汤午晚二贴调理。

醋柴胡一钱　当归四钱　焦白芍三钱　制香附三钱　萸连一钱　酒柏二钱　木通二钱　次生地五钱　怀牛膝三钱　延胡索二钱，醋炒　青皮二钱，炒　六一散三钱

引用荷梗一尺　灯心一子

十七日，赵士林请得彤贵人脉息弦数。昨服和肝化饮汤，症势渐减。惟腰胁酸胀抽痛，此由肝肾湿热流连经络所致。今用清热利湿汤午晚二贴调理。

醋柴一钱　当归五钱　青皮二钱，炒　次生地五钱　萸连一钱　赤芍二钱，炒　杜仲二钱，炒　川牛膝二钱　龙胆草一钱五分　黄柏三钱，酒炒　酒军二钱　木通三钱

引用荷梗一尺　灯心一子

十八日，赵士林请得彤贵人脉息弦缓。症势渐减。惟湿热尚盛，以致肝邪冲胃作呕，有时腰胁酸胀。今用清热调中汤午服一贴调理。

醋柴一钱　归尾三钱　赤芍二钱　丹皮二钱　酒柏二钱　赤苓块五钱　竹茹二钱　枳壳二钱，炒　萸连一钱　栀子二钱，炒　白术一钱五分，土炒　香附三钱，炒

引用荷梗一尺

十九日，赵士林请得彤贵人脉息滑缓。症热渐轻。因久痛后元气已伤未能骤复，致觉身软、气怯，夜间少寐。此乃阴虚有热，湿饮停留，有时心悸。今用益阴和胃饮午服一贴调理。

沙参三钱　麦冬三钱　当归四钱　焦白芍三钱　大生地五钱　白术二钱　山药三钱　赤苓块五钱　萸连八分　陈皮二钱　扁豆三钱，炒　炙甘草五分

引用荷梗一尺

二十日，赵士林请得彤贵人脉息渐缓。昨服益阴和胃饮，气道已舒，经脉方行。今照原方加灯心一束，午服一贴调理。

二十一日，赵士林请得彤贵人脉息和缓。诸症俱好。惟肝阴素亏，胃气稍软。今照原方益阴和胃饮加半夏曲三钱，仍服一贴，另配逍遥丸常服调理。

逍遥丸一料得六十丸。

醋柴胡五钱　当归一两　焦白芍一两　香附五钱，制　大生地一两，炒焦　于白术五钱，土炒　赤苓块一两　鸡内金五钱，土焙　辽沙参六钱　小枳实五钱，炒　青皮五钱，炒　焦三仙一两　萸连五钱　益母草五钱

共为细末，炼蜜为丸，重三钱，早晚每服一丸，淡姜汤送下。

【参考】 道光二十六年彤贵人虽无大病，但肝郁痰饮痼疾日深，无论感寒受暑，胸胁痞块等症，均从调肝化饮论治。观本年脉案，御医们每于一症向愈之时，增入益阴丸剂调理，是疏肝不应则用养肝柔肝之法，此病势渐增之症。

道光二十七年十月三十日，赵士林请得彤贵人脉息浮滑。系肝胃湿饮凝结，外受风寒之症。以致恶寒、发热、胸胁牵引遍身抽痛，腹中素有痞块，不时堵满作呕。此乃湿饮上攻，表邪闭塞所致。今用疏解定痛汤午晚二贴调理。

羌活二钱　防风二钱　苏梗叶二钱　厚朴二钱　藿梗叶二钱　枳壳二钱，炒　缩砂一钱五分，研　腹皮三钱　木香八分，研　陈皮二钱　赤苓块三钱

引用生姜三片　荷梗一尺

十一月初一日，赵士林请得彤贵人脉息弦滑。原系肝胃湿滞凝结，外受风凉之症。昨服疏解定痛汤，表邪渐解。惟胸胁牵引肢体抽痛，素有痞块堵满作呕，此由气道不得舒通所致。今用调气拈痛汤午晚二贴调理。

苏梗二钱　莱菔子一钱五分，炒　枳壳二钱，炒　香附三钱，制　醋柴胡二钱　青皮二钱，炒　瓜蒌三钱　槟榔二钱，炒　川郁金一钱，研　延胡索三钱，醋炒

引用荷梗一尺

初二日，赵士林请得彤贵人脉息沉弦。表邪已解。惟胸间堵满，胁下有痞块，攻冲胃脘胀痛，牵引肢体烦疼，夜不得寐。此由饮滞凝结气道，浊阴不能下行所致。今用宽中化滞汤午晚二贴调理。

萸连八分　瓜蒌三钱　香附三钱，醋制　延胡索三钱，醋炒　酒军一钱五分　青皮二钱，炒　油当归三钱　槟榔三钱，炒　枳实二钱　乳香一钱，去油　没药一钱，去油　六一散二钱

引用老藕十片

初三日，赵士林请得彤贵人脉息沉弦。昨服宽中化滞汤，饮滞渐行，胸胁胀疼稍轻。惟有痞块攻冲，胃脘满闷，夜间有时身热。此由肝旺阴虚，湿热郁结气道所致。今用和肝化滞汤午晚二贴调理。

萸连一钱　当归三钱　白芍二钱，炒　香附三钱，醋炒　醋柴胡一钱　赤苓块三钱　青皮二钱，炒　延胡索三钱，醋炒　枳壳一钱五分，炒　酒军一钱　泽泻二钱　六一散二钱

引用老藕十片

初四日，赵士林请得彤贵人脉息沉滑。昨服和肝化滞汤，胸胁堵满渐轻，惟饮滞凝结中焦，浊阴下行不畅，牵引痞块胀痛，夜不得寐。

今照原方加元明粉八分午晚二贴调理。

初五日，赵士林请得彤贵人脉息沉滑。连服和肝化滞肠，饮滞渐行。惟有痞块凝结小腹，牵引腰间酸痛。此由湿热过盛，闭结气道，浊阴未口上残所致。今用调气利湿汤，午晚二贴调理。

香附三钱，醋制　延胡索三钱，醋炒　车前子三钱　腹皮三钱　泽泻三钱　木通二钱　川楝子三钱，研　怀牛膝三钱　焦楂四钱　杜仲三钱，制　赤苓块四钱　六一散三钱

引用木香八分

初六日，赵士林请得彤贵人脉息沉滑。服药以来，症势渐轻，荣分方行。惟肝阴素虚，湿热尚盛，以致懒食少寐，有时痞块凝结，腰腹胀痛。今用和肝化饮汤午晚二贴调理。

当归四钱　赤芍三钱，炒　抚芎一钱五分　生地炭四钱　赤苓块三钱　青皮二钱，炒　白术二钱，土炒　延胡索三钱，醋炒　香附三钱，制　怀牛膝三钱　焦楂三钱　六一散三钱

引用荷梗一尺

初七日，赵士林请得彤贵人脉息弦缓。荣分畅行，诸症渐减。惟肝阴素虚，胃气未复，以致懒食少寐，有时痞块牵引腰胁酸痛。今用缓肝和胃饮午晚二贴调理。

生地炭四钱　当归三钱　白芍三钱，炒　抚芎一钱五分　沙参六钱　白术二钱，炒　赤苓块四钱　陈皮二钱　香附三钱，制　麦冬三钱，去心　焦三仙六钱　制甘草八分

引用荷梗一尺

初八日，赵士林请得彤贵人脉息弦滑。荣分已行，湿热饮滞尚盛。惟肝阴素虚，郁结未舒，以致午后身热，咽干，有时痞块牵引胸胁作痛。今用和肝润燥汤午晚二贴调理。

醋柴胡一钱五分　青皮二钱，炒　香附三钱，醋制　延胡索三钱，醋炒　次生地四钱　元参三钱　熟军二钱　瓜蒌三钱　萸连一钱　枳壳二钱，炒　郁金一钱五分，研　六一散三钱

引用老藕十片　灯心一束

初九日，赵士林请得彤贵人脉息弦缓。昨服和肝润燥汤，诸症渐减。惟素有肝郁，饮热最易结滞，时觉痞气牵引腰酸，夜间少寐。今照原方一贴调理。

十一日，赵士林请得彤贵人脉息弦滑。服药以来，诸症渐减。惟素有肝郁，湿热饮中残滞，因复受风凉，闭塞经脉，以致夜间身热，痞块痛引胁痛，此由气道未能舒畅所致。今用和肝调气饮，午晚二贴。外用熨药调理。

醋柴胡二钱　当归三钱　香附三钱，醋制　延胡索三钱，醋制　萸连一钱　青皮二钱，炒　杜仲三钱，制　怀牛膝三钱　次生地四钱　抚芎一钱五分　枳壳二钱，炒　赤苓块三钱

引用荷梗一尺

熨药方

葳灵仙一两　川牛膝一两　海桐皮五钱　乳香五钱　没药五钱　木瓜五钱　独活五钱　秦艽五钱　夏枯草五钱

共研粗末，兑麸子二两，用盐水拌炒，盛布袋熨腰痛处。

十二日，赵士林请得彤贵人脉息滑缓。诸症渐减。惟素有肝郁，湿饮未净，时觉腰酸身软。

今用和肝化饮汤午晚二贴调理。

醋柴胡一钱　全当归三钱　白芍三钱，炒　赤苓三钱　萸连八分　次生地四钱　腹皮二钱　炙厚朴二钱　抚芎一钱五分　焦麦芽三钱　枳壳一钱五分，炒　制甘草八分

引用荷梗一尺

本日，彤贵人熨药一分。

十三日，赵士林请得彤贵人脉息滑缓。诸症俱减。惟湿饮未净，胃气欠和。今用和胃化饮汤晚服一贴调理。

赤苓块四钱　枳壳二钱，炒　陈皮二钱　腹皮三钱　麦冬四钱　厚朴二钱　桔梗二钱　炙半夏一钱五分　姜连八分　焦麦芽三钱　焦楂三钱　炙甘草八分

引用荷梗一尺

十四日，照原方一贴调理。

本日，彤贵人艾叶、薄荷各二两，一捻金一钱。

十五日，赵士林请得彤贵人脉息和缓。诸症俱好。惟胃气稍有未和，今仍用和胃化饮汤一贴调理。

【参考】 迭用调肝和胃化饮之法而诸证渐愈，然肝郁饮滞之证，情志因素对病情影响很大，彤贵人不能善释情怀，徒仗方药，亦属无益。

道光二十八年八月二十二日，纪振纲请得彤贵人脉息弦滑，系肝郁气滞，夹饮之症，以致胸满胁胀，牵引周身酸痛懒食、少寐。此由饮滞凝结气道不开所致。今用舒郁化饮汤午服一贴调理。

醋柴胡一钱五分　香附三钱　枳壳三钱　青皮三钱　木香八分，研　川芎二钱　橘红二钱　赤苓块三钱　腹皮三钱

引用荷梗一尺

二十三日，纪振纲请得彤贵人脉息弦滑。系肝郁气滞，夹饮之症。昨服舒郁化饮汤，胸膈稍宽。惟左胁作痛，牵引周身，此由肝气壅闭，饮滞凝结所致。今用调气化饮汤午晚二贴调理。

醋柴胡一钱　苏梗一钱五分　青皮三钱　枳壳三钱，炒　川郁金三钱　萸连一钱　香附三钱　川芎二钱　赤苓块三钱　木香八分，研　橘红三钱　焦白芍三钱

引用荷梗一尺

二十四日，纪振纲请得彤贵人脉息弦滑。原系肝郁气滞，夹饮之症。昨服调气化饮汤，胸膈稍宽，胁痛微减。今照原方调气化饮汤午晚二贴调理。

二十五日，纪振纲请得彤贵人脉息弦数。原系肝郁气滞，夹饮之症。昨服调气化饮汤，诸症渐减。惟身体倦软，腹胁有时胀痛。此由肝阴不足，饮滞过盛所致。今用和肝化饮汤午晚二贴调理。

醋柴胡一钱　焦白芍二钱　生地三钱　川芎一钱五分　大腹皮二钱　赤苓块三钱　香附三钱　橘皮二钱　麦芽三钱，炒　山楂二钱，炒　萸连八分　木香八分，研

引用荷梗一尺

二十六日，照原方加酒军一钱五分，午晚二贴调理。

二十七日，仍照原方午服一贴调理。

二十八日，纪振纲请得彤贵人脉息滑缓。原系肝郁气滞，夹饮之症。昨服和肝化饮汤，诸症大减，身体酸软皆无。惟饮滞未净，腹胁有时仍觉胀痛。今仍照原方和肝化饮汤午服一贴调理。

二十九日，纪振纲请得彤贵人脉息和缓，诸症俱好。惟胃气欠和，饮滞稍有未净。今用和胃化饮汤午服一贴调理。

谷芽一钱　大腹皮一钱五分　赤苓块三钱　神曲二钱，炒　山楂二钱，炒　厚朴一钱，炒　橘红一钱五分　炙甘草一钱

引用灯心一子

十九日，彤贵人薄荷四两。

九月初六日，彤贵人三仙饮二分。

十九日，彤贵人薄荷四两。

十月十七日，彤贵人薄荷四两。

二十七日，彤贵人三仙饮三分。

二十八日，彤贵人防风一两，白芷二两。

二十九日，彤贵人三仙饮一分，灯心五钱。

十一月初一日，彤贵人薄荷四两。

十六日，彤贵人三仙饮二分。

二十日，彤贵人平安丹二两，三仙饮二分，灯心五钱。

十二月十七日，彤贵人薄荷四两。

二十八日，彤贵人薄荷四两，三仙饮二分，灯心三钱，竹叶二钱。

二十九年正月十四日，彤贵人合逍遥丸一料得六十丸，薄荷四两。

二十二日，彤贵人三仙饮一分，灯心五钱。

二月初十日，彤贵人合逍遥丸一料得六十丸，薄荷四两。

二十日，彤贵人琥珀抱龙丸三丸。

二十八日，彤贵人薄荷四两。

三月初五日，彤贵人灯心三钱，竹叶二钱。

初八日，彤贵人防风一两，白芷一两。

初十日，彤贵人三仙饮二分，灯心五两。

十五日，彤贵人薄荷四两，三仙饮二分，灯心五钱。

二十一日，彤贵人合逍遥丸一料得六十丸。

二十五日，彤贵人薄荷四两，清麟丸四钱，三仙饮三分。

二十八日，彤贵人薄荷五两。

二十九日，彤贵人薄荷四两。

四月十一日，彤贵人防风五钱，白芷五钱。

十八日，彤贵人薄荷四两。

二十九日，彤贵人朱砂雄黄整末一钱一包，各五包。

七　和妃(和嫔)

1　医案辑录

道光元年六月十一日，郝进喜请得和嫔脉息弦数。原系肝郁挟饮，受暑之症。以致周身酸疼，胸膈胀痛，夜不得寐。今用加味二香饮午晚二贴调理。

香茹一钱　藿香一钱五分　半夏曲三钱，炒　赤苓三钱　炙厚朴一钱五分　苏梗二钱　木瓜二钱　炙

香附三钱　桔梗二钱　栀子一钱五分，炒　焦楂三钱　萸连一钱

引用荷梗一尺

十二日，钱松、方惟寅、郝进喜请得和嫔脉息弦数。原系肝郁挟饮，受暑之症。以致腰腿酸疼，胸膈胀痛，夜不能寐。昨服加味二香饮，胸痛少减，滞热下行，恐其作痢。今议用清热化滞汤午晚二贴调理。

酒芩二钱　姜连一钱　焦楂三钱　焦曲三钱　枳壳二钱，炒　槟榔二钱　苍术一钱五分，炒　厚朴一钱五分，炒　木瓜三钱　赤苓三钱　木香一钱，煨　益元散三钱

引用陈仓米三钱，炒

十三日，陈昌龄、方惟寅请得和嫔脉息弦数。原系肝郁挟饮，暑湿之症。以致腰腿酸疼，腹胀坠痛，微见白痢，乃湿热下行所致。今用调中化滞汤午晚二贴调理。

木香一钱，煨　云连一钱，姜炒研　厚朴一钱五分，炒　苍术一钱五分，炒　槟榔二钱　陈皮一钱五分　枳壳二钱，炒　白芍一钱五分，炒　酒芩二钱　赤苓三钱　羌活一钱　独活一钱　六一散三钱

引用陈仓米三钱，炒

十四日，陈昌龄、方惟寅请得和嫔脉息弦滑。系肝郁挟饮，暑湿之症。以致腰腿酸疼，腹胀坠痛，微见白痢。惟湿滞过盛，今用调中导滞汤午晚二贴调理。

木香一钱，煨　云连一钱，姜炒　厚朴一钱五分　苍术一钱五分，炒　酒军一钱五分　槟榔二钱　枳实一钱五分　赤苓三钱　白芍一钱五分　酒芩二钱　陈皮一钱五分　甘草四分

引用陈仓米三钱

十五日，陈昌龄、方惟寅请得和嫔脉息弦滑。原系肝郁挟饮，暑湿之症。以致腰腿酸疼，腹胀坠痛。昨服调中导滞汤，湿滞稍清。今用祛湿调中汤午服一贴调理。

焦苍术一钱五分，炒　厚朴一钱五分，炒　赤苓四钱　木香一钱　云连一钱，姜炒　槟榔二钱　枳实一钱五分　陈皮一钱五分　白芍一钱五分，炒　酒芩一钱五分　神曲三钱，炒　防己一钱五分　甘草四分

引用木瓜二钱

十六日，陈昌龄、方惟寅请得和嫔脉息弦滑。原系肝郁挟饮，暑湿之症。服过调中导滞等汤，腰腿酸疼渐止，腹胀坠痛稍轻。惟湿饮尚盛，今用清热除湿汤午晚二贴调理。

酒芩二钱　云连一钱，酒炒　木香六分，煨　槟榔一钱五分　枳实一钱五分，炒　厚朴一钱五分，炒　赤苓四钱　陈皮一钱五分　防己一钱五分　木瓜二钱　焦神曲三钱　南楂二钱，炒

引用天水散三钱

十七日，陈昌龄、方惟寅请得和嫔脉息弦滑。原系肝郁挟饮，暑湿之症。服药以来，诸症渐减。惟湿饮尚盛，胃气未和。今仍用清热除湿汤原方加减午晚二贴调理。

酒芩二钱　云连一钱，酒炒　槟榔一钱　枳壳一钱五分，炒　厚朴一钱五分，炒　陈皮一钱五分　赤苓三钱　防己一钱五分　木瓜二钱　焦神曲三钱　南楂二钱，炒　谷芽三钱，炒

【参考】 痢疾多发于夏秋季节，以腹痛、里急后重、下痢赤白脓血为主症，多由外受湿热、疫毒之气，内因进食不洁之物而发病。和嫔此案，时在夏月，感受暑湿，症见腹胀坠痛，滞热下行，微见白痢，故御医断为痢疾。痢疾治法，一般初痢宜通，久痢宜涩；赤多重用血药，白多重用气药。和嫔属白痢初起，故用木香槟榔导滞，平胃散化湿调中，大黄枳实泻热通下，芍药甘草缓急止痛，治疗及时对症，无怪数日即愈。值得指出的是所用各方均有黄连，古人经验木香伍黄连名曰香连丸可治下痢腹痛，里急后重，现代药理实验表明黄连对痢疾杆菌有很强的抗菌作用，古人经验与科学验证相一致，当时御医陈昌龄等坚持用此药愈疾，仅此亦足征御医见识之高远和清宫医疗经验之可贵。

二年四月十七日，郝进喜请得和嫔四七化饮汤午服一贴。

苏梗二钱 茯苓三钱 炙厚朴二钱 炙半夏三钱 香附三钱，醋炙 橘红二钱 萸连一钱 醋柴胡一钱五分 枳壳三钱，炒 桔梗二钱 郁金一钱五分

引用荷梗一尺

本日，郝进喜请得和嫔除湿拈痛汤晚服一贴。

苍术一钱五分，炒 黄柏八分，酒炒 当归三钱 泽泻二钱 猪苓二钱 赤茯苓三钱 防风二钱 羌活一钱五分 葛根二钱 苦参三钱 升麻八分 知母二钱，盐炒 黄芩二钱 茵陈三钱

引用牛膝二钱 木瓜三钱

十八日，郝进喜请得和嫔除湿拈痛汤午服一贴。

苍术一钱五分 黄柏一钱，酒炒 油当归三钱 麻仁三钱 猪苓二钱 泽泻二钱 赤苓块五钱 防己一钱五分 独活一钱五分 葛根一钱 苦参三钱 知母一钱五分，炒 茵陈三钱 木瓜三钱

引用牛膝三钱，酒炒

外用舒筋愈风散四分。

灵仙五钱 桂枝五钱 羌活五钱 川芎五钱 防风五钱 苍术五钱 香附五钱 秦艽五钱 乳香五钱 没药五钱

共为粗末。

本日，赵汝梅、崔良玉请得和嫔脉息弦数。原系肝阴素亏，复受风凉之症。以致周身酸软，腰膝作痛。今议用独活寄生汤晚服一贴调理。

独活一钱五分 大生地五钱 木瓜三钱 桑寄生三钱 秦艽二钱 防风一钱五分 抚芎一钱五分 杜仲三钱，炒去丝 白芍二钱，炒 当归三钱，酒洗 牛膝三钱，酒炒 灵仙一钱

引用桑枝五钱 生姜二片

十九日，赵汝梅、崔良玉请得和嫔脉息弦数。原系肝阴素亏，受凉之症。昨服独活寄生汤，外凉渐解。惟腹胁胀满，大便未行。今议用当归润燥汤午服一贴调理。

油当归三钱 大生地三钱 桃仁二钱，研 羌活一钱五分 麻仁三钱，炒 熟军三钱 赤芍二钱 元明粉一钱五分 郁李仁二钱，研 枳实二钱，炒 厚朴二钱，炒 生甘草五分

引用蜂蜜一茶匙

本日酉刻，郝进喜请得和嫔脉息沉缓。系肝阴素亏，受凉之症。用药调治，表里俱清。惟内热尚盛，今用清热化饮汤晚服一贴调理。

酒芩二钱 青皮一钱，醋炒 柴胡一钱，醋炒 焦楂三钱 焦曲三钱 麦芽三钱，炒 枳壳二钱，炒 桔梗一钱 炙香附三钱 炙半夏二钱 生甘草五分

引用灯心一束

二十日，赵汝梅、崔良玉、赵丽生、王明福请得和嫔脉息弦缓。原系肝阴素亏，受凉之症。用药以来，表里俱解。惟湿饮未净，肝胃不和。今议用除湿和胃汤晚服一贴调理。

萸连一钱 醋柴胡一钱 青皮一钱五分，炒 茯苓三钱，块 炙半夏一钱五分 炙厚朴二钱 大腹皮三钱 焦曲二钱 焦楂二钱 苏梗一钱 枳壳一钱，炒 桔梗一钱五分 小生地三钱 生甘草四分

引用木通二钱

二十一日，赵汝梅、王明福请得和嫔脉息和缓。原系肝阴不足，受凉之症。用药以来，诸症已好。相宜止药，饮食调理。

本日，和嫔越鞠保和丸三钱一服，四服，灯心二两，竹叶一两。

二十九日，和嫔朱砂雄黄整末一钱一包，各五包。

五月初三日，和嫔加味保和丸三钱一服，五服，灯心二两。

二十日，和嫔香薷丸十丸，灯心五钱，益元散一钱一服，十服。

二十四日，和嫔香薷丸十丸，益元散一两，灯心一两。

六月初二日，和嫔香薷丸十丸，益元散一钱一服，十服，灯心一两。

初七日，郝进喜请得和嫔清暑六合汤午服一贴。

半夏曲三钱，炒　香茹一钱五分　藿香一钱五分　杏仁三钱，炒研　扁豆二钱，炒研　炙厚朴二钱　木瓜三钱　赤苓三钱　缩砂一钱，研　葛根一钱五分　青皮一钱五分，醋炒

引用六一散三钱

初八日，郝进喜请得和嫔照原方清暑六合汤加山楂三钱，神曲三钱，麦芽三钱，午服一贴。

初九日，郝进喜请得和嫔清热调中汤午服一贴。

酒芩二钱　枳壳二钱，炒　瓜蒌三钱　半夏曲三钱，炒　陈皮一钱五分　熟军二钱　郁李仁二钱，炒研　麻仁三钱　油当归三钱　六一散三钱

引用灯心一束

二十日，和嫔香薷丸十丸。

二十五日，和嫔香薷丸十丸，益元散一两，灯心一两。

引用天水散三钱

十八日，陈昌龄、方惟寅请得和嫔脉息和缓。系肝郁挟饮，暑湿之症。服药以来，诸症俱好。惟胃气未和宜止汤药。今暂用清热代茶饮，着合除湿缓肝丸，每服三钱，常服调理。

酒芩二钱　云连一钱，酒炒　木瓜一钱五分　赤苓三钱　木通一钱五分　焦曲三钱　焦谷芽三钱　天水散三钱

引用灯心一束

除湿缓肝丸方。

当归五钱，酒洗　白芍三钱，醋炒　防己三钱　木瓜三钱　茯苓五钱　陈皮三钱　白术三钱，土炒　泽泻二钱　焦曲三钱　焦谷芽三钱　条芩三钱　云连一钱五分，酒炒　山楂三钱，炒　生甘草一钱

共为细面，炼蜜为丸，每服三钱，开水送下，共得丸二十二服。

二十八日，和嫔香薷丸十丸。

三年二月初三日，郝进喜请得和嫔杏苏代茶饮二贴。

杏仁二钱，炒　苏梗二钱　橘红二钱　炙半夏三钱　茯苓三钱　枳壳一钱五分，炒　焦曲三钱　焦楂三钱　前胡一钱五分　桑皮二钱，蜜炙　桔梗二钱　浙贝三钱，研

引用生姜皮三片

初五日，郝进喜请得和嫔照原方杏苏代茶饮加瓜蒌仁三钱研、麦冬二钱去心二贴。

初八日，郝进喜请得和嫔止嗽润肺代茶饮四贴。

麦冬三钱　花粉三钱　浙贝三钱，研　橘红二钱　竹茹二钱　羚羊一钱五分　知母二钱，炒　山楂三钱，炒　神曲三钱，炒　麦芽三钱，炒研　酒芩二钱　桔梗二钱　柴胡一钱　地骨皮二钱，蜜炙

引用杏仁研三钱

十二日，和嫔七炙香附丸三钱一服十服，越鞠保和丸三钱一服五服。

十二日，曹进昇请得和嫔逍遥越鞠汤晚服一贴。

当归四钱，酒洗　白术二钱，土炒　香附四钱，酒炒　缩砂一钱五分，研　焦白芍一钱五分　黑栀子一钱　焦曲三钱　苍术一钱五分，炒焦　软柴胡二钱，醋炒　丹皮二钱　地骨皮二钱　生甘草八分　茯苓三钱　川

芎一钱五分 青蒿一钱五分 薄荷八分

引用灯心三十寸

十三日，苏钰、孔毓麟请得和嫔脉息弦滑，系停饮受凉之症，以致周身酸痛，有时潮热，胸满口渴，夜间少寐。今议用疏解正气汤晚服一贴调理。

羌活一钱五分 藿香叶一钱五分 当归三钱 厚朴二钱，炒 防风一钱五分 白芷一钱五分 陈皮二钱 赤苓三钱 酒芩二钱 川芎一钱五分 苏梗一钱五分 六一散三钱

引用生姜一片 荷叶梗一支

十三日，王泽溥、方惟寅请得和嫔脉息浮弦。原系肝郁夹饮，荣气不足，复感风凉之症。以致周身酸痛，时作蒸热，胸膈满闷，夜间少寐。晚服疏解正气汤，因荣气虚弱，不能化汗，是以适间气闭，心悸少喘。奈正气较软，不可再服汤剂，今议暂用白糖冲汤，以稍缓正气调理。

十四日，王泽溥、方惟寅请得和嫔脉息浮弦。原系肝郁夹饮，荣气不足，复感风凉之症。昨服疏解正气汤，表凉稍解。因荣气虚弱，以致表凉未能尽解。是以仍属周身酸痛，有时发热，胸满气喘。今议用养荣解肌汤午服一贴调理。

当归三钱 川芎一钱五分 羌活一钱五分 苏梗一钱五分 香附二钱，炒 青皮一钱五分，炒 枳壳一钱五分，炒 焦曲三钱 炙半夏二钱 赤苓三钱 厚朴一钱五分，炒

引用生姜皮二片

十五日，王泽溥、孔毓麟请得和嫔脉息弦滑。系肝郁夹饮，荣分不足之症。现在表凉已解，惟荣分久亏，肝阴不足，时有潮热气闭，兼有喘满。今议用枳芎疏肝汤午服一贴调理。

枳壳一钱五分，炒 抚芎一钱五分 香附三钱 当归四钱 白芍二钱，醋炒 栀子一钱五分，炒 丹皮二钱 茯神三钱 楂炭三钱 苏梗五分 甘草八分

引用灯心二十寸 荷梗一尺

十六日，苏钰、王泽溥请得和嫔脉息弦滑，原系肝郁夹饮，荣分不足之症。昨服枳芎疏肝汤，喘热稍减。惟气滞湿饮尚盛，今议用缓肝化饮汤，午服一贴调理。

当归四钱 抚芎一钱五分 茯苓块三钱，研 炙香附三钱 青皮二钱，炒 醋柴胡八分 枳壳二钱，炒 焦楂四钱 焦曲三钱 熟军二钱 萸连八分，研 丹皮二钱

引用荷梗一尺

【参考】 病本在肝，用疏肝之法平喘，值得重视。

十七日，王泽溥、方惟寅请得和嫔脉息弦涩。原系肝郁夹饮，荣分不足之症。前服疏肝化饮等剂，喘满稍减。惟气滞湿饮尚盛，大便数日未行，两胁胀痛。今议用养荣化滞汤，午服一贴调理。

当归四钱 抚芎一钱五分，研 醋柴胡八分 萸连八分，研 枳实一钱五分，炒 青皮二钱，醋炒 焦楂三钱 焦曲三钱 香附三钱，醋炒 酒军二钱 厚朴一钱五分，姜炒 生甘草六分

引用白蜜半匙 冲服

本日申刻，王泽溥、孔毓麟请得和嫔脉息弦涩。原系肝郁挟饮，荣分不足之症。午服养荣化滞汤，大便仍属未行。惟腹胁胀痛，饮热湿滞尚盛。今议仍用原方加火麻仁三钱，晚服一贴调理。

十八日，王泽溥、孔毓麟请得和嫔脉息弦缓。原系肝郁挟饮，荣分不足之症。服药以来，腹胁胀痛渐减，里滞已行。惟旧有荣分久亏，现在胃气未和。今议用养荣和胃汤午服一贴调理。

当归四钱　川芎一钱五分　萸连一钱，研　醋柴胡八分　焦白芍三钱　香附三钱，炒　枳壳二钱，炒　青皮一钱五分，炒　茯苓块三钱　焦曲三钱　炙半夏二钱　生甘草六分

引用荷梗三尺　生姜皮五分

十九日，苏钰、王泽溥请得和嫔脉息弦缓。原系肝郁挟饮，荣分不足之症，兼感风凉。用药调治，表凉已解，里滞已行。惟肝阴素亏，荣分数月未行。今议用调卫养荣汤午服一贴调理。

当归四钱　焦白芍三钱　抚芎一钱五分　香附三钱，炒　萸连一钱，研　醋柴胡八分　枳壳二钱，炒　橘皮一钱五分　茯苓块三钱　竹茹二钱　半夏曲三钱，炒　生甘草五分

引用荷梗三尺　生姜皮五分

二十日，王泽溥、方惟寅请得和嫔脉息弦涩。原系肝郁挟饮，荣分不足，兼感风凉之症。用药调治，表里俱解，诸症渐好。惟稍有胸满心悸，此因病后正气虚弱，又兼肝阴素亏，荣分数月未行所致。今议仍用调卫养荣汤加减午服一贴调理。

当归四钱　焦白芍三钱　川芎一钱五分，研　香附二钱，炒　山楂三钱，炒　萸连一钱，研　醋柴胡八分　枳壳二钱，炒　橘皮一钱五分　桔梗一钱五分　茯神块三钱，研　半夏曲三钱，炒　生甘草五分

引用荷梗一尺　生姜皮三分

二十一日，苏钰、王泽溥、孔毓麟、方惟寅请得和嫔脉息缓涩。原系肝郁挟饮，荣分不足，兼感风凉之症。用药调治，表里已解，诸症俱好。惟有时胸满心悸，此由荣分久亏所致。今议暂服调卫养荣汤，午服一贴。议合益卫养荣丸，每早晚各服一丸，缓缓调理。

本日，苏钰、孔毓麟、王泽溥、方惟寅请得和嫔脉息缓涩。原系肝阴不足，荣分久亏，数月未行。此由肝郁气滞，脾胃虚弱不能运化所致。经云气主呴之，血主濡之。少有肝木乘克，则气易凝而血易亏也。奴才等数请和嫔脉息俱系弦涩。盖弦为气滞，涩为血少。现在胸满心悸，身肢倦软。此属气不宣畅，血不荣养之故耳。奴才等再四斟酌，议用益卫养荣丸，常常服之，使其调和脾胃，资生气血。夫脾为生化之源，胃为水谷之海。庶使饮食健运，则气血充实，任脉通，冲脉盛，荣分方可渐行矣。谨议具奏。

人参四钱　于白术八钱，土炒　茯苓八钱　大生地一两，酒浸　全当归一两　焦白芍八钱　川芎五钱　益母草八钱　丹参六钱　藏红花二钱　续断八钱　延胡索六钱，炒　香附六钱，醋炒　杜仲八钱，盐水炒　怀牛膝五钱　桂心三钱　枳壳五钱，炒　缩砂四钱　制黄芪八钱　桃仁泥五钱　牡丹皮八钱　石菖蒲四钱　远志肉六钱　制甘草二钱

共为极细末，炼蜜为丸，重三钱，共得丸六十六丸。

九月二十二日，苏钰、孔毓麟、王泽溥、方惟寅请得和嫔脉息缓涩。原系肝郁挟饮，荣分不足。现服益卫养荣丸，气已宣畅，荣血渐生。但血枯日久，一时不能骤复。今议仍用原方，常服，缓缓调理。

二十四日，和嫔合益卫养荣丸，一料共得丸六十六丸。

十月初五日，和嫔麦冬二两。

十五日，郝进喜请得和嫔清肺抑火丸二钱一服，四服，用灯心五钱，竹叶二钱。煎汤送下。

二十日，苏钰、孔毓麟、王泽溥、方惟寅请得和嫔脉息缓涩。原系肝郁挟饮，荣分不足。现服益卫养荣丸，气已宣畅，荣血渐生，饮食起居俱好。惟血枯日久，一时不能骤复。今议仍用原方加藏红花四钱、川郁金八钱，常服缓缓调理。

二十五日，和嫔合益卫养荣丸一料共得丸七十一丸。

【参考】 和嫔肝郁伤阴，荣血不足，故化源不资，前一案不能作汗解表，后一案不能化血行经。血枯经闭最忌通下，苏钰等拟益卫养荣丸调治，俟其荣血渐充，其症可愈，确为治此症之善法。藏红花又称番红花，活血祛瘀之力较红花尤强，本草书载其多用破血，少用养血，御医们在和嫔荣血渐生之时加入此味，取其养血通经之力。

道光　年四月二十八日，郝进喜请得和妃川芎茶调散三贴每晚服。

荆穗八分　细辛三分　羌活八分　川芎八分　白芷一钱　菊花二钱　茯苓二钱　炙半夏二钱　防风一钱　薄荷三分　橘红二钱　当归一钱五分

引用细茶五分

五月初一日，和妃朱砂雄黄整末一钱一包，各五包。

六月初一日，和妃香茹丸十丸，益元散一钱一包，十包。

十六日，郝进喜请得和妃脉息滑数。系暑湿停滞，受风之症。以致胸膈满闷，周身酸痛。今用除湿拈痛汤，午晚二贴调理。

羌活一钱五分　防风一钱五分　葛根二钱　苍术一钱五分，炒　当归二钱　赤苓三钱　猪苓二钱　泽泻二钱　苦参二钱　茵陈二钱　酒芩二钱　知母二钱，炒　六一散三钱

引用生姜二片

本日，郝进喜请得和妃照原方除湿拈痛汤加柴胡一钱五分，炒栀二钱，秦艽一钱五分晚服一贴。

十七日，崔良玉、方惟寅、郝进喜请得和妃脉息滑数。系暑湿停滞，受风之症。以致胸膈满闷，周身酸痛，烦躁不安。昨服除湿拈痛汤，表凉微解，疼痛稍轻。惟暑滞尚盛，今议用香薷清解饮午晚二贴调理。

香薷一钱五分　厚朴二钱，炒　赤苓三钱　木瓜三钱　青皮二钱，醋炒　萸连一钱　葛根二钱　苏梗二钱　猪苓三钱　泽泻三钱　枳壳二钱，炒　醋柴胡一钱　秦艽一钱五分

引用六一散三钱　灯心一束

本日，崔良玉、方惟寅、郝进喜请得和妃脉息弦滑。系肝郁挟痰之症，以致神识不清。今议用吹通关散，兼服苏合丸一丸，姜汤送下调理。外用苏合丸二丸薰之。

十八日，崔良玉、方惟寅、郝进喜请得和妃脉息弦滑。原系暑湿停滞，受风之症。以致胸膈满闷，周身酸痛。用药调治，风暑已清。惟肝胃湿滞尚盛，今议用当归润燥汤，午晚二贴调理。

油当归三钱　麻仁三钱，研　郁李仁三钱，研　酒洗川军二钱　赤芍一钱五分　萸连一钱，研　青皮二钱，炒　焦楂三钱　焦麦芽三钱　焦曲三钱　枳实二钱，炒　元明粉一钱，冲服　益元散三钱

引用荷梗一支

十九日，崔良玉、方惟寅、郝进喜请得和妃脉息沉实。原系暑湿停滞，受风之症。用药调治，诸症渐减。昨服当归润燥汤，大便未行。此由燥滞过盛，今议用加味承气汤一贴调理。

生军四钱　枳实二钱，炒　厚朴三钱　芒硝二钱　油当归四钱　青皮二钱，炒　益元散三钱

引用红蜜一茶匙

二十日，崔良玉、方惟寅、郝进喜请得和妃脉息和缓。原系暑湿停滞，受风之症。服药以来，诸症俱好，里滞已清。惟胃经余热稍有不净，今议用暂服清热和胃汤一贴，兼服越鞠保和丸常服调理。

萸连一钱，研　陈皮三钱　枳实一钱五分　麦芽三钱　青皮二钱，炒　茯苓三钱　酒芩二钱　醋柴胡一钱五分

炙半夏二钱　竹茹二钱　焦曲三钱　六一散三钱

引用姜皮二片　灯心五十寸

【参考】　“六腑以通为补”，大便不行，里滞不清，恐其再有风火上旋蒙闭心窍之险症，润下不效，故改为攻下，方宗仲圣大承气汤加味，服后里滞得清，诸症随减，可见清宫御医有识兼有胆。

二十三日，郝进喜请得和妃红清胃散一零。

冰片三分　朱砂三分　硼砂五分　石膏五钱

共研为极细末。

二十七日，郝进喜请得和妃正气保和丸二钱一服，十服，淡姜汤送下。

二十八日，郝进喜请得和妃疏解正气汤午晚二贴。

羌活一钱五分　藿梗叶二钱　厚朴二钱　炙半夏一钱五分　苏梗叶一钱五分　腹皮一钱五分　陈皮二钱　苍术一钱五分，炒　白芷一钱五分　茯苓块三钱　桔梗一钱五分　生甘草七分

引用生姜二片

二十九日，郝进喜请得和妃脉息浮数。系内有湿滞，外受风凉痢疾之症。以致头疼身痛，发热口渴，大便红白结滞作痛。今用香连仓廪汤午晚二贴调理。

木香八分，煨研　黄连一钱，姜炒　羌活一钱五分　独活一钱五分　柴胡一钱五分　前胡一钱五分　苍术一钱五分　焦芍一钱五分　槟榔二钱　枳壳二钱，炒　六一散三钱

引用陈仓米三钱，炒　生姜一片

本日酉刻，孔毓麟、郝进喜请得和妃脉息浮数。原系内有湿滞，外受风凉痢疾之症。服香连仓廪汤，表凉渐解。惟暑滞湿热过盛，发热口渴，以致胸满腹痛，里急后重，下痢红白二十余次。今议仍用原方加焦军二钱、焦楂炭三钱、厚朴三钱一贴调理。

三十日，孔毓麟、郝进喜请得和妃脉息滑数。原系内有湿滞，外受风凉痢疾之症。服药调治，风凉已解，腹痛渐清。惟暑滞湿热过盛，夜间下痢红白二十余次。今议用香连化滞汤午晚二贴调理。

木香一钱，煨研　姜连一钱　槟榔二钱　赤苓三钱　当归二钱　赤芍二钱　酒军二钱　酒芩三钱　枳实一钱五分　青皮二钱　陈皮二钱　厚朴二钱，炒　焦楂三钱

引用六　散三钱　兑红白蜜一茶匙

八月初一日，孔毓麟、王泽溥、郝进喜请得和妃脉息弦滑。原系内有湿滞，外受风凉痢疾之症。用药调治，腹痛渐减。惟下痢红白，日夜四十余次，此由暑湿气滞过盛所致。今议用加减香连化滞汤午晚二贴调理。

煨木香一钱五分　青皮二钱，炒　条芩二钱　黄连一钱，姜汁炒　枳实二钱，炒　陈皮二钱　焦楂五钱　厚朴二钱，炒　槟榔二钱　焦曲五钱　酒军三钱　当归三钱　赤芍二钱　香附三钱，醋炒　苍术二钱，炒

引用仓米三钱，炒

初二日，孔毓麟、王泽溥、郝进喜请得和妃脉息滑缓。系湿滞痢疾之症。用药调治，腹痛渐减，诸症稍减。惟下痢十有余次，此由湿滞过盛所致。今议用香砂调中汤午晚二贴调理。

煨木香一钱五分　苍术二钱，炒　槟榔二钱　缩砂一钱五分，研　枳实二钱，炒　酒军二钱　香附三钱，醋炒　焦曲五钱　厚朴二钱，炒　青皮二钱，醋炒　焦楂五钱　赤苓五钱　姜连一钱

引用仓米五钱，炒

初三日，孔毓麟、王泽溥、郝进喜请得和妃脉息滑缓。系湿滞痢疾之症。用药调治，

诸症渐好。惟下痢二十余次，仍属湿滞过盛所致。今议仍用香砂调中汤加谷芽三钱，午晚二贴调理。

初四日，孔毓麟、王泽溥、郝进喜请得和妃脉息滑缓。系湿滞痢疾之症。用药调治，诸症渐好。惟下痢日夜十有余次，此由湿滞不净所致。今议用香砂平胃汤午晚二贴调理。

木香一钱，煨　枳壳二钱　陈皮三钱　酒军一钱五分　缩砂一钱　桔梗二钱　槟榔二钱　茯苓块五钱　香附二钱，姜炒　苍术二钱，炒　焦楂五钱　谷芽五钱　姜连八分　厚朴二钱，炒　焦曲五钱　甘草八分

引用仓米五钱，炒

初五日，孔毓麟、王泽溥、郝进喜请得和妃脉息渐缓。系湿滞痢疾之症。用药调治，诸症渐好。惟便痢日夜十余次，少腹坠痛。此由湿滞过盛，气道不宣所致。今议用香砂调中汤午晚二贴调理。

木香一钱，煨　香附三钱，姜炒　当归三钱　块苓三钱，研　缩砂一钱　陈皮三钱　白芍一钱五分，炒　扁豆三钱，炒碎　焦曲五钱　焦楂五钱　谷芽四钱　泽泻三钱　条芩二钱　姜连八分　炙甘草八分

引用姜皮三片

初六日，孔疏麟、王泽溥、郝进喜请得和妃脉息渐缓。原系湿滞痢疾之症。用药调治，诸症渐好，次数亦少。惟下痢过伤气分，一时不能骤复。今议用越鞠胃苓丸早晚各服三钱调理。

炙香附五钱　厚朴三钱，炒　块苓五钱　谷芽五钱，炒　抚芎三钱　煨木香二钱　泽泻三钱　陈皮三钱　苍术三钱，炒　姜连一钱五分　焦曲五钱　腹皮三钱　白术五钱，土炒　枳实四钱，麸炒　焦楂五钱　当归三钱　白芍四钱，姜炒　缩砂三钱　猪苓五钱　炙甘草一钱五分

共为细末，大腹皮熬汤兑姜汁叠丸，如小桐子大。每服三钱，荷梗佛手汤送，共得丸二十服。

【参考】 痢下红白，日行二十余次，症势颇为险重，恐其转为噤口，故御医郝进喜等取仓廪汤加味以治。并始终运用木香、黄连，上下其间，固涩化滞调中，按法求治而渐愈。仓廪汤，方出《医门法律》，亦逆流挽舟之法，用于挟表痢、噤口痢，确有解表、开噤、止痢之功。

九月初三日，郝进喜请得和妃脉息浮数。系湿热受风之症。以致腰腿疼痛，发热胸满。今用当归拈痛汤午晚二贴调理。

当归三钱　羌活一钱五分　苍术一钱五分　葛根二钱　酒芩二钱　知母一钱五分，炒　防风一钱五分　茵陈三钱　泽泻二钱　猪苓二钱　赤苓三钱　苦参三钱

引用生姜三片

初四日，郝进喜请得和妃脉息滑数。系湿滞受凉之症。以致胸满腹胀，发热恶寒，腰腿酸痛。昨服当归拈痛汤，表凉渐解，症势稍轻。今用正气化饮汤午晚二贴调理。

苏梗二钱　藿香二钱　大腹皮一钱五分　陈皮二钱　炙半夏三钱　桔梗二钱　葛根二钱　赤苓三钱　苍术一钱五分，炒　炙厚朴二钱　焦楂五钱

引用生姜二片　红枣二枚

初五日，郝进喜请得和妃脉息滑数。系湿热受凉之症。以致胸腹胀满，腰腿酸痛，发热恶寒。用药调治，表凉已解。惟腿膝肿痛，此由湿热下注所致。今用除湿拈痛汤午晚二贴调理。

苍术一钱五分　酒柏一钱五分　羌活一钱五分　独活一钱五分　猪苓二钱　当归三钱　茵陈三钱　苦参二钱　麻仁三钱　郁李仁三钱，研　熟军三钱　枳壳二钱，炒　香附三钱，醋炙　抚芎一钱五分　木瓜三钱

引用滑石三钱

初六日，郝进喜请得和妃脉息滑数。系湿滞受凉，腿膝疼痛之症。以致胸膈胀满，腰腿酸痛，发热恶寒。用药调治，表凉已解，里滞稍减，腿膝肿痛渐轻。惟大便未行，今用调中化滞汤午晚二贴调理。

酒军三钱 枳实二钱，炒 厚朴二钱 焦楂三钱 焦曲三钱 麦芽三钱，炒研 苏梗二钱 赤苓三钱 炙半夏三钱 青皮二钱，炒 木瓜三钱 六一散三钱

引用荷梗一尺

初七日，郝进喜请得和妃脉息滑缓。系湿滞受凉，腿膝疼痛之症。用药调治，诸症渐好，大便已行。惟余热不净，今用清热化饮汤，午晚二贴调理。

酒芩二钱 酒连一钱 赤苓三钱 木通二钱 橘红一钱五分 枳壳二钱，炒 桔梗二钱 苏梗二钱 焦楂三钱 焦曲三钱 谷芽三钱 生甘草五分

引用灯心一束

【参考】 和妃此案腿膝疼痛之症，由湿热滞于经脉，复受风凉而起，故治法以除湿热，通经脉为要领，案中诸方多用羌、防、苓、泽、川芎、木瓜即是为此。其中当归拈痛汤，方书谓功能燥湿清热，通利关节，用治和妃腿膝疼痛之症颇合适。

【上残】 羌活一钱五分 藿香一钱五分 厚朴二钱 焦曲三钱 防风一钱五分 苏叶一钱五分 制半夏二钱 楂肉三钱，研 陈皮二钱 苍术一钱五分，炒 白芷一钱五分 生甘草五分

引用生姜二片

道光五年十月初四日，郝进喜请得和妃脉息滑数。系停滞受凉之症。以致头疼身痛，发热恶寒，胁腹胀满。今用疏解拈痛汤午晚二贴调理。

羌活一钱五分 独活一钱五分 防风一钱五分 防己二钱 当归三钱 秦艽二钱 木瓜三钱 □□ 枳壳二钱，炒 苦参二钱 苏梗三钱 益元散三钱 黄芩一钱五分 赤芍一钱五分，炒 萸连一钱，研

引用生姜二片 灯心一束

初五日，陈昌龄、郝进喜、回清泰请得和妃脉息弦滑。系停滞受凉之症。以致头疼身痛，发热恶寒，胁腹胀满。昨服疏解拈痛汤，表凉渐解。惟里滞过盛，今议用清热化滞汤午晚二贴调理。

酒芩二钱 苏梗三钱 厚朴二钱，炒 半夏一钱，制 赤苓三钱 独活二钱 防己二钱 苍术一钱五分，炒 槟榔二钱 枳实一钱五分 酒军二钱 山楂三钱，研 秦艽二钱 生甘草五分

引用生姜一片 灯心一束

初六日，陈昌龄、郝进喜、回清泰请得和妃脉息弦滑。系停滞受凉之症。用药调治，表凉已解。惟里滞过盛，大便未行。今议用枳实导滞汤午晚二贴调理。

枳实二钱，炒 生军三钱 厚朴二钱，炒 槟榔二钱 油当归三钱 郁李仁二钱，研 麻仁三钱 生甘草八分

引用元明粉一钱五分 红蜜一茶匙

本日，郝进喜请得和妃十枣散。

芫花三钱，醋炒 大戟三钱 甘遂三钱，面煨

共为极细末，每服八分，用大枣十枚去核煎汤冲服。

本日戌刻，郝进喜请得和妃用熨药法。

香附四两，捣碎 食盐二两 老葱二两，切碎 大萝卜四两，切碎

共合一处，用醋少许炒热，用白布包，热熨患处。

初七日，陈昌龄、郝进喜、回清泰请得和妃脉息弦滑。系停滞受凉之症。用药调治，表凉已解。惟大便未行，胸胁胀满。今议用大承气汤午服一贴调理。

川军三钱，姜汁浸　厚朴二钱，炒　枳实二钱，麸炒　芒硝二钱

引用生姜三片

【参考】 和妃素有停饮里滞之症，里气不和，表气亦病，故此案虽是感凉，然表解后却当通里，此亦治表里同病之一法。和妃饮、滞俱盛，御医郝进喜等用十枣汤、大承气汤通泻攻逐，为我们提供了运用经方的良好范例。同时也可见宫中以愈疾为务，病情需要，猛药峻剂，亦可频投。

道光十四年八月初四日，和妃灯心五钱，竹叶三钱。

十七日，和妃越鞠保和丸三钱一服，五服，荷梗五尺。

二十六日，和妃清肺抑火丸一服三钱，四服。

九月十八日，和妃灯心五钱，竹叶三钱。

十月初九日，和妃加味保和丸二钱一服，五服。

二十六日，和妃灯心五钱，竹叶三钱。

二十七日，和妃清肺抑火丸三钱一服，二服。

十五年二月十三日，和妃灯心五钱，竹叶三钱。

三月初四日，和妃灯心五钱，竹叶三钱。

四月二十九日，和妃朱砂雄黄整末一钱一包，各五包。

五月初三日，和妃朱砂雄黄整末一钱一包，各五包。

六月十三日，和妃香茹丸十丸，益元散一钱一包，十包。

十八日，和妃香茹丸十丸，益元散一两，灯心五钱，竹叶三钱。

二十日，和妃益元散五钱。

二十四日，和妃香薷丸十丸，益元散一两，灯心五钱，竹叶二钱。

闰六月初六日，和妃香茹丸十丸，益元散一两，灯心五钱，竹叶三钱。

十月十六日，和妃越鞠保和丸三钱二钱各一服，荷梗二尺。

十二月二十三日，苏钰请得和妃脉息沉滑。系素有湿饮、肝郁不舒。以致面目浮肿，咳嗽作喘，夜间少寐。此由停饮舍肺所致。今用茯苓导水汤晚服一贴调理。

苏梗二钱　茯苓三钱，块　腹皮三钱　生黄芩二钱　生桑皮三钱　木香八分，研　壳砂一钱五分，研　桔梗二钱　泽泻三钱　陈皮二钱　麦冬三钱　生甘草八分

引用生姜三片　薏以仁三钱

十二月二十四日，苏钰请得和妃脉息沉滑。原系素有湿饮，肝郁不舒，喘嗽浮肿之症。昨服茯苓导水汤，肿喘稍减。惟湿饮过盛，今用清气化饮汤，晚服一贴调理。

苏子一钱五分，研　青皮二钱，炒　泽泻三钱　白芥子一钱，炒研　茯苓皮三钱　桔梗一钱五分　苦葶苈八分，研　霜桑叶三钱　款冬花三钱　大腹皮三钱　麦冬三钱，去心　生甘草七分　橘皮二钱

引用生姜皮三片　大枣肉三枚

十二月二十五日，苏钰请得和妃脉息沉滑。原系停饮舍肺，肝郁不舒，喘嗽浮肿之症。用药调治，喘嗽稍轻。惟湿饮过盛，面目仍系浮肿。今用和肝□□汤午晚二贴调理。

蜜麻黄六分　苦葶苈四分　块苓三钱，研　苏子八分，研　白芥子八分，炒研　生黄芩一钱五分　霜桑叶三钱　杏仁三钱，泥　青皮二钱　大腹皮三钱　五加皮三钱　生骨皮二钱

引用生姜皮三片　大枣肉三枚

本日，和妃麦冬五钱一包，三包。

二十六日，苏钰请得和妃脉息沉滑。原系停饮舍肺，咳嗽肿喘之症。用药调治，诸症渐轻。惟脾肺素弱，积饮过盛。今用理脾化饮汤午晚二贴调理。

苏梗一钱五分　块苓二钱，研　桑皮二钱　青皮一钱五分　杏仁泥二钱　猪苓一钱五分　橘皮二钱　于术一钱五分，炒　泽泻二钱　五加皮一钱五分　大腹皮三钱　花粉三钱

引用生姜皮三片

二十七日，苏钰请得和妃脉息渐缓。原系停饮舍肺，咳嗽肿喘之症。用药调治，喘嗽稍减，诸症渐轻。今照原方理脾化饮汤晚服一贴调理。

二十八日，苏钰请得和妃脉息渐缓。原系停饮舍肺，咳嗽肿喘之症。用药以来，肿势渐消，喘嗽稍减。惟积饮未净，今仍照原方理脾化饮汤晚服一贴调理。

本日，和妃麦冬二两。

二十九日，苏钰请得和妃脉息渐缓。原系停饮舍肺，咳嗽肿喘之症。用药以来，诸症渐轻。惟湿饮未净，今仍照原方理脾化饮汤晚服一贴调理。

十六年正月初二日，和妃清金化饮丸。

苏梗八钱　半夏一两，制　青皮八钱　白芥子七钱，炒　泽泻一两　陈皮八钱　莱菔子一两　茯苓块一两　桑皮一两　麦冬一两　枳壳八钱　桔梗七钱　浙贝一两　生甘草五钱　薏苡仁二两

共为极细面，腹皮一两熬水，兑炼蜜为丸三钱重，每早晚各服一丸，姜皮汤送服。

初三日，和妃麦冬五钱一包，三包。

初九日，和妃麦冬一两五钱分三包。

十二日，和妃麦冬二两。

二十四日，郝进喜请得和妃清热定喘汤一剂。

酒芩二钱　瓜蒌三钱　枳实一钱五分　杏仁三钱，炒研　桔梗二钱　炙半夏二钱　茯苓块三钱研　桑皮二钱　陈皮二钱　麻黄五分，蜜炙　生甘草五分

引用荷梗七寸

二十五日，郝进喜请得和妃照原方清热定喘汤二剂。

二十七日，郝进喜请得和妃照原方清热定喘汤加黑栀一钱五分一剂。

二十八日，郝进喜请得和妃照原方清热定喘汤六剂。

二十九日，郝进喜请得和妃安肺散。

麻黄五钱，蜜制　杏仁五钱，炒去皮尖　煅石膏五钱　桑皮五钱　地骨皮五钱　生甘草一钱五分

共为细末，三钱一服，梨汤送服，得散八服。

二月初一日，和妃金衣八宝坤顺丹四丸。

初二日，苏钰请得和妃脉息滑数。系内停痰饮，肺受瘟风，以致痰喘咳嗽，面目浮肿，懒食少寐。此由停饮受凉所致。今用清金化饮汤，午晚二贴调理。

苏梗一钱五分　苦葶苈四分，研　大腹皮二钱　生黄芩二钱　云苓块二钱，研　蒌仁泥二钱　霜桑叶二钱　橘皮二钱　桔梗一钱五分　白芥子七分，炒研　半夏曲三钱　麦冬三钱，去心　生甘草七分

引用杏仁一钱五分　研薏苡仁三钱

初三日，苏钰请得和妃脉息滑数。原系停饮受风，面目浮肿，咳嗽痰喘之症。用药调治，肿势微消，喘嗽稍轻。

惟饮滞尚盛，胸膈满闷。今照原(下残)

2 十六年和妃临终脉案

道光十六年三月二十六日，和妃参麦饮一分。

四月初一日，苏钰请得和妃脉息滑数。原系肿胀病。愈后元气未复，胸满痰热。连服香砂六均汤，痰热渐清，正气稍复。惟脾虚阴亏，肚腹溏泄。今用益气六均汤晚服一贴，兼除湿理脾丸调理。

党参五钱 白术三钱，土炒 炙芪三钱 归身三钱，土炒 橘红一钱五分 蜜升麻七分 柴胡六分 云苓块三钱 炙甘草七分

引用煨姜二片 乌梅二个

初二日，苏钰请得和妃脉息滑数。原系病后元气未复，身软气怯，脾虚阴亏，大便溏泄。用药调治，诸症渐减，溏泄已止。惟痰热未净，气分尚弱。今仍照原方益气六均汤晚服一贴兼除湿理脾丸调理。

初三日，苏钰请得和妃脉息滑数。原系病后气虚身软，懒食少寐，胸满痰热。此由元气未复所致。今用益气化痰汤晚服一贴，兼除湿理脾丸调理。

党参五钱 白术三钱，土炒 茯神五钱，块研 陈皮一钱五分 炙芪三钱 蜜升麻七分 柴胡五分 竹茹三钱 炙甘草七分

引用薏苡仁五钱

本日酉刻，郝进喜、苏钰请得和妃脉息滑数。原系病后气虚身软，因食滞不清，火郁生痰之症。以致痰热、胸满、头眩，有时恍惚，又兼泄泻，此由脾虚不能健运所致。今议用清热化痰汤，一贴调理。

沙参三钱 橘皮二钱 胆星一钱 竹茹三钱 炙天麻一钱五分 酒芩二钱 酒连八分，研 麦冬三钱，去心 石菖蒲八分 枳壳二钱，炒 瓜蒌仁二钱，研

引用荷叶半片

四月初四日，郝进喜、苏钰请得和妃脉息滑数。原系病后气虚身软，食滞不清，火郁生痰之症。以致痰热、胸满、头眩，有时恍惚，泄痢相兼。用药调治，痰热稍清，泄痢数次。今议照原方清热化痰汤加减，一贴调理。

沙参三钱 生白芍二钱 木香七分，研 黄连八分，研 枳壳一钱五分，炒 山楂三钱，研 焦曲三钱，研 麦芽三钱，炒 橘皮二钱 胆星一钱 生甘草七分

引用竹茹三钱

四月初四日，苏钰、周龙章请得和妃脉息滑数。原系病后气虚身软，食滞不清，火郁生痰之症。以致痰热、胸满，有时眩晕，恍惚心烦。此由气虚痰扰所致。今议用益气涤痰汤，一贴调理。

沙参三钱 胆星一钱，九转 竹茹三钱 半夏曲三钱，炒研 块苓四钱，研 橘皮一钱 菖蒲五分 酒连七分 焦曲四钱，研 麦芽三钱，炒研 生白芍三钱 枳壳一钱，麸炒

引用灯心一束

四月初四日亥刻，苏钰、周龙章请得和妃脉息虚细。原系大病后元气未复，火郁生痰，以致脾肺两亏，喘汗交作。今议用保元汤挽治。

党参四钱 生芪三钱 五味子十一粒

引用大枣肉三枚

本日亥刻，苏钰、周龙章请得和妃脉息虚散。系脾肺两亏，喘汗交作，急用保元汤救

治不应于亥正二刻逝了。

【参考】 脾为生痰之源，肺为贮痰之器，和妃素有饮疾，从道光十五年以后又加喘咳，伤脾伤肺由来已久，正气自然虚衰，故临危时虽用保元汤亦不能稍挽其万一。据临终症情和既往脉案推测，和妃之病与今之慢性支气管炎所致之阻塞性肺气肿颇相类似，可能即死于肺心病。

八　祥妃(祥贵人、祥嫔)

1　医案辑录

道光三年正月十六日，郝进喜请得祥贵人脉息浮数。系饮热受凉之症。以致头疼身痛，胸满恶寒。今用疏解正气汤晚服一贴调理。

羌活一钱五分　防风一钱五分　藿香一钱五分　苏叶一钱五分　茯苓三钱　苍术一钱五分，炒　白芷一钱　陈皮二钱　桔梗二钱　炙半夏一钱五分　厚朴一钱五分　生甘草五分

引用生姜三片

十七日，郝进喜请得祥贵人加味保和丸三钱，白开水送下。

本日，祥贵人灯心一两，竹叶两钱。

五月初一日，祥嫔朱砂雄黄整末一钱一包，各五包。

六月初一日，祥嫔香茹丸十丸，益元散一钱一包，十包。

初五日，郝进喜请得祥嫔脉息浮数。系肺热受风之症。以致头疼发热，鼻塞声重，夜不得寐。今用疏风清热饮午晚二贴调理。

香茹一钱五分　防风一钱五分　薄荷八分　酒芩三钱　白芷一钱五分　葛根二钱　羌活一钱五分　牛蒡子三钱　元参三钱　苦桔梗三钱　栀子二钱，炒　六一散三钱　姜连八分

引用芦根五把

初六日，郝进喜请得祥嫔脉息滑缓。系肺热受风之症。以致头疼发热，鼻塞咽痛。服疏风清热饮，表凉已解。惟胸膈满闷。今用清热化饮汤午服一贴调理。

酒芩二钱　萸连八分　炙香附三钱　缩砂一钱，研　柴胡一钱　焦曲三钱　焦楂三钱　麦芽三钱，炒　炙半夏三钱　枳壳二钱，炒　陈皮二钱　桔梗二钱

引用益元散三钱

本日亥刻，郝进喜请得祥嫔脉息浮虚。系肺热受风之症。用药调治，诸症渐好。又因痛则伤气，复受暑热，以致肢体麻木，有时气闭。今用六合定中丸乌药汤送下调理。

初七日，张永清、王泽溥请得祥嫔脉息弦滑。系肺有饮热，外受暑湿之症。以致肢体麻木，有时气闭。今议用调气化饮汤午晚二贴调理。

煨木香六分，研　青皮二钱，炒　萸连八分　缩砂一钱，炒研　苏梗二钱　木瓜三钱　炙半夏二钱　藿香一钱五分　乌药二钱　枳壳一钱五分，炒　橘皮二钱　赤苓三钱　益元散三钱

引用荷梗七寸

初八日，张永清、赵汝梅请得祥嫔脉息和缓。系饮热暑湿之症。用药调治，诸症俱好。惟肺胃余热未净。今议用元参甘桔代茶饮，送清肺抑火化痰丸三钱调理。

元参三钱　桔梗三钱　麦冬三钱，去心　生甘草一钱

煎汤饮之。

十月十八日，郝进喜请得祥嫔越鞠保和丸三钱一服，五服，白开水送下。

十一月二十日，曹进昇请得祥嫔清肺抑火丸二钱一服，五服。

十二月初二日，郝进喜请得祥嫔藿香正气汤午服一贴。

藿香一钱五分　苏叶一钱五分　羌活一钱五分　腹皮二钱　陈皮二钱　桔梗二钱　茯苓三钱　炙半夏二钱　苍术一钱五分，炒　炙厚朴二钱　白芷一钱五分　生甘草五分

引用生姜三片　红枣二枚

初三日，郝进喜请得祥嫔脉息弦数。系饮热受凉之症。以致头闷身酸，发热恶寒。用藿香正气汤，表凉已解。惟荣分湿热过盛。今用芩连四物汤午服一贴调理。

条芩二钱　酒连一钱　全当归三钱　川芎二钱　白芍二钱　大熟地四钱　丹皮二钱　赤苓三钱　木通二钱

引用鲜藕五片

初四日，郝进喜请得祥嫔脉息弦缓。原系饮热受凉之症。以致头闷身酸，发热恶寒。服药以来，诸症渐好，荣分已行。今仍用原方芩连四物汤加柴胡一钱晚服一贴调理。

初五日，郝进喜请得祥嫔脉息弦缓。系饮热受凉之症。用药调治，诸症渐好。惟荣分湿热未净。今仍用原方芩连四物汤加茯苓三钱，晚服一贴调理。

初六日，郝进喜请得祥嫔脉息和缓。系饮热受凉之症。用药调治，诸症俱好，荣分畅行，宜止汤药。今用代茶饮调理。

花粉三钱　赤苓三钱　木通二钱　竹茹三钱　麦冬三钱，去心

水煎代茶。

十八日，郝进喜请得祥嫔和肝化饮汤午服一贴。

醋柴胡一钱五分　苏梗二钱　厚朴二钱，炒　抚芎一钱五分　醋香附三钱　炙半夏二钱　枳壳二钱，炒　橘红二钱　青皮二钱，醋炒　赤苓三钱　桔梗二钱

祥嫔防风通圣丸三钱，香茹一钱。

道光四年月初四日郝进喜请得祥嫔清热正气化饮汤午晚二贴。

酒芩三钱　姜连一钱　橘红三钱　赤苓三钱　藿香一钱五分　炙半夏三钱　花粉三钱　苏叶一钱五分　桔梗二钱　苍术二钱，炒　白芷一钱五分　厚朴二钱

引用生姜二片　六一散五钱

午一服加香茹一钱五分。

初五日，郝进喜请得祥嫔半夏天麻丸二钱一服，四服。

本日，赵汝梅、周龙章、郝进喜请得祥嫔脉息弦数。系暑湿停滞受凉之症。以致发热口渴，胸满呕恶，身肢酸软。今议用清暑六合汤一贴调理。

藿香一钱五分　苏叶一钱五分　葛根一钱　炙半夏二钱　羌活一钱五分　赤苓三钱　苍术一钱五分，炒　厚朴二钱　酒芩二钱　黄连一钱，姜炙　陈皮二钱

引用益元散三钱　生姜二片

【参考】　此由《局方》六和汤化裁而来，增入清暑之品，而减利湿之味。因其中满，亦去参草，免其壅遏。

初六日，赵汝梅、周龙章、郝进喜请得祥嫔脉息弦滑。原系暑湿停滞，受凉之症。以致发热口渴，身肢酸软。昨服清暑六合汤，症势渐减。惟饮热尚盛。今议用清热化饮汤调理，午晚二服。

苏梗叶二钱　元参三钱　麦冬三钱　苦桔梗三钱　橘红二钱　花粉三钱　栀子二钱，炒　酒芩二钱　焦楂五钱　小生地三钱　木通二钱　枳壳二钱

引用六一散二钱　薄荷五分

初七日，苏钰、赵汝梅、郝进喜请得祥嫔脉息弦滑。原系暑湿停滞，受凉之症。以致发热口渴，身肢酸软。服药调理，外凉已解。惟饮热尚盛，胸膈满闷。今议用清热化滞汤午晚二贴调理。

藿香一钱五分　苏梗二钱　桔梗二钱　枳壳一钱五分，炒　壳砂八分，研　茯苓块二钱　香附二钱，炒　瓜蒌三钱　栀子一钱五分，炒　陈皮二钱　酒连一钱　生甘草五分

引用姜皮三片

初九日，祥嫔金衣祛暑丸十丸，香茹丸十丸，益元散一两。

十六日，祥嫔金衣祛暑丸十丸，香茹丸十丸。

二十三日，祥嫔金衣祛暑丸十丸。

八月二十六日，张永清、苏钰、赵汝梅、赵永年、郝进喜请得祥妃脉息弦滑。系妊娠已进五个月。饮食起居如常，相宜慎重调理。

九月初二日，张永清、苏钰、崔良玉、郝进喜请得祥妃脉息弦滑。系妊娠将进六个月。饮食起居俱好，相宜慎重调理。

初三日，郝进喜请得祥妃玉池散二分。

生石膏五钱，研　黄柏二钱　细辛五分　薄荷一钱　酒芩二钱　小生地三钱　银花二钱　土蜂房三钱

水煎温漱。

十月初二日，张永清、苏钰、崔良玉、郝进喜请得祥妃脉息安和。系妊娠将进七个月。饮食起居俱好，相宜慎重调理。

初八日，张永清、苏钰、崔良玉、郝进喜请得祥妃脉息滑数。系妊娠已进七个月。适因饮滞受凉，气道不宜，以致胸膈疼痛。今议用和气饮一贴调理。

当归三钱，酒洗　苏梗叶二钱　条芩二钱，酒炒　枳壳一钱五分　橘皮二钱　广木香六分，煨研　壳缩砂一钱五分，研　茯苓三钱　香附米三钱，醋炙　腹皮一钱　桔梗二钱

引用生姜一片

初九日，张永清、苏钰、崔良玉、郝进喜请得祥妃脉息安和。系妊娠已进七个月。适因饮滞受凉，气道不宣，胸膈疼痛。昨服和气饮，诸症俱好。惟喜脉充盈，系妊娠至佳之象。今止汤药，相宜慎重调理。

十一月十七日，张永清、苏钰、崔良玉、郝进喜请得祥妃脉息安和。系妊娠已进八个月。饮食起居如常，相宜慎重调理。

十二月初八日，郝进喜请得祥妃代茶饮。

壳缩砂一钱五分，炒研　陈皮一钱五分　苏梗一钱五分

水煎代茶。

五年正月二十日，赵永年、张新、崔文光、郝进喜请得祥妃脉息安和。于本日子时育喜公主。母女均安，相宜慎重调理。

本日辰刻，张永清、苏钰、崔良玉、赵永年、张新、崔文光、郝进喜请得祥妃脉息弦滑。系产后恶露未畅，以致头闷目胀。今议用加味生化汤调理。

全当归八钱　桃仁一钱五分，泥　荆穗炭一钱五分　楂炭五钱　川芎二钱　炮姜炭七分　红花一钱　益母草三钱

引用豆淋酒一小盅　童便一大盅　兑服

本日午刻，张永清、苏钰、崔良玉、赵汝梅、张新、郝进喜请得祥妃脉息弦滑。系产

后恶露未畅，以致头闷目胀。早服生化汤，症势稍缓。今议仍用原方减去炮姜炭，加泽兰叶二钱，晚服一贴调理。

二月初一日，张永清、苏钰、崔良玉、赵汝梅、郝进喜请得祥妃脉息弦滑。系产后恶露未畅，以致头闷目胀。昨服加味生化汤，头闷渐减。惟肚腹作痛。今议用当归行瘀汤午服一贴调理。

川芎二钱 生蒲黄三钱 延胡索三钱 炙香附三钱 全当归八钱 五灵脂三钱 丹参三钱 红花一钱五分 桃仁三钱 条芩一钱五分，酒炒 楂炭五钱 益母草三钱

引用童便一大盅 老酒一小盅

初二日，赵汝梅、甄德润、郝进喜请得祥妃脉息滑缓。系产后恶露未畅。昨服当归行瘀汤，头闷目胀渐减。惟恶露尚属未净。今议用仍照原方，早服一贴调理。

初三日，赵永年、崔文光、郝进喜请得祥妃脉息安和。系产后恶露未畅。用药调治，诸症俱好，恶露已净。宜止汤药，饮食调理。

回乳汤十一分，每分生麦芽二两、炒麦芽二两煎汤饮之。

三月十一日，祥妃海南槟榔末，白蔻末，缩砂末各二两。

四月二十二日，祥妃海南槟榔末，白蔻末，缩砂末各二两。

二十九日，祥妃朱砂雄黄整末一钱一包，各五包。

五月初六日，郝进喜请得祥妃正气化饮汤午晚二贴。

藿香一钱五分 陈皮二钱 厚朴一钱五分 花粉三钱 苏叶一钱五分 桔梗一钱五分 酒芩二钱 葛根二钱 炙半夏二钱 赤苓三钱 腹皮一钱五分 六一散三钱

引用生姜二片 灯心一束

二十二日，祥妃金衣祛暑丸十丸，香茹丸十丸，益元散二两，灯心一两。

二十五日，祥妃金衣祛暑丸十丸，香茹丸十丸，益元散二两，灯心一两。

六月初二日，祥妃金衣祛暑丸十丸，香茹丸十丸。

初九日，郝进喜请得祥妃脉息滑数。系肝胃不和，外受暑湿之症，以致胸满口渴，腿膝疼痛。今用加味平胃饮午晚二贴调理。

条芩二钱 苍术一钱五分，炒 栀子一钱五分，炒 抚芎一钱五分 厚朴二钱 香附三钱，酒洗 陈皮二钱 木瓜三钱 甘草六分

引用牛膝二钱

初十日，郝进喜请得祥妃脉息滑数。系肝胃不和，外受暑湿之症。以致胸胁胀满，腿膝疼痛。昨服加味平胃饮，症势渐轻。今用四七平胃饮午晚二贴调理。

苏梗二钱 厚朴二钱 条芩二钱 抚芎一钱五分 炙半夏二钱 赤苓三钱 栀子二钱，炒 香附三钱 苍术一钱五分，炒 陈皮二钱 益元散三钱

引用木瓜三钱

【参考】 此即半夏厚朴汤、平胃散合方加味，用以疏肝和胃化湿，与祥妃症情吻合。

十一日，郝进喜请得祥妃脉息滑缓。系肝胃不和，外受暑湿之症。以致胸胁胀满，腿膝疼痛。用药调治，诸症渐轻。惟肝胃气道不宜。今用四七化饮汤晚服一贴调理。

苏梗二钱 厚朴二钱 条芩三钱 栀子二钱，炒 炙半夏二钱 缩砂壳一钱五分 焦楂三钱 橘红二钱 赤苓三钱 枳壳二钱 花粉三钱 香附三钱，醋炙

引用益元散三钱

十五日祥妃金衣祛暑丸十丸，香茹丸十丸，益元散一两。

二十八日，祥妃金衣祛暑丸十丸，香茹丸十丸。

八月初八日，郝进喜请得祥妃正气化饮汤晚服一贴。

藿香梗叶二钱　苏梗叶二钱　苍术一钱五分，炒　厚朴二钱

【下残】　祥妃香茹丸十丸，益元散二两，灯心一两。

六年九月初二日，祥妃防风一两，白芷一两，僵蚕一两。

十一月十三日，曹进昇拟得祥妃漱口药二分每分，金银花二钱，菊花二钱

煎汤漱口。

【参考】　银花菊花清热消炎，用作漱药，有利口腔卫生。

七年正月二十二日，郝进喜请得祥妃脉息浮数。系内热受凉之症。以致头疼身酸，发热恶寒，咳嗽胸满。今用荆防杏苏饮晚服一贴调理。

荆穗一钱五分　防风一钱五分　羌活二钱　枳壳二钱　桔梗二钱　苏叶二钱　杏仁三钱，炒　前胡二钱　酒芩二钱　炙半夏二钱　橘红二钱　生甘草五分

引用生姜三片　秋梨三片

【参考】　冬月感寒，治当辛温，故取荆防杏苏饮温散表寒。

二十三日，郝进喜请得祥妃脉息浮数。系内热受凉之症。以致咳嗽胸满，头疼身酸，发热恶寒。昨服荆防杏苏饮，表凉微解，咳嗽渐轻。今仍用原方加白芷一钱五分午晚二贴调理。

二十四日，郝进喜请得祥妃脉息弦滑。系内热受凉之症。连服荆防杏苏饮，表凉已解。惟里滞未行。今用清热化滞汤午晚二贴调理。

酒芩三钱　瓜蒌三钱　栀子二钱，炒　焦曲三钱，研　焦楂三钱，研　麦芽三钱，炒研　槟榔二钱　青皮二钱，醋炒　厚朴二钱　姜连八分　酒军二钱　生甘草五分

引用灯心一束

二十五日，郝进喜请得祥妃脉息弦缓。系内热受凉之症。用药调治，诸症已解。惟病后余热不净，胃气欠和。今用清热和胃饮午服一贴调理。

次生地三钱　麦芽三钱，炒　栀子二钱，炒　青皮一钱五分，炒　赤苓三钱　焦黄三钱　酒芩二钱　桔梗二钱　焦曲三钱　花粉二钱　枳壳二钱，炒　姜连八分

引用灯心二十寸

七年五月初一日，祥妃朱砂雄黄整末一钱一包，各十二包。

闰五月十五日，祥妃金衣祛暑丸二十丸，香茹丸二十丸，益元散二两，灯心一两，竹叶五钱。

十年五月二十七日，祥妃金衣祛暑丸十丸，香茹丸十丸，益元散二两。

六月初二日，祥妃金衣祛暑丸十丸，香茹丸十丸，益元散二两。

十三日，祥妃金衣祛暑丸二十丸。

二十一日，祥妃香茹丸十丸，益元散一两。

二十七日，祥妃金衣祛暑丸二十丸，六合定中丸二十丸，益元散二两。

七月初六日，郝进喜请得祥妃越鞠保和丸二钱一服，十服，改做蜜丸。

初七日，郝进喜请得祥妃木香槟榔丸四钱，加生姜二片煎汤。

十月初十日，张新、郝进喜请得祥妃脉息浮数。系肺胃有热，外受风凉之症。以致咽喉肿痛。此由肺热熏蒸所致。今议用疏解利咽汤一贴，外吹牛黄散调理。

荆穗二钱　酒芩二钱　元参四钱　犀角八分　防风二钱　酒连八分　枳壳二钱　麦芽三钱，炒研

牛蒡子三钱，炒研 射干三钱 桔梗一钱 山楂三钱

引用芦根五把

十一日，张新、王明福请得祥妃脉息弦数。系肺胃有热，外受风凉之症。昨服疏解利咽汤，肿痛渐减。惟余热未净。今议仍用原方减去荆穗、防风、山楂，加麦冬三钱，薄荷一钱，甘草八分晚服一贴调理。

十一月十七日，郝进喜请得祥妃四七代茶饮晚服一贴。

苏梗叶二钱 炙半夏一钱五分 厚朴一钱五分 酒黄芩一钱五分 赤苓二钱 莱菔子一钱五分，炒 天花粉二钱 桔梗一钱五分

引用荷梗一尺

十八日，郝进喜请得祥妃照原方四七代茶饮加竹叶十片，晚服一贴。

十一年正月初四日，张新、苏钰、郝进喜请得祥妃脉息滑缓。系湿滞挟寒之症。以致肚腹作痛，有时微泻。今议用香砂化滞汤午晚二贴调理。

木香一钱，研 壳砂一钱五分，研 苍术一钱五分，炒 白蔻一钱，研 麦芽三钱，炒 焦曲三钱，研 厚朴二钱，炒 陈皮二钱 生甘草七分

引用煨姜三片

初五日，张新、苏钰、郝进喜请得祥妃脉息滑缓。原系湿滞挟寒，腹痛泄泻之症。昨服香砂化滞汤，诸症俱好，宜止汤药。今议用三仙饮代茶调理。

焦曲三钱，研 谷芽三钱，炒 霍石斛三钱

引用灯心一束

本日，祥妃石膏五钱。

二月初四日，孔毓麟、张新、郝进喜、苏钰请得祥妃六脉安和。系妊娠已足五个月。饮食起居俱好相宜慎重调理。

初七日，祥妃陈皮一钱一包，十包，缩砂八分一包，十包。

三月初八日，孔毓麟、张新、苏钰请得祥妃脉息安和。系妊娠六个月。饮食起居如常，相宜慎重调理。

三月二十九日，孔毓麟、张新、苏钰请得祥妃脉息安和。系妊娠七个月，饮食起居如常，相宜慎重调理。

四月十八日，孔毓麟、张新、苏钰请得祥妃脉息安和。妊(娠)已进七个月，饮食起居如常，相宜慎重调理。

本日，孔毓麟、张新、苏钰请得祥妃代茶饮四分。

麦冬三钱 灯心一钱 竹叶五片

煎汤代茶。

二十五日，祥妃灯心一两，竹叶五钱。

五月初一日、初五日，祥妃朱砂雄黄整末各五包。

初十日，张永清、孔毓麟、方惟寅、鲁桓请得祥妃脉息安和。系妊娠八个月，饮食起居如常，相宜慎重调理。

本日，祥妃麦冬二两。

十七日，祥妃麦冬二两，灯心一两。

二十九日，祥妃金衣祛暑丸十丸，香茹丸十丸，益元散二两。

六月初三日，祥妃金衣祛暑丸十丸，灯心一两，竹叶五钱。

初八日，祥妃金衣祛暑丸十丸，香茹丸十丸，益元散二两。

十三日，祥妃金衣祛暑丸十丸。

十五日，方惟寅、刘焕章、庞景云请得祥妃脉息安和。于本日辰刻育喜阿哥。母子均安，相宜慎重调理。

【参考】 祥妃十一年所生阿哥系皇五子奕誴，护理谨慎，妊娩顺利，可见当时宫中对生育的重视。

十八日，方惟寅、庞景云请得祥妃脉息浮紧。系产后内有暑湿，外受风凉之症。以致周身疼痛，烦热作渴。今议用香苏饮早服一贴调理。

藿香一钱　苏叶一钱　厚朴一钱五分，炒　陈皮一钱五分　赤苓三钱　葛根八分　香茹五分　益元散一钱五分

引用生姜一片　灯心三子

本日，孔毓麟、方惟寅请得祥妃脉息浮紧。系产后恶露停滞，兼受暑温之症。以致身热作渴，腹胁疼痛。今议用加味香苏饮午服一贴调理。

藿香叶一钱五分　苏梗一钱五分　荆穗炭一钱　当归四钱　川芎一钱五分　桃仁二钱，炒研　益母草三钱　山楂炭四钱　陈皮一钱五分　神曲二钱　益元散二钱

引用生姜一片　灯心三子

十九日，孔毓麟、方惟寅请得祥妃脉息弦滑。系恶露停滞，兼受暑热之症。用药调治，诸症俱好。惟恶露未净。今议用九味生化汤午服一贴调理。

当归五钱　川芎一钱五分　桃仁一钱五分　红花一钱五分　泽兰叶一钱五分　益母草一钱五分　炮姜三分　山楂炭三钱　生甘草六分

引用酒一匙

本日，祥妃六合定中丸十丸，益元散四两。

二十一日，祥妃金衣祛暑丸十丸，香茹丸十丸，益元散二两。

二十五日，祥妃六合定中丸十丸，益元散二两，灯心一两。

二十六日，祥妃金衣祛暑丸十丸。

十五日起至二十六日，共用过回乳二十一分，每分生熟麦芽各二两。

七月初二日，祥妃金衣祛暑丸十丸，益元散二两。

十三日，祥妃金衣祛暑丸十丸。

十四日，孔毓麟、方惟寅请得祥妃脉息浮缓。系暑感夹温之症。以致头闷身酸，鼻塞口黏，咳嗽胸满。今议用清暑除湿汤午晚二贴调理。

香薷一钱五分　葛根一钱五分　羌活一钱五分五　苏梗叶一钱五分　杏仁一钱五分，炒　陈皮二钱　赤苓三钱　厚朴一钱五分　桔梗二钱　泽泻三钱　焦神曲三钱　生甘草一钱

引用生姜皮一片　灯心一束

二十五日，郝进喜请得祥妃正气胃苓丸三钱一服，二服。

二十六日，祥妃正气胃苓丸三钱一服，二服。

二十七日，祥妃正气胃苓丸三钱一服，二服。

八月初七日，祥妃胃苓丸三钱一服，二服。

初十日，祥妃胃苓丸三钱一服，二服。

十一日，祥妃胃苓丸三钱一服，二服。

十三日，郝进喜请得祥妃金衣八宝坤顺丹一料。

益母草二两　白芍二两　琥珀二钱　乌药二两　川芎二两　橘红二两　紫苏一两，炒　酒芩二两

木香一两 缩砂一两 大生地二两 熟地二两 阿胶一两 川牛膝二两 香附二两，醋炙 当归二两，酒洗 白术二两，土炒 党参二两 茯苓二两，块 制甘草五钱

共为细末，炼蜜为丸，每丸重三钱，用大赤金为衣。

本日，祥妃艾叶一两。

十七日，祥妃艾叶一两。

九月初三日，郝进喜请得祥妃除湿理脾丸一零。

苍术六钱，炒 茯苓八钱，块 缩砂五钱 白术八钱，土炒 稨豆八钱，微炒 芡实八钱，炒 益米八钱，微炒 党参八钱 桔梗四钱 莲肉八钱 山药八钱，微炒 制草三钱

共为细末，炼密为丸，重三钱，得丸三十四丸。

初五日，祥妃金衣八宝坤顺丹十丸，艾叶一两。

十月初二日，祥妃艾叶一两。

十六日，祥妃苍术二两，大黄二两。

二十日，祥妃苍术一两，大黄一两，灯心一两，竹叶五钱。

十一日初八日，郝进喜请得祥妃羌活正气丸一丸。

初九日，郝进喜请得祥妃调气平胃散午服一贴。

抚芎一钱五分 香附三钱，便制 苍术一钱五分，炒 厚朴二钱 陈皮二钱 生甘草八分 荆穗一钱

引用荷梗七寸

本日，郝进喜请得祥妃调气平胃散午服一贴。

当归三钱 赤芍一钱五分 香附三钱，便炙 缩砂一钱五分，研 大生地三钱 丹皮二钱 醋柴胡八分 栀子二钱，研、炒 抚芎一钱五分 丹参二钱 白术一钱五分，土炒 益母草三钱

引用荷梗一尺

初十日，郝进喜请得祥妃调气平胃散午服一贴。

青皮二钱 枳壳二钱，炒 酒芩二钱 焦楂三钱 赤苓三钱 厚朴二钱，炒 橘红一钱五分 神曲三钱，炒 莱菔子二钱 生云连八分 制香附三钱 制半夏二钱 生甘草五分

引用灯心一束 竹叶二十片

十四日，祥妃苍术二两，大黄二两。

二十日，郝进喜请得祥妃脉息浮数。受凉之症。内停湿滞，以致头闷身酸，胸满恶寒，腿膝疼痛。今用除湿拈痛汤午晚二贴调理。

当归三钱 防风一钱五分 羌活二钱 苦参二钱 葛根二钱 泽泻一钱 猪苓二钱 茯苓二钱 苍术一钱五分，炒 酒芩二钱 知母二钱 茵陈二钱

引用生姜二片 木瓜三钱

二十一日，郝进喜请得祥妃脉息弦滑。系湿滞受凉之症。以致头闷身酸，胸满恶寒，腿膝疼痛。今用除湿化滞肠午服一贴调理。

柴胡一钱 泽泻二钱 赤苓三钱 神曲三钱 猪苓一钱五分 苍术一钱五分 焦楂三钱 青皮二钱 枳壳二钱，炒 麦芽三钱，研 酒芩一钱五分 生甘草八分

引用木瓜三钱

二十二日，苏钰请得祥妃脉息弦滑。系湿滞受凉之症。用药调治，表凉已解。惟滞热未行，腿膝尚觉酸痛。今用清热导滞汤午服一贴调理。

柴胡一钱五分 焦曲三钱，研 酒军二钱 赤苓三钱，块研 枳实二钱，炒 山楂三钱，研 酒芩二钱 厚朴二钱，炒 次生地二钱 花粉三钱 木瓜三钱 生甘草六分

引用桑枝五钱，捣

十一月二十三日，苏钰请得祥妃脉息滑缓。原系湿滞受凉之症。用药调治，表里具解。惟湿热未净，腿膝微痛。今用清热除湿汤午服一贴调理。

苍术一钱五分，炒　防己二钱　焦曲三钱，研　赤苓块三钱，研　牛膝三钱，炒　山楂三钱，研　泽泻三钱　次生地三钱　酒芩二钱　当归三钱，酒洗　木瓜三钱　生甘草六分

引用桑枝五钱，捣

二十四日，苏钰请得祥妃脉息渐缓。原系饮滞受凉之症。用药调治，诸症渐好。惟饮热稍有未净，胃气欠和。今用和胃化饮汤暂服一贴，兼配合除湿理脾丸常服调理。

青竹茹三钱　炙半夏二钱　山楂三钱，研　枳实一钱五分，炒　茯苓块三钱，研　青皮二钱，炒　陈皮二钱　焦曲三钱，研　壳砂一钱五分，研　厚朴二钱，炒　生甘草六分

引用灯心一束

除湿理脾丸

木香五钱　焦曲一两　橘皮五钱　缩砂五钱　香附一两，制　半夏五钱，制　茯苓六钱，块　苍术五钱，炒　抚芎五钱　栀子五钱，炒　苏梗五钱　厚朴五钱，炒　当归一两，酒洗　焦白芍八钱　柴胡三钱，醋炒　生甘草三钱

共为细面，炼蜜为丸，重三钱，每早服一丸，白开水送服，得丸五十五丸。

十二月十三日，祥妃灯心一两，竹叶五钱。

二十五日，郝进喜请得祥妃越鞠保和丸三钱一服，二服，荷梗二尺。

十二年二月初四日，王志安拟得祥妃抽薪磨翳丸一零。

白蒺藜二两　栀子四钱　木通八钱　黄芩四钱　枳壳一两　柴胡八钱　小生地二两　生甘草八钱

共为细末，石斛一两熬水叠丸，如绿豆大，每服一钱五分，灯心菊花汤送下。

【参考】 抽薪者泻其热，磨翳者明其目，然是否有效，尚待临床验证。

三月初八日，祥妃灯心一两，薄荷五钱。

四月十四日，郝进喜请得祥妃生枣仁一两。

二十六日，祥妃整朱砂雄黄一钱一包，各五包。

五月初一日，祥妃朱砂雄黄整末一钱一包，各五包。

初四日，祥妃朱砂雄黄整末一钱一包，各五包。

十二日，祥妃灯心一两，竹叶五钱。

六月初五日，祥妃竹叶三钱，灯心五钱，益元散一两。

【参考】 观祥妃脉案，一生除肝胃不和、气道不宣、偶有感冒外，无甚大病，身体基本康健，故道光五年生皇二女，九年生皇五女，十一年生皇五子，妊产均属平安。

九　珍嫔(珍贵人、珍妃)

1　医案辑录

道光三年六月二十二日，郝进喜请得珍贵人六合定中丸二丸，凉姜汤送下。

二十五日，珍贵人益元散一两，灯心五钱。

道光三年七月初八日，曹进昇请得珍贵人六合定中丸二丸，凉汤送下。

本日，张永清、赵汝梅请得珍贵人脉息弦数。系暑湿凝结之症。以致口干、胸满、腹胁胀痛。今议用乌药正气汤午晚二贴调理。

乌药三钱　木瓜三钱　苍术一钱五分，炒　山楂肉二钱　藿香二钱　炙半夏二钱　青皮二钱，炒　麦

芽三钱　厚朴二钱，炒　缩砂一钱，研　木香八分，煨　萸莲一钱，仝萸用

引用益元散三钱

初九日，崔良玉、王明福请得珍贵人脉息弦缓。原系暑湿凝结之症。以致口干、胸满、腹胁胀痛。昨服乌药正气汤，症势俱减。惟胃气稍有满闷，今议用加味保和丸午晚每服二钱调理。

本日，崔良玉、王明福请得珍贵人脉息弦缓。原系暑湿凝结之症。以致胸满、胁腹胀痛。昨服乌药正气汤，症势俱减。惟荣分正行，湿热未净，胃气稍有满闷。今议用灯心竹叶汤送加味保和丸调理。

【参考】 乌药功能顺气、开郁、散寒、止痛，《本草求真》谓其“为胸腹逆邪要药”。本案系暑湿凝结之症，仅清暑则不能解其结，故方中除暑药外，重用燥湿行气之品，气行湿化，其结可解。现代药理研究提示乌药煎剂能增进肠蠕动，促进肠道气体之排除，珍贵人服本方后，胸满、胁腹胀痛俱减，可能与乌药作用有关。

初十日，崔良玉、陈昌龄请得珍贵人脉息弦滑。原系暑湿凝结，疟疾之症。以致寒热往来，胁腹胀满。此由湿热乘于荣分所致。今议用柴平汤午晚二贴调理。

柴胡一钱五分　炙半夏一钱五分　酒芩二钱　赤苓三钱　苍术一钱五分，炒　厚朴一钱五分，炒　陈皮一钱五分　草果八分，煨　槟榔一钱五分　生地三钱　生知母一钱五分　当归三钱，酒洗

引用生姜二片　灯心一束

十一日，苏钰、孔毓麟请得珍贵人脉息弦滑。系暑湿凝结，疟疾之症。以致寒热往来，胁腹胀满。昨服柴平汤，症势渐解。今议仍照原方加丹皮二钱、炒栀二钱，午晚二贴调理。

本日，珍贵人金衣祛暑丸十丸。

【参考】 柴平汤为小柴胡汤与平胃散之合方，功能和解少阳而治湿疟。本案得之夏月，暑湿凝结，故本方颇为对症。方中更增草果、槟榔等治疟之品，可见御医除辨证论治外，也注意到用专方专药治病。需要指出的是中医所称之疟疾，包括类疟，珍贵人此案是否因疟原虫引起之真性疟疾，尚难断定。

四年五月初一日，珍贵人朱砂雄黄整末一钱一包，各五包。

六月十一日，珍贵人香茹丸十丸，益元散一两，灯心一两。

二十一日，珍贵人香茹丸十丸，益元散一两。

二十三日，珍贵人金衣祛暑丸十丸。

二十七日，珍贵人金衣祛暑丸十丸。香茹丸十丸。

七月初四日，珍贵人金衣祛暑丸十丸，益元散一两。

十八日，珍贵人金衣祛暑丸十丸。

二十六日，珍贵人香茹丸十丸。

十一月初四日，郝进喜请得珍嫔正气化饮汤午晚二贴。

藿香一钱五分　苏叶一钱五分　陈皮二钱　厚朴一钱五分　缩砂一钱，研　炙半夏二钱　枳壳二钱，炒　茯苓二钱　生甘草五分

引用生姜三片

初五日，郝进喜请得珍嫔三仙饮二分。

山楂三钱，炒　焦曲三钱　麦芽三钱，炒

水煎代茶。

初七日，珍嫔三仙饮四分。

二十七日，珍嫔木香槟榔丸三钱一服，十服，三仙饮四分。

十二月二十六日，珍嫔平安丹四两，白蔻二两，缩砂二两

五年五月初一日，珍嫔朱砂雄黄整末一钱一包，各五包。

二十二日，珍嫔金衣祛暑丸十丸，香茹丸十丸，益元散一两，灯心一两。

六月初二日，珍嫔金衣祛暑丸十丸，香茹丸十丸，益元散二两，灯心二两。

初十日，郝进喜请得珍嫔二香饮午晚二贴。

藿香一钱五分　香茹一钱五分　大腹皮一钱五分　赤苓二钱　厚朴二钱　扁豆二钱，炒　苍术一钱五分，炒　陈皮二钱　枳壳二钱，炒　羌活一钱　苏梗叶一钱五分　六一散二钱

引用檀香五分　生姜二片

十一日，郝进喜请得珍嫔脉息滑数。系停饮受暑之症。以致头闷、身酸、呕恶、口渴、胸胁胀痛。昨服二香饮，暑气渐轻。今用清暑六合汤晚服一贴调理。

藿香一钱五分　香茹一钱　厚朴二钱　扁豆三钱，炒　茯苓三钱　青皮二钱，醋炒　苏梗二钱　半夏曲三钱，炒　陈皮二钱　缩砂一钱五分，炒研　炙香附三钱

引用荷梗一尺　益元散三钱

【参考】 清暑六合汤系由《局方》六和汤变化而来，治内伤生冷，外感暑气所致之胸膈满闷，头目昏痛，恶寒发热，身酸体倦，口渴溲黄等症有效。

七月初一日，珍嫔香茹丸十丸，又金衣祛暑丸十丸。

五年八月十六日，郝进喜请得珍妃安荣饮午服一贴。

当归三钱，酒洗　焦白芍一钱五分　条芩一钱五分　川芎一钱五分　续断二钱　大生地四钱　茯苓三钱　陈皮二钱

不用引。

七年六月初四日，珍嫔香茹丸十丸，益元散一两。

十三日，珍嫔香茹丸十丸，益元散一两。

九月初八日，曹进昇请得珍嫔消风散。

地肤子一两　白矾一两

共为细末。

十月十一日，曹进昇请得珍嫔虎骨木瓜丸三钱一服，二服。

十二日，郝进喜、曹进昇请得珍嫔脉息浮数，系湿热下注，痛风之症。以致腿膝肿痛，发热恶寒，夜不得寐。今议用除湿拈痛汤一贴调理。

当归三钱　羌活二钱　独活二钱　防风二钱　牛膝二钱　木瓜三钱　苦参三钱　川芎一钱五分　赤苓三钱　茵陈三钱　猪苓二钱　泽泻二钱　生甘草五分

引用木瓜酒一盅

十三日，郝进喜、曹进昇请得珍嫔脉息浮数。系湿热下注，痛风之症。以致腿膝肿痛，发热恶寒，夜不得寐。今仍用原方除湿拈痛汤减去牛膝，加葛根二钱。

十四日郝进喜、曹进昇请得珍嫔脉息浮数。系湿热下注，痛风之症。以致两腿肿痛，发热恶寒，夜不得寐。今仍用原方除湿拈痛汤，加益智仁三钱、花粉二钱、酒芩一钱五分，一贴调理。

十五日，郝进喜、曹进昇请得珍嫔脉息浮数。系湿热下注，痛风之症。以致两腿肿痛，发热恶寒，夜不得寐。今仍用原方除湿拈痛汤，减去益智仁，加山楂三钱，晚服一贴调理。

十六日，郝进喜、曹进昇请得珍嫔脉息浮数。系湿热下注，痛风之症。以致两腿肿痛，发热恶寒，夜不得寐。连服除湿拈痛汤，症势稍减。今议用除湿和血汤晚服一贴调理。

羌活一钱五分　归身三钱，酒洗　大生地二钱　抚芎一钱五分　赤苓三钱　木通二钱　茵陈三钱　苦参二钱　栀子二钱，炒　焦楂三钱　酒芩二钱　柴胡一钱五分　独活一钱五分

引用桑枝五钱

十七日郝进喜、曹进昇请得珍嫔脉息浮数。系湿热下注，痛风之症。以致两腿肿痛，发热恶寒，夜不得寐。用药调治，症势渐减，今议仍用原方除湿和血汤，加秦艽二钱、防己二钱，晚服一贴调理。

十八日，郝进喜、曹进昇请得珍嫔脉息浮数。系湿热下注，痛风之症。以致两腿周身流痛不定，发热恶寒，夜不得寐。用药调治，症势渐减。今议仍用原方除湿和血汤加滑石三钱午服一贴调理。

十九日郝进喜、曹进昇请得珍嫔脉息浮数，系湿热下注，痛风之症。两腿周身流痛不定，夜不得寐，用药调治，症势渐减。今议仍照原方除湿和血汤加防风一钱五分，午服一贴调理。

二十日，郝进喜、曹进昇请得珍嫔脉息浮数。系湿热下注，痛风之症。以致两腿周身流痛不定，发热恶寒，夜不得寐。用药调治，表凉已解，疼痛稍轻。惟湿热过盛，今议用清热除湿汤午服一贴调理。

酒芩二钱　柴胡一钱五分　青皮二钱，醋炒　木通二钱　次生地三钱　赤苓三钱　炙半夏二钱　枳壳二钱，炒　苏梗三钱　甘草梢五分

引用灯心一子

二十一日郝进喜、曹进昇请得珍嫔脉息浮数。系湿热下注，痛风之症。以致两腿周身流痛不定，发热恶寒，夜不得寐。用药调治，表凉已解，疼痛稍轻，今议仍用原方清热除湿汤，加山楂三钱、神曲三钱、麦芽三钱，午服一贴调理。

二十二日，郝进喜、曹进昇请得珍嫔脉息浮数。系湿热下注，痛风之症。以致两腿周身流痛不定，发热恶寒，夜不得寐。用药调治以来，时缓时复。此由风湿袭于经络所致。今议用保安万灵丹调理。

二十三日，郝进喜、曹进昇请得珍嫔脉息浮数。系湿热下注，痛风之症。以致两腿周身流痛不定，发热恶寒，夜不得寐。用药调治已来，症势时缓时复。此由风湿袭于经络所致。今议用保安万灵丹二丸，宣木瓜三钱煎汤送下调理。

二十四日，郝进喜、曹进昇请得珍嫔脉息浮数。系湿热下注，痛风之症。两腿周身流痛不定，发热恶寒，夜不得寐。用药调治以来，症势时缓时复。服万灵丹，肿势微消。惟滞热过盛，今议用清热润燥汤午晚二贴调理。

油当归三钱　酒芩二钱　麻仁三钱　郁李仁三钱，炒研　焦楂三钱，研　神曲三钱，炒　槟榔二钱　枳实一钱五分　厚朴二钱　酒军三钱　青皮一钱五分　生甘草八分

引用红蜜一茶匙

二十五日，郝进喜、曹进昇请得珍嫔脉息浮数。系湿热下注，痛风之症。以致两腿周身流痛不定，发热恶寒，夜不得寐。服药以来，症势时缓时复。昨服清热润燥汤，大便虽行，究属不净。今议仍照原方午服一贴调理。

二十六日，郝进喜、曹进昇请得珍嫔清热化滞汤午服一贴。

酒芩二钱　麻仁三钱　郁李仁三钱，炒研　焦楂三钱，研　神曲三钱，炒　槟榔二钱　枳实一钱五分

厚朴二钱　青皮一钱五分　麦冬三钱　花粉三钱　生甘草八分

引用红蜜一茶匙

二十七日，郝进喜、曹进昇请得珍嫔仍照原方清热化滞汤加柴胡一钱五分午服一贴。

二十八日，郝进喜、曹进昇请得珍嫔仍照原方清热化滞汤午服一贴。

二十九日，郝进喜、曹进昇请得珍嫔脉息浮数。系湿热下注，痛风之症。以致两腿周身流痛不定，发热恶寒，夜不得寐。用药调治以来，时缓时复，连服清热、润燥、化滞等汤，症势渐减。惟湿热过盛所致，今议仍照原方清热化滞汤加姜连八分，午服一贴调理。

本日，郝进喜、曹进昇请得珍嫔三黄散。

黄芩三钱　黄柏三钱　大黄三钱

共为极细末，用醋调敷患处。

十一月初一日，郝进喜、曹进昇请得珍嫔脉息渐缓。原系湿热下注，痛风之症。用药调治以来，诸症渐减，肿势微消，疼痛稍轻。今议仍照原方清热化滞汤午服一贴调理。

初二日，郝进喜、曹进昇请得珍嫔照原方清热化滞汤午服一贴。

初三日，郝进喜、曹进昇请得珍嫔照原方清热化滞汤，减去枳实、槟榔，加半夏一钱五分、陈皮一钱五分，午服一贴。

本日，珍嫔灯心一两，竹叶五钱。

初四日，郝进喜、曹进昇请得珍嫔脉息渐缓。原系湿热下注，痛风之症。用药调治以来，诸症渐减，肿势微消，疼痛稍轻。今议用柴胡温胆汤午服一贴调理。

柴胡一钱五分　赤苓三钱　陈皮二钱　青皮一钱五分，醋炒　竹茹二钱　枳壳二钱，炒　姜连六分　谷芽三钱，炒研　生甘草五分

引用灯心一束

初五日至初七日，郝进喜、曹进昇请得珍嫔照原方柴胡温胆汤午服一贴。

初八日，郝进喜、曹进昇请得珍嫔脉息渐缓。原系湿热下注、痛风之症。用药调治以来，诸症渐减。惟里热过盛，今议用清热调中汤午服一贴。

生地三钱，小　栀子一钱五分，炒　连翘二钱　赤苓三钱　酒芩一钱五分　花粉三钱　桔梗一钱五分　陈皮一钱五分　薄荷一钱　元参二钱　酒军二钱　葛根一钱五分　生甘草八分

引用灯心一束

初九日，郝进喜、曹进昇请得珍嫔照原方清热调中汤，减去酒军一钱午服一贴。

十七日，郝进喜、曹进昇请得珍嫔脉息渐缓。原系湿热下注，痛风之症。用药调治以来，诸症渐好。惟里热过盛，今议用除湿和胃饮午服一贴调理。

赤苓三钱　木通二钱　焦楂三钱　麦芽三钱，炒　花粉二钱　酒芩一钱五分　焦曲三钱　栀子一钱五分，炒　麦冬二钱，去心

引用灯心一束

十八日，郝进喜、曹进昇请得珍嫔照原方除湿和胃饮午服一贴。

本日，珍嫔灯心一两，竹叶五钱。

十九日，郝进喜、曹进昇请得珍嫔脉息和缓。原系湿热下注，痛风之症。用药调治以来，诸症俱好。惟身软气怯，宜止汤药。今议用除湿和胃丸常服缓缓调理。

赤苓八钱　小生地四钱　麦芽八钱，炒　花粉六钱　栀子三钱，炒　神曲八钱　酒芩四钱　焦楂八钱　枳壳四钱，炒　青皮四钱　姜连二钱　生甘草一钱五分

共为细末，水法为丸，如绿豆大，每服三钱，白开水送下。

【参考】 痛风属痹证之一，旧称白虎历节，发作时疼痛甚剧，且走注不定。《金匮》治法，寒湿为主者乌头汤，风湿为主者桂枝知母芍药汤。然痛风证风邪为甚，最易化热，亦可表现为热痹症状。本案选用除湿、拈痛、和血、清热诸法而症势减轻，治有次序，方有独创，可供临诊时参考。

十 恬嫔

1 痰热症治案

十一月十一日，栾泰请得恬嫔脉息滑数。症势渐轻。惟胸膈痰滞过盛，以致烦躁不眠，干呕心悸，肢体麻木。今照原方清热化痰汤减去苏梗，加元明粉二钱、酒连八分，午晚二贴调理。

十一月十二日，栾泰请得恬嫔脉息滑数。胸膈渐清。惟痰热尚盛，以致烦躁作渴。此由痰滞尚未畅行所致。今仍照原方清热化痰汤，减去天麻，加知母二钱、杏仁二钱，午晚二贴调理。十一月十三日栾泰请得恬嫔脉息滑缓。诸症俱减。惟痰滞未清，以致胸膈满闷，心悸懒食，肢体酸倦。今用和胃化痰汤晚服一贴调理。

桔梗三钱 半夏三钱，制 瓜蒌五钱 杏仁二钱，研 茯苓四钱，块 熟军二钱 元明粉二钱，煎 焦曲三钱 枳实二钱，炒 陈皮二钱

引用竹茹二钱

十一月十四日，栾泰请得恬嫔脉息滑缓。诸症俱减。惟痰滞未净，以致胸膈满闷，恶心懒食。今照原方和胃化痰汤，再加瓜蒌二钱、熟军一钱晚服一贴调理。

十一月十五日，栾泰请得恬嫔脉息滑缓。诸症俱减。惟肺胃不清，尚有痰热。今照原方和胃化痰汤，加桑皮四钱，晚服一贴调理。

十一月十六日，栾泰请得恬嫔脉息滑缓。诸症俱减。惟心经有火，痰滞未净。以致胀满少寐。今用清心涤痰汤晚服一贴调理。

浙贝四钱 麦冬四钱 酒连一钱 瓜蒌五钱 茯神五钱，块 焦曲三钱 半夏三钱 腹皮二钱 枳壳二钱 生桑皮三钱 元明粉二钱，煎 青皮二钱，炒

引用加竹茹二钱

【参考】 恬嫔此案为痰热之症，故遣方概以清热化痰为主。方中二陈化痰、杏仁、桔梗宣肺，重用瓜蒌，取其甘寒滑润之性以宽胸散结，下气涤痰，且可润肠通便，硝黄芩连泻热通腑。中医认为肺与大肠相表里，肠热一去，肺热亦止，看似清肠，实亦清肺，故诸药合用能治痰热。

2 停饮受凉症治案

道光　年十一月十三日，李云会请得恬嫔脉息弦数。原系内停饮滞，外感风寒之症。用药调治，诸症虽减。惟饮热湿痰尚盛，以致营卫不和，寒热往来时作时止。今用除湿泻肝汤午晚二贴调理。

柴胡三钱 胆草二钱 黄芩一钱五分 生地六钱 栀子一钱五分，炒 泽泻一钱五分 车前子一钱，研 当归五钱，酒洗 青皮二钱，炒 木通二钱 生甘草八分

引用灯心一子

【参考】 此方即龙胆泻肝汤加青皮，泻肝之力特强。

十一月十四日，苏钰、李云会请得恬嫔脉息弦滑，原系停饮受凉之症。用药调治，表里渐解。惟肝经湿热过盛，以致荣卫不和，夜间时有寒热。昨服除湿泻肝汤，症势渐轻。今议照原方加减午晚二贴调理。照原方减去柴胡一钱，加竹茹三钱、茯神三钱、酒军一钱五分。

十一月十五日，苏钰、李云会请得恬嫔脉息滑缓。原系停饮受凉之症。用药调治，诸症渐减。惟肝经湿热尚属未净。今议用清肝渗湿汤午晚二贴调理。

醋柴胡一钱五分　醋青皮二钱　香附三钱，醋制　胆草一钱五分　黄芩二钱　栀子二钱，炒　当归三钱　生地六钱　车前子三钱，研　泽泻三钱　木通一钱五分　金银花二钱　连翘三钱，去心　甘草梢一钱

引用蛇床子一钱五分　灯心一子

十六日、十七日，照原方晚服一贴调理。

【参考】 恬嫔停饮受凉之症渐解后，所遗夜间寒热，系由肝经湿热过盛，荣卫不和所致，故案中二方皆用龙胆泻肝汤加味，清肝除湿，对症施治。不过药多苦寒，易伤脾胃，应中病即止，不宜久服。从后一方引用蛇床子看来，恬嫔湿热过盛可能尚伴有带下等疾。另外案中有“荣卫不和”之语，前一方何以能和调荣卫，其机理尚待进一步研究。

十一　成嫔

1　领药记录

道光二十七年八月十一日，孙魁领成嫔白菊花、牛蒡子、大青叶、黄连各一钱，蒌仁二钱、灯心一子。

【参考】 成嫔钮祜禄氏，初赐号成贵人，据《清皇室四谱》载：“道光二十六年十二月册封成嫔”，其医案留存极少，本案系选自《各宫讨取药味底簿》，从所用药物推测当无甚大病。

十二　常贵人

1　肝病治案

道光二十一年九月初五日，王应秋请得常贵人脉息虚数。系气血两亏，肝胃不和，以致胸胁胀满作痛，有时抽掣。此由血虚不能荣肝所致。今用调肝养荣汤晚服一贴调理。

当归三钱　香附二钱　生地三钱　羌活二钱　白芍三钱　乌药二钱　天麻一钱　桂枝一钱　丹皮二钱　木香一钱，研　木瓜三钱　苏梗二钱

引用荷梗一尺

初六日，王应秋请得常贵人脉息虚数。原系血亏肝旺之症。昨服调肝养荣汤，夜间安寐，未觉抽搐。惟胁下有时上攻作痛。今照(原)方加代赭石一钱五分，午服一贴调理。

初七日，王应秋请得常贵人脉息弦数。服药以来，虽得安寐，未觉抽搐。然自寅正后、肝气上攻，抽搐复作。此由血亏肝旺所致。今用仍照原方减去苏梗，加川郁金二钱、枇杷叶二钱早晚二贴调理。

初八日，王应秋请得常贵人脉息虚滑。抽搐渐止，胁下亦未上攻作痛。此肝气渐缓之象。今用和肝养荣汤午晚二贴调理。

归身四钱　次生地四钱　萸连一钱　竹茹三钱　白芍三钱　郁金二钱　醋柴一钱　麦冬三钱　丹皮二钱　元参二钱　香附一钱五分　赭石二钱

引用荷梗一尺

初九日，王应秋请得常贵人脉息滑缓。抽搐未作，肝气渐和。惟神短气怯、有时作呕。此由气血未充，胃气不和所致。今照原方和肝养荣汤，减去醋柴、香附，加枇杷叶二钱、茯神三钱午服一贴调理。

初十日，王应秋请得常贵人脉息滑缓。症势渐减，抽搐胁痛未作。惟气血尚弱，胃气未和，以致神倦气怯，口干作呕。此由虚热上浮所致。今用调中养荣汤午服一贴调理。

归身四钱　柏子仁二钱　竹茹二钱　萸连一钱，研　白芍三钱　枇杷叶二钱　麦冬二钱　青皮二钱

引用荷梗一尺

十一日，王应秋请得常贵人照原方加元参三钱、代赭石二钱，午服一贴调理。

十二日，王应秋请得常贵人脉息滑缓。诸症大减。惟气血未能一时充复，胃气欠和，今用和胃代茶饮调理。

陈皮二钱　竹茹三钱　麦冬二钱　缩砂八分　焦曲二钱　山楂二钱　麦芽二钱

煎汤代茶。

十三日，王应秋请得常贵人脉息和缓。诸证俱好。惟气血尚未充复后，以致神虚少寐，身倦气怯，胃气稍有去和。今用和胃代茶饮，仍用和肝益阴丸缓缓调理。

二十日，常贵人照原方和肝益阴丸一料。

十月初四日，常贵人平安丹正末各二两。

初八日，常贵人灯心三钱，竹叶二钱。

二十九日，栾泰请得常贵人脉息滑而弦数。系肝虚饮热之症。以致胸满胁胀，口渴心悸，四肢抽颤。此由饮热内结，外受风凉所致。今用清肝化饮汤晚服一贴调理。

柴胡二钱　川芎一钱五分　防风三钱　半夏二钱，制　赤苓五钱，块　橘皮二钱　黄芩三钱，炒　焦曲三钱　木通三钱　腹皮二钱

引用荷梗二尺

三十日，栾泰请得常贵人照原方减去柴胡、防风，加川牛膝三钱、丹皮二钱。

十一月初一日，栾泰请得常贵人脉息弦滑。原系肝虚饮热，筋脉不足之症。以致胸满胁胀，有时抽颤，喘促烦渴少寐。此皆虚饮上攻所致。然虚不可补之症，不能速效。今用和肝化饮汤晚服一贴调理。

赤芍三钱，炒　青皮二钱，醋炒　川牛膝五钱　丹皮三钱　木通三钱　赤苓五钱，块　麦冬五钱，朱砂拌　楂炭三钱　香附二钱，醋制　枳壳二钱，炒

引用桑枝五钱

初二日，栾泰请得常贵人照方加川栋子二钱，熟军二钱。

初三日，栾泰请得常贵人仍照原方晚服一贴。

初四日，栾泰请得常贵人仍照原方减去熟军，用生军二钱晚服一贴。

初五日，栾泰请得常贵人脉息弦滑。诸症渐轻。惟肝虚血弱，下焦湿热壅遏，有时厥气上冲，胸胁胀满，瘛疭昏愦，足膝牵痛。今用和肝调气饮晚服一贴调理。

香附二钱，醋制　赤芍三钱　次生地五钱　怀牛膝六钱　麦冬五钱，朱砂拌　川栋子三钱　木通三钱　槟榔二钱，炒　青皮二钱，醋炒　焦曲三钱

引用桑枝五钱

初六日，栾泰请得常贵人照原方和肝调气饮，加半夏曲炒二钱，晚服一贴调理。

初七日，栾泰请得常贵人仍照原方和肝调气饮，减去川栋子，加归尾二钱，晚服一贴

调理。

初八日，栾泰请得常贵人脉息滑缓。诸症俱减。惟肝虚血弱，胃气不开，以致四肢酸痛，胸膈满闷，神倦懒食。今用和肝清胃饮晚服一贴调理。

大生地五钱 赤芍三钱，炒 当归三钱 怀牛膝六钱 麦冬五钱，朱砂拌 楂炭三钱 赤苓四钱，块 焦曲三钱 香附三钱，醋制 青皮二钱，炒

引用荷梗一尺

初九日，栾泰请得常贵人照方和肝清胃饮减去香附，加地骨皮五钱，晚服一贴。

初十日，栾泰请得常贵人脉息滑缓。抽痛已止。惟四肢酸软，神倦懒食。此由肝阴素虚，气血未能骤复。今用和肝益阴汤晚服一贴调理。

大生地八钱 当归三钱 白芍三钱，炒 怀牛膝五钱 麦冬五钱，朱砂拌 丹皮三钱 地骨皮五钱 楂炭三钱 焦曲三钱 赤苓四钱，块

引用荷梗一尺

十一日，常贵人照方和肝益阴汤晚服一贴。

十二日，栾泰请得常贵人仍照原方和肝益阴汤加丹参二钱晚服一贴。

十三日，栾泰请得常贵人仍照原方和肝益阴汤晚服一贴。

十四日，栾泰请得常贵人脉息滑缓。诸症俱减。惟肝阴不足，脾胃虚弱，以致身倦懒食。今用益阴和胃饮晚服一贴调理。

大生地八钱 丹皮三钱 当归三钱 麦冬五钱，朱砂拌 茯苓三钱，块 壳砂一钱，研 焦曲三钱 楂炭三钱 陈皮二钱 生甘草一钱

引用荷梗一尺

十五日，栾泰请得常贵人照方益阴和胃饮晚服一贴。

2 肝郁挟饮、手足瘛疭治案

道光二十五年，十月十八日，张世良请得常贵人脉息弦滑。系肝郁气滞，扶饮之症。以致胸膈满闷，手足瘛疭，两胁胀痛。此由气道壅遏所致。今用和肝调气饮午晚二贴调理。

抚芎二钱 当归三钱 制香附三钱 枳壳二钱，炒 萸连一钱 青皮二钱，炒 厚朴一钱 半夏曲三钱 醋柴一钱五分 生甘草一钱 郁金一钱，研

引用荷梗一尺

十九日，杨春请得常贵人脉息弦滑。系肝郁气滞，挟饮之症。以致瘛疭胁痛，胸膈胀满。今用舒肝调气饮午晚二贴调理。

炙香附三钱 萸连八分 酒芩二钱 青皮二钱 柴胡一钱 川郁金二钱 枳壳二钱 炙半夏二钱 栀子二钱 甘草八分

引用荷梗二尺

本日，常贵人冰片五分。

二十日，张世良请得常贵人脉息弦滑。原系肝郁气滞，挟饮之症。昨服舒肝调气饮，瘛疭渐轻，气道稍和。惟饮滞未净，以致腹胁作痛，饮食懒思。今照原方加焦三仙各二钱午晚二贴调理。

二十一日，杨春请得常贵人脉息弦滑。原系肝郁挟饮之症。服药以来，诸症渐减。惟饮滞未净，肝气不和，以致胁痛呕逆，胸满不寐。今照原(方)舒肝调气饮加陈皮二钱、白芍二钱午晚二贴调理。

二十二日，张世良请得常贵人脉息弦缓。原系肝郁气滞、瘛疭之症。服药以来，诸症俱减。惟肝经稍有未和，滞热未净。今用和肝调气饮午服一贴调理。

炙香附米三钱　当归三钱　白芍二钱，炒　丹皮二钱　茯苓块三钱，研　枳壳二钱，炒　橘皮二钱　焦楂三钱　神曲三钱，炒　萸连八分，研

引用荷梗一尺　煨姜二片

二十三日，杨春请得常贵人脉息弦缓。诸症俱减。惟饮滞未净，胃气不和，以致腹胀懒食，身酸体倦。今用和胃化饮汤晚服一贴调理。

陈皮二钱　半夏三钱　赤苓块三钱　腹皮二钱　焦曲二钱　枳壳二钱，炒　竹茹二钱　厚朴三钱，炒

引用灯心一束

二十四日，杨春请得常贵人脉息弦缓。诸症俱减，惟饮滞稍有未净，胃气不和，以致腹胀少寐，体倦身酸。今照原方和胃化饮汤晚服一贴调理。

二十五日，杨春请得常贵人脉息和缓。诸症俱好。惟胃气欠和，体倦身酸，今用和胃代茶饮调理。

陈皮二钱　半夏二钱　赤苓三钱　竹茹二钱　焦曲二钱　白芍一钱

煎汤代茶。

二十六日，常贵人照原方和胃代茶饮今明后各一贴。

二十九日，常贵人合舒肝理脾丸一料得三十四丸。

十二月初一日，常贵人冰片五分，薄荷一钱。

【参考】　中医认为肝藏血，肝主筋，风气通于肝。今常贵人血虚不能荣肝，故有抽搐瘛疭，胸胁胀痛等症，御医们用养肝益阴之法调理，是求本之治。每一症愈后，随用益阴和胃法，培养胃气善后，亦是中医“以胃气为本”之意。明乎此，可以言医。

十三　定贵人

1　医方

道光元年正月二十八日，曹进昇请得定贵人清热代茶饮二分。

元参二钱　麦冬一钱五分　木通一钱　桔梗二钱　生甘草五分

煎汤代茶。

二十九日，定贵人清肺抑火丸三钱一服，二十服。

三月初三日，定贵人橘半枳术丸一钱五分一服，十服。

十五日，郝进喜请得定贵人调气化饮汤午晚二贴。

醋柴胡一钱五分　青皮一钱五分，醋炒　枳壳二钱，炒　木香五分，煨　炙半夏二钱　焦楂三钱　焦神曲三钱　麦芽三钱，炒研　花粉三钱　生甘草五分

引用荷梗七寸

定贵人疏风清热饮一贴。

荆芥穗一钱　防风一钱五分　归尾一钱五分　薄荷八分　川芎一钱　酒芩二钱　桔梗二钱　炙半夏二钱　生甘草五分　菊花二钱　小生地三钱

引用灯心一束

四月二十四日，郝进喜请得定贵人平肝代茶饮二贴每晚。

柴胡八分，醋炒　秦艽一钱　甘菊花二钱　丹参二钱　生地二钱　香附一钱五分，醋炙　酒黄柏五分　元参二钱

郁金一钱　生甘草四分

引用青梅五枚

五月初五日，定贵人朱砂雄黄整末一钱一包，各五包。

初六日，曹进昇请得定贵人养阴地黄丸一料。

熟地八两　山萸四两　山药四两　丹皮三两　茯苓三两　泽泻三两　知母三两　黄柏三两　当归三两　白芍三两

【参考】 从道光元年定贵人所服方药，养阴地黄丸即知柏地黄丸加归芍，调气化饮汤即疏肝和胃化痰之剂，可知其早年即有肝肾阴虚、痰饮等疾。

2　饮热受风症治案

道光九年十一月初八日，白云昇请得定贵人脉息弦数。原系内停饮热，外受风凉之症。以致头闷身酸，腹胁作痛，昨服正气保和汤，诸症渐减。惟少腹作痛，夜间少寐。此由荣分不足，里滞未清所致。今用芎归化滞汤晚服一贴调理。

当归三钱　焦楂三钱　丹皮一钱五分，炒　川芎二钱　麦芽二钱　柴胡一钱　竹茹三钱　条芩一钱五分　茯神二钱　枳壳一钱五分　乌药一钱，炒　橘核五分　生甘草八分

引用生姜二片　灯心二十寸

十一月初九日，白云昇请得定贵人脉息弦数。原系饮热受风之症。以致头闷身酸，腹胁作痛。服过正气保和、芎归、化滞等汤，诸症稍减。惟少腹疼痛，夜间少寐。此由荣分不足，里滞未清所致。今用芎归和中汤晚服一贴调理。

当归四钱　丹皮二钱　焦楂三钱　抚芎三钱　香附三钱，醋　麦芽三钱，炒　条芩二钱　茯苓三钱　焦曲二钱　生地三钱，砂炒　生知母一钱五分　生甘草五分

引用荷梗一尺

初十日，白云昇、回清泰请得定贵人脉息弦数。原系饮热受风之症。服药以来，诸症渐减。惟荣分不足，少腹作痛，夜间少寐。此由湿滞不净所致。今议用养荣润燥汤晚服一贴调理。

油当归三钱　抚芎一钱五分　火麻仁二钱，炒　郁李仁二钱，研　桃仁二钱　香附三钱，醋炒　山楂三钱，研　丹皮二钱　木香一钱　青皮一钱五分　赤苓三钱　缩砂一钱五分

引用荷梗一尺

十一日，回清泰、崔文光请得定贵人脉息弦数。原系饮热受风之症。服药以来，诸症俱减。惟荣分不足，少腹作痛，夜间少寐。此由湿滞不净所致。今仍用养荣润燥汤加酒军一钱五分、枣仁二钱午服一贴调理。

十二日，白云昇、方惟寅请得定贵人脉息弦缓。原系饮热受风之症。服药以来，诸症俱减。惟荣分不足，少腹微痛，夜间稍寐。此由湿滞尚有未净。今议用养荣和胃汤午服一贴调理。

郁李仁一钱五分　火麻仁二钱　油当归四钱　泽泻二钱　酸枣仁三钱，炒研　山楂三钱，炒　赤苓三钱　麦芽二钱　木香一钱　香附二钱，醋炒　酒军一钱五分　枳壳一钱五分，炒　生甘草六分　厚朴一钱，姜炒

引用荷梗一尺

十三日，白云昇、赵永年请得定贵人脉息和缓。原系饮热受凉之症。用药以来，诸症俱好。惟病后气弱，荣分一时未能复元。今议用加减归脾丸缓缓调理。

当归二两　川芎八钱　茯神二两　枣仁二两　木香四钱　柏子仁一两五钱，去油　黄芪五钱　栀子八钱，炒

山楂二两，焦 麦芽二两，炒 泽泻八钱 赤苓八钱 麦冬一两 条芩一两五钱 竹茹二两 黄连六钱 陈皮一两 大生地二两 制草五钱

共为细末，炼蜜为丸，每丸重三钱，得丸一百三十丸。

十二月十六日，郝进喜请得定贵人越鞠保和丸三钱一服，五服，荷梗一两，熬汤送下。

【参考】 少腹作痛非瘀即滞，故初用芎归化瘀，乌药橘核行气化滞，继用郁李仁麻仁润下，更增酒军泻下，终至瘀消滞通，诸症俱好。至于夜间少寐，则酌加茯神、枣仁养心安神。最后所拟之加减归脾丸，治脾为主，使脾得健运则滞不生，脾主意，为荣血化生之源，脾气旺则荣血足而神可宁瘀可消，立一方而三善具焉，此等处颇资临床借鉴。

3 泄痢治案

道光二十年六月初六日，郑汝骧请得定贵人脉息郁滞。系气血虚弱，脾胃不能健运之症。以致泄痢不止，今用舒郁化滞汤晚服一贴调理。

川郁金二钱五分 当归身三钱 蕲艾叶三钱，炒 制香附三钱 焦谷芽四钱 赤芍二钱 远志肉三钱 老苏梗三钱 川芎二钱 没药二钱 炙甘草八分 肉桂五分

引用加生姜三片 红枣三枚，去核

初七日，郑汝骧请得定贵人脉息坚滞。原系气血虚弱，脾胃不能健运之症。服药后，泄痢稍减。症见元阳不足，气机窒滞。今用温经化滞汤午晚二贴调理。

熟附子二钱 苍术一钱五分，米泔浸炒 制香附一钱五分 蕲艾叶三钱，炒 川芎二钱 没药二钱 肉桂一钱 破故纸二钱，炒 杜仲三钱，炒断丝 焦谷芽五钱 陈皮一钱 远志肉二钱

引用生姜三片 红枣五枚

初八日，郑汝骧请得定贵人脉息弦细沉伏。系气滞虚寒之症。服药后，痢疾稍减。惟有寒滞未解，今用温中化滞汤午服一贴调理。

丹参三钱 当归身三钱 赤芍三钱 熟附子二钱五分 没药二钱五分 川郁金二钱五分 蕲艾叶三钱，醋炒 制香附三钱 远志肉三钱 川芎二钱 杜仲三钱，炒 破故纸三钱，炒

引用肉桂一钱 红枣五枚，去核

初九日，郑汝骧请得定贵人脉息弦滞。原系血虚气滞之症。服药后，痢疾就痊。惟有血不荣经，脾胃不能健运。今用养荣化滞汤午服一贴调理。

紫菀三钱 川郁金二钱 当归身三钱 川芎二钱 桂枝一钱 杜仲三钱，炒 泽兰叶三钱 钗石斛四钱 香附三钱，制 赤芍三钱 没药二钱 远志肉三钱

引用生姜三片 红枣五枚，去核

初十日，郑汝骧请得定贵人脉息细涩。原系气血两虚，脾胃不能健运，痢疾之症。服药以来，痢症见止。惟有血虚气滞，以致夜间少眠，脾胃不醒。今用理气养荣汤，午服一贴调理。

丹皮三钱 当归身三钱 益智仁三钱 川郁金二钱五分 制香附三钱 川芎二钱 泽兰叶三钱 没药二钱 杜仲三钱 蕲艾叶三钱 远志肉三钱

引用生姜三片

【参考】 本案痢症属于虚寒痢，系脾胃素弱，感受寒湿之气而致。故不用苦寒套药，径取湿中化滞以治。方中药物看似无止痢之品而痢得止，可见中医病机治疗具有重要临床意义。又，本例实得力于附、桂、艾叶、杜仲等温补命火之品，盖温肾阳即所以温脾阳，脾阳得振，其痢可止。观此案可得治痢之又一法门。

十四 佳贵人

1 风温症治案

道光二十二年十二月初六日，张鹤琴请得佳贵人脉息浮数。系内停滞热，外受风温之症。以致头痛身疼，憎寒壮热，口渴咽肿。此由肺胃有热，风温外束所致。今用清热疏解饮早晚二贴调理。

杏仁三钱 羌活三钱 荆穗二钱 牛蒡子三钱 苏叶一钱五分 葛根二钱 柴胡一钱五分 酒芩三钱 元参三钱 犀角一钱 人中黄一钱五分

引用苇根五把

初七日，张鹤琴请得人佳贵人脉息弦数。原系风温内热之症。昨服清热疏解饮，风温渐解。惟肺胃湿热熏蒸过盛，以致周身酸重，发热口渴，头闷咽痛，此由上焦不清所致。今用柴胡清热饮早晚二贴调理。

柴胡二钱 葛根三钱 羌活三钱 元参四钱 牛蒡子三钱 板蓝根三钱 酒连一钱 苦桔梗三钱 青皮二钱 连翘三钱 丹皮二钱 南楂四钱

引用苇根五把

初八日，张鹤琴请得佳贵人脉息滑数。原系风温内热之症。服药调治，诸症渐减。惟肺胃滞热不清，尚觉手心发热，咽喉微紧，此由内热熏蒸所致，今用清热化滞汤，午服一贴调理。

柴胡二钱 酒芩三钱 地骨皮三钱 元参五钱 羌活二钱 酒连一钱 川军一钱 南楂四钱 苏梗二钱 花粉二钱

引用竹叶二十片

初九日，张鹤琴请得佳贵人脉息微数。诸症俱减。惟上焦蕴热不清，咽喉微痛，左腮稍有浮肿。此由浮热未净所致。今用清热消毒饮，午服一贴调理。

犀角一钱五分，镑 元参五钱 牛蒡子三钱 山根二钱 酒连一钱 栀子二钱，炒 酒川军一钱 大青叶三钱 僵蚕一钱五分 柴胡一钱五分 楂肉四钱 连翘三钱

引用锦灯笼五枝

初十日，张鹤琴请得佳贵人脉息弦数。原系风温内热之症。服药调治，风温俱减，腮咽渐消。惟肝肺热盛，口渴咽燥，手心烦热，夜不得寐。此由郁热熏蒸所致。今用清热调气饮，午服一贴调理。

丹皮三钱 地骨皮四钱 青皮三钱 酒胆草一钱五分 杏仁四钱，研 木香八分，研 陈皮二钱 郁李仁五钱，研

引用荷梗一尺

十一日，张鹤琴请得佳贵人脉息缓数。服药调治，诸症渐减，烦热已退。惟胸胁气道不畅，有时胀闷作痛。今用调气化滞汤，午服一贴调理。

苏梗二钱 小枳实二钱，研 槟榔二钱 瓜蒌五钱，溏 青皮三钱 萸连八分 南楂四钱 酒川军一钱五分 元参四钱 知母三钱 麦冬四钱，朱砂拌 酒芩二钱

引用竹叶二十片

十二日，张鹤琴请得佳贵人脉息微缓。诸症俱减，里滞已行。惟胸胁气道未畅，胃气欠和。今用调气和中饮，午服一贴调理。

橘皮二钱　厚朴三钱　丹皮三钱　青皮三钱　南楂四钱　地骨四钱　焦麦芽三钱，研　焦曲三钱　胡连一钱五分，研　川郁金一钱五分，研

引用荷梗一尺

十三日，张鹤琴请得佳贵人脉息和缓。诸症俱好。惟身体软怯，胃气稍有欠和。今用和胃饮一贴调理。

陈皮二钱　竹茹二钱　南楂三钱　焦麦芽三钱，研　枳壳二钱　荷梗一尺

水煎代茶。

【参考】 风温多发于冬春两季，是由风热病毒引起的温热疾病，初起病变多在肺胃，症见身热咳嗽烦渴。一般治法宜用辛凉解表，辛寒清里，设若内陷心包则需清心开窍。本案发于冬月，有憎寒壮热，头痛身疼等感寒兼症，故御医张鹤琴辛温辛凉并用，以荆芥苏叶温散表寒，柴葛牛蒡子凉解表热，更用犀角、人中黄泻火解毒，立方不同于一般温病学家。不过继之随即出现咽痛腮肿等风热症状，说明内热甚重，以致转方径用苦寒，持平而论此或许与开初辛温之药过多煽动蕴火有关，张鹤琴不能料病于先，预加防范，亦是不足之处。

2　痞症治案

道光二十六年六月十七日，赵士林请得佳贵人脉息弦滑。昨晚服清热调中汤，里滞已行，胸胁痛止。惟有时寒热似疟，腹中痞块胀痛。此由湿饮过盛，凝结经脉所致。今用调中化痞汤，午晚二贴调理。

醋柴胡一钱五分　当归尾三钱　赤芍药二钱，炒　丹皮二钱　延胡索三钱，炒　槟榔三钱，炒　香附三钱，制　小枳实二钱，研　五灵脂一钱，研　生蒲黄一钱，煎

引用荷梗一尺

十八日，赵士林请得佳贵人脉息弦缓，昨服调中化痞汤，腹痛虽轻，湿饮尚盛。以致身软，有时寒热胁下作胀。此由肝经郁结所致。今用和肝化饮汤，午晚二贴调理。

醋柴胡一钱　萸连八分　香附三钱，制　青皮二钱，炒　当归三钱　焦白芍二钱　腹皮三钱　苍术一钱五分，炒　枳壳三钱，炒　泽泻二钱　赤苓块五钱　六一散三钱

引用荷梗一尺

十九日，赵士林请得佳贵人脉息滑缓。昨服和肝化饮汤，荣分方行，痞块渐消，身热腹痛俱减。惟湿饮未净，有时胁下作胀。今用照原方晚服一贴调理。

二十日，赵士林请得佳贵人脉息和缓。服药以来，症势俱减，气道已通，荣分畅行。惟饮热未净，胃气不和。今用和胃化饮汤，晚服一贴调理。

姜连八分　枳壳二钱，炒　陈皮二钱　半夏曲三钱，炒　醋柴胡一钱　麦冬三钱，去心　腹皮三钱　赤苓块三钱　木通二钱　六一散三钱

引用荷梗一尺　灯心一束

二十一日，赵士林请得佳贵人脉息和缓。诸症俱好。惟素有肝郁，胃气欠和。今用和胃代茶饮一贴，现合舒肝养胃丸常服，缓缓调理。

赤苓块五钱　白术一钱五分，土炒　麦冬三钱　枳壳二钱，炒　焦麦芽三钱

前汤代茶。

舒肝养胃丸得四十四丸一料。

醋柴胡五钱　当归一两　焦白芍六钱　制香附六钱　萸连三钱　赤苓块一两　次生地一两，炒焦

焦三仙一两　沙参五钱　焦白术五钱　青皮五钱，炒　小枳实四钱，炒　制甘草三钱

共为细末，炼蜜为丸，重三钱，早晚每服一丸，白开水送下。

本日，佳贵人灯心三钱，麦冬三钱。

【参考】 初用大队开破药攻痞消瘀，非有识见者何敢轻试。待腹痛一轻，即转方消遥疏肝法调肝解郁，终用养胃舒肝善后。攻不伤正，补不留邪，值得师法。

3　腰痛症治案

道光二十七年十一月初四日，李吉祥请得佳贵人脉息沉弦。系肝阴不足，湿饮下注，腰痛之症。此由时当寒冷，湿饮凝结，不能通畅所致。今用熨药方熥治。

香附二两　威灵仙五钱　木瓜五钱　独活五钱　没药二钱　川牛膝一两　苍术五钱　赤芍五钱

共研粗末，盐水拌炒，熨熥患处。

本日，佳贵人金衣八宝坤顺丹二丸，胎产金丹二丸，清瘟解毒丸二丸。

初五日，李吉祥请得佳贵人脉息沉弦。原系肝阴不足，湿饮下注，腰痛之症。昨用熨方熥治，腰痛虽轻。惟两胁痛引胸肩，此由湿饮未净所致。今用除湿和肝饮，午晚二贴，外熨仍照原方调理。

川芎二钱　柴胡一钱五分　炙香附一钱　生白芍三钱　陈皮二钱　枳壳二钱，炒　赤苓块三钱　大腹皮三钱　木香一钱　甘草一钱

引用荷梗八寸

初六日，李吉祥请得佳贵人脉息渐缓。诸(症)俱减。惟腰膝夜间有时作痛。此由湿饮稍有未净，今用除湿和中饮，晚服一贴，外仍用熨药原方调理。

赤苓块五钱　大腹皮三钱　独活三钱　木瓜一钱五分　苍术二钱　泽泻三钱　怀牛膝三钱　川芎一钱五分　焦三仙各三钱　甘草一钱，制

引用桑枝二钱

初七日，李吉祥请得佳贵人脉息渐缓。诸症俱减。惟腰膝酸软，此由肝阴未复所致。今用除湿饮晚服一贴，外仍用熨药原方调理。

赤苓八钱　大腹皮三钱　陈皮三钱　焦三仙各三钱　泽泻三钱　厚朴三钱　甘草一钱

引用生姜二片

初八日，李吉祥请得佳贵人脉息和缓。诸症俱好。惟夜间稍有腰酸隐痛，此由荣血稍有未和所致。宜止汤药，今用熨药原方加减，熥熨调理。

葳灵仙一两　香附二两　海桐皮五钱　川牛膝一两　独活八钱　细辛三钱　桂枝三钱　夏枯草五钱　秦艽五钱

共研粗末，盐水拌炒熥熨。

【参考】 佳贵人之腰痛症既有肝阴不足，湿饮下注之内因，也有外受寒凉，以致经脉痹阻、气血连行不畅之外因，故治当祛湿温散为主。用药熥熨，借热药温散之力，可以直接促进腰部患处血液循环，故其有效。特别方中灵仙、没药、牛膝、秦艽等味功能祛风除湿、活血消瘀，更能增进药效。转方因胁痛而用和肝之法，内服外治并行，收效甚大。本案为我们运用内外合治法提供了可贵的临床经验。

二十八年正月初二日，佳贵人三仙饮二分，灯心二钱。

十一日，佳贵人平安丹四两，苍术一两，大黄五钱。

十五 顺贵人(顺常在)

1 调理用方

四年五月初一日，顺常在朱砂雄黄整末一钱一包，各五包。

六月十一日，顺常在香茹丸十丸，益元散一两，灯心一两。

二十三日，顺常在金衣祛暑丸十丸，香茹丸十丸。

七月初二日，顺常在金衣祛暑丸十丸，益元散二两。

十六日，顺常在金衣祛暑丸十丸，香茹丸十丸。

五年五月初一日，顺贵人朱砂雄黄整末一钱一包，各五包。

六月初一日，顺贵人金衣祛暑丸十丸。

初五日，顺贵人香茹丸十丸。

七月初一日，顺贵人香茹丸十丸，灯心一两。

十二月二十三日，顺贵人平安丹四两，白豆蔻米二两，缩砂仁二两。

六年五月初三日，顺贵人朱砂雄黄整末一钱一包，各五包，防风通圣丸三钱一服，五服。

六月初四日，顺贵人金衣祛暑丸十丸，香茹丸十丸，益元散一两，灯心一两。

2 托里排脓汤治流注症案

道光七年九月二十五日，曹进昇请得顺贵人脉息沉缓。系湿流注之症。以致左胁下红肿坚硬，疼痛不安，饮食懒。块破流血水。今用托里排脓汤，晚服一贴调理。

银花二钱　归尾三钱　连翘三钱　黄柏一钱五分　苍术一钱五分　没药一钱　乳香一钱　花粉二钱　蒲公英二钱　陈皮三钱　赤芍一钱五分　甘草节一钱　醋柴胡一钱五分

引用老酒一匙

二十六日，曹进昇请得顺贵人仍照原方托里排脓汤，加防风一钱五分，晚服一贴。

【参考】 托里排脓汤重点在於清热解毒，活血消瘀，解毒则可排脓，消瘀则可生新。如久不收口，应加入黄芪托里生肌为当。

八年三月二十九日，郝进喜请得顺常在藿香正气丸三钱一服，二服。

三十日，郝进喜请得顺常在藿香正气丸三钱一服，加味保和丸三钱一服，三仙饮一分。

五月初一日，顺常在朱砂雄黄整末一钱一包，各五包。

初五日，顺常在朱砂雄黄整末各五包。

3 牙龈咽喉肿痛治案

道光十七年十月二十一日，回清泰请得顺常在脉息弦数。原系胃热盛，外受风凉，以致恶寒、胸胁胀痛，牙龈宣肿，牵引咽喉作痛，饮食难下。昨服疏解清热饮，表凉微解。惟瘟热过盛，今用外擦玉露霜，内服柴葛陷胸汤，午晚二贴调治。

柴胡一钱五分　葛根一钱五分　瓜蒌三钱　半夏二钱　黄连一钱　酒芩二钱　桔梗二钱　元参三钱　连翘二钱　蝉蜕一钱五分　木通二钱　人中黄一钱五分

引用芦根五把

十月二十二日，回清泰请得顺常在脉息弦数。原系肺胃热盛，外受风凉，以致恶寒、胸膈胀痛，牙龈宣肿，牵引咽喉作痛。昨服疏解柴葛等汤，表凉微解，咽喉肿痛渐消。惟瘟热过盛，今用外吹牛黄散，内服普济消毒饮午晚二贴调理。

酒芩二钱　薄荷一钱五分　桔梗二钱　蝉蜕一钱五分　酒连一钱　元参三钱　柴胡二钱　板蓝根二钱　牛蒡子三钱　连翘一钱五分　木通二钱　人中黄一钱五分

引用芦根五把

二十三日，回清泰请得顺常在脉息弦滑。原系肺胃热盛，外受风凉，以致恶寒、胸胁胀痛，牙龈宣肿，牵引咽喉作痛。服过疏解柴葛等汤，牙龈溃破出脓，咽喉肿痛俱减。惟温热未净，今用内服加减凉膈饮，午晚二贴，外仍吹牛黄散调理。

酒芩二钱　桔梗二钱　元参三钱　酒军二钱　栀子一钱五分，炒　柴胡一钱五分　薄荷一钱五分　连翘一钱五分　牛蒡子三钱　木通二钱　花粉三钱　蝉蜕一钱五分

引用芦根五把

二十四日，回清泰请得顺常在脉息弦滑。原系肺胃热盛，外受风凉，以致恶寒胸胁胀痛。用药调治，诸症渐减。惟滞尚盛，今用外擦粉霜散，内服清热化滞汤，午晚二贴调理。

柴胡一钱五分　酒芩二钱　桔梗二钱　枳壳一钱五分　元参三钱　连翘二钱　山楂三钱　神曲三钱　麦芽二钱　花粉三钱　槟榔二钱　木通二钱

引用芦根五把

二十五日，回清泰请得顺常在脉息弦滑。原系肺胃热盛，外受风凉之症。用药调治，诸(症)渐减。憔滞热未净，今照原方清热化滞汤去槟榔，加煅石膏三钱，午晚二贴，外仍擦粉霜散调理。

二十六日，回清泰请得顺常在脉息弦缓。原系肺胃热盛，外受风凉之症。用药调治，诸症渐减。惟瘟热未净，今用内服柴胡清瘟饮午晚二贴，外仍擦粉霜散调理。

柴胡一钱五分　酒芩二钱　桔梗二钱　元参三钱　酒军二钱　连翘二钱　木通二钱　大青叶二钱　花粉三钱　牛蒡子三钱　蝉蜕一钱五分　人中黄一钱五分

引用芦根五把

二十七日，回清泰请得顺常在脉息和缓。原系肺胃热盛，外受风凉之症。用药调治，诸症俱好。惟余热稍有未净，今用清瘟解毒丸每服二丸，芦根汤送下，相宜避风调理。

清瘟解毒丸四丸　芦根五把

【参考】 此案瘟热肆疟，弥漫上中二焦以致在上患及牙龈咽喉，在中累及胸膈，所选柴葛陷胸、普济消毒，凉膈诸方清上泻下颇为贴切，宜其效速。

十六　云贵人(即以后咸丰朝之云嫔)

1　医案辑录

道光三十年七月二十八日，栾泰、纪振纲请得云贵人脉息弦滑。饮食精神平和。惟肝经郁结有热，筋脉有时制动。今议用清肝饮一贴，匀二次服。

羚羊二钱　钩藤三钱　川牛膝三钱　紫草二钱　川郁金一钱五分　木通二钱

引用活络丹半丸

二十九日，栾泰、纪振纲请得云贵人脉息弦滑。饮食精神平和。惟夜间尚有抽制。此

由肝胆之中痰滞郁结未净，至夜气归五脏，则邪正交争而病作。然症在阴分，不可急攻，须用因势利导之法，缓为调治。今议用清肝饮一贴，匀二次服。

钩藤二钱　羚羊二钱　僵蚕二钱　山甲五分，研　川郁金一钱五分　陈皮二钱

引用牛黄抱龙丸一丸　冲

八月初一日，栾泰、纪振纲请得云贵人脉息弦滑。夜间抽制渐减。惟胆经络之中痰滞未净，肠中结燥。今议照原方清肝饮，改用山甲一钱，早服一捻金一钱五分调理。

初二日，栾泰、纪振纲请得云贵人脉息弦滑。夜间抽制未作。惟肝胃不和，稍有饮滞。今议照原方清肝饮加减，午服一贴调理。

钩藤三钱　羚羊二钱　川郁金一钱五分　山甲一钱，制　陈皮二钱　半夏二钱　茯神五钱　腹皮二钱

引用牛黄抱龙丸一丸　冲

初三日，栾泰、纪振纲请得云贵人脉息弦滑。抽制未作。惟肝胃不和，食下作呕。今议用清肝饮加减，午服一贴调理。

麦冬四钱　陈皮二钱　半夏二钱　茯神五钱　腹皮二钱　焦曲三钱　花粉三钱　白芍一钱五分，焦

引用生姜皮一片

初四日，栾泰、纪振纲请得云贵人脉息滑缓。抽制未作，呕吐已止，夜间得寐。惟中气不畅，肝胃欠和。今议照原方清肝饮，午服一贴调理。

初五日，纪振纲请得云贵人脉息滑缓。抽制未作，夜间得寐。惟胸膈不畅、肝胃欠和。今仍照方清肝饮，午服一贴调理。

初六日，栾泰请得云贵人脉息滑缓。夜间得寐，抽制未作。惟肝胃欠和，今仍照原方清肝饮，午服一贴调理。

初七日，纪振纲请得云贵人脉息滑缓。夜间得寐，抽制未作，惟湿饮沿有，肝胃尔和。今仍照原方清肝饮，午服一贴调理。

初八，栾泰请得云贵人脉息滑缓。抽制未作，精神饮食俱好。惟肝胃欠和，肢体尚弱。今照原方清肝饮加减，午服一贴调理。

麦冬五钱，朱砂拌　陈皮二钱　茯神五钱　川郁金一钱五分　焦白芍三钱　焦曲三钱　花粉三钱　楂炭三钱

引用生姜一片

初九日，纪振纲请得云贵人脉息滑缓。抽制未作，夜间得寐，精神饮食俱好。惟肢体尚弱，肝胃欠和。今仍照原方清肝饮，午服一贴调理。

初十日，栾泰请得云贵人脉息滑缓。精神饮食俱好。惟肝胃欠和，腿膝筋脉尚有未舒。今仍照原方清肝饮加怀牛膝二钱、延胡索一钱五分，午服一贴调理。

十一日，纪振纲请得云贵人脉息滑缓。精神饮食俱好。惟肝经之络欠和，以致腿膝筋脉尚有未舒。今仍照原方清肝饮，午服一贴调理。

十二日，栾泰请得云贵人脉息滑缓。诸症渐好。惟腿膝尚弱，筋脉欠和。今仍照原方清肝饮，午服一贴调理。

【参考】 云贵人脉息弦滑，弦脉属肝，滑有痰饮，筋脉制动系肝风内动所致。中医认为热盛则风生，故用清肝饮以治。该方与后世之羚羊钩藤汤方意相同。取羚羊、钩藤凉肝熄风，牛膝补肝肾之阴且引药下行不使风生，或加陈皮、半夏化痰，或加麦冬、花粉、白芍柔肝舒筋养液定风，使热清痰净风平，抽掣尽解。另外，案中羚羊前后用达二两，为治手足抽搐的要药，据药理实验羚羊角富含钙盐，其平肝熄风镇痉之力或与此有关。

十七 宜贵人

1 医方

十四年四月初一日，郝进喜请得宜贵人搜风顺气丸三钱一服，蜜水送下。

二十九日，宜贵人朱砂雄黄整末一钱一包，各五包。

五月初四日，宜贵人朱砂雄黄整末一钱一包，各五包。

六月初二日，宜贵人香薷丸十丸，益元散一钱一包，十包。

初八日，宜贵人金衣祛暑丸十丸，六合定中丸十丸，益元散一两。

十三日，宜贵人香薷丸十丸，益元散一两，灯心三钱。

七月初二日，宜贵人灯心五钱。

十二日，宜贵人灯心五钱，菊花五钱。

【参考】 宜贵人姓氏不详，查《清皇室四谱》亦无记载，大约入侍时间不长，又无子女承荫，幸赖医案存其记录，清宫中如此者恐不乏其人。其所用药物，不过应时令服用而已。

十八 曼常在

1 风疹治案

道光十一年十二月初三日，郝进喜请得曼常在脉息浮数。系内热受凉，咳嗽风疹之症。以致周身痛痒，咳嗽胸满，发热恶寒。今用荆防杏苏饮，午晚二贴调理。

荆芥一钱五分 苏叶二钱 苦桔梗二钱 前胡二钱 防风一钱五分 葛根二钱 杏仁三钱，炒研 知母二钱，炒 元参三钱 浙贝二钱，研 牛蒡子三钱，研 生甘草八分

引用芦根四把

十二月初四日，郝进喜请得曼常在脉息滑数。系内热受凉，咳嗽风疹之症。以致头闷周身痛痒，咳嗽胸满，发热恶寒。昨服荆防杏苏饮，表凉已解，瘾疹出透，诸症渐减。惟余热不净，今用清热化饮汤，午服一贴调理。

柴胡八分 赤苓三钱 生地三钱 元参三钱 枳壳一钱五分，炒 苦桔梗一钱五分 牛蒡子二钱，研 花粉二钱 栀子一钱五分，炒 生甘草八分

引用灯心一束 淡竹叶一钱

初五日，郝进喜请得曼常在照方加酒芩二钱，酒连八分，薄荷八分。

初六日，郝进喜请得曼常在脉息弦缓。系咳嗽风疹之症。用药调治，诸症渐减，余热稍清。惟里滞未行，今用清热化滞汤，午晚二贴调理。

酒芩一钱五分 瓜蒌三钱 炙半夏二钱 神曲三钱，炒 青皮二钱 枳实一钱五分 栀子二钱，炒 山楂三钱 胆草一钱，酒炙 元参二钱 麦芽三钱，炒研 生甘草五分

引用灯心一束

【参考】 风疹为邪在肺卫肌表，以表散为宜，故前人有治疹以畅汗为第一要义之说。此案先以荆防杏苏散宣肺止咳，解表透疹，表解后再用苦寒清其内热，颇得要领。故初起即用苦寒则有冰伏之患。可见临证必须审度病情，分析病势，用药才能合拍。

2 医方

道光十二年十月二十八日，赵永年、李松盛请得曼常在朱砂安神丸二钱，灯心汤送下。

十一月初九日，曼常在清肺抑火丸三钱一服，五服，灯心五钱。

十二月初五日，曼常在清肺抑火丸三钱一服，二服。

十三年三月初五日，郝进喜请得曼常在清肺安嗽丸一零。

酒芩五钱　麦冬一两，去心　桔梗五钱　丹皮四钱　大生地一两　天冬一两　枳壳五钱，炒　元参一两　浙贝八钱，去心　焦白芍五钱　归身一两　枇杷叶八钱，蜜炙　柴胡二钱，醋炒　生甘草二钱

共为细末，石斛二两熬膏兑，炼蜜为丸，重三钱，藕汤送下。四十八丸。

【参考】 阴虚火旺之体，虚火炼津为痰，使肺失清肃，肺气上逆而为咳为嗽。本方滋补肺肾之阴，清降木金之火，故可止咳宁嗽。从用方推测，曼常在当患劳嗽之症。

六月初七日，曼常在金衣祛暑丸十丸，香薷丸十丸，益元散一两。

十七日，郝进喜请得曼常在连翘败毒丸一钱五分一服，四服，白水送下，外用二妙散。

苍术五钱　黄柏五钱　地肤子五钱

共为细末，入白布袋内，搽患处。

3 暑病治案

十八日，郝进喜请得曼常在脉息浮缓。系血热风湿，暑毒之症。以致周身头发碎小疙疸，昼夜痛痒。今用早服连翘败毒丸，晚服防风通圣丸各一钱五分，外敷二妙散搽之。

苍术五钱　黄柏五钱　地肤子五钱

共为细末，盛白布口袋内，搽患处。

【参考】 二妙散除湿，地肤子止痒，合用敷搽皮肤湿疮甚宜。

二十日，曼常在金衣祛暑丸十丸，六合定中丸十丸，香薷丸十丸。

二十一日，孙景燕请得曼常在脉息弦数。原系内伤生冷，外感风寒。以致腹内微痛，大便泄泻。今用清暑胃苓汤，午晚二贴，凉服调理。

苍术一钱五分，炒　厚朴一钱五分　茯苓二钱　陈皮二钱　猪苓二钱　泽泻二钱　白术二钱，土炒　香茹一钱五分　木通二钱　扁豆二钱，炒研　甘草一钱

引用生姜二片

二十二日，孙景燕请得曼常在脉息渐缓。原系内伤生冷，外感风热之症。昨服清暑胃苓汤，诸症渐好。惟脾胃稍有未和，今用清暑和胃饮，晚服一贴调理。

苍术一钱五分　厚朴一钱五分　陈皮二钱　山楂三钱，焦　麦芽三钱，炒　神曲二钱　香茹一钱五分　扁豆三钱，炒　小生地三钱　木通二钱　六一散二钱

引用灯心一子

二十三日，孙景燕请得曼常在照方清暑和胃饮晚服一贴。

【参考】 胃苓汤即五苓散、平胃散合方，功能健脾和中利湿，可治湿滞伤食，泄泻等症。今曼常在病在夏月，内伤生冷，外感风寒，故御医孙景燕加入香薷、扁豆清暑之品，减去桂枝燥热之药以进，其泄泻之症即瘳。这对中医治疗暑月伤冷泄泻有参考价值。另外，药用凉服，可能病人尚有内热。

十九　余常在

1 医案辑录

道光十年十二月十一日，魏永泰请得余常在脉息浮数。外受风温之症。以致发热恶寒，

周身疼痛，口渴咽干。今用疏解利咽汤，晚服一贴，外吹白降雪散。

荆穗三钱　元参三钱　射干二钱　牛蒡子一钱五分　连翘三钱　桔梗二钱　苏梗叶一钱五分　黄芩一钱五分　羚羊角八分　赤芍三钱　炙半夏二钱　甘草八分

引用生姜一片

十二日，魏永泰请得余常在脉息浮数。系肺胃有热，外受风瘟咽痛之症。昨服疏解利咽汤，服药以来，疼痛渐减。惟饮热尚盛，今用清热化饮汤，外吹白降雪散。

苏梗一钱五分　羚羊三钱　麦芽三钱　元参三钱　山豆根二钱　焦楂三钱　射干二钱　僵蚕二钱　桔梗二钱　炙半夏二钱　杏仁三钱　甘草八分

引用生姜一片

十三日，魏永泰请得余常在脉息浮数。原系肺胃有热，外受风瘟咽痛之症。昨服化饮等汤，饮热通利。惟咽喉疼痛。里热未解所致。今用清解利咽汤，外吹白降雪散调治。

苏梗二钱　焦曲四钱　连翘三钱　荆穗二钱　僵蚕二钱，炒　麦芽四钱　枳实二钱　射干二钱　焦楂五钱　桔梗二钱　花粉三钱　生甘草八分

引用生姜一片　灯心二十寸

午晚二贴。

十四日，魏永泰请得余常在脉息缓数。原系肺胃有热，外受风瘟咽痛之症。服药调治，症势稍轻。惟里热尚盛，咽喉有时疼痛。今用清热化滞汤，午服一贴，外吹白降雪散调治。

橘红二钱　桔梗二钱　酒军二钱　元参二钱　黄芩一钱五分　射干二钱　元明粉一钱五分，冲服　牛蒡子一钱五分，炒　桔实三钱，炒　僵蚕二钱　连翘三钱　生甘草八分

引用芦根五把　灯心二十寸

十五日，魏永泰请得余常在脉息弦缓。原系肺热咽痛之症。昨服清热化滞汤，诸症渐减。惟里热稍有未净。今仍照原方减去元明粉、酒军，加神曲二钱、焦楂三钱，午服一贴调理。

十六日，魏永泰请得余常在脉息和缓。原系肺热咽痛之症。用药调治，诸症俱好。宜止汤药。避风调理。甘桔代茶饮二分。

【参考】 肺气通於喉，肺与大肠相表里，风温咽痛之症，一面宣肺利咽，一面泻热通腑则咽痛之症可以迅速消退，此或为清宫御医一得之秘。

道光十二年十一月初九日，吴金声请得余常在脉息浮数。系受风着凉，瘟热之症。以致气喘声重，头面风疹。今用疏风和解汤一贴调理。

羌活二钱　黄芩三钱　羚羊一钱　防风二钱　桔梗三钱　薄荷一钱五分　白芷一钱五分　前胡二钱　荆芥一钱五分　牛蒡子二钱，炒　生甘草八分

引用芦根五钱

初十日，吴金声请得余常在脉息浮数。原系受风凉，头面见疹之症。声喘气促。用药调治，瘟疹微露，尚未出透。今用攻表透疹汤午晚二贴调理。

麻黄一钱，蜜炙　煅石膏三钱　前胡一钱五分　苏叶二钱　薄荷一钱　元参三钱　川芎二钱　黄芩二钱　栀子二钱，炒　白芷一钱五分　桔梗二钱　杏仁二钱　甘草八分

引用苇根五把

十一日，吴金声、陈隆志请得余常在脉息弦数。原系受凉风疹之症。用药调治，风疹已透，表凉渐解。除热不净，今议用消滞化疹汤，午晚二贴调理。

陈皮二钱　元参三钱　厚朴一钱，炒　炙半夏二钱　薄荷一钱五分　枳壳二钱，炒　桔梗三钱　槟榔一钱五分

栀子三钱，炒　前胡二钱　青皮二钱，炒　甘草一钱

引用灯心二子

十二日，吴金声、陈隆志请得余常在脉息弦数。原系风热发疹之症。用药调治，表凉已解。惟里滞尚盛，今议用清热化饮汤，午晚二贴调理。

前胡二钱　酒连一钱，研　酒芩三钱　牛蒡子三钱，炒　桔梗三钱　栀子三钱，炒　元参三钱　橘红二钱　麦冬三钱　射干一钱五分　炙半夏一钱五分　桑皮三钱，炒

引用秋梨五片

十三日，吴金声、陈隆志请得余常在脉息弦缓。原系风热发疹之症。用药调治，里滞稍清。惟肺胃饮热尚盛。今议用清解理肺汤，午晚二贴调理。

瓜蒌三钱　橘皮二钱　杏仁三钱，研　浙贝二钱，研　麦冬三钱　熟军二钱　桔梗三钱　酒芩三钱　枳实二钱　炙半夏一钱五分　桑皮二钱，炒　酒连八分，研

引用秋梨五片

十四日，吴金声、陈隆志请得余常在脉息弦缓热。原系风热发疹之症。用药调治，里滞已清。惟肺胃饮热稍有未净。仍照原方减去熟军，午晚二贴调理。

【参考】　此案瘟热发疹之症，仍用表里两解法，案中诸方寓杏苏、麻杏石甘、三黄等方意，颇为对症。

二十　蔡答应

1　领药记录

道光二十七年三月初五日，杨有玉领蔡答应灯心二钱，竹叶一钱，麦冬三钱。

八月十一日，杨有玉领蔡答应清瘟解毒丸三丸，灯心三钱，竹叶二钱。

八月十二日，　蔡答应一捻金五分。

二十日，李瑞领蔡答应午晚二贴。

羌活二钱　木香一钱，研　枳壳二钱，炒　苏梗叶二钱　藿梗叶二钱　缩砂一钱五分，研　厚朴二钱　赤苓块三钱，研　半夏曲三钱，炒　槟榔二钱，炒　橘皮二钱　制草六分

引用生姜三片

二十一　李答应

1　领药记录

道光二十三年九月初四日，吴忠亮领李答应平安丹整末二两一包，四两。

【参考】　清宫制度后、妃、嫔以下，设有贵人、常在、答应无定员。答应品级当於常在之下。据《清皇室四谱》载："蔡佳氏道光时充答应"，即蔡答应，后屡晋尊为蔡贵人、恒嫔。李答应后晋尊为贵人。后此处用平安丹、清瘟解毒丸、灯心、竹叶等药看来，说明宫中十分注意平时的调理和预防。

二十二　大阿哥

1　医案辑录

道光元年三月十三日，大阿哥山楂五钱，神曲五钱，麦芽五钱，灯心五钱，竹叶五钱。

四月二十六日，大阿哥灯心一两。

五月初五日，大阿哥朱砂雄黄一钱一包，整末各五包。

六月二十日，大阿哥灯心一两。

八月二十一日，李承缮、方惟寅请得大阿哥脉息浮数。系肺胃有热，外受风凉之症。以致咳嗽、发热、头疼、呕恶、口渴。今议用荆防杏苏饮，午服一贴调理。

荆穗二钱　防风一钱五分　杏仁一钱五分，炒　苏叶一钱　前胡一钱五分　桔梗一钱五分　橘皮八分，广　赤苓一钱五分，片　枳壳二钱，炒　黄芩一钱　半夏一钱，制　生甘草五分

引用生姜皮一片　灯心五十寸

二十二日，李承缮、刘廷溥请得大阿哥脉息浮数。系肺胃有热，感受风凉之症。以致身热、头痛、咳嗽、唇干。今议用疏解杏苏饮，午服一贴调理。

杏仁一钱五分，炒研　苏叶一钱　葛根一钱五分　前胡一钱五分　桔梗一钱五分　橘红一钱五分　赤苓二钱　枳壳二钱，炒　花粉一钱五分　酒芩一钱五分　元参一钱五分　生甘草八分

引用生姜皮二片

二十三日，李承缮、刘廷溥请得大阿哥脉息弦滑。系肺胃有热，感受风凉之症。昨服疏解杏苏饮，表凉诸症渐减。今议用清解化热饮，午服一贴调理。

柴胡一钱　酒芩一钱五分　竹茹二钱　枳壳一钱五分，炒　花粉一钱五分　橘红一钱五分　赤苓二钱　半夏一钱，制　桔梗一钱五分　栀子一钱五分，炒　麦冬二钱

引用灯心四十寸

二十四日，李承缮、刘廷溥请得大阿哥脉息弦缓。系肺胃有热，感受风凉之症。用药调治，诸证渐好，表凉已解。惟肺胃余热未清，今议用清热和胃饮，午服一贴调理。

焦神曲二钱　竹茹一钱五分　枳壳一钱五分，炒　陈皮一钱五分　赤苓一钱五分　麦芽二钱，炒　酒芩一钱五分　知母一钱五分　半夏一钱，制　甘草八分

引用灯心四十寸

二十五日，李承缮、刘廷溥请得大阿哥脉息弦缓。系肺胃有热，感受风凉之症。用药调治，诸症渐好。惟肺胃不清，今议仍用清热和胃饮，午服一贴调理。

焦山楂二钱　麦冬二钱　神曲二钱，炒　枳壳一钱五分，炒　陈皮一钱五分　酒芩一钱五分　赤苓一钱五分　竹茹一钱五分　前胡一钱五分　桔梗一钱五分

引用灯心四十寸

二十六日，李承缮、刘廷溥请得大阿哥脉息安和。原系肺热受风之症。用药调治，诸症俱好。相宜止药，避风粥饮调理。

二年三月初十日，李承缮请得大阿哥脉息浮数。系肺胃有热，感受风凉之症。以致发热面赤，口渴腰腿酸软。今用荆防清热饮，晚服一贴调理。

荆穗一钱　防风八分　羌活六分　葛根五分　前胡一钱五分　柴胡一钱　桔梗一钱五分　枳壳二钱，炒　赤苓一钱五分　黄芩一钱　羚羊八分　生甘草五分

引用灯心五十寸

十一日，李承缮、刘廷溥请得大阿哥脉息浮数。系滞热受风之症。昨服荆防清热饮，表凉稍解。今议用疏解饮，午服一贴调理。

葛根一钱　赤芍一钱五分　荆穗一钱五分　前胡一钱五分　元参二钱　防风一钱五分　桔梗一钱五分　黄芩一钱五分　花粉二钱　羚羊一钱　枳壳二钱，炒　甘草八分

引用生姜二片

十二日，李承缙、刘廷溥、潘元瑛请得大阿哥脉息安和。系滞热受风之症。用药调治，诸症俱好。相宜止药，避风粥饮调理。

四月二十九日，大阿哥朱砂雄黄整末一钱一包，各五包。

五月二十三日，大阿哥香薷丸十丸，益元散一钱一包　十服，灯心一两。

六月十一日，大阿哥金衣祛暑丸十丸。

二十日，大阿哥益元散一两。灯心一两。

二十五日，大阿哥金衣祛暑丸十丸，益元散一两，灯心二两。

二十八日，大阿哥香薷丸十丸。

七月初三日，大阿哥灯心一两，竹叶五钱。

道光三年五月初一日，大阿哥朱砂雄黄整末一钱一包，各五包。

初三日，大阿哥灯心一两，竹叶五钱。

六月初一日，大阿哥香茹丸十丸，益元散一钱一包，十包，灯心一两。

十二日，大阿哥金衣祛暑丸十丸，香茹丸十丸，灯心二两。

二十四日，大阿哥金衣祛暑丸二十丸，益元散三两。

七月初六日，大阿哥香茹丸十丸。

九月初十日，薛文昱、张新、郝进喜请得大阿哥脉息浮数。系饮滞受凉，感冒之症。以致头闷身酸，发热恶寒，胸胁胀痛。今议用疏解正气汤，晚服一贴调理。

羌活一钱五分　防风一钱五分　藿香一钱五分　苏梗二钱　苍术一钱五分　厚朴一钱五分　缩砂一钱　赤苓三钱　腹皮二钱　炙半夏二钱　橘红一钱五分　生甘草五分

引用生姜三片

十一日，张永清、崔良玉、郝进喜请得大阿哥脉息弦滑。系饮滞受凉之症。以致头闷身酸，发热恶寒，胸胁牵引少腹胀痛。昨服疏解正气汤，表凉渐解，疼痛稍轻。今议用乌药正气汤，午服一贴调理。

乌药三钱，炒　炙半夏三钱　青皮二钱，炒　香附三钱，炒　藿香一钱五分　厚朴三钱，炒　萸连同萸用一钱　缩砂一钱五分，炒研　苏梗二钱　赤苓五钱　枳壳一钱五分，炒　焦楂五钱

引用荷梗七寸　沉香面五分　冲服

本日未刻，张永清、崔良玉、郝进喜请得大阿哥脉息渐缓。系饮滞受凉之症。用药调治，诸症渐减。惟胁腹稍有胀痛，此由湿滞未净所致。今议仍用原方乌药正气汤，晚服一贴调理。

十二日，张永清、苏钰、崔良玉、孔毓麟、郝进喜请得大阿哥脉息滑缓。系饮滞受凉之症。用药调治，诸症渐减。惟少腹牵引两胁，有时疼痛。此由湿滞挟寒所致。今议用加减五积散汤，午服一贴调理。

苍术一钱五分，炒　茯苓三钱　吴萸八分，泡　橘核仁三钱　厚朴一钱五分，炒　香附三钱，醋　当归二钱，酒洗　醋青皮二钱　陈皮一钱五分　白芍二钱，酒炒　延胡索三钱　乌药二钱　焦楂五钱　炙甘草八分

引用煨木香八分，研　煨姜三片

本日未刻，张永清、苏钰、崔良玉、孔毓麟、郝进喜请得大阿哥仍照原方加减五积散汤，加焦曲四钱、麦芽四钱，晚服一贴。

十三日，张永清、苏钰、崔良玉、孔毓麟、郝进喜请得大阿哥脉息渐缓。原系饮滞挟寒，腹胁疼痛之症。用药调治，诸症渐好，腹胁疼痛已止。惟余滞不净，胃气欠和。今议用香砂化滞汤，午服一贴调理。

木香一钱，研　缩砂一钱，研　炙半夏二钱　赤苓块三钱，研　焦曲四钱，研　麦叶四钱，研　焦楂五钱，研　枳实一钱五分，炒　厚朴二钱，炒　青皮二钱，醋炒　吴萸四分　延胡索二钱　制草五分

引用煨姜一片

本日未刻，张永清、苏钰、崔良玉、孔毓麟、郝进喜请得大阿哥脉息渐缓。系饮滞挟寒，腹胁疼痛之症。用药调治，诸症渐好。惟胃气欠和，饮食不香。今议用香砂和胃饮，晚服一贴调理。

煨木香八分，研　麦芽二钱，炒　炙半夏一钱五分　枳壳一钱五分，炒　缩砂八分，研　山楂二钱，炒　赤苓三钱　桔梗一钱五分　焦曲二钱　橘皮一钱五分　生甘草五分

引用煨姜一片　红枣肉二枚

十四日，苏钰、崔良玉、孔毓麟、郝进喜请得大阿哥脉息和缓。原系饮滞挟寒，腹胁疼痛之症。用药调治，诸症俱好。惟胃气稍有未和，今议用和胃代茶饮调理。

焦曲一钱五分　麦芽一钱五分，炒　炙半夏一钱五分　桔梗一钱五分　橘皮一钱五分　赤苓块一钱五分　枳壳一钱五分　焦楂一钱五分　生甘草五分

煎汤代茶。

十五日，苏钰、崔良玉、孔毓麟、郝进喜请得大阿哥脉息和缓。原系饮滞挟寒，腹胁疼痛之症。用药调治，诸症俱好。宜止汤药，相应避风，饮食调理。

二十六日，大阿哥平安丸十丸。

十二月二十三日，大阿哥白蔻二两，缩砂二两，平安丹四两。

道光五年十月二十九日，张永清、苏钰、郝进喜请得大阿哥脉息滑数。系饮热受凉之症。用药调治，表凉已解，唇肿渐消。惟滞热过盛，口干胸满。今议用柴胡清燥汤，午服一贴调理。

柴胡一钱五分　板蓝根二钱　栀子一钱五分，炒　羚羊一钱　酒芩二钱　连翘二钱，去心　枳实一钱五分，炒　酒连八分，研　熟军二钱　花粉三钱　厚朴一钱五分，炒　人中黄一钱

引用薄荷八分　苇根三把

【参考】　此亦表里两解之法，因表凉已解，故凉泻里热之药为多。

本日未刻，张永清、崔良玉、郝进喜请得大阿哥脉息滑缓。系饮热受凉之症。用药调治，表凉已解，唇肿渐消，大便虽行，里滞仍属未净。今议仍用原方柴胡清燥汤，晚服一贴调理。

三十日，张永清、苏钰、郝进喜请得大阿哥脉息渐缓。系饮热受凉之症。用药调治，表里已清。惟余热未净，身软气怯。今议用清热导赤汤，午晚二贴调理。

橘皮二钱　枳壳一钱五分，炒　麦芽三钱，炒　花粉三钱　炙半夏二钱　酒芩一钱五分　山楂三钱，炒　酒连七分，研　赤苓三钱　焦曲三钱　次生地三钱　连翘二钱，去心

引用竹叶一钱五分

十一月初一日，苏钰、郝进喜请得大阿哥脉息渐缓。系停滞受凉之(症)。用药调治，诸症渐减。惟余热未净，肝胃不和。今议用清热温胆汤，午晚二贴调理。

竹茹三钱　橘皮一钱五分　酒连八分，研　花粉三钱　赤苓三钱　炙半夏一钱五分　焦曲三钱　柴胡一钱　枳实一钱五分，炒　酒芩二钱　焦楂三钱　厚朴一钱五分，炒

引用灯心一束

初二日，张永清、苏钰、郝进喜请得大阿哥脉息渐缓。系饮热受凉之症。用药调治，诸症渐好。惟余热未净，胃气欠和。今议仍用原方清热温胆汤，加炒栀一钱五分、知母二钱、甘草八分，减去厚朴、柴胡、酒连，午晚二贴调理。

【参考】 迭用导赤清热，温胆化饮，饮热渐清则病情日见好转。

初三日，张永清、苏钰、郝进喜请得大阿哥脉息和缓。诸症渐好。惟余热稍有未净，胃气欠和，身体尚软。今议用清热和胃饮，午服一贴调理。

陈皮一钱五分　枳壳一钱五分，炒　焦曲三钱　酒芩一钱五分　炙半夏一钱五分　桔梗一钱五分　壳芽三钱，炒　竹茹二钱　赤苓三钱　山楂三钱，炒　栀子一钱五分，炒　生甘草八分

引用灯心三十寸

初四日，张永清、崔良玉、郝进喜请得大阿哥脉息和缓。诸症渐好。惟余热稍有未净，胃气欠和，身体尚软。今议仍用原方清热和胃饮，午服一贴调理。

初五日，苏钰、崔良玉、郝进喜请得大阿哥脉息和缓。诸症俱好。惟余热稍有未净，胃气欠和。今议用芩竹导赤汤，午服一贴调理。

酒芩一钱五分　竹茹二钱　酒连八分　木通一钱五分　赤苓三钱　次生地三钱　焦曲三钱　甘草梢八分

引用灯心二束

初六日，张永清、崔良玉、郝进喜请得大阿哥脉息和缓。诸症俱好。惟余热稍有未净，今议仍用原方芩竹导赤汤，晚服一贴调理。

初七日，张永清、苏钰、崔良玉、郝进喜请得大阿哥脉息和缓。诸症俱好。宜止汤药，相宜避风，饮食调理。

十一日，大阿哥灯心二两，竹叶一两。

十二月十二日，张永清、崔良玉请得大阿哥脉息弦数。系肝胃气道不宣，停滞受凉之症。以致口干胸满，腹胁胀痛。今议用乌药正气汤。晚服一贴调理。

乌药三钱　陈皮二钱　炙半夏一钱五分　焦麦芽三钱　藿香一钱五分　厚朴二钱，炒　焦曲三钱　枳壳一钱五分，炒　苏梗二钱　赤苓三钱　焦楂三钱　生甘草八分

引用煨姜三片

本日陈昌龄、王泽溥请得大阿哥拈痛化滞饮一贴。

乌药二钱　厚朴二钱，炒　炙半夏二钱　酒军二钱　煨木香八分　陈皮一钱五分　焦曲三钱　香附三钱，醋炒　苍术一钱五分，土炒　枳实一钱五分，炒　焦楂三钱　青皮一钱五分，炒　焦白芍二钱

引用煨姜五片

外用熨药二分。

香附四两　小茴香二两　萝卜子二两　食盐八两　生姜四两

共捣粗末，用醋拌，炒熨患处。

本日子刻，陈昌龄请得大阿哥调中拈痛汤一贴。

苍术一钱五分，炒　厚朴二钱，炒　枳实二钱，麸炒　陈皮一钱五分　木香一钱　延胡索一钱五分，炒　缩砂一钱五分　槟榔一钱五分　藿梗一钱五分　青皮一钱五分　酒军二钱　炙半夏二钱

引用生姜汁半匙　兑服

十三日，张永清、崔良玉、陈昌龄、王泽溥请得大阿哥脉息弦滑。系停滞受凉之症。以致恶寒口干，呕恶胸满，两胁牵引少腹胀痛。今议用乌药正气汤午服一贴调理。

乌药三钱　陈皮一钱五分　厚朴二钱，炒　焦曲三钱　藿香一钱五分　桔梗一钱五分　赤苓三钱　麦芽三钱，炒　苏梗叶二钱　枳壳一钱五分，炒　炙半夏三钱　生甘草八分

引用生姜一片

本日，张永清、崔良玉、陈昌龄、王泽溥请得大阿哥脉息弦滑。系停滞受凉之症。早服乌药正气汤，表凉渐解。惟呕恶胸满，两胁牵引少腹作痛。此由里滞未行所致，今议用

六一顺气汤调理。

柴胡一钱五分　炙半夏二钱　乌药三钱　赤芍一钱五分　酒芩一钱五分　生军三钱，后入　枳实二钱，炒　厚朴二钱，炒　生甘草八分

引用元明粉一钱五分，冲服　铁锈水三匙　兑服

本日未刻，张永清、崔良玉、陈昌龄、王泽溥请得大阿哥香砂化滞汤晚服一贴。

香附米三钱，炒　焦曲三钱　郁李仁三钱，炒　缩朱一钱，炒研　火麻仁三钱，炒　厚朴二钱，炒　山楂肉三钱，炒　枳实一钱五分，炒　藿香梗二钱　麦芽三钱，炒　油当归三钱　橘皮三钱

引用姜汁一茶匙　兑服

十四日，张永清、崔良玉、陈昌龄、王泽溥请得大阿哥脉息弦滑。系停滞受凉之症。用药调治，表凉已解。里滞虽行，究属未畅。以致呕恶口干，腹胁胀痛。今议用大橘皮汤，午服一贴调理。

橘皮三钱　猪苓二钱　炙香附三钱　煨木香八分，研　赤苓三钱　白术一钱五分，土炒　槟榔二钱　郁李仁三钱，炒　泽泻一钱五分　青皮二钱，炒　萸连八分，同萸用　半夏曲三钱，炒

引用姜汁一茶匙　兑服

本日未刻，崔良玉、陈昌龄请得大阿哥脉息弦滑。系停滞受凉之症。用药调治，表凉已解。惟滞饮未净，以致呕恶口干，胁腹胀痛。今议用调中化饮汤，晚服一贴调理。

木香一钱　槟榔二钱　枳实二钱，炒　厚朴三钱，炒　橘皮三钱　苍术一钱五分，炒　萸连八分，同萸用　醋柴一钱　半夏三钱，曲　香附三钱，炒　缩砂一钱五分　草蔻一钱，煨　伏龙肝三钱

引用姜汁一茶匙　兑服

十五日子刻，崔良玉、陈昌龄、王泽溥请得大阿哥脉息弦滑。原系停滞受凉之症。服过乌药顺气、调中化饮等汤，表凉已解，里滞虽行。惟少腹胀痛，二便不通。此由寒气蓄结小肠所致。今议用导气汤一贴，兼用葱盐熨法调理。

木通二钱　官桂一钱　乌药二钱　枳壳一钱五分，炒　猪苓三钱　泽泻二钱　茯苓三钱　吴萸一钱

不用引。

熨药方

肉桂一两　小茴香一两　生姜三两　老葱一握　食盐四两　麸子半升

用醋炒热，纳布袋内，熨痛处。

本日，张永清、崔良玉、陈昌龄、王泽溥请得大阿哥脉息弦滑。原系停滞受凉之症。用药调治，表凉已解，里滞虽行，究属不畅。惟两胁牵引少腹作痛，此由寒湿蓄结膀胱所致。今议用导气化滞汤一贴，兼熨法调理。

乌药三钱　吴萸一钱　白芍二钱，姜炒　枳实二钱，炒　橘核仁三钱　官桂一钱　茯苓三钱　山楂三钱，炒　青皮二钱，炒　煨木香六分　泽泻二钱　草蔻仁一钱五分，煨

引用青麟丸三钱，化服　荔枝核三钱，研

外用熨药二分。

本日，张永清、王泽溥请得大阿哥青娥肾著汤一贴。

杜仲三钱，盐水炒　破故纸二钱　焦白术二钱　茯苓块五钱　干姜五分　炙甘草八分

引用胡桃肉三枚，捣碎

本日亥刻，张永清、崔良玉、陈昌龄、王泽溥请得大阿哥脉息沉弦。原系停滞，受凉之症。用药调治，表凉已解，里滞虽行，尚属未畅。惟胁腹胀痛，大便燥结，此由气不运化所致。今议用益阴润燥汤，一贴调理。

油当归四钱　枳壳一钱五分，炒　升麻四分，蜜炒　大生地三钱　肉苁蓉五钱　桃仁二钱，土炒　郁李仁三钱，炒　赤芍二钱　熟军二钱　火麻仁三钱　熟地三钱，缩砂炒　延胡索二钱，炒

引用白蜜一匙

十六日，张永清、崔良玉、陈昌龄、王泽溥请得大阿哥脉息沉滑。原系停滞受凉之症。用药调治，表凉已解，里滞虽行，究属未净。惟左胁下牵引少腹作痛，此由寒滞郁结气不运化所致。今议用荔香定痛汤一贴，兼麻仁滋脾丸三钱调理。

荔枝核三钱，研　延胡索二钱，醋炒　肉桂五分，去皮研　沉香六分，研　川楝子二钱　吴萸八分　橘核仁三钱，研　小茴香一钱，盐炒　青皮一钱五分，炒　南楂肉三钱，炒　厚朴二钱，炒　白芍二钱，醋炒

引用麻仁滋脾丸三钱　化服，已经服了

十七日，张永清、崔良玉、陈昌龄、王泽溥请得大阿哥脉息弦缓。原系停滞受凉之症。用药调治，里滞已行，疼痛渐减。惟余滞稍有未净，今议用香砂化饮汤，午晚二贴调理。

香附三钱，醋炒　茯苓块三钱，研　焦曲三钱　缩砂一钱，炒研　橘皮一钱五分　谷芽三钱，炒　厚朴一钱五分，炒　炙半夏一钱五分　青皮一钱，炒　枳实一钱，炒　醋白芍一钱五分　炙甘草五分

引用生姜一片　红枣肉三枚

十八日，张永清、崔良玉、陈昌龄、王泽溥请得大阿哥脉息渐缓。原系停滞受凉之症。服药以来，诸症俱减。惟身软胃气未和，今议用和胃温胆汤，晚服一贴调理。

橘皮一钱五分　炙半夏一钱　茯苓二钱　枳壳一钱，炒　桔梗一钱五分　焦曲二钱　谷芽二钱，炒　麦冬去心三钱　厚朴一钱，炒　生甘草五分

引用生姜一片　红枣二枚

十九日，张永清、陈昌龄请得大阿哥脉息渐缓。原系停滞受凉之症。服药以来，诸症渐好。惟身软胃气欠和，今议仍用和胃温胆汤加减，晚服一贴调理。

橘皮一钱五分　炙半夏一钱五分　茯苓二钱　谷芽一钱五分，炒　麦冬二钱，去心　白术一钱五分，土炒　桔梗一钱　生甘草五分

引用生姜一片　大枣三枚

二十日，崔良玉、王泽溥请得大阿哥脉息渐缓。原系停滞受凉之症。用药调治，诸症渐好。惟胃气稍有未和，今议用橘皮和胃汤，晚服一贴调理。

橘皮一钱五分　茯苓三钱　白术一钱五分，土炒　炙半夏一钱五分　谷芽三钱，炒　桔梗一钱五分　麦冬三钱，去心　生甘草四分

引用生姜一片　灯心三十寸

二十一日，张永清、崔良玉、陈昌龄、王泽溥请得大阿哥脉息和缓。原系停滞受凉之症。用药调治，诸症俱好，宜止汤药。议用和胃代茶饮，以缓正气，相宜避风慎重调理。

陈皮一钱五分　茯苓块三钱　谷芽三钱，炒　半夏曲二钱，炒　麦冬三钱，去心

不用引。

【参考】　大阿哥为和妃所出，道光十一年四月卒，年仅二十四岁。观其脉案，每一症向愈之后即着重调养胃气，守中医以胃气为本之旨，足启人深思。

二十三　大阿哥福晋

1　停饮治案

三年五月初一日大阿哥福晋朱砂雄黄整末一钱一包，各五包。

十二日，郝进喜请得大阿哥福晋四七化饮汤一贴。

苏梗一钱五分　香附三钱，醋炙　枳壳二钱　萸连八分　厚朴一钱五分　茯苓三钱　炙半夏二钱　桔梗二钱　橘皮一钱五分　缩砂一钱，研　生甘草五分

引用荷梗一尺

十三日，郝进喜请得大阿哥福晋脉息弦滑。系停饮郁结之症。以致胸腹胀痛，身肢酸软。今仍用四七化饮汤，午晚二贴调理。

十四日，骆师崇请得大阿哥福晋脉息弦数。系肝胃热盛，郁结停饮之症。以致胸胁作痛，身体酸软，小水短少。今用香砂四七汤，午晚二贴调理。

炙香附三钱　缩砂一钱五分　苏梗二钱　厚朴二钱　赤苓三钱　半夏一钱五分　陈皮二钱　抚芎一钱五分　木通二钱　生甘草八分

引用荷梗一尺　灯心一子

【参考】 四七汤即《金匮要略》之半夏厚朴汤，本治梅核气，因其用四味药可治七情所生之病，故名四七汤。清宫御医用来移治停饮，确是独特用法。其中道理可能是从梅核气系由痰气郁结而起。受到启发，而且宫中妇女又多情志之病，用此一方而可两顾之。

十五日，陈昌龄、孔毓麟、郝进喜请得大阿哥福晋脉息弦数。系肝胃热盛，郁结停饮之症。以致胸膈满闷，腿膝酸痛。此由湿热凝结经络，气道不通所致。今议用除湿拈痛汤，午晚二贴调理。

赤苓三钱　橘皮二钱　苦参二钱，酒炒　泽泻三钱　防己二钱　当归三钱，酒洗　独活二钱　木通一钱五分　川芎一钱五分　牛膝二钱，酒洗　茵陈三钱，酒炒　酒军一钱五分　六一散三钱

引用木瓜三钱

十六日，陈昌龄、孔毓麟、郝进喜请得大阿哥福晋脉息弦滑。系肝胃热盛，郁结停饮之症。昨服除湿拈痛汤，腿痛稍减。惟胸膈满闷，此由湿饮尚盛。今议用除湿化饮汤，午晚二贴调理。

赤苓三钱　苍术一钱五分，炒　羌活一钱五分　茵陈二钱，炒　泽泻二钱　橘皮二钱　酒芩二钱　枳壳二钱，炒　葛根二钱　半夏曲三钱，炒　木通二钱　桔梗二钱　六一散三钱

引用姜皮一片　灯心一束

十七日，陈昌龄、孔毓麟、郝进喜请得大阿哥福晋脉息弦缓。系肝胃热盛，郁结停饮之症。服药以来，诸症渐好。惟湿饮未清，今议用和胃化饮汤，晚服一贴调理。

橘皮二钱　青竹茹二钱　桔梗一钱五分　炙半夏二钱　焦曲三钱　花粉一钱五分　茯苓二钱　麦芽三钱，炒　枳壳一钱五分，炒　酒芩一钱五分　焦楂三钱　生甘草四分

引用生姜一片　灯心一束

十八日，陈昌龄、孔毓麟、郝进喜请得大阿哥福晋脉息渐缓。系肝胃热盛，郁结停饮之症。服药以来，诸症俱减。惟余热未净，今议用柴胡清热饮，晚服一贴调理。

柴胡一钱　青竹茹一钱五分　桔梗一钱五分　知母二钱，炒　橘皮一钱五分　赤苓二钱　焦曲二钱　条芩一钱五分　炙半夏一钱五分　枳壳一钱五分　谷芽二钱，炒　生甘草四分

引用荷梗一尺

十九日，陈昌龄、孔毓麟、郝进喜请得大阿哥福晋脉息和缓。系肝胃热盛，郁结停饮之症。用药调治，诸症俱好。宜止汤药。今议用越鞠保和丸，早服二钱调理。

本日，大阿哥福晋越鞠保和丸二钱一服，五服。

2　目病治案

道光六年八月初七日，张永清、苏钰、赵永年、刘焕章请得大阿哥福晋脉息弦涩。系伤血后瘀滞稍有未净，腰腹微觉酸坠。又据眼科莫嘉蕙、张肇埴请得目疾，系素不节俭生冷，脾胃停滞寒饮，又兼伤血过多，戊己之土，不能滋养肝木。以致二目白睛丝赤，神光色暗，视不真切，症势延缠。今议用和肝复明汤调理。

当归八钱，酒洗　川芎二钱　石决明五钱　菊花二钱　原生地五钱，酒浸　青葙子三钱　益智仁三钱，炒　车前子三钱，绢包煎　茯神五钱　怀牛膝三钱　龟板五钱，醋炙　炙甘草六分

引用荷蒂二个

八月初八日，崔良玉、赵永年、苏清泰、张肇埴、莫嘉蕙请得大阿哥福晋脉息缓涩。系伤血后淤滞稍有未净，寒饮素停脾胃，肝木失荣，以致二目白睛丝赤，神光色暗，视物不真，症势廷缠。今用和肝复明汤加减调理。

本日晚，照原方加丹参三钱。

当归一两，原枝酒洗　石决明六钱　茯神块五钱　青葙子二钱　茺蔚子二钱　益智仁三钱，炒　川芎二钱　钗石斛八钱　车前子三钱，绢包　怀牛膝三钱　龟板五钱，醋炙

引用荷蒂二个

八月初九日，赵永年、吴金声、莫嘉蕙、张肇埴请得大阿哥福晋脉息沉涩。系伤血后，瘀滞稍有未净，元气虚弱，又兼寒饮素伤脾胃，肝木失荣，以致清气不能上升，二目神光色暗，视物不真，症势延缠。今议用滋肝复明汤调理。

全当归一两　车前子三钱，绢包煎　川芎二钱　钗石斛三钱　益智仁三钱，炒　怀牛膝三钱　石决明五钱　新会皮二钱　龟板八钱，醋制　茯神块四钱　青葙子二钱　沙苑蒺藜三钱

引用童便二茶匙　兑服

午晚二贴。

八月初十日，赵永年、陈昌龄、张肇埴、莫嘉蕙请得大阿哥福晋脉息沉涩。系伤血后瘀滞稍有未净，元气虚弱，又兼寒饮素伤脾胃，肝木失荣，以致清气不能上升，二目神光色暗，视物不真，症势延缠。今议仍用滋肝复明汤调理。十一日车前子加香附米二钱醋炙

全当归一两　钗石斛三钱　川芎二钱　石决明五钱　新会皮二钱　龟板八钱，醋炙　沙苑蒺藜三钱　车前子三钱，绢色煎　青葙子二钱　茯神四钱　益智仁三钱，炒　怀牛膝三钱

引用童便二茶匙　兑煎，晚服

十二日，赵永年、吴金声、张肇埴、莫嘉蕙请得大福晋脉息沉涩。系伤血后，元气尚弱，瘀滞稍有未净。又兼寒饮、素伤脾胃，肝木失於滋养，以致清气不能上升，二目神光色暗，视物不真。今议用和肝明目汤，送磁朱丸七粒调理。十三日照原方煎石斛羊肉汤，石斛四两，羊肉三斤。

当归一两，整皮　茯神五钱　牛膝三钱　香附三钱，醋炙　沙苑蒺藜三钱　川芎二钱　龟板八钱，醋炙　生地四钱，酒炒　益智仁五钱　青葙子二钱　钗石斛四钱　益母草二钱　石决明六钱

引用童便两茶匙　兑服

十四日，赵永年、陈隆志、张肇埴、莫嘉蕙请得大福晋照原方加减，送磁朱丸九粒调理。加肉苁蓉三钱。

十五日，赵永年、刘焕章、张肇埴、莫嘉蕙请得大福晋照原方减益母草，送磁朱丸十一粒调理。

十六日，张永清、赵永年、张肇埴、莫嘉蕙请得大福晋脉息沉涩。系伤血后瘀滞虽净，元气尚弱，二目神光色暗，视物不真。此由肝木素失培养所致。今议仍用和肝明目汤，送磁朱丸十一粒调理。

十七日，赵永年、苏清泰、莫嘉蕙、张肇埴请得大福晋仍照原方和肝明目汤，送磁朱丸十三粒调理。

十八日，赵永年、陈昌龄、张肇埴、莫嘉蕙请得大福晋仍照原方和肝明目汤，送磁朱丸十五粒调理。

十九日苏清泰、赵永年、张肇埴、莫嘉蕙请得大福晋仍照原方加五味子四粒，送磁朱丸十七粒调理。

二十日，赵永年、吴金声、张肇埴、莫嘉蕙请得大福晋仍照原方和肝明目汤，加五味子送磁朱丸十九粒调理。

二十一日，赵永年、苏清泰、张肇埴、莫嘉蕙请得大福晋，仍照原方和肝明目汤，送磁朱丸二十一粒调理。

二十二日，崔良玉、赵永年、张肇埴、莫嘉蕙大福晋仍照原方和肝明目汤，送磁朱丸二十三粒调理。

二十三日，赵永年、张肇埴、莫嘉蕙、陈隆志请得大福晋，仍照原方和肝明目汤，送磁朱丸二十六粒调理。

二十四日，赵永年、张肇埴、莫喜蕙、吴金声请得大福晋仍照原方和肝明目汤，送磁朱丸二十六粒调理。

二十五日，赵永年、张肇埴、莫嘉蕙、苏清泰请得大福晋仍照原方和肝明目汤，送磁朱丸二十六粒调理。

二十六日，赵永年、张肇埴、莫嘉蕙、刘焕章请得大福晋仍照原方和肝明目汤，送磁朱丸三十粒调理。

二十七日至九月初八日，赵永年、陈隆志、张肇埴、莫嘉蕙请得大福晋仍照原方和肝明目汤，送磁朱丸三十粒调理。

3 漱口药方

道光七年二月十一日，郝进喜请得大阿哥福晋漱口药二分每分。

防风一钱 薄荷一钱 细辛一钱 黄柏一钱 酒芩一钱五分 石膏五钱 知母一钱

煎汤漱口。

4 痨瘵咳嗽医案

十五日，郝进喜请得大阿哥福晋脉息浮数。系病后元气未复，复受微凉。以致咳嗽咽痛，身懒烦闷。今用杏苏饮，晚服一贴调理。

杏仁三钱，炒研 蜜桑皮二钱 半夏曲二钱，炒 麦冬三钱 苏梗二钱 葛根二钱 橘红一钱五分 元参三钱 浙贝二钱，研 前胡一钱五分 酒芩二钱 苦桔梗二钱 生甘草五分

引用芦根三把 秋梨五片

二十一日，回清泰请得大阿哥福晋脉息濡弱。原系肝阴素亏，荣分过虚。以致午后潮热咳嗽，胸满胁痛。此由病后元气未复，又兼肝脾不和郁结所致。今用清金甘露饮，晚服一贴调理。

枇杷叶三钱，蜜炙　桔梗一钱五分　元参三钱　知母三钱　浙贝三钱　天冬三钱，去心　麦冬三钱，去心　丹皮三钱　骨皮三钱　橘红一钱五分　生地五钱，原枝　甘草六分

引用梨汁半杯　兑服

四月初二日，回清泰请得大阿哥福晋脉息弦涩。原系肝阴素亏，气血两虚。又兼病后原气未复。以致三个月荣分未行，咳嗽身软，气怯潮热。今用益气甘露饮，晚服一贴调理。

沙参三钱　元参二钱　天冬三钱　原生地五钱　桔梗一钱　麦冬三钱　贝母三钱　知母三钱　茯神五钱　骨皮一钱五分　枣仁三钱，炒

引用梨汁半杯　兑服

初三日，回清泰请得大阿哥福晋脉息弦涩。原系肝阴素亏，气血两虚，病后原气未复。又兼荣分三个月未行，以致咳嗽潮热，身软气怯，懒食少寐。今仍用原方益气甘露饮加减，午晚二贴调理。

枇杷叶三钱，蜜炙　地骨皮二钱　桔梗二钱　元参三钱　丹皮三钱　天冬三钱　麦冬三钱，去心　川贝三钱，去心　石斛三钱　化橘红一钱五分　茯苓块三钱，研　生甘草六分

引用梨汁半杯　兑服

五月初一日，大阿哥福晋朱砂雄黄整末一钱一包，各十包，艾叶四两。

十八日，回清泰请得大阿哥福晋脉息弦涩，原系肝阴素亏，荣分过虚，久病气血消耗之症。以致身软气怯，潮热咳嗽，懒食衄血。今用清热甘露饮一贴，晚服调理。

栀子一钱五分，炒　丹皮三钱　酒芩一钱五分　天冬三钱　麦冬三钱，去心　浙贝三钱，研　知母三钱　元参三钱　赤苓三钱　归尾二钱　赤芍三钱　生甘草六分

引用鲜藕五寸　捣汁兑服

十九日，回清泰请得大阿哥福晋照原方清热甘露饮晚服一贴。

二十日，回清泰请得大阿哥福晋照原方清热甘露饮加生地五钱，地骨皮二钱，晚服一贴。

二十一日，回清泰请得大阿哥福晋照原方清热甘露饮加沙参三钱，晚服一贴。

二十二日，回清泰请得大阿哥福晋照原方清热甘露饮加鳖甲三钱醋炙，五味子十三粒打碎，减去炒栀、生地，晚服一贴。

二十三日，回清泰请得大阿哥福晋照原方清热甘露饮加沙参一钱，鳖甲一钱，晚服一贴。

二十四日，回清泰请得大阿哥福晋加减归脾汤晚服一贴。

炙黄芪三钱　茯神三钱　归身三钱，土炒　白术三钱，土炒　山药三钱，炒　白芍三钱　远志一钱五分，炒　扁豆三钱，炒　枣仁三钱，肉　炙甘草六分

引用莲子五个　去心打碎

二十五日，回清泰请得大阿哥福晋益阴归脾汤晚服一贴。

沙参五钱　麦冬四钱　茯神四钱　枣仁三钱，炒　归身三钱，土炒　远志一钱五分，去心　山药三钱，炒　扁豆三钱，炒　白芍三钱　芡实三钱　川贝三钱　泽泻一钱五分

引用五味子十三粒，打碎　莲子五个

二十六日，回清泰请得大阿哥福晋照原方益阴归脾汤加鳖甲三钱醋炙，晚服一贴。

闰五月初四日，张永清、鲁桓请得大阿哥福晋脉息弦缓。原系气血两亏，肝木乘脾，痨瘵之症。以致咳嗽痰喘，气怯身软，懒食少寐，症势缠绵。今议用益阴止嗽饮，午晚二贴调理。

沙参四钱　天冬三钱　麦冬四钱，去心　知母二钱　川贝二钱　柴胡一钱　当归三钱　白芍三钱　青蒿二钱　地骨皮三钱　茯苓三钱　桔梗一钱五分

引用杏仁二钱 去皮尖炒

初五日，张永清、苏钰、崔良玉、鲁桓请得大阿哥福晋脉息弦缓。原系气血两亏，肝木乘脾痨瘵之症。以致咳嗽痰喘，懒食少寐，气怯身软，症势缠绵。今议仍用原方益阴止嗽饮，午晚二贴调理。

初六日，苏钰、王泽溥请得大阿哥福晋脉息弦缓。原系气血两亏，肝木乘脾痨瘵之症。以致咳嗽痰喘，气怯身软，懒食少寐，症势缠绵。今议仍用原方益阴止嗽饮减去柴胡，加鳖甲三钱，午晚二贴调理。

初七日，苏钰、方惟寅请得大阿哥福晋脉息弦缓。原系气血两亏，肝木乘脾痨瘵之症。以致喘嗽脯热，气怯身软，懒食少寐，症势延缠。今议用甘露益阴汤，午晚二贴调理。

生地三钱 熟地三钱，缩砂拌炒 天冬二钱 麦冬三钱，去心 知母二钱 川贝二钱，去心 石斛三钱 酒芩一钱 炙枇杷叶一钱五分 沙参四钱 茯苓二钱 骨皮二钱 鳖甲三钱，炙研

引用甜杏仁二钱 去皮研

初八日，崔良玉、赵永年请得大阿哥福晋脉息弦缓。原系气血两亏，肝木乘脾痨瘵之症。喘嗽晡热，气怯身软，懒食少寐，症势延缠。今议仍用原方甘露益阴汤加秋梨三片，午晚二贴调理。

初九日，张永清、张新请得大阿哥福晋脉息弦缓。原系气血两亏，肝木乘脾，痨瘵之症。以致喘嗽晡热，气怯身软，懒食少寐，症势延缠。今议仍用原方甘露益阴汤减去秋梨，午晚二贴调理。

初十日，苏钰、鲁桓请得大阿哥福晋脉息弦缓。原系气血两亏，肝木乘脾，荣分未行，痨瘵之症，以致喘嗽晡熟，身软气怯，懒食少寐，症势延缠。今议用济阴归脾汤，午晚二贴调理。

归身三钱 白芍二钱 炙芪一钱五分 白术三钱，土炒 茯神三钱 枣仁一钱五分 远志一钱五分，去心 天冬二钱 麦冬三钱 龟板三钱 知母二钱 生地五钱 甘草八分

引用荷梗一钱

十一日，崔良玉、陈昌龄请得大阿哥福晋脉息弦缓。原系气血两亏，肝木乘脾，荣分微行，痨瘵之症。以致喘嗽晡热，身软气怯，懒食少寐，症势延缠，今议仍用原方济阴归脾汤加沙参二钱，午晚二贴调理。

十二日，张永清、孔毓麟请得大阿哥福晋脉息弦缓。原系气血两亏，荣分未行，痨瘵之症。以致身软气怯，喘嗽晡热，懒食少寐。此由肝木克於脾土，饮食不能健运所致。今议用育神养荣汤，午晚二贴调理。

茯神三钱 归身三钱，酒洗 沙参五钱 知母三钱，炒 远志一钱五分，去心 白芍二钱，炒 麦冬三钱，去心 炙龟板四钱 枣仁一钱五分，炒 原生地五钱 炙芪二钱 炙甘草八分

引用桂元肉三枚

十三日，苏钰、赵永年请得大阿哥福晋脉息弦缓。原系气血两亏，荣分未行，痨瘵之症。以致身软气怯，喘嗽晡热，懒食少寐。此由肝木克於脾土，饮食不能健运，又兼气不胜热所致。今议用养阴育神汤，午晚二贴调理。

沙参五钱 天冬二钱 炙知母二钱 茯神五钱 麦冬五钱，去心 龟板八钱，研炒 原生地五钱 五味子九粒 于术二钱 川贝二钱，研 钗石斛三钱 炙甘草一钱

引用炙枇杷叶二钱，净

十四日，崔良玉、王明福请得大阿哥福晋脉息弦缓。原系气血两亏，荣分未行，痨瘵

之症。以致身软气怯，喘嗽晡热，懒食少寐。此由肝木克於脾土，饮食不能健运，又兼气不胜热所致。今议仍用原方养阴育神汤，午晚二贴调理。

十五日，张永清、赵汝梅请得大阿哥福晋脉息弦缓。原系气血两亏，荣分未行，痨瘵之症。以致身软气怯，喘嗽多痰，日晡潮热，懒食少寐。此由肝木克於脾土，饮食不能健运，又兼气不胜热所致。今议仍用原方养阴育神汤，午晚二贴调理。

本日，张永清、陈昌龄请得大阿哥福晋脉息虚数。系气血两亏，荣分未行、痨瘵之症。又兼暑伤气分，以致气怯身软，咳嗽痰喘，有时见血。此由火灼肺金所致。今议用凉血甘露饮，晚服一贴调理。

原生地八钱，土炒　钗石斛四钱　酒芩二钱　天冬三钱　牡丹皮二钱，炒　茅根五钱　麦冬三钱，去心　当归二钱，土炒　黑栀子二钱　沙参五钱　白芍二钱，炒　沉香五分，研

引用鲜藕汁一羹匙　兑服

十六日，苏钰、陈昌龄请得大阿哥福晋脉息弦数。系气血两亏，劳瘵之症。用药调治，嗽血稍减。惟气怯身软，火烁肺金，此由暑伤气分所致。今议仍原方凉血甘露饮，午晚二贴调理。

十七日，崔良玉、孔毓麟请得大阿哥福晋脉息弦数。原系气血两亏，劳瘵之症。用药调治，嗽血稍减，夜间少寐。惟气怯身软，火烁肺金，此由气不胜暑所致。今议仍用原方凉血甘露饮减去沉香，加百合三钱，午晚二贴调理。

十八日，张永清、赵永年请得大阿哥福晋脉息弦数。原系气血两亏，劳瘵之症。用药调治，吐血已止。惟喘嗽气怯，火烁肺金，大便溏泄。此由暑伤气分所致。今议用益阴理脾汤，午晚二贴调理。

大生地八钱，土炒　石斛四钱　天冬三钱　归身三钱，土炒　茯苓二钱　扁豆二钱，炒　白芍二钱，炒　沙参五钱　川贝母二钱　麦冬三钱，去心　焦白术一钱五分　炙甘草八分

引用藕节七个

十九日，苏钰、王明福请得大阿哥福晋脉息弦数。原系气血两亏，劳瘵之症。用药调治，腹泄虽减。惟痰喘咳嗽，夜间少寐，气怯身软。此由脾肺两虚所致。今议用养肺理脾汤调理。

沙参八钱　阿胶三钱，牡蛎粉炒研　知母二钱，炙　缩壳二钱，炙　杏仁泥二钱　桑皮二钱，炙　麦冬五钱，去心　薏苡仁八钱，炒　云苓块三钱，研　归身三钱，土炒　焦白芍二钱　於白术二钱，土炒　炙甘草七分

引用大枣肉三枚　连子三钱，去心

二十日，崔良玉、赵汝梅请得大阿哥福晋脉息弦数。原系气血两亏，劳瘵之症。用药调治，泄泻稍减。惟气怯身软，痰喘咳嗽，夜间少(寐)。此由火烁肺金，脾虚不能健运所致。今议用仍照原方养肺理脾汤减去甘草，加川贝母二钱，午晚二贴调理。

二十一日，张永清、张新请得大阿哥福晋脉息弦数。原系气血两亏，劳瘵之症。用药调治，泄泻稍减。惟气怯身软，痰喘咳嗽，夜间少寐。此由火烁肺金，脾虚不能健运所致。今议用麦味六均汤，午晚二贴调理。

沙参八钱　麦冬三钱，去心　五味子五分　茯苓五钱　半夏二钱，制　陈皮二钱　白术五钱，土炒　山药五钱，炒　扁豆五钱，炒　甘草一钱，制

引用红枣肉三枚

本日苏钰、孔毓麟请得大阿哥福晋六合定中丸一丸益元散送下。

二十二日，苏钰、孔毓麟请得大阿哥福晋脉息虚数。原系气血两亏，劳瘵之症。以致

气怯身软，痰喘咳嗽，肚腹泻泄。用药调治，症势仍前。此由火烁肺金，脾虚不能健运，又兼暑热伤气所致。今议用清暑益气汤，午晚二贴调理。

沙参八钱　白术二钱，土炒　茯苓三钱　扁豆三钱，炒　陈皮一钱五分　香薷一钱五分　炙芪二钱　泽泻二钱　山药三钱，炒　麦冬三钱，去心　五味子五分　炙甘草八分

引用荷叶一张

二十三日，崔良玉、赵汝梅请得大阿哥福晋脉息虚数。原系气血两亏、劳瘵之症。以致咳嗽痰喘，气怯身软，肚腹泻泄。用药调治，症势仍前。此由病久气虚不能胜暑所致。今议仍用清暑益气汤减去香薷，加归身三钱，午晚二贴调理。

二十四日，张永清、王明福请得大阿哥福晋脉息虚数。原系气血两亏，痨瘵之症。以致气怯身软，咳嗽痰喘，肚腹溏泄。服药以来，症势时缓时(复)。此由病久气不胜热，肝木克於脾土所致。今议用调中益气汤，午晚二贴调理。

沙参八钱　归身四钱，土炒　白芍三钱，炒　茯苓三钱　炙芪二钱　炙升麻七分　五味子五分　扁豆三钱，炒　白术二钱，土炒　柴胡七分　陈皮一钱五分　生甘草八分

引用煨姜一片　红枣肉二枚，黄土水煎

二十五日，苏钰、赵汝梅请得大阿哥福晋脉息虚数。原系气血两亏，痨瘵之症。以致气怯身软，痰喘咳嗽，肚腹溏泻。此由荣卫久亏。热伤气分所致。今议用补中益气汤，午晚二贴调理。

沙参五钱　白生二钱，土炒　橘红一钱五分　制芪三钱　炙升麻八分　块苓三钱，研　归身三钱，土炒　柴胡五分　麦冬五钱，去心　白芍二钱，炒　五味子三分　炙甘草六分

引用煨姜一片　红枣肉三枚

二十六日，崔良玉、王泽溥请得大阿哥福晋脉息虚数。原系气血两亏，痨瘵之症。以致痰喘咳嗽，身软气怯，肚腹溏泄。此由病久脾虚，气不胜暑所致。今议仍照原方补中益气汤减甘草，加山药三钱、扁豆三钱，午晚二贴调理。

5　临终用益阴止嗽饮、生脉饮救治案

二十七日，张永清、苏钰请得大阿哥福晋脉息虚数。原系气血两亏，痨瘵之症。以致形羸气怯，咳嗽痰喘，肚腹溏泻。此由脾虚不能健运，气不胜暑所致。今议用益阴止嗽饮，午晚二贴调理。

沙参八钱　知母三钱，炒　归身四钱，土炒　桔梗二钱　麦冬四钱，去心　茯苓三钱　白芍二钱，炒　百合三钱　原生地八钱，土炒　扁豆三钱，炒　山药三钱，炒　川贝三钱

引用红枣肉二枚

本日，张永清、苏钰请得大阿哥福晋生脉饮。

沙参一两　麦冬五钱　五味子一钱，蜜炙

引用益元散三钱

二十八日，张永清、苏钰请得大阿哥福晋脉息虚数。原系气血两亏，痨瘵之症。以致形羸气怯，咳嗽痰喘，肚腹溏泻。此由气不胜热，脾虚不能健运所致。今议仍用原方益阴止嗽饮，午晚二贴调理。

二十九日，张永清、王明福请得大阿哥福晋脉息虚数。原系气血两亏，痨瘵之症。以致形羸气怯，咳嗽痰喘，肚腹溏泻。此由暑伤气分，脾虚不能健运所致。今议仍用原方益阴止嗽饮，午晚二贴调理。

三十日，张永清、赵汝梅请得大阿哥福晋脉息虚数。原系气血两亏，痨瘵之症。以致形羸气怯，咳嗽痰喘，肚腹溏泻。此由暑伤气分，脾虚不能健运所致。症势延缠，终属消耗。今议仍用原方益阴止嗽饮，午晚二贴调理。

六月初一日，张永清、王泽溥请得大阿哥福晋脉息虚数。原系气血两亏，痨瘵之症。以致形羸气怯，痰喘咳嗽，肚腹溏泻，懒食不寐。此由暑热伤于气分，脾虚不运所致。症势延缠，终属消耗。今议仍用原方益阴止嗽饮减去茯苓，加茯神三钱，午晚二贴调理。

本日，孔毓麟、叶元德请得大阿哥福晋脉息虚软。原系气血两亏，痨瘵之症。现因气不胜暑，恐其脱败。今议用生脉饮竭力救治。

本日，孔毓麟、叶元德请得大阿哥福晋六脉俱无。服生脉饮救之不应，於本日酉时逝了。

【参考】 中医所称痨瘵包括多种虚劳病，其中肺劳、传尸等类似今之结核病。另外虚损之重症也称痨瘵。《杂病源流犀烛》指出：“五脏之气，有一损伤，积久成痨，甚而为瘵。”《医宗金鉴》还有“久病痨疾，而名曰痨瘵者，败也。气血两败之意也”的说法。总之痨瘵一证过去为人之大患，几乎谈(痨)色变。大阿哥福晋所患似为肺结核病，缠绵日久，气血两败，故救治不效而逝。若在今日则治疗当较易，说明医学在不断地发展，不断地昌明。

二十四　三阿哥

1　医案辑录

九年十一月初七日，潘元瑛、张世鹏请得三阿哥脉纹神色俱好。相宜用福寿丹开口，慎重调理。

十一日，潘元瑛张世鹏请得三阿哥益元散五钱。

二十八日，三阿哥灯心五钱。

三十日，李承缮潘元瑛请得三阿哥一捻金三分。

十二月初二日丑初三刻，张世鹏请得三阿哥一捻金三分，竹叶汤调服。

本日申刻，李承缮、潘元瑛请得三阿哥脉纹红色。系胎元有热，停乳生痰之症。以致鼻塞气粗，腹满便秘。用过福寿丹一次，便稠粘滞稍行。惟痰热未净，今议仍用福寿丹调理。

初三日，李承缮潘元瑛请得三阿哥福寿丹三分。

初四日，李承缮、潘元瑛请得三阿哥脉纹红色。系胎元有热，停乳之症。用药调治，痰热渐减。惟停乳未净，有时腹痛。今议用和胃散调理。

焦神曲五分　麦芽五分，炒　缩砂二分，炒

共为细末，每服三分，灯心汤调服。

初五日，张永清、张新、李承缮、潘元瑛请得三阿哥和胃散三分，灯心汤调服，益元散二两。

初六日，张永清、张新、李承缮、潘元瑛恭议得三阿哥原系胎元有热，又兼停乳脾胃不能运化。以致生痰动热。奴才等再四斟酌，宜用启脾金蟾散。此药专能健脾养胃，清火化痰，不消不补，不寒不热，平和之品。每服三分，黑糖淡姜汤调匀，涂於乳上，或抹口内吮之。

连服三五日后，二更调匀，睡卧如常，将药减去一分，间日服之。

沙参三钱　鸡内金二钱　干蟾三钱，去头足炙焦　山药一钱五分，炒　青蒿一钱　冬瓜仁一钱五分，炒　浙贝一钱五分　白术一钱五分，土炒　茯苓块一钱五分　羚羊一钱　建莲肉一钱五分　麦芽一钱五分，炒　扁豆一钱五分　胡连一钱

陈皮一钱五分　神曲一钱五分，炒　山楂一钱五分，炒　生甘草五分

共研极细末。

初七日，三阿哥启脾金蟾散三分。

十二月初八日，张永清、张新、李承缮、潘元瑛请得三阿哥脉纹神色俱好。惟肝肺余(热)未净，有时鼻塞，夜间睡卧稍有不安。此由脾胃次和所致。今议仍用启脾金蟾散二分，缓缓调理。

本日，三阿哥益元散四两。

本日，张永清、张新、李承缮、潘元瑛请得三阿哥乌药三分，黄芩三分，煎浓汁调启脾金蟾散。

本日亥刻，李承缮、潘元瑛请得三阿哥面色微赤。系肝肺有热，鼻气窒塞，以致吮乳不快。今议用清肺饮调理。

羚羊五分　黄芩三分

引用灯心十寸，水煎

十二月初九日，李承缮、潘元瑛、叶元德、张世鹏请得三阿哥脉纹红色。原系胎元有热，停乳不化之症。用药调治，诸症渐减，又值三十二日，为一变长之候。阳气上升，胃热并从。热郁於肺，以致鼻窍不通，有碍吮乳，睡卧不安。今议用枳桔清肺饮调理。

甜桔梗五分　枯黄芩五分　羚羊五分　枳壳五分，炒　苏梗五分　生甘草三分　薄荷一分

引用灯心二十寸

十二月初十日，李承缮、潘元瑛、叶元德、张世鹏请得三阿哥脉纹红色。原系胎元有热，停乳不化之症。用药调治，诸症渐减。又值三十二日，为一变长之候。阳气上升，胃热并从，热郁於肺，以致鼻窍干燥不通，有碍吮乳，睡卧不安。昨服枳桔清肺饮，诸症渐缓，鼻窍稍通。今议仍用原方减甘草二分，加瓜蒌仁二分微炒调理。

本日，三阿哥六一散四两。

十二月十一日，李承缮、潘元瑛、叶元德、张世鹏请得三阿哥脉纹红色。原系胎元有热，停乳不化之症。用药调治，诸症渐减。又值变长之候，阳气上升，胃热并从，郁热於肺。以致鼻窍干燥不通，有碍吮乳，睡卧不安。连服清肺饮，诸症渐减，鼻窍渐通。又因停乳诸症仍前，此由胃热绩乳所致。今议用清热消乳饮调理。

枳壳五分，炒　桔梗五分　羚羊五分　枯芩五分　山楂六分，炒　竹茹五分　神曲八分，炒　麦芽五分，炒

引用灯心三十寸

十二月十二日，李承缮、潘元瑛、叶元德、张世鹏请得三阿哥脉纹红色。原系胎元有热，停乳不化之症。时值变长之候，郁热於肺。用药调治，诸症渐减。又因续乳，以致鼻窍仍塞，睡卧不安。昨服清热消乳饮，鼻窍渐通，气息和平，睡卧得安，惟肺胃余热未净，今议仍照原方各减分数调理。

枳壳三分，炒　甜桔梗四分　羚羊三分　枯芩四分　山楂三分，炒　竹菇三分　神曲四分，炒　麦芽四分，炒

引用灯心二十寸

本日，三阿哥六一散四两。

十三日，李承缮、潘元瑛、叶元德、张世鹏请得三阿哥脉纹红色。原系胎元有热，停乳之症。用药调治，诸症俱减，二便调匀，夜卧得安。惟鼻窍有时微塞。此由阳气上升，稍有余热未净所致。今议用清肺和中饮调理。

甜桔梗三分　酒芩二分　竹茹三分　赤苓二分，片　生甘草一分

引用灯心十寸

十四日，李承缮、潘元瑛、叶元德、张世鹏请得三阿哥脉纹神色俱好。相宜止药，乳食慎重调理。

二十八日，李承缮、叶元德、潘元瑛请得三阿哥脉纹淡白。系病后元气未复，外感风寒。以致神气倦怠，昏睡懒食，痰壅气道。今议用匀气化痰汤调理。

天麻五分 苏叶五分 橘红五分 半夏三分 柴胡三分 桔梗五分 枳壳六分 甘草三分

引用生姜一片 荷梗一尺

本日酉刻，李承缮、叶元德、潘元瑛请得三阿哥脉纹淡白。系病后元气未复，外感风寒之症。以致神气倦怠，昏睡不乳，痰壅气道。服匀气化痰汤，症势仍前。此症险大，甚属可畏。今议用益气化痰汤竭力调理。

本日戌刻，李承缮、潘元瑛、叶元德请得三阿哥脉纹淡白。系病后元气未复，外感风寒之症。以致神气倦怠，昏睡不乳，痰壅气道。用益气化痰等汤，服之不纳，救治不应，於戌正逝了。

【参考】 三阿哥系孝静成皇后所生，未及二月而殇，从脉案看似死於肺部感染。

二十五 四阿哥(即以后之咸丰帝)

1 新生儿用方

道光十一年六月初九日丑时，李承缮、张世鹏请得四阿哥神色脉纹均好。相宜福寿丹开口调理。

福寿丹二分

黄连二分 朱砂二分 甘草二分

共研细末蜂蜜调服。

本日，李承缮、张世鹏请得四阿哥钩藤甘草汤。

钩藤二分 甘草二分

初十日，李承缮、张世鹏请得四阿哥照方钩藤甘草汤。

十一日，李承缮、张世鹏请得四阿哥三仙饮

山楂五分，炒研 神曲五分，炒研 麦芽五分，微炒研 灯心三十寸

煎汤不时进。

2 风温症治案

道光十二年三月初八日，郝进喜请得四阿哥导赤抱龙丸二丸，薄荷三分，煎汤送。

本日，张新、张世鹏请得四阿哥脉纹红色。系内有滞热，外受风温之症。以致身热作呕。今议用琥珀抱龙丸一牙，薄荷三分为引调理。

道光十二年三月初九日，张新、张世鹏、杨泰恒请得四阿哥脉纹红色。原系内有滞热，外受风温之症。昨服琥珀丸一牙，风温渐解。惟有滞热未清。今议用导赤抱龙丸半丸，薄荷三分化服调理。

初十日，张新、苏钰、张世鹏、杨泰恒请得四阿哥脉纹神色俱好。相宜止药，慎重调理。

本日，四阿哥薄荷三分煎汤，灯心五钱，竹叶二钱。

十一日，四阿哥薄荷三分。

【上残】 四阿哥薄荷三分煎汤，导赤抱龙丸二丸，芦根三把煎汤。

3 挟惊外感症治案

道光十二年十月二十五日四阿哥琥珀抱龙丸二丸，薄荷三分煎汤。

本日，苏钰、侯焕章请得四阿哥脉纹微赤。系受惊外感之症。以致有时潮热，精神稍倦，周身稍有红点。今议用疏解安神饮调理。

牛蒡子一钱，研 荆穗八分 防风八分 蝉衣八分，净 茯神一钱 薄荷四分 焦曲一钱五分，研 生甘草五分

引用朱砂二分，冲服 生姜一片

本日，苏钰、杨泰恒、侯焕章请得四阿哥照方疏解安神饮一贴。

二十六日，苏钰、郝进喜、杨泰恒、侯焕章请得四阿哥脉纹红色。症系夹惊外感。以致身热神倦。昨服疏解安神，惊气渐安。惟外感未解，内有蕴热。今议用清解散调理。

荆芥一钱 山楂一钱五分 蝉蜕八分 牛蒡子一钱，炒 防风八分 桔梗八分 薄荷五分 茯神一钱，研 生甘草五分 葛根八分 酒连三分

引用生姜一片

本日，张新、苏钰、郝进喜、杨泰恒、侯焕章请得四阿哥脉纹红色。原系夹惊外感之症。早服清解散，惊气外感渐解，身热未退。当此天花盛行之际，恐因此致发喜花。今议用清解透表汤调理。

荆芥八分 山楂一钱五分 升麻三分 防风五分 桔梗八分 甘草五分 牛蒡子一钱 前胡一钱 蝉蜕五分 葛根八分 连翘八分，去心 木通五分

引用香菜根一棵

二十七日张新、苏钰、郝进喜、杨泰恒、侯焕章请得四阿哥薄荷二分煎汤，芦根三把煎汤。

本日，张新、苏钰、郝进喜、杨泰恒、侯焕章请得四阿哥脉纹红色。原系夹惊外感。时值天花盛行之际，恐因此致发喜花。连进清解透表之剂，惊气已安，外感渐解，天花未见。今宜暂止汤药，候午刻请脉再议。

本日，张新、苏钰、郝进喜、杨泰恒、侯焕章请得四阿哥唇干。痰鸣。原系夹惊外感之症。用药调治，惊气外感已解。喉内有滞热生痰，以致痰鸣气促。今议先服抱龙丸一牙，薄荷汤化服。仍用清热化滞汤一贴调理。

连翘五分 山楂一钱 瓜蒌一钱 羚羊五分 焦曲一钱 苦桔梗一钱 姜连四分 麦芽一钱 浙贝一钱五分 竹茹一钱，鲜 橘红一钱

引用一捻金二分 调服

本日，张新、苏钰、郝进喜、张宗濂、杨泰恒、侯焕章请得四阿哥香苓代茶饮。

煨木香五分，研 茯苓块二钱 炙香附五分

引用煨姜一片

二十八日，张新、苏钰、郝进喜、张宗濂、杨泰恒、侯焕章请得四阿哥一捻金五分分二包。

二十九日，张新、苏钰、郝进喜、张宗濂、杨泰恒、侯焕章请得四阿哥脉息安和。诸症俱好。恐病后胃弱，乳食难消。今议用和胃代乳饮调理。

半夏曲二钱 茯苓块三钱 谷芽一钱五分 橘红六分 甜杏仁二钱，去皮尖

煎汤代乳。

本日，四阿哥灯心三钱，竹叶二钱。

三十日，郝进喜、张宗濂、杨泰恒、侯焕章请得四阿哥神色脉纹俱好。今仍宜和胃代乳饮调理。

本日，四阿哥薄荷三分煎汤。

十一月初一日，四阿哥灯心三钱，竹叶二钱。

初二日，四阿哥薄荷三分煎汤，苍术五钱，大黄五钱。

初三日，四阿哥灯心三钱，竹叶二钱，一捻金二分。

初四日，四阿哥薄荷三分煎汤。

初五日，四阿哥薄荷五分煎汤。

初六日，四阿哥大黄五钱，苍术五钱。

初七日，四阿哥平安丹二两。

本日，郝进喜请得四阿哥熨药方一分。

香附一两　蕲艾一两　肉桂五钱　橘核仁三钱　小茴香五钱

共为粗末，醋炒熨。

初八日，杨泰恒请得四阿哥照方熨药水拌炒，减去蕲艾、肉桂，加葱白三寸、食盐五钱。

4　痘症治案

初八日，张宗濂请得四阿哥已有喜痘之象。今用荆防透喜汤，午服一贴调理。

荆穗一钱　防风一钱　前胡一钱　南楂二钱　牛蒡子二钱，炒研　连翘二钱，去心　元参二钱　蝉蜕二钱　生甘草五分

引用芦根二钱　灯心一子

初九日，张宗濂请得四阿哥喜痘初朝，尚未出齐。以致血热，今用活血透喜汤，午服一贴调理。

荆芥穗一钱　归尾一钱五分　红花一钱　酒连七分　牛蒡子二钱，研　赤芍一钱　东山楂三钱　蝉蜕二钱，净　连翘二钱，去心　酒芩一钱　木通一钱　紫草八分，酒洗

引用冬笋三大片　灯心二束

初十日，张宗濂请得四阿哥喜痘二朝。颗粒分明、渐长，颜色微赤，主血热。今用清热活血调理。

当归二钱　赤芍一钱　牛蒡子二钱，研　连翘二钱，去心　红花八分，酒洗　酒芩一钱　桔梗二钱　南楂三钱　地龙一钱五分，去土　紫草六分，酒洗　次生地三钱　生甘草五分

引用冬笋二大片　灯心二束

十一日，张宗濂请得四阿哥喜痘三朝。已见出齐渐长，颜色红润。今用活血助长饮调理。

次生地四钱　当归三钱　赤芍一钱　桔梗二钱　红花八分　酒芩一钱　地龙二钱，去土　牛蒡子二钱，炒研　南楂二钱　紫草一钱，酒洗　木通一钱　麦冬二钱，去心

引用加香蕈二大片　木瓜酒

十二日，张宗濂请得四阿哥喜痘四朝。颗粒长足，已有行浆之势。今用养血化浆饮调理。

中生地四钱　川芎一钱　地龙二钱　紫草茸一钱　全当归三钱　连翘二钱　僵蚕三钱，炒　南楂二钱　白芍二钱，炒　红花八分，酒洗　麦冬三钱　桔梗二钱

引用加香蕈二大片　木瓜酒一盅

四阿哥灯心三钱，竹叶二钱。

十三日，张宗濂请得四阿哥喜痘五朝。浆行半足，光润如珠。今用养血助浆饮调理。

全当归四钱 大生地三钱 桔梗二钱 花粉一钱 白芍二钱，炒 白芷七分 麦冬二钱，去心 南楂二钱，研 川芎一钱 僵蚕二钱 浙贝母二钱，研 生甘草五分

引用白酒一小盅

十四日，张宗濂请得四阿哥喜痘六朝。浆已充足，颗粒如珠，荣卫俱安。於二十日十二朝吉期，遵例送圣上顺大喜。

十五日，张宗濂请得四阿哥喜痘七朝。头面周身浆行饱满，颜色光润。宜止汤药，粥饮调理。

十六日，张宗濂请得四阿哥喜痘八朝。浆满充足，似有结痂之象。今用保元代茶饮调理。

元参一钱 生黄芪二钱 麦冬二钱，去心 僵蚕一钱 浙贝二钱，研

煎汤代茶。

十七日，张宗濂请得四阿哥喜痘九朝。结痂五成，饮食加增，精神颇好。今仍用保元代茶饮调理。

十八日，张宗濂请得四阿哥喜痘十朝。头面周身，结痂六成。脾胃调和，精神大好。相宜饮食调理。

十九日，张宗濂请得四阿哥喜痘十一朝。头面周身，结痂十成。饮食如常，精神大好，相宜饮食调理。

保元理脾丸此方用过二丸不用。

党参三钱 茯苓块三钱 白术三钱 桔梗二钱 山药三钱，炒 扁豆三钱，炒 薏苡仁三钱，炒 麦冬二钱 莲子肉三钱 芡实三钱 神曲二钱，炒 泽泻一钱五分 南楂二钱，炒 谷芽三钱，炒 广皮二钱 缩砂二钱 胡连一钱五分 生甘草二钱

共为细末，炼蜜为丸，重一钱，一半为衣用大赤金。

二十日，张宗濂请得四阿哥喜痘十二朝。花盖之色，桃红光润，气血和平。相宜饮食调理。

二十二日，张宗濂请得四阿哥保元理脾丸。

西党参二钱 薏苡仁二钱 南楂二钱，肉 茯苓块三钱 扁豆二钱 谷芽二钱 白术二钱，土炒 桔梗一钱五分 神曲一钱 生山药一钱 广皮一钱 建莲肉三钱 生芡实二钱 制甘草一钱 麦冬二钱，去心

共为细末，蜜为丸，重一钱。

十二月初六日，四阿哥灯心三钱。

初七日，张宗濂请得四阿哥淡竹叶一钱，灯心二子二分。

初八日，四阿哥苍术一两，大黄一两，平安丹二两。

本日，张宗濂请得四阿哥照原方保元理脾丸加知母三钱，酒芩一钱，胡连五分。

初九日，四阿哥淡竹叶一钱，灯心二钱一分。

5 风寒风热感冒治案

道光二十八年十一月三十日，栾泰请得四阿哥脉息浮数。系外感风寒，肺热停饮之症。以致发热恶寒，头疼身痛，胸满咳嗽，内热口干。今宜先解表邪，并通肺气。用羌防杏苏饮，午服一贴调理。

羌活二钱 防风三钱 苏梗叶三钱 杏仁二钱 川芎一钱五分 橘皮二钱 瓜蒌三钱 枳壳二钱，炒 焦曲三钱 赤苓块三钱

引用荷梗一尺

本日申刻，栾泰请得四阿哥脉息浮数。系外感风寒，肺热停饮之症。午刻服羌防杏苏饮，表气渐开，症势稍减，身体微觉有汗，尚未出透。今照原方晚服一贴调理。

十二月初一日，栾泰请得四阿哥脉息(和)缓。原系外感风寒，肺热停饮之症。昨服羌防杏苏饮二贴，汗已出透，表凉已解。惟肺胃饮滞未清，胸满作嗽。今用加减杏苏饮，午服一贴调理。

苏梗二钱　杏仁二钱　瓜蒌四钱　橘皮二钱　知母三钱　楂炭三钱　焦曲三钱　枳壳三钱，炒　赤苓块四钱　腹皮二钱

引用荷梗二尺

本日申刻，栾泰请得四阿哥照原方减去苏梗，加酒芩二钱、熟军二钱，晚服一贴。

初二日，栾泰请得四阿哥脉息(和)缓。表凉已清，大便亦行，诸症俱减。惟肺中饮熟作嗽，肠胃余滞未清。今用清肺化滞汤，午服一贴调理。

生知母三钱　瓜蒌五钱　黄芩二钱　枳壳二钱　杏仁二钱，研　陈皮二钱　熟军二钱　桑叶一钱五分　赤苓块四钱　浙贝三钱

引用竹茹二钱

初三日，栾泰请得四阿哥脉息和缓。诸症俱减。惟肺胃稍有饮热，有时作嗽。今照原方清肺化滞汤加麦冬三钱，午服一贴调理。

初四日，栾泰请得四阿哥脉息平和。寐食如常，诸症俱好。惟肺中稍有饮热，有时微嗽。今用清肺代茶饮，今明二贴调理。

七月初四，四阿哥金衣祛暑丸十丸。

十月初九日，四阿哥三仙饮五分，平安丹四两，灯心五钱。

道光二十九年十一月二十三日，张世良请得四阿哥脉息浮紧。系内停饮滞，外受风凉之症。以致头眩恶寒，周身酸懒。今用疏解化饮汤，午服一贴调理。

羌活二钱　防风二钱　苏梗叶一钱五分　川芎一钱五分　酒芩二钱　焦三仙六钱　赤苓块三钱　甘草八分

引用生姜三片

二十四日，曹宗岱请得四阿哥脉息浮滑。原系停饮受凉之症。昨服疏解化饮汤，表凉已解。惟饮滞未净，胃气欠和，以致体倦懒食。今用和胃化饮汤，午服一贴调理。

白术二钱，土炒　陈皮二钱　半夏三钱　赤苓四钱　谷芽三钱，炒　楂炭三钱　焦曲二钱

引用生姜一片

二十五日，张世良请得四阿哥和胃代茶饮一贴。

焦三仙六钱　赤苓块二钱　陈皮一钱五分

煎汤代茶。

二十六日，四阿哥浙贝二钱，橘红二钱。

二十九日，四阿哥浙贝四钱，橘红四钱，川贝五钱末。

十二月十一日，曹宗岱请得四阿哥脉息浮数。系内有饮热，外感风寒之症。以致增寒壮热，咳嗽头疼，腰腿酸痛，倦怠懒食。今用荆防杏苏饮，午晚二贴调理。

荆穗二钱　防风二钱　前胡二钱　苏叶一钱　杏仁三钱　桑皮二钱　白芷一钱五分　羌活三钱

引用生姜三片

十二日，栾泰请得四阿哥脉息浮数。原息系外受风凉之症。今表邪渐解，滞热未清，以致身体酸倦，口燥腹满。今用疏解调中饮，一贴调理。

苏梗二钱　防风二钱　川芎一钱　陈皮二钱　焦曲三钱　枳壳二钱，炒　楂炭三钱　瓜蒌三钱

引用荷梗二尺

本日未刻，栾泰请得四阿哥照原方加知母二钱，晚服一贴。

十三日，栾泰请得四阿哥脉息浮滑。原系肺热感寒之症。今咳嗽身痛俱减，大便微行。尚有发热恶寒，腹满口燥，身酸鼻塞。此由表里之邪尚未净尽所致。今议用清解化滞汤，早服一贴调理。

苏梗叶二钱　防风二钱　川芎一钱　瓜蒌三钱　橘皮二钱　焦曲三钱　熟军二钱　知母三钱，炒

引用荷梗一尺

本日未刻，照原方清解化滞汤一贴。

十四日，栾泰、纪振纲请得四阿哥脉息弦缓。正汗已出，表邪已解。惟肺中饮熟未清，咳嗽鼻塞胸膈不开。今议用清肺化痰汤，早晚二贴调理。

橘红二钱　瓜蒌三钱　杏仁二钱，炒　桑叶一钱五分　牛蒡子三钱　知母三钱　酒芩二钱　竹茹一钱五分

引用荷梗一尺

十五日，栾泰、纪振纲请得四阿哥脉息滑缓。诸症渐好。惟肺气不清，尚有余热，有时作嗽。今议照原方清肺化饮汤加秋梨三片，午晚二贴调理。

十六日，栾泰请得四阿哥脉息和缓。诸症渐减。惟肺中稍有余热，有时微嗽，今议仍照原方清肺化饮汤，晚服一贴调理。

十七日，栾泰、纪振纲请得四阿哥脉息和缓。诸症俱好。今议用代茶饮调理。

秋梨半个，去皮核　柿饼一个，去蒂

水煮代茶。

【参考】　道光二十八年、二十九年，四阿哥年已十七、八岁，而经常有感冒之症，说明其秉赋不足，身体素质不佳，无怪其年之不永。

二十六　四福晋

1　医案辑录

道光二十八年八月十八日。纪振纲请得四福晋脉息浮弦。系肝胃夹饮，外受风凉之症。以致头疼，身痛，胸满，胁胀，呕恶，懒食，夜间少寐。此由饮滞蓄结，风凉外束所致。今用疏解化饮汤，晚服一贴调理。

荆穗一钱五分　赤苓三钱　缩砂一钱　防风一钱五分　橘皮二钱　麦芽三钱，炒　薄荷一钱　厚朴一钱五分　枳壳二钱　羌活一钱五分　腹皮二钱　苏梗一钱

引用生姜三片

十九日，纪振纲请得四福晋脉息弦滑。原系肝胃夹饮，受凉之症。昨服疏解化饮汤，表凉渐解，头疼渐轻。惟身体微觉酸疼，胸膈胀满，有时隐隐作痛。此由肝胃饮滞过盛所致。今用舒肝化饮汤，午晚二贴调理。

醋柴胡一钱　川芎一钱五分　炙香附二钱　橘皮三钱　赤苓三钱，块　枳壳一钱五分，炒　腹皮二钱　山楂三钱，炒　麦芽二钱，炒　姜连八分　泽泻二钱　木香八分，研

引用生姜三片

二十日，纪振纲请得四福晋脉息滑数。原系肝胃夹饮，受凉之症。昨服舒肝化软汤，表凉已解，头疼身痛俱减。惟里滞尚盛，胸膈满闷，大便未行。今用和肝化滞汤，午晚二

贴调理。

醋柴胡一钱　酒军一钱五分　麦芽三钱，炒　制香附三钱　枳壳三钱，炒　条芩三钱，炒　青皮二钱，炒　槟榔一钱五分，炒　赤苓块三钱

引用生姜三片

二十一日，纪振纲请得四福晋脉息弦数。原系肝胃夹饮，受凉之症。昨服和肝化滞汤，诸症渐减，大便已行。惟腹胁稍有胀痛，此由滞热未净，气道欠和所致。今用调中化滞汤，午服一贴调理。

青皮一钱五分，炒　枳壳三钱，炒　缩砂一钱，研　麦芽三钱，炒　腹皮三钱　焦楂三钱　木香八分，煨　酒军一钱　条芩三钱，炒　赤苓块三钱，研　焦曲三钱　炙香附三钱

引用生姜三片

二十二日，纪振纲请得四福晋脉息弦数。原系肝胃夹饮，受凉之症。服药以来，诸症渐减。惟腹胁稍有胀痛此由余滞未净，胃气欠和所致。今照原方调中化滞汤减去酒军，加姜连八分，午服一贴调理。

二十三日，纪振纲请得四福晋脉息渐缓。原系肝胃夹饮，受凉之症，服(药)以来，诸症俱减。惟余滞稍有未净，胃气欠和。今用和胃化滞汤，午服一贴调理。

橘皮二钱　竹茹二钱　赤苓块三钱　缩砂一钱　姜连一钱　条芩三钱　麦芽三钱　焦曲三钱　山楂三钱　木香八分　厚朴三钱，炒　枳壳三钱

引用荷梗一尺

二十四日，照原方和胃化滞汤，午服一贴。

二十五日，纪振纲请得四福晋脉息和缓。诸症俱好。惟胃气稍有未和，今用和胃代茶饮，今明二贴，避风调理。

赤苓块三钱，研　竹茹一钱五分　麦芽三钱，炒　山楂三钱，炒　神曲三钱，炒

【参考】　外散表凉，内化饮滞，此宫中治疗外感之一法，盖为肝胃不和、停饮内滞者而设。

二十九年闰四月二十二日，曹宗岱请得四福晋脉息沉弦。系寒湿下注之症。以致腿膝肿疼，牵及足胫筋骨作用除湿拈痛汤，午服一贴调理。

全当归四钱　羌活三钱　独活三钱　防己三钱　川牛膝三钱　苍术一钱五分，炒　赤苓五钱　酒柏二钱

引用生姜汁一匙

本日，照原方除湿拈痛汤，要一贴。

【参考】　三妙除湿，二活辛温散寒定痛，组方颇为严谨。

二十三日，曹宗岱请得四福晋脉息弦缓。原系寒湿下注之症。昨服除湿拈痛汤，腿膝肿痛渐减。惟寒湿尚盛，今照原方加白芷一钱五分、川芎一钱五分，午晚二贴调理。

二十四日，曹宗岱请得四福晋脉息弦缓。腿膝肿痛俱减。惟皮肤中隐隐刺痛，大便秘结。此由经络尚有湿饮，肠胃燥结不润所致。今用除湿润燥汤，午晚二贴调理。

苍术一钱，炒　羌活三钱　川牛膝三钱　白术三钱，土炒　全当归五钱　赤苓块五钱　腹皮三钱　酒军一钱

引用元明粉一钱，冲

二十五日，曹宗岱请得四福晋脉息沉缓。诸症俱减，大便已行。惟经络中素有寒湿，以致腿膝遇凉则痛。今用疏经祛湿汤，午服一贴调理。

全当归五钱　酒芍三钱　川芎一钱五分　大生地四钱，姜汁炒　川牛膝三钱　川断三钱　秦艽三钱　独活三钱　杜仲三钱，炒　防己三钱

引用生姜三片

二十六日，照原方晚服一贴调理。

二十七日，曹宗岱请得四福晋脉息滑缓。寒湿渐清，腿膝疼痛已愈。惟身体酸软无力，此由脾胃未和，稍有湿饮所致。今用理脾利湿汤，晚服一贴调理。

白术三钱，土炒　茯苓块四钱　腹皮二钱　牛膝三钱　橘皮二钱　半夏曲三钱　谷芽三钱，炒　白扁豆四钱

引用生姜一片

二十八日，曹宗岱请得四福晋脉息和缓。诸症俱好。宜止汤剂，避风调理。

七月十三日，曹宗岱请得四福晋脉息浮弦。系内有寒饮，外受暑湿之症。以致肢体酸痛，发热头眩，腹中疠痛。此由寒暑郁结，湿饮凝滞所致。今用清暑化饮汤，晚服一贴调理。

藿叶一钱五分　香薷一钱五分　扁豆三钱，炒　姜连一钱　腹皮二钱　赤苓四钱　炙香附三钱　延胡索二钱，炒　枳壳三钱，炒　益元散三钱，煎

引用生姜三片

【参考】 症为寒暑郁结，方用温凉并行。然暑中亦多夹湿，故芳香辛温之品为重。

十四日，曹宗岱请得四福晋脉息弦滑。原系寒暑郁结，腹胁作痛之症。昨服清暑化饮汤，暑气渐清。惟饮滞过盛，胁肋尚觉胀痛。今用调中化饮汤，午服一贴调理。

姜厚朴二钱　腹皮二钱　青皮三钱，炒　延胡索二钱，炒　制香附三钱　赤苓块五钱　枳壳三钱，炒　楂炭三钱

引用一捻金一钱五分　冲服

十五日，曹宗岱请得四福晋脉息滑缓。诸症俱减。惟肺胃不清，湿饮尚盛，以致身体酸软，胸膈满闷。今用清胃利湿汤，午服一贴调理。

陈皮二钱　炙半夏三钱　大腹皮二钱　枳壳三钱，炒　白术三钱，土炒　赤苓块四钱　木通三钱　泽泻二钱　焦三仙各二钱　甘草一钱

引用一捻金一钱五分　冲服

十六日，曹宗岱请得四福晋脉息滑缓。诸症俱减。惟身软体倦，饮食尚少。此由湿饮稍有未净，胃气欠和。今用和胃化饮汤，午服一贴调理。

白术三钱，土炒　陈皮二钱　半夏曲三钱　壳砂一钱五分　赤苓块四钱　谷芽三钱，炒　楂炭三钱　六一散二钱

引用生姜一片

十七日，曹宗岱请得四福晋脉息和缓。诸症俱好。惟胃气稍有未和，今用和胃代茶饮，一贴调理。

半夏曲二钱　焦曲二钱　陈皮一钱　壳砂一钱　谷芽三钱，炒　赤苓块三钱

水煎代茶。

九月三十日，栾泰、张世良请得四福晋脉息弦数。系血虚肝风之症，因荣分不行，阴亏木燥，稍有外风乘袭，即作抽搐。此由经络郁结，筋脉虚弱所致。今议用疏风和血饮，晚服一贴调理。

防风二钱　川芎二钱　桂枝二钱　银柴胡一钱五分　丹参二钱　当归三钱　炙香附三钱　陈皮二钱

引用钩藤一钱

十月初一日，栾泰、张世良请得四福晋脉息弦软。风邪已解，抽搐未作。惟血分素亏，经络郁结不通，以致荣血愆期。补则壅气，泻则伤阴，立平和之药，随症缓施。今议用和肝调血饮，晚服一贴调理。

当归三钱　次生地四钱　赤芍三钱，炒　川芎一钱五分　丹参三钱　炙香附三钱　银柴胡一钱五分　益母草三钱　桂枝二钱　陈皮二钱

引用生姜三片

初二日，照原方和肝调血饮，晚服一贴调理。

初三日，仍(原)照方和肝调血饮，晚服一贴调理。

初四日，栾泰、张世良请得四福晋脉息弦软。症势渐减，连日未作抽搐，神气已清。惟肝经欠和，荣血虚弱。今议用和肝调血饮，晚服一贴调理。

当归三钱　次生地四钱　赤芍三钱，炒　川芎一钱五分　桂枝二钱　丹参三钱　炙香附三钱　银柴胡一钱五分　益母草三钱　陈皮二钱　麦冬三钱

引用生姜三片

初五日，栾泰、张世良请得四福晋脉息弦软。诸症渐减。惟血亏肝气不和，荣分闭塞。连服和肝调血饮，稍有开通之象。今议用照原方加减，晚服一贴调理。

当归四钱　大生地四钱，切片酒炒　益母草三钱　川芎一钱五分　赤芍三钱，酒炒　桂枝二钱　香附米三钱，制　延胡索二钱　丹皮三钱　陈皮二钱

引用生姜三片　焦神曲五钱　一捻金一钱

初六日，栾泰、张世良请得四福晋脉息弦沉。连日抽搐未作。惟荣分闭塞，血燥便秘，湿饮不消，腰腹胀满。今议仍照原方和肝调血饮加减，晚服一贴。另用一捻金五分，水冲服。

当归三钱　川芎一钱　益母草三钱　延胡索二钱　炙香附三钱　青皮二钱，炒　枳壳二钱，炒　厚朴二钱

引用生姜三片

初七日，栾泰、张世良请得四福晋脉息弦缓。诸症渐减。惟血燥便秘，腹中胀满。今议照原方和肝调血饮加热军二钱、火麻仁二钱，晚服一贴调理。

初八日，栾泰、张世良请得四福晋脉息弦缓。诸症俱减。惟血亏经闭不通，宜暂止汤剂，拟配养荣通经丸，常服调理。

当归尾八钱　赤芍五钱，酒炒　益母草六钱　炙香附米五钱　川郁金三钱　延胡索四钱　生蒲黄五钱　生卷柏三钱　桃仁三钱，炒　红花二钱

共为极细面，蜜丸梧桐子大，每服二钱，朱砂为衣，白水送下。得丸二钱一服，三十八服。

十一日，栾泰、张世良请得四福晋脉息弦虚。原系肝阴素亏，冲任之脉闭塞。经期三个月未行，荣卫不利，则胃气滞，饮食艰於运化，以致上虚下闭，肝失所养，昏晕厥逆，甚则抽搐，血瘀中虚，补行皆碍。议用育神安胃饮，以防抽搐之变。

茯神四钱　沙参三钱　丹参二钱　白术一钱五分，土炒　麦冬三钱　当归三钱　白芍二钱，酒炒　远志一钱　桂心五分，研　生甘草一钱

引用生姜三片　朱砂面三分，冲服

十二日，栾泰、张世良请得四福晋脉息弦虚。昨服育神安胃饮，夜间稍寐，饮食微进。今议照原方加沙参二钱、焦枣仁二钱，午服一贴调理。

十三日，栾泰、张世良请得四福晋脉息弦虚。神气渐清，夜间稍寐。惟阴血素亏，脾胃虚弱。今议用益阴归脾汤，晚服一贴调理。

沙参五钱　白术三钱，土炒　龟板五钱，制　当归三钱　茯神四钱　桂心一钱，研　白芍二钱

引用生姜三片

十四日，栾泰、张世良请得四福晋脉息弦虚。昨服益阴归脾汤，夜间得寐，饮食渐增。今议照原方晚服一贴调理。

十五日，栾泰、张世良请得四福晋脉息弦虚，渐有和缓之象。饮食亦增，夜间得寐。今议仍照原方益阴归脾汤，一贴调理。

十六日，栾泰、张世良请得四福晋脉息弦虚。连日寝食平和，精神亦清。今日子刻偶复厥逆，神昏瘈疭不语，至丑刻方苏。辰刻食粥未毕，又复厥逆。此由冲任亏损闭塞，厥气上冲，痰涎郁结所致。盖恐数厥气败，今议用大活络丹半丸，姜汤化服。

本日午正，栾泰、张世良请得四福晋仍用大活络丹半丸。

引用钩藤二钱　川郁金一钱　羚羊一钱　朱砂面三分　大赤金二张

本日申初二刻，栾泰、张世良请得四福晋仍用照前方药引一分，煎汤代茶。

十七日，栾泰、张世良请得四福晋脉息弦虚。自昨日酉刻至今，厥逆未作，夜间稍寐。今议仍用郁金、羚羊、钩藤各一钱，煎汤冲活络丹半丸服。

本日申刻，栾泰、张世良请得四福晋仍照前方药引一分，加僵蚕三钱、橘红二钱。

十八日，栾泰、张世良请得四福晋脉息弦虚。厥逆瘈疭未作。惟心神不足，肝经虚逆之气未降，以致胸膈壅满。今议用清肝育神汤，一贴调理。

茯神四钱　川郁金一钱五分，研　羚羊二钱　橘红二钱　钩藤二钱　僵蚕三钱

引用朱砂三分，冲　赤金二张，研冲

十九日，栾泰、张世良请得四福晋脉息虚滑。神气渐清，夜得稍寐。惟气短心悸，胸膈满胀，此由中虚，脾胃不和所致。今议用原方清肝育神汤一贴调理。外加沙参五钱。

二十日，栾泰、张世良请得四福晋脉息弦软。精神渐好，寝食平和。惟阴亏肝郁，筋脉拘急，周身酸胀。今议照原方清肝育神汤加减一贴调理。

茯神四钱　羚羊二钱　川郁金一钱五分　僵蚕二钱　豨莶草二钱　钩藤二钱

引用朱砂三分，冲　金二张

二十一日，栾泰、张世良请得四福晋脉息弦软。神气寝食俱好。惟肝阴素亏，血不荣养，以致筋脉拘急，胁下胀满。今议仍照原方清肝育神汤一贴调理。

二十二日，栾泰请得四福晋脉息弦软。神气寝食俱好。惟血亏肝胃不和，筋脉拘急，腰胁酸胀。今照原方清肝育神汤加麦冬三钱、陈皮二钱、一贴调理。

二十三日，张世良请得四福晋脉息弦软。神气寝食俱好。惟阴亏血虚，肝脾不和，以致胁下有时胀满。今仍照原方清肝育神汤加减一贴调理。

茯神四钱　川郁金一钱　僵蚕二钱，炒　豨莶草二钱　钩藤二钱　焦谷芽三钱　橘红二钱

引用朱砂面二分，冲　金二张

二十四日，栾泰请得四福晋脉息虚软。神气渐清。惟血结阴亏，心脾俱弱，瘛疭虽止，筋脉仍拘，虚热内郁剂难施。

今用养阴育神汤，一贴调理。

次生地三钱　麦冬五钱　地骨皮五钱　茯神四钱　远志一钱　陈皮二钱

引用霍石斛五钱

十一月二十五日，张世良请得四福晋脉息虚缓。神气饮食俱好，四肢筋骨稍有动转。惟气血尚弱，今仍用益阴养荣汤一贴，外用熨法调理。

炙首乌四钱　炙黄芪三钱　当归三钱　大生地五钱，酒炒　续断三钱　川牛膝三钱　鳖甲三钱，炙　杜仲三钱，炙

引用桑寄生三钱

四阿哥和胃代茶饮焦三仙六钱，赤参须二钱，陈皮丝二钱，共煎汤代茶。

十二月初七日，张世良请得四福晋脉息沉缓。由园至所内，神气俱好，四肢亦可动转。惟气血尚弱，有时咳嗽。今用益气养荣汤一贴，外仍用熨法调理。

炙首乌三钱　炙黄芪三钱　大生地五钱，酒炒　当归三钱　麦冬四钱　沙参三钱　沙白芍二钱　续断三钱

引用桑寄生三钱

初八日，照原方一贴，熨法不用丁张。

十二月初九日，曹宗岱请得四福晋脉息沉缓。气血稍复，四肢渐能动转。惟有时咳嗽、体倦，此由气虚饮盛所致。今照原方益气养荣汤加茯苓块三钱，午服一贴调理。

十二月初十日，张世良请得四福晋脉息浮数。系停饮微受风凉之症。以致发热，头晕，口干，作渴。今用清解化饮汤一贴调理。

苏梗叶一钱　川芎一钱五分　白芷一钱　花粉二钱　赤苓三钱　焦楂三钱　酒芩三钱　橘皮二钱

引用煨姜二片

十二月十一日，曹宗岱请得四福晋脉息弦滑。原系肺虚停饮，微感风凉之症。清解化饮汤，表凉已解。惟呕吐痰涎，夜不得寐。此气虚饮盛所致。今用育神化饮汤一贴调理。

沙参三钱　麦冬朱三钱，炒拌　茯神三钱　焦枣仁二钱，研　橘红二钱　姜半夏二钱　赤茯苓三钱　柏子仁三钱，研

引用灯心一子

十二月十二日卯初，栾泰请得四福晋脉息欲绝。喘促不语，正气将脱之象。不能服药，待元气稍回，再为设法调治。

十二月十二日，栾泰请得四福晋脉息六脉已绝，於巳刻逝了。

【参考】 经不行，源於血之枯；风之动，由於肝之虚。四福晋血枯肝风之症由来已久，累及心脾亦虚，五脏真阴过耗，虽屡进养肝育神，补益气血之剂，无奈正气虚衰，微感风凉，竟致不起。观於此，越信“阳虚易治，阴损难疗”确为古人经验之谈。

二十七　七阿哥

1　痘疹治案

道光二十七年四月二十一日，栾泰、俞秉忠、白凌云、高永茂请得七阿哥喜痘十二朝、脉息和平。寝食如常，精神清爽。惟正气未复，皮肤尚有湿热。今议仍用沙参麦冬代茶，相宜饮食调理。

二十二日，栾泰、俞秉忠、白凌云、高永茂请得七阿哥脉息和平。饮食精神俱好。惟皮肤作痒，此由气血未复，经络湿热未净所致。今议用益气代茶饮加减调理。

麦冬五钱　沙参三钱　元参二钱　赤苓块三钱　丹皮二钱

水煎代茶。

二十三日，栾泰、俞秉忠、白凌云、高永茂请得七阿哥脉息和平。精神俱好。惟气血未复，皮肤尚有湿热作痒。今议仍照原方益气代茶饮一贴调理。

二十四日，栾泰、俞秉忠、白凌云、高永茂请得

连翘二钱　银花一钱五分　元参一钱五分　牛蒡子二钱　木通一钱五分　荆穗一钱

水煎服。

七阿哥脉息和平。寝食如常，精神俱好。惟皮肤尚有湿热作痒。今议仍照原方益气代茶饮一贴调理。

二十五日，栾泰、俞秉忠、白凌云、高永茂请得七阿哥脉息和平。饮食精神俱好。痘痂次第渐落，作痒已止。

正复邪退之象，惟稍有余热，今议用清热代茶饮一贴调理。

麦冬三钱　连翘一钱五分　木通一钱　元参一钱五分　次生地二钱

水煎服。

二十六日，栾泰、俞秉忠、白凌云、高永茂请得七阿哥脉息和平。寝食精神俱好。惟皮肤经络尚有湿热，今议照原方清热代茶饮加银花一钱，一贴调理。

二十七日，栾泰、俞秉忠、白凌云、高永茂请得七阿哥脉息和平。寝食精神俱好。正气渐复，余毒外出。今议照原方清热代茶饮加减，一贴调理。

二十八日，栾泰、俞秉忠、白凌云、高永茂请得七阿哥脉息和平。寝食俱好。精神倍增，余热渐减。今议仍照原方清热代茶饮一贴调理。

二十九日，栾泰、俞秉忠、白凌云、高永茂请得七阿哥脉息和平。寝食如常，精神倍增。惟皮肤稍有余热，今议仍照原方清热代茶饮一贴调理。

三十日，栾泰、俞秉忠、白凌云、高永茂请得七阿哥脉息和平。寝食如常，诸症渐好。今议用银花代茶饮一贴调理。

银花一钱五分　连翘一钱　生甘草五分

水煎代茶。

本日，七阿哥朱砂雄黄整末一钱一包，各五包。

五月初一日，栾泰、俞秉忠、白凌云、高永茂请得七阿哥脉息和平。诸症俱好。相宜止药，饮食调理。

【参考】 七阿哥为琳贵妃所出，即后之赫赫有名之醇贤亲王奕譞。道光二十七年阿哥七岁，本案为天花喜痘之后，用方养阴为主兼清余毒，符合痘疹治疗规律。

二十八　二公主

1　新生儿用方

道光五年正月三十日，赵璧请得公主神色脉纹俱好。相宜福寿丹开口。

朱砂二分　黄连二分　甘草二分

共研细面，蜜水调服。

本日午刻，张宗濂、赵璧请得公主神色脉纹俱好。卯刻进福寿丹，脐便已行，尚属未净。今议用大枣肉、胡桃仁合匀噙化。

二月初一日，张宗濂、赵璧请得公主脉纹红赤。系胎元有热，微受风凉。以致气粗音哑，小水短赤。今用一捻金三分、防风五分、木通分煎汤，兑蜜调服。

黑白牵牛一钱　大黄一钱　槟榔一钱　朱砂三分　赤金一片　甘草三分

共为极细末。

初二日，张宗濂、赵璧请得公主神色脉纹俱好。系胎元有热，微受风凉。昨服一捻金，风凉已解，里热渐减。不必用药，相宜节乳调理。

初四日，张宗濂、赵璧请得公主神色俱清。脉纹红赤。唇焦。此由心脾热盛所致。今议用清热导赤饮调理。

次生地五分　木通四分　淡竹叶五分　酒芩四分　云连二分　赤苓一钱　麦冬一钱　甘草二分

引用灯心二十寸

初五日，张宗濂、赵璧请得公主神色脉纹俱好。唇焦，稍有滋润。心脾热盛渐减。今议用原方清热导赤汤调理。

初六日，张宗濂、赵璧请得公主神色脉纹俱好。唇口滋润，里热已清。相宜节乳调理。

2　慢惊风救治案

道光五年六月十六日，高文溥、张宗濂请得二公主启脾散一零。

北沙参三钱　当归五钱　麦冬二钱　五味子四分　青皮二钱，炒　陈皮二钱　苍术二钱，炒　白术三钱，土炒　泽泻一钱五分　谷芽二钱　茯神五钱　白芍三钱，炒　淮山药三钱　扁豆三钱，炒　薏苡仁三钱，炒　炙甘草一钱

共为极细末，每日一钱。

二十日，张永清、高文溥、张宗濂请得二公主脉纹微紫。面色青白。以致头筋外露，内热便实。连服清暑启脾散，内热渐轻，大便已行。惟面目虚浮，睡中多惊，气怯形软。此由禀赋素虚，乳食不能健运所致。今议仍用清暑启脾散，缓脾胃调理。

二十三日，高文溥、张宗濂请得二公主脉纹微紫。原系禀赋不足，脾胃虚弱之症。连服清暑启脾散，面目虚浮渐减，颜色微润，睡中多惊稍减。惟气怯身弱，症势疲缓，一时不能速效。今议用育神启脾散，每日一钱调理。

玉竹三钱　茯神三钱　远志一钱五分　白术三钱，土炒　扁豆三钱，炒　山药三钱，炒　薏苡仁二钱，炒　建莲肉三钱　芡实三钱　泽泻一钱五分　陈皮一钱五分　桔梗一钱五分　谷芽二钱，炒　炙甘草一钱五分

共为极细面。

二十六日，张永清、苏钰、崔良玉、高文溥、张宗濂每日请得二公主脉纹微紫。原系禀赋不足，脾胃虚弱之症。服药以来，面目虚浮渐消，颜色微润，睡卧惊恐稍减，乳食加增。惟神倦身软，症势疲缓，不能速效。今议仍用育神启脾散，益气扶脾，缓缓调理。

二十九日丑刻，张宗濂请得二公主脉纹微紫。原系禀赋不足，脾胃虚弱之症。复受暑热，目直上视，痰壅气喘，以致抽搐。此由气不胜热，今用益气化痰汤调治。

玉竹一钱　茯神一钱　白术一钱，土炒　煨木香二分　僵蚕五分，炒　炙半夏五分　橘皮五分　石菖蒲四分　钩藤一钱　麦冬五分，去心　五味子一分，炒　炙甘草四分

引用生姜汁一茶匙

本日卯刻，高文溥、张宗濂请得二公主脉纹微紫。原系禀赋不足，脾胃虚弱之症。复受暑热，目直上视，痰壅气喘，以致抽搐。此由气虚不胜暑热，今仍用原方调治。

七月初八日，高文溥、张宗濂、李承缮、赵璧请得二公主原系疲缓慢惊风之症。昨夜间忽然大抽，痰壅气喘，症势重大。即用益气调元饮，竭力挽治。

党参一钱五分　白术一钱　茯苓二钱　山药一钱　黄芪一钱五分　扁豆一钱五分　甘草五分　陈皮一钱

引用煨姜一片　红枣肉二枚

十一日，高文溥、张宗濂、李承缮、赵璧请得二公主原系疲缓慢惊风之症。连服益气调元、生脉等药，内抽未止。此由禀赋不足，脾胃不能运乳，亦不能运药。日见消耗，元气已伤，精神昏倦，故搐疭缠绵。今议用醒脾汤，竭力救治。

党参二钱　白术一钱五分，土炒　茯苓一钱五分　黄芪一钱五分　僵蚕八分，炒　天麻五分　陈皮五分　当归一钱五分　白芍一钱，炒　麦冬一钱，去心　炙甘草四分

引用煨姜一片 大枣肉一枚

十二日，高文溥、张宗濂、李承缮、赵璧请得二公主症势仍前，抽搐未减。今议用参莲饮救治。

沙参二钱 鲜莲子三十粒，去壳

引用灯心三十寸

十三日，高文溥、张宗濂、李承缮、赵璧请得二公主慢抽不止。气血已亏，露睛昏睡，舌强身凉，恐其慢脱。今议用固真汤挽治。

党参一钱五分 白术一钱五分 茯苓一钱五分 陈皮五分 官桂三分，研 炮姜三分 炙黄芪一钱五分 炙甘草二分

引用大枣肉一枚

十四日，高文溥、张宗濂、李承缮、赵璧请得二公主原系疲缓慢惊风之症。服药罔效，瘈疭不止。痰壅气喘。设法即用固真汤救治不应，于卯时逝了。

【参考】 二公主慢惊之症，原本体禀不足，脾胃虚弱，脾虚则肝木乘之，故抽搐不止。脾之阳气又有赖于肾之命火，本案反复发作，脾阳损伤至一定程度，亦必殃及肾之真阳，脾肾阳虚遂成慢脾风症。此症损及真元，故预后不良。御医高文溥等虽用《证治准绳》固真汤温阳救逆，固本逐寒，亦缓不济急，终至不救。

二十九 三公主

1 新生儿用方

道光五年二月二十日寅时，高文溥请得公主神色脉纹俱好。相宜福寿丹开口。

二十一日，高文溥、李承缮请得三公主神色脉纹俱好。惟脐便未净，今议用一捻金二分，蜜水调服。

二十二日巳刻，高文溥、李承缮请得三公主神色脉纹俱好。脐便已净，相宜乳食调理。

二十三日，高文溥、李承缮请得三公主神色脉纹俱好。惟便稠粘滞不畅，今议用一捻金二分，蜜水调服。

一捻金方

黑白夻牛钱 大黄一钱 槟榔一钱 朱砂三分 赤金一片 甘草三分

共为极细末。

三月二十一日，高文溥、李承缮请得三公主神色脉纹俱好。初生原有变蒸之说，变者上气，蒸者体热，已长气血，不必服药。

五月二十二日，高文溥、俞世龙请得三公主神色脉纹俱好。惟内有浮热，今议用益元散一钱，随时调服。

六月十二日，俞世龙请得三公主神色脉纹俱好。惟有心经微热，以致舌胃不清。今用竹叶灯心汤，随时调服。

七月初一日，俞世龙请得三公主神色脉纹甚属吉祥。内外平和。惟胃经微热，须宜谨慎调理为要。

2 风寒、滞热、痰热症治案

九月十二日，俞世龙请得三公主脉纹红赤。系外受风寒，内停滞热。以致头热，大便

不调，唇燥咽干之症。宜用解表通神散，淡姜汤调服一钱，微汗而解。

薄荷叶一钱 羌活一钱 葛根一钱 川黄连一钱 制胆草一钱 槟榔一钱 陈皮一钱 枳实六分 紫厚朴七分，姜汁炒 神曲七分 麦芽七分，炒 川芎二钱 生甘草二钱

共为极细面为要。

十四日，俞世龙请得三公主三仙平胃散。

苍术一钱 厚朴二钱 广皮一钱 焦楂二钱 焦曲二钱 麦芽一钱五分，炒 藿香一钱 白芍一钱五分 生甘草一钱 白术一钱，土炒

共为细面白水送下。

十月初三日，俞世龙请得三公主参苓白术散。

西党一钱 白术二钱，土炒 扁豆二钱，炒 陈皮一钱 砂仁五分 桔梗一钱 山楂二钱，焦 块苓一钱 厚朴 藿香一钱五分 米仁一钱，炒 山药二钱 神曲二钱，焦 制草八分

共为极细面，每服一钱，红枣汤送下。

十一月初四日，俞世龙请得三公主犀膏平胃散。

乌犀角一钱五分 煅石膏一钱五分 苍术一钱 焦楂二钱 焦曲一钱五分 厚朴一钱五分 广皮一钱 焦谷芽二钱 生甘草八分

共为极细末，每服一钱，白水调服，日二次。

六年二月十一日，俞世龙请得三公主三仙平胃散一零。

苍术三钱，炒 厚朴三钱，姜炙 广皮一钱五分 谷芽四钱，炒 焦曲五钱 焦楂五钱 藿叶二钱 白芍三钱 生甘草二钱

共研极细面，每服一钱五分，随时用白水调服。

三月三十日，俞世龙请得三公主脉纹红赤。系内停痰滞，外感风湿之症。以致身体微热，自汗咳嗽，大便不清。今用加味杏苏饮一贴午晚调理。

羌活五分 防风五分 酒芩一钱 酒连五分 炙半夏一钱 杏仁一钱，去皮尖 苏叶四分 荆穗六分 前胡五分 广皮一钱 生甘草五分

引用生姜二片

四月初一日，俞世龙请得三公主脉纹微红。系痰热停滞之症。用药调治，外感已清。惟咳嗽自汗，滞热不净。今用杏苏化痰饮一贴调理。

杏仁八分，研 苏梗五分 橘红一钱 炙半夏一钱 浙贝一钱，研 酒芩五分 酒连五分 枳实一钱，炒 块苓一钱，研 桔梗一钱 羚羊一钱 生甘草五分

引用生姜二片

初二日，俞世龙请得三公主脉纹红色。系内有痰热，滞火不清。以致咳嗽痰盛，大便不净。今用三仙平胃散一钱五分，白开水调服。

初三日，俞世龙请得三公主脉纹微红。系内停滞热，不清之症。服药以来，大便通顺。惟肺热不清，有时咳嗽。今用清热代茶饮调理。

酒芩一钱 浙贝八分 桑皮一钱五分，炙 麦冬一钱，去心 橘红五分 羚羊八分 桔梗一钱 蒌仁一钱，研 生地五分

引用红枣二枚

初四日，俞世龙请得三公主脉纹微红。系停滞受凉，咳嗽之症。用药调治，诸症渐好。惟余热未净，稍有咳嗽。今仍用原方清热代茶饮调理。

初五日，俞世龙请得三公主脉纹微红。系停滞受凉之症。用药调治，诸症渐好。惟肺

热稍有未净，有时咳嗽。今仍用原方清热代茶饮，一贴调理。

初六日，俞世龙请得三公主照原方清热代茶饮一贴。

初七日，俞世龙请得三公主脉纹红色。原系停滞受凉，咳嗽之症。用药调治，诸症渐好。今复受风凉，以致发热烦燥。今用藿香正气丸二钱，加生姜三小片煎汤调理。

初八日，俞世龙、潘元瑛请得三公主脉纹红赤。原系肺胃素有滞热不清，以致咳嗽烦燥，时作潮热。今议用清热代茶饮调理。

银柴胡一钱　知母二钱　桑白皮一钱　地骨皮二钱　胡黄连一钱　南楂一钱五分　天花粉一钱五分　酒芩一钱　甜桔梗一钱五分　麦冬二钱

不用引。

初九日，俞世龙、潘元瑛请得三公主脉纹红赤。系肺胃滞热之症。昨服清热代茶饮，嗽热渐减，里滞微行。今议仍用原方减去山楂、柴胡，加谷芽一钱五分、茯苓一钱，午服一贴调理。

初十日，俞世龙、潘元瑛请得三公主脉纹红赤。原系肺胃滞热，复感微凉之症。用药以来，滞热渐清。惟气分素虚，以致头面有时发热。今议用柴平代茶饮，晚服一贴慎重调理。

柴胡五分，醋炒　胡黄连八分　陈皮一钱　麦冬一钱　苍术八分　焦谷芽二钱　黄芩一钱　神曲一钱　茯苓一钱　甘草八分

引用青蒿一钱

十一日，张永清、苏钰、王明福、张新、俞世龙、潘元瑛请得三公主脉纹赤红。原系肺胃痰热，受凉咳嗽之症。用药调治，诸症渐减。因复感风凉，以致烦燥发热。昨服柴平代茶饮，潮热稍退，大便渐行。惟余热不净，胃气尚弱，此由元气未复所致。今议用清解代茶饮午服一贴调理。

沙参一钱五分　山药二钱，炒　焦楂五分　白术一钱，土炒　胡连五分　麦芽一钱五分，炒　茯苓一钱　羚羊一钱　麦冬一钱五分　扁豆二钱，炒研　次生地一钱五分　银柴胡五分

引用青蒿一钱

十二日，苏钰、孔毓麟、俞世龙、潘元瑛请得三公主脉纹红色。系肺胃痰热，复感风凉之症。用药调治，诸症渐好。惟胃弱气虚，余热稍有未净。今议仍用清解代茶饮加减，晚服一贴调理。

沙参一钱　块苓一钱，研　谷芽二钱，炒　麦冬一钱五分，去心　于术八分，土炒　焦曲一钱，研　焦楂一钱五分，研　陈皮一钱　酒芩一钱五分　炙厚朴一钱　生知母一钱　地骨皮二钱

引用青竹茹八分　鸡内金一钱，炒

十三日，苏钰、孔毓麟、俞世龙、潘元瑛请得三公主脉纹神色俱好。服药以来，诸症渐减。今议仍用原方清解代茶饮，加使君子一钱，午服一贴调理。

十四日，张永清、苏钰、王明福、张新、俞世龙、潘元瑛请得三公主脉静，身和，诸症俱好。惟滞热稍有未净，今议仍用原方清解代茶饮，午服一贴调理。

十五日，苏钰、王明福、张新、俞世龙、潘元瑛请得三公主脉静，身安，诸症俱好，宜止汤药。今议用消食启脾散，每早进一钱常服调理。

党参三钱　使君肉三钱　建莲肉三钱　白术二钱，土炒　鸡内金三钱，炒黄　缩砂一钱五分，炙　茯苓块三钱　胡连一钱　桔梗三钱　陈皮二钱　谷芽三钱，炒　南楂肉三钱，研　冬瓜仁三钱，炒　炙甘草一钱

共为极细面，每早进一钱，米汤调服。

五月十九日，潘元瑛、俞乘忠请得三公主照前方消食启脾散一零，灯心二两。

六月二十三日，三公主消食启脾丸一零。

七月二十七日，三公主消食启脾散一零。

八月十九日，三公主消食启脾散一零。

九月初五日，俞世龙请得三公主脉纹红色。系内停滞热，外受风凉之症。以致周身烧热，口干烦燥，大便不行。今用藿香正气丸二钱，生姜一片煎汤调理。

3 风疹治案

本日未刻，俞世龙请得三公主脉纹红色。系内停食滞，外感风疹之症。以致周身烧热，大便停滞，烦燥不安。今用藿香正气丸二钱，灯心一束，香菜一枝慎重调理。

初六日，俞世龙请得三公主脉纹红色。系内停食热，外感风凉之症。以致疹热未清，神气困倦，四肢平和，二便不调。今用荆防透表汤，午晚二贴调理。

牛蒡子一钱五分，酒炒　防风七分　荆穗一钱　酒连六分　酒芩一钱　生地二钱　桔梗一钱五分　花粉二钱　大麦冬一钱五分　楂肉一钱五分　生甘草五分

引用灯心一束　香菜一枝

初七日，苏钰、俞世龙请得三公主脉纹微赤。原系风疹之症。用药调治，风疹已透，症势渐减。惟余热不净，里滞未清。今议用清热导赤汤一贴调理。

元参二钱　酒连五分，研　花粉二钱　牛蒡子一钱五分　次生地二钱　浙贝一钱五分，研　桔梗一钱五分　木通一钱　生甘草四分

引用灯心一束

初八日，苏钰、俞世龙请得三公主脉纹微赤。原系风疹之症。用药调治，风疹已消，诸症俱减。惟余热稍有未净，今议仍用原方清热导赤汤，一贴调理。

初九日，苏钰、俞世龙请得三公主脉息和平。原系风热发疹之症。用药调治，诸症俱好。宜止汤药，仍常服消食启脾散，避风谨慎调理。

二十三日，三公主消食启脾散一零。

十月二十七日，三公主消食启脾散一零。

十一月三十日，三公主消食启脾散一零。

十二月二十八日，三公主三仙饮三分。

十四年正月初三日，三公主三仙饮三分。

初四日，三公主仙药茶二钱，黄芩一钱。

本日，三公主三仙饮一分，仙药茶二钱，黄芩二钱。

十九日，三公主灯心三钱。

二十一日，三公主三仙饮三分。

二月十一日，三公主灯心三钱，竹叶二钱。

十三日，李肇增拟得三公主犀角上清丸一钱一服，二服，煎服，外用八宝丹洗眼。

十四日，三公主犀角上清丸一钱一服，二服。

二十八日，三公主仙药茶二钱，藿香正气丸一钱。

二十九日，三公主朱砂雄黄一钱一包，各五包整末。

五月初五日，三公主朱砂雄黄整末一钱一包，各五包。

初九日，三公主三仙饮一分。

六月初九日，三公主三仙饮三分，平安丹二两。

二十一日，三公主金衣祛暑丸三十丸，六合定中丸三十丸。

七月初六日，三公主竹茹五钱。

十月三十日，三公主三仙饮一分，灯心三钱，竹叶二钱。

4 天花救治案

道光十五年十一月初七日，张宗濂请得三公主脉息洪数。以致发热，周身疼痛，头面有点不真，似有天花之象。今用荆防透喜汤调理。

荆穗三钱　防风三钱　羌活二钱　牛蒡子三钱，炒研　元参四钱　酒芩二钱　石膏五钱，煅　东楂五钱　青皮一钱，炒　薄荷八分　乌犀角二钱镑　生甘草八分

引用加芦根五钱　灯心三束

本日，奕纪带同张宗濂请得三公主似有天花之象。面上周身点尚未真。看其形症，似由脾经所发，而毒枭火烈，故见喘闷呕恶等症。必急为解表、败毒、清火，务使伏毒外达，而表里双解为要。今用加减归宗汤调理。

生军八钱　荆穗三钱　牛蒡子五钱，炒研　连翘五钱　青皮四钱，炒　东楂肉六钱　归尾五钱　木通四钱　蝉蜕三钱，正净　羌活三钱　赤芍二钱　羚羊四钱，镑　乌犀角三钱，镑　川连一钱，研

不用引。

本日，张宗濂拟得三公主胆星一钱，花粉二钱，将二味煎汤兑服。

初八日，奕纪带同张宗濂请得三公主喜痘初朝。似有闷象。以致闷乱抽搐，痘形板实不起，颗粒攒簇，又兼瘟毒过盛。急用加减归宗汤调治。

生军一两　羌活五钱　牛蒡子八钱，炒研　连翘五钱，去心　东楂八钱　青皮六钱　钓藤钩一两　胆星三钱　羚羊六钱，镑　荆穗五钱　川连二钱，研　木通三钱

引用芦根五把

本日，奕纪带同张宗濂请得三公主气闭不语，急用通关散吹鼻救治。

本日，奕纪带同张宗濂请得三公主口开目闭，脉息未绝。仍用通关散吹救。

本日，奕纪带同张宗濂请得三公主目闭口开，脉息已断，于午时逝了。

【参考】 三公主为孝全成皇后所出，道光五年二月二十日寅时生，道光十五年十一月初八日殇，享年十[illegible]岁。据脉案所载，死于天花，痘毒内陷。终清一代，天花为祸甚烈，虽至尊如帝，贵如皇子皇女，亦多不免者。

三十 四公主

1 医案辑录

道光六年四月初六日酉时，俞世龙请得四公主神色脉纹俱好。相宜福寿丹开口。共用福寿丹二钱。

初八日，俞世龙、潘元瑛请得四公主脉纹微赤。系胎元有热。今议用一捻金三分，蜜水调服。

黑丑一钱　白丑一钱　大黄一钱　槟榔一钱　朱砂五分　赤金十张

共研极细面。

六月十一日，四公主益元散二两，灯心二两。

八月二十七日，潘元瑛请得四公主六一散二两。

七年六月十七日，四公主益元散一两。

二十五日，四公主益元散一两，灯心五钱。

八年五月初一日、初五日，四公主朱砂雄黄整末一钱一包，各五包。

二十三日，四公主灯心一两。

六月初三日，四公主灯心一两，益元散一两。

十七日，四公主益元散一两。

二十六日，张世鹏请得四公主脉息浮数。系肺胃有热，外受暑温之症。以致夜间微喘，四肢发冷，身见红点数处，有时作热。今用疏解清热饮调理。

防风一钱　苍术一钱五分　羚羊八分　葛根八分　赤芍一钱五分　赤苓一钱五分　藿香八分　牛蒡子一钱五分　陈皮八分　黄芩一钱五分　桔梗一钱五分　甘草五分

引用淡竹叶一钱

二十七日，潘元瑛、张世鹏请得四公主脉息浮数。系肺胃有热，外受暑温之症。以致夜间喘嗽微减。今议用清暑导赤汤。

次生地三钱　葛根五分　赤苓一钱　香茹八分　牛蒡子一钱　陈皮八分　木通八分　羚羊八分　桔梗一钱　焦楂一钱　半夏曲一钱　益元散一钱五分

引用淡竹叶一钱

二十八日，潘元瑛、张世鹏请得四公主脉息弦数。原系肺胃有热，外受暑湿之症。以致喘嗽口干，有时烦躁。服药以来，稍得正汗，红点渐消，二便微行。今议清热化滞汤调理。

醋柴胡一钱　茯苓二钱　木通一钱　泽泻一钱　黄芩一钱　半夏曲二钱　焦楂二钱　益元散二钱　杏仁一钱五分，炒　犀角八分　桔梗一钱　藿香一钱

引用灯心三十寸

二十九日，潘元瑛、张世鹏请得四公主脉息弦缓。原系肺胃有热，外受暑温之症。以致喘嗽发热，烦躁口干。用药以来，稍得正汗，红点渐减。惟滞热未净，有时作嗽。今议仍照原方清热化滞汤加贝母一钱、枳壳一钱，减去益元散木通、半夏曲。

六月三十日，潘元瑛、张世鹏请得四公主脉息和缓。原系肺胃有热，外受暑温之症。服药以来，喘嗽渐减，红点已退。惟气怯身弱，此由滞热稍有未净。今议用三仙代茶饮调理。

焦楂二钱，研　焦曲二钱　麦芽二钱　杏仁一钱五分　茯苓一钱五分　桑皮二钱　桔梗一钱　陈皮八分　炙半夏八分

引用甘草稍五分

七月初一日，潘元瑛、张世鹏请得四公主脉息和缓。原系肺胃有热，外受暑温之症。服药以来，诸症俱好。惟气怯身弱，有时微嗽。今议用启脾散常服调理。

小生地一钱五分　杏仁三钱　桔梗三钱　焦楂一钱五分　贝母三钱　神曲一钱五分　桑皮四钱　莱菔子二钱　茯苓四钱　麦芽四钱，炒　炙半夏二钱　白术四钱，炒　枳壳三钱，炒　山药四钱　陈皮二钱　黄芩三钱　生甘草一钱

初三日，四公主金衣祛暑丸二十丸，益元散二两。

十月二十三日，四公主三仙代茶饮一贴。

建神曲三钱　麦芽三钱，炒研　山楂三钱，炒研　焦曲三钱，研

引用生姜一片　灯心一束

二十六日，潘元瑛请得四公主脉息浮数。系脾肺湿热之症。以致咳嗽发热，身肢倦怠。周身四肢，发出白痧，口干舌燥。今用清热透表汤，晚服一贴调理。

荆穗二钱　大生地二钱　木通二钱　薄荷一钱　酒芩二钱　麦冬一钱　防风一钱　甘草一钱　羌活一钱　赤豆二钱，研　牛蒡子二钱，炒　桔梗二钱

引用川柳三钱　灯心三十寸

二十七日，潘元瑛、李元椿请得四公主脉息浮缓。原系脾肺湿热，疹痧之症。昨服清热透表汤、疹痧透真，身热微轻，咳嗽渐减。惟滞热未净，今议用清热和中汤调理。

荆穗一钱　柴胡五分　葛根一钱　小生地二钱　木通一钱　赤豆一钱五分　牛蒡子二钱，炒　元参二钱　酒芩一钱五分　连翘二钱，去心　桔梗一钱　甘草梢五分

引用加灯心一束　蝉蜕三枚，去足

本日，四公主灯心一两，竹叶五钱。

二十八日，潘元瑛、李元椿请得四公主照原方减去柴胡、赤豆、蝉蜕，加云连五分、川芎五分、芦根二钱。

二十九日，潘元瑛、李元椿请得四公主脉息滑缓。原系脾肺湿热之症。服过透表、清热、和中之剂，头面周身痧疹渐收，诸症俱好。惟表热稍有未净，今仪(议)用清热代茶饮，午服一贴调理。

小生地二钱　赤苓一钱五分　木通一钱　桔梗一钱五分　元参一钱五分　枳壳一钱，炒　丹皮一钱　甘草五分

引用灯心一束

三十日，潘元瑛、李元椿请得四公主脉息和缓。原系脾肺湿热痧疹之症。服药以来，诸症俱好。今止汤药，相宜避风，饮食调理。

九年五月初一日，初五日，四公主朱砂雄黄整末一钱一包，各五包。

六月十四日，四公主金衣祛暑丸十丸，益元散二两，灯心一两。

二十九日，四公主金衣祛暑丸十丸。

七月初八日，四公主金衣祛暑丸十丸，益元散二两，灯心一两。

十二日，四公主益元散二两，灯心一两。

十二月二十五日，郝进喜请得四公主参苏理肺丸一钱，生姜一片，煎汤晚服。

二十六日，叶元德请得四公主藿香正气丸一钱，仙药茶一钱，煎汤晚服，灯心五钱。

二十七日，叶元得请得四公主三仙代茶饮晚服一贴。

神曲一钱　麦芽一钱　焦楂一钱　枯芩八分　藿香正气丸一钱，同煎　灯心五钱

二十八日，叶元德、潘元瑛、邸风仪请得四公主脉息浮数。原系停食咸(感)寒之症。以致咳嗽发热，不思饮食，有时喷嚏，四肢倦怠。今议用清金代茶饮调理。

前胡一钱　桔梗一钱五分　杏仁一钱，炒研　苏叶八分　桑皮一钱，炙　酒芩一钱　焦楂一钱五分　半夏曲一钱五分，炒　枳壳一钱，炒　橘红一钱　牛蒡子一钱，炒　荆芥一钱

引用姜皮一片　灯心三十寸

二十九日，李承缙、叶元德、潘元瑛、邸风仪请得四公主脉息弦数。原系停食感寒之症。以致咳嗽发热，不思饮食。昨服清金代茶饮，表凉渐解，咳嗽渐减。惟肺胃稍有饮热未净。今议仍用原方清金代茶饮减去山楂、牛蒡子、荆芥、苏叶，加赤苓一钱、苏梗八分、羚羊三分调理。

三十日，李承缙、叶元得、潘元瑛、邸风仪请得四公主脉息和缓。原系停食受凉，咳嗽之症。服药以来，诸症俱好，稍有余嗽。今议用代茶饮调理。

橘红二分　桔梗一钱　竹茹六分　花粉六分　灯心三十寸

十年闰四月二十九日，四公主朱砂雄黄整末一钱一包，各五包。

五月初五日，四公主朱砂雄黄整末一钱一包，各五包。

十九日，四公主益元散二两，灯心一两，竹叶一两。

二十八日，四公主益元散一两，灯心一两。

六月初七日，四公主金衣祛暑丸十丸，益元散一两。

十一年二月初四日，四公主灯心一两。

初九日，四公主灯心一两。

三月初一日，郝进喜请得四公主杏苏代茶饮午晚二贴。

杏仁一钱五分，炒研　桔梗一钱　半夏一钱，制　苏叶一钱　橘红一钱　枳壳八分，炒　前胡八分　神曲二钱，炒　焦楂二钱　葛根八分　甘草三分

引用生姜一片　秋梨三片

初十日，李承缮、汪镛请得四公主脉息浮数。由里热受凉之症。以致发热、倦软、少寐。今议用疏风清热饮，晚服一贴调理。

荆穗八分　前胡一钱五分　羚羊一钱　防风六分　桔梗一钱　赤苓一钱五分　柴胡一钱　黄芩一钱五分　生甘草六分

引用灯心五十寸

十一日，李承缮、张世鹏请得四公主脉息浮缓。由里热受凉之症。用药调治，表凉渐解，惟里热不净。今议用清解饮，午服一贴调理。

柴胡一钱　荆穗六分　焦曲一钱五分　陈皮五分　花粉一钱　枳壳一钱五分，炒　赤苓一钱五分　前胡一钱五分　桔梗一钱　生甘草五分　黄芩一钱

引用灯心五十寸　生姜一片

十二日，李承缮、张世鹏请得四公主脉息浮数。由里热受凉之症。以致身热咳嗽。用药调治，表凉微解。惟肺热不清，今议用清解止嗽饮，午服一贴调理。

荆穗八分　杏仁一钱，炒研　苏梗叶六分　前胡一钱五分　桔梗一钱　赤苓一钱五分　枳壳一钱五分，炒　麦冬一钱　黄芩一钱　羚羊八分　生甘草五分

引用生姜一片　灯心五十寸

本日，张新、李承缮、张世鹏请得四公主脉息滑数。原系肺胃有热，停滞受凉，咳嗽之症。午服清解止嗽饮，表凉渐解，惟里滞不清。今议用清金化滞汤，晚服一贴调理。

杏仁一钱五分，炒研　浙贝一钱五分，研　麦冬一钱五分　麦芽二钱，炒研　酒连五分　桑皮一钱五分，制　苏梗一钱五分　桔梗一钱五分　酒芩一钱　羚羊一钱　焦楂三钱　生知母一钱　生甘草三分

引用生姜一片　秋梨三片

十三日，张新、苏钰、李承缮、张世鹏请得四公主脉息滑数。原系肺胃滞热，外受风凉之症。用药调治，表凉渐解。里滞虽行，尚属不清，余热未净。今议用清热导滞汤，午服一贴调理。

柴胡一钱　浙贝一钱五分，研　栀子一钱五分，炒　山楂三钱　黄芩一钱五分　桑皮三钱，生　花粉二钱　麦芽二钱　杏仁一钱五分　羚羊一钱五分　生知母一钱五分　桔梗一钱五分

引用元明粉五分　红蜜一匙　兑服

十四日，张新、苏钰、李承缮、张世鹏请得四公主脉息滑缓。原系停滞受凉之症。用药调治，肚腹畅行，诸症俱减。惟余热稍有未净，有时咳嗽。今议用清金和胃饮，午服一贴调理。

杏仁一钱五分，炒研　橘红一钱　知母一钱，炙　桔梗一钱　浙贝一钱五分，研　竹茹二钱　麦冬二钱

酒芩一钱　半夏曲二钱　苏子一钱，研　花粉二钱　枳壳一钱，炒

引用金果三片　生姜一片

十五日，张新、苏钰、李承缮、张世鹏请得四公主脉息和缓。诸症俱好。宜止汤药，避风调理。

【参考】 先解表，后清里，继用和胃之方，按次施药，层次井然，颇可师法。

四公主代茶饮二分。

麦冬二钱　焦楂二钱　焦曲三钱　麦芽二钱　花粉二钱　竹叶十五片　灯心五十寸

九月二十五日，四公主三仙饮二分，灯心一两，竹叶三钱。

十月十八日，四公主灯心一两，竹叶三钱。

十一月初五日，四公主三仙饮二分，苍术一两，大黄一两。

十二年五月初一日、初五日，四公主朱砂雄黄整末一钱一包，各五包。

二十三日，四公主灯心五钱，竹叶二钱。

二十八日，四公主灯心五钱。

六月初三日，四公主灯心五钱。

初四日，四公主金衣祛暑丸二丸，益元散一两。

二十九日，四公主三仙饮各一钱五分，灯心一子，竹叶四片二分。

三十日，郝进喜请得四公主防风通圣丸二钱一服煎服午晚，薄荷二钱煎汤漱口。上白降雪散。

闰九月初一日，王锡庆请得四公主脉息滑数。系脾胃湿热熏蒸于肺，以致上腭牙龈糜烂之症。此由肺胃湿热不清所致。今用清胃代茶饮，午晚二贴；外敷瓜霜散，兼漱口玉池散调理。

石膏一钱五分，煅　酒芩一钱　黄柏一钱五分，盐水炒　银花一钱　连翘一钱，去心　胡连五分　生甘草五分

引用灯心一子

漱口玉池散方

石膏六钱，生研　薄荷一钱五分　防风一钱五分　银花二钱　黄柏二钱　知母一钱五分　细辛一钱　菊花二钱

煎汤漱口，兑蜜一茶匙。

初二日，王锡庆请得四公主脉息滑缓。原系脾胃湿热熏蒸于肺，以致上腭牙龈糜烂之症。此由肺胃湿热不清。昨服清胃代茶饮、漱口药，外敷瓜霜散，症势渐减。惟肺胃湿热未净，今仍用漱口药、清胃代茶饮，外敷瓜霜散调理。

初三日，王锡庆请得四公主脉息滑缓。原系脾胃湿热蒸薰于肺，以致上腭牙龈糜烂之症。此由肺胃不清。服过清胃代茶饮，症势渐减。惟牙龈稍有糜烂，湿热未净。今用导赤代茶饮，午晚二贴调理。仍兼漱口药，外敷瓜霜散。

生石膏一钱五分　酒芩一钱　赤苓一钱五分　木通二钱　黄柏一钱五分，盐炒　当归一钱　胡连五分　银花一钱　花粉一钱　生甘草五分

引用灯心一子

初四日，王锡庆请得四公主脉息滑缓。原系脾胃湿热熏蒸于肺，以致上腭牙龈糜烂之症。此由肺胃不清。服药以来，症势渐减。惟牙龈稍有糜烂，肺胃湿热尚属未净。今用加减导赤代茶饮午晚二贴，仍兼漱口药，外敷瓜霜散调理。

小生地二钱　酒芩一钱五分　赤苓一钱五分　木通二钱　醋柴胡三分　胡连五分　花粉一钱　黄柏二钱，盐水炒　神曲一钱五分　麦芽一钱五分　山楂一钱五分　生甘草五分　栀子一钱，炒

引用灯心一子

漱口药方

生石膏六钱　黄柏四钱　连翘三钱　银花三钱　土蜂房二钱　知母二钱　酒芩三钱

煎汤漱口，兑蜜一匙。

初五日，王锡庆请得四公主脉息和缓。原系脾胃湿热熏蒸于肺，以致上腭牙龈糜烂之症。此由胃阳湿热过盛。连服导赤代茶饮，诸症俱减。惟右边牙龈稍有糜烂，肺胃湿热尚属未净。今仍照原导赤代茶饮午晚二贴，兼漱口药，外敷人中白散调理。

人中白散一零。

人中白一钱　元明粉一钱　冰片一分　硼砂一钱　生石膏一钱五分　芦荟一钱

共研细面。

初六日，王锡庆请得四公主脉息和缓。原系脾胃湿热熏蒸于肺，以致上腭牙龈糜烂之症。此由胃阳湿热过盛。连服导赤代茶饮，上腭糜烂俱好。惟右边牙龈稍有糜烂，肺胃湿热尚属未净。今仍照原方午晚二贴，兼漱口药，外敷人中白散调理。

初七日，王锡庆请得四公主脉息和缓。原系脾胃湿热熏蒸于肺，以致上腭牙龈糜烂之症。连服加减导赤代茶饮，储(诸)症俱减。惟右边牙龈稍有糜烂。今仍照原方晚服一贴，兼漱口药，外敷人中白散调理。

初八日，王锡庆请得四公主脉息和缓。原系脾胃湿热熏蒸于肺，以致上腭牙龈糜烂之症。连服导赤代茶饮，诸症俱减。惟牙龈微有胀满。今仍照原方导赤代茶饮减去山楂、麦芽、神曲，加醋柴胡三分，晚服一贴。兼漱口药，外敷人中白散调理。照方漱口药加薄荷八分，减去土蜂房。

初九日，王锡庆请得四公主脉息和缓。原系脾胃湿热熏蒸于肺，以致上腭牙龈糜烂之症。连服导赤代茶饮，诸症俱减。惟牙龈稍有胀满。今用清胃代茶饮晚服一贴，兼漱口药，外敷人中白散调理。

赤苓一钱　酒芩一钱　黄连三分　银花一钱五分　连翘一钱五分　山楂一钱　麦芽一钱　焦曲一钱　葛根一钱　醋柴胡三分　生甘草五分

引用荷叶半张

初十日，王锡庆请得四公主脉息和缓。原系脾胃湿热熏蒸于肺，以致上腭牙龈糜烂之症。昨服清胃代茶饮，诸症俱减。惟牙龈稍有白点，仍照原方晚服一贴，兼漱口药，外敷牛黄散调理。

十一日，王锡庆请得四公主脉息和缓。原系脾胃湿热熏蒸于肺，以致上腭牙龈糜烂之症。服药以来，诸症俱好。惟脾胃湿热稍有未退。今仍照原方清胃代茶饮减去黄连，加川贝五分、胡连三分，晚服一贴。兼漱口药，外敷牛黄散调理。

十二日，王锡庆请得四公主脉息和缓。原系湿热熏蒸于肺，以致上腭牙龈糜烂之症。服药以来，诸症俱好。脾胃湿稍有未净。今仍照原方清胃代茶饮晚服一贴，兼漱口药，外敷牛黄散调理。

十三日，王锡庆请得四公主脉息安和。原系脾胃湿热熏蒸于肺，以致上腭牙龈糜烂之症。服药以来，诸症俱好。今用金菊饮常漱调理。

金银花二钱　菊花二钱二分

【参考】　牙龈糜烂之症以“牙疳”最为显著，大体可分“走马牙疳”和“风热牙疳”两种。起病急速，症势险危。本案系由脾胃湿热熏蒸于肺而起，与风热牙疳之症状近似，由于治疗准确及时，短期内治愈，未能酿成大祸。所用外敷药人中白散与市面成药不同，除着重清除胃火外，尚取意治走马牙疳之芦荟消疳饮，轻症重治，宜其收效之速。

二十七日，四公主三仙饮各三钱二分。

十一月初五日，四公主灯心三钱，竹叶二钱，三仙饮一分。

初九日，四公主灯心三钱。

十二月初一日，四公主灯心三钱。

初五日，四公主金银花五钱。

二十六日，李承缙请得四公主脉息浮數。由胃热停饮，呕吐之症。宜用清解饮调理。

荆穗一钱　防风八分　石膏一钱，煅　栀子一钱，炒　元参一钱　酒芩一钱　桔梗一钱　云连五分，酒炒　赤苓一钱五分　生甘草五分

引用灯心五十寸

二十七日，李承缙请得四公主脉息弦数。系胃热停食，呕吐之症。以致中满微有腹痛。今宜用和中清热饮调理。

柴胡一钱　黄芩二钱　栀子一钱，炒　花粉一钱五分　石膏二钱　丹皮一钱　枳壳二钱，炒　赤苓一钱五分　桔梗一钱　生甘草一钱　酒军一钱

引用灯心五十寸

二十八日，李承缙请得四公主脉息弦数。系胃热停食之症。用药调治，呕吐已止，稍有食热不清。今仍用和中清热饮原方加减，去丹皮加酒军一钱调理。

十三年正月二十日，四公主灯心三钱，竹叶二钱。

二十八日，张世鹏请得四公主脉息浮数。系肝胃有热，外受风凉之症。今用疏解代茶饮调理。

羌活二钱　前胡二钱　牛蒡子二钱　薄荷一钱五分　黄芩三钱　川芎五分

引用生姜二片

二十九日，张世鹏请得四公主照方疏解代茶饮一贴。

二月初六日，高永茂请得四公主脉息浮数。系内停湿热，外受风温之症。以致右颐浮肿。今用疏解代茶饮调理。

荆穗一钱　防风一钱五分　牛蒡子二钱，炒研　薄荷六分　桔梗一钱　板蓝根一钱五分　川芎五分　生甘草五分

引用芦根三把

初七日，高永茂请得四公主脉息浮数。系肺胃有热，外受风温之症。以致右颐坚硬作肿，今用清温疏解饮，午晚二贴避风调理。

荆穗一钱五分　防风一钱五分　薄荷五分　花粉二钱　酒连五分　牛蒡子一钱五分，炒研　元参二钱　桔梗二钱　黄芩一钱　马勃八分　连翘二钱　人中黄八分

引用芦根三把

初八日，张世鹏、高永茂请得四公主脉息浮数。原系肺胃有热，外受风温之症。以致右颐坚硬作肿。昨服疏解清温饮，风温稍解，肿势微消。惟坚硬未退，里热尚盛。今议用清温解肌汤，午晚二贴调理。

川羌一钱五分　柴胡一钱　酒芩一钱五分　焦楂二钱　元参二钱　牛蒡子一钱五分　赤芍二钱　薄荷五分　夏枯草一钱五分　桔梗一钱五分　葛根一钱　羚羊一钱　生甘草五分

引用生姜三片　芦根三把

初九日，张世鹏、高永茂请得四公主脉息弦数。原系肺胃有热，外受风温之症。以致

右颐坚硬作肿。服清温疏解之剂，风温渐解，肿势见消。惟坚硬未退，里热尚盛。今议用清热化坚汤，午晚二贴调理。

柴胡一钱　青皮一钱五分　香附一钱五分，醋炙　板蓝根一钱五分　酒军一钱　僵蚕二钱　赤芍一钱五分　陈皮一钱　犀角七分　焦楂二钱　木通一钱五分　元参一钱五分　生甘草五分

引用夏枯草一钱

初十日，张世鹏、高永茂请得四公主脉息沉数。原系肺胃有热，外受风温之症。以致右颐坚硬作肿。服疏解化坚之剂，风温已解，里热稍清。惟坚硬未退，症属疲缓，一时难以速效。今议用和胃化坚汤晚服一贴，外敷通圣散陈醋调敷。

醋柴胡一钱五分　酒连六分　川芎六分　归尾一钱五分　赤芍一钱五分　陈皮一钱五分　桔梗一钱五分　花粉一钱　僵蚕一钱五分　香附二钱　连翘一钱五分　甘草五分　焦曲二钱

引用灯心三十寸

十一日，张世鹏、高永茂请得四公主脉息弦数。原系肺胃有热，外受风温之症。以致右颐坚硬作肿。服疏解化坚之剂，风温已解，恐成外症。今议用活血化坚汤午服一贴调理。

归尾二钱　赤芍二钱　柴胡一钱　银花一钱五分　连翘一钱五分，去心　牛蒡子二钱　元参二钱　薄荷八分　花粉一钱五分　酒连六分　桔梗一钱五分　生甘草五分

引用灯心三十寸

本日，王世瑄请得四公主脉息浮数。原系肺胃有热，外受风温之症。服过清温疏解之剂，风温微解。惟足阳明胃经，湿热过盛。以致右颐坚硬作肿，已成发颐，恐其难消。今用和胃清温饮，外敷活瘀化坚散调理。

归尾二钱　赤芍二钱　花粉一钱五分　银花三钱　僵蚕一钱五分　蒲公英三钱　夏枯草二钱　薄荷八分　桔梗一钱五分　山楂二钱　酒连六分　甘草五分　连翘三钱

引用大青叶二钱

活瘀化坚散

赤芍三钱　大黄二钱　白芷二钱　石菖蒲三钱　川芎二钱　紫荆皮三钱　乳香二钱　没药二钱　红花二钱　防风三钱　独活二钱

共为细末用陈醋调敷。

十二日，张世鹏、王世瑄、高永茂请得四公主脉息洪数。原系肺胃有热，外受风温，已成发颐之症。以致右颐高肿，根盘渐小，惟坚硬未化，恐其难消。此由足阳明胃经湿热尚盛。今议用除湿清温饮晚服一贴，外仍敷活瘀化坚散调理。

归尾二钱　赤苓二钱　银花三钱　蒲公英三钱　连翘三钱　煅石膏三钱　僵蚕二钱，炒　薄荷六分　白芷一钱　酒连八分　柴胡一钱　夏枯草二钱　胆草八分

引用大青叶二钱

十三日，王世瑄、张世鹏、高永茂请得四公主脉息洪数。原系肺胃有热，外受风温已成发颐之症。以致右颐高肿，皮色微红，坚硬未化，恐其难消。今议用托里清温饮午晚二贴，外仍敷活瘀化坚散调理。

当归二钱　生黄芪二钱　银花三钱　连翘三钱　川贝一钱五分　白芷一钱　香附二钱　夏枯草三钱　僵蚕二钱　酒连八分　花粉二钱　蒲公英三钱　穿山甲一钱，炙

引用大青叶二钱

十四日，王世瑄、张世鹏、高永茂请得四公主脉息洪数。原系肺胃有热，外受风温已成发颐之症。以致右颐高肿坚硬，皮色微红。惟根盘渐小。今议用卫生汤午晚二贴，外用

葱艾汤熨法，仍敷活瘀化坚散调理。

当归三钱 赤芍二钱 防风一钱五分 焦楂四钱 僵蚕二钱 白芷一钱五分 连翘三钱 银花三钱 穿山甲一钱五分，炙 蒲公英三钱 夏枯草三钱 蝉蜕一钱五分 甘草节一钱

引用大青叶二钱

葱艾熨法一分

艾叶四钱 川椒三钱 连翘三钱 枳壳三钱 白芷三钱 赤芍三钱 荆芥三钱 葱三棵，代须用

共盛布袋内，米泔水加食盐一撮熬汤，敷药前熨洗。

十五日，王世瑄、张世鹏、高永茂请得四公主脉息洪数。系风温发颐之症，以致右颐红晕高肿，坚硬微化，根盘渐小，惟脓浆未成，今议用加减卫生汤午晚二贴，外仍用葱艾熨法，敷活瘀化坚散调理。

当归三钱 赤芍二钱 白芷一钱 山甲二钱，炙 僵蚕二钱 皂刺二钱 没药一钱 乳香一钱 银花三钱 连翘三钱 防风一钱五分 蒲公英二钱 蝉蜕一钱 甘草一钱 酒连八分

引用木瓜酒半盅

十六日，高永茂、王世瑄、张世鹏请得四公主脉息洪数。系风温发颐之症。以致右颐红晕高肿，坚硬微化。根盘虽小，惟形势难消，脓浆未成。今议用托里排脓汤晚服一贴，外敷葱蜜化坚膏，仍用葱艾熨法调理。

归尾三钱 赤芍二钱 山甲二钱 生黄芪三钱 皂刺三钱 香附三钱 花粉二钱 银麻二钱 没药一钱五分 连翘三钱 白芷一钱五分 僵蚕一钱五分 乳香一钱五分 蒲公英三钱 升麻六分 生甘草一钱

引用木瓜酒半盅

十七日，王世瑄请得四公主脉息洪大。系风温发颐之症。以致右颐红晕高肿。服药以来，根盘渐小，坚硬微宣，脓浆未透。惟温热过盛，皮肤凝滞，所以难溃。今照方托里排脓汤晚服一贴，外敷金箍散调理。

十八日，王世瑄请得四公主脉息洪数。系温热发颐之症。以致右颐红肿木硬，难以消散。治法以来，坚硬微化，根盘渐小。惟顶尖高肿隐疼，皮色明亮，浓浆欲溃。今宜点松黄灵药少许，外贴万灵一气膏。周围仍敷金箍散，内服原方托里排脓汤晚服一贴调理。

十九日，王世瑄调四公主脉息浮数。系温热发颐之症。以致右颐红肿木硬，难以消散。治法以来，坚硬微化，根盘渐软，顶尖皮薄明亮，浓浆欲溃。今仍点松黄灵药少许，外贴万灵一气膏，周围敷金箍散。仍照原托里排脓汤晚服一贴调理。

二十日，王世瑄请得四公主脉息浮数。原系瘟热发颐之症，以致右颐高肿难以消散。治法以来，根盘渐软，尖顶已溃，浓浆未透。今宜点红灵药少许，外贴万灵一气膏，内服仍照原方托里排脓汤，晚服一贴调理。

二十一日，王世瑄请得四公主脉息浮数。原系温热发颐之症。以致右颐红肿坚硬，难以消散。治法以来，根盘渐消，形势已小，浓浆已透。惟左颐又有浮肿坚硬，此由胃经湿热过盛。今用右颐点红灵药，外贴万灵一气膏。左颐敷活瘀化坚散，内服大连翘饮，晚服一贴调理。

归尾三钱 连翘三钱 银花三钱 大青叶二钱 花粉二钱 神曲二钱 焦楂二钱 牛蒡子一钱五分 白芷一钱五分 僵蚕一钱五分 元参二钱 醋柴胡一钱五分 公英三钱 青皮一钱五分 桔梗二钱 草节一钱

引用竹叶二十片

二十二日，王世瑄请得四公主脉息浮数。原系温热发颐之症。以致溃后根盘渐消，形势已小。惟胃热尚盛，牵引左颐肿硬微疼，症势疲缓。今右颐点红灵药，外贴万灵一气膏。

左颐仍敷活瘀化坚散，内服原方大连翘饮加马勃一钱五分、荆芥一钱，减去焦楂，晚服一贴调理。

二十三日，王世瑄请得四公主脉息弦数。原系温热发颐之症。以致右颐溃后根盘渐消，形势已小。惟胃热尚盛，牵引左颐坚硬木痛，症势疲缓。今右颐仍点红灵药，外贴万灵一气膏。左颐敷活瘀化坚散。服照原方大连翘饮加香附二钱、木香六分、夏枯草三钱，晚服一贴调理。

本日，王世瑄、张世鹏请得四公主葱蜜膏，银花五钱。

二十四日，王世瑄、张世鹏请得四公主脉息弦数。原系温热双发颐之症。以致右颐溃后，根盘渐消，形势已小。惟胃热尚盛，牵引左颐红肿作痛，难已消散。今右颐仍点红灵药，外贴万灵一气膏。左颐仍敷活瘀化坚散，内服清热和肝汤，晚服一贴调理。

香附二钱　连翘三钱　蒲公英三钱　山甲三钱　白芷一钱　柴胡一钱五分　银花三钱　僵蚕一钱五分　神曲二钱　乳香一钱五分　赤芍一钱五分　羚羊八分　归尾二钱　荆穗一钱　甘草五分　焦楂二钱

引用老酒半盅

二十五日，王世瑄、张世鹏请得四公主脉息弦数。原系温热双发颐之症。以致右颐溃后根盘渐消。惟肝胃热盛，牵引左颐红肿，坚硬难以消散。今右颐仍点红灵药，外贴万灵一气膏，左颐敷如意金黄散，内服照原方清热和肝汤，晚服一贴调理。

二十六日，王世瑄、张世鹏请得四公主脉息弦数。原系温双发颐之症。以致右颐溃后，治法以来，根盘渐消。惟左颐高肿坚硬，牵引左半身有时作痛。此由肝胃不清所致。今右颐仍点红灵药，左颐点松黄灵药，俱贴万灵一气膏。坚硬处敷葱蜜化坚膏。内服托里透脓汤，晚服一贴调理。

生芪四钱　当归三钱　生地四钱　连翘三钱　银花三钱　白芷一钱五分　山甲三钱　皂刺二钱　乳香一钱五分　山楂四钱　神曲二钱　陈皮一钱五分　蒲公英三钱　赤芍二钱　甘草五分

引用黄酒半盅

二十七日，王世瑄请得四公主脉息弦数。原系温热双发颐之症。以致右颐溃后，根盘渐消。惟右颐顶尖高肿，坚硬微化，脓浆欲透，牵引左半身作痛之症。俱已渐减。今右颐仍点红灵药，左颐点松黄灵药，俱贴万灵一气膏。坚硬处敷葱蜜化坚膏。内服照原方托里透脓汤，晚服一贴调理。

本日，四公主三仙饮二分，金银花五钱。

二十八日，王世瑄请得四公主脉息和缓。原系风温双发颐之症。以致左右两颐，俱已溃透。惟根盘微觉坚硬，此由气虚胃热所(致)。到今左右两颐俱点红灵药，外贴万灵一气膏，内服益气托脓汤，晚服一贴调理。

生芪五钱　当归三钱，酒　川贝二钱　连翘三钱　银花三钱　僵蚕一钱五分　酒白芍二钱　沙参三钱　山甲一钱，制　陈皮二钱　白芷一钱　生甘草五分

引用老酒半盅

二十九日，王世瑄请得四公主脉息和缓。原系双发颐之症。以致左右两颐，俱已溃透，根盘微消，症势渐小。惟气虚微弱，相宜暂止汤药，以和胃气。外仍点红灵药兑紫金膏，贴万灵一气膏调理。

三十日，王世瑄请得四公主脉息和缓。原系双发颐之症。以致右左两颐俱以溃透，根盘渐小，坚硬微化。两边俱用红灵药兑紫金膏，外贴万灵一气膏，相宜缓缓排脓生肌调理。

三月初一日，王世瑄请得四公主脉息和缓。原系双发颐之症。以致左右两颐，俱已溃

透。腐肉已化，新肉将生。根盘渐消，坚硬微软。昨已止汤药。今两边仍上红灵药兑紫金膏，贴万灵一气膏，相宜缓缓排脓生肌调理。

初三日，王世瑄请得四公主脉息和缓。原系双发颐之症。以致左右两颐，俱已溃透。惟右颐仍复坚硬，此由胃热不清所致。今内服清热化坚汤晚服一贴，两边俱上红灵药兑紫金膏，外贴万灵一气膏调理。

生黄芪二钱　川贝二钱　山甲一钱五分　酒连六分　连翘三钱　金银花三钱　当归三钱　青皮二钱　蒲公英三钱　香附二钱　次生地四钱　生甘草五分

引用夏枯草三钱

初四日，王世瑄请得四公主脉息和缓。原系双发颐之症。以致左颐溃后，根盘渐小，新肉渐生。惟右颐仍复坚硬，此由胃热结聚，日久所致。今照原方清热化坚汤，外点红灵药兑紫金膏，贴万灵一气膏调理。

初五日，王世瑄请得四公主脉息和缓。原系双发颐之症。以致左颐溃后，根盘已小，疮口渐收。惟右颐仍复坚硬。此由风温结聚，日久又兼胃热所致，今照原方清热化坚汤晚服一贴，外点红灵药兑紫金膏，贴万灵一气膏调理。

初六日，王世瑄请得四公主脉息和缓。原系双发颐之症。以致左颐溃后，根盘已小，疮口渐收。惟右颐仍复坚硬，高肿欲溃。此由风温结聚日久，又兼胃热所致。今用加减清热化坚汤晚服一贴，外上红灵药兑紫金膏贴万灵一气膏调理。

当归三钱　连翘三钱　皂刺二钱　金银花三钱　白芷一钱　山甲二钱　蒲公英三钱　乳香一钱　青皮一钱五分　薄荷八分　陈皮二钱　酒连八分　甘草五分　川贝二钱　生地三钱

引用夏枯草三钱

初七日，王世瑄请得四公主脉息和缓。原系双发颐之症。以致左颐溃后，根盘已硬，疮口渐平，惟右颐仍复坚硬高肿，治法以来，脓浆欲透，今照原方加减，清热化坚汤晚服一贴，外上红灵药兑紫金膏，贴万灵一气膏调理。

初八日，王世瑄请得四公主脉息和缓。原系双发颐之症。以致左颐溃后，根盘已软，疮口渐平。惟右颐仍复坚硬高肿，治法以来，坚硬微化，今照原方加减，清热化坚汤晚服一贴。外上红灵药兑紫金膏，贴万灵一气膏调理。

初九日，王世瑄请得四公主脉息和缓。原系双发颐之症。以致左颐溃后，根盘已软，疮口渐平，惟右颐仍复坚硬高肿，治法以来，坚硬微化，今用木香饼熨法，内服照原方清热化坚汤，外敷红灵药兑紫金膏，贴万灵一气膏调理。

木香饼熨法二分

木香五钱　生地五钱

共为细末，陈醋作饼炕热，不时熨坚硬之处。

初十日，王世瑄请得四公主脉息和缓。原系双发颐之症，以致左颐溃后根盘已软，疮口渐收，外上紫金膏兑红灵药。惟右颐仍复坚硬，脓浆不透，疮口点松黄灵药，仍用木香饼熨法，两边俱贴万灵一气膏，内服照原方清热化坚汤调理。

本日，四公主三仙饮二分。

十一日，王世瑄请得四公主脉息和缓。原系双发颐之症。以致左颐溃后，疮口渐收，外上紫金膏兑生肌散。右颐根盘微觉坚硬，疮口仍点松黄灵药，用木香饼熨法。两边俱贴万灵一气膏，内服照原方清热化坚汤调理。

十二日，王世瑄请得四公主脉息和缓。原系双发颐之症，以致左颐溃后疮口渐收，外上紫金膏兑生肌散。惟右颐根盘微觉坚硬，疮口仍点松黄灵药，用木香饼熨法，两边俱贴万灵一气膏，内服照原方清热化坚汤调理。

十三日，王世瑄请得四公主脉息和缓。原系双发颐之症，以致左颐溃后疮口渐收，外上珍珠散。惟右颐根盘渐小，脓浆已透，仍点松黄灵药，两边俱贴万灵一气膏，宜止汤药，缓缓调理。

本日，四公主木香饼熨法二分，神曲五钱一分，二分。

十四日，王世瑄请得四公主脉息和缓。原系双发颐之症，以致左颐溃后疮口渐收，外上珍珠散。惟右颐根盘微硬，症势渐小，仍点红灵药，两边俱贴万灵一气膏，外用木香饼熨法调理。

十五日，王世瑄请得四公主脉息和缓。原系双发颐之症，以致左颐溃后疮口渐平，外上珍珠散。惟右颐根盘微硬，症势渐小，仍点红灵药，两边俱贴万灵一气膏，外用木香饼熨法调理。本日，四公主木香饼熨法，二分。

十六日，王世瑄请得四公主脉息和缓。原系双发颐之症，以致溃后左颐疮口渐平，外上白珍珠散。惟右颐根盘微硬，症势渐小，仍点红灵药，两边俱贴万灵一气膏，外用木香饼熨法调理。

十七日，王世瑄请得四公主脉息和缓。原系双发颐之症。以致溃后，左颐疮口渐平，外上白珍珠散。惟右颐根盘渐软，症势已小，仍点红灵药。两边俱贴万灵一气膏，外用木香饼熨法调理。用木香饼二分。

十八日，王世瑄请得四公主脉息和平。原系双发颐之症。以致溃后左颐肌肉渐平，疮口将敛，外上白珍珠散。惟右颐根盘渐消，症势已小。仍点红灵药，两边俱贴万灵一气膏，外用木香饼熨法。相宜隔一日换药，缓缓调理。

本日，四公主三仙饮二分。

二十日，王世瑄请得四公主脉息和平。原系双发颐之症。以致溃后，左颐肌肉长平，疮口收敛，外上白珍珠散，以老皮肤。惟右根盘已消，症势渐好，仍点红灵药。两边俱贴万灵一气膏，外用木香饼熨法。相宜隔一日换药，缓缓调理。

二十二日，王世瑄请得四公主脉息和平。原系双发颐之症。以致溃后左颐肌肉长平，疮口收敛，外上白珍珠散以老皮肤。惟右颐根盘已消，症势渐好，外上紫金膏兑红灵药，两边俱贴万灵一气膏，外用木香饼熨法，相宜隔一日换药，缓缓调理。

二十四日，王世瑄请得四公主脉息和平。原系双发颐之症，以致溃后左颐肌肉长平，收敛已痊。右颐症势渐愈，疮口微敛，外上生肌散贴万灵一气膏，相宜隔一日换药，缓缓调理。

二十六日，王世瑄请得四公主脉息和平。原系双发颐之症，以致溃后左颐肌肉长平，已经痊愈。右颐症势渐好，疮口微敛，外仍上生肌散、贴万灵一气膏，相宜隔一日换药，缓缓调理。

二十八日，王世瑄请得四公主脉息和平。原系双发颐之症，以致溃后左颐已经痊愈，右颐症势渐好，疮口将敛，外仍上生肌散、贴万灵一气膏，相宜隔一日换药调理。

四月初一日，王世瑄请得四公主脉息和平。原系双发颐之症。以致溃后，左颐已经痊愈。右颐症势渐好，疮口平复。外上白珍珠散，贴万灵一气膏，相宜隔一日换药调理。

初三日，王世瑄请得四公主脉息和平。原系双发颐之症。以致溃后左颐已经痊愈，右颐症势渐好。惟皮肤未敛，今上红升丹兑紫金膏，外贴万灵一气膏，相宜隔一日换药调理。

初五日，王世瑄请得四公主脉息和平。原系双发颐之症。以致溃后，左颐已经痊愈。右颐症势渐好，惟肌肉未平。今用红升丹兑紫金膏，外贴万灵一气膏，相宜隔一日换药调理。

初七日，王世瑄请得四公主脉息和平。原系双发颐之症。以致溃后治法以来，左颐已经痊愈。惟右颐皮肤未敛，今仍用红升丹兑紫金膏，外贴万灵一气膏，相宜隔一日换药调理。

本日，四公主三仙饮二分，神曲五钱。

初九日，王世瑄请得四公主脉息和平。原系双发颐之症，以致溃后左颐已经痊愈，惟右颐皮肤微嫩，今上白珍珠散，外贴万灵一气膏，相宜隔一日换药调理。

十一日，王世瑄请得四公主脉息和平。原系双发颐之症。调治以来，诸症俱已痊愈。相宜止药，饮食调理。

【参考】 发颐即痄腮而或见混合感染者。中医认为系由温毒外袭，壅阻于少阳经络所致，症见腮部漫肿坚硬，严重者可有昏迷、痉厥，一般以普济消毒饮为主方治疗。本案由风温而起，逐步发展而成，御医用药内服外敷，峻猛消毒药频进，终于治愈，由此可知宫中对于急性传染热病有不少可贵经验值得学习。

三十一　六公主

1　医案辑录

道光十年十二月初七日，杨泰恒请得六公主神色脉纹俱好。相宜用福寿丹开口。

十二月初九日，邸凤仪、杨泰恒请得六公主神色脉纹俱好。相宜慎重调理。

本日，六公主福寿丹三分，福寿丹方朱砂二分，黄连二分，甘草二分。

十二日，邸凤仪、杨泰恒请得六公主益元散一两。

十一年正月初五日，六公主灯心五钱。

初九日，六公主灯心五钱。

十七日，六公主灯心五钱。

二十二日，六公主灯心五钱。

二十八日，六公主灯心五钱。

二月初三日，六公主灯心五钱。

十二日，六公主灯心五钱。

十九日，六公主灯心五钱。

二十五日，六公主灯心五钱。

三月初一日，六公主灯心五钱。

十一日，六公主灯心五钱。

十七日，六公主灯心五钱。

二十三日，六公主灯心五钱。

三十日，六公主灯心五钱。

四月初五日，六公主灯心五钱，竹叶二钱。

二十日，六公主灯心五钱，竹叶二钱。

二十九日，六公主灯心五钱，竹叶二钱。

五月初一日，六公主朱砂雄黄整末一钱一包，各五包。

初四日，六公主灯心五钱，竹叶一钱。

初五日，六公主朱砂雄黄整末一钱一包，各五包。

初十日，六公主灯心五钱，竹叶一钱。

十六日，六公主灯心五钱，竹叶一钱。

二十一日，六公主益元散一两。

六月初五日，六公主灯心五钱。

二十六日，六公主金衣祛暑丸十丸，益元散二两，灯心五钱。

七月初八日，六公主益元散一两，灯心五钱。

九月二十六日，六公主灯心五钱。

十月十八日，六公主灯心一两，竹叶五钱。

二十九日，六公主灯心一两，竹叶五钱。

十一月初三日，六公主灯心五钱，竹叶一钱。

二十七日，六公主灯心五钱，竹叶一钱。

三十日，杨泰恒、白凌云请得六公主薄荷二分。

十二月初一日，杨泰恒、白凌云请得六公主脉纹淡红。系内有蕴热，外受风凉之症。以致面发水痘。今议用疏解代茶饮调理。

薄荷三分　桔梗一钱　荆芥五分　生甘草四分

水煎代茶。

初二日，杨泰恒、白凌云请得六公主脉纹淡红。系蕴热受凉之症。昨服疏解代茶饮，表凉渐解，水痘渐收。惟滞热未净，今议用仍照原方加减调理。

桔梗一钱　薄荷三分　麦芽一钱　甘草四分　山楂一钱，炒

水煎代茶。

初三日，杨泰恒、白凌云请得六公主脉纹神色俱好。相宜止药。乳食慎重调理。

初五日，六公主灯心五钱，竹叶三钱。

初十日，李承缮、杨泰恒请得六公主脉纹神色俱好。微有湿热，发为水痘。湿热已得外解，不必服药，相宜避风调理。

二十九日，六公主灯心五钱。

十二年正月初十日，六公主灯心五钱。

十五日，六公主灯心五钱，苍术五钱。

十八日，六公主灯心五钱，竹叶三钱。

二十二日，六公主灯心五钱。

二月初八日，六公主灯心五钱，竹叶三钱。

十四日，六公主松香二两为末，入葱管内，用线扎定，水煮溶化去葱，候干再加黄丹一两水飞，无名异一钱炒，官粉一钱炒，轻粉三分炒，共为细末，香油调敷。

十九日，六公主五福丹五钱。

二十三日，六公主灯心五钱，竹叶三钱。

三月初一日，六公主灯心一两，竹叶五钱。

初七日，六公主灯心五钱，五福丹五钱。

初九日，六公主灯心五钱，竹叶三钱。

十七日，六公主灯心五钱，竹叶三钱。

【参考】 六公主即寿恩固伦公主，道光十年十二月初七日寅时生，其母为静妃博尔济锦氏，即孝静成皇后，为恭亲王奕䜣同母姊。于咸丰九年己未四月十三日卯刻卒，年三十岁。

三十二　七公主

1 医案辑录

道光二十四年十二月初五日，七公主平安丹二两末，灯心五钱。

初七日，七公主苍术、大黄、灯心各五钱。

初八日，甄景芳、汪镛请得七公主脉息浮数。系肺胃有热，外感风凉之症。以致发热口渴，烦躁不眠，面色微青，周身头面发出细碎红点，似有天花之象。惟闭塞太甚，恐致抽搐。今议用荆防透表汤，午服一贴调理。

荆穗三钱　防风二钱　葛根三钱　牛蒡子三钱　赤芍一钱五分　羌活二钱　归尾三钱　青皮二钱　蝉衣一钱　东楂五钱　紫草二钱　羚羊一钱五分

引用芦根五把

本日未刻，甄景芳、汪镛请得七公主喜痘初朝。午服荆防透表汤，表凉微解，所出红点渐长。惟绩出颗粒，紫滞隐伏，神气烦闷。此由胃经滞热过盛，气血不畅所致。今议用清解化滞汤晚服一贴调理。

荆穗二钱　防风二钱　牛蒡子三钱，研　赤芍一钱五分，炒　归尾三钱，酒洗　生军五钱，片　生山楂三钱　青皮二钱，炒　红花一钱五分　犀角一钱五分　紫草二钱，酒洗　栀子一钱五分，研、炒

引用芦根五把

随药送三十把。

初九日，张宗濂、甄景芳、汪镛请得七公主喜痘二朝。颗粒渐长，里滞渐行。惟气血尚未调畅，以致形色紫滞，尚有烦躁。今议用活血透表汤一贴调理。

荆穗二钱　防风二钱　牛蒡子四钱　连翘三钱　归尾二钱　赤芍一钱　薄荷五分　木通二钱　南楂五钱　栀子一钱，炒　酒芩二钱　紫草一钱，酒洗　羚羊一钱五分

引用芦根三钱

本日午刻、张宗濂、甄景芳、汪镛请得七公主喜痘二朝。颗粒平扁干滞，大渴大烦。此由心胃热盛，气血不畅所致。今议用清热代茶饮一贴，另用朱黄散三分调服。

麦冬三钱　知母二钱　石膏三钱

引用乌梅二个

本日，七公主朱黄散。

朱砂　牛黄各一钱

共研极细面，每服三分。

本日申刻，张宋濂、甄景芳、汪镛请得七公主喜痘二朝。午服清热代茶饮调朱黄散，烦渴稍安，颗粒微胀。惟气血里热未清，今议用松肌透表汤一贴调理。

乌犀角一钱五分　荆穗二钱　防风二钱　牛蒡子三钱　连翘三钱　归尾二钱　赤芍一钱五分　栀子一钱，炒　木通一钱五分　东楂四钱　青皮一钱五分，炒　川连一钱

引用冬笋二钱　朱黄散三分　冲服

本日酉刻，张宗濂、甄景芳、汪镛请得七公主喜痘二朝。因烦渴太甚，议用清热代茶

饮调朱黄散，服后烦渴稍安，微得少寐，醒后烦渴又作。此由胃阳热大盛，里滞固郁所致。今议用清热化滞汤一贴调理。

荆芥二钱　归尾二钱　赤芍一钱五分　石膏五钱　生军五钱　酒芩二钱　葛根一钱五分　栀子一钱，炒　甘草八分

引用芦根三钱　朱黄散三分，冲

本日戌刻，张宗濂、甄景芳、汪镛请得七公主烦躁太甚，不得安眠。心经热极，议用牛黄清心丸半丸化服调理。

本日亥初，又请得七公主服牛黄清心丸后，颗粒续出，口渴渐止惟减。又用犀角三钱煎汤代茶。

本日亥正，张宗濂、甄景芳、汪镛请得七公主喜痘续出头面，过于细碎，颜色不润，颗粒平扁不分，烦躁过甚，不得片刻安寐。此由火热壅遏已极，屡用凉药未能得效。此系重险之症，恐浆脓难化，必致有变。今议用攻毒凉血汤，一贴竭力挽治。

生军一两　次生地六钱　赤芍一钱五分　地龙七条　紫地丁四钱　紫草一钱　东楂三钱　青皮一钱五分

引用香蕈三大片

初十日卯初一刻，张宗濂、甄景芳、汪镛请得七公主喜痘三朝。自昨日亥正三刻，烦渴渐减，有时安寐。至寅正二刻初醒，所续出颗粒板实不松，两颊红赤，连络成片，形色不分。舌胎黄厚。唇口焦干。复加烦躁，较夜间稍轻。此由内毒固滞，血热火盛之故。今议用昨晚攻

毒凉血汤，早服一贴调理。

本日巳初，张宗濂、甄景芳、汪镛请得呛。今议用清毒活血汤，午服一贴调理。

生军一两　次生地八钱　归尾三钱　紫草茸一钱　赤芍一钱五分　牛蒡子三钱　连翘三钱　苦桔梗二钱　木通一钱　东楂三钱

引用香蕈四大片　木瓜酒一盅

本日申刻，张宗濂、甄景芳、汪镛请得七公主喜痘颗粒渐胀，攒聚之地稍分。惟血热毒盛，今议照原方清毒活血汤减去木通、连翘，加地龙、地丁各三钱，犀角一钱五分，晚服一贴调理。

七公主服攻毒凉血汤一半，神气渐安，能以安寐。今议陆续继服前药，另用金汁半盏代茶调理。

本日申刻，张宗濂、甄景芳、汪镛请得七公主喜痘出齐。头面过富，早服攻毒凉血汤，毒滞微行。两颊颗粒渐分，赤色稍退。惟毒滞尚盛，议用照原方加丹皮、红花各一钱，川连八分，晚服一贴调理。

十一日卯刻，张宗濂、甄景芳、汪镛请得七公主喜痘四朝。昨服攻毒凉血汤，头面颗粒微胀，颜色渐转，夜间时醒时睡。惟咽喉部位，系关隘之地，颗粒较多，恐音哑作(下残)。

十二日卯刻，张宗濂、甄景芳、汪镛请得七公主喜痘五朝。两颊渐有红之色。周身攒聚，颗粒稍分。惟血热未清，毒滞未能畅行，恐收靥时有变。今议用活血化浆饮，午服一贴调理。

生军一两　次生地五钱　归尾三钱　赤芍一钱　红花六分　紫草一钱五分，酒洗　山甲一钱五分　紫地丁三钱　犀角一钱五分　地龙三钱　牛蒡子三钱，研

引用香蕈三大片

本日申刻，张宗濂、甄景芳、汪镛请得七公主喜痘，两颊虽见红润，惟攒聚之处过多，

胸背周身颗粒干滞，大小不匀，恐难成浆，至九朝、十朝有大变症。今议照原方活血化浆饮，晚服一贴调理。

九朝、十朝所变之症，寒战咬牙，音哑呛水，干呕不食，肠鸣泄泻。此时天(庭)部位颗粒稍见稀疏可望，如收靥时无变症，望奴才等竭力尽心挽治。

十三日寅刻，张宗濂、甄景芳、汪镛请得七公主喜痘六朝。昨服活血化浆饮，稍有微浆。惟饮食不香，眼未封固。此由肝胃毒盛，气血壅遏所致。今议用清毒化浆饮，午服一贴调理。

生军一两　次生地八钱　当归五钱　赤芍一钱五分　僵蚕三钱　花粉二钱　川芎八分　酒连八分　苦桔梗二钱　山甲二钱　连翘三钱　紫草一钱五分

引用糯米一钱，炒

本日申刻，张宗濂、甄景芳、汪镛请得七公主喜痘微化清浆。惟毒滞尚盛，以致多睡不食。今议照原方清毒助浆饮，晚服一贴调理。

十四日寅刻，张宗濂、甄景芳、汪镛请得七公主喜痘七朝。连服清毒助浆之药，虽得微浆，甚不足用。倦怠多睡，胃气不开，咽喉部位不清，渐加痰嗽，恐致音哑作呛，火热内陷。今议用活血助浆饮一贴，另用活桑虫二条捣汁，兑金汁调服。

当归三钱　赤芍一钱五分　花粉三钱　僵蚕二钱　白芷二钱　牛蒡子三钱　元参四钱　苦桔梗二钱　枳实一钱五分　厚朴一钱五分　连翘三钱　甘草八分

引用糯米一钱

本日申刻，张宗濂、甄景芳、汪镛请得七公主头面清浆未增，周身干滞未化，饮食强进，药不易服。此由咽喉地界不清所致。今议仍用桑虫二条捣汁，兑金汁调服。

十五日卯刻，张宗濂、甄景芳、江镛请得七公主喜痘八朝。浆无起色，饮食不多，有时作呛作痒。以由火热欲收所致。今议用清咽化毒汤，午服一贴调理。

元参四钱　苦桔梗三钱　浙贝三钱，研　牛蒡子三钱　僵蚕一钱五分，炒　麦冬五钱　紫地丁三钱　连翘三钱　甘草五分

引用糯米一钱，炒

本日申刻，张宗濂、甄景芳、汪镛请得七公主浆脓不起，咽喉不利，以致饮食难于下咽。早用清咽化毒汤，未能多进。今议仍用前药，继服调理。

十六日卯刻，张宗濂、甄景芳、汪镛请得七公主喜痘九朝。火热未清，浆未能起。饮食太少。作痒。胸高、唇干、口腻。已及收靥之期，恐致痒塌外剥之变。今议用清热化毒汤，午服一贴。另用鸭汤熬糯米粥，以助胃气调理。

黄芩二钱　酒连一钱　连翘五钱　金银花三钱　紫地丁三钱　元参五钱　浙贝三钱　花粉三钱　麦冬三钱　苦桔梗三钱

引用灯心一束

本日申刻，张宗濂、甄景芳、汪镛请得七公主喜(痘)微浆欲靥，唇口焦干，头面已有外剥之形。饮食强进，作痒，胸高，系火热未清，神气欲败之象。今议照原方，晚服一贴调理。

本日亥刻，张宗濂、甄景芳、汪镛请得七公主神气渐短。已有音哑作呛，火毒内陷之象。症势大险，竭力议用元参、沙参各五钱，煎汤挽治。

本日子初三刻，又请得七公主少服前药，咽喉未能通利。渐有干呕，恐有脱变之险。议用前药加麦冬三钱，挽治。

十七日卯刻，张宗濂、甄景芳、汪镛请得七公主喜痘十朝。作痒太甚，头面颗粒伤损，

已属泄气。又加音哑作呛，干呕不食，精神渐短。此由毒热伤阴、内陷所致。恐致脱变，竭力议用益阴化毒汤早服一贴挽治。

沙参五钱　元参五钱　麦冬四钱　连翘五钱　浙贝四钱　金银花三钱

引用灯心一子

本日巳刻，张宗濂、甄景芳、汪镛请得七公主喜痘收靥干黑，症势未减，渐有脱变之形。早用益阴化毒汤不能下咽，竭力议用麦冬五钱煎汤润咽，挽治调理。

十八日卯刻，张宗濂、甄景芳、汪镛请得七公主喜痘十一朝。症势已变。昨用益阴化毒汤未能下咽，诸症如前。复加寒战，胸高气喘，渐有脱变之象。今议用益阴清咽饮一贴，润咽挽治。

元参四钱　大生地五钱　麦冬三钱　桔梗二钱　酒芩二钱　浙贝三钱

引用灯心一束

十九日卯刻，张宗濂、甄景芳、汪镛请得七公主喜痘十二朝。原系紫滞平扁，细碎攒簇，咽喉不清，毒盛之症。用药挽治，毒滞不开，浆不能起，至九朝屡现变症，食不下咽，药不易服，毒热未清，气已渐败，已有内抽之象。症势大险，竭力议用参麦饮挽治。

沙参五钱　麦冬三钱

水煎润咽。

二十日卯刻，张宗濂、甄景芳、汪镛请得七公主收靥后症已大变。昨服参麦饮，咽喉微润，少进米汁。惟喘息气骤，渐有痰声，恐有暴脱之险。今议用照原方参麦饮一贴，加浙贝三钱，继服调理。

【参考】　七公主道光二十年庚子七月初二日亥时生，其母为彤贵妃舒穆噜氏，于二十四年甲辰十二月二十日殇。本案系临终前之脉案，观此，可知清季天花为烈之残酷，而皇室之女，罹此重险之症，亦难幸免。

咸丰朝医案

一　咸丰皇帝

1　朱批“不能书细字”记载

咸丰二年　月　日，本日内阁进礼部题请放考官一本，内阁于票签内空白太短，朕向不能书细字，着传知内阁，嗣后无论何本，凡有空名签，务令容得五六字，行亦略宽些，以便朕书写。专传内阁。

【参考】　咸丰二年时，咸丰皇帝方二十一岁，朱批“不能书细字”，未知患何手疾，抑或不耐书细字？

2　朱批有关“腿疾”记载之一

咸丰六年　月　日本年冬至，南郊大祀，朕亲诣行礼，惟因腿疾致累，恐升降失仪，反不足以昭诚敬，况朕思两边配案三献，往返行走，亦稍觉繁，朕意欲酌量改减，以严对越，或传谕改议，或明发旨饬令改议，着恭亲王等商量妥协，于明日见面时当面再奏。

3　朱批有关“腿疾”记载之二

咸丰六年　月　日，朕寅承大宝，时以法祖为念，去岁冬至，南郊大祀，未克躬亲，今正祈谷，又酌减仪文，虽因腿疾未愈，升降恐致失仪，然惭愧萦衷，实有不能以言喻者。兹逢雩祭届期，幸赖天恩，朕躬步履如常，一切典礼仍应照旧举行。因思至敬无文礼昭明训，前期诣坛祗谒暨恭视坛位典礼，允宜遵循勿替，益申俨恪之诚，其阅视笾豆牲只，非关大典，嗣后仍遣员阅视，勿庸双请，祭日礼成后，仍在降舆处乘礼轿出广利门，永为例。

【参考】　朱批只云“腿疾”，无详尽记载，未能肯定病种。

4　咯血而殂

咸丰十一年，咸丰皇帝三十一岁，因咯血而殂于热河避暑山庄烟波致爽殿寝处(今承德市)，清宫档案有原始资料，本书顾问单士魁同志曾亲自阅过，但此次整理，未克收入，惟其咯血而殂一事，殆无疑问。查《清稗类钞》一书，亦载：“文宗御宇时，体多疾，面常黄，时问医者以疗疾法，医谓鹿血可饮，于是养鹿百数十，日命取血以进。迨咸丰庚申，英法联军入京，焚圆明园，徇协办大学士肃顺等之请，幸热河，肃顺辈导之出游，益溺于声色，辛酉，咯疾大作，令取鹿血以供，仓卒不可得，遂崩。”《满清外史》亦载：“十一年七月，咯疾大作，令取鹿血以供，仓卒不可得，乃殂”似可为一佐证。

二　贞嫔(即以后之孝贞显皇后、慈安皇太后)

1　肝胃饮热治案

咸丰二年四月初四日，杨泰恒请得贞嫔脉息弦数。症系肝胃蕴热夹饮之症，以致身倦胸闷，头重干呕。今用清肝和胃饮，晚服一贴调理。

藿香一钱　栀子二钱，炒　柴胡一钱　半夏二钱，制　陈皮二钱　赤苓三钱　生甘草八分

引用灯心一子

初五日，杨泰恒请得贞嫔脉息弦数。原系肝胃有热夹饮之症，以致烦呕不安，胸满身倦，昨服清肝和胃饮，症势仍照(旧)。今用清肝化饮汤午服一贴调理。

藿香一钱　陈皮二钱　栀子三钱，炒　半夏二钱　酒连五分　酒军一钱　赤苓三钱　竹茹一钱　神曲二钱，炒　甘草八分

引用灯心一束

初六日，杨泰恒请得贞嫔脉息弦数。原系肝胃有热夹饮之症，昨服清肝化饮汤，饮热稍解，胃中未清，尚有滞热未化，大便未行所致，今用调中化滞汤午服一贴调理。

半夏二钱　酒军一钱五分　赤苓三钱　陈皮三钱　甘草八分　香附二钱　山栀三钱　枳壳一钱　元明粉一钱

引用生姜一片

初七日，杨泰恒请得贞嫔脉息弦缓。原系肝胃饮热之症，屡服清肝化饮之方，饮热渐解，惟胃气未和，余热未清。今用和胃温胆汤午服一贴调理。

半夏二钱　赤苓四钱　枳实一钱，炒　桔梗二钱　橘红二钱　萸连八分　甘草八分　山栀三钱，炒　竹茹一钱

引用生姜一片

初八日，杨泰恒请得贞嫔脉息弦缓。原系肝胃饮热之症，屡服清肝化饮之方，饮热已解，惟胃腑未清，昨服和胃温胆汤，胃亦稍清。仍照原方加菊花，减枳实，午服一贴调理。菊花二钱。

初九日，杨泰恒请得贞嫔脉息和缓。诸症俱好，今用和胃代茶饮调理。

竹茹二钱　赤苓三钱　白芍一钱

水煎代茶二分。

【参考】　贞嫔肝胃饮热一证，先后以二陈汤，加柴栀藿香，黄连温胆汤加减，及调胃承气汤调其偏盛，和其胃气，诸症俱转好，方中酒军，元明粉并用，可谓有识。

本日，贞贵妃灯心五钱，竹茹一钱，竹叶二钱。

二十日，贞贵妃金衣祛暑丸十丸。

二十一日，贞贵妃灯心五钱，竹叶三钱。

二十六日，栾泰请得贞贵妃脉息紧数。系暑饮伤胃，肝气不和之症，以致胸胁胀痛，发热呕逆，头晕身酸。今用清暑化饮汤一贴调理。

香薷一钱五分　藿香二钱　腹皮二钱　半夏二钱　木香一钱五分　厚朴二钱　砂仁一钱　延胡索二钱　青皮二钱　枳壳二钱

引用益元散三钱

本日酉刻，照原方晚服一贴。

二十七日，栾泰请得贞贵妃脉息滑紧。暑饮渐消，惟肝经气血郁结，肠胃湿滞壅遏，以致胸胁胀疼，身酸烦热。今用和肝化滞汤早服一贴调理。

香附三钱　川郁金二钱　桃仁一钱　延胡索三钱　生军二钱　枳壳二钱　青皮二钱　腹皮二钱　焦曲三钱　益元散三钱

引用荷梗二尺

本日申刻，栾泰请得贞贵妃脉息滑紧。早服和肝化滞汤，气道渐开，湿滞未能下行，

以致胀痛未止。今用一捻金一钱，(蜜)水调服，利水润肠，大便过一时不再服一钱调理。

【参考】 原案末句语意不明，疑应为“大便不通时再服一钱调理”，恐系宫中缮写之误。

二十八日，栾泰请得贞贵妃脉息弦滑。湿滞下行，疼胀稍减，惟肝经气血滞涩，以致筋脉牵引拘急，壅遏胀痛。今用和肝定痛汤早服一贴调理。

延胡索三钱　香附三钱，制　乌药二钱　川郁金二钱　沉香一钱五分，煎　槟榔三钱，炭　枳壳二钱　厚朴二钱　代赭石五钱，研　木通二钱

引用荷梗一尺

本日申刻，栾泰请得贞贵妃脉息弦滑。诸症俱减，惟气血滞涩，肝胃不和，胸膈有热。今照原方和肝定痛汤，加花粉三钱，晚服一贴调理。

【参考】 本案肝经气血郁结，先和肝化滞，后和肝定痛诸症俱减，初则桃仁、生军、延胡索，继则一捻金小儿方《古今医鉴》用于成人，再则一派理气药剂，终收效验。

二十九日，栾泰请得贞贵妃脉息弦缓。疼胀俱减，气道渐开，惟血分滞涩，肝胃不和，心悸少寐，此由胃弱食少，肝经滞血攻冲所致。今用和肝调胃饮早服一贴调理。

香附二钱　赤芍二钱　川郁金二钱　延胡索二钱　茯苓三钱　陈皮二钱　腹皮三钱　楂炭三钱　代赭石三钱，煎　枳壳二钱，炒

引用荷梗一尺

本日申刻，照原方晚服一贴。

六月初一日，栾泰请得贞贵妃脉息弦缓。诸症俱减，攻冲之气已降，肝胃渐和。今仍照原方和肝调胃饮早服一贴调理。外要白矾二钱。

本日申刻，栾泰请得贞贵妃脉息弦缓。诸症俱减，惟肠胃干燥，今用一捻金一钱，蜜水调服。

2　闭经治案

初二日，栾泰请得贞贵妃脉息滑缓。诸症俱减，惟荣分闭塞，经脉不通。今用活血调荣饮早服一贴调理。

益母草三钱　泽兰二钱　归尾二钱　赤芍二钱　香附二钱　川郁金二钱　元明粉一钱　代赭石三钱　红花一钱　生地炭三钱

引用桃仁一钱

初三日，栾泰请得贞贵妃脉息滑缓。寝食平和，诸症俱减，惟荣分闭塞日久，不能速下，急治则伤中气，宜用缓攻化解之法。今照原方活血调荣饮减去生地炭、赤芍，加延胡索三钱，午服一贴调理。

初四日，栾泰请得贞贵妃脉息滑缓诸症俱减，寝食平和，惟血分滞涩。今照方活血调荣饮午服一贴调理。

益母草三钱　川郁金三钱　泽兰三钱　延胡索三钱，炒　归尾二钱　香附三钱　元明粉一钱五分　代赭石三钱　红花一钱五分　青皮二钱

引用桃仁二钱

初五日，栾泰请得贞贵妃脉息滑缓。寝食精神俱好，惟荣分未行，然滞血积留，冲任之脉闭塞，不能即开，破血汤剂不可多服。今照原方活血调荣饮午服一贴调理，另配活血通经丸常服。

活血通经丸方

益母草四钱　番红花三钱　归尾三钱　川芎二钱　延胡索三钱，炒　元明粉五钱　酒军四钱　川郁金三钱　香附三钱　桃仁三钱　泽兰三钱　丹皮三钱

共研细末，炼蜜为丸，梧桐子大，朱砂为衣，每服二钱，空心白水送下。

【参考】　贞贵妃经闭，自初二至初五日用活血化瘀理气法为主治疗，此种“荣分未行”症见于年轻时期［咸丰二年(1831年)，贞贵妃十五岁］，属实多虚少之类，故方中一派活血药；初五日之活血通经丸与王清任(1768~1831年)血府逐瘀汤方意近似，惜以后脉案阙如，未知效验若何。

3　调理用药记录

咸丰十一年三月二十八日，皇后丁香二钱，川椒二钱。

三月二十九日，皇后川贝四钱，橘红一钱。

五月初一日，皇后冰片五分，整朱砂三钱，朱砂、雄黄各五钱。

六月初四日，皇后冰片五分。

七月初四日，皇后白术五钱土炒。

初五日，皇后白术五钱土炒。

十月初三日，母后皇太后

香谷老、水葱、焦曲、焦楂、焦麦芽、麦冬各二两

十月初四日，母后皇太后，京牛黄四钱，冰片四钱。

咸丰十二年(同治元年)正月十三日，母后皇太后大黄二两，城头菊五钱，薄荷二两。

本日，刘进奎领圣母皇太后芦根二两，麦冬二两，灯心二两。

正月二十二日，车得瑞，领母后皇太后灯心二两，白菊花一两，城头菊五钱，三仙饮十分。

二月二十日，姜福喜领母后皇太后

芦根二两　焦三仙各二两　半夏代茶饮二分　半夏二钱　橘红一钱五分　竹茹一钱五分

水煎代茶。

二月二十二日，母后皇太后大黄一两，平安丹四两，丁香五钱，川椒五钱。

三月初四日，李成领母后皇太后橘红三钱，一捻金一钱，白茯苓一两。

【参考】　一捻金由大黄、槟榔、牵牛子、朱砂、党参组成，治内热积滞，胸腹胀满，惊悸不安，二便不利者宜，成人用此亦颇妙，小儿则以停食停乳更好。

四月二十二日，李进喜领母后皇太后整朱砂一两。

【参考】　朱砂来自天然之启砂矿石，《本经》名丹砂，其清肝热、清心热及除烦功效适用于慈安病状，今用于研末内服者，每次以0.1至0.3克为宜，此药治失眠多梦亦佳，但不宜多服久服。

三　懿嫔(即以后之懿贵妃、孝钦显皇后，慈禧皇太后)

1　懿嫔调经丸方

咸丰　年四月三十日懿嫔调经丸

香附一两，童便炙　苍术一两　赤苓一两　川芎三钱　乌药一两　黄柏三钱，酒炒　泽兰一两　丹皮八钱　当归八钱

共为细末，水叠为丸，绿豆大，每服二钱，白开水空心送服。

【参考】 此方当系为痛经及带下症而设。养血活血理气而兼清热去湿，寓有二妙散意，具调经止带、定痛散瘀功效，特点为通补兼施，通多于补：属气滞血瘀挟湿热类型，与寒湿凝滞之用温经汤迥异。

2 懿嫔暑月伤食医方

咸丰 年六月十四日，懿嫔清热化滞汤

藿香二钱 牛蒡子三钱 酒军二钱 便蚕二钱 生栀二钱，研 赤苓五钱 黄芩二钱 花粉三钱 焦楂三钱 麦芽二钱，炒 槟榔一钱五分 六一散三钱

引用竹叶廿片

【参考】 据方测证，此方当系夏月伤暑热伤食，胸膈胀满，不思饮食之症，或见气郁不舒，或见小水不利。

3 懿嫔寒饮郁结治案

咸丰 年七月十三日，李德立请得懿嫔脉息沉迟。系寒饮郁结，气血不通之症，以致腹腰胀疼，胸满呕逆。今用温中化饮汤一贴调理。

香附三钱 川郁金三钱 厚朴二钱 赤苓三钱 杜仲三钱 续断三钱 五云脂二钱 炮姜八分 猪苓三钱 焦三仙六钱

引用草蔻二钱

4 懿嫔温滞血分症治案

咸丰 年七月二十日，庞景云请得懿嫔脉息浮涩。系湿气滞于血分。今用除湿代茶饮送调经丸早晚各服二钱。

木香五分，研 陈皮二钱 栀子三钱，炒 木通一钱五分 白芍一钱五分

煎汤代茶。

【参考】 此案以柔肝理气、清热利湿煎汤代茶饮方式，送服调经丸。代茶方中，炒栀、木通均大苦之药，且炒栀用量竟达三钱，又配以木通一钱五分，似为患有热淋(急性泌尿系感染)而处，用以降火通淋。

5 懿嫔饮热症治案

咸丰 年闰七月十八日，李德立请得懿嫔脉息虚软，两关弦滑。系心气偶伤，肝郁停饮之症，以致胸胁胀痛，神虚心悸，身软气怯。今用和肝化饮汤佐以益心之品，午服一贴调理。

制香附三钱 木香一钱 大腹皮三钱 厚朴二钱 川郁金三钱 茯神三钱 当归二钱 白芍二钱，酒炒 焦三仙六钱 制甘草七分

引用荷梗一尺 朱砂面二分 冲服

咸丰 年闰七月十九日，李德立请得懿嫔脉息弦滑无力。肝气湿饮渐开，胀痛稍减，惟正气不足，神虚心悸，身软气怯。今照原方和肝化饮汤减去木香，加沙参三钱，午服一贴调理。

咸丰 年闰七月二十日，李德立请得懿嫔脉息虚缓。用药调治，症势渐减，惟正气未

充，肝胃不和，以致身肢软倦，神虚气怯。今用和中益气饮午服一贴调理。

沙参三钱　白术一钱五分，土炒　茯神四钱　川芎一钱　当归三钱　白芍三钱，酒炒　陈皮三钱　甘草八分

引用红枣肉三枚

咸丰　年闰七月二十一日，李德立请得懿嫔脉息和缓。诸症俱好，惟身肢软倦，中气不和。今照原方和中益气饮加香附三钱，午服一贴调理。

【参考】　自闰七月十八日至二十一日，因心气偶伤、肝郁停饮症，用和肝化饮、和肝益气，佐以益心之法，“诸症俱好”，方药精而不杂。心悸用朱砂面冲服，亦甚可取，盖朱砂《山海经》称“丹粟”，《本草经》谓可“养精神，安魂魄”，《珍珠囊药性赋》谓“心热非此不能除”；故《医宗金鉴》朱砂安神丸，《百一选方》之归神丹中均用之，配当归可养心，配厚朴可理脾，配香附、白芍可舒肝。

咸丰　年闰七月二十四日，李万清请得懿嫔脉息弦数。系气饮热郁，微受瘟邪，以致头疼咽痛，胸胁膨闷，身肢软，饮食不思，此由气饮内郁，瘟邪外束所致。今用清解化饮汤午服一贴调理。

荆穗三钱　羌活三钱　黄芩三钱　苦桔梗三钱　山豆根三钱　元参三钱　酒军二钱　元明粉二钱　牛蒡子二钱，炒　川连一钱，研　枳实三钱　半夏一钱

引用射干一钱五分　蔓荆子三钱

咸丰　年闰七月二十五日，李万清请得懿嫔脉息弦数。原系气饮热郁挟瘟之症，昨服清解化饮汤，诸症渐减，惟气滞热郁尚盛。今照原方清解化饮汤午服一贴调理。

咸丰　年闰七月二十六日，李万清请得懿嫔脉息和缓。诸症俱好，惟肝胃肺经稍有郁热。今用清咽利膈丸，今明日每服各三钱，白开水送下调理。

【参考】　自闰七月二十四日至二十六日患气饮热郁挟瘟之症，用清解化饮汤获效，后以清咽利膈丸收功。清解化饮汤药味与后者近似，略有加减，对肺胃郁热、咽喉疼痛、鼻塞声重、单双乳蛾、胸膈不利、大便秘结者均有效，宫中用此丸药常于临卧茶清送下一至二丸，组成药为连翅、黄芩、栀子、薄荷、防风、元参、牛蒡子、花粉、射干、荆芥穗、桔梗、熟军及甘草。

6　懿贵妃用益元散案

咸丰十一年五月十一日，懿贵妃益元散一两。

【参考】　本方利水泻火，刘河间于未加辰砂者称天水散，可治伤寒中暑、表里俱热、烦躁口渴、小便短少，亦主石淋。有辰砂清心，名益元散，可镇心神，泻心火，利膀胱；西太后于咸丰十一年二十五岁，分析初夏应用此方，可能有泻心火兼防暑之意。益元散用途颇广，加减法亦妙，加薄荷少许以清肺，名鸡苏散；加青黛少许以清肝，名碧玉散；加红曲五钱调六腑之热，名清六丸，可治赤痢；加干姜五钱，名温六丸，可治白痢；加生柏叶、生车前、生藕节，名三生益元散，治血淋；加牛黄治虚烦不得眠；除甘草加吴萸，名茱萸六一散，治湿热吞酸；除滑石加黄耆大枣，为黄耆六一散，治诸虚不足，盗汗消渴。

7　光绪朝慈禧太后医案辑录

光绪六年正月初七日，广大人带进汪守正、马文植、李德立、庄守和、李德昌请得慈禧皇太后脉息两寸虚弱，两关弦滑，重按亦无力。久服益气健脾等方，而脾元阳虚陷，不见全复，时值春令木旺，脾土尤不能支，以致食少口干，昨日下泻，间有完谷无味，气软

形瘦较甚，口气五味，脊背凉热仍然，症势疲缓。用温补固肠饮一贴，俾不致肠滑气陷、消耗难起为要。

人参一钱五分，蒸对　于术三钱，炒　茯苓三钱　赤石脂三钱，煅　肉蔻一钱，煨去油　诃子一钱五分，煨　肉桂六分，去皮　禹余粮三钱，煅　葛根一钱五分　白芍二钱，炒　炙甘草八分　车前子二钱

引用煨姜三片　乌梅二个

正月初八日，大人带进汪守正、马文植、李德立、庄守和、李德昌请得慈禧皇太后脉息虚弱稍起，两关弦滑，昨服温补固肠之药，大便未行，小水微利，水串肠鸣，食少口干，咽嗌五味，脊背凉热仍然，此由肠气暂守，而中下二焦元阳未能骤固，水气不易分消所致。今议用照原方加减一贴，务使二便调匀，不再反覆，则气日复而脾易扶矣。

人参二钱，蒸对　于术三钱，炒　赤石脂三钱，煅　茯苓三钱　肉桂六分，去皮　煨诃子一钱五分　煨木香四分　肉蔻一钱，煨去油　葛根一钱五分　白芍一钱五分，炒　车前子三钱，包　炙甘草八分

引用煨姜三片　乌梅二枚

正月初九日，大人带进汪守正、马文植、李德立、庄守和、李德昌请得慈禧皇太后脉息如昨，大便未行。

【上残】 咽嗌五味，脊背仍有凉热，此由肠胃元气不实，清浊升降未利所致。今议用温补固肠饮加减一贴调理。

人参二钱　于术三钱，炒　赤石脂三钱，煅　茯苓三钱　肉桂六分，去皮研　杜仲三钱，盐水炒　煨木香四分　泽泻二钱　葛根一钱五分　白芍一钱五分，炒　车前子三钱，包　肉蔻一钱，煨去油　炙甘草八分

引用煨姜三片　乌梅二个

正月初十日，志大人带进汪守正、马文植、李德立、庄守和、李德昌请得慈禧皇太后脉息两关尚带弦滑，余部如旧。面黄而浮，兼有咳嗽吐痰黄白二色有块，昨大便三次，仍有糟粕，身软口渴，水串肠鸣，夜寐不实，总由脾胃过弱，土不生金，肺虚挟湿，清阳不升，泻利伤阴所致。今议用仍以固摄下元为要，照原方加减一贴调理。

党参四钱　于术三钱，炒　赤石脂三钱，煅　茯苓四钱　肉桂八分，去皮　煨木香四分　泽泻一钱　诃子一钱五分，煨　白芍一钱五分，炒　车前子三钱，包　禹余粮三钱，煅　炙甘草八分

引用煨姜三片　乌梅二个　灶心土一两　冬瓜皮五钱

水煎代茶。

正月十一日，广大人带进汪守正、马文植、李德立、庄守和、李德昌请得慈禧皇太后脉息两关稍为弦大，气弱阴伤，今晨溏泻二次，完谷不化，脾肾大亏，门户不藏，进温脾固下之剂，泻止复作，元阳下陷，今拟以脾肾双固，冀泻止为要，仍照原方加减一贴调理。

破故纸二钱，盐水炒　□□□□去皮　□□□□□□　白芍二钱，炒　炮姜六分　茯苓三钱　车前子三钱，包　煅赤石脂三钱　炙甘草八分

引用乌梅二个

另用四神丸一钱五分，临寝时用灶心土、冬瓜皮汤进。

正月十二日，恩大人带进汪守正、马文植、李德立、庄守和、李德昌请得慈禧皇太后脉息两关弦大已平，仍见缓弱，昨服四神丸，大便未泻，小水稍利，嗳气嘈串微减，惟脾元尚弱，肠胃未能坚固，余症仍在。今议用四君合四神作丸，每早晚各用一钱五分，姜汤送服调理。

党参一钱　于术一钱，土炒　茯苓一钱　补骨脂一钱　肉蔻八分，煨去油　吴茱萸七分，炒　炙五味七分

共研细末，红枣泥为丸。

【参考】 西太后患有久泻之症，光绪六年时，四十六岁，宫中御医先以温补固肠饮治疗，温肾、健脾之中加仲景之赤石脂禹余粮汤，效不显，改加四神丸后好转，足见四神确为治脾肾泄泻良好之方，今人亦证明可用于慢性肠炎，肠结核等之久泻。四神丸方出明王肯堂《证治准绳》，原方有补骨脂、肉豆蔻、五味子、吴茱萸，姜枣为丸，临卧盐汤下。张仲景《伤寒论》用赤石脂禹余粮汤止利，系下利不止，心中痞鞕，服泻心汤已，复以他药下之，利不止，医以理中与之，利益甚，改用赤石脂禹余粮汤；与此案似有异曲同工之妙。四神丸方单用补骨脂、肉豆寇名二神丸；单用五味子、吴茱萸，名五味子散；《澹寮方》除五味子，吴茱萸，加茴香、木香，姜煮枣丸，亦名四神丸，治同。

正月十三日，师大人带进汪守正、李德立、庄守和、李德昌请得慈禧皇太后脉息虚弱而缓，大便二昼夜未行，清浊稍分，面浮咳嗽，血沫渐减，惟脾元过伤，肠胃尚未坚实，食水难消，腹中串热，咽溢五味，脊背掌心发热。今议用照原方加减一贴调理。

党参一钱　于术一钱，炒　茯苓一钱　补骨脂一钱五分，炒　肉蔻八分，煨去油　吴茱萸四分，炒　醋柴胡二分　炙五味六分

共研细末，合芍枣肉为丸，重一钱五分，每早晚各进一丸，姜汤送服。

正月十四日，志大人带进汪守正、李德立、庄守和、李德昌请得(上残)清浊渐分，惟脊背掌心腹中串(中残)之味，脾元肠胃尚未充固。今议用照原方一贴调理。

正月十五日，(外)广大人带进汪守正、李德立、庄守和、李德昌请得慈禧皇太后脉息虚弱带弦，脾胃气血久亏，饮食之湿不易运化，发热倦软，晚间觉渴，痰咳鼻塞头眩，咽间仍有酸甜粘沫。今仍宜理脾固肠加退热之品，议照原方加减一贴调理。

党参一钱　于术一钱，土炒　茯苓一钱　补骨脂一钱五分　黄芪一钱，土炒　炙五味六分　炙鳖甲一钱　醋柴胡三分

各研细末，合匀，枣肉为丸，一丸重一钱五分，每早晚各进一丸，姜汤送服。

正月十六日，师大人带进汪守正、李德立、庄守和、李德昌请得慈禧皇太后脉息虚弱而缓，脾胃气血久亏，肺金虚而增湿，以致痰咳头眩口渴，仍有酸甜粘沫，身肢发热，夜晚觉甚，昨热势微轻，今日精神即觉稍旺，是固肠之外，以退热为要义。议晚用秦艽扶羸丸二钱，明早服，照原方丸药二钱调理。

秦艽一钱　炙鳖甲一钱　银柴胡三分　当归一钱，土炒　紫菀一钱　党参一钱　法半夏一钱　黄芪一钱五分

各研细末，合匀，枣肉为丸，一丸重二钱，今晚进一丸，姜汤送服。

正月十七日，恩大人带进汪守正、李德立、庄守和、李德昌请得(中残)致，既不欲进汤药，仍宜固肠退热助气之方。议用益气固肠丸调理。

黄芪一钱五分，米炒　炙鹿茸六分　党参一钱　于术一钱，土炒　炙五味六分　补骨脂一钱，炒　炙鳖甲一钱　银柴胡三分

各研细末，合匀，枣肉为丸，重二钱，早晚各送一丸，姜汤送服。

正月十八日，师大人带进汪守正、李德立、庄守和、李德昌请得慈禧皇太后脉息虚弱而弦，昨晚大便一次仍溏，气短身软，痰咳头眩，肢体发热，脾胃气血俱亏。今议用照原方丸药加理嗽之品调理。

黄芪一钱五分，米炒　鹿茸六分　党参一钱　于术一钱，土炒　炙五味六分　补骨脂一钱，炒　炙鳖甲一钱　银柴胡三分　款冬花一钱

各研细末，合匀，枣肉为丸，重二钱，早晚各进一丸，姜汤送服。

正月十九日，广大人带进汪守正、李德立、庄守和、李德昌请得慈禧皇太后脉息虚弱，

关部微弦。昨晚大便三次，糟粕而溏，气怯身软，痰咳头眩，肢体仍热，总由病久精脉气血交亏所致。今议用照原方丸药加力调理。

黄芪一钱五分，米炒　鹿茸一钱　党参一钱五分　补骨脂一钱　款冬花一钱　银柴胡三分　于术一钱，土炒　炙五味六分　炙鳖甲一钱

各研细末，合匀，枣肉为丸，重二钱五分，早晚各进一丸，姜汤送服。

正月二十日，志大人带进汪守正、马文植、李德立、庄守和、李德昌请得(中残)健脾固肠之品。议今晚进益气固本汤，明早进益气固肠丸调理。

党参五分　炙鹿茸片一钱五分　黄芪三钱，米炒　巴戟肉二钱，炙　于术三钱，土炒　补骨脂三钱，炒　肉桂八分，去皮　款冬花二钱　炙鳖甲三钱　柴胡五分　炙甘草一钱　炙五味五分

引用桂元肉七枚

益气固肠丸

党参七分　鹿茸七分，炙　炙五味三分　补骨脂五分，炒　于术七分，炒　鳖甲五分，炙　黄芪七分

枣肉为丸，重二钱五分，姜汤送服。

【上残】 加减一贴调理。

党参五钱　于术三钱，土炒　黄芪三钱，米炒　巴戟肉二钱，炙　鹿茸片一钱五分，炙　补骨脂三钱，炒　肉桂六分，去皮　款冬花二钱　炙鳖甲三钱　银柴胡五分　炙五味五分　炙甘草一钱

引用生姜三片

正月二十三日，师大人带进汪守正、马文植、李德立、庄守和、李德昌请得慈禧皇太后脉息如昨，痰咳稍轻，昨大便一次，惟身肢空软，大肉陷下，脊背手心发热，晚间尤甚，食少难消，食入胃(后)胸脘空疼，此由脾伤气陷，中虚不能砥柱所致。今议加填纳肾气之品，以肾为胃关也。仍照原方加减一贴，并随便酌服人乳调理。

党参五钱　鹿茸片一钱五分，炙　黄芪三钱，米炒　大熟地三钱　于术三钱，土炒　补骨脂三钱，炒　巴戟肉二钱，炙　肉桂六分，去皮　炙鳖甲三钱　银柴胡七分　炙五味五分　炙甘草一钱

引用生姜三片

正月二十四日，广大人带进汪守正、马文植、李德立、庄守和、李德昌请得慈禧皇太后脉息虽虚弱而神渐长，今早便溏一次，身肢仍软，昨晚发热胸痛，水串仍然，病久脾肾阴阳气血过虚，不速生复。今议用益气固本汤一贴调理。

党参五钱　鹿茸片一钱五分，炙　黄芪三钱，米炒　大熟地四钱，砂仁五分拌炒　于术三钱，土炒　补骨脂三钱，炒　肉桂六分，去皮　炙五味五分　炙鳖甲三钱　□□□□　焦白芍二钱　炙甘草一钱

正月二十五日，志大人带进汪守正、马文植、李德立、庄守和、李德昌请得慈禧皇太后脉息如昨，胸痛已减，昨晚咳嗽掌热渐轻，今早便溏一次身软，水串下气仍然，□由脾肾本元□□，清气不升，湿不易利所致。今议用照原方加减一贴调理。

党参五钱　鹿茸片一钱五分，炙　黄芪三钱，米炒　大熟地四钱，砂仁七分拌炒　于术三钱，土炒　补骨脂三钱，炒　肉桂六分，去皮　炙五味五分　炙鳖甲三钱　巴戟肉二钱，炙　焦白芍一钱　炙甘草一钱

引用银柴胡七分　蜜水炒升麻三分

正月二十六日，(外)广大人带进汪守正、马文植、李德立、庄守和、李德昌请得慈禧皇太后脉息神气稍长，尚见虚弱，右关微滑。精神渐可支持，夜热较轻，大便未行，惟元虚气弱，脾胃未能速固，余症仍在。今议用照原方一贴，当此顺境之际，极宜加意调理。

党参五钱　鹿茸片一钱五分，炙　黄芪三钱，米炒　大熟地四钱，砂仁一钱拌炒　于术三钱，土炒　补骨脂三钱，炒　肉桂六分，去皮　炙五味五分　炙鳖甲三钱　巴戟肉二钱，炙　焦白芍一钱　炙甘草一钱

引用银柴胡七分 蜜水炒升麻三分

正月二十七日，恩大人带进汪守正、马文植、李德立、庄守和、李德昌请得慈禧皇太后脉息神力渐长，右部关尺尚弱。精神微强，手臂发热已止，气陷渐固，大便未行，惟本元未充，脾胃运化欠利，有时胸满口酸，脊背仍热。今议用照原方加减一贴调理。

【上残】

于术三钱，土炒 补骨脂三钱，炒 肉桂六分，去皮 炙五味五分 炙鳖甲三钱 巴戟肉二钱，炙 陈皮一钱 炙甘草八分

引用银柴胡七分 蜜水炒升麻三分

【参考】 久泻元虚气弱阴伤，伴肢体发热，用《卫生宝鉴》及《直指方》秦艽鳖甲散及秦艽扶羸汤，又用谦甫黄耆鳖甲散，肢体发热略有减轻。

正月二十八日，广大人带进汪守正、马文植、李德立、庄守和、李德昌请得慈禧皇太后脉息比昨稍弱，两关微见弦滑。脾虚肝旺，寒湿易伤，昨晚大便四(次)又复溏泻，脊背手臂仍热，本元未充，脾胃运化欠利。今议用照原方加减一贴，相宜饮食慎重调理。

党参五钱 鹿茸片一钱五分，炙 黄芪三钱，米炒 大熟地四钱，砂仁一钱拌炒 于术三钱，土炒 补骨脂三钱，炒 肉桂六分，去皮 炙五味五分 炙鳖甲三钱 巴戟肉二钱，炙 苍术二钱，炒 炙甘草八分

引用银柴胡七分 蜜水炒升麻三分

正月二十九日，志大人带进汪守正、马文植、李德立、庄守和、李德昌请得慈禧皇太后脉息神力渐起，左关平。精神稍长，今早大便一次微溏，脾胃尚弱，本元不足，饮食稍有不合，即作嘈杂串闷下泻，背肢有时作热。今议用照原方一贴调理。

二月初一日，(内)广大人带进汪守正、李德立、庄守和、李德昌请得慈禧皇太后脉息两关弦滑，重侯犹形虚弱。昨自戌至子，大便六次，溏泻带水，并有不化，身软气怯，肢体仍热，此由脾元积衰，饮食不合，即不能运化，愈伤则脾胃愈弱，元气不易生复。今议火土两补法，用益火理中汤一贴调理。

党参五钱 鹿茸片一钱五分，炙 黄芪三钱，米炒 于术三钱，土炒 茯苓三钱 补骨脂三钱，炒 肉桂六分，去皮 炙五味五分 茅术二钱，炒 巴戟肉二钱，炙 干姜八分，炒 炙甘草八分

引用银柴胡七分 蜜水炒升麻三分

二月初二日，恩大人带进汪守正、李德立、庄守和、李德昌请得慈禧皇太后脉息如昨，脾阳稍固，今早便溏一次，肢体仍热，食水难消，气怯身软，总由元气太亏，不能健运所致。今议用照原方一贴调理。

党参五钱 鹿茸片一钱五分，炙 黄芪三钱，米炒 于术三钱，土炒 茯苓三钱 补骨脂三钱，炒 肉桂六分，去皮 炙五味五分 茅术二钱，炒 巴戟肉二钱，炙 干姜八分，炒 炙甘草八分

引用银柴胡七分 蜜水炒升麻四分

二月初三日，(外)广大人带进薛福辰、汪守正、马文植、李德立、庄守和、李德昌请得慈禧皇太后脉息神力渐长，精神稍强，大便未行，惟元气太亏，脾不健运，以致饮食入胃，时难分消，稍有不合，即作嘈杂，串痛下泻，是以身瘦气软，总不复原。今议用照原方升阳扶土固肠一贴调理。

党参五钱 鹿茸片一钱五分，炙 黄芪三钱，米炒 于术三钱，土炒 茯苓三钱 补骨脂三钱，炒 肉桂六分，去皮 炙五味六分 茅术二钱，炒 巴戟肉二钱，炙 干姜八分，炒 炙甘草八分

引用银柴胡七分 蜜水炒升麻四分

二月初四日，(内)广大人带进薛福辰、汪守正、马文植、李德立、庄守和、李德昌请

得慈禧皇太后脉息如昨，连服升阳培土固肠之方，症势渐轻，惟久病本元大亏，脾不健运，以致饮食无多，稍有不合，即作嘈杂刺串，下气作泻，身仍凉热。今议用照原方一贴调理。

党参五钱　鹿茸片一钱五分，炙　黄芪三钱，米炒　于术三钱，土炒　茯苓三钱　补骨脂三钱，炙　肉桂六分，去皮　炙五味六分　干姜八分，炒　巴戟肉二钱，炙　茅术三钱，炒　炙甘草八分

引用银柴胡七分　蜜水炒升麻四分

二月初五日，恩大人带进薛福辰、汪守正、马文植、李德立、庄守和、李德昌请得慈禧皇太后脉息比昨力软。大便二日未行，脾胃太亏，元气不能资生，食少无味，且难运化，身软气怯，仍串凉热。今议用照原方加减一贴调理。

党参五钱　鹿茸片一钱五分，炙　黄芪三钱，米炒　于术三钱，土炒　茯苓三钱　补骨脂三钱，炒　肉桂六分，去皮　干姜八分，炒　茅术三钱，炒　巴戟肉二钱，炙　砂仁一钱，研　炙甘草八分

引用柴胡七分　蜜水炒升麻四分

二月初六日，(内)广大人带进薛福辰、汪守正、马文植、李德立、庄守和、李德昌请得慈禧皇太后脉息右三部比昨稍见有神，夜间便溏二次，脘中停饮不消，谷食减少，脾胃元阳不振，身软气怯。今议用照原方加和中化饮之品一贴调理。

党参五钱　鹿茸片一钱五分，炙　黄芪三钱，米炒　于术三钱，土炒　茯苓三钱　补骨脂三钱，炙　干姜八分，炒　肉桂六分，去皮　砂仁一钱，研　茅术三钱，炒　炙半夏三钱　炙甘草八分

引用银柴胡七分　蜜水炒升麻四分

二月初七日，(外)广大人带进薛福辰、汪守正、马文植、李德立、庄守和、李德昌请得慈禧皇太后脉息如旧，昨酉刻大便一次，仍溏不多，饮邪尚未尽化，谷食无多，肢体软倦，身热略轻，总缘脾胃积弱，一时未能骤复。今议用照原方加减一贴调理。

党参五钱　鹿茸片一钱五分，炙　黄芪四钱，米炒　茯苓三钱　于术三钱，土炒　补骨脂三钱，炒　干姜八分，炒　肉桂六分，去皮　茅术三钱，炒　砂仁一钱，研　炙半夏三钱　炙甘草八分

引用银柴胡五分　蜜水炒升麻三分

二月初八日，师大人带进臣薛福辰、汪守正、马文植、李德立、庄守和、李德昌请得慈禧太后脉息如昨，今早大便一次仍溏，胸肠停饮未消，脊背依然作热，饮食不多，艰于运化，气怯身倦，总缘营卫未和，中宫不能健运，元气难以骤复。今议用照原方一贴调理。

党参五钱　鹿茸片一钱五分，炙　黄芪四钱，米炒　于术三钱，土炒　茯苓三钱　补骨脂二钱，炙　干姜八分，炒　肉桂六分，去皮　茅术三钱，炒　砂仁一钱，研　炙半夏三钱　炙甘草八分

引用银柴胡五分　蜜水炒升麻三分

二月初九日，(内)广大人带进薛福辰、汪守正、马文植、庄守和、李德昌请得慈禧皇太后脉息神力渐起。气血有生长之机，脾土稍固，胃阳未充，余饮不尽，食后尚作嘈辣，大便未行，□□□□，今宜温固脾肾，以健中阳。今议用仍照原方一贴调理。

潞党参五钱　鹿茸片一钱五分，炙　黄芪四钱，米炒　于术三钱，土炒　茅术三钱，炒　制半夏二钱　砂仁一钱，研　补骨脂三钱，炒　干姜八分，炒　肉桂六分，去皮　茯苓三钱，研　炙甘草八分

引用银柴胡五分　蜜水炒升麻三分

二月初十日，(外)广大人带进薛福辰、汪守正、马文植、庄守和、李德昌请得慈禧皇太后脉息右关微带滑象，左寸稍弱，余部如昨。今早便溏一次，夜间睡卧不实，中脘嘈辣未尽，颃颡早晨咯有血沫，背热稍觉松减，惟体瘦身软，食少难化。今议用仍照原方加减一贴调理。

党参五钱　鹿茸片一钱五分，炙　黄芪四钱，米炒　于术三钱，土炒　茅术三钱，炒　炙半夏二钱　补骨

脂三钱，炙　干姜八分，炒　肉桂六分，去皮　茯神三钱，研　巴戟肉二钱，炙　炙甘草八分

引用银柴胡五分　蜜水炒升麻三分

二月十一日，恩大人带进薛福辰、汪守正、马文植、庄守和、李德昌请得慈禧皇太后脉息右三部有神，左三部稍弱。食后尚有嘈辣，两肋作热较松，夜寐下半夜不实，脾胃元阳渐固，气分稍充，血分仍弱。宜加阴分之药以两补之。今议用仍照原方加减一贴调理。

党参五钱　黄芪四钱，米炒　肉桂六分　干姜八分，炒　补骨脂三钱，炒　苍术三钱，炒　于术三钱，炒　茯神三钱　砂仁一钱　熟地四钱，炒　炙甘草八分　鹿茸一钱五分　半夏二钱

引用银柴胡□□　蜜水炒升麻三分

二月十二日，师大人带进薛福辰、汪守正、马文植、庄守和、李德昌请得慈禧皇太后脉息两寸右尺见软。脾胃稍好，大便间日一次，先干后溏，行后即觉气软，下虚故也，嘈辣稍减，膳后尚觉串热，夜间脘中微闷，胃虚不胜谷气所致。今议用仍照原方一贴调理。

党参五钱　鹿茸片一钱五分，炙　于术三钱　黄芪四钱，米炒　茅术二钱，炒　砂仁炒熟地三钱　肉桂六分，去皮　制半夏二钱　炙甘草八分　补骨脂三钱，炒　茯神三钱　干姜八分，炒

引用柴胡五分　蜜炒升麻三分

二月十三日，(内)广大人带进薛福辰、汪守正、马文植、庄守和、李德昌请得慈禧皇太后脉息左寸虚软，右关略起。脾胃纳谷较佳，大便未行，夜寐至寅刻后总欠甜适，膳后药后胸(脘)尚觉嘈满，而消化较前稍易，身热颇有松减之意，此乃脾阳渐复，还宜温固中下二焦。今议用照原方加减一贴调理。

党参五钱　鹿茸片一钱五分，炙　黄芪四钱，米炒　于术三钱，土炒　茅术三钱，炒　补骨脂三钱，炙　肉桂六分，去皮　制半夏二钱　熟地三钱，砂仁一钱炒　杜仲一钱五分，盐水炒　茯神三钱　炙甘草八分

引用银柴胡五分　蜜水炒升麻三分

二月十四日，(外)广大人带进薛福辰、汪守正、马文植、庄守和、李德昌、佟文彬请得慈禧皇太后脉息左寸仍软，左关渐起。服益气温固脾肾之方，□□□开大便渐调，惟食后药后微觉饱闷，下半夜睡卧不沉，总由气血未充，脾元尚弱所致。今议用补脾固肾饮一贴调理。

党参五钱　黄芪四钱，米炒　鹿茸片一钱五分　肉桂六分　山萸肉一钱五分　于术三钱，炒　茯神三钱　补骨脂三钱，炒　法半夏二钱　炙甘草八分　杜仲二钱，炒　熟地二钱　砂仁一钱，炒

引用煨姜三片

【参考】 御医佟文彬，即佟文斌，光绪年间御医，宣统二年曾任右院判。

二月十五日，恩大人带进薛福辰、汪守正、马文植、庄守和、李德昌、佟文彬请得慈禧皇太后脉息渐有神力。眠食均稍好，惟食后药后数刻时，食水即觉下沉，中脘微觉嘈辣，此乃中气不足，消化不能调匀，喉间仍有五味。宜用建中法。今议用益气建中汤一贴调理。

党参五钱　鹿茸片一钱五分，炙　黄芪四钱，米炒　于术二钱，土炒　肉桂六分，去皮　白芍二钱，炒　茯神三钱，研　杜仲二钱，盐水炒　山萸肉二钱，炙　补骨脂三钱，炒　熟地二钱，砂仁一钱拌炒　炙甘草八分

引用生姜三片　红枣五枚

二月十六日，志大人带进薛福辰、汪守正、马文植、庄守和、李德昌、佟文斌请得慈禧皇太后脉息两寸虚软，右尺尚弱，余部均较前稍起。晚膳觉香，惟背热如昨，夜寐至寅刻后，咳痰数口，即难甜寝，食后药后微觉饱闷，并有酸味，此胃肠未充，尚难健运。今议用照原方加减一贴调理。

党参五钱　鹿茸片一钱五分，炙　黄芪四钱，米炒　于术三钱，土炒　茯神三钱　补骨脂三钱，炒　肉桂六分，去皮

杜仲三钱，盐水炒　炙半夏二钱　熟地二钱，砂仁一钱拌炒　白芍二钱，炒　炙甘草八分

引用煨姜三片　红枣五枚

二月十七日，师大人带进薛福辰、汪守正、马文植、庄守和、李德昌、佟文斌请得慈禧皇太后脉息右手如昨，左手微软。胃气渐好，谷食虽加，消化仍慢，心脾尚弱，肺气稍有不清，以致早晨鼻塞喷嚏，咳吐痰涎，膳后微觉嘈辣，咽干口酸。今议照原方加以理肺之品一贴调理。

党参五钱　冬花三钱，炙　杜仲三钱，姜炒　熟地二钱，砂仁一钱炒　黄芪四钱　半夏二钱　骨脂三钱，炒　茯神三钱　肉桂六分　于术三钱，炒　炙甘草八分　鹿茸片一钱五分

引用生姜三片　红枣五枚

二月十八日，(内)广大人带进薛福辰、汪守正、马文植、庄守和、李德昌、佟文斌请得慈禧皇太后脉息左三部平和，右部稍弱。饮食较香，膳后微觉胀闷，数刻间又觉空嘈，此中气久亏，荣卫未能和畅，晨刻痰嗽咽干，肺气未清，日来大便渐调。今议用照原方加减一贴调理。

党参五钱　于术三钱，土炒　黄芪四钱，米炒　鹿茸片一钱五分，炙研　杜仲二钱，姜汁炒　熟地二钱，砂仁一钱炒　茯神三钱，研　款冬花二钱，炙　肉桂六分，去皮　补骨脂三钱，炒　炙甘草八分　姜半夏二钱

引用生姜三片　桔梗一钱五分

二月十九日，(外)广大人带进薛福辰、汪守正、马文植、庄守和、李德昌、栾富庆、佟文斌请得慈禧皇太后脉息左三部平平，右寸微滑，关尺略起而欠和。昨日饮食好，而醋心觉闷背热，未刻后较甚，交申后大便通调，热势觉减，惟咳嗽痰不易出，仍属肺气未清，夜寐亦欠酣适。今议用益气补脾汤加理肺之品一贴调理。

党参四钱　于术三钱，土炒　生黄芪三钱　鹿茸片一钱，炙　茯神三钱　款冬花三钱　炙半夏三钱　补骨脂三钱，炒　桔梗一钱五分　炙甘草八分　麦冬一钱五分，米炒

引用生姜三片　红枣五枚

二月二十日，恩大人带进薛福辰、汪守正、马文植、庄守和、李德昌请得慈禧皇太后脉息右三部弱而欠调，左部稍旺。昨饮食略减，食后仍觉不运，嘈嗳背热，入夜较甚，早晨咳痰六七口，尚不易出，夜寐卯刻后不甜，总缘脾阳未复，稍加思郁，又欠健运所致。今议用仍照原方加减一贴调理。

党参五钱　半夏三钱　麦冬一钱五分，米炒　黄芪四钱，米炒　于术三钱　茯神三钱　十姜八分　炙甘草八分　补骨脂三钱，炒　茸片一钱，炙　冬花三钱，炙

引用红枣五枚

二月二十一日，志大人带进薛福辰、汪守正、马文植、庄守和、李德昌请得慈禧皇太后脉息右部见起，关脉重按仍软，左部渐平。饮食觉香，夜寐较好，惟膳后中脘微嘈，两肋串热，身肢软倦，已酉之时较甚，早晨咳□□□□□微干。今议用照原方加减一贴调理。

党参五钱　鹿茸一钱，炙研　炙半夏二钱　于术三钱，土炒　茯神三钱，研　陈皮一钱，盐水炒　黄芪四钱，米炒　款冬花三钱　干姜八分，炒　补骨脂三钱，炒　杜仲二钱，炒　炙甘草八分

引用红枣五枚

二月二十二日，师大人带进薛福辰、汪守正、马文植、庄守和、李德昌、佟文斌请得慈禧皇太后脉息左右相等，尚无偏胜，惟关部带弦。眠食较好，二便渐调，肠胃之气未洽，食后尚作嘈嗳，腹肋串热，隐隐作痛，已酉时身肢软倦，晨间咯痰不爽，肺气未清。今议用照原方加减一贴调理。

党参五钱　归身一钱五分，土炒　于术三钱，土炒　茯神三钱　补骨脂三钱，炒　黄芪四钱，米炒　杜仲三钱，炒　炙鹿茸片一钱　陈皮五分　炙半夏二钱　款冬花二钱　炙甘草八分

引用煨姜三片　红枣五枚

二月二十三日，(外)广大人带进薛福辰、汪守正、马文植、庄守和、李德昌请得慈禧皇太后脉息左三部尚调，右部微滑，比昨稍软。总缘气分未充，脾元尚弱，以致食后复肋串热，中脘微嘈，夜寐肌肤之热稍减，早晨咯痰不爽，口中仍有酸苦诸味，肢体有时软倦，今议益气保元汤一贴调理。

人参一钱五分，另炖　于术三钱，炒　炙甘草八分　茯神三钱，研　黄芪四钱，米炒　补骨脂三钱　归身一钱五分，土炒　冬花二钱　炙鹿茸一钱五分，研　干姜八分　杜仲三钱，姜炒

引用醋柴胡六分　红枣五枚

二月二十四日，恩大人带进薛福辰、汪守正、马文植、庄守和、李德昌请得慈禧皇太后脉息仍软。上半夜心中懊憹，有欲吐之象，下半夜得寐，今早大便一次，先干后溏，晨间咳痰六七口，痰出稍利。日间偶咳，觉痰不易出，气短胸口微痛，天气寒暖不和，肺虚易受，身肢仍软，肠肋仍有串热下气，总由中气不(实)，脾阳不壮所致。今议用照原方加减一贴调理。

党参五钱　黄芪四钱　于术三钱　茯神三钱　补骨脂三钱，炒　鹿茸片一钱五分　杜仲三钱，炒　炙甘草八分　桔梗一钱五分　款冬花二钱　归身一钱五分，土炒　半夏二钱

引用银柴胡五分　生姜三片

二月二十五日，志大人带进薛福辰、汪守正、马文植、庄守和、李德昌、栾富庆请得慈禧皇太后脉息右关微滑，两寸软缓，余部平平。昨日酉刻大便溏泻一次，脾胃之气见弱，身肢软倦，食后仍作嘈杂，中脘微痛，腹肋串热，有时下气，早晨痰嗽比前较减，夜寐渐安。今议用照原方一贴调理。

党参五钱　黄芪四钱，米炒　于术三钱，土炒　茯神三钱　炙鹿茸一钱五分　炙半夏二钱　款冬花二钱　补骨脂三钱，炒　桔梗一钱五分　当归一钱五分，土炒　杜仲三钱，炒　炙甘草八分

引用银柴胡五分　生姜三片

二月二十六日，师大人带进薛福辰、汪守正、马文植、庄守和、李德昌请得慈禧皇太后脉息左部稍软，右关微弦，余部平平。昨早晚两膳后，懊憹倒饱，中脘尚虚，未能健运，每思缓步，借资运化而腰肢乏力，步履不轻。背热较正月间已觉松缓，而荣卫未和，仍有时串凉串热，喉间尚有酸盐之味，腹肋隐隐作痛，时或下气。今议用照原方加减一贴调理。

党参五钱　补骨脂三钱，炒　茅术二钱　黄芪四钱，米炒　半夏二钱　当归一钱五分　于术三钱　茯神三钱　鹿茸一钱五分　杜仲三钱　炙甘草八分　桔梗一钱五分

引用生姜三片　银柴胡六分

二月二十七日，(内)广大人带进薛福辰、汪守正、庄守和、李德昌请得慈禧皇太后脉息两手均软。昨酉刻大便一次，水多带溏，食后仍有堆垛之状，行步体重，此乃脾元未充，能食不运，饮食不化精气，则湿饮易聚。惟早晨咳痰略少，夜寐较安，身肢串凉串热如旧。今议用照原方酌加温中之品一贴调理。

党参五钱　黄芪四钱，米炒　真茅术二钱，切　于术三钱，土炒　鹿茸片一钱五分，炙研　归身一钱五分，土炒　茯苓三钱，研　杜仲三钱，炒　制半夏三钱　干姜八分，炒　补骨脂三钱，炒　炙甘草八分

引用银柴胡六分　生姜三片

二月二十八日，(外)广大人带进薛福辰、汪守正、庄守和、李德昌、佟文斌请得慈禧

皇太后脉息神力比昨稍起，心脾两部重按仍弱。夜寐渐好，今早大便一次尚调。惟谷食虽增，脾胃消化仍缓，血气不易资长，以致中脘嘈杂，腹肋串热，有时隐隐微痛，身肢倦软，喉中仍有酸苦之味。今议用照原方加减一贴调理。

党参五钱　黄芪四钱，米炒　于术三钱，土炒　茯苓三钱　茅术二钱，炒　鹿茸一钱五分，炙　干姜八分，炒　补骨脂三钱，炒　杜仲三钱，炒　炙半夏三钱　归身一钱五分，土炒　炙甘草八分

引用银柴胡六分　砂仁八分，研

二月二十九日，师大人带进臣薛福辰、汪守正、庄守和、李德昌请得慈禧皇太后脉息左右两手均尚匀平，而寸部稍软。日来眠食俱好，肺气渐清，咯痰轻减。惟膳后胸脘觉满，移时始平，又觉空嘈，骽膝力软，懒于行步，腹肋仍串凉热。肠鸣未已，似有泻之意，皆由脾元久亏，气血骤难康复。今议用照原方加减一贴调理。

人参一钱五分　黄芪四钱，米炒　于术三钱，土炒　茯苓三钱　茅术二钱，炒　鹿茸一钱五分，炙　干姜八分，炒　补骨脂三钱，炒　杜仲三钱，炒　川牛膝一钱五分，炒　归身一钱五分，土炒　炙甘草八分

引用银柴胡七分　砂仁八分，研

二月三十日，志大人带进薛福辰、汪守正、庄守和、李德昌请得慈禧皇太后脉息两手尚平，右关重按稍弦。膳后运化迟缓，及至下行，胸中即(觉)空嘈，骽胯力软，步履不轻，夜寐尚好。大便隔日一次，先干后溏，早晨痰嗽渐少，身肢仍倦，气血尚未充复。今议用照原方加减一贴调理。

人参一钱五分，另炖冲　黄芪四钱，米炒　于术三钱，土炒　茯苓三钱，研　茅术二钱，炒　鹿茸一钱五分，炙　干姜八分，炒　补骨脂三钱，炒　杜仲三钱，炒　川续断二钱，炒　归身一钱五分，土炒　炙甘草八分

引用银柴胡七分　砂仁八分，研

三月初一日，恩大人带进薛福辰、汪守正、庄守和、李德昌、栾富庆请得慈禧皇太后脉息神力渐好，右关尺沉取软缓。肺气见和，早晨痰嗽轻减，胃强能食，脾弱难化，以致膳后倒饱，嘈杂水串，中脘隐隐微痛，肢体软倦，腰胯筋疲，口中仍有酸苦之味。今议用照原方加减一贴调理。

人参一钱五分，蒸兑　黄芪四钱，米炒　于术三钱，土炒　茯苓三钱　鹿茸一钱五分，炙　补骨脂三钱，炒　干姜八分，炒　炙半夏二钱　归身一钱五分，土炒　川续断二钱，炒　杜仲三钱，炒　炙甘草八分

引用银柴胡七分　砂仁八分，研

三月初二日，(外)广大人带进薛福辰、汪守正、庄守和、李德昌请得慈禧皇太后脉息两手至数尚平，右关尺仍属缓软。日来痰嗽轻减，大便调匀。惟寝寐不实，膳后胸中尚有嘈杂，肠鸣气串，脊背不舒，行步筋骨力软，总由脾阳未壮，运化尚迟，气骤难充复所致。今议用照原方加减一贴调理。

人参一钱五分，蒸兑　黄芪四钱，米炒　于术三钱，土炒　茯神三钱　鹿茸一钱五分，炙　补骨脂三钱，炒　干姜八分，炒　杜仲三钱，炒　川续断二钱，炒　炙半夏二钱　归身二钱，土炒　炙甘草八分

引用银柴胡七分　砂仁八分，研

三月初三日，(内)广大人带进薛福辰、汪守正、庄守和、李德昌请得慈禧皇太后脉息左手有神，右关稍软。早晨大便一次调匀，夜寐欠稳，饮食渐香。惟食后尚(觉)微嘈，骽膝酸软，晚间足跗微□，□□热较甚，气血有来复之象，尚未充实。今议用照原方一贴调理。

人参一钱五分，另兑　于术三钱，炒　黄芪四钱，米炒　归身二钱，土炒　鹿茸一钱五分，炙研　补骨脂三钱，炒　杜仲三钱，炒　干姜八分，炒　川续断二钱，炒　制半夏二钱　茯苓三钱，研　炙甘草八分

引用银柴胡七分 砂仁八分，研

三月初四日，师大人带进薛福辰、汪守正、庄守和、李德昌、佟文斌请得慈禧皇太后脉息右关稍弦，余部至数欠匀。神力尚软，气血资生仍缓，以致饮食虽香，而消化迟慢，每申酉之时嘈杂懒倦，背热较甚，髀膝酸软，晚间足跗微觉浮肿。今议用保元健脾汤一贴调理。

党参五钱 黄芪四钱，米炒 于术三钱，炒 鹿茸一钱五分，炙研 补骨脂三钱，炒 煨姜三片 归身二钱，土炒 川续断二钱，炒 制半夏二钱 茯苓三钱，研 杜仲三钱，炒 炙甘草八分

引用银柴胡七分 砂仁八分，研

三月初五日，恩大人带进薛福辰、汪守正、庄守和、李德昌请得慈禧皇太后脉息两手至数见匀，右关稍弦。日来二便调匀，眠食俱好，髀膝酸软渐减，惟申酉时背热较甚，膳后胃中觉满，旋又串凉串热，鼻酸咽干，口中仍带酸苦之味，总由营卫欠和，脾元未能全复所致。今议用照原方加减一贴调理。

党参五钱 黄芪四钱，米炒 于术三钱，土炒 茯苓三钱 鹿茸一钱五分，炙 杜仲三钱，炒 川续断三钱，炒 炙鳖甲二钱 归身二钱，土炒 补骨脂三钱，炒 砂仁八分，研 炙甘草八分

引用银柴胡七分 煨姜五厚片

三月初六日，志大人带进薛福辰、汪守正、庄守和、李德昌请得慈禧皇太后脉息右手调而有神，左部浮取软，沉取缓大。心气既虚，肝阳不畅，似由今值清明节令所致。早晨大便调匀，眠食均好，食后运化尚迟，肠鸣如昨，背上串热，有时热气串及腹肋，鼻孔干痛，髀软足浮。今议用照原方加减一贴调理。

党参四钱 黄芪四钱，米炒 茯苓三钱，研 于术三钱 麦冬一钱五分 鹿茸一钱，炙研 归身二钱，土炒 川续断二钱 炙甘草八分 鳖甲二钱，炙研 补骨脂三钱，炒 杜仲三钱，炒

引用银柴胡七分 煨姜五厚片

三月初七日，(内)广大人带进薛福辰、汪守正、庄守和、李德昌、栾富庆请得慈禧皇太后脉息右关左寸沉取缓软，余部平平。起居饮食渐好，惟心气脾元虚弱，营卫尚欠冲和，以致饮食不易运化，过时倒饱嘈杂，腹空串热，神倦身酸，背热如旧，晚间足跗微浮。今议用照原方加减一贴调理。

党参四钱 黄芪三钱，米炒 于术三钱，土炒 茯苓三钱 鹿茸一钱，炙 补骨脂三钱，炒 杜仲三钱，炒 川续断二钱，炒 归身二钱，土炒 炙鳖甲三钱 麦冬一钱五分，炒 炙甘草八分

引用银柴胡七分 红枣五枚

三月初八日，(外)广大人带进薛福辰、汪守正、庄守和、李德昌请得慈禧皇太后脉息两手至数见匀，而神力稍软。早晨大便溏泄甚畅，胸脘(觉)舒，自系宿垢下行，中焦气化转舒，腹中松快。惟肠鸣如昨，脊背仍串凉热，肢体有时倦懒，鼻孔干痛，口中尚有五味，总缘脾阳未能全复所致。今议用照原方一贴调理。

党参四钱 黄芪三钱，米炒 于术三钱，土炒 茯苓三钱 鹿茸一钱，炙 补骨脂三钱，炒 杜仲三钱，炒 川续断二钱，炒 炙鳖甲三钱 归身二钱，土炒 麦冬一钱五分，炒 炙甘草八分

引用银柴胡七分 红枣五枚

三月初九日，恩大人带进薛福辰、汪守正、庄守和、李德昌请得慈禧皇太后脉息左手稍软。由于荣分下行，夜寐安和，脊背之热略轻，惟食后消化尚迟，右咽上津咸味，髀跗晚间微浮，气血虽有生扶之象，而肝阴脾阳仍未充足。

今议用(益)气养荣汤一贴调理。

党参四钱　黄芪三钱　于术三钱　茯苓三钱，研　归身三钱，酒炒　川续断二钱　丹参三钱　白芍一钱五分　鹿茸一钱五分，炙研　鳖甲三钱，炙研　炙甘草八分　杜仲二钱，炒

引用醋柴胡七分　生姜三片

三月初十日，志大人带进薛福辰、汪守正、庄守和、李德昌、佟文斌请得慈禧皇太后脉息左右两手中取俱见调匀，沉按关部力仍缓软。脾元不壮，肝阴未足，食后运化不快，喉中津溢咸苦之味，脊背早晨串凉，肌肤尚有微热，晚间腿膝微浮。今议用照原方一贴调理。

党参四钱　黄芪三钱　于术三钱　茯苓三钱，研　鹿茸一钱五分，炙研　丹参三钱　归身三钱，酒炒　续断二钱　鳖甲三钱，炙研　白芍一钱五分　杜仲二钱，炒　炙甘草八分

引用银柴胡七分　生姜三片

【参考】　西太后长期服用鹿茸，每日一钱至一钱五分，药量不可谓小，惟因虚痢顽固，未能一时奏效。按鹿茸于《澹寮方》中称“斑龙珠”，《本草纲目》谓可“治一切虚损，耳聋，目暗，眩晕，虚痢”；《本草切要》亦称可治“大便溏滑之证”。《百一选方》治下痢危困用麝香、鹿茸、灯心、枣肉为丸治疗，名香茸丸。《千金方》则用鹿茸治“崩中漏下，赤白不止”，于冲任二脉虚寒者尤好。

三月十一日，(内)广大人带进薛福辰、汪守正、李德昌、栾富庆请得慈禧皇太后脉息两手均弦，大而数，心脾脉尤空软。昨晚悲伤过甚通宵未寐，以致中脘嘈杂，胸膈空虚，腰疼骽软，背串凉热，口多涎沫，诸症骤起，自系暴受惊恐，五志之动、五火交燃所致。今议暂减滋补，先用加味六君子汤一贴调理。

沙参三钱　茯神三钱　生白术二钱　陈皮五分　炙半夏二钱　丹参一钱五分，酒炒　白芍一钱五分，炒　炙甘草八分

引用竹叶十片

三月十二日，(外)广大人带进薛福辰、汪守正、李德昌、栾富庆请得慈禧皇太后脉息两手均未和，左关沉取大，右寸关弦。肝阳郁动，气机不利，今早大便一次尚调，小便过多，寐不解乏，腰骽酸疼，皆由骤受惊恐，悲伤忧感所致。今议用归芍异功加味一贴调理。

沙参三钱　归身一钱五分，土炒　云茯神三钱，朱砂拌　白芍一钱五分　左牡蛎三钱，研　醋柴三分　于术二钱，土炒　制半夏一钱五分　炙甘草五分

引用生姜三片　红枣三枚

三月十三日，师大人带进薛福辰、汪守正、李德昌、栾富庆请得慈禧皇太后脉息左手沉取弦大，右关稍弦。饮食后消化更迟，中脘空嘈，腹肋串热，夜寐欠安，寅刻后未能甜适，口中粘涎五味，兼带血沫，脊背凉热较增，头晕耳鸣，腰酸骽痛，不耐步履，皆由气血尚未充复，而悲伤之中加以劳累，以致诸症复见。今议用照原方加味一贴调理。

沙参三钱　归身一钱五分，土炒　于术二钱，土炒　白芍一钱五分　左牡蛎三钱，研　醋柴胡三分　茯苓三钱，研　炙半夏二钱　炙甘草五分　丹参二钱，酒炒

引用生姜三片　红枣五枚

【参考】　此方竟一用丹参，以后惜未久用多用。丹参活血祛瘀，于妇女病常用，于心血管病亦常用，治泄泻亦有用之者，《本草经》谓“主心腹邪气，肠鸣幽幽如走水。”

三月十四日，志大人带进薛福辰、汪守正、李德昌、栾富庆请得慈禧皇太后脉息两关弦滑，余部渐平。今早大便一次带溏，夜寐不实，饮食尚好，气怯心空，身肢酸软，肤热较甚，脊背仍串凉热，食后嘈杂气串，脾元久亏，骤为木克，未免受伤。今议用理脾滋荣

汤一贴调理。

党参三钱　于术三钱　茯神三钱，辰炒拌研　左牡蛎三钱，研　炙甘草六分　杜仲三钱，炒　归身二钱，土炒　鳖甲二钱，研　制半夏二钱　白芍一钱五分　醋柴胡三分

引用煨姜三片　红枣三枚

三月十五日，(内)广大人带进薛福辰、汪守正、李德昌、栾福庆请得慈禧皇太后脉息左寸心空软，关部弦，余部平平。昨饮食渐佳，消化仍缓，夜寐多醒，背热未减，寅刻后因事烦劳，以致头晕耳鸣，多言尤(觉)心空气怯，步履稍好，腰骽尚酸，总由心脾未足，思郁过度，不胜劳累所致。今议用养心固本汤一贴调理。

党参三钱　归身一钱五分，土炒　茯神三钱，研　于术三钱，土炒　杜仲三钱，炒　白芍一钱五分，炒　左牡蛎三钱，研　炙鳖甲三钱　鹿茸一钱，炙　制半夏三钱　柏子仁一钱五分，去油研　炙甘草八分

引用醋柴胡四分　红枣三枚

三月十六日，广大人带进薛福辰、汪守正、庄守和、李德昌请得慈禧皇太后脉息左寸细软，关仍弦，余部如昨。今早大便一次带溏，夜寐不实，脊背仍有凉热，饮食尚好，食后运化迟缓，过时倒饱，遇事思索则心空微痛，惟肌肤热减，步履稍健。今议用照原方加减一贴调理。

党参三钱　归身一钱五分，土炒　茯神三钱，研辰砂拌　于术三钱，土炒　杜仲三钱，炒　白芍一钱五分，炒　左牡蛎三钱，研　鳖甲三钱，炙研　鹿茸一钱，炙研　制半夏三钱　柏子仁一钱五分，研去油　炙甘草六分

引用醋柴胡四分　砂仁八分，研

三月十七日，师大人带进薛福辰、汪守正、庄守和、李德昌请得慈禧皇太后脉息左寸细软，两关弦大，昨膳后步履稍多，腰骽酸倦，胸脘嘈杂倒饱，今早即觉醋心，脊背之热较甚，夜寐欠实，寅刻后心绪不宁，喷嚏鼻塞，皆由心脾久弱，思郁不解，加以宿食未消所致。今议用照原方加减一贴调理。

党参三钱　茯神三钱　归身一钱五分，土炒　于术三钱，土炒　杜仲三钱，炒　白芍一钱五分，炒　鳖甲三钱，炙　炙半夏三钱　鸡内金一钱，焙　砂仁八分，研　谷芽三钱，炒　炙甘草八分

引用醋柴胡五分

三月十八日，志大人带进薛福辰、汪守正、庄守和、李德昌、佟文斌请得慈禧皇太后脉息左寸虚软，两关沉弦，余部见平。夜寐比前较安，膳后嘈辣倒饱微减，昨日酉刻大便尚调，今早一次仍溏，精神懒倦，颃颡津溢酸咸之味，中脘隐隐微痛，脊背凉热仍然，早晨咳吐有痰。今议用照原方加减一贴调理。

党参三钱　生芪三钱　于术三钱，土炒　茯神三钱，研　制半夏二钱　杜仲三钱，炒　炙鳖甲三钱，研　谷芽三钱，炒　归身二钱，土炒　白芍一钱五分，炒　砂仁八分，研　炙甘草八分

引用醋柴胡五分

三月十九日，广大人带进薛福辰、汪守正、庄守和、李德昌请得慈禧皇太后脉息两手寸关渐和，两尺尚弱。昨未刻大便一次，溏而带沫，胸腹微痛，便后即觉舒畅，夜寐尚好，寅刻后寤多寐少，咽溢酸咸之味，脊背凉热略轻，左鼻孔觉空，早晨咳吐灰色痰块，晚间骽足微浮，身肢懒倦。今议用照原方一贴调理。

党参三钱　黄芪三钱　于术三钱，土炒　茯苓三钱　制半夏二钱　杜仲三钱，炒　炙鳖甲三钱，研　谷芽三钱，炒　归身二钱，土炒　白芍一钱五分，炒　砂仁八分，研　炙甘草八分

引用醋柴胡五分

三月二十日，(内)广大人带进薛福辰、汪守正、庄守和、李德昌请得慈禧皇太后脉息

右关弦涩，左寸关缓软，余部平平。昨早膳后运化尚不甚迟，晚膳较多，即(觉)胸腹嘈满串胀，背热亦甚，夜不得寐，早晨头疼项酸，咳痰数口，咽溢酸咸诸味，身肢软倦，总由胃气虽强，脾元欠壮，消磨不易，而心气久虚，加以思虑忧郁所致。今议用照原方加减一贴调理。

党参三钱　黄芪三钱　于术三钱，土炒　茯神三钱，辰砂拌　炙半夏三钱　杜仲三钱，炒　鸡内金一钱，焙　归身二钱，土炒　白芍一钱五分，炒　谷芽三钱，炒　柏子仁一钱五分，研去油　炙鳖甲三钱

引用醋柴胡六分　砂仁八分，研

三月二十一日，师大人带进薛福辰、汪守正、庄守和、李德昌、栾富庆请得慈禧皇太后脉息右寸关弦滑，左寸关弦软，尺部平平。昨食后胸腹嘈满串胀渐减，今早头疼项酸亦轻，惟夜寐神虚，咽干微痛，颃嗓泛溢酸咸腥味，咳嗽灰痰，身肢倦怠，脊背凉热如昨。今议用养心调脾饮一贴调理。

沙参四钱　茯神三钱，朱砂拌　柏子仁二钱，去油　白芍一钱五分，炒　归身二钱，土炒　鳖甲三钱，炙研　制半夏二钱　于术二钱，土炒　谷芽三钱，炒　桔梗一钱五分　鸡内金一钱，焙　甘草八分

引用银柴胡六分　砂仁八分，研

三月二十二日，志大人带进薛福辰、汪守正、庄守和、李德昌请得慈禧皇太后脉息左关尚弦，右关缓软。昨酉刻大便一次调匀，嘈杂气串稍减，而脊背之热如旧，咳痰较少，下午咽中微痛，夜寐上半夜尚好，颃嗓泛溢五味，髁膝酸软，总缘脾元久弱，加以劳累所致。今议用照原方加减一贴调理。

党参三钱　茯神三钱，朱拌　柏子仁二钱，炒去油　白芍一钱五分，炒　归身二钱，土炒　鳖甲三钱，炙研　炙半夏二钱　于术二钱，土炒　补骨脂二钱，炒　桔梗一钱　砂仁八分，研　炙甘草八分

引用银柴胡六分

三月二十三日，(内)广大人带进薛福辰、汪守正、庄守和、李德昌请得慈禧皇太后脉息寸部虚软，两关渐和，余部平平。晚间熟睡两时，丑刻后即醒不成寐，颃嗓粘涎五味，膳后嘈杂渐减，而气串未平，背热如前，有时串凉较甚，总由胃强脾弱，心气又多劳累，以致骤难康复。今议用照原方加减一贴调理。

党参三钱　茯神三钱，辰砂拌　柏子仁二钱，去油研　白芍一钱五分，炒　归身二钱，土炒　炙鳖甲三钱　制半夏三钱　于术二钱，土炒　生芪三钱　补骨脂一钱五分，炒　砂仁八分，研　炙甘草八分

引用醋柴胡二钱

三月二十四日，(外)广大人带进薛福辰、汪守正、庄守和、李德昌、佟文斌请得慈禧皇太后脉息两手寸尺神力尚弱，关部渐和。膳后倒饱嘈杂渐好，胃气较强，而心脾未壮，昨日申刻大便一次尚调，惟腹肋串胀，夜寐不实，颃颡津溢五味，喉间时有痰涎，脊背凉热如旧。今议用照原方加味一贴调理。

党参三钱　于术三钱　茯神三钱，朱拌　归身二钱，土炒　白芍一钱五分，炒　制半夏三钱　补骨脂一钱五分，炒　鳖甲三钱，炙研　炙甘草八分　生芪三钱　砂仁八分　谷芽三钱，炒　柏子仁二钱，炒去油

引用醋柴胡六分

三月二十五日，师大人带进薛福辰、汪守正、庄守和、李德昌请得慈禧皇太后脉息左寸虚软关弦，右脉较平。今早大便一次带溏，夜寐稍好，食后尚觉倒饱串气，两肋微胀，脊背之热略重，心气久亏，肝木不能条达，虽脾元渐壮，而荣血未充。今议用益气养荣汤一贴调理。

党参三钱　于术三钱，土炒　生凉三钱　茯神三钱，研　归身二钱，土炒　白芍一钱五分，炒　续断二钱，炒　杜

仲三钱，炒　炙半夏二钱　补骨脂二钱，炒　炙鳖甲三钱　柏子仁二钱，炒去油

引用醋柴胡六分

三月二十六日，志大人带进薛福辰、汪守正、庄守和、李德昌请得慈禧皇太后脉息右寸微滑，左寸尚软，两关渐和，余部平平。□□□□□□晚间熟睡三时，惟左肋仍有串胀，肺气未清，以致颃颡上津五味，喉有粘涎□□稍健，而下午足胻尚浮，由于肝木未达，还宜益气养荣。今议用照原方一贴调理。

党参三钱　于术三钱，土炒　茯神三钱，研　生芪三钱　柏子仁二钱，炒去油　归身二钱，土炒　白芍一钱五分，炒　续断二钱，炒　杜仲三钱，炒　制半夏二钱　补骨脂二钱，炒　炙鳖甲三钱

引用醋柴胡六分

三月二十七日，(外)广大人带进薛福辰、汪守正、庄守和、李德昌请得慈禧皇太后脉息神力渐长，两关稍滑，左寸沉取尚软，余部和平。饮食渐佳，气血亦见生复，惟心脾尚弱，营卫未充，以致夜寐寅刻后不得熟眠，胸膈微满，颃颡仍津五味，脊背串热如前稍甚，晚间足胻微浮。今议用照原方加减一贴调理。

党参三钱　于术三钱，土炒　生芪三钱　茯神三钱，研　归身二钱，土炒　白芍一钱五分，炒　杜仲三钱，炒　炙半夏二钱　干地黄四钱，酒炒　炙鳖甲三钱　补骨脂二钱，炒　柏子仁二钱，炒去油

引用醋柴胡六分　砂仁六分，研

三月二十八日，(内)广大人带进薛福辰、汪守正、庄守和、李德昌请得慈禧皇太后脉息左寸尚软，余部渐和。昨未刻大便一次带溏，食后消化较快，胃气既开，脾阳渐运，脊背之热亦轻，夜寐仍系寅刻后少睡，颃颡粘涎五味未除，有时目视稍欠清爽，晚间足胻尚浮。今议用照原方加减一贴调理。

党参三钱　生芪三钱　于术三钱　制半夏二钱　茯神三钱，研　归身二钱，土炒　白芍一钱五分，炒　干地黄四钱　女贞子三钱　杜仲三钱，炒　柏子仁二钱　鳖甲三钱，炙研

引用醋柴胡六分　砂仁六分

三月二十九日，师大人带进薛福辰、汪守正、庄守和、李德昌请得慈禧皇太后脉息左寸关缓软，右关微弦，余部平平。昨申刻大便一次仍溏，肢体觉软，晚膳后尚有嘈杂，倒饱串胀，眼弦干涩，背热夜间稍甚，颃颡粘涎渐减，仍溢酸咸诸味，总缘心脾久亏，骤难元复所致。今议用照原方加减一贴调理。

党参三钱　于术三钱，土炒　生芪三钱　茯神三钱，研　杜仲三钱，炒　白芍一钱五分，炒　归身二钱，土炒　干地黄四钱，酒炒　女贞子二钱　炙半夏二钱　茅术一钱五分，炒　炙鳖甲二钱，研

引用醋柴胡六分　砂仁六分，研

四月初一日，志大人带进薛福辰、汪守正、庄守和、李德昌、佟文斌请得慈禧皇太后脉息右寸关渐和，左寸关缓软，尺部见平。夜寐比前稍好，谷食虽佳，消化仍慢，膳后尚有嘈杂倒饱，左肋串胀，每遇多言久视则目涩睑干，背热如昨，颃颡仍津酸咸，总缘心肝血液不足，脾元久弱所致。今议用照原方一贴调理。

党参三钱　于术三钱　茯神三钱，研　炙甘草八分　归身二钱，土炒　白芍一钱五分，炒　女贞子三钱　干地黄四钱，酒炙　生芪三钱　杜仲三钱，炒　炙半夏三钱　鳖甲二钱

引用醋柴胡六分　砂仁六分

四月初二日，广大人带进薛福辰、汪守正、庄守和、李德昌请得慈禧皇太后脉息右寸浮取微弦，左寸仍软，余部见平。两日大便未行，尚不觉胀，昨膳后消化较易，颃颡上津五味见轻，惟脊背四肢之热未减，晚间足胻微浮，久视则眼睑干涩，皆由营卫未能充复所

致。今议用照原方加减一贴调理。

党参三钱　于术三钱，炒　生芪三钱　茯神三钱，研　归身二钱，土炒　白芍一钱五分，炒　干地黄四钱，酒炙　杜仲三钱，炒　炙鳖甲二钱　炙半夏三钱　女贞子二钱　沙苑蒺藜二钱

引用醋柴胡六分　砂仁六分

四月初三日，(外)广大人带进薛福辰、汪守正、庄守和、李德昌请得慈禧皇太后脉息右关重按微弦，左寸稍软，余部见平。昨申刻大便一次调匀，早晚两膳后消化较易，步履渐轻，夜寐仍三时，眼睑干涩稍愈，惟脊背四肢之热，每大便后乃稍轻减，颃颡上津酸咸之味，兼有痰涎，总缘营卫未和，脏腑气血不实所致。今议用照原方一贴调理。

党参三钱　于术三钱，土炒　生芪三钱　茯神三钱　归身二钱，土炒　白芍一钱五分，炒　干地黄四钱　杜仲三钱，炒　鳖甲二钱，炙研　炙半夏二钱　女贞子三钱　沙苑蒺藜三钱，炒

引用醋柴胡六分　砂仁六分

四月初四日，师大人带进薛福辰、汪守正、庄守和、李德昌请得慈禧皇太后脉息左寸关缓软，右关重取微弦，余部见平。昨晚膳后消化迟慢，复有嘈杂串胀，脊背发热，夜寐寅刻后不得熟眠，多言劳神则心悸气怯，目睑干涩，颃颡津渗酸咸之味，总缘心脾未壮，气血尚未充实所致。今议用照原方加减一贴调理。

党参三钱　于术三钱，土炒　生芪三钱　茯神三钱，研　归身二钱，土炒　白芍一钱五分，炒　干地黄四钱　鳖甲二钱，炙研　杜仲三钱，炒　银柴胡七分　地骨皮二钱　半夏三钱

引用沙苑蒺藜二钱，炒

四月初五日，志大人带进薛福辰、汪守正、庄守和、李德昌请得慈禧皇太后脉息左寸关迟软，右关重取尚微弦。昨申刻大便一次调匀，夜寐三时后多寤，晚膳后仍有嘈杂，消化不快，左肋串胀，脊背之热如旧，晚间足跗微浮，言多气怯，视久目涩，总由气血未充，心脾久亏所致。今议用照原方一贴调理。

党参三钱　于术三钱，土炒　生芪三钱　茯神三钱，研　归身二钱，土炒　白芍一钱五分，炒　干地黄四钱，酒炙　炙鳖甲二钱　杜仲三钱，炒　银柴胡六分　地骨皮二钱　炙半夏三钱

引用沙苑蒺藜二钱，炒

四月初六日，(内)广大人带进薛福辰、汪守正、庄守和、李德昌请得慈禧皇太后脉息左寸稍软，两关微弦。昨背脊四肢之热均觉轻减，今早大便一次调匀，诸症逐渐见轻，惟晚膳消化仍迟，下午足胻微浮处肌肤稍痛，久视则目睑干涩，还须益气养阴以资化源。今议用照原方加味一贴调理。

党参三钱　于术三钱，土炒　生芪三钱　茯神□□　归身二钱，土炒　白芍一钱五分，炒　干地黄四钱　芎䓖八分，酒洗　杜仲三钱，炒　地骨皮二钱　制半夏三钱　炙鳖甲二钱

引用银柴胡六分　沙苑蒺藜二钱，炒

四月初七日，(外)广大人带进薛福辰、汪守正、庄守和、李德昌、佟文斌请得慈禧皇太后脉息左三部缓软，右关见弦。谷食尚好，背热较轻，昨晚大便一次稍溏，膳后微作嘈杂，左肋串胀，颃颡津溢腥咸之味，夜寐欠实，晚间足胻微浮，遇有劳神则心虚气怯。今议用益气养心汤一贴调理。

党参三钱　于术三钱，土炒　生芪三钱　茯神三钱，研　归身二钱，土炒　白芍一钱五分，炒　干地黄三钱　鳖甲二钱，炙研　杜仲三钱，炒　枣仁一钱五分，炒　炙半夏三钱　炙甘草八分

引用银柴胡六分　沙苑蒺藜二钱，炒

四月初八日，师大人带进薛福辰、汪守正、庄守和、李德昌请得慈禧皇太后脉息稍觉

欠和，两尺较软。昨夜寐三时尚稳，饮食香甜，晚膳后消化仍缓，右腰腿作痛，不能久坐，语多气怯，晚间足胻微浮，背热稍减，今早串凉，总由荣卫久亏，血不荣筋，气亦未壮所致。今议用照原方加减一贴调理。

党参三钱　于术三钱，土炒　生芪三钱　茯神三钱，研　归身三钱，土炒　白芍一钱五分，炒　干地黄三钱，酒炒　杜仲三钱，炒　柏子仁二钱，炒去油　续断二钱，炒　炙半夏三钱　炙甘草八分

引用银柴胡六分　沙苑蒺藜二钱，炒

四月初九日，志大人带进薛福辰、汪守正、庄守和、李德昌请得慈禧皇太后脉息左寸较弱，关稍弦，余部平平。昨背热较甚，今早觉轻，夜寐三时熟睡，大便两日未行，晚膳消化仍不见快，足胻微浮，右髀筋屈伸作痛，颃颡津溢稍好，而咽嗌干燥，总缘血不荣筋，真元未复，还宜气血两补。今议用照原方一贴调理。

党参三钱　于术三钱，土炒　生芪三钱　茯神三钱，研　归身三钱，土炒　白芍一钱五分，炒　干地黄四钱　杜仲三钱，炒　柏子仁二钱，去油炒　续断二钱，炒　制半夏三钱　炙甘草八分

引用银柴胡六分　沙苑蒺藜二钱，炒

四月初十日，(内)广大人带进薛福辰、汪守正、庄守和、李德昌、栾富庆请得慈禧皇太后脉息六部至数见和，左寸关沈取缓软。夜寐饮食渐好，昨酉刻大便亦调。惟膳后运化仍慢，偶作倒饱嘈杂，左肋串热，早晨喉间咯有灰痰，右腿胯筋屈伸作痛，足胻微浮，此由脾阳未壮，心肝血液不足所致。今议用照原方加减一贴调理。

党参三钱，炒　于术三钱，土炒　生芪三钱　归身三钱，土炒　杜仲三钱，炒　白芍一钱五分，炒　干地黄四钱　茯神三钱，研　续断二钱，炒　桑寄生一钱五分　制半夏三钱　炙甘草八分

引用银柴胡六分　沙苑蒺藜二钱，炒

四月十一日，(内)广大人带进薛福辰、汪守正、庄守和、李德昌请得慈禧皇太后脉息左寸关仍稍缓软，余部如昨，夜寐饮食均好，惟晚膳后消化稍迟，并有嘈杂倒饱，脊背之热虽觉略轻，仍未大减，右髀筋作痛，亦系旧时宿症，足胻微浮，气血克复迟缓。今议用照原方一贴调理。

四月十二日，师大人带进薛福辰、汪守正、庄守和、李德昌请得慈禧皇太后脉息左寸尚软，关重按微弦，余部平平。昨晚膳后消化仍迟，兼有嘈杂倒饱，脊背之热如旧，多言则心虚气怯，喉有粘涎，惟右胯筋脉疼痛少减，昨酉刻大便调匀，夜寐三时安好，总宜益气养阴以和营卫今议用照原一贴调理。

党参三钱　生芪二钱　于术二钱，土炒　茯神二钱，研　归身三钱，土炒　续断二钱，炒　白芍一钱五分，炒　杜仲三钱，炒　干地黄四钱　桑寄生一钱五分　炙半夏三钱　炙甘草八分

引用银柴胡六分　沙苑蒺藜二钱，炒

四月十三日，志大人带进薛福辰、汪守正、庄守和、李德昌、佟文斌请得慈禧皇太后脉息左寸仍软，关微见弦，余部平平。起居饮食渐好，右腿胯筋痛亦轻，惟心脾未壮，气血尚弱，以致膳后消化仍慢，中脘嘈杂，腹肋兼串凉热，颃颡津如涕，早晨目涩神倦。今议用益气养荣汤一贴调理。

党参三钱　于术三钱，炒　生芪三钱　茯神三钱，研　归身二钱，土炒　续断二钱，炒　白芍一钱五分，炒　杜仲三钱，炒　干地黄四钱　女贞子二钱　制半夏三钱　炙甘草八分

引用银柴胡六分　沙苑蒺藜二钱，炒

四月十四日，(内)广大人带进薛福辰、汪守正、庄守和、李德昌请得慈禧皇太后脉息左寸仍软，余部见平。夜寐甜适，饮食香美，昨酉刻大便一次调匀，惟颃颡上津酸咸苦味，

今早吐涎又带血沫，膳后嘈杂串胀均觉轻减，背热稍松，晚间足胻仍浮，多言则背上串凉，气血虽见生复，尚未充足。今议用照方一贴调理。

党参三钱　生黄芪三钱　于术三钱，土炒　茯神三钱，研　归身三钱，土炒　干地黄四钱　白芍一钱五分，炒　续断一钱五分，炒　杜仲三钱，炒　制半夏三钱　女贞子三钱　炙甘草八分

引用银柴胡六分　沙苑蒺藜二钱，炒

四月十五日，(外)广大人带进薛福辰、汪守正、庄守和、李德昌请得慈禧皇太后脉息两手至数见匀，右部重按稍大。昨眠食均好，脊背四肢之热稍轻，惟颃颡上津酸咸甜味较甚，今早喉间微觉干痛，现届初交火令，肺气不清，晚膳后仍有嘈杂倒饱。今议用清金益阴汤一贴调理。

沙参四钱　于术三钱，土炒　生白芍一钱五分　茯神三钱，研　归身三钱，土炒　续断二钱，炒　干地黄四钱　杜仲三钱，炒　女贞子三钱　炙半夏二钱　苦桔梗一钱五分　生甘草八分

引用玉竹二钱　枸橘叶五片

四月十六日，师大人带进薛福辰、汪守正、庄守和、李德昌、栾富庆请得慈禧皇太后脉息六部见调，心脾之脉神力尚弱。眠食俱佳，喉痛痰涎微带血沫已减，昨大便调匀，惟颃颡津坠酸咸甜味，膳后消化仍慢，尚有嘈杂，脊背串热，早晨偶作头眩，眼目干涩，总缘心脾血液未充，真元未足所致。今议用照原方一贴调理。

沙参四钱　于术三钱　茯神三钱，研　归身二钱，土炒　干地黄四钱　白芍一钱五分　续断二钱，炒　杜仲三钱，炒　女贞子三钱　制半夏二钱　生甘草八分　桔梗一钱五分

引用枸橘叶五片　玉竹二钱

四月十七日，(内)广大人带进薛福辰、汪守正、庄守和、李德昌请得慈禧皇太后脉息如昨，饮食眠睡均佳，昨酉刻大便一次调匀带溏，惟颃颡多津苦味，鼻涕醒之不出，而从咽中下坠，背热仍旧，早晨尚有头晕，眼目干涩，足胻之浮稍减，膳后消化未速。今议用照原方加减一贴调理。

沙参四钱　于术三钱，土炒　茯神三钱，研　归身三钱，土炒　干地黄四钱　白芍一钱五分　细石斛二钱　桔梗一钱五分　杜仲三钱，炒　女贞子三钱　炙半夏二钱　炙甘草八分

引用枸橘叶五片　玉竹二钱

四月十八日，广大人带进薛福辰、汪守正、庄守和、李德昌请得慈禧皇太后脉息两手至数见匀，左寸稍软。大便未行，饮食仍好，寝寐前半夜未熟，早晨脊热较甚，旋觉串凉，颃颡津液下渗酸苦之味为多，嗽痰中有一口微带血丝，足胻微浮，膳后腹胀串热，而消化略快，眼目久视仍涩。今议用清金养血汤一贴调理。

沙参三钱　于术三钱，土炒　茯神三钱，研　归身三钱，土炒　干地黄四钱　白芍一钱五分　细石斛三钱　杜仲三钱，炒　女贞子三钱　炙半夏二钱　桔梗一钱五分　生甘草八分

引用醋柴胡六分　枸橘叶五片

四月十九日，志大人带进薛福辰、汪守正、庄守和、李德昌、佟文斌请得慈禧皇太后脉息两关稍大，左寸缓软，余部平平。昨早膳后有时精神乏倦，肢体酸软，腹肋串胀，晚膳消化仍慢，微作倒饱，颃颡津渗五味，脊背之热如旧，昨戌刻大便一次调匀，眼目视久仍觉干涩，此由脏腑气血未实，遇事劳神所致。今议用照原方加减一贴调理。

党参三钱　于术三钱　茯神三钱，研　归身三钱，土炒　干地黄四钱　白芍一钱五分，生　制半夏二钱　杜仲三钱，炒　细石斛三钱　女贞子三钱　桔梗一钱五分　生甘草八分

引用醋柴胡六分　枸橘叶五片

四月二十日，师大人带进薛福辰、汪守正、庄守和、李德昌请得慈禧皇太后脉息左寸缓软，余部见平。眠食佳胜，晚膳后消化尚慢，腹肋有时串胀，脊背之热仍然，颃嗓未清，间有灰痰，足胻至晚微浮，时或软倦，气血充复□缓。今议用照原方加减一贴调理。

党参三钱　于术三钱，土炒　茯神三钱，研　归身三钱，土炒　干地黄四钱　白芍一钱五分　炙半夏三钱　杜仲三钱，炒　细石斛三钱　女贞子三钱　麦冬一钱五分，去心　生甘草八分

引用醋柴胡六分　枸橘叶五片

四月二十一日，(外)广大人带进薛福辰、汪守正、庄守和、李德昌请得慈禧皇太后脉息左寸关尚软，余部平平。昨申刻大便一次尚调，昨膳消化较缓，两肋串胀，微觉作痛，脊热如旧，手心亦觉微热，颃嗓津渗五味，间有灰痰，眼目稍欠清爽。今议用照原方加减一贴调理。

党参三钱　于术三钱，土炒　茯苓三钱，研　归身三钱，土炒　杜仲三钱，炒　干地黄四钱　生白芍一钱五分　炙半夏二钱

【下残】

四月二十三日，大人带进薛福辰、汪守正、庄守和、李德昌请得慈禧皇太后脉息左寸稍觉有力，右关微滑，余部平平，昨背热轻减，今早腹中肠鸣，大便一次作溏，膳后消化仍慢，两肋串热，背上串凉，眼目视物欠爽，颃颡津溢五味，晚间足胻尚浮，惟眠食均好，总由气血未能充实所致。今议用照原方加减一贴调理。

党参三钱　于术三钱，土炒　茯苓三钱，研　白芍一钱五分，炒　归身三钱，土炒　干地黄三钱，酒炙　芎䓖八分　女贞子三钱　细石斛三钱　粉丹皮一钱五分　杜仲三钱，炒　炙甘草八分

引用醋柴胡六分　沙苑蒺藜二钱，炒

四月二十四日，师大人带进薛福辰、汪守正、庄守和、李德昌请得慈禧皇太后脉息右寸稍浮，关微弦，余部平平，昨脊热轻减，眠食均佳，惟颃颡有甜味下渗，右牙龈内起有小泡作痛，辰刻后渐觉平减，自系火令方旺，未免胃热熏蒸，咽嗌欠利，还须清金养血，加以饮食稍从清淡，乃为相宜。今议用照原方加减一贴调理。

沙参三钱　于术三钱，土炒　茯神三钱，研　归身二钱，土炒　白芍一钱五分　干地黄三钱，酒炙　女贞子三钱，炒　细石斛三钱　丹皮一钱五分　桔梗一钱五分　杜仲三钱，炒　生甘草八分

引用芦根四钱

四月二十五日，大人带进薛福辰、汪守正、庄守和、李德昌、佟文斌请得慈禧皇太后脉息左寸缓软，右关渐滑，余部平平。左牙龈内肿疼已好，眠食俱佳，昨今大便微溏。惟晚膳后消化仍慢，两肋串热，颃颡津渗粘涎带有血沫，口溢苦味，脊背之热如昨，总缘心脾血液未充，脏腑尚欠调和所致。今议用照原方加减一贴调理。

党参三钱　于术三钱，土炒　茯苓三钱，研　白芍一钱五分，酒炒　归身三钱，土炒　干地黄三钱，酒炙　杜仲三钱，炒　女贞子三钱，炙　桔梗一钱五分　炙半夏三钱　藿梗一钱　炙甘草八分

引用枸橘叶五片

四月二十六日，(外)广大人带进薛福辰、汪守正、庄守和、李德昌请得慈禧皇太后脉息左寸关缓软，右部较和。眠食安胜，脊背之热渐减，颃颡仍有下坠，而五味稍轻，晚膳后消化亦觉略快。晡时足胻仍浮，右𦟛稍甚，气血生复未充，仍宜阴阳两补。今议用照原方一贴调理。

党参三钱　于术三钱，土炒　茯苓三钱，研　白芍一钱五分，酒炒　归身三钱，土炒　干地黄三钱，酒炒　杜仲三钱，炒　女贞子三钱　桔梗一钱五分　藿梗一钱　炙半夏二钱　炙甘草八分

引用枸橘叶五片

四月二十七日，大人带进薛福辰、汪守正、庄守和、李德昌请得慈禧皇太后脉息右部浮紧，左部微带数象。昨下午头晕，项酸身倦，骽痛初觉恶寒，夜半后即行发热，时时微汗，此由天气骤凉，感受客邪所致，惟饮食无恙，二便调匀，于本症尚无大碍。今议用和解化饮汤一贴调理。

葛根一钱　炙半夏二钱　藿梗八分　生白术二钱　茯苓二钱，研　银柴胡四分　桔梗一钱　生甘草五分

引用生姜三片　红枣三枚

【参考】 西太后感受寒邪，柴葛藿梗并用，表凉渐解，经方化裁，效果明确。

四月二十八日，大人带进薛福辰、汪守正、庄守和、李德昌、栾富庆请得慈禧皇太后脉息左寸缓软，右关微见浮弦，余部平平。表凉渐解，头晕项酸亦轻，眠食尚好，惟皮肤仍有微热，身倦腿疼，遇事劳心则目视不爽，颃颡津渗粘味较减，膳后有时仍坠，晚间足胻微浮。今议用益气养心汤一贴调理。

沙参三钱　生于术二钱　茯神三钱　制半夏二钱　归身三钱，土炒　干地黄三钱　白芍一钱五分，炒　银柴胡五分　桔梗一钱　藿梗八分　生甘草八分

引用生姜三片　红枣肉三枚

四月二十九日，志大人带进薛福辰、汪守正、庄守和、李德昌请得慈禧皇太后脉息两关欠和，左寸仍软，余部平平。表邪甫解，皮肤之热亦退，手心尚有微热，夜寐颇安，而醒时周身酸疼，脊背之热昨晚稍重，申刻大便一次调匀，足胻之浮右骽较甚，步履酸沉，牙龈面颊微觉引痛，总由气血未实，偶因感邪拂郁，营卫遂欠冲和。今议用照原方加减一贴调理。

沙参三钱　生于术三钱　茯神三钱　制半夏二钱　归身三钱，土炒　干地黄四钱，酒炙　白芍一钱五分，炒　银柴胡五分　桔梗一钱　甘菊花一钱五分　女贞子二钱　生甘草八分

引用生姜三片　红枣三枚

四月三十日，师大人带进薛福辰、汪守正、庄守和、李德昌请得慈禧皇太后脉息左寸虚软，余部平。昨夜寐安好，饮食消化渐易，酉刻大便一次调匀，背热较轻，颃颡津味觉减，而有时仍坠，惟眼目尚欠清爽，胸背皮肤按之微痛，自系表邪和解，营卫虽渐冲和，气血尚未充实。今议用照原方一贴调理。

沙参三钱　生于术三钱　茯神三钱，研　归身三钱，土炒　干地黄四钱，酒炙　白芍一钱五分，炒　柴胡五分　桔梗一钱　炙半夏二钱　女贞子二钱　甘菊花一钱五分　生甘草八分

引用生姜皮一钱　红枣三枚

五月初二日，志大人带进薛福辰、汪守正、庄守和、李德昌、佟文斌请得慈禧皇太后脉息左部仍软，右部见匀，夜寐安好，皮肤作痛，腿疼足浮俱渐轻减，昨酉刻大便调匀。惟晚膳后消化仍缓，背热比前稍甚，每遇稍有劳乏则精神微倦，颃颡津坠，总缘元气不实，心脾血液未充所致。今议用照原方加减一贴调理。

党参三钱　生于术三钱　茯神三钱　制半夏二钱　归身三钱，土炒　干地黄四钱，酒炙　白芍一钱五分　银柴胡五分　桔梗一钱　甘菊花一钱五分　女贞子二钱　生甘草八分

引用五加皮一钱　红枣肉三枚

五月初三日，师大人带进薛福辰、汪守正、庄守和、李德昌请得慈禧皇太后脉息左部仍软，右部见平。夜寐饮食安好，而醒时微有头晕，背垫肤痛，足浮均见轻减，颃颡稍津苦味，晚膳后消化尚慢，昨酉刻大便一次调匀，步履多则骽足酸软，遇事烦则精神微倦，

现值长夏，火土盛令，故觉阳有余而阴不足。今议用照原方加减一贴调理。

党参三钱　生于术三钱　茯神三钱，研　制半夏二钱　归身三钱，土炒　干地黄四钱，酒炙　白芍一钱五分，炒　芎藭八分　桔梗一钱　甘菊花一钱五分　女贞子三钱　生甘草八分

引用五加皮一钱　红枣肉三枚

五月初四日，(内)广大人带进薛福辰、汪守正、庄守和、李德昌请得慈禧皇太后脉息左寸尚弱，关尺渐起，右部平平。昨眠食安善，头晕背热觉轻，膳后消化比前稍易，酉刻大便一次不甚多，而□□□间足胕微浮，遇有烦劳，精神倦乏，还是营气有亏，真阴未能全复。今议用照原方一贴调理。

党参三钱　生于术三钱　制半夏二钱　茯神三钱，研　归身三钱，土炒　白芍一钱五分，炒　芎藭八分　桔梗一钱　干地黄四钱，酒炙　甘菊花一钱五分　女贞子三钱　生甘草八分

引用五加皮一钱　红枣三枚

五月初六日，(外)广大人带进薛福辰、汪守正、庄守和、李德昌、栾富庆请得慈禧皇太后脉息左三部缓软，右寸关稍见浮弦。夜寐饮食安好，惟昨微有感凉，恶寒头眩，睡醒筋骨作痛，久视劳心则精神软倦，多步劳力则腿痛足浮，颃颡有时仍坠。今议用保元养阴汤一贴调理。

沙参三钱　生于术三钱　茯神三钱，研　桔梗一钱　归身三钱，土炒　干地黄四钱，炙　白芍一钱五分，炒　炙半夏三钱　甘菊花一钱五分　女贞子三钱　银柴胡五分　甘草八分

引用五加皮一钱　生姜三片

五月初七日，志大人带进薛福辰、汪守正、庄守和、李德昌请得慈禧皇太后脉息两寸稍软，余部见平。昨夜寐欠实，骨节酸疼，四肢皮肤作痒，酉刻大便一次调匀不多，背热近数日均觉轻减，颃颡有时下坠，精神欠旺，时或倦怠，总由气血未充所致。今议用照原方加减一贴调理。

党参三钱　生于术三钱，研　茯神三钱　桔梗一钱　归身三钱，土炒　干地黄四钱　白芍一钱五分　制半夏二钱　女贞子三钱　续断三钱，酒炒　沙苑蒺藜三钱　生甘草八分

引用五加皮一钱　姜皮一钱

五月初八日，慈禧皇太后脉息左寸关尚弱，右部微见浮弦。眠食均好，膳后消化渐易，但脏腑元神气血尚未充复，夹有微感，浮凉未净，头疼项强，皮肤作痒，四肢筋骨仍有酸痛，有时倦怠，不耐烦劳。今议用照原方加减一贴调理。

沙参三钱　生于术一钱五分　茯神三钱　白芍一钱五分，炒　归身三钱，土炒　干地黄四钱　麦冬二钱，去心　桔梗一钱　秦艽一钱五分　五加皮一钱　防风一钱　炙甘草八分

引用生姜皮一钱

五月初十日，(外)广大人带进薛福辰、汪守正、庄守和、李德昌请得慈禧皇太后脉息右寸虚软，余部平平。夜寐上半夜不实，四肢筋脉作疼，并觉发强，鼻涕醒之不出，从颃颡下渗作凉，皮肤仍痒，脊背之热稍轻，饮食消化渐易。今议用照原方加减一贴调理。

沙参三钱　生于术一钱五分　茯神三钱，研　白芍一钱五分，炒　归身三钱，土炒　干地黄四钱　麦冬三钱　桔梗一钱　秦艽一钱五分　生芪二钱　五加皮一钱　炙甘草八分

引用嫩桑枝三钱

五月十一日，志大人带进薛福辰、汪守正、庄守和、李德昌请得慈禧皇太后脉息左寸尚弱，余部见平。昨眠食俱好，酉刻大便一次调匀，惟四肢筋骨屈伸不舒，有时作痛，未能耐劳，脊背之热自内作烧，与外热有异，遇事多烦，心神觉累，还是阴虚有火，血不荣

筋所致。今议用照原方加减一贴调理。

沙参三钱　生于术一钱五分　茯神三钱，研　白芍一钱五分，炒　归身三钱，土炒　干地黄四钱　麦冬三钱　桔梗一钱　秦艽一钱五分　生芪二钱　丹皮二钱　生甘草八分

引用嫩桑枝尖三钱

【参考】 西太后之久泻，亦有缓和之时，但常因多所忧思，焦虑，惊恐，多烦或悲郁而加重，又兼脊背内热，筋骨疼痛，证情繁杂，骠杂见功，医者亦似有顾此失彼之嫌。

五月十二日，师大人带进薛福辰、汪守正、庄守和、李德昌请得慈禧皇太后脉息左三部缓弱，右三部见平。饮食消化渐易，颃颡津坠，脊背之热俱轻，惟昨夜寐不实，头眩身倦，手足筋骨动转屈伸强痛，酉刻大便一次，微有带溏，总由气血不实，营卫未充所致。今议用照原方加减一贴调理。

沙参三钱　生于术二钱　茯神三钱，研　白芍一钱五分，炒　归身三钱，土炒　干地黄四钱　秦艽一钱五分　续断二钱　生芪二钱　丹皮一钱五分　宣木瓜二钱　甘草八分

引用桑枝尖三钱，酒炒

五月十三日，(内)广大人带进薛福辰、汪守正、庄守和、李德昌请得慈禧皇太后脉息左寸仍软，余部见平。眠食均好，四肢筋脉疼痛稍减，右骸略重，昨晚膳后微觉倒饱，颃颡仍有下坠，背热□□亦觉稍甚，酉刻大便一次调匀，便后精神软倦，晚间足胻尚浮。议用照原方加减一贴调理。

党参三钱　生于术二钱　茯神三钱，研　白芍一钱五分，炒　归身三钱□　干地黄四钱　秦艽一钱五分　续断二钱　生芪二钱　宣木瓜一钱五分　丹皮一钱五分　生甘草八分

引用嫩桑枝三钱

五月十四日，(外)广大人带进薛福辰、汪守正、庄守和、李德昌请得慈禧皇太后脉息左部浮取虚软，沉按神力尚好，右部平平。夜寐安善，饮食亦佳，惟天气骤凉，晚膳后仍觉倒饱，背热稍甚，四肢筋脉渐舒，而指筋尚未屈伸自若，未申之时，精神倦乏，晚间足胻微浮。今议用照原方加减一贴调理。

党参三钱　生于术二钱　茯神三钱，研　白芍一钱五分，炒　归身三钱，土炒　干地黄四钱　秦艽一钱五分　续断二钱，炒　生芪二钱　缩砂仁八分　丹皮一钱五分，酒炒　生甘草八分

引用醋柴胡五分

五月十五日，志大人带进薛福辰、汪守正、庄守和、李德昌、佟文斌请得慈禧皇太后脉息左寸关缓软，右部如昨。夜寐安好，早晚膳消化稍慢，微作倒饱。脊背仍热，时或串凉，因天雨骤凉之气，左手筋脉不舒，右骸屈伸作痛，每遇用心多言，则精神软倦，总缘气(血)未充，荣卫不和所致。今议用保元益阴汤一贴调理。

党参三钱　于术二钱，土炒　茯神三钱　生芪二钱　归身三钱，土炒　白芍一钱五分，炒　秦艽一钱五分　干地黄四钱　续断二钱　砂仁八分　丹皮一钱五分　女贞子三钱

引用柴胡五分

五月十六日，师大人带进薛福辰、汪守正、庄守和、李德昌请得慈禧皇太后脉息浮取稍觉软滞，沉部神力尚好。昨饮食如旧，而胸膈发堵，微有嘈杂，按之乃见松快，夜寐安适，四肢筋脉渐舒，右骸盘屈则痛，颃颡仍有下坠，不耐烦劳，精神时倦，今早大便一次调匀。今议用照原方加减一贴调理。

党参三钱　于术一钱五分，土炒　茅术一钱五分，炒　茯神三钱，研　归身三钱，土炒　白芍一钱五分，炒　干地黄三钱　续断二钱　砂仁八分　藿香一钱　女贞子二钱　炙甘草八分

引用佩兰一钱

五月十七日，(内)广大人带进薛福辰、汪守正、庄守和、李德昌请得慈禧皇太后脉息浮取稍觉虚软，沉按神力如昨。夜寐安适，饮食消化较易，仍偶作倒饱，鼻内时闻腥气，早晨咯痰数口，系主肺未利，颃颡津渗间有凉涕，遇事劳神，每形软倦，微觉头晕，足胻尚浮。今议用照原方加减一贴调理。

党参三钱　于术一钱五分，土炒　制半夏一钱五分　茯神三钱，研　归身三钱，土炒　白芍一钱五分，炒　干地黄三钱，酒炒　续断二钱　砂仁二钱　藿香一钱　女贞子二钱　炙甘草八分

引用枸橘叶二片

五月十八日，(外)广大人带进薛福辰、汪守正、庄守和、李德昌、栾富庆请得慈禧皇太后脉息两手寸部缓软，余部如昨。眠食均好，胸堵倒饱渐减，惟肺金未足，清浊升降之气欠利，心脾尚弱，以致鼻闻腥味，颃颡有时津渗凉涕，喉间黏腻，早晨咯吐痰涎，遇事劳乏则形神软倦，腿膝筋脉强痛，背热如旧。今议用照原方加减一贴调理。

党参三钱　于术二钱　制半夏二钱　茯神三钱，研　归身三钱，土炒

【下残】 五月二十日，师大人带进薛福辰、汪守正、庄守和、李德昌请得慈禧皇太后脉息左部浮取尚觉虚软，余部平平。昨微感咳嗽已解，眠食均好，大便未行，脊背凉热如旧，颃颡仍有津坠，间作气呛，髎筋之痛渐减，惟醒后肌肤色青仍未滋润，自系肝阴不足，而心气久亏，遇事烦劳，形神时倦，头目作眩。今议用照原方加减一贴调理。

党参三钱　于术一钱五分，土炒　制半夏一钱五分　茯神三钱，研　归身三钱，炒　白芍一钱五分，土炒　干地黄四钱，酒炒　续断二钱　款冬花二钱　桔梗一钱　杜仲三钱，酒炒　生甘草八分

引用醋柴胡五分

五月二十一日，(内)广大人带进薛福辰、汪守正、庄守和、李德昌、佟文斌请得慈禧皇太后脉息左三部浮取虚软，右部见平。夜寐饮食尚好，消化渐易，如证轻减，惟元气未复，足三阴经血仍未充，以致有时头眩，肢体倦软，腿膝筋脉屈伸微痛，脊背时或串凉串热，颃颡仍有津坠。今议用照原(方)一贴调理。

党参三钱　于术三钱，土炒　炙半夏一钱五分　茯神三钱，研　归身一钱五分，土炒　白芍一钱五分，炒　干地黄四钱，酒炒　续断二钱　款冬花二钱　桔梗一钱　杜仲三钱，酒炒　生甘草八分

引用醋柴胡五分

五月二十二日，(外)广大人带进薛福辰、汪守正、庄守和、李德昌请得慈禧皇太后脉息左部浮取略起，尚嫌虚软，右部平平。昨夜寐微欠酣实，饮食佳美，颃颡津坠，脊背凉热均见轻减，惟精神未旺，多坐多行髎筋仍作疼痛，有时头晕。今议用照原方加减一贴调理。

党参三钱　于术一钱五分，土炒　制半夏一钱五分　茯神三钱，研　归身三钱，土炒　白芍一钱五分，炒　干地黄四钱，酒炒　续断二钱　甘菊花一钱五分　桔梗一钱　生甘草八分　杜仲三钱，炒

引用醋柴胡五分

五月二十三日，志大人带进薛福辰、汪守正、庄守和、李德昌请得慈禧皇太后脉息左手浮肿二部稍起，沉取尚软，右部如常，昨申刻大便一次调匀，寝寐安适，饮食佳美，背热头晕均轻，颃颡津渗亦减，惟心气久亏，遇事则神劳，言多则气怯，真元骤难康复。今议用照原方一贴调理。

党参三钱　于术一钱五分，土炒　制半夏一钱五分　茯神三钱，研　归身三钱，土炒　白芍一钱五分，炒　干地黄四钱，酒炒　续断二钱　甘菊花一钱五分　桔梗一钱　杜仲三钱，酒炒　生甘草八分

引用醋柴胡五分

五月二十四日，大人带进薛福辰、汪守正、庄守和、栾富庆请得慈禧皇太后脉息左三部神力尚软，右部见平。夜寐安和，饮食佳美，昨因天凉，膳后消化稍慢，微有饱满嘈杂，晚间脊背串热稍甚，颃颡津坠较轻，有时喉溢酸味，步履髀膝筋脉空酸作痛，形神不耐烦劳。今议用照原方加减一贴调理。

党参三钱　于术一钱五分，土炒　制半夏一钱五分　茯神三钱，研　归身三钱，土炒　白芍一钱五分，炒　干地黄四钱，酒炒　续断二钱　甘菊花一钱五分　杜仲三钱，炒　宣木瓜二钱　炙甘草八分

引用醋柴胡五分　生姜三片

五月二十五日，大人带进薛福辰、汪守正、庄守和、李德昌请得慈禧皇太后脉息两手沉部神力均好，而左手浮部微嫌虚软。夜寐安适，饮食香美，膳后消化微慢，早晨喉中作粘，间有痰丝，脊背凉热颃颡津坠均不甚重，昨未刻大便一次调匀，今值夏至节令，病机见退，是气血有生长之象，惟久病元虚，自难骤复。今议用照原方加减一贴调理。

党参三钱　于术一钱五分　制半夏二钱　茯神三钱，研　归身三钱，土炒　白芍一钱五分，酒洗　干地黄四钱　续断二钱　甘菊花一钱五分　杜仲三钱，炒　狗脊一钱五分　炙甘草八分

引用醋柴胡五分　生姜三片

五月二十六日，大人带进薛福辰、汪守正、庄守和、李德昌请得慈禧皇太后脉息左寸虚软，余部平平。夜寐饮食均好，膳后消化亦易，背热较减，头晕渐瘥，惟每食则鼻流清涕，颃颡仍有津坠，却不慎(甚)重，足胻尚觉空酸，气血骤难全复。今议用照原方加减一贴调理。

党参三钱　于术一钱五分，土炒　制半夏一钱五分　茯神三钱，研　归身三钱，土炒　白芍一钱五分　干地黄四钱　续断二钱　甘菊花一钱五分　杜仲三钱，酒炒　狗脊一钱五分，去毛炒　生芪一钱五分

引用醋柴胡五分

五月二十七日，(内)广大人带进薛福辰、汪守正、庄守和、李德昌、佟文斌请得慈禧皇太后脉息左三部诊之浮中尚软，右部见调。起居饮食均好，颃颡津坠背串凉热俱渐轻减，惟筋脉气血未充，心脾尚弱，以致膳后有时消化稍慢，动履则手指髀膝筋骨屈伸酸痛，精神不耐劳累。今议用益气养荣汤一贴调理。

党参三钱　于术二钱，土炒　生芪一钱五分　茯神三钱，研　归身三钱，土炒　白芍一钱五分，炒　干地黄四钱　杜仲三钱，炒　续断二钱　醋柴胡五分　金毛狗脊一钱五分，去毛　炙甘草八分

五月二十八日，广大人带进薛福辰、汪守正、庄守和、李德昌请得慈禧皇太后脉息左手浮部尚软，沉部及右手均见调匀。眠食安好，颃颡津坠渐轻，鼻中稍闻香气，背热虽减，而语多即觉串凉，并觉气怯，精神□□□筋脉屈伸尚有酸痛，早晨大便一次微溏。今议用照原方一贴。

【上残】　归身三钱，土炒　制半夏一钱五分　白芍一钱五分，炒　续断二钱　醋柴胡五分　金毛狗脊一钱五分，去毛　干地黄四钱，酒炒　女贞子三钱

引用竹叶七片

六月初一日，师大人带进薛福辰、汪守正、庄守和、李德昌、栾富庆请得慈禧皇太后脉息左寸关神力尚软，右部调匀。诸症渐减，眠食亦佳，每遇阴雨天凉水谷消化稍慢，□□慢背串凉热觉甚，四肢筋脉屈伸见好，口中时有苦咸之味，多言则心软气怯，不胜劳累。今议用照原方加减一贴调理。

党参三钱　生于术二钱　生芪一钱五分　茯神三钱，研　归身三钱，土炒　制半夏一钱五分　干地黄四钱　白芍一钱五分，炒　续断二钱，炒　女贞子二钱　金毛狗脊一钱五分，去毛　玉竹三钱

引用柴胡五分

六月初二日，(外)广大人带进薛福辰、汪守正、庄守和、李德昌请得慈禧皇太后脉息左部仍软，右部见调。眠食均佳，消化亦快，惟心气久亏，则血生不速，故遇事仍有健忘，肺金未清，鼻窍右边欠利，每食则清涕下注咽喉，颃颡上溢五味，脊背串凉串热难俱轻减，仍未尽除，总由荣卫未曾充实所致。今议用照原方加减一贴调理。

党参二钱　生于术二钱　生芪一钱五分　茯神三钱，研　归身三钱，土炒　制半夏一钱五分　干地黄四钱　白芍一钱五分，炒　续断二钱　女贞子三钱　柏子仁一钱五分，去油　玉竹三钱

引用醋柴胡五分

六月初三日，(内)广大人带进薛福辰、汪守正、庄守和、李德昌请得慈禧皇太后脉息两手浮中二部比前稍软，左寸尤虚，幸沉按神力尚好。昨日因见星变，深加兢场，夜眠不实，饮食消化较迟，今早大便带溏，颃颡上溢苦咸诸味，清晨偶带血沫，背热如旧，健忘较甚，此由久病元虚，加以戒慎恐惧，遂觉诸症渐萌，总期修省之中，仍须稍自宽解，照常调摄，乃为相宜。今议用照原方加减一贴调理。

党参三钱　生于术一钱五分　茯神三钱，朱砂拌　归身三钱，土炒　制半夏一钱五分　干地黄四钱　白芍一钱五分，炒　续断二钱，炒　女贞子三钱　柏子仁一钱五分，去油　玉竹三钱　还志四分，去心

引用醋柴胡五分

六月初四日，师大人带进薛福辰、汪守正、庄守和、李德昌、佟文斌请得慈禧皇太后脉左三部浮中取之尚软，右部见平。今早颃颡血沫渐止，脊背发热稍轻，惟夜寐不实，心虚惊悸，饮食消化仍慢，偶有健忘，口黏泛溢五味，四肢筋强微痛，此由元神气血未复，营卫欠和所致。今议用照原方加减一贴调理。

党参三钱　生于术一钱五分　茯神三钱，朱砂拌　归身三钱，土炒　制半夏一钱五分　干地黄四钱　白芍一钱五分，炒　续断二钱　女贞子三钱　柏子仁一钱五分，去油　煅龙齿一钱五分　玉竹三钱

引用醋柴胡五分

六月初五日，(外)广大人带进薛福辰、汪守正、庄守和、李德昌请得慈禧皇太后脉息左寸既软，余部神力欠调。夜寐不静，二三刻即醒，脖项酸强，周身筋脉作痛，饮食略减，背热稍甚，精神不振，膳后觉湿气串动，消化仍慢，颃颡泛溢五味，早晨大便一次半溏，总由荣卫未足，心神焦虑所致。今议用燥湿养荣汤一贴调理。

党参三钱　于术一钱五分，土炒　茯神三钱，朱砂拌　归身一钱五分，土炒　制半夏二钱　干地黄□□　白芍一钱五分，炒　续断二钱　茅术一钱五分，炒　秦艽一钱五分　龙齿一钱五分，煅　炙甘草八方

引用醋柴胡五分

六月初六日，(内)广大人带进薛福辰、汪守正、庄守和、李德昌请得慈禧皇太后脉息左寸关浮取尚软，右部渐调。夜寐心气不宁，饮食消化尚慢，晚膳微作倒饱，背热未轻，醒后四肢筋脉拘急微痛，有时头晕，颃颡左边津渗五味，今早大便一次仍溏，便后神气觉软，总由血不荣筋，加以焦劳所致。今议用照原方加减一贴调理。

党参三钱　于术一钱五分，土炒　茯神三钱，朱砂拌　归身一钱五分　炙半夏二钱　白芍一钱五分，炒　续断二钱　桑寄生三钱　茅术一钱五分，炒　秦艽一钱五分　龙齿一钱五分　炙甘草八分

引用醋柴胡五分　煨姜三片

六月初七日，师大人带进薛福辰、汪守正、庄守和、李德昌、栾富庆请得慈禧皇太后

脉息左部浮中取之尚软，右关脾脉微弱，余部调匀。夜寐渐安，昨午刻大便一次，带有溏沫，便后肋空串热，脊背之热如旧，臂腕手指筋脉拘急，屈伸欠利，有时头眩，喉之左旁津泛五味，食后消化仍慢，总缘气血未充，复加思虑，心脾不任烦劳所致。今议用照原方加减一贴调理。

党参三钱　于术一钱五分，炒　茯神三钱，朱拌　归身一钱五分，土炒　制半夏二钱　秦艽一钱五分　桑寄生一钱五分　金毛狗脊一钱五分，去毛　茅术一钱五分，炒　白芍一钱五分，炒　续断二钱　木瓜一钱五分

引用醋柴胡五分

六月初八日，(外)广大人带进薛福辰、汪守正、庄守和、李德昌请得慈禧皇太后脉息左部浮取尚软，沉取神力渐旺，右部亦调。昨夜寐稍实，醒后筋脉酸强微痛，背热略甚，酉刻大便一次仍溏，便后精神倦软，微有头晕，饮食消化未速，良由元气未复，不耐焦劳所致。今议用照原方加减一贴调理。

党参三钱　于术一钱五分，土炒　茯神三钱，朱拌　归身一钱五分，土炒　炙半夏二钱　白芍一钱，炒　续断二钱　宣木瓜一钱　茅术一钱五分，炒　桑寄生二钱　金毛狗脊一钱五分，去毛　炙香附五分

引用醋柴胡五分　煨姜三片

六月初九日，广大人带进薛福辰、汪守正、庄守和、李德昌请得慈禧皇太后脉息左寸尚软，余部如昨。夜寐未能酣实，早晚膳后略减，而尚觉香甜，脊背作热较甚，精神软倦，酉刻大便一次仍溏，头晕筋酸，有时口渴，总缘元气未复，加恐惧不宁所致。今议用照原加减一贴调理。

党参三钱　于术一钱五分，土炒　茯神三钱，朱拌　归身一钱五分，土炒　炙半夏二钱　白芍一钱五分，炒　续断二钱　蓁艽一钱五分　赤石脂三钱，煅研　桑寄生三钱　杜仲二钱，炒　干葛八分

引用醋柴胡六分

六月初十日，师大人带进薛福辰、汪守正、庄守和、李德昌、佟文斌请得慈禧皇太后脉息左寸仍软，右关稍带滑象，余部见和。夜寐不实，饮食较前略少，昨今天便均溏，便前腹中微痛，脊背串引四肢背面发热，手指筋强酸痛，每遇久视劳神头眩目涩，总缘心脾血液未充，不得荣润筋脉，夹以湿气未化所致。今议用照原方加减一贴调理。

党参三钱　于术一钱五分，土炒　茯神三钱，朱拌　归身一钱五分，土炒　白芍一钱五分，炒　续断二钱　蓁艽一钱五分　煨木香六分　杜仲二钱，炒　桑寄生三钱　干葛八分　制半夏二钱

引用醋柴胡六分

六月十一日，广大人带进薛福辰、汪守正、庄守和、李德昌请得慈禧皇太后脉息左寸仍软，余部渐和。昨夜寐安稳，饮食渐加，膳后消化尚慢，下午腹中微觉作痛，未曾大便，每遇事繁脊背即有串热，目涩头眩如昨，手指筋脉酸痛略轻，醒时仍觉发强。今议用照原方加减一贴调理。

党参三钱　于术一钱五分，土炒　茯神三钱，朱拌　归身一钱五分，土炒　制半夏二钱　白芍一钱五分，炒　续断二钱　蓁艽一钱五分　煨木香五分　杜仲二钱，炒　桑寄生三钱　炙甘草八分

引用醋柴胡五分

六月十二日，(内)广大人带进薛福辰、汪守正、庄守和、李德昌请得慈禧皇太后脉息左寸尚软，余部平和。夜寐三时之久，尚为安适，晚膳倍觉香甜，消化稍缓，背热轻减，头晕渐平，颃颡津渗见轻，大便每日一次带溏，腹中仍有微痛，睡醒后手指筋脉尚觉发强，手背肌肤作痒，营卫虽未充实，真元渐臻康复。今议用照原方一贴调理。

党参三钱　于术一钱五分，土炒　茯神三钱，朱拌　归身一钱五分，土炒　制半夏二钱　白芍一钱五分，炒

续断二钱　秦艽一钱五分　煨木香五分　杜仲二钱，炒　桑寄生三钱　炙甘草八分

引用醋柴胡五分

六月十三日，志大人带进薛福辰、汪守正、庄守和、李德昌、栾富庆请得慈禧皇太后脉息左寸仍软，关部稍带弦象，右部如昨。夜寐安适，今早大便一次仍溏，背热比前稍甚，颃颡津泛苦味，口干作渴，手指筋脉觉强，肟膝盘屈酸痛，此由脾元未壮，土不制湿，营卫尚欠冲和所致。今议用照原方加减一贴调理。

六月十五日，(外)广大人带进薛福辰、汪守正、庄守和、李德昌请得慈禧皇太后脉息左寸浮部尚软，余部均和。夜眠安适，膳后消化稍快，背热未轻，遇事烦劳则热觉甚，筋脉仍有酸痛，精神有时尚倦，大便两日未行。今议用照原方加减一贴调理。

党参三钱　于术一钱五分，土炒　茯苓三钱，研　归身一钱五分，土炒　制半夏二钱　干地黄三钱　续断二钱　杜仲二钱，炒　煨木香五分　白芍一钱，炒　醋柴胡五分　炙甘草八分

引用桑枝三钱

六月十六日，大人带进薛福辰、汪守正、庄守和、李德昌、佟文斌请得慈禧皇太后脉息左寸仍软，右关稍带弦象，余部调匀。谷食尚好，消化渐易，夜寐欠实，背热未轻，昨日午刻大便一次微溏，口渴饮水，稍欠分利，腹中微疼，醒后手指筋脉仍有强痛，颃颡轻减。今议用保元益阴汤一贴调理。

党参三钱　于术一钱五分，炒　茯神三钱，朱拌　归身二钱，土炒　杜仲二钱，炒　续断二钱　干地黄三钱　白芍一钱五分　制半夏二钱　木香五分，煨　女贞子二钱　醋柴胡五分

引用桑枝尖三钱

六月十七日，志大人带进薛福辰、汪守正、庄守和、李德昌请得慈禧皇太后脉息左寸尚软，余部平和。夜寐因炎热未稳，饮食香美，颃颡津渗亦轻，睡醒时手指筋脉尚强，较前稍好。惟每遇事烦或语多则背热略甚，精神微倦。今议用照原方一贴调理。

党参三钱　于术一钱五分，土炒　茯神三钱，朱拌　归身二钱，土炒　杜仲二钱，炒　续断二钱　干地黄三钱　白芍一钱五分　制半夏二钱　煨木香五分　女贞子三钱　醋柴胡五分

引用桑枝三钱

六月十八日，师大人带进薛福辰、汪守正、庄守和、李德昌请得慈禧皇太后脉息两手俱和，惟左寸尚嫌虚软。寝寐上半夜酣适，寅刻即醒，脊背之热渐减，颃颡津渗亦轻，饮食香甜，消化较速，大便两日未行，不觉燥结。惟手指筋脉仍欠舒展，肟膝有时酸软，总由营卫尚未十分充实。今议用照原方加减一贴调理。

党参三钱　于术一钱五分，土炒　茯神三钱，研　归身二钱，土炒　杜仲二钱，炒　续断二钱　干地黄四钱　白芍一钱五分，炒　制半夏二钱　女贞子三钱　柏子仁一钱五分，去油研　醋柴胡五分

引用桑枝三钱

六月十九日，(外)广大人带进薛福辰、汪守正、庄守和、李德昌、栾富庆请得慈禧皇太后脉息六脉见匀，左寸关稍弱，眠食均好，脊背串热亦轻，颃颡津坠咽嗌五味俱减，大便三日未行，不觉结燥，惟手指筋脉欠舒，早晨微有头晕，今议用照原方加减一贴调理。

党参三钱　于术一钱五分，炒　茯神三钱，研　归身二钱，炒　杜仲二钱，炒　白芍一钱五分　制半夏二钱　女贞子三钱　续断二钱　甘菊花一钱五分　干地黄四钱　醋柴胡五分

引用桑枝三钱

六月二十日，(内)广大人带进薛福辰、汪守正、庄守和、李德昌请得慈禧皇太后脉息右关微滑，余部平和。眠食均佳，昨晚膳后消化略慢，申刻大便一次调匀，背热较前两日稍

甚，颃颡微溢酸苦之味，并有粘痰，手指筋脉发强并头眩均渐见愈。今议用照原方一贴调理。

党参三钱　于术一钱五分，土炒　茯神三钱　归身二钱，土炒　杜仲二钱，炒　续断二钱　干地黄四钱　白芍一钱五分，炒　炙半夏三钱　女贞子三钱　甘菊花一钱五分　醋柴胡五分

引用桑枝三钱

六月二十一日，志大人带进薛福辰、汪守正、庄守和、李德昌请得慈禧皇太后脉息右关稍软，余部平和。眠食均佳，晚膳后因天气骤凉，微有倒饱，睡醒后手指筋脉尚觉欠舒，背热较前略甚，言语过多则气分尚弱，头眩渐愈，大便未行。今议用照原方加减一贴调理。

党参三钱　于术一钱五分，炒　茯苓三钱，研　归身二钱，土炒　杜仲二钱，炒　桑寄生三钱　干地黄四钱　白芍一钱五分，炒　炙半夏二钱　女贞子三钱　甘菊花一钱五分　醋柴胡六分

引用竹叶七片　灯心一束

六月二十二日，恩大人带进薛福辰、汪守正、庄守和、李德昌、栾富庆请得慈禧皇太后脉息左寸微弱，余部见平。夜寐少欠沉实，饮食尚好，倒饱未作，大便一日未行，不觉干燥，手指筋脉渐舒，背热如昨，有时鼻闻香臭仍欠清利，颃颡津溢咸味。今议用照原方加减一贴调理。

党参三钱　于术一钱五分，炒　茯神三钱，研　归身三钱　杜仲二钱，炒　桑寄生三钱　干地黄四钱　白芍一钱五分　炙半夏二钱　女贞子三钱　甘菊花一钱五分　桔梗一钱五分

引用醋柴胡五分

六月二十三日，师大人带进薛福辰、汪守正、庄守和、李德昌请得慈禧皇太后脉息两手均见和平，左寸关较右手稍软。夜寐欠实，饮食香美，胸口微觉发堵，昨午刻大便一次调匀，今早大便一次微溏，背热如昨，颃颡津渗见轻，手指筋脉渐舒。今议用照原方加减一贴调理。

党参三钱　于术一钱五分，炒　茯神三钱，研　归身二钱，土炒　杜仲二钱，炒　桑寄生三钱　干地黄四钱　白芍一钱五分，炒　炙半夏二钱　女贞子三钱　续断二钱　炙甘草八分

引用醋柴胡五分

六月二十四日，(外)广大人带进薛福辰、汪守正、庄守和、李德昌请得慈禧皇太后脉息两手和平，左寸浮取略软。夜寐安好，饮食甚佳，手指筋脉舒展，大便未行，颃颡偶津苦味，大致亦觉轻减，背热未轻。今议用照原方加减一贴调理。

党参三钱　于术一钱五分，炒　茯神三钱，研　归身二钱，土炒　杜仲二钱，炒　桑寄生三钱　干地黄四钱　白芍一钱五分，炒　制半夏二钱　女贞子三钱　续断二钱　甘菊花一钱五分

引用醋柴胡五分

六月二十五日，恩大人带进薛福辰、李德立、庄守和、李德昌请得慈禧皇太后脉息大而缓，夜间得寐，饮食较好，系上逆渐平之象，惟病后中气尚亏，心脾未能复元，以致形体仍瘦，有时气怯身软，咽膈微干，今议用降逆温中，健运脾经之法一贴调理。

党参三钱　云茯苓三钱，研　归身二钱，土炒　制半夏三钱　于术三钱，炒　山药三钱，炒　益智仁一钱二分　白芍三钱，醋炒　谷芽五钱，炒　炙甘草一钱

引用香橼皮八分

六月二十六日，(外)广大人带进薛福辰、李德立、庄守和、李德昌请得慈禧皇太后脉息大而缓，左关沉取稍旺。病后中气不足，心脾未能复原，肝经不畅，以致饮食运化不利，大便微溏而黏，多言气怯。今议用舒肝健脾饮一贴调理。

党参三钱　茯苓三钱　于术三钱，炒　白芍二钱，醋炒　谷芽四钱，炒　炙甘草一钱　益智仁一钱五分

制半夏三钱　香附一钱二分，七制研　龙眼肉五个

引用煨姜三片

六月二十七日，志大人带进薛福辰、李德立、庄守和、李德昌请得慈禧皇太后脉息大而缓，左关渐平。肝经稍畅，惟病后中气不足，心脾尚未复原，阳气被寒湿郁遏，多言则气怯，背凉，便下微溏一次。今议用理气健脾饮一贴调理。

党参三钱　茅术二钱　白芍二钱，醋炒　茯苓三钱，研　补骨脂钱半，炒　谷芽四钱，炒　制半夏二钱　砂仁钱，研　炙甘草一钱

引用陈皮一钱五分

六月二十八日，师大人带进薛福辰、李德立、庄守和、李德昌请得慈禧皇太后脉息大而缓，左关未见全平。精神渐长，寒湿郁遏较松，偶见背凉之症，大便未行，惟中气尚欠复原，胃口未能大旺。今议用照原方加减一贴调理。

党参三钱　茯苓三钱，研　川续断一钱五分，炒　茅术一钱五分，炒　白芍二钱，醋炒　谷芽四钱，炒　制半夏二钱　砂仁一钱，研　炙甘草一钱

引用柴胡七分，醋炒

【参考】　西太后大便溏泻历时半年有余，经调肝健脾，补肾养阴，固涩消导等法治疗，至此方见明显好转，可见慢性病之调治，需待以时日。

六月二十九日，(内)广大人带进薛福辰、李德立、庄守和、李德昌请得慈禧皇太后脉息弦缓，左关未见全平。精神如昨，惟病后心气不足，脾胃尚未复原，□□微有浮热。今议用照原方减党参加生芪清卫，竹叶清心一贴调理。

生芪一钱五分　续断一钱五分　白芍二钱，醋炒　茯苓三钱，研　茅术二钱，炒　谷芽四钱，炒　制半夏二钱　砂仁一钱，研　炙甘草一钱　醋柴胡七分

引用竹叶二十片

六月三十日，师、广大人带臣薛福辰、李德立、庄守和、李德昌请得慈禧皇太后脉息弦缓，左关未见全平。病后心液不足，脾胃尚未复原，以致上焦微有浮热，食后时见鼻涕。今议用理气健脾饮一贴调理。

党参三钱　茯苓三钱，研　砂仁一钱　玉竹三钱　白芍一钱五分，炒　谷芽四钱　麦冬三钱，去心　于术二钱　陈皮七分引　半夏二钱，制　炙甘草一钱

六月三十日，师大人、广大人、志大人带进汪守正请得慈禧皇太后两寸脉虚软，左关缓兼微滑，右关缓，重按稍大；两寸丰(虚)软，则气弱不能运行诸阳，脾胃因之不健。若左关缓而微滑，(失)其常升之度；两寸沉静，本元尚为强固。今拟助气理脾，正□□升，自可日见有功。

人参八分　麦冬一钱　生绵蓍一钱五分　苍术一钱，米泔水制炒　山药一钱五分　白芍一钱　柴胡四分，醋炒　炙甘草六分

【参考】　自六月三十日起，为助气理脾，强固本元，西太后医方中较长期加用人参、人参须等，量虽不大，但补元气，安心神，防泄泻，力纠一切气血津液不足之象，不无佐助。

七月初一日，师大人带进薛福辰、汪守正、李德立、庄守和、李德昌请得慈禧皇太后两寸脉软象略起，右寸尤觉稍旺；两关缓象亦减，右关重按仍稍大；两尺平。进助气理脾之剂尚投，今拟照原方加减一贴调理。

人参八分　生芪一钱五分　麦冬二钱，去心　玉竹二钱　白芍一钱　茅术一钱，米泔浸　生续断一钱五分　柴胡三分，醋炒　炙甘草六分

引用陈皮八分

七月初二日，(内)广大人带进薛福辰、汪守正、李德立、庄守和、李德昌请得慈禧皇太后脉右寸关虽虚软，而神气和平，左寸关较平，脉多半至。似心肝经微有火象。今拟将原方辛升之品撤去加甘平一贴调理。

人参八分　生芪一钱五分　麦冬二钱　薏苡仁三钱，炒焦　冬白术一钱五分，炒　白芍一钱五分　生续断二钱　炙甘草六分　陈皮八分　灯心十茎

七月初三日，恩大人带进臣薛福辰、汪守正、李德立、庄守和、李德昌请得慈禧皇太后脉息弦渐有力而微数。阴不济阳，微有火象，以致耳鼻稍有干痛，晚间腰热，颃颡苦辣，咽干齿胀，身软肢倦。今议用养阴益气饮开胃调中之品一贴调理。

党参二钱　元参一钱　麦冬三钱　谷芽三钱　白芍二钱　薏苡仁三钱　砂仁八分　石斛三钱　炙甘草八分

引用柴胡四分，醋炒

七月初四日，广大人带进臣薛福辰、汪守正、李德立、庄守和、李德昌请得慈禧皇太后脉息弦缓，右关微滑。阴分渐起，火象较退。鼻耳咽齿干痛已减。惟心气不足，肝郁脾弱。今议用益气健脾饮佐以和肝之品一贴调理。

党参二钱　麦冬三钱，去心　薏苡仁三钱，炒　砂仁八分，炒　白芍三钱，炒　柴胡三钱　谷芽三钱，炒　冬白术一钱五分　炙甘草八分

引用升麻炭三分

七月初五日，师大人带进薛福辰、汪守正、李德立、庄守和、李德昌请得慈禧皇太后脉息弦缓，重按无力。气血阴阳并亏，浮热上泛；以致身肢软倦，目眦咽喉鼻窍有时干痛，晚间腰热。今议用益气养血饮一贴调理。

人参八分　沙参三钱　归身二钱　女贞子三钱　麦冬二钱，去心　白芍二钱，炒　丹皮一钱五分，酒炒　冬白术一钱五分，蜜炒　炙甘草七分

引用醋柴胡四分

七月初六日，(内)广大人带进薛福辰、汪守正、李德立、庄守和、李德昌请得慈禧皇太后脉息缓而无力。肝郁浮火稍平，各症渐减；惟气血阴阳并亏，晚间腰热咽干，颃颡时或酸辣，痰中小有血丝，仍宜滋阴潜阳。今议用照原方加胡桃荚一贴调理。

人参八分　沙参三钱　归身一钱五分　女贞子二钱　麦冬二钱，去心　白芍二钱，炒　丹皮一钱五分，酒炒　冬白术一钱五分，蜜炒　炙甘草七分　醋柴胡三分

引用胡桃荚四片

七月初七日，恩大人带进臣薛福辰、汪守正、李德立、庄守和、李德昌请得慈禧皇太后脉息左手仍缓而无力，右寸关浮弦微滑。乃外感轻邪，晚间腰热，足心热，早起痰内带红三点。今议于滋阴潜阳中略参清表之剂一贴调理。

沙参三钱　女贞子二钱　麦冬三钱，去心　白芍一钱五分　丹皮一钱五分，酒炒　冬白术一钱，蜜炒　浙贝一钱五分，去心　霜桑叶一钱二分　炙甘草六分　柴胡三分

引用鲜荷叶蒂三个

七月初八日，广大人带进臣薛福辰、汪守正、李德立、庄守和、李德昌请得慈禧皇太后左寸脉虚软关缓，右寸关浮滑已退，略见大。是表邪渐化之象，晚间腰热，足心热均减，眠食亦渐安。今议于滋阴潜阳中仍参理肺之品一贴调理。

沙参三钱　女贞子二钱　麦冬二钱，去心　白芍一钱五分　丹参二钱，酒炒　冬白术一钱，蜜炒　浙贝一钱五分，去心　枇杷叶一钱，刷毛蜜炙　炙甘草六分　柴胡三分

引用鲜荷叶蒂三个

七月初九日，师大人带进薛福辰、汪守正、李德立、庄守和、李德昌请得慈禧皇太后脉息左寸未起，仍是心气有亏，右寸微觉浮弦，乃肺部浮热尚未霍然之候。今议用清解肺郁饮佐以交济心神之品一贴调理。

白前一钱五分　沙参三钱　女贞子二钱　丹参一钱五分　苏叶五分　苦杏仁二钱，去皮尖研　水炒柴胡三分　款冬花一钱五分，蜜炙　麦冬一钱五分，去心朱砂拌　制半夏一钱五分

引用陈香橼皮八分

七月初十日，广大人带进薛福辰、汪守正、李德立、庄守和、李德昌请得慈禧皇太后脉息左寸稍虚，心气尚未全复，右寸微浮而弦。仍是风热客于肺经尚未全化之候；咳嗽痰色带黄，不易上出，此其明征。今拟用清肺安神饮一贴调理。

前胡一钱　苦杏仁三钱，去皮尖研　女贞子二钱　紫菀一钱五分　桑叶一钱　沙参三钱　苏叶四分　款冬花一钱五分，蜜炙　枇杷叶一钱五分，去毛蜜炙　麦冬二钱，去心朱砂拌

引用香橼皮七分

七月十一日，志大人带进薛福辰、汪守正、李德立、庄守和、李德昌请得慈禧皇太后脉息左寸稍虚，右寸微浮而滑。伤风咳嗽渐轻，五心腰热较退，惟心气阴分未足，肺经痰热未清，以致咳嗽痰黄，颃颡时发咸辣。今议用照原方加减一贴调理。

沙参三钱　麦冬三钱，去心朱砂拌　枇杷叶二钱，去毛蜜炙　杏仁三钱，去皮尖研　川贝一钱五分，去心研　款冬花二钱，蜜炙　苦桔梗一钱　瓜蒌皮一钱五分　生甘草五分

引用化橘红四分

七月十二日，(外)广大人带进薛福辰、汪守正、李德立、庄守和、李德昌请得慈禧皇太后脉息左关弦滑，右关缓软。呕吐虽止，脾胃少弱，肝郁不舒，肺气未和，身肢软倦，有时作嗽。今议用调胃和中饮佐以清肺之品一贴调理。

制半夏二钱　陈皮八分　茯苓二钱　藿香八分　枇杷叶一钱五分，去毛炙　沙参三钱　扁豆二钱，炒　甘草五分，水炙　款冬花二钱，蜜炙　薏苡仁三钱，炒焦

引用砂仁六分，研

七月十三日，恩大人带进薛福辰、汪守正、李德立、庄守和、李德昌请得慈禧皇太后脉息右寸仍弦，肺气未清，左寸仍虚，心经不足，两关渐和。身肢软倦，咳嗽不爽。今议用清肺助气饮佐以调胃之品一贴调理。

旋覆花一钱五分，绢包　西洋参一钱五分　麦冬三钱，去心朱砂拌　紫苏叶五分　制半夏二钱　扁豆二钱，炒　黑穞豆皮一钱五分　冬白术一钱五分　水炙甘草七分　茯苓二钱

引用生姜三薄片

七月十四日，师大人带进薛福辰、汪守正、李德立、庄守和、李德昌请得慈禧皇太后脉息右寸弦象已退，尚滑而微大，系痰未清，余部均虚软。气血两亏，心经尤甚，是以头眩足软，惟肺经有痰，未可温补。今议用调胃养荣饮参以除痰一贴调理。

上党参二钱　冬白术二钱，炒焦　薏苡仁三钱，炒焦　黑穞豆衣一钱五分　制半夏二钱　茯苓二钱　浙贝一钱五分　水炙甘草八分　川续断一钱五分，酒炒　砂仁六分，研

引用生姜三片

七月十五日，志大人带进薛福辰、汪守正、李德立、庄守和、李德昌请得慈禧皇太后脉息虚缓。咳嗽渐轻，邪退正弱。前因思虑劳神，小有反复，以致气怯头眩，身热足软，寝食未能如常。今议用益气养荣汤一贴调理。

人参八分　生黄芪二钱五分　冬白术二钱，炒　茯苓二钱，研　白芍一钱五分，炒　女贞子二钱　粉丹皮一钱五分　紫菀一钱五分　砂仁七分，研　炙甘草七分

引用艾叶八分

七月十六日，(内)广大人带进薛福辰、汪守正、李德立、庄守和、李德昌请得慈禧皇太后脉息渐有力，左寸虚，关弦。气分稍起，惟肺经郁痰未清，心脾气血两亏，虚热上浮，以致咳痰不利，身肢仍热，咽耳微有干痛，头眩足软。今议用照原方加减一贴调理。

沙参三钱　生黄芪三钱　冬白术二钱，炒　茯苓二钱，研　白芍一钱五分，炒　女贞子二钱，制　益智仁一钱五分，研　砂仁七分，研　炙甘草七分　紫菀二钱

引用艾叶八分

七月十七日，志大人带进薛福辰、汪守正、李德立、庄守和、李德昌请得慈禧皇太后脉息右关弦缓，左关略大。是营分稍亏，阳不内潜之候，以致过午作热，或甚或微。昨服方剂，晚膳胃口尚佳，眠亦安稳。今议用照原方减去紫菀加醋柴胡五分一贴调理。

沙参三钱　生黄芪三钱　冬白术二钱，炒　茯苓二钱，研　白芍一钱五分，炒　砂仁七分，研　女贞子二钱，炙　益智仁一钱五分　炙甘草七分　醋柴胡五分

引用艾叶八分

七月十八日，恩大人带进薛福辰、汪守正、李德立、庄守和、李德昌请得慈禧皇太后脉息左右两部俱静，惟左关略大，仍是营分尚亏，阳不附阴，以致热在肌肉之内，筋骨之外，坐则稍甚，此与骨蒸劳热不同。昨服方剂晚膳胃气甚佳，眠亦安稳。今议用照原方加减一贴调理。

生黄芪二钱　白芍一钱，炒　冬白术一钱五分，炒　醋柴胡五分　益智仁一钱，炒　沙参一钱五分　柏子仁一钱，炒去油　丹皮一钱，酒炒　炙甘草五分

引用艾叶五分

七月十九日，师大人带进薛福辰、汪守正、李德立、庄守和、李德昌请得慈禧皇太后脉息左右两部仍静而虚。心经尤甚，阴阳两亏，气不附血，病后原虚，因作肌热，以现在脉象论，似可迳进温补。今议用益气养荣汤一贴调理。

人参八分　生黄芪二钱五分　冬白术一钱五分，炒　归身一钱五分，土炒透　益智仁一钱五分，炒　补骨脂一钱五分，炒　柏子仁一钱，去油研　茯苓二钱，炒　醋柴胡四分　炙甘草七分

引用艾叶七分

七月二十日，(内)广大人带进薛福辰、汪守正、李德立、庄守和、李德昌请得慈禧皇太后脉息左手仍静而虚，右寸关浮取微弦。咳痰不爽，早间痰中微有血丝，昨晚膳后稍觉醋心，此由风雨骤凉，微有感触，尚不足患。今议仍照原方一贴调理。

人参八分　生黄芪二钱五分　冬白术一钱五分，炒　归身一钱五分，土炒　醋柴胡五分　补骨脂一钱五分，炒　柏子仁一钱，去油　茯苓二钱，研　麦冬一钱五分，去心　益智仁一钱五分，炒　炙甘草七分

引用生姜三片

七月二十一日，臣薛福辰、汪守正、李德立、庄守和、李德昌请得慈禧皇太后脉息左右手均静而虚。微感已解，痰中血丝渐少，惟气血未复原，心脾不足，以致掌心腰间有时作热，气怯身软。今议用照原方益气养荣汤加桂元肉七枚一贴调理。

人参八分　生黄芪二钱五分　冬白术一钱五分，炒　归身一钱五分，土炒　醋柴胡五分　补骨脂一钱五分，炒　柏子仁一钱，研去油　茯苓二钱　麦冬一钱五分　益智仁一钱五分　炙甘草七分

引用桂元肉七枚　生姜三片

七月二十二日，志大人、恩大人、广大人带进薛福辰、汪守正、李德立、庄守和、李德昌请得慈禧皇太后脉息虚而缓。心脾不足，气血尚未复原，以致昨晚饮食微多，难于消化，嗳腐，胸闷微痛，腰背掌心作热。今议照原方加减一贴调理。

人参八分　生芪二钱五分　冬白术一钱五分，炒　归身一钱五分，土炒　补骨脂一钱五分，炒　益智仁一钱五分，炒　茯苓三钱，研　陈皮八分　醋柴胡五分　炙甘草七分

引用生姜三片

七月二十二日，志大人、恩大人、广大人带进赵天向请得慈禧皇太后脉息左寸右关两部皆虚，左关虚而微弦。属劳心过度。肝脾受亏，法以归芍异功散养肝补脾一贴调理。

【上残】　广陈皮□□　冬白术一钱，炒　白芍一钱，炒　生甘草五分　云茯神一钱五分

不用引。

七月二十三日，师大人带进薛福辰、汪守正、赵天向、李德立、庄守和、李德昌请得慈禧皇太后脉息两手仍静而虚，惟右关脾脉略有滑象。脉法云：滑为有饮。自是饮食不易消化，精气不无化痰之处，嗳腐吞酸，颃颡作腻，皆其见证。今议照原方改干姜作引一贴调理。

人参八分　归身一钱五分，土炒　陈皮七分　醋柴胡五分　益智仁一钱五分，炒　生黄芪一钱五分　冬白术一钱五分　炙甘草八分　制半夏一钱五分　茯苓三钱，研　补骨脂一钱五分，炒

引用干姜七分，微炒黄勿令黑

七月二十四日，(内)广大人带进薛福辰、汪守正、赵天向、李德立、庄守和、李德昌请得慈禧皇太后脉息渐有力，五至略滑。阳分较好，眠食亦渐佳。惟颃颡偶干，痰中血丝稍见，大便亦带血，膳后时时腰背作热，此乃久病阴阳俱伤，一时未易复原。今议仍照原方加减一贴调理。

人参八分　冬白术一钱五分　制半夏二钱五分　生黄芪二钱五分　归身一钱五分，土炒　醋柴胡七分　炙甘草八分　扁豆二钱五分，炒　白茅根一钱五分

引用藕节五枚

七月二十五日，志大人带进薛福辰、汪守正、赵天向、李德立、庄守和、李德昌请得慈禧皇太后脉息两部俱静，渐觉有力。潮热亦渐轻退，甘温补剂似已得效，惟背心发凉，病在督脉，已有十余年之久，一时填补不易。今议仍照原方加减一贴调理。

人参八分　冬白术一钱五分，炒　生白芍一钱五分　归身一钱五分，土炒　醋柴胡七分　生黄芪二钱五分　制半夏二钱五分　炙甘草八分　桂心制熟地二钱

引用藕节四枚

七月二十六日，马文植请得慈禧皇太后脉息两寸虚细，左关沉而微弦，右关沉小带滑，两尺沉濡。以脉参(证)缘积郁积劳，心脾受亏，心为君主之官，脾为后天之本，神思过度，心脾受病，则五内皆虚，肾虚不能生木，木失畅荣，脾乏生化之源，荣血内亏，以致经脉不调，腰酸，肢体倦怠，虚热时作，谷食不香，所谓二阳之病发心脾是也。拟培养心脾兼养血和肝之法。

党参一钱五分　冬白术一钱，藕汁炒　当归二钱　淮山药二钱　白芍一钱五分　茯神二钱　炙生地三钱　生牡蛎三钱　续断一钱五分

引用藕三片　红枣三个

七月二十六日，李德立、庄守和、李德昌请得慈禧皇太后脉息滑缓，两寸无力。精神

寝食较佳，惟心脾气血未骤复原，阴不济阳，以致掌心腰间作热，颃颡腻干，痰中偶有血丝，大便带血，久视则背微凉，劳神则气不振。今议用扶元益阴汤一贴调理。

党参三钱　茯苓三钱　生黄芪一钱五分　于术二钱，炒　归身二钱，土炒　白芍二钱，炒

【下残】　七月二十七日，师大人带进薛福辰、马文植、汪守正、李德立、庄守和、李德昌请得慈禧皇太后脉息两寸如昨，两关较为弦大，两尺细弱。厥阴肝气又复上升，便后之血未止，夜寐不安。经云：中焦受气取汁，变化成赤，是名为血。盖血长于胃，统于脾，藏于肝，布于肺，泄于肾，为心之主，脉之宗，气之辅。曲运神机，劳伤乎心。思谋夺虑，劳伤乎肝。矜持志节，劳伤乎肾。心肾交亏，木气拂郁，肝病必传脾。脾脉络于胸中，肝脉布于两胁，此气升胁痛之所由来也。脾受木贼则藏统失司，气不摄阴，此便后血之所由来也。络血既已旁流，无以下注冲任，致令血海空虚，经脉不调亦由此，故刻下还宜调养心脾，兼舒木郁。今议用养心归脾汤一贴调理。

党参三钱　冬日术炒一钱五分，藕汁炒　茯苓三钱，研　归身二钱，土炒　白芍一钱五分，炒　制香附一钱，研　地榆炭二钱　醋柴胡一钱　丹皮二钱　炙甘草八分

引用灶心土三钱

【参考】　六月以来，西太后大便有时带血，综观以后之所有脉案，似以痔血之可能性最大，不像肛裂，不像肿瘤，故以槐角丸等治疗可以缓解，此处于调养心脾兼舒木郁外，另加地榆炭及灶心土，次日“便红不见”。

七月二十八日，(外)广大人带进薛福辰、马文植、汪守正、李德立、庄守和、李德昌请得慈禧皇太后脉息左关肝脉较平，中候稍带弦象。肝郁之气尚未全舒，余部平平。便红未见，惟脊背忽凉忽热；颃颡作干，或作酸甜之味，心脾气馁，中土不和。肝肾阴亏，伤及奇脉，阴阳不相维而然。议用养心归脾汤加减一贴调理。

党参三钱　冬白术一钱五分，藕汁炒　丹参一钱五分　归身二钱，土炒　白芍一钱五分，炒　制香附一钱，炒　茯神二钱　炙甘草七分　生黄芪二钱　合欢皮一钱五分　女贞子三钱，酒炒

引用龙眼肉五枚

另煎人参五分，二十九日清晨空心服。

七月二十九日，师、广、恩、志、广大人带进薛福辰、汪守正、马文植、李德立、庄守和、李德昌请得慈禧皇太后脉息较为有神，左关中候尚觉弦大。脾肾久亏，水不养肝，肝阳易动，扰犯心肺，以致颃颡作干，卧寐不实，厥阴绕咽，少阴循喉，肾水既亏，阴津不能上承，肝阳上扰，泥丸头目为之不清，有时作晕。惟有调养心脾，滋水潜肝，阴平阳秘，精神乃治。今议用照昨方减丹参、香附、广皮，加黑豆衣二钱、牡蛎四钱煅、佩兰叶五分，一贴调理。

七月三十日，恩大人带进薛福辰、汪守正、马文植、李德立、庄守和、李德昌请得慈禧皇太后脉息右三部已和，右寸稍带微弦。稍有微感，不足为虑。□□虚软，心肾素亏，阴气未复，左关沉候尚弦，肝阴不足，郁未尽舒。脊热已减，颃颡五味之气亦轻。今议仍用原方加减一贴调理。

党参三钱　冬白术一钱五分，藕汁炒　归身二钱，土炒　白芍一钱五分，炒　女贞子三钱，制　茯神二钱，研　旱莲草一钱五分　左牡蛎四钱，煅　佩兰叶八分　炙甘草五分　沙苑蒺藜二钱，炒

引用龙眼肉五枚

八月初一日，师大人带进薛福辰、汪守正、马文植、赵天向、李德立、庄守和、李德昌请得慈禧皇太后脉息右三部和缓有神，左寸尺依然虚软，关部尚弦。心气虚，肾阴亏，

木郁未舒，胁肋微觉不畅，语言气怯。今议用原方加减一贴，更请节劳静养，庶可早臻康复。

党参三钱　冬白术一钱五分，炒　归身二钱，土炒　白芍一钱五分，炒　女贞子三钱，制　茯神二钱，研　柏子仁二钱，去油炒　左牡蛎三钱，煅　佩兰叶五分　山药三钱　炙甘草五分　沙苑蒺藜三钱，炒

引用龙眼肉五枚

八月初二日，(外)广大人带进薛福辰、汪守正、马文植、赵天向、李德立、庄守和、李德昌请得慈禧皇太后脉息右三部如昨，左关弦象稍好，尺寸依然不足。心肾荣阴久亏，木郁未达。经云：损其心者益其荣卫，损其肝者缓其中。颃颡五味之气渐除，膳后肌热稍甚。今议用补益资生饮以养心脾，益肝肾一贴调理。

党参三钱　冬白术一钱五分，炒　归身二钱，土炒　白芍一钱五分，炒　柏子仁一钱五分，去油炒　山药三钱　丹参二钱，酒炒　海螵蛸一钱五分　沙苑蒺藜三钱，炒　女贞子二钱，制　炙甘草五分

引用龙眼肉五枚

八月初三日，志大人带进薛福辰、汪守正、马文植、赵天向、李德立、庄守和、李德昌请得慈禧皇太后脉息右部已和，心肾二脉亦见起色，惟肝脉尚带微弦，肝阴未充，脊背附骨之热稍觉轻减，颃颡偶见咸味。今议用乙癸同源兼养心脾。仍照原方加减一贴调理。

党参三钱　冬白术一钱五分，炒　归身二钱，土炒　白芍一钱五分，炒　女贞子三钱，制　柏子仁一钱五分，去油炒　海螵蛸一钱五分　杜仲二钱，盐水炒　丹参二钱，酒炒　炙甘草五分　沙苑蒺藜三钱，炒

引用龙眼肉五枚

初四日早晨，仍用人参五分煎服。

八月初四日，(内)广大人带进薛福辰、汪守正、马文植、赵天向、李德立、庄守和、李德昌请得慈禧皇太后脉息左右皆和，左尺亦渐有力，肝肾血液渐充，惟心气尚亏，附骨之热已轻，颃颡时有酸咸之味，乃肝肾虚热，上朝干咽，髀膝酸耎。仍议乙癸同源照原方一贴调理。

党参三钱　冬白术一钱五分，炒　归身二钱，土炒　女贞子三钱，制　柏子仁一钱五分，去油炒　海螵蛸一钱五分　杜仲二钱，盐水炒　丹参二钱，酒炒　炙甘草五分　沙苑蒺藜三钱，炒

引用龙眼肉五枚

八月初五日，恩大人带进薛福辰、汪守正、马文植、赵天向、李德立、庄守和、李德昌请得慈禧皇太后脉息静而有神，气血渐充，惟颃颡粘腻带咸，脊背心凉热(中残)均未尽除。今议平补三阴，扶元益阴汤一贴调理。

党参三钱　冬白术一钱五分，炒　归身二钱，土炒　白芍一钱五分，炒　女贞子三钱，制　海螵蛸一钱五分　杜仲三钱，盐水炒　熟地二钱，砂仁研末拌炒　陈皮八分　炙甘草五分　沙苑蒺藜三钱，炒

引用红枣肉五枚

八月初六日，师、广、恩、志、广大人带进薛福辰、汪守正、马广植、赵天向、李德立、庄守和、李德昌请得慈禧皇太后脉息静而有神，左寸仍软。寐食渐好，心气仍弱。阴阳未和，以致脊背时凉时热，颃颡黏腻味带酸咸。髀膝酸软，此由病后虚亏，气血未速足壮所致。今议用扶元益阴汤加减一贴调理。

党参三钱　冬白术一钱五分，炒　归身二钱，土炒　白芍一钱五分，炒　茯神三钱　海螵蛸二钱　杜仲三钱，盐水炒　沙苑蒺藜三钱，炒　女贞子二钱　佩兰五分　炙甘草五分

引用桂元肉七枚

八月初六日，仲学辂请得慈禧皇太后脉息左寸虚，右寸浮滑，关微弦，尺涩。症起于思虑过度，激动五志之火，伤及冲任督三经。三经之脉，上循胸腹，内通厥阴。内经云：中焦受气取汁，变化而赤，是为血。半随冲任而行于经络，半散于脉中而充肌腠。皮毛冲任一伤，则循行失职，无以荣养肝脾，调和经脉。大惑论曰：卫气不得入于阴，常留于阳，则阳盛阴虚。三阴皆属血分，虚则心阳下潜，时或少寐，甚至引动足经。厥少二阴之气液泛为饮邪，或酸或咸，流连于咽喉胸背.，今旧症已松，□宜调气扶血，潜阳固阴，以安五志，而养冲任。先拟枣仁汤归脾汤加减一贴调理。

酸枣仁二钱，炒用　人参一钱　白芍一钱，炒　归身一钱　牡蛎四钱，生用　蛤粉三钱　川续断二钱　云茯神三钱　香附一钱，四制　甘草一钱，清炙

引用浮小麦五钱，小麦淘去浮麦用　红枣三枚

八月初六日，薛宝田请得慈禧皇太后脉息左寸微虚，左关微弦，右寸平，右关缓，两尺安静。病由积劳任虑，五志内烦，伤动冲任督，以致经络久虚，元气不能扰摄。盖心脾肾专赖冲任中血养之。血为阴类，静则阳潜，五志不扰。内经云：补其不足。金匮杂病方半以调养冲任为要。难经云：心不足者，补其荣卫。荣卫为血之所生，心之所主，然荣卫起于中□，肝肺脾肾实助其养，养其四藏，则心自安矣。前医用补气血、和阴阳，眠食俱安。今惟腿软无力，气血不荣也；背脊时冷时热，督脉空虚也。谨拟养心保元二汤加减兼补气血养冲任调理。

人参五分　云茯神三钱　酸枣仁三钱　甘草七分　淮山药三钱　大白芍一钱五分　大麦冬一钱，米炒　炒熟地二钱，砂仁末　生牡蛎三钱　当归二钱　柏子仁二钱　龙眼肉五枚

八月初七日，志大人带进薛福辰、汪守正、马文植、赵天向、薛宝田、仲学辂、李德立、庄守和、李德昌请得慈禧皇太后脉息调和，心肾二脉亦起。惟膳后脊背之热未曾退净，颃颡有时作干，下午口渴，髎膝酸软，肾胃之阴未充，谷食似觉不香。今议平补肝肾中兼养胃生阴，照原方加减一贴调理。

党参二钱　冬白术一钱五分，藕汁炒　归身二钱，土炒　白芍一钱五分，炒　茯神二钱　海螵蛸二钱　杜仲三钱，盐水炒　女贞子三钱，制　霍岩斛三钱　佩兰八分

引用佛手片五分

是日，薛宝田、仲学辂未请脉。

八月初八日，广大人带进薛福辰、汪守正、马文植、赵天向、薛宝田、仲学辂、李德立、庄守和、李德昌请得慈禧皇太后脉息心部比昨虚软。荣血久亏，难以骤复。今值阴雨，背凉觉甚，卫气尚虚。今议气血两培养心汤一贴调理。

党参二钱　冬白术一钱五分，藕汁炒　归身二钱，土炒　白芍一钱五分，炒　柏子仁一钱五分，炒去油　茯苓二钱　海螵蛸三钱　杜仲二钱，盐水炒　炙甘草五分　枣仁一钱，炒研

引用龙眼肉五枚

初九日辰刻，另用人参五分煎服。是日，赵天向、仲学辂、李德昌未请脉。

八月初九日，恩大人带进薛福辰、汪守正、马文植、赵天向、薛宝田、仲学辂、李德立、庄守和、李德昌请得慈禧皇太后脉息如昨。惟觉谷食不香，兼嗳腐气，胃欠冲和，脾阳尚弱，头晕髎软。今议用归芍异功饮加减一贴调理。

党参二钱　冬白术一钱五分，炒　茯苓二钱　归身二钱，土炒　砂仁五分，研　白芍一钱五分，炒　益智仁八分，盐水炒　姜半夏一钱　炙甘草五分　佩兰三分

引用煨姜三片　红枣五枚

是日，汪守正、薛宝田、庄守和未请脉。

八月初十日，师大人带进薛福辰、汪守正、马文植、赵天向、薛宝田、仲学辂、李德立、庄守和、李德昌请得慈禧皇太后脉息心部较起，右寸两关均平，两尺仍弱。气血未充，不耐劳烦，四肢疲困，口干便溏，脾阳不振，津液不能上供。今议用归脾汤加减一贴调理。

党参三钱　冬白术一钱五分，炒　茯神二钱　归身一钱，土炒　益智仁一钱，炒　杜仲二钱，盐水炒　黄芪二钱，米炒　炙甘草五分　佩兰叶五分

引用煨姜三片　红枣五枚

是日，薛福辰、仲学辂未请脉。

八月十一日，(内)广大人带进薛福辰、汪守正、马文植、赵天向、薛宝田、仲学辂、李德立、庄守和、李德昌请得慈禧皇太后脉息左关尺平平，心脉虚软，右关稍见浮弦，尺部较弱。心脾素亏，火虚不能生土。脾之清阳不能上升，以致大便作溏。气怯神倦，睡醒时口干粘腻，舌边作痛，复因劳烦阴伤气耗，虚火易浮。今议用养心归脾饮一贴调理。

党参二钱　冬白术一钱五分，炒　茯神二钱　益智仁二钱，炒　黄芪一钱五分　炙甘草五分　橘皮六分　建莲子二钱　谷芽一钱五分，微炒　山药二钱

引用生姜三片　红枣三枚

是日，赵天向、薛宝田、李德立未请脉。

八月十二日，志大人带进薛福辰、汪守正、马文植、赵天向、薛宝田、仲学辂、李德立、庄守和、李德昌请得慈禧皇太后脉息左寸如昨，两关弦，余部平缓。烦劳则心肝虚火上浮，舌边微有红痛，脾弱不易化湿，嗳腐嘈杂，肠鸣便溏，气血不足，肩酸头眩，腿胯酸沉。今议用益气理脾饮一贴调理。

党参三钱　冬白术一钱五分，炒　茯神三钱，研　续断二钱，炒　半夏二钱，制　沙苑蒺藜二钱　砂仁六分，研　薏苡仁三钱，炒　炙甘草五分　益智仁一钱，炒　丹参一钱五分，酒炒

引用艾叶三分

是日，马文植、仲学辂未请脉。

八月十三日，臣薛福辰、汪守正、马文植、赵天向、薛宝田、仲学辂、李德立、庄守和、李德昌请得慈禧皇太后脉息左寸浮，左关弦，右关滑，余部静。心血未足，肝经不舒，脾难化湿，胸腹不畅，腿胯筋脉欠和。今议用照原方加减一贴调理。

党参三钱　茅苍术二钱　茯神三钱　续断二钱，炒　半夏一钱五分　金毛狗脊三钱，炙去毛　砂仁六分，研　炙甘草六分　莲子一钱五分　益智仁一钱五分，炒　丹参一钱五分，酒炒

引用艾叶三分

是日，赵天向、薛宝田未请脉。

八月十四日，恩大人带进薛福辰、汪守正、马文植、赵天向、薛宝田、仲学辂、李德立、庄守和、李德昌请得慈禧皇太后脉息两关弦滑，右尺弱。肝旺脾湿，心肾未充，胸腹未畅，有时嘈杂，夜寐不实，舌边微痛，便溏腿酸。今议用调养心肾，佐和肝脾之法。照原方加减一贴调理。

党参二钱　茅苍术一钱五分，炒　续断一钱五分，炒　茯神二钱　半夏一钱五分　金毛狗脊二钱，炙去毛　砂仁五分，研　丹参一钱五分，酒炒　制香附一钱五分　炙甘草五分

引用艾叶三分

是日，仲学辂、薛宝田、李德昌未请脉。

八月十五日，师大人带进薛福辰、汪守正、马文植、赵天向、薛宝田、仲学辂、李德

立、庄守和、李德昌请得慈禧皇太后脉息两关弱滑渐平，左寸尚虚。胸满嘈杂已减，夜间得寐，惟心气欠足，肝脾尚未全和，头眩腿软，舌边微痛。今议仍照原方加减一贴调理。

党参二钱　冬白术一钱五分，炒　茯神二钱　续断二钱，酒炒　砂仁五分，研　沙苑蒺藜二钱，炒　丹参一钱五分，酒炒　炙甘草五分　制香附八分　金毛狗脊一钱五分，炙去毛

引用艾叶三分　胡桃肉一枚

是日，赵天向、仲学辂、庄守和未请脉。

八月十六日，志大人带进薛福辰、汪守正、马文植、赵天向、薛宝田、仲学辂、李德立、庄守和、李德昌请得慈禧皇太后脉息左关沉取微弦，右关稍滑，左寸右尺仍软。肝脾不和，胃热上升，食入艰运，口舌星点痒痛，背脊时或凉热。今议用养胃调脾饮一贴调理。

北沙参三钱　细石斛三钱　山药三钱　黑豆皮一钱五分　鸡内金一钱，焙　女贞子二钱，炙　茯神二钱　冬白术一钱五分，炒　左牡蛎三钱

引用佩兰五分

是日，汪守正、薛宝田、李德昌未请脉。

八月十七日，恩大人带进薛福辰、汪守正、马文植、赵天向、薛宝田、仲学辂、李德立、庄守和、李德昌请得慈禧皇太后脉息右关已平，胃热似降，左关弦象亦减，惟右尺未起。偶事烦劳，则脊背发凉，膳后仍热，心肾久虚，荣卫未充。今议用理脾安肾饮一贴调理。

人参须八分　冬白术一钱五分，炒　山药三钱，炒　黑豆三钱　左牡蛎三钱，煅　茯神二钱　鸡内金一钱，焙　炙甘草五分　杜仲三钱，盐水炒

引用佩兰五分　红枣三枚

是日，薛福辰、仲学辂未请脉。

八月十八日，师、广、恩、志、广大人带进薛福辰、汪守正、马广植、赵天向、薛宝田、李德立、庄守和、李德昌请得慈禧皇太后脉息两关欠和，脾胃不调，头眩嘈杂作嗳，寝而少寐，脊背凉热如昨，由于心气本亏，思虑劳神所致。今议用照原方加减一贴调理。

人参七分　冬白术一钱五分，炒　姜半夏二钱　陈皮七分　茯神二钱　归身一钱五分，土炒　山药二钱，炒　鸡内金一钱，焙　沙苑蒺藜二钱，炒

引用艾叶三分　白蔻壳四分

是日，赵天向、薛宝田未请脉。

八月十八日，连自华请得慈禧皇太后脉息右三部肺肾和缓，关候略见软象，应属脾胃不调，饮食未尽健运，左三部心气较弱，关脉稍觉弦中带滞，当是肝火冲动，故有耳鸣头晕诸恙也。治法当补宗气、熄风木、和胃阳，方用归脾合养荣增减。

人参一钱　生白术二钱　茯神四钱　朱砂五分　陈皮一钱　广木香六分，蜜炙　炒怀山药四钱　杜仲四钱，炒

引用桂圆肉二十枚　裹匀，煎入作用金箔一张

【参考】 金箔辛寒，或作辛平，入心肝二经，可镇心安神，治耳鸣头晕，《本草蒙筌》谓可“养精神，安魂魄”，但今人实验研究有谓未能吸收主张废而不用者。

八月十九日，师大人带进薛福辰、汪守正、马文植、赵天向、连自华、李德立、庄守和、李德昌请得慈禧皇太后脉息六部均渐和，左关微弦，右尺亦渐起，秋分节令脉象较好。气血似有充复之机，今晨咯痰似带红色，上腭作干，此胃津变化未成，被肝阳冲激而上，头眩耳鸣。今议用仍照原方加减一贴调理。

人参八分　冬白术一钱五分，炒　茯神二钱　杜仲一钱五分，盐水炒　生牡蛎三钱　法半夏一钱　陈皮六分

沙苑蒺藜二钱，炒 归身一钱五分，土炒 山药三钱，炒 白芍一钱，醋炒

引用桂元肉七枚

八月二十日，志大人带进薛福辰、汪守正、马文植、赵天向、连自华、李德立、庄守和、李德昌请得慈禧皇太后脉息日见起色。气血渐充，头眩耳鸣，颃颡尚有咸味，此肾气未安，肾液上溢也。今议用仍照原方一贴调理。

人参八分 冬白术一钱五分，炒 茯神二钱 杜仲二钱，盐水炒 生牡蛎三钱 法半夏一钱 陈皮六分 沙苑蒺藜二钱，炒 归身一钱五分，土炒 山药三钱，炒 白芍一钱，醋炒

引用桂元肉七枚

是日，连自华、李德昌未请脉。

八月二十一日，恩大人带进薛福辰、汪守正、马文植、赵天向、连自华、李德立、庄守和、李德昌请得慈禧皇太后脉息和缓有神。日臻佳境之兆，惟颃颡尚有咸酸之味，背凉渐愈，微热未除，缘肾肝虚热未能降。今议用仍照原方加减一贴调理。

人参八分 茯神二钱 冬白术一钱五分，炒 杜仲二钱，盐水炒 金毛狗脊二钱，炙去毛 法半夏一钱 陈皮六分 沙苑蒺藜二钱，炒 归身一钱五分，土炒 山药二钱，炒 白芍一钱，醋炒

引用女贞子二钱，制

是日，赵天向、庄守和未请脉。

八月二十二日，志大人带进薛福辰、汪守正、马文植、赵天向、李德立、庄守和、李德昌请得慈禧皇太后脉息右关浮弦，左寸尚弱。气血未足，复因天气暴凉，湿饮上泛，耳鸣头眩，颃颡尚有酸咸之味，脊背时或凉热，身软便溏。今议用健脾化饮汤佐以安肾之品一贴调理。

人参八分 茯苓二钱 茅术二钱，炒 沙苑蒺藜二钱，炒 制半夏二钱 砂仁七分，研 陈皮七分 金毛狗脊二钱，炙去毛 甘草四分 杜仲二钱，盐水炒

引用煨姜三片

是日，薛福辰、李德昌未请脉。

八月二十三日，师大人带进薛福辰、汪守正、马文植、赵天向、李德立、庄守和、李德昌请得慈禧皇太后脉息左寸软，右尺尚虚，余部渐平。总缘心肾未足，脾不化湿，背凉似轻，微热未除，颃颡尚有酸咸之味，头眩身软。今议用健脾化饮汤佐以安肾之品一贴调理。

人参八分 茯苓二钱 茅苍术二钱，炒 杜仲二钱，盐水炒 炙半夏二钱五分 陈皮七分 金毛狗脊二钱，炙去毛 沙苑蒺藜二钱，炒 砂仁七分，研 益智仁二钱，炒

引用艾叶五分 生姜三片

八月二十四日，恩大人带进薛福辰、汪守正、马文植、赵天向、李德立、庄守和、李德昌请得慈喜皇太后脉息两关较弦，左寸仍软。总因心气尚虚，肝郁脾弱，湿不易化，以致左肋微有串痛，腹中不和，头眩身软，脊背掌心仍有微热。今议用照原方加减一贴调理。

人参八分 茯神二钱，朱砂拌 茅苍术一钱五分，炒 杜仲一钱五分 陈皮七分 金毛狗脊一钱五分，炙去毛 砂仁七分，研 沙苑蒺藜一钱五分，炒 炙甘草五分 鸡内金一钱，焙

引用生姜三片

八月二十五日，志、恩、师大人带进薛福辰、汪守正、马文植、赵天向、李德立、庄守和、李德昌请得慈禧皇太后脉息两关弦滑，右尺未起。肝郁脾弱，湿饮不化，以致嘈满头眩，脊背掌心微热，左肋肩脾微有串痛。今议用健脾和肝饮一贴调理。

人参八分 茯苓二钱 茅苍术一钱五分，炒 炙半夏一钱五分 制香附一钱五分 陈皮八分 沙苑

蒺藜一钱五分，炒　续断三钱，炒　炙甘草四分　鸡内金一钱五分，焙　谷芽二钱，炒

引用生姜三片

八月二十五日，程春藻请得慈禧皇太后脉息左寸大而虚，两关微弱而沉，右尺亦沉细，余部俱平缓。症属肝血既亏，脾元又弱，兼之心肾两不相济。法当养营益气，固卫扶元，以六君子汤兼龙牡新加汤调理一剂。

人参一钱　生于术二钱　广陈皮一钱　白芍一钱，桂枝一钱泡水拌炒至芍焦去桂不入煎、炒　茯苓二钱　炙甘草一钱　姜半夏一钱五分　关麋茸二钱，刮去毛剉末不见火研细用红枣肉为丸和药服

引用加生龙骨四钱　生牡蛎四钱

二味扦碎，绢包，先煎五点钟，去渣，取清汤代水煎以上七味，俟煎好将麋茸丸和药同服。

八月二十六日，(内)广大人带进薛福辰、汪守正、马文植、程春藻、赵天向、李德立、庄守和、李德昌请得慈禧皇太后脉息两关弦滑，余部尚软。肝郁湿饮，脾元久弱，气血不易资生，(中残)调理。

人参八分　冬白术二钱，生　茯苓三钱　桂枝八分　炙半夏二钱　制香附一钱五分，研　陈皮一钱　炙甘草七分　山药二钱，炒　谷芽三钱，炒　白芍一钱，醋炒焦

引用生姜三片　红枣五枚

是日，程春藻、赵天向未请脉。

八月二十七日，师大人带进薛福辰、程春藻、汪守正、马文植、赵天向、李德立、庄守和、李德昌请得慈禧皇太后脉息两关沉部尚弦，尺中沉而弱。思虑郁闷不解，心脾未易生复，肝经不畅，以致饮食不运，背上寒热时作。仍议用和肝理脾饮一贴调理。

人参八分　生冬术二钱　茯神三钱　桂枝尖一钱　炙半夏二钱　制香附一钱五分　陈皮七分　炙甘草六分　山药二钱，炒　谷芽三钱，炒　白芍一钱五分，酒炒焦　砂仁六分，研

引用煨姜三片　红枣三枚

是日，赵天向未请脉。

八月二十八日，恩大人带进薛福辰、程春藻、汪守正、马文植、赵天向、李德立、庄守和、李德昌请得慈禧皇太后脉息左寸尚软，左关微弦，右关尚滑，右尺渐起。饮食不易运化，肝郁未畅，颃颡津有酸咸之味，脊背偶有凉热，胸肋有快，头眩身软。今议用照原方一贴调理。

人参八分　冬白术二钱　茯神二钱　桂枝尖一钱　半夏二钱　制香附一钱五分　广皮七分　焦白芍一钱五分　山药二钱，炒　谷芽三钱，炒　砂仁六分　炙甘草六分

引用煨姜三片　红枣三枚

是日，薛福辰、李德昌未请脉。

八月二十九日，志大人带进薛福辰、程春藻、汪守正、马文植、赵天向、李德立、庄守和、李德昌请得慈禧皇太后脉息左寸尚软，左关微弦。胸闷腹鸣，善于太息，颃颡津有酸咸之味，脊背偶有凉热，总由心脾气血未充，忧思郁闷不解所致。今议用照原方加减一贴调理。

人参八分　生冬术二钱　茯神三钱　桂枝尖八分　炙半夏一钱五分　制香附一钱　广皮七分　焦白芍一钱五分，酒炒　砂仁六分，研　谷芽三钱，炒　合欢皮一钱五分　炙甘草六分

引用桂元肉五枚　生姜三片

赵天向未请脉。

九月初一日，(内)广大人带进薛福辰、程春藻、汪守正、马文植、赵天向、李德立、庄守和、李德昌请得慈禧皇太后脉息左关尚弦，余部如昨。心脾气血未足，肝郁不畅，以致荣行之际腰胯腿膝酸沉，膳后身倦，今早痰中带血，颃颡脊背仍然。今议用照原方加减一贴调理。

人参八分　生于术二钱　茯神三钱　桂枝尖八分　当归一钱五分，酒炒　制香附一钱五分　广皮七分　焦白芍一钱五分　砂仁六分，研　谷芽三钱，炒　炙甘草六分　合欢皮一钱五分

引用桂元肉五枚　生姜三片

赵天向未请脉。

九月初二日，师大人带进薛福辰、程春藻、汪守正、马文植、赵天向、李德立、庄守和、李德昌请得颃颡时见酸咸之味，总由心脾不足，营卫未充，□□□□□扶养心脾调和荣卫，议用照原方加减一贴调理。

人参八分　生于术二钱　茯神三钱　桂枝尖八分　当归二钱，酒炒　制香附一钱五分　广皮七分　焦白芍一钱　砂仁六分，研　谷芽三钱，炒　杜仲二钱，盐水炒　炙甘草六分

引用桂元肉五枚　生姜三片

是日，汪守正、庄守和未请脉。

九月初三日，恩大人带进薛福辰、程春藻、汪守正、马文植、赵天向、李德立、庄守和、李德昌请得慈禧皇太后脉息两关微弦，右尺见起，余部俱平。头痛身倦，筋络串痛，腰膝酸软，眠食欠甘，皆由荣行气血不和所致，仍宜理脾和肝，养心益胃。议用照原方加减一贴调理。

人参八分　生于术二钱　茯神三钱　桂枝尖八分　当归三钱，酒炒　制香附一钱五分，研　广皮七分　焦白芍一钱五分　砂仁八分，研　谷芽三钱，炒　续断二钱，炒　炙甘草六分

引用桂元肉五枚　桑枝二钱，酒炒

是日，汪守正未请(脉)。

九月初四日，(内)广大人带进薛福辰、程春藻、汪守正、马文植、赵天向、李德立、庄守和、李德昌请得慈禧皇太后脉息右关微弦，两尺尚弱，余部俱平。经后气血空虚，扶(复)有忧思郁闷，以致精神倦怠，身软口干，筋络微酸，胸间不畅。今议用益气养荣汤佐以理湿之品一贴调理。

人参八分　生于术二钱　桂枝尖八分　当归二钱　茯苓二钱　焦白芍一钱　姜半夏一钱五分　续断二钱，炒　砂仁六分，研　广皮七分　薏苡仁二钱　炙甘草八分

引用桂元肉五枚　炒桑枝二钱

是日，马文植、庄守和未请脉。

九月初五日，志大人带进薛福辰、程春藻、汪守正、马文植、赵天向、李德立、庄守和、李德昌请得慈禧皇太后脉息左寸尺尚虚，关脉渐平，余部见起。左肋湿饮，时或作痛，嘈杂身酸，头眩神倦，颃颡脊背仍然。皆由气血未足，饮郁不解，经络欠和所致。今议用益气养荣汤加减一贴调理。

人参八分　生于术一钱五分　茯神三钱　桂枝尖八分　当归二钱，酒炒　焦白芍一钱五分　茅术一钱五分　制半夏一钱五分　砂仁六分，研　川续断二钱，酒炒　广皮八分　炙甘草六分

引用桂元肉五枚

是日，赵天向未请脉。

九月初六日，师大人带进薛福辰、程春藻、汪守正、马文植、赵天向、李德立、庄守

和、李德昌请得慈禧皇太后脉息左关浮弦，寸部虚濡，余部平平。心气不足，肝阳升动，虚弱之体，不耐烦劳，以致气怯声微，头眩神倦，颃颡时津五味，脊背仍有凉热，症势延缓。今议用照原方加减一贴，并宜节烦劳，调饮食，静养调理。

人参八分　茯神三钱　焦白芍一钱　当归二钱　茅术一钱五分，炒　广皮七分　制半夏二钱　砂仁六分　续断二钱，酒炒　藿香八分　炙甘草六分

引用桂元肉五枚

是日，程春藻未请脉。

九月初七日，恩大人带进薛福辰、程春藻、汪守正、马文植、赵天向、李德立、庄守和、李德昌请得慈禧皇太后脉息关弦寸濡，两尺尚平。口咽津干，早晨痰有血丝，左肋气饮作痛，颃颡脊背如昨，头眩神倦，皆由肝木不和，水饮不化。兼之气液未足所致。今议用益气滋液汤佐和肝化饮之品一贴调理。

人参八分　生于术二钱　茯苓三钱　炙甘草六分　当归二钱　焦白芍一钱　桂枝八分　制香附二钱　麦冬二钱，米炒　制半夏一钱

引用桂元肉五枚

是日，赵天向未请脉。

九月初八日，(内)广大人带进薛福辰、程春藻、汪守正、马文植、赵天向、李德立、庄守和、李德昌请得慈禧皇太后脉息左寸关微郁，余部尚平。心气不舒，肝脾郁遏，以致胸满嘈逆，胃气挟饮不降，头眩咽干，颃颡早晨尚有血丝，脊背凉热仍然。今议用理脾解郁饮一贴调理。

党参一钱　生于术一钱　茯神二钱　炙甘草四分　归身一钱五分　焦白芍一钱五分　制香附一钱五分　制半夏二钱　陈皮七分

引用生姜三片

是日，汪守正未请脉。

九月初九日，志大人带进薛福辰、程春藻、汪守正、马文植、赵天向、李德立、庄守和、李德昌请得慈禧皇太后脉息右关软，左关微弦，两寸仍虚，余部平平。肝胃升降之气不利，津液不舒，以致胸满嘈逆，颃颡酸干时发五味，头眩肋胀。今议用益气养荣汤兼通冲督一贴调理。

人参八分　生于术一钱五分　茯苓三钱　桂枝尖七分　制香附一钱五分　鹿角胶一钱，蛤粉炒　陈皮七分　炙甘草六分　制半夏一钱五分　焦白芍一钱五分

引用生姜三片

是日，赵天向未请脉。

九月初十日，师大人带进薛福辰、程春藻、汪守正、马文植、赵天向、李德立、庄守和、李德昌请得慈禧皇太后脉息左寸仍虚，两关微见弦缓，余部平平。心脾气液不足，肝胃郁遏未畅，以致胸满嘈逆，头眩咽干，颃颡时发五味，偶带微腥。今议用益气化饮汤一贴调理。

人参八分　生于术二钱　鹿角胶一钱，蛤粉炒　桂枝尖七分　茯苓三钱　制半夏一钱五分　佩兰草八分　炙甘草六分　焦白芍一钱五分　藿梗八分

引用生姜三片

是日，薛福辰未请脉。

九月□□日(中残)难化，胸肋不畅，皆由肝胃气饮郁遏心脾，血液不足所致。今议用

理气调脾饮一贴调理。

人参六分 生于术一钱五分 茯苓三钱 沙苑蒺藜二钱 当归二钱 佩兰草八分 谷芽三钱，炒 山药三钱，炒 橘皮六分

引用生姜三片 红枣三枚

是日，汪守正未请脉。

九月十三日，志大人带进薛福辰、程春藻、汪守正、马文植、赵天向、李德立、庄守和、李德昌请得慈禧皇太后脉息右关滑而微大，左关稍弦，余部平平。木郁土弱，不易运化湿气，以致食少难消，胸肋(胁)不畅，颃颡如昨，呕饮便溏。今议用理脾化饮汤一贴调理。

人参六分 于术二钱，土炒 生黄芪一钱五分 茯苓三钱 橘皮六分 制半夏三钱 砂仁八分，研 谷芽三钱，炒 沙苑蒺藜二钱 佩兰草六分

引用生姜三片 红枣三枚

是日，程春藻未请脉。

九月十四日，(内)广大人带进薛福辰、程春藻、汪守正、马文植、赵天向、李德立、庄守和、李德昌请得慈禧皇太后脉息右关弦而微紧，左关微弦，余部平平。脾阳久弱，不化寒湿，胃气不降，以致食少难化，胸嘈呕饮，咽干肋痛，溏泻三次，颃颡脊背如昨。今议用理脾温中饮佐以利湿之品一贴调理。

人参六分 生黄芪一钱五分 茅术二钱，炒 茯苓三钱 橘皮七分 制半夏三钱 砂仁六分，研 谷芽三钱，炒 干姜六分，炒 益智仁一钱五分，炒 炙甘草六分

引用红枣三枚

是日，赵天向未请脉。

九月十五日，恩大人带进薛福辰、程春藻、汪守正、马文植、赵天向、李德立、庄守和、李德昌请得慈禧皇太后脉息左关微弦，右关弦而微滑，余部如昨。脾胃久亏，不易生复，兼之不能静养，以致颃颡、脊背、嘈逆、便溏各症时缓时复，较之七月间气血未见资长，势甚延缓。今议用益气理中汤佐以化饮之品一贴调理。

人参六分 生黄芪一钱五分 茅术二钱 茯苓三钱 橘皮七分 制半夏二钱 砂仁七分，研 干姜五分，炒 泽泻一钱五分 谷芽三钱，炒 炙甘草六分

引用红枣三枚

是日，程春藻未请脉。

九月十六日，广大人带进薛福辰、程春藻、汪守正、马文植、赵天向、李德立、庄守和、李德昌请得慈禧皇太后脉息左关仍微弦，右关略和，余部如昨。食水难消，嘈满嗳逆，肋下串痛，四肢畏冷，颃颡脊背仍然，此由脾肾元阳未足、气血不能生长所致，今议用益气温脾汤佐以化饮之品一贴调理。

人参八分 生黄芪一钱五分 生于术二钱 茯苓三钱 干姜五分 制半夏二钱 橘皮七分 砂仁六分，研 当归一钱五分，土炒 炙甘草五分 泽泻一钱五分

引用红枣三枚 肉桂二分，研末同枣泥为小丸吞送

是日，赵天向未请脉。

九月十七日，志大人带进薛福辰、程春藻、汪守正、马文植、赵天向、李德立、庄守和、李德昌请得慈禧皇太后脉息两关微带弦滑，余部如昨。食少嘈杂，颃颡尚发酸□，唾有血沫，肠鸣肋胀，便泻三次，脊背仍有凉热，此由脾肾元阳未足、水饮不化所致。今议用照原方加减一贴调理。

人参八分 生黄芪二钱 生于术三钱 茯苓三钱 干姜八分 制半夏二钱 砂仁七分，研 当归一钱五分，土炒 煨木香五分 炙甘草七分

引用桂元肉五枚 肉桂面三分 刺泥为小丸送服

九月十八日，恩大人带进薛福辰、程春藻、汪守正、马文植、李德立、庄守和、李德昌请得慈禧皇太后脉息右关稍大，左关略和，余部如昨。脾肾元阳虚不化水，升降转输皆未利，以致食少嘈杂，颃颡津溢五味，早晨唾带血沫，肠鸣肋胀，渴□不消。今议用照原方一贴调理。

人参八分 生黄芪二钱 生于术三钱 茯苓三钱 当归一钱五分，土砂 制半夏二钱 砂仁七分，研 炙甘草八分 干姜八分 泽泻一钱 煨木香五分

引用桂元肉五枚 肉桂面三分 刺泥为小丸送服

九月十九日，师大人带进薛福辰、程春藻、汪守正、马文植、李德立、庄守和、李德昌请得慈禧皇太后脉息左关渐和，右关尚滑，余部平平。脾胃尚弱，湿不易消，升降转输不利，以致食少难化，口渴嘈嗳，颃颡津溢五味，早晨唾带血沫，肠鸣肋胀。今议用照原方加减一贴调理。

人参八分 生黄芪二钱 茅术一钱五分 生于术一钱五分 茯苓三钱 当归一钱五分，土炒 制半夏三钱 泽泻一钱 干姜八分 小丁香三粒 白蔻仁三分，研 炙甘草八分

引用桂圆肉五个 肉桂面三分 刺泥为小丸送服

九月二十日，(内)广大人带进薛福辰、程春藻、汪守正、马文植、李德立、庄守和、李德昌请得慈禧皇太后脉息左寸尚虚，两关渐平，余部如昨。脾胃尚弱，食水难消，嘈杂嗳逆少食，颃颡津溢五味，早晨唾带血沫，左肋微有(疠)痛，今议用照原方加剂一贴调理。

人参一钱 生黄芪二钱 茅术一钱五分 生于术一钱五分 当归一钱五分，土炒 白蔻仁三分，研 干姜八分，炒 小丁香四粒 茯苓三钱 制半夏三钱 泽泻一钱 炙甘草八分

引用桂元肉五枚 肉桂面四分 熟刺泥为小丸送服

九月二十一日，志大人带进薛福辰、程春藻、汪守正、马文植、李德立、庄守和、李德昌请得慈禧皇太后脉息两关微弦，左寸稍弱，余部平平。脾胃尚弱，肝弱郁心虚，膳难略佳，而嗳逆嘈杂未净，夜寐欠甜，左肋串痛，早晨唾带血沫，颃颡如昨。今议用仍照原方加减一贴调理。

人参一钱 生黄芪二钱 茅术一钱五分，炒 生于术一钱五分 当归一钱五分，土炒 白蔻仁三分，研 干姜八分，炒 炒焦白芍一钱 茯苓三钱 制半夏三钱 泽泻一钱 炙甘草八分

引用桂元肉五枚 肉桂面四分 熟枣泥为小丸送服

九月二十二日，(内)广大人带进薛福辰、程春藻、汪守正、马文植、李德立、庄守和、李德昌请得慈禧皇太后脉息两关尚弦，两寸均弱，余部平平。肝郁稍平，□□□□□化水，以致气水流串，肋腰胀痛，大便溏而小水少，颃颡仍然，夜可得寐。今议用温肾健脾汤一贴调理。

人参一钱五分 生黄芪三钱 茅术二钱，炒 茯苓三钱 当归二钱，土炒 煨木香五分 炙甘草一钱 白芍一钱，炒 制半夏三钱 干姜一钱，炒 泽泻一钱五分 砂仁八分

引用桂元肉五枚 肉桂面五分 熟枣泥为小丸送服

九月二十三日，恩大人带进薛福辰、汪守正、马文植、李德立、庄守和、李德昌请得慈禧皇太后脉息左寸仍弱，右关微弦，余部如昨。脾肾阳气未足，清浊升降不利，颃颡尚津浊液，早间唾带血沫，头痛项酸，左肋有时串痛。今议用温补利水汤一贴调理。

人参一钱五分　生黄芪三钱　炒茅术二钱　赤苓三钱　当归二钱，土炒　车前子一钱五分，包　干姜八分，炒　木香五分　炙半夏三钱　砂仁八分，研　炙甘草六分　泽泻一钱

引用生姜三片　肉桂面五分　熟枣泥为小丸送服

九月二十四日，师大人带进薛福辰、汪守正、马文植、李德立、庄守和、李德昌请得慈禧皇太后脉息两关稍大，左寸仍弱，余部平平。饮食尚不能甚多，颃颡尚津粘涎五味，唾中微有血沫，左肋气水串胀，小水不利，此由中脘未能健运，清浊升降失常。今议用照原方加减一贴调理。

人参一钱　生黄芪二钱　炒茅术二钱　赤苓三钱　当归一钱五分，土炒　车前子二钱，包　干姜八分，炒　木香四分，研　炙半夏二钱　白蔻仁三分，研　杏仁二钱，研　炙甘草六分

引用通草三分　肉桂面四分　熟枣泥为小丸送服

九月二十五日，志大人带进薛福辰、汪守正、马文植、李德立、庄守和、李德昌请得慈禧皇太后脉息左关稍大，右关微弦，余部如昨。食少嗳逆，颃颡尚津粘涎五味。唾中微有血沫，左肋气水串胀，小水渐清而少，此由脾胃未能健运，湿气不消所致。今议用照原方加减一贴调理。

人参一钱　生黄芪二钱　炒茅术二钱　赤苓三钱　当归一钱五分，土炒　车前子二钱，包　干姜八分，炒　煨木香四分　制半夏二钱　白蔻仁四分，研　制厚朴八分　炙甘草六分

引用通草三分　肉桂面四分　熟枣泥为小丸送服

九月二十六日，师大人带进薛福辰、汪守正、马文植、李德立、庄守和、李德昌请得慈禧皇太后脉息右关稍大，左关微弦，尺寸略起。颃颡仍津粘涎五味，唾中微有血沫，食少难消，左肋串胀，皆由脾胃未能健运湿浊上壅所致。今议用仍照原方加减一贴调理。

人参一钱　生黄芪二钱　炒茅术二钱　赤苓三钱　当归二钱，土炒　车前子二钱，包　干姜八分，炒　白蔻仁四分，研　制半夏二钱　益智仁一钱，炒　佩兰六分　炙甘草六分

引用通草四分　肉桂面四分　熟枣泥为小丸送服

九月二十七日，恩大人带进薛福辰、汪守正、马文植、李德立、庄守和、李德昌请得慈禧皇太后脉息右关略大。左关尚平，余部如昨。脾胃湿饮未化，饮食难消，有时湿流经络串痛，颃颡粘涎，仍带血沫，左咽微见干痛，虚火尚未全平。今议用理脾化饮汤佐开胃法一贴调理。

人参一钱　生黄芪一钱五分　炒茅术一钱五分　赤苓三钱　当归二钱，土炒　陈皮八分　砂仁八分，研　炒干姜六分　制半夏二钱　车前子二钱，包　谷芽三钱，炒　炙甘草六分

引用通草四分　肉桂面四分　熟枣泥为小丸送服

九月二十八日(中残)食水难消，倒饱嗳酸，颃颡粘涎，仍带血沫，腰背发热时凉，左肋串胀。今议用理脾和荣饮一贴调理。

人参一钱　炒茅术一钱五分　赤苓三钱　炙半夏二钱　当归二钱，土炒　白芍一钱五分，炒　桂枝一钱　砂仁八分，研　陈皮八分　谷芽三钱，炒　炙甘草六分

引用生姜三片　红枣五枚

九月三十日，志大人带进薛福辰、汪守正、马文植、李德立、庄守和、李德昌请得慈禧皇太后脉息寸尺沉取均渐有力，关弦而未和。食饮难消，颃颡仍有五味，粘涎血沫，腰背发热时凉，左肋串胀，咽嗌左侧微有干痛，此由脾胃尚弱，气血未和所致。今议用理脾和荣饮一贴调理。

人参一钱　于术一钱五分，炒　茯苓三钱　炙半夏一钱五分　当归一钱五分，土炒　白芍一钱，炒　砂仁八分，研

陈皮八分　谷芽三钱，炒　炙甘草六分　通草四分

引用生姜三片　红枣五枚

十月初一日，停止请脉。

十月初二日，(内)广大人带进薛福辰、汪守正、马文植、李德立、庄守和、李德昌请得慈禧皇太后脉息右关弦软余部平平。脾胃尚弱，寒湿不化，清浊升降不能分利，以致颃颡津渗五味，粘涎血沫，左肋串胀，大便溏泻。今议用理湿健脾汤一贴调理。

人参一钱　茯苓三钱　茅术二钱，炒　炙半夏二钱　煨木香五分　砂仁八分，研　黑干姜八分，炒　炙甘草六分　车前子二钱，包　谷芽三钱，炒

引用小茴香八分，炒　橘饼三钱

十月初三日，(外)广大人带进薛福辰、汪守正、马文植、李德立、庄守和、李德昌请得慈禧皇太后脉息左寸稍软，余部平平。大便未行，惟口干耳鸣，颃颡咽嗌之间津溢五味、粘涎血沫、时发时愈、至今月余未间断，此由清浊升降不利，脾胃尚弱所致。今议用调胃理脾汤一贴调理。

人参一钱　茯苓三钱　炒茅术一钱五分　制半夏二钱　砂仁八分，研　炒干姜四分　谷芽三钱，炒　佩兰叶一钱五分　车前子二钱，包　炙甘草六分　枇杷叶二钱，去毛尖

引用橘饼二钱

十月初四日，恩大人带进薛福辰、汪守正、马文植、李德立、庄守和、李德昌请得慈禧皇太后脉息右关稍大，重按无力，余部平平。脾胃尚弱，肝气水饮不利，以致食少难消，左肋淹串，颃颡浸渗五味，黏涎血沫，四肢倦软。今议用调胃理脾汤一贴调理。

人参一钱　茯苓三钱　炒茅术一钱五分　制半夏一钱五分　谷芽三钱，炒　砂仁八分，研　陈皮八分　车前子二钱，包　炙甘草四分　制香附一钱

引用荷叶蒂五个　肉桂面三分　熟枣泥为小丸送服

十月初五日，(内)广大人带进薛福辰、汪守正、李德立、庄守和、李德昌请得慈禧皇太后脉息两关稍弦，余部平平。脾胃尚弱，肝气水饮未能畅利以致食少难消，左肋淹串，颃颡浸渗五味，黏涎血沫，四肢软倦。今议用照原方加减一贴调理。

人参一钱　茯苓三钱　生黄芪一钱五分　茅术一钱五分，炒　桂枝一钱　白芍一钱五分，炒　车前子二钱，包　谷芽三钱，炒　炙半夏二钱　炙甘草六分

引用荷叶蒂五个

十月初六日，师大人带进薛福辰、汪守正、李德立、庄守和、李德昌请得慈禧皇太后脉息左关渐和，右关稍滑，余部平平。昨日谷食略香，二便调匀，惟颃颡仍有粘涎五味血沫，此由脾胃未壮，水饮难消所致，今议用照原方加减一贴调理。

人参一钱　茯苓三钱　生黄芪一钱五分　茅术一钱五分，炒　制半夏一钱五分　陈皮六分　谷芽三钱，炒　炙甘草六分　桂枝七分　白芍一钱，炒

引用车前子一钱，包

十月初七日，(外)广大人带进薛福辰、汪守正、李德立、庄守和、李德昌请得慈禧皇太后脉息右关微见弦滑，余部平平。脾胃未壮，饮食不易消化，以致谷食无多，颃颡仍有粘涎五味血沫。今议用理脾调胃饮加减一贴调理。

人参一钱　茯苓三钱　生黄芪一钱五分　茅术一钱五分，炒　炙半夏一钱五分　陈皮六分　谷芽三钱，炒　炙甘草六分　桂枝七分　白芍一钱，炒

引用佩兰草一钱

十月初八日，志大人带进薛福辰、汪守正、李德立、庄守和、李德昌请得慈禧皇太后脉息左寸稍软，左关略浮，余部平平。心脾气血未充，水饮不消，以致食谷无多，胸肋不快，颃颡仍有粘涎五味血沫，脊背作凉。今议用理脾开胃汤佐化饮一贴调理。

人参一钱　茯苓三钱　生黄芪一钱五分　茅术一钱五分，炒　炙半夏一钱五分　陈皮六分　谷芽三钱，炒　砂仁八分，研　炙女贞一钱五分　炙甘草六分　当归一钱五分，土炒

引用桂元肉五枚　生姜三片

十月十二日，恩大人带进薛福辰、汪守正、李德立、庄守和、李德昌请得慈禧皇太后脉息右关稍大而滑，两寸皆虚。气血不足，脾胃仍弱，水饮难消，以致饮食减少，嘈杂倒饱，气怯身软，颃颡脊背仍然。今议用理脾化湿饮佐以培养本原之法一贴调理。

人参一钱　茯苓三钱　炒茅术二钱　炙半夏二钱　炒干姜六分　陈皮八分　炒建曲一钱五分　砂仁八分，研　鸡内金一钱五分，焙　炙甘草六分　泽泻一钱五分

引用生姜三片

十月十三日，(内)广大人带进薛福辰、汪守正、李德立、庄守和、李德昌请得慈禧皇太后脉息右关软滑，左寸仍虚，心脾久虚，积饮一时难化，谷食减少，大便仍溏，四肢倦怠，颃颡时吐淡红之沫，脊背依然凉热。今议用照原方加减一贴调理。

人参一钱　赤苓三钱　炒茅术三钱　制半夏三钱　炒干姜八分　陈皮八分　炒建曲一钱　砂仁八分，研　鸡内金一钱　丁香二分　炙甘草六分　车前子二钱，包

引用枸橘叶七片

太监李莲英传旨：本方人参加一钱，陈皮加二分，建曲改为焦三仙各一钱，鸡内金加一钱，车前子加一钱，枸橘叶加八片，丁香加一分。

十月十四日，师大人带进薛福辰、汪守正、李德立、庄守和、李德昌请得慈禧皇太后脉息右关涩，左寸虚。心脾久亏，谷食无多，且难消化，以致气血不见资生，水饮易于停蓄，倒饱串闷，二便不调，营卫欠和，脊背依然凉热，其颃颡津渗五味粘涎淡红之沫，乃早年湿热畜结，碍难专治，症势延缓。今议用照原方加减一贴调理。

人参一钱　茅白苍术各一钱　赤苓三钱　炙半夏三钱　陈皮一钱　砂仁八分，研　干姜四分，炒　车前子二钱，包　建曲一钱五分，炒　鸡内金一钱，焙　当归一钱五分，土炒　麦冬一钱

引用枸橘叶九片

十月十五日，志大人带进薛福辰、汪守正、李德立、庄守和、李德昌请得慈禧皇太后脉息右关微滑，左寸仍虚，心脾积弱，水饮停蓄，以致气血不见资生，身体瘦弱，气怯肢软，饮食无多，营卫不和，脊背凉热如旧，颃颡五味粘涎红沫仍未少减。今议用照原方一贴调理。

人参一钱　茅白苍术各一钱五分　赤苓三钱　炙半夏三钱　陈皮一钱　缩砂仁八分，研　干姜四分，炒　车前子二钱，包　建曲七分　鸡内金一钱，焙　当归一钱五分，土炒　麦冬一钱，去心

引用枸橘叶九片

十月十六日，(外)广大人带进薛福辰、汪守正、李德立、庄守和、李德昌请得慈禧皇太后脉息右关稍大而滑，左寸虚软。心脾久亏，谷食减少，且难消化，总缘水饮停蓄，荣卫不和，以致脊背凉热时作，大便溏秘不常，颃颡五味粘涎似红非红，四肢软倦，水不利，症势殊为延缓。今议用照原方加减一贴调理。

人参一钱　茅白苍术各一钱五分，炒　赤苓三钱　炙半夏三钱　陈皮八分　砂仁八分，研　干姜六分，炒　益智仁一钱五分，炒　焦谷芽三钱　鸡内金一钱，焙　桂圆肉七个　猪苓五分

引用枸橘叶九片

十月十七日，恩大人带进薛福辰、汪守正、李德立、庄守和、李德昌请得慈禧皇太后脉息左寸仍软，右关稍大。食少难消，胸肋串闷，颃颡津渗粘涎五味血沫，四肢软倦，二便不调，此由心脾气血久亏，清浊升降不利所致。今议用理脾开胃饮佐以利湿之品一贴调理。

人参一钱　苍白术各一钱五分，炒　赤苓三钱　炙半夏三钱　陈皮八分　砂仁八分，研　车前子二钱五分　葛粉一钱　当归一钱五分　谷芽三钱，炒　干姜六分，炒　鸡内金一钱，焙

引用枸橘叶九片

十月十八日，师大人带进薛福辰、汪守正、李德立、庄守和、李德昌请得慈禧皇太后脉息右关稍大而滑，重按无力，左寸仍软。心脾久亏，大便汤泄色淡，小水仍少，食少不化，颃颡粘涎五味血沫似觉稍减，水饮夜间串动。今议用温脾理气汤佐以开胃之品一贴调理。

人参一钱　苍白术各一钱五分，炒　赤苓三钱　炙半夏三钱　陈皮八分　砂仁八分，研　炮姜一钱　车前子二钱，包　肉蔻八分，煨去油　谷芽三钱，炒　葛粉一钱五分　泽泻一钱

引用枸橘叶九片

十月十九日，(内)广大人带进薛福辰、汪守正、李德立、庄守和、李德昌请得慈禧皇太后脉息右关软小而弦，左寸仍软。气血未见资生，脾虚不能化湿，以致颃颡粘涎五味血沫，食少难消，大便一次而溏，小水尚少。今议用照原方加减一贴调理。

人参一钱　苍白术各一钱五分，炒　赤苓三钱　炙半夏三钱　陈皮八分　砂仁八分，研　炮姜一钱　车前子二钱，包　桔梗一钱　谷芽三钱，炒　泽泻一钱　煨肉蔻八分，去油

引用枸橘叶九片

十月二十日，恩大人带进薛福辰、汪守正、李德立、庄守和、李德昌请得慈禧皇太后脉息右关微弦，左寸仍软。颃颡血沫似减，夜间嘈杂较平，惟心脾积弱，火不生土，湿饮未化，小水不多，谷食略香，仍难健运，营卫一时未能调和，今议用照原方加减一贴调理。

人参一钱　苍白术各一钱五分，炒　赤苓三钱　制半夏三钱　陈皮八分　炮姜一钱　车前子二钱，包　佩兰草七分　桔梗一钱五分　谷芽三钱，炒　泽泻一钱　煨肉蔻八分，去油

引用枸橘叶九片

十月二十一日，师大人带进薛福辰、汪守正、李德立、庄守和、李德昌请得慈禧皇太后脉息右关小滑，左关微弦，余部平平。心脾积弱，气血不易生长，夜寐欠酣，口不知味，食少难化，两日来水饮稍减。今议用照原方加减一贴调理。

人参一钱　苍白术各一钱五分，炒　赤苓三钱　制半夏三钱　陈皮八分　炮姜六分　桔梗一钱五分　谷芽三钱，炒　车前子一钱五分，包　生黄芪一钱五分　煨肉蔻六分，去油　当归一钱五分，土炒

引用醋柴胡三分　枸橘叶九片

十月二十二日，(内)广大人带进薛福辰、汪守正、李德立、庄守和、李德昌请得慈禧皇太后脉息左寸仍弱，右关重按稍大，嘈杂倒饱未作，小水渐利，惟心脾久弱，津液不能灌溉，以致咽干口渴，颃颡仍有粘涎血沫。今议用理脾益津汤一贴调理。

人参一钱　生于术三钱　茯苓三钱　陈皮八分　麦冬二钱，去心　车前子二钱，包　干姜五分，炒　谷芽三钱，炒　当归一钱五分，土炒　生黄芪二钱　桔梗一钱五分　醋柴胡四分，炒透

引用枸橘叶九片

十月二十三日，大人带进薛福辰、汪守正、李德立、庄守和、李德昌请得慈禧皇太后脉息左寸细弱，右关轻取稍和，重按无力。昨早膳后胸膈不舒，身肢倦怠，虽口渴略愈，小水渐调，而大便数日一次，不泻尚溏，颃颡燕津不利涎粘五味仍然，总由心脾积弱，一

时未易元复。今议用照原方加减一贴调理。

人参一钱　于白术三钱　茯苓三钱　陈皮八分　麦冬二钱，去心　干姜六分，炒　谷芽三钱　建曲一钱，炒　当归一钱五分，土炒　生黄芪二钱　桔梗一钱　生甘草一钱

引用枸橘叶九片

十月二十四日，(内)广大人带进薛福辰、汪守正、李德立、庄守和、李德昌请得慈禧皇太后脉息左寸仍弱，右关微带弱滑，重按无力。连日水饮得潜，膳后仍有嘈杂，强食不化，皆由脾阳不能健运，心气久亏，资生甚缓，颃颡粘涎五味，有时作干。今议用照原方一贴调理。

人参一钱　于白术三钱　茯苓三钱　陈皮八分　麦冬二钱，去心　干姜六分　谷芽三钱，炒　砂仁八分，研　当归二钱，土炒　生黄芪二钱　桔梗一钱　生甘草八分

引用枸橘叶九片

十月二十五日，恩大人带进薛福辰、汪守正、李德立、庄守和、李德昌请得慈禧皇太后脉息左关弦，右关软，余部如前。脾胃久亏，肝气微动，以致食少难化，嘈杂口干，身软烦急，颃颡浸渗粘涎带血，今议用益气养荣汤一贴调理。

人参一钱　于白术三钱，生　茯苓三钱　陈皮八分　当归二钱，土炒　生黄芪二钱　谷芽三钱，炒　砂仁八分，研　白芍一钱，炒　炒干姜五分　桔梗一钱五分　生甘草六分

引用枸橘叶九片

十月二十六日，(外)广大人带进薛福辰、汪守正、李德立、庄守和、李德昌请得慈禧皇太后脉息左寸仍虚，右关稍大，余部平平。昨早膳略香，未能多进，消化迟缓，膳后尚无嘈杂，夜寐先甜后醒，胸腹似饥，稍进食品，即形壅滞，皆由脾土久亏，胃气又弱，一时未能健运，颃颡粘涎五味时带血沫。今议用照原方如减一贴调理。

人参一钱　生于术三钱　赤苓三钱　陈皮八分　炙半夏一钱五分　生黄芪二钱　当归一钱五分，土炒　谷芽三钱，炒　干姜六分，炒　白芍一钱，炒　桔梗一钱　鸡内金一钱，焙

引用枸橘叶九片

十月二十七日，(内)广大人带进薛福辰、汪守正、李德立、庄守和、李德昌请得慈禧皇太后脉息左关微弦，右关较平，余部如前。精神仍倦，肝阳微旺，胃气似已稍开，尚觉不易消化，颃颡仍有粘涎五味，而血沫略少，脊背凉热时轻时有。今议用照原方加减一贴调理。

人参一钱　生于术三钱　生黄芪二钱　赤苓二钱　当归一钱五分，土炒　白芍一钱，炒　鸡内金一钱，焙　谷芽三钱，炒　陈皮八分　桔梗一钱　炒干姜五分　煨肉蔻五分，去油

引用枸橘叶九片

十月二十八日，恩大人带进薛福辰、汪守正、李德立请得慈禧皇太后脉息右关微弦，左关微滑，余部如前。胃口渐开，而脾阳未能健运，晚今早大便三次，仍溏，颃颡血沫亦见少，总由心脾久亏，一时不易元复。今用照原方加减一贴调理。

人参一钱　生于术三钱　生黄芪二钱　赤苓三钱　当归二钱，土炒　谷芽三钱，炒　炙半夏一钱五分　陈皮一钱　鸡内金一钱，焙　炒干姜六分　肉蔻八分，焙去油　桔梗一钱

引用枸橘叶九片

十月二十九日，(外)广大人带进汪守正、李德立、庄守和请得慈禧皇太后脉息左关微弦，右关重按无力。饮食稍加，而脾阳未能健运，腹鸣溏便二次，头项酸胀，颃颡津渗粘涎血腥，鼻窍不利，流涕觉由上渗下，近似脑漏之象。今议用补益理脾汤佐以化浊之品一贴

调理。

人参一钱 生于术三钱 生黄芪二钱 赤苓三钱 当归二钱，土炒 谷芽三钱，炒 鸡内金一钱，焙 陈皮一钱 藿香八分 干姜六分，炒 煨肉蔻八分 桔梗一钱

引用枸橘叶九片

十一月初一日，广大人带进汪守正、李德立、庄守和请得慈禧皇太后脉息左脉较平而软，右关尚滑。胃气渐开，脾阳未旺，早晨大便一次尚溏，上半夜安寝，下半夜肠鸣，觉水饮微串，颃颡粘涎仍然。今议用照原方加减一贴调理。

人参一钱 生于术三钱 生黄芪二钱 赤苓三钱 当归二钱 谷芽三钱，炒 鸡内金一钱，焙 陈皮一钱 藿香四分 炒干姜六分 桔梗一钱 薏苡仁三钱，炒

引用枸橘叶九片

十一月初二日，恩大人带进汪守正、李德立、庄守和请得慈禧皇太后脉息右寸关滑散，左脉如昨。表邪微解而未清，风郁化热，肺胃不清，以致咽喉颃颡牵引耳底干疼，头沉咳嗽，精神倦怠。今议理肺调胃饮一贴调理。

沙参三钱 麦冬二钱 陈皮一钱 桔梗一钱五分 石斛二钱 杏仁二钱，研 茯苓三钱 生甘草六分 藿香一钱 谷芽三钱，炒

引用生姜三片

十一月初三日，(外)广大人带进汪守正、李德立、庄守和请得慈禧皇太后脉息右寸关微弦微数，左脉如昨。肺气尚未宣通，余热未净，咽喉作干作渴，左咽鼻窍牵连左耳均有干痛，咳嗽不爽，精神疲倦。今议用照原方加减一贴调理。

沙参三钱 麦冬二钱 陈皮一钱 桔梗一钱五分 杏仁二钱，去皮尖研 茯苓三钱 甘草六分 苏薄荷一钱五分 谷芽三钱，炒 藿香一钱

引用生姜三片

十一月初四日，恩大人带进汪守正、李德立、庄守和请得(上残)不甚爽利，鼻涕时清时浓，咽干牵掣耳底作闷，颃颡上津沫较少，二便渐调。今议用照原方加减一贴调理。

沙参三钱 麦冬二钱 陈皮一钱 桔梗一钱五分 玉竹三钱 茯苓三钱 川贝一钱，研 甘草六分 谷芽三钱，炒 南薄荷三分 前胡一钱

引用枸橘叶七片 生姜三片

十一月初五日，(外)广大人带进汪守正、李德立、庄守和请得慈禧皇太后脉息两手寸关如昨，肺经风热未清，阴气不足，咳嗽时作，鼻窍颃颡不利，咽喉耳底牵引干疼，胃气微开。今议用照原方加减一贴调理。

沙参三钱 麦冬三钱 桔梗一钱五分 玉竹三钱 川贝一钱五分，研 石斛三钱 谷芽三钱，炒 陈皮一钱 苏薄荷三分 前胡八分 甘草六分 佩兰一钱

引用枸橘叶七片

十一月初六日，(外)广大人带进汪守正、李德立、庄守和请得慈禧皇太后脉息右寸关浮细微弦，左脉如昨。感邪未清，咳嗽不爽，出痰不利至咽喉作干，胸中亦有干象，乃阴气未复，不尽由感冒。盖久服补气之剂，阳气渐充，胃阳稍壮，因之阴气不敌，午后咽干更甚，此其明证。但有水饮旧疾，滋腻之品味可骤用。今议用照原方清理肺胃之阴一贴调理。

沙参三钱 麦冬三钱，去心 桔梗一钱五分 玉竹三钱 川贝一钱五分，研 紫菀二钱，蜜炙 谷芽三钱，炒 陈皮一钱 杏仁二钱 甘草六分 前胡一钱 佩兰一钱

引用枸橘叶七片

十一月初七日，(内)广大人带进汪守正、李德立、庄守和请得慈禧皇太后脉息左寸无力，右寸关弦滑。心气不足，感邪未清，湿饮停蓄。以致咳痰不爽，声重咽干，牵引耳底堵闷，夜不得寐。今议用理肺化湿汤佐以安神之品一贴调理。

沙参三钱　麦冬二钱，去心　制半夏二钱　茯神三钱　桔梗一钱五分　紫菀二钱，蜜炙　谷芽三钱，炒　陈皮一钱　杏仁二钱，去皮尖研　前胡一钱　生甘草六分

引用枸橘叶七片　生姜三片

上日，本方半夏减去一钱加枇杷叶一钱五分蜜炙。

十一月初八日，恩大人带进汪守正、李德立、庄守和请得慈禧皇太后脉息右脉稍大，左脉如昨。感邪化热，咳嗽声重，痰不易出，咳时牵引胸胁作痛，稍有串胀，咽喉尚干，昨今大便二次作溏，水饮小动，总由感邪未清，脾弱不能化湿。今议用照原方加减一贴调理。

沙参三钱　麦冬一钱五分　桑叶一钱　茯神三钱　桔梗一钱五分　紫菀二钱，蜜炙　谷芽三钱，炒　橘红一钱　枇杷叶二钱，蜜炙　前胡一钱　杏仁二钱，研　生甘草五分

引用枸橘叶七片

十一月初九日，(内)广大人带进汪守正、马文植、李德立、庄守和、李德昌请得慈禧皇太后脉息左手不甚舒畅，右手微弦。肺经尚有余感，心虚微惊，痰饮未化，咳嗽咽干牵引内痛，夜寐不沉，脊背发热，颃颡粘涎血沫。今议用理肺化湿汤加减一贴调理。

沙参三钱　麦冬一钱五分，去心　桑叶一钱五分　朱茯神三钱　桔梗一钱五分　紫菀二钱，蜜炙　法半夏一钱五分　炙枇杷叶二钱　杏仁二钱，研　橘红一钱　谷芽三钱，炒　生甘草六分

引用生姜三片　枸橘叶七片

十一月初十日，恩大人带进薛福辰、汪守正、马文植、李德立、庄守和、李德昌请得慈禧皇太后脉息两关微数，余部如昨。肺经余热未清，痰饮不化，各症稍轻而咳嗽，咽干痰不易咯，颃颡鼻窍不利。今议用照原方加减一贴调理。

沙参三钱　麦冬一钱五分　桑叶一钱　朱茯神三钱　桔梗一钱五分　紫菀二钱，蜜炙　法半夏一钱五分　款冬花二钱　杏仁二钱，研　橘红一钱　谷芽三钱，炒　生甘草六分

引用枸橘叶七片　生姜三片

十一月十一日，大人带进薛福辰、汪守正、马文植、李德立、庄守和、李德昌请得慈禧皇太后脉息两寸虚软，关部微数。此缘心脾久亏，虚体感邪甫解，肺气尚虚，咳痰不易咯出，湿饮未化，大便仍溏，头眩肢倦，颃颡鼻窍仍然不利。今议用调脾理肺饮一贴调理。

沙参三钱　款冬花一钱五分　法半夏□□　山药一钱五分　杏仁一钱五分，研　桔梗一钱，炒　谷芽三钱　玉竹二钱　炙甘草一钱

引用枸橘叶五个　红枣三枚

十一月十二日，(内)广大人带进薛福辰、汪守正、马文植、李德立、庄守和、李德昌请得慈禧皇太后脉息两寸虚软，右关小滑，余部平平。咳嗽渐松而痰仍不易出，感邪虽轻，饮邪又动，正气更弱，昨大便两次作泻，精神倦怠，颃颡上津咸甜之味，咽干略好，夜寐亦不沉着。今议用调脾益气饮一贴调理。

人参八分　生于术二钱　茯神三钱，朱拌　紫菀一钱五分，酒炒　法夏二钱　谷芽三钱，炒　桔梗一钱　陈皮一钱　款冬花二钱　炙甘草六分

引用生姜三片　红枣肉五枚

传旨去人参，加沙参三钱，去半夏五分。

十一月十三日，师大人带进薛福辰、汪守正、马文植、李德立、庄守和、李德昌请得慈禧皇太后脉息左寸尚软，右寸关稍滑。心脾不足，肺经未和，以致有时咳谈不易咯，颃颡鼻窍不利，尚津酸咸之味，神倦寐少。今议用照原方如减一贴调理。

沙参一钱　生于术二钱　朱茯神三钱　桔梗一钱五分　法夏一钱五分　款冬花二钱　谷芽三钱，炒　陈皮一钱　杏仁二钱，研　炙甘草六分　鸡内金一钱，焙

引用生姜三片　红枣五枚

十一月十四日，(外)广大人带进薛福辰、汪守正、马文植、李德立、庄守和、李德昌请得慈禧皇太后脉息两寸虚软，右关稍滑。痰饮于胃脘，气不化水，以致上津颃颡，味多酸咸，虽谷食有加，夜寐较热，而正气久虚，咯痰不易，身肢有时倦怠，宜于理肺之中，不失固元之意，方无流弊。今议用照原方加减一贴调理。

党参三钱　朱茯神三钱　法夏一钱五分　陈皮八分　生于术二钱　炙甘草八分　谷芽三钱，炒　甜杏仁二钱，研　桔梗五分　砂仁六分，研

引用生姜三片　红枣五枚

十一月十五日，恩大人带进薛福辰、汪守正、马文植、李德立、庄守和、李德昌请得慈禧皇太后脉息两寸尚软，右关稍滑。咳嗽渐减，颃颡鼻窍欠利，仍津粘涎酸味，口腻身软，水饮串热，此由脾弱不易清化，肺肝升降未调所致。今议用调脾益气饮加减一贴调理。

党参三钱　生于术二钱　朱茯神三钱　法夏一钱五分　陈皮一钱　谷芽三钱，炒　甜杏仁二钱，研　砂仁八分，研　薏苡仁三钱　鸡内金一钱，焙　炙甘草八分

引用生姜三片　红枣五枚

十一月十六日，志大人带进薛福辰、汪守正、马文植、李德立、庄守和、李德昌请得慈禧皇太后脉息两手脉象较静而神气不旺，左寸更软，心脾积弱，骤难资长，咳痰渐少，尚不易出，口中时作酸甜之味，身肢软倦，胸中觉有水串。今议用照原方加减一贴调理。

党参三钱　炒苍术一钱五分　生黄芪一钱五分　茯苓三钱　法夏一钱五分　陈皮一钱　谷芽三钱，炒　甜杏仁二钱，研　当归一钱五分　制香附一钱　鸡内金一钱，焙　炙甘草八分

引用生姜三片　红枣五枚

十一月十七日，(内)广大人带进薛福辰、汪守正、马文植、李德立、庄守和、李德昌请得慈禧皇太后脉息右关滑象较退，惟肝脉微弦，尺部不足。荣血久亏，气分亦弱，谷食虽香，而肢体瘦弱，经谓：神伤思虑则肉脱，当调养心脾，更宜静摄，息虑凝神，兼调饮食。今议用仍照原方加减一贴调理。

党参三钱　生于术二钱　生黄芪一钱五分　茯神三钱　法夏一钱五分　归身一钱五分　白芍一钱五分，炒　陈皮一钱　谷芽三钱，炒　鸡内金一钱，焙　炙香附一钱　炙甘草八分

引用枸橘叶七片　红枣五枚

十一月十八日，师大人带进薛福辰、汪守正、马文植、李德立、庄守和、李德昌请得慈禧皇太后脉息两寸细软，右关尚弱。心脾素虚，水湿不甚分利，昨日大便下行三次，口渴身倦，颃颡仍有酸咸之味，脊背发热。今议用益气调脾饮一贴调理。

党参三钱　于术三钱，炒　生黄芪二钱　茯神三钱　归身一钱五分，土炒　白芍一钱五分，炒　益智仁一钱五分，炒　陈皮一钱　法夏一钱五分　谷芽三钱，炒　炙甘草八分

引用桂元肉七枚　枸橘叶七片

十一月十九日，(外)广大人带进薛福辰、汪守正、马文植、李德立、庄守和、李德昌

请得慈禧皇太后脉息左寸关细软，右关稍起。昨日身肢倦怠，泄泻□□□□仍软，口渴特甚，此乃湿气下行，利伤津液之候，兼之中气尚虚痰难咯出，背热如昨，颃颡仍有咸酸之味。今议用仍照原方加减一贴调理。

人参八分　生于术三钱　黄芪三钱，米炒　茯神三钱　归身一钱五分，土炒　白芍一钱五分，炒　益智仁一钱五分，炒　砂仁八分，研　谷芽三钱，炒　炙甘草八分　煨木香八分

引用桂圆肉七枚　枸橘叶五片

十一月二十日，恩大人带进薛福辰、汪守正、马文植、李德立、庄守和、李德昌请得慈禧皇太后脉息左寸虚弱，关微弦，右手稍平。心气久亏，值冬至节脉象更形虚弱，昨夜大便两次仍溏，便后精神疲软，胃气尚好，颃颡酸咸之味遇饮食后上津较甚。今议用照原方加减一贴调理。

人参一钱　生于术三钱　黄芪三钱，米炒　茯苓三钱　当归二钱，土炒　白芍一钱五分，炒　赤石脂三钱，煅　砂仁八分，研　谷芽三钱，炒　杜仲二钱，盐水炒　制香附一钱五分　炙甘草八分

引用桂圆肉七枚　枸橘叶五片

十一月二十一日，志大人带进薛福辰、汪守正、马文植、李德立、庄守和、李德昌请得慈禧皇太后脉息两寸虚软，右关微滑。昨日稍感微嗽，兼有稀痰，大便未行，气分总觉不适，谷食较好，消化仍难。脊背发热时凉，腹中亦有热气蕴结，颃颡酸咸之味□□□□。今议用照原方加减一贴调理。

人参一钱　生于术三钱　赤苓三钱　白芍一钱五分，炒　赤石脂二钱，煅　杜仲二钱，盐水炒　制香附一钱　黄芪二钱，米炒　砂仁八分，研　谷芽三钱，炒　当归一钱五分，土炒　炙甘草八分

引用桂元肉七枚　醋柴胡四分

十一月二十二日，(内)广大人带进薛福辰、汪守正、马文植、李德立、庄守和、李德昌请得慈禧皇太后脉息两寸虚软，两关微滑。胃口渐开，心脾尚弱，颃颡仍有酸苦咸味，脊背发热肌肉消瘦，身软神倦。今议用照原方加减一贴调理。

人参一钱五分　黄芪三钱，米炒　生于术三钱　茯神三钱　当归一钱五分，土炒　白芍一钱五分，炒　炙香附一钱五分　生地二钱，酒炒　砂仁八分，研　赤石脂二钱，煅　谷芽三钱，炒　炙甘草八分

引用桂元肉七枚　醋柴胡四分

十一月二十三日，师大人带进薛福辰、汪守正、马文植、李德立、庄守和、李德昌请得慈禧皇太后脉息左寸虚软，两关微滑。心脾阴气不足，肝郁作热，以致脊背发热，揉按热处即觉散漫，身软神倦，颃颡如昨。今议用益气养阴汤佐舒肝之品一贴调理。

人参一钱五分　黄芪三钱　生于术三钱　茯神三钱　当归一钱五分，土炒　白芍一钱五分，炒焦　炙香附一钱五分　生地三钱，酒炙　砂仁八分，研　谷芽三钱，炒　粉丹皮一钱五分　炙甘草八分

引用醋柴胡五分　红枣五枚

十一月二十四日，(外)广大人带进薛福辰、汪守正、马文植、李德立、庄守和、李德昌请得慈禧皇太后脉息左手三部虚软，右脉平平。胃气较好，惟肝脾血少，肝气郁而为热，背之肝俞发暖，抚摩则热势散漫，四肢慵倦。今议用益气养阴汤佐舒肝郁一贴调理。

人参一钱五分　黄芪三钱，米炒　生于术三钱　茯神三钱　白芍一钱五分，炒　当归一钱五分，土炒　炙香附一钱五分　生地三钱，酒炒　砂仁八分，研　谷芽三钱，炒　丹皮一钱五分，酒炒　炙甘草八分

引用红枣五枚　醋柴胡五分

十一月二十五日，大人带进薛福辰、汪守正、马文植、李德立、庄守和、李德昌请得慈禧皇太后脉息左寸虚细，右关微滑，余部如昨。纳食较好，消化仍难，昨日胸满气串，

饮水肠鸣，颃颡仍作酸甜之味，背热时作，肢体倦怠。今议用照原方加减一贴调理。

人参一钱五分　黄芪三钱，米炒　生于术二钱　茯神三钱　当归一钱五分，土炒　白芍一钱五分，炒焦　制香附一钱五分　生地三钱，酒炒　砂仁八分，研　谷芽三钱，炒　丹皮一钱五分，酒炒　炙甘草八分

引用鸡内金一钱，焙　醋柴胡五分

本日，传旨：本方加陈皮八分。

十一月二十六日，志大人带进薛福辰、汪守正、马文植、李德立、庄守和、李德昌请得慈禧皇太后脉息左脉虚软，右脉平平。能食不运，盖由心脾久亏，未能骤复，□□□□次作泻，颃颡苦咸，偶有血沫，常时粘甜，背脊之热仍然。今议用仍照原方加减一贴调理。

人参一钱五分　黄芪三钱，米炒　生于术三钱　茯神三钱　制香附一钱五分　当归一钱五分，土炒　白芍一钱五分，炒　生地三钱，酒炒　缩砂仁八分　谷芽三钱，炒　陈皮八分　炙甘草八分

引用醋柴胡五分

十一月二十七日，(内)广大人带进薛福辰、汪守正、马文植、李德立、庄守和、李德昌请得慈禧皇太后脉息左部稍起，心脉尚虚，右部平平，关部微滑。胃气较好，脾土未健，水气不消，荣血久亏，肝郁之热未解，背俞仍热，今晨溏泄两次，口干作渴，今议用仍以原方加减一贴调理。

人参一钱五分　黄芪二钱，米炒　苍术一钱五分，炒　赤苓三钱　当归一钱五分，炒　白芍一钱五分，炒焦　砂仁八分，研　炙香附一钱五分　谷芽三钱，炒　炙甘草六分　青蒿一钱五分　石斛三钱

引用桔梗一钱五分

十一月二十八日，师大人带进薛福辰、汪守正、马文植、李德立、庄守和、李德昌请得慈禧皇太后脉息两关左弦右滑，寸尺如昨。饮食微多，脾弱不及运化，肝郁挟湿生热，以致嗳逆串胀，夜不安寐，脊背作热，今早痰沫带有血丝，唇干口黏。今议用理脾和肝饮一贴调理。

人参一钱五分　黄芪二钱，米炒　茯苓三钱　谷芽三钱，炒　焦神曲一钱五分　砂仁八分，研　赤石脂二钱　炙甘草六分　丹皮一钱五分，酒炒

引用醋柴胡五分　青果五枚

十一月二十九日，(外)广大人带进薛福辰、汪守正、马文植、李德立、庄守和、李德昌请得慈禧皇太后脉息两关左弦右滑，左寸虚软，余部平平。昨日晚膳后腹胀肠鸣，食□不运，溏泻二次，兼之上焦虚热，嗳逆，痰饮带红，颃颡粘涎，唇干鼻燥，夜寐不熟，肢体仍倦。今议用理脾和肝饮加减一贴调理。

人参一钱五分　于术二钱，炒　制香附二钱　焦白芍一钱五分　砂仁一钱，研　赤石脂二钱，煅　丹参三钱　茯苓三钱　谷芽四钱，炒　陈皮一钱五分　炙甘草八分　炒神曲一钱五分

引用生姜三片　青果五枚

十二月初一日，恩大人带进薛福辰、汪守正、马文植、李德立、庄守和、李德昌请得慈禧皇太后脉息左寸虚软，两关微滑，余部平平。饮食清淡则运输较易，夜寐亦甜，惟喉有粘涎，咯痰欠爽，颃嗓仍有酸甜之味，饮水有时串动。今议用照原方加减一贴调理。

人参一钱五分　于术二钱，炒　茯苓三钱　制香附二钱　白芍一钱，炒　丹参三钱　砂仁一钱，研　赤石脂二钱，煅　谷芽四钱，炒　陈皮一钱五分　炙甘草八分　苦桔梗一钱五分

引用生姜三片　青果五枚

十二月初二日，(中残)慈禧皇太后脉息左寸稍起，两关微滑。气血尚弱，脾软运输不□，喉有粘涎血沫，鼻干口燥，颃颡仍有酸咸之味，脊背时串凉热。今议用仍照原方加减

一贴调理。

人参一钱五分 于术二钱，炒 茯神三钱 制香附二钱 丹参三钱，酒炒 焦白芍一钱 赤石脂二钱，煅 丹皮一钱五分 砂仁一钱，研 陈皮一钱 谷芽四钱，炒 炙甘草八分

引用醋柴胡五分 青果五枚

十二月初三日，(内)广大人带进薛福辰、汪守正、马文植、李德立、庄守和、李德昌请得慈禧皇太后脉息两关仍带弦滑，余部平平。肝脾不和，气郁挟湿，脊背串热，申刻□后势较甚，延及两肋，饮食难运，嘈杂不舒，颃颡仍有酸咸之味。今议用理脾益阴汤一贴调理。

人参一钱五分 于术二钱，炒 茯苓三钱 制香附一钱五分 丹参三钱 砂仁一钱，研 谷芽四钱，炒 炙甘草八分 炙鳖甲三钱 远志五分 丹皮一钱五分 生鹿角一钱

引用醋柴胡五分

【参考】 《本草纲目》谓“鹿角生用则散热行血，消肿避邪，熟用益肾补虚，强精活血”，可煎汤用，亦可作末面。

十二月初四日，大人带进薛福辰、汪守正、马文植、李德立、庄守和、李德昌请得慈禧皇太后脉息左寸稍起两关弦滑，余部如昨。肝郁未舒，脾弱挟湿，营卫不畅，脊背串热时凉，申后较甚，口鼻干燥，颃颡仍有苦甜酸味。今议用照原方加减一贴调理。

人参一钱五分 于术二钱，炒 茯苓三钱 制香附一钱五分 丹参三钱 麦冬三钱 炙鳖甲三钱 生鹿角二钱，研 砂仁一钱，研 丹皮一钱五分 炙甘草八分 谷芽三钱，炒

引用醋柴胡五分

十二月初五日，志大人带进薛福辰、汪守正、马文植、李德立、庄守和、李德昌请得慈禧皇太后脉息两关稍大，右滑左弦。木不条达，复加愤郁，脾受其制，以致神疲力□，谷食不香，脊背生热，运动则热势见轻，血虚气郁显著，今值荣行之□。拟荣卫并调，兼和肝脾，仍照原方加减一贴调理。

人参一钱五分 于术一钱五分，炒 炙香附二钱 茯苓三钱 泽兰二钱 丹皮一钱五分 炙鳖甲三钱 生鹿角二钱，研 丹参三钱 砂仁一钱，研 炙甘草八分 谷芽三钱，炒

引用醋柴胡八分

十二月初六日，志大人带进薛福辰、汪守正、马文植、李德立、庄守和、李德昌请得慈禧皇太后脉息右关带滑，左关弦，余部如昨。向来脊背发热，每在膳后交申酉时较甚，今日早晨即热，头眩足软，喉津酸咸甘苦之味，昨晚饮食无多，良由荣分正行，似有微感所致。今议用益气养荣汤佐以调中化饮之品一贴调理。

沙参三钱 生于术二钱 制香附二钱 当归二钱，酒炒 炙鳖甲三钱 法夏二钱 炙甘草八分 茯苓三钱 白芍一钱五分，炒 橘红一钱 焦谷芽三钱

引用醋柴胡六分 生姜三片

十二月初七日，恩大人带进薛福辰、汪守正、马文植、李德立、庄守和、李德昌请得慈禧皇太后脉息左寸仍弱关较平，右脉细软，关微滑。昨饮食较少，而背热觉减。大便两次仍溏，精神倦怠，夜寐不实，总由心脾久亏，肝郁挟湿所致。今议用仍照原方加减一贴调理。

沙参三钱 生于术二钱 制香附一钱 当归二钱，土炒 白芍一钱五分，炒 法夏二钱 炙甘草八分 炙鳖甲三钱 陈皮一钱 焦谷芽三钱 赤石脂三钱，煅 茯苓三钱，研

引用醋柴胡四分 生姜三片

十二月初八日，(外)广大人带进薛福辰、汪守正、马文植、李德立、庄守和、李德昌请得慈禧皇太后脉息两关较静，寸尺缓软。肝郁胃滞渐减，惟经后气血空虚，心脾不足，膳后尚有脊背串热，而动转即轻，夜寐不熟，喉有酸咸之味。今议用照原方减去半夏一贴调理。

沙参三钱　生于术二钱　当归二钱，土炒　白芍一钱五分，炒　茯苓三钱　制香附一钱五分　陈皮一钱　谷芽三钱，炒　炙鳖甲三钱　赤石脂三钱，煅研　炙甘草八分

引用醋柴胡四分　生姜三片

十二月初九日，(内)广大人带进薛福辰、汪守正、马文植、李德立、庄守和、李德昌请得慈禧皇太后脉息细软，六部至数皆匀。良由经后气血空虚，肢体甚倦，饮食不多，稍加则难运化，大便一次，尚不甚调，发热，行动稍觉轻减，喉中咸苦诸味如昨。今议用益气理脾汤一贴调理。

党参三钱　生于术二钱　归身一钱五分，土炒　白芍一钱五分，炒　茯苓三钱　赤石脂三钱，煅研　炙香附一钱　缩砂仁一钱，研　谷芽三钱，炒　杜仲二钱，炒　炙甘草八分

引用生姜三片　红枣五枚

十二月初十日，大人带进薛福辰、汪守正、马文植、李德立、庄守和、李德昌请得慈禧皇太后脉息左三部平平，惟右关浮弦带滑。水湿停中，脾之清阳不升，胃少下降，以致胸脘不舒，大便溏泄，四肢倦怠，脊背仍热。今议用益气理脾汤佐以化湿之品一贴调理。

党参三钱　生于术二钱　茯苓三钱　肉豆蔻八分，煨去油　炙甘草八分　赤石脂三钱，煅研　陈皮八分　炙半夏一钱五分　杜仲二钱，盐水炒　谷芽三钱，炒　泽泻一钱

引用生姜三片　红枣五枚

十二月十一日，恩大人带进薛福辰、汪守正、马文植、庄守和、李德昌请得慈禧皇太后脉息两手均虚软，右关弦滑之象渐退。背热稍轻，惟天气严寒，转动时觉作凉，气血久亏，骤难充复，肠鸣觉是气串，心脾胃调和则精神自长。今议用仍照原方加减一贴调理。

党参三钱　生于术二钱　茯苓三钱　肉蔻仁八分，煨去油　炙甘草八分　赤石脂三钱，煅研　陈皮八分　杜仲二钱，盐水炒　当归□□，土炒□□　谷芽三钱，炒

引用生姜三片　红枣五枚

十二月十二日，志大人带进薛福辰、汪守正、马文植、庄守和、李德昌请得慈禧皇太后脉息左寸仍软，两关又见滑象。肝郁未舒，脾湿又聚，食后作酸觉甚，晚间气串，肠鸣，大便糟粕下行，口渴肢倦，因天时稍暖，脊背仍热，总缘营卫不和，湿郁骤难消化。今议用理脾化湿饮一贴调理。

党参三钱　生于术二钱　茯苓三钱　缩砂仁一钱，研　制半夏二钱　陈皮八分　炙甘草八分　泽泻一钱　谷芽三钱，炒　煨木香四分　归身一钱五分，土炒　杜仲二钱，盐水炒

引用生姜三片　红枣五枚

十二月十三日，(内)广大人带进薛福辰、汪守正、马文植、庄守和、李德昌请得慈禧皇太后脉息两寸虚软，右关稍见滑象，余部平平。心脾久亏，胃难稍强，饮食仍难运化，以致喉中酸甜，唾涎带有血沫，口渴神倦，肢体疲软，脊背仍串凉热。今议用照原方加减一贴调理。

党参三钱　生于术二钱　茯苓三钱　砂仁一钱，研　陈皮八分　制半夏一钱五分　煨木香四分　归身一钱五分，土炒　谷芽三钱，炒　淮山药三钱　杜仲二钱，盐水炒　炙甘草八分

引用生姜三片　红枣五枚

十二月十四日，(外)广大人带进薛福辰、汪守正、马文植、庄守和、李德昌请得(中残)今议用照原方加减一贴调理。

党参三钱　于术二钱，土炒　茯苓三钱　橘皮八分　归身二钱，土炒　制香附一钱五分　佩兰一钱　白蔻仁七分，研　法半夏一钱五分　谷芽三钱，炒　藿梗一钱　泽泻一钱五分

引用生姜三片　红枣五枚

十二月二十二日，志大人带进薛福辰、汪守正、马文植、庄守和、李德昌请得慈禧皇太后脉息左部平平，右关尺软滑。脾土久伤，火虚不能生土，以致食少不运，昨今溏泻四次，喉中作干，腹内气串，四肢疲倦，颃颡背热如旧。宜开胃运脾。今议用照原方加减一贴调理。

潞党参三钱　于术二钱，土炒　归身二钱，土炒　益智仁一钱，炒　橘皮八分　炙甘草五分　茯苓三钱　法半夏一钱五分　炙香附一钱五分　佩兰一钱五分　谷芽三钱，炒　白蔻仁七分，研

引用生姜三片　灶心土三钱

十二月二十三日，(内)广大人带进薛福辰、汪守正、马文植、庄守和、李德昌请得慈禧皇太后脉息左寸虚软，关稍弦，右关滑象渐减，余部如昨。饮食不多而艰於消化，膳后嘈杂不舒，气水串动，心气久亏，脾阳积弱，火不生土，健运为难，颃颡粘涎五味，脊背仍然作热，肢倦气怯，仍宜调理脾胃佐以养营。今议用照原方加减一贴调理。

【上残】　于术二钱，土炒　益智二钱　陈皮八分　炙甘草五分　茯苓三钱　丹参一钱五分　制半夏一钱五分　归身二钱，土炒　佩兰一钱　制香附一钱五分　砂仁八分，研

引用生姜三片　红枣五枚

十二月二十四日，(外)广大人带进薛福辰、汪守正、马文植、庄守和、李德昌请得慈禧皇太后脉息左脉虚软，右关仍滑。昨日小作凉热，似有微感，夜间气水串动，喉间粘涎五味，仍有血沫，背热较甚，寐不解乏，综由脾阳不健，心气久亏所致。今议用照原方加减一贴调理。

党参三钱　于术二钱，土炒　柴胡五分，醋炒　陈皮一钱　炙甘草五分　茯苓三钱　丹参三钱　制半夏一钱五分　归身一钱五分，土炒　制香附一钱五分　砂仁八分，研　白芍一钱，炒

引用生姜三片　红枣五枚

十二月二十五日，恩大人带进薛福辰、汪守正、马文植、庄守和、李德昌请得慈禧皇太后脉息左寸虚软，右寸微弦，关仍滑。表有微感未净，有时稍作凉热，食少难消，胸脘辣，喉间五味枯延，仍带血沫，耳鸣口干，脊背之热如旧。今议用和卫调脾饮一贴调理。

党参三钱　于术二钱，土炒　醋柴胡六分　茯苓三钱　归身二钱，土炒　丹参三钱　炙香附一钱五分　白芍一钱，炒　陈皮一钱　砂仁八分　桔梗一钱五分　炙甘草五分

引用生姜三片　红枣五枚

十二月二十六日，师大人带进薛福辰、汪守正、马文植、庄守和、李德昌请得慈禧皇太后脉息左关微弦(中残)寐尚安，二便亦调，自是营衡稍和之候。惟食入消化仍缓，胃脘嘈杂，气水串动，喉间粘涎五味，时带血沫，终因心脾元气久虚，难以充复。今议用照原方加减一贴调理。

党参三钱　于术二钱，土炒　茯苓三钱　归身二钱，土炒　丹参三钱　香附一钱五分　白芍一钱，炒　桔梗一钱　陈皮八分　砂仁八分，研　醋柴胡五分　炙甘草五分

引用枸橘叶五片　红枣五枚

十二月二十七日，志大人带进薛福辰、汪守正、马文植、庄守和、李德昌请得慈禧皇

太后脉息左手较平，右关仍滑。昨夜寐欠甜，晚膳既少，胸间觉有壅闷，脊背之热略甚，喉间粘涎五味如旧，惟小便清利，嘈杂水串稍减。今议用仍照原方加减一贴调理。

沙参三钱　于术二钱，土炒　茯神三钱　归身二钱，土炒　丹参三钱　制香附一钱五分　白芍一钱，炒　陈皮一钱　柏子仁一钱五分，去油研　砂仁八分，研　醋柴胡五分　炙甘草五分

引用桔梗一钱五分　枸橘叶七片

【参考】 综观光绪六年间慈禧脉案，似以慢性大便溏泄为主症。由于气血不足，脾阳积弱！火不生脾土，长期食少身倦，胸脘不舒；以温肾健脾及健脾止泻法治疗，虽未根治，但有好转，确非易事；四神、养心归脾、归芍四君及桂枝剂等，起到一定作用，自无疑问。但其临床兼症颇多，脊背凉热；间或便血咳血，经行不适，如此等等，立方遣药，因而难以面面俱到。

光绪八年正月初七日，吏部广大人带薛福辰、汪守正、庄守和、李德昌请得慈禧皇太后脉息和缓而软。连日早晚均用半膳，不甚香甜，背热未减，指臂筋脉仍痛，每遇劳乏，则夜寐欠实，总由气血未曾充复，不耐劳累所致。今议用益气养阴汤一贴调理。

人参一钱　于术二钱，炒　茯神三钱　白芍一钱五分，炒　当归身二钱，土炒　干地黄三钱　杜仲二钱，炒　谷芽三钱，炒　制半夏二钱　益智仁一钱五分，炒　醋柴胡五分　炙甘草八分

引用生姜三片　红枣肉三枚

正月初八日，志大人带进薛福辰、汪守正、庄守和、李德昌请得慈禧皇太后脉息右关较平，左尚寸弱。昨寝寐仍欠酣适，指臂筋脉时作强痛，胸脘气不畅，而用膳稍香，下午精神略旺，大便渐调，仍宜益气养阴以资调变。今议用照原方加减一贴调理。

人参一钱　于术二钱，炒　茯神三钱　白芍一钱五分，炒　归身二钱，土炒　干地黄三钱　杜仲二钱，炒　制半夏二钱　益智仁一钱五分，炒　醋柴胡六分　谷芽三钱，炒　炙甘草八分

引用缩砂仁八分

正月初九日，师大人带进薛福辰、汪守正、庄守和、李德昌、佟文斌请得慈禧皇太后脉息左寸缓弱，右关见滑。心脾尚软，肝阴血气未充，夹有湿饮，以致肩臂手指酸沉强痛，夜实，谷食不香，多言则胸中气怯，大便带溏。今议用照原方加减一贴调理。

人参一钱　于术二钱，炒　茯神三钱，研　白芍一钱五分，炒　归身二钱，土炒　干地黄三钱　杜仲二钱，炒　制半夏二钱　醋柴胡六分　谷芽三钱，炒　橘络一钱　炙甘草八分

引用桑枝三钱，酒炒

正月初十日，本府广大人带进薛福辰、汪守正、庄守和、李德昌请得慈禧皇太后脉息左寸关稍软，余部和平。夜寐安适，早晚仍用半膳，不甚香甜，臂指筋脉强痛未减，背热如旧。今议用照原方加减一贴调理。

人参一钱　于术二钱，炒　茯神三钱，研　白芍一钱五分，炒　归身二钱，土炒　干地黄三钱　杜仲二钱，炒　制半夏二钱　醋柴胡五分　益智子一钱五分　橘络一钱　炙甘草八分

引用桑枝三钱，酒炒

正月十一日，吏部广大人带进薛福辰、汪守正、庄守和、李德昌请得慈禧皇太后脉息左寸稍起，右关微滑，余部平和。昨夜寐安适，惟胃气尚未强健，齿缝有时津血，时作口渴，偶尔啜饮又(觉)湿气串澥，指臂筋脉仍痛，背热未减，大便带溏。今议用照原方加减一贴调理。

人参一钱　于术二钱，炒　茯神三钱　白芍一钱五分，炒　归身二钱，土炒　干地黄三钱　杜仲三钱，炒　炙半夏一钱五分　醋柴胡六分　炙香附一钱五分　桑寄生三钱　炙甘草八分

引用橘络八分

正月十二日，志大人带进薛福辰、汪守正、庄守和、李德昌、佟文斌请得慈禧皇太后脉息左寸见起，右关稍滑，余部均平。夜寐欠实，保食不甚香甜，晚间口渴，肩臂手指筋仍强痛，酸沉渐轻，背热如旧，有时齿缝津溢淡血。今议用照原方加减一贴调理。

人参一钱　于术二钱，炒　茯神三钱，研　白芍一钱五分，炒　归身二钱，土炒　干地黄三钱　杜仲三钱　女贞子三钱　醋柴胡六分　炙香附一钱五分　橘络八分　炙甘草八分

引用鲜桑枝三钱

正月十六日，师大人带进薛福辰、庄守和、李德昌请得慈禧皇太后脉息左寸略起，微欠调和，右关带弦，余部平平。昨夜寐安适。今早头晕偶作，背热较甚，连日仍用半膳，不甚香甜，胸脘兼患嘈杂，指臂筋强痛如昨，总缘营卫未和，气血尚难充复。今议用益气和营汤一贴调理。

人参一钱　于术二钱，炒　茯神三钱，研　白芍一钱五分，炒　归身二钱，土炒　干地黄三钱　女贞子三钱　醋柴胡六分　麦冬二钱，去心　粉丹皮一钱五分　炙香附一钱五分　桑寄生三钱

引用荷梗一尺

正月十七日，(内)广大人带进薛福辰、汪守正、庄守和、李德昌请得慈禧皇太后脉息缓弱，至数尚调，夜寐安适，饮食少而欠香，胸脘嘈杂已减，指臂筋脉仍作强痛，背热如旧，大便未行。今议用照原方加减一贴调理。

人参一钱　于术二钱，炒　茯神三钱　白芍一钱五分，炒　归身二钱，土炒　干地黄三钱　女贞子三钱　醋柴胡五分　杜仲三钱，炒　桑寄生三钱　焦谷芽三钱　炙甘草八分

引用缩砂仁八分

正月十八日，(外)广大人带进薛福辰、汪守正、庄守和、李德昌、佟文斌请得慈禧皇太后脉息左部缓弱，右关见滑。夜寐安适，谷食欠香，心脾尚弱，气血未充，经络稍爽，湿郁指臂筋脉作痛，背热未减，大便调匀。今议用照原方加减一贴调理。

人参一钱　于术二钱，炒　茯神三钱　归身二钱，土炒　干地黄三钱　杜仲三钱，炒　女贞子三钱　醋柴胡六分　桑寄生三钱　海桐皮三钱　炙甘草八分

引用荷叶一钱五分

正月二十二日，志大人带进薛福辰、汪守正、庄守和、李德昌请得慈禧皇太后脉息左寸稍起，右关重按仍软，余部平和。夜寐安适，谷食不香，指臂筋强痛如旧，偶患口渴，脊背作热未平，总缘营血尚虚，不能荣筋所致。今议用益气养营汤佐以健脾之品一贴调理。

党参三钱　于术三钱，炒　茯神三钱　白芍一钱五分，炒　陈皮八分　干地黄三钱　女贞子三钱　归身二钱，土炒　醋柴胡六分　丹皮二钱　麦冬一钱五分　炙甘草八分

引用鲜桑枝三钱

正月二十三日，师大人带进薛福辰、汪守正、庄守和、李德昌请得慈禧皇太后脉息左寸略起，余部均平，昨夜寐欠实，早晚均用半膳，不甚香甜，指臂筋络强痛，背热如旧，下午偶有口渴。今议用仍照原方加减一贴调理。

党参三钱　于术二钱，炒　茯神三钱　白芍一钱五分，炒　沙苑蒺藜二钱，炒　干地黄三钱　女贞子三钱　醋柴胡五分　麦冬一钱五分，去心　丹参二钱　归身二钱，土炒　炙甘草八分

引用鲜桑枝三钱

正月二十四日，(内)广大人带进薛福辰、汪守正、庄守和、李德昌请得慈禧皇太后脉息左寸稍弱，右关滑大，余部尚平。脾胃未壮，稍加寒凉，饮滞未能消化，以致呕吐嘈杂，

早晨头晕，大便稀溏，腹中作泻，指臂强痛，背热未减。今议用调脾和胃饮一贴调理。

党参三钱　于术二钱，炒　陈皮八分　茯苓三钱，研　炙半夏二钱　茅术一钱五分，炒　醋柴胡六分　白芍一钱五分，炒　藿梗一钱五分　谷芽三钱，炒　砂仁八分，研　炙甘草八分

引用生姜三片　红枣肉三枚

正月二十五日，师大人带进薛福辰、汪守正、庄守和、李德昌请得慈禧皇太后脉息左寸关稍弱，右关微滑，余部平平。昨偶受寒凉，腹中作泻，饮食减少，髀膝酸软，而邪去正复，嘈杂渐平，呕吐已止，夜寐渐安，惟指臂强痛，背热如旧，总缘脾(元)未壮，血虚不能养筋所致。今议用照原方加减一贴调理。

党参三钱　于术二钱，炒　陈皮七分　茯苓三钱　炙半夏二钱　煨木香八分　醋柴胡六分　白芍一钱五分，炒　谷芽三钱，炒　砂仁七分　薏苡仁三钱，炒　炙甘草八分

引用生姜三片　红枣三枚

正月二十六日，志大人带进薛福辰、汪守正、庄守和、李德昌请得慈禧皇太后脉息右关仍滑。脾阳失运，致制动湿饮，颃颡又溢甜味，咽嗌兼有干痛，夜寐不实，谷食不香，指臂筋脉强痛，背热如旧，大便未行。今议用清燥和胃饮一贴调理。

沙参三钱　生于术二钱　茯苓三钱　苦桔梗二钱　麦冬一钱五分，去心　生地二钱　陈皮八分　白芍一钱五分，炒　谷芽三钱，炒　藿梗一钱　玉竹二钱　生甘草八分

引用鲜桑枝三钱

正月二十七日，(外)广大人带进薛福辰、汪守正、庄守和、李德昌、佟文斌请得慈禧皇太后脉息左寸缓弱，右关仍滑，余部尚平。咽嗌干疼渐轻，颃颡溢味微减，惟夜寐不实，谷食欠香，肩臂筋脉强痛，屈伸不利，背热如旧，大便未行。今议用照原方加减一贴调理。

沙参三钱　生于术三钱　茯神三钱　桔梗二钱　麦冬一钱五分，去心　干地黄二钱　陈皮八分　白芍一钱五分，炒　谷芽三钱，炒　藿梗一钱　归身二钱，土炒　生甘草八分

引用鲜桑枝三钱

二月初二日，师大人带进薛福辰、汪守正、庄守和、李德昌请得慈禧皇太后脉息左寸稍弱，右关缓弱，余部静细有神。昨夜寐安适，指臂筋疼略觉轻减，惟谷食欠香，大便带溏，背热如旧。今议用益气健脾汤一贴调理。

人参一钱　生于术二钱　茯神三钱　炙半夏二钱　干地黄三钱　白芍一钱五分，炒　归身二钱，土炒　谷芽三钱，炒　枸杞子一钱五分　女贞子三钱　桑寄生三钱　炙甘草八分

引用缩砂仁八分

二月初三日，(内)广大人带进薛福辰、汪守正、庄守和、李德昌请得慈禧皇太后脉息左寸尚弱，余部和缓有神。夜寐安适，谷食欠香，消化稍慢，指臂筋脉仍痛，动作酸沉，背热如旧，大便带溏，现值春分节令，脉来和缓，大有生扶之象，正宜调补以资化源。今议用照原方加减一贴调理。

人参一钱　生于术二钱　茯神三钱，研　炙半夏二钱　干地黄三钱　白芍一钱五分，炒　归身三钱，土炒　杜仲三钱，炒　枸杞子二钱　女贞子三钱　桑寄生三钱　炙甘草八分

引用砂仁八分

二月初四日，志大人带进薛福辰、汪守正、庄守和、李德昌、佟文斌请得慈禧皇太后脉息左寸缓弱，右关微滑，余部均平。夜寐安适，谷食欠香，脾经运化稍慢，腹中气串，指痛微轻，手指筋脉仍强，背热如旧，大便未行。今议用照原方加减一贴调理。

人参一钱　生于术二钱　茯神三钱　白芍一钱五分，炒　归身二钱，土炒　干地黄三钱　杜仲三钱，炒

女贞子三钱　砂仁八分，研　桑寄生三钱

引用荷叶一钱五分

二月初八日，(内)广大人带进薛福辰、汪守正、庄守和、李德昌、佟文斌请得慈禧皇太后脉息左寸关重按无力，右关滑软，余部平和。日来夜寐安适，惟醒后骨节强痛，谷食欠香，消化较慢，胸脘嘈满，背热未(减)，有时头晕，总缘肝脾不足，气血尚未充复。今议用滋荣理脾汤一贴调理。

人参一钱　于术二钱，炒　茯苓三钱　白芍一钱五分，炒　归身二钱，土炒　干地黄三钱　杜仲三钱，炒　女贞子三钱　薏苡仁四钱，炒　炙半夏二钱　桑寄生三钱　甘菊花一钱五分

引用缩砂仁八分

二月初九，(外)广大人带进薛福辰、汪守正、庄守和、李德昌请得慈禧皇太后脉息左寸关缓软，右关微滑，余部和平，夜寐安适，而谷食欠香，胸满较轻，尚有微嘈，消化仍慢，坐卧时久，每觉筋脉胀强，有时头晕，总缘气血未充，不能流畅所致。今议用照原方加减一贴调理。

人参一钱　于术二钱，炒　茯神三钱　白芍一钱五分，炒　归身二钱，土炒　干地黄三钱　杜仲三钱，炒　益智仁一钱五分，炒　薏苡仁四钱，炒　炙半夏二钱　桑寄生三钱　砂仁八分

引用生姜三片　红枣肉三枚

二月初十日，师大人带进薛福辰、汪守正、庄守和、李德昌请得慈禧皇太后脉息两寸浮缓，右关微滑，余部尚平。昨稍感风凉，肝肺微有浮热，夜未得寐，咽干微痛，头晕目热，颃颡痰黏，肩痛稍甚，手指筋强，膳后消化仍慢，胸中嘈满渐轻。今议用扶元和解饮一贴调理。

沙参三钱　于术二钱，炒　茯神三钱　麦冬二钱，去心　甘菊花一钱五分　干地黄三钱　白芍一钱五分，炒　桔梗一钱　荆芥一钱　谷芽三钱，炒　桑寄生三钱　生甘草八分

引用生姜三片

二月十四日，志大人带进薛福辰、汪守正、庄守和、李德昌请得慈禧皇太后脉息左寸稍弱，右关微滑，余部平和。昨夜寐欠实，睡时稍欠，每觉指臂发强作痛，谷食较香，而消化仍慢，胸肠嘈满，倒饱头晕，大便稀溏，背热未减，总缘肝脾不足，筋脉未能充畅，以致不任劳累。今议用养荣健脾汤一贴调理。

党参三钱　于术二钱，炒　茯苓三钱　炙香附一钱五分　归身二钱，土炒　白芍一钱五分，炒　干地黄三钱　炙半夏二钱　桑寄生三钱　薏苡仁四钱，炒　砂仁十分　炙甘草八分

二月十六日，(内)广大人带进薛福辰、汪守正、庄守和、李德昌请得慈禧皇太后脉息右关微滑，余部平和。昨夜寐不实，每睡熟则肩臂强痛而醒，胃气稍好，消化好慢，背热如旧，大便带溏，总有气血未充所致。今议用照原方加减一贴调理。

党参三钱　生于术二钱　茯苓三钱，研　麦冬二钱，去心　归身二钱，土炒　干地黄三钱　炙半夏二钱　白芍一钱五分，炒　桑寄生三钱　炙香附一钱五分　缩砂仁八分　炙甘草八分

引用生姜三片　红枣肉三枚

二月十七日，志大人带进薛福辰、汪守正、庄守和、李德昌请得慈禧皇太后脉息左寸缓弱，右关微滑，于部平和。夜寐安适，饮食消化仍慢，胸闷嘈杂，腹中串澼，大便带溏，肩臂筋脉胀痛，手指仍强，有时目涩口渴，背热未减。今议用照原方加减一贴调理。

党参三钱　生于术二钱　茯苓三钱，研　麦冬二钱，去心　归身二钱，土炒　干地黄三钱　白芍一钱五分，炒　炙香附一钱五分　甘菊花一钱五分　枸杞子二钱　砂仁八分　甘草八分

引用桑寄生三钱

二月十八日，师大人带进薛福辰、汪守正、庄守和、李德昌、佟文斌请得慈禧皇太后脉息左部细静，右关尚滑，余部平平。昨夜寐安好。头晕较轻，目睛发热，膳后胸满，时作嘈杂恶心，消化仍慢，筋骨强痛未减，背热照旧。总宜调理肝脾佐以甘缓之品。今议用照原方加减一贴。

党参三钱　于术三钱，炒　茯苓三钱　女贞子三钱　归身二钱，土炒　干地黄三钱　白芍一钱五分，炒　炙半夏二钱　炙香附一钱五分　桑寄生三钱　醋柴胡五分　缩砂仁八分

引用生姜三片　红枣三枚

二月二十二日，(内)广大人带进薛福辰、汪守正、庄守和、李德昌、佟文斌请得慈禧皇太后脉息左寸尚弱，余部和平。昨夜寐欠实，饮食稍好，而膳后尚作嘈杂，较前略轻，指臂筋脉强痛，偶有口渴，背热如昨，大便稀溏，仍以调补肝脾以资生发。今议用益气理脾汤一贴调理。

党参三钱　于术二钱，炒　茯神三钱　女贞子三钱　归身二钱，土炒　干地黄三钱　白芍一钱五分，炒　炙香附一钱　桑寄生三钱　麦冬一钱，去心　砂仁八分　炙甘草八分

引用桔梗一钱

二月二十三日，志大人带进薛福辰、汪守正、庄守和、佟文斌请得慈禧皇太后脉息左寸稍软，右关微滑，余部和平。昨夜寐稍好，谷食略香，尚有微嘈，肩臂筋脉强痛酸沉，背热似觉微减，大便调匀。今议用照原方加减一贴调理。

党参三钱　于术二钱，炒　茯神三钱　女贞子三钱　归身二钱，土炒　干地黄三钱　白芍一钱五分，炒　炙香附一钱　桑寄生三钱　麦冬一钱，去心　甘菊花一钱五分　炙甘草八分

引用桔梗一钱

二月二十四日，师大人带进薛福辰、汪守正、庄守和、李德昌请得慈禧皇太后脉息左寸仍弱，关微弦，余部平平。昨夜寐尚好，谷食香美，消化较易，肩臂筋脉仍作强痛，偶有口渴，背热较甚，总缘气血未充，不任劳累所致。今议用照原方加减一贴调理。

党参三钱　于术二钱，炒　茯苓三钱　女贞子三钱　归身二钱，土炒　干地黄三钱　白芍一钱五分，炒　炙香附一钱五分　桑寄生三钱　麦冬一钱五分　醋柴胡六分　炙甘草八分

引用甘菊花一钱五分

二月二十八日，(内)广大人带进薛福辰、汪守正、庄守和、李德昌请得慈禧皇太后脉息左寸关略软，余部静而有神，眠食均好，晚膳后消化稍慢，左胁偶有气串，肩臂筋脉夜间强痛，牵动酸沉，背热未减。今议用益气养阴汤一贴调理。

党参三钱　于术二钱，炒　茯苓三钱　女贞子三钱　归身二钱，土炒　干地黄三钱　白芍一钱五分，炒　杜仲二钱，炒　桑寄生三钱　甘菊花一钱五分　醋柴胡四分　炙甘草八分

引用丝瓜络二钱

二月二十九日，志大人带进薛福辰、汪守正、庄守和、李德昌请得慈禧皇太后脉息左部缓弱，右关见弦。夜间少寐，胸满倒饱，中脘微嘈，头晕耳鸣，肩臂筋脉强痛，腿膝酸沉，有时口渴，背热如旧，总缘脾胃。气血未充，稍加水饮所致。今议用照原方加减一贴调理。

党参三钱　于术二钱，炒　茯苓三钱　制半夏二钱　归身二钱，土炒　白芍一钱五分，炒　醋柴胡六分　甘菊花一钱五分　谷芽三钱，炒　桑寄生三钱　砂仁七分　甘草八分

引用橘络一钱

二月三十日，师大人带进薛福辰、汪守正、庄守和、李德昌、佟文斌请得慈禧皇太后脉息左寸尚弱，右关稍弦，余部平和。昨寝寐安好，谷食较香，晚膳后消化尚慢，筋脉疼痛略轻，仍觉屈伸欠利，咽嗌作干，有时头晕，大便带溏，总缘荣阴不足，血不萦筋所致。今议用照原方加减一贴调理。

党参三钱　于术二钱，炒　茯苓三钱　麦冬一钱五分　归身二钱，土炒　白芍一钱五分，炒　干地黄三钱　甘菊花一钱五分　谷芽三钱，炒　枸杞子一钱五分　醋柴胡六分　砂仁七分

引用橘络一钱

三月初四日，(内)广大人带进薛福辰、汪守正、庄守和、佟文斌、李德昌请慈禧皇太后脉息左寸关略软，余部平和。前两夜寝寐欠实，昨得安睡，谷食颇香，膳后偶有嘈杂，肩背作痛，睡后筋脉发强，腰髋酸痛，背热如旧，大便调匀，仍宜荣卫并补，以资调变。今议用益气养阴汤一贴调理。

党参三钱　于术二钱，炒，炒　茯苓三钱　丹参一钱五分　归身二钱，土炒　白芍一钱五分　干地黄三钱　杜仲二钱，炒　炙香附一钱五分　枸杞子二钱　砂仁七分　炙甘草八分

引用橘络一钱

三月初五日，俊大人带进薛福辰、汪守正、庄守和、李德昌请得慈禧皇太后脉息左寸缓弱，关部微弦。夜寐安适，腰痛渐轻，惟膳后消化仍慢，偶作嘈杂，肩臂筋脉屈伸强痛，腿膝酸沉，背热未减，大便调匀。今议用照原方加减一贴调理。

党参三钱　于术二钱，炒　茯苓三钱　丹参二钱　归身二钱，土炒　干地黄三钱　白芍一钱五分，炒　杜仲二钱，炒　醋柴胡六分　炙香附一钱五分　砂仁七分　炙甘草八分

引用荷叶一钱五分

三月初六日，志大人带进薛福辰、汪守正、庄守和、李德昌请得慈禧皇太后脉息左寸缓软，关部稍大。昨夜寐未能安适，筋脉强痛，髋膝发空，头晕频频，胸脘嘈满，眼泡沉涩，背热未减，总缘血分久亏，又值天时骤燥，远宜滋养营阴，而扶元气。今议用照原方加减一贴调理。

党参三钱　于术二钱，炒　茯苓三钱　女贞子三钱　归身二钱，土炒　白芍一钱五分，炒　甘菊花一钱五分　干地黄三钱　杜仲二钱，炒　桑寄生三钱　醋柴胡六分　生甘草八分

引用橘络一钱

三月初十日，师大人带进薛福辰、汪守正、庄守和、李德昌请得慈禧皇太后脉息左寸关五至，微有大象，余部调匀。夜寐安适，谷食少而欠香，膳后仍有嘈杂，数日来时时头晕，肩臂筋脉强痛，背热未减，两臂脉络中以作热，大便隔一日一次尚调，总由营分久亏，一时骤难充复。今议用扶元益阴汤一贴调理。

党参三钱　生于术二钱　茯苓三钱　女贞子三钱　归身二钱，土炒　白芍一钱五分，炒　甘菊花一钱五分　干地黄三钱　麦冬一钱五分，去心　醋柴胡四分　谷芽三钱，炒　生甘草八分

引用橘络一钱

三月十一日，(内)广大人带进薛福辰、汪守正、庄守和、李德昌请得慈禧皇太后脉息左寸仍弱，两关微弦，余部均平。夜寐安适，昨膳后嘈杂略减，消化仍慢，头目眩晕，有时作疼，肩臂筋脉酸沉强痛，背热如旧，大便调匀。今议用照原方加减一贴调理。

沙参三钱　生于术二钱　茯苓三钱　女贞子三钱　归身二钱，土炒　干地黄三钱　川芎八分　白芍一钱五分，炒　甘菊花一钱五分　桑寄生三钱　桔梗一钱　炙甘草八分

引用橘络一钱

三月十二日，志大人带进薛福辰、汪守正、庄守和、李德昌、佟文斌请得慈禧皇太后脉息左寸仍软，右关稍大，余部平平。昨夜寐欠实，由于筋脉强痛，运动久灵，谷食不香，消化仍慢，头目眩晕，背热未减。今议用扶脾养阴汤一贴调理。

党参三钱　生于术二钱　茯神三钱　女贞子三钱　归身二钱，土炒　沙苑蒺藜三钱，炒　白芍一钱五分，炒　甘菊花一钱五分　制半夏二钱　桑寄生三钱　陈皮七分　炙甘草八分

引用丝瓜络一钱五分

三月十六日，师大人带进薛福辰、汪守正、庄守和、李德昌请得慈禧皇太后脉息左寸稍软，余部平和。昨夜寐欠实，谷食仍少而欠香，膳后微有嘈杂，头晕略轻，肩臂脉络疼痛，屈则筋纵，伸则作空，背热未减，大便微溏，总由气血不充，不时未能充复。今议用益阴通络汤一贴调理。

党参三钱　生于术二钱　茯神三钱　女贞子三钱　归身二钱，土炒　生白芍一钱五分　甘菊花一钱五分　麦冬一钱五分，去心　沙苑蒺藜三钱，炒　丝瓜络一钱　橘络一钱　炙甘草八分

引用嫩桑枝三钱

三月十七日，俊大人带进薛福辰、汪守正、庄守和、李德昌请得慈禧皇太后脉息左寸仍弱，余部均缓。夜寐不实，肩臂空酸作痛，按摩稍觉轻减，谷食欠香，膳后中脘嘈杂，腿膝酸沉，背热如旧，大便未行，总缘心脾气血不充，营卫未能冲和所致。今议用照原方加减一贴调理。

党参三钱　生于术二钱　茯神三钱　女贞子三钱　归身二钱，土炒　白芍一钱五分，炒　炙甘草八分　炙半夏二钱　沙苑蒺藜三钱　杜仲三钱，炒　橘络一钱　砂仁七分，研

引用嫩桑枝三钱

三月十八日，(内)广大人带进薛福辰、汪守正、庄守和、李德昌、佟文斌请得慈禧皇太后脉息右关微弦，余部平平。昨早膳稍觉香甜，晚膳尚有倒饱，胸脘微作膨闷，肩臂筋脉屈伸作痛，夜寐欠实，每遇劳累则背热较甚，总缘气血不足，营卫欠和所致。今议用照原方加减一贴调理。

党参三钱　生于术二钱　茯神三钱　女贞子三钱　归身二钱，土炒　生白芍一钱五分　丹皮一钱五分　丝瓜络一钱　橘络一钱　沙苑蒺藜三钱，炒　醋柴胡六分　生甘草八分

引用嫩桑枝二钱

三月二十二日，志大人带进薛福辰、汪守正、庄守和、李德昌请得慈禧皇太后脉息右寸微大而滑，余部平平。夜寐不甚沉实，谷食渐香，而消化尚慢，肩臂筋脉强痛，屈伸不利，喉间痰黏，有时头晕，背热如旧，大便调匀。今议用养荣通脉汤一贴调理。

党参三钱　于术二钱，炒　茯神三钱　炒丹参二钱　归身二钱，土炒　白芍一钱五分，炒　桔梗一钱　丝瓜络一钱　橘络一钱　醋柴胡四分　干地黄三钱　炙甘草八分

引用嫩桑枝三钱

三月二十三日，师大人带进薛福辰、汪守正、庄守和、李德昌请得慈禧皇太后脉息左寸缓软，右关见滑，余部平平。夜寐不实，咽嗌微干，肩臂筋脉屈伸强痛，腿膝空酸，谷食味香，消化仍慢，偶作嘈杂，背热如旧。今议用补气养荣汤一贴调理。

党参三钱　于术二钱，炒　茯神三钱　柏子仁二钱，去油　归身二钱，土炒　白芍一钱五分，炒　醋柴胡六分　干地黄三钱　桔梗一钱　麦冬去心三钱　橘络一钱　炙甘草八分

引用嫩桑枝三钱

三月二十四日，俊大人带进薛福辰、汪守正、庄守和、李德昌、佟文斌请得慈禧皇太

后脉息左寸关虚软，余部平平。昨夜寐稍好，谷食渐佳，晚膳消化尚慢，仍有倒饱，咽嗌作干，每遇劳累则筋脉强痛较甚，背(热)未平。今议用照原方加减一贴调理。

党参三钱　于术二钱，炒　茯神三钱　女贞子三钱　归身二钱，土炒　生白芍一钱五分　醋柴胡六分　干地黄三钱　桔梗一钱　麦冬三钱　橘络一钱　生甘草八分

引用宣木瓜一钱五分

三月二十八日，志大人带进薛福辰、汪守正、庄守和、李德昌请得慈禧皇太后脉息右寸微紧，余部小数。夜寐不实，谷食尚好，而消化仍慢，偶有外感，鼻塞声重，咽喉微痛似肿，痰多头痛，咳嗽不爽，两肩筋脉疼痛，背热较甚，大便半溏，由于内热感寒，肺气不宣所致。今议用照原方加减一贴调理。

沙参三钱　玉竹三钱　元参一钱五分　葛根一钱　茯苓三钱　橘红一钱　苦桔梗一钱五分　南薄荷五分　荆芥穗一钱　生甘草七分　桑叶八分

引用生姜三片

三月二十九日，师大人带进薛福辰、汪守正、庄守和、李德昌请慈禧皇太后脉息左寸关滑，余部微数。头疼咽痛稍轻，夜寐不实，咳嗽伤风，鼻塞声重，咯痰不爽，胸膈隐痛，周身骨筋酸疼，肩臂筋强，背热较甚，由于肺经风邪未解，营卫不和所致。今议用照原方加减一贴调理。

苏梗一钱　葛根一钱五分　玉竹三钱　元参一钱五分　荆芥一钱五分　苦桔梗二钱　杏仁一钱五分，研　橘红一钱　川贝母一钱五分，研　茯苓三钱　甘草七分

引用桑叶八分

四月初二日，俊大人带进薛福辰、汪守正、庄守和、李德昌、佟文斌请得慈禧皇太后脉息两关浮数兼滑。昨服药后外邪渐解，里热未清，夜寐不实，饮食消化尚迟，鼻塞声重，嗽痰不爽，胸膈引痛。肌肤作热。背热臂痛较甚，仍宜清解宣理肺气。今议用照原方加减一贴调理。

防风一钱五分　葛根一钱五分　苏梗叶一钱五分　杏仁三钱　前胡一钱五分　酒芩一钱五分　苦桔梗一钱五分　次生地四钱　川贝二钱　丹皮二钱　橘红一钱　生甘草八分

引用甘菊花二钱

四月初三日，志大人带进薛福辰、汪守正、庄守和、李德昌、佟文斌请得慈禧皇太后脉息左寸关微数兼滑，左寸关微滑。昨寝寐尚好，饮食不香，消化亦慢，早晨咳吐黄痰，午后咳嗽不爽，头疼作晕，咽腭口干，手心发热未退，咳时胸腹引痛，两臂夜间强痛较甚，背热如旧，大便调匀。今议用原方加减一贴调理。

防风一钱　葛根一钱五分　杏仁三钱，研　元参二钱　前胡一钱五分　酒芩一钱五分　苦桔梗一钱五分　次生地四钱　川贝二钱，去心　丹皮一钱五分　橘红八分　生甘草八分

引用甘菊花二钱　芦根五把

四月初四日，师大人带进薛福辰、汪守正、庄守和、李德昌、佟文斌请得慈禧皇太后脉息右寸关滑稍数，左关微弦。表感风温渐解，肺气郁热未清，肝旺阴虚，脾元未壮，以致咳嗽头晕，鼻塞声重，耳鸣目热，顿嗽胸腹串疼，午后肌肤手心作热，肩痛背热未减。今议用清解理肺饮一贴调理。

葛根一钱五分　前胡一钱五分　桔梗二钱　杏仁二钱，研　浙贝二钱，去心　酒芩一钱五分　元参三钱　枳壳一钱，炒　生地三钱　骨皮二钱　青蒿一钱五分　甘草八分

引用薄荷八分

四月初五日，俊大人带进薛福辰、汪守正、庄守和、李德昌请得慈禧皇太后脉息寸关稍数，左部渐平。表邪乍解，肺经余热未清，有时顿嗽，头目眩晕，大便带溏，而肩臂筋脉渐见舒展，饮食早晚均用半膳，还宜理肺清解以资调变。今议用照原方加减一贴调理。

前胡一钱五分　桔梗二钱　杏仁三钱　浙贝二钱　酒芩一钱五分　元参三钱　陈皮一钱　生地三钱　地骨皮三钱　青蒿一钱五分　甘菊花一钱五分　生甘草八分

引用桑叶一钱五分

四月初六日，师大人带进薛福辰、汪守正、庄守和、李德昌、佟文斌请得慈禧皇太后脉息右寸关数而有力，左部尚静。感邪化热未解而里未清，鼻塞稠涕，脑闷耳鸣，日晡稍重，夜寐不实，嗽时声重，胸腹引痛，背热较甚，惟肩臂筋脉稍觉舒展，仍宜清肺解热。今议用照原方加减一贴调理。

苦桔梗三钱　桑白皮一钱五分，蜜炙　竹茹一钱五分　黄芩一钱五分　元参三钱　浙贝二钱，去心　次生地三钱　青蒿一钱五分　甘菊花一钱五分　苍耳子一钱五分　枳壳一钱　生甘草八分

引用薄荷七分

四月初七日，俊大人带进薛福辰、汪守正、庄守和、李德昌请得慈禧皇太后脉息左部缓弱，右寸关滑。上焦风热不清，肺经郁滞未能宣畅，以致头疼胀闷，耳鸣鼻塞，口颊津咸，嗽痰不爽，胸满引痛，背热较增，肩臂筋脉仍觉强痛。今议用清上理肺饮一贴调理。

甘菊花一钱五分　桑白皮一钱五分，蜜炙　酒芩一钱五分　元参三钱　次生地三钱　地骨皮二钱　橘红一钱　桔梗二钱　苍耳子二钱，研　浙贝二钱，去心　金沸草三钱，绢包　生甘草八分

引用薄荷七分

四月初八日，师大人带进薛福辰、汪守正、庄守和、李德昌请得慈禧皇太后脉息右寸关尚见滑数，余部渐平。肺经郁热渐见清畅，头疼较轻，鼻气尚未通利，涕色稠黄，肩臂筋脉仍有强痛，大便尚调，背热如昨。今议用照原方加减一贴调理。

桑白皮一钱五分　黄芩一钱五分　元参三钱　次生地三钱　地骨皮三钱　橘红一钱　白前一钱五分　苍耳子二钱　浙贝二钱　金沸草三钱，绢包　甘菊花一钱五分　生甘草八分

引用芦根五把

四月初九日，(内)广大人带进薛福辰、汪守正、庄守和、李德昌请得慈禧皇太后脉息右寸关稍大微滑，左关亦稍大。内热未清，鼻塞涕稠，有时干呛，昨午后头脑发闷较甚，夜间咽干，寝寐不实，肩臂筋脉仍痛，背热如旧，大便尚调，总缘余热不净，津液不生所致。今议用照原方加减一贴调理。

甘菊花二钱　桑白皮一钱，蜜炙　元参三钱　茯苓三钱　次生地三钱　丹皮一钱五分　麦冬一钱　橘红一钱　苍耳子三钱　金沸草三钱，绢包　白前一钱五分　生甘草八分

引用苦桔梗二钱

四月十二日，师大人带进薛福辰、汪守正、庄守和、李德昌请得慈禧皇太后脉息左寸关缓，右寸关滑。症势渐轻，惟头晕鼻塞，咽干耳鸣，咳嗽作呛，时或痰粘，手心作热，肩臂筋脉仍痛，背热未减。今议用照原方加减一贴调理。

甘菊花二钱　桑叶一钱五分　元参三钱　麦冬三钱，去心　茯苓三钱，研　橘红一钱　次生地三钱　丹皮二钱　苍耳子三钱，研　苦桔梗二钱　浙贝三钱　生甘草八分

引用金沸草二钱，绢包煎

四月十三日，(内)广大人带进薛福辰、汪守正、庄守和、李德昌请得慈禧皇太后脉息右关稍平，仍带微滑，左寸关仍缓弱。昨夜寐不实，咳嗽频频，有时咽干作呛，背热稍甚

即觉心气不舒，肩臂筋脉作痛，大便未行，总须滋营清热以资调理。今议用照原方加减一贴。

甘菊花一钱五分 桑叶一钱五分 元参三钱 麦冬三钱 茯神三钱 橘红一钱 次生地四钱 丹皮三钱 苦桔梗一钱五分 黑山栀一钱 浙贝二钱 生甘草八分

引用金沸草二钱，绢包

四月十四日，师大人带进薛福辰、汪守正、庄守和、李德昌、佟文斌请得慈禧皇太后脉息右关重按尚滑，余部渐平。夜寐不甚沉实，咳嗽稍松，鼻气未全通利，耳鸣头晕渐轻，肩臂筋脉酸沉掣痛，饮食半膳，消化尚慢，背热较甚，大便带溏。今议用照原方加减一贴调理。

甘菊花二钱 元参一钱五分 麦冬去心三钱 白芍一钱，炒 茯神三钱，研 陈皮一钱 次生地四钱 丹皮二钱 苦桔梗一钱五分 金沸草三钱，绢包 浙贝二钱 生甘草八分

引用桑枝二钱，酒炒

四月十八日，志大人带进薛福辰、汪守正、庄守和、李德昌请得慈禧皇太后脉息右寸关滑，左部均缓。夜寐不实，两肩筋强疼痛，咳嗽头眩，鼻息不利，涕稠色黄，耳鸣口苦，食少欠香，消化仍慢，偶作嘈杂，嗽顿胸闷，背热较甚，时或串凉，总缘肝阴未足，肺欠清利，稍有复感未净所致。今议用和解清肺饮一贴调理。

甘菊花二钱 霜桑叶一钱五分 前胡一钱五分 苦桔梗二钱 酒芩一钱五分 金沸草三钱，绢包 浙贝二钱 茯神三钱 丹皮二钱 次生地三钱 谷芽三钱，炒 甘草八分

引用橘络一钱五分

四月十九日，俊大人带进薛福辰、汪守正、庄守和、李德昌请得慈禧皇太后脉息左部缓弱，余部尚平。夜寐尚欠沉实，肩臂筋脉强痛，胸脘空嘈，有时头眩，每遇劳累则背较甚，谷食欠香，消化仍慢，大便带溏，今议用益气滋营汤一贴调理。

沙参三钱 茯神三钱 于术二钱，炒 归身二钱，土炒 生白芍五钱 干地黄三钱，砂仁拌 甘菊花一钱五分 丹皮二钱 酒芩钱 柏子仁三钱 女贞子二钱 炙甘草八分

引用橘络一钱

四月二十日，(内)广大人带进薛福辰、汪守正、庄守和、李德昌、佟文斌请得慈禧皇太后脉息右关重按稍大，左寸仍弱，余部和平。寝寐不甚沉实，每关肩臂筋络掣痛而醒，夜间咳嗽痰稀，早晚仍用半膳，消化尚慢，下午口渴，有时头晕，背热如旧。今议用照原方加减一贴调理。

沙参三钱 生于术二钱 茯神三钱，研 归身二钱，土炒 款冬花二钱 生白芍一钱五分 干地黄三钱 麦冬三钱，去心 甘菊花一钱五分 丹皮一钱五分 柏子仁二钱，去油 炙甘草八分

引用橘络一钱五分

四月二十四日，师大人带进薛福辰、汪守正、庄守和、李德昌请得慈禧皇太后脉息左寸缓弱，右关稍滑，余部和平。咳嗽鼻塞均减，肺经余热见轻，惟心脾气血仍弱，营卫尚欠冲和，以致饮食不香，消化尚慢，日晡身倦，肩臂筋脉强痛，背热未减，大便带溏。今议用益气养□汤一贴调理。

党参三钱 于术二钱，炒 茯苓三钱，研 陈皮□钱 归身三钱，土炒 白芍一钱五分，炒 干地黄三钱 丹皮一钱五分 谷芽三钱，炒 砂仁六分，研 薏苡仁三钱，炒 炙甘草八分

引用嫩桑枝三钱

四月二十五日，志大人带进薛福辰、汪守正、庄守和、李德昌请得慈禧皇太后脉息右

关稍弦而大，余部平平。昨夜寐尚为沉实，惟谷食欠香，消化仍慢，肩臂络脉强痛，头晕耳鸣，有时身倦，背热未减，总缘营气欠和，真元未复所致。今议用照原方加减一贴调理。

党参三钱　于术二钱，炒　茯苓三钱　炙半夏二钱　归身二钱，土炒　白芍一钱五分，炒　干地黄三钱　丹皮一钱五分　陈皮八分　桑寄生三钱　谷芽三钱，炒　枸杞子一钱五分

引用甘菊花二钱

四月二十六日，俊大人带进薛福辰、汪守正、庄守和、李德昌请得慈禧皇太后脉息右关微滑，余部平和。夜寐不甚沉实，饮食无多，亦不香甜，肩臂筋络掣痛，下午渐甚，夜间每因臂痛而醒，背热如旧，喉间时有痰黏。今议用照原方加减一贴调理。

党参三钱　于术二钱，炒　茯苓三钱　制半夏二钱　归身三钱，土炒　白芍一钱五分，炒　干地黄三钱　麦冬二钱，去心　桑寄生三钱　谷芽三钱，炒　甘菊花二钱　炙甘草八分

引用荷叶一钱五分

五月初二日，(内)广大人带进薛福辰、汪守正、庄守和、李德昌请得慈禧皇太后脉息右关见滑，左寸缓弱，余部和平。夜间少寐，由于肩臂强疼，屈神筋脉不和，谷食欠香，湿不易化，腹中发澥，有时口干作渴，背热如旧，总缘心脾尚弱，气血未充所致。今议用补益资生饮一贴调理。

党参三钱　于术二钱，炒　茯神三钱　麦冬二钱，去心　归身三钱，土炒　白芍一钱五分，炒　干地黄三钱　女贞子三钱　陈皮一钱　谷芽三钱，炒　桑寄生三钱　炙甘草八分

引用砂仁七分，研

五月初三日，志大人带进薛福辰、汪守正、庄守和、李德昌请得慈禧皇太后脉息两关稍大，左寸缓软，余部平和。夜尚欠沉实，筋脉骨节空疼，屈伸仍未舒展，谷食欠香，午后口干作渴，背热如旧，有时串及两胁，大便未行，还宜滋荣补气，以资调变。今议用照原方加减一贴调理。

党参三钱　于术二钱，炒　朱茯神三钱　麦冬三钱　归身三钱，土炒　生白芍一钱五分　干地黄三钱　女贞子三钱　制香附一钱五分　醋柴胡八分　丹皮二钱　桑寄生三钱

引用砂仁七分

五月初四日，师大人带进薛福辰、汪守正、庄守和、李德昌、佟文斌请得慈禧皇太后脉息左寸尚弱，右关稍滑，余部和平。夜寐不实，由于肩臂筋脉疼痛，伸则发强，曲则骨节木重，谷食无多，背热如旧，大便带溏，总缘气血未充，肝阴不足所致。今议用照原方加减一贴调理。

党参三钱　于术三钱，炒　茯神三钱　麦冬三钱，去心　归身三钱，土炒　生白芍一钱五分　干地黄三钱　女贞子七钱　醋柴胡七分　桑寄生三钱　甘菊花一钱五分　丹皮一钱五分

引用荷叶二钱

五月初八日，俊大人带进薛福辰、汪守正、庄守和、李德昌请得慈禧皇太后脉息左部缓弱，右关见弦。夜寐稍甚，两臂筋脉屈伸微觉舒展，疼痛未减，谷食不香，消化仍慢，中脘有时嘈杂，背热如旧，大便带溏，总缘脾元尚弱，肝阴不足，气血未充所致。今议用益气健脾汤一贴调理。

党参三钱　于术二钱，炒　茯神三钱　白芍一钱五分，炒　归身三钱，土炒　干地黄三钱　醋柴胡八分　女贞子三钱　谷芽三钱，炒　砂仁七分　橘皮一钱　炙甘草八分

引用荷叶一钱五分

五月初九日，(内)广大人带进薛福辰、汪守正、庄守和、李德昌请得慈禧皇太后脉息

左寸缓软，右关稍平。夜寐渐安，肩臂筋脉强疼微觉轻减，早晚仍用半膳，消化略快，惟偶啜未饮，每觉积水难消，中脘有时嘈杂，今晨大便带溏，背热如旧。今议用照原方加减一贴调理。

党参三钱　于术二钱，炒　茯苓三钱　生白芍一钱五分　归身三钱，土炒　制半夏三钱　醋柴胡八分　女贞子三钱　谷芽三钱，炒　砂仁七分　陈皮一钱　炙甘草八分

引用伏龙肝三钱

五月初十日，志大人带进薛福辰、汪守正、庄守和、李德昌、佟文斌请得慈禧皇太后脉息右关微滑，余部平。夜寐安适，饮食不甚香甜，晚膳后消化尚慢，偶作嘈杂，谷食稍多即觉闷满，似欲作呕，近数日肩臂筋强稍轻，夜间尚有疼痛，背热如旧，大便未行。今议用照原方加减一贴调理。

党参三钱　于术二钱，炒　茯苓三钱　白芍一钱五分　归身三钱，土炒　竹茹一钱　桑寄生三钱　醋柴胡六分　干地黄三钱　谷芽三钱，炒　橘皮一钱　炙甘草八分

引用伏龙肝三钱

五月十六日，师大人带进薛福辰、汪守正、庄守和、李德昌请得慈禧皇太后脉息左寸缓弱，右寸关弦滑。前因感受风凉，服和解之方，表感已解头眩身热见减，惟肺气不清，饮热未净，心脾尚弱，以致夜寐欠实，晚间咽干咳嗽，早晨头晕，谷食不香，消化仍慢，胸脘嘈杂，肩臂筋骨屈伸强痛，背热未减。今议用理肺健脾汤一贴调理。

党参三钱　于术二钱，炒　茯苓三钱　陈皮一钱　归身二钱，土炒　麦冬三钱，去心　桔梗三钱　谷芽三钱，炒　砂仁七分，研　浙贝二钱　甘菊花二钱　益元散三钱，煎

引用桑枝三钱

五月十七日，俊大人带进薛福辰、汪守正、庄守和、李德昌请得慈禧皇太后脉息左寸仍弱，右关稍滑，余部平和。连日夜寐不实晚间口渴，胸脘嘈杂微减，谷食不多，消化略易，肩臂络脉稍舒，而头晕耳鸣背热如昨，总缘心脾尚弱，荣血未充所致。今议用照(原)方加减一贴调理。

党参三钱　于术二钱，炒　茯神三钱　归身二钱，土炒　白芍一钱五分　醋柴胡七分　桑寄生三钱　干地黄三钱　甘菊花二钱　陈皮一钱　麦冬三钱　砂仁七分

引用益元散三钱

五月十八日，(内)广大人带进薛福辰、汪守正、庄守和、李德昌、佟文斌请得慈禧皇太后脉息左寸缓弱，右关微滑，余部和平。昨仍未得安寐，夜间头疼耳鸣，肩臂筋络骨节俱痛，早晚均用半膳，有时干呃无痰，背热如旧，大便尚调。今议用照原方加减一贴调理。

党参三钱　于术二钱，炒　茯神三钱　归身三钱　白芍一钱五分　醋柴胡六分　干地黄三钱　桑寄生三钱　麦冬三钱，去心　甘菊花三钱　苦桔梗一钱　砂仁七分

引用益元散三钱

五月二十二日，师大人带进薛福辰、汪守正、庄守和、李德昌请得慈禧皇太后脉息左寸关缓软，右关重按微滑。心脾尚弱，气血生复太缓，肝阴不足，以致夜寐不实，耳鸣头晕，肩臂筋脉屈伸强痛，谷食欠香，消化稍易，背热如旧，呛咳嘈杂俱渐轻减，大便调匀。今议用养心健脾汤一贴调理。

党参三钱　于术二钱，炒　茯神三钱　柏子仁三钱，炒去油　归身三钱，土炒　白芍一钱五分　醋柴胡七分　干地黄三钱　薏苡仁三钱，炒　陈皮一钱　砂仁七分，研　炙甘草八分

引用桑枝三钱

五月二十三日，俊大人带进薛福辰、汪守正、庄守和、李德昌请得慈禧皇太后脉息两关稍觉弦大。昨夜寐欠实，肩臂筋脉强痛，今晨心内发空，兼有嘈杂，晚膳消化较慢，腹中作澥，耳鸣头晕，遇有劳累则背热早作，髀膝疲乏，大便一次带溏。总缘气血不充，真元未能全复所致。今议用照原方加减一贴调理。

党参三钱　于术二钱，炒　茯神三钱　柏子仁三钱，去油　归身二钱　白芍一钱五分　醋柴胡七分　干地黄三钱　甘菊花二钱　桑寄生三钱　沙仁七分　焦谷芽三钱

引用益元散三钱

五月二十四日，志大人带进薛福辰、汪守正、庄守和、李德昌、佟文斌请得慈禧皇太后脉息左寸关缓弱，右关稍大，余部和平。昨因早起劳累，心内发空，午后左臂强痛更甚，背热亦增，顷夜间得寐，今晨耳鸣头晕，均觉稍减，膳后消化略快。总缘气血久亏，一时未能充复，自以静养为宜。今议用照原方加减一贴调理。

党参三钱　于术二钱，炒　茯神三钱　柏子仁三钱，去油　归身三钱，土炒　白芍一钱五分，炒　干地黄三钱　甘菊花二钱　桑寄生三钱　谷芽三钱，炒　麦冬三钱，去心　炙甘草八分

引用荷叶一钱五分

五月二十七日，师大人带进薛福辰、汪守正、庄守和、李德昌请得慈禧皇太后脉息左部缓软，右关微滑，沉取力弱。原系心肝血液不足，脾元未壮，夹以阴雨寒湿之气，经络气血郁滞，以致两肩牵引脊膂筋脉强痛，夜不得寐，心空懊憹，头晕身软，食少不香，背串凉热，大便带溏。今议用育神健脾汤加减一贴调理。

党参四钱　于术二钱，炒　朱茯神三钱　炙半夏三钱　白芍一钱五分，炒　益智子二钱，炒　片姜黄二钱　薏苡仁三钱，炒　扁豆三钱，炒　砂仁六分，研　柴胡一钱　海桐皮三钱

引用桑寄生三钱

五月二十八日，俊大人带进薛福辰、汪守正、庄守和、李德昌请得慈禧皇太后脉息左寸关缓软，右关微滑。近因经络郁滞，以致肩背臂膊牵引两肋作痛，夜不得寐，午后神倦，饮食不多，背热如旧，阴雨后湿气未清，腹中作澥，大便一次带溏。今议用照原方加减一贴调理。

党参三钱　于术二钱，炒　朱茯神三钱　炙半夏三钱　白芍一钱五分，炒　益智子二钱　清风藤三钱　谷芽三钱，炒　砂仁七分　抚芎一钱　金毛狗脊一钱五分，去毛炒　海桐皮三钱

引用桑寄生三钱

二十九日，志大人带进薛福辰、汪守正、庄守和、李德昌、佟文斌请得慈禧皇太后脉息左寸关虚软，右寸关不和。夜寐不实，肩臂筋脉疼痛，较前两夜略松，少思饮食，今晨咽干似有微减，午后头晕，昨大便二次带溏，便后神倦，腹中作澥，总缘气血不充，雨后阴湿未化所致。今议用照原方加减一贴调理。

党参三钱　于术二钱，炒　朱茯神三钱　藿梗一钱五分　归身三钱，土炒　益智仁二钱，炒　白芍一钱五分，炒　桑寄生三钱　砂仁七分　抚芎一钱　清风藤二钱　海桐皮三钱

引用炒心土四钱

六月初二日，师大人带进薛福辰、汪守正、庄守和、李德昌请得慈禧皇太后脉息左部缓软，右关见滑。夜间少寐，两肩筋脉强痛，肢体软倦，有时头晕，食少不香，消化仍慢，膳后似觉恶心，脐腹隐隐微痛，背热(如)旧，昨酉刻大便带溏。总缘心气久弱，脾胃虚软所致。今议用养心建脾汤一贴调理。

党参三钱　于术二钱，炒　茯神三钱　益智子二钱　归身二钱，土炒　白芍一钱五分，炒　扁豆三钱，炒

薏苡仁三钱，炒　谷芽三钱，炒　煨木香七分　砂仁七分　炙甘草八分

引用桑寄生三钱

六月初三日，俊大人带进薛福辰、汪守正、庄守和、李德昌请得慈禧皇太后脉息左寸关微弦，右关滑大，肩臂络脉强痛，夜不成寐，心内发空，食少不易消化，遇有劳累则背热早作，肢体软倦，有时头晕，牙龈酸软，大便一次带溏。今议用照原方加减一贴调理。

党参三钱　于术二钱，炒　茯神三钱　制半夏三钱　归身二钱，土炒　白芍一钱五分，炒　甘菊花一钱五分　金毛狗脊二钱　谷芽三钱，炒　桑寄生三钱　砂仁六分　炙甘草八分

引用五加皮一钱五分

六月初四日，志大人带进薛福辰、汪守正、庄守和、李德昌、佟文斌请得慈禧皇太后脉息左寸缓弱，右关重按微滑，余部平平。昨夜寐稍好，尚欠沉实，总由肩臂筋络强痛而醒，晚间头晕，食少不香，时有嘈杂，背热如旧，肢体酸软，语言气怯，大便一次带溏。今议用照原方加减一贴调理。

党参四钱　于术三钱，炒　茯神三钱　金毛狗脊三钱，炒　归身三钱，土炒　白芍一钱五分，炒　甘菊花二钱　桑寄生三钱　谷芽三钱，炒　五加皮二钱　炙半夏三钱　炙甘草八分

引用灶心土四分

六月初五日，师大人带进薛福辰、汪守正、庄守和、李德昌、佟文斌请得慈禧皇太后脉息左部缓弱，右关微滑。心气不足，脾元虚弱，经络荣卫未和，以致夜寐不实，肩臂筋脉强痛而醒，午后头晕，肢体倦软，语言气怯，食少不香，有时嘈闷，腹中串澥，今早大便一次，多而带溏，背热仍然。今议用养心理脾汤一贴调理。

党参三钱　于术二钱　茯神三钱　莲肉三钱　白芍一钱五分，炒　醋柴胡六分　薏苡仁三钱，炒　砂仁六分　甘菊花二钱　谷芽三钱，炒　五加皮二钱　炙甘草八分

引用桑寄生三钱

六月初六日，俊大人带进薛福辰、汪守正、庄守和、李德昌请得慈禧皇太后脉息左部缓软，右关仍带滑象。经络营卫未和，以致肩臂脉络不舒，背筋强痛，时有头晕，肢倦气怯，昨酉刻大便一次仍溏，背热未减，总缘心脾尚弱，雨后阴湿未化所致。今议用理脾化湿汤一贴调理。

人参一钱五分　于术二钱，炒　茯神三钱　茅术一钱五分，炒　陈皮一钱五分　甘菊花二钱　金毛狗脊二钱，炒　桑寄生三钱　白芍一钱五分，炒　醋柴胡七分　归身二钱，土炒　女贞子二钱

引用薏苡仁二钱

六月初七日，志大人带进薛福辰、汪守正、庄守和、李德昌、佟文斌请得慈禧皇太后脉息左部缓软，右关仍滑。肩臂筋络强痛，牵及项背筋痛，以致夜寐不实，食少难化，时有嘈杂。神倦语怯，头晕，腹中作澥，背热如旧，大便未行。今议用照原方加减一贴。

人参一钱五分　于术二钱，炒　茯神三钱　茅术一钱五分，炒　陈皮七分　甘菊花一钱五分　金毛狗脊二钱，炒　桑寄生三钱　白芍一钱五分，炒　归身二钱，土炒　片子姜黄一钱五分　麦冬二钱，去心

引用五加皮二钱

六月十一日，师大人带进薛福辰、汪守正、庄守和、李德昌请得慈禧皇太后脉息左部缓弱，右关带滑。夜寐渐安，尚欠沉实，两肩强痛，稍觉松减，惟心气久亏，脾胃软弱，以致谷食不香，膳后倒饱，消化不快，有时头晕，神倦气怯，背热如旧，大便渐稠。今议用益气保元汤一贴。

人参一钱五分　于术二钱，炒　茯神三钱　茅术一钱五分，炒　归身二钱，土炒　白芍一钱五分，炒　丹参二钱

干地黄三钱　甘菊花一钱五分　金毛狗脊二钱，炒　片姜黄一钱五分　桑寄生三钱

引用砂仁七分

六月十二日，俊大人带进薛福辰、汪守正、庄守和、李德昌请得慈禧皇太后脉息左部缓弱，右关微弦。昨夜寐欠实，丑刻大便一次带溏，腹中微痛，肩臂强痛，昼轻夜甚，谷食消化尚慢，有时头晕，遇有劳累则神倦气怯，背热如昨。今议用照原方加减一贴调理。

人参一钱五分　于术二钱，炒　茯神三钱　制半夏三钱　归身二钱，土炒　白芍一钱五分，炒　枸杞子三钱　甘菊花一钱五分　金毛狗脊二钱，炒　橘络一钱五分　桑寄生二钱　砂仁七分

引用煨姜三片　红枣三枚

六月十三日，志大人带进薛福辰、汪守正、庄守和、李德昌、佟文斌请得慈禧皇太后脉息左部缓弱，右关微滑。昨夜寐稍好，尚欠实，饮食半膳，消化不快，有时头晕，倦于语言，精神欠旺，遇阴雨则背热，肩臂筋络仍痛，子刻大便一次微溏。总由气血未能充复，暑热伤气，又兼挟湿所致。今议用照原方加减一贴。

人参一钱五分　于术三钱，炒　茯神二钱　炙半夏三钱　归身二钱，土炒　白芍一钱五分，炒　枸杞子三钱　茅术一钱五分，炒　金毛狗脊二钱　橘络一钱五分　桑寄生三钱　炙甘草八分

引用煨姜三片　红枣三枚

六月十七日，(内)广大人带进薛福辰、汪守正、庄守和、李德昌请得慈禧皇太后脉息左部缓弱，右关见滑。夜寐不实，两臂筋脉强痛，腿膝筋亦欠舒，谷食稍好，消化不快，有头晕，精神倦怠，背串凉热未减，大便连日带溏，总缘心脾气血不足，筋脉失其荣养所致。今议用益气养荣汤一贴调理。

人参一钱五分　于术二钱，炒　茯神三钱　宣木瓜二钱　归身二钱，土炒　白芍一钱五分，炒　杜仲二钱，炒　枸杞子三钱　金毛狗脊二钱，炒　桑寄生三钱　炙甘草八分　海桐皮二钱

引用生姜三片　红枣三枚

六月十八日，师大人带进薛福辰、汪守正、庄守和、李德昌请得慈禧皇太后脉息左寸关缓软，右关微滑。四肢筋脉每睡即发强痛，以致寝寐不实，早晚仍用半膳，消化不快，有时头晕，间作呛嗽，午后精神倦怠，背热如昨，大便带溏。总缘血不荣筋，加以劳累所致。今议用照原方加减一贴调理。

人参一钱五分　于术二钱，炒　茯神三钱　炙半夏二钱　归身二钱，土炒　白芍一钱五分，炒　杜仲三钱，炒　苦桔梗一钱五分　枸杞子三钱　金毛狗脊二钱，炒　宣木瓜二钱　桑寄生三钱

引用砂仁七分

六月十九日，俊大人带进薛福辰、汪守正、庄守和、李德昌、佟文斌请得慈禧皇太后脉息左部缓弱，右关重按微滑。昨夜不能寐，肩臂筋脉强痛未减，饮食半膳，消化尚慢，时有头晕，每遇早起则背热早作，精神不旺，大便仍溏。今议用照原方加减一贴。

人参一钱五分　于术三钱，炒　茯神三钱　制半夏二钱　归身二钱，土炒　村仲三钱，炒　枸杞子三钱　金毛狗脊二钱，炒　桑寄生三钱　宣木瓜一钱五分　片姜黄一钱五分　炙甘草八分

引用生姜三片　红枣三枚

六月二十三日，志大人带进薛福辰、汪守正、李德昌、佟文斌请得慈禧皇太后脉息左寸缓软，两关稍带弦滑。夜寐不实，尚欠沉实，惟心脾未壮，气血不足，经络未和，尚有湿滞，肩臂强痛未减，食少消化不快，有时头晕，背热仍然，大便连日带溏。今议用补益健脾汤一贴。

人参一钱五分　于术三钱，炒　茯苓三钱　莲子肉三钱　归身二钱，土炒　金毛狗脊二钱　杜仲三钱，炒

桑寄生三钱　橘络一钱　片姜黄一钱五分　五加皮一钱五分　炙甘草八分

引用生姜三片　红枣肉三枚

六月二十四日，(内)广大人带薛福辰、汪守正、李德昌、佟文斌请得慈禧皇太后脉息左寸缓弱，两关微弦。昨夜不得睡，似有微感，肩臂筋骨掣痛，饮食均用半膳，消化仍慢，口干作渴，手心发热，头晕较甚，今早背串凉热，大便未行，而腹中作澥。总缘心脾未壮，湿滞未化，不任劳累所致。今议用照原方加减一贴调理。

党参三钱　生于术二钱　炙半夏二钱　茯苓三钱　归身二钱，土炒　藿梗一钱　金毛狗脊二钱　醋柴胡七分　桑寄生三钱　橘络一钱　谷芽三钱，炒　生甘草八分

引用生姜三片　红枣三枚

六月二十五日，师大人带进薛福辰、汪守正、李德昌、佟文斌请得慈禧皇太后脉息左部缓软，右关微滑。昨夜寐稍好，总因肩臂筋络疼痛，不能沉睡，按摩觉松，饮食半膳，消化尚慢，每遇劳累则食不香甜，精神较倦，鼻偶有黄涕，下午时作头晕，大便带溏，腹中作澥，气血未能充复，仍以静养为宜。今议用照原方加减一贴。

党参三钱　生于术二钱　制半夏二钱　茯苓三钱　归身三钱，土炒　金毛狗脊二钱　藿梗一钱　桔梗一钱　桑寄生三钱　杜仲三钱，炒　橘络一钱　炙甘草八分

引用生姜三片　红枣肉三枚

七月初二日，俊大人带进薛福辰、汪守正、李德昌、佟文斌请得慈禧皇太后脉息左寸缓软，右寸关微弦而滑。食少欠香，运化仍慢，夜寐不实，肩臂筋脉强痛，手指微麻，有时头沉眩晕，咽干有痰，申时呛嗽，腹中作澥，大便一次带溏，背串凉热，此由心脾气血未壮，经络仍欠舒展，时值秋令，阴雨潮湿，肺气不和所致。今议用补脾化湿汤一贴。

党参三钱　于术二钱，炒　茯苓三钱　茅术二钱，炒　归身二钱，土炒　藿梗一钱　桔梗二钱　橘络一钱　甘菊花一钱五分　砂仁八分，研　薏苡仁四钱，炒　甘草八分

引用生姜三片　红枣五个

七月初三日，广大人带进薛福辰、汪守正、李德昌、佟文斌请得慈禧皇太后脉息左寸尚软，右关微弦，昨因肩臂筋脉掣痛，夜寐不能安睡，饮食不多，运化较慢，咽干呛嗽，大便一次仍溏，腹中作澥，背串凉热，头晕神倦。总当补益肝脾兼化湿滞。今议用照原方加减一贴调理。

党参三钱　于术二钱，炒　茯苓三钱　茅术一钱五分，炒　归身二钱，土炒　煨木香八分　橘络一钱　醋柴胡六分　砂仁八分　桔梗一钱五分　薏苡仁四分，炒　炙甘草八分

引用生姜三片　红枣五枚

七月初四日，师大人带进薛福辰、汪守正、李德昌、佟文斌请得慈禧皇太后脉息左寸关缓弱，右关微滑。昨夜寐稍好，总因肩臂筋络强痛不能稳睡，有时发麻，午后咽干，微有呛嗽，饮食仍少，消化亦慢，头晕神倦，背热如旧，大便一次仍溏，现值雨后潮湿，自应健脾理湿。今议用仍照原方加减一贴调理。

党参三钱　于术二钱，炒　茯苓三钱　茅术二钱，炒　归身二钱，土炒　煨木香八分　橘络一钱　桔梗一钱　炒白芷一钱　砂仁八分　薏苡仁四分，炒　炙甘草八分

引用生姜三片　红枣五个

七月初八日，(内)广大人带进薛福辰、汪守正、李德昌、佟文斌请得慈禧皇太后脉息左寸缓软，右寸关微弦而滑。夜寐时睡时醒，因肩臂筋络强痛，不能稳睡，时觉发麻，午后神疲头晕，咽干偶有痰粘，饮食仍少，消化不快，背串凉热，大便仍溏。总由心脾气血

未壮，湿不易运，经络不和所致。今议用补益理脾汤一贴。

党参三钱　于术二钱，炒　茅术二钱，炒　茯苓三钱　归身二钱，土炒　煨木香八分　橘络一钱　桔梗一钱　薏苡仁四分，炒　甘菊花一钱五分　砂仁八分，研　炙甘草八分

引用生姜三片　红枣肉五个

七月初九日，俊大人带进薛福辰、汪守正、李德昌、佟文斌请得慈禧皇太后脉息左寸缓软，右关微弦。昨夜寐不能沉实，肩臂筋脉掣痛，较前晚稍甚，饮食不多，难于运化，午后神倦，时有头晕，咽干呛嗽，胸膈仍痛，大便仍溏，背串凉热。今议用照原方加减一贴调理。

党参三钱　于术二钱，炒　制半夏二钱　茯苓三钱　归身二钱，土炒　橘络一钱　煨木香八分　薏苡仁四分，炒　甘菊花一钱五分　桔梗一钱　砂仁七分　炙甘草八分

引用生姜三片　红枣五枚

七月初十日，师大人带进薛福辰、汪守正、李德昌、佟文斌请得慈禧皇太后脉息左寸缓弱，右关微滑，余部均平。昨夜寐尚安，肩臂筋络疼痛，白昼因展动较轻，夜间睡沉则强痛而醒，饮食仍少，膳后微有嘈杂，腹中作澥，午后有时头疼头晕，脖颈酸强，偶作干呛无痰，背热如旧，大便未行。今议用照原方加减一贴。

党参三钱　于术二钱，炒　制半夏二钱　归身二钱，土炒　茯苓三钱　桔梗一钱　白芍一钱五分　橘络一钱　煨木香七分　砂仁八分　甘菊花一钱五分　炙甘草八分

引用生姜三片　红枣五枚

七月十四日，俊大人带进薛福辰、汪守正、李德昌、佟文斌请得慈禧皇太后脉息左寸仍弱，右关缓软微滑。夜喉间痰粘，腹中作澥，午后头晕，神疲，背串凉热，大便带溏。今议用补益理脾汤一贴。

人参五钱　于术三钱，炒　茯苓三钱　白芍一钱五分　归身二钱，土炒　麦冬二钱，去心　煨木香七分　砂仁八分，研　甘菊花一钱五分　桔梗一钱　橘络一钱　炙甘草八分

引用生姜三片　红枣三枚

七月十六日，(内)广大人带进薛福辰、汪守正、李德昌、佟文斌请得慈禧皇太后脉息左寸仍弱，两关微弦。肩筋脉强痛，时有轻重，夜寐总欠沉实，饮食不香，运化尚缓，遇有劳累则头晕心跳，背热早作，午后精神较倦，大便仍溏。还宜补益心脾，以资调变。今议用益气滋荣汤一贴调理。

人参一钱，蒸兑　于术三钱，炒　茯苓三钱　白芍一钱五分，炒　归身二钱，土炒　麦冬二钱　柏子仁一钱五分，去油　砂仁八分　甘菊花一钱五分　沙苑蒺藜三钱　橘络一钱　炙甘草八分

引用生姜三片　红枣肉三枚

七月十七日，师大人带进薛福辰、汪守正、李德昌、杨安贵请得慈禧皇太后脉息左寸缓弱，右关微滑。夜寐仍欠沉实，昨晚用半膳，消化甚慢，连日劳乏，背热早作，右耳应作痛，心跳头晕，精神软倦，大便一次仍溏，腹中作澥。总由气血久亏，一时未能元复，今议用照原方一贴调理。

人参一钱，蒸兑　于术三钱，炒　茯神三钱　白芍一钱五分，炒　归身二钱，土炒　麦冬二钱，去心　柏子仁一钱五分，去油　砂仁八分　甘菊花一钱五分　沙苑蒺藜三钱　橘络一钱　炙甘草八分

引用生姜三片　红枣三枚

七月十八日，志大人带进臣薛福辰、汪守正、李德昌、王应瑞请得慈禧皇太后脉息左寸缓弱，右关仍滑。夜寐时睡时醒，肩臂筋脉仍强掣痛，饮食无多，运化亦慢，嘈杂倒饱，

喉间时有痰黏，午后头晕神倦，腹中作澥，昨大便一次带溏，背串凉热。今议用照原方加减一贴。

人参一钱 于术三钱，炒 茯苓三钱 白芍一钱五分，炒 归身二钱，土炒 麦冬二钱，去心 柏子仁一钱五分，去油 砂仁八分 甘菊花一钱五分 谷芽三钱，炒 橘络一钱 炙甘草八分

引用姜三片 红枣肉三枚

七月二十二日，俊大人带进薛福辰、汪守正、李德昌、佟文斌请得慈禧皇太后脉息左寸缓软，右关微滑。连日夜寐欠实，昨晚尚觉稍好，肩臂疼痛日来左甚于右，饮食半膳，运化仍迟，喉间时有痰粘，午后头晕，精神倦之，大便二次，先稠后溏，腹中作澥，背串凉热。今议用健脾滋荣汤一贴。

人参一钱五分 于术三钱，炒 茯苓三钱 白芍一钱五分，炒 归身二钱，土炒 炙半夏三钱 陈皮八分 杜仲三钱，炒 柏子仁一钱五分 沙苑蒺藜三钱，炒 橘络一钱 炙甘草八分

引用煨姜三片 红枣肉三枚

七月二十三日，广大人带进薛福辰、汪守正、庄守和、李德昌、杨安贵请得慈禧皇太后脉息左寸缓弱，右寸关滑。夜寐仍欠沉实，饮食无多，消化不快，肩臂筋络串及手背，均作强痛，早起劳累，则背热早作，头晕眼花，精神软倦，大便未行。今议用照原方加减一贴。

人参一钱 于术三钱，炒 茯苓三钱 白芍一钱五分，炒 归身二钱，土炒 麦冬二钱，去心 杜仲二钱，炒 甘菊花一钱五分 陈皮一钱 女贞子三钱 柏子仁一钱五分，去油 炙甘草八分

引用荷叶一钱五分

七月二十四日，师大人带进薛福辰、汪守正、庄守和、李德昌、王应瑞请得慈禧皇太后脉息左寸缓弱，右寸关滑。夜寐稍好，饮食渐香，而不甚多，消化尚慢，有时头晕神倦，喉间痰粘，申时呛咳，肩臂筋络强痛，晚间稍轻，后半夜痛势仍然，背热未减，今早大便一次渐稠。议用照原方加减一贴。

人参一钱 于术三钱，炒 茯苓三钱 白芍一钱五分，炒 归身二钱，土炒 麦冬二钱 杜仲三钱，炒 甘菊花一钱五分 陈皮一钱 女贞子三钱 柏子仁一钱五分，去油 炙甘草八分

引用谷芽三钱，炒

七月二十八日，志大人带进薛福辰、汪守正、庄守和、佟文斌请得慈禧皇太后脉息左寸尚弱，右关稍滑。日来饮食略好，消化仍差，夜寐不甚沉实，肩臂强痛，右轻左甚，午后时有头晕，喉间痰粘，大便隔日一次带溏，背热未减。今议用保元和荣汤一贴调理。

人参一钱 于术三钱，炒 茯神三钱 白芍一钱五分，炒 归身二钱，土炒 醋柴胡五分 杜仲三钱，炒 甘菊花一钱五分 陈皮一钱 女贞子三钱 柏子仁一钱五分，去油 炙甘草八分

引用谷芽三钱，炒

七月二十九日，俊大人带进薛福辰、汪守正、庄守和、李德昌、杨安贵请得慈禧皇太后脉息左寸尚弱，两关稍大。昨夜少寐，肩臂筋脉强痛较甚，饮食半膳不香，时有头晕，背热稍重，大便未行，腹中作澥。总由气血久亏而(不)耐劳累所致。今议用照原方加减一贴。

人参一钱 生于术三钱 茯神三钱 白芍一钱五分 归身二钱，土炒 麦冬二钱，去心 沙苑蒺藜二钱，炒 甘菊花一钱五分 陈皮一钱 醋柴胡五分 女贞子三钱 炙甘草八分

引用谷芽三钱，炒

八月初四日，师大人带进薛福辰、汪守正、庄守和、李德昌、王应瑞请得慈禧皇太后脉息左寸仍弱，右寸稍滑，余部均缓。夜寐欠实，晚膳消化稍慢，夜间倒饱，嘈杂欲呕，

喉间咽微干痛，头作眩晕，肩臂强痛少减，背热如旧。今议用补益健脾汤一贴。

党参三钱　生于术三钱　茯神三钱　白芍五钱，炒　归身二钱，土炒　醋柴胡六分　麦冬二钱，去心　甘菊花一钱五分　陈皮一钱　谷芽三钱，炒　砂仁八分，研　炙甘草八分

引用桔梗一钱五分　生姜三片

【参考】 光绪八年正月至八月脉案表明，西太后颇苦于纳食不香，倒饱嘈杂，夜寐欠实，头晕身痛之患，御医处以益气养营，健脾舒肝之剂，病情变化不大，但守服中药，则是持之以恒的。

光绪九年三月十二日，(臣)汪守正、庄守和、李德昌请得慈禧皇太后脉息右寸微弦微滑而滞，关滑，余部尚调。咳嗽声重，惟早晨有痰，已及两月，咳时牵引胸膈作痛，背热亦稍重，此由风寒入肺络，不能宣通所致，为日既久，表解似可不用，祗以宣导法(治)肺为宜。今议用照原方加减一贴调理。

麻黄四分　紫菀一钱　苦桔梗一钱　杏仁二钱，去皮尖研　橘红一钱　浙贝一钱　茯苓三钱　生甘草五分

引用生姜二片

三月十三日，(臣)薛福辰、汪守正、庄守和、李德昌、杨安贵请得慈禧皇太后脉息右寸浮弦，关尚滑，余部调和。咳嗽声重，比昨略松，惟早晨仍有稀痰，申刻咳嗽较甚，胸口牵引作痛，夜寐因之不实，背熟未减，惟有仍用宣通肺络、清降逆气之法，以资利导。今议用照原方加减调理。

麻黄二分　紫菀一钱五分　苦桔梗一钱　桑皮钱，蜜炙　杏仁二钱，去皮尖研　茯苓二钱　浙贝一钱　旋覆花二钱，绢包　麦冬一钱五分，去心　生甘草七分

引用枇杷叶钱，去毛蜜炙

三月十四日，(臣)薛福辰、汪守正、庄守和、李德昌、王应瑞请得慈禧皇太后脉息右寸滑而稍弦，关部滑缓，余部调和。肺气未清，胃经湿饮，脾元运化不快，以致胸膈不畅，昨晚咳嗽顿轻，时吐痰饮，背热未减，夜寐欠实。今议用理肺化湿饮一贴调理。

紫菀一钱五分　桔梗一钱　桑皮一钱，蜜炙　杏仁二钱，去皮尖研　茯苓二钱　半夏曲一钱五分　浙贝一钱　麦冬二钱，去心　甘菊花一钱　薏苡仁三钱，炒　甘草七分

引用旋覆花二钱，绢包煎

三月十六日，薛福辰、汪守正、庄守和、李德昌、佟文斌请得慈禧皇太后脉息右寸稍平，关滑大，余部均调。咳嗽见轻，咳时胸口尚有微痛，夜寐安稳，饮食不甚香甜，喉间有痰，背热较甚，昨大便微溏，此由湿饮上泛，肺气未清。仍宜理脾清肺。今议用照原方加减一贴调理。

半夏曲二钱　焦白术一钱　桔梗一钱　紫菀一钱　茯苓三钱　杏仁二钱，去皮尖研　陈皮一钱　旋覆花一钱，绢包　薏苡仁三钱，炒　麦冬一钱五分，去心　生甘草六分

引用枇杷叶一钱五分，去毛蜜炙

三月十七日，薛福辰、汪守正、庄守和、李德昌、杨安贵请得慈禧皇太后脉息右寸稍平，关仍滑，余部均调。昨咳嗽仍作数次，胸脘偶有微痛，饮食消化迟慢，背串凉热，喉间痰涎不爽，肤肤作痒，大便未行。今议用理脾解肺饮一贴调理。

半夏曲二钱　桔梗一钱　茯苓三钱　杏仁二钱，去尖皮研　桑皮一钱，蜜炙　旋覆花二钱，绢包　焦谷芽二钱　麦冬一钱五分　枇杷果一钱五分，去毛蜜炙　白前一钱五分　生甘草七分

引用鸡内金一钱五分，研焙

三月十八日，薛福辰、汪守正、庄守和、李德昌、王应瑞请得慈禧皇太后脉息右寸稍

平，关部滑而微大，余部调匀。咳嗽渐轻，夜寐安稳，饮食稍香，消化略快，惟早晨嗽有痰涎，胸脘不畅，肌肤作痒，背串凉热，大便尚调。今议照原方加减一贴调理。

半夏曲二钱　桔梗一钱　杏仁二钱　茯苓三钱　蜜桑皮一钱　麦冬一钱五分，去心　旋覆花二钱，绢包　谷芽二钱，炒　炙枇杷叶一钱五分　川贝一钱五分，去心　生甘草七分

引用生薏苡仁三钱

三月十九日，薛福辰、汪守正、庄守和、李德昌、佟文斌请得慈禧皇太后脉息右寸未和，关部稍滑，余部调匀。夜寐安适，饮食尚好，消化亦快，惟早晨咳嗽有痰，背串凉热，肺气未清，湿饮未化。今议用照原方加减一贴调理。

北沙参二钱　半夏曲一钱五分　桔梗一钱　茯苓三钱　蜜桑皮一钱　麦冬一钱五分，去心　生于术一钱　谷芽二钱，炒　枇杷叶一钱，蜜炙　川贝一钱五分，去心　生甘草六分

引用生薏苡仁二钱

三月二十日，臣薛福辰、汪守正、庄守和、李德昌、王应瑞请得慈禧皇太后脉息右寸渐和，关部稍滑，余部调匀。夜寐安适，饮食不多，消化颇快，惟喉间痰涎不爽，醒时鼻稍带有血，总缘肺气未清，脾湿未化所致，背热如昨，大便尚调。今议用照昨方加减一贴调理。

沙参三钱　半夏曲一钱五分　白茅根一钱五分　茯苓三钱　炙桑皮一钱　麦冬一钱五分　焦谷芽一钱　枇杷叶一钱五分　川贝一钱五分，去心　生薏苡仁三钱　生甘草七分

引用鸡内金一钱五分，焙研

三月二十一日，臣薛福辰、汪守正、庄守和、李德昌、杨安贵请得慈禧皇太后脉息右寸渐平，关部稍滑，余部和缓。夜寐尚可，饮食香而无多，消化亦快，惟脾气未和，脾元欠壮，湿气未净，以致喉有痰涎，有时咳嗽，早晨鼻涕少带血色，食后腹串背热仍然。今议用照原方加减一贴调理。

沙参三钱　蜜桑皮一钱　枇杷叶一钱五分，蜜炙　茅根五钱　茯苓三钱　半夏曲五钱　生薏苡仁三钱　鸡内金一钱，焙研　麦冬一钱五分，去心　焦于术一钱　甘草七分

引用竹茹一钱

三月二十二日，臣薛福辰、汪守正、庄守和、李德昌、王应瑞请得慈禧皇太后脉息左寸关均微滑，余部和平。眠食均佳，咳嗽大好，惟膳后觉有湿气串动，此由湿饮未净，肺气尚欠清肃所致。今议用保肺和脾饮一贴调理。

党参一钱　半夏曲一钱五分　于术一钱五分，炒　百合三钱　茯苓三钱　川贝一钱，去心　生薏苡仁三钱　归身一钱　麦冬一钱五分　淮山药一钱五分　炙甘草七分

引用款冬花一钱五分

【参考】　光绪九年所存脉案无几，仅见若干风寒入肺络，宣降失调，咳嗽胸痛之案例数则。三月十二日及十三日所用之宣通肺络，清降逆气方，用麻黄二分或四分，取其轻扬之味及辛温之性，达到轻可去实目的；体虚用紫菀，辛而不燥，润而不寒，补而不滞；方中套用《伤寒论》桔梗汤；两剂后，咳嗽顿轻，而胃经湿饮，脾元运化不快之症见，加用薏苡仁、半夏曲、旋覆花，理肺化湿并行。咳嗽大好后，以保肺和脾饮善后，颇贴切。

光绪二十一年十二月初五日，张仲元请得皇太后脉息左关弦数，右寸关滑缓。起居眠食均好，惟肝阴有热，肺气尚滞，以致时作咳嗽，唾吐痰饮，胸膈滞闷，筋脉欠和，顿嗽掣背微酸。今用缓肝清热畅肺之法调理。

十二月初七日，张仲元请得皇(太)后脉息左寸关弦数，右寸关沉滑。谷食香，恶心已

好，惟肝热未清，胃蓄湿滞未化，气道欠调，以致头闷眩晕，咽嗌微疼，口黏胸嘈，腹中气血凝滞作痛。今用调肝化滞和荣之法调理。

十二月初九日，张仲元请得皇太后脉息左关弦数，右寸关沉滑。肝阴有热，肺气失调，以数致时作咳嗽，胸膈滞闷，有时躁急，谷食尚可，肠胃较燥。今用调肝畅肺润燥之法调理。

十二月初九日，张仲元请得皇太后脉息左关沉弦，右寸关滑缓。肝热见□，眠食均佳，惟气滞血瘀，脾元较弱，以致腹中时作凝痛，早间咳嗽，食后稍觉腹胀。今用照原方加减调理。

十二月初九日，酉刻，张仲元请得皇太后脉息左寸关浮弦而数，右寸关沉缓。气滞血瘀，复感风凉，以致头疼恶寒，咽嗌微痛，胸膈以及肚腹气串作疼。今用疏解和肝调荣饮调理。

十二月十二日，张仲元请得皇太后脉息左寸关沉弦，右寸关滑滑。表症已解，惟气道未畅，血脉尚滞，肺卫风凉不净，以致头闷微晕，时作咳嗽，气短肚腹凝坠作疼，谷食不香，身肢酸倦。今用调经舒化饮调理。

十二月十二日，张仲元请得皇太后脉息左关弦数，右寸关沉滑。起居眠食均佳，惟肝热不清，肺气欠和，以致胸膈滞闷，咳嗽不畅，稍吸寒气，即作鼻嚏。今用缓肝清热畅肺之法调理。

【参考】 此为冬日感寒，肺气不调，唾吐痰饮，时作咳嗽之病案数则，医者以缓肝清热畅肺法治疗，症状缠绵；此时西太后已年届六十，老年人外感，呼吸道感染，一般多需一定时日方能康复，故进展不快。惜此数案方药缺如，不能作进一步具体分析。

光绪二十八年正月十七日，全顺谨拟老佛爷清肝和胃化湿代茶饮。

生杭芍三钱　菊花三钱　竹茹三钱　枳壳一钱五分，炒　三仙九钱　焦桑叶三钱　陈皮一钱

水煎温服。

正月十八日，老佛爷照原方加橘红二钱老树。

正月二十一日，庄守和、全顺、叶嗣高拟老佛爷白菊花一钱，僵蚕一钱，橘络一钱。水煎，化服苏合丸一角。

正月二十二日，李德昌、全顺、叶嗣高、张仲元、李崇光拟老佛爷清胃利湿代茶饮。

金石斛二钱　橘红一钱五分，老树　竹茹三钱　桑叶二钱　鲜芦根一支，切碎　枳壳二钱，炒　焦三仙六钱

水煎温服。

二月初二日，全顺、叶嗣高、忠勋、杨世葆谨拟老佛爷清热化湿饮。

橘红一钱，老树　橘络一钱　菊花一钱

水煎送服神效活络丹一角。

二月十九日，李德昌、全顺、叶嗣高、张仲元、李崇光谨拟老佛爷祛风和脉调气利湿化痰膏。

羌独活各二两　僵蚕三两　威灵仙一两五钱　川乌一两五钱　片姜黄一两五钱　橘络二两　鸡血藤三两，后入　秦艽一两五钱　桑寄生二两　归尾二两　穿山甲二两　红花二两　川续断二两　生香附三两　没药一两五钱，后入　乳香一两五钱　乌梢蛇二两五钱　防风二两　茅苍术二两　赤芍二两　莶草二两　台乌二两　青皮二两　炙半夏二两　麝香五钱，后兑

香油十斤，将药炸枯，去渣，兑丹成膏，老嫩合宜。

老佛爷

焦三仙各二钱　竹茹三钱　桑叶二钱　青果十五个

水煎代茶

四月初一日，上傳

四月初三日未刻，全顺、张仲元请得老佛爷脉息左关弦数，右寸关浮滑而数。肝胃有热，肺气欠调，滞热受风，以致鼻息较干，时作咳嗽，牵引咽喉微疼，皮肤作痒，筋脉欠和。今议用清解和肝调中饮调理。

薄荷五分　荆芥一钱五分　苦桔梗二钱　桑叶三钱　菊花三钱　酒芩二钱　枳壳二钱，炒　焦三仙九钱　前胡一钱　竹茹三钱

引用青果七个，研

四月初四日，全顺、张仲元请得老佛爷脉息左关弦数，右寸关滑数稍浮。风凉解而未净，肝胃滞热尚盛，肺气不清，以致时作咳嗽，唾有痰粘，耳中咽嗌作痒，肩臂筋脉微疼。今议用和解清热调中饮调理。

薄荷五分　前胡三钱　苦桔梗二钱　桑叶三钱　菊花二钱　玉金二钱，研　炙枇杷叶三钱，包煎　竹茹三钱　酒芩二钱　枳壳二钱，炒

引用青果七个，研

初五日，减薄荷，加麦冬三钱。

四月初六日，全顺、张仲元请得老佛爷脉息左关弦数，右寸关滑数有力。肝胃滞热尚盛，肺气不清，以致咳嗽痰粘，鼻涕带有血色，目皮时或掣动。今议用清热调中饮调理。

羚羊一钱五分　次生地三钱　生白芍三钱　钩藤三钱　酒芩二钱　炙桑叶三钱　枳壳二钱，炒　前胡二钱　玉金二钱，研　苦桔梗二钱

引用青果五个，研

四月初七日，全顺、张仲元请得老佛爷脉息左关弦数，右寸关滑数有力。肝胃带热尚盛，肺气欠调，经络瘀滞痰湿，以致时作咳嗽，唾痰粘，鼻涕带有血色，目皮掣动，胸膈不爽。今议用清热化痰调中饮调治。

羚羊二钱　生杭芍三钱　僵蚕三钱，炒　钩藤三钱　酒芩二钱　前胡二钱　橘红一钱五分，老树　枳壳二钱，炒　川玉金二钱，研　杏仁三钱，研

引用一捻金七分，煎

四月初八日，全顺、张仲元请得老佛爷脉息左关弦数，右寸关滑数有(力)。肝胃滞热，稍轻，肺气欠和，经络痰湿尚然瘀滞，以致有时咳嗽痰粘，目皮掣动，筋脉不爽。今议用清热化痰调中饮调理。

羚羊一钱五分　生杭芍三钱　僵蚕三钱，炒　钩藤三钱　菊花二钱　桑叶三钱　前胡二钱　橘红一钱五分，老树　川郁金二钱，研　枳壳二钱，炒

引用一捻金五分，煎

四月初九日，全顺、张仲元请得老佛爷脉息左关弦数，右寸关滑数有力。肝经脉络瘀滞湿痰，肺气欠调，胃热不净，以致有时咳嗽痰黏，目皮颊旁筋脉有时掣动。今议用清热和络化痰饮调理。

羚羊八分　赤芍二钱　僵蚕三钱，炒　钩藤三钱　前胡二钱　桑叶二钱　菊花二钱　橘络二钱

引用一捻金七分，煎

四月二十四日，庄守和谨拟老佛爷敷面方

僵蚕三钱　全蝎二个，去毒　香皂三个

四月二十五日，全顺、张仲元看得老佛爷脉息左关弦数，右寸关滑数。肝胃有热，肺

气较滞，经络湿痰，以致目皮颊间跳动，视物不爽，膈间脊背发热，筋觉胀。今议用调中清热饮调理。

川郁金二钱，研　羚羊一钱五分　菊花三钱　生杭芍三钱　枳壳二钱，炒　次生地三钱　瓜蒌三钱

引用一捻金一钱，煎

五月十一日，全顺、张仲元请得老佛爷脉息左关见弦，右寸关沉滑有力。胃蓄湿滞，肠胃不和，以致身肢酸倦，谷食不香，有时腹中微疼，大关防欠调。今议用平胃化湿饮调理。

炙厚朴二钱　陈皮二钱　茯苓三钱　藿香二钱　焦三仙九钱　茅术二钱，炒　法半夏二钱　甘草八分

引用枳壳二钱，炒

五月十二日，全顺、张仲元请得老佛爷脉息左关见弦，右寸关沉滑有力。胃蓄湿滞未清，肠胃未和，以致身肢较倦，谷食欠香，有时腹中微疼，即作恶心。今议用平胃化湿饮调治。

炙厚朴二钱　陈皮二钱　茅术二钱，炒　藿香二钱　法夏二钱，研　焦三仙九钱　槟榔二钱　生杭芍二钱

引用枳壳二钱，炒

五月十三日，全顺、张仲元请得老佛爷脉息左关见弦，右寸关沉滑有力。胃蓄湿滞未清，肠胃未和，肝肺气道欠调，以致有时咳嗽，身肢较倦，腹中隐隐微痛，稍作恶心，大关防欠调。今议用平胃化湿调中饮调理。

炙厚朴一钱五分　陈皮二钱　茅术一钱五分，炒　藿香二钱　炙枇杷叶三钱，包煎　焦三仙九钱　川郁金二钱，研　生杭芍二钱

引用枳壳一钱五分，炒

五月十八日，全顺、张仲元请得老佛爷脉息左关弦而近数，右寸关沉滑。胃阳滞热稍清，惟肝经瘀滞湿痰，目皮颊旁时作瞤动。今议用神效活络丹加减，每进一丸，白开水调服外，仍用敷面法调理。

神效活络丹加减

胆星二钱　防风一钱五分　前胡一钱五分　羌活一钱五分　川芎一钱五分　全蝎一钱五分　橘红二钱，老树　苍术一钱五分　川郁金一钱五分　白附子一钱五分　当归一钱五分　乌药一钱五分　炙香附一钱五分　茯神二钱　石菖蒲一钱五分　麻黄二钱　牛黄八分　川附子八分　钩藤三钱　白芷一钱五分　天麻一钱　麝香四分　冰片四分　苏合油一钱　僵蚕二钱，炒　次生地三钱　杭芍三钱，炒　羚羊二钱

共为细面，炼蜜为丸，每丸重一钱，蜡皮封固。(四月初九日，全顺、张仲元谨拟)

六月初十日，酉刻，全顺、张仲元请得老佛爷脉息左关见弦，人迎稍浮，右寸关滑数。肺胃蕴热，蓄有湿滞，稍感风凉，以致头微疼，口渴思饮，身肢酸倦，有时恶寒，手心发热，大关防欠调。今议用清解化湿代茶饮调理。

荆芥三钱　藿香一钱五分　猪苓三钱　泽泻三钱　焦三仙六钱　扁豆三钱，炒　陈皮一钱五分　炙厚朴一钱五分

水煎温服

六月十一日，全顺、张仲元请得老佛爷脉息左关弦而微浮，右寸关滑数，重按有力。风凉解而不净，肺胃蕴热，湿滞尚盛，以致身肢酸倦，头晕耳响，微觉恶心，似饥非饥，大关防欠调。今议用平胃调中化湿饮调理。

苏叶一钱　炙厚朴二钱　茅术二钱，炒　陈皮一钱五分　扁豆三钱，炒　猪苓三钱　泽泻二钱　甘草八分

引用壳砂七分，研

六月十二日，全顺、张仲元请得老佛爷脉息左关沉弦，右寸关滑数，重按有力。风凉已解，惟湿滞不清，膈间有热，肠胃气道欠和，以致颃颡微干，身肢酸倦，谷食不香，有

时腹中欠爽。今议用平胃调中化湿饮调理。

炙厚朴二钱 茅术二钱，炒 陈皮一钱五分 猪苓三钱 泽泻二钱 杭芍二钱，炒 扁豆三钱，炒 甘草八分

引用壳砂五分，研

六月十三日，全顺、张仲元请得老佛爷脉息左关沉弦，右寸沉滑稍数。湿滞不清，肠胃气道未和，大关防欠调，身肢酸倦。今议用胃苓丸贰钱白开水送服，以和胃气、化湿缓中调理。

六月十四日，全顺、张仲元请得皇太后脉息左关见弦，右寸关沉滑稍数。肝胃湿热，熏蒸上焦，肺气欠调，以致有时咳嗽，顿引膈间觉滞，谷食欠香，身肢酸倦。今议用调中清热代茶饮一贴调理。

川郁金一钱五分，研 桑叶三钱 炙枇杷叶三钱 羚羊一钱 金石斛三钱 焦三仙六钱

水煎温服

十六日，照原方减羚羊加陈皮一钱。

六月十九日戌刻，全顺谨拟老佛爷化湿调中代茶饮。

焦三仙九钱 腹皮三钱 竹茹三钱 桑叶三钱 川郁金一钱五分，研 灯心一子

水煎温服。

六月二十一日，庄守和等谨拟老佛爷

防风二钱 白芷二钱 白附子二钱 僵蚕三钱 细辛六分 天麻一钱五分 白菊花二钱 南星二钱 橘络三钱 薄荷一钱

水煎热薰温洗。

七月初十日，全顺请得老佛爷脉息左寸关弦而稍数，右寸关滑数。肝阳有热，肺胃不和，停蓄饮滞，上焦浮火，以致头晕耳鸣，目皮瞤动，胸膈不爽，时作恶心，夜间少寐，谷食消化较慢。今用清热化饮汤调理。

川郁金一钱五分，研 羚羊一钱 枳壳二钱，炒 焦三仙九钱 青竹茹三钱 橘红一钱五分，老树 菊花三钱 桑叶三钱

引用炙香附二钱

十一日，照原方。

十二日，照原方。

七月十三日，张仲元请得老佛爷脉息左关弦而稍数，右寸关滑数。肝阳有热，肺胃欠和，停蓄饮滞未清，有时耳鸣，目皮瞤动，谷食较香，消化微慢。今用照原方加减调理。

川郁金一钱五分，研 炙香附三钱 生杭芍三钱 菊花三钱 焦三仙九钱 枳壳三钱，炒 橘红一钱五分，老树 桑叶三钱

引用竹茹三钱

七月二十六日，申刻，张仲元请得老佛爷脉息左寸关弦数，右寸关滑数。肝肺有热，气道不调，胃蓄饮滞，熏蒸上焦，以致头闷觉晕，手心发热，膈间不爽，有时躁急，谷食不香，身肢较倦。今用调气清热化滞之法调理。

川郁金三钱，研 枳壳三钱，炒 焦三仙九钱 橘红一钱五分，老树 生杭芍三钱 羚羊一钱五分 次生地四钱 甘菊花三钱

引用焦栀仁三钱

七月二十七日，照原方。

七月二十八日，张仲元请得老佛爷脉息左寸关弦数，右寸关沉滑而数。肝热未清，肺

气欠调，胃蓄饮滞不净，以致头目不爽，膈间滞闷，有时咳嗽，夜卧躁急，谷食欠香。今用清热调中饮调理。

生杭芍三钱　次生地四钱　羚羊一钱五分　焦栀子二钱　枳壳二钱，炒　焦三仙九钱　前胡二钱　橘红一钱五分，老树

引用甘菊花三钱　竹茹三钱

七月二十九日，张仲元请得老佛爷脉息左寸关弦而稍数，右寸关沉滑而数。肝肺气道欠调，蓄滞未清，膈间不畅，谷食欠香，头目不爽。今用照原方加减调理。

川郁金二钱，研　生杭芍二钱　羚羊一钱　竹茹三钱　焦三仙六钱　枳壳二钱，炒　橘红一钱，老树　甘菊花三分

引用炙香附二钱

八月初四日申刻，全顺请得老佛爷脉息左关弦数，右寸关滑数有力。肝肺有热，上焦浮大，胃蓄湿滞，以致头闷作疼，膈间不爽，咳嗽酸饮，时作躁急，手心发热。今用清热调中化湿饮调理。

前胡一钱半　枳壳二钱，炒　蔓荆子二钱，炒　川郁金二钱，研　焦三仙九钱　条芩三钱　槟榔二钱，炒　建曲二钱

引用桑叶三钱

八月初五日，全顺、张仲元请得老佛爷脉息左关弦数，右寸关滑数有力。肝肺热盛，胃蓄湿滞，脾元转输较慢，以致胸闷作疼，膈间不爽，咳嗽酸饮，时作躁急，手心发热。今用调中清化饮调理。

川郁金二钱，研　枳壳二钱，炒　焦三仙九钱　槟榔三钱，炒　蔓荆子二钱，炒　霜桑叶三钱　酒条芩三钱　菊花三钱

引用酒军炭一钱五分　竹茹三钱

初六日，照原方减蔓荆子、酒军炭、酒条芩、槟榔，加橘红一钱老树槟榔一钱五分。

八月初七日，全顺、张仲元请得老佛爷脉息左关见弦，右寸关沉滑稍数，重按有力。肝肺气道欠调，湿滞未清，脾元转输较慢，以致头眩微疼，膈间不爽，咳嗽酸饮，有时躁急，手心发热。今议用照原方加减调理。

川郁金一钱五分，研　炙香附二钱　瓜蒌仁三钱，研　橘红一钱，老树　焦三仙九钱　霜桑叶三钱　菊花三钱　甘草八分

引用竹茹三钱

八月初八日，全顺、张仲元请得老佛爷脉息左关见弦，右寸关沉滑稍数，重按有力。肝肺气道欠调，湿滞未清，脾元转输较慢，以致头闷微晕，目皮瞤动，膈间有时不爽，咳嗽痰饮，时或躁急。今议用调中清化饮调理。

川郁金一钱五分，研　炙香附二钱　橘红一钱，去榆　瓜蒌仁三钱，研　焦三仙九钱　霜桑叶三钱　菊花三钱　炙枇杷叶三钱，包煎

引用一捻金七分，煎

八月十六日戌刻，全顺请得老佛爷脉息左关见弦，右寸关滑数，重按用力。肺经浮热，肠胃湿滞，气欠调和，以致胸膈不爽，有时咳嗽痰饮，脊背发热，大关防欠调，里急后重。今用调中清热化湿饮调理。

枳壳二钱，炒　广红二钱　煨木香八分　萸连五分，研　川郁金一钱五分，研　槟榔二钱，炒　桑叶三钱

引用焦三仙六钱

八月十六日戌刻，李德昌、全顺、李崇光谨拟老佛爷照原方加减。

荆芥穗二钱 羌活二钱 白芷二钱 僵蚕三钱 明天麻二钱 青皮三钱，炒

共以水煎，煮鸡子二枚，熟后去皮，再煮，令药味入透，取鸡子，随意熨之。

八月十七日，全顺看得老佛爷脉息左关见弦，右寸关沉滑稍数。湿滞尚未甚清，肺气欠调，浮热不净，以致胸膈不爽，咳嗽痰饮，脊背有时发热。今用调中清热化饮之法调理。

川郁金一钱五分 枳壳二钱，炒 广红二钱 炙枇杷叶三钱，包煎 槟榔一钱五分，炒 青竹茹二钱 桑皮三钱

引用焦三仙六钱

八月二十九日，张仲元请得老佛爷脉息左关弦数，右寸沉缓，关部滑数。肝胃有热，感受风凉，以致咳嗽声重，身肢微觉酸疼。今用清解风热之法调理。

荆芥二钱 防风三钱 建曲三钱，炒 枳壳二钱，炒 酒芩三钱 羚羊一钱 陈皮一钱 甘草一钱

引用苏梗一钱

八月三十日，张仲元请得老佛爷脉息左关弦数，右寸关沉滑而数，风凉见解，惟肝胃滞热尚盛，肺气欠调，时作咳嗽，胁间微疼，口中无味，身肢酸倦。今用和解清热之法调理。

苏梗八分 建曲三钱 青皮一钱五分，炒 枳壳二钱，炒 酒芩二钱 竹茹三钱 甘草八分

引用焦楂三钱

九月初八日，张仲元请得老佛爷脉息左关弦数，右寸关滑数有力。肝肺气道不调，胃蓄滞热，膈间不爽，时作咳嗽，眠食尚可。今用调气清热饮调理。

川郁金三钱，研 瓜蒌三钱 枳壳二钱，炒 煅代赭石三钱 生杭芍四钱 焦栀子三钱 旋覆花三钱，包煎

引用桑叶三钱

九月初九日，张仲元请得老佛爷脉息左关弦数，右寸关滑数。肝经急热渐轻，胸膈串疼觉好，惟气道尚滞，时作咳嗽，唾吐痰粘，头晕耳鸣，眠食尚可。今用照原方加减调理。

川郁金三钱，研 瓜蒌三钱 煅代赭石三钱 旋覆花二钱，包煎 生杭芍四钱 焦栀子三钱 霜桑叶三钱

引用枇杷叶三钱

九月十一日，张仲元请得老佛爷脉息左关弦数，右寸关沉滑。胃蓄滞热见轻，惟肝肺气道欠调，时作咳嗽。今用调中和肝饮调理。

生杭芍二钱 霜桑叶三钱 炙枇杷叶一钱五分，包煎 化橘红八分，老树 金石斛二钱 生甘草八分

引用薏苡仁三钱

九月十三日，张仲元谨拟老佛爷润肺和肝膏。

党参五钱 生薏苡仁一两 麦冬八钱 橘红四钱，老树 桑叶八钱 炙枇杷叶八钱，包煎 杭芍六钱 石斛八钱 甘草三钱 枳壳四钱，炒

共以水煎透，去渣，再熬浓汁，少兑炼蜜为膏，每服三钱，白开水冲服。

十一月十七日，戌刻庄守和、张仲元谨拟老佛爷加味三仙饮。

焦三仙九钱 橘红二钱，老树 枳壳二钱，炒 竹茹三钱

水煎温服。

十一月十八日，庄守和、张仲元请得老佛爷脉息右寸关滑数，左寸关沉弦而数。肝肺气道郁遏不舒，胃阳蓄有饮滞，湿热熏蒸，以致鼻涕稠粘，上腭发干，口中觉厚，胸膈不宽。今议用调气清热化滞之法调理。

川郁金三钱，研 橘红二钱，老树 枳壳二钱，炒 密蒙花二钱，炒 酒黄芩三钱 桑叶三钱 青皮一钱五分，炒 焦三仙九钱

引用金石斛三钱

十一月十九日，庄守和、张仲元请得老佛爷脉息右寸关滑数，左寸关沉弦而数。肝肺气道郁遏，胃蓄滞热尚盛，以致颃颡沉坠，咯有痰粘，胸膈不畅，谷食欠香。今议用调中清热化滞之法调理。

川郁金三钱，研　橘红二钱，老树　枳壳二钱，炒　竹茹三钱　羚羊一钱五分　桑叶三钱　焦三仙九钱　甘草一钱

引用酒军一钱五分

十一月二十日，庄守和、张仲元谨拟老佛爷加味三仙饮。

焦三仙九钱　橘红一钱，老树　竹茹二钱　鲜青果七个，研

水煎代茶。

十二月十四日，全顺请得老佛爷脉息左关见弦，右寸关滑数。胃蓄滞热，肝肺之气欠调，以致谷食不香，胸膈欠爽，脊背有时寒热。今用调中清热饮调理。

川郁金二钱，研　枳壳二钱，炒　橘红一钱五分，老树　酒芩二钱　金石斛三钱　焦三仙六钱　青皮一钱，炒　桑叶三钱

引用竹茹二钱

十二月十九日戌刻，张仲元谨拟老佛爷加味三仙饮

焦三仙三钱　陈皮二钱　炙厚朴一钱五分　炒杭芍三钱　炙甘草八分

水煎温服。

【参考】　西太后患面风筋挛，亦即面神经痉挛，最初脉案记载见于光绪二十八年四月初七日之“目皮掣动”。四月初八日亦载“目皮掣动，筋脉不爽”，四月初九日更为明确，载“目皮颊旁筋脉有时掣动”，四月廿五日载“目皮颊间跳动，以致视物不爽”，五月十八日载“目皮颊旁时作瞤动”，并无肢体瘫痪及口眼喎斜症状，其诊断自应是面神经痉挛。此时西太后已年迈，六十七岁，虽然以后此症得到控制，但已越年，观这一年所用医方，多清肝熄风通络之品。正月二十一日所用白菊花、僵蚕及橘络水煎化服苏合丸一角已见端倪；四月初七日以后医方，与羚羊钩藤汤近似，加减进退，羚羊一剂二钱或一钱五分或八分　孟诜《食疗本草》谓其可“治筋骨急强，中风”。案中并用多种治法，丸剂用神效活络丹加减，近似《卫生鸿宝》之大活络丹，以治筋脉拘急；外治用僵蚕、全蝎、香皂敷面，熄风活络；更用《直指方》牵正散加减水煎热薰温洗，疗内生之风；以及风药煮鸡蛋局部熨用，可供临床参考。

光绪二十九年二月初五日，庄守和请得老佛爷脉息右寸沉滑，左寸关弦滑见数。肝肺气道郁遏，心脾有热，以致胸膈不畅，两肋串疼，舌燥口干，有时脾热发倦。今用舒郁调气清热之法调理。

川郁金三钱，研　青皮二钱，炒　炙香附三钱　萸连一钱，研　炙延胡索二钱　枳壳二钱，炒　羚羊八分　竹茹二钱

引用鲜芦根一支，切碎　鲜青果五个，研

二月初六日，庄守和请得老佛爷脉息右寸沉滑，左寸关沉弦稍数。诸症见减，惟肝肺气道欠调，心脾有热，以致胸肋有时串疼，目眩口干，偶作疲倦。今用舒肺调气清肝饮调理。

川郁金三钱，研　青皮二钱，炒　炙香附三钱　萸连一钱，研　炙延胡索一钱五分　羚羊八分　霜桑叶三钱　杭芍二钱，酒炒

引用竹茹二钱　鲜青果五个，研

二月初八日，庄守和请得老佛爷脉息右寸沉滑，左寸关弦数。肺气仍滞，肝脾湿热熏蒸，以致头晕目眩，胸肋气道不畅，有时串隐作痛，偶或疲倦。今用舒肝清肺和脾饮调理。

郁金三钱，研　青皮二钱，炒　炙香附三钱　萸连钱，研　甘菊花二钱　桑叶三钱　竹茹三钱　生甘草八分

引用鲜芦根一支，切碎　薄荷六分

二月初九日申刻，庄守和、张仲元请得老佛爷脉息右寸关见滑，左寸关弦数。肝胃不和，脾经湿热熏蒸，以致胸膈气道不畅，头晕目眩，偶或疲倦。今议用清肝和中饮调理。

次生地四钱　生杭芍三钱　甘菊花二钱　桑叶三钱　金石斛三钱　羚羊八分　橘红钱半，老树　竹茹一钱

引用鲜芦根一支，切碎

二月初十日，庄守和、张仲元请得老佛爷脉息右寸关沉滑，左寸关沉弦稍数。肝胃不和，脾经湿热熏蒸，以致中脘气道不调，喜按觉好，有时头晕目眩，偶或疲倦。今议用清肝和胃饮调理。

甘菊花二钱　云苓三钱　炙甘草一钱　桑叶二钱

引用金石斛三钱　鲜芦根一支，切碎

二月十一日，庄守和、张仲元请得老佛爷脉息右寸关沉滑，左关弦数。肺气欠调，肝胃不和，脾经湿热熏蒸，以致中脘气不调和，按之觉好，有时舌干目眩，偶或疲倦。今议用清肝和中饮调理。

金石斛三钱　桑叶二钱　麦冬二钱　杭芍二钱，炒　云茯苓三钱　橘络二钱　竹茹三钱　甘草八分

引用鲜青果五个，研

二月十二日，庄守和、张仲元请得老佛爷脉息左关弦数，右寸关沉滑。肝脾有热，胃欠调和，以致头晕目眩，中脘气道不畅，时或疲倦，谷食欠香。今议用清肝和胃饮调理。

次生地三钱　生杭芍三钱　桑叶三钱　菊花二钱　金石斛三钱　焦三仙六钱　竹茹二钱　甘草八分

引用鲜青果五个，研

照本方减去次生地，焦三仙减三钱，加鲜芦根一支切碎，二月十三日，照原方。

二月二十日酉刻，张仲元请得老佛爷脉息左关沉弦，右寸关滑数。肝肺气道不调，脾经湿热，以致中脘不畅，有时目眩，谷食欠香。今用调气和中饮调理。

川郁金二钱，研　霜桑叶三钱　橘络三钱　金石斛三钱　生杭芍四钱　槟榔二钱　焦楂三钱　甘草七分

二月二十四日酉刻，张仲元谨拟老佛爷加味三仙饮

焦三仙各二钱　桑叶三钱　槟榔二钱　菊花二钱　金石斛三钱　竹茹三钱　陈皮八分　鲜青果十二个，研

二月二十五日，张仲元请得老佛爷脉息左寸关浮弦而数，右寸关滑数。胃阳蓄热，感受风凉，以致头晕微疼，恶寒发热，时作咳嗽，顿引咽嗌干疼，身肢酸软。今用清解风热之法调理。

炒牛蒡子三钱　薄荷八分　荆芥三钱　桑叶三钱　枳壳三钱，炒　菊花三钱　酒芩二钱　苦桔梗三钱　金银花三钱　羚羊钱半　元参四钱　甘草一钱

引用鲜青果七个，研　芦根二支，切碎

二月二十六日，张仲元请得老佛爷脉息左寸关浮弦而数，右寸关滑数。表感渐解，惟胃阳饮热尚盛，肺气郁遏，以致头晕微疼，烦躁发热，时作咳嗽，顿引咽嗌干疼，身肢酸痛。今用清解风热之法调理。

炒牛蒡子三钱　荆芥二钱　苏梗二钱　炒杏仁三钱　枳壳三钱，炒　酒芩三钱　前胡三钱　霜桑叶三钱　金银花三钱　羚羊二钱　元参四钱　生甘草一钱

引用甘菊花三钱　鲜芦根二支，切碎

照原方减杏仁，加金石斛三钱、青果七个研。

三月二十七日，张仲元请得老佛爷脉息左关弦数，右寸关滑数，重按鼓指。表感已解，

惟肺气郁遏，肠胃蕴热，熏蒸上焦，以致时作咳嗽，唾吐痰粘，目皮发眩，谷食欠香，身肢较倦。今用清热和中饮调理。

生杭芍三钱　桑叶三钱　菊花三钱　槐花二钱，炒　酒黄连五分，研　羚羊一钱　枳壳二钱，炒　天冬三钱

引用鲜青果七个，研　鲜芦根一支，切碎

二月二十八日，张仲元请得老佛爷脉息左关弦数，右寸关滑数，重按鼓指。肝肺气道欠调，肠胃蕴热，以致头闷不爽，目皮发眩，时作咳嗽，唾吐痰粘，谷食欠香，身肢较倦。今用清热和中饮调理。

炙枇杷叶三钱　桑叶三钱　菊花三钱　天冬三钱　枳壳二钱，炒　石斛三钱　紫菀三钱　甘草八分

引用鲜青果七个，研　羚羊一钱　鲜芦根一支，切碎

二月二十九日，张仲元请得老佛爷脉息左关弦数，右寸关滑数，重按鼓指。肺经寒大未清，肝胃蕴热尚盛，以致头闷不爽，目皮发眩，时作咳嗽唾吐痰粘，谷食欠香，身肢较倦。今用清热和中饮调理。

霜桑叶三钱　菊花三钱　金石斛三钱　天冬三钱　川郁金三钱，研　羚羊一钱五分　牛蒡子二钱，炒研　白前三钱

引用鲜青果七个，研　鲜芦根一支，切碎

照本方减牛蒡子、白前，加陈皮、槟榔各一钱。

二月三十日，张仲元谨拟老佛爷清热和中之法。

霜桑叶三钱　菊花三钱　天冬三钱　酒芩二钱　枳壳二钱，炒　羚羊钱半　元参四钱　甘草一钱

引用鲜青果七个　一捻金钱，煎　川郁金二钱，研

三月初二日，张仲元请得老佛爷脉息左关弦而稍数，右寸关滑数。肝胃欠和，肺气郁遏，以致膈间不爽，时作咳嗽，目皮发眩，谷食欠香。今用调和肝胃之法调理。

生杭芍二钱　竹茹二钱　菊花三钱　金石斛三钱　云茯苓三钱　知母钱　橘红钱半，老树　生甘草八分

引用鲜青果五个，研　谷芽三钱，炒

三月初三日，照原方。

三月初五日申刻，全顺请得老佛爷脉息左关弦数，右寸关滑数有力。脾胃不和，肝肺气道欠调，蓄湿生热，稍有浮感，以致胸膈不爽，食后作糟，目皮发眩，身肢筋脉稍疼，似觉恶寒。今用调中清热化湿饮调理。

荆芥二钱　菊花二钱　桑叶三钱　川郁金二钱，研　焦三仙六钱　陈皮一钱　金石斛二钱

引用大腹皮三钱

三月二十日，老佛爷清热代茶饮

槐角三钱　酒芩二钱　枳壳二钱，炒　鲜榆钱五钱，洗净

水煎代茶。

三月二十一日，照原方。

三月二十二日，照原方加槟榔二钱、川郁金二钱研、麦冬二钱。

三月二十三日，庄守和、全顺请得老佛爷脉息左寸关沉弦稍数，右寸关滑数。肝肺气道郁滞，饮热熏蒸，肠胃不和，以致头闷目涩，有时口中觉苦，咳嗽痰涎，胸膈不爽，嗳气稍宽，筋脉酸疼，谷食欠香。今议用理肺和肝清胃饮调理。

溏瓜蒌四钱　川贝三钱，研　酒芩三钱　枳壳二钱，炒　炙川厚朴二钱　橘红一钱五分，老树　木香八分，煨　萸连一钱，研　白菊花二钱　桑叶三钱

引用焦三仙各二钱

三月二十四日，庄守和、全顺请得老佛爷脉息左寸关沉弦稍数，右寸关滑数。肝肺气道欠调，饮热熏蒸，肠胃不和，以致头闷目涩，有时口中觉苦，咳嗽痰涎，胸膈不畅，嗳气稍宽，筋脉酸疼，谷食欠香，今议用照原方加味调理。

溏瓜蒌四钱　川贝三钱，研　酒芩三钱　枳壳二钱，炒　炙川厚朴二钱　橘红一钱五分，老树　法夏二钱，研　萸连一钱，研　白菊花二钱　桑叶三钱　木香八分，煨

引用焦三仙各二钱

三月二十七日，庄守和、张仲元请得老佛爷脉息左寸关弦数，右寸关滑数。肝肺气道不和，脾胃欠调，膈间有热，以致舌干口苦，目皮眩涩，胸闷不畅，有时咳嗽痰涎，谷食欠香。今议用清肺和肝开胃饮调理。

溏瓜蒌四钱　川贝三钱，研　橘红一钱五分，老树　酒芩三钱　密蒙花一钱五分　甘菊花二钱　桑叶三钱　枳壳二钱，炒　炙川厚朴二钱　谷芽三钱，炒　壳砂八分，研　甘草八分

引用荷蒂五个

三月二十八日，庄守和、张仲元请得老佛爷脉息左关弦数，右寸关滑数。肝肺气道不畅，胃肠有热，以致目皮眩涩，膈间不快，有时咳嗽，谷食不香。今议用照原方加减调理。

溏瓜蒌四钱　川贝三钱，研　橘红一钱五分，老树　法夏二钱　密蒙花二钱　甘菊花二钱　桑叶三钱　川连一钱，研　煨木香八分　炙厚朴二钱　壳砂八分，研　甘草八分

引用谷芽三钱，炒

五月十四日戌刻，张仲元请得老佛爷脉息左关沉弦，右寸关沉滑。肝气欠调，胃有蓄滞，脾元消化较慢，以致口中味苦，谷食不香，大关防欠调，身肢觉倦。今用调和肝胃之法调理。

生杭芍三钱　金石斛三钱　陈皮二钱　炒白术二钱　焦麦芽三钱　炙厚朴二钱　甘草一钱

引用鲜青果五个，研

五月十六日，张仲元请得老佛爷脉息左关沉弦，右寸关沉滑有力。肝胃之气欠调，蓄滞未清，脾元消化尚慢，以致胸膈不畅，口中味苦，谷食欠香，经络串凉，身肢觉倦。今用调中平胃化滞之法调理。

生杭芍三钱　陈皮二钱　炙厚朴二钱　枳壳二钱，炒　焦麦芽四钱　焦楂三钱　白术二钱，炒　莱菔子二钱，炒研

引用壳砂八分，研

五月十七日，张仲元请得老佛爷脉息左关沉弦，右寸关沉滑有力。肝胃气道未调，蓄滞未清，脾元消化尚慢，以致胸膈不畅，口中味苦，腹中微疼，大关防欠调，谷食不香，身肢觉倦。今用照原方加减调理。

党参二钱　云苓三钱　炒杭芍三钱　陈皮二钱　炙厚朴二钱　木香八分，研　焦麦芽三钱　甘草一钱

引用焦神曲三钱

五月十八日，张仲元请得老佛爷脉息左关见弦，右寸沉滑。肝胃欠和，脾元消化尚慢，以致胸膈不爽，有时舌干，经络串凉，谷食欠香，身肢觉倦。今用调和肝胃之法调理。

生杭芍三钱　金石斛三钱　竹茹三钱　霜桑叶三钱　焦麦芽三钱　焦神曲三钱　木香八分，研　生甘草一钱

引用枳壳一钱，炒

五月十九日，张仲元谨拟老佛爷调肝和胃膏。

党参三钱　生杭芍四钱　金石斛四钱　桑叶四钱　竹茹三钱　焦三仙九钱　广木香八分，研　枳壳二钱，炒

橘红一钱五分，老树　生甘草一钱　生于术二钱

共以水煎熬透，去渣再熬，浓汁兑炼蜜收膏，每服五钱，白开水冲服。

五月二十二日，照原方。

六月初九日，脏连丸配方。

人参　当归　槐角　川连　茯苓　花粉　牙皂　丹皮　生地　泽泻　山萸　山药　知母　黄柏，各等分

将药共为末，装入生猪大肠内，绳扎住两头，用江米一升，将猪肠放在米上同蒸，俟猪肠紫色方为热透，将肠取出，去米，将肠药晒干，共为细面，炼蜜为丸，如绿豆大，每服二钱，白开水送服。

七月初四日，春荣傅老佛爷老树橘红一片。

七月初五日，老佛爷城头菊四朵一包。

九月初二日，庄守和，杨世葆谨拟老佛爷防风二钱，白芷二钱，细辛一钱，僵蚕三钱。共研极细面，兑大肥皂调匀。

九月十六日，全顺、张仲元、李崇光请得老佛爷脉息左寸关弦数，右关滑。肝郁气滞，胃蓄饮热，熏蒸上焦，以致耳闷口干，胸膈不畅，脊背发热，今议用清肝化湿饮调理。

酒胆草二钱　羚羊一钱五分　川郁金三钱，研　生杭芍三钱　枳壳二钱，炒　竹茹三钱　陈皮一钱五分　甘草八分

引用焦三仙六钱

十月二十四日，老佛爷三仙饮各三钱，制桑皮三钱，水煎温服。

十一月初七日，老佛爷陈皮一钱，桑叶二钱，金石斛三钱，鲜青果二十个研，水煎代茶。

十一月初八日，庄守和、姚宝生请得老佛爷脉息右寸关滑数，左关弦数。肝胃热盛，肺经饮热熏蒸，以致头闷鼻干，牙齿咽喉作痛。今议用清胃抑火化饮之法调治。

次生地四钱　元参三钱　牛蒡子二钱，研　连翘二钱　霜桑叶三钱　白芷二钱　苏薄荷一钱　酒连一钱　焦三仙各三钱　枳壳二钱，炒　天花粉三钱　生甘草八分

引用橘红一钱，老树

本方减牛蒡子、白芷，加川贝二钱研、甘菊花三钱。

当日酉刻，庄守和、姚宝生谨拟老佛爷加味三仙饮。

焦三仙九钱　橘红一钱五分，老树　霜桑叶三钱　薄荷八分　紫苏叶一钱　酒芩三钱　甘菊花二钱　赤苓三钱

水煎温服。

十一月初九日，庄守和、姚宝生请得老佛爷脉息右寸关滑数，左关弦数。肝肺有火，肠胃蓄滞生热，风热未净，以致头微疼痛，耳中觉响，鼻涕有时带血。今议用清解抑火化滞之法调理。

荆芥一钱　次生地四钱　蔓荆子二钱，炒　甘菊花三钱　酒芩三钱　薄荷一钱　天花粉三钱　元参四钱　焦三仙九钱　枳实二钱，炒　酒川军二钱　生甘草八分

引用灯心二子

本方减枳实一钱、减去酒川军，加溏瓜蒌四钱。

老佛爷陈皮一钱，桑叶二钱，金石斛三钱，鲜青果二十个研，本方加干青果三十八个研，水煎代茶。

十一月初十日，庄守和、姚宝生请得老佛爷脉息右寸关滑数，左关弦数。肝胃有火，

蓄有滞热，熏蒸上焦，风热未净，以致头面有时串疼，鼻息不爽。今议用清肝胃热化滞之法调治。

细生地四钱　甘菊花三钱　薄荷一钱五分　桑叶三钱　酒黄芩三钱　羚羊一钱五分　橘红二钱，老树　枳壳二钱，炒　焦三仙九钱　生甘草八分

引用鲜青果九个，研

十一月十一日，庄守和、姚宝生请得老佛爷脉息右寸关滑数，左关弦数。上焦火热见轻，肝胃滞热不净，以致膈间气道不畅，有时鼻息不爽，谷食欠香。今议用清热理气之法调理。

细生地四钱　甘菊花三钱　知母二钱　桑叶三钱　酒黄芩三钱　羚羊一钱五分　橘红二钱，老树　枳壳二钱，炒　焦三仙九钱　生甘草八分

引用佛手柑一钱五分　鲜青果九个，研

十一月十二日，庄守和、姚宝生谨拟老佛爷加味三仙饮。

焦三仙九钱　橘红一钱，老树　霜桑叶三钱　竹茹二钱　白菊花二钱　青果九个，研

水煎代茶。

十二月二十三日，庄守和、张仲元、姚宝生谨拟老佛爷加味三仙饮。

焦三仙六钱　陈皮一钱五分　大腹皮三钱　炙厚朴一钱　枳壳二钱，炒　竹茹二钱

水煎温服。

【参考】 光绪二十九年，西太后病状大体如前，仍肝肺气道郁遏，脾胃功能失调；但肝热似较前偏重，面风筋挛似已不是重点。六月初九日医方脏连丸，表明"肠风下血"，结合以前脉案，当为痔血，似有效，因以后脉案未再多提此患。按脏连丸出《外科正宗》及《证治准绳》，此案用药有增删，可治下血鲜红及肛门坠痛。

光绪三十年正月初三日，庄守和、姚宝生请得老佛爷脉息左关弦数，右寸关滑数。寒火郁肺，大肠蓄有滞热，以致声音不爽，有时鼻流清涕。今议用清肺利音兼化滞热之法调理。

川郁金二钱，研　元参三钱　桔梗三钱　川贝三钱，研　霜桑叶三钱　黄芩二钱，炒　知母二钱　蝉衣二钱　焦三仙各二钱　橘红一钱，老树　生甘草八分

引用鲜芦根二支，切碎

正月初四日，庄守和、张仲元、姚宝生请得老佛爷脉息左关弦数，右寸关滑数。肺火未清，大肠滞热尚有未净，声音较昨清爽，有时鼻流清涕。今议用清肺利音兼化滞热之法调理。

川郁金二钱，研　元参三钱　桔梗三钱　川贝三钱，研　霜桑叶三钱　黄芩二钱，炒　知母二钱　蝉衣二钱　焦三仙各二钱　橘红一钱，老树　枳壳一钱五分，炒　生甘草八分

引用鲜芦根二支，切碎

正月初五日，庄守和、张仲元、姚宝生请得老佛爷脉息左关弦数，右寸关滑数。声音见好，惟肺胃热未清，肠中气道不和。今议用清热调气之法调理。

川郁金二钱，研　酒芩二钱　霜桑叶三钱　川贝三钱，研　橘红一钱，老树　蝉衣一钱五分　焦槟榔三钱　厚朴一钱五分，制　枳壳一钱五分，炒　焦曲三钱　青竹茹二钱　生甘草八分

引用鲜芦根二支，切碎

正月初六日，庄守和、张仲元、姚宝生请得老佛爷脉息左关弦数渐平，右寸关滑而稍数。声音已清，肠胃气道亦调，惟肺胃余热未清。今议用清肺和胃饮调理。

细生地三钱　川贝二钱，研　霜桑叶三钱　橘红一钱，老树　枳壳一钱五分，炒　焦曲二钱　金石斛三钱

甘草八分

引用鲜芦根二支，切碎

正月二十七日，庄守和、张仲元、姚宝生谨拟老佛爷祛风活络贴药方。

防风三钱　白芷三钱　白附子二钱　僵蚕三钱　天麻二钱　薄荷一钱五分

共研细面，兑大肥皂六两，蒸透，合匀，随意敷用。

正月三十日，老佛爷加味三仙饮。

焦三仙各六钱　橘红二片，老树

水煎温服。

二月初二日，和福传老佛爷祛风润面散一料

绿豆白粉六分　山柰四分　白附子四分　白僵蚕四分　冰片二分　麝香一分

共研极细面，再过重绢罗，兑胰子四两抟匀。

当日，喜寿传老佛爷加味香肥皂一料。

檀香三斤　木香九两六钱　丁香九两六钱　花瓣九两六钱　□草九两六钱　广零九两六钱　皂角四斤　甘松四两八钱　白莲蕊四两八钱　山柰四两八钱　白僵蚕四两八钱　麝香八钱，另兑上请　冰片一两五钱

共研极细面，红糖水合，每锭重二钱。

二月十一日申刻，姚宝生请看老佛爷脉息右寸关滑而近数，左关弦数。肝经有热，肺胃饮热熏蒸，以致时作头晕，上腭发干，喉中时觉不清。今议用清热化饮平肝之法调治。

酒黄芩二钱　川贝二钱，研　霜桑叶三钱　甘菊花二钱　青竹茹二钱　橘红一钱，老树　枳壳二钱，炒　炙厚朴一钱五分　次生地三钱　羚羊一钱五分　泽泻一钱五分　甘草八分

引用焦三仙各二钱

二月十二日，姚宝生请得老佛爷脉息右寸关滑而近数，左关稍数。肝经有热，肺胃饮热稍清，头晕见好，惟喉中尚不清爽。今仍用清热化饮平肝之法调理。

酒黄芩二钱　川贝二钱，研　菊花二钱　竹茹二钱　霜桑叶三钱　橘红一钱，老树　枳壳二钱，炒　茯苓三钱　次生地三钱　羚羊一钱　泽泻一钱五分　生甘草八分

引用焦三仙各二钱

二月十三日，姚宝生请得老佛爷脉息右寸关滑而近数，左关稍数。眩晕渐好，惟肝热未清，肺胃饮热不净。今用清热平肝之法调理。

酒黄芩二钱　川贝二钱，研　菊花二钱　竹茹二钱　霜桑叶三钱　橘红一钱，老树　枳壳二钱，炒　伏苓三钱　生杭芍三钱　羚羊一钱　泽泻一钱五分　生甘草八分

引用炒建曲三钱

二月十四日，姚宝生看得老佛爷脉息右寸关滑而近数，左关稍数。眩晕渐好，惟肺胃饮热未净，肝热未平。今仍用清热化饮平肝之法调治。

酒黄芩二钱　川贝二钱，研　菊花二钱　竹茹二钱　霜桑叶三钱　橘红一钱，老树　枳壳二钱，炒　茯苓三钱　生杭芍三钱　羚羊一钱　泽泻一钱五分　生甘草八分

引用炒建曲三钱

二月十六日，姚宝生谨拟老佛爷加味三仙饮。

焦三仙各二钱　陈皮一钱五分　槟榔二钱，炒　酒芩一钱五分　川贝母二钱，研　知母二钱　甘菊花二钱　羚羊一钱　细生地三钱　泽泻一钱五分　生甘草八分

水煎温服。

三月初二日戌刻，姚宝生请得老佛爷脉息右寸关滑数，左关稍数。肝肺有热，湿饮上

蒸，以致头晕微疼，目不清爽。今用清热化湿之法调理。

酒芩三钱　浙贝二钱，研　霜桑叶三钱　薄荷八分　菊花三钱　枳实一钱五分，炒　炙厚朴二钱　橘红一钱，老树　生地四钱　泽泻一钱五分　炒建曲三钱　生甘草八分

引用竹叶八分

三月十五日，和福传老佛爷祛风润面散半料。

绿豆白粉三分　山柰二分　白附子二分　白僵蚕二分　冰片一分　□□□□

共研极细面，再过重绢罗，兑胰子四两抟匀。

三月十九日，老佛爷蓖麻子膏。

蓖麻子辛甘性热，善走能开，通诸窍经络之风气。蓖麻子一两，去皮，捣泥摊布光上，贴面跳动之处，或搀于大肥皂内贴之亦可。

三月二十一日，庄守和、姚宝生谨拟老佛爷清热养肝活络膏。

细生地五钱　杭芍四钱　酒当归四钱　羚羊二钱五分　明天麻二钱　僵蚕三钱，炒　川秦艽二钱　橘红二钱，老树　川贝母三钱，研　枳壳二钱，炒　炒建曲三钱　生甘草一钱

共以水煎透，去渣，再熬，浓汁，炼蜜为膏，每服三钱，白开水冲服。

三月二十五日，和福传老佛爷祛风润面散一料。

绿豆白粉六分　山柰四分　白附子四分　白僵蚕四分　冰片二分　□□□□

共研极细面，再过重绢罗，兑胰子四两抟匀。

三月二十九日，庄守和、姚宝生谨拟老佛爷清热养肝活络膏。

细生地五钱　杭芍四钱　酒当归四钱　羚羊二钱五分　明天麻二钱　僵蚕三钱，炒　川秦艽二钱　橘红二钱，老树　川贝母三钱，研　枳壳二钱，炒　炒建曲三钱　生甘草一钱

共以水煎透，去渣再熬，浓汁炼蜜为膏，每服三钱，白开水冲服。

四月初三日，老佛爷清热养肝活络膏照原方。

四月初五日，老佛爷清热养肝活络膏照原方。

四月初六日，老佛爷加味午时茶。

午时茶一块　焦三仙各二钱　霜桑叶三钱　橘红一钱，老树　炒青皮八分

水煎温服。

四月初八日戌刻，老佛爷加味三仙饮。

焦三仙各三钱　炒槟榔三钱

水煎温服。

四月初九日，老佛爷加味三仙饮。

焦三仙各三钱　炒槟榔三钱

水煎温服。

照本方加川郁金二钱研。

四月初十日，老佛爷照原方。

四月十一日，老佛爷照原方。

四月十二日，老佛爷照原方。

老佛爷祛风润面散和福传

绿豆白粉六分　山柰四分　白附子四分　白僵蚕四分　冰片二分　□□□□

共研极细面，再过重绢罗，兑胰子四两抟匀。

四月十三日，姚宝生传老佛爷霜桑叶五钱。

水煎，每日净面后洗目用。

四月十四日，四两拷匀。

十一月三十日，福长传老佛爷祛风润面散一料。

绿豆白粉六分　山柰四分　白附子四分　白僵蚕四分　冰片二分□□□□

共研极细面，再过重绢罗，兑胰子四两拷匀。

十二月二十日，和福传老佛爷祛风润面散一料。

绿豆白粉六分　山柰四分　白附子四分　白僵蚕四分　冰片二分□□□□

共研极细面，再过重绢罗，兑胰子四两拷匀。

十二月二十二日，老佛爷代茶饮。

霜桑叶三钱　蜜蒙花一钱　城头菊一钱

【参考】 这一年西太后面风筋挛似又较重，频用祛风润面散，此方为牵正散加减方，加麝香以开窍通络散瘀，加绿豆白粉以解毒。另配有加味香皂丸，大队芳香性植物药及一些动物药，虽一为美容沐浴，一亦为治面风而设，故方中亦有祛风通络药。此年可能西太后目力又有减退，故有桑叶、蜜蒙花、城头菊代茶饮方，更有桑叶水煎洗目方，甚妙；按桑叶祛风清热、凉血明目，《本草蒙筌》早载有“煮汤，洗眼，去风泪”，此法应可信。又西太后之用时感方午时茶，既往之用小儿一捻金，均效验名方，应深入研究。

光绪三十一年正月十一日，老佛爷祛风活络贴药法。

防风三钱　白芷三钱

共研极细面，兑大角子二两，合匀为团。

正月十二日，张仲元、姚宝生谨拟老佛爷清热化湿代茶饮。

鲜芦根二支，切碎　竹茹一钱五分　焦楂三钱　谷芽三钱，炒　橘红八分，老树　霜桑叶二钱

水煎代茶。

正月十六日，姚宝生谨拟老佛爷加味三仙饮。

焦三仙各一钱五分　枳壳一钱五分，炒焦　广陈皮一钱　酒连八分，研　细生地三钱　甘菊花三钱　鲜芦根二支，切碎　竹叶八分

水煎温服。

正月十六日，春连传老佛爷霜桑叶三钱。水煎，每日净面后洗目用。

正月十七日，加白菊花二钱。

正月十九日，张仲元、姚宝生请得老佛爷脉息左关弦而近数，右寸关滑数。肝胃蓄有饮热，以致头目眩晕，胸膈不畅，微觉恶心，手心发干，身肢懒倦。今议用调中清热化饮之法调治。

云茯苓四钱　炙厚朴一钱五分　槟榔炭二钱　陈皮二钱　姜半夏一钱五分　姜连一钱五分，研　酒黄芩二钱　枳实一钱五分，炒　炙香附二钱　建曲二钱，炒　炒茅术一钱五分　甘草八分

引用泽泻一钱五分

正月二十日，张仲元、姚宝生请得老佛爷脉息左关弦而近数，右寸关滑而稍数。肝胃气滞，饮热未清，头晕微疼，手心发干。今议用和中清热化饮之法调治。

云茯苓三钱　炙厚朴一钱五分　炒茅术一钱　陈皮一钱五分　姜半夏一钱五分　姜连一钱炭　酒黄芩二钱　泽泻一钱五分　槟榔炭二钱　建曲二钱，炒　炙香附一钱五分　甘草八分

引用鲜芦根一支，切碎

正月二十二日，张仲元、姚宝生请得老佛爷脉息左关弦而近数，右寸关滑而稍数。肺

胃气道欠调，饮热未清，有时头晕，手心发干。今议用清热化饮之法调治。

酒黄芩二钱　甘菊花二钱　霜桑叶三钱　酒连一钱，研　云茯苓三钱　广皮一钱五分　槟榔炭二钱　建曲二钱，炒　姜半夏一钱　泽泻一钱五分　炙香附二钱　甘草八分

引用鲜芦根一支，切碎

二月初二日，姚宝生请得老佛爷脉息左关弦数，右寸关浮滑而数。肝胃有火，肺经感有风热，以到(致)上腭咽喉作痛，身肢有时冷热。今用清解化饮之法调理。

霜桑叶三钱　牛蒡子三钱，研　苏梗叶各六分　苦桔梗二钱　甘菊花三钱　酒芩二钱　藿梗八分　橘红一钱五分，老树　枳壳一钱五分，炒　知母二钱　川贝二钱，研　甘草一钱

引用鲜芦根二支，切碎

酉刻，姚宝生谨拟老佛爷清热代茶饮。

鲜青果三十个，去核　鲜芦根四支，切碎

水煎代茶。

二月初三日，姚宝生请得老佛爷脉息左关弦数，右寸关浮滑而数。肝经有火，肺胃感有风热，以到(致)上腭咽喉作痛，身肢有时冷热。今用清解化饮之法调理。

霜桑叶三钱　橘红一钱五分，老树　苏梗叶各八分　苦桔梗二钱　牛蒡子三钱，研　川贝二钱，研　酒黄芩二钱　前胡一钱五分　枳壳二钱，炒　甘菊花三钱　藿梗八分　甘草一钱

引用鲜芦根二支，切碎

二月初四日，姚宝生请得老佛爷脉息左关弦而稍数，右寸关沉滑近数。风热渐解，咽疼见轻，惟肺胃饮热未清，咳嗽痰饮。今用清热化饮之法调理。

霜桑叶三钱　桑皮二钱，炙　牛蒡子三钱，研　川贝二钱，研　酒黄芩二钱　橘红一钱五分，老树　甘菊花三钱　苦桔梗二钱　枳壳一钱五分，炒　藿梗八分　茯苓三钱　甘草一钱

引用鲜芦根二支，切碎

老佛爷祛风活络贴药法

辛夷一钱　霜桑叶一钱　僵蚕一钱　白附子一钱

共研极细面，兑大角子二两，合匀为团。

二月初五日，姚宝生请得老佛爷脉息左关弦而稍数，右寸关滑而近数。风热渐解，咽疼见轻，惟肺胃尚有饮热，咳嗽痰饮。今用清热化饮之法调理。

霜桑叶三钱　桑皮一钱五分，炙　牛蒡子二钱，研　川贝二钱，研　酒黄芩一钱五分　橘红一钱五分，老树　甘菊花二钱　知母二钱　枳壳一钱五分，炒　藿梗八分　茯苓三钱　甘草一钱

引用鲜芦根二支，切碎

二月初六日酉刻，姚宝生谨拟老佛爷清热上嗽代茶饮。

甘菊花二钱　霜桑叶二钱　广皮一钱　枇杷叶二钱，包炙包煎　生地一钱五分　焦枳壳一钱五分　酒芩一钱　鲜芦根二支，切碎

水煎温服。

二月初七日，姚宝生请得老佛爷脉息左关弦而稍数，右寸关滑而近数。风热渐解，惟肺胃稍蓄滞热，气道不畅，有时咳嗽痰饮。今用清热调胃化饮之法调理。

霜桑叶三钱　甘菊花三钱　酒黄芩二钱　橘红一钱五分，老树　枳壳一钱五分，炒　建曲三钱，炒　牛蒡子三钱，研　藿梗一钱　炙香附二钱　知母二钱　槟榔炭一钱五分　甘草一钱

引用鲜芦根二支，切碎

本方加苏梗叶各五分，荆芥一钱。

二月初八日，姚宝生请得老佛爷脉息左关弦而稍数，右寸关滑而近数，风热已解，惟肺胃饮热未清，气道稍有不畅。今议用清热化饮之法调治。

霜桑叶三钱　甘菊花三钱　酒黄芩二钱　知母二钱　枳壳一钱五分，炒　橘红一钱五分，老树　建曲二钱，炒　藿梗八分　牛蒡子二钱，研　苏梗叶八分　槟榔炭一钱五分　甘草一钱

引用鲜芦根二支，切碎

二月初九日，姚宝生请得老佛爷脉息左关弦而稍数，右寸关滑而近数。外感已解，惟肝脾余热未清，咳嗽痰饮。今用清热化饮之法调理。

霜桑叶三钱　甘菊花三钱　牛蒡子二钱，研　知母一钱五分　建曲二钱，炒　广皮一钱五分　枳壳一钱五分，炒　羚羊五分　酒黄芩一钱五分　苏梗八分　槟榔炭一钱五分　甘草一钱

引用鲜芦根二支，切碎

遇春传老佛爷祛风润面散一料。

绿豆白粉六分　山柰四分　白附子四分　白僵蚕四分　冰片二分　麝香一分

共研极细面，再过重绢罗，兑胰子四两抟匀。

二月初十日，姚宝生请得老佛爷脉息左关弦而稍数，右寸关滑而近数。外感渐解，惟肺胃郁热未清，咳嗽痰饮。今用清热理气化饮之法调理。

甘菊花二钱　霜桑叶三钱　桑皮一钱五分　苏梗叶一钱　羚羊五分　酒黄芩一钱五分　广皮一钱五分　枳壳一钱五分，炒　建曲二钱　槟榔炭二钱　藿香八分　生甘草一钱

引用鲜芦根二支，切碎

二月十一日，姚宝生请得老佛爷脉息左关沉弦近数，右寸关滑而稍数。外感渐解，惟肝胃郁热未清，有时头目作晕。今用清热宣郁之法调理。

甘菊花三钱　桑皮叶各一钱五分　橘红一钱五分，老树　苏梗叶各四分　羚羊五分　酒黄芩一钱五分　知母二钱，酒炒　川贝母二钱，研　建曲二钱，炒　槟榔炭一钱五分　枳壳一钱五分，炒　生甘草一钱

引用鲜芦根二支，切碎

二月十二日，姚宝生谨拟老佛爷清热化痰代茶饮。

甘菊花二钱　桑皮叶各一钱五分　橘红一钱，老树　川贝一钱五分，研　羚羊五分　鲜芦根二支，切碎　建曲一钱五分，炒　生甘草八分

水煎温服。

二月十三日，姚宝生谨拟老佛爷清热化痰代茶饮。

甘菊花三钱　桑皮叶各一钱五分　橘红一钱五分，老树　鲜芦根二支，切碎　羚羊五分　炒建曲二钱　川贝一钱五分，研　鲜青果五个，研

水煎温服。

二月十四日，姚宝生谨拟老佛爷清热理气代茶饮。

甘菊花三钱　桑皮叶各一钱五分　橘红一钱五分，老树　鲜芦根二支，切碎　羚羊五分　炒建曲二钱　川贝二钱，研　枳壳一钱五分，炒

水煎温服。

二月十六日，姚宝生谨拟老佛爷清热理气代茶饮。

甘菊花三钱　霜桑叶三钱　橘红一钱五分，老树　鲜芦根二支，切碎　建曲二钱，炒　枳壳一钱五分，炒　羚羊五分　谷芽三钱，炒

水煎温服。

二月十七日，姚宝生谨拟老佛爷清热化湿代茶饮。

甘菊花三钱　桑皮叶各一钱五分　酒芩一钱五分　炒建曲三钱　羚羊五分　云茯苓四钱　枳壳一钱五分，炒　老树橘红一钱五分

水煎温服。

二月十八日，老佛爷照原方。

二月十九日，姚宝生谨拟老佛爷清热化湿代茶饮。

甘菊花三钱　桑皮叶各一钱　酒芩一钱五分　云茯苓四钱　羚羊五分　炒建曲三钱　泽泻一钱五分　老树橘红一钱五分

水煎温服。

二月二十日，姚宝生谨拟老佛爷清热化湿代茶饮。

甘菊花三钱　桑皮叶各一钱　酒芩一钱五分　云茯苓三钱　羚羊五分　炒建曲二钱　泽泻一钱五分　枳壳一钱五分，炒

水煎温服。

二月二十一日，姚宝生谨拟老佛爷清热化湿代茶饮。

甘菊花三钱　霜桑叶三钱　酒芩一钱　云茯苓四钱　羚羊四分　炒建曲二钱　枳壳一钱五分，炒　鲜芦根二支，切碎

水煎温服。

福春传老佛爷祛风润面散一料。

绿豆白粉六分　山柰四分　白附子四分　白僵蚕四分　冰片二分□□□□

共研极细面，再过重绢罗，兑胰子十二两抟匀。

二月二十二日，姚宝生谨拟老佛爷清热化湿代茶饮。

甘菊花三钱　霜桑叶三钱　酒芩一钱五分　云茯苓四钱　羚羊四分　炒建曲三钱　广皮一钱五分　鲜芦根二支，切碎

水煎温服。

叶嗣高请得老佛爷脉息左关见弦，右寸关滑而稍大。肝肠上升，肺金欠润，手心有时生热。今用清热柔肝养肺代茶饮调理。

小生地二钱　霜桑叶二钱　广皮一钱　云茯神三钱　杭白芍二钱，炒　甘菊花一钱五分　寸冬一钱五分，去心　川贝母二钱，研

水煎温服。

二月二十三日，姚宝生谨拟老佛爷清热化湿代茶饮。

甘菊花二钱　桑皮叶各一钱五分　酒芩一钱　云苓四钱　羚羊四分　枳壳一钱，炒　麦冬三钱　鲜芦根二支，切碎

水煎温服。

二月二十四日，姚宝生谨拟老佛爷清热养阴代茶饮。

甘菊花三钱　霜桑叶三钱　羚羊五分　代心麦冬三钱　云苓四钱　广皮一钱五分　枳壳一钱五分，炒　鲜芦根二支，切碎

水煎温服。

二月二十五日，姚宝生谨拟老佛爷清热理气代茶饮。

甘菊花三钱　霜桑叶三钱　羚羊五分　代心麦冬三钱　云苓四钱　枳壳一钱五分，炒　广皮一钱五分　谷芽三钱，炒

水煎温服。

二月二十六日，姚宝生谨拟老佛爷清热理气代茶饮。

甘菊花三钱　霜桑叶三钱　羚羊五分　代心麦冬三钱　云苓四钱　枳壳一钱五分，炒　泽泻一钱五分　谷芽三钱，炒

水煎温服。

二月二十九日，遇春传老佛爷祛风润面散一料。

绿豆白粉六分　山柰四分　白附子四分　白僵蚕四分　冰片二分□□□□

共研极细面，再过重绢罗，兑胰子十二两抟匀。

三月初二日，福春传老佛爷祛风润面散一料。

绿豆白粉六分　山柰四分　白附子四分　白僵蚕四分　冰片二分□□□□

共研极细面，再过重绢罗，兑胰子十二两抟匀。

三月初五日，老佛爷祛风润面散二料。

绿豆白粉一钱二分　山柰八分　白附子八分　白僵蚕八分　冰片四分□□□□

共研极细面，再过重绢罗，兑胰子十二两抟匀。

三月十二日，福长传老佛爷祛风润面散二料。

绿豆白粉一钱二分　山柰八分　白附子八分　白僵蚕八分　冰片四分　□□□□

共研极细面，再过重绢罗，兑胰子十二两抟匀。

三月十六日，姚宝生请得老佛爷脉息左关弦而近数，左关沉滑稍数。肝经有热，中焦稍蓄湿滞，脾胃欠和。今用和中化湿之法调治。

云茯苓四钱　广皮一钱五分　焦茅术一钱五分　姜连一钱五分，研　煨木香一钱　壳砂一钱五分，研　炙香附二钱　泽泻一钱五分　酒黄芩一钱五分　藿梗一钱　谷芽三钱，炒　甘草一钱

引用生姜一大片

三月二十一日未刻，姚宝生请得老佛爷脉息左关弦而近数，右寸关滑而稍数。肝经郁热，脾胃不和，稍蓄湿饮。今用调中化湿之法调理。

云茯苓四钱　广皮一钱五分　焦茅术二钱，土炒　壳砂一钱五分，研　煨木香一钱　藿梗一钱　姜连炭一钱五分，研　泽泻一钱五分　香附炭二钱　扁豆三钱，炒　槟榔炭三钱　甘草一钱

引用炙厚朴四分

三月二十二日，姚宝生请得老佛爷脉息左关弦而近数，右寸关滑而稍数。肝经有热，脾胃湿饮见好，稍有未和。今用和中化湿之法调治。

云苓四钱　广皮一钱五分　焦茅术一钱五分，土炒　壳砂一钱五分，研　扁豆三钱，炒　藿梗八分　姜连炭一钱　泽泻一钱五分　炙香附二钱　槟榔二钱炭　煨木香八分　甘草一钱

引用酒芍二钱

三月二十三日，姚宝生请得老佛爷脉息左关稍弦，右寸关滑而近数。胃脘稍有饮热，气道欠和。今用调中化饮之法调理。

云茯苓四钱　广皮一钱五分　炙厚朴八分　藿梗八分　姜川连一钱，研　建曲二钱，炒　炙香附二钱　甘草八分

引用竹茹一钱五分

三月二十四日，姚宝生请得老佛爷脉息左关稍弦，右寸关滑而近数，肝经有热，肠胃气道未和。今用调中化饮之法调理。

云茯苓四钱　广皮一钱五分　焦茅术二钱　炙厚朴八分　姜川连一钱二分，研　木香八分　炙香附二钱　酒芍三钱　盐壳砂一钱五分，研　甘草一钱

引用藿梗七分

三月二十五日，姚宝生请得老佛爷脉息左关稍弦，右寸关滑而近数。肝胃有热，气道欠和。今用调中化饮之法调理。

云茯苓三钱　广皮一钱五分　炒茅术一钱五分　党参一钱五分　炙厚朴一钱　壳砂一钱，研　炙香附二钱　姜连一钱，研　生杭芍三钱　藿梗八分　炒神曲二钱　甘草一钱

引用佛手柑一钱

四月初七日，张仲元、姚宝生谨拟老佛爷和中化饮热之法。

茯苓四钱　焦于术二钱　广皮一钱五分　谷芽三钱，炒　姜连八分，研　炙香附二钱　壳砂八分，研　炒神曲二钱　党参二钱　生甘草八分

引用藿梗四分　鲜青果七个，研

四月初十日，张仲元、姚宝生谨拟老佛爷理脾调中化湿膏。

潞党参六钱　炒生于术各三钱　广皮三钱　姜连二钱，研　炒神曲四钱　炒谷芽四钱，研　壳砂三钱，研　麦冬六钱　云茯苓六钱　炙香附四钱，研　藿梗三钱　炙甘草四钱

共以水煎透，去渣，再熬，浓汁少兑炼蜜为膏，每服一匙，白开水冲服。

顺福传老佛爷祛风润面散二料。

绿豆白粉一钱二分　山柰八分　白附子八分　白僵蚕八分　冰片四分　□□□□

共研极细面，再过重绢罗，兑胰子十二两挎匀。

四月二十四日，顺福传老佛爷祛风润面散二料。

绿豆白粉一钱二分　山柰八分　白附子八分　白僵蚕八分　冰片四分　□□□□

共研极细面，再过重绢罗，兑胰子十二两挎匀。

四月二十六日，老佛爷调中清热化湿膏。

云茯苓六钱，研　广皮三钱　焦茅术三钱　藿梗三钱　炙紫厚朴二钱　腹皮三钱　酒连炭二钱，研　条芩三钱，酒炒　白蔻仁三钱，研　炙香附四钱　生杭芍六钱　泽泻四钱

共以水煎透，去渣，再熬，浓汁少兑炼蜜为膏，每服一匙，白开水冲服。

五月初四日申刻，姚宝生请得老佛爷脉息左关弦而稍数，右寸关滑数。肝脾有热，湿热上蒸，头目(不)清，气道稍觉不畅。今用调中清热化湿之法调理。

云茯苓四钱　广皮一钱五分　焦茅术一钱五分　酒连一钱，研　酒黄芩一钱五分　泽泻一钱五分　生杭芍三钱　生地二钱　炙香附二钱　枳壳一钱五分，炒　建曲二钱，炒　甘草一钱

引用淡竹叶一钱

五月初六日亥刻，张仲元、姚宝生谨拟老佛爷调中清热化湿膏。

云茯苓六钱，研　广皮三钱　生于术三钱　酒连二钱，研　酒黄芩三钱　泽泻四钱　枳壳三钱，炒　炙香附四钱　生杭芍六钱　建曲三钱　次生地六钱　木香二钱，研　霜桑叶四钱　甘草二钱

共以水煎透，去渣，再熬，浓汁少兑炼蜜为膏，每服一匙，白开水送服。

五月初十日，老佛爷霜桑叶三钱，白菊花二钱，水煎，每日净面后洗目用。

五月十八日巳刻，姚宝生请得老佛爷脉息左关弦而近数，右寸关洪滑稍数。肝经有火，肺胃蓄有饮热，微感风凉。今用清热化饮之法调理。

酒黄芩二钱　川贝二钱，研　桑皮一钱五分　霜桑叶三钱　苏梗叶各三分　橘红一钱五分　茯苓四钱　甘菊花二钱　牛蒡子二钱，研　枳壳一钱五分，炒　知母一钱五分　甘草一钱

引用淡竹叶八分

五月十九日己刻，姚宝生请得老佛爷脉息左关弦而近数，右寸关滑而稍数。外感已解，

惟肺胃饮热未清，气道欠畅。今用清热理气化饮之法调理。

酒黄芩二钱　橘红一钱五分，老树　桑皮叶各一钱五分　知母一钱五分　牛蒡子一钱五分，研　川贝二钱，研　云茯苓四钱　枳壳一钱五分，炒　炒建曲二钱　甘菊花二钱　次生地三钱　甘草一钱

引用藿梗七分

五月二十日未刻，姚宝生请得老佛爷脉息左关弦而近数，右寸关浮滑稍数。微感风凉，膈间气道欠畅，滞热未清。今用清解理气化饮之法调理。

酒黄芩一钱五分　橘红一钱五分，老树　霜桑叶三钱　甘菊花三钱　牛蒡子一钱五分，研　川贝二钱，研　云茯苓四钱　枳壳一钱五分，炒　生建曲三钱　知母二钱，酒炒　炒槟榔二钱　甘草一钱

引用午时茶一块

五月二十二日，张仲元、姚宝生请得老佛爷脉息左关弦而近数，右寸关浮滑稍数。外感未解，肺胃蓄有饮热，气道欠舒。今议用清解化饮之法调理。

苏梗叶各四分　薄荷六分　牛蒡子二钱，研　桑皮二钱，生　霜桑叶三钱　甘菊花三钱　酒黄芩二钱　知母二钱　枳壳二钱，炒　橘红一钱五分，老树　川贝母二钱，研　甘草一钱

引用建曲二钱

五月二十三日，张仲元、姚宝生请得老佛爷脉息左关弦而近数，右寸关滑数稍浮。外感渐解，惟肺胃饮热未清，气道欠畅。今议用清热化饮之法调理。

霜桑叶三钱　桑皮一钱五分　牛蒡子二钱，研　甘菊花三钱　酒黄芩三钱　元参三钱　瓜蒌三钱，研　橘红一钱五分　枳壳二钱，炒　连翘二钱　焦三仙各一钱五分　甘草一钱

引用淡竹叶一钱五分

五月二十四日，张仲元、姚宝生请得老佛爷脉息左关弦而近数，右寸关滑数。外感已解，惟肺胃饮热未清，气道欠畅。今议用清热理气化饮之法调理。

霜桑叶三钱　甘菊花三钱　酒芩二钱　知母二钱　炙香附一钱五分　橘红一钱五分，老树　瓜蒌三钱，研　连翘二钱　枳壳一钱五分，炒　焦三仙各一钱五分　甘草一钱

引用淡竹叶一钱五分

五月二十五日，张仲元、姚宝生谨拟老佛爷清热调中饮。

霜桑叶三钱　甘菊花三钱　酒黄芩二钱　橘红一钱，老树　焦枳壳一钱五分　神曲三钱，炒　炙香附一钱五分　甘草一钱

水煎温服。

本方减神曲，加焦三仙各一钱。

五月二十六日，照原方。

六月初九日，姚宝生请得老佛爷脉息左关弦而近数，右寸关沉滑稍数。肝经有火，肠胃蓄有湿滞。今用调中化湿之法调理；

云茯苓四钱　陈皮一钱五分　焦茅术一钱五分　炙厚朴一钱五分　槟榔炭三钱　薏苡仁四钱，炒　煨木香一钱五分　藿梗一钱　萸连炭一钱五分　车前子二钱，包煎　甘草一钱

引用炒扁豆二钱

六月初十日，姚宝生请得老佛爷脉息左关弦而近数，右寸关沉滑稍数。肝经有火，中气欠和，肠胃湿滞未净。今用和中清热化湿之法调理。

云茯苓四钱　陈皮一钱五分　焦茅术二钱，土炒　藿梗一钱　萸连炭一钱五分　炙厚朴一钱　煨木香一钱五分　扁豆三钱，炒　槟榔炭三钱　薏苡仁四钱，炒　车前子三钱，包煎　甘草一钱

引用霜桑叶二钱

六月十一日，姚宝生请得老佛爷脉息左关弦而近数，右寸关沉滑稍数。肝胃有热，气道欠舒，湿滞尚有未净。今用调中化湿之法调理。

云茯苓四钱　陈皮一钱五分　焦茅术一钱五分，土炒　藿梗一钱　酒黄芩一钱五分　甘菊花二钱　槟榔炭三钱　扁豆三钱，炒　煨木香八分　薏苡仁三钱　炙厚朴八分　甘草一钱

引用霜桑叶二钱

六月十二日，姚宝生请得老佛爷脉息左关弦而近数，右寸关沉滑。肝胃有热，肠胃气道欠和。今用调中化湿之法调理。

云茯苓四钱　炙厚朴一钱　焦茅术一钱五分，土炒　陈皮一钱五分　萸连炭一钱五分　藿梗一钱　煨木香一钱五分　薏苡仁四钱，炒　槟榔炭三钱　酒芍三钱　扁豆三钱，炒　甘草一钱

引用霜桑叶二钱

六月十三日，姚宝生请得老佛爷脉息左关弦而稍数，右寸关沉滑近数。肝经有热，肠胃湿热未清。今用清热化湿之法调理。

云茯苓四钱　茅术一钱五分，土炒焦　煨木香一钱　炙厚朴一钱　焦槟榔三钱　酒连一钱五分，研　酒杭芍二钱　甘草一钱

引用霜桑叶三钱

六月十四日，姚宝生请得老佛爷脉息左关沉弦稍数，右寸关滑而近数。肝火未平，肠胃湿热未清。今用清热化湿之法调理。

云茯苓四钱　扁豆四钱　广陈皮一钱五分　藿梗一钱　槟榔炭二钱五分　酒连一钱五分，研　茅术炭一钱五分　甘草一钱

引用煨木香八分

六月十六日，姚宝生请得老佛爷脉息右关沉弦稍数，右寸关滑而近数。肝胃有火，湿热未清。今用清热化湿之法调理。

云茯苓四钱　扁豆四钱　槟榔炭三钱　酒连一钱五分，研　茅术炭一钱　陈皮一钱五分　炒杭芍三钱　甘草一钱

引用煨木香八分

六月十六日，益气理脾开胃，清暑利湿，升清降浊。

金银花三钱　白扁豆四钱　竹叶卷心二钱　莲子心一钱　鲜藕五片

水煎代茶。

六月十七日，姚宝生请得老佛爷脉息左关沉弦稍数，右寸关滑而近数。肝胃有火，湿热未清。今用清热化湿之法调理。

云茯苓四钱　扁豆四钱　槟榔炭三钱　酒连一钱五分，研　煨木香一钱　藿梗一钱　生杭芍三钱　甘草一钱

引用茅术炭八分

六月十八日，姚宝生请得老佛爷脉息左关沉弦稍数，右寸关滑而近数。肝经有火，肺胃湿热未清。今用清热化湿之法调理。

酒芩二钱　云茯苓四钱　扁豆三钱　槟榔炭三钱　甘菊花二钱　生杭芍三钱　广皮一钱五分　甘草一钱

引用藿梗八分

六月十九日，姚宝生请得老佛爷脉息左关稍数，右寸关滑而近数。肝胃有火，湿热未清。今用清热化湿之法调理。

酒黄芩二钱　广皮一钱五分　云茯苓四钱　扁豆三钱　生杭芍三钱　桑叶三钱　槟榔炭二钱　甘草一钱

引用藿梗八分

六月二十日，照本方减藿梗，加甘菊花一钱五分。

六月二十一日，姚宝生谨拟老佛爷加味三仙饮。

焦三仙各一钱 橘红一钱，老树 霜桑叶三钱 甘菊花二钱 淡竹叶一钱 羚羊六分

水煎代茶。

六月二十四日，张仲元、姚宝生请得老佛爷脉息左关弦数，右寸关滑数。肝胃有火，湿热上蒸。今议用清热化湿之法调理。

酒黄连一钱二分，研 霜桑叶三钱 焦茅术一钱五分，土炒 酒芩炭一钱五分 云茯苓四钱 广皮一钱五分 扁豆四钱，炒 泽泻一钱五分 淡竹叶一钱 焦槟榔三钱 藿梗八分 生甘草一钱

引用鲜荷叶一角

张仲元、姚宝生谨拟老佛爷清热明目洗眼方。

甘菊花三钱 霜桑叶三钱 银花三钱 薄荷三分 黄连八方研 夏枯草三钱

水煎熏洗。

六月二十五日，张仲元、姚宝生请得老佛爷脉息左关弦数，右寸关滑数。肝胃有火，湿热上蒸。今议用清热化湿之法调理。

霜桑叶三钱 羚羊一钱 云茯苓四钱 橘红一钱，老树 酒知母二钱 酒连一钱二分 泽泻一钱五分 莲心一钱 淡竹叶一钱五分 生地三钱次 扁豆三钱，炒 生甘草一钱

引用木通六分

申刻张仲元、姚宝生谨拟老佛爷清热理气代茶饮。

银花三钱 霜桑叶三钱 莲心一钱 枳壳一钱五分，炒 橘红一钱五分，老树 鲜荷梗一尺 竹茹三钱 益元散三钱，煎

水煎温服。

六月二十六日，张仲元、姚宝生请得老佛爷脉息左关弦数，右寸关滑数。肝胃有火，湿热未清。今议用清热化湿之法调理。

霜桑叶三钱 羚羊一钱 云茯苓四钱 橘红一钱五分，老树 次生地三钱 元参三钱 金银花三钱 酒连一钱二分，研 淡竹叶一钱五分 泽泻一钱五分 扁豆三钱，炒 甘草一钱

引用木通六分

六月二十七日申刻，张仲元、姚宝生请得老佛爷脉息左关沉弦稍数，右寸关滑数。肝经有火，肺胃湿热未清。今议用清热化湿之法调理。

霜桑叶三钱 羚羊一钱 连翘三钱 银花三钱 次生地三钱 知母二钱 酒连一钱，研 扁豆三钱，炒 云茯苓三钱 橘红一钱五分，老树 泽泻一钱五分 甘草一钱

引用木通六分

六月二十八日，张仲元、姚宝生请得老佛爷脉息左关沉弦稍数，右寸关滑数。肝胃有火，脾经湿热未清。今议用清热化湿之法调理。

次生地三钱 连翘三钱 银花三钱 酒连一钱，研 酒条芩二钱 桑叶三钱 羚羊一钱 茯苓四钱 枳壳一钱五分，炒 浙贝二钱，研 泽泻一钱五分 甘草一钱

引用木通六分

六月二十九日，张仲元、姚宝生请得老佛爷脉息左关沉弦稍数，右寸关滑数。肝经有火，肺胃湿热未清。今议用清热化湿之法调理。

七月初四日，张仲元、姚宝生请得老佛爷脉息左关沉弦近数，右寸关滑而稍数。肝胃

有木，湿热未清。今议用清热化湿之法调理。

甘菊花二钱　蜜蒙花一钱五分　莲心二钱　霜桑叶三钱　酒芩二钱　淡竹叶一钱五分　枳壳二钱，炒　金银花三钱　泽泻一钱五分　益元散三钱，煎　连翘二钱　扁豆三钱，炒

引用鲜荷梗一尺

七月初五日，张仲元、姚宝生请得老佛爷脉息左关沉弦近数，右寸关滑而稍数。肝胃有火，湿热未清。今议用清热化湿之法调理。

甘菊花二钱　蜜蒙花一钱五分　次生地三钱　霜桑叶三钱　酒芩二钱　淡竹叶一钱五分　枳壳二钱，炒　金银花三钱　泽泻一钱五分　益元散三钱，煎　连翘二钱　扁豆三钱，炒

引用鲜荷梗一尺

七月初五日，老佛爷香发散。发有油腻，勿用水洗，将药掺上一篦即净，久用发落重生，至老不白。

零苓草一两　辛夷五钱　玫瑰花五钱　檀香六钱　川锦纹四钱　甘草四钱　粉丹皮四钱　山柰三钱　公丁香三钱　细辛三钱　苏合油三钱　白芷三钱

共为细末，用苏合油拌匀，晾干，再研细面，用时掺匀发上，篦去。

七月初六日，张仲元、姚宝生请得老佛爷脉息左关沉弦近数，右寸关滑而稍数。肝胃有火，湿热未清。今议用清热化湿之法调理。

甘菊花二钱　蜜蒙花一钱五分　次生地三钱　霜桑叶三钱　酒芩二钱　淡竹叶一钱五分　枳壳二钱，炒　金银花三钱　泽泻一钱五分　广陈皮一钱五分　连翘二钱　扁豆三钱，炒

引用鲜荷梗一尺

七月十七日，张仲元谨拟老佛爷明目延龄膏。

霜桑叶一两　菊花一两

共以水熬透，去渣，再熬，浓汁少兑炼蜜收膏，每服三钱，白开水冲服。

七月十八日，老佛爷照原方。

七月二十二日，老佛爷照原方。

七月二十四日，老佛爷照原方。

七月二十七日，张仲元谨拟老佛爷明目延龄丸。

霜桑叶二钱　菊花二钱

共研极细面，炼蜜为丸，如绿豆大，每服二钱，白开水送下。

八月初五日，庄守和、张仲元谨拟老佛爷正容膏。

蓖麻子五钱，去皮　冰片六分

共捣成泥，敷于患处，左　敷右，右敷左。

八月初五日，庄守和、张仲元谨拟老佛爷牵正丸。

白附子五钱　僵蚕五钱　全蝎四钱，去毒

共研细面，炼蜜为丸，如绿豆大，每服二钱，白开水送服，随饮烧酒一、二口。

八月初七日，老佛爷明目延龄丸。

霜桑叶二钱　甘菊花二钱　羚羊尖一钱五分　生地二钱　女贞子二钱，研　蒙花一钱五分　生牡蛎二钱　泽泻一钱　生杭芍一钱五分　枳壳一钱五分，炒

共研细面，炼蜜为小丸，每服二钱，白开水送下。

八月十四日，姚宝生请得老佛爷脉息左关弦而近数，右寸关沉滑稍数。肝经有热，肠胃气道不和，稍蓄湿滞，以致大关防作泻，胃气稍觉不畅，今用和中化湿之法调理。

云茯苓四钱　广皮一钱五分　焦茅术一钱五分，土炒　扁豆四钱，炒　萸连炭一钱五分　木香一钱五分，煨　焦槟榔三钱　泽泻二钱　谷芽三钱，炒　壳砂一钱，研　甘草一钱

引用霜桑叶二钱

八月二十八日，姚宝生谨拟老佛爷加味三仙饮。

焦三仙各一钱　橘红一钱五分，老树　酒芩二钱　炙厚朴一钱五分　甘菊花三钱　羚羊一钱五分　竹茹三钱　枳实一钱五分，炒焦

水煎温服。

九月初二日，姚宝生请得老佛爷脉息左关弦数，右寸关滑数有力。肝经有火，肺胃饮热，上蒸气道，稍欠舒畅。今用养阴宣郁，引热下行之法调理。

细生地三钱　甘菊花二钱　羚羊尖一钱五分　泽泻二钱　云茯苓四钱　广皮一钱五分　酒黄芩二钱　川贝二钱，研　焦枳壳二钱　谷芽三钱，炒　硃麦冬三钱　甘草一钱

引用酒炒知母二钱

九月初三日，老佛爷照原方。

九月初四日，老佛爷照原方。

九月初五日，老佛爷照原方加酒芩一钱，竹茹三钱。

九月十四日，老佛爷防风三钱，白芷三钱，用鸡子二枚。

九月十七日，老佛爷防风一两，白芷一两，用鸡子十枚。

十一月初二日巳刻，姚宝生请得老佛爷脉息左关弦数，右寸关洪大而滑。肝经有火，肺胃蓄有饮热，气道欠舒，目皮眩涩，胸膈有时不畅。今用清热化湿之法调理。

云茯苓四钱　广皮一钱五分　炙厚朴一钱五分　酒连一钱五分　焦茅术一钱五分　谷芽三钱，炒　蜜蒙花三钱　泽泻二钱　甘菊花三钱　生地三钱　建曲三钱　甘草一钱

引用霜桑叶三钱

十一月初三日，张仲元、姚宝生请得老佛爷脉息左关弦数，右寸关洪大而数。肝经有火，肺胃蓄有饮热，气道欠舒，目皮眩涩，胸膈有时不畅。今议用清热化湿之法调理。

云茯苓四钱　炙厚朴一钱五分　焦茅术一钱五分，土炒　广皮一钱五分　焦槟榔二钱　姜连一钱五分，研　蜜蒙花三钱　泽泻二钱　甘菊花三钱　生地三钱　霜桑叶三钱　甘草一钱

引用灯心一支

十一月初四日，张仲元、姚宝生谨拟老佛爷菊花延龄膏。

鲜菊花瓣，用水熬透，去渣，再熬，浓汁少兑炼蜜收膏。

老佛爷和中清热化湿之法

云茯苓四钱　广皮一钱五分　炙厚朴一钱五分　姜连八分，研　霜桑叶三钱　甘菊花二钱　蜜蒙花三钱　羚羊八分　建泽泻一钱五分　谷芽三钱，炒　茅术炭一钱　甘草一钱

引用灯心一子

十一月初七日，张仲元、姚宝生请得老佛爷脉息左关弦而稍数，右寸关滑数。肝经有火，肺胃蓄有饮热，膈间气道欠舒。今议用清热化饮之法调理。

甘菊花三钱　霜桑叶三钱　苦桔梗二钱　酒芩二钱　橘红一钱，老树　枳壳二钱，炒　竹茹二钱　槟榔炭二钱　泽泻一钱五分　酒连炭一钱五分，研　蒙花三钱　甘草八分

引用灯心一子

张仲元、姚宝生谨拟老佛爷养阴清热饮。

霜桑叶三钱　甘菊花三钱　蜜蒙花三钱　酒连一钱五分，研　枳壳二钱，炒　橘红一钱五分，老树　炙香

附二钱 甘草一钱

水煎温服。

十一月初八日，张仲元、姚宝生请得老佛爷脉息左关弦而稍数，右寸关滑数。肝经有火，肺胃饮热未清。今议用清热化饮之法调理。

霜桑叶三钱 甘菊花三钱 蒙花三钱 竹茹二钱 云茯苓三钱 橘红一钱，老树 泽泻一钱五分 酒连八分，研 枳壳一钱五分，炒 次生地三钱 甘草八分

引用灯心一子

十一月初九日，张仲元、姚宝生请得老佛爷脉息左关弦数，右寸关滑数。肝经有火，肺胃饮热未清。今议用清热化饮之法调理。

霜桑叶三钱 甘菊花二钱 蜜蒙花三钱 酒连八分，研 云茯苓四钱 橘红一钱，老树 焦枳壳一钱五分 泽泻一钱五分 石决明三钱 生杭芍二钱 粉甘草一钱

引用灯心一子

张仲元、姚宝生谨拟老佛爷明目固齿法。

海盐二斤拣净以百沸汤泡，将盐化开，滤取清汁，入银锅内；熬干，研面，装磁盒内，每早用一钱擦牙，以水漱口，用左右手指互取口内盐津，洗两眼大小眦内，闭目良久，再用水洗面，能洞视千里，明目固齿，极为神妙。

十一月十三日，张仲元谨拟老佛爷养血柔肝丸。

当归二钱 川芎一钱 次生地三钱 酒杭芍二钱

共研极细面，炼蜜为丸，如绿豆大，每服二钱，白开水送服。

十一月十三日，老佛爷熥药方。

老葱白一斤

用老酒拌匀，银锅炒热，熥于患处。

十一月十九日，张仲元、姚宝生请得老佛爷脉息左关沉弦，右寸关滑而稍数。肠胃不和，湿热未净。今议用和中化湿之法调理。

云茯苓四钱 茅术一钱五分，土炒 广皮二钱 炙厚朴一钱五分 煨木香一钱 腹皮一钱五分 萸连一钱五分，炒研 盐谷砂一钱五分，研 建泽泻一钱五分 薏苡仁四钱，炒 焦神曲二钱 粉甘草一钱

引用焦楂二钱

照本方加炒麦芽三钱。

十一月二十日卯刻，老佛爷照昨方。

十一月二十日，张仲元、姚宝生请得老佛爷脉息左关沉弦，右寸关滑而稍数。中气欠和，肺胃湿热未净。今议用和中化湿之法调理。

云茯苓四钱 于术二钱，炒 党参二钱，土炒 炙厚朴一钱五分 炙香附一钱五分 广砂一钱，研 姜连一钱，研 泽泻一钱五分 焦楂三钱 酒杭芍三钱 甘草一钱

引用鲜青果五个，研

十一月二十一日，老佛爷照原方。

十一月二十一日，老佛爷照原方，加焦三仙各一钱、党参一钱。

十二月十三日申刻，姚宝生谨拟老佛爷清热化湿饮。

甘菊花一钱五分 霜桑叶三钱 广皮一钱五分 云茯苓四钱 泽泻一钱五分 酒连炭八分，研 甘草一钱 焦枳壳一钱五分

引用灯心一子

十二月十四日，老佛爷照原方。

十二月十九日申刻，姚宝生请得老佛爷脉息左关弦数，右寸关滑而有力。肝胃有热，稍感寒凉，微觉头疼，咽喉稍有不利。今用清解化饮之法调理。

甘菊花二钱　苏梗叶四分　酒芩一钱　霜桑叶三钱　橘红一钱，老树　牛蒡子二钱，研　苦桔梗二钱　云茯苓三钱　焦枳壳一钱五分　淡竹叶一钱　甘草一钱

引用薄荷梗三分

【参考】 纵览光绪三十一年西太后脉案，主证为肝经有火，肺胃饮热，所施方药虽多，但一明显特点为用代茶饮，此种剂型，甚为实用，可以小量频饮，维持药效，既无汤剂荡绦之弊，又有治病卫生作用。目前西方对传统医药之应用，亦赏用茶剂，如柿叶茶之降脂，五加茶之健身，人参茶之强壮，等等，日本亦时行此举。宫中茶剂配伍，因证而异，西太后所用，如清热代茶饮仅鲜青果、鲜芦根二味，而清肺利咽之功并不弱，又如清热化湿代茶饮，清利头目，调和脾胃，头目清则热不留，祛邪而不伤正；又如清热理气代茶饮，芦根清肺胃之热，羚羊清肝胆之热，桑菊清头目之热，颇为全面。七月初五日香发散一方，多性温气厚之品，辟秽与温养并重，亦甚可取。

光绪三十二年正月初八日酉刻，姚宝生谨拟老佛爷加味三仙饮。

焦三仙各一钱五分　炙厚朴一钱　云茯苓四钱　橘红一钱，老树　酒黄芩二钱　甘菊花三钱　槟榔炭一钱五分　泽泻一钱五分

水煎温服。

正月二十五日酉刻，姚宝生请得老佛爷脉息左关弦而稍数，右寸关沉滑近数。肝经有火，肺胃蓄有饮热，气道欠舒。今用清热化湿理气之法调理。

甘菊花三钱　酒黄芩一钱五分　羚羊六分　酒连炭一钱五分，研　橘红一钱二分，老树　炙紫厚朴一钱　川贝二钱，研　炙香附二钱　云茯四钱　枳壳一钱五分，炒　谷芽三钱，炒　生甘草一钱

引用鲜青果五个，研

正月二十六日，张仲元、姚宝生请得老佛爷脉息左寸关弦而稍数，右寸关沉滑近数。肝经有火，肺胃蓄有饮热，气道欠舒。今议用清热化饮之法调治。

甘菊花三钱　酒黄芩一钱五分　羚羊六分　霜桑叶三钱　橘红一钱五分，老树　酒连炭一钱，研　炙紫朴一钱　炙香附二钱　云苓四钱　枳壳一钱五分，炒　泽泻一钱五分　生甘草一钱

引用鲜青果五个，研

二月初七日，张仲元、姚宝生请得老佛爷脉息左关弦数，右寸关沉滑而数。肝经有热，肠胃气道欠舒。今议用养阴理气膏调理。

生杭芍六钱　羚羊二钱　当归五钱　柏子仁五钱，研　桃仁泥四钱　蒌仁四钱，研　枳壳三钱，炒　炒楂肉六钱　条黄芩四钱　甘菊花六钱　槟榔四钱，炒　生甘草三钱

共以水煎透，去渣再熬浓(汁)，兑炼蜜收膏，每服三钱，白开水冲服。

二月十一日，姚宝生请得老佛爷脉息左关弦数，右寸关滑而近数。肝经有火，肠胃气道欠舒。今用养阴理脾膏调理。

生杭芍六钱　羚羊二钱　全当归五钱　茯神六钱　柏子仁五钱，研　枳壳三钱，炒　生于术四钱　条芩四钱　焦槟榔三钱　广砂四钱，研　甘菊花六钱　甘草三钱

共以水煎透，去渣再熬浓汁，兑炼蜜收膏，每服三钱，白开水冲服。

老佛爷祛风活络贴药方

辛夷一钱　霜桑叶一钱　僵蚕一钱　白附子一钱

共研极细面，兑大角子二两为团合匀。

二月十三日，张仲元、姚宝生请得老佛爷脉息左关弦数，右寸关滑而近数。肝脾有热，肠胃气道欠舒。今议用养阴理脾膏调理。

生杭芍六钱　羚羊二钱　全当归五钱　条芩五钱　柏子仁五钱，研　人参三钱　生于术四钱　甘草三钱　枳壳三钱，炒　木香二钱　广砂四钱，研　茯神六钱

共以水煎透，去渣再熬浓汁，兑炼蜜收膏，每服三钱，白开水冲服。

二月十六日，姚宝生请得老佛爷脉息左关沉弦稍(数)，右寸关滑而近数。肝脾有热，肠胃气道欠舒。今用养阴理脾化湿之法调理。

酒条芩二钱　桑叶三钱　广陈皮一钱五分　知母一钱五分　生于术一钱五分　枳壳一钱五分，炒　朱茯神四钱　泽泻一钱五分　柏子仁三钱，研　木香一钱　蜜槐实三钱　甘草一钱

引用竹叶卷心一钱　鲜芦根二支，切碎

二月十七日，老佛爷照原方。

二月二十一日，张仲元、姚宝生请得老佛爷脉息左关弦而稍数，右寸关滑数。肝郁气滞，肺胃蓄有饮热。今议用调气化饮之法调理。

生杭芍三钱　抚芎一钱五分　炙香附二钱　广皮一钱五分　川郁金一钱五分，研　栀子一钱五分，炒　生于术一钱五分　枳壳一钱五分，炒　酒黄连一钱二分，研　炙厚朴一钱五分　神曲三钱，炒　甘草一钱

引用竹叶一钱

二月二十二日，姚宝生请得老佛爷脉息左关弦而稍数，右寸关滑数。肝郁稍舒，肠胃尚有滞热。今用清热理气之法调理。

生杭芍三钱　抚芎一钱五分　炙香附二钱　广皮一钱五分　云茯苓三钱　酒芩二钱　生于术一钱五分　枳壳一钱五分，炒　神曲二钱，炒　甘菊花二钱　干麦冬三钱　甘草一钱

引用鲜芦根二支，切碎

二月二十四日，老佛爷加味三仙饮。

焦三仙各三钱　霜桑叶二钱　竹茹二钱

水煎温服。

二月二十五日，老佛爷加味三仙饮。

焦三仙各三钱　霜桑叶二钱　竹茹二钱　焦槟榔二钱　炙厚朴一钱五分　广皮一钱五分

水煎温服。

二月二十六日，老佛爷照原方。

三月初八日，老佛爷照二月十三日膏子药原方。

三月十一日，老佛爷生津代茶饮。

青果五个，研　金石斛二钱　甘菊花二钱　荸荠五个，去皮　麦冬三钱　鲜芦根二支，切碎　桑叶三钱　竹茹二钱　鲜藕十片　黄梨二个，去皮

水煎代茶。

三月二十一日酉刻，姚宝生谨拟老佛爷清目养阴洗眼方。

甘菊花三钱　霜桑叶三钱　薄荷一钱　羚羊尖一钱五分　生地三钱　夏枯草三钱

共用水煎，先薰后洗。

三月二十一日酉刻，姚宝生请得老佛爷脉息左关弦数，右寸关滑数有力。肝经有火，肺胃饮热上蒸，气道欠畅。今用清热化饮滞法调理。

酒黄芩三钱　知母二钱　霜桑叶三钱　橘红一钱五分，老树　焦枳壳二钱　神曲三钱，炒　槟榔炭二钱　川

贝二钱，研　生杭芍三钱　羚羊八分　建泽泻二钱　甘草一钱

引用淡竹叶一钱

三月二十二日，老佛爷照原方。

三月二十四日，老佛爷脉息左关弦数，右寸关滑数。肝经有火，肺胃蓄有饮热，气道欠畅。今用清热化饮之法调理。

霜桑叶三钱　羚羊七分　生杭芍三钱　泽泻一钱五分　云茯苓四钱　广皮一钱五分　生于术一钱五分　萸连一钱五分，研　焦枳壳一钱五分　苦桔梗三钱　生神曲二钱　甘草一钱

引用鲜青果三个，研

三月二十六日，姚宝生请得老佛爷脉息左关弦数，右寸关滑数。肝经有火，肺胃饮热未清。今用清热化湿饮调理。

酒黄芩二钱　知母二钱　霜桑叶三钱　苦桔梗二钱　金银花二钱　广皮一钱五分　云茯苓三钱　萸连四分，研　焦枳壳一钱五分　于术一钱五分，生　生甘草一钱

引用淡竹叶一钱

三月二十七日，姚宝生请得老佛爷脉息左关弦数，右寸关滑数。肝经有火，肺胃饮热未清，今用清热化饮之法调理。

霜桑叶三钱　羚羊七分　金银花二钱　苦桔梗二钱　焦枳壳一钱五分　广皮一钱五分　生于术一钱五分　酒连一钱，研　云茯苓四钱　甘草一钱

引用淡竹叶一钱五分

四月初二日，姚宝生请得老佛爷脉息左关弦数，右寸关滑数。肝经有火，肺胃蓄有饮热。今用清热化饮之法调理。

甘菊花三钱　霜桑叶三钱　酒条芩二钱　羚羊一钱　茯苓三钱　生于术一钱五分　橘红一钱，老树　生杭芍三钱　炙香附二钱　焦枳壳一钱五分　甘草一钱

引用淡竹叶一钱五分

四月初六日，张仲元请得老佛爷脉息左寸关弦数，右寸关沉滑。肝阴有热，脾气郁遏，以致谷食不香，头目眩晕。今用清肝畅脾之法调理。

细生地四钱　生杭芍三钱　黄连炭八分，研　橘红一钱五分，老树　于术炭三钱　云茯苓四钱　焦神曲三钱　泽泻二钱　莱菔子炭 钱五分，研　生甘草一钱

引用荷梗一尺

本方加荸荠七个，切片　灯心一子　芦根一把

四月初七日，张仲元、姚宝生请得老佛爷脉息左关弦数，右寸关滑数。肝阴有热，中气不舒，以致谷食欠香，头目眩晕。今用清肝理脾之法调理。

细生地三钱　杭芍三钱　酒连炭一钱　橘红一钱，老树　生于术二钱　云苓四钱　莱菔子炭一钱五分，研　泽泻二钱　神曲二钱，炒　桑叶三钱　焦枳壳一钱　甘草一钱

引用荸荠七个，切片　灯心一子

四月初八日，张仲元、姚宝生请得老佛爷脉息左关弦数，右寸关滑数。肝阴有热，中气欠舒，以致谷食(欠)香，头目眩晕。今议用清肝化饮热之法调理。

生杭芍三钱　桑叶三钱　羚羊六分　橘红一钱五分，老树　姜黄连一钱五分，研　云苓四钱　泽泻二钱　炒神曲三钱　焦槟榔三钱　蒌仁二钱，研　甘草一钱

引用藿梗六分

四月十二日，姚宝生谨拟老佛爷清头目敷药。

鲜丁香叶二钱　鲜八宝叶二钱　鲜薄荷叶一钱　大黄二钱　荸荠三个　黄土五钱　醋酌用

共研为泥敷上，用神效活络丹一丸兑匀。

四月十三日，姚宝生请得老佛爷脉息左关弦数，右寸关滑数。肝经有火，肺胃蓄有饮热。今用清热化饮之法调理。

生杭芍三钱　羚羊八分　霜桑叶三钱　条芩二钱　广陈皮一钱五分　枳壳一钱五分，炒　生于术一钱五分　甘菊花二钱　云茯苓四钱　泽泻二钱　炒神曲三钱　甘草一钱

引用麦冬三钱

四月十四日，姚宝生请得老佛爷脉息左关弦数，右寸关滑数。肝胃有热，湿饮上蒸。今用清热化饮之法调理。

生杭芍三钱　羚羊八分　霜桑叶三钱　甘菊花二钱　云茯苓四钱　绦芩三钱　生于术二钱　泽泻二钱　焦枳壳一钱五分　神曲三钱，炒　槟榔炭二钱　甘草一钱

引用麦冬三钱

四月十六日酉刻，姚宝生请得老佛爷脉息左关弦数，右寸关滑数。肝胃有热，脾元欠畅，湿饮上蒸。今用调中清热化饮膏调理。

云茯苓六钱　广皮三钱　酒条芩四钱　知母三钱　甘菊花五钱　羚羊二钱五分　焦枳壳四钱　泽泻四钱　茅于术炭各一钱五分　神曲六钱，炒　焦槟榔三钱　甘草二钱

共以水煎透，去渣再熬浓汁，少兑炼蜜收膏，每服二钱，白开水冲服。

四月二十一日，张仲元请得老佛爷脉息左关弦而稍数，右寸关滑缓。脾元不畅，膀胱气浊，湿热下注。今用调脾化湿之法调理。

赤苓四钱　生于术二钱　泽泻二钱　萆薢三钱　乌药一钱五分　淮山药三钱，炒　山萸三钱　怀牛膝二钱

引用甘草稍一钱

本日，照原方减山萸，加车前子三钱包煎、瞿麦三钱、萹蓄二钱。

四月二十二日，张仲元、姚宝生请得老佛爷脉息左关弦而稍数，右寸关沉滑。脾元欠畅，湿热下注。今议用调脾化湿之法调理。

赤苓四钱　生于术二钱　泽泻一钱五分　川萆薢三钱　瞿麦三钱　车前子三钱，包煎　萹蓄三钱　淮牛膝二钱　当归三钱　石莲肉二钱　炙香附二钱　甘草梢二钱

引用灯心二子　竹叶一钱

四月二十三日，老佛爷照原方加减灯心、竹叶，加猪苓二钱、阿胶珠八分。

四月二十四日，张仲元、姚宝生请得老佛爷脉息左关弦而稍数，右寸关沉滑。湿热见轻，气道尚有未畅。今议用理气化湿之法调理。

茯苓四钱　人参一钱，研　生于术二钱　泽泻二钱　萹蓄二钱　瞿麦三钱　石莲肉三钱，研　当归三钱　怀牛膝二钱　广皮一钱五分　硃麦冬四钱　草梢三钱

引用知母二钱，盐炒

四月二十五日，张仲元、姚宝生请得老佛爷脉息左关弦而稍数，右寸关沉滑。湿热见轻，脾元未畅。今议用理气化湿之法调理。

云茯苓四钱　人参一钱，研　生于术一钱五分　泽泻一钱五分　石莲肉三钱，研　瞿麦三钱　海金沙三钱　当归三钱　怀牛膝二钱　萆薢三钱　硃麦冬三钱　甘草梢三钱

引用竹叶一钱　知母二钱

四月二十六日，张仲元、姚宝生请得老佛爷脉息左关沉弦，右寸关沉滑。脾胃欠和，湿热不净。今议用和中化湿之法调理。

云茯苓四钱　人参一钱，研　生于术二钱　广皮一钱五分　法半夏一钱五分　酒连一钱五分，研　石莲肉三钱，研　泽泻二钱　川萆薢三钱　瞿麦三钱　淮牛膝二钱　草梢二钱

引用硃麦冬三钱

四月二十六日未刻，张仲元、姚宝生请得老佛爷脉息左关浮而稍数，右寸关滑数。内蓄湿热，微感风(凉)。今议用清解化湿饮调理。

牛蒡子三钱，研　苏叶六分　□防风一钱五分　甘菊花三钱　广橘红一钱五分　酒芩二钱　川萆薢三钱　瞿麦三钱　云茯苓三钱　麦冬三钱　霜桑叶三钱　草梢二钱

引用竹叶一钱

四月二十七日，张仲元、姚宝生请得老佛爷脉息左关弦而近数，右寸关滑而稍数。湿热未清，表里尚有未和。今议用清热化湿饮调理。

甘菊花三钱　霜桑叶三钱　酒芩二钱　炒牛蒡子二钱，研　橘红一钱，老树　炙枇杷叶二钱　瞿麦三钱　川萆薢三钱　茯苓三钱　生于术一钱五分　麦冬三钱　甘草梢二钱

引用当归二钱　知母二钱

四月二十八日，张仲元、姚宝生请得老佛爷脉息左关弦而近数，右寸关滑而稍数。营卫未和，阴分湿热未净。今议用清热化湿之法调理。

甘菊花三钱　霜桑叶三钱　酒芩一钱五分　酒知母二钱　元参三钱　地骨皮三钱　橘红一钱五分，老树　炙枇杷叶三钱　麦冬三钱　生于术一钱五分　瞿麦三钱　甘草梢二钱

引用竹叶一钱

四月二十九日，张仲元、姚宝生请得老佛爷脉息左关弦而近数，右寸关滑而稍数。营卫未和，阴分湿热未清。今议用清热宣郁之法调理。

细生地四钱　酒芩二钱　知母二钱，酒炒　青蒿二钱　地骨皮三钱　桑叶二钱　甘菊花三钱　炙枇杷叶三钱　炒牛蒡子三钱，研　广皮一钱　旋覆花三钱，包煎　甘草梢一钱

引用丹皮二钱

闰四月初二日，张仲元、姚宝生请得老佛爷脉息左关弦而近数，右寸关滑而稍数。气道渐畅，阴分湿热尚有未清。今议用清热化湿之法调理。

酒生地三钱　酒芩一钱五分　酒知母二钱　青蒿二钱　地骨皮三钱　桑叶三钱　甘菊花三钱　炙枇杷叶三钱　广皮一钱五分　泽泻一钱五分　麦冬二钱　粉丹皮三钱

引用益元散三钱，煎

本方加沙参三钱。

闰四月初三日，张仲元、姚宝生请得老佛爷脉息左关弦而近数，右寸关滑而稍数。湿热渐清，惟肺胃蓄饮未净。今议用清热化饮之法调理。

炙枇杷叶三钱　橘红一钱五分，老树　霜桑叶三钱　甘菊花三钱　酒黄芩一钱五分　知母二钱，炒　地骨皮三钱　青蒿一钱五分　酒生地三钱　泽泻一钱五分　酒丹皮二钱　神曲三钱，炒

引用益元散三钱，煎

闰四月初三日，臣陆润痒、力钧请得皇太后六脉皆实，左关稍弦，右寸关弦大，重按有力。根柢深厚，确为寿征。惟近日感寒化热，稍觉头晕口干。谨拟凉解清热之剂，以期速愈。

金银花二钱　天花粉三钱　山栀壳一钱，生　连翘一钱二分，去心　鲜桑芽一钱　生枳壳一钱　粉丹皮一钱五分

引用鲜玫瑰花二朵

闰四月初四日，臣陆润痒、力钧请得皇太后脉息左关弦象较平，右寸关仍微觉弦大。头晕见轻，口渴未止。谨再拟凉解以清余热。

金银花二钱　天花粉三钱　连翘二钱，去心　霜桑叶二钱　杭菊花一钱　生甘草二分　枳壳一钱

引用玫瑰花二朵

本方加橘络三钱。

闰四月初四日，张仲元、姚宝生请得老佛爷脉息左关弦而稍数，右寸关滑而近数。湿热渐清，惟肺胃蓄饮未净。今议用清热化饮之法调理。

炙枇杷叶三钱　知母二钱　霜桑叶三钱　甘菊花二钱　酒黄芩一钱五分　猪苓一钱五分　地骨皮三钱　枳壳一钱，炒　酒生地三钱　泽泻一钱五分　粉丹皮一钱五分　甘草八分

引用鲜银花三钱

初五日，老佛爷照原方系凉解以清余热原方。

闰四月初五日，张仲元、姚宝生请得老佛爷脉息左关弦而稍数，右寸关滑而近数。湿热渐清，惟肺胃蓄饮未净。今议用清热化饮之法调理。

炙枇杷叶二钱　酒芩一钱五分　霜桑叶三钱　甘菊花三钱　酒生地三钱　泽泻一钱　粉丹皮一钱五分　茯苓三钱　焦枳壳一钱　甘草八分

引用鲜银花三钱

闰四月初六日，张仲元、姚宝生谨拟老佛爷扶元清热化湿膏。

人参八分　生于术一钱五分　广皮二钱　茅术炭一钱，存性　酒连二钱　干麦冬四钱　泽泻三钱　石莲肉四钱　桑叶四钱　云茯苓五钱　甘菊花三钱　甘草梢二钱

共以水煎透，去渣再熬浓汁，少兑炼蜜收膏，每服二钱，荷叶露冲服。

闰四月初八日，张仲元请得老佛爷脉息左寸关弦缓，右寸关滑而近数。湿热伤阴，胃蓄饮热未净。今谨拟益阴清胃之法调理。

细生地四钱　生杭芍三钱　玉竹三钱　麦冬三钱　西洋参一钱，研　朱茯神四钱　火麻仁三钱　地骨皮三钱　瓜蒌仁二钱，研　焦神曲三钱　谷芽三钱，炒　甘草一钱

引用甘菊花三钱

闰四月初八日，老佛爷加味三仙饮。

焦三仙各三钱　金石斛三钱　菊花三钱　荸荠七个，切碎　鲜青果七个，研

水煎温服。

闰四月初九日，庄守和、张仲元请得老佛爷脉息左寸关弦而近数，右寸关沉滑而数。胃阳有热，肝脾不和，蓄有饮滞未化，湿热伤阴，以致口苦作渴，头晕身倦，有时发热，食不知味。今谨拟清胃益阴化滞之法调理。

次生地四钱　元参三钱　麦冬三钱　花粉三钱　银柴胡一钱五分　酒芩三钱　胡连一钱五分　丹皮二钱　东楂肉三钱　知母三钱，炒　神曲三钱，炒　枳壳二钱，炒

引用一捻金一钱五分，煎

闰四月初九日酉刻，庄守和、张仲元请得老佛爷脉息左寸关弦数，右寸关沉滑而数。胃阳有热，肝脾不和，蓄有饮滞未化，湿热伤阴，口苦作渴，嗜卧身倦，头晕发热，食少无味。今谨拟清胃益阴化滞之法调理。

次生地四钱　元参三钱　麦冬三钱　花粉三钱　酒黄芩三钱　知母三钱，炒　丹皮三钱　柴胡一钱　东楂肉三钱　神曲三钱，炒　枳壳二钱，炒　蒌仁二钱，研

引用一捻金一钱，煎

闰四月初十日，庄守和、张仲元请得皇太后脉息左寸关弦数，右寸关沉滑而数。肝脾不和，蓄滞未化，胃阳蕴热尚盛，灼伤阴液，以致口苦作渴，舌苔黄腻，食少无味，嗜卧身倦，头晕发热。今谨拟益阴清胃、调脾化滞之法调理。

干地黄四钱　元参三钱　麦冬三钱　花粉三钱　东楂肉三钱　神曲三钱，炒　丹皮二钱　知母三钱　瓜蒌仁二钱，研　柴胡一钱　黄芩二钱，酒炒　甘草八分

引用一捻金八分，煎

本方减黄芩五分。

闰四月初十日申刻，庄守和、张仲元、姚宝生请得皇太后脉息左关弦数，右寸关沉滑稍数。滞热渐化，尚有未清，肝脾未和，郁热伤阴，有时肺燥作嗽，口苦而渴，食少无味，嗜卧身倦，头晕目眩。今谨拟清热益阴调中之法调理。

麦冬三钱　知母二钱　花粉二钱　甘菊花三钱　地骨皮三钱　炙枇杷叶二钱　陈皮一钱　神曲三钱，炒

引用益元散三钱，煎

闰四月十一日，皇太后照原方加炒山楂三钱。

闰四月十三日，庄守和、张仲元、姚宝生请得皇太后脉息左关弦而稍数，右寸关沉滑而数。诸证渐轻，惟肠胃滞热未净，肝脾欠和，阴液未复，有时头晕口渴，谷食不香，大关防郁滞不畅，小关防色赤而短。今谨拟益阴调中清化之法调理。

麦冬三钱　花粉二钱　知母三钱　元参三钱　蒌仁二钱，研　神曲三钱，炒　东楂三钱　枳壳一钱五分，炒　滑石三钱　竹叶一钱

引用一捻金一钱，煎

闰四月十四日，庄守和、张仲元、姚宝生请得皇太后脉息左关弦而稍数，右寸关滑数，沉按有力。诸证渐轻，惟肠胃宿滞未清，肝热尚盛，中气欠畅，有时头晕口渴，谷食不香，大关防郁滞未畅，小关防色赤而短，今谨拟益阴清热化滞之法调理。

细生地四钱　元参三钱　知母二钱　枳实二钱，炒　莱菔子一钱五分，炒研　山楂三钱，炒　麦芽三钱，炒　酒军二钱　元明粉一钱　酒芩二钱　泽泻一钱五分　甘草一钱

引用竹叶一钱

闰四月十六日，庄守和、张仲元、姚宝生请得皇太后脉息左关沉弦稍数，右寸关滑而近数。诸证见好，惟肝脾欠和，肠胃尚有余滞，郁热未清。今谨拟益阴清热之法调理。

酒生地四钱　麦冬二钱　栀子一钱五分，炒　酒芩二钱　莱菔子一钱，炒研　山楂三钱，炒　神曲三钱，炒　泽泻一钱五分　甘菊花三钱　枳壳一钱五分，炒　元参三钱　益元散三钱，煎

引用鲜荷叶一小张，带梗

闰四月十九日，庄守和、张仲元、姚宝生请得皇太后脉息左关沉弦，右寸关滑而近数。肝脾欠和，胃热饮滞未清，中气郁(遏)，消化较慢。今谨拟调中化饮之法调理。

炙紫厚朴一钱五分　广皮一钱五分　焦枳壳一钱五分　蔻仁一钱，研　炙香附二钱　山楂三钱，炒　炒神曲三钱　泽泻一钱五分　酒黄芩二钱　甘草一钱

引用一捻金八分，后煎

本方加合欢花五朵。

闰四月二十日，庄守和、张仲元、姚宝生请得皇太后脉息左关沉弦，右寸关滑而近数。肝脾欠和，胃热饮滞未清，中气未畅，消化较慢。今谨拟调中化饮之法调理。

炙紫厚朴一钱五分　广皮一钱五分　枳实一钱五分，炒　蔻仁一钱，研　炙香附二钱　山楂三钱，炒　神曲三钱，炒　栀子二钱，炒　元明粉一钱，后煎　酒军二钱，后煎　泽泻一钱五分　甘草一钱

引用合欢花五朵

闰四月二十一日，庄守和、张仲元、姚宝生请得皇太后脉息左关沉弦，右寸关滑而近数。肝脾欠和，胃热饮滞未清，清阳不升，系浊阴不降所致。今谨拟降浊升清之法调理。

枳实一钱五分，炒　广皮一钱五分　莱菔子二钱，炒研　神曲三钱，炒　东楂三钱，炒　栀子二钱，炒　酒黄芩一钱五分　银花三钱　赤茯苓三钱　泽泻一钱五分　合欢花五朵　甘草一钱

引用一捻金八分，后煎

闰四月二十二日，庄守和、张仲元、姚宝生请得皇太后脉息左关沉弦，右寸关滑而近数。肝脾欠和，胃热饮滞未清，清阳不升，系浊阴不降所致。今谨拟降浊升清之法调理。

枳壳一钱五分，炒　广皮一钱五分　酒黄芩二钱　神曲三钱，炒　莱菔子二钱，炒研　山楂三钱　栀子一钱五分，炒　溏蒌四钱　合欢花五朵　泽泻一钱五分　益元散三钱，煎

引用灯心一子　竹叶一钱

闰四月二十三日，庄守和、张仲元、姚宝生请得皇太后脉息左关沉弦，右寸关滑而近数。肝脾欠和，肠胃滞热未净，欲升清阳，先用降浊之法。今谨拟清热化滞饮调理。

枳实二钱，炒　炙紫朴一钱五分　酒黄芩二钱　栀子二钱，炒　东楂肉三钱，炒　神曲三钱，炒　莱菔子二钱，炒研　泽泻二钱　元明粉一钱五分，后煎　酒军二钱，后煎　酒知母二钱　甘草一钱

引用竹叶一钱

空心温服。

闰四月二十四日，庄守和、张仲元、姚宝生请得皇太后脉息左关沉弦，右寸关滑而近数。肝经有火，肠胃滞热未净。今谨拟清热化滞饮调理。

生杭芍三钱　知母二钱　甘菊花三钱　栀子一钱五分，炒　酒黄芩一钱五分　炙紫朴一钱五分　枳壳一钱五分，炒　泽泻一钱五分　白蔻仁七分，研　神曲三钱，炒　东楂肉三钱，炒　谷芽三钱，炒

引用益元散三钱，煎

闰四月二十五日，庄守和、张仲元、姚宝生请得皇太后脉息左沉弦，右寸关滑而近数。肝经有火，肠胃滞热未净。今谨拟清热化滞之法调理。

生杭芍三钱　知母二钱　酒胆草一钱五分　酒芩一钱五分　甘菊花三钱　枳壳一钱五分，炒　东楂肉三钱，炒　神曲三钱，炒　谷芽三钱，炒　蒌仁二钱，研　淡竹叶一钱五分　荷叶一小张，鲜

引用益元散三钱，煎

闰四月二十七日，庄守和、姚宝生请得老佛爷脉息左关沉弦，右寸关滑而近数。诸证见好惟肠胃湿热未清。今用清热化湿之法调理。

生杭芍一钱五分　甘菊花二钱　霜桑叶三钱　栀子一钱五分，炒　云茯苓三钱　陈皮一钱　扁豆三钱，炒　泽泻一钱五分　鲜荷叶一小张　甘草一钱

引用藿梗三分

五月初二日，庄守和、姚宝生请得老佛爷脉息左关弦而近数，右寸关滑数。肝经有火，肠胃蓄有湿热。今议用清肝调胃化湿之法调理。

酒杭芍二钱　栀子一钱五分，炒　甘菊花三钱　霜桑叶三钱　云茯苓三钱　盐柏一钱五分　地榆二钱　石莲肉三钱　生于术一钱五分　神曲二钱，炒　陈皮一钱　生甘草八分

引用鲜荷叶一小张

五月初三日，庄守和、姚宝生请得老佛爷脉息左关弦而近数，右寸关沉滑。肝脾欠和，肠胃蓄湿未净。今议用和肝调胃化湿之法调理。

酒杭芍二钱　栀子一钱五分，炒　甘菊花三钱　霜桑叶三钱　生于术一钱五分　云苓四钱　扁豆三钱，炒

石莲肉三钱　炒神曲三钱　陈皮一钱五分　地榆二钱　生甘草一钱

引用鲜荷叶一小张

本方加于术五分。

五月初四日，庄守和、张仲元请得老佛爷脉息左关沉弦，右寸关滑缓。蓄湿见化，惟肝脾欠和，胃气尚未舒畅。今议用益气理脾化湿之法调理。

党参三钱　云茯苓四钱　于术三钱，土炒　扁豆三钱，炒　薏苡仁四钱，炒　山药三钱，炒　广皮一钱五分　广砂八分，研　猪苓二钱　石莲肉二钱，研　泽泻一钱五分　甘草八分

引用生姜二片　红枣肉三个

五月初五日，庄守和请得老佛爷脉息左关沉弦，右寸关沉缓。肝胃欠和，脾弱化湿不快。今用益气健脾之法调理。

党参四钱　云苓四钱　于术三钱，土炒　扁豆三钱，炒　薏苡仁五钱，炒　山药四钱，炒　建莲三钱，肉　炙甘草一钱

引用陈皮一钱　红枣肉三个

本方加合欢花五朵、荷蒂七个、小张荷叶一个撕碎。

五月初六日，庄守和、姚宝生请得老佛爷脉息左关沉弦，右寸关缓滑。肝脾欠和，肠胃蓄(湿)未净。今议用醒脾化湿之法调理。

生于术二钱　党参三钱，土炒　焦茅术一钱五分　云苓四钱　扁豆三钱，，炒　薏苡仁四钱，炒　煨木香八分　萸连一钱五分　车前子三钱，包煎　广皮一钱　壳砂一钱，研、炒　甘草一钱

引用鲜荷叶半张

五月初七日，庄守和、姚宝生请得老佛爷脉息左关沉弦，右寸关缓滑。肝脾欠和，肠胃蓄湿未净。今议用醒脾化湿之法调理。

生于术二钱　党参三钱，土炒　焦茅术二钱，土炒　扁豆三钱，炒　云茯苓四钱　薏苡仁四钱，炒　煨木香一钱　藿梗一钱　车前子三钱，包煎　萸连一钱五分，兑炒研　炒壳砂一钱五分，研　甘草一钱

引用鲜荷叶半张

五月初七日，上传老佛爷四君子汤。

党参一钱五分　于术二钱，炒　白茯苓三钱　甘草一钱　人参三分　生姜三片　红枣三个，肉

五月初八日，庄守和、张仲元请得老佛爷脉息左关沉弦，右寸关缓滑。脾胃欠和，化湿较慢。今议用益气健脾化湿之法调理。

人参三分　党参一钱五分，土炒　于术二钱，土炒　云茯苓三钱　藿梗五分　广皮七分　炙甘草一钱

引用生姜二片　红枣肉三个

五月初九日，老佛爷照原方加炒槐角二钱研、子芩二钱。喜寿传煎药，又减去槐角、子芩。

五月初十日，老佛爷照减去槐角、子芩，原方。

五月十一日，庄守和请得老佛爷脉息左关弦数，右寸关沉滑而数。肺胃滞热，熏蒸上腭，寒火郁结，今用清肺抑火化滞之法调理。

酒芩三钱　苦桔梗三钱　元参三钱　霜桑叶三钱　金石斛三钱　川贝三钱，研　枳壳二钱，炒　焦三仙各三钱　藿梗八分　竹茹二钱　生甘草八分

引用薄荷三分

五月十一日未刻，姚宝生请得老佛爷脉息左关弦数，右寸关滑数。肺胃湿热，熏蒸上腭觉疼，寒火郁结。今用清解湿热之法调理。

酒芩二钱　霜桑叶三钱　苦桔梗三钱　薄橘红一钱五分　藿梗八分　扁豆三钱，炒　炙厚朴一钱五分　云茯苓三钱　泽泻一钱五分　牛蒡子二钱，研　竹茹二钱　生甘草一钱

引用薄荷三分

本日酉刻，照原方减藿梗、竹茹、泽泻，加藿香一钱、甘菊花三钱。

五月十一日酉刻，庄守和、姚宝生请得皇太后脉息左关弦数，右寸关滑数。肺胃蓄有湿热，感受不正之气，熏蒸上焦，以致头目眩晕，上腭作痛，鼻干口(渴)，谷食欠香，证类暑湿。今谨拟正气清解化湿饮调理。

藿香一钱五分　霜桑叶三钱　甘菊花三钱　酒黄芩一钱五分　苦桔梗三钱　薄橘红一钱五分　炙厚朴一钱五分　扁豆三钱，炒　建曲二钱，炒　生甘草一钱

引用薄荷五分

五月十二日，庄守和、姚宝生请得皇太后脉息左关弦数，右寸关滑数。外感渐解，惟肺胃尚有湿热，中气欠舒。今议用调中化湿热之法调理。

藿梗一钱　霜桑叶三钱　甘菊花三钱　薄橘红一钱五分　炙厚朴一钱　焦茅术一钱　扁豆三钱　云茯苓三钱　谷芽三钱，炒　神曲二钱，炒　甘草一钱

引用鲜荷叶半张

五月十五日，姚宝生谨拟老佛爷醒脾化湿代茶饮。

扁豆三钱，炒　藿梗三分　生于术八分　茯苓三钱　广陈皮一钱　炙紫朴七分　车前子二钱，包煎　泽泻八分，盐炒　盐广砂一钱，研

水煎温服。

五月十六日，老佛爷照原方加生薏苡仁四钱。

五月十六日，臣陆润庠、力钧请得皇太后脉象左关弦，右关微滑。病由肝旺胃实，兼有湿气阻滞，不易运化，饮食不香。拟用开胃和肝之法调理。

炙川朴一钱　化橘红一钱　焦麦芽三钱　枳壳一钱，炒　生山栀一钱，去心　川贝母二钱　丹皮一钱，炒　片槟榔一钱五分　薏苡仁二钱，炒

加鲜荷梗五寸。

五月十七日，张仲元、姚宝生请得皇太后脉息左关沉弦，右寸关滑而稍数。肝胃欠和，脾元化湿不畅。今谨拟醒脾化湿之法调理。

云茯苓三钱　生于术八分　藿梗三分　扁豆三钱，炒　炙紫厚朴八分　神曲二钱，炒　广砂八分，研　泽泻八分，盐水炒　车前子二钱，包煎

引用薏苡仁三钱

五月十七日，臣力钧请得皇太后脉息左关弦急，右关濡滑。肝旺由于胆热，胃实由于脾湿，胃气稍开。拟用疏肝和胃之法调理。

杭白芍一钱，生杵　生枳壳一钱　南柴胡八分　粉甘草八分

百沸汤煎数沸，公丁香末二分冲，去渣服。

五月十八日，张仲元、姚宝生请得皇太后脉息左关沉弦，右寸关缓滑。肝胃欠和，脾元化湿不畅。今谨拟醒脾化湿之法调理。

云茯苓三钱　生于术八分　藿梗三分　扁豆三钱，炒　炙紫厚朴八分　车前子二钱，包煎　广砂八分，研　泽泻八分，盐水炒

引用薏苡仁三钱

五月十八日，臣力钧请得皇太后脉息左关弦而不急，右关滑而不濡。肝疏则脉管动，

肝血入胆，旺则胆热解，胃和则吸管通，胃液入脾，足则脾湿解。拟用平胃加味调理，胃平则肝亦平。

川厚朴二钱五分　茅山术二钱　广化皮一钱五分　老生姜一钱　粉甘草五分

百沸汤煎数沸。

五月十八日酉刻，姚宝生请得皇太后脉息左关沉弦，右寸关滑缓。肝胃欠和，脾蓄湿热，健运不畅，浊阴不降，以致清阳不升。今谨拟醒脾化湿之法调理。

云茯苓三钱　人参二分，煎　党参一钱五分　生于术八分　焦茅术八分　藿梗四分　广砂八分，研　炙紫厚朴六分　扁豆三钱，炒

引用车前子三钱，包煎

五月十九日，张仲元、姚宝生请得皇太后脉息左关沉弦，右寸关滑缓。肝胃欠和，脾蓄湿热，健运不畅，浊阴不降，以致清阳不升。今谨拟醒脾化湿之法调理。

云茯苓三钱　党参三钱　生于术八分　茅术八分，焦　炙紫厚朴七分　泽泻一钱　扁豆三钱，炒　广砂八分，研　南柴胡一钱　神曲三钱，炒

引用鲜荷叶半张

五月二十日，张仲元、姚宝生请得皇太后脉息左关弦数，右寸关滑而稍数。肝胃有热，中气健运不畅，内蓄湿饮，寒热郁结未清。今谨拟调中化湿稍佐清解之法调理。

藿香四分　炙紫厚朴八分　扁豆三钱，炒　炙半夏一钱　广砂八分，研　神曲三钱，炒　谷芽三钱，炒　槟榔一钱五分，炒焦　酒芩二钱　霜桑叶三钱

引用鲜荷叶半张

五月二十日申刻，张仲元、姚宝生请得皇太后脉息左关弦数，右寸关滑而稍数。肝胃欠和，蓄有饮热，寒热郁结不舒。今谨拟调中化饮少佐清解之法调理。

苏梗叶四分　姜夏一钱五分　生蒡子一钱五分，研　薄橘红一钱　炒神曲三钱　谷芽三钱，炒　云茯苓三钱　酒芩一钱　槟榔炭一钱五分　炙紫朴五分

引用霜桑叶二钱

五月二十一日，臣陆润庠、力钧、张仲元、姚宝生请得皇太后六脉俱平，稍有弦象，实系本脉，胸口亦舒畅。再以清解之法调治。

广橘红一钱　扁豆衣二钱　霜桑叶三钱　姜半夏一钱　焦谷芽三钱，炒　藿梗一钱　炒神曲三钱　云茯苓二钱

加荷梗五寸

五月二十二日，臣力钧、张仲元、姚宝生请得皇太后脉息右关滑，左关弦。胃气未和，肝脉稍旺，消化迟缓。谨拟用和胃疏肝之剂调理。

西洋参八分　柴胡八分　茯苓一钱五分　当归一钱　牡丹皮一钱　陈皮八分　谷芽一钱五分，炒　粉草六分

引用扁豆衣一钱

五月二十四日，臣力钧、张仲元、姚宝生请得皇太后脉息右关滑缓，左关弦。胃口稍清，尚有积滞，肝气稍旺，血仍未充。谨拟理脾调胃和肝之剂调理，冀早复元。

生于术一钱　广化皮一钱　粉丹皮一钱　当归身一钱五分　谷芽二钱，炒　神曲一钱五分，炒

引用鸡内金二钱

五月二十五日，臣陆润庠、力钧、张仲元、姚宝生请得皇太后脉象惟右关稍滞，重按微滑。病象专在脾胃。谨拟理脾开胃为治。

生于术一钱　焦谷芽三钱　焦神曲二钱　广橘皮一钱　鸡内金二钱　云茯苓三钱　淡竹茹一钱五分

加阳春砂仁二分，研后下

五月二十六日，臣力钧、张仲元、姚宝生请得皇太后脉息右关缓滞，重按微滑。肝气渐调，中气尚未健旺。谨拟补脾开胃之剂调理。

潞党参二钱　生于术一钱　谷芽二钱，炒　山楂肉二钱　老生姜一片　广陈皮一钱

引用鸡内金二个，鲜洗净

五月二十七日，臣力钧、张仲元、姚宝生请得皇太后脉息右关仍滑缓。胃气渐和，运化尚未大健。谨拟理脾和胃养肝之法调理。

人参四分　党参三钱　生于术二钱　广砂仁六分，研　东楂肉一钱　当归一钱五分　生杭芍一钱　柴胡七分　生老姜一大片

引用鸡内金二钱，鲜

五月二十八日，臣力钧、张仲元、姚宝生请得皇太后脉息右关滑缓，重按有力。中气渐复。谨拟仍用理脾和胃和肝之法调理。

人参五分　党参三钱　生于术二钱　杭芍一钱　当归一钱五分　广陈皮一钱　半夏曲一钱五分　生姜一大片　甘草五分

引用鸡内金二钱，鲜

五月二十九日，臣力钧、张仲元、姚宝生请得皇太后脉息右关滑缓。中气仍滞。谨拟以温通之品调理。

人参五分　党参三钱　生于术二钱　茅山术一钱，生　生姜一钱　生甘草五分　桂枝八分　桑枝一钱，鲜

引用神曲二钱，炒

六月初一日，臣力钧、张仲元、姚宝生请得皇太后脉息右关缓而有神。中气稍振。谨拟再以甘温补中之品调理。

人参五分　党参四钱　干姜一钱　生于术二钱　茅山术二钱　桂枝八分　制附片六分　生甘草五分

引用广砂一钱，研

六月初二日，臣力钧、张仲元、姚宝生请得皇太后脉息右关缓而有神。中气稍振。谨拟甘温补中之品调理。

人参五分　党参三钱　生姜一钱　生于术二钱　茅山术一钱　桂枝六分　制附子二分　生甘草五分

引用广砂一钱，研

六月初三日，张仲元请得皇太后脉息右关缓而有神。中气稍振，惟健运较慢。谨拟甘温补中之法调理。

人参五分　党参三钱　生于术三钱　桂枝八分　防风三分　生甘草六分

引用生姜一钱　红枣肉三个

六月初四日，臣力钧、张仲元请得皇太后脉息右关滑缓有神。中气渐调，血脉渐充。谨拟温中益气之品调理。

人参五分　党参三钱　生于术二钱　桂枝八分　老姜一钱　生黄芪一钱五分　粉草六分

引用小枣肉二个

六月初五日，皇太后照原方加党参一钱、广砂八分研。

六月初六日，张仲元、姚宝生请得皇太后脉息右关滑缓有神。中气稍振，血脉渐充。谨拟益气温中之法调理。

人参五分　党参四钱　生于术二钱　桂枝八分　老姜一钱　生黄芪一钱五分　当归一钱　广砂八分，研　生粉草六分

引用小枣肉二个

本方减党参一钱、加人参三分。

六月初七日，臣力钧、张仲元、姚宝生请得皇太后脉息和缓而旺，重按有力。根柢深厚，气血调和。谨拟温中益气之品调理，永保安康。

人参八分　党参四钱　生于术二钱　广陈皮一钱五分　生黄芪二钱　桂枝八分　生老姜一大片　生粉草六分

引用加小枣肉二个

六月初八日，张仲元、姚宝生请得皇太后脉息右关滑缓有神。中气稍振，微有湿热。今谨拟理中益气稍佐轻清之品调理。

人参八分　党参三钱　生于术二钱　广皮一钱五分　生芪一钱五分　桂枝六分　青竹茹一钱五分　神曲三钱，炒　生甘草八分

引用灯心一子

本日巳刻，臣力钧、张仲元、姚宝生谨拟照原方加减。

党参减一钱　桂枝减三分　青竹茹加五分

六月初九日，臣力钧、张仲元、姚宝生请得皇太后脉息左右两关滑而有力。肝胃血脉已调，稍有湿热。谨拟疏肝和胃之品以清湿热。

柴胡八分　生杭芍一钱　丹皮一钱　神曲二钱　广陈皮一钱

引用鸡内金一个，鲜洗净

六月初十日，老佛爷人参八分，生于术六分，陈皮五分，薏苡仁五分炒。

六月十二日，臣力钧、张仲元、姚宝生请得皇太后脉息右关缓而有神。中气渐复，脾经尚有湿气。谨拟健脾化湿之品调理。

人参八分　党参三钱　生于术二钱　生茅术一钱五分　桂枝八分　生甘草五分

引用广陈皮一钱

六月十三日，臣力钧、张仲元、姚宝生请得皇太后脉息右关缓而有神。中气渐复，脾经尚有湿气。谨拟健脾化湿之品调理。

人参八分　党参三钱　生于术二钱　生黄芪一钱五分　生茅术一钱五分　桂枝八分　生甘草五分

引用广陈皮一钱五分

六月十四日，臣力钧、张仲元、姚宝生请得皇太后脉息右关缓而有神。气血通畅，湿气外越。谨拟建中化湿之品调理。

人参八分　党参三钱　生于术二钱　茅山术一钱五分　桂枝六分　□防风八分　生黄芪一钱

引用广砂一钱，研

六月十六日，张仲元、姚宝生请得皇太后脉息右关缓而有力。脾元未畅，健运稍慢。谨拟建中化湿之法调理。

人参八分　党参三钱　生于术二钱　茅山术一钱　桂枝六分　广皮一钱

引用广砂一钱，研

本方加黄芪五分。

六月十七日，臣力钧、张仲元、姚宝生请得皇太后脉息右关缓而有神。胃气渐调，脾湿未净。谨拟健脾和胃之品调理。

于潜术三钱　生姜一钱五分　熟附子八分　炙甘草一钱　大枣二个，去核

水煎温服。

本方加人参五分。

六月十八日，臣力钧、张仲元请得皇太后脉息左右两关缓而有神。肝胃经脉稍振。谨拟养肝和胃之品调理。

人参一钱　于潜术二钱，生　桂枝七分　杭白芍一钱，生杵　广皮八分　粉草五分，生切

水煎温服。

六月二十日酉刻，张仲元请得皇太后脉息右关沉弦。寒湿凝结，腹痛下利。谨拟温中化湿之法调理。

人参一钱　生于术二钱　茅术一钱五分　广皮一钱五分　炙厚朴一钱　煨木香五分　桂枝六分　甘草八分

引用老姜二片

六月二十一日，张仲元请得皇太后脉息右关沉缓有神。腹痛下利已好，惟脾元运(化)尚觉迟慢。谨拟甘温健脾之法调理。

人参一钱　生于术二钱　茅术八分　广皮一钱　炙厚朴一钱　广砂仁八分，研　桂枝六分　甘草八分

引用老姜一片

六月二十四日，臣力钧、张仲元、姚宝生请得皇太后脉息右关缓而有神。中气渐复。谨拟益气理脾之剂调理。

人参一钱　于潜术二钱　桂枝八分　生黄芪二钱　粉甘草五分，生

引用广砂八分，研

六月二十五日，张仲元、姚宝生请得皇太后脉息右关缓而稍滑。中气渐复，稍有湿热。谨拟理脾化湿之法调理。

人参八分　生于术二钱　云茯苓三钱　生杭芍一钱五分　生甘草七分

引用广砂八分，研

六月二十六日，张仲元、姚宝生请得皇太后脉息右关缓而稍滑。中气渐复。谨拟益气理脾之法调理。

人参八分　党参二钱　生于术二钱　云苓三钱　生杭芍一钱五分　生甘草七分

引用广砂八分，研

六月二十七日，臣力钧、张仲元、姚宝生请得皇太后脉息右关缓而稍滑。中气渐复。谨拟理脾和胃之品调理。

人参八分　党参二钱　于潜术二钱，生　茯苓二钱　生杭芍一钱　小桂枝五分　粉草五分，生

引用广砂五分，研

六月二十八日，张仲元、姚宝生请得皇太后脉息右关缓而稍滑。中气渐足，稍蓄湿热。谨拟理脾化湿之法调理。

人参一钱　生于术二钱　茯苓三钱　广皮一钱　麦冬二钱　生杭芍一钱五分　生甘草八分

引用炒神曲三钱

本方减炒神曲二钱。

六月二十九日，姚宝生请得皇太后脉息右关缓而稍滑。中气渐足，稍蓄湿热。今拟理脾化湿之法调理。

人参一钱　生于术二钱　广皮一钱　生杭芍一钱五分　麦冬二钱　粉丹皮一钱　茯苓三钱　生甘草六分

引用霜桑叶二钱

六月三十日，臣力钧、姚宝生请得皇太后脉息左关弦滑，右关滑缓。肝血未充，脾湿稍滞。谨拟和肝理脾之剂调理。

党参三钱　于潜术一钱五分　茅山术一钱五分　丹皮一钱　小桂枝八分　生甘草三分

引用广砂六分，研

七月初三日，臣力钧、张仲元、姚宝生请得皇太后脉息和缓有神，足征根柢深厚，惟肝脉稍弦，胃脉稍滑。谨拟和肝理脾之剂调理。

党参三钱　生于术二钱　当归一钱五分　桂枝八分　杭白芍一钱　生姜一片　大枣肉一个　甘草三分

引用广砂六分，研

七月初六日，臣力钧、姚宝生请得皇太后脉息和缓有神，惟肝脉稍弦，脾脉稍滑。谨拟和肝理脾之剂调理。

党参三钱　生于术二钱　桂枝八分　生杭芍一钱　木香四分，煨　广砂六分，研　生甘草三分

引用生姜一片

七月初七日，姚宝生请得皇太后脉息左关稍弦，右关缓滑。脾元化湿稍有未畅。谨拟理脾和肝之法调理。

党参二钱　人参四分　桂枝四分　桑枝八分，鲜　广皮八分　丹皮八分

引用生姜一片

七月初十日，臣力钧、姚宝生请得皇太后脉息左关稍弦，右关稍缓。浮热已解。谨拟理脾和肝之剂调理。

桂枝八分　当归一钱　杭芍一钱　丹皮一钱　人参六分　广皮一钱　党参一钱五分

引用生姜一片

七月十一日，臣力钧、姚宝生请得皇太后脉息左关弦而缓，右关缓而稍滑。浮热已解，气血未充。谨拟和胃养肝之剂调理。

人参八分　党参二钱　桂枝八分　当归一钱五分　丹皮一钱　广皮一钱

引用青竹茹二钱，后入

七月十二日，臣力钧、姚宝生请得皇太后脉息左关稍弦，右关稍缓。气血渐调。谨拟和胃养肝之剂调理。

人参一钱　党参三钱　桂枝一钱　当归二钱　丹皮一钱五分　广皮一钱　生姜一片

引用青竹茹一钱，后入

七月十三口，臣力钧、姚宝生请得皐太后脉息左关稍弦，右关稍缓。血脉渐调。谨拟和胃养肝之剂调理。

人参一钱　党参三钱　桂枝一钱　当归二钱　丹皮一钱　广皮一钱　于术一钱

引用生姜一片

本方减于术，加青竹茹五分。

七月十三日申刻，老佛爷清热祛风贴药法。

口防风二钱　薄荷八分

共研细面，兑大角子二两，搀匀作定(锭)(贴)之七月十四日，臣力钧、姚宝生请得皇太后脉息左关沉弦，右关滑缓。血脉渐调。谨拟和胃养肝之剂调理。

人参八分　党参二钱　桂枝一钱　柴胡八分　杭芍一钱　丹皮一钱　广皮一钱

引用青竹茹五分，后入

七月十六日，臣力钧，姚宝生请得皇太后脉息左关沉弦，右关滑缓。血气未充。谨拟理脾和肝之剂调理。七月十六日喜寿传人参加二分，党参加五分。

人参八分　党参一钱五分　桂枝一钱　柴胡一钱　丹皮一钱　杭芍一钱

引用广皮五分

七月十七日，臣力钧、姚宝生请得皇太后脉息左关沉弦，右关滑缓。气血渐调。谨拟理脾和肝之剂调理。七月十七日喜寿传人参加二分。

人参八分　党参二钱　桂枝一钱二分　丹皮一钱　杭芍一钱　柴胡一钱

引用广皮七分

七月十八日，臣力钧、姚宝生请得皇太后脉息左关沉弦，右关滑缓。气血未充。谨拟理脾和肝之剂调理。

人参一钱　党参一钱　生芪二钱五分　制芪五分　丹皮一钱　桂枝一钱五分　柴胡一钱　当归八分

引用陈皮一钱

七月十九日，臣力钧、张仲元请得皇太后脉息左关弦缓，右关滑缓。气血渐调。谨拟理脾和肝之剂调理。

人参一钱　生芪一钱五分　丹皮一钱　桂枝一钱五分　柴胡八分　当归一钱

引用广皮一钱

七月二十日，臣力钧、张仲元请得皇太后脉息左关弦缓，右关滑缓。气血渐调。谨拟理脾和肝之剂调理。

人参一钱　生芪一钱　丹皮一钱　杭芍一钱　桂枝二钱　柴胡七分　当归一钱

引用广砂七分，研

七月二十二日，张仲元谨拟老佛爷清胃代茶饮。

麦冬二钱　竹茹五分

水煎温服。

七月二十四日，张仲元请得皇太后脉息左关弦缓，右关滑缓。气血渐调。谨拟理脾和肝之法调理。

人参一钱　生芪一钱五分　生杭芍一钱　当归一钱　桂枝七分　甘草五分

引用广砂六分，研

七月二十五日，张仲元请得皇太后脉息左关弦缓，右关滑缓。气血渐调。谨拟益气理脾之法调理。

人参一钱　生芪二钱　生杭芍一钱　当归一钱　桂枝一钱二分　生于术一钱五分　炙甘草五分

引用广砂七分，研

七月二十六日，臣力钧、张仲元请得皇太后脉息左关弦缓，右关滑缓。气血渐调。谨拟和肝理脾之剂调理。

人参一钱　生芪二钱　生杭芍一钱　丹皮一钱　桂枝一钱五分　当归一钱　生于术一钱五分　焦草五分

引用广砂七分，研

七月二十七日，张仲元请得皇太后脉息左关弦缓，右关滑缓。气血渐调。谨拟益气理脾之剂调理。

人参一钱　党参二钱　生芪一钱五分　桂枝一钱五分　生于术二钱　扁豆三钱，炒　焦草五分

引用广砂七分，研

七月二十八日，臣力钧、张仲元、姚宝生请得皇太后脉息左关弦缓，右关滑缓。气血渐调。谨拟和肝理脾之剂调理。

人参一钱　党参二钱　生芪一钱五分　桂枝一钱五分　生于术二钱　当归一钱五分，身　杭芍一钱　扁豆三钱，炒　炙甘草三分

引用广砂七分，研

七月二十九日，张仲元、姚宝生请得皇太后脉息左关稍弦，右关缓滑。气血渐调。谨拟益气理脾之法调理。

人参一钱　党参二钱　生芪一钱五分　桂枝一钱五分　生于术二钱　广砂一钱，研　茯苓三钱　炙甘草六分

引用生姜一大片

八月初一日，张仲元、姚宝生请得皇太后脉息左关稍弦，右关和缓。气血渐调。谨拟益气理脾之法调理。

人参一钱　党参二钱五分　生于术一钱五分　茯苓三钱　广皮四分　广砂八分，研　桂枝一钱五分　炙甘草六分

引用灯心一子

八月初二日，张仲元、姚宝生请得皇太后脉息左关稍弦，右寸关滑缓。肠胃欠和，稍有寒湿。谨拟益气理脾化湿之法调理。

人参一钱　党参二钱五分　生于术一钱五分　茯苓三钱　桂枝八分　广砂八分，研　薏苡仁四钱，炒　茅术八分

引用生姜二片　红枣肉三个

八月初三日，臣力钧、张仲元、姚宝生请得皇太后脉息左关弦滑，右关滑缓。冷积未化，肠胃欠和。谨拟益气化湿理脾之剂调理。

人参一钱　党参二钱　生于术二钱　茯苓二钱　桂枝一钱　茅山术一钱　附子三分，制　广砂一钱，研

引用生姜二片　红枣肉一个

八月初四日，张仲元、姚宝生请得皇太后脉息左关稍弦，右关滑缓。中气欠舒，化湿未畅。谨拟益气理脾化湿之法调理。

洋参一钱　党参一钱五分　生于术一钱五分　茯苓二钱　广砂八分，研　广皮六分

于术减五分

引用竹茹八分

八月初五日，张仲元、姚宝生请得皇太后脉息左关沉弦，右关稍缓。气血渐和，谨拟和肝理脾之法调理。

党参三钱　生于术一钱五分　茯苓二钱　广皮一钱　杭芍一钱，炒　粉丹皮六分　归身八分，酒炒

引用桂枝五分

八月初七日戌刻，张仲元、姚宝生请得皇太后脉息左关稍弦，右关缓滑。气血渐和，谨拟益气理脾之法调理。

党参三钱　生于术一钱五分　茯苓二钱　广皮八分　桂枝六分　甘草四分

引用灯心一子

八月初九日，臣力钧、张仲元、姚宝生请得皇太后脉息左关弦软，右关滑缓。阴分未充，谨拟养阴之剂调理。

制熟地二钱　丹皮六分　泽泻六分　山萸肉一钱五分　茯苓一钱五分　山药一钱五分

引用桂枝六分

八月初十日，张仲元、姚宝生请得皇太后脉息左关弦软，右关滑缓。阴分未充。谨拟养阴之剂调理。

制熟地一钱五分　丹皮六分　泽泻六分　山萸肉一钱二分　云茯苓一钱二分　山药一钱二分，炒　广皮六分

引用桂枝五分

八月十一日，张仲元、姚宝生请得皇太后脉息左关弦软，右关滑缓。阴分未充，谨拟

养阴之剂调理。

制熟地一钱五分　丹皮六分　泽泻六分　山萸肉一钱二分　云茯苓一钱二分　山药一钱二分，炒　广皮五分

引用桂枝六分

八月十二日，张仲元、姚宝生请得皇太后脉息左关弦软，右关滑缓。阴分未足。谨拟养阴之剂调理。

制熟地二钱五分　丹皮八分　山萸肉一钱五分　泽泻八分　云茯苓一钱五分　山药一钱五分，炒　人参五分

引用广皮八分

八月十三日，张仲元、姚宝生请得皇太后脉息右关沉弦，右寸关滑而稍数。肺胃稍蓄湿热。谨拟轻清之法调理。

酒芩一钱五分　银花三钱　枳壳一钱五分，炒　瓜蒌二钱，研　连翘二钱

引用灯心一子　竹叶六分

八月十四日，张仲元、姚宝生谨拟皇太后清热化湿之法。

霜桑叶二钱　银花一钱五分　青果五个，研　橘红七分，老树

引用灯心一子

八月十六日，张仲元、姚宝生请得皇太后脉息左关稍弦，右关缓滑。肺胃稍蓄湿热。谨拟调中化湿之法调理。

人参五分　茯苓二钱　霜桑叶二钱　广皮八分　生杭芍一钱五分　麦冬二钱　甘草五分

本方减麦冬一钱，引用青果五个，研

八月十六日，张仲元、姚宝生谨拟皇太后牵正散。

蓖麻子五钱，去皮　全蝎一钱五分，去毒　白附子五钱

共研细，兑大角子一两五钱，合匀摊于布上，贴风府穴。

八月十七日，张仲元、姚宝生请得皇太后脉息左关稍弦，右寸关滑缓。肺胃稍有湿热。谨拟和中化湿之法调理。

党参一钱五分　霜桑叶一钱五分　茯苓二钱　广砂八分，研　广橘红四分　甘草五分

引用青果五个，研

八月十七日酉刻，张仲元、姚宝生请得皇太后脉息左关稍弦，右寸关稍浮。肺胃气道欠畅，微感风凉。谨拟和解之剂调理。

霜桑叶二钱　苏叶四分　薄橘红一钱　建曲一钱　枳壳一钱，炒　元参一钱　甘草五分

引用桂枝五分

八月十八日，皀力钧、张仲元、姚宝生请得皇太后脉息左关沉弦，右关滑缓。外感初解，气血渐调。谨拟和中之法调理。

党参一钱　霜桑叶一钱五分　陈皮八分　桂枝六分　甘草四分

引用建曲八分

八月十九日，张仲元、姚宝生请得皇太后脉息左关沉弦，右关缓滑。气血渐(调)。谨拟和中之法调理。

党参二钱　茯苓二钱　陈皮八分　桂枝六分　甘草四分

引用霜桑叶一钱

八月二十日，张仲元、姚宝生请得皇太后脉息左关稍弦，右关缓滑。胃气欠和。谨拟和中之剂调理。

党参二钱　生于术一钱五分　神曲二钱，炒　广砂一钱，研　桂枝七分　炙甘草六分

引用霜桑叶一钱

八月二十一日，张仲元、姚宝生请得皇太后脉息左关稍弦，右关缓滑。气血渐调。谨拟益气理脾之法调理。

人参八分　党参二钱　生于术一钱二分　广砂八分，研　桂枝七分　云苓二钱　炙甘草六分

引用霜桑叶一钱

八月二十一日申刻，皇太后水煎代茶。

生杭芍八分　灯心一子　竹茹一钱

八月二十二日，张仲元、姚宝生请得皇太后脉息左关稍弦，右寸关缓滑。中气稍有未舒。谨拟调中养阴之法调理。

人参八分　党参二钱　生于术一钱五分　广皮一钱二分　桂枝七分　神曲二钱，炒　生杭芍一钱五分　麦冬一钱五分　霜桑叶一钱五分

引用灯心一子

八月二十三日，张仲元、姚宝生请得皇太后脉息左关稍弦，右关缓滑。中气稍滞，气血未充。谨拟调中养阴之法调理。

人参一钱　党参二钱　生于术一钱二分　广皮一钱二分　桂枝八分　当归一钱　生杭芍一钱五分　丹皮一钱　神曲二钱，炒　炙甘草六分

引用霜桑叶一钱五分

八月二十四日，张仲元、姚宝生请得皇太后脉息左关稍弦，右关缓滑。气血渐调。谨拟益气养阴之法调理。

人参一钱　党参二钱　生于术一钱二分　广皮一钱五分　桂枝八分　当归一钱　生杭芍二钱　丹皮一钱　神曲三钱，炒

引用霜桑叶二钱

八月二十五日，张仲元、姚宝生请得皇太后脉息左关稍弦，右关缓滑。气血渐调，稍有郁热，谨拟益气养阴之法调理。

人参一钱　党参二钱　生于术一钱二分　广皮一钱　桂枝八分　丹皮一钱　生杭芍二钱　神曲三钱，炒　麦冬二钱

引用霜桑叶一钱五分

八月二十五日申刻，姚宝生谨拟皇太后清热宣郁之法。

甘菊花一钱五分　银花二钱　霜桑叶二钱　灯心二子　竹叶八分　薄橘红一钱

水煎温服。

八月二十六日，张仲元、姚宝生请得皇太后脉息左关稍弦，右关缓滑。气血渐调，稍有郁热。谨拟益阴清热之法调理。

人参八分　麦冬二钱　生杭芍一钱五分　丹皮一钱　神曲二钱，炒　广皮一钱　银花二钱

引用霜桑叶一钱五分

八月二十七日，张仲元、姚宝生请得皇太后脉息左关沉弦，右关稍滑。阴液未充。谨拟养阴之法调理。

熟地四钱　山萸二钱，肉　山药二钱，炒　丹皮一钱五分　茯苓一钱五分　泽泻一钱五分

水煎温服。

八月二十八日，臣力钧、张仲元、姚宝生请得皇太后脉息左关沉弦，右关滑缓。中焦积有郁热。谨拟通解之法调理。

生麦芽三钱　山楂三钱　神曲二钱　元明粉一钱五分，煎　鲜荷叶三钱

引用一捻金八分，煎

八月二十九日，张仲元、姚宝生请得皇太后脉息左关沉弦，右关缓滑。肠胃积有郁热。谨拟通解之法调理。

生神曲二钱　山楂三钱，炒　枳实一钱五分，炒　熟军二钱　瓜蒌仁二钱，研　元明粉一钱五分，后煎　甘草六分

水煎去渣，再入元明粉煎两沸，温服。

九月初一日酉刻，张仲元、姚宝生请得皇太后脉息左关稍弦，右寸关滑而稍浮。肠胃不和，微有感寒，谨拟调中和表之法调理。

生于术一钱五分　茅术八分　广皮一钱　茯苓三钱　藿香三分　苏叶四分　广砂七分，研　甘草六分

引用姜连四分，研

九月初二日，张仲元、姚宝生请得皇太后脉息左关沉弦，右寸关稍滑。肠胃欠和。谨拟理脾化湿之法调理。

生于术二钱五分　党参一钱五分　茯苓三钱　广皮八分，研　神曲二钱，炒　姜连四钱，研　甘草六分

引用广皮八分

九月初三日，张仲元、姚宝生请得皇太后脉息左关沉弦，右关稍滑。肠胃欠和，为有余滞，谨拟理脾兼化滞法调理。

生于术二钱五分　人参一钱　枳壳一钱五分，炒　木香七分，煨　神曲二钱，炒　生姜三片　炙甘草八分

引用一捻金四分，煎

九月初四日，臣力钧、张仲元、姚宝生请得皇太后脉息右寸关滑而有神。肠胃渐和。谨拟益气理脾之剂调理。

人参一钱　党参二钱　于潜术二钱　杭芍一钱，酒炒　桂枝一钱　广皮八分　缩砂八分，研　炙甘草六分

引用生姜三片

九月初五日，皇太后照原方加麦冬一钱五分。

九月初六日，张仲元、姚宝生请得皇太后脉息右寸关滑而有神。肠胃渐和。谨拟益气理脾之法调理。

人参一钱　党参二钱　生于术二钱　酒杭芍一钱五分　桂枝一钱　枳壳一钱五分，炒　广砂八分，研　炙甘草六分

引用生姜三片

本方加霜桑叶一钱。

九月初七日，张仲元、姚宝生请得皇太后脉息右关滑而有神。肠胃渐和。谨拟益气理脾之法调理。

人参一钱　党参二钱　生于术二钱　酒芍二钱　桂枝八分　枳壳一钱五分，炒　煨木香八分　炙甘草六分

引用霜桑叶一钱

九月初八日，张仲元、姚宝生请得皇太后脉息右关滑而有神。肠胃渐和，惟余滞未净。谨拟理脾兼化滞法调理。

人参一钱　党参二钱　生于术二钱　炙厚朴一钱五分　神曲二钱，炒　山楂三钱，炒　广陈皮一钱　甘草六分

引用霜桑叶二钱

九月初十日，张仲元、姚宝生请得皇太后脉息右关滑而有神。肠胃渐和。谨拟理脾调中之法调理。

人参一钱　党参二钱　生于术二钱　厚朴一钱五分　神曲二钱，炒　山楂三钱，炒　广皮一钱　甘草六分

引用桂枝五分

九月十六日，张仲元、姚宝生请得皇太后脉息右关滑而有神。脾胃渐和。谨拟益气理脾之法调理。

人参一钱　党参二钱　生于术二钱　茯苓三钱　广皮八分　桂枝一钱　盐广砂八分，研　炙甘草八分

引用生姜二片　枣肉三个

九月十七日，张仲元、姚宝生请得皇太后脉息右关滑而有神。气血渐充。谨拟益气理脾之法调理。

人参一钱　党参二钱　生于术二钱　茯苓三钱　广皮八分　桂枝一钱　盐广砂八分，研　神曲二钱，炒

引用生姜二片

九月十八日，皇太后照原方加当归身一钱五分酒洗。

九月十九日，张仲元、姚宝生请得皇太后脉息右关滑而有神。气血渐充。谨拟益气理脾之法调理。

人参一钱　当参二钱　生于术二钱　茯苓三钱　广皮八分　神曲三钱，炒　盐广砂八分，研　当归身一钱五分，酒洗

引用桂枝一钱

九月二十一日，皇太后照原方未煎。

九月二十二日，皇太后照原方。

九月二十七日，张仲元、姚宝生请得皇太后脉息左关滑而稍滞。气血日充。谨拟理脾调中之法调理。

人参一钱　党参二钱　生于术二钱　广砂八分，研　神曲三钱，炒　炙厚朴一钱　杭芍二钱　广皮八分

引用桂枝八分

九月二十八日，张仲元、姚宝生请得皇太后脉息右关滑而稍滞。气血日充。谨拟理脾调中之法调理。

人参一钱　党参二钱　生于术二钱　广砂八分，研　神曲三钱，炒　杭芍一钱五分　广皮八分　炙香附一钱五分

引用桂枝八分

十月初四日，张仲元、姚宝生请得皇太后脉息右关沉滑。神力皆好，惟胃蓄饮滞，气道不畅。谨拟理脾调中之法调理。

人参一钱　生于术一钱五分　广皮一钱　神曲二钱，炒　当归身一钱　枳壳一钱，炒　甘草五分

引用竹茹一钱

十月初五日，张仲元、姚宝生请得皇太后脉息右关沉滑，神力皆好。惟余滞未清。谨拟理脾调中之法调理。

人参一钱　生于术一钱五分　广皮一钱　神曲二钱　荷蒂三个　苦桔梗一钱　当归身一钱　枳壳一钱，炒　甘草五分

引用竹茹一钱

十月初六日，张仲元、姚宝生请得皇太后脉息右关沉滑，神力皆好。惟滞热未清。谨拟理脾调中之法调理。

人参一钱二分　生于术一钱五分　广皮一钱　神曲二钱，炒　荷蒂三个　当归身一钱　枳壳一钱，炒　甘草五分

本方加炙香附一钱　桂枝八分

引用竹茹一钱

十月初七日，张仲元、姚宝生请得皇太后脉息右关沉滑，神力皆好。气血日充。谨拟益气养荣之法调理。

人参一钱二分　生于术二钱　广皮一钱　神曲二钱，炒　桂枝一钱　炙香附八分　当归身一钱　炙甘草六分

引用酒芍一钱

十月初八日，张仲元、姚宝生请得皇太后脉息右关沉滑，神力皆好。气血日充。谨拟益气养荣之法调理。

人参一钱二分　生于术二钱　广皮一钱　神曲二钱，炒　桂枝一钱　炙香附八分　当归身一钱　炙甘草六分

引用红枣肉二个

十月十二日，张仲元请得皇太后脉息右关沉滑有力。气血日充，惟胃气稍有壅滞。谨拟调气清热之法调理。

枳壳二钱，炒　竹茹二钱　山楂二钱，炒　广皮一钱五分

引用一捻金一钱，煎

十月十三日，张仲元请得皇太后脉息右关沉滑有力。气血日充，惟胃中蓄有滞热。谨拟调胃化滞之法调理。

枳壳二钱，炒　竹茹二钱　山楂三钱，炒　广皮一钱五分　元明粉一钱，煎　炙厚朴二钱

引用一捻金一钱，煎

十月十六日，张仲元请得皇太后照原方。

十月十七日，张仲元请得皇太后照原方。

十月十八日，张仲元请得皇太后脉息右关沉滑有力。气血日充，惟胃中蓄有滞热。谨拟调胃化滞之法调理。

枳壳二钱，炒　山楂三钱，炒　竹茹二钱　广皮一钱五分　炙厚朴二钱　元明粉一钱，煎　灯心一子　桑叶二钱

引用一捻金八分，煎

十月十九日，张仲元请得皇太后脉息右关沉滑。气血日充，惟肺气欠和。谨拟调和肺气之法调理。

霜桑叶二钱　苦桔梗一钱五分　橘红一钱五分，老树　甘草五分

引用灯心一子

十月二十日，张仲元、姚宝生请得皇太后脉息右关沉滑。肺胃稍有郁热。谨拟清肝调中之法调理。

霜桑叶二钱　甘菊花一钱五分　生杭芍一钱五分　广皮一钱　建泽泻八分，盐炒　丹皮一钱　甘草六分

引用炒神曲三钱

十月二十一日申刻，姚宝生请得皇太后脉息左关沉弦，右关稍滑。气血日充。谨拟养阴调中之法调理。

大熟地三钱　山萸肉一钱五分　丹皮一钱二分　泽泻一钱二分　茯苓一钱二分　山药一钱五分　霜桑叶二钱　甘菊花一钱五分

引用广陈皮一钱五分

十月二十二日，姚宝生请得皇太后脉息左关沉弦，右关稍滑。气血日充。谨拟养阴调

中之法调理。

大熟地三钱，九炙　山萸肉一钱五分　丹皮一钱二分　泽泻一钱二分　茯苓一钱五分　山药一钱二分　广砂一钱，研　甘菊花一钱五分　霜桑叶二钱

引用广陈皮一钱五分

十月二十三日，姚宝生请得皇太后脉息左关稍弦，右关滑而有神。气日充，上焦微有浮热。谨拟养阴清热之法调理。

大熟地三钱，九制　山萸肉一钱五分　丹皮一钱二分　泽泻一钱二分　云茯苓一钱五分　山药一钱二分　广砂一钱，研　神曲二钱，炒　霜桑叶二钱　甘菊花一钱五分

本方减广陈皮一钱五分　引用灯心一子

皇太后疏风活络之法

麻黄四钱　石膏二钱　桂心一钱　干姜一钱　川芎一钱　当归五分　黄芩五分　杏仁七粒　竹沥二钱

共研细面，兑大角子搀匀，敷于患处。

十月二十四日，姚宝生请得皇太后脉息左关稍弦，右关滑而有神。气血日充，上焦微有浮热。谨拟养阴清热之法调理。

大熟地一钱五分，九炙　山萸肉八分　丹皮一钱　泽泻一钱　云茯苓一钱五分　山药一钱　广砂八分，研　神曲二钱，炒　广陈皮一钱　甘菊花一钱五分

引用霜桑叶二钱

十月二十七日，姚宝生请得皇太后脉息左关沉弦，右寸关稍滑。气血日充，惟气道稍有未畅。谨拟养阴兼调中法调理。

大熟地二钱，九炙　山萸肉八分　丹皮一钱　泽泻一钱　云茯苓一钱五分　山药一钱　广砂八分，研　广皮一钱五分　霜桑叶二钱　甘菊花一钱五分　桂枝一钱

引用炙香附一钱五分

十月二十八日，姚宝生请得皇太后脉息左关沉弦，右寸关稍滑。气血日充。谨拟养肝调中之法调理。

霜桑叶二钱　桂枝一钱　生杭芍一钱五分　当归身一钱　广陈皮一钱　广砂一钱，研　甘菊花一钱五分　柴胡八分

引用麦冬一钱

十月二十九日，姚宝生请得皇太后脉息左关沉弦，右寸关稍滑。气血日充。谨拟养肝调中之法调理。

霜桑叶二钱　桂枝一钱　生杭芍一钱五分　归身一钱　广陈皮一钱　炙香附一钱　甘菊花一钱五分　柴胡八分

引用麦冬二钱

十月三十日，姚宝生请得皇太后脉息左关沉弦，右寸关稍滑。气血日充。谨拟养肝调中之法调理。

霜桑叶二钱　桂枝一钱　生杭芍一钱五分　柴胡八分　炙香附一钱　丹皮七分　广陈皮一钱　甘菊花一钱五分

引用麦冬二钱

十一月初六日，姚宝生请得皇太后脉息左关沉弦，右寸关缓滑，神力皆好。惟中气健运稍有未畅。谨拟益气调中之法调理。

人参八分　生于术五分　广皮八分　广砂八分，研　桂枝七分　麦芽二钱，炒

引用霜桑叶一钱

十一月十一日，皇太后照原方。

十一月十四日，张仲元、姚宝生请得皇太后脉息左关沉弦，右寸关缓滑，神力皆好。惟气道稍有未舒。谨拟益气调中之法调理。

人参八分　生于术八分　广皮八分　谷芽三钱，炒　桂枝八分　炙甘草五分

引用霜桑叶一钱，未煎

十一月十七日，张仲元、姚宝生请得皇太后脉息左关沉弦，右寸关缓滑，神力皆好。惟中焦稍有郁热。谨拟和中调气之法调理。

人参五分，研　生于术五分　麦冬一钱五分　枳壳八分，炒　陈皮七分　甘草五分

引用霜桑叶一钱五分

十一月十九日，张仲元、姚宝生请得皇太后脉息左关沉弦，右寸关滑而稍数，神力皆好。惟肺胃稍有滞热。谨拟调中清扬之法调理。

霜桑叶一钱五分　苦桔梗七分　枳壳七分，炒　谷芽三钱，炒　广陈皮七分　荷蒂七个

引用鲜青果七个，研

十一月二十一日，张仲元、姚宝生请得皇太后脉息右寸关缓而稍滑，神力甚好。惟肺胃气道欠舒。谨拟理气调中之法调理。

人参七分　广皮一钱　霜桑叶一钱五分　谷芽三钱，炒　桂枝八分　荷蒂七个

引用鲜青果七个，研

十一月二十二日，臣力钧、张仲元、姚宝生请得皇太后脉息右寸关洪而稍滑。肺胃气化尚未大舒。谨拟清肺调胃之法调理。

霜桑叶一钱五分　生谷芽二钱　生枳壳一钱五分　天花粉一钱五分　川贝母一钱五分，研

引用鲜青果七个，研

十一月二十三日，张仲元、姚宝生请得皇太后脉息右寸关稍滑。气道尚有未舒，肝胃欠和，谨拟调胃和肝之法调理。

霜桑叶一钱五分　丹皮一钱　甘菊花一钱五分　桂枝八分　天花粉一钱五分　谷芽二钱

引用鲜青果七个，研

十一月二十四日，张仲元、姚宝生请得皇太后脉息左关稍弦，右关沉滑。胃脘稍蓄饮热。谨拟清热化饮之法调理。

霜桑叶一钱五分　甘菊花一钱五分　丹皮一钱　竹茹一钱　枳壳一钱，炒　谷芽三钱，炒

引用广皮一钱

十一月二十九日，庄守和、张仲元请得皇太后脉息左关稍弦，右关沉滑。肝阴不实，脾元消化较慢。谨拟和肝理脾之法调理。

人参七分　生杭芍一钱五分　蜜蒙花三钱　白蒺藜三钱，研　桑叶二钱　甘菊花二钱　广陈皮一钱　枳壳一钱五分，炒

引用缩砂六分，研

十二月初二日，庄守和、张仲元请得皇太后脉息左关稍弦，右关沉滑有力。胃阳蓄有积热。谨拟调气化滞热之法调理。

枳实二钱　瓜蒌三钱，研　元明粉一钱，后煎　焦神曲三钱　甘草六分　一捻金八分，煎

水煎去渣，再入元明粉煎两沸，温服。

十二月初七日，庄守和、张仲元请得皇太后脉息左寸稍浮，右寸关滑而稍数。肺胃蓄

有湿热，微感风凉。谨拟和解清化饮调理。

苏叶六分　桂枝七分　枳壳一钱五分，炒　广皮八分　建曲一钱五分　甘草六分

引用生姜一片　小枣肉三个

十二月十三日，庄守和、张仲元请得皇太后脉息左关稍弦，右寸关滑而有神。气道未舒，运化欠畅。谨拟益气醒脾之法调理。

人参八分　生于术一钱五分　桂枝七分　霜桑叶一钱五分　广砂八分，研　枳壳一钱，炒　甘草六分

引用白蒺藜二钱，研

照本方减于术五分。

十二月十四日，庄守和、张仲元请得皇太后照原方减桂枝，加白菊花二钱。

十二月十七日，庄守和、张仲元、姚宝生请得皇太后脉息左关稍弦，右关缓滑。气道未舒，运化欠畅。谨拟益气调中之法调理。

人参一钱，研　生于术一钱　广皮八分　焦三仙各一钱五分　桂枝八分　生杭芍一钱五分　枳壳八分，炒　生甘草六分

引用白蒺藜二钱

本方加杭菊一钱五分。

十二月十八日，庄守和、张仲元、姚宝生请得皇太后脉息左关稍弦，右关缓滑。气道稍舒，运化未畅。谨拟益气调中之法调理。

人参一钱　生于术一钱　枳壳八分，炒　焦三仙各一钱五分　桂枝八分　生杭芍一钱五分　归身一钱　杭菊一钱五分

引用白蒺藜二钱，研

十二月十九日，皇太后照原方。

十二月二十日，庄守和、张仲元、姚宝生请得皇太后脉息左关沉弦，右关滑而有力。肠胃蓄有滞热。谨拟调中化滞之法调理。

炙厚朴一钱五分　枳实一钱五分，炒　焦三仙各一钱五分　元明粉一钱，煎　生甘草六分

引用一捻金八分，煎

十二月二十一日，庄守和、张仲元、姚宝生请得皇太后脉息左关沉弦，右关尚有滑象。肠胃滞热未清。谨拟补中兼化之法调理。

人参一钱　枳实一钱五分，炒　广皮一钱　焦三仙各一钱　炙厚朴一钱

引用一捻金六分，煎

十二月二十二日，臣力钧、庄守和、张仲元、姚宝生请得皇太后脉息左关沉弦，右关仍带滑。余滞尚未大清。谨拟补中宣气之法调理。

人参一钱　生枳壳一钱五分　生厚朴一钱　麦芽一钱，生　甘草三分

引用生姜一片

十二月二十五日，庄守和、张仲元、姚宝生请得皇太后脉息左关稍弦，右关沉缓。中气健运稍有未畅。谨拟益气理脾之法调理。

人参八分　党参二钱　生于术一钱五分　茯苓三钱　广皮一钱　广砂八分，研　酒杭芍一钱五分　桂枝八分　炙甘草六分

本方加人参二分，引用生姜一片　红枣肉三个

十二月二十六日，庄守和、张仲元、姚宝生请得皇太后脉息左关稍弦，右关沉缓。中气健运稍有未畅，谨拟益气理脾之法调理。

人参一钱五分　党参二钱　生于术一钱五分　茯苓三钱　广皮一钱　广砂八分，研　酒杭芍一钱五分　桂枝八分　炙甘草六分

引用生姜一片　红枣肉三个

十二月二十七日，皇太后照原方。

十二月二十八日，庄守和、张仲元、姚宝生请得皇太后脉息左关稍弦，右关沉缓。中气健运稍有未畅。谨拟益气理脾之法调理。

人参一钱五分　党参三钱　生于术一钱五分　茅术五分　茯苓三钱　广皮一钱　酒杭芍一钱五分　广砂八分，研　桂枝八分　炙甘草六分

引用生姜一片　红枣肉三个

十二月二十九日，庄守和、张仲元请得皇太后脉息左关稍弦，右关沉缓。中气健运稍有未畅。谨拟益气理脾之法调理。

人参一钱七分，研　党参三钱　生于术一钱五分　茅术五分　茯苓三钱　广皮一钱　酒杭芍一钱　广砂八分，研　桂枝六分　炙甘草六分

引用生姜一片　红枣肉三个

【参考】 光绪三十二年，西太后病状较平稳，脾气健运较有力，无严重溏泻，气道亦较畅，神力亦较好，血脉亦日充，长期治疗，药效可见。本年脉案纪录表明，宫中御医治病必须以取效解决实际问题为上，即使是如《本草经疏》所称之“大苦大寒，性禀直遂，长于下通”，有“将军”之名的大黄，亦无所顾忌，如闰四月二十日及二十三日之同时用酒军二钱，元明粉一钱及一钱五分者即是。又如自五月二十一日陆润庠力钧参加请脉起，至五月末六月初，就转而用更有力之甘温补中之品，以振中气，六月初一初二日用附子理中汤；七、八月有阴液不充之兆，又转用六味地黄养阴之剂，变化均较大，但因证施治，取得了效果。这一年西太后人参较长期用，五月二十二日用过西洋参，说明宫中亦用进口之西方人参。

光绪三十三年正月初三日，庄守和、张仲元、姚宝生请得皇太后脉息左关稍弦，右寸关沉缓。中气健运，稍有未畅。谨拟益气理脾之法调理。

人参一钱七分　党参三钱　生于术一钱五分　茯苓三钱　广皮一钱　广砂八分，研　酒杭芍一钱　白蒺藜二钱，炒　蒙花二钱　炙甘草六分

引用生姜一片　红枣肉三个

正月初四日，庄守和、张仲元、姚宝生请得皇太后脉息左关稍弦，右寸关沉缓。中气健运稍有未畅。谨拟益气理脾之法调理。

人参一钱七分　党参三钱　生于术一钱五分　茯苓三钱　广皮一钱　广砂八分，研　白蒺藜二钱，炒　蒙花二钱　炙甘草六分

引用生姜一片　红枣肉三个

正月初六日，庄守和、张仲元、姚宝生请得皇太后脉息左关稍弦，右寸关沉缓。营卫稍欠充畅。谨拟调畅营卫之法调理。

人参一钱七分　黄耆二钱　生于术一钱五分　茯苓三钱　广皮一钱　广砂八分，研　草果仁五分，盐水炒　归身一钱　酒芍一钱　桂枝八分　白蒺藜二钱，炒

引用生姜一片　红枣肉三个

正月初七日，庄守和、张仲元、姚宝生请得皇太后脉息左关稍弦，右寸关沉而稍滞。肺胃微有湿热。谨拟益气生津之法调理。

人参一钱五分　生于术一钱　广皮一钱　花粉二钱　丹皮一钱五分　枳壳一钱，炒

引用鲜芦根二支，切碎　鲜青果五个，研

正月初八日，庄守和、张仲元、姚宝生请得皇太后脉息左关稍弦，右寸关稍滑。肺胃湿热未清。谨拟益气生津之法调理。

人参一钱五分　生于术一钱　广皮一钱　花粉二钱　枳壳一钱，炒　麦冬一钱五分　谷芽二钱，炒

引用鲜芦根二支，切碎　鲜青果五个，研

正月初九日，庄守和、张仲元、姚宝生请得皇太后脉息左关稍弦，右寸关稍滑。脾胃健运未畅。谨拟益气调中之法调理。

人参一钱五分　生于术一钱　广皮一钱　花粉二钱　广砂八分，研　煨木香五分

引用鲜芦根二支，切碎　鲜青果五个，研

正月初十日，庄守和、张仲元、姚宝生请得皇太后脉息左关稍弦，右寸关滑而稍数。肺胃稍有郁热。谨拟轻扬宣郁之法调理。

霜桑叶二钱　甘菊花一钱五分　橘红八分广　连翘一钱　焦三仙各一钱五分

引用鲜芦根二支，切碎

正月十二日，皇太后鲜青果二十个研，鲜芦根三支切碎。

正月十三日，庄守和、张仲元、姚宝生请得皇太后脉息右寸关滑而稍数。肺胃稍有风热。谨拟轻扬宣郁之法调理。

牛蒡子一钱五分，炒研　霜桑叶二钱　广橘红一钱五分　连翘一钱　鲜芦根二支，切碎

引用鲜青果七个，研

正月十四日，庄守和、张仲元请得皇太后脉息右寸关滑而稍数。肺胃郁有风热。谨拟轻扬宣郁之法调理。

牛蒡子二钱，炒研　霜桑叶一钱　广橘红一钱五分　连翘一钱　苦桔梗八分　鲜芦根二支，切碎

引用鲜青果七个，研

正月十六日，庄守和、张仲元请得皇太后脉息右寸关滑而稍数。肺胃郁结风热渐轻。谨拟轻扬宣郁之法调理。

牛蒡子一钱，炒研　霜桑叶一钱五分　广橘红一钱五分　川贝母一钱五分，研　鲜芦根二支，切碎

引用鲜青果七个，研

正月十七日皇太后蜜蒙花二钱，白蒺藜二钱，水煎随意兑茶。

正月十八日酉刻，姚宝生请得皇太后脉息左关稍弦，右寸关滑而稍数。肺胃蓄有饮热，微感风寒。谨拟清解化饮之法调理。

甘菊花一钱五分　霜桑叶二钱　苏叶四分　广橘红八分　防风八分　姜半夏八分　连翘一钱　生甘草八分

引用鲜芦根二支，切碎

正月十九日，庄守和、姚宝生请得皇太后脉息左关稍弦，右关滑而稍数。肺胃蓄有饮热，微感风寒。谨拟清解化饮之法调理。

紫苏一钱五分　前胡一钱五分　广橘红一钱　枳壳一钱　桑皮一钱五分，炙　瓜蒌二钱，研　带穗荆芥八分　生甘草六分

引用薄荷六分

正月二十日，庄守和、张仲元、姚宝生请得皇太后脉息左关稍弦，右寸关滑而稍数。肺胃郁热，气道欠畅。谨拟清热宣郁之法调理。

溏瓜蒌三钱，研　川贝一钱五分，研　橘红八分　桑皮一钱五分　竹茹一钱　苦桔梗一钱　枳壳一钱，炒

甘草六分

引用前胡一钱五分

照十九日，原方减薄荷，加鲜青果五个研，减前胡五分、荆芥三分。

正月二十一日，庄守和、张仲元、姚宝生请得皇太后脉息左关稍弦，右寸关滑而稍数。肺胃郁热未清，气道欠畅。谨拟清热宣郁之法调理。

溏瓜蒌二钱，研　橘红八分　霜桑叶二钱　竹茹一钱　枳壳一钱，炒　苦桔梗一钱　焦三仙各一钱五分　甘草六分

引用鲜芦根二支，切碎

本方减苦桔梗，加金石斛二钱、菊花五分。

正月二十二日，庄守和、张仲元、姚宝生看得皇太后脉息左关稍弦，右关滑而稍数。肺胃气道欠畅，郁热未清。谨拟宣通郁热之法调理。

霜桑叶二钱　甘菊花一钱五分　蒙花一钱五分　丹皮一钱　枳壳一钱，炒　橘红八分，老树　前胡八分　甘草六分

引用鲜芦根二支，切碎　鲜青果四个，研

正月二十三日，庄守和、张仲元、姚宝生请得皇太后脉息左关稍弦，右寸关滑而稍数。肺胃饮热熏蒸，气道欠畅。谨拟清热化饮之法调理。

霜桑叶二钱　蒙花一钱五分　甘菊花一钱五分　煅石决明二钱　橘红八分，老树　丹皮一钱　茯苓三钱　甘草六分

引用鲜芦根二支，切碎　鲜青果五个，研

正月二十四日，庄守和　张仲元请得皇太后脉息左关稍弦，右寸关滑而稍数。气道欠畅，肝肺郁热未清。谨拟益阴缓肝之法调理。

霜桑叶二钱　蒙花一钱五分　甘菊花一钱　生杭芍一钱　牡丹皮一钱　炙香附一钱　茯苓三钱　橘红八分，老树

引用鲜青果五个，研

正月二十五日，庄守和、张仲元请得皇太后脉息左关稍弦，右寸关滑而渐缓。肝肺郁热，气道欠畅。谨拟益阴缓肝之法调理。

霜桑叶二钱　蒙花一钱五分　甘菊花一钱　白蒺藜二钱，研　牡丹皮一钱　生杭芍一钱　炙香附一钱　橘红八分，老树

引用鲜青果五个，研

正月二十六日，庄守和、张仲元请得皇太后脉息左关稍弦，右寸关缓滑。气道欠舒，脾元消化较慢。谨拟益气调中之法调理。

人参八分　云苓三钱　生杭芍一钱五分　丹皮一钱　蒙花二钱　蒺藜二钱，研　广陈皮八分　广砂八分，研

引用鲜青果五个，研

正月二十七日，庄守和、张仲元请得皇太后脉息左关稍弦，右寸关滑缓。肝胃欠和，运化较慢。谨拟缓肝调中之法调理。

沙参一钱　云苓三钱　生杭芍一钱五分　丹皮一钱　蒙花二钱　蒺藜二钱，研　广陈皮八分　广砂八分，研

引用鲜青果五个，研

正月二十八日，庄守和、张仲元请得皇太后脉息左关稍弦，右寸关沉滑。肝阴欠(实)，运化较慢。谨拟养阴调中之法调理。

熟地二钱　山萸肉一钱五分　山药一钱五分，炒　云茯苓二钱　丹皮一钱　泽泻一钱　广皮八分

引用广砂八分，研

正月二十九日，皇太后照原方。

二月初二日，庄守和、张仲元请得皇太后脉息左关稍弦，右寸关滑缓。胃气壅滞，运化较慢。谨拟理脾调中之法调理。

党参二钱　生于术二钱　广皮八分　炙厚朴一钱　广砂八分，研　神曲二钱，炒　山楂一钱五分　甘草五分

引用佛手柑六分

二月初三日，庄守和、张仲元请得皇太后脉息左关稍弦，右寸关沉缓。胃气尚滞，运化较慢。谨拟理脾调中之法调理。

党参二钱　生于术一钱　广皮一钱　炙厚朴一钱　广砂八分，研　神曲二钱，炒　甘草五分

引用佛手柑六分

二月初四日，庄守和、张仲元请得皇太后脉息左关稍弦，右寸关滑缓。阳气郁遏，头目不爽。谨拟升清降浊之法调理。

蔓荆子八分　菊花一钱　桑叶一钱　蒙花一钱五分　白蒺藜二钱，研　杭芍一钱，炒　煅石决明二钱　枳实八分

引用炙厚朴八分

二月初六日，庄守和、张仲元请得皇太后脉息左关稍弦，右寸关滑缓。阳气郁遏，头目不爽。谨拟轻扬之法调理。

霜桑叶二钱　菊花二钱　生杭芍一钱五分　枳壳一钱五分，炒　次生地二钱　甘草五分

引用荷叶一钱

二月初七日，皇太后照原方。

酉刻上传皇太后鲜青果十五个研，鲜芦根四支切碎。

水煎代茶。

二月初八日，庄守和、张仲元请得皇太后脉息左关稍弦，右寸关滑缓。阳气郁遏，头目不爽。谨拟轻扬之法调理。

霜桑叶二钱　菊花二钱　生杭芍一钱五分　丹皮一钱　枳壳一钱，炒　甘草五分

引用荷叶一钱

二月初九日，庄守和、张仲元请得皇太后脉息左关稍弦，右寸关滑缓。胃气壅滞，头目不爽。谨拟升清降浊之法调理。

霜桑叶二钱　菊花二钱　生杭芍一钱五分　丹皮一钱　枳壳一钱，炒　槟榔炭一钱五分，存性

引用荷叶一钱

二月初十日，庄守和、张仲元请得皇太后脉息左关稍弦，右寸关滑缓。胃气壅滞，头目不爽。谨拟升清降浊之法调理。

霜桑叶二钱　菊花二钱　丹皮一钱　枳壳一钱，炒　天花粉二钱

引用一捻金八分，煎

二月十一日，庄守和、张仲元请得皇太后脉息左关稍弦，右寸关沉滑。胃气尚滞，头目欠爽。谨拟升清降浊之法调理。

霜桑叶二钱　菊花二钱　丹皮一钱　枳壳一钱，炒　神曲二钱，炒　天花粉二钱

引用一捻金八分，煎

二月十二日，庄守和、张仲元请得皇太后脉息左关稍弦，右寸前沉滑。肝阴欠实，头目不爽。谨拟滋养肝液之法调理。

中生地四钱 山萸一钱五分 山药一钱五分，炒 泽泻一钱五分 丹皮一钱五分 茯苓二钱

水煎温服。

二月十三日，庄守和、张仲元请得皇太后脉息左关稍弦，右寸关沉滑。胃气壅滞，头目不爽。谨拟升清降浊之法调理。

枳实一钱五分 炙厚朴一钱五分 元明粉一钱，后煎 甘草五分

引用一捻金八分，煎

二月十四日，庄守和、张仲元请得皇太后脉息左关稍弦，右寸关沉滑。胃经郁热未清，口干，头目不爽。谨拟益阴轻清之法调理。

生地三钱 麦冬二钱 酒杭芍一钱 甘草五分

引用鲜青果七个，研

二月十六日，庄守和、张仲元请得皇太后脉息左关稍弦，右寸关沉滑。胃经郁热未清，口干，头目不爽。谨拟益阴清化之法调理。

酒杭芍一钱五分 甘菊花二钱 丹皮一钱 麦冬一钱五分 枳壳一钱，炒

引用一捻金六分，煎

二月十八日，庄守和、张仲元请得皇太后脉息左关稍弦，右寸关沉滑。肝胃郁热未清，口干，头目不爽。谨拟益阴缓肝之法调理。

大熟地一钱 中生地三钱 山萸一钱 山药一钱，炒 丹皮二钱 茯苓二钱 泽泻一钱

水煎温服。

二月十九日，皇太后照原方加中生地一钱。

二月十九日，庄守和、张仲元谨拟皇太后增液代茶饮。

中生地四钱 麦冬三钱 元参三钱

水煎代茶。

二月二十日，庄守和、张仲元、姚宝生请得皇太后脉息左关稍弦，右寸关缓滑。肝脾郁热，头目不清。谨拟宣郁清热之法调理。

生杭芍二钱 丹皮一钱五分 甘菊三钱 花粉二钱 生枳壳一钱 麦冬三钱 生甘草六分

引用鲜芦根二支，切碎 鲜青果五个，研

本方加霜桑叶二钱。

二月二十一日，庄守和、姚宝生请得皇太后脉息左关稍弦，右寸关缓滑。肝脾郁热，头目不清。谨拟宣郁清热之法调理。

生杭芍二钱 丹皮一钱五分 甘菊三钱 花粉二钱 生枳壳一钱 麦冬三钱 桑叶二钱 苦桔梗二钱 生甘草六分

引用鲜芦根二支，切碎 鲜青果五个，研

二月二十二日，庄守和、姚宝生请得皇太后脉息左关稍弦，右寸关缓滑。肝胃郁热未清。谨拟宣郁清热之法调理。

生杭芍二钱 丹皮一钱五分 霜桑叶二钱 甘菊三钱 天花粉二钱 麦冬三钱 苦桔梗二钱 广皮八分 生甘草六分

引用鲜芦根二支，切碎 鲜青果五个，研

二月二十三日，庄守和请得皇太后脉息左关稍弦，右寸关缓滑。肝胃郁热未(清)，头目不爽。谨拟清热生津明目之法调理。

甘菊三钱 桑叶二钱 蜜蒙花三钱 麦冬三钱 花粉三钱 苦桔梗二钱 丹皮一钱五分 生甘

草六分

引用鲜芦根二支，切碎、鲜青果五个，研

二月二十三日，庄守和、姚宝生请得皇太后脉息左关稍弦，右寸关缓滑。肝胃郁热未清，头目不爽。谨拟清热生津明目之法调理。

甘菊花三钱　桑叶二钱　麦冬三钱　蒙花三钱　花粉三钱　溏瓜蒌三钱，研　苦桔梗二钱　丹皮二钱　生甘草六分

引用鲜青果五个，研　灯心二子

二月二十四日，庄守和、姚宝生请得皇太后脉息左关稍弦，右寸关沉滑。胃经蓄有滞热，气道欠畅。谨拟清热化滞之法调理。

甘菊花三钱　桑叶二钱　麦冬三钱　蒙花三钱　溏瓜蒌三钱，研　丹皮二钱　枳壳一钱五分　酒军一钱五分，后煎　生甘草六分

引用元明粉一钱五分，后煎

二月二十五日，庄守和、姚宝生请得皇太后脉息左关稍弦，右寸关缓滑。肝脾郁热未清。谨拟增液清畅之法调理。

中生地三钱　麦冬三钱　霜桑叶三钱　甘菊花二钱　生枳壳一钱　谷芽二钱　生甘草六分

引用溏瓜蒌一钱五分，研

二月二十六日，庄守和、姚宝生请得皇太后脉息左关稍弦，右寸关缓滑。肝脾郁热，气道未舒。谨拟平肝增液之法调理。

霜桑叶三钱　甘菊花三钱　中生地三钱　麦冬三钱　鸡血藤膏一钱五分，煎　竹茹二钱

引用鲜芦根二支，切碎

二月二十七日，庄守和、姚宝生请得皇太后脉息左关稍弦，右寸关缓滑。肝脾郁热，气道欠舒。谨拟平肝增液之法调理。

霜桑叶三钱　甘菊花三钱　中生地三钱　麦冬三钱　广陈皮一钱　壳砂八分，研

引用竹茹二钱

二月二十八日，庄守和、姚宝生请得皇太后脉息左关稍弦，右关缓滑。肠胃滞热稍有未清。谨拟清热化湿滞法调理。

霜桑叶三钱　蒙花二钱　焦槟榔一钱五分　广皮一钱　焦楂肉二钱　生甘草七分

引用茯苓三钱

二月二十九日，庄守和、姚宝生请得皇太后脉息左关稍弦，右关缓滑。肝胃郁热未清。谨拟缓肝和中之法调理。

霜桑叶三钱　甘菊花三钱　槟榔炭一钱五分　茯苓三钱　酒杭芍二钱　萸连六分，研　生甘草八分

引用钩藤一钱　橘红六分，老树

二月三十日，庄守和、姚宝生请得皇太后脉息左关稍弦，右关缓滑。肝胃郁热未舒。谨拟缓肝和中之法调理。

霜桑叶三钱　甘菊花三钱　蜜蒙花二钱　生杭芍二钱　粉丹皮一钱　僵蚕一钱五分，炒　橘络一钱五分　生甘草八分

引用钩藤一钱

三月初一日，庄守和、姚宝生请得皇太后脉息左关稍弦，右关滑缓。肝阴欠实，上焦浮热未清。谨拟清肝益阴之法调理。

生地三钱　熟地一钱　丹皮一钱五分　泽泻一钱五分　茯苓三钱　麦冬三钱　广橘红一钱

引用鸡血藤膏一钱，煎

三月初二日，庄守和、姚宝生请得皇太后脉息左关稍弦，右关滑缓。肝阴欠实，上焦浮热未清。谨拟清肝益阴之法调理。

生地三钱　熟地一钱　丹皮一钱五分　泽泻一钱五分　茯苓三钱　麦冬三钱　枳壳一钱　广橘红一钱

引用鸡血藤膏一钱，煎

三月初二日，姚宝生谨拟皇太后调中化湿饮。

薄橘红一钱五分　炙厚朴七分　谷芽三钱，炒　银柴胡八分　酒黄芩一钱五分　橘络三钱

引用霜桑叶三钱

三月初三日，庄守和、姚宝生请得皇太后脉息左关稍弦，右关滑缓。肠胃稍有湿热。谨拟调中化湿之法调理。

酒黄芩一钱五分　茅山术一钱　厚朴七分　广皮一钱　谷芽三钱，炒　霜桑叶三钱

引用鲜青果五个，研　橘络三钱

三月初四日，庄守和、姚宝生请得皇太后脉息左关稍弦，右关滑缓。肝脾欠和，化湿稍慢。谨拟益气缓肝之法调理。

人参五分　党参二钱　生于术六分　茯苓三钱　谷芽三钱，炒　广皮一钱　生杭芍一钱五分　丹皮一钱　生甘草八分

引用麦冬三钱

三月初五日，皇太后照原方。

三月初七日，庄守和、姚宝生请得皇太后脉息左关稍弦，右寸关近数。肺胃郁热。谨拟清热宣郁之法调理。

霜桑叶三钱　苦桔梗二钱　花粉二钱　丹皮一钱　毛橘红八分　甘草六分

本方加谷芽三钱，炒　引用鲜青果七个，研

三月初八日，庄守和、姚宝生请得皇太后脉息左关稍弦，右寸关近数。肺胃郁热未净。谨拟清热宣郁之法调理。

霜桑叶三钱　苦桔梗二钱　花粉二钱　枳壳一钱　谷芽三钱，炒　壳砂八分，研　甘草六分

引用鲜青果五个，研

三月初九日，庄守和、姚宝生请得皇太后脉息左关稍弦，右寸关滑而近数。肺胃郁热未净。谨拟清热舒郁之法调理。

霜桑叶三钱　丹皮一钱　苦桔梗二钱　花粉二钱　谷芽三钱，炒　枳壳一钱　甘草六分

引用鲜青果五个，研

三月初九日，庄守和、姚宝生请得皇太后脉息左关稍弦，右寸关滑而近数。肺胃郁热未净。谨拟清热舒郁之法调理。

霜桑叶三钱　丹皮一钱　苦桔梗二钱　花粉二钱　谷芽三钱，炒　枳壳一钱　甘草六分

引用鲜青果五个，研

三月初十日，庄守和、姚宝生请得皇太后脉息左关稍弦，右寸关滑缓。肝胃欠和。谨拟和中清热之法调理。

党参二钱　洋参一钱五分　甘菊二钱　竹茹二钱　麦冬三钱　谷芽三钱　焦槟榔一钱五分　甘草六分

引用竹茹二钱

三月十一日，庄守和、姚宝生请得皇太后脉息左关稍弦，右寸关缓滑。肝胃欠和。谨拟清热调中之法调理。

党参二钱　洋参一钱五分　麦冬三钱　生地二钱　甘菊花二钱　谷芽三钱，炒　焦槟榔一钱五分　甘草六分

引用鸡血藤膏一钱

三月十二日，庄守和、姚宝生请得皇太后脉息左关稍弦，右寸关滑缓。肺胃气道欠和。谨拟清肺调中之法调理。

党参二钱　洋参一钱五分　麦冬三钱　生地二钱　甘菊花二钱　苦桔梗二钱　谷芽三钱，炒　甘草六分

引用溏瓜蒌二钱，研

三月十三日，庄守和、姚宝生请得皇太后脉息左关稍弦，右寸关滑缓。肺胃气道欠和。谨拟清肺调中之法调理。

党参二钱　洋参一钱五分　麦冬三钱　生地三钱　甘菊花二钱　苦桔梗二钱　谷芽三钱，炒　枳壳一钱，炒

引用溏瓜蒌二钱，研

三月十四日，庄守和、姚宝生请得皇太后脉息左关稍弦，右寸关滑缓。肺胃气道欠和。谨拟清肺和中之法调理。

人参五分　党参二钱　麦冬三钱　生地三钱　甘菊花二钱　苦桔梗二钱　谷芽三钱，炒　生甘草六分

引用溏瓜蒌二钱，研

三月十六日，庄守和、姚宝生请得皇太后脉息左关稍弦，右寸关缓滑。气道欠畅，肺胃尚有湿热。谨拟调中化湿之法调理。

洋参一钱五分　麦冬三钱　生地三钱　甘菊花二钱　苦桔梗二钱　瓜蒌三钱，研　枳壳一钱　橘红八分，老树

引用谷芽三钱，炒

三月十七日，庄守和、姚宝生请得皇太后脉息左关稍弦，右寸关滑缓。气道欠畅，肺胃郁热未清。谨拟调中化湿之法调理。

洋参二钱　麦冬二钱　生地三钱　甘菊花二钱　苦桔梗二钱　瓜蒌五钱，研　枳壳一钱　谷芽三钱，炒

引用佛手柑八分

三月十八日，庄守和、姚宝生请得皇太后脉息左关稍弦，右寸关滑缓。中气欠畅，郁热未清。谨拟调中和胃之法调理。

洋参二钱　麦冬三钱　甘菊花二钱　苦桔梗二钱　瓜蒌三钱，研　枳壳一钱，炒　壳砂八分，研　谷芽三钱，炒

引用佛手柑八分

三月十九日，庄守和、姚宝生请得皇太后脉息左关稍弦，右寸关滑缓。中气欠畅，郁热未清。谨拟调中和胃之法调理。

人参五分　党参一钱五分　麦冬三钱　甘菊花二钱　苦桔梗二钱　瓜蒌五钱，研　枳壳一钱，炒　壳砂八分，研　谷芽三钱，炒

引用佛手柑八分

三月二十日，庄守和、姚宝生请得皇太后脉息左关稍弦，右寸关滑缓。中气欠畅，运化较慢。谨拟调中和胃之法调理。

人参五分　党参一钱五分　生于术八分　佛手柑八分　瓜蒌五钱，研　麦冬三钱　壳砂六分，研　焦三仙六钱

引用鲜青果二十个，研

三月二十一日，庄守和、姚宝生请得皇太后脉息左关稍弦，右寸关滑缓。中气欠畅，运化较慢。谨拟益气调中之法调理。

人参五分　党参三钱　生于术八分　麦冬三钱　广皮一钱　壳砂八分，研　溏瓜蒌三钱　谷芽二钱，炒

引用竹茹一钱五分

三月二十二日，庄守和、姚宝生请得皇太后脉息左关稍弦，右寸关滑缓。胃气见畅，运化较慢。谨拟益气缓肝之法调理。

人参八分　党参四钱　生于术八分　麦冬三钱　广皮一钱　壳砂八分，研　生杭芍二钱　炙甘草八分

引用甘菊花一钱五分

三月二十三日，庄守和、姚宝生请得皇太后脉息左关稍弦，右寸关滑缓。胃气渐和，运化稍慢。谨拟益气调中之法调理。

人参八分　党参四钱　生于术八分　麦冬三钱　广皮一钱　壳砂八分，研　生杭芍二钱　炙甘草八分

引用鲜青果十个，研

三月二十三日酉刻，姚宝生谨拟皇太后清热化湿饮。

霜桑叶三钱　竹茹一钱五分　丹皮一钱　苦桔梗一钱五分　毛橘红八分　谷芽二钱，炒　鲜青果十个，研

水煎温服。

三月二十四日，庄守和、姚宝生请得皇太后脉息左关稍弦，右寸关滑缓。中州气道欠和。谨拟益气调中之法调理。

人参八分　党参三钱　广皮一钱　广砂八分，研　炙香附一钱五分　生杭芍二钱　甘菊花一钱五分　花粉二钱

引用霜桑叶三钱

三月二十五日，庄守和、姚宝生请得皇太后脉息左关稍弦，右寸关滑缓。胃脘蓄有饮滞。谨拟益气平胃之法调理。

人参八分　党参三钱　茅术一钱五分，炒　广皮一钱五分　炙厚朴一钱五分　广砂一钱，研　木香五分，煨　神曲三钱，炒

引用藿梗六分

三月二十六日，庄守和、姚宝生请得皇太后脉息左关稍弦，右寸关滑缓。胃脘饮滞，消化不快。谨拟益气调胃之法调理。

人参八分　党参三钱　茅术一钱五分，炒　广皮一钱五分　炙厚朴一钱五分　广砂一钱，研　木香五分，煨　神曲三钱，炒　粉葛二钱

引用姜连六分

三月二十七日，庄守和、姚宝生请得皇太后脉息左关稍弦，右寸关缓滑。肺胃饮热未清。谨拟清肺调中之法调理。

甘菊二钱　桑叶三钱　苦桔梗二钱　麦冬三钱　丹皮一钱五分　花粉二钱　焦三仙各二钱　生甘草八分

引用鲜青果十个，研

四月初二日，庄守和、姚宝生请得皇太后脉息左关稍弦，右寸关滑而稍数。肺胃郁热，中气欠舒。谨拟清肺调中之法调理。

霜桑叶三钱　甘菊二钱　苦桔梗二钱　条芩一钱五分，酒炒　广橘红一钱　谷芽三钱，炒　花粉二钱　甘草八分

引用鲜青果七个，研

四月初三日，庄守和、姚宝生请得皇太后脉息左关稍弦，右寸关滑而稍数。肺胃郁热，气道欠畅。谨拟清肺调中之法调理。

霜桑叶三钱　甘菊二钱　苦桔梗二钱　广橘红一钱　合欢皮三钱　炙香附一钱五分　丹皮一钱　壳砂八分，研

引用鲜青果十个，研

四月初四日，庄守和、姚宝生请得皇太后脉息左关稍弦，右寸关缓滑。气道稍畅，郁

热未清。谨拟调中和胃之法调理。

党参二钱　生于术一钱　云苓三钱　广皮一钱　甘菊花二钱　霜桑叶三钱　苦桔梗二钱　甘草八分

引用焦三仙各一钱五分

四月初五日，庄守和、姚宝生请得皇太后脉左关稍弦，右寸关缓滑。肝经气道欠畅。谨拟调中和肝之法调理。

党参二钱　生于术一钱　云苓三钱　广皮一钱　炙香附一钱五分　霜桑叶三钱　甘菊花二钱　甘草八分

引用合欢皮一钱

四月初六日，庄守和、姚宝生请得皇太后脉息左关稍弦，右寸关缓滑。肝胃气道欠舒。谨拟调中和肝之法调理。

党参二钱　生于术一钱　云苓三钱　广皮一钱　炙香附一钱五分　霜桑叶三钱　花粉二钱　甘草八分

引用合欢皮一钱

四月初七日，庄守和、姚宝生请得皇太后脉息左关稍弦，右寸关缓滑。肝胃气道欠舒。谨拟调中和肝之法调理。

人参六分　生于术一钱　云苓三钱　广皮一钱　生地二钱　霜桑叶三钱　炙香附一钱五分　甘草八分

引用合欢皮一钱

四月初八日，庄守和、姚宝生请得皇太后脉息左关稍弦，右寸关缓滑。肝胃气道欠和。谨拟调胃和肝之法调理。

人参六分　生于术一钱　云苓三钱　广皮一钱　炙香附一钱五分　霜桑叶三钱　壳砂八分，研　甘草八分

引用合欢皮一钱

四月初九日，庄守和、姚宝生请得皇太后脉息左关稍弦，右寸关缓滑。肝胃气道尚有未舒。谨拟调胃和肝之法调理。

人参六分　生于术一钱　云苓三钱　广皮一钱　炙香附一钱五分　霜桑叶三钱　壳砂八分，研　谷芽三钱，炒

引用合欢皮一钱

四月十一日，庄守和、姚宝生请得皇太后脉息左关稍弦，右寸关缓滑。肝胃气道欠舒，化湿稍慢。谨拟调胃和肝之法调理。

人参八分　生于术一钱　云苓三钱　广皮一钱　萸连五分，研　煨木香四分　生杭芍一钱五分　谷芽三钱，炒

引用焦槟榔一钱五分

四月十三日，庄守和、姚宝生请得皇太后脉息左关稍弦，右寸关缓滑。气道稍有未畅。谨拟滋阴益气血之法调理。

人参八分　生于术一钱　云苓三钱　广皮一钱　萸连五分，研　枳壳一钱，炒　归身一钱五分　杭芍二钱

引用霜桑叶三钱

四月十四日，庄守和、姚宝生请得皇太后脉息左关稍弦，右寸关滑缓。气道稍有未畅。谨拟滋阴益气血之法调理。

人参八分　洋参一钱五分　生于术一钱　云苓三钱　广皮一钱　萸连五分，研　归身一钱五分　杭芍二钱

引用霜桑叶三钱

四月十五日，庄守和、姚宝生请得皇太后脉息左关稍弦，右寸关滑缓。气道稍有未畅。谨拟滋益气血之法调理。

人参八分　洋参一钱五分　生于术一钱　云苓三钱　广皮一钱　麦冬三钱　归身一钱五分　杭芍二钱

引用霜桑叶三钱

四月十六日，姚宝生请得皇太后脉息左关稍弦，右寸关滑缓。中气稍有未和。谨拟益

气和中之法调理。

人参八分　党参三钱　生于术一钱五分　云苓三钱　广皮一钱　萸连四分，研　炙甘草八分

引用霜桑叶二钱

四月十七日，姚宝生请得皇太后脉息左关稍弦，右寸关滑缓。肠胃稍有未和。谨拟益气调中之法调理。

人参八分　党参三钱　生于术一钱五分　云苓三钱　广皮一钱　萸连四分，研　炙甘草八分

引用煨木香四分

四月十八日，姚宝生请得皇太后脉息左关稍弦，右寸关滑缓。肠胃稍有未和。谨拟益气和中之法调理。

人参八分　党参三钱　生于术一钱五分　云苓三钱　广砂一钱，研　广皮一钱　炙甘草八分

引用煨木香四分

四月十九日，姚宝生请得皇太后脉息左关稍弦，右寸关滑缓。肠胃稍有未和。谨拟益气和中之法调理。

人参八分　党参三钱　生于术一钱五分　云苓三钱　广砂一钱，研　广皮一钱　萸连四分，研　炙甘草八分

引用煨木香四分

四月二十一日，姚宝生请得皇太后脉息左关稍弦，右寸关滑而近数。稍蓄湿热。谨拟清热调中之法调理。

甘菊花二钱　霜桑叶三钱　盐柏一钱　丹皮一钱五分　枳壳一钱，炒　谷芽三钱，炒　广皮一钱

引用灯心二子

本方加竹茹二钱、羚羊一钱五分。

四月二十四日，姚宝生请得皇太后脉息左关稍弦，右寸关滑缓。脾胃欠和，稍有湿热。谨拟调中化湿之法调理。

洋参一钱五分　云苓三钱　萸连四分，研　煨木香四分　广砂八分，研　泽泻八分，盐炒　甘菊花二钱

引用霜桑叶三钱

本方减煨木香。

四月二十五日，姚宝生请得皇太后脉息左关稍弦，右寸关滑而稍数。脾胃稍有湿热。谨拟调中化湿之法调理。

洋参一钱五分　党参二钱　萸连四分，研　泽泻八分　云苓三钱　甘菊花二钱

引用霜桑叶三钱

四月二十六日，姚宝生请得皇太后脉息左关稍弦，右寸关滑缓。脾胃湿热渐清。谨拟调中化湿之法调理。

洋参一钱五分　云苓三钱　广砂八分，研　盐柏一钱　泽泻八分　甘菊花二钱

引用霜桑叶三钱

四月二十七日，姚宝生请得皇太后脉息左关稍弦，右寸关滑缓。脾胃运化欠畅。谨拟调中化湿之法调理。

人参八分　党参二钱　生于术八分　盐柏八分　广皮一钱　甘菊花二钱

引用霜桑叶三钱

四月二十八日，姚宝生请得皇太后脉息左关稍弦，右寸关滑缓。脾胃运化欠畅。谨拟益气调中之法调理。

人参八分　党参二钱　生于术八分　盐柏八分　广皮一钱　归身一钱，土炒　霜桑叶三钱

引用甘菊花二钱

四月三十日，姚宝生请得皇太后脉息左关稍弦，右寸关滑缓。脾胃稍有未和。谨拟益气和中之法调理。

人参八分　党参二钱　生于术六分　云苓三钱　广皮一钱　甘草六分

引用霜桑叶三钱

五月初三日，姚宝生请得皇太后脉息左关稍弦，右寸关滑缓。中气稍有未畅。谨拟调中化湿之法调理。

人参一钱　生黄芪八分　云苓三钱　生于术一钱　广皮八分　炙厚朴八分　炙甘草八分

引用霜桑叶三钱

五月初四日，姚宝生请得皇太后脉息左关稍弦，右寸滑缓。脾经有湿，中气稍欠充畅。谨拟补中益气之法调理。

生黄芪一钱五分　人参一钱　广皮四分　归身五分　生于术五分　升麻二分　柴胡二分　炙甘草一钱

引用盐柏五分

初五日，照原方人参减二分另包研。

初六日至初八日照原方

五月初九日，老佛爷槐角丸。

槐角二钱，炒　枳壳五钱，炒　橘红三钱，老树　甘草二钱

共为细面，炼蜜为丸，绿豆粒大，赤金为衣，每服二钱，梨藕汤送服。

五月初九日，老佛爷清肠代茶饮。

槐角二钱，炒　枳壳二钱，炒　秋梨二个，去核　荸荠九个　甘草一钱

水煮代茶。

五月初十日，庄守和请得皇太后脉息左关稍弦，右寸关滑缓。肝胃气道欠和，谨拟益气缓肝之法调理。

人参八分，另包研　生于术八分　广皮八分　杭芍一钱五分　归身一钱五分　炙甘草八分

引用霜桑叶二钱

五月十二日，庄守和请得皇太后脉息左关弦缓，右关滑缓。肺胃稍有欠和，肌肤微有风湿血燥。谨拟和胃清燥化湿之法调理。

次生地二钱　当归一钱五分　丹皮一钱五分　茅术一钱，炒　藿梗叶一钱五分　广皮八分　薄荷五分　生甘草八分

引用甘菊花一钱

五月十三日，照原方。

五月十四日，庄守和请得皇太后脉息左关稍弦，右关见滑。脾胃运化较慢，肌肤血燥风湿。谨拟补益和中化湿之法调理。

人参八分，另包研　生于术一钱　广皮八分　白蔻六分仁　党参二钱　藿梗一钱　桑叶三钱　银花二钱　炙厚朴一钱　神曲二钱，炒　益元散二钱，煎

本方减生于术四分　减神曲

引用白苏皮八分

五月十四日戌刻，张仲元请得老佛爷脉息左关沉弦，右寸关沉滑。肝气欠调，胃有蓄滞，脾元消化较慢，以致口中味苦，谷食不香，大关防欠调，身肢觉倦。今用调和肝胃之法调理。

生杭芍三钱　金石斛三钱　陈皮二钱　白术二钱，炒　焦麦芽三钱　炙厚朴二钱　甘草一钱

五月十五日，庄守和请得皇太后脉息左关弦缓，右关滑缓。脾胃运化较慢，肝阴稍有欠实。谨拟补益和中缓肝之法调理。

人参八分，另包研　党参二钱　生于术六分　广皮八分　杭芍一钱　丹皮一钱　竹茹一钱五分　白蔻仁六分，研　藿梗一钱　桑叶三钱　益元散三钱，煎

引用鲜荷叶一角

五月十六日，庄守和请得皇太后脉息左关弦缓，右关滑缓。脾胃输化稍慢，肝阴稍有欠实。谨拟补益养肝和脾之调理。

人参八分，另包研　党参二钱　生于术六分　广皮八分　杭芍一钱　丹皮一钱　白蔻仁五分，研　当归一钱，土炒　藿梗八分　扁豆二钱，炒　益元散三钱，煎　竹茹一钱五分

引用鲜荷叶一角

五月十六日，张仲元请得老佛爷脉息左关沉弦，右寸关沉滑有力。肝胃之气欠调，蓄滞未清，脾元消化尚慢，以致胸膈不爽，口中味苦，谷食欠香，经络串凉，身肢觉倦。今用调中平胃化滞之法调理。

生杭芍三钱　陈皮二钱　炙厚朴二钱　枳壳二钱，炒　焦麦芽四钱　焦楂三钱　白术二钱，炒　莱菔子二钱，炒研

引用壳砂八分，研

五月十七日，庄守和请得皇太后脉息左关弦缓，右关滑缓。脾胃运化欠畅，肝阴欠实。谨拟补益养肝生津之法调理。

人参八分，另包研　党参二钱　生于术六分　广皮八分　杭芍一钱　丹皮一钱　当归一钱，土炒　萸连三分，研　麦冬二钱　扁豆二钱，炒　益元散二钱，煎

引用鲜荷叶一角

五月十七日，张仲元请得老佛爷脉息左关沉弦，右寸关沉滑有力。肝胃气道未调，蓄滞未清，脾元消化尚慢，以致胸膈不畅，口中味苦，腹中微疼，大关防欠调，谷食不香，身肢觉倦。今用照原方加减调理。

党参二钱　云苓三钱　杭芍三钱，炒　陈皮二钱　炙厚朴二钱　木香八分，研　焦麦芽三钱　甘草一钱

引用焦神曲三钱

厚朴花性平，能关胃化湿，调中气止呕，代茶醒脾化湿，快膈利气。

五月十八日，张仲元请得老佛爷脉息左关沉弦，右寸沉滑。肝胃欠和，脾元消化尚慢，以致胸膈不爽，有时舌干，经络串凉，谷食欠香，身肢觉倦。今用调和肝胃之法调理。

生杭芍三钱　金石斛三钱　竹茹三钱　霜桑叶三钱　焦麦芽三钱　焦神曲三钱　木香八分，研　生甘草一钱

引用枳壳一钱，炒

本方加党参二钱。

五月十八日，庄守和请得皇太后脉息左关弦缓，右关滑缓。肠胃稍有湿滞未化，肝阴欠实。谨拟调中化滞之法调理。

人参八分，另包研　党参二钱　生于术六分　广皮八分　杭芍一钱　丹皮一钱　当归一钱，土炒　木香五分，研　萸连四分，研　花粉二钱　益元散二钱，煎

引用藿梗八分

五月十九日，庄守和请得皇太后脉息左关弦缓，右关滑缓。脾胃运化较慢肠中气欠调

畅。谨拟益气缓肝调中之法调理。

人参八分，另包研　党参二钱　生于术六分　陈皮八分　杭芍一钱　次生地一钱五分　当归一钱，土炒　木香四分，研　萸莲四分，研　枳壳八分，炒　益元散二钱，煎

引用藿梗八分

五月二十日，庄守和请得皇太后脉息左关弦缓，右关滑。脾胃欠和，肠中气欠调畅。谨拟益气调中之法调理。

人参八分，另包研　党参二钱　生于术六分　陈皮八分　杭芍一钱　花粉一钱五分　麦冬二钱

引用霜桑叶三钱

本方减花粉，加益元散一钱五分煎。

五月二十一日，庄守和请得皇太后脉息左关弦缓，右关滑缓。脾胃运化稍慢，肠中气滞不畅。谨拟益气化滞之法调理。

人参八分，另包研　党参二钱　茅术一钱　广皮八分　枳壳一钱，炒　焦三仙各二钱

引用槟榔一钱，炒

本方减茅术、槟榔，加生于术五分、桑叶二钱、一捻金一钱煎。

五月二十二日，庄守和请得皇太后脉息左关弦缓，右关滑缓。脾胃运化稍慢，肠中气滞欠畅。谨拟照原方益气化滞之法调理。

人参八分，另包研　党参二钱　生于术五分　广皮八分　枳壳一钱，炒　桑叶二钱　焦三仙各二钱

引用一捻金一钱，煎

五月二十三日，庄守和请得皇太后脉息左关弦缓，右寸关滑缓。中脘气道欠畅。谨拟益气和中之法调理。

人参八分，另包研　党参二钱　生于术五分　广皮八分　广砂七分，研　谷芽三钱，炒

引用佛手柑六分

五月二十四日，庄守和请得皇太后脉息左关弦缓，右寸关滑缓。中脘气道欠畅。谨拟益气和胃之法调理。

人参八分，另包研　党参二钱　生于术五分　广皮八分　广砂七分，研　谷芽三钱，炒

引用益元散二钱，煎

五月二十五日，庄守和请得皇太后脉息左关弦缓，右寸关滑缓。中脘气道稍有未畅。谨拟益气和中之法调理。

人参八分，另包研　党参二钱　生于术五分　广皮八分　广砂七分，研　桑叶二钱

引用益元散二钱，煎

五月二十六日，庄守和请得皇太后脉息左关弦缓，右寸关滑缓。气道稍有未畅。谨拟和脾之法调理。

人参八分，另包研　党参二钱　生于术五分　广皮八分　扁豆二钱，炒　广砂七分，研

引用霜桑叶二钱

五月二十七日，庄守和请得皇太后脉息左关弦缓，右寸关滑缓。中脘气道欠畅，运化稍慢。谨拟益气调中之法调理。

人参八分，另包研　党参二钱　生于术五分　广皮八分　炙香附八分　广砂七分，研　扁豆二钱，炒

引用霜桑叶二钱

本方香附减二分。

五月二十八日，庄守和请得皇太后脉息左关弦缓，右寸关滑缓。胃气欠和，化湿较慢。

谨拟益气和中之法调理。

人参八分，另包研　党参二钱　生于术五分　广皮八分　扁豆二钱，炒　藿梗八分　广砂七分，研

引用谷芽三钱，炒

五月二十八日，皇太后照昨方。

五月二十九日，庄守和请得皇太后脉息左关弦缓，右寸关滑缓。中脘气道欠畅，运化稍慢。谨拟益气和中之法调理。

人参八分，另包研　党参二钱　生于术五分　广皮八分　广砂七分，研　薏苡仁三钱，炒　扁豆二钱，炒

引用霜桑叶二钱

六月初二日，庄守和请得皇太后脉息左关弦缓，右寸关滑缓。营卫稍有欠和，脾元化湿较慢。谨拟益气调和营卫之法调理。

人参八分，另包研　党参二钱　生于术五分　云苓六分　桂枝八分　杭芍一钱　甘草八分

引用桑枝三钱，鲜

六月初三日，庄守和请得皇太后脉息左关弦缓，右寸关滑缓。营卫欠和，脾元运化湿气较慢。谨拟益气调和营卫之法调理。

人参八分，另包研　党参二钱　生于术五分　云苓六分　桂枝八分　杭芍一钱　甘菊花一钱五分

引用鲜桑枝三钱

六月初四日，庄守和请得皇太后脉息左关弦缓，右寸关滑缓。营卫欠和，脾元化湿稍慢。谨拟益气和营之法调理。

人参八分，另包研　党参二钱　生于术五分　云苓六分　桂枝五分　杭芍一钱　炙甘草五分

引用鲜桑枝三钱

六月初五日，皇太后照昨方减桂枝、杭芍、鲜桑枝，加霜桑叶三钱。

六月初六日，庄守和、姚宝生请得皇太后脉息左关稍弦，右寸关滑缓。脾胃稍有湿热。谨拟清热化湿之法调理。

炙厚朴一钱　萸连五分，研　扁豆三钱，炒　桑叶三钱　鲜竹叶二十片

引用益元散三钱，煎

六月初七日，庄守和、姚宝生请得皇太后脉息左关稍弦，右寸关滑缓。脾胃湿热未清。谨拟清热化湿之法调理。

炙厚朴一钱　萸连五分，研　扁豆三钱，炒　金石斛一钱五分　连翘一钱五分　鲜竹叶二十片

引用益元散三钱，煎

六月初九日，姚宝生请得老佛爷脉息左关弦而近数，右寸关沉滑稍数。肝经有火，肠胃蓄有湿滞。今用调中化湿之法调理。

云茯苓四钱　陈皮一钱五分　焦茅术一钱五分　炙厚朴一钱五分　槟榔炭三钱　薏苡仁四钱，炒　煨木香一钱五分　藿梗一钱　萸连炭一钱五分　车前子二钱，包煎　甘草一钱

引用扁豆二钱，炒

六月初十日，姚宝生请得老佛爷脉息左关弦而近数，右寸关沉滑稍数。肝经有火，中气欠和，肠胃湿滞未净。今用和中清热化湿之法调理。

云茯苓四钱　陈皮一钱五分　焦茅术二钱，土炒　藿梗一钱　萸连炭一钱五分　炙厚朴一钱　煨木香一钱五分　扁豆三钱，炒　槟榔炭三钱　薏苡仁四钱，炒　车前子三钱，包煎　甘草一钱

引用霜桑叶二钱

六月十一日，姚宝生请得老佛爷脉息左关弦而近数，右寸关沉滑稍数。肝胃有热，气

道欠舒，湿滞尚有未净。

今用调中化湿之法调理。

云茯苓四钱　陈皮一钱五分　焦茅术一钱五分，土炒　藿香一钱　酒黄芩一钱五分　甘菊花二钱　槟榔炭三钱　扁豆三钱，炒　煨木香八分　薏苡仁三钱　炙厚朴八分　甘草一钱

引用霜桑叶二钱

六月十二日，姚宝生请得老佛爷脉息左关弦而近数，右寸关沉滑。肝胃有热，肠胃气道欠和。今用调中化湿之法调理。

云茯苓四钱　炙厚朴一钱　焦茅术一钱五分，土炒　陈皮一钱五分　萸连炭一钱五分　藿梗一钱　煨木香一钱五分　薏苡仁四钱，炒　槟榔炭三钱　酒芍三钱　扁豆三钱，炒　甘草一钱

引用霜桑叶二钱

六月十三日，姚宝生请得老佛爷脉息左关弦而稍数，右寸关沉滑近数。肝经有热，肠胃湿热未清。今用清热化湿之法调理。

云茯苓四钱　茅术一钱五分，土炒焦　煨木香一钱　炙厚朴一钱　焦槟榔三钱　酒连一钱五分，研　酒杭芍二钱　甘草一钱

引用霜桑叶二钱

六月十四日，姚宝生请得老佛爷脉息左关沉弦稍数，右寸关滑而近数。肝火未平，肠胃湿热未清。今用清热化湿之法调理。

云茯苓四钱　扁豆四钱　广陈皮一钱五分　藿梗一钱　槟榔炭二钱五分　酒连一钱五分，研　茅术炭一钱五分　甘草一钱

引用煨木香八分

六月十五日，姚宝生请得老佛爷脉息左关沉弦稍数，右寸关滑而近数。肝胃有火，湿热未清。今用清热化湿之法调理。

云茯苓四钱　扁豆四钱　槟榔炭三钱　酒连一钱五分，研　茅术炭一钱　陈皮一钱五分　炒杭芍三钱　甘草一钱

引用煨木香八分

六月十六日，老佛爷金银花二钱，白扁豆三钱，鲜竹叶一钱，莲子心二钱。

六月十七日，姚宝生请得老佛爷脉息左关沉弦稍数，右寸关滑而近数。肝胃有火，湿热未清。今用清热化湿之法调理。

云茯苓四钱　扁豆四钱　槟榔炭三钱　酒连一钱五分，研　煨木香一钱　藿梗一钱　生杭芍三钱　甘草一钱

引用茅术炭八分

六月十八日，姚宝生请得老佛爷脉息左关沉弦稍数，右寸关滑而近数。肝经有火，肺胃湿热未清。今用清热化湿之法调理。

酒芩二钱　云茯苓四钱　扁豆三钱　槟榔炭三钱　甘菊花二钱　生杭芍三钱　广皮一钱五分　甘草一钱

引用藿梗八分

六月十九日，姚宝生请得老佛爷脉息左关稍数，右寸关滑而近数。肝胃有火，湿热未清。今用清热化湿之法调理。

酒黄芩二钱　广皮一钱五分　云茯苓四钱　扁豆三钱　生杭芍三钱　桑叶三钱　槟榔炭二钱　甘草一钱

引用藿梗八分

六月十九日，姚宝生请得老佛爷脉息左关稍数，右寸关滑而近数。肝胃有火，湿热未

清。今用清热化湿之法调理。

酒黄芩二钱　广皮一钱五分　云茯苓四钱　扁豆三钱　生杭芍三钱　桑叶三钱　槟榔炭二钱　甘草一钱

引用藿梗八分

六月二十日，照原方减藿梗，加甘菊花一钱五分。

六月二十一日，姚宝生谨拟老佛爷加味三仙饮。

焦三仙各一钱　橘红一钱，老树　霜桑叶三钱　甘菊花二钱　淡竹叶一钱　羚羊六分

水煎代茶。

六月二十四日，张仲元、姚宝生请得老佛爷脉息左关弦数，右寸关滑数。肝胃有火，湿热上蒸。今议用清热化湿之法调理。

酒黄连一钱二分，研　霜桑叶三钱　焦茅术一钱五分，土炒　酒芩炭一钱五分　云茯苓四钱　广皮一钱五分　扁豆四钱，炒　泽泻一钱五分　淡竹叶一钱　焦槟榔三钱　藿梗八分　生甘草一钱

引用鲜荷叶一角

六月二十四日，张仲元、姚宝生谨拟老佛爷清热明目洗眼方。

甘菊花三钱　霜桑叶三钱　银花三钱　薄荷三分　黄连八分，研　夏枯草三钱

水煎熏洗。

六月二十五日申刻，张仲元、姚宝生谨拟老佛爷清热理气代茶饮。

银花三钱　霜桑叶三钱　莲心一钱　枳壳一钱五分，炒　橘红一钱五分，老树　鲜荷梗一尺　竹茹三钱　益元散三钱，煎

水煎温服。

六月二十五日，张仲元、姚宝生请得老佛爷脉息左关弦数，右寸关滑数。肝胃有火，湿热上蒸。今议用清热化湿之法调理。

霜桑叶三钱　羚羊一钱　云茯苓四钱　橘红一钱，老树　酒知母二钱　酒连一钱二分，研　泽泻一钱五分　莲心一钱　淡竹叶一钱五分　次生地三钱　扁豆三钱，炒　生甘草一钱

引用木通六分

六月二十六日，张仲元、姚宝生请得老佛爷脉息左关弦数，右寸关滑数。肝胃有火，湿热未清。今议用清热化湿之法调理。

霜桑叶三钱　羚羊一钱　云茯苓四钱　橘红一钱五分，老树　次生地三钱　元参三钱　金银花三钱　酒连一钱五分，研　淡竹叶一钱五分　泽泻一钱五分　扁豆三钱，炒　甘草一钱

引用木通六分

六月二十七日申刻，张仲元、姚宝生请得老佛爷脉息左关沉弦稍数，右寸关滑数。肝经有火，肺胃湿热未清。今议用清热化湿之法调理。

霜桑叶三钱　羚羊一钱　连翘三钱　银花三钱　次生地三钱　知母二钱　酒连一钱，研　扁豆三钱，炒　云茯苓三钱　橘红一钱五分，老树　泽泻一钱五分　甘草一钱

引用木通六分

六月二十八日，张仲元、姚宝生请得老佛爷脉息左关沉弦稍数，右寸关滑数。肝胃有火，脾经湿热未清。今议用清热化湿之法调理。

次生地三钱　连翘三钱　银花三钱　酒连一钱，研　酒条芩二钱　桑叶三钱　羚羊一钱　茯苓四钱　枳壳一钱五分，炒　浙贝二钱，研　泽泻一钱五分　甘草一钱

引用木通六分

六月二十九日，张仲元、姚宝生请得老佛爷脉息左关沉弦稍数，右寸关滑数。肝经有

火，肺胃湿热未清。今议用清热化湿之法调理。

次生地三钱　连翘三钱　金银花三钱　酒连一钱，研　酒条芩二钱　浙贝二钱，研　枳壳一钱五分，炒　羚羊一钱　扁豆四钱，炒　泽泻一钱五分　霜桑叶三钱

引用益元散三钱，煎

七月初三日，张仲元、姚宝生请得老佛爷脉息左关沉弦近数，右寸关滑而稍数。肝胃有火，湿热未清。今议用清热化湿之法调理。

甘菊花二钱　蜜蒙花一钱五分　莲心三钱　霜桑叶三钱　灯心一钱　淡竹叶二钱　银花三钱　毛橘红一钱五分　泽泻一钱五分　益元散三钱，煎　连翘二钱

引用鲜荷梗一尺

七月初四日，张仲元、姚宝生请得老佛爷脉息左关沉弦近数，右寸关滑而稍数。肝胃有火，湿热未清。今议用清热化湿之法调理。

甘菊花二钱　蜜蒙花一钱五分　莲心二钱　霜桑叶三钱　酒芩二钱　淡竹叶一钱五分　枳壳二钱，炒　金银花三钱　泽泻一钱五分　益元散三钱，煎　连翘二钱　扁豆三钱，炒

引用鲜荷梗一尺

七月初五日，张仲元、姚宝生请得老佛爷脉息左关沉弦近数，右寸关滑而稍数。肝胃有火，湿热未清。今议用清热化湿之法调理。

甘菊花二钱　蜜蒙花一钱五分　次生地三钱　霜桑叶三钱　酒芩二钱　淡竹叶一钱五分　枳壳二钱，炒　金银花三钱　泽泻一钱五分　益元散三钱，煎　连翘二钱　扁豆三钱，炒

引用鲜荷梗一尺

七月初六日，张仲元、姚宝生请得老佛爷脉息左关沉弦近数，右寸关滑而稍数。肝胃有火，湿热未清。今议用清热化湿之法调理。

甘菊花二钱　蜜蒙花一钱五分　次生地三钱　霜桑叶三钱　酒芩二钱　淡竹叶一钱五分　枳壳二钱，炒　金银花三钱　泽泻一钱五分　广陈皮一钱五分　连翘二钱　扁豆三钱，炒

引用鲜荷梗一尺

八月初五日，庄守和、张仲元谨拟老佛爷牵正丸。

白附子五钱　僵蚕五钱　全蝎四钱，去毒

共研细面，炼蜜为丸，如绿豆大，每服二钱，白开水送服，随饮烧酒一、二口。

八月十四日，姚宝生请得老佛爷脉息左关弦而近数，右寸关沉滑稍数。肝经有热，肠胃气道不和，稍蓄湿滞，以致大关防作泻，胃气稍觉不畅。今用和中化湿之法调理。

云茯苓四钱　广皮一钱五分　焦茅术一钱五分，土炒　扁豆四钱，炒　萸连炭一钱五分　木香一钱五分，煨　焦槟榔三钱　泽泻二钱　谷芽三钱，炒　壳砂一钱，研　甘草一钱

引用霜桑叶二钱

八月二十八日，姚宝生谨拟老佛爷加味三仙饮。

焦三仙各一钱　橘红一钱五分，老树　酒芩二钱　炙厚朴一钱五分　甘菊花三钱　羚羊一钱五分　竹茹三钱　枳实一钱五分，炒焦

水煎温服。

八月二十九日，张仲元请得老佛爷脉息左关弦数，右寸沉缓，关部滑数。肝胃有热，感受风凉，以致咳嗽声重，身肢微觉酸疼。今用清解风热之法调理。

荆芥二钱　防风三钱　建曲三钱，炒　枳壳二钱，炒　酒芩三钱　羚羊一钱　陈皮一钱　甘草一钱

引用苏梗一钱

九月初二日，姚宝生请得老佛爷脉息左关弦数，右寸关滑数有力。肝经有火，肺胃饮热上蒸，气道稍欠舒畅。今用养阴宣郁、引热下行之法调理。

细生地三钱　甘菊花二钱　羚羊尖一钱五分　泽泻二钱　云茯苓四钱　广皮一钱五分　酒黄芩二钱　川贝二钱，研　焦枳壳二钱　谷芽三钱，炒　硃麦冬三钱　甘草一钱

引用酒炒知母二钱

初三、四日，照原方。

初五日，照原方加酒芩一钱、竹茹三钱。

九月初八日，张仲元请得老佛爷脉息左关弦数，右寸关滑数有力。肝肺气道不调，胃蓄滞热，膈间不爽，时作咳嗽，眠食尚好。今用调气清热饮调理。

川郁金三钱，研　瓜蒌三钱　枳壳二钱，炒　煅代赭石三钱　生杭芍四钱　焦栀三钱　旋覆花三钱，包煎

引用桑叶二钱

九月十六日，全顺、张仲元、李崇光请得老佛爷脉息左寸关弦数，右关滑数。肝郁气滞，胃蓄饮热，熏蒸上焦，以致耳闷口干，胸膈不畅，脊背发热。今议用清肝化湿饮调理。

酒胆草二钱　羚羊一钱五分　川郁金三钱，研　生杭芍三钱　枳壳二钱，炒　竹茹三钱　陈皮一钱五分　甘草八分

引用焦三仙六钱

十月十六日，姚宝生请得老佛爷脉息右寸关滑数有力，左关弦数。肝经有火，肺胃蓄有饮热，中气不和，以致呕吐痰饮，有时作晕。今用清热兼化饮滞之法调理。

酒芩二钱　槟榔二钱五分，炒　炙厚朴一钱五分　建曲三钱，炒　橘红一钱五分，老树　枳壳二钱，炒　竹茹三钱　焦山楂三钱　羚羊一钱　甘菊花二钱　炙香附二钱　生甘草一钱

引用霜桑叶三钱

十月十七日酉刻，张仲元、姚宝生请得老佛爷脉息右寸关滑数，左寸关浮弦而数。胃蓄饮热，外感风寒，以致恶寒发热，头痛口干，身肢酸痛，有时呕吐痰饮。今议用清解化饮之法调理。

防风一钱五分　荆芥一钱五分　薄荷八分　桑皮叶各一钱五分　牛蒡子二钱，炒研　橘红一钱，老树　炙厚朴一钱五分　槟榔二钱，炒　酒芩三钱　甘菊花二钱　竹茹二钱　甘草一钱

引用蔓荆子一钱，研

十月十八日，庄守和、张仲元、姚宝生请得老佛爷脉息左寸关浮弦而数，右寸关滑数。肺胃蓄有饮热，外感风寒，以致恶寒发热，头疼身痛，咳嗽胸闷，咳痰作呕。今议用解表清肺化饮之法调理。

防风三钱　荆芥二钱　苏叶子各一钱　前胡三钱　杏仁三钱，研　橘红一钱五分，老树　酒芩三钱　枳壳二钱，炒　川贝三钱，研　建曲三钱　桑皮叶各二钱　竹茹二钱

引用薄荷一钱

本方枳壳减一钱。

十月十九日酉刻，庄守和、张仲元、姚宝生请得老佛爷脉息左寸关弦数稍浮，右寸关滑数。表感未净，肺胃气道仍滞，饮热尚盛，以致时作咳嗽，顿引筋脉作疼，恶心头晕，身肢酸倦。今议用清解调中化饮之法调理。

苏子叶各一钱五分　酒芩三钱　橘红二钱，老树　炙厚朴一钱五分　建曲三钱，炒　前胡二钱　青皮一钱五分，炒　姜连八分，研

引用午时茶二钱

十月十九日，庄守和、张仲元、姚宝生请得老佛爷脉息左寸关弦数，浮象渐减，右寸关滑数。表感见解，惟肺胃气道未舒，饮热尚盛，以致时作咳嗽，顿引胸胁作痛，口干而渴，时或作呕。今议用清热化饮兼佐和解之法调理。

瓜蒌仁二钱，研　川贝三钱，研　桑皮叶各二钱　知母三钱　酒黄芩三钱　牛蒡子二钱，炒研　薄荷八分　葛根二钱　橘红一钱五分，老树　郁金二钱，研　建曲三钱　前胡二钱

引用竹茹二钱

十月二十日，庄守和、张仲元、姚宝生请得老佛爷脉息左寸关弦数稍浮，右寸关滑数。表感未净，肝肺气道仍滞，饮热尚盛，以致时作咳嗽，顿引筋脉作痛，头晕微疼，身肢酸倦。今议用清解调中化饮之法调理。

苏梗叶各一钱五分　葛根二钱　杏仁三钱，研、炒　前胡二钱　枳壳一钱五分，炒　苦桔梗三钱　酒黄芩三钱　陈皮一钱五分　酒知母三钱　青皮一钱，炒　细生地三钱　甘草八钱

引用竹茹二钱

十月二十一日，张仲元、姚宝生请得老佛爷脉息左关弦数，右寸关滑数。表感已解，惟肝肺气道仍滞，饮热尚盛，以致时作咳嗽，咽干口渴，身肢酸倦。今议用养阴清热理气之法调理。

细生地四钱　元参三钱　溏瓜蒌三钱，研　知母三钱　枳壳一钱五分，炒　前胡二钱　酒黄芩三钱　橘红一钱五分，老树　杏仁三钱，研、炒　苦桔梗三钱　桑皮叶各二钱　羚羊一钱五分

引用川贝二钱，研

十月二十二日，张仲元、姚宝生请得老佛爷脉息左关弦数，右寸关滑数。表感已解，惟肝肺气道尚滞，饮热未清，以致时作咳嗽，咽干口渴，有时尚觉酸倦。今议用养阴清热之法调理。

细生地三钱　元参四钱　溏瓜蒌三钱，研　知母三钱　酒黄芩二钱　羚羊一钱　桑皮叶各一钱五分　前胡一钱五分　枳壳一钱五分，炒　橘红一钱五分，老树　苦桔梗二钱　甘草一钱

引用川贝二钱，研

十月二十三日，张仲元、姚宝生请得老佛爷脉息左关弦数，右寸关滑数。精神清爽，夜寐安适，惟肺胃饮热未清，肝热尚盛，有时咳嗽，顿引□脉微疼。今议用清热化饮调气之法调理。

细生地三钱　元参三钱　溏瓜蒌　橘红一钱五分，老树　杏仁泥三钱　知母五钱　酒黄芩二钱　白前二钱　莱菔子二钱，炒，研　川贝二钱，研　枳壳一钱五分，炒　甘草一钱

引用羚羊八分

十月二十五日，张仲元、姚宝生请得老佛爷脉息左关沉弦，右寸关滑而近缓。(中残)，饮食渐香，惟肺胃饮热未清，痰饮，身肢觉倦。今议用□□和中化饮之法调理。

洋参一钱五分　茯神四钱　归身二钱　生□□三□　细生地二钱　(中残)川贝母二钱，研　紫菀三钱，炙　桑叶二钱　神曲二钱

十月二十六日，张仲元、姚宝生请得老佛爷脉息左关沉弦，右寸关滑而近数。精神清爽，谷食渐香，惟肺胃饮热未清，咳嗽痰饮，有时身肢觉倦。今议用养阴清热化饮之法调理。

细生地三钱　知母一钱五分　川贝母二钱，研　白前二钱　茯神三钱　前胡一钱五分　橘红一钱五分，老树　紫菀三钱，炙　桑叶三钱　沙参三钱　神曲三钱，炒　甘草八分

引用佛手柑六分

十月二十七日，张仲元、姚宝生请得老佛爷脉息左关沉弦，右寸关滑而稍数。精神清

爽，谷食渐香，惟肺胃气道尚滞，饮热未清。今议用理气清热化饮之法调理。

川贝母三钱，研　橘红一钱五分，老树　前胡一钱五分　杏仁三钱，炒研　款冬花三钱　白前二钱　枳壳一钱五分，炒　法夏一钱五分，研　酒黄芩二钱　谷芽三钱，炒　神曲三钱，炒　甘草一钱

引用佛手柑八分

十一月初二日已刻，姚宝生请得老佛爷脉息左关弦数，右寸关洪大而滑。肝经有火，肺胃蓄有饮热，气道欠舒，目皮眩涩，胸膈有时不畅。今用清热化湿之法调理。

云茯苓四钱　广皮一钱五分　炙厚朴一钱五分　酒连一钱五分，研　焦茅术一钱五分　谷芽三钱，炒　蜜蒙花三钱　泽泻二钱　甘菊花三钱　生地三钱　建曲三钱　甘草一钱

引用霜桑叶三钱

十一月初三日，张仲元、姚宝生请得老佛爷脉息左关弦数，右寸关洪大而数。肝经有火，肺胃蓄有饮热，气道欠舒，目皮眩涩，胸膈有时不畅。今议用清热化湿之法调理。

云茯苓四钱　炙厚朴一钱五分　焦茅术一钱五分，土炒　广皮一钱五分　焦槟榔二钱　姜连一钱五分，研　蜜蒙花三钱　泽泻二钱　甘菊花三钱　生地三钱　霜桑叶三钱　甘草一钱

引用灯心一子

初四日，照原方。

十一月初四日，张仲元、姚宝生谨拟老佛爷和中清热化湿之法。

云茯苓四钱　广皮一钱五分　炙厚朴一钱五分　姜连八分，研　霜桑叶三钱　甘菊花二钱　蜜蒙花三钱　羚羊八分　建泽泻一钱五分　谷芽三钱，炒　茅术炭一钱　甘草一钱

引用灯心一子

初五日，照原方。

十一月初七日，张仲元、姚宝生请得老佛爷脉息左关弦而稍数，右寸关滑数。肝经有火，肺胃蓄有饮热，膈间气道欠舒。今议有清热化饮之法调理。

甘菊花三钱　霜桑叶三钱　苦桔梗二钱　酒芩二钱　橘红一钱，老树　枳壳二钱，炒　竹茹二钱　槟榔炭二钱　泽泻一钱五分　酒连炭一钱五分，研　蒙花三钱　甘草八分

引用灯心一子

十一月初七日，张仲元、姚宝生谨拟老佛爷养阴清热饮。

霜桑叶三钱　甘菊花三钱　蜜蒙花三钱　酒连一钱五分，研　枳壳二钱，炒　橘红一钱五分，老树　炙香附二钱　甘草一钱

水煎温服。

十一月初八日庄守和、姚宝生请得老佛爷脉息右寸关滑数，左关弦数。肝胃热盛，肺经饮热、熏蒸，以致头闷鼻干，牙齿咽喉作痛。今议用清胃抑火化饮之法调理。

次生地四钱　元参三钱　牛蒡子二钱，研　连翘二钱　霜桑叶三钱　白芷二钱　苏薄荷一钱　酒连一钱，研　焦三仙各三钱　枳壳二钱，炒　天花粉三钱　生甘草八分

引用橘红一钱，老树

本方减牛蒡子、白芷，加川贝二钱研、甘菊花三钱。

十一月初八日酉刻，庄守和、姚宝生谨拟老佛爷加味三仙饮。

焦三仙九钱　橘红一钱五分，老树　霜桑叶三钱　薄荷八分　紫苏叶一钱　酒芩三钱　甘菊花二钱　赤苓三钱

水煎温服。

十一月初八日，张仲元、姚宝生请得老佛爷脉息左关弦而稍数，右寸关滑数。肝经有

火，肺胃饮热未清。今议用清热化饮之法调理。

霜桑叶三钱 甘菊花三钱 蒙花三钱 竹茹二钱 云茯苓三钱 橘红一钱，老树 泽泻一钱五分 酒连八分，研 枳壳一钱五分，炒 次生地三钱 甘草八分

引用灯心一子

十一月初九日，张仲元、姚宝生请得老佛爷脉息左关弦数，右寸关滑数。肝经有火，肺胃饮热未清。今议用清热化饮之法调理。

霜桑叶三钱 甘菊花二钱 蜜蒙花三钱 酒连八分，研 云茯苓四钱 橘红一钱，老树 焦枳壳一钱五分 泽泻一钱五分 石决明三钱 生杭芍二钱 粉甘草一钱

引用灯心一子

十一月初九日庄守和、姚宝生请得老佛爷脉息右寸关滑数，左关弦数。肝肺有火，肠胃蓄滞生热，风凉未净，以致头微疼痛，耳中觉响，鼻涕有时带血。今议用清解抑火化滞之法调理。

荆芥一钱 薄荷一钱 蔓荆子二钱，炒 甘菊花三钱 酒芩三钱 次生地四钱 天花粉三钱 元参四钱 焦三仙九钱 枳实二钱，炒 酒川军二钱 生甘草八分

引用灯心二子

本方枳实减一钱，减去酒川军，加溏瓜蒌四钱。

十一月初十日，庄守和、姚宝生请得老佛爷脉息右寸关滑数，左关弦数。肝胃有火，蓄有滞热，熏蒸上焦，风热未净，以致头面有时串疼，鼻息不爽。今议用清肝胃热、化滞之法调理。

细生地四钱 甘菊花三钱 薄荷一钱五分 桑叶三钱 酒黄芩三钱 羚羊一钱五分 橘红二钱，老树 枳壳二钱，炒 焦三仙九钱 生甘草八分

引用鲜青果九个，研

十一月十一日，庄守和、姚宝生请得老佛爷脉息右寸关滑数，左关弦数。上焦火热见轻，肝胃滞热不净，以致膈间气道不畅，有时鼻息不爽，谷食欠香。今议用清热理气之法调理。

细生地四钱 甘菊花三钱 知母二钱 桑叶三钱 酒黄芩三钱 羚羊一钱五分 橘红二钱，老树 枳壳二钱，炒 焦三仙九钱 生甘草八分

引用佛手柑一钱五分 鲜青果九个，研

十一月十二日，庄守和、姚宝生谨拟老佛爷加味三仙饮。

焦三仙九钱 橘红一钱，老树 霜桑叶三钱 竹茹二钱 白菊花二钱 青果九个，研

水煎代茶。

十一月十三日，老佛爷熥药方。

老葱白一斤

用老醋拌匀，银锅炒热，熥于患处。

十一月十九日，张仲元、姚宝生请得老佛爷脉息左关沉弦，右寸关滑而稍数。肠胃不和，湿热未净。今议用和中化湿之法调理。

云茯苓四钱 茅术一钱五分，土炒 广皮二钱 炙厚朴一钱五分 煨木香一钱 腹皮一钱五分 萸连一钱五分，炒研 盐壳砂一钱五分，研 建泽泻一钱五分 薏苡仁四钱，炒 焦神曲二钱 粉甘草一钱

引用焦楂二钱

照本方加炒麦芽三钱。

二十日，照原方。

十二月十九日申刻，姚宝生请得老佛爷脉息左关弦数，右寸关滑而有力。肝胃有热，稍感寒凉，微觉头疼，咽喉稍有不利。今用清解化饮之法调理。

甘菊花二钱　苏梗叶四分　酒芩一钱　霜桑叶三钱　橘红一钱，老树　牛蒡子二钱，研　苦桔梗二钱　云茯苓三钱　焦枳壳一钱五分　淡竹叶一钱　甘草一钱

引用薄荷梗三分

【参考】 光绪三十三年，西太后无重大疾病，在宫中御医悉心调治下，尚属平稳。分析这一年用方治法，可谓经方古方时方并用；用经方者，如正月初六日，以营卫未畅，用黄耆桂枝五物汤以调和营卫；二月十三日，用承气剂以升清降浊，治疗胃气壅滞，头目不爽；六月初二日，用桂枝汤加人参、鲜桑枝以和营卫者是。用古方者，如多处应用六味地黄汤加减，西太后脾之运化较迟，且旷日较久，御医于六味中增加砂仁、陈皮，起到养阴调中作用；又如五月初四日，脾经有湿，中气稍欠充畅，以东垣方补中益气汤加减治疗；他如萸连丸之变通应用；六月间以《局方》藿香正气丸加减以和中清热，治疗肠胃湿滞等等，均较贴切。用时方者，如外感风热之桑菊、银翘法之加减应用，养阴增液代茶饮之应用，清大肠热之清肠代茶饮之应用等等，较多。他如肝胃欠和，于和中清热方中加洋参，每剂一钱五分至二钱，三、四月间用之较多。九月间，于清肝化湿方中同时应用胆草二钱，羚羊一钱五分等，可谓有识。

光绪三十四年正月初二日，庄守和、张仲元、姚宝生请得皇太后脉息左关弦而近数，右关稍见滑数。中气欠和，肝胃余热未净。谨拟和肝调胃之法调理。

生杭芍二钱　炙香附一钱五分　霜桑叶二钱　竹茹一钱五分　谷芽三钱，炒　广皮一钱　甘草六分

引用灯心一子　淡竹叶八分

本方减生杭芍、香附、霜桑叶、竹茹，加厚朴五分炙、玫瑰花五朵。

正月初二日子刻，庄守和、张仲元、姚宝生请得皇太后脉息左关弦数，右寸关滑数。中气不调，停蓄饮滞，以致嘈杂呕吐，腹中作疼。谨拟和胃调中之法调理。

制厚朴一钱　广皮一钱　制半夏一钱　竹茹一钱五分　茅术八分，炒　三仙各一钱五分，炒　甘草六分

引用藿梗六分

本方减茅术，加灯心一子、淡竹叶一钱，减半夏，加玫瑰花五朵。

正月初三日，庄守和、张仲元、姚宝生请得皇太后脉息左关弦而稍数，右关滑而近数。中气欠调，肝胃余热未净。谨拟调中和胃之法调理。

茯苓二钱　广皮八分　谷芽二钱，炒　瓜蒌二钱，研

引用玫瑰花五朵

正月初四日，庄守和、张仲元、姚宝生请得皇太后脉息左关弦而稍数，右关滑而近数。肝胃余热未清。谨拟清热调中之法调理。

细生地三钱　瓜蒌三钱，研　通草八分　广皮一钱　谷芽二钱，炒　蒙花一钱　一捻金八分，后煎

引用灯心一子　淡竹叶一钱

正月初五日，庄守和、张仲元、姚宝生请得皇太后脉息左关稍弦，右关滑而近数。胃有滞热，中气欠舒。谨拟清胃调中之法调理。

溏瓜蒌三钱，研　花粉二钱　谷芽三钱，炒　通草八分　一捻金一钱，后煎　鲜芦根二支，切碎

引用橙子半个，切碎　鲜青果五个，研

初六日，照昨方加羚羊五分。

正月初六日，庄守和、张仲元、姚宝生请得皇太后脉息左关稍弦，右关滑而近数。胃有滞热，中气欠舒，以致脊背发烧，膈间有痰，眼目发眩。谨拟清胃调中之法调理。

溏瓜蒌三钱，研　花粉二钱　谷芽三钱，炒　通草八分　一捻金一钱，后煎　羚羊五分　鲜芦根二支，切碎

引用橙子半个，切碎　鲜青果五个，研

正月初七日，庄守和、张仲元、姚宝生请得皇太后脉息左关稍弦，右关滑而近数。胃有滞热，中气欠舒。谨拟清胃调中之法调理。

溏瓜蒌三钱，研　花粉二钱　谷芽三钱，炒　通草八分　一捻金八分，后煎　羚羊五分　鲜芦根二支，切碎　灯心一子

引用橙子半个，切碎　鲜青果五个，研

正月初七日酉刻，庄守和、张仲元，姚宝生请得皇太后脉息左关弦而稍数，右关滑而近数。肝胃欠和，郁热未清，以致眼目发眩，膈间有痰，脊背发烧。谨拟平肝清胃之法调理。

酒芩一钱五分　栀子一钱五分，炒　溏蒌三钱，研　广皮一钱　通草八分　鸭梨半个，切碎　鲜芦根二支，切碎

引用灯心一子　鲜青果五个，研

正月初八日，庄守和、张仲元、姚宝生请得皇太后脉息左寸关弦而稍数，右寸关滑而近数。肝胃不清，阴分郁热，以致眼目发眩，脊背作烧，大关防便血紫黑。谨拟清热化郁之法调理。

焦栀一钱五分　子芩一钱五分，酒炒　酒军炭一钱五分　通草八分　瓜蒌二钱，研　广皮一钱　生甘草六分

引用鲜藕二两，切片研　鲜芦根二支，切碎

正月初八日申刻，张仲元、姚宝生请得皇太后脉息左寸关弦而稍数，右寸关滑而近数。阴分郁热稍见轻减，惟肠胃余热未清，以致脊背发热，腹中微痛，大关防见有紫黑血块。谨拟清热宣郁之法调理。

酒生地二钱　酒芩一钱　通草八分　广皮八分　粉丹皮一钱五分　甘草六分

引用鲜藕一两，切片研　鲜芦根二支，切碎

正月初九日，庄守和、张仲元、姚宝生请得皇太后脉息左关稍弦，右关滑而稍数。肝胃郁热见轻，惟中气欠和，以致眼目发眩，肩臂酸沉，腹中隐隐作痛。谨拟调中和胃之法调理。

瓜蒌二钱　广皮八分　通草八分　赤苓二钱　谷芽三钱，炒　炙香附八分　甘草六分

引用鲜青果五个，研

正月初十日，庄守和、张仲元、姚宝生请得皇太后脉息左关稍弦，右关滑而稍数。肝胃郁热见轻，惟中气欠畅，以致眼目发眩，腹中有时作痛。谨拟调和肝胃之法调理。

杭芍一钱五分，炒　炙香附八分　茯苓二钱　广皮八分　谷芽三钱，炒　甘草六分

引用灯心二子

正月十一日，庄守和、张仲元、姚宝生请得皇太后脉息左关稍弦，右寸关滑而近数。肝胃郁热见轻，惟中气欠和，脊背觉热，眼目发眩。谨拟清肝和中之法调理。

羚羊六分　制香附一钱　茯苓二钱　毛橘红五分

引用霜桑叶二钱

正月十二日戌刻，庄守和、张仲元、姚宝生请得皇太后脉息左关稍弦，右关滑而近数。肝经有热，肺胃欠调，以致眼目发眩，有时鼻涕带血，脊背发烧。谨拟清热和中之法调理。

溏蒌二钱，研　酒芩一钱　羚羊八分　毛橘红五分　槐花一钱　通草八分　甘草六分

引用灯心一子　桑叶三钱

正月十二日，庄守和、张仲元、姚宝生请得皇太后脉息左关稍弦，右关滑而近数。郁热渐轻，惟肝木欠和，以致眼目发眩，鼻涕带血，有时咳嗽，脊背发热。谨拟清肝和中之法调理。

杭芍一钱五分，炒　羚羊八分　毛橘红五分　茯苓二钱　桑叶三钱　通草八分

引用灯心一子　竹叶八分

正月十三日，庄守和、张仲元、姚宝生请得皇太后脉息左关稍弦，右关滑而近数。肝胃有热，气道欠舒，眼目发眩，脊背作热，有时咳嗽。谨拟清热和中之法调理。

溏蒌二钱，研　酒芩一钱　羚羊八分　毛橘红五分　栀子一钱，炒　丹皮一钱　通草八分　甘草六分

引用灯心一子　桑叶二钱

【参考】 为清肝胃郁热，方中进苦寒之丹、栀、芩及羚羊，不可谓不重，西太后此时已七十有三岁。

正月十四日，庄守和、张仲元、姚宝生请得皇太后脉息左关稍弦，右寸关滑而稍数。肝胃郁热未清，中气欠畅，眼目发眩，脊背作热，左肋有时作痛。谨拟清热和中之法调理。

溏蒌三钱，研　羚羊八分　酒军炭一钱五分　焦三仙各一钱五分　丹皮一钱　茯苓二钱　鲜橙子一个，切碎

引用灯心一子　竹叶八分

【参考】 有数方以羚羊、酒军炭并用，清肝胃之热，加减进退，至正月十九日始有见好。

正月十六日，庄守和、张仲元、姚宝生请得皇太后脉息左关稍弦，右寸关滑而稍数，肝胃郁热未清，中焦气道欠畅，眼目发眩，脊背作热，稍有痰饮。谨拟清热和中之法调理。

溏蒌二钱，研　羚羊五分　酒军炭八分　焦三仙各一钱　丹皮六分　茯苓一钱　香桃一角，切碎

引用灯心一子　竹叶八分

正月十七日，庄守和、张仲元、姚宝生请得皇太后脉息左关稍弦，右寸关滑而稍数。肝胃郁热未清，气道欠畅眼目发眩，脊背作热，有时咳嗽。谨拟清热和中之法调理。

瓜蒌三钱，研　羚羊七分　丹皮一钱　毛橘红一钱　焦三仙各一钱五分　连翘一钱五分　桑叶二钱

引用灯心一子　竹叶八分

正月十七日酉刻，庄守和、张仲元、姚宝生请得皇太后脉息左关稍弦，右寸关滑而稍数。肝胃郁热未清，气道欠畅，眼目发眩，脊背作热，有时咳嗽。谨拟清热和中之法调理。

瓜蒌三钱，研　羚羊七分　丹皮一钱　广皮一钱　谷芽三钱，炒　连翘一钱五分　桑叶二钱

引用灯心一子　竹叶八分

正月十八日，庄守和、张仲元、姚宝生请得皇太后脉息左关稍弦，右寸关滑而稍数。肝胃郁热尚有未清，中气欠畅，眼目发眩，脊背作热，有时咳嗽。谨拟清肝平胃之法调理。

羚羊五分　炙厚朴五分　生于术六分　广皮一钱　谷芽二钱，炒　白蔻六分，研

引用灯心一子

正月十九日，庄守和、姚宝生请得皇太后脉息左关稍弦，右寸关缓滑。肝胃郁热见好，惟脾元健运未畅，眼目发眩，脊背作热。谨拟调中和胃之法调理。

茯苓一钱五分　生于术五分　党参五分　广皮五分　白蔻四分，仁研　甘草五分

引用灯心一子

本方加羚羊五分。

【参考】 四君子汤为西太后多年常用之医方，加羚羊、灯心者，补气扶脾中兼以清肝胃之热。四君之加减法甚多，五味异功、六君、香砂六君、十味人参散(六君加柴葛芩芍)、

四兽饮(六君加乌梅、草果合姜枣煎)、六神散(加山药、扁豆)、八珍、十全大补及大防风汤，均为医者所熟知，此处加味，另有一格。

正月二十日，庄守和、张仲元、姚宝生请得皇太后脉息左关稍弦，右关滑而近数。肝胃郁热未清，脾元健运未畅，眼目发眩，脊背作热。谨拟和肝调中之法调理。

茯苓五分　生于术三分　当归五分　杭芍五分　醋柴胡三分　丹皮五分　栀子五分，炒　甘草五分

引用薄荷二分

本方薄荷减一分。

【参考】 此方乃丹栀逍遥散之进退方，《局方》逍遥散原为退热调经用，后世广而用于舒肝理脾，薛已加丹皮、栀子，成八味逍遥散，妙在柴胡、薄荷之辛散，丹皮泻血中之火，栀子泻三焦郁火。

正月二十一日，庄守和、张仲元、姚宝生请得皇太后脉息左关稍弦，右寸关缓滑。肝胃郁热见清，脾元健运欠畅，眼目发眩，脊背作热。谨拟和肝调中之法调理。

茯苓二钱　生于术八分　广皮七分　酒芍一钱　栀子六分，炒　丹皮六分　甘草五分

引用灯心一子

正月二十二日，庄守和、张仲元、姚宝生请得皇太后脉息左关稍弦，右寸关沉滑。肝胃欠和，脾元健运未畅，眼目发眩，脊背作热，有时发嘈。谨拟和肝调中之法调理。

茯苓二钱　生于术八分　当归一钱　杭芍一钱　醋柴胡四分　广陈皮七分　栀子一钱，炒　甘草五分

引用白蔻仁四分，研

本方减当归、杭芍、醋柴胡。

正月二十三日，庄守和、张仲元、姚宝生请得皇太后脉息左关稍弦，右寸关沉滑。肝胃欠和，脾元健运未畅，眼目发眩，脊背作热，消化不快。谨拟醒脾调中之法调理。

茯苓二钱　生于术八分　党参一钱　广砂八分，研　广皮八分　谷芽二钱，炒　栀子一钱，炒

引用藿梗四分

正月二十四日，庄守和、张仲元、姚宝生请得皇太后脉息左关稍弦，右寸关滑而稍数。肝胃欠和，中气未畅，眼目发眩，脊背作热，消化不快。谨拟清肝调中之法调理。

茯苓一钱五分　广皮一钱　谷芽三钱，炒　广砂八分，研　栀子一钱，炒　丹皮一钱　甘草五分

引用灯心二子　竹叶一钱

正月二十四日，

焦三仙各二钱　茯苓一钱　陈皮八分　豆蔻五分，研　灯心一子　羚羊八分　鲜青果七个，研　鲜藕五片

水煎温服。

正月二十五日未刻，庄守和、张仲元、姚宝生请得皇太后脉息左关稍弦，右寸关滑而稍数。肝胃欠和，郁热未净，眼目发眩，脊背作热，消化不快。谨拟清肝调中之法调理。

瓜蒌一钱五分，研　广皮一钱　焦三仙各一钱　白蔻四分，研　羚羊六分　通草八分

引用鲜芦根二支，切碎

正月二十六日，庄守和、张仲元、姚宝生请得皇太后脉息左关稍弦，右寸关滑而稍数。肝胃欠和，中气未畅，眼目发眩，脊背作热，有时胁下作痛。谨拟清肝调中之法调理。

瓜蒌一钱五分，研　广皮一钱　谷芽二钱，炒　白蔻四分，研　羚羊六分　通草八分　霜桑叶一钱五分

引用鲜芦根二支，切碎

正月二十七日，庄守和、张仲元、姚宝生请得皇太后脉息左关稍弦，右关滑缓。肝胃欠和，健运未畅，眼目发眩，有时作嘈，消化不快。谨拟调中化湿之法调理。

茯苓一钱五分　生于术五分　广皮七分　广砂八分，研　瓜蒌一钱五分，研　通草八分

引用鲜芦根一支，切碎　鲜青果五个，研

正月二十八日，庄守和、张仲元、姚宝生请得皇太后脉息左关稍弦，右关滑缓。肝胃欠和，健运未畅，眼目发眩，消化不快。谨拟调中化湿之法调理。

茯苓一钱五分　生于术五分　广皮七分　广砂八分，研　炙香附三分　通草八分

引用鲜芦根一支，切碎　鲜青果五个，研

本方加瓜蒌一钱。

正月二十九日，庄守和、张仲元、姚宝生请得皇太后脉息左关稍弦，右关滑缓。肝胃气道欠和，健运未畅，眼目发眩，消化不快。谨拟醒脾调中之法调理。

茯苓一钱五分　生于术五分　广皮七分　广砂八分，研　炙香附五分　溏瓜蒌二钱，研　通草八分

引用鲜芦根一支，切碎　鲜青果五个，研

正月三十日，庄守和、张仲元、姚宝生请得皇太后脉息左关稍弦，右关滑缓。肝胃欠和，健运未畅，眼目发眩，消化不快。谨拟醒脾调中之法调理。

茯苓一钱五分　生于术七分　广皮七分　广砂八分，研　焦三仙各一钱　溏瓜蒌二钱，研　通草八分

引用鲜藕五片

二月初二日，庄守和、张仲元、姚宝生请得皇太后脉息左关稍弦，右关滑而近数。肝胃欠和，上焦稍有浮热，眼目发眩，气道未畅，谨拟调中轻扬之法调理。

霜桑叶二钱　广橘红一钱　谷芽三钱，炒　通草八分　云茯苓一钱五分　青连翘一钱

引用鲜芦根二支，切碎

二月初三日，庄守和、张仲元、姚宝生请得皇太后脉息左关稍弦，右关滑而近数。肝胃欠和，上焦稍有浮热，眼目发眩，消化不快。谨拟调中兼轻扬之法调理。

霜桑叶三钱　连翘一钱　广橘红一钱　通草八分　谷芽三钱，炒　建曲一钱五分　粉丹皮一钱

引用鲜芦根二支，切碎

本方减建曲。

二月初三日，老佛爷焦三仙各三钱，竹茹二钱，瓜蒌三钱研。水煎温服。

二月初四日，庄守和、张仲元、姚宝生请得皇太后脉息左关稍弦，右关滑而近数。肝胃欠和，余热未净，眼目发眩，消化不快。谨拟清肝和中之法调理。

霜桑叶二钱　羚羊五分　通草八分　丹皮一钱　谷芽三钱，炒　广皮一钱　广砂八分，研　甘草五分

引用鲜芦根二支，切碎

二月初四日，老佛爷焦三仙各三钱，连翘一钱，竹茹二钱，金银花二钱，水煎温服。

二月初五日，庄守和、张仲元、姚宝生请得皇太后脉息左关稍弦，右关滑而近数。肝胃欠和，健运未畅，眼目发眩，气道不舒。谨拟和肝调中之法调理。

霜桑叶二钱　通草八分　丹皮一钱　羚羊五分　谷芽三钱，炒　荷梗一尺　甘草五分

引用鲜芦根二支，切碎

二月初六日，庄守和、张仲元、姚宝生请得皇太后脉息左关稍弦，右关滑而近数。肝胃欠和，健运未畅，眼目发眩，有时咳嗽。谨拟和肝调中之法调理。

溏蒌二钱，研　通草八分　羚羊五分　荷梗一尺　谷芽三钱，炒　白蔻四分，研　甘草五分

引用灯心二子

二月初七日，庄守和、张仲元、姚宝生请得皇太后脉息左关稍弦，右关滑而近数。肝胃欠和，稍有湿热，眼目发眩，有时咳嗽。谨拟清肝调中之法调理。

霜桑叶三钱　黑栀一钱　白茅根三钱　通草八分　谷芽三钱，炒　瓜蒌二钱，研　生甘草五分

引用灯心一子

本方减黑栀，加羚羊六分。

二月初八日，庄守和、张仲元、姚宝生请得皇太后脉息左关弦而稍数，右关滑而近数。肝胃有热，气道欠舒，眼目发眩，有时咳嗽。谨拟清肝调中之法调理。

霜桑叶三钱　白茅根三钱　羚羊八分　瓜蒌三钱，研　谷芽三钱，炒　通草一钱　甘草五分

引用一捻金八分，后煎

二月初九日，庄守和、张仲元、姚宝生请得皇太后脉息左关弦而稍数，右关滑而近数。肝胃有热，气道欠舒，眼目发眩，消化不快。谨拟清肝调中之法调理。

霜桑叶三钱　白茅根三钱　瓜蒌三钱，研　羚羊六分　谷芽三钱，炒　通草一钱　甘草五分

引用灯心一子

二月初十日，庄守和、张仲元、姚宝生请得皇太后脉息左关稍弦，右关滑而稍数。肝胃欠和，稍有湿热，眼目发眩，有时鼻流清涕。谨拟和中化湿之法调理。

霜桑叶三钱　通草一钱　瓜蒌三钱，研　白茅根三钱　谷芽三钱，炒　白蒺藜一钱，炒，研　甘草五分

引用灯心一子

二月十一日，庄守和、张仲元、姚宝生请得皇太后脉息左关稍弦，右关滑而稍数。肝胃欠和，上焦浮热，眼目发眩，有时鼻流清涕。谨拟导热下行之法调理。

霜桑叶三钱　通草一钱　瓜蒌三钱，研　白茅根三钱　谷芽三钱，炒　军炭五分　甘草五分

引用灯心一子　竹叶八分

二月十二日，张仲元、姚宝生请得皇太后脉息左关稍弦，右关滑而稍数。肝胃欠和，上焦浮热，眼目发眩，健运欠畅。谨拟清肝调中之法调理。

霜桑叶三钱　通草一钱　白茅根三钱　瓜蒌三钱，研　谷芽三钱，炒　连翘一钱　甘草五分

引用灯心一子　竹叶八分

二月十三日，张仲元、姚宝生请得皇太后脉息左关稍弦，右关滑而稍数。肝胃未和，尚有浮热，眼目发眩，健运欠畅。谨拟清热调中饮调理。

瓜蒌三钱，研　连翘一钱　通草一钱　鲜芦根二支，切碎　甘草五分

引用灯心一子

二月十四日，张仲元、姚宝生请得皇太后脉息左关稍弦，右关滑而稍数。肝胃未和，尚有浮热，眼目发眩，健运欠畅。谨拟清热和中之法调理。

瓜蒌三钱，研　连翘一钱　通草一钱　鲜芦根二支，切碎　霜桑叶二钱　甘草五分

引用灯心一子

二月十五日，

通草一钱　瓜蒌一钱　羚羊一钱　焦三仙各三钱　灯心一子

二月十七日酉刻，张仲元请得皇太后脉息左关稍弦，右寸关滑而稍数。中气欠和，尚有湿热，眼目发眩，健运未畅。谨拟清热和中之法调理。

瓜蒌三钱，研　银花一钱五分　羚羊八分　通草一钱　焦三仙各一钱五分　甘草五分

引用荷梗一尺

二月十八日，张仲元请得皇太后脉息左关稍弦，右寸关滑而稍数。中气欠和，尚有湿热，眼目发眩，健运较慢。谨拟和中化湿之法调理。

瓜蒌三钱，研　银花一钱五分　通草一钱　焦三仙各一钱五分　鲜芦根二支，切碎　甘草五分

引用广橘红六分

照本方加荷梗一尺。

二月十九日，张仲元请得皇太后脉息左关弦而稍数，右寸关滑而近数。中气欠调，尚有湿热，眼目发眩，健运未畅。谨拟调中化湿之法调理。

瓜蒌三钱，研　银花一钱五分　连翘一钱　通草一钱　焦三仙各一钱五分　广橘红六分　荷梗一尺　甘草五分

引用鲜芦根二支，切碎　灯心二子

二月二十日，照原方。

二月二十一日，张仲元请得皇太后脉息左关稍弦，右寸关滑而近数。中气欠调，尚有湿热，眼目发眩，健运未畅。谨拟调中化湿之法调理。

瓜蒌三钱，研　银花一钱五分　通草一钱　焦三仙各一钱五分　鲜梅花十朵　玫瑰花五分　甘草五分

引用竹叶八分

二月二十二日，张仲元请得皇太后脉息左关稍弦，右寸关滑而近数。中气郁遏，尚有湿热，眼目发眩，健运未畅。谨拟醒脾调中之法调理。

瓜蒌三钱，研　银花一钱五分　通草一钱　焦三仙各一钱五分　鲜梅花十朵　玫瑰花五分　羚羊五分　厚朴花五分

引用鲜芦根二支，切碎

二月二十四日，张仲元请得皇太后脉息左关稍弦，右寸关滑近数。中气欠调，尚有湿热，眼目发眩，健运未畅。谨拟醒脾调中之法调理。

瓜蒌三钱，研　银花一钱五分　通草一钱　焦三仙各一钱五分　鲜梅花十朵　玫瑰花五分　鲜青果十个，研

引用鲜芦根二支，切碎

二月二十五日，张仲元请得皇太后脉息左关稍弦，右寸关滑而近缓。中气欠调，少有湿热，眼目发眩，健运未畅。谨拟醒脾调中之法调理。

瓜蒌三钱，研　鲜梅花十朵　玫瑰花五分　通草一钱　银花一钱　竹茹四分　鲜青果十个，研　谷芽三钱，炒

引用鲜芦根二支，切碎

二月二十六日，老佛爷醒脾调中之法。

瓜蒌三钱，研　鲜梅花十朵　玫瑰花五分　通草一钱　银花一钱　竹茹四分　鲜青果十个，研　谷芽三钱，炒　焦曲三钱　焦楂三钱　鲜芦根二支，切碎

水煎温服。

二月二十七日，老佛爷焦曲二钱，焦楂三钱，焦谷芽三钱。水煎代茶。

二月二十七日酉刻，张仲元请得皇太后脉息左关沉弦，右关沉滑有力。肝胃气滞，蓄有湿热，眼目发眩，消化较慢。谨拟调中化湿之法调理。

瓜蒌三钱，研　通草一钱　焦楂三钱　焦神曲二钱　焦谷芽三钱

引用一捻金八分，后煎

二月二十八日，张仲元请得皇太后脉息左关沉弦，右关沉滑有力。肝胃气滞，蓄有湿热，眼目发眩，消化较慢。谨拟照原方调理。

瓜蒌三钱，研　通草一钱　焦楂三钱　焦神曲二钱　焦谷芽三钱

引用一捻金八分，后煎

二月二十九日，张仲元请得皇太后脉息左关沉弦，右关沉滑有力。肝胃气滞，蓄有湿热，眼目发眩，消化较慢。谨拟照原方调理。

瓜蒌三钱，研　通草一钱　焦楂三钱　焦神曲二钱　焦谷芽三钱

引用一捻金八分，后煎

三月初二日，张仲元请得皇太后脉息左关稍弦，右关沉滑有力。肝胃气滞，蓄有湿热，眼目发眩，健运未畅。谨拟畅脾调中之法调理。

溏瓜蒌三钱，研　通草一钱　焦神曲二钱　焦楂三钱　焦谷芽三钱

引用一捻金一钱，后煎

三月初三日，张仲元请得皇太后脉息左关稍弦，右关沉滑。肝胃欠和，稍有湿热，眼目发眩，健运未畅。谨拟畅脾和中之法调理。

溏瓜蒌三钱，研　木通五分　银花八分　玫瑰花五分　焦谷芽三钱　甘草五分

引用鲜青果五个，研

三月初四日，张仲元请得皇太后脉息左关稍弦，右关沉滑。肝胃欠和，消化较慢，眼目发眩，时作嘈杂。谨拟畅脾和中之法调理。

溏瓜蒌三钱，研　木通五分　玫瑰花五分　焦三仙各二钱　鲜梅花十朵　橘红五分，署内　鸡内金二钱　银花八分

引用鲜青果五个，研

三月初五日，张仲元请得皇太后脉息左关稍弦，右关沉滑有力。气道欠畅，消化较慢。眼目发眩，时作嘈杂。谨拟畅脾调中之法调理。

溏瓜蒌三钱，研　木通八分　玫瑰花五分　焦三仙各二钱　鲜梅花十朵　银花八分　鸡内金二钱

引用一捻金一钱，后煎

三月初六日，张仲元请得皇太后脉息左关沉弦稍数，右关沉滑有力。气道欠畅，消化较慢，眼目发眩，时作嘈杂。谨拟畅脾调中之法调理。

溏瓜蒌三钱，研　木通八分　玫瑰花五分　焦三仙各二钱　鸡内金一个　银花八分　霜桑叶一钱五分

引用一捻金一钱，后煎

三月初七日，张仲元请得皇太后脉息左关沉弦，右寸关沉滑有力。气道欠畅，消化较慢，眼目发眩，时作嘈杂。谨拟启脾丸调理。

焦三仙各一两　鸡内金六钱，雄、焙存性　白蔻二钱

共研细面，炼蜜为丸，如绿豆大，每服一钱，空心白开水送服。

三月初八日，张仲元请得皇太后脉息左关沉弦稍数，右关沉滑有力。气道欠畅，胃有宿滞，眼目发眩，时作嘈杂。谨拟调气化滞之法调理。

溏瓜蒌三钱，研　通草一钱　焦三仙各二钱　鸡内金二钱　广皮一钱

引用一捻金一钱二分，后煎

三月初九日，张仲元请得皇太后脉息左关沉弦稍数，右关沉滑有力。气道欠畅，胃有宿滞，眼目发眩，时作嘈杂。谨拟照原方调理。

溏瓜蒌三钱，研　通草一钱　焦三仙各二钱　鸡内金二钱　广皮一钱

引用一捻金钱二分，后煎

三月初十日，张仲元请得皇太后脉息左关沉弦，右寸关沉滑有力。气道欠畅，胃有宿滞，眼目发眩，时作嘈杂。谨拟化滞缓中之法调理。

一捻金一钱五分　蜂蜜五钱

水煎两沸，空心温服。

三月十一日，张仲元请得皇太后脉息左关稍弦，右关沉滑。气道渐畅，大关防畅行，

眼目发眩，食后嘈杂。谨拟四君子汤调理。

党参一钱　生于术五分　茯苓二钱　甘草五分

引用生姜一片　红枣肉二枚

三月十一日，老佛爷炒谷芽五钱，法半夏一钱五分，橘红一钱署内水煎温服。

三月十二日，张仲元谨拟老佛爷调中畅脾膏。

连翘三钱　银花五钱　茯苓六钱　于术五钱　广皮四钱　厚朴四钱　东楂六钱　鸡内金六钱，雄木香二钱　法半夏四钱　槟榔三钱　神曲五钱　麦芽五钱　黑丑三钱　白蔻二钱　溏瓜蒌五钱　甘草三钱　甘菊花三钱　青皮五钱　莱菔子四钱

用香油三斤，将叶炸枯，滤去渣，入黄丹二斤，老嫩合宜，收膏。

【参考】　本方调中、健胃、畅脾，能理气、化积、行水，于腹胀、少食、嘈杂有效。

三月十二日，老佛爷金毛狗脊一钱五分，橘红一钱盐炒，炒谷芽五钱，桑根皮一钱水煎温服。

三月十四日亥刻，戴家瑜请得皇太后脉息左关弦数，右寸关滑数。脾元较弱，运化迟慢，致食后嘈杂，腹中作胀等症。谨拟和胃清热之法调理。

杭芍一钱五分　麦冬二钱，去心　花粉二钱　谷芽三钱，炒　山楂一钱五分　金石斛一钱　桑叶一钱五分　甘草八分

引用厚朴花二朵

本方减花粉、石斛，加竹茹二钱。

三月十四日，张仲元请得皇太后脉息左关沉弦，右关沉滑有力。肝胃气道欠畅，蓄有积热，是以眼目不爽，食后嘈杂。谨拟古方调胃承气汤调理。

酒军八分　元明粉六分　甘草五分

水煎数沸空心温服。

【参考】　此为《伤寒论》方，为调肝胃积热之偏盛，和不畅之气机而用。

三月十五日，张仲元谨拟老佛爷调脾和胃饮。

生于术八分　茯苓二钱　麦冬一钱五分，去心　香附五分，制　谷芽三钱，炒

水煎温服。

三月十五日，老佛爷炒谷芽三钱，香附五分制，麦冬一钱五分去心水煎温服。

三月十六日，张仲元、戴家瑜请得皇太后脉息左关沉弦，右寸关滑而近数。脾元欠畅，消化较慢，致食后嘈杂，眼目不爽。谨拟调肝畅脾之法调理。

党参五分　生于术八分　茯苓二钱　香附五分，制　麦冬一钱五分，去心　谷芽三钱，炒

引用羚羊三分

三月十七日，张仲元、戴家瑜请得皇太后脉息左关沉弦，右寸关沉滑。肝脾欠和，胃气浊滞，消化较慢，食后嘈杂，眼目不爽。谨拟和肝调脾之法调理。

党参一钱　生于术八分　茯苓二钱　炙香附一钱　麦冬三钱，去心　生杭芍一钱五分　谷芽三钱，炒

引用羚羊三分

三月十八日，张仲元、戴家瑜请得皇太后脉息左关沉弦，右寸关沉滑。肝脾欠和，胃气浊滞，消化较慢，食后嘈杂，眼目不爽。谨拟和肝调脾之法调理。

党参一钱五分　生于术五分　茯苓二钱　炙香附一钱　麦冬三钱，去心　生杭芍一钱五分　谷芽五钱，炒

引用羚羊三分

三月十九日，张仲元、戴家瑜请得皇太后脉息左关沉弦，右寸关沉滑。肝脾欠和，胃

气浊滞，食后嘈杂，眼目不爽。谨拟和肝调脾之法调理。

党参一钱五分　生于术五分　茯苓二钱　炙香附一钱　麦冬三钱，去心　生杭芍一钱五分　谷芽五钱，炒　桑叶一钱五分

引用灯心二子

三月二十日，张仲元、戴家瑜请得皇太后脉息左关沉弦，右寸关沉滑。肝脾欠和，消化较慢，食后嘈杂，眼目不爽。谨拟和肝调脾之法调理。

党参一钱五分　生于术五分　茯苓二钱　香附一钱，醋炒　麦冬三钱，去心　杭芍一钱五分，醋炒　神曲二钱，醋炒　广砂六分，盐水炒

引用雄鸡内金二钱

三月二十二日，张仲元、戴家瑜请得皇太后脉息左关沉弦，右寸关沉滑。肝脾气道欠和，壅滞胃气，致消化较慢，食后嘈杂，眼目不爽。谨拟和肝调脾之法调理。

洋参一钱　茯苓二钱　香附一钱五分，醋炒　杭芍一钱五分，炒　麦冬三钱，去心　谷芽三钱，炒　羚羊四分　神曲二钱，炒

引用灯心二子　竹叶五分

三月二十二日，老佛爷炒谷芽五钱，水煎温服。

三月二十四日，张仲元、戴家瑜请得皇太后脉息左关沉弦，右寸关沉滑。气道欠和，壅滞胃气，致消化较慢，食后嘈杂，眼目不爽。谨拟加味三仙饮调理。

焦三仙各二钱　瓜蒌二钱，研　麦冬三钱，去心　香附一钱五分，醋炒　西洋参一钱　羚羊四分　通草五分　茯苓一钱五分

水煎代茶。本方加鲜青果十个研。

三月二十五日，张仲元、戴家瑜请得皇太后脉息左关沉弦，右寸关沉滑。气道欠和，消化较慢，食后嘈杂，眼目不爽。谨拟调脾和肝之法调理。

西洋参一钱　焦于术六分　茯苓一钱五分　香附一钱，醋炒　麦冬二钱，去心　羚羊五分　谷芽三钱，炒　甘草五分

引用鲜青果七个，研

三月二十五日，张仲元、戴家瑜请得皇太后脉息左关沉弦，右寸关沉滑，气道欠和，壅滞胃气，致消化较慢，食后嘈杂，眼目不爽。谨拟加味三仙饮调理。

焦三仙各二钱　瓜蒌二钱，研　麦冬二钱，去心　香附一钱五分，醋炒　西洋参一钱　羚羊四分　通草五分　茯苓一钱五分　鲜青果十个，研

水煎代茶。

三月二十五日酉刻，张仲元、戴家瑜请得皇太后脉息左关沉弦，右寸关沉滑。肝脾欠和，消化较慢，食后嘈杂，眼目不爽。谨拟理脾和肝之法调理。

党参八分　焦于术六分　茯苓一钱五分　甘草五分　谷芽三钱，炒

引用羚羊五分

三月二十六日，张仲元、戴家瑜请得皇太后脉息左关沉弦，右寸关沉滑。肝脾欠和，消化较慢，食后嘈杂，眼目不爽。谨拟理脾清肝之法调理。

党参八分　焦于术六分　茯苓一钱五分　甘草五分　羚羊八分　谷芽四钱，炒

引用桑叶一钱五分

三月二十七日，张仲元、戴家瑜请得皇太后脉息左关沉弦，右寸关沉滑。肝脾欠和，消化较慢，食后发倦，眼目不爽。谨拟调肝理脾之法调理。

党参一钱五分　焦于术一钱　茯苓一钱五分　香附四分，醋炒　抚芎四分　谷芽四钱，炒　甘草五分
引用羚羊八分

三月二十八日，张仲元、戴家瑜请得皇太后脉息左关沉弦，右寸关沉滑。肝脾欠和，消化较慢，食后发倦，眼目不爽。谨拟调肝理脾之法调理。

党参一钱　焦于术六分　茯苓一钱五分　瓜蒌三钱，研　谷芽四钱，炒　甘草五分
引用羚羊八分

三月二十九日，张仲元、戴家瑜请得皇太后脉息左关沉弦，右寸关沉滑。肝脾欠和，消化较慢，食后发倦，眼目不爽。谨拟调肝理脾之法调理。

党参一钱　焦于术六分　茯苓一钱五分　萸连四分，研　谷芽四钱，炒　溏瓜蒌三钱，研　甘草五分
引用鲜青果十个，研

四月初二日，张仲元、戴家瑜请得皇太后脉息左关沉弦，右寸关沉滑。肝脾欠和，消化较慢，食后发倦，眼目不爽。谨拟调肝理脾之法调理。

党参一钱　焦于术六分　茯苓一钱五分　酒连五分，研　谷芽四钱，炒　溏瓜蒌三钱，研　香附一钱，醋炒　甘草五分
引用鲜青果十个，研　灯心二子

四月初三日，张仲元、戴家瑜请得皇太后脉息左关沉弦，右寸关沉滑。肝脾欠和，消化较慢，食后发倦，眼目不爽。谨拟调肝理脾之法调理。

党参一钱　焦于术八分　茯苓一钱五分　香附五分，醋炒　抚芎四分　谷芽三钱，炒　羚羊七分
引用鲜青果十个，研

四月初四日，张仲元、戴家瑜请得皇太后脉息左关沉弦，右寸关沉滑。肝胃气道欠调，消化较慢，食后发倦，眼目不爽。谨拟调肝理脾之法调理。

党参一钱　焦于术八分　茯苓一钱五分　香附五分，醋炒　抚芎四分　谷芽四钱，炒　羚羊七分
引用鲜青果十个，研

四月初四日未刻，戴家瑜请得皇太后脉息左关沉弦，右寸关沉滑。肝胃气道欠调，消化较慢，食后发倦，眼目不爽。谨拟清热润燥之法调理。

焦于术八分　茯苓一钱五分　香附五分，醋炒　抚芎四分　羚羊七分　焦三仙各三钱　郁李仁二钱
引用鲜青果十个，研

四月初五日，张仲元、戴家瑜请得皇太后脉息左关沉弦，右寸关沉滑。肝胃欠和，消化较慢，食后发倦，有时嘈杂。谨拟调中畅脾之法调理。

焦于术八分　茯苓一钱五分　香附五分，醋炒　抚芎四分　焦三仙各二钱　羚羊七分　灯心二子
引用鲜青果十个，研

四月初六日，张仲元、戴家瑜请得皇太后脉息左关沉弦，左寸关沉滑。肝胃欠畅，消化较慢，食后发倦，有时嘈杂。谨拟调中畅脾之法调理。

党参八分　焦于术六分　香附五分，醋炙　抚芎四分　麦冬三钱，去心　溏瓜蒌三钱，研　焦三仙各二钱　羚羊七分
引用鲜青果十个，研

四月初七日，张仲元、戴家瑜请得皇太后脉息左关沉弦，右寸关滑而有力。气道欠调，胃肠结热，食后嘈杂，咽干口燥。谨拟调胃承气汤调理。

酒军一钱五分　元明粉一钱　甘草八分
引用荸荠五个，去皮研

【参考】 此方于调胃承气汤中加荸荠，是为“咽干口燥”而用，荸荠甘寒，可治咽喉肿痛。《温病条辨》五汁饮中用之，治太阴温病口渴甚；《古方选注》雪羹用之，治“肝经热厥”；《本经逢源》则谓可治“痞积”。

四月初八日酉刻，张仲元、戴家瑜请得皇太后脉息左关沉弦，右寸关滑而有力。肝胃欠和，食后嘈杂，消化较慢。谨拟和中滋胃之法调理。

黄精二钱，研 麦冬二钱，去心 地骨皮二钱 瓜蒌三钱，研 谷芽三钱，炒 灯心二子

引用荸荠三个，切片

四月初九日，张仲元、戴家瑜请得皇太后脉息左关沉弦，右寸关沉滑。肝胃欠和，消化较慢，食后嘈杂，眼目不爽。谨拟益气和肝之法调理。

人参须五分 麦冬三钱，去心 瓜蒌三钱，研 地骨皮二钱 谷芽三钱，炒 桔梗一钱

引用灯心二子

四月初十日，老佛爷清肺利咽之法。

瓜蒌三钱，研 麦冬三钱，去心 桔梗二钱 灯心二子 桑叶二钱 菊花二钱 荷蒂七个

水煎温服。

四月十四日，戴家瑜请得皇太后脉息左关弦缓，右关滑缓。肝胃不和，消化较慢，食后作嘈，眼目不爽。谨拟益气调肝和胃之法调理。

党参一钱 羚羊八分 霜桑叶三钱 谷芽三钱，炒 瓜蒌三钱，研

引用灯心二子

四月十六日申刻，张仲元、戴家瑜请得皇太后脉息左关沉弦，右寸关滑而稍紧。脾胃欠和，消化较慢，食后作嘈，眼目不爽。谨拟畅脾和中之法调理。

党参一钱 朱茯神二钱 焦于术五分 广皮一钱 谷芽一钱五分，炒 甘草五分

引用鲜青果三个，研

四月十八日，张仲元、戴家瑜请得皇太后脉息左关沉弦，右寸关沉滑。脾胃欠调，消化较慢，食后发嘈，眼目不爽。谨拟畅脾调中之法调理。

党参一钱五分 朱茯神二钱 壳砂八分，研 焦三仙各三钱 瓜蒌三钱，研 醋香附一钱五分

引用荷叶一角

四月十九日，张仲元、戴家瑜请得皇太后脉息左关沉弦，右寸关沉滑。肝胃欠调，消化较慢，食后嘈杂，眼目不爽。谨拟畅脾清肝之法调理。

党参一钱五分 朱茯神二钱 谷芽三钱，炒 瓜蒌三钱，研 菊花二钱 霜桑叶二钱 醋香附一钱五分

引用灯心二子

本方加羚羊六分。

四月二十日，张仲元、戴家瑜请得皇太后脉息左关沉弦，右寸关沉滑。肝胃欠调，消化较慢，食后嘈杂，眼目不爽。谨拟畅脾清肝之法调理。

党参一钱五分 朱茯神二钱 菊花二钱 霜桑叶二钱 香附一钱五分，醋炙 焦三仙各二钱 羚羊四分 炒杭芍一钱五分

引用灯心二子

四月二十一日，张仲元、戴家瑜请得皇太后脉息左关沉弦，右寸关沉滑。肝胃欠和，食后嘈杂，眼目不爽。谨拟畅脾清肝之法调理。

党参一钱 朱茯神二钱 麦冬三钱，去心 甘菊花二钱 香附一钱五分，醋炙 焦三仙各二钱 羚羊四分 杭芍一钱五分，炒

引用灯心二子

四月二十二日，张仲元、戴家瑜请得皇太后脉息左关沉弦，右寸关沉滑。肝胃欠和，食后嘈杂，眼目不爽。谨拟照原方调理。

党参一钱　朱茯神二钱　麦冬三钱，去心　甘菊花二钱　香附一钱五分，醋炙　焦三仙各二钱　羚羊四分　杭芍一钱五分，炒

引用灯心二子

四月二十三日酉刻，张仲元、戴家瑜请得皇太后脉息左关稍弦，右寸关沉滑。胃气欠调，食后嘈杂，眼目不爽。谨拟畅达脾胃之法调理。

溏瓜蒌三钱，研　香附一钱五分，醋炙　干银花一钱　谷芽三钱，炒　一捻金一钱二分，后煎　麦冬三钱，去心

引用鲜青果五个，研

四月二十五日，张仲元、戴家瑜请得皇太后脉息左关稍弦，右寸关沉滑。胃气欠和，消化较慢，停饮头眩。谨拟和中化饮之法调理。

茯苓三钱　化橘红一钱　泽泻一钱五分　谷芽三钱，炒　菊花二钱　竹茹一钱

引用鲜青果五个，研

四月二十六日，张仲元、戴家瑜请得皇太后脉息左关稍弦，右寸关沉滑。肝胃欠和，消化较慢，食后嘈杂，眼目不爽。谨拟益气和肝之法调理。

人参八分　麦冬二钱，去心　北五味五分　羚羊六分　谷芽三钱，炒

引用鲜银花一钱

【参考】 本方生脉散加羚羊、谷芽、鲜银花，清补兼施，颇有特色。按古方生脉散加陈皮、炙甘草为五味子汤，可治肺虚少气；加黄耆及甘桔汤为补气汤，治自汗怔忡；加茯神、远志、木通，为茯神汤，宁心止咳，皆另有所用。

四月二十七日，张仲元、戴家瑜请得皇太后脉息左关稍弦，右寸关沉滑。肝胃欠和，消化较慢，食后嘈杂，头晕不爽。谨拟益气和肝之法调理。

人参八分　麦冬二钱，去心　北五味五分　茯神三钱　泽泻一钱　谷芽三钱，炒

引用羚羊六分

四月二十八日，张仲元、戴家瑜请得皇太后脉息左关稍弦，右寸关沉滑。肝胃欠和，稍有饮滞，食后嘈杂，头晕不爽。谨拟调中化饮之法调理。

茯苓二钱　猪苓二钱　泽泻二钱　生于术八分　人参五分

引用焦三仙各二钱

四月二十九日，张仲元、戴家瑜请得皇太后脉息左关稍弦，右寸关沉滑。肝胃欠和，稍有饮滞，食后嘈杂，头晕不爽。谨拟调中化饮之法调理。

人参五分　茯苓二钱　泽泻二钱　猪苓二钱　生于术八分

引用焦三仙各二钱

四月三十日，张仲元、戴家瑜请得皇太后脉息左关稍弦，右寸关沉滑。肝气欠调，运化较慢，食后嘈杂，头晕不爽。谨拟调肝和中之法调理。

人参五分　茯苓二钱　泽泻二钱　香附一钱五分，醋炙　抚芎一钱　瓜蒌三钱，研

引用谷芽三钱，炒

五月初二日，张仲元、戴家瑜请得皇太后脉息左关稍弦，右寸关沉滑。肝气欠调，运化迟滞，食后嘈杂，头目不爽，谨拟调肝和中之法调理。

人参五分　茯神二钱　香附一钱五分，醋炙　瓜蒌三钱，研　东楂二钱，肉　谷芽三钱，炒

引用广皮六分

五月初三日，张仲元、戴家瑜请得皇太后脉息左关稍弦，右寸关沉滑。肝气欠调，运化迟滞，食后嘈杂，头目不爽。谨拟调肝和中之法调理。

人参五分　茯神二钱　香附一钱五分，醋炙　瓜蒌三钱，研　东楂二钱，肉　谷芽三钱，炒　羚羊六分

引用广皮六分

五月初四日，张仲元、戴家瑜请得皇太后脉息左关稍弦，右寸关沉滑。脾胃欠调，运化迟滞，食后嘈杂，头目不爽。谨拟理脾和中之法调理。

人参五分　北五味五分　麦冬二钱，去心　茯苓二钱　泽泻一钱五分　谷芽三钱，炒　羚羊六分

引用东楂二钱，肉

本方减东楂肉，加瓜蒌三钱，研，人参加三分。

五月初五日，张仲元、戴家瑜请得皇太后脉息左关稍弦，右寸关沉滑。脾胃欠调，运化迟滞，食后嘈杂，眼目不爽。谨拟理脾和中之法调理。

人参五分　茯苓二钱　谷芽三钱，炒　北五味五分　麦冬二钱，去心　泽泻一钱五分　瓜蒌三钱，研　羚羊六分

引用霜桑叶一钱五分

五月初六日，张仲元、戴家瑜请得皇太后脉息左关稍弦，右寸关沉滑。肝胃欠和，运化迟滞，食后嘈杂，眼目不爽。谨拟清肝和中之法调理。

瓜蒌三钱，研　通草一钱　霜桑叶一钱五分　泽泻一钱五分　云苓二钱　谷芽三钱，炒

引用鲜银花一钱五分

五月初七日，张仲元、戴家瑜请得皇太后脉息左关稍弦，右寸关沉滑。肝胃欠和，运化迟滞，食后嘈杂，头目不爽。谨拟清肝和中之法调理。

瓜蒌三钱，研　霜桑叶一钱五分　甘菊花一钱　谷芽三钱，炒　茯苓二钱　泽泻一钱五分

引用鲜银花一钱五分

五月初八日，张仲元、戴家瑜请得皇太后脉息左关稍弦，右寸关沉滑。肝胃欠和，运化迟滞，食后嘈杂，头目不爽。谨拟清肝和中之法调理。

瓜蒌三钱，研　霜桑叶一钱五分　甘菊花一钱　谷芽三钱，炒　茯苓二钱　泽泻一钱五分　橘红八分，署内

引用鲜银花一钱五分

初九日，照原方。

五月初九日，老佛爷清肝和中之法。

霜桑叶一钱五分　甘菊花一钱　羚羊八分　谷芽三钱，炒　橘红八分，署内　鲜银花一钱五分

引用鲜青果十个，研

五月初九日未刻，张仲元、戴家瑜请得皇太后脉息左关稍弦，右寸关沉滑。肝胃欠和，运化迟滞，总由清阳不升所致。谨拟益气升清之法调理。

人参五分　五味子五分　麦冬二钱，去心　谷芽三钱，炒　甘菊花二钱　霜桑叶二钱　橘红八分，署内　羚羊八分

引用鲜荷叶半张，切碎

【参考】 橘红用署内者，指进药时署明内廷专用之上品。

五月初十日，张仲元、戴家瑜请得皇太后脉息左关稍弦，右寸关沉滑。肝胃欠和，运化迟滞，总由清阳不升所致。谨拟益气升清之法调理。

麦冬二钱，去心　瓜蒌三钱，研　谷芽三钱，炒　香附一钱五分，醋炙　羚羊五分　甘菊花二钱　橘红六分，署内　鲜青果七个，研

引用鲜银花一钱五分

五月十一日，张仲元、戴家瑜请得皇太后脉息左关稍弦，右寸关沉滑。脾胃欠和，运化迟滞，清阳不升，口干津少。谨拟益气生津之法调理。

人参须一钱　五味子六分　麦冬二钱，去心　谷芽三钱，炒　瓜蒌三钱，研　生杭芍一钱五分　羚羊五分　鲜青果七个，研

引用乌梅二个

五月十二日，张仲元、戴家瑜请得皇太后脉息左关稍弦，右寸关沉滑。脾胃欠和，运化迟滞，清阳不升，口干津少。谨拟照原方调理。

人参须一钱　五味子六分　麦冬二钱，去心　谷芽三钱，炒　瓜蒌三钱，研　生杭芍一钱五分　羚羊五分　鲜青果七个，研

引用乌梅二个

五月十三日，张仲元、戴家瑜请得皇太后脉息左关稍弦，右寸关沉滑。脾胃欠和，运化较慢，口干津少。谨拟补中益气之法调理。

人参须五分　党参一钱　五味子六分　麦冬二钱，去心　生杭芍一钱五分　谷芽三钱，炒　鲜青果七个，研　鲜银花一钱五分

引用乌梅一个

五月十四日，张仲元、戴家瑜请得皇太后脉息左关稍弦，右寸关沉滑。肝胃欠和，运化较慢，口干津少。谨拟和中轻清之法调理。

霜桑叶一钱五分　甘菊花一钱五分　生杭芍一钱　谷芽三钱，炒　瓜蒌三钱，研　枸杞子一钱　鲜青果五个，研

引用灯心二子

五月十五日，老佛爷钩藤钩一钱。

【参考】 本品为茜草科常绿木质藤本植物钩藤，息风止痉，清肝热，平肝阳有效，可治头晕目眩。现用于高血压病人上述症状有效。所含钩藤硷有镇静作用，对实验动物癫痫反应有效。

五月十六日，老佛爷骨碎补二两，铜刀切碎，瓦锅慢火炒黑为面，照常擦牙，久之吐出，咽下亦可。

【参考】 此药《本草拾遗》为胡猻姜，《开宝本草》为石庵兰，入肝肾二经，补肾活血，可治肾虚牙痛。其酒浸剂治鸡眼有效。

五月十六日，老佛爷加味三仙饮。

焦二仙各二钱　竹叶一钱　羚羊一钱　青果七个，研　银花二钱

水煎温服。

五月十六日，张仲元、戴家瑜请得皇太后脉息左关稍弦，右寸关沉滑。肝胃有热，口干津少，消化较慢，头目不爽。谨拟和中轻清之法调理。

银花二钱　霜桑叶一钱五分　瓜蒌三钱，研　焦三仙各二钱　麦冬三钱，去心　鲜青果七个，研

引用灯心二子

五月十七日，张仲元、戴家瑜请得皇太后脉息左关稍弦，右寸关沉滑。脾胃欠和，消化较慢，口干津少，头目不爽。谨拟和中轻清之法调理。

西洋参八分　麦冬三钱，去心　瓜蒌三钱，研　银花二钱　谷芽三钱，炒　鲜青果七个，研

引用灯心二子

五月十八日，张仲元、戴家瑜请得皇太后脉息左关稍弦，右寸关沉滑。脾胃欠和，消

化较慢，口干津少，头目不爽。谨拟和中轻清之法调理。

洋参八分　麦冬三钱，去心　瓜蒌三钱，研　银花三钱　厚朴花五分　谷芽三钱，炒

引用鲜青果七个，去尖研

五月十九日，张仲元、戴家瑜请得皇太后脉息左关稍弦，右寸关沉滑。脾胃欠和，消化较慢，口干津少，头目不爽。谨拟照原方调理。

洋参八分　麦冬三钱，去心　瓜蒌三钱，研　银花三钱　厚朴花五分　谷芽三钱，炒

引用鲜青果七个，去尖研

五月二十日，张仲元、戴家瑜请得皇太后脉息左关稍弦，右寸关沉滑。脾胃欠和，消化较慢，口干津少，头目不爽。谨拟照原方调理。

洋参八分　麦冬三钱，去心　瓜蒌三钱，研　银花三钱　厚朴花五分　谷芽三钱，炒

引用鲜青果七个，去尖研

二十一日照原方加灯心二子，竹叶二钱。

五月二十二日，老佛爷金银花三钱，竹叶二钱，灯心三子，水煎代茶。

五月二十二日，黑大豆，醋煮去豆，煎稠染发。

【参考】 黑大豆即《肘后方》之乌豆，据报道，所含大豆黄酮及染料木素(水解产物)均有雌激素样作用，小鼠每天口服 2.5 克共六天，测子宫重量，其作用强度为染料木素：鹰嘴豆芽素 A：大豆黄酮，为 1.5：1.0：0.4。具活血、利水、祛风、解毒作用。

五月二十二日，张仲元、戴家瑜请得皇太后脉息左关稍弦，右寸关沉滑。脾胃欠和，消化较慢，口干津少，头目不爽。谨拟理脾调中之法调理。

瓜蒌三钱，研　广皮一钱　麦冬三钱，去心　银花三钱　谷芽三钱，炒　厚朴花五分

引用鲜青果七个，去尖研

五月二十三日，张仲元、戴家瑜请得皇太后脉息左关稍弦，右寸关沉滑。肝胃欠和，消化较慢，口津少干，时作头眩。谨拟轻清和中之法调理。

菊花二钱　桑叶二钱　银花二钱　瓜蒌三钱，研　麦冬三钱，去心　谷芽三钱，炒　橘红八分，署内

引用鲜青果七个，去尖研

五月二十四日，张仲元请得皇太后脉息左关稍弦，右寸关沉滑。肝胃欠和，消化较慢，有时嘈杂，头目不爽。谨拟益气生津之法调理。

人参须四分　五味子五分　麦冬三钱，去心　银花二钱　谷芽三钱，炒　瓜蒌三钱，研

引用鲜青果七个，去尖研

五月二十五日，张仲元请得皇太后脉息左关稍弦，右寸关沉滑。脾胃欠调，消化迟滞，时作嘈杂，头目不爽。谨拟调中清化之法调理。

麦冬三钱，去心　五味子五分　银花二钱　瓜蒌三钱，研　焦三仙各二钱　鲜青果七个，去尖研　广皮一钱

引用灯心三子

五月二十七日，张仲元请得皇太后脉息左关稍弦，右寸关沉滑。脾胃欠调，消化迟滞，时作嘈杂，头目不爽。谨拟调中清化之法调理。

麦冬三钱，去心　五味子五分　瓜蒌三钱，研　银花二钱　广皮一钱　焦三仙各二钱

引用鲜青果七个，去尖研

五月二十七日，老佛爷木通一钱五分，路路通三个。

五月二十八日，张仲元请得皇太后脉息左关稍弦，右寸关沉滑。脾胃欠和，消化较慢，食后嘈杂，头目不爽。谨拟益气和中之法调理。

人参须五分　麦冬三钱，去心　五味子五分　银花二钱　谷芽三钱，炒　菊花一钱五分　鲜青果七个，去尖研

引用鲜荷叶一角

五月二十九日，张仲元请得皇太后脉息左关稍弦，右寸关沉滑。脾胃欠和，消化较慢，食后嘈杂，头目不爽。谨拟益气和中之法调理。

人参各三分，代须　麦冬三钱，去心　五味子五分　银花二钱　谷芽三钱，炒　菊花一钱五分　鲜青果七个，去尖研

引用鲜荷叶一角

六月初二日，张仲元请得皇太后脉息左关弦滑，右寸关沉滑。胃气欠调，消化迟滞，食后嘈杂，头目不爽。谨拟调中畅脾之法调理。

瓜蒌三钱，研　菊花二钱　银花二钱　麦冬三钱，去心　焦三仙各二钱　槟榔一钱五分　广皮一钱　白蔻五分，研

引用鲜青果七个，去尖研

六月初二日，老佛爷炒谷芽二钱，生槟榔二钱，水煎代茶。

六月初二日，治发落不生方。

合欢木灰二合　墙衣五合　铁精一合　水萍末二合

研匀，用桂花油调涂，一夜一次。

【参考】 合欢木安神解郁，具活血作用，含甙、鞣质及皂甙，成灰后之功用如何，不得而知。水萍即浮萍，《本经》载可“长须发”《名医别录》载“以沐浴生毛发”；《尔雅》名为苹，《本草拾遗》稻为水萍子。

六月初二日，夜合枝酒。

夜合枝五两，生锉　柏枝五两，生锉　槐枝五两，生锉　桑枝五两，生锉　石榴枝五两，生锉　糯米五升　黑豆五升　羌活二两　防风五钱　细曲七斤半

先以水五斗，煎五枝，取二斗五升，浸米豆，蒸熟入曲，与防风、羌活如常酿酒法封三、七日，压汁，每饮五合，勿过醉致吐，常令有酒气也。治中风挛缩。

【参考】 本方集诸枝以通络，合羌活、防风共成活血祛风通络之效用，酒剂以加强药效，治中风挛缩如面风、肢麻、身痛当有效。夜合枝皮含夜合花碱(magnoeodine)、千金藤碱(stephanine)及木兰花碱(magnoflorine)等。桑枝，《本事方》单味治风热臂痛；《景岳全书》桑枝膏治筋骨酸痛、四肢麻木；《圆经本草》谓可治“四肢拘挛”。实验研究有降压作用，其浸出液对家兔及绵羊有明显之养毛功效。其余诸枝，于跌打损伤时亦用之。

六月初三日，张仲元、戴家瑜请得皇太后脉息左关稍弦，右寸关沉滑。脾胃欠和，运化迟滞，食后嘈杂，头目不爽。谨拟益气和中之法调理。

人参八分　生于术七分　麦冬三钱，去心　五味子五分　云苓一钱五分　银花二钱　菊花二钱　谷芽三钱，炒　广皮一钱　甘草六分

引用鲜青果七个，去尖研

六月初四日，臣陈秉钧请得皇太后脉左细而弦，属营不养肝，肝阳扰中，右部之脉所以浮大不平，关部少冲和之气，因之脘宇嘈杂欠和，时平时起，无非营虚生热，热则化风，头蒙微晕，目眶垂重，近复卧不安神，口燥引饮，皆由厥阴冲克，及于胃，而扰于心，则心阴早为不足，胃液渐为内亏。谨拟养肝体而柔肝用、佐增液以和胃安神以济心。

西洋参一钱五分　霍石斛三钱　制丹参三钱　寸麦冬一钱五分，辰砂拌　抱茯神三钱　炙甘草三分　北秫米一钱五分　煅苍龙齿一钱五分　新会白一钱　半夏一钱五分，盐水制　杭菊花一钱　双钩藤三钱

引用鲜荷叶一角　红枣三枚

【参考】 此方养阴益气，和胃安神，平肝明目，配伍较好；于高血压病而阴虚阳亢者宜，略有气虚者亦宜。

六月初四日，张仲元、戴家瑜请得皇太后脉息左关稍弦，右寸关沉滑。运化迟滞，食后嘈杂，头目不爽，良由清阳不升，胃气壅滞使然。谨拟轻清和胃之法调理。

人参五分，代须 麦冬三钱，去心 五味子五分 银花二钱 谷芽三钱，炒 壳砂七分，研 瓜蒌三钱，研 菊花二钱

引用鲜青果七个，去尖研

六月初五日，张仲元、戴家瑜请得皇太后脉息左关稍弦，右寸关沉滑。运化迟滞，食后嘈杂，头目不爽，总缘阳气郁遏，阻滞胃气所致。谨拟轻扬调中之法调理。

沙参二钱 麦冬三钱，去心 五味子五分 银花二钱 钩藤三钱 菊花二钱 法制半夏一钱，研 谷芽三钱，炒

引用生牡蛎三钱

六月初五日，臣陈秉钧请得皇太后脉左细涩较起，尚有弦象，右部浮大稍平，仍复带弦。合脉蕃证，肝为生生之本；昔贤云：肝体阴而用阳，肝之证借营血为养，肝之用偏气火为多，脘宇嘈杂之恙，都由厥阴不和，中焦正当其衡。考脾喜刚燥，胃喜柔润，脾不为胃而行津液，胃阴为虚，肝阴为炽，此嘈杂之所由来也。早有面部跳动，其肝之由气化风，由风化热，相因相并，气为横攻，震动有声，气为上扰，发嗳频仍，至于肢倦目重，头晕耳响，亦属木旺中亏所致。谨拟调气不用燥烈、和营不用滋腻。

西洋参一钱五分 杭菊花一钱五分 抱茯神三钱，辰砂拌 半夏一钱五分，盐水制 双钩藤三钱 龙齿一钱五分，煅 北秫米一钱五分 寸麦冬一钱五分 霍石斛三钱 远志肉一钱五分 川杜仲二钱，盐水炒 新会络一钱五分

引用鲜荷叶一角 红枣三枚 竹茹一钱五分 用玫瑰花一朵，泡汤炒

六月初六日，张仲元、戴家瑜请得皇太后脉息左关稍弦，右寸关沉滑。运化尚滞，食后嘈杂，头目不爽，良由阳气郁遏，阻滞胃气使然。谨拟轻扬调中之法调理。

人参郁五分 双钩藤三钱 煅龙齿一钱 菊花二钱 五味子五分 谷芽三钱，炒 银花二钱 麦冬三钱，去心

引用生杭芍一钱 合欢皮二钱

六月初六日，臣陈秉钧请得皇太后脉寸关涩象渐起，细而带弦，右部关上尚见滑弦，仍欠冲和之气。大致厥阴为起病之源，脾胃为受病之所，嘈杂见减，饱嗳频仍，寤寐尚和，胸胁震响，由于营阴郁热未除，气分微见虚弱，背间忽凉忽热，牵引臂部，两目垂重，肢节软倦，头有微晕，耳有金声，总覈病情，谨拟培脾胃之气、养肝木之阴调理。

人参须一钱 杭白芍一钱五分 归身二钱，炒 半夏一钱五分，盐水制 川杜仲二钱，盐水炒 抱茯神三钱，辰砂拌 寸麦冬一钱五分，去心 桑寄生三钱 煅龙齿一钱五分 白蒺藜三钱，去刺 霍石斛三钱 新会白一钱

引用竹茹一钱五分 玫瑰花一朵，泡汤炒 红枣三枚

六月初七日，张仲元、戴家瑜请得皇太后脉息左关稍弦，右寸关沉滑。运化尚滞，令后嘈杂，头目不爽，总由阳气郁遏，阻滞胃气所致。谨拟轻清和中之法调理。

人参须五分 双钩藤三钱 菊花二钱 银花二钱 五味子五分 谷芽三钱，炒 杭芍一钱 桑叶一钱五分

引用金石斛二钱 合欢皮二钱

本方加西洋参一钱，抱茯神三钱，辰砂拌，橘叶七片，竹茹一钱五分，玫瑰花一朵泡汁炒。

六月初七日，臣陈秉钧请得皇太后左脉弦涩渐减，右之关部较平，尚见滑象。以脉详证，肝之有余在气，肝之不足在营，营气不和，见证较多。气为火则嘈杂未除，尚觉口干，营生风则耳有金声，微见头晕。凡厥阴冲突，胃受之，脘宇发嗳，胸胁攻响；脾受之，两

目涩重，肢节酸倦。考脾为湿土，胃为阳土，谨拟和脾，主以甘温，养胃，主以甘润。正合经云：肝苦急，急食甘以缓之。

人参须八分　寸麦冬一钱五分，去心　西洋参一钱　半夏一钱五分，盐水炙　霍石斛三钱　白蒺藜三钱，去刺　抱茯神三钱，辰砂拌　钩藤勾三钱，后入　煅苍龙齿一钱五分　川杜仲三钱，盐水炒　生白芍一钱五分

引用橘叶七片　桑寄生三钱　竹茹一钱五分　玫瑰花一朵，泡汁炒

六月初八日，臣陈秉钧请得皇太后脉左三部弦象渐平，右关浮大亦减。以脉论证，肝之性主条畅，郁则为病；肝之本藉滋清，燥则亦病。肝之为郁为燥，营卫必致偏胜，经络之间忽凉忽热，由背及臂屈伸不甚舒展，遂至胃阴亏，当脘嘈杂；脾阳虚，两目重倦。气为扰则堵满发嗳，风内生则清空蒙晕，种种证情。考厥阴刚脏，以柔养之，中焦宗气，以甘缓之。谨拟调气和营两为照顾。

人参须八分　抱茯神三钱，辰砂拌　西洋参八分　远志肉一钱五分　法半夏一钱五分　川杜仲三钱，盐水炒　寸麦冬一钱五分　生白芍一钱五分　佛手柑七分　制丹参二钱　白蒺藜三钱，去刺　谷麦芽各二钱，炒

引用橘叶七片　桑寄生三钱　竹茹一钱五分　玫瑰花一朵，泡汁炒

六月初九日，张仲元、戴家瑜请得皇太后脉息左关弦而稍数，右寸关沉滑。阳气郁遏，阻滞胃气，运化不快，食后嘈杂，头目不爽。谨拟轻清和中之法调理。

生杭芍一钱　菊花二钱　银花二钱　双钩藤三钱　五味子五分　桑叶一钱五分　竹茹一钱　谷芽三钱，炒

引用广皮一钱

六月初十日，戴家瑜请得皇太后脉息左关弦而稍数，右寸关沉滑。肝胃欠和，运化迟慢，头目不爽，食后嘈杂。谨拟轻清和中之法调理。

菊花一钱五分　银花二钱　双钩藤三钱　五味子五分　桑叶一钱五分　竹茹一钱　霍石斛二钱　谷芽三钱，炒

引用生杭芍一钱

六月十一日，李德源、戴家瑜请得皇太后脉息左关弦缓，右寸关滑而近数。脾胃运化迟慢，湿气下行，以致作泻，腹中微痛。谨拟益气理脾之法调理。

人参六分，参须各半　生于术八分　云苓二钱　甘草五分　谷芽二钱，炒　扁豆三钱，炒　莲肉三钱，研　山药三钱

引用灯心一子

本方生于术减二分。

六月十二日未刻，李德源、戴家瑜请得皇太后脉息左关弦缓，右寸关滑缓。脾胃运化迟滞，湿气下行，仍作泄泻。谨拟益气理脾之法调理。

人参六分　党参一钱　生于术八分　茯苓二钱　谷芽二钱，炒　扁豆三钱，炒　莲肉三钱，研　山药三钱　甘草五分

引用伏龙肝三钱　灯心一子

本方谷芽加一钱，山药减一钱，党参减二分。

六月十三日，张仲元、李德源、戴家瑜请得皇太后脉息左关弦缓，右关滑缓。肠胃欠调，湿气未净，泄泻虽减，未能如常，口苦而渴，身肢觉倦。谨拟益气理脾利湿之法调理。

人参六分　党参一钱五分　生于术各五分，炒　茯苓三钱　抱茯神二钱　猪苓二钱　谷芽三钱，炒　扁豆三钱　薏苡仁三钱，炒　广皮一钱　五味子五分

引用益元散二钱，煎

六月十四日，张仲元、李德源、戴家瑜请得皇太后脉息左关沉弦，右寸关滑缓。肠胃

未和，湿气未净，口苦而渴，尚作泄泻，今议用理脾分利之法调理。

人参六分　党参一钱五分　生、炒于术各五分　茯苓三钱　猪苓二钱　泽泻二钱　车前子三钱，包煎　扁豆三钱，炒　茅术八分　广皮一钱　甘草五分

引用五味子五分

六月十四日酉刻，张仲元、李德源请得皇太后脉息左关沉弦，右寸关滑缓。精神如常，谷食尚可，惟肠胃未和，湿气未净，口苦而渴，腹中有时微疼，泻时稍觉下坠。今议用理脾和中分利之法调理。

人参六分　党参一钱五分　生、炒于术各五分　茯苓三钱　猪苓二钱　泽泻二钱　车前子三钱，包煎　扁豆三钱　茅术八分　广皮一钱五分　杭芍一钱五分，炒　甘草一钱

引用五味子五分　鲜青果十个，去尖研

六月十六日，张仲元、李德源谨拟老佛爷熏洗药方。

广皮六钱　石榴皮四钱　蛇床子八钱　升麻三钱　银花四钱　白芷三钱　蕲艾八钱　甘草八钱

水煎，滤去渣，熏洗。

【参考】 此方熏洗，重用蛇床子及蕲艾。按蛇床子即《本经》之蛇米，《广雅》之蛇粟。功能温肾助阳，祛风燥湿杀虫，治女子带下阴痒，子宫寒冷不孕，男子阳萎及阴囊湿疹，以及风湿痹痛，均效。今人以之治滴虫性阴道炎，取得一定效果。《方脉正宗》称善治白带之因于寒湿者；《金匮要略》蛇床子散则用治妇人阴寒，为温阴中坐药。蛇床子乙醇提取物，能延长去势鼠之动情期，卵巢及子宫重量增加，有激素样作用。艾叶亦治带下疥癣等；《本草汇言》用治妇人带下淋沥。其他诸药或酸收，或解毒，或升提，或祛风；故分析此方以治西太后妇科病白带多可能性最大，治关节疾患可能性小。

六月十六日，张仲元、李德源、戴家瑜请得皇太后脉息左关沉弦，右寸关滑缓。肠胃未和，湿滞未净，是以泻泄不爽，腹中微疼，气滞后重，口中粘渴，食后觉嘈。今议用和中分利之法调理。

党参一钱　生、炒于术各五分　茯苓三钱　杭芍三钱，炒　葛根一钱五分　东楂肉三钱　广皮一钱五分　生甘草一钱

引用黑糖四钱，煎

本方减葛根、黑糖，加益元散二钱，煎，鲜青果十个，去尖研。

六月十七日，张仲元、李德源、戴家瑜请得皇太后脉息左关沉弦，右寸关滑缓。肠胃未和，湿滞未净，以致腹中微疼，即觉下泻，口苦而渴，食后嘈杂。今议用和中分利之法调理。

党参一钱　生、炒于术各五分　茯苓三钱　橘红一钱，署内　杭芍二钱，炒　东楂肉三钱　扁豆三钱　益元散二钱，煎

引用鲜青果十个，去尖研

六月十八日，张仲元、李德源、戴家瑜请得皇太后脉息左关弦缓，右寸关滑缓。肠胃渐和，湿滞见轻，惟食后嘈杂，口苦作渴。今议用调脾和中之法调理。

党参一钱　生、炒于术各五分　茯苓三钱　橘红一钱，署内　扁豆三钱　谷芽三钱，炒　猪苓一钱五分　甘草六分

引用龙眼肉五个

六月十九日，张仲元、李德源、戴家瑜请得皇太后脉息左关弦缓，右寸关滑缓。肠胃渐和，惟食后嘈杂，头目不爽。今议用四君子汤加味调理。

党参一钱　生于术八分　茯苓二钱　甘草五分

引用竹茹八分

六月二十日，张仲元、李德源、戴家瑜请得皇太后脉息左关弦缓，右寸关滑缓。肠胃渐和，运化迟滞，食后嘈杂，头目不爽。谨拟调脾和胃之法调理。

人参六分　生于术八分　茯苓二钱　金石斛二钱　谷芽三钱，炒　甘草五分

引用鲜荷叶半张

六月二十一日，张仲元、李德源、戴家瑜请得皇太后脉息左关弦缓，右寸关滑缓。肠胃渐和，运化迟滞，食后嘈杂，头目不爽。谨拟调脾和胃之法调理。

人参六分　生于术八分　茯苓二钱　金石斛二钱　谷芽三钱，炒　甘草五分　鲜桑枝二钱

引用鲜荷叶半张

六月二十二日，张仲元、李德源、戴家瑜请得皇太后脉息左关弦缓，右寸关滑缓。中气欠和，运化迟滞，食后嘈杂，头目不爽。谨拟调脾和中之法调理。

人参五分，须三分　生于术八分　茯苓二钱　金石斛二钱　谷芽三钱，炒　五味子五分　甘草五分

引用鲜桑枝二钱

六月二十三日，张仲元、李德源、戴家瑜请得皇太后脉息左关弦缓，右寸关滑缓。肝胃欠和，运化迟滞，食后嘈杂，头目不爽。谨拟升降清浊之法调理。

人参须共五分　茯苓二钱　柴胡六分，醋炒　姜连五分，研　谷芽三钱，炒　甘草六分

引用夏枯草二钱

二十四日，照原方加鲜荷梗一尺。

六月二十五日，张仲元、李德源、戴家瑜请得皇太后脉息左关弦缓，右寸关滑缓。肝胃欠和，运化迟滞，食后嘈杂，头目不爽。谨拟升降清浊之法调理。

人参须共五分　茯苓二钱　柴胡六分，醋炒　姜连五分，研　谷芽三钱，炒　白菊花三钱　银花三钱　甘草六分

引用夏枯草二钱　鲜荷梗一尺

六月二十七日，张仲元、李德源、戴家瑜请得皇太后脉息左关弦缓，右寸关滑缓。肝胃欠和，运化迟滞，食后嘈杂，头目不爽。谨拟益气升清之法调理。

人参须五分　麦冬二钱，去心　五味子五分　竹茹一钱　谷芽三钱，炒　地肤子一钱　广皮八分

引用鲜桑枝二钱

六月二十八日，张仲元、李德源、戴家瑜请得皇太后脉息左关弦缓，右关滑缓。肠胃欠和，化湿较慢，食后嘈杂，头目不爽。谨拟益气和中之法调理。

人参须五分　麦冬二钱，去心　五味子五分　广皮八分　地肤子一钱　生于术六分　甘草五分

引用薏苡仁三钱，炒

六月二十九日，李德源、戴家瑜请得皇太后脉息左关弦缓，右关滑缓。肠胃欠和，化湿较慢，食后嘈杂，头目不爽。谨拟益气和中之法调理。

人参须五分　生于术六分　麦冬二钱，去心　五味子五分　谷芽二钱，炒　广皮八分　甘草五分

引用地肤子一钱

六月二十九日，李德源、戴家瑜请得皇太后脉息左关弦缓，右关滑缓。肠胃欠和，化湿较慢，食后嘈杂，头目不爽。谨拟益气和中之法调理。

人参须五分　生于术六分　麦冬二钱，去心　五味子五分　谷芽二钱，炒　广皮八分　甘草五分

引用地肤子一钱

治发槁不泽法：桑根白皮、柏叶各一斤，煎汁，沐之即润。

【参考】 桑根白皮原为泻肺平喘、利水消肿药，含桑皮色烯素、桑皮素等。侧柏叶凉血止血，祛风湿，今人以其鲜者浸泡于百分之六十之酒精中，七天后取液涂擦患处，治斑秃有效。

二药合用，治发槁不泽，或可有助。

七月初三日，老佛爷金银花二钱，菊花二钱，竹茹二钱，灯心三子。

七月初四日，李德源、戴家瑜请得皇太后脉息左关弦缓，右关滑缓。肝脾欠和，化湿较慢，食后嘈杂，头目不爽。谨拟益气和中之法调理。

人参五分 党参一钱 于术六分，老米饭炒 甘草六分 云苓一钱五分 谷芽三钱，炒 银花三钱 菊花三钱 竹茹二钱

引用灯心三子

七月初五日，李德源、戴家瑜请得皇太后脉息左关弦缓，右关滑缓。肝脾欠和，化湿较慢，食后嘈杂，头目不爽。谨拟益气清热之法调理。

人参须各三分 云苓一钱五分 酒连四分，研 甘草五分 谷芽三钱，炒 银花三钱 麦冬二钱，去心 竹茹二钱

引用灯心三子

本方减麦冬。

七月初六日，李德源、戴家瑜请得皇太后脉息左关弦缓，右关滑缓。脾胃欠和，化湿较慢，湿气下行，清阳不升，以致作泻。谨拟益气升清之法调理。

人参须各四分 米蒸于术五分 云苓二钱 甘草六分 谷芽三钱，炒 扁豆三钱，炒 薏苡仁三钱，炒 银花一钱五分

引用鲜荷叶一角

七月初七日，李德源、戴家瑜请得皇太后脉息左关弦缓，右关滑缓。脾胃欠和，化湿较慢，湿气下注渐减，皮肤尚有风湿，谨拟益气除湿之法调理。

人参须六分 米蒸于术五分 云苓二钱 甘草四分 金石斛一钱五分 薏苡仁三钱，炒 银花一钱五分 地肤子一钱五分 谷芽三钱，炒

引用鲜荷叶一角

七月初八日戌刻，戴家瑜请得皇太后脉息左关弦缓，右关滑缓。肝脾欠和，稍有湿热。谨拟清热化湿之法调理。

沙参二钱 金石斛三钱 橘皮八分 淡竹叶二钱 甘草一钱 谷芽二钱，炒 于术五分，荷叶包米蒸 云苓三钱

引用干青果五个，去尖研

七月初九日，照原方。

七月十五日，老佛爷焦三仙各三钱，金石斛三钱，竹茹二钱，干青果七个去尖研。

七月十六日申刻，张仲元、李德源请得皇太后脉息左寸微浮，关部近数，右寸关滑数，肺胃蓄热感寒，以致头闷微疼，鼻流清涕，恶寒发热，口中无味。谨拟清解化热之法调理。

藿香一钱五分 苏叶八分 菊花二钱 桑叶二钱 建曲一钱五分 银花二钱 橘红一钱，署内 益元散二钱，煎

引用鲜荷叶一角

七月十六日，张仲元、李德源请得皇太后脉息左关弦缓，右寸关滑而鼓指。肠胃欠和，稍蓄湿热，身肢发倦，头目不爽。今议用和胃化湿之法调理。

沙参二钱 云苓一钱五分 于术六分，荷叶包米蒸 金石斛一钱 菊花一钱五分 银花一钱 竹茹一钱 谷芽三钱，炒

引用鲜荷叶一角

七月十七日，张仲元、李德源请得皇太后脉息左寸关弦而近数，右关滑而鼓指。肠胃欠和，湿滞下行，以致大关防泻泄，食后嘈杂，身肢较倦。谨拟和胃化湿之法调理。

赤茯苓二钱 橘红八分，署内 菊花一钱五分 银花一钱 谷芽一钱五分，炒 金石斛一钱五分 竹茹一钱 益元散一钱五分，煎

引用鲜荷叶一角，老米汤煎药

七月十八日，张仲元、李德源请得皇太后脉息左寸关弦而近数，右关沉滑。胃气欠和，食后嘈杂，头目不爽。谨拟轻扬和胃之法调理。

菊花一钱五分 银花一钱 竹茹一钱 金石斛一钱五分 橘红八分，署内 谷芽二钱，炒

引用益元散一钱五分，煎

七月十八日，臣施焕请得皇太后脉右关滑，左关燥，寸尺均平。脉本寿征，惟标象现有暑湿，脾胃未和，肝有微风，所以每食必发燥思饮，饮则脾湿受困，上见眼皮不舒，下必泄水，腹不疼，肝窍在目，因泪生风，偏注于左，从左眼角以至承浆旁间有跳动，宜和肝胃以祛风，理脾湿以解暑。谨拟药味上呈。

茅术炭一钱五分 制厚朴八分 杭白芍二钱 云茯苓三钱 薄荷梗五分，去叶 猪苓一钱五分 白术二钱 陈皮八分 生甘草八分 玉竹二钱

引用鲜扁豆花十朵

九月十八日，张仲元、李德源、戴家瑜请得皇太后脉息左关弦缓，右寸关沉滑。胃气壅滞，脾元不畅，阻遏清阳，以致浊气在上，头闷目倦，鼻涕带红，食后嘈杂，身肢力软。谨拟轻扬肺胃之法调理。

霜桑叶一钱五分 甘菊花二钱 神曲一钱五分，炒 葛根一钱 谷芽一钱五分，炒 金石斛二钱

引用荷叶一钱

九月十九日，臣施焕请得皇太后脉左部缓，右关弦滑有力，寸尺平。食后四钟余发嘈，夜间胃脘有燥辣酸气，饮略多则右胁下如有声。金匮云：水走肠间，沥沥有声，谓之痰饮。交子刻后平者，天开于子，一阳来复，凡饮邪湿燥无不为之消融，所以酸辣诸逆，均得一鼓荡平。按法仍当调胃阳以消饮，理脾气以驱湿为治。谨拟上呈。

西洋参三钱 玉竹二钱 白蔻壳一钱，水蒸 麦冬二钱，去心 包法夏木一钱 云茯苓三钱 藿香梗一钱，水蒸 佛手一钱，蜜蒸 淮山药三钱，砂仁末炒 炙甘草一钱 神曲炭一钱五分，金石斛水炒

引用干佩兰梗一钱，以生姜汁水各半蒸透

七月十九日，臣施焕请得皇太后脉左关弦滑，右关浮中沉去来不匀，脾为湿困，肝有微风，胃与脾为表里，脾困则胃气亦不和，脾又为肺母，脾困则肺气亦欠舒，所以鼻息有通有阻。欲化肝风，当先理肺气，欲益肺气，仍当先调脾胃，欲调脾胃，则仍当醒脾利水；惟佩兰清香不散，利水除陈气醒脾，治消渴不寒不燥，能舒能和；古人取兰为王者，香之义，即所解为国为民之思郁也。谨请燕居处各置多盆，使气相感，气尤易舒，水尤易分，兼用梗和药味，更祛湿以息风。

生于术二钱 杭白芍二钱 鲜佩兰梗六分 葳蕤仁五钱 云茯苓三钱 广陈皮一钱 茅术炭一钱 厚朴花六分 神曲一钱，炒 生甘草一钱 猪苓一钱

引用扁豆花十朵

【参考】 御医施焕提出在西太后“燕居”处置多盆兰花，以舒其“为国为民之思郁”，法虽可取，但西太后之“思郁”岂能称之“为国为民”？

七月二十日，臣施焕请得皇太后脉左关较昨略平，右关滞象未减。脾困不舒，胃气不和，食后逾时发燥，夜寐不安，间有伸气带酸，此胃当降而少降也，待气伸后，又发饿与眼皮重并泄，此脾当升而少升也，调和之法，宜从升降中兼消益品，分选配方，谨拟药味上呈。

生沙参二钱 云茯苓三钱 生小于术一钱五分，连皮用 佩兰梗八分 白芍一钱五分，炒 建泽泻八分 半夏曲一钱五分 生甘草八分 茅术炭一钱 葳蕤仁二钱，去尖 薏苡仁五钱 广陈皮五分 麦冬一钱，连心

引用厚朴花四分

七月二十一日，臣施焕请得皇太后脉右关弦而滞，左关亦略带弦。每日从辰至戌，胸腹不舒，食后逾时发逆气，脾胃未调，膈膜间尤不免有痰水，是以浊少降而清少升，所喜昨药后，夜寐已较前夜为安，此即胃气有转和之象；又泄水渐少，转为痰涎，是气分中寒热未和，兼脾湿膈痰所致。现当调理升降中并清膈膜，佐以解热益气之品。谨拟药味上呈。

细西洋参一钱 金石斛八分 生于术一钱 杭白芍二钱 佩兰梗八分 川厚朴八分，黄芩水泡 焦薏苡仁五钱 半夏曲一钱五分，黄芩水炒 淡竹叶二钱 生甘草八分 云茯苓三钱

引用鲜姜粗皮八分，不用姜 红枣肉二枚

七月二十二日，臣施焕请得皇太后脉右关弦，力贯尺，左关亦弦，寸尺仍平，左膀筋痛，少阳行身之侧，与面掣相应。足少阳胆本风木，风热兼有木土不和，胃气现热，脾尚未舒，宜清解中兼理脾化风，以去痰湿。谨拟药味上呈。

细西洋参一钱 枯黄芩八分，酒炒 干竹茹二钱 云茯苓二钱 焦薏苡仁四钱 半夏曲二钱，黄芩水泡 生于术一钱 忍冬藤一钱五分，鲜 杭白芍一钱五分 全当归一钱 炙甘草六分 广陈皮六分

引用佩兰梗八分

七月二十二日申刻，张仲元、李德源请得皇太后脉息左关弦缓，右寸微浮，关部近数。胃阳蓄热，稍有感寒，以致头闷身疼，肢体酸倦。谨拟轻扬化热之法调理。

霜桑叶二钱 菊花二钱 鲜忍冬藤一钱五分 竹茹二钱 枯黄芩八分，酒炒 广皮六分 甘草五分

引用佩兰梗八分

七月二十三日，臣施焕请得皇太后脉仍系两关违和，右寸浮弦。新秋感凉头晕，周身发软，食后运迟，决渎失令。宜宣肺平胃以解感冒，调和肝胃以化风，兼理脾气以健运。谨拟药味上呈。

杏仁泥八分，去皮尖捣 川贝母一钱五分，去心 扁豆四钱，炒 白芍一钱五分，炒 香薷一钱 沙参一钱五分 生甘草五分 焦白术一钱 柴首五分 当归一钱

引用藿香梗六分，去叶 薄荷梗三分，去叶 蜜炙桑叶一钱

【参考】 柴首一药，本草方书中不载，从西太后此时脉案分析，系患秋初感冒，柴首可能系柴胡之误，此处用之，可以解表。

七月二十四日，臣施焕请得皇太后脉右寸虽较昨平，关仍弦滑，左关仍现有风象。项膊酸痛，系外凉与肝风相应，肝胃未调，土受木侮，脾困体软眼倦，均脾阳不健，胃气亦因之而现逆，宜调肝胃以祛风，扶脾理气以化痰，兼解外感为佐。谨拟上呈。

扁豆四钱，炒 白芍二钱，炒 粉葛根八分 僵蚕一钱，当归水炒 于术一钱，金石斛水炒 半夏曲一钱五分，黄芩水炒 桂枝木八分，去皮尖 云茯苓二钱 生甘草八分 白茅根二钱 陈皮八分

引用红枣二枚，去核

七月二十五日，臣施焕请得皇太后脉右关里外参差，左关亦未平。肝气与胃气发逆，又口干不渴，即脾湿之现症。欲调肝胃，仍当重在理脾，盖理脾固当先重脾阳，但理脾阳尤恐逆气不顺，兹谨拟脾阳脾阴兼理，加以平逆调和肝胃之药上呈。

连心莲子十粒　淮山药三钱，砂仁末炒　半夏曲三钱　广陈皮一钱五分　云茯苓二钱　杭白芍二钱　鲜生地一钱　全当归三钱　煨木香三分　炙甘草八分　山茱萸四分，炒

引用藕汁一小勺

七月二十五日酉刻，张仲元、李德源请得皇太后脉息左关弦缓，右关滑而不畅。胃气壅滞，脾运不快，是以食后嘈杂，眼倦不爽，步履无力。谨拟四君子汤加味调理。

人参须八分　于术八分，荷叶包米蒸　茯苓二钱　甘草五分　广皮六分　竹茹一钱

引用忍冬藤一钱

七月二十六日，臣施焕请得皇太后脉左部较昨平顺，右关前后去来参差。仍系脾胃未和，扶脾阳益胃阴固属正治，前屡用之不和，昨兼脾阴并理，已觉稍安，是胃土为阳，属气恶燥，须脾阴以为养，脾土为阴，属血，多湿，赖胃阳以为运，欲求脾胃冲和，仍不外阴阳调变之法。谨拟调理脾胃中兼化肝风之品上呈。

沙参一钱五分　淮山药三钱，砂仁末炒　建莲肉三钱　全当归二钱五分　鲜生地一钱五分　杭白芍一钱，桂枝水炒　麦冬一钱五分，去心　云茯神二钱　半夏曲一钱五分，布包全福花泡水炒　广陈皮八分　炙甘草八分

引用藿香梗四分

【参考】 全福花即旋覆花，乃宫中避讳之称谓。

七月二十六日酉刻，张仲元、李德源请得皇太后脉息左关弦而近数，右关滑而鼓指。肝胃气壅，脾运不快，食后嘈杂，眼目不爽，神倦力软，揆之近日现证，皆因壮火食气所致。谨拟益气柔肝熄风之法调理。

人参须四分　于术四分，荷叶包米蒸　茯苓一钱　甘草三分　生杭芍一钱　菊花一钱五分　银花二钱　竹茹一钱五分　橘红六分，署内　钩藤钩一钱五分

引用忍冬藤一钱　鲜佩兰梗五分

七月二十七日，张仲元、李德源请得皇太后脉息左关弦而近数，右关滑而鼓指。肝胃气壅，脾运不快，以致食后嘈杂，眼目不爽，神倦力软，大关防不调。谨拟益气轻清之法调理。

人参须四分　生杭芍一钱五分　菊花一钱五分　银花二钱　干青果七个，去尖研　忍冬藤一钱　羚羊五分

引用鲜荷蒂五个

七月二十七日，臣施焕请得皇太后脉右关大而有力，左亦带弦，寸尺间有不匀。脾湿不舒，阳明气滞，足阳明胃宜降，手阳明大肠宜升，宜从升降中理脾益气，兼调和肝胃之品。谨拟上呈。

细西洋参一钱　白术二钱　淮药二钱，炒　云苓三钱　煨木香六分　粉葛一钱　鲜佩兰梗一钱　生甘草八分　全当归二钱　白芍一钱五分，炒　广陈皮八分

引用干竹茹一钱

七月二十七日酉刻，张仲元、李德源请得皇太后脉息左关弦而近数，右寸关滑数。肝胃气壅，郁而生热，以致脾运不快，食后嘈杂，头目不爽，神倦力软，咽嗌干疼。谨拟轻清化热之法调理。

银花二钱　连翘二钱　麦冬二钱，去心　菊花二钱　桑叶二钱　羚羊六分　竹茹一钱五分　干青果七个，去尖研

引用忍冬藤一钱五分

七月二十七日，老佛爷银花二钱，甘草一钱，干青果七个去尖研水煎温服。

七月二十八日，张仲元、李德源请得皇太后脉息左关弦而近缓，右寸关沉滑。肝胃欠和，脾运不快，食后嘈杂，头目不爽，神倦力软，大关防不调。谨拟和中轻扬之法调理。

沙参一钱　扁豆二钱，炒　薏苡仁二钱，炒　菊花二钱　桑叶一钱五分　干青果七个，去尖研

引用忍冬藤一钱

七月二十八日，臣施焕请得皇太后脉右关虽较昨大平，而关前后之滞象仍有，左关与寸尺均平。脾湿滞气，理脾湿既当脾阴脾阳兼扶，化滞气更宜升降互相有益，现当畅行之余，应以益气为先，调胃扶脾为治，消化水湿为佐。谨拟上呈。

沙参二钱，黄芪水炒　生于术八分　淮山药三钱，砂仁末炒　神曲一钱，金石斛水炒　云苓三钱　陈皮一钱　炙甘草一钱　当归二钱　杭白芍一钱，桂枝水炒　佩兰梗五分　半夏曲一钱五分，黄芩水炒

引用鲜姜粗皮四分　红枣二枚，去核

七月二十九日，臣施焕请得皇太后脉两关浮弦带大，右寸亦带浮，左寸与尺均平。外感风凉，内有湿燥，胸膈不舒，气逆致咳，应理脾平肝祛湿化燥之中兼散外感和胃为治。拟方谨呈。

半夏曲一钱五分　云苓三钱　白芍一钱五分，炒　陈皮一钱　生甘草六分　当归二钱　淮山药二钱，砂仁末炒　麦冬一钱，去心　佩兰梗八分

引用葱白二枚，去青同煎好、兑杏仁茶一勺服

七月二十九日，张仲元、李德源请得皇太后脉息左关弦而近数，右寸关滑稍躁。肝胃欠和，脾运不快，时值初秋，天气乍凉，肺气因之化燥，以致有时咳嗽，食后嘈杂，头目不爽，精神仍倦。谨拟调胃轻扬之法调理。

神曲一钱五分，炒　橘红七分，署内　麦冬二钱，去心　银花一钱五分　干青果七个，去尖研　佩兰梗五分，鲜　桑叶一钱五分　扁豆二钱，炒

引用忍冬藤一钱

七月三十日，张仲元、李德源请得皇太后脉息左关弦而近数，右寸关滑而稍躁。胃热肺燥，中气欠和，时作咳嗽，头目不爽，精神仍倦。谨拟轻扬化燥之法调理。

霜桑叶二钱　炙枇杷叶二钱　橘红七分，署内　麦冬二钱，去心　佩兰梗一钱　干青果七个，去尖研　连翘一钱五分　竹茹一钱五分

引用忍冬藤 钱

本方减枇杷叶，加银花一钱五分。

七月三十日，臣施焕请得皇太后脉右寸关浮象较昨减，关弦未退，里尚滞，左部较昨略平。胸膈痰凝不舒，外感既经渐退，咳痰尚觉费力，仍系脾湿气未宣，胃未和，秋凉引动内湿，总觉一身不爽，不必专治咳，宜宽胸理湿平逆兼祛外感为治。谨拟上呈。

桔梗四分　薤白五分　当归二钱　半夏曲一钱五分　云苓一钱五分　广陈皮一钱　冬麦三钱，去心　生甘草八分　(白)芍一钱五分，炒　淡竹叶一钱

引用葱白一枚　厚朴花四分，煎好去渣、加冰糖三钱、蒸化服

八月初二日，臣施焕请得皇太后脉左关弦缓，寸尺平，右关劲象已退，里外尚未匀。脾困未舒，胃气未和，胃但有嘈而无烦，咳嗽浠痰虽松，而中焦湿滞未化，致碍清升浊降之道，所以胸前如有物，似紧非紧，四肢倦，眼皮重，均当理湿宣阳，调和脾胃。谨拟上呈。

麦冬三钱，去心　薤白二钱　半夏曲一钱五分　神曲一钱，金石斛炒　鲜生地二钱　当归二钱　杭白芍一钱五分　淮山药三钱，砂仁末炒　佩兰梗八分　广陈皮五分　炙甘草八分

引用淡竹叶六分　厚朴花三分

八月初二日，张仲元、李德源请得皇太后脉息左关弦而近数，右寸关滑而稍躁。胃热肺燥，中气欠和，有时咳嗽，头目不爽，精神仍倦。谨拟轻清化热之法调理。

霜桑叶二钱　银花一钱五分　麦冬二钱，去心　瓜蒌二钱，研　佩兰梗六分，鲜　橘红七分，署内　竹茹一钱五分　菊花一钱五分

引用谷芽二钱，炒

本方加忍冬藤一钱。

八月初三日，张仲元、李德源请得皇太后脉息左关弦而近缓，右寸关滑而稍躁。胃热肺燥，中气欠和，有时咳嗽发嘈，头目不爽，精神仍倦。谨拟轻清化燥之法调理。

霜桑叶二钱　麦冬二钱，去心　半夏曲一钱　橘红七分，署内　神曲炭一钱　忍冬一钱　谷芽二钱，炒　竹茹一钱

引用鲜佩兰梗六分

八月初三日，臣施焕请得皇太后脉两关虽较前渐平，而右关滞象尚未退净。咳嗽已松，惟脾胃未调，胃以降为和，脾以升为健，腑宜通，脏宜藏，嘈若有水上逆，脾阳胃阴欠平，嘈逆多从夜间，脾阴胃阳亦欠调，眼皮重，四肢倦，均脾未舒。谨拟舒脾和胃法上呈。

人参须八分　于术炭一钱，木香水炒　淮山药二钱，砂仁末炒　麦冬二钱，去心　竹茹八分　广陈皮一钱　忍冬一钱　半夏曲二钱　云苓三钱　炙甘草八分　当归二钱　白芍一钱，炒

引用神曲炭一钱

八月初四日，臣施焕请得皇太后脉右关弦滑，左关与两尺均略弦，寸平。嘈逆酸辣，此水流湿火就燥之象，但润则水湿不化，不润则秋燥频现。宜寓燥于润，和中理湿，采东垣论脾胃之意，而不用其方，正欲脾胃阴阳之适当耳。谨拟上呈。

玉竹三钱　淮山药二钱，砂仁炒　当归二钱　合欢皮二钱　竹茹一钱　广陈皮一钱　泽泻八分　木香水炒　生甘草八分

引用佩兰梗五分

八月初五日，臣施焕请得皇太后脉右寸不浮，关弦滑不数，左部平，尺中略现水象。仍由脾湿未克制水，水溢则脾胃困，四肢软，昨未嘈逆，夜寐亦安，惟鼻涕清干，舌边微痛，仍属胃气未和，因湿发燥之现象，且口干不渴，尤为脾经湿土之症。据宜理脾化燥、调胃和中。谨拟上呈。

玉竹三钱　麦冬二钱，去心　陈皮一钱，去白　半夏曲一钱五分，金石斛水炒　参须四分　杭白芍一钱五分，酒炒　云苓三钱　淮山药二钱，砂仁末炒　生甘草六分

引用荷梗一尺　佩兰梗八分

八月初六日，张仲元、李德源请得皇太后脉息左关弦缓，右关滑缓，尺寸平。胃气欠畅，脾阴化湿较慢，是以作嘈，肺燥咳嗽目倦等证尚未见轻。谨拟调中畅脾化燥之法调理。

神曲炭一钱五分　法炙半夏一钱　杭芍一钱五分，酒炒　人参须四分　玉竹二钱　云苓二钱　生甘草五分　广皮八分

引用鲜佩兰梗五分

八月初六日，臣施焕请得皇太后脉左部弦缓，右关今天不见，有燥象，寸尺尤缓。昨发嘈逆后，脉喜见顺，足征水湿之现症。水积于阴为饮，饮凝于阳为痰，所以胸前辣气一发，即行嘈逆水溢之象，并数日前呕痰一大口，似凝非凝，尤为水湿之证据是治湿先当治水，昨呈治嘈小方，已略备之，如试用有效，即当从水清理。兹照今日脉象，暂拟健脾和

胃法谨呈。

玉竹三钱　参须八分　合欢皮三钱　杭芍一钱五分，酒炒　半夏曲二钱　生甘草八分　于术炭一钱，佩兰叶、水炒　云苓三钱　广陈皮一钱

引用砂仁壳一钱，不用仁

八月初七日，臣施焕请得皇太后脉右关较昨虽大，而确无刚象，左关两尺俱弦缓，仍系水湿困脾，脾少输津于四肢，则身软发倦，水气化慢，积饮凝痰，难免眩冒，昨嘈不甚，睡亦未安，仍水未归源之现象。前治嘈小方改为熬膏，膏性与散性略别，应将戥分增改。谨照今日脉象拟方并增改膏方上呈。

玉竹三钱　半夏曲二钱，金石斛水炒　陈皮一钱　云茯神三钱　白芍三钱，酒炒　合欢皮三钱　当归二钱　淮山药三钱，砂仁末炒　参须五分　生甘草五分

引用佩兰梗六分

八月初七日，附拟制膏方法上呈。

云茯苓一两，连皮用　生于术三钱，连梗用　上肉桂一钱三分，去皮　生甘草二钱

右药共用河甜水熬浓取汁，另加水熬，连取汁三次，一并熬收成膏，临用时酌兑白蜜开水服之，若便溏时不用白蜜，改用冰糖开水兑服。

【参考】 此膏方为治水气上逆，清阳不升之良方，不用桂枝，而用上肉桂，效当更彰。冰糖入肺脾二经，《随息居饮食谱》用治“噤口痢”，此方便溏时不用白蜜下，而用冰糖，恐其偏寒？实则白蜜生凉熟温，“虚实寒热，罔不相宜”(《本草经疏》)。

八月初八日，臣施焕请得皇太后脉右寸关较昨尤弦，左关亦不甚平。口中现苦现辣，炎上作苦，辛辣为燥，此肝胃不和，肺胃未降之现症。总由脾湿乏运，气化未清，胸前似有物不舒，未必非留饮致碍阳气之类，见人参而反燥，可断为水溢气逆者。古有饮未除当先忌参。兹谨拟调和肝胃、宣肺治逆、并理脾驱饮法上呈。

当归二钱　白芍一钱五分，柴胡水炒　玉竹二钱　麦冬一钱五分，去心　法夏二钱，黄芩水炒　竹叶八分　云苓三钱　陈皮一钱　淮药二钱，砂仁末炒　炙甘草八分

引用佩兰梗五分

八月初九日，张仲元、戴家瑜请得皇太后脉息左关沉弦，右关见滑。胃气欠畅，脾阴化湿较慢，以致食后嘈杂，目倦肺燥，身肢力软。谨拟畅脾化燥之法调理。

桑叶二钱　菊花二钱　钩藤二钱　谷芽二钱，炒　广皮八分　麦冬二钱，去心

引用鲜佩兰梗五分

八月初十日，老佛爷加味三仙饮。

焦三仙各三钱　金石斛二钱　霜桑叶二钱

八月十一日，张仲元、戴家瑜请得皇太后脉息左关沉弦，右关滑而有力。胃气壅滞，脾运不畅，郁而生热，以致嘈杂口干，脊背发热，头目不爽，舌边微疼。谨拟畅脾调胃之法调理。

霜桑叶二钱　菊花二钱　钩藤一钱五分　忍冬藤一钱　焦三仙各二钱　广皮八分　竹茹一钱五分　金石斛二钱

引用鲜佩兰梗五分

八月十三日，张仲元、李德源请得皇太后脉息左关弦缓，右关滑缓。胃气尚滞，脾运不畅，消化较慢，头目不爽。谨拟畅脾轻清之法调理。

霜桑叶一钱五分　甘菊花一钱五分　麦冬二钱，去心　金石斛一钱五分　神曲炭二钱　钩藤一钱五分

代皮瓜蒌炭二钱　合欢皮二钱　谷芽二钱，炒　广皮八分

引用鲜扁豆花十朵　忍冬藤一钱

本方加佩兰梗五分。

八月十四日，张仲元、李德源请得皇太后脉息左关弦缓，右关滑而鼓指，胃气壅滞，脾运不畅，胸中涩满，头目不爽。谨拟畅脾轻清之法调理。

霜桑叶一钱五分　甘菊花一钱五分　钩藤一钱五分　金石斛一钱五分　焦三仙各一钱　广皮八分　合欢皮二钱　忍冬藤一钱

引用鲜扁豆花十朵　佩兰梗五分

八月十六日，臣施焕请得皇太后脉两关较有力略过，右寸亦弦。肝有微风，肺气少宣，手阳明当升，足阳明宜降，因升降违和，水湿未化，中气受症，痰饮亦升，所有左胁下间有水声，肺金原生于脾土，因胃气未和，与肺同化，化燥则鼻干，化凉则清涕，肺胃乃五味五音之所会，气未宣通，音非原音，味少辨别。眼为肝窍，又为火户，有风则干燥，带泪视物，四肢倦软，仍脾未健旺，水未归源。宜扶脾利水，平肝化风，兼宣肺胃法。拟以四物、君子、异功等汤加味为治，谨呈。

细西洋参一钱五分　云苓三钱　真野于术八分，用佩兰叶、水炙　陈皮一钱　杭白芍一钱五分，桂枝水炒　生甘草八分　神曲炭一钱五分，用金石斛水炒　杭白菊八分　当归二钱

引用藿香梗八分　鲜姜粗皮五分

八月十七日，张仲元、李德源、戴家瑜请得皇太后脉息左关弦缓，右寸关滑而近缓。胃气稍畅，蓄湿下行，口干目倦，身肢力软。谨拟升阳益胃之法调理。

黄芪八分，用中段砂仁水炒　洋参一钱　于术五分，江米汁炙　茯苓二钱　归身一钱，老米炒　广皮八分　杭芍一钱五分，柴胡水炒　炙甘草五分

引用鲜荷叶一角　神曲炭一钱五分

八月十七日，臣施焕请得皇太后脉两关较昨平，右寸亦无弦象。风燥之气已随水化，腹内水响，水泄兼带下坠，均中气未和。总宜调中益气，拟仿东垣补中益气之法，而不尽用其方，正欲肝脾肺胃之相与有益也。惟积水稍多，初用之则仍响泄，以升降欲和，而宿水应去也。若宿水少，或响坠亦随之而松，合先陈明，谨上。

细西洋参二钱　黄芪八分　真野于术八分，佩兰叶、水炙　当归二钱　蜜炙甘草六分　柴胡四分，白芍水炒　真云苓三钱　升麻四分，减一分五厘　法半夏曲一钱　陈皮八分，加二分

引用鲜姜一片　红枣二枚

八月十八日，臣施焕请得皇太后脉左关弦象渐平，右关缓大里滞，寸尚平。胁下如有水气，虽属脾湿，而亦太阳经之气化未克宣布。桂本太阳要药，理气治水平逆逐痛，均有所长，但恐其燥，应设法化其燥气，归于中和，化强悍为纯良，并用平正之品以监督，使无水逆，乃庆安澜。谨拟上呈。

肥玉竹二钱　真云苓三钱　半夏曲一钱，金石斛水炒　合欢皮三钱　杭白芍一钱，柴胡水炒　生甘草一钱　建泽泻八分　厚朴花五分　肉桂心三分，以白蜜二钱蒸过、用麦冬肉扎好入煎　野于术一钱，以糯米五钱、佩兰叶五叶、饭甑上蒸至熟透用之

引用扁豆花十朵

八月十八日，张仲元、李德源、戴家瑜请得皇太后脉息左关弦缓，右寸关滑而稍躁。嘈杂未作，肠胃蓄水下行，惟虚热上浮，头闷口干，身肢力软。谨拟理脾化燥之法调理。

洋参一钱　茯苓二钱　于术八分，江米汁炙　薏苡仁三钱，炒　广皮八分　杭芍一钱五分，醋炒　钩藤一钱五分　炙甘草五分

引用霜桑叶八分

八月十九日，张仲元、李德源、戴家瑜请得皇太后脉息左关弦缓，右寸关滑，躁象较缓。肠胃欠和，蓄湿不净，昨晚食后嘈杂，大便尚泄，头闷口干，身肢力软。谨拟理脾化湿，稍佐轻清之品调理。

洋参一钱　茯苓二钱　于术八分，江米汁炙　薏苡仁三钱，炒　广皮八分　甘菊花一钱五分　杭芍一钱五分，醋炒　炙甘草五分

引用神曲炭一钱五分

本方减洋参，加沙参二钱、扁豆花十朵、厚朴花四分。

八月十九日，臣施焕请得皇太后脉左关较平，右关外大里弦，寸不弦。水泄肢软，眼涩神倦，皆由水湿困脾，脾土坤静，宜用干健，生万物，役万物，从水从火；胃之纳，脾之输，为转为旋，水火平均，旋转自如，九窍百骸乃保太和。若有湿则水积，湿水同气，五泄多从湿起，治泄之法总当平水火以清其源，崇堤土以塞其流，不呆补，不攻伐，不涩不利，无偏无倚，庶可望归于中和。谨选药味上呈。

沙参三钱　肥玉竹二钱　云苓三钱　广陈皮一钱　泽泻一钱，木香水炒　诃子肉八分，面包煨热去面　炙甘草一钱　白芍一钱五分，桂枝水炒　淮山药二钱，砂仁炒　全当归二钱

引用扁豆花十朵　厚朴花四分

八月二十日，臣施焕请得皇太后脉右寸关弦大带滞，左部亦现弦象。全属湿气温阻上焦，肺少宣通，湿滞中焦，脾阳少运；肺与大肠、脾与胃均相表里，启上闸，通膀胱，转中枢，清大肠，均宜淡渗益气，湿化寒泄，乃现湿化燥，口干渴不能饮，因于湿头如裹，凡体软下注，头重眼涩，脉弦大，则湿兼风象。总宜辛甘化风以化胃，苦淡祛湿以化理脾，兼佐平肝清肠之品为治。谨拟上呈。

细西洋参三钱　全当归二钱　六神曲一钱，金石斛水炒成炭　扁豆二钱，炒　杭白芍二钱，柴胡水炒　法夏曲一钱五分，黄芩水炒　白术炭一钱五分　云茯苓三钱　生甘草八分　薄陈皮一钱　葳蕤仁三钱，去尖捣

引用佩兰梗八分　薄荷梗三分，不用叶

八月二十日，张仲元、李德源、戴家瑜请得皇太后脉息左关弦缓，右寸关滑而有力。肠胃欠和，蓄湿不净，头闷口干，大便尚泄，食少运迟，身肢力软。谨拟古方胃苓汤减桂以防其悍，用江米汁蒸茅术以制其燥，加石斛以滋胃液，方内甘草稍多，藉以调护诸药而臻中和，按胃苓汤除湿消食、健脾强胃、止泄和中，列方上呈。

茯苓三钱　于术六分，江米汁炙　茅术八分，江米汁蒸陈皮一钱五分　泽泻一钱五分　猪苓一钱五分　厚朴五分　甘草一钱

引用金石斛二钱

【参考】 此为胃苓汤之加减方，胃苓汤又名对金饮子，治中暑伤湿，停饮夹食，腹痛泄泻及口渴便秘等症，此处去桂，上下分消。

八月二十一日，臣施焕请得皇太后脉右寸较平，关虽比昨略小，里外亦较昨微和，惟左关与右关相较，总属肝胃未和。胃口有饮，肝气未疏，饮动则冷气流搏肠间，肠鸣下注，气逆则饮邪阻于胸前，胸膈不舒，得佛手温和，气饮随化，所以格气一发，胸即豁然。昔贤治饮多从温化，惟饮根于水湿，脉本属六阳，但温则湿必化燥，不温则饮不能蠲，按脉症以求法，应选调和肝胃、理气治饮并益脾建中之品为方，谨呈。

生党参一钱　法夏曲三钱，金石斛水炒　白术炭二钱，用佩兰叶，水先蒸后炒成炭　云茯苓四钱　杭白芍三钱，桂枝水炒　香佛手一钱，蜜炙　炙甘草一钱　扁豆二钱，炒　秦当归三钱　葳蕤仁四钱，去尖捣

引用鲜姜粗皮八分　小红枣四枚

八月二十一日，张仲元、李德源、戴家瑜请得皇太后脉息左关弦缓，右寸关滑而鼓指。肠胃欠和，脾元化湿较慢，头闷目眩，纳谷尚可，转输不快，胸膈滞闷，身肢力软。谨拟照昨方减猪苓、泽泻，加鲜佛手柑、神曲炭以畅胃气，而利转输。

茯苓三钱　于术五分，江米汁炙　茅术八分，江米汁蒸　陈皮一钱　厚朴五分　神曲炭一钱五分　金石斛二钱　甘草一钱

引用鲜佛手柑六分

本方减厚朴。

八月二十二日，臣施焕请得皇太后脉右关大于左关，右有力而左软，寸尺甚平。仍系肝胃未和，右胁下间有微痛，与胸前或发阻塞，此均饮邪上冲膻中，致碍清阳升转之路；昔有左金丸萸连合用之治，夜寐欠安者，因饮而卫气入营稍滞，阳蹻穴空，睡即难熟；经有半夏秫米汤之法，但气逆胃嘈，均从胃气受伤后起，饮疾亦或由此，饮多运化未及所致，未便拘定成方，惟有调胃扶脾、疏肝化饮，参用前贤立方之意以为治。谨拟上呈。

生党参一钱五分　半夏曲二钱，金石斛水炒　薏苡仁五钱　吴萸炭一钱，用黄连水炒成炭　云茯苓三钱　白芍药二钱，桂枝水炒　秦当归二钱　炙甘草八分　干竹茹一钱五分　广陈皮一钱

引用鲜姜粗皮八分　红枣三枚

八月二十二日，上传老佛爷。

党参一钱五分　真于术八分，佩兰梗叶一钱，熬水去渣泡于术炙　茯苓一钱　生甘草八分　鲜扁豆花十朵　鲜佛手四分

八月二十四日，臣施焕请得皇太后脉右寸转带沉象，关滑尺平，左关弦。胸前胃口有留饮，如现冷漾，则寸沉阻滞清阳，则头闷，脾受其困，则身软眼倦，胃气不和，则寐假口干。当先制饮，使无荡漾，并升津液，以望中和。谨按脉象选药上呈。

人参三钱　真云苓四钱　麦冬一钱五分，去心用法夏水炒　于术二钱，连梗皮同用佩兰叶九叶熬水制　陈皮三钱　缩砂仁一钱五分

引用鲜生姜一大片　红枣三枚

本方人参改用一钱五分代须，于术改用一钱五分，陈皮减二钱。

八月二十六日，臣施焕请得皇太后脉左部今天无弦象，右寸亦不浮，关仍滑。滑即胃脘有饮，饮动则现溏泄，溏由脾阳未健，运消迟缓，水湿化燥，眼如烟辣，气为湿郁，酸逆未除。总宜运脾祛饮、益气化湿。佐以平逆理湿兼清燥法为治。谨拟上呈。

人参一钱五分　云苓三钱，连皮用　于术二钱，连梗用佩兰叶九叶熬水以糯米蒸透　佛手一钱，白蜜蒸透　玉竹二钱　法夏三钱，薏苡仁同炒　生甘草八分

引用鲜姜粗皮六分　红枣二枚

八月二十七，臣施焕请得皇太后脉左部右寸均平，右关尚滑。饮尚未除，胃气亦未与肝脾和谐，所以夜寐欠实，口干不渴，脾少输津，间有嘈逆，仍气化水湿未净之象，鼻涕清流虽属肺凉，复结干凝，尤恐胃燥。总宜理气化饮、建中益肺，佐平燥逆以为治，谨拟上呈。

人参一钱五分　云茯神三钱，朱砂拌　葳蕤仁四钱，去尖捣　炙甘草六分　薄广皮一钱五分，白蜜蒸透　薏苡仁六钱，即用昨炒法夏之薏苡仁　麦冬二钱，去心　于术二钱，连梗用　佩兰叶十二叶，熬水以糯米蒸透

引用龙眼六枚，去壳　鲜姜粗皮六分

去葳蕤仁，加薏苡仁炒过之法夏曲三钱，并加麦冬一钱去心。

八月二十七日，张仲元、李德源请得皇太后脉息左关弦缓，右关滑而近缓。胃气尚浊，脾运迟滞，每食入胃，中脘气壅，浊气上干清道，以致头闷目眍，鼻不知味，有时嘈闷，大便欠调，身肢力软。谨拟四君子汤减术以防其燥，加石斛、佛手柑以滋胃液而调胃气。

人参须六分　云苓二钱　甘草五分　金石斛一钱五分

引用鲜佛手柑一钱

八月二十八日，张仲元、李德源、戴家瑜请得皇太后脉息左关弦而近躁，右关滑而稍数。胃气尚浊，脾运迟滞，每食入胃，中脘气壅，有时嘈闷，头目不爽，鼻不知味，大便欠调。谨拟益气和胃畅脾之法调理。

人参六分　云苓二钱　薏苡仁三钱，炒　金石斛一钱五分　广皮六分　甘草五分

引用谷芽一钱，炒

八月二十九日，臣施焕请得皇太后脉左关弦而带大，右关弦劲中仍有滑象，寸尺平滑，即胃脘饮邪，大乃肝经微风，症全现于关脉，应从肝脾胃三经调起。肝宜疏、脾宜健、胃宜和，总三经以求法，应从调气和中内参以加减思食丸，随便酌用，冀其肝气渐畅，脾气渐旺，胃气渐强。夫然后湿可解、饮可化、风可息矣。谨拟和中益气汤药，外附酌丸方制法敬呈。

人参一钱五分　云茯苓三钱　于术一钱，佩兰叶、水同糯米蒸透　玉竹二钱　陈皮一钱，蜜蒸　石菖蒲三分，金石斛水炒　炙甘草八分　阿胶珠一钱，蛤粉炒成珠略枯

以开水泡汤试验浓否，如浓另用淡姜汤调服，不浓即入药同服

引用藿香梗五分，去叶　红枣二枚

附呈加减思食丸方制法。

神曲四钱，炒黄　麦芽四钱，炒黄　佛手二钱　乌梅六钱　宣木瓜三钱　云苓三钱　炙甘草二钱

右七味，共研极细末，炼白蜜为丸，如梧子大，每服五丸或七丸，口干时噙化二三丸，便收纳肝胃之气。

【参考】 加减思食丸重用乌梅，取其酸温生津，收纳肝胃之气，含柠檬酸、苹果酸、琥珀酸等成分，《本草纲目》称此药可治“反胃噎膈”。配用性味亦属酸温之木瓜，平肝和胃之力当更强，李杲谓木瓜“气滞能和”。方中用佛手之辛苦酸温亦妙，理气化痰，和中暖胃，含柠檬油素和橙皮甙，故《随食居饮食谱》用之“醒胃”“消食止痛”。神曲、麦芽、云苓之消导化食亦好，此方名“思食”，很有意思。

九月初二日，张仲元、李德源、戴家瑜请得皇太后脉息左关弦缓，右关沉滑，头闷目眍，口干嘈逆，大便欠调，身肢懒倦，良由中气壅滞，清阳不升，湿郁困脾使然。谨拟加味四君子汤调理。

党参一钱　于术六分，江米汁炙　茯苓二钱　甘草四分　鲜扁豆花七朵　灯心一子

引用佩兰叶七叶，代梗

九月初三日，张仲元、李德源、戴家瑜请得皇太后脉息左关弦缓，右寸关沉滑。胃气欠畅，脾元湿滞，阻遏中气，清阳不升，以致头闷目倦，口中干燥，大便欠调，有时嘈杂，身肢力软。谨拟加味四君子汤调理。

党参一钱　于术六分，江米汁炙　茯苓二钱　甘草四分　薏苡仁三钱，炒　扁豆三钱，炒　神曲一钱，炒　鲜扁豆花七朵　合欢皮二钱

引用灯心二子　佩兰叶七叶，代梗

九月初四日，张仲元、李德源、戴家瑜请得皇太后脉息左关弦缓，右寸关沉滑。胃气

欠畅，脾元湿滞，阻遏中气，以致清阳不升，头闷目倦，口中干燥，大便欠调，身肢软倦。谨拟加味四君子汤调理。

党参一钱　于术六分，灯心竹叶、水煮透江米汁炙　茯苓二钱　甘草四分　薏苡仁三钱，炒　扁豆三钱，炒　神曲一钱，炒　鲜扁豆花七朵　合欢皮二钱

引用灯心二子　佩兰叶七叶，带梗

九月初五日，张仲元、李德源、戴家瑜请得皇太后脉息左关弦缓，右寸关沉滑。胃气欠畅，郁而生热，以致口中干燥，头闷目倦，大便欠调，身肢力软。谨拟轻扬化燥之法，以清胃燥而滋化源。

沙参一钱五分　五味子六分　葛根一钱　金石斛二钱　甘菊花二钱　薏苡仁四钱，炒　扁豆四钱，炒　神曲一钱，炒

引用西瓜皮八两，去青切碎、熬汤煎药

九月初六日照原方。

九月初七日，张仲元、李德源、戴家瑜请得皇太后脉息左关弦缓，右寸关滑而近躁。胃气壅滞，郁而生热，肺金因之化燥，以致头闷目倦，口中干燥，大便欠调，身肢力软。谨拟轻扬化燥之法，以清胃热而滋化源。

沙参一钱五分　桑叶一钱五分　甘菊花二钱　金石斛二钱　葛根一钱　扁豆四钱，炒　薏苡仁四钱，炒　神曲一钱，炒

引用西瓜皮八两，去青切碎、熬汤煎药

九月初七日，臣施焕请得皇太后脉右寸关弦滑，左关但弦，寸尺平。肺胃略感风凉，额闷鼻涕清流干结，欲嚏不嚏。额属阳明，清涕系肺凉，涕干为阳明燥气所致，嚏本寒，欲出不嚏，则风凉未去，皆脘中有饮，脾湿少化，以致眼睑启视不舒，与大便不调等恙，均属肺脾胃三经气机不甚宣畅之征。仍应治饮理湿、调气和中以去风凉为治。谨拟上呈。

沙参三钱　苏梗六分，去叶　云苓一钱　连壳砂仁六分，佩兰叶、水炒　玉竹一钱五分　陈皮一钱　甘草一钱　法夏曲一钱五分　黄芩水炒

引用鲜姜粗皮五分，不用姜　葱白二枚

【上残】 谨按：泽兰入血分，佩兰入气分。泽兰种子，佩兰蓄根。种子宜于春令，蓄根则冬时当用。稻草盖护藏冰窖，勿失水气，春阳和时，取出风之即发生。用法：泽兰行血利水，梗通经，叶散，子降。佩兰除陈气，醒脾利水，去湿和中，梗理滞，叶散水气，合并声明。臣施焕谨呈。

九月初九日，臣施焕请得皇太后脉左关弦，右关弦滑，右寸略浮。外感风凉，引动内饮，左胁如有水气相激，鼻息发堵，清阳不宣，眼睑总倦，四肢现软。宜从辛化风，宣阳利气；和肝胃，以通鼻息；调脾胃，以消宿饮为治。谨拟上呈。

法夏曲三钱，黄芩水炒　石菖蒲四分，金石斛水炒　麦冬二钱，去心　白芍药一钱五分，柴胡水炒　白术炭三钱，木香水炒枯　云茯苓二钱　广陈皮一钱五分　生甘草一钱　钩藤钩四钱

引用鲜姜粗皮五分　葱白二枚

九月十一日，臣施焕请得皇太后脉左部平，右关弦滑，寸滑带迟。胸间有饮，肺胃清阳少宣，如有水气微动之声。盖肺凉则清涕出，胃燥则涕薰干，致现鼻息不畅，额间发闷，眼倦体软等象。查肺喜辛，胃恶燥，辛则通润，燥本从寒，清热温散均不相宜，当从和胃调气、宣肺治饮以化之。谨拟上呈。

麦冬三钱，去心　法夏曲二钱，黄芩水炒　石菖蒲四分，人参八分，同蒸　白术炭一钱五分，佩兰叶九叶、泡水炒　白蔻壳六分，金石斛水炒　云苓二钱　砂仁壳六分　生甘草八分

引用鲜姜粗皮四分　佛手六分，蜜炙

九月十二日，张仲元、李德源、戴家瑜请得皇太后脉息左关弦缓，右寸关沉滑。肺胃之气欠和，脾元运化较慢，以致头闷目倦，鼻流清涕。因胃燥熏蒸，则鼻涕觉干；余症如前。谨拟轻扬肺胃之法调理。

沙参一钱五分　甘菊花二钱　葛根一钱　生扁豆三钱　薏苡仁三钱，微炒　石菖蒲三分，人参五分、同蒸不用参　神曲一钱，炒　甘草五分

引用鲜姜粗皮三分

九月十三日，臣施焕请得皇太后脉左关较前日略大而缓，右关仍弦滑，寸带迟。胃口饮邪，肝经微风，与脾湿相袭，久而未化。额闷系胃阳不舒，眼酸乃脾气不畅，脾胃输运力乏，则嘈逆之根未除；肝胃疏纳欠和，而饮气之激仍觉。盖激逆动即现风象，总当蠲饮疏肝，调和脾胃，以化风湿为治。谨拟上呈。

西洋参三钱，薄荷四分、水蒸　佛手一钱二分，蜜炙　阿胶珠二钱，蛤粉炒　云苓二钱　柴胡梗五分，白芍一钱、水炒　炙甘草八分　玉竹二钱，粉葛五分、水蒸　白术炭一钱五分　佩兰叶梗二钱，先同蒸后同炒

引用鲜姜粗皮五分　红枣三枚，去核　包法夏末一钱

【下残】 九月十四日，张仲元、李德源、戴家瑜请得皇太后脉息左关弦缓，右寸关沉滑。肺胃之气欠和，脾元不畅，阻遏清阳，以致头闷目倦，鼻流清涕。因胃燥熏蒸则鼻涕觉干，食后嘈杂，大便欠调。谨拟轻扬肺胃之法调理。

甘菊花二钱　葛根一钱　生扁豆三钱　薏苡仁三钱，微炒　神曲一钱五分，炒　金石斛二钱　广皮八分　甘草五分

引用西瓜皮八两，去青切碎、熬汤煎药　佩兰梗五分，带叶

九月十六日，臣施焕请得皇太后脉左部与右寸均较平，右关独弦滑。阳明为十二经之长，胃口饮未化净，清阳宣通力薄，所以额闷肢软，胃与脾为表里，饮不净则湿亦未除；脾与肝属土木，湿未除则风亦未息，以致眼睑发倦，泪涕兼涵不多，上唇觉不自然；嚏发系寒欲出，口干乃饮将消，惟干辣不免湿燥之气，总宜化燥息风，理湿治饮以益气。谨拟上呈。

西洋参三钱，白蔻壳蒸　麦冬二钱，去心葛根粉一钱，同蒸去粉　阿胶珠二钱，蛤粉炒　佛手一钱，蜜炙　云苓二钱　菊花炭一钱　生甘草一钱　法夏曲三钱，金石斛水炒　于术一钱五分　佩兰叶梗二钱，糯米一勺同蒸

引用鲜姜粗皮五分

十七日，照原方去阿胶，减法夏二钱，加细鲜生地二钱。

九月二十一日，臣施焕请得皇太后脉左关弦，右关滑大，寸尺平。脾经化燥，嘈逆酸辣，腹痛而响，泄后始安，足见脾经气滞。食后背脊发热，尤为胃气欠纳。盖肝主疏(泄)，欲化湿燥，应先行舒肝，欲平饮嘈诸逆，更宜调和肝胃。按法当建中平胃、舒肝调气为治。谨拟上呈。

沙参五钱　白芍二钱，柴胡水炒　云苓三钱　法夏三钱，黄芩水炒　陈皮一钱五分，蜜炙　藿香梗八分，去叶、金石斛水炒　炙甘草一钱　于术一钱五分，佩兰梗一钱、木香五分、水同蒸

引用麦冬一钱，去心　淡竹叶八分

九月二十一日，张仲元、李德源、戴家瑜请得皇太后脉息左关弦缓，右寸关沉滑。胃气壅滞，阻遏清阳，以致浊气在上，头闷目倦，食后嘈杂，口干无味，身肢力软。谨拟轻

扬肺胃之法调理。

霜桑叶一钱五分，广皮五分，水炙去广皮 甘菊花二钱 葛根一钱 金石斛二钱 神曲一钱五分，麦麸炒 鲜青果十个，去尖研

引用荷梗一尺

九月二十二日申刻，张仲元、李德源、戴家瑜请得皇太后脉息左关弦缓，右寸关沉滑。湿气滞脾，胃阳上逆，以致头闷目倦，气逆作嘈。湿气下行则腹痛作泻，口干无味，身肢力软。谨拟古方平胃散调理。

茅术一钱五分，金石斛水炙 厚朴一钱，洋参水炙 广皮一钱五分 甘草五分

引用佩兰梗五分

二十三日，照原方。

【参考】 《局方》平胃散有姜枣而无佩兰梗，燥湿逆脾，行气导滞，治脾胃不和，不思饮食，脘腹胀满，恶心呕吐，噫气吞酸，肢体倦怠，大便溏薄，舌苔白腻而厚者。《三因极病证方论》亦有平胃散一方，由厚朴、射干、升麻、茯苓、白芍、枳壳、大黄、炙甘草组成，治胃热口干，呕哕烦闷，二便秘涩，迥异。

九月二十二日，皇太后加味三仙饮。

焦三仙各三钱 雄鸡内金二钱 鲜青果十个，去尖研 菊花一钱五分

水煎温服。

九月二十三日，臣施焕请得皇太后脉左弦而略大，右关前滑软，寸尚弦缓，足见前此脉大有力均饮邪所鼓，今泄后脉力虽小，而弦滑不退，饮囊未化，饮行即渴，渴饮尤复留于胸傍左胁上，沥沥有声，致清升浊降之道均经饮邪关碍，如有停食，实则停饮，格清阳之升力不足，乃现额闷眼倦，使浊阴当降者不调，乃有嘈逆酸辣等症。按法总当调胃消饮，扶脾化湿为治。谨拟上呈。

洋参三钱，陈皮一钱、同水蒸 于术二钱，佩兰梗叶二钱、糯米一勺同蒸 法夏曲三钱，薏苡仁炒 石菖蒲五分，金石斛水蒸 白芍一钱五分，桂枝一钱、泡水炒 云苓三钱 炙甘草一钱 干佛手八分，蜜蒸

引用鲜姜粗皮五分

九月二十三日，张仲元、李德源、戴家瑜请得皇太后脉息左关弦缓，右寸关沉滑。连泻三次，湿滞下行，精神较爽，惟胃气尚逆，脾元未畅，以致头闷目倦，食后作嘈，口干无味，总缘清阳在下，浊阴在上所致。谨拟升清降浊之法调理。

茅术一钱五分，金石斛水炙 厚朴一钱，洋参水炙 广皮一钱五分 甘草五分

引用葛根一钱

九月二十四日，张仲元、李德源、戴家瑜请得皇太后脉息左关弦缓，右寸关沉滑。胃气壅滞，阻遏清阳不升，是以浊气在上，运化迟慢，头闷目倦，食后嘈杂，大便不调，口干津少，鼻不闻味。按肺为五脏之华盖，位居膈上，开窍于鼻，气息和则闻香臭，今浊气在上，阻格清阳之道，是以鼻窍不利，不闻香臭。调治之法，仍以升清降浊为本，俾消化快、中气和，则肺行其制节之权，诸疾自安矣。

茅术一钱五分，金石斛水炙 厚朴一钱 洋参水炙 广皮一钱五分 甘草五分

引用粉葛一钱

九月二十五日，臣施焕请得皇太后脉左部弦中微大，右关弦滑，寸略沉弦。总属饮邪现象。肺为娇脏，不任寒，亦不任热；凡脘有饮，则肺气多凉，致有鼻不得辨五气，且间发清涕之症，又因饮邪致碍清阳之道，三焦之气与胃气未得平顺，乃胸胃间或有辣气，并

额前发闷，眼睑不舒，各恙至，清涕出，鼻干而难受。按脉论症，虽胃气熏蒸，而亦有风所化。治法应从辛以化风、佐温和以去饮，兼调肺胃，平嘈逆，俾水湿渐除，饮囊可以渐化。谨拟药味上呈。

人参一钱，石菖蒲四分蒸　云苓三钱　白芍二钱，桂枝水炒　法夏曲三钱，金石斛水炒　陈皮二钱，盐水炒　甘草一钱，蜜炙　于术一钱五分，佩兰叶梗二钱、糯米一勺同蒸

引用鲜姜粗皮五分　小枣二枚

九月二十七日申刻，张仲元、李德源、戴家瑜请得皇太后脉息左关弦缓，右寸关沉滑鼓指。胃气壅滞，阻遏清阳，以致头闷目倦，膈间嘈逆，大便不调。总核病情，仍以平胃散加减，俾嘈逆平而肠胃渐和矣。

茅术一钱五分，金石斛水炒炭　广皮二钱，蜜蒸　厚朴一钱，洋参水炙　甘草五分　神曲三钱，麦麸炒

引用佩兰梗六分

【参考】 晚年无大痼疾，从临终前一月之脉案看来，也仅属胃肠道之疾病，经用平胃散、参苓白术散、益胃汤类方剂调理，病即渐安。

九月二十七日，臣施焕请得皇太后脉左关尺弦软，右关弦滑，寸沉弦。脘胁有饮，肺气不宣，胃气未降，嘈逆发剧时，左胁激动有声，牵引右膊隐疼或胸间作痛，且辣逆上冲，胸背遽热，此皆饮邪阻遏肺胃清阳之升，以致浊阴当降不降，清浊搅扰。便糟色白，又属肺与大肠金冷之象，略现下坠者，亦嘈逆伤气也。按法总当调升降以平逆，肃肺和胃以去饮为治。谨拟上呈。

人参一钱五分　保宁法夏曲三钱，研末冲服　柴胡五分，白芍水炒　陈皮一钱五分，白蜜蒸　云苓三钱，细辛二分、水蒸　炙甘草一钱　于术一钱　佩兰叶梗二钱　蒸过木香四分，泡水炒

引用白蔻壳八分　鲜姜粗皮五分

九月二十八日申刻，张仲元、李德源、戴家瑜请得皇太后脉息左关弦缓，右寸关沉滑，重按鼓指。头闷目倦，口干无味，气逆嘈杂，大便不调，消化太慢，总缘胃气壅滞，阻遏清阳所致。谨拟平胃散加味调理。

茅术一钱五分，金石斛水炙　广皮二钱，蜜蒸　厚朴一钱，洋参水炙　甘草五分　神曲三钱，麦麸炒　葛根一钱

引用佩兰梗六分

九月二十九日，臣施焕请得皇太后脉左关弦，右关前及寸弦滑有力，两尺左寸均平。脘胁有饮，饮动则泄，泄则伤气，气伤则肢体软，饮食不香，眼仍发倦。脾胃既应健运，肝胃尤贵能和，总宜培脾益胃、平肝去饮为治。谨拟上呈。

人参一钱五分　于术二钱，佩兰叶梗二钱、蒸砂仁末八分炒　云苓三钱　炙甘草一钱　陈皮一钱五分，黄芪水炒　保宁法夏曲三钱，研末冲服　泽泻八分，桂枝水炒　白芍一钱五分，柴胡水炒

引用生姜一片，煨　红枣二枚

九月二十九日，张仲元、李德源、戴家瑜谨拟皇太后启脾益寿膏。

炙香附六钱　川郁金五钱，研　枳壳五钱，炒　于术六钱　焦神曲八钱，研　雄鸡内金一两二钱　东楂肉一两　茯苓八钱　川厚朴五钱　广陈皮六钱　柴胡四钱，醋炒　升麻三钱　粉葛根四钱　潞党参五钱　抚芎三钱　杭芍五钱　生甘草三钱

用香油五斤，将药炸枯去渣，兑黄丹二斤八两收膏，倾入水内，以去火气。

本方减升麻，加黄连三钱、术通三钱。

【参考】 此方调肝、启脾、和胃，脾胃可以得健，食进体强，自可臻之以寿。

九月二十九日，张仲元、李德源、戴家瑜请得皇太后脉息左关弦缓，右寸关沉滑有力。

胃气欠和，脾运迟慢，食后嘈杂，额闷目倦，大便欠调，口干无味，良由浊气在上，清阳阻遏使然。谨拟仍以平胃散加味调理。

茅术一钱五分，金石斛水炙　广皮二钱　厚朴一钱五分，洋参水炙　甘草五分　茯苓三钱　神曲三钱，麦麸炒　葛根一钱

引用佩兰梗六分

九月三十日，张仲元、李德源、戴家瑜请得皇太后脉息左关弦缓，右寸关沉滑有力。胃气未和，运化总较迟慢，嘈杂虽轻，中脘凝结不畅，大便未调。谨拟理脾平胃之法调理。

党参二钱　于术一钱五分，金石斛水炙　茯苓三钱　炙甘草八分　薏苡仁六钱，炒　广皮二钱　厚朴一钱五分，洋参水炙　葛根一钱

引用佩兰梗六分

十月初二日，张仲元、李德源、戴家瑜请得皇太后脉息左寸稍躁，关部弦缓，右寸关沉滑有力。食后胸闷嘈杂，腹中串响，大便未调，口中干燥，总核病情，良由胃气壅滞，脾不化水，水走肠间，是以嘈逆便泻等症均未见减。谨拟理脾平胃化湿之法调理。

党参一钱五分　于术一钱五分，金石斛水炙　茯苓三钱　薏苡仁六钱，炒　广皮二钱　厚朴一钱，洋参水炙　葛根一钱　炙甘草八分

引用扁豆花十朵　谷芽一钱五分，炒

十月初三日，老佛爷理脾平胃化湿之法。

党参三钱　于术二钱，金石斛水炙　扁豆四钱，炒　山药三钱，炒　茯苓三钱　薏苡仁六钱，炒　广皮二钱　厚朴一钱，洋参水炙　葛根一钱　炙甘草八分

引用扁豆花十朵　谷芽一钱五分，炒

十月初三日，臣施焕请得皇太后脉两关弦象较前小，左寸尺平，右尺寸略带迟象。饮动水泄，中气受伤，饮之原在脾，关脉既小，寸尺又迟，气分已见寒象，前人治饮多以温药和之，如真武汤本镇水之要剂，附子粳米汤系治肠中有水作鸣，附子理中汤乃温中散寒止泄，三方均温脾益气、除饮止泄。今周时已水泄四次之多，而胸傍两胁尚有水气激动之声。嘈逆口渴，无非清阳为饮所格，浊阴未得自降，应采古方温和之意，俾温药不至化热，寒气不再逆行，庶可望饮邪水泄、嘈逆口渴一切平服矣。谨拟上呈。

于术三钱，佩兰梗叶二钱、蒸糯米炒　人参一钱五分，陈皮一钱蒸　云苓三钱　川厚附片八分，盐水制　炙甘草一钱　白芍一钱五分，佛手炒

引用保宁半夏曲三钱，研末冲服

先熬附片炙甘草，待附片熟，再入各药同熬。

【参考】 此方为附子汤加味，温经补阳，温阳化水。附子汤与真武汤不同，前者用人参，后者用生姜，仅差一味，但治阳虚水气内停均有效，在于虚象程度略异。

十月初三日，张仲元、李德源、戴家瑜请得皇太后脉息左关弦缓，右寸关滑而渐缓。肠胃未和，运化仍慢，头闷目倦，大便未调，身肢力软，总由清气在下，浊阴在上，故口干嘈逆作泻等症未减。谨拟益气理脾化湿之法调理。

党参三钱　于术二钱，金石斛水炙　茯苓三钱　薏苡仁六钱，炒　扁豆四钱，炒　广皮二钱　猪苓二钱　山药三钱，炒　泽泻二钱　炙甘草八分

引用葛根一钱

十月初三日，老佛爷理脾平胃化湿之法。

党参三钱　于术二钱，金石斛水炙　茯苓三钱　薏苡仁六钱，炒　广皮二钱　厚朴一钱，洋参水炙　葛根一钱

炙甘草八分 扁豆四钱，炒 山药三钱，炒

引用扁豆花十朵 谷芽一钱五分，炒

十月初四日，张仲元、李德源、戴家瑜请得皇太后脉息左关弦而稍劲，右寸关滑而有力。肠胃未和，脾元运化迟滞，阻遏清阳，以致头闷目倦，食后嘈杂，水走肠间，大便泻泄，身肢力软，总由大肠寒湿不能腐熟水谷所致。谨拟古方真武汤加味调理。

党参二钱 于术二钱，佩兰梗叶二钱、蒸透糯米炒 川附片八分，炙 茯苓六钱 杭芍三钱，酒炒 甘草一钱

引用生姜二片

川附片同甘草煮熟，入后药同煎。

十月初四日酉刻，张仲元、戴家瑜请得皇太后脉息左关弦而稍劲，右寸关滑，中取鼓指。食后嘈杂，头闷目倦，有时作呕，腹中水响，大便尚泻，身肢力软，总由中气郁遏，脾不化水，大肠有寒，不能熟腐水谷所致。谨拟仍以真武汤加味调理。

茯苓六钱 于术二钱，糯米汁炙 炙川附片八分 生杭芍三钱 广皮一钱五分 甘草一钱

引用生姜二片

川附片同甘草煮熟，入余药同煎。

【参考】 此方系真武汤加陈皮。真武汤主治见《伤寒论》太阳病及少阴病篇，一为治太阳误下之变证，一为治少阴病水气内结；前者见心悸、头眩、身瞤动，振振欲擗地，过汗阳虚不能制水，亡阳水气泛逆；后者有腹痛、小便不利或下利、四肢沉重，因未经误汗，故不如太阳病亡阳严重。

十月初五日，张仲元、李德源、戴家瑜请得皇太后脉息左关弦而近缓，右寸关较昨稍平。肠胃未和，脾运仍慢，中气郁遏，清阳不升，以致头闷目倦，食后嘈杂，大便未调，身肢力软。谨拟苓桂术甘汤加参以助脾气而化水饮。

茯苓八钱，研 于术三钱，糯米汁炙 桂心七分，研末 炙甘草一钱 党参三钱

引用诃子肉三钱，面里煨透

十月初五日，臣施焕请得皇太后脉左关弦缓，右关外弦内软，寸尺略带迟象。夜间尚有水泄，胸旁两胁亦尚有水气作鸣。夜本阴胜，凡饮动阳衰，必扶阳以济之。又治饮先取辛甘，欲其动也。后用温和，乃可平复。苓桂术甘汤乃治饮之正方，惟夜泄胁响未愈，胸前微觉现空，但取其方，尤恐不能助阳镇逆，拟参用附片粳米，使太阳寒水司令，得与离照相和煦，庶可望饮邪平服，水不再逆矣。谨拟上呈。

云苓五钱 炙甘草二钱 肉桂三分，去皮白蜜蒸 川厚附片五分，盐水制 于术三钱 佩兰梗叶二钱，蒸糯米炒

先煎附片、炙甘草，待附片熟后加药同煎，熟时加白粳米一把、滚二三沸即取汁用。

【参考】 此方苓桂术甘合附子粳米汤加减，温化治饮。附子粳米汤出《金匮要略》，由炮附子、半夏、甘草、大枣、粳米组成，治腹中寒气，电鸣切痛，胸胁逆满，呕吐，用之于此，颇相宜。

十月初六日，老佛爷厚朴花二朵，水煎代茶。

十月初六日，张仲元、李德源、戴家瑜请得皇太后脉息左关弦缓，右寸关较前稍平。肠胃未和，寅卯辰连水泻三次，身肢力软，总由肺不制节，水走肠间，脾运迟慢，是以食后嘈杂等症未减。谨拟四君子汤加以扶脾化水之法调理。

人参一钱 党参二钱 于术二钱，佩兰梗、叶二钱蒸透糯米炒 茯苓六钱 甘草一钱 薏苡仁四钱，炒

引用保宁半夏曲三钱，后入煎

十月初七日，老佛爷人参须五分，老米五钱。

十月初七日，张仲元、李德源、戴家瑜请得皇太后脉息左关弦缓，右寸关滑而近缓。肠胃未和，脾运仍慢，水走肠间，以致大便泻泄，头闷目倦，身肢力软。谨拟四君子汤加以扶脾化水之法调理。

人参一钱　党参二钱　于术二钱，佩兰梗叶二钱蒸透糯米炒　茯苓六钱　薏苡仁四钱，炒　益智仁六分　甘草一钱

引用保宁半夏曲三钱，后煎

十月初八日，老佛爷金石斛五分，炒谷芽二钱，荷梗一尺，鲜青果二十个去尖研。

十月初八日，张仲元、戴家瑜请得皇太后脉息左关弦缓，右寸关滑而近躁，中按鼓指。胃气壅滞，脾运仍慢，昨少食秦椒，与胃气相搏，以致胃膈发辣作疼，夜寐未能安睡，身肢力软。谨拟和胃化燥之法调理。

金石斛一钱五分　竹茹五分　鲜青果十个，去尖研　东楂肉一钱五分　五味子十粒　荷梗一尺

引用灯心一子

十月初八日申刻，张仲元、戴家瑜请得皇太后脉息左关弦而稍数，右寸关滑而近躁，中按鼓指。肺气化燥，胃阳浊滞，熏蒸上焦，以致口中干燥，胸膈作疼，谷食不多，仍觉嘈辣，小水发赤，身肢懒倦。谨拟和中化燥之法调理。

金石斛一钱五分　苦桔梗一钱五分　竹茹五分　羚羊六分　鲜青果二十个，去尖研　荷梗一尺　银花一钱五分　东楂一钱五分

引用灯心一子

十月初九日，张仲元、戴家瑜请得皇太后脉息左关弦而稍数，右寸关滑而近躁，鼓指稍缓。肺燥未清，胃气浊滞，阻遏清阳，以致舌干口燥，胸闷微疼，食后嘈辣，小水发赤，身肢懒倦。谨拟和中化燥之法调理。

金石斛一钱五分　苦桔梗一钱五分　竹茹五分　银花一钱五分　鲜青果二十个，去尖研　荷梗一尺　东楂一钱五分

引用灯心一子

十月初十日，老佛爷金银花一钱，荷梗二尺，荷蒂七个，鲜青果二十四个去尖研，灯心二子。水煎温服。

十月初十日酉刻，张仲元、戴家瑜请得皇太后脉息左关弦而稍数，右寸关滑而近躁。肺气化燥，胃气浊滞，脾不化水，水走大肠，以致舌干口渴，胸闷微疼，食后嘈辣，小水发赤，总核病情，郁而生热，壮火食气，得食则泻，是以精神异常疲倦。谨拟育阴清燥缓肝之法调理。

洋参一钱　五味子十粒　麦冬一钱五分，老米炒　生杭芍一钱五分　桑叶二钱　金石斛二钱　苦桔梗一钱五分　羚羊六分　灯心一子　鲜青果十个，去尖研

引用荷梗二尺

十月十一日，张仲元、戴家瑜请得皇太后脉息左关弦而稍数，右气口脉盛，关部鼓指而滑，仍带躁象。寒火凝结，肺气化燥，胃气壅滞，脾运仍慢，以致吭嗓干疼，口燥音哑，胸次不畅，食后嘈辣，精神懒倦，种种病情，实由泻后伤津，水不济火，壮火食气使然。谨拟生津化燥之法调理，以冀壮火渐熄，则津液可复。

洋参一钱　麦冬二钱，粳米炒　桑叶三钱　苦桔梗一钱五分　金石斛二钱　荷梗二尺　羚羊六分　银花一钱五分　鲜青果十个，去尖研　灯心一子

引用粳米八钱，后煎

十月十一日，王祯福请得皇太后脉息左关弦数，右关滑缓。因肝火克于脾土，肺气逆行，以致恐怖跳动，头眩酸倦，懒食作泻，精神不振，胸中觉干，烦杂少安。今用柔肝利

湿之品一贴调理。

细生地二钱 朱茯神二钱 杭白芍二钱 泽泻一钱五分 薏苡仁三钱，炒 益智仁二钱 白菊花三钱 莲子三钱 煅赭石三钱 枳壳二钱，炒

引用羚羊五分

本方减益智仁、炒枳壳、莲子、煅赭石，加厚朴花一朵、金银花一钱、灯心一子、鲜青果十个去尖研。

十月十一日戌刻，张仲元、戴家瑜请得皇太后脉息左寸关弦而稍数，右关滑而近躁，气口脉盛。寒火凝结，泻后伤津，得食即嘈，心中烦热，口渴思饮，舌干无津，大便作泻，胸胁串疼，精神疲倦，总核病情，良由水不济火，壮火食气，浊气在上，肺无制节之权使然。谨拟育阴清燥以滋化源之法，以冀壮火渐熄，气液可复。

细生地三钱，粳米汁炙 麦冬二钱，粳米汁炙 花粉一钱五分，粳米汁炙 苦桔梗一钱五分 金石斛二钱 连翘一钱五分 银花一钱五分 羚羊六分 鲜青果十个，去尖研 灯心一子 荷梗二尺 知母八分，粳米汁炙

引用粳米八钱，后煎

十月十二日，张仲元、戴家瑜请得皇太后脉息左部躁象渐缓，右关滑而仍躁，气口未平。寒火凝结，肺气化燥，肠胃宿滞未清，中气郁遏，壮火食气，以致胸闷目倦，口渴思饮，舌干无津，大便作泻，心中烦热，身肢懒倦，精神委顿。谨拟育阴清燥之法，以冀壮火渐熄，气液可复。

细生地三钱，粳米汁炙 麦冬二钱，粳米汁炙 霜桑叶三钱 甘菊花二钱 金银花一钱五分 苦桔梗一钱五分 洋沙参各五分 荷梗二尺 灯心一子

引用鲜青果十个，去尖研 粳米六钱，后煎

十月十二日，老佛爷鲜青果十八个去尖研，竹叶二钱，灯心三子。水煎温服。

十月十二日，臣吕用宾请得皇太后脉右滑左数，肋旁气痛，口渴水泻，乃肝木克脾，脾为湿困，以致不能收摄，津液发为渴泄，现又兼感风火，法宜承津化气以止渴泄，而舒肝脾。谨按：脉数微大，乃六阳本脉，是寿之征，恭拟猪苓汤、文蛤散加减调理自安。

金石斛三钱 大腹皮一钱 扁豆三钱，炒 冬瓜子三钱 云茯苓二钱 薏苡仁三钱 干百合三钱 文蛤粉二钱 生谷芽三钱 老苏梗一钱

引用吞茧三个

方加炒麦芽二钱、莱服子五分。蚕茧不用。谨按炒麦芽化面滞，莱菔子解人参之燥。

【参考】 文蛤散出《金匮要略》，此处用以凉润其燥，解热止渴；风为阳邪，宜凉散，亦可兼治。又此方以麦芽化面食，莱菔子解人参之燥，亦甚可取。

十月十二日，老佛爷绿豆七撮，干草节七节，冰糖七撮，水煎温服。

十月十三日，臣吕用宾、张仲元、戴家瑜请得皇太后脉右寸关仍数，左较平，两尺微数。服竹叶、灯心、青果等味，燥气略清，口渴稍减，惟肺胃风热相搏，口干、舌燥、目倦，鼻不闻香臭，肋痛胸闷，食后嘈辣，有时燥急，皆火郁不舒，壮火食气之象。宜清解化热法调理。

冬桑叶二钱 银花一钱 白通草一钱 杭菊花一钱五分 竹叶一钱五分 细生地二钱 净连翘一钱五分 金石斛三钱 鲜青果十个，去尖研

引用灯心一子

本方减白通草，加荷梗二尺。

十月十三日戌刻，张仲元、戴家瑜请得皇太后脉息右寸关滑而仍数，左关近躁。燥热

未解，胃气不能下降，阻遏气机，以致食后嘈辣，口干舌燥，心中烦热，身肢疲倦。谨拟清燥热、降胃逆之法调理。

冬桑叶二钱　竹叶一钱五分　金石斛二钱　荷梗二尺　保宁半夏曲一钱，后煎　橘红六分，署内　鲜青果十个，去尖研

引用灯心一子

十月十四日，臣吕用宾、张仲元、戴家瑜请得皇太后脉六部均见数象，寸口微浮。头痛目倦，心中嘈辣难受，烦燥不安，口渴、舌干、咳嗽，时而恶寒发热，种种病情，皆胃气不降，表感不清，湿热蕴结所致。谨拟清解化热除嘈法调理。

霜桑叶一钱五分　葛根一钱五分　麦芽三钱，炒　杭菊花一钱五分　青蒿一钱五分　鲜青果十个，去尖研　枇杷叶二钱，蜜炙　文蛤三钱，研末　金石斛三钱

引用金银花藤三钱　神曲二钱，炒

【参考】　西太后表感后，恶寒发热，咳嗽，口渴舌干，身肢疲倦，兼以胸痛，症状持续至病亡，呼吸道感染无疑。

十月十五日申刻，臣张仲元、戴家瑜请得皇太后脉息左寸关弦而近躁，右寸关滑数鼓指，气口脉浮。表气未和，肝肺气滞，胃燥伤津，以致口渴舌燥，右乳气串作疼，心中烦热，时作咳嗽，食后嘈辣，头项以及周身疼痛，面目发浮，身肢懒倦无力。谨拟清解缓肝化燥之法调理。

霜桑叶二钱　甘菊花二钱　葛根一钱五分　旋覆花二钱，包煎　枇杷叶三钱，蜜炙　苦桔梗一钱五分　香附二钱，羚羊石斛水炙　赭石三钱，煅　鲜青果十个，去尖研　羚羊一钱　橘红八分，署内　生粉草八分

引用金银花藤三钱

十月十五日，张仲元、戴家瑜请得皇太后脉息左寸关弦而近躁，右寸关滑数。表感未解，胃阳燥热尚盛，肝肺气滞，以致右乳间作疼，口渴舌干，心中烦躁，时作咳嗽，头疼，食后嘈辣，身肢懒倦。谨拟清解开郁化燥之法调理。

霜桑叶二钱　甘菊花一钱五分　葛根一钱五分　青蒿一钱五分　炙枇杷叶二钱　苦桔梗一钱五分　香附一钱，金石斛羚羊水炙　橘红八分，署内　金银花一钱五分　连翘一钱五分　鲜青果十个，去尖研　竹叶一钱五分

引用灯心一子　金银花藤三钱

十月十六日，臣吕用宾、张仲元、戴家瑜请得皇太后脉左部数象略减，右部仍滑数鼓指。便泻渐轻，口尚渴，头项疼，两肋串痛，时作咳嗽，仍系胃阳燥热未清，肝肺气滞。法宜和肝，清解肺胃郁热，调理嘈辣，咳嗽气痛自安。

霜桑叶一钱五分　文蛤一钱，研末　金石斛三钱　杭菊花一钱五分　葛根一钱五分　旋覆花一钱五分，绢包　川贝母一钱五分，研末　细生地三钱　鲜青果十个，去尖研　神曲二钱，炒　乌药一钱五分

引用金银花藤三钱

本方减乌药，加香附二钱羚羊石斛水炙，保宁半夏曲二钱后煎。

十月十七日，皇太后传羚羊五钱，焦三仙各五钱。

十月十七日，老佛爷

鲜石斛三钱　羚羊尖二钱，研后入　佩兰二钱　杭菊十朵　鲜金银藤三钱　连翘二钱　霜桑叶一钱　荷梗二尺　鲜青果二十个，去尖研

十月十八日，臣张仲元、戴家瑜请得皇太后脉息左关弦而近躁，右寸关滑数鼓指。肝肺气滞，胃阳燥热熏蒸，脾运仍慢，以致时作咳嗽，顿引胁下作疼，口渴舌干，大便尚泻，身肢懒倦无力。谨拟缓肝清燥之法调理。

鲜石斛三钱　冬桑叶三钱　甘菊花二钱　连翘二钱　鲜青果十个，去尖研　橘红七分，署内　葛根一钱五分　甘草八分

引用荷梗二尺　羚羊一钱，研末后煎

本方羚羊加五分，加金银藤二钱。

十月十九日未刻，张仲元、戴家瑜请得皇太后脉息两寸软，两关弦滑近躁。浊气在上，阻遏胃阳，是以烦躁口渴，清气在下，肺无制节，所以便泻不止，小关防觉多，燥热熏肺，时作咳嗽，顿引胁下串疼，谷食不多，身肢软倦无力。谨拟轻扬化燥之法调理。

鲜石斛三钱　葛根一钱五分　冬桑叶三钱　杭菊二钱　鲜青果十个，去尖研　麦冬三钱　诃子肉二钱，面里煨　甘草八分　生牡蛎三钱　橘红一钱，署内　洋参八分

引用粳米一两，后煎

本方诃子肉减一钱二分。

十月十九日，臣张仲元、戴家瑜请得皇太后脉息左寸软，关部弦而近躁，右寸关滑而鼓指。肝肺气道尚逆，胃燥未清，以致口渴舌干，项筋作疼，时作咳嗽，顿引胁下串疼，大便尚泻，小关防较多，身肢酸软无力。谨拟缓肝清燥之法调理。

鲜石斛三钱　冬桑叶三钱　葛根一钱五分　杭菊二钱　鲜青果十个，去尖研　橘红一钱，署内　麦冬三钱　甘草八分

引用生牡蛎三钱　粳米一两，后煎

十月十九日，皇太后传

鲜石斛三钱　鲜青果十个，去尖研

十月二十日，臣张仲元、戴家瑜请得皇太后脉息左部弦而近躁，右寸关滑数鼓指。咽燥舌干，口渴引饮，时作咳嗽，顿掣两胁作疼，连用甘寒化燥之法，胃热不减，口渴愈盛。谨拟加味白虎汤调理。

洋参一钱　煅石膏四钱　肥知母三钱　甘草八分

引用白粳米一两，后煎

本方减洋参、知母，加麦冬三钱去心、灯心一子、竹叶二钱。

【参考】　白虎汤为退热要方，治“阳明热盛，大汗烦渴”，乃清热养阴要剂。本案原拟用参，后又去之，即使是洋参，亦恐其燥?本方于白虎汤外，加麦冬、竹叶、灯心，清热养阴当更好，但与白虎本身方义，取急清其热而凉保其阴之意，不甚相同。白虎汤临床应用时，多有增味，如苍术白虎汤之清湿热，清瘟败毒饮之去火毒，白虎合银翘治表热，白虎合香薷饮治暑天外感，桂枝白虎汤治温疟，柴胡石膏汤治暑嗽，化斑汤治胃热发斑脉虚，化裁更新，应用颇广。

十月二十日巳刻，张仲元、戴家瑜请得皇太后脉息左部弦而近躁，右寸关滑数鼓指。肝肺气滞，胃阳燥热，以致胸胁串疼，口渴舌干，时作咳嗽，身肢软倦无力。谨拟调气化燥之法调理。

麦冬三钱，去心　竹叶二钱　石膏四钱，煅　香附一钱，羚羊水炙　荷梗二尺　灯心一子　鲜青果十个，去尖研　甘草八分

引用粳米一两，后煎

十月二十日亥刻，张仲元、戴家瑜请得皇太后脉息左关弦劲，右寸关滑数。肝气郁结，胃燥尚盛，以致胸胁串疼，口渴舌干，时作咳嗽。谨拟缓肝清燥之法调理。

鲜石斛三钱　杭芍二钱　香附一钱，羚羊水炙　羚羊一钱　鲜青果十个，去尖研　橘红七分，署内　竹茹二钱

甘草一钱

引用荷梗二尺

十月二十日，张仲元、戴家瑜谨拟解金沸草法。

荷梗二尺　荷蒂七个　鲜石斛三钱　银花二钱　橘红八分，署内　鲜青果十个，去尖研

水煎代茶。

本方加羚羊三钱。

【参考】 金沸草系治风寒咳嗽，伏饮痰喘，胁下胀痛药，为菊科旋覆花之茎叶，西太后前此未用此药，此方何以曰“解”，不甚了了；或许用而未录，有恶心等反应，故用和胃降逆方解之，亦未可知。

十月二十日，老佛爷鲜青果二十个去尖研，灯心二子。

十月二十一日，臣吕用宾请得皇太后脉两手寸关弦滑而数，重按鼓指，两尺细数，沉候无力。口渴，左肋痛不可忍，心悸烦热难受，小便频数，大便泄，喉中痰涎沥沥有声，乃胃热肝燥，肾不摄津所致。谨拟清胃养肝固肾法，肾气丸增减，仿饮一溲一之治。

文蛤粉五钱　桑螵蛸二钱，煅　淮山药二钱，炒　冬瓜仁五钱，去壳　鲜石斛三钱　山萸肉一钱

引用老米一勺

外用方香附二两研末，盐一两炒，绢包，温热，推熨肋下痛处。

十月二十一日，臣施焕请得皇太后脉左三部弦大，右寸关滑而无力，尺弦。木火生风，气上撞心，心中悸热，烦渴肋疼，咳多涎痰，喉间有声，小便多，大便尚泄，下元不摄，痰逆上膈，中气运力乏权，总当一面顾胃摄下，一面治心热烦渴，治热渴以乌梅丸，顾胃须理痰，摄下宜益中，谨拟上呈。

粳米饭锅巴焙焦研极细末　陈年火腿骨煅研极细末

二味等分，共研匀，以红白糖和淡橘红水调羹，另用乌梅五钱，甘草一钱，煮水，徐徐咽之。

十月二十一日，张仲元、戴家瑜请得皇太后脉息左寸关至数不匀，右部仍躁。肝气冲逆，胃燥不清，以致时作咳嗽，顿引胸胁串疼，口渴舌干，精神异常委顿，小关防多，胃纳太少。谨拟缓肝和中之法调理。

生杭芍二钱　甘草五分　丹皮一钱

水煎温服。

十月二十一日，张仲元、戴家瑜谨拟皇太后生津滋胃之法。

绿豆五钱，研　鲜青果二十个，去尖研　竹叶钱　橙子一个，代皮切碎，水煎温服

十月二十一日，张仲元、戴家瑜谨拟皇太后滋胃代茶饮。

绿豆一两，研　西瓜皮四两，去青皮　香蕉四个，去皮

水煎代茶。

十月二十二日，臣吕用宾请得太皇太后脉两关结涩，余部细滑无力。口渴略减，二便稍稀，惟津液干枯，喉中痰鸣，气微喘，左肋痛未止，乃肺不降，肝不调，肾不纳所致。当以纳气归肾，清调肝肺为治。谨仍拟肾气丸加减上呈。

淮山药二钱，炒　桑螵蛸二钱，煅　文蛤粉三钱　覆盆子三钱　云茯苓二钱　山萸肉一钱　生谷芽三钱　生白芍一钱五分　金石斛三钱

引用小橘饼二个　荸荠汁一大酒杯，兑服

十月二十二日，臣施焕请得太皇太后脉左寸虚，关弦涩，右寸大无力，关去来大小，

停顿不匀，两尺外弦内濡。大小便不禁，痰涎浠壅，心中烦热，渴思冷饮，恶心不食，宗《内经》隔一隔二治法，心与小肠相表里，心气虚则小便不禁，肺与大肠相表里，肺气弱则大便无度，加以肝气上冲，心发烦热，风木侮土，渴饮不食。盖饮多经烦热之气煎熬，肺不宣布，以致痰壅。兹欲平肝开胃，必先肃肺宁心，总期烦除，方能痰降便禁，兼佐升津止渴以为治，谨拟方案伏乞圣裁。

真谷芽六钱，生一半、炒一半　抱木茯神三钱，朱砂拌　大白芍五钱　西洋参四钱　酸枣仁三钱，生一半、炒一半　藿香梗六分　金石斛一钱　郁金子一钱，捣同炒　化橘红一钱，盐水泡透炒　白扁豆二钱，炒焦

引用炮乌梅二枚　荸荠三枚，连皮捣

同煎好，加冰糖调服。

外用吴茱萸二两研细末，以醋炒，贴足心，将绢包好，引热下行。

十月二十二日子刻，张仲元、戴家瑜谨拟皇太后滋胃和中代茶饮。

竹茹一钱，朱拌　鲜青果十个，去尖研　厚朴花五分　羚羊五分

水煎温服。

十月二十二日寅刻，张仲元、戴家瑜谨拟皇太后育神化痰代茶饮。

朱茯神二钱　硃麦冬二钱　橘红八分，署内　鲜青果十个，去尖研

水煎温服。

十月二十二日午刻，张仲元、戴家瑜谨拟皇太后益气生津代茶饮。

人参六分　鲜石斛二钱　麦冬二钱，去心　鲜青果五个，去尖研　老米一两

水煎温服。

十月二十二日，张仲元、戴家瑜请得皇太后脉息左部不匀，右部细数。气虚痰生，精神委顿，舌短口干，胃不纳食，势甚危笃。勉拟益气生津之法调理。

人参须五分　麦冬二钱　鲜石斛二钱　老米一两

水煎温服。

十月二十二日，张仲元、戴家瑜请得太皇太后脉息欲绝，气短痰壅，势将脱败，急以生脉饮尽力调理，以尽血忱。

人参一钱五分　五味子一钱五分　麦冬三钱

水煎灌服。

【参考】 由此可知生脉散乃当年急救要方，本方由复脉汤(炙甘草汤)中之参、麦，加五味子而成，人参甘温，大补肺气为君，麦冬润肺滋水清心泻热为臣，五味子酸温敛肺，收耗散之气为佐。气流则脉复，故称生脉。西太后年老久病，此时该方自亦不济。

十月二十二日，张仲元、戴家瑜请得太皇太后六脉已绝，□□正三刻升霞。

【参考】 光绪三十四年前半年，宫中对西太后之医疗仍侧重调肝理脾和胃治法，清季温病学家多喜用轻淡之品，如玫瑰花、梅花、枇杷叶、荷梗、竹茹、鲜芦根、白茅根、鲜石斛、合欢皮、灯心、鸭梨、银花、连翘、焦三仙、佩兰、扁豆花、玉竹、厚朴花等，在所常用。古方之以四君加白蔻、灯心、羚羊调中和胃清肝；丹栀逍遥之和肝调中。经方之调胃承气升清降浊；五苓散加减之治肝胃欠和而有饮滞；加味白虎汤及竹叶石膏汤之清肺胃燥热；小半夏加茯苓汤及芍药甘草汤之和肝胃、消宿饮；文蛤散之治消渴；真武汤之治大肠有寒，脾不化水，辨证立法用方，颇为全面。

西太后比较长期应用人参，每日常用一至二钱，但也有不用时，对于人参之应用，也因证而进退，如八月初八日御医施焕则提出“古有饮未除当先忌参”之说，暂停应用人参；

十月十二日御医吕用宾则以“莱菔子解人参之燥”而加用莱菔子，均较合理。

六月起，西太后头晕耳响症状较著，脉带弦象，欠冲和之气，七月并有“参差”征；御医辄进养肝体而柔肝用，佐增液以和胃安中，养肝木之阴法治疗，于方中进杜仲、钩藤、龙齿、牡蛎、桑寄生、白蒺藜、菊花、桑叶、葛根、丹参等药，脉证药互参，似有高血压病象，惜当时无此项检查记载，仅存其疑。

西太后临终前十天中，固有“身肢力软”老衰征象，体质日趋不健；但观有“恶寒发热”、“心悸烦热”、“时作咳嗽”、“咳多涎痰”、“两肋痛”、“头项痛”、“口燥舌干”、“口渴引饮”等证，终以“气短痰壅”而“脱败”，似为老年性支气管肺炎未治愈而呼吸循环衰竭致死。救危则用生脉散灌服，虽未克挽回，其用方亦较合理，生脉散益气养阴，生津固脱，现已证明有提高机体抗低血压和休克之耐力，减少对升压胺之依赖性，改善心肌能量代谢之功用。四月末起，为益气和肝，亦曾用生脉散加羚羊、泽泻、茯神、谷芽、银花等治疗，而灵活化裁。

8 临终前之护理记录

(皇太后起居底簿，光绪三十四年十月十五日立)

十月十五日，皇太后夜寐时睡时醒，早膳进半碗膳，午正歇觉，未进药，肝肺气道时作串疼。

十月十五日，皇太后晚膳进半碗粥，戌刻进药，夜寐时睡时醒。十六日早膳进粥半碗，熬白菜半碗，胃经尚有燥热，肝肺气道串疼，咳嗽甚重，不能安卧，症势稍轻。

十六日，皇太后午初一刻歇觉，午正二刻醒，咳嗽顿引胁下串疼见轻，诸症渐减，晚膳进煮饽饽二个，熬白菜半碗，粥半碗，甚觉有味。

十月十六日，皇太后夜寐时睡时醒，十七日丑初二刻进药，肝肺气道仍觉串疼，时作咳嗽，大关防三次，小关防勤，早膳进粥半碗。

十月十七日皇太后日间时睡时醒，肝肺气道仍觉串疼，时作咳嗽，小关防尚勤，晚膳进粥半碗，豆汁半碗，绿豆汤少许，熬白菜少半碗。

十月十八日，皇太后夜寐时睡时醒，咳嗽顿引胁下作疼，有时头晕，早膳进粥半碗。

十月十八日，皇太后时睡时醒，有时咳嗽顿引胁下作疼，小关防觉勤。

十八日，皇太后晚膳进粥半碗，夜寐时睡时醒，时作咳嗽，顿引胁下作疼，小关防尚勤。

二十日，皇太后夜寐时睡时醒，时作咳嗽，顿引胁下作疼，口干而渴，丑正进药。

【参考】 此为临终前一周之西太后“起居底簿”，有如护理记录。自此项记载可知，西太后当时主要症状为“时作咳嗽”、“顿引胁下作痛”，“不能安卧”、“时睡时醒”而“小关防觉勤(或尚勤)”(指尿量尚可)，食量少，似亦支持光绪三十四年有关医案所见之以符合老年支气管肺炎而病故之分析。

四 丽皇贵妃

1 医案辑录

咸丰十一年十二月十三日，钟龄请得丽皇贵妃脉息弦缓。原系腹痛作泻，外受风凉之症，昨服疏解化饮汤，腹痛作泻渐减，风凉已解，惟饮热尚盛，身软气怯，以致躁汗微喘。今用益气化饮汤午服一贴调理。

沙参三钱　茯苓三钱　白术三钱　陈皮二钱　麦冬三钱　炙半夏二钱　元参三钱　白芍三钱

引用焦三仙三钱　生姜一片

十四日，照原方减去焦三仙，加黄芩三钱，午服一贴调理。

十五日，钟龄请得丽皇贵妃脉息弦缓。诸症渐减，惟气道不畅，饮热未清，以致气弱，肝胃欠和。今用清气化饮汤午服一贴调理。

沙参三钱　瓜蒌三钱　赤苓二钱　陈皮二钱　黄芩二钱　枳壳一钱　竹茹□□　□□□□□

引用荷梗一尺

十六日，钟龄请得丽皇贵妃脉息和缓。诸症俱好，惟胃气欠和。今用清热代茶饮，避风缓缓调理。

桔梗一钱　黄芩一钱　花粉二钱　竹茹二钱　麦冬二钱　陈皮一钱

引用灯心一束

二十三日，丽皇贵妃藿香正气丸二钱一服五服。

二十五日，丽皇贵妃薄荷一两。

同治元年正月初五日，丽皇贵妃藿香正气丸二钱一服、二服，仙药茶二钱一服、二服。

初七日，丽皇贵妃犀角上清丸三钱一服三服。

十一日，丽皇贵妃灯心三钱，竹叶二钱，三仙饮三分，薄荷五钱，腹皮五钱。

四月初六日，李万清请得丽皇贵妃脉息浮弦而滑。系气饮舍肺，外受风凉之症，以致寒热往来，身肢酸痛，胸胁胀满，痰壅咳嗽，懒食少寐。今用疏解正气汤晚服一贴调理。

苏叶二钱　羌活二钱　橘皮一钱　半夏一钱　杏仁三钱，研　茯苓三钱　桑皮二钱　枳壳一钱

引用生姜三片　白芍三钱

【参考】 此处疏解正气汤实为嘉庆间吴瑭《温病条辨》之杏苏散方加减，此方治外感头痛身痛，恶寒，咳痰有效，故次日症减。

本日，防风通圣丸三钱一服六服，仙药茶二钱一服二服。

初七日，李万清请得丽皇贵妃脉息浮弦而滑。昨服疏解正气汤，风凉微解，表症稍减，夜间得寐，惟寒热如疟，胸胁胀闷，痰壅气逆，频频作嗽，此由心肝气郁，挟饮乘风，上舍于肺所致。今用顺气化痰汤佐以宣风理肺之品，午服一贴调理。

杏仁三钱　白芍三钱　麻黄六分，蜜炙　桂枝六分　川芎二钱　当归三钱　生地五钱　甘草八分

引用木香六分　半夏一钱

初八日，李万清请得丽皇贵妃脉息浮弦而缓。湿饮下行，寒热往来，如疟稍轻，痰壅气逆，咳嗽渐减，惟肝脾不和。今用和肝理脾汤佐以疏解理肺之品，午服一贴调理。

沙参三钱　白术二钱　茯苓三钱　半夏一钱　苏叶一钱　橘皮一钱　杏仁三钱　羌活一钱

引用木香六分　冬花二钱

初九日，李万清请得丽皇贵妃脉息弦缓。服药以来，风凉已解，痰饮下行，寒热如疟渐减，惟气逆有时作嗽，此由湿饮过盛，气道不畅所致。今用保和止嗽饮午服一贴调理。

苏叶二钱　茯苓三钱　白术三钱　半夏二钱　橘皮二钱　猪苓二钱　杏仁二钱　甘草八分

引用桔梗二钱

初十日，照原方减去杏仁，加薏苡仁三钱、蔓荆子三钱，午服一贴调理。

十一日，李万清请得丽皇贵妃脉息弦滑。屡服保和止嗽饮，寒热如疟已愈，痰饮咳嗽稍轻，诸症渐好，惟有时咳嗽牵引头痛，此由肺胃不清，清气不升，浊痰不降，气饮素日郁结所致。今用舒郁化痰汤午服一贴调理。

苏叶一钱　陈皮一钱　半夏一钱　茯苓三钱　枳壳二钱　葛根一钱　胆星八分　竹茹二钱

引用木香八分

本日，丽皇贵妃：灯心二钱，竹叶二钱，三仙饮二分，薄荷五钱。

十二日，李万清请得丽皇贵妃脉息和平。诸症俱好，惟肺胃痰饮稍有未净。今用参苏理肺丸午晚各服二钱，荷梗汤送下调理。

【参考】 参苏理肺丸由人参、前胡、陈皮、桔梗、茯苓、干葛、枳壳、半夏、桑皮、苏叶、木香、甘草组成，宫中此丸，与他处有所不同，用治肺经不清，四时感冒，举发无时者。

十三日，李万清请得丽皇贵妃脉息和平。诸症俱好，惟肺经痰气稍有未净。今用参苏理肺丸二钱晚服，另用代茶饮缓缓调理。

竹茹三钱　枳实一钱　焦三仙六钱

水煎代茶。

十四日，丽皇贵妃代茶饮一贴。

腹皮一钱　麦冬三钱　花粉三钱　赤苓三钱　竹茹一钱五分

水煎代茶。

参苏理肺丸二钱一服十服，荷梗十尺。

十九日，丽皇贵妃灯心三钱，竹叶二钱，薄荷五钱，荷梗五尺，三仙饮二分。

参苏理肺丸二钱一服五服。

二十四日，丽皇贵妃灯心三钱，竹叶二钱，薄荷三钱。

二十九日，丽皇贵妃朱砂整末、雄黄整末各一钱一包，各五包。灯心三钱，薄荷三钱，三仙饮二分，荷梗五尺，参苏理肺丸三钱一服五服。

【参考】 此方朱砂雄黄各一钱一包，若供内服，其作一日量犹恐过大，读者切切注意。一般朱砂内服，清心，定惊，安神，解毒，常以 0.3～0.5 克分二至三次一日冲服完，颇有效验。雄黄因含砷，内服每次 0.2 克，入丸散用，不宜久服，现证明对某些慢性粒细胞性白血病及真性红细胞增多症有效。

十四日，栾泰请得丽皇贵妃和肝化饮汤今明二贴。

麦冬四钱　石斛四钱　地骨五钱　赤苓三钱　腹皮二钱　蒌皮三钱　橘红二钱　半夏二钱　益元散三钱，煎

引用荷梗一尺

本日，丽皇贵妃金衣祛暑丸十丸，香薷丸十丸。

十五日，丽皇贵妃腹皮五钱，三仙饮二分。

十六日，栾泰请得丽皇贵妃照原方和肝化饮汤加白苏皮三钱，桑皮二钱，今明二贴。

十七日，丽皇贵妃灯心三钱，竹叶二钱，三仙饮二分。

十八日，栾泰请得丽皇贵妃和肝清肺饮今明二贴。

麦冬四钱　瓜蒌三钱　半夏二钱　陈皮二钱　赤苓三钱　黄芩二钱　丹皮二钱　浙贝三钱　白蘚皮三钱　益元散三钱，煎

引用竹茹一钱五分

二十一日，照原方加酒连四分，一贴。

二十三日，丽皇贵妃金衣祛暑丸十丸，香薷丸十丸。

【参考】 金衣祛暑丸由藿香叶、苏叶、丁香、檀香、茯苓、香薷、甘草组成，朱砂为衣，外贴金箔衣，故名，原方治四时不正之气吐痢，中暑感风吐泻等证。

八月二十九日，甄景芳请得丽皇贵妃脉息浮滑。系停饮受风，以致头痛眩晕，有时恶寒懊憹。今用藿香正气丸三钱，今明二服，引用羌活三钱，防风二钱，薄荷一钱，生姜三片，煎汤送服调理。

十月初二日，丽皇贵妃防风通圣丸三钱一服二服，藿香正气丸三钱一服四服。

地肤子二钱，灯心三钱，竹叶二钱，薄荷三钱，大黄五钱，三仙饮一分

初四日，丽皇贵妃防风通圣丸三钱一服二服，大黄五钱，清瘟解毒丸四丸。

十一日，丽皇贵妃清瘟解毒丸六丸，芦根五钱，薄荷五钱。

十一日初三日，丽皇贵妃灯心三钱，三仙饮二分，薄荷五钱。

初十日，丽皇贵妃枣仁三钱。

十二月十四日，丽皇贵妃灯心三钱，竹叶二钱，三仙饮四分，木香槟榔丸二钱一服四服，大黄五钱，清瘟解毒丸二丸，芦根十把。

十六日，丽皇贵妃灯心三钱，三仙饮二分，薄荷五钱。

二十八日，丽皇贵妃灯心三钱，三仙饮二分，薄荷五钱。

二月初二日，丽皇贵妃犀角上清丸三钱一服五服，芦根二十把，清瘟解毒丸四丸。

十一日，丽皇贵妃藿香正气丸三钱一服二服，灯心三钱，芦根二十把，清瘟解毒丸二丸，薄荷五钱，三仙饮二分。

十四日，丽皇贵妃灯心三钱，竹叶二钱，三仙饮三分。

十八日，丽皇贵妃白菊花三钱，黄连三钱，薄荷五钱。

六月初二日，李万清请得丽皇贵妃脉息弦滑。系肝郁挟饮之症，以致胸膈痞满，胁肋胀痛，此由气道不畅，肝气挟饮所致。今用调气化饮汤午服一贴调理。

木香一钱，研　槟榔二钱　青皮二钱　陈皮二钱　炙半夏二钱　赤苓三钱　苏叶一钱　藿香二钱

引用沉香面八分，冲

【参考】 沉香长于降气止痛，纳气定喘，于胸膈痞满胀痛者宜，与木香之偏于调气者不同。

初三日，李万清请得丽皇贵妃脉息弦滑而浮。系气饮郁结，外受暑邪之症，以致发热口渴，胸膈痞闷，胁腹胀痛，此由气道不畅，受暑挟饮所致。今用清暑化饮汤午服一贴调理。

柴胡一钱　葛根二钱　陈皮二钱　半夏一钱　藿香二钱　茯苓三钱　苍术三钱　厚朴二钱　当归三钱　抚芎二钱　白芍三钱　六一散三钱

引用红花二钱

初四日，李万清请得丽皇贵妃脉息弦滑而浮。暑气微解，惟肝气饮滞尚盛，以致头疼口渴，肢体酸软，胸胁胀满，有时攻冲作痛，烦躁少寐，今照原方清暑化饮汤加减，午服一贴调理。

柴胡一钱　川芎□□　当归三钱　白芍三钱　藿香一钱　半夏□□　茯神三钱　厚朴二钱　木香一钱　苍术二钱，炒　枣仁三钱，炒　远志一钱

引用蔓荆子三钱

初五日，李万清请得丽皇贵妃脉息弦滑。暑气渐解，惟头眩口渴，胸胁胀满，肢体酸软，懒食少寐，此由气道不畅，肝气素郁，肝阴不足，停饮所致。今用调气化饮汤午服一贴调理。

木香一钱　陈皮二钱　半夏二钱　川芎二钱　当归三钱　白芍三钱　茯神三钱　远志一钱　枣仁三钱　焦三仙六钱

引用蔓荆子三钱

初六日，照原方减去半夏，加红花二钱，午服一贴调理。

初七日，李万清请得丽皇贵妃脉息弦缓。暑气已解，惟肝阴素亏，气饮尚盛，以致头眩身软，胸胁微痛，懒食少寐，此由气道不畅，阴虚所致。今用调气和荣汤午服一贴调理。

炙香附二钱　当归三钱　白芍三钱　生地五钱　茯神三钱　远志二钱　川芎二钱　蔓荆子三钱

引用枣仁三钱

本日，丽皇贵妃灯心三钱，三仙饮二分，薄荷五钱。

初八日，照原方加桂枝八分、制川乌八分、羌活二钱，午服一贴。

初九日，李万清请得丽皇贵妃脉息弦缓。胸胁胀痛俱减，惟头痛腿疼，筋脉拘急，此由荣卫不和，湿饮郁结所致。今用理气除(□)汤午服一贴调理。

当归三钱　川芎二钱　茯苓三钱　川乌一钱，制　木瓜三钱　桂枝一钱　白芍三钱　麻黄八分，制　独活二钱　党参三钱

引用乳香一钱

初十日，照原方减去独活，加蔓荆子二钱，午服一贴调理。

十一日，李万清请得丽皇贵妃脉息平和。诸症俱好，惟气血素亏，湿饮稍有未净。今用除湿代茶饮一贴，另配调气和荣丸接服调理。

蔓荆子三钱　当归三钱　川芎一钱　细辛六分　羌活一钱

水煎代茶。

调气和荣丸一料得二十二服。

党参六钱　白术四钱　茯苓六钱　生芪四钱　当归八钱　川芎四钱　桂枝二钱　麻黄二钱，制　木香二钱　细辛二钱　蔓荆子六钱　甘草二钱

共研细末，水叠为丸，如绿豆大。每服二钱，白开水送下。

八月二十五日，丽皇贵妃越鞠保和丸三钱一服二服，荷梗二尺。

八月二十六日申刻，甄景芳请得丽皇贵妃脉息浮弦。系气滞停饮，外受风瘟之症，以致发热头疼，有时腹中牵引作痛，咳嗽懊憹。今用清瘟化饮汤晚服一贴调理。

苏叶二钱　防风二钱　杏仁二钱，去皮尖研　桔梗三钱　前胡二钱　荆穗二钱　赤芍二钱，炒　橘皮三钱　赤苓三钱，研　半夏三钱　连翘三钱　甘草八分

引用淡豆豉三钱

二十七日，甄景芳请得丽皇贵妃脉息浮滑。昨服清瘟化饮汤，瘟邪稍解，惟气道阻滞，停饮太盛，以致腹痛未减，夜不得寐。今用清解化饮汤加调中之药，晚服一贴调理。

苏梗二钱　厚朴二钱　赤苓三钱　藿香三钱　陈皮三钱　半夏三钱　煨木香一钱　防风二钱　白芷二钱　川芎一钱　郁金二钱　甘草八分

引用煨姜三片

二十八日，甄景芳请得丽皇贵妃脉息滑缓。瘟邪复见稍解，惟腹痛，寒热往来，此由气滞未开，停饮未化所致。

今照原方清解化饮汤再加调中之药，晚服一贴调理。

厚朴二钱　藿香三钱　砂仁一钱五分　槟榔二钱　草果一钱　赤苓三钱　木香一钱，煨　陈皮二钱　莪术二钱，炒　枳壳二钱，炒　郁金二钱　制香附三钱

引用柴胡二钱　煨姜三片

外用熨法香附二两，麸子一碗，老酒炒热，布包，熨痛处。

【参考】 香附麸子炒热熨治腹痛，有如热疗，或可以暂时有效。

二十九日，甄景芳请得丽皇贵妃脉息滑缓。连服清解化饮汤，瘟邪渐解，症势俱轻，惟少腹引痛未止，此由饮盛气滞不调所致。今用调中化饮汤晚服一贴调理。

藿梗三钱　砂仁一钱五分　厚朴二钱　槟榔二钱　草果仁一钱　青皮二钱，炒　赤芍二钱，炒　五灵脂一钱五分　莪术二钱，煨　郁金二钱　制香附三钱

引用官桂五分

三十日，照原方减去槟榔，加橘核一钱五分，晚服一贴。

九月初一日，甄景芳请得丽皇贵妃脉息弦缓。原系气滞停饮夹瘟之症，服药调治，瘟邪见解，诸症已减，腹痛渐轻，尚未能止，此由气滞寒饮未化所致。今用调气和中饮晚服一贴调理。

藿梗三钱　缩砂一钱五分，研　青皮二钱，炒　厚朴二钱　草果仁八分，研　制香附三钱　郁金二钱　吴萸五分，泔浸　橘核一钱五分，研　五灵脂二钱

引用官桂五分

初二日，甄景芳请得丽皇贵妃脉息渐缓。气滞见开，诸症已减，惟禀赋素弱，以致寒饮不易消化，腹痛时作时止。今用理气调中饮晚服一贴调理。

白术三钱，土炒　茯苓三钱　橘皮二钱　半夏三钱　白芍三钱，炒　吴萸五分　当归三钱　醋柴胡一钱　沙参二钱　甘草一钱

引用官桂八分

初三日，照原方减去吴萸，加蕲艾一钱、缩砂一钱，晚服一贴调理。

初四日，甄景芳请得丽皇贵妃脉息渐和。连服理气调中饮，诸症俱已见好，少腹引痛亦轻，惟肝阴不足，寒饮尚在未净。今用和肝化饮汤晚服一贴调理。

当归三钱　白芍二钱，炒　白术三钱，土炒　茯苓三钱　半夏三钱　橘皮一钱五分　沙参三钱　怀牛膝三钱　缩砂一钱　醋柴胡一钱　甘草一钱

引用官桂一钱

初五日，照原方减去缩砂，加大生地三钱，晚服一贴调理。

初六日，甄景芳请得丽皇贵妃脉息渐和。诸症渐好，少腹引痛亦止，惟腰膝尚觉酸软，此由肝阴未复，寒湿未尽所致。今用理气和肝饮晚服一贴调理。

当归二钱　酒白芍一钱　白术三钱，土炒　茯苓三钱　沙参三钱　怀牛膝三钱　大生地三钱　陈皮一钱五分　附子五分　甘草一钱，制

引用肉桂八分

初七日，照原方减去附子，加杜仲三钱，晚服一贴调理。

初八日，甄景芳请得丽皇贵妃脉息和缓无力。服药以来，诸症俱好，惟肝阴素虚，下焦湿气不清，以致左膝牵引腰酸，今止服汤药，用健步虎潜丸，每早服三钱，白开水送，外用熨药缓缓调理。

透骨草五钱　川牛膝三钱　防风三钱　木瓜五钱　独活三钱　防己三钱　麸子一两

共研粗末，老酒拌炒，布包，热熨。

【参考】 热熨治疗腰膝酸软，属理疗范畴，其药多祛风胜湿活络之品。

十一日，甄景芳请得丽皇贵妃脉息和平。诸症已好，湿气亦清，惟平素肝阴不足，以致腰腿一时不能骤复，今仍用健步虎潜丸，每早三钱常服，外用原方熨法，缓缓避风调理。

透骨草五钱　木瓜五钱　防己三钱　川牛膝三钱　防风三钱　独活三钱　麸子一两

共研粗末，老酒拌炒，布包，热熨。

本日，丽皇贵妃灯心三钱，三仙饮二分，薄荷五钱。

十四日，丽皇贵妃健步虎潜丸三钱一服二服。

十六日，丽皇贵妃照前方熨药一分，健步虎潜丸三钱一服五服。

十九日，丽皇贵妃大黄五钱，薄荷五钱。

初九日，丽皇贵妃照前方熨药一分

灯心三钱　三仙饮二分　薄荷五钱　大黄五钱　平安丹四两

十一月十九日，丽皇贵妃防风通圣丸三钱二服，仙药茶二钱一服，藿香正气丸三钱二服，木香槟榔丸三钱，五积散丸三钱二服。

十月初三日，丽皇贵妃槐角丸三钱一服五服。

十六日，丽皇贵妃灯心三钱，竹叶二钱，三仙饮三分，薄荷三钱，犀角上清丸三钱一服二服。

二月初十日，李德立请得丽皇贵妃脉息浮弦。系肝郁饮热，风瘟外束之症，以致眩晕身疼，寒热酸麻。今用清瘟化饮汤午服一贴调理。

羌活二钱　防风三钱　牛蒡子三钱　荆芥二钱　菊花二钱　酒芩三钱　川郁金三钱　枳壳三钱，炒　赤苓三钱　天麻一钱五分　金银花三钱

引用桑枝五钱

本日，丽皇贵妃防风通圣丸三钱一服二服，仙药茶四钱。

十一日，照原方减去菊花，加片姜黄二钱，午服一贴。

十三日，李德立请得丽皇贵妃脉息浮数。系肝胃饮热，外受风瘟之症，以致头眩身酸，咳嗽痰盛，胸满烦热，左耳作痛。今用清解化饮汤晚服一贴调理。

酒胆草三钱　黄芩三钱　柴胡二钱　防风三钱　青叶三钱　枳壳三钱　葛根三钱　酒军一钱五分　郁金三钱　瓜蒌四钱　浙贝三钱　甘草一钱五分

引用杏仁三钱

【参考】 此方清热解毒化饮，苦寒药胆草、黄芩、酒军用量不小，治疗风瘟，可有抗炎作用。

同治五年二月初一日，丽皇贵妃灯心五钱，竹叶五钱，薄荷五钱，芦根五钱，三仙饮五分。

初五日，丽皇贵妃灯心五钱，竹叶五钱，薄荷五钱，麦冬五钱，三仙饮一分。

十三日，丽皇贵妃灯心五钱，竹叶五钱，薄荷五钱，麦冬五钱，芦根五钱，三仙饮四分。

十二月二十五日，丽皇贵妃灯心五钱，竹叶五钱，薄荷五钱，三仙饮二分。

十二月二十七日，丽皇贵妃灯心五钱，芦根五钱，薄荷五钱，三仙饮五分。

十二月二十九日，丽皇贵妃木香槟榔丸三钱一服四服。

同治六年正月初三日，丽皇贵妃灯心五钱，竹叶五钱，薄荷五钱，麦冬五钱，朱砂五分，石膏五钱，三仙饮五分。

初五日，丽皇贵妃参苏理肺丸三钱一服五服，麦冬五钱，薄荷五钱，灯心五钱，竹叶五钱，三仙饮五分。

初七日，丽皇贵妃清瘟解毒丸五丸，灯心五钱，竹叶五钱，薄荷五钱，石膏五钱，芦根五钱，三仙饮三分。

二十一日，丽皇贵妃疏风止嗽丸三钱一服五服，竹叶五钱，薄荷五钱。

二十三日，丽皇贵妃灯心五钱，竹叶五钱，薄荷五钱，麦冬五钱，芦根五钱，石膏五钱，三仙饮三分。

二十五日，丽皇贵妃参苏理肺丸三钱一服五服，竹叶五钱，石膏五钱，灯心五钱，薄荷五钱，芦根五钱，三仙饮三分。

二十七日，丽皇贵妃灯心五钱，竹叶五钱，薄荷五钱，麦冬五钱，石膏五钱，白菊花五钱，三仙饮五分。

二十九日，丽皇贵妃薄荷五钱，灯心五钱，竹叶五钱。

六年二月初一日，丽皇贵妃灯心五钱，竹叶五钱，麦冬五钱，石膏五钱，芦根五钱，三仙饮三分。

初三日，丽皇贵妃参苏理肺丸三钱一服二服，竹叶五钱，三仙饮二分，灯心五钱，麦冬五钱，石膏五钱。

二月初五日，丽皇贵妃麦冬五钱，石膏五钱，竹叶五钱，灯心五钱，芦根五钱，薄荷五钱，三仙饮二分。

初七日，丽皇贵妃清瘟解毒丸四丸，石膏五钱，麦冬五钱，灯心五钱，竹叶五钱，薄荷五钱，三仙饮一分。

初九日，丽皇贵妃疏风止嗽丸三钱一服四服，麦冬五钱，灯心五钱，竹叶五钱，薄荷五钱，三仙饮三分。

十一日，丽皇贵妃竹叶五钱，石膏五钱，麦冬五钱，灯心五钱，薄荷五钱，芦根五钱，三仙饮二分。

十三日，丽皇贵妃清肺抑火丸三钱一服二服，灯心五钱，薄荷五钱，竹叶五钱，芦根五钱，三仙饮二分。

十五日，丽皇贵妃灯心五钱，竹叶五钱，麦冬五钱。

同治六年六月初七日，丽皇贵妃灯心五钱，竹叶五钱，薄荷五钱，石膏一两，金衣祛暑丸十丸，香薷丸十丸，三仙饮三分。

十一日，丽皇贵妃灯心五钱，竹叶五钱，薄荷五钱。

十六日，丽皇贵妃煅石膏五钱，灯心五钱，竹叶五钱，薄荷五钱。

二十一日，丽皇贵妃金衣祛暑丸十丸，香薷丸十丸，石膏五钱，芦根五钱，灯心五钱，竹叶五钱，薄荷五钱，三仙饮三分，益元散四钱。

二十四日，丽皇贵妃石膏五钱，芦根五钱，灯心五钱，竹叶五钱，薄荷五钱，三仙饮二分，煅石膏五钱。

二十六日，丽皇贵妃薄荷五钱，灯心五钱，竹叶五钱。

二十八日，丽皇贵妃灯心五钱，竹叶五钱，煅石膏四两，薄荷五钱。

二十九日，丽皇贵妃木香槟榔丸三钱一服十服，薄荷一两，三仙饮二分。

七月初一日，丽皇贵妃灯心五钱，竹叶五钱，薄荷五钱，煅石膏五钱，三仙饮二分。

初三日，丽皇贵妃麦冬五钱，薄荷五钱，灯心五钱，竹叶五钱，石膏五钱，三仙饮一分。

初五日，丽皇贵妃薄荷五钱，麦冬五钱，灯心五钱，竹叶五钱，三仙饮一分。

初七日，丽皇贵妃灯心五钱，竹叶五钱，薄荷五钱，麦冬五钱，三仙饮一分。

十一月二十九日，丽皇贵妃灯心五钱，竹叶五钱，芦根五钱，石膏五钱，菊花五钱，三仙饮一分。

十二月初一日，丽皇贵妃灯心五钱，竹叶五钱，芦根五钱，石膏五钱，菊花五钱，三仙饮一分。

初四日，丽皇贵妃灯心五钱，薄荷五钱，竹叶五钱，芦根五钱，石膏五钱，三仙饮一分。

初六日，丽皇贵妃薄荷五钱，灯心五钱，竹叶五钱，芦根五钱，石膏五钱，三仙饮一分。

初九日，丽皇贵妃薄荷五钱，灯心五钱，竹叶五钱，菊花五钱，麦冬五钱，石膏五钱，三仙饮一分。

十一日，丽皇贵妃灯心五钱，竹叶五钱，薄荷五钱，芦根五钱，三仙饮二分。

二十七日，丽皇贵妃灯心五钱，竹叶五钱，薄荷五钱。

二十九日，丽皇贵妃芦根五钱，薄荷五钱，三仙饮二分。

三十日，丽皇贵妃灯心五钱，竹叶五钱，薄荷五钱。

同治七年正月初三日，丽皇贵妃灯心五钱，竹叶五钱，薄荷五钱。

初五日，丽皇贵妃芦根五钱，竹叶五钱，薄荷五钱。

初七日，丽皇贵妃灯心五钱，薄荷五钱，三仙饮一分。

初九日，丽皇贵妃灯心五钱，竹叶五钱，薄荷五钱。

十二日，丽皇贵妃竹叶五钱，薄荷五钱，三仙饮一分。

十五日，丽皇贵妃灯心五钱，竹叶五钱。

十八日，丽皇贵妃芦根五钱，竹叶五钱，三仙饮一分。

二十一日，丽皇贵妃木香槟榔丸三钱一服四服，薄荷五钱。

二十四日，丽皇贵妃灯心五钱，竹叶五钱，薄荷五钱。

二十七日，丽皇贵妃灯心五钱，竹叶五钱，三仙饮一分。

二十九日，丽皇贵妃木香槟榔丸三钱一服四服，薄荷五钱。

二月初五日，丽皇贵妃灯心五钱，竹叶五钱，薄荷五钱，芦根五钱，菊花五钱，三仙饮一分。

初十日，丽皇贵妃灯心五钱，竹叶五钱，薄荷五钱，芦根五钱，菊花五钱，三仙饮一分。

四月二十五日，丽皇贵妃石膏五钱，灯心五钱，竹叶五钱。

二十七日，丽皇贵妃菊花五钱，灯心五钱，竹叶五钱。

二十九日，丽皇贵妃薄荷五钱，灯心五钱，竹叶五钱，石膏五钱，芦根五钱，菊花五钱，三仙饮一分。

闰四月初一日，丽皇贵妃菊花五钱，薄荷五钱，灯心五钱，竹叶五钱，石膏五钱，三仙饮一分。

初三日，丽皇贵妃灯心五钱，竹叶五钱，薄荷五钱，芦根五钱，朱砂一分，石膏五钱，三仙饮一分。

初五日，丽皇贵妃薄荷五钱，灯心五钱，竹叶五钱，芦根五钱，菊花五钱，石膏五钱，三仙饮一分。

五月初一日，丽皇贵妃朱砂雄黄整末一钱一包各十包，三仙饮二分，灯心、竹叶五钱，芦根一两，薄荷五钱。

初三日，丽皇贵妃灯心五钱，竹叶五钱，薄荷五钱，石膏五钱，芦根五钱，菊花五钱，麦冬五钱。

初五日，丽皇贵妃薄荷五钱，灯心五钱，竹叶五钱，石膏五钱，芦根五钱，麦冬五钱，三仙饮三分。

初七日，丽皇贵妃灯心五钱，薄荷五钱，竹叶五钱，麦冬五钱，菊花五钱，石膏五钱，芦根一两。

初九日，丽皇贵妃薄荷五钱，灯心五钱，石膏五钱，芦根五钱，菊花五钱，腹皮五钱，三仙饮二分。

十一日，丽皇贵妃灯心五钱，竹叶五钱，薄荷五钱，菊花五钱，芦根五钱，石膏五钱，三仙饮二分。

六月二十二日，丽皇贵妃灯心五钱，竹叶五钱，麦冬五钱，菊花五钱，石膏五钱，芦根五钱，三仙饮二分。

六月二十四日，丽皇贵妃金衣祛暑丸十丸，六合定中丸十丸，香薷丸十丸，薄荷五钱，灯心五钱，竹叶五钱，麦冬五钱，菊花五钱，石膏五钱，芦根五钱，三仙饮二分。

二十六日，丽皇贵妃灯心五钱，竹叶五钱，薄荷五钱，麦冬五钱，菊花五钱，石膏五钱，芦根五钱。

二十七日，丽皇贵妃薄荷五钱，麦冬五钱，灯心五钱，竹叶五钱，石膏五钱，菊花五钱，三仙饮二分。

二十九日，丽皇贵妃灯心五钱，竹叶五钱，薄荷五钱，麦冬五钱，石膏五钱，三仙饮二分，荷梗三尺。

七月初三日，丽皇贵妃薄荷五钱，麦冬五钱，灯心五钱，竹叶五钱，芦根一两，石膏五钱，三仙饮三分。

初五日，丽皇贵妃胃苓丸三钱一服二服，灯心五钱，竹叶五钱，薄荷五钱，菊花五钱。

初七日，丽皇贵妃灯心五钱，竹叶五钱，薄荷五钱，麦冬五钱，菊花五钱，石膏五钱，三仙饮二分。

【参考】 丽皇贵妃为咸丰皇帝之妃，光绪十六年十一月十五日卒，历咸、同、光三朝，卒后谥□庄静皇贵妃。观同治五年至七年之进药用药底簿，所用四季调理常服药，大多以清心胃之火为多，看来丽皇贵妃禀赋热体，御医在防病治病时，已充分考虑了病人体质因素在内。此外这类调理之药，以甘淡、甘寒之味为多，服之有益无损，故为丽皇贵妃所乐用。据清宫脉案记载，后来所进之药，与上述方药除少有增减外，无大变化，几乎逐日运用直至同治八年八月，说明服用后，确有效验。

五 玟嫔(玟贵人、玟妃、玟贵妃)

1 调理用药记录

咸丰十一年三月十七日，玟嫔藿香正气丸三钱。

十八日，玟嫔清瘟解毒丸二丸，芦根五把。

十九日，玟嫔清肺抑火丸三钱二服，荷梗二尺，芦根五把。

五月一日，玟嫔朱砂雄黄正末各三包。

七月五日，玟嫔藿香正气丸三钱二服，越鞠保和丸三钱二服，益元散六钱，薄荷五钱，灯心三钱，竹叶二钱。

□□年三月二十四日，玟妃白菊花六钱。

【参考】 以上多清暑、清肺、抑火、解毒、解郁之方，可以概见日常保健用方之一斑。

2 同治六年医案

同治六年二月二十二日，冯请得玟妃脉息浮弦。原系内停饮热，外受风凉之症。以致头痛，发热恶寒，身肢作痛，胸胁满闷，咳嗽痰盛。今用疏风化饮汤，晚服一贴调理。

羌活一钱五分　防风一钱五分　苏叶一钱五分　香附三钱　苍术一钱五分　杏仁二钱　陈皮二钱　茯苓三钱　枳壳二钱　木香五分，研　甘草五分

引用生姜三片

二十三日，冯钰请得玟妃脉息滑数。原系内停饮热，外受风凉之症。昨服疏风化饮汤，表邪渐减，症势渐解。惟咳嗽痰盛，胸胁牵引作(痛)。此由湿热尚盛所致。今用清热化饮汤，晚服一贴调理。

苏叶一钱五分　防风一钱五分　香附二钱　砂仁一钱五分　赤芍二钱　抚芎二钱　栀子二钱　桔梗一钱五分　陈皮二钱　半夏二钱　杏仁一钱五分　焦三仙三钱　厚朴一钱五分　赤苓三钱

引用生姜二片

二月二十四日，冯钰请得玟妃脉息滑数。昨服清热化饮汤，表邪已解。惟肝肺湿热仍盛，以致胸腹胀满，肢体麻木，二便结燥。此由湿热凝滞，气不宣通所致。今用清热化滞汤，晚服一贴调理。

枳实三钱　川连一钱五分　黄芩二钱　赤苓三钱　槟榔三钱　川军一钱五分　泽泻二钱　甘草八分　牵牛一钱五分

引用荷梗一尺

本日，玟妃：疏风止嗽丸三钱一服二服，灯心五钱，竹叶五钱，薄荷五钱，芦根五钱，三仙饮二分。

二月二十五日，冯钰请得玟妃脉息沉弦。昨服清热化滞汤，大便已行，肠胃壅滞尚有未净。以致口渴，夜间少寐，胸腹微胀，胃热不和。今用清胃化滞汤，晚服一贴调理。

苍术一钱五分　陈皮一钱五分　厚朴一钱五分　黄连八分　半夏一钱五分　川军二钱　甘草八分

引用生姜三片

二十六日，冯钰请得玟妃脉息弦滑。惟肝脾阴虚不眠，心下堵满，饮食少思，气滞牵引作痛。今用益气理脾汤，晚服一贴调理。

醋柴胡一钱　白术二钱　当归二钱　白芍二钱　缩砂一钱　陈皮一钱五分　茯苓三钱　远志二钱　枣仁三钱　甘草八分

引用生姜三片　红枣二钱

二十七日，照厚(原)方减白术，加桔梗三钱、元参三钱。

本日，玟妃：薄荷五钱，灯心五钱，竹叶五钱，麦冬五钱，石膏五钱，芦根五钱，白菊花五钱，三仙饮二分。

二月二十八日，冯钰请得玟妃脉息浮数。系复受风凉之症。以致头晕身热，咽喉疼通(痛)，胸胁牵引作痛。此由寒热凝结，气道不通所致。今用清咽利膈汤，晚服一贴调理。

荆芥一钱五分　防风一钱五分　牛蒡子二钱　元参二钱　麦冬三钱　桔梗三钱　黄连八分　黄芩一钱五分　木香六分　甘草二钱

引用苇根三把

二十九日，照原方加山豆根三钱，晚服一贴调理。

本日，玟妃：灯心五钱，竹叶五钱，麦冬五钱，石膏五钱，薄荷五钱，芦根五钱，三仙饮二分。

三十日，冯钰请得玟妃脉息沉滑。表邪已解，里热尚盛。以致咽干口燥，隐疹渐出，二便不利，左胁作痛。此由肝肺壅滞，热伤血分所致。今用清咽化滞汤，晚服一贴调理。

荆芥一钱五分　防风一钱五分　连翘一钱五分　炒栀一钱五分　黄芩一钱　元参二钱　麦冬三钱　桔梗一钱　薄荷八分　川连八分　木香八分　川军二钱

引用竹叶一钱

三月初二日，冯钰请得玟妃脉息弦滑。服药以来，症势渐减。惟正气未复，以致心跳头晕，气短神倦，夜间少眠，饮食少思。今用益气育神汤，晚服一贴调理。

沙参三钱　茯神三钱　麦冬二钱　白芍一钱五分　枣仁三钱　当归一钱五分　远志一钱五分　桔梗一钱五分　甘草八分　川芎一钱五分　白术一钱五分

引用灯心二束

初三日，仍照原方晚服一贴调理。

三月初四日，冯钰请得玟妃脉息弦滑。症势渐减。元气尚有未复，以致神气倦怠，肢体懦弱。今用益气养荣汤，晚服一贴调理。

党参二钱　白术二钱　枣仁三钱　茯苓三钱　半夏一钱五分　陈皮一钱五分　木香八分　甘草五分，制

引用红枣二枚

三月初五日，冯钰请得玟妃脉息沉滑。昨服益气养荣汤，元气渐复。惟夜间少眠，身肢无力，左胁微痛，口燥咽干。此由阴虚有热所致。今用益阴养荣汤，晚服一贴调理。

苏梗一钱五分　当归二钱　白芍一钱五分　半夏一钱五分　生地三钱　枣仁三钱　麦冬三钱　枳壳二钱　细辛四分　抚芎二钱　沙参三钱　甘草八分

引用木香八分

本日，玟妃：灯心一两，竹叶一两，薄荷一两，石膏一两，三仙饮三分，白菊花五钱，麦冬五钱，芦根五钱，疏风止嗽丸三钱一服四服。

初六日，照原方益阴养荣汤加党参二钱、前胡二钱、减去沙参，晚服一贴调理。

初七日，冯钰请得玟妃脉息沉滑。服药以来，症势渐好，惟肝脾不和，正气稍有未复。以致身肢无力，饮食少思，痰饮未清，今用益气化饮汤，晚服一贴调理。

橘皮二钱　苏梗一钱五分　茯苓三钱　前胡一钱五分　沙参三钱　桔梗一钱五分　半夏一钱五分　甘草八分

引用灯心二束

三月初八日，冯钰请得玟妃脉息沉滑。正气已复，症势渐减。惟肠胃痰热未净，湿饮尚壅，胸胁微痛，二便不利。今用清热化痰汤，晚服一贴调理。

连翘一钱五分　栀子一钱五分，炒　黄芩一钱五分　薄荷八分　瓜蒌三钱　枳壳二钱　赤苓三钱　陈皮一钱五分　川军三钱　甘草八分

引用竹叶二十片

本日，玟妃：黄连上清丸三钱一服四服，薄荷五钱，灯心五钱，竹叶五钱，石膏五钱，芦根五钱，三仙饮三分。

初九日，冯钰请得玟妃脉息和缓。诸症俱好。惟胃气稍有欠和，今用和胃代茶饮，接服和肝养荣丸，缓缓调理，每服二钱。

当归一钱　白芍一钱　白术一钱　茯苓二钱

水煎代茶。

三月十一日，玟妃：灯心五钱，竹叶五钱，石膏五钱，薄荷五钱，麦冬五钱，芦根五钱。

三月十二日，冯钰请得玟妃：和肝养荣丸二钱一服共得九十八服。

醋柴胡五钱　当归二两　白芍二两　茯苓一两　薄荷五两　白术三两　焦曲一两　麦芽二两　香附一两　制甘草五钱

共研细末，炼蜜为丸，如绿豆大，每早晚服二钱，白水送下。

【参考】 玟妃此案历时约三周，虽由外感风凉而起，但内之饮热甚重，是以寒热合邪，以致风凉稍解而温热又生，便结、胁痛、咽疼、隐疹等症迭见。用药先表后里，随症施治，亦合医门法度。尤其案中在症稍减后两用益气养荣汤、益阴养荣汤，四君四物分用，气阴两补而使元气渐复，促进症势迅速就痊，值得临床注意。

十三日，玟妃：清瘟解毒丸四丸，灯心一两，竹叶一两，石膏一两，麦冬一两，薄荷一两，三仙饮二分，芦根五钱，白菊花五钱。

十九日，玟妃：疏风止嗽丸三钱一服四服，薄荷一两，麦冬一两，石膏一两，竹叶五钱，芦根一两，白菊花五钱。

三月二十五日，玟妃：黄连上清丸三钱一服四服，薄荷一两，灯心一两，竹叶一两，石膏一两，芦根一两，麦冬一两，菊花五钱，三仙饮三分。

二十九日，玟妃：灯心五钱，薄荷五钱，竹叶五钱，石膏五钱，芦根五钱，麦冬五钱，菊花五钱。

四月初二日，玟妃：黄连上清丸三钱一服四服，薄荷五钱，麦冬五钱，灯心五钱，竹叶五钱，石膏五钱，芦根五钱，菊花五钱，三仙饮二分。

初四日，玟妃：疏风止嗽丸三钱一服四服，薄荷五钱，麦冬五钱，灯心五钱，竹叶五钱，石膏五钱。

初六日，玟妃：清肺抑火丸三钱一服三服，薄荷五钱，麦冬五钱，灯心五钱，竹叶五钱，石膏五钱，芦根五钱，三仙饮二分。

六月二日未刻，冯钰请得玟妃脉息浮弦。内停饮热，外(受)暑邪。以致胸满气道壅结，头晕心悸，身肢酸软，左胁微痛。此由湿饮内蓄，表凉外束所致。今用二香饮，即服一贴调理。

香薷一钱五分　紫厚朴二钱，制　萸连八分　苏叶二钱　香附三钱，制　陈皮三钱　赤苓三钱　泽泻四钱　六一散二钱

引用生姜三片

【参考】 二香饮为清宫治暑时感冒之方，因人而有小的变异，但大致总以清暑除湿为要。本方用香附，在于调肝而开通气道。

本日，玟妃：益元散四钱一包五包，薄荷五钱，灯心五钱，竹叶五钱，芦根五钱，橘红五钱，腹皮五钱。

二十一日，冯钰请得玟妃脉息弦滑。表凉已解，暑邪渐减。惟中州气道不畅，湿饮尚盛。以致胸满中脘隐隐作痛，左胁微疼，夜不安寐。今用和肝化饮汤，午服一贴调理。

当归三钱，酒洗　白芍二钱，炒　萸连八分　于白术二钱，炒　赤茯苓三钱　泽泻四钱　猪苓三钱　木香八分　六一散二钱

引用荷梗二尺

二十二日，照原方减去于白术，加酒军三钱、枳壳三钱、焦三仙六钱，午服一贴调理。

六月二十三日，冯钰请得玟妃脉息弦滑。诸症渐减。惟气道未畅，肝胃欠和。以致腰酸腿膝有时作痛，此由湿热尚盛，下聚于经络所致。今用清热化滞汤，午服一贴调理。

当归三钱，酒洗　赤芍三钱　茵陈二钱　苍术二钱　酒芩三钱　焦三仙六钱　枳壳三钱　川军三钱　黄柏三钱，炒　六一散二钱

引用灯心二束

本日，玟妃：益元散四钱一包五包，薄荷五钱，灯心五钱，竹叶五钱，石膏五钱，三仙饮二分。

二十四日，冯钰请得玟妃脉息弦滑。诸症渐减。惟湿滞尚盛，肝胃欠和。以致身肢酸软，腰间牵引腿膝作痛，气道未畅，夜不安寐。今用除湿拈痛汤，今明晚间各服一贴调理。

当归三钱，酒洗　羌活三钱　防风三钱　苍术三钱，炒　黄柏二钱　川军一钱五分　焦三仙六钱　酒芩三钱　赤苓三钱　泽泻三钱　六一散二钱

引用生姜三片

二十六日，照原方减去川军，加赤苓三钱，晚服一贴调理。

本日，玟妃：灯心五钱，竹叶五钱，益元散五钱一包五包。

六月二十七日，冯钰请得玟妃脉息弦数。诸症渐减。惟肝胃欠和，血分有热。以致日晡微作潮热，腰腿牵引疼痛，夜间少寐。今用清热凉血汤，晚服一贴调理。

酒连八分　酒芩三钱　当归三钱　白芍三钱　次生地五钱　丹皮三钱　知母三钱　川军三钱　焦三仙六钱　六一散三钱

引用竹叶二十片

二十八日，玟妃：金衣祛暑丸十丸，六合定中丸十丸，香薷丸十丸，灯心七钱，橘红三两，腹皮二两，薄荷七钱，益元散四钱一包五包，三仙饮三分。

六月二十八日，冯钰请得玟妃脉息滑缓。诸症俱减。惟气道未畅，肝胃欠和。以致身肢酸软，胸胁微作满闷，有时心悸。今用调气和中饮，午服一贴调理。

香附三钱　缩砂八分　陈皮二钱　半夏三钱，姜炙　白苓三钱，块　枳壳一钱五分，炒　于白术一钱五分，炒　甘草五分

引用生姜三片　红枣三枚

二十九日，照原方减去白术，加川军二钱、焦三仙六钱，午服一贴调理。

七月初一日，玟妃：灯心八钱，竹叶八钱，薄荷五钱，大腹皮八钱，橘红八钱，菊花八钱，水葱八钱，三仙饮三分。

初二日，冯钰请得玟妃脉息和缓。诸症俱好。惟胃气稍有未和，以致腹中微觉作满。今用和胃代茶饮，接服调气和中丸，常服调理。

陈皮二钱　赤苓三钱　腹皮三钱　泽泻二钱　于白术一钱，炒

水煎代茶。

七月初二日，冯钰请得玟妃：调气和中丸一料。

木香二钱　陈皮三钱　香附三钱　乌药三钱　赤苓五钱　泽泻五钱　猪苓三钱　于白术二钱，炒　焦三仙九钱　腹皮五钱

共为细末，炼蜜为丸，桐子大，每早服二钱，姜汤送下。

本日，玟妃：金衣祛暑丸十丸，六合定中丸十丸，香薷丸十丸。

初三日，玟妃：灯心八钱，竹叶八钱，薄荷八钱，腹皮八钱，橘红五钱，菊花八钱，水葱八钱，三仙饮三分。

初五日，玟妃：灯心八钱，竹叶八钱，薄荷八钱，腹皮八钱，橘红八钱，菊花八钱，水葱八钱，芦根八钱，三仙饮三分。

七月初七日，玟妃：灯心八钱，竹叶八钱，薄荷八钱，腹皮八钱，橘红八钱，菊花八钱，水葱八钱，麦冬八钱，芦根八钱，三仙饮三分，金衣祛暑丸十丸，六合定中丸十丸，香薷丸十丸。

初九日，玟妃：灯心五钱，竹叶八钱，薄荷八钱，腹皮八钱，橘红八钱，菊花八钱，水葱八钱，三仙饮三分。

十一日，玟妃：灯心八钱，竹叶八钱，薄荷八钱，腹皮八钱，橘红八钱，菊花八钱，三仙饮三分。

十三日，玟妃：腹皮八钱，橘红八钱，菊花八钱，灯心八钱，竹叶八钱，薄荷八钱，三仙饮二分，益元散五钱一包五包。

十七日，玟妃：薄荷八钱，灯心九钱，竹叶一两(下残)

十九日，玟妃：益元散三钱一包五包，橘红一两，天冬五钱，灯心六钱，菊花八钱，芦根二两，三仙饮三分，腹皮一两。

二十一日，玟妃：灯心五钱，竹叶五钱，薄荷五钱，芦根五钱，菊花五钱，橘红五钱，麦冬五钱，三仙饮三分，益元散二钱一包五包。

七月二十三日，李德立请得玟妃脉息沉弦。系气饮里结成积气之症。以致左胁饮积攻冲，懊憹冷汗，身凉肢颤。今用调气化饮汤，今明后各服一贴。另配和肝消积丸，常服调理。

制香附三钱　青皮二钱，炒　萸连一钱　苍术二钱，炒　川郁金三钱　赤芍二钱，炒　三棱二钱，炒　木通二钱　煅赭石四钱　甘草一钱

引用当归三钱

本日，李德立请得玟妃：和肝消积丸，共得二十二服。

制香附一两　青皮八钱，炒　萸连四钱　煅赭石六钱　川郁金八钱　苍术八钱，炒　三棱八钱，醋炒　白芥子六钱　生石决明八钱　当归八钱　白芍八钱，炒　木通六钱

共研细末，水丸，绿豆大，每服二钱五分，白水送下。

本日，玟妃：灯心七钱，腹皮一两，薄荷六钱，橘红五钱，水葱五钱，菊花五钱，三仙饮一分，益元散二钱一包十包。

二十五日，玟妃：灯心五钱，竹叶五钱，薄荷五钱，芦根五钱，橘红五钱，麦冬五钱，腹皮五钱，水葱五钱，看谷老五钱，三仙饮二分。

二十七日，玟妃：灯心五钱，竹叶五钱，薄荷五钱，芦根五钱，橘红五钱，麦冬五钱，腹皮五钱，水葱五钱，看谷老五钱，三仙饮三分。

八月初十日，李德立请得玟妃脉息弦缓。原系气饮里结，积气之症。服药调治，积气渐消，诸症俱减。惟肝气饮偶有不调，有时仍痛。今用调气化饮汤，今明二贴。另配和肝消积丸加理脾之品，常服调理。

制香附三钱，研　青皮二钱，炒　萸连一钱　苍术二钱，炒　川楝子三钱　三棱二钱，炒　木通二钱　甘草一钱

引用当归三钱

十一日，玟妃：灯心五钱，竹叶五钱，薄荷五钱，腹皮五钱，三仙饮二分。

十三日，李德立请得玟妃：加减和肝消积丸一料三钱一服共四十五服。

制香附一两　青皮八钱　萸连四钱　川郁金八钱　淮山药一两　茯苓八钱　当归八钱　白芍八钱，炒　生石决明八钱　苍术八钱，炒　三棱八钱，醋炒　煅赭石六钱

共研细末，蜜丸绿豆大，每服三钱，白水送下。

【参考】　李德立为季清同光年间宫中主要御医，同治六年任太医院右院判，所治玟妃积气之症，除调肝解郁外，重用三棱消积攻破，这在当时，无识见者，或未敢贸用。可见宫中治病用药恪守中医有病则病当之理，并不顾忌病者之地位，而漫用和平之味。

六　婉嫔(婉贵人、婉妃)

1　调理用药记录

咸丰十一年五月初一日，婉嫔：朱砂雄黄正末各三包。

七月初九日，李广巨领婉嫔：灯心三钱，竹叶二钱，三仙饮三分。

八月二十三日，邢领婉妃：七制香附丸三一钱五分服

【参考】　七制香附丸由香附及四物汤药味共为丸组成，专主调经。七制者，调和药性，使之不寒不热之法。

同治七年六月二十五日，婉妃：炒栀子五钱，灯心五钱，竹叶三钱，薄荷五钱，麦冬五钱，菊花五钱，三仙饮一分。

二十七日，婉妃：薄荷五钱，灯心五钱，竹叶五钱，芦根五钱，菊花五钱，石膏五钱，麦冬五钱，腹皮五钱，三仙饮一分。

二十九日，婉妃：金衣祛暑丸十丸，香薷丸十丸，六合定中丸十丸，灯心五钱，竹叶五钱，薄荷五钱，麦冬五钱，芦根五钱，菊花五钱，石膏五钱，三仙饮一分。

七月初一日，婉妃：灯心五钱，麦冬五钱，菊花五钱，竹叶五钱，薄荷五钱，石膏五钱，三仙饮一分。

初三日，婉妃：犀角上清丸三钱二付，灯心五钱，竹叶五钱，麦冬五钱，三仙饮一分。

初五日，婉妃：麦冬五钱，竹叶五钱，菊花五钱，灯心五钱，石膏五钱，芦根五钱，三仙饮三分。

初七日，婉妃：菊花五钱，石膏五钱，灯心五钱，麦冬五钱，薄荷五钱，芦根五钱，竹叶五钱。

初九日，婉妃：薄荷五钱，麦冬五钱，菊花五钱，石膏五钱，芦根五钱，灯心五钱，竹叶五钱。

八月初七日，婉妃：薄荷五钱，麦冬五钱，菊花五钱，灯心五钱，竹叶五钱，石膏五钱，三仙饮二分。

初九日，婉妃：灯心五钱，竹叶五钱，麦冬五钱，菊花五钱，石膏五钱，芦根一两，三仙饮一分。

十一日，婉妃：薄荷五钱，麦冬五钱，菊花五钱，灯心五钱，竹叶五钱，石膏五钱，芦根一两。

十三日，婉妃：灯心五钱，竹叶五钱，麦冬五钱，菊花五钱，薄荷五钱，石膏五钱，三仙饮二分。

十五日，婉妃：灯心五钱，竹叶五钱，麦冬五钱，菊花五钱，石膏五钱，芦根一两，薄荷五钱。

十七日，婉妃：灯心五钱，竹叶五钱，麦冬五钱，菊花五钱，花粉五钱，薄荷五钱，三仙饮二分。

九月初一日，婉妃：灯心五钱，竹叶五钱，麦冬五钱，菊花五钱，薄荷五钱，山豆根五钱，元参五钱。

初三日，婉妃：薄荷五钱，麦冬五钱，菊花五钱，石膏一两，芦根一两，灯心五钱，三仙饮二分。

初五日，婉妃：灯心五钱，竹叶五钱，麦冬五钱，菊花五钱，薄荷五钱，元参五钱，竹叶五钱。

初九日，婉妃：麦冬五钱，菊花五钱，石膏五钱，芦根五钱，灯心五钱，竹叶五钱，三仙饮二分。

十一日，婉妃：麦冬五钱，灯心五钱，竹叶五钱，菊花，石膏一两，芦根一两，薄荷五钱。

十三日，婉妃：灯心五钱，竹叶五钱，薄荷五钱，麦冬五钱，菊花五钱，芦根一两，三仙饮二分。

九月二十七日，婉妃：灯心五钱，竹叶五钱，麦冬五钱，菊花五钱，石膏五钱，芦根五钱，三仙饮二分。

二十九日，婉妃：灯心五钱，竹叶五钱，麦冬五钱，菊花五钱，石膏五钱，芦根五钱，三仙饮二分。

十月初一日，婉妃：灯心五钱，竹叶五钱，麦冬五钱，菊花五钱，石膏五钱，芦根一两，薄荷五钱。

初三日，婉妃：清肺抑火丸三钱二服，灯心五钱，竹叶五钱，薄荷五钱，麦冬五钱，三仙饮二分。

初五日，婉妃：灯心五钱，竹叶五钱，麦冬一两，菊花五钱，石膏五钱，芦根五钱，三仙饮一分。

十一月初六日，婉妃：灯心五钱，竹叶五钱，薄荷五钱，麦冬五钱，菊花五钱，石膏五钱，三仙饮一分。

十三日，婉妃：薄荷五钱，麦冬五钱，菊花五钱，石膏五钱，灯心五钱，竹叶五钱，三仙饮一分。

十五日，婉妃：薄荷五钱，麦冬五钱，菊花五钱，石膏五钱，灯心五钱，竹叶五钱，三仙饮一分。

十七日，婉妃：灯心五钱，竹叶五钱，麦冬五钱，菊花五钱，石膏五钱，薄荷五钱，三仙饮一分。

十九日，婉妃：清胃黄连丸三钱一服二服，灯心五钱，竹叶五钱，薄荷五钱，麦冬五钱，三仙饮一分。

十二月初三日，婉妃：灯心五钱，竹叶五钱，薄荷五钱，菊花五钱，三仙饮一分。

初五日，婉妃：灯心五钱，竹叶五钱，薄荷五钱，腹皮五钱，菊花五钱，三仙饮一分，荷梗十根。

十一日，婉妃：灯心五钱，竹叶五钱，薄荷五钱，腹皮五钱，荷梗二十根，三仙饮一分。

十八日，婉妃：灯心五钱，竹叶五钱，薄荷五钱，腹皮五钱，荷梗十尺，三仙饮一分。

二十五日，婉妃：连翘败毒丸二钱一服三服，灯心五钱，竹叶五钱，薄荷五钱，三仙饮一分。

同治八年正月初二日，婉妃：薄荷五钱，麦冬五钱，菊花五钱，石膏五钱，芦根一两，灯心五钱，竹叶五钱，腹皮五钱，三仙饮五分。

初四日，婉妃：薄荷五钱，麦冬五钱，灯心五钱，竹叶五钱，芦根一两，菊花五钱，三仙饮二分。

初六日，婉妃：荷梗一两，灯心五钱，芦根一两，竹叶五钱，麦冬五钱，薄荷五钱，菊花五钱。

二月初一日，婉妃：薄荷五钱，麦冬五钱，菊花五钱，石膏五钱，芦根五钱，灯心五钱，三仙饮二分。

初三日，婉妃：黄连上清丸三钱一服三服，灯心五钱，竹叶五钱，麦冬五钱，菊花五钱，薄荷五钱，三仙饮二分。

初五日，婉妃：灯心五钱，竹叶五钱，麦冬五钱，菊花五钱，薄荷五钱，石膏五钱，腹皮五钱，清肺抑火化痰丸三钱一服五服，三仙饮二分。

初七日，婉妃：灯心五钱，麦冬五钱，菊花五钱。

初九日，婉妃：薄荷五钱，麦冬五钱，菊花五钱，石膏五钱，芦根五钱，灯心五钱，三仙饮二分。

二月二十五日，婉妃：连翘败毒丸三钱一服三服，灯心一两，竹叶五钱，麦冬五钱，三仙饮二分。

二十七日，婉妃：薄荷五钱，麦冬五钱，菊花五钱，石膏五钱，芦根一两，灯心五钱，竹叶五钱。

二十九日，婉妃：灯心五钱，竹叶五钱，麦冬五钱，薄荷五钱，菊花五钱，石膏五钱，三仙饮二分。

三月初二日，婉妃：灯心五钱，竹叶五钱，薄荷五钱，芦根五钱，三仙饮一分。

初四日，婉妃：灯心五钱，竹叶五钱，薄荷五钱，芦根五钱，三仙饮一分。

初六日，婉妃：灯心五钱，薄荷五钱，竹叶五钱，芦根五钱，三仙饮一分。

四月初三日，婉妃：灯心五钱，竹叶五钱，薄荷五钱，三仙饮一分。

初五日，婉妃：灯心五钱，竹叶五钱，薄荷五钱，三仙饮一分。

初七日，婉妃：灯心五钱，竹叶五钱，薄荷五钱，三仙饮一分。

五月初一日，婉妃：整朱砂雄黄一钱一包各五包，雄黄朱砂末一钱一包各五包。

初四日，婉妃：灯心五钱，竹叶五钱，薄荷五钱，三仙饮二分。

六月初二日，婉妃：金衣祛暑丸十丸，六合定中丸十丸，香薷丸十丸，益元散三钱一包四包，看谷老二两。

初四日，婉妃：灯心五钱，竹叶五钱，麦冬五钱，菊花五钱，薄荷五钱，石膏一两，芦根一两，三仙饮二分，益元散三钱一包二包。

初六日，婉妃：金衣祛暑丸十丸，六合定中丸十丸，香薷丸十丸，益元散三钱一包二包，灯心五钱，竹叶五钱，麦冬五钱，菊花五钱，石膏五钱，芦根五钱，三仙饮二分。

初八日，婉妃：灯心五钱，竹叶五钱，麦冬五钱，菊花五钱，石膏五钱，芦根二两，三仙饮二分。

七月初一日，婉妃：金衣祛暑丸十丸，六合定中丸十丸，香薷丸十丸，灯心五钱，竹叶五钱，菊花五钱，薄荷五钱，桔梗五钱，芦根五钱，益元散五钱，三仙饮一分。

初三日，婉妃：灯心五钱，竹叶五钱，薄荷五钱，益元散六钱，三仙饮二分。

初五日，婉妃：灯心五分，竹叶五钱，薄荷五钱，菊花五钱，芦根五钱，三仙饮一分。

初七日，婉妃：薄荷五钱，菊花五钱，灯心五钱，竹叶五钱，芦根五钱，益元散六钱，三仙饮一分。

初九日，婉妃：芦根五钱，灯心五钱，竹叶五钱，薄荷五钱，菊花五钱，益元散六钱，三仙饮二分。

八月初一日，婉妃：灯心五钱，竹叶五钱，薄荷五钱，看谷老五钱，三仙饮一分。

【参考】 婉妃，索绰络氏，左都御史奎照之女，初事文宗，为贵人。咸丰四年十二月诏封婉嫔，未有子女。穆宗(同治帝)立，尊为婉妃。据进药用药底簿载同治七——八年间，婉妃大致均用上述方药加减进服。值得注意的是薄荷、石膏每用五钱，长期服用，很少间断。《本草求真》谓：薄荷，气味辛凉，……然亦不敢多用……恐其有泄真元，石膏辛寒，功能解肌透表，清里泻热，然亦少久用之例。本案与一般习惯用法迥异，其中机制尚需进一步研究。

七 祺嫔(即以后之祺妃、祺贵妃)

1 调理用药记录

咸丰十一年五月初一日，祺嫔：朱砂雄黄正末各三包。

六月初三日，李廷禄领祺妃：薄荷五钱。

六月二十五日，李廷禄领祺妃：白菊花六钱。

【参考】 薄荷、白菊花均疏散风热药，日常亦用以治头晕、头痛，代茶饮亦可。

同治元年正月初八日，祺妃：平安丹四两。

二月二十五日，祺妃：白菊花六钱。

三月初三日，祺妃：薄荷五钱。

四月初五日，祺妃：灯心三钱，竹叶二钱，麦冬五钱。

五月初一日，祺妃：朱砂整末雄黄整末各一钱一包，各五包。

十三日，祺妃：灯心三钱，竹叶二钱，麦冬五钱，白菊花五钱。

十五日，祺妃：木香槟榔丸三钱一服二服，滑石五钱，大黄五钱。

二十二日，祺妃：灯心三钱，竹叶二钱，麦冬五钱，白菊花二钱。

二十六日，祺妃：灯心三钱，竹叶二钱，薄荷五钱。

六月初一日，祺妃：灯心三钱，竹叶二钱，麦冬五钱。

十一日，祺妃：金衣祛暑丸十丸。

十八日，祺妃：金衣祛暑丸十丸。

二十五日，祺妃：灯心三钱，竹叶二钱，益元散五钱，金衣祛暑丸十丸。

七月初七日，祺妃：金衣祛暑丸十丸。

八月初三日，祺妃：木香槟榔丸三钱一服二服，白菊花三钱，犀角上清丸三钱一服二服。

二十一日，祺妃：三仙饮二分。

闰八月初六日，祺妃：黄连二钱。

同治二年正月二十三日，祺妃：防风通圣丸三钱一服二服，芦根十把，白菊花五钱。

四月十四日，祺妃：白菊花三钱，薄荷三钱，灯心三钱，竹叶二钱，芦根二十把。

二十九日，祺妃：灯心三钱，竹叶二钱，麦冬五钱。

初九日，祺妃：灯心三钱，白菊花三钱，蒺藜面三钱。

二十四日，祺妃：灯心三钱，三仙饮二分。

十月十七日，祺妃：灯心三钱，竹叶二钱，薄荷五钱，白菊花三钱。

2 血风疮症治案

十一月初三日，冯钰请得祺妃脉息浮数。系血风之症。以致身肢时起痦瘤作痒，烦躁口干，夜不得寐。此由血热受风，湿饮溢于肌肤所致。今用凉血消风饮，午服一贴避风调理。

当归三钱，酒洗 小生地五钱 蝉蜕一钱五分 防风三钱 苦参三钱 荆穗三钱 知母三钱 苍术三钱，炒 丹皮三钱 赤苓三钱 泽泻三钱

引用老酒二茶匙

本日，祺妃：灯心三钱，竹叶二钱。

初四日，照原方午服一贴。

初五日，冯钰请得祺妃脉息弦数。症势渐减。惟风湿未净，以致肌肤作痒，烦热口干。此由荣卫不和所致。今用疏风渗湿汤，午服一贴调理。

当归三钱，酒洗 小生地五钱 胡麻三钱 防风二钱 灵仙三钱 何首乌二钱 石菖蒲一钱五分 川军二钱 木通三钱 石膏三钱 甘草五分

引用竹叶三十片

初六日，冯钰请得祺妃脉息和缓。诸症俱好。惟胃气欠和，今用和胃代茶饮，避风调理。

于术一钱五分，土炒 青皮三钱，醋炒 白苓块三钱 当归三钱，土炒 白芍三钱 甘草五分

水煎代茶。

【参考】 血风一症，类似《疮疡经验全书》之血风疮，属中医病名。本病大多由肝经血热，脾经湿热，肺经风热交感而成，即案中谓之“血热受风，湿饮溢于肌肤所致”。症见肢体遍生粟米样疹，搔痒难忍，日轻夜重，包括丘疹性湿疹、痒疹、皮肤搔痒等症在内。本案先予凉血消风，继之疏风渗湿，针对病因治疗，故收效甚速。

案中凉血消风散，系本《局方》消风散变换而来，加入凉血渗湿之味，于祺妃病症颇相适合，故一药即中。

3 外感发颐症治案

同治二年三月初四日，李万清请得祺妃脉息浮弦而滑。系气饮郁结，外受风凉之症。以致身肢恶寒厥逆，咳嗽胀闷，牵引胸胁疼痛。此由气饮内郁，风凉外闭所致。今用疏解正气汤，晚服一贴避风调理。

荆芥三钱 防风二钱 白芷二钱 桔梗二钱 桑皮三钱 川芎三钱 当归三钱 橘皮二钱 枳壳二钱 厚朴二钱 杏仁三钱 甘草一钱

引用生姜五片

初五日，李万清请得祺妃脉息浮弦而滑。昨服疏解正气汤，风凉宣出，厥逆渐减。惟咽喉疼痛，腮颐微肿，寒热往来。此由痰热内郁，风邪宣出所致。今用清解利咽汤，午晚匀服一贴调理。

苦桔梗三钱 山豆根三钱 射干二钱 牛蒡子三钱，炒 柴胡二钱 葛根一钱 川连一钱 黄芩二钱 连翘三钱 板蓝根三钱 枳壳二钱 厚朴二钱

引用马勃二钱

初六日，李万清请得照原方减葛根，加酒军、元明粉各三钱，午晚匀服，一贴调理。

初七日，李万清请得祺妃脉息弦滑。屡服清解正气汤，表凉已解，里滞畅行，腮颐宣肿稍消，咽喉疼痛渐减。惟饮热尚盛，气道不畅。今用清热正气汤，晚服一贴调理。

苦桔梗三钱　山豆根三钱　射干一钱　牛蒡子二钱，炒　川连八分，研　黄芩三钱　枳壳二钱　元参三钱　连翘三钱　大青叶二钱　银花三钱　马勃二钱

引用青皮二钱

初八日，李万清请得祺妃脉息弦滑。咽喉疼痛见好，腮颐宣肿渐消。惟胸胁有时胀疼，此由气道不畅，饮热壅结所致。今用清气化饮汤，晚服一贴调理。

香附二钱　青皮二钱　厚朴二钱　枳实二钱　苍术三钱，炒　橘皮二钱　焦楂五钱　建曲三钱　槟榔三钱　麦芽三钱，炒

引用木香一钱

初九日，李万清请得祺妃脉息弦缓。胸胁胀痛见好。惟经络余热未净，以致腮颐尚未全消。有时咳嗽，牵引头痛。今用清肺饮，晚服一贴调理。

杏仁三钱　浙贝三钱　川芎三钱　当归三钱　桑皮三钱　腹皮二钱　青皮二钱　橘皮二钱

引用三仙六钱，炒　蔓荆子三钱

初十日，李万清请得祺妃脉息弦滑。服药以来，诸症渐减，惟内热过盛，以致胸胁胀闷，腮颐尚未全消，夜间少寐。此由气道不畅，痰热壅遏所致。今用调气和中汤，午服一贴调理。

乌药二钱　橘皮二钱　槟榔二钱　枳壳二钱　厚朴二钱　青皮二钱　茯苓三钱　山楂五钱，炒　炙香附二钱　炙半夏一钱

引用木香一钱

十一日，李万清请得祺妃脉息弦滑。风瘟已解。惟内热阴虚，以致咳嗽，有时牵引咽喉疼痛，午后潮热，荣分不调，懒食少寐。此由五志之火，上烁于肺，肺燥阴虚所致。今用清热正气汤，午服一贴调理。

瓜蒌三钱　浙贝三钱　桔梗三钱　山豆根三钱　当归三钱　赤芍三钱　山楂六钱　郁李仁三钱　青皮三钱　麻仁三钱　杏仁三钱　桃仁三钱

引用川郁金三钱　生地五钱

十二日，祺妃：薄荷二两，白菊花五钱。

十二日，李万清请得祺妃脉息弦滑。瘟邪已解，诸症俱好。惟腮颐宣肿尚未全消。此由湿热郁于经络，非汤剂所能速愈。今用犀角上清丸，每早晚各服二钱，荷梗汤送下，相宜节饮食、避风凉，缓缓调理。

十三日，李万清请得祺妃脉息弦滑。瘟邪虽解，经络毒热未净。以致腮颐宣肿尚未全消，今用清热消毒饮，午服一贴调理。

银花三钱　连翘二钱　荆芥三钱　防风二钱　牛蒡子三钱，炒　山甲片一钱，炒　皂刺二钱

引用蝉衣一钱　僵蚕二钱

十四日，照原方加胆草二钱，午服一贴调理。

十五日，照原方减去山甲片、皂刺，午服一贴调理。

十五日，祺妃：漱口药二分

薄荷二钱　青盐二钱　生石膏一两　紫花地丁三钱

十六日，李万清请得祺妃脉息和缓。诸症俱好。惟气欠和，今用和胃饮午服一贴调理。

银花二钱　山楂三钱，炒　麦芽三钱，炒　建曲三钱

引用荷梗一尺

本日，祺妃：漱口药一分

薄荷二钱　青盐二钱　生石膏一两

木香槟榔丸三钱一服四服

十九日，祺妃：犀角上清丸三钱一服四服。

二十一日，祺妃：灯心五钱，竹叶二钱。

漱口药一分

青盐二钱　薄荷二钱

二十七日，祺妃：灯心三钱，竹叶二钱，薄荷五钱。

十一月初五日，祺妃：白菊花五钱。

十四日，祺妃：木香槟榔丸三钱一服二服，灯心三钱。

二十日，祺妃：清肺抑火化痰丸三钱一服二服，薄荷五钱。

十二月十一日，祺妃：薄荷六钱。

4　痰热气闭症治案

十七日戌刻，钟龄请得祺妃脉息沉弦。系痰热气闭之症。以致时笑作抽，此由心经虚热，痰热上壅所致。今用清气化痰汤，即服一贴调理。

桔梗三钱　枳壳二钱　陈皮三钱　半夏二钱　元参三钱　花粉三钱　胆星二钱　黄芩三钱

引用竹茹三钱

十八日，钟龄请得祺妃脉息弦缓。原系痰热上壅，气闭之症。昨服清气化痰汤，痰热壅闭已清，抽笑已止。惟心气不足，今用朱砂安神丸，今明各三钱，白开水送下调理。

二十三日，祺妃：平安丹四两，灯心三钱，竹叶二钱。

同治四年正月十三日，祺妃：灯心三钱，竹叶三钱，麦冬五钱。

5　饮滞风凉症治案

十八日，李万清请得祺妃脉息浮弦而滑。系内有饮滞，外受风凉之症。以致恶寒发热，胸胁胀闷，牵引刺痛，心悸懊憹，呕恶懒食，咽喉疼痛。今用疏解化饮汤，午服一贴调理。

荆芥二钱　苏叶一钱　桔梗二钱　青皮三钱　茯苓三钱　半夏三钱　陈皮三钱　牛蒡子二钱　木香一钱　缩砂二钱　苍术二钱　厚朴三钱

引用焦三仙九钱　生姜五片

十九日，李万清请得祺妃脉息浮弦而滑。昨服疏解化饮汤，风凉微解，表症稍减。惟胸胁胀闷，心悸懊憹，呕恶懒食，夜间少寐。此由湿饮过盛，壅郁心脾所致。今用调胃化饮汤，午服一贴调理。

橘皮二钱　半夏二钱　茯苓三钱　党参三钱　白术二钱，炒　生芪二钱　苍术二钱，炒　厚朴二钱　木香八分　缩砂一钱　三仙九钱，炒　甘草一钱

引用生姜五片

二十日照原方午服一贴调理。

本日，祺妃：麦冬五钱，灯心三钱。

6　郁症治案

二十一日，李万清请得祺妃脉息弦滑。连服舒郁化饮汤，胸胁胀闷微开，心悸懊憹稍减。惟湿饮下注，脾胃虚弱。以致腿足肿痛，懒食少寐。今用理脾除湿汤，午服一贴调理。

苍术二钱 白术二钱，炒 陈皮二钱 半夏二钱 苓皮三钱 桑皮三钱 党参二钱 生芪二钱 腹皮三钱 泽泻二钱 缩砂一钱 甘草八分

引用木香八分

二十二日，李万清请得祺妃脉息弦涩。服药以来，诸症渐减。惟五志之火上壅，以致胸胁胀闷，脖项微肿，舌干作渴。此由虚火上壅，湿滞郁结所致。今用顺气舒郁饮，午服一贴调理。

川郁金二钱 桔梗二钱 元参三钱 青皮二钱 大青叶二钱 牛蒡子二钱 马勃二钱 枳壳二钱 厚朴二钱 山楂三钱 川军三钱 半夏二钱

引用蝉衣一钱 香附三钱

二十三日，李万清请得祺妃脉息弦数。腿足宣肿已消，疼痛已减。惟胸胁胀闷，两颐腮项微肿，牵引咽喉疼痛，鼻干口渴。此由肺胃肝火上壅所致。今用清热饮，午服一贴调理。

银花二钱 连翘二钱 桔梗二钱 元参三钱 马勃一钱 赤芍三钱 板蓝根二钱 黄芩二钱 山豆根二钱 蝉蜕一钱，去足 僵蚕二钱，炒 三仙九钱，炒

引用薄荷一钱

二十四日，照原方减去蝉蜕，加川军二钱，午服一贴调理。

二十五日，李万清请得祺妃脉息弦数。连服清热饮，两颐红肿微消，咽喉肿痛稍减。惟口燥舌干，头眩心悸，胸胁刺痛，饮食懒思，夜间少寐。此由肺胃肝热尚盛，真阴不足所致。今用清热益阴汤，午服一贴调理。

元参五钱 生地五钱 当归三钱 白芍三钱 苦桔梗二钱 山豆根二钱 木通二钱 车前子三钱 连翘二钱 焦三仙六钱

引用金银花三钱

二十六日，照原方加丹皮一钱，午服一贴调理。

二十七日，仍照原方，午服一贴调理。

二十八日，仍照原方，午服一贴调理。

二十九日，李万清请得祺妃脉息弦缓。服药以来，两颐肿痛已消，咽喉疼痛已好。惟胸胁有时牵引刺痛，心悸懊憹，身软头眩，懒食少寐，此由真阴不足，脾胃虚弱所致。今用益阴理脾汤，午服一贴调理。

当归三钱 白芍三钱 茯苓三钱 白术三钱，炒 沙参三钱 陈皮二钱 缩砂一钱 川芎二钱 木香一钱 甘草一钱

引用焦三仙九钱 枣仁三钱，炒

本日，祺妃：麦冬五钱，灯心三钱。

三十日，照原方午服一贴调理。

二月初一日，仍照原方午服一贴调理。

初二日，李万清请得祺妃脉息平和。诸症俱好，宜止汤药。惟素日肝阴不足，肝气过郁，脾胃虚弱，非汤剂所能速补足于肝阴也。当此瘟病愈之后，法后缓治，庶可以收全功。今用理脾和肝丸常服，缓缓调理。

炙香附五钱 于术五钱，土炒 茯苓五钱 吴萸三钱 当归五钱 抚芎三钱 白芍三钱 党参五钱 木香三钱 缩砂三钱 陈皮三钱 炙半夏三钱 青皮三钱 杜仲三钱 焦三仙一两 甘草三钱

共研细末，炼蜜为丸，每重三钱，每早晚各服一丸，白开水送下得四十四丸。

【参考】 御医李万清所看两案，虽然由外受风凉而起，但其转归均有颐肿、咽疼等症，

而治法上除解表，清咽，泻热外，更重养阴，其中道理即在五志之火为患。盖宫中妇女情志多所抑郁，虽贵如妃嫔，亦时时郁闷忧思缠身。神志长期紧张，“喜、怒、忧、思、恐”等各种情志活动失调，使气机紊乱，脏腑真阴亏损，故而变生“火证”。案中处方用药，除针对病症外，充分虑及病人情志因素，深符中医因人制宜的辨证精神。

同治五年五月二十日，甄景芳请得祺妃脉息沉缓。系肝胃不和，气弱停饮之症。以致痞闷嘈杂，夜间少寐，身体酸软，饮食不思。今用和肝化饮汤，晚服一贴调理。

茯苓四钱　白术三钱　橘皮二钱　半夏三钱　桔梗二钱　藿梗二钱　缩炒一钱，研　大腹皮三钱

【中残】

引用煨姜一片

二十一日，祺妃：灯心五钱，竹叶五钱，白菊花五钱，薄荷五钱。

二十五日，祺妃：金衣祛暑丸十丸。

二十九日，祺妃：灯心五钱，竹叶五钱，薄荷五钱，麦冬五钱。

7　暑温治案

六月初二日亥正，蔡钟彝请得祺妃脉息弦数。系肺胃郁热，外受暑瘟之症。以致周身酸痛，咽喉作痛，头目眩晕，胸胁胀满。即用金衣祛暑丸二丸，益元散三钱，煎汤化服调理。

初三日，祺妃：金衣祛暑丸十丸，六合定中丸十丸，香薷丸十丸。

本日，李万清请得祺妃脉息弦滑。系饮热郁结肺胃，外受暑瘟之症。以致胸胁胀闷，咽喉疼痛，身肢酸软，恶寒发热，懒食少寐。今用清暑正气汤，晚服一贴调理。

香薷八分　桔梗二钱　射干二钱　牛蒡子二钱，炒　元参三钱　苏叶一钱　厚朴二钱　半夏二钱，制　葛根一钱　益元散二钱

引用马勃一钱　茯苓三钱

初四日，李万清请得祺妃脉息弦滑。昨服清暑正气汤，暑瘟微解，表症稍减。惟肺胃郁热过盛，以致胸胁胀闷，咽喉疼痛，懒食少寐。今用清热利咽汤，晚服一贴调理。

桔梗二钱　元参三钱　麦冬三钱　射干一钱　牛蒡子一钱五分，炒研　大青叶二钱　厚朴二钱　银花二钱　连翘二钱　马勃一钱

引用益元散二钱

初五日，祺妃：灯心五钱，竹叶五钱，薄荷五钱，麦冬五钱，看谷老一两，三仙饮二分。

本日，李万清请得祺妃脉息弦滑。暑瘟渐解，症势微减。惟胸胁胀闷，咽喉疼痛，午后潮热，懒食少寐。此由肺胃热郁，肝阴不足，气道不畅所致。今用加减清热利咽汤，晚服一贴调理。

桔梗二钱　元参三钱　麦冬三钱　天冬二钱　青皮一钱　地骨皮二钱　白芍三钱　厚朴二钱　银柴胡二钱　葛根二钱　枳壳二钱，炒　生地二钱

引用制香附一钱五分

初六日，照原方晚服一贴。

初七日，李万清请得祺妃脉息弦缓。暑瘟已解。惟肝阴不足，气道(不)畅。以致胸胁胀闷，虚火上壅，咽喉干痛。有时发热，懒食少寐。今用清热益阴汤，晚服一贴调理。

桔梗二钱　瓜蒌三钱　麦冬三钱　天冬二钱　元参三钱　白芍三钱　生地三钱　地骨皮二钱　银柴胡一钱　益元散一钱

引用葛根一钱

初八日，照原方清热益阴汤晚服一贴调理。

本日，祺妃：灯心五钱，竹叶五钱，薄荷五钱，麦冬五钱，芦根五钱，白菊花五钱。

初九日，李万清请得祺妃脉息弦缓。胸胁胀闷稍开，咽喉干痛微减。惟元气素虚，以致虚火上壅，五心潮热，懒食少寐。今用清热地黄汤，晚服一贴调理。

生地三钱　桔梗二钱　麦冬三钱　天冬三钱　瓜蒌三钱　白芍三钱　地骨皮二钱　益元散二钱

引用柴胡一钱

初十日照原方减去天冬加橘皮三钱，晚服一贴调理。

十一日，祺妃：灯心五钱，竹叶五钱，薄荷五钱，麦冬五钱，三仙饮二分。

本日，李万清请得祺妃脉息弦缓。咽喉干痛微减。惟气道不畅，元阴素虚，以致胸胁胀闷，虚火上壅，口干舌燥。今用调气甘露饮，晚服一贴调理。

生地三钱　桔梗二钱　瓜蒌三钱　白芍二钱　麦冬三钱　花粉二钱　焦楂六钱　麦芽三钱，炒

引用制香附三钱

十二日，李万清请得祺妃脉息弦缓。服药已来，暑瘟以(已)解，咽痛渐减。惟有时虚火上壅，胸满咽痛。此由阴虚火郁，气道不畅所致。今用调气饮，午服一贴调理。

香附二钱　苍术一钱五分，炒　厚朴二钱　枳壳二钱　山楂八钱，炒　麦芽三钱　建曲三钱　桔梗二钱

引用青皮二钱

十三日照原方加红花二钱，归尾三钱，午服一贴调理。

本日，祺妃：灯心五钱，竹叶五钱，薄荷五钱，麦冬五钱，三仙饮二分，看谷老六两。

十四日，李万清请得祺妃脉息和缓。诸症俱好。惟肝脾欠和，今用和肝代茶饮调理。

香附二钱　当归二钱　白芍二钱　川芎一钱　泽兰叶六钱　红花三钱

水煎代茶。

十六日，祺妃：金衣祛暑丸十丸，六合定中丸十丸，香薷丸十丸。

本日，李万清请得祺妃脉息弦缓。诸症俱好。惟脾胃素虚，荣卫欠和，非汤药所能速愈，法宜缓治。今用和肝理脾丸，缓缓调理，二钱一服得二十二服。

当归八钱　白芍六钱　茯苓六钱　乌药六钱　香附二钱　苍术四钱，炒　柴胡二钱　泽兰叶六钱　生栀三钱　红花三钱　川芎四钱　甘草三钱

共研细末，水叠为丸，如绿豆大，每日早晚各服二钱，白开水送下。

十七日，祺妃：灯心五钱，竹叶五钱，薄荷五钱，麦冬五钱，白菊花五钱，三仙饮二分。

十八日，祺妃：灯心五钱，竹叶五钱，薄荷五钱，麦冬五钱，三仙饮二分。

同治五年　月初九日，祺妃：灯心五钱，竹叶五钱，薄荷五钱，看谷老五钱，麦冬五钱，三仙饮二分。

十二日，祺妃：黄连上清丸二钱一服三服，大黄片三钱。

十五日，祺妃：灯心五钱，竹叶五钱，薄荷五钱，看谷老五钱。

8　饮症治案

同治五年十月十七日，冯钰请得祺妃脉息浮弦。系内停饮热，外受风凉之症。以致头疼咽痛，发热恶寒，腹痛夜不能寐。此由湿热内郁，风凉外束所致。今用疏解化饮汤，午服一贴调理。

荆穗二钱　川芎三钱　白芷三钱　元参五钱　苦桔梗三钱　防风二钱　酒芩三钱　赤苓三钱　泽泻三钱　甘草八分

引用薄荷八分

十八日，照原方加焦三仙六钱、酒军二钱。

本日，祺妃：灯心五钱，竹叶五钱，石膏五钱，薄荷五钱，三仙饮三分，如意金黄散一钱。

十九日，冯钰请得祺妃脉息弦数。表凉渐减，滞热尚盛，以致咳嗽，身肢酸软。有时恶寒发热，左胁胀痛。此由肝胃不(和)，饮热凝结所致。今用疏解清热饮，午服一贴调理。

柴胡三钱　葛根二钱　白芷三钱　枳壳三钱，炒　苦桔梗五钱　酒芩三钱　萸连八分，研　焦三仙六钱　酒军二钱　甘草八分

引用生姜三片

二十日，冯钰请得祺妃脉息弦数。表凉渐减，滞热稍有未净。惟荣分未调，气道未畅，以致身肢酸软，左胁胀满。有时作痛咳嗽，夜不能寐。此由肝脾不和，湿饮凝结所致。今用和肝理脾饮，午服一贴调理。

柴胡三钱　当归五钱，酒洗　白芍五钱，炒　萸连一钱，研　抚芎三钱　于术三钱，炒　酒芩一钱五分　陈皮三钱　薄荷一钱五分　白苓块三钱　香附三钱　甘草一钱

引用生姜三片　红枣肉三枚

二十一日，祺妃：白菊花五钱，薄荷五钱，麦冬五钱。

本日，冯钰请得祺妃脉息弦数。诸症渐减。惟肝胃湿滞尚盛，以致胁痛腿胫作痛。此由湿热凝结所致。今用当归拈痛汤，午服一贴调理。

当归三钱，酒洗　升麻八分　葛根二钱　茵陈三钱　羌活二钱　防风二钱　苍术二钱，炒　苦参三钱　焦三仙六钱　川军一钱五分　酒芩三钱　甘草八分

引用生姜三片

二十二日，照原方减去川军加赤芍三钱、延胡索三钱，午服一贴。

二十三日，照原方加白术二钱，午服一贴调理。

本日，祺妃：清瘟解毒丸四丸，大黄片三钱。

二十四日，冯钰请得祺妃脉息弦滑。服药以来，诸症渐好。惟环跳穴牵引股胫作痛，此由营卫不足，湿热凝聚所致。俟其荣分畅行，疼痛渐止。今用柴胡养荣汤，午服一贴调理。

柴胡三钱，醋炒　酒芩三钱　半夏三钱，姜炙　当归四钱，酒洗　赤芍三钱　川芎三钱　大生地五钱　元参五钱　苦桔三钱　甘草一钱

引用老酒一茶匙

二十五日，照原方减去苦桔梗，加茯神三钱、远志三钱、炒枣仁三钱，午服一贴。

二十六日，冯钰请得祺妃脉息弦数。表凉渐减，湿滞尚盛，以致胸胁胀满，膝股有时作痛，口干作渴，夜不安寐，此由肝胃不和，气道未畅所致。今用清热化滞汤午服一贴调理。

紫苏三钱　香附三钱，制　半夏三钱，姜炙　瓜蒌五钱　枳壳三钱，炒　酒连一钱　酒芩三钱　栀子三钱，炒　焦三仙六钱　陈皮三钱　柴胡三钱　甘草八分

引用荷梗二尺

本日，祺妃：灯心五钱，竹叶五钱，薄荷五钱，三仙饮三分。

二十七日，冯钰请得祺妃脉息弦细。诸症渐好，惟肝胃欠和，元气未复，以致身软懒食，中州时作微痛，夜不安寐。今用和肝饮午服一贴调理。

当归三钱，酒洗　白芍三钱，炒　萸连八分　沙参三钱　于术二钱，炒　乌药三钱　枳壳二钱，炒　陈皮三钱　厚朴三钱，制　制半夏三钱　香附三钱，制　制草八分

引用煨姜三片　红枣肉三枚

二十八日，照原方午服一贴调理。

二十九日，冯钰请得祺妃脉息沉弦。饮热尚盛，肝胃欠和。以致左肋时有微痛，腿膝酸软作痛，夜不安寐。此由湿热不聚经络，气道未能畅行所致。今用清热渗湿汤，午服一贴调理。

当归三钱　葛根二钱　羌活二钱　防风二钱　苍术三钱，炒　酒芩三钱　黄连一钱　赤芍三钱　甘草八分

引用桑枝三十寸

三十日，照原方清热渗湿汤减去苍术，加苦桔梗五钱、元参三钱，午服一贴调理。

三十日，祺妃：灯心五钱，竹叶五钱，白菊花五钱，麦冬五钱，薄荷五钱。

十一月初二日，仍照原方加川军二钱，午服一贴调理。

初三日，冯钰请得祺妃脉息弦数。血分有热，肝胃未和。以致头项作痛，日晡潮热，夜不安寐。今用清热和中汤，午服一贴调理。

当归三钱，酒洗　赤芍三钱　羌活二钱　藁本三钱　川芎三钱　酒芩三钱　酒军一钱五分　次生地五钱　丹皮五钱

引用生姜三片

初四日，照原方减去酒军，加炒山栀三钱，今明午各服一贴调理。

初五日，祺妃：如意金黄散一钱。

初六日，冯钰请得祺妃脉息和缓。诸症俱好。惟元气未复，荣分不足。以致身肢酸软，有时头眩。此由肝血素亏，胃气欠和所致。今用和肝养荣汤，午服一贴。接服和肝养荣丸，每服三钱，姜汤送下，相宜避风调理。

当归三钱，酒洗　白芍三钱　次生地五钱　黄连八分　焦三仙六钱　酒芩一钱五分　山栀子三钱，炒　川芎二钱　醋柴胡三钱　醋青皮三钱

引用生姜三片

十一日初六日，冯钰请得祺妃和肝养荣丸。

当归五钱，酒洗　白芍四钱　大生地八钱　黄连二钱　川芎三钱　焦三仙六钱　醋柴胡一钱五分　醋青皮三钱　浙贝四钱　酒芩三钱　香附三钱，制　缩砂一钱　甘草二钱

共为细末，炼蜜为丸，桐子大，每服三钱，姜汤送下。

初九日，祺妃：灯心五钱，竹叶五钱，薄荷五钱，麦冬五钱，芦根五钱，三仙饮二分

十三日，祺妃：灯心五钱，竹叶五钱，薄荷五钱，看谷老五钱。

十七日，祺妃：灯心五钱，竹叶五钱，薄荷五钱，麦冬五钱，三仙饮二分。

十一月二十日，祺妃：看谷老五钱，芦根五钱，薄荷五钱。

二十三日，祺妃：灯心一两，竹叶六钱，三仙饮三分。

二十四日，祺妃：灯心五钱，竹叶五钱，薄荷五钱。

二十八日，祺妃：看谷老五钱，白菊花五钱，三仙饮二分。

十二月初四日，祺妃：灯心，竹叶，薄荷，麦冬，三仙饮三分，清咽利膈丸三钱一服四服。

初六日，祺妃：清瘟解毒丸五丸，薄荷五钱，白菊花五钱，三仙饮二分，冰硼装五分。

初八日，祺妃：连翘败毒丸三钱一服四服，薄荷五钱，灯心五钱，竹叶五钱，看谷老五钱，三仙饮二分。

十二月初十日，祺妃：灯心五钱，竹叶五钱，薄荷五钱，麦冬五钱，白菊花五钱。

十二日，祺妃：搜风顺气丸三钱一服四服，薄荷五钱，灯心五钱，竹叶五钱。

十四日，祺妃：薄荷五钱，麦冬五钱，芦根五钱，白菊花五钱，三仙饮四分。

十六日，祺妃：石膏五钱，看谷老五钱，白菊花五钱，芦根五钱，麦冬五钱，三仙饮二分。

十八日，祺妃：灯心五钱，竹叶五钱，薄荷五钱，橘红一两。

二十日，祺妃：疏风止嗽丸、参苏理肺丸三钱一服各三服，荷梗一两。

十二月二十二日，祺妃：三仙饮五分，灯心五钱，竹叶五钱，薄荷五钱。

二十三日，周之桢请得祺妃脉息弦滑。系肝阴不足，气郁挟湿之症。以致胸满胁痛，口渴咳嗽，两腿作痛。此由气道不舒，湿饮郁结所致。今用除湿拈痛汤，午服一贴调理。

羌活三钱　防已三钱　木瓜三钱　牛膝三钱　当归三钱　苍术一钱五分　花粉三钱　陈皮二钱　延胡索三钱　木香一钱　萸连一钱　浙贝三钱

引用桑枝三钱

二十四日，周之桢请得祺妃脉息弦滑。昨服除湿拈痛汤，腿膝作痛渐减。惟气道不舒，饮热过盛。以致胸满作痛，咳嗽伤风。今用调气化饮汤，午服一贴调理。

苏梗叶二钱　羌活二钱　前胡二钱　木香一钱五分　延胡索三钱　牛膝三钱　木瓜三钱　浙贝三钱　橘红三钱　瓜蒌三钱　桔梗三钱　酒芩三钱

引用杏仁二钱

十二月二十四日，祺妃：防风通圣丸二钱一服三服，平安丹整末各四包。

二十五日，周之桢请得祺妃脉息弦滑。原系肝阴不足，气郁停饮之症。以致胸满胁痛，口(干)咳嗽，两腿作疼。此气道不舒，湿饮蓄结所致。今用舒肝化饮汤，午服一贴调理。

柴胡一钱五分　当归三钱　羌活二钱　防已三钱　牛膝三钱　橘红三钱　赤芍二钱　延胡索三钱　木香一钱五分，煨　灵仙二钱　青皮三钱　木瓜三钱

引用桑枝三钱

二十六日，照原方减去羌活、灵仙，加羚羊二钱、酒芩三钱一贴调理。

本日，祺妃：灯心五钱，竹叶五钱，薄荷五钱，麦冬五钱，三仙饮三分。

二十七日，周之桢请得祺妃脉息弦滑。咳嗽腿疼渐减。惟气道不和，湿饮未净，以致胸胁满闷。今用和中化饮汤，午服一贴调理。

瓜蒌三钱　木香一钱五分，煨　枳壳二钱，炒　陈皮三钱　浙贝三钱，研　延胡索三钱　羚羊二钱　酒芩三钱　壳砂一钱五分，研　牛膝三钱　木瓜三钱　郁金二钱

引用荷梗一尺

二十八日，周之桢请得祺妃脉息和缓。诸症俱好。惟肺经饮热未净，以致微嗽。今用清肺代茶饮，今明各一贴调理。

羚羊一钱五分　橘红三钱　麦冬四钱，去心　花粉三钱

水煎代茶。

本日，祺妃：灯心二钱，竹叶二钱，薄荷二钱，白菊花五钱，三仙饮三分。

【参考】 观同治四年至五年祺妃脉案，常用养肝和肝柔肝之法于各类病案中，可知此时祺妃肝郁不舒，五志化火已成痼疾。肝喜条达，郁而成疾，气极自难舒畅，变证遂多。不过除治现症外，酌以舒肝解郁，往往能获良效。

9　肝经余热治案

同治七年十二月十八日，汪兆镛请得祺妃脉息和平。诸症俱已悉痊，惟肝经少有余热。

今用平肝清热饮，今明二贴调理，接服舒肝养荣丸。

豆根三钱　花粉三钱　麦冬三钱　小生地三钱　焦三仙六钱

水煎温服代茶。

二十一日，汪兆镛请得祺妃舒肝养荣丸一料。

当归八钱　延胡索八钱，炒　川芎五钱，醋炒　青皮六钱，炒　白芷六钱，炒　生地炭一两　木瓜八钱，酒炒　红花四钱　香附八钱，炒　益母草一两，酒炒　牛膝六钱，炒　参丹六钱，炒

共为细末，蜜丸绿豆大，每晚服三钱，开水送下。

10　风温咽痛治案

十二月二十五日，周之桢请得祺妃脉息弦数。系肺胃热盛，气道不舒，外受风瘟之症。以致咽喉舌根红肿，牵引两耳刺痛，发热烦满。今用清解利咽汤，午服一贴调理。

荆穗三钱　牛蒡子三钱　元参五钱　苦根三钱　山豆根三钱　羚羊二钱　酒芩三钱　浙贝三钱，研　银花三钱　僵蚕三钱　麦冬四钱，去心　枳壳三钱，炒

引用连翘四钱

本日，祺妃：菊花五钱，薄荷五钱，麦冬五钱，三仙饮一分，清瘟解毒丸三丸。

二十六日，周之桢请得祺妃脉息滑数。原系风瘟咽痛之症。昨服清解利咽汤，风瘟渐解，咽痛稍轻，惟红肿未消。此由肺胃热盛，熏蒸所致。今用清热利咽汤，午服一贴调理。

羚羊二钱　酒芩三钱　栀子三钱　元参五钱　苦桔梗三钱　山豆根三钱　浙贝三钱，研　花粉三钱　银花三钱　麦冬四钱，去心　牛蒡子三钱　陈皮二钱

引用酒军二钱

二十七日，照原方减去牛蒡子，加黄连一钱，午服一贴调理。

十二月二十八日，周之桢请得祺妃脉息滑缓。诸症渐好，惟胃经不和，饮热尚盛，以致咽喉有时微痛。今用清热和胃饮，午服一贴调理。

次生地三钱　黄连一钱，研　麦冬三钱，去心　陈皮三钱　花粉三钱　浙贝三钱，研　元参三钱　竹茹二钱

引用灯心三子

二十九日，周之桢请得祺妃脉息渐缓。诸症渐好。惟咽喉夜间，有时作痛。此由阴分素亏，饮热未净所致。今用益阴代茶饮一贴调理。

生地三钱次　麦冬三钱，去心　银花二钱　焦三仙六钱

煎汤代茶。

同治八年正月初二日，祺妃：灯心五钱，竹叶五钱，薄荷五钱，麦冬五钱，菊花五钱，石膏五钱，芦根一两。

正月初三日，周之桢请得祺妃脉息滑缓。诸症渐好。惟咽喉有时微痛，腹胀少寐。此由阴分素亏，饮热未净所致。今用益气清热饮，晚服一贴调理。

生地四钱，次　麦冬四钱，去心　元参四钱　酒连一钱五分，研　山豆根三钱　银花三钱　花粉三钱　木通三钱　栀子三钱　陈皮三钱

引用焦三仙六钱

本日，祺妃：灯心五钱，竹叶五钱，薄荷五钱，麦冬五钱，石膏五钱，芦根五钱，三仙饮二分。

初四日，周之桢请得祺妃脉息滑缓。症势渐好。惟咽喉舌根，有时作痛，胸满懒食。此由肝阴不足，饮热尚盛所致。今用清热利咽汤，今明各一贴调理。

次生地五钱 麦冬五钱，去心 元参四钱 山豆根三钱 酒芩三钱 栀子三钱 羚羊二钱 酒川连一钱五分 浙贝三钱 陈皮三钱 银花二钱 丹皮三钱

引用酒军一钱五分

正月初五日，祺妃：灯心五钱，竹叶五钱，薄荷五钱，麦冬五钱，石膏五钱，芦根五钱，三仙饮二分。

初六日，照原方减陈皮，加元明粉一钱五分冲，晚服一贴调理。

初七日，仍照原方晚服一贴调理。

本日，祺妃：灯心五钱，竹叶五钱，薄荷五钱，麦冬五钱，石膏五钱，芦根五钱，三仙饮一分。

正月初八日，周之桢请得祺妃脉息渐缓。诸症俱好，惟饮热未净。以致咽喉咽物稍有不利。今用清热化饮汤，晚服一贴调理。

次生地五钱 元参五钱 麦冬五钱，去心 酒连一钱五分，研 花粉三钱 橘红三钱

引用山豆根三钱

初九日，周之桢请得祺妃脉息和缓。诸症俱好。惟胃经稍有未和，今用和胃代茶饮一贴调理。

花粉三钱 陈皮二钱 竹茹二钱 麦冬四钱，去心

煎汤代茶。

本日，祺妃：灯心五钱，竹叶五钱，薄荷五钱，麦冬五钱，菊花五钱，芦根一两，三仙饮二分。

正月初九日，周之桢请得祺妃益阴调荣丸三钱一服，三十一服。

次生地五钱 麦冬五钱，去心 当归五钱 白芍四钱，酒炒 丹皮五钱 栀子四钱，炒 沙参四钱 牛膝五钱 酒连二钱 抚芎四钱 香附四钱，酒炒 羚羊二钱 陈皮三钱 花粉四钱 木瓜三钱 赤苓五钱

共研细末，炼蜜为丸，绿豆大，每服三钱，白开水送下。

十一日，祺妃：灯心五钱，竹叶五钱，薄荷五钱，麦冬五钱，菊花五钱，石膏五钱，三仙饮二分。

十二日，祺妃：灯心五钱，竹叶五钱，薄荷五钱，麦冬五钱，石膏五钱，菊花五钱，芦根一两。

十三日，祺妃：灯心五钱，竹叶五钱，薄荷五钱，麦冬五钱，石膏五钱，芦根五钱，三仙饮二分。

正月十五日，李德立请得祺妃脉息弦涩。原系咽喉肿痛，日久阴虚火炎，血分亏伤之症。以致咽喉上腭细碎红颗，干刺作痛，日暮尤甚，荣分不行。今用益阴清热饮，晚服一贴调理。

生地四钱 元参四钱 当归三钱 川郁金三钱 赤芍二钱，炒 川连一钱五分，研 银花四钱 山豆根三钱 麝干三钱 连翘三钱 僵蚕三钱，炒 牛蒡子三钱，研

引用荆芥三钱

本日，祺妃：黄连上清丸三钱一服四服，冰硼散二钱，灯心五钱，竹叶五钱，薄荷五钱，麦冬五钱，三仙饮二分。

十七日，祺妃：芦根五钱，石膏五钱，麦冬五钱，薄荷五钱，菊花五钱，三仙饮一分。

十九日，祺妃：菊花五钱，石膏五钱，麦冬五钱，灯心五钱，竹叶五钱，薄荷五钱，芦根一两。

二十一日，祺妃：清瘟解毒丸四丸，灯心五钱，竹叶五钱，薄荷五钱，麦冬五钱，菊花五钱，三仙饮二分。

二十三日，祺妃：灯心五钱，竹叶五钱，薄荷五钱，麦冬五钱，菊花五钱，石膏五钱，芦根五钱。

二十五日，祺妃：灯心五钱，竹叶五钱，薄荷五钱，麦冬五钱，菊花五钱，石膏五钱，三仙饮二分。

正月二十六日，李德立请得祺妃脉息沉数。荣分已行，酸胀渐减。惟上焦火盛，阴分不足，以致咽喉上腭红颗干痛。今用清热利咽汤晚服一贴，外用漱口药调理。

连翘三钱　银花四钱　小生地四钱　川郁金三钱，研　防风三钱　薄荷一钱五分　僵蚕三钱，炒　山豆根三钱　丹皮一钱五分　川连一钱五分，研　枳壳三钱，炒　牛蒡子三钱

引用麦冬三钱

正月二十六日，李德立请得祺妃漱口药今明各一分。

紫荆皮三钱　赤芍三钱　薄荷三钱　雄黄三钱　山豆根四钱　朴硝一钱　细辛一钱　生白矾一钱

熬一汤碗温漱。

二十七日，照原方清热利咽汤去丹皮，加元明粉三钱晚服一贴。

本日，祺妃：灯心五钱，竹叶五钱，薄荷五钱，麦冬五钱，菊花五钱，石膏五钱，芦根一两。

二十八日，李德立请得祺妃脉息弦数。血分渐和，症势轻减。惟滞热上壅，以致咽喉上腭，尚有红肿干痛。今用清热化滞汤，晚服一贴调理。

连翘三钱　川连一钱五分　元参四钱　牛蒡子三钱，研　酒芩三钱　防风三钱　酒军一钱五分　元明粉一钱五分　郁金二钱，研　僵蚕三钱，炒　薄荷一钱五分　山豆根三钱

引用朱砂面三分，冲

二十九日，照原方去朱砂面，加柏子仁三钱炒一贴。

本日，祺妃：灯心五钱，竹叶五钱，薄荷五钱，麦冬五钱，菊花五钱，石膏五钱，三仙饮二分。

正月三十日，李德立请得祺妃脉息弦数。咽喉上腭红颗渐消，血分已和。惟喉痛已久，热结阴虚，以致咽喉红肿，晚间干痛，夜间少寐。今用清热益阴汤，晚服一贴调理。

麦冬四钱　元参四钱　大青叶三钱　僵蚕三钱，炒　川连一钱五分　酒芩三钱　山豆根□□　枳壳三钱，炒　苦桔梗二钱　远志一钱五分，去心　柏子仁三钱　甘草一钱

引用锦灯笼二↑

二月初一日，照原方清热益阴汤今明各一贴，晚服调理。

二月初三日，李德立请得祺妃脉息滑缓。诸症俱好。惟咽喉晚间干胀，此由阴分不知，余热未清所致。今用照原方清热益阴汤晚服一贴，拟合清热调荣丸常服调理。

生地一两　苦桔梗七钱　赤芍八钱，炒　制香附一两　酒芩一两　当归八钱　元参八钱　山豆根八钱　(泽)兰一两　川连四□　枳壳八钱，炒　延胡索八钱

共研细末，蜜丸绿豆大，每服二钱五分，白开水送服。

【参考】　祺妃佟佳氏，咸丰皇帝之嫔，宣统二年三月二十八日卒。穆宗立尊为祺妃。其病案虽无大症，但于每一病症治疗中，十分注意体质、情志因素等与疾病的联系，这些对于临床工作有积极意义。

八　瓛嫔(瓛贵人、瓛贵妃)

1　医案辑录

咸丰十一年十一月初十日，瓛嫔：平安丹四两

【参考】 平安丹由丁香、延胡索、陈皮、青皮、草果、枳实、白术、神曲、沉香、砂仁、豆蔻、茯苓、槟榔、麦芽、山楂、木香、槟榔、草豆蔻组成，温平不损元气，治心腹痛，健脾胃，理肝脾，顺升降，为一效方。

二十四日，瓛嫔：榧子十个。

【参考】 榧子炒香嚼服，或入丸散，可治蛔虫及蛲虫病，毒性低。亦可与使君子、苦楝皮并用。

二十八日，瓛嫔：平安丹四两。

二十九日，瓛嫔：榧子二十个。

十二月十八日，瓛嫔：平安丹四两。

同治元年三月初八日，瓛嫔：薄荷五钱。

二十二日，瓛嫔：麦冬五钱，竹叶二钱。

二十七日，瓛嫔：灯心三钱，麦冬五钱。

四月初六日，瓛嫔：灯心三钱，竹叶二钱，麦冬五钱。

五月初二日，瓛嫔：朱砂雄黄整末各一钱一包各三包。

十月初五日，瓛嫔：大黄三钱。

十七日，瓛嫔：木香槟榔丸三钱一服三服，三仙饮二分。

十二月十三日，瓛嫔：灯心三钱，竹叶二钱，山豆根五钱，麦冬五钱。

正月十二日，瓛嫔：灯心三钱，竹叶二钱，麦冬五钱，三仙饮二分，大黄五钱。

十一月初一日，冯钰请得瓛嫔脉息浮弦。系停饮夹瘟之症，以致头痛，肢节酸疼，恶寒发热，中脘作痛，此由湿饮内郁，风凉外束所致。今用疏解化饮汤午服一贴调理。

苍术三钱，炒　陈皮二钱　厚朴三钱　赤苓三钱　苏叶三钱　羌活三钱　防风三钱　甘草八分

引用生姜三片

初二日，冯钰请得瓛嫔脉息弦数。昨服疏解化饮汤，表凉渐减，惟湿滞尚盛，以致中(脘)疼痛，时作吵噫。今用清热化滞汤午服一贴调理。

乌药三钱　槟榔三钱　枳壳三钱　厚朴三钱　赤苓三钱　苏梗三钱　半夏三钱　焦三仙六钱　川军一钱五分　干姜五分

引用沉香六分，冲服

初三日，冯钰请得瓛嫔脉息弦滑。肝胃湿热尚盛，中州气道未畅，以致胸满烦躁，腰腿沉痛，此由经络壅闭所致。今用和中调气饮午服一贴调理。

当归三钱　升麻八分　葛根二钱　于白术一钱五分　茵陈三钱　苍术三钱，炒　羌活一钱五分　防风二钱　木香八分　川军二钱　苦参三钱　甘草八分

引用水葱二钱

初四日，冯钰请得瓛嫔脉息弦滑。腰腿沉痛渐减，惟气道未畅，湿热凝结，以致腹中作痛，烦躁，夜间少寐。今用和中调气饮午服一贴调理。

羌活二钱　防风二钱　于术一钱五分，炒　半夏三钱　酒芩三钱　苍术三钱　白芍五钱，炒　香附三钱，制

赤苓三钱　木通三钱　延胡索三钱，醋炒

引用生姜三片

初五日，冯钰请得璷嫔脉息滑数。诸症渐好，惟胃气欠和，湿热稍有未净。今用和胃化滞汤午服一贴调理。

于术一钱五分　陈皮二钱　赤苓三钱　焦三仙六钱　枳壳三钱，研　甘草五分

引用灯心二束

同治三年正月二十四日，蔡钟彝请得璷嫔脉息弦滑。系肝郁挟饮之症，以致两胁胀痛，心际嘈杂，气道不开，有时作嗽。今用调气化饮汤午晚二贴调理。

制香附三钱　橘红二钱　苏梗叶二钱　赤苓块三钱，研　川郁金一钱五分　制半夏三钱　瓜蒌仁二钱　厚朴三钱　浙贝三钱　青皮二钱　枳壳二钱　酒芩二钱

引用荷梗一尺

二十五日，蔡钟彝请得璷嫔脉息弦数。原系肝郁挟饮之症，昨服调气化饮汤，胀痛渐减。惟肺经素蓄痰热，以致作嗽不止，夜间少寐。今用清肺化饮汤晚服一贴调理。

苏梗叶二钱　杏仁三钱，研　瓜蒌仁二钱　麦冬三钱　浙贝三钱　陈皮二钱　半夏三钱　桔梗三钱　酒芩二钱　枳壳二钱

引用生姜二片

二十六日，璷嫔脉息弦数。胁痛胀满渐轻，惟风寒郁于肺经，痰饮素盛，作嗽不止，咽喉微痛。今用止嗽化痰汤晚服一贴调理。

羚羊二钱　瓜蒌三钱　桔梗三钱　浙贝三钱　牛蒡子二钱　杏仁三钱，研　橘红二钱　桑皮二钱　酒军二钱　苏叶三钱　炙半夏三钱　酒芩三钱

引用秋梨三片

二十七日，栾泰请得璷嫔脉息弦滑。原系风瘟入肺之症，今外邪已解，惟肺气不清，痰热郁滞，以致声哑作嗽，胸满心悸。今用清肺化痰汤一贴调理。

桔梗三钱　牛蒡子三钱　桑叶三钱　瓜蒌三钱　浙贝三钱　天冬三钱　橘红二钱　知母二钱，炒　半夏二钱　杏仁二钱

引用秋梨三片

二十八日，栾泰、蔡钟彝请得璷嫔脉息滑缓。诸症俱减，惟肺气不清，痰热未净，以致咳嗽心悸，咽中干燥。今议照原方清肺化痰汤加麦冬四钱，今明二贴调理。

二月初二日，栾泰、蔡钟彝请得璷嫔脉息滑缓。诸症俱减，惟肺中痰热未净。今照原方清肺化痰汤改用瓜蒌五钱，酒军　钱，今明二贴另配清肺和肝丸常服，相宜避风调理。

清肺和肝丸一料十八服。

天冬三钱　生知母三钱　瓜蒌五分　小枳实三钱　浙贝五钱　黄芩四钱　制香附四钱　桑皮三钱，生　桔梗五钱　橘红四钱　制半夏四钱　牛蒡子四钱

共为细末，蜜丸，绿豆大，每早晚各服三钱，白开水送下。

三月初十日，李万清请得璷嫔脉息浮弦而数。系肺胃痰热，外受风瘟之症，以致发热自汗，咳嗽气喘，吐痰带红，胸胁胀闷，咳则牵引胸中疼痛，此由痰火挟瘟，上舍于肺所致。今用清肺饮晚服一贴调理。

荆芥二钱　前胡一钱　瓜蒌五钱　生地六钱　赤芍三钱　川郁金三钱　丹皮三钱　犀角一钱五分　侧柏叶三钱炭　浙贝三钱　杏仁三钱，研　桃仁三钱，研

引用藕节三枚　栀子二钱，炒

十一日，李万清请得璷嫔脉息弦数。昨服清肺饮，瘟气渐解，惟咳嗽气逆，有时痰涎带红，牵引胸胁作疼。今用清肺舒郁饮午服一贴调理。

杏仁三钱　浙贝三钱　生地五钱　丹皮三钱　赤芍三钱　知母三钱　黄芩三钱　侧柏炭三钱　川郁金三钱　犀角一钱

引用藕节三个

十二日，李万清请得璷嫔脉息弦数。昨服清肺舒郁饮，表热已解，惟午后潮热，口渴咽干，身肢懒怠，咳嗽气逆，有时痰涎带红，懒食少寐。此由热□阴虚，肺燥火烁所致。今照原方清肺舒郁饮加减，午服一贴，避风调理。

浙贝三钱　麦冬三钱　天冬三钱　桑皮二钱　枳实三钱　杏仁三钱　川军三钱　生地五钱　山楂六钱　桔梗三钱

引用藕节三个

十三日，李万清请得璷嫔脉息弦滑。服药以来，诸症渐好，惟肝气过盛，肝阴不足，以致虚火上烁于肺，肺燥阴亏，咳嗽痰红所由作也。今用清肺饮佐以□阴之品，午服一贴调理。

当归三钱　麦冬三钱　赤芍三钱　杏仁三钱，研　瓜蒌三钱　生地三钱　桑皮三钱　兜铃一钱　浙贝三钱　甘草一钱

引用藕节三个

十四日，照原方减兜铃，加地骨皮三钱，午服一贴调理。

十五日，李万清请得璷嫔脉息弦缓。服药以来，咳嗽渐清，痰红见好，惟午后潮热，胸胁牵引作痛，此由气道不畅，肺燥阴虚所致。今照原方清肺饮加减，午服一贴调理。

麦冬五钱　天冬三钱　当归三钱　白芍三钱　生地三钱　桑皮二钱　葛根二钱　杏仁三钱

引用浙贝三钱

十六日，李万清请得璷嫔脉息弦缓。连服清肺饮，肺气渐清，痰红见好，惟阴虚潮热，盗汗自汗，肺燥咽干，胸胁胀闷，咳嗽有时牵引作痛。今用清气舒郁饮午服一贴调理。

地骨皮三钱　次生地三钱　白芍三钱　当归三钱　桔梗三钱　桑皮三钱　杏仁三钱，研　炙鳖甲三钱

引用浙贝三钱　荷梗一尺

十七日，照原方加阿胶一钱，午服一贴调理。

十八日，照原方午服一贴调理。

十八日，李万清清气舒郁丸料得三十丸。

地骨皮六钱　鳖甲六钱　白芍六钱　桑皮五钱　生地五钱　阿胶三钱　杏仁五钱　天冬六钱　麦冬六钱　苏叶三钱　浙贝五钱

共研细末，炼蜜为丸，每丸重三钱，每早晚各服一丸。荷梗汤送下。

【参考】　分析璷嫔近三个月脉案，症状时起时伏，似应为阴虚劳嗽之患。

五月初一日，璷嫔：朱砂整末各三包，雄黄整末各三包。

初五日，璷嫔：朱砂整末各三包，雄黄整末各三包，灯心三钱，薄荷五钱，芦根十把，麦冬五钱。

十一日，璷嫔：灯心三钱，竹叶二钱，麦冬五钱，薄荷五钱，芦根一两，荷梗五尺。

十五日，璷嫔：照前方配清气舒郁丸一料三钱一服，得十七服。

十八日，璷嫔：灯心三钱，竹叶二钱，荷梗五尺，麦冬五钱，薄荷三钱。

七月二十日，李万清请得璷嫔脉息浮弦而滑。系气饮郁结，外受风凉之症，以致发热

恶寒，身肢酸痛，心悸懊憹，呕恶嘈杂，懒食少寐。今用疏解正气汤，午服一贴调理。

藿香三钱　苏叶二钱　陈皮三钱　半夏三钱，制　茯苓三钱　苍术二钱　白芷二钱　葛根二钱　焦楂六钱　厚朴三钱　建曲三钱　枳壳三钱

引用木香一钱

二十一日，李万清请得瑨嫔脉息浮弦而滑。昨服疏解正气汤，表凉微解，症势稍减，惟有时恶寒发热，肢体麻木，咽喉疼痛，呕呃懒食，夜间少寐。今照原方加减，午服一贴调理。

苦桔梗三钱　葛根三钱　柴胡二钱　山豆根三钱　陈皮三钱　半夏三钱　焦楂八钱　生栀二钱　枳壳三钱　羌活二钱　青皮三钱　黄芩二钱

引用牛蒡子三钱，炒研

本日，瑨嫔：灯心三钱，薄荷五钱。

二十二日，李万清请得瑨嫔脉息弦滑。服药以来，诸症稍减，惟身软头眩，胸胁胀闷，懒食少寐，此由气道不畅，湿饮尚盛所致。今用调气化饮汤午服一贴调理。

苦桔梗三钱　葛根三钱　陈皮三钱　半夏三钱　青皮三钱　枳壳三钱　厚朴三钱　炙麻黄六分　焦楂八钱　建曲三钱　香附二钱　赤苓三钱

引用苍术三钱，炒

二十三日，照原方加川郁金二钱，午服一贴。

二十四日，李万清请得瑨嫔脉息弦缓。连服调气化饮汤，湿饮渐清，诸症稍减，惟肝气过盛，肝阴不足，气饮尚郁。今用舒郁饮午服一贴调理。

香附二钱　苦桔梗三钱　当归三钱　元参五钱　麦冬五钱　青皮三钱　白芍三钱　厚朴三钱　枳壳三钱　山豆根三钱　焦三仙九钱　甘草一钱

引用川郁金二钱

二十五日，照原方午一贴调理。

二十六日，李万清请得瑨嫔脉沉弦。诸症渐减，惟肝热上壅，以致头眩心悸，身肢酸倦，懒食少寐。今用清肝饮午服一贴调理。

菊花二钱　桔梗二钱　陈皮一钱　枳壳二钱　香附二钱　青皮二钱　厚朴二钱　焦楂三钱　槟榔二钱　薄荷八分

引用荷梗一尺

二十七日，李万清请得瑨嫔脉息平缓。诸症俱好，惟肝气稍有未和。今用和肝代茶饮，服清肝丸，常服调理。

香附二钱　麦冬三钱　白芍三钱　归身三钱

水煎代茶。

清肝丸一料得二十九服。

制香附六钱　木香三钱　归身六钱　白芍六钱　甜桔梗三钱　菊花三钱　薄荷二钱　川芎二钱　焦三仙九钱　山栀子三钱　青皮三钱　枳壳三钱，炒

共研细末，炼蜜为丸，绿豆大，每早(日)早晚各服二钱，荷梗汤送下。

十一月二十日，李德立请得瑨嫔脉息浮数。系肝肺积热停饮，外受风瘟之症，以致憎寒发热，头身酸痛，浮肿咽痛。今用疏解清温饮，晚服一贴调理。

荆芥三钱　防风三钱　牛蒡子三钱　元参五钱　苏叶二钱　酒芩三钱　山豆根三钱　木通二钱　川连一钱五分　焦三仙六钱　甘草一钱

引用薄荷一钱五分

二十一日，李德立请得瑨嫔脉息弦缓。风瘟已解，诸症俱好，惟肺胃饮热不净，表气未和。今用清解化饮汤，今明二贴调理。

酒芩三钱　知母三钱　牛蒡子三钱　葛根二钱　元参四钱　枳壳三钱，炒　焦三仙六钱　苦桔梗二钱

引用薄荷一钱

二十四日，瑨嫔：灯心三钱，竹叶二钱，芦根三十把，麦冬五钱，清瘟解毒丸五丸。

二十七日，瑨嫔：灯心三钱，竹叶二钱，芦根三十把，麦冬五钱，薄荷五钱。

十二月初一日，瑨嫔：灯心三钱，竹叶二钱，麦冬五钱，薄荷五钱。

初五日，瑨嫔：灯心三钱，竹叶一钱，麦冬一两，芦根一两，薄荷六钱。

十七日，冯钰请得瑨嫔脉息浮数。系停饮夹瘟之症，以致头痛恶寒，胸满干呕，咽疼身痛，烦躁，夜不能寐，此由瘟毒郁于里，风凉束其表所致。今用疏解清瘟饮，午服一贴调理。

荆穗三钱　牛蒡子五钱　柴胡三钱　酒芩三钱　半夏三钱　苏叶三钱　陈皮一钱五分　枳壳三钱　桔梗五钱　元参五钱　射干二钱　甘草一钱

引用薄荷一钱五分

本日，瑨嫔：灯心三钱，竹叶三钱，麦冬五钱，薄荷五钱，芦根三十把。

十八日，冯钰请得瑨嫔脉息浮弦。系肝郁夹瘟之症，以致胸胁满痛，憎寒恶热，□□酸疼，咽嗌作痛，干呕烦躁，夜不能寐。今用疏解和肝饮，午服一贴调理。

荆穗三钱　防风二钱　羌活二钱　枳壳三钱，炒　桔梗三钱　元参五钱　焦三仙六钱　紫苏三钱　炙香附三钱　青皮二钱　射干二钱　甘草八分

引用薄荷一钱五分

十九日，冯钰请得瑨嫔脉息弦数。表凉微减，肝郁不舒，滞热尚盛，以致胸满烦躁，咳嗽干呕，咽嗌作痛。今用和肝化滞汤，午服一贴调理。

当归三钱　赤芍三钱　萸连八分　瓜蒌五钱　半夏三钱　杏仁五钱　川贝三钱　桔梗三钱　元参八钱　川军一钱五分　薄荷一钱五分　甘草八分

引用生姜三片

二十日，冯钰请得瑨嫔脉息弦数。表凉渐减，惟肝胃滞热尚盛，以致胸满头眩，咽嗌肿痛，身肢酸软，时有烦躁。今用凉膈饮，午服一贴调理。

连翘三钱　酒芩三钱　元参五钱　薄荷一钱　栀子三钱，炒　川军二钱　元明粉一钱五分，冲　山豆根二钱　苦桔梗五钱　枳壳三钱，炒　石膏三钱　甘草八分

引用竹叶三十片

二十一日，冯钰请得瑨嫔脉息弦滑。系肝郁夹瘟之症，调治以来，诸症渐减，牙齿肿痛微消，惟胸满咳嗽，身肢酸软，此由肝气欠和，余热未净。今用清热和肝饮，午服一贴调理。

瓜蒌五钱　杏仁五钱　柴胡二钱　焦三仙六钱　川贝母三钱，研　桔梗三钱　元参五钱　萸连八分　枳壳三钱　甘草八分

引用青荷叶三钱

二十二日，照原方减去萸连，加酒芩三钱、炒栀子二钱，午服一贴调理。

二十三日，冯钰请得瑨嫔脉息滑数。诸症渐好，惟肝气不和，胃经余热未净，以致中脘微痛，大便干燥，身肢酸软，此由里滞郁结所致。今用清胃和肝饮，午服一贴调理。

酒芩二钱　萸连八分　生石膏三钱　升麻一钱　焦三仙六钱　小生地五钱　川军三钱　当归三钱　白芍二钱，炒　柴胡三钱

引用薄荷八分

二十四日，冯钰请得璷嫔脉息和缓。诸症俱好，惟胃气欠和，余热稍有未净。今用和胃饮一贴，接服加味保和丸，每服三钱，姜汤送下调理。

于术一钱五分，炒　陈皮二钱　茯苓三钱　厚朴一钱五分　泽泻三钱　酒芩二钱　甘草五分

引用生姜三片

同治四年正月初三日，璷嫔：灯心三钱，竹叶二钱，麦冬五钱，薄荷三钱。

十一日，璷嫔：灯心五钱，竹叶二钱，麦冬五钱，薄荷五钱。

十四日，璷嫔：灯心三钱，竹叶二钱，麦冬五钱，石膏五钱，芦根三十把，薄荷三钱。

正月十九日，李万清请得璷嫔脉息弦滑而浮。系气饮郁结，外受风凉之症，以致肢节酸痛，脖项筋疬数枚，咽喉疼痛，此由气道不畅，血不荣筋所致。今用疏解舒郁饮，午服一贴调理。

柴胡二钱　夏枯草三钱　苦桔梗三钱　青皮三钱　枳壳二钱　山豆根三钱　银花三钱　连翘三钱　荆芥二钱　甘草一钱

引用昆布三钱

二十日，李万清请得璷嫔脉息弦滑。表凉微解，症势稍减，惟肝阴不足，肝气过郁，以致胸胁胀满，牵引疼痛，脖项筋疬数枚，有时胀痛。今用舒郁饮，午服一贴调理。

柴胡一钱　瓜蒌三钱　浙贝三钱　归身三钱　川芎二钱　白芍三钱　生芪三钱　党参三钱　生地五钱　银花二钱　昆布五钱　连翘二钱

引用海藻三钱　青皮三钱

二十一日，李万清请得璷嫔脉息弦涩。昨服舒郁饮，胸胁胀闷稍开，症势渐减，惟咽喉微痛，脖项筋疬，有时胀痛，此由肝经气道不畅，荣阴不足，血不荣筋所致。今用调肝养荣汤，午服一贴调理。

瓜蒌三钱　贝母三钱　夏枯草三钱　川芎二钱　苦桔梗三钱　山豆根三钱　当归三钱　元参三钱　白芍三钱　昆布三钱

引用海藻三钱

二十二日，李万清请得璷嫔脉息弦数。连服舒郁饮，肝郁稍开，惟肝阴不足，虚火上壅，以致胸胁胀闷，咽喉疼痛，脖项筋疬微消，懒食少寐。今用清气利咽汤，午服一贴调理。

苦桔梗二钱　山豆根三钱　元参三钱　牛蒡子二钱，炒　枳壳二钱　青皮三钱　大青叶二钱　川军二钱　瓜蒌三钱　贝母三钱

引用三仙九钱，炒

本日，璷嫔：薄荷五钱，三仙饮二分。

二十三日，李万清请得璷嫔脉息弦数。筋疬微消，疼痛已减，惟胸胁胀闷，咽喉疼痛，烦躁口渴，懒食少寐，此由肝胃火郁上壅所致。今用清火利咽汤，午服一贴调理。

苦桔梗二钱　山豆根五钱　射干一钱　牛蒡子二钱，炒　浙贝二钱　大青叶二钱　元参三钱　山楂三钱　花粉三钱　麦冬三钱　连翘二钱　甘草一钱

引用银花二钱

二十五日，璷嫔：灯心三钱，竹叶二钱，石膏五钱，薄荷五钱。

二月初二日，璷嫔：川芎四钱，当归四钱，防风四钱，白芷六钱。

初四日，瑨嫔：山豆根五钱。

初六日，瑨嫔：灯心三钱，竹叶二钱，三仙饮二分，石膏五钱，薄荷五钱，芦根二十把。

二月初八日，李德立请得瑨嫔脉息浮数。系肝郁肺热，受风挟瘟之症，以致发热身疼，咽喉肿痛，干渴烦闷。今用疏瘟清热饮，午服一贴调理。

荆芥二钱　防风三钱　牛蒡子三钱　元参五钱　川连一钱五分　酒芩三钱　山豆根三钱　苦桔梗二钱　枳壳三钱，炒　银花三钱　生甘草一钱五分

引用薄荷一钱五分

初九日，李德立请得瑨嫔脉息浮数。风瘟稍解，咽喉肿痛微轻。惟瘟邪未净，肝郁里热尚盛，以致头眩身痛，胸肋胀疼。今用疏瘟清热饮加减，午服一贴调理。

荆芥二钱　防风三钱　牛蒡子三钱　元参四钱　川连一钱五分　酒芩三钱　山豆根三钱　苦桔梗三钱　枳壳三钱　青皮二钱　川郁金三钱　甘草一钱五分

引用薄荷一钱五分

初十日，李德立请得瑨嫔脉息弦数。瘟邪渐解，身疼发热亦减，咽痛稍轻，惟肝肺火盛，气郁不畅，以致胸膈胀痛，痰内偶有血丝，此由火灼气逆，血热上冲所致。今用清热平肝饮，午服一贴调理。

川连一钱五分　酒芩三钱　山豆根三钱　苦桔梗二钱　青皮三钱，炒　枳壳三钱，炒　川郁金三钱　酒军二钱　生地四钱　赤芍二钱，炒　粉丹皮二钱，去心

引用薄荷一钱五分

十一日，李德立请得瑨嫔脉息弦数。咽喉肿疼已止，瘟邪渐减，惟肝郁气滞不开，饮热尚盛，以致胸膈胀痛，头眩身酸，痰嗽偶有血丝。今照原方清热平肝饮加减，午服一贴调理。

川连一钱五分　酒芩三钱　小生地五钱　柴胡一钱五分　青皮三钱　枳壳三钱，炒　焦三仙六钱　酒军一钱　延胡索三钱　甘草一钱五分　川郁金三钱

引用薄荷一钱五分

本日，瑨嫔：石膏五钱，薄荷五钱，山豆根五钱，白菊花三钱。

十二日，照原方去焦三仙，加地骨皮三钱，午服一贴。

十三日，李德立请得瑨嫔脉息弦滑。瘟邪里滞俱清，咽痛痰血已好，惟肝经饮热未净，气道不畅，以致胸膈有时胀疼，口干食少。今用清肝调气饮，午服一贴调理。

小生地五钱　白芍二钱，炒　川连一钱五分　酒芩三钱　川郁金三钱　青皮二钱，炒　枳壳三钱，炒　焦曲三钱　制香附三钱　瓜蒌四钱　甘草一钱五分

引用薄荷一钱五分

十四日，照原方减去瓜蒌、甘草，加竹茹、焦楂各三钱，午服一贴调理。

十五日，李德立请得瑨嫔脉息平缓。诸症俱好，惟余热未清，兼以肝郁不畅，以致项生筋瘰，肋下有时痞胀。今用清肝饮一贴，接服舒郁清肝丸，常服调理。

萸连一钱五分　酒芩三钱　小生地五钱　青皮二钱　炙香附三钱　川军一钱五分　粉丹皮二钱　枳壳三钱，炒

引用荷梗一尺

舒郁清肝丸一料得三十四服。

萸连四钱　栀子六钱，炒　制香附八钱　青皮六钱，炒　当归六钱　白芍五钱，炒　焦三仙一两五钱　云苓六钱　醋柴胡三钱　昆布六钱　川郁金六钱　甘草三钱

共研细末，蜜丸，如绿豆大，每服三钱，白开水送下。

【参考】 项生筋瘰，历时颇久，结合患者咳嗽、咳血、胸满、胸痛，潮热，以淋巴结核可能性为大，此方舒郁清肝有余，软坚散结不足。

二月二十三日，瑨嫔：灯心三钱，竹叶二钱，石膏六钱，薄荷五钱，三仙饮二分。

三月初二日，瑨嫔：薄荷五钱，麦冬五钱，石膏五钱。

三月十九日，冯钰请得瑨嫔脉息洪数而弦。系肝肺不和，血分热盛，以致胁下作满，胸热饮，晚服一贴调理。

犀角一钱　当归三钱，酒洗　白芍三钱　丹皮四钱　生地炭三钱　大黄炭二钱　瓜蒌四钱　栀子三钱，炒　川郁金三钱　甘草八分

引用藕节三个

三月二十日，冯钰请得瑨嫔脉息弦滑。气道渐畅，惟肝肺不和，以致胸满咳嗽，有时见红，此由荣分余热未净所致。今用百合固金汤，今明各服一贴调理。

百合三钱　次生地八钱　元参五钱　川贝母三钱　桔梗二钱　麦冬五钱　当归三钱　白芍五钱　丹皮三钱　萸连一钱　甘草八分

引用梨汁二匙　兑服

本日，瑨嫔：当归二钱，白芷二钱，川芎二钱，防风二钱。

五月初一日，瑨嫔：竹叶五钱，薄荷五钱，麦冬五钱，朱砂整末一钱一包，各四包，雄黄整末一钱一包各四包。

十八日，李万清请得瑨嫔脉息浮弦而滑。系肝胃饮热郁结，外受瘟疫之症，以致胸肋胀闷，咽喉疼痛，脖项腮颊微肿筋疬数枚，懒食少寐。今用清瘟正气汤，午服一贴调理。

桔梗二钱　元参三钱　牛蒡子二钱，炒　射干一钱　连翘二钱　荆芥三钱　防风三钱　大青叶三钱　瓜蒌三钱　葛根二钱　银花三钱　甘草一钱

引用马勃二钱

十九日，甄景芳请得瑨嫔脉息滑数。系肺胃蕴热，外受湿瘟之症，以致咽喉肿痛，头晕身酸，两颊宣肿，心中懊憹，形势非轻。即用清瘟饮，午晚二贴调。

大青叶四钱　元参五钱　牛蒡子三钱　连翘四钱　苦桔梗三钱　姜参三钱　蝉衣二钱　黄芩三钱　姜连一钱，研　浙贝三钱　马勃三钱　甘草一钱

引用薄荷一钱

【参考】 方中姜参一味，疑为僵蚕之误。

二十日，甄景芳请得瑨嫔脉息滑数。昨服清瘟饮，时瘟稍解，咽痛渐轻，惟身肢酸痛，两颊肿势尚未见消，夜不安寐，此由瘟邪蕴于心肺二经所致。今用原方加减，午晚二贴调理。

元参五钱　大青叶四钱　连翘四钱　牛蒡子三钱　苦桔梗三钱　僵蚕三钱，炒　蝉衣二钱　黄芩三钱　川连一钱五分　马勃二钱　生地五钱　木通二钱

引用人中黄二钱

五月二十一日，甄景芳请得瑨嫔脉息沉数。瘟邪渐解，咽痛颊肿亦轻，惟午后身体酸软作烧，头目眩晕，胸中懊憹，夜间少寐，周身间出白点，此亦由瘟邪自气分所化，今仍照原方清瘟饮加减，午晚二贴调理。

元参五钱　大青叶四钱　连翘四钱　牛蒡子三钱　苦桔梗三钱　僵蚕三钱，炒　蝉衣二钱　黄芩三钱　川连一钱五分　橘皮二钱　生地五钱，次　木通二钱

引用人中黄二钱

二十二日，甄景芳请得瑨嫔脉息沉缓。连服清瘟饮，瘟邪渐散，咽痛颊肿见消，惟余

热未清，兼之素有停饮，肝胃欠和，以致胸中微痛，夜寐不安，午后发热。今用清化汤，晚服一贴调理。

酒芩二钱 川连一钱 酒胆草一钱 栀子二钱，炒 次生地五钱 木通二钱 金银花三钱 蝉衣二钱 僵蚕二钱，炒 泽泻二钱 元参三钱 橘皮二钱

引用朱砂二分，研冲

二十三日，照原方清化汤，朱砂改用三分，晚服一贴调理。

二十四日，甄景芳请得瓒嫔脉息渐缓。瘟邪见化，夜得安寐，颊肿已消，惟午后复见潮热头眩，咽中白色虽消，尚有时微痛，大便下行，身体发软，此由湿饮未消，复为热邪相感所致。今用清解饮，晚服一贴调理。

次生地四钱 木通二钱 车前二钱 酒芩三钱 黄柏二钱 川连一钱 蝉衣二钱 僵蚕二钱 苦桔梗三钱 银花二钱 薄荷一钱五分

引用淡豆豉三钱

二十七日，瓒嫔：灯心五钱，竹叶五钱，薄荷五钱，麦冬五钱，石膏五钱，榧子五钱，白菊花五钱，加味保和丸三钱二服一服。

本日，甄景芳请得瓒嫔脉息和平。诸症俱好，惟肺经稍有饮热。今用清金代茶饮，晚服一贴，明日接服清肺抑火丸一钱，用桔梗一钱煎汤送服，缓缓调理。

麦冬三钱，去心 浙贝三钱 霜桑叶三钱

水煎代茶。

六月初九日，瓒嫔：金衣祛暑丸十丸。

本日，李万清请得瓒嫔脉息浮滑。系湿饮内郁，外受暑气之症，以致身肢酸痛，胸胁胀满，头目眩晕。今用清暑化饮汤，午服一贴调理。

藿香一钱 苏叶一钱 苍术三钱 厚朴二钱 陈皮二钱 茯苓三钱 半夏二钱 腹皮二钱 枳壳二钱 六一散二钱

引用羌活一钱

初十日，瓒嫔：金衣祛暑丸十丸，六合定中丸十丸。

本日，李万清请得瓒嫔脉息浮滑。昨服清暑化饮汤，暑气稍解，头眩微轻，惟胸胁满闷，胁肋酸痛，此由中气不调，湿饮下行所致。今用调中化饮汤佐以定痛之品，午服一贴调理。

橘皮二钱 半夏二钱，制 杜仲三钱 苍术二钱，炒 茯苓三钱 葛根一钱 独活一钱 槟榔三钱 牛膝一钱 木香八分

引用乳香一钱

十一日，照原方加焦三仙六钱。

十二日，瓒嫔：灯心五钱，竹叶五钱，薄荷五钱，麦冬五钱，石膏五钱，虎骨木瓜丸三钱一服五服。

本日，李万清请得瓒嫔除湿拈痛丸一料，共得二钱一服二十九服。

杜仲六钱 牛膝六钱 羌活六钱 生芪一两 党参一钱 独活六钱 川乌六钱，制 茯苓六钱 苍术六钱，炒 泽泻六钱 萆薢五钱 川断六钱

共为细末，水叠为丸，如绿豆大，每早晚各服二钱，白开水送下。

十五日，瓒嫔：灯心五钱，竹叶五钱，薄荷五钱，麦冬五钱，榧子五钱，白菊花五钱。

同治五年六月二十日，瓒嫔：金衣祛暑丸十丸，六合定中丸十丸，香薷丸十丸。

二十一日，瑨嫔：灯心五钱，竹叶五钱，薄荷五钱，麦冬五钱，三仙饮二分。

二十四日，瑨嫔：灯心五钱，竹叶五钱，薄荷五钱，麦冬五钱，石膏五钱，白菊花五钱，三仙饮二分。

十月二十日，瑨嫔：芦根五钱，石膏五钱，灯心五钱，竹叶五钱，防风通圣丸三钱一服四服。

二十三日，瑨嫔：白菊花四钱，麦冬四钱，灯心四钱，薄荷四钱，三仙饮三分。

二十五日，冯钰请得瑨嫔脉息浮数。系停饮夹瘟之症。以致头痛，发热恶寒，身肢酸疼，乾呕咽痛，胸腹胀痛。此由饮热内蓄，风凉外束所致。今用疏解化饮汤，早服一贴调理。

柴胡三钱　半夏三钱，姜炙　酒芩三钱　葛根一钱五分　苦桔梗五钱　荆穗二钱　防风二钱　紫苏一钱五分　枳壳三钱，炒　羌活一钱五分　赤苓三钱　甘草一钱

引用生姜三片

本日，许魁元请得瑨嫔脉息弦数。系肺热夹瘟之症。以致咽干口苦，四肢酸软，夜间少寐，饮食懒思。此由肺胃热盛所致。今用疏解清热饮，晚服一贴调理。

牛蒡子三钱，炒研　葛根三钱　酒芩二钱　生知母三钱　小生地五钱　元参五钱　大青叶三钱　栀子二钱，研、炒　柴胡二钱　花粉三钱　浙贝母五钱，研　桔梗二钱

引用淡竹叶二钱

二十六日，冯钰请得瑨嫔脉息弦数。系停饮夹温之症。以致头痛，身肢酸痛，咳嗽干呕，恶寒发热，胸胁胀满，夜不能寐。此由风凉致于腠理，湿热伏于荣中所致。今用疏解化饮汤，午服一贴调理。

荆穗三钱　防风二钱　柴胡三钱　元参五钱　苦桔梗五钱　川芎三钱　白芷二钱　赤苓三钱　泽泻三钱　薄荷一钱五分　甘草八分

引用生姜三片

二十六日，瑨嫔：灯心五钱，竹叶五钱，薄荷五钱，麦冬五钱，芦根五钱。

二十七日，冯钰请得瑨嫔脉息弦数。表凉渐解。惟血分有热，湿滞尚盛，以致头痛烦躁，口渴咽痛，身肢酸软。此由上焦郁热，瘟邪未净所致。今用清热化滞汤，午服一贴调理。

川芎三钱　白芷三钱　元参五钱　苦桔梗三钱　荆穗二钱　焦三仙六钱　酒芩三钱　酒连一钱　酒军一钱五分　花粉三钱　甘草八分

引用薄荷八分

二十八日，照原方减去花粉，加射干二钱，午服一贴。外用川芎三钱，白芷三钱，白附子三钱，共为细末，用葱白共捣如泥，粘贴太阳。

【参考】 此外贴法专为头痛而设。头为诸阳之会，所用数药，可治三阳经之头痛，加葱白者，在于利窍散风。

二十九日，仍照原方午服一贴调理。

本日，瑨嫔：黄连上清丸三钱一服四服，仙药茶二包。

三十日，冯钰请得瑨嫔脉息弦滑。诸症渐减。惟心中嘈杂，饮食难化，头眩肢软，夜不安寐。此由胃气欠和，气道不舒所致。今用调气和胃饮，午服一贴调理。

香附三钱，制　紫苏梗三钱　缩砂八分　于术二钱，炒　白苓块三钱　半夏二钱　陈皮二钱　甘草八分

引用荷梗一尺

十一月初二日，瑨嫔脉息弦滑。诸症渐减。惟肝胃欠和，气道不畅。以致胸胁胀满，头眩有时作痛。今用和中饮，午服一贴调理。

于术一钱五分　陈皮二钱　半夏二钱，制　枳壳二钱，炒　桔梗二钱　甘草五分

引用生姜三片

初三日，照原方加焦三仙六钱，午服一贴调理。

初四日，仍照原方减去于术，加川芎二钱、白芷二钱、苦桔梗三钱、酒军二钱午服一贴调理。

本日，璷嫔：灯心五钱，竹叶五钱，薄荷五钱，麦冬五钱，芦根一两。

初五日，冯钰请得璷嫔脉息滑数。诸症渐减。惟肝胃未和，滞热稍有未净。以致腮项微痛，身肢作痛，口干作渴，夜不安寐。此由荣分不足，虚热上炎所致。今用益阴清热饮，午服一贴调理。

当归三钱，酒洗　赤芍三钱　柴胡三钱　川芎二钱　次生地五钱　酒芩三钱　酒连一钱　花粉三钱　酒军一钱五分　栀子三钱，炒

引用薄荷一钱五分

十一月初六日，照原方今明各服一贴。

初八日，冯钰请得璷嫔脉息滑缓。诸症俱好。惟阴分不足，肝气稍有未和。以致身肢酸软，夜间少寐。今用益阴和肝饮，午服一贴，接服益阴和肝丸，常服避风调理。

当归三钱，酒洗　白芍三钱　大生地五钱　川芎二钱　萸连八分，研　醋柴胡二钱　醋青皮二钱　酒芩三钱　元参五钱　甘草八分

引用生姜三片

本日，璷嫔：灯心五钱，竹叶五钱，薄荷五钱，麦冬五钱，石膏五钱，芦根五钱。

初十日，璷嫔：灯心五钱，竹叶五钱，薄荷五钱，麦冬五钱，看谷老一两，芦根一两，三仙饮二分。

十二日，冯钰请得璷嫔益阴和肝丸三钱一服，二十三服。

当归五钱，酒洗　白芍三钱　川芎三钱　大生地八钱　元参五钱　萸连二钱　醋柴胡四钱　醋青皮三钱　酒芩三钱　山栀子三钱，炒　浙贝母五钱　甘草一钱五分

共为细末，炼蜜为丸，桐子大，每服三钱，淡姜汤送下。

本日，璷嫔：麦冬五钱，灯心五钱，竹叶五钱，薄荷五钱。

十五日，璷嫔：灯心五钱，竹叶五钱，薄荷五钱。

十八日，璷嫔：加味保和丸三钱一服四服，薄荷五钱，灯心五钱，麦冬五钱，三仙饮三分。

二十日，璷嫔：麦冬五钱，薄荷五钱，芦根五钱，灯心五钱，竹叶五钱，三仙饮二分。

二十三日，璷嫔：清瘟解毒丸四丸，白菊花一两，薄荷五钱。

二十三日，璷嫔：芦根五钱，灯心五钱，竹叶五钱，薄荷五钱，白菊花五钱，三仙饮三分。

二十五日，璷嫔：黄连上清丸三钱一服四服，仙药茶二包。

二十七日，璷嫔：黄连五钱，防风五钱，白芷五钱，三柰五钱，三仙饮三分。

同治六年，正月二十八日，冯钰请得璷嫔脉息浮弦。系停饮夹温之症。以致胸胁满痛，往来寒热，干呕咽嗌紧痛，夜不安寐。此由肝郁不舒，湿热凝结所致。今用疏解化饮汤，午服一贴调理。

荆穗三钱　防风三钱　柴胡三钱　半夏三钱　酒芩三钱　苦桔梗三钱　元参五钱　射干二钱　甘草八分

引用生姜三片

本日，瑷嫔：黄连上清丸三钱一服四服，白菊花五钱，薄荷五钱。

正月二十九日，冯钰请得瑷嫔脉息弦数。昨服疏解化饮汤，表凉渐减，惟气道未畅，滞热尚盛，以致胸满咽痛，口干烦躁，夜不安寐。此由肝胃湿热壅结所致。今用清热化滞汤，午服一贴调理。

酒芩三钱　元参五钱　苦桔梗五钱　焦三仙六钱　川军一钱五分　酒连一钱，研　连翘三钱　柴胡一钱五分　炙半夏二钱　花粉三钱　甘草八分

引用薄荷八分

【参考】 瑷嫔案中挟瘟之症虽有数则，但有寒热往来症者，方药内即寓小柴胡汤意，此宫中治法与一般不同之处。说明御医守仲景“但见一证即是，不必悉具”之成法，而不顾忌症之寒温。

同治六年五月初九日，王允之请得瑷嫔脉弦滑。系肝肺有热，停饮受凉之症，以致寒热腹痛，夜间不寐。此由湿热凝滞，气道不调所致。今用清热化饮汤，晚服一贴调理。

柴胡二钱　香附三钱　青皮二钱　桔梗三钱　白芍三钱　木香一钱，研　陈皮三钱　赤苓四钱，研　焦曲三钱　花粉三钱

引用荷梗一尺

本日，瑷嫔：灯心五钱，竹叶五钱，石膏五钱，芦根五钱，菊花五钱，麦冬五钱，薄荷五钱，三仙饮二分。

五月初十日，王允之请得瑷嫔脉息弦缓。诸症大减，惟湿滞未化，气道不舒，有时胸满刺痛。今用调气利湿汤，今明晚服各一贴调理。

泽泻二钱　赤苓四钱　木通三钱　滑石二钱　猪苓三钱　枳壳二钱　桔梗三钱　厚朴二钱　抚芎二钱　陈皮三钱

引用荷梗一尺

五月二十四日酉刻，李德全请得瑷嫔脉息弦滑。系停饮有热，外受风凉之症，以致胸满腹痛，呕吐泄利，恶寒身酸。今用疏解正气饮，即服一贴调理。

藿香三钱　苏叶一钱　白芷一钱　厚朴一钱五分　腹皮三钱　砂仁一钱五分　赤苓三钱　车前子三钱　神曲三钱　川郁金二钱

引用伏龙肝五钱

二十五日，周之桢请得瑷嫔脉息浮滑。系肺胃饮热，外受风凉之症。以致头晕身痛，胸胁胀满，咽喉微痛，烦躁作泄。此由湿饮郁结，风凉外束所致。今用清解化饮汤，午服一贴调理。

羌活二钱　藿香二钱　牛蒡子三钱　陈皮三钱　赤苓三钱　厚朴二钱　元参四钱　苦桔梗三钱　枳壳二钱　缩砂一钱五分　花粉三钱　栀子三钱

引用益元散三钱

二十五日，瑷嫔：麦冬五钱，薄荷五钱，灯心五钱，竹叶五钱，石膏五钱，芦根五钱，菊花五钱。

二十六日，周之桢请得瑷嫔脉息弦滑。呕泄渐止，惟风凉未解，饮热过盛。以致身肢酸痛，胸胁满疼，烦躁少寐。此由气道不舒，饮热蓄结所致。今用疏解化饮汤，午服一贴调理。

羌活二钱　防风二钱　橘红三钱　法夏三钱　枳壳三钱　香附三钱　延胡索三钱　花粉三钱　薄荷一钱　栀子三钱　酒芩三钱　川连一钱

引用益元散三钱

二十七日，周之桢请得瓒嫔脉息弦滑。风凉渐解，身痛稍减。惟肝气未舒，饮热尚盛，以致胸满胁痛，烦躁少寐，口渴咽干。今用调气化饮汤，午服一贴调理。

柴胡一钱五分，醋　木香一钱五分　枳壳三钱　橘红三钱　花粉三钱　萸连一钱五分　麦冬四钱　栀子三钱　黄芩三钱　薄荷一钱

引用益元散三钱

本日，瓒嫔：薄荷五钱，麦冬五钱，灯心五钱，竹叶五钱，芦根五钱，菊花五钱，石膏五钱。

二十八日，照原方加羚羊二钱，午服一贴调理。

二十九日，周之桢请得瓒嫔脉息弦滑。风凉已解，惟肺胃热盛，气道未开，饮滞蓄结，胸胁胀满，烦躁少寐，口渴便秘。今用清热化滞汤，午服一贴调理。

羚羊一钱五分　川连一钱　栀子三钱　陈皮三钱　香附三钱　枳壳三钱　缩砂一钱五分　厚朴二钱　酒军二钱　焦三仙六钱

引用益元散三钱

本日，瓒嫔：麦冬五钱，灯心五钱，竹叶五钱，石膏五钱，芦根五钱，菊花五钱，三仙饮三分。

三十日，照原方加木香一钱，午服一贴。

六月初一日，周之桢请得瓒嫔脉息弦滑。诸症渐减。惟肺胃饮热未净，肝气欠和。以致口渴咽干，胸胁胀满，四肢酸软。今用和肝化饮汤，午服一贴调理。

当归三钱　青皮三钱　枳壳三钱，炒　制香附三钱　花粉三钱　麦冬五钱，去心　腹皮三钱　半夏三钱，制　陈皮三钱　焦白芍三钱

引用益元散三钱，煎

六月初一日，瓒嫔：薄荷五钱，灯心三钱，竹叶三钱。

初二日，周之桢请得瓒嫔脉息滑数。肺胃饮热未清，复受风瘟之症。以致项下微肿，咽喉作痛，胸胁胀满，烦躁少寐。今用清解化饮汤，午服一贴调理。

薄荷一钱　牛蒡子三钱　大青叶三钱　元参五钱　苦桔梗三钱　黄芩三钱　山豆根三钱　枳壳三钱，炒　瓜蒌三钱　银花三钱

引用益元散四钱，煎

本日，瓒嫔：如意金黄散二钱。

六月初三日，照原方减去薄荷，加浙贝三钱，午服一贴调理。

初四日，周之桢请得瓒嫔脉息弦缓。风瘟已解，咽项肿痛渐好。惟肝气未和，饮热尚盛。以致胸胁胀痛，气道不畅。今用和肝化饮汤，午服一贴调理。

当归三钱　香附三钱，醋　羚羊二钱　枳壳三钱，炒　抚芎三钱　栀子三钱，研　麦冬四钱，去心　橘皮三钱　瓜蒌三钱　郁金三钱

引用益元散四钱

初五日，照原方加茵陈三钱，今明各服一贴，接服和肝化饮丸调理。

初七日，周之桢请得瓒嫔和肝化饮丸二钱一服得四十服。

次生地五钱　当归四钱　木香二钱，煨　青皮三钱　郁金四钱　酒芩四钱　栀子四钱　瓜蒌五钱　羚羊三钱　茵陈五钱　焦三仙一两　茯苓五钱赤　胆草三钱　木通四钱　陈皮四钱　法夏三钱

共研极细末，炼蜜为丸，绿豆大，每服二钱，益元散二两煎汤送下。

九　玉嫔

1　领用调理药记录

咸丰十一年二月二十九日，叶领玉嫔：灯心三钱，竹叶二钱。

五月二十三日，孙九如领玉嫔：朱砂一钱一包整末，雄黄一钱一包整末各三包。

十　禧嫔

1　医案辑录

咸丰十一年十一月二十七日，李万清看得禧嫔脉息平缓。诸症俱好，惟脾胃素弱，肝木过郁，以致肝脾不和。今用越鞠保和丸，早晚各服二钱，白开水送下，调饮食，避风凉，缓缓调理。

二十八日，照原方越鞠保和丸，早晚各服二钱，香附二钱煎汤，汤送下调理。

二十九日，李万清看得禧嫔脉息平和。诸症俱好，惟肢体酸软，此由脾胃素弱，肝气尚郁，药症相符。今仍用越鞠保和丸，每早晚各服(下残)

【参考】 保和越鞠，均著名医方，神曲、山楂、莱菔子、陈皮、半夏、茯苓、连翘、麦芽组成前者，消导为主；香附、苍术、抚芎、神曲、栀子组成后者，开郁为主。二者合而扶脾开郁，效验甚著。

十二月十一日，禧嫔：平安丹二两，灯心三钱，竹叶二钱。

十一日申刻，冯钰请得禧嫔脉息浮弦。系停饮夹瘟之症，以致头痛，身肢寒热，胸满咳嗽，口燥咽干，此由湿热郁结，风凉外束所致。今用疏解化饮汤，即服一贴调理。

川芎二钱　白芷二钱　紫苏三钱　陈皮二钱　半夏二钱　赤苓二钱　枳壳三钱，炒　桔梗三钱　葛根二钱　甘草八分

引用生姜二片

十二日，冯钰请得禧嫔脉息浮滑。表凉微解，滞热过盛，以致身肢酸疼，烦躁口干，咽嗌疼痛，头眩，夜不能寐，此由肺胃不清，湿热郁结所致。今用疏解化滞汤，午服一贴调理。

荆穗二钱　防风二钱　苦桔梗五钱　牛蒡子三钱　射干一钱五分　元参五分　酒芩三钱　川军三钱　枳壳三钱，炒　焦三仙六钱　甘草八分

引用姜根三把

初十日，禧嫔：灯心三钱，竹叶二钱，三仙饮二分。

五月初二日，禧嫔：朱砂整末各三包，雄黄整末各三包。

六月初四日，禧嫔：金衣祛暑丸十丸。

八月二十四日，禧嫔：大黄五钱。

十一月初九日，禧嫔：灯心三钱，竹叶二钱。

二十三日，禧嫔：犀角上清丸三钱一服五服。

同治元年正月初九日，禧嫔：灯心三钱，竹叶二钱。

二十九日，禧嫔：灯心三钱，竹叶二钱。

本日，禧嫔：芦根三十把。

九月十三日，冯钰请得禧嫔脉息弦滑。表凉已解，滞热尚盛，以致胸满咽嗌作痛，身

肢酸疼，此由湿热壅于经络所致。今用清热化滞汤，午服一贴调理。

当归三钱，酒洗　苍术三钱，炒　苦参三钱　茵陈三钱　石膏三钱　川军三钱　枳壳三钱，炒　酒芩三钱　栀子二钱，炒　赤苓三钱　泽泻三钱，炒　甘草八分

引用生姜三片

【参考】 本方由仲景茵陈蒿汤为主加味，亦似由陶节庵之茵陈将军汤(茵陈蒿汤加厚朴、枳实、黄芩、甘草、生姜、灯草)加减，清热利湿，效果颇佳。

十四日，冯钰请得禧嫔脉息滑数。诸症渐减，惟滞热尚盛，以致身肢酸疼，口干作渴，有时咽痛，此由湿热壅于经络所致。今用除湿拈痛汤，午服一贴调理。

苍术三钱，炒　赤苓三钱　泽泻三钱　当归三钱　葛根二钱　羌活一钱五分　防风一钱五分　酒芩三钱　川军二钱　花粉五钱　酒连一钱　甘草八分

引用薄荷八分

十五日，冯钰请得禧嫔脉息滑缓。诸症俱减，惟余热不净，以致咽嗌作痛，口干烦躁，头眩，夜间少寐。今用清咽利膈汤，午服一贴调理。

连翘三钱　酒芩三钱　苦桔梗五钱　枳壳三钱　元参五钱　川军三钱　酒连八分　薄荷一钱　甘草一钱

引用芦根二把

本日，禧嫔：山豆根五钱，麦冬五钱，薄荷三钱。

十六日，照原方清咽利膈汤，减去川军，午服一贴。

十七日，冯钰请得禧嫔脉息浮弦。原系停饮夹瘟之症，服药以来，诸症渐减，因复受风凉，胃经停滞，以致咽嗌痛甚，烦躁不安。今用疏解清热饮，午服一贴调理。

枳壳三钱　防风三钱　牛蒡子五钱　元参五钱　荆穗三钱　焦曲三钱　麦芽三钱，炒　薄荷一钱　桔梗五钱　僵蚕三钱　连翘三钱　甘草一钱

引用芦根三把

十八日，冯钰请得禧嫔脉息浮数。原系滞热夹瘟，调治以来，诸症俱减，惟咽嗌稍有疼痛，因复受风凉，肺胃不清，风热闭于会厌，以致咽喉壅肿痛甚，吞吐不利，时哕痰涎，形如瘟毒喉痹。今用疏风利咽汤，午服一贴调理。

荆穗□□　牛蒡子二钱　元参五钱　桔梗五钱　酒芩三钱　酒连八分　生石膏三钱　丹皮三钱　小生地八钱　银花五钱　焦三仙六钱　甘草八分

引用薄荷一钱五分

十九日，照原方午服一贴调理。

本日，禧嫔：灯心三钱，竹叶二钱。

二十日，冯钰请得禧嫔脉息浮弦。原系滞热夹温，调治以来，诸症俱好，惟咽嗌稍有疼痛，因受风凉，肺胃不清，风热闭于会厌，以致咽喉壅肿痛甚，吞吐不利，时哕痰涎，状如瘟毒喉痹。连用疏风利咽汤，形势仍然，似未服药之象。今仍照原方加减，午服一贴调理。

牛蒡子三钱　元参五钱　苦桔梗五钱　豆根二钱　连翘三钱　大青叶三钱　马勃二钱　牙皂三钱，醋炒焦研　僵蚕三钱，姜炒　银花五钱

引用薄荷八分

二十日申刻，俞秉忠请得禧嫔脉息弦滑。系气郁挟痰，外受风温之症，以致咽喉漫肿作痛，胸膈不畅，四肢倦怠。此由瘟热聚于肝肺所致，惟恐咽喉暴肿，闭塞不通。今用清咽化痰汤，即服一贴调理。

元参八钱　瓜蒌二钱　豆根二钱　射干二钱　大生地八钱　僵蚕三钱　木香五分　陈皮二钱
引用锦灯笼五枚

二十一日，冯钰、俞秉忠请得禧嫔脉息弦滑。原系气滞挟瘟慢喉痹之症，服药以来，肿胀渐消，疼痛稍减，惟肝气不畅，瘟热郁结。今议用清热利咽汤，午晚二贴调理。

柴胡一钱五分　羚羊一钱五分　豆根二钱　川军二钱　荆穗二钱　牛蒡子三钱　射干一钱　生地六钱
引用焦三仙六钱　灯心二子

二十二日，冯钰、俞秉忠请得禧嫔脉息弦缓。昨服清热利咽汤，咽喉肿痛渐消，周身引透痧疹，诸症渐轻，夜间得寐。今议照原方加瓜蒌二钱，午服一贴，外仍吹冰硼散调理。

二十三日，冯钰、俞秉忠请得禧嫔脉息弦缓。诸症俱减，惟气血素亏，肝胃尚有余热未净，以致身软气怯，胸满懒食。今议用清热和胃饮，午服一贴调理。

竹茹三钱　麦冬三钱　木通一钱五分　枳壳一钱五分　花粉二钱　小生地四钱　焦楂三钱　缩砂八分，研
引用灯心二束

二十四日，冯钰、俞秉忠请得禧嫔脉息弦缓。原系气郁挟温，咽喉肿痛之症，服药以来，咽喉肿痛渐消，痧疹已透，惟肺胃余热，稍有未清，气血素弱，以致身软气怯，咽喉微肿。此由气滞郁结，湿热熏蒸所致。今议用和肝清胃饮，午服一贴调理。

醋柴胡一钱　青皮一钱五分　厚朴二钱　元参二钱　栀子一钱五分，炒　木香五分　酒芩二钱　枳壳一钱
引用灯心一束

二十五日，冯钰、俞秉忠请得禧嫔脉息弦缓。诸症渐减，惟肝胃湿热未清，以致咽喉微痛。今议用清热和肝饮，午服一贴调理。

生地三钱　薄荷一钱　麦冬三钱　焦楂二钱　酒芩二钱　元参三钱　焦曲三钱　木通二钱
引用竹叶二十片

本日，禧嫔：薄荷一两，山豆根一两。

二十六日，冯钰、俞秉忠请得禧嫔脉息弦缓。诸症俱减，惟气血素亏，肝胃尚有余热。今议用清热和胃饮，午服一贴调理。

元参三钱　酒生地四钱　川军二钱　酒芩二钱　知母二钱　山豆根一钱　木通一钱五分
引用薄荷八分

【参考】　此案慢喉痹经治疗后好转，养阴清热解毒方起了作用，但山豆根多次应用，其清火解毒功用亦不可忽视，盖山豆根“治一切咽喉肿痛”，只是用量仍嫌偏小。若为南豆根(广豆根，豆科，分布于我国南部)则可，若为北豆根(防己科)，则可加大量。考《仁斋直指方》之山豆根丸，有山豆根、升麻、大黄、朴硝，与九月二十一日方意相近。

2　调理用药记录

同治七年七月初一日，禧嫔：灯心五钱，竹叶五钱，麦冬五钱，菊花五钱，石膏五钱，芦根五钱，三仙饮一分。

初三日，禧嫔：菊花五钱，薄荷五钱，三仙饮一分。

初五日，禧嫔：灯心五钱，竹叶五钱，麦冬五钱。

初七日，禧嫔：石膏五钱，芦根五钱，滑石面五钱。

十二月十七日，禧嫔：灯心五钱，竹叶五钱，三仙饮一分。

八年正月初三日，禧嫔：灯心五钱，竹叶五钱，麦冬五钱。

初五日，禧嫔：菊花五钱，石膏五钱，三仙饮二分。

初七日，禧嫔：薄荷五钱，麦冬五钱，菊花五钱。

初十日，禧嫔：石膏五钱，芦根五钱，三仙饮二分。

十三日，禧嫔：清瘟解毒丸三钱一服三服，灯心五钱。

十四日，禧嫔：竹叶五钱，薄荷五钱，菊花五钱。

十六日，禧嫔：犀角上清丸三钱一服三服，薄荷五钱，菊花五钱，三仙饮二分。

正月十九日，禧嫔：薄荷五钱，麦冬五钱，菊花五钱。

二十二日，禧嫔：石膏五钱，芦根五钱，灯心五钱，竹叶五钱，三仙饮二分。

二十四日，禧嫔：黄连上清丸三钱一服三服，灯心五钱，竹叶五钱，菊花五钱，三仙饮二分。

二十九日，禧嫔：灯心五钱，竹叶五钱，麦冬五钱，菊花五钱，薄荷五钱，三仙饮二分。

二月初一日，禧嫔：灯心五钱，竹叶五钱，麦冬八钱，菊花五钱，石膏一两，芦根八两，三仙饮一分。

初五日，禧嫔：薄荷五钱，麦冬五钱，菊花五钱，石膏一两，芦根一两，竹叶五钱，三仙饮一分。

初十日，禧嫔：灯心五钱，竹叶五钱，麦冬八钱，菊花五钱，石膏五钱，芦根八钱，三仙饮一分。

二月十四日，禧嫔：灯心五钱，竹叶五钱，麦冬一两，菊花五钱，石膏一两，薄荷五钱，三仙饮一分。

十七日，禧嫔：黄连上清丸九钱，灯心五钱，竹叶一两，麦冬八钱，薄荷五钱，菊花五钱，三仙饮二分。

二十一日，禧嫔：灯心五钱，竹叶八钱，麦冬一两，薄荷五钱，三仙饮二分，黄连上清丸三钱一付三付。

二十六日，禧嫔：灯心五钱，竹叶七钱，麦冬八钱，二仙饮一分，薄荷五钱，疏风止嗽丸三钱二付。

三月初二日，禧嫔：菊花五钱，花粉五钱，芦根五钱。

初五日，禧嫔：竹叶五钱，石膏五钱，三仙饮一两。

初八日，禧嫔：芦根五钱，菊花五钱，三仙饮二分。

十一日，禧嫔：清肺抑火丸三钱一服。

十五日，禧嫔：黄连上清丸三钱一服二服。

十九日，禧嫔：灯心五钱，麦冬五钱，竹叶，三仙饮五钱。

四月十一日，禧嫔：灯心三钱，竹叶三钱，薄荷三钱。

十四日，禧嫔：竹叶三钱，灯心三钱，三仙饮一分。

十七日，禧嫔：灯心五钱，竹叶五钱，薄荷五钱。

十九日，禧嫔：灯心三钱，竹叶五钱，三仙饮一分。

二十三日，禧嫔：灯心五钱，竹叶五钱，薄荷五钱，菊花五钱。

二十八日，禧嫔：朱砂整末各五包，雄黄整末各一钱一包各五包。

二十九日，禧嫔：灯心三钱，竹叶三钱，薄荷五钱。

五月初一日，禧嫔：朱砂整末一钱一包各五包，雄黄整末一钱一包各五包。

初九日，禧嫔：看谷老五钱，三仙饮二分。

十三日，禧嫔：薄荷五钱，麦冬五钱，三仙饮一分。

十五日，禧嫔：灯心五钱，竹叶五钱，薄荷五钱。

十九日，禧嫔：麦冬五钱，三仙饮二分，灯心五钱，竹叶五钱，薄荷五钱。

二十四日，禧嫔：灯心，竹叶，薄荷。

二十六日，禧嫔：益元散二钱一包四包，菊花五钱，三仙饮二分。

二十八日，禧嫔：金衣祛暑丸十丸。

二十九日，禧嫔：灯心五钱，竹叶五钱，薄荷五钱，麦冬五钱，菊花五钱，三仙饮。

六月初三日，禧嫔：灯心五钱，竹叶五钱，薄荷五钱，菊花五钱，益元散五钱，三仙饮三分。

初七日，禧嫔：金衣祛暑丸十丸，益元散二两，灯心五钱，竹叶五钱，麦冬五钱，菊花五钱，石膏一两。

十三日，禧嫔：灯心五钱，竹叶五钱，麦冬五钱，菊花五钱，石膏五钱，芦根五钱，三仙饮二分，益元散一两，清瘟解毒丸二丸。

六月十七日，禧嫔：灯心五钱，竹叶五钱，麦冬五钱，三仙饮二分，益元散一两。

二十三日，禧嫔：灯心五钱，竹叶五钱，麦冬五钱，菊花五钱，薄荷五钱，益元散一两，三仙饮一分。

二十七日，禧嫔：灯心五钱，竹叶五钱，薄荷五钱，麦冬五钱，菊花五钱，益元散五钱，三仙饮一分。

二十九日，禧嫔：薄荷五钱，麦冬五钱，菊花五钱，三仙饮二分。

七月初二日，禧嫔：灯心五钱，竹叶五钱，菊花五钱，清瘟解毒丸二丸，薄荷五钱，石膏五钱，三仙饮二分。

初六日，禧嫔：清瘟解毒丸二丸，灯心五钱，益元散六钱，竹叶五钱，三仙饮二分。

七月初十日，禧嫔：灯心五钱，竹叶五钱，三仙饮二分。

十五日，禧嫔：灯心五钱，竹叶五钱，三仙饮一分。

二十二日，禧嫔：灯心五钱，竹叶五钱，薄荷五钱，菊花五钱，三仙饮二分。

二十六日，禧嫔：清瘟解毒丸二丸。

八月初四日，禧嫔：灯心五钱，竹叶五钱，薄荷五钱，三仙饮一分。

【参考】 禧嫔脉案无太多记载，所列用药，亦不过宫中四时照例调理之品。据《清皇室四谱》载其咸丰时为贵人，穆宗尊封为禧嫔，后于同治十三年十一月晋尊为禧妃。清宫旧制，封先皇妃嫔，每遇大典晋封，以示尊崇。

十一 庆嫔

1 领用调理药记录

咸丰十一年正月十八日，高永喜领庆嫔：犀角上清丸三钱四服。

二月二十一日，庆嫔：搜风顺气丸三钱三服。

二十九日，高永喜领庆嫔：当归龙荟丸三钱二服，犀角上清丸三钱二服。

十二月十二日，梁领庆嫔：灯心三钱，竹叶二钱。

同治八年六月初三日，庆嫔：益元散一两，灯心五钱，竹叶五钱，麦冬五钱，三仙饮二分。

初四日，庆嫔：益元散一两，灯心五钱，竹叶五钱，水葱五钱，薄荷五钱，菊花五钱，三仙饮二分。

初八日，庆嫔：金衣祛暑丸二十丸，六合定中丸十丸，香薷丸十丸。

初九日，庆嫔：益元散一两，灯心五钱，竹叶五钱，麦冬五钱，薄荷五钱，菊花五钱，芦根一两。

六月十三日，庆嫔：益元散一两，灯心五钱，麦冬五钱，竹叶五钱，薄荷一两，菊花五钱，三仙饮二分。

十五日，庆嫔：灯心五钱，竹叶五钱，麦冬五钱，菊花，石膏五钱，三仙饮一分。

十七日，庆嫔：看谷老一两，益元散一两，灯心五钱，竹叶五钱，三仙饮一分。

二十日，庆嫔：金衣祛暑丸二十丸，六合定中丸十丸，香薷丸十丸。

二十三日，庆嫔：木香槟榔丸二钱一服二服，薄荷五钱，菊花五钱，麦冬五钱，三仙饮二分。

七月初五日，庆嫔：灯心五钱，竹叶五钱，薄荷五钱。

初十日，庆嫔：灯心五钱，竹叶五钱，薄荷五钱，益元散六钱，三仙饮一分。

十五日，庆嫔：灯心五钱，竹叶五钱，三仙饮一分。

二十二日，庆嫔：灯心五钱，竹叶五钱，薄荷五钱，三仙饮一分。

二十六日，庆嫔：灯心五钱，竹叶五钱，薄荷五钱，三仙饮一分。

【参考】 庆嫔姓氏不详，亦咸丰时之贵人，所遣用药亦调理之剂。

十二　吉嫔

1　领用调理药记录

咸丰十一年四月十九日，傅进安领吉嫔：灯心三钱，竹叶二钱。

咸丰十一年五月四日，傅进安领吉嫔：朱砂一钱一包整末，雄黄一钱一包整末各五包。

同治元年四月十九日，吉嫔：灯心三钱，竹叶二钱。

五月初四日，吉嫔：朱砂整末、雄黄整末各一钱一包各五包。

六月十一日，吉嫔：金衣祛暑丸十丸。

十九日，吉嫔：金衣祛暑丸十丸。

2　牙痛症治案

十一月初八日，李德立、冯钰请得吉嫔脉息弦数。系肝胃滞热，外受风瘟之症。以致牙根肿痛，项侧宣肿，有时憎寒。今议用疏解清热饮，一贴调理。

柴胡二钱　防风三钱　白芷二钱　小生地四钱　丹皮二钱　酒连一钱五分　酒芩三钱　生升麻一钱　石膏三钱，生　枳壳三钱，炒　牛蒡子三钱

引用薄荷一钱五分

初九日，李德立、冯钰请得吉嫔脉息弦数。系内热挟温之症。以致牙龈肿痛，憎寒恶热，夜间少寐。昨服疏解清热饮，表凉已减，惟里滞尚盛。今议用清热化滞(饮)，午服一贴调理。

酒芩三钱　生石膏三钱　丹皮三钱　小生地四钱　酒连一钱　枳壳三钱，炒　焦三仙六钱　连翘三钱　川军三钱

引用薄荷一钱五分

本日申刻，许魁元请得吉嫔脉息弦数。原系风瘟肺胃有热，牙痛之症。以致牙龈宣肿，右腮有红肿一块，此由胃经余热上炎所致。今服早用清热化滞汤，外吹牛黄冰苏散调理。

初十日，李德立、冯钰、许魁元请得吉嫔脉息弦数。昨服清热化滞汤，滞热下行，牙龈肿痛渐轻，右腮红紫亦退。惟肺胃滞热未清，肿势尚未消平。今议仍照原方晚服一贴，外吹牛黄冰苏散调理。

酒连一钱　酒芩三钱　小生地四钱　丹皮三钱，去心　栀子三钱　枳壳三钱，炒　生石膏三钱　川军一钱五分　焦三仙六钱　生甘草一钱

引用薄荷一钱五分

十一日，许魁元、冯钰、李德立请得吉嫔脉息滑数。牙龈肿痛已减，腮颊红肿亦渐消散，惟余热稍有未净。今议用清热代茶饮一贴，外吹牛黄冰苏散调理。

酒芩三钱　酒连八分　栀子三钱　焦三仙六钱　次生地五钱　木通三钱　川军一钱五分

水煎代茶。

十二日，照原方减去木通，加柴胡二钱、牛蒡子五钱、荆穗三钱一贴。

十三日，许魁元、冯钰、李德立请得吉嫔脉息弦滑。牙痛稍减，腮颊红肿渐消，惟余热稍有未净。今议用清热代茶饮一贴，内吹牛黄冰苏散，外用木香生地饼熥熨调理。

牛蒡子二钱　元参三钱　木通一钱五分　小生地三钱　花粉二钱　葛根一钱五分　白芷一钱　浙贝三钱

水煎服。

木香生地饼

生木香三钱　小生地五钱　生香附三钱

共研细面，兑葱泥、蜜水合饼，用热物熨患处。

十四日，许魁元、冯钰、李德立请得吉嫔脉息和缓。肺胃滞热已清，牙龈肿痛已消。右腮红肿，用针点出脓血，肿胀亦减。今议用犀角上清丸三钱三服，用清茶送下，外吹冰苏散合西瓜霜，相宜避风调理。

十九日，吉嫔：犀角上清丸二钱一服三服

3　天行赤眼症治案

同治四年四月二十三日，鲁景曾请得吉嫔脉息浮数。系天行赤热之症，以致右目白睛红赤，青睛有白膜一片，沙涩难睁，时流热泪。此由肝胃热盛，外受风邪所致。今用疏风清热饮晚服一贴，外敷牛黄春雪散调理。

白羚羊三钱　黄连一钱　胆草二钱　栀子三钱　川羌活二钱　防风二钱　枯芩二钱　柴胡二钱　车前子一钱五分　木香一钱　木通二钱　甘草一钱

引用竹叶二十片

四月二十四日，鲁景曾请得吉嫔脉息浮数。原系天行赤热之症。昨服疏风清热饮，风热稍减，惟肝经郁热未清。今用清肝明目饮午服一贴，外仍敷牛黄典春雪散，避风调理。

当归三钱　生地六钱　川军三钱　栀子三钱　蝉蜕二钱　菊花二钱　石决明二钱　车前子二钱　羚羊一钱五分　柴胡三钱　人中黄二钱　枯芩一钱

引用元明粉一钱五分

二十五日，鲁景曾请得吉嫔脉息洪数。原系天行赤热之症。昨服清肝明目饮，风邪已解，惟肝热尚盛。今照原方加减午服一贴，外仍敷牛黄春雪散调理。

栀子三钱　菊花三钱　川黄柏二钱　枯芩三钱　蝉蜕二钱　车前子一钱五分　白羚羊三钱　胆草二钱

当归二钱　黄连一钱　川军二钱　甘草一钱

引用灯心一子

四月二十六日，鲁景曾请得吉嫔脉息弦数。原系天行赤热之症。昨服清肝明目饮，翳膜渐平，诸症俱好，惟肝经余热未清。今用清热代茶饮今明各服一贴，接服黄连上清丸，每日早服三钱，清茶送下，避风调理。

黄连一钱，研　栀子三钱　枯芩三钱　胆草二钱　菊花三钱　决明二钱

水煎代茶。

【参考】 天行赤热症即今俗称之红眼病，类似急性传染性结膜炎。中医认为本病由感受风热毒邪，时行疠气所致，一般以疏风散邪，清热解毒为治。本案愈病甚速，值得重视，或者与方中重用羚羊、胆草清泻肝胆之热有关。

4 指肿治案

同治五年十一月二十八日，周之桢请得吉嫔脉息弦滑。系肝热脾湿，右手次指，左足大指肿破之症。以致心悸不安，胸胁烦满，两指已然成脓。此由脾湿毒热壅结所致。今用渗湿化毒汤，午服一贴调理。

苍术二钱，炒　羌活三钱　独活三钱　归尾三钱　银花三钱　川连一钱五分，研　栀子三钱，炒　半夏二钱，制　没药三钱　酒军二钱　连翘三钱

引用蒲公英三钱

本日，吉嫔：灯心五钱，竹叶五钱，薄荷五钱

【下残】 十一月二十九日，周之桢请得吉嫔：照原方渗湿化毒汤，今明各服一贴调理。

三十日，吉嫔：黄连上清丸三钱一服三服，仙药茶二包。

十二月初二日，吉嫔：灯心五钱，竹叶五钱，薄荷五钱，麦冬五钱，三仙饮三分。

5 风寒气滞症治案

光绪年正月初四日，范绍相请得吉妃脉息沉弦而细，系寒饮气滞之症，以致两胁刺痛，腰酸腿软，牵引膀背作疼，此由风寒外束所致。今用调气拈痛汤，午服一贴调理。

全当归三钱　延胡索三钱　杜仲二钱　独活二钱　杭白芍二钱　秦艽三钱　山药三钱　防风一钱　煨木香二钱　没药一钱

引用桑寄生三钱

正月初五日，范绍相请得吉妃脉息沉弦，系风寒气滞之症。以致牵引膀背作痛，腰酸，此由气滞受寒所致。今用疏风拈痛汤晚服一贴，外兼用熥药调理。

酒当归四钱　赤芍三钱　乌药三钱　牛膝二钱　川楝子三钱　续断三钱　杜仲三钱　山药三钱　延胡索三钱　防风二钱　独活一钱　防己二钱

引用乳香一钱　桑寄生二钱

熥药方

煨木香五钱　乳香五钱　没药四钱　小茴香四钱

共为粗末，炒热盛于布袋内，兑醋熥痛处。

正月初六日，范绍相请得吉妃脉息沉缓。原系风寒气痛之症，连服疏风拈痛汤，风寒渐解，惟腰胯酸疼。今用顺气拈痛汤晚服一贴，外仍兼用熥熨之法调理。

酒当归五钱　杜仲三钱　川断三钱　秦艽三钱　川楝子三钱　牛膝三钱　延胡索二钱　独活二钱　橘核仁三钱　防己二钱　山药三钱　乌药三钱

引用桑寄生三钱

正月初七日，范绍相请得吉妃脉息浮弦而数，系饮热结滞经络，外受风寒闭塞之症。以致两胁刺痛，腰酸腿软，牵引膀背周身犹甚作痛。此由饮热内蓄，风寒外束所致。今用拈痛化滞汤一贴，外仍兼用熥熨之法调理。

酒当归五钱　杜仲三钱　川断三钱　秦艽三钱　橘核仁三钱　防己二钱　山药三钱　乌药三钱

引用桑寄生三钱

熥药方

煨木香五钱　乳香五钱　没药四钱　小茴香四钱

共为粗末，炒热盛于布袋内，兑醋熥痛处。

正月初七日，范绍相请得吉妃脉息沉缓，原系风寒气痛之症。连服疏风拈痛之药，风寒已解，疼痛渐轻。惟经络未能舒畅，今照原方顺气拈痛汤加减晚服一贴，外仍用熥熨之法调理。

当归五钱　杜仲三钱　川断三钱　秦艽三钱　川楝子三钱　牛膝三钱　抚芎二钱　独活二钱　橘核仁三钱　山药三钱　桃仁二钱　红花一钱，酒

引用荔枝核七个

正月初八日，范绍相请得吉妃脉息弦缓，膀背腿膝酸疼俱好。惟腰胯痛痒，此由流饮不净所致。今用舒经活络饮晚服一贴，外仍用熥熨之法调理。

全当归五钱　白芍三钱　防己三钱　独活二钱　川楝子三钱　川断三钱　秦艽三钱　山药三钱　橘核仁三钱　葛根二钱

引用桃仁三钱

初九日，照原方。

正月初十日，范绍相请得吉妃脉息弦缓。诸症俱渐轻减，惟心中嘈杂，此由荣分不和所致。今用活络调荣饮晚服一贴，外仍用熥熨之法调理。

全当归四钱，酒洗　杜仲三钱　乌药三钱　醋胡炭二钱　杭白芍三钱，炒　牛膝二钱　云苓三钱　鸡血藤二钱

引用桃仁、军炭　各二钱

十一日，照原方减去桃仁、军炭，加川断、艾叶各三钱

正月十二日，范绍相请得吉妃脉息弦缓。周身四肢酸疼俱好，惟腰胯稍有酸沉，此由流饮不净所致。今用温经调荣饮，午服一贴，外仍用熥熨之法调理。

全当归四钱　杜仲三钱　续断三钱　山药三钱　杭白芍三钱　牛膝三钱　乌药二钱　秦艽二钱

引用鸡血藤二钱

十三日，照原方。

正月十七日，范绍相请得吉妃脉息和缓。诸症渐次就痊，惟腰胯稍有酸沉。今用温经代茶饮，外仍用熥熨之法调理。

续断三钱　杜仲二钱　牛膝二钱　山药三钱

水煎代茶。

【参考】　吉嫔事文宗，咸丰时赐号贵人，穆宗立尊封吉嫔，同治十三年十一月晋尊吉妃，卒于光绪三十一年。其案中牙痛一症治以清胃散加减，颇合法度，所用木香生地饼熥

熨，治法新颖，足见宫中御医构思之精巧。

十三　容贵人(即以后之容嫔)

1　领用调理药记录

咸丰十一年五月初五日容贵人：朱砂雄黄正末各三包。

六月二十六日，李成领容嫔：薄荷五钱。

十四　璹贵人

1　领用藿香正气丸记录

咸丰十一年三月十七日，璹贵人：藿香正气丸三钱。

十五　大阿哥

1　调理用药记录

咸丰十一年五月初二日，大阿哥：朱砂雄黄末各五包。

初四日，大阿哥：照前方要敷药一分，三仙饮二分。

六月初一日，大阿哥：麦冬三钱一包四包，益元散三钱一包三包，灯心一两。

初四日，大阿哥：麦冬四钱，益元散六钱。

六月十一日，大阿哥：益元散三钱一包五包，麦冬一两。

六月十七日，大阿哥：麦冬一两，三仙饮三分，益元散一包三一钱五分包。

二十日，大阿哥：照前方要上药一分。

二十一日，大阿哥：合健脾散一料二十二服。

二十三日，大阿哥：麦冬一两，益元散三钱一包五包。

【参考】　健脾散由茯苓、白芍、半夏、白术、陈皮、当归、川芎、神曲、山楂组成，治脾胃失调，口淡无味者宜。

十六　大公主

1　调理用药记录

咸丰十一年五月十一日，大公主：益元散六钱，灯心五钱。

六月十三日，大公主：金衣祛暑丸十丸。

十五日，大公主：大黄二钱，元参二钱，灯心三钱。

七月十五日，孟得喜领大公主：一捻金一钱，灯心三钱。

十二月二十一日，姜福喜领大公主：石膏二钱，大黄二钱，元参二□。

十二月二十二日，姜福喜领大公主：灯心三钱，煅石膏三钱。

十七　钟郡王

1　调理用药记录

咸丰十一年十一月初四日，钟郡王：灯心三钱，竹叶二钱，平安丹四两。

二十一日，钟郡王：大黄五钱，平安丹四两。

十二月初一日，钟郡王：大黄二钱，薄荷三钱。

十八日，钟郡王：平安丹四两。

同治元年正月初八日，钟郡王：灯心三钱，竹叶二钱，三仙饮二分。

二月十一日，钟郡王：三仙饮二分，平安丹四两。

三月十九日，钟郡王：麦芽六钱，神曲六钱，灯心三钱。

四月初七日，钟郡王：三仙饮二钱，灯心三钱。

二十一日，钟郡王：灯心五钱，竹叶二钱，三仙饮三分。

二十九日，钟郡王：灯心三钱，三仙饮三分，朱砂整末一钱一包各八包。

五月初六日，钟郡王：三仙饮三分。

二十一日，钟郡王：灯心五钱，三仙饮三分。

六月初四日，钟郡王：灯心三钱，竹叶二钱。

2 医案辑录

同治二年正月二十七日，冯钰请得钟郡王脉息浮数。内停饮热，外受风瘟之症，以致呕吐发热，有时厥闭，此由风凉外束，胃经热盛所致。今用疏解正气汤即服一贴调理。

羌活一钱五分 防风一钱五分 藿香一钱五分 半夏一钱五分 苏叶一钱五分 苍术一钱五分 川连八分 腹皮一钱五分 陈皮二钱 甘草五分

引用生姜三片

【参考】 本方为《局方》藿方正气散加减，治外感风寒，内伤湿滞，时值正月，仍可取效，参见以下脉案可知。此方并非只可用于盛暑。

二十七日申刻，冯钰请得钟郡王脉息浮滑。原系风瘟挟饮之症，服疏解正气汤，呕吐已止，厥闭已减，惟胃经湿饮尚盛，正汗未出。今用加减疏解正气汤晚服一贴调理。

藿香一钱五分 半夏一钱五分 茯苓三钱 苏梗一钱五分 香附二钱 陈皮二钱 焦三仙三钱 甘草八分

引用生姜二片

二十八日，冯钰请得(中残)邪已解，瘟气已散，惟胸胁作满，身体酸软，此由肝胃热盛所致。今用清肝化饮汤早服一贴调理。

柴胡一钱五分 青皮一钱五分 厚朴一钱五分 栀子一钱五分，炒 黄芩一钱五分 陈皮二钱 焦三仙六钱 枳壳二钱 甘草八分

引用荷梗一尺

二十八日申刻，李德立、冯钰请得钟郡王脉息弦数。原系饮滞郁结，外受风瘟，闭束清阳之气不利，致成暴然厥闭之症，服正气化饮汤，闭束已开，厥闭未作，惟中气不畅，饮滞未消，以致胸胁作满，身肢酸倦。今议用调中化滞汤晚服一贴调理。

陈皮二钱 枳壳三钱，炒 焦三仙六钱 厚朴一钱五分 黄芩二钱 酒军一钱 川郁金二钱 生甘草一钱

引用薄荷一钱

二十九日，李德立、冯钰请得钟郡王脉息弦滑。里滞畅行，胸满渐减，精神亦好，惟身肢软倦，腹中微痛，口燥食少，此由胃中饮热不净，正气未复所致。今议用

麦冬三钱，去心 陈皮二钱 枳壳二钱，炒 厚朴一钱五分 黄芩二钱 香附二钱，制研 焦三仙六钱 生甘草一钱

引用灯心一束

三十日，李德立、冯钰请得钟郡王脉息弦缓。里滞饮热大减，诸(症)俱轻，惟症退身软，腹中有时微痛，饮食少思，此由肠胃不清，中气未和所致。今议照原方清热调中饮减去黄芩，加炒白芍一钱五分，晚服一贴调理。

二月初一日，李德立、冯钰请得钟郡王脉息弦缓。滞热已清，诸症渐减，惟余饮稍有未净，脾胃不充，中气未和，以致身软食少，有时腹中微痛。今议用理脾调中饮晚服一贴调理。

云苓三钱，研　淮山药三钱，砂　木香八分，研　白芍三钱，炒　陈皮二钱　建神曲三钱　麦芽三钱，炒　炙甘草一钱五分

引用生姜二片

初二日，李德立、冯钰请得钟郡王脉息弦缓。饮滞已清，腹痛已止，惟病后元气未复，(中残)晚服一贴调理。

云苓三钱，研　淮山药三钱　陈皮二钱　炙厚朴一钱五分　麦芽三钱，炒　焦神曲二钱　甘草一钱

引用红枣五枚

本日，钟郡王：灯心三钱，竹叶二钱。

初三日，李德立、冯钰请得钟郡王脉息弦缓。诸症俱好，精神寝食渐就如常，惟脾胃之气未和，稍有身软，食而难消。今议用和胃饮晚服一贴调理。

云苓三钱，研　淮山药三钱，炒　砂仁一钱五分，研　陈皮二钱　焦曲三钱　谷芽三钱，炒　生甘草八分

引用红枣五枚

【参考】 病后调理脾胃之气，为中医治病之常法，甚可效法。

十八　孚郡王

1　调理用药记录

咸丰十一年十月二十一日，孚郡王：薄荷一两，灯心五钱。

十一月初一日，孚郡王：灯心三钱，竹叶二钱，三仙饮三分，平安丹四两，大黄一两。

十一日，孚郡王：大黄五钱，平安丹四两。

同治元年正月二十一日，孚郡王：大黄二钱，薄荷二钱。

二月初一日，孚郡王：灯心三钱，三仙饮三分。

三月十一日，孚郡王：灯心六钱，竹叶五钱，大黄五钱。

四月初一日，孚郡王：大黄五钱。

二十九日，孚郡王：灯心三钱，朱砂整末雄黄整末一钱一包各五包。

五月初二日，孚郡王：薄荷一两，芦根五钱。

七月初一日，孚郡王：金衣祛暑丸十丸，香薷丸十丸，六合定中丸十丸。

初五日，孚郡王：金衣祛暑丸十丸，香薷丸十丸，六合定中丸十丸。

十一日，孚郡王：金衣祛暑丸十丸，香薷丸十丸，六合定中丸十丸。

十九日，孚郡王：金衣祛暑丸十丸，香薷丸十丸，六合定中丸十丸。

二十一日，孚郡王：灯心五钱，竹叶三钱，益元散五钱。

同治三年正月十一日，孚郡王：灯心三钱，竹叶三钱，薄荷五钱，大黄三钱，三仙饮二分，平安丹四两。

二十一日，孚郡王：灯心三钱，薄荷五钱，三仙饮二分，大黄五钱。

二月初一日，孚郡王：灯心三钱，三仙饮二分，大黄五钱，薄荷五钱。

十一日，孚郡王：灯心三钱，三仙饮二分，大黄五钱，薄荷五钱，平安丹二两。

【参考】 宫中妃嫔常用大黄，用法不一。按大黄味苦、气香、性凉，能入血分，推陈致新，亦入气分，调气止痛，可用于经血不通，大便秘结，久泄腹胀；并可平胃下气，化滞活血，在于生熟之别，分量之异。

十九 太监金环

1 治瘟毒医方

咸丰三年正月初十日，孟左清看得内殿小太监金环，疏风清瘟饮一贴。

防风二钱 牛蒡子三钱 连翘二钱 生地五钱 僵蚕三钱 银花三钱 丹皮三钱 赤芍二钱 归尾一钱五分 苦桔梗二钱 栀子三钱，炒

引用老酒半盅

十一日，孟佐清看得内殿小太监金环，加味清瘟饮一贴。

羌活一钱五分 蝉蜕一钱 归尾一钱五分 丹皮三钱 防风二钱 牛蒡子四钱 赤芍二钱 银花二钱 僵蚕三钱 连翘二钱 次生地六钱 苦桔梗二钱 薄荷六分

引用老酒半盅

十二日，孟佐清看得内殿小太监金环，清瘟泻肝饮一贴。

胆草一钱 僵蚕二钱 次生地四钱 柴胡一钱五分 元参六钱 丹皮一钱五分 牛蒡子三钱 苦桔梗三钱 连翘三钱 酒芩二钱 大青叶三钱

引用荷叶一张

十三日，孟佐清看得内殿小太监金环，化滞泻肝汤一贴。

牛蒡子四钱 酒芩三钱 丹皮二钱 僵蚕三钱 连翘三钱 归尾三钱 酒军三钱 次生地三钱 赤苓二钱 胆草一钱五分 昆布三钱 马勃二钱

引用莪术一钱五分

十四日，孟佐清看得内殿小太监金环，清热化毒汤午晚二贴。

牛蒡子三钱 归尾二钱 丹皮二钱 银花二钱 赤芍二钱 蝉蜕一钱 连翘三钱 次生地三钱 花粉三钱 山甲一钱五分 石决明三钱 柴胡一钱

引用老酒一盅

熨洗方二分

牛蒡子三钱 归尾二钱 丹皮二钱 银花三钱 皂角四钱 透骨草四钱 羌活五钱 防风五钱 商陆五钱 穿山甲五钱

煎汤熨洗。

十五日，孟佐清看得内殿小太监金环，托里化毒汤午晚二贴。

银花三钱 山甲一钱 乳香二钱 天花粉三钱 连翘三钱 皂角刺七分 酒军一钱五分 归尾二钱 赤芍二钱 蝉蜕一钱 酒芩三钱 红花一钱 白芷一钱五分 青皮一钱五分 柴胡一钱

引用老酒一盅

十六日，孟佐清看得内殿小太监金环，清瘟解毒汤午晚二贴。

犀角一钱五分 酒连一钱 薄荷一钱 牛蒡子五钱 防风二钱 连翘三钱 板蓝根五钱 苦桔梗二钱 酒芩二钱 酒军一钱五分

引用灯心一子 竹叶二钱

十七日，孟佐清看得内殿小太监金环，清瘟消毒饮午晚二贴。

荆穗二钱　赤芍二钱　板蓝根四钱　防风二钱　元参五钱　连翘四钱　牛蒡子五钱　苦桔梗二钱　酒芩二钱　川芎二钱　当归三钱　薄荷一钱

引用柴胡一钱　灯心三十寸

十八日，孟佐清看得内殿小太监金环，清瘟消毒饮午晚二贴。

荆穗二钱　连翘四钱　川芎一钱　天花粉二钱　防风二钱　板蓝根四钱　牛蒡子三钱　白芷一钱　赤芍二钱　当归二钱　酒芩二钱　苦桔梗二钱　柴胡一钱五分　元参五钱

引用薄荷八分

十九日，孟佐清看得内殿小太监金环，照原方清瘟消毒饮午晚二贴。

二十日，孟佐清看得内殿小太监金环，清热化毒饮今明二贴。

荆穗二钱　连翘三钱　板蓝根四钱　防风二钱　羌活一钱五分　牛蒡子三钱　薄荷八分

引用竹叶十片

二十二日，孟佐清看得内殿小太监金环，清热化滞汤一贴。

防风二钱　连翘三钱　赤苓四钱　厚朴二钱　酒军二钱　当归二钱　槟榔二钱　苦桔梗二钱　昆布三钱

引用老酒一盅

二十三日，孟佐清看得内殿小太监金环，防风通圣丸六钱竹叶汤送下。

【参考】 内殿小太监金环之医案仅存其方，而无证情，观所用方药，多清热解毒、软坚消肿，诸如普济消毒饮、犀角上清丸及防风通圣丸等化裁而成各方，以病痄腮可能性为大。

二十　太监得瑞

1　医方

咸丰三年正月初六日，李德立看得内殿小太监得瑞，疏瘟清热饮早服一贴。

荆穗三钱　防风三钱　牛蒡子三钱　薄荷一钱五分　川连一钱　酒芩三钱　蔓荆子三钱　马勃二钱　大青叶三钱　元参三钱　枳壳三钱，炒　桔梗二钱

引用灯心一子

初七日，魏焕看得内殿小太监德瑞，防风通圣丸三钱二服，青茶送下。

初八日，林寿祥看得内殿小太监德瑞，散瘟清咽汤早服一贴。

葛根二钱　羌活一钱五分　桔梗二钱　元明粉□□　山栀二钱　薄荷一钱五分　豆根二钱　生地二钱　元参三钱　防风二钱　银花三钱　生甘草八分

引用竹叶二十片　灯心二子

初九日，张廷瑗看得内殿小太监德瑞，清热化滞汤一贴。

酒胆草一钱五分　羚羊一钱五分　石菖蒲一钱五分　酒军三钱　薄荷一钱　生栀二钱　瓜蒌三钱　青皮一钱五分　生甘草五分

引用荷梗一尺

初十日，张廷瑗看得内殿小太监德瑞，清肝调气饮一贴。

薄荷一钱　酒胆草二钱　柴胡一钱五分　代赭石二钱　生栀三钱　青皮二钱　青黛三钱　酒军三钱

引用荷梗一尺

十一日，张廷瑗看得内殿小太监德瑞，清肝化滞汤一贴。

酒胆草二钱　青黛三钱　生栀二钱　薄荷一钱　酒军三钱　石菖蒲一钱　柴胡二钱　酒连一钱　酒芩二钱

引用路路通二枚

十二日，张廷瑗看得内殿小太监德瑞，清肝化滞汤一贴。

柴胡二钱　酒胆草二钱　青皮二钱　生栀二钱　石菖蒲一钱　木香一钱，研　酒军三钱　青黛三钱　薄荷八分

引用荷梗一尺

十三日，张廷瑗看得内殿小太监德瑞，清肝化滞汤午服一贴。

柴胡二钱　酒胆草二钱　生栀二钱　青黛三钱　酒芩二钱　酒军三钱　石菖蒲一钱五分　木香一钱　薄荷一钱

引用荷梗五寸

十六日，孙和声看得内殿小太监德瑞，疏解清瘟饮一贴。

柴胡一钱　连翘三钱　羌活二钱　桔梗三钱　黄芩三钱　牛蒡子三钱，研　防风二钱　羚羊三钱　元参四钱　花粉三钱　薄荷一钱　甘草一钱

引用竹叶十五片

十七日，佟钧看得内殿小太监德瑞，疏解清热饮晚服一贴。

荆穗二钱　防风一钱五分　次生地三钱　赤苓三钱　丹皮一钱五分　生栀子二钱　煅石膏二钱　酒芩三钱　青皮一钱五分　薄荷七分　连翘二钱　射干一钱五分

引用竹叶十五片

十七日，佟钧看得内殿小太监德瑞，疏解泻肝汤今明晚服各一贴。

荆穗二钱　柴胡一钱五分　牛蒡子三钱　赤芍二钱　石膏二钱　丹皮二钱　酒芩二钱　连翘三钱　薄荷一钱　胆草一钱五分　僵蚕三钱　苦桔梗二钱

引用芦根十把

外用薄荷五钱，煎汤漱口。

二十日，佟钧看得内殿小太监德瑞，清胃化滞汤今明晚服各一贴。

次生地三钱　丹皮二钱　牛蒡子三钱，炒　射干一钱　生石膏二钱　酒芩三钱　僵蚕二钱　苦桔梗二钱　山豆根一钱五分　酒军一钱五分　薄荷七分　生甘草一钱

引用灯心二束

二十二日，佟钧看得内殿小太监德瑞，清胃泻肝汤今明晚服各一贴。

柴胡一钱五分　胆草一钱五分　次生地三钱　丹皮二钱　酒芩三钱　栀子三钱　生石膏二钱　泽泻二钱　木通二钱　连翘三钱　三仙饮四钱，焦　生甘草一钱

引用灯心一子

外用薄荷五钱，煎汤漱口。

二十四日，佟钧看得内殿小太监德瑞，今明晚服各一贴。

荆穗二钱　柴胡一钱五分　牛蒡子三钱　赤芍二钱　生石膏二钱　丹皮二钱　酒芩三钱　连翘三钱　薄荷一钱　胆草一钱五分　僵茧三钱　苦桔梗二钱

引用芦根十把

外用薄荷五钱，煎汤漱口。

二十六日，佟钧看得内殿小太监德瑞，清胃代茶饮今明各一贴。

次生地三钱　赤苓三钱　酒芩三钱　苦桔梗二钱　生石膏二钱　木通二钱

水煎代茶。

【参考】　小太监德瑞先用疏瘟清热饮、散瘟清咽汤等方；继用清肝化滞汤、疏解清热

饮；后用清胃医方，似说明辨治获效。

二十一　太监寿儿

1　治饮热医方

咸丰三年二月十一日，李炳轼看得内殿小太监寿儿，疏解化饮汤一贴。

陈皮二钱　杏仁三钱，研　柴胡一钱五分　苏叶一钱　炙半夏一钱五分　白芍二钱　瓜蒌一钱五分　当归三钱

引用生姜三片

十三日，李万清看得内殿小太监寿儿，清瘟化滞汤午服一贴。

柴胡二钱　葛根二钱　黄芩三钱　黄连八分　苦桔梗三钱　山豆根三钱　酒军三钱　僵蚕三钱，炒　牛蒡子三钱，炒　大青叶三钱

引用薄荷八分

十四日，艾廷炜看得内殿小太监寿儿，清肺化饮汤一贴。

杏仁四钱，炒研　炙桑皮三钱　浙贝三钱　桔梗二钱　苏梗一钱五分　瓜蒌仁三钱，炒　焦三仙六钱　半夏一钱五分

引用生姜三片

二十二　太监布呼

1　外感咳嗽治案

咸丰三年二月初五日，李万清看得内殿小太监布呼，防风通圣丸二钱一服四服，白水送下。

初六日，李万清看得内殿小太监布呼，参苏理肺丸三钱一服二服，白开水送下。

【参考】　先用防风通圣丸，继用参苏理肺丸，以外感咳嗽病之可能性最大。

二十三　太监杨如意

1　治痰饮症案

咸丰三年二月二十六日，艾廷炜看得内殿小太监杨如意，加味二陈汤四包。

陈皮三钱　赤苓三钱　半夏二钱　桑皮三钱，炙　杏仁四钱　枳壳二钱，炒　焦三仙各三钱　苏梗二钱

引用灯心二束，煎汤代茶

清肺抑火丸二钱，姜汤送下，晚服。

【参考】　防风通圣丸、参苏理肺丸及清肺抑火丸，均宫中流行之成药，现北京药店仍可购得。防风通圣丸不仅可治表里俱实病，为河间之一发明，今人用治肥胖偏实者亦有减肥之效。参苏理肺丸治虚人肺经不清者亦好。清肺抑火丸可试治于一切上焦邪热症，如咽喉肿痛，齿痛，鼻孔生疮，咳嗽痰实等，简便有效。

二十四　太监图理

1　治咳嗽症案

咸丰三年二月十一日，李万清看得内殿小太监图理，清气化痰丸三钱一服今明各一服，白开水送下。

二十九日，李万清看得内殿小太监图理，清肺抑火化痰丸三钱一服二服，白开水送下。

三十日，李万清看得内殿小太监图理，疏解正气汤一贴。

苏梗二钱　陈皮二钱　半夏二钱　防风一钱　葛根一钱　桔梗二钱　酒芩二钱　前胡一钱　杏仁三钱　浙贝二钱

引用生姜三片

【参考】 疏解正气汤实为杏苏散加减方，功能疏散风寒，宣肺化痰。

二十五　太监额尔克布齐

1　痰症治案

咸丰三年二月十六日，孙和声看得内殿小太监额尔克布齐，清肺抑火化痰丸三钱二服，姜汤送下。

外包　灯心一两　竹叶五钱　芦根一两

二十七日，孙和声看得内殿小太监额尔克布齐，清肺抑火丸三钱一服二服，姜汤送下。

【参考】 目前北京市售之清肺抑火化痰丸与宫中处方稍有出入，其有黄芩、栀子、前胡、桔梗、花粉、熟军则一，但前者无海石而有贝母，无黄连而有苦参，无蒌仁、麦冬而有知母更无杏仁、百部、陈皮、枳壳。

同治朝医案

一　同治皇帝

1　助气化饮汤治厥闭案分

同治年十月三十日寅刻，王允之请得皇上脉息弦滑而虚。原系因病致弱，气不化饮之症。今忽然气道梗阻，有似厥闭之象。病势重大，气体太虚。今用助气化饮汤，早服一贴调理。

沙参五钱　麦冬五钱　伏龙肝五钱　枇杷叶二钱　白薇二钱　陈皮二钱　五味子四分　柏仁霜二钱

引用一捻金六分，冲服

【参考】 忽然气道梗阻，而现厥闭之象，推究其因，仍在气虚饮滞，故取参麦散益气，枇杷叶、陈皮、白薇化饮，一捻金化滞祛痰，药症相符，虽尔后脉案阙如，推测当有效应。因同治帝死于天花，非崩于饮症。又，案中方药以参麦散用量最大，亦宫中抢救危重病人之经验，强心益气，留人方可治病也。

2　天花医案

同治十三年十月三十日未刻，李德立、庄守和请得皇上脉息浮数而细。系风瘟闭束，阴气不足，不能外透之症。以致发热、头眩、胸满、烦闷、身酸、腿软、皮肤发出疹形未透、有时气堵作厥。今用益阴清解饮晚服一贴避风调理。

小生地四钱　元参四钱　牛蒡子二钱，研　葛根一钱五分　荆芥二钱　麦冬三钱　金银花三钱　连翘三钱　枳壳二钱，炒　甘草八分　川郁金三钱，研

引用芦根五把

申初二刻十分进药。

十一月初一日丑刻，

苦桔梗三钱　生甘草一钱　芦根八钱，鲜

水煎代茶。

口啥鲜青果，要香菜十斤。

十一月初一日辰刻，李德立、庄守和请得皇上脉息浮数。昨服益阴清解饮疹形透出，挟杂瘟痘，烦闷堵厥俱退，惟疹痘尚未透彻。瘟热熏蒸肺胃，以致咽喉干痛，胸满作呕，头眩身热，气颤谵言。今议用清解利咽汤即服一贴调理。

小生地四钱　元参四钱　牛蒡子三钱，研　葛根一钱五分　山豆根三钱　苦桔梗三钱　金银花三钱　姜连一钱五分　荆芥二钱　焦楂四钱　生甘草一钱　竹茹二钱

引用蝉蜕一钱，揉碎

巳初三刻进药。

十一月初一日午刻，李德立、庄守和请得皇上脉息浮洪。头面周身疹中挟杂之痘，颗粒透出，系属天花二朝之喜。惟瘟热毒滞过盛，以致头面颈项颗粒稠密，颜色紫滞。内症咽痛作呕，身颤口干，便秘溺赤。此由气血为毒滞锢所致。症界于险今议用清解活血饮，

申时一贴调理。

根生四钱 元参四钱 牛蒡子三钱，研 紫草一钱五分，酒洗 葛根一钱五分 荆芥二钱 山豆根三钱 甘草一钱 连翘三钱 青皮三钱，炒 焦山楂五钱 竹茹二钱

引用蝉衣一钱

申初二刻进药。

初一日戌刻，利咽代茶饮。

元参八钱 山豆根三钱 苦桔梗三钱 麦冬三钱 僵蚕三钱，炒 青果六枚，搥扁

水煎代茶。

十一月初二日子初，安神代茶饮。

茯神三钱，研 枣仁三钱，炒研

水煎冲朱砂面三分。

十一月初二日辰刻，李德立、庄守和请得皇上脉息沉数。天花三朝。颗粒续出，稠密连络，紫滞干艳。内症咽痛呛咳，腰疼胸堵，懊憹作呕，大便四日未行。此由寿滞熏蒸，肺胃阴分不足所致。症势重险今议用利咽化滞汤即服一贴调理。

根生五钱 元参五钱 牛蒡子三钱，研 紫草一钱五分 苦桔梗三钱 枳壳三钱，炒 山豆根三钱 酒军三钱 僵蚕三钱，炒 当归三钱 焦山楂四钱 甘草一钱

引用陈皮二钱 枇杷叶三钱，炙，去毛

午初进药。要青花白地磁大碗四个，黄磁大海碗二个，候首领交给小太监双喜。

【参考】 原档“根生”一药，本草乏载，系宫中秘制，用以清热化毒，究为何种药物组成，待考。

十一月初二日未刻，李德立、庄守和请得皇上脉息沉数。天花三朝。形色渐润，胃口渐开，大便未行。今议照原方利咽化滞汤加减申服一贴调理。

根生五钱 元参五钱 牛蒡子三钱，研 赤芍三钱，酒炒 苦桔梗三钱 枳壳三钱，炒 山豆根三钱 酒军三钱 僵蚕三钱，炒 当归三钱 焦山楂四钱 生甘草一钱

引用陈皮二钱 枇杷叶三钱，炙，去毛

申初二刻，大便已行，原方内减去酒军一钱五分，申初三刻进药。

十一月初二日戌初，清咽代茶饮。

麦冬三钱 元参五钱 苦桔梗三钱 青果六枚搥

水煎代茶。

十一月初三日辰刻，李德立、庄守和请得皇上脉息滑数。天花四朝。颗粒渐长，紫艳稍化，胸堵烦呕俱退，大便已行，胃口渐开。惟板实顶陷，攒簇紫滞，有时咽痛、呛(咳)、腰疼。此由毒盛阴燥，气血郁滞，肌肉不能松绽所致。今议用清毒松肌饮即服一贴调理。

根生五钱 元参五钱 当归三钱 紫草茸二钱，酒洗 青皮三钱，炒 连翘三钱 苦桔梗三钱 山豆根三钱 酒军二钱 僵蚕三钱，炒 焦楂四钱 生甘草一钱

引用蚯蚓一钱五分，炒去土 金银花三钱

未初进药。

十一月初三日酉刻，照原方减去青皮、山豆根、酒军，加橘皮二钱、建曲三钱，即服一贴，戌初二刻五分进药。

十一月初三日晚，照原方安神代茶饮。

茯神三钱，研 枣仁三钱，炒研

水煎冲朱砂面三分。

十一月初四日辰刻，李德立、庄守和请得皇上脉息滑数。天花五朝。颗(粒)起长，紫滞渐润，内症俱见稍减。惟色艳板实，顶平不凸，有时懊憹。此由毒热气滞，肌肉尚欠松绽，中焦蓄饮所致。今议用松肌透毒饮，午服一贴调理。

根生五钱　元参五钱　当归三钱　苦桔梗三钱　连翘三钱　金银花三钱　酒军二钱　花粉三钱　焦楂四钱　橘皮二钱　僵蚕三钱，炒　甘草一钱

引用牡丹皮二钱　香蕈二钱

未初进药

本日酉刻，照原方减当归、花粉、牡丹皮、甘草，加枳壳三钱、炒焦曲三钱、射干二钱，一贴调理，戌正三刻进药。

十一月初五日子刻，皇上宽中饮

木香一钱，研　砂仁一钱五分，研　枳实三钱，炒　厚朴二钱，制　广皮二钱　苦桔梗三钱

水煎温服，子正进药，要白蔻仁一钱研。

十一月初五日辰刻，李德立、庄守和请得皇上脉息滑数。天花六朝。顶陷渐起，已有放白之势，饮食亦佳。惟形欠饱满，根艳紫滞，胸满腹胀，有时咽痛呛咳。此由毒遏阴燥，食水气滞所致。今议用宽中清毒饮午服一贴调理。

元参五钱　麦冬三钱　紫草茸二钱　苦桔梗三钱　木香一钱，研　砂仁一钱五分，研　枳实三钱，研、炒　厚朴二钱，制　白芷二钱　连翘三钱　紫地丁三钱　酒军三钱　橘皮二钱　僵蚕三钱，炒

引用赛金化毒散五分，冲

午正二刻十分进药。

本日酉刻，照原方去白芷、赛金花毒散，改酒军一钱五分，一贴调理未用。

十一月初五日亥正，皇上和中生浆饮。

当归三钱　麦冬四钱　沙参三钱　茯神三钱，研　橘皮二钱　花粉三钱　白芷一钱五分　炙甘草一钱

水煎温服，初六日子初进药。要白蔻仁一钱研。

十一月初六日辰刻，李德立、庄守和请得皇上脉息数大。天花七朝。浆汁已行，饮食俱佳。惟浆未充足，根晕未收，咽痛音哑，呛咳堵胀。此由痘原稠密，当此长浆之时，咽喉道隘，肺胃气滞所致。今用利咽生浆饮早服一贴，擦伤之痘，用胭脂膏调赛金化毒散调敷调理。

当归二钱　元参五钱　麦冬三钱　川贝母三钱，研　苦桔梗三钱　射干三钱　连翘三钱　金银花三钱　枳壳三钱，炒　僵蚕二钱，炒　溏瓜蒌五钱　大腹皮二钱　白蔻一钱，研　生甘草一钱

引用花粉三钱

午正十分进药。胭脂膏一小盒重一两，赛金化毒散一两。

十一月初六日申初，皇上宽中饮。

溏瓜蒌六钱　枳壳四钱，炒　苦桔梗四钱　苏梗子各一钱五分　川连一钱，研　腹皮三钱　生甘草八分

水煎冲赛金化毒散五分，戌初三刻五分进药。

十一月初七日辰刻，李德立、庄守和请得皇上天花八朝。原系肾虚阴亏，毒盛气滞之重险痘症，以致出发之时腰疼腿酸，咽痛呛咳，胸堵作呕，蒙头盖面锁项，咽关板实，顶陷紫艳，灰干。用药调治，可喜毒化浆行，阴液尚敷，由险渐化为平之象。惟咽痛、音哑、呛咳、堵胀、腰疼、腿酸未能骤减。此由咽喉道隘，肺胃毒火未清，肾阴未复所致。浆未苍老，若肾精不动，咽胸渐宽可保化顺之喜。今议用滋阴清毒饮早服一贴调理。

当归三钱　沙参三钱　元参五钱　麦冬四钱　茯神三钱，研　前胡一钱五分　白芍二钱，炒　苦桔梗三钱　黄芩三钱　枳壳三钱　花粉三钱　炙甘草八分　木香七分，研　腹皮二钱

引用赛金化毒散五分，冲

巳正三刻进药。

十一月初七日酉刻，李德立、庄守和请得皇上天花八朝。肺胃毒火不清，阴液干燥，以致咳嗽、少寐、咽痛、堵胀。今议用清肺安神饮一贴调理。

麦冬三钱　沙参二钱　茯神三钱，研　款冬花三钱　杏仁三钱，研　前胡一钱五分　枣仁三钱，炒研　炙枇杷叶三钱　元参四钱　川贝母三钱，研　生草八分

引用朱砂面三分，冲

戌初进药。

十一月初八日辰刻，李德立、庄守和请得皇上天花九朝。浆渐苍老，盘晕赤色见退。惟浆后气血空乏，微感风凉，以致咳嗽、鼻塞、心虚不寐，浸浆皮皱，似有停浆不靥之势。今议用益气养血汤兼理肺安神之品早服一贴调理。

生芪三钱　沙参三钱　朱茯神三钱　枣仁三钱，炒、研　当归三钱　川芎一钱　款冬花三钱　前胡三钱　根生四钱　百部三钱　苏梗叶各一钱　炙草一钱

引用苦桔梗三钱

午初一刻五分进药。

十一月初八日酉刻，皇上益气养血汤加减。

炙耆三钱　潞党参三钱　柏子仁三钱，炒、研　茯神三钱，研　枣仁三钱，炒、研　当归三钱，酒洗　白芍二钱，炒　根生三钱，酒洗　炙草一钱　橘皮二钱　款冬花三钱　山药三钱

引用苦桔梗二钱

午初一刻五分进药。

十一月初九日辰刻，李德立、庄守和请得皇上天花十朝。昨因精气乍虚，停浆不靥、头面浸浆，项身白陷无神，挟感咳嗽，连服益气养血理肺之方各症俱减，渐有收靥之势。惟收靥较迟，咽干音哑、咳满少寐，未能骤愈。此由心肾气血俱亏，余毒未清所致。今议用保元回浆饮午服一贴调理。

炙芪三钱　党参三钱　归身三钱　白芍三钱，炒　生何首乌三钱　茯神三钱，研　枣仁三钱，炒研　柏子仁三钱，炒　山药三钱　款冬花三钱　橘皮二钱　炙草一钱

引用薏苡仁三钱，炒

午初五分进药。

十一月初九日酉刻，皇上安神代茶饮。

党参三钱　茯神三钱，研　枣仁三钱，炒研　归身三钱　炙草八分

水煎温服。

十一月初十日辰刻，李德立、庄守和请得皇上天花十一朝。头面渐次收靥，咽痛咳嗽腰疼轻减，音哑渐开，浮肿已消。惟心肾不交，气血虚弱，以致痘痂干燥，抓破见血，身肢未收，少寐多梦。今议用保元回浆饮加减一贴调理。

炙耆四钱　党参四钱　制首乌四钱　归身三钱　白芍三钱，炒　炙鹿茸一钱　茯神三钱，研　煅龙齿二钱　枣仁三钱，炒研　木香八分，研　橘皮二钱　炙草一钱

引用薏苡仁三钱，炒

巳初一刻进药。

本日酉刻照原方减制首乌、橘皮、薏苡仁，加熟地三钱砂仁拌、肉桂八分去皮研、柏子仁三钱研炒一贴，戌正二刻进药。

十一月十一日辰刻，李德立、庄守和请得皇上天花十二朝。头面渐次结痂，微能多寐，饮食亦增。惟痂结干白，身肢浆未回收，间有抓破，睡则虚空梦语。此由心肾不交，元阳气血俱亏所致。今议用保元回浆饮加减，早服一贴调理。

炙芪四钱　党参四钱　当归四钱　白芍三钱，酒炒　熟地四钱，砂仁拌　茯神三钱，研　枣仁三钱，炒研　煅龙骨三钱　炙鹿茸二钱　肉桂一钱，去皮研　远志一钱五分，肉　炙草一钱

引用木香八分，研　生姜三片

巳正三刻进药。

十一月十一日未刻，皇上调气代茶饮。

制香附一钱，研　延胡索三钱，炒　川郁金三钱，研　三仙六钱，炒　醋青皮三钱

水煎代茶。

十一月十一日酉刻，皇上保元调气饮。

生芪三钱　党参四钱　当归四钱　白芍三钱，炒　熟地三钱，砂仁拌　茯神三钱，研　煅龙骨三钱　远志二钱，去心　鹿茸一钱五分，酒蒸　桂枝一钱五分　延胡索三钱，炒　香附三钱，炙研

引用三仙六钱，炒　生姜三片

亥初进药。

十一月十二日辰刻，李德立、庄守和请得皇上天花十三朝。头项胸背手指结痂，渐得安寐，内症轻减。惟身肢痂薄回干皮破抓伤，肉色淡红，有时气串胀痛。此由心肾不交，元阳气血俱亏，饮滞气道不畅所致。今议用保元调气饮早服一贴，痂燥皮破处用紫草膏合赛金化毒散外敷调理。

生芪四钱　党参四钱　于术一钱五分，蜜炒　茯苓三钱，研　熟地四钱，砂仁拌　桂枝一钱　香附三钱，醋制　当归四钱　白芍三钱，酒炒　焦三仙六钱　鹿茸一钱，酒蒸　炙草一钱　远志一钱五分，去心

引用连翘三钱

巳正二刻十分进药。紫草膏一小盒，赛金化毒散一两。

本日，酉刻照原方减于术、三仙、鹿茸，加枣仁三钱研炒、柏子仁三钱研、蝉衣一钱五分揉一贴，戌正进药。

十一月十三日辰刻，李德立、庄守和请得皇上天花十四朝。头面痘痂揭落，糜复成痂，气串胀疼俱止。惟痂灰干燥，间有麦薄，身软、肢颤。此由心肾不足，气血俱虚所致。今议用保元育神汤一贴调理。

生芪四钱　党参四钱　当归四钱　酒白芍三钱　熟地四钱，砂仁拌　鹿茸一钱五分，酒蒸　茯神三钱，研　柏子仁三钱，研　远志一钱五分，去心　枣仁三钱，炒研　蝉衣一钱五分，揉　炙甘草一钱

引用连翘三钱

午正三刻，进药。

本日酉刻，照原方减生芪、熟地、鹿茸，加麦冬三钱一贴调理，十四日子正进药。

十一月十四日辰刻，李德立、庄守和请得皇上天花十五朝。前因停浆不靥，痘皮外剥，糜烂淡陷，内虚重症，是用托补助阳，渐加峻剂。服药以来糜烂已平，痂疤渐红，寝食见增，二便亦调，并无生熟等症。今喜险化为平，惟气(血)未充，余毒不净，痘痂干薄尚未脱落，腿膝结痂未齐。今议用补养清毒饮午服一贴调理。

生芪三钱　党参三钱　当归四钱　白芍二钱，酒炒　茯神三钱，研　枣仁三钱，炒研　麦冬三钱　香附二钱，醋制

蝉衣二钱，揉　连翘三钱　银花三钱　炙甘草一钱

引用焦三仙六钱

午正五分进药。

十一月十四日酉刻，李德立、庄守和请得皇上天花十五朝。脉息浮大。系气血不足，余毒未清，停食感凉之症。以致憎寒、发热、胸满、气促。今用扶元清解饮一贴调理，务须邪解正强为(要)。

党参一钱　当归三钱　麦冬三钱　杏仁三钱，研　苏梗叶各一钱　前胡一钱五分　苦桔梗三钱　焦三仙六钱　连翘三钱　生甘草一钱

引用蝉衣一钱五分，去足揉

戌正三刻五分进药。

十一月十五日辰刻，李德立、庄守和请得皇上天花十六朝。脉息浮大。憎寒、气促已止，精神渐长。惟痂燥粘连不落，胸满发热，身软腰痛。此由气血俱亏，表凉里滞未清所致。今议用扶元清解饮一贴调理。

党参三钱　当归三钱　根生四钱　川芎一钱五分　葛根二钱　防风二钱　蝉衣一钱五分，去足揉　杜仲三钱，炒　溏瓜蒌四钱　连翘三钱　银花三钱　地骨皮三钱

引用焦三仙六钱

巳初进药。

十一月十五日午刻，皇上平胃饮。

苍术二钱，炒　炙老厚朴二钱　橘皮二钱　半夏三钱，制　建曲四钱

引用生姜三片，水煎温服

十一月十五日酉刻，皇上清解化饮汤。

元参四钱　麦冬三钱　竹茹二钱　地骨皮三钱　葛根二钱　蝉衣一钱五分，揉　枳壳三钱，炒　郁李仁三钱　橘皮二钱　炙半夏二钱　连翘三钱

引用焦三仙六钱

戌正三刻五分进药。

十一月十六日，熬焦曲三钱，焦楂三钱，焦芽三钱，早晚二铫。熬建莲子五钱，芡实五钱，早晚二铫。

十一月十六日卯刻，李德立、庄守和请得皇上天花十七朝。脉息滑缓。昨因食水感凉，服扶元清解化饮平胃等方，寒热呕堵俱减，痂渐脱落。惟肾虚赤浊，余毒挟湿袭入筋络，以致腰软、重痛、微肿、不易转坐、腿痛、筋挛、屈而不伸、大便秘滞。今议用益肾清毒饮一贴调理。

云苓三钱，研　山药三钱　姜炙大生地三钱　丹皮二钱　杜仲三钱，炒　木瓜二钱　怀牛膝二钱，酒炙　连翘三钱　防风二钱　蝉衣一钱五分　焦三仙六钱　炙厚朴二钱

引用一捻金四分，冲

午初进药。

本日戌刻，照原方减焦三仙、一捻金，加莲蕊三钱一贴，戌正一刻五分进药。

十一月十七日，熬三仙饮各三钱早晚二铫，建莲子五钱，芡实五钱早晚二铫。

十一月十七日，辰刻，李德立、庄守和请得皇上天花十八朝。脉息滑数。精神寝食俱好，痂渐脱落。惟疤痕深红，间有湿嫩，痂不易落，睡则滑遗，赤浊、腰软、重痛、腿疼、筋挛。此由肾阴不固，湿热余毒内扰所致。今议用益肾清毒饮加固阴之品一贴调理。

熟地四钱，砂仁拌　山药三钱　炙山萸肉一钱五分　炙龟板四钱　云苓三钱，研　丹皮二钱　桑螵蛸三钱　黄柏一钱五分，盐炒　白芷二钱　木瓜三钱　川杜仲三钱，炒　蝉衣一钱五分，揉

引用芡实三钱，研

巳正三刻进药。

本日酉刻，照原方减桑螵蛸、芡实，加泽泻二钱、白术二钱，土炒一贴，戌正二刻五分进药。外用牡蛎粉四两，固本膏二张。

十一月十八日辰刻，李德立、庄守和请得皇上天花十九朝。脉息浮数。痂渐脱落，滑浊渐止。惟发热头眩，腹胀便秘，腰软重疼，腿痛筋挛。此由肾虚湿热，复停食感凉所致。今议用益肾清解饮一贴调理。

云苓三钱，研　大生地四钱　山药三钱　丹皮二钱　泽泻三钱　川杜仲三钱，炒　盐柏一钱五分　荆芥二钱　防风三钱　焦三仙六钱　腹皮三钱　木瓜二钱

引用一捻金五分，冲

巳正十分进药。

本日酉刻，照原方减山药、一捻金，加苍术三钱炒、清麟丸八分化冲，戌正五分进药。

十一月十八日，熬三仙饮各三钱一铫，早晚二铫。熬建莲子五钱，芡实五钱一铫，早晚二铫。

十一月十九日，熬三仙饮各三钱一铫，早晚二铫。熬建莲子五钱，芡实五钱一铫，早晚二铫。外用拔毒膏大小五十张，蜂蜜一小磁盒重一两，红玉膏一小磁盒重一两，冲和膏面一两。

十一月十九日辰刻，李德立、庄守和请得皇上天花二十朝。脉息滑缓。发热、头眩俱退。惟湿毒乘虚流聚腰间，红肿溃破浸流脓水，腿痛筋挛，头项、胳膊、膝上发出痘痈肿痛，此由经络余毒，肾虚湿热所致。今议用托里化毒汤一贴，外用红玉膏盖拔毒膏，未破处用冲和膏蜜水调敷调理。

生芪二钱　当归三钱　连翘三钱　金银花三钱　白术二钱，炒　花粉三钱　白芷二钱　川杜仲三钱，炒　木香一钱，研　防风三钱　木通一钱五分　甘草节一钱

引用老酒一小杯

巳初一刻十分进药。

本日酉刻，照原方减去木香、木通、老酒，加云苓三钱、款冬花三钱、前胡二钱，一贴调理，二十日子初一刻十分进药。

十一月二十日，熬三仙饮各三钱一铫，早晚二铫。熬建莲子五钱、芡实五钱一铫，早晚二铫。

十一月二十日辰刻，李德立、庄守和请得皇上脉息滑缓无力。痘痂渐落，发热咳嗽俱减。惟痘后余毒湿盛，气血两亏，以致腰疼重软、漫肿流汁、腿痛筋挛、头项胳膊膝上发出痘痈肿痛，烦急少寐。此由停浆外剥之时，毒陷经络流聚所致。今议用托里化毒汤一贴调理。

生芪三钱　党参三钱　白术二钱，炒　茯苓三钱，研　当归三钱　熟地四钱，砂仁拌　赤芍二钱，酒炒　远志二钱　连翘三钱　银花三钱　白芷二钱　甘草节一钱

引用麦冬三钱

巳初一刻进药。

本日酉刻，照原方减生芪、白术、熟地，加金沸草、紫菀茸、炙桑皮各三钱一贴，酉

初二刻五分进药。

十一月二十一日，熬三仙饮各三钱一铫，早晚二铫。熬建莲子五钱，芡实五钱一铫早晚二铫。

十一月二十一日辰刻，李德立、庄守和请得皇上脉息滑缓。胳膊腿膝之痘痈四处肿消脓溃，余腐未清。惟腰疼重软，漫肿流汁，腿痛筋挛，咳(嗽)口干，夜寐不沉。此由心肾气血两亏，余毒湿盛所致。今议用托里化毒汤一贴外敷照原方变通调理。

生芪三钱　党参三钱　茯神三钱，研　苍术三钱，炒　当归三钱　赤芍二钱，酒炒　猪苓二钱　泽泻三钱　连翘三钱　银花三钱　金沸草三钱　百部三钱　甘草节一钱

引用花粉三钱

巳正二刻进药。

本日酉刻，照原方减生芪，加枣仁三钱炒，一贴，亥初一刻五分进药。

外用松花粉二两，赛金化毒散二两，小拔毒膏二十张，赛金化毒散调紫草膏一小磁盒，象牙起子二根。

十一月二十二日辰刻，李德立、庄守和请得皇上脉息滑缓无力。腰疼稍减，稀汁渐浓。惟红肿未消，溃破流汁，咳嗽口渴，夜寐不沉。其余各处痘痈有已溃而毒未净者，有未溃而仍肿者，此由心肾气血两亏，余毒湿盛所致。今议用托里化毒汤一贴调理。

生芪三钱　党参三钱　防风三钱　苍术三钱，炒　当归三钱　赤芍二钱，酒炒　银花三钱　泽泻三钱　远志二钱　连翘三钱　茯神三钱，研　甘草节一钱

引用花粉三钱　紫菀茸三钱

巳初二刻进药。

本日酉刻，照原方减赤芍、花粉，加麦冬三钱、薏苡仁四钱炒，亥初五分进药。

二十二日，熬三仙饮各四钱一铫，早晚二铫。熬建莲子五钱，芡实五钱一铫，早晚二铫。白蔻仁六钱。

二十三日熬三仙饮各四钱一铫，早晚二铫，熬建莲子五钱，芡实五钱一铫，早晚二铫。

要建曲四块　拔毒膏二十张　芙蓉叶面一两

十一月二十三日卯刻，李德立、庄守和请得皇上脉息弦滑无力。头背臂膝各处痘痈渐轻，痘痂俱落。惟腰间溃孔、脓汁不减，红肿不消，臀肉左右溃孔二处流汁，少寐口干。此由心肾不交，气血两亏，余毒湿盛所致。今用托里化毒汤加安神之品一贴调理，莫蔓溃陷透膜为要。

生芪二钱　白芍三钱，炒　茯神三钱，研　龙骨二钱，煅、研　当归三钱　党参三钱　白术二钱，炒　远志二钱，肉　连翘二钱　银花三钱　泽泻二钱　甘草节一钱

引用炒枣仁三钱，研　麦冬三钱

未初进药。

本日酉刻，照原方减泽泻，加没药二钱一贴，戌初三刻五分进药。

二十四日，熬三仙饮各四钱一铫，早晚二铫，熬建莲子五钱，芡实五钱一铫，早晚二铫，红升五钱，小太乙膏二十张。

十一月二十四日辰刻，李德立、庄守和请得皇上脉息弦滑无力。腰软渐轻，内症亦减。惟腰间溃孔脓汁未少，红肿不消。此由素日肾虚，湿盛流注，挟痘后正虚毒袭所致。今议用托里化毒汤一贴调理。

炙耆三钱　党参三钱　白术二钱，炒　川杜仲三钱，炒　当归三钱　白芍三钱，炒　茯神三钱　远志肉二钱

连翘三钱　银花三钱　麦冬三钱　甘草节一钱

引用车前子三钱，布包　赛金化毒散四分，冲

巳正三刻五分进药。

本日酉刻，照原方减连翘化毒散，加肉桂八分去皮研、炒枣仁三钱一贴，戌初三刻五分进药。

生肌散一料，红花白地小磁瓶盛。

京牛黄一钱　乳香三钱　珍珠一钱　煅龙骨二钱　孩儿茶二钱　没药三钱　轻粉一钱　冰片八分

共研极细面。

加减赛金化毒散一料，红花白地小磁瓶二个盛。

乳香五钱，去油　没药五钱　川贝母四钱，炒　黄连二钱　花粉四钱　生甘草一钱五分　川锦纹四钱，炒　冰片六分　牛黄八分　珠子一钱　血竭四钱　儿茶四钱　煅龙骨四钱

共研极细面过重绢罗。

十一月二十五日，熬三仙饮各四钱一铫，早晚二铫。熬芡实五钱、建莲子五钱一铫，早晚二铫。白丁香面五钱，白江豆面五钱。

十一月二十五日辰刻，李德立、庄守和请得皇上脉息弦滑无力。肩臂之痈，势见毒化，精神渐好。惟腰臀流注漫肿串溃脓汁未减，外口小而内溃大。此由心肾气血俱亏，湿盛毒袭所致。屡服温补利湿化毒护膜之方，并无躁热渴秘等形。今议用托里化毒汤一贴，外敷各法酌量调理。

制芪三钱　党参三钱　白术二钱，炒　川杜仲三钱，炒　归身三钱　白芍三钱，酒炒　茯神三钱，研　远志肉二钱　枣仁三钱，炒研　肉桂八分，去皮研　泽泻三钱　甘草节一钱

引用金银花四钱

巳正二刻十分进药。

本日戌刻，照原方减肉桂，加矾蜡丸五分另送，戌正进药。

熬三仙饮各四钱一铫，早晚一铫。熬芡实五钱、建莲子五钱一铫，早晚二铫。

十一月二十六日，熬三仙饮各四钱一铫，早晚二铫。熬芡实五钱，建莲子五钱一铫，早晚二铫。拔毒膏五十张，薄荷四钱一包四包。

十一月二十六日卯刻，李德立、庄守和请得皇上脉息弦滑无力。连服温补托里化毒之方，精神寝食渐增，肾俞流注之恙败浆稍浓，气秽微减。惟漫肿串溃，每日约出脓汁一茶盅有余，未见减少。此由素日肾亏，湿寒挟痘后正虚毒袭而发所致。温补应手，脓渐稠而减少，庶不致肾督根元日耗。今议用托里护膜汤一贴调理。

炙芪三钱　党参三钱　于术三钱　川杜仲三钱　归身三钱　白芍三钱，酒炒　熟地四钱，砂仁拌　远志肉二钱　茯神三钱，研　泽泻三钱　肉桂六分，去皮研　甘草节一钱

引用金银花四钱　矾蜡丸五分，另送

巳正一刻十分进药。

本日申刻，照原方减矾蜡丸，加补骨脂二钱一贴，戌初进药。

安神代茶饮一贴。

朱茯神五钱　炒枣仁四钱，研

水煎温服随便。

十一月二十六日申刻，李德祥、韩同九请得皇上系素禀肾经虚弱，寒湿积久流聚于肾俞穴，以致腰间漫肿，内溃口小淡红、湿流脓水，症势疲缓。今议用化腐灵应散以敷疮口

调理。

红升一两 轻粉四钱 血竭四分 冰片四分 珍珠一分 麝香五厘

共为细末，红花白地磁瓶盛。

十一月二十七日，熬三仙饮各四钱一铫，早晚二铫。熬芡实五钱、建莲子五钱一铫，早晚二铫。

二十七日丑刻，生津代茶饮。

沙参三钱 麦冬五钱 花粉三钱 五味子一钱 枣仁三钱，研炒

水煎代茶。

十一月二十七日卯刻，李德立、庄守和请得皇上脉息弦数无力。腰肾疮口微大，浆汁未减，气秽如昨，臀肉蔓肿，长强紫肿，寐虚口干，每拭脓则欲溺。此由浆出过多，心肾气血俱伤，津液不能上溉所致。今议用托里护膜汤加减一贴调理。

炙芪三钱 党参三钱 麦冬四钱 川杜仲三钱，炒 归身三钱 白芍三钱，炒 枣仁三钱，炒研 远志肉二钱 连翘三钱 银花三钱 花粉三钱 橘皮一钱五分

引用乳香二钱，去油

巳初一刻十分进药。

本日酉刻，照原方减去炙芪、党参各一钱，戌初三刻十分进药。

十一月二十七日酉刻，李德祥、韩同九议用外用熨洗药方。

木香一两 当归一两 肉桂五钱 生附子五钱 川贝五钱 草乌五钱 苍术五钱 煅龙骨五钱 白芷一两 炙山甲五钱 乳香一两 透骨草一两

共研粗末，分两布袋装药。猪蹄二支、葱白三支切段熬汤两大碗煮药，布袋熨洗疮处。温热易回阳，提毒换脓，气血通畅。

十一月二十八日卯刻，平胃代茶饮。

苍术一钱五分，炒 炙老厚朴一钱五分 橘皮二钱 炙半夏三钱 神曲三钱，炒 生姜三片

水煎代茶。

十一月二十八日卯刻，李德立、庄守和请得皇上脉息弦数。阳气渐长，阴液未复，臀肉肿势渐消，腰间溃汁未少，微稠色灰，气秽如昨，嘈杂作呕。此由阴液受伤，水饮不消，余毒未净所致。今暂缓托里温补，议用益阴化毒汤一贴调理。

沙参三钱 元参四钱 麦冬四钱 竹茹二钱 连翘三钱 银花三钱 花粉三钱 橘皮二钱 炙厚朴二钱 生白芍三钱 白芷二钱 生甘草八钱

引用赛金化毒散一钱五分，煎服

巳初三刻进药。

十一月二十八日申正，李德立、庄守和请得皇上脉息弦数无力。肾俞发浆汁出多，阴虚水亏生热，心肾不交。以致日晡发热，寐虚恍惚，胸满嘈杂。今议用益阴化毒汤加退虚热之品一贴调理。

沙参三钱 元参四钱 炙鳖甲四钱 地骨皮三钱 归身三钱 生白芍三钱 橘皮一钱五分 炙厚朴二钱 远志二钱 银花三钱 生草七分

引用青蒿二钱

戌初三刻五分进药。

熬拔毒万应膏方二料。

川乌生、草乌生、生地、白蔹、白及、官桂、白芷、当归、赤芍、羌活、苦参、土

木鳖、山甲、乌药、甘草、独活、元参、大黄、天麻子肉各二钱五分

以上十九味，用净香油二斤半，将药浸入油内，用洁净锅慢火熬至药枯，滤去渣，将油称准，每油一斤，约计官粉半斤，炼至滴水成珠嫩膏为度，薄摊纸上。

十一月二十八日，熬三仙饮各四钱一铫，早晚二铫。熬建莲子五钱、芡实五钱一铫。拔毒膏五十张，砂仁三钱，白蔻仁三钱研，整白蔻仁十个。

十一月二十九日，熬三仙饮各四钱一铫，早晚二铫。红玉膏一磁罐，紫草膏一磁罐，拔毒万应膏六十张，冰硼散二钱。

十一月二十九日，冰硼散二钱，煅人中白一钱，冰片四分，共研极细面。

止渴漱口方今明三分。

元参四钱　生石膏五钱　薄荷一钱五分　生草一钱

水煎漱口。

十一月二十九日卯刻，李德立、庄守和请得皇上脉息弦数。腰间溃汁出多，阴亏气弱，毒热上亢，以致少寐恍惚，口干晡热，牙胀面肿，嘈杂作呕。此由心肾不交，正不制毒所致。症势日进，温补则恐阳亢，凉攻则防气败。今用益阴化毒汤加减一贴调理。

沙参三钱　元参四钱　麦冬四钱　金石斛五钱　当归三钱　花粉三钱　连翘三钱　金银花三钱　橘皮一钱五分　竹茹二钱　生草七分　远志肉二钱

引用赛金化毒散一钱五分，煎服

午初一刻进药。

本日申刻，照原方减当归、金石斛，加炒三仙六钱、炙厚朴二钱，戌初二刻进药。

十一月三十日辰刻，李德立、庄守和请得皇上脉息弦数。肾俞发浆汁渐少而浓，知觉痛痒，阴转为阳之象。长强紫肿见小，口渴晡热亦减。惟水不济火，胃阳蓄积生热，以致面颊肿硬，牙浮口黏，胸满嘈杂。今议用益阴化毒汤加减一贴调理。

沙参三钱　元参四钱　金石斛四钱　胡连一钱五分　连翘三钱　花粉三钱　金银花三钱　三仙六钱，炒　竹茹二钱　枳壳三钱，炒　小生地四钱　生草一钱

引用赛金化毒散二钱，煎服

巳初三刻十分进药。

本日酉刻，照原方减胡连、三仙、竹茹、枳壳、赛金化毒散，加云连一钱、焦白芍三钱、芜荑一钱五分，亥初一刻进药。

熬三仙饮各四钱早晚二铫。

十二月初一日丑刻，和脾代茶饮。

茯苓三钱，研　白术二钱，土炒　白芍二钱，炒　炙草一钱

水煎温服。

止渴漱口方早午晚熬三分。

元参四钱　生石膏五钱　薄荷一钱五分　生草一钱

水煎漱口。

平胃代茶饮。

苍术一钱五分，炒　炙老厚朴一钱五分　橘皮二钱　炙半夏三钱　神曲三钱，炒

引用生姜三片，水煎代茶

熬三仙饮各四钱一铫早晚二铫。如意金黄散一两，梅花点舌丹五丸研，牙疼白玉膏十张。熬鲜芦根二两、青果二个，二铫。

十二月初一日辰刻，李德立、庄守和请得皇上脉息弦数。肾俞浆少而浓色红知痛，长强紫肿渐消，阴疮转阳，未致透膜之象。惟毒郁生热，水亏火亢，挟胃阳蓄积生热，以致面颊硬肿，牙龈黑糜口臭，胸满嘈杂，大便频数，所下粘臭黑红糟粕之物。所由下元不足，毒热上攻所致。今议用益阴清毒汤佐以缓中之品一贴，外用敷贴各法调理。

元参四钱　白芍三钱，酒炒　茯苓三钱，研　白术二钱，土炒　金石斛四钱　酒芩三钱　酒连一钱，研　芜荑一钱五分　牡丹皮二钱　甘草一钱　花粉三钱

引用薄荷一钱五分

巳正一刻十分进药。

本日酉刻，照原方减甘草，加人中黄二钱一贴，亥初二刻进药。

本日合口齿消毒散一料，红花白地磁瓶盛。

南薄荷五分　儿茶一钱　人中白三钱，研　青黛一钱　生甘草五分　生硼砂一钱　梅花片二分　珍珠二分　牛黄二分

共研极细面。

十二月初二日卯刻，李德立、庄守和请得皇上脉息弦数。肾俞发及各处痘痈俱见正脓红活，颊颐肿势渐消。惟唇腮硬肿，牙龈黑糜，舌干口臭，大便黑粘，糟粕腥臭次数亦减。此由肠胃湿热攻冲，水亏火亢所致。大便碍难涩止。今用益阴清毒汤加减一贴调理。

元参四钱　金石斛四钱　白芍三钱，酒炒　花粉三钱　茯苓四钱，研　牡丹皮二钱　酒芩三钱　酒连一钱五分，研　芜荑一钱五分　木通二钱　橘皮二钱　炙甘草一钱

引用葛根三钱

巳初三刻进药。

十二月初二日酉刻，李德立、庄守和请得皇上脉息弦数。毒火上亢渐轻，面颊肿势见消，牙龈糜臭稍减。惟腰间及各处痈脓如昨，唇腮硬肿，牙根仍黑，食少口干，大便坠滞不畅，小便短赤。此由上焦毒热渐减，肠胃不清所致。当此痘后溃后之际，须知时顾元气。今议用理脾清胃饮一贴调理。

沙参三钱　茯苓三钱，研　生草一钱　木香八分，研　砂仁一钱，研　橘皮二钱　云连一钱，酒炒研　石斛四钱　银花三钱　元参四钱　防风三钱　焦谷芽三钱

引用荷叶三钱

亥初二刻十分进药。

照前方止渴漱口方早晚二钱，熬鲜芦根二两、青果二个早晚二铫。

十二月初三日卯刻，照原方理脾清胃饮去防风，加建曲三钱、生芪三钱一贴，巳初三刻五分进药。

熬鲜芦根二两、青果二个早晚二铫。照前方止渴漱口方早晚二铫。

十二月初三日酉刻，李德立、庄守和请得皇上脉息弦数。面颊红肿见消，各处溃脓尚可。惟牙龈如昨，上唇连左腮颊紫黑硬肿，势欲作脓。舌干食少，口喷臭气，胸满肋胀，溺赤便粘，此由肠胃积滞，毒火上攻所致，理应清泻。当此痘后溃后之际，今议用益气清毒饮一贴调理。

生芪三钱　茯苓三钱，研　金银花三钱　连翘三钱　建曲三钱　焦谷芽三钱　洋芦会一钱　云连一钱，研　元参四钱　砂仁一钱五分，研　制香附三钱，研　甘草一钱

引用白芷二钱

戌正三刻十分进药。

十二月初三日戌刻，平胃代茶饮。

竹茹三钱　化橘红二钱　炙半夏三钱　炙香附三钱，研　建曲三钱

水煎温服。

十二月初四日，朱砂安神丸二钱研，梅花点舌丹十丸研。熬鲜芦根二两、青果二个早晚二铫。照前方止渴漱口方早晚二铫。

十二月初四日卯刻，李德立、庄守和请得皇上脉息弦数无力。上唇肿木，腮紫肿硬处敷药，屡揭伤皮不能作脓，时流血水，自亥至卯溃深分许，牙龈黑臭，势恐口疳穿腮。毒热内扰，减食少寐，理必耗伤气血。今议用益气清毒饮减去茯苓、香附、白芷，加当归三钱、朱茯神三钱、炒枣仁三钱一贴；外敷消毒止血散，竭力调理。巳初一刻进药。

本日酉刻，照原方减砂仁，加生知母三钱一贴，戌初三刻五分进药。

合如意金黄散一料，紫草膏二两，蜜清一罐，照前方化腐灵应散二料。

十二月初四日，清毒止血散，红花白地磁瓶盛。

京牛黄五分　珍珠五分　血竭五分　云连一钱　旱三七五分　乳香七分　没药七分　冰片二分

共研极细末。

十二月初五日，李德立、庄守和请得皇上脉息弦数无力。毒火凝结，神气日耗。上唇未消，腮颊顽腐紫黑蔓及口角，虽未流血，亦无正脓。牙龈黑糜，臭气仍然。呛咳口干，少寐减食，精神恍惚，腰间溃脓微稀。此由毒攻肺胃，正气日形消耗所致。诚恐毒热内陷，正气不支生变。今议用益气育神汤佐解毒之品一贴，若寝食渐佳，结毒渐化，方有转机。

生芪三钱　高丽参一钱五分　当归三钱　白芍二钱　茯神三钱，研　枣仁三钱，研、炒　连翘三钱　银花三钱　麦冬四钱　远志肉二钱　甘草一钱

引用赛金化毒散三分，冲服

巳初二刻十分进药。

十二月初五日申刻，李德立、庄守和请得皇上六脉散微无根。系病久神气消耗，偶因气不运痰，厥闭脱败。急用生脉饮一贴竭力调理。

高丽参五钱　麦冬五钱　炙五味子一钱

水煎温服。

十二月初五日酉刻，李德立、庄守和请得皇上六脉已绝。灌生脉饮不能下咽，元气脱败，于酉时崩逝。

【参考】 同治帝载淳，为慈禧后亲生子，六岁冲龄登极，十九岁驾崩，亦清季短命天子之一。历来对其死因传说纷纭，多谓因微服冶游，“杨梅上天”。现有同治十三年十月三十日至十二月初五日脉案表明，当系死于天花。

天花一症，古称“痘疮”，为烈性传染病之一，由先天胎毒感受外邪发病，因其毒禀于先天，故名天花，亦曰“天行”。其病一般需经发热、见点、起胀、灌浆、收靥至结痂六个阶段，大约十五天。同治帝整个病程发展与天花病情吻合，其所用方药亦为治天花病而设，死于天花，当无疑义。案中结痂落痂在二十日以外，已露同治帝禀赋素薄，肾元久虚，无怪其后变症蜂起，终至不救。据脉案所载，自十一月二十日以后出现痘痈之症，此因灌浆之时，毒气太盛，未得消散，陷藏于经络，流聚所致；亦正气虚弱，不能托毒外出之故。虽屡用托里化毒，化腐生肌等法，但病势险大，救治无效而崩。

二 大公主

1 调理用药记录

同治七年十一月初四日，大公主：薄荷五钱，麦冬五钱，菊花三钱，石膏五钱，芦根五钱，灯心四钱，竹叶六钱，三仙饮二分。

初六日，大公主：灯心五钱，竹叶七钱，薄荷五钱，麦冬八钱，三仙饮一分，清瘟解毒丸三丸。

初八日，大公主：灯心五钱，竹叶五钱，薄荷五钱，麦冬五钱，菊花五钱，石膏五钱，芦根一两，三仙饮一分。

2 痧疹治案

同治八年正月初八日，冯国治请得大公主脉息浮数。系肺胃饮热，外受风瘟之症。以致咽喉紧痛，舌下微有白色。头身发热，骨节酸疼。此由肺热上壅，风瘟外束所致。今用清瘟化饮汤，晚服一贴调理。

荆穗二钱　牛蒡子二钱　桔梗三钱　黄芩二钱　防风一钱五分　元参三钱　柴胡二钱　细辛八分　焦曲二钱

引用薄荷六分

本日，大公主：黄连上清丸三钱一服二服。灯心五钱，竹叶五钱，麦冬五钱，菊花五钱，薄荷五钱，三仙饮二分。

初九日，冯国治请得大公主脉息浮大而数。原系内停饮滞，外夹瘟邪之症。昨服清瘟之剂，痧疹渐透。以致身肢发热，微有麻木，腹中凝结作痛，口渴喜冷，舌下白疱未消。此由肺胃湿热过盛，壅遏经络所致。今用清瘟透表汤，晚服一贴调理。

大青叶三钱　葛根二钱　防风三钱　酒芩二钱　牛蒡子三钱　荆穗三钱　柴胡二钱　赤芍一钱五分

引用苇根五把

正月初十日，冯国治请得大公主脉息浮滑而数。昨服清瘟透表汤，痧疹虽出，尚未全透，腹痛渐减。惟身体发热，口干作渴。此由胃阳热盛，壅遏气道，瘟邪相搏所致。今用清热透表汤，晚服一贴调理。

苏梗三钱　牛蒡子三钱　白芷二钱　花粉三钱　前胡三钱　酒芩三钱　板蓝根三钱　青叶二钱　焦曲三钱　木通二钱　僵蚕一钱　甘草八分

引用苇根五把　灯心三子

本日，大公主：薄荷五钱，麦冬五钱，菊花五钱，石膏五钱，芦根五钱，灯心五钱，竹叶五钱，三仙饮二分。

正月十一日，冯国治请得大公主脉息滑数。原系停滞夹瘟，痧疹之症。连服清瘟透表之剂，痧疹已出，表邪已退。惟里滞过盛，以致口燥舌干，胸满懒食，肢体微有麻木。此由湿饮内蓄，外达肢体所致。今用清热化滞汤，晚服一贴调理。

川连八分　花粉三钱　柴胡二钱　赤芍三钱　酒芩三钱　酒军一钱五分　独活二钱　赤苓三钱

引用灯心三子

正月十二日，冯国治请得大公主脉息弦滑。昨服清热化滞之品，滞已下行，仍有未净。以致肺热作嗽，口干引饮，身肢麻木亦轻。今用清肺化饮汤，晚服一贴调理。

麦冬三钱　桑皮三钱　杏仁三钱　酒芩二钱　桔梗三钱　前胡二钱　阿胶珠二钱　苏梗二钱　贝母三钱

甘草八分

引用焦三仙六钱

本日，大公主：灯心五钱，竹叶五钱，麦冬五钱，菊花五钱，石膏五钱，芦根一两，薄荷五钱。

十三日，照原方清肺化饮汤加酒军一钱、冬花二钱，晚服一贴调理。

十四日，冯国治请得大公主脉息弦滑。诸症渐减。惟肺经湿饮未清，以致熏蒸作嗽，夜寐不安，有时作渴。今用清肺止嗽汤，晚服一贴调理。

冬花三钱　麦冬三钱　桔梗三钱　天冬二钱　知母三钱　浙贝二钱　桑皮三钱　赤苓三钱　海石二钱　甘草八分

引用秋梨三片

本日，大公主：薄荷五钱，麦冬五钱，菊花五钱，石膏五钱，灯心五钱，竹叶五钱，三仙饮二分。

正月十六日，冯国治请得大公主脉息滑缓。服药以来，诸症俱好。惟肺经湿饮未净，以致有时咳嗽，夜得安寐，稍有惊悸。今用清热泻肺汤，晚服一贴调理。

瓜蒌三钱　桑皮二钱　杏仁三钱　厚朴二钱　赤苓三钱　麦冬三钱　桔梗二钱　甘草一钱

引用焦三仙六钱

本日，大公主：灯心五钱，竹叶五钱，麦冬五钱，菊花五钱，薄荷五钱，石膏五钱，芦根一两。

十七日，冯国治请得大公主脉息滑缓。症势皆安。惟肺胃湿饮，仍有未净，以致有时作嗽。今用和胃饮，晚服一贴调理。

苏梗二钱　麦冬五钱　杏仁三钱　桑皮二钱　瓜蒌四钱　赤苓三钱　桔梗三钱　甘草一钱

引用焦三仙六钱

正月十八日，冯国治请得大公主脉息和缓。诸症俱安，寝食如常。惟肺胃湿饮未净，以致有时作嗽。今用和胃饮，晚服一贴调理。

赤苓二钱　缩砂一钱　杏仁三钱　桑皮三钱　泽泻二钱　知母二钱　甘草一钱

引用瓜蒌三钱

本日，大公主：清肺抑火化痰丸三钱一服五服，灯心五钱，菊花五钱，三仙饮二分，竹叶五钱，麦冬五钱

正月十九日，照原方和胃饮加贝母二钱，晚服一贴调理。

二十日，仍照原方和胃饮，今明各一贴调理。

本日，大公主：薄荷五钱，麦冬五钱，菊花五钱，石膏五钱，芦根五钱，灯心五钱，三仙饮五钱。

正月二十二日，冯国治请得大公主脉息平缓。诸症俱好，惟肝热稍有未净。今用焦三仙各三钱，随便代茶，缓缓调理。

本日，大公主：麦冬五钱，竹叶五钱，灯心五钱，薄荷五钱，菊花五钱，石膏一两，芦根一两，腹皮五钱。

【参考】 痧疹初起以清透为主，继用清泄，本案始终以清宣通泻肺胃之热为治，切中此证肯綮。案中大青叶、板蓝根合用，解毒消斑之力更强。

二月十三日，大公主：灯心五钱，竹叶五钱，麦冬五钱，菊花五钱，石膏五钱，芦根一两，三仙饮二分。

二月十五日，大公主：黄连上清丸三钱一服三服，薄荷五钱，麦冬五钱，菊花五钱，石膏五钱，三仙饮一分。

十七日，大公主：薄荷五钱，菊花五钱，麦冬五钱，石膏五钱，灯心五钱，竹叶五钱，芦根一两。

十九日，大公主：薄荷五钱，麦冬五钱，菊花五钱，石膏五钱，灯心五钱，竹叶五钱，三仙饮二分。

二十一日，大公主：灯心五钱，竹叶五钱，麦冬五钱，菊花五钱，石膏五钱，芦根一两，薄荷五钱。

3　消风清热法治风热案

二月二十三日未刻，李德全请得大公主脉息浮滑。系肺胃湿热，血热受风之症。以致面颧发出疙瘩，成片作痒，恐其延蔓成癣。今用疏风除湿饮，晚服一贴调理。

地肤子一钱五分　白芷一钱　僵蚕一钱，炒　连翘一钱五分　紫浮萍一钱五分　丹皮一钱五分　地丁一钱　银花二钱

引用竹叶一钱　灯心三子

本日，大公主：清瘟解毒丸三丸

灯心五钱　竹叶五钱　麦冬五钱　薄荷五钱　三仙饮二分

二月二十四日，李德全请得大公主脉息浮滑。系肺胃湿热，风邪客于阳明之症。以致面部发出疙瘩，细碎成片，时刻作痒，咽喉微痛。此由风热外郁，肺胃热蒸所致。今用消风除湿饮一贴，午晚匀服调理。

荆穗一钱　防风一钱　苦参一钱五分　蝉蜕一钱五分　苦桔梗一钱五分　连翘二钱　银花二钱　瓜蒌二钱　薄荷八分

引用东楂一钱五分　灯心三子

二十五日，李德全请得大公主脉息滑数。原系肝胃湿热，风邪客于阳明之症。昨服消风除湿饮，面部疙瘩渐消。惟肺胃湿热上熏，以致咽喉肿痛。今用消风清热饮加以利咽之剂一贴，匀服调理。

荆穗一钱　地肤子一钱　苦参一钱　银花二钱　苦桔梗一钱　山豆根一钱　连翘一钱　黄芩一钱　酒军一钱

引用元明粉一钱

本日，大公主：灯心五钱，竹叶五钱，麦冬五钱，菊花五钱，薄荷五钱，三仙饮二分。

二十六日，照原方减去元明粉，加瓜蒌三钱，一贴匀服调理。

二十七日，照原方一贴。

本日，大公主：黄连上清丸三钱一服二服，灯心五钱，竹叶五钱，麦冬五钱，薄荷五钱，三仙饮一分。

本日，李德全请得大公主吹喉散一料。

煅石膏一钱　青黛三钱　元明粉五钱　煅人中白五分　儿茶三分　冰片三分

共研细面吹喉。

二月二十八日，李德全请得大公主脉息滑数。面部疙瘩渐次消退。惟肺胃痰热过盛，以致咽痛目赤。今用清热化痰汤，一贴调理。

川连八分，研　黄芩一钱　胆草一钱　石膏三钱　酒军一钱　浙贝二钱　瓜蒌三钱　桔梗二钱

引用薄荷八分

二十九日，李德全请得大公主脉息滑数。昨服清热化痰汤，痰热下行，诸症轻减。惟余热未清，牙根尚有肿痛。今用清热饮，午服一贴调理。

川连八分　黄芩一钱　生地二钱　瓜蒌二钱　酒军五分　桔梗一钱

引用竹叶一钱　灯心二子

二月三十日，李德全请得大公主脉息滑缓。面部疙瘩俱好。惟肠胃余热未清，以致口燥咽干，牙根微肿作疼。今用清热代茶饮，今明二贴调理。

麦冬三钱，去心　桔梗二钱　银花三钱　知母二钱　豆根三钱　竹叶一钱五分

水煎代茶。

本日，大公主：灯心五钱，竹叶五钱，薄荷五钱，麦冬五钱，菊花五钱，石膏五钱，三仙饮二分，生南星五钱。

三月初二日，李德全请得大公主脉息滑数。肺胃痰热蒸灼，以致口燥咽干，咳嗽痰红，大便结燥。今用清热化滞汤，午服一贴调理。

次生地四钱　茅根三钱　丹皮二钱　生白芍二钱　犀角片一钱五分　川连一钱五分　枯芩二钱　酒川军二钱　川郁金三钱　浙贝三钱

引用藕节五个

本日，大公主：灯心五钱，竹叶五钱，薄荷五钱，麦冬五钱，菊花五钱，石膏五钱，芦根一两，腹皮五钱，三仙饮一分。

初三日，照原方酒军减去一钱午服一贴。

初四日，李德全请得大公主脉息滑缓。诸症俱好，惟素来胃热不清，牙龈时有宣血，面部疙瘩消退，左颧一片渐浸水湿。此由脾胃湿热未清所致。今用清胃饮，今明各一贴调理。

升麻八分，生　川连八分，研　丹皮一钱　生地三钱　犀角八分　石膏二钱　苦桔梗一钱五分　酒军一钱

引用灯心三子

【参考】 本方为清胃散加减，去当归者恐其动血，加犀角、酒军、苦桔梗者增其消炎之力。

本日，大公主：参苏理肺丸三钱一服五服，灯心五分，竹叶五钱，麦冬五钱，薄荷五钱，菊花五钱，三仙饮一分。

4 咯血鼻衄治案

三月初六日，李德全请得大公主脉息滑缓。肺胃痰热未清，又兼伤风。以致咳嗽痰红，今用清肺饮，今明各一贴调理。

犀角一钱　次生地三钱　杏仁一钱五分　前胡二钱　桑皮一钱五分　苏梗子一钱　苦桔梗一钱　浙贝二钱　瓜蒌仁一钱五分　一捻金五分，冲

引用藕节五个

本日，大公主：石膏五钱，薄荷五钱，灯心五钱，竹叶五钱，菊花五钱，三仙饮一分。

初八日，照原方今明各一贴。

初八日，大公主：石膏五钱，薄荷五钱，灯心五钱，竹叶五钱，菊花五钱，三仙饮一分。

三月初十日，李德全请得大公主脉息滑缓。伤风渐好。惟肺胃痰热未清，咳嗽痰红。今用清热饮，今明各一贴调理。

犀角一钱　次生地三钱　桔梗二钱　麦冬三钱　知母二钱　浙贝二钱　蒌仁二钱　前胡二钱　茅

根二钱　天冬三钱　一捻金五分，冲

引用藕节五个

本日，大公主：灯心五钱，竹叶五钱，薄荷五钱，石膏五钱，菊花五钱，三仙饮一分。

三月十一日，大公主脉息弦数。原系肺胃湿热，风邪客于阳明，面部疙瘩，两颧起癣，伤风咳嗽之症。服药以来，疙瘩尽消，癣亦渐愈，诸症俱好。惟血热逆行，天癸应至而冲任不通，以致鼻衄痰红。今用清肝凉血饮，午服一贴调理。

犀角一钱　羚羊一钱　次生地五钱　赤芍三钱　丹皮三钱　黄芩三钱　白茅根三钱　归尾三钱　红花二钱　桃仁二钱　军炭二钱　浙贝三钱

引用藕节五个

十二日，照原方生地减去二钱，加槟榔三钱、木通二钱，午服一贴调理。

三月十三日，李德全请得大公主脉息弦缓。连服清肝凉血饮，鼻红已止，咳嗽痰红未见。惟气道不畅，以致腹胀腰酸。今用调气清血饮，午服一贴调理。

香附三分，制　延胡索三钱　黄芩三钱　腹皮三钱　枳壳二钱　次生地三钱　赤芍三钱，炒　归尾三钱　红花一钱五分　军炭一钱五分　茅根三钱

引用藕节五个

三月十四日，李德全请得大公主脉息和缓。连服清热凉血之剂，血静热清，鼻衄痰红俱好。惟素来肝胃之火有余，汤药多服，恐伤胃气。今用清热代茶饮一贴调理。

石斛三钱　甘菊花三钱　麦冬三钱　泽泻二钱　灯心五子

水煎代茶。

本日，大公主：灯心五钱，竹叶五钱，薄荷五钱，麦冬五钱，石膏五钱，三仙饮二分。

十六日，照原方加白茅根三钱一贴调理。

三月十七日，李德全请得大公主脉息和缓。鼻衄痰红俱好，面颧之癣亦结干痂，不痒不红，诸症俱好。惟素禀肝胃之火有余，血热偏盛，须常服清热顺血之药，庶血热不易上行矣。今拟用清顺散，每早空心服一钱，从缓调理。

犀角一钱　羚羊一钱　生地三钱　赤芍三钱　香附三钱，制　枳壳三钱，炒　乌药三钱　红花一钱五分　茅根三钱　小蓟三钱　归尾三钱　桃仁三钱　泽兰三钱　条芩三钱　酒军三钱　山栀三钱

共研极细(末)，过重罗为散，每早空心服一钱，蜂蜜调匀，开水冲服。一钱一服，三十六服。

本日，大公主：黄连上清丸三钱一服二服，灯心五钱，竹叶五钱。

三月十九日，大公主：灯心五钱，竹叶五钱，薄荷五钱，麦冬五钱，石膏五钱，三仙饮一分。

二十一日，大公主：灯心五钱，竹叶五钱，薄荷五钱，石膏五钱，三仙饮一分。

二十三日，大公主：石膏五钱，菊花五钱，薄荷五钱，灯心五钱，竹叶五钱，三仙饮一分。

二十五日，大公主：菊花五钱，薄荷五钱，麦冬五钱，石膏五钱。

二十七日，大公主：灯心五钱，竹叶五钱，薄荷五钱，麦冬五钱，石膏五钱，三仙饮一分。

三十日，大公主：灯心五钱，竹叶五钱，薄荷五钱，石膏五钱，菊花五钱，三仙饮一分。

四月初五日，大公主：灯心五钱，竹叶五钱，薄荷五钱，石膏五钱，三仙饮一分。

十九日，大公主：灯心五钱，竹叶五钱，薄荷五钱，菊花五钱，三仙饮一分。

二十一日，大公主：灯心五钱，竹叶五钱，荷梗五钱，芦根五钱，三仙饮一分。

二十三日，大公主：石膏五钱，麦冬五钱，菊花五钱，滑石面五钱，三仙饮一分。

二十五日，大公主：石膏五钱，菊花五钱，灯心五钱，竹叶五钱，三仙饮一分。

二十七日，大公主：灯心五钱，竹叶五钱，薄荷五钱，菊花五钱，三仙饮一分。

四月二十九日，大公主：灯心五钱，竹叶五钱，薄荷五钱，三仙饮一分。

五月初一日，大公主：朱砂整末一钱一包各五包，雄黄整末一钱一包各五包。

初三日，大公主：灯心五钱，竹叶五钱，薄荷五钱，石膏五钱，三仙饮二分。

初七日，大公主：灯心五钱，竹叶五钱，薄荷五钱，石膏五钱，藿香五钱叶，三仙饮一分。

5 肺热停饮症治案

五月初八日申刻，高充照请得大公主脉息弦缓。原系肺胃湿热上蒸，以致头眩作呕，头晕扑地，左肘右腿稍有红肿。先服益元散一钱五分，外涂老酒，内服清热化饮汤，晚服一贴调理。

赤苓三钱 厚朴一钱五分 陈皮三钱 黄芩一钱 木通二钱 藿香二钱 枳壳二钱 竹茹一钱五分

引用朱砂面二分，冲服

本日，大公主：灯心五钱，竹叶五钱，薄荷五钱，三仙饮一分。

五月初九日，高充照请得大公主脉息弦缓。系肺胃有热，气滞停饮之症。昨服清热化饮汤，饮热稍清，以致有时头目眩晕，胸满作呕。惟右肘筋脉未舒，红肿渐消。外用七厘散一钱，老酒调上，内服舒气化饮汤，晚服一贴调理。

赤苓三钱 香附三钱，制 陈皮三钱 桔梗二钱 厚朴一钱五分 枳壳二钱，炒 半夏二钱，制 竹茹一钱五分 焦三仙六钱

引用灯心一子

初十日，照原方晚服一贴调理。

本日，大公主：灯心五钱，竹叶五钱，薄荷五钱，麦冬五钱，菊花五钱，石膏五钱，芦根一两，三仙饮一分。

五月十一日，高充照请得大公主脉息滑缓。系肺热停饮之症。头目眩晕渐清，气道已开，里滞畅行。惟胃气稍有未和，今用和胃化饮汤，晚服一贴调理。

赤苓二钱 半夏二钱，制 黄芩一钱 竹茹一钱 陈皮三钱 枳壳二钱，炒 桔梗二钱 甘草八分

引用灯心一子

十二日，照原方晚服一贴调理。

本日，大公主：薄荷五钱，麦冬五钱，菊花五钱，灯心五钱，竹叶五钱，石膏五钱，三仙饮二分，芦根五钱，益元散五钱，木香槟榔丸二钱一服二服。

十三日，高充照请得大公主脉息和缓。诸症俱好。精神清爽，饮食如常，二便调匀。惟胃气稍有欠和，今用和胃代茶饮，一贴调理。

赤苓三钱 陈皮三钱 竹茹一钱 甘草六分

引用灯心一子

水煎代茶。

五月十四日，高充照请得大公主脉息和平。原系肝肺有热，气滞停饮之症。自服药已来，诸症俱好，饮食如常，二便调匀。惟肝肺稍有饮热未清，今用灯心一子、竹叶十片，

水煎，随便代茶调理。

本日，大公主：灯心五钱，竹叶五钱，麦冬五钱，菊花五钱，石膏五钱，芦根一两，三仙饮二分。

十六日，高充照请得大公主脉息和平。诸症俱好，寝食如常，二便调匀。宜节饮食，避风调理。

本日，大公主：灯心五钱，竹叶五钱，薄荷五钱，荆芥穗五钱，菊花五钱，三仙饮二分。

十八日，大公主：灯心五钱，竹叶五钱，麦冬五钱，薄荷五钱，菊花五钱，石膏五钱，芦根一两。

三　太监李莲英

1　风热咽痛治案

同治五年六月十二日，李万清看得储秀宫小太监莲英，清瘟利咽汤今明二贴。

桔梗三钱　元参三钱　牛蒡子二钱，炒研　黄芩三钱　大青叶二钱　酒连二钱　连翘二钱　银花二钱

引用薄荷八分

十三日，李万清看得储秀宫小太监莲英，照原方清瘟利咽汤一贴。

十四日，李万清看得储秀宫小太监莲英清热利咽汤一贴。

桔梗二钱　牛蒡子二钱，炒　大青叶二钱　黄芩三钱　川连一钱，研　银花三钱　连翘三钱　六一散三钱

引用薄荷八分

2　痰饮症治案

同治十二年正月十一日，庄守和看得长春宫小太监莲英，今用疏肺止嗽汤一贴。

紫苏二钱　桑白皮二钱　杏仁二钱　川贝三钱　胡连三钱　冬花三钱　陈皮二钱　甘草八分

引用蛤粉四分　青黛三分，兑服

本日，长春宫小太监李莲英今用清肺止嗽化痰汤一贴。

瓜蒌子四钱　浙贝三钱　前胡一钱五分　枳壳三钱，炒　制半夏三钱　桔梗三钱　杏仁三钱，研　橘红二钱　制桑皮三钱　木香一钱五分　酒芩二钱　麦冬三钱

引用泽泻三钱

3　洗药方

同治十三年二月十三日，杨安贵看得长春宫小太监莲英洗药(方)。

荆芥一钱五分　连翘三钱　防风三钱　白芷三钱　薄荷一钱五分　菊花三钱

防风通圣丸三钱一付五付。

二月初九日，杨安贵看得长春宫小太监莲英洗药方二贴。

荆芥三钱　连翘三钱　防风三钱　白芷三钱　薄荷一钱五分　白菊花三钱

防风通圣丸二钱一付，五付又三付。

4　外感、痰饮、食滞之用方

同治十三年六月十九日，李德昌看得长春宫小太监莲英今用清解正气化饮(汤)一贴。

荆芥三钱　羌活二钱　藿香一钱五分　陈皮二钱　厚朴二钱，制　郁金三钱　青皮三钱　焦三仙九钱

薄荷一钱五分　山豆根三钱

引用益元散三钱

同治十三年七月二十日，杨安贵看得长春宫小太监莲英今用熨洗方一贴。

当归尾三钱　防己三钱　牛膝三钱　独活二钱　透骨草五分　防风三钱　红花三钱　甘草节二钱　加食盐三钱　烧酒一两

水煎熨洗。

八月十五日，庄守和看得长春宫小太监莲英今用清热利咽汤一贴。

荆芥二钱　苦桔梗三钱　酒芩二钱　元参三钱　花粉三钱　酒连一钱　栀仁二钱　连翘二钱　枳壳三钱　牛蒡子二钱　酒军三钱　生草一钱

引用薄荷一钱

八月十九日，杨安贵看得长春宫小太监莲英今用清咽化滞汤一贴。

川连一钱五分　栀子二钱，炒　酒军二钱　连翘三钱　薄荷一钱　山豆根三钱　瓜蒌三钱　丹皮三钱　元参三钱　甘草一钱五分　苦桔梗三钱

引用锦灯龙三个

九月二十日，长春宫小太监莲英，要去防风通圣丸三钱一服，七服。

九月二十四日，长春宫小太监莲英，要去防风通圣丸三钱一服，五服。

九月二十九日，杨安贵看得长春宫小太监莲英，今用调气化滞汤一贴。

木香一钱五分　槟榔三钱，炒　厚朴三钱　橘皮二钱　酒军三钱　郁金三钱　延胡索三钱　青皮二钱　焦三仙四钱　瓜蒌四钱　半夏三钱

引用小枳实三钱

十月二十七日，李德立看得长春宫小太监莲英，今用益气化饮汤一贴。

沙参三钱　当归二钱　广木香一钱五分　陈皮二钱　茯苓三钱　白芍二钱，土炒　郁金三钱，研　制半夏二钱　前胡三钱　冬花三钱　紫苏叶三钱　甘草一钱

引用杏仁三钱　生姜一片

十月二十九日，庄守和看得长春宫小太监莲英，今用调气化滞汤一贴。

苏梗叶三钱　前胡二钱　桔梗三钱　枳壳三钱　厚朴二钱　陈皮二钱　木香一钱五分　青皮三钱　元参三钱　栀子三钱　赤苓三钱　泽泻三钱

引用酒军三钱

【参考】 李莲英于同治年间先后在储秀宫、长春宫等处承值，虽然所遗脉案不多，但仍可看出其罹病的大概情况。青年时之李莲英每易感冒咽痛，及痰饮食滞，无怪尔后多肺胃之疾病。

5　医案辑录

光绪二十八年二月初六日，全顺看得总管脉息左关见弦，右寸关滑而稍数。肝脾有热，上焦浮火。以致胸膈嘈闷摆佈，时作头疼，鼻干口黏，倦怠嗜卧。今用清热调肝化湿饮调治。

酒芩一钱　陈皮一钱　菊花三钱　桑叶二钱　杭芍二钱，炒　冬瓜皮三钱　茯神三钱　金石斛三钱　壳砂八分，研　莲子三钱，代心研　藿梗七分

引用荷梗二尺

二月初七日，全顺看得总管脉息左关见弦，右寸关滑而稍数。肝脾未和，上焦浮火，胃气欠调。以致胸膈嘈闷，晚间较甚，有时倦怠嗜卧，口鼻觉干。今用清热调中化湿饮调治。

酒芩一钱 陈皮一钱 菊花三钱 桑叶二钱 杭芍二钱，炒 冬瓜皮三钱 莲子三钱，带心研 茯神三钱 金石斛三钱 焦三仙六钱 藿梗五分

引用荷梗二尺

二月初八日，全顺看得总管脉息左关见弦，右寸关滑而稍数。肝胃未和，上焦浮热未清，湿饮不净，以致胸膈嘈闷，食后较甚，有时身肢觉倦。今用清热和胃调中饮调治。

酒芩一钱 陈皮一钱 杭芍二钱，炒 冬瓜皮三钱 菊花三钱 桑叶二钱 竹茹二钱 云苓三钱 金石斛三钱 焦三仙六钱 莲子三钱，带心研

引用荷梗二尺

二月初九日，总管照原方。

二月初十日，全顺看得总管脉息左关见弦，右寸关沉滑。脾胃未甚调和，有时浮热熏蒸，胸膈不爽，身肢觉倦。今用和胃调中饮调治。

菊花三钱 莲子三钱，带心研 谷芽三钱，炒

引用荷梗二尺

二月十二日，总管照原方。

二月十三日，总管照原方。

二月十四日，全顺看得总管脉息左关见弦，右寸关沉滑。脾胃未和，有时浮热，胸膈作嘈食后较甚，身肢即倦。今用和胃清热调中饮调治。

酒芩一钱 陈皮一钱 杭芍二钱，炒 薏苡仁三钱，炒 茯苓三钱 麦冬二钱 桑叶二钱 金石斛三钱 菊花三钱 莲子三钱，带心研 谷芽三钱，炒 缩砂壳八分

引用荷梗二尺

二月十四日酉刻，全顺看得总管脉息左关弦而稍浮，右寸关滑而稍数。肺胃浮热，稍感风凉，以致头作微疼，身肢恶寒。今用清解调中饮调治。

荆穗一钱五分 防风二钱 桑叶三钱 菊花三钱 酒芩一钱 陈皮一钱 竹茹二钱 神曲三钱，炒

引用鲜芦根一支，切碎

二月十六日，全顺看得总管脉息左关沉弦，右寸关滑而稍数。脾经有热，胃气不和，消化湿饮较慢，以致胸膈嘈闷，食后较甚，倦怠嗜卧，仍觉恶寒。今用调中和胃化湿饮调治。

酒芩一钱 陈皮一钱 杭芍二钱，炒 薏苡仁三钱，炒 麦冬三钱 茯神三钱 菊花三钱 冬瓜皮三钱 桑叶二钱 莲子三钱，带心研 焦三仙六钱 金石斛二钱

引用荷梗二尺

二月十七日，全顺看得总管脉息左关见弦，右寸关沉滑稍数。脾元化湿较慢，胃气不和，蓄湿生热，气不流畅，以致腰痛酸沉，胸膈不爽，时或嘈闷嗜卧。今用调脾和胃化湿饮调治。

杭芍二钱，炒 茯神三钱 薏苡仁三钱，炒 麦冬二钱 陈皮一钱 莲子三钱，带心研 冬瓜皮三钱 炙香附一钱 酒芩一钱 金石斛三钱 焦三仙六钱 砂壳八分

引用荷梗二尺

二月十八日酉刻，李德昌、张仲元、全顺看得总管脉息左关弦而稍数，右寸关滑缓。肝胃不和，气道不调，脾元化湿较慢，以致胸膈不爽，时或嘈闷，谷食欠香，嗜卧好眠。今议用调中和胃化湿饮调治。

茯苓三钱 生杭芍二钱 莲子心一钱 薏苡仁三钱，炒 陈皮一钱五分 竹茹二钱 金石斛二钱 萸连五分，研 甘草八分 焦三仙六钱

引用玫瑰花五分

二月十八日申刻，庄守和、全顺、冯盛化、王继曾、刘玉璋看得总管脉息左寸关弦缓，右寸关缓滑，沉取稍数。肺胃气道稍滞，脾弱微有浮热，以致有时胸膈作嘈谷食欠香，神倦好眠，偶唾痰涎。今议用舒气醒脾和胃饮调治。

陈皮一钱五分　茅术一钱　生枣仁一钱　莲子心一钱五分　金石斛三钱　杭芍二钱　合欢皮二钱　麦芽三钱，炒

引用玫瑰花五分　茶叶五分

二月二十八日，全顺看得总管脉息左关沉弦，右寸关沉滑稍数。胃气不和，脾元化湿较慢，痰饮浮热，胸膈不爽，有时微疼嘈闷，身肢(觉)倦，谷食不香。今用和胃调中化湿饮调治。

杭芍二钱，炒　橘红一钱，老树　半夏曲一钱，炒　竹茹二钱　苦桔梗七分　茯苓三钱　炙枇杷叶三钱　金石斛三钱　桑叶二钱　谷芽三钱，炒　酒芩八分　甘草五分

引用荷梗二尺　炙厚朴五分

二月二十九日，全顺看得总管脉息左关沉弦，右寸关沉滑稍数。胃气不和，脾热湿饮，上焦浮火，胸膈不爽，时作嘈闷，身肢觉倦，谷食不香。今用和胃调中化湿饮调治。

杭芍二钱，炒　寸冬二钱　橘红一钱，老树　茯苓三钱　竹茹三钱　桑叶三钱　炙枇杷叶三钱　金石斛三钱　酒芩一钱　谷芽三钱，炒　甘草五分　菊花二钱

引用荷梗二尺

四月初四日，全顺看得总管脉息左关稍弦，右关滑而近数。脾经蕴热，胃气不和，身肢倦怠，嗜卧时欲眠睡。今用和中清热饮调治。

杭芍二钱，炒　橘红一钱，老树　茯苓三钱　竹茹二钱　桑叶三钱　菊花二钱　炙枇杷叶三钱　金石斛三钱　酒芩一钱　谷芽三钱，炒　莲子三钱，带心

引用荷梗一尺

四月初四日酉刻，全顺看得总管脉息左寸关弦软，右关滑缓。脾经蕴热，湿饮痰粘，运化稍滞，以致软倦嗜卧，寐不沉实，胸膈不爽，目倦懒言。今用和中化湿饮调治。

橘红一钱，老树　远志一钱，肉　茯苓三钱　竹茹二钱　桑叶三钱　金石斛二钱　菊花二钱　生杭芍二钱　菖蒲八分　莲心三分

引用炙枇杷叶三钱

四月初五日，全顺、忠勋看得总管脉息左关稍弦，右关沉滑。脾经湿热，尚未化净，胃气不和，身肢倦怠，有时嗜卧，唇口觉木，胸膈不爽。今议用理脾化湿和中饮调治。

杭芍二钱，炒　橘红一钱，老树　云苓三钱　淮山药三钱　桑叶二钱　菊花二钱　金石斛二钱　谷芽三钱，炒　竹茹二钱　生草五分

引用荷梗一尺

四月初六日，全顺、忠勋看得总管脉息左关稍弦，右关滑而近数。脾热未清，湿饮不净，胃气欠和，转输较慢，有时似欲头痛，胸膈不爽。今议用清热调脾饮调治。

杭芍二钱，炒　橘红一钱，老树　茯苓三钱　桑叶二钱　金石斛三钱　竹茹三钱　菊花二钱　薏苡仁三钱，炒　谷芽三钱，炒　神曲三钱，炒　冬瓜皮三钱

引用荷梗二尺

四月初七日，全顺、忠勋看得总管脉息左关稍弦，右寸关沉滑。脾热未清，湿饮不净，胃气未和，有时胸膈不爽，谷食欠香。今议用调脾和中饮调治。

杭芍二钱，炒　橘红一钱，老树　茯苓三钱　金石斛三钱　桑叶二钱　菊花二钱　薏苡仁三钱，炒　谷芽三钱，炒　神曲三钱，炒　冬瓜皮三钱　半夏曲一钱五分

引用竹茹三钱

四月初八日，全顺、忠勋看得总管脉息左关稍弦，右寸关沉滑。脾热未清，胃气欠和，湿饮不净，有时胸中作嘈谷食欠香，身肢懒倦。今议用调脾清热化痰饮调治。

杭芍二钱，炒　茯苓三钱　半夏曲一钱五分　薏苡仁三钱，炒　橘红一钱，老树　桑叶二钱　菊花二钱　金石斛二钱　焦三仙六钱　冬瓜皮三钱

引用竹茹三钱

四月初十日，全顺、忠勋看得总管脉息左关稍弦，右寸关沉滑。脾热未清，转输较慢，胃气不和，食后胸膈不爽，有时头闷，腹中微胀。今议用调脾和胃化湿饮调治。

杭芍二钱，炒　橘红一钱，老树　茯苓三钱　金石斛二钱　桑叶三钱　菊花三钱　薏苡仁三钱，炒　焦三仙六钱　炙香附五分　半夏曲一钱五分，炒

引用竹茹三钱

四月十六日戌刻，忠勋、杨世葆看得总管脉息左关稍弦，右寸关沉而兼滑。脾经化湿较慢，胃气欠和，以致身肢觉倦，偶作溏泻。今议用理脾和胃化湿饮调治。

杭芍二钱，炒　橘红一钱，老树　茯苓三钱　扁豆二钱，炒　薏苡仁三钱，炒　谷芽二钱，炒　甘草三分

引用红枣三枚

四月十七日，全顺看得总管脉息左关见弦，右寸关沉滑。肝肺气道不和，胃阳浮热，脾经化湿较慢，以致胸膈不爽，肩臂筋络觉滞，身肢懒倦。今用调中和胃化湿饮调治。

茯苓三钱　橘红一钱，老树　杭芍二钱，炒　薏苡仁三钱，炒　桑叶二钱　金石斛二钱　炙香附八分　壳砂七分，研　冬瓜皮三钱　谷芽三钱，炒　甘草五分

引用荷梗二尺

四月十七日戌刻，全顺看得总管脉息左关见弦，右寸关滑而稍数。脾热湿饮，胃气不和，胸中时觉不爽，身肢懒倦而酸，筋络稍滞。今用照早方加减调治。

茯苓三钱　橘红一钱，老树　竹茹三钱　金石斛三钱　桑叶三钱　菊花二钱　杭芍二钱，炒　谷芽三钱，炒

引用荷梗二尺

四月十八日，全顺看得总管脉息左关见弦，右寸关沉滑。湿饮痰热，胃气不和，肝肺之气欠调，以致胸膈不爽，唾有痰黏，肩臂筋脉觉滞，身肢酸倦。今用调中清热化湿饮调治。

茯苓三钱　陈皮一钱　橘络二钱　竹茹二钱　桑枝三钱　菊花三钱　杭芍二钱，炒　焦三仙六钱　金石斛二钱　甘草七分

引用荷梗二尺

四月十九日，全顺看得总管脉息左关稍弦，右寸关沉滑。湿热痰饮，胃气未和，经络尚然稍滞，以致咳唾痰黏，胸膈不爽，身肢觉软。今用调中清热化湿饮调治。

茯苓三钱　陈皮一钱　橘络二钱　竹茹三钱　桑叶枝各二钱　菊花三钱　杭芍二钱，炒　焦三仙六钱　金石斛二钱　半夏曲一钱五分，炒

引用荷梗二尺

四月二十一日，全顺看得总管脉息左关稍弦，右寸关沉滑。蓄湿生热，痰饮化之较慢，胃气不和，有时溢饮，胸腹不爽，少腹微胀，肩臂筋络觉滞，身肢懒倦。今用调中化湿饮调治。

茯苓三钱　陈皮一钱　橘络二钱　法夏二钱　桑叶三钱　杭芍二钱，炒　腹皮二钱　薏苡仁三钱，炒

金石斛二钱　焦三仙六钱　甘草七分

引用荷梗二尺

【参考】 脾胃运化不好，肩背经络觉滞，咳唾痰粘不爽，种种见症，皆由湿热痰饮而成。治法以理脾为要着。

四月二十二日申刻，全顺看得总管脉息左寸关弦而稍浮，右寸关滑而稍数。湿痰饮热，感受风凉，脾胃不和，以致身肢不爽，酸倦力软，手心手背均热，筋络觉滞，食后恶心，少腹微疼。今用清解调中化湿饮调治。

荆芥一钱五分　藿梗一钱　茯苓三钱　陈皮二钱　桑叶二钱　金石斛二钱　神曲三钱，炒　炙香附七分　薏苡仁三钱，炒　腹皮二钱　甘草七分

引用荷梗二尺

四月二十二日戌刻，庄守和、全顺看得总管脉息左关弦而稍浮，右寸关滑而稍数。中脘蓄滞，湿痰饮热未化，郁遏气道，感受风凉，以致头晕身酸，倦软无力，中脘有时微疼，手心发热，大便欠调。今议用疏风和解调中化痰饮调治。

荆芥一钱五分　防风一钱五分　藿梗一钱　橘红一钱五分，老树　炙厚朴一钱　炙香附七分　金石斛二钱　神曲三钱，炒　谷芽三钱，炒　赤苓三钱　薏苡仁三钱，炒　甘草七分

引用荷蒂五个

四月二十三日，庄守和、全顺看得总管脉息左寸关弦而稍浮，右寸关见滑。风凉稍解，皮肤之热略轻，中脘之疼见好，惟里滞痰盛，手心仍热，肠胃不和，夜间大便粘滞，卧不得安，肚腹微疼，身倦酸痛。今议用清解调中化痰饮调治。

荆芥一钱五分　防风一钱五分　橘红一钱五分，老树　赤苓三钱　炙厚朴一钱　杭芍二钱，炒　神曲二钱，炒　谷芽三钱，炒　木香五分，煨　姜连五分，研　甘草七分

引用荷蒂五个

四月二十三日午刻，庄守和、全顺看得总管脉息左寸关弦而稍浮，右寸关见滑。身肢筋脉酸疼，头晕口渴，腹中有时作痛，大便行有粘滞，手心微热，总由肠胃积蓄痰滞，有风湿所致。今议用照早方加减调治。

羌活一钱　防风二钱　橘红一钱五分，老树　赤苓二钱　抚芎一钱五分　赤芍二钱　酒芩一钱五分　海桐皮三钱　木香五分，煨　川连七分，研　建曲二钱　炙草七分

引用薏苡仁三钱，炒

四月二十三日未刻，张仲元看得总管脉息左寸关弦数而浮，右寸关沉滑。肝气郁结，胃蓄食滞痰热，感受风邪，以致头晕口渴，身肢酸疼痛，手心发热，有时烦躁，腹中作痛，大便勤而不多，兼有粘滞而坠。今议用和肝调中平胃分解之法调治。

小青皮一钱，炒　杭芍二钱，炒　川玉金一钱五分，研　橘红一钱，老树　云茯苓三钱　木香五分，研　萸连一钱，研　麦芽三钱，炒　建神曲二钱，炒　甘草八分

引用薏苡仁三钱，炒

四月二十三日亥刻，全顺、张仲元拟总管调和肠胃化湿饮。

杭芍四钱，炒　萸连一钱，研　木香一钱，煨　陈皮一钱五分　茯苓二钱　甘草一钱

水煎温服。

四月二十四日，全顺、张仲元看得总管脉息左关沉弦稍数，右寸关沉滑。表邪已解，惟气道未和，胃蓄湿滞未清，以致腹中作痛，大便勤而不多，下有粘滞而坠，有时烦躁，舌苔黄厚，倦卧不安。今议用调中分解之法调治。

杭芍四钱，炒　萸连七分，研　沉香一钱五分　陈皮一钱五分　炒茅山术二钱　云苓三钱　炙厚朴一钱五分　炙草一钱

引用黑糖四钱

四月二十四日未刻，全顺、张仲元看得总管脉息左关沉弦，右寸关沉滑有力。气道未调，胃蓄滞热不清，上焦浮火，以致大便勤而不多，红白粘滞，腰间作疼，里急后重，倦卧不安。今议用调中分解之法调治。

杭芍四钱，炒　萸连七分，研　槟榔一钱五分　焦栀一钱　茅术二钱，炒　陈皮一钱　炙厚朴一钱　甘草一钱

引用黑糖四钱，兑

四月二十五日，全顺、张仲元看得总管脉息左关沉弦，右寸关沉滑稍数。肠胃滞热未清，气道不和，上焦浮热，以致口黏作渴，腹中觉痛，即作躁汗，便痢尚勤，里急后重，有时烦躁。今议用调中清热分解之法调治。

炒杭芍四钱　白头翁二钱　姜连七分，研　槟榔一钱五分　侧柏叶二钱，炒　东楂三钱　木香七分，煨　甘草一钱

引用鲜银花五钱

本方加炒枳壳一钱五分、军炭一钱五分，申刻照本方加杭芍一钱。

四月二十六日，全顺、张仲元看得总管脉息左关沉弦，右寸关沉滑稍数。夜寐稍安，精神渐爽，惟肠胃气道未调，湿滞不净。以致大便次数虽减尚行，粘滞而坠，有时躁汗。今议用调中分解之法调治。

杭芍四钱，炒　白头翁二钱　侧柏叶二钱，炒　姜连六分，研　枳壳一钱，炒　酒军炭八分　薏苡仁四钱，炒　甘草一钱

引用沉香一钱，研

四月二十七日，全顺、张仲元看得总管脉息左关沉弦，右寸关沉滑。精神见长，大便渐调，夜寐较安，惟余滞不净，便前腹中微疼而坠，稍带粘滞。今议用调中分解之法调治。

杭芍四钱，炒　白头翁二钱　侧柏叶二钱，炒　金石斛三钱　酒军炭七分　薏苡仁三钱，炒　甘草八分　枳壳一钱，炒

引用沉香八分，研

四月二十八日，全顺、张仲元看得总管脉息左关沉弦，右寸关沉滑。精神清爽，谷食较香，惟肝胃未和，夜间少寐。今议用调中和胃饮调治。

杭芍三钱，炒　白头翁二钱　朱茯神三钱　金石斛二钱　薏苡仁三钱，炒　竹茹二钱　枳壳八分，炒　甘草七分

引用焦神曲三钱

四月二十九日，全顺、张仲元看得总管脉息左关沉弦，右寸关沉滑。夜寐安适，精神清爽，谷食渐香，惟肠胃之气尚未甚和，便前微作腹疼。今议用调中和胃饮调治。

杭芍三钱，炒　茯苓三钱　薏苡仁三钱，炒　金石斛三钱　枳壳六分，炒　竹茹二钱　焦神曲三钱　甘草七分

引用焦楂三钱

五月初二日，全顺、张仲元看得总管脉息左关见弦，右寸关沉滑。肝胃之气欠调，余热不净，以致肩臂筋络觉滞，腹中有时微疼。今议用调肝和胃饮调治。

杭芍三钱，炒　炙香附一钱五分　茯苓三钱　金石斛三钱　枳壳六分，炒　桑叶三钱　焦神曲三钱　甘草七分

引用薏苡仁三钱，炒

本日照原方加竹茹三钱。

五月初三日，全顺、张仲元看得总管脉息左关稍弦，右寸关沉滑。肝胃之气欠调，余热不净，以致肩臂筋络有时觉滞，腹中偶或微疼。今议用调肝和胃饮调治。

杭芍三钱，炒　炙香附一钱　茯苓三钱　金石斛三钱　枳壳六分，炒　桑叶三钱　焦神曲三钱　谷芽三钱，炒

引用薏苡仁三钱，炒

【参考】 总管之案，脾胃素虚，故而虽用白头翁、黄连、木香等味治其痢，而用量皆轻，是虑其伤损胃气也。

光绪二十九年正月十二日，全顺拟总管：

生杭芍二钱　桑叶二钱　陈皮一钱　金石斛二钱　赤茯苓三钱　竹茹二钱

水煎温服。

正月二十四日，全顺看得总管脉息左关见弦，右寸关滑数。肺胃湿热熏蒸，上焦牙龈胀疼，身肢不爽，今用清热和胃化湿饮调治。

生杭芍二钱　桑叶二钱　菊花二钱　酒芩一钱　金石斛二钱　茯苓三钱　陈皮一钱　神曲三钱，炒

引用鲜芦根一支，切碎　薄荷三分

正月二十五日申刻，张仲元看得总管脉息左关弦而近数，右寸关滑数。肝胃不和，蓄滞湿热，熏蒸上焦，以致膈间不爽，舌底起有口疮。今用和胃清热化湿之法调治。

生杭芍三钱　桑叶三钱　菊花二钱　竹茹三钱　薏苡仁三钱，炒　金石斛三钱　谷芽二钱，炒　甘草八分

引用竹叶六片

正月二十六日，张仲元看得总管脉息左关弦而近数，右寸关滑数。肝胃欠和，湿热未清，熏蒸上焦，以致膈间有时不爽，舌底起有口疮。今用照原方加减调治。

生杭芍三钱　桑叶三钱　菊花二钱　竹茹三钱　薏苡仁三钱，炒　金石斛三钱　谷芽三钱，炒　甘草八分

引用鲜青果五个，研

正月二十七日，全顺看得总管脉息左关见弦，右寸关滑数。胃阳湿热，上焦浮火，肝脾未甚调和，以致胸膈有时不爽，舌底起有口疮，牙龈稍疼。今用和胃清热化湿饮调治。

生杭芍二钱　桑叶三钱　菊花二钱　丹皮八分　金石斛三钱　薏苡仁三钱，炒　谷芽三钱，炒　甘草八分

引用鲜青果五个，研

正月二十八日，张仲元看得总管脉息左关见弦，右寸关滑数。肝脾未和，胃阳湿热，上焦浮火，以致有时头晕，胸膈不爽，底起有口疮。今用和胃清热化湿饮调治。

生杭芍三钱　桑叶三钱　菊花二钱　丹皮六分　金石斛三钱　薏苡仁三钱，炒　谷芽三钱，炒　生草八分

引用鲜青果五个，研　灯心一子　竹叶七片

二月初七日，庄守和看得总管脉息左关见弦，右寸关滑数。脾胃不和，停蓄湿热，微受煤炭之气，以致头晕口干，心烦作呕。今用正气平胃清化饮调治。

藿梗一钱　陈皮一钱五分　麦冬三钱　赤苓三钱　甘菊花二钱　桑叶三钱　竹茹二钱　甘草八分

引用鲜芦根一支，切碎

二月初七日酉刻，全顺看得总管脉息左关弦而稍数，右寸关滑数。肝经有热，脾胃不和，蓄湿生热，稍有浮感。以致头闷觉晕，倦怠嗜卧，胸膈不爽，时作烦急，食即作呕。今用调中和胃化湿饮之法调治。

荆芥穗一钱　陈皮一钱　竹茹三钱　茯苓三钱　金石斛三钱　桑叶二钱　生杭芍一钱　壳砂八分，研

引用鲜芦根一支，切碎　谷芽三钱，炒

本方减杭芍，加甘菊花二钱、藿香五分。

四月二十二日，庄守和看得总管脉息左关见弦，右寸关滑缓。脾胃欠调，湿郁未化，膈间稍生痰饮，以致中脘嘈杂，心微懊憹困倦多眠，谷食欠香。今用和中醒脾化痰饮调治。

于术一钱五分，炒　橘红一钱，老树　茯苓三钱　薏苡仁三钱，炒　法夏二钱，研　金石斛二钱　藿梗一钱　神曲三钱，炒　壳芽三钱，炒　甘草八分

引用竹茹二钱

【参考】 此亦举二陈法加味，治脾治饮，平和可靠。

四月二十二日申刻，全顺看得总管脉息左关见弦，右寸关滑而近数。脾胃不和，湿饮痰热，气息欠调，以致倦怠嗜卧，胸膈作嘈，谷食欠香。今用和胃调脾化湿饮调治。

桑叶三钱　菊花三钱　竹茹二钱　金石斛三钱　橘红一钱，老树　茯苓三钱　薏苡仁三钱，炒　谷芽三钱，炒　壳砂七分，研　神曲三钱，炒　荷梗二尺

引用灯心一子　鲜青果五个，研

四月二十三日，全顺看得总管脉息左关见弦，右寸关滑而近数。脾胃欠和，湿痰饮热不净，气息欠调，身肢软倦，谷食欠香。今用照原方加减调治。

桑叶三钱　菊花三钱　竹茹二钱　金石斛三钱　橘红一钱，老树　茯苓三钱　莲肉三钱　薏苡仁三钱，炒　壳砂七分，研　神曲三钱，炒　荷梗二尺

引用谷芽三钱，炒　鲜青果五个，研

四月二十四日，全顺看得总管脉息左关见弦，右寸关滑数。脾胃不和，尚有湿饮。肺瘀滞热，目白睛稍有红丝。胸膈不爽，时或嘈闷，身肢懒倦，谷食欠香。今用清热调中化湿饮调治。

桑叶三钱　密蒙花二钱　菊花三钱　竹茹三钱　橘红八分，老树　金石斛三钱　茯苓三钱　薏苡仁三钱，炒　谷芽三钱，炒　通草一钱　荷梗二尺

引用鲜青果五个，研　芦根三把

四月二十五日，全顺看得总管脉息左关见弦，右寸关滑数。湿饮未清，瘀热蒸肺，肝气稍滞，以致目白睛稍有红丝，胸胁欠畅，时或作嘈，身肢软倦。今用调中清热化湿饮调治。

密蒙花二钱　赤芍一钱　刺蒺藜二钱，炒去刺　桑叶三钱　菊花三钱　茯苓三钱　薏苡仁三钱，炒　金石斛三钱　谷芽三钱，炒　通草一钱　荷梗二尺

引用竹茹二钱　鲜青果五个，研

四月二十六日，全顺看得总管脉息左关见弦，右寸关滑数。湿饮浮热未清，脾胃欠和，肝气稍滞，目白睛尚有红丝，胸膈不爽，气息欠调，或作嘈闷。今用清热调中化湿饮调治。

密蒙花二钱　赤芍一钱五分　刺蒺藜一钱五分，炒　桑叶三钱　菊花三钱　茯苓三钱　薏苡仁三钱，炒　金石斛三钱　谷芽三钱，炒　川贝一钱五分，研　竹茹二钱

引用荷梗二尺　鲜青果五个，研

四月二十七日，全顺看得总管脉息左关见弦，右寸关滑而稍数。脾元化湿较慢，饮热未清，胃气欠和，胸膈时作嘈闷，身肢懒倦，谷食欠香。今用调脾和胃饮调治。

茯苓三钱　陈皮一钱　薏苡仁三钱，炒　冬瓜皮三钱　莲肉三钱　金石斛二钱　桑叶二钱　菊花二钱　谷芽三钱，炒　壳砂七分，研　竹茹二钱

引用荷梗二尺　鲜青果五个，研

八月二十五日，李崇光看得总管脉息左关见弦，右寸关滑而近数。肺胃湿瘀，气滞浮火，以致胸膈不爽，有时咳嗽，语言之时舌似肿疼，右胁之下，气息仍觉未畅。今用调气

化湿和胃之法调治。

茯苓三钱　川贝二钱，研　薏苡仁三钱，炒　莲心五分　神曲三钱，炒　陈皮一钱　谷芽三钱，炒　甘草七分

引用荷梗一尺

八月二十六日，李崇光看得总管脉息左关见弦，右寸关滑而近数。肺气未和，中焦湿热未净，以致胸膈不爽，有时咳嗽，唾有湿痰，鼻息之气，时或不利。今用调气化湿和胃之法调治。

茯苓三钱　陈皮一钱　薏苡仁三钱，炒　半夏曲一钱五分，炒　神曲三钱，炒　川贝二钱，研　谷芽三钱，炒　甘草七分

引用荷梗一尺

八月二十七日，总管照原方。

九月初一日，全顺、李崇光看得总管脉息左关见弦，右寸关滑而近数。湿饮浮热熏蒸于肺，胃气不和，以致胸膈不爽，咳嗽痰粘，身肢软倦，似觉恶寒。今议用和胃化湿饮调治。

茯苓三钱　橘红一钱，老树　半夏曲一钱五分，炒　竹茹二钱　桑叶三钱　金石斛三钱　薏苡仁三钱，炒　神曲三钱，炒　谷芽三钱，炒　甘草七分

引用炙枇杷叶三钱，包煎

九月初二日，全顺、李崇光看得总管脉息左关见弦，右寸关滑而近数。湿饮浮热熏蒸于肺，胃气不和，以致胸膈不爽，咳嗽痰粘，身肢软倦。今议用和胃化湿饮调治。

茯苓三钱　橘红一钱，老树　半夏曲一钱五分，炒　杭芍一钱五分，炒　桑叶三钱　金石斛三钱　竹茹二钱　薏苡仁三钱，炒　谷芽三钱，炒　甘草七分

引用炙枇杷叶三钱，包煎

照本方加党参一钱。

九月初三日，全顺、李崇光看得总管脉息左关见弦，右寸关滑而近数。湿饮浮热，肺胃之气欠和，以致胸膈不爽，有时咳嗽，唾有痰粘，身肢较软。今议用和胃化湿饮调治。

党参一钱　茯苓三钱　橘红一钱，老树　半夏曲一钱五分，炒　杭芍一钱五分，炒　桑叶三钱　金石斛三钱　薏苡仁三钱，炒　谷芽三钱，炒　甘草七分

引用荷梗一尺

九月初四日，全顺、李崇光看得总管脉息左关见弦，右寸关滑而近数。湿热渐轻，肠胃气道欠和，时或咳嗽，胸膈有时不爽，行有粘滞。今议用和胃化湿饮调治。

茯苓三钱　橘红一钱，老树　半夏曲一钱五分，炒　杭芍一钱五分，炒　金石斛三钱　薏苡仁三钱，炒　煨木香五分　桑叶三钱　谷芽三钱，炒　甘草七分

引用荷梗七分

九月初五日，全顺、李崇光看得总管脉息左关见弦，右寸关滑而近数。湿热痰饮，肺胃之气欠调，时作咳嗽，膈间不爽，有(时)嘈闷，谷食欠香，身肢较倦，腹中时或觉坠。今议用和胃调中化(湿)饮调治。

茯苓三钱　橘红一钱，老树　半夏曲一钱五分，炒　杭芍一钱五分，炒　炙香附七分　金石斛三钱　煨木香五分　薏苡仁三钱，炒　谷芽三钱，炒　甘草七分

引用荷梗一尺

九月初六日，范绍相、全顺、李崇光看得总管脉息左关见弦重按软，右寸关滑而稍数。肝阴不足，肺胃之气欠调，时作咳嗽，唾有痰饮，膈间不畅，时或嘈闷，谷食欠香，身肢懒倦，大便后似觉作坠。今议用益阴调中化湿饮调治。

杭芍二钱，炒　茯苓三钱，朱拌　半夏曲二钱，炒　陈皮二钱　金石斛三钱　薏苡仁三钱，炒　炙香附七分　谷芽三钱，炒　麻仁一钱五分，研　壳砂一钱，研

引用荷蒂五个

九月初七日，范绍相、全顺、李崇光看得总管脉息左关见弦，重按力弱，右寸关滑而近数。肝阴未实，肺胃之气欠调，时作咳嗽痰饮，谷食欠香，身肢懒倦，大便后稍觉舒畅。今议用益阴清肺理脾之方调治。

杭芍二钱，炒　茯苓三钱，朱拌　建曲二钱，炒　陈皮二钱　金石斛三钱　薏苡仁三钱，炒　炙香附七分　麻仁一钱，研　白前一钱　壳砂一钱，研

引用荷蒂五个

【参考】 痰饮咳嗽，脾虚纳呆，大便不畅是总管由来已久之病。观同治朝医案，李莲英任长春宫小太监时即有咳嗽便滞之症，据其脉症推测，当是痰湿体质使然。

光绪三十年四月初七日，庄守和、姚宝生看得总管脉息左关稍弦，右寸关缓滑。神力见好。惟脾元未实，肠胃稍有湿热。今议用益气理脾化湿之法调治。

党参三钱　生、炒于术各一钱五分　陈皮八分　茯苓三钱　子芩一钱　薏苡仁四钱，炒　扁豆三钱，炒　广砂七分，研　炙香附一钱　谷芽三钱，炒　藿梗八分　炙草八分

引用佛手柑六分

四月初八日，总管照原方。

四月初九日，总管照原方减子芩，加荷梗一尺。

四月初十日，总管照原方。

四月十一日，总管照原方。

四月十二日，总管照原方。

四月十八日，庄守和、姚宝生看得总管脉息左关稍弦，右寸关缓滑。神力见好。惟脾元未实，胃气稍有欠和。今议用益气理脾和胃之法调治。

党参三钱　生、炒于术各一钱五分　陈皮八分　茯苓三钱　扁豆三钱　薏苡仁四钱，炒　炙香附一钱　广砂七分，研　生神曲二钱　谷芽三钱，炒　藿梗八分　炙草八分

引用佛手柑六分

四月十九日，总管照原方。

四月二十日，总管照原方。

四月二十一日，张仲元、姚宝生看得总管脉息左关稍弦，右寸关缓滑。神力见好。惟脾元欠实，中气稍有未和，今议用益气理脾和中之法调治。

党参三钱　生、炒于术各一钱五分　陈皮八分　茯苓三钱　扁豆三钱，炒　薏苡仁四钱，炒　炙香附一钱　广砂七分，研　建莲三钱，代心研　谷芽三钱，炒　藿梗八分　炙草八分

引用佛手柑八分

四月二十二日，总管照原方，此方改熬膏子药。

七月初三日，庄守和、张仲元看得总管脉息左关稍弦，右寸关滑而近数。中气欠调，心脾火郁，胃经湿热熏蒸，以致舌疮疼痛。今议用清热化湿饮调治。

鲜银花二钱　连翘二钱　栀子一钱五分　丹皮一钱　莲子心三分　元参三钱　金石斛三钱　赤苓三钱

引用灯心一子

总管漱口方。

金银花二钱　菊花二钱　元参二钱　食盐一钱　生蒲黄一钱　生草八分

水煎温漱。

七月初三日，竹茹三钱，青果十五个，灯心一子，金银花二钱

水煎温服。

七月初三日，庄守和、张仲元看得总管脉息左关稍弦，右寸关滑而近数。中气欠调，心脾浮热。今议用理脾和胃清热化湿饮调治。

生、炒于术各一钱五分　赤苓三钱　薏苡仁四钱，炒　金石斛三钱　扁豆三钱，炒　莲子心三分　连翘一钱五分　生杭芍一钱　鲜金银花二钱

引用灯心一子

七月初四日，庄守和、张仲元看得总管脉息左关稍弦，右寸关滑而近数。中气欠调，心脾火郁未清，口疮尚觉疼痛。今议用清热化湿饮调治。

银花三钱　连翘二钱　酒连六分，研　元参三钱　金石斛三钱　赤苓三钱　竹茹一钱五分　生草八分

引用灯心一子

七月初五日午刻，庄守和、张仲元看得总管脉息左关稍弦，右寸关滑而近数。心脾火郁，胃阳湿热熏蒸，口疮疼痛。今议用古方清胃散加减调治。

次生地三钱　酒连八分，研　丹皮二钱　石膏三钱，研　栀子二钱，炒　藿梗一钱　连翘三钱　生草八分

引用升麻八分

本方减石膏、次生地一钱五分，加竹茹二钱、灯心一子、银花三钱。

七月初五日，庄守和、张仲元拟：总管漱口方。

生石膏四钱，研　薄荷八分　元参三钱　食盐一钱　金银花二钱　甘草一钱

水煎温漱。

【参考】 清胃散本为治牙宣、口疮之方，再加竹茹、灯心则清心胃之火尤力，服后第二日脉案即无口疮之症，可见效验确实。

七月初七日戌刻，庄守和看得总管脉息左关稍弦，右寸关缓滑。脾经欠调，肠胃蓄湿气滞，便后腹胁作痛。今用理脾止痛之法调治。

藿梗一钱　陈皮八分　扁豆三钱，炒　赤苓三钱　薏苡仁三钱，炒　茅术一钱五分，炒　炙香附八分　炙草八分

引用壳砂七分，研

七月初八日，庄守和看得总管脉息左关稍弦，右寸关缓滑。脾元未壮，肠胃湿气郁滞，微受寒凉。以致大便见溏，肚腹疼痛。今用理脾温中止痛之法调治。

于术二钱，炒　陈皮八分　云苓三钱　扁豆三钱，炒　薏苡仁四钱，炒　木香六分，煨　川楝子二钱，研　炙草八分

引用生姜二片　红枣肉三个

七月初八日午刻，庄守和看得总管脉息左关稍弦，右寸关缓滑。脾元不壮，肠胃蓄有湿滞，气不调畅，以致大便见溏，肚腹便前作痛。今用益气健脾化湿之法调治。

潞党参二钱　于术二钱，土炒　云苓三钱　扁豆三钱，炒　薏苡仁四钱，炒　木香六分，煨　陈皮八分　泽泻一钱五分　杭芍一钱五分，炒　炙草八分

引用生姜二片

本方加藿梗八分、广砂八分研。

七月初八日：

潞党参一钱　云苓二钱　扁豆三钱，炒　生姜一片

水煎送服平安丸一丸。

七月初八日上传：

陈皮一钱　谷芽三钱，炒　金石斛二钱　金银花二钱　连翘五分　青果十五个，研　腹皮五分　鲜荷梗一尺

水煎温服。

七月初九日，庄守和、张仲元看得总管脉息左关稍弦，右寸关缓滑。肠胃气道欠调，脾元化湿较慢。今议用理脾和胃化湿饮调治。

潞党参二钱　于术二钱，土炒　云苓三钱　扁豆三钱，炒　薏苡仁三钱，炒　木香六分，煨　壳砂八分，炒　藿梗八分　杭芍八分，炒　陈皮八分　炙草八分

引用腹皮一钱

光绪三十一年正月初一日，张仲元、姚宝生看得总管脉息左关稍弦，右寸关缓滑，神力甚好。胃气欠和，稍蓄饮滞。今议用和胃调中之法调治。

茯苓三钱　广皮八分　焦麦芽二钱　神曲二钱，炒　姜连六分，研　竹茹二钱　茅术一钱，炒　藿梗六分

引用佛手柑六分

正月初六日，姚宝生看得总管脉息左关稍弦，右寸关缓滑，神力甚好。惟气道有时欠调，稍有浮热。今用理脾调气化湿膏调治。

生于术六钱　茯苓六钱　薏苡仁九钱，炒　陈皮三钱　扁豆六钱，炒　神曲六钱，炒　炙香附三钱　甘菊花四钱　佛手柑二钱　生草三钱

共以水煎透去渣，再熬浓汁，少兑炼蜜为膏，每服三钱，白开水冲服。

正月初八日，姚宝生看得总管脉息左关稍弦，右寸关缓滑，神力甚好。惟气道未畅，稍蓄痰饮。今用理气化痰之法调治。

炙枇杷叶一钱五分　橘红七分，老树　川贝一钱五分，研　茯苓三钱　生于术三钱　薏苡仁三钱，炒　炙香附八分　神曲三钱，炒　佛手柑八分　生草六分

引用鲜芦根一支，切碎

正月初九日，张仲元、姚宝生看得总管脉息左关稍弦，右寸关缓滑，神力甚好。惟气道未畅，稍有饮热。今议用理气化痰之法调治。

茯苓三钱　生于术二钱　薏苡仁三钱，炒　神曲二钱，炒　川贝一钱五分，研　炙枇杷叶一钱五分　橘红七分，老树　酒芩八分　佛手柑八分　甘草六分

引用鲜芦根一支，切碎

正月初十日，总管照原方。

正月十一日午刻，庄守和、张仲元看得总管脉息左关稍弦，右寸关滑而近数。肺胃饮热，稍有浮感，以致头晕恶寒，皮肤作痒。今议用清解和中之法调治。

荆芥一钱五分　桑叶二钱　菊花二钱　酒芩一钱　藿梗八分　建曲一钱五分　谷芽三钱，炒　薏苡仁三钱，炒　陈皮八分　炙枇杷叶二钱

引用鲜芦根一支，切碎

正月二十一日，张仲元、姚宝生拟总管和中化湿饮。

云苓三钱　焦于术二钱　陈皮八分　炙香附七分　酒芩一钱　甘菊花一钱五分　谷芽三钱，炒　鲜青果七个，研

水煎温服。

正月二十二日，张仲元、姚宝生看得总管脉息左关稍弦，右寸关滑而稍数。中气欠调，稍蓄湿热。今议用理脾化湿热之法调治。

茯苓三钱　焦于术二钱　陈皮八分　谷芽三钱，炒　酒连八分，研　甘菊花二钱　神曲三钱，炒　炙香附八分　藿梗六分　薏苡仁三钱，炒　合欢皮一钱

引用鲜青果五个，研

光绪三十二年正月初四日，庄守和、张仲元看得总管脉息左关见弦，右寸关滑而稍数，神力甚好。惟胃气欠和，稍蓄湿热。今议用理脾和胃化湿之法调治。

生于术三钱　党参三钱　陈皮八分　云苓三钱　姜黄连八分，研　壳砂八分，研　神曲三钱，炒　薏苡仁三钱，炒　谷芽三钱，炒　竹茹二钱　甘草八分

引用煨木香五分

照本方加藿梗四分。

【参考】 观李莲英前后脉案表明，系患阳虚脾胃虚寒之症，故本案治以香砂养胃丸加减，颇为得当。

五月十四日戌刻，姚宝生看得总管脉息左关沉弦，右寸关缓滑，神力甚好。惟肺胃稍蓄湿热，气道欠舒。今用调中化湿饮调治。

藿梗四分　扁豆三钱，炒　广皮七分　生于术八分　竹茹八分　淡竹叶六分

引用益元散一钱五分，煎

五月十八日，脉濡。舌苔黑而滑。诊视其脉管有冷气，皆寒湿中阻之象。

半夏三钱　广化皮一钱　槟榔一钱　香附二钱　缩砂壳一钱

水三杯煎杯半。

五月十八日酉刻，张仲元、姚宝生看得总管脉息左关稍弦，右寸关沉缓。中气欠舒，脾湿健运不畅。今议用醒脾化湿之法调治。

生、炒于术各一钱五分　茯苓三钱　焦茅术八分　广砂八分，研　扁豆三钱，炒　藿梗三分　车前子二钱，包煎　广皮八分　炙甘草八分

引用党参二钱

五月十九日，张仲元、姚宝生看得总管脉息左关稍弦，右寸关沉缓。中气欠舒，脾湿健运不畅。今议用醒脾化湿之法调治。

生于术三钱　人参四分　党参一钱五分　扁豆三钱　谷芽二钱，炒　广皮八分　炙草八分　广砂八分，研　云茯苓三钱　藿梗二分　泽泻八分

引用金石斛一钱五分

五月二十日，张仲元、姚宝生看得总管脉息左关稍弦，右寸关沉缓。中气稍舒，惟脾元健运不畅。今议用醒脾化湿之法调治。

生于术三钱　人参四钱　党参一钱五分　扁豆三钱，炒　云茯苓三钱　广砂八分，研　藿梗三钱　泽泻八分　谷芽三钱，炒　广皮八分　炙草八分

光绪三十三年正月初三日，庄守和、张仲元、姚宝生看得总管脉息左关稍弦，右寸关缓滑，神力甚好。惟气道未舒，运化欠畅。今议用益气调中之法调治。

人参八分　党参二钱　生于术二钱　茯苓三钱　山药三钱，炒　姜夏一钱　谷芽二钱，炒　广砂八分，研　橘红七分，老树　炙草五分

引用佛手柑六分

正月初四日，总管照原方。

正月初五日，总管照原方。

正月初七日，张仲元、姚宝生看得总管脉息左关稍弦，右寸关缓滑，神力甚好。惟中

气稍有未舒。今议用益气调中之法调治。

人参八分 党参二钱 生于术二钱 茯苓三钱 山药三钱，炒 谷芽二钱，炒 广砂八分，炒 神曲一钱五分，炒 橘红七分，老树 姜夏一钱

引用佛手柑六分

本方减山药加鲜青果五个研。

正月初八日，总管照原方。

正月初九日，张仲元、姚宝生看得总管脉息左关稍弦，右寸关缓滑，神力甚好。惟中气稍有未畅，今议用益气调中之法调治。

人参八分 党参二钱 生于术二钱 茯苓三钱 广砂八分，研 炙香附七分 谷芽二钱，炒 姜夏一钱 橘红七分，老树

引用佛手柑六分 鲜青果五个，研

正月十四日，庄守和、张仲元看得总管脉息左关稍弦，右寸关缓滑，神力甚好。惟中气稍有未畅，今议用益气醒脾之法调治。

人参八分 党参二钱 生于术二钱 广皮八分 广砂八分，研 谷芽二钱，炒 神曲一钱五分，炒 炙草六分

引用佛手柑五分 鲜青果五个，研

正月十七日申刻，张仲元看得总管脉息左关滑而鼓指。胃气稍有壅滞。今用补中兼消之法调治。

党参二钱 生于术二钱 广皮一钱 广砂八分，研 厚朴一钱 神曲二钱，炒 谷芽三钱，炒

引用佛手柑六分

正月二十二日，张仲元、姚宝生看得总管脉息左关稍弦，右寸关沉滑，神力甚好。惟肺胃气道欠畅，稍蓄湿饮。今议用调中化湿之法调治。

生于术一钱五分 云苓二钱 橘红八分，老树 半夏曲八分 谷芽三钱，炒 炙枇杷叶一钱五分 广砂八分，研 甘草六分

引用鲜芦根一支，切碎 鲜青果五个，研

正月二十二日申刻，姚宝生看得总管脉息左关稍弦，右寸关缓滑，神力甚好。气道欠畅，湿饮未清。今用调中化湿之法调治。

生于术二钱 茯苓二钱 半夏曲八分 广砂八分，研 炙香附八分 山药二钱，炒 广陈皮七分

引用灯心一子

正月二十三日，张仲元、姚宝生看得总管脉息左关稍弦，右寸关缓滑，神力甚好。惟气道欠舒，湿饮未清。今议用理脾化湿之法调治。

生于术二钱五分 云苓二钱 半夏曲八分 广砂八分，研 炙香附六分 山药三钱，炒 薏苡仁三钱，炒 炙草六分

引用藿梗四分

五月初八日戌刻，李增蕃看得总管脉息左关稍弦，右寸关缓滑。胃中饮热上蒸，以致胸满嘈杂。今以化饮和胃之法调治。

霜桑叶二钱 甘菊花二钱 陈皮一钱 茅术一钱 炙厚朴一钱 壳砂一钱五分，研 茯苓三钱 竹茹八分

引用灯心一子

【参考】 化饮以二陈汤，和胃用平胃散，本方即由此二者而来。

五月初九日，姚宝生看得总管脉息左关稍弦，右寸关滑而无力。稍觉受暑。今用清暑益气之法调治。

洋参一钱　人参三分　霜桑叶一钱五分　酒连四分　广皮七分　粉葛八分　扁豆三钱，炒　竹叶六分

引用香薷三分

五月初九日申刻，戴家瑜看得总管脉息左关稍弦，右寸关滑缓。脾胃气道未畅，偶感风寒，益兼湿饮停滞。今用和中化饮之法调治。

党参一钱五分　云苓二钱　法夏二钱　焦茅术一钱五分　广砂七分，研　炙厚朴七分　藿香一钱　广皮一钱　竹茹一钱

引用生姜二片　红枣肉三个

本方减生姜一片、红枣肉一个。

五月初十日，庄守和、戴家瑜看得总管脉息左关稍弦，右寸关滑而稍数。脾胃不和，蓄有痰饮，感受风凉。今议用和解调中化饮之法调治。

藿香一钱　苏梗八分　橘红一钱　法夏一钱　云苓三钱　茅术一钱五分，研　川贝一钱五分，炒　甘草八分

引用竹茹一钱五分　生姜一片

本方苏梗减五分。

五月初十日申刻，庄守和、戴家瑜看得总管脉息左关稍弦，右寸关滑而稍数。表邪覆郁尚欠汗解，今议用解表退热之法调治。

洋参五分　羌活八分　防风一钱五分　粉葛一钱五分　酒芩一钱五分　橘红一钱　丹皮一钱五分　甘草七分

引用建神曲二钱，炒　竹茹一钱

五月十一日，庄守和、戴家瑜看得总管脉息左关稍弦，右寸关滑而稍数。表邪见解，惟痰饮未清。今议用和中化饮之法调治。

川郁金一钱五分　橘红一钱　法夏一钱五分，研　桔梗一钱　酒黄芩一钱五分　竹茹一钱　葛根一钱　甘草七分

引用建曲二钱，炒

五月十一日申刻，庄守和、戴家瑜看得总管脉息左关稍弦，右寸关滑而稍数。肺气尚滞，痰热未清，今议用舒郁清痰之法调治。

溏瓜蒌三钱，研　川贝二钱　橘红一钱　酒芩一钱五分　川郁金一钱五分　木香五分，研　竹茹一钱　谷芽三钱，炒

引用佛手柑一钱　延胡索八分，炒

五月十二日，庄守和、戴家瑜看得总管脉息左关稍弦，右寸关滑缓。肺气稍滞，营分尚有郁热未清，今议用舒郁退热之法调治。

川郁金一钱五分　瓜蒌皮二钱　橘红一钱　丹皮一钱五分　银柴胡一钱　酒黄芩一钱五分　谷芽三钱，炒　杭芍一钱五分，炒

引用地骨皮一钱五分

本方减郁金、爪蒌皮，加西洋参、鲜荷梗。

五月十三日，庄守和、戴家瑜看得总管脉息左关稍弦，右寸关滑缓。发热见感，肺气尚滞，胸旁有时作痛。今议用舒郁止痛之法调治。

炙香附一钱　橘红一钱　桔梗一钱五分　丹皮一钱五分　地骨皮一钱五分　桑叶二钱　谷芽二钱，炒　甘草八分

引用鲜荷叶一角　没药一钱

五月十四日，庄守和、戴家瑜看得总管脉息左关稍弦，右寸关滑缓。气道稍滞，胸旁有时作痛。今议用顺气止痛之法调治。

炙香附一钱　橘红一钱　桔梗一钱　丹皮一钱五分　地骨皮一钱五分　知母一钱，炒　桑叶二钱　甘草八分

引用鲜荷叶一角

五月十六日，庄守和、戴家瑜看得总管脉息左关稍弦，右寸关滑缓。诸证已减。惟胃气欠实，脾元未畅。今议用益气和胃之法调治。

党参二钱　云苓二钱　生于术一钱　橘红八分　法夏一钱五分　炙香附一钱五分　广砂六分，研　炙甘草八分

引用鲜荷叶一角

本方减香附七分。

五月十七日，庄守和、戴家瑜看得总管脉息左关见平，右寸关滑缓。胃气欠实，少有痰热未清。今议用和中化痰之法调治。

党参二钱　云苓一钱五分　生于术八分　橘红八分　川贝一钱五分，研　竹茹二钱　半夏曲一钱　炙甘草八分

引用鲜荷叶一角

五月十八日，总管照原方。

光绪三十四年正月初六日，张仲元、姚宝生看得总管脉息左关稍弦，右寸关缓滑。脾元欠畅，稍有湿热。今议用调中化湿之法调治。

党参一钱　生于术一钱　茯苓一钱五分　橘红七分，署内　甘草五分

引用鲜芦根二支，切碎　鲜青果三个，研

正月初七日，总管代茶饮。

淡竹叶一钱　灯心一子　广橘红五分　鲜青果七个，研

水煎温服。

【参考】 此异功散之法，原出钱乙《小儿药证直诀》，光绪三十四年李莲英已近老年，取此平和有效之剂，于其脾胃虚弱又兼气滞之症，颇相适宜。以后诸方，悉本此而进。

正月初九日，庄守和、张仲元、姚宝生看得总管脉息左关稍弦，右寸关滑缓。脾元欠畅，稍有湿饮。今议用理脾化湿之法调治。

茯苓二钱　生于术一钱五分　橘红七分，署内　半夏曲一钱　谷芽二钱，炒　薏苡仁三钱，炒　甘草五分

引用鲜青果三个，研

本方减甘草、生于术，加炙草五分。

正月初十日申刻，张仲元、姚宝生看得总管脉息左关稍弦，右寸关缓滑。中气欠畅，稍有湿热，今议用调中化湿之法调治。

茯苓二钱　生于术一钱　竹茹八分　半夏曲八分　谷芽二钱，炒　藿梗五分　广皮八分

引用鲜芦根一支，切碎

正月十一日，张仲元、姚宝生看得总管脉息左关稍弦，右寸关滑缓。中气欠和，化湿较慢。今议用理脾化湿之法调治。

党参二钱　生于术一钱五分　广皮八分　半夏曲八分　薏苡仁三钱，炒　茯苓二钱　炙草五分

引用鲜芦根一支，切碎

正月十二日，总管照原方。

正月十三日，总管照原方。

正月十四日，张仲元、姚宝生看得总管脉息左关稍弦，右寸关缓滑。脾元化湿尚有未畅，今议用理脾化湿之法调治。

党参二钱五分　生于术一钱五分　茯苓二钱　橘红六分，署内　薏苡仁三钱，炒　半夏曲八分　谷芽二钱，炒　炙草五分

引用鲜芦根一支，切碎

正月十六日，张仲元、姚宝生看得总管脉息左关沉弦，右寸关缓滑。中气欠畅，稍蓄饮热。今议用调中化湿之法调治。

茯苓二钱　生于术一钱五分　广皮八分　竹茹八分　薏苡仁三钱，炒　炙香附八分　半夏曲一钱　甘草五分

引用灯心一子

本方炙香附减三分。

正月十七日，张仲元、姚宝生看得总管脉息左关稍弦，右寸关滑缓。脾元欠畅，稍有湿饮。今议用调中化湿之法调治。

茯苓二钱　生于术一钱五分　广皮八分　竹茹八分　桑叶一钱五分　炙香附五分　半夏曲一钱　甘草五分

引用灯心一子

正月十八日，总管照原方。

正月二十三日申刻，张仲元、姚宝生看得总管脉息左关稍弦，右关滑缓。肠胃欠和，稍有湿气。今议用理脾化湿之法调治。

党参二钱　生于术一钱五分　薏苡仁三钱，炒　茯苓二钱　广皮八分　山药二钱，炒　甘草五分

引用藿梗四分

本方减炒山药、藿梗，生于术减五分，加壳砂四分。

正月二十四日，张仲元、姚宝生看得总管脉息左关稍弦，右寸关滑缓。中气欠和，化湿较慢。今议用理脾化湿之法调治。

茯苓二钱　生于术一钱　橘红七分，署内　半夏曲八分　薏苡仁三钱，炒　霜桑叶二钱　甘草五分

引用灯心一子

正月二十五日张仲元、姚宝生看得总管脉息左关稍弦，右寸关缓滑。肠胃欠和，脾元化湿较慢，腹中有时作痛，大便较勤。今议用理脾调中之法调治。

党参一钱五分　生于术一钱五分　茯苓二钱　薏苡仁三钱，炒　莲肉三钱　煨木香五分　广砂八分，研　炙甘草六分

引用佛手柑五分

本方减佛手柑，加通草一钱、党参一钱。

正月二十六日，总管照原方。

正月二十七日，张仲元、姚宝生看得总管脉息左关稍弦，右寸关缓滑。中气欠和，脾元化湿较慢。今议用理脾化湿之法调治。

二月初七日，庄守和、张仲元看得总管脉息左寸稍弦，右关滑缓。心脾稍蓄湿热，以致舌起口疮。今议用理脾清热之法调理。

金石斛一钱五分　通草八分　薏苡仁三钱，炒　茯苓二钱　青竹茹一钱　花粉二钱　甘草五分

引用鲜芦根一支，切碎

二月初八日，庄守和、张仲元看得总管脉息左寸稍弦，右关滑缓。脾元不畅，稍有湿热。今议用益气理脾之法调治。

党参一钱五分　生于术一钱　茯苓二钱　薏苡仁三钱，炒　莲肉二钱，带心　通草八分　甘草五分

引用灯心一子

本方减甘草，加炙草五分。

二月初九日，庄守和、张仲元看得总管脉息左关稍弦，右关滑缓。脾元欠畅，消化较慢。今议用益气理脾之法调治。

党参二钱　生于术一钱五分　茯苓二钱　薏苡仁三钱，炒　广皮七分　通草八分　炙草五分
引用谷芽二钱，炒

本方减广皮，加广红五分、灯心一子。

二月初十日，庄守和、张仲元看得总管脉息左关稍弦，右关滑缓。脾元渐畅，气道欠和，今议用益气理脾之法调治。

党参一钱五分　生于术一钱　茯苓二钱　薏苡仁三钱，炒　广红五分　通草八分　谷芽二钱，炒　炙草五分
引用荷梗一尺

二月初十日酉刻，姚宝生看得总管脉息左关稍弦，右关缓滑。中气欠舒，稍有湿热。今用调畅中气之法调治。

生于术五分　茯苓一钱五分　谷芽二钱，炒　炙香附六分　广橘红五分　泽泻六分
引用佛手柑五分

本方减泽泻，炙香附减三分。

二月十一日，张仲元、姚宝生看得总管脉息左关稍弦，右关缓滑。中气欠舒，化湿较慢。今议用和中化湿之法调治。

生于术一钱　茯苓二钱　薏苡仁三钱，炒　通草八分　广橘红五分　炙香附四分　谷芽二钱，炒
引用鲜芦根一支，切碎

二月十二日，张仲元、姚宝生看得总管脉息左关稍弦，右关缓滑。中气欠和，健运未畅。今议用理脾化湿之法调治。

党参一钱五分　生于术一钱　茯苓二钱　薏苡仁三钱，炒　通草八分　广橘红五分　炙香附四分　谷芽三钱，炒
引用鲜芦根一支，切碎

二月十八日，张仲元看得总管脉息左关稍弦，右寸关缓滑。中气欠调，稍有湿热，今用和中化湿之法调治。

生于术一钱　茯苓一钱五分　薏苡仁三钱，炒　通草八分　谷芽二钱，炒　橘红六分，署内　甘草五分
引用荷梗一尺　鲜芦根一支，切碎

二月十九日，张仲元看得总管脉息左关稍弦，右寸关滑缓。中气欠和，稍有湿热。今用和中化湿之法调治。

生于术一钱　茯苓一钱五分　薏苡仁三钱，炒　通草八分　谷芽二钱，炒　橘红六分，署内　荷梗尺　甘草五分
引用灯心一子

二月二十日，张仲元看得总管脉息左关稍弦，右寸关滑缓。中气欠和，稍有痰饮。今用理脾化湿之法调治。

党参二钱　茯苓一钱五分　生于术一钱　薏苡仁三钱，炒　橘红六分，署内　木通五分　荷梗一尺　甘草五分
引用灯心一子

二月二十日酉刻，张仲元看得总管脉息左关见弦，右寸关沉缓。中气欠调，稍有痰饮，有时气串作疼。今用和中化湿之法调治。

生于术一钱　茯苓一钱五分　半夏曲一钱　炙香附六分　通草八分　荷梗一尺　谷芽二钱，炒
引用佛手柑五分

本方香附减三分，佛手柑减二分五厘。

二月二十日亥刻，张仲元看得总管脉息左关见弦，右寸关沉缓。中气欠调，稍有痰饮，

气串作痛。今用和中化饮之法调治。

生于术一钱　茯苓二钱　法夏一钱　炙香附四分　杭芍一钱五分，炒　谷芽二钱，炒　橘红七分，署内

引用炙枇杷叶一钱五分

二月二十一日，张仲元看得总管脉息左关见弦，右寸关沉滑。气串作疼渐轻，稍有痰饮，有时咳嗽。今用调中化饮之法调治。

生于术一钱　茯苓二钱　薏苡仁三钱，炒　炙香附四分　杭芍一钱五分，炒　萸连五分，研　法半夏一钱　橘红五分，署内

引用炙枇杷叶一钱五分

二月二十二日，张仲元看得总管脉息左关见弦，右寸关沉缓。中气欠和，稍有痰饮，今用理脾化饮之法调治。

党参一钱　生于术一钱　茯苓二钱　薏苡仁三钱，炒　橘红五分，署内　杭芍一钱，炒　甘草五分

引用法夏一钱

二月二十三日，总管照原方加炒谷芽二钱，午初煎药，午正一刻服药。

二月二十四日，张仲元看得总管脉息左关稍弦，右寸关沉缓。中气欠和，稍有痰饮。今用理脾化饮之法调治。

党参一钱　生于术一钱　茯苓二钱　薏苡仁三钱，炒　橘红五分，署内　杭芍八分，炒　谷芽二钱，炒　甘草五分

引用法夏六分

午初煎药，午正二刻服药。

二月二十五日，总管照原方，午初煎药，无服药。

二月二十五日申刻，张仲元看得总管脉息左关稍弦，右寸关滑缓。脾元未畅，稍有湿饮。今用理脾化湿之法调治。

党参二钱　生于术一钱五分　茯苓二钱　薏苡仁三钱，炒　橘红五分，署内　杭芍八分，炒　谷芽二钱，炒　甘草五分

引用鲜青果三个，研

申刻煎药，戌初一刻服药。

二月二十六日，张仲元看得总管脉息左关稍弦，右关滑缓。脾元欠畅，稍有湿饮。今用理脾化湿之法调治。

党参二钱五分　生于术一钱五分　茯苓二钱　薏苡仁三钱，炒　橘红五分，署内　杭芍八分，炒　谷芽三钱，炒　甘草五分

引用灯心一子　荷梗一尺

午初煎药，午正三刻服药。

二月二十七日，张仲元看得总管脉息左关稍弦，右关滑缓。脾元欠畅，化湿较慢，今用理脾化湿之法调治。

党参二钱　生于术一钱五分　茯苓二钱　薏苡仁三钱，炒　橘红五分，署内　谷芽三钱，炒　法夏八分，研　甘草五分

引用防己五分

午初煎药，无服药。

二月二十八日，张仲元看得总管脉息左关稍弦，右寸关滑缓。脾元欠畅，湿热下注。今用理脾利湿之法调治。

党参二钱　生于术一钱五分　茯苓二钱　薏苡仁三钱，炒　茵陈一钱　泽泻一钱　防己八分　甘草五分

引用羌活五分

本方减茵陈、泽泻、防己、羌活，加广红五分、冬瓜皮二钱、鲜芦根二支切碎。

午初煎药，午正服药。总管散湿洗药方。

老鹳草六钱　木瓜八钱　羌活四钱　独活四钱　透骨草六钱　苦参四钱　白芷三钱　甘草三钱

水煎熏洗。

二月二十八日，总管散湿熥药方。

老鹳草二两　羌活八钱　独活八钱　白芷八钱　透骨草二两　苦参一两　木瓜一两　当归八钱

共捣粗末，兑食盐二斤，用烧酒将药拌潮，炒极热，装布袋内，熥熨痛处。

本方加防己四钱、防风五钱。

二月二十九日，张仲元看得总管脉息左关稍弦，右寸关滑缓。脾元欠畅，湿热渐清，今用理脾化湿之法调治。

党参一钱五分　生于术一钱五分　茯苓二钱　薏苡仁三钱，炒　橘红五分，署内　冬瓜皮三钱　谷芽三钱，炒　甘草五分

引用羌活三分　鲜芦根二支，切碎

午初煎药，午正二刻服药。

三月初二日，张仲元看得总管脉息左关稍弦，右寸关滑缓。湿热见轻，脾元欠畅。今用理脾化湿之法调治。

党参二钱　生于术一钱五分　茯苓二钱　薏苡仁四钱，炒　橘红七分，署内　冬瓜皮三钱　法夏六分　甘草五分

引用谷芽三钱，炒

本方减甘草，加桑叶一钱、炙草五分。午初煎药，未初一刻服药。

三月初三日，张仲元看得总管脉息左关稍弦，右寸关滑缓。脾元欠畅，化湿较慢。今用理脾化湿之法调治。

党参二钱　生于术一钱五分　茯苓二钱　薏苡仁四钱，炒　广红六分　冬瓜皮三钱　桑叶一钱五分　炙甘草五分

引用谷芽三钱，炒

午初煎药，午正一刻服药。

三月初四日，张仲元看得总管脉息左关稍弦，右寸关滑缓。脾元化湿未畅，稍有浮热，今用理脾化湿之法调治。

党参一钱五分　生于术一钱　茯苓二钱　薏苡仁三钱，炒　广红六分　霜桑叶一钱五分　谷芽三钱，炒　甘草五分

引用鲜青果七个，研　灯心二子

午初煎药，午正三刻服药。

三月初五日，张仲元看得总管脉息左关稍弦，右寸关滑缓。脾元化湿未畅，稍有浮热，今用化湿理脾之法调治。

党参二钱　生于术一钱　茯苓二钱　薏苡仁三钱，炒　桑叶二钱　谷芽三钱，炒　半夏曲八分　炙甘草五分

引用鲜芦根一支，切碎　灯心一子

午初煎药，未服药。

三月初五日，总管：御制平安丹、太乙紫金锭、夏枯草面、金果榄面，用紫金锭兑水

研群面为糊，敷于患处。

三月初六日，张仲元看得总管脉息左关稍弦，右寸关滑缓。脾元化湿未畅，稍有浮热，今用理脾化湿之法调治。

党参二钱　生于术一钱　茯苓二钱　薏苡仁四钱，炒　桑叶二钱　谷芽三钱，炒　法夏八分　炙甘草五分

引用冬瓜皮三钱

此药无煎。

三月初七日，张仲元看得总管脉息左关稍弦，右关滑而近数。脾元未畅，稍有湿热，今用理脾化湿之法调理。

党参一钱五分　生于术一钱　茯苓二钱　薏苡仁四钱，炒　木通六分　谷芽三钱，炒　冬瓜皮三钱

引用益元散一钱，煎

午初煎药，午正服药。

三月初七日，张仲元看得总管脉息左关稍弦，右关滑而近数。脾元未畅，稍有湿热。今用理脾化湿之法调治。

党参一钱　生于术一钱　茯苓二钱　薏苡仁四钱，炒　木通六分　谷芽三钱，炒　酒连五分，研　甘草五分

引用灯心二子

无煎药。

三月初八日，张仲元看得总管脉息左关稍弦，右关滑而近数。脾元未畅，稍有湿热，今用理脾化湿之法调治。

党参一钱　生于术一钱　茯苓二钱　薏苡仁四钱，炒　木通六分　谷芽三钱，炒　酒连三分，研　甘草五分

引用灯心二子

本方减茯苓一钱、甘草二分。午初煎药，午正三刻服药。

三月初九日，张仲元看得总管脉息左关沉弦，右寸关滑而近数。脾元未畅，蓄有湿热，今用畅脾化湿之法调治。

生于术一钱　茯苓一钱五分，带皮　生薏苡仁四钱　酒连四分，研　橘红五分，署内　谷芽三钱，炒　连翘一钱五分　甘草四分

引用竹叶五分　防风三分

午初煎药，未初服药。

三月初十日，张仲元看得总管脉息左关沉弦，右寸关滑而近数。脾元未畅，蓄有湿热，今用畅脾化湿之法调治。

生于术一钱　茅术五分　茯苓一钱五分，带皮　生薏苡仁四钱　谷芽三钱，炒　橘红五分，署内　酒连四分，研　秦艽一钱

引用防风五分

午初煎药，午正二刻服药。

三月十一日，张仲元看得总管脉息左关沉弦，右寸关滑而近数。脾元未畅，蓄有湿热，今用畅脾化湿之法调治。

生于术一钱　茅术五分　茯苓一钱五分，带皮　生薏苡仁四钱　谷芽三钱，炒　广皮五分　盐柏炭五分　秦艽一钱

引用防风一钱　怀牛膝一钱

此药无煎。

三月十一日申刻，张仲元看得总管脉息左关沉弦，右寸关滑而近数。脾元未畅，蓄有

湿热，今用理脾化湿之法调治。

生于术一钱 茅术五分 茯苓一钱五分，带皮 生薏仁四钱 谷芽三钱，炒 广皮五分 法夏八分 甘草五分

引用竹茹一钱

申正三刻煎药，酉初一刻服药。

三月十二日，张仲元看得总管脉息左关沉弦，右寸关(滑)而近数。脾元未畅，蓄湿生热，今用理脾化湿之法调治。

生于术一钱 茅术五分 茯苓一钱五分 生薏仁四钱 杭芍一钱五分，炒 广皮八分 通草八分 荷梗一尺

引用绍酒一两，后煎 桂枝尖八分

本方桂枝尖减四分，加鲜桑枝一钱、橘络一钱。酉初煎药。酉正服药。

总管祛风化湿拈痛熥药方

羌活八钱 透骨草二两 老鹳草二两 桂枝六钱 防己八钱 炙香附六钱 海桐皮八钱 防风八钱 木瓜一两 片姜黄六钱 青枫藤八钱 甘草八钱

共捣粗末，兑食盐二斤，用烧酒拌潮，炒极热，装布袋内，熥熨痛处。

三月十二日，张仲元拟本方加鲜桑枝八钱、槐条八钱、艾叶八钱、金毛狗脊八钱。

三月十三日，张仲元看得总管脉息左关沉弦，右寸关滑而近数。脾元未畅，蓄湿生热。今用理脾和脉化湿之法调治。

生于术一钱 茅术五分 茯苓一钱五分 生薏仁四钱 杭芍一钱五分，炒 广皮八分 通草八分 鲜桑枝二钱

引用绍酒一两，后煎 桂枝尖五分

本方加金毛狗脊一钱。此药无煎。

三月十三日酉刻，张仲元看得总管脉息左关沉弦，右寸关滑而近数。脾元未畅，蓄湿生热，今用理脾和脉之法调治。

生于术一钱 广皮八分 狗脊一钱 生薏仁四钱 桑寄生一钱 木瓜一钱 橘络一钱 谷芽三钱，炒

引用侧柏叶八分，炒

此药无煎。

三月十三日戌刻，戴家瑜看得总管脉息左关沉弦，右寸关缓滑。脾湿生热，经络欠畅，今用和络理脾之法调治。

桑寄生一钱五分 木瓜一钱五分 生薏仁四钱 防己一钱 茯苓一钱五分 广皮八分 生于术八分 炙草五分

引用牛膝四分

本方加狗脊一钱。戌刻煎药，戌正二刻服药。

三月十四日，戴家瑜看得总管脉息左关沉弦，右寸关缓滑。脾湿生热，风湿相搏，致经络欠畅。今用理脾除湿和络之法调治。

桑寄生一钱五分 抚芎一钱 生薏仁四钱 防己一钱五分 茯苓一钱五分 广皮八分 生于术八分 炙草五分

引用狗脊一钱 牛膝六分

午初煎药，午正二刻服药。

三月十五日，总管：柳叶一钱，杏仁三个，枯矾二钱

共捣成泥，敷于患处。

三月十六日，戴家瑜看得总管脉息左关沉缓，右寸关滑缓。脾湿渐减，经络稍畅。今用理脾化湿和络之法调治。

生于术八分　生薏仁四钱　寄生一钱五分　防己一钱五分　茯苓一钱五分　川牛膝一钱　抚芎一钱　炙草五分

引用独活三分　狗脊一钱

午初煎药，午正一刻服药。

三月十七日，戴家瑜看得总管脉息左关沉缓，右寸关滑缓。脾湿渐减，经络稍畅。今用理脾化湿和络之法调治。

党参一钱　生于术八分　生薏仁四钱　寄生一钱五分　防己一钱五分　茯苓一钱五分　川牛膝一钱　抚芎一钱　炙草五分

引用独活三分　狗脊一钱

此药无煎。

三月十七日，张仲元、戴家瑜看得总管脉息左关沉缓，右寸关滑缓。脾元未畅，经络湿气未净。今议用理脾和营化湿之法调治。

党参一钱　生于术八分　生薏仁四钱　茯神一钱五分　杭芍一钱，炒　霜桑叶一钱五分　炙草五分

引用谷芽三钱，炒

午初煎药，午正三刻服药。

三月十八日，张仲元、戴家瑜看得总管脉息左关弦缓，右寸关滑缓。脾元欠畅，经络湿气未净，今议用理脾和脉化湿之法调治。

党参一钱五分　生于术一钱　生薏仁四钱　茯神一钱五分　杭芍一钱，炒　谷芽三钱，炒　狗脊一钱　炙草五分

引用鲜桑枝二钱

午初煎药，服药。

三月十九日，张仲元、戴家瑜看得总管脉息左关弦缓，右寸关滑缓。脾元欠畅，经络湿气未净。今议用理脾和脉化湿之法调治。

党参二钱　生于术一钱五分　生薏仁四钱　茯神一钱五分　杭芍一钱，炒　谷芽三钱，炒　扁豆三钱，炒　炙草五分

引用鲜桑枝二钱　广皮八分

本方减杭芍、炒扁豆、党参减五分，生于术减五分。此药未煎。

三月十九日戌刻，张仲元、戴家瑜看得总管脉息左关沉弦，右寸关滑缓。肝胃欠和，蓄湿生热，中气稍滞消化较慢。今议用和肝调脾之法调治。

党参一钱五分　生于术一钱　茯苓一钱五分　焦薏仁三钱，土炒　生杭芍一钱五分　谷芽三钱，炒　炙香附六分　焦神曲二钱

引用抚芎五分　橘络三钱

此药未煎。

三月二十日，张仲元、戴家瑜看得总管脉息左关沉弦，右寸关滑缓。肝胃欠和，蓄湿生热，经脉未和，今议用和肝调脾之法调治。

党参一钱五分　生于术一钱　茯苓一钱五分　焦薏仁三钱，土炒　抚芎五分　谷芽三钱，炒　广皮六分　焦神曲二钱

引用橘络三钱

午初煎药，午正一刻服药。

三月二十一日，张仲元、戴家瑜看得总管脉息左关弦缓，右寸关滑缓。脾阳郁遏，蓄湿生热，经脉未和。今议用和肝理脾之法调治。

党参一钱五分　生于术一钱五分　茯苓一钱五分　薏苡仁四钱，焦　橘络三钱　谷芽三钱，炒　木瓜一钱　生甘草五分

引用鲜桑枝二钱

本方减甘草，加炙草五分，加丝瓜络五分。午初煎药，午正三刻服药。

三月二十一日，张仲元、戴家瑜拟总管活脉除湿祛风洗方。光绪三十四年四月初十日，上传本方加祁艾四钱。

老鹳草八钱　防己四钱　木瓜八钱　羌活四钱　白藓皮五钱　没药四钱　乳香四钱　当归五钱　南红花三钱　白芷四钱　透骨草六钱　食盐二两　金果榄五钱　丝瓜络三钱

水煎熏洗。

三月二十一日，张仲元、戴家瑜拟总管清热代茶饮。

桑叶一钱五分　灯心一子　竹茹三分　生薏仁二钱　鲜青果三个，研

水煎代茶。戌正煎药，无服药。

三月二十二日，张仲元、戴家瑜看得总管脉息左关弦缓，右寸关滑缓。脾阳郁遏，蓄湿生热，经脉未和。今议用除湿和营之法调治。

生于术一钱　茯苓一钱五分　薏苡仁四钱，炒　防己一钱五分　川牛膝一钱　木通一钱　抚芎五分　橘络三钱

引用豆淋酒一两，后煎

本方加谷芽三钱炒。午初煎药，午正二刻服药。

三月二十三日，张仲元、戴家瑜看得总管脉息左关沉弦，右寸关滑而近数。脾阳郁遏，风湿未解，筋脉痹痛。今议用祛风除湿之法调治。

防风一钱　羌活五分　威灵仙八分　川芎五分　盐柏一钱五分　防己一钱五分　粉葛一钱五分　甘草五分

引用泽泻一钱五分　薏苡仁四钱，炒

本方减威灵仙。酉初二刻十分煎药，酉正服药。

三月二十五日，张仲元、戴家瑜看得总管脉息左关沉弦，右寸关滑数。脾阳郁遏，风湿未解，筋脉痹痛。今议用祛风除湿之法调治。

生黄芪一钱五分　羌活六分　葛根一钱五分　防己一钱五分　秦艽一钱五分　羚羊八分　薏苡仁四钱，炒　甘草五分

引用橘络三钱　谷芽三钱，炒

酉初一刻十分煎药，酉初三刻服药。

三月二十六日，张仲元、戴家瑜看得总管脉息左寸关弦而近数，右关沉滑。风湿未解，筋脉痹痛。良由脾气郁遏，风湿抟聚使然。今议用祛风和络除湿之法调治。

生黄芪一钱五分　羌活八分　独活八分　防己一钱五分　秦艽一钱五分　葛根一钱五分　薏苡仁四钱，炒　木瓜二钱

引用川牛膝二钱　羚羊一钱

酉正煎药，酉正二刻服药。

三月二十六日，张仲元、戴家瑜拟总管敷药方。

炒乳香一两。

研面，烧酒调敷患处。

三月二十八日，张仲元、戴家瑜看得总管脉息左寸关弦而近缓，右关沉滑。风湿渐解，筋脉痹痛较轻。今议用祛风和脉除湿之法调治。

生黄芪一钱五分　木瓜一钱五分　葛根一钱五分　羌活八分　薏苡仁四钱，炒　谷芽三钱，炒　防己一钱五分　羚羊八分

引用川牛膝一钱五分

申正一刻十分煎药，申正三刻服药。

三月二十九日，张仲元、戴家瑜看得总管脉息左关弦而近缓，右关沉滑。风湿渐解，筋脉痹痛较轻。今议用祛风和脉除湿之法调治。

生黄芪一钱五分　秦艽一钱　薏苡仁四钱，炒　羌活八分　谷芽三钱，炒　防己一钱五分　羚羊八分　木瓜一钱五分

引用川牛膝一钱五分　葛根一钱五分

申正一刻五分煎药，申正二刻服药。

四月初二日，张仲元、戴家瑜看得总管脉息左关弦而近缓，右关沉滑。风湿渐解，余邪未净，是以痹痛时重时轻。今议用祛风和脉除湿之法调治。

桑寄生二钱　独活一钱　防风一钱　防己一钱五分　川牛膝一钱五分　秦艽一钱　党参一钱　木瓜一钱五分

引用谷芽三钱，炒　乌药一钱五分

申正煎药，申正三刻服药。

四月初三日，戴家瑜看得总管脉息左关弦缓，右关滑缓。风湿渐解，惟痹痛未止。今用和络祛风之法调治。

桑寄生二钱　独活一钱　木瓜一钱五分　防己一钱五分　党参一钱　牛膝一钱五分　乌药一钱五分　抚芎一钱　川续断一钱五分　防风一钱　秦艽一钱

引用谷芽三钱，炒

午初煎药，未服药。

四月初四日，张仲元、戴家瑜看得总管脉息左关弦缓，右关滑缓。风湿渐解，惟疼痛未止，总属脾弱未能使邪尽出。今议用益气化湿和络之法调治。

党参一钱五分　黄芪一钱五分　焦于术一钱　薏苡仁三钱，炒　续断一钱五分　防己一钱五分　广皮一钱　五加皮一钱五分

引用谷芽三钱，炒

本方加橘络一钱。午正煎药，未初一刻服药。

四月初五日，张仲元、戴家瑜看得总管脉息左关弦缓，右关滑缓。风湿渐解，疼痛稍止，系属脾弱邪出未净。今议用益气化湿和络之法调治。

党参二钱　黄芪一钱五分　焦于术一钱五分　薏苡仁四钱，炒　续断一钱五分　木瓜一钱五分　广皮一钱　五加皮一钱五分

引用谷芽三钱，炒

午初煎药，午正二刻服药。

四月初六日，张仲元、戴家瑜看得总管脉息左关弦缓，右关滑缓。风湿渐解，疼痛时轻时重。今议用益气化湿和络之法调治。

党参二钱　黄芪一钱五分　焦于术一钱五分　薏苡仁四钱，炒　茵陈一钱五分　海桐皮二钱　川续断一钱五分　香附一钱，醋炙

引用谷芽三钱，炒　炙虎骨一钱五分

午初煎药，午正一刻服药。

四月初七日，张仲元、戴家瑜看得总管脉息左关弦缓，右关滑缓。风湿未能尽解，疼痛时重时轻。今议用益气和络祛风之法调治。

人参须五分　党参二钱　焦于术一钱五分　薏苡仁四钱，炒　海桐皮二钱　广皮一钱　怀牛膝一钱五分　独活一钱

引用谷芽三钱，炒　木瓜一钱五分

午初煎药，午正二刻服药。

四月初八日，总管照原方。午初煎药，午正二刻服药。

四月初九日，张仲元、戴家瑜看得总管脉息左关弦缓，右寸关滑缓。筋脉未和，风湿未净，疼痛时重时轻。今议用益气和脉祛风之法调治。

人参须五分　党参二钱　焦于术一钱五分　薏苡仁四钱，炒　海桐皮二钱　片姜黄一钱五分　怀牛膝一钱五分　独活一钱

引用谷芽三钱，炒　抚芎一钱

午初煎药。午正三刻服药。

四月十一日，李德源看得总管脉息左关弦数，右寸关滑缓。由气弱脾湿，肝阴不足，以致四肢筋脉不和作痛，饮少小便多，总缘荣卫不和所致。今用益气理脾养肝之法调治。

党参三钱　于术二钱，炒　茯苓二钱　归身一钱，土炒　杭芍二钱，炒　生熟地各一钱，砂仁拌　木瓜一钱　山药二钱，炒

引用抚芎一钱

午初煎药，午正三刻服药。

四月十一日酉刻，张仲元、李德源、戴家瑜看得总管脉息左关弦而近数，右寸关滑缓。中气欠调，风湿未净。致筋脉作疼，腹中觉胀。今议用和中代茶饮调治。

广皮八分　谷芽三钱，炒　焦薏苡仁四钱　广砂四分，研

水煎代茶。酉正煎药，未服药。

四月十二日，张仲元、李德源、戴家瑜看得总管脉息左关弦而近数，右寸关滑缓。中气欠和，脾弱风湿筋脉作疼，小水较勤。今议用益气理脾、养正除邪之法调治。

人参须五分　党参二钱　焦于术一钱　焦薏苡仁四钱　谷芽三钱，炒　茅山术五分　益智仁八分，研　杭芍一钱五分，炒

引用霜桑叶二钱

午初煎药，午正二刻服药。

四月十三日酉刻，张仲元、李德源、戴家瑜看得总管脉息左关弦缓，右寸关滑缓，中气欠和，风湿未净，致筋脉作疼，脾气尚弱。今议用养正除邪之法调治。

人参须五分　党参二钱　焦于术一钱　焦薏苡仁四钱　谷芽三钱，炒　茅山术五分　杭芍一钱五分，炒　益智仁八分

引用橘络二钱

本方减橘络，加霜桑叶二钱。酉正煎药，酉正二刻服药。

四月十三日亥刻，张仲元、李德源、戴家瑜看得总管和营卫止疼之法。

桂枝八分　杭芍三钱　甘草六分

引用生姜一片　红枣肉二个

此药无煎。

四月十四日，张仲元、李德源、戴家瑜看得总管脉息左关弦缓，右寸关滑缓。营卫欠和，风湿未净，脾元较弱，筋脉作疼。今议用养正除邪之法调治。

人参须五分 党参二钱 焦于术一钱 焦薏苡仁四钱 谷芽三钱，炒 防己一钱五分 杭芍一钱五分，炒 霜桑叶二钱

引用壳砂八分，研

本方减防己，加木瓜一钱五分。午初煎药，未初十分服药。

四月十五日，总管照原方。午初煎药，午正二刻服药。

四月十六日，总管照原方。午初煎药，酉初二刻服药。

四月十七日，张仲元、李德源、戴家瑜看得总管脉息左关弦缓，右寸关滑缓。营卫欠和，脾元较弱，筋脉作疼，风湿未净。今议用益正气通脉络之法调治。

人参须六分 党参二钱 焦于术一钱 焦薏苡仁四钱 杭芍一钱五分，炒 乌药一钱五分 没药一钱五分，炒 霜桑叶二钱

引用壳砂八分，研

午初煎药，未初服药。

四月十八日，张仲元、李德源、戴家瑜看得总管脉息左关弦缓，右寸关滑缓。营卫欠和，风湿未净，筋脉作疼。今议用益正气通脉络之法调治。

人参须八分 党参二钱 焦于术一钱五分 焦薏苡仁四钱 杭芍二钱，炒 乌药一钱五分 没药二钱，炒 霜桑叶二钱

引用炙香附一钱

午初煎药，午正三刻服药。

四月十九日，张仲元、李德源、戴家瑜看得总管脉息左关弦缓，右寸关滑缓。营卫欠和，风湿未净，筋脉作疼。今议用益气和脉之法调治。

人参须六分 党参一钱五分 生于术各五分，炒 生、炒薏苡仁各二钱 生杭芍一钱五分 谷芽三钱，炒 霜桑叶三钱 鲜桑枝三钱

引用乌药一钱

午初煎药，午正二刻十分服药。

四月二十日，张仲元、李德源、戴家瑜看得总管脉息左关弦缓，右寸关滑而稍数。湿热久郁，经络未畅，筋脉作疼。今议用木通一味汤调治。

木通一两。

长流水煎。午初煎药，午正二刻服药。

四月二十一日，总管照原方。午初煎药，酉初一刻十分服药。

四月二十二日，张仲元、李德源、戴家瑜看得总管脉息左关见缓，右关仍滑。经络湿热渐通，惟胃气欠和。今议用调中和胃之法调治。

朱茯神二钱 广皮一钱 法夏一钱 谷芽三钱，炒 杭芍一钱五分，炒 金石斛二钱 木瓜一钱五分 炙草五分

引用鲜青果七个，研

辰初煎药，无服药。

四月二十二日，张仲元、李德源、戴家瑜看得总管脉息左关见缓，右关仍滑。经络湿热渐通，惟胃气欠和。今议用调中和胃之法调治。

朱茯神二钱　杭芍一钱五分，炒　广皮一钱　金石斛二钱　生薏苡仁三钱　谷芽三钱，炒　东楂一钱，肉　炙草五分

引用鲜青果七个，研

本方减东楂肉，加荷叶一钱。己正二刻六分煎药，午正二刻服药。

四月二十二日酉刻，张仲元、李德源、戴家瑜看得总管脉息左右关俱见缓象。经络湿气渐通，疼痛见减，惟胃气欠和，谷食不香。今议用益气和中之法调治。

西洋参一钱　北五味五分　金石斛二钱　益智仁八分　生薏苡仁三钱　谷芽三钱，炒　杭芍一钱五分　炙甘草五分

引用鲜青果七个，研

酉正煎药，无服药。

四月二十三日，张仲元、李德源、戴家瑜看得总管脉息左右关俱见缓象。经络湿气渐通，疼痛见减，惟胃气欠和，谷食不香，今议用益气和胃之法调治。

西洋参一钱　北五味五分　益智仁八分　广皮六分　生薏苡仁三钱　谷芽三钱，炒　杭芍一钱五分，炒　炙草五分

引用鲜青果五个，研

午初煎药，午初一刻服药。

四月二十四日，张仲元、李德源、戴家瑜看得总管脉息左右关俱见缓象。湿气渐通，疼痛亦减，惟胃气欠和，谷食不香。今议用益气和胃之法调治。

西洋参一钱五分　北五味五分　山萸肉一钱五分　广皮六分　生薏苡仁三钱　谷芽三钱，炒　杭芍一钱五分，炒

引用壳砂五分，盐炒

午初煎药，午正二刻服药。

总管和胃代茶饮。

洋参一钱　五味子五分　生薏苡仁三钱　壳砂四分，研

水煎代茶。

四月二十五日，张仲元、李德源、戴家瑜看得总管脉息左右两关俱见缓象。疼痛渐减，惟脾弱火浮，小便觉多，谷食不香，今议用益气理脾稍加附子以辅人参之功，以助命门火之力，庶便溺自少，而胃气渐开。

人参一钱　生于术八分　北五味五分　山萸肉一钱五分　广皮六分　谷芽三钱，炒　生薏苡仁三钱　杭芍一钱五分，炒

引用炙川附子八分

巳正煎药，午初二刻服药。

四月二十六日，张仲元、李德源、戴家瑜看得总管脉息左右两关俱见缓象。疼痛减缓。惟脾弱火浮，小便觉多。今议用照原方调治。

人参一钱五分　生于术一钱　北五味五分　山萸肉一钱五分　广皮八分　谷芽三钱，炒　生薏苡仁三钱　杭芍一钱五分，炒

引用炙川附子一钱

午初煎药，午正二刻服药。

四月二十七日，总管照原方。午初煎药，午正一刻服药。

四月二十八日，张仲元、李德源、戴家瑜看得总管脉息左右俱见缓象。疼痛减缓，惟脾弱火浮，小便觉多。今议用早服益气理脾之法，晚服八味地黄丸一钱调治。

人参一钱　生于术八分　北五味五分　谷芽三钱，炒　壳砂六分，研　生薏苡仁三钱　石莲肉二钱，研　龙眼肉五分

引用鲜青果五个，研

亥初一刻服八味地黄丸一钱。午初煎药，午正二刻服药。

总管古方八味地黄丸。

大熟地四钱　山萸肉二钱　山药二钱，炒　丹皮一钱五分　云苓一钱五分　泽泻一钱五分　紫油桂五分，去粗皮　川附子五分

共研细面，黄酒打山药糊为丸，如绿豆大，每晚服一钱。

四月二十九日，张仲元、李德源、戴家瑜看得总管脉息左右两关俱见缓象。疼痛时作时减，小便仍多，惟胃口渐开，精神稍充。今议用益气理脾之法，晚服八味地黄丸一钱调治。

人参一钱　生于术八分　北五味五分　谷芽三钱，炒　壳砂六分，研　益智仁一钱，研　生薏苡仁三钱　龙眼肉五分

引用川附子二分

本方减北五味、益智仁、川附子，加鲜荷梗一尺、广红五分。午正三刻煎药，无服药。

总管益气和胃饮。

人参须八分　芡实三钱　谷芽三钱，炒　壳砂六分，研

水煎温服，按汤药煎。未初煎药，无服药。

四月三十日，张仲元、李德源、戴家瑜看得总管脉息左右两关俱见缓象。疼痛时作时减，小便仍勤。今议用理脾和肝之法调治。

人参六分　生于术六分　生薏苡仁三钱　谷芽二钱，炒　壳砂五分，研　益智仁一钱，研　台乌药六分　杭芍一钱，炒

引用龙眼肉五分

午初煎药，午正一刻服药。

五月初一日，总管照原方。午初煎药，午正一刻服药。

五月初二日，张仲元、李德源、戴家瑜看得总管脉息左右两关俱见缓象。疼痛觉轻，小便仍勤。今议用理脾和肝之法调治。

人参六分　生于术六分　生薏苡仁三钱　谷芽二钱，炒　壳砂五分，研　益智仁一钱，研　台乌药六分

引用龙眼肉五分

午初煎药，午正二刻服药。

五月初四日，张仲元、戴家瑜拟总管和胃代茶饮。

谷芽二钱，炒　鲜青果十个，研

水煎温服。酉初煎药，酉正三刻服药。

五月初五日，张仲元、李德源、戴家瑜看得总管脉息左右关俱见缓象。疼痛未能尽止，小便仍勤。今议用缩泉之法调治。

芡实米三钱，研　益智仁八分，研　建莲肉二钱，研　生牡蛎一钱，研

引用白果五个，去皮研

巳正三刻十分煎药，无服药。

五月初六日，张仲元、李德源、戴家瑜看得总管脉息左关见弦，右关滑缓。疼痛未能尽止，小便仍勤。今议用理脾缩泉之法调治。

人参六分　生于术八分　薏苡仁三钱，炒　壳砂五分，研　益智仁八分，研　谷芽二钱，炒　芡实米三钱，研

引用白果五个，去皮研

巳初二刻五分煎药，无服药。

五月初六日，张仲元、戴家瑜拟总管缩泉代茶饮。

益智仁六分，研　芡实米二钱，研　分心木二钱　白果五个，去皮研

水煎代茶去渣。巳正煎药，无服药。

五月初六日，未初二刻，照理脾缩泉之法，一剂煎药。无服药。

五月初六日酉正，照理脾缩泉之法一剂煎药。无服药。

五月初六日酉正五分，照理脾缩泉之法一剂煎药。酉正三刻服药。

五月初七日，张仲元、李德源、戴家瑜看得总管脉息左关见弦，右寸关滑缓。仍觉疼痛，小便尚多。今议用理脾和肝之法调治。

人参六分　生于术八分　薏苡仁三钱，炒　壳砂五分，研　益智仁八分，研　生杭芍一钱五分　香附一钱，醋炙　寄生一钱五分

引用白果五个，去皮研

午初煎药，午正二刻服药。

五月初八日，总管照原方。午初煎药，午正二刻服药。

五月初八日，总管：乳香面五钱，用烧酒调敷痛处。

五月初九日，张仲元、李德源、戴家瑜看得总管脉息左关见弦，右寸关滑而有力。稍蓄湿热，以致腿膝疼痛，小便尚多。今议用理脾和肝之法调治。

人参六分　生于术八分　薏苡仁三钱，炒　壳砂五分　生杭芍一钱五分　香附一钱，醋炙　桑寄生二钱　没药一钱，炒

引用清风藤二钱

午初煎药，午正二刻服药。

五月初十日，张仲元、李德源、戴家瑜看得总管脉息左关弦缓，右关滑缓。小便觉少，疼痛尚未尽止。今议用理脾和肝之法调治。

人参六分　生于术八分　薏苡仁三钱，炒　壳砂五分，研　生杭芍一钱五分　桑寄生二钱　菟丝子一钱，煮成饼

引用清风藤二钱

午初煎药，午正二刻十分服药。

五月十一日，张仲元、李德源、戴家瑜看得总管脉息左关弦缓，右关滑缓。疼痛见减，小便尚多。今议用理脾养阴之法调治。

人参六分　生于术八分　薏苡仁三钱，炒　壳砂五分，研　桑寄生二钱　菟丝饼一钱　覆盆子一钱

引用清风藤二钱

午初煎药，未初服药。

五月十二日，张仲元、李德源、戴家瑜看得总管脉息左关弦缓，右关滑缓。疼痛见减，小水尚多。今议用理脾养阴之法调治。

人参六分　生于术八分　建莲肉二钱，研　壳砂五分，研　桑寄生二钱　菟丝饼一钱五分　覆盆子一钱五分　清风藤一钱五分

引用龙眼肉五分

午初煎药，酉初二刻服药。

五月十三日，张仲元、李德源、戴家瑜看得总管脉息左关弦缓，右关滑缓。疼痛见减，小水未能如常。今议用理脾养阴之法调治。

人参六分　生于术八分　建莲肉二钱，研　壳砂五分，研　桑寄生二钱　菟丝饼一钱五分　覆盆子一钱五分　清风藤一钱五分

引用谷芽三钱，炒

无煎药。

五月十三日午刻，张仲元、戴家瑜看得总管脉息左关弦缓，右关滑缓。疼痛见减，少腹微胀。今拟用益气理脾之法调治。

人参六分　生于术八分　壳砂五分，研　桑寄生一钱　薏苡仁三钱，炒　谷芽二钱，炒　炙草四分

引用鲜青果三个，研

午初三刻煎药，午正二刻服药。

五月十四日，张仲元、李德源、戴家瑜看得总管脉息左关弦缓，右关滑缓。疼痛见减，谷食欠香。今议用益气理脾之法调治。

人参六钱　生于术八分　党参一钱　壳砂五分，研　薏苡仁三钱，炒　谷芽二钱，炒　广皮五分　炙草四分

引用鲜青果三个，研

本方减薏苡仁，加炒山药二钱、莲肉二钱研。巳正三刻煎药，午正二刻服药。

总管：钩藤钩一钱，水煎洗目。

五月十五日，总管：钩藤钩三钱，水煎洗目。

五月十八日，张仲元、戴家瑜看得总管脉息左关弦缓，右关滑缓。疼痛未能尽止，小水较多。今议用益气理脾之法调治。

人参六分　生于术八分　党参一钱　广砂六分，盐水炒研　莲肉二钱，研　山萸肉一钱　谷芽三钱，炒

引用鲜青果五个，去尖研

午初煎药，午正一刻服药。

五月十九日，张仲元、戴家瑜看得总管脉息左关弦缓，右关滑缓。疼痛未能尽止，小便较多。今议用理脾和中之法调治。

人参六分　生于术八分　莲肉二钱，研　山药二钱，炒　广砂六分，盐水炒研　谷芽三钱，炒　清风藤一钱五分

引用鲜青果五个，去尖研

午初煎药，午初一刻十分服药。

五月二十日，张仲元、戴家瑜看得总管脉息左关弦缓，右关滑缓。疼痛未能尽止，小便较多。今议用理脾和中之法调治。

人参六分　生于术八分　莲肉三钱，研　山药三钱，炒　壳砂五分，研　谷芽三钱，炒　清风藤一钱五分

引用鲜青果五个，去尖研

午初煎药，午正二刻服药。

五月二十一日，张仲元、戴家瑜看得总管脉息左关弦缓，右关滑缓。疼痛见好，小水较多。今议用益气理脾之法调治。

人参八分　生于术一钱　莲肉三钱，研　山药三钱，炒　壳砂六分，研　菟丝饼一钱五分　五味子五分

引用鲜青果五个，去尖研

午初煎药，午正服药。

五月二十二日，张仲元、戴家瑜看得总管脉息左关弦缓，右关滑缓。疼痛轻减，小水较多。今议用益气理脾之法调治。

人参八分　生于术一钱　莲肉三钱，研　山药三钱，炒　壳砂六分　菟丝饼一钱五分　覆盆子一钱五分　广皮六分

引用鲜青果五个，去尖研

午初煎药，午正三刻服药。

五月二十三日，张仲元、戴家瑜看得总管脉息左关弦缓，右关滑缓。疼痛轻减，小水较多。今议用益气理脾之法调治。

人参八分　生于术一钱　莲肉三钱，研　山药三钱，炒　壳砂六分，研　菟丝饼一钱　覆盆子一钱　广皮六分

引用鲜青果五个，去尖研

午初煎药，午正一刻服药。

五月二十四日，张仲元看得总管脉息左关弦缓，右关滑缓。疼痛轻减，小水较多。今用益气理脾之法调治。

人参八分　生于术一钱　莲肉三钱，研　山药三钱，炒　壳砂六分，研　菟丝饼一钱五分　五味子五分　广皮六分

引用鲜青果五个，去尖研

午初煎药，午正二刻服药。

五月二十五日，张仲元、李德源看得总管脉息左关弦缓，右关滑缓。昨晚疼痛稍作，今早觉轻，小水未能如常。今议用益气理脾之法调治。

人参八分　生于术一钱　莲肉三钱，研　山药三钱，炒　壳砂六分，研　菟丝饼一钱五分　五味子五分　谷芽二钱，炒

引用鲜青果五个，去尖研

午初煎药，午正服药。

五月二十六日，张仲元、李德源看得总管脉息左关弦缓，右关滑缓。夜间疼痛又作，早间觉轻，小水未能如常。今议用益气理脾之法调治。

人参八分　生于术一钱　莲肉三钱，研　山药一钱，炒　壳砂六分，研　谷芽二钱，炒　菟丝饼一钱五分　五味子五分

引用青枫藤一钱

午初煎药，午正二刻服药。

五月二十七日，张仲元、李德源看得总管脉息左关弦缓，右关滑缓。疼痛时作时止，小水未能如常。今议用益气理脾之法调治。

人参八分　生于术一钱　莲肉三钱，研　山药三钱，炒　壳砂六分，研　广皮六分　菟丝饼一钱五分　五味子五分

引用青枫藤一钱

午初煎药，午初二刻服药。

五月二十八日，张仲元、李德源看得总管脉息左关弦缓，右关滑缓。疼痛见好，小水较多。今议用益气理脾之法调治。

人参八分　生于术一钱　莲肉三钱，研　山药三钱，炒　壳砂六分，研　广皮六分　菟丝饼一钱五分　五味子五分

引用鲜青果五个，去尖研

午初煎药，午正二刻服药。

五月二十九日，张仲元、李德源看得总管脉息左关弦缓，右关滑缓。疼痛见好，小水较多。今议用益气理脾之法调治。

人参八分　生于术一钱　莲肉三钱，研　山药三钱，炒　壳砂六分，研　谷芽二钱，炒　菟丝饼一钱五分　五味子五分

引用鲜青果五个，去尖研

无煎药。

六月初二日，张仲元、李德源看得总管脉息左关弦缓，右关滑缓。脾元欠实，小水较多。今议用益气理脾之法调治。

人参八分　生于术一钱　莲肉三钱，研　山药三钱，炒　壳砂六分，研　五味子五分　菟丝饼一钱五分　谷芽二钱，炒

引用鲜青果五个，去尖研

午初煎药，午初三刻服药。

六月初三日，张仲元、戴家瑜看得总管脉息左关弦缓，右关滑缓。脾元欠实，小水较多。今议用益气理脾之法调治。

人参八分　生于术一钱　莲肉三钱，研　山药三钱，炒　壳砂六分，研　五味子五分　菟丝饼二钱　谷芽二钱，炒

引用鲜青果五个，去尖研

午初煎药，午正服药。

六月初四日，张仲元、戴家瑜看得总管脉息左关弦缓，右关滑缓。脾元欠实，小水较多。今议用益气理脾之法调治。

人参八分　生于术一钱　莲肉三钱，研　山药三钱，炒　壳砂六分，研　五味子五分　菟丝饼二钱　益智仁一钱，研盐炒

引用鲜青果五个，去尖研　乌药一钱

午初煎药，午正服药。

六月初四日，陈秉钧看得总管脉禀六阴，《太素》云：寿考之征。自春间至夏，湿热逗遛，手足掌起瘰并不破碎，疼痛甚猛，现在次第平复，渐能行动。惟小溲太多，昼夜频数，且小腹时有迸坠。显属膀胱勿约，肾失封藏。关系者又在口渴引饮，所谓饮一溲二，最宜调摄，拟清上固下。

台人参六分，另炖冲　抱茯神二钱　生白芍一钱五分　西绵芪三钱　煅花龙骨一钱五分　寸麦冬一钱五分，去心　桑螵蛸一钱五分，蜜炙　覆盆子一钱五分　新会络五分　菟丝子二钱　川杜仲一钱，炒　炙甘草四分

引用湘莲肉七枚，去心　西砂仁四分　丝瓜络二钱

酉初二刻十分煎药，酉正五分服药。

六月初五日，张仲元、李德源、戴家瑜看得总管脉息左关弦缓，右关沉滑。中气稍滞，小水未能如常。今议用益气固阴之法调治。

人参八分　五味子五分　菟丝饼二钱　覆盆子一钱五分　壳砂六分，研　桑螵蛸一钱，盐炒　山药三钱，炒　莲肉三钱，研

引用煅花龙骨一钱　杭芍一钱五分，炒

午初煎药，午正一刻服药。

六月初六日，张仲元、李德源、戴家瑜看得总管脉息左关弦缓，右关沉滑。中气觉滞，谷食不香，小水未能如常。今议用益气醒脾之法调治。

人参六分　生于术六分　五味子五分　菟丝饼二钱　壳砂六分，研　覆盆子一钱五分　煅龙骨一钱　谷芽三钱，炒

引用桑螵蛸一钱，盐炒

午初煎药，午正二刻服药。

六月初七日，张仲元、李德源、戴家瑜看得总管脉息左关弦缓，右关稍滑。中气欠和，手足有时微疼，小水未能如常。今议用益气醒脾之法调治。

人参六分　生于术六分　五味子五分　菟丝饼二钱　壳砂六分，研　覆盆子一钱五分　桑寄生一钱五分　谷芽三钱，炒

引用桑螵蛸一钱，盐水炒

午初煎药，午正二刻服药。

六月初八日，张仲元、李德源、戴家瑜看得总管脉息左关弦缓，右关稍滑。中气欠和，手足有时微疼，小水未能如常。今议用益气调中之法调治。

人参六分　生于术六分　五味子五分　菟丝饼二钱　壳砂六分，研　覆盆子一钱五分　桑寄生一钱五分　煅龙骨一钱

引用广皮八分

午初煎药，午正三刻服药。

六月初九日，张仲元、戴家瑜看得总管脉息左关弦缓，右关滑缓。手足有时微疼，小水渐少。今议用益气和中之法调治。

人参六分　生于术六分　五味子五分　菟丝饼二钱　壳砂六分，研　覆盆子一钱五分　桑寄生一钱五分　煅龙骨一钱

引用广皮六分

本方减龙骨二分。午初煎药，午正服药。

六月初十日，李德源、戴家瑜看得总管脉息左关弦缓，右关滑缓。手足有时微疼，小水较少。今议用益气和中之法调治。

人参八分　生于术八分　五味子五分　菟丝饼二钱　壳砂六分，研　覆盆子一钱五分　桑寄生一钱五分　煅龙齿八分

引用广皮六分

无煎药。

六月十二日，李德源、戴家瑜看得总管脉息左关弦缓，右关滑缓。小水渐少，手足微疼。今议用和中益气之法调治。

人参八分　生于术八分　五味子五分　菟丝饼二钱　壳砂六分，研　覆盆子一钱五分　桑寄生一钱五分　煅龙骨八分

引用谷芽二钱，炒　广皮六分

午初煎药，午正服药。

六月十三日，张仲元、李德源、戴家瑜看得总管脉息左关弦缓，右关滑缓。小水渐少，手足未能如常。今议用益气和中之法调治。

人参六分　生于术六分　五味子五分　菟丝饼二钱　壳砂六分，研　覆盆子一钱五分　桑寄生一钱五分　煅龙骨八分

引用广皮六分

午初煎药，午正三刻服药。

六月十四日，张仲元、李德源、戴家瑜看得总管脉息左关弦缓，右关滑缓。小水渐少，胃气欠和。今议用理脾和胃之法调治。

生于术六分 扁豆三钱，炒 广皮六分 谷芽二钱，炒 菟丝饼二钱 覆盆子一钱五分 龙骨八分，煅 菊花一钱

引用鲜荷叶一角

本方加干青果七个去尖研，减龙骨。午初煎药，午初一刻服药。

六月十六日，张仲元、李德源、戴家瑜看得总管脉息左关弦缓，右关滑缓。小水渐少，胃气欠和。今议用理脾和胃之法调治。

人参五分 生于术各三分，炒 广皮八分 谷芽三钱，炒 竹茹一钱 菟丝饼二钱 金石斛二钱 覆盆子一钱五分

引用鲜青果七个，去尖研

本方减石斛竹茹，加扁豆三钱。午初煎药，午初三刻服药。

六月十七日，张仲元、李德源、戴家瑜看得总管脉息左关弦缓，右关滑缓。小水渐少，胃气欠和。今议用理脾和胃之法调治。

人参五分 生于术六分 广皮八分 谷芽三钱，炒 金石斛二钱 菟丝饼一钱五分 覆盆子一钱五分

引用鲜青果七个，去尖研

午初煎药，午正二刻服药。

六月十八日，张仲元、李德源、戴家瑜看得总管脉息左关弦缓，右关滑缓。小水渐少，胃气欠和。今议用理脾和胃之法调治。

党参一钱五分 生于术六分 广皮八分 谷芽三钱，炒 金石斛二钱 菟丝饼二钱 扁豆三钱 桑寄生一钱五分

引用鲜青果七个，去尖研

午初煎药，午正二刻服药。

六月十九日，张仲元、李德源、戴家瑜看得总管脉息左关弦缓，右关滑缓。小水渐少，胃气欠和。今议用理脾和胃之法调治。

党参一钱五分 生于术六分 广皮八分 谷芽三钱，炒 扁豆三钱 菟丝饼二钱 杭芍一钱，炒 桑寄生一钱五分

引用鲜青果七个，去尖研

午初煎药，午正二刻服药。

六月二十日，总管照原方。无煎药。

六月二十二日，张仲元、李德源、戴家瑜看得总管脉息左关弦缓，右关滑缓。时值阴雨，化湿较慢。今议用益气理脾之法调治。

党参二钱 生于术八分 扁豆三钱 山药三钱，炒 莲肉三钱，研 谷芽三钱，炒 广皮六分 菟丝饼二钱

引用茅术四分

午初煎药，午正一刻服药。

六月二十二日，酉刻，张仲元、李德源、戴家瑜看得总管脉息左关弦缓，右关沉滑。胃气稍滞，膈间觉嘈。今议用和胃代茶饮调治。

金石斛一钱 谷芽三钱，炒 鲜青果七个，去尖研

水煎温服。酉正二刻煎药，戌正一刻服药。

六月二十三日，张仲元、李德源、戴家瑜看得总管脉息左关弦缓，右关滑缓。胃气欠和，化湿较慢。今议用理脾和胃之法调治。

党参一钱五分 生于术六分 扁豆三钱 山药三钱，炒 莲肉三钱，研 谷芽三钱，炒 广皮六分 菟

丝饼二钱

引用鲜青果五个，去尖研

午初煎药，午正二刻服药。

六月二十四日，张仲元、李德源、戴家瑜看得总管脉息左关弦缓，右关滑缓。胃气欠和，稍有浮热。今议用理脾和胃之法调治。

党参一钱五分　生于术六分　扁豆三钱　山药二钱，炒　莲肉三钱，研　谷芽三钱，炒　广皮六分　菟丝饼二钱

引用竹茹一钱

午初煎药，酉初二刻服药。

六月二十五日，照原方。午初煎药，午初二刻服药。

六月二十六日，张仲元、李德源、戴家瑜看得总管脉息左关弦缓，右关滑缓。胃气渐和，小水未能如常。今议用理脾和胃之法调治。

党参一钱五分　生于术六分　扁豆三钱　山药二钱，炒　莲肉三钱，研　谷芽三钱，炒　广皮六分　菟丝饼二钱

引用金石斛二钱

午初煎药，午初三刻服药。

六月二十七日，张仲元、李德源、戴家瑜看得总管脉息左关弦缓，右关滑缓。胃气渐和，小水未能如常。今议用理脾和胃之法调治。

党参一钱五分　生于术六分　扁豆三钱　山药二钱，炒　莲肉三钱，研　谷芽三钱，炒　广皮六分　菟丝饼二钱

引用金石斛二钱　桑寄生一钱五分

午初煎药，午正一刻服药。

六月二十八日，张仲元、李德源、戴家瑜看得总管脉息左关弦缓，右关滑缓。胃气渐和，小水未能如常。今议用理脾和胃之法调治。

党参一钱五分　生于术六分　扁豆三钱　山药三钱，炒　莲肉三钱，研　谷芽三钱，炒　广皮六分　菟丝饼二钱

引用竹茹一钱　桑寄生一钱五分

午初煎药，午初二刻服药。

六月二十九日，李德源、戴家瑜看得总管脉息左关弦缓，右关滑缓。胃气渐和，小水未能如常。今议用理脾和胃之法调治。

人参五分　生于术六分　扁豆三钱　莲肉三钱，研　广皮六分　谷芽三钱，炒　香附四分，醋炙　菟丝饼二钱

引用竹茹一钱　桑寄生一钱五分

本方减香附，加炒山药三钱。无煎药。

七月初二日，李德源、戴家瑜看得总管脉息左关弦缓，右关滑缓。胃气渐和，小水渐少。今议用理脾和胃之法调治。

党参二钱　生于术六分　扁豆三钱　山药三钱，炒　谷芽三钱，炒　菟丝饼二钱　莲肉三钱，研　广皮六分

引用金石斛一钱

本方减金石斛，加竹茹一钱。午初煎药。午正一刻服药。

七月初三日，李德源、戴家瑜看得总管脉息左关弦缓，右关滑缓。胃气渐和，小水渐少。今议用理脾和胃之法调治。

党参二钱　生于术六分　扁豆三钱　山药三钱，炒　谷芽三钱，炒　菟丝饼二钱　莲肉三钱，研　广皮六分

引用竹茹一钱五分

午初煎药，未初二刻服药。

七月初四日，李德源、戴家瑜看得总管脉息左关弦缓，右关滑缓。胃气渐和，小水渐少，大便微燥。今议用理脾和胃之法调治。

党参二钱　生于术六分　扁豆三钱　谷芽三钱，炒　莲肉三钱，研　菟丝饼二钱　广皮六分

引用竹茹一钱五分

午初煎药，午正二刻服药。

七月初五日，李德源、戴家瑜看得总管脉息左关弦缓，右关滑缓。胃气渐和，小水渐少，稍有浮热。今议用理脾和胃之法调治。

党参二钱　生于术六分，米蒸　扁豆三钱　谷芽三钱，炒　莲肉三钱，研　菟丝饼二钱　山药二钱，炒　银花一钱五分

引用竹茹一钱五分

午初煎药，午正二刻服药。

七月初六日，总管照原方。午初煎药，午正三刻服药。

七月初七日，李德源、戴家瑜看得总管脉息左关弦缓，右关滑缓。胃气渐和，脾湿大便稍溏。今议用理脾益气之法调治。

党参三钱　于术八分，米蒸　扁豆三钱　山药三钱，炒　莲肉三钱，研　菟丝饼二钱　谷芽二钱，炒

引用红枣肉三个

午初煎药，午正二刻十分服药。

七月初八日，总管照原方。午初煎药，午正二刻服药。

七月初九日，李德源、戴家瑜看得总管脉息左关弦缓，右关滑缓。胃气渐和，小水亦少。今议用益气理脾之法调治。

党参二钱　于术八分，荷叶包米蒸　扁豆三钱　山药三钱，炒　莲肉三钱，研　菟丝饼二钱　谷芽二钱，炒

引用红枣肉三个

午初煎药，午初服药。

七月十一日，李德源、戴家瑜看得总管脉息左关弦缓，右关滑缓。胃气渐和，小水亦少。今议用益气理脾之法调治。

党参二钱　于术八分，荷叶包米蒸　扁豆三钱，微炒　山药二钱，炒　莲肉三钱，研　谷芽二钱，炒　菟丝饼二钱

引用竹茹八分

午初煎药，午初二刻服药。

七月十二日，总管照原方。午初煎药，午初一刻服药。

七月十六日，张仲元、李德源看得总管脉息左关弦缓，右关滑缓。胃气渐和，小水亦少。今议用理脾和胃之法调治。

党参一钱五分　于术八分，荷叶包米蒸　山药二钱，炒　莲肉三钱，研　谷芽二钱，炒　广皮六分　菟丝饼二钱　白菊花五朵，后入

引用竹茹六分

午初煎药，午初二刻服药。

七月十七日，张仲元、李德源看得总管脉息左关弦缓，右关沉滑。中气稍滞，脾热较倦。今议用和胃醒脾之法调治。

党参一钱　于术六分，荷叶包米蒸　莲肉三钱，研　杭芍一钱五分，炒　谷芽三钱，炒　广皮六分　石斛一钱五分，金　菟丝饼二钱

引用竹茹八分

午初煎药，午初五分服药。

七月十八日，张仲元、李德源看得总管脉息左关弦缓，右关沉滑。中气稍滞，郁而生热，今议用理脾和胃之法调治。

党参一钱　于术六分，荷叶包米蒸　莲肉二钱，研　炒杭芍一钱五分　谷芽三钱，炒　广皮六分　石斛一钱五分，金　菟丝饼一钱五分

引用竹茹八分

午初煎药，午初二刻服药。

七月十八日，戌刻，张仲元、李德源看得总管脉息左关弦缓，右关沉滑。胃气欠和，稍蓄湿热，有时恶心，身肢酸倦。今议用和胃代茶饮调治。

干青果五个，去尖研　广皮八分　金石斛一钱　菊花一钱

水煎温服。亥初煎药，亥初一刻服药。

七月十九日，张仲元、李德源看得总管脉息左关弦缓，右关沉滑。胃气欠和，稍蓄湿热。今议用理脾和胃之法调治。

党参一钱　于术六分，荷叶包米蒸　扁豆二钱　莲肉二钱，研　谷芽三钱，炒　广皮一钱　半夏曲八分　菟丝饼一钱五分

引用竹茹一钱　鲜荷叶半张

午初煎药，午初一刻服药。

七月二十日，张仲元、李德源看得总管脉息左关弦缓，右关滑缓。胃气欠和，湿热渐轻。今议用醒脾和胃之法调治。

党参一钱　于术六分，荷叶包米蒸　扁豆二钱　莲肉二钱，研　谷芽三钱，炒　壳砂五分，研　半夏曲八分　菟丝饼一钱五分

引用鲜荷叶半张

午初煎药，日午正服药。

七月二十一日，张仲元、李德源看得总管脉息左关弦缓，右寸关滑缓。肠胃欠和，稍蓄湿滞。今议用理脾调胃化湿之法调治。

党参一钱五分　生于术八分　山药三钱，炒　莲肉三钱，研　壳砂五分，研　煨木香五分　菟丝饼一钱五分　广皮六分

引用扁豆三钱

午初煎药，午正二刻服药。

七月二十二日，张仲元、李德源看得总管脉息左关弦缓，右寸关沉滑。肠胃未和，湿滞不净。今议用理脾调胃化湿之法调治。

党参一钱五分　生于术各四分，老米泔制　山药三钱，炒　莲肉三钱，研　壳砂五分，研　煨木香五分　广皮八分　炙草六分

引用扁豆三钱，微炒

午初煎药，午正服药。

七月二十三日，张仲元、李德源看得总管脉息左关弦缓，右寸关沉滑。肠胃未和，寒湿凝结。今议用理脾调和肠胃之法调治。

党参一钱五分　生、炙于术各四分，老米泔炙　山药三钱，炒　莲肉三钱，研去心　广砂六分，研　煨木香六分　广皮一钱　扁豆三钱，炒

引用生姜二片　红枣肉五个

本方加炒薏苡仁四钱。午初煎药，午正十分服药。

七月二十四日，张仲元、李德源看得总管脉息左关弦缓，右寸关沉滑。肠胃未和，寒湿渐化。今议用理脾调和肠胃之法调治。

党参二钱　生、炙于术各五分，老米泔炙　山药三钱，炒　莲肉三钱，去心研　广砂六分，研　煨木香六分　扁豆三钱，炒　薏苡仁四钱，炒

引用生姜二片　红枣肉五个

午初煎药，未初服药。

七月二十五日，张仲元、李德源看得总管脉息左关弦缓，右寸关沉滑。肠胃渐和，寒湿稍有未净。今议用理脾开胃之法调治。

党参二钱　于术一钱，老米泔炙　山药三钱，炒　莲肉三钱，去心研　广砂六分，研　薏苡仁四钱，炒　扁豆三钱，炒　广皮六分

引用生姜一片

午初煎药，午正三刻服药。

七月二十六日，张仲元、李德源看得总管脉息左关弦缓，右关滑缓。肠胃渐和，寒湿已化。今议用理脾和胃之法调治。

党参一钱五分　于术八分，荷叶包米蒸　山药三钱，炒　莲肉三钱，去心研　广皮六分　薏苡仁三钱，炒　谷芽三钱，炒　扁豆三钱，炒

引用干青果五个，去尖研

午初煎药，正午一刻服药。

七月二十七日，总管照原方。午初煎药，午正服药。

七月二十八日，总管照原方。

本方炒谷芽减二钱五分。午初煎药，午正服药。

七月三十日，总管：炒谷芽二钱，竹茹二钱。

辰初三刻煎药，无服药。

七月三十日，张仲元、李德源、戴家瑜看得总管脉息左关弦缓，右关滑缓。胃气稍滞，化湿较慢。今议用理脾和胃之法调治。

党参一钱五分　生于术八分　扁豆三钱，炒　莲肉三钱，去心研　广皮六分　谷芽二钱，炒　半夏曲八分　薏苡仁三钱，炒

引用竹茹六分

午初煎药，无服药。

八月初二日，张仲元、李德源、戴家瑜看得总管脉息左关弦缓，右关滑缓。气体渐复，稍有痰涎。今议用理脾和胃清痰之法调治。

党参一钱五分　生于术八分　莲肉三钱，去心研　薏苡仁三钱，炒　扁豆三钱，炒　谷芽二钱，炒　广橘红八分　半夏曲八分

引用竹茹一钱五分

午初煎药，午正二刻服药。

本方减广橘红，用署内橘红六分

八月初三日，张仲元、李德源、戴家瑜看得总管脉息左关弦缓，右关滑缓。气体渐复，消化较慢。今议用理脾开胃之法调治。

党参一钱五分　于术八分，荷叶包米蒸　莲肉三钱，去心研　薏苡仁三钱，炒　扁豆三钱，炒　谷芽二钱，炒　橘红六分，署内　壳砂五分，研

引用干青果五个，去尖研

午初煎药，午正一刻服药。

八月初四日，总管照原方。午初煎药，午正二刻服药。

八月初五日，张仲元、李德源、戴家瑜看得总管脉息左关弦缓，右关滑缓。气体渐复，惟消化较慢。今议用理脾开胃之法调治。

党参一钱五分　于术八分，荷叶包米蒸　莲肉二钱，去心研　薏苡仁三钱，炒　扁豆三钱，炒　谷芽一钱，炒　橘红六分，署内　谷砂五分，研

引用干青果五个，去尖研　山药二钱，砂仁炒

午初煎药，午正二刻服药。

八月初六日，张仲元、李德源、戴家瑜看得总管脉息左关弦缓，右关滑缓。气体渐复，稍蓄湿滞。今议用理脾和胃化湿之法调治。

党参一钱五分　生于术八分　山药二钱，砂仁炒　薏苡仁三钱，炒　莲肉二钱，去心研　广皮八分　壳砂五分，研　扁豆三钱，炒

引用生姜一片

午初煎药，午正一刻服药。

八月初七日，总管照原方。午初煎药，午正二刻服药。

八月初八日，总管照原方。午初煎药，午正三刻服药。

八月初九日，张仲元、戴家瑜看得总管脉息左关弦缓，右关消缓。气体渐复，惟化湿较慢。今议用理脾和中之法调治。

党参一钱五分　生于术八分　山药二钱，砂仁炒　薏苡仁三钱，炒　莲肉二钱，去心研　广皮六分　壳砂五分，研　炙草四分

引用干青果五个，去尖研

午初煎药，午正服药。

八月初九，申刻，张仲元、戴家瑜看得总管脉息左关弦缓，右关滑而稍数。胃经稍有郁热，食后懊憹。今议用和胃清热之法调治。

桑叶一钱　金石斛一钱　竹茹八分　谷芽一钱，炒　干青果五个，去尖研

引用鲜荷叶一角

申初三刻十分煎药，无服药。

八月初九，总管：竹茹一钱，干青果七个去尖研。

申初三刻煎药，酉初服药。

八月初十日，张仲元、戴家瑜看得总管脉息左关弦缓，右关滑而稍数。胃气欠和，郁热未清，今议用和胃清热之法调治。

金石斛一钱　竹茹八分　霜桑叶一钱　薏苡仁二钱，炒　干青果五个，去尖研　扁豆二钱，炒　谷芽一钱五分，炒

引用鲜荷叶一角

午初煎药，午正二刻服药。

八月初十日，张仲元、戴家瑜拟总管和胃代茶饮。

干青果十个，去尖研 竹茹一钱

水煎代茶。酉正二刻煎药，无服药。

八月十一日，总管：

干青果十五个，去尖研 竹茹二钱

水煎代茶。未初二刻煎药，无服药。

八月十三日，张仲元、李德源、戴家瑜看得总管脉息左关弦缓，右关滑而近数。胃气欠和，脾经化湿较慢，稍蓄郁热，时作嘈闷。今议用和胃调中之法调治。

于术五分，糯米汁炙 薏苡仁二钱，炒 谷芽二钱，炒 竹茹一钱五分 金石斛二钱 干青果七个，去尖研 鲜扁豆花七朵 佩兰叶四片

引用广皮五分

午初煎药，午初二刻服药。

八月十四日，张仲元、李德源、戴家瑜看得总管脉息左关弦缓，右关滑而无力。胃气欠和，脾元化湿较慢，有时嘈热。今议用理脾和胃之法调治。

党参一钱 于术六分，江米汁炙 薏苡仁三钱，炒 莲肉二钱，去心研 甘菊花一钱五分 桑叶一钱五分 半夏曲一钱 广皮八分

引用干青果七个，去尖研 谷芽二钱，炒

本方加扁豆花十朵。午初煎药，酉正服药。

八月十六日，张仲元、李德源、戴家瑜看得总管脉息左关弦缓，右关滑而近缓。胃气欠和，化湿较慢。今议用理脾和胃之法调治。

党参一钱 于术六分，江米汁炙 薏苡仁三钱，炒 莲肉二钱，去心研 桑叶一钱五分 石斛一钱五分，金谷芽二钱，炒 广皮六分

引用菟丝饼一钱五分

午初煎药，酉正二刻服药。

八月二十二日，张仲元、李德源、戴家瑜看得总管脉息左关弦缓，右关滑缓。精神清爽，惟脾元化湿较慢。今议用理脾开胃之法调治。

党参一钱五分 于术八分，江米汁炙 薏苡仁三钱，炒 莲肉三钱，去尖研 壳砂五分，研 广皮六分 菟丝饼二钱 扁豆三钱，炒

引用干青果五个，去尖研

午初煎药，午正一刻服药。

八月二十三日，总管照原方。午初煎药，午正三刻服药。

八月二十四日，总管照原方。午初煎药，午正二刻服药。

八月二十五日，李德源看得总管脉息左关弦缓，右关滑缓。精神稍倦。惟昨晚少腹凝结微痛，总缘病后未复，法当理气开胃之品调治。

党参二钱 于术一钱，江米汁炙 薏苡仁三钱，炒 莲肉三钱，去心研 扁豆三钱，炒 广皮六分 菟丝饼二钱

引用官桂三分，研

本方减官桂，加鲜扁豆花十朵；减扁豆，加炒山药二钱五分。午初煎药，午正一刻服药。

八月二十六日，总管照原方。午初煎药，午正一刻服药。

八月二十六日，张仲元、李德源拟总管：干青果十个去尖研。

申正煎药，无服药。

八月二十六，亥刻，张仲元、李德源看得总管脉息左关弦，右关沉缓。肝胃气道欠和，

稍有郁结，胸间烦躁，微觉恶心。今议用调和肝胃之法调治。

竹茹一钱　石斛一钱五分，金　广皮七分　谷芽一钱五分，炒　半夏曲四分　甘草四分

引用干青果五个，去尖研

亥初三刻煎药，无服药。

八月二十七日，张仲元、李德源看得总管脉息左寸关浮弦而躁，右寸关滑而近数。肝胃欠和，稍有感冒。以致恶寒发热，身肢酸倦。今议用和中稍佐清解之法调治。

薏苡仁三钱，炒　石斛一钱五分，金　扁豆三钱，炒　桑叶一钱五分　藿香梗八分　葛根一钱　甘草五分

引用生姜一片　红枣肉二个

无煎药。

八月二十七，巳刻，张仲元、李德源看得总管脉息左寸关浮弦而躁，右寸关滑而近数。肝胃欠和，蓄有湿滞，稍有感冒，以致恶寒发热，口燥恶食，身肢酸倦。今议用和中稍佐清解之法调治。

薏苡仁三钱，炒　扁豆三钱，炒　莲肉二钱，去心研　广皮八分　藿香梗八分　粉葛根一钱　甘草五分

引用生姜一片　红枣肉二个

巳初一刻煎药，未初服药。

八月二十七日，施焕看得大总管脉六部皆带弦大，关尺弦中尤觉有刚劲象。舌胎现有灰黄色。内伏湿热，外受风凉，体软神倦，不思饮食。急宜清内伏，驱外感，开胃口，理气化，严防滞下以为治。拟方候正。

藿香梗一钱五分，去叶　扁豆花十朵　飞滑石二钱　淡竹叶一钱五分　薏苡仁六钱，炒焦　白蔻壳八分　木香炭五分　生沙参三钱　生甘草八分　云茯神二钱，朱拌　荆芥梗一钱，去叶　厚朴花四分

引用生姜粗皮六分　葱头二枚，去青

无煎药。

八月二十七，申刻，张仲元、李德源看得总管脉息左寸关浮躁渐缓，右寸关尚滑。表感微解。惟肠胃欠和，湿滞尚盛。以致口干恶食，肌肤发热，大便泻泄，身肢酸倦。今议用和中稍佐解表之法调治。

党参一钱　薏苡仁三钱，炒　扁豆三钱，炒　莲肉二钱，去心研　葛根一钱　广陈皮八分　甘草五分

引用红枣肉二个　生姜一片

酉初一刻煎药，亥初一刻服药。

八月二十八日，张仲元、李德源、戴家瑜看得总管脉息左寸关浮躁已减，右寸关滑而近躁。表感已解，惟里气未和，湿滞未净。以致口干中空，大便尚泻，身肢酸倦。今议用和中分化之法调治。

党参一钱五分　于术一钱，薏苡仁汁炙　云苓一钱，朱拌　薏苡仁三钱，炒　广皮六分　莲肉二钱，去心研　扁豆三钱，炒　山药一钱，炒　杭芍一钱，酒炒　炙草六分

引用生姜一片　谷芽一钱，炒

午初煎药，午初三刻服药。

八月二十八，申刻，张仲元、李德源看得总管脉息左寸关弦而渐缓，右寸关滑而鼓指。肠胃欠和，湿滞未净，口干中空，不思饮食，大便未调，身肢酸软无力。今议用理脾分化之法调治。

党参一钱五分　于术一钱，薏苡仁汁炙　云苓一钱，朱拌　薏苡仁三钱，炒　莲肉二钱，去心研　扁豆三钱，炒　谷芽一钱，炒　煨木香六分　杭芍一钱，酒炒　炙草六分

引用广皮六分

酉初煎药，戌正二刻服药。

八月二十九日，张仲元、李德源、戴家瑜看得总管脉息左寸关弦缓，右寸关滑而鼓指。肠胃渐和，湿滞不净，口干无味，不思饮食，大便未调，身肢酸倦。今议用理脾调和肠胃之法调治。

党参一钱五分　于术一钱，薏苡仁汁炙　云苓一钱，朱拌　薏苡仁三钱，炒　莲肉二钱，去心研　扁豆三钱，炒　谷芽一钱五分，炒　杭芍一钱，酒炒　炙草六分

引用广皮六分

午初煎药，午正二刻服药。

九月初一日，张仲元、李德源、戴家瑜看得总管脉息左关弦缓，右寸关滑而鼓指。肠胃渐和，湿滞稍有未净。不思饮食，身肢懒倦。今议用理脾和胃之法调治。

党参一钱　于术八分，薏苡仁汁炙　薏苡仁三钱，炒　莲肉二钱，去心研　谷芽一钱五分，炒　广皮六分　扁豆三钱，炒　炙草六分

引用干青果七个，去尖研

午初煎药，午正三刻服药。

本方谷芽减五分。

九月初二日，张仲元、李德源、戴家瑜看得总管脉息左关弦缓，右寸关沉滑。肠胃渐和，湿滞稍有未净，谷食不香，身肢力软。今议用理脾和胃之法调治。

党参一钱　于术八分，薏苡仁汁炙　薏苡仁三钱，炒　莲肉二钱，去心研　壳砂五分，研　广皮六分　山药二钱，炒　扁豆三钱，炒

引用干青果七个，去尖研

午初煎药，午正三刻服药。

九月初三日，张仲元、李德源、戴家瑜看得总管脉息左关弦缓，右寸关滑而近缓。肠胃渐和，余湿不净。今议用理脾化湿之法调治。

党参一钱五分　于术一钱，薏苡仁汁炙　薏苡仁三钱，炒　山药三钱，炒　扁豆三钱，炒　壳砂五分，研　莲肉三钱，去心研　广皮六分

引用红枣肉三个

午初煎药，午正三刻服药。

九月初四日，总管照原方。午初煎药，无服药。

九月初四日酉刻，张仲元、李德源看得总管脉息左关弦缓，右寸关沉滑。肠胃欠和，湿滞未净。今议用理脾化湿之法调治。

党参一钱五分　于术一钱，薏苡仁汁炙　薏苡仁三钱，炒　山药三钱，炒　扁豆三钱，炒　广皮八分　煨木香五分　莲肉三钱，去心研

引用红枣肉三个

酉初三刻煎药，酉正二刻服药。

九月初五日，张仲元、李德源、戴家瑜看得总管脉息左关弦缓，右寸关沉滑。肠胃欠和，余湿不净。今议用理脾化湿之法调治。

党参一钱五分　于术一钱，薏苡仁汁炙　山药三钱，炒　扁豆三钱，炒　广皮八分　莲肉三钱，去心研　煨木香五分　薏苡仁三钱，炒

引用红枣肉三个　生姜一小片

午初煎药，午正二刻服药。

九月初六日，张仲元、李德源、戴家瑜看得总管脉息左关弦缓，右寸关沉滑。肠胃渐和，余湿未净。今议用理脾化湿之法调治。

党参一钱　于术一钱，薏苡仁汁炙　山药三钱，炒　扁豆三钱，炒　广皮八分　莲肉三钱，去心研　煨木香六分　薏苡仁三钱，炒

引用红枣肉三个

午初煎药，午正一刻服药。

九月初七日，张仲元、李德源、戴家瑜看得总管脉息左关弦缓，右寸关沉滑。肠胃渐和，余湿未净。今议用理脾化湿之法调治。

党参一钱　于术一钱，薏苡仁汁炙　山药三钱，微炒　扁豆三钱，炒　广皮八分　莲肉三钱，去心研　煨木香六分　薏苡仁三钱，炒

引用煨姜一片　红枣肉三个

午初煎药，午正三刻服药。

本方减扁豆，加鲜扁豆花十二朵。

九月初八日，总管照原方。午初煎药，亥初服药。

九月初九日，张仲元、李德源、戴家瑜看得总管脉息左关弦缓，右寸关滑而近缓。肠胃渐和，余湿未净。今议用理脾和中之法调治。

党参一钱　于术一钱，薏苡仁汁炙　山药三钱，微炒　扁豆三钱，炒　广皮八分　莲肉三钱，去心研　煨木香六分　薏苡仁三钱，炒

引用菟丝饼二钱　煨姜一小片

午初煎药，午正三刻服药。

九月初十日，总管照原方。午初煎药，未初服药。

九月十七日，张仲元、李德源、戴家瑜看得总管脉息左关弦缓，右寸关沉滑。肠胃欠和，大便较勤。今议用理脾和中之法调治。

党参一钱　于术一钱，薏苡仁汁炙　山药三钱，微炒　扁豆三钱，炒　莲肉三钱，去心研　薏苡仁三钱，炒　广皮六分　壳砂五分，研

引用菟丝饼二钱

午初煎药，午正二刻服药。

九月十八日，总管照原方。午初煎药，午正一刻服药。

九月十九日，张仲元、李德源、戴家瑜看得总管脉息左关弦缓，右寸关沉滑。肠胃欠和，化湿较慢。今议用理脾化湿之法调治。

党参一钱　于术一钱，薏苡仁汁炙　山药三钱，微炒　扁豆三钱，炒　莲肉三钱，去心研　薏苡仁三钱，炒　煨木香六分　广皮六分

引用煨姜一片

午初煎药，午正一刻服药。

九月二十日，总管照原方。午初煎药，午正一刻服药。

九月二十一日，张仲元、李德源、戴家瑜看得总管脉息左关弦缓，右关滑缓。肠胃已和，惟化湿较慢。今议用理脾和胃之法调治。

党参一钱　于术一钱，薏苡仁汁炙　山药三钱，微炒　扁豆三钱，炒　莲肉三钱，去心研　薏苡仁三钱，炒　广皮八分　炙草五分

引用红枣肉三个

午初煎药，午正二刻服药。

九月二十二日，总管照原方。午初煎药，午正一刻服药。

九月二十三日，张仲元、李德源、戴家瑜看得总管脉息左关弦缓，右关滑缓。起居如常。惟上焦稍有浮热，有时咳嗽。今议用理脾和胃之法调治。

党参一钱　于术八分，江米汁炙　扁豆三钱，炒　薏苡仁三钱，炒　莲肉三钱，去心研　橘红六分，署内　谷芽一钱，炒　桑叶一钱五分

引用鲜青果五个，去尖研

午初煎药，午正二刻服药。

九月二十四日，张仲元、李德源、戴家瑜看得总管脉息左关弦缓，右关滑缓。中气欠和，上焦稍有浮热。今议用理脾和胃之法调治。

党参一钱　于术八分，江米汁炙　扁豆三钱，炒　薏苡仁三钱，炒　莲肉三钱，去心研　橘红六分，署内　半夏曲一钱　谷芽一钱，炒

引用鲜青果五个，去尖研

午初煎药，午正二刻服药。

九月二十五日，张仲元、李德源、戴家瑜拟总管：

鲜青果十个，去尖研　竹茹一钱五分

水煎温服。戌初二刻煎药，戌初三刻服药。

九月二十七日，张仲元、李德源、戴家瑜看得总管脉息左关弦缓，右寸关滑缓。中气欠和，稍有湿饮，有时咳嗽。今议用理脾和中之法调治。

党参一钱　于术八分，江米汁炙　薏苡仁三钱，炒　橘红七分，署内　莲肉三钱，去心研　扁豆三钱，炒　半夏曲一钱，金石斛水炒　枇杷叶一钱五分，蜜炙

引用鲜青果五个，去尖研

本方减莲肉、扁豆。午初煎药，午初三刻服药。

九月二十八日，张仲元、李德源、戴家瑜看得总管脉息左关弦缓，右寸关滑缓。肺气欠和，稍有痰饮，时作咳嗽。今议用理脾化痰之法调治。

党参一钱　于术八分，江米汁炙　薏苡仁三钱，炒　法炙半夏一钱五分，研　橘红七分，署内　杏仁一钱五分，去皮尖研　谷芽一钱五分，炒　枇杷叶一钱五分，蜜炙

引用生姜一片　红枣肉三个

本方减法炙半夏，加保宁半夏曲一钱五分金石斛水炒。午初煎药，未初一刻服药。

九月二十九日，张仲元、李德源、戴家瑜看得总管脉息左关弦缓，右寸关滑缓。中气欠和，蓄有痰饮，时作咳嗽。今议用理脾化痰之法调治。

党参一钱　于术八分，江米汁炙　薏苡仁三钱，炒　保宁半夏曲一钱五分，金石斛水炒　橘红七分，署内　茯苓二钱　杏仁一钱五分，去皮尖研　谷芽一钱五分，炒

引用鲜青果五个，去尖研

本方加佛手柑三分研。午初煎药，午正一刻服药。

九月二十九日，戌刻，张仲元、李德源看得总管脉息左关弦缓，右关滑缓。肠胃气道欠和，食后腹中微疼。今议用和胃代茶饮调治。

广皮一钱　煨木香五分　生姜一片　炙草四分

水煎温服。戌正煎药，无服药。

本方加鲜青果七个去尖研。

九月三十日，张仲元、李德源、戴家瑜看得总管脉息左关弦缓，右寸关滑缓。中气欠和，痰饮未清，有时咳嗽。今议用理脾和中之法调治。

党参一钱　于术八分，江米汁炙　薏苡仁三钱，炒　半夏曲一钱五分，保宁　橘红七分，署内　茯苓二钱　炙枇杷叶二钱　壳砂五分，研

引用生姜一小片　佛手柑三分

午初煎药，无服药。

十月初一日，张仲元、李德源、戴家瑜看得总管脉息左关弦缓，右寸关弦滑。肠胃欠和，有时咳嗽，大便较多。今议用益气理脾之法调治。

党参一钱五分　于术一钱　薏苡仁四钱，炒　扁豆三钱　莲肉三钱，去心研　广皮八分　山药三钱，炒　炙草六分

引用生姜一片　小枣肉三个

本日酉刻照原方减生姜、小枣肉，加鲜青果五个去尖研。戌初煎药，无服药。

十月初二日，张仲元、李德源、戴家瑜看得总管脉息左关弦缓，右寸关弦滑。肺胃之气欠和，痰饮未清，有时咳嗽。今议用理脾和胃之法调治。

党参一钱　于术一钱　扁豆三钱，炒　薏苡仁三钱，炒　桑叶一钱　山药三钱，炒　法炙半夏一钱　橘红七分，署内

引用鲜青果五个，去尖研

午初煎药，午初三刻服药。

十月初三日，张仲元、李德源、戴家瑜看得总管脉息左关弦缓，右寸关弦滑。肺胃之气欠和，痰饮未清，有时咳嗽。今议用理脾开胃化痰之法调治。

党参一钱　于术一钱　扁豆三钱，炒　薏苡仁三钱，炒　山药三钱，炒　冬花二钱　法炙半夏一钱　橘红七分，署内

引用鲜青果五个，去尖研　壳砂六分，研

午初煎药，午正一刻服药。

十月初四日，张仲元、李德源、戴家瑜看得总管脉息左关弦缓，右寸关弦滑。中气未和，痰饮未清，时作咳嗽。今议用理脾开胃安嗽之法调治。

党参一钱五分　于术一钱　扁豆三钱，炒　薏苡仁三钱，炒　山药三钱，炒　冬花二钱　五味子六分　法炙半夏一钱

引用鲜青果五个，去尖研　壳砂六分，研

午初煎药，午正一刻服药。

本方党参减五分，炒扁豆减一钱，炒山药减一钱。

十月初四日酉刻，张仲元、李德源拟总管缓中代茶饮。

党参一钱　五味子四分　枣肉二个　鲜青果三个，去尖研

水煎温服。酉正一刻煎药，无服药。

十月初五日，张仲元、李德源、戴家瑜看得总管脉息左关弦缓，右寸关弦滑。中气未和，痰饮未清，有时咳嗽。今议用理脾开胃安嗽之法调治。

党参一钱五分　于术一钱　薏苡仁三钱，炒　山药二钱，炒　苏叶一钱　壳砂六分，研　法炙半夏一钱　广皮六分

引用生姜一片　鲜青果五个，去尖研

午初煎药，无服药。

十月初六日，张仲元、李德源、戴家瑜看得总管脉息左关弦缓，右寸关弦滑。中气未和，湿饮未净。有时咳嗽，气息较软。今议用理脾和中之法调治。

党参一钱五分　于术一钱　薏苡仁三钱，炒　山药二钱，炒　广皮八分　莲肉二钱，去心研　茯苓二钱　炙草五分

引用鲜青果五个，去尖研

午初煎药，午正二刻服药。

十月初七日，总管照原方，加党参五分。午初煎药，午正二刻服药。

十月初八日，总管照原方。午初煎药，午正二刻服药。

十月十一日，张仲元、戴家瑜看得总管脉息左关弦缓，右寸关弦滑。中气未和，湿饮未净，有时咳嗽。今议用理脾和中之法调治。

党参一钱五分　于术一钱　薏苡仁三钱，炒　山药二钱，炒　广皮八分　莲肉二钱，去心研　茯苓二钱　炙草五分

引用鲜青果五个，去尖研　佛手柑五分

午初煎药，午正三刻服药。

十月十二日，张仲元、戴家瑜看得总管脉息左关弦缓，右寸关滑缓。中气未和，身肢较软，今议用理脾和中之法调治。

党参二钱　于术一钱　茯神二钱，朱砂水炙　薏苡仁三钱，炒　广皮八分　莲肉二钱，去心研　茯苓二钱　炙草五分

引用鲜青果五个，去尖研

午初煎药，午正一刻服药。

十月十三日，张仲元、戴家瑜看得总管脉息左关弦缓，右寸关沉滑。中气欠和，化湿较慢，有时咳嗽。今议用理脾和中化湿之法调治。

党参一钱五分　于术一钱　茯神二钱，朱砂水炙　薏苡仁三钱，炒　广皮八分　金石斛一钱五分　谷芽一钱，炒　保宁半夏曲八分

引用鲜青果七个，去尖研

午初煎药，午正一刻服药。

十月十四日，张仲元、戴家瑜看得总管脉息左关弦缓，右寸关沉滑。中气欠和，稍有湿饮，尚觉咳嗽。今议用理脾和中止嗽之法调治。

党参一钱五分　于术一钱　茯神二钱　薏苡仁三钱，炒　莲肉二钱，去心研　广皮八分　冬花二钱　炙枇杷叶一钱五分

引用鲜青果五个，去尖研

午初煎药，午正三刻服药。

十月十六日，总管照原方。午初煎药，酉正一刻服药。

十月十八日，张仲元、戴家瑜看得总管脉息左关弦缓，右寸关沉滑。中气欠和，有时咳嗽。今议用理脾和中之法调治。

党参一钱五分　于术一钱　茯神二钱　薏苡仁三钱，炒　莲肉二钱，去心研　广皮八分　冬花二钱　炙枇杷叶一钱五分　炙草五分

引用鲜青果五个，去尖研

午初煎药，午正三刻服药。

十月十九日，张仲元、戴家瑜看得总管脉息左关弦缓，右寸关沉滑。中气欠和，咳嗽觉轻。今议用理脾和中之法调治。

党参一钱五分　于术一钱　茯神二钱　薏苡仁三钱，炒　莲肉二钱，去心研　广皮八分　冬花二钱　炙

枇杷叶一钱五分　炙草五分

引用鲜青果五个，去尖研　金石斛一钱五分

午初煎药，午正服药。

十月二十日，张仲元、戴家瑜看得总管脉息左关弦缓，右寸关滑而近缓。中气稍有未和，化湿较慢。今议用理脾和胃之法调治。

党参一钱五分　于术一钱　茯神二钱　薏苡仁三钱，炒　莲肉二钱，去心研　广皮八分　石斛一钱五分，金　炙草五分

引用鲜青果五个，去尖研

午初煎药，午正二刻服药。

十月二十一日，总管照原方。午初煎药，午正三刻服药。

十月二十一日，总管照原方。午初煎药，午正二刻服药。

十月二十四日，张仲元、佟文斌看得总管脉息左关稍弦，右关滑缓。劳累伤神，气分较软。今议用益气和肝理脾之法调治。

党参二钱　生于术一钱　朱茯神二钱　莲肉三钱，研　薏苡仁三钱，炒　生杭芍一钱五分　谷芽三钱，炒　甘草五分

引用半夏曲八分

本方减朱茯神，加金石斛一钱。午初煎药，午正二刻服药。

十月二十五日，总管照原方。午初煎药，午正一刻服药。

十月二十七日，佟文斌拟总管和胃代茶饮。

茅术一钱　炙半夏一钱　陈皮一钱　建曲一钱五分　石斛一钱　壳砂六分

水煎温服。酉初煎药，酉正服药。

十月二十八日，张仲元、佟文斌看得总管脉息左关弦缓，右关滑缓。起居如常，惟化湿较慢。今议用理脾开胃之法调治。

党参一钱五分　生于术一钱　薏苡仁三钱，炒　莲肉三钱，研　广皮八分　金石斛一钱五分　谷芽二钱，炒　炙草五分

引用鲜青果五个，去尖研

午正煎药，午正一刻服药。

【参考】 李莲英为季清最有权势之太监，外而王公大臣，内而皇帝后妃，多在其辖制之中。为其诊治之御医，多为太医院之首领，所议之方，自多可采。李之脉案亦用黄缎面专册，不可谓不特殊。光绪二十四年十月二十 日、二十二日，迭逢光绪、慈禧晏驾，而李总管于短期内神气复常，劳累尽除，可能与长年累月之医药调养保健有关。

十月二十九日，张仲元、佟文斌看得总管脉息左关弦缓，右关沉滑。中气欠和，化湿较慢。今议用理脾化湿之法调治。

党参一钱五分　生于术一钱　薏苡仁三钱，炒　扁豆三钱，炒　广皮八分　法半夏八分　谷芽二钱，炒　石斛一钱五分，金

引用佛手柑五分　竹茹八分

午初煎药，午正一刻服药。

三十日，总管照原方。午初煎药，午正服药。

十一月初二日，张仲元、佟文斌看得总管脉息左关弦缓，右关滑缓。中气欠和，脾运较慢。今议用理脾和中之法调治。

党参一钱五分 生于术一钱 薏苡仁三钱，炒 莲肉三钱，研 广皮八分 菟丝饼一钱五分 谷芽二钱，炒 杭芍一钱，炒

引用鲜青果五个，去尖研

午初煎药，午正二刻服药。

十一月初三日，总管照原方。午初煎药，午正一刻服药。

十一月初四日，总管照原方。午初煎药，午正服药。

十一月二十一日，总管照十月二十九日方减法半夏、佛手柑，加砂仁三分。

十一月二十五日，张仲元看得总管脉息左关弦缓，右关滑缓。起居如常，惟化湿较慢。今用理脾化湿之法调治。

党参一钱五分 生于术一钱 薏苡仁三钱，炒 莲肉三钱，研 广皮八分 金石斛一钱五分 炙枇杷叶一钱五分 谷芽二钱，炒

引用鲜青果五个，去尖研

十二月初五日，总管照十一月二十五日方减枇杷叶、金石斛，加砂仁三分、竹茹一钱五分、鲜青果五个，去尖研

十二月初九日，张仲元看得总管脉息左关弦缓，右寸关滑缓。胃气稍滞，消化较慢。今用理脾和胃之法调治。

党参一钱五分 生于术一钱 薏苡仁三钱，炒 莲肉二钱，研 壳砂六分，研 广陈皮六分 半夏曲八分 甘草五分

引用佛手柑五分

十二月十一日，张仲元看得总管脉息左关弦缓，右寸关滑缓。肝胃欠和，消化较慢。今用理脾和胃之法调治。

党参一钱五分 生于术一钱 广皮六分 生杭芍八分 壳砂六分，研 薏苡仁三钱，炒 扁豆三钱 半夏曲五分

引用鲜青果五个，去尖研

十二月十二日，张仲元看得总管脉息左关弦缓，右关滑缓。胃气欠和，化湿较慢。今用理脾和胃之法调治。

党参一钱五分 生于术一钱 薏苡仁三钱，炒 扁豆二钱，炒 广皮八分 谷芽三钱，炒 金石斛二钱 炙草五分

引用鲜青果五个，去尖研

十二月十三日，张仲元看得总管脉息左关弦缓，右关滑缓。胃气欠和，有时觉嘈。今用理脾和胃之法调治。

党参一钱五分 生于术一钱 薏苡仁三钱，炒 莲肉三钱，研 橘红六分，署内 神曲炭一钱五分 金石斛二钱 法夏八分

引用鲜青果五个，去尖研

十二月二十日，张仲元看得总管脉息左关弦缓，右关滑缓。中气稍滞，化湿较慢。今用理脾化湿之法调治。

党参一钱五分 生于术一钱 薏苡仁三钱，炒 茯苓二钱 广皮一钱 谷芽三钱，炒 金石斛二钱 莲肉三钱，研

引用鲜青果七个，去尖研

十二月二十一日，张仲元看得总管脉息左关弦缓，右关滑缓。起居如常，惟化湿较慢。

今用理脾开胃之法调治。

党参一钱五分　生于术一钱　炒薏苡仁三钱　莲肉三钱，研　广皮一钱　谷芽三钱，炒　竹茹八分

引用鲜青果七个，去尖研

十二月二十二日早总管照原方。

本日晚，照原方减鲜青果，加通草一钱。

十二月二十三日，张仲元看得总管脉息左关弦缓，右关滑缓。起居如常，惟上焦稍有浮热。今用理脾和胃之法调治。

党参一钱五分　生于术一钱　薏苡仁三钱，炒　莲肉三钱，研　广皮一钱　谷芽三钱，炒　金石斛二钱　甘草五分

引用灯心一子

十二月二十四日，张仲元看得总管脉息左关弦缓，右关滑缓。起居如常，惟脾元化湿较慢。今用理脾化湿之法调治。

党参一钱五分　生于术一钱　薏苡仁三钱，炒　莲肉三钱，研　广皮一钱　谷芽三钱，炒　菟丝饼二钱　石斛二钱

引用小枣肉二个

宣统元年正月初四日，张仲元看得总管脉息左关弦缓，右关滑而近数。胃经稍蓄湿热发嘈。今用理脾清热化湿之法调治。

党参一钱　生于术八分　薏苡仁三钱，炒　广皮一钱　竹茹一钱五分　谷芽三钱，炒　金石斛二钱　甘草五分

引用鲜青果七个，去尖研

正月初五日，张仲元看得总管脉息左关弦缓，右关滑而稍数。胃气欠和，湿热未净。今用理脾和胃化湿之法调治。

党参一钱　生于术八分　薏苡仁三钱，炒　广皮一钱　竹茹一钱五分　焦神曲一钱五分　葛花一钱五分　谷芽二钱，炒

引用鲜青果七个，去尖研

正月初六日，张仲元看得总管脉息左关弦缓，右关滑而稍数。胃气欠和，湿热未净。今用理脾清胃之法调治。

党参一钱　生于术八分　薏苡仁三钱，炒　广皮一钱　竹茹一钱五分　谷芽二钱，炒　霜桑叶二钱　灯心一子

引用鲜青果七个，去尖研

初七日照原方。

正月初八日，张仲元看得总管脉息左关弦缓，右关滑而近数。胃气未和，蓄热未清。今用理脾清胃之法调治。

党参一钱　薏苡仁三钱，炒　赤苓二钱　竹茹一钱五分　木通五分　鲜青果七个，去尖研　菊花二钱　金石斛二钱

引用灯心一子

正月初九日，张仲元看得总管脉息左关弦缓，右关滑而稍数。胃(气)欠和，余热未净。今用理脾清胃之法调治。

党参一钱　薏苡仁三钱，炒　赤苓二钱　菊花一钱五分　竹茹一钱　谷芽三钱，炒　金石斛二钱　灯心一子

引用鲜青果七个，去尖研

初十日照原方。

正月十四日，张仲元看得总管脉息左关弦缓，右关滑缓。胃气欠和，化湿较慢。今用理脾化湿之法调治。

党参一钱五分 生于术一钱 薏苡仁三钱，炒 莲肉三钱，研 云苓一钱五分 谷芽三钱，炒 广皮八分 甘草五分

引用山药二钱，炒

本方减炒山药，加竹茹一钱。

正月十六日，张仲元看得总管脉息左关弦缓，右关滑缓。起居如常，惟脾元化湿较慢。今用理脾化湿之法调治。

党参一钱五分 生于术一钱 薏苡仁三钱，炒 莲肉二钱，研 广皮八分 谷芽三钱，炒 金石斛二钱 菟丝饼一钱

引用鲜青果七个，去尖研

正月十八日，张仲元看得总管脉息左关弦而近躁，右关滑而稍数。肝胃蓄热，有时嘈杂出汗。今用和胃清热之法调治。

党参一钱 薏苡仁三钱，炒 桑叶一钱 金石斛二钱 竹茹一钱 谷芽二钱，炒 广皮八分 甘草五分

引用鲜青果七个，去尖研

正月十九日，张仲元看得总管脉息左关弦缓，右关滑而近数。胃气欠和，脾湿郁遏。今用理脾和胃之法调治。

党参一钱五分 生于术一钱 薏苡仁三钱，炒 莲肉三钱，研 广皮一钱 金石斛二钱 谷芽三钱，炒 半夏曲一钱

引用鲜青果五个，去尖研

正月二十日，张仲元看得总管脉息左关弦缓，右关滑缓。胃气欠和，脾元化湿较慢。今用理脾和胃之法调治。

党参一钱五分 生于术一钱 薏苡仁三钱，炒 莲肉三钱，带心研 广皮八分 谷芽二钱，炒 金石斛二钱 菟丝饼一钱五分

引用鲜青果七个，去尖研

正月二十一日，张仲元看得总管脉息左关弦缓，右关滑缓。肠胃气道欠和，化湿较慢。今用理脾调和肠胃之法调治。

党参一钱五分 生于术一钱 薏苡仁三钱，炒 莲肉三钱，研 壳砂五分，研 煨木香五分 菟丝饼一钱 半夏曲八分

引用鲜青果三个，去尖研

正月二十八日，张仲元看得总管脉息左关弦缓，右关滑缓。起居如常，惟脾元化湿较慢。今用理脾化湿之法调治。

党参一钱五分 生于术一钱 薏苡仁三钱，炒 莲肉三钱，研 壳砂六分 广皮一钱 甘草五分

引用小枣三个

正月二十九日，总管照原方。

【参考】 李莲英历同治、光绪、宣统三朝，其病症大抵以痰饮、食滞、脾元运化不畅为主，案中方药亦平稳有效。不过，疗效较为缓慢，是不足之处。

四 宫女永顺

1 疏肝化饮医方

同治三年五月初二日，范绍相看得钟粹宫女子永顺舒郁化饮汤一贴。

制香附三钱　蒌仁二钱　青皮三钱　杏仁二钱，研　白茯苓三钱，块研　桔梗二钱　丹皮三钱　制半夏二钱　醋柴胡二钱

引用荷梗一尺

初三日，蔡钟彝看得钟粹宫女子永顺调中化饮汤一贴。

连翘三钱　浙贝三钱　青蒿一钱五分　元参三钱　焦三仙三钱　苏梗叶一钱　花粉三钱　藿香三钱　酒芩二钱

引用荷梗一尺

五月初四日，冯国治看得钟粹宫女子永顺调气化饮汤一贴。

木香一钱五分，研　青皮三钱　柴胡三钱　枳壳二钱　黄芩二钱　厚朴二钱　缩砂一钱，研　槟榔三钱　甘草一钱　酒军二钱　香附三钱，制

引用荷梗二尺

初五日，汪兆镛看得钟粹宫女子永顺清肺饮一贴。

桑皮三钱　蒌仁三钱　牛蒡子二钱，研　枳实二钱　麦冬四钱，研　款冬花三钱　大生地四钱，研　桔梗二钱　焦楂三钱　橘红二钱　制半夏二钱

引用藕节五枚

初六日，韩知通看得钟粹宫女子永顺疏解化饮汤今明各一贴。

柴胡一钱五分　礞石一钱　苏梗一钱　腹皮三钱　牛蒡子一钱五分，炒研　枇杷叶二钱　制半夏二钱　厚朴三钱　苍术二钱　陈皮三钱　前胡一钱　甘草六分

引用荷梗一尺

【参考】 宫女永顺案中多选用舒肝解郁之药，寓有柴胡疏肝饮之意，说明宫中妇女肝郁气滞者多，亦精神情志久受抑郁之故。

同治三年范绍相仅是从九品吏目，而到光绪年间曾作到太医院右院判，在宫中承值甚久，其经验学识俱较丰富，治永顺疾着重解郁，即已露医术不同一般。

2　治阴虚咳嗽案

同治三年五月初九日，冯国治看得钟粹宫女子永顺脉息□弦。系阴虚作嗽之症。今用养阴止嗽汤一贴调治。

麦冬三钱，研　兜铃二钱　知母二钱　白术二钱　大生地三钱，研　泽泻二钱　天冬三钱，研　橘红二钱　酒芩二钱　桑皮二钱

引用红枣三枚

五　宫女玉娟

1　气滞湿饮症治案

同治三年九月十三日，庄守和看得景仁宫女子玉娟养血除湿汤一贴。

羌活二钱　川芎二钱　宣木瓜二钱　防己一钱五分　全当归三钱　川牛膝三钱　赤芍二钱　续断二钱　泽泻二钱　猪苓二钱　制香附二钱　乳香二钱

引用甘草一钱

十四日，范绍相看得景仁宫女子玉娟脉息沉弦。系气滞停饮之症，以致胸胁刺痛，此由肝郁所致。今用舒郁化饮汤，晚服一贴调治。

制香附三钱 赤芍二钱 青皮三钱 枳壳三钱 赤苓块二钱，研 当归二钱 厚朴二钱 柴胡三钱，醋炒 焦三仙六钱 薄荷八分

引用荷梗二尺

十五日，范绍相看得景仁宫女子玉娟脉息弦缓。症势渐减。今用除湿化饮汤，今明各一贴调治。

归尾三钱 赤苓块二钱，研 川芎一钱五分 赤芍二钱 木香一钱五分，研 砂仁二钱，研 神曲二钱

引用生姜三片

六 宫女素琴

1 气郁停饮症治案

同治三年十月二十八日，薛天锡看得储秀宫女子素琴脉息弦滑。系气郁停饮之症，以致肢体牵引作痛，胸满呕恶。今用舒气化饮汤，晚服一贴调治。

乌药二钱 白芍三钱，酒炒 抚芎二钱 泽泻三钱 厚朴二钱 陈皮二钱 缩砂一钱，研 木瓜三钱

二十九日，薛天锡看得储秀宫女子素琴脉息弦滑。原系气郁停饮之症，服舒气之药，气道稍开，惟肢体牵引作痛，湿饮未清。今用调气化饮汤，晚服一贴调治。

青皮二钱，炒 乌药二钱 制香附二钱 白芍二钱，炒 次生地三钱，研 木瓜三钱 赤苓块三钱，研 泽泻三钱 抚芎二钱 甘草一钱

引用桑枝三十寸

三十日，薛天锡看得储秀宫女子素琴脉息弦缓。昨服调气化饮汤，疼痛稍减，湿饮已化，惟气道未畅。今用和肝调气饮，晚服一贴调治。

当归三钱 白芍二钱，酒炒 制香附二钱 乌药二钱 赤苓块三钱，研 木瓜二钱 青皮二钱，炒 栀仁二钱，炒 抚芎一钱五分 甘草一钱

引用荷梗一尺

十一月初一日，薛天锡看得储秀宫女子素琴，照原方加焦曲三钱，和肝调气饮一贴。

初二日，薛天锡看得储秀宫女子素琴脉息滑缓。连服和肝调气饮，疼痛渐减，惟肝胃欠和。今用清肝和胃饮，晚服一贴调治。

青皮二钱 白芍二钱，炒 香附二钱，制 乌药二钱 赤苓块二钱，研 焦曲三钱 谷芽三钱，炒 甘草一钱 薄荷一钱五分 枳壳二钱，炒

引用荷梗一尺

初三日，薛天锡看得储秀宫女子素琴脉息和缓。诸症俱好，惟胃气稍有未和。今用和胃饮晚服一贴调治。

【参考】 此案从脉测症，弦脉属肝，滑为痰饮，故立方以舒肝气，化痰饮为主，一候之期，即见痊愈。案中屡用乌药，在于行气、散寒、止痛。

七 宫女宝琴

1 水疔治案

同治元年十一月初六日，冯铨看得储秀宫女子宝琴脉息沉弦。系水疔之症，以致右手中指肿痛麻木，口干烦满。今用连翘败毒丸三钱姜汤送服，外用针挑泻去毒水，膏贴调理。

八　宫女玉庆

1　月经不调治案

同治元年十一月二十一日，李德全看得储秀宫女子玉庆脉息弦滑。系肝经气血不调，停饮受凉之症，以致寒热身痛，胸膈满闷，肚腹牵疼，荣血不调。今用疏肝和荣饮一贴调治。

柴胡三钱　青蒿三钱　炙香附三钱　延胡索三钱　薄荷一钱五分　郁金三钱，研　白芍三钱，炒　当归三钱　军炭二钱　乌药三钱　缩砂一钱五分，研　生山楂三钱

引用生蒲黄一钱

煎六分。

十一月二十二日，李德全看得储秀宫女子玉庆脉息弦缓。表邪已解，气血渐和，诸症俱好，惟荣血不调。今用调肝和荣饮一贴，明日接服七制香附丸，当归二钱，川芎一钱煎汤送服，缓缓调治。

调肝和荣饮一贴，煎六分。

香附三钱，制　延胡索三钱　郁金三钱，研　乌药三钱　枳壳二钱，炒　当归三钱　川芎二钱　赤芍三钱，炒

引用山楂三钱

九　妈妈罗氏

1　月经不调治案

同治元年十一月初五日，钟龄看得储秀宫如意妈妈罗氏，脉息沉弦。原系气血素亏，气郁挟饮之症，以致荣分不调，有时作喘。今用七制香附丸常服，缓缓调治。

十一月初六日，钟龄看得储秀宫如意妈妈罗氏用七制香附丸二钱五付。

2　痰喘症治案

同治元年十一月二十二日，蔡钟彝看得储秀宫如意妈妈罗氏脉息弦细。系肝阴虚损，痰饮素盛，以致周身麻木，喘息不休，恐致脱败。今用益阴定喘汤一贴调治。

沙参五钱　浙贝三钱　广皮二钱　桔梗三钱　麦冬三钱　茯神三钱　瓜蒌仁二钱　焦芍二钱

引用生姜二片

十　妈妈杨氏

1　对口疮治案

同治五年四月二十四日，范绍相看得储秀宫妈妈杨氏内服托里透脓汤一贴，外用红玉膏调红升丹、贴太乙膏调治。

次生地三钱　银花三钱　赤芍二钱　牡丹皮三钱　酒归尾三钱　连翘三钱　白芷一钱五分　川山甲三钱，炒　栀子三钱，炒　皂刺二钱

引用灯心一束

同治五年四月二十五日，范绍相看得储秀宫妈妈杨氏脉息弦缓。原系湿热上攻，对口之症，服药以来，疮势疼痛俱减，惟气虚毒盛。今用益气化毒汤一贴，外仍用红玉膏调红升丹贴太乙膏调治。

次生地三钱　酒归尾三钱　栀子三钱，炒　山甲二钱　牡丹皮三钱　金银花二钱　酒芩二钱　皂刺二钱　大连翘三钱　甘草节一钱

引用灯心一束

同治五年四月二十六日，范绍相看得储秀宫妈妈杨氏，照原方益气化毒汤今明后各一贴。

【参考】 对口疮治不得法，有危及性命者。此案内服托里透脓汤，外用红升丹、太乙膏调治，病势逐渐轻减而愈，值得借鉴。

光绪朝医案

一　光绪皇帝

1　医案辑录

光绪四年八月初一日，张仲元、佟文斌请得皇上脉息左关弦数，右寸关滑数。营卫未和，里滞尚盛，以致发热口渴，腹中有时作疼，小水短赤，大便尚有粘滞，种种见证，无不由火郁结滞所致。经云：火郁发之，土郁夺之。依斯二者，循序调治，则日臻安康矣。谨拟清扬化滞之法调理。

葛根三钱　荆芥二钱　防风二钱　南薄荷二钱　羚羊二钱　花粉三钱　栀子三钱，炒　条黄芩三钱　槟榔二钱　鸡金三钱　焦三仙六钱　生粉草一钱

引用紫雪丹二钱，煎

【参考】　左关弦数，自是肝火；右寸关滑数，当为湿浊饮热。外有表邪，内有里滞。发热，肺卫热邪不清所致。口渴、尿赤，湿浊内蕴化热引起。大便粘滞，乃脾湿不运而为患。清扬之法，系宗“火郁发之”而设；化滞之方，乃为“土郁夺之”所出。御医治病，多宗经旨。光绪帝斯时年值冲龄，故治疗侧重逐邪。

八月初二日，臣张仲元、佟文斌请得皇上脉息左关弦数，右寸关滑而渐缓。营卫渐和，里滞觉清。惟肝肠郁热尚盛，肠胃欠和，谨拟清扬化热之法调理。

葛根二钱　银柴胡二钱　薄荷一钱五分　羚羊一钱五分　栀子二钱，炒　杭芍三钱，炒　青皮二钱，炒　胡连一钱五分，研　鸡金三钱　焦三仙六钱　甘草一钱

引用紫雪丹一钱，煎

八月初三日，臣张仲元、佟文斌请得皇上脉息左关弦数见缓，右寸关滑缓。精神清爽，夜寐安适，火郁停滞亦清。惟肝木欠平，余热未净，谨拟清肝和胃饮调理。

小生地四钱　生杭芍三钱　羚羊一钱五分　生栀子二钱，研　南薄荷一钱五分　青竹茹二钱　通草二钱　焦三仙六钱

引用灯心二子

八月初四日，臣张仲元、佟文斌请得皇上脉息左关弦缓，右寸关滑缓。精神清爽，夜寐安适，谷食亦香。惟肝热稍有未净，谨拟清热代茶饮调理。

焦三仙六钱　小生地三钱　麦冬三钱　竹茹二钱　白菊花二钱　甘草梢一钱

水煎代茶。

【参考】　肝热里滞俱去，胃气亦和，故纳食转香。以代茶饮徐徐服之，亦善后之法。

八月二十日巳刻，臣佟文斌请得皇上脉息左关弦而少数，右关沉滑。系肝经有热，胃气不清，以致偶有烦急，谨拟清肝平胃之法调理。

次生地三钱　栀子二钱，炒　杭芍三钱　青皮二钱　金石斛三钱　胡连一钱五分，研　焦三仙六钱　生甘草一钱

引用鸡内金三钱

八月二十一日，张仲元、佟文斌请得皇上脉息左关弦而渐缓，右关滑缓。夜寐安适，

饮食如常。惟肝热有时蕴结，谨拟和肝调中膏晚服一匙调理。

次生地八钱 生杭芍六钱 甘菊五钱 金石斛五钱 栀子五钱，炒 青竹茹四钱 生于术五钱 云茯苓六钱 薏苡仁八钱，炒 焦楂炭六钱 神曲六钱，炒焦 焦谷芽六钱 鸡内金六钱 广陈皮五钱 甘草三钱

共以水熬透，去渣，再熬浓汁，兑炼蜜八两收膏。每服一匙，白开水冲服。

光绪五年正月初二日，李德昌请得皇上脉息两寸浮大，右关沉滑。系饮食欠和，脾胃不调，稍有湿气，偶感风凉之症。以致胸膈膨满，心悬懊憹，嘈杂呕恶，口干作渴，身肢懒倦，有时面颧红赤。今用疏解调中饮一贴调理。

荆芥二钱 防风二钱 葛根二钱 藿香二钱 生于术二钱 茅术一钱五分，炒 橘皮一钱五分 厚朴一钱五分，炙 薏苡仁三钱，炒 广砂六分，研 建曲二钱 甘草六分

引用生姜三片

【参考】 外有表寒，内有湿饮，病在脾肺，故治以疏表调中之法。

正月初二日申正，李德昌请得皇上脉息两寸浮而渐缓，右关仍滑。表感渐解，心悬胸满渐减。惟饮滞不清，脾胃不和，余感未净，以致胸闷嘈杂，有时恶食微呕，口黏作渴，身肢酸倦，今用调脾和中饮一贴调理。

生于术一钱五分 茅术一钱五分，炒 茯苓三钱 薏苡仁三钱，炒 橘皮一钱五分 半夏曲一钱五分 厚朴一钱，炙 广砂八分，研 葛根一钱五分 防风一钱五分 建曲一钱五分，炒 麦芽三钱，炒

正月初三日申初，李德昌请得皇上脉息和缓。身倦较好，胸膈嘈闷亦减，谷食渐香。惟脾胃欠和，余湿未净，有时口黏，今用和胃代茶饮一贴调理。

生于术一钱五分 茅术一钱五分，炒 茯苓二钱 陈皮一钱 金石斛一钱 谷芽二钱，炒 建曲一钱，炒焦 广砂四分，研

水煎代茶。

正月初四日，李德昌请得皇上脉息和缓。精神寝食均好，诸症俱痊。惟脾胃稍有未和，偶觉口黏，今用和胃代茶饮一贴调理。

生于术一钱五分 茅术一钱五分，炒 茯苓二钱 陈皮一钱 金石斛一钱 谷芽二钱，炒 建曲一钱，炒焦 广砂四分，研

水煎随便代茶。

【参考】 表症已解，故以调中和胃为主，代茶徐徐图之。

正月初九日，李德昌请得皇上脉息浮滑。系胃经稍蓄饮滞蒸肺，外感寒凉伤风之症，以致鼻塞声重，身酸发热，胸满微嗽。今用疏解清化饮一贴调理。

苏梗叶各六分 前胡一钱 陈皮一钱五分 杏仁二钱，研 焦三仙各二钱 酒芩一钱 薄荷七分 生甘草五分

引用生姜三片

正月初十日，李德昌请得皇上脉息弦滑。风凉渐解，发热鼻塞亦减。惟肺气不清，外感饮滞未净，脾元欠壮，以致胸满身酸，微嗽黄涕，今用调中清肺饮一贴调理。

茯苓二钱，研 陈皮一钱 炙桑皮一钱 炙厚朴一钱 杏仁二钱，研 枳壳一钱五分，炒 焦三仙各二钱 生甘草五分

引用前胡一钱

正月十一日，李德昌请得皇上脉息滑缓。表凉已解，症势渐好。惟湿热未净，脾胃不和，以致胸闷身酸，微嗽唇干，今用调中化湿饮一贴调理。

茯苓二钱，研 陈皮一钱 炙桑皮一钱 焦三仙各二钱 杏仁二钱，研 炙厚朴一钱 生甘草五分

引用灯心三子

正月十二日，李德昌请得皇上脉息和缓。诸症俱好。惟湿饮稍有未净，胃气欠和，以致偶有微嗽。今用和胃代茶饮一贴调理。

茯苓二钱，研　焦三仙各二钱　陈皮八分　杏仁二钱，研

水煎随便代茶。

【参考】 光绪帝自幼身体孱弱，夙患脾胃失和之疾。是以脾失健而阳气不升。胃失和而浊气不降。升降失和，湿浊痰饮滞于中，久则蕴而为热，上蒸于肺，肺金被灼，病已伏内，复感寒邪，内外交困，而咳嗽作焉。古人有“肺如钟，撞则鸣”之谓，故治疗大法亦不外疏表清肺，宣肺止咳，祛湿化痰，健肺调中诸法。本案因外束表邪，故以疏表宣肺为先，表解则以调中宣肺继之，肺气清则以和胃代茶饮调和肺胃善后。御医李德昌治此病案，步步为营，深合章法。虽治寻常之病，用寻常之药，然其运用应手，步骤井然，先后有序，故胜券左操矣。

光绪十年十月二十六日，李德昌请得皇上脉息左部浮弦，右关滑大。系停蓄饮滞，脾胃不和，外感风凉之症。以致头疼眩晕，身肢酸倦，胸满嘈杂，呕吐水饮，今用疏解调中化饮汤一贴调理。

荆芥二钱　薄荷六分　藿香一钱五分　防风一钱五分　橘皮一钱五分　半夏曲二钱　茅术二钱，炒　姜朴一钱　甘菊花一钱五分　建曲二钱　广砂六分，研　甘草六分

引用生姜三片

十月二十六日未正，李德昌请得皇上脉息左部弦缓，右关仍滑。表凉渐解，头疼轻减，呕吐已止。惟脾胃不和，湿饮未净，以致有时头眩身倦，胸满嘈杂，谷食渐香而不多。今用调中化饮汤调理。

茯苓三钱　生于术一钱五分　茅术一钱五分，炒　藿香一钱五分　橘皮一钱五分　半夏曲二钱　姜朴一钱　广砂六分，研　甘菊花一钱　谷芽三钱，炒　甘草六分

引用生姜二片　红枣肉三个

十月二十七日，李德昌请得皇上脉息滑缓。症势渐好，夜寐安适。惟脾胃不和，湿饮未净，以致胸闷微嘈，谷食香而不多，今用调脾和胃饮一贴调理。

茯苓三钱　生于术一钱五分　茅术一钱五分，炒　薏苡仁三钱，炒　橘皮一钱　半夏曲一钱五分　广砂六分，研　竹茹一钱五分　谷芽二钱，炒　甘草六分

引用生姜二片

十月二十七日未正，李德昌请得皇上脉息和缓。诸症俱好，精神饮食见佳。惟脾胃稍欠调和，今用和胃代茶饮一贴调理。

茯苓三钱　生于术一钱　橘皮一钱　广砂五分，研　薏苡仁三钱，炒　甘草五分

水煎代茶。

十月二十八日，李德昌请得皇上脉息和平。精神寝食如常。诸症俱好。相宜止服汤药，以饮食调理，是日恭报大安。

【参考】 光绪帝斯时年方十三，脾胃虚弱病已见端倪。其感冒之由，乃因内停饮滞，脾胃不和，气虚肺卫失固，外则感于风寒(凉)之邪所致。故御医治疗先予辛温发表佐以健脾和胃法。至是日午后脉之浮象已去，则易方以健脾和胃，祛痰化浊为治，终以调理脾胃收效。治疗中时刻注意护胃强脾，平胃散常寓其内，亦属顾本之法。

光绪十二年三月十一日，庄守和请得皇上脉息左寸浮缓，右寸关浮弦。肺胃有热，血

脉湿郁，外受风邪，以致咽燥口干，周身皮肤瘙痒，手背微有浮胀。今用疏风除湿代茶饮调理。

白鲜皮三钱　地肤子三钱　威灵仙一钱五分　秦艽二钱　次生地三钱　酒黄芩二钱　枳壳二钱，炒　蝉蜕二钱

水煎代茶。

【参考】 据脉案所载，光绪所患之病似为荨麻疹(风疹块)。因肺胃有热，血脉湿郁，复受风邪所致。故《金匮要略·中风历节病脉症并治第五》有"邪气中经，则身痒而瘾疹"之认识。疏风除湿代茶饮功用如其名，用之治疗当有效。

光绪十四年十一月十三日，全顺、杨际和请得皇上脉息左寸关浮弦而数，右寸关滑数。系肝肺有热，胃气不和，蓄有饮滞，外感风寒，以致头疼而晕，咽干作痛，口黏而渴，身倦作烧。今议用清解利咽汤一贴调理。

薄荷八分　荆穗二钱　防风一钱五分　牛蒡子一钱五分，炒　连翘二钱　元参三钱　花粉二钱　酒芩二钱　苦桔梗三钱　枳壳二钱，炒　焦三仙各二钱　生甘草八分

引用鲜青果五个，捣碎

十一月十三日未刻，全顺、杨际和请得皇上脉息左寸关弦数，右寸关滑数。表感渐解，胃气欠和，饮滞湿热尚盛，以致头痛咽疼稍减。惟舌尖微红，口渴思凉，胸闷不畅，偶吐水饮，身肢懒倦，谷食不香。今议用清热化湿利咽汤一贴调理。

薄荷八分　荆穗一钱五分　竹茹二钱　橘皮一钱五分　苦桔梗三钱　花粉三钱　酒芩二钱　姜连八分，研　枳壳二钱，炒　元参三钱　焦三仙各二钱　生甘草八分

引用桑叶三钱

十一月十四日，全顺、杨际和请得皇上脉息左寸关弦数，右寸关滑数有力。呕吐水饮未作，今早虽见潮汗而营卫未和，滞热尚未下行，湿饮仍盛，夹有时瘟，以致头疼咽痛，身肢懒倦作烧，口渴思凉，胸闷懒食，夜寐时睡时醒，大便未解。今议用清解化湿饮调理。

薄荷八分　荆穗二钱　大青叶三钱　川郁金三钱，研　苦桔梗三钱　花粉三钱　枳壳三钱，炒　连翘二钱　酒芩三钱　射干二钱　元参四钱　生甘草八分

引用酒军八分

十一月十四日未刻，全顺、杨际和请得皇上脉息左寸关弦数，右寸关滑数有力。表热稍解，诸证较轻，谷食梢香。惟湿饮滞热尚盛，余瘟未清，以致头微作晕，咽干稍疼，唇燥起皮，口仍作渴，精神虽好，大便尚未下行。今议用清热化湿饮调理。

薄荷八分　荆穗一钱五分　大青叶三钱　麦冬三钱　苦桔梗三钱　花粉三钱　炒枳壳三钱　连翘二钱　酒芩三钱　射干二钱　元参四钱　生甘草八分

引用酒军八分

十一月十五日，全顺、杨际和请得皇上脉息左关弦数，右寸关滑数，沉取有力。表感已解，肝肺浮热，滞火未清，以致头晕咽疼见轻，惟项右筋强微痛，口黏微渴，眠食尚好，大便未行。今议用清热化滞饮调理。

元参四钱　麦冬三钱　苦桔梗三钱　花粉三钱　连翘二钱　枳壳三钱，炒　酒芩三钱　夏枯草三钱　溏瓜蒌四钱　川郁金一钱五分，研　酒军一钱　生甘草八分

引用薄荷六分

十一月十五日未刻，全顺、杨际和请得皇上脉息左关弦缓，右关滑而稍数。诸证俱好，大便已行。尚有余湿，浮热未净。今议用清热代茶饮调理。

元参一钱五分　麦冬三钱　竹茹二钱　苦桔梗一钱五分　橘皮一钱　生甘草五分

水煎随便代茶。

十一月十六日，全顺、杨际和请得皇上脉息和缓，眠食俱佳，相宜饮食调理。

【参考】 外感风寒，内有饮热，治疗以解表清里之法，渐次收效。光绪帝夙有脾胃不和之疾，故其时有饮滞内停化热之变，大便久不行者，良由肠胃蕴热之故，治疗之方剂中辄进养阴清热通滞之品，终收功效。

光绪二十一年闰五月二十一日，庄守和请得皇上脉息左寸关浮弦，右关见滑。蓄有湿饮，感受风凉，以致头微觉闷，身肢无汗，憎寒腿软。今用疏风清解代茶饮调理。

紫苏叶二钱　防风三钱　荆芥一钱五分　陈皮二钱　香白芷三钱　川芎一钱五分　建曲二钱，炒　香薷一钱

水煎代茶。

闰五月二十六日酉刻，张仲元请得皇上脉息左寸关沉弦而数，右寸关滑数。系胃蓄饮滞，感受暑瘟之证。以致头疼眩晕，先冷后烧，身肢酸倦，类似疟疾。今用清解化滞代茶饮调理。

苏叶二钱　薄荷一钱五分　防风三钱　藿香叶三钱　枳壳三钱，炒　炙厚朴三钱　槟榔三钱　半夏曲三钱　建曲三钱，炒　条芩三钱　陈皮三钱　生杭芍三钱

水煎温服。

闰五月二十七日午刻，庄守和、张仲元请得皇上脉息左寸关浮弦而数，右寸关滑数。暑热风瘟未解，肺胃饮热尚盛。以致偏右头疼，时作眩晕，呕吐水饮粘涎，躁汗发热，身肢酸倦，口干作渴，谷食欠香。今议用和解清胃化湿饮调理。

藿梗叶二钱　甘菊花二钱　粉葛二钱　蔓荆子二钱，炒　霜桑叶二钱　酒芩二钱　陈皮二钱　赤茯苓三钱　建神曲三钱　法半夏二钱　竹茹二钱　益元散三钱，煎

引用鲜荷叶一角

闰五月二十七日，庄守和、张仲元请得皇上脉息左寸关浮弦而数，右寸关滑数。冷热未作，身疼见轻。惟偏右头疼，仍觉眩晕，口干作渴，肢体酸倦。良由暑瘟未净，胃热饮滞不清使然。今议用和解清胃代茶饮调理。

苏叶一钱　葛根二钱　防风三钱　甘菊花二钱　川芎一钱五分　薄荷一钱　酒芩二钱　知母三钱，炒　炙厚朴二钱　枳壳二钱，炒　槟榔三钱，炒　焦三仙各三钱

闰五月二十八日，庄守和、张仲元请得皇上脉息左寸关弦数，右寸关滑数。暑瘟见解，肺胃湿稍轻。惟气道欠调，浮火余邪未清，以致胸隔不畅，口干作渴，谷食欠香。小水赤少，大便未行。今议用调中化湿饮调理。

炙厚朴二钱　陈皮二钱　枳壳二钱，炒　甘菊花二钱　郁金二钱，研　木香八分，研　赤苓三钱　泽泻二钱　次生地三钱　栀子三钱，炒　竹茹二钱　益元散三钱，煎

引用焦三仙各三钱

闰五月二十八日未刻，庄守和、张仲元请得皇上脉息左寸关弦数，右寸关滑数。暑湿疟邪伏郁营卫。脾胃不和，蓄饮未能消化，以致头疼恶心，呕吐苦水，身肢酸麻，憎寒发热，口干作渴，谷食不香。今议用照原方加减调理。

银柴胡二钱　川芎一钱五分　蔓荆子二钱，炒　酒枯芩三钱　法半夏三钱　陈皮二钱　姜厚朴二钱　草果仁一钱五分　茅术二钱，炒　防风二钱　焦三仙各二钱　竹茹二钱

引用薄荷八分

闰五月二十八日戌初，杨世葆请得皇上脉息人迎浮数，两关弦滑而数。肺胃蓄有湿滞，感受风邪，似成疟疾之症。以致头项觉疼，恶寒发热，汗出恶风，呕吐饮沫，小水短少。

今用清解化湿饮调理。

醋柴胡二钱　荆芥二钱　防风三钱　蔓荆子三钱　酒芩三钱　知母三钱，炒　青皮三钱，炒　桂枝尖一钱五分　槟榔三钱　陈皮二钱　生地五钱　厚朴花一钱五分

引用焦三仙各三钱　泽泻三钱

闰五月二十九日，张仲元、杨世葆请得皇上脉息左寸关沉弦，人迎见浮，右寸关沉滑近数。暑湿疟邪未解，气道欠调，胃蓄饮滞未化，以致头闷微疼，口黏作渴，胸膈不畅，呕吐水饮，汗出恶风，身肢酸倦，谷食不香，小水赤少。今议用和解化滞饮调理。

柴胡二钱　薄荷一钱五分　蔓荆子三钱，炒　藿香叶二钱　酒芩三钱　知母三钱，炒　次生地六钱　黑元参五钱　槟榔三钱，炒　枳实三钱　茅苍术三钱　焦三仙各三钱，研

引用桂枝一钱五分　滑石三钱

闰五月二十九日申刻，张仲元、杨世葆请得皇上脉息左寸关沉弦，人迎稍浮，右寸关沉滑近数。疟邪未清，肝肺气道欠调，饮滞未化，以致头顶偏右微疼，胸膈不畅，口黏作渴，谷食不香，身肢酸倦汗出，仍然恶风。今议用照早方加减，外用红平安散闻之调理。

柴胡二钱　川羌一钱五分　白芷一钱五分　藿梗一钱五分　酒芩三钱　知母三钱，炒　次生地六钱　元参五钱　槟榔三钱，炒　枳实三钱　焦三仙各三钱，研　陈皮三钱

引用川郁金三钱，研　桂枝二钱

【参考】 疟疾病多发于夏秋之季。《类证治裁》：“疟疾四时皆有，多发于夏秋”。疟疾病虽由疟邪所致，但与身体之正气强弱关系密切，故《景岳全书》亦称：“疟疾本由外感，……惟禀赋怯弱、劳倦过度者，尤易感邪。”光绪帝自幼身体孱弱，脾胃不和，化生精微机能失常，致正气不足，故易受疟邪之感。本病案所载之治法不外调和营卫，祛邪除疟等，颇合于章法。其外用之红平安散，宫中配方未载。

六月初一日未刻，张仲元、杨世葆请得皇上脉息左寸关浮弦，右寸关滑数。头顶疼痛，烧热未解。口渴思凉，胸膈不畅，身肢酸痛，有时躁急。总缘疟邪尚盛，气道欠调，里滞尚未下行所致。今议用和解清热代茶饮调理。

柴胡一钱　薄荷一钱五分　地骨皮三钱　葛根二钱　胡连二钱　条芩三钱　生杭芍三钱　白芷二钱　次生地八钱　泽泻二钱　羚羊二钱，镑

水煎代茶。

【参考】 羚羊角性味咸寒，入心、肝二经。有平肝熄风，清热镇惊解毒之功效。光绪帝疟邪缠绵，烧热不退，故于和解清热代茶饮中加入羚羊角一味，以助平肝、清热、解毒之力。惟镑羚羊用量二钱，较常规用量为重，另具特色。

光绪二十三年十二月初七日，杨际和请得皇上脉息左关弦数，人迎稍浮，右寸关沉滑而数。系肝肺胃三经有热，湿郁熏蒸，气道欠调，稍受风邪之症。以致舌之左边糜烂肿疼，连及左项稍肿胀木，妨碍谷食。今用清解化湿代茶饮，外敷赴筵散。另用清热漱药法。宜稍避风，忌辛辣动火烹炸之物调理。

薄荷一钱五分　荆芥二钱　防风二钱　赤芍三钱　羚羊二钱　酒连一钱五分，研　次生地四钱　青皮三钱，炒　郁金三钱，研　酒军一钱五分　酒芩三钱

水煎代茶。

皇上清热漱药法

薄荷二钱　紫荆皮三钱　石膏六钱，研　川连二钱，研　生栀子三钱　生甘草五分

水煎，频频温漱。

十二月初七日，杨际和谨拟。

【参考】 漱药具清热解毒之功效。其中紫荆皮系豆科植物紫荆的树皮，具活血通经、消肿解毒之作用。实验观察到，紫荆皮浸剂在试管内能抑制葡萄球菌之生长。

十二月初八日，杨际和请得皇上脉息左关弦数，右寸关滑数。风邪已解，湿热尚盛。舌之左边糜烂稍好，肿势渐消，惟有时仍作疼痛，左项肿处尚觉胀木。今用照昨方加减代茶饮，敷方、漱方均照原法调理。

薄荷一钱五分　次生地四钱　元参三钱　赤芍三钱　羚羊二钱　酒芩三钱　苦桔梗三钱　酒连一钱五分　青皮二钱，炒　酒军一钱　连翘三钱　银花三钱

水煎代茶。

十二月初九日，杨际和请得皇上脉息左关仍弦，右寸关仍滑，数象均渐减。舌之左边糜烂渐好，肿势尚未消平。左项肿处胀木亦轻。今用清热化湿代茶饮，敷药漱药仍照原法调理。

薄荷一钱五分　醋柴胡一钱五分　次生地四钱　元参三钱　羚羊一钱五分　苦桔梗三钱　酒连一钱五分，研　青皮二钱，炒　连翘三钱　银花三钱

水煎代茶。

十二月初十日，杨际和请得皇上脉息左关弦而尚数，右寸关滑数。舌之左边以下溃处已平，左边之上尚然肿而糜烂，时作疼痛。左项仍觉胀木。今用照原方加减，敷药、漱药均照原法调理。

薄荷一钱五分　白芷一钱五分　醋柴胡一钱五分　次生地四钱　羚羊一钱五分　萸连各八分，同研　犀角五分　青皮二钱，炒　公英二钱　连翘三钱

水煎代茶。

又，十二月十一日，杨际和请得皇上脉息左关稍弦近缓，右寸关滑而稍数。舌之左边肿势全消，糜破之处渐次平复。左项胀木亦好。今用照原方代茶饮，敷药、漱药均照原法调理。

薄荷一钱五分　白芷一钱五分　醋柴胡一钱五分　次生地四钱　羚羊一钱五分　萸莲各八分，同研　犀角五分　青皮二钱，炒　公英二钱　连翘三钱

水煎代茶。

【参考】 舌烂一证，《世医得效方》有载。烂于舌边部者，为肝胃两经湿热，故治疗当以清肝泻火和胃为要点。光绪帝脉弦滑而数，亦足征肝胃之热炽。其处方中羚羊用量颇大，用时颇长，且后又与犀角同用，清热平肝解毒之力甚强，尤其配合敷药、漱药诸法治疗，更可收效。

光绪二十四年五月初二日辰刻，杨际和请得皇上脉息左寸关弦软近缓，右寸关滑数力软，两尺力弱。白睛丝渐退。右耳前颊车之处疼痛已好。惟耳中时作烘声，面上起有小节(疖)，手仍发胀，中州(较)空，偶作咳嗽，腰腿有时酸疼。今用滋益清上代茶饮调理。

玉竹三钱　熟地四钱　大片生地四钱　当归三钱　杭芍三钱，炒　川芎三钱　莲蕊三钱　甘菊花三钱　桑叶三钱　川贝三钱，研　酒连一钱五分，研　吴茱萸一钱五分　杜仲三钱，炒　炙甘草一钱五分　栀子三钱，炒

水煎代茶。

五月初七日巳刻，杨际和请得皇上脉息左寸关弦软稍数，右寸关沉软滑而稍数，两尺濡弱。系气虚阴亏，脾欠健运，不易化湿，肝旺郁热，肺金欠利，肾气不足，上焦易生浮火，以致左目小眦胀而发赤。耳中时作烘声，午后较重。两手发胀，肉皮不和，偶作呛嗽，牵引少腹作痛。中州较空，腰腿有时疼痛，常有遗精之候。今用滋益清上代茶饮。外用理脾保元粥随时常进调理。

西洋参一钱五分　大片生地四钱　当归三钱　杭芍三钱，炒　炙香附一钱五分　大熟地四钱　杜仲三钱，炒　莲蕊三钱　川芎一钱五分　栀子三钱，炒　甘菊花三钱　桑叶三钱　川贝三钱，研　酒连一钱五分，研　炙甘草一钱五分　吴茱萸一钱五分

水煎代茶。

五月初八日卯刻，杨际和请得皇上脉息左寸关弦软稍数，右寸关沉软滑而稍数，两尺濡弱。夜间咳嗽已止。惟上焦浮火不清，以致舌尖左边起有红粟，左目小眦胀而微赤。耳中尚作烘声。两手仍胀，偶作呛嗽，牵引小腹作疼。中州较空，腰腿有时酸痛。今用照原方加减代茶饮调理。

西洋参一钱五分，研　大片生地四钱　当归三钱　杭芍三钱，炒　大熟地四钱　杜仲三钱，炒　莲蕊三钱　川芎一钱五分　甘菊花三钱　桑叶三钱　川贝三钱，研　酒连一钱五分，研　南薄荷八分　炙香附一钱五分　栀子三钱，炒　生甘草一钱五分

水煎代茶。

五月初九日卯刻，杨际和请得皇上脉息左寸关弦软稍数，右寸关沉软滑而稍数，两尺濡弱。舌尖红粟消平。惟左目小眦胀而微赤。耳中尚作烘声。夜间有时腰疼，睡不解乏，偶作呛嗽，牵引小腹作疼。中州较空，手仍发胀，腰腿有时酸痛。今用照原方代茶饮调理。

西洋参一钱五分，研　大片生地四钱　当归三钱　杭芍三钱，炒　大熟地四钱　杜仲三钱，炒　莲蕊三钱　川芎一钱五分　甘菊花三钱　桑叶三钱　川贝三钱，研　酒连一钱五分，研　南薄荷八分　炙香附一钱五分　栀子三钱，炒　生甘草一钱

水煎代茶。

【参考】 光绪帝“上焦虚火不清”，出现种种虚火上炎之见证。舌尖属心，舌尖出粟粒，当是心经之虚火上冲所致。小眦胀而微赤，当系赤脉传睛类眼病，亦是因于心经之热。尚有“发自大眦者多属实，发于小眦者多属虚”之说，可供参考。但临床是病之发生，有虚火、实火之不同：实火多由于膏粱炙煿，致三焦蕴热，心火上亢而发；虚者多由情志抑郁，思虑过度，心阴暗耗，虚火上扰为患。以光绪帝而论，当系虚火上扰所致。故治疗中清补兼施，标本俱顾。

五月初十日辰刻，杨际和请得皇上脉息左寸关弦软稍数，右寸关滑而近数，两尺力弱。左目小眦胀而稍赤。偶作呛嗽，牵引少腹隐隐抽疼。言语稍多，中州较空。睡不解乏，腰腿有时酸痛。今用照原方加减代茶饮，另用秘精汤临睡服之。外用清解明目洗药方调理。

西洋参一钱五分，研　大片生地四钱　当归三钱　杭芍三钱，炒　大熟地四钱　杜仲三钱，炒　莲蕊三钱　川芎一钱五分　甘菊花三钱　桑皮三钱，炙　川贝三钱，研　焦枣仁三钱，研　生栀仁三钱　苦桔梗三钱　薄荷一钱　生甘草八分

水煎代茶。

【参考】 据脉案分析，光绪帝之病情颇为复杂，气阴不足，心肾两虚，而致诸症叠起，治疗亦甚棘手。立方大旨，在于培固本元为主，燮理标证为辅，另进秘精汤(分心木)具收

涩固精之效，外用清解明目洗药方(薄荷、蔓荆子、防风、酒连、胆草、青皮、川芎、桑叶)有疏风清热之作用(秘精汤及洗眼药方详《慈禧光绪医方选议》)。据此脉案可知，御医用方遣药，颇具匠心。标本兼顾，内外结合。大方治其根本，单方疗其主证。内服代茶，缓图其效为和脏腑；外用熏洗，速求其功旨在明目。轻重缓急，统筹兼理。对此庞杂病症能识别主次，辨明轻重，而用药井然有序，奎张不乱，足征立方者似已得医宗三昧。

五月十一日辰刻，杨际和请得皇上脉息左寸关弦软近数，右寸关沉滑力软，两尺仍弱。左目小眦胀赤渐消。惟耳内时作烘声，偶然呛嗽，渐或有痰，言语气怯，中州较空，不耐凉热，手仍发胀，腰腿有时酸疼。总缘气虚阴亏，脾肾不足，肝经易旺，致生浮火使然。今用照原方加减代茶饮调理，秘精汤熏洗法均照原方。

西洋参二钱，研　大片生地四钱　当归四钱　杭芍四钱，炒　大熟地六钱，捣碎　杜仲三钱，炒　龙骨三钱，研　莲蕊三钱　焦枣仁三钱，研　川芎一钱五分　川贝三钱，研　桑叶三钱　甘菊花三钱　苦桔梗三钱　橘红一钱五分　生甘草一钱

水煎代茶。

五月十二日辰刻，杨际和请得皇上脉息左寸关弦软近缓，右寸关沉滑力软，两尺仍弱。左目小眦赤胀已消。惟呛嗽时作，痰涎不多，耳内尚有烘声，言语气怯，中州较空，不耐凉热，手仍发胀，睡不解乏，腰腿有时酸疼。今用滋益安嗽代茶饮调理，秘精汤熏洗法均照原方。

西洋参三钱，研　大片生地四钱　当归四钱　杭芍四钱，炒　大熟地六钱，捣碎　杜仲三钱，炒　龙骨三钱，研　莲蕊三钱　焦枣仁三钱，研　川芎一钱五分　川贝四钱，研　桑叶三钱　炙枇杷叶三钱　苏叶一钱五分　橘红一钱五分　生甘草一钱

水煎代茶。

五月十三日辰刻，杨际和请得皇上脉息左寸关弦软近缓，右寸关滑软稍数，两尺仍弱。咽下有时发痒，即作呛嗽，痰涎不多。耳内尚有烘声。言语气怯，中州气道壅而似喘。不耐凉热，手仍发胀，睡不解乏，腰腿有时酸疼。今用照原方加减代茶饮调理，秘精汤仍照原方。

西洋参三钱，研　大片生地四钱　当归四钱　杭芍四钱，炒　大熟地六钱，捣碎　杜仲三钱，炒　知母三钱，炒　莲蕊三钱　焦枣仁三钱，研　川芎一钱五分　川贝四钱，研　桑叶三钱　炙枇杷叶三钱　苏叶一钱五分　橘红一钱五分　生甘草一钱

水煎代茶。

五月十四日巳刻，杨际和请得皇上脉息左寸关弦软稍数，右寸关滑软近数，两尺力弱。喉间有时仍痒即作呛嗽，痰亦不多。睡不解乏。中州较空，不耐凉热，手仍发胀，言语稍多，气壅似喘。腰腿有时酸疼，闻金滑精，以及梦闻金声亦有滑精之候。总缘气虚阴亏，脾弱肝旺，肾气不足，湿而夹郁使热。本应专用大补气血、健脾固涩之剂，奈刻下肺经郁有风邪，不宜纯补，今用滋益安嗽代茶饮调理，秘精汤仍照原方。

西洋参三钱，研　大片生地六钱　当归四钱　杭芍四钱，炒　焦枣仁三钱　川芎一钱五分　川贝四钱，研　橘红一钱五分　炙枇杷叶三钱　知母三钱，炒　杜仲三钱，炒　莲蕊三钱　紫苏叶一钱五分　生姜一钱五分，切片　生甘草一钱

水煎代茶。

【参考】　光绪帝之病虚实相兼：其虚为多脏之亏损，其实在于湿浊风邪之俱见。以病情而论，仍以正虚为甚。因其临床表现复杂，故治疗亦多牵扯。御医杨际和斯时已任太医

院左院判，医理纯熟，临证经验丰富，辨证精当，论治贴切，立方遣药，亦颇稳健。

又光绪帝闻金声滑精，梦闻时亦有滑泄，是属肾元虚惫，精关不固使然。

五月十七日，寅刻，杨际和请得皇上脉息左寸关弦软近数，右寸关沉滑力软，两尺仍弱。夜寐欠实，手仍发胀，中州气怯，不耐凉热，偶或呛嗽，痰涎尚少，言语稍多，气壅似喘，腰腿有时酸疼。今用照原方代茶饮调理。

西洋参三钱，研　大片生地六钱　当归四钱　杭芍四钱，炒　焦枣仁三钱　川芎一钱五分　川贝四钱，研　橘红一钱五分　苏叶子各八分　麦冬五钱，带心　炙甘草一钱

水煎代茶。

五月十八日辰刻，庄守和、杨际和请得皇上脉息左寸关沉弦，重按力弱。右寸关沉滑力软，两尺细弱。肝旺脾弱，心肾两亏，阴虚肺燥，以致喉痒呛嗽，口内起有白泡，每遇多言气息作促，久坐腰酸腿膝疼痛，睡欠沉实，偶有滑精。手足发胀，不耐劳乏。今议用滋阴益肾健脾代茶饮调理。

熟地黄六钱，捣碎　麦冬四钱　云苓三钱　淮山药四钱，炒　芡实米三钱，炒　莲蕊三钱　酒芩二钱　酒知母三钱　杭芍二钱，炒　丹皮二钱　川贝二钱，研　制甘草一钱　金毛狗脊三钱，制

水煎代茶。

五月十九日辰刻，庄守和、杨际和请得皇上脉息左寸关弦软近数，右寸关沉滑力弱，两尺缓软。夜寐较安。惟喉痒呛嗽，口干作渴，多言气怯，久立久坐则胸间气促，腰疼酸坠，腿膝骨间作痛，偶有不梦精遗。手足发胀，不耐寒热，睡不解乏。良由脾肝肾经三阴不足，肺燥湿盛使然。今议用照原方加减调理。

大熟地六钱，捣　麦冬四钱　云苓四钱　淮山药四钱，炒　盐杜仲三钱　怀牛膝三钱　莲蕊三钱　芡实米三钱，炒　补骨脂二钱，炒　丹皮二钱　炙甘草一钱　炙金毛狗脊三钱

水煎代茶。

五月二十日辰刻，庄守和、杨际和请得皇上脉息左寸关弦软近数，右寸关沉滑仍弱，两尺力软。夜寐觉安，谷食尚可。惟多言劳气，喉痒呛嗽，中州气道不调，口干作渴，左目小眦微赤，觉胀，久立久坐腰酸坠痛，腿膝骨间作疼。手指屈伸发胀。肾精连日未遗，睡卧仍不解乏。今议用益阴健脾代茶饮，外用黄连膏，少点目眦调理。

大熟地六钱，捣　麦冬四钱　云苓四钱　淮山药四钱，炒　怀牛膝三钱　莲蕊三钱　沙苑蒺藜三钱　杜仲四钱，炒　霜桑叶二钱　芡实米三钱，炒　甘菊花二钱　炙金毛狗脊三钱，研

水煎代茶。

【参考】 光绪帝病情缠绵，收效颇微，故院使庄守和亦共同诊治，冀起沉疴。斯时光绪帝年仅三十，业已病重如此。

又黄连膏即宫中配方之明目黄连膏，具清热祛痒、止痛消肿之效。

五月二十一日辰刻，庄守和、杨际和请得皇上脉息左寸关弦软近数，右寸关沉滑见弱，两尺力软。眠食尚可。惟昨夜因梦遗精。多言气软，有时喉痒，呛嗽口干作渴，左目小眦赤涩发胀，久立久坐稍觉劳乏，则腰酸坠痛，腿软骨疼，手指觉胀，中脘气道有时壅满。总缘心肾不交，肝旺脾弱，阴虚肺燥所致。今议用益肾健脾代茶饮调理。

大生熟地各四钱，捣　麦冬四钱　云苓四钱　淮山药四钱，炒　杜仲四钱，炒　木瓜三钱　莲蕊三钱　沙苑蒺藜三钱　霜桑叶三钱　甘菊花二钱　栀仁三钱，炒　牡丹皮三钱　煅左牡蛎五钱

水煎代茶。

【参考】 五脏俱亏，惟有从先、后天两顾入手，亦治本之法。

五月二十二日，庄守和、杨际和请得皇上脉息左寸关弦软近数，右寸关沉滑仍弱，两尺力软。肝肾不足，心脾软弱，阴虚肺燥，以致有时呛嗽无痰，口干作渴，左目小眦白睛发赤。耳内蝉鸣，久立久坐稍觉劳乏，腰酸坠疼，腿胯力软，骨间作痛，时或滑精。手仍发胀，中脘气道时满时空。证势疲缓，一时不易奏效。今议用益阴健脾饮调理。

大熟生地各四钱　山萸肉二钱　淮山药四钱，炒　云苓四钱　盐杜仲四钱　宣木瓜三钱　牡蛎粉三钱　莲蕊三钱　霜桑叶三钱　甘菊花三钱　西洋参二钱，研　炙甘草一钱

引用麦冬四钱，米炒　知母三钱，炒

五月二十三日，庄守和、杨际和请得皇上脉息左寸关弦软近数，右寸关滑弱，两尺沉细而软。昨夜寅刻不梦滑精。多言气怯，时作呛嗽，口干觉渴。左目小眦仍见发赤。有时耳鸣，坐立稍久不能耐劳，腰酸坠痛，腿软骨疼。手仍发胀，雨后稍寒，身肢觉冷。总缘先天不足，肾元较亏，木乘脾土，气血不实所致。今议用益气滋肾健脾汤，佐以固精之品调理。

大熟地六钱，捣　山萸肉二钱　淮山药五钱，炒　云苓四钱　炙菟丝子三钱　炙桑螵蛸三钱　白石脂四钱　炙龙骨三钱　牡蛎粉三钱　潞党参三钱　大麦冬四钱，朱拌　炙甘草一钱

引用莲蕊三钱　整核桃二个，捣开

五月二十四日卯刻，庄守和、杨际和请得皇上脉息左寸关弦软兼浮，右寸关沉滑近数，两尺细软。原系气虚阴亏，肝肾不足，脾虚胃软，加以停蓄饮滞，感受暑邪，以致头闷晕疼，胸中嘈杂，时觉恶心，口黏作渴，有汗恶寒，皮肤微热，身肢酸倦，大便不调。今议用清暑平胃化湿饮调理。

党参三钱　藿叶二钱　香薷一钱　茅术二钱，炒　扁豆四钱，炒　炙厚朴二钱　陈皮二钱　花粉三钱　焦三仙各三钱　甘菊花三钱　川芎一钱五分　壳砂八分，研

引用蔓京(荆)子一钱五分，炒

【参考】 正虚原本易于受邪，时值盛夏，暑湿外客，故用香薷饮为主方，以祛暑解表、化湿和中。

五月二十五日卯刻，庄守和、杨际和请得皇上脉息左寸关弦软近数，右寸关沉缓而弱，两尺细软。暑邪已解，呕吐未作，惟胃气软弱，脾元不足，尚有蓄湿未净，以致动转头疼眩晕，口黏作渴，言语气短，身肢倦软，谷食不香。大便一次微燥，手仍发胀，腰腿酸疼。今议用益气养胃健脾饮调理。

西洋参三钱，研　于术二钱，土炒　云苓四钱　广皮二钱　霜桑叶三钱　甘菊花三钱　蔓荆子三钱，炒　扁豆四钱，炒　谷芽三钱，炒　金石斛二钱　竹茹一钱　生甘草一钱

引用薄荷一钱

【参考】 暑邪虽解，湿浊未去，故中州阻滞犹存。治疗益气健脾和胃，亦顾本法，冀脾土健运，湿浊得除，而诸症得缓。

五月二十六日卯刻，庄守和、杨际和请得皇上脉息左寸关弦软稍数，右寸关缓滑力弱，两尺细软。夜寐见安，口渴较减。惟有时头晕，胸中懊憹，时觉恶心，中州气软，谷食无味。倦怠嗜卧，手仍发胀。今早大便一次微溏。腰腿仍觉酸痛。今议用益气健脾化饮汤调理。

西洋参三钱，研　生芪三钱　于术二钱，炒　茯苓四钱　杭芍三钱，炒　扁豆四钱，炒　壳砂一钱，研　陈皮二钱　霜桑叶三钱　甘菊花二钱　焦三仙六钱　生甘草一钱

引用半夏曲三钱　薄荷七分

大个整山核桃打碎取仁，每日随意食四五枚，专能补肾涩精。

五月二十七日卯刻，庄守和、杨际和请得皇上脉息左寸关弦软近数，右寸关缓滑力弱，两尺细软。夜寐得安，头晕渐好。惟正气虚弱，胸中有时懊憹，谷食欠香，消化不快，口干作渴，身肢无力，倦怠嗜卧，手仍发胀，腰腿酸疼。今议用益气开胃健脾饮调理。

西洋参三钱，研　生芪四钱　于术三钱，土炒　云苓四钱　杭芍三钱，炒　扁豆四钱，炒　陈皮二钱　花粉三钱　霜桑叶三钱　甘菊花二钱　谷芽三钱，炒　粉草一钱

引用薏苡仁五钱，炒　鲜荷叶半张

五月二十八日辰刻，庄守和、杨际和请得皇上脉息左寸关弦软近数，右寸关缓滑少力，两尺细弱。夜寐安适，头晕已清。惟正气不足，脾虚胃软，肝肾阴亏，以致多言气怯，胸中有时壅满。谷食不香，消化觉慢，口干微渴。手仍发胀，腰腿酸疼，步履觉软，气体倦弱，不耐劳累。今议用益气开胃健脾汤调理。

西洋参三钱，研　炙芪四钱　于术三钱，土炒　云苓四钱　杭芍三钱，炒　陈皮二钱　扁豆四钱，炒　广砂七分，炒研　谷芽三钱，炒　枳壳一钱五分，炒　杜仲四钱，炒　粉草一钱

引用薏苡仁五钱，炒　鲜荷叶半张

五月二十九日辰刻，庄守和、杨际和请得皇上脉息左寸关弦软近数，右寸关沉滑仍软，两尺细弱。口干作渴，谷食不多，食后嘈杂，消化不快。言语稍多，中州气怯，久坐久立，即觉软倦。腰腿酸疼，懒倦嗜卧，手仍发胀，小水数勤。总缘气体过弱，肝旺脾虚，肾气不足所致。今议用益气滋阴健脾饮调理。

党参三钱　炙芪四钱　于术三钱，土炒　茯神苓各三钱，朱拌　杭芍三钱，炒　花粉三钱　归身三钱，土炒　麦冬五钱，带心　陈皮二钱　焦枣仁三钱　远志一钱五分，肉　炙甘草一钱

引用红枣五个，肉　生姜一片

五月三十日午刻，庄守和、杨际和请得皇上脉息左寸关弦软稍数，右寸关缓滑无力，两尺细弱。夜寐欠实，谷食不多，动转气促，有时胸堵。多言气怯，口干作渴，手仍发胀，倦怠嗜卧，四肢少力，腰腿酸疼。大便尚匀，小水数多。今议用照原方加减调理。

潞党参三钱　于术三钱，土炒　生芪三钱　陈皮二钱　归身三钱，土炒　杭芍三钱，炒　扁豆四钱，炒　山药四钱，炒　朱茯、神苓各三钱　谷芽三钱，炒　麦冬三钱，朱拌　甘草一钱

引用鲜荷叶半张　竹茹二钱

【参考】 光绪帝病势颇重，脏腑失调，气血两亏，治疗多费周折。其有暑湿之感，亦系内虚使然。治疗遂以顾中州为重点，以后天养先天，当属正治之法，亦无可奈何之法。

六月十三日巳刻，庄守和、杨际和请得皇上脉息左寸关弦软近数，右寸关沉缓力软，两尺细弱。眠食尚可。惟左目白睛赤膜未净。面上小疡未消。耳内烘烘，时觉蝉鸣。稍加劳乏，面色青黄。气体软倦，久坐久立，腰酸腿疼。步履稍多，气促似喘。足踝软痛，手仍发胀，筋欠柔和。今卯刻大便一次，溏而见稠。今议用照原方加减调理。

潞党参三钱　于术三钱，土炒　朱茯神四钱　远志一钱五分，肉　杭芍三钱，炒　陈皮二钱　杜仲四钱，炒　甘菊花二钱　破故纸三钱　炙肉蔻一钱五分，研　益智子一钱五分，炒研　山药四钱，炒

引用莲肉四钱　五味子六分

六月十四日辰刻，庄守和、杨际和请得皇上脉息左寸关弦软稍数，右寸关滑软近数，两尺细弱。左目赤膜渐退。眠食均可。惟左边舌旁起小紫泡，口干作渴。面上小疡尚未消净。耳内烘烘，时觉蝉鸣。每遇劳累，则言语气短。久坐久立，腰酸腿疼。步履稍多，气促似喘，足踝软痛。手仍发胀，筋脉欠和，早晨大便溏而渐稠。今议用益气清胃健脾饮调理。

潞党参三钱　于术三钱，土炒　朱茯神四钱　远志一钱五分，肉　杭芍三钱，炒　陈皮二钱　杜仲四钱，炒　甘菊花三钱　破故纸三钱　炙肉蔻一钱五分，研　青竹茹三钱　山药四钱，炒

引用鲜荷叶一角　莲肉四钱

六月十六日辰刻，庄守和、杨际和请得皇上脉息左寸关弦软近数，右寸关沉缓力弱，两尺细软。十四、五日两夜间滑精二次。今早大便三次，行有糟粕，气味酸臭。每遇劳累则面色青黄，言语气怯，耳仍蝉鸣。手觉发胀，目涩口渴。久坐久立，腰酸腿疼，步履稍多，气促似喘，足踝软痛，筋脉不和。今议用益气固肾理脾汤调理。

潞党参三钱　于术三钱，土炒　云苓四钱　扁豆四钱，炒　朱茯神三钱　远志二钱，肉　炙龙骨三钱　山药四钱，炒　杜仲四钱，炒　破故纸三钱　薏苡仁四钱，炒　炙甘草一钱

引用建莲肉三钱　焦三仙九钱

六月十七日辰刻，庄守和、杨际和请得皇上脉息左寸关弦软近数，右寸关沉滑力弱，两尺细软。今早大便二次，先溏后稀，久坐久立，腰酸腿疼。有时口渴，手仍发胀，中州气怯。舌边口疮，时觉疼痛。谷食尚可，消化过慢，食后醋心，卧久胸满。步履稍多，气促似喘，足踝有时软痛，四肢筋脉少力。今议用滋益健脾固肾汤调理。

潞党参四钱　于术三钱，土炒　云苓四钱　扁豆四钱，炒　朱茯神三钱　远志二钱，肉　炙龙骨三钱　山药四钱，炒　杜仲四钱，炒　破故纸三钱　粟壳三钱　炙甘草一钱

引用炙金毛狗脊三钱　怀牛膝三钱

六月十八日辰刻，庄守和、杨际和请得皇上脉息左寸关弦软稍数，右寸关沉滑力弱，两尺细软。今早大便未行。夜寐尚好。惟中州气怯，舌尖起有紫疱，口疮时觉疼痛。谷食略香，消化过慢，有时醋心，卧久胸闷。动转步履稍多，甚觉劳累，气促似喘。手仍发胀，腰酸腿疼，足踝软痛。总缘心肾久亏，肝旺阴虚，脾胃软弱，上焦浮游之火未清所致。今议用照原方加减调理。

潞党参四钱　于术三钱，土炒　云苓四钱　山药四钱，炒　朱茯神三钱　远志二钱，肉　炙龙骨三钱　栀仁三钱，炒　杜仲四钱，炒　破故纸三钱　粟壳三钱　甘草一钱

引用炙金毛狗脊三钱　怀牛膝三钱

六月十九日辰刻，庄守和、杨际和请得皇上脉息左寸关弦软稍数，右寸关沉滑力弱，两尺细软。大便渐调，夜寐尚可。惟口疮未消，有时疼痛，面上起有小疙瘩。谷食虽香，消化仍慢。身肢无力，懒于行动，勉强步履，即觉劳累，气促似喘，久坐久立，中州气怯。卧久胸闷，手仍发胀。腰酸腿疼，足踝软痛。近日屡服平补健脾固肾之剂，气血生复过慢。今议用益气养阴健脾饮佐以清上之品调理。

潞党参四钱　于术三钱，土炒　生芪二钱　云苓四钱　炒杜仲四钱　怀牛膝三钱　山药四钱，炒　炙龙骨三钱　朱茯神三钱　远志二钱，肉　破故纸三钱　粟壳三钱

引用金毛狗脊三钱，炙　栀子二钱，炒　青竹茹二钱　灯心一子

六月二十日辰刻，庄守和、杨际和请得皇上脉息左寸关弦软稍数，右寸关沉滑力弱，两尺细软。夜寐尚可，今早大便一次，渐稠，惟多言气怯，稍觉劳乏。目睛发胀，舌边口疮有时作疼。宿食不消，早晨中脘嘈杂。身肢力软，勉强步履，气促似喘。手掌发胀，久立骨软空疼，久坐腰酸作痛。有时呛嗽，卧久胸闷。今议用照原方调理。

潞党参四钱　于术三钱，土炒　生芪三钱　云苓四钱　杜仲四钱，炒　怀牛膝三钱　山药四钱，炒　炙龙骨三钱　朱茯神三钱　远志二钱，肉　破故纸三钱　粟壳三钱

引用炙金毛狗脊三钱　青竹茹二钱　栀子二钱，炒　灯心一子

六月二十一日卯刻，庄守和、杨际和请得皇上脉息左寸关弦软稍数，右寸关沉滑力弱，两尺细软。夜寐尚可，谷食亦香。惟面上小疙瘩尚未全消。耳内烘烘，时觉蝉鸣。久坐久立，腰酸腿疼，身肢无力，懒于行动，气促似喘，有时呛嗽。手仍发胀，卧久胸闷，筋脉欠和。今早大便一次渐稠。今议用滋益健脾固肾汤调理。

潞党参五钱　于术三钱，土炒　生芪三钱　山药四钱，炒　杭芍四钱，炒　杜仲四钱，炒　怀牛膝三钱　炙龙骨三钱　朱茯、神苓各四钱　远志二钱，肉　破故纸三钱　粟壳三钱

引用炙金毛狗脊三钱　宣木瓜三钱　栀子三钱，炒　竹茹二钱

六月二十二日辰刻，庄守和、杨际和请得皇上脉息左寸关弦软稍数右寸关沉缓力弱，两尺细软。谷食虽香，消化仍慢，中脘有时嘈杂。耳鸣烘烘，面上疙瘩未消。多言劳乏，气促壅闷，有时呛嗽。手仍发胀，睡卧沉实则腰痛较甚，气体软弱懒于行动，腿踝酸痛，筋脉不和，症热疲缓。今议用益气养胃健脾饮调理。

西洋参三钱，研　于术二钱，土炒　生芪三钱　远志二钱，肉　朱茯、神苓各四钱　炙龙骨三钱　杜仲四钱，炒　怀牛膝三钱　干生地四钱　杭芍四钱，炒　山药四钱，炒　粟壳三钱

引用金毛狗脊三钱，炒　谷芽三钱，炒　宣木瓜三钱　竹茹二钱

六月二十三日辰刻，庄守和、杨际和请得皇上脉息左寸关弦软稍数，右寸关沉滑力弱，两尺细软。夜寐尚可。谷食虽香，消化仍慢，食后嘈杂。面上起有小疙瘩，有时呛嗽。坐久腰酸，言语稍多，气促似喘，手仍发胀。醒后腰腿酸痛觉空，睡不解乏，身肢无力，懒于行动。足踝酸软，筋脉欠和。早间大便一次，溏条色白。今议用照原方加减调理。

西洋参三钱，研　生芪三钱　于术三钱，土炒　归身三钱，土炒　杭芍三钱，炒　茯苓皮三钱　生地片四钱　炙龙骨三钱　朱茯神四钱　杜仲四钱，炒　巴戟三钱，肉　粟壳三钱　怀牛膝三钱

引用炙金毛狗脊三钱　红枣肉五个　焦麦芽三钱　生姜三片

【参考】 治疗仍以脾肾为重点，随证变化，虽属缓图之法，亦正治之法。惟其身体虚弱，病势沉重，故难收功。药引之用，宫中颇为讲求，本方药引多达四味，仍从脾肾立意。

六月二十四日辰刻，庄守和、杨际和请得皇上脉息左寸关弦软稍数，右寸关沉缓力弱，两尺细软。夜寐尚可，谷食渐香，消化过慢，有时嘈杂，时或呛嗽。面色见黄，疙瘩尚未全消。多言劳乏，中空气怯，立久气壅，胸满。坐久腰酸腿痛，睡不解乏，身肢力软，懒于行动。手仍发胀，筋脉不和，今早大便二次，先溏后稀，腹中觉痛。今议用照原方加减调理。

西洋参三钱，研　生芪三钱　于术三钱，土炒　陈皮一钱五分　朱茯神四钱　远志一钱五分，肉　炙龙骨三钱　粟壳三钱　巴戟肉三钱　杜仲四钱，炒　怀牛膝三钱　炙甘草一钱

引用炙金毛狗脊三钱　红枣肉五个　谷芽三钱，炒　生姜三片

光绪二十四年九月初四日，法国驻京使署医官多德福，蒙约诊视大皇帝，并恭悉亲交《病原说略》，熟思面答之语。现得悉身体虚弱、颇瘦，劳累，头面淡白，饮食尚健，消化滞缓，大便微泄、色白内有未能全化之物，呕吐无常，气喘不调，胸间堵闷，气怯时止时作。当日蒙允听诊，肺中气音尚无异常。现症而运血较乱，脉息数而无力。头痛胸间虚火，耳鸣头晕似脚无根，加以恶寒而腿膝尤甚，自觉指木，腿亦酸痛，体有作痒处，耳亦微聋，目视之力较减。腰疼。至于生行小水之功，其乱独重，一看小水其色淡白而少，追用化学将小水分化，内中尚无蛋青一质，而分量减轻时，常小便频数而少，一日之内于小便相宜，似乎不足。在说略注意遗精为要，系夜间所遗，感动情欲，昼间则无，而且白日似不能随意兴举。详细察悉皇上圣恙，定知由于腰败矣。按西医名曰：腰火长症。若问腰之功用，

则平人饮食之物，入内致化，其有毒之质，作为渣滓，由血运送至腰，留合小水而出，以免精神受毒。设若腰败，则渣滓不能合小水而出，血复运渣滓，散达四肢百体，日渐增积，以致四肢百体有如以上所开之乱。至于施治之法，总宜不令腰过劳累，而能令渣滓合小水同出之一。养身善法，总之莫善于惟日食人乳或牛乳矣。他物均不宜入口。每日约食乳六斤左右，而食牛乳时应加入辣格多思约一两五钱，此物系化取牛乳之精洁者，译名曰乳糖，如此食乳须数日矣。若以药而论，则用外洋地黄末，实属有功腰疼，干擦可安痛楚。西洋有吸气罐用之，成效亦然。照此养身之法行之，小便调和，喘气闷堵可除，以致病身大愈。其遗精之症软弱，而少腹皮肉既亦虚，而无力不克。阻精之妄遗，宜先设法治腰，然后止遗精益易也。敝医官情殷效力，管见若此，详开以闻。

【参考】 清宫廷延请外国医生诊病，始于康熙皇帝。此案则系光绪帝于二十四年病重时延请法国使馆医官多德福诊视病情录。限于彼时翻译水平，加之行文修饰，故有费解处。综合分析，其诊断当系肾炎，因之而作尿蛋白定性检查。治疗之记上亦提出了高糖高蛋白饮食(牛乳加乳糖)，至于外用洋地黄末干擦，疗效如何，不得而知。然据光绪帝之病情分析，无明显水肿、尿中亦无蛋白，更无尿毒症之征象，似非属肾炎。

光绪二十四年九月初三日，卢秉政、朱焜、陈秉钧、庄守和、李德昌、范绍相请得皇上脉息左右寸细软，左关微弦而数，右关虚数，左尺细数，右尺数而无力。证属肝肾久亏，脾胃均弱。昨夜前半夜未眠，后半夜眠不甚沉。昨晚大便一次溏条，今早大便二次稀溏，色白兼有糟粕未化，少腹气坠。有时头晕眼涩，耳鸣而塞，口渴咽干，时或作痒，咳嗽少痰，腰疼，腿膝无力，麻木空疼。神倦喜卧，小便频数，色白而少。气怯懒言，语多则牵引少腹作抽，时或牙疼口疮，手指作胀，时常恶寒，有时胸满嘈杂作呕。面色㿠白，左颧色青而滞，右颧淡白。下部潮湿寒凉，夜梦闻金声则遗精或滑精，有时似滑未滑。躺卧难于转侧，不能久坐久立，不耐劳累。总由心肾不交，肝气郁结，阴不潜阳，虚热上蒸于肺，中气不足，升降失宜。至于梦闻金声遗精，此心不藏神，肾不藏精，肺不藏魄所致。治拟中培脾胃，下固肾真，上清肺气，滋养肝阴之方，以图缓效。今议用八珍麦味地黄汤加减调理。

潞党参四钱　焦于术三钱　茯苓神三钱　杭白芍三钱，炒　淮山药三钱　干地黄三钱　川杜仲二钱　麦冬三钱，米炒　山萸肉二钱　补骨脂一钱五分，盐炒　菟丝子二钱，酒炒　炙甘草一钱

引用金石斛三钱　芡实三钱　莲子肉三钱

【参考】 光绪帝于二十四年戊戌之举不成，在八月初六日(公历九月二十一日)凌晨被慈禧囚禁瀛台，身居囹圄。七情郁结，遂成发病之源，且夙有气血亏损，肝脾不足，心肾两虚。故诸症蜂起病势迁延。治疗惟从先、后天求法，而其中尤以后天(脾)于发病诸因素更属重要。以中土得培，则营卫和、升降调，而诸脏自然可望功能恢复。

九月初四日，卢秉政、朱焜、陈秉钧、庄守和、李德昌、范绍相请得皇上脉息左右寸细而数，左关微弦，右关虚数，左右尺数而无力。证属阴虚生热，阳虚生寒，以致上热下寒。昨夜前半夜眠不甚安，后半夜眠较少稳。昨午后大便一次溏条，今早大便二次溏稀，便后气坠不禁。少腹两肋肠鸣作澥，腿膝无力，腰间空疼，每遇天寒或稍多劳累则空疼尤甚。咳嗽少痰，喘促气怯，口渴咽干，小便频数，色白，下部潮湿寒凉。中焦运化失职，升降不能如常。面色㿠白、眼皮色青，左颧青暗而滞，右颧淡白。气馁懒言，偶语稍多则牵引少腹小便作抽。时或牙疼口疮，手指作胀，胸满嘈杂作呕。不能久立久坐，睡卧难于转侧。久有夜梦金声则遗精或滑精，有时似滑未滑，此神有感动，心肾两亏，肝经气郁不

舒，脾胃两受其克，是以上火下寒所致。治拟中培脾土，下固肾真，加以养心清肺滋肝之方，以图缓效。今议用归脾麦味地黄汤加减调理。

潞党参四钱 生黄芪二钱 焦于术三钱 枣仁二钱，炒 茯神苓三钱 远志肉二钱 麦冬三钱，米炒 广木香八分，研 生地黄三钱 杜仲二钱，炒 盐枸杞二钱 山萸肉二钱

引用金石斛三钱 陈皮一钱 龙眼肉四个

九月初八日，卢秉政、朱焜、陈秉钧、庄守和、李德昌、范绍相请得皇上脉息左右寸细而数，左关数而微涩，右关濡数，左右尺数而无力。症属心肾不交，肾气尤虚，脾胃运化不健，升降失宜，肝气不和。胸膈胀满，饮食尚好，食后作堵。目睛微红，左目视物不爽，眉棱牵痛。左右颧色白无华。口渴咽干。舌中黄边白，有细红粒。腰间空疼，连及两胯，劳累尤甚，不耐久立久坐。咳嗽气怯，痰不爽利。时有太息，睡卧难于转侧，中脘时作嘈杂欲呕。两肩膊气沉坠，颈项筋脉牵疼。昨夜眠不甚安，喜于俯卧。今早大便一次溏稀，小便频数不甚利，色白，下部潮湿寒凉。总由先天不足，后天久亏，真元不摄阴阳两虚，以致虚热浮上，虚寒起下。治拟健中固下，兼以养心清肺镇肝。至腰为肾之府，肾为精之藏，腰疼亟以补肾为要义。今议合用六神散养荣汤加减，更宜节劳静养，可图缓效。

潞党参四钱 生地黄四钱 淮山药三钱 茯神苓各二钱 山萸肉三钱 枸杞子二钱 扁豆衣三钱 菟丝子二钱 杜仲三钱 生白芍三钱 补骨脂一钱五分，胡桃肉同蒸，去胡桃肉 炙甘草一钱

引用陈皮二钱 金毛狗脊三钱，去净毛 谷芽各二钱，生炒 川贝母三钱，去心

九月初九日，卢秉政、朱焜、陈秉钧、庄守和、李德昌、范绍相请得皇上脉息左右寸细而数，左关数而微弦，右关数软，左右尺沉细无力。证属心肾不交，肾气尤虚，脾胃运化不健，升降失宜，肝尚不和。胸膈阻滞，饮食尚好，食后作堵，中脘时作嘈杂欲呕。左目角白睛微红，视物不爽。口渴咽干，舌上红粒已退。腰间空疼连及两胯，劳累尤甚，不耐久坐久立。咳嗽气怯、痰不甚利，时有太息。睡卧难于转侧，夜眠不甚安，喜于俯卧。两肩膊气沉坠，颈项筋脉牵疼。今早大便一次条少稀多。小腹有时牵引作疼，肠鸣气坠，大便似觉不禁，小便频数，下部常发凉气，有时作痒。总由上热未除、下寒仍起，阴阳造偏，气血两亏所致。治拟培健中气，固摄真元，以图心肾交固，肝舒肺清，脾胃速运有机。至腰为肾府，腰痛以补肾为要；脾主四肢，体寒以健脾为宗。今议合用三才养荣汤加减，更宜节劳静养，可期缓效。

潞党参五钱 生地黄四钱 麦冬三钱 茯神苓各二钱 金石斛四钱 沙苑蒺藜四钱 山萸肉三钱 川杜仲三钱 生白芍四钱 枸杞子一钱五分，炒 淮山药三钱 炙甘草一钱

引用橘络三钱 川贝母三钱，去心生炒 生扁豆二钱 谷芽各二钱

九月十六日，卢秉政、朱焜、陈秉钧、李德昌、忠勋请得皇上脉息左右寸细，左关数而微弦，右关沉细，左右尺沉数无力。症原属脾肾虚寒，肝肺虚热，胃气未能宣通，升降失司。饮食尚好，胸膈堵塞。左目角白睛尚有微红。口仍作渴，耳鸣之声不一。面色㿠白，手指手心背有时发凉，麻木作胀。两肩膊气沉坠无力，颈项牵疼，腰间空疼，腹鸣胯膝酸软，坐久劳累尤甚。夜眠不甚安稳，后半夜较好，喜于俯卧、转侧无力，时作呛咳，遗精未发，小便频数不甚利，下部时有凉气。今早大便一次，先干后溏。按脉症心肾久虚、肝木侵土、胃少宣和、脾少运化，以致清浊相混之象。治拟滋胃阴，和脾阳，清肺浮热，养肝燥气，脾心肾水火既济。兹议用麦冬汤加减，更宜节劳静养。

麦冬三钱 北沙参三钱 金石斛四钱 生白芍三钱 云茯神二钱 扁豆衣二钱 川贝母二钱，去心 神曲二钱，炒 广橘皮一钱 白菊花三钱 谷麦芽各二钱，炒 淮山药三钱

引用生黑豆皮三钱　红枣三枚　莲须二钱

九月十八日，朱焜、陈秉钧、李德昌、忠勋请得皇上脉息左右寸细，两关右濡左弦兼数，右尺沉弱无力，左尺尤甚。证属气血久亏，虚不受补，肺有虚热，肝气不调，阴不潜阳，中气不振，升降失司，清浊相干。脘宇胀满，得食更甚。耳鸣之声不一，口干喜饮。面皏少华。手指发胀，且凉且麻，肩胛重坠少力。肾俞酸疼，久坐不支，连及两胯，两膝软弱，气怯懒言，夜寐仍然不实，后半夜较好，喜于俯卧，转(侧)不便。遗滑未发，下部畏凉。大便两次先条后溏。左目干涩红丝尚未退净，视物不爽，时作呛咳。总核病机，心肾坎离失济，肝肺旋转无拮，脾胃未能健化。拟用养心理脾汤调理。

茯神三钱，朱拌　焦枣仁三钱　麦冬三钱　北沙参四钱　川贝母三钱，去心　于术二钱，炒　淮山药三钱　半夏曲二钱，炒　炙丹参二钱　金石斛三钱　杭芍药二钱，炒　菊花二钱

引用黑稆豆三钱，炒　陈皮一钱　红枣肉五个

九月二十二日，朱焜、陈秉钧、李德昌、忠勋请得皇上脉息右三部大于左部，右寸浮，右关数而不静，左寸涩，左关濡浮，两尺均细弱无力。以脉合证，证情又复丛集。口渴喜饮，咳嗽无痰，耳鸣之声不一，口泡牙疼时平时起。目(红)未退，干涩或疼，视物若蒙。颈项牵引肩胛酸重无力，手指作胀且麻，腰俞空虚，痛连胯膝。下部仍觉寒凉，小便频数，有时短涩欠利。寐少安神，眠不甚酣，醒来肢体软倦，甚至艰于转侧。纳谷不旺，食后胸次窒塞，脘间胀满，气怯太息，腹鸣气坠。今晨大便溏泄一次。总由胃之谷气不展，脾之少化精阴，以致三阴俱亏，百骸不利。身半以上似热，热非真热；身半以下为寒，乃是虚寒。现在有虚不能受补，无实岂可用攻，只可宗古法之和剂，既不偏凉，又不偏温，合上盛下虚，升降中焦，以冀遗滑少发，谷食渐输。今议用理气益中滋阴抑火之方调理。

西洋参三钱　生杭芍三钱　陈皮一钱五分　淮山药三钱　于术二钱，炒　抱茯神三钱　焦枣仁三钱　女贞子三钱　桑寄生三钱　谷芽三钱，炒　萸连各五分，同炒研　金石斛三钱

引用砂仁五分，盐炒研　红枣肉五个　沉香五分，研细冲服　炙甘草八分

九月三十日，朱焜、陈秉钧、门定鳌、李德昌、忠勋请得皇上脉息左寸细软无力，右寸沉弱，左关弦细而数，右关细而虚浮，左尺细数，右尺细弱。缘由气血素亏，脾元久弱，胃失司谷，湿气易蓄，郁久生寒，心肾不交，肾不纳气，火不归元，阴不潜阳，营卫失养。今早大便两次稀溏，后重坠痛。小便频数或艰涩不利。前半夜少眠，后半夜睡不解乏，醒后筋脉觉僵，腰间作痛。谷食欠香，消化过慢，食后胸堵䐜满胀闷。气怯懒言，呛咳无痰，口渴喜饮，时作太息。左目睛仍红，二目干涩，视物不明，左目较甚。(耳)仍作鸣，其声不一。肩胛酸沉，劳累尤重，肢体倦怠，恶寒嗜卧，腰脊空痛，不耐久坐、久立。少腹弦急，肋下引痛，下部潮湿寒凉，腿膝酸软少力，懒于步履。症仍疲缓，今议用养心健脾益肾汤调理。

西洋参三钱　于术二钱，炒　生牡蛎二钱　云茯神三钱　煅龙齿一钱五分　淮山药三钱，炒　广皮一钱五分　沙苑蒺藜三钱，盐炒　谷芽三钱，炒　车前子二钱，盐炒　炙黄精三钱　焦枣仁三钱

引用胡桃肉二个　破故纸二钱，盐炒　白芍二钱，炒　炙甘草五分

【参考】 光绪之病由，属气血两亏、阴阳失调，脏腑虚损，营卫失养，体弱病重。故虽御医深知病源，亦难速转沉疴。

光绪二十四年十月初三日，朱焜、门定鳌、庄守和、范绍相请得皇上脉息左寸细软无力，右寸沉弱，左关弦细而数，右关细而虚浮，左尺细数，右尺细弱。总由气血素亏，脾元久弱，胃失司谷，湿气易蓄，以致郁久生寒。心肾不交，肾不纳气，火不归元，阴不潜

阳，虚阳浮越，营卫失养。昨晚大便一次，溏稀且多，腹中坠痛。小便频数或艰涩不利。前半夜少眠，后半夜睡不解乏，醒后筋脉觉僵，腰间作痛两肩沉坠。谷食欠香，消化过慢，食后胸堵胀满。气怯懒言，呛咳无痰，牵引少腹作抽。口渴喜饮，时作太息。左目白睛红色少退，尚见干涩，视物若蒙。耳仍作鸣，其声不一。下部潮湿寒凉，时或滑精，不耐久坐久立，懒于步履，恶寒嗜卧，腿膝酸软少力。所见之证仍属延缓，法当先理脾土，和其阴阳，交其心肾，务求中土健旺，营卫自和，金水相生，则肝木向荣，而相火自不上炽矣。今谨拟用和阴阳而交水火益气血而养精神之剂调理。

云茯神三钱　金石斛四钱　焦枣仁一钱五分　淮山药三钱　车前子一钱五分，盐炒　黄精一钱五分　谷芽三钱，炒　广皮一钱　制香附一钱五分，醋炒　白芍二钱，炒　霜桑叶一钱五分　炙甘草四分

引用杭菊花一钱五分　荷蒂五个

十月初四日，朱焜、门定鳌、庄守和、范绍相请得皇上脉息左寸细软无力，右寸沉弱，左关弦细而数，右关细而虚浮，左尺细数，右尺细弱。症仍见身体懒倦，腰间作痛。口渴心烦，时作太息。谷食欠香、消化过慢，食后胸堵胀满。呛咳无痰，牵引少腹作抽。目睛色红，视物干涩若蒙。耳仍作鸣，其声不一。下部潮湿寒凉，时或滑精。不耐久坐久立，懒于步履。恶寒嗜卧，腿膝酸软。前半夜少眠，后半夜睡不解乏，醒后筋脉觉僵，两肩沉坠。今早大便一次溏稀，便前便后腹中作痛。小便频数时或艰涩不利等证。总由气血素弱，脾胃久亏，心肾不交，肝木抑郁所致。经曰：心藏神，肾藏精与志。肝开窍于目，肝和则目能视五色矣。肾开窍于耳，肾和则耳能闻五音矣。脾开窍于口，脾和则口能知五味矣。据经详证，法当理其脾土，和其肝肾，养其心神，务求中土健旺，营卫相和，胃壮能食，阳生阴长，则气体渐渐可复矣。今谨拟照原方加减调理。

云茯神三钱　焦枣仁一钱五分　淮山药三钱　广皮一钱　金石斛四钱　南桔梗一钱五分　霜桑叶一钱五分　甘菊花一钱五分　炙香附一钱五分，醋炒　杭芍二钱，炒　谷芽三钱，炒　炙甘草四分

引用荷叶三钱　竹茹一钱五分，姜汁炙

十月初五日，朱焜、门定鳌、庄守和、范绍相请得皇上脉息左寸细软无力，右寸沉弱，左关弦细而数，右关细而虚浮，左尺细数，右尺细弱。证仍见口渴心烦，时作太息。身体懒倦，腰间作痛。谷食欠香，消化不快，食后胸堵膜满胀闷，呛咳无痰，牵引少腹作抽。白睛红丝退而未净，视物尚觉干涩若蒙。耳仍作鸣，其声不一。下部潮湿寒凉，时或滑精。不耐久坐久立，懒于步履。恶寒嗜卧，腿膝酸软。前半夜少眠，后半夜睡不解乏，醒后筋脉觉僵，两肩沉坠。今早大便二次，便前腹中作痛，先稠后稀。小便频数，时或艰涩不利。总缘先天肾元不足，后天脾胃虚弱，心气久亏，肝气抑郁，肺金失养，不能制木而来侮脾，于是脾虚不能运化，则转枢失职，而湿气易蓄，则二便不调矣。今谨拟以养心扶脾益肾缓肝佐以舒通营卫之法调理。

云茯神三钱　焦枣仁一钱五分　淮山药三钱　广皮一钱　金石斛四钱　南桔梗一钱五分　霜桑叶一钱五分　甘菊花一钱五分　制香附一钱五分，醋炒　白芍二钱，炒　谷芽三钱，炒　建曲一钱，炒

引用荷梗一尺　竹茹一钱五分，姜汁炙

十月初六日，朱焜、门定鳌、庄守和、范绍相请得皇上脉息左寸细软无力，右寸浮弱，左关弦细而数，右关细而虚浮，左尺细数，右尺细弱。今日偏右头有微痛，鼻或气塞，少流清涕，喉间发咸。两肩酸疼，项筋作痛。盖由营卫素虚，风寒易袭，仍见呛咳无痰，牵引少腹作抽。白睛红丝退而未净，视物尚觉干涩若蒙。耳尚作鸣，其声不一。时作太息，口渴心烦。身体懒倦，腰间作痛。谷食欠食(香)，消化不快，食后胸堵膜满胀闷。下部潮

湿寒凉，时或滑精。不耐久坐久立，懒于步履。恶寒嗜卧、腿膝酸软。前半夜少眠，后半夜睡不解乏，醒后筋脉觉僵。便前腹痛，今早大便一次溏稀。小便频数时或艰涩不利。是乃先天肾元不足，后天脾胃虚弱，腠理不密，风寒最易感冒，客于肺经，肺开窍于鼻，故见鼻塞流涕。太阳之经输上头，故见头痛。今谨议用养心扶脾益肾缓肝而佐以舒通营卫之法，加以解散风寒之剂调理。

云茯神三钱 淮山药三钱 广皮一钱 炒谷芽三钱 苏梗叶各八分 防风一钱五分 南桔梗一钱五分 霜桑叶一钱五分 制香附一钱五分，醋炒 枇杷叶一钱五分，炙 甘菊花一钱五分 建曲一钱，炒

引用薄荷四分 生姜三片

【参考】 外感风寒，故于方中加用解表散寒之品。然以体质素弱，仍将扶正视为要务。

十月初七日，朱焜、门定鳌、庄守和、范绍相请得皇上脉息左寸关浮弦重按无力，右寸关弦细而数，左尺细数，右尺细弱。表感未解，偏右头痛，鼻塞声重，少流清涕，喉间发咸，项筋作痛，呛咳无痰。目睛发𥉁红丝尚未退净，偶觉干涩，视物若蒙。耳仍作鸣，其声不一。时作太息。口渴心烦，身体懒倦。腰间作痛，牵引少腹作抽。谷食欠香，消化不快，食后胸堵膨满胀闷。前半夜少眠，后半夜睡不解乏，醒后筋脉觉僵，两肩酸沉。便前腹痛，今早大便一次见溏，小便频数时或艰涩不利。下部潮湿寒凉，时或滑精。不耐久坐久立，懒于步履，恶寒嗜卧，腿膝酸软。良由风寒未解，营卫不和，心虚肝旺，脾肾两亏使然。今谨议用疏解风寒，养心扶脾，益肾缓肝，佐以舒通营卫之法调理。

荆芥穗一钱五分 防风二钱 白芷一钱五分 甘菊花二钱 霜桑叶二钱 川芎一钱 南桔梗二钱 云茯神三钱 广皮一钱五分 制香附一钱五分 建神曲二钱，炒 生甘草八分

引用生姜三片 大枣三枚

【参考】 本方乃仿局方川芎茶调散化裁。功能疏散风邪，升清泄热。其余药物已具桑菊饮之格局，此系以驱邪为主方。

十月十二日，朱焜、门定鳌、范绍相请得皇上脉息左寸关浮弦、重按无力，右寸关弦细而数，左尺细软，右尺细弱。外感头痛之症已除。惟鼻塞清涕尚未尽净，此乃风寒渐解之象。昨夜滑精旧症如前。谨按脉症之因，推详五行之理，缘由气血素弱，更兼调摄失宜，以致伤脾，中土不能健运，以交心肾，则夜间虚烦少眠，睡不解乏，醒后筋脉觉僵之症见矣。心火不下交则上炎而灼肺金，故呛咳无痰，牵引少腹作抽。心烦口渴，身体懒倦，时作太息。食后胸堵胀闷，恶寒嗜卧之症生矣。水不上济则下流，而伤阴液，乃有小便频数时或艰涩不利，梦遗滑精，耳鸣腰痛，腿膝酸软之症出矣。金虚则木盛生火，故目赤干涩，视物若蒙之症作矣。肝木既盛则侮脾土，故四肢沉坠，酸软无力，不耐久坐久立，懒于步履，谷食欠香，消化不快，大便溏稀之症作矣。调摄妙用之法，总宜扶养脾土，务求脾土健旺，胃气化行，则枢机旋运，于是心肾自交，水火可济，肺金清肃，肝木向荣，津液可还，元真可畅，所见之症自可日渐安和矣。此为执中央以溉四旁法也。议用和解扶脾健胃益肾之法调理。

粉葛根二钱 银柴八分 冬桑叶一钱五分 菊花二钱 云茯神三钱，朱拌 桔梗二钱 沙苑蒺藜三钱 广皮一钱五分 破故纸一钱五分 建曲一钱五分，炒 淮山药三钱，炒 甘草五分

引用竹茹一钱五分，姜汁炙 红枣三枚

十月十三日，朱焜、门定鳌、庄守和、范绍相请得皇上脉息左寸关浮弦，重按无力，右寸关弦细而数，左尺细软，右尺细弱。所见外感头痛鼻塞清涕之证已解。惟上焦伏火未清，肝肾不足，心脾虚弱，水不济火，以致口角起有小泡。心烦渴饮，目睛发𥉁红丝少有

未退，视物干涩，有时若蒙。耳仍作鸣，其声不一。呛咳无痰，喉中或见发咸。食后胸堵胀满，膨闷太息觉宽，身体懒倦，恶寒嗜卧。腰间酸痛，牵引少腹作抽。昨夜又见滑精，今早大便一次，见溏，便前便后腹中作痛。小便频数，下部潮湿寒凉，不耐久坐久立，懒于步履，筋脉觉僵，两肩酸沉。前夜睡卧虚空，后夜睡不解乏，谷食欠香，消化仍觉不快。今谨议用交通心肾，扶脾养胃，缓肝固本之法调理。

朱茯神三钱　焦枣仁三钱　远志一钱五分　淮山药四钱　金樱子三钱　芡实米三钱　莲须三钱　扁豆三钱，炒　霜桑叶二钱　甘菊花一钱五分　麦冬三钱，去心米炒　炙甘草八分

引用分心木三钱　红枣三枚

【参考】 分心木，又名胡桃档。具固肾涩精之效。

十月十四日，脉案记载同前。原方去桑叶、麦冬、红枣，加石斛三钱、杭白芍三钱炒、荷蒂五个。

十月十五日，朱焜、庄守和请得皇上脉息左寸关仍浮弦，重按无力，右寸关弦细兼数，左尺细软，右尺细弱。早晨大便一次，溏稀，腹中作痛。腰间尤觉酸疼，牵引少腹作抽。身体懒倦，恶寒嗜卧，食后胸堵，腹满膨闷，呛咳无痰，喉中发咸，口角起有小泡未消，心烦渴饮。目睛发暱尚有红丝，视物干涩，时或若蒙。耳仍作鸣，其声不一。夜卧虚空睡不解乏，谷食欠香，消化不快。两肩酸疼，更觉较甚，不耐久坐久立，懒于步履，筋脉觉僵。小便频数，下部潮湿，天时寒凉常犯滑精。总由禀赋不足，心肾久亏，肝旺阴虚，肾不藏精所致。今谨议用交通心肾，缓肝扶脾，秘精固本之法调理。

朱茯神四钱　焦枣仁三钱　远志一钱五分，肉　淮山药四钱，炒　金樱子三钱　芡实米三钱，炒　莲须三钱　煅牡蛎三钱　杭芍三钱，炒　石莲子三钱　甘菊花一钱五分　炙甘草八分

引用分心木三钱　荷叶一角

【参考】 是方由金锁固精丸及补心丹之一半组成，心肾兼顾，冀心肾交通、火水相济，而诸症减缓。

十月十六日至十月二十六日脉案记载基本同前。治法同前。方剂略有加减，亦仅个别药物而已。

十月二十七日，朱焜、门定鳌、庄守和、范绍相请得皇上脉息左寸关沉弦而软，右寸关滑而稍数，左尺细软，右尺细弱。外感已解，头痛恶心俱减。颃嗓咽唾仍觉发挡，时轻时重。口干作渴，呛咳无痰，气不舒畅，时作太息。目睛发暱红丝未退，有时干涩，视物眯蒙。耳内烘烘，偶有听无所闻。两肩酸坠疼痛，每于言语少腹作抽，推揉按摩自觉舒畅。恶寒嗜卧，肢体懒倦，周身筋脉拘急，久坐腰酸，久立腿疼。劳累逾时，则心神迷惑，心中无因自觉发笑。夜卧少眠，醒不解乏。面色青黄，精神欠佳。总缘先天肾元不足，后天脾胃久亏，心肝血少，阴虚阳亢。温剂不受，用药甚属掣肘。今谨议用养心益肾，扶脾清补之法，还宜节劳静养调理。

朱茯神三钱　朱麦冬三钱，去心　沙参三钱　干地黄三钱　当归身三钱　杭白芍三钱，炒　山药四钱　薏苡仁四钱，炒　石莲子三钱　霜桑叶二钱　甘菊花三钱　炙甘草八分

引用黄精三钱　荷蒂五个

十月二十八日至十月三十日脉案记载，立方遣药无特殊变化。

十一月初一日，朱焜、门定鳌、庄守和、范绍相请得皇上脉息左寸关沉弦而软，右寸关滑而稍数，左尺细软，右尺细弱。症见喉间咽物仍觉发挡。面色青黄，眼胞下肿。口唇干白，时作渴饮。耳内烘烘，偶有听无所闻。目睛发暱红丝未退，有时干涩，视物眯蒙。

呛咳无痰，两肩坠痛。呼吸言语丹田气缩，少腹作抽，腹中窄狭，下部觉空，推揉按摩稍觉舒畅。气怯懒言，倦怠嗜卧，心中无因，自觉发笑。昨夜无梦，肾精自滑。久坐腰间空酸，久立腿膝作痛。动转少力，精神欠佳。总缘先天肾元本亏，后天脾胃素弱，以致气血两虚，阴阳不和，相火易动使然。惟是虚不受补，用药殊觉掣肘。今谨议用养心益肾扶脾固精之法。还宜以节劳静养调理。

朱茯神三钱 朱麦冬三钱，去心 沙参三钱 干地黄三钱 归身三钱 杭白芍三钱，炒 薏苡仁三钱，炒 五味子八分 南桔梗二钱 霜桑叶二钱 甘菊花三钱 生甘草八分

引用黄精三钱 远志肉一钱

十一月初三日，朱焜、门定鳌、庄守和、范绍相请得皇上脉息左寸关沉弦而软，右寸关滑而稍数，左尺细软，右尺细弱。症见喉间咽物仍觉发挡。面色青黄。口旁小疡未消，有时作痛。眼胞下肿。唇干口渴。耳内烘烘，偶有听无所闻。呛咳无痰。两肩坠痛。胸中发堵，呼吸言语丹田气缩，少腹作抽，腹中窄狭，下部觉空，推揉按摩稍沉舒畅。气怯懒言，倦怠嗜卧。心中无因自觉发笑。久坐脊背腰间酸软疼痛，精神欠佳等症。总由先天不足，后天素弱，以致气血津液不易灌溉使然。惟是虚不受补，用药殊觉掣肘。今谨议用养心滋肾扶脾固精益气之中，稍佐清其浮火之剂。还宜以节劳静养调理。

朱茯神三钱 朱麦冬三钱，去心 沙参三钱 干地黄三钱 归身三钱 杭白芍三钱，炒 制香附二钱 五味子八分 南桔梗二钱 霜桑叶二钱 甘菊花三钱 生甘草八分

引用橄榄核三钱，研 藕节五个

【参考】 橄榄核可治肝胃气痛，藕节入心肝胃经，可治诸多血症。以之为引，亦属兼顾肝胃之意。

十一月十二日，朱焜、门定鳌、庄守和、范绍相请得皇上脉息左寸关沉弦而软，右寸关滑而少力，左尺细软，右尺细弱。症见面色青黄而滞，喉间咽物仍觉发挡，口内上腭起有粟泡。渴饮心烦，不耐事扰。呛咳无痰。气不舒畅，仍作太息。眼胞微肿，目睛发赿红丝未退，时或干涩，视物眯蒙。耳内烘声，偶有听无所闻。两肩坠痛，胸中发堵，呼吸言语时或丹田气不通顺，抽引小腹肚皮收凹，腹中窄狭，下部觉空，推揉按摩稍觉舒畅，气短懒言，肢体倦怠，前半夜少眠，后半夜醒不解乏，久坐腰板酸疼，久立膝踝软痛，劳累稍久则心神迷惑，心中无因自觉发笑。进膳不香，消化不快，二便不调等症。本缘禀赋素弱，脾元久虚，心肾受亏，气虚血少所致。惟是虚不受补，用药实系掣肘。今谨议用扶脾固本，调舒气血，交通心肾，养阴抑火之剂，还宜节劳静养调理。

朱茯神三钱 朱麦冬三钱，去心 干地黄三钱 沙参三钱 淮山药四钱 归身三钱 杭白芍三钱，炒 淡苁蓉二钱 菟丝饼二钱 南桔梗二钱 霜桑叶二钱 甘菊花二钱

引用炙香附二钱 荷梗一尺

十一月十七日，朱焜、门定鳌、杨际和、忠勋请得皇上脉息左寸关沉弦而软，右寸关沉滑无力，左尺细软，右尺细弱。证见面色青黄而滞。喉间咽物仍觉发挡，口内上腭以及舌间起有粟泡，口鼻干燥，唇焦渴饮。舌上胎色中灰边黄，喉痒呛咳。时或心烦，不耐事扰，频作太息，气不舒畅。左眼胞发胀，视物眯蒙红丝未净。耳内烘声，偶有听无所闻。胸中发堵，呼吸言语丹田气海郁滞不舒，少腹时见气厥，腹中窄狭，下部觉空，推揉按摩稍觉舒畅，气短懒言，肢体倦怠，两肩坠痛，夜寐少眠，醒后筋脉觉僵，难以转侧。梦闻金声偶或滑精，坐立稍久则腰膝酸疼，劳累稍多则心神迷惑，心中无因自觉发笑。进膳不香，消化不快。精神欠佳，二便不调等证。本由禀赋素弱，脾元久虚，肝足，水亏火炎所

致。惟是虚不受补，用药实系掣肘。今谨议用扶土清金，滋水抑火，务求肝木调达而至和平之法，还宜节劳静养调理。

元参四钱 朱茯神三钱 朱麦冬三钱，去心 干地黄三钱 归身二钱 杭白芍三钱，炒 蜜玉竹三钱 菟丝饼二钱 蜜炙紫菀三钱 南桔梗二钱 霜桑叶二钱 沙参三钱

引用甘菊花二钱 荷梗一尺

十一月二十一日，朱焜、门定鳌、杨际和、忠勋请得皇上脉息左寸关沉弦而软，右寸关稍数无力，两尺细弱，沉取尤甚。面色青黄。左牙痛仍未减。咽喉觉挡，腭间粟泡呛破，带血。舌胎中灰边黄。鼻仍干燥，时或涕有血丝。唇焦口渴，喉痒咳嗽。频作太息，气不舒畅。心烦而悸，不耐事扰。目中白睛红丝未净，视物眯蒙左眼胞时觉发胀。耳内烘声，偶有听无所闻。胸中发堵，呼吸言语少腹时见气厥，下部觉空，推揉按摩稍觉舒畅，气短懒言，两肩坠痛。夜寐少眠，醒后筋脉觉僵，难以转侧。梦闻金声偶或滑精，坐立稍久则腰膝酸疼。劳累稍多则心神迷惑，心中无因自觉发笑。进膳不香，消化不快。精神欠佳肢体倦怠。下部寒凉潮湿等证。本由真阴不足，心脾久虚，水亏木燥，最易生火，而灼肺金使然。法当以引火归元之剂，无如虚不受补，用药实系掣肘。今谨议用扶脾清肺，壮水镇火，润燥生津之法。还宜节劳静养调理。

元参四钱 朱茯神苓各二钱 朱麦冬三钱，去心 干地黄三钱 淮山药四钱，炒 沙参三钱 莲肉三钱 杭白芍二钱，炒 南桔梗二钱 霜桑叶三钱 生栀子二钱 甘菊花二钱

引用淡竹叶三钱 谷芽一钱五分，炒

十一月二十二日至十一月二十四日脉案记录、处方同前。

十一月二十五日，朱焜、门定鳌、杨际和、忠勋请得皇上脉息左寸关沉弦而数，右寸关稍数无力，两尺细弱，沉取尤甚。面色青黄而滞。左牙仍痛。咽喉觉挡，腭间粟泡已破，咽物微疼。舌胎中灰边黄。鼻仍干燥，微肿而痛，时或涕中微带黑丝。唇焦口渴，喉痒呛咳。频作太息，气不舒畅。心烦而悸，不耐事扰。目中白睛红丝未净，视物眯蒙左眼胞时觉发胀。耳内烘声，偶有听无所闻。胸中发堵，呼吸言语丹田气海郁滞不舒，腹中窄狭，少腹时见气厥，下部觉空，推揉按摩稍觉舒畅。气短懒言，两肩坠痛。夜寐少眠，醒后筋脉觉僵，难以转侧。梦闻金声偶或滑精，坐立稍久则腰膝酸疼。劳累稍多则心神迷惑，心中无因自觉发笑。进膳不香，消化不快。精神欠佳，左面发木，牵掣太阳觉疼。肢体倦息。下部潮湿寒凉。大便不调，小水频数时或艰涩不利等症。本由禀赋素弱，心脾久虚，肝肾不足，水亏火亢，灼其肺金，木燥风生使然。法当以引火归元之剂，方能速效。无如虚不受补，用药实系掣肘。今谨议用扶脾滋肾养心平肝润肺之剂。仍宜节劳静养调理。

元参五钱 朱茯神苓各二钱 朱麦冬三钱，去心 干地黄三钱 生栀子二钱 杭白芍二钱 南桔梗二钱 酒黄芩二钱 霜桑叶三钱 淡竹叶三钱 防风一钱五分 甘草一钱

引用鲜梨皮五钱 薄荷八分

十一月二十六日至三十日脉案、处方同前。

十二月初一日，朱焜、门定鳌、杨际和、姚宝生请得皇上脉息左寸关沉弦而数，右寸关浮数无力，两尺细弱，沉取尤甚。面色青黄而滞，左鼻孔微肿牵连颊颐发木，掣及太阳，并耳后觉痛，坐久头疼。咽喉觉挡，右边微疼，腭间偏左，粟泡呛破，漱口时或带血，咽物疼痛较轻。左牙仍疼。舌胎(苔)中灰边黄，鼻仍燥痛，偏左较甚，有时涕见黑丝。唇焦口渴，喉痒呛咳，频作太息。气不舒畅，心烦而悸，不耐事扰。目中白睛红丝未净，视物眯蒙左眼胞时觉发胀。耳内烘声，偶有听无所闻。胸中发堵，呼吸言语丹田气海郁滞不舒，

腹中窄狭，少腹时见气厥，下部觉空，推揉按摩稍觉舒畅。气短懒言，两肩坠痛。夜寐少眠，醒后筋脉觉僵，难以转侧。梦闻金声偶或滑精，坐立稍久则腰膝酸疼。劳累稍多则心神迷惑，心中无因自觉发笑。进膳不香，消化不快。精神欠佳，肢体倦怠。下部潮湿寒凉。大便不调，小水频数时或艰涩不利等症。本由禀赋素弱，心脾久虚，肝肾不足，虚火上炎，灼其肺金，木燥风生所致。法宜以培元固本之剂，方能速效。无如虚不受补，用药实系掣肘。今谨议用养心润肺，壮水镇火，扶脾生津之剂，暂佐疏风清热之品，仍宜节劳静养调理。

元参五钱　朱茯神苓各二钱　干地黄三钱　生栀子二钱五分　川芎一钱五分　牛蒡子二钱　南桔梗三钱　酒芩三钱　霜桑叶三钱　甘菊花二钱　胡黄连六分，酒炒　白蒺藜三钱

引用丹皮二钱，淡盐水炒，勿焦　薄荷一钱

十二月初五日，朱焜、门定鳌、杨际和、姚宝生请得皇上脉息左寸关沉弦稍数，右寸关浮数无力，两尺细弱，沉取尤甚。面色青黄而滞。左鼻孔内小疡已破，痛亦渐减，肿亦渐消。左边颊颐发木及太阳耳后仍有时作痛。左边项筋酸疼，坐久头痛，腭间偏左粟泡呛破，漱口时或见带有血丝。咽物觉痛较轻，咽喉觉挡，右边微疼。舌胎中灰边黄，左牙仍疼，鼻中干燥已渐见轻，有时涕见黑丝。唇焦口渴，喉痒呛咳，气不舒畅，心烦而悸，不耐事扰，时作太息。目中白睛红丝未净，视物眯蒙左眼较甚，眼胞时觉发胀。耳内烘声，偶有听无所闻。胸中发堵，呼吸言语丹田气海郁滞不舒，腹中窄狭，少腹时见气厥，下部觉空，推揉按摩稍觉舒畅，气短懒言，两肩坠痛，夜寐少眠，醒后筋脉觉僵，难以转侧，梦闻金声偶或滑精，坐立稍久则腰膝酸疼，劳累稍多则心神迷惑，心中无因自觉发笑。进膳不香，消化不快。精神欠佳，肢体倦怠。下部潮湿寒凉，大便燥结，小水频数，时或艰涩不利等症。本由禀赋素弱，心脾久虚，肝肾不足，虚火上炎，灼其肺金，木燥风生所致。宜用引火归元之法。无如虚不受补，用药实系掣肘。今谨议用养心润肺，壮水镇火，扶脾生津之剂，仍宜节劳静养调理。

元参五钱　朱茯神苓各二钱　干地黄三钱　生栀子二钱五分　川芎一钱　天花粉二钱　南桔梗三钱　酒芩三钱　霜桑叶三钱　甘菊花二钱　连翘一钱五分　丹皮二钱

引用淡竹叶二钱　薄荷一钱

十二月初十日，朱焜、门定鳌、李德昌、张仲元请得皇上脉息左寸关沉弦稍数，右寸关浮数无力，两尺细弱，沉取尤甚。面色青黄而滞。左鼻孔内肿痛渐消，仍觉干燥，时或涕见黑丝，鼻下小疡作痛。头觉晕眩，坐久觉疼。左颊颐发木，耳后及项筋酸疼。腭间偏左，粟泡呛破，漱口时或带血丝，咽喉觉挡，右边微疼，咽物痛觉轻减。舌胎中灰边黄。左牙仍疼。唇焦口渴，喉痒呛咳。气不舒畅，心烦而悸，不耐事扰，时作太息。目中白睛红丝未净，视物眯蒙左眼较甚，眼胞时觉发胀。耳内烘声，偶有听无所闻。胸中发堵，呼吸言语丹田气觉不足，腹中窄狭，少腹时见气厥，推揉按摩稍觉舒畅。气短懒言，两肩坠痛。夜寐少眠，醒后筋脉觉僵，难以转侧。梦闻金声，偶或滑精，坐立稍久则腰膝酸疼。劳累稍多，则心神迷惑，心中无因自觉发笑。进膳不香，消化不快。精神欠佳，肢体倦怠。下部潮湿寒凉。大便燥结，小水频数，时或艰涩不利等症。本由禀赋素弱，心脾久虚，肝肾不足，虚火上炎，灼其肺金，木燥风生使然。宜用引火归元之法，惟久有虚热，不受补剂，是以用药掣肘。今谨议用养心润肺，壮水镇火，扶脾生津之剂，暂佐疏风清热之品。仍宜节劳静养调理。

朱茯神苓各二钱　柏子仁三钱　金石斛三钱　地骨皮二钱　南桔梗三钱　知母三钱，盐水炒　桑

皮叶各一钱五分　甘菊花二钱　干地黄三钱　元参五钱　天花粉二钱　丹皮二钱

引用鲜芦根一枝，切碎　薄荷一钱

光绪二十五年正月初一日，朱焜、门定鳌、庄守和、张仲元请得皇上脉息左寸关沉弦稍数，人迎见浮，右寸关沉滑而数，两尺细弱，沉取尤甚。表感风寒稍解，头仍作痛，恶寒身疼。上焦风热未清，时见鼻塞。谷食不香，口黏无味。面色青黄而滞，左鼻孔内肿痛渐消，干燥稍减，时或涕见黑丝。鼻下又起小疡。头觉眩晕，坐久则疼。左边颊颐发木，耳后项筋酸疼。腭间偏左粟泡呛破，漱时或带血丝，咽喉觉挡，左边似欲起泡，右边微疼，咽物痛觉轻减，其味仍见发咸。舌胎中灰边黄。左牙疼痛较甚，唇焦起皮。口渴思饮，喉痒呛咳，气不舒畅，心烦而悸，不耐事扰，时作太息。目中白睛红丝未净，视物眯蒙左眼尤甚，眼胞时觉发胀。耳内觉聋，时作烘声。胸中发堵，呼吸言语丹田气觉不足，腹中窄狭，少腹时见气厥，下部觉空，推揉按摩稍觉舒畅。气短懒言，两肩坠痛。夜寐少眠，醒后筋脉觉僵，难以转侧，梦闻金声偶或滑精，坐立稍久则腰膝酸疼。劳累稍多则心神迷惑，心中无因自觉发笑，精神欠佳，肢体倦怠，加以劳累腰酸腿疼愈甚。下部潮湿寒凉。大便燥结，小水频数时或艰涩不利等症。本由禀赋素弱，心脾久虚，肝阴不足，虚火上浮，腠理不密，风寒袭虚，脾胃不和使然。今谨暂用疏解风寒，平胃化饮之剂。仍宜节劳静养调理。

苏叶一钱五分　防风二钱　川芎二钱　蔓荆子三钱，炒　甘菊花三钱　桑叶三钱　广皮二钱　制厚朴二钱　茅术二钱，炒　酒芩二钱　生甘草八分　焦三仙各三钱

引用薄荷八分　鲜芦根一枝，切碎

正月初二日，朱焜、门定鳌、庄守和、张仲元请得皇上脉息左寸关沉弦稍数，右寸关沉滑而数，两尺细弱，沉取尤甚。面色青黄而滞，左鼻孔内肿痛渐消，干燥稍减，时或涕见黑丝。鼻下又起小疡。头觉眩晕，坐久则疼。左边颊颐发木，耳后项筋酸疼。腭间偏左粟泡呛破，漱口时或带血丝，咽喉觉挡，左边似欲起泡，右边微疼，咽物痛觉轻减，其味仍见发咸。舌胎中灰边黄。左牙疼痛较甚，唇焦起皮。口渴思饮，喉痒呛咳，气不舒畅，心烦而悸，不耐事扰，时作太息。目中白睛红丝未净，视物眯蒙左眼尤甚，眼胞时觉发胀。耳内觉聋，时作烘声。胸中发堵，呼吸言语丹田气觉不足，腹中窄狭，少腹时见气厥，下部觉空，推揉按摩稍觉舒畅。气短懒言，两肩坠痛。夜寐少眠，醒后筋脉觉僵，难以转侧。梦闻金声偶或滑精，坐立稍久则腰膝酸疼。劳累稍多则心神迷惑，心中无因自觉发笑。进膳不香，消化不快，精神欠佳，肢体倦怠，加以劳累腰酸腿疼愈甚。下部潮湿寒凉。大便燥结，小水频数，时或艰涩不利等症。本由禀赋素弱，心脾久虚，肝阴不足，虚火上浮，炎其肺金，木燥风生，而动胃火使然。宜用引火归元之法，惟水亏火旺不受补剂，是以用药掣肘。今谨议用养心扶脾润肺生津滋养肝肾之剂，而寓以壮水清火之品。仍宜节劳静养调理。

朱茯神苓各三钱　柏子仁三钱　金石斛三钱　地骨皮二钱　南桔梗三钱　干地黄三钱　杭白芍三钱　元参四钱　霜桑叶二钱　甘菊花三钱　木瓜二钱　麦冬三钱，去心

引用竹茹二钱　鲜芦根一枝，切碎

正月初八日，朱焜、门定鳌、庄守和、张仲元请得皇上脉息左寸关沉弦稍数，人迎见浮，右寸关沉滑而数，两尺细弱，沉取尤甚。头痛恶寒，身肢酸疼。面色青黄而滞。左鼻孔内肿痛渐消，干燥稍减，时或涕见黑丝。鼻下又起小疡。头觉眩晕，坐久则疼。左边颊颐发木，耳后项筋酸疼。腭间偏左粟泡呛破，漱口时或带血丝，咽喉觉挡，左边似欲起泡，

右边微疼，咽物痛觉轻减，其味仍见发咸。舌胎中灰边黄。左牙疼痛较甚，唇焦起皮，口渴思饮，喉痒呛咳，气不舒畅，心烦而悸，不耐事扰，时作太息。目中白睛红丝未净，视物眯蒙左眼尤甚，眼胞时觉发胀。耳内觉聋，时作烘声。胸中发堵，呼吸言语丹田气觉不足，腹中窄狭，少腹时见气厥，下部觉空，推揉按摩稍觉舒畅，气短懒言，两肩坠痛。夜寐少眠，醒后筋脉觉僵，难以转侧。梦闻金声偶或滑精，坐立稍久则腰膝酸疼。劳累稍多则心神迷惑，心中无因自觉发笑。进膳不香，消化不快。精神欠佳，肢体倦怠，加以劳累腰酸腿疼愈甚。下部潮湿寒凉。大便燥结，小水频数时或艰涩不利等症。本由禀赋素弱，心脾久虚，肝阴不足，虚火上浮，腠理不密，感受风寒使然。今谨暂用疏解风寒之中，仍寓养心扶脾润肺生津滋养肝肾之剂。尚宜节劳静养调理。

防风二钱　川芎一钱五分　薄荷八分　羌活一钱五分　云茯神苓各二钱　元参三钱　干地黄三钱　霜桑叶二钱　花粉二钱　桔梗二钱　甘草八分　建曲二钱

引用甘菊花二钱　生姜三片

正月初九日，朱焜、门定鳌、庄守和、张仲元请得皇上脉息左寸关沉弦稍数，人迎见浮，右寸关沉滑而数，两尺细弱，沉取尤甚。表感风寒未解，头仍作痛，恶寒身疼，恶心呕饮，时见鼻塞，谷食不香，口黏无味。面色青黄而滞。左鼻孔内肿痛渐消，干燥稍减，时或涕见黑丝。鼻下又起小疡。头觉眩晕，坐久则疼。左边颊颐发木，耳后项筋酸疼。腭间偏左粟泡呛破，漱口时或带血丝，咽喉觉挡，左边似欲起泡，右边微疼，咽物痛觉轻减，其味仍见发咸。舌胎中灰边黄。左牙疼痛较甚，唇焦起皮。口渴思饮，喉痒呛咳，气不舒畅，心烦而悸，不耐事扰，时作太息。目中白睛红丝未净，视物眯蒙左眼尤甚，眼胞时觉发胀。耳内觉聋，时作烘声。胸中发堵，呼吸言语丹田气觉不足，腹中窄狭，少腹时见气厥，下部觉空，推揉按摩稍觉舒畅。气短懒言，两肩坠痛。夜寐少眠，醒后筋脉觉僵，难以转侧。梦闻金声偶或滑精，坐立稍久则腰膝酸疼。劳累稍多则心神迷惑，心中无因自觉发笑。精神欠佳，肢体倦怠，加以劳累腰酸腿疼愈甚。下部潮湿寒凉。大便燥结，小水频数时或艰涩不利等症。本由禀赋素弱，心脾久虚，肝阴不足，虚火上浮，腠理不密风寒袭虚，脾胃不和使然。今谨暂用疏解风寒，平胃化饮之剂。仍宜节劳静养调理。

苏叶二钱　防风三钱　白芷二钱　川芎一钱五分　蔓荆子二钱，炒　茅术二钱，炒　制厚朴二钱　广皮二钱　焦三仙各二钱　竹茹二钱　藿梗一钱五分　甘草八分

引用薄荷八分　生姜汁五分，兑服

正月初十日，朱焜、门定鳌、庄守和、张仲元请得皇上脉息左寸关沉弦稍数，人迎见浮，右寸关沉滑而数，两尺细弱，沉取尤甚。表感风寒稍解，头仍作痛，恶寒身疼，上焦风热未清，时见鼻塞，谷食不香，口黏无味。面色青黄而滞。左鼻孔内肿痛渐消，干燥稍减，时或涕见黑丝，鼻下又起小疡。头觉眩晕，坐久则疼。左边颊颐发木，耳后项筋酸疼。腭间偏左粟泡呛破，漱口时或带血丝，咽喉觉挡，左边似欲起泡，右边微疼，咽物痛觉轻减，其味仍见发咸。舌胎中灰边黄。左牙疼痛较甚，唇焦起皮。口渴思饮，喉痒呛咳，气不舒畅，心烦而悸，不耐事扰，时作太息。目中白睛红丝未净，视物眯蒙左眼尤甚，眼胞时觉发胀。耳内觉聋，时作烘声。胸中发堵，呼吸言语丹田气觉不足，腹中窄狭，少腹时见气厥，下部觉空，推揉按摩，稍觉舒畅。气短懒言，两肩坠痛。夜寐少眠，醒后筋脉觉僵，难以转侧。梦闻金声偶或滑精，稍久腰膝酸疼。劳累稍多则心神迷惑，心中无因自觉发笑。精神欠佳，肢体倦怠，加以劳累腰酸腿疼愈甚。下部潮湿寒凉。大便燥结，小水频数时或艰涩不利等症。本由禀赋素弱，心脾久虚，肝阴不足，虚火上浮，腠理不密，风寒

袭虚，脾胃不和使然。今谨暂用疏解风寒平胃化饮之剂。仍宜余劳静养调理。

苏叶一钱五分　防风二钱　川芎二钱　蔓荆子三钱，炒　甘菊花三钱　桑叶三钱　广皮二钱　制厚朴二钱　茅术二钱，炒　酒芩二钱　生甘草八分　焦三仙各三钱

引用薄荷八分　鲜芦根一枝，切碎

正月十一日，朱焜、门定鳌、庄守和、张仲元请得皇上脉息左寸关弦而稍数，人迎见浮，右寸关沉滑而数，两尺细弱，沉取尤甚。表感风寒稍解，头痛渐轻，尚觉眩晕，恶风身疼，上焦风热未净。谷食不香，口黏无味，面色青黄而滞。时见鼻塞，涕中或见黑丝，鼻下小疡见消。左边颊颐发木，耳后项筋酸疼。腭间偏左粟泡呛破，漱口时或带血丝，咽喉觉挡，左边似欲起泡，右边微疼，咽物痛觉轻减，其味仍见发咸。舌苔中灰边黄。左牙疼痛较甚，唇焦起皮。口渴思饮，喉痒呛咳，气不舒畅，心烦而悸，不耐事扰，时作太息。目中白睛红丝未净，视物眯蒙左眼尤甚，眼胞时觉发胀。耳内觉聋，时作烘声。胸中发堵，呼吸言语丹田气觉不足，腹中窄狭，少腹时见气厥，下部觉空，推揉按摩稍觉舒畅。气短懒言，两肩坠痛。夜寐少眠，醒后筋脉觉僵，难以转侧。梦闻金声偶或滑精，坐立稍久则腰膝酸疼。劳累稍多则心神迷惑，心中无因自觉发笑。精神欠佳，肢体倦怠，加以劳累，腰酸腿疼愈甚。下部潮湿寒凉。大便燥结，小水频数时或艰涩不利等症。本由禀赋素弱，心脾久虚，肝阴不足，虚火上浮，腠理不密，风寒袭虚，脾胃不和使然。今谨暂用和解风寒清热生津开胃健脾之剂。仍宜节劳静养调理。

防风二钱　荆芥穗一钱五分　川芎一钱五分　甘菊花二钱　霜桑叶三钱　广皮一钱　制厚朴一钱　酒芩一钱五分　焦三仙各三钱　竹茹二钱　云茯苓三钱　甘草八分

引用薄荷五分　荷叶一角

正月十二日，朱焜、门定鳌、庄守和、张仲元请得皇上脉息左寸关弦而稍数，人迎见浮，右寸关沉滑而数，两尺细弱，沉取尤甚。表感风寒渐解，头痛已减，尚觉眩晕，时见鼻塞，晚间尤甚。肺气不利，上焦风热未净。谷食不香，口黏无味。面色青黄而滞。鼻下小疡见消，左边颊颐发木，耳后项筋酸疼。腭间偏左粟泡呛破，漱口时或带血丝，咽喉觉挡，左边似欲起泡，右边微疼，咽物痛觉轻减，其味仍见发咸。舌苔中灰边黄。左牙疼痛较甚，唇焦起皮，口渴思饮，喉痒呛咳，气不舒畅，心烦而悸，不耐事扰，时作太息。目中白睛红丝未净，视物眯蒙左眼尤甚，眼胞时觉发胀。耳内觉聋，时作烘声。胸中发堵，呼吸言语丹田气不足，腹中窄狭，少腹时见气厥，下部觉空，推揉按摩稍觉舒畅。气短懒言，两肩坠痛。夜寐少眠，醒后筋脉觉僵，难以转侧。梦闻金声偶或滑精，坐立稍久则腰膝酸疼。劳累稍多则心神迷惑，心中无因自觉发笑。精神欠佳，肢体倦怠，加以劳累腰酸腿疼愈甚。下部潮湿寒凉。大便燥结，小水频数时或艰涩不利等症。本由禀赋素弱，心脾久虚，肝阴不足，虚火上浮，腠理不密，风寒袭虚，脾胃不和使然。今谨暂用和解风寒，清热生津，开胃利肺之剂。仍宜节劳静养调理。

防风二钱　苏梗一钱五分　炙枇杷叶二钱　桔梗三钱　霜桑叶三钱　甘菊花二钱　酒芩一钱五分　广皮一钱　谷芽三钱，炒　竹茹二钱　麦冬三钱　甘草八分

引用薄荷五分　荷叶一角

正月十三日，朱焜、门定鳌、庄守和、张仲元请得皇上脉息左寸关弦而稍数，右寸关沉滑而数，两尺细弱，沉取尤甚。表感风寒渐解，头痛渐减，尚觉眩晕，时见鼻塞，晚间尤甚，肺气不利，上焦浮热未清。谷食不香，口黏无味。面色青黄而滞。鼻下小疡见消，左边颊颐发木，且后项筋酸疼。腭间偏左粟泡呛破，漱口时或带血丝，咽喉觉挡，左边似

欲起泡，右边微疼，咽物痛觉轻减，其味仍见发咸。舌苔中灰边黄。左牙疼痛较甚，唇焦起皮，口渴思饮，喉痒呛咳，气不舒畅，心烦而悸，不耐事扰，时作太息。目中白睛红丝未净，视物眯蒙左眼尤甚，眼胞时觉发胀。耳内觉聋，时作烘声。胸中发堵，呼吸言语丹田气觉不足，腹中窄狭，少腹时见气厥，下部觉空，推揉按摩稍觉舒畅。气短懒言，两肩坠痛。夜寐少眠，醒后筋脉觉僵，难以转侧。梦闻金声偶或滑精，坐立稍久则腰膝酸疼。劳累稍多则心神迷惑，心中无因自觉发笑。精神欠佳，肢体倦怠，加以劳累腰酸腿疼愈甚。下部潮湿寒凉。大便燥结，小水频数时或艰涩不利等症。本由禀赋素弱，心脾久虚，肝阴不足，虚火上浮，腠理不密，风寒袭虚，脾胃不和使然。今谨暂用和解清热生津开胃利肺之剂。仍宜节劳静养调理。

苏梗一钱五分　炙枇杷叶二钱　桔梗三钱　霜桑叶三钱　甘菊花二钱　酒芩一钱五分　竹茹二钱　麦冬三钱　谷芽三钱，炒　广皮一钱　金石斛三钱　甘草八分

引用薄荷五分　荷叶一角

正月十四日，朱焜、门定鳌、庄守和、张仲元请得皇上脉息左寸关弦而稍数，右寸关沉滑而数，两尺细弱，沉取尤甚。表感风寒已解，头痛渐减，尚觉眩晕，时见鼻塞，晚间尤甚，肺气不利，上焦浮热未清。皮肤燥痒，谷食不香，口黏无味。面色青黄而滞。鼻间欲起小疡，左边颊颐发木，耳后项筋酸疼。腭间偏左粟泡呛破，漱口时或带血丝，咽喉觉挡，左边似欲起泡，右边微疼，咽物痛觉轻减，其味仍见发咸。舌胎(苔)中灰边黄。左牙疼痛较甚，唇焦起皮，口渴思饮，喉痒呛咳，气不舒畅，心烦而悸，不耐事扰，时作太息。目中白睛红丝未净，视物眯蒙左眼尤甚，眼胞时觉发胀。耳内觉聋，时作烘声。胸中发堵，呼吸言语丹田气觉不足，腹中窄狭，少腹时见气厥，下部觉空，推揉按摩稍觉舒畅。气短懒言，两肩坠痛。夜寐少眠，醒后筋脉觉僵，难以转侧。梦闻金声偶或滑精，坐立稍久则腰膝酸疼。劳累稍多则心神迷惑，心中无因自觉发笑。精神欠佳，肢体倦怠，加以劳累腰酸腿疼愈甚。下部潮湿寒凉。大便燥结，小水频数时或艰涩不利。谨闻诸症尚然如是，本由禀赋素弱，心脾久虚，肝阴不足，虚火上浮，灼其肺金、木燥风生使然。宜用甘温之剂，以培真元。惟水亏火盛，不受补剂，是以用药掣肘。今谨议用养心扶脾润肺生津滋养肝肾之剂，而寓以壮水镇火清热熄风之品。仍宜节劳静养调理。

云茯、神苓各二钱　炙枇杷叶一钱五分　桔梗一钱五分　麦冬二钱　元参三钱　霜桑叶二钱　甘菊花二钱　金石斛三钱　谷芽三钱，炒　竹茹二钱　杭白芍二钱　甘草八分

引用薄荷五分

正月十五日，朱焜、门定鳌、杨际和、忠勋请得皇上脉息左寸关弦而稍数，右寸关沉滑而数，两尺细弱，沉取尤甚。表感已解，尚见面色青黄而滞。左鼻孔内有时觉疼，发燥，时或涕见黑丝。头觉眩晕，坐久则疼。左边颊颐发木，耳后项筋酸疼。腭间偏左粟泡呛破，漱口时或带血丝，咽喉觉挡，左边似欲起泡，右边微疼，咽物痛觉轻减，其味仍见发咸。舌胎(苔)中灰边黄。左牙疼痛，唇焦起皮，口渴思饮，喉痒呛咳，气不舒畅，心烦而悸，不耐事扰，时作太息。目中白睛红丝未净，视物眯蒙左眼尤甚，眼胞时觉发胀。耳内觉聋，时作烘声。胸中发堵，呼吸言语丹田气觉不足，腹中窄狭，少腹时见气厥，下部觉空，推揉按摩稍觉舒畅。气短懒言，两肩坠痛。夜寐少眠，醒后筋脉觉僵，难以转侧。梦闻金声偶或滑精，坐立稍久则腰膝酸疼。劳累稍多则心神迷惑，心中无因自觉发笑。进膳不香，消化不快，精神欠佳，肢体倦怠，加以劳累，腰酸腿疼愈甚。下部潮湿寒凉。大便燥结，小水频数时或艰涩不利。谨按诸症，总由禀赋素弱，心脾久虚，肝阴不足，虚火土浮，炎

其肺金，而灼津液使然。宜用甘温之剂以培真元，惟水亏火旺虚不受补，是以用药掣肘。今谨议用养心扶脾润肺生津滋养肝肾之剂，而寓以壮水镇火之品。仍宜节劳静养调理。

云茯、神苓各二钱　淮山药三钱　细生地三钱　麦冬二钱，去心　元参三钱　杭白芍二钱　霜桑叶二钱　甘菊花二钱　金石斛二钱　桔梗二钱　竹茹一钱五分　甘草八分

引用谷芽三钱，炒

【参考】 光绪本月病情无明显变化，故其处方，除因外感而易方外，余皆稍有变动。仍是以补肾养心润肺滋肝为大法，亦病情复杂，脏腑亏损使然。

二月初一日，朱焜、门定鳌、李德昌、姚宝生请得皇上脉息左寸关弦软而数，右寸关滑数无力，两尺细弱，沉取尤甚。面色青黄而滞。左鼻孔内有时燥痛，觉有气味，或见涕有黑丝。头觉眩晕，坐久则疼。眉间颏下欲起小疡，左边颊颐发木，耳后项筋酸疼。腭间偏左粟泡呛破，漱口时或带血丝，咽喉觉挡，左边似欲起泡，右边微疼，咽物痛似轻减，味仍发咸。舌苔中灰边黄。左牙疼痛。唇焦起皮，口渴思饮。喉痒呛咳，气不舒畅。心烦而悸，不耐事扰，时作太息。目中白睛红丝未净，视物眯蒙左眼尤甚，眼胞时觉发胀。耳内觉聋，时作烘声。胸中发堵，呼吸言语丹田气觉不足，腹中窄狭，少腹时觉气厥，下部觉空，推揉按摩稍觉舒畅。气短懒言，两肩坠痛。夜寐少眠，醒后筋脉觉僵，难以转侧。梦闻金声偶或滑精，坐立稍久则腰膝酸疼。劳累稍多则心神迷惑，心中无因自觉发笑。进膳不香，消化不快。精神欠佳，肢体倦怠，加以劳累腰酸腿疼更甚。下部潮湿寒凉。大便燥结，小水频数时或艰涩不利。谨按诸症，总由禀赋素弱，心脾久虚，肝阴不足，虚火上浮，炎其肺金，而灼津液，湿热熏蒸以致气不清利。宜用甘温之剂培补真元，惟水亏火旺不受补剂，是以用药掣肘。今谨议用养心扶脾，润肺生津，滋益肝肾之剂，而寓以壮水镇火之品。仍宜节劳静养调理。

云茯、神苓各二钱　淮山药三钱　细生地三钱　朱麦冬三钱，去心　元参三钱　杭白芍三钱　金石斛三钱　女贞子三钱　薏苡仁五钱，炒　甘菊花二钱　霜桑叶二钱　生甘草八分

引用桔梗一钱五分

二月初十日，朱焜、门定鳌、李德昌、姚宝生请得皇上脉息左寸关弦软虚数，右寸关滑数无力，两尺细弱，沉取尤甚。面色青黄而滞。左鼻孔内有时燥痛，觉有气味，或见涕有黑丝。头觉眩晕，坐久则疼。眉间颏下欲起小疡，左边颊颐发木，耳后项筋酸疼。腭间偏左粟泡呛破，漱口时或带血丝，咽喉觉挡，左边似欲起泡，右边微疼，咽物似觉不利，味仍发咸。舌苔中灰边黄。左牙疼痛。唇焦起皮，口渴思饮。喉痒呛咳，气不舒畅。心烦而悸，不耐事扰，时作太息。目中白睛红丝未净，视物眯蒙左眼尤甚，眼胞时觉发胀。耳内觉聋，时作烘声。胸中发堵，不时打嗝，有生食味。呼吸言语，丹田气觉不足，腹中窄狭，少腹时觉气厥，下部觉空，推揉按摩稍觉舒畅。气短懒言，两肩坠痛。夜寐少眠，梦魇多怖，醒后筋惕肉瞤肢体觉僵，难以转侧。梦闻金声偶或滑精，坐立稍久则腰膝酸疼。劳累稍多则心神迷惑，心中无因自觉发笑，有时言语自不知觉。进膳不香，谷食不化。腹中发胀，精神欠佳。肢体倦怠，行动微喘。手足发胀，两手较重，甚或执笔觉不得力。若加劳累腰酸腿疼更甚。下部潮湿寒凉。大便燥结，小水频数时或艰涩不利。谨按诸症，总由禀赋素弱，心脾久虚，肝阴不足，肝胃不和，气血两亏，虚火炎金，灼其津液，湿热熏蒸，以致神志虚怯，元真不能畅和。法宜以甘温之剂培补阴阳，惟水亏火旺不受补剂，是以用药掣肘。今谨议用养心扶脾润肺生津滋益肝肾之剂，而寓以壮水镇火消滞行气之品。仍宜节劳静养调理。

朱茯、神苓各二钱 细生地三钱 远志肉五分 谷芽三钱，炒 大腹皮二钱，淡姜水制 杭白芍三钱 金石斛三钱 枣仁二钱，炒 川郁金一钱，研 制香附一钱五分 霜桑叶二钱 生甘草八分

引用甘菊花一钱

二月二十三日，朱焜、门定鳌、庄守和、张仲元请得皇上脉息左寸关浮弦虚数，右寸关滑数无力，两尺细弱，沉取尤甚。面色青黄而滞。左鼻孔内有时燥痛，觉有气味，或见涕有黑丝。头觉眩晕，坐久则疼。眉间颏下起有小疡，左边频颐发木，耳后项筋酸疼。腭间偏左粟泡呛破，漱口时或带血丝，咽喉觉挡，左边时或起泡，右边微疼，咽物似觉不利，味仍发咸。舌苔中灰边黄。左牙疼痛，唇焦起皮，口渴思饮。喉痒呛咳，气不舒畅。心烦而悸，不耐事扰，时作太息。目中白睛红丝未净，视物眯蒙左眼尤甚，眼胞时觉发胀。耳内觉聋，时作烘声。今加外感风寒，身体软倦，肢节酸沉，愈觉喉咸。心虚血燥，见有发落。胸中发堵，不时打嗝，有生食味，嗳气嘈杂。呼吸言语丹田气觉不足，腹中窄狭，少腹时觉气厥，中州气怯，下部觉空，推揉按摩稍觉舒畅。气短懒言，两肩坠痛。夜寐不实，心烦躁汗，梦魇多怖，醒后筋惕肉瞤肢体觉僵，难以转侧。梦闻金声偶或滑精，坐立稍久则腰膝酸疼。劳累稍多则心神迷惑，心中无因自觉发笑，有时言语自不知觉。进膳不香，食谷不化。腹中发胀，牵引少腹抽痛。精神欠佳，肢体倦怠，行动微喘。手足发胀，两手较重甚，或执笔觉不得力。若加劳累腰酸腿疼愈甚，腿筋作抽。下部潮湿寒凉。大便糟粕时或燥结，小水频数偶有艰涩不利。谨按诸证，总由禀赋素弱，心脾久虚，肝阴不足，虚火炎金，湿热熏蒸，灼其津液，气血两亏，腠理不密，风寒最易袭虚使然。今谨议用和解风寒之中，仍寓养心扶脾润肺生津滋益肝肾之品。尚宜节劳静养调理。

苏梗叶各一钱 防风一钱五分 薄荷七分 云茯神苓各二钱 细生地三钱 杭白芍三钱 朱麦冬三钱 陈皮一钱 霜桑叶二钱 甘菊花二钱 焦枣仁二钱 生甘草八分

引用石莲子三钱，研 生姜三片

三月初一日，朱焜、门定鳌、庄守和、张仲元请得皇上脉息左寸关弦软虚数，右寸关滑数无力，两尺细弱，沉取尤甚。面色青黄而滞。左鼻孔内有时燥痛，觉有气味，或见涕有黑丝。头觉眩晕，坐久则疼。眉间颏下起有小疡，左边频颐发木，耳后项筋酸疼。腭间偏左粟泡呛破，漱口时或带血丝，咽喉觉挡，左边时或起泡，右边微疼，咽物似觉不利，味仍发咸。舌苔中灰边黄。左牙疼痛，唇焦起皮，口渴思饮，喉痒呛咳，气不舒畅。心烦而悸，不耐事扰，时作太息。目中白睛红丝未净，视物眯蒙左眼尤甚，眼胞时觉发胀。耳内觉聋，时作烘声。心虚血燥，见有发落。胸中发堵，不时打嗝，有生食味，嗳气嘈杂。呼吸言语丹田气觉不足，腹中窄狭，少腹时觉气厥，中州气怯，下部觉空，推揉按摩稍觉舒畅。气短懒言，两肩坠痛。夜寐不实，心烦躁汗，梦魇多怖，醒后筋惕肉瞤肢体觉僵，难以转侧。梦闻金声偶或滑精，坐立稍久则腰膝酸疼。劳累稍多则心神迷惑，心中无因自觉发笑，有时言语自不知觉。进膳不香，食谷不化。腹中发胀，牵引少腹抽痛，精神欠佳，肢体倦怠，行动微喘，手足发胀，两手较重甚，或执笔觉不得力。若加劳累，腰酸腿疼愈甚，腿筋作抽。下部潮湿寒凉。大便糟粕时或燥结，小水频数偶有艰涩不利。谨按诸症本由禀赋素弱心脾久虚，肝阴不足，虚火炎金，湿热熏蒸，灼其津液，气血两亏，元真不能畅和使然。法宜以甘温之剂培补阴阳，惟水亏火旺不受补剂，是以用药掣肘。今谨议用养心扶脾润肺生津滋益肝肾之剂，而寓以壮水镇火之品。仍宜节劳静养调理。

云茯神苓各二钱 细生地三钱 淮山药三钱 芡实三钱 朱麦冬三钱 焦枣仁二钱 杭白芍二钱 桔梗二钱 霜桑叶二钱 甘菊花二钱 广皮一钱 生草八分

引用建莲子三钱

三月十三日，朱焜、门定鳌、杨际和、范绍相请得皇上脉息左寸关弦软虚数，右寸关沉滑无力，两尺细弱，沉取尤甚。面色青黄而滞。左鼻孔内有时燥痛，觉有气味，或见涕有黑丝。头觉眩晕，坐久则疼。面上时或起有小疡，左边颊颐发木，耳后项筋酸疼。腭间偏左粟泡呛破，漱口时或带血丝，咽喉觉挡，左边时或起泡，右边微疼，咽物似觉不利，味仍发咸。舌苔中灰边黄。左牙疼痛，唇焦起皮。口渴思饮，喉痒呛咳。气不舒畅，心烦而悸，不耐事扰，时作太息。目中白睛红丝未净，视物眯蒙左眼尤甚，眼胞时觉发胀。耳内觉聋，时作烘声。身肢愈觉见软，气短懒言，饮食减少。心虚血燥，见有发落。胸中发堵，不时打嗝，有生食味，嗳气嘈杂。呼吸言语丹田气觉不足，腹中窄狭，少腹时觉气厥，中州气怯，下部觉空，推揉按摩稍觉舒畅。两肩坠痛，夜寐不实，心烦躁汗，梦魇多怖，醒后筋惕肉瞤肢体觉僵，难以转侧。梦闻金声偶或滑精，坐立稍久则腰膝酸疼。劳累稍多则心神迷惑，心中无因自觉发笑，有时言语自不知觉。进膳不香，食谷不化。腹中发胀，牵引少腹抽痛。三五日间滑精一次，精神欠佳。肢体倦怠，夜间发热，动坐气喘，步履无力，手足发胀，两手愈形觉重甚，或执笔觉不得力。若加劳累，腰酸腿疼愈甚，腿筋作抽。下部潮湿寒凉。大便糟粕时或燥结，小水频数偶有艰涩不利。谨按：诸症总缘禀赋素弱，心脾久虚，肝阴不足，虚火炎金，湿热熏蒸，灼其津液，气血两亏，元真不能畅和所致。法宜以甘温之剂培补阴阳，惟水亏火旺，不受补剂，是以用药掣肘。今谨议用养心扶脾润肺生津滋益肝肾之剂，而寓以壮水镇火退热之品。仍宜节劳静养调理。

云茯神三钱　干地黄三钱　煅龙骨三钱　芡实三钱　朱麦冬三钱　沙参三钱　杭白芍二钱　牡蛎五钱　柏子仁二钱　款冬花二钱　广皮一钱　炙甘草一钱

引用银柴胡一钱　莲须三钱

【参考】　二、三两月，病势仍无起色，然亦未恶化，故其治疗亦无大变化。

四月初一日，朱焜、门定鳌、李德昌、忠勋请得皇上脉息左寸关沉弦力软，右寸关沉滑无力，两尺细弱，沉取尤甚。面色青黄而滞。左鼻孔内有时燥痛，觉有气味，或见涕有黑丝。头觉眩晕，坐久则疼。面上时或起有小疡，左边颊颐发木，耳后项筋酸疼。腭间偏左粟泡呛破，漱口时或带血丝，咽喉觉挡，左边时或起泡，右边微疼，咽物似觉不利，味仍发碱。舌苔中灰边黄。左牙疼痛，唇焦起皮，唇上颏下小疡未消。口渴思饮，喉痒呛咳。气不舒畅，心烦而悸，不耐事扰，时作太息。目中白睛又起红丝，视物眯蒙，左眼尤甚，眼胞时觉发胀。耳内觉聋，时作烘声。身肢愈觉见软，气短懒言，饮食减少。心虚血燥，见有发落。胸中发堵，不时打嗝，有生食味，嗳气嘈杂。呼吸言语丹田气觉不足，腹中窄狭，少腹时觉气厥，中州气怯，下部觉空，推揉按摩稍觉舒畅。两肩坠痛。夜寐不实，心烦躁汗，耳响即魇多怖，醒后筋惕肉瞤，肢体觉僵，难以转侧。梦闻金声偶或滑精，坐立稍久则腰膝酸疼。劳累稍多则心神迷惑，心中无因自觉发笑，有时言语自不知觉。进膳不香，食谷不化。腹中发胀，牵引少腹抽痛。时常滑精，以致精神欠佳。肢体倦怠，夜间发热，动坐气喘，步履无力，手足发胀，两手愈形觉重甚，或执笔觉不得力。若加劳累腰酸腿疼愈甚，腿筋作抽。下部潮湿寒凉。大便糟粕时或燥结，小水频数偶有艰涩不利。谨按：诸症(证)总缘禀赋素弱，心脾久虚，肾水不足，虚火炎金，湿热熏蒸，灼其津液，气血两亏，元真不能畅和所致。法宜以甘温之剂培补阴阳，惟水亏火旺，不受补剂，是以用药掣肘。今谨议用养心扶脾润肺生津滋益肝肾之剂，而寓以壮水镇火退热之品。仍宜节劳静养调理。

云茯神三钱　干地黄三钱　制首乌三钱　桔梗二钱　朱麦冬三钱　远志肉一钱五分　杭白芍二钱　天花粉二钱　柏子仁二钱　焦枣仁一钱五分　扁豆三钱，炒　炙甘草一钱

引用霜桑叶三钱　陈皮八分

四月初二日至四月三十日脉案记载大致同四月初一日。处方亦无大改变，略有加减而已。

五月初一日，朱焜、门定鳌、杨际和、范绍相请得皇上脉息左寸关弦软而数，右寸关沉滑少力，两尺细弱，沉取尤甚。面色青黄而滞。左鼻孔内有时燥痛，觉有气味，或见涕有黑丝。头觉眩晕，坐久则疼。面上时或起有小疡，左颊颐发木，耳后项筋酸疼。腭间偏左粟泡呛破，漱口时或带血丝，咽喉觉挡，左边时或起泡，右边微疼，咽物似觉不利，味仍发咸。舌胎(苔)中灰边黄。左牙疼痛，唇焦起皮，唇上颏下小疡已消。口渴思饮，喉痒呛咳，气不舒畅。心烦而悸，不耐事扰，时作太息。目中白睛又起红丝，视物眯蒙，左眼尤甚，眼胞时觉发胀。耳内觉聋，时作烘声。身肢愈觉见软，气短懒言，饮食减少。心虚血燥，见有发落。胸中发堵，不时打嗝，有生食味，嗳气嘈杂。呼吸言语丹田气觉不足，腹中窄狭，少腹时觉气厥，中州气怯，下部觉空，推揉按摩稍觉舒畅，两肩坠痛。心烦躁汗，夜寐不实，耳觉作响。梦魇惊怖，醒后筋惕肉瞤，肢体觉僵，难以转侧。梦闻金声偶或滑精，坐立稍久则腰膝酸疼。劳累稍多则心神迷惑，心中无因自觉发笑，有时言语自不知觉。进膳不香，食谷不化。肺燥气虚，时或偏右头疼。腹中发胀，牵引少腹抽痛。时常滑精，以致精神欠佳。肢体倦怠，夜间发热，动坐气喘，步履无力。手足发胀，两手愈形觉重甚，或执笔觉不得力。若加劳累腰酸腿疼愈甚，腿筋作抽。下部潮湿寒凉。大便糟粕时或燥结，小水频数有时艰涩不利。谨按诸症：总缘禀赋素弱，心脾久虚，肾水不足，虚火炎金，湿热熏蒸，灼其津液，气血久亏，以致周身时觉不适。法宜以甘温之剂培补阴阳，惟水亏火旺，不受补剂，是以用药掣肘。今谨议用养心扶脾润肺生津滋益肝肾之剂，加以固本涩精之品。仍宜节劳静养调理。

云茯神三钱　焦枣仁二钱　远志肉一钱五分　杭白芍二钱　熟地黄三钱　甘菊花一钱五分　霜桑叶二钱　麦冬二钱　陈皮八分　淮山药三钱，炒　金石斛三钱　炙甘草一钱

引用莲蕊二钱　芡实米三钱，研

【参考】 五月份药方仍无大变化。

六月初一日，朱焜、门定鳌、庄守和、忠勋请得皇上脉息左寸关弦软而数，右寸关沉滑少力，两尺细弱，沉取尤甚。面色青黄而滞。左鼻孔内有时燥痛，觉有气味，或见涕有黑丝。头觉眩晕，坐久则疼。面上时或起有小疡，左边颊颐发木，耳后项筋酸疼。腭间偏左粟泡呛破，漱口时或带血丝，咽喉觉挡，左边时或起泡，右边微疼，咽物似觉不利，味仍发咸。舌胎(苔)中灰边黄。左牙疼痛，唇焦起皮，唇上颏下小疡已消。口渴思饮，喉痒呛咳，气不舒畅，心烦而悸，不耐事扰，时作太息。目中白睛又起红丝，视物眯蒙，左眼尤甚，眼胞时觉发胀。耳内觉聋，时作烘声。身肢愈觉见软，气短懒言，饮食减少。心虚血燥，见有发落。胸中发堵，不时打嗝，有生食味，嗳气嘈杂。呼吸言语，丹田气觉不足，腹中窄狭，少腹时觉气厥，中州气怯，下部觉空，推揉按摩稍觉舒畅，两肩坠痛。心烦躁汗，夜寐不实，耳觉作响，梦魇惊怖，醒后筋惕肉瞤，肢体觉僵，难以转侧。梦闻金声偶或滑精，坐立稍久则腰膝酸疼。劳累稍多则心神迷惑，心中无因自觉发笑，有时言语自不知觉。进膳不香，食谷不化。肺燥气虚。时或偏右头疼。腹中发胀，牵引少腹抽痛。时常滑精，因而精神欠佳。肢体倦怠，夜间发热，动坐气喘，步履无力。手足发胀，两手愈形

觉重甚，或执笔觉不得力。若加劳累，腰酸腿疼愈甚，腿筋作抽。下部潮湿寒凉。大便糟粕时或燥结，小水频数有时艰涩不利。谨按诸症，总缘禀赋素弱，心脾久虚，肾水不足，虚火炎金，湿热熏蒸，灼其津液，气血久亏，以致周身时觉不适。法宜以甘温之剂培补阴阳，惟水亏火旺不受补剂，是以用药掣肘。今谨议用养心扶脾润肺生津滋益肝肾之剂，加以固本涩精之品。仍宜节劳静养调理。

云茯神三钱　焦枣仁二钱　杭白芍二钱　淮山药三钱　熟地黄三钱　甘菊花一钱五分　霜桑叶二钱　朱麦冬二钱　竹茹二钱　扁豆三钱，炒　金石斛三钱　炙甘草一钱

引用鲜荷叶一角　薏苡仁三钱，炒

七月初一日，朱焜、门定鳌、李德昌、张仲元请得皇上脉息左寸关弦软而数，右寸关沉滑少力，两尺细弱，沉取尤甚。面色青黄而滞，左鼻孔内有时燥痛，觉有气味，或见涕有黑丝。头觉眩晕，坐久则疼。面上时或起有小疡，左边颊颐发木，耳后项筋酸疼。腭间偏左粟泡呛破，漱口时或带血丝，咽喉觉挡，左边时或起泡，右边微疼，咽物似觉不利，味仍发咸。舌胎中灰边黄。左牙疼痛，唇焦起皮，唇上颏下小疡已消。口渴思饮，喉痒呛咳，气不舒畅。心烦而悸，不耐事扰，时作太息。目中白睛又起红丝，视物眯蒙，左眼尤甚，眼胞时觉发胀。耳内觉聋，时作烘声。身肢愈觉见软，气短懒言，饮食减少。心虚血燥，见有发落。胸中发堵，不时打嗝，有生食味，嗳气嘈杂。呼吸言语丹田气觉不足，腹中窄狭，少腹时觉气厥，中州气怯，下部觉空，推揉按摩稍觉舒畅。两肩坠痛。心烦躁汗，夜寐不实，耳觉作响，梦魇惊怖，醒后筋惕肉瞤，肢体觉僵，难以转侧。梦闻金声偶或滑精，坐立稍久则腰膝酸疼。劳累稍多则心神迷惑，心中无因自觉发笑，有时言语自不知觉，进膳不香，食谷不化。肺燥气虚，时或偏右头疼。腹中发胀，牵引少腹抽痛。时常滑精，因而精神欠佳。肢体倦怠，夜间发热，动坐气喘，步履无力。手足发胀，两手愈形觉重甚，或执笔觉不得力。若加劳累，腰酸腿疼愈甚，腿筋作抽。下部潮湿寒凉。大便糟粕时或燥结，小水频数有时艰涩不利。谨按诸症，总缘禀赋素弱，心脾久虚，肾水不足，虚火炎金，湿热熏蒸，灼其津液，气血久亏，以致周身时觉不适。法宜以甘温之剂培补阴阳，惟水亏火旺，不受补剂，是以用药掣肘。今谨议用养心扶脾润肺生津滋益肝肾之剂，加以固本涩精之品。仍宜节劳静养调理。

云茯神三钱　焦枣仁二钱　杭白芍二钱　淮山药三钱　干地黄三钱　甘菊花一钱五分　霜桑叶二钱　朱麦冬三钱　桔梗一钱五分　竹茹二钱　金石斛三钱　炙甘草一钱

引用鲜荷叶一角　扁豆衣二钱

七月初二日，朱焜、门定鳌、李德昌、张仲元请得皇上脉息左寸关弦软而数，右寸关沉滑少力，两尺细弱，沉取尤甚。面色青黄而滞，左鼻孔内有时燥痛，觉有气味，或见涕有黑丝，头觉眩晕，坐久则疼。面上时或起有小疡，左边颊颐发木，耳后项筋酸疼，腭间偏左粟泡呛破，漱口时或带血丝。咽喉觉挡，左边时或起泡，右边微疼咽物似觉不利，味仍发咸。舌胎(苔)中灰边黄。左牙疼痛，唇焦起皮，唇上颏下小疡已消。口渴思饮，喉痒呛咳，气不舒畅。心烦而悸，不耐事扰，时作太息。目中白睛又起红丝，视物眯蒙，左眼尤甚，眼胞时觉发胀。耳内觉聋，时作烘声。身肢愈觉见软，气短懒言，饮食减少。心虚血燥，见有发落，胸中发堵，不时打嗝有生食味，嗳气嘈杂，呼吸言语丹田气觉不足，腹中窄狭，少腹时觉气厥。中州气怯，下部觉空，推揉按摩稍觉舒畅。两肩坠痛，心烦躁汗，夜寐不实，耳觉作响，梦魇惊怖醒后筋惕肉瞤，肢体觉僵难以转侧。梦闻金声偶或滑精，坐立稍久则腰膝酸疼，劳累稍多则心神迷惑，心中无因自觉发笑，有时言语自不知(下残)。

八月初一日，杨际和、姚宝生请得皇上脉息左寸关弦软而数，右寸关沉滑少力，两尺细弱，沉取尤甚。面色青黄而滞。左鼻孔内有时燥痛，觉有气味，或见涕有黑丝。头觉眩晕，坐久则疼。面上时或起有小疡，左边颊颐发木。耳后项筋酸疼。腭间偏左粟泡呛破，漱口时或带血丝。咽喉觉挡，左边时或起泡，右边微疼，咽物似觉不利，味仍发咸。舌胎(苔)中灰边黄。左牙疼痛。唇焦起皮，唇上頦下小疡已消。口渴思饮。喉痒呛咳，气不舒畅。心烦而悸，不耐事扰，时作太息。目中白睛又起红丝，视物眯蒙，左眼尤甚，眼胞时觉发胀。耳内觉聋，时作烘声。身肢愈觉见软，气短懒言，饮食减少。心虚血燥，见有发落。胸中发堵，不时打嗝，有生食味，嗳气嘈杂。呼吸言语丹田气觉不足，腹中窄狭，少腹时觉气厥，中州气怯，下部觉空，推揉按摩稍觉舒畅。两肩坠痛，心烦躁汗，夜寐不实，耳觉作响，梦魇惊怖，醒后筋惕肉瞤，肢体觉僵，难以转侧。梦闻金声偶或滑精，坐立稍久则腰膝酸疼。劳累稍多则心神迷惑，心中无因自觉发笑，有时言语自不知觉。进膳不香，食谷不化。肺燥气虚。时或偏右头疼，腹中发胀，牵引少腹抽痛。时常滑精，因而精神欠佳。肢体倦怠，夜间发热，动坐气喘，步履无力。手足发胀，两手愈形觉重甚，或执笔觉不得力。若加劳累腰酸腿疼愈甚，腿筋作抽。下部潮湿寒凉。大便糟粕时或燥结，小水频数有时艰涩不利。谨按诸症(证)：总缘禀赋素弱，心脾久虚，肾水不足，虚火炎金，湿热熏蒸，灼其津液，气血久亏，以致周身时觉不适。法宜以甘温之剂培补阴阳，惟水亏火旺不受补剂，是以用药掣肘。今谨议用养心扶脾润肺生津滋益肝肾之剂，加以培元固本之品。仍宜节劳静养调理。

云茯神三钱　焦枣仁二钱　杭白芍二钱　淮山药三钱　干地黄三钱　甘菊花一钱五分　霜桑叶二钱　朱麦冬二钱　沙参二钱　天冬二钱　金石斛三钱　炙甘草一钱

引用石莲子三钱，研　竹茹一钱五分

九月初一日，庄守和、范绍相请得皇上脉息左寸关弦软而数，右寸关滑软近数，两尺细弱，沉取尤甚。面色青黄而滞。左鼻孔内有时燥痛，觉有气味，或见涕有黑丝。头觉眩晕，坐久则疼。面上时或起有小疡，左边颊颐发木，耳后项筋酸疼。腭间偏左粟泡呛破，漱口时或带血丝，咽喉觉挡，左边时或起泡，右边微疼，咽物似觉不利，味仍发咸。舌胎(苔)中灰边黄。左牙疼痛，唇焦起皮，唇上頦下小疡已消。口渴思饮，喉痒呛咳，气不舒畅。心烦而悸，不耐事扰，时作太息。目中白睛又起红丝，视物眯蒙，左眼尤甚，眼胞色青，时觉发胀。耳内觉聋，时作烘声。身肢愈觉见软，气短懒言，饮食减少。心虚血燥，见有发落。胸中发堵，不时打嗝，有生食味，嗳气嘈杂。呼吸言语丹田气觉不足，腹中窄狭，少腹时觉气厥，中州气怯，下部觉空，推揉按摩稍觉舒畅。两肩坠痛，心烦躁汗，夜寐不实，耳觉作响，梦魇惊怖，醒后筋惕肉瞤，肢体觉僵，难以转侧。梦闻金声偶或滑精，坐立稍久则腰膝酸疼。劳累稍多则心神迷惑，心中无因自觉发笑，有时言语自不知觉。进膳不香，食谷不化。肺燥气虚，时或偏右头疼。腹中发胀，牵引少腹抽痛。时常滑精，因而精神欠佳。肢体倦怠，夜间发热。动坐气喘，步履无力。手足发胀，两手愈形觉重甚，或执笔觉不得力。若加劳累腰酸腿疼愈甚，腿筋作抽。下部潮湿寒凉。大便糟粕时或燥结，小水频数有时艰涩不利。谨按诸证：总缘禀赋素弱，心脾久虚，肾水不足，虚火炎金，湿热熏蒸、灼其津液，气血久亏，以致周身时觉不适。法宜以甘温之剂培补阴阳，惟水亏火旺，不受补剂，是以用药掣肘。今谨议用养心扶脾润肺生津滋益肝肾之剂，加以培元固本之品。仍宜节劳静养调理。

云茯神三钱　焦枣仁二钱　杭白芍二钱　淮山药三钱　干地黄三钱　甘菊花一钱五分　霜桑叶二钱

朱麦冬二钱　薏苡仁三钱，炒　莲蕊二钱　金石斛三钱　甘草一钱

引用沙苑蒺藜三钱

九月初二日至十一日脉案大致同前，处方亦较九月初一日方略有加减。

九月十二日，庄守和、范绍相请得皇上脉息左寸关弦软而数，右寸关滑软近数，两尺细弱，沉取尤甚。面色青黄而滞。左鼻孔内有时燥痛，觉有气味，或见涕有黑丝。头觉眩晕，坐久则疼。面上时或起有小疡，左边颊颐发木，耳后项筋酸疼。腭间偏左粟泡呛破，漱口时或带血丝，咽喉觉挡，左边时或起泡，右边微疼，咽物似觉不利，味仍发咸。舌胎(苔)中灰边黄。左牙疼痛，唇焦起皮，口角仍见色青，耳稍血色发黄。作渴思饮，喉痒呛咳，气不舒畅。心烦而悸，不耐事扰，时作太息。目中白睛又起红丝，视物眯矇，左眼尤甚，上下眼胞色青，时觉发胀。耳内觉聋，时作烘声。身肢愈觉见软，气短懒言，饮食减少。心虚血燥，见有发落。胸中发堵，不时打嗝，有生食味，嗳气嘈杂。呼吸言语丹田气觉不足，腹中窄狭，少腹时觉气厥，中州气怯，下部觉空，推揉按摩稍觉舒畅。两肩坠痛，心烦躁汗，夜寐不实，耳觉作响，梦魇惊怖，醒后筋惕肉瞤，肢体觉僵，难以转侧。梦闻金声偶或滑精，坐立稍久则腰膝酸疼。劳累稍多则心神迷惑，心中无因自觉发笑，有时言语自不知觉。进膳不香，食谷不化。肺燥气虚，时或偏右头疼。腹中发胀，牵引少腹抽痛。时常滑精，因而精神欠佳。肢体倦怠，夜间发热，动坐气喘，步履无力。手足发胀，两手愈形觉重甚，或执笔觉不得力。若加劳累腰酸腿疼愈甚，腿筋作抽。下部潮湿寒凉。大便糟粕时或燥结，小水频数有时艰涩不利。谨按诸证：总缘禀赋素弱，心脾久虚，肾水不足，虚火炎金，灼其津液，气血久亏，以致周身时觉不适。复因肝肺湿热熏蒸，头目受风，右边白睛眼胞赤肿胀疼，口唇起有小泡。法宜以甘温之剂培补阴阳，惟水亏火旺不受补剂，是以用药掣肘。今谨议用养心扶脾滋养肝阴之剂，暂加清上风热明目抑火之品。仍宜节劳静养调理。

荆芥穗一钱五分　甘菊花二钱　霜桑叶二钱　云茯神三钱　杭白芍二钱　干地黄三钱　当归三钱
朱麦冬二钱　薏苡仁三钱，炒　莲蕊二钱　金石斛三钱　甘草一钱

引用白蒺藜三钱，炒

【参考】 外感风热，故加以辛凉透表之品，标本兼顾。

九月十二日至九月十七日脉案处方大致同十一日。

九月十八日，李德昌、忠勋请得皇上脉息左寸关弦软稍浮，右寸关滑软近数，两尺细弱，沉取尤甚。面色青黄而滞。左鼻孔内有时燥痛，觉有气味，或见涕有黑丝。头觉眩晕，坐久则疼。面上时或起有小疡，左边颊颐发木，耳后项筋酸疼。腭间偏左粟泡呛破，漱口时或带血丝，咽喉觉挡，左边时或起泡，右边微疼，咽物似觉不利，味仍发咸。舌胎中灰边干。左牙疼痛唇焦起皮，口角仍见色青，耳稍发黄。作渴思饮，喉痒呛咳，气不舒畅。心烦而悸，不耐事扰，昨作太息。目中白睛又起红丝，视物眯蒙，左眼尤甚，上下眼胞色青，时觉发胀。耳内觉聋，时作烘声。身肢愈觉见软，气短懒言，饮食减少。心虚血燥，见有发落。胸中发堵，不时打嗝，有生食味，嗳气嘈杂。呼吸言语，丹田气觉不足，腹中窄狭，少腹时觉气厥，中州气怯，下部觉空，推揉按摩稍觉舒畅。两肩坠痛，心烦躁汗，夜寐不实，耳觉作响，梦魇惊怖，醒后筋惕肉瞤，肢体觉僵，难以转侧。梦闻金声偶或滑精，坐立稍久则腰膝酸疼。劳累稍多则心神迷惑，心中无因自觉发笑，有时言语自不知觉。进膳不香，食谷不化。肺燥气虚，时或偏右头疼。腹中发胀，牵引少腹抽痛。时常滑精，因而精神欠佳。肢体倦怠，夜间发热。动坐气喘，步履无力。手足发胀，两手愈形觉重甚，

或执笔觉不得力。若加劳累腰酸腿疼愈甚，腿筋作抽。下部潮湿寒凉。大便糟粕时或燥结，小水频数有时艰涩不利。谨按诸症(证)：总缘禀赋素弱，心脾久虚，肾水不足，虚火炎金，灼其津液，气血久亏，以致周身时觉不适，复因肝肺湿热熏蒸，头目受风，右边白睛眼胞赤肿，坐久干涩眯糊，牵彻头痛，口唇起有小泡。法宜以甘温之剂培补阴阳，惟水亏火旺不受补剂，是以用药掣肘。今谨议用养心扶脾滋养肝阴之剂，暂加清上疏风明目抑火之品。仍宜节劳静养调理。

干地黄三钱　元参三钱　丹皮一钱五分　桔梗二钱　甘菊花二钱　霜桑叶二钱　金石斛三钱　蕤仁二钱，炒研　白蒺藜三钱，炒　薄荷一钱　防风二钱　黄连七分，酒炒

引用竹叶一钱五分　灯心一子

十月初一日，杨际和、姚宝生请得皇上脉息左寸关弦软稍数，右寸关滑软近数，两尺细弱，沉取尤甚。面色青黄而滞，左鼻孔内有时燥痛，觉有气味，或见涕有黑丝。头觉眩晕，坐久则疼。面上时或起有小疡，左边颊颐发木，耳后项筋酸疼，腭间偏左粟泡呛破，漱口时或带血丝。咽喉觉挡，左边时或起泡，右边微疼，咽物似觉不利，味仍发咸。舌胎中灰边黄。左牙疼痛，唇焦起皮，口角仍见色青，耳稍发黄，觉干。作渴思饮，喉痒呛咳，气不舒畅。心烦而悸，不耐事扰，时作太息。目中白睛又起红丝，视物眯蒙，左眼尤甚，上下眼胞色青，时觉发胀。耳内觉聋，时作烘声。身肢愈觉见软。气短懒言，饮食减少。心虚血燥，见有发落。胸中发堵，不时打嗝，有生食味，嗳气嘈杂。呼吸言语丹田气觉不足，腹中窄狭，少腹时觉气厥，中州气怯，下部觉空，推揉按摩稍觉舒畅。两肩坠痛，心烦躁汗，夜寐不实，耳觉作响，梦魇惊怖，醒后筋惕肉瞤，肢体觉僵，难以转侧。梦闻金声偶或滑精，坐立稍久则腰膝酸疼，劳累稍多则心神迷惑，心中无因自觉发笑，有时言语自不知觉。进膳不香，食谷不化。肺燥气虚，时或偏右头疼，腹中发胀，牵引少腹抽痛。时常滑精，因而精神欠佳。肢体倦怠，夜间发热，动坐气喘，步履无力，手足发胀，两手愈形觉重甚，或执笔觉不得力。若加劳累，腰酸腿疼愈甚，腿筋作抽。下部潮湿寒凉。大便糟粕，时或燥结，小水频数，有时艰涩不利。谨按诸证：总缘禀赋素弱，心脾久虚，肾水不足，虚火炎金，灼其津液，气血久亏，以致周身时觉不适。复因肝肺湿热熏蒸，头目受风，右边白睛眼胞赤肿，坐久干涩，眯糊，牵彻头痛，口唇起有小泡。法宜以甘温之剂培补阴阳，惟水亏火旺，不受补剂，是以用药掣肘。今谨议用养心扶脾滋养肝阴之剂，加以明目抑火之品。仍宜节劳静养调理。

柏子仁二钱　元参三钱　干地黄三钱　生杭芍二钱　淮山药二钱，炒　茯苓三钱　金石斛二钱　知母钱五分，炒　川柏钱，盐炒　泽泻钱五分　甘菊花二钱　山萸八分，肉

引用霜桑叶二钱

【参考】　治疗重点在于滋补肝肾之阴，故立方宗知柏地黄汤进退用药。

十一月初一日，李德昌、范绍相请得皇上脉息左寸关弦软稍数，右寸关滑软近数，两尺细弱，沉取尤甚。面色青黄而滞。左鼻孔内有时燥痛，觉有气味，或见涕有黑丝。头觉眩晕，坐久则疼，面上时或起有小疡，左边颊颐发木，耳后项筋酸疼。腭间偏左粟泡，呛破漱口时或带血丝，咽喉觉挡，左边时或起泡，右边微疼，咽物似觉不利，味仍发咸。舌胎(苔)中灰边黄。左牙疼痛，唇焦起皮，口角仍见色青，耳稍发黄。作渴思饮，喉痒呛咳，气不舒畅。心烦而悸，不耐事扰，时作太息。目中白睛又起红丝，视物眯蒙，左眼尤甚，上下眼胞色青，时觉发胀。耳内觉聋，时作烘声。身肢愈觉见软，气短懒言，饮食减少。心虚血燥，见有发落。胸中发堵，不时打嗝，有生食味，嗳气嘈杂。呼吸言语丹田气觉不

足，腹中窄狭，少腹时觉气厥，中州气怯，下部觉空，推揉按摩稍觉舒畅。两肩坠痛，心烦躁汗，夜寐不实，耳觉作响，梦魇惊怖，醒后筋惕肉瞤，肢体觉僵，难以转侧。梦闻金声偶或滑精，坐立稍久则腰膝酸疼。劳累稍多则心神迷惑，心中无因自觉发笑，有时言语自不知觉。进膳不香，食谷不化。肺燥气虚，时或偏右头疼，腹中发胀，牵引少腹抽痛。时常滑精，因而精神欠佳。肢体倦怠，夜间发热，动坐气喘，步履无力。手足发胀，两手愈形觉重甚，或执笔觉不得力。若加劳累腰酸腿疼愈甚，腿筋作抽。下部潮湿寒凉，大便糟粕时或燥结，小水频数有时艰涩不利。谨按诸症：总缘禀赋素弱，心脾久虚，肾水不足，虚火炎金，灼其津液，气血久亏，以致周身时觉不适。复因肝肺湿热，熏蒸头目受风，右边白睛胞赤肿，坐久干涩眯糊，牵彻头痛。口唇起有小泡。法宜以甘温之剂培补阴阳，惟水亏火旺，不受补剂，是以用药掣肘。今谨议用养心扶脾滋养肝阴培元固本之中，加以清热之品。仍宜节劳静养调理。

柏子仁二钱　于术二钱，炒　干地黄三钱　杭芍二钱，生　淮山药二钱，炒　茯苓三钱　金石斛二钱　陈皮一钱五分　霜桑叶二钱　甘菊花二钱　丹皮一钱五分　粉草五分

引用炒谷芽三钱

十一月十五日，杨际和、忠勋请得皇上脉息左寸关弦软稍数，右寸关滑软近数，两尺细弱，沉取尤甚。面色青黄而滞，左鼻孔内有时燥痛，觉有气味，或见涕有黑丝。头觉眩晕，坐久则疼，面上时或起有小疡，左边颊颐发木，耳后项筋酸疼，腭间偏左粟泡呛破，漱口时或带血丝，咽喉觉挡，左边时或起泡，右边微疼，咽物似觉不利，味仍发咸。舌胎(苔)中灰边黄。左牙疼痛，唇焦起皮，口角仍见色青，耳稍发黄。作渴思饮，喉痒呛咳，气不舒畅，心烦而悸，不耐事扰，时作太息。目中白睛又起红丝，视物眯蒙，左眼尤甚，上下眼胞色青，时觉发胀。耳内觉聋，时作烘声。身肢愈觉见软，气短懒言，饮食减少。心虚血燥，见有发落。胸中发堵，不时打嗝，有生食味，嗳气嘈杂。呼吸言语丹田气觉不足，腰中窄狭，少腹时觉气厥，中州气怯，下部觉空，推揉按摩稍觉舒畅。两肩坠痛，心烦躁汗，夜寐不实，耳觉作响，梦魇惊怖，醒后筋惕肉瞤。肢体觉僵，难以转侧，梦闻金声偶或滑精，坐立稍久则腰膝酸疼，劳累稍多则心神迷惑，心中无因自觉发笑，有时言语自不知觉。进膳不香，食谷不化。肺燥气虚，时或偏右头疼，腹中发胀，牵引少腹抽痛。时常滑精，因而精神欠佳。肢体倦怠，夜间发热，动坐气喘，步履无力，手足发胀，两手愈形觉重甚，或执笔觉不得力，若加劳累，腰酸腿疼愈甚，腿筋作抽。下部潮湿寒凉。大便糟粕，时或燥结，小水频数，有时艰涩不利，谨按诸证：总缘禀赋素弱，心脾久虚，肾水不足，虚火炎金，灼其津液，气血久亏，以致周身时觉不适，复因肝肺湿热熏蒸头目，偶若受风，右边白睛眼胞即见赤肿，坐久干涩眯糊，牵彻头痛，口唇起有小泡。法宜以甘温之剂培补阴阳。惟水亏火旺，不受补剂，是以用药掣肘。今谨议用养心扶脾、滋养肝阴、培元固本之中，加以清热之品，仍宜节劳静养调理。

柏子仁二钱　于术二钱，炒　干地黄三钱　生杭芍二钱　淮山药二钱，炒　茯苓三钱　丹皮一钱五分　陈皮一钱五分　霜桑叶二钱　甘菊花二钱　泽泻一钱五分　金石斛一钱五分

引用谷芽三钱，炒

十二月初一日，庄守和、张仲元请得皇上脉息左寸关弦软稍数，右寸关滑软近数，两尺细弱，沉取尤甚。面色青黄而滞，左鼻孔内有时燥痛，觉有气味，或见涕有黑丝。头觉眩晕，坐久则疼。面上时或起有小疡，左边颊颐发木，耳后项筋酸疼。腭间偏左粟泡呛破，漱口时或带血丝，咽喉觉挡，左边时或起泡，右边微疼，咽物似觉不利，味仍发咸。舌胎(苔)

中灰边黄。左牙疼痛，唇焦起皮，口角仍见色青，耳稍发黄。作渴思饮，喉痒呛咳，气不舒畅，心烦而悸，不耐事扰，时作太息。目中白睛又起红丝，视物眯蒙，左眼尤甚，上下眼胞色青，时觉发胀。耳内觉聋，时作烘声。身肢愈觉见软，气短懒言，饮食减少。心虚血燥，见有发落。胸中发堵，不时打嗝，有生食味，嗳气嘈杂。呼吸言语丹田气觉不足，腹中窄狭，少腹时觉气厥，中州气怯，下部觉空，推揉按摩稍觉舒畅。两肩坠痛，心烦躁汗，夜寐不实，耳觉作响，梦魇惊怖，醒后筋惕肉瞤，肢体觉僵，难以转侧。梦闻金声偶或滑精，坐立稍久则腰膝酸疼。劳累稍多则心神迷惑，心中无因自觉发笑，有时言语自不知觉。进膳不香，食谷不化。肺燥气虚，时或偏右头疼。腹中发胀，牵引少腹抽痛。时常滑精，因而精神欠佳。肢体倦怠，夜间发热，动坐气喘，步履无力，手足发胀，两手愈形觉重，甚或执笔觉不得力。若加劳累，腰酸腿疼愈甚，腿筋作抽。下部潮湿寒凉。大便糟粕时或燥结，小水频数有时艰涩不利。谨按诸症：总缘禀赋素弱，心脾久虚，肾水不足，虚火炎金，灼其津液，气血久亏，以致周身时觉不适。复因肝肺湿热熏蒸，头目偶若受风，右边白睛眼胞即见赤肿，坐久干涩眯糊，牵掣头痛，口唇起有小泡。法宜以甘温之剂培补阴阳，惟水亏火旺，不受补剂，是以用药掣肘。今谨议用养心扶脾滋养肝阴培元固本之中，加以清热之品。仍宜节劳静养调理。

柏子仁二钱　栀子二钱，炒　干地黄三钱　生杭芍二钱　淮山药二钱，炒　茯苓三钱　丹皮一钱五分　陈皮一钱五分　霜桑叶二钱　甘菊花二钱　泽泻一钱五分　麦冬二钱

引用鲜芦根三钱，切碎　竹叶二钱

十二月十五日,李德昌、姚宝生请得皇上脉息左寸关弦软稍数，右寸关滑软近数，两尺细弱，沉取尤甚。面色青黄而滞，左鼻孔内有时燥痛，觉有气味，或见涕有黑丝。头觉眩晕，坐久则疼。面上时或起有小疡，左边颊颐发木，耳后项筋酸疼。腭间偏左粟泡呛破，漱口时或带血丝，咽喉觉挡，左边时或起泡，右边微疼，咽物似觉不利，味仍发咸，舌胎(苔)中灰边黄。左牙疼痛，唇焦起皮，口角仍见色青，耳稍发黄。作渴思饮，喉痒呛咳，气不舒畅，心烦而悸，不耐事扰，时作太息。目中白睛又起红丝，视物眯蒙，左眼尤甚，上下眼胞色青，时觉发胀。耳内觉聋，时作烘声。身肢愈觉见软，气短懒言，饮食减少，心虚血燥，见有发落。胸中发堵，不时打嗝，有生食味，嗳气嘈杂。呼吸言语丹田气觉不足，腹中窄狭，少腹时觉气厥，中州气怯，下部觉空，推揉按摩稍觉舒畅。两肩坠痛，心烦躁汗，夜寐不实，耳觉作响，梦魇惊怖，醒后筋惕肉瞤，肢体觉僵，难以转侧，梦闻金声偶或滑精，坐立稍久则腰膝酸疼，劳累稍多则心神迷惑，心中无因自觉发笑，有时言语自不知觉。进膳不香，食谷不化。肺燥气虚，时或偏右头疼。腹中发胀，牵引少腹抽痛。时常滑精，因而精神欠佳。肢体倦怠，夜间发热，动坐气喘，步履无力，手足发胀，两手愈形觉重甚，或执笔觉不得力。若加劳累，腰酸腿疼愈甚，腿筋作抽。下部潮湿寒凉。大便糟粕时或燥结，小水频数有时艰涩不利。谨按诸证：总缘禀赋素弱，心脾久虚，肾水不足，虚火炎金，灼其津液，气血久亏，以致周身时觉不适。复因肝肺湿热熏蒸，头目偶若受风，右边白睛眼胞即见赤肿，坐久干涩眯糊，头仍觉晕，口唇起有小泡。法宜以甘温之剂培补阴阳。惟水亏火旺，不受补剂，是以用药掣肘。今谨议用养心扶脾，滋养肝阴培元固本之中，加以清热化饮之品，仍宜节劳静养调理。

柏子仁二钱　茯苓三钱　干地黄三钱　生杭芍二钱　薏苡仁三钱，炒　金石斛三钱　丹皮一钱五分　陈皮一钱五分　霜桑叶二钱　甘菊花二钱　知母二钱，盐炒　麦冬二钱

引用竹叶二钱

【参考】 光绪帝本年(二十五年)病情仍无起色，终日卧床，体质每况愈下。由于病情复杂，兼以素体虚弱，故方药不宜过偏，而多用平和之品。

光绪二十六年正月初四日，杨际和、范绍相请得皇上脉息左寸关弦软稍数，右寸关滑软近数，两尺细弱，沉取尤甚。面色青黄而滞，左鼻孔内有时燥痛，觉有气味，或见涕有黑丝。头觉眩晕，坐久则疼。面上时或起有小疡，左边颊颐发木，耳后项筋酸疼。腭间偏左粟泡呛破，漱口时或带血丝。咽喉觉挡，左边时或起泡，右边微疼，咽物似觉不利，味仍发咸。舌苔中灰边黄。左牙疼痛，唇焦起皮，口角仍见色青，耳稍发黄。作渴思饮，喉痒呛咳，气不舒畅，心烦而悸，不耐事扰，时作太息。目中白睛又起红丝，视物眯蒙，左眼尤甚，上下眼胞色青，时觉发胀。耳内觉聋，时作烘声。身肢愈觉见软，气短懒言，饮食减少，心虚血燥，见有发落。胸中发堵，不时打嗝，有生食味，嗳气嘈杂。呼吸言语，丹田气觉不足。腹中窄狭，少腹时觉气厥，中州气怯，下部觉空，推揉按摩稍觉舒畅。两肩坠痛，心烦躁汗，夜寐不实，耳觉作响，梦魇惊怖，醒后筋惕肉瞤。肢体觉僵，难以转侧，梦闻金声偶或滑精。坐立稍久则腰膝酸疼，劳累稍多则心神迷惑，心中无因自觉发笑，有时言语自不知觉。进膳不香，食谷不化。肺燥气虚。时或偏右头疼。腹中发胀，牵引少腹抽痛。时常滑精，因而精神欠佳，肢体倦怠，夜间发热。动坐气喘，步履无力，手足发胀，两手愈形觉重甚，或执笔觉不得力。若加劳累，腰酸腿疼愈甚，腿筋作抽。下部潮湿寒凉，大便糟粕，时或燥结，小水频数有时艰涩不利。谨按诸证总缘禀赋素弱，心脾久虚，肾水不足，虚火炎金，灼其津液，气血久亏，以致周身时觉不适。复因肝肺湿热熏蒸头目，偶若受风，右边白睛眼胞即见赤肿，坐久干涩眯糊。头仍觉晕，口唇起有小泡。法宜以甘温之剂培补阴阳。惟水亏火旺不受补剂，是以用药掣肘。今谨议照原方养心扶脾，滋养肝阴，培元固本之中加以清热化饮之品。仍宜节劳静养调理。

柏子仁二钱 茯苓三钱 干地黄三钱 生杭芍二钱 薏苡仁三钱，炒 金石斛三钱 杜仲二钱，盐炒 陈皮一钱五分 霜桑叶二钱 甘菊花二钱 知母二钱，盐炒 淮山药二钱

引用鲜芦根一枝，切碎

正月十五日，庄守和、忠勋请得皇上脉息左寸关浮弦而数，右寸关滑软近数，两尺细弱，沉取尤甚。面色青黄而滞，左鼻孔内有时燥痛。觉有气味，或见涕有黑丝。头觉眩晕，坐久则疼。面上时或起有小疡，左边颊颐发木，耳后项筋酸疼。腭间偏左粟泡呛破，漱口时或带血丝。咽喉觉挡，左边时或起泡，右边微疼，咽物似觉不利，味仍发咸。舌胎(苔)中灰边黄。左牙疼痛，唇焦起皮，口角仍见色青，耳稍发黄。作渴思饮，喉痒呛咳，气不舒畅，心烦而悸，不耐事扰，时作太息。目中白睛又起红丝，视物眯蒙，左眼尤甚，上下眼胞色青，时觉发胀。耳内觉聋，时作烘声。身肢愈觉见软，气短懒言，饮食减少。心虚血燥，见有发落。胸中发堵，不时打嗝，有生食味，嗳气嘈杂。呼吸言语，丹田气觉不足，腹中窄狭，少腹时觉气厥，中州气怯，下部觉空，推揉按摩稍觉舒畅。两肩坠痛，心烦躁汗，夜寐不实，耳觉作响，梦魇惊怖，醒后筋惕肉瞤，肢体觉僵，难以转侧，梦闻金声偶或滑精。坐立稍久则腰膝酸疼。劳累稍多则心神迷惑。心中无因，自觉发笑，有时言语自不知觉。进膳不香，食谷不化。肺燥气虚，时或偏右头疼。腹中发胀，牵引少腹，抽痛。时常滑精，因而精神欠佳，肢体倦怠。夜间发热，动坐气喘，步履无力，手足发胀，两手愈形觉重甚，或执笔觉不得力。若加劳累，腰酸腿疼愈甚，腿筋作抽。下部潮湿寒凉。大便糟粕，时或燥结，小水频数，有时艰涩不利。谨按症总缘禀赋素弱心脾久虚，肾水不足，虚火炎金，灼其津液，气血久亏，以致周身时觉不适。复夹胃蓄湿饮，外感风瘟，以致头

疼身痛，呕吐水饮，咳嗽恶风。今议暂用解表清瘟平胃化饮之法。仍宜节劳静养调理。

荆芥二钱　防风三钱　白芷二钱　川芎二钱　霜桑叶二钱　甘菊花二钱　条芩二钱　金石斛三钱　薏苡仁三钱，炒　陈皮一钱五分　焦三仙六钱　茯苓三钱

引用鲜芦根一枝，切碎　竹茹二钱

正月二十日，庄守和、忠勋请得皇上脉息左寸关弦数力软，右寸关沉滑而数，两尺细弱，沉取尤甚。面色青黄而滞，左鼻孔内有时燥痛，觉有气味，或见涕有黑丝。头觉眩晕，坐久则疼。面上时或起有小疡，左边颊颐发木，耳后项筋酸疼。腭间偏左粟泡呛破，嗽口时或带血丝。咽喉觉挡，左边时或起泡，右边微疼，咽物似觉不利，味仍发咸。舌胎(苔)中灰边黄。左牙疼痛，唇焦起皮，口角仍见色青，耳稍发黄。作渴思饮，喉痒呛咳，气不舒畅，心烦而悸，不耐事扰，时作太息。目中白睛又起红丝，视物眯蒙，左眼尤甚，上下眼胞色青，时觉发胀。耳内觉聋，时作烘声。身肢愈觉见软，气短懒言，饮食减少。心虚血燥，见有发落。胸中发堵，不时打嗝，有生食味，嗳气嘈杂。呼吸言语，丹田气觉不足，腹中窄狭，少腹时觉气厥，中州气怯，下部觉空，推揉按摩稍觉舒畅。两肩坠痛，心烦躁汗，夜寐不实，耳觉作响，梦魇惊怖，醒后筋惕肉瞤，肢体觉僵，难以转侧。梦闻金声偶或滑精，坐立稍久则腰膝酸疼，劳累稍多则心神迷惑，心中无因自觉发笑，有时言语自不知觉。进膳不香，食谷不化。肺燥气虚，时或偏右头疼。腹中发胀，牵引少腹抽痛。时常滑精，因而精神欠佳，肢体倦怠。夜间发热，动坐气喘，步履无力，手足发胀，两手愈形觉重，甚或执笔觉不得力。若加劳累，腰酸腿疼愈甚，腿筋作抽。下部潮湿寒凉。大便糟粕时或燥结，小水频数有时艰涩不利。谨按诸症，总缘禀赋素弱心脾久虚，肾水不足，虚火炎金，灼其津液，气血久亏，以致周身时觉不适。前因复感停滞，现今表解滞化，惟上焦尚有浮热，胃气仍未调和，以致有时头眩，口干作渴。今议仍暂用益气生津和胃之法，尚宜节劳静养调理。

沙参三钱　甘菊花二钱　霜桑叶二钱　酒芩二钱　花粉三钱　麦冬三钱　前胡二钱　广皮二钱　桔梗二钱　竹茹二钱　生地三钱　生草八分

引用金石斛二钱　薄荷八分

二十六年二月初一日，李德昌、张仲元请得皇上脉息左寸关弦数力软，右寸关沉滑而数，两尺细弱，沉取尤甚。面色青黄而滞。左鼻孔内有时燥痛，觉有气味，或见涕有黑丝，头觉眩晕，坐久则疼。面上时或起有小疡，左边颊颐发木，耳后项筋酸疼。腭间偏左粟泡呛破，漱口时或带血丝，咽喉觉挡，左边时或起泡，右边微疼，咽物似觉不利，味仍发咸。舌胎中灰边黄。左牙疼痛，唇焦起皮，口角仍见色青，耳稍发黄。作渴思饮，喉痒呛咳，气不舒畅，心烦而悸，不耐事扰，时作太息。目中白睛又起红丝，视物眯蒙，左眼尤甚，上下眼胞色青，时觉发胀。耳内觉聋，时作烘声。身肢愈觉见软，气短懒言，饮食减少，心虚血燥，见有发落。胸中发堵，不时打嗝，有生食味，嗳气嘈杂。呼吸言语丹田气觉不足，腹中窄狭，少腹时觉气厥，中州气怯，下部觉空，推揉按摩稍觉舒畅。两肩坠痛，心烦躁汗，夜寐不实，耳觉作响，梦魇惊怖，醒后筋惕肉瞤，肢体觉僵，难以转侧。梦闻金声偶或滑精。坐立稍久则腰膝酸疼。劳累稍多则心神迷惑。心中无因自觉发笑，有时言语自不知觉。进膳不香，食谷不化，肺燥气虚，时或偏右头疼。腹中发胀，牵引少腹抽痛。时常滑精，因而精神欠佳。肢体倦怠，夜间发热，动坐气喘，步履无力，手足发胀，两手愈形觉重，甚或执笔觉不得力。若加劳累，腰酸腿疼愈甚，腿筋作抽。下部潮湿寒凉。大便糟粕时或燥结，小水频数有时艰涩不利。谨按诸症总缘禀赋素弱，心脾久虚，肾水不足，

虚火炎金，灼其津液，气血久亏，以致周身时觉不适。今虽复感已解，头目浮火未清，中州饮滞未净，上盛下虚，脾胃过弱，食少消化不快，因之头目眩晕，偏右作疼，口干作渴。今议用滋阴降火和胃化饮之法。仍宜节劳静养调理。

生地三钱　元参三钱　寸冬三钱，朱拌　金石斛三钱　甘菊花二钱　桑叶二钱　蔓荆子一钱五分，炒　陈皮一钱五分　薄荷八分　竹茹二钱　炙枇杷叶三钱　生甘草七分

引用焦三仙各一钱　鲜芦根一枝，切碎

二月十九日，杨际和、姚宝生请得皇上脉息左寸关弦软稍浮，右寸关沉滑而数，两尺细弱，沉取尤甚。面色青黄而滞。左鼻孔内有时燥痛，觉有气味，或见涕有黑丝，头觉眩晕坐久则疼。面上时或起有小疡，左边颊颐发木，耳后项筋酸疼。腭间偏左粟泡呛破，漱口时或带血丝，咽喉觉挡，左边时或起泡，右边微疼，咽物似觉不利，味仍发咸。舌胎(苔)中灰边黄。左牙疼痛，唇焦起皮，口角仍见色青，耳稍发黄。作渴思饮，喉痒呛咳，气不舒畅，心烦而悸，不耐事扰，时作太息。目中白睛又起红丝，视物眯蒙，左眼尤甚。上下眼胞色青，时觉发胀。耳内觉聋，时作烘声。身肢愈觉见软。气短懒言，饮食减少，心虚血燥，见有发落。胸中发堵，不时打嗝，有生食味，嗳气嘈杂。呼吸言语丹田气觉不足。腹中窄狭，少腹时觉气厥，中州气怯，下部觉空，推揉按摩稍觉舒畅。两肩坠痛，心烦躁汗，夜寐不实，耳觉作响，梦魇惊怖，醒后筋惕肉瞤，肢体觉僵，难以转侧。梦闻金声偶或滑精。坐立稍久则腰膝酸疼。劳累稍多则心神迷惑。心中无因自觉发笑，有时言语自不知觉。进膳不香，食谷不化，肺燥气虚，时或偏右头疼。腹中发胀，牵引少腹抽痛。时常滑精因而精神欠佳。肢体倦怠，夜间发热，动坐气喘，步履无力，手足发胀，两手愈形觉重，甚或执笔觉不得力。若加劳累，腰酸腿疼愈甚，腿筋作抽。下部潮湿寒凉。大便糟粕时或燥结，小水频数有时艰涩不利。谨按诸症总缘禀赋素弱，心脾久虚，肾水不足，虚火炎金，灼其津液，气血久亏，以致周身时觉不适。今外感未净，胃间尚有饮热，因之头晕，偏右作疼，呕吐，水饮食谷不香，耳鸣作响。今议用照原方清上和中平胃化饮之法，仍宜节劳静养调理。

薄荷五分　川芎一钱五分　陈皮一钱五分　壳砂八分，研　云苓三钱　桑叶二钱　甘菊花二钱　焦槟榔三钱　酒芩一钱五分　薏苡仁三钱，炒　生白芍二钱　生甘草七分

引用竹茹二钱　鲜芦根一枝，切碎

二月二十一日，杨际和、姚宝生请得皇上脉息左寸关弦软近数，右寸关沉滑而数，两尺细弱，沉取尤甚。面色青黄而滞。左鼻孔内有时燥痛，觉有气味，或见涕有黑丝，头觉眩晕，坐久则疼。面上时或起有小疡，左边颊颐发木，耳后项筋酸疼。腭间偏左粟泡呛破，漱口时带血丝，咽喉觉挡，左边时或起泡，右边微疼。咽物似觉不利，味仍发咸。舌胎(苔)中灰边黄。左牙疼痛，唇焦起皮，口角仍见色青，耳稍发黄。作渴思饮，喉痒呛咳，气不舒畅，心烦而悸，不耐事扰，时作太息。目中白睛又起红丝，视物眯蒙，左眼尤甚，上下眼胞色青，时觉发胀。耳内觉聋，时作烘声。身肢愈觉见软。气短懒言，饮食减少，心虚血燥，见有发落。胸中发堵，不时打嗝，有生食味，嗳气嘈杂。呼吸言语丹田气觉不足。腹中窄狭，少腹时觉气厥，中州气怯，下部觉空，推揉按摩稍觉舒畅。两肩坠痛，心烦躁汗，夜寐不实，耳觉作响，梦魇惊怖，醒后筋惕肉瞤肢体觉僵，难以转侧。梦闻金声，偶或滑精。坐立稍久则腰膝酸疼。劳累稍多则心神迷惑。心中无因自觉发笑，有时言语自不知觉。进膳不香，食谷不化，肺燥气虚，时或偏右头疼。腹中发胀，牵引少腹抽痛。时常滑精，因而精神欠佳。肢体倦怠，夜间发热，动坐气喘，步履无力，手足发胀，两手愈形

觉重，甚或执笔觉不得力。若加劳累，腰酸腿疼愈甚，腿筋作抽。下部潮湿寒凉。大便糟粕时或燥结，小水频数有时艰涩不利。谨按诸证总缘禀赋素弱，心脾久虚，肾水不足，虚火炎金，灼其津液，气血久亏，以致周身时觉不适。胃间饮热未清，偶或呕吐水饮。法宜以甘温之剂培补阴阳，惟水亏火旺不受补剂，是以用药掣肘。今议用清上理脾滋养肝阴之法，仍宜节劳静养调理。

细生地三钱　杭芍二钱　淮山药二钱，炒　云苓三钱　薏苡仁三钱，炒　陈皮一钱五分　壳砂八分，研　川芎一钱五分　甘菊花二钱　桑叶二钱　酒芩一钱五分　生甘草七分

引用竹茹二钱　鲜芦根一枝，切碎

五月初一日，李德昌、忠勋请得皇上脉息左寸关弦软稍数，右寸关沉滑近数，两尺细弱，沉取尤甚。面色青黄而滞。左鼻孔内有时燥痛，觉有气味，或见涕有黑丝。头觉眩晕，坐久则疼。面上时或起有小疡，左边颊颐发木，耳后项筋酸疼，腭间偏左粟泡呛破，漱口时或带血丝。咽喉觉挡，左边时或起泡，右边微疼，咽物似觉不利，味仍发咸。舌胎(苔)中灰边黄。左牙疼痛，唇焦起皮，口角仍见色青，耳稍发黄。作渴思饮，喉痒呛咳，气不舒畅，心烦而悸，不耐事扰，时作太息。目中白睛又起红丝，视物眯蒙，左眼尤甚，上下眼胞色青，时觉发胀。耳内觉聋，时作烘声。身肢愈觉见软，气短懒言，饮食减少，心虚血燥，见有发落。胸中发堵，不时打嗝，有生食味，嗳气嘈杂。呼吸言语丹田气觉不足，腹中窄狭，少腹时觉气厥，中州气怯，下部觉空，推揉按摩稍觉舒畅。两肩坠痛，心烦躁汗，夜寐不实，耳觉作响，梦魇惊怖，醒后筋惕肉瞤。肢体觉僵，难以转侧。梦闻金声偶或滑精，坐立稍久则腰膝酸疼，劳累稍多则心神迷惑，心中无因自觉发笑，有时言语自不知觉，进膳不香，食谷不化。肺燥气虚，时或偏右头疼。腹中发胀，牵引少腹抽痛。时常滑精，因而精神欠佳，肢体倦怠。夜间发热，动坐气喘，步履无力，手足发胀，两手愈形觉重甚，或执笔觉不得力。若加劳累腰酸腿疼愈甚，腿筋作抽。下部潮湿寒凉。大便糟粕，时或燥结，小水频数，有时艰涩不利。谨按诸证总缘禀赋素弱，心脾久虚，肾水不足，虚火炎金，灼其津液，气血久亏，以致周身时觉不适。现因停蓄饮滞，肠胃欠和，腹中发泻，大便勤而不多，兼有糟粕。法宜以甘温之剂培补阴阳。惟水亏火旺，不受补剂，是以用药掣肘，今议用养心健脾，益阴和胃，清热化湿之法。仍宜节劳静养调理。

朱茯神三钱　杭芍二钱　茅术二钱，炒　赤苓三钱　薏苡仁四钱，炒　扁豆三钱，炒　半夏曲二钱　陈皮二钱　霜桑叶二钱　金石斛二钱　淮山药三钱，炒　甘草一钱

引用竹茹三钱　猪苓三钱

五月十四日，杨际和、姚宝生请得皇上脉息左寸关沉弦见软，右寸关沉滑少力，两尺细弱，沉取尤甚。面色青黄而滞，左鼻孔内有时燥痛，觉有气味，或见涕有黑丝。头觉眩晕，坐久则疼。面上时或起有小疡，左边颊颐发木，耳后项筋酸疼。腭间偏左粟泡呛破，漱口时或带血丝。咽喉觉挡，左边时或起泡，右边微疼，咽物似觉不利，味仍发咸。舌胎中灰边黄，左牙疼痛，唇焦起皮，口角仍见色青，耳稍发黄，作渴思饮，喉痒呛咳，气不舒畅。心烦而悸，不耐事扰，时作太息。目中白睛又起红丝，视物眯蒙，左眼尤甚，上下眼胞色青，时觉发胀，耳内觉聋，时作烘声。身肢愈觉见软，气短懒言，饮食减少，心虚血燥，见有发落，胸中发堵，不时打嗝，有生食味，嗳气嘈杂，呼吸言语丹田气觉不足，腹中窄狭，少腹时觉气厥，中州气怯，下部觉空，推揉按摩稍觉舒畅。两肩坠痛，心烦躁汗。夜寐不实，耳觉作响，梦魇惊怖，醒后筋惕肉瞤，肢体觉僵，难以转侧。梦闻金声偶或滑精。坐立稍久则腰膝酸疼。劳累稍多则心神迷惑，心中无因自觉发笑，有时言语自不

知觉。进膳不香，食谷不化。肺燥气虚，时或偏右头疼。腹中发胀，牵引少腹抽痛。时常滑精，因而精神欠佳，肢体倦怠。夜间发热，动坐气喘，步履无力，手足发胀，两手愈形觉重甚，或执笔觉不得力，若加劳累，腰酸腿疼愈甚，腿筋作抽。下部潮湿寒凉。大便糟粕时或燥结，小水频数有时艰涩不利。谨按诸证，总缘禀赋素弱，心脾久虚，肾水不足，虚火炎金，灼其津液，气血久亏，以致周身时觉不适。现因停蓄饮滞未净，以致食后恶心。膈间气道欠舒，身肢尚倦。今议用调中化湿饮调理。

朱茯苓三钱　扁豆四钱，炒　炙厚朴二钱　陈皮二钱　半夏曲三钱　茅术二钱，炒　煨木香一钱　霜桑叶二钱　甘菊花二钱　竹茹三钱　车前子三钱，包煎　炙甘草八分

引用炒谷芽三钱

六月初一日，庄守和、忠勋请得皇上脉息左寸关沉弦见软，右寸关沉滑少力，两尺细弱，沉取尤甚。面色青黄而滞。左鼻孔内有时燥痛，觉有气味，或见涕有黑丝。头觉眩晕，坐久则疼。面上时或起有小疡，左边颊颐发木，耳后项筋酸疼。腭间偏左粟泡呛破，漱口时或带血丝。咽喉觉挡，左边时或起泡，右边微疼，咽物似觉不利，味仍发咸。舌胎(苔)中灰边黄。左牙疼痛，唇焦起皮，口角仍见色青，耳稍发黄。作渴思饮。喉痒呛咳，气不舒畅。心烦而悸，不耐事扰，时作太息。目中白睛又起红丝，视物眯蒙，左眼尤甚，上下眼胞色青，时觉发胀，耳内觉聋，时作烘声。身肢愈觉见软，气短懒言，饮食减少，心虚血燥，见有发落，胸中发堵，不时打嗝，有生食味，嗳气嘈杂。呼吸言语丹田气觉不足，腹中窄狭，少腹时觉气厥，中州气怯，下部觉空，推揉按摩稍觉舒畅。两肩坠痛，心烦躁汗。夜寐不实，耳觉作响，梦魇惊惕，醒后筋惕肉瞤，肢体觉僵，难以转侧。梦闻金声偶或滑精。坐立稍久则腰膝酸疼。劳累稍多则心神迷惑，心中无因自觉发笑，有时言语自不知觉。进膳不香，食谷不化。肺燥气虚，时或偏右头疼。腹中发胀，牵引少腹抽痛。时常滑精，因而精神欠佳，肢体倦怠。夜间发热，动坐气喘，步履无力，手足发胀，两手愈形觉重甚，或执笔觉不得力。若加劳累，腰酸腿疼愈甚，腿筋作抽。下部潮湿寒凉。大便糟粕时或燥结，小水频数有时艰涩不利。谨按诸证，总缘禀赋素弱，心脾久虚，肾水不足，虚火炎金，灼其津液，气血久亏，以致周身时觉不适。法宜以甘温之剂培补阴阳。惟水亏火旺，不受补剂，是以用药掣肘。今议用养心健脾，平胃益阴之法，仍宜节劳静养调理。

朱茯神三钱　柏子仁三钱　远志肉一钱五分　白芍三钱，炒　陈皮一钱五分　干地黄三钱　薏苡仁三钱，炒　扁豆四钱，炒　甘菊花二钱　麦冬三钱　金石斛二钱　炙甘草八分

六月十五日，李德昌、范绍相请得皇上脉息左寸关沉弦见软，右寸关沉滑稍数，两尺细弱，沉取尤甚。面色青黄而滞。左鼻孔内有时燥痛，觉有气味，或见涕有黑丝。头觉眩晕，坐久则疼。面上时或起有小疡，左边颊颐发木，耳后项筋酸疼。腭间偏左粟泡呛破，漱口时或带血丝，咽喉觉挡，左边时或起泡，右边微疼，咽物似觉不利，味仍发咸。舌胎(苔)中灰边黄。左牙疼痛，唇焦起皮，口角仍见色青，耳稍发黄。作渴思饮，喉痒呛咳，气不舒畅，心烦而悸，不耐事扰，时作太息。目中白睛又起红丝，视物眯蒙，左眼尤甚，上下眼胞色青，时觉发胀。耳内觉聋，时作烘声。身肢愈觉见软，气短懒言，饮食减少。心虚血燥，见有发落。胸中发堵，不时打嗝，有生食味，嗳气嘈杂。呼吸言语丹田气觉不足，腹中窄狭，少腹时觉气厥，中州气怯，下部觉空，推揉按摩稍觉舒畅。两肩坠痛，心烦躁汗，夜寐不实，耳觉作响，梦魇惊惕，醒后筋惕肉瞤，肢体觉僵，难以转侧。梦闻金声偶或滑精。坐立稍久则腰膝酸疼。劳累稍多则心神迷惑，心中无因自觉发笑，有时言语自不知觉。进膳不香，食谷不化，肺燥气虚，时或偏右头疼。腹中发胀，牵引少腹抽痛。时常

滑精，因而精神欠佳，肢体倦怠。夜间发热，动坐气喘，步履无力。手足发胀，两手愈形觉重，甚或执笔觉不得力。若加劳累腰酸腿疼愈甚，腿筋作抽。下部潮湿寒凉。大便糟粕，时或燥结，小水频数，有时艰涩不利。谨按诸证，总缘禀赋素弱，心脾久虚，肾水不足，虚火炎金，灼其津液，气血久亏，以致周身时觉不适。法宜以甘温之剂培补阴阳。惟水亏火旺，不受补剂，是以用药掣肘。今议用养心健脾清热平胃之法。仍宜节劳静养调理。

朱茯神三钱　柏子仁三钱　远志肉一钱五分　白芍三钱，炒　陈皮一钱五分　干地黄三钱　薏苡仁三钱，炒　扁豆四钱，炒　甘菊花二钱　麦冬三钱　竹茹二钱　金石斛二钱

引用益元散二钱，煎

七月初一日，杨际和、姚宝生请得皇上脉息左寸关弦而近数，右寸关沉滑稍数，两尺细弱，沉取尤甚。面色青黄而滞。左鼻孔内有时燥痛，觉有气味，或见涕有黑丝。头觉眩晕，坐久则疼。面上时或起有小疡，左边颊颐发木，耳后项筋酸疼，腭间偏左粟泡呛破，漱口时或带血丝。咽喉觉挡，左边时或起泡，右边微疼，咽物似觉不利，味仍发咸。舌苔中灰边黄。左牙疼痛，唇焦起皮，口角仍见色青，耳稍发黄。作渴思饮。喉痒呛咳，气不舒畅。心烦而悸，不耐事扰，时作太息。目中白睛又起红丝，视物眯蒙，左眼尤甚，上下眼胞色青，时觉发胀。耳内觉聋，时作烘声。身肢愈觉见软，气短懒言，饮食减少。心虚血燥，见有发落。胸中发堵，不时打嗝，有生食味，嗳气嘈杂。呼吸言语丹田气觉不足，腹中窄狭，少腹时觉气厥，中州气怯，下部觉空，推揉按摩稍觉舒畅。两肩坠痛，心烦躁汗，夜寐不实。耳觉作响，梦魇惊怖，醒后筋惕肉瞤，肢体觉僵，难以转侧。梦闻金声偶或滑精。坐立稍久则腰膝酸疼。劳累稍多则心神迷惑，心中无因自觉发笑，有时言语自不知觉。进膳不香，食谷不化。肺燥气虚，时或偏右头疼。腹中发胀，牵引少腹抽痛。时常滑精，因而精神欠佳。肢体倦怠，夜间发热，动坐气喘，步履无力，手足发胀，两手愈形觉重甚，或执笔觉不得力。若加劳累，腰酸腿疼愈甚，腿筋作抽。下部潮湿寒凉。大便糟粕时或燥结，小水频数有时艰涩不利。谨按诸证，总缘禀赋素弱，心脾久虚，肾水不足，虚火炎金，灼其津液，气血久亏以致周身时觉不适。肝胃蓄有湿热，食水消化不易。暑邪未净，以致腹痛大便下泻。法宜以甘温之剂培补阴阳。惟水亏火旺，不受补剂，是以用药掣肘。今议用养心健脾平胃化湿之法。仍宜节劳静养调理。

朱茯神苓四钱　白芍三钱，炒　陈皮一钱五分　藿梗一钱五分　香薷一钱　薏苡仁三钱，炒　扁豆四钱，炒　炙厚朴二钱　萸连八分，研　谷芽三钱，炒　猪苓二钱　茅术一钱五分，炒

引用益元散三钱，煎

光绪二十二年七月二十日，臣力钧请得皇上脉息左弦郁，右濡滑。病在肝气不舒，胃气不健。谨按：周身血管由肝脉管出，汇总血管，出心右房，过肺入心左房。胃弱则肝虚，肝虚则血少，血少故心跳。且上身左右血管循左右胁而上，肩膊上血管虚，故肩胁牵掣作痛。而下身左右血管循左右少腹而下膝，下血管虚故语言则少腹作抽，腿足酸软而懒于行动。疼在右边，晕在左边者，因心房之血右入左出，入时血行之力较旺，上激右脑筋，故右疼。出时血行之力渐减，不能上激左脑筋，故左晕。此皆由于肝病而血不足之见症也。至大便干燥由胆汁少，有时糟粕不化则大小肠吸核功用不足。饮食消化迟缓则脾之运动不健，此胃受病之由。胃病则肝愈虚。至于脊背痛，身倦嗜卧则脑虚所致。脑虚故督脉病，故梦遗自泄耳鸣脑响诸症并见。甚至鼻涕亦激动脑部。总之血虚气亦虚，药力但能行血益气，而补养仍藉饮食。谨拟行血益气之方，附以饮食补养之法。恭候圣裁。

当归三钱　杭芍一钱　川芎七分　人参七分　桂枝三分　附子三分

七月二十一日，臣力钧请得皇上脉息左弦郁，右濡滑。病在肝胃两经，时见心跳。因肝胃虚弱，不能生血所致。周身血管回血，由上房入，再落右下房出，过肺入左上房，再落左下房。由总血管散布周身。一出一入，心辄一跳。血足则不觉心跳也。生血全借饮食补养。昨已开单进呈，谨拟行血益气之品以佐之。

当归三钱　元参一钱　杭芍一钱　川芎七分　人参七分

引用附子三分

【参考】 力钧，《爵秩全览》及《缙绅录》诸书太医院部分未载。恐系御医或为满族。据其对病之解释，推测其对西医解剖生理学有粗浅知识，故动辄以解剖立论，虽然其解释多有谬误，但已看出，当时宫廷中，已有汇通中外医学之愿望。

据光绪三十三年七月，皇帝起居注常有交力钧看过，以及症状亦与本脉案符，可以推测此力钧诊病脉案属光绪三十三年。

七月二十二日，臣力钧请得皇上脉息左弦滑有神，右滑缓。此血管初畅之象。谨拟行血益气之法调理。

当归三钱　杭芍一钱　人参一钱　附子五分

七月二十三日，臣力钧请得皇上脉息左弦滑，右滑缓。心跳渐少，此系饮食补养之效。但血管初通，阳气未足，转觉虚热上浮。谨拟补中寓泻之法调理。

当归二钱　生地黄二钱　川芎七分　杭白芍一钱

引用锦纹大黄一分

七月二十四日，臣力钧请得皇上脉息左弦右滑。血管初通，而微丝血管未通。故心跳未作，而身内作冷，肉皮发热。谨拟行血而兼和解之法调理。

当归二钱　杭芍一钱　柴胡五分　桂枝五分　甘草三分

引用生姜三分

七月二十五日，臣力钧请得皇上脉息左弦滑，右滑缓。咳嗽见轻，寒热亦解，心跳愈，食物香，夜寐尚可，此新血渐充，血管渐畅之象。昨日见似外感者，因微丝血管窒塞，故血脉总管与回血总管交通不利，所以身内作冷，而皮肤发热，一经和解汗出而诸症全愈，则微丝血管亦渐通也。谨拟行血益气之法调理。

当归二钱　川芎一钱　杭芍八分　桂枝四分　附子八分

【参考】 力钧治病主要从血立意，并据气血之关系，而以益气补血行血为大旨。前段叠施四物，人参附子，桂枝诸汤，尚难看出其明显疗效。

七月二十六日，臣力钧请得皇上脉息左弦滑，右滑缓。心跳愈，咳嗽少，食物香，夜寐安，大便润。遗精未作，小便如恒。此血管通畅，病机大愈之候。顷奉单开皇上连日服桂枝附子等热剂，以致嗓间似起小泡，口唇亦觉起皮，显系药力过热，平素气体本上盛下虚，若多服补剂，徒助上热，于下元之虚弱毫无裨益。嗣后用(药)总宜详细斟酌，勿使虚热上攻，仍须引火归元。俾下部渐暖，清气上升，滋养真阴等谕。臣自应钦遵旨意斟酌立方，减去桂枝附子。谨拟行血养阴之法调治。

当归三钱　川芎一钱　黄芪一钱　杭芍一钱　黄连二分

引用生姜三分

【参考】 光绪三十三年七月十六日，起居注曾载有关此病情之光绪谕示。

七月二十七日，臣力钧请得皇上脉息左沉弦，右滑缓。血管虽通而血未充足，故心跳虽愈，咳嗽虽少，遗精虽未作，而头晕脑响，胸胁串痛，腿足酸软未愈。实系本原虚弱，徐俟血气调和，日渐强壮，自觉轻减。谨拟行血益气之剂调理。

当归三钱　川芎二钱　黄芪二钱　杭芍一钱　生姜一钱　甘草五分

【参考】 对力钧昨日脉案所述：“心跳愈，咳嗽少，食物香，夜寐安，大便润，遗精未作小便如恒，此血管通畅，病机大愈之候”等语，光绪颇不以为然，谕云：“气体本虚，又不受补，故外感之症易治，内伤之病数剂药饵断难言愈”，并谓：“服药年余，并未见效，岂区区数剂遂能立见功耶。今后立方但当专顾本病之病，详细推敲，务令身体渐渐强壮不致畏劳，而又不使虚热上浮，俾遍身和畅，能耐寒暑，是为主要。”可见光绪亦颇知医。故而申斥力钧不要喜功，而应仔细寻求病情，立方谨慎考虑，治病当求其本。

七月二十八日，臣力钧请得皇上脉息左弦滑，右滑缓重，按有神。日渐向愈。谨拟行血系用泻心之法调理。

当归三钱　川芎二钱　杭芍二钱　生姜一钱　黄连三分

七月二十九日，臣力钧请得皇上脉息左沉弦，右沉滑。口渴减，心跳愈，肩项胸胁腰背各处串痛见轻。此上部血管渐通，气脉渐调，病机渐转之候。干嗽时作，食物香而不能多，大便溏而不甚畅，则肺与胃肠功用未健。消化缓故津液不充。至腿足仍觉少力，则下元虚冷所致。谨拟行血固本佐以运化之法调理。

当归三钱　川芎二钱　黄芪二钱　生姜一钱　牛膝一钱　补骨脂一钱

引用川厚朴一钱，后入

七月三十日，臣力钧请得皇上脉息左弦滑，右滑缓。溯自进药以来，心跳愈矣。遗精尚未作，诸症虽有轻减，时而复发。即如胸胁腰背串痛一节，初时向右则见重者，由回血管在右，回血管虚，故向右见重。现时向左则见重者，由血脉管在左，血脉管虚故向左见重。其忽重忽轻者，视新血之多少。新血多则血管实，实则气脉和畅，故不串痛。少则血管虚，虚则气脉阻滞，故串痛。然心跳不觉则心房之血已满。因心房甚小，所需出入之血无多，即见实。盖人身之血，由回血管入右心房，过肺，下左心房出，由血脉管散布上下左右血管。现心跳不作，则心房出入之血已足矣。初时串痛在右，近则串痛在左，是回血管稍实，而血(脉)管未实也。幸而食物虽不多而香，大便虽不畅而溏，肠胃未健而尚能运动自如。本日口渴咳嗽，则由天气新寒，阳气不足以御外寒所致。顷奉单开圣躬欠安，病原则系脑气筋病，与微丝血管病。当俟血足自可向愈。兹先开方进呈。余容按条详对，续呈御览，谨照昨开行血固本之法加减，立方伏候圣裁。

当归三钱　川芎一钱五分　黄芪二钱　生姜一钱　补骨脂一钱　杭芍一钱

引用黄连二分

八月初二日，臣力钧请得皇上脉息左浮弦，右浮濡。气血未充、肌腠虚，故外感易入。胸背串痛、身体酸倦，亦因本体素弱，偶受风邪则经络俱窒，所以汗出而诸症见轻。盖汗出则经络通也。现外感未解。谨拟和解肌表，兼用通络之法调理。

橘络一钱　生姜络五分　生芪一钱五分　茅山术一钱　防风一钱

八月初三日，臣力钧请得皇上脉息左弦滑，右滑濡。外感解，故咳嗽见轻，串痛略减。谨按人身血脉管尽处即回血管起处，中隔微丝血管。盖微丝血管紧粘肌腠，故微丝血管虚，往往遍身发抖。其有热气外侵，则皮肤发烧。所以夜间盖被须极严密，微露肩臂即能受风。举凡腠理不密，风寒易侵皆微丝血管血虚之象。微丝血管之尤小者，上则脑，下则外肾，所以头晕及遗精诸症相因而起。至于手足四末亦微丝血管之最小处，所以天气稍寒，四肢俱凉，特腿膝足踝则发凉。而手指作空胀者，因下体有衣服裹住，尚有热气自卫，而手指空无所护，血又不足以实之，徒有虚气旋转，故不免有空胀之象。总之病原只在血虚。古方药物只取草木气味以为引经之用，故治外感甚验，而内伤或不必速效。病有虚实寒热之不同，实者热者一泻一清则可以全愈。若虚寒之体，必借饮食补养，以为生血之原。前拟牛羊蒸汁一方，原冀新血渐充，血管渐通，则诸病渐愈。如以牛羊蒸汁太浓，或代以鸡汁亦可。至饮食消化迟慢，此由胃弱，多饮蒸汁亦足以助消化。现外感初解，谨拟行血益气之法调理。而补养之法，仍在饮食。盖血充则微丝血管实，通身气脉和畅。而脑气筋之病，如耳鸣脑响，眼皮发青赤，肩背酸沉诸症，自可渐愈矣。

当归二钱　生芪一钱五分　杭芍一钱　生姜五分　川芎七分

【参考】 力钧本日书写脉案较详，乃系因光绪对其七月三十日中所述："余容按条详对，续行呈览"等语，迟未详呈，有所谕示："应即逐条明晰开单具陈"，故而详述。其论述不精，但能注意饮食疗法，亦是可取。

八月初四日，臣力钧请得皇上脉息左浮弦，右浮濡。体气本虚，稍感风寒觉有燥象。谨拟清燥解表之法调理。

竹茹二钱　川贝二钱　苦杏一钱五分　杭白菊七分　桑叶一钱　天花粉一钱

开水煎一沸。

八月初六日，臣力钧请得皇上脉息左浮弦，右浮滑。外感尚未全解。谨拟醒脾润肺兼解表之法调理。

竹茹二钱　川贝一钱　麦芽二钱　花粉一钱　连翘一钱　蜜枇杷叶一钱

引用丝瓜络三寸

八月初七日，臣力钧请得皇上脉息左濡右缓。身冷两点钟之久，后即发烧，大似疟疾。实因血管甚虚，外感寒气，内热不足以御。初起先觉周身酸麻思卧，此即内热为外寒所胜，血管窒滞，脑筋之运动不灵。胸胁腰背血管虚故串痛。肺血管虚，故咳嗽。至于头疼口渴此由内热与外寒交战，寒解而热出之候。臣恭请圣脉半月有余，详考先后所见诸症，皆由血虚。现时外感初解，食物不香，口渴无味，谨拟和中益气之法调理。

结茯苓三钱　薏苡仁三钱，土炒　生谷芽二钱　桑寄生一钱　广橘络一钱

引用黄芪一钱

八月初九日，臣力钧请得皇上脉息左弦，右濡。咳嗽串痛见轻，烧冷未作。则前日之寒热，实因内热不足御外寒，似疟非疟。为血虚之见症。顷奉单开圣躬上焦有浮热，口内似欲起泡，左腮颊内起有小泡，右鼻孔内亦微作疼。臣谨案上开各症与前日烧冷之症当是一理。盖人身之强弱，验诸热力之盛衰。血不足不能生气，气不足不能行血。腮颊起泡，口内似欲作泡，鼻孔微疼，因热气在血管鼓动故能起泡作疼。此病机向愈之象。惜在血管尚虚，气到而血未到，欲使热气之不浮，当以养血为要。药物只能助饮食消化，而补养专在饮食，伏望皇上饮食卫生随时珍重，前进补养之方，如或不甚适口，有应当增改之处，亦望训示以便遵循。现表症初解，中气未充，谨拟固表和中之法调理。

党参一钱　当归一钱五分　黄芪一钱　杭芍七分　甘草五分

引用鸡内金二个

八月初十日，臣力钧请得皇上脉息左弦右滑。心跳愈，遗精愈。君火相火皆得其平，则根本可望其渐固矣。至于各症或作或辍或轻或重，此由血之盈虚消长无定，故所见之症亦无定，根本固则枝叶自渐茂盛。所以前后所呈脉案皆以养血为要务。谨照前方加减，以收固表和中之效。微臣之见是否有当，只候圣裁。

党参一钱　当归二钱　黄芪一钱五分　杭芍一钱　川芎一钱

八月十一日，臣力钧请得皇上脉息左浮弦，右浮滑。外感秋燥。谨拟清燥醒脾之法调理。

鲜竹茹二钱　杭白菊十朵　桑叶一钱　云茯苓三钱　薏苡仁三钱　川贝母二钱　谷芽一钱

八月十二日，臣力钧请得皇上脉息左弦右缓。先冷后烧，此外寒与内热相拒，由微丝血管之血不足。头疼咳嗽，此由停饮在鬲上，熏蒸胃弱可知。肩胁腰胸各处串痛，外寒未解内热未达，故血管气脉阻窒。吐出涎沫，心仍糟杂，渴不思食，则停饮未净，清阳不能上升。谨拟化精解表之法调理。

竹茹一钱　枳壳一钱　青皮七分　缩砂五分　柿蒂二个　丁香一个

引用生姜一小片

八月十三日，臣力钧请得皇上脉息左滑右缓。头疼见减，咳嗽见轻，小便复常，烧冷未作，则外感已解也。口内仍渴，食物无味，是表症虽愈而中气尚弱。谨拟和中通络之法调理。

杭芍二钱　云苓三钱　川芎一钱　生姜一钱　甘草五分

引用橘络一钱

八月十四日，臣力钧请得皇上脉息左滑右弦。烧冷未作，食物尚可，串痛咳嗽亦轻，心跳未作，此外感初解血脉渐和之象。至向来心中懊憹，重即欲呕，此由胃火不足，食物消化迟滞，熏蒸化热。现时中气未充。谨拟和中通络兼清浮热之法。

云茯苓三钱　淮山药二钱　谷芽二钱，炒　薏苡仁三钱，土炒　炊荷叶三钱　橘络二钱

引用鸡内金一个

八月十六日，臣力钧请得皇上脉息左弦右滑。酸麻欲呕，此由鬲上有停积，故不思食，寒热往来，原为疟疾现象，但疟疾有定期或一日一发，或二日一发，或三日一发，其因皆由内热与外寒相拒，或瘴气由口鼻入，或饮食停积不化一起便有欲呕之象。若外感寒气仅在肌腠，血管之热足得汗便解，血管之热不足则寒气深入，故先时发战，直至内热能出，以御外寒，而寒始解，此症比疟疾更重。盖疟疾尚是外因，可用表破，内伤之体只宜和解。血气稍调，即须补固。此次心烦欲呕，则有停积可知。现时寒热初罢，谨拟和解消导之法调理。

柴胡三分　桂枝二分　杭芍一钱　枳壳一钱　生姜三分　粉草五分

引用砂仁五分，研后入

【参考】 疟疾之发，虽缘感受疟邪，实则尚因于病家体弱正虚，故张景岳谓："疟疾本由外感。……惟禀赋怯弱，劳倦过度者，尤易感邪。"光绪帝之病疟，亦良由于此。

八月十九日，臣陈秉钧、曹元恒请得皇上脉左细弦带数，右濡细无力。属阴分有亏，亏则生热，热则食气，气分遂弱，所以营卫不和。营争为寒，卫争为热，微寒微热由此而来。心肾交虚，有时遗泻，有时减寐，病情纷至沓来，扰于肺则咳嗽口干，及于肝则头眩耳鸣，因之机关少利，筋骨酸痛，更衣燥润不定，未能得畅。惟虚不受补，为从中挟湿停饮，用药之义，温纳则碍阴，滋腻则滞气。谨拟摄上下和表里借以标本兼顾。

北沙参二钱，米炒　归身一钱五分，土炒　川杜仲三钱，盐水炒　淮山药二钱，水炒　白芍一钱五分，生用　抱木茯神三钱，飞净辰砂拌　霍山石斛三钱　潼蒺藜三钱　法半夏一钱五分　白莲须一钱　白蒺藜三钱，去刺　橘白一钱

引用红枣三枚

八月二十日，臣力钧、陈秉钧、曹元恒请得皇上脉息左关弦，右关滑，余部微数。大

致真阴不足，气火有余，水亏木旺，木邪侮中，从中仍挟痰积湿。头晕耳鸣，口干喜饮，大便不畅，清升浊降未免失司，脾胃机关不能流利。所以肢节酸麻，腰酸神倦。谨拟和表里，化痰湿，参以育阴潜阳之法调理。

北沙参二钱，米炒　霍山石斛三钱　川杜仲三钱，盐水炒　归身一钱五分　抱木茯神三钱，飞净辰砂拌　炙鳖甲心三钱　白芍一钱五分　白莲须一钱　法半夏一钱　橘白一钱

引用红枣三枚

八月二十二日，臣陈秉钧、曹元恒请得皇上脉右尚浮弦，属天寒侵表。左细软无力，属久虚未复。寒热虽不见作，肢体酸软，两胁掣痛较甚。仍头晕咳嗽，口干无度，大便不畅，关乎阴虚生热，阳虚生寒。谨拟再和表里而调络脉。

西黄芪皮一钱，去肉　归身一钱五分　橘络一钱　甜杏仁三钱，去尖衣　白芍一钱五分　桑寄生二钱

引用生谷芽四钱

八月二十二日，臣力钧请得皇上脉息左软右弦。血管虚内热不足以御外寒，故觉遍身拘紧，肢体酸软，胸胁脊背串痛。谨拟行血益气之法调理。

当归二钱　生芪一钱　杭芍一钱　生姜络三分

【参考】 光绪帝谕："服药日久，脏腑不能胜药力"，药味"总须少而专"，故自此每方药味均少。

八月二十三日，臣陈秉钧、曹元恒请得皇上脉弦滑俱减，六部皆细软。寒热虽不见作，仍然畏凉。夜寐虽能安神，仍然串痛。甚至脊背酸疼，并及两胁，尚为口渴。咳嗽头眩诸恙，亦未见除。谨拟益气固表和营宣络。

西黄芪皮三钱，去肉　宣木瓜五分　橘络一钱　归身一钱五分　桑寄生三钱

引用丝瓜络一钱五分

八月二十三日，臣力钧请得皇上脉息左弦右滑，重按稍软。寒热未作，心跳未作，食物尚好，大便尚润，夜寐尚好，则归芪行血、益气之剂，诚为对症之药。但身上微麻，手指发凉，时觉恶寒，以及酸痛咳嗽等症，则皆血虚寒胜之象。谨拟行血益气，稍加辛温之品调理。

当归一钱　黄芪一钱　杭芍一钱　生姜三分

八月二十四日，臣陈秉钧、曹元恒请得皇上脉左右均沉细，重按少力。体虚不胜寒凉，昨晚微觉腹痛，又欲作恶。脾升胃降失司，中寒气痹，大便欲行不畅，由于糟粕不化，叠次稀溏。仍胸背串痛，肢节酸麻，恶寒过度，夜不成寐。心不敛则微汗，肾不摄则溺数，气不蒸液则口渴，阳不得潜则耳鸣。现在冷而不热，或有受凉其间。谨拟升清降浊以中焦为扼要。

于术一钱，土炒　新会络一钱　白芍、淡吴萸一钱五分、三分，二味加水同炒　焦麦芽三钱

引用红枣两枚

【参考】 治疗重点在于中州，俾升降调和而诸症可解。

八月二十四日，臣力钧请得皇上脉息沉濡而细。身麻手凉腹疼，穿三件棉衣不觉暖，发冷而不热，此皆血虚寒胜之症。心烦欲呕，因停积鬲上，滞而不化故。溏泻二次而觉畅，所以下多糟粕。咳嗽由肺虚，耳鸣由脑虚，串痛由血管虚，头闷口渴由阳虚不能上升。但停积初下，中气未复，谨拟和中化积之法调理。

吴茱萸三分　生姜络三分，水洗　茯苓二钱　半夏曲一钱，炒　生杭芍八分

引用焦麦芽一钱五分

八月二十五日，臣力钧请得皇上脉息左软右弦滑。食物好，头晕轻，心跳未作，小便照常，大便稍润。此由昨日稀泻后停积稍净也。至于头疼手凉恶寒，以及酸软串痛等症，则皆虚寒之象。口渴不喜饮，且天热则不渴，亦因真阳不足所致。谨拟和中通络之法调理。

当归一钱　生杭芍一钱　桂枝二分　生姜络三分　甘草二分

引用红枣一枚

【参考】 桂枝汤加当归善后，亦调和营卫之意。

九月初四日，臣陈秉钧、曹元恒请得皇上脉右寸关弦滑，且见数象，左手细而数，两尺皆软。脉随时更动，症亦随时增减。昨晚寒盛热轻，得汗稍解。眩晕耳鸣又加额痛，肢节酸软又加麻冷。咳嗽胸痛，气坠便溏。窃思久病药多，未见复原，药属补偏救弊。考脏腑各有所喜，各有所恶，所以药饵有五色之分，五味之别。或者顾此失彼，反有损而无益。昔仲景治病，药以咀㕮者，多用汤剂者，可一剂知，二剂已，皆属感冒治法，非调理元虚可比。今圣躬赋禀本虚，后天脾胃输运不健，所以获益较迟。现在服药当随机想法，若间而服之，可以苏醒胃气，亦属妥稳。谨就管见所陈，伏乞圣裁。

西绵芪皮二钱　白术一钱　防风七分　川贝二钱，去心

引用红枣二枚　生姜一小片

【参考】 此脉案阐述医理简明，用药亦味少力专。但于病之治疗，尚恐难获速效。据三十三年九月二日皇帝起居注，称："诸症时轻时重，迄未就痊。推原其故，岂因服药过多，方剂杂投，致脏腑受其偏胜之气，所以病势缠绵反覆日久无效耶。抑实系气体本虚，药力不能培补也。"并谕："其细心参较，明白具陈，毋得敷衍迁就。"可知陈、曹二氏本日处方亦系遵旨而行，故方药虽属单薄，亦勉为两全之法。

九月初六日，臣陈秉钧、曹元恒请得皇上脉大则诸恙皆来，小则诸恙俱减。今日之脉小而不大，且静且和，无如三五日又易反复。口渴肢麻，头蒙咳嗽。总由中焦升降不和。考胃主机关，脾主四肢。所以神倦力乏，诸骱酸软，腰脊疲困，两足欲行难行，步履若难支持。惟冀纳谷消运，大便调达，则证可由渐求功。谨拟护表运中。

防风七分，西绵芪二钱，同捣　半夏曲一钱，炒　川续断二钱，酒炒　天生于术二钱，只壳五分，同炒　生白芍一钱五分　谷芽三钱，炒

引用生姜二小片　红枣三枚

【参考】 玉屏风散为《丹溪心法》方。具益气、固表、止汗功效。复加枳壳、谷芽、姜、枣以健脾，续断以固肾，白芍以敛阴平肝。仍属以调中州之升降，益气健脾为重点，亦变通之法。

九月初七日，臣陈秉钧、曹元恒请得皇上脉左三部静细，右重按仍弦滑数。虽诸恙见减，而中焦消化甚迟，清浊相干，脘宇满闷，腹响始通，大便干稀不定，干则不能降浊，稀则气陷不和，以致神倦色㿠头愈发眩，足愈无力，必得坐立，移动肢骱，酸软稍和。仍少寐口渴，咳嗽恶寒，胁痛左右串作。以脉合证，仿《金匮》之法以饮食消息之，则药饵亦可间服。伏乞圣裁。

防风七分，西绵芪二钱，同炒　归身一钱五分，酒炒　金石斛二钱　枳壳五分，天生于术一钱五分，同炒　白芍一钱五分，生切　炒神曲二钱

引用煨姜两小片　红枣三枚

九月初八日，臣陈秉钧、曹元恒请得皇上脉左右静软，寸关尺三部一律平和。按证体虚药久，未见复原，叠奉圣躬病单，原委分明，始知药有偏弊，中气反困。照金匮饮食以

消息之，似乎合宜。谨拟固表和中，以备圣裁。

西绵芪皮一钱五分　杭菊花一钱　建曲二钱，炒　防风七分　白芍一钱五分　抱木茯神三钱，飞辰砂拌

引用红枣三枚　生姜一片

九月初九日，臣陈秉钧、曹元恒请得皇上脉两手仍然细软，右寸关微见数象。大约天气阳不潜藏，背足俱为酸疼。惟咳嗽不平，更牵引胸胁为痛。两日停药，寝食尚好，寒热不发，诸恙有减无增。谨拟肝肺两和调理。

西绵芪皮一钱五分　川贝二钱，去心　杭菊花一钱　甜杏仁三钱，去尖皮勿研　归身一钱五分，酒炒　生白芍一钱五分

引用红枣三枚　枇杷叶两张，去毛，淡蜜水炙

九月初九日，臣力钧请得皇上脉息左右均濡软。心跳已愈，食物尚可，口渴略减，夜寐尚好，小便照常，寒热未作，气血渐调而营卫渐和之候也。停药二日有此症候，从此调养自可向愈，惟咳嗽酸沉实由素体本亏，俟气血充则诸症渐减。谨拟行血通络之品，应否服食，恭谨圣裁。

当归一钱　杭芍一钱　黄芪一钱　橘络五分

引用甜杏仁二钱

九月初十日，臣陈秉钧、曹元恒请得皇上脉象细而带数，左甚于右。按病虚火浮上即阳不潜藏，下焦虚而不固，遗泄复发，亦属阴亏所致。尚头眩耳鸣，脑蒙发响，咳嗽频仍，胸背串痛，行动费力，夜睡微汗。七日未发寒热，四日未曾服药，诸恙有减无增，可见多药确有偏胜，惟原虚不能不为调摄，仿徐洄溪服食颐养之法，恭呈圣裁。

杜芡实三十粒　甜杏仁三十粒，去尖衣

二味浸透，捣烂，炖成浆酪，少加冰糖，以适口为度

九月十一日，臣陈秉钧、曹元恒请得皇上脉左右各部俱见静软，诸恙亦见向安。连日天气和暖，形寒恶风均得轻减，虚阳亦能潜藏。惟肝尚为升，肺少下降，咳嗽略为见紧，耳鸣头响，口渴艰寐，胁痛肢酸，运食尚迟，以冀由渐而平。谨拟服食调理，亦能关涉诸病，恭呈圣裁。

紫核桃肉两枚，去净衣　扁甜杏仁三十粒，去尖去皮　南芡实二十粒，洗

三味各捣烂，加开水并和再研，以绢滤去渣滓，炖开酌加冰糖，以适口为度

九月十二日，臣陈秉钧、曹元恒请得皇上脉左三部仍细软，右寸关弦浮。是脾失健运，肝肺又有薄感。昨午腹痛溏泻，而兼糟粕，牵运诸恙，肢体酸软，胁背串痛，足力软弱。惟咳嗽频频，即属肝肺升降失司，脾土不能生金。谨拟调中和表，预防天凉，寒热反复。

西芪皮一钱五分，去肉　云茯苓三钱　橘络七分　半夏曲一钱，炒　川贝一钱五分，去心　谷芽三钱，炒香

引用红枣三枚　生姜一小片

九月十三日，臣陈秉钧、曹元恒请得皇上脉左部仍然静软，右部弦浮未减，且兼数象。似阴虚于下，阳浮于上。所以今昨肌肤有时发躁，有时微汗，虚炎(火)有升少降，头眩略增，咳嗽未减，耳鸣脑响，种种见证。天热阳不潜藏，又恐天寒气阳又为不振。胸背串痛，肢腰酸软，本未见除。防恶寒恶风，不能不先事绸缪。考阴虚生热，阳虚生寒，阴阳两亏之体，症情随时更动，详审再三处方用药。谨拟和卫调营，养心润肺。

北沙参一钱五分，米炒　归身一钱，土炒　抱木茯神三钱，飞辰砂拌　西绵芪一钱五分，淡盐水炙　生白芍一钱五分　川贝二钱，去心勿研

引用橘络七分　红枣三枚

九月十四日，臣陈秉钧、曹元恒请得皇上脉左部一律静软，属正虚无邪；惟右手滑数未静。丹溪云：气有余便是火。水不涵木，木火烁金，所以咳嗽频频，咽痒即作，震动络脉，胁背串痛。头部清空，愈蒙愈眩；足关经隧，愈虚愈软。脉症两系，但冀霜降节前后不发寒热，日渐向安，饮食寒暖分外留意。谨拟煎剂，外以甘润之、调达之、血肉之诸法调理。恭请圣裁。

杭菊花一钱　川贝二钱，去心　抱木茯神三钱　生白芍一钱五分　甜杏仁三钱，去尖皮　西绵芪一钱

引用橘络七分　谷芽三钱，炒

九月十四日，殷文光请得皇上脉息左关弦数，右关滑细。系肝热微轻，脾阴土弱，谷化精微失其所司，运化不爽，则变幻丛生。胃阳土壮生热，熏蒸肺俞，以致咳嗽频频，胁肋疼痛。今用健脾平胃之法调理。

知母二钱　浙贝二钱，研　桔梗三钱　桑叶三钱　杏仁二钱，研　甘草一钱

引用广皮三钱

九月十六日，郑敏书请得皇上脉息左部稍弦，右关沉缓。脾失运化，气道欠调，以致气滞咳嗽，头眩肢倦，上盛下虚，有时串痛。今用建中调气润肺之法调理。

赤苓二钱　白芍三钱　延胡索一钱　威灵仙一钱　川贝二钱，研　杏仁二钱，泥　焦术一钱，土炒　广缩砂八分，研

引用红枣二枚

九月十六日，臣陈秉钧、曹元恒请得皇上脉左右静软，与时令甚合。属邪少正虚。惟中气仍然未复，饮食少化，精华易变糟粕，所以大便不调，或溏或结腹部微痛。可知阳明机关不利，肢节酸痛，足更无力。脾与胃为表里，土虚则木必来侮，肝之上扰为眩晕，肝之乘金为咳嗽，络脉受亏，胸背串痛未能速止。当此天气骤然转寒，竟能营卫两和，不为外邪所乘，若寒热不作，则诸虚见证可日渐向安。谨拟玉屏风原方似与圣躬最合。黄芪补气固表以杜外邪，加以防风佐黄芪能护腠理而非发散，系以于术足以健脾和胃，并能消运其间，生液解渴，统体机关亦能疏展，加引姜枣仍调协营卫也。恭请圣裁。

天生于术一钱五分，饭上蒸　西绵芪二钱，生切　防风八分

引用红枣三枚　生姜一小片

如不服药，另列三法于左：一枇杷叶膏三钱，开水冲，可治咳嗽。一桑寄生膏三钱，开水冲，如嫌味苦，稍入冰糖，可治筋络串痛。一乌骨鸡一只，去毛及肚杂，并去头、足、翅三者，不加水，入陈绍酒五钱，用罐隔水炖八点钟，滤清油腻，随便饮汁，可养气血，须俟大冷，服之更合。

【参考】　食饵疗法与病久体虚者颇宜。惟光绪病势沉重，故合疗亦仅可作辅助之法。

九月十八日，臣陈秉钧、曹元恒请得皇上脉皆静软，左三部更见和平。今交霜降节令，病情减而无增，自有向安之象。惟天气寒凉，内热转为郁而不宣，所以口舌微干，欲起小泡。所有背脊胸胁串痛及时作咳嗽，并不见重。尚耳鸣脑响，头蒙足软，大便不调，或溏或结。关乎气阴有亏，气失充余，营少灌溉，种种症情属半虚半实，虚不可峻补，实只能输运诸品。时将秋末冬初，须格外调理，以冀早日康复。考东垣主脾胃，未明脾与胃之分治，因之香岩言："胃主润、主降，脾宜升、宜运"。谨拟养胃阴，和脾阳，诸恙皆可兼及。

霍山斛二钱　麦芽二钱，炒　野于术一钱，饭上蒸透　生谷芽三钱

九月十七日，臣陈秉钧、曹元恒请得皇上脉左部静软，右部重按稍滑，虽滑仍细软。连日勿药，寒热亦不见作。惟久病腠理不密，卫外无权，所以凛凛恶风，微微怯寒。咳嗽

有减无增。尚头蒙目涩，胸背串痛，足膝少力，运化尚迟。徐徐调养，以冀奏效。谨备数味，恭请圣裁。

西绵芪一钱五分　杭甘菊一钱　橘络一钱　归身一钱五分，酒炒　生白芍一钱五分　甜杏仁三钱，去尖去皮，勿研

引用谷芽三钱，炒香

九月十八日，郭荣请得皇上脉息左关数，右关滑数。肝阴伏热，脾弱湿制，湿热上行，以致口舌间欲起小泡，右颊筋酸痛，大便泻下糟粕。谨拟健脾清热化湿饮调理。

白术二钱，土炒　茯苓三钱，研　炙厚朴二钱　焦栀子一钱五分　建莲二钱，肉　陈皮二钱　化橘红一钱五分　条芩一钱五分

引用焦三仙三钱

九月十九日，臣陈秉钧、曹元恒请得皇上脉渐静渐和，左右三部一律多日不见浮大之脉，所以寒热不作。惟久病体虚，虚证尚为留恋，气虚则恶寒，神倦纳食少运。营虚则头蒙脑响，背肢串痛。大致气弱于营，虽重绵御寒，尚觉咳嗽。连易药有喜，谨拟服食之品，应进与否，恭请圣裁。

人乳二两炖温，午后三四点钟服。如嫌滑润加生姜一片同炖，如要运化，另煎范志神曲二钱汤和入；倘嫌味苦，稍入冰糖亦可。

九月二十日，臣陈秉钧、曹元恒请得皇上脉静细和软之中，稍见数象。良由天气温暖，浮阳不克潜藏所致。尚头晕耳鸣，胁背串痛，口舌间略欲起泡，咳嗽见轻，腰腿酸软，睡时身燥作痒。现在最关系者，莫如运化宜健，大便宜调，借可生化，有资气血来复，方无寒热反复之虑。谨拟立中护表柔肝养肺，应否进药，恭请圣裁。

生绵芪皮一钱五分　生白芍一钱五分　川续断二钱　川石斛三钱　川贝三钱，去心　抱木茯神三钱

引用谷芽三钱，炒香

饮食补养法

羊肉六两　牛肉六两，去皮、膜、油、筋　生姜五钱

用磁罐蒸出原汁，加葡萄酒一小杯，盐、糖、胡椒末随意加少许。早晨服蒸汁一杯。

羊肚一个，洗净去边，不去黑皮　鸡肫五个，洗净不去内皮　川椒五粒　茴香三粒　紫菜五钱

蒸法同前，加葡萄酒一小杯，盐、糖、胡椒末随意加，午后服蒸汁一杯。

谨案前方补肝脾，后方补胃。

九月二十一日，臣陈秉钧、曹元恒请得皇上脉一律静软。惟虚热之体，气火上浮，舌边起泡。气火下迫，无梦欲遗。实因肾关不固。肾司二便，又若遗尿。所有咳嗽、头眩、口渴、串痛俱见减轻，尚嫌中运未醒，纳食迟化，大便费力。谨拟育阴和阳兼调脾胃中枢。

金石斛二钱　抱木茯神三钱　白莲须一钱　橘络一钱

引用谷芽三钱，炒香　灯心二分，朱拌

九月二十二日，臣陈秉钧、曹元恒请得皇上脉两手均能和软，来去有神。自寒热不发后，串痛口渴咳嗽头眩俱逐渐减轻。现在调理着重在脾胃中枢，以冀升清降浊合度，运化有机，则得谷易消，大便调润，可日见康复。谨拟调气安中，育阴和络之法。

生白芍一钱五分　橘络一钱　金石斛二钱　抱木茯神三钱

引用谷芽三钱，炒香

九月二十三日，臣陈秉钧、曹元恒请得皇上脉如昨，静软有神，右部亦并不见大。惟气分不足，阴虚郁热，所以天气和暖，热为上升，随时舌边起泡。考舌中属心，边根属脾，仍关脾湿郁热也。口渴咳嗽串痛俱见轻减。尚头晕不清，腿足酸软，耳鸣脑响逗留未去。

面腠理表虚，晨间手凉，鼻凉，易于恶风，下焦尤甚，气营出于中焦，纳食少化，大便不调。谨拟护表调中，育阴熄热。

蜜炙桑叶一钱　扁豆衣三钱，炒　金石斛二钱　粉甘草三分

引用灯心十寸，朱拌

九月二十四日，臣陈秉钧、曹元恒请得皇上脉细而有神，上按中按下按均能一律和平。见证自有退机，虽串痛酸软，头蒙耳鸣，舌泡易起，表虚恶风亦有减无增。惟中枢未健，胃纳如常，脾运尚迟，因之大便有溏有结，未能调达自然。谨拟和养脾胃，借以鼓舞中州而调升降。

野于术一钱，饭上蒸透　生白芍一钱五分　原枝金石斛二钱　甘草三分，水炙

引用灯心二分，朱拌

九月二十五日，臣陈秉钧、曹元恒请得皇上脉均静软，数日间并无更动，合之呼吸甚为调匀。咳嗽未作，寒热不发，似表气渐固，营阴未复，所以头晕不净。尚为耳鸣，肢腰酸软，串痛不定。惟用膳如常，运化仍迟，胃不和，脾少健，致夜寐易醒。谨拟固表和中，以杜天冷反复。

生绵芪一钱五分，盐水炙　生白芍一钱五分　橘络七分　抱木茯神三钱，飞辰砂拌　金石斛三钱

引用红枣三枚

【参考】　光绪帝病势沉重，治疗甚是棘手，诚如脉案所述："温则防口疮遗泄，清则防脑响腹泻；补则中央不运，散则腠理更疏。"用药确有难处。而光绪本人求愈心切，又颇知医理，每于起居注中，申斥有加，致令御医诚惶诚恐，更无法尽其经验而用。如光绪三十三年(下同)七月二十六日谕："药力过热，平素气体本上盛下虚，若多服补剂，徒助上热，于下元之虚弱毫无裨益。嗣后用药总宜详细斟酌，勿使虚热上攻，仍须引火归元。"并指责："头晕总未除根，时常发作，故药亦未停。然自此后温清补泻，丸散汤膏，方剂杂投，非但无效，而且他病丛生……皆由服药而得"，自己提出："惟有间数日服一次，以验其进退可也。"御医自然又得遵旨，此亦即后期用药之指针。因之，疗效亦受影响。光绪更谕示陈秉钧："所用之药，总不相符，每次看脉，匆匆顷刻之间，岂能将病情详细推敲，不过敷衍了事而已。素号名医，何得如此草率，仍当尽心设法"，实际上，陈氏安敢草率，病情如斯，岂能速愈。

光绪三十四年三月初七日，忠勋请得皇上脉息左关沉弦，右寸关稍数。肝阴不实，稍有风热，流走经络之间，以致上则右耳时觉堵闭，下则足跟筋脉有时作痛。谨拟疏风清热舒络之法调理。

酒黄柏一钱　酒当归五分　酒白芍五分　酒生地五分　酒知母五分　酒羌活五分　酒独活五分　酒藁本五分　陈皮五分　白芷五分　防风五分　薄荷叶五分　蔓荆子五分　细辛三分

引用川芎五分

【参考】　光绪三十四年系光绪帝临终之年，其病势每况愈下，险情叠生。宫中御医频频会诊，各省荐医续有到来，每日处方者多人，服药或更数次。病情虽已有增无减，但其脉案记录尚称详尽，认证论治亦属深透。

三月初八日，忠勋请得皇上脉息左关弦而稍数，右寸关亦见微数。风热未清，尚在经络之间。上则右耳堵闭，下则足跟筋脉作痛。谨拟照昨方加减调理。

酒黄柏一钱　归尾一钱五分　酒独活五分　酒白芍五分　酒知母五分　防风五分　细木通五分　酒生地一钱　蔓荆子五分　白芷五分　车前子五分，包煎

引用川芎五分

三月初八日，臣曹元恒请得皇上脉左弦细，为水不涵木，木火上升之象。右细数系脾运不健，湿热下走之证。木火上升，则右耳作堵，闻声不甚清楚。脾湿下走，则左足跟作痛，食下运化迟钝。谨拟泄化分利疏运为法。

冬桑叶一钱　石决明五钱，盐水炒　五加皮一钱五分　杭甘菊一钱，稍炒　生白芍一钱五分　茯苓三钱，带皮

引用谷芽四钱，炒　橘子白七分

三月初九日，臣曹元恒请得皇上脉左细弱带弦，右细软微数。右耳鸣响作堵，左足跟微肿作痛，饮食下行迟慢。良由营虚水亏，肝少滋养，气火未能下潜，脾虚气弱，转输窒滞，湿热遂致停顿。调理之法，寒凉则碍脾，温燥易扰肝。谨拟潜阳疏利，以复肝脾升降运融之常。

鳖甲心三钱，水炙　新会皮七分　云茯苓三钱，飞辰砂三分拌　石决明四钱，盐水煅　盐半夏一钱五分　粉萆薢三钱　杭菊瓣一钱　谷芽四钱，炒

三月初九日，忠勋请得皇上脉息左关弦而稍数，右寸关细数。良由肝肾血液不足，阳热较亢，脾不健运，湿热下注。以致热气上浮，则右耳堵闭，闻声不甚清楚，但觉自鸣，时如风雨，时作烘声。湿气下注则左足跟筋脉作疼，时轻时重。谨拟照昨方加减调理。

酒黄柏一钱　当归一钱　酒独活七分　酒白芍五分　酒知母五分　防风五分　蔓荆子五分　酒胆草五分　细木通五分　白芷五分　酒栀子五分　秦艽五分

引用石菖蒲五分

三月初十日，臣曹元恒请得皇上脉左细软之中，仍带弦象，右软，按久略有数状。是阴分不充，肝火不潜，脾运迟钝，湿随气滞之证。火浮所以耳鸣作堵，湿滞所以足跟痛，运化不能流利。推致病之由，当在肾阴不足，脾阳不振。积根深远，专务治标无益也。谨拟滋肾以柔肝，醒脾以化湿。

龟腹板三钱，水炙　云茯苓四钱，飞净辰砂三分拌　青盐半夏一钱五分　白芍一钱五分　橘白一钱　海蛤粉三钱，绢包

引用谷芽四钱，炒

三月十一日，忠勋请得皇上脉息左关弦而稍数，右寸关仍见微数。耳内仍作鸣响，其声不一，右耳时觉堵闷。右腋及腹均作串痛，腰脊刺疼，左足跟仍痛，延亦足背外侧筋亦酸疼。饮食消化尚慢，气怯头晕，口舌间屡起小泡，大便欠畅。总缘肝肾不调所致。谨拟丸药今明各进一服调理。

加味逍遥丸三钱

白开水送服。

【参考】 据光绪帝于三十四年三月十日所书之起居注有："气体不能胜药力之故，宜立一妥方，使服一剂诸病即能俱痊"等语，可知光绪帝对其病情亦十分焦虑，而妥方之出，更属难事，故御医忠勋拟加味逍遥丸进服，虽非搪塞，亦系为自身保全而已。

三月十一日，臣曹元恒请得皇上脉左关细弦，右关微数，余部均细。右耳鸣响作堵，左足跟热痛，连及足背。右腋间及腹中时觉串痛，腰脊间或刺痛。饮食消化不速。头晕舌间屡有小泡。以脉合症，为水亏火浮，湿郁化热之象。谨拟上泻浮火，下利二便，俾可水升火降，湿化气顺。

元参一钱五分，飞辰砂三分拌　橘络七分　柏子仁三钱，去油　生蛤壳五钱，拌　杭菊瓣一钱　赤芍一钱五分

引用川续断一钱五分　谷芽四钱，炒

【参考】 曹氏脉案分析透彻，论治亦颇可取，憔其药物是否可达病所，而发挥其作用，尚难预料。

三月十二日，臣曹元恒请得皇上脉左弦象稍和，右脉尚带微数，按久均细而少力。两耳鸣响，右耳作堵。左足背痛势较轻，跟间依然热痛。经曰：肾开窍于耳。足跟为诸阴之所聚。肾亏则火浮，阴虚则湿阻。湿火交蒸，热象渐来。谨拟标本两治，以期火潜湿化。

元参一钱五分，飞辰砂二分拌　生蛤壳五钱　云茯苓四钱　杭菊瓣一钱　粉丹皮一钱　赤芍一钱五分

引用丝瓜络一钱五分　谷芽四钱，炒

【参考】 据三十四年三月十二日光绪帝起居注："今日足背之痛见轻，足跟仍发热痛，右耳仍时作堵，鸣响如旧，大便不畅，余症未减"，并注明"交曹元恒看过"等语，可知曹氏立方尚属对证。

三月十三日，忠勋请得皇上脉息左关弦弱，右寸关仍见微数。耳鸣堵闭仍在。左足跟尚痛，时轻时重。食物消化不快，大便欠畅。良由肝肾两虚，阳热独亢使然。谨拟丸药调理。

六味地黄丸三钱

白开水送服。

三月十三日，臣曹元恒请得皇上脉左细如昨，弦象较和，右部尚带微数。两耳鸣响，右耳作堵，左足跟作痛，微觉焮热。食下运迟，大便不流利。脾肾不充，肝亢有余，火浮于上，湿聚于下，中间转输未能如常，湿热因之停顿。谨拟标本兼治为法。

川石斛三钱　杭菊瓣一钱　粉丹皮一钱　元参一钱五分，飞辰砂三分拌　生白芍一钱五分　瓜蒌皮一钱五分

引用细桑枝三钱　谷芽四钱，炒

谨备洗足跟痛方。

防己四钱　淡木瓜二钱　净乳香三钱　晚蚕沙三钱　丝瓜络三钱　丹皮三钱

水煎浓汤，熏洗之。

【参考】 据三月十四日光绪帝起居注："足跟仍痛，昨晚洗后稍松"。可知此洗药方，尚有效。是方中多疏筋通络利湿之品，其中乳香有"活血去风，舒筋止痛"（《本草汇言》）之效。《本草求真》又谓："乳香香窜入心……能使血通而舒自伸。"其外用可止疮疡疼痛。

足跟痛便方：食盐研细，用少许轻轻擦之，擦后温水洗去。

三月十四日，臣曹元恒请得皇上脉左部渐静，右部尚带微数。肝木上升较平，脾湿蒸热未解。耳堵稍松，鸣响尚甚，足跟热痛时有盛衰。考经义：肾主闭藏，脾司运融。脾肾内虚，则闭藏不足，肝遂上浮。运融不健则气化易滞，湿遂下走。谨拟脾肾两治，俾得火敛湿解，中运流利。

细生地三钱　柏子仁二钱　云茯苓三钱，飞辰砂三分拌　白芍一钱五分　杭菊瓣一钱　粉丹皮一钱

引用细桑枝三钱　谷芽四钱，炒

【参考】 肝肾同源，肾阴不足及于肝，则肝阴偏亢。脾主运化，如脾运不健，湿浊必停阻于内。方中细生地滋肾，白芍、杭菊平肝，茯苓、谷芽和中，桑枝除湿而通络，柏子仁入心肝肾膀胱四经，可"养心气，润肾燥""透心肾，益脾胃"（《本草纲目》）。

三月十六日，臣曹元恒请得皇上脉左细软稍带弦象，右濡细微微带数。肾不摄肝，肝火上升，所以耳鸣作堵。脾少健运，运迟生湿，所以胃纳式微。迩来左足跟痛引足背，良由气弱湿阻，营络失宣所致。谨拟柔肝醒脾，化湿宣络，标本并理。

鳖甲心三钱，水炙　抱木茯神三钱，飞辰砂三分拌　元参一钱五分，盐水炒　金石斛二钱，先煎　橘子白一钱

白芍一钱五分

引用谷芽五钱，炒香　丝瓜络一钱五分

【参考】 鳖甲心、元参、白芍滋肾平肝是顾其本。金石斛、炒谷芽、橘子白、丝瓜络可达中州，化湿通经是理其标。

三月十六日，忠勋请得皇上脉息左关稍弦，右寸关仍见微数。耳鸣堵闭尚在。左足跟仍觉热痛，延及足背。总缘肝肾阴液不足，虚热上浮所致。谨拟养阴抑阳，丸药早晚间服调理。

六味地黄丸三钱　磁朱丸一钱五分

白开水送服。

三月十七日，臣陈秉钧、曹元恒请得皇上脉右弦数左细数。属阴虚生风，气虚生湿，风从上扰，两耳鸣响，右耳作堵。湿随气陷，足跟作疼，牵连踝骨。气与阴亏，则风与湿用事。饮食少运，大便或干或溏，热升口舌起泡。症系半虚半实，实不能疏散，虚不能填纳。谨拟滋阴泄风调中化湿。

北沙参二钱　云茯苓三钱　白蒺藜二钱，去刺　金石斛三钱　焦米仁二钱　杭菊瓣一钱

引用桑寄生三钱

三月十八日，臣陈秉钧、曹元恒请得皇上脉弦象稍减，数仍未平。虚火尚炽，挟风则耳鸣未止，右耳堵塞。挟湿则足跟疼痛，牵连踝骨。中运不健，饮食不甚消化，大便今日见溏，虚实参半，谨拟潜阳和阴，借以熄风化湿。

北沙参三钱　鳖甲三钱，水炙　云茯苓三钱　白芍一钱五分　米仁三钱，炒　杭菊瓣一钱

引用黑料豆皮三钱　谷芽四钱，炒

【参考】 黑料豆皮具养血疏风之效，可治头痛眩晕之症。

三月十九日，臣陈秉钧、曹元恒请得皇上脉浮弦，两手均数。虚火总属未平。火生风，耳鸣如昨，右耳堵闷轻减。火挟湿，足跟作痛，络脉仍未宣通。风从肝出，湿自脾生，中枢欠健，食后运迟，早间便溏，因之头晕气怯，升降未和所致。谨拟潜阳以熄风，和络以化湿。

北沙参三钱　生白芍一钱五分　粉丹皮一钱五分，酒炒　鳖甲三钱，水炙　杭菊瓣一钱　云茯苓三钱

引用谷芽四钱，炒　米仁三钱，炒

三月二十日，臣陈秉钧、曹元恒请得皇上脉弦象较和，数象未静。所以虚火煽烁，下关不固，腰酸气弱，尚是上盛下虚。耳闷稍减，仍然作响，足跟作痛，略见减轻。惟中焦运融未健，消化犹迟，便垢带溏。谨拟育阳摄阴，参以固养运中。

北沙参三钱　抱木茯神三钱，飞净辰砂三分拌　白莲须一钱　生牡蛎三钱　生白芍一钱五分　丝瓜络一钱五分

引用谷芽四钱，炒香　橘白一钱

三月二十一日，臣陈秉钧、曹元恒请得皇上脉仍弦减而数未静。水亏木旺，木火上扰清空，耳响不减，木邪下注底极，足跟犹痛。虚实兼见，头晕运迟，脾胃不协。所以夜寐醒后，转觉疲乏。今日更衣，尚能调匀。谨拟从上盛下虚立方。

北沙参三钱　粉丹皮一钱，炒　半夏曲一钱，炒焦　杭菊瓣一钱　鳖甲三钱，水炙　抱木茯神三钱，飞辰砂三分拌

引用桑寄生三钱　谷芽四钱，炒香

【参考】 上盛者肝木过旺，以沙参、杭菊平之；下虚者肾水亏耗，鳖甲、桑寄生益之，中以半夏、谷芽等健胃利湿，丹皮凉血和血。

三月二十二日，臣陈秉钧、曹元恒请得皇上脉弦数之象日渐减轻。耳堵较通，鸣响尚

存，足痛未去，筋酸尚留。向来脾胃虚弱，中主冲和之气。中者脾胃也，药饵未免偏胜。所以调治多日，转觉气体疲软，似宜暂缓两日，或三日，进以一剂，醒其胃而畅其脾，以觇病机。谨拟调中而和上下，伏乞圣裁。

北沙参一钱五分　橘白一钱　川石斛二钱　盐半夏一钱

引用谷芽三钱，炒　桑寄生一钱五分

【参考】 素体亏虚，终日服药，药饵偏胜之虞亦当考虑，暂缓进药，或间歇给药，一则观其病机之进退，次则俟脾胃之冲和，于长期患病者亦属妥稳之法。

三月二十三日，臣陈秉钧、曹元恒请得皇上脉两关弦数如昨，尺部较软，寸部亦见不足之象。肾不济心，心不固肾，遗泄昨夜又发一次。所以肝不能潜，耳响未平，重听又甚。脾不能健，足跟仍痛，牵连旁筋，所有夜寐欠实，腰俞酸楚，大便不畅，种种见证。谨拟清心固肾，柔肝运脾。

元参心二钱　抱木茯神三钱　橘络五分　粉丹皮一钱，酒炒　连心麦冬一钱五分，飞辰砂拌　料豆皮一钱五分

引用莲子心十根

三月二十四日，臣陈秉钧、曹元恒请得皇上脉弦数较平，虚象更见。遂致遗泄连作。有梦属心，无梦属肾。心肾两亏，诸证纷沓。耳鸣堵闷，略见轻减，足痛步艰，更见疲重。未免清升浊降未能流利，腰间发酸，大便不畅，一时俱发。总核病机，审度之下，谨拟摄心肾而和肝脾。

上西芪八分，盐水炙　川杜仲一钱五分，酒炒　抱木茯神三钱　细生地三钱　桑寄生一钱五分　沙苑蒺藜三钱

引用陈皮八分　莲子心十根

三月二十七日，臣陈秉钧、曹元恒请得皇上脉左右一律细软，俱见数象。虚火非上扰即下迫，关门不固，叠次梦泄，其为心之热，肾之虚，已可概见。上热下虚，必及于中。胃不能容，脾不能运，以致食物消化迟缓，大便未克畅利。所有耳鸣足痛，右耳响闷稍减，足踝溏痛略轻。细察病机，合脉用药。谨拟养心固肾，仍不窒碍中焦，以保脾胃。

西洋参一钱，生切　带心连翘二钱，飞辰砂二分拌　杜仲二钱，盐水炒　元参心一钱五分　抱木茯神三钱　沙苑子三钱，盐水炒

引用丝瓜络一钱五分　新会皮八分

【参考】 宫中治病，颇重视病机升降失和之变，故立方遣药常顾中州之升降，护脾胃之运纳。

三月二十八日，臣陈秉钧、曹元恒请得皇上脉右部仍见数象，左细，两尺皆软。营阴不足，气弱不能流利机关，足跟痛减而腰股酸软。耳响如初，且堵闷未和，气不蒸液，天凉口干，气少磨运，消化迟缓，种种见证。谨拟益气以利机关，养阴以潜虚火。

西洋参一钱五分，生切　川续断三钱　粉丹皮一钱五分，酒炒　元参心一钱五分，飞辰砂一分拌　宣木瓜八分　生白芍一钱五分

引用川石斛三钱　橘白一钱

四月初三日，臣陈秉钧、曹元恒请得皇上脉弦象得减，渐转虚软，按之带数。以脉推病，大致肝烁肾生风，则耳窍鸣响，挟湿又为堵闷。肝乘脾郁湿，则足跟作痛。挟风牵及络脉，以致机关皆为不利，肩胛腰胯无处不为酸软少力，种种脾肾两虚，肝邪独炽，大便溏燥不定，食物消化迟缓。再三审量，谨拟熄风以宣窍，清热以和络。

细生地三钱　丹皮一钱五分，酒炒　白蒺藜三钱，去刺　金毛脊一钱五分，炙去毛　杭菊瓣一钱五分　白米仁三钱，淡盐水炒

引用橘络五分　黑料豆三钱　细桑枝三钱

四月初四日，臣陈秉钧、曹元恒请得皇上脉弦数较减，轻取重按皆虚软无力。审察病由，耳响作堵有增无减，足跟作痛有减无增。现在腰痛不止，上连背部，下及跨间。考腰为肾府，封藏有亏，肝木上升，脾湿下陷。偏于右者，以左属血，右属气，气血不能流贯，风湿两邪窜经入络。谨拟从上盛下虚调治，可顾诸恙。

细生地三钱　川续断三钱　鳖甲心四钱，水炙　金毛脊三钱，炙去毛　桑寄生三钱　九孔石决明四钱，生用

引用钩藤钩三钱，后下　路路通五个

四月初六日，臣陈秉钧、曹元恒请得皇上脉弦数俱见轻减，按之仍虚软少力。显属有虚无邪，肝家主病为多。由于肾不养肝，肝木侮中，脾胃久而不复，纳食消化迟缓，大便溏垢不一，所以虚火上炎，耳鸣作堵仍然未减。下焦不能摄纳，足跟酸痛与腰膝酸软尚未尽止，又为寐时体颤。谨拟滋肾泻热，柔肝熄风，兼顾中焦痰湿，不至腻膈。

细生地三钱　川续断三钱　右决明四钱，生用　金毛脊三钱，炙去毛　沙苑子三钱，盐水炒　煅苍龙齿一钱五分　抱木茯神三钱，飞辰砂拌　青盐半夏一钱五分

引用钩藤钩三钱，后下

四月初七日，臣陈秉钧、曹元恒请得皇上脉又见弦数，弦为肝邪，数为火旺。水不涵木，肝木侮中，因之湿郁化火，火复生风，上扰下窜，耳鸣堵响未减，腰俞足跟牵连痛势此重彼轻。现在足甚于腰，酸软无力，且似经络发热。脉证参详，谨拟解热熄风，通络化湿，为标本兼调。若攻并不碍本，以和且可顾邪。

羚羊角片一钱，先煎　宣木瓜一钱　川黄柏八分，盐水炒　香独活一钱　金毛脊一钱五分，炙去毛　嫩桑枝三钱

引用川续断二钱　丝瓜络一钱五分

四月初八日，忠勋请得皇上脉息左关沉弦，右寸关滑而稍数。肝阳尚亢，肾水不足，脾元仍弱，以致湿热之气，乘肝热上熏，则耳中堵闷，听声不真。因肾虚下注，则左足跟牵痛。谷食消化较慢，大便不调。谨拟益阴和肝，佐以化湿之法调理。

生熟地各三钱　丹皮三钱　云苓三钱　泽泻一钱五分　小青皮五分，研　秦艽一钱五分　石菖蒲七分　延胡索七分

引用磁石二钱，研　菟丝饼三钱，研　杭芍二钱

四月初八日，臣陈秉钧、曹元恒请得皇上脉弦数旋平旋起，弦两关为甚，数见两尺为多。病情本在肝肾。考肝主筋，肾主骨。股足掣动之痛在肝。酸重之痛在肾。耳亦属于肝肾。耳为肾窍，肝脉亦络于耳，其耳之鸣响堵闷由是来也。肝易侮土，肾为胃关，所以食物运迟，大便不调，种种病机，皆本肝肾两虚而起。用药之义，肝非清不安，肾非摄不固。谨详拟数味以调诸恙。

大生地三钱　宣木瓜一钱　全当归一钱五分　粉丹皮一钱五分　钩藤勾三钱，后下　生白芍一钱五分　杭菊花一钱五分　秦艽一钱五分　橘白一钱

引用桑枝三钱　丝瓜络一钱五分

四月初九日，臣陈秉钧、曹元恒请得皇上脉两尺见数，所以又发遗泄；两关仍弦，水亏木旺，木火内燃。上升则耳堵鸣响未见轻减；下扰则足跟痛减又滋窜腰胯；阴亏气痹，因之口觉微渴，食物运迟，大便不畅。统核诸症，合以脉情，谨拟调气和阴。

大生地三钱　钩藤钩三钱，后下　粉丹皮一钱五分　全当归一钱五分　石决明三钱，盐炒煅　川续断三钱　生白芍一钱五分　藿山石斛二钱，先煎　秦艽一钱五分

引用生谷芽三钱　莲子心七根

四月初十日，臣陈秉钧、曹元恒请得皇上脉仍然细小，从中兼弦带数。数属心肾两亏，虚火尚炽；弦属肝脾不调；至于细小又属体虚。本脉自调理以来，症情未见轻减，意欲兼顾上下，用镇坠则耳响作堵相宜，恐与下焦不合；用固涩于遗泄足痛得益，又与上焦不符。既顾上下，又须中权运动，则饮食能运，大便能畅，不令湿热壅气。再三组织以求目的，谨拟济心肾而和肝脾。

台党参一钱五分　川黄柏一钱，盐水炒　潼关蒺藜三钱　大生地三钱　肥知母一钱，盐水炒　抱木茯神三钱，飞辰砂拌　川续断三钱　陈皮一钱

引用灯心十寸，用飞青黛拌　连心建莲子七粒

四月初十日，忠勋请得皇上脉息左关沉弦，右寸关滑而稍数。耳鸣堵闷仍未轻减，足跟牵痛时轻时重，饮食消化较慢，午后倍觉软倦。总缘肝阳未平，脾湿肾虚所致。谨拟调肝理脾益肾之法调理。

生熟地各三钱　丹皮三钱　云苓四钱　西洋参二钱　白于术二钱　芦荟一钱　菖蒲一钱，九节　金樱子三钱　煅磁石三钱，醋淬　秦艽二钱　天麻一钱五分　生甘草七分

引用焦三仙各二钱　朱麦冬二钱　木瓜炭二钱

四月十二日，臣陈秉钧、曹元恒请得皇上脉息弦数较减，尺部依然软弱。封藏久虚不复，腰痛减而又增。肾为先天根本，肾不涵肝，肝风挟湿蒙窍，耳响作堵。肾反克脾，脾湿鼓风入络，足跟尚痛，仍然食物运迟，更衣不畅。以脉合证，以证合脉，必须标本兼顾。为向来虚不受补，而攻利亦非所宜。谨拟肝脾肾三阴同调。

台党参一钱五分　川黄柏一钱，盐水炒　金毛脊三钱，炙去毛　大生地二钱　肥知母一钱，水炒　川续断三钱　元武板三钱，酒炙

引用新会皮一钱　甘草三分，水炙

【参考】　本方虽谓肝脾肾三阴同调，实则以肝肾为重点，故以大补阴丸为主方进退，加滋阴固肾之品；以党参为主佐以新会皮、炙甘草是为健脾之用。方药组合颇为严谨。

四月十二日，忠勋请得皇上脉息左关见弦，右寸关仍见滑数。肝阴未复，湿热仍在。肾液不足，以致耳仍堵闷，听声不真。腰觉重痛，饮食减化迟慢。谨拟照前方加减调理。

生熟地各三钱　丹皮三钱　朱茯神四钱　西洋参一钱五分　白于术二钱　芦荟一钱　苍耳一钱五分，炒　金樱子三钱　煅磁石三钱，醋淬　秦艽二钱　石菖蒲一钱　木瓜炭一钱

引用焦三仙各二钱　生甘草七分

【参考】　忠勋乃宫中御医，陈秉钧、曹元恒系荐入宫中之外医，虽每日均各自拟方送裁，但皇帝以用陈、曹之处方为多，此点由光绪帝的起居注之后中之："已给陈秉钧、曹元恒看过"等语，可资证明。

四月十七日，臣陈秉钧请得皇上脉弦数均减，重按轻按无力而软。以脉议证，头为诸阳之会，足为至阴之部。虚阳少潜，耳窍堵响未平，又为眩晕；真阴不充，足胫酸痛就轻，又移腰胯。先天之本虚，后天之气弱。胃之容物，脾之消滞，升降失度则清浊每易浑淆，所以脘宇䐜胀作嗳，更衣溏泻不调。处方用药，谨拟阴不能不养，藉以解热熄风；气不能不调，藉以运滞化湿。

生于术一钱　金石斛三钱　金毛脊一钱五分，炙去毛　半夏曲一钱，炒焦　杭菊花一钱五分　生白芍一钱五分　黑稆豆一钱

引用干荷叶边一角　嫩桑枝三钱，酒炒

四月二十二日，臣陈秉钧请得皇上脉细软如前，又起数象带弦。弦属阴虚火旺，数属

阳不潜藏。所以诸恙纷叠而来。耳响作堵，骤为眩晕。足跟尚痛，亦觉酸软。种种上盛下虚，由于肾真亏乏，腰俞疼痛尤甚，咳嗽转动，皆为牵引。应当填补相宜，惟以中虚气滞，纳食消运尚迟，大便溏稀勿定，向来虚不受补，斟酌于虚实之间。谨拟镇肝熄热，安中和络。

大生地三钱　抱茯神三钱，辰砂拌　川续断三钱　扁豆衣三钱，炒　煅苍龙齿一钱五分　半夏曲一钱五分，炒焦　白蒺藜三钱，去刺

引用丝瓜络一钱五分，切　桑枝四钱，酒炒

百效膏(东安门内大街，路北，万安堂药铺)贴于痛处，尚为平安

【参考】 据光绪三十四年四月二十二日写给陈秉钧的光绪皇帝起居注中，光绪询问："能否用外治法或熥洗或贴膏药，酌一妥法备用"等语，可知百效膏之使用，良由于此。按百效膏由白芷、官桂、当归、玄参、大黄、赤芍、木鳖子、血余、生地等药制成，具活血化瘀治风湿疼痛跌打损伤等症。

四月二十七日，臣陈秉钧请得皇上脉左三关均细软无力，右寸关独见濡浮。阴虚阳旺所致。经云：阴在内阳之守也，阳在外阴之使也。阴不敛阳，浮阳上越。阳不引阴，阴失下贯。遂至耳窍蒙听，鸣响不止。足跟酸痛，筋络时掣。阴阳本互为其根，其禀承悉由于肾封藏内虚，精关因之不固，遗泻后腰痛胯酸有增无减，诸恙亦未见平。头晕口渴，纳食泛酸，大便溏泻。按证调理，谨拟运水谷之精华，调气营之敷布，则合阳平阴秘，精神乃复。

野于术一钱二分，饭蒸　潼蒺藜三钱　川续断三钱　西洋参一钱二分　黑料豆一钱五分　杭菊花一钱五分　双钩藤三钱　炙甘草四分

引用嫩桑梗六钱，酒炒

五月初二日，臣陈秉钧请得皇上脉左右皆静而和，关部不弦，寸尺平调。所见诸证，无非虚发。耳响发堵，实者风与火，若虚主脑筋不得充盈也。腰酸足痛，实者湿与风，若虚主血管不得流贯也。补脑补血似乎相宜。惟现当长夏气候，脾胃司令，着重在清升浊降。所以滋腻重浊诸品，在所不合。仍须调胃和脾。谨拟清煦汤饮随时酌进。

杭菊花五分　红枣三枚　桑寄生三钱　鲜荷叶一角，去蒂

右味或煎、或泡，用以代茶、代药。

【参考】 据光绪三十四年五月二日之起居注载："自三月初间，足跟腰胯疼痛，右耳堵闷等症，直至于今虽常服药总未见效，补泻均非所宜，当另拟便方或外治诸法"以免服药过多，毫无俾益"等语，可知易方清煦汤饮以及后面忠勋所拟之抑热化湿法，猪腰子等方均系承光绪旨意而来。病久厌药，应可理解。然宫中医生之难处，亦跃然纸上矣。

五月初二日，忠勋请得皇上脉息左关沉弦，右寸关滑而稍数。右耳堵闷，闻声不真。腰胯酸痛，左足跟有时觉疼。良由热浮于上，湿注于下所致。谨拟抑热化湿法调理。

云苓片六钱　杜仲三钱，炒　松节二钱　核桃三枚，捣

引用猪腰子一对，去白筋，纳云苓片于内，白棉线缠固，余药覆外面，用蒸鸡罐蒸出自然汁。临睡前服之，加食盐少许。

五月初七日，臣陈秉钧请得皇上脉左三部细软，属阴虚于下；右部均浮弦数，属阳冒于上。以致上之耳蒙发鸣，下之足跟酸痛。近复阴不敛阳，阳旺内迫，关门失固，遗泄之后，腰胯坠胀疼痛更增。甚至口干心烦，满闷交作，坐卧倦懒。现在脾胃当令，燥则生风，滞则酝湿。因之气与阴虚，风与湿极为用事。谨拟简括数味。伏乞圣裁。

西洋参一钱　抱茯神三钱，辰砂拌　黑芝麻三钱，炒熟去屑　川续断三钱，酒炒

右味浓煎，用桑寄生膏五钱，冲调服。桑寄生四两，煎一二次，去渣存汁，和白蜜六钱收膏听用。

【参考】 光绪帝曾于起居注中写有“去年九月方内曾经写过用桑寄生膏，云可治筋络串痛，现在是否合用，并此膏系何药铺所卖及其治方配方一并明列，于本日方内备用。”等语，故桑寄生膏之配制亦属遵光绪之旨。

五月初九日，臣陈秉钧请得皇上脉左右皆软，两尺尤甚。由于夏季损气，气失运行。经云：百病生于气。表虚为气散，里滞为气阻，冲和之气致偏，气火上升则耳病，气痹不宣，则足病。气之所以亏者，又归肾，肾关久不为固，所谓精生气，气化神，之用有所不足。腰胯之痛有增少减，且神倦无力，心烦口渴，食物运迟，大便见溏。总合病机，按以时令，拟甘温中气，参以柔肝养心。

潞党参二钱　生白芍一钱五分　半夏曲一钱五分，炒焦　野于术一钱，饭蒸　炙甘草三分　白茯苓三钱

引用桑寄生三钱　橘络五分

【参考】 是方以四君子为主佐以柔肝益肾之品，亦从气入手法。

五月初十日，臣陈秉钧请得皇上脉右寸濡细属肺气之虚。左寸细小属心阴之弱。左关属肝，右属脾胃，见为细弦，系木邪侮中。两尺属肾，一主火、一主水。按之无力，当是水火两亏之象。三焦俱及，诸证欠舒，所以腰胯痛胀。大便溏稀，上起舌泡，下发遗泄，无非阳不潜藏，生风郁热。现在耳窍蒙堵，鸣响更甚。以各部脉情参观，似有可据。惟调理多时，全无寸效。必由处方用药未能切当，不胜惶悚之至。再谨拟和阳清阴之法，伏乞圣裁。

潞党参一钱五分　扁豆衣一钱五分，炒　抱茯神三钱，辰砂拌　寸麦冬一钱五分，去心　生白芍一钱五分　原金斛三钱　白蒺藜三钱，去刺　双钩藤三钱，迟入　阳春砂仁三分

引用莲子心七根　路路通三枚　桑寄生二钱

【参考】 医理颇深，论述中肯。辨证似已穷病机之奥，论治亦知求发病之本。虽光绪帝膏盲之疾，难收显效，然医者青囊之术总见工夫。

五月十一日，臣陈秉钧请得皇上脉左右六部如昨，两尺细软更甚。肾为先天之本，肾家之症，虚多实少。肾为胃关，少宣行则纳食运迟也。肾司二便，少蒸化，大便不调也。且腰为肾府，耳为肾窍，仍耳蒙腰楚。现在腰痛尚可支持，两耳堵日甚一日。古肾论耳病，实者在肝胆，虚者在肝肾。肝阳不潜，由于肾水不足，所有胯酸筋跳，心烦口渴，亦关封藏为主。谨拟三才封髓丸，滋肾水熄肝火。汪昂云：“合天地人之药饵，为上中下之调理”。其推重如是。录请圣裁。

潞党参三两　炙甘草四钱　寸麦冬一两，糯米炒　川黄柏六钱，盐水炒　大生地二两，炒　阳春砂仁七钱

右药先粗捣，再研细末，水泛为丸。每用三钱，早晚分服，亦可开水送下。

【参考】 三才封髓丸，《卫生宝鉴》方，具补肾泻火，健脾开胃之功效。方中天冬补肺滋肾，人参补脾益气，生地滋阴补肾，以药有天地人之名，而补亦有上中下之分，使天地位育，参赞居中，故名三才。加黄柏入肾滋阴，砂仁入脾行滞，甘草和天冬，黄柏之苦。此三味亦名凤髓丹，治心火旺，肾精泻泄诸证。

五月十二日，臣陈秉钧请得皇上脉六部细软，今日略有数象。以脉论证，诸恙勿增勿减。吃紧者又在耳患，耳内由响而蒙，由蒙而堵，甚至听音不真。古贤以《内经》详病：精虚则为蒙，属肾。气逆则为堵，属胆。胆与肝为表里，肾与肝为乙癸。所以肝火化风，

一时俱升。至于腰俞酸重，胯筋跳痛，脘满运迟，大便不调，神倦口渴，种种见证。谨拟煎丸分调，丸以补下，煎以清热，宣窍调之。

茱萸肉一钱五分　细菖蒲四分　远志肉一钱，去心　煅石决明三钱　抱茯神三钱，辰砂拌　霍石斛三钱　霜桑叶一钱五分　钩藤钩三钱　麦谷芽各二钱，炒

引用荷叶边一角　路路通三枚　红枣三枚

丸药即昨录之三才封髓丸照服

五月十三日，臣陈秉钧请得皇上脉左三部静软，右寸关微弦，微数。仍属水亏木旺，心阴心神，两为不足，耳堵发响，轻重不定。腰俞酸重，胯筋掣痛。头蒙觉痛，夜寐不实，心烦较甚，口亦作渴。大致阳浮于上，阴虚于下，郁热内风，有升少降，仍用丸以滋补，佐以煎方调理。谨拟清阴和阳之法。

杭菊花一钱五分　抱茯神三钱，辰砂拌　桑寄生三钱　制萸肉一钱五分　远志肉一钱，去心盐水炒　合欢皮一钱五分　煅石决明三钱　川续断三钱，酒炒　橘络五分

引用麦芽二钱，炒　谷芽二钱　红枣五个　路路通三枚

三才封髓丸照服

五月十四日，臣陈秉钧请得皇上脉左三部均静软，右寸关浮弦，尺微数。仍系气痹阴亏。耳疾有增无减，如风雨声者，内火冲激；每为呵欠，或咽津之时，辄作鼓声者，由于气堵而少宣通所致。考左属血、右属气，如叩耳轮，左之营分渐和，右之气机触发尤甚。所以左平右起矣。至于腰之酸重，胯筋跳痛，心烦口渴，神倦气懒，无不本于虚出。仍从煎丸并用，丸之质重可达下焦调补，而煎贵轻灵，藉以清火通气。谨录。

石决明三钱　丹皮一钱五分，炒　茯神三钱，辰砂拌　钩藤三钱　桑叶一钱五分　煅龙齿一钱五分　细菖蒲八分　料豆衣一钱五分

引用麦谷芽各二钱，炒　路路通三枚　鲜荷叶边三寸一方

三才封髓丸照服

五月十六日，臣陈秉钧请得皇上脉左三部仍细软，右寸关浮濡，尺亦不敛。就脉论证，现应先调耳患。耳之病因不外两端：一为气闭，由于清升浊降失司；一为阴虚，由于挟火化风内扰。久而不和，又关脑筋不足，以清空诸窍最近脑也。考脑为元神之府，精髓之海，交于心而通于肾。腰胯酸痛未除，入夜遗泄又作。阴虚而为气痹。所以脾胃不健，运食较缓，更衣欠调，气体总觉疲软。谨拟煎丸相辅而行，煎以宣耳窍，丸以固精关调理。

桑叶一钱五分，蜜炙　灵磁石一钱五分　抱茯神三钱，辰砂拌　丹皮一钱二分，酒炒　远志肉一钱五分，盐水炒去心　金毛脊一钱五分，炙去毛　制山萸肉二钱，去核　淮山药三钱，炒黄勿焦　炙甘草三分

引用麦谷芽各二钱，炒　鲜荷叶边三寸一方　莲肉心七根

三才封髓丸照服。

皇上耳闭外治法。

延胡索一钱　山甲一钱，炒　金蝎一个，去毒　蚯蚓鲜，三条，干，四条，去皮　百草霜二钱，猪脂拌　冰片五分

共研细面，葱汁调和，绵裹成捻，纳耳中，日一换。五月十六日忠勋谨拟。

【参考】 耳闭外治法，为御医忠勋所拟，方中全蝎祛风通络，冰片通窍散郁，蚯蚓清热通络，山甲搜风活络，外用均可治耳聋或耳疾。延胡索活血化瘀，百草霜止血消积，则相佐用之。

皇上清上代茶饮。

元参三钱　麦冬三钱　甘菊花二钱　桑叶一钱　儿茶一钱，研　竹叶一钱五分　青果三枚，研

水煎温服。五月二十一日忠勋谨拟。

五月二十一日，臣陈秉钧请得皇上脉左右各三部皆静软，惟尺部太虚，重按亦少力。以脉论证，耳患或轻或重，有时堵而不响，属气之为闷(闭)；有时响而不堵，属火之上炎；其响堵兼作者，属气火交乘。考耳为肾之外候，而腰为肾之要会，所以腰跨酸重，筋掣为痛。向来脾胃不健，食物运迟，大便溏结勿定，以致气滞不旺，阴液更亏，头晕偶作，神倦欠和。种种见证，谨拟煎丸并调，仍固下清上。

银州柴胡七分　抱茯神三钱，辰砂拌　淮山药二钱，炒黄勿焦　石决明二钱　双钩藤三钱　炙甘草三分　制山萸肉一钱五分　霜叶一钱　生白芍三钱

引用麦谷芽各二钱，炒　鲜荷边四寸　莲心莲子五枚

三才封髓丸照服。

五月二十三日，臣陈秉钧请得皇上脉左右寸微而滑，属郁热上浮；关部和平属肝脾尚协；两尺仍软弱无力，属关元久虚。虚不肯复，叠次调理，用滋养诸品未见获效。大致耳患总在脑气脑髓。髓即真阴也，气即元神也。所以药力不易达到病所。气虚为闭，阴虚为热，耳之声音不一而作，镇日欠和，遂至诸恙牵连着重。又在胯腰俯仰转侧，大筋细络均为酸痛，所谓上盛下虚，头晕艰寐，心烦口渴，喉间亦不爽利。谨拟镇摄潜毓，参以血肉有情之品，有合与否。伏乞圣裁。

元精石三钱　左牡蛎三钱　抱茯神三钱，辰砂拌　大生地三钱，砂仁末炒　制女贞三钱　煅苍龙齿一钱五分　肥玉竹一钱五分，炒　宣木瓜一钱五分　天仙藤一钱五分

引用路路通三枚　淡菜二枚，酒洗　红枣三枚　鲜荷叶边一角

【参考】 元精石味咸寒，具滋阴降火软坚消疼之功效，治阳盛阴虚，上盛下虚诸症。

五月二十四日，臣陈秉钧请得皇上脉轻按重按，一律细软。其去来之之势尚和。以脉论证，证情总属于虚。昨议血肉有情诸品为调脑气脑髓而设。诸恙未见轻减，究属补脑性味不多，仍培脾摄肾为宗旨。考孙真人云：补脾不如补肾。许学士云：补肾不如补脾。现于脾肾两经兼调并理，为食物少化，作嗳，作溏，关元有不固之时，所以培养仍归精气神，三者日渐充满，则耳窍堵响，腰胯酸痛，未有不平复者矣。谨拟甘温其气，温宜除燥；滋养其阴，滋当避腻。

大生地三钱，两味同捣　抱茯神三钱，辰砂拌　炙甘草三分　西砂仁六分　淮山药二钱，炒黄　金毛脊一钱五分，去毛炙　左牡蛎三钱　生白芍一钱五分　潼白蒺藜各一钱五分，白者去刺

引用淡菜三枚，酒洗　红枣三枚　鲜荷叶边一角　路路通三个

五月二十六日，臣陈秉钧请得皇上脉左右细滑滑甚近数，尺部左软于右。属正气内亏，真阴失固。关键总在脾肾。大便不调，属脾不健化也。梦泄又发，属肾不坚守也。口渴心烦，头晕艰寐，气软体倦，归于脾肾之虚牵连所致。前年病由上而下，虚寒为多。此时之病由下而上，虚热为甚。所以上热下寒，耳响发堵，腰胯酸重，累月不平，且两日间食后恶心、微汗、津津。谨将详审原委，推究虚实，拟清上摄下。系以和络调气。

大生地三钱，灵磁石一钱，同捣　川续断三钱，酒炒　制山萸肉一钱五分，去核　抱茯神三钱，辰砂拌　淮山药二钱，炒黄勿焦　煅苍龙齿一钱五分　金毛脊一钱五分，去毛炙　远志肉一钱，盐水炒　左牡蛎三钱

引用鲜荷叶边一角　淡菜三枚，酒洗　淮小麦一钱五分，炒　路路通三枚

五月二十七日，臣陈秉钧请得皇上脉依然细软。想由天气湿闷，而滑数兼之左寸左关为甚。按脉之部位，论证之原委，仍以脾肾为纲领。关元易滑，肾不坚矣；更衣勿匀，脾不健矣；以致土不培木，肝化内风；水不制火，心生虚热。耳响发堵，兼头晕者，即属于

火。腰重胯痛，兼筋掣者，即属于风。至于左胁与右不同，似觉膨大，当是左营右气，升降不利，络痹不宣所致。谨拟培养脾肾两经，系以柔肝熄风，养心安神调理。

大生地三钱，砂仁末二分，拌捣　茯神三钱，辰砂拌　白蒺藜三钱，去刺　煅石决明三钱　酸枣仁一钱五分，炒　川青皮三分，醋炒　制萸肉一钱五分，去核　淮山药二钱，炒黄　杭菊花一钱

引用谷麦芽各二钱，炒　鲜荷叶边一角

另煎潞党参三钱，临服时，冲服。

五月二十八日，臣陈秉钧请得皇上脉左三部细涩，右三部俱见微浮带数。以脉言证，数日之间，梦泄两次，诸恙皆由此转移。下元愈虚，上窍愈闷，耳内蒙响，殊形堵闷。不外乎心不济肾，肾不涵肝，肝炎上扰下迫，复侮克中焦，所以食物运迟，大便不匀。脾不为胃而行津液，阴液就热，口渴心烦与之俱作。现在调理，谨拟固摄肾真为至要。兼以平肝之热，养心之神，而脾胃亦不能不顾，借以益气和阴。

大生地三钱　淮山药二钱，炒黄　抱茯神三钱，辰砂拌　炙龟板三钱　生白芍一钱五分　川续断三钱，酒炒　半夏曲一钱五分，炒　杭菊花一钱五分　广橘络五分

引用淡菜三枚，酒洗　湘莲肉七粒，连心用　灯心五寸，辰砂拌　麦谷芽各二钱，炒

另煎潞党参三钱冲服。

五月二十九日，臣陈秉钧请得皇上脉左三部均静软，右三部细濡带数。仍属阴虚于下，阳冒于上。遗泄后，阴更受亏，气阳有升少降，挟心之热，挟肝之风，所以耳鸣发堵，孔窍被蒙，腰酸胯痛，机关不利。考后天主乎脾胃，可以补益先天。乃纳食运迟，大便勿实，次数稍多，因之气怯、神倦、嗜卧头晕，种种见证。当潮湿天令，未免中气不和。谨拟调心肾为主，柔肝运脾佐之。

大生地三钱　扁豆衣一钱五分，炒　抱茯神三钱，辰砂拌　半夏曲一钱五分，炒焦　生白芍一钱五分　金毛脊二钱，去毛炙　潞党参三钱　丹参一钱五分，炒　嫩桑梗四钱，酒炒

引用淡菜三枚，酒洗　红枣三枚　丝瓜络二钱，切　麦谷芽各三钱，炒

五月三十日，臣陈秉钧请得皇上脉左涩细，右濡带数，与昨相同。以脉言证，证情亦无增无减。惟天令溽闷，虚火虚风挟湿上升更盛，耳窍不清，且响且堵。上热愈炽，下虚益见。腰胯依然酸痛，种种上下一盛一虚，又关中焦运行不健，所以化食见缓，大便勿匀，诸恙纷沓，口渴头晕，神倦嗜卧。谨拟滋养封藏为第一义，兼熄肝胆之火，并和心脾之气。

大生地三钱，西砂仁末四分，拌捣　扁豆衣一钱五分，炒　煅龙齿一钱五分　石决明三钱　半夏曲一钱五分，炒焦　白蒺藜三钱，去刺　制萸肉一钱五分，去核　抱茯神三钱，辰砂拌　川黄柏八分，盐水炒

引用炙甘草四分　薏苡仁三钱，炒　淡菜三枚，酒洗　鲜荷叶边一角

六月初二日，臣陈秉钧请得皇上脉左部细软，右濡而带数，两尺细而无力。以脉合证，耳窍堵响，听声不真，腰俞发重，胯筋酸痛，属阴虚热炽。以少阴肾虚为多，肾不涵肝，肝木失其疏泄，肝又侮脾，脾土失其运行。所以头晕肢软，神疲嗜卧，仍食物运动不速，大便溏泄勿匀。见证纷叠，则用药有所牵制。现当长夏溽蒸，谨拟运脾而养胃阴，柔肝以清胆火，于封藏亦须兼顾。

种白术一钱五分　抱茯神三钱，辰砂拌　白蒺藜三钱，去刺　金石斛三钱　扁豆衣二钱，炒勿焦　生白芍一钱五分　石决明三钱　半夏曲一钱五分，炒焦　新会皮六分

引用淡菜三枚，酒洗　炙甘草三分　鲜荷叶边一角　薏苡仁三钱，炒

六月初三日，臣陈秉钧请得皇上脉见细弦，左右部均兼数象。阴虚阳炽显然，关元热迫遗泄，因之又发，耳响不熄则堵塞益增，其本在肾，而其标则在胆也。食物运迟则大便

多溏，其标在胃，而其本则在脾也。考少火生气，壮火食气，少火化为壮火，生风入络，遍体软倦，腰之重坠，胯之酸痛，亦久而不平。照证以潜阳育阴为正治，惟以中虚气弱，亦须照顾其间，不致偏倚。谨拟摄肾以清肝胆，运脾而和肠胃。

大生地三钱，砂仁末三分，拌捣　抱茯神三钱，辰砂拌　制萸肉一钱五分　制丹参二钱　桑螵蛸一钱五分，蜜炙　生白芍一钱五分　半夏曲一钱五分，炒　新会皮八分　左牡蛎三钱

引用龙眼肉三枚　上川连二分，分包　杭菊花一钱二分　淡菜三枚，酒洗

【参考】 脏腑功能失调，治疗以顾肾脾为主，亦属治本之法。

六月初四日，臣陈秉钧请得皇上脉息细软，而数象依然未和。于遗泄后，少火未藏，壮火尚炽。火能化风，所以耳堵作鸣，腰酸跨痛。火能食气，所以纳食运迟，大便溏稀。总由脾肾两经亏乏。肾为先天之原，脾为万物之本，遂至阴虚于下，阳冒于上，清空屡晕，肢节酸弱。总核病机，谨拟清养其阴调达其气。

大生地三钱，捣松　抱茯神三钱，辰砂拌　合欢皮一钱五分　生白术一钱五分　川黄柏八分，盐水炒　白蒺藜三钱，去刺　左牡蛎三钱　半夏曲一钱五分，炒　新会皮八分

引用龙眼肉三枚，包　上川莲二分　红枣三枚　淡菜三枚，酒洗

六月初五日，臣陈秉钧请得皇上脉弦数未平，且跃跃上浮，仍属虚阳不平，真阴未复。论脉按证，肾开窍于耳，耳响作堵属肾也。肾推原在腰，腰酸胯痛亦肾也。肾之所以虚者，由关元不坚，以肾为坚脏也。水亏则木旺，水旺则土虚。纳食运迟，精华因之少化，糟粕反见为多。近来大便多溏、少结，遂至气痹阴虚，头晕屡起，夜寐不实，肢倦嗜卧诸恙。谨拟潜阳育阴，照顾中气调理。

生白术一钱五分　抱茯神三钱，辰砂拌　炒夏曲一钱五分　酸枣仁一钱五分　白蒺藜三钱，去刺　大生地三钱　石决明三钱　杭菊花一钱五分　炙甘草三分

引用龙眼肉二枚　包川连二分　淡菜三枚，酒洗　鲜荷叶边一角

六月初六日，臣陈秉钧请得皇上脉数弦颇减，重按轻按俱见少力。以脉论证，耳响复为堵闷，腰酸连及胯痛，总之少阴肾家为虚。肾之胜其所胜者肝也，肾之胜其不胜者脾也，所以土木两经，亦为不协，转为上盛下虚。上而为热，下而为寒。头晕频仍，食后尤甚，纳食不运，大便为溏，并胫膝欠健，夜寐欠实。调理诸恙，谨拟固摄共阴，通调其气。

生于术一钱五分　抱茯神三钱，辰砂拌　炒夏曲一钱五分　左牡蛎三钱　酸枣仁一钱五分　白扁豆一钱五分，炒　大生地三钱，捣松　川续断三钱，酒炒　新会络五分

引用淡菜三枚，酒洗　龙眼肉一个　包川连二分

六月初七日，张仲元请得皇上脉息左寸关弦而细数，右部细软。肾阴不足，肝气上扰，以致耳堵鸣响，时作眩晕，腰胯作疼。丑刻梦遗，气体愈形软倦。值此弱象，本当温补，补之稍过，易扰肝阳，佐之清肝，恐寒脾土。今于两难之中，谨拟平和之法。滋养肝肾以冀稍效。

菟丝饼三钱　云茯苓三钱　狗脊三钱　杭芍二钱，炒　霍石斛二钱　淡菜二钱　覆盆子三钱　生石决明三钱

引用广皮一钱

六月初七日，臣陈秉钧请得皇上脉数象又起，濡软无力，尺部尤甚。即脉论证，肾主液、肝主营，营液所以养孔窍而利机关也。虚则耳堵作鸣，腰酸胯痛。脾主升，胃主降，升降所以化饮食而分糟粕也。虚则用膳运迟，更衣溏薄。昨夜遗泄又发，诸恙亦觉有增无减，热升头晕，肢体多倦，精神欠振。谨拟固肾养肝，运脾和胃调理。

制丹参三钱　淮山药三钱，炒黄不焦　制萸肉一钱五分　饭蒸于术一钱五分　抱茯神三钱，辰砂拌　覆盆子一钱五分　金石斛三钱　桑螵蛸一钱五分，蜜炙　川续断三钱，酒炒　半夏曲一钱五分，炒

引用淡菜三枚，酒洗　莲肉七粒，连心

六月初八日，臣陈秉钧请得皇上脉左右之脉不同，左手皆细小，右部重按滑数。自连次梦泄后，诸恙有增少减。营阴不利机窍，仍耳堵发蒙，腰酸胯痛；气阳不克运行，仍食物运迟，大便溏薄。所以肝肾之阴不复，脾胃之阳亦虚。欲滋阴则碍脾胃，欲扶阳则碍肝肾。既不能升与散，又不能填与涩。再三研究，详症用药。谨拟上下分治，用潜镇以清空窍、用固养以摄关元。

调理上部用药粉方。

真珠二钱

研极细之末，每于午后二三点钟酌进二三分，开水冲调。

调理下部，即照金锁固精丸方。

芡实　莲子去心　莲须　山药　抱茯神辰砂拌　白茯苓　干藕节

各二钱，为末，以金樱膏酌量多少为丸。每朝服一钱五分。开水送下。

【参考】 真珠入心肝经，具养阴熄风清热坠痰之功效。

六月初九日，臣陈秉钧请得皇上脉数未减，尚兼细兼软，右甚于左。自遗泄连次后，肾阴更亏，脾阳亦弱。昨又腹内微痛，溏薄一次，糟粕甚多。大致少火不得蒸化，湿土不主运行：少阴亏不和机窍，仍耳孔被蒙，鸣响作堵；太阴弱不利肢体，仍腰俞发软，胯筋酸痛。本属上盛下虚：热升则清空眩晕，食后尤甚；气陷则步履维艰，倦卧频仍。种种见证，谨拟煎丸并调，上下分治。

北沙参二钱，元米炒　炒焦夏曲一钱五分　原金斛三钱　扁豆衣三钱，炒　抱茯神三钱，辰砂拌　熟枣仁一钱五分　嫩桑梗三钱，捣炒　杭菊花一钱　新会络五分

引用鲜荷叶一角　红枣三枚

金水固精丸照服。

六月初八日，张仲元请得皇上脉息左寸关弦而细数，右部细软。阳不下潜，肝气上扰，是以耳堵鸣响，时作眩晕，腰胯作疼，运化迟滞、腿膝无力。种种病情，皆由肾阴不足所致。谨拟葆真固本丸，早服二钱，晚服三钱，淡盐汤送下。

菟丝子二两五钱，酒煮成饼　石莲肉一两五钱　茯苓八钱　山药八钱　煅龙骨八钱　诃子皮八钱

共研细面，用五味子膏合丸，如绿豆大，朱衣。

【参考】 葆真固本丸具滋阴固肾之功效，用之亦对症。

六月十一日，臣张彭年请得皇上脉软而滑，中见数象。耳鸣作堵，腰胯掣痛，精关不固，纳谷运迟，便溏气怯，神倦嗜卧。阴阳两有不足，本病为阴虚阳冒，从中似挟湿热。恭拟阴阳两和，佐以运中。

生白术一钱　炙甘草三分　半夏曲一钱五分　生大白芍一钱五分　抱木茯神二钱　柴胡三分，醋炒　人参须五分　白蒺藜三钱，去刺　厚朴花七分

六月十一日，臣陈秉钧请得皇上脉又数而不平，右部亦带弦象。仍属阴虚于下，阳冒于上，每逢脉之数而不静时，必发遗泄为多。现在耳堵不清，挟湿火更为鸣响。腰痛不和，挟风阳更为胯掣。水亏则木旺，木旺则土虚，所以纳食运迟，大便溏泄；上盛下亏，头蒙发晕，足软气怯。谨拟清阴和里之法调理。

生白术一钱五分　半夏曲一钱五分，炒　北柴胡三分，醋炒　覆盆子一钱五分　淡鳖甲四钱，水炙　生白

芍一钱五分　抱木茯神三钱　丹参三钱，炒

引用莲肉五粒，去心　灯心十寸，辰砂拌

六月十二日，臣张彭年请得皇上脉数较平，滑软如旧。耳鸣腰痛，纳食运迟，大便溏稀，头晕气弱，欲遗未遗。盖精食气，气食神，关元既虚，中气自怯。脾肾不健，则阳明腑气不能宣化承流，此湿热所以中阻而阴阳枢纽因之不和。恭拟运中摄下、阴阳两和之剂调理。

人参六分，另煎冲　橘红六分　生于术一钱　炙甘草三分　抱木茯神三钱　厚朴花七分　白蒺藜三钱，去刺　大白芍一钱五分　法半夏一钱五分

引用红枣二枚

六月十二日，臣陈秉钧请得皇上脉数象较减，仍濡软无力，尺部尤甚。气火稍平，尚真阴匆固。昨夜欲遗未遗，诸恙如前。耳蒙发响，头晕频起，腰胯掣痛，肢力更疲。肾之先天素虚，脾之后天亦弱。所以脘宇得食运迟，大便溏泄未固。以脉合证，谨拟固肾兼以养心，培脾兼以柔肝。

制丹参二钱　抱木茯神三钱，辰砂拌　潼蒺藜一钱五分　生白芍一钱五分　半夏曲一钱五分，炒　覆盆子二钱　炙甘草三分　淮山药二钱，炒　金石斛三钱

另煎人参七分冲服。

六月十三日，臣陈秉钧请得皇上脉左三部仍细软，右寸关又见浮弦带数。细按诸恙，耳堵内鸣未见轻减，腰胯掣痛转见加增。向有眩晕之根，因感受之，多脑海受亏，病情因之齐起。总核原委，不外乎上盛而为热，下虚而为寒。惟寒非真寒，热为假热，中焦亦少砥柱，纳食少运，大便多溏。谨拟和阴熄风，运中和络。

杭菊花一钱　抱木茯神三钱，辰砂拌　金毛脊一钱五分，去毛　生白芍一钱五分　左秦艽八分　淮山药二钱，炒勿焦　桑寄生二钱　川续断一钱五分，盐水炒　净归身二钱，土炒　制萸肉一钱

引用鲜荷叶一角　红枣三枚

【参考】　论理清楚，分析精辟。惜乎光绪病势过重，总难觅得良方为治。

六月十三日，臣张彭年请得皇上脉仍软滑，右部关中较大。恭阅发下病由单，诸症环生，起于眩晕，风寒入脑，不易发出。想脑为髓海，风善行而数变，乘脾则溏泄，入肾则遗泄，游行于经络则腰胯酸痛。牵延既久，中气自虚。谨拟建中为主，培养后天，参以疏风活络之品调理。

焦白术一钱五分　淮山药二钱　白芍一钱　秦艽钱　桑寄生二钱　独活五分　抱木茯神三钱　白蒺藜三钱，去刺　炙甘草三分

引用橘络七分

六月十四日，臣张彭年请得皇上脉软数象平而未净，右部关中欠调。病本为气阴两虚，脾肾不足。但眩晕为风，便溏为湿，风湿合化，虚热自生。此皆标病所致。昨今腰胯尤觉跳痛，耳仍响而作堵。补则碍标，泻则碍本。恭拟标本双和法。

生白术一钱　云茯苓神各二钱　生大白芍一钱五分　厚朴花五分　秦艽八分　桑寄生一钱五分　白蒺藜二钱，去刺　扁豆皮一钱五分　炙甘草三分

引用荷叶边一圈　竹叶卷心七个

【参考】　“补则碍标，泻则碍本”诚由衷之言。

六月十四日，臣陈秉钧请得皇上脉左三部皆静软，右关向来不和，或滑或弦，今诊尚不失冲和之象。气分郁湿，阴虚生热，湿热逗遛(留)，所以虚不受补，脘宇运迟，大便溏

而不畅。中气不调，则真阴不复，耳响发堵不见增减，腰痛胯掣较甚。近因溽暑郁闷，机关益为不利，仍下虚转为上热，头晕时起，口发小泡。以脉合证，谨拟协肝脾而化湿火。

生白术一钱五分　抱木茯神三钱，辰砂拌　生白芍一钱五分　半夏曲一钱五分，炒　陈皮一钱　川续断三钱，炒　金石斛三钱　杭菊花一钱　厚朴花四分

引用丝瓜络三钱，切　红枣三个　桑寄生三钱

六月十四日，臣吕用宾请得皇上脉左部略缓，右部微数。舌苔淡。木乘土位，湿蕴中宫，上泛则耳鸣，气堵头晕，中滞则饮食不运；下注则便溏，腰胯掣痛。宜清肝运脾，兼滋下焦，清利湿热调理，按症拟方，谨呈圣鉴。

生白术二钱　云苓二钱　橘皮八分　金毛脊二钱，去毛炙　潼关蒺藜二钱　白芍二钱，生用　杭菊花一钱　桑寄生三钱　晚蚕沙一钱五分

引用谷芽三钱，炒

六月十六日，臣吕用宾请得皇上脉左关微弦，右关较前渐缓，余部如旧。耳鸣腿胯酸痛仍未减，食物运滞，头微晕。仍系肝阳上泛，水不涵木，中焦不运之故。谨按肾气开窍于耳，又为藏精之脏《素问·生气通天论》云：烦劳则精不固。耳堵不闻，宜肝肾合治。《灵枢·口问篇》云：耳中者，宗脉之所聚也。阳明主宗脉，胃中虚故耳鸣。脾不健运故饮食滞化，大便不调。肢体酸软亦脾虚之候，尤当以运脾为佐。腰为肾腑，肾俞病则腰胯酸痛。谨拟清肝扶脾滋肾法。

淮山药三钱，炒　潼关蒺藜二钱　金毛脊二钱，去毛　石决明三钱　钟乳石二钱　橘皮一钱　生白芍三钱　炙甘草五分　金石斛二钱　芡实三钱

引用加麦谷芽各三钱，炒

【参考】 本案中所引《素问》、《灵枢》经文，与原著有异者，盖旧时医家，多以意引文，不核考校之故。

六月十六日，臣陈秉钧请得皇上脉弦象未平，两关尤甚，尺部较软。以脉合证，证情仍属水不涵木，木邪侮土，所以脾肾两虚。肝阳煽烁扰于上，耳响发堵，眩晕频作；扰于下，腰酸胯痛，肢体少力。厥阴直行中焦，升降失和，清浊相干，用膳尚觉运迟，更衣未得调匀。谨拟清热和中。

生白术一钱五分　半夏曲一钱五分，炒　生白芍一钱五分　金石斛二钱　陈皮一钱　冬桑叶一钱五分　丹皮一钱五分，炒　白蒺藜三钱，去刺　抱茯神三钱，辰砂拌　黑料豆一钱五分

引用红枣三个　麦谷芽各二钱，炒

六月十六日，臣张彭年请得皇上脉左部关中微见弦大，右部较前略平。耳鸣头眩，腰痛便溏，纳食运迟，身肢酸软，晚来弥甚。病为脾肾两虚，气阴不复，虚风湿热乘间而来。更加暑热流行，最伤气分。症由眩晕而起。谨拟清理虚风，兼治湿热，运中固本，阴阳两和。

生白术一钱五分　白蒺藜二钱，去刺　黑豆皮一钱五分　云茯苓一钱　桑寄生一钱五分　甘菊花一钱　生白芍一钱五分　秦艽七分　炙甘草三分

引用厚朴花七分　荷叶边一圈

六月十九日，臣陈秉钧请得皇上脉左细数，关上为弦，两尺依然细软无力，右关较大。以脉言证，尺属根蒂之脉，左主水，右主火。水火不藏，数日间有梦两次，尚得不泄。肾不济心，心气通肝，左关为肝之本位，弦数未除，郁热生风，风善行而数变，游窜三焦，耳鸣不息，头蒙时晕。腰俞酸软，胯痛无力，皆关肾不涵肝所致。命门少火，不得蒸腾，

厥阴浮火，转为冲动，脾胃适当其要，能食欠运，虽运而大便不实，所以右部之脉仍不见静，则为上热而下寒也。谨拟清上摄下，宣化中州，仍从轻淡之剂调理。

生白术一钱五分　金石斛三钱　黑料豆一钱五分　粉丹皮一钱二分，炒　东白芍一钱五分　杭菊花一钱二分　宣木瓜三钱　北沙参一钱五分　制女贞二钱

引用麦谷芽各二钱，炒　莲肉心七根

六月十九日，臣张彭年请得皇上脉两尺软，左关微弦，数象平而未净。病由眩晕而起，则上病之虚实乃诸症之关键。谨按弦为厥阴、少阳之主脉。数为热象，厥阴为风，少阳为火。经云：厥阴之脉，动则耳鸣头眩。又云：少阳所至为耳鸣。此上盛也。与纯虚之耳鸣为液脱、为髓消、为胃中空而宗脉竭者迥异。凡上盛者下必虚，上有假热，下必有假寒。昔贤云：寒湿下注于足少阳之经脉，则腰胯酸痛，即上盛下虚之谓。盖腰为肾腑(府)，胯为少阳经脉之所过。所以风热相煽，心阳下走，木火来乘，脾湿中虚。总核病机，恭拟清上和阳以为君，运中和脾以为臣，交通心肾以为佐使。

杭白芍二钱　粉丹皮一钱五分　生于术一钱五分　川芎八分　抱木茯神三钱　半夏曲一钱五分　白潼蒺藜各二钱，白去刺　焦远志七分　炙甘草三分

引用竹叶卷心七片　莲肉心七个

六月十九日，臣吕用宾请得皇上脉左关微数，右关渐缓，左尺稍弱，左寸略大。仍系木旺土亏、上实下虚之象。肝不平火仍不降，故耳鸣头晕。胃不和脾亦不运，故食滞便溏。肾不固则筋无所养，故腰疼腿痛。欲求治法，自当培土以制木，壮水以涵木，相火系于胆，泄相火即所以治耳鸣，固肾气。风火属于肝，熄风火即所以养髓海，厚肠胃。泄火宜六味丸，培土宜异功散。按寅申之岁，少阳司天，六月之令，太阴主气，合以天时，征之脉症，佐以引经之品，拟为调理之剂。谨仿昨方增减。

淮山药四钱，炒　金毛脊二钱，去毛　石决明三钱　云茯神二钱　潼蒺藜二钱　生甘草四分　金石斛三钱　粉丹皮一钱五分　骨碎补一钱五分，去毛　冬瓜子三钱　黑大豆三钱，炒

引用橘皮八分

【参考】　辨证能结合运气学说有其特点。

六月二十一日，臣陈秉钧请得皇上脉左部尚细而带数，总系水亏火旺。右关弦仍未平，不外胃强脾弱。两尺细软如昨。根蒂为虚，虚不即复。以脉论证，耳管鸣响，腰胯掣痛，属肝营肾液两亏，不克流贯机窍也。纳食运迟，大便不结，属脾升胃降失司，不克分化清浊也。考先身而生为先天，主肾；后身而生为后天，主脾。脾能散精，可培养肾家气血，所以脾肾为症之关键。至于头晕肢倦时重时轻，亦当兼调。谨拟运行其气，柔养其阴。

北沙参三钱　野于术一钱五分，饭蒸　生白芍一钱五分　炙甘草四分　桑寄生三钱　川续断二钱，炒　炙丹参二钱　抱茯神三钱，辰砂拌　丹皮一钱五分，炒

引用红枣三枚　丝瓜络三钱

【参考】　“脾肾为症之关键”一语中的。然所施方药尚须斟酌。

六月二十一日，臣吕用宾请得皇上脉左寸略大，心火不静。左关数尺弱、木旺水亏。右关较缓，脾虚胃不和之象。右尺稍急，相火不安。相火寄于胆，胆属木，为少阳。相火火升则耳鸣头晕。脾藏智、属土，为运化之枢，主肌肉，主四肢。脾虚故食物滞化，便溏，肢体困倦，腿胯酸痛。肾藏志，属水，为天一之源，主骨、主听、主二阴。肾虚则精不固，腰痛腿胯亦痛，上为耳鸣。诸恙早间较重，软弱晚间较甚者，皆阴阳不调之故。合之脉症，表里一贯，惟以上各节缠绵均不见减。细求调理之方，仍当以泻相火，补脾肾为法。谨拟

建理中气滋补关元。

淮山药三钱，炒 炙甘草五分 骨碎补一钱五分，去毛 云茯神二钱 潼蒺藜三钱 金毛脊二钱，炙去毛 干生地二钱 粉丹皮一钱五分 石决明二钱 芡实三钱

引用橘皮八分

六月二十一日，臣张彭年请得皇上脉两尺软弱，关中微弦，数象较减。谨按数无定象，为虚热往来。尺中软，为肾气不足。关中弦，为木土不和。水亏木旺，脾弱胃强，此耳鸣头眩，运迟便溏，腰胯酸痛之所以环生而叠起。总核病机，似以大便渐实，精气渐固为进步。恭拟妙香散封髓丹合法加减。

北沙参一钱五分 煅龙齿二钱 淮山药二钱，微炒 天冬二钱 云茯神苓各二钱，朱砂拌 生大白芍二钱 大生地三钱，炒透 焦远志七分，去心 炙甘草四分

引用砂仁五分，研后下 酸枣仁一钱五分

【参考】 妙香散具补益心气之效，与封髓丹加减合用，亦属稳妥之法。

六月二十二日，臣陈秉钧请得皇上脉两尺细软未和，左部细数，右部弦而亦数。其为真阴不足，气火有余，固不待言。肾失封藏，坎宫之火无从附。脾失传化，东方之木即为乘。火土又为合听，肝肾又为同源。证之有相并而来者，有相因而至者，缠绵不已。耳鸣未减，食后头晕，随之腰酸加重，筋掣胯痛亦随之。总由关元勿固，虽有梦未泄，而真藏被火内迫，元神未免受亏。水不涵肝，肝木不得疏畅，水(木)能克土，脾土转成卑监。所以食物运迟，大便溏而少坚实也。就证调理，谨拟和脉数以固肾水，平脉弦以协肝脾。

野于术一钱五分，饭蒸 黑料豆一钱五分 归身二钱，土炒 生白芍一钱五分 制萸肉一钱五分 炙甘草四分 抱茯神三钱，辰砂拌 覆盆子一钱五分 川柏一钱，盐水炒

引用莲肉七粒，去心 桑梗四钱，酒炒

六月二十二日，臣吕用宾请得皇上脉左部弦数，总未见平，右部虽缓，时见硬象。故水火不济，脾胃不调等症，均不见减。谨按腿胯偏右酸痛，牵及满腰，阳明胃之津液不能运行，以致腰胯之筋络不舒。子丑之时，肝胆主气，肝不潜藏，故作梦。肝过疏泄，故似遗未遗。肝来克脾，故便溏。以上各症，肝胆有余，脾肾不足，即耳鸣一节，亦少阳厥阴之火上升。又宗脉空虚，上扰听宫。昨日申刻，腰胯酸痛较重，阳明旺于申酉戌。遵法进方，毫无成效，时而加重，曷胜惶悚，谨依昨方略为进退。

淮山药三钱，炒 炙甘草五分 潼蒺藜二钱 酸枣仁二钱，炒 白芍二钱，生用 金毛脊二钱，炙去毛 云茯神二钱 萸肉一钱五分 石决明二钱 橘皮八分

引用麦芽三钱，炒

六月二十二日，臣张彭年请得皇上脉数较甚，关中见弦，两尺软弱。腰胯酸痛，牵及满腰，偏甚在右。因之睡不甚熟，有梦似遗未遗。肝主筋，肾主骨，肝阳强而肾阴虚，则精气易泄，不能布护于腰胯而迁延反复。阴虚阳冒则耳鸣头眩。木乘土位而困脾阳，胃虽能纳，运迟便溏，则水谷精华未易灌溉四旁，而肢倦懒步。上火下寒，肾阴脾阳，两两对待。谨拟养营以滋肝肾，运中以健脾胃。

大白芍一钱五分 抱茯神三钱 川续断一钱五分 归身一钱五分，土炒 丹皮一钱五分，炒 橘皮一钱 生于术一钱五分 制首乌三钱 炙甘草四分

引用石莲肉一钱五分 桑寄生一钱五分

【参考】 综观脉案，诸医辨证相同，总属肝肾两虚，脾胃不足为患。立法处方，亦颇相近。然无寸效，非医认证之不确，实病势之深沉。仅以脉案病机分析而论，堪称精当。

六月二十三日，臣陈秉钧请得皇上脉两尺软弱如前，左右部弦象有增无减，关较甚，且兼滑。阴分郁热未平，气分又不调达。胃属阳土，主降，脾属湿土，主升。升降不调，则清浊混淆。或因停滞郁湿，阻遏气道，所以纳食少化，嗳酸并作，大便溏稀，次数较多。所以诸证未减，耳窍鸣响，且头晕艰寐；腰俞无力，且胯酸体倦。总之脾肾两亏，阴阳造偏，见于阴则关元不固，见于阳则中气不振。用药动多牵制，欲滋清则碍气，欲甘温则碍阴，调理于气阴之间。谨拟益气和阴，参以化湿运滞。

潞党参二钱，元米炒　野于术一钱五分，饭蒸　白茯苓三钱　生白芍一钱五分　炙甘草四分　焦神曲一钱五分　陈皮一钱　西砂仁四分　金石斛三钱

引用红枣三枚　桑梗三钱，炒

六月二十三日，臣吕用宾请得皇上脉左部弦数仍未大减，右关欠调。仍水不涵木，脾虚不能运化，食物阻滞之象。故午刻至半夜便溏三次。而腰胯酸痛，身体倦软，气弱下寒之候总未能除。脾虚肾亦虚，耳鸣头晕均不见减。合之脉症，嗌酸宜和胃，便溏宜扶脾。上病下取，宜滋肾以泻火，温肾以实脾。谨拟香砂六君子增减，佐以温固下焦。

西砂仁四分　上党参二钱，米炒　淮山药三钱，炒　云茯神三钱　橘皮八分　炙甘草五分　益智仁一钱五分，盐水炒　潼蒺藜二钱　覆盆子二钱

引用神曲一钱五分，炒　麦芽三钱，炒

【参考】 诸医论治，颇重升降之和调。故治疗此复杂病情，辄以升降正常为要务。以本日处方而论，三方均以升脾阳，降胃气为重点，冀中州得健，元气渐复，尔后再行相应调治。

六月二十三日，臣张彭年请得皇上脉软弱，尺中尤甚，两关微弦而滑，数象似退。腰胯酸痛较重，睡起加剧。昨日便溏三次，兼见嗌酸。脉证相应，以肝脾肾三经为大纲，先天后天尤为要领。试观酸加痛甚，筋骨之病，实系脏真运迟便溏，水谷之精反成糟粕。肾水亏于下，以脾湿而难滋。肝阳盛于上，以肾虚而难泻。至于耳鸣头眩多属虚阳，肢软气虚半归脾倦，又其症之相因而至者也。随症用药，今日似以运中为急。谨拟健脾立法，权为调理。

野于术二钱　白芍二钱，炒　砂仁壳七分　法半夏二钱　厚朴花一钱　扁豆皮二钱　橘皮一钱　云茯苓三钱　炙甘草三分

引用红枣二枚　薏苡仁二钱，炒

六月二十四日，张仲元请得皇上脉息左寸微浮，关部弦而细数，右寸关沉细。证本不足，时值暑湿，稍夹感冒，以致头闷眩晕，鼻流清涕，不时作嚏，腰胯掣疼较重，牵引足跟微疼，食物无味，身肢酸倦。谨拟轻清化湿之法调理。

藿香一钱　白芷一钱　川芎一钱　菊花三钱　桑叶二钱　狗脊三钱　木瓜三钱　薏苡仁三钱，炒　防己二钱　谷芽三钱，炒　广皮二钱

引用益元散二钱，煎

六月二十四日，臣陈秉钧请得皇上脉左部细弦，右寸关两部弦而浮，仍带滑象。外受新凉，内郁痰湿，以致证情渐有更动。营卫两为不协，邪在清肃，鼻管欠利，且为涕嚏。头晕发闷，喉觉味咸，因之食物少味，寤寐少安，牵引诸恙，耳窍鸣响，腰胯酸痛，足跟之疼复作。最关系者，咳嗽无痰，本有旧根，恐其再损娇脏。诸脏腑病情已不为少，肺阴肺气必须早为调护，以免绵延。谨拟和表调中，借以肃降。

黄芪皮一钱五分，去内肉　黄防风八分　真川贝二钱，去心　连皮杏仁三钱，勿捣　杭菊花一钱　冬

桑叶一钱五分，蜜炙　橘红一钱　白茯苓三钱　冬瓜子三钱

引用枇杷叶三张，去毛　红枣三枚

六月二十四日，臣吕用宾请得皇上脉左寸连日略大，今微浮，关弦数，尺弱。右寸虚，关仍未和，尺稍急。似有暑湿内蕴，风凉外侵之象。浮则为风，风先伤肺，故头闷、流清涕、作嚏、喉中咸味，此风伤于上也。体倦食少滞化，大便不调，湿蕴于中也。腿胯酸痛，牵引足跟，湿注于下也。惟腰痛耳鸣，脾肾两虚之本症俱在，外感乘虚而入，又不能过为表散，至于气坠者，中气不建也。夜寐不安者，本心肾不交，亦胃中不和。经云：胃不和则寐不安。谨拟清轻之剂以解外，渗利之品以胜湿，佐以和中固下法。

老苏梗一钱五分　厚朴花八分　薏苡仁三钱　云茯神二钱　橘皮五分　藿香梗一钱　扁豆衣二钱　白术一钱五分，米炒焦　潼蒺藜三钱　炙甘草五分

引用麦芽三钱，炒

六月二十四日，臣张彭年请得皇上脉右寸微浮、关中弦数，两尺软弱。脉证相应，小有感冒，鼻流清涕、作嚏，身体酸重而麻。喉咙觉咸，头闷而晕，咳嗽俯首，腰部皆牵掣而痛。天时暑热流行，朝暮之间，寒热异候，气虚之体，更易不调。此耳鸣腰痛，运迟便溏之所以有增而无减。谨拟前法，参以轻透之品。

广藿梗一钱五分　半夏曲二钱　甘菊花一钱，炒　橘皮一钱　白蒺藜二钱，去刺　云茯苓三钱　冬瓜仁三钱　薄荷七分　炙甘草五分

引用荷叶边一圈　谷芽二钱，炒

六月二十八日，张仲元请得皇上脉息左部弦而细数，右部细软。暑湿见解，惟腰胯掣疼，俯之觉甚。有时眩晕。谷食无味，运化迟滞。考督脉行身后，气滞血脉所以腰疼频作。今谨拟葆真固本丸中，加以通气和脉之品，取其通则不痛之意。午间服金衣祛暑丸一丸，以解余邪。

菟丝子二两五钱，酒煮成饼　石莲肉一两五钱　茯苓八钱　山药八钱　煅龙骨八钱　诃子皮八钱　延胡索五钱　五灵脂五钱

共研细面，用五味子膏合丸，如绿豆大，朱衣，每早服二钱，晚服三钱，淡盐汤送下。

【参考】 金衣祛暑丸乃宫中常备之品，用治四时不正之气，瘟疫时气，或中暑霍乱吐泻等，常用效验。宫中制配量多，皇帝亦常以之赏赐大臣。方由藿香、丁香、檀香等药组成。

七月初三日，臣陈秉钧请得皇上脉尺软未和，左关弦细，右均弦而带数。属气阴为虚，气不能流行络脉，营不能贯注经隧。近日腰俞酸痛较前更甚，且气亏于营，右部重于左部，甚至俯仰转侧皆为牵引，以致内风上扰，仍头晕不平，湿滞下行，胯筋不利。且厥阴胜克，脾胃当其要冲，食后运迟，满闷作嗳，大便勿调，溏泄不实。以脉合证，以证议药，《素问》云：形不足者温之以气，无如少火化成，壮火安敢重温；又云：精不足者补之以味，变胃不为胃变，安敢峻补。谨拟调理于气味之中，标本虚实均能照顾。

饭蒸于术一钱五分　制首乌一钱五分　当归三钱，土炒　金毛脊一钱五分，去毛　川续断三钱，炒　半夏曲一钱五分，炒　桑寄生三钱　宣本瓜一钱　生白芍一钱五分

引用丝瓜络二寸　切红枣三枚

七月初三日，臣施焕请得皇上脉两尺无力，左关弦滞，右关弦滑，左寸细，右寸弱。症应腰胯酸痛，右更重，牵掣腰腿俱酸疼，耳响嗌酸便溏等症。查滞为郁，滑为痰，无力为虚，皆由思虑伤神，以致心气不足，脑为之不满，耳为之苦鸣，头为之苦晕。脾气不足，

溲便为之变，运化为之迟，四肢为之倦；肾气不足，腰为之酸痛，胯腿为之牵掣，阴津为之不固。盖奇邪走空窍，津液少升，必多思饮，饮多恐有留饮在膈。现将秋令，肺金不肃，故发咳，肝郁故嗌酸。种种不足之象，若专以草木药品，恐难奏效，伏祈皇上怡情开爽，再加以血肉有情之品，量为调摄，或可徐见功效耳。谨拟药治并调摄品上呈。

桑寄生三钱　桑螵蛸四钱　石莲肉三钱　合欢皮四钱　萱草二钱　西洋参一钱，细　熟地炭二钱，用砂仁末以酒炒炭，略存性　郁金子五分，炒

清晨取仰荷叶内露水煎药为引

调摄之品，宜多进白木耳，肃肺金以益大肠。多用莲子羹并牛肉汁，培脾土以养胃气。多用湏湏葡萄并鱼翅，补肾气以利膀胱。盖鱼翅补阳不燥，葡萄滋水不凝，莲子羹补脾固肾，牛肉汁崇土驱邪，白木耳益气最清，久服可以止泄，又古书云：久病宜食韭，每膳略带此小菜些须，尤佳。如葡萄酒多年者，亦可服。

七月初三日，臣吕用宾请得皇上脉左部数象较减，弦象仍在，右部无力，尺尤甚。诸症未轻，故脉亦未复。腿胯酸痛，偏右较重，牵引满腰，咳嗽低俯更甚。右属胃土，胃主宗筋，筋不润故腿胯偏右酸痛。运滞、便溏、嗌酸皆太阴脾土虚弱，不能健运所致。耳鸣、头晕、腰痛、仍髓海空，肾气不足故也。细绎脉症，乃真阴真阳之亏，谨拟草木之质，佐以至灵之品，暂为试服。龟鹿二仙合异功散增减。党参、怀药，扶脾胃。鹿为阳，善通督脉，可治头耳。龟为阴，善通任脉，可治腰胯。且鹿得龟而阳潜，龟得鹿而阴化。参苓健运中气，以冀上下和而肢体畅适矣。

上党参二钱，米炒　云茯神二钱　制龟板一钱五分　淮山药二钱，炒　白蔻仁四分　金石斛二钱　酸枣仁一钱五分，炒　鹿角胶一钱五分，蛤粉炒　覆盆子二钱，盐水炒　潼关蒺藜二钱

引用橘皮五分　谷芽三钱，炒

七月初三日，臣张彭年请得皇上脉两尺软弱如前，左细弦，右部弦而微数。仍属气分不足，阴分亦亏。数日来腰部酸痛，较前更甚。重于右者，左属血，右属气，则气虚为多，痛甚则筋掣而跳，又为血虚风象。气血虚者中必馁，故脾胃运迟而便溏。至于头晕耳鸣，虚阳上冒，嗌酸体倦，湿土中虚，虚不受补，惟主运中。谨依前法，以肝脾肾为大纲，而以和平之剂调理。

制首乌二钱　生于术一钱五分　当归一钱五分，土炒　金毛脊二钱　桑寄生一钱五分　宣木瓜一钱　大白芍二钱　半夏曲一钱五分　橘络五分

引用焦薏苡仁三钱　红枣二枚

七月初四日，臣陈秉钧请得皇上脉两尺软弱未复，关部左大于右，且弦且滑，而数象总未见平。以脉合证，肾藏为水火之本，水能制火，可梦少而勿遗。脾胃为仓廪之官，脾能运胃，可食强而便调。脾肾与胃诸恙如得向安，则耳之鸣响，头之眩晕，腰之沉软，胯之酸疼，可与之俱减。且艰寐神疲，上重下轻，种种虚象。昔贤云：静则生水，动则生火。胃阴喜润，脾阳喜健，卫身之道，与用药之义，似相须而相合者也，谨拟济水火而运中焦为宗旨。

野于术一钱五分，饭蒸　金石斛三钱　生白芍一钱五分　黑料豆一钱五分　制丹参二钱　半夏曲一钱五分，炒　新会白一钱　净归身二钱，土炒　杭菊花一钱五分

引用鲜莲肉七粒　红枣三枚，去心

七月初四日，臣施焕请得皇上脉肾脉软而带数，脾脉滑中有滞，左关弦象，右寸微弱。症仍腰胯酸跳，偏右较重，耳响听声不真，食物消化尤慢，大便结燥溏泄不定，夜寐不安，

常有梦遗等症。查耳为肾窍，胆络脉亦附于耳，胆属少阳，为阳枢，肾属少阴，为阴枢。阴阳枢机旋转违和，诸窍不利，腰为肾腑，胯亦足三阴三阳经循之所。酸痛系经气郁，郁从火，阴虚火旺，补阴尤贵。轻清草木药品不过驱邪扶正之义，培养真气仍以血肉品为贵也。谨拟。

桑螵蛸三钱　合欢皮四钱　芡实四钱　百合六钱　薏苡仁四钱　炮鳖甲二钱　法半夏二钱　青蒿梗一钱

取鲜荷叶内露水煎水为引。

七月初四日，臣吕用宾请得皇上脉左部仍弦而数，右部虚缓。脉象之进退，视病状之轻重为转移。诸症未除，故脉亦如旧。髓海未充，故耳鸣头晕。髓海者督脉也，宜滋肝肾以达巅顶。中焦不运故大便不调，体倦腿痛。中焦者脾胃也，宜实仓廪以转枢机。关元不固故腰痛胯酸偏右较重。关元者，肾宫也，宜济水火以燮阴阳。细按脉症，素体偏于阴虚，仍应扶脾阴以养胃，滋肾水以潜阳。龟鹿未效，谨仿前方略为增减。

南沙参三钱　淮山药三钱，炒　黑大豆三钱，炒　金毛脊二钱，去毛炙　金石斛二钱　石决明一钱五分　云茯神二钱　干百合三钱　女贞子三钱

引用谷芽三钱，炒

七月初四日，臣张彭年请得皇上脉两尺软，关中弦滑不静，久候微带数象。软为水亏，弦为木旺，滑则湿气中阻，数则壮火不藏，分之为诸症纷纭，合之为一虚憧扰。上冒则耳鸣头眩，下走则遗泄腰痛。中宫欠运，则大便不调。但胯痛偏重在右，想左为肾水，右为命门，命门之虚，似宜补火，不知壮火既食气于上，命火自不充于下，升降得宜，水火自配，谨拟运中之法，参以调和升降之品。

丹参一钱五分　黑豆皮二钱　半夏曲一钱五分　杭白芍一钱五分　甘菊花一钱，炒　橘络八分　归身一钱五分，土炒　生于术一钱五分　金石斛三钱

引用生薏苡仁三钱　红枣三枚

七月初五日，臣陈秉钧请得皇上脉左右三部均见滑而带弦，数象尚未见平。仍(乃)水亏火旺，胃强脾弱所致。耳管鸣响，眩晕时生，腰胯酸疼，牵掣时作，总由脾肾两经为之进退。肾之封藏，未必能坚，脾之健运又为不职。昨夜大便两次，且复溏稀。关乎胃家运行不利，谷食不得尽化精华而变糟粕。遂至气怯神倦，上热下寒诸见证。谨拟芳香以醒胃，健化以和脾。

野于术一钱五分，饭蒸　白茯苓三钱　半夏曲一钱五分，炒　厚朴花五分　生白芍一钱五分　陈皮八分　炙甘草三分　金石斛三钱　广藿梗八分

引用鲜荷叶一角　薏苡仁三钱　红枣三枚　桑梗一钱，酒炒

七月初五日，臣施焕请得皇上脉，宗脉虚则下溜脉竭，故耳鸣仍重。脾肾湿故腰胯仍酸痛。拟扶脾而不燥，清湿而不寒为要。

玉竹三钱　金石斛一钱五分　萆薢二钱　佩兰梗一钱五分　薏苡仁六钱　桑寄生三钱　合欢皮六钱　淮山药二钱，炒

引用厚朴花五分

如无佩兰梗，以藿香梗五分代之。

七月初五日，臣张彭年请得皇上脉尺弱关弦而滑微见数象。溏泄两次，耳鸣腰痛，体倦运迟，水亏木旺，脾弱胃强，病机互有出入。天时暑湿流行，长夏又属湿土，似宜以运中为首务。谨拟健脾益肾肝胃两和法。

于术一钱五分，土炒　云茯苓三钱　半夏曲一钱五分　陈皮八分　杭芍一钱五分，炒　广藿梗一钱　生

甘草三分　薏苡仁三钱，炒　厚朴花八分

引用荷梗一尺　谷芽三钱，炒

七月初五日，臣吕用宾请得皇上脉左部弦细，雷龙之虚火上炎。右部濡弱，脾肾之精气不固。欲清上宜补脑潜阳，欲建中宜扶脾和胃，欲益下宜滋水涵木。然按法进方，而耳鸣腰痛腿酸未减，便溏夜间叠见。盖由肾虚不固，脾虚受湿所致。滋补调摄，难得其平。温中则助火，滋阴则伤脾，填塞则上下之机不畅。斟酌损益，择善而从。谨选清利之上品，以济阴阳之偏，培水土之真元，以固后先之本。

南沙参二钱　大豆黄卷二钱　云茯苓二钱　白扁豆二钱，炒　金石斛三钱　金毛脊二钱，去毛炙　女贞子三钱　干百合三钱　薏苡仁二钱，炒　谷芽三钱，炒

引用橘皮四分

七月初六日，臣陈秉钧请得皇上脉数减而转沉细，细而兼滑，右关尚弦，两尺俱软，诸部脉情见为参差。属近日溽暑伤中。中者脾胃也。考脾胃属土，寄旺于四季，炎夏乃独主其权。阳在于外，阴在于内，受凉受热皆能阻遏气道，更易停滞。所以食物更少运行，大便更不调达，气不流行则津液内亏。心肾之证层出叠见，耳鸣勿熄，腰俞酸软，胯筋掣痛，甚至寤寐欠安，眩晕频仍，上之虚热口泡时起，下之肢体疲困。数日闻不见遗滑者，为脉数得平也。现虽虚不受补，而攻伐分泄诸品亦不敢用，谨拟清养。

北沙参一钱五分　法半夏一钱五分　陈秫米一钱五分　生白芍一钱五分　黑料豆一钱五分　广皮络八分　白薏苡仁三钱，盐水炒　生炙甘草各三分　抱茯神三钱，辰砂拌

引用桑寄生三钱　红枣三枚　扁豆花十朵　建曲一钱五分，炒

七月初六日，臣施焕请得皇上脉左部弦而带数，右部弱，中弦滑，尺更软。症应腰胯掣跳酸痛，耳鸣神倦，食物不多，大便不调。现值季夏将秋，为脾旺肺相之时，脾湿喜燥，因肾病阴虚，燥药不宜。按孙真人所论，肾病脾湿胃不和者，应腹大，腰疼，失精，耳鸣等症，所以心肝脾肾相因不足矣。胯有阳维脉络，阴搏阳气而跳，阳郁于阴则酸。总之阴虚阳逆，脾胃不调。前从阴阳枢注意，欲升清以降浊。今在阴阳维用心，欲清火以济水，庶不碍及脾湿肾水也，谨拟药味上呈。

玉竹三钱　合欢皮四钱　白芍八分，酒炒　金石斛一钱五分，以牛乳同小于术炒、去术　桑螵蛸三钱　薏苡仁五钱　丝瓜络四钱　法半夏二钱　生甘草八分

真珍珠二分，研极细末为引

七月初六日，臣吕用宾请得皇上脉左寸略大，关弦数，尺稍迟，右部仍软。总属脾为湿困，水不济火之象。脾不健运，故食物滞化，便溏肢体倦乏。肝不潜藏，故子丑时醒后即不能寐。缘子注于胆，丑注于肝也。寐不安则阴气不足，胃热时见，故作事觉劳，行坐觉倦，口中起泡，以致火炎于上，耳鸣头晕，水亏于下，腰痛胯酸。唯体虚不能受补，故用药难适其宜，滋阴不宜滞腻，补土不宜温燥。盖滞则腻膈，燥则助火。谨拟清轻甘淡之品，和胃气以养脾阴，滋肾水以制相火。

淮山药二钱，炒　女贞子三钱　大豆黄卷二钱　白扁豆三钱，炒　金石斛三钱　生甘草三分　云茯神二钱　橘络八分　生白芍一钱五分

引用生熟谷芽各二钱　夜交藤三钱

七月初六日，臣张彭年请得皇上脉数象较减，而转细滑，两关兼弦，尺部软弱。天时暑热流行，脾湿更甚，故大便尤易不调，脾倦则体软嗜卧，消化不灵。湿热上蒙清窍，为之鸣眩。湿流关节，腰胯因以酸疼。至于天热而精关稍固，下焦虚寒，显然可见。上焦虚

热，难进温补，况治脾碍肾，治肾碍脾，此所以未易调摄也。按证用药，惟随天时之燥湿为转移，脾肾之进退为消息。谨依前法，仍以芳香醒脾，甘淡养胃权为调理。

生于术一钱五分　抱茯神三钱　橘络六分　扁豆皮一钱五分　薏苡仁三钱，盐水炒　法半夏一钱五分　秫米一钱五分　夜交藤一钱五分　生甘草四分

引用竹叶卷心十四片　硃染灯心二尺

七月初七日，臣施焕请得皇上脉右关更无力，左部弦滑，尺尤细软。症应心中懊憹，嗌酸倦卧，腰痛腿胯牵疼，食少难化，耳响等症。查脾为意脏，主四肢，在变动为噎。又脾脉布胃中，络于嗌。脾阳与胃阴不调，故嗌酸倦卧。又腰痛腿胯疼欲寐，均肾经病状。肾司二便，与脾合病，大便周时至四次之多，且溏糟色白。气愈虚，阳愈浮，故耳响，心中懊憹难寐，相因而见。总之五脏不和，当先调胃。盖胃当益阴不寒，脾当扶阳不燥，并清理虚阳以济阴，扶正气以生津。为方谨拟。

细西洋参二钱　生小于术一钱五分，连梗用　连壳砂仁六分，用茵陈水炒　扁豆米一钱五分，用淡姜水炒　合欢皮五钱　玉竹二钱，用橘皮水炒　法夏曲三钱　桑螵蛸二钱　炙甘草五分　抱木茯神二钱，用朱砂拌

引用真珍珠三分，研极细末

七月初七日，臣吕用宾请得皇上脉左寸微大，心火之象，暑气入中，故心中懊憹夜寐不安。左关弦数，肝不潜阳，故丑后即不能寐，耳鸣尤甚。右关不调，脾虚受湿，故嗌酸食少滞化，午时至丑时溏便四次，腹微痛，体倦嗜卧。两尺软弱，仍下元亏虚。故腰胯酸痛，筋掣跳，神困懒步，合按本病迁延未减，而不寐便溏，亟宜调理。谨专以足阳明、足太阴主治。经云：阳明主宗脉，四肢主脾土。胃不和则寐不安。近日暑湿相蒸，虚体最易感受。拟清暑利湿以和脾胃稍佐肝肾之品，以固本元。

藿香梗五分　橘皮四分　益智仁一钱五分，盐水炒　白扁豆三钱，炒　炙甘草四分　云茯苓二钱　野于术一钱，饭上蒸透米炒黄　吴茱萸一分，漂淡盐水炒　黄连二分

引用谷芽三钱，炒　夜交藤三钱

七月初七日，臣张彭年请得皇上脉右寸略虚，尺部细软，关中弦滑不静。脾肾两亏，木土不协。气虚之体暑湿易入，暑热伤中，故心中懊憹。湿更伤脾，故嗌酸运迟，便溏色白。精气不足，不能布护于腰胯，故酸疼倍重。中州不健，诸气皆虚，故耳鸣头眩，体倦不支。太阴为湿土，炎夏湿又司令。总核病机，肾退脾进。谨拟运中法参以调和时令之品。

广藿香一钱　白术一钱五分，炒　云茯苓神各二钱　建曲一钱五分，炒　薏苡仁三钱，炒　陈皮八分　大腹皮一钱五分　扁豆皮二钱　生甘草四分

引用荷叶一角　谷芽三钱，炒

七月初八日，臣施焕请得皇上脉右关滑而无力，寸弱尺软，左部皆缓软。症应心烦、口渴、体倦、耳响、大便不调，胯筋偏右牵及腰腿酸跳疼痛等症。经云：从腰以下痛者，足太阴阳明皆取之。足太阴属脾，脾病未能输运自如，故大便不调，身体倦怠。足阳明属胃，胃虚则饮食忽热，食过又凉，津液乏生，虚热上逆，故心烦口渴、耳响。胯筋、腰腿酸跳疼痛者，仍脾肾之合病也。惟偏右牵及，则阴维阳络曲节处，气血贯注难免有郁滞。谨拟扶脾益胃调和营卫兼舒筋法上呈。

细西洋参二钱　麦冬二钱，去心包法夏末一钱，用线扎好入煎　淡竹叶一钱五分　合欢皮四钱　于术梗三钱，专用梗　丝瓜络三钱　白芍叶一钱，用桂枝水炒　大枣二枚，去核，以生姜一钱，切细包入大枣内，用线扎好入煎　生甘草一钱　陈仓米五钱

鲜藕汁兑药冲服为引，量七分药，三分藕汁。

七月初八日，臣吕用宾请得皇上脉左部弦数之象略减，右部仍濡弱。耳鸣头晕，腰胯

酸痛等症俱在，皆虚不受补，故迁延难减。加以溽暑盛行，湿热熏蒸，以致食物不香，口渴心烦。食入于胃，乍热乍凉。溏便前日四次，故精神愈倦，虚火愈升，肢体愈乏。尚喜糟粕能去，太阴之暑湿有所发宣，而脾胃之枢机或可转运。惟脾肾两虚之体，当此夏秋交接之令，本病未减，客感易侵。故一症未平，一症又起。仍宜随时调摄，慎拟中和之品，以养天和，后天一培，而先天自固，谨依昨方增减。

白扁豆二钱，炒透　金石斛三钱　橘皮五分　云茯苓二钱　生甘草四分　冬瓜仁三钱　谷芽三钱，炒　女贞子二钱　金毛脊二钱，去毛炙

引用交藤三钱　灯心一子

七月初八日，臣张彭年请得皇上脉右寸虚软，尺部软弱，关中兼弦而滑。病本脾肾两虚，精关稍固，而运化转差。食不甘味，口渴心烦，脾阳既受湿困，胃阴亦为热伤，水土交病，互有反复，则腰胯酸疼、耳鸣头眩等症，自不能已。气分本亏，加以暑热流行，更伤气分，则调摄殊非易易也。谨拟祛湿而不燥者以健脾阳，清热而不寒者以养胃阴，权为和中，且缓固下。

北沙参一钱五分　麦冬一钱五分，米炒去心　云茯苓三钱　橘络六分　扁豆皮三钱　丝瓜络一钱五分　金石斛二钱　杭白芍一钱五分　生甘草四分

引用鲜荷叶一角　生熟谷芽各一钱五分

七月初九日，臣张彭年请得皇上脉关弦尺软，水不涵肝。弦中兼滑，脾为湿困。湿热中阻，则升降不调。左主升，右主降。腰胯之痛甚于右，湿下注也。耳鸣之声甚于左，火上升也。痛甚则坐起吃力，鸣甚则时作轰声。日来精关稍固，而乏力转增，则诸症纷纭，不独责肾之阴亏，宜兼责脾之湿重。况便溏运迟，日来加甚，似宜守脾肾交病，脾进治脾，肾进治肾之法。至于头觉微疼，心烦口渴，则又气虚之体，因天热而不调。谨拟脾胃双和权为调理。

北沙参一钱五分　杭白芍一钱五分　野于术一钱五分　金石斛三钱　生薏苡仁三钱　云茯苓三钱　杭甘菊一钱　扁豆皮三钱　生甘草四分

引用鲜荷叶一角　丝瓜络一钱五分

七月初十日，臣陈秉钧请得皇上脉两尺如前软弱，关部略见弦象，左右寸亦微细少力。正合仲景云：脉虚伤暑。论暑为有余之邪，论脉为不足之象，虚实互形，诸恙有增少减。耳鸣声杂属阴虚热炽，腰胯酸痛属阳虚湿郁。阴阳偏胜，中气无权，纳食减少，且难消化，大便不调，总不结实。虚体入夏，昔人本有疰夏之名。无论有感冒与无感冒，气体有所不支，神倦气怯，转侧欠舒，种种见证。谨拟和阴以清热，益气以调络。

西洋参一钱，白粳米炒　抱茯神三钱，辰砂拌　淡黄芩一钱五分，姜汁炒　黑料豆一钱五分，酒炒　白扁豆三钱，微炒　半夏曲一钱五分，炒焦　杭菊花一钱，酒炒　西砂仁四分，盐水炒　金石斛三钱

引用白荷花瓣一张　丝瓜络三钱

七月十一日，臣吕用宾请得皇上脉左寸关弦细，右稍缓，两尺弱，各部之脉象如前，各经之见症未减。良由久病虚不受补，方药难尽适宜。耳鸣腰胯酸痛，起坐行动皆觉费力，乃宗脉不润，筋络不和故也。肢体倦软，大便不调，又脾不健运所致。至虚火在上，寒凉在下，亦阴阳不和之故。惟胃为阳土，喜润，脾为阴土，喜燥。肾宫为癸水，宜滋补，命门为相火，宜清泻。此中阴阳水火难剂其平，故用药亦难骤效，谨依前法再为进退。

野于术一钱五分，米炒黄　黑大豆三钱，炒　金石斛三钱　云茯神三钱　橘皮四分　薏苡仁三钱，盐水炒　黄柏炭一钱，炒　生甘草四分　潼蒺藜二钱

引用炒谷芽三钱

七月十一日，臣周景涛请得皇上脉左寸关均弦滑而数，右关弦滑，两尺细弱。症见耳响，腰胯掣痛，举动费力，气弱食滞，大便不调。查心肾均开窍于耳，腰胯亦肾之俞。论症(证)自是脾肾虚弱，水不涵火。惟炎夏郁蒸，湿土受困，胆火亦因之不舒。谨先拟两扶脾胃，宣畅少阳治法，列方伏候圣裁。

干荷叶一钱五分，饭蒸透　扁豆皮三钱　小忍冬藤四钱　生谷芽二钱　杭菊花五朵，后入　玫瑰花三朵，后入　肥玉竹三钱　鲜生地三钱　结云苓三钱

七月十二日，臣施焕请得皇上脉左关弦而带大，尺则外弦而内缓；右关弱，中不匀，寸缓尺滑。症现腰胯酸痛，牵及少腹，耳鸣等症。查水湿客足太阴别脉，土不制水，乙癸同源，肝肾兼病，以致腰胯酸痛，牵及少腹，气体乏倦。论症(证)则元阳不足，真水不能涵养木气，逆现耳鸣头晕，顺为欺土，二便不调。按法当从下部寒凉治起，惟温药恐助肝阳，泻火又伤正气，似宜扶脾利水中兼纳肝肾为治。谨拟。

生小于术三钱，连梗用　薏苡仁六钱　山茱萸二钱，炒　泽泻一钱　续断二钱，炒　芡实四钱　核桃肉二枚　生甘草一钱　桑螵蛸三钱

引用鲜荷梗一尺

外用鲜荷叶蒸陈仓米饭，随用，以调养胃气。

七月十三日，臣周景涛请得皇上脉左寸数，左关弦数，左尺细数，右关弦滑，关下无力，右尺沉弱。诸症如前。日内腰胯愈掣痛，并及少腹，举动行走费力。梦遗一次。按相火寄于少阳，上炎则耳鸣，下逼则遗泄。厥阴之脉，络腹，腰胯掣痛，并及少腹，肝肾同源，肾衰而肝络亦不润也。右关弦滑无力，木侮土所致。法宜扶脾纳肾，疏畅肝络。列方伏候圣裁。

结淮山三钱　云茯苓三钱　芡实三钱　建莲肉十四粒，去心　胡桃肉三钱，留软皮　枸杞子二钱　忍冬藤六钱　干荷叶一钱五分，饭蒸透　木瓜一钱　丝瓜络二钱

外用

忍冬藤六两　干藕节三两　小桑枝一两　归身八钱　芦根三两

浓煎，食后熏洗。

七月十四日，臣张彭年请得皇上脉两尺软弱无力，关弦而滑，兼见数象。诸症如前，而腰胯痛甚，行动起坐皆见牵掣，偶或手不能举，前日遗泄一次。然前此精关不走已廿余日，而痛增转剧。则其痛似不独肾腑之空虚，而兼有湿热之下注，病本脾土湿郁，肾水虚寒，互相窒碍。日渐天凉，下焦尤宜调护。总之脾肾两须兼顾也。谨拟渗湿以运脾，和阴以固肾。

北沙参一钱五分　野于术一钱五分　云茯苓三钱　广陈皮一钱　丹皮一钱，炒　桑寄生一钱五分　川续断一钱五分　杭白菊一钱　甘枸杞子一钱五分

引用生薏苡仁三钱　苏芡实三钱

附方内药物产地：北沙参产北方，野于术产浙江於潜县，云茯苓产云南，广陈皮产广东以新会县署内者最佳，炒丹皮随处有，桑寄生产深山中者佳，川续断产四川，杭白菊产杭州，甘枸杞产甘肃甘州，炒薏苡仁随处有，苏芡实产苏州。

七月十六日，臣陈秉钧请得皇上脉息于交秋后，更见微软，关部略有弦滑之象，左右尺细弱如前。近日腰俞酸痛有增无减。昔贤云：凡痛久则为入络，所以走窜无定，行于股胯之间，入于少腹两旁。手不能举，身不能俯，由于肾不涵肝，肝邪侮脾，皆在肝脾循经

之处，大筋小络抽掣欠舒。论脉合证，从中生风郁湿，属虚实参半。仍耳响不平，头晕心悸，诸证纷至沓来。中气仍然不振，食物运迟，大便勿调。谨拟补气以化湿，养营以熄风，藉以和经隧而通脉络。

西黄芪二钱，盐水炒　宣木瓜一钱五分　潞党参三钱，白粳米炒　广橘络七分　左秦艽一钱五分　杭菊花一钱五分　川续断三钱，酒炒　全当归三钱，土炒　半夏曲一钱五分，炒

引用十大功劳叶七片，去刺　嫩桑梗四钱，酒炒

七月十六日，臣杜钟骏请得皇上脉左尺微弱，右关弦数。先天之肾水本亏，后天之脾土复弱。水亏者火必浮，是以耳响头眩。水亏者木失养，肝属木而主筋，是以筋脉掣痛，腰胯酸跳。脾弱者，湿必聚，是以便溏化迟。且脾主四肢，脾弱则气不能布水谷之精微以旁运，是以手难举而足乏力。腰不能俯，少腹牵痛者，络不和而少血也。晨起尤重者，清气失和也。大凡先天之不足，全赖后天以生养。《易》曰：至哉坤元，万物资生。《内经》云：脾胃者，仓廪之官，五味出焉。五味者，即饮食也。关系养生，尤拒药饵之外，似宜讲求饮食，胃之所喜者，皆能补。所恶者，皆不能补也。谨拟养胃运中和营通络法。

杭白芍三钱　生甘草五分　甜冬术一钱　归身一钱　云茯苓三钱，带皮　广橘络一钱五分　左牡蛎三钱，先煎　广木香五分　熟谷芽三钱

引用鲜荷叶一钱五分

七月十七日，臣吕用宾请得皇上脉左寸关弦细，右寸关亦弦，左尺微弱，右尺稍大，脉象如前。诸恙较重，盖由天时暑凉不时，久病体虚脏腑之阴阳未和，以致肢体之筋骨失养，耳鸣头晕，腰疼胯痛不能起坐俯仰，此病之见于筋骨者也。食物滞化，大便溏糟，惊悸遗泄，此病之见于脏腑者也。欲壮筋骨，宜滋气血。欲固脏腑，宜燮阴阳。谨拟上中下三焦之纯品，以冀肝脾肾三经之交通，略变前法，另为增减。

西洋参一钱五分　生白芍二钱　潼蒺藜三钱　鹿角胶二钱　黑大豆三钱　生甘草四分　制龟板二钱　黄精二钱，九蒸九晒　薏苡仁三钱　甘枸杞子二钱

引用合欢枝三钱

七月十七日，臣杜钟骏请得皇上脉左三部细软，右关仍带弦数。由脾肾而虚及气血。血虚不能荣养筋脉，液少不能濡润骨节，以致腰背胯筋脉掣痛，起坐不便，甚且腰不能俯。夫腰为肾腑，其骨节不和，肾虚可知。肝主藏血，脾主统血。《内经》云：足受血而能步，掌受血而能握。手难举，足无力，皆血不荣于四肢也。谨拟甘润之品，养血荣筋，滋液利节。

当归身二钱　大熟地二钱　山萸肉一钱五分　杭白芍五钱　绵杜仲三钱　炙甘草五分　甘枸杞子一钱五分　潞党参二钱　淮山药二钱　鹿角霜三钱　广橘络三钱　金铃子三钱　柏子仁三钱

引用北小麦三钱　黑大枣二枚

七月十八日，臣施焕请得皇上脉左关弦象虽减，而滞未退，尺尚弦，右关里外不匀。病情随节应会，交秋前后，各症较重。现秋令已来一复，而症脉尚未平正。虚热灼筋，寒气相引，阴阳枢机乏力，气血贯注稍偏。脾少输津于四肢，肾未能涵肝，少阳之枢不顺，衡络亦为之略阻，以致腰背胯筋酸跳掣痛，俯仰为难。气机未畅，上逆则现心跳、气促、耳响、微晕，下注则大小便不调、腰胯牵掣。综计脉症，总当平肝扶脾，调气益肾。然草木药品，总不若五味之资养，口味适宜即属有益。此《周礼》所以有食医之文。谨拟舒筋调气，兼理脾肾，并调摄食品上呈。

杭白芍三钱　生小于术三钱，连梗用　桑螵蛸二钱，云茯苓四钱　川杜仲一钱五分，盐水炒　丝瓜络一钱

麦冬二钱　生甘草八分　广陈皮六分　法夏曲一钱

引用十大功劳叶三叶，去刺　荷梗二尺

外用燕窝煮陈仓米粥，甜饮，以养阴益气。

七月十九日，臣施焕请得皇上脉左部弦少滞多，右部去来无力。腰痛如裂。查邪客脾经别络，与肝肾腰痛，及少阳腰痛，并阳维与带脉相应，阳跷与督脉相应，之中均有腰背腰胯牵痛等症。惟环跳酸疼，经络气郁，小便不畅，大便未行，系三焦之气化不调。耳响微晕气阻，与丑刻后不能睡，仍属肝胃不和。谨拟调和气机，兼舒筋络，并理脾药品上呈。

五加皮一钱五分　川杜仲一钱五分，盐水炒　白芍四钱，炒　淮山药三钱，用砂仁末炒　云茯苓三钱　佩兰叶四叶，鲜　肥玉竹二钱　生甘草五分　广木香五分

引用丝瓜络八分

施焕敬注药名出处。

五加皮出四川，川杜仲出四川，炒白芍出杭州、淮南，淮山药出淮南，云茯苓出云南，佩兰叶出江南，肥玉竹出滁州，生甘草出陕甘，广木香出广东，鲜荷梗各处有，丝瓜络各处有。

七月十九日，郑敏书请得皇上脉息左关弦数，右关沉缓，尺部无力。缘肝阴不足，气滞经络不舒，以致转输迟化，气血不得流通，阻结于上则眩晕，滞运于下则作疼。今宜滋阴舒肝，利湿活络之法调理。

川郁金一钱，研　茵陈三钱　黑元参三钱　橘络二钱　石决明三钱，研　赤苓三钱　黑栀仁三钱，研　灵仙一钱

引用淮杜仲二钱　炭山药三钱，炒

七月十九日，臣周景涛请得皇上脉左三部弦数稍平，转形涩滞。右关沉弱，两尺细软。诸症如前，腰痛转甚，大小便均不见调。肾脏火衰，不足温土，致气机不利，血脉流行滞阻。谨拟健脾纳肾，调和肠胃之品，取其不燥、不腻，能利气机者，列方伏候圣裁。

左牡蛎八钱，不炒先入　浙贝五钱，盐水，炒　延胡索三钱　杜仲炭三钱　野白术三钱，米泔泡　甘枸杞子二钱　黑芝麻二钱　肥玉竹二钱　陈橘络七分，盐水制

引用鲜佩兰叶七片　鲜荷梗一尺

周景涛敬注药名出处。

左牡蛎出宁波福州，浙贝母出浙江，散产者不取，象山平贝母，延胡索出浙江，杜仲炭出湖广四川，野白术出于潜，甘枸杞子出甘州，黑芝麻随处有，肥玉竹出滁州，陈橘络出福建，佩兰叶出南方，鲜荷梗随处有。

七月十九日，郑敏书请得皇上脉息左关弦数，右关沉缓，尺部无力。缘肝阴不足，气滞经络不舒，以致转输迟化，气血不得流通，阻结于上则眩晕，滞运于下则作疼。今宜滋阴舒肝，利湿活络之法调理。

川郁金一钱，研　茵陈三钱　黑元参三钱　橘络二钱　石决明三钱，研　赤苓三钱　黑栀仁三钱，研　灵仙一钱

引用杜仲二钱　淮山药炭三钱，炒

七月二十一日，臣施焕请得皇上脉两尺弦，左关寸小，右关寸弱。此病在下，当取诸上也。腰痛引少腹，控胁不能仰，牵掣腿胯酸疼，屡服杜仲、于术不效，应当从阳郁注意。盖阳郁必先从少阳太阳两经求法，柴胡本少阳升转之要药，前屡迟回未用者，皆由病久虚弱，恐升少阳而惹动相火也。兹既滋阴健脾并治，肝肾之药品均不见效，详细推求，惟舒阳似乎近理，但从未用过之药，不宜过服，只可略试后再酌，谨拟上呈。

柴胡梗五分，去叶醋炒　白芍二钱，炒　全当归一钱　桑螵蛸二钱　云茯苓一钱五分　生术白一钱　黄芩炭五分　法半夏三钱　生甘草五分　秦艽八分　细西洋参一钱　广陈皮五分

引用薄荷梗三分，去叶　佩兰叶四叶

七月二十二日，臣杜钟骏请得皇上脉左部关尺浮数而软，右部关弦尺弱。腰痛历久不痊，痛时喜得摩按。喜按为虚，其为虚痛无疑。但痛则不通，虚中亦有凝滞之象。痛则伤胃，所以食难多纳。昨夜亥刻无梦自遗，无梦而遗，责肾之虚。丑刻便溏，解时极为费力，此中气不足而艰于传送也。脾肾之虚已非一日，非旦夕所能复原。谨拟调和气血，先解其痛，然脾肾亦宜兼顾也。

细生地五钱　鸡血藤膏三钱　云茯苓三钱　归身一钱　骨碎补三钱　天仙藤三钱　粉丹皮三钱　建泽泻一钱　川楝子三钱，去核

引用荔枝核三钱，打碎

杜钟骏敬注药名出处。

细生地出怀庆，鸡血藤膏出云南，云茯苓出云南，当归身出秦中，骨碎补出江南，天仙藤出广东，粉丹皮出江南，建泽泻出福建，川楝子出四川，荔枝核出广东。

七月二十二日，臣施焕请得皇上脉两关滞，中较昨略短，尺寸软弱。腰胯以及少腹两旁俱酸跳掣痛，转侧为难，此少阳之枢逆也。太阳经中亦有脊痛腰如折之症。惟精滑无梦，理当治肾。大便不调，又当顾脾。调气机应从阳枢想法，理脾肾兼从阴分推求，谨拟上呈。

柴胡梗八分，去叶，醋炒　白芍一钱五分，炒　于术一钱五分，炒　云茯苓二钱　桂枝木八分，去皮　熟地炭一钱，用砂仁末炒　炙甘草五分　乌药五分　全当归一钱

引用煅牡蛎八分　桑寄生三钱

七月二十三日，臣施焕请得皇上脉两关滞象较昨前两日顿减。与昨日腹微串痛，见大便三次后，始稍畅顺相应，确是气机不调。腰胯少腹牵掣酸跳，转动艰难，俯仰更甚，此肾气乏力，膀胱与少阳各未尽其职也。所以两尺多现软弱。又每丑刻醒后愈重，不能睡，与食少运迟耳响微晕等症，此又肝脾不和之证据。总之脾肾偏于寒湿，宜化不宜利。谨拟调气以化之。

白芍二钱，炒　于术一钱五分，炒　桂枝木二钱，去皮　甘松八分　煅牡蛎一钱五分　炙甘草八分　云苓二钱　豨莶草一钱

引用五加皮一钱

施焕敬注药名出处。

白芍出杭州，于术出浙江于潜，桂枝木出两广闽浙，甘松出川广，牡蛎出闽浙，炙草出陕甘山西，云苓出云南，豨莶草出江东，五加皮出川陕。

七月二十三日，臣张彭年请得皇上脉两尺软弱无力，两关皆弦。腰胯酸痛日甚一日，昨虽较前稍轻而痛势犹剧。左耳微堵，鸣声如昨。想耳为肾窍，腰为肾腑(府)，关元虚寒，水火不济，则上为虚阳，下阻气化。至食少运迟，腹中不适种种，仍属脾病。谨拟温养脾肾，参以和营止痛之品。

白芍三钱，桂水炒　归身三钱，炒　杜仲三钱，炒去丝　川续断三钱　桑寄生二钱　豨莶草三钱　于术二钱　陈皮一钱五分　炙甘草五分

引用猪腰一个，煎汤代水、洗极净、煎汤后即除去

张彭年敬注药名出处。

白芍出杭州，归身出陇西，杜仲出四川，川续断出四川，桑寄生出广东，陈皮出广东，

于术出浙江于潜，炙甘草出大同，豨莶草出江东。

七月二十四日，臣陈秉钧请得皇上脉尺部久为微弱，现在寸关左右并不弦数，俱见濡软。交秋后，阴分未复，阳亦见为虚。腰痛较前更甚，游窜多处。腹为脾之郛郭，胯为肝之循行。虚风与湿皆属内发，并非外受，经脉舒展，筋络不克贯通，因之转侧欠利，伸缩失和，如收引之象。仍寤而欠寐，耳鸣头晕，脘纳运迟，大便溏稀种象。虚不受补，补气补阴动多窒碍，于相生相制之中，寓或偶或奇之法谨呈。

全当归三钱，土炒　生白芍一钱五分　宣木瓜一钱五分　川续断三钱，酒炒　延胡索八分，炒　覆盆子一钱五分　金沸草一钱五分，包煎　炙甘草四分　淮山药二钱，炒不焦

引用麦冬两个，包上肉桂一分，去皮

陈秉钧敬注药名出处。

全当归出陇西，金沸草出河南，覆盆子处处有，宣木瓜出宣州，生白芍出浙江，炙甘草出大同，延胡索奚国种今出二茅山，川续断出四川，淮山药处处有，麦冬出江宁，肉桂出广东越南。

七月二十四日，臣施焕请得皇上脉左部弦滞虽较减，右部寸关尚少力，尺仍细滑。腰痛掣，少腹上下如束紧呼吸欲阻，此带脉与阳维相应，脾肾肝三阴之症也。牵胯酸跳掣痛，转侧不能，丑刻见溏便后比昨略轻，此又少阳两经气化未调之所致。耳响、微晕、运慢，均阴阳不和也。宜从带脉治起，兼调燮法，谨拟上呈。

当归二钱　白芍一钱五分，炒　延胡索五分，炒　炙甘草一钱　淮山药三钱，炒　茯苓三钱　山茱萸炭八分　地骨皮一钱五分，炒　续断一钱，炒

引用荷梗二尺

施焕敬注药名出处。

当归出川陕，白芍出浙淮，延胡索奚国种今出二茅山，炙草出陕甘山西，淮山药各处有，茯苓出云南，山茱萸炭出陕鲁江淮，地骨皮各处有，续断出四川，荷梗各处有。

七月二十五日，臣施焕请得皇上脉左部略带弦细，右部较昨略有力。腰胯酸跳疼痛虽较前夜稍轻，而髀仍不能曲。经脉属阴，络脉属阳，气血未和，以致俯仰转侧为难。溏便运慢，耳响微晕，气弱等症，均当调三焦气化，扶脾和络为治，谨拟上呈。

当归三钱　淮山药四钱，炒　白芍二钱，炒　续断一钱，炒　白蒺藜一钱五分，去刺，盐水炒　鸡血藤一钱　青皮四分，盐水炒　豨莶草一钱　炙甘草八分　延胡索八分，盐水炒　云苓一钱五分　桑螵蛸一钱

引用丝瓜络八分

施焕敬注药名出处。

当归出川陕，淮山药处处有，白芍出淮浙，续断出四川，白蒺藜出山陕，鸡血藤出云南，青皮出江南，豨莶草出江东，炙甘草出陕甘山西，延胡索美国种今各处有，云苓出云南，桑螵蛸出桑树，丝瓜络各处有。

七月二十五日，臣吕用宾请得皇上脉左寸关细数、右濡软、两尺虚缓。耳鸣滞化便溏等症未减，腰胯酸痛仍重，牵及环跳之上，尾闾之旁，时而跳痛。盖大暑初退，新凉乍生，虚弱之体，最易感受。经云：脾主四肢，土能健运则肢体皆适。肝统诸筋，木能调达则筋络自舒。所有耳鸣头晕，相火不降。腰痛身软，肾水不滋。仍宜健脾经之运化，调肝气之转舒，济肾宫之水火，能使精气内充，周身自畅。谨遵原法，慎为增减。

制黄精三钱　橘皮五分　黑大豆三钱，炒　白蒺藜二钱　云苓三钱　生甘草四分　淮山药三钱，炒　薏苡仁三钱　生白芍二钱　金毛脊三钱，去毛　锁阳二钱　台乌药一钱五分

引用炒神曲二钱　炒麦芽四钱

七月二十六日，臣施焕请得皇上脉右关外弦里滞，寸尺软，左关不匀，尺弱。腰胯酸跳疼痛，睡时觉重，醒后行动片刻觉轻。今早未大便，又觉重，转侧费力。嚏更微痛。凡彻上彻下、彻内彻外，均三焦气化未调之所致。运化滞慢、耳响、虚火、微晕，亦当从气化中理络。惟下寒宜温，过温又与三焦气化不合，恐动相火；不温又不能化除寒湿。谨拟调理气血，兼化寒湿上呈。

熟地炭一钱五分，砂仁末炒　淮山药四钱，炒　细西洋参一钱　鸡血藤一钱五分　延胡索八分，盐水炒　山萸炭八分　豨莶草二钱　桑螵蛸二钱　橘核一钱，盐水炒　云苓二钱　白芍一钱，炒

引用鲜佩兰叶六叶、梗三寸

施焕敬查药名出处。

熟地炭出怀庆，炒淮药处处有，细西洋参出外洋，鸡血藤出云南，延胡索美国种今处处有，山萸炭出秦鲁，豨莶草出江东，桑螵蛸出桑树上，橘核出广东，云苓出云南，鲜佩兰出江南，炒白芍出淮浙。

七月二十七日，臣施焕请得皇上脉左部弦中带滞，右则三部参差。气机不调，腰胯酸痛，牵及两胁膨胀，腿膝及少腹上下两旁皆从腰膂牵掣跳痛。此肾经寒气致遏少阳之现症也。手少阳三焦为十二经中关键最大，下系肾，上通心肺。足少阳胆与肝相表里，凡从阴出阳，必须少阳为转枢。呼吸欲阻，与两胁膨胀等症概当从少阳治起。谨拟调气舒筋，带温化下元寒湿之法上呈。

熟地炭二钱，小茴香炒　柴胡梗八分，黄芩水炒　杭芍三钱，炒　半夏曲三钱　煅牡蛎一钱五分　云茯苓三钱　淮山药三钱，木香水炒　沙参三钱　炙甘草一钱　广陈皮一钱

引用鲜佩兰梗三寸　鲜佩兰叶六叶　豨莶草一钱

七月二十七日，臣周景涛请得皇上脉左三部弦数渐平，微形滞弱，右关沉弱，右尺细弱。午亥时腰胯酸痛掣跳见重，吸气欲阻。子午之交，阴阳赓续，气机不利，必增重于其时。仍应气血双调，宣阳化滞，列方伏候圣裁。

熟地炭三钱　制附片八分　归身二钱　杭白芍三钱　左牡蛎八钱，先入　广木香七分　杜仲二钱，炒　生姜一片　大枣二枚，去核　炙甘草五分

引用鲜荷梗二尺　丝瓜络一钱五分

七月二十八日，张仲元请得皇上脉息左关尺弦数，右部沉缓。气机尚滞，湿热未能下行，是以腰胯下及尾闾侧，及腹胁，牵掣作疼，甚至呼吸皆痛，兴作不利。考之经义，通则不痛。谨拟条达气机，引湿热下行之法调理。

醋青皮三钱　山楂核三钱，研　木香一钱五分，研　山甲二钱，炒研　川萆薢五钱　地骨皮四钱　秦艽三钱　细辛五分　台乌药三钱　川军二钱，酒炙　枳实二钱

引用陈绍酒二两，后煎

七月二十八日，臣施焕请得皇上脉左部弦滞而软，右现脾胃少力，至数或多或少。脾肾寒湿着腰膂、串筋络，气血往来相搏击，所以跳痛。寒湿郁则化热，所以腰胯多酸疼。偏右较重者，右肾为命门。三焦相系，气机不宣，所以不能俯仰。上下阶与咳嗽嚏喷均牵震痛，间日或作大痛，且两胁及腹内上下俱闷胀，呼吸欲阻，此均当从气化想法也。昨前半夜睡不安，亥刻甫睡熟，即遗泄。丑刻后疼痛略轻。寅初起来未大便，右又重。阴阳进退，病情变幻，均从阴出阳之象。仍当调气舒筋，兼祛化脾肾之湿为治，谨拟上呈。

淮山药三钱，木香水炒　杭白芍一钱五分，桂枝水炒　川楝子一枚，柴胡水炒　当归身二钱，黄曲水炒　半夏

曲一钱五分，黄芩水炒　山萸炭八分，盐水炒　炙甘草八分　鸡血藤一钱五分　缩砂仁六分，茵陈水炒

引用川续断五分，盐水炒　云茯苓二钱

七月二十八日，臣杜钟骏请得皇上脉左部关尺俱浮细而数，右部关上弦数。腰胯掣痛未痊，凡有咳嚏，必为牵掣。又复遗精一次。考肾为足少阴经，为封蛰之本，内主藏精，外主骨髓。经与脏情形不同，内有火扰则精不能固，外有邪袭则络不能通，腰之痛，精之遗，职是之故。但经脏异宜，经喜温而脏不宜热，热则水耗而精摇矣。斟酌经脏之间，谨拟辛温以通经，甘润以养脏，庶经通则痛释，脏养则精充。

女贞子三钱　川独活一钱五分　川芎一钱　旱莲草三钱　干地黄一钱五分　石斛三钱，先煎　全当归一钱五分，酒洗　大丹参五钱　大麦冬三钱，去心　杭白芍三钱，桂枝水炒

引用鸡血藤膏三钱，酒化　酒炙嫩桑枝三钱

七月二十九日，臣张彭年请得皇上脉尺中软弱无力，两关弦而不调。诸恙如旧，惟腰胯酸痛日甚，右部更重，俯仰转侧不利。腰脊者身之大关节也。精气往来为湿热阻滞，则牵引而痛。其痛固不独筋骨之不强，而兼在经络之多阻。谨拟调气和血法，参以疏通经络之品。

杭白芍二钱　川续断一钱五分　独活六分　归身一钱五分　木香八分　桑寄生三钱　左秦艽一钱五分　橘络八分　川芎一钱

引用金狗脊一钱五分

七月二十九日，臣施焕请得皇上脉左部弦缓、尺软、右更软弱。腰胯酸跳，牵右腿疼痛，行动上下咳嚏均震痛，俯仰不能，转侧不利。腰腧为冲任督带之要会，内为少阴，外为太阳，一身恃以转移阖辟者也。纯虚则痛无减时，偏湿遇阴雨、逢节令多较重。昨因天将雨，又适前夜遗泄之余，虚湿混激，所以昨天甚重，夜又较前数夜略轻，前半夜睡不安，今早未见大便，耳闻搅扰之声远近不一，仍属湿燥之现象。谨拟理脾肾，化湿，兼和气血之法上呈。

当归三钱，黄芪水炒　防己一钱，木香水炒　白术一钱五分　白芍二钱，桂枝水炒　云苓三钱　炙甘草八分　白蒺藜一钱，去刺独活水炒　桑螵蛸三钱

引用川牛膝四分，炒

七月二十九日，臣施焕谨拟治腰痛洗擦熨服三方。

川椒五钱　独活三钱　细辛一钱　川乌二钱五分　晚蚕沙五钱　乳香三钱　木通三钱　没药三钱

以上八味，共捣粗末，用水熬好，兑烧酒洗擦后，另用：

生牡蛎五钱　川牛膝三钱　川独活一钱五分

以上三味，共研细末，用盐水同连须葱头十个并炒热，细布包熨后，再用：

生于术二钱　云苓三钱　川续断二钱　当归二钱　炙甘草一钱　川独活六分

引用牛膝三分，用水煎服

七月二十九日，臣张彭年谨拟腰痛外治法。

独活五钱　川乌三钱　香附五钱　防己四钱　川芎四钱　乳香四钱　没药四钱　乌药五钱　桑枝二尺

右药配两分，挫为粗末，一分煎洗擦干后，即再用一分炒热，作两包轮熨。

七月三十日，臣施焕请得皇上脉左关尺仍弦软，寸弱，右部少力。昨酉至亥，腰胯酸跳钻痛至三时之久。酉刻属肾，系阴枢，亦阳明旺时，痛重，不能安睡，心肾不交，至子刻略减。子属胆，为阳枢，自阴枢时重，至阳枢时轻，病有从阴出阳之象。俯仰转侧，起坐不利，咳嚏亦震痛，大便溏燥不定，上热下寒，寒湿侵肾，气血间阻。宜温脾肾以化湿，

理气血以和中为治，谨拟上呈。

白蒺藜二钱，去刺，盐水炒　续断一钱五分，盐水炒　白术炭二钱，土炒　砂仁八分，茵陈水炒　云茯神二钱，朱砂拌　当归三钱，黄芪水炒　法半夏二钱　薏苡仁五钱　炙甘草八分　熟地炭一钱五分，香附水炒

引用荷梗二尺

七月三十日，臣陈秉钧请得皇上脉左三部均见静软，右濡并无弦数之象。秋节后数日间，有梦无梦遗泄三次，肾家封藏之虚固不待言。近来腰胯之痛，有增少减。考经义：仰不利者虚于阴，俯不利者虚于阳，左难转者虚于气，右难转者虚于营。阴阳不协，气营失调，周身之络脉经隧皆少流利。年月病久，六府之邪似少，五藏之虚渐多。所以不能受补者，中焦气失通调，药饵亦不得敷布之故。谨拟养血兼顾头为晕、耳为响，调气兼顾食少运、便少调。

当归三钱，土炒　西芪皮三钱，盐水炒　制丹参三钱，辰砂拌　川续断三钱，酒炒　半夏曲一钱五分，炒焦　金毛脊一钱五分，去毛炙　佛手片七分　延胡索六分，炒　橘络五分

引用桑梗六钱　酒炒砂仁四分，盐水炒

七月三十日，臣陈秉钧谨拟摩腰止痛和络方。

生香附三钱　全当归三钱　元红花一钱　晚蚕沙一钱五分　桑寄生三钱　香独活一钱五分　威灵仙一钱五分　宣木瓜一钱五分　雄黄二分　麝香一分

右药研为细末，用煮熟白蜜酌调为丸。丸如桂圆大，用时以绍酒化开，烘热勿凉，蘸于手掌，摩擦腰部痛处为度。

八月初二日，臣吕用宾谨拟外用推熨之方。

半夏　天麻　细辛

以上各二两，和匀，盛二绢袋，蒸热，交互推熨痛处。

又方

糯米半升，炒黄　黑大豆半升，水泡炒熟

乘温用绢包两包，如冷再炒温，不要太热，卧时贴放于腰之两旁，频频温之，自可缓愈。

八月初二日，臣吕用宾请得皇上脉左部仍弦细，右部微弦。合视近日症案，脉未尽平，热未净去，耳鸣便溏，遗泄睡不实，上热下寒，各症互有重轻。惟腰胯酸痛，缠绵不已，甚至不能俯仰，以及起坐转侧上下咳嚏牵震痛极。细按，太阳腰痛，引项挟背抵腰至腿。少阳腰痛，不可俯仰，欬则筋急。少阴腰痛，强急不可屈伸。求治之法，非通三经之经脉不可。温补内脏恐滞气机，寒泻肝胆有伤脾胃。谨拟通经之品，兼固脾肾。

桑寄生三钱　薏苡仁四钱，盐水炒　橘皮一钱　生甘草四分　生白芍二钱　竹茹一钱五分，姜汁炒　金毛脊三钱，去毛炙　金石斛三钱　白蒺藜三钱　晚蚕沙二钱　小青皮六分，醋炒　淮山药三钱，炒

引用合欢枝四钱

八月初二日，臣施焕请得皇上脉左尺软而带迟，右尺细而不数，关寸去来参差。昨前两日，腰胯钻痛酸跳虽略轻，而俯腰坐起咳嚏用力，上下阶均牵震痛，转侧为难，右腿筋酸痛今又觉重。大便溏燥不定，耳响气弱，下寒虚火等症，致扰卫气不得入于阴分，阳跃蹻穴空，寤不成寐。下寒真寒湿也，虚火系阳不交阴致燥象也。宜温阳枢，化寒湿，理气血以为治。谨拟上呈。

甘枸杞子二钱　金毛脊一钱五分，盐水炒　酸枣仁一钱，炒　法半夏三钱，金石斛水炒　薏苡仁六钱　干竹茹二钱　广陈皮八分　桑螵蛸三钱　白芍一钱，炒　炙甘草八分　全当归一钱五分

引用鲜生姜一小片　佩兰叶六叶

八月初三日，臣施焕请得皇上脉左关尺缓软带迟，右关尺略有弦象，两寸细。腰胯酸掣牵及腿膝俱疼，下焦寒湿，肾气脾阳均受其困，阴阳枢纽之灵动，气因之有滞，转侧为难，昨日轻重不定，亥刻至子丑时又觉重。便溏耳响微晕等症皆下寒上热之现象。论治法总当温化寒湿、调和气血为要。谨拟上呈。

白蒺藜三钱，去刺，盐水炒　小茴香五分，盐水炒　全当归二钱　枸杞子一钱五分，炒　合欢皮四钱　宣木瓜一钱，炒　薏苡仁六钱　炙甘草一钱　川牛膝三分，炒

引用萆薢八分　秦艽八分

八月初四日，臣周景涛请得皇上脉左关沉而微弦，右关濡弱，左尺弱，右尺弱中带紧。谨按：腰痛之脉，必沉而弦。兼紧者寒，濡细挟湿。今脉象于沉弱之中，时紧时弦，时而濡细。推原其故，火不温土，土不胜湿，湿气始郁。太阳循经下入三阳，俱累渐及阴分，走经气阻，走络血滞。睡后酸痛觉重，大便多溏，是其明征。昔人久痛治络，络主温通，所谓通则不痛也。至于肾脏虚寒似应俟气血流行无阻后，再议介类潜阳。谨先仿朱震亨安肾丸法，去其纯热之品，列方伏候圣裁。

左牡蛎八钱，煅　枸杞子三钱　小茴香五分　川续断二钱　陈橘络七分，盐水炒　桃仁一钱五分，去皮麸炒　苦杏仁一钱五分，去皮尖麸炒　淮山药三钱，炒　茯苓三钱

八月初四日，臣施焕请得皇上脉两尺今日又带数象，左尤细，关寸均软，右更甚。腰胯酸跳痛轻重不定，此肾气不足，湿邪流入，络虚则跳痛，经凝则酸疼。偏右较重者，病在右取诸左也。夜寐不实，此卫气与营不和。每丑刻便溏，足经之阴阳更当调燮。天凉渴甚，应属湿燥之征。微晕化慢又系不足之象。宜调理气血中兼治湿和络法，谨拟上呈。

白蒺藜二钱，去刺，盐水炒　覆盆子三钱　川续断一钱五分，盐水炒　萆薢一钱　桑螵蛸二钱　当归一钱五分，酒炒　豨莶草二钱　淮山药三钱，木香水炒　炙甘草八分

引用枸杞根一钱　佩兰叶六叶

八月初五日，臣杜钟骏请得皇上脉象弦状已减，惟左部寸关较数，尺部独弱。下焦之清湿似轻，上焦之虚阳转盛。腰胯疼痛有倏重倏轻之状，耳响比前有加，口渴头晕时见，考肾虚之体，经络空虚，外邪易袭，著则为痛，势所必然。专事温经则虚阳偏旺，专事养脏则络邪难除。谨拟以养脏为主，以温经为佐，并用暖腰外法，以补汤药之不及。

女贞子三钱　麋茸三分　甘枸杞子一钱五分　旱莲草三钱　小茴香五分　甘菊花三钱　菟丝子三钱　钗石斛三钱　川独活一钱五分　归尾一钱五分

引用鸡血藤膏三钱，酒化　桑寄生三钱，酒炙

外治养元固肾暖腰法。

上肉桂一两　大茴香一两　升麻一两　川楝子一两　广木香一两　丁香五钱　川椒一两　补骨脂一两　附片四钱　蕲艾一斤，另搓软

右将上药共为末，蕲艾搓软，拌匀用绫绢约六寸宽做成围腰式，将药艾装入，围于腰上，常久用之。

八月初五日，臣施焕请得皇上脉左尺细略带数，关不匀，右寸关软，尺弦。腰胯酸跳疼痛转为日重夜轻，睡尚安寐，病情由阴出阳，渐次松减。惟丑刻大便先干后溏，食少迟运，天凉反口渴，足征水湿与阴虚相激发燥之现象。耳响较甚，微晕，均真寒在下，虚阳未潜。宜温下清上兼运中法为治，谨拟上呈。

川附子四分，盐水炒　大生地二钱　豨莶草三钱　杭白芍一钱五分，桂枝水炒　淮山药三钱，木香水炒　云茯苓三钱，连皮用　川续断八分，盐水炒　桑螵蛸二钱　炙甘草五分

引用丝瓜络六分　川牛膝六分，酒炒

八月初六日，臣施焕请得皇上脉左尺今天不数，右尺带数，左关不弦，右关弦。脉象变幻，即病情不同。梦遗后，腰胯偏右酸跳痛觉重，转侧为难。且昨酉刻大酸痛，胁腹闷胀，至亥刻稍轻，寐亦不实，将遗与遗后现症参差，此即虚虚实实之征。因渴添饮，晕又略重，胁腹胀闷，呼吸觉阻，尤为湿碍气化之象。运慢耳响虚火，均阴阳未和。宜调气血中兼化湿法，谨拟上呈。

鸡血藤二钱　旱莲草一钱五分　桑寄生四钱　淮山药三钱，木香水炒　全当归一钱五分，白酒泡　煅文蛤二钱　杭白芍一钱五分，桂枝水炒　左牡蛎二钱，盐水煅成粉　炙甘草一钱

引用丝瓜络八分

八月初六日，臣张彭年请得皇上脉尺部弱而兼数，右关独弦。腰胯跳痛偏甚于右，一日之内多重少轻。子刻梦遗一次。日来天凉，反觉口渴，腹胁闷胀，呼吸似阻，其为湿热阻滞显然。热则喜饮，湿复不消，湿热二气，中焦与脾合而运迟，下焦与肾合而遗泄。其在经也，与太阳寒水合则经络跳痛，牵引不已；蒙于清窍，则耳鸣；上为虚阳，则头眩。总核病机，谨拟湿热两清，疏通经络之法调理。

杭白芍二钱　桑寄生一钱五分　左秦艽一钱五分　金石斛三钱　鸡血藤一钱五分　忍冬藤一钱五分　丝瓜络一钱五分　制女贞一钱五分　旱莲草一钱五分

引用金毛脊一钱五分

八月初七日，臣施焕请得皇上脉左部弦缓，右部弦而带滞，寸弱。腰胯酸重于痛，午前至午后略轻，此清阳少升也。中夜复重，不能睡实，亥刻觉身内麻冷片刻，丑后未见大便，此三焦未和，营卫不调，湿郁于阳，略化风象之征也。嗌酸仍阴阳未调。耳响微晕，虚火与下寒，恶风口渴均肾与膀胱表里之兼症也。宜调和中兼宣阳法谨拟上呈。

川牛膝一钱，酒炒　薏苡仁五钱　川独活六分　于术梗二钱，不用术　桑螵蛸三钱　西防风八分，黄芪水炒　云茯苓三钱　全当归一钱五分，白酒泡　杭白芍二钱，柴胡水炒　炙甘草五分

引用丝瓜络五分

八月初七日，臣陈秉钧请得皇上脉左部带数带弦，右濡软，两尺如前软细。不外乎肾阴内亏，脾阳失健。阴虚生热，阳虚生湿，湿与热皆从本原内发。前夜又为遗泄，天热少发，天凉偏为多发，属阴不得为阳守，阳不得为阴使，似不合《内经》之阳守阴使之旨也。后天可补先天，乃纳少运迟，时作嗌酸，大便未能按时调达，脾胃又不足恃，所以腰胯酸痛，时轻时重，甚至寤不安神，肢体麻痹，耳响不除，头晕尚作，致阳怯于表则畏寒恶风，阴虚于里则浮火口渴。按脉与证两为照顾。谨拟益气阳藉以化湿，养营阴藉以熄热。

黄防风一钱五分　西黄芪皮二钱　当归三钱，炒　香独活一钱五分　生白芍一钱五分　宣木瓜一钱五分，酒炒　生于术一钱二分　抱木茯神三钱，辰砂拌　丹参二钱，炒

引用桑梗六钱，酒炒　丝瓜络二钱

八月初八日，臣施焕请得皇上脉右关滞，左关弦，两尺较昨略大而少力。腰胯酸痛仍系午前重，午后轻，夜间酸比痛重，转侧欠利，睡亦欠熟。丑刻欲便未便，上下俯腰，咳嚏坐起俱牵震痛。近因天凉，每申酉之间身肢麻冷。申酉为阳明旺时，又精神在膀胱与肾之际，独冷独麻，即病情之征，亦肾胃正虚邪现风湿之象。肾与膀胱相表里，太阳寒水司令，四肢为诸阳之本，手指现冷皆由肾阳不充少阴。原有口渴，步履不实，下焦真寒，微晕耳响，虚火上浮，总当先行温通，谨拟上呈。

川附片一钱，盐水制　炙甘草一钱　云茯苓三钱　杭白芍三钱，桂枝水炒　西防风五分，黄芪水炒　白于

术八分，糯米炒　全当归一钱五分，白酒泡　白蒺藜一钱，去刺，盐水炒

引用生姜一片　红枣二枚

先将附片、炙甘草二味同熬，至附片极熟时，再加各药，并煎数沸，去渣，微温服。

八月初八日，臣吕用宾请得皇上脉左右部皆虚缓，两尺尤甚。耳响头晕，食少化滞便溏均未减，而腰胯酸痛时轻时重，甚至起坐俯仰，睡卧上下阶级，咳嚏皆牵制震痛。而且寒暑一更，病情稍异，现近白露秋分之令，寒气较甚，而腰痛转剧，梦遗较多，口渴反甚，夜不安寐，申酉之时手作麻冷。以表面视之遇寒则增，其为寒湿可知。至于头晕耳鸣口渴遗泄寐不安又为阴不潜阳，脾不摄津之故。经所谓：阳虚生外寒，阴虚生内热者此也。按症处方，当以纯和之品为治，而苦燥辛烈之味似不相宜。谨拟阴阳互治，表里兼筹之法，以冀收王道之功也。

淮山药三钱，炒　橘皮五分　金石斛二钱　制黄精三钱　蛤粉二钱　金毛脊三钱，去毛炙　枣仁一钱五分，炒　黄芪皮一钱五分，防风水炒　覆盆子二钱

引用生姜一小片　红枣三枚

八月初八日，臣张彭年、陈秉钧、吕用宾、施焕、周景涛、杜钟骏恭读皇上发下证由，详究从前方案，病始于头晕，三年未愈。检及诸方，为时既久，见证甚多。其中温凉补泻，时有出入，想必随病为转移。若麻黄桂枝，若芒硝大黄，若羚羊石膏，若熟地党参等辈亦已遍及。惟药主补偏救弊，久服多服不免有伤中气，以致食少运迟，胸脘胀满，肝邪乘虚窃发，扰及心脾，心悸肉瞤目眶青赤，甚至厥阴无制，化风郁热，胁肋串痛，项脊腰背无不牵连。考肝左升而主营，肺右降而主卫，营卫不和，营争为寒，卫争为热，肺失清肃，木扣金鸣，咳嗽间作。肺肾失于相生，肝肾病及同源。肾主封蛰，而司二便，故遗泄频仍，大便亦不调畅。今年三月，足跟痛起，肾水既亏，肝阳复炽，九窍百骸，大筋细络皆为之病。耳鸣发堵，机窍为病也。腰胯掣痛，经络为病也。虚久及中，胃纳不旺，脾泻时来，因之眩晕。夙恙总未得除。臣等会同，悉习商酌，以为六府泻而不藏，五脏藏而不泻，当从脏虚腑实调理，敬谨合拟通腑而不攻劫，益脏而不凝滞者，和化温养，冀渐向安，遵旨详陈列方，是否有当，伏候圣裁。

备用调理方

全当归二钱，炒　炙桑螵蛸一钱五分　鸡血藤膏一钱五分　桑寄生三钱　女贞子三钱，蒸　野于术一钱二分，饮蒸　川续断三钱，酒炒　大白芍二钱　金毛脊一钱五分，去毛

引用胡桃肉一钱五分　功劳叶三钱，去刺

备用头晕方

西洋参一钱五分　元精石二钱　大白芍一钱五分　甘枸杞子一钱五分　石决明三钱　双钩藤一钱五分　杭菊花一钱　白蒺藜三钱，去刺　金石斛三钱

引用苦丁茶一钱

备用腰痛外治方。

小茴香一两　全当归一两　乳香一两　广木香一两　川芎五钱　没药一两　红花四钱　川乌五钱　炙穿山甲五钱　白附子五钱

右药为末，酒炒，摊铺薄棉中，乘热束腰。臣张彭年、陈秉钧、吕用宾、施焕、周景涛、杜钟骏谨拟。

八月十七日，臣施焕请得皇上脉弦数俱无缓迟杂见，六部进退不匀。总属风寒湿气流经入络，酸麻跳痛即气血与邪相激。偏右较重，串腿串胁转侧为难，皆由肾气不充，肝脾

合病。腰胯酸痛、微晕耳响，病源所在无一非虚即无一不实。下寒畏凉，运化迟滞，总宜温和。口渴虚火，大便现燥，皆清少升而浊未降，温药既虑化燥，寒药尤不应用，惟有从养阴药中，以求阳和法为治，谨拟上呈。

当归二钱，酒洗　川牛膝八分，薏苡仁泡酒炒　海桐皮一钱，酒洗　小茴香八分，盐水炒　五加皮一钱五分　杭白芍二钱，柴胡水炒　地骨皮一钱五分，细辛酒泡制　川续断一钱，独活水炒　制乳没八分，乳香没药同酒制

引用细鲜生地二钱，酒洗

八月十七日，臣张彭年请得皇上脉两尺软弱无力，左关微弦，右关不调。腰胯跳痛偏右更重，酸麻叠见，余恙如旧。窃思：久痛入络，经气多痹。《丹溪心法》治主开通。惟温热既不能进，第有血气两调以冀经络渐和，痛势递减。仿三痹汤合牛膝酒方加减，谨拟方药上呈。

全当归二钱，酒洗　大白芍二钱，桂水炒　五加皮一钱五分　地骨皮一钱五分，细辛水炒　煨木香四分　橘核一钱五分，盐水炒　川续断二钱，独活水炒　左秦艽一钱五分　牛膝一钱五分，薏苡仁泡酒炒

引用海桐皮一钱

八月十七日，臣张彭年、施焕敬谨合拟牛膝酒方，备用试饮。

干地黄五两　川芎三钱　薏苡仁一两　海桐皮一两　羌活二钱　甘草二钱　牛膝一两　地骨皮五钱　五加皮五钱　云茯苓一两　续断一两

右药洗净、细切，用陈黄酒四斤泡七日，去渣，取净酒一斤，每用酌饮一小杯。

八月十八日，臣施焕请得皇上脉两关尺缓滞，寸现弱。右腰胯串胁下俱酸跳痛，巳午时重，午后略轻。夜寐尚可，转侧不利，此清阳欲升未升之象。大便尚润，惜运化迟滞，中气未足，嗌酸屡现于向晚。申酉本阳明旺时，阴阳未和，胃燥则口渴，气怯恶寒，卫气不舒，耳响微晕，虚阳上冒。总当调和阴阳，微温肾气膀胱法，谨拟上呈。

白蒺藜三钱，去刺，盐水炒　小茴香八分，盐水炒　冬虫夏草三钱　五加皮一钱五分　川牛膝六分，独活泡酒炒　细鲜生地二钱，酒泡　制乳没六分　干地龙五分，酒泡　全当归二钱，酒洗　左秦艽一钱五分

引用荷梗二尺

八月十九日，臣施焕请得皇上脉左关尺略弦，右关现滞，寸尺不调。腰胯酸跳，夜轻日重，偏右串及胁腹酸疼，口中间现淡味，又觉口渴，此寒湿发燥。病象由脏出腑。手凉恶寒，阳少卫外。饮食辄饱，胃气转凉，总宜调和三阳。耳响微晕，虚火上浮，尤当兼顾阴分。仍拟和阳济阴法谨呈。

益智仁二钱，炒　麦冬三钱，去心　海桐皮一钱五分　五加皮二钱　制乳没六分　干地龙五分，酒洗　冬虫夏草三钱　白蒺藜二钱，去刺，盐水炒　木香炭五分，用白芍水炒成炭

引用牛膝四分，酒炒

八月十九日，臣张彭年请得皇上脉尺部软弱，右关不调，数象较减。腰胯跳痛，日重夜轻。窃查腰脊部分，经属太阳，藏属肾气。日中阳陇而痛加，夜半阴陇而痛缓，则其病似在阳经为多。又为阴出于阳之象。证之精关渐固，痛势仍延，藏阴关系似从末减。谨拟和阳止痛法，先其所急，诸症从缓调理。

全当归二钱，酒洗　川芎四分　黄芪皮一钱五分，防风水炒　海桐皮一钱　五加皮一钱　川牛膝一钱五分，生薏苡仁泡酒炒　续断一钱五分，细辛水炒　独活三分　桑寄生一钱五分

引用地骨皮一钱五分

八月十九日，臣陈秉钧、曹元恒请得皇上脉左细弦带数，右濡细无力。属阴分有亏，亏则生热，热则食气，气分遂弱。所以营卫不和，营争为寒，卫争为热，微寒微热由此而

来。心肾交虚，有时遗泄，有时减寐，病情纷至沓来。扰于肺则咳嗽、口干，及于肝则头眩耳鸣。因之机关少利，筋骨酸痛，更衣燥润不定，未能得畅。惟虚不受补，为从中挟湿停饮。用药之义，温纳则碍阴，滋腻则滞气。谨拟摄上下，和表里，借以标本兼顾。

北沙参二钱，米炒　归身一钱五分，土炒　川杜仲三钱，盐水炒　淮山药二钱，水炒　白芍一钱五分，生用　抱木茯神三钱，飞净辰砂拌　霍山石斛三钱　潼蒺藜三钱　法半夏一钱五分　白莲须一钱　白蒺藜三钱，去刺　橘白一钱

引用红枣三枚

八月二十日，臣施焕请得皇上脉左关尺弦，右关滞，寸尺缓。昨昼虽比每日略轻，而夜间偏右又复重。腰胁胯腿与少腹酸痛木跳均偏于右，当取诸左，仍须从肝肾风湿治起。咳嚏震痛，日久不能腑腰，肾着肝着俱宜应选。第温品恐其化燥，而恶寒口渴本阳虚津液少升，又不宜舍温品以不用。虽耳响微晕，虚火上浮，而究系因病致虚，阴不潜阳。总宜微温和阳，以济阴法为治。谨拟上呈。

白蒺藜三钱，去刺，盐水炒　橘核三钱　旋覆花八分，绢包煎　云苓三钱　海桐皮二钱，酒洗　制乳没五分　柴胡梗六分，白芍水炒　当归二钱，酒洗　五加皮二钱　左牡蛎一钱五分，煅　覆盆子三钱

引用干地龙六分，酒泡　葱管三寸

八月二十一日，臣施焕请得皇上脉左关尺较弦，右部滞多不浮。本年厥阴在泉，风淫于内。又久病风寒湿气流注于肾肝脾三阴经络，晴雨节令，病情变幻，常有偏胜，治法当随之转移。腰胯昨昼轻重不一，晚间偏右钻痛，左边亦牵及酸跳，肢体间有抽搐之情。此属风气偏胜也。所喜夜寐尚可，风欲外出，惜卧不能侧，起来右腿与少腹均现酸痛木跳，此又风而兼湿也。喉中发咸，头微闷疼，屡欲作咳，如有外感。耳响口渴，虽虚火上浮，而亦风湿之化燥。总宜先制其胜。谨拟息风活血，调阳和胃法上呈。

酒制鳖甲三钱　青蒿梗一钱五分，不用叶炒　大白芍二钱，桂枝水炒　左牡蛎二钱，煅　细鲜生地三钱　海桐皮一钱，酒洗　左秦艽一钱五分　白蒺藜二钱，去刺，盐水炒　豨莶草二钱

引用干地龙六分，酒泡　葱管三寸

八月二十一日，臣张彭年请得皇上脉两尺无力，右关不调，左关微弦。腰胯跳痛，右甚于左，有如钻刺，痛重则经络抽搐，余恙如旧。日来喉中发咸，头微闷疼，屡欲作咳，微似感冒。但脉不见浮象，想病由眩晕而起，旧有伏风，风湿相依，流连经络，连日天凉，阳气不能敷布，故觉似感非感。治从活血以驱风，调气以除湿，标本两顾谨拟上呈。

全当归二钱，酒洗　川芎四分　云茯苓三钱　煨木香四分　海桐皮一钱　五加皮一钱　威灵仙一钱　独活三分　桑寄生一钱五分

引用牛膝一钱五分　薏苡仁三钱

八月二十一日，臣陈秉钧、曹元恒请得皇上脉息弦数稍减，滑象尚存，重按尺部少力。仍咳嗽、时作形寒恶风，且头晕久未除。上重者必为下轻，所以肢腰酸软，有时随处串痛，步履少力，气痹液虚，以致口干喜饮，大便结燥，不能通降，一二次不定。谨拟调气和营之法。

北沙参二钱，米炒　川贝三钱，去心　川杜仲三钱，盐水炒　归身二钱　白蒺藜三钱，去刺　抱木茯神三钱，飞净辰砂拌　白芍二钱，生切　霍山石斛三钱　橘白一钱

引用谷芽四钱，炒　桑寄生三钱

八月二十二日，臣施焕请得皇上脉左关尺弦软而滞，右部略有燥象。症现额闷头晕，喉间带咸。阳明风湿化燥，胃为肾关，肾气不足，胃亦相因而弱。脾与胃为一身大络，所关酸跳疼痛，从腰胯起，又系肾肝部分，左亦酸疼，偏右独重，不能侧卧，遂不安寐。子

正后，始稍轻睡四刻许，为时太少，虽日间有轻有重，而夜里未得熟睡，总属阴阳不调。耳响气怯，且下午或现麻冷，仍系虚寒兼风。应调气血兼化肝胃风湿燥气以为治，谨拟上呈。

豨莶草三钱　秦艽一钱　鳖甲二钱，酒炙酥　细鲜生地三钱，酒泡　升麻五分，黄芩水炒　五加皮二钱　牛膝六分，独活泡酒炒　生甘草八分　茯神二钱，朱砂拌　桑螵蛸四钱　白芍一钱，桂枝水炒

引用葱白连须二枚，去净青

八月二十三日，臣张彭年请得皇上脉软无力，左关沉候微弦，右关不调。腰胯跳痛轻重互见，时觉发麻。跳为风淫，麻为湿滞。肝肾本虚，风湿入络，阴阳营卫皆不调和，故外见阳虚而恶寒，内见阴虚而口渴。醒后头痛，清阳不布。虚火微晕，阴气不充。上下之升降有乖，中府之转输自慢。时值燥金司令，燥为次寒，本气既虚，不胜天气，故干咳时见。总核病情，无一非本虚标实迭为乘除，谨拟本(标)双和法。

金石斛三钱　左秦艽一钱五分　杏仁一钱五分，去皮尖　冬瓜仁三钱　川续断一钱五分，防风水炒　生薏苡仁三钱　焦三仙三钱　当归二钱，酒泡　怀牛膝一钱五分

引用桑椹五枚　桑枝五寸

八月二十四日，臣施焕请得皇上脉两关滞多不匀，寸弱、尺软。腰胯脊骨两旁酸跳痛，午前重，午后轻。恶寒畏风，阳虚迭见。干咳未愈，醒后口尤干渴，阴虚亦胜(盛)。少腹两腿木痛，遍身拘板，多属湿困于阳之象。串麻觉饿，食饱麻减，又现气怯风胜之情。戌亥寐安，子后睡不实，亦风木之现症。耳响微晕，虚火，仍清气少升浊气少降也。综计脉症，应从调阳治湿，和阴息风法，谨拟上呈。

豨莶草三钱　桑寄生三钱　鳖甲二钱，青蒿泡酒炙酥　云苓三钱　半夏曲一钱五分，川贝末同炒　麦冬二钱，去心　秦当归二钱，黄芪泡酒制　竹沥膏一钱五分　木瓜一钱，酒炒　杭白芍一钱，桂枝水炒

引用牛膝五分　羌活泡酒，炒　荷梗二尺

八月二十四日，臣陈秉钧、曹元恒请得皇上脉左右均沉细，重按少力。体虚不胜寒凉，昨晚微觉腹痛，又欲作恶。脾升胃降失司，中寒气痹，大便欲行不畅，由于糟粕不化，叠次稀溏。仍胸背串痛，肢节酸麻，恶寒过度，夜不成寐。心不敛则微汗，肾不摄则溺数，气不蒸液则口渴，阳不得潜则耳鸣。现在冷而不热，或有受凉其间。谨拟升清降浊，以中焦为扼要。

于术一钱，土炒　新会络一钱　白芍一钱五分　淡吴萸三分，二味加水同炒　焦麦芽三钱

引用红枣两枚

八月二十六日，臣施焕请得皇上脉寸微浮，关左弦右滞，尺左软带数，右不数。鼻流清涕，嚏喷干咳，昼现麻冷，夜觉体热，均伤风感凉之象。历来天气愈凉，口愈干渴，足征津液少生。腰胯酸痛轻重近日左右互换，两腿少腹及脊骨两旁木痛，不能俯，每坐则遍身拘板发胀，板胀木痛均湿多于风。前半夜能睡，子后睡不安，与串麻冷等情，又觉风过于湿。偏右独重亦气虚邪著之属。耳响转甚，虚火不潜，便干次数不匀，气化总未调畅，外感急宜先去，脉数尤当固精。谨拟解表固精，兼调气化，以祛风湿法上呈。

白蔻壳八分，去仁川贝粉炒　五味子六分，细辛泡水炒　清风藤一钱五分　砂仁壳八分，去仁茵陈水炒　秦当归二钱，黄芪泡酒炒　桂枝木六分，去皮白芍水炒　川牛膝八分，羌活泡酒炒　琥珀末一钱　煅文蛤粉一钱

引用韭白五根，去青　葱头二枚，去青

八月二十五日，臣陈秉钧、曹元恒请得皇上脉左部一律静软，右关尚带弦滑。显见中气不复。纳食虽好，未能健运，所以大便初次未解，至夜始能通行，润而不畅。现在心跳

渐平，串痛未减，两胁尤甚，并及背肢。仍咳嗽恶寒，谨拟建中和络。

野于术一钱，糯米拌炒　归身一钱，土炒　白芍一钱五分，桂枝一分，泡汤拌炒　橘络一钱

引用红枣两枚　丝瓜络一钱五分

八月二十六日，臣陈秉钧、曹元恒请得皇上脉左右皆见静软，正合深秋脉象。阴虚之体，阳气不能宣振，恶寒裹棉，始得舒适。外寒与内热相争，鼻梁痛而起泡。近日心跳不发，食物尚好。惟仍耳鸣未减，串痛未和，皆由阴阳不协，升降未调。头眩频仍，更衣费力，从中痰饮未除，所以咳嗽仍作，渴不多饮。谨拟甘温其气，和养其阴。

潞党参一钱五分，玫瑰花泡汤炒　白芍一钱五分，桂枝一分，泡汤炒　野于术一钱，糯米炒　归身一钱五分，土炒　云茯苓三钱

引用丝瓜络一钱五分

八月二十六日，臣张彭年请得皇上脉寸浮尺弱，左关弦中带数，右关不调。腰胯酸痛，左右互换，轻重不定，俯腰更甚，牵及少腹，腿脊各处，遍身拘板。鼻流清涕，干咳恶风，昼间肘冷，夜来觉热，风湿内伏，新凉外加。故有种种见象。病由脾肾其本，风湿其标，此时新感又为标中之标，新旧两感，勿令再相纠结，至于耳响觉甚，夜寐不安，未始非新感推助所致。谨拟微辛淡渗法，权为调理。

苏梗一钱，带叶　黄芪皮一钱五分，防风水炒　苦杏仁一钱五分，去皮尖　云茯苓三钱　生薏苡仁三钱　左秦艽一钱五分　威灵仙一钱五分　豨莶草一钱五分　川牛膝一钱五分

引用桑枝五寸　桑叶一钱五分

八月二十七日，臣施焕请得皇上脉两尺微数少力，右关弦滑，左关弦滞、寸弱。内伏风湿，外感寒凉。夜间身热口干，昼现串麻寒冷，且干咳作渴，昼夜间现。腰不能俯，夜寐少安，胯腿与脊骨两旁，及少腹酸木疼痛，前半夜重，后半夜轻，早起又复重。且腰胯左右轻重不定，虽风湿之现象，而亦气化之偏滞。大便次数虽多，幸干而不燥，有风恶风，气逆耳响，标本互见，外感固宜速去。第尺脉现数，精关尤不可不顾也。谨拟标本兼治法上呈。

瓜蒌皮二钱，炒　西防风一钱，黄芪泡水炒　白芍药四钱，柴胡水炒研　琥珀末一钱，研　薄荷梗四分，去净叶　飞滑石二钱　煅文蛤一钱　地骨皮一钱，独活泡酒炒　白通草五分　全当归三钱，酒洗

引用葱白连须二枚　熬好临服加杏仁茶一勺

八月二十七日，臣陈秉钧、曹元恒请得皇上脉左关弦而不静，属肝阴内亏。右三部浮滑不藏，属虚阳勿敛。无如恶寒殊甚，大便溏稀，胸次满闷，肢体酸软，咳嗽少痰，皆阳虚于阴，种种毗阳毗阴，诸恙牵连，口渴难寐，减而又甚，最紧要者，在头晕脑响，足软无力，似上重下轻，以致络脉空虚。胸胁脊膂，无处不为酸痛。谨拟甘润以养肝，和固以护表。

西芪皮一钱五分，去肉　杭甘菊一钱，酒炒　白芍一钱五分，桂枝一分，泡汤炒　甘枸杞子一钱　归身一钱五分，土炒　抱木茯神三钱，飞净辰拌

引用红枣两枚

八月二十八日，臣张彭年请得皇上脉浮较平，两尺软弱，左关微弦，右关不调。凡外感欲解，体虚之人，每易化燥，涕中带血，舌有小泡，口渴思饮，虚阳之扰，亦化燥之征。干咳麻冷感象尚未净尽。大解四次，先结后溏，腰胯跳痛牵引发木，脾肾两亏，风湿内伏。经云：伤于湿者，下先受之，伤于风者，上先受之。又云：上行极而下，下行极而上。耳响腰疼，均归同病。谨拟风湿两和法，略佐微辛以资透解。

霜桑叶一钱五分　生薏苡仁三钱　云茯苓三钱　陈皮七分　杭甘菊一钱五分　白蒺藜三钱，去刺　豨莶草二钱　左秦艽一钱五分　川贝母二钱，去心

引用灯心二十寸　竹叶十四片

八月二十八日，臣陈秉钧、曹元恒请得皇上脉见弦数，与昨诊略异。按证颇似上热下寒，中焦仍少升降。上不摄下，有梦遗泄。下不纳上，无痰发咳。上即肺也，下即肾也。营卫遂为偏胜，清浊相干，能食少运，脘宇满闷，便结未通。现在心悸减而仍艰寐，口渴减而仍少液。最要调理者，眩较轻则步稍健，步若多则眩又起。肝炎煽烁，络脉皆虚，背脊胸胁无处不为疼痛。将脉合症，症情随时令转移，当有薄感风寒，谨拟泄表调中。

桑叶一钱　霍石斛三钱　北秫米一钱五分　杭甘菊一钱　苦杏仁三钱，去尖皮，勿研　半夏曲一钱，炒

引用红枣两枚　枇杷叶二片，去净毛，淡蜜水炙

八月二十九日，臣施焕请得皇上脉两尺沉软，左关弦，右关不调，寸略现燥。嚏喷即寒欲出之征。鼻涕带血，干咳寒剽，系外感化燥欲解未净之象。便溏至四次，腰痛又重，病原起于腰痛，迁延胯腿木疼及脊骨两边酸痛，并牵引少腹两旁亦疼，至今腰不能俯，耳响微晕，虚火上浮，此本坎离水火未济，邪循肝肾经络而见症。近因外感引动内邪，串麻现冷，恶寒畏风，大便近两日均溏，此又脾胃清阳不展，致现口干发渴。幸尚睡熟，尺脉连日较静，精关或固，即应调阳和中，以解伏邪。谨拟上呈。

于术梗三钱，不用术　生甘草六分　砂仁壳一钱五分，去仁，茵陈水炒　薏苡仁五钱，炒焦　白芍药三钱，桂枝水炒　薄荷梗四分，去净叶　川贝母一钱，去心，桑叶泡水炒　粉葛根一钱　宣木瓜一钱　川续断一钱五分，羌活水炒　桑寄生三钱

引用鲜姜粗皮八分，细　鲜生地二钱，酒泡

八月二十九日，臣陈秉钧、曹元恒请得皇上脉静软和平，所以各见证皆得轻减。按症虚多邪少，病久致虚，虚不受补。体弱感邪，邪不能攻，虚症叠见，皆非外邪所致。心跳不作，口渴不甚，仍遍体酸疼，项背尤甚。头发鸣响，眩晕随作。肺俯肾仰，未免失司。遗泄之后，咳嗽减而未除。越人云：上虚下虚必及于中。得食少运，或满或闷。大便不调，或通或滞。胃能和则睡自安，脾不健则神自倦。当此秋令收肃，恶寒畏风，重棉方暖，得微汗则腠理较通。总期原复以御邪。《内经》谓：阴平阳秘，精神乃治。

杭甘菊一钱　北秫米一钱　抱木茯神三钱，飞净辰砂拌　半夏曲一钱，炒　霍石斛三钱　鸡内金一钱五分，去垢炙　苦杏仁二钱，去尖皮，勿研

引用红枣两枚　枇杷叶三张，去净毛，淡蜜水炙

九月初二日，臣陈秉钧、曹元恒请得皇上脉左浮弦，右濡软，每每脉为上浮则为病加致甚，《内经》言：脉大病进，确有明文。按得诸恙，禀赋内亏，后天又为不足，见证不一，彼平此发。遗泄不发，心跳未作，口渴少愈，艰寐较好。惟咳嗽无痰，时作时止，因之卫外无权，怯寒尤甚，甚至重棉尚嫌不暖。筋络串痛，无非经髓疲虚。头弦耳鸣无非脑髓亏弱。种种致虚之由，不得不归诸脾胃。考胃为之市，言容物也，脾为之使，言运物也。现在能容而不能运，所以原之不复者在此，药之拒补者亦在此。谨拟参苏饮加减。

苏梗七分　川贝一钱五分，去心　归身一钱五分，土炒　潞党参一钱　橘络七分　白芍一钱五分

引用红枣两枚　生谷芽三钱

九月初二日，张彭年请得皇上脉两尺沉细带数，左关兼弦，右濡而滞。腰胯中边皆痛，日计重多轻少，俯腰更甚，诸恙如旧。风湿入络，久而不愈，气血为之阻滞，营卫为之不调，故或为木痛，或为跳痛，或为牵引诸痛。精关稍固，昨又梦遗。食物运迟，溏糟迭下，脾肾之本久虚，伏邪之标未去。宜仍先治其标，谨拟驱风逐湿佐以和营止痛之品。

金石斛三钱　金当归二钱　左秦艽一钱五分　海桐皮一钱五分　川芎五分　怀牛膝一钱五分　女贞子一钱五分　五加皮一钱　地骨皮一钱五分

引用桑叶一钱五分　桑枝五寸

九月初三日，臣施焕请得皇上脉左部弦长，右关弦滞，寸滑尺软。腰脊两边中间酸跳痛甚。膝上腿胯木痛酸疼。熟睡醒来又觉较重，且周身牵强不灵，少腹两旁亦疼，咳嚏行动均牵震痛，痛重则饮食无味。多属风木现症。病久不能俯腰，肾气怯滞，干咳鼻涕带血，肺气不宣，金少制木，肾不涵肝。加以五运轮属，厥阴在泉，风从内伏，所以风症偏多。耳响、口渴、微晕、恶风，大便不调，前数日脾肾症多，当调阳以治湿，今见症多滛肝肾，贵行血以驱风。经云：治风先治血，血行风自息。应从血管以求法，谨拟上呈。

当归三钱，黄芪泡酒炒　五灵脂六分，顷过煅烟净研　蒲黄四分，炒　桃仁泥八分，去皮尖捣　制乳没六分　川牛膝一钱五分，酒炒　秦艽五分　白芍药二钱，酒炒　羌活四分　香附子六分，酒炒　甘草八分

引用干地龙五分，酒泡

【参考】 据光绪五月二日，起居注称：“自三月初间足跟腰胯疼痛至今”，可知其腰胯之痛已久，且逐渐加重，至斯时已成主要之症状，光绪颇以为苦。

九月初四日，臣张彭年请得皇上脉右寸微浮、两关皆弦，尺部细弱而数。昨日腰痛更甚，晚间极重，行动为难，麻冷时作，冷解复热，夜寐不酣。丑刻梦遗少许，诸恙如旧。凡气虚之人，一经天寒，每易感受，感则太阳受之；精关为病，少阴受之。外而太阳，内而少阴，不能布护于腰胯，则其痛自有增而无减。谨拟太阳少阴表里双和法，佐以通经活络之品，权为调理。

黄芪皮二钱，防风水炒　川续断一钱五分，细辛水炒　川牛膝一钱五分，酒洗　羌活四分，酒炒　川芎四分，酒洗　杭白芍二钱，桂枝水炒　桑寄生一钱五分　左秦艽一钱五分　全当归三钱

引用鸡血藤三钱

九月初五日，臣施焕请得皇上脉两尺弦数，左关亦弦，右关不匀。昨晚腰胯腿膝足跟皆酸痛。肾脉绕足跟上行，外为太阳，相循至背侠脊两旁，与脐相当，谓之腰。水火相济，九窍百骸皆和。阴阳是偏，四时六淫难御。木痛则湿多于风，酸疼乃风湿之郁。寐愈熟而酸痛愈重者，寐则阳气入，寤则阳气出，是阴阳枢转不利也。在脏则精关，或固或滑；在腑则大便忽燥忽溏。质之耳响、口干、运慢、微晕等症，总属肾气不充。前从脾肾肝肾兼治，均不中肯，应即专从肾经以求法，谨拟上呈。

潼蒺藜二钱，去刺，盐水炒　桑寄生八钱　地骨皮一钱五分，酒炒　桑螵蛸四钱　粉丹皮一钱五分，酒炒　肉桂心四分，去皮

引用薏苡仁二两　粉葛根五分

【参考】 脉息不匀，当有间歇，脏腑功能失调，阴阳亏损之象。

九月初六日，臣张彭年请得皇上脉数较减，左尺滞而弱，右部关尺兼弦。腰胯酸痛极重，晚来几难行动，牵引腿膝、右胯尤甚，痛时筋脉发胀。日昨更衣三次，均溏便，后痛愈加剧。精气内虚，风湿外袭，久病入络，缠绵不已。凡痛伤胃则食少运迟，伤阴则口干舌燥，伤阳则麻冷、畏风。诸病皆凑于腰脊，上下升降为之不和，谨拟调营止痛阴阳两和法。

秦艽一钱五分，炒　炙鳖甲三钱　地骨皮一钱，炒　五加皮一钱　肥知母一钱，炒焦　全当归一钱五分，炒　川牛膝一钱五分　海桐皮一钱　云茯苓三钱

引用金毛脊三钱

九月初七日，臣施焕请得皇上脉左部数象虽减滞未退，右关尺不匀。腰胯腿膝木痛，酸疼不能俯腰，勉强俯则腰胯如扭痛，此肾与肝之经络为病也。大便或不见或日圊再行，此又阴阳气化之偏执也。其余病情，或隐或现，参互变幻，容缓调理。应先舒经络，利俯仰，调气化，和血脉为治，谨拟上呈。

川续断五钱，盐水炒 鸡血藤四钱，酒炒 忍冬藤三钱 桑寄生一两 宣木瓜二钱，酒炒 秦艽二钱 五加皮三钱，酒炒 萆薢一钱五分 独活四分 川牛膝一钱，酒炒

引用松节一钱 藕节一钱

九月初八日，臣张彭年请得皇上脉寸部软弱，两尺沉细而涩，两关弦而无力。诸恙如旧，惟腰胯酸痛发木，日甚一日，俯腰，痛更加剧，牵引两腿亦痛，服药迄无寸效。《金匮》云：肢体才觉重滞便导引吐纳针灸膏摩。可见筋骨间病，古人首重外治，浴熨诸法皆所不废。谨拟气血两和，佐以外治方药上呈。

全当归二钱 川续断一钱五分 川芎五分 川牛膝一钱五分 香附一钱五分，盐水炒 秦艽一钱五分 泽兰叶一钱五分 威灵仙五分 乌药五寸

引用松节五分 嫩桑枝五寸

外治方

苏木一两 羌活五钱 独活五钱 川芎五钱 川乌三钱 草乌三钱 红花三钱 嫩桑枝二尺 松节三钱

右药共为粗末，分半，煎水熏洗；分半，酒炒熥熨。洗熨之后，再贴熊油虎骨膏。熊油虎骨膏一张贴肾俞穴。

九月初十日，臣施焕请得皇上脉左关弦，尺软，右部沉细，两寸弱。腰髀酸痛从左上串，按较稍松。胯腿膝木疼，晚间更甚。木为湿气，酸属郁热。病源起于头晕。至今下部酸木痛重则头晕略轻，遇腰胯酸痛轻时，而头晕又重，彻上彻下，总属阳为湿郁，气血之升降不调，经络之阴阳相忤。因之虚火上冒，口间致起小泡。温肾等品恐燥热不用，惟有从阳郁以想法，但食少运慢，苦寒既不应用，而酸木兼串，风气湿气互郁于中。总宜宣阳解郁以治之，谨拟上呈。

鳖甲三钱，酒炙酥 秦艽一钱五分 煅左牡蛎三钱 柴胡梗六分，去叶 白芍三钱，桂枝水炒 粉丹皮八分 地骨皮一钱，酒炒 五加皮一钱 虎脊骨一钱，酒炙酥 萆薢一钱五分

引用桑寄生一两

九月初十日，臣张彭年请得皇上脉右三部沉细而软，左寸亦软，关弦，尺弱。腰胯酸痛发木有增无已，牵引腿膝，行动为难，痛时从左上串丁背，按之觉略松活。病由眩晕而起，痛加则晕减，晕减而痛仍加。想肝肾久虚，风湿内伏，游行于经络，上极而下，下极而上，阴阳升降皆不调柔，故虚火上浮，中宫欠运，种种相因而至。谨拟。

炙鳖甲三钱 左秦艽一钱五分 地骨皮一钱五分 五加皮一钱 丹皮一钱 青蒿一钱 豨莶草二钱 川续断三钱 杭白芍一钱五分

引用桑枝五寸

九月初十日，臣施焕、张彭年共拟腰痛外治方。

生南星五钱 生半夏五钱 黑牵牛五钱 天麻一两 桃仁五钱 红花四钱 生乳香四钱 生没药四钱

右药共为细末，酒炒热，分两绢袋，轮流盛熨。熨后将药末焙干，撒棉花中，绢札束腰。

九月十一日，臣施焕、张彭年请得皇上脉左部关弦，尺弱，右关不调，尺沉细带数。腰胯酸痛，中边均重，艰于行动，强行数次，痛势稍松。坐卧久则木痛尤甚。肝肾久虚，

精气不能布护于腰胯，其间筋脉已欠调柔，加以风湿阻遏，阴阳升降愈为不和，升多则耳响头眩，降多则经络酸疼。总核病机，治法似宜活络，活络首重养血。谨拟养营熄风调气化湿为治。

鳖甲三钱，酒炙　左秦艽一钱五分　丹参三钱　青蒿梗一钱　地骨皮一钱五分　五加皮一钱　川续断二钱　大白芍三钱，桂枝水炒　青木香五分，炒

引用桑寄生五钱

九月十二日，臣张彭年、施焕请得皇上脉左关弦尺数，右关尺带数不调，两寸弱。腰胯酸跳木痛，左右中间均重。查经脉篇有：足厥阴脉动，腰痛不能俯仰。又腰痛总不离乎肾虚，风寒湿热等症。惟痛甚则气屡欲阻，前人治气滞腰腿痛多用行气温肾之品，因病久体虚，虚火上浮，温行恐燥，仍当从调气养血以通经络为治，谨拟上呈。

鳖甲三钱，酒炙　青木香五分，白术水炒　秦艽一钱五分　地骨皮一钱五分，酒炒　白芍二钱，桂枝水炒　青蒿梗一钱五分　萆薢一钱五分　鸡血藤二钱　丹参三钱

引用忍冬藤二钱　桑寄生五钱

九月十二日，臣屈永秋、关景贤请得皇上脉数无力，心声虚而不足，肺声不畅。心主血，肺主气，气血不充，脑筋失养，以致风寒湿三气乘间而入，故上为头晕，下为腰疼，其源皆由于胃不消化，故气血日虚。谨拟外治法舒筋活血先治其标，自带外洋茄叶膏上呈。

洋茄叶膏两张，贴左右腰眼，先用食盐碗许一包，炒热，隔青布二层熨腰一刻五分钟，熨后趁热贴膏。

【参考】 因光绪病情日重，故每日诊视医生渐多，但据光绪起居注中载："光绪三十四年九月十二日交施焕、张彭年、屈永秋，关景贤看过"等语，可知斯时主要服用以上四位御医之处方。

又，光绪九月十二日起居注中，对其腰胯疼痛之原委记述颇详："腰胯酸跳疼痛本起于前年冬间，每隔数日或十数日必发一次，彼时尚轻，不甚介意。乃自今年三月后，日甚一日。至七月而大发，不能俯腰者两月余矣。"并谕御医："总而言之，虚火冒于上，真水亏于下，攻补皆非所宜。究竟此腰胯酸痛能治与否，于开方时当明言之，切勿以药试病。盖诸症之纷起不休者，皆因服药过多与不当之故，且愈服药愈觉重也。"病势沉重，御医安敢告以不能治，然于脉案病机分析中已有流露。

九月十三日，臣屈永秋、关景贤请得皇上脉沉细无力，数象较减。腰胯酸痛发木，重时几难转动，运动似略松活。查诸痛皆属于脑筋，气血久虚，筋脉失养；胃为生化之源，食少运迟，精气更欠资助。亟宜调和饮食，择其易消化者进之。胃得所养，气血自生。外治之法，仍从活血舒筋止痛立意，谨拟上呈。

洋茄叶膏仍照旧贴腰。

樟脑、粟壳药酒一瓶，共六度，用开水炖热。先将膏药揭去，以炒热食盐熨腰一刻五分钟。再将酒摇匀擦痛处，擦时尽酒二度。擦后仍将膏贴上，一日照擦三次，如膏因屡揭不粘，以热盐熨之则粘。

九月十三日，臣施焕、张彭年请得皇上脉沉细无力，左关微弦，尺部更弱。腰胯酸痛发木日来有增无减，晚间直不能动转，行动略松，坐后加重。肝肾久虚，精气不足，风湿阻于经络，一经运动，气血略和，酸木略舒，可见经络阻滞，总宜调达气机，阴阳枢纽，端在少阴少阳，谨拟两和为治。

当归三钱，酒洗　大白芍三钱，柴胡水炒　鳖甲三钱，升麻泡酒炙酥　山萸炭一钱五分，泽泻水炒　橘核二钱，细辛水炒

白术炭一钱五分，牵牛子五分，水炒　续断二钱，羌活水炒　桑寄生五分，独活水炒　丹参三钱，酒洗

引用鸡血藤三钱，酒炒

九月十四日，臣屈永秋、关景贤请得皇上脉仍软弱，理宜调胃以生气血，气血既旺，百脉自能舒畅，筋络自然活泼。外治之法不外乎膏、酒。膏药既不适用，恭拟仍请专用药酒，一日照擦二次，以期舒筋止痛。至易于消化之物，以鲜牛奶兑开水各半为最，鱼类亦佳。

九月十四日，臣张彭年、施焕请得皇上脉弱无力，左关弦数，右关较大。腰胯酸痛牵及两腿发木，麻冷多起于背脊肘臂，干咳复作，头闷多在百会穴前，夜醒发热，口舌干燥。窃查经旨，凡病腰痛者，太阳病多则能仰而不能俯，少阴病多则能俯而不能仰。又云：骨病者能屈而不能伸，筋病者能伸而不能屈。无非肝肾内虚经络失养，以致风湿伏邪易入而难出，下焦既病，肺欠清肃，亟宜兼顾谨拟调肺肾，理肝脾，以达气机为治，选药上呈。

麦冬三钱，去心　细鲜生地三钱　白芍三钱，桂枝一钱，泡水炒　淮山药二钱，木香六分，泡水炒　萆薢二钱，羌活一钱，泡水炒　法夏曲二钱，黄芩五分，泡水炒　胡核桃二枚，连硬壳捣　冬瓜仁八钱　鳖甲二钱　青蒿一钱，泡酒炙酥　赤苓三钱

九月十六日，臣施焕、张彭年请得皇上脉细无力，左关微弦。日来腰痛极重，直无轻时，行动略松，坐即仍旧。耳响发闷亦甚，腰疾增则响闷亦增，上下牵引，刻无已时。气血两虚，伏邪游行于经络，阴阳升降清浊混淆，不论昼夜就枕即昏然欲睡，且醒不解乏，而酸痛加剧，种种悉虚中兼实之象。凡诸虚病受补者易治，不受补者未易治，虚不兼实者易治，兼实者未易治。盖症势纷纭，药多顾忌，所幸者经络中病，虽属难治，而究归于可治，谨拟上呈。

虎脊骨三钱，酒炙酥　鳖甲五钱，用中脊酒炙酥　白芍三钱，柴胡水炒　丹参三钱，黄芪水炒　地骨皮一钱五分，羌活水炒　细鲜生地三钱　天门冬二钱　法半夏一钱五分　橘皮一钱，蜜炙　云苓三钱，朱砂拌

引用鸡血藤一钱五分，青木香炒　鲜桑枝一尺

九月十六日，臣屈永秋、关景贤请得皇上脉仍软弱无力。气血双亏，脑筋失养。自顶至尾闾骨为脑筋一大部分，筋脉既虚，风湿乘隙而入，故为种种痛楚。伤司胃与大肠之脑筋，则运迟而便不调。伤司睡之脑筋，则昏睡而不解乏。人虚病实，外治之功甚缓，谨拟前用药酒中加草乌头，擦法如前上呈。

九月十七日，臣张彭年、施焕请得皇上脉沉细带数，左关弦，右关不调。腰胯中边皆痛，近复下串。腿部仍发酸木。服药后嗌酸嘈杂。耳响便溏，小水不畅。湿郁于中，火浮于上，以致口舌干苦，上腭起泡。祛湿则火愈炽，清火则湿愈滋。宗经旨：火郁发之，于湿两无窒碍。湿热渐除，风阳无所留恋，庶几经络和而酸痛减，谨拟上呈。

杭白芍四钱，柴胡水炒　鳖甲一钱五分，升麻水炙　甘菊炭一钱五分　粉丹皮八分　山茱萸三钱　云茯苓二钱　淮山药二钱，砂壳水炒　鲜生地三钱，生姜五分，捣汁和水泡　泽泻八分

引用鸡血藤一钱五分

九月十九日，臣施焕、张彭年请得皇上脉沉细而滞，左关弦，右关尺微数。腰胯酸痛，俯仰不利，动转为难，从左牵掣满腰，仿佛气串，痛甚则气几为之欲阻，惟勉强行动，稍似松活，一经睡多，则尤剧。凡痛动减静加为阴，病久而阳病多，按《经》当从阴病行阳，阳病行阴之治法，谨拟上呈。

羚羊角五分　川芎四分　杭白芍二钱，柴胡水炒　鳖甲一钱五分，升麻水炒　新会皮八分，盐水炒　佛手片一钱，金石斛水蒸　瓜蒌皮一钱，白术水炒　泽泻八分，牡蛎粉炒　生甘草五分

引用鲜生地三钱

九月十九日，臣屈永秋、关景贤请得皇上脉仍细数。腰胯酸痛日甚，今晨稍一动转，即牵掣满腰，痛不可忍。盖血气骤难畅旺，脑筋未易调柔，故夜寐多而痛反加。总核病情，谨请将前进药酒多用两日，缓缓调理。

【参考】 据光绪三十四年九月十九日起居注："其疾亦日甚一日，方药总无寸效"可知近段时间，病情无明显进展。

九月二十一日，臣张彭年、施焕请得皇上脉沉细无力，左弦而滞，右关不调。腰胯酸痛，行动稍松，坐卧觉重。盖湿喜运，而虚喜静，静中加剧，未为纯虚。风热挟湿，阻滞于经络之中，上下升降表里阴阳皆失调畅，故幻为种种病象。谨拟升清降浊阴阳两和，略佐调气之品。

羚羊角八分　鳖甲一钱五分，升麻水炙　泽泻八分　杭白芍二钱，柴胡水炒　粉丹皮一钱　细鲜生地三钱　川芎五分　杭甘菊一钱五分　佛手片一钱

引用嫩桑枝一尺

九月二十一日，臣屈永秋、关景贤请得皇上脉细无力。腰痛未减，运动略轻，一经睡久，痛势仍重。虽属气血两亏，其中风湿阻滞，筋脉不和。治法仍宜以舒筋活血为宗旨。谨再进樟脑药酒一瓶，擦法如前。

九月二十二日，臣施焕、张彭年请得皇上脉左关尺弦细而数，右部不匀。腰胯中边酸疼板痛，系因头晕迁延，转变风寒湿气杂流经络，致碍气血通和之道，所以酸木板痛。按通则不痛之义，总当先调气化。三焦为原气之别使，发源于肾，肾经本有欲寐症。肾司二便，又主气血，务二便先调，小便畅，大便乃实，实则气和血乃复。心生血，肝藏血，脾统血。心血虚则烦，肝血虚则燥，多不成寐。若脾血不足，则脾(疲)倦而多寐。是虚虚实实，脏腑均有所关。凡脏宜藏，能藏乃精固；腑宜通，能通乃便调。必精固便调，而后可望寐能解乏，醒不加重矣，谨拟上呈。

羚羊角七分　大白芍二钱，柴胡水炒　川芎四分　佛手片一钱，蜜炒　鳖甲二钱，升麻水炒　归身二钱五分，木香水炒　细鲜生地三钱，酒泡　淮山药三钱，陈皮水炒　粉丹皮一钱

引用桑寄生五钱

九月二十二日，臣屈永秋、关景贤请得皇上脉沉细而数，按之无力。腰胯酸痛乃重，睡不解乏，而痛势转增。脑筋血亏则疲乏而思睡，睡时既久，经络板滞，故痛愈加剧。治法仍主活血舒筋，谨请接用樟脑药酒，擦法如前。

九月二十三日，张彭年、施焕请得皇上脉沉细无力，左关尺弦数，右关弦滞。腰胯酸痛日重，服药擦药后，或胸或胁或腹部往往隐然作痛，仿佛气串(窜)。凡腰痛之因有五，皆气阻血滞使然。内治外治无非欲其活动，一经活动，腹胁难免牵掣，机关未利，略屈或伸，痛势尤剧，此皆经络曲节，气血未和之所致。按法仍当从气化为治，谨拟上呈。

沉香面五分，党参水炒　乌药八分　宣木瓜一钱五分，郁金汁炒　杭白芍四钱，柴胡水炒　鳖甲二钱，升麻水炒　续断二钱　粉丹皮一钱　川楝子八分，香附水炒

引用川牛膝五分，酒泡

【参考】 光绪帝病势日甚于一日。至于"本痛"与"异痛"之说，乃光绪所提："近六七日间，腰疼分为两种，一曰本来之痛，一曰另外之痛，本来之痛虽极重，尚可勉强行动，稍俯腰犹能极力支持，至于另外之痛一发则略一动转即痛甚似裂，气皆欲阻"。又谓："总因治不得法，病久迁延，致成种种痛楚，变幻离奇，有非笔写口述所能形容者，故曰腰疾日深一日，难望见愈也"(三十四年九月二十四日)。可知其病症状极为复杂，纵内治外

治合用，亦颇难以收功。

九月二十四日，臣施焕、张彭年请得皇上脉左关弦甚较大，右关软，两尺沉细带数。六七日来腰痛异常，本痛尚可勉强稍俯，惟异痛发时，则俯仰不利，稍一转动其痛如裂，气机欲阻，耳响亦重，种种皆属肾病。酉刻嗌酸、串麻，干咳时作，口渴发苦。五味之中，惟甘适宜。经云：肝苦急，亟食甘以缓之。中夜醒时，胸腹微疼，大便溏糟。经又云：脾有邪，其气留于两髀。总核病机，腰胯板痛酸疼，均肝脾肾三经气化不调之所致。按法乙癸同源，木能疏土，谨拟方药上呈。

白芍四钱　当归一钱五分，酒洗　云苓三钱　粉丹皮一钱　白术二钱，米泔水泡陈皮水炒　柴胡五分，醋炒　粉甘草一钱　薄荷五分

引用鲜姜浮皮五分，细　鲜生地三钱

九月二十五日，臣张彭年、施焕请得皇上脉细软带数，左关弦，右关不调。腰胯酸痛日重，耳响亦甚，时作干咳。擦药酒后，嗌酸串麻，或胸或胁，或腹部如有物坠下，饮食始似下行。盖气道以约而不调，水谷推行遂难尽利，壅极思通，故有此象。五脏不和，皆今胃病，即此意也。舌燥口苦，大便溏糟，皆脾胃气化不和之所致。肝肾之脏气先滞，肠胃之腑气自滞，经络诸气遂因之而愈滞，滞则幻为种种痛楚，仍以和肝调胃柔通气机为治，谨拟上呈。

杭白芍三钱　归身一钱五分　云茯苓三钱　野于术一钱五分，米泔水泡后微炒　炙甘草八分　橘皮一钱，人参水炒　乌梅七分，川椒五粒，泡水炒，打碎　鳖甲三钱，炙酥　柴胡四分，黄芩水炒

引用川续断二钱

九月二十七日，臣施焕、张彭年请得皇上脉沉细带数，两尺无力，左关弦，右关不调。腰胯酸痛，昨夜少睡，今晨转似轻减。查湿流关节，气阻经络，二者皆喜松活，一经熟睡，反觉增剧，惟夜寐太少，则阴不能养，肺燥肾虚两无裨益。是痛之标虽稍舒，而痛之本仍未缓。按法仍宜阴阳双和，调达气化，谨拟上呈。

归身二钱　杭白芍二钱，桂枝水炒　云茯神三钱，朱拌　淮山药三钱，青皮水炒　银柴胡四分，人参水炒　薄荷四分　生甘草四分　麦冬一钱五分，法半夏水炒　粉丹皮八分

引用鳖甲二钱，炙酥

九月二十八日，臣屈永秋、关景贤谨拟舒筋活血止痛药酒，擦法如前，上呈。

九月二十八日，臣张彭年、施焕请得皇上脉两寸无力，两关左弦右滞，两尺细数。腰胯酸疼，中边均重，偏左尤甚，牵掣足跟亦微痛，俯仰不利，行动稍见松活，睡多愈觉板滞。风湿化气，阻遏于经络之间。阴气虚于内，阳气虚于外，主气之运用既差，客气之缠绵日甚，表里诸气皆不流利，凑于关节，幻为串麻板痛。气机亟宜调畅，惟肺气之清肃，肾气之收藏，并求无碍，乃为合度，谨拟上呈。

杭白芍三钱　黑豆皮三钱，橘核泡酒炒　青木香五分，川楝子水炒　清风藤一钱五分　云茯苓三钱　麦冬一钱五分，去心，法半夏面一钱，同包　鸡血藤一钱五分，香附水炒　黄郁金一钱，酒炒　延胡索五分，西洋参水炒

引用鲜佛手一钱五分　玫瑰花一钱五分

九月二十八日，屈永秋、关景贤谨拟：舒筋活血止痛药酒，擦法如前，上呈。

九月二十九日，臣施焕、张彭年请得皇上脉数较减，诸部细软，两关弦而不调，左关尤甚。腰胯酸痛左甚于右，有时左右中边互为轻重，动减静加，过动则气怯而喘。阴阳两亏，必动静交养，气乃冲和而布护。若串麻为阳气外虚，口渴为阴液内乏。阴阳之根，端在肾命。肾病及肺则干咳。肾气自病则耳响。小便数而不多，无非肾经本病。肾虚而邪凑

之，风湿阻气，幻为诸痛。其病为精虚而气实。兹拟泄肝之气以治其实，益肺之阴以调其虚。宗经旨补母泻子之意，恭录上呈。

川楝子一钱，炒　延胡索七分，西洋参水炒　天冬一钱五分　麦冬一钱五分　杭白芍三钱，桂枝水炒　木贼草七分，丹皮水炒　新会皮一钱，盐水炒　法半夏一钱五分　炙甘草一钱

引用鲜佛手一钱五分　玫瑰花一钱

九月三十日，臣张彭年、施焕请得皇上脉两寸沉细，左关弦，右关不调，尺部细数无力。腰胯酸痛未见增减，干咳麻冷较重。天凉则阳气入里，外卫之阳愈微，内守之阴亦愈乏，故阴虚作咳，往往以冬秋燥而觉甚，冷从心起，麻自外现，心阳既虚，肾阴不济，懔懔之象遂由血脉而达皮毛，冷解发热，口渴咽干，阳气阴津均归不足，不足则气滞，滞则运迟，壅极思通，争鸣作响，(总)核病机，无非正虚邪凑之象，谨拟方药上呈。

西洋参一钱五分　杭白芍二钱　大麦冬一钱五分，半夏曲一钱，同包　云茯苓三钱　川贝母一钱五分　沉香末四分　鲜佛手片一钱五分　天门冬一钱五分　炙甘草八分

引用橘核二钱，捣碎

十月初三日，臣施焕、张彭年请得皇上脉数较减，左关微弦，右关尚欠调匀。腰胯酸痛，左右中边互为轻重。窃思痛未加剧，似宜暂停药饵，以舒胃气。惟麻冷干咳，择其与胃气相宜者，三五味煎以代茶，略资清肃，谨拟上呈。

川贝母一钱　北沙参一钱　冬瓜仁一钱五分　杭白芍一钱　麦冬一钱五分，米炒　橘络五分

十月初四日，臣张彭年、施焕请得皇上脉沉细无力，尺部更弱，两关左弦右滞。腰胯酸痛如旧。三日不更衣，麻冷干咳，口渴耳响均重。夜半醒后口干身热。先天不足，后天尤宜调护，肠胃阻滞，外而经脉不和，(内)而气机上逆，久虚之体勿再夹实，谨拟通润之法上呈。

麻仁二钱　川贝母一钱五分，去心　冬瓜仁三钱　瓜蒌仁一钱五分　杭白芍三钱　细生地三钱　油当归一钱五分　大麦冬一钱五分　广陈皮一钱

引用白蜜三钱

十月初五日，臣施焕、张彭年请得皇上脉沉细无力，两尺尤甚，左关弦，右关不调。腰胯酸痛日昨有轻有重，今晨比昨略甚，偏左较剧。大便虽见不畅，并不燥结。小便数而不多，均属肾气不足。津液少升则口渴，虚阳上浮则耳响，坎离不交则夜寐不实，阳虚则麻冷，气上则干咳而动作似喘。先天既亏，纯赖后天为培养，五脏不和，当先调胃，谨拟方法上呈。

雪梨半斤　细生地二两　杏脯四两　生姜二钱　苏子二钱

共捣取汁，熬浓煎熟，加白蜜四两再熬成膏。每次用二三钱，每早另服燕窝三钱咸食。

十月十二日，臣吕用宾请得皇上脉左三部弦大而数，右细数。干咳而喘，时作麻冷，发热口渴。大便秘结不畅，小便频数而短。脉象病情皆火盛灼金，肺胃不降之故。手足鼻尖发冷，脾肺不能调达，所有腰疼腿酸，耳堵肋臂筋痛，胸间紧窄，食少滞化，各本症时有轻重。仍宜滋养肝肾，舒润筋骨。近来喘咳便秘麻冷发热等恙亟宜调理，谨拟清燥润肺汤加减。

枇杷叶二钱，刷毛蜜炙　莱菔子一钱　麻仁三钱　川贝母二钱　甜杏仁三钱，去皮尖　枳壳一钱，炒　云茯苓三钱　冬桑叶一钱五分　生白芍一钱

引用荸荠汁、梨汁各酒杯　兑服白蜜五钱，入煎

十月十三日，臣吕用宾请得皇上脉数大缓小，随寒热为进退。昨晨请脉身已发热，脉

体弦数。今晨请脉四肢发冷，脉象缓小。咳嗽气喘未减，大便未行，步履维艰，亟宜退寒热、止喘嗽、行大便为主。其余腰痛、耳响、食少化迟、肌肉羸瘦、皮肤不润、夜不能寐各症，乃脾虚不能生肌肉，肾虚不能运筋骨所致。仍当脾肾双补，缓调自安。先宜止嗽定喘，退寒热通大便。谨拟青蒿鳖甲汤合清燥润肺汤加减。

青蒿二钱　枇杷叶二钱，刷毛蜜炙　麻仁三钱　鳖甲三钱　冬桑叶二钱　金石斛三钱　生地三钱　甜杏仁二钱，去皮尖　瓜蒌霜二钱

引用黑芝麻一两，入煎　白蜜八钱　梨汁一酒杯，兑服

十月十四日，臣吕用宾请得皇上脉左弦数而大，右沉实而滑。咳喘寒热未减，大便未行，本病丝毫未去。心肾不交，故夜寐不安。肺胃不降，故咳喘不止。肠胃不和，故大便不行。退寒热宜青蒿、鳖甲，降肺胃宜元明粉、麻仁，止喘嗽宜杏仁、枇杷。谨按法拟方敬呈。

青蒿二钱　元明粉二钱，冲　怀牛膝一钱五分　鳖甲三钱　苦杏仁二钱，去皮尖　枇杷叶二钱，去毛蜜炙　霜桑叶二钱　生白芍二钱　麻仁三钱　生地二钱

引用梨汁一酒杯，兑服

十月十六日，臣吕用宾请得皇上脉六部皆见弦数之象。大便数日未行，昨今已见两次。胃气稍和，惟秋令以来，咳嗽日甚，夜卧尤剧，转动饮食则喘。常欲恶心，时而恶寒发热，种种皆肺气不降，胃气不和，以致元气渐伤，肢体酸软，耳堵愈甚。子后即不能寐，甚至起坐，步履颇难支持，遍身日夜无片刻舒惬。均属阴阳两伤，标本兼病，亟宜设法调理。谨拟止嗽定喘，降肺和胃，调摄阴阳标本法上呈。

枇杷叶一钱五分，去毛炙　金毛脊三钱，去毛　鳖甲三钱　冬桑叶一钱五分　云茯苓三钱　淮山药三钱，炒　苦杏仁二钱，去皮尖　青蒿一钱五分，炒　苏子一钱　麦芽三钱，炒　细生地二钱　橘皮四分

引用蛤蚧尾一对，研末冲服

十月十七日，臣周景涛、吕用宾请得皇上脉左寸关弦数，右细数，两尺略缓。所有腰痛腿酸等症，缠绵日久不愈，以致行步艰难，肢体倦软。现在咳嗽，气逆，发喘，日甚一日。夜寐每为咳嗽所扰，竟不成寐。饮食不易消化，种种病情，皆虚损见象。先宜止嗽定喘和胃，兼固脾肾，谨按法拟方上呈。

霜桑叶一钱　云苓二钱　干芦根二钱　枇杷叶一钱五分，去毛炙　川贝母一钱五分，去心　金石斛二钱　甜杏仁二钱，去皮尖　生谷芽三钱　怀牛膝一钱

引用胡桃肉三枚，去皮衣　荸荠汁半酒杯，兑服

十月十八日，臣杜钟骏请得皇上脉象左部寸尺濡数，右三部沉数带滑，按之无力。咳嗽无痰，动则气逆作喘。胸膈堵截，知饥不能食。大便燥结难解，小溲浑短。卧则咳作，口有热气，舌有水滑苔。腿软而酸，寒热麻痹。耳鸣头昏种种见症。金水两亏，肺金失降，肝木过升。内经云：肝生于左，肺生于右。左右者阴阳之道路也。今肺失清肃下降之权，肝有横逆上干之势。以致痰浊横亘胸中，上盛下虚，此喘咳之所由来也。为今之计，有虚不能补，实不能攻之难。何者？病经日久，实实虚虚，在在棘手。谨暂拟微苦以降肺逆，咸寒以化虚痰。俾肺遂通调，膀胱得以气化，大肠得以传送，以冀痰浊降而咳喘渐平，然后缓商调摄。

海浮石三钱　苦杏仁三钱　冬瓜子五钱　海蛤粉三钱，绢包　淡黄芩三钱　薏苡仁五钱，炒　飞滑石三钱　薄荷叶三分　真云苓五钱，带皮

引用淡海蜇一两，极淡水漂　大荸荠四枚，打碎

另用大荸荠六枚，打碎，淡海蜇一两煎汤代茶，频频饮之。

十月十八日，臣吕用宾请得皇上脉两关弦数，寸细数，尺沉数无力。乃久病中虚不运，肺不能降，肾不能纳，以致横阻于中，咳嗽不止，喘不能卧，大便不调，饮水亦不能下。日间麻冷，夜间发热，病势日渐加剧。因之肢体愈形困乏，起坐不安，步履艰难，眠少食减，种种病状皆元气大亏，阴阳失养。仍宜建中以降肺胃，滋下以固本根。谨拟润燥和胃，降肺纳肾法上呈。

霜桑叶二钱　枳壳五分，炒　桑螵蛸一钱五分，煨　枇杷叶二钱，去毛炙　苦杏仁二钱，去皮尖　旋覆花一钱五分，绢包　川贝母二钱　地骨皮二钱，甘草水泡　黑大豆三钱，炒　石决明三钱，研末包　云茯苓三钱

引用谷芽三钱，炒　黑芝麻四钱　萝卜汁一酒杯，兑服

十月十八日，臣周景涛请得皇上脉左寸关弦数，左尺细数，右寸关大而无力，右尺弱。气壅膈阻，觉得气机不通，咳喘仍未少减，总由下元气虚，累及肺位，急宜纳气固肾谨拟上呈。

干桑椹三钱　甘枸杞子三钱　广化皮四分　抱木神三钱　金石斛三钱，先入

另用川石斛四钱煎代茶。

十月十九日，张仲元请得皇上脉息左部弦细而数，右寸细涩，关部弦滑。病本气郁夹湿，阻遏气机，是以腰疼缠绵日久，伤及气血，形瘦食少，胸膈气道不通，肺胀而喘，时作咳嗽。夜不能寐，口黏无津，大便燥结，步履维艰，气体异常委顿。谨拟甘寒化燥之法，以冀喘定便通，然后缓治余证。

生桑皮六钱　地骨皮六钱　生甘草一钱五分　肥知母四钱

引用粳米八钱，后煎　白蜂蜜一两，后兑

煎十分，均两次服。

【参考】 此方即泻白散加味。按泻白散功能泻肺清热、止咳平喘。惟光绪帝此时用之，亦仅治标而已。

十月十九日，臣施焕请得皇上脉两尺弦数无力，左寸关细数，右关寸带涩，六部均较前略大。血衰气浮，上实下虚。干咳喘逆，夜不成寐，胸膈堵闷，欲食无味，口渴思饮。虚阳内灼，津液不升，肺胃不降，病源起于头晕，下流至于腰疼。前则由上而下，今又由下而上，其中最要者，总以胃气为本。按法应当纳肝肾之气以潜阳，清浮游之火以保肺，乃可以顾胃气，谨拟药味上呈。

酸枣仁三钱，生一半，炒一半　浮小麦六分　生龙齿八分　海蛤粉三钱　桑螵蛸五钱　肥玉竹二钱

引用黑芝麻四钱　枸杞根一钱五分　煅龟板一钱

十月十九日，吕用宾请得皇上脉今日两手寸关弦大而数，两尺细数无力。咳嗽不止，胸满气促不得卧。麻冷发热。饮食难进。夜不成寐，起坐维艰，病势日渐加剧。合按病情，总由中气虚损，不能承领上下，以致上而逆满喘嗽，下而大便不行。清气不升，浊气不降，而通体为之困乏矣。于棘手之际，求调摄之方，仍宜降肺胃上逆之气，滋肝肾浮越之火。谨拟地骨皮饮合清燥润肺汤加减上呈。

地骨皮二钱，甘草水泡　肥知母一钱五分　怀牛膝一钱五分　苦杏仁二钱，去皮尖　霜桑叶一钱五分　枳壳六分，炒　川贝母三钱，去心　枇杷叶一钱五分，去毛炙　云茯苓二钱　桑白皮一钱五分

引用荸荠汁、萝卜汁各半酒杯，兑服

十月十九日，臣周景涛请得皇上脉左寸关弦细数，左尺尤数，右寸大而无力，右关涩滞，右尺数弱。咳喘仍未少减。早间虽见大便，仍极燥结。肾为胃关，肾气不固，则胃失

传化之能。水谷之精为相火薰灼，上蒸于肺，木气亦随而升。导实则虚虚，补虚则实实。用药在在窒碍。谨拟生津降气，甘酸合化，佐以咸寒法列方伏候圣裁。

甘枸杞子三钱　乌梅三枚，盐水洗　海蛤壳六钱，杵先入　正化皮四分　金石斛三钱　生白芍三钱　黑芝麻二钱

引用荸荠三枚　海蜇皮二两，洗极淡

十月十九日，杜钟骏请得皇上脉左三部轻按弦数而滑，重按无力，寸关滑数鼓指。今日大便虽得三结(解)，气痰仍未下降，喘咳仍未见轻，口干且黏，热味甚重，知饥不能食，不但痰壅于肺，而且热积于胃。所以二便皆不甚畅。经谓：呼出心肺，吸入肾肝。痰阻道路，呼气不能泄心肺之壅，吸气不能益肾肝虚。痰热壅阻太过，尤为关要。论痰壅宜导，而正虚宜补，实实虚虚均有顾忌，殊深棘手。谨拟四磨饮法，佐以清涤痰热之品，平其逆气，以冀喘咳见轻也。

沉香汁一分，水磨　梨汁一酒杯　人参汁一分，水磨　荸荠汁一酒杯　乌药汁一分，水磨

右将水磨药五味，如煎药法，加水入铫中，一沸取起。以梨汁荸荠汁均入水内服，如得喘满略平，可再接服。此重药轻用之意也。

【参考】 四磨饮《济生方》之方。功能破滞降逆，顺气扶正。治正气虚损，肝气横逆，上犯肺胃所致之气逆。

十月二十日，臣施焕请得皇上脉数象左尺退，右尺不退，关左无力，右濡涩，寸右小左不小。大便鞭而迭见。气逆应平反觉气粗促堵。虚阳内灼，水不济火，胃汁胃气均受其亏，津液无滋，所以肺胃不降，气促不平。目睑微启而白珠露，嘴有涎而唇角动，肝脾肾阴阳两虚。总当纳肝肾气以顾脾，滋心肺液以顾胃为治，谨拟药味上呈。

鳖甲四钱，醋炙　酸枣仁二钱，生一半，炒一半　玉竹三钱　海蛤壳三钱　牛膝一钱　桑螵蛸三钱　淮山药三钱，炒　山茱萸一钱五分

引用麦冬三钱　天门冬三钱

十月二十日，臣吕用宾请得皇上脉两寸濡弱，两关弦数，两尺细数无力。呼吸之气不匀，喘息见粗，咳嗽未平，寒热未退，胸满饮食减少。肺胃逆于上，肝肾陷于下，升降由是不利，输转因之失权。迭用清燥润肺滋肾养肝之品，而口干舌燥便结咳嗽气喘等症均未见减，仍按症处方，谨拟泻白散六味丸加减上呈。

地骨皮二钱，甘草水泡　苦杏仁二钱，去皮尖　金石斛二钱　云茯苓二钱　粉丹皮一钱　麦芽二钱，炒　桑白皮一钱五分　女贞子三钱　枇杷叶一钱五分，去毛炙　薏苡仁三钱　川贝母一钱

引用荸荠汁一酒杯，兑服　蛤蚧尾一对，研末冲服

十月二十日，臣杜钟骏请得皇上脉象左三部较小，惟右关独数。考脉书：大则病进，细则病退。积虚之体，脉宜细不宜大也。今日恙情，火稍平而神益惫，喘不甚而气觉短。痰仍未降，胸仍堵截，火仍未平，口仍作渴。胸腹微响，气有欲通欲降之机。营卫未和，仍作寒热麻痹。头闷耳鸣如旧。上壅未开，痰热未降。肺虚不能纳气归肾，津液不能上承。治标治本均宜兼顾，谨仍拟四磨饮平逆气以豁痰，佐以五汁生津液以清热。

人参汁三分，水磨　麦冬汁一两　沉香汁一分，水磨　秋白梨汁一两　槟榔汁二分，水磨　鲜石斛汁八钱　乌药汁三分，水磨　鲜荸荠汁一两　鲜藕汁一两

右将水磨四味入铫，微煎，取起。以五汁和入饮之，如有效，仍可再服一帖。

十月二十日，臣周景涛请得皇上脉左寸关弦数，左尺数象较昨虽略平，却细小无力，右寸较昨稍小，仍觉散大，右关涩，右尺弱。气粗神倦口渴，胸膈仍阻。睡不能安。大便

结、小便短。周身时见麻冷发热。以症合脉，系属阳气阴液交见亏损，下元不固，真气上腾。猛攻不能，蛮补不可。急宜甘酸生津、咸寒降气，以冀坎气归元，谨按法拟方上呈。

海蛤壳一两，杵先入　石决明五钱，杵先入　甘枸杞子三钱　盐乌梅三枚　酸枣仁三钱　金石斛五钱　广化皮五分，盐水制　白石英三钱　左牡砺一两，杵先入

引用鲜青果二枚，捣汁冲服

十月二十一日子刻，张仲元、全顺、忠勋请得皇上脉息如丝欲绝。肢冷，气陷。二目上翻。神识已迷。牙关紧闭。势已将脱。谨勉拟生脉饮，以尽血忱。

人参一钱　麦冬三钱　五味子一钱

水煎灌服。

光绪卅四年十月廿一日，回事庆恒奉旨，皇上六脉已绝。于本日酉正二刻三分，龙驭上宾。着派乾清宫总管李长喜，敬事房首领王度寿太监四名，散众首领四名，太监十二名，在檐前穿孝。所有应行一切事宜，着各该衙门照例敬谨预备。钦此。差首领张永和传。

【参考】 光绪帝之死因，传说颇多。因其死亡之次日(十月二十二日)慈禧太后亦崩。皇帝与皇太后两人仅隔一日而亡，则为其死因增添了神秘之政治色彩。而光绪帝为慈禧“害死”之说，人们更笃信不疑。然就光绪之脉案分析，其死于病之可能性最大。纵观光绪病情，自幼身体孱弱，脾胃不和。年及弱冠，即有滑精，直至临终，仍无好转。又复长年咳嗽，盗汗，潮热，似患结核病。加以政治失意，精神抑郁，而致心悸怔忡，纳呆不寐诸症叠起。尤其光绪二十四年戊戌变法失败，与慈禧反目，身遭软禁，病势日重，终致不起。故自二十四年之后，光绪帝几乎终日送药，而病势却每况愈下。其间曾广征各地名医，进宫诊治，如陈秉钧、施焕、吕用宾、杜钟骏辈，均系彼时应荐入宫者。其后，又相继谕示各省督抚尽速荐医，以挽皇帝疴疾。诸此种种，均可说明光绪帝之死因，乃属慢性消耗性疾病。

按光绪之病，晚期当属劳瘵范畴。其发病原因，一则因先天禀赋薄弱，次则因于七情郁结，起居失常。即如仲景所谓：“凡虚损之由，无非酒色劳倦，七情饮食所致。故或先伤其气，气伤必及于精；或先伤其精，精伤必及于气。”其死因，系因脏腑功能失调，阴阳俱虚，终以肾元不固，上迫于肺，阳散阴涸而亡。

对于光绪患病的治疗，御医主要从补脾肾，和阴阳，调升降三方面入手。此亦属治疗虚劳病之大法。

脾肾两脏于人体之关系重大，肾为先天之本，乃真阴真阳寄托之所；脾为后天之本，系气血化生之源泉。故光绪病之补脾肾之法，非但属辩证施治，亦系治病求本之法。阴阳两者，相互维系，相辅相成，“阴平阳秘，精神乃治”(《素问·生气通天论》)。阴阳两者相对平衡乃是生命活动的根本。而光绪帝之病，总属于阴阳失调，导致了脏腑功能之虚损，故其治疗，亦多遵调和阴阳之原则。胃气不降，脾阳不升，脾胃功能失调，乃系光绪帝自幼所患脾胃病之病机，因之其症状常有头晕、耳鸣、纳呆、腹胀、泄泻、呕吐、恶心等表现，实则即是脾胃阳气不足，升清降浊功能失调导致的水谷所化生之轻清阳气不能正常濡养头、肌表、四肢，以及水谷之营养原料及糟粕不能被正常消化和排泄所致。故御医们常于光绪帝之方药中常寓以调升降之意。

概言之，从光绪帝的脉案之中，可以反映出御医的医理相当精深，其辩证亦颇为精当，立方十分严谨，遣药更属讲求。因之，纵光绪帝之沉疴未得以力挽，治疗中症状改善亦不甚明显，但御医们的宝贵经验，却值得借鉴与效法。

2 年份不详医案

正月二十四日，张仲元、忠勋请得皇上脉息左部弦缓，右寸关滑缓。肾水不足、肝阳上越，督脉郁滞风湿，以致脊骨作疼，俯之觉甚。每值睡时，肝阳上冲，即觉心悸唇瞤，欲作眩晕，眼眩发红。谨拟养阴柔肝祛风化湿之法，晚服调理。

大熟地四钱　细生地三钱　生杭芍二钱　丹皮二钱　汉防己二钱　黄芩二钱　杏仁二钱，炒研　麻黄八分　川独活一钱五分　防风一钱五分　生粉草一钱

引用桂枝八分

【参考】 督脉之主行路线，从会阴部开始，向后沿脊柱上行，入脑，上行头顶，沿额，循鼻，抵上齿(《素问·骨空论》)。《难经·二十八难》亦谓："督脉者，起于下极之俞，并于脊里，上至风府，入属于脑。"故凡脊柱之病，多与督脉有关。脉案中云"督脉郁风湿"，乃其脊柱痛之病机。眩晕之由，责之肝阳上亢。故治疗一则养阴柔肝，以平上冲之肝阳；一则祛风化湿，以祛督脉之郁滞。方中熟地之功用，在于一可"填骨髓，补五脏内伤不足"(《本草纲目》)，又可滋肾水，育肝木，以止眩晕。《本草正》谓："阴虚而神散者，非熟地之守，不足以聚之；阴虚而火升者，非熟地之重，不足以降之；阴虚而躁动者，非熟地之静，不足以镇之；阴虚而刚急者，非熟地之甘，不足以缓之"，其功用之妙，当细审之。故于心悸唇瞤亦当有益。

正月二十五日，张仲元、忠勋请得皇上脉息左部弦缓，右寸关滑缓。脊背作疼，俯之觉甚。每值睡时，肝阳上冲，心悸唇瞤欲作眩晕，眼弦发红。良由肾水不足，肝阳上越，督脉郁滞所致。谨拟养阴和脉化湿之法调理。

熟地四钱　独活一钱五分　寄生三钱　秦艽一钱五分　防风一钱　细辛五分　川芎八分　当归三钱　杭芍三钱　麻黄七分　桂枝八分　杜仲三钱，炒

引用川续断三钱

【参考】 此方即独活寄生汤化裁而来。方中既有补气血，益肝肾等扶正之品，冀正旺则邪自除；又有祛风散寒驱邪之药。扶正与驱邪共存，标本兼顾。

正月二十六日，张仲元、忠勋请得皇上脉息左部弦缓，右寸关滑缓。脊骨作疼，俯之觉甚。每值睡时，肝阳上冲，心悸唇瞤欲作眩晕。谨拟遵用古方青娥丸，早晚各服二钱，淡盐汤送下调理。

杜仲二两，盐炒　补骨脂二两，酒炒　核桃肉三个

共研细面，炼蜜为丸，如绿豆大。

【参考】 青娥丸方出自《和剂局方》，功能温肾阳，止腰痛。温肾阳则可助命火，命火旺则可温脾阳，脾阳得温则健运之司自行，而湿浊可去，诸症可平。

正月二十七日，庄守和请得皇上脉息左部和平，右关滑缓。惟胃气欠和，有时稍觉头晕。今用和中代茶饮加减调理。

荆穗一钱五分　甘菊花二钱　川芎一钱五分　蔓荆子二钱，炒　茅术二钱，炒　云苓三钱　薏苡仁三钱，炒　生甘草六分

水煎代茶。

正月二十八日，张仲元、忠勋请得皇上脉息左部弦缓，右寸关沉滑。上焦微有风热，以致偏右咽痛，延及右脸亦觉微木。谨拟清解风热之法调理。

薄荷七分　钩藤二钱　菊花二钱　桑叶二钱　苦桔梗二钱　川贝二钱，研　麦冬三钱，去心　防风一钱

竹茹一钱五分　陈皮一钱　元参三钱　甘草八分

引用鲜芦根二支，切碎

正月二十九日，庄守和请得皇上脉息左部和平，右寸关滑缓。有时头晕，恶风，腰间作痛。今用和中化湿代茶饮调理。

荆芥一钱五分　防风二钱　白芷一钱五分　甘菊花二钱　茅术二钱，炒　云苓三钱　薏苡仁三钱，炒　甘草六分

水煎代茶。

正月二十九日，张仲元、忠勋请得皇上脉息左部弦缓，右寸关沉滑。上焦风热未净，右脸尚有微肿，咽痛渐轻。谨拟清解风热之法调理。

薄荷六分　白芷一钱五分　桑叶二钱　菊花二钱　苦桔梗二钱　川贝二钱，研　麦冬三钱，去心　元参二钱　枳壳一钱五分，炒　牛蒡子一钱五分，炒研　甘草八分

引用鲜青果五个，研碎

【参考】 光绪面肿之由，缘于风热，故取清解风热之法。另光绪所用医方中，，尚有治脸肿熏洗方一，亦均以清热解毒，祛风除湿之品组成，惟年月不可考，或当属此时所用(详《慈禧光绪医方选议》)。

二月初三日，张仲元、忠勋请得皇上脉息左部弦缓，右寸关沉滑。肾水不足，肝阳上逆，以致有时眩晕，晚间睡卧心悸唇瞤脊骨按之作疼，俯之觉甚。谨拟壮水利节丸，每服二钱，淡盐汤送下调理。

细生地四钱　丹皮一钱五分　泽泻一钱五分　云苓三钱　乳没三钱，炒　知母一钱五分，炒　独活一钱五分　狗脊二钱　侧柏叶二钱　片姜黄二钱　海桐皮二钱　盐柏一钱五分

共研细面，蜜为小丸。

【参考】 此方即仿知柏地黄丸意，并加活血通络搜风之品而成。以脉测证，当尚有脾湿之候。

二月初四日，张仲元、忠勋请得皇上脉息左部沉弦，右寸关沉滑。上焦风热不净，有时眩晕、口渴，舌间起有小泡。脊骨仍觉作痛。谨拟疏风清热饮送，服丸药调理。

菊花二钱　竹茹一钱五分　薄荷三分

水煎送服丸药。

【参考】 立此方之大旨，在于清上焦风热，亦标本兼顾之意。

二月初八日，张仲元、忠勋请得皇上脉息左部沉弦，右寸关沉滑。舌间尚有小泡，脊骨仍觉作痛。谨拟清热化湿饮送服丸药调理。

薏苡仁三钱，炒　灯心二子　芦根二支，切碎

水煎送服丸药。

【参考】 斯方之出，在于清热利湿，而舌之小泡因于湿热内蕴，心火上炎。以此清利之品，冀湿热去而心火平，诸症可缓。

二月初十日，张仲元、忠勋请得皇上脉息左部沉弦，右寸关沉滑。肾水不足，肝阳欠和。有时眩晕，脊骨按之仍痛。谨拟益阴化湿利节丸，早晚各服二钱调理。

生地四钱　泽泻一钱五分　丹皮一钱五分　云苓三钱　海桐皮二钱　片姜黄二钱　独活一钱五分　没药二钱　秦艽二钱　青皮一钱五分　盐柏一钱五分　知母一钱五分，炒

共研细面，蜜为小丸。每服二钱，白开水送服。

【参考】 眩晕乃因肝肾阴虚而起，脊痛是为风湿阻滞所致。此方两者兼顾，虽非万全，亦或略解燃眉。惟以丸剂服用，亦缘体虚，诸脏俱亏，不敢贸然，实属无可奈何。

二月二十日，张仲元、忠勋请得皇上脉息左部沉弦，右寸关沉滑。肾水不足，肝阳未平，脾元不壮。有时眩晕，脊骨按之仍觉作痛，四肢微寒。谨拟养阴和肝之法调理。

生地三钱 杭芍二钱 钩藤二钱 薄荷五分 茯苓三钱 薏苡仁四钱，炒 秦艽一钱 独活七分 橘红一钱五分 焦麦芽三钱 甘菊花三钱 竹茹一钱五分

引用川续断二钱

二月二十三日，忠勋请得皇上脉息左部沉弦，右寸关沉滑。肾水不足，肝阳未平，脾元不壮。有时眩晕，脊骨按之仍觉作痛，四肢微寒。谨拟照前方调理。

生地三钱 杭芍二钱 钩藤二钱 薄荷五分 茯苓三钱 薏苡仁四钱，炒 秦艽一钱 独活七分 橘红一钱五分 麦芽三钱，焦 甘菊花三钱 竹茹一钱五分

引用川续断二钱

二月二十五日，忠勋请得皇上脉息左部沉弦，右寸关沉滑。有时眩晕，脊骨按之仍觉作痛。良由肝阳未平，脾元不壮使然。谨拟柔肝理脾之法调理。

元参二钱 杭芍二钱 钩藤二钱 薄荷七分 云苓三钱 白术二钱 独活一钱 薏苡仁三钱，炒 橘红一钱五分 甘菊花二钱 西洋参一钱，研 生甘草五分

引用焦三仙一钱五分

二月二十九日上交方。

钩藤一钱五分 防风一钱 薄荷五分 白术二钱，土炒 薏苡仁四钱 茯苓三钱 焦三仙各一钱五分 独活七分 橘红一钱 菊花二钱 甘草七分 竹茹二钱

自昨日晚间，擤鼻涕又作微晕，故用此方。

【参考】 此方系光绪自拟。光绪颇知医理，亦喜自行处方，此方具健脾除湿，疏风活络之功，其效如何，不得而知。

三月初二日，忠勋请得皇上脉息左部沉弦，右寸关沉滑，肝阳未平，肾阴不足，脾不化湿。有时眩晕，脊骨按之仍觉作痛。谨拟养阴化湿之法调理。

钩藤一钱五分 防风一钱五分 薄荷七分 独活一钱五分 白术二钱，土炒 茯苓三钱 西洋参一钱五分，研 儿茶一钱 竹茹二钱 菊花二钱 菟丝饼三钱 甘草七分

引用寸冬二钱 焦三仙各一钱五分

三月初四日，忠勋请得皇上脉息左部沉弦，右寸关沉滑。肝木克土，湿滞未清，气道不畅，胸膈较满，呼息间觉有微痛，睡卧时气逆欲晕。谨拟调肝理脾之法调理。

钩藤一钱五分 薄荷七分 炙香附一钱 青皮七分 云苓二钱 猪苓一钱五分 泽泻一钱五分 延胡索七分 菊花二钱 生杭芍二钱 元参二钱 酒芩一钱

引用竹茹二钱

照昨方减猪苓、泽泻，加砂仁、厚朴。

三月初六日，忠勋请得皇上脉息左部沉弦，右寸关沉滑。肝木克土，湿滞未清，睡卧时气逆欲晕，脊骨按之仍觉作痛。谨拟照前方加减调理。

钩藤一钱五分 薄荷七分 香附一钱，炙 青皮七分 云苓三钱 砂仁七分，研 厚朴二钱 延胡索七分 菊花二钱 杭芍二钱，生 元参二钱 酒芩一钱

引用竹茹二钱

光绪□年三月初九日，全顺、忠勋请得皇上脉息左部沉弦，右寸关沉滑。肝脾不和，化湿较慢，有时口中溢酸，睡时气逆欲晕，脊骨按之仍觉作痛。谨拟理脾和肝化湿饮调理。

云苓三钱 玉竹二钱 陈皮一钱 缩砂七分，研 钩藤一钱五分 薄荷七分 菊花二钱 桑叶一钱五分

鸡金三钱，炒 萸连七分，研 麦芽三钱，炒 炙香附一钱

引用红枣三枚

三月十一日，全顺、忠勋请得皇上脉息左部沉弦，右寸关沉滑。脾元不壮，化湿较慢，肝阳未平，时作眩晕，脊骨按之作痛，大便觉燥。谨拟理脾和肝润燥之法调理。

云苓三钱 陈皮一钱 青皮一钱 胡连一钱五分 杭芍三钱，生 枳壳一钱，炒 溏瓜蒌三钱 钩藤一钱五分 薄荷八分 菊花二钱 桑叶一钱五分 焦三仙六钱

引用芦荟一钱五分

三月十三日，全顺、忠勋请得皇上脉息左部沉弦，右寸关沉滑。脾元不壮，化湿较慢。肝阳未平，时作眩晕。脊骨按之作痛。谨拟理脾和肝化湿之法调理。

云苓三钱 陈皮一钱 青皮一钱 苍耳一钱，炒研 生杭芍三钱 枳壳一钱，炒 溏瓜蒌三钱 钩藤一钱五分 薄荷八分 菊花二钱 桑叶一钱五分 焦三仙六钱

引用芦荟八分

三月十六日，全顺、忠勋请得皇上脉息左部沉弦，右寸关沉滑。脾元不壮，化湿较慢，肝阳未平，时作眩晕，脊骨按之作痛。谨拟理脾化湿之法调理。

云苓三钱 陈皮八分 炙厚朴一钱 壳砂五分，研 生杭芍二钱 苍耳一钱五分，研 菊花二钱 薏苡仁三钱，炒 桑叶一钱五分 溏瓜蒌二钱

引用半夏曲一钱

三月十八日，全顺、忠勋请得皇上脉息左部沉弦，右寸关沉滑。时作眩晕，脊骨按之作痛，步履较软。良由肝强脾弱、湿滞不化所致。谨拟和肝理脾之法调理。

生杭芍二钱 青皮五分 苍耳子一钱，研 钩藤一钱五分 云苓三钱 陈皮七分 壳砂五分，研 薏苡仁三钱，炒 菊花二钱 木瓜七分 菟丝子三钱

引用瓜蒌仁二钱，研

三月二十日，全顺、忠勋请得皇上脉息左部沉弦，右寸关沉滑。时作眩晕，脊骨按之作痛 步履较软。良由肝强脾弱、湿滞不化所致。谨拟理脾和肝之法调理。

生杭芍二钱 青皮七分 苍耳子一钱，研 钩藤一钱五分 云苓三钱 陈皮七分 壳砂五分，研 厚朴七分，炙 薏苡仁三钱，炒 菟丝子三钱

引用火麻仁二钱，研

三月二十四日，全顺、忠勋请得皇上脉息左部沉弦，右寸关沉滑。时作眩晕，脊骨按之作痛，咽中偏右经络觉疼，步履较软。谨拟清热化湿之法调理。

麦冬二钱，去心 甘菊花二钱 苦桔梗一钱五分 山豆根一钱 桑叶二钱 竹茹二钱 枳壳一钱五分 焦三仙各二钱 溏瓜蒌三钱 金银花二钱

引用鲜青果七个

三月二十六日，全顺、忠勋请得皇上脉息左部沉弦，右寸关沉滑。时作眩晕，脊骨按之作痛，咽中偏左经络觉疼，步履较软。谨拟清热化湿之法调理。

荆芥一钱 薄荷八分 甘菊花二钱 桔梗一钱 元参一钱 山豆根二钱 桑叶二钱 麦冬二钱，去心 金银花二钱 焦三仙各二钱 熟军六分

引用鲜青果七个 灯心二子

【参考】 咽部作痛，当系湿郁化火上炎，故治以滋阴清热化湿宣解之法。按熟军具泻火凉血之效，下行可泻血分之实热，并可清上之火邪，且升降失和用之，则可驱逐湿滞而使中州畅达。

三月二十八日，全顺、忠勋请得皇上脉息左部沉弦，右寸关沉滑，稍数。稍有风热，湿饮不化，以致偏左项间筋络作痛，微觉恶寒，身肢不爽，大便干燥。谨拟疏风清热化湿饮调理。

荆芥一钱五分　防风二钱　薄荷一钱　牛蒡子二钱　苦桔梗二钱　郁金二钱，研　连翘二钱　银花三钱　赤芍二钱　瓜蒌三钱　郁李仁三钱，研　生甘草八分

引用夏枯草三钱

三月二十九日，全顺、忠勋请得皇上脉息左部沉弦，右寸关沉滑稍数。风热不净，湿饮不化，偏左项间筋络作痛。偏右头疼，时觉眩晕。大便较燥。谨拟疏风清热化湿饮调理。

薄荷八分　菊花三钱　桑叶二钱　牛蒡子二钱　蔓荆子二钱　生石膏二钱　青皮一钱　云苓四钱　枳壳二钱，炒　熟军一钱五分

引用竹茹二钱

【参考】　湿滞不化，久而化热，销铄肠胃最烈而速，致浊阴不降，清阳不升，而上则头目眩晕，下则大便燥结，故以石膏、熟军之属，清热润肠，冀湿浊得逐，而升降自调。

光绪□年五月初二日，忠勋请得皇上脉息左关沉弦，右寸关滑而稍数。右耳堵闷，闻声不真。腰胯酸痛，左足跟有时觉疼。良由热浮于上，湿注于下所致。谨拟抑热化湿法调理。

云苓片六钱　杜仲三钱，炒　松节二钱　核桃三枚，捣

引用猪腰子一对，去白筋，纳云苓片于内，白棉线缠固，余药覆外面，用蒸鸡罐蒸出自然汁，临睡前服之；加食盐少许。

【参考】　此属食疗药疗结合之治法。服用腰子(肾)亦各从其类之意。

五月初七日，忠勋请得皇上脉息左关弦缓，右寸关沉滑。右耳仍作堵闷，腰胯酸疼，偏右较甚。左足跟有时尚痛。总缘湿邪客于经络，随气分之热上下流走所致。谨拟化湿桑寄生膏常服调理。

桑寄生一两

煎浓去渣，兑炼蜜一两，收膏。白开水冲服。

【参考】　桑寄生具补肝肾、除风湿、强筋骨之功效，以此熬膏，徐徐服之当有益处。

五月初九日，忠勋请得皇上脉息左关沉弦，右寸关沉滑，两尺力软。脾元不足，湿滞未净，以致时作眩晕，肢体倦软，食后消化较慢。谨拟用理脾化湿饮调理。

西洋参七分，研　白术一钱，土炒　橘红钱五分　半夏一钱五分，姜炙　茯苓一钱五分　枳实六分，炒　南星六分，胆炙　防风六分　酒芩八分　羌活七分　白芷七分　甘草三分

引用川芎八分

五月初十日，忠勋请得皇上脉息左寸关弦细，右寸关沉滑，两尺力软。肝阳亢逆，脾元受剋，不能运化，湿气上蒸，以致时作头晕，饮食之后眩晕觉增。胸膈满闷，步履不实。近二日大便觉燥，行而不畅，今谨拟仍仿前用理脾和肝调中之法调理。

西洋参一钱五分，研　云苓五钱　萸连各五分，研　猪苓三钱　枳壳一钱五分，炒　杭芍三钱，酒炒　泽泻三钱　瓜蒌仁三钱，研　火麻仁三钱，研　莱菔子二钱　炙枇杷叶三钱　橘红一钱五分

引用黄土四两百沸汤冲融澄清煎药

此方又加菟丝饼三钱，竹茹二钱。

五月十一日，忠勋请得皇上脉息左寸关弦数，右寸关沉滑，两尺力软。肝阳亢逆，脾元受剋，有失化权，以致湿气熏蒸，时作眩晕，食后尤甚，胸膈满闷，步履不实，大便仍

觉干燥。今谨仍仿前用理脾和肝调中之法调治。

西洋参一钱五分，研　云苓五钱　萸连各五分，研　猪苓三钱　枳壳二钱，炒　杭芍四钱，醋炒　泽泻三钱　瓜蒌仁三钱，研　火麻仁三钱，研　莱菔子二钱　菟丝饼三钱　青皮一钱五分

引用黄土六两，百沸汤冲融澄清煎药　竹茹三钱　枇杷叶三钱，制

五月十一日，未刻忠勋请得皇上脉息左寸关弦数力软，右寸关沉滑，两尺力弱。肝阳亢逆，脾元受克，失运化之权，以致湿气熏蒸于上。本日巳初三刻，头目眩晕觉甚，心慌出汗恶心，强加耐忍，仅止未呕。胸膈满闷，步履飘忽，大便较燥。今谨拟照早方加减竭诚调治。

西洋参一钱五分，研　云苓五钱　吴茱萸七分，黄连水炒　猪苓三钱　枳壳二钱，炒　杭芍四钱，醋炒　泽泻三钱　瓜蒌仁三钱，研　火麻仁三钱，研　莱菔子二钱　菟丝饼三钱　青皮一钱五分

引用黄土六两，百沸汤冲融澄清煎药　竹茹三钱　炙枇杷叶三钱　煅赭石五分

【参考】 赭石有镇逆止呕之效，此方加之，意亦于此。

五月十二日，全顺、忠勋请得皇上脉息左寸关弦数力软，右寸关沉滑，两尺力弱。肝阳尚逆，脾元受克，运化迟慢，以致湿气熏蒸，眩晕自汗，夜寐不实，胸膈满闷，步履飘忽，大便觉燥。本日卯刻眩晕自汗作呕。今谨议用理脾和肝调中饮调理。

西洋参一钱五分，研　云苓五钱　玉竹三钱　杭芍四钱，醋炒　鸡内金三钱　泽泻二钱　枳壳二钱，炒　瓜蒌仁三钱，研　火麻仁三钱，研　莱菔子二钱　菟丝饼三钱　化橘红一钱五分

引用黄土六两，百沸汤冲融澄清煎药　竹茹三钱　煅赭石一钱五分，研　乌梅肉二个

五月十二日，申刻，全顺、忠勋请得皇上脉息左寸关弦数力软，右寸关沉滑，两尺力弱。时作眩晕，舌根觉有小泡，胸膈满闷，步履飘忽，大便仍燥。良由肝阴不实，肝阳亢逆，脾土受克，运化迟慢所致。今谨议照早方加减调理。

西洋参一钱五分，研　云苓五钱　玉竹三钱　杭芍四钱，醋炒　鸡内金三钱　旋覆花三钱，包煎　枳壳二钱，炒　瓜蒌仁三钱，研　火麻仁三钱，研　莱菔子二钱　菟丝饼三钱　化橘红一钱五分

引用黄土六两，百沸汤冲融澄清煎药　竹茹三钱　煅赭石一钱五分　乌梅肉二个

五月十三日，全顺、忠勋请得皇上脉息左寸关弦数，右寸关沉滑，两尺力弱。肝阴不实，肝阳亢逆，脾土受克，运化迟慢，湿气熏蒸，以致动作眩晕，舌根觉有小泡，胸膈闷满，步履飘忽，大便仍燥。今谨拟仍用理脾和肝调中之法调理。

西洋参一钱五分，研　云苓五钱　菟丝饼三钱　杭芍四钱，醋炒　旋覆花三钱，包煎　玉竹三钱　化橘红一钱五分　瓜蒌仁三钱，研　火麻仁三钱，研　法半夏二钱，研　鸡内金三钱　枳壳二钱，炒

引用黄土六两，百沸汤冲融澄清煎药　竹茹三钱　煅赭石二钱，研　乌梅肉二个

五月十四日，全顺、忠勋请得皇上脉息左寸关弦数，右寸关沉滑，两尺力弱。肝阳上越，脾元未复，运化迟慢，以致时作眩晕，胸膈满闷，步履不实。今谨议仍用理脾和肝化湿之法调理。

西洋参一钱五分，研　云苓五钱　菟丝饼三钱　杭芍四钱，醋炒　旋覆花三钱，包煎　玉竹三钱　化橘红一钱五分　枳壳二钱，炒　煅赭石三钱，研　法半夏二钱，研　鸡内金三钱　竹茹三钱

引用黄土六两，百沸汤冲融澄清煎药　乌梅肉二个

本日申刻照原方。

五月十五日，全顺、忠勋请得皇上脉息左寸关沉弦，右寸关滑缓，两尺力弱。肝阳尚盛，脾元未复，运化迟慢，以致湿热熏蒸，时作眩晕。胸膈满闷，步履不实。今谨拟仍用理脾和肝化湿之法调理。

西洋参一钱五分，研　云苓五钱　菟丝饼三钱　杭芍四钱　金石斛三钱　玉竹三钱　化橘红一钱五分　枳壳二钱，炒　煅赭石三钱，研　法夏二钱，研　鸡内金三钱　竹茹三钱

引用黄土六两，百沸汤冲融澄清煎药　乌梅肉二个

五月十六日，全顺、忠勋请得皇上脉息左寸关沉弦，右寸关滑缓，两尺力弱。肝阳尚盛，脾元未复，运化迟慢，以致湿热熏蒸，时作眩晕，胸膈满闷，步履不实。今谨拟仍用理脾和肝化湿之法调理。

西洋参一钱五分，研　云苓四钱　菟丝饼三钱　杭芍四钱　金石斛三钱　玉竹三钱　化橘红一钱　枳实二钱，炒　炙香附二钱，研　法半夏二钱，研　鸡内金三钱　竹茹三钱

引用黄土六两，百沸汤冲融澄清煎药　瓜蒌仁三钱，研

五月十六日申刻，全顺、忠勋请得皇上脉息左寸关沉弦，右寸关滑缓，两尺力弱。肝阳尚盛，脾元未复，运化不快，以致湿气熏蒸，时作眩晕，胸膈满闷，步履不实，大便未行。今谨议照早方加减调理。

西洋参一钱五分，研　云苓四钱　菟丝饼三钱　杭芍四钱　金石斛三钱　枳实二钱，研　化橘红一钱　炙香附二钱，研　火麻仁三钱，研　竹茹三钱　鸡内金三钱　瓜蒌仁三钱，研

引用黄土六两，百沸汤冲融澄清煎药　焦三仙各二钱

五月十七日，全顺、忠勋请得皇上脉息左寸关沉弦，右寸关沉滑，两尺力软。肝阴不实，肺气欠调，脾元化湿仍慢，以致湿气熏蒸，时作眩晕，偏右较甚，胸膈满闷，步履力软。今谨议理脾和肝调中之法调理。

西洋参一钱五分，研　云苓四钱　菟丝饼三钱　杭芍四钱　鸡内金三钱　川贝二钱，研　炙香附二钱，研　瓜蒌仁三钱，研　火麻仁三钱，研　竹茹三钱　焦三仙各二钱　炙桑皮二钱

引用黄土六两，百沸汤冲融澄清煎药

本日申刻照原方减火麻仁。

五月十八日，全顺、忠勋请得皇上脉息左寸关沉弦，右寸关沉滑。肝阴不实，肺气欠调，脾元运化仍慢，以致湿气熏蒸，动作眩晕，胸膈满闷，步履力软。今谨议照原方调理。

西洋参一钱五分，研　云苓四钱　杭芍四钱　炙香附二钱，研　鸡内金三钱　川贝二钱，研　瓜蒌仁三钱，研　焦三仙各二钱　菟丝饼三钱　竹茹三钱　炙桑皮二钱

引用黄土六两，百沸汤冲融澄清煎药

本日申刻照原方。

五月十九日，全顺、忠勋请得皇上脉息左寸关沉弦，右寸关沉滑。时作眩晕，胸膈满闷，谷食消化较慢，步履不实。良由肝阴未足，脾元不壮，湿气熏蒸所致。今谨议理脾和肝化湿之法调理。

西洋参一钱五分，研　云苓四钱　杭芍四钱　炙香附二钱，研　鸡内金三钱　川贝二钱，研　瓜蒌仁三钱，研　焦三仙各二钱　菟丝饼三钱　陈皮一钱　炙桑皮二钱

引用黄土六两，百沸汤冲融澄清煎药

本日申刻照早方。

五月二十日，全顺、忠勋请得皇上脉息左寸关沉弦，右寸关沉滑。肝阳未平，脾元尚弱，肺气仍滞，以致湿气熏蒸，时作眩晕，饮食运化迟慢，步履不实。今谨议用理脾和肝化湿之法调理。

西洋参一钱五分，研　云苓四钱　杭芍四钱　炙香附二钱，研　鸡内金三钱　川贝二钱，研　瓜蒌仁三钱，研　焦三仙各二钱　菟丝饼三钱　陈皮一钱　炙桑皮二钱　火麻仁三钱，研

引用黄土六两，百沸汤冲融澄清煎药

本日申刻照早方。

五月二十一日，全顺、忠勋请得皇上脉息左寸关沉弦 右寸关沉滑。肝阴不实，肝阳犹有未和，脾元消化尚慢，湿气不净。以致有时仍作眩晕，胸膈不畅，步履力弱。今谨议用理脾和肝化湿之法调理。

西洋参一钱五分，研　云苓四钱　杭芍四钱　炙香附二钱，研　鸡内金三钱　川贝二钱，研　瓜蒌仁三钱，研　焦三仙各二钱　菟丝饼三钱　郁金一钱五分，研　炙桑皮二钱　火麻仁三钱，研

引用黄土六两，百沸汤冲融澄清煎药

本日申刻照早方加川芎一钱。

五月二十二日，全顺、忠勋请得皇上脉息左寸关沉弦，右寸关沉滑。肝阴不实，肝阳尚盛，脾元未复，以致湿气熏蒸，有时仍作眩晕，胸膈不畅，化食较慢，步履不实。今谨议用理脾和肝清热之法调理。

西洋参一钱五分，研　云苓四钱　杭芍四钱　炙香附二钱，研　鸡内金三钱　川贝二钱，研　瓜蒌仁三钱，研　焦三仙各二钱　菟丝饼三钱　菊花一钱　炙桑皮二钱　火麻仁三钱，研

引用黄土六两，百沸汤冲融澄清煎药　竹叶一钱

本日申刻照早方。

五月二十三日，全顺、忠勋请得皇上脉息左寸关沉弦，右寸关沉滑。肝阴未实，脾元尚弱，湿气熏蒸，动作眩晕，谷食消化较慢，胸膈不畅，步履不实。今谨议理脾和肝化湿之法调理。

西洋参一钱五分，研　云苓四钱　杭芍四钱　炙香附二钱，研　鸡内金三钱　川贝二钱，研　瓜蒌仁三钱，研　焦三仙各二钱　菟丝饼三钱　炙桑皮二钱　于术一钱五分，炒　火麻仁三钱，研

引用黄土六两，百沸汤冲融澄清煎药

本日申刻照早方。

五月二十四日，全顺、忠勋请得皇上脉息左寸关沉弦，右寸关沉滑。肝阴不实，脾元尚弱，湿热不净，有时仍觉眩晕，谷食消化不快，步履力弱。今谨议用理脾和肝化湿之法调理。

西洋参一钱五分，研　云苓四钱　杭芍四钱　炙香附二钱，研　鸡内金三钱　川贝二钱，研　瓜蒌仁三钱，研　焦三仙各二钱　菟丝饼三钱　炙桑皮二钱　胡连五分　火麻仁三钱，研

引用黄土六两，百沸汤冲融澄清煎药

本日申刻照早方。

五月二十五日，全顺、忠勋请得皇上脉息左寸关沉弦，右寸关沉滑。湿热不净，脾元未复，肝阳尚盛，以致动作仍觉眩晕，谷食消化较慢，步履力弱。今谨议理脾和肝调中之法调理。

沙参三钱　云苓四钱　杭芍四钱　炙香附二钱，研　鸡内金三钱　川贝二钱，研　瓜蒌仁三钱，研　焦三仙各二钱　菟丝饼三钱　炙桑皮二钱　胡连五分　火麻仁三钱，研

引用黄土六两，百沸汤冲融澄清煎药

本日申刻照早方加青皮二钱。

五月二十六日，全顺、忠勋请得皇上脉息左寸关沉弦，右寸关沉滑。动作仍觉眩晕，有时耳鸣，步履力弱。良由肝阴不实，脾元未复，湿气不净。今谨议用理脾和肝养阴之法，早晚各服一贴调理。

北沙参三钱　云苓四钱　盐黄柏一钱五分　火麻仁三钱，研　鸡内金三钱　川贝二钱，研　瓜蒌仁三钱，研　焦三仙各三钱　菟丝饼三钱　杭芍三钱　知母二钱，炒　炙香附三钱，研

引用黄土六两，百沸汤冲融澄清煎药

本日(申刻)照早方。

五月二十七日，全顺、忠勋请得皇上脉息左寸关沉弦，右寸关沉滑。肝阴不实，脾元未复，湿气熏蒸，动作仍觉眩晕。饮食消化午后较慢，步履不实。今谨议用理脾和肝调中之法，早晚各服一贴调理。

西洋参二钱，研　云苓四钱　杭芍四钱　菟丝饼三钱　鸡内金三钱　川贝二钱，研　菊花二钱　火麻仁三钱，研　炙香附二钱，研　瓜蒌仁三钱，研　知母二钱，炒　焦三仙各二钱

引用黄土六两，百沸汤冲融澄清煎药

本日(申刻)照早方。

五月二十八日，全顺、忠勋请得皇上脉息左寸关沉弦，右寸关沉滑。肝阴不实，脾元未复，湿气尚盛，以致动作仍觉眩晕，胸膈满闷，步履不实。今谨议仍用理脾和肝调中之法，早晚各服一贴调理。

西洋参二钱，研　云苓四钱　杭芍四钱　菟丝饼三钱　鸡内金三钱　川贝二钱，研　菊花二钱　火麻仁三钱，研　炙香附二钱，研　瓜蒌仁三钱，研　郁金三钱，研

引用黄土六两，百沸汤冲融澄清煎药

本日(申刻)照早方。

五月二十九日，全顺、忠勋请得皇上脉息左寸关沉弦，右寸关沉滑。肝阴不实，脾元未壮，湿气尚盛。动作仍觉眩晕，午后化食较慢，时或胸膈不畅，步履力弱。今谨议用健脾和肝益气之法，早晚各服一贴。明日仍照原方调理。

西洋参一钱五分，研　党参二钱　于术二钱，炒　云苓四钱　菟丝饼三钱　杭芍四钱　川贝二钱，研　香附二钱，研　火麻仁三钱，研　瓜蒌仁三钱，研　鸡内金三钱　甘草七分

引用黄土六两，百沸汤冲融澄清煎药

本日(申刻)照早方。

六月初一日，全顺请得皇上脉息左寸关沉弦，右寸关沉滑。肝阴欠实，脾元未壮，肝阳上越，头闷作眩，消化谷食不快，胸膈不爽，步履力弱。今用和肝调脾化湿饮调理。

西洋参一钱五分，研　云苓四钱　香附二钱，研　瓜蒌仁三钱，研　旋覆花三钱，包煎　赭石二钱，研　枳壳三钱，炒　焦三仙各一钱　鸡内金二钱　杭芍二钱　菟丝饼三钱　莱菔子二钱，研

引用黄土六两，百沸汤冲融澄清煎药　猪苓三钱

六月初一日，未刻，全顺、忠勋请得皇上脉息左寸关沉弦，右寸关沉滑。肝阳上越，脾元未复，不能运化，以致湿气熏蒸，头闷作晕，胸膈不快，谷食消化较慢，步履力弱。今谨议照早方加减调理。

西洋参一钱五分，研　云苓四钱　香附二钱，研　瓜蒌仁三钱，研　旋覆花三钱，包煎　川贝二钱，研　枳壳三钱，炒　焦三仙各二钱　鸡内金三钱　莱菔子三钱，炒　杭芍四钱　猪苓三钱

引用黄土八两，百沸汤冲融澄清煎药　泽泻二钱

六月初二日，全顺、忠勋请得皇上脉息左寸关沉弦，右寸关沉滑。肝阳尚逆，脾元未复，不能运化，以致湿气熏蒸，头闷作晕，胸膈不畅，谷食消化较慢，步履酸软。今谨议和肝调脾化湿饮，早晚各服一贴调理。

西洋参一钱五分，研　云苓四钱　桑皮三钱　瓜蒌仁三钱，研　旋覆花三钱，包煎　川贝三钱，研　枳壳三钱，炒

焦三仙各三钱　鸡内金三钱　莱菔子三钱，炒　杭芍四钱　猪苓三钱

引用黄土八两，百沸汤冲融澄清煎药　泽泻三钱

六月初二日，申刻，全顺、忠勋请得皇上脉息左寸关沉弦，右寸关沉滑。肝阳尚逆，脾元未复，不能运化，以致湿气熏蒸，头闷作晕，胸膈不畅，谷食消化较慢，步履酸软。今谨议照早方加减调理。

西洋参一钱五分，研　云苓四钱　桑皮三钱　瓜蒌仁三钱，研　旋覆花三钱，包煎　川贝三钱，研　枳壳三钱，炒　茅术一钱五分，炒　鸡内金三钱　莱菔子三钱，炒　杭芍四钱　猪苓三钱

引用黄土八两，百沸汤冲融澄清煎药　泽泻三钱

六月初三日，全顺、忠勋请得皇上脉息左寸关沉弦，右寸关沉滑。肝阳尚逆，脾元未复，不能运化，以致湿气熏蒸，头闷作晕。胸膈不畅，谷食消化较慢。步履酸软。今谨议健脾和肝化湿饮调理。

西洋参一钱五分，研　云苓四钱　桑皮三钱　瓜蒌仁三钱，研　旋覆花三钱，包煎　川贝三钱，研　枳壳三钱，炒　广红一钱　鸡内金三钱　莱菔子三钱，炒　杭芍四钱　猪苓三钱

引用黄土八两，百沸汤冲融澄清煎药　泽泻三钱

六月初三日，申刻，全顺、忠勋请得皇上脉息左寸关沉弦，右寸关沉滑。头闷作晕，胸膈不畅，步履酸软，早间大便觉坠。良由肝阳未平，脾元未复，湿气蒸郁所致。今谨拟照早方加减调理。

西洋参一钱五分，研　云苓四钱　桑皮三钱　瓜蒌仁三钱，研　旋覆花三钱，包煎　川贝二钱，研　枳壳三钱，炒　薏苡仁四钱，炒　鸡内金三钱　莱菔子三钱，炒　杭芍四钱　猪苓三钱

引用黄土八两，百沸汤冲融澄清煎药　泽泻三钱

六月初四日，全顺、忠勋请得皇上脉息左寸关沉弦，右寸关沉滑。头闷作晕，胸膈不畅，步履酸软，大便行时尚觉稍坠。良由肝木未平，脾元未复，湿气蒸郁所致。今谨议用健脾和肝化湿饮调理。

西洋参一钱五分，研　云苓四钱　元参二钱　薏苡仁四钱，炒　旋覆花三钱，包煎　川贝三钱，研　枳壳二钱，炒　猪苓三钱　鸡内金三钱　莱菔子二钱，炒　杭芍四钱　泽泻二钱

引用黄土八两，百沸汤冲融澄清煎药

六月初五日，全顺、忠勋请得皇上脉息左寸关沉弦，右寸关沉滑。肝阳未平，脾元尚弱，湿气不净，以致蒸郁作晕，胸膈不快，步履酸软。今谨议用健脾和肝调中之法调理。

西洋参一钱五分，研　云苓四钱　元参三钱　木香五分，研　旋覆花三钱，包煎　枳壳二钱，炒　猪苓三钱　泽泻二钱　石菖蒲七分　杭芍四钱　莱菔子二钱，炒　壳砂七分，研

引用黄土八两，百沸汤冲融澄清煎药　远志一钱，肉

本日申刻照早方减旋覆花加枇杷叶三钱炙。

六月初六日，全顺、忠勋请得皇上脉息左寸关沉弦，右寸关沉滑。肝阳未平，脾元尚弱，湿滞不净，以致动作仍觉眩晕，胸膈不快，步履酸软。今议用健脾和肝化湿饮调理。

西洋参一钱五分，研　云苓四钱　元参三钱　川贝三钱，研　旋覆花三钱，包煎　枳壳二钱，炒　猪苓三钱　泽泻三钱　鸡内金三钱　杭芍四钱　莱菔子二钱，炒　瓜蒌仁三钱，研

引用黄土八两，百沸汤冲融澄清煎药

本日申刻照原方加菊花三钱。

初七日照原方加焦三仙各二钱、竹茹二钱、菟丝饼三钱。

六月初八日，全顺、忠勋请得皇上脉息左寸关沉弦，右寸关沉滑。动作仍觉眩晕。胸

膈不快，步履酸软。良由肝阳未平，脾元尚弱，湿滞不净所致。今谨议早用健脾和肝化湿饮，晚用膏子药调理。

西洋参一钱五分，研　云苓四钱　香附炙二钱　川贝三钱，研　旋覆花三钱，包煎　枳壳三钱，炒　猪苓三钱　瓜蒌仁三钱，研　鸡内金三钱　杭芍四钱　莱菔子三钱，炒　泽泻三钱

引用黄土八两，百沸汤冲融澄清煎药　焦三仙各二钱

六月初九日未刻，全顺、忠勋请得皇上脉息左寸关沉弦，右寸关沉滑。胸膈不爽，动作仍觉眩晕，步履酸软。良由肝阳未平，脾元尚弱，湿滞不净所致。今谨议用理脾和肝化湿饮调理。

西洋参一钱五分，研　云苓四钱　炙香附二钱　川贝三钱，研　旋覆花三钱，包煎　枳壳三钱，炒　猪苓三钱　瓜蒌仁三钱，研　鸡内金三钱　杭芍四钱　莱菔子三钱，炒　泽泻三钱

引用黄土八两，百沸汤冲融澄清煎药　炙枇杷叶三钱

六月初十日，全顺请得皇上脉息左寸关沉弦，右寸关沉滑。午后胸膈不爽，动作仍觉眩晕，步履酸软。良由肝阳未平，脾元尚弱，湿滞不净，消化尚慢所致。今用理脾和肝化湿饮，晚服膏子药调理。

西洋参一钱五分，研　云苓四钱　香附二钱，炙　桑皮三钱，炙　旋覆花三钱，包煎　枳壳三钱，炒　猪苓三钱　瓜蒌仁三钱，研　鸡内金三钱　杭芍四钱　莱菔子三钱，炒　泽泻三钱

引用黄土八两，百沸汤冲融澄清煎药　炙枇杷叶三钱

六月十一日，全顺、忠勋请得皇上脉息左寸关沉弦，右寸关沉滑。肝阳未平，脾元尚弱，湿滞不净，消化尚慢，以致动作仍觉眩晕，胸膈不爽，步履酸软。今议用理脾和肝化湿饮调理。

西洋参一钱五分，研　云苓四钱　炙香附二钱　炙桑皮三钱　旋覆花三钱，包煎　枳壳三钱，炒　猪苓三钱　瓜蒌仁三钱，研　鸡内金三钱　杭芍四钱　莱菔子三钱，炒　泽泻三钱

引用黄土八两，百沸汤冲融澄清煎药　元参三钱

六月十二日，全顺、忠勋请得皇上脉息左寸关沉弦，右寸关沉滑，肝阳未平，脾元尚弱，湿滞不净，消化尚慢，以致动作仍觉眩晕，胸膈不爽，步履酸软。今议用理脾和肝化湿饮调理。

西洋参一钱五分，研　云苓四钱　炙香附二钱　炙桑皮三钱　旋覆花三钱，包煎　枳壳三钱，炒　猪苓三钱　瓜蒌仁三钱，研　鸡内金三钱　杭芍四钱　元参三钱　泽泻三钱

引用黄土八两，百沸汤冲融澄清煎药

六月十三日，全顺、忠勋请得皇上脉息左寸关沉弦，右寸关沉滑。肝阳未平，脾元尚弱，湿滞不净，消化尚慢，以致动作仍觉眩晕，胸膈不爽，步履酸软。今议用理脾和肝化湿饮调理。

西洋参一钱五分，研　云苓四钱　香附二钱，炙　桑皮三钱，炙　旋覆花三钱，包煎　枳壳三钱，炒　猪苓三钱　瓜蒌仁三钱，研　鸡内金三钱　杭芍四钱　元参三钱　泽泻三钱

引用黄土八两，百沸汤冲融澄清煎药

六月十四日，全顺、忠勋请得皇上脉息左寸关沉弦，右寸关沉滑。动作眩晕稍觉轻减。惟肝阳仍有未平，脾土尚未复元，湿滞不净，饮食消化较慢，步履酸软。今谨拟每午服膏子药暂改汤剂，间日一贴，仍用健脾和肝化湿饮调理。

西洋参一钱五分，研　云苓四钱　炙香附二钱　火麻仁三钱，研　旋覆花三钱，包煎　枳壳三钱，炒　猪苓三钱　瓜蒌仁三钱，研　鸡内金三钱　杭芍四钱　元参三钱　泽泻三钱

引用黄土八两，百沸汤冲融澄清煎药

六月十六日，全顺、忠勋请得皇上脉息左寸关沉弦，右寸关沉滑。动作仍觉眩晕，饮食消化较慢，步履酸软。良由肝阳未平，脾元尚弱，湿滞不净。今谨议每午用膏子药，仍间日用健脾调肝化湿饮一贴调理。

西洋参二钱，研　云苓四钱　青皮八分　火麻仁三钱，研　旋覆花三钱，包煎　枳壳三钱，炒　猪苓三钱　瓜蒌仁三钱，研　鸡内金三钱　杭芍五钱　元参三钱　泽泻三钱

引用黄土八两，百沸汤冲融澄清煎药

六月十八日，全顺、忠勋请得皇上脉息左寸关沉弦，右寸关沉滑。肝阳尚逆，动作仍觉眩晕。脾元未复，饮食消化较慢。下元虚弱，步履酸软。今谨议每午用膏子药，仍间日用健脾和肝化湿饮一贴调理。

西洋参二钱，研　云苓四钱　菊花三钱　火麻仁三钱，研　旋覆花三钱，包煎　枳壳三钱，炒　猪苓三钱　瓜蒌仁三钱，研　鸡内金三钱　杭芍五钱　元参三钱　泽泻三钱

引用黄土八两，百沸汤冲融澄清煎药

六月十九日，全顺、忠勋请得皇上脉息左寸关沉弦，右寸关沉滑。肝阳尚逆，动作仍觉眩晕。脾元未复，饮食消化较慢。胸膈不爽，步履酸软。今议午用膏子药，早用理脾调中化湿饮一贴调理。

西洋参二钱，研　云苓四钱　菊花三钱　火麻仁四钱，研　旋覆花三钱，包煎　枳壳三钱，炒　猪苓三钱　瓜蒌仁三钱，研　鸡内金三钱　杭芍五钱　元参三钱　泽泻三钱

引用黄土八两，百沸汤冲融澄清煎药　炙香附二钱

六月二十日，全顺、忠勋请得皇上脉息左寸关沉弦，右寸关沉滑。动作仍觉眩晕，早间较甚。饮食消化较慢，胸膈不爽，步履酸软。良由肝阳尚逆，脾元未复所致。今议午用膏子药，早用理脾调中化湿饮，今明各服一贴调理。

西洋参二钱，研　云苓四钱　菊花三钱　火麻仁三钱，研　旋覆花三钱，包煎　枳壳三钱，炒　猪苓三钱　菟丝饼三钱　鸡内金三钱　杭芍五钱　瓜蒌仁三钱，研　泽泻三钱

引用黄土八两，百沸汤冲融澄清煎药　炙香附二钱

六月二十二日，全顺请得皇上脉息左寸关沉弦，右寸关沉滑。肝阳尚逆，脾元未复，消化饮食尚慢，以致动作仍觉眩晕，胸膈不爽，步履酸软。今用理脾和肝化湿饮，今明各服一贴，午间仍服膏子药调理。

西洋参二钱，研　云苓四钱　菊花三钱　火麻仁三钱，研　旋覆花三钱，包煎　川贝二钱，研　炙香附二钱　菟丝饼三钱　鸡内金三钱　杭芍五钱　瓜蒌仁三钱，研　猪苓三钱

引用黄土八两，百沸汤冲融澄清煎药

六月二十四日，全顺、忠勋请得皇上脉息左寸关沉弦，右寸关沉滑。肝阳尚逆，脾元未复，消化饮食尚慢，以致动作仍觉眩晕，胸膈不爽，步履酸软。今用理脾和肝化湿饮，今明各服一贴，午间仍服膏子药调理。

西洋参二钱，研　云苓四钱　菊花三钱　金石斛三钱　化橘红二钱　川贝三钱，研　旋覆花三钱，包煎　菟丝饼三钱　鸡内金三钱　杭芍五钱　瓜蒌仁三钱，研　猪苓三钱

引用黄土八两，百沸汤冲融澄清煎药　竹茹二钱

二十七日照原方。

六月二十九日，全顺、忠勋请得皇上脉息左寸关沉弦，右寸关沉滑。肝阳尚逆，脾元未复，消化饮食尚慢，以致动作仍觉眩晕，胸膈不爽，步履酸软。今用理脾和肝化湿饮，

今明各服一贴，午间仍服膏子药调理。

西洋参二钱，研　云苓四钱　菊花三钱　金石斛三钱　化橘红二钱　竹茹二钱　旋覆花三钱，包煎　菟丝饼三钱　鸡内金三钱　杭芍五钱　瓜蒌仁三钱，研　猪苓三钱

引用黄土八两，百沸汤冲融澄清煎药

【参考】 光绪帝此月病症主要为耳堵、腰胯痛、足跟痛。良由肝脾不和，浮热炎上，湿注于下所致。故治疗标本兼顾，徐徐图之。并服桑寄生膏者，在于补肝肾、除风湿两者结合。

七月初二日，午刻，全顺、忠勋请得皇上脉息左寸关沉弦，右寸关沉滑。肝阳未平，脾元尚弱，饮食消化较慢，动作尚觉眩晕，步履酸软。今议用理脾和肝化湿饮，今明各服一贴，午间仍服膏子药调理。

西洋参二钱，研　云苓四钱　金石斛三钱　杭芍五钱　化橘红二钱　竹茹二钱　旋覆花三钱，包煎　菊花二钱　菟丝饼三钱　川贝二钱，研　鸡内金三钱　猪苓三钱

引用黄土八两，百沸汤冲融澄清煎药

七月初三日照昨方。

七月初四日，全顺、忠勋请得皇上脉息左寸关沉弦，右寸关沉滑。肝阳未平，脾元尚弱，饮食消化较慢，动作尚觉眩晕，胸膈不畅，步履酸软。今议用和肝调中化湿饮，今明各服一贴，午间仍服膏子药调理。

西洋参二钱，研　云苓四钱　金石斛三钱　杭芍五钱　化橘红二钱　枳壳三钱，炒　旋覆花三钱，包煎　菊花三钱　菟丝饼三钱　川贝三钱，研　鸡内金三钱　猪苓三钱

引用黄土八两，百沸汤冲融澄清煎药

七月初五日照昨方。

七月初六日，全顺、忠勋请得皇上脉息左寸关沉弦，右寸关沉滑。肝阳未平，脾元尚弱，饮食消化较慢，动作尚觉眩晕，胸膈不爽，步履酸软。今议用和肝调中化湿饮，今明各服一贴，午间仍服膏子药调理。

西洋参二钱，研　云苓四钱　金石斛三钱　杭芍五钱　炙枇杷叶三钱　枳壳三钱，炒　旋覆花三钱，包煎　菊花三钱　菟丝饼三钱　川贝二钱，研　鸡内金三钱　猪苓三钱

引用黄土八两，百沸汤冲融澄清煎药

七月初七日照昨方。

七月初八日，全顺、忠勋请得皇上脉息左寸关沉弦，右寸关沉滑。肝阳未平，脾元尚弱，饮食消化较慢，动作尚觉眩晕，胸膈不爽，步履酸软。今议用和肝调中化湿饮，今明各服一贴，午间仍服膏子药调理。

西洋参二钱，研　云苓四钱　元参三钱　杭芍五钱　炙枇杷叶三钱　枳壳三钱，炒　旋覆花三钱，包煎　菊花三钱　菟丝饼三钱　川贝二钱，研　鸡内金三钱　猪苓三钱

引用黄土八两，百沸汤冲融澄清煎药

七月初十日，全顺、忠勋请得皇上脉息左寸关沉弦，右寸关沉滑。肝阳未平，脾元尚弱，饮食消化较慢，动作尚觉眩晕，胸膈不爽，步履酸软。今议用照原方，今明各服一贴，午间仍服膏子药调理。

西洋参二钱，研　云苓四钱　元参三钱　杭芍五钱　炙枇杷叶三钱　枳壳三钱，炒　旋覆花三钱，包煎　菊花三钱　菟丝饼三钱　川贝二钱，研　鸡内金三钱　猪苓三钱

引用黄土八两，百沸汤冲融澄清煎药

七月十一日照昨方。

七月十三日，全顺、忠勋请得皇上脉息左寸关沉弦，右寸关沉滑。肝阳未平，脾元尚弱，饮食消化较慢，动作尚觉眩晕，胸膈不爽，步履酸软。今议用理脾和肝化湿饮，今明各服一贴，午间仍服膏子药调理。

西洋参二钱，研　云苓四钱　元参三钱　杭芍五钱　炙枇杷叶三钱　菊花三钱　旋覆花三钱，包煎　川贝二钱，研　菟丝饼三钱　猪苓三钱　鸡内金三钱

引用黄土八两，百沸汤冲融澄清煎药

七月十四日照昨方。

七月十六日，全顺、忠勋请得皇上脉息左寸关沉，弦右寸关沉滑。动作仍觉眩晕，饮食消化较慢，胸膈不畅，夜寐欠实，步履酸软，良由肝阳未平，脾元尚弱。今议用育神和中化湿饮，今明各服一贴，午间仍服膏子药调理。

西洋参一钱五分，研　朱麦冬三钱　朱茯神三钱　菊花三钱　炙枇杷叶三钱　猪苓三钱　旋覆花三钱，包煎　川贝二钱，研　菟丝饼三钱　杭芍五钱　鸡内金三钱　竹茹三钱

引用黄土八两，百沸汤冲融澄清煎药

七月十八日，全顺、忠勋请得皇上脉息左寸关沉弦，右寸关沉滑。肝阳未平，脾元尚弱，肺气微热，动作仍觉眩晕，饮食消化较慢，胸膈不畅，步履酸软。今议用清肺和肝化湿饮，今明各服一贴，午间仍服膏子药调理。

西洋参一钱五分，研　朱麦冬三钱　炙杭芍三钱　前胡一钱　枇杷叶三钱　炙桑皮三钱　菊花三钱　竹茹三钱　菟丝饼三钱　旋覆花三钱，包煎　川贝三钱，研　瓜蒌仁三钱，研

引用黄土八两，百沸汤冲融澄清煎药

七月十九日，全顺、忠勋请得皇上脉息左寸关沉弦，右寸关沉滑。脾元未复，化湿仍慢，肝阳未平，气道不畅，偏右微有头痛，动作仍觉眩晕，饮食消化较慢，步履酸软。今议用清肺和肝化湿饮，今明各服一贴，午间仍服膏子药调理。

西洋参一钱五分，研　朱麦冬三钱　杭芍五钱　枳实一钱五分　知母二钱，炒　炙桑皮三钱　菊花三钱　瓜蒌仁三钱，研　菟丝饼三钱　旋覆花三钱，包煎　川贝三钱，研　竹茹三钱

引用黄土八两，百沸汤冲融澄清煎药

七月二十一日，全顺、忠勋请得皇上脉息左寸关沉弦，右寸关沉滑。脾元未复，化湿尚慢，肝阳未平，动作仍觉眩晕，步履酸软。今议用和肝理脾化湿饮，每午仍服膏子药调理。

西洋参一钱五分，研　朱麦冬三钱　杭芍五钱　炙香附一钱五分　知母一钱五分，炒　霜桑叶三钱　菊花三钱　瓜蒌仁三钱，研　菟丝饼三钱　旋覆花三钱，包煎　川贝三钱，研　枳实一钱五分，炒

引用黄土八两，百沸汤冲融澄清煎药

七月二十三日，全顺、忠勋请得皇上脉息左寸关沉弦，右寸关沉滑。肝阳未平，动作仍觉眩晕，脾元未复，饮食消化较慢。步履酸软。今议用和肝理脾育神之法，每午仍服膏子药调理。

西洋参一钱五分，研　朱麦冬三钱　杭芍五钱　小青皮一钱　朱茯神三钱　霜桑叶三钱　菊花三钱　瓜蒌仁三钱，研　菟丝饼三钱　旋覆花三钱，包煎　川贝三钱，研　枳实一钱五分，炒

引用黄土八两，百沸汤冲融澄清煎药

七月二十四日，全顺请得皇上脉息左寸关沉弦，右寸关沉滑。肝阳未平，脾元未复，饮食消化较慢，湿热熏蒸，早间眩晕片刻即止，寐尚欠实，步履酸软，今用和肝理脾化湿

饮，每午仍服膏子药调理。

西洋参一钱五分，研 朱麦冬三钱 朱茯神三钱 杭芍五钱 霜桑叶三钱 瓜蒌仁三钱，研 菟丝饼三钱 菊花三钱 化橘红二钱 旋覆花三钱，包煎 枳实二钱，炒 猪苓三钱

引用黄土八两，百沸汤冲融澄清煎药

七月二十六日，全顺、忠勋请得皇上脉息左寸关沉弦，右寸关沉滑。肝阳未平，脾元未复，湿热不净，动作仍觉眩晕，饮食消化较慢，步履酸软。今议用和肝调中化湿饮，每午仍服膏子药调理。

西洋参一钱五分，研 朱麦冬三钱 朱茯神三钱 菊花三钱 莱菔子二钱，炒研 瓜蒌仁三钱，研 菟丝饼五钱 猪苓三钱 化橘红二钱 旋覆花三钱，包煎 生杭芍五钱

引用黄土八两，百沸汤冲融澄清煎药

七月二十八日，全顺、忠勋请得皇上脉息左寸关沉弦，右寸关沉滑。肝阳未平，脾元未复，湿热不净，动作仍觉眩晕，饮食消化较慢，步履酸软。今议用理脾和中化湿饮，每午仍服膏子药调理。

西洋参一钱五分，研 朱茯神三钱 瓜蒌仁三钱，研 猪苓三钱 化橘红二钱 菟丝饼五钱 枳壳二钱，炒 菊花三钱 旋覆花三钱，包煎 生杭芍五钱

引用黄土八两，百沸汤冲融澄清煎药

八月初二日，全顺、忠勋请得皇上脉息左寸关沉弦，右寸关沉滑。动作仍觉眩晕，饮食消化较慢，步履酸软，微恶风凉。良由肝阳未平，脾元尚弱，正气不能充畅所致。今议用理气和中化湿饮，每午仍用膏子药调理。

西洋参一钱五分，研 朱茯神三钱 玉竹三钱，蜜 猪苓三钱 菟丝饼五钱 化橘红一钱五分 麦冬三钱 菊花三钱 杜仲三钱，炒 生杭芍五钱

引用黄土八两，百沸汤冲融澄清煎药

八月初五日，全顺、忠勋请得皇上脉息左寸关沉弦，右寸关沉滑。动作仍有眩晕，饮食消化较慢，步履酸软，良由肝阴不实，脾元不壮所致。今议用理气养阴化湿饮，每午仍用膏子药调理。

西洋参一钱五分，研 朱茯神三钱 玉竹三钱，蜜 猪苓三钱 菟丝饼五钱 化橘红一钱五分 麦冬三钱 沙参三钱 杜仲三钱，炒 生杭芍五钱

引用黄土八两，百沸汤冲融澄清煎药

八月初七日，全顺、忠勋请得皇上脉息左寸关沉弦，右寸关沉滑，动作仍有眩晕，饮食消化较慢，步履酸软，良由肝阴不实，脾元不壮所致。今议用理气养阴化湿饮，每午仍用膏子药调理。

西洋参一钱五分，研 朱茯神三钱 炙首乌三钱 猪苓三钱 菟丝饼五钱 化橘红一钱五分 麦冬三钱 沙参三钱 杜仲三钱，炒 生杭芍五钱 枳壳一钱五分，炒

引用黄土八两，百沸汤冲融澄清煎药

八月初九日，全顺、忠勋请得皇上脉息左寸关沉弦，右寸关沉滑。肝阳尚盛，脾元未复，心气稍热，动作仍有眩晕，饮食消化较慢，步履酸软。今议用养阴和肝清热饮，每午仍用膏子药调理。

西洋参一钱五分，研 制首乌三钱 茯神三钱 猪苓三钱 菟丝饼五钱 旋覆花三钱，包煎 麦冬三钱，去心 沙参三钱 杜仲三钱，炒 生杭芍五钱 枳壳二钱，炒 甘菊花三钱

引用黄土八两，百沸汤冲融澄清煎药

八月十一日，全顺、忠勋请得皇上脉息左寸关沉弦，右寸关沉滑。早间眩晕片刻，头上微汗，耳中作响，步履酸软。良由肝阳上越，湿热熏蒸所致。今议用照原方加减，每午仍服膏子药调理。

西洋参一钱五分，研　炙首乌三钱　茯神三钱　猪苓三钱　菟丝饼五钱　旋覆花三钱，包煎　麦冬三钱，去心　沙参三钱　枳实二钱，炒　生杭芍五钱　焦栀仁二钱　甘菊花三钱

引用黄土八两，百沸汤冲融澄清煎药

八月十二日，全顺请得皇上脉息左寸关沉弦，右寸关沉滑。肝阴不实，肝阳上越，脾元化湿较慢，有时头作眩晕，步履酸软，口中味觉微咸，鼻息欠爽。今用养阴和肝调中饮，每午仍服膏子药调理。

西洋参一钱五分，研　炙首乌三钱　茯神三钱　猪苓三钱　菟丝饼五钱　旋覆花三钱，包煎　川贝三钱，研　知母二钱，炒　枳实二钱，炒　生杭芍五钱　焦栀仁二钱　甘菊花三钱

引用黄土八两，百沸汤冲融澄清煎药

八月十三日，全顺、忠勋请得皇上脉息左寸关沉弦，右寸关沉滑。肝阳上越，湿热熏蒸，有时仍作眩晕，口中味觉微咸，步履酸软。今议用和肝化湿饮，午间仍服膏子药调理。

西洋参一钱五分，研　霜桑叶二钱　茯神三钱　猪苓三钱　菟丝饼五钱　旋覆花三钱，包煎　川贝三钱，研　知母二钱，炒　枳实三钱，炒　生杭芍五钱　焦栀仁二钱　甘菊花三钱

引用黄土八两，百沸汤冲融澄清煎药

八月十四日，全顺、忠勋请得皇上脉息左寸关沉弦，右寸关沉滑。肝阳上越，湿热熏蒸，有时仍作眩晕，胸膈不畅，步履酸软。今议用和肝化湿饮，午间仍服膏子药调理。

西洋参一钱五分，研　霜桑叶二钱　茯神三钱　猪苓三钱　菟丝饼五钱　旋覆花三钱，包煎　川贝三钱，研　炙香附一钱五分　枳实三钱，炒　生杭芍五钱　焦栀仁二钱　甘菊花三钱

引用黄土八两，百沸汤冲融澄清煎药

八月十六日，全顺、忠勋请得皇上脉息左寸关沉弦，右寸关沉滑。有时仍觉眩晕，胸膈不畅，步履酸软。良由肝阳尚盛，脾元未复，今议用和肝调中饮，午间仍服膏子药调理。

西洋参一钱五分，研　炙桑皮二钱　云苓三钱　猪苓三钱　菟丝饼五钱　旋覆花三钱，包煎　川贝三钱，研　炙香附二钱　枳实三钱，炒　生杭芍五钱　焦栀仁二钱　甘菊花三钱

引用黄土八两，百沸汤冲融澄清煎药

八月十八日，全顺、忠勋请得皇上脉息左寸关沉弦，右寸关沉滑。肝阳尚盛，脾元未复，有时仍觉眩晕，胸膈不畅，步履酸软。今议用和肝理脾汤，午间仍服膏子药调理。

西洋参一钱五分，研　云苓三钱　生杭芍五钱　猪苓三钱　菟丝饼五钱　川贝三钱，研　旋覆花三钱，包煎　炙香附二钱　枳实三钱，炒　瓜蒌仁三钱，研　乌梅肉二个　甘菊花三钱

引用黄土八两，百沸汤冲融澄清煎药

八月二十日，全顺、忠勋请得皇上脉息左寸关沉弦，右寸关沉滑。有时仍觉眩晕，胸膈不畅，步履酸软。今议用和肝调中化湿饮，午间仍服膏子药调理。

西洋参一钱五分，研　生杭芍五钱　猪苓三钱　泽泻三钱　菟丝饼五钱　旋覆花三钱，包煎　瓜蒌仁三钱，研　川贝二钱，研　枳实三钱，炒　火麻仁三钱，研　青皮一钱五分　鸡金三钱

引用黄土八两，百沸汤冲融澄清煎药

八月二十二日，全顺、忠勋请得皇上脉息左寸关沉弦，右寸关沉滑。有时仍觉眩晕，胸膈不畅，步履酸软。总缘肝阳上逆，脾元未复所致。今议用和肝化湿饮，午间仍服膏子药调理。

西洋参一钱五分，研研 生杭芍五钱 猪苓三钱 泽泻三钱 菟丝饼五钱 旋覆花三钱，包煎 瓜蒌仁三钱，研 枇杷叶三钱，炙 枳实三钱，炒 火麻仁三钱，研 青皮一钱五分 鸡金三钱

引用黄土八两，百沸汤冲融澄清煎药

八月二十四日，全顺、忠勋请得皇上脉息左寸关沉弦，右寸关沉滑。有时仍觉眩晕，胸膈不畅，步履酸软。总缘肝阳上逆，脾元未复所致。今议用和肝清热饮，午间仍服膏子药调理。

西洋参一钱五分，研 生杭芍五钱 猪苓三钱 宣泽泻三钱 菟丝饼五钱 旋覆花三钱，包煎 瓜蒌仁三钱，研 枇杷叶三钱，炙 枳实三钱，炒 火麻仁三钱，研 麦冬三钱，去心 鸡内金三钱

引用黄土八两，百沸汤冲融澄清煎药

八月二十六日，全顺、忠勋请得皇上脉息左寸关沉弦，右寸关沉滑。有时仍觉眩晕，胸膈不畅，步履酸软。总缘肝阳上逆，脾元未复所致。今议用和肝清热饮，午间仍服膏子药调理。

西洋参一钱五分 生杭芍五钱 猪苓三钱 宣泽泻三钱 菟丝饼五钱 旋覆花三钱，包煎 瓜蒌仁三钱，研 枇杷叶三钱，炙 枳实三钱，炒 火麻仁三钱，研 菊花三钱 鸡内金三钱

引用黄土八两，百沸汤冲融澄清煎药

八月二十七日，忠勋请得皇上脉息左寸关沉弦，右寸关沉滑。昨日眩晕觉增，偏右微有头痛，步履酸软。良由阳热上越，湿气熏蒸使然。今谨用和肝清热化湿饮，午间仍服膏子药调理。

西洋参一钱五分，研 生白芍五钱 橘红二钱 萸连各五分，研 菟丝饼五钱 旋覆花三钱，包煎 猪苓三钱 瓜蒌仁三钱，研 枳实三钱，炒 炙枇杷叶三钱 泽泻三钱 鸡内金三钱

引用黄土八两，百沸汤冲融澄清煎药

光绪□年三月十九日，未刻，马之骥请得皇上脉息两关脉浮弦。系饮伏于肝脏，肝胆相表里。胆之经从头之足，饮伏于肝，阻隔清阳不升，是以头晕耳不聪。饮属湿，湿气下注，是以足痛。谨拟舒肝健脾利湿汤调理。

白芥子二钱，研 柴胡二钱 杭芍二钱五分 汉防己三钱 云苓三钱 甘草一钱五分

引用炙香附二钱

三月十九日，未刻，王祯福请得皇上脉息左关弦数，右脉滑缓。因肝肾虚热上行，脾土湿热下流，致有头眩耳鸣，有时觉堵。左足跟痛，时串足背。今用养阴除湿之品一贴调理。

大生地三钱 白菊花三钱 赤苓二钱 木瓜一钱 焦谷芽三钱 龙胆草二钱 防己二钱 鳖甲二钱

引用黄柏二钱，炒

三月二十二日，冯国治请得皇上脉息左关弦数，右关沉滑。系肝热脾湿，热炎上薰，耳鸣作响，似蝉鸣之声，热盛远听不易，热减听之则明。湿热下注，足跟筋脉牵引作痛。此由肝热湿饮运化迟慢所致。今拟清肝热理脾湿之法调理。

苍术三钱 青皮二钱，炒 川牛膝三钱 独活二钱 赤苓三钱 抚芎三钱 川续断三钱 防己二钱 于术二钱，炒 甘草一钱

引用生姜二片

三月二十二日，李德源请得皇上脉息左关弦数，重按力软，右关滑缓。系肝阴不足、脾弱、湿热熏蒸，以致耳鸣声响作堵，食后倦怠，腿膝足跟疼痛。今用养肝清热利湿汤一贴调理。

生地三钱　炙龟板三钱　白芍三钱，炒　元参三钱　茯苓三钱　牛膝三钱　木瓜三钱　栀仁三钱，炒　丹皮二钱　盐柏一钱　谷芽三钱，炒

引用防己二钱

三月二十三日，艾世新请得皇上脉息左关沉弦，右关滑缓。系肝脾不和，热浮于上，耳中鸣响，闻声不真。湿气下流，左足跟时觉作痛。谨拟平肝化湿汤调理。

杭芍二钱　茯神二钱　远志一钱　陈皮一钱　川芎一钱　甘菊花一钱　知母二钱　炙甘草六分

引用防己二钱

三月二十三日，郑敏书请得皇上脉息左关沉弦，右关沉缓。肝木克于脾土，湿热下行于经络，致作足跟疼痛，上蒸湿热则作耳鸣，运行滞塞，转疏迟化。今宜舒肝建中利湿活络之品调理。

石菖蒲一钱　赤苓三钱　杜仲三钱　菟丝子二钱　宣木瓜三钱　茵陈三钱　牛膝三钱　丝瓜络三钱　石决明三钱，研　黑栀仁二钱，研

引用蚯蚓一钱，土炒

三月二十四日，李文若请得皇上脉息左关弦数，右关细缓。系肝脾不和，虚火上炎，则头晕耳鸣，有时作堵。湿气下注，则足跟疼痛。总由肾气不足，火水未济。谨拟和肝扶脾，壮水引火归原调理。

于白术二钱，土炒　云茯苓二钱　淮山药二钱，炒　当归二钱　川牛膝二钱　泽泻一钱　枣仁一钱，炒研　炙甘草一钱

引用甘菊花二钱

三月二十四日，郭荣请得皇上脉息左关弦数，右关滑缓。系肝脾湿热，浮热上炎致耳鸣作响，湿热循经下注，则左足跟痛甚。谨拟和肝清热化湿饮调理。

大生地二钱　杭芍二钱，炒　元参二钱　栀仁一钱，炒　宣木瓜二钱　黄柏一钱，炒　防己二钱　橘络一钱

引用石菖蒲一钱

三月二十七日，王祯福请得皇上脉息左脉弦数，右脉滑缓。由心肝火旺，肾水不足，水火不平。火动耳鸣。脾湿下流，足跟疼痛，腰酸腿软。今用清心生水利湿之品。

姜连五分　防己一钱　元参二钱　黄柏一钱　赤苓一钱五分　知母二钱　泽泻二钱　骨皮二钱

引用灯心三子

三月二十七日，李锡璋请得皇上脉息左关微弦，右寸关稍数。厥阴肝客于阴器，则梦接相火，鼓之致肾不闭藏，则遗。谨拟滋阴固肾汤调理。

桂枝一钱　白芍一钱　煅牡蛎一钱五分　蛤粉一钱五分　芡实二钱　甘草一钱

引用生姜一片　红枣三枚

三月二十八日，李寿昌请得皇上脉息左寸关数弦，右关而缓。肝旺脾湿，心经虚热，相火随之。湿热上升，有时耳鸣，饮食运化迟滞。湿热下注，腰腿酸倦，兼有遗泄。宜用调肝脾养心固本之法调理。

茯神三钱，朱拌　知母三钱　南楂二钱　枸杞子二钱　莲心八分　杭芍三钱　麦冬二钱　川续断二钱

引用天花粉二钱

三月二十八日，殷文光请得皇上脉息左关沉数，右关滑缓。系精虚水不养木，木燥生热，流走经络，湿热蓄于膈上，阴液不能上潮于耳，耳鸣堵闷，足跟疼痛。今拟养精除湿之品。

补骨脂三钱，炒　熟地二钱　茯苓二钱　知母二钱　川杜仲二钱　陈皮二钱　炙龟板三钱，研　黄柏一钱五分

引用甘草一钱

【参考】 光绪帝所患之头晕、耳鸣、足跟痛病，诸御医治疗重点不一，有从肝脾入手者，有从养阴除湿入手者，亦有从肾入手者。详审其症状虽多，病机繁杂，但仍以肾气不足水火不济为重点。因足跟系足少阴肾经之循行部位，光绪帝夙有肝肾之不足，以致足跟筋骨失于濡养，而成本症。

光绪□年正月二十四日，李德昌请得皇上脉息左关见弦，右关滑而稍数。精神寝食均佳。惟肝胃饮热未清，时或熏蒸，耳窍滞塞，以致耳中觉响，听之不爽，左颊起有小疱，口干作渴，小水欠畅。今用清上利湿代茶饮加减调理。

酒胆草一钱五分　蔓荆子二钱，生　花粉三钱　当归二钱，酒洗　次生地三钱　石菖浦二钱　柴胡一钱五分　青皮二钱，炒　泽泻二钱　甘草一钱

水煎代茶。

【参考】 饮热内停，升降失和，蕴而上蒸致耳目欠聪。故仿龙胆泻肝汤意，清肝经之湿热，利中州之湿浊，并以蔓荆之属宣清头目，以冀湿热得清，升降得调，而诸恙可望得平。

二月初三日，李德昌请得皇上脉息左关见弦，右关滑而稍数。精神见爽，寝食均佳。惟肝胃饮滞湿热未清，时或熏蒸，火势灼阴，窍道滞塞，以致耳中觉响听之不爽。口内时或起有小疱，仍作干渴，小水欠畅。今用滋阴抑火清气利湿代茶饮，另用外法照方调理。

次生地四钱　当归二钱，酒洗　杭白芍二钱，炒　丹皮三钱　金银花二钱　菖蒲二钱　生蔓荆子二钱　石斛二钱　青竹茹二钱　滑石三钱　生甘草一钱

水煎代茶。

二月初四日，李德昌请得皇上脉息左关见弦，右关滑而稍数。精神见爽，寝食均佳。惟肝胃饮滞湿热未清，时或熏蒸，胃火灼阴，窍道滞塞，以致耳中觉响，听之不爽，口内时或起有小疱。每遇鼻吸凉气则偏右头疼。口干作渴，小水欠畅。今用滋阴抑火清气利湿代茶饮加减，另用外法仍照原方调理。

次生地四钱　当归二钱，酒洗　杭白芍二钱，炒　丹皮二钱　金银花二钱　菖蒲二钱　生蔓荆子二钱　石斛二钱　远志肉一钱五分　滑石三钱　生甘草一钱

水煎代茶。

二月初七日，李德昌请得皇上脉息左关见弦，右关滑而稍数。精神见爽，寝食俱佳。惟肝胃饮滞未清，尚有湿热，时或熏蒸，耳窍滞塞，胃火灼阴，以致偏右头疼，脑户烘烘，耳中作响，听之不爽。口内时或起有小疱，仍作干渴，小水欠畅。肠胃不和，时作下气，今用滋阴抑火清气利湿代茶饮加减，外用纳耳药法照方调理。

次生地四钱　当归二钱，酒洗　杭白芍二钱，炒　菖蒲二钱　川芎一钱五分　青茶一钱　生蔓荆子二钱　远志一钱五分，肉　城头菊二钱　滑石三钱　生甘草一钱

水煎代茶。

【参考】 纳耳药光绪帝施用颇多，此时之用属何方，不得而知。其方药拙著《慈禧光绪医案选议》书中有载，可参照。

二月初八日，李德昌请得皇上脉息左关见弦，右关滑而稍数。精神见爽，寝食均佳。惟肝胃饮滞未清，尚有湿热，时或熏蒸，耳窍滞塞，胃火灼阴，以致脑户烘烘，耳中作响，听之不爽。胸膈欠畅，两旁作痛，口内时或起有小疱，仍作干渴，大便微燥，小水欠畅。肠胃不和，时或下气。今用滋阴抑火代茶饮，佐以清气止渴利湿之品，外用纳耳药法照方

调理。

次生地四钱　当归二钱，酒洗　杭白芍二钱，炒　抚芎一钱　生蔓荆子二钱　菖蒲二钱　远志肉一钱五分　陈皮二钱　城头菊二钱　花粉三钱　益元散三钱，煎

水煎代茶。

二月初九日，李德昌请得皇上脉息左关见弦，右关滑而稍数。精神清爽，寝食俱佳。惟脑户烘烘，耳中仍响，听之不爽，每遇鼻吸凉气，则偏右头痛。胸膈欠畅，两旁偶或微疼。口干作渴，小水不畅，肠胃不和，有时下气。总缘肝胃饮滞不清，湿热熏蒸，耳窍不利，胃火灼阴所致。今用滋阴抑火代茶饮，佐以清气和中止渴利湿之品，外用纳耳药法，仍照原方调理。

次生地四钱　当归二钱，酒洗　杭白芍二钱，炒　抚芎一钱　生蔓荆子二钱　菖蒲二钱　厚朴花一钱　陈皮一钱五分　城头菊二钱　花粉三钱　益元散三钱，煎

水煎代茶。

二月初十日，李德昌请得皇上脉息左关见弦，右关滑而稍数。精神寝食俱好。惟肝胃饮滞未清，湿热熏蒸，耳窍滞塞，胃火灼阴，以致脑户烘烘，耳仍作响，听之不爽，每遇鼻吸凉气，则偏右头疼。胸膈欠畅，两旁有时微痛。口干作渴，小水不畅，肠胃未和，时作下气。今用滋阴抑火代茶饮，仍佐清气和中止渴利湿之法，外用纳耳药法照方调理。

次生地四钱　当归二钱，酒洗　杭白芍二钱，炒　抚芎一钱　生蔓荆子二钱　花粉三钱　厚朴花一钱　陈皮一钱五分　城头菊二钱　荷叶一钱　益元散三钱，煎

水煎代茶。

【参考】 湿浊饮滞，最不易清。故虽用龙胆泻肝，清上利湿诸法，仍未收效，且湿热蕴久，化火灼阴，故取滋阴抑火法。然口渴乃作，故当再相机与清气和中之法并用。方中除四物养阴和血外，仍取清上利湿诸品，标本兼顾。

二月十一日，李德昌请得皇上脉息左关见弦，右关滑而稍数。精神寝食俱好。惟肝胃饮滞尚盛，湿热熏蒸，耳窍滞塞，胃火灼阴，以致脑户烘烘，耳仍作响，听之不爽，每遇鼻吸凉气则偏右头疼。口中起有小疱，仍作干渴。胸膈欠畅，两旁有时微痛，肠胃不和，时或下气，小水不畅。今用滋阴抑火代茶饮，佐以清气和中止渴利湿之品，外仍用纳耳药法照方调理。

次生地四钱　当归二钱，酒洗　金银花一钱五分　知母一钱五分，盐炒　生蔓荆子二钱　花粉三钱　厚朴花一钱　陈皮一钱五分　城头菊二钱　荷叶一钱　益元散三钱，煎

水煎代茶。

二月十二日，李德昌请得皇上脉息左关见弦，右关滑而稍数。精神寝食均佳。惟肝胃饮滞尚盛，湿热熏蒸，耳窍滞塞，胃火灼阴，以致脑户烘烘，耳仍作响，听之不爽，时作头晕，每遇鼻吸凉气，则偏右头疼。口中起有小疱，仍作干渴。胸膈欠畅，两旁有时微痛，肠胃不和，时或下气，小水不畅。今用滋阴抑火代茶饮，佐以清气和中止渴利湿之品，外仍用纳耳药法照方调理。

次生地四钱　当归二钱，酒洗　金银花一钱五分　桑叶一钱五分　生蔓荆子二钱　花粉三钱　厚朴花一钱　陈皮一钱五分　城头菊二钱　荷叶一钱　益元散三钱

水煎代茶。

二月十三日，李德昌请得皇上脉息左关见弦，右关滑而稍数。精神寝食俱好。惟脑户烘烘，耳仍作响，听之不爽，头作眩晕，每遇鼻吸凉气，则偏右头疼。口中尚有小疱，仍

作干渴。胸膈欠畅，两旁有时微痛。肠胃不和，时或下气，小水不畅。总缘肝胃饮滞尚盛，湿热熏蒸，耳窍滞塞，胃火灼阴所致。今用滋阴抑火代茶饮，仍佐清气和中止渴利湿之品，外用纳耳药法照方调理。

次生地四钱　当归二钱，酒洗　金银花一钱五分　桑叶一钱五分　生蔓荆子二钱　远志肉一钱五分　厚朴花一钱　陈皮一钱五分　城头菊二钱　荷叶一钱　益元散三钱

水煎代茶。

【参考】 湿为阴邪，得温则化，得阳则宣。但其性粘滞，故速去颇难。光绪帝之病势缠绵亦因于此。内湿之生，多缘于脾。光绪脾胃素弱，健运失司，湿浊良由此发。且其情志欠遂，精神少怡，故肝郁化热，湿热搏结，则诸症悉作。湿热蕴于上则眩晕耳堵，湿热注于下则尿不畅，湿热停于中则口渴，胸膈作胀。故治应清上和中利下，此医治之常法。另其所用塞耳之纳耳药法，此脉案虽无所载，但据拙著《慈禧光绪医方选议》书中，有利窍聪耳方，方由山甲、蝉蜕、石菖蒲、木笔花等八味药组成，另经制作，纳入耳中，亦系李德昌于二月初六日所拟。时间、处方者相同，此脉案亦常提起“外用纳耳药法”云云，故知大体如是。

光绪□年二月初三日，酉刻，庄守和请得皇上脉息左寸关浮弦而数，右寸关滑数，肺胃饮热，感受风寒，以致憎寒发热，偏右头疼，鼻塞身倦，口黏恶心。今用疏风清热化湿饮调理。

苏叶一钱五分　防风二钱　蔓荆子二钱，炒　川芎一钱五分　荆芥一钱五分　酒芩二钱　甘菊花二钱　橘皮二钱　茅术一钱五分，炒　竹茹二钱　焦三仙各二钱　生甘草八分

引用薄荷八分

二月初四日，庄守和请得皇上脉息左寸浮弦，右寸关滑数。憎寒发热见好，口黏恶心亦减。惟偏右头疼，身肢酸软，谷食欠香。今用清解化湿饮调理。

荆芥一钱五分　防风二钱　川芎一钱五分　蔓荆子二钱，炒　桑叶二钱　甘菊花二钱　陈皮一钱五分　酒黄芩一钱五分　茅术一钱五分，炒　神曲二钱，炒　谷芽二钱，炒　生甘草八分

引用薄荷六分

二月初五日，庄守和请得皇上脉息左部和缓，右寸关滑而稍数。诸症见好，惟肺燥湿饮，稍有未清，以致喉中发咸，夜间微嗽。今用清肺化湿代茶饮调理。

金石斛二钱　甘菊花二钱　桑叶二钱　前胡一钱五分　酒黄芩一钱五分　陈皮一钱五分　神曲二钱，炒　鲜青果七个，研

水煎代茶。

二月初六日，庄守和请得皇上脉息左部和缓，右寸关滑而稍数。惟肺经饮热稍有未清，夜卧尚有咳嗽，今用清嗽化湿化茶饮调理。

酒黄芩一钱五分　前胡二钱　炙桑皮二钱　川贝母二钱，研　天花粉二钱　紫菀一钱五分　桔梗二钱　鲜青果七个，研

水煎代茶。

二月初七日，庄守和请得皇上脉息左部和缓，右寸关滑而稍数。肺胃尚有饮热未净，以致口渴，有时咳嗽，今用清嗽代茶饮调理。

酒黄芩一钱五分　前胡二钱　紫菀一钱五分　炙桑皮二钱　天花粉二钱　川贝二钱，研　枳壳一钱五分，炒　芦根一支，切碎

水煎代茶。

二月初八日，庄守和请得皇上脉息左部和缓，右寸关滑而稍数。肺胃饮热未净，以致夜间少有咳嗽。今用清肺代茶饮调理。

前胡一钱五分 酒芩一钱五分 炙桑皮二钱 法半夏一钱五分，研 花粉二钱 桔梗一钱五分 云苓二钱 生甘草七分

水煎代茶。

二月初九日，庄守和请得皇上脉息左部和平，右寸关滑缓，诸证均好。惟偶有咳嗽，胃气稍有欠和，今用和胃代茶饮调理。

法半夏一钱五分，研 陈皮一钱五分 前胡一钱五分 云苓二钱 花粉二钱 桔梗一钱五分 谷芽二钱，炒 炙桑皮二钱

水煎代茶。

二月十一日，张仲元请得皇上脉息左关弦而近数，右寸关沉滑。肝胃饮热受风，以致口中味咸，有时咳嗽，偏左太阳觉木，咽嗌发干。今用疏风清热代茶饮调理。

薄荷四分 川芎八分 甘菊花三钱 桑叶三钱 酒芩三钱 苦桔梗二钱 竹茹二钱 生桑皮三钱 知母三钱，炒 甘草八分

水煎温服。

二月十二日，庄守和请得皇上脉息左关稍弦，右寸关沉滑。肺胃湿饮，外受风凉，以致喉中味咸，有时咳嗽口干。今用清肺和胃代茶饮调理。

金石斛三钱 麦冬三钱 甘菊花三钱 桑叶三钱 天花粉二钱 苦桔梗二钱 知母二钱，炒 甘草八分

水煎温服。

二月十六日，庄守和请得皇上脉息左寸关弦而稍数，右寸关滑缓。肺胃蓄有湿热，以致早晨头晕，心中稍有懊憹。今用清热化湿代茶饮调理。

甘菊花二钱 桑叶二钱 酒芩一钱五分 川芎一钱五分 神曲三钱，炒 谷芽三钱，炒 藿梗一钱 竹茹一钱五分

水煎代茶。

二月十七日，庄守和请得皇上脉息左部和缓，右寸关滑缓。诸症俱减，惟有时头晕，小水欠利。今用利湿代茶饮调理。

甘菊花二钱 桑叶二钱 酒芩一钱五分 川芎一钱 赤苓二钱，研 神曲二钱，炒 泽泻一钱五分 益元散二钱，煎

水煎代茶。

二月十八日，庄守和请得皇上脉息左部和缓，右关滑缓。诸症均减，惟有时头晕，小水欠利。今用利湿代茶饮调理。

甘菊花二钱 桑叶二钱 麦冬二钱 竹茹二钱 赤苓二钱，研 神曲二钱，炒 泽泻一钱五分 益元散二钱，煎

水煎代茶。

二月十九日，庄守和请得皇上脉息左部和缓，右寸关滑而稍数。寝食均好，惟早晨头晕，口渴便燥。今用利湿代茶饮调理。

甘菊花二钱 桑叶二钱 花粉二钱 麦冬三钱 腹皮二钱 泽泻一钱五分 焦三仙各二钱 薄荷七分

水煎代茶。

二月二十日，庄守和请得皇上脉息左部和平，右寸关滑缓。肺胃稍有饮热未清，以致有时头晕口渴。今用化湿代茶饮调理。

甘菊花二钱 桑叶二钱 川芎一钱五分 麦冬二钱 花粉二钱 腹皮二钱 焦三仙各二钱 青果七个，鲜研

水煎代茶。

二月二十一日，庄守和请得皇上脉息左部和缓，右寸关滑缓。肺胃稍有湿热未清，以致有时头晕咳嗽口渴。今用化湿代茶饮调理。

甘菊花二钱　桑叶二钱　川芎一钱五分　麦冬二钱　花粉二钱　前胡一钱五分　陈皮一钱　甘草七分

水煎代茶。

二月二十二日，庄守和请得皇上脉息左部和缓，右寸关滑缓。肺胃尚有饮热未清，以致有时头晕咳嗽口渴。今用化湿代茶饮调理。

甘菊花二钱　桑叶二钱　川芎一钱　酒芩一钱五分　前胡一钱五分　花粉二钱　陈皮一钱　甘草七分

水煎代茶。

二十三日照原方减川芎花粉。

二十四日照原方。

光绪□年四月初六日，庄守和请得皇上脉息左寸浮弦，右寸关滑缓。胃气欠和，湿饮不净，动则头仍眩晕，时或懊憹。今用清胃化湿代茶饮调理。

炙厚朴一钱五分　于术一钱五分，土炒　陈皮一钱五分　甘菊花二钱　天麻一钱　法半夏一钱五分　赤苓二钱　焦三仙各二钱

水煎代茶。

【参考】 脾胃欠和，湿饮不净，阻滞中州，清阳不升，浊阴不降，而致眩晕、懊憹。用方乃以平胃散合半夏天麻白术汤化裁。取平胃散以和胃气，用半夏天麻白术汤补脾燥湿、化痰熄风。方中半夏、天麻二味善于祛痰熄风，故历代医家治眩晕头痛每喜用之。程钟龄谓："有湿痰壅遏者，书云头旋眼花，非天麻半夏不能除是也。"

四月初七日，庄守和请得皇上脉息左寸浮弦，右寸关滑缓。胃经湿饮未清，上焦浮热不净，有时动则头晕，偶作懊憹，今照昨方代茶饮调理。

天麻一钱　法半夏二钱　陈皮一钱五分　甘菊花二钱　桑叶二钱　川芎一钱五分　藿梗一钱　竹茹二钱

水煎代茶。

四月初八日，庄守和请得皇上脉息左寸浮弦，右寸关滑缓。湿饮渐化。惟上焦浮热未清，有时动则头晕，舌起口疮，今用照原方代茶饮加减调理。

天麻一钱　法半夏二钱　陈皮一钱五分　甘菊花二钱　桑叶二钱　川芎一钱五分　酒连五分，研　竹茹二钱

水煎代茶。

初九日照原方。

四月初十日，庄守和请得皇上脉息左部和平，右关滑缓。有时稍有头晕，今用清化代茶饮调理。

荆穗八分　甘菊花二钱　桑叶二钱　陈皮一钱　谷芽三钱，炒　神曲二钱，炒　竹茹一钱五分　甘草八分

水煎代茶。

四月十一日，庄守和请得皇上脉息左部见平，右关和缓。诸症俱好。惟稍有头眩，今用照原方代茶饮调理。

甘菊花二钱　桑叶二钱　陈皮一钱　谷芽三钱，炒　神曲二钱，炒　竹茹一钱五分　甘草八分

水煎代茶。

四月十二日，庄守和请得皇上脉息左部见平，右关和缓。惟稍有头痛耳鸣，今用清胃代茶饮调理。

甘菊花二钱　桑叶二钱　蔓荆子二钱，炒　薄荷五分　神曲二钱，炒　竹茹二钱　生甘草八分

水煎代茶。

四月十三日，庄守和请得皇上脉息左寸浮弦，右关滑缓。胃经饮热未清，复受风凉，以致偏右头疼，少有耳鸣，今用清解化湿代茶饮调理。

荆芥一钱五分　防风二钱　川芎一钱五分　蔓荆子二钱，炒　茅术一钱五分，炒　蝉衣一钱五分　薄荷七分　生甘草六分

水煎代茶。

【参考】 身体虚弱，易受外邪。复感风寒，故仿荆防败毒意急治其标。

四月十四日，庄守和请得皇上脉息左部和平，右关滑缓。胃经湿饮不净，上焦风热稍有未清，头微眩晕，今用原方代茶饮加减调理。

防风一钱五分　甘菊花二钱　川芎一钱　茅术一钱五分，炒　桑叶二钱　蝉衣一钱五分　薄荷五分　甘草六分

水煎代茶。

四月十六日，庄守和请得皇上脉息左部和平，右寸关滑缓。胃经湿饮不净，上焦浮热未清，时动则头晕，今用清胃代茶饮调理。

甘菊花二钱　桑叶二钱　川芎一钱　茅术一钱五分，炒　谷芽二钱，炒　神曲二钱，炒　赤苓三钱　甘草七分

水煎代茶。

四月十七日，庄守和请得皇上脉息左关浮弦，右寸关滑而见数。肺胃饮热，上焦受风，以致偏右头疼，喉中味咸，哕有湿饮，今用清解化湿饮调理。

荆芥一钱五分　防风二钱　川芎一钱五分　蔓荆子二钱，炒　酒芩二钱　茅术一钱五分，炒　甘菊花二钱　焦三仙各二钱　陈皮一钱五分　生甘草七分

引用薄荷八分

四月十八日，庄守和请得皇上脉息左关浮弦，右寸关滑而稍数。风凉见解，诸证渐轻。惟偏右头微作疼，喉中稍觉味咸，今用清热化湿饮调理。

荆芥一钱五分　防风二钱　川芎一钱五分　蔓荆子二钱，炒　酒芩二钱　甘菊花二钱　桑叶二钱　焦三仙各二钱　桔梗一钱五分　茅术一钱五分，炒　薄荷七分

引用竹茹二钱

四月十九日，庄守和请得皇上脉息左部和缓，右关滑缓。胃气欠和，湿饮未净，有时稍有头晕，今用和胃代茶饮调理。

金石斛二钱　陈皮一钱　云苓三钱　甘菊花二钱　霜桑叶二钱　神曲三钱，炒　竹茹一钱五分　甘草八分

水煎代茶。

二十日照原方。

【参考】 肺卫风邪已祛，脾胃湿浊仍存，故当从中州入手。

四月二十一日，庄守和请得皇上脉息左部和平，右关滑缓。胃气欠和，食水消化稍慢，偶觉头晕，今用和胃代茶饮调理。

金石斛二钱　陈皮一钱　云苓三钱　甘菊花二钱　霜桑叶二钱　竹茹一钱五分　焦三仙各二钱　甘草六分

水煎代茶。

四月二十二日，庄守和请得皇上脉息左部和平，右部滑缓。诸症见好。惟有时稍觉头晕，今用和胃代茶饮调理。

金石斛二钱　陈皮一钱　云苓三钱　甘菊花二钱　霜桑叶二钱　竹茹一钱五分　焦三仙各二钱　甘草六分

水煎代茶。

【参考】 脾胃不和，运化迟缓，非一日可复，故以和胃之品，煎之代茶，缓图收效。

四月二十五日，庄守和请得皇上脉息左寸关弦数，右寸关滑数。复停水饮，肝胃湿热

熏蒸，以致呕吐黏涎酸水，动则足软头晕，口干作渴，今用平胃化饮汤调理。

炙厚朴二钱 陈皮二钱 于术二钱，炒 酒连八分，研 法半夏三钱 天麻一钱五分 甘菊花三钱 桑叶三钱 神曲三钱，炒 麦芽三钱，炒 赤苓三钱 甘草八分

引用竹茹二钱

【参考】 左寸关弦数，当是肝热；右寸关滑数乃属肺胃饮热。治以平胃二陈兼寓半夏天麻白术汤意，仍是从中州入手，俾胃气得和、痰饮得祛，而中州升降得调，诸症可平。

四月二十六日，庄守和请得皇上脉息左寸关弦数，右寸关沉滑。吐后胃气稍弱，湿饮熏蒸，动则头沉，眩晕，口干作渴，今用益气平胃化饮之法调理。

潞党参二钱 于术二钱，炒 云苓三钱 橘红一钱五分 法半夏二钱 天麻一钱 甘菊花二钱 姜连八分，研 焦三仙各二钱 壳砂八分，研 麦冬三钱 炙甘草八分

引用竹茹二钱，原方加党参一钱

四月二十六日，酉刻，庄守和请得皇上脉息左寸关弦数力弱，右寸关沉缓，尺部力软。禀赋脾肾不足，胃弱蓄饮生涎，湿热熏蒸，上盛下虚，以致头沉眩晕，呕吐痰涎，有时自汗口渴，心烦懊憹，今用益气清眩平胃饮调理。

党参四钱 于术三钱，炒 云苓三钱 橘红一钱五分 法半夏三钱 当归三钱 杭芍二钱，炒 麦冬三钱，米炒 天麻五分 神曲三钱，炒 竹茹二钱 炙甘草八分

引用广砂八分，研 生姜汁一茶匙，兑服

【参考】 呕吐之由，在于胃气不降；眩晕之因，则属脾阳不升。升降失和，诸症纷起。

四月二十七日，张仲元请得皇上脉息左寸关弦细，右寸关细缓，两尺力软无力。原系上盛下虚，近因肝旺伤脾，脾受木剋，以致食而不化，停蓄胃口作呕，呕甚即觉心慌出汗，时作头晕，口渴不食，气弱神倦。今谨拟抑木扶脾和胃化饮之法尽力调理。

杭白芍三钱，醋炒 枇杷叶三钱，炙 化橘红二钱 法半夏二钱 潞党参二钱 云茯苓五钱 野于术二钱，土炒 泽泻二钱 旋覆花一钱五分，包煎 青竹茹二钱，姜汁炒 川厚朴一钱五分，炙 猪苓二钱

引用黄土八两，用百沸汤冲融澄清煎药

四月二十七日，庄守和请得皇上脉息左寸关沉弦力弱，右寸关沉缓，尺部仍软。呕吐少止，动则头仍眩晕，痰涎饮热未净，胃气软弱，脾肾不足，浮火未清，今用清眩安胃饮调理。

党参三钱 于术二钱，炒 云苓三钱 橘红一钱五分 法半夏二钱 当归三钱 杭芍二钱，炒 麦冬三钱，米炒 建曲二钱，炒 姜连六分，研 炙香附二钱 炙甘草八分

引用枇杷叶二钱，蜜炙 广砂八分，研

光绪□年六月十八日，庄守和、忠勋请得皇上脉息左寸关沉弦，右寸关沉滑。膈间气道郁结，脉络串痛，今议用舒郁止痛之法调理。

川郁金二钱，研 木香八分 党参二钱 桔梗二钱 延胡索一钱五分，炒 橘络一钱五分 云苓三钱 姜蚕一钱，炒 片姜黄二钱 乳香二钱 没药二钱 广砂五分，研

引用荷蒂五个

六月二十日，庄守和、忠勋请得皇上脉息左寸关弦而稍数，右寸关沉滑。肝肺气道不畅，稍感风凉，以致头闷腿酸，胸络仍觉作痛，今议用和解舒络之法调理。

荆穗一钱 防风一钱五分 藿香一钱五分 川郁金二钱，研 茅术一钱五分，炒 木香六分 橘络二钱 片姜黄一钱五分 牛膝二钱 乳香一钱五分 没药一钱五分 延胡索一钱五分，炒

引用鲜荷蒂五个

【参考】 胁乃肝之分野，胸为心肺之宫城。肝气郁结，肺气不畅，脉络欠和，则不通作痛。治法取舒肝以解郁，通络以止痛，当有效验。荆防之用，良由稍感风凉；乳没之施，乃因气滞血瘀。

六月二十一日，忠勋请得皇上脉息左寸关沉弦，右寸关沉滑。风凉稍解，惟肝肺气道未畅，以致头闷腿酸，胸络仍觉作痛。谨拟和络化湿之法调理。

党参一钱五分　白术二钱，炒　云苓三钱　橘络二钱　片姜黄一钱　延胡索一钱，炒　防风一钱　白芷八分　菊花二钱　甘草五分

引用荷蒂五个

六月二十二日，庄守和请得皇上脉息左关沉弦，右关沉滑。风凉已解，惟肝肺气道不舒，化湿不快，以致头晕腿酸，胸络作痛，谨拟舒络化湿之法调理。

党参二钱　于术二钱，炒　云苓三钱　橘络二钱　延胡索一钱，炒　炙香附一钱　法半夏一钱五分　天麻一钱　桑叶二钱　甘草八分

引用荷蒂五个

六月二十三日，庄守和请得皇上脉息左关沉弦，右关沉滑。肝胃气道不舒，化湿不快，以致头晕嘈杂，胸痛腿酸，谨拟舒络化湿之法调理。

党参二钱　于术一钱五分，炒　云苓三钱　广皮一钱五分　炙厚朴二钱　茅术二钱，炒　香附一钱五分，研　广砂一钱，研　藿梗一钱　神曲三钱，炒　甘草八分

引用竹茹二钱

【参考】 肺气稍舒，肝郁犹甚，湿滞中州，胃气不和。治从脾胃，乃除湿滞之源，方取异功，是顾中州之本。

六月二十四日，庄守和、忠勋请得皇上脉息左关沉弦，右寸关沉滑。肝胃气道不调，化湿仍慢，以致偏右头疼，时作眩晕，嗳腐吞酸，胸背牵痛，腿软酸疼。谨拟舒络化湿之法调理。

党参二钱　于术二钱，炒　云苓三钱　广皮一钱五分　厚朴二钱　广砂八分，研　法半夏二钱　藿梗一钱五分　菊花二钱　白芷六分　竹茹二钱

引用焦三仙各二钱

六月二十七日，庄守和、忠勋请得皇上脉息左关沉弦，右寸关沉滑。肝气欠调，湿仍不化，偏右头疼，时作眩晕胸背经络串痛，谨拟化湿和络之法调理。

党参二钱　于术一钱五分，炒　云苓三钱　木香六分　郁金二钱，研　片姜黄二钱　姜蚕一钱，炒　桔梗一钱五分　川芎一钱　桑叶二钱

引用白芥子八分，炒　知母八分，炒

光绪　年七月初一日，庄守和请得皇上脉息左关弦数，右关见滑。肝胃蓄有饮热，外感风凉，以致头疼眩晕，口黏作渴，身倦腿酸，谨拟和解清胃饮调理。

霜桑叶二钱　甘菊花二钱　川芎一钱五分　蔓荆子二钱，炒　酒黄芩一钱五分　藁本一钱　粉葛一钱　天花粉二钱　谷芽二钱，炒　甘草八分

引用薄荷六分

【参考】 肝胃饮热未清，肺卫风凉已盛，治须兼顾，遂取和解清胃之法。

七月初二日，庄守和、忠勋请得皇上脉息左关弦数，右寸关沉滑。表感已解，肝胃湿热未净，偏右头痛，仍觉眩晕，口渴身倦，腿膝酸软，谨拟清胃化湿之法调理。

蔓荆子二钱，炒　川芎一钱五分　甘菊花二钱　桑叶二钱　天花粉二钱　麦冬三钱　酒芩一钱五分　赤苓二钱

川萆薢一钱五分　牛膝二钱　甘草八分

引用鲜荷叶一角

七月初三日，庄守和、忠勋请得皇上脉息左关沉弦，右寸关沉滑。头疼已减。惟肝阴不实，脾元化湿不快，以致有时眩晕，胸脊脉络串疼，腿膝酸软，谨拟滋益肝肾之法，今明各服一贴调理。

甘菊花二钱　桑叶二钱　杭芍二钱　熟地三钱，缩砂拌　杜仲三钱，炒　续断二钱　牛膝三钱　木瓜三钱　萆薢一钱五分　赤苓三钱　麦冬三钱

引用千年健三钱

【参考】 表邪已解，诸症犹存，是为肝肾不足所致，故以治本之法施之。

七月初五日，庄守和、忠勋请得皇上脉息左关沉弦，右寸关沉滑。肝阴不实，脾元化湿不快，以致有时眩晕，胸脊脉络串疼，腿膝酸软。谨拟滋益健步之法，今明各服一剂调理。

甘菊花二钱　桑叶二钱　杭芍三钱，炒　熟地三钱，缩砂拌　杜仲三钱，炒　续断二钱　牛膝三钱　木瓜三钱　萆薢一钱五分　赤苓三钱　麦冬三钱　千年健三钱

引用金毛狗脊三钱

七月初六日，忠勋请得皇上脉息左关沉弦，右寸关沉滑稍数。肝阴不实，脾胃湿热不净，以致有时眩晕，微作咳嗽，胸脊脉络串痛，腿膝酸软。谨拟清肺化湿之法调理。

川贝二钱，研　桑叶一钱五分　生杭芍三钱　熟地三钱　麦冬三钱　青皮一钱　续断二钱　赤苓三钱　萆薢一钱五分　牛膝三钱　千年健三钱　瓜蒌仁二钱，研

引用金毛狗脊三钱，炙

七月初七日，庄守和、忠勋请得皇上脉息左关沉弦，右寸关沉滑。肝阴不实，脾元尚弱，消化较慢，有时眩晕，胸脊脉络时或串疼，腿膝酸软。谨拟健脾和肝饮，今明各服一贴调理。

西洋参二钱，研　于术二钱　云苓三钱　杭芍二钱，炒　全当归二钱　麦冬三钱　续断三钱　杜仲三钱，炒　川牛膝三钱　陈皮八分　广砂八分，研　谷芽三钱，炒

引用千年健三钱

初七日未刻照早方减西洋参、谷芽，加霜桑叶三钱、甘菊花二钱。

七月初八日，庄守和请得皇上脉息左关沉弦，右寸关沉滑。脾肾不足，肝胃饮热熏蒸，以致动则头晕，有时作疼，胸脊串痛，腿膝酸软，谨拟益气养阴清眩之法调理。

西洋参二钱，研　茅术一钱五分，炒　云苓三钱　广皮一钱　全当归三钱　杭芍二钱，酒炒　川芎一钱　甘菊花二钱　干地黄三钱　荆穗八分　桑叶三钱　甘草八分

引用薄荷六分

七月初九日，庄守和、忠勋请得皇上脉息左关沉弦，右寸关沉滑。脾肾不足，肝胃饮热熏蒸，以致动则头晕，胸脊串痛，腿膝酸软，谨拟清眩和肝之法调理。

甘菊花二钱　桑叶二钱　元参三钱　荆穗一钱，炒　杭芍二钱　川芎一钱五分　生地三钱　西洋参三钱，研　白术二钱　云苓三钱　竹茹二钱　炙甘草八分

引用鲜荷叶一角

七月初九日，庄守和、忠勋谨拟皇上和中止眩丸。

旋覆花三钱　天麻一钱五分　川芎二钱　菊花四钱　全当归四钱　杭芍三钱，酒炒　生地四钱　洋参五钱　于术三钱，炒　云苓四钱　橘红二钱　炙甘草一钱

共研细面，蜜丸如绿豆大，每晚服三钱，白开水送服。

【参考】 本方由四君、四物、加平肝袪痰之品组成，具健脾益气和血平肝之效。

七月初十日，庄守和、忠勋请得皇上脉息左关沉弦，右寸关沉滑。脾肾不足，饮热熏蒸，以致动则头晕，胸脊串疼，腿膝酸软，谨拟清眩化湿之法调理。

生地三钱 元参二钱 杭芍二钱 川芎一钱五分 桑叶三钱 甘菊花二钱 荆穗一钱 西洋参二钱，研 前胡一钱 云苓三钱 白术一钱五分 川贝一钱五分，研

引用旋覆花二钱，包煎

七月十一日，庄守和、忠勋请得皇上脉息左关沉弦，右寸关沉滑。肝肺饮热熏蒸，气道不畅，以致动则眩晕，胸脊串疼，时或作嗽，腿膝酸软。谨拟清眩和肝之法调理。

生地三钱 杭芍三钱 川芎一钱五分 荆穗八分 炙桑皮二钱 酒芩二钱 甘菊花二钱 知母一钱五分，炒 瓜蒌三钱 郁金二钱，研 青皮八分 甘草八分

引用延胡索一钱五分，炒

光绪 年七月十九日，庄守和、忠勋请得皇上脉息左关沉而稍弦，右寸关沉滑力弱。脾肾不足，肝肺湿热郁滞，时作眩晕，胸背肩胛时作串痛，咳嗽身倦，腿膝力软，谨拟养阴和肝饮调理。

当归二钱 杭芍二钱，炒 熟地三钱 川芎一钱五分 茯苓三钱 山药三钱，炒 山萸一钱五分 丹皮二钱 泽泻二钱 牛膝三钱 杜仲三钱，炒 木瓜二钱

引用桑叶二钱

【参考】 病情日重，脾肾肺肝俱病，故其症状叠出。治疗亦颇棘手，法取养阴以滋肾，理血以和肝。

七月二十一日，忠勋请得皇上脉息左关沉弦，右寸关沉滑力弱。肝肾不足，脾肺湿郁，有时眩晕，胸背串痛，咳嗽身软，入夜微觉寒热往来。今晨鼻息较热，腿膝无力，谨拟仍以养阴和肝之法调理。

当归三钱 杭芍二钱 山萸一钱五分 熟地四钱 云苓三钱 泽泻一钱五分 山药三钱，炒 丹皮二钱 杜仲三钱，炒 川牛膝三钱 炙金毛枸三钱 甘草八分

引用粉葛二钱

七月二十二日，庄守和请得皇上脉息左关沉弦，右寸关沉滑力弱。肝肾不足，脾肺湿郁，有时眩晕，仍作咳嗽，胸背串痛，腿膝力软。谨拟滋益肝肾之法调理。

熟地四钱 山萸肉二钱 淮山药三钱，炒 云苓三钱 丹皮二钱 泽泻一钱五分 归身三钱 杭芍二钱，炒 杜仲三钱，炒 川牛膝三钱 款冬花三钱 炙甘草八分

引用霜桑叶三钱

【参考】 补益肝肾，乃治本之法。

十月十一日，庄守和请得皇上脉息左寸关浮弦，右寸关滑数。肺胃蓄滞饮热，外受风寒，以致头疼身痛，憎寒发热，口干作渴，胸满咳嗽。今用疏风清胃化湿饮调理。

苏叶子各一钱 防风三钱 川芎一钱五分 白芷二钱 蔓荆子二钱，炒 前胡二钱 酒芩二钱 陈皮一钱五分 建神曲三钱，炒 花粉三钱 藿香一钱五分 甘草八分

引用生姜三片

十月十一日，戌刻，庄守和请得皇上脉息左寸关浮弦，右寸关滑数。胃经饮滞未化，表感风寒不净，以致头晕作疼，呕吐酸水，口黏干渴，憎寒咳嗽。今用疏解平胃化湿饮调理。

苏叶子二钱　防风三钱　前胡三钱　川芎二钱　炙川厚朴二钱　陈皮一钱五分　茅术二钱，炒　枳壳二钱，炒　法半夏二钱　神曲三钱，炒　姜连一钱，研　甘草八分

引用藿梗二钱

十月十二日，庄守和请得皇上脉息左寸关浮弦，右寸关滑数。憎寒身痛见轻，惟偏右头疼，咳嗽痰涎，口干作渴。今用清肺止嗽和胃饮调理。

苏叶子二钱　前胡三钱　陈皮一钱五分　酒连一钱，研　霜桑叶三钱　川芎二钱　枳壳二钱，炒　法半夏二钱，研　天花粉三钱　川贝三钱，研　焦三仙各二钱　竹茹二钱

引用薄荷八分

十月十三日，庄守和请得皇上脉息左关见弦，右寸关滑数。头疼见止，呕吐亦减。惟胸膈嘈杂，左边跳动，有时恶风，咳嗽痰涎。今用和中清肺化饮之法调理。

法半夏三钱，研　橘红二钱　前胡三钱　酒芩二钱　霜桑叶三钱　甘菊花二钱　广砂七分，研　藿香一钱五分　天花粉三钱　焦三仙各二钱　茯神三钱，朱拌　甘草八分

引用竹茹一钱五分

十月十四日，庄守和请得皇上脉息左部和平，右关滑缓。诸证见好，惟有时咳嗽，口干作渴。今用清肺和胃代茶饮调理。

生地三钱　元参三钱　麦冬三钱　花粉三钱　前胡二钱　橘红一钱五分　桑叶二钱　竹茹二钱

水煎代茶。

光绪□年九月二十四日，李德昌请得皇上脉息左寸浮弦而滑，右寸关滑大而数。表邪不解，未得正汗。惟肺胃饮滞郁热尚盛，以致头仍作痛，身肢懒倦，恶寒烧热，嗜卧酸麻，胸膈满闷，懊憹烦急，时作恶心，呕吐涎沫，口中无味，干燥而渴。今日大便未行，小水赤少。今用和解调中化滞汤调理。

羌活三钱　薄荷一钱五分　川芎二钱　藿梗二钱　橘皮三钱　壳砂一钱，研　炙厚朴二钱　茅术二钱，炒　栀子三钱，炒　茵陈三钱　甘菊花三钱　焦三仙九钱

引用生蔓荆子三钱　川锦纹一钱五分

九月二十四日戌刻，李德昌请得皇上脉息左寸弦滑仍浮，右寸关滑大而数。表邪寒疫稍解而不净，肺胃郁热未清，饮滞尚盛。以致头仍作痛，身肢懒倦，寒热嗜卧，起坐头晕，胸膈满闷，烦急懊憹，时或恶心，呕吐涎沫，口仍无味，干燥而渴，大便已行而不畅。今用照原方加减调理。

羌活二钱　薄荷一钱五分　川芎二钱　藿梗二钱　橘皮二钱　壳砂一钱，研　炙厚朴二钱　茅术二钱，炒　栀子三钱，炒　茵陈三钱　甘菊花三钱　焦三仙九钱

引用蔓荆子三钱　生槟榔块三钱

九月二十五日，李德昌请得皇上脉息左寸关弦滑而数，右寸关沉滑而数。症势稍见轻减。惟表感少有未净，肺胃饮滞郁热未清，以致偏右头疼，身肢酸倦，有时发热，起坐头晕，胸膈满闷，气道不畅，口中无味，干燥而渴，起有小疱。今用调中开胃清热化饮汤调理。

橘皮二钱　炙厚朴二钱　茅术二钱，炒　茵陈二钱　川芎二钱　藿梗一钱五分　生蔓荆子三钱　槟榔三钱　栀子三钱，炒　甘菊花二钱　霜桑叶二钱　薄荷八分

引用竹叶三十片　灯心三子

九月二十六日，李德昌请得皇上脉息左寸关弦滑而数，右寸关沉滑而数。表里未清，肺胃饮滞，郁热尚盛，以致偏右头疼，身肢酸倦，有时发热，起坐头晕，胸膈满闷，懊憹嘈杂，口中无味，干燥而渴，起有小疱。今用和解调中化饮汤调理。

橘皮三钱　厚朴二钱，炙　炒茅术二钱　薄荷一钱　川芎二钱　防风二钱　蔓荆子三钱，生　藿梗二钱　栀子三钱，炒　甘菊花二钱　霜桑叶二钱　槟榔块三钱

引用荷叶三钱　灯心三子

九月二十七日，李德昌请得皇上脉息左寸关弦滑而数，右寸关沉滑而数。症势轻减。惟肺胃饮滞湿热未清，气道郁遏，营卫未和，以致身肢酸倦，有时发热，动坐头晕脚软，胸膈嘈满，口中无味，干燥而渴，起有小疱。今用调中开胃清热化饮汤调理。

橘皮二钱　炙厚朴二钱　焦茅术二钱　藿梗一钱五分　薄荷一钱　甘菊花二钱　霜桑叶二钱　酒连八分，研　栀子三钱，炒　木香一钱，研　白蔻仁一钱，研　荷叶二钱

引用灯心三子

九月二十八日，李德昌请得皇上脉息左寸关弦滑而缓，右寸关沉滑而数。肺胃饮滞，余热未清，气道欠调，营(卫)未和，以致身肢酸倦，起坐动转时或头晕脚软，口燥而渴，小疱未净。今用和胃清热化饮汤调理。

橘皮二钱　炙厚朴一钱五分　焦茅术一钱五分　藿梗一钱　甘菊花二钱　桑叶二钱　青竹茹二钱　酒连五分，研　栀子二钱，炒　木香七分，研　白蔻仁七分，研　荷叶二钱

引用赤苓三钱

四月二十三日，全顺请得皇上脉息左部沉弦，右寸关沉缓。肝肾不实，气息欠和，脾胃运化迟慢，以致胸旁脊间滞痛，项筋微疼，腰间有时流串，周身筋络欠和，足膝少力，下元虚弱，时或梦遗自泄。谨拟滋益肝肾清气之法调理

白术三钱，炒　茯苓三钱　次生地三钱　生杭芍二钱　杜仲二钱，炒　橘络二钱　青皮一钱　桑寄生三钱　川贝二钱，研　山萸肉二钱　川牛膝一钱五分

引用沙苑蒺藜二钱

四月二十四日，全顺请得皇上脉息左关沉弦，右寸关沉缓。肝肾不实，脾胃运化迟慢，偶然受风头觉微痛，胸旁脊间滞疼，项筋微痛，腰间有时流串，周身筋络欠和，足膝少力，下元虚弱，时或梦遗自泄。谨拟滋益肝肾清气之法调理。

白术三钱，炒　茯苓三钱　次生地三钱　生杭芍二钱　杜仲二钱，炒　橘络二钱　青皮一钱　桑寄生三钱　川贝二钱，研　川牛膝一钱五分　沙苑蒺藜二钱

引用荆芥穗 钱

四月二十五日，全顺请得皇上脉息左关沉弦，右寸关沉缓。肝肾不实，脾胃运化迟慢，胸旁脊背时作串疼，头觉微晕，周身筋络欠和，足膝少力，下元虚弱，时或梦遗自泄。今用滋益肝肾清气之法调理。

白术三钱，炒　茯苓三钱　桑枝三钱　桑寄生三钱　杜仲二钱，炒　橘络二钱　次生地三钱　川牛膝一钱五分　菊花二钱　沙苑蒺藜二钱

引用鲜藕节一段

六月初二日，张仲元、杨世葆请得皇上脉息左寸稍浮，关部沉弦，右寸关滑数。暑湿疟邪未清，气道不畅，饮滞化而未净，以致头闷眩晕，口黏作渴，胸膈不爽，谷食无味，身肢酸倦。今议用和解清胃代茶饮调理。

柴胡一钱五分　薄荷一钱　地骨皮三钱　青皮二钱，炒　条芩三钱　胡连一钱　蔓荆子三钱，炒　常山三钱　次生地六钱　元参五钱　焦三仙各三钱，研　厚朴一钱五分，花

水煎代茶。

六月初三日辰初，张仲元、杨世葆请得皇上脉息左寸稍浮，关部沉弦，右寸关滑数。

疟邪未清，胃蓄饮滞不净，以致头晕微疼，口黏稍渴，谷食不香，身肢酸倦。今议用和解清胃代茶饮调理。

柴胡一钱 薄荷一钱 蔓荆子三钱 条芩三钱 生地六钱 元参五钱 生杭芍三钱 骨皮三钱 玉竹三钱 枳壳三钱，炒 槟榔三钱，炒 胡连二钱

水煎代茶。

六月初六日辰刻，张仲元、杨世葆请得皇上脉息左关弦缓，右寸关滑缓。疟邪已解，诸症俱好，惟胃气稍有欠和，余湿不净。今议用和胃化湿代茶饮调理。

赤苓三钱 猪苓二钱 泽泻二钱 车前子三钱 竹茹二钱 花粉三钱 次生地三钱 谷芽三钱，炒

水煎代茶。

六月初六日，张仲元、杨世葆谨拟皇上除湿代茶饮。

生茅术二钱 赤苓三钱 夏曲二钱 车前子三钱 大腹皮一钱五分 泽泻三钱

光绪三十二年六月二十四日，全顺、忠勋请得皇上脉息左寸关沉弦，右寸关沉滑。肝阳尚逆，脾元未复，消化饮食尚慢，以致动作仍觉眩晕，胸膈不爽，步履酸软。今用理脾和肝化湿饮，今明各服一贴，午间仍服膏子药调理。

西洋参二钱，研 云苓四钱 菊花三钱 金石斛三钱 化橘红二钱 川贝三钱，研 旋覆花三钱，包煎 菟丝饼三钱 鸡内金三钱 杭芍五钱 瓜蒌仁三钱，研 猪苓三钱

引用黄土八两，百沸汤冲融煎药 竹茹二钱

二十七日照原方。

六月二十九日，全顺、忠勋请得皇上脉息左寸关沉弦，右寸关沉滑。肝阳尚逆，脾元未复，消化饮食尚慢，以致动作仍觉眩晕，胸膈不爽，步履酸软。今用理脾和肝化湿饮，今明各服一贴，午间仍服膏子药调理。

西洋参二钱，研 云苓四钱 菊花三钱 金石斛三钱 化橘红二钱 竹茹二钱 旋覆花三钱，包煎 菟丝饼三钱 鸡内金三钱 杭芍五钱 瓜蒌仁三钱，研 猪苓三钱

引用黄土八两，百沸汤冲融澄清煎药

七月初二日，午刻，全顺、忠勋请得皇上脉息左寸关沉弦，右寸关沉滑。肝阳未平，脾元尚弱，饮食消化较慢，动作尚觉眩晕，步履酸软。今议用理脾和肝化湿饮，今明各服一贴，午间仍服膏子药调理。

西洋参二钱，研 云苓四钱 金石斛三钱 杭芍五钱 化橘红二钱 竹茹二钱 旋覆花三钱，包煎 菊花二钱 菟丝饼三钱 川贝二钱，研 鸡内金三钱 猪苓三钱

引用黄土八两，百沸汤冲融澄清煎药

七月初四日，全顺、忠勋请得皇上脉息左寸关沉弦，右寸关沉滑。肝阳未平，脾元尚弱，饮食消化较慢，动作尚觉眩晕，胸膈不畅，步履酸软。今议用和肝调中化湿饮，今明各服一贴，午间仍服膏子药调理。

西洋参二钱，研 云苓四钱 金石斛三钱 杭芍五钱 化橘红二钱 枳壳三钱，炒 旋覆花三钱，包煎 菊花三钱 菟丝饼三钱 川贝二钱，研 鸡内金三钱 猪苓三钱

引用黄土八两，百沸汤冲融澄清煎药

七月初六日，全顺、忠勋请得皇上脉息左寸关沉弦，右寸关沉滑。肝阳未平，脾元尚弱，饮食消化较慢，动作尚觉眩晕，胸膈不爽，步履酸软。今议用和肝调中化湿饮，今明各服一贴，午间仍服膏子药调理。

西洋参二钱，研 云苓四钱 金石斛三钱 杭芍五钱 炙枇杷叶三钱 枳壳三钱，炒 旋覆花三钱，包煎

菊花三钱　菟丝饼三钱　川贝二钱，研　鸡内金三钱　猪苓三钱

引用黄土八两，百沸汤冲融澄清煎药

七月初八日，全顺、忠勋请得皇上脉息左寸关沉弦，右寸关沉滑。肝阳未平，脾元尚弱，饮食消化较慢，动作尚觉眩晕，胸膈不爽，步履酸软。今议用和肝调中化湿饮，今明各服一贴，午间仍服膏子药调理。

西洋参二钱，研　云苓四钱　元参三钱　杭芍五钱　炙枇杷叶三钱　枳壳三钱，炒　旋覆花三钱，包煎　菊花三钱　菟丝饼三钱　川贝二钱，研　鸡内金三钱　猪苓三钱

引用黄土八两，百沸汤冲融澄清煎药

七月初十日，全顺、忠勋请得皇上脉息左寸关沉弦，右寸关沉滑。肝阳未平，脾元尚弱，饮食消化较慢，动作尚觉眩晕，胸膈不爽，步履酸软。今议用照原方，今明各服一贴，午间仍服膏子药调理。

西洋参二钱，研　云苓四钱　元参三钱　杭芍五钱　炙枇杷叶三钱　枳壳三钱，炒　旋覆花三钱，包煎　菊花三钱　菟丝饼三钱　川贝二钱，研　鸡内金三钱　猪苓三钱

引用黄土八两，百沸汤冲融澄清煎药

七月十三日，全顺、忠勋请得皇上脉息左寸关沉弦，右寸关沉滑。肝阳未平，脾元尚弱，饮食消化较慢，动作尚觉眩晕，胸膈不爽，步履酸软。今议用理脾和肝化湿饮，今明各服一贴，午间仍服膏子药调理。

西洋参二钱，研　云苓四钱　元参三钱　杭芍五钱　炙枇杷叶三钱　菊花三钱　旋覆花三钱，包煎　川贝二钱，研　菟丝饼三钱　猪苓三钱　鸡内金三钱

引用黄土八两，百沸汤冲融澄清煎药

七月十六日，全顺、忠勋请得皇上脉息左寸关沉弦，右寸关沉滑。动作仍觉眩觉，饮食消化较慢，胸膈不畅，夜寐欠实，步履酸软。良由肝阳未平，脾元尚弱。今议用育神和中化湿饮，今明各服一贴，午间仍服膏子药调理。

西洋参一钱五分，研　朱麦冬三钱　朱茯神三钱　菊花三钱　炙枇杷叶三钱　猪苓三钱　旋覆花三钱，包煎　川贝二钱，研　菟丝饼三钱　杭芍五钱　鸡内金三钱　竹茹三钱

引用黄土八两，百沸汤冲融澄清煎药

七月十八日，全顺、忠勋请得皇上脉息左寸关沉弦，右寸关沉滑。肝阳未平，脾元尚弱，肺气微热，动作仍觉眩晕，饮食消化较慢，胸膈不畅，步履酸软。今议用清肺和肝化湿饮，今明各服一贴，午间仍服膏子药调理。

西洋参一钱五分，研　朱麦冬三钱　杭芍三钱　前胡一钱　炙枇杷叶三钱　炙桑皮三钱　菊花三钱　竹茹三钱　菟丝饼三钱　旋覆花三钱，包煎　川贝三钱，研　瓜蒌仁三钱，研

引用黄土八两，百沸汤冲融澄清煎药

七月十九日，全顺、忠勋请得皇上脉息左寸关沉弦，右寸关沉滑。脾元未复，化湿仍慢，肝阳未平，气道不畅，偏右微有头痛，动作仍觉眩晕，饮食消化较慢，步履酸软。今议用清肺和肝化湿饮，今明各服一贴，午间仍服膏子药调理。

西洋参一钱五分，研　朱麦冬三钱　杭芍五钱　枳实一钱五分　知母二钱，炒　炙桑皮三钱　菊花三钱　瓜蒌仁三钱，研　菟丝饼三钱　旋覆花三钱，包煎　川贝三钱，研　竹茹三钱

引用黄土八两，百沸汤冲融澄清煎药

七月二十三日，全顺、忠勋请得皇上脉息左寸关沉弦，右寸关沉滑。肝阳未平，动作仍觉眩晕，脾元未复，饮食消化较慢，步履酸软。今议用和肝理脾育神之法，每午仍服膏

子药调理。

西洋参一钱五分，研　朱麦冬三钱　杭芍五钱　小青皮一钱　朱茯神三钱　霜桑叶三钱　菊花三钱　瓜蒌仁三钱，研　菟丝饼三钱　旋覆花三钱，包煎　川贝三钱，研　枳实一钱五分，炒

引用黄土八两，百沸汤冲融澄清煎药

【参考】 光绪帝脉息沉弦滑，当属肝阳偏亢，脾气不足，湿浊停滞之证。治疗始终从和肝理脾化湿立意，无明显改善。或因病势过重，药饵难起沉疴之疾故也。

按黄土具和中解毒，消食利湿之作用，以之为药引，目的当在此。

十一月十三日，李德昌请得皇上脉息左关弦数，右关滑数。系肝胃蓄有饮热，时或熏蒸，以致头作眩晕，胸膈不爽，口干微渴，小水不畅。今用平胃清上代茶饮调理。

霜桑叶二钱　甘菊花二钱　焦三仙各二钱　车前子三钱，包煎　青竹茹二钱　橘皮二钱　明天麻一钱五分

水煎代茶。

【参考】 左关弦数，肝郁化火，右关滑数，脾胃湿热。肝火上炎可致头眩，脾胃蕴热则胸膈不爽，口干微渴，中州湿滞则升降失和，小水因之不畅。故以清上和中利水之法。

十一月十四日，李德昌请得皇上脉息左关弦数，右关沉滑。肝胃湿热未清，时或熏蒸，以致头晕口渴，小水不畅，今用平胃化湿代茶饮调理。

霜桑叶二钱　甘菊花二钱　赤苓三钱　车前子三钱，包煎　橘皮二钱　腹皮二钱　灯心三子

水煎代茶。

十一月十六日，李德昌请得皇上脉息左关弦数，右关滑缓。肝胃湿热未清，时作头晕口渴。今用平胃化湿代茶饮调理。

陈皮二钱　茅术一钱五分，蜜炙　赤苓三钱　半夏曲二钱，炒　甘菊花二钱　桑叶二钱　灯心三子

水煎代茶。

十一月十七日，李德昌请得皇上脉息左关弦数，右关滑缓，肝胃平素湿热未清，时或熏蒸，以致头晕口渴。今用平胃化湿代茶饮调理。

陈皮二钱　茅术二钱，蜜炙　赤苓四钱　半夏曲二钱，炒　甘菊花三钱　桑叶二钱　芦根二支，切碎　灯心三子

水煎代茶。

十一月十九日，李德昌请得皇上脉息左寸关浮弦而数，右寸关沉滑。肝胃饮热未清，稍感风凉，以致偏右头疼，时作眩晕，身肢发寒，口中干粘。今用疏风清上化湿饮调理。

荆穗二钱　香白芷二钱　川芎二钱　陈皮二钱　甘菊花二钱　霜桑叶三钱　石斛三钱　竹茹三钱　赤苓四钱　生蔓荆子三钱　灯心三子

引用青茶一撮

十一月二十日，李德昌请得皇上脉息左关弦数，右关沉滑。表感已解，头疼恶寒俱减，惟肝胃饮热未清，时或熏蒸，以致头晕口渴。今用抑火化湿代茶饮调理。

元参三钱　次生地三钱　花粉三钱　陈皮二钱　赤苓四钱　石斛三钱　竹茹三钱　桑叶二钱　甘菊花二钱　灯心三子

水煎代茶。

十一月二十一日，李德昌请得皇上脉息左关弦数，右关沉滑。肝胃平素湿热未清，阴液不实，以致头晕口渴。今用滋阴抑火化湿膏，缓缓常服调理。

元参六钱　小生地六钱　山萸肉三钱　泽泻四钱　茯苓六钱　淮山药四钱，炒　丹皮四钱　滑石五钱　麦冬四钱　金石斛五钱　竹茹五钱　花粉四钱　甘菊花四钱　茵陈蒿四钱　川芎四钱　乌梅七个

共以水熬透，去渣，再熬浓汁，兑冰糖面一两，加炼蜜为膏。每服五钱，白开水冲服。

十一月二十四日，庄守和请得皇上脉息左寸浮数，右寸关弦滑。胃阳湿热熏蒸，外受风寒，以致头痛有时恶心，今用疏风清热饮调理。

荆芥二钱　防风二钱　川芎二钱　蔓荆子三钱，炒　白芷二钱　茅术二钱，炒　陈皮一钱五分　霜桑叶二钱　藿香一钱五分　建曲三钱，炒　甘草八分

引用薄荷六分

十一月二十五日，庄守和请得皇上脉息左寸浮弦，右寸关见滑。胃经湿饮未清，上焦风寒闭束，以致头疼眩晕，呕吐饮沫。今用和解平胃饮调理。

荆芥一钱五分　防风二钱　川芎二钱　蔓荆子三钱，炒　茅术二钱，炒　橘皮二钱　壳砂八分，研　薏苡仁四钱，炒　半夏曲二钱　竹茹二钱　甘草八分

引用甘菊花一钱五分

十一月二十六日，庄守和请得皇上脉息左关见弦，右关沉滑。胃经蓄有水饮，湿热熏蒸，外受风寒。偏右头疼，胸中懊憹口干作渴。今用清化代茶饮调理。

蔓荆子三钱，炒　川芎二钱　防风三钱　茅术二钱，炒　藿香梗二钱　橘皮二钱　建曲三钱，炒　薄荷一钱

水煎代茶。

十一月二十六日申刻，李德昌请得皇上脉息左关弦数，右关沉滑。表凉不净，肝胃饮热未清，时或熏蒸，以致头疼呕恶，胸闷口渴，谷食懒思，身倦微麻。今用平胃清化饮调理。

橘皮二钱　竹茹三钱　茅术二钱，炒　藿梗二钱　甘菊花二钱　桑叶二钱　建曲三钱，炒　川芎二钱　茵陈二钱　生蔓荆子三钱　麦芽三钱，炒　甘草八分

引用鲜芦根二支，切碎

十一月二十七日，李德昌请得皇上脉息左关弦数，右寸关沉滑而数。表凉已解，身倦酸麻俱减。惟肝胃饮热未清，有时熏蒸，以致头疼眩晕，胸闷口渴，谷食欠香，大便未行，小水不畅。今用照原方加减调理。

橘皮二钱　竹茹三钱　茅术一钱五分，炒　藿梗一钱　甘菊花二钱　桑叶二钱　粉葛一钱五分　花粉四钱　川芎二钱　生蔓荆子三钱　茵陈二钱　焦三仙六钱

引用芦根二支，切碎　灯心三子

十一月二十七日申刻，李德昌请得皇上脉息左关弦数，右寸关沉滑而数。肝胃不和，饮热未清，时或熏蒸，以致头仍眩晕，胸中懊憹似欲恶心，口干作渴，谷食懒思，大便一次不畅。身肢较倦。今用照早方加减调理。

橘皮三钱　竹茹三钱　茅术一钱五分，炒　藿梗一钱　甘菊花二钱　桑叶二钱　粉葛一钱五分　花粉四钱　生蔓荆子三钱　茵陈二钱　枳壳二钱，炒　焦三仙六钱

引用芦根二支，切碎　灯心三子

十一月二十八日，李德昌请得皇上脉息左关弦数，右寸关沉滑稍数。肝胃素蓄湿热，饮滞未清，中州不和，偶或熏蒸，以致头觉眩晕，胸膈不爽，有时懊憹口干作渴，大便虽行，里滞尚有未净。今用和中清化饮调理。

茯苓三钱　茅术一钱五分，炒　炙厚朴一钱　藿梗一钱　橘皮三钱　竹茹三钱　粉葛一钱五分　花粉三钱　甘菊花二钱　桑叶二钱　壳砂八分，研　焦三仙六钱

引用芦根二支，切碎　灯心三子

十一月二十九日，李德昌请得皇上脉息左关弦数，右关沉滑稍数。症势见好，惟饮湿

未清，余热不净。脾不化湿，偶或熏蒸，以致有时头晕，口干作渴。今用理脾清化代茶饮调理。

茯苓三钱　野于术一钱，生研　杭芍二钱，炒　炙厚朴一钱　橘皮二钱　青竹茹二钱　花粉三钱　枳壳一钱五分，炒　甘菊花二钱　酒胆草一钱五分　灯心三子

水煎代茶。

十二月初二日，李德昌请得皇上脉息左关见弦，右关沉滑稍数。肝胃饮热未清，脾不化湿，时或熏蒸，以致头仍眩晕，鼻吸凉气，则偏右头疼，口干作渴。今用理脾清化代茶饮调理。

茯苓三钱　野于术一钱，生研　杭芍二钱，炒　炙厚朴一钱　橘皮二钱　青竹茹二钱　花粉四钱　川芎一钱五分　甘菊花二钱　生蔓荆子二钱　胆草一钱五分，酒洗

水煎代茶。

十二月初三日，李德昌请得皇上脉息左关见弦，右关沉滑稍数。肝胃饮热未清，脾不化湿，以致头觉眩晕，口干作渴，每遇鼻吸凉气则偏右头疼。今用理脾化湿代茶饮调理。

茯苓三钱　野于术一钱，生研　杭芍二钱，炒　炙厚朴一钱　橘皮二钱　青竹茹二钱　花粉四钱　川芎一钱　甘菊花二钱　炒建曲一钱五分　胆草一钱五分，酒洗

水煎代茶。

十二月初四日，李德昌请得皇上脉息左关见弦，右关滑而稍数。肝胃饮热未清，偶或熏蒸，以致有时头晕，口干作渴，每遇鼻吸凉气则偏右头痛。今用理脾化湿代茶饮调理。

茯苓三钱　生于术一钱，研　杭芍二钱，炒　竹茹二钱　橘皮二钱　建曲一钱五分，炒　麦冬三钱　花粉四钱　甘菊花二钱　酒胆草一钱五分

水煎代茶。

十二月初五日，李德昌请得皇上脉息左关见弦，右关滑缓。精神寝食俱好。惟平素饮热未清，有时头晕口渴。今用和中化湿代茶饮调理。

生于术一钱，研　杭芍一钱五分，炒　陈皮一钱五分　竹茹二钱　白菊花二钱　麦冬三钱　花粉四钱　乌梅一个

水煎代茶。

十二月初六日，李德昌请得皇上脉息左关稍弦，右关滑缓。精神寝食俱好。惟饮热未清，有时头晕口渴，今用止渴抑火化湿膏，缓缓常服调理。

麦冬五钱　花粉五钱　赤苓四钱　泽泻三钱　陈皮三钱　竹茹三钱　酒芩三钱　桑叶四钱　甘菊花四钱　生甘草一钱　乌梅五个

共以水熬透，去渣，再熬浓汁，加冰糖面五钱兑炼老蜜成膏。每服二匙，白开水冲服。

十二月初九日，李德昌请得皇上脉息左关稍弦，右关滑缓。精神寝食均佳。惟肝胃平素蓄饮生热，偶或熏蒸，以致有时头晕口渴，连服止渴抑火化湿膏，药症相符，毋庸加减。今用照原方每服二匙，白开水冲服调理。

十二月十二日，李德昌请得皇上脉息左关稍弦，右关滑缓，余部均平。精神寝食俱佳。惟肝胃平素饮热未清，偶或熏蒸，以致有时头晕口渴。今用止渴抑火化湿膏加减调理。

麦冬五钱　花粉五钱　陈皮三钱　猪苓四钱　竹茹四钱　粉葛二钱　栀子三钱，炒　酒芩二钱　甘菊花五钱　桑叶四钱　甘草一钱　灯心五子

共以水熬透，去渣，再熬浓汁，加滑石面五钱，辰砂面一钱，冰糖面五钱兑炼蜜为膏，每服二匙，白开水冲服。

十二月十六日，李德昌请得皇上脉息左关稍弦，右关滑缓。精神寝食俱好。惟湿饮未

清，尚有浮热，以致有时头晕口渴。今用止渴抑火化湿膏，每服二匙，白开水冲服调理。

十二月十九日，李德昌请得皇上脉息左关稍弦，右关滑缓。精神寝食如常。惟肝胃饮热未清，偶或熏蒸，以致有时头晕口渴。今用止渴抑火化湿膏加减调理。

麦冬五钱　元参五钱　花粉五钱　陈皮三钱　竹茹四钱　粉葛二钱　栀子三钱，炒　酒芩三钱　甘菊花五钱　桑叶四钱　丹皮三钱　甘草一钱

共以水熬透去渣，再熬浓汁，加滑石面六钱辰砂面一钱冰糖面五钱兑炼蜜为膏。每服二匙，白开水冲服。

十二月二十五日，李德昌请得皇上脉息左关稍弦，右关滑缓。精神寝食俱好。惟饮热未清，有时头晕口渴。今用清上化湿代茶饮调理。

甘菊花二钱　桑叶二钱　花粉三钱　陈皮二钱　竹茹二钱　车前子三钱，包煎　猪苓二钱　灯心三子

水煎代茶。

【参考】 内有饮热，故以止渴抑火化湿膏徐图之。按止渴抑火化湿膏虽逐次略有加减，但总不外由养阴生津，健脾清热，降火利湿之品相伍。光绪帝体质素虚，肾阴不足，脾失健运，肝郁气滞，相继而来，肾虚易生热，脾虚易生湿，肝郁易化火。故以止渴抑火化湿膏常服之。

光绪□年七月十二日上交方。

川芎一钱五分　白芷一钱五分　薄荷八分　荆穗一钱　焦三仙各二钱　溏瓜蒌四钱　槟榔二钱，炒　茅术二钱，炒　炙枇杷叶三钱　竹茹二钱　茶叶一钱　鲜荷叶半张

因现在偏右头疼较甚，故拟此方。

【参考】 光绪素喜自拟医方，此又一例。

七月十三日，庄守和、忠勋请得皇上脉息左关沉弦，右寸关沉滑。胸膈气道不畅，肝胃饮热未清，动则眩晕，胸脊串疼，腿膝酸软，大便觉燥。谨拟清眩润燥之法调理。

荆穗八分　甘菊花二钱　桑叶三钱　薄荷六分　川芎一钱　溏瓜蒌四钱　薤白一钱五分　枳壳一钱，炒　当归二钱　生地三钱　杭芍一钱五分　甘草八分

引用一捻金八分，煎

【参考】 本方虽清眩润燥，但内寓四物，亦有养血固本之意。

七月十四日，庄守和、忠勋请得皇上脉息左关沉弦，右寸关沉滑。有时眩晕，胸脊串痛，腿膝少力。良由肝胃不和，气道不畅所致。谨拟和肝调中饮调理。

荆穗八分　甘菊花二钱　桑叶二钱　川芎八分　当归二钱　杭芍二钱，炒　生地三钱　炙香附一钱　云苓三钱　炙枇杷叶三钱　竹茹二钱　甘草七分

引用鲜荷叶一角

七月十四日未刻照早方减杭芍、生地、甘草，加粉葛二钱、苏子二钱、焦三仙各二钱。

七月十五日，忠勋请得皇上脉息左关沉弦，右寸关沉滑。表邪渐解，烧热亦轻。惟肝肺湿热尚盛，中气较怯，以致头仍眩痛，时作咳嗽，胸脊串疼，肢体软倦，腿膝少力，谨拟养阴益气之法调理。

元参三钱　甘菊花二钱　生地三钱　肥玉竹三钱　杭芍三钱　前胡一钱　川贝二钱，研　西洋参一钱五分，研　桑叶二钱　青皮七分　金石斛二钱　炙枇杷叶二钱

引用焦三仙各二钱

七月十六日，庄守和、忠勋请得皇上脉息左关沉弦，右寸关沉滑。肝肾不足，脾元未壮，以致有时眩晕，胸脊串疼，时或作嗽，腿膝酸软，午后较甚，谨拟滋养肝脾之法调理。

云苓三钱　玉竹三钱　甘菊花二钱　桑叶二钱　杭芍二钱　当归二钱　生地三钱　洋参二钱，研　知母一钱五分，炒　延胡索一钱　麦冬三钱　炙甘草八分

引用花粉二钱

七月十七日，庄守和请得皇上脉息左关沉弦，右寸关沉滑力弱。脾肾不足，肝肺湿气郁滞，以致有时眩晕，肩膀胸背时作疼痛，身倦咳嗽，腿膝力软，谨拟滋益肝脾之法调理。

云苓三钱　当归二钱　杭芍二钱，炒　大生地三钱　洋参二钱，研　麦冬三钱　川芎一钱　炙香附二钱　桑叶二钱　甘菊花二钱　郁金二钱，研　炙甘草八分

引用溏瓜蒌三钱

七月十八日，庄守和、忠勋请得皇上脉息左关沉弦，右寸关沉滑力弱。脾肾不足，肝肺湿气郁滞，有时眩晕，胸背肩胛时作串痛、咳嗽身倦、腿膝力软。谨拟舒络止疼之法调理。

当归二钱　杭芍二钱，炒　云苓三钱　生地三钱　青皮一钱　炙香附二钱　麦冬三钱　洋参二钱，研　桑叶二钱　甘菊花二钱　郁金二钱，研　炙甘草八分

引用一捻金五分，蜜调先服

【参考】　一捻金由大黄、槟片、牵牛、朱砂、党参等药组成。治痰涎壅盛，胸腹胀满，内热积滞诸症。以此为引，当助汤药清热通滞之功。

光绪□年六月初二日卯刻，庄守和、杨际和请得皇上脉息左寸关弦软近数，右寸关滑而稍数，两尺细弱。夜寐尚可，谷食不香，食后胀闷，立久气短，似欲喘促，口渴较轻，手仍发胀，体倦嗜卧，腰腿酸疼，总缘气体软弱，肝肾阴亏，脾胃不足所致。今议用益气养胃健脾饮调理。

西洋参三钱，研　于术三钱，土炒　朱茯神三钱　远志肉一钱五分　杭芍三钱，炒　广皮二钱　茯苓皮四钱　薏苡仁五钱，炒　淮山药四钱，炒　扁豆四钱，炒　谷芽三钱，炒　炙甘草一钱

引用鲜荷叶半张　竹茹二钱

【参考】　本方寓参苓白术散之意，重在益气而理中州。

六月初二日亥刻，庄守和、杨际和请得皇上脉息左寸关弦软而数，右寸关滑数力弱，尺部仍软。脾虚胃软，停饮不化。肝郁湿热，以致呕吐酸水，中脘作痛，饮食不香，身肢软倦。今议用平胃化湿代茶饮调理。

茅术一钱五分，炒　炙厚朴一钱五分　陈皮一钱　焦神曲二钱　法半夏二钱　竹茹一钱五分　甘草七分　生姜汁五六滴，另兑

水煎代茶。

【参考】　湿滞因于胃气不和，故以平胃散为主，调理中州而除湿浊。

六月初三日卯刻，庄守和、杨际和请得皇上脉息左寸关弦软近数，右寸关滑数力弱，两尺细软。腹痛已止，呕吐未作。惟元气不实，肝肾阴亏，脾虚胃软，以致耳内烘烘兼作蝉鸣。言语稍多即作呛嗽。谷食不香，消化仍慢，两手尚然发胀。久立腿软，筋緛发皱，腰间作疼，醒后即觉腰酸身肢软倦。今议用益气平胃健脾饮调理。

西洋参三钱，研　茅术二钱，炒　山药四钱，炒　扁豆四钱，炒　朱茯神四钱　远志肉一钱五分　杭芍三钱，炒　栀子二钱，炒　净蝉衣二钱　炙厚朴一钱　陈皮一钱五分　生甘草一钱

引用鲜荷叶半张

六月初五日辰刻，庄守和、杨际和请得皇上脉息左寸关弦软而数，右寸关沉滑少力，两尺细弱。夜寐尚可，谷食略香，惟食后消化不快。手仍发胀。时作耳鸣，言语稍多中州

气怯。有时咽干，尚然呛嗽。醒后腰酸，久立腿疼，步履足踝作痛。稍感新凉，身肢筋脉即觉发皱，懒倦嗜卧，气体力软。今议用照原方加减调理。

西洋参三钱，研　于术三钱，土炒　山药四钱，炒　扁豆四钱，炒　朱茯神四钱　远志肉一钱五分　杭芍三钱，炒　麦冬三钱　净蝉衣二钱　陈皮二钱　杜仲四钱，炒　木瓜四钱

引用鲜荷叶一角　谷芽三钱，炒

六月初四日辰刻，庄守和、杨际和请得皇上脉息左寸关弦软而数，右寸关沉滑力弱，两尺细软。呕吐腹痛俱好。惟耳内烘烘，有时蝉鸣。多言气怯，咽干呛嗽。谷食不香，消化仍慢。两手发胀，醒后腰酸，久立腿疼，步履足踝作痛，筋脉觉皱。倦怠嗜卧，气体力软。今议用益气养阴健脾汤调理。

西洋参三钱，研　于术三钱，土炒　山药四钱，炒　扁豆四钱，炒　朱茯神四钱　远志肉一钱五分　杭芍三钱，炒　麦冬三钱　川厚朴一钱五分，炙　陈皮一钱五分　杜仲四钱，炒　木瓜四钱

引用鲜荷叶半张　谷芽三钱，炒

六月初九日巳刻，庄守和、杨际和请得皇上脉息左寸关弦软近数，右寸关沉滑力软，两尺细弱。夜寐安适，谷食略香。惟言语气怯，左目白睛赤膜红丝。口渴呛嗽。耳觉烘烘，时作蝉鸣。食后胀闷，消化不快，睡不解乏，醒后腰酸，立久腿痛，步履稍多足踝作疼，手仍发胀，筋脉不和。今议用益气养胃健脾饮调理。

西洋参三钱，研　于术三钱，土炒　淮山药四钱，炒　扁豆四钱，炒　朱茯神四钱　远志肉一钱五分　炒杭芍三钱　杜仲四钱，炒　宣木瓜四钱　陈皮二钱　薏苡仁四钱，炒　炙甘草一钱

引用建莲肉三钱　谷芽三钱，炒

六月初十日辰刻，庄守和、杨际和请得皇上脉息左关弦软稍数，右寸关沉滑力软，两尺细弱。左目白睛赤膜稍退，夜寐尚安。惟言语气怯，有时呛嗽，耳内烘烘，时作蝉鸣。口内起有小泡，尚然作渴。左胁以下，连及腰间，牵引酸疼。手仍发胀，立久腿痛，步履稍多，足踝作疼。偶遇新凉，筋脉发皱，今议用照原方加减调理。

西洋参三钱，研　于术二钱，土炒　山药四钱，炒　扁豆四钱，炒　朱茯神四钱　远志肉一钱五分　杭芍三钱，炒　杜仲四钱，炒　宣木瓜四钱　陈皮二钱　花粉三钱　生甘草一钱

引用金石斛三钱，炙　香附一钱五分，研

六月十一日辰刻，庄守和、杨际和请得皇上脉息左寸关弦软稍数，右寸关沉缓力软，两尺细弱。眠食渐好。惟白睛稍有赤膜未净。耳内蝉鸣，面颧起有小疙瘩，口干作渴，有时呛嗽，多言劳累，胸中气怯。左肋掣引腰酸，手仍发胀，久立腿痛，步履稍多足踝作疼。五更大便溏泻一次。总缘肝旺气亏，脾肾不足所致，今议用照原方加减调理。

潞党参三钱　于术三钱，土炒　朱茯神四钱　远志肉一钱五分　杭芍二钱，炒　陈皮二钱　杜仲四钱，炒　木瓜四钱　破故纸三钱　炙肉蔻一钱，研　淮山药四钱，炒　扁豆四钱，炒

引用建莲肉三钱　五味子六分

【参考】 西洋参惟味凉，甘苦，功专补肺降火；党参甘平，力在益气生津。前段主在补肺降火故用西洋参，此因重在益气健脾故易为党参。

六月十二日辰刻，庄守和、杨际和请得皇上脉息左寸关弦软稍数，右寸关沉滑力软，两尺细弱。夜寐尚可，谷食亦佳，白睛赤膜渐退。惟面上起有小疙瘩，耳内烘烘，时觉蝉鸣。久坐久立，中州气怯。步履稍多，气促似喘。睡不解乏，手仍发胀，醒后腰间酸而觉板，腿膝以及足踝软而作痛。五更大便溏而稍稠，身肢筋脉有时发皱。今议用益气固肾健脾汤调理。

潞党参三钱 于术三钱，土炒 朱茯神四钱 远志肉一钱五分 杭芍三钱，炒 陈皮二钱 杜仲四钱，炒 木瓜四钱 破故纸三钱 炙肉蔻一钱五分，研 益智子一钱五分，炒研 山药四钱，炒

引用莲肉四钱 五味子六分

六月二十一日卯刻，庄守和、杨际和请得皇上脉息左关弦软稍(数)，右寸关沉滑力弱，两尺细软。夜寐尚可，谷食亦香。惟面上小疙瘩尚未全消，耳内烘烘，时觉蝉鸣。久坐久立，腰酸腿疼，身肢无力，懒于行动，气促似喘，有时呛嗽。手仍发胀，卧久胸闷。筋脉欠和，今早大便一次，渐稠。今议用滋益健脾固肾汤调理。

潞党参五钱 于术三钱，土炒 生芪三钱 山药四钱，炒 杭芍四钱，炒 杜仲四钱，炒 怀牛膝三钱 炙龙骨三钱 朱茯苓神各四钱 远志肉二钱 破故纸三钱 粟壳三钱

引用炙金毛狗脊三钱 宣木瓜三钱 栀子三钱 竹茹二钱，炒

六月二十二日辰刻，庄守和、杨际和请得皇上脉息左寸关弦软稍数，右寸关沉缓力弱，两尺细软。谷食虽香，消化仍慢。中脘有时嘈杂。耳鸣烘烘，面上疙瘩未消，多言劳乏，气促壅闷，有时呛嗽，手仍发胀，睡卧沉实则腰痛较甚。气体软弱，懒于行动，腿踝酸痛，筋脉不和，证势(颇)缓。今议用益气养胃健脾饮调理。

西洋参三钱，研 于术二钱，土炒 生芪三钱 远志肉二钱 朱茯苓神各四钱 炙龙骨三钱 杜仲四钱，炒 怀牛膝三钱 干生地四钱 杭芍四钱，炒 山药四钱，炒 粟壳三钱

引用金毛狗脊三钱，炒 谷芽三钱，炒 宣木瓜三钱 竹茹二钱

六月二十三日辰刻，庄守和、杨际和请得皇上脉息左寸关弦软稍数，右寸关沉滑力弱，两尺细软。夜寐尚可，谷食虽香，消化仍慢，食后嘈杂。面上起有小疙瘩，有时呛嗽，坐久腰酸，言语稍多，气促似喘。手仍发胀，醒后腰腿酸痛觉空，睡不解乏，身肢无力，懒于行动，足踝酸软，筋脉欠和，早间大便一次，溏条色白。今议用照原方加减调理。

西洋参三钱，研 生芪三钱 于术三钱，土炒 归身三钱，土炒 杭芍三钱，炒 茯苓三钱，皮 生地片四钱 炙龙骨三钱 朱茯神四钱 杜仲四钱，炒 巴戟肉三钱 粟壳三钱 怀牛膝三钱

引用炙金毛狗脊三钱 焦红枣肉五个 麦芽三钱 生姜三片

七月初三日午刻，庄守和、杨际和、张仲元请得皇上脉息左寸关弦软细数，右寸关沉缓力弱，两尺细软。昨夜今早大便四次，先溏后稀，夜寐欠实，面色黄瘦，白睛红丝尚未退净，面上小疙瘩亦不全消。偶有呛嗽，谷食尚可，消化过慢，食后嘈杂，中州气怯。手仍发胀，久坐久立腰腿酸疼，步履稍多足踝软痛，腹胁有时胀闷串疼。今议用益气健脾汤，另拟益肾固精丸，午服汤剂，晚服丸药调理。

潞党参二钱 生芪三钱 于术三钱，土炒 陈皮二钱 云茯神四钱 炙龙骨三钱 粟壳三钱 扁豆四钱，炒 杜仲四钱，炒 莲肉四钱 广砂一钱，研 生甘草一钱

引用焦麦芽三钱 红枣肉五个 防风一钱 生姜五片

七月初四日巳刻，庄守和、杨际和、张仲元请得皇上脉息左寸关细数，右寸关沉缓力软，两尺细弱。昨夜今早大便四次，溏而色红，带有黏胨。夜寐稍实，梦闻金声即作滑精。腰间肾俞则觉跳动，多言气怯，劳累胸闷，面黄体瘦，谷食尚可，消化过慢，有时嘈杂，肢体软倦，手仍发胀，腰腿酸疼，偶或呛嗽，耳鸣发堵。今议用照原方加减调理。

潞党参二钱 生芪三钱 于术三钱，土炒 陈皮二钱 云茯神四钱 炙龙骨三钱 粟壳三钱 扁豆四钱，炒 淮山药四钱，炒 建莲四钱，肉 广砂八分，研 生甘草一钱

引用焦枣仁三钱 红枣肉三个 谷芽三钱，炒 生姜三片

七月初五日巳刻庄守和、杨际和、张仲元请得皇上脉息左寸关弦软细数，右寸关滑缓

力软，两尺细弱。昨晚呕吐食水，嘈杂味酸。夜间大便一次，带有糟粕稀水。腹中时作串痛，胸胁不畅，劳累胸堵，多言气怯，神倦嗜卧，谷食尚可，消化仍慢，面黄体瘦，腰腿酸疼，步履无力，手仍发胀，耳鸣觉堵。今议用益气平胃健脾汤，晚服益肾固精丸调理。

潞党参三钱　茅术二钱，炒　陈皮二钱　姜厚朴二钱　云茯苓四钱，研　焦枣仁三钱，研　壳砂八分，研　扁豆四钱，炒　青竹茹二钱　焦三仙九钱　杭芍三钱，炒　生甘草八分

引用生姜三片　红枣肉五个

七月初六日巳刻，庄守和、杨际和、张仲元请得皇上脉息左寸关弦软，右寸关滑缓力软，两尺细弱。呕吐未作，谷食虽香，消化仍慢，久坐久立中州气怯，言语稍多，口干觉渴。耳鸣发堵，手仍发胀，筋脉欠和，神倦嗜卧，腰腿酸疼，步履无力，腹中有时串疼，面黄体瘦，今早大便一次，先溏后稀，其色稍黑。良由气弱阴亏，心虚肝旺，脾阳不振使然。今议用照原方加减，晚服丸药调理。

西洋参三钱，研　于术三钱，炒　杭芍三钱，炒　扁豆四钱，炒研　云茯苓四钱，研　姜朴二钱　壳砂一钱，研　陈皮二钱　桂枝尖一钱五分　焦三仙六钱　木瓜三钱　甘草一钱

引用生姜一钱，切片　红枣五个，肉

七月初八日巳刻，庄守和、杨际和、张仲元请得皇上脉息左寸关沉弦而软，右寸关滑缓力弱，两尺细软。早间大便一次，溏而见稀。心肾不交，夜寐欠实，梦中滑精，每遇久坐多言，即觉中空气怯，口干而渴，神倦嗜卧，久立稍步，腰间酸疼，腿膝软而无力，午后夜间腿膝觉凉，踝骨作痛。谷食尚可，消化太慢，面黄体瘦，耳鸣觉堵，手仍发胀。今议用补中健脾益肾汤，晚服固精丸调理。

西洋参三钱，研　茅术二钱，炒　陈皮二钱　扁豆四钱，炒　云茯神三钱，研　山药四钱，炒　炙香附三钱　壳砂一钱，研　杭芍二钱，炒　吴茱萸一钱五分，连水泡炒　杜仲四钱，炒　木瓜三钱

引用加红枣肉七个　饴糖三钱　补骨脂三钱，炒

【参考】 光绪帝病势日渐沉重。脾肾两亏，气血俱损，故辄用益气健脾，补肾固精之法，兼以固涩之品调理。

光绪□年九月初六日酉刻，庄守和、钟龄请得皇上脉息左部浮弦，右关见滑。肝胃有热，停蓄湿饮，微感风凉，以致头晕身热，饮食欠香。今议用清解平胃饮一贴调理。

苏叶八分　葛根一钱五分　防风二钱　甘菊花一钱五分　炙厚朴一钱五分　陈皮一钱五分　茅术二钱，炒　建曲三钱　竹茹一钱五分　甘草八分

引用生姜三片

【参考】 左部浮弦，知有外感；右关见滑，是有饮热。故用平胃为主，以和胃气，俾胃气得和，脾阳得运，而湿自除。苏、葛、菊、防，用在解表，表解里和，诸症自安。

九月初七日，庄守和、钟龄请得皇上脉息左部见弦，右关滑缓。表感风凉已解，身热亦减。惟胃阳饮热稍有未清，以致有时头眩。今议用和胃化湿饮一贴调理。

甘菊花一钱五分　陈皮一钱　桔梗一钱五分　赤苓二钱　建曲二钱　谷芽三钱，炒　竹茹一钱　薄荷五分

引用灯心一子

九月初七日未刻，庄守和、钟龄请得皇上脉息左部见平，右关滑缓。诸症俱减，头眩亦清。惟胃气欠和，稍有饮热未清，今议用和胃代茶饮调理。

橘皮一钱　竹茹一钱　建曲二钱　谷芽二钱，炒　菊花一钱　灯心一子

水煎代茶。

九月初八日，庄守和、钟龄请得皇上脉息和平。精神起居如常，诸证痊愈。止服汤剂，

相宜饮食调理。

【参考】 表证已解，饮热渐清，以饮食调理，乃属善后之法。

光绪□年四月初二日，庄守和、全顺请得皇上脉息左部沉弦，右寸关沉滑。肝胆郁热，湿饮不化，项间偏左筋络作痛，有时头晕，大便觉滞。谨拟舒肝清热化湿饮调理。

醋柴胡一钱　青皮一钱　夏枯草三钱　甘菊花二钱　桑叶三钱　赤芍一钱五分，炒　炙香附二钱　云苓三钱　枳壳一钱五分，炒　麻仁三钱　郁李仁二钱，研

引用竹茹一钱五分

四月初三日，庄守和、全顺请得皇上脉息左部沉弦，右寸关沉滑稍数。肝经郁热，气道不畅，脾胃欠实，以致时觉头晕，项筋偏左疼痛，耳鸣目赤。每日晚间时作嗌酸，膳后多步，食方消化，若卧片刻即觉胸满。脊骨作疼，腿足少力，常有滑遗，大便干燥。谨拟理脾舒肝润燥之法调理。

醋柴胡一钱　青皮一钱五分，炒　当归二钱　杭芍二钱，炒　甘菊花二钱　桑叶三钱　川芎一钱五分　炙香附二钱　溏瓜蒌五钱　麻仁三钱　焦三仙各二钱　郁李仁三钱，研

引用夏枯草二钱

四月初五日，庄守和、全顺请得皇上脉息左部沉弦，右寸关沉滑。肝肾不实，气道不畅，脾胃消化较慢，以致头觉稍晕，项筋偏左尚疼，耳鸣目赤。晚间时作嗌酸，膳后多步，食方消化，若卧片刻，即觉胸满。夜间醒时，口燥咽干，脊骨作疼。早晨四肢觉凉，腿足少力。常有滑遗，大便干燥。谨拟缓肝滋脾润燥之法调理。

大生地三钱　杭芍二钱，炒　丹皮二钱　云苓三钱　芡实米三钱，研　山萸肉一钱五分　麦冬三钱　溏瓜蒌五钱　霜桑叶三钱　甘菊花二钱　广皮一钱　枳壳一钱，炒

引用一捻金八分，煎

四月初六日庄守和、全顺请得皇上脉息左部沉弦，右寸关沉缓。禀赋不壮，肝肾不实，脾胃运化较慢，以致头觉稍晕，耳鸣目赤、项筋作疼，夜间醒时口燥舌干，脊骨疼痛。早晨四肢觉凉，足膝少力。膳后多步，食方消化，若卧片刻，食壅胸满。有时精滑自遗。谨拟滋益肝肾强胃健脾之法调理。

大生地三钱　杭芍二钱，炒　山萸肉二钱　丹皮二钱　芡实米三钱，研　云苓三钱　淮山药三钱，炒　莲心一钱　霜桑叶三钱　甘菊花二钱　薏苡仁三钱，炒　炙甘草八分

引用核桃肉三钱

四月初七日，庄守和、全顺请得皇上脉息左部沉弦，右寸关沉缓。禀赋不壮，肝肾不实，脾胃运化较慢，以致头觉稍晕，耳鸣目赤，项筋作疼微轻，夜间醒时，口燥舌干。脊骨疼痛，早晨四肢觉凉，足膝少力。膳后多步，食方消化，若卧片刻，食壅胸满。有时精滑、自遗，大便觉滞。谨拟滋益肝肾强胃健脾之法调理。

大生地三钱　杭芍二钱，炒　山萸肉二钱　丹皮二钱　芡实米三钱，研　云苓三钱　溏瓜蒌五钱　莲心一钱　霜桑叶三钱　甘菊花二钱　薏苡仁三钱，炒　炙甘草八分

引用核桃肉三钱

四月初八日，庄守和、全顺请得皇上脉息左部沉弦，右寸关沉滑。禀赋不壮，肝肾不实，脾胃运化较慢，以致头觉稍晕，耳鸣目赤，项筋作疼微轻，夜间醒时口燥舌干，脊骨疼痛。早晨四肢觉凉，足膝少力。膳后多步，食方消化，若卧片刻，即觉胸满，时或嗌酸。有时精滑自遗，大便不畅。谨拟滋益肝肾，强胃健脾之法调理。

党参二钱　于术二钱，炒　杭芍二钱，炒　大生地三钱　芡实三钱，研　云苓三钱　薏苡仁三钱，炒　溏

瓜蒌五钱　桑叶三钱　菊花二钱　丹皮二钱　炙甘草八分

引用核桃肉三钱

四月初九日，庄守和、全顺请得皇上脉息左部沉弦，右寸关沉滑。禀赋不壮，肝肾不实，脾胃运化较慢，以致头觉稍晕，耳鸣目赤，项筋作疼微轻，夜间醒时，口燥舌干，脊骨疼痛，早晨四肢觉凉，足膝少力。膳后多步，食方消化，若卧片刻，即觉胸满。时或嗌酸。有时精滑自遗，大便渐调。谨拟滋益肝肾，强胃健脾之法调理。

党参二钱　于术二钱，炒　杭芍二钱，炒　大生地三钱　芡实三钱，研　云苓三钱　薏苡仁三钱，炒　溏瓜蒌五钱　桑叶三钱　菊花二钱　丹皮二钱　炙甘草八分

引用广皮一钱五分

四月十一日，庄守和、全顺请得皇上脉息左部沉弦，右寸关沉滑。禀赋不壮，肝肾不实，脾胃运化较慢，以致头觉稍晕，耳鸣目赤，项筋作疼，周身气络串痛。夜间醒时口燥舌干，腰脊疼痛。早晨四肢觉凉，足膝少力。膳后多步，食方消化，若卧片刻，即觉胸满，时或嗌酸。有时精滑自遗，大便欠调。谨拟滋益肝肾，强胃健脾之法调理。

党参二钱　杭芍二钱，炒　杜仲三钱，炒　大生地三钱　炙香附二钱　云苓三钱　薏苡仁三钱，炒　溏瓜蒌五钱　桑叶三钱　菊花二钱　丹皮二钱　炙甘草八分

引用青皮一钱，炒

四月十三日，庄守和、全顺请得皇上脉息左部沉弦，右寸关滑缓。禀赋不壮，肝肾不实，脾胃运化较慢，以致头觉稍晕，耳鸣目赤，项筋作疼，两肋觉空，腰脊疼痛，口燥舌干，早晨手凉，足膝少力。膳后多步，食方消化，若卧片刻，胸满嗌酸。有时遗精，大便欠调。谨拟滋益肝肾、强胃健脾之法调理。

党参二钱　云苓三钱　薏苡仁三钱，炒　淮山药三钱，炒　杜仲三钱，炒　杭芍二钱，炒　莲须三钱　沙苑蒺藜三钱　广皮一钱　芡实二钱，炒研　炙甘草八分

引用霜桑叶二钱

四月十五日，庄守和、全顺请得皇上脉息左部沉弦，右寸关滑缓。禀赋不壮，肝肾不实，脾胃运化较慢，以致头觉稍晕、耳鸣目赤，项筋作疼，两肋觉空，脊膂腰间串痛，口燥舌干，早晨手凉足膝少力。膳后多步，食方消化，若卧片刻，胸满嗌酸。有时遗精，大便欠调。谨拟先治其标，议用缓肝舒络止疼之法调理。

川玉金二钱，研　木香五分，研　杜仲二钱，炒　川续断一钱五分　片姜黄一钱五分　延胡索一钱，炒　木瓜一钱五分　全当归二钱　桑寄生二钱　乳香一钱五分　没药一钱五分

引用桔梗一钱

四月十四日，庄守和、全顺请得皇上脉息左部沉弦，右寸关滑缓。禀赋不壮，肝肾不实，脾胃运化较慢，以致头觉稍晕，耳鸣目赤，项筋作疼，两肋觉空，脊膂腰间串痛，口燥舌干。早晨手凉，足膝少力。膳后多步，食方消化，若卧片刻，胸满嗌酸。有时遗精，大便欠调。谨拟先治其标，议用缓肝舒络止疼之法调理。

川玉金二钱，研　木香五分，研　杜仲二钱，炒　川续断一钱五分　片姜黄一钱五分　延胡索一钱，炒　木瓜一钱五分　台乌药一钱　桑寄生二钱　乳香一钱五分　没药一钱五分

引用桔梗一钱

四月十六日，全顺请得皇上脉息左部沉弦，右寸关滑缓。禀赋不壮，肝肾不实，脾胃运化较慢，以致头觉稍晕，耳鸣目赤，项筋作疼，两肋觉空，脊膂腰间串痛。口燥舌干，早晨手凉，足膝少力。膳后多步，食方消化，若卧片刻，胸满嗌酸。有时遗精，大便欠调。

谨拟先治其标。议用缓肝舒络止疼之法调理。

川玉金二钱，研　木香五分，研　杜仲二钱，炒　川续断一钱五分　片姜黄一钱五分　延胡索一钱，炒　木瓜一钱五分　全当归二钱　桑寄生二钱　乳香一钱五分　没药一钱五分

引用羌活一钱

四月十七日，全顺请得皇上脉息左部沉弦，右寸关沉缓。禀赋不壮，肝肾不实，脾胃运化较慢，以致头觉稍晕，耳中时鸣，项筋作疼，两肋觉空，脊膂腰间串痛，口燥舌干，早晨手凉，足膝少力，膳后多步，食方消化，若卧片刻，胸满嗌酸。有时遗精。谨拟先治其标。用缓肝舒络止疼之法调理。

川玉金二钱，研　木香七分，研　杜仲二钱，炒　川续断一钱五分　炙香附二钱　延胡索一钱，炒　木瓜一钱五分　全当归二钱　桑寄生三钱　乳香一钱五分　没药一钱五分　炙狗脊二钱

引用台乌二钱

四月十八日，全顺请得皇上脉息左部沉弦，右寸关沉缓。肝肾不实，脾胃运化迟慢，稍感寒凉，以致脊膂腰间串痛，卧时觉重，每遇呼吸咽唾亦觉牵掣作疼。项筋微痛，两肋觉空，足膝少力，下元虚弱，时或梦遗自泄。今早头闷身热、骨节微疼。谨拟缓肝舒络止疼之法调理。

羌活一钱　防风一钱　秦艽二钱　薏苡仁三钱，炒　炙香附一钱五分　台乌二钱　当归二钱　杜仲二钱，炒　桑寄生三钱　乳香一钱五分　没药一钱五分　川牛膝一钱五分

引用炙狗脊二钱

四月二十日，全顺请得皇上脉息左部沉弦，右寸关沉缓。肝肾不实，脾胃运化迟慢，以致脊膂腰间串痛，倦则较甚，卧时仍重。呼吸咽唾牵掣亦疼。项筋微痛，两肋觉空，周身筋络欠和，有时腹痛，足膝少力，下元虚弱。时或梦遗自泄。谨拟滋益肝肾和络之法调理。

黄芪二钱　白术三钱，炒　熟地四钱　山萸肉二钱　杜仲二钱，炒　防风一钱　橘络二钱　桑寄生三钱　茯苓三钱　附子一分　五味子七粒

引用广砂五分，研

四月二十三日，全顺请得皇上脉息左部沉弦，右寸关沉缓。肝肾不实，气息欠和，脾胃运化迟慢，以致胸旁脊间滞痛，项筋微疼，腰间有时流串，周身筋络欠和，足膝少力，下元虚弱，时或梦遗自泄。谨拟滋益肝肾清气之法调理。

白术二钱，炒　茯苓三钱　次生地三钱　生杭芍二钱　杜仲二钱，炒　橘络二钱　青皮一钱　桑寄生三钱　川贝二钱，研　山萸肉二钱　川牛膝一钱五分

引用沙苑蒺藜二钱

四月二十四日，全顺请得皇上脉息左关沉弦，右寸关沉缓。肝肾不实，脾胃运化迟慢，偶然受风，头觉微痛。胸旁脊间滞疼，项筋微痛，腰间有时流串，周身筋络欠和，足膝少力，下元虚弱，时或梦遗自泄。谨拟滋益肝肾清气之法调理。

白术三钱，炒　茯苓三钱　次生地三钱　生杭芍二钱　杜仲二钱，炒　橘络二钱　青皮一钱　桑寄生三钱　川贝二钱，研　川牛膝一钱五分　沙苑蒺藜二钱

引用荆芥穗一钱

四月二十五日，全顺请得皇上脉息左关沉弦，右寸关沉缓。肝肾不实，脾胃运化迟慢，胸旁脊背时作串疼，头觉微晕，周身筋络欠和，足膝少力，下元虚弱，时或梦遗自泄。今用滋益肝肾清气之法调理。

白术三钱，炒　茯苓三钱　桑枝三钱　桑寄生三钱　杜仲二钱，炒　橘络二钱　次生地三钱　川牛膝一钱五分　菊花二钱　沙苑蒺藜二钱

引用鲜藕节一段

【参考】 此段脉案虽时间不甚确切，但就光绪病近沉重，可推测当在三十年前后。此时光绪已百病丛生、脏腑功能失调，阴阳亏损是属无疑。故治疗亦相应更易，如先用舒肝清热，理脾除湿法，后用补益肝肾、强胃健脾法治疗，间或采用治标法调治。

光绪□年正月十九日，庄守和请得皇上脉息左寸关弦而稍浮、右关缓滑。诸症见轻，惟头闷目涩，憎寒腿酸。今用清解化湿饮调理。

荆芥二钱　防风三钱　甘菊花二钱　桑叶三钱　茅术二钱，炒　川芎一钱五分　陈皮一钱五分　赤苓三钱　建曲三钱，炒　谷芽三钱，炒　泽泻二钱　甘草八分

引用薄荷八分

正月二十日，庄守和请得皇上脉息左部和缓，右寸关滑而稍数。诸证见好，惟肺胃少有湿热未清，以致夜间微有咳嗽。今用清热化湿代茶饮调理。

前胡二钱　酒芩一钱五分　陈皮一钱五分　炙桑皮二钱　法半夏二钱，研　茯苓二钱　甘草七分

水煎代茶。

正月二十一日，庄守和请得皇上脉息左部和平，右寸关沉滑稍数。诸症俱减，惟肺经稍有饮热未净，以致偶有咳嗽，鼻息欠爽，今用清肺理嗽代茶饮调理。

瓜蒌皮二钱　川贝二钱，研　前胡一钱五分　酒芩一钱五分　蜜桑皮一钱五分　桔梗二钱　甘草七分

水煎代茶。

【参考】 病情向愈，以清肺理嗽代茶饮轻取。

正月二十二日，庄守和请得皇上脉息左寸浮弦，右寸关滑数。肝胃蓄饮生热，外受风寒，以致头疼口干。今用疏风清热饮调理。

羌活二钱　防风三钱　川芎二钱　蔓荆子三钱，炒　茅术二钱，炒　蝉蜕一钱五分　白芷二钱　霜桑叶二钱　神曲二钱，炒　甘草八分

引用薄荷七分

【参考】 此即宗《和剂局方》川芎茶调散意化裁。具疏散风邪、升清泄热之功。于外感风邪之头痛者宜。

正月二十三日，庄守和请得皇上脉息左寸稍浮，右关滑缓。头痛已止。惟稍有眩运(晕)有时恶风，今用清解化湿饮调理。

荆穗一钱五分　防风二钱　甘菊花二钱　蔓荆子二钱，炒　桑叶二钱　茅术二钱，炒　神曲三钱，炒　生甘草八分

引用薄荷七分

正月二十四日，庄守和请得皇上脉息左部和平，右关滑缓。诸症俱好，惟有时稍有头晕。今有清化代茶饮调理。

荆穗一钱　甘菊花二钱　霜桑叶二钱　薄荷八分　茅术二钱，炒　神曲三钱，炒　生甘草六分

水煎代茶。

正月二十五日，庄守和请得皇上脉息左部和平，右关滑缓。诸症均好，惟胃气欠和，脾经消化稍慢。今用和中代茶饮调理。

炙厚朴一钱五分　陈皮一钱五分　云苓三钱　于术二钱，土炒　谷芽三钱，炒　神曲二钱，炒　薏苡仁三钱，炒　甘草六分

水煎代茶。

正月二十六日照原方。

【参考】 治从中州立意，健脾以除湿，调胃以和中。

光绪□年四月二十三日，臣陆润庠请得皇上脉息左部寸关俱弦，右部亦见弦象。平时肝肾不足。近为风湿所阻，以致筋络不舒，时作疼痛，食物不化，梦遗滑泄，足膝软弱。谨拟祛风逐湿兼顾肝肾本病，以冀速痊。

秦艽一钱　橘络一钱　沙苑蒺藜二钱　白术三钱　桑寄生三钱　桑枝三钱　茯苓三钱　菟丝饼二钱　杭菊花二钱

引用鲜藕节一段

四月二十四日，臣陆润庠请得皇上脉息沉象见轻，左脉微觉沉细。头痛项痛。自系受风所致，带及周身筋络欠和，尚有湿滞。谨拟散风逐湿之剂，兼顾本原。

防风五分　半夏一钱　杭芍一钱　秦艽一钱　橘络一钱　菟丝饼二钱　白术三钱，炒　桑寄生三钱　甘草八分　茯苓三钱

引用芡实十粒

四月二十五日，臣陆润庠请得皇上脉息弦象大减，惟左部微觉沉细。风邪已净，尚有余湿未化，以至阻滞气机，筋络不舒。谨拟于滋益肝肾剂中，稍加祛湿之品。

白术三钱，炒　杭芍二钱　金樱子二钱　半夏一钱　沙苑蒺藜三钱　茯神三钱　橘络一钱　远志肉二钱　桑寄生三钱

引用莲须五分　芡实十粒

四月二十七日，臣陆润庠请得皇上脉息平和，弦象全减。惟沈(沉)细乃脉之本体，非由外感。谨拟调摄肝肾之剂，嗣后饮食得宜，可占勿药。

白术三钱，炒　橘络一钱　远志肉二钱　淮山药三钱　菟丝饼三钱　茯苓三钱　杭白芍二钱　沙苑蒺藜三钱　半夏曲一钱

引用莲须五分　芡实十粒

闰四月初三日，臣陆润庠、力钧请得皇上脉象左三部均细，关部稍弦，右寸关沉而滑。病由里积外热，干呕头晕，不思饮食，得食即微觉胀满。舌干口渴，夜卧不安，腰酸腿软，精神疲倦。后天不足，脾不健运。谨拟和中消积祛热之法，尽心调理。

北沙参二钱　云茯苓三钱　瓜蒌皮三钱　橘络一钱　枳壳一钱五分　川贝母二钱　竹茹一钱五分　麦芽二钱　薏苡仁三钱

引用鲜荷叶一小片

【参考】 陆润庠，字凤石，江苏元和人。同治十三年状元，授修撰。后擢侍读、内阁学士、工部侍郎、礼部侍郎、左都御史，管理医局，后署工部尚书等职。光绪请陆润庠看病，或值其任左都御史、管理医局之时。其父名懋修，精医，入宫看病，亦或良由于此。

就脉案分析，辨证立法亦颇清晰。

光绪□年正月十一日申刻，李德昌请得皇上脉息左寸关弦而稍浮，右寸关沉滑而数。肝胃饮热，湿滞熏蒸，感受风凉，刻下风邪外透，欲出正汗，以致身肢烧热，倦怠酸懒，偏右头疼，口干作渴，谷食不思，大便未行。今用清解化滞汤调理。

川芎二钱　生蔓荆子三钱　甘菊花二钱　陈皮二钱　桑叶二钱　焦三仙各三钱　枳壳三钱，炒　花粉三钱　滑石三钱　生甘草一钱

引用鲜芦根二支，切碎　灯心三子

【参考】 肝胃饮热，湿滞熏蒸，乃光绪固有之疾，感受风凉，遂表寒里湿交相为患。其治疗乃以解表化滞为要务。

正月十二日，李德昌请得皇上脉息左寸关弦数，右关沉滑而数。表感风凉已解，身倦烧热见减，惟肝胃饮滞，余热未清，时或熏蒸，以致偏右头疼，口干作渴，大便未行。今用清热和中化饮汤调理。

甘菊花二钱　桑叶二钱　蔓荆子二钱，生　茅术二钱，炒　陈皮二钱　厚朴一钱五分，制　焦三仙各三钱　滑石四钱　花粉四钱　甘草一钱　青竹茹三钱

引用灯心三子

【参考】 表寒已解，偏右头痛犹作，可知因升降失和，清阳不能上升而引起，故治以和胃清热法。

正月十四日，李德昌请得皇上脉息左关稍弦，右关滑数。精神寝食俱佳。惟上焦饮滞，余热未清，以致胸膈膨闷，口干作渴，大小便不畅。今用清热平胃代茶饮调理。

酒芩二钱　陈皮二钱　茅术一钱五分，炒　滑石三钱　花粉三钱　槟榔三钱　焦三仙各二钱　甘草五分

水煎代茶。

正月十七日，李德昌请得皇上脉息左关稍弦，右关滑缓。精神寝食俱好。惟湿饮余热未清，以致口干作渴，小水不畅。今用清化利湿代茶饮调理。

陈皮一钱五分　焦三仙各一钱五分　滑石三钱　甘草七分　花粉三钱　青竹茹二钱

水煎代茶。

正月二十日，李德昌请得皇上脉息右关滑缓，余部和平。精神寝食均佳。诸症俱好。惟有时口渴，小水不畅。今用利湿代茶饮调理。

竹茹二钱　灯心三子　花粉二钱　石斛二钱

水煎随便代茶。

【参考】 中州升降调和，清阳得升，浊阴得降，故其病向愈。

光绪□年六月十八日未正，李德昌请得皇上脉息左关弦数，人迎浮缓，右关沉滑而滞。暑邪未解，表感烧热渐得外透。指梢寒凉渐温，身虽有汗而仍发热，手心手背作烧，头疼轻减。惟体倦嗜卧，胸满嘈杂，懊憹呕吐，懒思饮食。唇赤口黏，舌苔黄腻。大便未行，今用清解化滞汤，佐以清暑退烧之法一贴调理。

藿梗二钱　荆芥三钱　香薷一钱五分　葛根三钱　广皮二钱　壳砂一钱，研　栀子二钱，炒　连翘二钱　玉金二钱，研　茅术二钱，炒　酒军一钱　焦三仙六钱

引用蔓荆子三钱

【参考】 暑为阳邪，多发于夏。光绪之病暑，当属于暑湿。良由暑伤津气与湿浊阻滞气机而致，因暑湿困于中焦，气机升降失调而诸症遂作。

六月十九日未正，李德昌请得皇上脉息左关弦数，人迎浮象见减。右关沉滑而数。风凉暑邪渐解，烧热见轻，恶心渐止。惟余邪未净，肝经火郁，胃阳饮滞未清，以致有时头痛，起坐头目眩晕，身倦发热，胸满嘈杂，懒食口黏。舌苔黄腻见退而未净。今用调中化饮汤佐以祛暑解热之法一贴调理

藿梗二钱　赤苓四钱　茅术二钱，炒　炙桑皮三钱　广皮二钱　厚朴花二钱　壳砂一钱，研　葛根三钱　栀子二钱，炒　连翘二钱　焦三仙六钱　甘菊花二钱

引用蔓荆子三钱

【参考】 调中化饮汤治其内停之饮滞，祛暑解热药以清未尽之余邪，亦是力求万全之法。

七月十八日，李德昌请得皇上脉息浮弦而滑。系胃经饮滞，脾不运化，外感暑湿风凉之症，以致头闷沉晕，恶寒发热，呕吐酸水，大便溏泻。今用疏解调中饮一贴调理。

苏梗叶各八分　藿梗一钱五分　香薷七分　葛根一钱　茅苍术二钱，炒　炙厚朴二钱　陈皮二钱　赤苓三钱，研　建神曲三钱　法半夏一钱　益元散三钱，煎

引用生姜三片

【参考】　亦平胃二陈合方，加减用药。

七月十八日申刻，李德昌请得皇上脉息弦滑。外感暑气渐退，呕恶嘈杂已止。惟脾元尚软，胃经湿饮不清，以致身肢酸倦，头晕口干，舌心稍有黄苔。今用和脾代茶饮一贴调理。

茯苓三钱　藿梗一钱五分　苍术一钱五分，炒　炙厚朴一钱　陈皮一钱　三仙各二钱，炒　益元散三钱，煎

水煎代茶。

七月十九日，李德昌请得皇上脉息弦滑。暑气风凉已解，症势轻减。舌苔黄色亦退。惟胃经湿饮不清，脾元素弱，外感稍有未净，以致头目眩晕，身肢酸倦，饮食不甘，运化迟滞。今用理脾化湿饮佐以清解之品一贴调理。

茯苓三钱　苍术一钱五分，炒　陈皮一钱　炙厚朴一钱　建曲三钱，炒　壳砂三分，研　藿梗一钱　苏梗叶各三分　谷芽三钱，炒　生甘草五分

引用红枣肉五枚

本日申刻照原方减去苏梗叶，加于白术一钱炒焦晚服一贴。

七月十九日申刻，李德昌请得皇上脉息弦滑。症势轻减。今照原方理脾化湿饮减去苏梗叶，加于白术一钱炒焦，晚服一贴调理。

七月二十日申刻，李德昌请得皇上脉息和缓。神气见爽，饮食渐好。惟脾胃欠和。今用照原方理脾代茶饮一贴调理。

茯苓三钱，研　于白术一钱，焦　陈皮一钱　炙厚朴一钱　山药三钱，炒　焦三仙各二钱　炙甘草五分

水煎随便代茶。

【参考】　暑邪一去，即和胃祛湿，湿去又复取双理脾胃法，乃返治本之途。

光绪□年三月十八日申刻，张仲元请得皇上脉息左寸关浮弦而数，右寸关滑数。肝胃有热停蓄湿饮，感冒风凉，以致头疼恶寒，身肢酸麻，呕吐水饮。今用疏解化饮汤调理。

防风二钱　荆芥二钱　白芷一钱五分　苏叶二钱　川芎一钱　菊花三钱　桑叶三钱　枳壳三钱，炒　陈皮二钱　竹茹二钱　酒芩三钱　甘草八分

引用焦三仙六钱

三月十九日，张仲元请得皇上脉息左寸关浮弦而数，右寸关沉滑。风凉渐解，惟湿热未清，胃蓄饮滞尚盛，以致偏右头疼，时作呕吐，口黏而渴，微觉恶风。今用清解化饮汤调理。

防风二钱　白芷二钱　川芎一钱五分　蔓荆子三钱，炒研　陈皮二钱　炙厚朴二钱　猪苓三钱　建泽泻三钱　花粉三钱　竹茹二钱　姜连一钱，研　枳壳二钱，炒

引用焦楂三钱

三月二十日，张仲元请得皇上脉息左关弦数，右寸关沉滑。表邪已解，惟胃气欠和，蓄饮未净，偏右微觉头疼，口黏而渴。今用和胃化饮汤调理。

陈皮二钱　竹茹二钱　枳壳二钱，炒　姜连八分，研　赤苓三钱　白芷一钱五分　川芎一钱　泽泻二钱　猪苓二钱　白术二钱，炒　甘草八分

引用焦楂三钱

三月二十一日，张仲元请得皇上脉息左关沉弦，右寸关沉滑。精神清爽，眠食如常。惟胃气欠和，湿饮不净。今用和胃化湿代茶饮调理。

赤苓三钱 陈皮二钱 竹茹二钱 大腹皮二钱 焦楂三钱 枳壳二钱，炒 薏苡仁二钱，炒 生甘草八分

水煎温服。

三月二十二日，张仲元请得皇上脉息左关沉弦，右寸关滑缓。精神清爽，蓄饮下行。惟胃气欠和，消化较慢。今用和胃代茶饮调理。

赤茯苓三钱 白术二钱，炒 薏苡仁三钱，炒 猪苓二钱 建泽泻一钱五分 陈皮一钱 甘草八分

水煎温服。

【参考】 光绪帝虽外感风寒，但因其内有湿饮停蓄，故治疗多以疏解化饮为重点，亦辄每每收效。终多以和胃健脾善后。纵医者不同，其法则、步骤相近，其根本在于光绪帝夙有脾胃不和之痼疾。

光绪□年十二月二十一日申刻，李德昌请得皇上脉息滑而微浮。系肺胃饮热，稍感风凉之症。以致伤风咳嗽，鼻流清涕，皮肤发热，唇干口黏。今用疏解清肺饮一贴调理。

荆芥八分 前胡一钱 苏梗叶八分 桑皮一钱，蜜炙 杏仁一钱五分，研 桔梗一钱 建神曲一钱五分 甘草五分 麦冬二钱，去心

引用生姜二片

【参考】 光绪帝易患感冒，治外感之脉案占相当比重。其所以易于外感，实乃素体虚弱，元气不足之故。即经所云：“邪之所凑，其气必虚”故也。

十二月二十二日，李德昌请得皇上脉息滑缓。风凉渐解。皮肤发热见退，清涕亦轻。惟饮热未净，肺气不清，以致鼻塞口干，有时咳嗽，今用清肺化饮汤一贴调理。

前胡一钱 杏仁一钱五分，研 桔梗一钱 陈皮六分 桑皮八分，蜜炙 麦冬一钱五分，去心 薄荷六分 甘草五分

引用竹茹一钱

十二月二十二日未正，李德昌请得皇上脉息滑缓。表凉已解，症势渐好，惟饮热未净，肺气不清，以致有时咳嗽、鼻塞，口中干黏，食少不甜。今用清肺和胃饮一贴调理。

前胡八分 杏仁一钱五分，研 桔梗一钱 薄荷五分 陈皮六分 炙厚朴七分 竹茹一钱 甘草五分

水煎随便代茶。

十二月二十三日，李德昌请得皇上脉息和缓。诸症俱好。惟湿饮未净，肺胃不和，以致有时鼻塞，咳嗽，食少，口黏。今用和胃清肺饮一贴调理。

茯苓三钱，研 陈皮六分 炙厚朴七分 杏仁一钱五分，研 桔梗一钱 炙甘草五分

水煎随便代茶

十二月二十四日，李德昌请得皇上脉息和缓。诸症俱好。夜寐得安，惟饮热稍有未净，肺胃欠和，以致有时胸闷，稠涕好而口鼻干燥。今用和胃代茶饮一贴调理。

茅术一钱，炒 橘皮一钱 姜朴一钱 麦冬一钱五分，去心 竹茹一钱 桔梗一钱 甘草五分

水煎随便代茶。

【参考】 湿饮内停，是为脾胃不和之结果，亦是致成他病之原因，光绪帝多次患病均与之有关。故御医们治疗亦每每顾及。

光绪□年三月初二日，庄守和、李德昌请得皇上脉息左部浮弦，右寸关滑数。系肺经火郁，胃阳蓄有湿饮熏蒸，微感风寒，以致欬嗽胸满，呕唦水饮，鼻涕稠粘，闻不得味。今议用理嗽化饮汤一贴调理。

苏叶子各八分 前胡二钱 陈皮一钱五分 桔梗二钱 制半夏二钱 枳壳一钱五分，炒 竹茹一钱五分

桑皮二钱　炙枇杷叶二钱　酒芩一钱五分　甘草八分

引用神曲二钱，炒

三月初二日酉刻，庄守和、李德昌请得皇上脉息左部浮弦，右寸关见滑。原系寒火郁肺，停蓄水饮，胃经湿热熏蒸，以致欬嗽胸满，有时作呕，鼻涕见黄，咯痰不爽。今议用理肺止嗽饮一贴调理。

苏叶子各八分　前胡二钱　杏仁二钱，研　橘红八分　法半夏二钱　桔梗二钱　枳壳一钱五分，炒　葛根一钱五分　川贝母二钱，研　煨木香六分　焦三仙三钱

引用竹茹一钱五分

【参考】 咳嗽之发，不外因于外邪侵袭肺卫，致肺气不得宣畅；或其他脏腑病变传至于肺两端。以光绪帝之病咳而论，两者兼有。良由胃经湿热熏蒸，上迫于肺，致肺经火郁，加以微感风寒，寒火搏结，肺失清肃，乃咳嗽遂作。因之其治疗仍重点治肺。盖因“咳者，肺之本病也”。(喻嘉言)，方选杏苏散乃《温病条辨》方，具疏解散寒、宣肺祛痰之效，颇合辨证，此则宫中运用时方之例。

三月初三日，庄守和、李德昌请得皇上脉息左部稍弦，右寸关见滑。肺郁寒火稍轻，呕哕见止。惟肺气不和，胃阳饮热未清。以致咳嗽胸满，鼻涕稠黏，咯唾痰涎，口干微渴。今议用理肺止嗽饮一贴调理。

前胡二钱　苏叶子各八分　桔梗二钱　川贝二钱，研　橘红八分　法半夏二钱　葛根一钱五分　瓜蒌三钱　杏仁二钱，研　煨木香六分　焦三仙三钱

引用赤茯苓三钱

三月初三日未刻，庄守和、李德昌请得皇上脉息左寸关弦缓，右寸关见滑。肺郁寒火见轻，呕哕未作。惟胃阳饮热熏蒸，肺气不清，以致有时咳嗽痰涎，胸膈觉满，鼻窍欠和，闻不知味。今议用清肺止嗽饮调理。

前胡二钱　苏梗子各八分　桔梗二钱　陈皮一钱五分　法半夏二钱　金沸草二钱，包煎　花粉二钱　葛根一钱五分

水煎温服。

三月初四日，庄守和、李德昌请得皇上脉息左关稍弦，右寸关滑缓。精神寝食俱佳。顿嗽胸满面赤见好。惟肺气欠和，湿饮未净，以致有时咳嗽痰涎，鼻息稍欠清爽。今议用止嗽代茶饮调理。

前胡二钱　苏梗子各八分　桔梗一钱　金沸草二钱，包煎　陈皮一钱　法半夏一钱五分　炙桑皮二钱　款冬花二钱

水煎随便代茶。

三月初五日，庄守和、李德昌请得皇上脉息左关稍弦，右寸关见滑。寒火未净，湿饮熏蒸，肺气不清，以致有时咳嗽、痰涎、面赤作呛，鼻闻气味不爽。今议用清嗽饮调理。

前胡二钱　苏梗子各八分　枳壳一钱五分，炒　橘红八分　法半夏二钱　金沸草二钱，包煎　炙桑皮二钱　炙枇杷叶二钱

水煎随便代茶。

三月初六日，庄守和、李德昌请得皇上脉息左关稍弦，右寸关滑缓。肺胃寒热郁滞尚有未净，复蓄水饮，以致咳嗽面赤，顿哕湿饮痰涎，鼻闻不得知味，食后口渴。今议用止嗽平胃饮一贴调理。

前胡二钱　苏梗子各八分　橘皮一钱　法半夏二钱　茅术一钱五分，炒　煨木香六分　广砂六分，研

竹茹二钱　炙厚朴一钱五分　生姜汁一茶匙，兑

水煎温服。本日酉刻，照原方加粉葛二钱，藿香一钱五分一贴。

三月初七日，庄守和、李德昌请得皇上脉息左关见弦、右寸关滑缓。胃经饮滞不净，肺气未清，有时饮热壅遏。咳嗽面赤，水饮作呕，闻不知味，食后口渴。今议用止嗽平胃饮一贴调理。

前胡二钱　苏子霜一钱　橘皮一钱　法半夏二钱　厚朴一钱五分，炙　煨木香六分　广砂六分，研　藿梗一钱五分　粉葛一钱五分　金石斛二钱　竹茹一钱五分

引用生姜汁一茶匙，兑

本日酉刻照原方暂减粉葛，加生于术一钱，茯苓二钱一贴。

【参考】 外寒已解，肺气未清，胃中饮滞不净，故去疏表之品而易以平胃之属，偏重治胃，以使中州升降得调，而饮渴可去。方取二陈平胃之意，肺胃同治，痰湿并除，亦合章法。

三月初八日，庄守和、李德昌请得皇上脉息左关见弦，右寸关滑缓，余部均平。咳嗽呕哕见轻，口渴少止。惟肺气未和，脾胃欠调，湿饮不净，以致有时咳嗽作呛，痰饮面赤，闻不得味，食后口渴。今议用理肺止嗽饮佐调脾胃之法调理。

前胡二钱　苏子霜一钱　橘皮一钱　法半夏二钱　茯苓二钱　生于术一钱五分　木香六分，煨　广砂六分，研　藿梗一钱五分　金石斛二钱　冬花二钱　竹茹一钱

引用生姜汁一茶匙，兑

本日申刻，照原方晚服一贴。

三月初九日，庄守和、李德昌请得皇上脉息左关见缓，右寸关沉滑，余部和平。咳嗽见轻、呕吐见止。惟肺气不清，脾胃欠调，湿热痰饮未净，以致有时咳嗽痰涎，偶作呕哕。食后口干，微渴。今议用理嗽调脾饮一贴调理。

前胡二钱　苏子霜一钱　陈皮一钱　法半夏二钱　茯苓二钱　生于术一钱五分　煨木香六分　广砂六分，研　瓜蒌仁二钱　金石斛二钱　枳壳一钱五分，炒　冬花二钱

引用生姜汁一茶匙，兑

本日未刻照原方去陈皮加橘红八分一贴。

三月初十日，庄守和、李德昌请得皇上脉息左关稍弦，右寸关滑缓。症势见好，惟肺胃湿热，痰饮尚有未净，脾欠调和，以致有时咳嗽，喉有痰涎，早晨偶作干哕。今议用调脾清嗽饮一贴调理。

生于术一钱五分　茯苓二钱　煨木香六分　广砂六分，研　苏子霜一钱　前胡二钱　橘红八分　法半夏二钱　瓜蒌仁二钱　冬花二钱　枳壳一钱五分，炒　甘草六分

引用生姜汁一茶匙，兑

本日未刻，照原方去瓜蒌仁、甘草，加紫厚朴一钱、炒三仙各二钱一贴。

【参考】 脾主运化，脾胃之气得复，而升清降浊之功正常，则湿痰浊饮自祛。

三月十一日，庄守和、李德昌请得皇上脉息左关见弦，右寸关沉滑而缓。原系水湿侵脾，饮热蒸肺，感受风凉，咳嗽呕吐之症。服药以来，呛嗽面赤，咳逆呕哕，俱见轻减。惟饮食不和，蓄湿生痰，以致有时咳嗽，复作胸嘈，呕哕，痰饮涎沫。今议用理嗽平胃饮佐调脾化饮之味一贴调理。

苏子霜八分　前胡一钱五分　桔梗二钱　杏仁一钱五分，研　炙桑皮二钱　冬花二钱　法半夏二钱　茯苓二钱　天花粉二钱　麦冬二钱，去心　粉葛一钱　竹茹一钱

引用平安丸半丸，化服

本日未刻照原方一贴。

【参考】 平安丸，宫中配方有载，由丁香、延胡索、草果、沉香等多种药物组成，可治九种心胃疼痛，胸膈胀满，呕吐嘈杂，不思饮食。以及损伤脾胃，血气不和，升降迟难等症。据载："此药不寒不热，药温平不损元气，久服健脾胃，和荣卫，理肝脾之圣药也，功难尽述。"光绪帝引用此药，亦属对症。

三月十二日，庄守和、李德昌请得皇上脉息左关见弦，右寸关沉滑。胸嘈呕哕，痰水见止，咳嗽较轻，眠食见好。惟肺气未和，胃经湿饮不净，易生痰涎，以致有时咳嗽，胸中微嘈，偶作呕哕，饮沫口干作渴。今议用理嗽平胃饮，佐调脾生津之法调理。

苏子霜八分　前胡一钱五分　桔梗二钱　杏仁一钱五分，研　炙桑皮二钱　冬花二钱　法半夏二钱　元参二钱　天花粉二钱　麦冬三钱，去心　粉葛一钱　竹茹一钱五分

引用平安丸半丸，化服

本日未刻，照原方一贴。

三月十三日，庄守和、李德昌请得皇上脉息左关见弦，右寸关滑缓。咳嗽轻减，呕哕见止。惟肺经痰饮不净，脾胃欠调，饮水消化不快，以致有时咳嗽咯痰不爽，稍作呕饮，痰涎，口干微渴。今议用理嗽调脾和胃饮一贴调理。

苏子霜八分　前胡一钱五分　桔梗二钱　杏仁二钱，研　炙桑皮二钱　冬花二钱　橘红八分　半夏曲二钱　白芍一钱五分，炒　花粉二钱　川郁金一钱五分，研　麦冬二钱，去心

引用平安丸半丸，化服

本日未刻，照原方减去白芍加旋覆花二钱包煎一贴。

【参考】 旋覆花具消痰行水，降气止呕之功效，光绪病既有痰饮内停，更复现呕饮痰涎，加之甚妙。

三月十四日，庄守和、李德昌请得皇上脉息左关见弦，右寸关滑缓。诸症见好。惟肺气未和，湿饮不净，脾胃久调，以致有时作嗽咳，呕水饮痰涎，唇干口渴，眠食尚好，二便调匀。今议用理嗽调脾和胃饮调理。

前胡一钱五分　苏子霜八分　桔梗二钱　杏仁二钱，研　冬花二钱　炙桑皮二钱　橘红八分　半夏二钱，曲　茯苓三钱　旋覆花二钱，包煎　木香六分，煨　薏苡仁四钱，炒

引用生姜三片　红枣肉三个

本日未刻，照原方减去木香，加藿香一钱五分、紫菀二钱一贴。

三月十五日，庄守和、李德昌请得皇上脉息左关见弦，右寸关沉滑而缓。夜间咳嗽已减，眠食见佳。惟早晨作嗽，咳呕水饮，痰不易出，唇燥口渴。总缘平素好饮，脾不化湿，水气侵肺所致。今议用理嗽调脾饮一贴调理。

陈皮一钱　法半夏二钱　杏仁二钱，研　桔梗二钱　紫菀二钱　白前一钱五分　川贝母二钱　炙桑皮二钱　冬花二钱　知母二钱，炒　藿香一钱　茯苓三钱

引用生姜三片　红枣肉三个

本日未刻，照原方减藿香加炒栀一钱五分一贴。

【参考】 理脾祛痰，亦标本兼顾之法。

三月十七日，庄守和、李德昌请得皇上脉息左部见平，右寸关弦滑，症势见好，寝食俱佳。惟肺经痰饮未清，脾胃欠和，以致有时咳嗽痰涎，唇干微渴。今议用理嗽调脾饮加减一贴调理。

款冬花二钱　川贝二钱，研　紫菀二钱　桔梗一钱五分　法半夏二钱　茯苓三钱　陈皮八分　白前一钱五分　知母二钱，炒　甘草六分

引用生薏苡仁三钱

三月十八日，庄守和、李德昌请得皇上脉息右寸关滑缓，余部见平。起居精神俱好。惟肺气稍有浮热未清，脾胃欠和，余湿不净，以致早晨偶作咳嗽，痰涎，唇干微渴。今议用理嗽和胃饮一贴调理。

款冬花二钱　紫菀二钱　川贝二钱，研　知母二钱，炒　法半夏一钱五分　栀子一钱五分，炒　丹皮一钱五分　橘皮六分　竹茹一钱　甘草五分

引用元参二钱

三月十九日，庄守和、李德昌请得皇上脉息左部见平，右寸关滑缓。诸症见好。惟肺气未清，脾胃欠和，饮水消化不快，以致有时作嗽咳吐痰饮。今议用理嗽和胃饮一贴调理。

款冬花二钱　紫菀二钱　栀仁一钱，姜炒　橘皮八分　制半夏一钱五分　炙厚朴一钱五分　茅术一钱五分，炒　麦芽二钱，炒　神曲二钱，炒黄　甘草六分

引用生姜二片

三月二十日，庄守和、李德昌请得皇上脉息右寸关滑缓，余部和平，诸症俱好。惟每遇饮食稍有不和，运化不快，偶作咳呕。总缘余湿未净，肺胃欠和所致，今议用理肺和胃饮一贴调理。

冬花二钱　紫菀二钱　橘红八分　炙半夏一钱五分　茯苓三钱　茅术一钱五分，炒　炙厚朴一钱　缩砂四分，研　麦芽二钱，炒　甘草六分

引用生姜三片

【参考】　仍以平胃二陈为主，肺胃同治，脉证颇符。

三月二十日未刻，庄守和、李德昌请得皇上脉息右寸关滑缓，余部和平。症势俱减。惟蓄饮消化不快，肺胃欠和，偶或饮后咳呕。今议用香砂养胃丸二钱，引用生姜二片，红枣肉三个，煎汤蒸化，晚服调理。

三月二十一日，庄守和、李德昌请得皇上脉息右寸关滑缓，余部和平。精神夜寐俱好，咳嗽大减。惟脾胃欠和，饮水稍多，消化不快，以致偶或呕饮微嗽。今议用和胃调脾饮一贴调理。

橘皮八分　炙半夏一钱五分　炙厚朴一钱　草豆蔻八分，研　茯苓二钱　生于术一钱　茅术一钱，炒　炒三仙各二钱　紫菀二钱　甘草五分

引用生姜三片

三月二十一日未刻，庄守和、李德昌请得皇上脉息右寸关缓而稍滑，余部和平。咳嗽呕饮未作。惟脾胃欠和。今议用香砂养胃丸二钱，引用生姜二片、红枣肉三个，煎汤蒸化，晚服调理。

三月二十二日，庄守和、李德昌请得皇上脉息右寸关和缓，稍见滑象，余部均平，咳嗽作呕俱减。惟脾胃欠和，水饮消化稍慢，相宜止服汤药。今议用香砂养胃丸早晚各服一钱五分，引用冬花、紫菀各一钱，煎汤化服调理。

三月二十三日，庄守和、李德昌请得皇上脉息右寸关和缓，稍见滑象，余部均平。精神寝食如常。诸症俱好。惟脾胃欠和，每饮水稍多，运化较慢。今议仍用香砂养胃丸，每早晚各服一钱五分，引用冬花、紫菀各一钱，煎汤蒸化，常服调理。

【参考】　痰浊已去，故以香砂养胃丸善后调治。另引用清肺之品，亦属兼顾。

三月二十四日，庄守和、李德昌请得皇上脉息右寸关缓而稍滑，余部和平。诸症俱减。惟脾胃欠和，偶或食后稍作咳逆。今议仍用香砂养胃丸一钱五分，引用冬花、川贝各一钱，枇杷叶一钱五分炙去毛煎汤化服调理。二十五日照原方。

三月二十五日未刻，庄守和、李德昌请得皇上脉息右寸关滑而稍数，余部和平。连日呕哕未作，胃气渐和，饮食精神俱好。惟肺气稍夹浮热，以致早晨咳嗽稀痰。今议仍用香砂养胃丸一钱五分，加以清肺之引，冬花炒知母、海石，各一钱煎汤，化服调理。

三月二十五日戌刻，庄守和、李德昌请得皇上脉息右寸关弦滑而数，余部尚平。原系平素好饮，湿伤脾胃，饮热侵肺，呛咳呕哕痰饮之症。服药以来，诸症见好，精神寝食俱佳。咳嗽呕逆亦减。惟脾胃尚未调和，复夹水饮停蓄，以致呕吐，复作痰饮，清水强哕，少带血点。今议用平胃化湿饮一贴调理。

陈皮一钱　法半夏二钱，研　云苓二钱　桔梗二钱　栀子一钱五分，炒　酒芩一钱五分　木香五分，研　广砂四分，研　次生地三钱　丹皮二钱　茅根二钱　甘草五分

引用竹茹一钱五分

【参考】 光绪脾胃之湿热熏蒸于肺，久而不去，肺火内蕴，清肃失司，阳络受伤，而咳血遂作。或此即是光绪患肺结核之咳血。

三月二十六日，庄守和、李德昌请得皇上脉息右寸关弦滑近数，余部尚平。昨服药后，咳呕未作。夜寐安适。今早咳嗽吐有痰水，未见血色。惟肺经夹以浮热未清，脾胃湿饮不净。今议用清胃化湿饮一贴调理。

陈皮一钱　法半夏二钱，研　云苓二钱　前胡一钱五分　桔梗二钱　酒芩一钱五分　栀子一钱五分，炒　茅根二钱　次生地三钱　丹皮一钱五分　白蔻五分，研　甘草五分

引用竹茹一钱五分

三月二十六日未刻，庄守和、李德昌请得皇上脉息右寸关弦滑，余部均平。肺经浮热见轻，咳呕未作，嗽痰见爽，血点已减。谷食精神亦佳。惟平素过饮，湿气侵脾，是以胃强脾弱，偶或饮食不和，则作呕哕痰水，致生湿热。今议用照原方加减一贴调理。

陈皮一钱　法半夏二钱，研　云苓二钱　白前一钱五分　桔梗二钱　酒芩一钱五分　炙桑皮二钱　茅根二钱　次生地三钱　丹皮一钱五分　栀子一钱五分，炒　甘草五分

引用白蔻仁五分，研

三月二十七日，薛福辰、庄守和、李德昌请得皇上脉息右寸关微浮带滑，余部平和。迩来咳嗽稍平，偶见血点，有时呕哕。自系湿饮伤脾，兼感风热所致。今议用清降肺胃，佐以泄湿之品一贴调理。

制半夏三钱　橘皮一钱　苦桔梗一钱五分　桑白皮一钱五分，蜜炙　茅根一钱五分　侧柏叶二钱，炒　生地炭三钱　生甘草五分　地骨皮三钱　云苓三钱　前胡一钱五分　川贝母三钱，去心

引用白蔻仁四分，研冲

三月二十七日未刻，薛福辰、庄守和、李德昌请得皇上脉息右寸关略带浮滑，余俱平和。服药后尚未作嗽，亦未见血点。今不必另拟汤方，议用代茶饮调理。

菊花炭一钱五分　苦桔梗八分　陈皮七分　青竹茹一钱　杏仁二钱，去皮尖研细

水煎随时代茶。

二十八日未刻代茶饮照原方。

三月二十八日，薛福辰、庄守和、李德昌请得皇上脉息右寸关已见和缓，余亦至数调匀。昨申刻偶作微嗽，吐痰爽利，夜亦安眠，并未咳嗽。拟仍用清降肺胃之剂调理。

制半夏三钱　陈皮一钱　桑白皮二钱，蜜炙透　地骨皮一钱五分　生地炭三钱　白前二钱　苦桔梗八分　杏仁三钱，去皮尖研

引用菊花炭二钱

三月三十日，薛福辰、庄守和、李德昌请得皇上脉息至数调匀，虽清早偶作嗽一二声，而吐痰不多，亦颇爽利，余无别证。今议用清肺和胃饮加减调理。

制半夏三钱　陈皮一钱　焦白术一钱五分　鸡内金一钱五分，炒研　沙参二钱　云茯苓三钱，研　焦谷芽三钱　白前一钱五分　菊花炭一钱五分　炙甘草五分

引用生薏苡仁三钱，研

四月初一日，薛福辰、庄守和、李德昌请得皇上脉息右关微浮。昨晚口吐痰水，似带血色。须臾即化稀涎。自系胃中偶有微热，挟湿饮上逆而然。仍当清胃降逆，佐以止红之品调理。

侧柏叶三钱，炒　茅根一钱五分　川贝母二钱，去心　川续断一钱五分，醋炒透　沙参二钱　生地炭三钱　地骨皮一钱五分　云苓三钱，研　麦冬一钱五分，去心

引用荷叶炭一钱五分

四月初一日未刻，薛福辰、庄守和、李德昌请得皇上脉息右寸稍大。拟用代茶饮以清浮热而资调理。

藕节七个　菊花炭一钱五分　牡丹皮一钱五分　山栀子一钱，炒透　焦白芍一钱五分

水煎随便代茶。

【参考】　清热凉血，亦善后之法。

四月初二日，薛福辰、庄守和、李德昌请得皇上脉息左右关微浮，自系肝胃二经浮热未净。但当清胃和肝以资调燮。今议用逍遥散加减主之。

生白芍二钱　当归二钱　醋柴胡一钱，炒透　云苓二钱　生地炭二钱　丹皮一钱五分　山栀子一钱，炒透　炙甘草五分

引用荷叶一钱

四月初三日，薛福辰、庄守和、李德昌请得皇上脉息至数和平。精神眠食俱好，二便调匀。惟胃经稍有微热，仍宜用逍遥散加减调理。

生白芍二钱　当归二钱　醋柴胡八分，炒透　云苓二钱　丹皮一钱五分　地骨皮一钱五分　炙甘草五分　生地炭二钱

引用焦谷芽二钱

【参考】　逍遥散具理脾清肝之效，本方虽为肝郁血虚而设，但肝病易于横侮脾土，故方内有健脾之品，实土以御木侮。肝郁则可致肝血不足，故又伍养血和营之品。光绪因其血分有热，故方内去白术之燥，而加丹皮、地骨皮、生地之属，以清热凉血。

四月初四日，薛福辰、庄守和、李德昌请得皇上脉息平和，诸证俱愈，精神眠食如常，尽可止服汤剂。今议用代茶饮随时调理。

粉葛二钱　石斛三钱　青竹茹一钱五分　谷芽二钱，炒

水煎代茶。

初五日照原方加粉葛一钱。

四月初六日，薛福辰、庄守和、李德昌请得皇上脉息平和，眠食俱善，精神如常。止服汤剂，相应起居将息，饮食调理为宜。

【参考】　本案治疗步骤井然有序，先以宣肺祛痰，次则和胃止嗽，再次则健脾除湿，

终则疏肝理脾，均与证合，故收显效。

光绪□年十月二十七日，庄守和请得皇上脉息弦滑。系脾胃不和，停蓄水饮未化，感受邪气之症，以致头晕恶心，呕吐饮沫。今用正气平胃化饮汤一贴调理。

藿梗叶各一钱五分　橘皮二钱　苍术二钱，炒　炙厚朴二钱　制半夏二钱　煨木香八分　广砂八分，研　炙甘草八分

引用竹茹一钱五分

十月二十七日申刻，庄守和请得皇上脉息弦滑。早服正气平胃化饮汤，感受邪气渐解，呕吐亦止，惟有时头眩，急躁口渴，此由脾胃饮热不净，余邪未清所致。今用照原方加减一贴调理。

藿梗叶各一钱　橘皮二钱　炙厚朴二钱　广砂八分，研　制半夏二钱　葛根一钱　花粉二钱　炙甘草八分　焦三仙三钱

引用竹茹一钱五分

十月二十八日，庄守和请得皇上脉息弦滑。邪气已清，症势渐好。惟脾经尚有湿热未清，胃气欠和，以致唇干口渴，有时急躁。今用清胃化湿饮一贴调理。

炙厚朴一钱五分　陈皮一钱五分　花粉二钱　麦冬二钱，去心　生地二钱　建曲二钱　竹茹一钱五分

引用灯心一子

二十八日申刻，照原方减厚朴，加茵陈一钱五分，一贴。

十月二十九日，庄守和请得皇上脉息和缓。急躁口渴俱减，诸症痊愈。惟胃气稍欠调和，今用和胃代茶饮一贴调理。

薏苡仁三钱　茯苓二钱　橘皮一钱五分　麦冬二钱，去心　谷芽二钱，炒　甘草七分

水煎随时代茶。

十一月初一日，庄守和请得皇上脉息和缓。诸症俱好，脾胃亦和。止服代茶饮，相宜饮食调理。

【参考】 代茶饮亦是宫中治法之一，凡病势不重，或辅佐治疗之时，或病已近愈，均常用此法。光绪帝患脾胃不和、停蓄水饮证，故仿平胃散及藿朴夏苓汤意，收效。

正月二十七日，庄守和请得皇上脉息左部和平，右关滑缓。惟胃气欠和，有时稍觉头晕，今用和中代茶饮加减调理。

荆穗一钱五分　甘菊花二钱　川芎一钱五分　蔓荆子二钱，炒　茅术二钱，炒　云苓三钱　薏苡仁三钱，炒　生甘草六分

水煎代茶。

正月二十八日照昨方减川芎加薄荷六分。

【参考】 此治头晕，主要从升清降浊考虑，治以和中之法。光绪帝平素脾胃虚弱，脾胃不足，健运失司，以致水谷不化精微，聚湿生痰，痰气交阻则清阳不升，浊阴不降，而眩晕遂作。

二月初三日，庄守和请得皇上脉息左部见平，右寸关滑缓。脾胃欠调，谷食消化较慢，偶有头晕。今用和胃调脾代茶饮调理。

生于术二钱　陈皮一钱　云苓三钱　薏苡仁四钱，炒　谷芽三钱，炒　神曲二钱，炒　甘菊花二钱　甘草八分

水煎代茶。

二月初四日照原方减生于术，加蔓荆子二钱炒。外用松萝茶一钱、瓜蒂八分，研末随意闻之。

二月初三日酉刻，庄守和请得皇上脉息左寸关浮弦而数，右寸关滑数。肺胃饮热，感受风寒，以致憎寒发热，偏右头疼，鼻塞身倦，口黏恶心。今用疏风清热化湿饮调理。

苏叶一钱五分　防风二钱　蔓荆子二钱，炒　川芎一钱五分　荆芥一钱五分　酒芩二钱　甘菊花二钱　橘皮二钱　茅术一钱五分，炒　竹茹二钱　焦三仙各二钱　生甘草八分

引用薄荷八分

二月初四日，庄守和请得皇上脉息左寸浮弦，右寸关滑数。憎寒发热见好，口黏恶心亦减，惟偏右头疼，身肢酸软，谷食欠香。今用清解化湿饮调理。

荆芥一钱五分　防风二钱　川芎一钱五分　蔓荆子二钱，炒　桑叶二钱　甘菊花二钱　陈皮一钱五分　酒黄芩一钱五分　茅术一钱五分，炒　神曲二钱，炒　谷芽二钱，炒　生甘草八分

引用薄荷六分

二月初五日，庄守和请得皇上脉息左部见平，右寸关和缓。胃气稍有欠和，偶有头痛。今用照原方代茶饮调理。

蔓荆子二钱，炒　甘菊花二钱　陈皮一钱　云苓三钱　谷芽三钱，炒　神曲二钱，炒　薏苡仁四钱，炒　甘草八分

水煎代茶。

二月初六日照原方。

二月初七日，庄守和请得皇上脉息左部见平，右寸关和缓，胃气稍有欠和，上焦浮热未净。今用和胃代茶饮调理。

荆穗一钱　甘菊花二钱　藿梗一钱五分　陈皮一钱　薏苡仁三钱，炒　云苓三钱　竹茹二钱　甘草八分

水煎代茶。

二月初八日照原方。

二月初九日，庄守和请得皇上脉息左寸关浮弦，右寸关滑缓。复夹停饮受风，以致头疼耳鸣，腰疼腿酸。今用疏风化饮汤调理。

荆芥一钱五分　防风二钱　川芎一钱五分　甘菊花二钱　蔓荆子二钱，炒　茅术子二钱，炒　云苓三钱　薏苡仁三钱，炒　谷芽三钱，炒　蝉衣一钱　甘草八分

引用薄荷六分

二月初十日，庄守和请得皇上脉息左寸关浮弦，右寸关滑缓。脾肾不实，化湿不快，稍受风寒，则头疼耳鸣，心中懊憹，腰痛腿酸，恶风身倦，口干作渴，谷食欠香。今用疏风调脾化湿之法调理。

荆芥一钱五分　防风二钱　川芎一钱五分　甘菊花二钱　茅术二钱，炒　云苓三钱　薏苡仁三钱，炒　陈皮一钱　谷芽三钱，炒　杜仲二钱，炒　牛膝一钱五分　炙甘草八分

引用麦冬三钱

二月十一日，庄守和请得皇上脉息左寸关浮弦，右寸关滑缓。脾肾不实，化湿较慢，内蓄饮热熏蒸，稍受风寒则头风作痛，眩晕耳鸣，心中懊憹，腰疼腿酸，恶风身倦，谷食欠香。今用疏风调脾化湿饮调理。

荆芥一钱　防风二钱　川芎一钱五分　甘菊花二钱　于术一钱五分，炒　陈皮一钱　云苓三钱　薏苡仁三钱，炒　谷芽三钱，炒　杜仲二钱，炒　牛膝一钱五分　炙甘草八分

引用泽泻一钱

二月十二日，庄守和请得皇上脉息左寸关浮弦，右寸关滑缓。头面恶风，巅顶作痛，眩晕耳鸣，有时懊憹，腰疼腿酸，谷食欠香。今用疏风调脾化湿饮调理。

荆穗一钱　川芎一钱五分　蔓荆子二钱，炒　藁本一钱五分　甘菊花一钱五分　蝉衣一钱五分　薏苡仁三钱，炒

云苓三钱　谷芽三钱，炒　杜仲二钱，炒　淮山药三钱，炒　炙甘草八分

引用荷叶一钱五分

二月十四日，庄守和请得皇上脉息左部和平，右部滑缓。证势均减，惟禀赋脾肾不实，素日伤湿，偶感寒风，则见头疼呕饮之证。总宜平日少进茶水，谷食有节，令其脾胃强健，易于运化，诸证痊愈。今用和胃代茶饮调理。

甘菊花一钱五分　桑叶二钱　陈皮一钱　云苓三钱　金石斛二钱　谷芽三钱，炒　薏苡仁三钱，炒　甘草八分

水煎代茶。

二月二十二日，庄守和请得皇上脉息左部和缓，右寸关滑缓。肺胃尚有饮热未清，以致有时头晕咳嗽口渴，今用化湿代茶饮调理。

甘菊花二钱　桑叶二钱　川芎一钱　酒芩一钱五分　前胡一钱五分　花粉二钱　陈皮一钱　甘草七分

水煎代茶。

二十三日照原方减川芎花粉。

二十四日照原方。

二月二十八日，庄守和请得皇上脉息左寸关浮弦，右关滑数。胃蓄痰饮，湿热熏蒸，外受风凉，以致偏右头疼，憎寒恶心，呕吐痰涎。今用平胃化痰饮调治。

明天麻一钱五分　橘红二钱　炙川厚朴二钱　赤苓三钱　法半夏三钱，研　防风三钱　蔓荆子三钱，炒　川芎二钱　建神曲三钱　茅术二钱，炒　生甘草八分

引用薄荷八分

二月二十九日，庄守和请得皇上脉息左关沉弦，右寸关滑数。头疼见轻，憎寒呕吐已好，惟耳内有时作响，口渴咽干。今用清胃化湿饮调理。

蔓荆子三钱，炒　防风二钱　川芎二钱　甘菊花三钱　霜桑叶二钱　柴胡一钱五分　胆草二钱，酒炙　栀子二钱，炒　净蝉衣二钱　茅术二钱，炒　生甘草八分

引用荷叶二钱

三月初九日，庄守和请得皇上脉息左寸关浮数。目角色赤见轻，惟右目睑边上起粟疮，有时作痛。良由心脾湿热受风使然。今用照原方代茶饮加减调理。

荆芥一钱五分　防风二钱　霜桑叶二钱　甘菊花二钱　次生地三钱　连翘二钱　酒赤芍一钱五分　薄荷八分

水煎代茶。

三月十四日，庄守和请得皇上脉息和缓。诸证俱好。眼边浮肿已消，口渴亦减。惟目上睑少有浮红未净，胃气稍有欠和，今用和胃代茶饮调理。

金石斛二钱　陈皮丝一钱　甘菊花二钱　茯苓二钱　霜桑叶二钱　生薏苡仁三钱　竹茹一钱

水煎代茶。

三月十七日，庄守和请得皇上脉息左寸浮弦稍数，右关滑缓。呕恶已减，头疼见轻，惟上焦风热稍有未净，胃阳饮热不清。以致口干作渴。今用清解平胃代茶饮调理。

荆芥二钱　防风二钱　蔓荆子二钱，炒　甘菊花二钱　桑叶三钱　粉葛一钱五分　天花粉二钱　薄荷八分

水煎代茶。

三月二十日，庄守和请得皇上脉息和缓。证势俱好，惟肠中稍加湿郁气滞，以致腹中微觉闷坠，有时串痛。今用和胃代茶饮加减调理。

厚朴花一钱五分　陈皮一钱五分　茅术二钱，炒　煨木香八分　焦三仙各二钱　赤芍一钱五分，炒　炙甘草八分

水煎代茶。

五月十一日辰刻，杨际和请得皇上脉息左寸关弦软近数，右寸关沉滑力软，两尺仍弱。

左目小眦胀赤渐消。惟耳内时作烘声。偶然呛嗽，渐或有痰。言语气怯，中州较空，不耐凉热，手仍发胀，腰腿有时酸疼。总缘气虚阴亏，脾肾不足，肝经易旺，致生浮火使然。今用照原方加减代茶饮调理，秘精汤熏洗法均照原方。

西洋参二钱，研 大片生地四钱 当归四钱 杭芍四钱，炒 大熟地六钱，捣碎 杜仲三钱，炒 龙骨三钱，研 莲蕊三钱 焦枣仁三钱，研 川芎一钱五分 川贝三钱，研 桑叶三钱 甘菊花三钱 苦桔梗三钱 橘红一钱五分 生甘草一钱

水煎代茶。

五月十二日辰刻，杨际和请得皇上脉息左寸关弦软近缓，右寸关沉滑力软，两尺仍弱。左目小眦赤胀已消。惟呛嗽时作，痰涎不多。耳内尚有烘声，言语气怯，中州较空，不奈凉热，手仍发胀，睡不解乏，腰腿有时酸疼。今用滋益安嗽代茶饮调理，秘精汤熏洗法均照原方。

西洋参三钱，研 大片生地四钱 当归四钱 杭芍四钱，炒 大熟地六钱，捣碎 杜仲三钱，炒 龙骨三钱，研 莲蕊三钱 焦枣仁三钱，研 川芎一钱五分 川贝四钱，研 桑叶三钱 炙枇杷叶三钱 苏叶一钱五分 橘红一钱五分 生甘草一钱

水煎代茶。

光绪□年七月十六日巳刻，庄守和、杨际和、张仲元请得皇上脉息左寸关沉弦力软，右寸关沉细而软，两尺细弱。今早大便二次，先稠后溏，有时肠鸣，腹中微痛。夜寐欠实，精神懒倦，乍遇新凉，咽间发紧，喉中味咸，稍见凉风，即觉恶寒。久坐腰酸，言多气怯。耳鸣发堵，面黄形瘦，手仍发胀，腿膝觉凉，步履无力，足踝骨痛，筋脉欠和，谷食虽香，消化尚慢。今议仍用参苓白术散午服二钱，米汤调服；四神散晚服二钱淡盐汤调服，缓缓调理。

七月十七日辰刻，庄守和、杨际和、张仲元请得皇上脉息左寸关沉弦力弱，右寸关沉细而软，两尺微弱。夜间今早大便二次，溏而带稀，有时肠鸣，腹中微痛，精神软倦，乍遇寒凉，咽间发紧，喉中味咸。目胀不爽，耳鸣较甚。面黄形瘦，手仍发胀。久立腰疼腿膝空酸，夜间觉凉，步履无力，足踝骨疼，筋脉发皱。谷食虽香，消化过慢。今议仍用参苓白术散午服二钱，米汤调服。四神散晚服二钱，淡盐汤调服，缓缓调理。

七月十八日巳刻，庄守和、杨际和、张仲元请得皇上脉息左寸关沉弦力弱，右寸关沉细而软，左尺微弱，右尺稍见神力。夜间丑寅之时，大便二次见溏，有时肠鸣，腹痛。精神懒倦，面黄形瘦，耳鸣觉堵。乍遇新凉，咽间发紧，喉中味咸，有时作嗽，久立腰疼，腿膝空酸，筋脉觉皱，足踝骨痛，四肢寒凉，手仍发胀。谷食尚可，消化太慢。今议仍用参苓白术散早服二钱，米汤调服，四神散晚服二钱，生姜三片红枣肉七个煎汤调服，缓缓调理。

七月十九日巳刻，庄守和、杨际和、张仲元请得皇上脉息左寸关沉弦力弱，右寸关沉细而软，左尺微弱，右尺神力稍好。今早大便一次，先稠后稀，有时肠鸣，微觉腹痛。精神懒倦，面黄体瘦。耳内发堵，时而蝉鸣。偶作咳嗽，中脘嘈杂，言多气怯，中州较空。手仍发胀，筋脉欠和，四肢寒凉，腰腿酸疼，不耐久坐久立。谷食虽香，消化太慢。今议仍用参苓白术散午服二钱，米汤调服。四神散晚服二钱，红枣肉七个生姜三片煎汤调服。缓缓调理。

七月二十日巳刻，庄守和、杨际和、张仲元请得皇上脉息左寸关沉弦力弱，右寸关沉细而软，左尺仍弱，右尺神力稍长。今早大便一次，溏而见稀，有时肠鸣，腹微觉痛。精

神懒倦，面黄体瘦，劳累多言，耳鸣发堵，中空气怯，偶作咳嗽，中脘嘈杂，手指发胀，筋脉欠和，腰酸腿疼，步履无力。谷食虽香，消化仍慢。今议仍用参苓白术散午服二钱，米汤调服；晚用四神散二钱，生姜三片，红枣肉七个，煎汤调服，缓缓调理。

光绪□年二月十九日代茶饮照原方减夏枯草加桔梗。

二月十九日，杨际和请得皇上脉息左关沉弦，右寸关滑而稍数。乳之筋核虽然渐小，而肿势尚未消平，重按微痛。总缘湿郁不净，脉络未舒所致。今用代茶饮照原方加减，外敷之药照方调理。

炙香附一钱五分　熟地一钱五分，砂仁拌　归尾一钱五分　赤芍一钱五分，炒　抚芎五分　桔梗八分　橘络八分　生甘草五分

水煎代茶。

二月二十二日，杨际和请得皇上脉息左关弦而近缓，右寸关沉滑。乳之筋核疼痛渐止，有时重按尚觉微疼。今用代茶饮照原方，外敷之药仍照原法调理。

炙香附一钱五分　当归一钱五分　赤芍一钱五分　抚芎五分　橘络八分　苏梗五分　桔梗八分　生甘草五分

水煎代茶。

二月二十三日，杨际和请得皇上脉息左关弦而近数，右寸关滑数。乳之筋核虽然活软，重按尚疼，乳头之旁起有小粟，微觉僵痛。良由郁热不清，筋脉未舒所致。今用清肝和脉代茶饮调理。

次生地二钱　归尾一钱五分　赤芍一钱五分，炒　栀子一钱五分，炒　炙香附一钱五分　橘络八分　桔梗八分　甘菊花一钱五分　苏梗叶五分　生甘草五分

水煎代茶。

二月二十四日，杨际和请得皇上脉息左关弦数，右寸关滑数。乳之筋核重按仍痛，乳头之上肉皮裂有小口，乳头之旁尚有小粟，微觉僵疼。总缘肝脾二经湿热血燥，气道未舒所致。今用清热调肝代茶饮，外敷白碗胭脂调理。

羚羊一钱　瓜蒌三钱　次生地三钱　归尾二钱　赤芍二钱，炒　香附二钱，炙　橘络一钱　猪苓二钱　连翘二钱　苏梗叶八分　栀子二钱，炒　焦三仙各二钱，研

水煎代茶。

二月二十五日，杨际和请得皇上脉息左关弦数，右寸关滑数。乳之筋核中间较软，重按作疼。乳头之上裂口渐合，乳头之旁小粟稍退，微觉僵疼。今用代茶饮照原方外，仍敷白碗胭脂调理。

羚羊一钱　瓜蒌三钱　次生地三钱　归尾二钱　赤芍二钱，炒　炙香附二钱　橘络一钱　猪苓二钱　连翘二钱　苏梗叶八分　栀子二钱，炒　焦三仙各三钱，研

水煎代茶。

二月二十六日，杨际和请得皇上脉息左关弦而尚数，右寸滑数。乳之筋核微消，重按尚疼，乳头肉皮裂处尚未平复，乳头之旁小粟已消。今用代茶饮照原方加减外，仍敷白碗胭脂调理。

羚羊八分　元参三钱　次生地三钱　归尾二钱　赤芍二钱，炒　炙香附二钱　橘络一钱　公英二钱　连翘二钱　荆芥一钱　栀子二钱，炒　焦三仙六钱，研

水煎代茶。

二月十七日，杨际和、范绍相请得皇上脉息左关弦而近数，右寸关滑数。乳之筋核活动重按疼痛。肝脾二经湿郁未清，以致脉络欠于舒通。今议用照原方外，仍敷消肿定痛

散调理。

炙香附三钱　次生地四钱　归尾二钱　赤芍二钱，炒　醋青皮二钱　川芎一钱五分　夏枯草二钱　橘络一钱　生甘草六分

水煎代茶。

二月二十七日，杨际和请得皇上脉息左关弦浮而数，右寸关滑数。乳之筋核见小，乳头肉皮裂处已好。惟湿热不净，气道欠舒，加以感受风寒，以致头疼微晕，身肢发热，喉内发咸，鼻息气热，有时作渴，口中微黏。今用清解调肝代茶饮调理。

薄荷一钱　荆芥三钱　防风三钱　川芎一钱五分　白芷三钱　炙香附二钱　元参三钱　赤芍二钱，炒　酒芩三钱　花粉三钱　橘红一钱五分　焦三仙六钱，研

水煎代茶。

三月初二日，杨际和请得皇上脉息左关稍弦，右关稍数。诸证俱好，惟胃气欠和，有时作渴。今用和胃代茶饮调理。

麦冬二钱　花粉一钱五分　赤苓一钱五分　陈皮一钱　金石斛一钱五分　谷芽二钱，炒　生甘草五分

水煎代茶。

二月二十八日，杨际和请得皇上脉息左关弦浮而数，右寸关滑数。乳之筋核重按仍觉作痛，身热已退，头疼见轻，时而发闷，喉内仍咸，舌起口疮，口渴仍粘。总缘风邪未净，湿热不清所致。今用代茶饮照原方加减调理。

薄荷一钱　荆芥二钱　蔓荆子二钱，炒研　川芎一钱五分　白芷二钱　炙香附二钱　元参三钱　酒连一钱，研　酒芩三钱　花粉三钱　枳壳三钱，炒　焦三仙九钱，研

水煎代茶。

二月二十八日代茶饮照原方减防风、赤芍、橘红，加蔓荆子、酒连、枳壳。

二月二十九日，杨际和请得皇上脉息左寸关弦数稍浮，右寸关沉滑。呕吐已止。惟表邪未净，湿热不清，气道欠调，以致头微作疼，时觉眩晕。舌上口疮尚未见消。身肢懒倦。今用代茶饮照原方加减，外仍用冰硼散敷于舌间患处调理。

建曲二钱　荆芥一钱五分　姜连一钱，研　赤苓三钱　茅术一钱五分，炒　炙厚朴二钱　枳壳二钱，炒　陈皮一钱五分　花粉二钱　蔓荆子一钱五分，炒研　炙香附一钱五分　生甘草六分

水煎代茶。

二月二十九日代茶饮照原方减藿香、大腹皮，加赤苓、香附、荆芥。

二月二十日，白文寿请得皇上脉息左关见弦，右寸关浮数。肺胃饮热，感受风凉，以致偏右头痛，胸膈懊憹，呕吐水饮，身体酸倦，今用疏解代茶饮调理。

荆穗一钱五分　防风二钱　桑叶三钱　薄荷一钱　枳壳三钱，炒　厚朴二钱，炒　陈皮二钱　焦茅术二钱　云苓三钱　焦三仙六钱　木香八分，研　焦槟榔三钱

共以水煎透，随意代茶。

二月二十日午刻，白文寿请得皇上脉息左关弦数，右寸关浮数。风凉未解，肺经饮热过盛，胃气不和，连作呕吐三次，胸膈懊憹，偏右头仍作痛。今用照早代茶饮加止呕之味调理。

荆穗一钱五分　薄荷一钱　桑叶三钱　焦栀子三钱　广砂一钱五分，研　姜连一钱五分，研　法半夏二钱，研　连翘三钱，去心　枳壳三钱，炒　竹茹三钱　生甘草一钱

共以水煎透，随意代茶。

二月二十日申刻，萧德琳请得皇上脉息左寸关弦数兼浮，右寸关滑数。系外受风凉，

内停饮热以致头痛作呕，胸中懊憹，饮食不香。今用清解化湿代茶饮调理。

荆芥一钱 竹茹二钱 厚朴二钱 赤苓三钱 川芎一钱五分 降香八分 广砂八分，研 腹皮三钱 赤芍二钱 白术一钱五分，土炒 白芷一钱五分 瓜蒌仁二钱，研

引用生姜二片 藿香梗一钱

二月二十一日，白文寿请得皇上脉息左寸关弦数，浮象渐缓，右寸关滑数。风凉稍解，解而未净，肺经饮热过盛，胃气不和，呕吐虽见轻减，惟右边头仍作痛，谷食欠香，身体酸倦。今用清热化湿代茶饮调理。

藿梗叶一钱五分 石斛二钱 次生地四钱 焦栀子二钱 旋覆花二钱，包 赤苓三钱 白术二钱，土炒 甘菊花二钱 车前子三钱，包 腹皮三钱 川芎一钱五分 生甘草一钱

水煎代茶。

三月二十二日，李德源请得皇上脉息左关弦数，重按力软，右关滑缓。系肝阴不足，脾弱湿热熏蒸，以致耳鸣声响作堵，食后倦怠，腿膝足跟疼痛。今用养肝清热利湿汤一贴调理。

生地三钱 炙龟板三钱 白芍三钱，炒 元参三钱 茯苓三钱 牛膝三钱 木瓜三钱 栀仁三钱，炒 丹皮二钱 盐柏一钱 谷芽三钱，炒

引用防己二钱

三月二十二日，冯国治请得皇上脉息左关弦数，右关沉滑。系肝热脾湿，热炎上薰，耳鸣作响，似蝉鸣之声，热盛远听不易，热减听之则明。湿热下注，足跟筋脉牵引作痛。此由肝热湿饮运化迟慢所致。今拟清肝热理脾湿之法调理。

苍术三钱 青皮二钱，炒 川牛膝三钱 独活二钱 赤苓三钱 抚芎三钱 川续断三钱 防己二钱 于术二钱，炒 甘草一钱

三月二十三日，艾世新请得皇上脉息左关沉弦，右关滑缓。系肝脾不和，热浮于上，耳中鸣响，闻声不真，湿气下流，左足跟时觉作痛。谨拟平肝化湿汤调理。

杭芍二钱 茯神二钱 远志一钱 陈皮一钱 川芎一钱 甘菊花一钱 知母二钱 炙甘草六分

引用防己二钱

三月二十三日，郑敏书请得皇上脉息左关沉弦，右关沉缓。肝木克于脾土，湿热下行于经络，致作足跟疼痛；上蒸湿热则作耳鸣。运行滞塞，转输迟化。今宜舒肝建中利湿活络之品调理。

石菖蒲一钱 赤苓三钱 杜仲三钱 菟丝子二钱 宣木瓜三钱 茵陈三钱 牛膝三钱 丝瓜络三钱 石决明三钱，研 黑栀仁二钱，研

引用蚯蚓一钱，土炒

三月二十四日，郭荣请得皇上脉息左关弦数，右关滑缓。系肝脾湿热，浮热上炎，致耳鸣作响。湿热循经下注，则左足跟痛甚。谨拟和肝清热化湿饮调理。

大生地三钱 杭芍二钱，炒 元参二钱 栀仁一钱，炒 宣木瓜二钱 黄柏一钱，炒 防己二钱 橘络一钱

引用石菖蒲一钱

三月二十四日，李文若请得皇上脉息左关弦数，右关细缓。系肝脾不和，虚火上炎，则头晕耳鸣，有时作堵。湿气下注则足跟疼痛。总由肾气不足，火水未济。谨拟和肝扶脾壮水引火归原调理。

于白术二钱，土炒 云茯苓二钱 淮山药二钱，炒 当归二钱 川牛膝二钱 泽泻一钱 枣仁一钱，炒研 炙甘草一钱

引用甘菊花二钱

三月二十七日，李锡璋请得皇上脉息左关微弦，右寸关稍数。厥阴肝(经)客于阴器则梦接，相火鼓之致肾不闭藏则遗。谨拟滋阴固肾汤调理。

桂枝一钱　白芍一钱　煅牡蛎一钱五分　蛤粉一钱五分　芡实二钱　甘草一钱

引用生姜一片　红枣三枚

三月二十七日，王祯福请得皇上脉息左脉弦数，右脉滑缓。由心肝火旺，肾水不足，水火不平，火动耳鸣，脾湿下流，足跟疼痛，腰酸腿软。今用清心生水利湿之品。

姜连五分　防己一钱　元参二钱　黄柏一钱　赤苓一钱五分　知母二钱　泽泻二钱　骨皮二钱

引用灯心三子

三月二十八日，殷文光请得皇上脉息左关沉数，右关滑缓。系精虚水不养木，木燥生热，流走经络，湿热蓄于膈上，阴液不能上潮于耳，耳鸣堵闷，足跟疼痛。今拟养精除湿之法。

补骨脂三钱，炒　熟地二钱　茯苓二钱　知母二钱　川杜仲二钱，炒　陈皮二钱　炙龟板三钱，研　黄柏一钱五分

引用甘草一钱

三月二十八日，李寿昌请得皇上脉息左寸关数弦，右关而缓。肝旺脾湿，心经虚热，相火随之湿热上升，有时耳鸣，饮食运化迟滞，湿热下注，腰腿酸倦，兼有遗泄。宜用调肝脾养心固本之法调理。

茯神三钱，朱拌　知母三钱　南楂二钱　枸杞子二钱　莲心八分　杭芍三钱　麦冬二钱　川续断二钱

引用天花粉二钱

九月十三日，杨安贵请得皇上脉息左部稍浮，右关滑数。系胃气不和，蓄停水饮，微感寒凉闭伏之症。以致身肢觉热，早晨呕吐涎水，腹脘作痛。今用清解和胃化饮汤一贴调理。

苏叶一钱　藿梗一钱　陈皮一钱五分　法半夏二钱　姜连五分，研　焦曲三钱　茯苓三钱，研　砂仁八分，研　炙厚朴一钱　竹茹二钱

引用生姜三片

九月十三日午刻，杨安贵请得皇上脉息左部浮缓，右关仍滑。感寒渐解，水饮停蓄尚未输化，以致身肢倦怠，腹脘作痛。今用照原方加减一贴调理。

藿梗一钱　砂仁八分，研　陈皮一钱五分　煨木香五分　焦曲三钱　炙厚朴一钱　苏梗一钱　茅苍术一钱

引用生姜三片

九月十四日，杨安贵请得皇上脉息右关稍滑，余部和平。肤热呕恶俱减，身肢倦怠亦好。夜寐安适。惟胃经余湿未净，以致偶有腹痛口干作渴。今用和中化饮汤一贴调理。

陈皮一钱　炙厚朴一钱　谷芽二钱，炒　焦曲二钱　麦冬二钱，去心　赤苓二钱　煨木香四分　甘草八分

引用灯心一子

九月十四日午刻，杨安贵请得皇上脉息和缓右关稍滑。诸症俱好，惟余湿稍有未净，胃气欠和，以致腹脘微觉作痛。今用和胃代茶饮调理。

陈皮一钱　焦三仙各二钱　麦冬二钱，去心　茯苓二钱

水煎代茶。

光绪□年九月十八日，杨际和请得皇上脉息左关弦数，右寸关滑数。表邪稍解，湿热尚盛，恶寒已退，发热稍轻，头仍疼晕，呕吐水饮，胸膈不畅。舌之左边起有紫泡，口干作渴，身肢软倦。今用清解平胃代茶饮调理。

薄荷一钱　川芎二钱　白芷三钱　蔓荆子三钱，炒　茅术二钱，炒　炙厚朴二钱　姜连一钱，研　天花粉三钱　竹茹二钱　槟榔三钱，炒　生甘草五分　焦三仙九钱

水煎代茶。

九月十九日，杨际和请得皇上脉息左关弦而近数，右寸关滑数。风邪未净，湿热不清，寒热均退，头尚微疼，口黏作渴，谷食不香，身肢懒倦，小水欠畅。今用调肝清化汤调理。

次生地四钱　元参三钱　薄荷一钱　川芎二钱　甘菊花三钱　炙香附二钱　青皮二钱，炒　栀子三钱，炒　花粉三钱　陈皮二钱　木通二钱　生甘草八分

引用焦三仙九钱

九月十八日辰刻，杨际和请得皇上脉息左寸关弦数而浮，右寸关沉滑。肝热未清，湿饮尚盛，复感风寒，以致头疼眩晕，呕吐频仍，胸膈懊憹，恶寒发热，口黏作渴，身肢酸倦。今用疏风平胃化湿饮调理。

苏叶子共三钱　荆芥二钱　防风二钱　川芎一钱五分　蔓荆子三钱，炒　炙厚朴三钱　茅术二钱，炒　陈皮二钱　小枳实二钱，炒　木香一钱，研　槟榔三钱，炒　焦三仙九钱

引用壳砂一钱，研

九月十九日未刻，杨际和请得皇上脉息左寸关弦浮，右寸关沉滑。湿滞未净，连日复感风寒，以致头疼眩晕，身肢寒战，胸膈不畅，诚恐转成疟疾。今用疏风化滞汤送服清麟丸一钱调理。

羌活三钱　苏梗叶三钱　柴胡二钱　桂枝一钱五分　防风三钱　蔓荆子三钱，研　炙厚朴三钱　槟榔三钱，炒　煨木香一钱五分　杭白芍三钱，炒　广砂一钱五分，研　甘草八分

引用生姜三片

外用清麟丸一钱用药汁送下。

九月十九日酉刻，范绍相请得皇上脉息左寸关弦数，右寸关浮滑。系肝胃蕴热，感受风凉之症，以致头痛恶心，寒战烧热，自汗身肢，骨节酸疼，此由时疫使然。今用清解化湿饮即服一贴调理。

葛根二钱　银柴一钱五分　萸连一钱五分，研　郁金三钱，研　青皮二钱，研　桑叶三钱　甘菊花三钱　薄荷一钱　蔓荆子三钱，炒　藁本一钱五分　草果仁一钱五分　木香一钱，研

引用荷叶一角，撕碎

九月二十日，李德昌、范绍相请得皇上脉息左寸关弦数而浮，右寸关沉滑。原系肝胃蕴热夹湿，感受风凉疟疾之症。昨服酉刻之方，头痛较轻，夜间大便下行。今早寒热未作，惟湿饮未清，营卫余邪尚未化净，身肢倦懒，口中作渴，胸膈膨闷，谷食欠香。今议用和解化湿饮一贴调理，相宜谨避风凉为要。

葛根二钱　银柴一钱五分　萸连一钱五分，研　槟榔三钱　草果仁二钱，研　郁金三钱，研　青皮二钱，炒　厚朴二钱，炙　藿香二钱　陈皮二钱　花粉三钱　独活二钱

引用蔓荆子三钱　甘菊花三钱，炒

九月二十日申刻，李德昌、范绍相请得皇上脉息左寸关弦数而浮，右寸关沉滑。营卫余邪尚未化净，肝胃饮热未清，心经火郁，以致目睑红赤，唇焦而紫，舌生口疮。胸膈膨闷，谷食不香，肌肤发热，身肢懒倦，有时头闷、晕痛。今议暂用清上化湿代茶饮一贴调理。

生蔓荆子三钱　甘菊花三钱　桑叶二钱　羚羊二钱　金沸草三钱，包煎　栀子二钱，炒　葛根二钱　银柴一钱五分　天花粉三钱　竹茹二钱

九月二十二日，李德昌、范绍相请得皇上脉息左寸关弦数稍浮，右寸关沉滑。原系劳碌郁闷，饮滞停蓄，感受风凉，夹以时疫疟疾之症。今日烧冷时作，各症俱见减，惟头闷眩晕，唇燥口黏，胸膈膨闷，谷纳欠香，皮肤潮热，身肢懒倦。今议用加味达原饮一贴调理。

葛根二钱　银柴一钱五分　槟榔三钱　草果仁一钱五分，研　炙厚朴一钱五分　藿香二钱　生白芍三钱　知母三钱，炒　条芩三钱　茅术一钱五分，炒　花粉三钱　薄荷一钱

引用生蔓荆子三钱　焦三仙九钱

九月二十二日，李德昌、范绍相谨拟正气化疟丸。

藿香二钱　苏叶二钱　葛根二钱　银柴二钱　炙厚朴二钱　槟榔块三钱　萸连一钱五分　草果仁三钱　条芩三钱　栀子三钱，炒　骨皮三钱　青蒿三钱　元明粉四钱

共研极细面，神曲糊为丸，如绿豆粒大，明日晨服三钱，白开水送下。

九月二十三日申刻，李德昌、范绍相、张仲元、忠勋请得皇上脉息左寸关弦数稍浮，右寸关沉滑仍数。余邪未净，肝胃饮滞，郁热不清，气道不舒，以致头闷晕疼，胸膈堵痛，懊憹烦急，目赤唇燥，口干作渴。舌苔黄腻。肌肤潮热，身肢酸倦，大便未行。惟寒热渐减，疟发之时较早，此乃欲解之象，今议用清上化滞代茶饮调理。

蔓荆子三钱，生　云黄连二钱，研　炒栀三钱　条芩三钱　东楂肉四钱　溏瓜蒌五钱　麻仁三钱　延胡索二钱　郁李仁三钱　皂角子二钱，研　槟榔三钱，焦

水煎温服。

九月二十五日，李德昌、范绍相、张仲元、忠勋请得皇上脉息左寸关弦数，右寸关沉滑而数。今早头痛未作，稍有眩晕，胸膈觉宽。惟营卫未和，肝胃湿滞不清，气欠舒畅，以致唇干口黏，谷食欠香，身肢懒倦，腿膝酸沉，大便燥而不畅。今议用养阴清热化湿滞之方一贴调理。

中生地四钱　元参三钱　花粉三钱　生白芍二钱　生鳖甲三钱　当归三钱，土炒　骨皮二钱　条芩三钱　焦三仙各二钱　麻仁三钱　小枳实二钱，研　赤苓三钱

引用泽泻二钱

本日巳正三刻请脉照早方加溏瓜蒌四钱一贴调理。

九月二十五日申刻，李德昌、范绍相、张仲元、忠勋请得皇上脉息左寸关弦数稍浮，右寸关沉滑而数。营卫未和，余邪不清，肝胃饮滞，郁热尚盛，火灼阴液，以致肌肤烧热，口干作渴，目赤唇燥，大便欲行未行。今议用滋阴清热化湿代茶饮调理。

中生地三钱　元参三钱　花粉三钱　骨皮三钱　粉葛根三钱　青蒿二钱　生鳖甲二钱　银柴一钱五分　溏瓜蒌四钱　桃仁三钱　焦楂四钱　枳壳三钱，炒

水煎温服。

九月二十六日，李德昌、范绍相、张仲元、忠勋请得皇上脉息左寸关弦数而浮，右寸关沉滑稍数。证势渐减，惟头闷眩晕，口干作渴，目赤唇燥，谷食欠香，身肢懒倦，腿膝酸沉，大便下行先燥后润而不畅。此由营卫未和，余邪不清，肝胃郁热，里滞不净所致。今议用照昨方加减一贴调理。

中生地四钱　元参三钱　骨皮三钱　花粉四钱　生鳖甲三钱　青蒿三钱　粉葛二钱　柴胡一钱五分　溏瓜蒌四钱　桃仁三钱　条芩三钱　栀子三钱，炒

引用焦三仙六钱　郁李仁三钱

九月二十六日，代班李进仓传上交朱笔药方一贴。

生首乌三钱　陈皮、柴胡、白茯苓、黄芩各八分　白术一钱，炒　当归一钱　威灵仙一钱　知母二钱　鳖甲二钱，醋炙酥后研粉　炙甘草三分

生姜三片、井水河水各一杯，煎八分，无灰酒五分再煎，一开，空心服，渣再煎再服，此系第二方。

九月三十日，李德昌、范绍相、张仲元、忠勋请得皇上脉息左寸关弦数，右寸关沉滑而数。精神见爽，夜寐安适。惟营卫未和，余邪尚有不净，肝胃饮滞未清，脾不化湿，以致微觉头闷，口中不和，谷食欠香。今议用滋阴理脾化湿汤一贴调理。

大生地二钱　元参二钱　知母二钱，盐炒　黄柏一钱五分，盐炒　炙首乌二钱　玉竹二钱　白芍二钱　骨皮一钱五分　金石斛二钱　茯苓二钱　陈皮一钱五分　甘草五分

引用炒薏苡仁三钱

九月二十二日戌刻，庄守和请得皇上脉息左寸浮弦，右寸关滑数。胃蓄饮热，外感风寒，以致憎寒头痛，身肢酸倦，口舌觉干。今用疏风清胃饮调理。

苏叶一钱五分　防风三钱　川芎一钱五分　蔓荆子三钱，炒　白芷二钱　酒芩三钱　花粉三钱　金石斛三钱　茅术二钱，炒　陈皮一钱五分　建曲三钱，炒　生甘草八分

引用薄荷八分

九月二十三日，李德昌请得皇上脉息左寸浮弦而滑，右寸关滑数。表感未解，肺胃饮滞，郁热尚盛，以致头疼恶寒，身肢酸倦，胸闷懊憹呕吐痰饮，口燥而渴，大便未行。今用清解平胃化滞汤调理。

羌独活各一钱五分　薄荷一钱五分　川芎一钱五分　藿梗一钱五分　生蔓荆子三钱　橘皮三钱　竹茹三钱　炙厚朴二钱　茅术二钱，炒　花粉三钱　栀子三钱，炒　焦三仙六钱

引用甘菊花三钱

九月二十三日申刻，李德昌请得皇上脉息左寸浮弦而滑，右寸关仍滑而数。表感未解，肺胃饮滞，郁热尚盛，以致仍作头疼，身肢酸倦，恶寒觉麻，胸满烦急，懊憹恶心，呕吐涎沫，口燥而渴，大便未行。今用照原方加减调理。

羌独活各二钱　薄荷二钱　川芎二钱　藿梗二钱　生蔓荆子三钱　橘皮三钱　竹茹三钱　炙厚朴二钱　茅术二钱，炒　栀子三钱，炒　槟榔块三钱　甘菊花三钱

引用焦三仙九钱　川锦纹一钱五分

九月二十四日，李德昌请得皇上脉息左寸浮弦而滑，右寸关滑大而数。表邪不解，未得正汗。惟肺胃饮滞，郁热尚盛，以致头仍作痛，身肢懒倦，恶寒烧热，嗜卧酸麻，胸膈满闷，懊憹烦急，时作恶心，呕吐涎沫，口中无味，干燥而渴。今日大便未行，小水赤少。今用和解调中化滞汤调理。

羌活三钱　薄荷一钱五分　川芎二钱　藿梗二钱　橘皮三钱　壳砂一钱，研　炙厚朴二钱　茅术二钱，炒　栀子三钱，炒　茵陈三钱　甘菊花三钱　焦三仙九钱

引用生蔓荆子三钱　川锦纹一钱五分

九月二十四日申刻贴头止痛膏。

荆穗二钱五分　穿山甲一钱五分，炒　白芷二钱五分　蝼蛄一钱五分　干蝎一钱，去毒　土鳖虫一钱　牙皂一钱五分　冰片三分，后兑　僵蚕一钱　南薄荷五分

共研极细面，用蜂蜜调匀，摊于布光上，贴两太阳穴。

九月二十五日，李德昌请得皇上脉息左寸关弦滑而数，右寸关沉滑而数。症势稍见轻减，惟表感少有未净，肺胃饮滞，郁热未清，以致偏右头疼，身肢酸倦，有时发热，起坐

头晕，胸膈满闷，气道不畅，口中无味，干燥而渴，起有小疱。今用调中开胃清热化饮汤调理。

橘皮二钱　炙厚朴二钱　茅术二钱，炒　茵陈二钱　川芎二钱　藿梗一钱五分　生蔓荆子三钱　槟榔三钱　栀子三钱，炒　甘菊花二钱　霜桑叶二钱　薄荷八分

引用竹叶三十片　灯心三子

九月二十六日，李德昌请得皇上脉息左寸关弦滑而数，右寸关沉滑而数。表里未清，肺胃饮滞，郁热尚盛，以致偏右头疼，身肢酸倦，有时发热，起坐头晕，胸膈满闷，懊憹嘈杂，口中无味，干燥而渴，起有小疱。今用和解调中化饮汤调理。

橘皮三钱　炙厚朴二钱　茅术二钱，炒　薄荷一钱　川芎二钱　防风二钱　生蔓荆子三钱　藿梗二钱　栀子三钱，炒　甘菊花二钱　霜桑叶二钱　槟榔三钱，块

引用荷叶三钱　灯心三子

九月二十七日，李德昌请得皇上脉息左寸关弦滑而数，右寸关沉滑而数。症势轻减，惟肺胃饮滞湿热未清，气道郁遏，营卫未和，以致身肢酸倦，有时发热，动坐头晕脚软，胸膈嘈满，口中无味干燥而渴，起有小疱。今用调中开胃清热化饮汤调理。

橘皮二钱　炙厚朴二钱　焦茅术二钱　藿梗一钱五分　薄荷一钱　甘菊花二钱　霜桑叶二钱　酒连八分，研　栀子三钱，炒　木香一钱，研　白蔻仁一钱，研　荷叶二钱

引用灯心三子

九月二十八日，李德昌请得皇上脉息左寸关弦滑而缓，右寸关沉滑而数。肺胃饮滞，余热未清。气道欠调，营卫未和。以致身肢酸倦，起坐动转时或头晕脚软，口燥而渴，小疱未净。今用和胃清热化饮汤调理。

橘皮二钱　炙厚朴一钱五分　焦茅术一钱五分　藿梗一钱　甘菊花二钱　桑叶二钱　青竹茹二钱　酒连五分，研　栀子二钱，炒　木香七分，研　白蔻仁七分，研　荷叶二钱

引用赤苓三钱

八月二十七日，张仲元、忠勋请得皇上脉息左部沉弦而细，右寸关沉滑。昨日眩晕觉重，偏右微有头疼，步履酸软。良由肾液不足，肝阳上越，胃蓄湿痰熏蒸使然。谨拟益阴柔肝化痰之法，午间仍服膏子药调理。

西洋参一钱五分，研　云茯苓四钱　泽泻一钱　淡苁蓉三钱　生杭芍五钱　菟丝饼五钱　橘红二钱　法半夏二钱，研　萸黄连各三分，研　旋覆花三钱，包煎　熟军一钱五分　瓜蒌仁三钱，研

引用黄土八两，百沸汤冲融澄清煎药

八月二十八日，张仲元、全顺、忠勋请得皇上脉息左部沉弦而细，右寸关沉滑。眩晕时轻时重，阳虚恶风，脾胃不和，消化较慢、有时偏右头疼，步履酸软。良由肾液不足，痰饮熏蒸使然。谨拟和中化饮之法，午间仍服膏子药调理。

西洋参一钱五分，研　云茯苓五钱　生于术一钱五分，研　生杭芍三钱　法半夏二钱，研　化橘红二钱　菟丝饼四钱　淡苁蓉三钱　建泽泻二钱　旋覆花三钱，包煎　生甘草八分

引用桂枝八分

八月二十九日，张仲元、全顺、忠勋请得皇上脉息左部沉弦而细，右寸关沉滑。眩晕时轻时重，阳虚恶风，脾元较弱，消化不快，步履酸软。总缘肾液不实，肝阳鼓动，痰饮熏蒸所致。谨拟和中化饮之法，午间仍服膏子药调理。

西洋参一钱五分，研　云茯苓三钱　生于术一钱，研　生杭芍三钱　菟丝饼四钱　淡苁蓉三钱　建泽泻二钱　熟军一钱　化橘红二钱　甘草六分

引用桂枝八分

八月三十日，张仲元、全顺、忠勋请得皇上脉息左部沉弦而细，右部沉滑。有时眩晕，阳虚恶风，脾元较弱，消化不快，步履酸软。谨拟理脾和肝之法，午间仍服膏子药调理。

西洋参一钱五分，研　云茯苓三钱　生于术一钱，研　生杭芍三钱　菟丝饼四钱　淡苁蓉三钱　化橘红一钱五分　生甘草六分

引用桂枝八分

九月初二日，张仲元、全顺、忠勋请得皇上脉息左部沉弦而细，右寸关沉滑。肾元素弱，脾不化水，阻遏阳气，以致有时眩晕，表虚恶风，谷食虽香，消化不快，步履酸软无力。谨拟理脾化水之法，午间仍服膏子药调理。

云茯苓六钱　生于术二钱，研　桂枝一钱　甘草八分

水煎温服。

九月初三日，张仲元、全顺、忠勋请得皇上脉息左部沉弦而细，右寸关沉滑。肾元素弱，脾不化水，郁遏阳气，以致有时眩晕，阳虚恶风，谷食消化不快，步履无力。谨拟调中化饮之法，午间仍服膏子药调理。

云茯苓三钱　生于术一钱，研　杭芍三钱　菟丝饼三钱　淡苁蓉三钱　化橘红二钱　神曲三钱，炒　瓜蒌仁三钱，研　熟军八分　甘草五分

引用桂枝七分

九月初四日，张仲元、全顺、忠勋请得皇上脉息左部沉弦而细，右寸关沉滑。肾元素弱，脾不化水，郁遏阳气，以致有时眩晕，阳虚恶风，谷食消化不快，步履无力。谨拟理脾化饮之法，午后仍服膏子药调理。

西洋参一钱五分，研　云苓三钱　泽泻一钱五分　杭芍三钱　菟丝饼三钱　橘红二钱　瓜蒌仁三钱，研　神曲三钱，炒　淡苁蓉三钱　甘草五分

引用桂枝六分

九月初六日，张仲元、全顺、忠勋请得皇上脉息左部沉弦而细，右寸关沉滑。肾元素弱，脾不化水，郁遏阳气，以致有时眩晕。阳虚恶风，谷食消化不快，步履无力。谨拟理脾化饮之法，午后仍服膏子药调理。

云茯苓三钱　生于术一钱，研　杭芍三钱　神曲三钱，炒　牡丹皮二钱　化橘红二钱　枳实一钱五分　熟军一钱　淡苁蓉三钱　生甘草六分

引用桂枝六分

九月初七日，张仲元、全顺、忠勋请得皇上脉息左部沉弦而细，右寸关沉滑。时作眩晕，项间偏右微疼，阳虚恶风，谷食消化不快，步履无力。谨拟和肝调中之法，午后仍服膏子药调理。

生杭芍三钱　云茯苓三钱　丹皮二钱　夏枯草二钱　神曲三钱，炒　化橘红二钱　浙贝二钱，研　淡苁蓉三钱　霜桑叶二钱　甘草六分

引用荷梗一尺

九月初八日，张仲元、全顺、忠勋请得皇上脉息左部沉弦而细，右寸关沉细。早间眩晕较重，心中懊憹呕吐出汗，谷食不思，步履无力。谨拟调中化痰之法，午后仍服膏子药调理。

云茯苓四钱　泽泻三钱　化橘红三钱　法半夏二钱，研　生杭芍四钱　竹茹二钱，姜汁炒　炒枳实二钱　瓜蒌仁三钱，研　神曲三钱，炒　猪苓二钱　生于术二钱，研　旋覆花三钱，包煎

引用黄土八两，百沸汤冲融澄清煎药

九月初九日，张仲元、全顺、忠勋请得皇上脉息左部沉弦而细，右寸关沉滑。眩晕较昨见轻，呕吐未作，惟肝阳上逆，脾元素弱，饮食消化不快，步履无力，大便觉燥。谨拟调中化饮之法，午后仍服膏子药调理。

云茯苓四钱 泽泻二钱 杭芍四钱 化橘红二钱 生于术一钱五分 熟军八分 猪苓二钱 谷芽三钱，炒 旋覆花二钱，包煎 瓜蒌三钱

引用黄土八两，百沸汤冲融澄清煎药

九月初十日，张仲元、全顺、忠勋请得皇上脉息左部沉弦而细，右寸关沉滑。时觉眩晕，口渴耳鸣，饮食虽香，消化不快，步履无力，大便觉燥，谨拟理脾化饮之法调理。

云茯苓五钱 生于术一钱 杭芍三钱 泽泻二钱 化橘红二钱 瓜蒌仁三钱，研 猪苓二钱 桂枝五分 生桑皮二钱 川贝母二钱，研

引用黄土八两，百沸汤冲融澄清煎药

九月十一日，张仲元、全顺、忠勋请得皇上脉息左部沉弦而细，右寸关沉滑。有时眩晕，口渴耳鸣，饮食虽香，消化不快，左胁微疼，步履无力，大便觉燥。谨拟理脾化饮之法调理。

云茯苓四钱 生杭芍四钱 青皮一钱五分，炒 泽泻二钱 瓜蒌仁三钱，研 旋覆花二钱，包煎 火麻仁三钱 猪苓二钱 川贝母二钱，研 生桑皮二钱

引用黄土八两，百沸汤冲融澄清煎药

皇上化痰清眩丸

法半夏二两 云茯苓一两 枳壳五钱，炒 元明粉三钱 胆星五钱

共研细面，神曲糊为丸，如绿豆大，每早晚各服二钱，米汤送下。

九月十一日，张仲元、全顺、忠勋谨拟。

九月十二日，张仲元、全顺、忠勋请得皇上脉息左部沉弦而细，右寸关沉滑。肝阳未平，痰饮尚盛，时作眩晕，口渴耳鸣，左胁微疼，步履无力。谨拟柔肝理脾化饮之法，早晚兼服化痰清眩丸调理。

杭芍三钱 淡苁蓉三钱 菟丝饼三钱 云茯苓四钱 橘红二钱 生牡蛎三钱 旋覆花二钱，包煎 火麻仁二钱，研

引用谷芽三钱，炒

九月十三日，张仲元、全顺、忠勋请得皇上脉息左部沉弦而细，右寸关沉滑。阳气郁遏，痰饮上干，致有时作眩晕，口渴耳鸣，左胁微疼，步履无力。谨拟宣郁化痰之法，早晚仍服丸药调理。

生杭芍四钱 川郁金二钱，研 生牡蛎四钱 菟丝饼三钱 旋覆花二钱，包煎 枳实一钱五分 瓜蒌仁三钱，研 云茯苓三钱

引用元明粉一钱，煎

九月十四日，张仲元、全顺、忠勋请得皇上脉息左部沉弦而细，右寸关沉滑。阳气郁遏，痰饮上干，以致时作眩晕，口渴耳鸣，左胁微疼，步履无力。谨拟宣郁化痰之法，早晚仍服丸药调理。

生杭芍四钱 川郁金二钱，研 生牡蛎四钱 菟丝饼三钱 旋覆花二钱，包煎 枳实一钱五分 瓜蒌仁三钱，研 云茯苓四钱

引用西洋参一钱，研

九月十六日，张仲元、全顺、忠勋请得皇上脉息左部沉弦而细，右寸关沉滑。阳气郁遏，痰饮上干，以致时作眩晕，口渴耳鸣，左胁微疼，步履无力。谨拟宣郁化痰之法，早晚仍服丸药调理。

生杭芍三钱　生牡蛎三钱　云茯苓四钱　生于术二钱　醋柴胡一钱　西洋参一钱，研　法半夏二钱，研　生甘草八分

引用桂枝八分

九月十八日，张仲元、全顺、忠勋请得皇上脉息左部沉弦而细，右寸关沉滑。阳气郁遏，痰饮上干，以致时作眩晕，口渴耳鸣，左胁微痛，步履无力。谨拟理脾化痰之法，早晚仍服丸药调理。

西洋参一钱，研　生于术二钱　茯苓四钱　醋柴胡一钱　生牡蛎三钱　法半夏二钱，研　枳实一钱　甘草八分

引用桂枝八分

九月二十日，张仲元、全顺、忠勋请得皇上脉息左部沉弦而细，右寸关沉滑。阳气郁遏，痰饮上干，以致时作眩晕，口渴耳鸣，上腭起泡，左胁微疼，大便干燥，步履无力。谨拟清热化痰之法，早晚仍服丸药调理。

生杭芍三钱　瓜蒌仁三钱，研　枳实一钱五分　熟军一钱　莱菔子二钱，研　生桑皮三钱　焦楂三钱　甘草八分

引用元明粉八分，煎

九月二十一日，全顺请得皇上脉息左部沉弦而细，右寸关沉滑。早间寅刻眩晕觉甚，由于肝阳上越，胃气不和，消化饮食尚慢。昨大便前仍觉腹痛，左胁微疼，口渴耳鸣，步履无力。今用和肝清热化痰之法，早晚仍服丸药调理。

生杭芍四钱　元参三钱　菊花三钱　生桑皮三钱　西洋参一钱，研　茯苓三钱　泽泻三钱　淡苁蓉三钱

引用化橘红一钱五分

九月二十二日，张仲元、全顺、忠勋请得皇上脉息左部沉弦而细，右寸关沉滑。眩晕时轻时重，口渴耳鸣，左胁微疼，步履无力。总缘阳气郁遏，腑气不通所致。谨拟宣郁化痰之法，早晚仍服丸药调理。

生杭芍三钱　生桑皮三钱　元参三钱　菊花三钱　枳实二钱，炒　瓜蒌仁三钱，研　炙厚朴二钱　甘草七分

引用元明粉一钱，后煎　酒军一钱五分

九月二十三日，张仲元、全顺、忠勋请得皇上脉息左部沉弦而细，右寸关沉滑。眩晕时轻时重，口渴耳鸣，左胁微疼，步履无力。良由阳气郁遏，痰饮未清所致。谨拟理脾化痰之法，早晚缓服丸药调理。

云苓八钱　生于术四钱　生杭芍八钱　炙川附子五分　五味一钱　炙甘草一钱

引用桂枝八分

九月二十四日，张仲元、全顺、忠勋请得皇上脉息左部沉弦而细，右寸关沉滑。眩晕时轻时重，口渴耳鸣，脊间微疼，步履无力。总缘阳气郁遏，痰饮未清所致。谨拟宣郁化痰之法调理。

西洋参一钱，研　生杭芍三钱　瓜蒌仁三钱，研　火麻仁三钱　次生地三钱　淡苁蓉三钱　菟丝饼三钱　建泽泻一钱五分

引用元参三钱

九月二十五日，张仲元、全顺、忠勋请得皇上脉息左部沉弦而细，右寸关沉滑。时作眩晕，口渴耳鸣，脊间微疼，步履无力。总缘阳气郁遏，痰饮未清所致。谨拟益阴调气之

法调理。

西洋参一钱，研　生杭芍三钱　淡苁蓉三钱　淡菜三钱，研　苍耳子三钱，炒研　广木香八分，研　广陈皮二钱　钩藤三钱　酒当归三钱　瓜蒌仁三钱，研

引用生牡蛎四钱，研

九月二十七日，张仲元、全顺、忠勋请得皇上脉息左部沉弦而细，右寸关沉滑。时作眩晕，口渴耳鸣，脊间微疼，步履无力，夜间心下作悸，唇指瞤动。总缘阳气郁遏，痰饮固结未化所致。谨拟涤痰化滞之法调理。

瓜蒌仁三钱，研　生杭芍三钱　钩藤三钱　苍耳子二钱，炒研　炒枳实二钱　川厚朴二钱，炙　淡菜三钱　酒军一钱五分

引用元明粉一钱，后煎

九月二十七日上交方沉香磁石丸治上盛下虚，头目眩晕，耳鸣耳聋。

沉香，蔓荆子，青盐，甘菊，巴戟天，葫芦巴，山药，川椒，磁石醋煅水飞，土茱萸，附子，阳起石醋煅水飞。

以上各一两，研细末，酒煮，面糊为丸，如梧桐子大，每服五十丸加至七十丸，空心盐汤送下。

九月二十八日，张仲元、全顺、忠勋请得皇上脉息左部沉弦而细，右寸关沉滑。偏右头疼，时作眩晕，口渴耳鸣，脊间微疼，步履无力，心下作悸，唇指瞤动。良由阳气郁遏痰饮未化，稍受风邪所致。谨拟调中清化饮调理。

菊花三钱　川芎一钱五分　桑叶三钱　杭芍三钱　白芷一钱　钩藤三钱　苍耳子二钱，炒研　淡菜三钱　橘红二钱　枳壳一钱五分，炒

引用竹茹二钱

九月二十九日，张仲元、全顺、忠勋请得皇上脉息左部沉弦而细，右寸关沉滑。上盛下虚，时作眩晕，耳鸣步履无力。良由肝阳上越，肾水不足使然。谨拟益阴柔肝之法调理。

大熟地八钱　山萸肉四钱　山药四钱，炒　丹皮三钱　云茯苓三钱　建泽泻三钱　菊花三钱　淡菜三钱

引用五味子一钱

十月初二日，张仲元、全顺、忠勋请得皇上脉息左部沉弦而细，右寸关沉滑。有时眩晕耳鸣。步履无力。良由肝阳上越，中气郁遏使然。谨拟清肝和中之法调理。

钩藤三钱　陈皮一钱　麦冬二钱　茯苓二钱　石膏五分，煅　西洋参一钱，研　菊花三钱　苍耳子二钱，炒研　甘草五分　竹茹二钱　桑叶二钱

引用生姜三片

十月初三日，张仲元、全顺、忠勋请得皇上脉息左部沉弦而细，右寸关沉滑。有时眩晕耳鸣，膳后胸堵，步履无力。谨拟清肝和中之法调理。

钩藤三钱　陈皮一钱五分　麦冬二钱　茯苓二钱　石膏五分，煅　西洋参一钱，研　菊花三钱　苍耳子二钱，炒研　竹茹二钱　桑叶二钱　枳壳一钱五分，炒

引用荷叶二钱

十月初四日，张仲元、全顺、忠勋请得皇上脉息左部沉弦而细，右寸关沉滑。有时眩晕耳鸣，膳后胸堵，步履无力，大便觉燥。谨拟清肝润燥之法调理。

钩藤三钱　陈皮一钱五分　生地三钱，次　麦冬二钱　石膏五分，煅　西洋参一钱，研　杭芍三钱　苍耳子二钱，炒研　竹茹二钱　桑叶二钱　菊花三钱　枳壳一钱五分，炒

引用熟军一钱五分

十月初六日，张仲元、全顺、忠勋请得皇上脉息左部沉弦而细，右寸关沉滑。有时眩晕耳鸣，步履无力，饮食消化较慢。谨拟清肝调胃代茶饮调理。

钩藤三钱　陈皮一钱　苍耳子二钱，炒研　麦冬二钱　杭芍三钱　菊花二钱　西洋参一钱，研　熟军六分　枳壳一钱五分，炒　焦曲三钱

水煎温服。

十月十六日，张仲元、全顺、忠勋请得皇上脉息左部沉弦而细，右寸关沉滑。眩晕时轻时重，耳中觉鸣，谷食虽香，消化不快。步履无力。谨拟柔肝清化饮调理。

次生地三钱　生杭芍三钱　羚羊一钱　钩藤三钱　苍耳子三钱，炒研　霜桑叶三钱　菊花三钱　远志一钱五分，肉　石菖蒲一钱五分　化橘红二钱　谷芽三钱，炒　竹茹二钱

引用元明粉一钱五分，先煎

十月十八日，张仲元、全顺、忠勋请得皇上脉息左部沉弦而细，右寸关沉滑。眩晕时轻时重，耳中觉鸣。谷食虽香，消化不快，步履无力。良由肝热上越，阳气郁遏所致。谨拟养阴柔肝之法调理。

羚羊一钱　石决明三钱，生研　杭芍三钱　次生地三钱　钩藤三钱　苍耳子三钱，炒研　菊花三钱　白蒺藜三钱，研　橘红二钱　炒谷芽三钱　甘草八分

引用竹茹二钱

十月二十日，张仲元、全顺、忠勋请得皇上脉息左部沉弦而细，右寸关沉滑。有时眩晕耳鸣，谷食消化较慢，步履无力。总缘肝热上越，阳气郁遏所致。谨拟养阴柔肝之法调理。

羚羊一钱　石决明三钱，生研　杭芍三钱　次生地三钱　钩藤三钱　苍耳子三钱，炒研　菊花三钱　白蒺藜三钱，研　橘红二钱　炙香附一钱五分　云苓三钱　甘草八分

引用炒谷芽三钱

十月二十二日，张仲元、全顺请得皇上脉息左部沉弦，右寸关沉滑。有时眩晕，脊背微疼、手足觉凉，食后消化不快，步履无力。总缘脾阳郁遏，气络不和所致。谨拟调脾和肝之法调理。

云茯苓三钱　炒白术二钱　橘红二钱　钩藤二钱　瓜蒌仁三钱，研　火麻仁三钱　续断一钱五分　杜仲一钱五分，炒　霜桑叶三钱　菊花三钱

引用炙香附一钱五分

十月二十二日，全顺、忠勋请得皇上脉息左部沉弦而细，右寸关沉滑。有时眩晕耳鸣，谷食消化较慢，胁脊骨间隐痛，步履无力，大便觉燥。良由肝脉不和，胃气欠调所致。谨拟和肝调脾之法调理。

钩藤三钱　苍耳子三钱，炒研　杭芍三钱　菊花二钱　云苓三钱　西洋参一钱五分，研　白术二钱，土炒　桑叶二钱　金石斛三钱　火麻仁三钱，研　溏瓜蒌四钱　青皮一钱五分

引用乳香、没药各八分

十月二十四日，全顺、忠勋请得皇上脉息左部沉弦而细，右寸关沉滑。稍有风湿，肝阳上越，脾胃不和，以致头目眩晕谷食消化不快，胁脊骨间隐痛，步履无力，大便仍燥。谨拟疏风化湿清热之法调理。

钩藤三钱　防风一钱五分　白芷一钱五分　川芎一钱五分　菊花二钱　桑叶三钱　云苓三钱　西洋参一钱五分，研　火麻仁三钱　溏瓜蒌三钱　杭芍三钱　鸡金三钱，炒

引用苍耳子三钱，研

十月二十五日，全顺、忠勋请得皇上脉息左部沉弦，右寸关沉滑。时作眩晕耳鸣，谷食消化不快，胁脊骨间按之微痛，步履无力，大便觉燥。谨拟清热润燥之法调理。

钩藤三钱　苍耳子三钱，研　竹茹二钱　焦三仙各二钱　菊花三钱　车前子三钱　槟榔二钱，炒　西洋参二钱，研　芦荟一钱五分　白术三钱，炒　木香七分　淡菜三钱，研

引用薄荷八分　独活二钱

十月二十八日，全顺、忠勋请得皇上脉息左部沉弦，右寸关沉滑。眩晕稍轻，时作耳鸣，谷食消化不快，步履无力。谨拟和肝调脾饮调理。

钩藤二钱　苍耳子一钱五分，炒研　杭芍三钱　西洋参一钱五分，研　木香四分　菟丝子三钱

引用芦荟五分

十月三十日，全顺、忠勋请得皇上脉息左部沉弦，右寸关沉滑，眩晕稍轻，时作耳鸣，谷食消化不快，步履无力。谨拟照原方加减调理。

钩藤一钱五分　苍耳子一钱，炒研　杭芍三钱　西洋参一钱五分，研　木香四分　菟丝子三钱

引用麦冬二钱，去心

十一月初二日，全顺、忠勋请得皇上脉息左部沉弦，右寸关沉滑。时作眩晕耳鸣，谷食消化不快，步履无力。谨拟调肝化湿饮调理。

钩藤二钱　苍耳子(未用)二钱，炒研　菊花三钱　桑叶二钱　杭芍(未用)三钱　莱菔子(未用)二钱，炒研　云苓三钱　槟榔(未用)二钱，炒

引用竹茹二钱

此方本日改用钩藤二钱、菊花三钱、桑叶二钱、云苓三钱、竹茹二钱。

十一月初四日，全顺、忠勋请得皇上脉息左部沉弦，右寸关沉滑。上焦微有浮热，有时眩晕耳鸣，喉中觉咸，谷食消化不快，步履无力。谨拟清热调中之法调理。

苏叶一钱　薄荷八分　苍耳子三钱，炒研　菊花三钱　桑叶三钱　元参三钱　焦三仙各二钱　菟丝子三钱

引用炙枇杷叶三钱　知母一钱五分，炒

十一月初六日，全顺、忠勋请得皇上脉息左部沉弦，右寸关沉滑。有时眩晕，手足觉凉，谷食消化不快，大便微燥，步履无力。谨拟调中润燥之法调理。

西洋参二钱，研　云苓三钱　白术三钱，炒　杭芍三钱　苍耳子三钱，炒研　当归三钱　钩藤二钱　芦荟一钱五分　焦三仙各二钱　槟榔二钱，炒　木香八分　陈皮一钱五分

引用生姜一片

十一月十一日，张仲元、全顺请得皇上脉息左部沉弦，右寸关沉滑。有时眩晕，手足觉凉，脊背微疼，食后消化不快，步履无力。谨拟柔肝调脾之法调理。

次生地三钱　生杭芍二钱　霜桑叶二钱　菊花二钱　苍耳子二钱，研　黑芝麻二钱，研　炙香附二钱　钩藤三钱　谷芽三钱，炒　生粉草八分

引用羌活八分

十一月十六日，张仲元、全顺请得皇上脉息左部沉弦，右寸关沉滑。有时眩晕手足觉凉，脊背微疼，鼻息觉干，食后消化不快，步履无力。谨拟柔肝清肺调脾之法调理。

次生地三钱　生杭芍二钱　霜桑叶二钱　菊花二钱　川贝母二钱，研　枳壳一钱五分，炒　溏瓜蒌三钱　钩藤三钱　苍耳子一钱，研　川续断一钱五分　谷芽三钱，炒

引用没药一钱五分

二　隆裕皇后

1　光绪年间医案辑录

光绪三十二年闰四月二十六日申刻，庄守和请得皇后脉息左寸关浮弦而数，右寸关滑数。脾胃积蓄湿热，外感风凉。以致头晕身疼，腹痛凝坠，大关防五次，下痢粘冻。今用解表清化湿滞饮调理。

苏叶一钱五分　防风三钱　葛根二钱　酒黄芩二钱　茅术二钱，炒　陈皮一钱五分　木香八分，研　白术三钱，炒　川连八分，研　枳壳二钱，炒　槟榔二钱，炒　甘草八分

引用建曲二钱，炒

光绪三十二年闰四月二十七日，庄守和请得皇后脉息左寸关弦数，右寸关滑数。表感见解，身热亦轻。惟肠胃积蓄，湿滞不净，有时腹痛下坠，大关防粘滞。今用清化湿滞之法调理。

茅术二钱，炒　黄柏二钱，炒　酒黄芩三钱　枳壳二钱，炒　白头翁二钱　木香八分，研　槟榔二钱，炒　杭芍二钱，炒　东楂肉三钱　神曲三钱，炒　赤茯苓三钱　甘草八分

引用泽泻一钱五分

光绪三十二年闰四月二十七日申刻，庄守和请得皇后脉息左寸关弦数，右寸关沉滑。证势见好。惟肠胃湿滞尚有未清，脾经欠调。今用清热化滞饮调理。

茅术二钱，炒　黄柏二钱，炒　酒黄芩一钱五分　枳壳一钱五分，炒　白头翁一钱五分　木香八分，研　槟榔一钱五分，炒　杭芍二钱，炒　石莲子三钱，研　建曲三钱，炒　赤茯苓三钱　甘草八分

引用山楂片三钱　红糖、白糖各一钱五分

光绪三十二年闰四月二十八日，庄守和请得皇后脉息左寸关弦数，右寸关沉滑。肠胃气不调畅，湿滞尚有未净，脾经欠调。今用调中化滞饮调理。

炒茅术二钱　陈皮一钱五分　枳壳二钱，炒　黄芩二钱　炙香附二钱　杭芍二钱，炒　木香八分，研　槟榔二钱，炒　东楂肉二钱　神曲三钱，炒　赤苓三钱　甘草八分

引用泽泻一钱五分

申刻照本方减甘草，加萸连八分研。

光绪三十二年闰四月二十九日，庄守和请得皇后脉息左关弦缓，右寸沉滑。诸证见好。惟胃经湿滞，饮热未清，有时口渴腹中胀痛。今用清化湿滞饮调理。

炙厚朴二钱　陈皮二钱　木香八分，研　广砂八分，研　藿香一钱五分　腹皮二钱　枳壳二钱，炒　赤苓三钱　泽泻二钱　神曲三钱，炒　花粉三钱　杭芍二钱，炒

引用益元散三钱，煎

光绪三十二年闰四月三十日，庄守和请得皇后脉息左关沉弦，右寸关沉滑稍数。脾经欠和，肠胃湿滞未净。食后肚腹作疼，有时口渴。今用清化湿滞之法调理。

炙香附二钱　青皮一钱五分，炒　木香八分，研　枳实二钱，炒　酒赤芍二钱　神曲三钱，炒　山楂三钱，炒　槟榔三钱，炒　赤茯苓三钱　泽泻二钱　花粉二钱　益元散三钱，煎

引用壳砂八分，研

光绪三十二年五月初一日，庄守和请得皇后脉息左关沉弦，右寸关沉滑。肝脾欠和，肠胃湿滞尚有未清。有时肚腹胀疼，谷食不香。今用调胃化湿饮调理。

厚朴一钱五分　陈皮一钱五分　木香八分，研　广砂八分，研　枳壳一钱五分，炒　神曲三钱，炒　泽泻一钱五分

焦楂二钱　腹皮二钱　赤苓三钱　麦芽三钱，炒　甘草八分

引用鲜荷叶一小张，带梗

光绪三十二年五月初二日，庄守和请得皇后脉息左关沉弦，右寸关沉滑稍数。诸证轻减，惟肝脾欠和，肠胃稍有余滞未净。有时腹中微痛，谷食欠香。今用调胃化滞饮调理。

厚朴一钱五分　陈皮一钱五分　木香八分，研　枳壳二钱，炒　炙香附二钱　广砂八分，研　赤芍二钱，炒　炙延胡索一钱五分　谷芽三钱，炒　神曲三钱，炒　萸连七分，研　炙甘草八分

引用藿梗二钱

光绪三十二年五月初三日，庄守和请得皇后脉息左关沉弦，右寸关沉滑。肝脾欠调，肠胃气道未畅。余滞稍有不净，有时腹肋微胀，谷食欠香。今用调胃化湿之法调理。

炙厚朴一钱五分　陈皮一钱五分　木香八分，研　广砂八分，研　炙香附二钱　杭芍二钱，炒　腹皮一钱五分　白芥子一钱五分　神曲三钱，炒　山楂二钱，片　麦芽三钱，炒　炙甘草八分

引用泽泻一钱五分

光绪三十二年五月初四日，庄守和请得皇后脉息左关沉弦，右寸关滑缓，肝木欠平，脾胃未调。稍有余湿不净，食后胸膈膨闷，微觉恶心。今用调胃理脾饮调理。

炙厚朴一钱五分　茅术二钱，炒　陈皮一钱五分　云苓三钱　藿梗一钱五分　广砂八分，研　枳壳一钱五分，炒　腹皮一钱五分　薏苡仁四钱，炒　扁豆三钱，炒　杭芍二钱，炒　炙甘草八分

引用谷芽三钱，炒

光绪三十二年五月初五日，庄守和请得皇后脉息左关沉弦，右寸关滑缓。肝胃欠和，脾经稍化。水谷不快，以致膳后胸膈堵闷，气道不畅。今用调中和胃饮调理。

炙厚朴二钱　陈皮二钱　木香八分，研　白蔻仁八分，研　于术一钱五分，炒　云苓三钱　枳壳二钱，炒　神曲三钱，炒　谷芽三钱，炒　炙香附三钱　甘草八分

引用荷蒂七个

光绪三十二年五月初六日，庄守和请得皇后脉息左关弦缓，右关滑缓。诸证均减。惟胃气欠和，消化水谷稍慢。今用调中和胃饮调理。

厚朴一钱五分　陈皮一钱五分　木香八分，研　白蔻仁八分，研　于术二钱，炒　云苓三钱　扁豆三钱，炒　谷芽三钱，炒　神曲三钱，炒　甘草八分

引用鲜荷叶半张

光绪三十二年五月初七日，庄守和请得皇后脉息左部和平，右关滑缓。诸证俱好。惟胃气稍有欠和，今用和中开胃饮调理。

炙厚朴一钱五分　陈皮一钱五分　木香八分，研　广砂八分，研　茅术二钱，炒　云苓三钱　藿梗二钱　甘草八分

引用谷芽三钱，炒

【参考】 痢症治法甚多，兼有表证者，喻嘉言用逆流挽舟法。隆裕此案，外感风凉，下痢粘冻，亦属痢疾而挟表证者。御医庄守和一反喻氏之法，初诊取《伤寒论》葛根芩连汤与《儒门事亲》木香槟榔丸合方加减，增入苏叶、防风等表药，一面疏散表邪，使邪从皮毛而出；一面行气导滞，使在里之积滞下行。重在清里，里气和则表气亦宁。二诊后表感渐解，遂加入白头翁、黄柏等清肠消炎治痢。全案始终用行气导滞之品，参以化湿平胃之剂而收功，足见治痢以通便、清热、化湿为要着。

光绪三十三年三月十四日戌刻，庄守和请得皇后脉息左关弦数，右寸关沉滑而数。肝肺气滞，湿郁经络，外受风邪。以致左边肩臂作痛，项筋疼痛，胁肋串疼，身肢酸倦。谨拟祛风舒络止痛之法调理。

光绪三十三年三月十五日，庄守和请得皇后脉息左关见弦，右寸关沉滑而数。肝肺气道欠舒，经络湿郁受风。左边肩臂作痛，项筋胀疼，两肋串痛，嗽顿胸满，身肢酸倦。谨拟舒络拈痛之法调理。

羌活二钱　防风二钱　抚芎二钱　僵蚕二钱，炒　秦艽二钱　前胡二钱　枳壳二钱，炒　青皮一钱五分　当归三钱　赤芍二钱　桃仁三钱　甘草八分

引用桑枝三钱

光绪三十三年三月十六日，庄守和请得皇后脉息左关见弦，右寸关沉滑稍数。项筋胀疼渐轻。惟肩臂作痛，两肋串疼，有时咳嗽身倦，荣分不调。谨拟舒络止疼之法调理。

羌活二钱　抚芎二钱　秦艽二钱　僵蚕二钱　当归三钱　赤芍二钱，炒　青皮一钱五分，炒　桃仁三钱，研　前胡二钱　川贝三钱，研　炙桑皮二钱　枳壳二钱，炒

引用鸡血藤膏二钱

光绪三十三年三月十七日，庄守和请得皇后脉息左关见弦，右寸关沉滑。证势渐好，肋痛亦轻。惟肩臂有时疼痛，少有咳嗽，气血欠调。谨拟舒肝活络之法调理。

羌活二钱　秦艽二钱　威灵仙一钱五分　僵蚕二钱，炒　当归三钱　抚芎二钱　片姜黄二钱　赤芍二钱，炒　炙香附二钱　醋柴胡一钱五分　炙桑皮二钱　甘草八分

引用海桐皮二钱

光绪三十三年三月十八日，庄守和请得皇后脉息左关见弦，右寸关沉滑。肝肺气道欠舒，经络稍滞，有时肩臂作痛，胸中串疼，少有咳嗽。今用照原方加减调理。

羌活二钱　抚芎二钱　当归三钱　赤芍二钱，炒　郁金二钱　木香八分，研　桔梗二钱　枳壳二钱，炒　炙香附二钱　炙桑皮二钱　前胡二钱　甘草八分

引用海桐皮二钱

光绪三十三年三月十九日，庄守和请得皇后脉息左关弦缓，右寸关和缓。诸证俱好。惟肝肺气道稍有欠和。今用照昨方加减调理。

当归三钱　抚芎一钱五分　杭芍二钱，炒　醋柴胡一钱五分　炙香附二钱　桃仁二钱　中生地三钱　丹皮二钱　枳壳二钱，炒　甘草八分

引用广皮一钱

光绪三十三年三月二十日，庄守和请得皇后脉息和缓。诸证全愈。胃气稍有欠和，今用和胃代茶饮调理。

茯神三钱，朱拌　焦枣仁二钱　陈皮一钱　谷芽二钱，炒　壳砂八分　甘草八分

水煎代茶。

光绪三十四年五月二十四日，张仲元请得皇后脉息左寸关浮数，右寸关滑数。胃蓄湿热，感受暑邪。以致头晕口渴，恶寒发热，皮肤作痒，出有疙瘩，时觉恶心。今用清解暑热之法调理。

藿香二钱　荆芥三钱　白芷二钱　大腹皮三钱　广皮二钱　连翘三钱　丹皮三钱　枳壳三钱，炒　蝉蜕三钱　银花三钱　甘草一钱

引用菊花三钱

巳初十分煎药，巳初二刻十分进药。

光绪三十四年五月二十五日，张仲元请得皇后脉息左寸关浮数，右寸关滑数。表邪渐解，头晕觉轻。惟里热尚盛，气道欠和。以致胸膈堵闷，口黏而渴，皮肤作痒，谷食不香，身肢懒倦。今用清解化热之法调理。

荆芥二钱 葛根三钱 藿香二钱 防风二钱 黄连一钱五分，研 黄芩三钱 连翘三钱 银花三钱 枳壳三钱，炒 苦桔梗三钱 川郁金三钱，研末 瓜蒌三钱，研

引用羚羊一钱五分

巳初三刻十分煎药，午初一刻十分进药。

光绪三十四年五月二十六日，张仲元请得皇后脉息左寸关弦数，右寸关滑数。表邪已解，胸堵见轻。惟里热尚盛，气道欠调。以致口黏而渴，谷食不香，左胁串疼，皮肤作痒，身肢懒倦。今用清热调中饮调理。

银花三钱 连翘三钱 荆芥二钱 丹皮三钱 次生地三钱 酒连一钱五分 黄芩三钱 羚羊一钱五分 青皮三钱，炒 苦桔梗三钱 枳壳三钱，炒 甘草一钱

引用旋覆花三钱，包煎

巳初三刻煎药，巳正二刻进药。

五月二十七日，张仲元请得皇后脉息左关弦数，右寸关滑数。连进清热透表之剂，风粟已透，胁痛见轻。惟皮肤疙瘩作痒，夜不能寐，谷食不香，口黏而渴，表虚恶风，身肢懒倦。尤须避风。今用清热和营之法调理。

中生地四钱 赤芍三钱 丹皮三钱 旋覆花三钱，包煎 霜桑叶三钱 菊花三钱 酒连一钱五分，研 苍耳子三钱，研 青连翘三钱 银花三钱 杏仁三钱，研 生粉草一钱

引用酒芩三钱

五月二十八日，张仲元请得皇后脉息左关弦数，右寸关滑数。表邪已解。惟肺气欠和，里热不净。以致有时咳嗽，顿引胸间作疼，皮肤发痒，口黏无味，身肢力软。今用清热和中之法调理。

中生地四钱 赤芍三钱 丹皮三钱 地肤子三钱 杏仁三钱，炒研 苦桔梗三钱 广皮三钱 旋覆花三钱，包煎 青连翘三钱 羚羊一钱 甘草一钱

引用神曲三钱，炒

光绪三十四年五月二十九日，张仲元请得皇后脉息左寸关弦数，右寸关滑而近数。里热见轻，夜间得寐。惟有时咳嗽，顿引胸胁作疼，皮肤发痒，谷食欠香，身肢懒倦。今用清热和中饮调理。

中生地三钱 赤芍二钱 丹皮三钱 地肤子三钱 杏仁三钱，炒研 苦桔梗二钱 连翘三钱 化橘红二钱 旋覆花二钱，包煎 甘草八分

引用神曲三钱，炒

光绪三十四年五月三十日，张仲元请得皇后脉息左寸关弦数，右关滑而近数。里热见清，夜寐尚好。惟有时咳嗽顿引胸胁作疼，食后发堵，身肢力软。今用清肝和中饮调理。

生杭芍三钱 元参三钱 地肤子三钱 连翘三钱 旋覆花二钱，包煎 苦桔梗二钱 杏仁三钱，炒研 竹茹二钱 谷芽三钱，炒 广皮二钱 神曲三钱，炒 甘草八分

引用菊花三钱

光绪三十四年六月初一日，张仲元请得皇后脉息左寸关弦数，右关滑而近数。表气渐和，夜寐尚好。惟肝热未清，胃气欠和。以致右耳发堵，闻声不真，皮肤作痒，食后嘈闷，身肢力软。今用清肝和中饮调理。

细生地四钱 赤芍三钱 元参三钱 菊花三钱 龙胆草二钱 羚羊一钱 连翘三钱 泽泻二钱 神曲三钱，炒 广皮二钱 木通二钱 甘草一钱

引用鲜荷叶一角

光绪三十四年六月初二日，张仲元请得皇后脉息左关弦数，右寸关滑而近数。肝经湿热未清，胃气欠和。以致右耳发堵，有时作疼，谷食欠香，身肢力软。今用清肝化湿饮调理。

细生地四钱　赤芍二钱　木通二钱　菊花三钱　龙胆草二钱　栀子二钱，炒　连翘三钱　薄荷一钱　枳壳二钱，炒　元参三钱　甘草八分

引用酒军一钱五分

本方减木通。

六月初三日，张仲元请得皇后脉息左关弦数，右寸关滑而近数。耳疼见轻，夜寐尚好。惟肝热未清，胃气欠和。以致右耳发堵，谷食欠香，身肢力软。今用清肝化湿饮调理。

细生地四钱　赤芍二钱　连翘三钱　薄荷八分　龙胆草二钱　栀子二钱，炒　花粉三钱　菊花三钱　枳壳二钱，炒　广皮二钱　元参三钱　甘草一钱

引用竹叶一钱

光绪三十四年六月初四日，张仲元请得皇后脉息左关弦数，右寸关沉滑。肝热见轻，耳疼已好。惟气道欠和，湿热不净。右耳发鸣，谷食欠香，身肢力软。今用和中化湿饮调理。

细生地四钱　元参三钱　菊花三钱　连翘三钱　龙胆草二钱　银花三钱　花粉三钱　广皮一钱五分　枳壳二钱，炒　泽泻三钱　甘草一钱

引用竹叶一钱五分

六月初五日，张仲元请得皇后脉息左关弦数，右寸关沉滑。饮食起居，渐能如常。惟湿热未清，以致耳中鸣响，皮肤作痒，身肢稍软。今用和中化湿饮调理。

细生地四钱　菊花三钱　连翘三钱　地肤子三钱　白鲜皮三钱　丹皮三钱　花粉三钱　生粉草八分

引用白芷一钱五分

光绪三十四年六月初六日，张仲元请得皇后脉息左关弦缓，右关滑缓。饮食起居如常。惟湿热稍有未清，皮肤作痒。今用和胃化湿饮调理。

细生地三钱　菊花三钱　地肤子二钱　丹皮二钱　谷芽三钱，炒　白芷八分　青连翘二钱　甘草一钱

引用滑石二钱

光绪三十四年六月初七日，张仲元请得皇后脉息和缓。诸症俱好。惟稍有湿热，今用和胃化湿代茶饮调理。

广皮一钱五分　益元散三钱，煎　地肤子二钱　谷芽三钱，炒

水煎代茶。

光绪三十四年六月十一日皇后照原方。

光绪三十四年六月十二日皇后照原方。

九月初十日子刻，张仲元请得皇后脉息左寸关沉弦，右寸关滑紧。寒气凝结，停蓄饮滞。以致胸间作疼，呕吐饮沫，大便泻泄。谨拟温中化饮汤调理。

厚朴三钱，姜汁炙　广皮三钱　茅术二钱　茯苓四钱　法半夏三钱　泽泻二钱　猪苓三钱　木香一钱五分，研　白术三钱，炒　藿梗二钱　甘草一钱

引用生姜三片

子正煎药，子正一刻进药。

九月初十日，张仲元请得皇后脉息左关沉弦，右寸关沉滑有力，紧象见缓。寒气渐解。惟肠胃未和，饮滞尚盛。以致头闷觉疼，有时恶心，大便尚泄，胸胁作疼，身肢发热。谨拟调气化饮之法调理。

藿香二钱　苏叶一钱五分　广皮三钱　厚朴二钱，姜汁炙　茯苓四钱　泽泻三钱　猪苓三钱　白术三钱，炒

扁豆三钱，炒　腹皮二钱　木瓜二钱　甘草一钱

引用生姜二片　红枣肉三个

午正一刻煎药，未正一刻进药。

九月初十日申刻，张仲元请得皇后脉息左寸关沉弦，右寸关沉滑有力。胸胁疼痛渐轻，恶心觉好。惟肠胃未和，饮滞未净。以致头闷微疼，大便尚泄，口黏无味，身肢酸倦。谨拟平胃化饮之法调理。

藿香一钱五分　南薄荷一钱　葛根一钱五分　广皮三钱　茯苓四钱　白术三钱，炒　泽泻三钱　猪苓三钱　扁豆三钱，炒　大腹皮二钱　薏苡仁四钱，炒　甘草一钱

引用生姜二片　红枣三个

申初一刻煎药，戌正进药。

九月十一日，张仲元请得皇后脉息左寸关弦而近数，右寸关沉滑有力。身热见解，胸胁作疼亦轻。惟肠胃未和，饮滞未净。以致大便尚泄，有时恶心，口渴而粘，腰间酸胀，身肢力软。谨拟和中分利之法调理。

葛根二钱　遍豆三钱，炒　薏苡仁三钱，炒　赤苓三钱　姜连一钱，研　木香一钱，研　白术三钱，炒　泽泻三钱　猪苓三钱　木瓜三钱　杭芍三钱，炒　甘草一钱

引用广皮二钱

辰正煎药，未正进药。

九月十一日申刻，张仲元请得皇后脉息左寸关弦而近数，右寸关沉滑。日间大便未泄，胁疼见轻。惟肠胃未和，肝气尚逆。以致胁闷不畅，有时恶心，口黏无味，腰间酸胀，身肢力软。谨拟和中化湿之法调理。

赤苓三钱　扁豆三钱，炒　薏苡仁三钱，炒　白术二钱，炒　姜连一钱，研　木香八分，研　杭芍三钱，炒　广陈皮二钱　木瓜二钱　甘草一钱

引用半夏曲一钱五分

申正煎药，戌正二刻进药。

九月十二日，张仲元请得皇后脉息左寸关弦而近数，右寸关沉滑。夜寐较安，精神稍爽。惟肠胃未和，肝气尚逆。以致胸胁串疼，滞闷不畅，口黏而渴，谷食不香，身肢酸倦。谨拟和中化湿饮调理。

杭芍三钱，炒　霍石斛二钱　广皮二钱　薏苡仁三钱，炒　半夏曲一钱五分　扁豆三钱，炒　木香八分，研　生粉草一钱

引用红枣肉三个

巳正煎药，戌正一刻进药。

九月十三日，张仲元请得皇后脉息左寸关沉弦，右寸关沉滑。夜寐较安，大便泻泄已好。惟肝胃未和，气道欠畅。以致胸膈堵闷，口黏而渴，谷食不多，消化不快，腰际酸胀，身肢力软。谨拟调气和中饮调理。

杭芍三钱，炒　炙香附三钱　广皮三钱　谷芽三钱，炒　薏苡仁三钱，炒　东楂肉三钱　茯苓三钱　生甘草八分

引用藿石斛二钱

酉初煎药，戌正一刻进药。

光绪三十四年九月十四日，张仲元请得皇后脉息左寸关沉弦，右寸关沉滑。精神渐爽，恶心已好。惟肝气尚滞，胃气未和。以致左胁作疼，谷食入胃即觉嘈胀，晚间头疼，身肢

稍倦。谨拟和肝调胃之法调理。

全当归三钱 生杭芍三钱 川芎二钱 南薄荷八分 焦三仙各三钱 青皮二钱，醋炒 萸连一钱，研 白术二钱，炒 霍石斛三钱 生甘草八分

引用乌梅二个

酉初煎药，戌正二刻进药。

九月十五日申刻，张仲元请得皇后脉息左寸关弦而稍数，右寸关沉滑。夜寐较安，口渴见好。惟左胁尚疼，谷食入胃，即觉闷胀，晚间微有头疼，腰际酸胀，身肢力软。总由肝气未平，脾运不快所致。谨拟缓肝和胃之法调理。

中生地四钱 生杭芍三钱 川芎一钱五分 薄荷八分 牡丹皮三钱 青皮三钱，醋炒 壳砂八分，研 栀子二钱，炒 广木香八分，研 黄连八分，酒炒研 甘草一钱

引用炒神曲三钱

酉初煎药，戌正二刻进药。

九月十六日，张仲元请得皇后脉息左寸关弦而近数，右寸关沉滑。精神较爽，胁疼见轻。惟谷食入胃，即觉闷胀，晚间头疼，身肢力软。总缘胃气未和，肝热熏蒸所致。谨拟清肝和中之法调理。

中生地四钱 生杭芍三钱 川芎二钱 甘菊花三钱 栀仁二钱，炒 神曲三钱，炒 当归二钱 醋柴胡一钱五分 谷芽三钱，炒 南薄荷一钱 甘草一钱

引用荷叶一角

酉初煎药，戌正三刻进药。

九月十七日，张仲元请得皇后脉息左关弦而近数，右寸关沉滑。胁疼腰胀均见轻减。惟谷食入胃，仍觉闷胀，晚间头疼虽轻，微觉眩晕，身肢酸软，腿膝无力，谨拟缓肝和中饮调理。

中生地四钱 酒当归二钱 生杭芍四钱 川芎二钱 谷芽三钱，炒 神曲三钱，炒 醋柴胡一钱五分 酒芩三钱 南薄荷八分 半夏曲二钱 蔓荆子二钱 甘草一钱

引用壳砂一钱，研

酉初煎药，戌正三刻进药。

九月十八日，张仲元请得皇后脉息左关弦而近数，右关沉滑。肝热见轻，气道稍畅。惟左胁有时微疼。食后仍觉闷胀，晚间头疼虽轻，稍觉眩晕，有时咳嗽，身肢酸倦。谨拟和肝调中饮调理。

中生地四钱 生杭芍四钱 当归二钱 川芎二钱 谷芽三钱，炒 神曲三钱，炒 广皮二钱 壳砂一钱，研 南薄荷五分 蔓荆子三钱

酒芩三钱 甘菊三钱

引用杏仁三钱，炒

研酉初煎药，戌正三刻进药。

九月十九日，张仲元请得皇后脉息左关弦而稍数，右寸关沉滑。头疼见好，胁疼亦轻。惟食后稍闷，消化仍慢，有时咳嗽，身肢酸倦。谨拟调肝和胃之法调理。

生杭芍三钱 中生地四钱 川芎二钱 甘菊花三钱 神曲三钱，炒 焦楂肉三钱 广皮三钱 酒芩二钱 青竹茹三钱 杏仁三钱，炒研

引用蔓荆子一钱五分

酉初煎药，戌正二刻进药。

九月二十日，张仲元请得皇后脉息左关弦而近缓，右寸关沉滑。胁疼已好，饮食见香。惟有时咳嗽，晚间稍觉头晕，消化不快，身肢微倦。谨拟调肝和胃之法调理。

生杭芍三钱　细生地四钱　半夏曲二钱　竹茹二钱　谷芽三钱，炒　神曲三钱，炒　化橘红二钱　金石斛二钱

引用荷叶一钱

酉初煎药，戌正进药。

光绪三十四年十月二十三日，张仲元、佟文斌请得皇太后(注：光绪皇帝于三十四年十月二十一日驾崩)脉息左寸关浮弦而数，右寸关沉滑。肝肺饮热，稍感风凉，夹以过劳伤神，致头疼咳嗽，口黏无味，夜寐不实。今议用清解育神之法调理。

南薄荷一钱　前胡三钱　杏仁三钱，炒研　牛蒡子二钱，炒　次生地四钱　元参三钱　朱麦冬四钱　浙贝母三钱，研　生桑皮二钱　竹茹二钱　枳壳二钱，炒　生甘草八分

引用鲜青果五个，去尖研

十月二十四日，张仲元、佟文斌请得皇太后脉息左寸关浮弦而数，右寸关沉滑。夜寐较安，风凉未解，肝气尚逆。以致胸闷口黏，时作咳嗽，谷食不香，大便七日未行。今议用清解和肝润燥之法调理。

南薄荷八分　前胡二钱　杏仁三钱，炒研　瓜蒌仁三钱，研　次生地四钱　炙桑皮二钱　浙贝母三钱，研　酒黄芩二钱　炙枇杷叶三钱　竹茹二钱　生甘草六钱

引用元明粉一钱五分，后煎

皇太后传漱牙方。

生石膏六钱　金银花三钱　薄荷一钱　地骨皮二钱　川椒四分　黄柏一钱　大青盐三钱

水煎温漱。

皇太后传漱口方。

大青盐四钱　薄荷一钱

水煎漱口。

十月二十五日。

皇太后传刷牙散。

骨碎补一两　食盐五钱，炒　胡桃八钱，去皮微去油　黑桑椹五钱　炭面一两

共研细面。

十月二十八日，张仲元、佟文斌请得皇太后脉息左关沉弦，右寸关滑而近数。气滞夹湿，流注腰间，以致腰际沉坠作疼，有时咳嗽口渴。谨拟疏气化湿之法，外用熥药调理。

炙香附三钱　乌药三钱　青皮三钱，炒　木香一钱五分，研　归尾三钱　杭芍三钱　盐黄柏三钱　泽泻三钱　川独活二钱　秦艽三钱　汉防己三钱　甘草一钱

引用怀牛膝三钱

十月二十八日，张仲元、佟文斌谨拟。

皇太后通气活络止疼熨药方。

独活五钱　秦艽四钱　木瓜六钱　茅术四钱　抚芎三钱　归尾五钱　木香三钱　没药四钱

共捣粗末，兑食盐八两，麸子一升，用陈醋拌匀，蒸极热，熥熨痛处。

十月二十九日，张仲元、佟文斌请得皇太后脉息左关弦数，右寸关沉滑。腰疼渐轻，惟气滞未畅，湿热熏蒸。以致头闷微疼，咳嗽顿引腰痛。今议用通气清化之法调理。

炙香附三钱　乌药三钱　青皮三钱，炒　木香一钱，研　南薄荷一钱五分　甘菊花三钱　川独活一钱五分

秦艽二钱 怀牛膝三钱 防己三钱 栀子二钱，炒 甘草一钱

皇太后脉息左关弦象渐减，右寸关沉滑。起居如常，饮食较可，脉胀腰痛，自汗潮热均好。惟肝经血液不足，以致夜寐欠实，形体未充，谨拟养阴荣肤膏调理。

生地三钱 杭芍三钱 天冬二钱 朱麦冬三钱 紫菀一钱五分 百合三钱，炒 陈皮八分 北沙参三钱 茯神三钱，朱拌 焦枣仁三钱 壳砂一钱 金毛狗脊三钱，去毛

共以水煎透去渣，兑炼蜜四两收膏，每用一茶匙，白开水送服。

十月三十日，张仲元、佟文斌请得皇太后脉息左关弦数，右寸关沉滑。头疼见轻，夜寐尚好。惟气道未畅，湿热未能下行。以致有时咳嗽，顿引腰痛。谨拟照原方加减调理。

炙香附三钱 乌药三钱 青皮三钱，炒 木香一钱，研 杭菊花三钱 秦艽三钱 川独活一钱五分 防己三钱 怀牛膝三钱 酒芩三钱 炙桑皮三钱 酒军二钱，后煎

引用元明粉一钱五分，先煎

【参考】 隆裕皇后，西太后之亲侄女，光绪十四年由慈禧为德宗聘焉。据史载光绪帝大婚之后即不住中宫，隆裕既失宠于帝，情志遂有不舒，故其脾胃之见症，亦有肝失条达之原因，肝胃不和是宫中妇女常有之疾。

光绪三十四年十一月初一日戌刻，忠勋请得皇太后脉息左关弦数，右寸关沉滑。良由肝阴不(实)，气道未畅，湿热下注。以致腰际坠疼，手间筋脉，午后作胀，有时咳嗽，夜寐不实，醒则汗出。谨拟养阴调肝化湿丸调理。

炙香附二钱 骨皮三钱 沙参四钱 延胡索一钱五分 金毛狗脊三钱 秦艽二钱 盐柏二钱 茅术二钱，炒 怀牛膝三钱 防己三钱 独活二钱 丹参三钱

共研细面，炼蜜为丸，每丸重三钱，每早晚各服一丸，白开水送服。

十一月二十三日，忠勋请得皇太后脉息左关弦象渐减，右寸沉滑。起居如常，饮食较可。脉胀腰痛、自汗潮热均好。惟肝经血液不足，以致夜寐欠实，形体未充。谨拟养阴荣肤膏调理。

生地三钱 杭芍三钱 天冬二钱 朱麦冬三钱 紫菀一钱五分 百合三钱，炒 陈皮八分 北沙参三钱 茯神三钱，朱拌 焦枣仁三钱 壳砂一钱 金毛狗脊三钱，去毛

共以水煎透去渣，兑炼蜜四两收膏，每用一茶匙，白开水送服。

【参考】 光绪帝崩于光绪三十四年十月二十一日，同年尚未改元，故仍用光绪年号。惟溥仪继位，兼祧德宗，故隆裕尊为皇太后。此案一用丸剂，一用膏剂，前者养阴中佐以补肾，后者养阴中着重补血，各有侧重，皆所相宜。

2 宣统年间医案辑录

宣统元年正月初九日，张仲元、忠勋请得皇太后脉息左关弦而近数，右关尺滑数。气道欠和，湿热郁滞。以致胁膀酸胀，项背筋脉酸痛，胸闷口渴，有时恶心头眩。谨拟调气化湿之法调理。

醋柴胡一钱五分 制香附二钱 延胡索一钱五分 狗脊三钱，去毛 盐黄柏二钱 南苍术一钱 广皮二钱 菊花三钱 秦艽二钱 天花粉二钱 金石斛三钱 泽泻二钱

引用竹茹二钱

正月初十日，张仲元、忠勋请得皇太后脉息左关弦而近数，右寸关滑数。膀间酸胀见好，胸闷较轻。惟肝胃湿热未清，熏蒸上焦。以致有时头晕，口黏而渴。谨拟清热化湿之法调理。

中生地三钱 生杭芍三钱 麦冬三钱 花粉三钱 盐黄柏二钱 南薄荷五分 僵蚕二钱，炒 秦艽一钱五分 金石斛三钱 白菊花三钱 狗脊三钱，去净毛 广皮三钱

引用竹茹二钱

正月初十日张仲元、忠勋谨拟。

皇太后清眩闻药方。

松萝茶三钱 辛荑一钱，去毛 青黛一钱 南薄荷八分 冰片三分 僵蚕一钱，炒

共研细面，随意闻之。

正月十一日，张仲元、忠勋请得皇太后脉息左关弦而近数，右寸关滑数。胯间筋脉酸胀已好，谷食亦香。惟肝胃之气欠调，湿热不净，熏蒸于上。以致胸间不畅，头疼眩晕，大关防两日未行。谨拟清热润燥之法调理。

中生地三钱 生杭芍三钱 麦冬三钱 旋覆花三钱，包焦 枳壳二钱 火麻仁三钱 元参三钱 栀仁二钱，炒 白菊花三钱 金石斛三钱 橘红二钱，署内 瓜蒌仁三钱，研

引用泽泻二钱

正月十二日张仲元、忠勋谨拟。

皇太后清胃代茶饮。

旋覆花二钱，包煎 竹茹二钱 菊花三钱 金石斛三钱

水煎代茶。

二月二十七日，臣张仲元请得皇太后脉息左寸关弦软，右寸关沉缓。感寒见好，夜寐较安。惟心气不足，阴分尚弱。以致心悸气短，有时咳嗽，身肢觉软。谨拟益气育神养阴之法调理。

潞党参二钱 朱茯神四钱 生于术一钱五分 焦枣仁三钱 生牡蛎三钱，研 杭芍三钱，炒 五味子一钱 柏子仁三钱 法半夏一钱五分，研 麻黄根一钱五分 桂枝八分 炙甘草一钱

引用小枣肉五个

二月二十八日，张仲元、忠勋谨拟。

皇太后养阴润燥膏。

火麻仁二两 杏仁五钱，研 郁李仁一两，研 柏子仁八钱 元明粉三钱 枳实二钱

共以水熬透去渣再熬浓汁兑蜜八两收膏每服一茶匙白开水冲服。

闰二月初三日臣忠勋请得皇太后脉息左关弦数，右寸关沉滑。肝阳不平，胃有湿热。熏蒸于上，则头晕作痛。郁滞于中，则咳嗽心悸。有时自汗、目迷等症。谨拟养阴清热之法调理。

生地二钱 元参三钱 沙参三钱 朱麦冬三钱 丹皮三钱 青皮七分 瓜蒌仁二钱，研 金石斛二钱 狗脊三钱，去毛 生甘草五分

引用薄荷七分 藁本五分

闰二月初四日，臣张仲元、忠勋请得皇太后脉息左关沉弦，右寸关滑而近数。肝木较平，自汗未作。惟胃阳湿热未清，气道欠和，以致有时咳嗽、头晕作疼。谨拟养阴和中之法调理。

中生地三钱 生杭芍三钱 菊花三钱 旋覆花二钱，包煎 法半夏一钱五分，研 朱茯神三钱 橘红二钱，老树 朱麦冬三钱 南薄荷七分 沙参三钱 竹茹二钱 金石斛三钱

引用生牡蛎三钱，研 鲜青果七个，去尖研

闰二月初五日，臣张仲元、忠勋请得皇太后脉息左关沉弦，右寸关滑而近数。肝木渐

平，头疼见轻。惟胃阳湿热未清，熏蒸上焦，以致清晨头闷眩晕，有时咳嗽。谨拟清热化湿之法调理。

中生地三钱　生杭芍三钱　菊花三钱　旋覆花二钱，包煎　南薄荷八分　青竹茹二钱　橘红一钱，老树　霜桑叶三钱　荆芥炭六分　栀子二钱，炒　枳壳五分，炒　生牡蛎三钱，研

引用泽泻二钱

闰二月初六日，臣张仲元、忠勋请得皇太后脉息左关沉弦，右寸关沉滑。湿热渐清，头晕觉好。惟胃气未和，稍有湿热不净。谨拟和胃化湿饮调理。

中生地三钱　生杭芍三钱　菊花三钱　旋覆花二钱，包煎　南薄荷五分　霜桑叶三钱　橘红一钱，老树　栀子一钱五分，炒　枳壳五分，炒　生牡蛎三钱，研　瓜蒌三钱，研

引用泽泻二钱

闰二月初七日，臣张仲元、忠勋请得皇太后脉息左关沉弦，右寸关滑而近数。阳气郁遏，湿热熏蒸。以致早(晨)额闷头晕，有时咳嗽，鼻涕带红。谨拟宣郁清热之法调理。

南薄荷一钱　荆芥炭七分　菊花三钱　桑叶三钱　中生地三钱　生杭芍三钱　羚羊一钱　瓜蒌三钱，研　枳壳六分，炒　茵陈二钱　连翘三钱　酒芩二钱

引用荷叶一钱五分　芦根二支，切碎

三月初三日戌刻，臣佟文斌、忠勋请得皇太后脉息右寸关滑数，左关见弦。证系肺胃湿热熏蒸，肝阳上乘。以致睡醒后偏右头痛，日晡较甚。谨拟清热化湿平肝之法调理。

甘菊花三钱　杭芍三钱，生　薄荷一钱五分　元参三钱　酒芩三钱　桑叶二钱　川芎一钱五分　枳实一钱五分，研　茵陈三钱　厚朴一钱五分　焦曲四钱

引用竹叶二钱

三月初四日，臣佟文斌、忠勋请得皇太后脉息右寸关滑数，左关仍弦。湿饮略清，肝阳尚燥。以致午后偏右头痛，连及目睛觉胀。谨拟仿前法加减调理。

甘菊花三钱　桑叶三钱　薄荷一钱五分　荆穗一钱五分，炒　酒芩三钱　生杭芍三钱　元参三钱　生地三钱　枳实二钱，研　金石斛三钱　川柏二钱　壳芽炭三钱

引用竹叶二钱

三月初五日，臣佟文斌、忠勋请得皇太后脉息右寸关滑数渐减，左关弦象亦轻。湿饮较化，肝热欠清，头痛已止。仍觉作闷，有时胸中发热。谨拟清肝调胃之法调理。

甘菊花三钱　桑叶二钱　薄荷二钱　酒芩三钱　茵陈三钱　溏瓜蒌四钱　枳实三钱，研　川柏二钱　元参三钱　生地二钱　焦三仙各二钱　鸡金三钱，研

引用胡连一钱，研

三月初六日，臣佟文斌、忠勋请得皇太后脉息左关弦象见减，右寸关仍滑。肝热稍平，停饮欠化，头痛已好，饮后恶心。谨拟和胃化饮之法调理。

藿梗一钱五分　茅术一钱五分，炒　云苓三钱　陈皮一钱五分　猪苓一钱五分　泽泻二钱　砂壳八分，研　炙厚朴一钱五分　法半夏二钱，研　生甘草六分　车前子三钱，包煎

引用建曲二钱

三月初七日，臣佟文斌、忠勋请得皇太后脉息左关见平，右寸关滑而渐缓。诸症已好。惟胃阳少有湿饮未尽。谨拟和胃化湿之法调理。

藿梗一钱　白术二钱，炒　云苓三钱　陈皮一钱五分　砂壳一钱，研　金石斛二钱　法半夏一钱五分，研　生甘草五分

引用焦竹茹二钱　谷芽三钱

三月初十日酉刻，臣张仲元、忠勋请得皇太后脉息左关弦数，右寸关滑数。肝阴有热，胃阳湿郁熏蒸。以致五心发热，头闷口渴，鼻涕带血，寤后躁汗。谨拟养阴清热之法调理。

次生地四钱　生杭芍四钱　知母三钱，炒　青蒿三钱　牡丹皮三钱　地骨皮四钱　麦冬三钱，去心　竹叶二钱　生桑皮三钱　生甘草一钱　广皮一钱五分

引用羚羊一钱　鲜青果十个，研

三月十一日，臣张仲元、忠勋请得皇太后脉息左关弦数，右寸关滑数。躁汗未出，头闷较轻。惟肝阴未和，湿热尚盛。谨拟养阴清热之法调理。

次生地四钱　生杭芍四钱　知母三钱　青蒿三钱　牡丹皮三钱　地骨皮四钱　麦冬三钱，去心　竹叶二钱　生桑皮三钱　生牡蛎三钱　广皮二钱　甘草一钱

引用羚羊一钱　鲜青果十个，研

三月二十八日，臣张仲元、全顺请得皇太后脉息右寸关滑数，左关弦数。肝胃蓄热，熏蒸上焦。以致牙疼牵引唇颊间微肿，早间鼻中流血，头闷不爽。谨拟养阴清热之法调理。

次生地三钱　丹皮三钱　生杭芍三钱　羚羊一钱　南薄荷一钱五分　桑叶三钱　白菊花三钱　栀子二钱，炒　溏瓜蒌三钱　麦冬三钱，去心　生桑皮三钱　甘草一钱

引用竹叶一钱五分　橘红一钱五分，老树

三月二十九日，臣张仲元、全顺请得皇太后脉息右寸关滑数，左关弦数。牙疼见好，肝胃蓄热未清，头闷不爽，有时鼻血或作恶心。谨拟养阴清热之法调理。

次生地三钱　丹皮三钱　生杭芍三钱　羚羊一钱　生桑皮三钱　瓜蒌三钱　白菊花三钱　栀子一钱五分，炒　花粉二钱　广皮二钱　麦冬三钱，去心　甘草一钱

引用鲜青果七个，研

四月初一日申刻，臣周鸣凤请得皇太后脉息左关脉象弦滑而重按无力，右部洪滑兼数。系心力久伤，肝阳虚火寄于胃湿不化而成痰涎。以致偶作呕吐，虚烦懊憹。谨拟潜阳化湿之法调理。

石决明三钱，生研　莲子心一钱　茯神三钱　生杭芍三钱　法半夏三钱　川连炭一钱五分　当归三钱　泽泻二钱　薄橘红三钱　黑山栀子三钱　胡连八分　神曲二钱，炒

引用干荷叶一钱

四月初二日，臣周鸣凤请得皇太后脉息大致如昨。中焦湿痰稍轻。第肝阴热重，气凝经气违和，表阳反虚。是以夜间每多自汗，牵制腰脊沉疼。谨拟前方，量为增减。

生石决明三钱，研　石斛三钱　炙香附一钱五分　丹皮二钱　煅龙齿二钱，研　茯神三钱　法半夏三钱　炙鳖甲一钱五分，研　生地炭五钱　当归三钱　酒白芍三钱　陈皮一钱

引用青蒿八分

四月初二日巳刻，臣周鸣凤请得皇太后脉息。谨按前方加清心火、抑肝，则浊阴降，清气自灵耳。所谓急则治标之法。

川连炭一钱五分　羚羊一钱五分　姜朴八分　泽泻二钱　灶心土四钱　丹皮三钱　橘红二钱　法半夏二钱　焦神曲三钱　广砂三分，研　栀仁三钱，炒　麦冬三钱

引用灯心三子

四月初三日，臣周鸣凤请得皇太后脉息左部略具缓小之象。系阴分余热稍减。第心力之焦劳已非一时。但宜甘淡之品助其中宫，使脾胃之生机日畅，自能抵制肝阳。照原方加减调理。

灶心土四钱　姜朴八分　泽泻三钱　赤苓三钱　生地炭五钱　焦曲三钱　于术二钱，研　生知母三钱

法半夏三钱　广砂三分，研　当归三钱　川连一钱五分，炒研　广陈皮一钱五分

引用灯心三子　鲜姜三片

四月初四日，臣周鸣凤请得皇太后脉息精神渐有进境。夜间虚烦自汗，以及食后懊憹等势逐减。第胃下积湿而变痰涎，脾经运化较慢。仍拟原方加和阳之品调理。

生地炭四钱　石斛三钱　陈皮一钱　法夏三钱　黑芝麻二钱　赤苓三钱，研　生于术二钱　广砂三分，研　生壳芽三钱　当归三钱　姜朴八分　川连八分，炒研

引用生姜三片　小红枣三个，肉

四月初五日，臣周鸣凤请得皇太后脉息六部逐渐和平。诸证次第亦减。第违和日久，脾胃之阳气消磨过深。若骤进药饵，又非所宜。谨拟前方加减调理，明日续进膏子药，当宽以时日，方能奏功。

生地炭四钱　炙鳖甲一钱五分，研　于术二钱　当归三钱　川连炭一钱　冬瓜仁三钱　广皮一钱　石斛二钱　法半夏一钱五分　生谷芽二钱　泽泻一钱五分　焦曲二钱

引用生姜三小片　核桃肉一个

四月初五日周鸣凤谨拟。

皇太后和阳平胃膏。

生地炭一两　山萸肉三钱　于术五钱，炒　当归八钱　灶心土五钱　川连炭二钱　陈皮三钱　生姜二钱，代皮　黑芝麻五钱　焦三仙一两　茯神五钱　甘草二钱　红枣肉五个　冬瓜仁八钱　桂圆肉一钱五分　法半夏三钱

共以水煎透去渣，再熬浓汁，兑炼蜜四两收膏，每早晚各服一茶匙，白开水送服。

四月初九日照原方。

四月十三日臣周鸣凤谨拟。

皇太后凉阴和阳育神膏。

小生地一两　厚朴二钱　陈皮二钱　川连一钱，研　山栀子五钱，炒　当归五钱　泽泻三钱　知母三钱　霜桑叶三钱　赤苓五钱　石斛三钱　麦冬八钱　焦三仙一两

共以水煎透去渣，再熬浓汁，兑炼蜜五两收膏，每早晚各服一茶匙，白开水冲服。

四月十七日臣周鸣凤谨拟。

皇太后和胃育神膏。

小生地二两　川连一钱五分，研　枳壳一钱五分　陈皮三钱　栀子五钱，炒　知母三钱　丹皮三钱　泽泻三钱　焦三仙一两　厚朴二钱　石斛二钱　麦冬五钱　法半夏三钱

共以水煎透，去渣，再熬浓汁，兑炼蜜五两收膏，每早晚各服一茶匙，白开水冲服。

四月二十二日臣周鸣凤谨拟。

皇太后和胃育神膏。

小生地一两五钱　萸连一钱五分，研　厚朴三钱　石斛五钱　炙香附三钱　广砂一钱，研　陈皮三钱　当归五钱　郁李仁三钱　枳壳二钱　茯神五钱　甘草一钱五分

共以水煎透，去渣再熬浓汁，兑炼蜜五两收膏，每早晚服一茶匙，白开水冲服。

四月二十二日，臣周鸣凤请得皇太后脉息较前已有进步。第阴分之瘀热寄于胃，脾阳之真气不能相辅而行。以致烦热生于内，善饥，食后宿滞难消，浊液反碍清气，以上皆致病之由。扼要治法，约拟清阴热，平胃扶脾。是激浊即是扬清之理耳。

四月二十七日，臣周鸣凤请得皇太后脉息左三部已见缓象，惟右寸关洪数而滑。系琐证虽轻，膈上之火未化。谨拟前方加凉膈清胃之品调理，名曰凉膈和胃膏。

小生地一两五钱　川连一钱五分，研　枳壳二钱，炒　竹茹三钱　黑山栀子三钱　元参五钱　赤苓五钱　厚朴二钱　煅石膏三钱　广皮三钱　法半夏三钱　泽泻三钱　三仙一两，炒　石斛五钱

共以水煎透去渣，再熬浓汁，兑炼蜜五两收膏，每早晚各服一茶匙，白开水送服。

五月初三日，臣周鸣凤请得皇太后脉息左三部缓而已增神力，惟右部沉滑尚兼数象。系血液久受煎灼，浊液多而成虚痰，清气阻滞。所幸违和诸恙，逐日较轻。谨拟凉阴清燥育神和脾胃之法缓服，但宽以时日，以竟全功。名曰清燥育神膏调理。

小生地二两　生谷芽三钱　当归五钱　枳壳一钱五分，炒　黑山栀子五钱　广陈皮三钱　赤苓五钱　泽泻三钱　煅石膏三钱　法半夏三钱　军炭二钱　竹茹三钱　焦三仙一两　广砂一钱，研

共以水煎透去渣，再熬浓汁，兑炼蜜五两收膏，每早晚各服一茶匙，白开水送服。

十一月初五日，臣周鸣凤请得皇太后脉息右关浮滑而大，左三部弦软，浮取较数。湿热在中，脑虚引风邪而内侵。以致巅顶沉痛，咳嗽频作。谨拟脱风化饮汤调理。

蔓荆子三钱，研　藁本一钱五分　杏仁三钱，研　麦冬三钱　法半夏三钱，研　瓜蒌三钱，研　赤苓三钱，研　甘草五分　甘菊花三钱　苏梗一钱五分　陈皮二钱

引用荷叶一钱

十一月初五日申刻，臣全顺请得老佛爷脉息右寸关滑数，左寸关沉弦。湿热受风，熏蒸上焦。以致头疼牵引颠顶。今用清热化湿之法调理。

薄荷八分　蔓荆子一钱五分，研　荆穗二钱　白芷一钱五分　菊花三钱　川芎一钱　酒芩二钱　桑叶三钱　瓜蒌皮三钱　川贝三钱　广红二钱　甘草八分

引用焦栀仁二钱

十一月初六日，臣全顺、周鸣凤请得老佛爷脉息右寸关滑而稍大，左寸关弦数。肝阳有热，引湿热而上行。以致津液少，清气受滞，胁胀微疼，口干神躁，咳嗽痰粘。谨拟昨方加减调理。

蔓荆子一钱，研　羚羊二钱　菊花三钱　酒芩二钱　栀仁三钱，炒　桑叶三钱　麦冬三钱　川贝二钱，研　川郁金一钱五分，研　青皮八分　当归三钱

引用炒杭芍三钱

十一月初七日，臣全顺、周鸣凤请得老佛爷脉息右关渐缓，寸部较大，左三部弦劲而滑。系一阳初动，肝阴不足以济，虚阳引湿热而上炎，以致脑际受制，刻下诸恙皆轻，头目时作沉闷。仍拟昨方加凉阴调气之品，以防偶或鼻血。

小生地五钱　青皮一钱，炒　丹皮三钱　元参五钱　黑山栀三钱　酒芩二钱　菊花三钱　麦冬三钱　煨木香五分　桑叶二钱　羚羊二钱　泽泻一钱五分

引用荷梗一钱

十一月十三日，臣全顺、周鸣凤请得老佛爷脉息右三部渐具缓象，左三部中取弦数。缘脾胃稍和，第肝阴热重湿不化而变痰。以致脑筋清气受制，午后偶作头疼。仍拟前方加凉阴化湿之品调理。

小生地八钱　当归五钱　羚羊三钱　丹皮二钱　黑山栀子五钱　石斛五钱，金　广皮二钱　于术二钱　木蝴蝶三钱　法半夏三钱，研　泽泻二钱　甘草二钱　白芍五钱，炒　茯神五钱，研　煅龟板六钱，研

共以水煎透去渣，再熬浓汁，兑炼蜜六两收膏，每进一茶匙，白开水送，随便服。

十二月十六日戌刻，臣忠勋请得老佛爷脉息左关稍弦，右寸关滑而微数。良由肝热未清，脾湿乘之。以致头闷，肢体酸倦。谨拟清热化湿饮调理。

甘菊花二钱　桑叶二钱　狗脊三钱，去毛　赤苓三钱　金石斛三钱　杭芍三钱，生　法半夏二钱，研　生甘

草五分

引用川芎七分

宣统二年二月初二日申刻，臣李崇光请得老佛爷脉息左寸关弦数，右寸关浮滑近数。系肝热脾湿，微感风凉之候。以致头痛胸闷，时或作呕，身肢酸倦，似觉憎寒。今用疏表清热化湿汤调理。

羌活二钱 荆穗一钱五分，炒 白芷二钱 川芎二钱 菊花二钱 茯苓三钱，研 茅术一钱五分，土炒 腹皮三钱 炙桑皮二钱 甘草八分

引用炒建曲一钱五分 蔓荆子三钱，研

二月初三日，臣李崇光请得老佛爷脉息左寸关弦数，右寸微浮。风凉虽解，肝热仍盛，中焦尚有湿滞。以致头闷肢倦，膈间不爽。今用和解清热平肝之法调理。

藿梗二钱 陈皮二钱 菊花二钱 酒黄芩一钱五分 金石斛三钱 蒌仁三钱，研 川贝二钱，研 川郁金二钱，研 胆草二钱，酒 青皮二钱 槟榔三钱，炒 生甘草八分

引用蔓荆子三钱，研

二月初四日，臣李崇光请得老佛爷脉息左寸关弦数，右关微滑。风凉已解，肝热未平，气道仍欠舒畅。以致胁下胀闷，卧则作响，隐隐觉痛，左边较甚。谨拟平肝理气，佐以化湿之法调理。

杭白芍三钱，炒 陈皮二钱 菊花二钱 酒黄芩二钱 醋柴胡一钱 蒌仁三钱，研 川贝二钱，研 川郁金三钱，研 炙香附三钱，研 胆草二钱，酒 青皮二钱 延胡索二钱

引用归身三钱，酒 荷梗一尺

二月初五日，臣李崇光请得老佛爷脉息左寸关弦数，右寸关滑缓。湿滞渐开，肝经气道仍欠舒畅。以致头闷微疼，左半身似觉麻木，胁下有时作痛。谨拟用平肝理气舒化之法调理。

杭白芍三钱，炒 陈皮二钱 菊花二钱 酒黄芩二钱 醋柴胡一钱 川芎二钱 桑枝三钱 川郁金三钱，研 炙香附二钱，研 酒胆草二钱 枳壳一钱五分，炒 延胡索二钱

引用归身三钱，酒 荷梗一尺

二月初六日，臣李崇光请得老佛爷脉息左关微弦，余部均见和缓。诸证俱好。惟肝胃稍有浮热，气道尚欠调和。谨拟用平肝和胃理气之法调理。

杭白芍二钱，炒 陈皮二钱 醋柴胡一钱 川郁金二钱，研 炙香附一钱五分，研 枳壳一钱五分，炒 归身二钱，酒 延胡索一钱 槟榔二钱，炒 炙甘草八分

引用荷梗一尺

二月初七日，臣李崇光请得老佛爷脉息六部均见和平。诸症痊愈。惟素有湿热。谨拟用和肝理脾化湿膏健脾胃而清肝热，以免停留。

薄荷二钱 槟榔八钱，炒 醋柴胡二钱 川郁金五钱，研 枳壳四钱，炒 炙香附四钱，研 青皮三钱 酒胆草四钱 知母四钱 杭芍三钱，炒 薏苡仁三钱，炒研 生甘草三钱

共以水煎透去渣，再熬浓汁，兑炼蜜六两收膏，每进一茶匙，白开水送服。

宣统二年二月二十四日，臣李崇光请得老佛爷脉息左关弦缓，右部和平。系肝经宿郁，感春令木旺之时而发。以致左胁胀闷，卧则加重，有时作响。谨拟用和肝理气化湿膏调理。

醋柴胡二钱 川郁金五钱，研 枳壳四钱，炒 青皮三钱 川贝四钱，研 杭芍四钱，炒 瓜蒌皮六钱 苦桔梗四钱 陈皮三钱 云茯苓四钱 法半夏三钱，研 生甘草二钱

共以水煎透，去渣，再熬浓汁，兑炼蜜六两收膏，每进一茶匙，白开水送服。

二月三十日，臣李崇光请得老佛爷脉息左寸关弦缓，右寸关浮滑而数。肝热脾湿，微感风凉之症。以致头目眩晕，身肢倦软。谨拟用疏表清热化湿汤调理。

川芎二钱 菊花二钱 桑叶三钱 次生地三钱 荆芥二钱 青皮二钱 知母二钱 槟榔三钱 陈皮二钱 薄荷八分 条芩一钱五分 生甘草八分

引用蔓荆子三钱，研

二月三十日未刻，臣李崇光请得老佛爷脉息左寸关弦缓，右寸关浮滑而数。表感风凉，肝胃湿热太盛。以致头目眩晕，懊憹欲呕，身肢倦软，精神困乏。谨拟用疏表化湿止呕之法调理。

川芎二钱 菊花二钱 桑叶三钱 荆芥二钱 青皮二钱 知母二钱 槟榔三钱 陈皮二钱 薄荷八分 条芩一钱五分 藿梗一钱五分 生栀子二钱，研

引用蔓荆子三钱，研 生姜汁一茶匙，临进兑服

宣统二年十二月二十八日亥刻，臣张仲元请得老佛爷脉息左寸关沉弦，右关沉滑。肝气郁遏，壅滞胃肠。以致心慌气短，四肢觉凉。谨拟调气和胃之法调理。

化橘红二钱 法半夏二钱 朱茯神四钱 杭芍三钱，炒 青竹茹二钱 西洋参二钱，研 朱麦冬三钱 藿石斛三钱 远志肉一钱五分 鲜青果七个，研

水煎温服。

十二月二十九日，臣张仲元请得老佛爷脉息左关弦数，右寸关沉滑。肝气郁遏渐畅，心悸觉好。惟胃蓄痰热未清，阻滞正气。以致气息觉短，时出躁汗。谨拟清肝化痰之法调理。

中生地四钱 生杭芍三钱 羚羊一钱 竹茹三钱 橘红二钱，老树 西洋参二钱，研 朱茯神四钱 玉竹三钱 柏子仁三钱 生粉草一钱

引用鲜青果七个，研

宣统三年正月初一日申刻，臣张仲元请得老佛爷脉息左关弦而鼓指，右寸关沉滑不畅。肝阳气道尚滞，胃蓄痰饮。有时气横，即觉气短，四肢发凉出汗。谨拟调畅肝胃之法调理。

生杭芍三钱 醋柴胡二钱 川郁金三钱，研 抚芎二钱 法半夏三钱 橘红二钱 焦三仙九钱 鸡金三钱 南苦桔梗三钱 枳壳二钱，炒 生粉草一钱 栀子二钱，炒

引用鲜青果七个，研

正月初二日，臣张仲元请得老佛爷脉息左关弦数，右寸关沉滑。夜寐安适，精神清爽。惟肝气欠畅，胃蓄痰滞未清。有时气道郁遏，即觉气短肢凉。谨拟调畅肝胃之法调理。

生杭芍三钱 郁金三钱，研 栀子三钱，炒 醋柴胡二钱 南苦桔梗三钱 枳壳二钱，炒 橘红二钱，老树 法半夏三钱，研 焦三仙九钱 溏瓜蒌三钱 炙香附三钱 甘草一钱

引用鲜青果七个，研

正月初三日，臣张仲元请得老佛爷脉息左关弦数，右寸关滑而鼓指。夜寐安适，气短肢凉未作。惟肝气欠和，胃蓄痰滞未清。谨拟调肝化滞之法调理。

生杭芍三钱 川郁金三钱，研 醋柴胡二钱 栀子三钱，炒 枳实二钱，炒 焦三仙九钱 橘红二钱，老树 法半夏三钱 元明粉一钱五分，后煎 鸡金三钱 甘草一钱

引用一捻金二钱，后煎

正月初四日，臣张仲元请得老佛爷脉息左关沉弦，右寸关沉滑。气道渐畅，夜寐起居如常。惟胃阳未和，稍觉壅滞。谨拟调肝和胃之法调理。

生杭芍三钱 炙香附三钱 橘红二钱，老树 栀子三钱，炒 焦三仙九钱 枳壳三钱，炒 鸡金三钱 竹茹三钱 中生地四钱 生粉草一钱

引用鲜青果七个，研

正月初五日，臣张仲元请得老佛爷脉息左关沉弦，右寸关沉滑。精神清爽，起居如常。惟肝气欠畅，有时肩臂气串作疼。谨拟调气和胃之法调理。

炙香附三钱　川芎二钱　生杭芍三钱　醋柴胡一钱五分　全当归二钱　栀子三钱，炒　焦神曲三钱　橘红二钱，老树　台乌药二钱　甘草一钱

引用鲜青果七个，研

正月初六日，臣张仲元请得老佛爷脉息和缓。诸证均好。惟胃气欠和，余热不净。谨拟和胃代茶饮调理。

焦三仙九钱　橘红三钱，老树　鲜芦根二支，切碎　鲜青果七个，研

水煎代茶。

二月初七日未刻。臣张仲元请得老佛爷脉息左寸关浮弦而数，右寸关滑数。肝胃蓄热，感受风凉。以致头闷微疼，目胀口黏，心中躁热，肢体倦怠。谨拟清解化热之法调理。

南薄荷二钱　葛根三钱　菊花三钱　桑叶三钱　中生地五钱　黄芩三钱　羚羊一钱五分　连翘三钱　枳壳三钱，炒　栀子三钱，炒　苦桔梗三钱　焦三仙九钱

引用鲜芦根二支，切碎

二月初八日，臣张仲元请得老佛爷脉息左关弦数，右寸关滑数。表感渐轻，夜寐安适。惟蓄热尚盛，熏蒸上焦。以致头闷不爽，有时咳嗽，唾吐痰饮。谨拟清扬化热之法调理。

南薄荷一钱五分　菊花三钱　桑叶三钱　连翘三钱　焦三仙九钱　羚羊一钱五分　瓜蒌四钱　橘红三钱，老树　枳壳三钱，炒　栀子三钱，炒　川贝三钱，研　前胡三钱

引用一捻金二钱，煎

二月初九日，臣张仲元请得老佛爷脉息左关弦数，右寸关滑数。夜寐安适，起居如常。惟肺经寒火未清，肝气尚逆。以致时作咳嗽，顿引胸次发闷，颃颡不爽。谨拟疏通降逆之法调理。

苏梗子三钱，研　旋覆花三钱，包煎　前胡三钱　杏仁三钱，研　枳壳三钱，炒　法半夏三钱　苦桔梗三钱　橘红三钱，老树　全当归三钱　生桑皮三钱　羚羊一钱五分　黄芩三钱

引用鲜姜三片　小枣肉五个

二月初十日，臣张仲元请得老佛爷脉息左关弦而近缓，右寸关滑而稍数。精神清爽，咳嗽见轻。惟肝胃欠和，郁结寒火未净。以致有时咳嗽，鼻中觉干。谨拟和中降逆之法调理。

苏梗子二钱，研　旋覆花三钱，包煎　前胡三钱　杏仁三钱，研　法半夏三钱　生桑皮三钱　橘红三钱，老树　苦桔梗三钱　全当归三钱　地骨皮三钱　羚羊一钱五分　黄芩三钱

引用鲜姜三片　小枣肉五个　鸡金三钱

二月十一日，臣张仲元请得老佛爷脉息左关弦缓，右关滑缓。诸证均好。惟胃气稍有未和，谨拟和胃代茶饮调理。

竹茹三钱　橘红三钱，老树　法半夏三钱　前胡三钱　神曲三钱，炒　谷芽三钱，炒　当归三钱　甘草一钱

水煎温服。

四月初三日全顺谨拟。

老佛爷因有肝热脉络不和，今拟外敷法。金果榄性味专于舒脉络和肝用茶卤研调敷。

四月初八日未刻，臣张仲元请得老佛爷脉息左关弦滑有力，右寸关沉滑。肝胃蓄有滞热，阳气郁遏。以致恶寒身倦，鼻中流红，膝上筋脉有时抽疼。谨拟调气清热化滞之法调理。

枳壳三钱，炒　青皮二钱，炒　鸡金三钱　焦三仙九钱　大生地四钱　栀仁三钱，炒　羚羊一钱五分　溏

瓜蒌四钱　醋柴胡二钱　生杭芍三钱　甘草一钱　一捻金二钱，煎

引用元明粉二钱，煎

四月初九日，臣张仲元请得老佛爷脉息左关弦而近数，右寸关沉滑。恶寒身倦已好。惟肝热未净，胃气欠和。谨拟清热和胃之法调理。

大生地四钱　羚羊一钱五分　焦三仙九钱　竹茹三钱　栀仁二钱，炒　广皮三钱　枳壳三钱，炒　鸡金三钱　南苦桔梗三钱　菊花三钱　生杭芍三钱　甘草一钱

引用鲜青果七个，研

五月十九日午刻，臣张仲元请得老佛爷脉息左关弦数鼓指，右寸关沉滑。肝气滞胃，升降之机不能自如。以致郁遏不舒，左臂以及胁间作疼。有时串响，饮食起居如常。谨拟调气舒化之法调理。

枳壳三钱，炒　青皮三钱，炒　炙香附三钱，研　生杭芍四钱　焦三仙九钱　鸡内金三钱　栀子三钱，炒　台乌药三钱　元明粉二钱，煎　羚羊一钱五分　川郁金三钱，研　槟榔三钱

引用一捻金二钱，煎

五月二十日，臣张仲元请得老佛爷脉息左关弦数，右寸关沉滑。臂胁作疼渐轻，夜寐安适。惟肝胃气道尚滞，胁下有时串响，每侧卧即觉作疼。谨拟调气清化之法调理。

炙香附三钱　青皮三钱，炒　乌药三钱　枳实三钱，炒　广木香一钱　白芥子二钱，研　栀子三钱，炒　片姜黄三钱　生杭芍四钱　焦三仙九钱　酒军二钱，后煎　元明粉二钱，煎

引用羚羊一钱五分

五月二十一日，臣张仲元请得老佛爷脉息左关弦数，右寸关沉滑。臂胁疼痛已好，夜寐安适。惟肝胃气道欠和，胁下觉胀，有时串响。谨拟和肝调中之法调理。

生杭芍四钱　羚羊一钱　青皮三钱，炒　广皮三钱　枳壳三钱，炒　鸡金三钱　焦楂炭四钱　大腹皮三钱　中生地四钱　槟榔三钱　生粉草一钱

引用橘红三钱，老树

五月二十二日，臣张仲元请得老佛爷脉息左关沉弦，右寸关滑而近缓。胁胀已好。惟胃气欠和，肝阴稍有余热。谨拟柔肝和胃之法调理。

中生地四钱　生杭芍三钱　竹茹三钱　橘红三钱，老树　谷芽三钱，炒　杭菊花三钱　麦冬三钱　甘草一钱

引用枳壳三钱，炒

闰六月二十二日未刻，臣张仲元请得老佛爷脉息左关沉弦，右寸关沉滑有力。系肝胃气道不调，蓄有食滞。以致中气觉短，谷食不香。谨拟调气化滞之法调理。

枳实三钱，炒　槟榔三钱　白蔻仁一钱五分，研　焦神曲五钱　溏瓜蒌四钱　鸡金三钱　元明粉二钱，煎　川军三钱　焦楂炭四钱　广皮三钱　谷芽三钱，炒

引用鲜荷梗一尺

闰六月二十三日，臣张仲元请得老佛爷脉息左关沉弦，右寸关沉滑。中气渐畅，蓄滞下行。惟肝胃欠和，中脘有时作痛。谨拟调中和胃之法调理。

杭芍三钱，炒　当归三钱　醋柴胡一钱五分　云苓三钱　焦神曲四钱　广皮三钱　焦楂炭三钱　甘草一钱五分

引用蔻仁一钱，研　黑栀子三钱

闰六月二十四日，臣张仲元请得老佛爷脉息左关沉弦，右寸关沉滑。中脘作疼已好。惟脾胃欠和，气道未畅。以致食后身倦，腹胁作胀。谨拟调气和胃之法调理。

杭芍三钱，炒　醋柴胡一钱　白术二钱，炒　焦枳壳三钱　焦楂炭三钱　青皮三钱，炒　焦神曲三钱　橘红三钱，老树　大腹皮三钱　鸡金三钱　生粉草一钱

引用栀子一钱五分，炒

闰六月二十五日，臣张仲元请得老佛爷脉息左关沉弦，右寸关沉滑。精神清爽，谷食渐香。惟脾气欠和，夜间腹胀。谨拟理脾化湿之法调理。

云茯苓五钱　生于术三钱　薏苡仁四钱，炒　扁豆三钱　广砂仁五分，研　旧广皮二钱　川厚朴二钱　甘草一钱　潞党参一钱　谷芽三钱，炒

引用鲜姜皮一钱　红枣肉七个

闰六月二十六日，臣张仲元请得老佛爷脉息左关沉弦，右寸关沉滑。精神清爽，谷食渐多，腹胀觉好。惟脾阴欠和，湿气未净。谨拟理脾化湿之法调理。

党参二钱　生于术三钱　云苓五钱　薏苡仁五钱，炒　广皮二钱　川厚朴二钱　扁豆三钱　谷芽三钱，炒　壳砂五分，研　生粉草一钱

引用鲜姜皮一钱　红枣肉七个

九月初七日，臣张仲元请得老佛爷脉息左关弦数，右寸关浮滑。肝脾蓄热受风。以致右眼下胞红肿，时作痛痒，形势欲溃。谨拟清热祛风之法调理。

南薄荷一钱五分　荆穗二钱　防风二钱　菊花三钱　中生地四钱　赤芍三钱　连翘三钱　酒芩三钱　天花粉三钱　酒军二钱　甘草一钱

引用蕤仁三钱，研

九月初七日臣张仲元谨拟老佛爷祛风洗目方。

南薄荷一钱　菊花三钱　桑叶三钱

水煎熏洗。

九月初十日臣张仲元谨拟老佛爷清解化热之法。

南薄荷二钱　荆芥三钱　菊花三钱　防风三钱　大生地四钱　酒芩三钱　淡豆豉三钱　桑叶三钱　枳壳三钱，炒　苦桔梗三钱　瓜蒌四钱　元明粉二钱

水煎温服。

宣统五年正月十六日午刻，张仲元、佟文斌请得皇太后脉息左寸关浮散，尺部如丝。证势垂危，痰壅愈盛，再勉拟生脉化痰之法以冀万一。

西洋参三钱，研　麦冬三钱　五味子一钱　橘红二钱　竹沥水三钱，兑

水煎灌服。

【参考】 隆裕自光绪、慈禧相继谢世以后，宫中位置至高，于是效法慈禧故事，亦称老佛爷，故脉案中时有老佛爷之称号。其脉案表明亦多为脾胃不健、肝气不舒之疾。隆裕死于一九一三年(甲戌)正月十七日，临终前之脉案以生脉散加橘红、竹沥抢救，旨在生脉以强心，化痰以清心，立法用方用意均很深刻，值得借鉴。

三　瑾妃(即瑾嫔、瑾贵人、瑾贵妃及端康皇太妃)

1　瑾贵人时医案

光绪二十一年闰五月初三日，王继曾、杨世葆请得瑾贵人脉息左寸关弦滑，右寸关滑数，沉取力弱。疟疾虽作，已见轻减。惟觉头疼身倦，胸闷懒食，腿膝空酸，大关防下有粘滞。总由痰饮滞热未清，阴亏脾弱所致。今议用滋益健中化痰汤调理。

西洋参三钱　鳖甲八钱　酒芩三钱　赤苓三钱　生于术一钱五分　柴胡二钱　知母二钱，炒　瓜蒌仁三钱，研　厚朴花二钱　槟榔三钱，炒　青皮二钱，炒　常山二钱，炒

引用郁李仁三钱，研　酒军二钱

【参考】 此方本截疟七宝饮与大柴胡汤方意化裁而成，一以治疟，一以通便，于瑾贵人病情颇相适合。方中常山为中医抗疟专药，现代药理实验表明对疟原虫有杀灭作用，其所含之生物碱对间日疟及三日疟均有良好抗疟效果，同时还有抗阿米巴痢疾及解热作用，施于本病，确为允当。

据清《列朝后妃传稿》所载，瑾妃于光绪二十年因女弟珍妃故同降为贵人，光绪二十一年十一月复封。

十一月初一日，张仲元请得瑾贵人脉息左关弦数，右寸关沉滑而数。后半夜抽搐稍止，神识见清，气道渐畅。惟痰热未清，饮滞尚盛。以致仍觉胸满，左肋跳动，稍有串疼，牵引腿膝酸麻。有时筋惕肉颤，谷食不香，身肢酸痛。今用照原方加减调理。

归身四钱　次生地六钱　生杭芍三钱　僵蚕三钱，炒　炙香附三钱　川郁金三钱，研　枳壳三钱，炒　焦山楂三钱　朱茯神五钱　广橘红二钱　煅赭石三钱　生甘草一钱

引用秦艽二钱

十一月初一日戌刻，张仲元请得瑾贵人脉息左关弦数，右寸关沉滑而数。午后抽搐又作，顷刻即止。仍觉胸满，两肋串疼，有时筋惕肉颤，腿膝酸麻，谷食不香，身肢酸痛。今用照早方加减调理。

归身四钱　次生地五钱　生杭芍三钱　广皮二钱　炙香附三钱　川郁金三钱，研　煅赭石三钱　木瓜三钱　朱茯神五钱　青枫藤三钱　僵蚕三钱，炒　秦艽三钱

引用钩藤三钱

十一月初二日，张仲元请得瑾贵人脉息左关弦数，右寸关沉滑而数。气道渐畅，抽搐见轻，膈间稍宽。惟痰热未清，饮滞尚盛。以致左肋跳动牵引两肋串疼，腿膝酸麻，有时筋惕，谷食不香，身肢酸痛。今用照原方加减调理。

归身四钱　次生地五钱　生杭芍三钱　秦艽三钱　炙香附三钱　川郁金三钱，研　煅赭石三钱　青皮一钱，炒　朱茯神五钱　僵蚕三钱，炒　海桐皮三钱　木瓜三钱

引用钩藤三钱

十一月初二日戌刻，张仲元请得瑾贵人脉息左寸关弦数，右寸关沉滑而数。胸满见轻，两肋串疼渐好。惟痰热未清，饮滞尚盛，左肋跳动，动甚则觉抽搐筋惕，腿膝酸麻，谷食不香，身肢酸痛。今用照早方加减调理。

归身三钱　次生地五钱　生杭芍三钱　抚芎一钱　炙香附三钱　川郁金三钱，研　煅赭石三钱　秦艽三钱　朱茯神五钱　僵蚕三钱，炒　广橘红三钱　木瓜三钱

引用钩藤三钱

十一月初三日戌刻，张仲元请得瑾贵人脉息左寸关弦数，右寸关沉滑而数。症势稍轻，痰热尚盛，饮滞未清。以致左肋跳动，两肋稍有串疼，午后抽搐又作，顷刻即止，牵引腿膝酸麻，谷食不香，身肢酸痛。今用照早方加减调理。

归身三钱　次生地五钱　杭芍三钱，炒　抚芎一钱　炙香附三钱　川郁金三钱，研　广陈皮三钱　秦艽三钱　朱茯神五钱　僵蚕三钱，炒　醋柴胡一钱　钩藤三钱

引用鸡血藤膏一钱

十一月初四日戌刻，张仲元请得瑾贵人脉息左寸关沉弦，右寸关滑数。抽搐见轻，气道稍畅，胸满渐宽。惟痰热未清，饮滞尚盛，时值经行，肚腹疼痛牵引两肋串疼，左肋跳动，谷食不香，腿膝酸麻。今用照早方加减调理。

归身三钱 杭芍三钱，炒 抚芎一钱五分 木瓜二钱 炙香附三钱 川郁金三钱，研 醋柴胡一钱 橘络三钱 朱茯神五钱 广陈皮二钱 秦艽二钱 甘草一钱

引用鸡血藤膏一钱

【参考】 加入疏肝通络之药以调经。

十一月初五日酉刻，张仲元请得瑾贵人脉息左关沉弦，右寸关滑数。证势较轻，中州气道渐舒。惟痰热饮滞未清，血脉未和。以致左肋跳动，肚腹两胁稍有作疼，每有动坐，即觉头晕筋惕，谷食不香，腿膝酸麻，身肢懒倦。今用照早方加减调理。

归身三钱 杭芍三钱，炒 抚芎一钱 橘络三钱 炙香附三钱 川郁金三钱，研 青皮三钱，炒 秦艽三钱 醋柴胡一钱 朱茯神五钱 薄荷一钱 甘草一钱

引用木瓜二钱

十一月初六日，张仲元请得瑾贵人脉息左关沉弦，右寸关滑数。证势觉轻，左肋跳动稍止。惟痰热饮滞未清，血脉未和。以致两胁牵引，肚腹稍有作疼，后半夜抽搐微作，顷刻即止，仍觉筋惕，每有动坐，即觉头晕，谷食不香，腿膝酸麻。今用照原方加减，煎十分，均两次服之调理。

归身三钱 次生地五钱 杭芍三钱，炒 抚芎一钱五分 炙香附三钱 青皮二钱，炒 南薄荷一钱 秦艽二钱 朱茯神五钱 广橘皮三钱 嫩桑枝三钱 甘草一钱

引用钩藤三钱

十一月初七日，张仲元请得瑾贵人脉息左关沉弦，右寸关滑数。腹痛已好，胸闷见轻。惟痰热饮滞未清，血脉未和。以致左肋跳动，夜间抽搐微作，须臾即止，稍有筋惕，每有动坐，仍觉头晕，谷食不香，腿膝酸麻。今用照原方煎十分均午晚服之调理。

归身三钱 次生地五钱 杭芍三钱，炒 抚芎一钱五分 醋香附三钱 川郁金三钱，研 南薄荷一钱 秦艽三钱 朱茯神六钱 广橘红三钱 明天麻二钱 甘草一钱

引用钩藤三钱

十一月初八日，张仲元请得瑾贵人脉息左关沉弦，右寸关滑数。精神稍好，右肋跳动渐轻，惟饮滞未清，脉络未和，以致胸膈堵闷，有时头晕，夜间抽搐微作，须臾即止，止后稍有筋惕，谷食不香，腿膝酸麻，今用照原方加减，煎十分，匀午晚服之调理。

归身三钱 生杭芍三钱 次生地五钱 抚芎一钱 醋香附三钱 青皮三钱，炒 南薄荷一钱 秦艽三钱 朱茯神五钱 广橘红三钱 肉苁蓉三钱 甘草八分

引用钩藤二钱

十一月初九日，张仲元请得瑾贵人脉息左关沉弦，右寸关滑数。症势见轻，精神稍振。惟痰热饮滞未清，脉络欠和。以致左肋跳动，抽搐微作，须臾即止，较前大见轻减。有时头晕，谷食不香，腿膝酸麻，身肢稍倦。今用照原方加减，煎十分匀午晚服之调理。

归身三钱 生杭芍三钱 次生地五钱 抚芎一钱 炙香附三钱 川郁金三钱，研 枳壳三钱，炒 秦艽三钱 朱茯神五钱 广橘皮二钱 煅赭石三钱 甘草一钱

引用薄荷八分

十一月初十日，张仲元请得瑾贵人脉息左关沉弦，右寸关沉滑近数。症势见轻，谷食渐香，腿膝酸麻稍好。惟左肋尚有跳动，两胁稍有串疼，每欲动坐，仍觉头晕，腿膝力软。总由痰热未清，气滞血脉未和所致。今用照原方加减，煎十分匀午晚服之调理。

归身三钱 次生地五钱 生杭芍三钱 抚芎一钱 炙香附三钱 川郁金三钱，研 煅赭石三钱 怀牛膝二钱 朱茯神五钱 法半夏三钱 青竹茹二钱 甘草一钱

引用橘络二钱

十一月十一日，张仲元请得瑾贵人脉息左关沉弦，右寸关沉滑，数象见缓。连日抽搐未作，腿膝酸麻见好，仍觉力软，谷食渐香。惟左肋稍有跳动，两胁微有串疼，稍有动坐，即觉头晕。良由痰热未清，气滞血脉未和使然。今用调肝和脉清热饮一贴调理。

归身三钱　次生地五钱　生杭芍二钱　竹茹二钱　炙香附三钱　广陈皮二钱　煅赭石三钱　怀牛膝二钱　朱茯神五钱　南薄荷八分　半夏曲二钱

引用橘络二钱

十一月十二日，张仲元请得瑾贵人脉息左关沉弦，右寸关滑缓。症势见好，左肋跳动渐止，头晕已轻。惟胃气欠和，中州气道未舒。以致胸膈稍闷，两胁微有串疼，稍有动坐，仍觉腿膝力软。今用调肝和胃饮一贴调理。

归身三钱　次生地五钱　生杭芍二钱　竹茹二钱　炙香附三钱　川郁金三钱，研　煅赭石三钱　木瓜二钱　朱茯神五钱　焦谷芽三钱

引用橘皮一钱五分

十一月十三日，张仲元请得瑾贵人脉息左关弦缓，右寸关滑缓。症势见好，左肋跳动已止，气道渐畅。惟痰热未清，胃气欠和。以致有时头晕，胸膈微作嘈热，腿膝力软。今用和胃清热饮一贴调理。

次生地四钱　生杭芍二钱　栀子三钱，炒　薄荷五分　青竹茹二钱　枳壳二钱，炒　橘皮二钱　木瓜二钱　朱茯神三钱　焦山楂三钱

引用金石斛二钱

【参考】　瑾贵人此案责之在肝，肝阴不足，不能荣筋则有抽搐筋惕之症，胁肋亦为肝之分野，故御医张仲元始终以四物养血而柔肝，赭石钩柴平肝疏肝，参以化饮通络之药为方。治血即是治风，疏肝即可定痛，是治此证之要着。

2　瑾嫔时医案

二月二十三日，李文若请得瑾嫔脉息右寸关浮弦而滑。系内停饮滞，外受风凉之症。以致恶寒发热，头疼身痛。今用清解化饮汤一贴调理。

羌活二钱　防风二钱　白芷一钱　葛根二钱　槟榔二钱　陈皮一钱　神曲二钱　厚朴一钱

引用生姜三片

二月二十四日，冯国治请得瑾嫔脉息浮数。系肺胃饮热郁结，外受风凉之症。以致头目眩晕，发热肢酸，胸中满闷，时有乍寒。此由饮蓄于内，风凉外束所致。今用疏解化饮汤一贴调理。

荆芥三钱　防风二钱　苏梗二钱　神曲三钱　白芷二钱　川芎三钱　牛蒡子三钱　陈皮二钱

引用生姜三片

二月二十五日，冯国治请得瑾嫔脉息和缓。诸症俱好。惟湿饮稍有未净，胃气欠和。今用和胃代茶饮随便调理。

陈皮二钱　神曲三钱　麦芽三钱　赤苓三钱

水煎代茶。

二月二十六日，李成林请得瑾嫔脉息浮数。系风邪外感，内热上冲。以致头目弦晕，身冷肢倦，饮食无味。宜用清解和中饮一贴调理。

防风二钱　法半夏一钱　广陈皮二钱　元参二钱　葛根二钱　薄荷二钱　白术三钱，土炒　建曲三钱

粉甘草一钱

引用生姜一片

二月二十八日，李成林请得瑾嫔脉息和缓。诸证俱解。惟胃气稍有未清，今宜用和胃代茶饮随便调理。

元参三钱　桔梗二钱　法半夏二钱　建曲三钱　竹叶二钱

水煎代茶饮。

三月初一日亥刻，李德昌请得瑾嫔脉息右关沉滑，左关弦滑，人迎浮数。系肝经有热，肺胃饮滞，外感风凉，客于肺俞。以致身肢发热，胸满欲呕，咳嗽痰涎，咯之不爽，带有血色。今用疏解理嗽饮，佐以清热和血之法调理。

前胡三钱　苏叶子三钱　炙桑皮三钱　冬花三钱　郁金三钱，研　次生地五钱　栀子二钱，炒　丹皮三钱　桔梗三钱　枳壳三钱，炒　茯神四钱，朱染　广皮二钱

引用藕节三个

三月初二日，李德昌请得瑾嫔脉息右寸关沉滑，左关弦而稍数。表凉解而血色渐止，夜寐安适。惟肺气不清，寒火不净，肝经少有浮热，胃经湿饮尚盛。以致胸膈膨闷，咳嗽痰涎，咯之不爽，声重微呛。今用理嗽清肺化饮汤一贴调理。

前胡三钱　苏叶子三钱　炙桑皮三钱　冬花三钱　橘红二钱　枳壳三钱，炒　桔梗三钱　栀子二钱，炒　半夏一钱五分，片炙　青竹茹二钱　甘草五分

引用广木香五分，研

三月初六日，李德昌请得瑾嫔脉息右寸关滑而稍浮，余部均平。眠食尚好。惟肺经寒火未解，胃经湿饮尚盛。以致咳嗽声重，咯痰不爽，顿引咽痛，有时胸闷。今用疏肺化饮汤一贴调理。

前胡二钱　防风一钱五分　苏叶子三钱　炙桑皮三钱　橘红二钱　枳壳二钱，炒　旋覆花二钱，包煎　桔梗二钱　焦三仙各二钱　甘草五分

引用生姜二片

三月初七日，李德昌请得瑾嫔脉息右寸关滑而近浮，余部神力均平。肺经寒凉解而声重，咳嗽渐轻，眠食俱佳。惟肺气不清，胃经湿饮尚盛。以致嗽有痰涎，胸满顿引喉间痒痛。今用照原方加减，晚服一贴调理。

前胡二钱　苏叶子三钱　炙桑皮三钱　旋覆花二钱，包煎　橘红二钱　枳壳二钱，炒　杏仁二钱，研　法半夏一钱　焦三仙各二钱　甘草五分

引用桔梗二钱

三月初八日，李德昌请得瑾嫔脉息右寸关缓而兼滑，余部调匀。饮食香甜，夜寐安适。惟肺气不清，湿饮尚盛。以致胸膈膨闷，咳嗽痰饮。今用理嗽化饮汤，晚服一贴调理。

前胡二钱　苏叶子三钱　炙桑皮二钱　旋覆花二钱，包煎　橘红二钱　枳壳二钱，炒　杏仁二钱，研　炙半夏二钱　木香五分，研　甘草五分

引用焦三仙各二钱

三月初九日，李德昌请得瑾嫔脉息右寸关缓而兼滑，左关近弦。眠食均佳。惟肺气不清，胃经湿饮尚盛。平日肝旺血热，以致胸膈膨闷，唾有痰饮，偶或少带血丝，咳嗽顿引脖筋作疼。今用照原方加减，晚服一贴调理。

前胡二钱　苏子霜一钱五分　炙桑皮三钱　冬花二钱　橘红二钱　次生地三钱　丹皮二钱　枳壳二钱，炒　炙香附一钱五分　焦三仙各一钱五分　甘草五分

引用青竹茹二钱

五月初六日亥正，李德昌请得瑾嫔脉息右关滑数，左寸关稍弦而数。系肝胃有热，停蓄水饮。以致头晕心跳，胸闷发热，唾有血色。今用清热化饮汤一贴调理。

甘菊花二钱　桑叶二钱　朱茯神三钱　广皮二钱　栀子二钱，炒　炙香附一钱五分　益元散三钱，煎　茅根三钱

引用牛膝二钱

五月初七日，李德昌请得瑾嫔脉息右关沉滑而数，左寸关弦而兼数。肝胃有热，湿饮尚盛。以致胸闷心跳，两胁胀痛，食少饮多，动则头目眩晕，膈间发热，时或唾有血色。总由湿郁生热，热伤血络，肝阳上升，月事不调所致。今用清肝化饮汤，佐以调气和血之法，晚服一贴调理。

甘菊花二钱　桑叶二钱　朱茯神三钱　广皮二钱　栀子二钱，炒　丹参二钱　细生地五钱　青皮二钱，炒　郁金二钱，研　木香一钱，研　益元散三钱，煎　牛膝二钱

引用泽兰叶二钱

五月初八日，李德昌请得瑾嫔脉息右关沉滑，左寸关弦数。肝热渐清，证势亦减。惟湿热尚盛，气血欠调。以致有时头晕心跳，胁肋偶或胀痛。今用调肝清热化饮汤，晚服一贴调理。

甘菊花二钱　广皮二钱　朱茯神三钱　栀子二钱，炒　丹参二钱　次生地五钱　焦白芍一钱五分　抚芎二钱　木香一钱，研　条芩三钱　益元散三钱，煎

引用泽兰叶二钱

五月初九日，李德昌请得瑾嫔脉息右关滑缓，左关稍弦而数。眠食均佳，诸症俱好。惟肝胃欠和，饮热未净。今用和中代茶饮，另配和肝清热调经丸，每服三钱，常服调理。

陈皮一钱　厚朴花二钱　甘菊花一钱五分　竹茹二钱　焦三仙六钱　益元散二钱，煎

水煎随意代茶。

九月二十九日，庄守和请得瑾嫔脉息右寸关浮滑而数，左关弦数。表凉渐解，头疼憎寒俱减。惟肝胃饮滞不净，肺经寒火未清。以致头晕口苦，咳嗽痰涎，胸膈堵闷，身肢酸疼，谷食不香。今用疏解调胃止嗽饮调理。

川羌活一钱　防风三钱　川芎一钱五分　前胡三钱　苏子叶二钱　陈皮二钱　苦桔梗三钱　枳实二钱，炒　焦三仙各二钱　炙厚朴二钱　广砂七分，研　竹茹二钱

引用赤苓三钱　泽泻二钱

【参考】　据清《列朝后妃传稿》所载，光绪十五年他他拉氏受封瑾嫔，时年十五，未几晋妃，此案可能距封嫔未久。从其中感冒、咳嗽、吐红看来，瑾嫔当年恐有劳嗽之症。案中荆防解表，华盖止嗽，苏子霜、冬花、茅根润肺止血，层层治来，颇合章法。尤妙在治肺中重在调肝，木火得平，肺金自宁，而月事亦调矣。

3　瑾妃时医案

八月初十日戌刻，姚宝生请得瑾妃脉息右寸关滑数有力，左关弦数。肝经有火，肺胃蓄有湿热，气道不舒以致。胸胁刺痛，时觉满闷，饮食不香。今用清热化滞利湿之法调理。

酒黄芩二钱　栀子二钱，炒　槟榔炭三钱　炙厚朴二钱

八月十一日，姚宝生请得瑾妃脉息右寸关滑数，左关弦数。肝经有火，气道不舒，肺胃湿热见减，胸膈满闷觉轻。惟右胁仍觉刺痛，饮食不香。今用清热化湿滞之法调理。

酒黄芩三钱　栀子二钱，炒　槟榔炭三钱　炙厚朴二钱　枳壳二钱，炒　生建曲三钱　山楂三钱，炒　荆芥二钱　薄橘红一钱五分　青皮一钱五分　木通一钱　甘草一钱

引用鲜荷叶一角，撕碎

八月十一日申刻，姚宝生请得瑾妃脉息右寸关滑数，左关弦数。肝经有火，肠胃蓄有湿滞，胸膈满闷见好。惟右胁仍觉刺痛，今用清热化滞之法调理。

酒黄芩三钱　栀子二钱，炒　甘菊花三钱　枳实二钱，炒　槟榔三钱，炒　炙厚朴二钱　山楂三钱，炒　生熟军各一钱五分　生建曲三钱　知母三钱　薄橘红一钱五分　甘草一钱

引用薄荷一钱

八月十二日酉刻，姚宝生请得瑾妃脉息右寸关滑数，左关沉弦。肝经郁热，气道不舒，肠胃滞热未净。今用清热化滞之法调理。

酒黄芩三钱　栀子三钱，炒　橘红一钱五分　炙厚朴二钱　槟榔三钱，炒　枳壳三钱，炒　建曲三钱，炒　山楂三钱，炒　莱菔子三钱，炒研　木通一钱五分　熟军二钱　甘草一钱

引用竹叶二钱五分

八月十三日，姚宝生请得瑾妃脉息右寸关滑而稍数，左关沉弦。肝经郁热见好。惟肠胃滞热未清，今用清热化滞之法调理。

酒黄芩二钱　瓜蒌仁二钱，研　栀子三钱，炒　木通一钱　槟榔三钱，炒　枳实二钱，炒　炙厚朴二钱　山楂三钱，炒　建曲三钱，炒　熟军三钱　莱菔子三钱，炒研　甘草一钱

引用桃仁三钱，研

八月十三日申刻照原方。

八月十四日，姚宝生请得瑾妃脉息右寸关缓而稍滑，左关沉弦。肠胃滞热已清，惟气道尚未舒畅。今用理气清热之法调理。

栀子二钱，炒　枳实一钱五分，炒　槟榔炭三钱　生杭芍三钱　炙香附三钱　酒黄芩二钱　焦三仙各二钱　甘草一钱　青皮二钱，炒　木香一钱，研

引用桃仁三钱，研

【参考】 大凡肠胃滞热之症，宫中以通利为主，泻热通便，有抗感染作用，此或即中医“六腑以通为补”之旨欤。

十月二十七日，张仲元、聂鸿钧、周鹤龄请得瑾妃脉息左关沉弦，右寸关沉滑而数。抽搐虽作，比前较轻，中州气道稍畅。惟饮滞酸热不清，以致胸膈嘈热，两胁稍有串疼，有时筋惕，谷食不香，周身筋脉酸痛。今议用照原方加减调理。

次生地五钱　当归三钱　生杭芍三钱　木瓜三钱　醋香附三钱　青皮二钱，炒　川郁金三钱，研　秦艽三钱　栀仁三钱，炒　橘红二钱　朱茯神四钱　枳实三钱，炒

引用焦三仙九钱

十月二十八日，张仲元、聂鸿钧、周鹤龄请得瑾妃脉息左关沉弦微数，右寸关沉滑。抽搐随作随止，夜寐稍安。惟肝郁酸热不清，以致左肋有时跳动串疼，牵引腿膝酸麻，仍觉筋惕肉颤，胸膈堵闷，谷食不香。今议用照原方加减调理。

生杭芍三钱　次生地四钱　抚芎二钱　旋覆花三钱，包煎　酒归身三钱　醋香附三钱　陈皮二钱　青竹茹三钱　醋柴胡二钱　川郁金三钱，研　法半夏二钱，研　朱茯神四钱

引用煅赭石三钱　广砂六分，研

十月二十九日，张仲元、聂鸿钧、周鹤龄请得瑾妃脉息左关沉弦，右寸关沉滑。抽搐未作，肝郁稍畅。惟有时左肋跳动串疼，牵引腿膝酸麻，筋惕肉颤，仍觉胸满谷食不香。

良由痰热不清，气道不和所致。今议用照原方加减调理。

酒归身三钱　抚芎二钱　生杭芍三钱　次生地五钱　青竹茹三钱　炙香附三钱　法半夏三钱　醋柴胡二钱　川郁金三钱，研　广皮二钱　广砂八分，研　朱茯神四钱

引用焦三仙八钱　生姜三片

十月二十九日申刻，张仲元请得瑾妃脉息六脉沉伏不见。抽搐又作，二刻尚未苏醒。刻间急以通关散取嚏，俟人事稍醒，继用琥珀抱龙丸一丸，姜汁化服调理

十月二十九日戌刻，张仲元、聂鸿钧、周鹤龄请得瑾妃脉息左关弦细，右寸关沉伏。抽搐未止，痰涎壅盛，气息尚闭，神识不清，仍觉筋惕肉颤，症势见重，今议用调肝化痰止抽之法调理。

炙香附三钱　川郁金三钱，研　煅赭石三钱　乌药三钱　天竺黄三钱　炙天南星三钱　秦艽三钱　青皮三钱，炒　南薄荷一钱　钩藤三钱　青枫藤三钱　橘红二钱

引用琥珀抱龙丸一丸，煎

【参考】 筋之惕，多为肝肾之阴不足，神之蒙多系痰涎壅盛。养血熄风即所以镇静止抽，化痰导滞即所以开窍安神。此案中四物，南星、半夏、竺黄之由来也。

4 瑾贵妃时医案

宣统元年正月初六日申刻，忠勋请得瑾贵妃脉息左关沉弦，右寸关滑数。症系肝郁气滞，湿热停蓄。以致经前腹痛，胸满不食，腰间坠疼。谨拟和肝调荣化湿饮调理。

归尾二钱　赤芍三钱　青皮二钱　茵陈四钱　胆星二钱　枳壳二钱，炒　赤苓四钱　胡连二钱　郁金二钱，研　苏木二钱　红花一钱五分　牛膝三钱

引用三棱七分　莪术七分

正月初六日申刻忠勋谨拟。

瑾贵妃调荣膏。

归身尾三钱　赤芍三钱　川芎三钱　三棱三钱　南红花三钱　莪术三钱　牛膝三钱　苏木三钱　生枳壳三钱　盐柏三钱　茅术三钱　茵陈三钱　胆南星三钱　旋覆三钱

共以水煎透，去渣，兑炼蜜黑糖各二两收膏，每早晚各用三钱，白开水送服。

正月初九日，忠勋请得瑾贵妃脉息右关沉滑，左关沉弦。良由肝气郁滞，血液不足，脾不化饮，湿邪停留。以致两肋腰际时作坠痛，胸满等症。谨拟和中化湿之法调理。

全当归三钱　生杭芍三钱　生鳖甲三钱　焦三仙各三钱　生牡蛎三钱　赤苓三钱　宣泽泻二钱　鸡金三钱　白芥子三分，炒炭　炙香附二钱　茅术一钱五分

引用盐柏二钱

正月初十日，忠勋请得瑾贵妃脉息右寸关沉滑，左关仍弦。气道稍畅，坠痛亦减。惟肝经尚郁，湿热未净。谨拟仿昨法加减调理。

全当归二钱　杭芍三钱　生牡蛎三钱　炙香附二钱　云赤苓三钱　泽泻二钱　焦三仙各三钱　茅术一钱　枇杷叶二钱　鸡金三钱　生鳖甲三钱　盐柏一钱五分

引用狗脊四钱，去毛　炙龟板三钱

正月十一日，忠勋请得瑾贵妃脉息右寸关滑缓，左关仍弦。肝气未和，湿热不净，以致胸肋有时犹觉微痛，谨拟和肝养胃之法调理。

生杭芍三钱　元参三钱　赤苓三钱　旋覆花一钱五分，包煎　麦芽炭三钱　谷芽炭三钱　楂炭二钱　小青皮五分

引用狗脊二钱，去毛　胆星一钱五分

二月初五日酉刻，臣张仲元请得瑾贵妃脉息左寸关浮弦而数，右寸关滑数。胃经蓄热，感受风寒。以致头疼眩晕，恶寒发热，身肢作痛。谨拟清解表感之法调理。

防风三钱　荆芥三钱　葛根三钱　羌活二钱　酒芩三钱　建曲二钱　连翘三钱　元参三钱　广皮三钱　菊花三钱　川芎一钱五分　甘草一钱

引用桑叶三钱

二月初六日，臣张仲元请得瑾贵妃脉息左寸关弦数，右寸关滑数。表感渐解，头晕较轻。惟胃气尚滞，饮热未清，身肢酸疼，恶食口渴。谨拟清解化热之法调理。

南薄荷一钱五分　荆芥三钱　防风二钱　葛根三钱　中生地四钱　黄芩三钱　广皮三钱　菊花三钱　焦三仙六钱　连翘三钱　甘草一钱

引用花粉三钱

闰二月初四日戌刻，忠勋请得瑾贵妃脉息右寸关滑数，左关弦数。证系肝郁脾湿，血瘀热滞。以致经行腹痛，牵及腰胯。又复外受风邪，遂有头晕恶心，肢体颤动，筋脉拘急，食后胸前作疼，延及两肋，口渴懒食。宜以化风除湿清热之法调理。

薄荷一钱　防风二钱　川芎三钱　当归三钱　甘菊花二钱　桑叶二钱　生地三钱　赤芍三钱　赤苓三钱　枳实一钱五分，炒　酒芩三钱　鸡金三钱，炒

引用焦三仙各三钱　砂壳一钱　钩藤二钱

闰二月初五日，忠勋请得瑾贵妃脉息右寸关滑数，左关弦数。风邪稍解，头疼微轻。尚觉恶心作晕，肢体颤动，食后胸前作疼，血瘀气滞，经行腹痛牵及腰胯。总缘脾湿肝郁所致。今以调荣化湿之法调理。

生地三钱　赤芍三钱　归尾三钱　川芎一钱五分　延胡索一钱五分　灵脂一钱五分　法半夏二钱　葛花三钱　茵陈三钱　炙香附二钱　菊花三钱　桑叶二钱

引用焦三仙九钱

闰二月初六日，忠勋请得瑾贵妃脉息右寸关滑而稍数，左关弦缓。胸痛较轻，腹疼亦减。惟肝气尚郁，脾湿未净。以致头仍眩晕，心悸肋胀，腰酸体软，身肢颤动。宜以调肝理脾化湿之法调理。

生地二钱　归身三钱　川芎一钱五分　赤芍二钱　云苓三钱　白术一钱五分　延胡索七分　焦三仙各二钱　腹皮一钱五分　葛花二钱，炒　砂壳五分　生甘草七分

引用炙香附　钱　薏苡仁二钱，炒

闰二月初七日，忠勋请得瑾贵妃脉息左寸关沉滑，右关沉弦。肝郁未舒，脾湿而滞，以致头仍眩晕，两肋胀坠，腹中有时作痛，不食恶心等症，宜以调气养荣化滞之法调理。

全当归三钱　延胡索一钱五分　生牡蛎三钱　龟板三钱　云赤苓三钱　猪苓二钱　焦三仙各二钱　酒芩二钱　法夏曲三钱　陈皮一钱五分　知母二钱，炒　盐柏二钱

引用砂仁一钱　生木香七分

【参考】　调经用舒肝通瘀之法，若加温通之品，或者效果更好。

闰二月初八日，忠勋请得瑾贵妃脉息右寸关沉滑，左关沉弦。腹痛较减，胃口渐开。惟肝阴不实，脾元不壮，湿热未清。以致头仍眩晕，两肋胀坠，有时恶心烦急。谨拟益阴和肝理脾之法调理。

全当归三钱　秦艽三钱　生牡蛎三钱，研　龟板三钱　次生地三钱　猪苓二钱　知母三钱，炒　枳实一钱五分　法夏曲三钱　陈皮二钱　焦三仙各三钱　盐柏二钱

引用砂仁一钱五分　竹茹三钱　生木香八分

闰二月初九日，忠勋请得瑾贵妃脉息左寸关沉滑，右关沉弦。肝气未和，脾湿不净，熏蒸于上，则作头晕。流注于下，则作腿痛。停滞于中，则食后腹疼。谨拟清肝调脾利湿之法调理。

生杭芍三钱　青皮一钱　狗脊三钱，去毛　甘菊花三钱　天麻二钱　扁豆三钱　赤苓三钱　槟榔二钱，炒　防己二钱　枳壳一钱五分，炒　莱菔子三钱，炒　白术二钱

引用焦三仙各三钱　煅石膏一钱五分

闰二月初十日，忠勋请得瑾贵妃脉息右寸关沉滑，左关弦软。头痛稍好，尚作眩晕，食后腹痛亦减，犹觉摆布，惟腿疼仍在。总缘肝气未调，脾湿未化所致。谨拟调肝理脾饮，今明各服一贴调理。

狗脊三钱，去毛　生杭芍三钱　银柴三钱　骨皮三钱　天麻二钱　旋覆花二钱，包煎　赤苓三钱　扁豆三钱　法夏二钱　白术二钱　煅石膏二钱　甘菊花三钱

引用荷叶二钱　槟榔二钱，炒

闰二月十二日，忠勋请得瑾贵妃脉息右关沉滑，左关弦软。饮食渐佳，胸痛亦好。惟午后尚作头晕，心悸胆怯，有时筋脉抽串缠疼。谨拟理脾和肝除湿之法调理。

法半夏二钱　白术二钱　赤苓三钱　砂壳一钱，研　骨皮三钱　延胡索二钱　僵蚕二钱，炒　龟板三钱，醋炙　陈皮一钱　楂肉三钱，炒　麦芽三钱，炒　钩藤二钱

引用荷叶二钱　槟榔二钱，炒

闰二月十三日，忠勋请得瑾贵妃脉息左关沉软，右寸关滑而近数。肝阴不足，湿热未净，以致午后尚觉头晕，左臂有时酸疼，肢体倦怠，谨拟养荣化湿之法调理。

杭芍二钱　狗脊三钱，去毛　鳖甲三钱　侧柏八分　茵陈二钱　枳实一钱五分　葛花三钱，炒　威灵仙七分　陈皮一钱五分　花粉三钱　酒芩三钱　僵蚕一钱五分，炒

引用槟榔二钱，炒

闰二月十四日，忠勋请得瑾贵妃脉息左关弦缓，右寸关滑数。胸痛腿疼均好。惟浮热未清，气道壅逆。以致头目眩晕，耳鸣烦急，夜不得寐。谨拟清热调气之法调理。

菊花三钱　桑叶三钱　天麻二钱　法半夏二钱　茯神三钱，朱拌　川连二钱　扁豆三钱，炒　当归二钱　薄荷　钱　生杭芍三钱　竹茹二钱　旋覆花二钱，包煎

引用焦枣仁三钱　火麻仁四钱　元参三钱

闰二月十五日，忠勋请得瑾贵妃脉息左寸关浮缓，右寸关沉滑。经期已过，诸症渐平。现又感伤风凉，内蕴湿热。以致头晕耳鸣，鼻塞声重，时流清涕，谷食不香。谨拟化风清湿之法调理。

葳蕤四钱　辛荑二钱　薄荷一钱五分　白芷二钱　苍耳二钱　厚朴二钱　杭芍三钱，炒　川芎二钱　葛根三钱　法半夏三钱　杏仁三钱，研　生甘草八分

引用桂枝一钱五分　红枣五个，肉

闰二月十六日，忠勋请得瑾贵妃脉息左关浮象已减，右寸关沉滑。伤风见好，湿热稍轻。惟经后肝虚脾气亦倦，以致左耳尚作轰声，有时头眩，肢体倦软嗜卧。谨拟养肝健脾之法调理。

葳蕤四钱　当归三钱，醋炒　杭芍三钱，炒　山萸三钱　狗脊三钱，去毛　川芎二钱　熟地四钱　白术三钱　茯神三钱，朱拌　柏子仁三钱，去油　阿胶二钱，炒　萸连各七分

引用益母草三钱

闰二月十七日，忠勋请得瑾贵妃脉息左关沉弦，右寸关沉滑稍数。脾元未壮，肝热未清。以致午前左耳仍作轰声，头目眩晕，食后心悸。谨拟调脾和肝饮，今明各服一贴调理。

金石斛二钱　扁豆皮三钱　赤苓二钱　砂壳七分，研　南楂肉二钱　焦谷芽三钱　藿梗一钱五分　法半夏一钱五分　夏枯草一钱五分　胆南星七分　昆布二钱　决明二钱

引用芦荟一钱五分

闰二月十九日，忠勋请得瑾贵妃脉息左关弦缓，右寸关缓滑。肝木渐平，湿热渐清。惟心经稍有余热未净，以致食后尚觉心悸，相应止服汤剂，以膏子药调理。

金石斛五钱　扁豆皮八钱　朱茯神五钱　芦荟三钱　焦枣仁五钱　南楂肉五钱　石决明五钱　砂壳一钱五分　焦谷芽五钱　陈皮一钱五分

共以水煎透，去渣，兑炼蜜六两收稠膏，睡时用白开水送服一茶匙。

三月初五日酉刻，忠勋请得瑾贵妃脉息右寸关沉滑，左关沉弦。天癸未行，气道郁滞，心热脾倦，兼有湿痰。以致右半身走痛，有时串及左膊，胸中堵闷作疼，头闷心悸，腹内两腋胀疼，右膝上酸痛，神疲嗜睡，食后恶心。谨拟调气行血化湿之法调理。

归尾三钱　赤芍三钱　川芎三钱　生地三钱　延胡索二钱　灵脂二钱　青皮二钱　龟板四钱　荆芥二钱，炒　独活二钱　砂仁一钱，研　焦三仙各三钱

引用怀牛膝三钱　腹皮子各二钱　萸连七分，研

三月初六日，忠勋请得瑾贵妃脉息右寸关沉滑有力，左关沉弦。肝胃不和，气滞湿郁。以致两肋酸坠作痛，右半筋脉串疼，有时心悸发热，神疲嗜卧。谨拟调肝和胃化湿之法调理。

全当归三钱　赤芍三钱　延胡索二钱　龟板四钱　侧柏叶二钱　僵蚕二钱，炒　苏木三钱　焦楂三钱　片姜黄一钱五分　枳壳二钱　茵陈三钱　赤苓四钱

引用桑寄生三钱

三月初七日，忠勋请得瑾贵妃脉息右寸关沉滑，左关弦软。右半痛疼渐减。惟气道尚滞，湿郁未化。以致两肋少胀，少腹仍作胀坠，头闷嗜睡。谨拟调气化湿消胀之法调理。

全当归三钱　杭芍三钱，炒　川芎二钱　熟地三钱　片姜黄二钱　炙龟板四钱　法半夏三钱　陈皮二钱　云茯苓四钱　煨木香一钱五分　炙厚朴一钱五分　枳壳一钱五分

引用焦腹皮三钱　查核二钱，研　白芥二钱，炒研

三月初八日，忠勋请得瑾贵妃脉息右寸关沉滑，左关弦软。右半疼痛已好，经血畅行。惟湿郁未净，气道未和。以致两肋少腹仍作胀坠，神倦嗜卧。谨拟活血调气之法调理。

归尾四钱　赤芍四钱　熟地三钱　苏木三钱　法半夏一钱，研　陈皮二钱　南红花一钱五分　盐柏一钱　茅术一钱　台乌一钱五分　炙香附二钱　川芎三钱

引用西洋参二钱，研　片姜黄一钱

三月初九日，忠勋请得瑾贵妃脉息右寸关滑软，左关稍弦。诸症渐好。惟脾胃欠和，气道不快。谨拟理脾养荣之法，今明各服一贴调理。

当归三钱　杭芍三钱　熟地三钱　山萸三钱　丹皮一钱　山药三钱　赤苓三钱　台乌一钱　法半夏二钱，研　陈皮一钱　炙香附二钱　盐柏一钱

引用白芥子五分，炒　茅术一钱，炒

三月初十日瑾贵妃照原方。

六月十三日，忠勋请得瑾贵妃脉息右寸关滑缓，左关沉弦。症系外受暑热，内蓄湿饮，经期未行。以致晨起头目眩晕微痛，两肋胀闷，午后亦然，少腹沉胀，肢体酸倦。谨拟清暑化湿通经之法调理。

藿梗一钱五分　砂壳一钱五分　扁豆皮三钱　归尾三钱　赤芍三钱　腹皮二钱，酒洗　煨木香一钱五分　香附二钱　陈皮一钱　台乌一钱五分　焦三仙各二钱　五加皮一钱

引用荷蒂二个

六月十四日，忠勋请得瑾贵妃脉息右寸关沉滑，左关沉弦。腹中坠痛见渐轻减。经尚未行，两肋胸前时作刺疼，仍觉头眩肢倦。谨拟通经调气化湿之法调理。

归尾三钱　赤芍三钱　郁金三钱，川　香附二钱，炙　木香一钱，煨　苏木三钱，捣　生白术三钱　赤苓四钱　苏梗一钱五分　灵脂一钱五分，炒　牛膝三钱　延胡索一钱五分

引用煅藕节三枚　砂壳二钱，研　花粉三钱

六月十五日，臣忠勋请得瑾贵妃脉息右寸关沉滑，左关沉弦。肝气未和，脾湿尚在，凝滞于荣分之中。以致天癸过期未行，头眩口渴，有时恶心，谷食不香，晨起脐腹作痛。谨拟和肝化湿通经之法调理。

归尾三钱　赤芍三钱　南红花三钱　牛膝三钱　法半夏三钱，研　赤苓四钱　槟榔二钱，炒　天麻二钱　苏木三钱，研　五加皮二钱　焦三仙各三钱　台乌一钱五分

引用甲珠七分　藁本二钱　砂壳二钱，研

六月十六日，臣忠勋请得瑾贵妃脉息左关弦象见减，右寸关仍觉沉滑。天癸已行，惟头眩恶心仍在，肢体倦软作疼，谷食不香，腹中尚痛。谨拟调肝化湿活淤之法调理。

全当归三钱　生地三钱　川芎三钱　赤芍三钱　淡苁蓉三钱　萸连各七分，研　三棱一钱五分　延胡索一钱五分　官桂炭五分　白术三钱　香附一钱五分　酒芩二钱

引用砂仁八分，研　醋柴胡二钱　杜仲四钱，炒

六月十七日，臣忠勋请得瑾贵妃脉息左关弦象见减，右寸关沉滑近数。天癸畅行，腹痛较减。有时仍觉眩晕，肢体沉倦，夜寐不适，谷食不香。谨拟调荣化湿之法调理。

全当归三钱　川芎二钱　杭芍三钱，炒　熟地四钱　杜仲四钱，炒　茅术三钱　盐柏三钱　白芷二钱　焦枣仁四钱　茯神三钱，朱　枳实一钱五分，炒　桂枝五分

引用芥穗一钱五分，炒　焦三仙各三钱

六月十八日，忠勋请得瑾贵妃脉息左关尚见微弦，右寸关沉滑。头晕见好，腰痛亦减。惟肝气未调，湿邪尚盛，以致周身经络有时制疼，腿足沉痛。谨拟和肝化湿之法，今明各服一贴调理。

全当归三钱　杭芍三钱　川芎三钱　熟地三钱　薏苡仁四钱，炒　秦艽二钱　钩藤二钱　白术二钱，焦　苹澄茄七分　茯神四钱，朱拌　枳实炭一钱五分　焦三仙各二钱

引用牛膝三钱，炒　槟榔一钱五分　厚朴一钱五分

六月十八日忠勋谨拟瑾贵妃熥药方。

生香附三钱　牙皂三钱　防己三钱　松节三钱　刘寄奴三钱　片姜黄三钱　苍术三钱　没药三钱　板蓝根三钱　羌活三钱　南星三钱　桑枝三钱

共捣粗渣，微火炒熟，入水醋各半，再炒潮干，分袋盛之，熥痛处，冷则换易，每日二三次均可。

六月十九日瑾贵妃照原方。

六月二十日，臣忠勋请得瑾贵妃脉息左关和平，右关稍滑。诸证已好。惟胃气欠和，脾湿未净。谨拟和胃化湿之法，今明各服一贴调理。

当归三钱　杭芍三钱，炒　川芎三钱　熟地三钱　茯神三钱　澄茄五分　厚朴七分　枳壳五分　川续断一钱五分　砂仁五分

引用五加皮二钱

【参考】 本案之方用四物养血，厚朴茯神化湿，砂仁枳壳和胃，于瑾贵妃血虚经停、经脉制痛等症之善后，确亦相宜。

荜澄茄一味，功能温中下气，散寒止痛，用于和胃，是为良剂。《永类钤方》单以本品为丸，治反胃吐食。《丹溪心法》用本品配吴萸、香附、木香名四神丸治寒疝腹痛。瑾贵妃方中用此，既可疗经期腹痛，又可温暖脾胃，足见御医遣药之精思。

八月二十九日，臣忠勋请得瑾贵妃脉息左关浮弦，右寸关滑数有力。症系外受风凉，内蕴湿热，兼之肝气不调。以致左半身筋脉抽疼，头晕而痛，内热恶心。谨拟和脉化风清热之法调理。

薄荷一钱五分　甘菊花三钱　醋柴胡二钱　秦艽三钱　酒芩二钱　溏瓜蒌三钱　枳实二钱，研　胡连二钱　煅石膏三钱　鸡金三钱　焦三仙各三钱　元参四钱

引用竹叶二钱　胆南星二钱　茵陈三钱

八月三十日，臣忠勋请得瑾贵妃脉息左关浮弦，右寸关滑数。风热未清，湿滞尚盛。以致头眩而痛，食后恶心，胸中觉热，胯骨隐疼。谨拟清热化湿之法调理。

羚羊二钱　瓜蒌四钱　胡连三钱　芦荟二钱　茵陈四钱　葛花三钱　酒军七分　鸡金三钱　旋覆花三钱，包煎　赤苓五钱　泽泻三钱　薄荷一钱五分

引用焦三仙各二钱　藁本二钱

九月初一日，臣忠勋请得瑾贵妃脉息左关沉弦，右寸关尚觉滑象。头眩、内热、恶心，均觉轻减。惟肝气欠调，湿热未净。以致左腰连肋腹间时作串疼。谨拟仿前法加减调理。

羚羊七分　赤苓五钱　扁豆五钱　萸连各七分，研　藁本二钱　防风二钱　炙香附二钱　鸡金三钱　延胡索一钱五分　羌活一钱五分　赤芍二钱　葛花三钱

引用茵陈三钱　焦三仙各三钱

九月初二日，臣忠勋请得瑾贵妃脉息左关弦缓，右寸关仍滑。脾湿未净，肝木欠和，以致早间胸中作痛，左腰尚觉隐疼。谨拟理脾调肝之法调理。

白术三钱　云苓四钱　薏苡仁四钱，炒　当归三钱　杭芍三钱，炒　炙香附二钱　羌活二钱　藁本二钱　台乌五分　鸡金三钱　砂仁一钱五分　陈皮一钱五分

引用葛花三钱　焦三仙各二钱

九月初三日，臣忠勋请得瑾贵妃脉息左关弦缓，右寸关滑而稍数。晨起又作眩晕，胸前左肋较痛，串及腰际。良由肝气欠和，湿热未化所致。谨拟清胃和肝之法调理。

羚羊一钱　旋覆花三钱，包煎　瓜蒌三钱　赤苓四钱　枳实八分　酒军七分　石决明三钱　青皮一钱五分，炒　杜仲三钱，炒　薄荷八分　盐柏二钱　茅术二钱

引用焦三仙各三钱　延胡索七分　鸡金三钱

九月初四日，臣忠勋请得瑾贵妃脉息左关仍弦，右寸关滑而稍数。胸肋疼痛渐减，晨起尚觉眩晕。总缘肝脾不和，湿热未净，谨拟清热除湿之法，今明各服一贴调理。

羚羊一钱五分　旋覆花二钱，包煎　瓜蒌三钱　赤苓四钱　枳实一钱，研　酒芩二钱　石决明四钱　青皮二钱　盐柏二钱　茅术一钱五分　延胡索一钱五分　焦三仙各三钱

引用薄荷一钱　羌活一钱五分　赤芍一钱五分

九月初六日，臣忠勋请得瑾贵妃脉息左关稍弦，右寸关滑而尚数。诸证均减。惟肝胃余热未净，有时仍觉头晕心悸，肋间微痛。谨拟照前法加减调理。

羚羊二钱　旋覆花二钱，包煎　溏瓜蒌三钱　赤苓四钱　枳实一钱五分　酒芩二钱　石决明四钱　青

皮二钱　盐柏二钱　茅术一钱五分　焦三仙各三钱　羌活一钱五分

引用薄荷一钱　犀角五分

九月初八日，臣忠勋请得瑾贵妃脉息左关尚弦，右寸关仍觉稍滑。诸症虽减，而肝胃犹有未和。谨拟调肝和胃膏徐徐调理。

羚羊二钱　秦艽二钱　钩藤二钱　青皮二钱　延胡索二钱　炙香附二钱　瓜蒌四钱，溏　枳实二钱　茵陈四钱　胡连二钱　酒芩二钱　赤苓四钱　焦三仙各三钱　生甘草一钱

共以水煎透，去渣，兑炼蜜六两收稠膏，每晚服一茶匙，白开水送服。

【参考】 肝胃之病是瑾贵妃之病本，故案中清肝凉肝之羚羊屡进，而通滞化积之芩连大黄三仙亦频用，着眼点即在于此。病愈后，用膏药调理，亦中医之传统经验。

十月二十三日，臣忠勋请得瑾贵妃脉息左寸关弦缓，右寸关沉滑。证系心肝气道郁滞，脾湿胃热，以致荣分未能调和，过期复行，肢体酸倦作抽，有时头晕恶心，肋痛心悸，午后较甚，谷食不香，谨拟开郁调荣化湿之法调理。

川郁金二钱，研　炙香附二钱　青皮一钱五分　归尾三钱　酒赤芍二钱　薄荷一钱　醋柴胡二钱　云苓三钱　生白术二钱　法半夏二钱　砂仁八分，研　生甘草五分

引用木香五分，研

【参考】 此逍遥散加味，疏肝解郁，即所以调经。

十月二十四日，臣忠勋请得瑾贵妃脉息左寸关弦软，右寸关沉滑。天癸畅行，腹痛渐减。惟肝气未和，脾湿尚盛。以致有时头痛，肋腰串疼，肢体软颤。谨拟调肝化湿之法调理。

当归二钱　赤芍二钱　炙香附二钱　炙厚朴二钱　藁本一钱　生牡蛎三钱　赤苓四钱　白术三钱，炒　法半夏二钱　木香五分，研　枳壳一钱五分，炒　生甘草七分

引用干藕节二枚

十月二十五日，臣忠勋请得瑾贵妃脉息左寸稍数，关部弦软，右寸关滑软。头痛已止，瘀滞亦开。惟肝脾不和，心胃湿热未尽，以致腰肋仍作串疼，身肢软倦，谷食不香。谨拟养肝理脾清心之法，今明各服一贴调理。

生地三钱　当归二钱，土炒　生杭芍四钱　川芎一钱五分　丹皮二钱　栀仁二钱，炒　莲心一钱　焦三仙各二钱　云苓三钱　狗脊二钱，去毛　寸冬三钱，朱拌　生甘草一钱

引用西洋参钱五分，研　菟丝子三钱　橘核五分，盐炒研

十月二十六日瑾贵妃照原方。

十月二十七日，忠勋请得瑾贵妃脉息左关弦而稍数，右寸关滑软。肋痛已止，身肢软倦，晨起觉晕，有时胸痛。谨拟养阴和肝之法，今明各服一贴调理。

元参三钱　羚羊一钱五分　生地三钱　杭芍三钱，炒　延胡索一钱，研　狗脊三钱，去毛　炙香附二钱　砂仁八分，研　陈皮八分　藁本一钱　甘菊花二钱　生甘草五分

引用桑叶二钱　焦楂三钱

十月二十九日，臣忠勋请得瑾贵妃脉息左关仍弦，右寸关滑而稍数。诸症轻减。由昨晚胸前觉堵，左半身筋脉时或抽疼。谨拟宽中和脉之法调理。

羚羊一钱　胡连二钱，研　炙厚朴一钱五分　枳壳二钱　瓜蒌三钱　钩藤二钱　延胡索一钱五分　秦艽二钱　槟榔二钱，炒　茵陈三钱　莱菔子二钱，炒　酒芩二钱

引用焦三仙各三钱

十月三十日，臣忠勋请得瑾贵妃脉息左关尚弦，右关微滑。肝木欠调，脾湿不尽。是以诸症虽好，而胸前尚觉堵闷，左半筋络有时作抽。谨拟和肝理脾膏徐徐调理。

当归四钱 杭芍三钱 醋柴胡三钱 酒芩三钱 赤苓四钱 白术三钱 薄荷一钱 丹皮四钱 黑栀子三钱 延胡索一钱五分 秦艽三钱 生甘草一钱

共以水煎透去渣，兑炼蜜六两收稠膏，每晚用一匙，白开水送服。

宣统二年二月十八日，臣忠勋请得瑾贵妃脉息左寸关浮缓，右寸关沉滑而数。证系外感风凉，内停饮热。以致寒热往来，头晕胸满，食后作痛，有时腰腿沉疼。谨拟疏解清化之剂调理。

薄荷一钱 玉竹四钱 柴胡二钱 川芎二钱 甘菊花三钱 煅石膏四钱 溏瓜蒌三钱 枳实二钱，研 鸡金三钱 猪苓三钱 焦三仙各三钱 枯芩三钱

引用军炭二钱 茵陈三钱

二月十九日，臣忠勋请得瑾贵妃脉息左寸关浮缓，右寸关沉滑。里滞未化，外感未净。以致头尚作晕，肢体仍痛，胸满腿沉。谨拟和表化湿之法调理。

当归三钱 川芎三钱 赤芍二钱 柴胡二钱 白芷二钱 羌活二钱 酒芩三钱 生白术二钱 焦三仙六钱 赤苓四钱 钩藤二钱 生甘草八分

引用桂枝七分 炙香附二钱

二月二十日，臣忠勋请得瑾贵妃脉息左寸关弦缓，右寸关沉滑。腰肢疼痛渐好，神思较爽。惟上焦风热未清，里滞尚盛。以致醒后头眩沉痛，耳鸣口黏，胸前仍疼，谷食不香。谨拟化风清里之法调理。

薄荷叶一钱五分 白芷二钱 苍耳二钱，研 辛夷二钱，研 细辛三分 白术三钱 云苓五钱 枳壳二钱 酒芩三钱 陈皮二钱 瓜蒌三钱 厚朴二钱，制

引用焦三仙各三钱 川芎一钱五分 胡连二钱

二月二十一日，臣忠勋请得瑾贵妃脉息左寸关弦缓，右寸关沉滑而数。头晕较好，有时觉闷。牙痛咽干，胸腹串疼。谨拟清热化滞之法调理。

薄荷一钱五分 元参三钱 酒芩三钱 麦冬四钱 甘菊花二钱 桑叶二钱 鸡金三钱 法半夏二钱 延胡索二钱 槟榔二钱，炒 胆星二钱 枳实一钱五分，研

引用焦三仙九钱 芦根二支，切碎

二月二十二日，臣忠勋请得瑾贵妃脉息左关尚弦，右寸关滑而稍数。诸证渐好。惟气道尚滞，天癸未行，腹中作痛，谷食不多，胸前满闷。谨拟理气调荣之法，今明各服一贴调理。

薄荷一钱 玉竹三钱 川芎一钱五分 苏叶梗各五分 法半夏一钱，研 茯苓三钱 陈皮一钱五分 延胡索二钱 归尾二钱 赤芍二钱 槟榔二钱，炒 枳壳二钱，炒

引用焦三仙九钱 苏木一钱五分

二月二十四日，臣忠勋请得瑾贵妃脉息左关稍弦，右寸关滑而尚数。诸症均好。惟心气稍热，肝胃欠和。以致有时犹作头眩而痛。谨拟清热和胃之法调理。

玉竹三钱 薄荷六分 川芎一钱 元参二钱 法半夏一钱五分 茯苓二钱 陈皮一钱 槟榔一钱，炒

引用竹叶一钱 煅石膏二钱

二月二十五日，臣忠勋请得瑾贵妃脉息左关弦缓，右寸关尚见稍数。诸症均好。惟肝胃微欠调和，夜间少寐。相应止服汤剂，拟用和肝调胃膏徐徐调理。

当归三钱 青皮一钱五分 狗脊三钱 枯芩二钱 丹皮三钱 郁金三钱，研 槟榔片三钱，炒 枳壳三钱 焦枣仁五钱 茯神四钱，朱拌 茵陈三钱 法半夏三钱，研

共以水煎透去渣，兑炼蜜六两收膏，每用一匙，白开水送服。

三月十四日，瑾贵妃荆芥穗四钱，益元散二两，共装夏布口袋内，擦痒处。

三月十五日酉刻，臣忠勋请得瑾贵妃脉息左寸关浮缓，右寸关滑而稍数。症系血虚受风，湿热在肤。致成风粟躁痒，自汗心烦，身烧恶心等症。谨拟化风清热除湿之法调理。

白藓皮三钱　芥穗三钱，炒　川芎二钱　当归三钱　栀仁三钱，炒　丹皮三钱　川柏三钱　骨皮三钱　细木通二钱　泽泻二钱　次生地三钱　生甘草一钱

引用皂刺三钱

三月十五日臣忠勋谨拟瑾贵妃外搓药方。

地肤子三钱　枯矾三钱　川柏三钱　轻粉一钱五分

共研细面，用双层红绢袋盛之，擦有粟处。

三月十六日，臣忠勋请得瑾贵妃脉息左寸关浮象尚在，右寸关滑数。风邪解而未尽，肝阴不实，湿热犹甚。以致左肋隐痛，风粟有时作痒，身仍微烧。今拟养阴化湿清热之法调理。

次生地三钱　骨皮三钱　狗脊三钱，去毛　当归三钱　生杭芍三钱　银柴胡二钱　丹皮三钱　木通二钱　茵陈三钱　皂刺三钱，研　酒芩三钱　瓜蒌三钱

引用犀角三分，镑　白鲜皮三钱　青皮五分

三月十七日，臣忠勋请得瑾贵妃脉息左关弦而近数，右寸关仍滑。夜寐较适，风粟见少。惟肝脾未和，湿热未净。以致身肢软倦，左肋作痛，左手筋络有时作抽。谨拟清热化湿和肝之法调理。

羚羊二钱　丹皮三钱　栀仁三钱，炒　秦艽二钱　木通三钱　连翘三钱　延胡索一钱五分　玉竹三钱　花粉三钱　胆草二钱　滑石三钱，包煎　生甘草七分

引用川连一钱，萸炙　白鲜皮二钱

三月十八日，臣忠勋请得瑾贵妃脉息左关弦而近数，右寸关滑数。肝胃湿热尚盛，中州气道欠调。以致右牙右胁仍痛，时觉热气上逆，心悸肢颤，风粟作痒。谨拟清化湿热兼调肝之法调理。

犀角七分　丹皮三分　栀子二钱，炒　瓜蒌三钱　枳壳二钱　旋覆三钱，包煎　茵陈四钱　酒军二钱　薄荷一钱五分　决明三钱　骨皮三钱　生甘草七分

引用小青皮一钱五分

三月十九日，臣忠勋请得瑾贵妃脉息左关沉弦，右寸关沉滑。诸症均减。惟肝气欠和，胃中湿热未净。以致左肋仍觉隐痛，有时头晕，肢体懒倦。谨拟和肝清胃之法调理。

犀角七分　丹皮三钱　栀子二钱，炒　瓜蒌二钱　枳实一钱　旋覆花二钱，包煎　茵陈三钱　葛花三钱，炒　薄荷一钱　石决明三钱　赤苓四钱　胡连二钱

引用焦三仙各三钱　生甘草一钱

三月二十日，臣忠勋请得瑾贵妃脉息左关稍弦，右寸关沉滑。诸症均好。惟肝胃尚欠调和，浮热未净。谨拟和肝化湿膏调理。

当归三钱　杭芍三钱　酒芩三钱　白术三钱　薄荷二钱　丹皮三钱　栀子三钱，炒　旋覆花三钱，包煎　枳壳三钱，炒　羚羊一钱五分　茵陈四钱　小青皮三钱

共以水煎透去渣，再熬浓汁，兑蜜六两收膏，每服一茶匙，白开水送服。

【参考】 风粟之症，经用凉肝化湿清热之方而效，其中外用之搓药方收湿止痒之力甚强，可为临诊之一助。

五月二十一日，臣戴家瑜请得瑾贵妃脉息沉缓。寒热凝结，水饮不化，传化失常。致

腹痛作泻作呕，寒热往来，胸膈不快。谨拟和中分利之法调理。

茯苓四钱　法半夏二钱　檀香一钱五分　肉蔻一钱五分　六一散三钱，煎　腹皮二钱　厚朴一钱五分　藿梗二钱　车前子三钱，包煎　木瓜三钱　砂仁八分，研　炙香附二钱

引用生姜一片

五月二十二日，臣戴家瑜请得瑾贵妃脉息较昨稍好。诸证亦渐轻。惟尚作泻数次，时作胁胀头晕，身肢酸痛。谨拟清热利水和中之法调理。

茯苓四钱　法半夏二钱　六一散四钱，煎　藿梗二钱　木瓜三钱　柴胡一钱，炒　薏苡仁三钱　麦冬二钱　炙厚朴一钱五分　砂仁六分，研　车前子三钱，包煎　腹皮二钱

引用谷芽二钱，炒　灯心一子

五月二十三日，臣戴家瑜请得瑾贵妃脉息沉缓。诸证虽轻，但湿热未净。肝胃不调。故仍有滞泻数次，胸闷倦怠恶食等症。谨拟清热平肝和中利湿之法调理。

柴胡一钱五分　黄芩三钱，酒炒　谷芽三钱，炒　姜连一钱　胆草一钱五分　杭芍三钱，炒　青皮三钱，炒　木香七分　麦冬三钱　茯苓三钱　薄荷四分　花粉三钱

引用益元散四钱，煎

五月二十四日，臣戴家瑜请得瑾贵妃脉息缓和。诸证渐轻。惟湿饮未净，肝胃郁热未消。故尚有胸闷头晕，筋脉作痛，夜不安卧。谨拟清热平肝化饮之法调理。

柴胡一钱五分，炒　茵陈三钱　黄芩三钱，酒炒　姜连一钱五分　青皮三钱，炒　丹皮二钱　茯苓三钱　地骨皮三钱　羚羊一钱　谷芽三钱，炒　泽泻三钱　车前子三钱，包煎　胆草一钱五分

引用益元散四钱，煎

五月二十五日，臣戴家瑜请得瑾贵妃脉息和缓。诸症渐愈。惟湿饮未净，尚有郁热，肝胃欠和，中焦不快。谨拟清热平肝调气化饮之法调理。

银柴胡一钱五分　茵陈三钱　羚羊一钱　谷芽三钱，炒　姜连一钱五分　青皮三钱，炒　枳壳三钱，炒　化橘红一钱　胆草一钱五分　杭芍二钱　黄芩二钱，炒　车前子三钱，包煎

引用砂仁八分，研　益元散三钱，煎

五月二十六日，臣戴家瑜请得瑾贵妃脉息和缓。诸症俱平。惟中焦尚有湿饮，肝郁不舒，气道欠畅。谨拟平肝调气化饮清热之法调理。

银柴胡三钱　青皮二钱，炒　谷芽四钱，炒　竹茹三钱　橘红二钱　茵陈三钱　泽泻三钱　丹皮三钱　山栀仁三钱　胆草一钱五分　川贝母二钱　羚羊一钱　枳实二钱，炒　炙香附三钱

引用杭芍一钱　荷梗一钱

五月二十七日臣戴家瑜谨拟瑾贵妃清热化湿代茶饮。

银柴胡一钱　青皮一钱　茯苓三钱　金石斛三钱　麦冬四钱　桑叶一钱五分　竹叶二钱　青果七个

水煎代茶。

七月二十五日，臣张仲元请得瑾贵妃脉息左关弦数，右寸关浮滑。肝胃欠调，蓄有痰热，感冒风凉。以致发烧身痛，咽嗌作疼，有时咳嗽，夜不能寐。谨拟清解利咽之法调治。

南薄荷二钱　牛蒡子三钱，炒　荆芥三钱　防风三钱　浙贝母三钱，研　枳壳三钱，炒　苦桔梗三钱　元参四钱　酒黄芩三钱　霜桑叶三钱　杏仁三钱，研　甘草一钱

引用干青果五个，研

七月二十六日，臣张仲元请得瑾贵妃脉息左关弦数，右寸关滑数。表感渐解，咽疼觉轻。惟胃蓄痰热尚盛，大便四日未行，有时咳嗽，心悸烦躁，夜不能寐。谨拟清热化痰之法调理。

中生地四钱 元参三钱 浙贝母三钱，研 橘红三钱，老树 南薄荷一钱 菊花三钱 牛蒡子三钱，炒 瓜蒌四钱 枳实三钱，炒 黄芩三钱 元明粉一钱五分，煎 桑叶三钱

引用酒军三钱

七月二十七日，臣张仲元请得瑾贵妃脉息左关弦而近数，右寸关沉滑。上焦风热未净，胃蓄痰饮未清。以致头疼眩晕，有时咳嗽，鼻息觉堵，身肢酸倦。谨拟清解化痰之法调理。

南薄荷一钱五分 辛荑三钱 菊花三钱 炒牛蒡三钱 酒黄芩三钱 橘红三钱，老树 杏仁三钱 浙贝母三钱 枳壳三钱，炒 苦桔梗三钱 瓜蒌三钱 旋覆花三钱，包煎

引用前胡三钱

七月二十八日，臣张仲元请得瑾贵妃脉息左关弦而近数，右寸关沉滑。表感已好。惟肺气欠和，湿痰未净。以致鼻塞声重，有时咳嗽，头晕心悸，身肢稍倦。谨拟和肺化痰之法调理。

南薄荷一钱 杏仁三钱，研 前胡三钱 法半夏三钱 生杭芍三钱 橘红三钱，老树 茯神四钱 谷芽三钱，炒 南苦桔梗三钱 甘草一钱 旋覆花三钱，包煎

引用黄芩二钱

七月二十八日，张仲元谨拟瑾贵妃和肝化痰膏。

全当归八钱 生杭芍六钱 中生地八钱 旋覆花六钱，包煎 法半夏六钱 建泽泻六钱 炙香附六钱 化橘红六钱 云茯神一两 柏子仁四钱 焦枣仁五钱 生粉草三钱

共以水煎透，去渣再熬浓汁，兑蜜六两收膏。每服一匙，白开水冲服。

八月十八日戌刻，臣忠勋请得瑾贵妃脉息左关沉弦，右寸关滑急。症缘肝肺气滞，饮停不化。以致两肋作痛。串及腰背。有时恶心，谨拟调气化饮止痛汤调理。

厚朴二钱 青皮二钱 延胡索二钱 枳壳二钱 桑皮二钱，生 葶苈二钱，研 鸡金三钱 焦三仙九钱 砂仁一钱五分，研 陈皮一钱五分 炙香附二钱 泽泻三钱

引用酒军二钱 白芥子一钱，炒

八月十九日，臣忠勋请得瑾贵妃脉息左关沉弦，右寸关仍滑。胁痛渐减，恶心较好。惟肝气未调，饮滞不净。谨拟仿昨方加减调治。

厚朴二钱 延胡索二钱 萸连各八分 枳壳二钱 葶苈二钱，包 生桑皮二钱 砂仁一钱五分，研 陈皮一钱五分 赤苓四钱 泽泻二钱 鸡金二钱 茵陈二钱

引用焦三仙九钱

八月二十日，臣忠勋请得瑾贵妃脉息如昨。滞热未净，气道不调。以致左肋尚痛，连及胸臆，有时唾酸。谨拟清胃化滞之法调理。

厚朴二钱 青皮二钱 延胡索二钱 小枳实二钱 酒军二钱 吴茱萸五分 鸡金三钱 莱菔子三钱，炒 泽泻二钱 焦三仙九钱 茵陈三钱 酒芩二钱

引用醋柴胡二钱

八月二十一日，臣忠勋请得瑾贵妃脉息左关弦数，右寸关沉数。肝胃湿热未清，里滞不化，以致大关防行而不畅，时作腹痛，胸中刺疼，恶食口渴等症。今拟清热降滞之法调理。

瓜蒌五钱 枳实三钱 厚朴三钱 法半夏三钱 槟榔三钱 煨木香二钱 酒军三钱 三仙九钱，炒

引用二丑二钱 鸡金四钱

八月二十二日，臣忠勋请得瑾贵妃脉息左关沉弦，右寸关沉滑。肝肺气滞，水饮不化。以致夜间少寐，口干胸痛，连及两肋等证。谨拟调中止痛之法调理。

厚朴二钱 延胡索二钱 炙香附二钱 砂仁一钱五分 葶苈二钱 鸡金三钱 灵脂二钱 草果一钱五分

酒军二钱　白芥子二钱，炒　焦三仙各三钱　苏梗二钱

引用沉香五分，研　腹皮三钱

八月二十三日，臣忠勋请得瑾贵妃脉息仍见弦软而滑。肝气尚滞，湿饮不净。以致饮食之后，犹觉胸痛，夜寐不适，右肋痞硬。谨拟调气利湿和肝之法调理。

白术三钱　云苓四钱　茵陈三钱　葛花三钱，炒　延胡索二钱　郁金二钱，研　酒芩二钱　焦枣仁三钱　青皮二钱　焦三仙各三钱　赤芍二钱　沉香八分，研

引用枯矾三分

八月二十四日，臣忠勋请得瑾贵妃脉息左关弦数，右寸关滑数而软。肝气欠调，脾元亦弱，食滞未化。以致食后仍作胸痛，心忙气怯。谨拟养脾和肝化滞之法调理。

党参三钱　白术三钱　云苓四钱　焦枣仁四钱　茵陈三钱　法半夏三钱　枳实二钱　焦麦芽四钱　鸡金三钱　陈皮二钱　胡连三钱，研　莱菔子三钱，炒

引用郁李仁三钱　军炭二钱　独活三钱

八月二十五日，臣忠勋请得瑾贵妃脉息左关弦数，右关滑软。夜寐较适，胸疼渐减。惟肝脾尚弱，以致左肋仍觉痞痛。谨拟和肝理脾饮，今明各服一贴调理。

党参三钱　于术三钱　云苓五钱　焦枣仁四钱　杭芍三钱　瓜蒌三钱　煅鸡金三钱　焦麦芽四钱　胡连三钱　茵陈三钱　陈皮二钱　郁李仁三钱

引用军炭二钱，炒　莱菔子三钱　木香五分

八月二十七日，臣忠勋请得瑾贵妃脉息左关弦缓，右关滑数。诸症均好。惟肝胃欠和，湿热未净。谨拟调肝化湿膏常服调理。

西洋参三钱　于术三钱　云苓八钱　香附二钱　生杭芍三钱　青皮二钱　茵陈五钱　枳椇五钱　焦枣仁三钱　鸡金五钱　泽泻三钱　焦三仙九钱　扁豆皮三钱　胡连四钱

共以水煎透去渣，兑炼蜜六两收稠膏，每服一茶匙，白开水送下。

5　端康皇贵妃时医案

宣统五年四月初九日，石国庆拟端康皇贵妃和肝益血调气膏。

全当归三钱　陈皮三钱　抚芎三钱　扁豆四钱，炒　半夏曲四钱　杭芍三钱，炒　制甘草二钱　炙厚朴二钱　云茯苓六钱　于术四钱　条芩二钱　壳砂二钱

共煎浓汁去渣加蜜三两熬膏每早晚各进一茶匙开水冲。

四月十三日，石国庆请得端康皇贵妃脉息左寸关弦涩而数。系心阴不足，血不荣筋，肝经气滞不畅。以致右手筋颤偶作，胸膈满胀，夜寐不实。今拟舒肝养血荣筋育神之法调理。

归身三钱　远志三钱　益智仁三钱　半夏曲三钱　杭芍三钱，炒　川芎三钱　焦枣仁四钱　续断三钱　朱茯神五钱　陈皮三钱　朱麦冬四钱　杜仲三钱，炒

引用川郁金二钱，研　炙甘草一钱　谷芽炭三钱

四月十四日，石国庆请得端康皇贵妃脉息左寸关弦涩而缓。系心阴微复，血气略亏，不能荣养筋络。肝经气滞未畅，右手筋颤见清(轻)，神气见爽，眠寐觉实。今拟舒肝安神养血荣筋之法调理。

归身三钱　远志三钱，朱拌　益智仁三钱　续断三钱　杭芍三钱，炒　川芎三钱　焦枣仁三钱　杜仲三钱，炒　朱茯神五钱　陈皮三钱　朱麦冬四钱　制甘草一钱

引用川郁金二钱，研　柏子仁三钱　谷芽炭三钱

四月十五日，石国庆请得端康皇贵妃六脉和缓，惟左关部弦涩。系诸证见清(轻)，心阴肝气稍有未和。以致右手筋络偶作振掣，今仍拟舒肝安神养血荣筋之法一帖调理。

归身三钱　远志三钱，朱拌　益智仁三钱　制甘草一钱　杭芍三钱，炒　川芎二钱　柏子仁三钱　续断三钱　朱茯神五钱　陈皮三钱　焦枣仁三钱　杜仲三钱，炒

引用女贞子二钱　川郁金二钱，研　谷芽炭三钱

四月十六日，石国庆请得端康皇贵妃脉息左关弦涩，两寸浮缓。系肝阳蒸肺，偶受外感。以致咳嗽头闷，中满口渴，体倦。今拟舒肝理肺清解止嗽之法调理。

南前胡二钱　川芎二钱　麦冬四钱，去心　瓜蒌四钱　半夏曲二钱　杏仁四钱，研　炙桑皮三钱　枳壳三钱，炒　化橘红三钱　苏子三钱，研　浙贝二钱　甘草一钱

引用酒条芩三钱　苦桔梗二钱　鲜姜一片

四月十六日未刻，石国庆请得端康皇贵妃脉息左关弦涩，两寸浮缓。系肝阳蒸肺，偶受外感。以(致)咳嗽头闷，中满口渴，体倦作烧，身肢酸痛，饮食不香。今拟舒肝理肺清解止嗽之法调理。

粉葛根三钱　川芎二钱　麦冬四钱，去心　瓜蒌仁三钱，研　南前胡二钱　杏仁四钱，研　炙桑皮三钱　杭菊三钱　化橘红三钱　苏子三钱，研　浙贝二钱　甘草一钱

引用酒条芩三钱，炒　栀子三钱　枳壳二钱，炒　鲜姜三片

四月十七日，石国庆请得端康皇贵妃脉息左关弦涩，两寸滑缓。系外感略解，作烧见退，惟肝阳气道不畅，肺经饮热过盛，以致咳嗽头晕，中满口渴，体倦，肢节酸痛，饮食不香。今拟舒肝理肺清解化饮止嗽之法调理。

粉葛根二钱　川芎三钱　苏子三钱，研　蒌仁三钱，研　南前胡二钱　化橘红三钱　炙桑皮三钱　麦冬四钱，去心　旋覆花二钱，包煎　杏仁四钱，研　浙贝三钱　甘草一钱

引用酒黄芩三钱，炒　栀子三钱　枳壳二钱，炒　鲜姜三片

四月十八日，石国庆请得端康皇贵妃脉息左关弦涩，两寸滑数而缓。系外感渐解，作烧已退。惟肝阳气道欠畅，肺经饮热未清。以致咳嗽，口渴中满，肢体酸倦，眠寐不实，有时自汗。今拟舒肝理肺清热消饮止嗽之法调理。

南前胡一钱五分　杏仁四钱，研　川贝二钱，研　天冬三钱　法半夏二钱，研　苏子三钱，研　瓜蒌仁二钱，研　枳壳二钱，炒　化橘红三钱　炙桑皮三钱　麦冬四钱，去心　酒芩三钱

引用栀子三钱，炒　青竹茹一钱　熟川军八分　益元散四钱，煎

四月十九日，石国庆请得端康皇贵妃脉息左关弦涩，右寸关滑数。系外感渐解，咳嗽见减。惟肝阳气道欠畅、肺经湿热尚未大清。以致咳嗽时作，口渴中满，肢体酸倦，湿蒸自汗。今仍拟舒肝理肺清热消饮止嗽之法调理。

南前胡一钱五分　杏仁四钱，研　川贝二钱，研　麦冬三钱，去心　法半夏二钱，研　苏子二钱，研　瓜蒌仁三钱，研　天冬三钱　化橘红三钱　炙桑皮三钱　元参四钱　枳壳三钱，炒

引用栀子三钱，炒　酒黄芩二钱　熟川军一钱　益元散四钱，煎

四月二十日，石国庆请得端康皇贵妃脉息左关弦涩，右寸滑数，余部和缓。系诸证见清(轻)，咳嗽渐减。惟肝阳气道欠畅，肺经湿热未净。以致咳嗽时作，口渴中满，身体酸倦，四肢有时发热，乃属湿热所致。今拟舒肝清肺消饮止嗽之法调理。

南前胡一钱五分　杏仁四钱，研　炙桑皮三钱　瓜蒌仁三钱，研　法半夏一钱五分　青皮二钱　元参四钱　枳壳二钱，炒　化橘红二钱　苏子二钱，研　麦冬四钱，去心　酒芩二钱

引用青竹茹八分　栀子二钱，炒　茯苓皮三钱　益元散四钱，煎

四月二十一日，石国庆请得端康皇贵妃脉息左关弦涩，右寸滑数，余部和缓。系诸证见清(轻)，咳嗽渐减。惟肝郁伤神，气道欠畅，肺经湿热未净，以致咳嗽时作，口渴中满，身体酸倦，头额偶时作烧。今拟和肝清肺渗湿止嗽之法调理。

杭菊花二钱　杏仁四钱，研　麦冬四钱，去心　瓜蒌仁三钱，研　法半夏一钱五分，研　青皮二钱　云苓五钱，研　枳壳三钱，炒　化橘红二钱　桑叶三钱，炙　制甘草一钱　苦桔梗二钱

引用青竹茹六分　抚川芎一钱五分　酒芩二钱

四月二十二日，石国庆请得端康皇贵妃脉息左关弦涩，右寸关滑数。系咳嗽渐减，肝郁伤神，气道不畅，脾肺湿热上蒸。以致日晡时寒热往来，口渴中满，身体酸倦，饮食不香，大关防秘结。今拟和肝清肺化湿疏解润燥之法调理。

川羌活二钱　杏仁四钱，研　枳壳三钱，炒　酒条芩三钱　法半夏二钱，研　青皮二钱　槟榔四钱，炒　三仙炭六钱　广陈皮三钱　麦冬四钱，去心　赤芍三钱　酒锦纹二钱

引用竹茹六分　瓜蒌仁三钱，研　建泽泻三钱，炒　益元散四钱，煎

四月二十三日，石国庆请得端康皇贵妃脉息左关弦涩，右寸关滑数而缓。系咳嗽渐减，肝阳气道不畅，脾肺经湿郁生热，凝滞血分。以致项下通体出有风疹，口渴中满，身肢酸倦，饮食不香，日晡作烧。今拟舒肝清解养阴达表之法调理。

柴胡三钱　苏薄荷一钱五分　元参六钱　栀子三钱，炒　葛根三钱　姜川连二钱，研　中生地六钱　化橘红三钱　酒芩三钱　牡丹皮四钱　赤芍三钱　大青叶三钱

引用麦冬四钱，去心　荆穗二钱　益元散四钱，煎　竹叶二十片

四月二十四日，石国庆请得端康皇贵妃脉息左关弦涩，右寸关滑数而浮。系风疹见形，肝阳气道不畅，脾肺经湿郁生热，凝滞血分，以致口渴中满，身肢酸倦，饮食不香，作烧咳嗽。今拟舒肝清解养阴达表之法调理。

柴胡三钱　姜川连一钱五分，研　元参八钱　栀子三钱，炒　葛根三钱　荆芥穗二钱　中生地八钱　化橘红三钱　酒芩三钱　牡丹皮四钱　赤芍四钱　麦冬六钱，去心

引用大青叶三钱　益元散四钱，煎　瓜蒌仁三钱，研　杏仁泥四钱

四月二十四日申刻，李崇光、石国庆请得端康皇贵妃脉息左关弦数，右寸关滑数而浮。疹热未清，壅结肺气。以致热入血室，气促似喘，堵满烦急，作烧口渴，身肢倦痛，咳嗽无痰。今议用养阴清热理肺和肝之法调理。

犀角一钱五分　生地八钱　栀子三钱，炒　丹皮四钱　赤芍四钱　青叶三钱　姜连二钱，研　化橘红三钱　炙桑叶三钱　蝉蜕三钱　柴胡八分　条芩三钱

引用炙枇杷叶三钱，净　金银花三钱　紫雪一钱，冲

【参考】　“热入血室”，语出《伤寒论》，指妇女在经期或产后，感受外邪，邪热乘虚侵入血室，与血相搏所出现的病证。治疗上以少阳、阳明二经为主。本案既非经期，又不在产后，而云“热入血室”，是当时御医李崇光等之认识。施以犀角地黄汤与小柴胡汤之加减，并以紫雪为引，其意似重在凉血消疹，此处之血室，可能指热入血分而言。

四月二十五日，李崇光、石国庆请得端康皇贵妃脉息左关弦数，右寸关沉滑有力。结热渐轻，疹出渐透。惟胃阳滞火仍盛，燥渴引饮，身倦腹痛，热结旁流，日晡烧热。今议用清热平胃降滞和表之法调理。

犀角一钱五分　生地八钱　栀子三钱，炒　青黛三钱　姜连二钱，研　石膏六钱，研　陈皮二钱　银花三钱　条芩三钱　生知母三钱　柴胡八分　酒军三钱

引用法半夏一钱五分　元明粉一钱　紫雪一钱，冲

本日申刻照原方加甘菊三钱，谷芽炭三钱。

四月二十六日，李崇光、石国庆请得端康皇贵妃脉息左关弦而稍数，右寸关滑而稍缓。滞热渐行，疹已透彻。惟肺胃浮热未清，肝阴未和，以致气体觉软，咳嗽痰盛，咽痛耳闷，口黏无味。今议用清热化痰和胃平肝之法调理。

羚羊一钱 生地四钱 陈皮二钱 麦冬四钱 瓜蒌皮三钱 生知母三钱 半夏曲二钱 苦桔梗二钱 青皮二钱 竹茹二钱 姜朴一钱五分 生甘草一钱

引用蔓荆子三钱 木通二钱

四月二十七日，李崇光、石国庆请得端康皇贵妃脉息左关弦而稍数，右寸关缓滑。诸证俱轻。惟肺经郁热未化，痰饮壅滞，咳嗽声重，咽痛耳闷。今议用理肺化痰之法调理。

羚羊八分 次生地四钱 化红三钱 麦冬四钱 瓜蒌皮三钱 杏仁三钱，研 炙桑皮三钱 川贝二钱 青皮二钱 竹茹二钱 苦桔梗二钱 生甘草一钱

引用蔓荆子二钱 三仙炭四钱

四月二十八日，李崇光、石国庆请得端康皇贵妃脉息左关稍数，右寸关缓滑。诸证已愈。惟肺经痰热未清，咳嗽声重，鼻闷耳堵，口内粘滞。今议用清热化痰汤调理。

羚羊八分 次生地四钱 化红三钱 麦冬四钱 杏仁三钱，研 炙桑皮三钱 川贝二钱 苏子二钱，研 青皮一钱五分 瓜蒌四钱 法半夏二钱 生甘草一钱

引用三仙炭四钱 条芩二钱

宣统九年正月十七日，赵文魁、佟成海请得端康皇贵妃脉息左关弦数，右寸关沉滑。肝阳有热，气滞停饮。以致胸胁满闷，有时腹痛。今议用清肝调中化饮之法调理。

炙香附三钱 青皮二钱 姜朴三钱 木香二钱 全当归四钱 赤芍三钱 黑栀子二钱 川芎一钱五分 腹皮子四钱 枳壳三钱，炒 酒军二钱 木通一钱

引用川郁金三钱，研 橘红二钱，老树

正月十八日，赵文魁、佟成海请得端康皇贵妃脉息左关沉弦，右寸关沉滑。肝热轻减。惟阴分素亏，脾元欠畅。以致胸满肢倦，精神不爽。今议用养阴调中益脾之法调理。

制香附三钱 青皮三钱 醋柴胡一钱五分 姜朴三钱 赤白芍各三钱 全当归三钱 抚芎一钱五分 黑栀子三钱 土于术三分，切 枳壳三钱，炒 扁豆三钱，炒

引用朱茯神四钱 腹皮子四钱

正月十九日，赵文魁、佟成海请得端康皇贵妃脉息左关沉弦，右关沉滑。诸证均愈。惟胃气尚欠和畅，以致身肢疲倦，微有腹痛。今议用养阴和胃调中之法调理。

炙香附三钱 姜朴三钱 木香一钱五分，研 醋柴胡一钱 杭白芍四钱 全当归三钱 抚芎一钱五分 黑栀子三钱 土于术三分，切 扁豆三钱，炒 砂壳一钱 橘红一钱五分，老树

引用朱茯神四钱 腹皮子四钱

正月二十日，赵文魁、佟成海请得端康皇贵妃脉息左关沉弦，右关沉滑。诸证均愈。惟胃气尚欠调畅，今议用和胃调中之法调理。

川郁金三钱，研 青皮三钱 姜朴二钱 橘红二钱，老树 朱茯神四钱 砂壳一钱 条芩三钱 黑栀子三钱 杭白芍四钱 枳壳三钱，炒 瓜蒌四钱 木通一钱

引用腹皮子四钱

正月二十四日，佟成海请得端康皇贵妃脉息左寸关浮数，右寸关滑数。肝阳有热，外感风凉。以致头晕肢倦，左臂串痛。今拟清解和肝化饮之法调理。

荆芥穗三钱 薄荷二钱 葛根三钱 甘菊花三钱 川郁金三钱，研 青皮三钱 钩藤三钱 栀子三钱，炒

酒胆草三钱　豆豉三钱　橘红三钱

引用松节一钱五分　川萆薢三钱

正月二十四日戌刻，赵文魁、佟成海请得端康皇贵妃脉息左寸关浮缓，右寸关滑数。风凉渐解。惟肝胃饮热尚盛，以致寒热往来，肢体酸痛。今议用和解清热化饮之法调理。

荆芥穗三钱　薄荷二钱　葛根三钱　防风一钱五分　大青叶三钱　羚羊一钱五分，先煎　条芩三钱　栀子三钱，炒　小枳实三钱，研　酒军二钱　钩藤三钱　木通二钱

引用腹皮子四钱　姜朴三钱

正月二十五日，赵文魁、佟成海请得端康皇贵妃脉息左寸关弦而有力，右寸关沉滑。表感已解，肝热尚盛。以致身肢抽痛，精神疲乏，浮热上炎，时作头晕。今议用养阴和肝导热之法调理。

中生地四钱　元参四钱　大青三钱　薄荷二钱　川郁金三钱，研　青皮三钱，炒　姜朴三钱　钩藤三钱　生石膏六钱，研　枳壳三钱，炒　酒军一钱五分

引用羚羊一钱五分，先煎　紫雪丹六分，冲

正月二十六日，赵文魁、佟成海请得端康皇贵妃脉息左关沉弦，右关沉滑。表感已解，肺热亦清。惟肝经郁热尚盛，以致有时头晕，肢臂作疼。今议用养阴和肝活络之法调理。

杭白芍四钱　生地三钱　川芎一钱五分　醋柴胡二钱　炙延胡索四钱　郁金三钱，研　青皮三钱，炒　黑栀子三钱　醋香附三钱　羚羊一钱五分，先煎　钩藤三钱　牛膝三钱

引用朱茯神四钱，盐　独活一钱五分

正月二十七日，赵文魁、佟成海请得端康皇贵妃脉息左关沉弦，右关沉滑。诸证均愈。惟肝胃尚欠和畅，以致肢臂作疼，有时心悸。今议用调肝和胃活络之法调理。

杭白芍四钱　川芎一钱五分　醋柴胡一钱五分　炙延胡索三钱　川郁金三钱，研　青皮三钱，炒　黑栀子三钱　钩藤三钱　醋香附三钱　僵蚕三钱，炒　牛膝三钱　羚羊一钱五分，先煎

引用朱茯神四钱　天仙藤二钱

正月二十八日，赵文魁、佟成海请得端康皇贵妃脉息左关沉弦，右关沉滑。诸证均愈。惟肝胃浮热未清，今议用清肝调胃化饮之法调理。

杭白芍四钱　抚芎一钱五分　醋柴胡一钱五分　炙延胡索三钱　川郁金四钱，研　黑栀子三钱　盐柏三钱　生知母三钱　朱茯苓四钱　羚羊一钱五分，先煎　木通二钱　酒军三钱

引用小枳实三钱，研　腹皮子四钱

正月二十九日，赵文魁、佟成海请得端康皇贵妃脉息左关沉缓，右关沉滑。诸证已好。惟胃经浮热未清，今议用育神和胃利湿之法调理。

杭白芍四钱　醋柴胡一钱五分　丹皮四钱　黑栀子三钱　川郁金四钱，研　盐柏三钱　知母三钱　木通二钱　朱茯神四钱　羚羊一钱五分，先煎　枳壳三钱，炒　酒军一钱五分

引用鲜腹皮子四钱　竹叶三十片

正月三十日，赵文魁、佟成海请得端康皇贵妃脉息左关弦缓，右关沉滑。诸证均好。惟胃经气道尚欠调畅，今议用清肝调气消胀之法调理。

杭白芍四钱　姜朴三钱　青皮三钱　炙香附三钱　川郁金三钱，研　枳壳三钱，炒　焦槟榔三钱　腹皮二钱　赤苓皮四钱　萸连一钱五分，研　醋柴胡一钱五分

引用羚羊一钱，先煎　栀子三钱，炒

二月十七日，赵文魁、佟成海请得端康皇贵妃脉息左关弦数，右寸关滑数。肝阳结热，胃蓄湿饮。以致胸满作呕，有时头晕。今议用清肝止呕化饮之法调理。

川郁金三钱，研 青皮三钱 姜朴三钱 木香二钱，研 酒赤芍四钱 归尾三钱 条芩三钱 丹皮三钱 腹皮子四钱 枳壳三钱 酒军二钱 木通二钱

引用盐柏三钱 橘红一钱五分，老树

二月十七日亥刻，赵文魁请得端康皇贵妃脉息左关弦数，右寸关滑数。肝阳热盛，中州蓄饮。以致胸满作呕，肚腹胀痛。今拟调肝止呕定痛之法调理。

炙香附三钱 姜朴三钱 木香一钱五分，研 青皮三钱 酒赤芍三钱 归尾三钱 川连一钱五分，研 竹茹二钱 汉防己三钱 川续断三钱 牛膝三钱 酒军一钱五分

引用腹皮子四钱 薄荷八分，后煎

二月十八日，赵文魁、佟成海请得端康皇贵妃脉息左关沉弦，右寸关沉滑。饮热轻减，惟气道未畅，阴分不足，以致胸胁满闷，肢倦觉呕，今议用养阴调气止呕之法调理。

杭白芍四钱 全归三钱 抚芎二钱 醋柴胡一钱五分 炙香附三钱 姜朴三钱 川连二钱，研 黑栀子三钱 怀牛膝三钱 川续断三钱 木通二钱 陈皮二钱

引用瓜蒌四钱 三仙炭各三钱

二月十九日，赵文魁、佟成海请得端康皇贵妃脉息左关沉弦，右关沉滑。诸证均减。惟阴分尚亏，以致胸闷作烦，肢体酸倦。今议用养阴调中和胃之法调理。

杭白芍四钱 归身三钱 抚芎一钱五分 醋柴胡一钱五分 朱茯神四钱 丹皮三钱 黑栀子三钱 条芩三钱 川郁金四钱，研 牛膝三钱 川续断三钱 姜朴三钱

引用腹皮子四钱

二月二十日，赵文魁、佟成海请得端康皇贵妃脉息左关沉弦，右关沉滑。诸证均好。惟肝经浮热未清，今议用养阴调肝和胃之法调理。

杭白芍四钱 归身三钱 醋柴胡一钱五分 胡连三钱 朱茯神四钱 丹皮三钱 黑栀子三钱 条芩三钱 川郁金三钱，研 陈皮三钱 槟榔炭三钱 花粉三钱

引用三仙炭各三钱

宣统十年四月二十六日，赵文魁请得端康皇贵妃脉息左关沉弦，右寸关沉滑。肝阳结热，气滞欠调。以致胸膈堵满，午后腹胀。今拟和肝调气消胀之法调理。

炙香附三钱 青皮三钱 姜朴三钱 台乌一钱五分 杭白芍四钱 茅术三钱，炒 橘红三钱，老树 赤苓八钱，皮 小枳实三钱，研 酒军三钱 木通二钱 川柏三钱

引用腹皮子四钱 郁李仁二钱，研

四月二十七日，赵文魁、佟成海请得端康皇贵妃脉息左关沉弦，右关沉滑。肝热轻减。惟中州气道欠调，以致胸胁满闷，仍作腹胀。今议用育神和肝滋阴化湿之法调理。

全当归四钱 杭芍四钱 醋柴胡二钱 青皮三钱 炙香附四钱 姜朴三钱 茅术三钱，炒 川柏三钱 炙鳖甲四钱 牛膝三钱 川续断三钱 丹参三钱

引用丹皮三钱 赤石脂四钱

四月二十九日，赵文魁、佟成海请得端康皇贵妃脉息左关弦缓，右寸关浮滑。肝热轻减。惟肺胃蓄热，微感浮风，今议用化风清热理肺之法调理。

木笔花二钱，研 薄荷二钱 白芷三钱 荆穗三钱 溏瓜蒌六钱 羚羊一钱五分，先煎 黑栀子四钱 条芩三钱 杏仁泥四钱 青皮四钱 枳壳三钱，炒 酒军二钱

引用炙桑皮四钱 川郁金三钱，研

四月三十日，赵文魁、佟成海请得端康皇贵妃脉息左关弦缓，右关沉滑。浮风轻减。惟阴分素亏，肝气欠调。今议用益阴清肝理肺之法调理。

炙龟板六钱　生地六钱　杭芍四钱　萸连一钱五分，研　溏瓜蒌四钱　羚羊一钱五分，先煎　丹皮三钱　青皮四钱　荆芥穗三钱　薄荷二钱，后煎　川续断三钱　牛膝三钱

引用川郁金三钱，研　炙香附三钱

五月初八日申刻，赵文魁请得端康皇贵妃脉息左关沉弦，右寸关滑数。肝胃结热，湿饮下注。以致腰际酸痛，腿膝无力。今拟清肝活络化饮之法调理。

杭白芍六钱　青皮三钱　姜朴三钱　茅术三钱，炒　汉防己三钱　牛膝三钱　川续断三钱　盐柏三钱　小枳实三钱，研　橘红三钱，老树　酒军三钱　木通二钱

引用盐独活三钱　宣木瓜三钱

五月初九日，赵文魁请得端康皇贵妃脉息左关沉弦，右关沉滑。湿热轻减。惟肝气尚欠调畅，以致右臂酸痛，腿膝无力。今拟和肝活络荣筋之法调理。

杭白芍六钱　青皮三钱　僵蚕三钱，炒　钩藤四钱　溏瓜蒌六钱　姜朴三钱　羚羊一钱五分，先煎　盐柏三钱　汉防己四钱　茅术三钱，炒　牛膝三钱　橘红三钱，老树

引用枳实三钱，研　酒军三钱　法半夏三钱

五月初十日，赵文魁、佟成海请得端康皇贵妃脉息左关沉弦，右关沉滑。诸证轻减。惟经络尚欠舒畅，以致口干作渴，腿膝无力。今议用和肝活络增液之法调理。

杭白芍六钱　青皮三钱　姜朴三钱　钩藤四钱　天花粉四钱　羚羊二钱，先煎　牛膝三钱　盐柏三钱　汉防己四钱　橘络三钱　丹皮四钱　木通二钱

引用川郁金四钱，研　元参六钱

五月十一日，赵文魁、佟成海请得端康皇贵妃脉息左关沉弦，右关沉滑。诸证均愈。惟下焦湿热未清，今议用和肝活络止渴之法调理。

杭白芍四钱　青皮三钱　钩藤四钱　牛膝三钱　大生地六钱　元参四钱　羚羊二钱，先煎　生知母三钱　生石膏四钱　防己三钱　枳实三钱，研　酒军二钱

引用萆薢三钱　瓜蒌六钱　橘红三钱，老树

五月二十六日戌刻，赵文魁请得端康皇贵妃脉息左寸关弦数，右寸关滑数。肝阳有热，中焦蓄饮。以致有时呕逆，微作腹胀。今拟和肝清热化饮之法调理。

炙香附四钱　青皮三钱，炒　姜朴三钱　木香一钱五分，研　酒归尾四钱　赤芍四钱　茜草三钱　桃仁三钱，研　腹皮子四钱　枳实三钱，研　酒军二钱　陈皮二钱

引用木通二钱　竹茹一钱

五月二十七日，赵文魁、佟成海请得端康皇贵妃脉息左关沉弦，右关滑缓。肝热轻减。惟气道欠调，以致胸满肢倦，时作腹痛。今议用和肝调气定痛之法调理。

炙香附四钱　青皮三钱　姜朴三钱　木香二钱，研　酒归尾四钱　赤芍四钱　茜草三钱　桃仁三钱，研　炙延胡索三钱　苏木三钱　台乌一钱五分　川续断三钱

引用腹皮子四钱　楂炭三钱

五月二十八日，赵文魁、佟成海请得端康皇贵妃脉息左关沉弦，右关缓滑。诸证均愈。惟气道尚欠和畅，以致身肢疲倦，时作腹胀。今议用清肝调中消胀之法调理。

炙香附三钱　青皮三钱　姜朴三钱　郁金三钱，研　酒归尾四钱　赤芍四钱　桃仁三钱，研　炙延胡索三钱　腹皮子各二钱　枳壳三钱　楂炭四钱　川续断三钱

引用朱茯神四钱　萸连一钱五分，研

【参考】　据野史传闻瑾妃死于胀，似亦非无因。盖其肝气久不调，以致腹胀，或即单腹胀欤？

五月二十九日，赵文魁、佟成海请得端康皇贵妃脉息左关沉弦，右关沉滑。诸证均愈。惟气道尚欠和畅，今议用育阴清肝和胃之法调理。

赤白芍各三钱　抚芎一钱五分　归身四钱　炙延胡索三钱　泽兰叶三钱　青皮三钱　炙香附三钱　木香一钱五分，研　枳壳三钱，炒　酒军二钱　郁李仁二钱　姜朴三钱

引用朱茯神四钱　楂炭三钱

六月初二日，赵文魁、佟成海请得端康皇贵妃脉息左关沉弦，右关沉滑。诸症均愈。惟阴分尚欠和畅，今议用育阴调中和胃之法调理。

杭白芍六钱　归身四钱　青皮三钱　瓜蒌六钱　朱茯神四钱　焦枣仁三钱　条芩四钱　姜朴三钱　腹皮子四钱　枳壳三钱，炒　酒军一钱五分　木通二钱

引用楂炭四钱　黑栀子三钱

六月初十日戌刻，佟成海请得端康皇贵妃脉息左寸关弦数，右关滑数。肝热气滞，中州蓄饮。以致胸膈堵满，头晕呕恶，拟用清热调气化饮之法调理。

藿香梗三钱　薄荷三钱　荆穗三钱　甘菊花三钱　炙香附四钱　青皮三钱　木香二钱，研　姜连一钱五分，研　羚羊片四钱，先煎　法夏三钱　竹茹三钱　陈皮三钱

引用栀子三钱，炒　酒军二钱　益元散三钱，包煎

六月十一日，赵文魁、佟成海请得端康皇贵妃脉息左关沉弦，右关沉滑。诸症均愈。惟中焦湿热未清，今议用清热调中化饮之法调理。

藿香梗二钱　薄荷二钱　甘菊花三钱　陈皮三钱　川郁金四钱，研　青皮三钱　羚羊一钱五分，先煎　瓜蒌六钱　腹皮子四钱　栀子三钱，炒　枳壳三钱，炒　酒军二钱

引用姜朴三钱　益元散三钱，包煎

六月二十七日申刻，赵文魁、佟成海请得端康皇贵妃脉息左寸关弦数，右寸关数而有力。肝阳有热，胃蓄湿饮，以致胸胁满闷，有时腹痛。今议用舒肝调气化饮之法调理。

炙香附四钱　青皮三钱　姜朴三钱　木香二钱，研　酒归尾四钱　赤芍四钱　炙延胡索三钱　桃仁三钱，研　泽兰叶三钱　丁香三个，研　枳实三钱，研　军炭三钱

引用焦楂四钱　腹皮子四钱

六月二十八日，赵文魁、佟成海请得端康皇贵妃脉息左关沉弦，右关滑缓。肝阳有热，阴分素亏。以致身肢酸倦，微作腹痛。今议用益阴和肝调气之法调理。

炙龟板四钱　丹参三钱　归尾四钱　赤芍四钱　桃仁泥三钱　炙延胡索三钱　炙香附三钱　青皮三钱　腹皮子四钱　木香一钱五分，研　姜朴三钱　木通一钱五分

引用焦楂四钱　赤苓皮四钱

六月二十九日，赵文魁、佟成海请得端康皇贵妃脉息左关沉弦，右关沉滑。诸证均愈。惟肝气尚欠调畅，今议用益阴调肝和胃之法调理。

全当归四钱　赤芍四钱　炙延胡索三钱　丹参三钱　炙香附三钱　青皮三钱　姜朴三钱　橘红三钱，老树　腹皮子四钱　木通二钱　茅术二钱，炒　赤苓皮四钱

引用焦楂四钱　谷芽炭三钱

六月三十日，赵文魁、佟成海请得端康皇贵妃脉息左关沉弦，右关沉滑。诸证均愈。惟肝气尚欠和畅，今议用和肝调气活络之法调理。

炙香附三钱　青皮三钱　姜朴三钱　瓜蒌四钱　全当归四钱　杭芍四钱，炒　丹参三钱　橘红三钱，老树　川郁金三钱，研　枳壳三钱，炒　酒军二钱　竺黄三钱

引用钩藤四钱　黑栀子四钱

七月初二日，赵文魁、佟成海请得端康皇贵妃脉息左关沉弦，右关沉滑。诸症均愈。惟肝胃尚欠和畅，今议用调肝和胃化饮之法调理。

杭白芍四钱　归身四钱　丹参三钱　醋柴胡一钱五分　川郁金四钱，研　青皮三钱　姜朴三钱　橘红三钱，老树　溏瓜蒌四钱　钩藤四钱　栀子三钱，炒　木通二钱

引用朱茯神四钱　腹皮子四钱

七月二十二日酉刻，赵文魁、佟成海请得端康皇贵妃脉息左寸关弦数，右寸关滑而有力。阴分素亏，肝阳有热。以致胸膈堵闷，时作腹痛。今议用育阴清肝调气之法调理。

炙龟板六钱　全当归四钱　赤芍四钱　桃仁三钱，研　炙香附三钱　青皮三钱　木香一钱五分，研　姜朴三钱　炙延胡索三钱　茜草三钱　丹参三钱　泽兰三钱

引用腹皮子四钱　楂炭四钱

七月二十三日，赵文魁、佟成海请得端康皇贵妃脉息左寸关沉弦，右寸关沉滑。阴分有热，肝气欠调。以致胸满肢倦，仍作腹痛。今议用益阴清肝调气之法调理。

炙龟板六钱　归尾四钱　赤芍四钱　桃仁三钱，研　炙延胡索三钱　木香二钱，研　姜朴三钱　青皮四钱　炙香附四钱　艾炭三分，包　苏木三钱　丹参三钱

引用茜草三钱　川郁金四钱，研

七月二十四日，赵文魁、佟成海请得端康皇贵妃脉息左关沉弦，右关沉滑。肝气微畅，阴分尚亏。以致胸满腹痛，牵及腰疼。今议用益阴和肝化湿之法调理。

炙龟板六钱　归尾四钱　赤芍四钱　炙延胡索三钱　炙香附四钱　木香一钱五分，研　姜朴三钱　青皮三钱　枳壳三钱，炒　牛膝三钱　川续断三钱　酒军二钱

引用郁李仁三钱，研　茜草三钱

七月二十五日，赵文魁、佟成海请得端康皇贵妃脉息左关沉弦，右关沉滑。诸证轻减。惟阴分尚欠充足，以致胸满头痛，中气欠调。今议用益阴清肝调中之法调理。

炙龟板六钱　全归四钱　赤芍四钱　川芎二钱　炙延胡索三钱　青皮三钱　炙香附三钱　丹皮三钱　川郁金三钱，研　丹参三钱　黑栀子三钱　焦楂四钱

引用薄荷一钱　腹皮子四钱

七月二十六日，赵文魁、佟成海请得端康皇贵妃脉息左关沉弦，右关沉滑。诸证均愈。惟肝气尚欠调畅，今议用清肝和胃化湿之法调理。

全当归四钱　赤芍三钱　川芎一钱五分　炙延胡索三钱　醋青皮三钱　醋柴胡一钱五分　萸连一钱五分，研　橘红三钱　炙香附三钱　姜朴三钱　丹参三钱　壳砂八分，研

引用朱赤苓三钱　三仙炭六钱

七月二十七日，赵文魁、佟成海请得端康皇贵妃脉息左关沉弦，右关沉滑。诸证均愈。惟肝气尚欠调畅，今议用和肝清热调气之法调理。

杭白芍四钱　归身三钱　抚芎一钱五分　炙延胡索三钱　川郁金三钱，研　青皮三钱　炙香附三钱　姜朴三钱　溏瓜蒌六钱　枳壳三钱　酒军二钱　丹皮三钱

引用盔沉香三分，研　台乌一钱五分

九月十六日，赵文魁、佟成海请得端康皇贵妃脉息左关沉弦，右关沉缓。诸证轻减。惟肝气尚欠调畅，以致胸膈堵满，身肢酸倦。今议用益阴清肝调气之法调理。

炙龟板六钱　于术五分，切　归身四钱，　赤芍三钱　炙香附四钱　姜朴三钱　青皮三钱　台乌一钱五分　川郁金四钱，研　枳壳三钱，炒　酒军一钱五分　牛膝三钱

引用沉香四分，研　续断三钱

九月十七日，赵文魁、佟成海请得端康皇贵妃脉息左关沉弦，右关沉缓。诸证均愈。惟肝气尚欠调畅，今议用和肝调气活络之法调理。

炙龟板六钱　归身四钱　赤芍四钱　姜朴三钱　炙香附四钱　青皮三钱　台乌二钱　钩藤四钱　汉防己三钱　牛膝三钱　续断三钱　枳壳三钱，炒

引用沉香五分，研　朱赤苓四钱

十二月初七日，赵文魁请得端康皇贵妃脉息左关沉弦，右关沉滑。湿饮轻减。惟气导欠调，今拟清肝调中化饮之法调理。

炙香附三钱　青皮三钱　瓜蒌六钱　羚羊一钱五分，先煎　赤白芍各三钱　僵蚕三钱，炒　牛膝三钱　川续断三钱　汉防己三钱　枯芩四钱　黑栀子三钱　木通二钱

引用橘红三钱，老树　三仙炭各三钱

十二月十三日，赵文魁、佟成海请得端康皇贵妃脉息左寸关弦数，右寸关滑数。肝阳结热，胃蓄湿饮。以致胸胁满闷，肢倦呕恶。今议用清肝止呕化饮之法调理。

炙香附四钱　青皮三钱　木香一钱五分，研　台乌二钱　酒归尾四钱　赤芍四钱　桃仁三钱，研　茜草三钱　炙延胡索三钱　苏木二钱　橘红三钱，老树　木通二钱

引用法半夏三钱　腹皮子四钱

十二月十四日，赵文魁、佟成海请得端康皇贵妃脉息左寸关沉弦，右寸关沉滑。湿饮轻减。惟气道尚欠调畅，以(致)胸膈堵满，身肢酸倦，今议用益阴调肝舒化之法调理。

炙香附四钱　青皮四钱　木香二钱，研　台乌二钱　酒归尾四钱　赤芍四钱　桃仁三钱　延胡索三钱　炙龟板六钱　丹参三钱　枳壳三钱，炒　焦楂四钱

引用法半夏三钱　橘红三钱，老树

十二月十五日，赵文魁、佟成海请得端康皇贵妃脉息左关沉弦，右关沉滑。诸证轻减。惟气道尚欠调畅，今议用益阴和肝调气之法调理。

炙龟板六钱　全归六钱　赤芍四钱　丹参三钱　炙香附三钱　青皮四钱　台乌一钱五分　桃仁三钱，研　枳壳三钱，炒　炙延胡索三钱　酒军一钱五分　焦楂四钱

引用沉香四分，研　橘红三钱，老树

十二月十六日，赵文魁、佟成海请得端康皇贵妃脉息左关沉弦，右关沉滑。诸证轻减。惟气道仍欠调畅，今议用和肝调气定痛之法调理。

全当归六钱　赤芍四钱　桃仁三钱，研　丹参三钱　炙延胡索三钱　青皮四钱　炙香附三钱　郁金三钱，研　枳壳三钱，炒　台乌一钱五分　橘红三钱，老树　白蔻八分，研

引用焦三仙炭各三钱　槟榔三钱

十二月十七日，赵文魁、佟成海请得端康皇贵妃脉息左关沉弦，右关沉滑。诸证均愈。惟肝气尚欠调畅，今议用和肝活络调气之法调理。

全当归六钱　白芍四钱　丹参三钱　炙延胡索三钱　川郁金四钱，研　萸连一钱五分，研　青皮四钱　炙香附三钱　汉防己三钱　牛膝三钱　续断三钱　木通二钱

引用瓜蒌四钱　橘红三钱，老树

十二月十八日，赵文魁、佟成海请得端康皇贵妃脉息左关沉弦，右关沉滑。诸证均愈。惟肝热湿饮尚欠调畅，今议用和肝清热舒化之法调理。

全当归六钱　赤芍四钱　丹参三钱　炙延胡索三钱　川郁金四钱，研　青皮四钱　枳实三钱，研　牛膝三钱　郁李仁三钱，研　酒军三钱　川续断三钱　橘红三钱，老树

引用腹皮子四钱　瓜蒌六钱

十二月十九日，赵文魁、佟成海请得端康皇贵妃脉息左关沉弦，右关沉滑。诸证均愈。惟胃气尚欠和畅，今议清肝和胃化饮之法调理。

全当归四钱　白芍四钱　炙延胡索三钱　青皮四钱　川郁金三钱，研　瓜蒌六钱　陈皮三钱，白　壳砂一钱五分　三仙炭各三钱　槟榔三钱，焦　枳壳三钱，炒

引用煨木香八分　朱茯神四钱

十二月二十二日酉刻，赵文魁请得端康皇贵妃脉息左寸关弦数，右关沉滑。肝阳结热，气道欠调。以致胸膈堵满，两胁作疼。今拟清肝调气舒化之法调理。

川郁金三钱，研　青皮三钱　姜朴三钱　台乌一钱五分　杭白芍四钱　羚羊一钱五分，先煎　枯芩三钱　萸连二钱，研　炙香附三钱　炙延胡索三钱　枳壳三钱，炒　酒军一钱五分

引用焦楂四钱　腹皮子四钱

十二月二十四日，赵文魁请得端康皇贵妃脉息左关沉滑，右关沉缓，诸证均愈。惟肝肺气道欠畅，今拟清肝理肺化湿之法调理。

川郁金三钱　青皮四钱　姜朴三钱　羚羊一钱五分，先煎　腹皮子四钱　薄荷二钱　辛夷三钱，研　枯芩三钱　枳壳三钱，炒　瓜蒌八钱　酒军一钱五分　木通二钱

引用橘红三钱，老树　甘菊花三钱

宣统十一年正月初六日，赵文魁、佟成海请得端康皇贵妃脉息左关沉弦，右关滑而有力。肝阳有热，肺蓄痰饮。以致有时咳嗽，中气欠调。今议用清热理肺化饮之法调理。

莱菔子三钱，炒　杏仁三钱，研　前胡三钱　羚羊一钱五分，先煎　炙桑皮四钱　枯芩四钱　黑栀子三钱　法半夏三钱　溏瓜蒌六钱　薄荷二钱　姜朴三钱　酒军二钱

引用鹅枳实三钱，研　橘红三钱，老树

正月初七日，赵文魁、佟成海请得端康皇贵妃脉息左关沉弦，右关沉滑。肺热轻减。惟湿饮欠调，今议用清肺止嗽化痰之法调理。

莱菔子三钱，炒　杏仁三钱，研　前胡三钱　羚羊一钱五分，先煎　苏子叶四钱　薄荷二钱　炙麻黄二分　黄芩四钱　大瓜蒌六钱　橘红三钱，老树　法半夏三钱　青皮四钱

引用炙姜朴三钱　桑皮四钱

正月十一日，佟成海请得端康皇贵妃脉息左关沉弦，右寸关沉滑。肝经有热，气道不调。以致胸膈堵满，身肢酸倦。拟用调肝清热宽中之法调理。

炙香附四钱　青皮三钱　台乌三钱　木香二钱，研　枳壳三钱，炒　姜朴三钱　归尾四钱　赤芍四钱　桃仁泥三钱　炙延胡索三钱　苏木一钱，研

引用丹参三钱　腹皮子四钱

正月十一日酉刻，赵文魁、佟成海请得端康皇贵妃脉息左关沉弦，右关沉滑。阴分有热，肝气欠调。以致胸胁满闷，肢体疲乏。今议用益阴清肝调中之法调理。

炙龟板六钱　丹参三钱　全归八钱　赤芍四钱　桃仁泥四钱　炙延胡索三钱　苏木三钱，捣　茜草三钱　炙香附四钱　姜朴三钱　青皮四钱　木香二钱，研　炙香附三钱　姜朴三钱

青皮三钱，炒　木香一钱五分，研　沉香四分，研　郁金三钱，研

引用腹皮子四钱　焦楂四钱

【参考】 观此案可知胀证已成，病势深重，迭用诸法，均难拔痼疾。不过赖有药力，恶化亦慢。

正月十四日，赵文魁、佟成海请得端康皇贵妃脉息左关沉弦，右关沉滑。诸证均愈。惟肝气尚欠调畅，今议用益阴清肝和胃之法调理。

炙龟板六钱　全归四钱　杭芍四钱　丹参三钱　炙延胡索三钱　炙香附三钱　姜朴三钱　青皮三钱　腹皮子四钱　焦楂四钱　橘红三钱，老树　牛膝三钱

引用沉香四分，研　壳砂四分，研

正月十六日，赵文魁、佟成海请得端康皇贵妃脉息左关沉弦，右关沉滑。诸证均愈。惟湿饮尚欠舒化，今议用和肝活络化湿之法调理。

全当归六钱　赤芍四钱　丹参三钱　炙延胡索三钱　炙香附三钱　姜朴三钱　青皮三钱　牛膝四钱　汉防己四钱　川续断三钱　枳实三钱，研　酒军二钱

引用橘络三钱　藤钩四钱

正月十六日亥刻，赵文魁请得端康皇贵妃脉息左寸关浮数，右寸关浮滑。阴分不足，外受风凉。以致头疼肢倦，恶寒发热，今拟益阴清解化湿之法调理。

荆芥穗三钱　薄荷三钱，后煎　白芷三钱　全当归六钱　淡豆豉二钱　川芎二钱　陈皮三钱　炙香附三钱　干寸冬四钱　连翘四钱　枳壳二钱　军炭一钱五分

引用大生地一两

正月十七日，赵文魁、佟成海请得端康皇贵妃脉息左关沉弦，右关沉软。表感已解，阴分尚亏。以致头晕肢倦，中气欠调。今议用益阴清热调中之法调理。

大生地八钱　归身四钱　抚芎二钱　甘菊花三钱　大瓜蒌六钱　羚羊六分，先煎　玉竹三钱　姜朴三钱

引用荆芥穗三钱　薄荷二钱，后煎

正月十八日，赵文魁、佟成海请得端康皇贵妃脉息左关沉弦，右关沉滑。诸证均愈。惟湿饮尚欠调畅，今议用和肝活络化湿之法调理。

溏瓜蒌六钱　全当归四钱　杭芍四钱　羚羊一钱五分，先煎　黑山栀四钱　枯芩四钱　牛膝三钱　川续断三钱　炙龟板六钱　枳壳三钱　酒军二钱　姜朴三钱

引用青皮四钱　薄荷二钱，后煎

四月十二日，赵文魁请得端康皇贵妃脉息左关沉弦，右关沉滑。肝热轻减。惟有时仍作腹胀，今拟和肝消胀舒化之法调理。

炙香附四钱　青皮三钱　台乌三钱　木香二钱，研　白蔻仁八分，研　新会三钱　羚羊一钱五分，先煎　枳壳三钱，炒　腹皮子四钱　独活三钱，盐　军炭二钱　木通二钱

引用鲜竹叶三十片　楂炭四钱

四月十六日酉刻，赵文魁请得端康皇贵妃脉息左寸关弦数，右寸关沉滑。肝热阴虚，气滞停饮。以致胸满肢倦，时作腹胀。今拟益阴和肝调气之法调理。

全当归八钱　赤芍四钱　泽兰三钱　炙延胡索四钱　炙香附四钱　沉香五分，研　台乌二钱　姜朴三钱　腹皮子四钱　青皮三钱　木香一钱五分，研　丹参四钱

引用炙龟板六钱　牛膝三钱

四月十七日，赵文魁、佟成海请得端康皇贵妃脉息左寸关沉弦，右寸关沉滑。肝热阴虚，气道欠调。以致时作口渴，身肢酸倦。今议用养阴调肝清热之法调理。

大生地八钱　归身八钱，土炒　杭芍四钱　丹参三钱　粉丹皮四钱　黑栀子四钱　于术三分，土炒　生知母三钱　炙龟板六钱　炙香附四钱　青皮三钱　木香一钱五分，研

引用川续断三钱　赤苓皮六钱

四月十八日，赵文魁、佟成海请得端康皇贵妃脉息左关沉弦，右关沉滑。诸证轻减。惟阴分尚欠调畅，今议用益阴清肝舒化之法调理。

大生地一两　归身八钱　杭芍六钱　丹参四钱　干寸冬四钱　生知母三钱　黑栀子四钱　丹皮四钱

炙香附四钱　青皮四钱　枳壳三钱　军炭二钱

引用地榆炭三钱　花粉四钱　腹皮子四钱

四月十九日，赵文魁、佟成海请得端康皇贵妃脉息左关沉弦，右关沉滑。诸证均愈。惟肝热尚欠调畅，今议用益阴和肝清热之法调理。

大生地一两　归身八钱　杭芍六钱　丹参四钱　溏瓜蒌六钱　黑栀子四钱　丹皮四钱　地榆炭三钱　炙香附三钱　青皮三钱　酒芩三钱　半夏片三钱

引用橘红三钱　腹皮子四钱，老树

四月二十日，赵文魁、佟成海请得端康皇贵妃脉息左关沉弦，右关沉滑。诸证均愈。惟肝胃尚欠和畅，今议用益阴清肝和胃之法调理。

大生地一两　归身八钱　杭芍六钱　丹参四钱　溏瓜蒌六钱　黑栀子四钱　枯芩三钱　青皮三钱　炙香附三钱　丹皮三钱　楂炭四钱　焦槟榔三钱

引用橘红三钱，老树　赤苓皮四钱

四月二十一日，赵文魁、佟成海请得端康皇贵妃脉息左关沉弦，右关沉滑。诸证均愈。惟肝经浮热未清，今议用益阴清热和中之法调理。

中生地六钱　杭芍四钱　瓜蒌六钱　黑栀子四钱　青皮三钱，炒　黄芩四钱　丹皮三钱　炙香附三钱　枳壳三钱，炒　军炭二钱　焦楂四钱　木通二钱

引用橘红三钱，老树　腹皮子四钱

宣统十二年正月初二日，佟文斌、赵文魁请得端康皇贵妃脉息左关弦数，右部沉滑。肝胃有热，略(感)风邪。以致牙龈肿痛，便秘烦急。今议用化风清肝调胃之法调理。

荆芥穗三钱　防风三钱　薄荷二钱　甘菊三钱　次生地六钱　元参六钱　胆草三钱　赤芍四钱　生石膏六钱，研　栀子四钱，炒　枳壳四钱　瓜蒌六钱

引用酒军三钱

漱药方。

川羌活二钱　防风二钱　细辛六分　红花二钱　生石膏四钱　银花二钱　食盐二钱

水煎，兑醋少许，随时漱之。

正月初三日，佟文斌、赵文魁请得端康皇贵妃脉息左关弦而尚数，右部仍滑。浮风渐解，肝胃余热未清。以致头疼口渴，牙龈略浮。今议用清上平肝调中之法调理。

荆芥穗三钱　薄荷二钱　防风三钱　甘菊花四钱　生石膏八钱，研　元参六钱　赤芍四钱　胆草三钱　青连翘四钱　牛栃仁四钱，研　瓜蒌六钱　枳壳四钱

引用酒军二钱　焦楂四钱

正月初四日，佟文斌、赵文魁请得端康皇贵妃脉息左关略弦，右部滑而渐缓。风热清解，惟肝胃欠和，今议用清上和肝化热之法调理。

甘菊花三钱　薄荷二钱　元参四钱　赤芍三钱　生石膏六钱，研　胆草三钱　酒芩四钱　青皮三钱　夏枯草三钱　瓜蒌六钱　橘红三钱　军炭一钱五分

引用枳壳三钱　川柏三钱

正月初七日，佟文斌、赵文魁请得端康皇贵妃脉息左寸关弦数微浮，右部略滑。肝胃结热，稍感风凉。今议用清表调胃舒化之法调理。

荆芥穗三钱　防风三钱　薄荷二钱　甘菊花三钱　鲜石斛四钱　花粉四钱　酒芩三钱　栀子三钱，炒　酒胆草三钱　瓜蒌六钱　枳壳四钱　酒军三钱

引用郁李仁四钱，研　橘红三钱

正月初八日，佟文斌、赵文魁请得端康皇贵妃脉息左关渐缓，右部略滑。风凉已解，惟胃热痰滞欠清。今议用调中清热化痰之法调理。

炙香附四钱　瓜蒌六钱　枳壳三钱　青皮三钱　酒胆草三钱　栀子四钱，炒　竺黄三钱　萸连二钱，研　法半夏三钱　橘红三钱　熟军三钱　酒芩四钱

引用姜朴三钱

正月二十五日，张仲元、佟文斌谨拟和肝清热化痰膏。

炙香附一两　青皮六钱　瓜蒌一两　枳壳八钱　生杭芍一两五钱　归身一两　胆草六钱　栀子八钱，炒　大生地一两　萸连六钱　川柏六钱　酒芩八钱　一捻金六钱，煎　橘红一两　半夏一两　浙贝一两

共以水煎透去渣，再熬浓汁，兑蜂蜜十两收膏，每晚服一匙，开水冲下。

正月二十五日，张仲元、佟成海谨拟端康皇贵妃润燥清热化痰膏。

大生地一两　归身一两　杏仁一两，炒　一捻金八钱，煎　生白芍一两五钱　芦荟一两五钱　溏瓜蒌二两，捣成泥　生栀仁六钱　法半夏一两　橘红一两　炙香附一两　青皮六钱，炒

共以水熬透去渣，再熬浓汁，兑蜂蜜五两，梨膏六两收膏，每服一匙，开水送下。

二月十一日，张仲元、佟成海谨拟端康皇贵妃润燥清热化痰膏。

大生地一两　归身一两　杏仁一两五钱，炒研　一捻金八钱，煎　生白芍一两五钱　芦荟一两五钱，研　溏瓜蒌二两，捣成泥　生栀仁六钱　法半夏一两，研　橘红一两　炙香附一两　青皮六钱，炒　鲜石斛一两五钱，研碎　花粉一两

共以水熬透去渣，再熬浓汁，兑梨膏十二两收膏，每服一匙，开水送下。

二月十五日，张仲元、佟文斌请得端康皇贵妃脉息左关弦数，右寸关沉滑。气道欠调，湿痰流注。以致左胁作疼，中脘结满，谷食欠香，身肢稍倦。今议用调气和肝化痰之法调理。

炙香附三钱　醋青皮三钱　醋柴胡二钱　法半夏四钱　溏瓜蒌六钱，捣　枳壳三钱，炒　全当归五钱　生白芍四钱　广郁金三钱，研　大生地五钱　白芥子三钱　生粉草一钱五分

引用一捻金二钱，煎

二月十六日，张仲元、佟文斌请得端康皇贵妃脉息左关弦数，右寸关沉滑。气道渐调，胁痛已止。惟肝阳尚燥，膈有痰饮，以致胸闷不畅，头晕耳鸣，谷食欠香，身肢稍倦。今议用清肝豁胸化痰之法调理。

大生地四钱　芦荟三钱　生白芍四钱　胆草三钱　溏瓜蒌六钱，捣　枳壳二钱，炒　炙香附四钱　郁金三钱，研　南薄荷三钱　菊花三钱　广橘红三钱　栀子三钱，炒

引用法半夏三钱

二月十七日，张仲元、佟文斌请得端康皇贵妃脉息左关弦数，右寸关沉而略滑。头晕已好，胸闷觉轻。惟肝肺欠和，痰热未清，耳鸣口渴，有时咳嗽。今议用和肝清热化痰之法调理。

大生地四钱　芦荟三钱　生白芍四钱　胆草三钱　溏瓜蒌六钱，捣　生桑皮三钱　炙香附三钱　苏子三钱，研　南薄荷三钱　橘红三钱　鲜石斛五钱，研　花粉四钱

引用菊花三钱

二月十八日，张仲元、佟文斌请得端康皇贵妃脉息左关弦而近数，右寸关略滑。耳鸣胸堵，均见轻减。惟有时咳嗽口渴，今议用清热和肝化痰膏调理。

大生地一两　麦冬一两　鲜石斛一两，研　花粉一两　生白芍一两　当归一两　溏瓜蒌二两，捣　芦荟八钱　炙香附一两　橘红八钱　法半夏八钱　杏仁一两　白菊花一两　鲜青果十枚，研

共以水熬透去渣，再熬浓汁，兑梨膏十二两收膏，每服一匙，开水送下。

【参考】 本案痰热咳嗽，除用清热化痰药外，屡进芦荟以治，且用量亦重。盖芦荟为峻泻剂，功能清热、通便、杀虫，用之可以破化老痰。《本草切要》有用之治五种臌胀的记载，此处频进，案中又有“清肝豁胸化痰”等语，是又可治瑾妃腹胀痼疾。

五月十九日，赵文魁请得端康皇贵妃脉息左寸关浮数，右寸关滑数。肺胃有热，外受浮风。以致风湿外薄，皮肤作痒。今拟化风清肺调胃之法调理。

荆芥穗三钱 防风三钱 白芷三钱 独活三钱 全当归六钱 赤芍四钱 连翘四钱 黑栀子四钱 生石膏六钱，研 枳壳三钱 酒军三钱 苦参三钱

引用茅术四钱，炒 川柏三钱

五月二十日，佟文斌、赵文魁请得端康皇贵妃脉息左寸关浮数，右部沉滑。浮风欠解，肺胃湿热未清。今议用化风清热除湿之法调理。

川羌活三钱 荆穗三钱 防风三钱 薄荷三钱 粉葛根三钱 秦艽六钱 赤芍四钱 双花四钱 生石膏八钱，研 川柏六钱 苦参四钱 酒军三钱

引用枳壳四钱 条芩六钱

五月二十一日，佟文斌、赵文魁谨拟端康皇贵妃擦药方。

僵蚕三钱，炒 防风三钱 羌活三钱 薄荷三钱 地肤子三钱 蛇床三钱 青盐四钱 苦参四分

共研细面，布包擦之。

五月二十一日，佟文斌、赵文魁请得端康皇贵妃脉息左关浮滑，右部滑缓。诸证均愈。惟风湿未净，胃热欠调。今议用化风清热调胃之法调理。

川羌活三钱 荆穗三钱 防风三钱 秦艽六钱 白藓皮四钱 花粉四钱 川柏四钱 次生地八钱 生石膏一两，研 酒军三钱 枳壳四钱 条芩六钱

引用薄荷三钱，后煎，西瓜翠衣煎汤熬药

五月二十二日，佟文斌、赵文魁请得端康皇贵妃脉息左关浮滑，右部渐缓。诸证均愈。惟皮肤作痒，今议用祛风清热化湿之法调理。

川羌活三钱 荆穗三钱 防风三钱 秦艽六钱 酒归尾六钱 赤芍四钱 丹皮四钱 银花四钱 生石膏八钱，研 枳实三钱，研 酒军四钱，研 川柏三钱

引用郁李仁四钱，研 蝉衣三钱

五月二十二日，佟文斌、赵文魁拟端康皇贵妃擦药方。

川羌活三钱 防风三钱 蛇床子二钱 红花三钱 大青盐六钱 苦参四钱 地肤子二钱

共为细面，兑梅花点舌丹十粒再研过罗，布包擦之。

五月二十三日，佟文斌、赵文魁请得端康皇贵妃脉息左关渐缓，右部滑缓。诸证均愈。惟湿热稍有未清，今议用清热调胃化湿之法调理。

荆芥穗三钱 薄荷三钱 防风三钱 独活三钱 生石膏八钱，研 花粉四钱 川柏四钱 丹皮六钱 小生地六钱 全归六钱 瓜蒌六钱，捣 枳实三钱，研

引用酒军四钱 郁李仁三钱，研

【参考】 屡用酒军，其意在于清肺胃之热，里气和表气不病，则风疹可愈。

六月初五日，佟文斌、赵文魁请得端康皇贵妃脉息左关略弦，右部滑而近数。肝胃有热，气道欠调。今议用舒肝调胃化湿之法调理。

炙香附四钱 青皮三钱 胆草三钱 瓜蒌八钱，捣 小枳实三钱，研 生栀子四钱，研 台乌三钱 茅术四钱，炒 腹皮子四钱 川柏四钱 锦纹四钱 甘菊花三钱

引用薄荷三钱，后煎，西瓜翠衣熬汤煎药

六月初六日，佟文斌、赵文魁请得端康皇贵妃脉息左关渐缓，右部滑缓。诸证均愈。惟肝胃余热欠清，今议用照原方加减调理。

炙香附四钱　青皮三钱　瓜蒌八钱，捣　黄芩四钱　生山栀四钱，研　胆草三钱　川柏四钱　茅术三钱，炒　清夏片四钱　枳壳四钱　锦纹三钱　甘菊花三钱

引用薄荷二钱，西瓜翠衣熬汤煎药

七月十一日，张仲元、佟文斌请得端康皇贵妃脉息左关沉弦，右寸关滑而近数。蓄热渐清，口渴较好。惟气道郁结未开，胸次尚堵，夜间微疼，时作烦急。今议用豁胸开痞之法调理。

溏瓜蒌一两，捣　黄连四钱，研　法半夏六钱，研　薤白二钱　煅赭石八钱　白蔻三钱，研　旋覆花四钱，包煎　枳实四钱，研

引用生杭芍八钱　川锦纹三钱

【参考】 旋覆代赭汤降气而开痞，瓜蒌薤白通阳而开痹，诸药合用可以使气道通而痞结开，颇合症情。

七月十二日，张仲元、佟文斌请得端康皇贵妃脉息左关沉弦，右寸关滑而近数。胸次微疼未作，口渴较轻。惟肝郁欠畅，膈间略堵，有时烦急，身肢觉倦。今议用照原方加减调理。

溏瓜蒌一两，捣　黄连四钱，研　法半夏六钱，研　白蔻三钱，研　煅赭石八钱　枳实三钱，研　旋覆花四钱，包煎　生杭芍七钱

引用川锦纹三钱　广郁金三钱，研

七月二十九日，张仲元、佟成海请得端康皇贵妃脉息左关弦数，右寸关滑数。气道欠畅，蓄有湿热。以致胸闷口渴，身倦酸疼，谷食欠香，食后胸次欠爽，微觉作痛。今议用调气清热化湿之法调理。

炙香附四钱　瓜蒌八钱，捣　法半夏三钱　姜连三钱，研　大生地六钱　当归四钱　生杭芍五钱　川芎三钱　枳壳三钱，炒　丹皮四钱　生栀仁四钱　白蔻二钱，研

引用川锦纹三钱　秦艽三钱

八月初一日，张仲元、佟成海请得端康皇贵妃脉息左关弦数，右寸关滑数。身肢酸疼渐轻，胸堵微好。惟气道尚滞，湿热未清。以致身倦口渴，食后欠爽，颇觉不适。今议用调胃清热豁胸之法调理。

炙香附四钱　木香三钱，研　法半夏四钱　瓜蒌一两，捣　大生地六钱　当归四钱　枳壳三钱，炒　壳砂二钱，研　牡丹皮五钱　赤芍四钱，炒　姜黄连三钱，研　生栀子四钱

引用川锦纹三钱　旋覆花三钱

八月初二日，张仲元、佟成海请得端康皇贵妃脉息左关沉弦，右寸关滑数。气道渐畅，身倦已好。惟胸次欠爽，食后稍觉不适。今议用调胃豁胸之法调理。

炙香附四钱　木香三钱，研　法半夏四钱　瓜蒌一两，捣　中生地六钱　当归三钱　生杭芍五钱　壳砂二钱，研　姜黄连三钱，研　焦楂四钱　栀仁三钱，炒　丹皮五钱

引用一捻金一钱五分，煎

八月初三日，张仲元、佟成海请得端康皇贵妃脉息左关弦而近数，右寸关滑缓。湿热渐轻，胸堵较好。惟肝阳气浮，耳中较闷，饮食虽香，食后两胁作胀。谨议用清肝调胃之法调理。

南薄荷三钱　菊花四钱　生杭芍五钱　栀子三钱，炒　中生地六钱　瓜蒌一两，捣　龙胆草三钱　煅

赭石四钱　炙香附四钱　青皮四钱，研　萸黄连三钱，研　白蔻二钱，研

引用川锦纹二钱　焦楂四钱

八月初四日，张仲元、佟成海请得端康皇贵妃脉息左关弦而近数，右寸关沉滑。诸证均好。惟肝阳气浮，两耳堵闷，胃纳尚可，食后两胁觉胀。谨议用清肝调胃之法调理。

炙香附四钱　青皮四钱，研　龙胆草三钱　木香三钱，研　中生地六钱　生牡蛎六钱　广郁金三钱，研　壳砂二钱，研　蔓荆子三钱，研　菊花四钱　南薄荷三钱　栀子四钱，炒

引用芦荟三钱，研　瓜蒌一两，捣

八月初五日，张仲元、佟成海请得端康皇贵妃脉息左关沉弦，右寸关滑而近数。诸证均好，眠食如常。惟肝阳稍浮，有时头闷，食后微觉胀。谨议用清肝和胃之法调理。

炙香附三钱　青皮三钱，研　胆草三钱　木香二钱，研　中生地六钱　菊花四钱　薄荷二钱　壳砂二钱，研　溏瓜蒌八钱，捣　栀子四钱，炒　生牡蛎六钱　竹茹三钱

引用芦荟三钱，研

八月初五日张仲元、佟成海谨拟端康皇贵妃清燥调肝化痰膏。

炙香附六钱　青皮八钱，研　溏瓜蒌二两，捣　木香五钱，研　中生地一两　生杭芍一两　法半夏六钱，研　橘红八钱　生栀仁八钱　菊花六钱　枯黄芩八钱　壳砂四钱，研　一捻金四钱　胆草六钱　元明粉六钱　芦荟八钱，研

共以水熬透去渣，再熬浓汁，兑梨膏十二两收膏，每服一匙开水送。

宣统十三年正月初三日申刻，赵文魁请得端康皇贵妃脉息左关沉弦，右寸关滑数。肝经有热，湿饮欠调。以致胸膈堵满，身肢酸倦。今拟清肝调气化饮之法调理。

青皮子三钱，研　香附三钱，炙　枳壳三钱　胆草三钱　全当归六钱　赤芍三钱　丹参三钱　厚朴花三钱　汉防己三钱　牛膝三钱　锦纹三钱　橘红三钱，老树

引用焦楂一两　郁李仁四钱

正月初四日，佟文斌、赵文魁请得端康皇贵妃脉息左关弦数，右部沉滑。湿热较轻。惟肝气尚滞，以致胸膈堵闷，身肢酸倦。今议用和肝调气化饮之法调理。

大生地八钱　全当归六钱　赤芍四钱　川芎三钱　炙香附四钱　青皮三钱，子研　枳壳四钱　瓜蒌六钱，捣　怀牛膝三钱　茅术四钱　川柏二钱　酒军三钱

引用橘红四钱，老树　郁李仁四钱

正月初五日，佟文斌、赵文魁请得端康皇贵妃脉息左关弦数，右部略滑。湿饮轻减。惟肝气尚欠调畅，今议用舒肝清热开郁之法调理。

青皮子三钱，研　炙香附四钱　炙延胡索四钱　瓜蒌八钱，捣　枳壳四钱，炒　台乌三钱　全当归六钱　生杭芍六钱　大生地六钱　黑栀子四钱　丹皮四钱　萸连三钱，研

引用橘红络各三钱　沉香一钱，研

正月初六日，佟文斌、赵文魁请得端康皇贵妃脉息左关尚弦，右部略滑。肝热未清，气道欠畅。以致胸满胁胀，身倦腿疼。今议用清肝调气养荣之法调理。

酒胆草三钱　生栀子四钱，研　萸连三钱，研　丹皮六钱　青皮子三钱，研　炙香附四钱　木香二钱，研　瓜蒌八钱，捣　枳壳四钱，炒　生地六钱　生杭芍六钱　丹参四钱

引用橘红络各三钱　军炭三钱

正月初七日，佟文斌、赵文魁请得端康皇贵妃脉息左关尚弦，右部沉滑。气道较好，饮热欠化。今议用清热育神化饮之法调理。

大生地六钱　杭芍四钱，生　胆草三钱　生栀子四钱，研　牡丹皮六钱　姜连二钱，研　生牡蛎四钱

青皮三钱，子研　炙香附四钱　瓜蒌六钱，捣　枳壳三钱　锦纹四钱

引用橘红四钱，老树　焦三仙各三钱

正月初八日，佟文斌、赵文魁请得端康皇贵妃脉息左关略弦，右部滑而近数。湿饮渐化，寝食较好。惟肝热欠清，气道少(稍)有未畅。今议用和肝清热化湿之法调理。

大生地六钱　生杭芍四钱　归身四钱　炙香附四钱　青皮子三钱，研　瓜蒌六钱　枳壳三钱　胆草三钱　生栀仁四钱，研　姜连三钱，研　丹皮六钱　酒军三钱

引用橘红四钱　焦三仙各三钱

正月初九日，佟文斌、赵文魁请得端康皇贵妃脉息左关渐缓，右部略滑。眠食均好。惟肝热稍欠和畅，今议用和肝清热之法调理。

大生地六钱　生杭芍四钱　归身四钱　炙香附四钱　青皮子三钱，研　瓜蒌六钱，捣　胆草三钱　生栀仁四钱，研　粉丹皮四钱　姜连二钱，研　酒军三钱　枳壳四钱

引用橘红四钱，老树　厚朴花三钱

正月初九日，佟文斌、赵文魁谨拟端康皇贵妃清肝化饮膏。

大生地二两　杭芍二两　归身一两　萸连八钱，研　酒胆草一两　生栀子一两　黄芩一两　川柏一两　溏瓜蒌四两　橘红八钱，老树　法半夏一两　木香八钱　青皮子八钱　炙香附一两　锦纹一两　枳壳一两　元明粉四钱，兑　杏仁一两，研

共以水煎透去渣，再熬浓汁，兑蜂蜜梨膏各六两收膏，每服一匙，开水化服。

正月十七日申刻，赵文魁请得端康皇贵妃脉息左关沉弦，右寸关滑数。肝阳有热，胃蓄湿饮。以致胸满肢倦，中气欠调。今拟清肝调气化饮之法调理。

青皮子三钱，研　炙香附三钱　胆草四钱　茅术三钱，炒　腹皮子四钱　黄芩三钱　生栀仁三钱，研　枳壳三钱　清夏片三钱　绵纹三钱　橘红三钱，老树　木通二钱

引用郁李仁四钱

正月十八日，佟文斌、赵文魁请得端康皇贵妃脉息左关略弦，右部稍滑。肝热轻减，湿饮渐化。今议用和肝清热化饮之法调理。

青皮子三钱，研　炙香附四钱　枳壳三钱　瓜蒌六钱，捣　生栀仁三钱，研　胆草三钱　黄芩三钱　橘红三钱，老树　法半夏三钱　酒军三钱　郁李仁四钱，研　焦楂六钱

引用腹皮子四钱

二月初三日，佟文斌请得端康皇贵妃脉息左关弦数，右部沉滑。系肝热气滞，胃蓄湿饮。以致口干作渴，胸堵烦急。今用舒肝清热调胃之法调理。

炙香附四钱　青皮子三钱，研　木香二钱，研　瓜蒌六钱　酒胆草三钱　生栀仁六钱，研　黄芩四钱　花粉四钱　大生地六钱　姜朴三钱　槟榔三钱　橘红三钱，老树

引用酒军三钱

二月初四日，佟文斌、赵文魁请得端康皇贵妃脉息左关沉弦，右部滑而近数。肝热轻减，惟湿饮尚欠输化。今议用和肝清热化湿之法调理。

炙香附四钱　青皮子三钱，研　瓜蒌八钱，捣　胆草三钱　生栀仁四钱，研　黄芩四钱　丹皮四钱　萸连二钱，研　腹皮子四钱　枳壳三钱　橘红四钱　酒军二钱

引用川柏三钱　焦楂六钱

二月初四日，佟文斌、赵文魁谨拟端康皇贵妃照正月初九日清肝化饮膏原方加川柏、香附各一两。

二月初五日，佟文斌请得端康皇贵妃脉息左关弦数，右部沉滑。肝热气滞未舒，胃蓄

湿饮，以致胸堵胁胀，身肢酸倦。今用舒肝清热化饮之法调理。

炙香附四钱 青皮子三钱，研 木香二钱，研 台乌三钱 大生地六钱 杭芍四钱，生 全当归四钱 栀子四钱，炒 酒胆草三钱 瓜蒌八钱，捣 枳壳三钱 橘红三钱

引用军炭三钱

二月初六日，张仲元、佟文斌请得端康皇贵妃脉息左关弦数，右寸关滑数。气道欠调，胃蓄湿热。以致头闷不爽，口渴思凉，胸堵烦急，身肢酸倦。今议用调气清热化饮之法调理。

炙香附四钱 青皮三钱 木香二钱，研 瓜蒌八钱，捣 大生地六钱 生杭芍四钱 全当归四钱 生栀仁四钱，研 生石膏八钱，研 花粉四钱 薄荷二钱 枳壳三钱，炒

引用酒军三钱

二月初七日，张仲元、佟文斌请得端康皇贵妃脉息左关弦数，右寸关滑数。气道渐畅，胸堵觉轻。惟肝阳未静，蓄热未清，频作口渴。今议用清肝化热之法调理。

炙香附四钱 青皮三钱，研 生杭芍五钱 瓜蒌八钱，捣 大生地六钱 当归四钱 生石膏一两，研 花粉四钱 龙胆草四钱 生栀仁三钱，研 枳壳三钱，炒 知母六钱

引用酒军二钱

二月初八日，张仲元、佟文斌请得端康皇贵妃脉息左关弦数，右寸关滑数。身倦较轻，谷食尚可。惟胸次有时觉满，口干而渴。良由肝阳未静，饮热未清使然。今议用舒肝清热之法调理。

炙香附四钱 青皮三钱，研 法半夏四钱，研 瓜蒌八钱，捣 姜黄连三钱，研 花粉四钱 生石膏一两，研 菊花四钱 龙胆草三钱 黄芩三钱 大生地六钱 生杭芍五钱

引用酒军二钱 鲜芦根二支，切碎

二月初九日，张仲元、佟文斌请得端康皇贵妃脉息左关弦数，右寸关滑而近缓。精神觉爽，谷食亦香。惟气道欠鬯，肝热未清。有时胸堵，口渴思凉，时作烦急。今议用舒气清肝之法调理。

炙香附四钱 木香三钱，研 法半夏四钱，研 青皮三钱，研 溏瓜蒌八钱，捣 白蔻二钱，研 旋覆花三钱 黄连三钱，研 代赭石四钱 花粉四钱 大生地六钱 生石膏八钱，研

引用酒军二钱 菊花四钱

二月初十日，张仲元、佟文斌请得端康皇贵妃脉息左关弦数，右寸关滑数。肝热未清，气道尚滞。以致头闷口渴，胸堵烦急，身肢酸倦。今议用轻扬化热之法调理。

大生地六钱 薄荷三钱 冬桑叶三钱 连翘四钱 连心麦冬六钱 菊花四钱 枳壳三钱，炒 元明粉三钱，煎 溏瓜蒌八钱，捣 条芩四钱 生栀仁四钱，研 白蔻二钱，研

引用酒军三钱 鲜青果七个，打碎

二月十一日，张仲元、佟文斌请得端康皇贵妃脉息左寸关弦数，右寸关滑数。肝阳未静，气道欠调。以致晚间头臂作痛，胸闷口渴，有时烦急，身肢稍倦。今议用清上柔肝之法调理。

苏薄荷三钱 甘菊花四钱 冬桑叶六钱 连翘四钱 大生地六钱 川芎三钱 生杭芍六钱 秦艽三钱 粉丹皮四钱 黑栀子四钱 溏瓜蒌八钱，捣 青皮四钱，研

引用鲜青果七个，研 花粉四钱

二月十二日，张仲元、佟文斌请得端康皇贵妃脉息左关弦数，右寸关滑缓。精神清爽，眠食均佳。惟稍有余热未净，时或口渴。今议用益阴清热之法调理。

细生地四钱 生杭芍四钱 丹皮三钱 桑叶五钱 溏瓜蒌六钱，捣 连心麦冬五钱 花粉四钱

甘菊花四钱　枳壳三钱，炒　川锦纹三钱　芦根二支，切碎

引用鲜青果七个，研

二月十七日，张仲元、佟文斌请得端康皇贵妃脉息左关弦数，右寸关滑数。气道欠调，肝胃蓄热。以致头闷烦急，两臂有时串痛，谷食欠香，身肢微觉酸倦。今议用调气清热之法调理。

炙香附四钱　青皮三钱，研　溏瓜蒌八钱，捣　枳壳三钱，炒　大生地六钱　胆草三钱　生杭芍五钱　薄荷三钱　条黄芩四钱　菊花四钱　桑叶六钱　秦艽三钱

引用酒军三钱

二月十八日，张仲元、佟文斌请得端康皇贵妃脉息左关弦数，右寸关滑数。气道尚滞，肝热未清。以致头闷烦急，左臂有时抽痛。今议用调气清热之法调理。

炙香附四钱　青皮三钱，研　溏瓜蒌八钱，捣　薄荷三钱　大生地六钱　当归四钱　生白芍六钱　川芎三钱　广郁金三钱，研　秦艽四钱　生栀仁四钱，研　菊花四钱

引用酒军三钱　青枫藤四钱

二月十九日，张仲元、佟文斌请得端康皇贵妃脉息左关弦数，右寸关滑而近缓。气道渐畅，肝热未清。晚间有时头疼，右臂抽痛。今议用清肝调气之法调理。

羚羊三钱，先煎一刻　生杭芍六钱　菊花四钱　桑皮六钱　瓜蒌八钱　大生地六钱　钩藤四钱　秦艽四钱　青皮四钱，研　炙香附四钱　生栀子四钱，研　胆草三钱

引用酒军三钱　薄荷三钱

二月二十日，张仲元、佟文斌谨拟端康皇贵妃养血活络润燥膏。

大生地二两　川芎八钱　生白芍二两　全当归二两　溏瓜蒌四两，捣　羚羊六钱，先煎一刻　青枫藤一两五钱　元明粉六钱，兑　炙香附一两五钱　青皮一两　片姜黄八钱　秦艽二两　川锦纹一两　橘红八钱　酒胆草一两　菊花二两　川羌活八钱　杏仁二两，研

共以水熬透，去渣，再熬浓汁，兑蜂蜜梨膏各六两收膏，每用一匙，开水化服。

二月二十三日午刻，赵文魁请得端康皇贵妃脉息左寸关弦数，右关沉滑。肝经有热，胃蓄湿饮。以致胸膈堵满，有时头疼。今拟清肝调胃化饮之法调理。

青皮子三钱，研　炙香附三钱　瓜蒌八钱，捣　醋柴胡一钱五分　腹皮子四钱　羚羊一钱五分，先煎　萸连二钱，研　丹皮三钱　生石膏八钱　枳壳三钱　酒军二钱　胆草二钱

引用薄荷二钱　橘红络各三钱

二月二十四日，赵文魁请得端康皇贵妃脉息左关沉弦，右关沉滑。肝热轻减。惟气道结郁未舒，以致午间头痛，胸膈夜分作疼。今拟和肝调气拈痛之法调理。

青皮子三钱，研　炙香附三钱　台乌一钱五分　炙延胡索六钱　生杭白芍三钱　萸连二钱，研　羚羊一钱五分，先煎　枳壳三钱　佛手柑三钱　瓜蒌六钱，捣　橘红三钱　军炭三钱

引用霜桑叶二两，熬汤煎药　醋柴胡一钱

二月二十五日，赵文魁请得端康皇贵妃脉息左关沉弦，右关沉滑。诸证轻减。惟肝热尚欠调畅，今拟清上和肝调气之法调理。

生杭白芍三钱　青皮三钱　炙香附三钱　炙延胡索四钱　佛手柑三钱　萸连一钱五分，研　羚羊一钱，先煎　胆草三钱　焦楂炭六钱　焦稻芽四钱　橘红三钱　军炭三钱

引用霜桑叶一两五钱，熬汤煎药

三月初七日，张仲元、佟文斌谨拟端康皇贵妃养血活络润燥膏。

大生地二两　川芎八钱　生白芍二两　全当归二两　溏瓜蒌四两，捣　羚羊六钱，先煎　青枫藤一两五钱

酒胆草一两　炙香附一两五钱　青皮一两　片姜黄八钱　生栀仁一两五钱　川绵纹一两　橘红八钱　元明粉六钱，兑　南薄荷八钱　天花粉二两　杏仁二两，研

共以水熬透去渣，再熬浓汁，兑梨膏蜂蜜各六两收膏，每用一匙，开水冲服。

三月初八日，赵文魁请得端康皇贵妃脉息左寸关弦数，右寸关滑而近数。肝经有热，扰动神明，以致头晕心烦，夜寐不安，胸膈满闷，中气欠畅。今拟育神清肝之法调理。

生杭芍四钱　青皮子三钱，研　炙延胡索三钱　炙香附三钱　牡丹皮四钱　羚羊一钱五分，先煎　焦枣仁三钱　萸连一钱五分，研　煅赭石六钱　生牡蛎四钱　生栀仁四钱，研　酒军二钱

引用橘红三钱　冬桑叶一两，熬汤煎药

三月初九日，佟文斌、赵文魁请得端康皇贵妃脉息左关弦而略数，右寸关沉滑。肝热较减，心气安和。惟气道欠畅，胸膈满闷。今议用和肝清热调气之法调理。

小生地六钱　生杭芍四钱　萸连二钱，研　炙香附六钱　青皮子三钱，研　羚羊一钱五分，先煎　生栀仁四钱，研　丹皮四钱　橘红络各三钱　瓜蒌八钱，捣　枳壳四钱　薄荷二钱

引用甘菊花四钱　腹皮子各二钱

三月初十日，佟文斌、赵文魁请得端康皇贵妃脉息左关略弦，右部滑而稍数。诸证轻减。惟肝气尚欠调畅，今议用清上和肝化饮之法调理。

甘菊花三钱　薄荷三钱　抚芎二钱　杭芍四钱　细生地六钱　丹皮四钱　萸连三钱，研　生栀仁四钱，研　青皮子三钱，研　炙香附四钱　瓜蒌八钱，捣　酒军二钱

引用胆草三钱　冬桑叶一两，熬汤煎药

三月十七日，张仲元、佟成海请得端康皇贵妃脉息左关弦数，右寸关滑数。肝胃蓄热，气道欠调。以致胸闷烦急，口渴思凉，食后身倦。今议用调气化热之法调理。

小青皮三钱　枳壳三钱，炒　中生地六钱　生杭芍四钱　溏瓜蒌八钱，捣　花粉四钱　连心麦冬六钱　菊花四钱　条黄芩四钱　酒军三钱　生栀仁四钱，研　连翘四钱

引用冬桑叶二两，熬汤煎药

三月十八日，张仲元、佟成海请得端康皇贵妃脉息左关弦数，右寸关滑数。气道欠畅，蓄热未清。以致头闷胸堵，右臂作疼，口渴虽减，身肢尚倦。今议用调气化热之法调理。

炙香附三钱　青皮三钱，研　枳壳三钱，炒　瓜蒌八钱，捣　大生地五钱　菊花四钱　生栀仁四钱，研　条芩四钱　粉丹皮四钱　薄荷二钱　生白芍四钱　秦艽三钱

引用壳砂一钱，研

三月十九日，张仲元、佟成海请得端康皇贵妃脉息左关弦数，右寸关滑数。气道未畅，蓄热尚盛。以致头目不爽，喉间微肿而红，身肢酸倦。今议用调气清热之法调理。

小青皮四钱　枳壳三钱，炒　溏瓜蒌八钱，捣　花粉四钱　大生地六钱　赤芍四钱　粉丹皮四钱　羚羊一钱五分，先煎　南薄荷三钱　菊花四钱　条黄芩四钱　酒军三钱

引用冬桑叶二两，熬汤煎药

三月二十日，张仲元、佟成海请得端康皇贵妃脉息左关弦而近缓，右寸关滑数。气道渐畅，蓄热较清，头目亦爽，精神如常。惟稍有余热未净，今议用照原方加减调理。

大生地五钱　元参四钱　溏瓜蒌八钱，捣　花粉四钱　小青皮四钱　枳壳三钱　条黄芩三钱　羚羊一钱五分，先煎　白菊花四钱　丹皮四钱　川锦纹二钱

引用冬桑叶一两五钱，熬汤煎药

七月十四日，张仲元、佟成海请得端康皇贵妃脉息左关沉弦，右关滑而近数。肝郁甚深，脾土因滞，湿热下注，膝上作疼，胃纳减少，肢体有时懒倦。种种见证，皆由肝郁制

脾，运化失常所致。今议用开郁调脾化湿之法调理。

炙香附三钱　茅术二钱　焦神曲三钱　抚芎二钱　佩兰叶二钱　生栀三钱，研　细木通二钱　川柏二钱　瓜蒌根三钱　甘草一钱　薏苡仁四钱，炒

引用丝瓜络一钱五分

七月二十三日酉刻，佟成海请得端康皇贵妃脉息左关弦数，右寸关沉滑。肝经有热，气道不调。以致头闷耳堵，胸膈不畅。今拟清上调肝化饮之法调理。

甘菊花三钱　薄荷三钱　防风三钱　青皮三钱　溏瓜蒌六钱，捣　枳壳三钱　胆草三钱　栀子三钱，炒　法半夏三钱　竹茹三钱　姜连二钱，研　橘红三钱

引用羚羊面五分，冲　煅赭石六钱

七月二十四日，张仲元、佟成海请得端康皇贵妃脉息左关弦数，右寸关沉滑。肝阳气浮，蓄热未清。以致耳堵头闷，胸膈欠畅。今议用清热调中之法调理。

南薄荷三钱　菊花三钱　中生地四钱　生杭芍四钱　溏瓜蒌六钱，捣　青皮三钱　生栀仁三钱　龙胆草三钱　法半夏三钱　橘红三钱　酒黄芩三钱

引用香茗三钱

七月二十五日，张仲元、佟成海请得端康皇贵妃脉息左关弦数，右寸关沉滑。耳堵渐好，起居如常。惟肝郁未畅，有时胸堵，消化尚慢。今议用调肝清热之法调理。

南薄荷二钱　菊花三钱　中生地四钱　生杭芍四钱　溏瓜蒌六钱，捣　法半夏三钱　炙香附三钱　橘红三钱　龙胆草三钱　花粉四钱　肥知母三钱　生栀子三钱，研

引用香茗三钱

八月初五日未刻，赵文魁请得端康皇贵妃脉息左关沉弦，右寸关滑而近数。肝阳有热，胃蓄湿饮。以致头晕耳闷，胸膈堵满。今拟清上调肝化饮之法调理。

酒胆草三钱　姜朴三钱　生杭芍四钱　炙延胡索三钱　腹皮子四钱　丹皮三钱　萸连二钱，研　瓜蒌六钱，捣　枳壳三钱，炒　酒军二钱　沉香六分，研　橘红三钱

引用鲜桑叶十片，后煎　羚羊面三分，另服

八月初六日，赵文魁请得端康皇贵妃脉息左关沉弦，右关沉滑。诸症均愈。惟气道尚欠协和，今拟清上调肝舒化之法调理。

甘菊花三钱　生杭芍三钱　姜朴三钱　瓜蒌六钱，捣　腹皮子四钱　萸连一钱五分，研　栀子二钱，炒　橘红三钱　枳壳三钱，炒　煅赭石四钱　胆草三钱　熟军一钱五分

引用鲜桑叶五片，后煎　羚羊面一分，另服

宣统十四年正月初六日，赵文魁请得端康皇妃脉息左寸关弦而近数，右寸关滑数。肝阳结热，胃蓄湿饮。以致胸闷烦急，筋脉抽痛。今拟清肝活络化饮之法调理。

酒胆草三钱　羚羊一钱五分，先煎　姜朴三钱　青皮三钱　大瓜蒌八钱　酒芩三钱　生栀子三钱，研　枳壳三钱　橘红络各三钱　锦纹二钱　钩藤三钱

引用郁李仁三钱，研　焦楂四钱

正月初七日，赵文魁请得端康皇贵妃脉息左关沉弦，右关沉滑。肝气舒畅，惟脉络尚欠协和。今拟清肝活络舒化之法调理。

青皮子三钱，研　羚羊一钱，先煎　瓜蒌八钱，捣　胆草二钱　橘红络各三钱　钩藤四钱　黄芩三钱　栀子三钱，炒　怀牛膝三钱　枳壳三钱　军炭二钱　防己三钱

引用天仙藤三钱　丝瓜络一钱

正月十二日，赵文魁请得端康皇贵妃脉息左寸关弦而近数，右寸关沉滑。肝热气滞，

胃蓄湿饮。以致中气欠畅，左胁作疼。今拟清肝调气化饮之法调理。

青皮子三钱，研　炙延胡索四钱　沉香六分，煎　姜朴三钱　溏瓜蒌六钱　黄芩三钱　羚羊一钱五分，先煎　川连二钱，研　枳壳三钱，炒　橘红三钱　酒军二钱

引用焦楂四钱　杭白芍四钱

正月十三日，赵文魁请得端康皇贵妃脉息左关沉弦，右关沉滑。诸证均愈。惟肝气尚欠调和，今拟和肝调气舒化之法调理。

青皮子三钱，研　姜朴三钱　沉香六分　炙延胡索四钱　腹皮子四钱　酒芩四钱　生栀子四钱，研　羚羊一钱，先煎　杭白芍四钱　金石斛三钱　花粉三钱

引用橘红三钱　熟军一钱五分

正月十三日申刻，赵文魁请得端康皇贵妃脉息左寸关弦而近数，右寸关缓滑。肝阳气滞，微感浮风。以致胸满胁痛，肢倦神疲。今拟清解调肝舒化之法调理。

淡豆豉三钱　薄荷二钱　防风一钱五分　连翘三钱　香白芷二钱　瓜蒌八钱　炙延胡索四钱　橘红三钱　腹皮子四钱　枳壳三钱　军炭一钱五分

引用沉香面八分，煎　醋柴胡八分

正月十四日，佟文斌、赵文魁请得端康皇贵妃脉息左关弦而近数，右关滑数。浮风渐解。惟肝气欠舒，湿饮输化未净。今议用和解舒肝化饮之法调理。

醋柴胡一钱五分　薄荷二钱　防风二钱　粉葛三钱　青皮子三钱，研　瓜蒌六钱，捣　沉香一钱，煎　姜朴三钱　枳壳四钱，炒　羚羊一钱五分，先煎　酒芩三钱　酒军二钱

引用橘红三钱

正月十六日，佟文斌、赵文魁请得端康皇贵妃脉息左关弦而近数，右关滑数。诸证渐愈。惟肝胃饮热未清，今议用和肝清热化饮之法调理。

杭白芍四钱　醋柴胡一钱五分　大生地四钱　薄荷一钱五分　生栀仁四钱，研　羚羊一钱，先煎　萸黄连二钱，研　瓜蒌六钱，捣　腹皮子各二钱　青皮三钱，研　酒黄芩四钱　酒军二钱

引用橘红三钱

正月十九日，佟文斌、赵文魁谨拟端康皇贵妃清肝滋脾化痰膏。

小生地六钱　胆草四钱　生栀仁四钱　黄芩四钱　羚羊面三钱　石斛四钱　瓜蒌六钱　杏仁六钱　郁李仁六钱　姜朴三钱　枳壳四钱　生杭芍六钱　火麻仁六钱　归身六钱　锦纹四钱　橘红六钱

共以水煎透去渣，再熬浓汁，兑蜜六两收膏，每服一匙，白开水冲服。

正月二十一日，赵文魁谨拟照原方减火麻仁归身，瓜蒌加一两照方熬半料。

正月二十三日，赵文魁请得端康皇贵妃脉息左关沉弦，右寸关滑而近数。肝经有热，胃蓄湿饮。今拟清肝调中化饮之法调理。

青皮子三钱，研　姜朴三钱　沉香面六分，煎　炙延胡索三钱　杭白芍四钱　萸连一钱五分，研　酒芩四钱　枳壳三钱　腹皮子四钱　酒军三钱　橘红三钱　焦楂四钱

引用郁李仁三钱，研

正月二十三日，赵文魁谨拟端康皇贵妃加味清麟丸。

清麟面一两　羚羊面二钱

共为小丸，金衣，每服五分，白开水送下。

正月三十日，赵文魁请得端康皇贵妃脉息左关沉而微弦，右寸关滑而近数。表感已解。惟尚有头闷肢倦，今拟清解调中活络之法调理。

南薄荷二钱　白芷三钱　防风一钱五分　淡豉三钱　杭菊花三钱　枯芩三钱　栀子三钱，炒　瓜蒌六钱

橘红络各三钱　姜朴三钱　枳壳三钱

引用怀牛膝三钱　天仙藤三钱

二月初三日戌刻，赵文魁请得端康皇贵妃脉息左关弦数，右寸关沉滑。肝肺有热，熏蒸上焦。今拟清上调中化饮之法调理。

甘菊花三钱　薄荷一钱五分　苏叶一钱五分　白芷二钱　生栀仁三钱　黄芩三钱　知母三钱　川柏三钱　腹皮子四钱　枳壳三钱　酒军一钱五分　橘红三钱

引用冬桑叶一两，熬汤煎药

二月初四日，佟文斌、赵文魁请得端康皇贵妃脉息左关弦数，右寸关沉滑。肝肺结热未清，湿饮欠化。今议用清上调中化湿之法调理。

甘菊花三钱　薄荷二钱　辛夷仁三钱　防风三钱　溏瓜蒌六钱　姜朴三钱　黄芩四钱　枳壳三钱　腹皮子各二钱　姜连二钱，研　酒军一钱五分　橘红三钱

引用冬桑叶一两，熬汤煎药

二月初五日，佟文斌、赵文魁请得端康皇贵妃脉息左关弦而近数，右寸关尚滑。诸证轻减。惟上焦浮热未清，今议用清上理肺化饮之法调理。

甘菊花三钱　薄荷二钱　防风三钱　辛夷仁二钱　溏瓜蒌六钱　杏仁三钱，炒　炙桑皮三钱　枳壳四钱　橘红络各三钱　藤钩三钱　黄芩四钱　酒军一钱五分

引用生栀仁三钱，研

二月初八日，赵文魁请得端康皇贵妃脉息左关弦而近数，右寸关滑数。肝肺结热，痰饮不宣。以致左臂作疼，时有咳嗽。今拟清肝理肺化痰之法调理。

酒胆草三钱　姜朴三钱　羚羊六分，面　丹皮三钱　苏子叶四钱　杏仁三钱，炒　橘红三钱　瓜蒌八钱　辛夷仁二钱，研　黄芩三钱　枳壳三钱　酒军二钱

引用藤钩三钱　桑叶一两，熬汤煎药

二月初九日，佟文斌请得端康皇贵妃脉息左关弦数，右寸关滑数。肝气渐舒，肺热湿饮欠化。今拟清肝理肺化饮之法调理。

小生地四钱　胆草三钱　羚羊八分，面煎　生栀仁四钱，研　炙桑皮四钱　瓜蒌六钱，捣　杏仁四钱，研　苏子四钱，研　枯黄芩三钱　广红三钱　薄荷三钱　甘菊花三钱

引用酒军一钱五分

二月初十日，佟文斌、赵文魁请得端康皇贵妃脉息左关弦而近数，右寸关沉滑。肝气较舒。惟肺热痰饮欠化，今议用理肺调中化痰之法调理。

溏瓜蒌六钱，捣　杏仁四钱，炒　辛夷仁二钱　苏子三钱，炒　苏薄荷二钱　姜朴三钱　枳壳三钱　橘红三钱　羚羊面六分，煎　枯芩三钱　生栀仁四钱，研　甘菊花三钱

引用炙桑皮三钱

二月十一日，佟文斌、赵文魁请得端康皇贵妃左关弦缓，右寸关沉滑。

诸证均愈。惟肺热痰饮欠清，今议用理肺清热化痰之法调理。

南苏子三钱，炒　杏仁四钱，炒　瓜蒌六钱，捣　炙桑皮三钱　旋覆花三钱　枯芩四钱　羚羊六分，面　生栀仁四钱，研　青皮子三钱，研　枳壳三钱　橘红三钱　酒军一钱五分

引用法半夏三钱，研

二月十二日，佟文斌、赵文魁请得端康皇贵妃脉息左关弦缓，右寸关沉滑。诸证均愈。惟肺热未清，今议用清肺止嗽化痰之法调理。

苏叶子各二钱　杏仁四钱，炒　防风三钱　前胡三钱　溏瓜蒌六钱　羚羊六分，面　枯芩四钱　生

栀仁四钱，研　金沸草三钱　橘红三钱　枳壳三钱　酒军一钱五分

引用法半夏四钱，研

二月十三日，佟文斌、赵文魁请得端康皇贵妃脉息左关弦缓，右寸关沉滑。诸症均愈。惟肺经浮热未清，今议用清上理肺化痰之法调理。

甘菊花三钱　薄荷二钱　防风二钱　杏仁四钱，研　苏叶子各二钱　瓜蒌六钱，捣　枯芩三钱　生栀仁四钱，研　酒胆草三钱　橘红三钱　枳壳四钱　酒军一钱五分

引用金沸草三钱

二月十八日酉刻，赵文魁请得端康皇贵妃脉息左关弦而近数，右寸关浮滑。肝经有热，外受浮风。以致胸满头痛，身肢酸倦。今拟疏风清肝化饮之法调理。

苏叶子四钱　薄荷二钱　防风二钱　白芷三钱　杏仁泥三钱　黄芩三钱　瓜蒌六钱　橘红三钱　焦槟榔三钱　枳壳三钱　酒军一钱五分

引用羚羊面四分，煎　焦楂六钱

二月十九日，佟文斌、赵文魁请得端康皇贵妃脉息左关弦缓，右关滑而近数。诸证渐愈。惟肺经浮热未清，今议用疏解清肺化饮之法调理。

苏叶子各二钱　防风三钱　薄荷二钱　甘菊花三钱　溏瓜蒌六钱　杏仁四钱，炒　黄芩三钱　橘红三钱

三月初八日戌刻，赵文魁请得端康皇贵妃脉息左关弦而近数，右关沉滑。肝经有热，气道欠调，以致胸膈满闷，时作呕恶，今拟清肝调气化饮之法调理。

青皮子三钱，研　姜朴三钱　瓜蒌六钱　沉香六分，研　腹皮子四钱　萸连二钱，研　橘红三钱　枯芩三钱　枳壳三钱，炒　酒军一钱五分　焦楂六钱

引用酒胆草三钱　藤钩三钱

三月初九日，赵文魁请得端康皇贵妃脉息左关沉弦，右关沉滑。诸证均愈，惟肝气尚欠调和，今拟清肝调中化饮之法调理。

青皮子三钱，研　姜朴三钱　瓜蒌六钱　沉香四分，研　腹皮子四钱　萸连一钱五分，研　炙延胡索三钱　酒芩三钱　生栀仁四钱　枳壳三钱　熟军一钱五分　橘红三钱

引用羚羊面六分，先煎　丹皮三钱

三月十六日戌刻，赵文魁请得端康皇贵妃脉息左关弦而近数，右部沉滑。肝热气滞，胃蓄湿饮。以致胸闷胁胀，肢节抽疼。今拟清肝调中活络之法调理。

青皮子四钱，研　姜朴三钱　炙延胡索三钱　瓜蒌六钱　橘红络各三钱　钩藤三钱　醋柴胡一钱五分　焦楂四钱　焦槟榔三钱　枳壳三钱　酒军一钱　法半夏三钱

引用郁李仁三钱，研　胆草三钱　薄荷一钱五分

三月十七日，赵文魁请得端康皇贵妃脉息左关沉而微弦，右关沉滑。肝热较减，惟气道仍欠调和。今拟调肝活络舒化之法调理。

青皮子三钱，研　姜朴三钱　沉香六分，研　炙延胡索三钱　腹皮子四钱　萸连二钱，研　酒芩三钱　瓜蒌六钱　橘红络各三钱　藤钩四钱　枳壳三钱　酒军一钱五分

引用天仙藤三钱　怀牛膝三钱

三月十八日，赵文魁请得端康皇贵妃脉息左关沉弦近数，右关沉滑。肝阳郁遏，气道不调。以致两胁作疼，肢臂抽痛。今拟清肝调气活络之法调理。

杭白芍四钱　醋柴胡一钱五分　炙延胡索四钱　萸连二钱，研　羚羊面六分，煎　沉香八分，煎　姜朴三钱　瓜蒌六钱　橘红络各三钱　藤钩四钱　焦楂四钱

引用青皮子三钱，研　枳壳三钱，炒

三月十九日，赵文魁请得端康皇贵妃脉息左关沉弦，右关沉滑。诸证轻减。惟肝胃尚欠和畅，今拟清肝调气舒化之法调理。

青皮子三钱，研　姜朴三钱　炙延胡索四钱　沉香四分，研　羚羊面四分，先煎　姜连一钱五分，研　焦楂四钱　枯芩三钱　橘红络各三钱　枳壳三钱　酒军二钱　藤钩四钱　郁李仁四钱，研　瓜蒌八钱

三月二十四日酉刻，赵文魁请得端康皇贵妃脉息左寸关沉弦，右关沉滑。肝经有热，气道欠调。以致胸胁堵满，中气不舒。今拟和肝调气舒化之法调理。

青皮子三钱，研　姜朴三钱　沉香八分，研　橘红三钱　生杭白芍四钱　焦楂六钱　萸莲二钱，研　枳壳三钱　腹皮子四钱　酒军二钱　丹皮三钱

引用瓜蒌八钱　胆草三钱

三月二十五日，佟文斌、赵文魁请得端康皇贵妃脉息左寸关沉而近数，右关尚滑。肝气较舒，饮热亦减。惟胸胁堵闷，中气欠调。今议用和肝调中清热之法调理。

小生地四钱　生杭芍四钱　瓜蒌八钱　青皮子三钱，研　炙延胡索三钱　沉香八分，研　姜朴三钱　萸黄连二钱，研　酒胆草三钱　生栀仁四钱，研　焦楂四钱

引用羚羊面六分，先煎

三月二十六日，佟文斌、赵文魁请得端康皇贵妃脉息左关略弦，右关沉滑。肝气渐舒，饮热亦减。惟胸膈满闷，有时口渴。今议用宽中调气化饮之法调理。

溏瓜蒌六钱　薤白一钱五分　枳壳三钱　沉香八分，研　青皮子三钱，研　炙香附四钱　炙延胡索三钱　萸连二钱，研　生栀仁三钱，研　煅赭石四钱　酒军二钱　胆草三钱

引用羚羊面六分，先煎

四月初二日酉刻，赵文魁、佟成海请得端康皇贵妃脉息左寸关弦数，右寸关滑而近数。肝经有热，气滞欠舒。以致胸膈满痛，肢节抽疼。今议用清肝调气活络之法调理。

青皮子三钱，研　姜朴三钱　沉香六分，研　炙香附三钱　溏瓜蒌六钱　炙延胡索四钱　藤钩三钱　胆草三钱　橘红络各三钱　丹皮三钱　枳壳三钱　酒军二钱

引用羚羊面八分，先煎　竺黄三钱

四月初三日，张仲元、赵文魁请得端康皇贵妃脉息左寸关弦数，右寸关滑数。气道未畅，饮热尚盛。以致胸闷身倦，左臂串疼。今议用调气清热活络之法调理。

青皮子三钱，研　炙香附四钱　赤芍药二钱　钩藤二钱　溏瓜蒌八钱，捣　延胡索二钱，炙　橘红络各三钱　沉香六分，研　龙胆草三钱　萸连二钱，研　枳壳三钱，炒　桑叶六钱

引用羚羊面八分，先煎

四月初四日，张仲元、赵文魁请得端康皇贵妃脉息左关弦数，右寸关滑数。精神清爽，夜寐安适。惟气道欠调，湿热未净。以致胸次欠畅，两臂串疼，左腿酸软，谷食未能如常。今议用调气化热活络之法调理。

炙香附三钱　赤芍三钱　青皮子三钱，研　钩藤三钱　溏瓜蒌八钱，捣　条芩三钱　枳壳三钱，炒　秦艽三钱　龙胆草三钱　酒军二钱　醋延胡索三钱　木通三钱

引用瓜蒌根五钱

四月初五日，张仲元、赵文魁请得端康皇贵妃脉息左关弦数，右寸关滑而近数。肝阳未静，气道欠调。两臂串疼，胸次欠爽，口渴思凉，夜寐虚空，腿膝力软。今议用调气育神清热之法调理。

炙香附三钱　生杭芍五钱　青皮子三钱，研　钩藤三钱　朱茯神四钱　枣仁四钱，炒焦　溏瓜蒌八钱，捣　法半夏三钱　姜黄连三钱，研　丹皮三钱　生栀仁三钱　条芩三钱

引用羚羊面八分，先煎

四月初六日，张仲元、赵文魁请得端康皇贵妃脉息左关弦数，右寸关滑而近数。气道渐畅，两臂串痛较轻。惟肝阳未静，湿热未清。今议用和肝清热化湿之法调理。

生杭芍四钱　青皮三钱，研　茵陈三钱　酒连一钱五分，研　溏瓜蒌六钱，捣　法半夏三钱　秦艽三钱　橘红三钱　生栀仁三钱　丹皮三钱　枳壳三钱，炒　酒军一钱五分

引用羚羊面六分，先煎

四月初七日，张仲元、赵文魁请得端康皇贵妃脉息左关弦数，右寸关滑而近数。气道郁遏，血脉欠和。以致湿热流注，右腿起有结核，微肿作痒，胸闷口渴，身肢酸倦。今议用开郁和脉化湿之法调理。

中生地四钱　赤芍三钱　没药三钱，炒　瓜蒌根六钱　溏瓜蒌八钱，捣　连翘四钱　法半夏三钱　浙贝母四钱，研　青皮子三钱，研　郁金三钱，研　川黄柏三钱　橘红络各二钱

引用羚羊面八分，先煎　怀牛膝三钱

四月初八日，张仲元、赵文魁请得端康皇贵妃脉息左关弦数，右寸关滑而近数。气道渐畅，两臂串疼较轻。惟湿热尚盛，血脉欠和。今议用清肝和脉化湿之法调理。

中生地四钱　赤芍三钱　瓜蒌根六钱　浙贝三钱，研　青皮子三钱，研　连翘三钱　法半夏三钱　菊花三钱　生栀仁三钱　海藻三钱　枳壳三钱，炒　酒军二钱

引用黄芩三钱

四月初八日，张仲元、赵文魁谨拟端康皇贵妃犀黄丸

乳香五钱　没药五钱　麝香七分五厘　牛黄四分

共研细面，用黄米饭六钱捣烂，入药面再捣，融合丸，如莱菔子大，每晚服五分，热陈绍酒送下。

四月初八日，张仲元、赵文魁谨拟端康皇贵妃化核膏。

干蜗牛二十个　鲜白菊根、薄荷、牛蒡子、苍耳子、连翘、元参、苦参、白蔹、白芥子、僵蚕、水红花子、大黄、荆芥、防风各一两

用香油四斤，将药熬枯去渣，将油再秤准分两，加苏合油一两，每油一斤，入黄丹七两熬成膏，临用时加麝香少许。

四月初九日，张仲元、赵文魁请得端康皇贵妃脉息左关弦数，右寸关滑而近数。肝气流注，湿热未清，肩臂以及左腿气串作疼，精神较倦。今议用调气活络化湿之法调理。

中生地四钱　赤芍三钱　瓜蒌根六钱　钩藤三钱　青皮子三钱，研　木香一钱　法半夏三钱　海藻三钱　橘红络各三钱　黄芩三钱　黑栀仁三钱　酒军一钱五分

引用桑叶二两，熬汤煎药

四月十四日，赵文魁请得端康皇贵妃脉息左寸关弦而近数，右寸关沉滑。肝脾不和，中气欠畅。以致胸膈满闷，食后肢倦，时作嘈杂，夜寐欠适。今拟清肝快脾育神之法调理。

杭白芍四钱　青皮三钱，研　焦楂四钱　姜朴三钱　腹皮子四钱　陈皮三钱　瓜蒌六钱　枳壳三钱　牡丹皮三钱　稻芽三钱，炒　酒军一钱五分　甘草五分

引用羚羊面六分，先煎

四月十五日，佟文斌、赵文魁请得端康皇贵妃脉息左关略弦，右关沉滑。气道欠舒，肝脾未和。今议用舒肝醒脾化饮之法调理。

炙香附三钱　瓜蒌六钱　姜朴三钱　陈皮三钱　青皮子三钱，研　木香二钱，研　枳壳三钱　焦术二钱　法半夏三钱　焦槟榔四钱　萸连二钱，研　熟军二钱

引用羚羊面六分，先煎　焦三仙各三钱

四月十六日，佟文斌、赵文魁请得端康皇贵妃脉息左关略弦，右关尚滑。肝气较舒，脾元渐和。惟胸胁胀满，右腿筋脉酸软。今议用舒肝调脾活络之法调理。

青皮子三钱，研　炙香附三钱　瓜蒌六钱　木香二钱，研　枳壳三钱，炒　赤芍四钱　牛膝三钱　秦艽三钱　橘红络各三钱　槟榔三钱　炙延胡索三钱　熟军二钱

引用羚羊面六分，先煎　焦三仙各三钱

四月十七日，佟文斌、赵文魁请得端康皇贵妃脉息左关略弦，右关微滑。诸证均愈。惟胃气尚欠调畅，今议用舒肝和胃活络之法调理。

青皮子三钱，研　瓜蒌六钱　白蔻一钱五分，研　姜朴三钱　枳壳三钱，炒　炙延胡索三钱　牛膝四钱　秦艽三钱　橘红络各三钱　防己三钱　熟军二钱　生栀仁四钱，研

引用胆草三钱　焦三仙各三钱

四月二十二日酉刻，佟成海请得端康皇贵妃脉息左关弦数，右寸关沉滑。肝热气滞，胃府停饮。以致胸满呕恶，精神不爽。今拟调肝清热化饮之法调理。

小青皮三钱，研　炙香附四钱　木香二钱，研　砂仁一钱五分，研　酒胆草三钱　栀子三钱，炒　橘红三钱　法半夏三钱　小枳实三钱，研　槟榔三钱　酒军三钱　谷芽三钱，炒

引用羚羊六分，先煎　郁李仁一钱，研

四月二十三日，张仲元、佟成海请得端康皇贵妃脉息左关弦数，右寸关滑而近数。精神较爽，夜寐亦安。惟肝阳未静，气道欠调，湿热尚盛，口渴思凉，有时呕恶，胸胁胀满。今议用调气和肝化饮之法调理。

小青皮三钱　炙香附四钱　广皮三钱　竹茹三钱　枳壳三钱，炒　瓜蒌六钱　法半夏三钱　姜连二钱，研　焦楂炭四钱　云苓四钱　酒军二钱　壳砂一钱五分，研

引用羚羊面六分，先煎

四月二十四日，张仲元、佟成海请得端康皇贵妃脉息左关弦数，右寸关滑而近数。精神清爽，夜寐亦安。惟气道欠调，胸胁胀满。今议用调气和肝之法调理。

炙香附三钱　青皮三钱，研　橘红三钱　法半夏三钱　中生地四钱　杭芍三钱，炒　姜连二钱，研　黄芩三钱　溏瓜蒌六钱　壳砂一钱五分，研　云苓三钱　焦楂四钱

引用酒军一钱五分

五月初一日，张仲元谨拟端康皇贵妃。

南薄荷二钱　菊花三钱

水煎，送服万应锭五分，清麟丸一钱。

五月初三日，张仲元、佟成海请得端康皇贵妃脉息左关弦数，右寸关滑而近数。肺胃蓄有湿热，受风面部起有风粟作痒，时作烦急。今拟用祛风化湿清热之法调理。

南薄荷一钱五分　白芷一钱五分　荆芥二钱　连翘三钱　中生地三钱　赤芍三钱　黄芩三钱　银花三钱　瓜蒌根三钱　青皮三钱，研　酒军二钱　炙香附三钱

引用竹叶二钱

五月初四日，张仲元、佟成海请得端康皇贵妃脉息左关弦数，右寸关滑而近数。精神清爽，夜寐亦安。惟气道欠调，风湿未净，面粟作痒，有时胸膈欠畅。今议用调气化湿祛风之法调理。

炙香附三钱　青皮三钱　连翘三钱　赤芍三钱　南薄荷一钱五分　白芷一钱五分　银花三钱　黄芩三钱　溏瓜蒌四钱　茅术二钱　花粉四钱

引用酒军一钱五分

五月十一日，赵文魁请得端康皇贵妃脉息左关沉弦，右关沉滑。肝经有热，胃蓄湿饮。以致胸闷口渴，中气欠调。今议清肝调气化饮之法调理。

酒胆草三钱　丹皮三钱　枯芩三钱　栀子四钱，炒　青皮子三钱，研　姜朴三钱　瓜蒌六钱　沉香四分，研　腹皮子四钱　枳壳三钱　酒军一钱五分

引用鲜竹叶一两，带梗　羚羊面六分，先煎

五月十二日，赵文魁请得端康皇贵妃脉息左关沉弦，右关沉滑。诸证均愈。祇肝经蕴热未清，今拟清肝调中化湿之法调理。

酒胆草二钱　丹皮三钱　枯芩三钱　姜朴三钱　腹皮子四钱　萸连一钱五分，研　青皮三钱，研　焦楂四钱　枳壳三钱，炒　酒军一钱五分　木通二钱

引用鲜竹叶一两，带梗　羚羊面六分，先煎

五月二十七日午刻，赵文魁请得端康皇贵妃脉息左关弦而近数，右寸关沉滑。肝气郁滞，湿饮欠调。以致胸膈满闷，气逆作疼。今拟清肝调中化饮之法调理。

青皮子三钱，研　丁香八分，研　沉香六分，研　姜朴三钱　煨木香一钱五分　枳壳三钱，炒　萸连一钱五分，研　楂炭三钱　腹皮子四钱　酒军一钱五分　木通二钱

引用炙延胡索三钱　新会白三钱

五月二十八日，张仲元、赵文魁请得端康皇贵妃脉息左关弦而近数，右寸关沉滑。胸痛未作，惟气道欠调。今议用调气化饮之法调理。

青皮子三钱，研　厚朴三钱　大腹皮三钱　槟榔三钱　煨木香一钱五分　茅术二钱　焦楂炭三钱　酒军三钱　枳壳三钱，炒　泽泻三钱

引用条芩三钱

闰五月初六日酉刻，赵文魁请得端康皇贵妃脉息左寸关弦数，右寸关浮滑。肝热留饮，偶感暑邪。以致头疼肢倦，胸膈满闷。今拟清暑调肝化饮之法调理。

粉葛根二钱　薄荷二钱　白芷二钱　新会三钱　青皮子三钱，研　姜朴三钱　姜连一钱五分，研　瓜蒌六钱　枳壳三钱，炒　酒军一钱五分　木通二钱　泽泻三钱

引用灯心竹叶水煎药

闰五月初六日，赵文魁请得端康皇贵妃脉息左关沉弦，右关沉滑。暑湿化解。惟肝气尚欠调和，以致胸膈满闷，左臂抽疼。今拟清肝活络化饮之法调理。

青皮子三钱，研　姜朴三钱　枳壳三钱　瓜蒌六钱　橘红络各三钱　萸连一钱五分，研　酒芩三钱　钩藤三钱　腹皮子四钱　木通二钱　楂炭四钱

引用灯心竹叶水煎药

闰五月初八日，赵文魁请得端康皇贵妃脉息左关沉弦，右关沉滑。诸证均愈。惟肝气尚欠调畅，今拟清肝活络润热之法调理。

青皮子三钱，研　姜朴三钱　枳壳三钱　萸连一钱五分，研　溏瓜蒌六钱　钩藤四钱　胆草三钱　酒军一钱五分　橘红络各三钱　腹皮二钱　焦槟榔三钱

引用灯心竹叶水煎药

闰五月十九日，赵文魁请得端康皇贵妃脉息左寸关弦数，右寸关滑而近数。肝经有热，气道欠调，以致胸膈堵闷，两胁胀满，今拟清肝调气舒化之法调理。

青皮子三钱，研　姜朴三钱　沉香八分，研　炙延胡索三钱　腹皮子四钱　萸连一钱五分，研　瓜蒌六钱　枳壳三钱　鲜竹叶三十片　酒军一钱五分　木通二钱

引用楂炭四钱 枯芩四钱

闰五月二十日，赵文魁请得端康皇贵妃脉息左寸关弦而近数，右寸关沉滑。肝热尚盛，气道仍欠调和。以致胸膈满闷，身肢疲倦。今拟清肝调中化湿之法调理。

青皮子三钱，研 姜朴三钱 沉香六分，研 胆草三钱 腹皮子四钱 粉葛二钱 橘红三钱 枳壳三钱 茅术三钱，炒 酒军一钱五分 木通二钱 泽泻三钱

引用灯心竹叶水煎药

闰五月二十一日，佟文斌、赵文魁请得端康皇贵妃脉息左寸关弦而近数，右部沉滑。肝热欠清，气道未畅。以致湿饮不化，头晕肢倦，胸闷作疼。今议用清上调中化饮之法调理。

甘菊花三钱 薄荷二钱 粉葛三钱 防风二钱 青皮子三钱，研 姜朴三钱 沉香一钱五分，研 枳壳三钱 酒胆草三钱 炙延胡索四钱 生栀仁四钱，研 酒军二钱

引用西瓜翠衣熬汤煎药

闰五月二十二日，佟文斌、赵文魁请得端康皇贵妃脉息左寸关弦缓，右部尚滑。肝热较轻，停饮渐化。惟有时头晕，气道尚欠调和。今议用清上和肝化饮之法调理。

甘菊花三钱 薄荷二钱 粉葛三钱 防风二钱 腹皮子四钱 沉香一钱，研 姜朴三钱 青皮子三钱，研 生栀仁四钱，研 花粉四钱 枳壳三钱 酒军二钱

引用西瓜翠衣熬汤煎药

闰五月二十三日，佟文斌、赵文魁请得端康皇贵妃脉息左关略弦，右部滑缓。诸证轻减。惟肝气尚欠调和，今议用和肝清热化饮之法调理。

杭白芍四钱 生地四钱 甘菊花三钱 薄荷一钱五分 酒胆草三钱 生栀子三钱 花粉三钱 瓜蒌四钱 青皮三钱，研 姜朴三钱 枳壳三钱 熟军二钱

西瓜翠衣熬汤煎药。

闰五月二十三日酉刻，赵文魁请得端康皇贵妃脉息左寸关弦数，右部沉滑。肝气郁滞，湿饮不调。以致水气凌心，胸膈疼痛。今拟调肝拈痛化饮之法调理。

醋杭芍四钱 炙延胡索三钱 醋柴胡一钱五分 炙香附三钱 煨木香二钱，研 枳壳三钱 白蔻一钱五分，研 陈皮三钱 青皮子三钱，研 防风二钱 丁香八分，研 泽泻三钱

引用腹皮子四钱，西瓜翠衣熬汤煎药

闰五月二十四日，赵文魁请得端康皇贵妃脉息左关沉弦，右关沉滑。肝阳和畅，祇中焦留饮欠调。今拟清肝调气化饮之法调理。

醋杭芍四钱 炙延胡索三钱 枳壳三钱 青皮子三钱，研 腹皮子四钱 萸连一钱五分，研 胆草三钱 枯芩三钱 焦楂炭六钱 酒军二钱 木通二钱

引用稻芽四钱，炒 泽泻三钱

闰五月二十四日，赵文魁谨拟端康皇贵妃清胃漱牙方。

生石膏六钱 赤芍二钱 红花二钱 防风一钱 生蒲黄一钱，包 食盐四钱

水煎漱之。

闰五月二十九日，张仲元、佟成海请得端康皇贵妃脉息左关弦数，右寸关滑数。气道欠调，肝胃蓄热。以致胸次欠爽，有时燥急。今议用清热豁胸之法调理。

炙香附三钱 瓜蒌六钱 龙胆草三钱 羚羊面一钱，煎 小青皮三钱 黄连二钱，研 生栀仁三钱 法半夏三钱 枳实三钱，炒 菊花三钱 酒川军二钱

引用鲜荷叶半张

六月初一日，张仲元、佟成海请得端康皇贵妃脉息左关弦数，右寸关滑数。气道未畅，湿热滞脾。以致头闷胸堵，筋脉抽疼，谷食欠香，有时懒倦。今议用宽中清热化湿之法调理。

炙香附三钱　青皮三钱，研　沉香一钱五分，研　法半夏三钱　姜厚朴三钱　乌药三钱　瓜蒌六钱　黄连二钱　南薄荷三钱　胆草三钱　茅术三钱　生栀子四钱

引用酒军一钱五分　鲜荷叶一张，熬汤煎药

六月初二日，张仲元、佟成海请得端康皇贵妃脉息左关弦数，右寸关滑数。气道欠畅，胸次较宽。惟脾阳湿热未化，气脉欠和。以致食物觉苦，经络气串作疼。今议用调气活络化湿之法调理。

姜厚朴三钱　青皮三钱，研　橘红络各三钱　条芩四钱　制香附三钱　沉香一钱五分，研　枳壳三钱，炒　胆草三钱　生栀仁三钱　茅术三钱　醋延胡索三钱　酒军二钱

引用鲜荷叶一张，熬汤煎药　焦三仙各三钱

六月初三日，张仲元、佟成海请得端康皇贵妃脉息左关弦数，右寸关滑而近数。湿热渐清，口苦觉好。惟气道欠调，胸堵胁胀，腰际串疼。今议用仿陷胸汤意调理。

溏瓜蒌八钱　法半夏四钱　枳实三钱，炒　青皮三钱，研　姜黄连三钱，研

引用橘红络各三钱

六月初四日，张仲元、佟成海请得端康皇贵妃脉息左关弦数，右寸关滑而近数。精神清爽，谷食渐香。惟脾阳未和，气道尚滞，胸闷胁胀，食后尤觉不适。今议用调气畅脾化热之法调理。

炙香附三钱　青皮四钱，研　木香三钱，研　黄芩四钱　中生地六钱　生杭芍四钱，　砂仁一钱五分，研　枳壳三钱，炒　焦三仙各三钱　萸连二钱，研　羚羊面一钱，煎　酒军二钱

引用橘红络各三钱

六月初八日，赵文魁请得端康皇贵妃脉息左寸关弦而近数，右寸关浮滑。内蓄饮热，外薄暑邪，以致头晕肢倦，口渴引饮，今拟清暑调中化饮之法调理。

粉葛根二钱　薄荷一钱五分　防风一钱五分　苏梗一钱五分　生石膏六钱　知母三钱　川连二钱，研　橘红三钱　腹皮子四钱　枳壳三钱　酒军二钱　枯芩四钱

引用滑石块六钱，灯心竹叶水煎药

六月初九日，赵文魁请得端康皇贵妃脉息左关沉弦，右关沉滑。诸证均愈。惟肝气尚欠和畅，今拟清肝调中化饮之法调理。

青皮子三钱，研　杭芍四钱　枳壳三钱　姜朴三钱　腹皮子四钱　丹皮三钱　枯芩四钱　木通二钱　焦三仙各三钱　栀子三钱，炒　熟军二钱

引用橘红三钱

六月十一日，赵文魁请得端康皇贵妃脉息左寸关弦而近数，右寸关沉滑。肝气郁滞，湿饮欠调。以致流串作疼，牵及腰际。今拟清肝活络拈痛之法调理。

青皮子三钱，研　炙延胡索三钱　赤芍三钱　姜朴三钱　腹皮子四钱　牛膝三钱　防己三钱　法半夏三钱　橘红络各三钱　枳壳三钱　酒军二钱　木通二钱

引用赤苓四钱　茅术三钱，炒　胆草三钱

六月十二日，佟文斌、赵文魁请得端康皇贵妃脉息左寸关弦而近数，右寸关沉滑。肝热气滞欠舒，湿饮未化。以致胸满咽痛，牵引腰疼。今议用清肝拈痛化湿之法调理。

青皮子三钱，研　炙香附三钱　瓜蒌六钱　沉香一钱五分，研　怀牛膝三钱　防己三钱　秦艽三钱

胆草三钱　橘红络各三钱　生栀仁四钱，研　枳壳三钱　酒军三钱

引用羚羊面一钱，煎　竺黄四钱

六月十三日，佟文斌、赵文魁请得端康皇贵妃脉息左寸关弦而近数，右寸关尚滑。肝热较减，湿饮输化未清。今议用舒肝活络化湿之法调理。

青皮子三钱，研　炙香附三钱　瓜蒌六钱　沉香一钱五分，研　怀牛膝四钱　防己四钱　藤钩三钱　胆草三钱　橘红络各三钱　竺黄四钱　姜朴三钱　酒军二钱

引用羚羊面一钱，煎　朱衣滚痰丸三钱，包

六月十四日，佟文斌、赵文魁请得端康皇贵妃脉息左寸关沉弦，右部尚滑。气道较舒，湿饮渐化。今议用照昨方加减调理。

青皮子三钱，研　炙香附三钱　瓜蒌六钱　沉香一钱五分，研　怀牛膝四钱　防己四钱　藤钩三钱　萸连二钱，研　橘红络各三钱　竺黄四钱　姜朴三钱

引用羚羊面一钱，煎　朱衣滚痰丸四钱，包

六月二十五日，张仲元、佟成海请得端康皇贵妃脉息左关弦数，右寸关滑数。气道欠调，蓄有湿热。以致胸闷口渴，有时头疼烦急，纳食欠香，晚间稍觉身倦。今议用调气清热化湿之法调理。

炙香附三钱　枳壳三钱，炒　木香三钱，研　胆草三钱　小青皮三钱，研　南薄荷二钱　菊花三钱　黄芩三钱　生赤芍三钱　焦楂炭四钱　羚羊面八分，煎

引用酒军三钱

六月二十六日，张仲元、佟成海请得端康皇贵妃脉息左关弦数，右寸关滑数。湿热渐轻，头疼已好。惟气道欠调，胸堵口渴，有时身倦。今议用调气消热化湿之法调理。

炙香附三钱　青皮三钱　木香三钱，研　枳壳三钱，炒　龙胆草三钱　黄芩三钱　薄荷二钱　焦楂炭四钱　中生地四钱　生杭芍四钱　羚羊面七分，煎

引用酒军二钱

六月二十七日，张仲元、佟成海请得端康皇贵妃脉息左关弦数，右寸关滑而近数。头疼已好，蓄热渐轻。惟脾阳郁遏，谷食欠香，有时身倦。今议用醒脾化湿清热之法调理。

炙香附三钱　青皮三钱，研　木香三钱　焦楂四钱　焦神曲四钱　壳砂一钱五分，研　谷芽三钱，炒　黄芩二钱　姜黄连钱五分，研　生杭芍四钱　竹茹三钱　酒军一钱五分

引用灯心竹叶水煎药

七月初二日，赵文魁请得端康皇贵妃脉息左寸关弦而近数，右关沉滑。肝经有热，气道不调，以致头疼胸闷，食后脾倦，今拟清上调肝醒脾之法调理。

酒胆草三钱　青皮三钱　姜朴三钱　沉香四分，煎　焦槟榔三钱　瓜蒌六钱　楂炭六钱　枯芩三钱　枳壳三钱，炒　酒军一钱五分　新会三钱

引用羚羊面六分，先煎　钩藤三钱

七月初三日，赵文魁请得端康皇贵妃脉息左关沉弦，右关沉滑。气分较虚，惟肝热尚欠清和。今拟清上调肝醒脾之法调理。

杭白芍四钱　抚芎一钱五分　醋柴胡八分　胆草三钱　威灵仙一钱五分　薄荷一钱五分　枯芩四钱　栀子三钱，炒　枳壳三钱，炒　姜朴三钱　萸连一钱五分，研　藤钩三钱

引用羚羊面六分，先煎　焦三仙各三钱

七月初四日，赵文魁请得端康皇贵妃脉息左关沉弦，右关沉滑。肝热未清，以致头项强痛。今拟清上和肝舒化之法调理。

杭白芍四钱　抚芎一钱五分　薄荷一钱五分　甘菊花三钱　酒胆草三钱　栀子三钱，炒　枯芩三钱　丹皮三钱　枳壳三钱，炒　熟军一钱五分　藤钩三钱　橘络三钱

引用羚羊面六分，先煎　鲜桑叶十片

七月初五日，张仲元、赵文魁请得端康皇贵妃脉息左关弦数，右寸关滑而近数。气道郁遏，湿热困脾，以致头闷项强，胸胁胀满，纳食欠香，身肢懒倦，今议用调气清肝化湿之法调理。

小青皮三钱　抚芎一钱五分　枳壳三钱，炒　钩藤四钱　焦神曲四钱　甘菊花三钱　瓜蒌根六钱　秦艽二钱　南薄荷二钱　橘红三钱　焦楂肉四钱　酒军一钱五分

引用羚羊面六分，先煎　胆草三钱

七月初六日，张仲元、赵文魁请得端康皇贵妃脉息左关弦数，右寸关滑而近数。筋脉欠和，蓄热未清，项间觉强，食后懒倦。今议用和脉化湿清热之法调理。

橘红络各三钱　青皮三钱　钩藤四钱　赤芍三钱　瓜蒌根六钱　抚芎一钱五分　木通三钱　木香一钱五分，研　条黄芩三钱　生栀子三钱　壳砂八分，研

引用羚羊面六分，先煎

七月初七日，张仲元、赵文魁请得端康皇贵妃脉息左关弦数，右寸关滑而近数。肝阳未静，筋脉欠和。以致项间抽疼，心中颇觉不适，胸闷胁胀，谷食欠香。今议用清肝和脉醒脾之法调理。

龙胆草三钱　赤芍三钱　条黄芩三钱　生栀子三钱　瓜蒌根六钱　连翘三钱　南薄荷二钱　木香一钱五分　青皮子三钱，研　酒军一钱五分　枳壳三钱，炒　焦三仙各三钱

引用羚羊面六分，先煎

七月初八日，张仲元、赵文魁请得端康皇贵妃脉息左关弦数，右寸关滑而近数。筋脉渐和，脾湿未解，食后身倦，今议用和肝醒脾化湿之法调理。

中生地四钱　生白芍四钱　瓜蒌五钱　萸连二钱，研　生于术一钱　生栀仁三钱　法半夏二钱　橘红三钱　焦三仙各三钱　煨木香八分　壳砂一钱，研

引用酒军一钱

七月十二日，赵文魁请得端康皇贵妃脉息左寸关弦而近数，右寸关浮滑。肝经有热，微受浮感，以致胸胁满闷，身肢酸倦，今拟清解和肝化饮之法调理。

淡豆豉三钱　薄荷一钱五分，后煎　防风二钱　苏叶一钱五分　香白芷二钱　陈皮三钱　栀仁三钱，炒　枯芩三钱　枳壳三钱，炒　酒军一钱五分　姜朴三钱

引用地骨皮三钱　腹皮子四钱

七月十三日，赵文魁请得端康皇贵妃脉息左关弦缓，右关沉滑。浮感已解，惟肝气尚欠协和。今拟清肝调中活络之法调理。

杭白芍三钱　青皮三钱　胆草三钱　藤钩三钱　橘红络各三钱　醋柴胡一钱五分　萸连一钱五分，研　枯芩三钱　腹皮子四钱　枳壳三钱　熟军一钱五分

引用青枫藤三钱　秦艽一钱五分

七月二十七日，赵文魁请得端康皇贵妃脉息左关沉弦，右关沉滑。肝肺有热，中州蓄饮。今拟清肝理肺化饮之法调理。

酒胆草三钱　青皮三钱　姜朴三钱　枯芩三钱　栀仁三钱，炒　瓜蒌六钱　木通二钱　花粉三钱　腹皮子四钱　枳壳三钱　熟军一钱五分　焦楂四钱

引用羚羊面六分，先煎

八月初二日酉刻，赵文魁请得端康皇贵妃脉息左寸关沉弦近数，右寸关沉滑。肝热气滞，木盛乘脾。以致胸胁满闷，目青神倦。今拟清肝调气快脾之法调理。

杭白芍四钱　青皮三钱　炙香附三钱　木香八分　朱赤苓四钱　萸连一钱五分，研　薄荷一钱　胆草三钱　腹皮子四钱　焦楂四钱　新会三钱，白

引用稻芽四钱，炒　枯芩三钱

八月初三日，佟文斌、赵文魁请得端康皇贵妃脉息左关尚弦，右寸关沉滑。肝热气滞欠舒，脾经湿饮未化。今议用原方加减调理。

大生地四钱　杭芍四钱　萸连一钱五分，研　青皮三钱，研　炙香附三钱　木香一钱五分，研　胆草二钱　姜朴二钱　腹皮子各二钱　三仙各二钱，焦　熟军二钱　黄芩三钱

引用羚羊面六分，先煎

八月初四日，佟文斌、赵文魁请得端康皇贵妃脉息左关略弦，右部滑而近数。肝热气滞较舒，脾经湿饮少化。今议用舒肝清热化湿之法调理。

大生地四钱　生杭芍四钱　萸连二钱，研　胆草二钱　炙香附四钱　青皮三钱，研　木香二钱，研　姜朴三钱　腹皮子各二钱　三仙四钱，焦　熟军二钱　生栀仁三钱，研

引用羚羊面六分，先煎

八月初五日佟文斌、赵文魁谨拟端康皇贵妃清上除湿熏洗方。

甘菊花一钱五分　薄荷一钱五分　赤芍二钱　青皮二钱　元明粉二钱

水煎随时熏洗。

八月初十日酉刻，赵文魁请得端康皇贵妃脉息左寸关弦而近数，右寸关沉滑。肝经有热，气道欠调。以致升上焦，目弦跳动。今拟清上和肝调中之法调理。

大元参四钱　甘菊花三钱　薄荷八分　竺黄三钱　青皮子三钱，研　胆草三钱　萸连一钱五分，研　栀子三钱，炒　羚羊面六分，先煎　橘络三钱　煅赭石三钱

引用当归龙荟丸二钱，包煎

八月十一日，张仲元、赵文魁谨拟端康皇贵妃柔肝清热代茶饮。

冬桑叶三钱　生杭芍三钱　菊花三钱

水煎一沸去汤，再用水熬，温服。

八月十六日酉刻，赵文魁请得端康皇贵妃脉息左寸关弦而近数，右寸关缓滑。肝肺有热，外薄浮风。以致闷伤风，身肢较倦。今拟疏风清肝理肺之法调理。

辛夷仁一钱五分，研　薄荷一钱五分　防风一钱五分　白芷二钱　大瓜蒌六钱　胆草三钱　竺黄三钱　枯芩三钱　枳壳三钱，炒　熟军一钱五分　橘红三钱　羚羊六分，先煎

引用青皮子三钱，研　栀仁三钱，炒

八月十七日，赵文魁请得端康皇贵妃脉息左关沉弦，右关沉滑。伤风较减。祗肝肺蕴热欠清，今拟清肺和肝化痰之法调理。

大瓜蒌六钱　胆草三钱　枯芩三钱　栀子三钱，炒　生知母三钱　橘红三钱　薄荷一钱五分　白芷二钱　枳壳三钱，炒　酒军一钱五分　防风一钱　花粉三钱

引用羚羊面六分，先煎

本方薄荷加五分、酒军加五分、防风加一钱、淮牛膝加三钱。

八月十八日，佟文斌、赵文魁请得端康皇贵妃脉息左关弦数，右部缓滑。风邪欠解，肺胃蕴热尚盛。以致头闷肢倦，口渴作嗽。今议用疏风理肺清胃之法调理。

荆芥穗三钱　薄荷二钱　防风三钱　苏叶子各二钱　溏瓜蒌六钱　杏仁四钱，炒　橘红三钱　枯

黄芩四钱　酒胆草三钱　生石膏六钱，研　酒军二钱　怀牛膝三钱

引用羚羊面六分，先煎

八月十九日，佟文斌、赵文魁请得端康皇贵妃脉息左关微弦，右部缓滑。风邪渐解，蕴热较轻。惟头闷肢倦，口渴作嗽。今议用照原方加减调理。

荆芥穗三钱　薄荷二钱　防风二钱　苏叶子各二钱　溏瓜蒌六钱　杏仁四钱，炒　橘红三钱　生石膏六钱　枯黄芩三钱　花粉四钱　酒军一钱五分　生栀仁四钱，研

引用羚羊面六分，先煎

八月二十日，佟文斌、赵文魁请得端康皇贵妃脉息左关沉弦，右关沉滑。诸证轻减，惟下焦湿滞未清。今议用舒肝活络化湿之法调理。

炙香附四钱　青皮三钱，研　木香二钱，研　瓜蒌四钱　腹皮子各二钱　姜朴三钱　防己三钱　秦艽三钱　橘红络各二钱　泽泻三钱　牛膝四钱　熟军二钱

引用白蔻仁一钱五分，研

八月二十一日，佟文斌、赵文魁请得端康皇贵妃脉息左关沉弦，右关沉滑。诸证均愈，惟肝肺浮热未清，今议用清肝理肺化痰之法调理。

溏瓜蒌六钱　胆草三钱　萸连二钱，研　栀子四钱，炒　炙桑皮四钱　杏仁四钱，炒　枯芩三钱　橘红三钱　浙贝母三钱，研　花粉四钱　熟军一钱五分

引用羚羊面六分，先煎

八月二十五日，赵文魁请得端康皇贵妃脉息左寸关弦而近数，右寸关浮滑。肝肺有热，外感风凉。以致头闷肢倦，胸满作嗽。今拟清解和肝理肺之法调理。

苏叶子各二钱　薄荷一钱五分　防风一钱五分　杏仁三钱，炒　地骨皮三钱　玉竹三钱　淡豉三钱　橘红三钱　大瓜蒌六钱　枳壳三钱　酒军一钱五分　枯芩三钱

引用羚羊面六分，先煎

八月二十六日，张仲元、赵文魁请得端康皇贵妃脉息左寸关弦数，右关滑而近数。表感已解，惟气滞肝热，有时烦急。今议用调气清热之法调理。

青皮子三钱，研　瓜蒌五钱　橘红络各三钱　杏仁三钱，研　南薄荷一钱五分　菊花三钱　冬桑叶四钱　胆草三钱　条黄芩三钱　花粉四钱　僵蚕三钱，炒

引用羚羊面八分，先煎

八月二十七日，张仲元、赵文魁请得端康皇贵妃脉息左关弦而近数，右关滑而稍数。肺气未和，肝阳未静。以致有时咳嗽，食后身倦。今议用和肺清肝之法调理。

苏叶子三钱　前胡三钱　防风二钱　浙贝三钱，研　杏仁三钱，炒　瓜蒌五钱　黄芩三钱　橘红三钱　枳壳三钱，炒　胆草三钱　焦三仙各三钱　酒军一钱五分

引用羚羊面六分，先煎

八月二十八日，张仲元、赵文魁请得端康皇贵妃脉息左关弦而近数，右寸关滑数。肺气渐和，咳嗽较轻。惟肝阳鼓荡，气道欠调。以致有时烦急，气患作疼。今议用和肺调气化热之法调理。

苏叶子三钱　前胡三钱　防风二钱　钩藤三钱　杏仁三钱，炒　瓜蒌五钱　浙贝三钱，研　秦艽二钱　生石膏六钱，研　黄芩三钱　知母三钱　橘红络各三钱

引用羚羊面六分，先煎　青皮子三钱，研

八月二十九日，张仲元、赵文魁谨拟端康皇贵妃活脉祛风熏洗方。

赤芍二钱　僵蚕二钱　白芷一钱五分　薄荷一钱　防风二钱　荆芥一钱五分　柴胡一钱五分　青皮三钱，生

水煎熏洗。

九月初七日，赵文魁请得端康皇贵妃脉息左关沉弦，右关沉滑。肝经有热，以致胸闷口渴。今拟清肝调中化饮之法调理。

酒胆草三钱　竺黄三钱　瓜蒌四钱　枯芩三钱　栀仁三钱，炒　青皮三钱，研　木通二钱　泽泻三钱　腹皮子四钱　枳壳三钱　熟军一钱

引用羚羊面六分，先煎　天花粉三钱

九月初八日，赵文魁请得端康皇贵妃脉息左关沉弦，右关沉滑。肝热轻减。惟上焦蕴热未清，今拟清上调中舒化之法调理。

甘菊花三钱　桑叶三钱　胆草三钱　枯芩三钱　栀仁三钱，炒　青皮三钱　木香一钱五分　枳壳三钱　腹皮子四钱　酒军一钱五分　木通二钱

引用焦楂六钱

九月二十七日，张仲元、赵文魁请得端康皇贵太妃脉息左关弦数，右寸关滑而近数。肝阳气浮，胃蓄饮热，以致胸次作堵，口干而渴，今议用调气清热之法调理。

龙胆草三钱　栀子三钱，炒　酒黄芩三钱　花粉六钱　枳壳三钱，炒　青皮三钱，研　生知母三钱　沉香面八分，煎　溏瓜蒌四钱　酒军二钱　鲜青果七个，研

引用焦三仙各三钱　羚羊面八分，煎

九月二十八日，张仲元、赵文魁请得端康皇贵太妃脉息左关弦数，右寸关滑而近数。胸堵渐畅，惟蓄热未清，今议用调肝清热之法调理。

龙胆草三钱　栀子三钱，炒　条黄芩三钱　沉香面五分，煎　枳壳三钱，炒　青皮三钱，研　瓜蒌根六钱　焦楂四钱　白芍四钱，炒　酒军一钱　鲜青果七个，研

引用羚羊面六分，煎

十月初二日，赵文魁请得端康皇贵太妃脉息左关弦而近数，右寸关微浮。肝经有热，感受风凉。以致头闷肢倦，中气欠调。今拟化风清肝调中之法调理。

南薄荷二钱　防风二钱　白芷二钱　淡豉三钱　腹皮子四钱　陈皮三钱　连翘四钱　银花三钱　枳壳三钱，炒　酒芩四钱　熟军二钱

引用栀仁四钱，炒　姜朴三钱

十月初三日，赵文魁请得端康皇贵太妃脉息左关沉弦，右关沉滑。浮风已解，惟气道尚欠调和。今拟舒肝调气清热之法调理。

青皮子三钱，研　姜朴三钱　枳壳三钱　酒芩三钱　甘菊花三钱　薄荷一钱五分　栀子三钱，炒　防风八分　腹皮子四钱　萸连一钱五分，研　橘红三钱

引用酒胆草三钱　地骨皮三钱

十月初七日，赵文魁请得端康皇贵太妃脉息左关沉弦，右关沉滑。肝阳郁滞，气道欠调。以致胸膈堵满，肢节酸疼。今拟清肝调中活络之法调理。

杭白芍三钱　归身三钱　抚芎二钱　钩藤三钱　青皮子三钱，研　胆草三钱　炙延胡索三钱　沉香八分，研　橘红络各三钱　牛膝三钱　枳壳三钱　酒军二钱

引用防己三钱　酒芩四钱

十月初八日，赵文魁请得端康皇贵太妃脉息左关沉弦，右关沉滑。气道舒畅，惟肝热尚欠协和。今拟清肝活络育神之法调理。

杭白芍三钱　归身三钱　胆草三钱　萸连一钱五分，研　青皮子三钱，研　姜朴三钱　丹皮三钱　朱茯苓三钱　橘红络各三钱　酒芩三钱　枳壳三钱　熟军一钱五分

引用羚羊面六分，先煎　宣木瓜三钱

十月初九日申刻，赵文魁请得端康皇贵太妃脉息左关弦而近数，右寸关缓滑。肝肺结热，中气欠调，外受浮风，声音哑闷。今拟化风清肝理肺之法调理。

大元参六钱　寸冬三钱　赤芍三钱　薄荷二钱　生知母三钱　蝉衣一钱　酒芩三钱　栀子三钱，炒　杏仁泥三钱　防风二钱　枳壳三钱　酒军一钱五分

引用胖大海五个　鲜青果七个，打

十月初十日，赵文魁请得端康皇贵太妃脉息左关沉弦，右关滑缓。蕴热轻减。惟音哑如昨。今拟照原方加减调理。

大元参六钱　寸冬四钱　赤芍三钱　花粉三钱　生知母三钱　蝉衣一钱　薄荷二钱　栀子三钱，炒　胖大海五个　枯芩三钱　诃子三分　桔梗八分

引用鲜青果七个，打

十月十一日，赵文魁请得端康皇贵太妃脉息左关沉弦，右关沉滑。诸证轻减。惟肺热尚欠清和，今拟清肺还音抑火之法调理。

大元参六钱　赤芍三钱　寸冬四钱　花粉三钱　胖大海五个　枯芩三钱　栀子三钱，炒　薄荷一钱五分　净蝉衣一钱　胆草三钱　枳壳三钱　酒军一钱五分

引用鲜青果七个，打

十月十一日，赵文魁谨拟端康皇贵太妃。

金石斛二钱　寸冬三钱　川贝母二钱，研　诃子一分　胖大海二个　知母一钱

水煎一沸去汤兑鲜青果十个

十月十八日酉刻，赵文魁请得端康皇贵太妃脉息左寸关弦而近数，右寸关浮滑。肝肺痰饮欠清，今议用照原方加减调理。

甘菊花三钱　薄荷二钱　防风二钱　杏仁四钱，炒　大瓜蒌六钱　炙桑皮四钱　酒芩四钱　生栀仁四钱，研　生石膏八钱，研　竺黄四钱　浙贝三钱，研　元参六钱

引用橘红三钱　风化硝六分

十月二十三日，佟文斌、赵文魁请得端康皇贵太妃脉息左关尚弦，右寸关滑而近数。肺热较减，惟肝木欠舒，今议用清肺舒肝化痰之法调理。

溏瓜蒌六钱　杏仁四钱，研　炙桑皮四钱　酒芩四钱　酒胆草三钱　生栀仁四钱，研　竺黄三钱　浙贝三钱，研　青皮子三钱，研　枳壳三钱　酒军二钱　前胡三钱

引用生石膏八钱，研　橘红三钱

十月二十四日，佟文斌、赵文魁请得端康皇贵太妃脉息左关略弦，右关沉滑。肺热轻减。惟稍有咳嗽，今议用清肺止嗽化痰之法调理。

大瓜蒌四钱　酒芩三钱　生栀仁三钱，研　竺黄三钱　杏仁泥三钱　浙贝三钱，研　前胡三钱　枳壳三钱　天花粉四钱　橘红三钱　胆草三钱　熟军二钱

引用鲜青果五个，打

十月二十五日戌刻，赵文魁请得端康皇贵太妃脉息左寸关浮滑，右寸关滑数。肺胃蓄有饮热，复感浮风。以致风热搏结，停于中脘。是以头晕身热，胸满欲呕。今拟清解理肺化饮之法调理。

南薄荷二钱　苏叶二钱　荆芥二钱　防风二钱　生石膏六钱　花粉三钱　姜连二钱，研　陈皮三钱　枳壳三钱，炒　焦楂四钱　酒军二钱

引用酒芩三钱　竹茹二钱

十月二十六日，赵文魁请得端康皇贵太妃脉息左关稍弦，右寸关滑而近数。浮风已解，蕴热较轻。惟头晕肢倦，胸闷腿疼。今拟清上调中活络之法调理。

南薄荷二钱　苏梗二钱　甘菊花三钱　桑叶三钱　大瓜蒌六钱　萸连一钱五分，研　杏仁三钱，研　酒芩三钱　橘红络各三钱　牛膝三钱　槟榔三钱，焦　栀子三钱，炒

引用焦三仙各三钱

十月二十七日，赵文魁请得端康皇贵太妃脉息左关稍弦，右寸关滑而近数。肺胃蓄饮较减。惟肝热尚欠清和，今拟清肝调中化痰之法调理。

杏仁泥三钱　瓜蒌六钱　浙贝三钱　胆草三钱　莲子心三钱　丹皮三钱　竺黄三钱　橘红三钱　腹皮子各二钱　枳壳三钱　酒军一钱五分　青皮子三钱，研

引用焦三仙各三钱　枯芩三钱

十一月初六日申刻，赵文魁请得端康皇贵太妃脉息左关沉弦，右关滑而近数。肝肺结热，气道欠调。以致食后作呕，有时头疼。今拟清上调中舒化之法调理。

甘菊花三钱　薄荷三钱　抚芎一钱五分　胆草三钱　腹皮子四钱　栀子三钱，炒　姜连二钱，研　橘红三钱　枳壳三钱，炒　酒军二钱　焦楂四钱　酒芩三钱

引用瓜蒌六钱　郁李仁三钱

十一月初七日，赵文魁请得端康皇贵太妃脉息左关沉弦，右关沉滑。肝热轻减，惟中焦饮热欠清，今拟清热调中化饮之法调理。

大瓜蒌六钱　胆草三钱　栀子三钱，炒　酒芩三钱　腹皮子四钱　枳壳三钱　橘红三钱　焦楂四钱　稻芽四钱，炒　姜连二钱，研　酒军二钱

引用鲜竹叶水煎药

十一月十八日酉刻，赵文魁请得端康皇贵太妃脉息左关沉弦，右寸关沉滑。肝气郁滞，中州蓄饮，以致胸满作疼，头闷呕恶，今拟清上和肝舒化之法调理。

青皮子三钱，研　炙延胡索三钱　姜朴三钱　沉香六分，研　腹皮子四钱　姜连一钱五分，研　橘红三钱　甘菊花三钱　枳壳三钱，炒　酒军一钱五分　木通二钱

引用胆草三钱　焦楂四钱

十一月十九日，赵文魁请得端康皇贵太妃脉息左关沉弦，右关沉滑。诸证均愈。祇上焦浮热未清，今拟清上调中抑火之法调理。

甘菊花三钱　桑叶三钱　薄荷八分　胆草三钱　青皮子三钱，研　姜连二钱，研　姜朴三钱　枳壳三钱　腹皮子四钱　酒军一钱五分　酒芩三钱　木通二钱

引用橘红三钱　焦楂四钱

十一月二十六日，赵文魁请得端康皇贵太妃脉息左关沉弦，右寸关沉滑。肝经有热，胃蓄湿饮。以致中气欠调，胸膈堵满。今拟清肝调中化饮之法调理。

青皮子三钱，研　姜朴三钱　炙延胡索三钱　萸连一钱五分，研　酒胆草三钱　生栀子三钱　酒芩三钱　枳壳三钱　腹皮子四钱　酒军二钱　焦楂四钱　橘红三钱

引用鲜竹叶水煎药

十一月二十七日，赵文魁请得端康皇贵太妃脉息左关沉弦，右寸关沉滑。诸证轻减。惟肝气尚欠调和，今拟和肝调气化饮之法调理。

青皮子三钱，研　姜朴三钱　沉香六分，煎　炙延胡索三钱　酒胆草三钱　萸连一钱五分，研　生栀子三钱　枳壳三钱　腹皮子四钱　熟军二钱　焦楂四钱　瓜蒌六钱

鲜竹叶水煎药。

十二月初四日，赵文魁请得端康皇贵太妃脉息左关弦而近数，右寸关滑数。肝热气滞，中州蓄饮。以致头痛胸闷，肢节酸疼。今拟清上和肝活络之法调理。

霜桑叶二钱 薄荷二钱 胆草三钱 川芎二钱 橘红络各三钱 酒芩三钱 白芷三钱 生栀子三钱 炒枳壳三钱 酒军二钱 钩藤三钱 牛膝三钱

引用沉香面六分，煎 青皮子三钱，研

十二月初五日，佟文斌、赵文魁请得端康皇贵太妃脉息左关弦而近数，右寸关滑数。肝木较舒，浮热渐清。惟湿饮欠化，今议用照原方加减调理。

霜桑叶二钱 薄荷二钱 甘菊花三钱 姜朴三钱 青皮子三钱，研 生栀仁三钱，研 瓜蒌六钱 枳壳三钱 橘红络各三钱 胆草三钱 酒军二钱 花粉三钱

引用沉香面六分，煎 焦曲四钱

十二月初六日，佟文斌、赵文魁请得端康皇贵太妃脉息左关沉弦，右关沉滑。肝胃气道欠调，食后胸胁作痛。今议用舒肝调胃拈痛之法调理。

炙香附三钱 瓜蒌六钱 沉香八分，研 枳壳三钱 青皮子四钱，研 台乌三钱 姜朴三钱 炙延胡索四钱 腹皮子各二钱 橘红三钱 生栀仁四钱，研 胆草三钱

引用酒军二钱，竹叶水煎药

十二月初七日，佟文斌、赵文魁请得端康皇贵太妃脉息左关渐缓，中关微滑。诸证均愈。惟胃经湿饮未清，今议用调胃化饮之法调理。

青皮子三钱，研 姜朴三钱 橘红三钱 瓜蒌四钱 腹皮子各二钱 萸连二钱，研 胆草三钱 枳壳三钱 生栀仁三钱，研 酒芩三钱 熟军二钱 木通二钱

引用焦三仙六钱

十二月初九日，赵文魁请得端康皇贵太妃脉息左关沉弦，右关沉滑。肝气郁滞，脾土欠和，以致胸膈满闷，食后疲倦，今拟清肝调中和胃之法调理。

杭白芍三钱 姜朴三钱 炙延胡索三钱 萸连二钱，研 腹皮子四钱 陈皮三钱，白 枳壳三钱 栀仁三钱，炒 焦三仙各三钱 熟军一钱五分 瓜蒌六钱

引用莱菔子炭一钱五分，炒

十二月初十日，佟文斌、赵文魁请得端康皇贵太妃脉息左关沉弦，右关沉滑。肝气郁遏，脾土不醒。以致胸堵微痛，食后身倦。今议用舒肝醒脾拈痛之法调理。

炙香附三钱 青皮三钱，研 瓜蒌六钱 沉香六分，研 枳壳三钱，炒 于术二钱，切 炙延胡索四钱 陈皮二钱 生枣仁二钱，研 生杭芍四钱 萸连一钱，研 熟军一钱五分

引用焦三仙各三钱

十二月十一日，佟文斌、赵文魁请得端康皇贵太妃脉息左关渐缓，右关略滑。诸证轻减，惟肝胃尚欠调和，今议用和肝调脾清热之法调理。

细生地四钱 萸连二钱，研 瓜蒌四钱 枳壳三钱 生杭芍四钱 青皮三钱，研 橘红三钱 沉香六分，研 生栀仁三钱，研 酒芩三钱 胆草三钱

引用焦三仙六钱 熟军一钱五分

十二月二十四日，赵文魁请得端康皇贵太妃脉息左关弦而近数，右关沉滑。肝热气滞，胃经湿饮欠调。以致胸闷肢倦，口干作渴。今拟清肝调气化饮之法调理。

青皮子三钱，研 胆草三钱 姜朴三钱 瓜蒌六钱 腹皮子四钱 生栀子三钱 酒芩三钱 木通二钱 枳壳三钱，炒 大黄二钱 茅术三钱，炒 橘红三钱

引用焦楂四钱，竹叶水煎药

十二月二十五日，佟文斌、赵文魁请得端康皇贵太妃脉息左关沉弦，右关沉滑。诸证轻减，惟肝胃尚欠调和，今议用和肝清热化饮之法调理。

炙香附三钱　青皮三钱，研　瓜蒌六钱　萸连二钱　酒胆草三钱　生栀仁四钱，研　花粉四钱　酒芩四钱　大腹皮子各二钱，　姜朴三钱　枳壳三钱　酒军二钱

引用橘红三钱，竹叶水煎药

十二月二十九日亥刻，赵文魁请得端康皇贵太妃脉息左寸关弦而稍数，右寸关浮滑。肝肺有热，外受浮风。今拟化风清肝抑火之法调理。

香白芷三钱　防风三钱　薄荷二钱　僵蚕三钱，炒　生赤芍三钱　丹皮三钱　生栀子四钱　连翘三钱　枳壳三钱，炒　酒军三钱　酒芩四钱　橘红三钱

引用生石膏六钱　胆草三钱

十二月二十九日赵文魁谨拟端康皇贵太妃化风消肿药酒方。

元明粉一钱　樟脑一钱五分　冰片三分　麝香少许

共研细面，用烧酒淬化，随时擦之。

【参考】 宣统十四年，端康皇贵妃病有多端，治亦多途，案中痰饮、咽痛、瘰疬、结核流注、音哑等症，除针对见症用药外，始终佐以清肝解郁之品，此即《内经》治病必求于本之义。

四　珍妃(即珍嫔、珍贵人)

1　珍贵人时医案

光绪　年七月初一日，冯盛化请得珍贵人脉息左寸关沉弦而数，右寸关滑数。暑邪见解，湿热未清，气道尚滞，兼有痰饮见症。胸膈仍闷，头疼眩晕，舌本犹强不能言语，身肢酸沉，谷食不香。今用调气清热化痰汤调理。

菖蒲二钱　橘红一钱五分　台乌二钱　煨木香一钱五分　酒芩二钱　栀子二钱，炒　瓜蒌仁二钱　枳壳三钱，炒　青皮二钱　赤苓三钱　浙贝三钱，研　知母二钱

引用茅术二钱　焦三仙六钱

七月初二日，王继曾、冯盛化请得珍贵人脉息左寸关沉弦稍数，右寸关沉滑。余热停湿未净，气道经络尚滞，痰饮未化。以致胸膈仍满，头疼眩晕，舌强尚不能言，身肢酸沉，谷食不香。今用调气通络化痰汤调理。

菖蒲二钱　橘红一钱五分　抚芎二钱　煨木香一钱五分　酒芩二钱　栀子二钱，炒　瓜蒌仁二钱　枳壳三钱，炒　青皮二钱　赤苓三钱　浙贝三钱，研　知母三钱

引用茅术二钱　焦三仙六钱

七月初三日，王继曾、冯盛化请得珍贵人脉息左寸关沉弦稍数，右寸关沉滑。上焦有火，停湿未净，经络痰滞未化，气道不畅，仍觉胸闷头疼，舌强尚不能言，谷食不香，身肢酸倦，大关防不调，荣分下有瘀滞。今议用调气通络化痰汤，佐以清热之法调理。

菖蒲二钱　橘红一钱五分　抚芎二钱　木香一钱　酒芩二钱　栀子二钱，炒　瓜蒌仁二钱，研　枳壳二钱，炒　丹皮二钱　赤苓三钱　浙贝三钱，研　炙川朴二钱

引用茅术二钱　焦三仙各二钱

七月初四日，王继曾、冯盛化请得珍贵人脉息左寸关沉弦稍数，右寸关沉滑。头疼见轻，胸膈气道觉宽，夜寐稍适，舌强略好。惟火郁未清，经络停痰未化，故未能言，谷食

不香，身肢酸倦，大关防下有白滞，荣分在期。暂宜缓方，今议用开郁化痰理脾汤调理。

菖蒲二钱　陈皮二钱　抚芎二钱　焦槟榔一钱五分　酒芩二钱　白芍三钱，炒　瓜蒌仁二钱，研　枳壳一钱五分，炒　丹皮二钱　赤苓三钱　浙贝三钱，研　炙川朴二钱

引用茅术二钱　焦三仙各二钱

七月初五日，王继曾、冯盛化请得珍贵人脉息左寸关沉弦稍数，右寸关滑数。气道觉宽，停痰略化，渐能言语而未清。惟上焦浮火未退，头晕微疼，谷食不香，身肢酸沉，大关防仍有白滞。今议用照昨方加减调理。

菖蒲二钱　陈皮二钱　抚芎二钱　焦槟榔一钱五分　酒芩二钱　白芍三钱，炒　瓜蒌仁二钱，研　桔梗三钱　丹皮二钱　赤苓三钱　浙贝三钱，研　炙川朴二钱

引用茅术二钱　焦三仙各二钱

七月初六日，王继曾、冯盛化请得珍贵人脉息左寸关沉弦稍数，右寸关滑数。浮火未退，气滞痰饮化而未净，言语渐清未能如常。头晕微疼，谷食不香，身肢酸痛，两肋胀满，大关防仍有白滞，恐作痢疾。今议用理脾舒肺化痰汤，佐以清热之法调理。

菖蒲二钱　陈皮二钱　抚芎二钱　焦槟榔一钱五分　酒芩二钱　白芍三钱，炒　瓜蒌仁三钱，研　桔梗三钱　丹皮二钱　赤苓三钱　台乌二钱　炙川朴二钱

引用甘菊二钱　焦三仙各二钱

七月初七日，王继曾、冯盛化请得珍贵人脉息左关稍弦，右寸关滑而近数。言语渐能如常，头晕身疼觉轻。惟腰膝尚有酸痛，胸满气促，谷食欠香，大关防不调。良由肺气不畅，痰滞未净所致。今议用理脾舒肺清化饮调理。

菖蒲二钱　陈皮二钱　抚芎二钱　山药四钱　酒芩二钱　白芍三钱，炒　瓜蒌仁三钱，研　桔梗三钱　腹皮二钱　赤苓三钱　炙香附二钱　炙川朴二钱

引用甘菊花二钱　焦三仙各二钱

七月初八日，王继曾、冯盛化请得珍贵人脉息左关稍弦，右寸关滑而近数。头目仍觉眩晕，腰膝尚有酸痛，胸满气促，谷食欠香，大关防白滞略少。良由肺经火郁未清，痰滞未净。今议用理脾开郁清化饮调理。

于术一钱五分，炒　陈皮二钱　抚芎二钱　山药四钱　腹皮二钱　川郁金二钱　白芍三钱，炒　瓜蒌仁二钱，研　桔梗二钱　赤苓三钱　炙香附二钱　炙川朴二钱

引用青皮二钱，炒　焦三仙各二钱

七月初九日，王继曾、冯盛化请得珍贵人脉息左关稍弦，右寸关滑而近数。头目眩晕见轻，腰膝酸痛亦好，大关防渐调。惟身肢倦软，胸满懒食。良由肺气欠畅，痰饮未净。今议用开郁和中清化饮调理。

于术一钱五分，炒　陈皮二钱　抚芎二钱　山药四钱　腹皮二钱　壳砂一钱，研　白芍三钱，炒　瓜蒌仁二钱，研　桔梗二钱　赤苓三钱　炙香附二钱　炙川朴二钱

引用青皮二钱，炒　焦三仙各二钱

七月初十日，王继曾、冯盛化请得珍贵人脉息左关弦缓，右寸关滑而稍浮。肺气未畅，复感风凉，以致头晕仍疼，身肢酸痛，胸肋稍胀，谷食欠香。今议用照原方加减调理。

于术一钱五分，炒　陈皮二钱　抚芎二钱　山药四钱　腹皮二钱　壳砂一钱，研　苏叶一钱　瓜蒌仁二钱，研　桔梗二钱　薄荷八分　炙香附二钱　炙川朴二钱

引用青皮二钱，炒　焦三仙各二钱

七月十一日，王继曾、冯盛化请得珍贵人脉息左关弦缓，右寸关稍浮。表感未解，肺

气欠畅，身痛见轻，头晕仍疼，胸肋稍胀，谷食欠香。今议用开郁清化饮，佐以疏解之法调理。

于术一钱五分，炒　陈皮二钱　竹茹二钱　山药三钱　赤苓三钱　苏叶七分　薄荷七分　瓜蒌仁二钱，研　桔梗二钱　炙川朴一钱　炙香附一钱五分　壳砂七分，研

引用焦三仙各二钱

七月十二日，王继曾、冯盛化请得珍贵人脉息左关弦缓，右寸关滑缓。表感已解，肺气渐畅，头疼身痛俱轻，胸闷觉宽。惟谷食少有欠香，今议用开郁和中饮调理。

于术一钱　陈皮二钱　竹茹二钱　山药三钱　瓜蒌仁二钱，研　桔梗二钱　炙香附二钱　壳砂七分，研　茯苓三钱　甘草七分

引用谷芽三钱，炒

七月十三日，王继曾、冯盛化请得珍贵人脉息左部和平，右寸关滑缓。诸症俱好。惟脾胃稍有欠和，今议用和胃代茶饮调理。

山药三钱　陈皮一钱　茯苓三钱　竹茹二钱　壳砂五分　谷芽三钱，炒

水煎随意代茶。

【参考】 此案虽载“下有白滞”，“恐作痢疾”语，实则并非西医之痢疾，而是中医痰泻之证。《医学入门》认为此病因痰积于肺，肺与大肠相表里，因而致泻，症见时泻时止，头疼眩晕，脉弦滑，治当化痰祛湿。临床上本病重点当治肺，痰不清则泻不止。御医王继曾、冯盛化等始终以涤痰清肺为治，即是为此。善后之方，着重治脾，亦是脾健而痰不生之意。

宫中请脉，对于帝后及宠妃，大便称“大关防”，小溲称“小关防”，亦恭敬之谓。

八月二十四日未刻，请得珍贵人脉息左寸关沉弦，右寸关滑数。肝经气道不畅，肺胃有热，内停湿饮。以致胸膈堵闷，时作咳嗽，兼左边腿膝筋脉串疼，由湿热下注所致。今用调肝舒郁化湿饮调理。

郁金三钱，研　赤苓三钱　青皮二钱　条芩二钱　橘络一钱　枳壳二钱，炒　栀子一钱，炒　茅术二钱　苦参二钱　秦艽二钱　续断三钱　生甘草一钱

引用川牛膝二钱

八月二十五日，冯盛化请得珍贵人脉息左寸关沉弦，右寸关滑数。肝经气道欠和，肺胃饮热未清，膈间仍觉堵闷，咳嗽时作时止，兼湿热下注，筋脉滞涩，左边腿膝仍作疼痛。今用舒肝和脉化湿饮调理。

赤苓二钱　橘络一钱　枳壳二钱，炒　茅术三钱　苦参一钱　秦艽二钱　续断三钱　牛膝一钱

引用丝瓜络一钱

八月二十六日，冯盛化请得珍贵人脉息左寸关弦缓，右寸关滑数。肝经稍和，湿热未清，晚间发烧，(时)作咳嗽，腿膝筋脉尚然作痛，步履觉软，良由湿热下注，滞涩经络所致，今用舒筋活络清化饮调理。

抚芎三钱　青皮二钱　杭芍二钱　酒芩二钱　赤苓三钱　独活二钱　茅术三钱　防己三钱　秦艽二钱　续断三钱　木瓜三钱　牛膝一钱

八月二十七日，冯盛化请得珍贵人脉息左寸关弦缓，右寸关滑而近数。腿膝疼痛稍好，步履仍然觉软。惟晚间作烧，尚有咳嗽。总由肺胃滞热，湿饮不净所致。今用舒筋清热化湿饮调理。

抚芎三钱　木瓜二钱　骨碎补二钱　秦艽二钱　赤苓三钱　赤芍三钱　川续断三钱　酒芩二钱

防己二钱　茅术三钱　丝瓜络二钱　牛膝二钱

引用桑枝二钱

八月二十七日酉刻，冯盛化请得珍贵人脉息左寸关浮弦而数，右寸关滑数。肺胃湿热未清，复感风凉。以致往来寒热，头疼眩晕，胸膈不畅，仍作咳嗽，腿膝微有疼痛，步履仍软。今用清解舒筋化湿饮调理。

荆芥二钱　防风二钱　薄荷一钱　酒芩二钱　栀子一钱，炒　抚芎三钱　木瓜二钱　秦艽二钱　茅术三钱　赤苓三钱　赤芍二钱　泽泻三钱

引用丝瓜络二钱

八月二十九日，冯盛化请得珍贵人脉息左寸关弦而稍浮，右寸关滑数。表邪见解。惟湿热尚盛，头痛眩晕，时作咳嗽，腿膝仍痛，步履略软。今用舒肝理脾化湿饮调理。

荆芥二钱　薄荷一钱　酒芩二钱　栀子一钱，炒　青皮二钱　赤芍三钱　生地三钱　茅术三钱　赤苓三钱　泽泻二钱　木瓜二钱　续断二钱

引用桑寄生二钱

八月二十八日，冯盛化请得珍贵人脉息左寸关浮数，右寸关滑数。外感风凉未解，湿热不清。头目眩晕，身肢作烧，胸堵咳嗽，谷食欠香，腿膝仍痛，步履甚软。今用清热解表化湿饮调理。

荆芥二钱　防风二钱　薄荷一钱　苏叶一钱　栀子一钱，炒　酒芩二钱　秦艽二钱　茅术二钱　赤苓三钱　泽泻三钱　木瓜二钱　生甘草一钱

引用竹茹二钱

九月初四日，冯盛化请得珍贵人脉息和缓。诸症俱好。惟脾胃稍有欠和，今用和胃代茶饮调理。

赤苓三钱　石斛三钱　薏苡仁二钱，炒　扁豆一钱，炒　竹茹二钱　茅术二钱　甘草一钱

水煎温服。

光绪年七月二十七日申刻，白文寿请得珍贵人脉息右寸关滑数稍浮，左寸关弦数。肝阴不实，气道欠畅，肺胃饮热，稍受风湿，以致周身筋脉抽掣，牵及腿膝疼痛，胸膈胁胀满，时作烦燥，谷食不香，夜不得寐，今用舒肝调气拈痛汤，外用熥熨之法调理。

醋柴胡二钱　薄荷一钱五分　炙香附三钱　郁金三钱，研　归身三钱　次生地四钱　粉丹皮三钱　栀子三钱，炒　秦艽三钱　牛膝三钱　宣木瓜二钱　橘络三钱

引用乳香一钱　没药一钱

珍贵人熥熨方。

透骨草三两　青枫藤一两　独活二两　防己二两　宣木瓜二两　赤芍一两五钱　归尾一两五钱　香附三两，米炙

共捣粗末，烧酒醋拌潮润，装布袋二个，蒸热，换熥腿膝疼处。

【参考】 七月二十七日脉案表明，珍贵人患有风湿痹证，内服之方以舒肝理气、养血祛湿为主，引用乳没者，在于活血通络止痛。外熨之方旨在祛风除湿通络。方中透骨草功能祛风除湿、活血止痛，即常用于治风湿疼痛及跌打损伤、经闭痈肿等症。现市售之伤湿膏，内中即有此药。我国以“透骨草”命名之药尚有多种，属大戟科多年生草本植物地构叶的不带根的全草称“珍珠透骨草”，属紫葳科一年生草本植物角蒿的不带根的全草称“羊角透骨草”等，一般常用者为风仙花梗，因有小毒，内服时用量宜轻。

七月二十八日，白文寿请得珍贵人脉息右寸仍数，关部滑数，左寸关沉弦。风湿渐减。

夜寐不实，头疼眩晕，周身筋脉抽掣，右膀腿膝疼痛，胸胀满，心悸烦躁，谷食不香，大关防结滞二日未行。今用照原方加以育神润燥之味，外用熥药照原方调理。

醋柴胡二钱　薄荷一钱五分　炙香附三钱　归身三钱　次生地四钱　橘络三钱　川牛膝三钱　秦艽三钱　焦枣仁三钱　远志二钱，肉　朱茯神三钱　熟军二钱

引用火麻仁二钱　焦楂三钱

七月二十九日，白文寿请得珍贵人脉息左寸关沉弦，重取近数，右寸关滑数。头疼渐清，腿膝疼痛略减。惟屈伸尚觉不利，膀臂筋脉强滞，有时串疼，胸胁烦满，心悸跳动，谷食不香，夜寐不沉，大关防未行。良由肝阴欠壮，肺气不舒，风湿饮热壅瘀脉络所致。今用舒肺调气化饮汤，熥药照原方调理。

酒芩二钱　桔梗二钱　炙香附三钱　橘络三钱　次生地四钱　归身三钱　赤茯苓三钱　茅术二钱，炒　秦艽三钱　木瓜三钱　焦枣仁三钱　远志二钱，肉

引用焦三仙六钱　熟军三钱

七月三十日，白文寿请得珍贵人脉息左寸关沉弦，数象稍减，右寸关滑数。膀疼腿痛渐轻，头目眩晕亦好。惟步履筋脉无力，尚觉腿软，胸闷欠畅，稍作嘈杂，谷食不香，夜寐欠沉，大关防已行。今用舒肺调气止痛汤，熥药照方调理。

酒芩二钱　桔梗二钱　炙香附三钱　橘络三钱　次生地四钱　归身三钱　木香一钱五分，研　秦艽三钱　木瓜三钱　没药一钱，研　焦枣仁三钱　远志二钱，肉

引用焦三仙六钱

八月初一日，白文寿请得珍贵人脉息右关缓滑，寸部稍数，左寸关沉弦。肝阴未壮，肺气尚滞，湿饮不净。以致膀疼腿痛虽渐轻减，步履筋脉无力，有时作疼，胸膈欠畅，微作嘈杂，谷食不香，夜寐不实。今用照原方加减，熥药照方调理。

酒芩二钱　桔梗二钱　次生地四钱　归身三钱　抚芎二钱　木香一钱五分，研　宣木瓜三钱　秦艽三钱　焦枣仁三钱　远志二钱，肉　朱茯神三钱　陈皮二钱

引用没药一钱，研

八月初二日，白文寿请得珍贵人脉息左关沉弦，右寸关缓滑。胸膈渐畅，疼痛渐减。惟膀背腿膝筋脉未舒，动转步履无力，有时作疼，谷食不多，身肢尚软，夜寐时睡时醒。今用调气化饮汤，佐以舒筋拈痛之法，熥药照原方调理。

炙香附三钱　木香一钱五分，研　川郁金三钱，研　陈皮二钱　焦神曲三钱　炙厚朴二钱　枳壳三钱，炒　木瓜三钱　净没药一钱，研　焦枣仁三钱　远志肉二钱　茯神三钱，朱拌

引用青枫藤三钱

八月初三日，白文寿请得珍贵人脉息左关沉弦，右寸关缓滑。肺气渐舒，湿饮见化。惟肝阴未壮，脉络稍滞，膀疼腿痛均见轻减，动转步履，尚觉无力，有时作痛，谷食渐香而不多，夜寐空虚，胸膈微闷。今用照昨方加舒筋拈痛之法，熥药照原方调理。

炙香附三钱　木香一钱五分，研　川郁金三钱，研　陈皮二钱　半夏曲三钱　炙厚朴二钱　净没药一钱，研　木瓜三钱　青枫藤三钱　枣仁三钱，焦　远志肉二钱　茯神三钱，朱拌

引用壳砂八分，研

八月初四日，白文寿请得珍贵人脉息左关沉弦，右寸关缓滑。肺气渐舒，膀疼轻减。惟腿膝筋脉缓软，步履无力，不耐劳动，有时作疼，谷食渐香而不多，夜寐虚空，胸膈微闷。今用调中化饮汤，佐以舒筋拈痛之法，熥药照原方调理。

枳壳二钱，炒　炙厚朴二钱　半夏曲三钱　陈皮二钱　川郁金二钱，研　木瓜三钱　净没药一钱，研

全当归三钱　青枫藤三钱　次生地四钱　焦枣仁三钱　远志二钱，肉

引用壳砂八分，研　朱茯神三钱

八月初五日，白文寿请得珍贵人脉息左关沉弦，右寸关滑数。膀臂疼痛轻减。左腿疼痛觉重，步履无力，不耐劳动，谷食不香，夜寐欠沉。此缘肝阴未壮，肺气郁滞，湿饮壅遏脉络所致。今用舒肺调气止痛汤，熥药照原方调理。

酒芩二钱　桔梗二钱　苏梗二钱　陈皮二钱　枳壳二钱，炒　郁金三钱，研　木香一钱五分，研　没药一钱，研　全归三钱　次生地四钱　茯神三钱，朱拌　焦枣仁三钱

引用青枫藤三钱

八月初六日，白文寿请得珍贵人脉息左关沉弦，右寸关滑数。膀臂筋脉渐舒，左腿疼痛稍好。惟步履无力，动转作疼，不耐劳累，胸膈嘈杂，谷食不香，食后恶心，夜寐不实。总缘肝肺气滞，湿饮未净所致。今用照原方加减，熥药照原方调理。

酒芩二钱　桔梗二钱　枳壳三钱　炙厚朴二钱　姜连一钱　木香一钱五分，研　次生地四钱　全当归三钱　壳砂八分，研　陈皮二钱　茯神三钱，朱拌　焦枣仁三钱

引用青枫藤三钱

八月初七日，白文寿请得珍贵人脉息左关沉弦，右寸关滑数有力。膀疼见好，胸膈渐畅。惟肝肺气道未舒，胃阳湿饮热盛，左腿筋脉缓软，步履不利，有时作疼，谷食不香，食后嘈杂恶心，夜寐不实。今用清热调气止痛汤，熥药照原方调理。

酒芩二钱　桔梗二钱　栀仁三钱，炒　姜连一钱五分　竹茹二钱　金石斛三钱　焦枳壳三钱　木香一钱五分，研　没药一钱五分，研　木瓜三钱　川牛膝三钱　酒军二钱　枳实一钱五分，炒　焦楂三钱　建曲三钱，炒　橘红一钱五分　木通一钱　青皮一钱五分，炒　泽泻一钱五分　甘草一钱

引用灯心一子

八月初八日，白文寿请得珍贵人脉息左关沉弦，右寸关滑而近数，沉取有力。胸闷稍好，膀疼亦轻。惟左腿今夜疼痛较甚，筋脉抽纵，心悸懊憹时作恶心，谷食不香，夜寐不实。良由肝肺气道郁结，胃阳湿滞尚盛，筋脉未能舒润所致。今用照昨方加活脉荣筋拈痛之法，外用药照原方调理。

全当归三钱　次生地四钱　抚芎二钱　木瓜三钱　川牛膝三钱　焦栀仁三钱　赤苓三钱　茅术二钱，炒　广木香一钱五分，研　青枫藤三钱　秦艽三钱　防己二钱

引用净乳香没药二钱

八月初九日，白文寿请得珍贵人脉息左关沉弦，右寸关滑而近数，沉取有力。筋脉渐舒，抽纵稍缓，左腿仍作疼痛，右足心稍觉浮肿，心悸懊憹时作恶心，谷食不香，夜寐不实。今用舒肝活络止痛汤，熥药照方调理。

全当归三钱　次生地四钱　抚芎二钱　橘络二钱　川牛膝三钱　青枫藤三钱　木瓜三钱　炙香附三钱　广木香一钱五分，研　净没药一钱五分，研　秦艽三钱　防己二钱

引用桑枝三寸

八月初十日，白文寿请得珍贵人脉息左关沉弦，右寸关滑数，沉取有力。心悸稍安，懊憹见止。惟左腿筋脉未和，时作疼痛，左膀亦疼，右足心稍觉浮肿，谷食欠香，夜寐不实。此缘肝肺气道未畅，湿热下注，壅瘀脉络所致。今用照昨方加减，熥药照方调理。

全当归三钱　次生地四钱　抚芎二钱　条芩二钱　川牛膝三钱　赤茯苓三钱　茅术二钱，炒　焦栀子三钱　炙香附三钱　川独活二钱　秦艽二钱　防己二钱

引用桑枝三寸

八月十一日，白文寿请得珍贵人脉息左关沉弦，右寸关滑，沉取数而有力。膀疼腿痛渐减，心悸懊憹亦止。惟左腿筋脉未舒，有抽掣作痛，右足心肿势未消，谷食欠香，夜寐不实。总缘肝肺气欠调畅，湿热壅瘀脉络所致。今用照原方加减，熥药照方调理。

全当归三钱　次生地四钱　抚芎二钱　条芩二钱　栀仁三钱，炒　粉丹皮二钱　赤苓三钱　茅术二钱，炒　焦神曲三钱　川独活二钱　秦艽二钱　防己二钱

引用桑枝三寸

八月十二日，白文寿请得珍贵人脉息左关沉弦，右寸关滑，沉取数而有力。膀臂筋脉渐舒，左腿疼痛见减，右足心肿势稍消，消而未平，谷食不香，夜寐不食，身肢酸倦，步履无力。今用调气活脉拈痛汤，熥药照方调理。

全当归三钱　次生地四钱　抚芎二钱　条芩二钱　栀仁三钱，炒　广橘络二钱　赤苓三钱　焦曲三钱　川独活二钱　粉丹皮二钱　秦艽二钱　防己二钱

引用桑枝三寸

八月十三日，白文寿请得珍贵人脉息左关见弦，右寸关滑数有力。膀疼已好，腿痛见轻，足心肿势渐消。惟筋脉未能全舒，步履尚然强滞欠利，谷食仍少，夜寐不实。今用照昨方加减，熥药照方调理。

全当归三钱　次生地四钱　抚芎二钱　条芩二钱　焦栀仁三钱　广橘络二钱　赤苓三钱　泽泻三钱　半夏曲二钱　川独活二钱　秦艽二钱　防己二钱

引用桑枝三寸

八月十六日，白文寿请得珍贵人脉息左关见弦，右寸关缓滑。气道已舒，湿饮已化，膀疼腿痛全愈，足心肿势亦消，谷食见香，夜寐尚可。惟胃阳之热未清，每食厚味恶心，腿膝筋脉强硬微痛，不耐劳累。今用清胃活脉止痛汤，熥药照方调理。

全当归三钱　次生地四钱　抚芎二钱　竹茹二钱　金石斛三钱　焦栀仁三钱　壳砂一钱　橘络二钱　半夏曲二钱　青枫藤三钱

引用桑枝三寸

八月十七日，白文寿请得珍贵人脉息和缓。诸症俱好。惟腿膝筋脉屈伸强滞，胃(气)欠和，今用和胃清热代茶饮调理。

【参考】 “右寸关滑”，系肺脾饮滞痰结，“沉取数而有力”，是肝木乘肺侮脾，气道不通，湿热蕴结，故而总以调气活脉化饮消滞为治。观此可知宫中御医以脉参证，据证立法，因法选方遣药，理法方药，层层相因，十分严谨。

十一月初一日亥刻，张仲元请得珍贵人脉息左寸关沉弦，右寸关滑数。抽搐见止，仍觉筋惕肉颤。神识已清，惟气道未调，痰热尚未下行。以致胸膈烦闷，两胁串疼，食后即觉心中懊憹吐有饮沫，有时恶寒发热，周身筋脉酸痛。今用照早方加减调理。

醋柴胡一钱　炙香附三钱　川郁金三钱，研　枳壳三钱，炒　次生地六钱　生杭芍三钱　青皮三钱，炒　钩藤三钱　煅赭石三钱　法夏三钱　广橘红二钱　焦三仙九钱

引用酒军一钱

【参考】 光绪二十年珍妃降为贵人，其时张仲元任太医院医士，与早年为嫔时，由院判李德昌请脉，不可同日而语。

2　珍嫔时医案

四月二十六日酉刻，李德昌请得珍嫔脉息右寸关沉滑，左关稍弦近数。系肝经有热，

肺胃痰饮，挟以寒火郁遏。以致胸闷咳嗽，咯之不爽。今用理嗽清解饮调理。

前胡三钱 苏叶子三钱 炙桑皮三钱 冬花三钱 橘红二钱 枳壳三钱，炒 木香八分，研 焦三仙六钱

引用竹茹二钱

四月二十七日，李德昌请得珍嫔脉息右寸关滑缓，余部均调。眠食尚好。惟肺气欠和，寒火未净，有时咳嗽。今用清肺代茶饮调理。

苏梗子二钱 前胡一钱五分 金沸草一钱五分，包煎 枳壳一钱五分，炒 广橘红一钱 壳砂八分，研

水煎随意代茶。

【参考】 这是珍妃早岁为嫔时之脉案，据其脉症表明，当患有劳嗽之症，与其乃姊瑾妃之劳嗽相类，结合光绪帝患有多系统结核病，抑或与传染有关。金沸草即旋覆花之全草，消痰平喘，下气降逆之功甚好。

3 珍妃时医案

二月十七日，杨际和请得珍妃脉息左寸关弦数，右寸关滑数。系心肝脾三经有热，蓄有湿饮，肝热下注之症，以致胸膈不畅，有时发热，口渴思凉，今用清热调肝饮，外用熏洗法调理。

次生地四钱 杭芍二钱，炒 郁金三钱，研 青皮三钱，炒 酒胆草二钱 乌药三钱 羚羊二钱 丹皮三钱 条芩三钱 泽泻三钱 枳壳三钱，炒

引用薄荷八分

二月二十二日，杨际和谨拟珍妃加减熏洗方。

蛇床子一两 苦参六钱 公英六钱 狼毒五钱 草节五钱 薄荷三钱 朴硝三钱 雄黄三钱 白菜叶四两，切碎

以水煎透去渣熏洗。

【参考】 据《爵秩全览》光绪二十年至二十七年杨际和任太医院左院判，结合珍妃复封及卒年，以及由杨际和主诊之其他脉案，本案大约应在光绪二十四，二十五年间。以药测证，所患当为经带阴痒之疾(阴痒，近代所见，以阴道滴虫症为多)。盖女子湿热下注多成带下，病久必然伤及阴液，且女子阴痒亦可由肝脾气虚，湿热下注而起，伴见胸膈烦闷，尿赤口渴等症，皆与此处前后脉案所叙符合，二月十七日案中虽称病在心肝脾三经，但胁肋为肝之分野，前阴为厥阴循行之地，其病重点仍在于肝。故御医杨际和所拟清热调肝饮内服，熏洗方外治，颇为恰当。内服之方系龙胆泻肝汤加减，为中医治湿热下注之带下阴痒等症要方。至于熏洗之方系本《疡医大全》蛇床子方与塌痒汤加减，其中蛇床子功能燥湿杀虫，外用可治带下阴痒，余药亦多为清热除湿、消炎止痒之品，用作外洗，结合汤药内服，效果当更显著。

二月二十六日，杨际和请得珍妃脉息左寸关弦数，右寸关沉滑。夜寐得安，谷食亦可，右臂串疼亦好。惟湿热不清，气道未调。以致胁肋脐腹牵引腰间串胀酸痛，口微作渴。今用照原方加减调理，熏洗法亦照原方加减。

丹参三钱 归尾三钱 赤芍三钱 川芎二钱 炙厚朴三钱 胆草三钱，酒 栀子三钱，炒 青皮三钱，炒 炙香附三钱 木香一钱五分 猪苓三钱 泽泻三钱

引用地肤子三钱 茺蔚子三钱

二月二十六日，杨际和谨拟珍妃加减熏洗方。

蛇床子一两 苦参六钱 公英六钱 狼毒五钱 甘草节五钱 薄荷三钱 朴硝三钱 明矾一钱五分

白菜叶四两，切碎

水煎透去渣熏洗。

二月二十七日，杨际和请得珍妃脉息左寸关弦数，右寸关沉滑。夜寐得安，谷食亦好。惟胸膈堵闷，胁肋脐腹牵引腰间有时串疼，口微作渴，身肢欠爽。今用照原方加减调理，熏洗法照原方。

丹参三钱　归尾三钱　赤芍三钱　川芎二钱　炙厚朴三钱　枳壳三钱，炒　酒胆草三钱　酒连一钱，研　青皮三钱，炒　炙香附三钱　木香一钱五分　泽泻三钱

引用地肤子三钱　茺蔚子三钱

二月二十八日，杨际和请得珍妃脉息左寸关弦数，右寸关沉滑。谷食香甜，夜寐安适。惟心中有时发热，胁腹串疼，口稍作渴，身肢欠爽。今用照原方调理。

丹参三钱　归尾三钱　赤芍三钱　川芎二钱　炙厚朴三钱　枳壳三钱，炒　酒胆草三钱　酒连一钱五分，研　青皮三钱，炒　炙香附三钱　木香一钱五分　泽泻三钱

引用地肤子三钱　茺蔚子三钱

二月二十九日，杨际和请得珍妃脉息左寸关弦数，右寸关沉滑。心中发热渐轻，口内有时作渴。惟咽嗌肿痛，胁腹时而串疼，荣分下行不畅。今用清热利咽汤，佐以调经之品调治。

丹参三钱　归尾三钱　赤芍三钱　延胡索三钱，炒　薄荷八分　苦桔梗四钱　连翘三钱　栀仁三钱　青皮三钱，炒　南红花一钱五分　酒芩三钱　生甘草八分

引用茺蔚子三钱

二月三十日，杨际和请得珍妃脉息左寸关弦数，右寸关沉滑。咽嗌肿痛，不甚见消。传恙面上起有风粟，口微作渴，胁腹有时串疼，身肢欠爽。今用照原方加减，外用冰硼散吹于喉间调理。

生地四钱　赤芍二钱　延胡索三钱，炒　薄荷一钱　荆芥炭二钱　防风二钱　苦桔梗五钱　牛蒡子一钱五分　青皮三钱，炒　僵蚕二钱，炒　酒芩三钱　栀仁三钱，炒

引用青果五个，研　熟军八分

三月初一日，杨际和请得珍妃脉息左寸关弦数，右寸关沉滑。咽痛渐轻，面上红晕风粟未退，咯吐涎痰喉间不爽，胁腹有时串痛，今用照原方加减调理。

赤芍三钱　白芷二钱　薄荷一钱　荆芥炭一钱五分　防风一钱五分　苦桔梗三钱　僵蚕一钱五分，炒　草河车二钱　青皮三钱，炒　酒芩三钱　栀仁三钱，炒　川郁金三钱，研

引用青果五个，研　丹皮二钱

三月初三日，杨际和请得珍妃脉息左关弦浮，右寸关滑数。肝热未清，显郁不净，复感风寒。以致头疼眩晕，鼻息不爽，时流清涕，咳嗽痰涎，脐腹串痛，身肢酸倦。今用清解化湿饮调理。

苏叶子三钱　前胡二钱　防风三钱　炙桑皮三钱　荆芥炭三钱　骨皮三钱　川芎二钱　陈皮二钱　蔓荆子三钱，炒　赤苓三钱　苦桔梗三钱　栀子三钱，炒

引用生姜三片

三月初四日巳正二刻，杨际和请得珍妃脉息左关弦而近缓，右寸关沉滑。风邪未净，湿热不清，脐腹疼渐好。惟头痛眩晕，鼻塞伤风，咳嗽痰涎，身肢酸倦。今用照原方加减调理。

苏梗叶二钱　前胡一钱五分　炙桑皮三钱　骨皮二钱　荆芥炭二钱　防风一钱五分　川芎一钱五分

白芷二钱　蔓荆子二钱，炒　陈皮一钱五分　杭芍二钱，炒　生甘草八分

引用生姜二片

二月初五日，杨际和请得珍妃脉息左关弦而近缓，右寸关滑缓。腹疼已好，咳嗽渐轻。惟头晕微疼，有时作渴，身肢较倦，今用照原方加减调理。

薄荷八分　川芎一钱五分　白芷一钱五分　桑皮二钱　骨皮二钱　陈皮一钱五分　杭芍二钱，炒　生地三钱　甘菊花二钱　生甘草八分

引用生姜一片

三月初六日，杨际和请得珍妃脉息左关弦缓，右关滑缓。诸证俱好。稍有余湿浮热未净，以致头微作晕，早间有时腹痛。今用清化代茶饮调理。

川芎一钱五分　甘菊花一钱五分　茅术二钱，炒　赤苓二钱　泽泻一钱五分　木香一钱　广皮一钱五分　生甘草八分

水煎代茶。

三月初七日，杨际和请得珍妃脉息和缓。诸证均好。止服汤药，相宜饮食调理。

九月二十三日，刘玉璋请得珍妃脉息关滑而结，两尺无力。系属中焦气脉不得流通，腰间作痛。惟饮滞见轻，今拟用和胃理气汤调理。

焦三仙各二钱　苍术三钱　瓜蒌三钱　薤白三钱　广木香一钱五分，研　法半夏二钱　槟榔二钱　枳实二钱　白茯苓三钱　橘红三钱　金银花二钱　泽泻二钱

引用生姜三片　甘草一钱

九月二十四日，刘玉璋请得珍妃脉息两关沉缓有力。诸证稍痊。惟胸间不得舒畅，仍依前方调气理脾汤调理。

瓜蒌实三钱　薤白二钱　苍术三钱　陈皮二钱　广木香二钱，研　法半夏二钱　槟榔三钱　炙香附二钱　白僵蚕三钱　金银花三钱　归身二钱五分　枳实二钱

引用焦三仙各二钱　泽泻三钱

九月二十五日，刘玉璋请得珍妃脉息和缓有力。诸证皆痊。惟有时胸满，谨拟和胃代茶饮调理。

归身二钱　川芎二钱　白芍二钱　生地二钱　广木香一钱五分，研　枳实二钱　苍术二钱　焦三仙各三钱

水煎代茶。

【参考】　珍妃他他拉氏，为侍郎长叙之女，光绪十五年，年十三，与其姊瑾妃同著封为嫔，是光绪最宠幸之妃。光绪二十六年，八国联军入京，被慈禧后沉于井，时人哀之，至今故宫(紫禁城)尚遗存“珍妃井”供人凭吊。其所遗脉案表明，当年患有劳嗽、带下、阴痒、腿疼等症。

五　恭亲王

1　医案及护病记录

光绪，年三月初五日，庄守和诊得恭亲王脉息左寸力弱，关部沉弦，右寸关沉滑，两尺见弱。寅卯之时，大便二次，先燥后溏，带有痰滞。胸堵略轻，烦急稍好，惟心虚肝旺，气道不顺，脾肺积蓄痰热不净，以致动则气促，有时喘满胸堵，咳嗽痰粘如胶，躺卧不实，睡仍虚空，谷食不香，神倦自汗，小便勤而色赤，今用安神理肺定喘化痰汤调治。

朱茯神三钱　枣仁三钱，炒焦　沙参四钱　麦冬四钱，朱拌　溏瓜蒌五钱　川贝三钱，研　橘红一钱五分，老树

海(浮)石三钱 炙苏子霜钱半 冬花三钱 炙桑皮三钱 百部二钱

引用金沸草三钱，包煎 竹茹二钱

【参考】 海石一味，疑即清热涤痰之海浮石。

三月初五日未刻，庄守和、李德昌请得恭亲王脉息左寸仍弱，关部沉弦，右寸关沉滑，两尺力软。今早已刻又见大便一次尚润，喘满有时略轻，有时仍作，动则气促，咳嗽稠痰，咯不易出，心急烦躁，躺卧不实，少眠神倦，懒食口干，腹肋串痛，小便数勤，色仍见赤，今议用照早方加减调治。

朱茯神三钱 焦枣仁三钱 沙参四钱 麦冬四钱，朱拌 溏瓜蒌五钱 川贝三钱，研 款冬花三钱 炙桑皮三钱 橘红一钱五分，老树 海石三钱 苏子霜钱半 紫菀三钱

引用金沸草三钱，包煎 竹茹二钱 落水沉四分，研冲

三月初六日，庄守和诊得恭亲王脉息左寸力弱，关部沉弦，右寸关沉滑，两尺仍软。前夜未眠，后夜时睡时醒，早晨精神稍好，惟心虚肺燥，肝旺脾弱，痰火不清，气道郁结，以致喉间痰声动则气促，咳嗽痰稠，有时喘满胸堵，烦急躁汗，懒食身倦，小便勤数色黄，今用照昨方加减调治。

朱茯神三钱 焦枣仁三钱 沙参四钱 麦冬四钱，朱拌 溏瓜蒌五钱 川贝三钱，研 款冬花三钱 紫菀三钱 炙桑皮三钱 橘红一钱五分，老树 苏子霜一钱五分 海(浮)石三钱

引用枇杷叶三钱，去净毛蜜炙 落水沉四分，冲服

三月十四日，张仲元诊得恭亲王脉息左寸仍弱，关部沉弦而数，右寸关沉滑，两尺细数。昨连服养阴清燥之剂，膈间痰热稍好，迷蒙时作，偶遇多言劳神即觉气促，时或喘满咳嗽痰粘，肢体有时颤动，心悸惊恐，谷食欠香，良由心气不定，痰热未清，汗多伤阴，气血未能骤复所致，今用养心清燥润肺化痰之法调治。

西洋参三钱，研 朱茯神五钱 远志一钱五分，肉 橘红八分，老树 生牡蛎四钱 元参六钱 中生地六钱 生杭芍三钱 浙贝三钱，研 盐柏三钱 知母三钱，炒 焦栀子三钱

引用金石斛三钱

闰三月十四日，卯正二刻诊脉平和，卯正三刻五分坐睡好，辰初一刻十分醒好，辰正吃膏子药，辰正五分小水，辰正十分喝清茶半盅，辰正一刻吃高丽清心丸半丸，辰正二刻吃饭卷一个，蜂糕半块，鸭子汤粥半碗，巳初一刻十分吃烟二口，巳初二刻十分小水，巳正三刻小水，午初吃烟四口，午初十分喝荸荠汁半盅，蜜柑半个，午初一刻小水，午初三刻坐睡，午正五分醒，午正一刻五分小水，午正二刻坐睡，午正三刻十分醒，未初一刻五分喝清茶半碗，未初三刻诊脉平和，未正吃药，未正一刻五分小水，未正二刻十分吃烟五口好，未正三刻五分小水，申正二刻喝清茶半盅，申正三刻诊脉好，酉初小水，酉初一刻吃紫老米面蜂糕一片，酉正一刻五分喝荸荠汁半盅，酉正三刻五分小水，戌初三刻睡，戌正五分醒，戌正十分大便，戌正二刻五分吃紫老米面蜂糕二块，鸭子汤粥半碗，戌正三刻吃膏子药，亥初三刻大便，亥正一刻十分喝荸荠汁半盅，亥正二刻睡。

十五日，子初醒，子初二刻小水，子正二刻诊脉平和，子正三刻喝鸭汤粥四匙，丑初吃膏子药，丑初五分小水，丑正三刻小水，寅初三刻喝白米糯粥半碗，寅正小水，寅正五分躺，寅正十分起，卯初二刻睡，卯初三刻十分醒，卯正五分睡，卯正一刻十分醒，卯正二刻小水，卯正二刻五分吃膏子药，辰初喝清茶半盅，辰初一刻诊脉。

闰三月十五日，庄守和、张仲元、姚宝生诊得恭亲王脉息左寸关弦软而数，右寸关滑数无力，两尺重按虚弱。神识仍见迷闷，烦急不眠，多言自汗，目瞪直视，心悸口干，膈

间痰滞咯不易出，面形消瘦，谷食不多，总因思虑不解，耗伤精神，心肺气弱，肝郁痰盛所致，今议用益气育神清肝化痰之法调治。

洋参三钱 朱茯苓四钱 柏子仁三钱 远志一钱，肉 橘红一钱五分 元参四钱 生杭芍三钱 炙香附二钱 天冬三钱 姜栀三钱 甘草一钱 川贝四钱，去心

引用竹沥膏三钱，化服

闰三月十五日，辰初三刻喝鸭子汤粥半碗，辰正一刻十分小水，辰正三刻吃烟八口好，辰正三刻五分躺睡好，巳初一刻十分醒起，巳正小水，巳正一刻喝清茶半盅，巳正三刻吃白蜂糕一块，薏苡仁糯粥半碗，巳正三刻五分诊脉好，巳正三刻十分躺，午初起，午初二刻五分躺睡，未初醒，未初一刻吃牡丹花片汤一小碗，未正二刻五分小水，甲初一刻小水，申初二刻五分吃橙子一个，蜜柑半个，申初三刻吃烟五口好，申正诊脉平和，申正一刻小水，申正二刻吃高丽清心丸半丸，申正三刻十分吃鸭汤粥半碗，酉初五分躺，酉初二刻五分起，酉初三刻小水，戌初一刻喝清茶半盅，戌初一刻十分小水，戌初二刻十分吃烟八口，戌正二刻五分小水，亥初吃紫米蜂糕一块，白米糯粥半碗，亥正诊脉好，亥正一刻五分坐睡，亥正三刻醒，亥正三刻十分喝荸荠汁半盅。

十六日，子初小水，子初五分坐睡，子正十分醒吃膏子药，子正二刻五分小水，丑初二刻吃蜂糕二块，白米糯粥半碗，丑初二刻十分小水，丑初三刻躺睡，丑正一刻十分醒，寅初诊脉好，寅初三刻十分小水，寅正五分吃蜂糕一块，鸭子汤半碗，寅正三刻吃烟七口好，寅正三刻五分小水，卯初喝清茶半盅，卯初十分小水，卯初三刻五分躺睡，卯正一刻五分醒，卯正二刻小水，辰初十分诊脉平和。

闰三月十六日，庄守和、张仲元、姚宝生诊得恭亲王脉息左寸关沉弦近数，右寸关洪滑兼数，尺部如昨。夜寐稍安，谷食微增，惟肝郁不解，心气不开，膈间痰热尚滞，以致神识未清，语言有时错乱，时或胸堵心悸，烦急自汗，痰仍稠粘咯不易出，今议用伸郁清肝育神化痰之法调治。

西洋参三钱 天冬三钱 朱茯神四钱 浙贝三钱，研 溏瓜蒌四钱，研 橘红一钱 姜栀仁二钱 元参三钱 生杭芍三钱 柏子仁三钱 炙香附二钱 远志一钱

引用竹沥膏三钱，化服

闰三月十六日，辰初一刻坐睡，辰初一刻十分醒，辰初二刻吃牡丹花片汤一碗，辰正小水，辰正一刻十分吃烟六口，辰正二刻五分躺睡，巳初十分醒，巳初一刻十分小水，巳初三刻坐睡，卯初二刻诊脉微燥，卯初三刻小水，卯正五分喝人乳半盅，卯正一刻小水，卯正一刻十分诊脉，嵩寿，卯正三刻小水。

四月初九日，庄守和、张仲元、姚宝生诊得恭亲王脉息左寸关弦数，右寸关滑数，尺部见弱。肝经郁热未清，心虚肺燥，脾弱不易化湿，以致手足仍见浮肿，心急发热，烦热烦躁，自汗不能躺卧，坐睡朦胧痰仍稠粘，心悸气怯，舌疮糜烂，食少饮多，气体瘦弱，势属延缠，今议用清燥益阴平肝醒脾之法调治。

生熟地各三钱 杭芍三钱，炒 云苓四钱 麦冬三钱 化橘红一钱 薏苡仁四钱 山药四钱，炒 焦枣仁三钱 花粉三钱 远志一钱 粉草一钱 川贝三钱

引用谷芽三钱，炒

四月初九日戌刻，嵩寿拟恭亲王。

贝母二钱 五味子一钱五分 百合二钱 寸冬二钱，去心 蔻仁一个 沙参一钱五分

引用荷叶一角 生姜汁三滴

四月初九日，嵩寿拟恭亲王滋益健脾化湿。

西洋参三钱，研　云茯苓六钱　焦枣仁三钱　嫩玉竹五钱　中生地八钱　归身三钱　生杭芍三钱　肉苁蓉三钱　杜仲五钱，炒　狗脊四钱，炒　川续断三钱　浙贝母三钱，研　盐黄柏三钱　知母三钱，炒　淮山药三钱　生粉草丁二钱

用鲜竹叶灯心水煮透，过淋，再用水将药熬透，拧滓，兑蜂蜜一两六钱收膏，每服八分。

四月初九日，嵩寿诊得恭亲王六脉□□。肝经热盛，未能大消，心气尚起虚火，肺经风邪又微较轻，脾胃二脉尚见平和。总因肺郁肝旺，以致仍见喘嗽不卧，燥痰虽少，颜色仍带黄块，燥汗仍时见出，现宜培养心气，清解肺郁，消散肝热，定喘化痰之法治之。

柏子仁二钱　赤苓一钱五分　苦桔梗一钱五分　地骨皮三钱　南百合一钱五分　生栀子一钱　羌活五分　天竺黄一钱五分　杏仁一钱五分，研　川连六分　生白芍一钱　苏子二分

引用白果七个

四月初九日，辰初二刻十分吃片汤半碗，辰正小水，辰正一刻吃膏子药，辰正三刻喝清茶半盅，巳初二刻小水，巳初三刻坐睡按摩，巳正一刻醒，午初一刻吃药，午初一刻十分小水，午初三刻十分喝人乳半盅，午正吃烟六口，午正二刻坐睡，未初二刻醒，未初三刻小水，未正二刻小水，申初二刻小水，申正喝荷叶粥半碗，申正三刻小水，酉初一刻十分坐睡，酉正五分醒小水，酉正二刻吃膏子药，戌初三刻十分小水，戌正一刻五分诊脉躁，戌正二刻十分吃高丽清心丸半丸，亥正吃膏子药，亥正二刻喝竹沥水二钱，犀角一分。

初十日，子初一刻五分小水，子正一刻小水，子正一刻五分喝荷叶粥一小碗，丑初诊脉虚散，丑初一刻坐睡，丑正醒，丑正一刻坐睡，寅初醒，寅初一刻坐睡，寅正十分醒小水，寅正一刻五分吃膏子药，卯初诊脉虚弱，卯初二刻十分按摩，卯正三刻十分小水，辰初一刻喝鸭子汤粥半碗，兑参麦饮半盅。

四月初十日，庄守和、张仲元、姚宝生诊得恭亲王脉息左寸关弦数而软，右寸关滑而力软，两尺虚弱无根。昨夜痰壅气喘，汗出如洗，耗伤气液，脾肺不固，元气过亏，精神异常委顿，不能躺卧，坐睡迷闷，筋脉掣动，手足浮肿，形肉消瘦，证势重险，谨防喘汗虚脱，今议用保元养阴，敛汗定喘之法调治。

西洋参三钱　沙参四钱　麦冬四钱，带心　熟地四钱　五倍子一钱　云苓四钱　川贝三钱　玉竹二钱　广红一钱五分　生杭芍三钱　粉草一钱　款冬三钱

引用浮小麦三钱

四月初十日丑刻，庄守和、张仲元、姚宝生诊得恭亲王脉息左寸关数而无力，尺部虚大，右三部软而无根。由戌至丑，汗出不止，喘息抬肩，痰热上壅，精神不固，证势重险，谨防虚脱，今议用保肺固脱之法竭力调治。

人参三钱　麦冬三钱　老米五钱

水煎浓汁频频饮之。

【参考】 参麦饮为清宫抢救重危病人必用之剂，当时用之，虽因病势险重，往往不救，但可能与给药途径、用量大小有关，而方药本身实有进一步研究之价值。

四月初十日，嵩寿诊得恭亲王六脉滑数而大，沉取少力。症系痰盛火旺，气血渐弱，恐防痰堵，致有神气不爽，(神)昏懒食之患，今用敛阴顺气，降火痰之法治之。

大熟地一钱五分　寸冬二钱，去心　沙参一钱五分　杭白芍一钱五分，炒　乌药八分，炒　酒芩一钱　天竺黄一钱五分　生栀子五分　元参一钱

引用灯心三十寸　生姜一片

【参考】　恭忠亲王奕訢，为道光帝(宣宗)第六子，孝静成皇后所出，历道、咸、同、光四朝，屡握重权，为季清著名之亲王。咸丰时曾领总理各国事务衙门，同治时授议政王、军机大臣职，并管神机营事务，光绪二十年复领总理各国事务衙门，总理海军，督办军务，薨于光绪二十四年四月初十日，享年六十七岁。本案即临终前一月与临终之日脉案，其中有逐日逐时逐刻的护理记录，可见当时宫中已有特别护理之举，为今天研究中医护病学不可多得的珍贵资料。

六　顺承郡王福晋

1　月经不调治案

光绪二十八年八月十四日，张仲元看得顺承郡王福晋顺气调经丸。

麝香二分　鸡血藤膏四钱　藏红花四钱　赤芍三钱　炙香附三钱　川郁金五钱，研　桃仁四钱　川芎三钱　酒当归四钱　小生地五钱　泽兰叶三钱　丹参三钱　酒军炭三钱　百草霜五钱　丹皮三钱　甘草三钱

共研极细面，蜜为丸，为绿豆大，每日早晚各服三钱，白开水送服。

光绪二十八年九月初七日，张仲元看得顺承郡王福晋条肝顺气通经丸。

全当归五钱　赤芍四钱　次生地六钱　川芎三钱　麝香五分，后兑　藏红花五钱　泽兰三钱　丹皮三钱　炙香附五钱　鸡血藤膏五钱　醋柴胡三钱　熟军三钱　醋青皮三钱　朱茯神六钱　枣仁四钱　甘草三钱

共研极细末，蜜为小丸，如绿豆大，每早晚各服三钱，白开水送下。

【参考】　月经后期不至，有虚有实，虚者当补，实者当通。顺承郡王福晋此案属实证，故以通经为主，方宗桃红四物汤加味，以四物养血，柴胡香附调畅气机，泽兰丹参大黄丹皮和血消瘀，制为蜜丸，寓消瘀于养血之中，缓图功效，允为得当。其中尤入麝香一味，芳香走窜，开窍通闭，功可活血通经，但用量宜轻。

2　脾元虚弱治案

光绪三十二年二月二十七日酉刻，姚宝生看得顺承郡王福晋脉息左关沉弦，右寸关滑软，两尺虚弱。阴分不足，脾元郁而太弱。今用养阴扶脾之法调治。

酒归身四钱　香附三钱　焦酒芍三钱　熟地三钱　云茯苓四钱　于术一钱五分，炒　煨木香一钱五分　缩砂二钱，研　广陈皮一钱五分　萸连一钱五分，研　盐泽泻二钱　甘草一钱

引用灯心二子

二月二十八日，姚宝生看得顺承郡王福晋脉息左关沉弦，右寸关缓滑，两尺沉而无力。阴分不足，脾元虚弱，气道欠舒。今用养阴调中之法调治。

酒杭芍四钱　当归四钱　炙香附三钱　熟地三钱　云茯苓四钱　于术一钱五分　朱麦冬四钱　广皮一钱五分　煨木香一钱五分　萸连一钱五分　盐泽泻二钱　甘草一钱

引用灯心二子

二月二十九日，姚宝生看得顺承郡王福晋照原方减熟地，加霜桑叶三钱酒芩二钱。

三月初一日，顺承郡王福晋照原方。

三月初一日，姚宝生看得顺承郡王福晋脉息左关稍弦，右寸关滑而有力。肝郁欠舒，脾元软弱，上焦浮热未清。今用调中舒肝之法调治。

云茯苓四钱　广皮二钱　生于术一钱五分　酒芩二钱　栀子二钱，炒　酒芍三钱　炙香附三钱　当归四钱

焦枳实二钱　建曲三钱　炙厚朴一钱五分　甘草一钱

引用竹叶一钱五分

三月初二日，姚宝生看得顺承郡王福晋脉息左关稍弦，右寸关浮滑。气道欠舒。惟稍感风寒，余热未清。今用调和营卫之法调治。

生于术一钱五分　陈皮一钱五分　云茯苓三钱　桑叶三钱　酒黄芩二钱　荆芥一钱五分，带穗　全当归四钱　酒芍三钱　女贞子三钱　栀子二钱，炒　建曲三钱，炒　甘草一钱

引用薄荷梗八分

3 头晕治案

三月初六日，张仲元看得顺承郡王福晋脉息左关沉弦，右寸关浮滑。肝胃气滞，停饮受风。似(以)致头晕作疼，胸膈烦闷，呕吐水饮。今用和中疏化饮调治。

全当归三钱　中生地四钱　生杭芍三钱　川芎一钱五分　法半夏三钱　化橘红三钱　明天麻二钱　枳实二钱，炒　云茯苓四钱　蔓荆子二钱，研　南薄荷八分　泽泻三钱

引用栀子一钱五分，炒

三月初七日，张仲元看得顺承郡王福晋脉息左关沉弦，右寸沉滑。肝胃未和，痰饮未清，熏蒸上焦。以致头晕微疼，有时恶心，身肢酸倦。今用和中化饮之法调治。

全当归三钱　中生地四钱　生杭芍三钱　川芎一钱五分　云茯苓四钱　泽泻三钱　化橘红二钱　法半夏三钱　枳实三钱，炒　蔓荆子三钱，研　明天麻二钱　栀子三钱，炒

引用姜连一钱五分，研

三月初八日，姚宝生看得顺承郡王福晋。

明天麻二钱　旋覆花三钱　甘菊花三钱　化橘红三钱　建泽泻三钱　南薄荷六分　栀子二钱，炒　甘草一钱

引用生石决明五钱

三月初九日，姚宝生看得顺承郡王福晋脉息左关沉弦，右寸关滑软。肝末(木)欠舒，胃蓄痰饮，有时头晕作疼。今用养阴调中之法调治。

生杭芍三钱　当归三钱　炙香附三钱　泽泻二钱　云茯苓四钱　炙厚朴二钱　焦枳壳二钱　化橘红一钱五分　姜半夏二钱　建曲三钱，炒　萸连炭二钱　甘草一钱

引用夏枯草二钱

【参考】 从脉象来看，“左关沉弦，右寸关滑数”，仍病在肝脾两经，故治法以调肝理气，和中化饮为主。故案中时用四物养血柔肝，二陈和胃化痰，其着眼点即在于此。

七　垣大奶奶

1 医案辑录

光绪二十九年十月二十七日，庄守和看得垣大奶奶脉息左寸关浮数，右寸关滑数。肺胃湿热，血燥受风。以致憎寒发热，头面浮肿，皮肤出有风粟红点。急躁口渴，胸闷恶心，身肢酸倦。今用疏风清热化湿饮调治。

荆芥二钱　牛蒡子二钱，炒　葛根二钱　酒芩三钱　次生地四钱　板蓝根三钱　连翘三钱　蝉衣二钱　防风二钱　焦三仙各三钱　枳壳三钱，炒　生甘草八分

引用薄荷一钱　灯心一子

十月二十八日，庄守和看得垣大奶奶脉息左寸关浮数，右寸关滑数。夜得正汗，表凉渐解，风粟见透。惟肺胃热盛，滞火未清。以致头发热，口干恶心，身肢酸倦，谷食不香。今用表里清解平胃化滞饮调治。

荆芥二钱　牛蒡子二钱，研　板蓝根三钱　粉葛二钱　连翘三钱　酒黄芩二钱　炙厚朴二钱　枳实二钱，炒　橘皮二钱　焦三仙各三钱　酒川军三钱　生甘草八分

引用竹茹二钱　薄荷一钱

十月二十九日，庄守和看得垣大奶奶脉息左寸关弦数，右关滑数。风凉渐解，滞热下行，诸症见好。惟肺胃饮热未清，风粟消而未净。晚间尚有发热，谷食欠香。今用清热和胃饮调治。

次生地三钱　元参三钱　丹皮二钱　粉葛二钱　麦芽三钱，炒　陈皮二钱　花粉三钱　建曲三钱，炒　酒黄芩三钱　炙厚朴二钱　竹茹二钱　甘草八分

引用白蔻仁五分，研

十月三十日，庄守和看得垣大奶奶脉息和缓。表里已清，诸症俱好。惟胃气尚有欠和，余热未净。今用和胃清热饮调治。

次生地三钱　陈皮二钱　炙厚朴二钱　神曲三钱，炒　麦芽三钱，炒　壳砂八分，研　薄荷八分　甘草八分

引用灯心一子

【参考】 风粟责之肺胃，先用透表宣肺，继进清里和胃，亦一定之治法。

光绪三十一年十一月初二日，张仲元看得垣大奶奶脉息左关见弦，右寸关沉滑。中气不足，肝木未畅，胸胁时作串疼。今用建中和肝之法调治。

炙黄芪六钱　全当归三钱　杭芍五钱，炒　萸连各五分，兑炒研　炙香附二钱　于术三钱，炒　灵脂三钱，炒　炙甘草一钱

引用炮姜一钱　小枣肉十个

十一月初三日，张仲元、姚宝生看得垣大奶奶脉息左关沉弦，右寸关弦而稍数。肝木欠舒，气道郁结未畅。以致胸胁串疼，有时堵闷。今议用和肝宣郁之法调治。

炙香附三钱　酒芍四钱　全当归四钱　栀子二钱，炒　萸连炭一钱　云苓四钱　川楝子三钱，肉　枳实一钱五分，炒　酒熟军各一钱　桃仁三钱，炒研　乌药二钱　甘草一钱

引用小枣肉三个

十一月初四日，张仲元、姚宝生看得垣大奶奶脉息左关沉弦，右寸关弦滑稍数。肝木欠舒，气道郁结未畅。胸胁串疼，有时堵闷。今议用和肝宣郁化滞之法调治。

酒杭芍四钱　栀子二钱，炒　桃仁泥三钱　当归四钱　酒熟军各一钱五分　延胡索二钱，研　川楝子三钱，研　乌药二钱　枳壳二钱，炒　萸连一钱，研　怀牛膝三钱　甘草一钱

引用郁李仁三钱，研

十一月初五日，张仲元、姚宝生看得垣大奶奶脉息左关沉弦，右寸关滑而近数。肝郁未和，气道欠畅。胸膈堵闷见好。胁间尚觉串疼。今议用和肝宣郁化滞之法调治。

栀子一钱五分，炒　全当归四钱　延胡索二钱，醋炒研　川楝肉二钱　乌药一钱五分　怀牛膝三钱　酒芍四钱　五灵脂二钱，炒　熟军三钱　枳壳一钱五分，炒　桃仁三钱，炒研　粉甘草一钱

引用郁李仁三钱，研

十一月初六日，张仲元、姚宝生看得垣大奶奶脉息左关沉弦，右寸关滑而近数。肝郁未和，气道欠畅。胸胁串疼见好，身肢尚觉酸倦。今议用和肝宣郁之法调治。

全当归四钱　酒芍三钱　延胡索二钱，醋炒研　川楝肉二钱，研　五灵脂二钱，炒　桃仁三钱，研　熟军一钱五分

台乌药一钱五分　怀牛膝三钱　枳壳一钱五分，炒　甘草一钱

引用郁李仁三钱，研

十一月初七日，张仲元、姚宝生看得垣大奶奶脉息左关沉弦，右寸关滑而近数。肝郁未和，气血凝滞。今议用和肝宣郁之法调治。

全当归四钱　酒芍四钱　醋延胡索二钱，炒研　五灵脂三钱　川楝肉二钱，研　三棱三钱，醋炒　白蔻仁一钱，研　青皮一钱五分，炒　醋川军一钱五分　炒栀二钱　广陈皮一钱五分　生粉甘草一钱

引用郁李仁三钱，研

十一月初十日，张仲元、姚宝生看得垣大奶奶脉息左关沉弦，右寸关弦紧。肝郁未舒，血气未和，胁下时作闷疼。今议用和中宣郁之法调治。

全当归三钱　酒芍三钱　党参三钱　生于术三钱　炙山萸一钱五分　云苓四钱　法半夏二钱，研　广砂仁八分，研　槟榔炭二钱　甘草一钱

引用生姜三片

本日酉刻照原方。

十一月十一日，张仲元、姚宝生看得垣大奶奶脉息左关沉弦，右寸关弦紧。肝郁未舒，血气未和，胁下时作闷疼。今议用和中宣郁之法调治。

炙黄芪四钱　党参三钱　云苓五钱　生于术三钱　全当归三钱　酒杭芍三钱　川芎一钱　山萸肉二钱　五味子一钱　官桂一钱，研　良姜一钱五分　炙甘草一钱

引用乌梅三个

十一月十二日，张仲元、姚宝生看得垣大奶奶脉息左关沉弦，右寸关弦紧。肝郁欠舒，气血未和，胁下有时作疼。今议用和中调气之法调治。

党参三钱　云茯苓四钱　生于术三钱　五味子一钱　当归三钱　杭芍三钱，炒　川芎一钱五分　萸连各六分，炒研　肉桂八分，研　生牡蛎三钱　炙甘草一钱

引用乌梅肉三个　小枳实二钱

十一月十二日，照原方。

垣大奶奶熥药方。

老葱白二斤

用老醋拌匀，银锅炒热，熥于患处。

十一月十三日，张仲元、姚宝生看得垣大奶奶脉息左关沉弦，右寸关弦紧。肝气欠舒，气血未和，胁下时作疼痛。今议用和中理气之法调治。

党参三钱　云茯苓四钱　生于术三钱　茅术一钱五分，炒　当归三钱　酒杭芍三钱　川芎一钱五分　五味子一钱　肉桂一钱，研　吴茱萸二钱，炭　小枳实二钱，炒　炙甘草一钱

引用乌梅肉三个

十一月十四日，张仲元、姚宝生看得垣大奶奶脉息左关沉弦，右寸关弦紧。肝郁欠舒，气血未和，胁下有时作疼。今议用和中理气之法调治。

党参三钱　云茯苓四钱　生于术三钱　广皮一钱五分　当归三钱　杭芍三钱，炒　川芎一钱五分　旋覆花三钱　肉桂一钱，研　吴萸炭一钱五分　小枳实一钱五分　甘草一钱

引用乌梅肉三个

十一月十六日，姚宝生看得垣大奶奶脉息左关沉弦，右寸关弦而稍涩。肝郁欠舒，血气未和，胁下有时化痛。今用理气和血之法调治。

党参三钱　焦于术三钱，土炒　云苓四钱　全当归四钱　壳砂一钱五分，研　煨木香一钱五分　祁艾三钱，炒

厚肉桂一钱，研　萸连各八分，研　枳实一钱五分，炒　酒芍四钱　炙甘草一钱

引用炙香附一钱

十一月十七日，张仲元、姚宝生看得垣大奶奶脉息左关沉弦，右寸关弦而稍涩。肝郁欠舒，血气未和，胁下有时作疼。今用理气和血之法调治。

党参三钱　焦于术三钱　云苓四钱　全当归四钱　壳砂一钱五分，研　煨木香一钱五分　祁艾三钱，炭　厚肉桂一钱，研　萸连各八分，研　白芷一钱，炒　酒芍四钱　炙甘草一钱

引用炙香附一钱

十一月十八日，张仲元、姚宝生看得垣大奶奶脉息左关稍弦，右寸关沉滑。诸症均好。惟气血稍有未和，今议用理气和血之法调治。

党参三钱　焦于术三钱　云苓四钱　全当归三钱　壳砂一钱　煨木香一钱　祁艾二钱，炭　厚肉桂八分，研　萸连各六分，研　白芷一钱，炒　酒芍四钱　炙甘草一钱

引用炙香附一钱

十一月十九日，张仲元、姚宝生看得垣大奶奶脉息和缓。诸症俱好。惟胃气欠和，今议用和胃代茶饮调治。

茯苓三钱　陈皮一钱五分　于术二钱，炒　当归二钱　酒芍二钱　木香六分　谷芽三钱，炒　甘草八分

水煎代茶。

光绪三十二年正月二十七日酉刻，姚宝生看得垣大奶奶脉息左关沉弦，右寸关滑而稍数。肝木欠舒，肺胃饮热上蒸，气道不畅。以致胁下串疼，不时呕吐。今用舒肝和胃宣郁之法调治。

生杭芍三钱　延胡索三钱，炒研　怀牛膝三钱　青皮二钱，炒　云茯苓五钱　广皮三钱　焦茅术一钱五分　姜连二钱，研　炙紫朴二钱　枳实一钱五分，炒　槟榔三钱，炒　甘草一钱

引用姜汁少半匙，冲服

正月二十八日，姚宝生看得垣大奶奶脉息左关沉弦，右寸关滑而稍数。肝木欠舒，肺胃蓄有饮热。以致胁下作痛，不时呕吐。今用舒肝调中之法调治。

生杭芍三钱　炙香附三钱　怀牛膝三钱　青皮一钱五分　云茯苓四钱　广皮二钱　焦茅术一钱五分　姜连一钱五分　炙紫朴一钱五分　枳实二钱，炒　槟榔三钱，炒　甘草一钱

引用生姜三片

正月二十九日，姚宝生看得垣大奶奶脉息左关沉弦，右寸关滑而稍数。肝木未舒，肺胃蓄有饮热，荣分已行。惟胁下尚觉串痛，仍不时呕吐，今用调中舒肝之法调治。

酒杭芍三钱　炙香附三钱　乌药二钱　青皮一钱五分，炒　云茯苓四钱　姜连一钱五分　炙厚朴二钱　炒槟榔三钱　焦茅术一钱五分　枳壳二钱，炒　熟军三钱　甘草一钱

引用藿梗八分

二月初一日，姚宝生看得垣大奶奶照原方。

二月初二日，姚宝生看得垣大奶奶脉息左关沉弦，右寸关滑而稍数。中气稍和，呕吐见好。惟肝木未舒，胁下时昨(作)串痛。今用舒肝理气之法调治。

酒杭芍四钱　延胡索二钱，炒研　怀牛膝三钱　川芎一钱五分　云茯苓四钱　枳实一钱五分，炒　炙厚朴二钱　广砂一钱五分，研　焦茅术一钱五分　姜连一钱五分　煨木香一钱五分　甘草一钱

引用佛手柑一钱

二月初三日，姚宝生看得垣大奶奶脉息左关沉弦，右寸关缓滑。中气渐和，呕吐已止。惟胁下时有串痛，荣分欠调。今用舒肝调经之法调治。

酒杭芍四钱　炙香附三钱　全当归四钱　抚芎一钱五分　云茯苓四钱　广砂二钱，研　炙厚朴二钱　乌药二钱　祁艾炭二钱　酒连一钱五分，研　炙甘草一钱

引用佛手柑一钱

二月初四日，姚宝生看得垣大奶奶照原方。

二月初五日，姚宝生看得垣大奶奶脉息左关沉弦，右寸关缓滑。中气渐和。惟肝木欠舒，胸胁有时串痛。今用舒肝理脾之法调治。

焦酒芍四钱　当归四钱　炙香附三钱　丹参三钱　云茯苓四钱　于术二钱，土炒焦　焦枳实二钱　乌药一钱五分　祁艾炭三钱　广砂一钱五分，研　吴萸连一钱五分　炙甘草一钱

引用佛手柑一钱五分

二月初六日，姚宝生看得垣大奶奶脉息左关稍弦，右寸关滑软。中气已和。惟肝木欠舒，脾土软弱。今用舒肝理脾之法调治。

焦酒芍四钱　归身四钱　炙香附三钱　祁艾二钱，炒　酒丹参四钱　于术二钱，土炒　云茯苓四钱　广砂二钱　萸连炭二钱，研　乌药一钱五分　法半夏一钱五分，研　炙甘草一钱

引用乌梅肉一钱五分，研

二月初七日，姚宝生看得垣大奶奶脉息左关稍弦，右寸关滑软。中气已和。惟肝木欠舒，脾土虚弱，今用舒肝理脾之法调治。

焦酒芍四钱　归身三钱　炙香附三钱　祁艾三钱，炒　怀牛膝三钱　丹参四钱　云茯苓四钱　于术二钱，土炒　萸连炭二钱　广砂一钱五分，研　台乌药二钱　炙甘草一钱

引用乌梅肉二钱，炒

二月初八日，姚宝生看得垣大奶奶脉息左关稍弦，右寸关缓滑。中气已和。惟肝木未舒，脾土虚弱，今用舒肝理脾之法调治。

酒杭芍四钱　当归四钱　炙香附三钱　青皮一钱五分，炒　怀牛膝三钱，酒炒　焦祁艾三钱　台乌药二钱　于术一钱五分　云茯苓四钱　酒连一钱五分，研　广木香一钱五分　甘草一钱

引用白蔻仁八分，研

二月初十日，姚宝生看得垣大奶奶脉息左关沉弦，右寸关滑软。中气已和。惟肝木未舒，胁下时化串痛。今用舒肝理脾之法调治。

酒杭芍四钱　当归四钱　炙香附三钱　青皮一钱五分，炒　怀牛膝三钱　木香一钱五分　祁艾炭二钱　萸连一钱五分　五灵脂二钱，炒　茯苓四钱　楂肉三钱，炒　甘草一钱

引用白蔻仁二钱，研

二月十一日，姚宝生看得垣大奶奶脉息左关沉弦，右寸关缓滑。肝木未舒，胁下时作串痛。今用舒肝理脾之法调治。

酒杭芍四钱　当归四钱　五灵脂二钱，炒　延胡索二钱，炒研　怀牛膝三钱　青皮一钱五分，炒　祁艾炭三钱　焦枳壳二钱　云茯苓四钱　炙厚朴一钱五分　楂肉三钱，炒　甘草一钱

引用壳砂二钱，研

二月十二日照原方。

二月十三日，姚宝生看得垣大奶奶脉息左关沉弦，右寸关缓滑。肝木未舒，胁下有时作痛。今用舒肝理脾之法调治。

酒杭芍四钱　当归四钱　五灵脂二钱，炒　炙香附三钱　怀牛膝三钱　焦枳壳二钱　祁艾炭三钱　炙厚朴一钱五分　神曲三钱，炒　萸连一钱五分，炒研　盐缩砂二钱，研　甘草一钱

引用佛手柑一钱五分

二月十四日，姚宝生看得垣大奶奶脉息左关沉弦，右寸关缓滑。中气渐和。惟肝木尚有未舒，胁下时式(或)串痛。今用舒肝理脾膏调治。

酒杭芍六钱　当归八钱　制香附八钱　丹参六钱　祁艾炭五钱　抚芎四钱　杜仲炭六钱　萸连三钱，研　神曲六钱，炒　缩砂五钱，研　焦于术六钱　木香四钱，研

共以水煎透，去渣再熬浓汁，兑炼蜜收膏，每服一匙，白开水冲服。

二月十六日，姚宝生看得垣大奶奶脉息左关沉弦，右寸关缓滑。肝木欠和，胃脘稍蓄饮滞，有时呕吐。今用舒肝和胃之法调治。

酒杭芍四钱　当归三钱　炙香附三钱　青皮一钱五分，炒　云茯苓四钱　法半夏二钱，研　广陈皮二钱　于术一钱五分，土炒　焦茅术一钱五分，土炒　厚朴二钱　吴萸连二钱，研　甘草一钱

引用藿梗八分

二月二十七日垣大奶奶照原方。

【参考】 据德龄女士《清宫二年记》回忆，垣大奶奶系慈禧之侄女，年轻守寡，居于宫中，为西太后最得意的四个女官之一，其病虽轻，亦由院判张仲元等侍诊。

光绪三十三年二月初三日，垣大奶奶清解利咽之法。

荆穗二钱　牛蒡子二钱，研　苦桔梗三钱　元参三钱　酒芩二钱　金银花二钱　连翘二钱　枳壳二钱，炒　僵蚕二钱　板蓝根二钱　花粉三钱　甘草八分

引用薄荷八分

二月初四日，庄守和看得垣大奶奶脉息左寸关浮数，右部滑数。肝胃滞热熏蒸，感受时漫，头疼咽疼，右耳下发颐肿疼，憎寒发热。今用解表清温化毒之法，外用如意金黄散兑紫金锭研面，茶卤调敷。

牛蒡子三钱　荆芥二钱　连翘三钱　青皮二钱，炒　金银花三钱　赤芍三钱，酒炒　红花一钱五分　川芎二钱　草河车三钱　枳壳三钱，炒　酒军二钱　生甘草一钱

引用僵蚕二钱，炒

二月初五日，庄守和看得垣大奶奶脉息左寸关浮数，右寸关滑数。耳下肿势渐消，咽疼较轻。惟项脊强痛，口黏恶心，急躁发热，身肢酸痛。今用清温消肿化毒之法调治。

羌活三钱　防风三钱　荆穗二钱　牛蒡子三钱　银花三钱　连翘三钱　归尾二钱　赤芍三钱　僵蚕二钱，炒　青皮二钱，炒　元参三钱　生甘草一钱

引用薄荷八分　鲜芦根三支，切碎

二月初六日，庄守和看得垣大奶奶脉息左寸关浮数，右寸关滑数。肝胃郁热未清，风温不净，耳下肿势渐消。惟项后胀痛，咽痛口黏。今用解温清肝消化之法调治。

荆穗二钱　牛蒡子二钱　板蓝根三钱　柴胡一钱五分　胆草二钱　金银花三钱　连翘三钱　僵蚕二钱，炒　赤芍三钱　夏枯草三钱　青皮二钱，炒　生甘草一钱

引用草河车三钱

二月初七日，庄守和看得垣大奶奶脉息左关弦数，右寸关滑数。风温见轻，憎寒发热渐减。惟耳下作肿尚未消净，咽疼口黏，项强身痛。今用清温化毒消肿之法调治。

牛蒡子三钱　僵蚕二钱，炒　柴胡二钱　胆草二钱　酒赤芍三钱　归尾三钱　青皮二钱，炒　连翘三钱　草河车三钱，研　苦桔梗三钱　枳壳二钱　生甘草八分

引用夏枯草三钱　鲜芦根三支，切碎

二月初八日，庄守和看得垣大奶奶脉息左关弦数，右寸关滑数。症势见轻。惟肝胃郁热未清，风温不净，项右尚有作肿，有时疼痛，头顶串疼。今用清解消肿止疼之法调治。

牛蒡子三钱 柴胡二钱 胆草二钱 归尾三钱 酒赤芍三钱 青皮二钱，炒 僵蚕三钱 连翘三钱 草河车三钱 苦桔梗三钱 夏枯草三钱 薄荷八分

引用乳香、没药各二钱 鲜芦根二支，切碎

二月初九日，庄守和看得垣大奶奶脉息左寸关弦数，右寸关滑数。风温见解，诸症渐轻。惟肝胃热盛，头顶串疼，耳下少有作肿未消，口黏身倦。今用清肝胃热抑火之法调治。

牛蒡子二钱 僵蚕二钱，炒 苦桔梗三钱 连翘三钱 夏枯草三钱 赤芍三钱，炒 柴胡二钱 枳实二钱，炒 炙香附二钱 青皮二钱，炒 酒军二钱 生甘草一钱

引用金线重楼三钱，研 鲜芦根二支，切碎

二月初十日，庄守和看得垣大奶奶脉息左关弦数，右寸关滑数。风温见解。惟肝胃郁热未清，耳项有时作痛，口渴身倦。今用清肝胃热之法调治。

酒胆草二钱 柴胡二钱 青皮二钱，炒 赤芍三钱，炒 夏枯草三钱 银花三钱 连翘三钱 僵蚕二钱，炒 草河车三钱，研 次生地三钱 炙山甲二钱 甘草一钱

引用乳香、没药各二钱

二月十一日，庄守和看得垣大奶奶脉息左寸关弦数，右寸关滑数。发颐肿势已消，项旁瘰疬尚作肿痛，牵引头疼。今用疏风消肿舒郁止疼之法调治。

夏枯草三钱 昆布三钱 海藻三钱 青皮二钱，炒 蔓荆子二钱 川芎二钱 醋柴胡一钱五分 赤芍三钱，炒 白芷二钱 归尾二钱 石决明二钱 细辛五分

引用薄荷一钱

二月十二日，庄守和看得垣大奶奶脉息左关弦数，右寸关滑数。诸症渐减。惟肝胃郁热未清，湿滞不净。以致右耳项间瘰疬肿硬，有时作疼，身肢倦慢。今用舒肝消化止疼之法，外敷冲和膏调治。

夏枯草三钱 归尾三钱 酒赤芍三钱 青皮二钱，炒 炙香附三钱 川芎二钱 草河车三钱，研 醋柴胡一钱五分 川郁金三钱，研 桔梗二钱 香白芷二钱 甘草一钱

引用石决明二钱

二月十三日，庄守和看得垣大奶奶脉息左关弦数，右寸关沉滑。诸证见好。惟项傍瘰疬尚有未消，时或作痛。今用消化之法调治。

夏枯草三钱 赤芍三钱 当归三钱 青皮一钱，炒 炙香附二钱 醋柴胡一钱五分 云苓二钱 丹皮二钱 草河车三钱 桔梗二钱 甘草八分

引用薄荷八分

二月十四日，庄守和看得垣大奶奶脉息左关稍弦，右关滑数。肝胃郁热未清，有时项后牵引头顶作痛。今用清肝祛风止痛之法调治。

川芎二钱 蔓荆子三钱，炒 藁本二钱 白芷二钱 赤芍三钱 胆草一钱五分 防风二钱 陈皮二钱 甘草八分 归尾三钱 炙香附二钱

引用芦根二支，切碎

二月十六日，庄守和看得垣大奶奶脉息和缓。诸症俱好。惟肝胃稍有欠和，今用清化和胃代茶饮。

陈皮一钱五分 广砂七分，研 杭芍二钱，炒 谷芽三钱，炒 神曲二钱，炒

水煎代茶。

三月初四日，姚宝生看得垣大奶奶脉息左关弦数，右寸关滑数。肝胃有火，风热上蒸。以致右耳下以及偏后项筋疼痛肿硬，身肢发热，两胁串痛。今用清肝少佐舒肝之法调治。

连翘三钱　霜桑叶三钱　浙贝二钱　金银花二钱　荆芥二钱　夏枯草三钱　薄荷八分　赤芍三钱　归尾三钱　酒栀子一钱五分　木通八分　甘草一钱

引用广皮一钱五分

三月初五日，姚宝生看得垣大奶奶脉息左关弦数，右寸关滑数。肝胃有火，风热上蒸稍退。左肋串疼，右耳项下疼痛肿硬。今用清解舒肝之法调治。

连翘三钱　浙贝二钱　银花三钱　牛蒡子三钱，研　薄荷八分　银柴胡一钱五分　赤芍三钱　夏枯草三钱　归尾三钱　没药三钱，炒　酒栀子二钱　生甘草一钱

引用酒军一钱

三月初七日，姚宝生看得垣大奶奶脉息左关弦数，右寸关滑而近数。风热见退，寒热渐平。惟肝经郁热未舒，左肋串疼，右耳项下疼痛肿硬。今用清热舒肝之法调治。

连翘三钱　浙贝二钱　银花三钱　牛蒡子三钱，研　银柴胡一钱五分　酒栀子二钱　薄荷八分　枳壳一钱五分，炒　归尾三钱　赤芍三钱　抚芎一钱五分　生甘草一钱

引用夏枯草三钱

三月初八日，姚宝生看得垣大奶奶脉息左关弦数，右寸关滑而近数。身肢寒热渐平。惟肝经郁热未清，右耳项下疼痛肿硬，左肋尚时作串痛。今用清热舒肝之法调治。

连翘三钱　浙贝二钱　银花三钱　柴胡一钱五分　薄荷六分　夏枯草三钱　赤芍三钱　归尾三钱　川芎一钱五分　广陈皮一钱五分　神曲三钱，炒　甘草一钱

引用灯心二子

三月初九日，姚宝生看得垣大奶奶脉息左关弦而稍数，右寸关滑而近数。肝经郁热未清，耳后项筋疼痛肿硬，今用清热舒肝之法调治。

连翘三钱　浙贝二钱　柴胡一钱五分　夏枯草三钱　薄荷六分　赤芍三钱　归尾三钱　川芎一钱五分　广皮一钱五分　神曲三钱　甘草一钱　没药一钱五分，炒

引用灯心二子

三月初十日，姚宝生看得垣大奶奶脉息左关弦而稍数，右寸关滑而近数。肝经郁热未清，耳后及项筋肿硬疼痛。今用清肝宣郁之法调理。

连翘三钱　浙贝二钱　柴胡一钱五分　夏枯草三钱　桔梗二钱　赤芍三钱　归尾三钱　没药二钱，炒　川芎一钱五分　广皮一钱五分　神曲三钱，炒　甘草一钱

引用灯心二子

三月十一日，姚宝生看得垣大奶奶脉息左关弦而稍数，右寸关滑而近数。肝胃郁热欠舒，耳后项筋肿硬疼痛，今用清肝宣郁之法调治。

连翘三钱　浙贝二钱　柴胡一钱五分　夏枯草三钱　桔梗二钱　赤芍三钱　归尾三钱　没药二钱，炒　川芎一钱五分　广皮一钱五分　神曲三钱，炒　甘草一钱

引用荆芥八分

三月十二日，姚宝生看得垣大奶奶脉息左关弦而稍数，右关近数。肝经郁热渐舒，耳下肿硬见好。惟项筋尚肿硬疼痛，今用舒肝清热之法调治。

连翘三钱　浙贝二钱　川芎一钱五分　夏枯草三钱　赤芍三钱　归尾三钱，　桔梗二钱　没药二钱，炒　泽泻一钱五分　神曲三钱　广皮一钱五分　甘草一钱

引用薄荷三分

三月十三日，姚宝生看得垣大奶奶脉息左关弦而稍数，右关近数。肝经郁热渐舒，耳下肿硬见好，惟项筋尚肿硬疼痛，今用舒肝清热之法调治。

速翘三钱　浙贝二钱　川芎一钱五分　夏枯草三钱　赤芍三钱　当归三钱　炙香附二钱　没药二钱，炒　泽泻一钱五分　神曲三钱　广皮一钱五分　甘草一钱

引用薄荷三分

三月十六日，垣大奶奶照原方。

三月十七日，垣大奶奶清肝宣郁之法。

连翘三钱　浙贝二钱　瓜蒌三钱，研　广皮二钱　赤芍三钱　当归三钱　川芎一钱五分　没药二钱，炒　桔梗二钱　甘草一钱

引用羌活六分

三月十八日，垣大奶奶照原方。

三月十九日，姚宝生看得垣大奶奶清热舒肝之法。

连翘三钱　浙贝二钱　银花三钱　夏枯草三钱　酒栀子一钱五分　赤芍三钱　当归三钱　没药二钱，炒　桔梗二钱　川芎一钱五分　枳壳一钱五分，炒　粉甘草一钱

引用灯心二子

三月二十日，垣大奶奶照原方。

三月二十一日，垣大奶奶脉息左关沉弦，右寸关滑而稍数。郁热少有未清，肝血不足。今用清热养荣膏调治。

连翘六钱　浙贝五钱　夏枯草六钱　广皮四钱　香附六钱　赤芍六钱，炒　全当归八钱　煅牡蛎五钱　醋柴胡三钱　泽泻四钱　川羌活二钱　甘草四钱

共以水煎透去滓。

六月初九日，戴家瑜看得垣大奶奶脉息左关微弦，右寸关缓滑。证系肝虚受风，血不荣筋，偏头抽痛。今用养肝木祛风邪之法调治。

当归三钱　川芎一钱五分　杭芍三钱　生地三钱　荆穗一钱五分　白芷二钱　法半夏一钱五分　茯苓三钱　炙甘草五分

引用竹茹一钱　荷叶一角

光绪三十四年六月初十日，戴家瑜看得垣大奶奶脉息左关弦数，右寸关滑缓。证系血不荣筋，偏头作痛，四肢抽痛。今用平木止抽之法调治。

柴胡一钱，醋炒　钩藤三钱　羚羊二钱　木瓜三钱　当归三钱　川芎一钱五分　杭芍二钱　桑寄生二钱　生地三钱

引用竹茹二钱　青枫藤一钱

六月十一日，垣大奶奶照原方。

光绪三十四年六月十二日，戴家瑜看得垣大奶奶脉息尚好。惟头身仍觉串痛，胸满不开。今拟用和肝调气之法调治。

当归三钱　抚芎二钱　杭芍三钱　细生地四钱　乌药二钱　木瓜三钱　桑寄生二钱　香附二钱，醋炒　广皮一钱五分　醋柴胡一钱　羚羊一钱五分　钩藤三钱

引用青枫藤二钱

光绪三十四年六月十三日，戴家瑜看得垣大奶奶脉息右部沉滑，左部弦缓。肝气虽见微轻。惟水饮运化失常，日夜作泻数次。今拟先用利湿分解之法调治。

茯苓四钱　炙厚朴一钱五分　木香一钱　泽泻二钱　焦白术二钱　猪苓三钱　诃子肉一钱五分，煨　车前子三钱，包煎　扁豆三钱，炒

引用藿梗一钱五分

【参考】 垣大奶奶诸症，总由肝经郁热而起，故御医始终守清肝宣郁为治。

光绪三十四年六月戴家瑜所拟脉案标本兼顾，十分讲求，如治偏头痛之用四物加风药，治肢抽之用四物加羚钩皆是。末一案用五苓散之意加芳化之品，妙在少量诃子略佐其间，使渗而不泻，利而不伤，此等手眼，亦可供今日之学习。

八 佛佑夫人

1 肺胀气喘症治案

光绪三十年二月二十日，张仲元诊得佛佑夫人脉息左寸关弦涩，右寸关滑数。系肝气冲逆，胃蓄湿饮，肺胀作喘之症。以致喘不能卧，头摇汗出，胸堵气促，唇赤目直，口渴舌干，不思饮食，症势重险。今勉用泻肝定喘化饮之法调治。

葶苈三钱 生桑皮四钱 地骨皮三钱 茯苓五钱 泽泻三钱 醋青皮三钱 瓜蒌仁五钱，研 槟榔三钱 枳实三钱 甘草一钱 生石膏五钱，研

引用细辛七分 大枣肉十个

二月二十一日，张仲元诊得佛佑夫人脉息左寸关弦涩，右寸关滑数。喘嗽渐好。惟肝气冲逆，痰饮尚盛。以致夜不能卧，烦急汗出，唇紫舌干，口渴思凉，胸堵气促，不能饮食，症势仍属重险。今用泻肺清热化饮之法竭力调治。

葶苈三钱 生桑皮三钱 地骨皮五钱 茯苓五钱 泽泻三钱 枳实二钱 生石膏五钱，研 瓜蒌仁三钱，研

引用大枣肉十个 细辛七分

二月二十二日，张仲元诊得佛佑夫人脉息左寸关弦涩，右寸关滑数。喘嗽渐好，夜寐较安。惟久喘伤肺，肝气冲逆，痰饮尚盛。以致胸堵气促，时作咳逆，口渴思凉，烦躁汗出，谷食不多，身肢疲倦。症势虽然见轻，仍属重险。今用照原方加减竭力调治。

葶苈三钱 生桑皮三钱 地骨皮四钱 紫菀三钱 白前三钱 茯苓三钱 泽泻三钱 生石膏六钱，研 猪苓三钱 枳实二钱

引用大枣肉十个 细辛七分

二月二十三日，张仲元诊得佛佑夫人养肺平肝化饮之法。

云茯苓四钱 款冬花三钱 百合三钱 百部三钱 泽泻三钱 生杭芍三钱 白术二钱，炒 石膏四钱 白前二钱 猪苓三钱

引用桂枝八分

二月二十四日，张仲元诊得佛佑夫人脉息左寸关弦涩，右寸关滑数。烦躁口渴渐好。惟久嗽伤肺，气逆脾弱，痰饮尚盛。以致胸堵气促，时作咳嗽，声音发哑，谷食不多，气体觉弱。今用补土生金降逆化饮之法调治。

云苓五钱 白术二钱，炒 款冬花三钱 紫菀三钱 葶苈一钱 生桑皮二钱 地骨皮二钱 南百合一钱 细辛五分 甘草一钱

引用大枣七个 干姜六分

二月二十五日，张仲元诊得佛佑夫人脉息左寸关弦涩，右寸关沉滑，数象渐缓。烦躁稍安，气喘觉好。惟久嗽伤肺，肝旺脾弱，蓄湿生痰。以致时作咳嗽，顿引胁间板胀，声音发亚(哑)，中空气弱，谷食不多，气体觉软。今用益气健脾养肺化痰之法调治。

党参二钱 云苓五钱 生于术二钱 款冬花三钱 紫菀三钱 炙桑皮三钱 杭芍三钱，炒 细生地三钱 全当归三钱 苏子一钱五分，炒研

引用麻黄炭一钱

二月二十六日，张仲元诊得佛佑夫人脉息左寸关弦涩，右寸关沉滑。喘息见好，烦躁亦安。惟脾元壮肝气尚逆，蓄湿生痰。以致时作咳嗽，声音发哑，中空胁胀，唾吐白沫，谷食不多，气体软倦。今用益气健脾养肺化痰之法调治。

党参二钱　云苓五钱　生于术二钱　款冬花三钱　紫菀三钱　当归三钱　杭芍三钱，炒　细生地三钱　炙桑皮三钱　阿胶二钱，炒

引用麻黄炭一钱　苏子一钱五分，炒研

二月二十七日，张仲元诊得佛佑夫人照原方加减。

党参三钱　云苓五钱　生于术二钱　当归三钱　阿胶二钱，炒　紫菀三钱　款冬花三钱　炙桑皮三钱　大熟地三钱　杭芍三钱，炒

引用麻黄炭八分　苏子一钱五分，炒研

二月二十八日，张仲元诊得佛佑夫人左寸关弦涩，右寸关滑数象已退。精神稍好，谷食渐思，喘嗽均见轻减。惟中空气短，有时咳嗽，顿引两胁板胀，声音仍哑，身肢软倦。良由久嗽耗伤气血，肝旺脾弱不能生金使然。今用益气补土生金之法调治。

党参二钱　云茯苓五钱　生于术二钱　麦冬三钱　当归三钱　生杭芍三钱　细生地四钱　五味子五分　阿胶二钱，炒　桑皮蜜三钱

引用麻黄炭六分

二月二十九日，张仲元诊得佛佑夫人脉息左寸关弦涩，右寸关沉滑。谷食渐香，夜寐安适。惟气血未复，脾肺尚弱。以致中空气短，有时咳嗽，顿引两胁板胀，动则气促，口中觉干，肢体力弱。今用养肺健脾化湿之法调治

西洋参二钱　麦冬三钱，带心　五味子五分　云苓四钱　生薏苡仁三钱　细生地四钱　生杭芍三钱　款冬花三钱　炙桑皮三钱　生甘草一钱

引用秋犁半个，切碎

二月三十日，张仲元诊得佛佑夫人脉息左寸关弦涩，右寸关沉滑。精神觉爽，谷食略增，喘嗽均见轻减。惟脾肺尚弱，气血未复。以致中空气短，有时咳嗽，口干音哑，两胁板胀，形体尚瘦，身肢力软。今用养肺健脾化湿之法。

西洋参二钱　麦冬三钱，带心　五味子六分　云苓四钱　生薏苡仁三钱　细生地四钱　生杭芍三钱　款冬花三钱　百合三钱　生甘草一钱

引用秋犁半个，切碎

三月初二日，张仲元诊得佛佑夫人左寸关弦涩，右寸关沉滑。精神清爽，夜适，形容觉润。惟有时咳嗽，顿引两胁胀满，口干无津，动转气短。总由气血未复，脾弱不能生金所致。今用照原方加减调治。

西洋参二钱　麦冬三钱，带心　五味子六分　云苓四钱　橘红一钱，老树　细生地四钱　生杭芍三钱　款冬花三钱　百合三钱　甘草一钱

引用秋梨半个，切碎

三月初三日，张仲元诊得佛佑夫人脉息左寸沉弦，涩象渐缓，右寸关沉滑。谷食渐增，夜寐安过，喘嗽大见轻减。惟气血未复，脾土尚弱。以致有时咳嗽，两胁胀满，日间步履仍觉腿酸气短。今用益气养肺健脾之法调治。

西洋参二钱　沙参三钱　五味子六分　云苓五钱　细生地三钱　杭芍三钱，炒　款冬花三钱　百合三钱　橘红一钱　麦冬三钱

引用小枣肉七个

三月初四日，张仲元诊得佛佑夫人脉息左寸关沉弦，涩象渐缓，右寸关沉滑。精神清爽，谷食觉香。惟肺气尚弱，气血未复，脾元化湿较慢。以致有时咳嗽，动转气促，唾吐痰涎，声音微哑。今用照原方加减调治。

西洋参二钱　麦冬三钱　五味子六分　款冬花三钱　橘红一钱，老树　细生地四钱　杭芍三钱，炒　全当归二钱　云茯苓四钱　炙桑皮三钱

引用梨半个，切碎

三月初五日，张仲元诊得佛佑夫人脉息左寸关沉弦，涩象渐缓，右寸关沉滑。精神清爽，谷食觉香。惟肺气尚浊，脾元化湿较慢。以致时作咳嗽，夜寐欠实，动转气短，声音微哑。今用养肺化痰之法调治。

云苓三钱　五味子五分　麦冬三钱　瓜蒌仁三钱　生杭芍三钱　款冬花三钱　紫菀三钱　生桑皮三钱　生石膏四钱　橘红一钱

引用麻黄炭五分

三月初七日，张仲元诊得佛佑夫人脉息左寸关沉弦而微涩，右寸关沉滑。精神清爽，眠食均好。惟脾肺尚弱，气血未复。以致有时咳嗽，声音微哑，咯痰不爽，胁肋觉胀，腿膝力软。今用益阴养肺健脾之法调治。

西洋参二钱　麦冬三钱　五味子八分　知母二钱　阿胶二钱，炒　小生地五钱　生杭芍三钱　紫菀三钱　生桑皮三钱　生甘草一钱

引用秋梨一个，切碎

三月初八日，张仲元诊得佛佑夫人脉息左寸关沉弦微涩，右寸关沉滑。喘嗽均见轻，夜寐亦安。惟脾肺尚弱，胃蓄食水，肠胃气道欠调。以致腹中凝坠微疼，大便不调，动转气促，有时咳嗽。今用平胃化湿饮调治。

赤苓五钱　白术三钱，炒　陈皮三钱　炙厚朴二钱　猪苓三钱　泽泻三钱　茅术二钱，炒　桂枝一钱五分　甘草一钱

引用大腹皮三钱

三月初九日，张仲元诊得佛佑夫人脉息左寸关沉弦，涩象已减，右寸关沉滑。音哑渐好，夜寐安适。惟脾肺尚弱，肠胃蓄滞未调。以致腹中尚觉微疼，有时咳嗽，动转气短。今用平胃化湿养肺之法调治。

赤苓五钱　白术二钱，炒　茅术一钱，炒　陈皮三钱　猪苓三钱　泽泻三钱　款冬花三钱　姜厚朴三钱　桂枝一钱五分　甘草一钱

引用生姜三片　小枣七个

三月初十日，张仲元诊得佛佑夫人脉息左寸关沉弦，右寸关滑而近缓。喘嗽均见轻减，眠食尚好，肠胃亦调。惟气血未复，脾肺尚弱，有时咳嗽，表虚自汗，动转气短，腿膝尚觉无力。今用益气和表养肺之法调治。

生黄芪三钱　防风二钱　桂枝八分　杭芍三钱，生　款冬花三钱　全当归三钱　白术三钱，炒　百合三钱　生甘草一钱

引用小枣肉七个

三月十一日，张仲元诊得佛佑夫人脉息左寸关沉弦，右寸关滑缓。精神清爽，眠食均佳。惟气体尚弱，脾元化湿较慢。表虚自汗，自(有)时咳嗽，动转气短。今用益气和营养肺之法调治。

生黄芪四钱　防风二钱　桂枝八分　五味子八分　黑附片五分　全当归三钱　生杭芍三钱　百合三钱　白术三钱，炒　款冬花三钱

引用小枣肉七个

三月十二日，张仲元诊得佛佑夫人脉息左寸关沉弦，右寸关缓滑。喘息已，眠食均佳。惟脾肺尚弱，有时咳嗽，表虚自汗，腿膝力软。今用益气和营养肺之法调治。

生黄芪三钱　防风二钱　桂枝八分　五味子八分　麦冬四钱　全当归三钱　生杭芍三钱　百合三钱　款冬花三钱　甘草一钱

引用小枣肉五个

三月十三日，张仲元诊得佛佑夫人脉息左寸关沉弦，右寸关滑缓。表虚自汗见好，眠食均佳。惟脾肺尚弱，食后消化觉慢，有时咳嗽，腿膝力软。今用益气养肺健脾之法调治。

生黄芪三钱　五味子八分　桂枝八分　麦冬三钱　款冬花三钱　全当归三钱　生杭芍三钱　百合三钱　陈皮一钱　生甘草一钱

引用生薏苡仁三钱

三月十四日，张仲元诊得佛佑夫人脉息左寸关沉弦，右寸关滑缓。表虚自汗见好，眠食均佳。惟脾肺尚弱，有时咳嗽，日间步履尚觉腿膝力软。今用益气养肺之法调治。

生黄芪三钱　五味子八分　麦冬三钱　桂枝八分　陈皮一钱　全当归三钱　生杭芍三钱　百合三钱　冬花三钱　谷芽三钱，炒

引用薏苡仁三钱

三月十六日，张仲元诊得佛佑夫人脉息左寸关沉弦，右寸关滑缓。气血渐复，眠食均佳。惟脾肺稍弱，有时咳嗽，谷食虽香，消化尚慢。今用益气养肺之法调治。

西洋参二钱　五味子八分　麦冬三钱　生薏苡仁三钱　谷芽三钱，炒　小生地五钱　生杭芍三钱　百合三钱　款冬花三钱　生甘草一钱

引用小枣肉三个

【参考】 此案类似肺痈险症，初起即用葶苈大枣泻肺汤、泻白散合方加味，泻肺定喘，待病势稍挫，即以益气健脾养肺化痰为主，除用紫苑、冬花、桑皮、苏子清肺祛痰外，参以四君、生脉益气健脾养阴，此亦培土生金，益气生津之妙法。观此知治险症有识有胆，有规有章，是最紧要处。

九　裕庚妻

1　治热痰医方

光绪二十九年八月二十九日，李崇光看得裕庚之妻平肝清热化痰之法。

醋柴胡八分　薄荷八分　条芩三钱　陈皮二钱　法半夏二钱　胆草三钱　郁金一钱五分，研　青皮二钱　粉甘草七分

引用焦三仙六钱

2　心肝急火胃阳饮热治案

光绪二十九年九月初一日，庄守和看得裕庚之妻脉息左寸关弦数，右寸关滑数。心肝急火，胃阳饮热熏灼。以致头疼胸痛。今已见轻。惟右胁隐隐作痛，有时呕吐，痰涎带有鲜血，谷食不香。今用平肝清热凉血化饮之法调治。

生地炭三钱 黑栀子二钱 白茅根三钱 橘红二钱 川郁金二钱 杭芍三钱，炒 粉丹皮二钱 枳壳二钱，炒 侧柏二钱，炒 茯神三钱 荷叶炭三钱 竹茹二钱

引用灯心一子

九月初二日，庄守和、李崇光诊得裕庚之妻脉息左寸关弦力弱，右关滑数。诸症渐轻。惟心气不足，血虚肝热。以致头上巅顶有时晕疼。呕吐痰涎，心悸气怯，肢体微颤，谷食不香。今议用养心平肝和胃之方调治。

柏子仁三钱 朱茯神三钱 远志一钱 朱麦冬三钱 杭芍三钱，炒 次生地三钱 法半夏二钱 橘红二钱 谷芽三钱，炒 竹茹二钱

引用薄荷一钱 荷叶二钱

九月初三日，庄守和、李崇光诊得裕庚之妻脉息左关沉弦，右关滑缓。诸症见好。为(惟)胃气未调，肝木欠畅。以致食后中脘作痛，两肋微胀。今议用调中和胃舒肝饮调治。

炙厚朴二钱 陈皮二钱 广木香八分，研 壳砂一钱，研 杭芍三钱，炒 朱茯神三钱 麦冬三钱 谷芽三钱，炒 炙香附二钱 竹茹二钱 甘草八分

引用荷叶二钱

【参考】 裕庚之妻，即著名之德龄、容龄之母，亦为西太后所宠爱，时居宫中。据脉案所载，似亦患肝胃不和兼有痰饮之病。

十 容龄

1 舒肝解郁安神化痰医方

光绪二十九年八月十八日，庄守和诊得容龄解郁舒肝安神化痰之法。

川郁金三钱 橘红二钱 朱茯神三钱 远志一钱五分 炙香附二钱 青皮二钱，炒 当归三钱 杭芍二钱，炒 次生地三钱 醋柴胡一钱 竹茹一钱五分 甘草八分

引用朱砂面四分，冲服

2 和肝开胃医方

八月十九日，庄守和诊得容龄和肝开胃调中饮调治。

炙香附三钱 陈皮二钱 醋柴胡一钱 当归三钱 杭芍二钱，炒 次生地三钱 朱茯神三钱 炙远志一钱五分

【参考】 容龄为驻法钦使裕庚之女，与乃姊从其父驻日、法多年，通数国语言，归国后同入宫中，为西太后亲信之女官。

十一 二格格

1 医案辑录

光绪二十八年六月十一日，庄守和看得二格格平胃和中清化饮。

茅术二钱，炒 陈皮二钱 炙厚朴二钱 赤苓三钱 藿香二钱 半夏曲二钱 壳砂八分 扁豆三钱，炒 谷芽三钱，炒 建曲二钱，炒 竹茹二钱 甘草八分

引用金石斛二钱

光绪三十二年三月初二日，姚宝生看得二格格脉息左关沉弦，右寸关虚缓，两尺软弱

无力。下焦虚寒，脾湿而弱。今用养阴理脾之法调治。

酒归身四钱　川芎一钱五分　炙香附三钱　酒芍三钱　杜仲炭二钱　牛膝二钱，炒　煨木香一钱五分　泽泻一钱五分　云茯苓四钱　缩砂二钱，研　于术一钱五分，炒　炙甘草一钱

引用酒芩炭二钱

三月初九日，姚宝生看得二格格脉息左关沉弦，右寸关缓滑，两尺虚弱。中气欠舒，阴分不足，下焦湿寒。今用养阴调中之法调治。

酒归身四钱　川芎一钱五分　炙香附三钱　酒芍三钱　杜仲炭三钱，盐炒　木香一钱五分　怀牛膝三钱，炒　木瓜三钱　云茯苓四钱　于术二钱　葫芦巴二钱，盐炒　甘草一钱

引用萸连炭一钱五分

三月初十日，姚宝生看得二格格脉息左关沉弦，右寸关缓滑，两尺虚弱。气道欠舒，阴分不弱，下焦湿寒。今用养阴祛寒理气之法调理。

酒归身四钱　川芎一钱五分　炙香附三钱　酒芍四钱　制苁蓉三钱　牛膝三钱，炒　杜仲炭三钱，盐炒　虎骨四钱　云茯苓四钱　于术二钱，土炒　祁艾三钱，炒　炙草一钱

引用木香一钱　盐柏炭三钱

三月十一日，二格格照昨方加山甲一钱炙减川芎。

三月十一日，姚宝生拟二格格养阴祛寒丸。

炙苁蓉六钱　归身六钱　酒杭芍四钱　炙虎骨八钱　焦茅术四钱　盐柏四钱　九熟地六钱　木瓜六钱　蕲艾六钱，炒　泽泻四钱　杜仲炭八钱　炙山甲二钱

共研面，炼蜜兑益母膏四两为小丸，每服三钱，白开水送下。

十二　三格格

1　医案辑录

光绪二十八年三月二十三日，庄守和看得三格格疏风清胃饮。

苏叶二钱　防风三钱　川芎二钱　荆芥二钱　白芷二钱　酒芩三钱　陈皮二钱　炙厚朴二钱　建曲三钱，炒　枳壳二钱，炒　谷芽三钱，炒　甘草八分

引用薄荷 钱

三月二十四日，叶嗣高看得三格格疏解调中清化饮。

前胡三钱　苦桔梗二钱　焦三仙九钱　抚芎一钱五分　陈皮二钱　炙枇杷叶三钱　炙香附一钱五分　当归二钱　菊花三钱　枳壳二钱　酒芩二钱　瓜蒌二钱

引用芦根一支

三月二十五日，全顺看得三格格清解调中舒化饮。

防风二钱　薄荷八分　茯苓三钱　陈皮二钱　桑叶三钱　枇杷叶三钱　酒芩三钱　菊花二钱　麻仁三钱，研　枳壳一钱，炒　赤芍二钱　焦三仙六钱

引用栀子二钱，炒　醋柴胡七分

光绪三十二年三月十八日申刻，姚宝生看得三格格脉息左关浮弦，右寸关滑而有力。内蓄饮热，气道欠畅。外感风寒，寒热往来，头疼身痛。今用清解化饮之法调治。

冬桑叶三钱　荆芥二钱　薄橘红一钱五分　建曲三钱　苏梗叶一钱五分　酒芩一钱五分　炙厚朴一钱五分　炙香附三钱　麦芽三钱，炒　甘菊花三钱　淡竹叶一钱五分　甘草一钱

引用薄荷四分

三月十九日，姚宝生看得三格格脉息左关稍弦，右寸关滑而近数。外感渐解。惟内热未清，气道欠畅。今用清热化饮之法调治。

酒黄芩三钱　知母三钱　霜桑叶三钱　元参四钱　溏蒌泥四钱　甘菊花三钱　化橘红一钱五分　建曲三钱，炒　焦枳实一钱五分　炙厚朴一钱五分　薄荷梗四分　甘草一钱

引用牛蒡子三钱，研

三月二十日，姚宝生看得三格格脉息左关稍弦，右寸关沉滑。外感已好。惟肺胃饮热未清，气道欠畅。今用清热化饮滞法调治。

酒黄芩二钱　川贝二钱，研　桑皮叶三钱　知母二钱　细生地三钱　瓜蒌三钱，研　焦枳实二钱　军炭一钱五分　神曲三钱，炒　橘红一钱　淡竹叶一钱五分　甘草一钱

引用薄荷梗三分

三月二十一日，姚宝生看得三格格脉息左关稍弦，右寸关缓滑。外感已好，气道渐畅。惟饮热未清。今用清热和中之法调治。

酒黄芩二钱　元参三钱　桑皮叶三钱　广皮一钱五分　细生地三钱　枳壳一钱五分，炒　云茯苓三钱　泽泻一钱五分　神曲二钱，炒　甘草一钱

引用淡竹叶一钱

十三　四格格

1　医案辑录

光绪二十八年二月十二日，范韶相看得四格格舒肝清热化湿饮。

炙香附三钱　郁金三钱，研　青皮二钱，炒　乌药二钱　夏枯草二钱　昆布二钱　海藻二钱　防风二钱　荆芥穗二钱　醋柴胡一钱五分　栀子二钱，炒　条芩二钱

引用薄荷八分

二月十三日，范韶相看得四格格照昨方加减。

炙香附三钱　郁金二钱，研　青皮二钱，炒　归尾三钱　夏枯草二钱　赤芍三钱，炒　昆布二钱　海藻二钱　忍冬花三钱　条芩二钱　防风二钱　醋柴胡一钱五分

引用薄荷八分

二月十四日，范韶相看得四格格清肝和胃化湿饮。

炙香附三钱　郁金二钱，研　归尾二钱　赤芍二钱，炒　夏枯草二钱　条芩三钱　昆布一钱　海藻一钱　焦三仙六钱　赤苓三钱　木通一钱五分　生甘草八分

引用竹茹二钱

苏梗叶一钱五分　陈皮二钱　草豆蔻一钱五分，研　木香八分，研　炙香附三钱　厚朴二钱，姜炙　延胡索二钱，炒　赤苓三钱　片姜黄二钱　建曲三钱，炒　川楝子三钱，研　炙甘草八分

引用梭椤子二钱，焙研

光绪三十年二月初三日，姚宝生看得四格格脉息右寸关滑数，左关弦而近数。肺胃郁热，气道不舒，肝木郁而有火。以致胸膈不爽，呛嗽无痰，不能安卧。今用清肺理气平肝之法调治。

枇杷叶三钱　冬花三钱　桑皮叶三钱　川贝二钱　杏仁泥三钱　麦冬三钱　溏瓜蒌三钱　陈皮一钱五分　栀仁二钱，炒　炙香附二钱　云茯神四钱　生甘草一钱

引用鲜芦根二支，切碎

光绪三十年二月初四日，姚宝生看得四格格脉息右寸关滑而稍数，左关弦而近数。肺胃郁热见好。惟膈间气道尚不舒畅，肝热未退，咳嗽虽轻仍不时作呛，夜卧稍安。今用清肺理气和肝之法调治。

炙枇杷叶三钱　冬花三钱　炙桑皮二钱　川贝二钱　杏仁泥三钱　麦冬三钱　溏瓜蒌二钱　陈皮一钱五分　生杭芍三钱　炙香附二钱　云茯神四钱　生甘草一钱

引用鲜芦根二支，切碎

二月初五日，姚宝生看得四格格脉息右寸关浮滑稍数，左关弦而近数。肝肺有热，微感风凉。以致膈间气道不舒，时作呛嗽，夜卧仍觉不安。今用清肺宣郁和肝之法调治。

炙枇杷叶三钱　前胡一钱五分　桑皮叶三钱　川贝二钱　杏仁泥三钱　苏梗一钱　苦桔梗二钱　橘红一钱　栀子一钱五分，炒　炙香附二钱　云茯神四钱　生甘草一钱

引用鲜芦根二支，切碎

二月初六日，姚宝生看得四格格脉息右寸关滑面(而)稍数，左关弦面(而)近数，外感已能(解)。惟肺胃蓄有饮热，膈间气道不舒。以致时作咳嗽，唾有稀痰。今用清肺化湿和肝之法调治。

炙枇杷叶三钱　川贝三钱　桑皮叶三钱　苏梗一钱　杏仁泥三钱　陈皮一钱五分　云茯苓四钱　泽泻一钱五分　栀子一钱五分，炒　炙香附二钱　粉甘草一钱

引用鲜芦根二支，切碎

二月初七日，姚宝生看得四格格脉息右寸关滑而稍数，左关稍弦。咳嗽见好。惟膈间气道尚不舒畅，饮热未清。今用清肺化饮之法调治。

炙枇杷叶三钱　川贝二钱　炙桑皮一钱五分　冬花三钱　炙紫菀二钱　陈皮一钱五分　云茯苓三钱　苏梗八分　炙香附二钱　栀子一钱五分，炒　生杭芍三钱　甘草一钱

引用鲜芦根二支，切碎

光绪三十二年七月十八日，庄守和看得四格格脉息左寸关弦数，右关见滑。肝胃湿热熏蒸，时作头晕。今用清解湿热之法调治。

霜桑叶三钱　甘菊花二钱　天麻一钱五分　荆芥一钱　酒黄芩二钱　川芎一钱五分　茅术一钱五分，炒　甘草八分

引用薄荷六分

七月十九日，庄守和看得四格格脉息左寸关弦数，右关见滑。肝胃有热，伤湿头晕。今用清眩化湿饮调治。

桑叶三钱　菊花二钱　天麻一钱　荆芥一钱　酒芩三钱　石斛三钱　茅术二钱，炒　甘草八分

引用建神曲二钱，炒

七月二十日，庄守和看得四格格脉息左寸关弦数，右关滑数。肝胃湿热未清，有时头晕口渴。今用清化湿热饮调治。

荆芥一钱　甘菊花二钱　霜桑叶三钱　天麻一钱　酒芩一钱五分　花粉二钱　金石斛三钱　生甘草八分

引用薄荷七分

七月二十一日，庄守和看得四格格脉息左关弦数，右关滑数。肝胃湿郁生热，微受风凉，时作头晕。今用清眩化湿之法调治。

霜桑叶二钱　甘菊花二钱　川芎一钱五分　茅术二钱，炒　酒黄芩二钱　建曲三钱，炒　赤苓二钱　甘草八分

引用鲜荷叶一角

七月二十二日，庄守和看得四格格脉息左关弦数，右关见滑。肝胃湿热未净，上焦头

晕未清，今用清眩化湿之法调治。

荆穗一钱 甘菊花二钱 桑叶二钱 白芷一钱五分 茅术一钱五分，炒 川芎一钱 金石斛三钱 生甘草八分

引用鲜荷叶一角

七月二十三日，庄守和看得四格格脉息左寸关浮弦，右关滑而稍数。头晕有时觉较(好)。惟上焦风热未净，今用清解化湿饮调治。

荆穗一钱 甘菊花二钱 桑叶二钱 白芷一钱五分 茅术一钱五分，炒 建曲二钱，炒 竹茹二钱 生甘草八分

引用薄荷六分

七月二十四日，庄守和看得四格格脉息左寸关浮弦，右关滑缓。头晕见好。惟食后稍觉恶心。今用平胃化湿之法调治。

荆穗一钱 甘菊花二钱 桑叶二钱 桔皮一钱五分 炙厚朴一钱五分 茅术一钱五分，炒 广砂八分，研 甘草八分

引用竹茹一钱五分

七月二十五日，庄守和看得四格格脉息左关见弦，右关滑缓。头晕见好，恶心亦轻。惟耳内肖(有)时微鸣，今用清肝化泾(湿)之法调治。

甘菊花二钱 桑叶二钱 蝉衣一钱五分 陈皮一钱五分 茅术一钱五分，炒 壳砂八分，研 神曲三钱，炒 竹茹二钱

引用薄荷七分

七月二十六日，庄守和看得四格格脉息左部和平，右关滑缓。诸症俱好。惟上焦稍有浮热未净，今用清热和胃饮调治。

甘菊花二钱 桑叶二钱 广皮一钱 茅术一钱五分，炒 谷芽二钱，炒 神曲二钱，炒 竹茹一钱五分 生甘草八分

引用薄荷六分

【参考】 四格格为庆亲王奕劻之女，父女皆深受慈禧恩宠，入宫后，与垣大奶奶同为西太后最亲信的四个女官之一。

十四　三姑娘

1　调经治案

光绪二十九年七月初八日，庄守和看得三姑娘脉息左关沉弦，右寸关滑。肝胃不和，气滞水寒饮伤胃。以致中脘疼痛，胸闷恶心，有时身倦，荣分不调。今用安胃止疼舒气调经膏调治。

制香附三钱 川郁金三钱，研 木香一钱，研 草豆蔻二钱，研 片姜黄二钱 制延胡索二钱 青皮二钱，炒 五灵脂二钱，炒 全当归三钱 酒赤芍二钱 梭椤子三钱，焙透 制甘草一钱五分

共以水煎透，再熬浓汁，炼蜜成膏，每服二钱，白开水冲服。

光绪二十九年九月初八日，庄守和诊得三姑娘脉息沉弦。平素血虚肝热，夹以受寒。以致荣分不调，有时胸腹作痛，谷食不香，腰酸身倦。今用养血舒肝调荣饮调治。

全当归三钱 杭芍二钱，炒 川芎一钱五分 大生地三钱 炙香附三钱 炙延胡索二钱 醋柴胡一钱五分 白茯苓三钱 侧柏三钱，炒 女贞子三钱 炙甘草一钱

引用炙梭椤子三钱

十五 五姑娘

1 停饮感寒治案

光绪二十九年九月初八日，庄守和诊得五姑娘脉息浮弦。肝胃不和，停蓄水饮，外感风寒。以致头晕身倦，发热憎寒，胸膈恶心，谷食不香。今用疏解寒热调胃化湿饮之法调治。

苏叶一钱五分 防风二钱 荆芥二钱 银柴胡二钱 陈皮二钱 甘菊花二钱 枳壳二钱，炒 川芎一钱五分 建曲三钱，炒 壳砂八分，研 薄荷八分 生甘草八分

引用生姜三片

十六 总管崔玉贵

1 医案辑录

光绪二十八年五月二十七日，张仲元看得总管崔老爷祛暑平胃化湿饮。

藿梗三钱 葛根二钱 泽泻三钱 车前子四钱，包煎 赤苓五钱 茅术三钱，炒 猪苓三钱 白术三钱，炒 扁豆三钱 厚朴三钱 陈皮三钱 生粉草一钱五分

引用生姜三片 小枣七个

光绪二十八年九月十三日，张仲元看得总管崔老爷加味二冬膏一料。

天冬四两 麦冬四两 瓜蒌二两 川贝一两，研

共以水煎透，去渣再熬浓汁，兑炼蜜为膏，每服一匙，白开水送服。

九月二十二日，张仲元看得总管崔老爷加味二冬膏照原方一分。

九月二十四日，总管崔老爷调中化饮汤。

川郁金二钱，研 枳壳二钱，炒 云苓三钱 槟榔三钱，炒 炙桑皮三钱 腹皮三钱 广红二钱 焦神曲三钱 薏苡仁三钱，炒 花粉三钱 甘草八分

引用藿梗一钱

十月二十五日，总管崔老爷加味二冬膏一料半。

天冬六两 麦冬六两，去心 溏瓜蒌三两 川贝一两五钱

共以水煎透，去渣再熬浓汁，兑炼蜜为膏，每服一匙，白开水送服。

光绪二十九年四月十一日，总管崔老爷加味二冬膏一料半。

天冬六两 麦冬六两，去心 溏瓜蒌三两 川贝一两五钱

共以水煎透，去渣再熬浓汁，兑炼蜜为膏，每服一匙，白开水送服。

光绪二十九年四月初七日，总管崔老爷加味二冬膏。

天冬六两 麦冬六两 溏瓜蒌三两 川贝一两五钱

光绪三十年七月二十八日，姚宝生看得总管崔老爷清热理气化湿饮。

炙枇杷叶三钱 桑皮叶三钱 川贝三钱，研 法半夏二钱，研 炙厚朴二钱 建曲三钱，炒 橘红一钱五分 栀子二钱，炒 酒芩三钱 杏仁泥三钱 甘草一钱 大腹皮三钱

引用楂肉三钱，炒

七月二十九日，总管崔老爷清热化饮之法。

川贝三钱 桑皮叶三钱 瓜蒌仁三钱，研 栀子二钱，炒 知母三钱 大腹皮三钱 云苓四钱 细生地四钱 郁金三钱，研 枳壳二钱，炒 甘草一钱

引用竹叶一钱五分

光绪三十一年正月初十日，总管崔老爷脉息左寸关微弦，右寸关缓而稍滑，略带浮象。系肺蕴风热，有时作嗽，气道欠调。以清解肺燥兼理肺热为治。

枇杷叶三钱，去毛炙 川贝二钱，去心 苦桔梗一钱五分 甜杏仁三钱，炒研 云茯苓三钱 寸冬一钱五分，去心炒 薏苡仁五钱，炒 广橘红一钱五分 枳壳一钱，炒 谷芽三钱，炒 甘草一钱 马兜铃一钱

引用青果五枚

正月十九日，张仲元、姚宝生看得总管崔老爷清热化饮之法。

酒黄芩三钱 黑栀子三钱 酒连炭一钱五分，研 浙贝母三钱，研 甘菊花三钱 桑皮二钱 枳实二钱，炒 瓜蒌三钱，研 炙枇杷叶三钱 甘草一钱

引用橘红三片，老树

正月二十日，张仲元、姚宝生看得总管崔老爷清热化饮之法。

二月初四日，总管崔老爷调气清热化湿之法。

生杭芍四钱 中生地四钱 黑栀子三钱 木通二钱 炙厚朴二钱 酒连炭一钱五分，研 木香一钱 薏苡仁五钱，炒 广陈皮二钱 建泽泻三钱 神曲三钱，炒 甘草一钱

引用酒军炭二钱

未时，细按六部左关弦而数浮，右关滞泥，而右寸尤甚。乃胆经郁火，冲动脑髓，偶因风寒，引动邪火，肺气上壅，血不归经。致自鼻窍出，须用清利胆经，收领肺气，引血归原法治之。

苏子二钱 侧柏三钱，炒 白茅根四钱 龙胆草二钱 牡蛎粉一钱五分 牡丹皮三钱 知母二钱 次生地三钱 白僵蚕三钱，炒 苦桔梗二钱 荆穗一钱五分，炒 生甘草一钱二分 地丁一钱二分

引用古墨汁二钱，冲 童便少许，兑

二月初五日，总管崔老爷调气清热之法。

生杭芍三钱 黑栀子三钱 粉丹皮二钱 酒连一钱五分，炭 炙厚朴一钱五分 浙贝三钱 薏苡仁四钱，炒 云苓四钱

二月初九日，总管崔老爷，细按六部，右关弦而鼓浮，右关滞泥而右寸尤甚。乃胆经郁火，冲动脑髓，偶因风寒，引动邪火，肺气上壅，血不归经。致自鼻窍出原，须用清利胆经，收敛肺气，引血归原法治之。

苏子二钱 侧柏三钱，炒 白茅根四钱 龙胆草二钱 牡蛎粉一钱五分 知母二钱 次生地三钱 白僵蚕三钱，炒 苦桔梗二钱 荆穗一钱五分，炒 生甘草一钱二分 地丁一钱五分 牡丹皮三钱

引用古墨汁二钱，冲 童便少许，兑

二月初十日，总管崔老爷调气清热化湿之法。

赤苓五钱 茅术二钱，炒 厚朴三钱 花粉三钱 泽泻四钱 防己三钱 木通三钱 广皮三钱 猪苓三钱 薏苡仁三钱，炒 盐黄柏三钱 酒芩三钱

引用通草二钱

二月十一日，总管崔老爷清热引气血归经之法。

黑栀子三钱 生杭芍四钱 粉丹皮三钱 犀角一钱 知母二钱，炒 盐黄柏二钱 云茯苓四钱 薏苡仁六钱 侧柏叶三钱，炒炭 川贝母三钱，研 沉香一钱五分，研 甘草一钱

引用山防风炭八分

二月十二日，总管崔老爷清热引血归经之法。

黑栀子三钱　中生地四钱　生杭芍四钱　牡丹皮三钱　酒连炭二钱，研　犀角一钱　瓜蒌四钱，捣烂　知母三钱，煅炒　牡蛎五钱　木通一钱五分　沉香一钱五分，研　生粉草一钱

引用白茅根二两，熬水煎药

二月十三日，总管崔老爷清热引血归经之法。

黑栀子三钱　中生地四钱　生杭芍四钱　川贝母三钱，研　犀角一钱　木通一钱五分　沉香一钱五分，研　黄连炭一钱五分，研　粉丹皮三钱　知母三钱，炒　云茯苓四钱　蒲黄炭三钱

引用生牡蛎五钱　白茅根二两，熬水煎药

【参考】 中医认为肝开窍于鼻，血由鼻窍而出，故案中不少清肺敛肺之品。血得热则流，遇寒则止，故方本犀角地黄汤加味，凉血之中兼以散瘀，使血止而无留瘀之弊。

光绪三十四年五月二十三日，张仲元看得总管玉贵脉息左寸关浮数，右寸关滑数。肝肺有热，感受暑邪。以致头晕身倦，恶寒发热，胸闷烦躁，时作鼻衄。今拟清暑化热之法调治。

藿香叶二钱　南薄荷一钱　桑皮叶各三钱　菊花三钱　金银花三钱　酒黄芩三钱　青连翘三钱　栀子二钱，炒　白扁豆三钱，研　黄连一钱五分　生粉草一钱

引用鲜青果七个，去尖研

五月二十四日，张仲元看得总管玉贵脉息左寸关浮数，右寸关滑数。暑邪未解，里热尚盛。以致头晕口渴，身肢酸疼。恶寒发热，气短嗜卧。今用清解暑热之法调治。

藿香二钱　葛根三钱　桑叶二钱　菊花三钱　银花四钱　连翘三钱　酒芩三钱　白芷一钱五分　细生地四钱　知母三钱　大青叶三钱

引用益元散三钱，煎

五月二十四日酉刻，张仲元看得总管玉贵脉息左寸关浮数，右寸关滑数。表邪稍解，里热尚盛。以致头晕腰疼，发热口渴，身倦嗜卧。今用清解化热之法调治。

南薄荷八分　白芷一钱五分　葛根三钱　菊花三钱　金银花三钱　连翘三钱　黄芩三钱　知母三钱　大青叶三钱　生桑皮三钱　细生地五钱　元参四钱

引用益元散三钱，煎

五月二十五日，张仲元看得总管玉贵脉息左寸关弦数，右寸关滑数。表邪见解，惟里热尚盛。以致口黏而渴，头晕腰疼，有时鼻衄，气短身倦。今用轻清化热之法调治。

菊花三钱　桑皮叶各二钱　银花三钱　连翘三钱　苦梗三钱　川贝母三钱，研　黄芩三钱　瓜蒌三钱，研　薄荷五分　细生地五分　辛夷一钱五分，去皮研　甘草一钱

引用羚羊一钱五分

五月二十五日申刻，张仲元看得总管玉贵脉息左寸关弦数，右寸关滑数。伏热在内，肝气上逆。以致午后发热，呛嗽胸疼，烦躁口渴，时作鼻衄。今用泻热降逆之法调治。

黄连二钱，研　黄芩三钱　酒军四钱，酒煎　杏仁三钱，研　厚朴二钱

引用白茅根二两，熬汤煎药

五月二十六日，张仲元看得总管玉贵治鼻衄不止方。

枯矾一钱　白龙骨一钱　麝香五厘

共研细面，先用冷水洗净鼻内血涕，然后吹药于鼻，或以湿纸捻蘸药塞鼻。

五月二十六日，陈秉钧看得总管玉贵感冒风邪，邪属温气。身热未退，咳嗽胸痛，向有鼻衄之患，连日溢血尤甚。合脉细弦，系肝木叩金，金气为燥。风邪温气，两为煽烁。

拟用清邪而和肝肺。

桑叶一钱五分　杭菊花一钱五分　川贝母一钱五分，去心　嫩白薇一钱五分　茅花二钱　光杏仁三钱，研　钩藤钩一钱五分　粉前胡一钱五分　连翘一钱五分　冬瓜子三钱　方通草五分　全福花一钱五分

引用鲜藕节三个　鲜荷叶一角　侧柏叶一钱五分，炒

五月二十六日申刻，张仲元、李德源看得总管玉贵脉息左寸关弦数，右关芤象。邪热伤阴，血溢清道，以致午后发热，时作鼻衄，烦躁口渴，身肢懒倦无力。今议用养阴清热引血归源之法调治。

大生地六钱　赤芍三钱　丹皮三钱　元参五钱　黑栀子三钱　蒲黄炭五钱　小蓟四钱　青蒿三钱　地骨皮四钱　银花四钱　怀牛膝三钱　当归四钱

引用犀角一钱五分，先煎

五月二十七日，张仲元、李德源看得总管玉贵脉息左寸关弦数，右关见芤。夜间未衄。惟有邪热未清，肝气尚逆。以致胸间呛逆，时作鼻嚏咳嗽，烦躁口渴，身肢烧热，谷食不思，懒倦无力。今议用养阴化热引血归源之法调治。

大生地六钱　赤芍三钱　丹皮三钱　元参六钱　黑栀子三钱　银花四钱　连翘四钱　青蒿三钱　蒲黄炭五钱　当归五钱　小蓟三钱　怀牛膝三钱

引用地骨皮四钱　犀角一钱五分，先煎

五月二十七日，陈秉钧看得总管玉贵身热渐解，掌心尚炽，温邪未清，郁蒸肝肺。现在鼻血已止，咳呛未平，痰不活动，胸次引痛。脉右寸浮滑，两关部亦未静。慎防反复，拟再清降调之。

南沙参一钱五分　粉蛤壳五钱　白茅根三钱，去心　冬瓜子四钱　霜桑叶一钱五分　川贝母二钱，去心　连翘心一钱五分　粉前胡一钱五分　光杏仁三钱，捣　旱莲草三钱　广橘络五分　全福花一钱五分，包煎

引用鲜藕节三枚　枇杷叶三张，去毛炒　侧柏叶一钱五分

五月二十七日酉刻，张仲元、李德源看得总管玉贵脉息左寸关弦数，右关芤象稍缓。身热见轻。惟肝气尚逆，邪热未清。以致时作咳嗽，顿引胸胁串疼，稍作鼻衄，烦躁口渴，谷食不思，懒倦无力。今议用养阴清热引血归源之法调治。

大生地六钱　赤芍三钱　丹皮三钱　元参六钱　黑栀子三钱　银花四钱　连翘三钱　当归五钱　蒲黄炭三钱　犀角一钱五分，先煎　黄芩三钱　小蓟三钱

引用怀牛膝三钱

五月二十八日，张仲元、李德源看得总管玉贵脉息左寸关弦数，右关芤象稍缓。身热见轻。惟肝木未平，血多伤气。以致中空气短，有时咳嗽，顿引胸次作疼，烦躁口渴，谷食不思，身倦懒言。今议用益气生血养阴清躁之法调治。

人参八分　麦冬五钱　大生地六钱　生杭芍三钱　黑栀子三钱　生桑皮三钱　地骨皮四钱　浮海石三钱　当归四钱　犀角一钱五分，先煎　整元参五钱　大小蓟三钱

引用怀牛膝三钱

五月二十八日，陈秉钧看得总管玉贵身热渐平，温邪尚逗留肝肺。咳痰虽减未利，鼻血虽流不多，胸次引疼，纳食不旺。诊得脉右寸左关未和。再拟清阴解热，以化余邪。

北沙参一钱五分　光杏仁三钱，捣炒　荆芥一钱二分　霜桑叶一钱五分　粉蛤壳四钱，捣　橘络五分　抱茯神三钱　丹皮一钱五分，炒　藿石斛三钱　川贝母二钱，去心　连翘心一钱五分　方通草五分

引用枇杷叶三片，去心　白茅根四钱，去心　藕节三枚，炒　侧柏叶三钱，炒

五月十二九日，张仲元、李德源看得总管玉贵脉息左寸关弦数，右关芤象见缓。鼻衄

未作，身热见轻。惟肝木未平，血多伤气。以致中空气短，有时咳嗽，顿引胸次作疼，谷食不多，身肢倦软无力。今议用益气养阴之法调治。

人参一钱　麦冬五钱　大生地五钱　生杭芍四钱　元参四钱　黑栀子三钱　牡丹皮三钱　地骨皮四钱　当归四钱　犀角一钱五分，先煎　生桑皮三钱　川贝母三钱，研

引用怀牛膝三钱

五月二十九日，陈秉钧看得总管玉贵身热外解而内不清楚，所以手掌干燥未平，咳呛渐减，痰亦爽利，胸痛得松。现在鼻血已止。脉见细软，其弦象尽除。拟再清阴降逆。

北沙参一钱五分　连翘心一钱五分，辰砂拌　粉蛤壳四钱　生甘草三分　藿石斛三钱　连皮杏仁三钱　白茯苓三钱　丹皮一钱五分，炒　桑白皮一钱五分，蜜炙　川贝母二钱，去心　冬瓜子三钱　荆芥一钱二分，炒

引用藕节炭三枚　枇杷叶三片，去毛炒　侧柏叶三钱　山茅根三钱，去心

五月三十日，张仲元、李德源看得总管玉贵脉息左寸关弦数，右关滑数。鼻衄已止，身热亦退。惟肝木未平，血多伤阴。以致中空气短，咳嗽痰饮尚盛。谷食不多，身肢懒倦无力，夜寐不实。今议用益气养阴之法调治。

人参一钱　麦冬四钱　五味子五分　细生地四钱　元参三钱　当归三钱　炙地骨皮三钱　枇杷叶三钱　犀角一钱，先煎　生杭芍三钱　生桑皮二钱　生粉草一钱

引用阿胶二钱，炒

五月三十日，陈秉钧看得总管玉贵身热早退，手掌之热亦退，鼻血亦得不发。惟咳嗽未平，神倦纳少。脉左右俱静软无力。舌净。勿渴。证属邪解体虚，拟以清养调之。

北沙参一钱五分　生白芍一钱五分　金石斛三钱　连皮杏仁三钱　川贝母二钱，去心　白茯苓三钱　冬虫夏草一钱五分　冬瓜子四钱　粉蛤壳四钱　橘络八分　荆芥一钱二分，炒　生甘草四分

引用枇杷叶三片，去毛　红皮枣三枚　藕节二个，炒　竹茹一钱五分

六月初一日，张仲元、李德源看得总管玉贵脉息左寸关弦软，右寸细软，关部稍滑。鼻衄未作。惟气血过伤，肝肺气道尚逆。以致时作咳嗽，唾吐痰沫，夜寐不实，稍有兴作，即觉中空气促，甚至不能布息，谷食不多，异常懒倦。今议用滋益气血之法调治。

人参一钱　麦冬四钱　五味子六分　细生地四钱　当归三钱　杭芍三钱　地骨皮三钱　阿胶二钱，炒　犀角八分，先煎　竹茹一钱五分　炙枇杷叶三叶　生粉草一钱

引用菊花二钱

六月初一日，陈秉钧看得总管玉贵身热尽退，鼻衄已止，胸痛咳嗽亦渐轻减。惟纳食不多，神疲气怯，大便带溏。大致中气素虚，邪去后气液皆为不足。脉六部俱软。拟次第清养。

北沙参一钱五分　粉蛤壳四钱　冬虫草一钱五分　连皮杏仁三钱　制女贞一钱五分　冬瓜子三钱　扁豆衣一钱五分，炒　生甘草四分　血燕窝根一钱五分，有毛包煎　生白芍一钱五分　川贝母三钱，去心　橘络五分

引用枇杷叶三张，去毛　藕节三个，炒　白粳米一钱　红枣三枚

六月初二日，陈秉钧看得总管玉贵身热退后，咳含渐减，胃纳渐增。惟左关脉尚见弦数。肝经郁热，热势半属虚出，肺气因之不得清肃，鼻血微见，神倦气怯。拟再调养。

北沙参二钱　冬瓜子三钱　冬虫夏草一钱五分　藿石斛三钱　制女贞一钱五分　粉蛤壳四钱　光杏仁三钱　荆芥一钱二分，炒　生白芍一钱五分　血燕窝根一钱五分　生甘草四分　川贝母二钱，去心

引用藕节三个，炒　枇杷叶三片，去心　白茅根三钱，去心　扁柏炭三钱

六月初三日，张仲元、李德源看得总管玉贵脉息左寸关弦软，右寸细软，关部稍滑。气血未复，肺气欠和，时作咳嗽，夜不安寐，嗜卧身倦，中空气短，谷食不香，步履无力。

今议用益气养阴之法调理。

人参一钱五分　麦冬三钱　五味子五分　细生地四钱　生杭芍三钱　犀角八分，先煎　炙枇杷叶三钱　朱茯神三钱　丹皮二钱　阿胶二钱，炒　生粉草一钱　化橘红一钱

引用鲜青果七个，去尖研

六月初四日，张仲元、李德源看得总管玉贵脉息左寸关弦软，右寸细软，关部稍滑。肺阴不足，气血未复。以致早间中空气短，有时咳嗽，嗜卧身倦，谷食不香，步履无力。今议用益气养阴之法调治。

人参一钱五分　五味子五分　麦冬三钱　阿胶二钱，炒　犀角八分，先煎　归身二钱　生杭芍三钱　朱茯神三钱　丹皮二钱　化橘红一钱　炙枇杷叶三钱　生粉草一钱

引用鲜青果七个，去尖研

六月初四日，陈秉钧看得总管玉贵身热退后，鼻血亦不见发。惟肝失柔顺，肺失清肃。所以咳嗽未止，随时有痰，纳食虽属见开，尚神倦肢疲，举动不支。合脉左右皆细软。拟再清降和养。

北沙参二钱　西绵芪皮一钱五分，去内肉　茜草根一钱五分　甜杏仁三钱，勿去皮勿捣　白茯苓三钱　冬虫夏草一钱五分，勿蛀　粉蛤壳四钱，捣　桑白皮一钱五分，蜜炙　川贝母二钱，去心　血燕窝根一钱五分，有毛包煎　生白芍一钱五分　广橘络五分　冲鲜藕汁一小杯

引用枇杷叶三张，去毛　红枣五枚　白茅根三钱，去心

六月初五日，张仲元、李德源、戴家瑜看得总管玉贵脉息左寸关弦软，右寸细软，关部稍滑。肺阴不足，气血未复。以致早间中空气短，有时咳嗽，谷食不香，身肢懒倦。今议用益气养阴之法调治。

人参一钱五分　五味子五分　麦冬三钱　阿胶二钱，炒　生杭芍三钱　归身二钱　丹皮二钱　菊花三钱　犀角七分，先煎　细生地三钱　朱茯神三钱　甘草一钱

引用炙枇杷叶三钱

六月初五日，陈秉钧看得总管玉贵诸恙就平，尚留咳嗽薄痰。现在胃纳渐开，脾未健化，神倦气怯。脉左部寸关微有弦象。再清养肝肺而和脾胃，以冀鼻血不为后发。

西绵芪皮二钱，去内肉　生白芍一钱五分　甜杏仁三钱，勿捣、勿去皮　北沙参三钱　制女贞一钱五分　川贝母二钱，去心　冬虫夏草一钱五分，勿蛀　金石斛二钱　白茯苓三钱　款冬花一钱五分，蜜炙　茜草根一钱五分　桑白皮一钱，蜜炙　冲藕汁一小杯

引用枇杷叶三张，去毛　红枣五个　血燕窝根一钱五分，有毛包煎

六月初六日，张仲元、李德源看得总管玉贵脉息左寸关弦软，右关稍滑。阳气未复，肺阴不足。以致早间中空气短，有时咳嗽，谷食不多，身肢力软。今议用益气养阴之法调治。

人参一钱五分　五味子五分　麦冬三钱　阿胶三钱，炒　杭芍三钱　归身二钱　菊花三钱　犀角六分，先煎

引用炙枇杷叶三钱

六月初六日，陈秉钧看得总管玉贵脉左微弦，右濡软。属邪去正虚，所以头蒙目疼，行动气怯，咳痰减而未净。以脉合证，肝尚热炽，肺失肃降，虚未可补，宜以和养平剂，冀其鼻血不复发，溏不见多，则复元更易。

西绵芪皮三钱，去内肉　冬虫夏草一钱五分，勿蛀　杭菊花一钱五分　生杭芍一钱五分　北沙参三钱　血燕窝根一钱五分，有毛布包煎　黑料豆一钱五分　炙紫菀一钱五分　真川贝二钱，去心　白茯苓三钱，勿捣　甜杏仁三钱　金石斛三钱　冲藕汁一小杯

引用枇杷叶三钱，去毛 红皮枣五枚

【参考】 崔玉贵为光绪年间仅次于李莲英之总管太监，内廷称为二总管，珍妃即是由他亲自推入井中而死。其脉案表明患有咳嗽痰饮、鼻衄等症，治法以肝肺二经为主，盖因咳嗽总属肺病，鼻气通于肺，而肝主藏血，故始终用宣肺凉血清肝之剂频进得效。本案示人，辨证确实后即应守方，若动辙改弦，必旋去旋远矣。

十七 鲁掌案

1 医案辑录

光绪二十六年正月日鲁掌案漱口药方。

薄荷二钱 紫荆皮三钱 防风三钱 僵蚕三钱，炒 食盐三钱 草河车二钱 生甘草一钱 鲜青果五个，研 冰硼散三钱

水煎温漱。

正月二十一日，范鲁掌案清热利咽之法。

生地四钱 元参四钱 豆根三钱 苦梗三钱 苏梗二钱 羚羊三钱 栀子三钱，炒 条芩三钱 花粉四钱 忍冬四钱 连翘四钱 酒军三钱

引用锦灯笼七个

四月二十八日，全顺看得鲁掌案疏瘟清透滋阴抑火利咽消化之法。

荆芥三钱 大青叶四钱 防风三钱 苏梗叶三钱 元参八钱 次生地八钱 麦冬五钱 川郁金三钱 蝉衣三钱，净 白僵蚕三钱，炒 苦桔梗三钱 元明粉三钱，煎

引用淡豆豉四钱 射干三钱

十八 太监王和平

1 医方

光绪三十四年九月初二日，张仲元看得王和平理脾化湿之法。

云苓四钱 白术三钱，炒 薏苡仁三钱，炒 东楂三钱 焦神曲三钱 焦枳壳一钱五分 广陈皮二钱 甘草八分

引用厚朴二钱

九月初三日，张仲元看得王和平理脾化湿之法。

云苓四钱 白术三钱，炒 薏苡仁三钱，炒 东楂三钱 焦神曲三钱 焦枳壳一钱五分 广陈皮二钱 甘草八分

引用厚朴二钱

九月初四日张仲元看得王和平调气化湿之法。

云茯苓四钱 白术二钱，炒 川楝子三钱，研 广皮二钱 杭芍三钱，炒 大腹皮三钱 台乌药二钱 焦曲三钱，炒 枳实二钱 生粉草一钱

十九 太监李得喜

1 温中化湿医方

光绪三十四年九月初三日，李德源看得李德喜温中化湿之法。

茅术六分 陈皮二钱 茯苓三钱 壳砂七分，研 延胡索三钱 木香八分，煨 官桂三分，研 猪苓三钱

引用煨姜五分